Ingle 牙髓病学

第 7 版

ILAN ROTSTEIN, DDS
教授，副院长
牙髓病学、正畸学和全科住院医师系主任
赫尔曼·奥斯特罗牙科学院
南加州大学
洛杉矶，加利福尼亚州

JOHN I.INGLE, DDS
洛马琳达大学牙科学院
洛马琳达，加利福尼亚州

主　　译　樊明文　周学东

副 主 译　岳　林　梁景平　凌均棨　余　擎　彭　彬　范　兵

主译助理　许庆安

人民卫生出版社
·北　京·

图书在版编目（CIP）数据

Ingle 牙髓病学 /（美）罗特施泰因（Ilan Rotstein），（美）约翰·I. 英格尔（John I. Ingle）主编；樊明文，周学东主译 . -- 北京 ：人民卫生出版社，2024. 9. -- ISBN 978-7-117-36645-8

Ⅰ. R781.3

中国国家版本馆 CIP 数据核字第 2024P1Q783 号

图字：01–2023–1940 号

Ingle 牙髓病学

Ingle Yasuibingxue

主　　译：樊明文　周学东
出版发行：人民卫生出版社（中继线 010-59780011）
地　　址：北京市朝阳区潘家园南里 19 号
邮　　编：100021
E - mail：pmph @ pmph.com
购书热线：010-59787592　010-59787584　010-65264830
印　　刷：北京盛通印刷股份有限公司
经　　销：新华书店
开　　本：889 × 1194　1/16　　印张：66
字　　数：2429 千字
版　　次：2024 年 9 月第 1 版
印　　次：2024 年 10 月第 1 次印刷
标准书号：ISBN 978-7-117-36645-8
定　　价：688.00 元
打击盗版举报电话：010-59787491　E-mail：WQ @ pmph.com
质量问题联系电话：010-59787234　E-mail：zhiliang @ pmph.com
数字融合服务电话：4001118166　E-mail：zengzhi @ pmph.com

译　者

（按姓氏笔画排序）

于　飞　华中科技大学同济医学院附属同济医院

王　玮　空军军医大学口腔医院

王　静　兰州大学口腔医学院

王晓燕　北京大学口腔医学院

王铁梅　南京大学医学院附属口腔医院

韦　曦　中山大学光华口腔医学院

牛卫东　大连医科大学口腔医学院

牛玉梅　哈尔滨医科大学口腔医学院

毛甜甜　武汉大学人民医院

申　静　天津市口腔医院（南开大学口腔医院）

吕海鹏　延安大学附属西安大兴医院

朱　奇　江汉大学口腔医院（武汉第一口腔医院）

刘学军　郑州大学第一附属医院（河南省口腔医院）

江千舟　广州医科大学口腔医学院

许庆安　江汉大学口腔医院（武汉第一口腔医院）

孙　喆　上海交通大学口腔医学院

孙静华　首都医科大学附属北京口腔医院

李　红　首都医科大学附属北京口腔医院

李晓岩　山东大学口腔医学院

杨国斌　武汉大学口腔医学院

杨雪超　广州医科大学口腔医学院

杨德琴　重庆医科大学附属口腔医院

余　强　上海交通大学口腔医学院

余　擎　空军军医大学口腔医院

张　琛　首都医科大学附属北京口腔医院

张　旗　同济大学附属口腔医院

陈文霞　广西医科大学口腔医学院

陈黎明　贵阳市口腔医院（贵州大学口腔医院）

范　兵　武汉大学口腔医学院

林正梅　中山大学光华口腔医学院

岳　林　北京大学口腔医学院

周学东　四川大学华西口腔医学院

侯铁舟　西安交通大学口腔医院

徐　欣　四川大学华西口腔医学院

凌均棨　中山大学光华口腔医学院

高　原　四川大学华西口腔医学院

郭继华　武汉大学口腔医学院

黄正蔚　上海交通大学口腔医学院

黄晓晶　福建医科大学附属口腔医院

梁景平　上海交通大学口腔医学院

宿凌恺　浙江大学医学院附属口腔医院

彭　彬　杭州口腔医院

程　磊　四川大学华西口腔医学院

楚金普　郑州大学第一附属医院（河南省口腔医院）

樊明文　江汉大学口腔医院（武汉第一口腔医院）

潘　爽　哈尔滨医科大学口腔医学院

潘乙怀　温州医科大学口腔医学院

主译简介

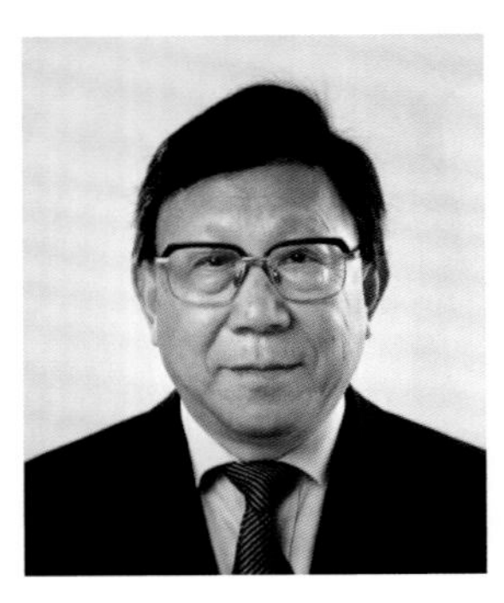

樊明文，教授、博士研究生导师，中山医学大学名誉博士。曾任卫生部口腔教材评审委员会主任委员、《口腔医学研究》创刊主编、《中华口腔医学杂志》顾问等职务；中华口腔医学会第3届、第4届名誉会长。2009年获国家科技进步奖二等奖。2016年国际合作奖中方合作导师。自1991年起享受国务院政府特殊津贴；1994年被评为国家级有突出贡献专家；2004年被评为湖北省名师；2006年被评为全国高校教学名师，同年获“中国医师奖”。2020年被人民日报评为“国之大医”。

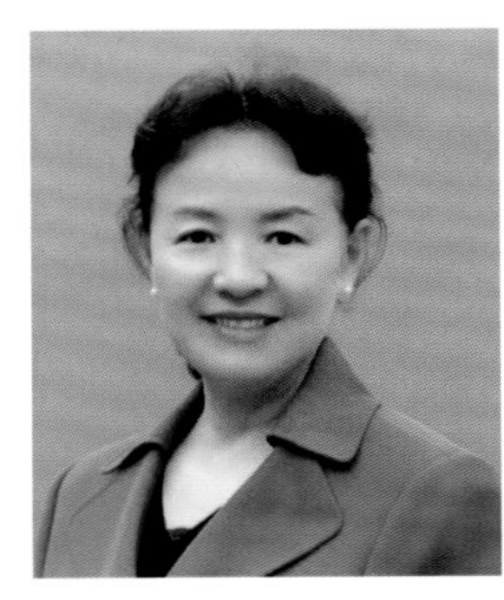

周学东，四川大学二级教授，中国医学科学院学部委员，国家级教学名师，华西口腔医院学术院长、口腔疾病防治全国重点实验室主任。主要从事龋病、口腔感染性疾病与全身健康的研究和临床诊疗。以第一完成人获国家科技进步奖二等奖1项，首届全国创先争优奖，省部级科技进步奖一等奖6项，国际口腔医学威廉·盖茨奖2项，爱思唯尔中国高被引学者，主编《牙体牙髓病学》《龋病学》《中华口腔科学》等教材专著19部。研究成果3次入选中国医学科学院颁布的中国医学年度重要进展。

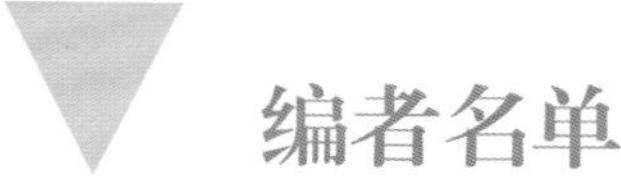

编者名单

Paul V. Abbott, BDSc, MDS [7]
Winthrop Professor of Clinical Dentistry
School of Dentistry/Oral Health Center of Western Australia
University of Western Australia
Crawley, WA, Australia

Khalid Al-Hezaimi, BDS, MSc [36]
Research Chair for Growth Factors and Bone Regeneration, 3D Imaging and Biomechanical Laboratory
College of Applied Medical Sciences
King Saud University
Riyadh, Saudi Arabia

Jens O. Andreasen, DDS, Odont Dr [15]
Department of Oral and Maxillofacial Surgery
University Hospital (Rigshospitalet)
Copenhagen, Denmark

Adham A. Azim, BDS [19]
Director, Advanced Program in Endodontics
School of Dental Medicine
University at Buffalo
Buffalo, New York

Nadim Z. Baba, DMD, MSD [35]
Professor and Director
Hugh Love Center for Research and Education in Technology
Loma Linda University School of Dentistry
Loma Linda, California

Leif K. Bakland, DDS [13, 15]
Professor Emeritus of Endodontics
Loma Linda University School of Dentistry
Loma Linda, California

J. Craig Baumgartner, DDS, MS, PhD [30]
Professor Emeritus of Endodontology
Oregon Health & Science University
Portland, Oregon

Yaara Y. Berdan, DDS [38]
Assistant Professor of Clinical Dentistry
Herman Ostrow School of Dentistry of USC
University of Southern California
Los Angeles, California
Private Practice
Tarzana, California

Louis H. Berman, DDS [14]
Clinical Associate Professor of Endodontics
University of Maryland School of Dentistry
Baltimore, Maryland
Private Practice
Annapolis, Maryland

Enrique Bimstein, DDS [38]
Professor Emeritus of Pediatric Dentistry
University of Kentucky College of Dentistry
Lexington, Kentucky

George Bogen, DDS [27]
Senior Lecturer
School of Dentistry
Faculty of Health and Behavioural Sciences
The University of Queensland
Brisbane, Australia

Tatiana M. Botero, DDS, MS [5]
Clinical Associate Professor
Department of Cariology, Restorative Sciences, and Endodontics
School of Dentistry
University of Michigan
Ann Arbor, Michigan

Arnaldo Castellucci, MD, DDS [22]
Assistant Professor of Endodontics
Master in Endodontics
University of Cagliari
Cagliari, Italy
Assistant Professor, Micro Surgical Endodontics
Department of Oral Surgery
University Federico II
Naples, Italy
Private Practice in Endodontics
Florence, Italy

Nicolas P. Chandler, BDS, MSc, PhD [27]
Associate Professor of Endodontics
University of Otago
Dunedin, New Zealand

Kyung-Soo Choi, MS, DDS, PhD [26]
Private Practice
Chicago, Illinois

William H. Christie, DMD, MS [1]
Professor of Dentistry, Retired
Department of Restorative Dentistry
College of Dentistry
Faculty of Health Science
University of Manitoba
Winnipeg, Manitoba, Canada

Blaine M. Cleghorn, DMD, MS [1]
Professor and Assistant Dean, Clinics
Faculty of Dentistry
Dalhousie University
Halifax, Nova Scotia, Canada

Elisabetta Cotti, DDS, MS [9E]
Professor and Chair
Department of Conservative Dentistry and Endodontics
University of Cagliari
Cagliari, Italy

Stephen B. Davis, DDS [5]
Former Director, Endodontic Residency Program
Tibor Rubin VA Medical Center
Long Beach, California

Anibal R. Diogenes, DDS, MS, PhD [29]
Associate Professor of Endodontics
University of Texas Health Science Center at San Antonio
San Antonio, Texas

Hatice Dogan-Buzoglu, DDS, PhD [9D]
Professor, Department of Endodontics
Faculty of Dentistry
Hacettepe University
Ankara, Turkey

Paul D. Eleazer, DDS, MS [32]
Professor and Chair, Retired
Department of Endodontics
University of Alabama
Birmingham School of Dentistry
Birmingham, Alabama

Joel B. Epstein, DMD, MSD [31]
Professor
Cedars-Sinai Health Systems
Los Angeles, California
Consulting Staff
City of Hope National Medical Center
Duarte, California

Allan G. Farman, BDS, PhD, EdS, MBA, DSc [9B, 9C]
Professor Emeritus of Radiology and Imaging Science
University of Louisville
Louisville, Kentucky
Independent Consultant on Maxillofacial Imaging Science
Chicago, Illinois

Ashraf F. Fouad, BDS, DDS, MS [4]
Freedland Distinguished Professor and Chair
Department of Endodontics
School of Dentistry
University of North Carolina at Chapel Hill
Chapel Hill, North Carolina

Gerald N. Glickman, DDS, MS, MBA, JD [24]
Professor and Chair
Department of Endodontics
Director of Graduate Endodontics
Texas A&M University
Baylor College of Dentistry
Dallas, Texas

Fernando Goldberg, DDS, PhD [34]
Professor Emeritus of Endodontics
Dental School of the University of El Salvador
Asociación Odontológica Argentina
Buenos Aires, Argentina

Manuel R. Gomez, DDS [9A]
Clinical Associate Professor
Department of Endodontics
University of Iowa
College of Dentistry and Dental Clinics
Iowa City, Iowa

Charles J. Goodacre, DDS, MSD [35]
Distinguished Professor
Department of Restorative Dentistry
School of Dentistry
Loma Linda University
Loma Linda, California

Kishor Gulabivala, BDS, MSc, FDS, RCS, PhD [33]
Professor of Endodontology
Consultant in Restorative Dentistry
Head of Department of Restorative Dentistry and Endodontology
UCL Eastman Dental Institute
London, United Kingdom

James L. Gutmann, DDS, PhD [39]
Professor Emeritus, Restorative Sciences/Endodontics

Texas A&M University
Baylor College of Dentistry
Dallas, Texas

Markus Haapasalo, DDS, Dr Odont (PhD) [21]
Professor and Chair, Division of Endodontics
Head, Department of Oral Biological and Medical Sciences
University of British Columbia
Vancouver, British Columbia, Canada

Sivakami R. Haug, DDS, Dr Odont [2]
Associate Professor and Head
Section for Endodontics
Department of Clinical Dentistry
Faculty of Medicine and Dentistry
University of Bergen
Bergen, Norway

Geoffrey S. Heithersay, AO, BDS, MDS, DDSc [15]
Clinical Professor
School of Dentistry
The University of Adelaide
Adelaide, Australia

Karin J. Heyeraas, CMD, Dr Odont [2]
Professor Emeritus
Faculty of Medicine and Dentistry
Department of Biomedicine
University of Bergen
Bergen, Norway

Graham R. Holland, DDS, PhD [5]
Professor of Dentistry
Department of Cariology, Restorative Sciences, and Endodontics
School of Dentistry
Professor of Cell and Developmental Biology
School of Medicine
University of Michigan
Ann Arbor, Michigan

Lars G. Hollender, DDS, PhD [9B]
Professor Emeritus of Oral Radiology
University of Washington
School of Dentistry
Seattle, Washington

George T.-J. Huang, DDS, MSD, DSc [4]
Director for Stem Cells and Regenerative Therapies
Professor of Bioscience Research
University of Tennessee Health Science Center
Memphis, Tennessee

Michael Hülsmann, DDS [20]
Professor of Conservative and Preventive Dentistry and Periodontology
University of Göttingen
Göttingen, Germany

John I. Ingle, DDS [Editor]
Loma Linda University School of Dentistry
Loma Linda, California

Bernadette Jaeger, DDS [17]
Associate Professor, Department of Anesthesiology
School of Medicine
Section of Oral Medicine and Orofacial Pain
School of Dentistry
University of California, Los Angeles
Los Angeles, California

Bradford R. Johnson, DDS, MHPE [31]
Department Head and Director of Postdoctoral Endodontics
University of Illinois at Chicago
College of Dentistry
Chicago, Illinois

Asma A. Khan, BDS, PhD [7]
Associate Professor of Endodontics
UNC School of Dentistry
The University of North Carolina at Chapel Hill
Chapel Hill, North Carolina

Syngcuk Kim, DDS, PhD, MD (Hon) [2]
Louis I. Grossman Professor of Endodontics
Associate Dean for Global Affairs and Continuing Education
University of Pennsylvania
School of Dental Medicine
Philadelphia, Pennsylvania

Martin D. Levin, DMD [9B, 9C]
Chair, Dean's Council
University of Pennsylvania School of Dental Medicine
Philadelphia, Pennsylvania
Private Practice in Endodontics
Chevy Chase, Maryland

Thomas A. Levy, DDS, MS [37]
Former Associate Professor of Clinical Dentistry
Herman Ostrow School of Dentistry of USC
University of Southern California
Los Angeles, California

James S. Lin, DDS, MSc [21]
Clinical Associate Professor and Director
Undergraduate Endodontic Program

Department of Oral Biology and Medical Sciences
University of British Columbia
Vancouver, British Columbia, Canada

Eduardo Llamosas, DDS [26]
Founding Professor of Endo-Perio Program
Coordinator of the Dental Specialties
Facultad de Estudios Superiores Iztacala
Universitad Nacional Autónoma de México
Mexico City, México

Pierre Machtou, DDS, MS, PhD [23]
Professor Emeritus
Co-Director of the Specialty Program in Endodontics
Paris, France
Visiting Professor, University of Geneva
Geneva, Switzerland

Stanley F. Malamed, DDS [18]
Professor Emeritus of Dentistry
Herman Ostrow School of Dentistry of USC
University of Southern California
Los Angeles, California

Matthew Malek, DDS [11]
Advanced Education Program Director
Clinical Assistant Professor
Ignatius N. and Sally Quarararo Department of Endodontics
New York University
College of Dentistry
New York, New York

Jose-Maria Malfaz, DDS, MD, PhD [10]
Lecturer
Private Practice Limited to Endodontics, Endodontic Microurgery, and Dental Traumatology
Valladolid, Spain

Vivian Manjarrés, DDS [39]
Dental Medicine Faculty
Assistant Professor, Endodontics
Miami Lakes Periodontal Associates
Fort Lauderdale, Florida

C. John Munce, DDS [19]
Assistant Professor
Department of Endodontics
Loma Linda University School of Dentistry
Loma Linda, California

Yuan-Ling Ng, BDS, MSc, MRD RCS, PhD [33]
Director of Masters Programmes in Endodontology
Senior Clinical Lecturer in Endodontology
UCL Eastman Dental Institute
London, United Kingdom

Stephen P. Niemczyk, DMD [25]
Director, Endodontic Microsurgery
Albert Einstein Medical Center, Dental Division
Philadelphia, Pennsylvania
Director, Endodontic Microsurgery
Harvard University School of Dentistry
Boston, Massachusetts
Private Practice, Limited to Endodontics
Drexel Hill, Pennsylvania

Katsushi Okazaki, DDS, PhD [11]
Clinical Assistant Professor
Ignatius N. and Sally Quarararo Department of Endodontics
New York University College of Dentistry
New York, New York

Terrell F. Pannkuk, DDS, MScD [19]
Private Practice
Santa Barbara Endodontics
Santa Barbara, California

Ellen Park, DDS, MSc, Dip Endo [21]
Clinical Instructor in Endodontics
Graduate Endodontic Division
University of British Columbia
Vancouver General Hospital
Vancouver, British Columbia, Canada

Rajiv G. Patel, BDS, DDS [19]
Private Practice in Endodontics
Endodontic Excellence
Flower Mound, Texas

Wei Qian, DMD, MSc, PhD [21]
Private Practice
Vancouver, British Columbia, Canada

Ramya Ramamurthy, DDS, MS [9B]
Private Practice
Greenroot Endodontics and Microsurgery
San Jose, California

S. Craig Rhodes, DMD [32]
Associate Professor and Pre-Doctoral Director
Department of Endodontics
School of Dentistry
University of Alabama, Birmingham
Birmingham, Alabama

Domenico Ricucci, MD, DDS [3, 6]
Private Practice
Cetraro, Italy

Isabela N. Rôças, DDS, MSc, PhD [3, 6]
Professor of Endodontics
Head, Molecular Microbiology Laboratory
Estácio de Sá University
Rio de Janeiro, Brazil

Rafael A. Roges, DDS [10]
Director, Advanced Endodontics Program
The Wayne G. and Margaret L. Bemis Endowed Professor in Endodontics
Herman Ostrow School of Dentistry of USC
University of Southern California
Los Angeles, California

Paul A. Rosenberg, DDS [11, 30]
Professor of Endodontics
Ignatius N. and Sally Quartararo Department of Endodontics
New York University College of Dentistry
New York, New York

Ilan Rotstein, DDS [26, 36, 37, 40]
Professor and Associate Dean
Chair, Endodontics, Orthodontics and General Practice Residency
Herman Ostrow School of Dentistry of USC
University of Southern California
Los Angeles, California

Clifford J. Ruddle, DDS [23]
Assistant Professor of Graduate Endodontics
Loma Linda University
Loma Linda, California
Assistant Professor of Graduate Endodontics
University of California, Los Angeles
Los Angeles, California

Nikita B. Ruparel, MS, DDS, PhD [7]
Assistant Professor
Department of Endodontics
University of Texas Health Science Center at San Antonio
San Antonio, Texas

Mohammad Sabeti, DDS, MA [24]
Health Science Clinical Associate Professor
Director, Advanced Speciality Education Program in Endodontics
UCSF School of Dentistry
San Francisco, California

Edgar Schäfer, Prof Dr [20]
Head of Interdisciplinary Ambulance
School of Dentistry
University of Münster
Münster, Germany

Parish P. Sedghizadeh, DDS, MS [10]
Associate Professor of Clinical Dentistry
Section Chair of Diagnostic Sciences
Director, USC Center for Biofilms
Herman Ostrow School of Dentistry
University of Southern California
Los Angeles, California

Shahrokh Shabahang, DDS, MS, PhD [28]
Associate Professor of Endodontics
Loma Linda University School of Dentistry
Loma Linda, California

Ya Shen, DDS, PhD [21]
Assistant Professor
Department of Oral Biological and Medical Sciences
Division of Endodontics
University of British Columbia
Vancouver, British Columbia, Canada

Ziv Simon, DMD, MSc [19]
Instructor
Herman Ostrow School of Dentistry
University of Southern California
Los Angeles, California
Private Practice Limited to Periodontics
Beverly Hills, California

José F. Siqueira Jr., DDS, MSc, PhD [3, 6]
Chair and Director, Postgraduate Program in Endodontics
Faculty of Dentistry
Estácio de Sá University
Rio de Janeiro, Brazil

Anthony J. Smith, PhD [29]
Professor Emeritus
School of Dentistry
University of Birmingham
Birmingham, United Kingdom

Jaydeep Shashikumar Talim, BDS, MSc [37]
Assistant Clinical Professor
Department of Endodontics
Herman Ostrow School of Dentistry of USC
University of Southern California
Los Angeles, California

Aviad Tamse, DMD [14]
Professor Emeritus
Department of Endodontology
Tel Aviv School of Dental Medicine
Tel Aviv, Israel

Roderick W. Tataryn, DDS, MS [16]
Lecturer, Endodontics
Loma Linda University
Loma Linda, California
Private Practice, Tataryn Endodontics
Spokane, Washington

Mahmoud Torabinejad, DMD, MSD, PhD [24]
Director of the Torabinejad Institute of Surgical Education and Research Venues
Irvine, California

Martin Trope, BDS, DMD [12]
Clinical Professor of Endodontics
University of Pennsylvania
Philadelphia, Pennsylvania

Richard E. Walton, DMD, MS [9A]
Professor Emeritus of Endodontics
University of Iowa College of Dentistry
Iowa City, Iowa

Zhejun Wang, DDS, PhD [21]
Division of Endodontics
Department of Oral Biological and Medical Sciences
University of British Columbia
Vancouver, British Columbia, Canada

Borja Zabalegui, MD, DDS, PhD [36]
Professor of Endodontics
University of the Basque Country/EHU
Leioa, Bizkaia, Spain
Private Practice Limited to Endodontics
Bilbao, Spain

主编简介

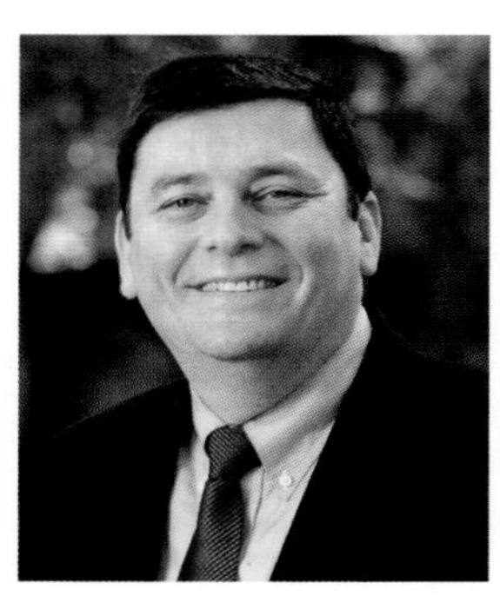

Ilan Rotstein

Ilan Rotstein 医生是加利福尼亚州洛杉矶南加州大学赫尔曼奥斯特罗牙学院的教授和副院长，以及牙髓病学、正畸学和全科住院医师专业系主任。他曾担任多个牙科组织的领导职务，包括国际牙髓病协会联盟研究委员会主席、美国牙髓病医师协会和欧洲牙髓病学会委员会成员，以及国际牙髓病学和牙科杂志的科学评论员。他还曾担任南加州牙髓病医师协会主席、国际牙科研究协会以色列分会主席、以色列牙髓病学会主席和以色列牙髓病学国家学位委员会主席。

Rotstein 医生在牙科领域发表了 150 多篇科学论文和研究摘要，并参与了多部国际牙髓病学教科书的撰写工作，包括《Ingle 牙髓病学》《牙髓之路》《牙髓病学：原理与实践》《Seltzer 和 Bender 牙髓》《牙髓病：生物学与技术》和《Harty 牙髓病临床实践》。他曾在世界各地超过 25 个国家广泛授课。

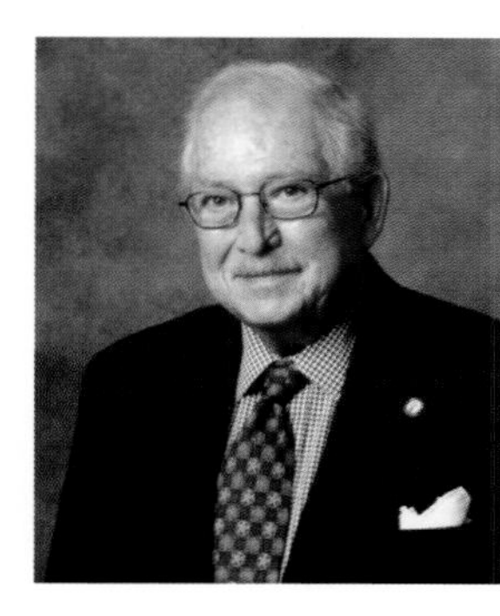

John I. Ingle

John I. Ingle 博士作为《牙髓病学》的作者而广为人知，这是一本最早出版于 1965 年，对本领域具有引领作用的著作。他也是 PDQ 牙髓病学的作者，这是一本汇编了更大信息的著作。Ingle 博士于 1942 年从西北大学获得牙科学位，于 1948 年获得密歇根大学牙周病学和牙髓病学研究生学位。他对牙髓病学有诸多贡献，其中包括在 1957 年对牙髓治疗器械的大小和形状进行了标准化，这一国际标准沿用至今。1965 年被西北大学授予校友功勋奖，1987 年获得美国牙髓病医师协会颁发的 Ralph E. Sommer 研究奖，并于 1999 年获得 Edgar D. Coolidge 领导奖。他还获得了法国牙髓病学会颁发的国际 Louis I. Grossman 奖。Ingle 博士是美国和国际牙医学院成员，并被列入美国名人录。他在牙科领域发表了 80 多篇科学文章，并在世界各地广泛授课。

纪念：John I. Ingle，DDS，MSD，1919—2017 年

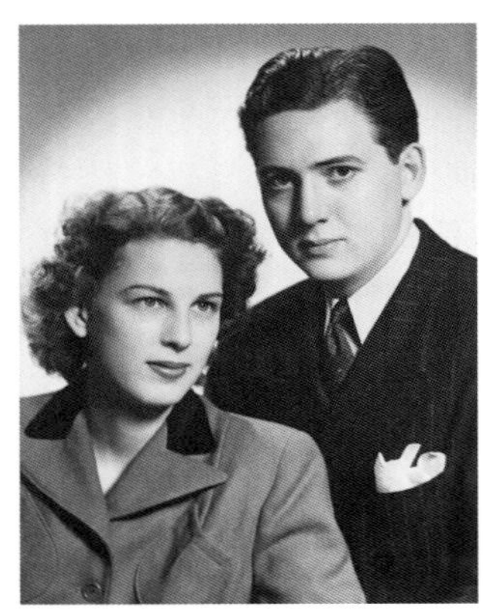
图 1

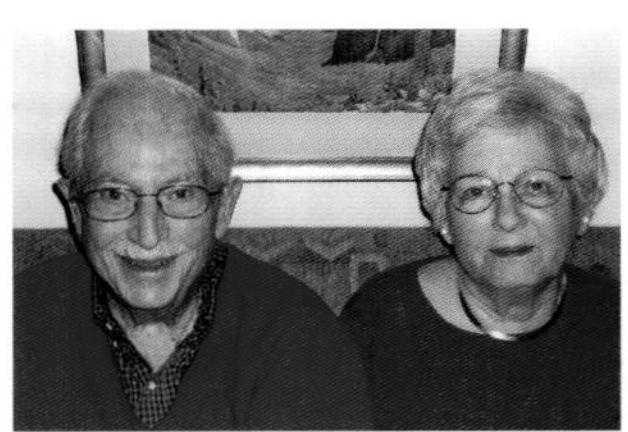
图 2

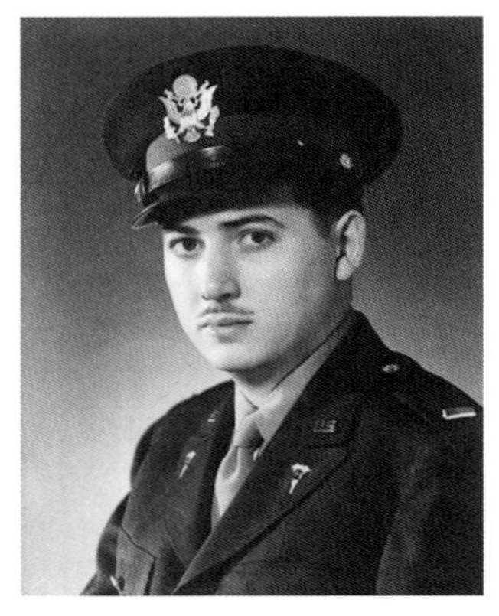
图 3

2017 年 9 月 25 日，一位备受敬爱的牙髓病学领袖 John I. Ingle 博士在圣地亚哥去世，享年 98 岁。他的妻子 Joyce Ledgerwood Ingle 先于 2014 年 3 月 8 日去世。他们留下 3 个孩子，5 个孙子，两个曾孙。John 和 Joyce 一生相识：他们分别在 1918 年 6 月和 1919 年 1 月出生，相隔 7 个月，当时他们的家人就是亲密的朋友。从小学到大学，他们一起上学。Joyce 成了一个有成就的爵士钢琴家，甚至为了给盲童翻译书籍而学习盲文。他们于 1940 年 7 月 11 日结婚（图 1），婚姻近 74 年（图 2）。

Ingle 博士 1919 年出生于华盛顿的科尔维尔。从芝加哥的西北大学的牙学院开始（1942 年完成学业），他的牙科和牙髓病学生涯跨越 60 余年。

在军队的牙科诊所服役 4 年之后（图 3），Ingle 博士开始了漫长而卓越的牙科教育生涯。他接受了在西雅图华盛顿大学教授牙周病学的邀请，然而 Ingle 博士对牙周病学和新出现的有关根管治疗的领域——牙髓病学都很感兴趣。出于这种兴趣，他被送到密歇根大学学习，于 1948 年获得牙周病学和牙髓病学的研究生学位，之后又回到西雅图教授这两门学科。随后，他获得了美国牙周病学委员会（ABP）和美国牙髓病学委员会（ABE）的认证。

1959 年，Ingle 博士在西海岸建立了第一个牙髓专业课程，他参与了许多牙髓专家的教育过程，这些人追随他的脚步走上了牙髓教育的道路。他以鼓舞别人投身于牙髓教育而感到自豪。在华盛顿大学任教 16 年后，Ingle 博士移居加利福尼亚州洛杉矶，担任南加州大学牙科学院院长一职，这使他能够参与到不断扩大的南加州牙髓病学团体。

Ingle 博士对牙髓病学的兴趣涵盖了该学科的各个方面，包括根管治疗器械、治疗结果、信息传播和专业活动的参与。受困于根管器械缺乏标准这一问题，Ingle 博士尝试让牙科公司对制订根管锉和扩孔钻的尺寸和形状的全球标准产生兴趣。美国使用非计量测量，而在世界其他地方，公制是通用的。此外，每个制造商对器械的尺寸和形状都有自己的标准。为了引起人们对这一问题的兴趣，Ingle 博士发表了一篇论文，指出了器械标准化的必要性，经过深入研究，他于 1957 年开发了标准化系统，即至今仍在使用的 0.2 锥度和公制测量。

牙髓治疗器械的精确设计和制造如今被认为理所当然，然而，Ingle 博士的创新使得牙髓病学的历史上如此早地出现了这些精确设计和制造，说明了他当年如何发现问题并努力寻找解决办法。他不断探究治疗问题的解决方案，乐于接受技术和器械方面的创新，并确保在他的教科书中都有所描述。虽然根管治疗可能起源于 19 世纪中期，但在 20 世纪早期，因为局灶性感染理论对根管治疗发展的阻碍，人们对根管感染的牙齿的治疗实际上发生了倒退。Ingle 博士等先驱者付出努力去改变牙科界和医学界的态度。即使在 20 世纪 50 年代，牙髓治疗还没有被广泛接受，人们对这种治疗的成功和安全性都提出了质疑。

与瑞典的先驱者 Larz Strindberg 博士一样，Ingle 博士对根管治疗结果进行了研究，使我们能够描述与根管治疗成功和失败相关的重要的临床和影像学因素。这项研究很快被称为“华盛顿研究”，它的重要性在于它证明了根管治疗的高成功率，并确定了失败的主要原因：治疗程序执行不力。结论是根管治疗只要处理得当，是可以成功的。因此，经典的“华盛顿研究”在牙髓病学的重要贡献史上占有一席之地。

Ingle 博士一生中热衷于传播关于牙髓病学的各方面的信息。因此才有了里程碑式的牙髓病学教科书——Ingle 牙髓病学的出版，其第一版出版于 1965 年（图 4）。随后又出版了六个版本，时间跨越半个多世纪。Ingle 牙髓病学

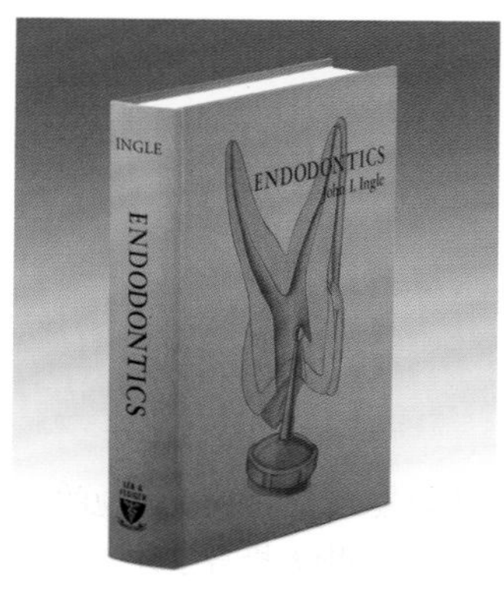

图 4

一出版就获得关注。这本亮黄色的书（他妻子Joyce建议的颜色）是当时的一本具有创新性的教科书，它的尺寸为9×11英寸，在当时医学文献中是独一无二的。除了一帧帧精美的插图，它还配有专门印制的髓腔进入示意图全幅插页。它很快成为一本教科书，激发许多牙医把牙髓病学作为一门专业去追寻，并成为其他教科书效仿的典范。

为了表彰他对我们专业的贡献，Ingle博士于1987年获得了美国牙髓病医师协会（AAE）的Ralph F.Sommer奖和1999年的Edgar D.Coolidge奖（AAE的最高荣誉）。Sommer奖对Ingle博士有着特殊的意义，因为Sommer博士曾是他在密歇根大学的老师之一。2015年，AAE大会在年度会议上特别表彰Ingle博士在牙髓病学方面的贡献。他还受到许多其他国际组织的表彰。

Ingle博士的兴趣涉及许多领域。在完成了6年的南加州大学牙学院院长的工作后，他于1972年被任命为美国国家科学院医学研究所的高级参谋。

“偶像”“传奇”和“巨擘”这些词被过度使用，以至于John Ingle不希望被这样描述。他可能会很高兴作为一名导师、教师和许多美国和国外同事的朋友，以及对全世界牙科专业人士和牙髓病医生的生活和职业产生持久影响的人而被人们记住。

Leif Bakland
Ilan Rotstein

献　词

献给我的妻子 Lucille 和我们的女儿 Meirav，Netta 和 Tamar，并以爱的方式纪念 Sara 和 Samuel（Milu）Rotstein。

感谢那些影响我职业生涯的特殊人物：

Miriam Rotstein

Miriam Yacobovich

Eduardo Llamosas

Harold C. Slavkin

John I. Ingle

第七版序言

牙髓治疗是一种重要的治疗方式，它可以保留口腔内的天然牙列，使其恢复健康和功能。

在过去的几年里，牙髓病学专业经历了许多开创性的变化。在观念、技术、材料和设备方面的最新进展已经改变了当今牙髓治疗的方式。这些进展使有效地进行成功的根管治疗成为可能，提高了精确度和可预测性，并使患者更容易接受和更为舒适。

《Ingle 牙髓病学》第七版是半个世纪来该领域最权威的著作的最新修订版。这个 50 周年纪念版包括 40 个章节，由来自六大洲的国际知名专家撰写，贡献了构成本专业核心内容的新的、前沿的知识和更新。本版提供的循证信息继续影响着全世界现代牙髓病学的思想、教学和实践。它是衡量所有其他牙髓病学教材的标准。

这个版本的三个主题是牙髓病学的科学基础，牙髓病学的临床实践，以及牙髓病学科与其他学科的关系。牙髓治疗是一门需要临床技能的艺术，它建立在坚实的科学证据基础之上。同时，为了获得正确的诊断、正确的治疗决策和可预测的结果，作为专家团队的一部分，牙髓专业人员必须发挥重要作用。

我要感谢作者们做出的最宝贵的贡献，特别是在时间非常密集而又制定了雄心勃勃的计划的情况下。他们的努力和奉献使这个版本成为今天最全面的牙髓病学教科书。

我要特别感谢 John Ingle 博士，一位先驱、领袖、导师和教育家，感谢他委托我做这项他视为珍宝的工作：Ingle 牙髓病学。当 Ingle 博士邀请我担任这本教科书的主编时，我感到惊讶和谦卑。John，谢谢你的指导，信任和支持。对我来说，这个项目成为一个非常丰富的学习经历和心甘情愿的付出。衷心感谢 Leif K. Bakland 博士和 J. Craig Baumgartner 博士的建议、指导和无条件的帮助。

我希望你，读者，喜欢这本书，它将成为你的临床实践中的一个好用的参考书。

Ilan Rotstein

第六版序言　再论“拔除和被诅咒之路”

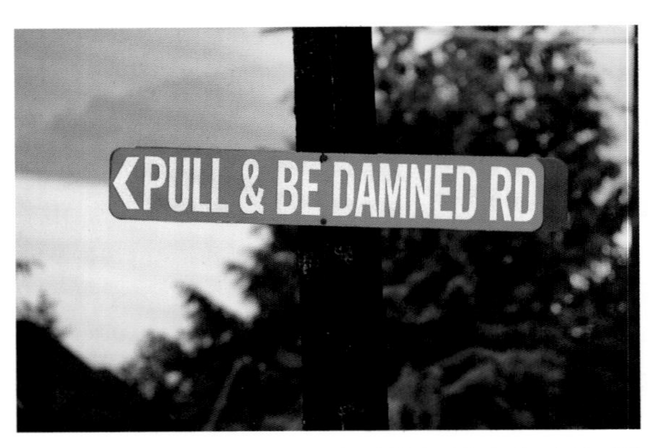

原来的“拔除和被诅咒之路”的标志被盗了很多次，当局不得不在离地 20 英尺以上的地方放置新的标志（Courtesy of Dr. James Stephens）

40 多年前，《牙髓病学》第一版的序言以“拔除和被诅咒之路”为特色。第一版中没有别的东西能像这句话一样给人留下如此持久的印象。即使是今天，“老前辈们”在会议上还会来找我回忆这篇序言。他们可能不记得髓腔预备的细节，或者在那一版本中首次阐述的关于疼痛的章节。这些特征已经成为任何牙髓临床实践的组成部分。但他们确实记得“拔除和被诅咒之路”，而且有充分的理由。

40 年前，拔牙比采用根管治疗挽救牙齿更为普遍。在这篇序言中，呼吁人们要相信牙髓治疗，扭转这种“口腔截肢”的趋势。这一呼吁逐渐成为了事实，牙髓病学快速发展，全口义齿日趋衰落。

这让我想起了一件我长期以来一直在回味的事件。我曾经是亚特兰大辛曼牙科会议的发言人。和我一起作为主角的是 Will Menninger 博士，他是著名的门宁格精神病诊所的负责人，后来该诊所设在堪萨斯州托皮卡。Menninger 博士和他的兄弟 Karl 无疑是世界上最著名的精神病学家。Menninger 博士在第二次世界大战中是一名准将，是军队所有精神病医生的负责人。1948 年，他成为第一位登上时代杂志封面的精神病医生。我很荣幸能和他一起参加同一个课程活动，我热切地参加了排在我之前的他的第一次演讲。

当我开始演讲时，Menninger 博士坐在前排。我以为这是他出于专业的礼貌，但我注意到他在做笔记。

希曼会议有一种形式，每一位讲师第二天都要重复他同一节课。我没有参加 Menninger 博士的第二次演讲，但他参加了我的。他又坐在前排。我则受宠若惊。讲座结束时，我问他为什么突然对牙髓病学感兴趣。他的回答令人吃惊。

“Ingle 博士，”他说，“你的演讲给我留下了深刻的印象，但我也感到非常尴尬。代表我的职业，我必须为我过去的行为向你道歉。当我想到我推荐多少病人拔牙时，我对我造成的破坏感到震惊。我不知道。现在我发现这些牙齿本可以被挽救，脓肿也可以治愈。你不知道我对你有多感激，因为你引导我改变过去的行为。”他用精神病医生的口吻讲道！

从那些日子——一个大规模拔牙的时代以来，我们已经走过了很长的路。但是我们今天面临着一个新的挑战：不是大规模拔牙而是选择性拔牙，仅仅是为了植入一个种植体。牙医再次敦促患者拔牙，忽视了一个事实：健康的牙根远比机械种植体好得多；花费更少，痛苦更少，耗时更少，更重要的是，更符合生物性。

我并不是说种植体不健康或不太成功。我所表达的是我的担心，许多可挽救的牙齿被祭献在贪得无厌的祭坛上。退回到拔除和被诅咒之路。我不反对植入！事实上，种植疗法现在正在许多牙髓博士后项目中教授。但是，论点是那些不能或不应该被牙髓治疗所挽救的牙齿可以被很好地拔除，然后用种植体而不是桥来代替。还有谁能比一个刚刚做出上述判断的训练有素的牙髓病专家更好地放置种植体呢？

第六版牙髓病学充满了新的创新和知识。现在，甚于以往任何时候，它依然是“牙髓病学圣经”，一个长期以来其他人对以前版本的称呼。

当我“传递火炬”给新编辑 Leif Bakland 和 Craig Baumgartner 时，我感觉非常愉快放松。我有一种感觉，这个职业将会觉醒；转变“拔除和被诅咒之路”，走上“最佳旅行之路”。

John I. Ingle

2007 年 12 月

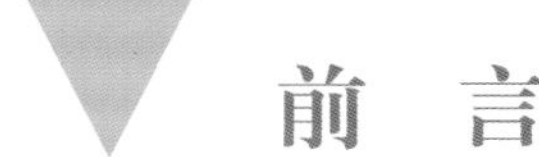

前　言

53 年前，我从南加州大学牙学院毕业。那年 John Ingle 正担任我们的院长，他出版了他的《牙髓病学》的第一版，当时我对此书一无所知，而现在正在庆祝其 50 周年纪念版。这从几个不同的层面上看都是了不起的。

首先，John 于 1968 年聘请我为南加州大学牙学院生物化学和营养学助理教授，开启了我在南加州大学全职教师的 46 年任期。

其次，这些年来，我能够和其他人一起庆祝 John 的生日。我们在 2017 年 1 月庆祝了 John 的 98 岁生日，他继续享受着作者、编辑、友谊的乐趣，依然保持着对牙髓病学的热情。

最后，这是一个非常特殊的机会，我也要庆祝我的同事和亲爱的朋友 Ilan Rotstein，他和 John 一起创作了第七版的 Ingle 牙髓病学。John 和 Ilan 共同组织了一个优秀和权威的版本，包括 40 章，由该领域的国际公认的专家共同贡献。总的来说，这些贡献显示出这是一本世界上最全面的现代牙髓病学教科书。此外，他们强调牙髓病学的科学基础、牙髓病学的临床实践以及牙髓病学科与其他学科的关系。

我祝贺他们成功出版第七版 Ingle 牙髓病学，鼓励读者学习和享受这迷人的领域，祝贺！

Harold C. Slavkin，DDS
教授、名誉院长
美国国立卫生研究院第六任国立口腔与颅面研究所主任

译者前言

国际牙髓病学的著名教授 John I. Ingle 于 2017 年在美国圣地亚哥离世，留下了他的不朽著作——牙髓病学。

Ingle 教授 1942 年毕业于美国西北大学，后又在密西根大学接受研究生教育，1948 年获得牙髓病学和牙周病学双学位。这为他后来的事业打下坚实基础。他对牙髓病学的研究涉及该学科的诸多方面，包括根管治疗器械、根管治疗程序、治疗效果、信息传播等，成就卓著。

在 20 世纪 40 年代，很少通过牙髓治疗保留患病的天然牙，最流行的治疗手段是将患牙拔除。自该著作出版后，推动了牙髓病学科的发展，使牙髓治疗的效果取得实质性突破。许多原本需要拔除的患牙得到治疗，天然牙得以保存，避免了失牙带来的麻烦和痛苦。近 60 年来，随着科学技术的发展和进步，牙髓病学在概念、技术、材料和设备上不断取得进步和更新，该著作每一版更新都融进了大量新的知识和学术进展。第 7 版由 Ilan Rotstein 教授与 Ingle 教授共同担任主编，邀请了 6 个国家 80 余名国际著名的牙髓病学专家和临床医生参与编著，是该领域最权威的著作之一，堪称经典。

该著作涉及三大主题：牙髓病学的科学基础；牙髓病学的临床实践；牙髓病学科与其他学科的关系。牙髓病治疗是一项艺术，它需要熟练的临床技术和扎实的科学基础支撑。在牙髓医生的职业生涯中需要认真阅读这部权威著作。

我们非常荣幸能够组织团队翻译和编辑这本巨著，团队成员都是我国牙髓病学的著名学者。虽然大家都尽职尽责、严谨地完成任务，但毕竟是翻译外国大师的原著，会有一些不足之处，敬请读者们指正。原文中亦存在少许错误，见书后附页。

最后，感谢江汉大学口腔医院（武汉第一口腔医院）对本书出版工作的赞助和支持。

樊明文　周学东　谨识

2024 年 10 月于湖北 . 武汉

目 录

第一篇 牙髓病学的科学基础

第一章 牙体外形和根管解剖 ······ 1
Blaine M. Cleghorn, William H. Christie

第二章 牙髓牙本质复合体的结构和功能 ······ 54
Sivakami R.Haug, Syngcuk Kim, Karin J. Heyeraas

第三章 牙髓根尖周病的细菌性与非细菌性病因 ······ 78
José F. Siqueira, Jr, Isabela N. Rôças, Domenico Ricucci

第四章 炎症和免疫反应 ······ 101
Ashraf F. Fouad, George T. -J. Huang

第五章 牙髓病变 ······ 129
Graham R. Holland, Tatiana M. Botero, Stephen B. Davis

第六章 根尖周病 ······ 149
Domenico Ricucci, Isabela N. Rôças, José F. Siqueira, Jr.

第七章 牙的神经支配和牙髓源性疼痛 ······ 179
Nikita B. Ruparel, Asma A. Khan

第二篇 牙髓病学的临床实践

第八章 牙髓、根管及根尖周状态的检查与诊断 ······ 191
Paul V. Abbott

第九章 成像设备和技术 ······ 233
Richard E. Walton, Manuel R. Gomez, Allan G. Farman, Martin D. Levin, Ramya Ramamurthy, Lars G. Hollender, Hatice Dogan-Buzoglu, Elisabetta Cotti

第十章 影像学解读 ······ 291
Parish P. Sedghizadeh, Rafael A. Roges, Jose-Maria Malfaz

第十一章 治疗计划和病例选择 ······ 313
Paul A. Rosenberg, Matthew Malek, Katsushi Okazaki

第十二章 牙外伤治疗中的牙髓病学考量 ······ 324
Martin Trope

第十三章 冠源性牙裂……339
Leif K. Bakland

第十四章 牙根纵裂……350
Aviad Tamse, Louis H. Berman

第十五章 病理性牙吸收……364
Jens O. Andreasen, Geoffrey S. Heithersay, Leif K. Bakland

第十六章 鼻窦炎和牙髓疾病……377
Roderick W. Tataryn

第十七章 非牙源性牙痛和慢性头颈痛……387
Bernadette Jaeger

第十八章 牙髓病患者的疼痛、恐惧及焦虑管理……421
Stanley F. Malamed

第十九章 治疗准备……437
C. John Munce, Terrell F. Pannkuk, Adham A. Azim, Rajiv G. Patel, Ziv Simon

第二十章 髓腔进入与根管机械预备……480
Michael Hülsmann, Edgar Schäfer

第二十一章 根管冲洗剂和根管内封药……543
Markus Haapasalo, Ya Shen, James S. Lin, Ellen Park, Wei Qian, Zhejun Wang

第二十二章 根管充填……572
Arnaldo Castellucci

第二十三章 根管再治疗及其问题处理……626
Pierre Machtou, Clifford J. Ruddle

第二十四章 根管外科……686
Mahmoud Torabinejad, Mohammad Sabeti, Gerald N. Glickman

第二十五章 牙意向性再植……718
Stephen P. Niemczyk

第二十六章 解剖变异牙的牙髓治疗……741
Ilan Rotstein, Eduardo Llamosas, Kyung-Soo Choi

第二十七章 活髓保存治疗……763
George Bogen, Nicholas P. Chandler

第二十八章 根尖未发育成熟牙的治疗……785
Shahrokh Shabahang

第二十九章 牙髓再生治疗……804
Anibal R. Diogenes, Anthony J. Smith

第三十章 牙髓源性根尖脓肿及蜂窝织炎、囊肿和诊间急症的治疗……828
J. Craig Baumgartner, Paul A. Rosenberg

第三十一章 对伴复杂全身状况的牙髓病患者的管理和就诊指导……843
Bradford R. Johnson, Joel B. Epstein

第三十二章 药物的相互作用和实验室检查……864
S. Craig Rhodes, Paul D. Eleazer

第三十三章 牙髓治疗的疗效……874
Kishor Gulabivala, Yuan-Ling Ng

第三十四章 牙髓治疗远期疗效的获得……908
Fernando Goldberg

第三篇 与牙髓病学相关的牙科诊治问题

第三十五章 现代根管治疗术后冠方修复……919
Nadim Z. Baba, Charles J. Goodacre

第三十六章 牙髓 - 牙周的相互关系……946
Ilan Rotstein, Borja Zabalegui, Khalid Al-Hezaimi

第三十七章 老年患者的牙髓治疗……965
Thomas A. Levy, Jaydeep S. Talim, Ilan Rotstein

第三十八章 儿童的牙髓治疗……978
Enrique Bimstein, Yaara Y. Berdan

第三十九章 牙髓病学与正畸学在治疗计划制订及实施过程中的相互关系……1005
James L. Gutmann, Vivian Manjarrés

第四十章 牙变色与无髓牙的漂白……1024
Ilan Rotstein

第一篇　牙髓病学的科学基础

第一章　牙体外形和根管解剖

Blaine M. Cleghorn，William H. Christie

全面了解牙体外形和根管解剖是根管治疗成功的基础[1-3]。它们的正常形态具有多样性的特点，有时在形态和牙根数目上还会出现异常。当某种异常形态在特定人群和人种中发生率较高时，可将其归为一种变异类型。

在没有完全识别根管系统的情况下进行治疗会导致根管治疗的失败；对变异的牙根形态认识不充分则可能导致治疗时寻找不存在的根管而削弱牙体组织。因此，熟悉正常及异常形态至关重要。

恒牙列中牙的变异主要包括牙根数目、每个牙根中的根管数目和形态[2,4-17]，以及磨牙融合根的发生率[18-24]。牙根长度、大小和弯曲度的变异也是根管治疗时应考虑的因素，详见后续章节。

表 1-1 列出了牙形态变异的相关因素；图 1-1 展示了上颌第一磨牙的三维（3D）形态。牙根及根管形态复杂多变[2,4,6,13,15-17]与人种、年龄、性别等因素也有一定的关系。

由于专科医生处理的病例通常比较复杂，从临床角度观察变异发生率与人群的总体发生率之间存在一定差异[62]。研究设计的不同，如使用临床 X 线片、实验室大体或微观形态观察等不同方法[63]，样本选择的偏倚以及研究报告的偏倚也可能导致不同研究之间的差异。

透明牙技术是实验研究中观察根管形态的“金标准”。将离体牙透明化，并将染料注入根管系统中，放大观察全根管的三维形态，并根据预先确定的标准进行评估。

早期临床研究报道的根管数目通常少于体外实验研究。近年来，临床上牙科放大镜、头灯、手术显微镜（SOMs）和超声技术的使用极大提高了根管的探测率，两者之间的结果越来越接近（表 1-1）。

断层扫描技术［锥形束计算机断层扫描（CBCT），螺旋 CT（spiral CT，helical CT）和显微 CT］的应用提高了根管识别的准确性，使研究结果更加精确。尽管 CBCT 操作较困难，费用较高，但其准确性高，可获得与透明牙技术相近的研究结果[199-207]。

影响根管数目判断的另一个原因可能与根管的定义有关。以上颌第一磨牙近颊根为例，在不同研究中独立根管分别被定义为：在髓室底由独立根管口发出的根管[26]；或根管可探查到距离根管口下 3~4mm 的深度[12]；或可将双根器械同时放入近颊两根管，且以完整牙尖作为参照点至少有 16mm 工作长度[27]；抑或是在临床回顾性研究中可治疗的根管[28]。而有些研究无法提供一个清晰的独立根管的定义，并且只是基于影像学的结果研究根管数目。

表 1-1　牙根和根管形态变异的影响因素

影响因素	参考文献信息
根管定义	可由器械通畅并充填至根尖区 4mm 以内[25] 在髓室底具备独立根管口[26] 可将双根器械同时放入上颌第一磨牙两个近颊根管，距离完整牙体牙尖参照点至少 16mm 深度[27] 器械可深入到距根管口 3~4mm 深度[12] 可治疗的根管[28]
年龄	[8,29-31]
种族	[32-61]
性别	[11,21,28]
牙来源（专科根管治疗与综合治疗）	[62]
研究设计（体内与体外）	[27,63,64]

续表

体外研究方法	
临床检查	[65-67]
影像学检查	[29,31,56,68-72]
影像学检查和器械探查	[73-75]
透明牙技术	临床和影像学检查[76] 中国墨水染色[60,77] 中国墨水染色和高压氧渗透[78] 印度墨水染色和影像学检查[54,55,79] 印度墨水染色和体视显微镜观察[80] 印度墨水染色[11,81-111] 苏木素染色[35,70,112-115] 苏木素染色和体视显微镜观察[116] 油性染料染色[117] 体视显微镜观察[118,119] 亚甲蓝染色[120] 防水黑墨水染色[121]
切片技术	[52,122-127] 和影像学检查[128-130] 体视显微镜观察[131] 影像学检查和器械探查[58,132] 器械探查[133]
注射耐磨塑料树脂（塑料铸造）	[19,134-136]
金属铸造	[8]
大体观察	[137,138]
扫描电镜	[139,140]
磨片	[5]
X 线阻射弹性体注射和影像学检查	[136]
CBCT	[141,142]
CBCT 和组织学比较	[143]
螺旋 CT（Spiral CT）	[144,145]
螺旋 CT（Helical CT）	[146]
显微 CT	[147-156]
牙科放大镜和改良的髓腔入口	[157]
手术显微镜（SOM）和超声	[158]
体内研究方法	
临床和影像学检查	[127,159-162]
X 线片回顾性检查	[22,40,163,164,36]
根管治疗后回顾性检查	[30,57,165-172]
CBCT	[47,61,173-194]
螺旋 CT（Spiral CT）	[195,196]
手术显微镜	[25]
牙科放大镜，头灯，改良的髓腔入路	[28]
牙科放大镜和手术显微镜	[197]
X 线片，CBCT，手术显微镜和 Start X 超声比较	[198]

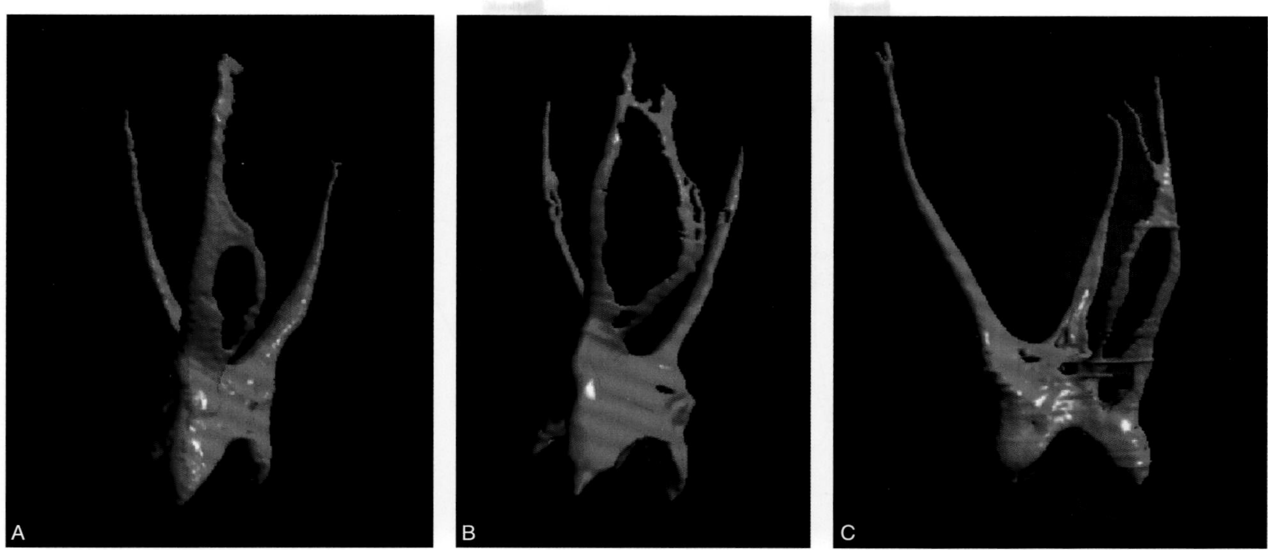

图 1-1　上颌第一磨牙根管系统

A、B. 近颊面观（中间的是近颊根管系统）**C.** 近中面观（最右侧为近颊根管系统）（Reprinted with permission from Brown P, Herbranson E. Dental Anatomy and 3-D Tooth Atlas Version 3.0.Illinois: Quintessence, 2005: Maxillary First Molar- 3-D Models 1-3.）

第一节　临床启示

Weine 等以上颌第一磨牙的近颊根为样本，首次提出了单个牙根中的根管形态分类[122]。Pineda 和 Kuttler[31] 以及 Vertucci[14] 提出了可应用于所有颊舌径较宽的牙根根管形态分类，该分类更适用于实验室研究（图 1-2）。本章中所有根管形态分类均采用 Vertucci 分类。Sert、Bayirli（图 1-3）[11] 和 Gulabivala 等[91] 对 Vertucci 分类法进行了补充。Sert 和 Bayirli 还报告了 14 种新的根管形态[11]。

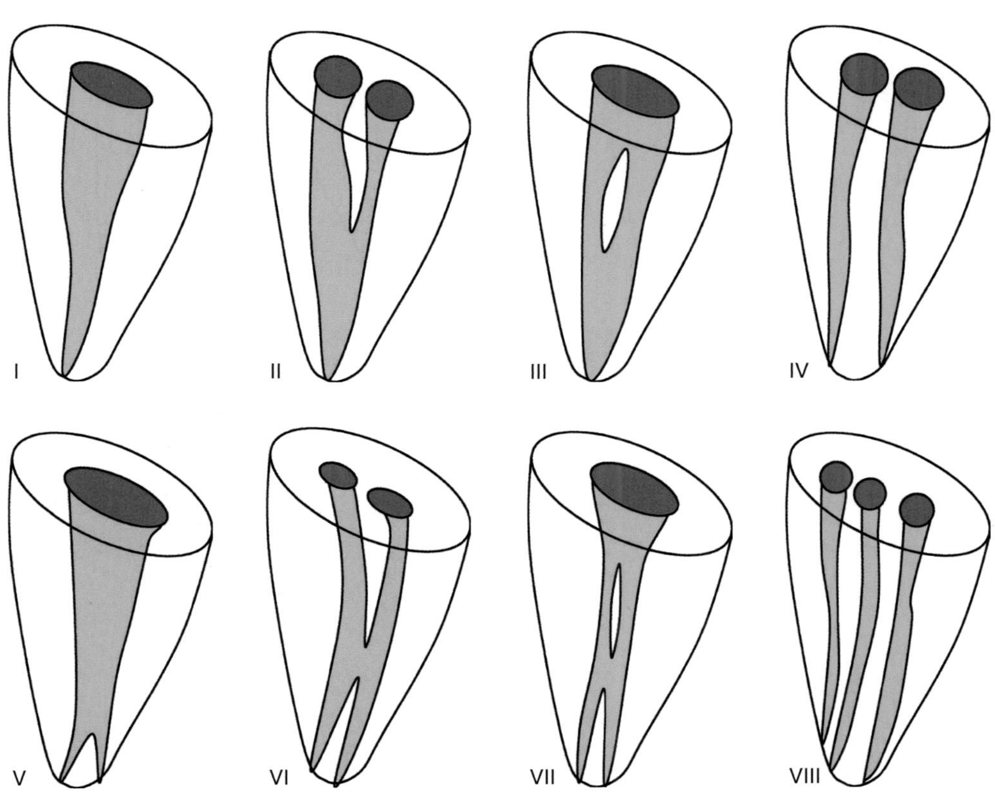

图 1-2　Vertucci 根管系统分类（Ⅰ～Ⅷ型）

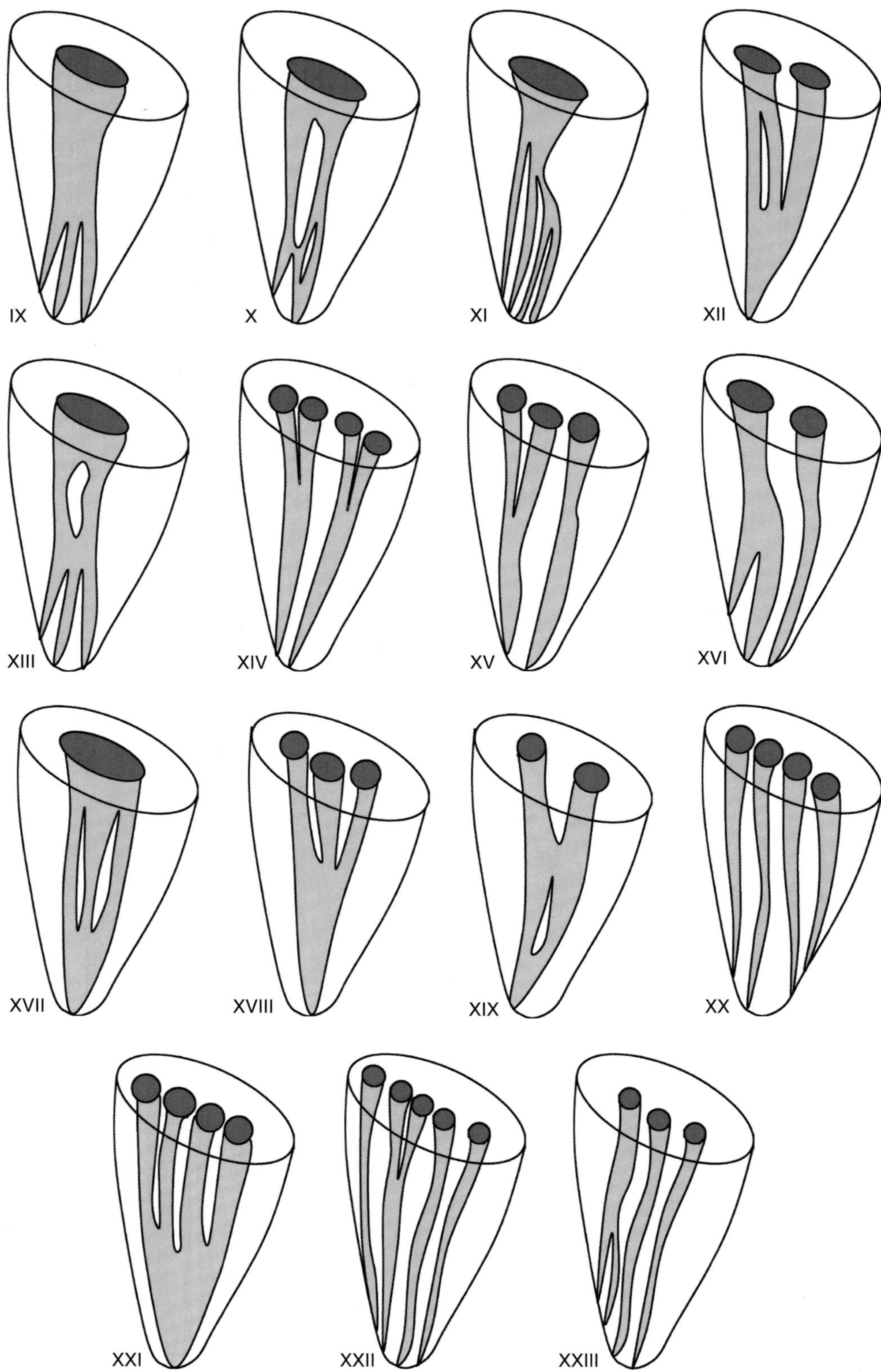

图 1-3 Sert 和 Bayirli 对 Vertucci 根管系统分类的补充（Ⅸ~ⅩⅩⅢ型）

Vertucci 发现根管口之间的接近程度可以预测根管下段是否会融合。如果根管口之间的距离 >3mm，根管通常会在走行中保持分离[14，208]。相反，如果根管口之间的距离 <3mm，根管通常会融合。根管口之间距离越近，根管融合处越接近冠方。

成功的根管治疗取决于整个根管系统彻底的清理、成形和充填[1-3]。当存在侧支根管（lateral canal）时，能否对它们进行彻底的清理和封闭对预后也有一定影响[209]。侧支根管比主根管细，通常由主根管发出，与牙周组织相通[2，208]，包括副根管（accessory canal）和髓室底副管（furcation canal）。Pineda 和 Kuttler 发现 30.6% 的牙有侧支根管，且多数副根管位于根尖 1/3[31，77，209]。副根管的感染可导致根管治疗失败[209]。根管系统的彻底清理和封闭可促进根尖周病愈合[209，210]。

本章节提供了恒牙列中每个牙的牙根及其根管的数目和形态的循证数据。第三磨牙由于牙冠和牙根形态的高度变异而未包括在本章内容中。本章从第二节开始将详细介绍相关内容，需要注意的是，由于数据的四舍五入或分类统计原因，某些发生率的数据合计可能不等于 100%。

第二节　上颌中切牙

一、牙根的外形

上颌中切牙的牙根横断面呈尖部朝舌侧的三角形或卵圆形（图 1-4）[1，3，4，6，13，15，17]，根面凹陷少见[211]。牙根通常较直，向根尖逐渐变细，尖端圆钝。上颌中切牙平均长度为 23.5mm，其中牙冠 10.5mm，牙根 13mm[4]。

二、牙根的数目和类型

解剖学研究发现，除非存在罕见的发育异常，上颌中切牙通常为直的单根牙（表 1-2）。

三、根管系统

上颌中切牙通常为单根管见表 1-3。文献中报道超过 99% 的上颌中切牙为单根管和单根尖孔，根中和根尖区侧支根管以及根尖 delta 比较常见（图 1-5）。这些有小动脉和小静脉的侧支根管可起到侧支循环的作用，Schilder[210] 认为它们是牙髓病变时感染进入牙周膜的“出口”。

针对该牙根尖解剖结构的研究相对较少。Altman 等在 20 个离体上颌中切牙中发现，3/4 的标本有侧支根管，数量为 1~4 个[212]。其中一名 9 岁患者的中切牙样本中发现了 20 个独立的根尖孔。上颌中切牙的根尖 2.5mm 区域常伴有吸收与重建、髓石和侧支根管，单纯使用 X 线片观察侧支根管是否存在的准确度不高。

Green 使用体视显微镜发现主根尖孔平均直径为 0.4mm，副孔的直径均≤0.2mm；主根尖孔距解剖根尖的平均距离为 0.3mm，大约 12% 的上颌中切牙存在副孔[213]。

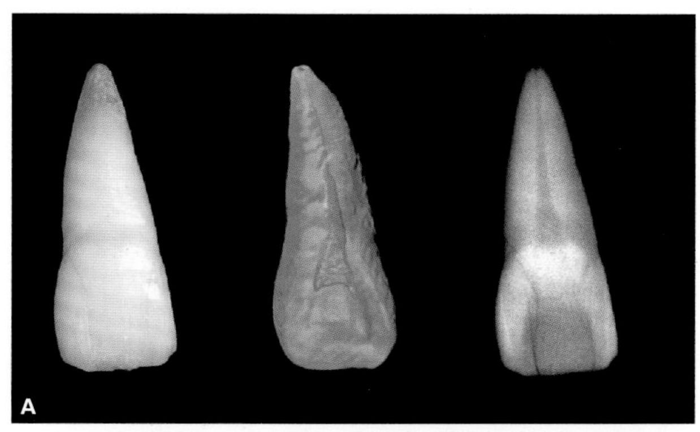

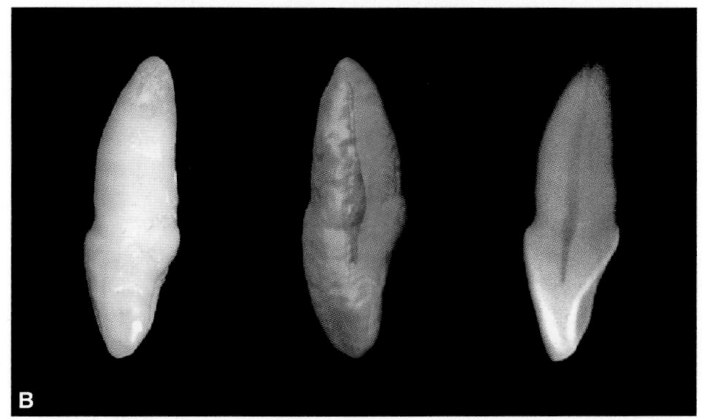

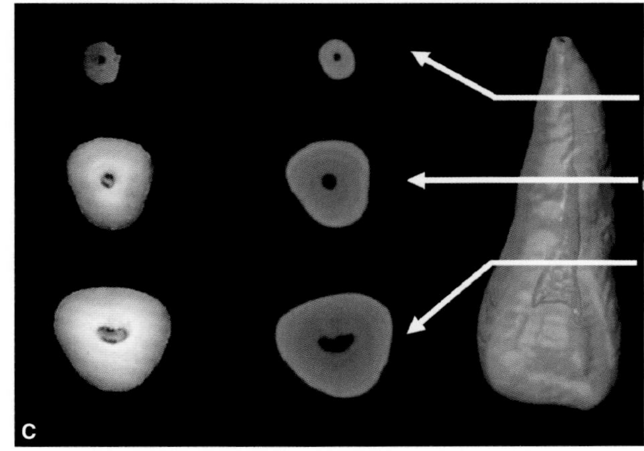

图 1-4　右侧上颌中切牙

A. 唇面观　**B.** 近中面观　**C.** 牙根横断面（Reprinted with permission from Brown P，Herbranson E.Dental Anatomy and 3-D Tooth Atlas Version 3.0.Illinois：Quintessence，2005：Maxillary Central Incisor-Rotations and Slices.）

表 1-2　上颌中切牙牙根数

	牙总数	单根	
		%	牙数
研究牙根的文献[5，7，11，14，31，78，99]	892	100	892

表 1-3 上颌中切牙的主根管数和根尖区根管数

	牙数	单根管		多根管		根尖区单根管		根尖区多根管	
		%	牙数	%	牙数	%	牙数	%	牙数
研究主根管的文献[5,7,11,14,31,78,99,194]	2 435	99.2	2 416	0.8	19				
研究根尖区根管的文献[210,212,215]	760					99.7	758	0.3	2

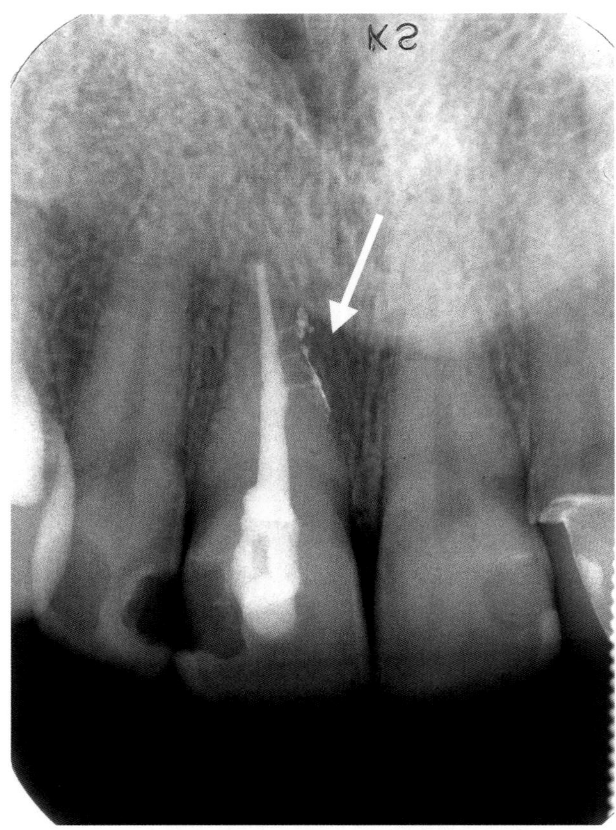

图 1-5 正常解剖形态的右侧上颌中切牙。膨出的封闭剂（箭头所指）提示侧支根管的存在（Courtesy of Dr.William H.Christie，Winnipeg，MB，Canada.）

Mizutani 等研究了 30 颗上颌中切牙根尖孔的解剖学位置，发现大多数根尖和根尖孔偏向牙长轴的远中唇侧，只有约 17% 的样本根尖孔和根尖重合[214]。

Kasahara 等评估了 510 颗离体上颌中切牙的根尖解剖结构，发现约 12% 的牙有根尖分歧，49% 有侧支根管。只有 38.6% 的牙为单一主根管，没有侧支根管或根尖分歧。90% 的根尖孔位于距解剖根尖 1.0mm 的区域内[215]。

四、变异与异常形态

表 1-4 总结了 75 例上颌中切牙的变异病例。发生率从高到低的 4 种最常见的变异分别是畸形舌侧尖、双根双根管、单根双根管以及融合牙。某些牙冠形态与人种有关，例如铲形门齿，常见于亚洲人（包括北美原住民），也就是原来所说的“蒙古人”，表现为牙的舌侧边缘嵴厚，甚至可延伸至唇侧。该形态的牙在高加索人中相对罕见[13,53,216-220]。

表 1-4 上颌中切牙变异与异常形态

变异类型	病例数
牙外突（畸形舌侧尖）[37,230-232,245-256]	17
双根双根管[226,236,238-241,257-264]	14
单根双根管[233,234,265-270]	9
融合牙[224,225,227,271-276]	9
双生牙[224,275,277,278]	4
Ⅲ型牙内陷[279-281]	3
铲形切牙[282-284]	3
牙内陷[235,237,285]	3
多发变异[243,244]	2
畸形舌侧尖伴双生牙[228,229]	2
单根三根管[286]	1
单根四根管[287]	1
弯根双根管[288]	1
双根三根管[242,289]	2
牙内陷与多生牙融合[290]	1
弯根[291]	1
双生牙伴畸形舌侧尖[292]	1
颈部釉珠[293]	1
合计	75

Pecora 和 da Cruz Filho 在 642 个患者中发现上颌切牙畸形根面沟的发生率为 0.9%，而上颌侧切牙的发生率为 3.0%[65]。畸形根面沟伴随着丧失时，会形成窄而深的垂直牙周袋。在这种情况下，牙周牙髓联合治疗的预后也可能较差[221]。Hamasha 和 Al-Khateeb 以 9 373 颗约旦人牙为样本，研究了融合牙和双生牙的发生率。在所有恒牙中，上颌中切牙融合牙和双生牙的发生率最高[222]。融合牙的发生率为 2.6%，双生牙的发生率为 0.94%，加起来“双牙”总发生率为 3.6%。al-Nazhan[223]报告了一例单根双根管合并牙釉质发育不全的中切牙病例。

关于上颌中切牙与多生牙融合[222,224-226]，与上颌侧切牙融合[227]，双生牙[222,224,228,229]，畸形舌侧尖[228-232]，双根管[233,234]，牙内陷[235]和双根[236-241]的病例时有报道。Hosomi 等报告了一例双生牙与多生牙融合导致一颗牙有三根管的病例[242]。

Lorena 等报告了一种罕见的多发变异。在没有任何牙发育异常家族史的情况下，患者上颌牙弓出现铲形门齿，牙内陷，锥形多生牙以及第一磨牙卡氏尖[243]。McNamara 等[244]也报告了一组多发变异，包括上颌中切牙和侧切牙的畸形舌侧尖、短根和牙内陷，前磨牙的短根，上颌第一和第二磨牙的卡氏尖。de Sousa 等报告了一个罕见的上颌中切牙畸形唇侧尖病例[231]。

第三节　上颌侧切牙

一、牙根的外形

图 1-6 的资料显示，上颌侧切牙的牙根横断面可呈圆形，椭圆形或尖端朝向舌侧的卵圆形[1,3,4,6,13,15,17,214]，根面凹陷少见[211]。牙根通常比中切牙小，根尖细小且通常偏向远中、舌侧或远舌侧（图 1-7）。上颌侧切牙平均长度为 22mm，其中牙冠 9mm，牙根 13mm[4]。

二、牙根的数目和类型

解剖学研究提示[5,7,11,14,31]上颌侧切牙均为单根，但也有许多双根的病例报告（表 1-5）。双根上颌侧切牙常由融合牙和双生牙导致，并多伴巨牙症，也有部分报道发现了牙冠形态正常的双根牙[294-297]。双根的上颌侧切牙多伴发育

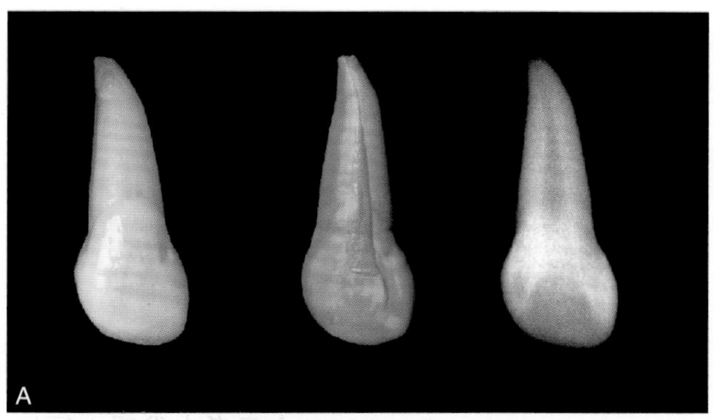

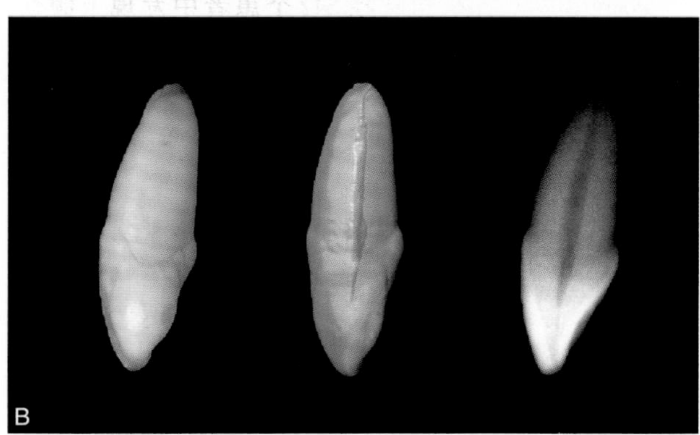

图 1-6　右侧上颌侧切牙

A. 唇面观　**B.** 近中面观

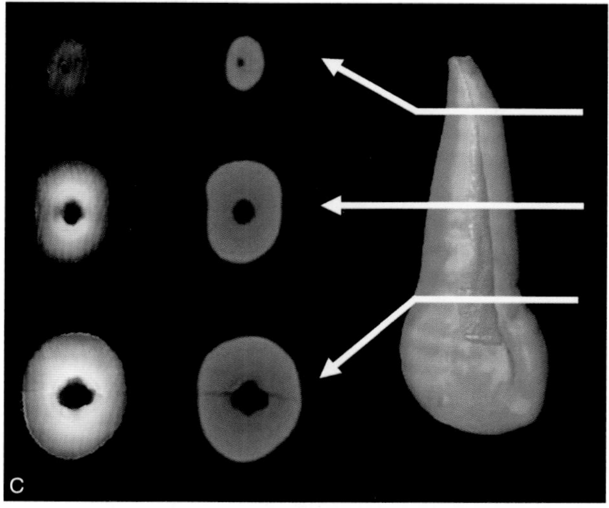

图 1-6（续）

C. 牙根横断面（Reprinted with permission from Brown P, Herbranson E.Dental Anatomy and 3-D Tooth Atlas Version 3.0.Illinois: Quintessence, 2005: Maxillary Lateral Incisor- Rotations and Slices.）

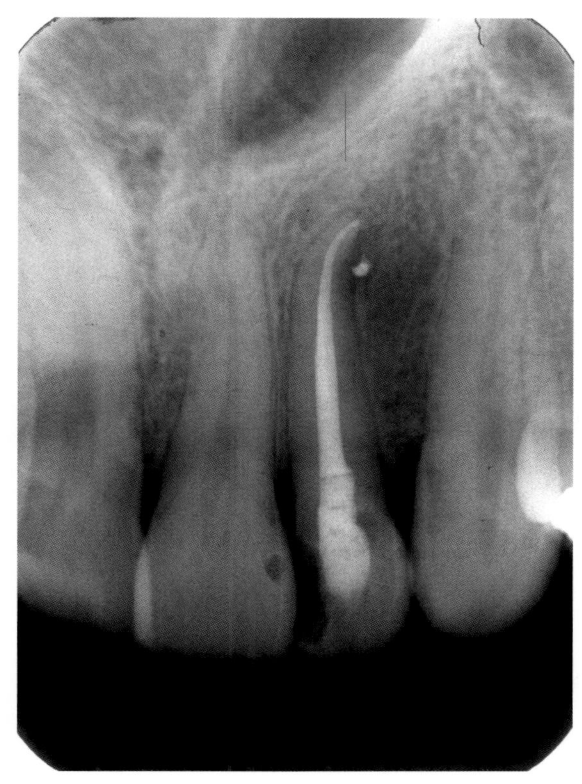

图 1-7　根尖中度"J"形弯曲的左侧上颌侧切牙（Courtesy of Dr.William H.Christie, Winnipeg, MB, Canada.）

表 1-5　上颌侧切牙牙根数

	牙总数	单根	
		%	牙数
研究牙根的文献[5,7,11,14,31,78,298]	827	100	827

性畸形舌侧沟。无论是双根还是单根的上颌切牙，深且长的畸形舌侧沟均有可能导致局部的牙周病。

三、根管系统

上颌侧切牙通常为单根管（表 1-6）。Mizutani 等对 30 颗上颌侧切牙根尖孔位置的研究发现，根尖孔和根尖可位于牙长轴任一方向，其中大部分偏向远中舌侧，仅有 2 例（6.7%）根尖孔位于根尖处[214]。因此在测量工作长度时，需使用预弯的 10# 锉，在电子根尖定位仪的指示下，仔细感受根尖区的卡缩感，才能更准确地确定根尖孔的位置。使用 CBCT 也能在一定程度上帮助确认根管的弯曲程度与弯曲方向。

Green 通过体视显微镜观察 50 颗上颌侧切牙的根尖，约 10% 的牙有副孔。主根尖孔与根尖之间的平均距离为 0.3mm，其平均直径为 0.4mm，副孔直径≤0.2mm[213]。

四、变异与异常形态

通过对 107 篇文献中 130 例病例（表 1-7）的研究发现，上颌侧切牙的形态具有高度变异性。最常见的为牙内陷（46 例），其次分别为牙外突（畸形舌侧尖）、腭龈沟以及双根双根管。

上颌侧切牙形态的高度变异给临床诊疗带来了挑战。Simon 等[221]对因畸形根面沟导致的临床并发症进行了总结。Pecora 和 Cruz Filho[65]发现，上颌侧切牙畸形根面沟（图 1-8）的发生率高达 3%，该高发生率在其他文献中也得到了进一步证实[140, 296, 299-311]。Peikoff 和 Trott[309]报道了一例伴畸形根面沟和副根的上颌侧切牙病例（图 1-9），该病例最终因发生牙髓牙周联合病变而导致治疗失败。

使用扫描电子显微镜对 14 颗伴畸形根面沟的离体上颌侧切牙的观察发现，畸形根面沟与牙髓之间存在明显的交通，根面沟中的牙周组织和牙髓主要通过侧支根管相连[140]。和上颌中切牙一样，铲形侧切牙的发生率有明显的种族差异，多见于亚洲人，在高加索人中少见[13, 53, 216, 217, 219, 220]。

牙内陷根据变异程度可分为多种类型[65, 231, 266, 285, 310, 312-325, 330-342, 350-358, 379, 382]。Oehlers 将牙内陷分为 3 类[384]：Ⅰ型为内陷局限于冠部；Ⅱ型变异范围超过釉牙骨质界，但未累及根尖周组织；Ⅲ型内陷最严重，临床治疗难度大，其内陷超过釉牙骨质界，并可能形成第 2 个根尖孔，形成“牙中牙”。临床上，为取得良好的治疗效果，常对Ⅱ型和Ⅲ型采用保守方法与手术方法联合治疗[310, 312, 316, 318, 320, 322-324, 331-333, 335, 336, 338, 341, 342, 354, 355, 358, 366]，但目前也有仅采用保守治疗的相关

表 1-6　上颌侧切牙的主根管数和根尖区根管数

	牙数	单根管		多根管		根尖区单根管		根尖区多根管	
		%	牙数	%	牙数	%	牙数	%	牙数
研究主根管的文献[5, 7, 11, 14, 31, 78, 194, 298]	2 331	97.4	2 271	2.6	61				
研究根尖区根管的文献	795					98.6	784	1.4	11

表 1-7　上颌侧切牙变异与异常形态

变异类型	病例数	变异类型	病例数
牙内陷（未分类）[231, 285, 310, 312-325]	22	单根双根管伴Ⅰ型牙内陷[266]	1
畸形舌侧尖[37, 246, 326-329]	16	双根三根管[376]	1
Ⅲ型牙内陷[312, 330-342]	14	双根伴复杂舌侧根面沟[377]	1
腭龈沟[40, 299-308]	12	双根管伴腭龈沟[378]	1
双根双根管[294, 295, 297, 343-349]	10	Ⅱ型牙内陷伴牙外突[379]	1
Ⅱ型牙内陷[350-358]	10	Ⅱ型牙内陷合并与上颌尖牙易位[65]	1
单根双根管[234, 265, 343, 347, 359, 360, 361]	7	双侧上颌侧切牙先天缺失[380]	1
双生牙[362-366]	6	弯曲牙[381]	1
与多生牙融合[367-371]	6	巨牙症[273]	1
腭龈沟伴副根[296, 309-311]	4	牙内陷合并牙外突（畸形舌侧尖）[382]	1
Ⅰ型牙内陷[356, 372]	4	与上颌中切牙融合[277]	1
锥形牙（双侧）[373]	4	双牙（未区分双生牙和融合牙）[383]	1
副根[310, 374]	2	合计	130
单根四根管[375]	1		

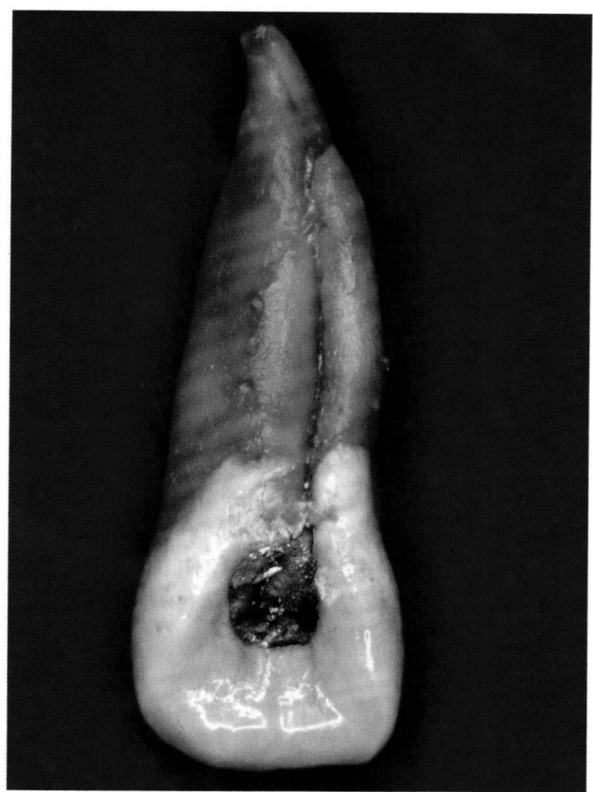

图 1-8　因发育性舌侧沟（舌面观）导致牙周问题拔除的左侧上颌侧切牙（Courtesy of Dr.William H.Christie，Winnipeg，MB，Canada.）

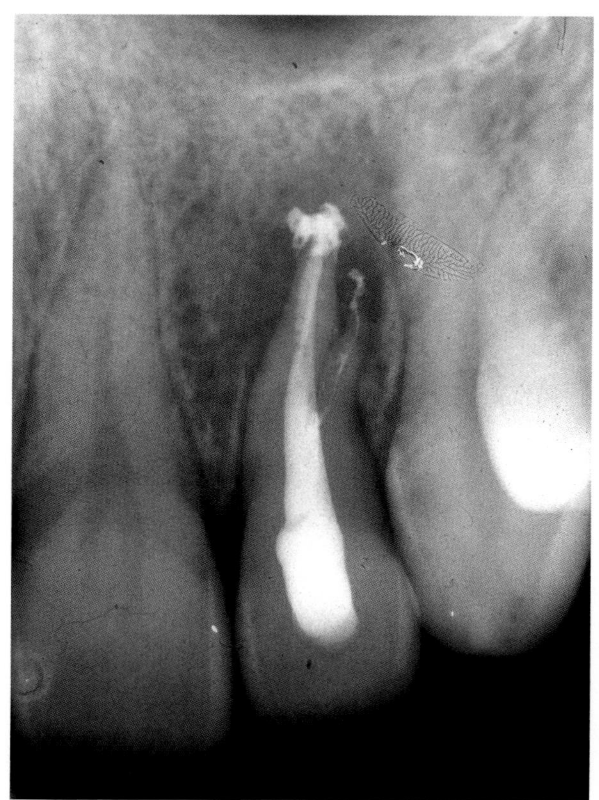

图 1-9　伴副根的左侧上颌侧切牙，可见由副根管膨出的封闭剂（Courtesy of Dr.Marshall D.Peikoff，Winnipeg，MB，Canada.）

研究报道[310,313-315,317,321,325,334,337,339,340,376,385]。在治疗副根时，若副根的根管系统与主根管之间无交通，治疗完成后主根管的牙髓仍可保持活性[319,323,337-339]（详见第二十六章）。

Mupparapu 等报道了在同一上颌侧切牙上同时发生牙内陷和牙外突的罕见病例[382]。上颌侧切牙的形态变异多发生于单侧，但也有少量双侧变异的病例报道。Kannan 等[356]曾报道 2 例单侧和 1 例双侧发生的牙内陷病例。但具有锥形牙冠和过小牙根及根管系统的 Peg-lateral 牙，在临床上常可见双侧发生。

第四节　上颌尖牙

一、牙根的外形

上颌尖牙的牙根横断面为尖部朝舌侧、唇舌径较宽的卵圆形（图 1-10C）[1-4,6,13,15,17]，是全牙列中牙根长度最长的牙[4]。在牙根的近远中面，特别是根中 1/3，可见明显的发育性浅沟（图 1-10A、B）[4,6]，在根尖片上表现为双层骨硬板结构。根尖可圆钝，可尖细，多弯曲（图 1-10）。上颌尖牙平均长度为 27mm，其中冠部 10mm，根部 17mm[4]。

二、牙根的数目和类型

多数解剖学研究（表 1-8）发现上颌尖牙均为单根[5,7,11,14,31,386]，但也有少量双根上颌尖牙的报告[387,388]。

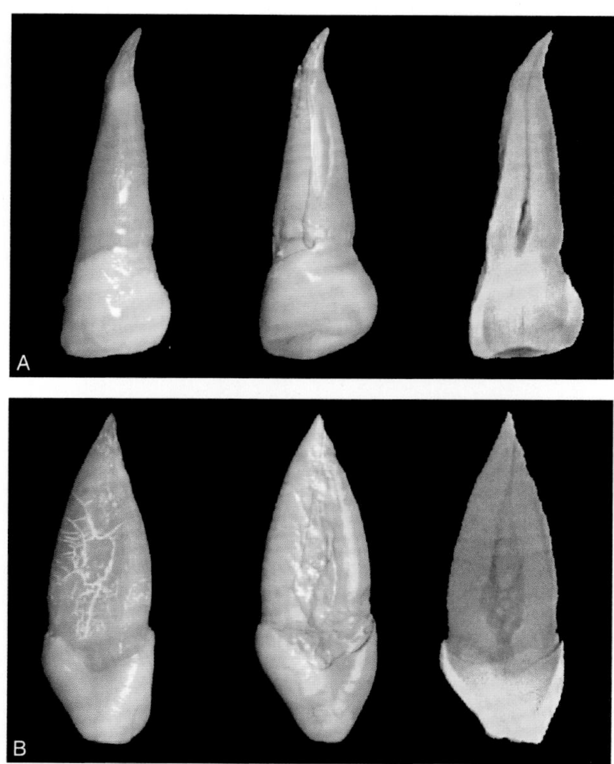

图 1-10　左侧上颌尖牙

A. 唇面观　**B.** 近中面观

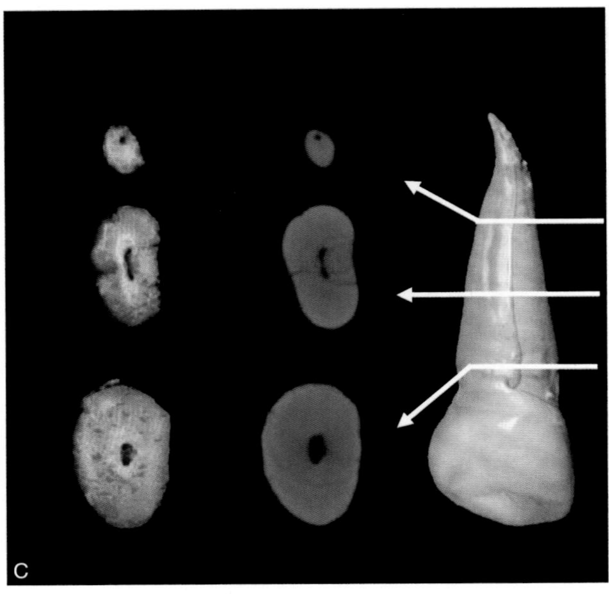

图 1-10 （续）

C. 牙根横断面（Reprinted with permission from Brown P, Herbranson E. Dental Anatomy and 3-D Tooth Atlas Version 3.0. Illinois: Quintessence, 2005: Maxillary Canines- Rotations and Slices.）

表 1-8 上颌尖牙牙根数

	牙数	单根	
		%	牙数
研究牙根的文献[5,7,11,14,31,78,298]	842	100	842

三、根管系统

上颌尖牙通常为单根管，少部分（约 4.7%）为“8”字形态的双根管（表 1-9）[5,7,11,14,31,78,298]，其中 98% 的双根管在根尖 1/3 处汇合成单根管。侧副根管少见，影像学上表现为透射影或根管治疗后封闭剂膨出的阻射影（图 1-11）。侧支根管大多分布于根尖 1/3，也可见于根中部（图 1-11）。Mizutani 等[214]发现 30 颗上颌尖牙的根尖和根尖孔偏向牙长轴的远中唇侧，仅 5 例（16.7%）样本的根尖孔开口于根尖。定位尖牙根尖孔或根尖狭窄时，采用电子根尖定位仪比影像学方法更精确。

Green 对 50 颗上颌尖牙的根尖进行研究，发现其主根尖孔的平均直径为 0.5mm。约 12% 的上颌尖牙含有副孔，其直径均 ≤0.2mm。主根尖孔和解剖根尖的平均距离为 0.3mm[213]。

表 1-9 上颌尖牙的主根管数和根尖区根管数

	牙数	单根管		多根管		根尖区单根管		根尖区多根管	
		%	牙数	%	牙数	%	牙数	%	牙数
研究主根管的文献[5,7,11,14,31,78,141,194,298]	2 615	95.3	2 492	4.7	123				
研究根尖区根管的文献	745					98.02	730	1.98	15

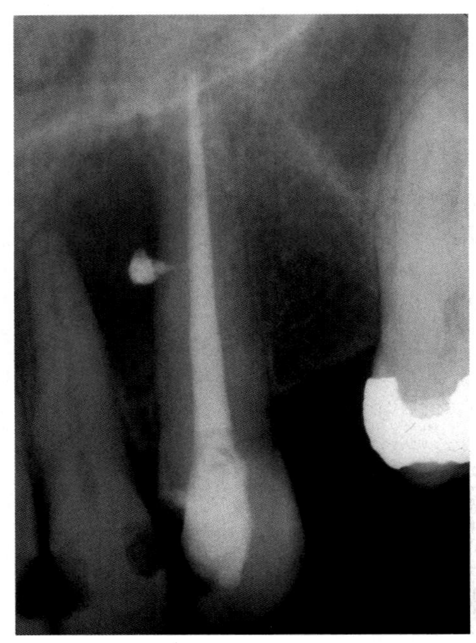

图 1-11 左侧上颌尖牙。封闭剂膨出影提示根中部存在粗大侧支根管（Courtesy of Dr.William H.Christie, Winnipeg, MB, Canada.）

四、变异与异常形态

上颌尖牙变异少见，表 1-10 对 17 例变异进行了总结。上颌尖牙的变异多见于牙根，包括弯曲[16]或长度上[2,4,6,13,16]

表 1-10 上颌尖牙变异与异常形态

变异类型	病例数
Ⅲ型牙内陷[390-394]	5
牙内陷[235,395]	2
单根双根管[396,397]	2
畸形舌侧尖（牙外突）[246,328]	2
双根[388,387]	2
双侧多生尖牙[398]	1
巨牙症伴尖牙前磨牙易位[399]	1
畸形唇侧尖（牙外突）[400]	1
巨牙症[389]	1
合计	17

的变异。Booth 报道 1 例身高 1.57 米，31 岁的荷兰血统女性病例，上颌尖牙牙根长达 41mm[389]。

上颌尖牙的牙冠变异较少，也有少量病例的变异同时累及冠根部。

上颌尖牙最常见的变异形态为牙外突，常表现为舌侧结节或畸形舌侧尖，临床上也有畸形唇侧尖的相关报道[400]。但牙外突在上颌尖牙的发生率仍较低，Dankner 等对 15 000 颗前牙进行影像学观察并总结了大量文献。结果显示牙外突的发生率小于 1%，且在上颌尖牙中未发现该变异。1970—1995 年只有 4 例上颌尖牙牙外突的病例报告[40]。其他变异的报道，主要有单根双根管[396,397]、双根[387,388]、牙内陷[235,390-395]以及无症状的双侧多生尖牙[398]。不同于下颌尖牙在部分人种中常见双根的变异，双根在上颌尖牙中极其罕见[5,401]。

第五节　上颌第一前磨牙

一、牙根的外形

上颌第一前磨牙牙根可为单根、双根或三根，（图 1-12~图 1-14），其中双根最常见（图 1-12），牙根的分叉深度也存在多样性。对于多根的上颌第一前磨牙，常需 2 张不同角度的 X 线片以确认牙根及根管的形态，必要时可使用 CBCT。

虽然上颌第一前磨牙的牙根数目存在种族差异（表 1-11），但其形态也存在相似性。其平均长度为 22.5mm，其中牙冠 8.5mm，牙根 14mm[4]。

牙根的近远中侧均存在深凹陷，其中近中较远中更明显，且可延伸至牙冠的颈部[1,3,4,6,13,15,17,402]。深凹陷的存在使牙根在颈部的横切面形成了颊舌径宽，近远中径窄的肾形结构[4]。在根管治疗时要谨防在狭窄处穿孔，同时在牙体修复、牙周治疗时也要防止该解剖特征对预后造成不良影响。

Gher 和 Vernino 对牙根形态与牙周疾病进展的关系进行研究发现，在双根上颌第一前磨牙中，其颊根的腭侧常有一深凹陷[403]。约 78% 的牙在牙根颊侧存在分叉沟，分叉于根尖区的牙则不存在该特征，并认为这是上颌第一前磨

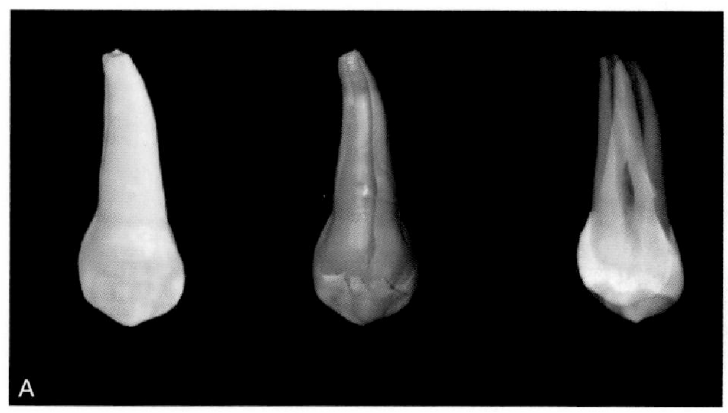

图 1-12　右侧上颌第一前磨牙
A. 颊面观

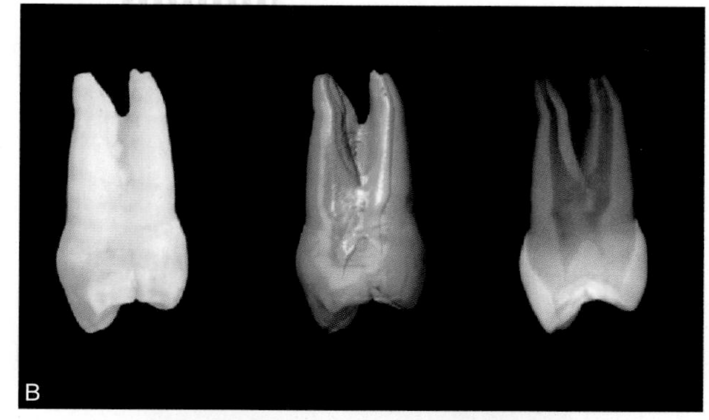

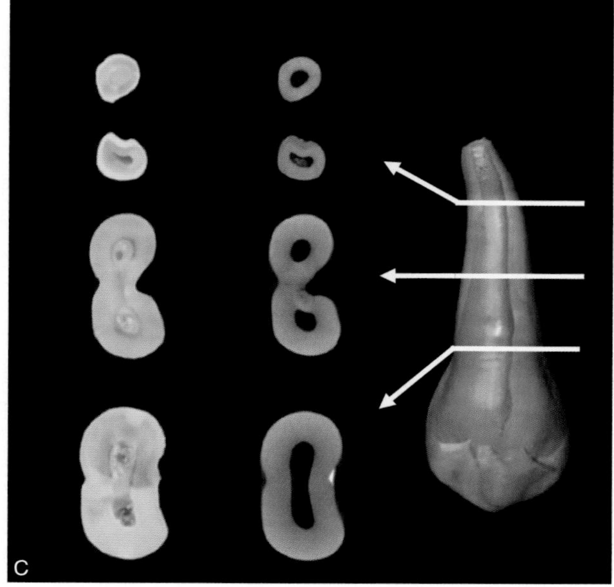

图 1-12　（续）
B. 近中面观　**C.** 牙根横断面（Reprinted with permission from Brown P, Herbranson E.Dental Anatomy and 3-D Tooth Atlas Version 3.0.Illinois：Quintessence，2005：Maxillary First Premolar-Rotations & Slices.）

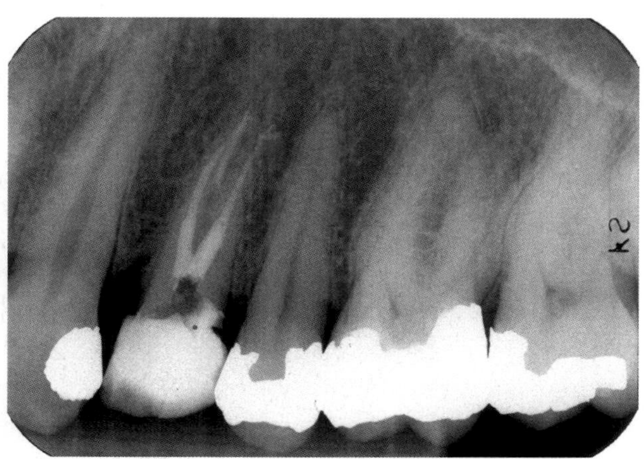

图 1-13　含三根和三根管的左侧上颌第一前磨牙（近颊、远颊和腭侧），腭根冠方保留桩道预备空间（Courtesy of Dr.William H.Christie，Winnipeg，MB，Canada.）

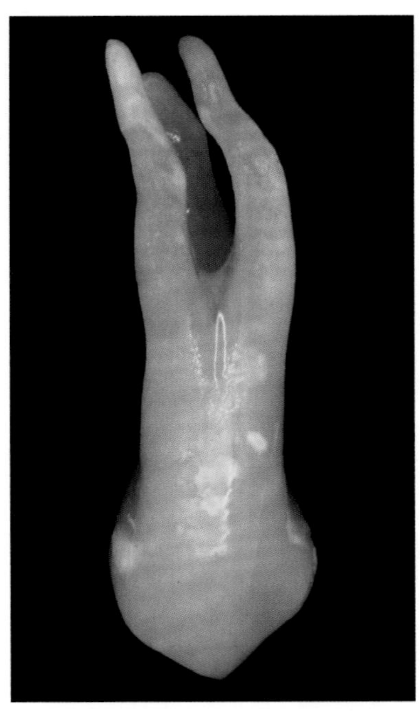

图 1-14 3 个细小根的右侧上颌第一前磨牙（Courtesy of Dr.William H.Christie，Winnipeg，MB，Canada.）

牙双根形态发育良好的解剖特征。Joseph 等也发现 62% 的双根牙存在颊侧分叉沟[404]。

二、牙根的数目和类型

上颌第一前磨牙牙根数目发生率的差异较大，上颌第一前磨牙多为双根（表 1-11），三根的发生率在 0~6%[5,54,69,135]。牙根数目在亚洲人和高加索人之间有显著差异。双根上颌第一前磨牙在高加索人中多见，单根上颌第一前磨牙在亚洲人中较多。亚洲人中三根的发生率较低，仅为高加索人的 1/4[54,94,138,180]。表 1-11 列出了现有研究的统计结果，还分别统计了亚洲人和北美本地人群（中国型牙和巽他型牙）以及非亚洲和北美本地人群的数据[405,406]。

关于独立牙根的定义尚无统一标准。Walke 采用了 Turner 分类法，并且认为那些至少占牙根总长度一半的、明显且分离的根才是独立根[54]。Loh 把牙按单根、双根（包括分叉和融合双根）和三根分类，其中融合双根的特点为牙根在近根尖分叉，双根管起于髓室底。三根的常见形态为近中颊根、远中颊根和腭根，类似于缩小版的上颌磨牙的三根形态[69]。

Sabala 等研究了 501 例患者的所有牙根和根管变异形态，其中 4 例上颌第一前磨牙为三根，且双侧同时发生[22]。

三、根管系统

上颌第一前磨牙，无论是单根或双根，均以双根管多见（表 1-12）。在所有上颌第一前磨牙中，约 80.8% 有 2 个独立的根管[5,7,8,11,31,54,69,76,78,88,89,94,103,109,113,135,167,185,408-410]，73.6% 在根尖有 2 个根尖孔。人种是影响根管数目的主要因素。Vertucci Ⅰ型根管在亚洲人中的发生率显著高于非亚洲人[54,69]。Verttuci 和 Weine 分类有助于临床上在单根牙中定位双根管的位置[14,122]。

三根管的发生率为 0~6%[54,69,409,410,135]，在亚洲人中较少见[54,69]。所有三根的上颌第一前磨牙在每个根中只有一个根管。

四、变异与异常形态

上颌第一前磨牙最常见的变异为三根和三根管（表 1-13），并存在人种差异（表 1-11）。新加坡人群中上颌第一前磨牙的双根发生率（50.6%）远低于美国人群中的发生率（98.4%）[22,69]。双根前磨牙在亚洲人和北格陵兰的因纽特人中很少见[51,53]。Aoki[138]在 3 202 颗日本人上颌第一前磨牙中发现单根牙的比例为 65.7%。

亚洲人很少发生三根型的变异[418,419,423]。Mattuella 等[426]报道了上颌第一前磨牙在颊根颊侧面上形成根面沟的变异类型。随着年龄的增长，这种变异类型牙的根管系统会逐渐缩窄并形成颊根双根管，表现为双根三根管。上颌第一前磨牙的双生牙几乎未见报道[427]。

牛牙症是前磨牙中另一个罕见变异，与下颌前磨牙相比，上颌前磨牙更少见。Llamas 等在 379 个离体上下颌前磨牙样本中仅发现了 3 个牛牙样上颌前磨牙[428]。Shifman 等对过去五年的病例进行了影像学回顾分析，共发现 16 颗牛牙症病例，没有一例发生于上颌第一前磨牙[429]。Madeira 等研究了 4 459 个前磨牙，共发现了 11 个下颌前磨牙牛牙症（7 个下颌第一前磨牙和 4 个下颌第二前磨牙），上颌前磨牙中并未发现[430]。

表 1-11 上颌第一前磨牙牙根数

	牙数	单根		双根		三根		四根以上	
		%	牙数	%	牙数	%	牙数	%	牙数
所有研究牙根的文献	7 628	53.2	4 055	45.6	3 480	1.2	93	0.0	0
研究非亚洲人和北美原住民的文献[5,76,88,89,103,109,113,125,135,407-410]	2 647	37.0	978	60.8	1 608	2.3	61	0.0	0
研究亚洲人和北美原住民的文献[54,69,94,180,138]	4 981	61.8	3 077	37.6	1 872	0.6	32	0.0	0

表 1-12　上颌尖牙第一前磨牙主根管数和根尖区根管数

	牙总数	单根管		双根管		三根管		其他根管形态		根尖区单根管		根尖区双根管		根尖区三根管		根尖区其他根管形态	
		%	牙数	%	牙数	%	牙数	%	牙数	%	牙数	%	牙数	%	牙数	%	牙数
研究主根管的文献	6 618	16.0	1 061	80.8	5 348	1.3	89	1.8	120								
研究根尖根管的文献	2 429									24.2	587	73.6	1 787	0.5	11	0.2	4
研究非亚洲人和北美原住民的文献[5,7,8,11,31,76,88,89,103,109,113,135,167,185,408-410]	5 044	10.4	526	86.3	4 353	1.6	83	1.6	82								
研究亚洲人和北美原住民的文献[54,69,78,94]	1 574	34.0	535	63.2	995	0.4	6	2.4	38								

表 1-13　上颌第一前磨牙变异与异常形态

变异类型	病例数
三根三根管[411-423]	20
双根上颌第一前磨牙颊根腭侧面分叉沟[123,403,404]	3
牙外突[424,425]	2
双根三根管[426]	1
双生牙[427]	1
合计	27

当单根上颌前磨牙的根管系统为 Weine Ⅳ型（Vertucci Ⅴ型）时，由于其颊舌径较宽，在根尖 1/3 分叉形成双根管并具有独立根尖孔，有时与牛牙症的根管形态混淆。有关牛牙症的牙根和根管系统特点将在上颌第一磨牙部分详细介绍。

第六节　上颌第二前磨牙

一、牙根的外形

上颌第二前磨牙根横断面表现为椭圆形或肾形[1,3,4,6,13,15-17]，在牙根的近远中侧常有发育性内陷，但没有上颌第一前磨牙那么明显。典型单根的根干颊舌径宽，近远中径窄（图 1-15），根尖通常为圆钝的单尖，但也可能分叉为 2 个或以上的细小根尖（3 个少见），根尖 1/3 的弯曲也偶有出现。上颌第二前磨牙的平均长度为 22.5mm，其中冠长 8.5mm，根长 14mm[4]。

二、牙根的数目和类型

研究表明，上颌第二前磨牙的常见牙根形态为单根（图 1-15）。表 1-14 总结了 9 033 颗牙的 8 个形态学研究的平均数据，表明单根型的发生率为 91.5%，双根型的发生率为 1.6%[410]~20.4%[408]，而三根型少见，发生率为 0[5,87,410,431,432]~1%[408]。双侧对称的三根型变异可发生于许多患者，且第一、第二前磨牙均有发生可能[22]。

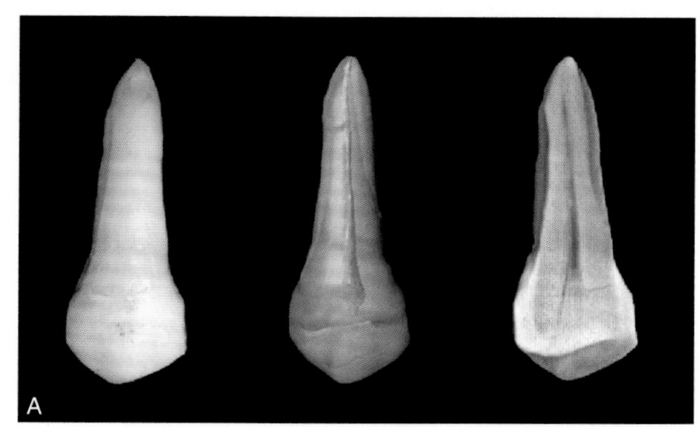

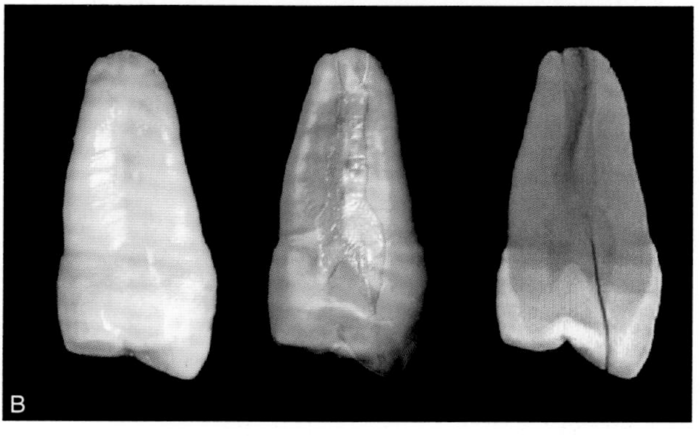

图 1-15　左侧上颌第二前磨牙
A. 颊面观　**B.** 近中面观

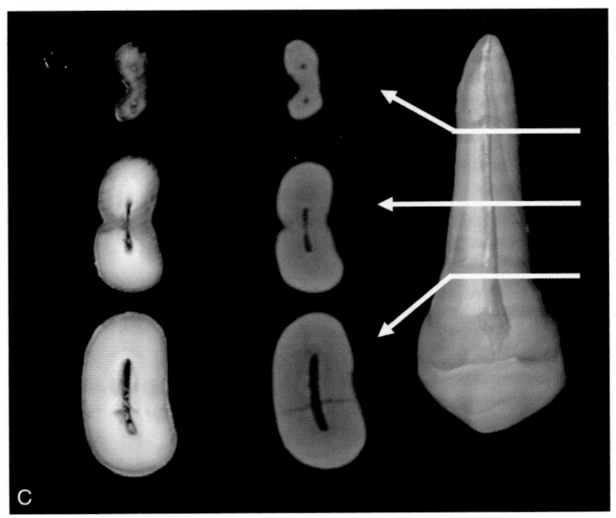

图 1-15 （续）

C. 牙根横断面（Reprinted with permission from Brown P，Herbranson E.Dental Anatomy and 3-D Tooth Atlas Version 3.0.Illinois：Quintessence，2005：Maxillary Second Premolar- Rotations & Slices.）

三、根管系统

在 16 个共包含 4 829 颗上颌第二前磨牙的形态学研究[7,11,14,31,78,80,87,89,167,185,408-410,431,433]中，单根管仅占 51.8%（表 1-15）。因此，虽然这些牙的单根型占比超过 90%，还是有很大可能性会出现两个根管。应该用细小且预弯的根管锉探查上颌第二前磨牙的根管，并牢记 Vertucci[14]和 Weine[122]分类中许多表现为“单根双根管”的类型在影像上不一定能清晰地显示。上颌第二前磨牙的三根管的发生率在各项研究中都很低，大多数（63.6%）在根尖区只有一个根管及根尖孔。

四、变异与异常形态

关于上颌第二前磨牙变异及异常的病例报告非常少（表 1-16）。上颌第二前磨牙最常见的变异是三根三根管型[419,433-440]，此外还有牙内陷[441]、远中根面凹陷[442]、牙外突[425,443]、牛牙症[429]、双根管型和三根管型[6]。

表 1-14 上颌第二前磨牙牙根数

	牙数	单根		双根		三根	
		%	牙数	%	牙数	%	牙数
研究牙根的文献[35,43,87,138,387,408,410,431]	9 033	91.5	8 263	8.4	756	0.2	14

表 1-15 上颌第二前磨牙的主根管数和根尖区根管数

	牙数	单根管		双根管		三根管		其他根管结构		根尖区单根管		根尖区多根管	
		%	牙数	%	牙数	%	牙数	%	牙数	%	牙数	%	牙数
研究主根管的文献[7,11,14,31,78,80,87,89,167,185,408-410,431,433]	4 829	51.8	2 502	46.2	2 233	0.8	38	2.0	56				
研究根尖区根管的文献	2 470									63.6	1 571	36.4	899

表 1-16 上颌第二前磨牙变异与异常形态

变异类型	病例数
三根（近颊根、远颊根、腭根）和三根管[419,433-440]	13
牙外突[425,443]	2
牙内陷[441]	1
单根管 - 多根尖孔[437]	1
双根管 - 单根尖孔[437]	1
双根管 - 双根尖孔[437]	1
双根管 -1 个 S 形根管[444]	1
远中根深凹陷[442]	1
牛牙症[429]	1
合计	22

三根型上颌第二前磨牙不如上颌第一前磨牙常见。这种形态异常通常双侧同时发生，需要考虑进行不同角度的影像投射以便观察。上颌第一、第二前磨牙均为三根管型也偶有发生，但非常少见[419]。

第七节 上颌第一磨牙

一、牙根的外形

上颌第一磨牙通常有三个根（图 1-16）：近颊根的颊舌径宽并且近远中面有明显的凹陷或沟[1,3,4,6,15-17]，内部根管形态多变，但通常为双根管；远颊根横截面常呈圆形或卵圆形，多为单根管；腭根的近远中径较颊舌径宽，呈卵圆形，多为粗大的单根管。腭根的影像学表现通常较直，但在根尖 1/3 常有颊向弯曲[445]，其颊腭面可存在凹陷，但通常较浅。Gher 和 Vernino[403]发现不仅在近颊根的近中面，远中面也可存在明显的凹陷；远颊根与腭根分叉处也可见较浅的凹陷。上颌第一磨牙的总平均长度为 20.5mm，其中冠长 7.5mm，根长 13mm[4]。

二、牙根的数目和类型

关于上颌第一磨牙的研究表明，该牙牙根主要为三根型（表 1-17）。双根型少有报道，可能是远颊根和腭根或近、远颊根的融合所致。在包含 2 744 颗牙的 12 个研究中，超过 97.7% 的上颌第一磨牙为三根，2.1% 为双根。单根或锥形根的上颌第一磨牙极少见[5]。四根型的上颌第一磨牙也非常罕见，更多见于上颌第二或第三磨牙[446, 447]。

上颌第一磨牙双根或三根融合（表 1-18）的概率约为 5.9%[18-23, 182, 448, 449]；"C" 形根管也少见，发生率为 0.09%~0.3%[449, 450]。

三、根管系统

内部的根管形态体现了外部的牙根形态。大多数的研究表明近颊根双根管型多于单根管型。表 1-19 所示综述涵盖了 17 个研究的 14 346 颗牙近颊根，双根管发生率为 59.4%，单根管发生率为 40.6%。近颊根双根管发生率的实验室研究结果（64.0%）要高于临床研究结果（56.8%）[11, 30,

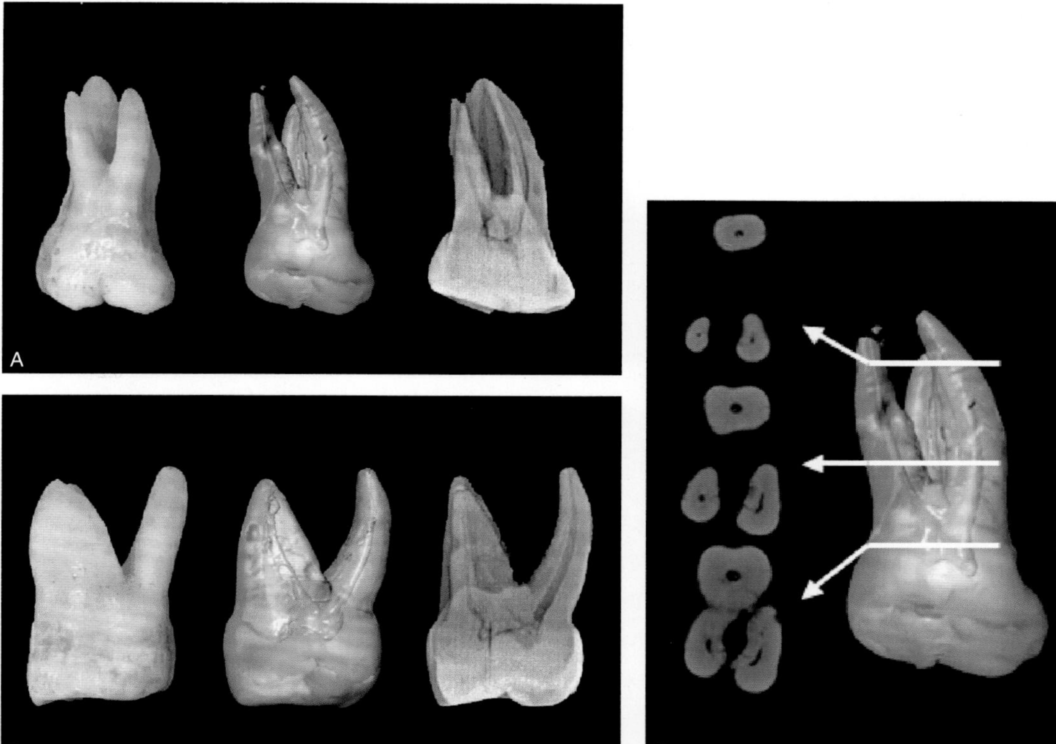

图 1-16　右侧上颌第一磨牙

A. 颊面观　**B.** 近中面观　**C.** 牙根横断面（Reprinted with permission from Brown P, Herbranson E.Dental Anatomy and 3-D Tooth Atlas Version 3.0.Illinois：Quintessence, 2005：Maxillary First Molar- Rotations & Slices.）

表 1-17　上颌第一磨牙牙根数

	牙数	单根		双根		三根	
		%	牙数	%	牙数	%	牙数
研究牙根的文献[5, 18, 19, 23, 107, 142, 171、174, 175, 182, 184, 193]	2 744	0.15	4	2.1	58	97.7	2 682

表 1-18　上颌第一磨牙融合根发生率

	牙数	牙根融合	
		%	牙数
研究融合根的文献[18-23, 182, 448, 449]	2 014	5.9	119

表 1-19 上颌第一磨牙的主根管数和根尖区根管数

上颌第一磨牙近颊根	牙数	单根管		多根管		根尖区单根管		根尖区多根管	
		%	牙数	%	牙数	%	牙数	%	牙数
研究主根管的文献（实验室研究）[7-11,14,18,19,23,27,31,58,63,73,78,81,106,107,122,127,132,133,139,143,148,152,157,158,451-458]	5 083	36.0	1 828	64.0	3 255				
研究根尖区根管的文献（实验室研究）	2 956					60.6	1 790	39.4	1 166
研究主根管的文献（临床研究）[12,25-28,30,64,127,170-172,174,175,182-184,188,189,193,197,198,408,459-461]	9 263	43.2	3 998	56.8	5 265				
研究根尖区根管的文献（临床研究）	4 883					58.7	2 865	41.3	2 018
研究主根管的文献（总）	14 346	40.6	5 826	59.4	8 520				
研究根尖区根管的文献（总）	7 839					59.4	4 655	40.6	3 184
上颌第一磨牙远颊根（包括实验室研究和临床研究）									
研究主根管的文献[7,8,11,14,18,19,23,31,63,78,81,107,127,171,174,175,182,184,189,193,408,456-458,460]	5 758	98.8	5 687	1.2	71				
研究根尖部区根管的文献	3 540					98.5	3 487	1.5	53
上颌第一磨牙腭根（包括实验室研究和临床研究）									
研究主根管的文献[7,8,11,14,18,19,23,31,63,78,81,107,127,171,174,175,182,184,189,193,408,456-460]	5 758	99.3	5 717	0.7	41				
研究根尖区根管的文献	3 540					99.1	3 507	0.9	33

132,139,143,148,183,451-454]。远颊根及腭根变异较少（表 1-19），98.8% 的远颊根和 99.3% 的腭根为单根管[62]。

上颌第一磨牙近颊根管系统的早期研究中，体外研究的双根管发生率较体内研究高。随着手术显微镜和其他辅助设备在改良髓腔入口预备时的应用增加，临床和实验室研究中双根管的发生率都有所提高[12,459]。其中 CBCT 对双根管的检出帮助最大，因此它很快地取代了透明牙技术，成为了临床和实验室研究中的“金标准”[198-201,203-207,462-464]。但值得注意的是，9 项体外研究指出近颊第二根管（MB-2 根管）发生率为 80%~96%[11,132,139,143,148,451-454]，其中 4 个实验采用了透明牙技术[11,139,451,454]，2 个使用 CT[143,148]，其余 3 个则采用手术显微镜或外科放大镜[132,452,453]。2 项报道 MB-2 根管发生率大于 80% 的体内研究[30,183]中，一项研究是临床随机对照试验研究[30]，另一项研究使用了 CBCT[183]。

上颌第一磨牙近颊根双根管 - 单根尖孔型的发生率约为 59.7%（表 1-19）。上颌第一磨牙远颊根及腭根的单根管 - 单根尖孔型占比最高，而复杂根管及多根尖孔的发生率约为 1%（表 1-19）。

四、变异与异常形态

磨牙根管形态变化多样，许多研究没有提及种族、年龄和性别或其他的根管变异原因。Walker 报道了不同种族上下颌磨牙牙根的外形并提出三根型下颌第一磨牙在亚洲人中高发，但他没有报道关于上颌第一磨牙 MB-2 发生率[54,55,79]。Weine 等研究表明日本人 MB-2 的发生与其他种族的相似[58]。

年龄与 MB-2 的发生相关，由于年龄增大根管钙化加重，近颊根中找到的 MB-2 的概率变得更小[28,30,139]。

Sert 和 Bayirl 采用透明牙技术对不同性别的土耳其患者的 2 800 颗牙进行研究[11]。虽然不同性别的每类牙只有 100 颗，他们发现在近颊根中，男性仅有 3% 为 Vertucci Ⅰ类根管，而在女性中则有 10%。而其他关于性别和根管数目的研究呈现了相反的结果[7,11,28,30]。

Seidberg 等体内研究中纳入 201 颗牙，33.3% 存在 MB-2，这一比例在其体外研究的 100 颗牙中则高达 62%[27]。Pomeranz 和 Fishelberg 将 100 颗牙分别纳入体内和体外实验，MB-2 的发生率分别为 31% 和 69%[64]。其体外研究的样本包括所有类型上颌磨牙，因此为上颌磨牙根管形态提供了有力数据。对根管的定义不同，如临床研究中的可治疗根管[12,28]和使用透明牙技术可见的复杂根管结构[7,11,14,18,63]，可导致结果上的差异。

随着近年来临床中手术显微镜及牙科放大镜的广泛应用，在髓室底的浅沟上发现 MB-2 的概率显著增加[12,25,132,197]。Buhrley 等[197]临床研究中评估了放大作用对 MB-2 临床定位的影响。应用手术显微镜时，MB-2 的发现率为 71.1%，使用牙科放大镜时其发现率为 62.5%，而不使用任何放大设备进行根管治疗时 MB-2 的发现率最低，只有 17.2%。Sempira 和 Hartwell[25]的研究发现，使用手术显微镜提高了 MB-2 的发现率，他们认为将根管定义为可以疏通并充填至根尖内 4mm 是实验中 MB-2 低发生率的原因。

CBCT 在临床研究、实验室研究以及临床操作中广泛应用以协助识别牙根和根管形态[107, 148, 173-175, 182-184, 188, 189, 193, 198, 207, 465-488]，使得 MB-2 及其他根管的发现率提高。Eder 等人[143]的体外研究发现 MB-2 的发生率为 94.1%，而 Reis 等人[183]应用 CBCT 进行的临床研究中其发生率为 88.5%。

缺少统计数据、人口基数小使得许多异常形态的发生率无法确定。虽然这些异常很少见，但确实存在。对 96 个病例报告进行综述发现上颌第一磨牙最常见的异常是三根牙的腭根双根管、牛牙症（图 1-17）和各种类型的融合根（表 1-20）。

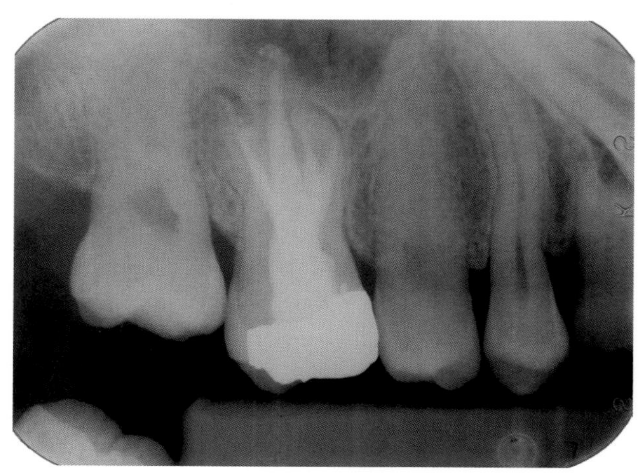

图 1-17　右侧上颌第一磨牙中度牛牙症（Courtesy of Dr.William H.Christie，Winnipeg，MB，Canada.）

表 1-20　上颌第一磨牙变异与异常形态

变异类型	病例数
三根（近颊根、远颊根和腭根）四根管（近颊根管、远颊根管和两个腭侧根管）[446, 489-494]	13
牛牙症[429, 478, 495-497]	10
融合根和 C 形根管[471, 479, 498-501]	9
四根（近颊根、远颊根和两个腭根）四根管（近颊根管、远颊根管和两个腭侧根管）[447, 474, 490, 502-505]	8
三根（近颊根、远颊根和腭根）六根管（两近颊根管、两远颊根管和两腭侧根管）[466, 472, 506]	7
单根单根管[470, 483, 507-511]	7
双根（颊根和腭根）双根管（颊侧根管和腭侧根管）[481, 512, 513]	5
三根（近颊根、远颊根和腭根）五根管（三近颊根管、远颊根管和腭侧根管）[465, 514-516]	5
三根（近颊根、远颊根和腭根）五根管（三近颊根管、远颊根管和腭侧根管）[517-519]	3
三根（近颊根、远颊根和腭根）五根管（两近颊根管、远颊根管和两腭侧根管）[520-522]	3
三根（近颊根、远颊根和腭根）七根管（三近颊根管、两远颊根管和两腭侧根管）[477, 468, 475]	3
三根（近颊根、远颊根和腭根）五根管（两近颊根管、两远颊根管和腭侧根管）[523, 524]	2
三根（近颊根、远颊根和腭根）五根管（两近颊根管、远颊根管和两腭侧根管）[482, 486]	2
三根（近颊根、远颊根和腭根）六根管（三近颊根管、两远颊根管和腭侧根管）[525]	2
双根（颊根和腭根）[526]	1
双根（颊根和腭根）三根管（颊侧根管和两腭侧根管）[467]	1
三根（一融合颊根和两腭根）四根管（两颊侧根管和两腭侧根管）[527]	1
三根（近颊根、远颊根和腭根）五根管（近颊根管、远颊根管和三腭侧根管）[528]	1
三根（近颊根、远颊根和腭根）六根管（两近颊根管、两远颊根管和两腭侧根管）[529]	1
三根（近颊根、远颊根和腭根）六根管（三近颊根管、远颊根管和两腭侧根管）[530]	1
三根（近颊根、远颊根和腭根）六根管（两近颊根管、三远颊根管和腭侧根管）[472]	1
三根（近颊根、远颊根和腭根）六根管（两近颊根管、远颊根管和三腭侧根管）[531]	1
三根（近颊根、远颊根和腭根）八根管（三近颊根管、三远颊根管和两腭侧根管）[474]	1
四根（近颊根、远颊根和两腭根）[532]	1
四根（两近颊根、远颊根和腭根）四根管（两近颊根管、远颊根管和腭侧根管）[473]	1
四根（两近颊根、远颊根和腭根）五根管（两近颊根管、两远颊根管和腭侧根管）[533]	1
四根（两近颊根、远颊根和腭根）六根管（两近颊根管、两远颊根管和两腭侧根管）[485]	1
四根（近颊根、远颊根、腭根和近腭根）六根管（近颊根管、两远颊根管、腭侧根管和两近腭根管）[534]	1
五根（两近颊根、远颊根和两腭根）五根管（两近颊根管、远颊根管和两腭侧根管）[504]	1
与多生牙融合[484]	1
与上颌第二前磨牙融合[535]	1
合计	96

上颌第一磨牙的所有根管中临床定位和预备最困难的是 MB-2。实验研究对深入了解复杂的根管解剖至关重要。Davis 等比较了 217 颗牙预备前后的根管形态[536]。将硅橡胶印膜材料注入预备后的根管，发现标准预备后仍有大量根管壁未被预备，侧支、交通支以及部分根管也无法充分预备。临床上上颌第一磨牙近颊根的预备尤其复杂，未对 MB-2 进行探查和治疗会影响其长期预后[170]。Stropko 发现通过安排充足的诊疗时间、借助现代放大和探查工具、掌握 MB-2 的定位技巧，其在上颌第一磨牙的发现率可达 93%[12]。

Leith 首先发现牛牙症或牛样牙[537]。牛牙症曾被认为是克拉皮纳及其他原始地区的尼安德特人颅骨的原始特征，Shaw 等把“现代”的此类磨牙定义为犬牙，并把牛牙症按照病变程度分为轻度、中度、重度[495, 538, 539]。一些学者[540-545]对成功进行根管治疗的牛样牙进行了病例报告，还有一些病例报道了其与遗传的相关性[543, 546]（详见二十六章，“根管再治疗及并发症的处理”）。

第八节　上颌第二磨牙

一、牙根的外形

上颌第二磨牙通常有三个根（图 1-18，表 1-21），每个牙根的形态与上颌第一磨牙相似，但牙根相距较近，有双根或三根融合的趋势[16]，较上颌第一磨牙牙根更向远中倾斜[16]，现代人类后牙弓部分的牙冠与牙根随着面部轮廓的缩小而减小[406]。

近颊根颊舌径宽大，近远中面有明显凹陷或沟[1, 3, 4, 6, 15-17]，内部根管形态多变，研究表明其单根管与双根管发生率相近。远颊根横断面常呈圆形或椭圆形，内为单根管。腭根呈近远中径大于颊舌径的卵圆形，多为单根管，颊、腭面上存在较浅的凹陷。Gher 和 Vernino 在近颊根远中面发现了明显凹陷，远颊和腭根分叉处也可见轻微凹陷[403]。上颌第二磨牙的平均长度为 19mm，其中冠长 7mm，根长 12mm[4]。

二、牙根的数目和类型

大部分上颌第二磨牙（85.8%）为三根（表 1-21），较上颌第一磨牙低。由于上颌第二磨牙各牙根间距离较近，融合根（26.4%）（表 1-22）和 C 形根管（4.6%）发生率比上颌第一磨牙高[449]。

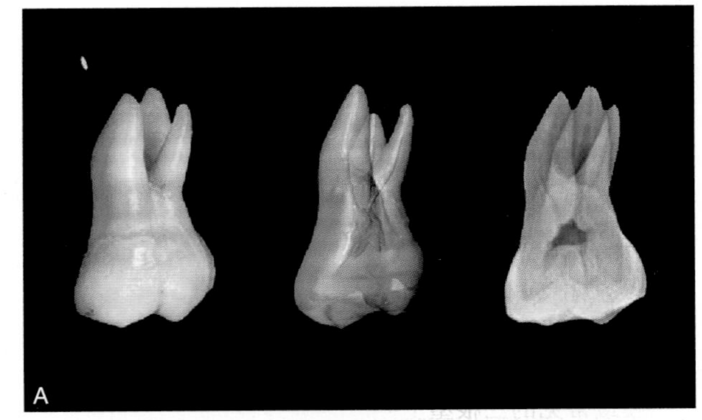

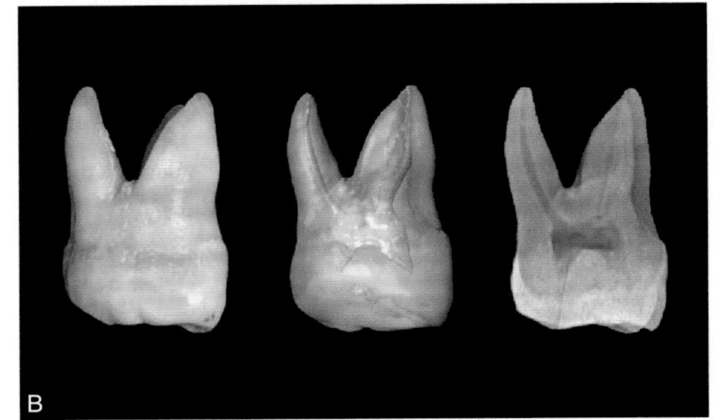

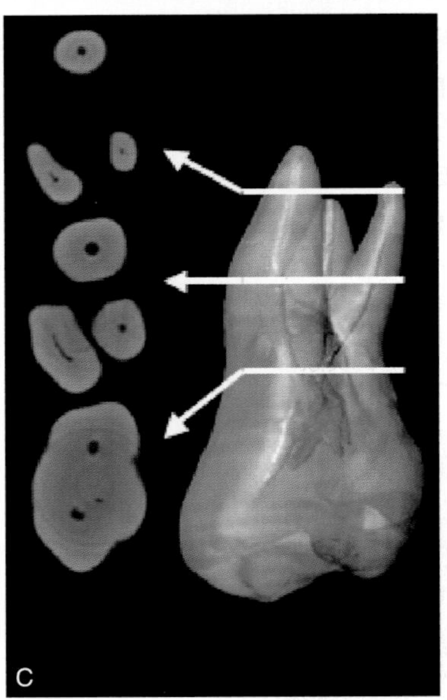

图 1-18　左侧上颌第二磨牙

A. 颊面观　**B.** 近中面观　**C.** 牙根横断面（Reprinted with permission from Brown P, Herbranson E.Dental Anatomy and 3-D Tooth Atlas Version 3.0.Illinois: Quintessence, 2005: Maxillary Second Molar-Rotations & Slices.）

表 1-21　上颌第二磨牙牙根数

	牙数	单根		双根		三根		四根	
		%	牙数	%	牙数	%	牙数	%	牙数
研究牙根的文献[5, 18, 142, 175, 182, 184, 189, 547]	2 845	4.4	124	9.0	255	85.8	2 442	0.8	24

表 1-22　上颌第二磨牙牙根融合发生率

	牙数	融合根的总发生率	
		%	牙数
研究融合根的文献[18,20-22,147,165,182,448,449]	2 453	26.4	647

三、根管系统

（一）近颊根根管系统

在最常见的三根型上颌磨牙中，内部根管形态与牙根的外形相适应[14]。上颌第二磨牙近颊根颊舌径宽，近远中径窄，可能存在 1~2 个根管（表 1-23），但其具体根管发生率多变。Kulild 和 Peters 指出上颌第二磨牙近颊根通常为双根管系统，单根管的发生率很低，为 5.3%[132]。Hartwell 和 Bellizzi 发现单根管发生率为 81.8%[460]。值得注意的是，前者为实验室研究，而后者为临床研究。

单根管通常被描述为肾形或带状。Eskoz 和 Weine 认为年龄增长和峡部的继发牙本质可以引起根管狭窄以及根管中段闭塞，从而导致双根管的发生。近颊根的单根尖孔发生率为 64.7%[74]。

（二）腭根及远颊根根管系统

远颊根及腭根单根管发生率超过 99%（表 1-23），这些根的横截面都呈圆形。Peikoff 等对上颌第二磨牙不同根管解剖形态的临床回顾性研究中，发现了 6 类变异[165]。这 1-6 型描述了在专科诊所随机选择的 520 例病例中，上颌第二磨牙的形态：从融合根内的单根管到四根四根管（图 1-19，图 1-20）。

表 1-23　上颌第二磨牙的主根管数和根尖区根管数

上颌第二磨牙近颊根（三根牙）	牙数	单根管		多根管		根尖区单根管		根尖区多根管	
		%	牙数	%	牙数	%	牙数	%	牙数
研究主根管的文献[7,8,11,12,14,18,26,31,63,64,74,78,132,139,175,182,183,184,189,192,408,451,453,456,460,548]	5 016	54.8	2 748	45.2	2 268				
研究根尖区根管的文献	2 254					64.7	1 458	35.3	796
上颌第二磨牙远颊根（三根牙）									
研究主根管的文献[7,8,11,14,18,31,63,78,175,182,184,189,408,456,460,548]	3 085	99.6	3 074	0.36	11				
研究根尖区根管的文献	1 200					99.75	1 197	0.25	3
上颌第二磨牙腭根（三根管牙）									
研究主根管的文献[7,8,11,14,18,31,63,78,175,182,184,189,408,456,460]	3 035	99.8	3 030	0.2	5				
研究根尖区根管的文献	1 150					99.8	1 148	0.2	2

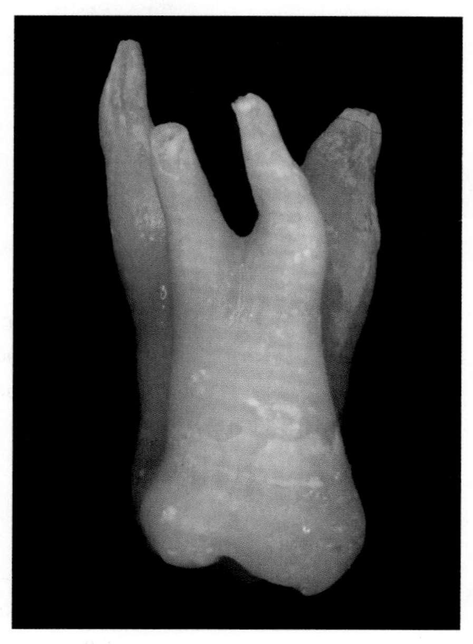

图 1-19　右侧上颌第二磨牙（颊面观）伴有Ⅰ类分叉双腭根（Courtesy of Dr.William H.Christie，Winnipeg，MB，Canada.）

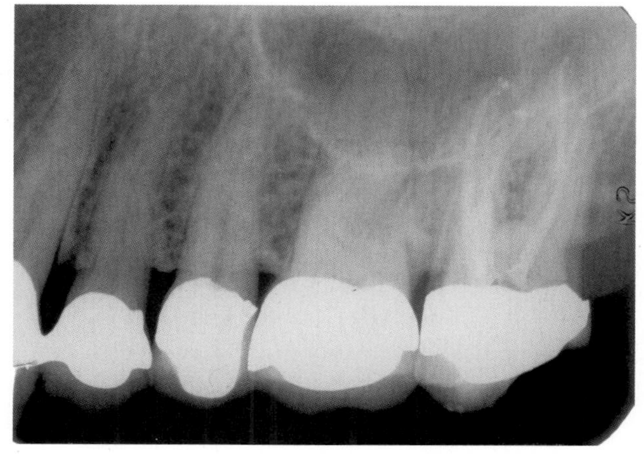

图 1-20　左侧上颌第二磨牙（Ⅱ类）伴有四个根和四个根管（1 近颊根，1 远颊根，1 近腭根，1 远腭根，可见曾行桩道预备（Courtesy of Dr.William H.Christie，Winnipeg，MB，Canada.）

四、变异与异常形态

关于上颌第二磨牙形态的50篇报道显示（表1-24），此牙最常见的变异为伴有双腭根的四根型，其他变异（如宽大的腭根中双根管）的发生率极低[549,550]。Christie等人[446]对临床中的16个病例[445,447,461,494,547,551]以及25年间6篇报道中的8颗牙进行了回顾，发现双腭根双根管的发生率在上颌第二磨牙中最高（21/24颗牙）。这一变异可被分为三种类型：Ⅰ型，两腭根长且分叉大；Ⅱ型，两腭根较短，接近平行，并与两个颊根在形态及大小上相对应（图1-20）；Ⅲ型和Ⅳ型为含双根管的融合根变异，其一自腭侧进入牙根。后续的报道支持了以上结论[493,505,552-557]。

表1-24 上颌第二磨牙变异与异常形态

变异类型	病例数
四根四根管（近颊根、远颊根和两腭根，每个牙根内有一根管）[446,493,504,552,554-557,560-567]	55
重度牛牙症[497,559]	2
三根四根管（近颊根管、远颊根管和两腭侧根管）[549,550]	2
三根五根管（三近颊根管、远颊根管和腭侧根管）[568,569]	2
四根四根管（三颊根和腭根）[570,571]	2
单根单根管[572]	1
C形腭根伴双根尖孔[573]	1
双根双根管（两近颊根管和两远颊根管）[574]	1
三根四根管（两近颊根管、远颊根管和腭侧根管）[575]	1
三根四根管（近颊根管、两远颊根管和腭侧根管）[576]	1
三根六根管（两近颊根管、远颊根管和三腭侧根管）[577]	1
三根六根管（两近颊根管、两远颊根管和两腭侧根管）[578]	1
四根（近颊根、远颊根和两腭根）六根管（两近颊根管、两远颊根管和两腭侧根管）[579]	1
五根五根管（两近颊根、远颊根、远腭根和近腭根，每个牙根内各一根管）[580]	1
双生牙或融合牙[581]	1
双生牙（五根管-两近颊根管、远颊根管、腭侧根管和畸形融合根管或双生颊侧根管）[582]	1
Ⅱ型牙内陷[583]	1
畸形中央尖[584]	1
牛牙症[429]	1
总计	77

一项对875名约旦人的2 636颗后牙的研究发现在上下颌磨牙中，牛牙症的发生率为4.4%[558]，其中上颌第二磨牙的发生率最高。在116颗症状牙中，31%是上颌第二磨牙。关于重度牛牙症的治疗有两例报道[497,559]。这一罕见的根部异常尚无明确的种族相关性，但不再被认为是尼安德特人牙的专属特征[538]（详见二十六章，“根管再治疗及并发症的处理”）。

第九节 下颌中切牙

一、牙根的外形

下颌中切牙为单根（图1-21），牙根唇舌径宽，近远中径窄，在近远中面均可见纵向凹陷，因此牙根横断面呈沙漏形[1,3,4,6,13,15,17]。下颌中切牙的平均长度为21.5mm，其中冠长9mm，根长12.5mm[4]。在各个维度，下颌中切牙通常都较下颌侧切牙略小。

二、牙根的数目和类型

解剖学研究表明，下颌中切牙全部为单根牙（表1-25），尚无变异报道。Rankine-Wilson和Henry[585]的早期研究显示，虽然下颌中切牙为单根牙，但其根管仍有可能“分叉”或为双根管。

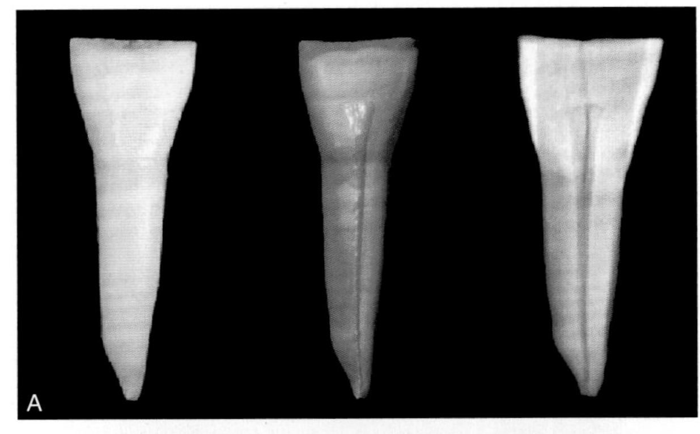

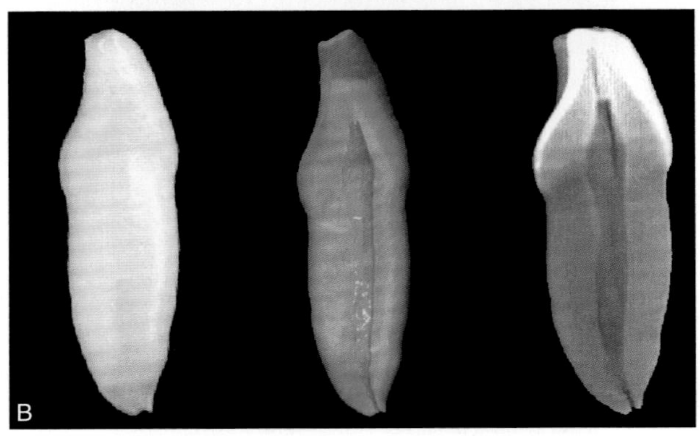

图1-21 右侧下颌中切牙
A. 唇面观 **B.** 近中面观

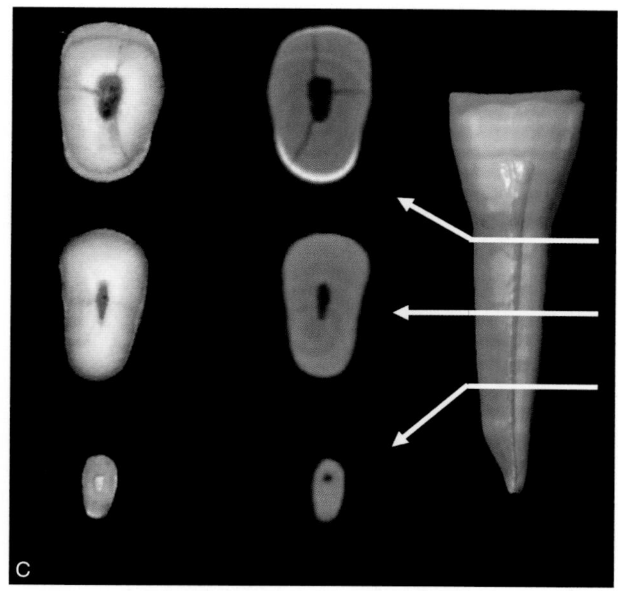

图 1-21 （续）
C. 牙根横断面（Reprinted with permission from Brown P, Herbranson E.Dental Anatomy and 3-D Tooth Atlas Version 3.0.Illinois: Quintessence, 2005: Mandibular Central Incisor- Rotations & Slices.）

表 1-25 下颌中切牙牙根数

	牙总数	单根		双根	
		%	牙数	%	牙数
研究牙根的文献[5,7,11,31,187,586,587,588]	3 286	100	3 286	0	0

三、根管系统

下颌中切牙的根管呈圆形或带状[1,3,4,6,13,15,17,589]，多为单根管。表 1-26 表明在 7 455 颗牙中 81.1% 为单根管，双根管的概率为 18.8%，略低于下颌侧切牙，三根管及以上的发生率非常低（0.2%）。

单根尖孔的发生率为 96.5%，大部分根管也会汇合形成单根尖孔或接近为单根尖孔（图 1-22）。所有下颌前牙的单根管系统，唇舌径较宽，近远中径较窄，与外部牙根形态相符[1,3,4,6,13,15,17]。近远中面上的凹陷使牙根的横断面呈"8"字形。随着年龄的增长，继发性牙本质沉积，根管成为有峡部相连的双根管，在进行根管治疗时应按照双根管处理[589]（图 1-23）。当切端暴露或计划行冠修复时，Clements 和 Gilboe 等推荐在切端开髓建立至根尖的直线通路[590]。

表 1-26 下颌中切牙的主根管数和根尖区根管数

	牙数	单根管		2 根管		>2 根管		单根尖孔		多根尖孔	
		%	牙数	%	牙数	%	牙数	%	牙数	%	牙数
研究主根管的文献[5,7,11,31,168,186,187,194,586,587,588,591-597]	7 455	81.1	6 043	18.8	1 399	0.2	13				
研究根尖区根管的文献	4 412							96.5	4 256	3.5	156

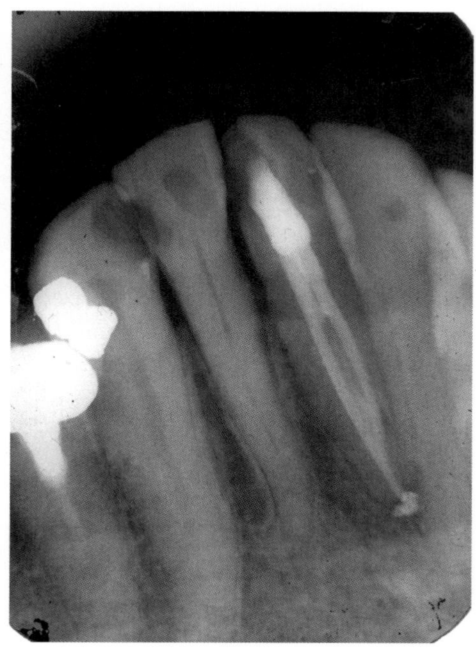

图 1-22 左侧下颌中切牙伴有两个根管和一个根尖（Courtesy of Dr.Marshall D.Peikoff, Winnipeg, MB, Canada.）

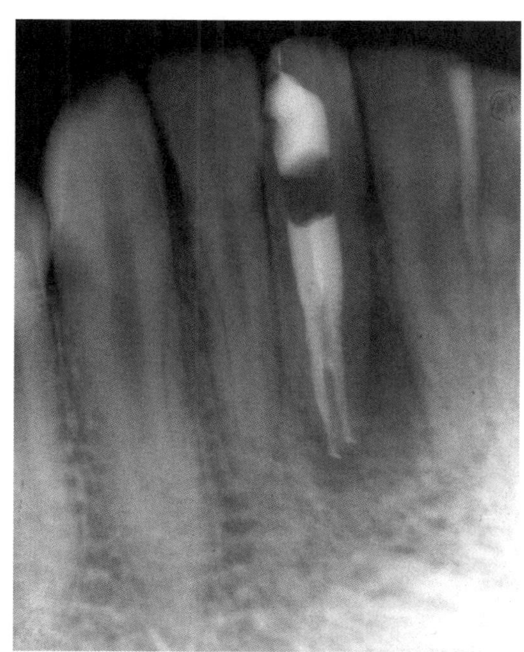

图 1-23 左侧下颌中切牙伴有两个根管和两个分开的根尖孔（Courtesy of Dr.Marshall D.Peikoff, Winnipeg, MB, Canada.）

Green 等发现 200 颗下颌切牙中，主根尖孔的平均直径为 0.3mm，副孔的直径均≤0.2mm，其中约有 12% 的牙有副孔。主根尖孔与解剖根尖的平均距离为 0.2mm[213]。

四、变异与异常形态

关于牙形态变异鲜有报道（表 1-27），在 15 个病例报告中，最常见的异常为牙外突（畸形舌侧尖）。

表 1-27 下颌中切牙变异与异常形态

变异类型	病例数
牙外突（畸形舌侧尖）[327, 598, 599, 600]	4
牙内陷合并畸形舌侧尖[601, 602]	2
Ⅲ型牙内陷[603, 604]	2
2 根管（Vertucci Ⅴ型）[605]	1
3 根管单根尖孔（ⅩⅤ型）[606]	1
与多生牙融合合并畸形舌侧尖[607]	1
Ⅰ型牙内陷合并畸形中央尖，牙根短小，牙冠巨大[608]	1
2 根管和 2 根尖孔[609]	1
牙外突（畸形唇侧尖）[400]	1
牙内陷[235]	1
总计	15

第十节 下颌侧切牙

一、牙根的外形

下颌侧切牙为单根牙（图 1-24），其外形与下颌中切牙相近，表现为唇舌径宽而近远中径窄。在牙根近远中面分别有纵向凹陷，横断面呈卵圆形或沙漏形[1, 3, 4, 6, 13, 15, 17]。下颌侧切牙的平均长度为 23.5mm，其中冠长 9.5mm，根长 14mm[4]。

与下颌中切牙相比，下颌侧切牙除了体积更大外，主要区别就是冠部切缘的解剖形态。下颌切牙切缘向远中舌侧和近中颊侧轻微倾斜，在开髓探查通常颊舌向较宽的根管时，其倾斜程度会得到抵消。

二、牙根的数目和类型

对 8 篇文章研究了 3 266 颗牙，下颌中切牙全部为单根（表 1-28）。除了 Slowey[445] 的报道以外，未见关于此牙牙根数目异常的报道。

三、根管系统

根管形状与下颌中切牙相似，为圆形或带状[1, 3, 4, 6, 13, 15, 17, 589]。多数下颌侧切牙为单根管，但其发生率低于下颌中切牙（81.1%）（表 1-29），双根管的发生率为 24.6%（图 1-25），双根管以上的发生率极小（0.04%）。单根尖孔的概率为 95.8%，所以，和下颌中切牙相似，即使有两个独立的根管，多数也会汇合成为单根尖孔。

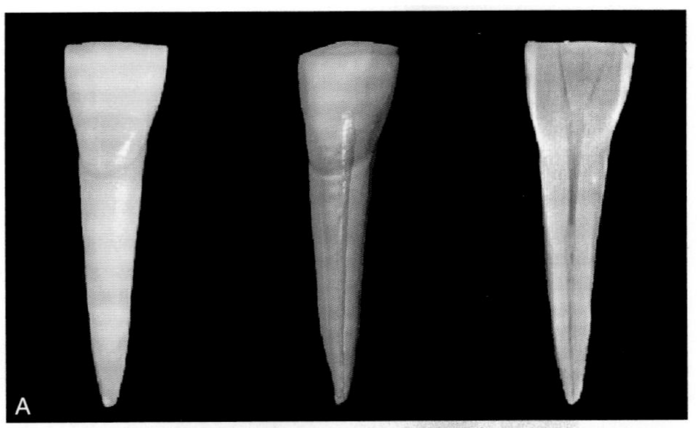

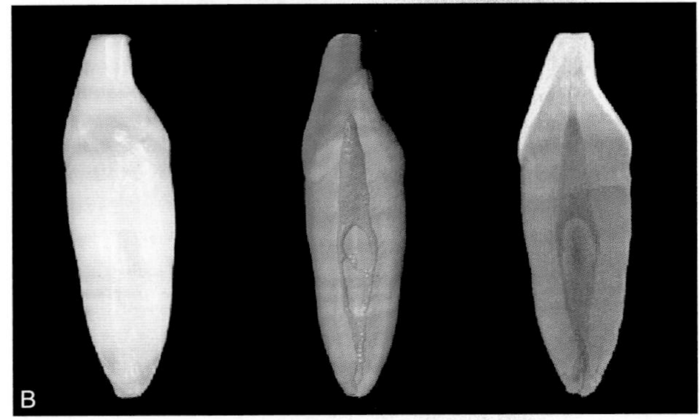

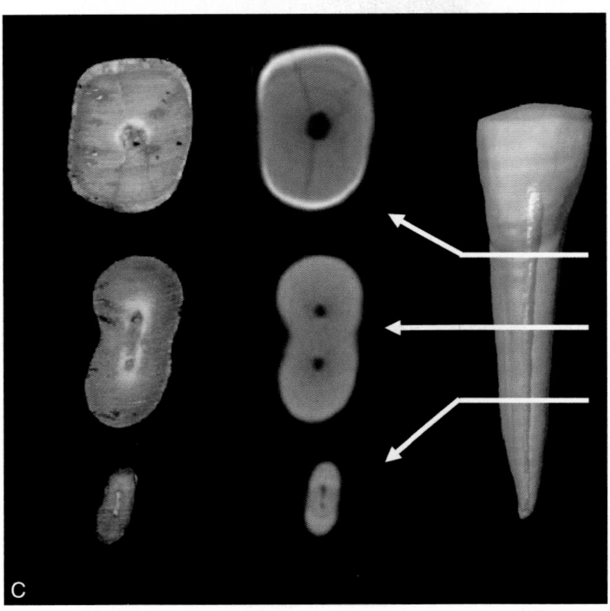

图 1-24 左侧下颌侧切牙

A. 唇面观 **B.** 近中面观 **C.** 牙根横断面（Reprinted with permission from Brown P, Herbranson E.Dental Anatomy and 3-D Tooth Atlas Version 3.0.Illinois: Quintessence, 2005: Mandibular Lateral Incisor-Rotations & Slices.）

表 1-28 下颌侧切牙牙根数

	牙总数	单根	
		%	牙数
研究牙根的文献数[5, 7, 11, 31, 187, 586-588]	3 266	100	3 258

表 1-29　下颌侧切牙的主根管数和根尖区根管数

	牙数	单根管		双根管		>2 根管		单根尖孔		双根尖孔	
		%	牙数	%	牙数	%	牙数	%	牙数	%	牙数
研究主根管的文献[5,7,11,31,168,186,187,194,586-588,591-597]	7 200	75.4	5 427	24.6	1 770	0.04	3				
研究根尖区根管的文献	4 374							95.8	4 190	4.2	184

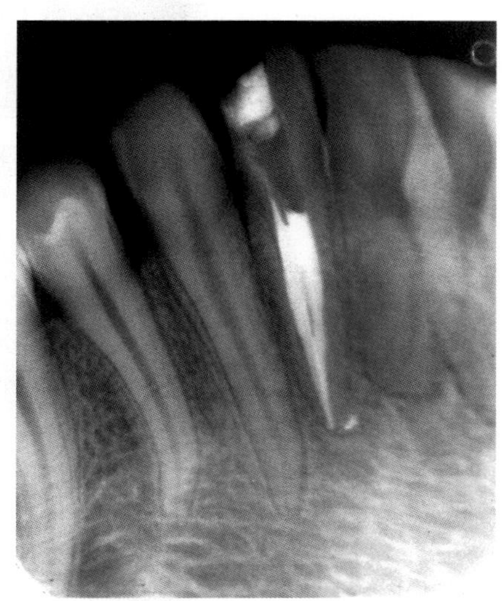

图 1-25　右侧下颌侧切牙伴有两个根管和一个根尖孔（Courtesy of Dr.William H.Christie，Winnipeg，MB，Canada.）

四、变异与异常形态

下颌侧切牙变异的报道较少（表 1-30），主要为牙外突（畸形舌侧尖）、牙内陷、融合。Slowey[445]报道过一种罕见的影像上有两个明显的根尖的下颌侧切牙。

表 1-30　下颌侧切牙变异与异常形态

变异类型	病例数
Ⅲ型牙内陷[610,611]	2
Ⅱ型牙内陷[612]	1
牙外突（畸形舌侧尖）[326]	1
牙内陷[613]	1
与一个多生牙融合[614]	1
与一个多生牙融合[615]	1
下颌侧切牙与下颌尖牙融合[616]	1
双根[445]	1
总计	9

第十一节　下颌尖牙

一、牙根的外形

下颌尖牙从横断面上看，唇舌径宽，近远中径窄，与下颌前牙外形相似，但体积更大，牙更长（图 1-26）。下颌尖牙的

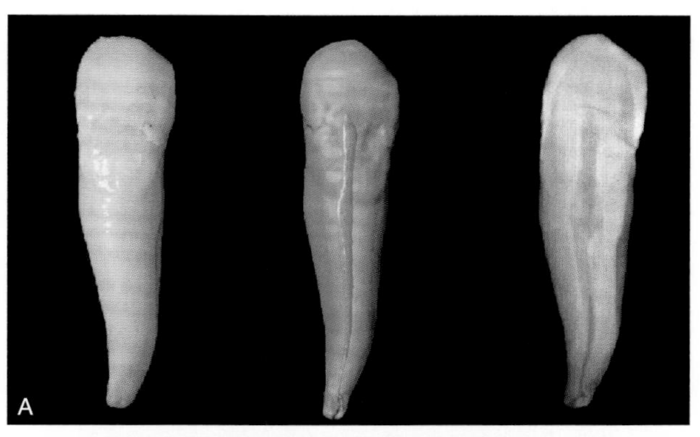

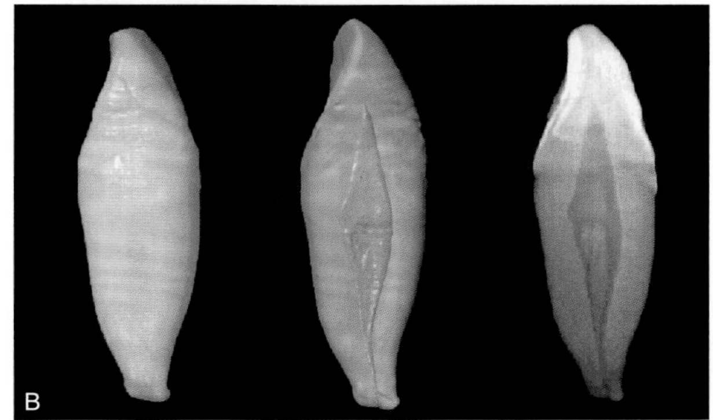

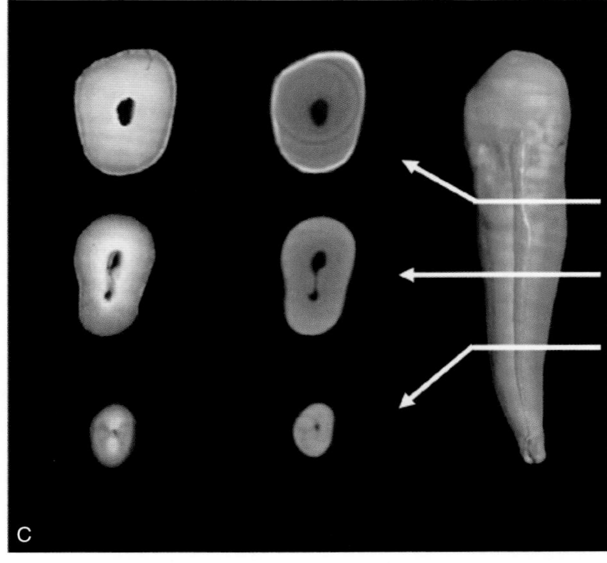

图 1-26　左侧下颌尖牙

A. 唇面观　**B.** 近中面观　**C.** 牙根横断面（Reprinted with permission from Brown P，Herbranson E.Dental Anatomy and 3-D Tooth Atlas Version 3.0.Illinois：Quintessence，2005：Mandibular Canine-Rotations and Slices.）

牙尖位于牙体长轴偏舌侧，上颌尖牙的牙尖位于牙体长轴偏唇侧。上下颌尖牙牙根都较直，偶有细且弯曲的根尖。

下颌尖牙近远中面根中部通常可以看到凹陷，这些凹陷可以很深；正常情况下下颌尖牙为单根，变异的牙根有类似于前磨牙的根分叉[1,3,4,6,13,15,17]，将牙根分为颊、舌两部分，可发生在任何位置，常见于根尖1/3，少数情况下可以看到两个根（图1-27）。

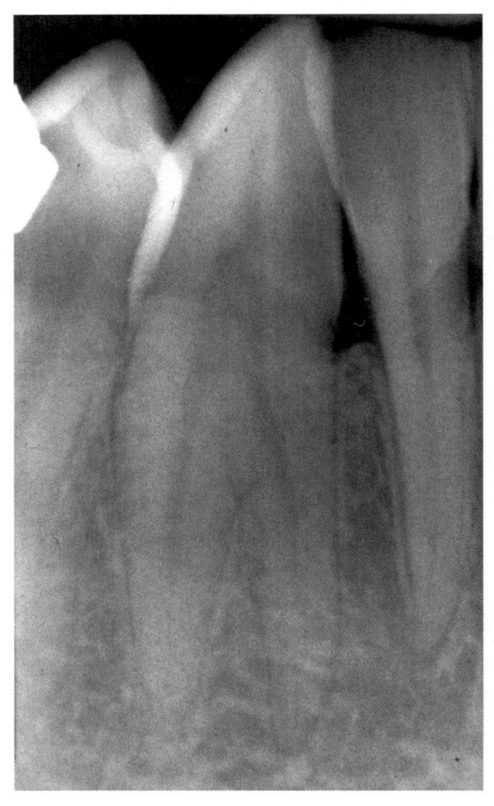

图1-27　扭转的双根右侧下颌尖牙，根1/3出现根分叉（Courtesy of Dr.William H.Christie，Winnipeg，MB，Canada.）

下颌尖牙的平均长度为27mm，其中冠长11mm，根长16mm[4]，与上颌尖牙相似。

二、牙根的数目和类型

下颌尖牙常为单根（95.4%）（表1-31），双根的发生率为1.3%[586]~6.2%[5]。Lee和Scott近期研究表明，双根下颌尖牙是欧洲人的特征（5.7%~9.2%），尤其是巴斯克人、西班牙人，亚洲和撒哈拉以南的非洲人口中少见[617]。双根牙在欧洲人中的发生率约为5%~10%，在亚洲及非洲人中少见[618]。

三、根管系统

下颌尖牙常为单根管[5,7,14,22,31,83,85,168,409,594,596]（表1-32），发生率为90.5%。即使为单根管，根干的唇舌径仍较宽，其横断面呈椭圆或8字形[620]。97.9%的牙为单根尖孔[7,11,14,31,85,131,141,586]。即使单根下颌尖牙有两个根管，这两个根管在到达根尖孔前也发生了融合［Vertucci Ⅱ型（2-1）和Vertucci Ⅲ型（1-2-1）］。

主根尖孔的平均直径为0.3mm，副孔的直径为0.2mm或更小。主根尖孔与解剖根尖的平均距离为0.35mm。大约有10%的下颌尖牙有副孔[213]。

四、变异与异常形态

下颌尖牙的常见变异就是双根-双根管型[13]（表1-33），Alexandersen[401]的报道显示在铁器时代的丹麦人中双根下颌尖牙发生率较高（5.6%）。

虽然关于双根发生率的解剖学研究数据差异较大，但下颌尖牙是前牙中双根发生率最高的，为4.5%。人类的乳尖牙更倾向于有两个（分叉）根[621]。文献中报道的其他变异还包括双根双根管、双根管单根尖孔、三根管、牙内陷、双生牙。

表1-31　下颌尖牙牙根数

	牙数	单根		双根	
		%	牙数	%	牙数
研究牙根的文献[5,85,401,586,619]	8 356	95.4	7 975	4.6	381

表1-32　下颌尖牙的主根管数和根尖区根管数

	牙数	单根管		多根管		根尖区单根管		根尖区多根管	
		%	牙数	%	牙数	%	牙数	%	牙数
研究主根管的文献[5,7,11,14,31,85,131,141,168,194,409,586,594,596]	6 081	90.5	5 502	9.5	579				
研究根尖区根管的文献	3 058					97.9	2 995	2.1	63

表 1-33　下颌尖牙变异与异常形态	
变异类型	病例数
双根双根管[622-627]	8
双根三根管[628-630]	3
单根双根管[631,632]	3
单根三根管[633]	1
下颌侧切牙与下颌尖牙融合[616]	1
总计	16

第十二节　下颌第一前磨牙

一、牙根的外形

下颌第一前磨牙颊舌径较宽，近远中径较窄，是典型的单根牙，但双根变异也常有发生（图 1-28）[1,3,4,6,15-17]。在牙根的近、远中面上常看到明显的发育性凹陷或沟，远中面比近中更深[634]，牙根表现为舌向缩窄的椭圆形或沙漏形。

下颌第一前磨牙的平均长度为 22.5mm，其中冠长 8.5mm，根长 14mm[4]。

二、牙根的数目和类型

下颌第一前磨牙常为单根（表 1-34），但研究表明，约有 2.7% 的概率存在根分叉[5,7,11,14,408,635-637]，三根型的发生率仅为 0.2%。

Trope 等[638]对比美国黑种人和白种人牙根形态差异，白种人双根管型的发生率为 5.5%，黑种人则为 16.2%。三根型下颌第一前磨牙少见，但偶有报道（图 1-29）[435,639-642]。

Scott 和 Turner[406]把副根称为“Tome's 根”。他们对于不同人种的研究显示，澳大利亚土著人、撒哈拉以南的非洲人副根的发生率最高（>25%），北美人、新几内亚人、绳文人和西欧人 Tome's 根的发生率最低（0~10%）。

牙根及根管系统的复杂性与根面纵沟的有无及深度相关[151,154,155]。Tome's 根面沟可由浅到深，甚至形成根分叉。根面凹陷越深，内部越可能出现 C 形根管[151,154,155]。Chen 等人应用显微 CT 研究了下颌第一前磨牙根面纵沟与根管形态的关系，发现样本中 40.9% 的牙有根面纵沟，这些沟主要集中在近中面（69.5%），且多与复杂根管相关[156]。

三、根管系统

下颌前磨牙的根管治疗是所有牙中最困难的[445]。华盛顿大学的一项研究评估了所有牙的非手术根管治疗失败率，下颌第一前磨牙的失败率最高，为 11.45%[643]。高失败率的可能原因是根管形态复杂多变和第二根管难以探查、清理并封闭。颊侧根管通常能建立直线通路而舌侧根管在髓室下成一锐角，可能造成根管遗漏。Kartal 和 Yanikoglu 分析了包含第一、第二前磨牙的汇总数据，发现 27.8% 的下颌前磨牙不止一个根管[644]。Serman 和 Hasselgren[645]发现 15.7% 的患者至少有一颗下颌第一前磨牙有两个根管或牙根，第二前磨牙的双根管发生率很低，但值得注意的是仍有 7%。

29 篇关于根管形态的研究数据表明，在不考虑种族差异的情况下，下颌第一前磨牙的单根管发生率为 77.3%（表 1-35），双根管及以上的发生率为 22.7%。根尖区单根管的发生率为 76.7%，约有 25% 的牙有多个根尖孔。

Trope 等发现美国黑种人的双根管或多根管发生率为 32.8%，而白种人为 13.7%[638]。一项包含 1 000 例患者全口影像检查的研究也发现了美国黑种人和白种人之间的种族差异[647]，虽然不同种族中样本数目并不清楚，但是白种

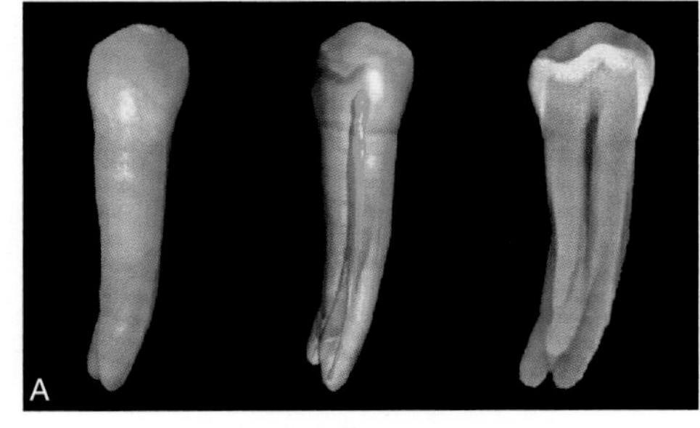

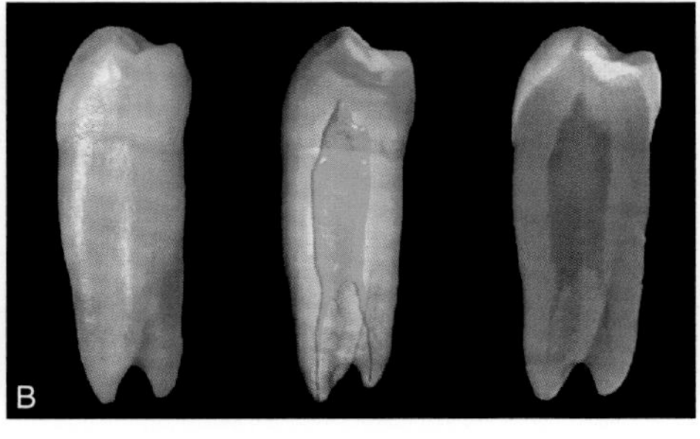

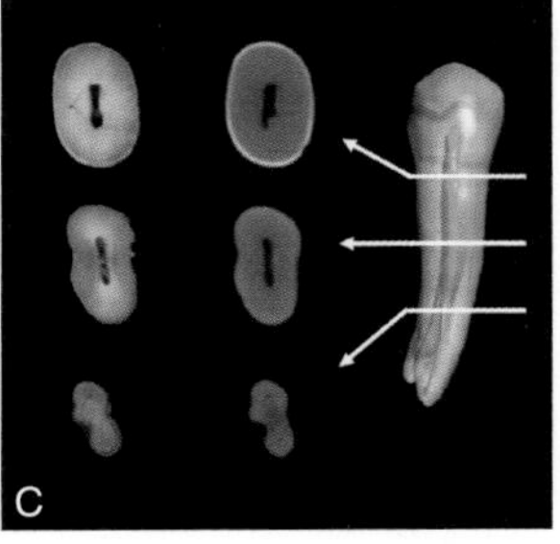

图 1-28　双根双根管型右侧下颌第一前磨牙 应注意，此图中的牙与常规形态不同（发生率大约 2.7%）
A. 颊面观　**B.** 近中面观　**C.** 牙根横断面（Reprinted with permission from Brown P, Herbranson E.Dental Anatomy and 3-D Tooth Atlas Version 3.0.Illinois: Quintessence, 2005: Mandibular First Premolar-Rotations and Slices.）

表 1-34　下颌第一前磨牙牙根数

	牙数	单根		双根		三根		四根	
		%	牙数	%	牙数	%	牙数	%	牙数
研究牙根的文献[5,7,11,100,108,114,120,121,129,177,178,408,635,636,637]	6 348	97.1	6 163	2.7	173	0.2	10	0.0	2

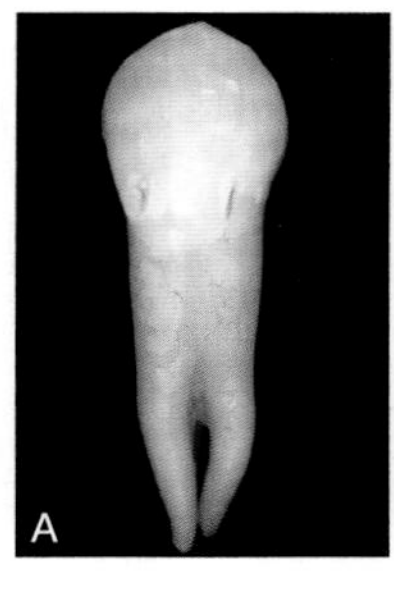

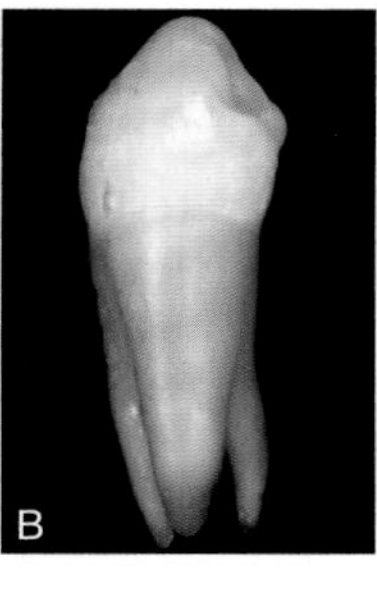

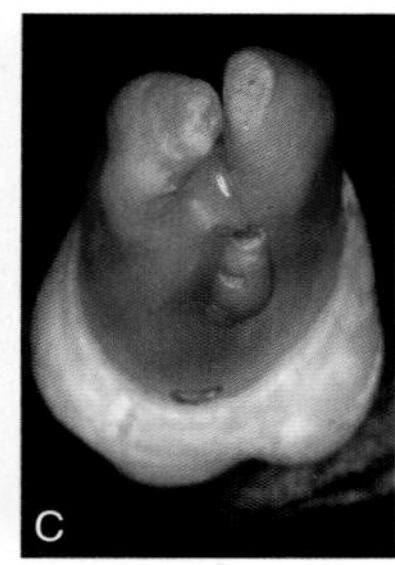

图 1-29　罕见三根下颌第一前磨牙
A. 颊面观　**B.** 近中面观　**C.** 根尖侧观（Reprinted with permission from RightsLink December 20, 2014.Cleghorn B, Christie W, et al.The root and root canal morphology of the human mandibular first premolar: a literature review.J Endod.2007a; 33: 509-516, Figures 2a, 2b and 2c.）

表 1-35　下颌第一前磨牙的主根管数和根尖区根管数

	牙数	单根管		多根管		根尖区单根管		根尖区多根管	
		%	牙数	%	牙数	%	牙数	%	牙数
研究主根管的文献[5, 7, 11, 22, 31, 56, 68, 75, 100, 102, 108, 114, 117, 120, 121, 124, 126, 129, 149, 156, 177, 178, 185, 408, 409, 410, 596, 635, 646]	8 538	77.3	6 601	22.7	1 937				
研究根尖区根管的文献	4 651					76.7	3 568	23.3	1 083

人患者中有分叉根管的占 16%，而黑种人为 21.6%。Sert 和 Bayirli[11]发现土耳其人群中 35% 的男性和 44% 的女性存在双根管或多根管，这进一步证明了不同种族、不同性别之间可能存在差异。

四、变异与异常形态

表 1-36 资料分析了 25 个关于下颌第一前磨牙变异病例的文献综述，最常见的变异是三根三根管型（图 1-29），但是只有 5 个病例为此型[435, 639-642]，其他还包括了前磨牙的 C 形根管[151, 154-156]、单根三根管[648-650]、双根三根管[649]。

表 1-36　下颌第一前磨牙变异与异常形态

变异类型	病例数
三根三根管[435, 639-642]	5
畸形中央尖[425, 651-653]	4
单根双根管[650, 654, 655]	3
单根三根管[648-650]	3
双根双根管[656-658]	3
三根管[659]	1
单根四根管[660]	1
双根三根管[661]	1
四根四根管[662]	1
四根管[663]	1
双生牙[664]	1
多根[665]	1
总计	25

在下颌第二前磨牙中还发现了多发于亚洲人群前磨牙的变异类型——畸形中央尖。

一项对染色体核型为 45, X 的女性（45, X/46, XX 染色体）的研究发现，87 名有遗传综合征的患者中接近一半的人不只一颗下颌前磨牙有多根管；在 23% 的下颌第一前磨牙、25% 的下颌第二前磨牙中发现了双根管[666]。根据这项研究可以推断，X 染色体可能与牙根发育有遗传相关性。

第十三节　下颌第二前磨牙

一、牙根的外形

下颌第二前磨牙如同下颌第一前磨牙一样，常为单根[1, 3, 4, 6, 15-17]（图 1-30），牙根的近中面较平或略凸，而远中面经常有纵向发育性凹陷（73%）[634]。牙根横断面通常呈椭圆形，向舌侧缩窄[16]。

下颌第二前磨牙的平均长度是 22.5mm，其中冠长 8mm，根长 14.5mm[4]。

二、牙根的数目和类型

下颌第二前磨牙通常为单根牙。Trope 等人[638]对比了美国黑种人和白种人的牙根及根管形态，白种人下颌第二前磨牙双根发生率为 1.5%，黑种人为 4.8%。与下颌第一前磨牙的两组数据（高达 1∶6）相比，下颌第二前磨牙的差异较低且无统计学意义。

研究表明多根第二前磨牙非常少见（表 1-37）；双根变异约占 0.5%；三根型约占 0.1%。

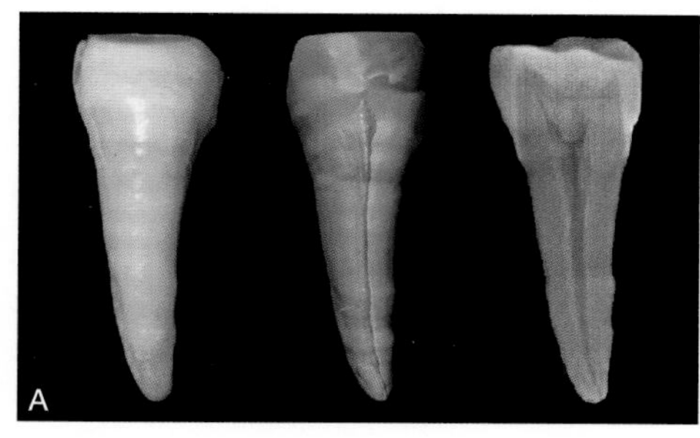

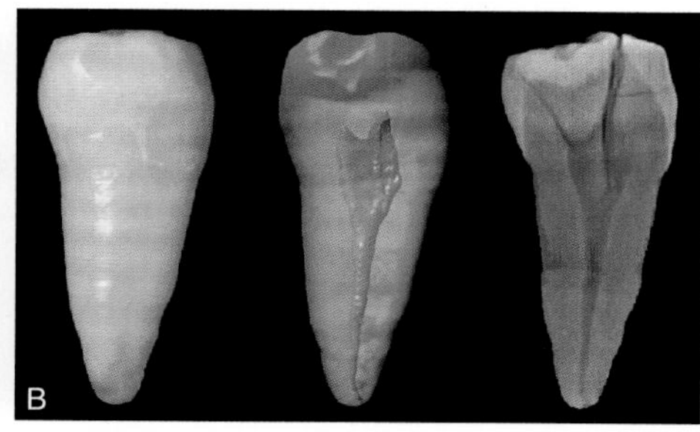

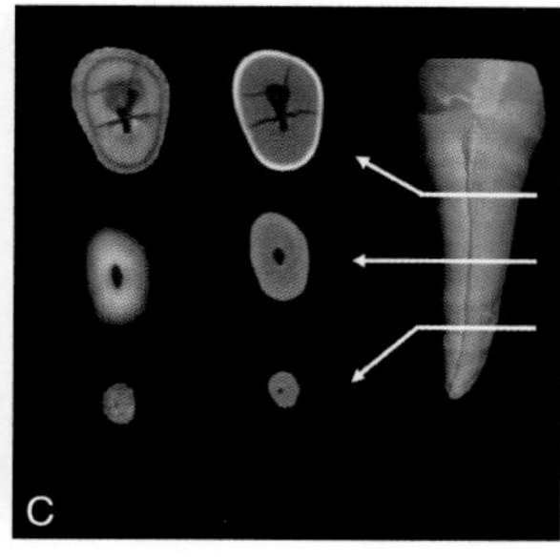

图 1-30　左侧下颌第二前磨牙

A. 颊面观　**B.** 近中面观　**C.** 牙根横断面（Reprinted with permission from Brown P, Herbranson E.Dental Anatomy and 3-D Tooth Atlas Version 3.0.Illinois: Quintessence, 2005: Mandibular Second Premolar-Rotations and Slices.）

表 1-37　下颌第二前磨牙牙根数

	牙数	单根		双根		三根	
		%	牙数	%	牙数	%	牙数
研究牙根的文献[5,7,11,99,100,102,108,114,130,177,408,635,646,667]	5 055	99.4	5 026	0.5	23	0.1	6

三、根管系统

下颌第二前磨牙的单根管发生率为 91.3%（表 1-38），多根管发生率为 8.7%。当存在第二个根管时，通常在主根管的根中或根尖 1/3 向舌侧分支。这种牙影像上的特点是冠方根管清晰可见，有分支的根尖区根管影像突然消失。

单根尖孔的发生率为 90.6%。Serman 和 Hasselgren[645] 发现有 7% 的下颌第二前磨牙另有一个根管或牙根。Trope 等人[638] 发现了美国黑种人和白种人之间的种族差异，黑种人下颌第二前磨牙的多根管发生率更高（7.8%），而白种人的发生率较低（2.8%）。与下颌第一前磨牙中发现的结果相比，这一差异并不显著。

Sert 和 Bayirli 等对土耳其人的研究发现，多根管在男性中的发生率为 43%，在女性中为 15%。该人群中的性别差异显著，并且这个种族整体的多根管发生率比其余的解剖研究报告的平均水平更高[11]。

四、变异与异常形态

下颌第二前磨牙最常见的变异是在单根或多根中存在三个根管（表 1-39），其次是单根或双根中存在两个根管

表 1-38　下颌第二前磨牙的主根管数和根尖区根管数

	牙数	单根管		多根管		根尖区单根管		根尖区多根管	
		%	牙数	%	牙数	%	牙数	%	牙数
研究主根管的文献[5,7,11,31,75,90,99,100,102,108,114,130,177,185,408,409,596,635,646]	5 521	91.3	5 043	8.7	478				
研究根尖区根管的文献	3 123					90.6	2 828	9.4	295

表 1-39　下颌第二前磨牙变异与异常形态

变异类型	病例数	变异类型	病例数
三根管[70,648,678-685]	12	单根三根管[705]	1
双根双根管[650,658,674,686-691]	10	单根四根管[706]	1
牙外突[672,692-694]	6	单根五根管[677]	1
三根三根管[435,641,695-697]	5	三根四根管[691]	1
双根三根管[642,698,699]	3	双根管[707]	1
双根四根管[675,700,701]	3	四根管[708]	1
四根四根管[676,702]	2	重度牛牙症[709]	1
C 形根管[640,703]	2	多牙根[665]	1
单根双根管[704]	1	总计	52

(图 1-31),尽管这可以被认为是单根单根管型的变异。

下颌第二前磨牙的另一变异是牙外突(畸形中央尖)(图 1-32)。牙外突在亚洲人中常见,多位于下颌前磨牙,但并非唯一[159,668,669]。Merrill[670]报道称这种变异在阿拉斯加因纽特人(因纽特人)和美洲印第安人中发生率较高,这解释了阿拉斯加土著与亚洲传统的联系。

通常,这类咬合面存在釉质突的牙在萌出发生咬合接触后,硬组织磨损牙髓暴露,随之失去活力,此时牙的根尖尚未发育完全。几十年来,人们提出了多种预防措施[671-673],但是牙髓治疗和/或根尖成形术是这类冠部变异的最常见结局[674]。

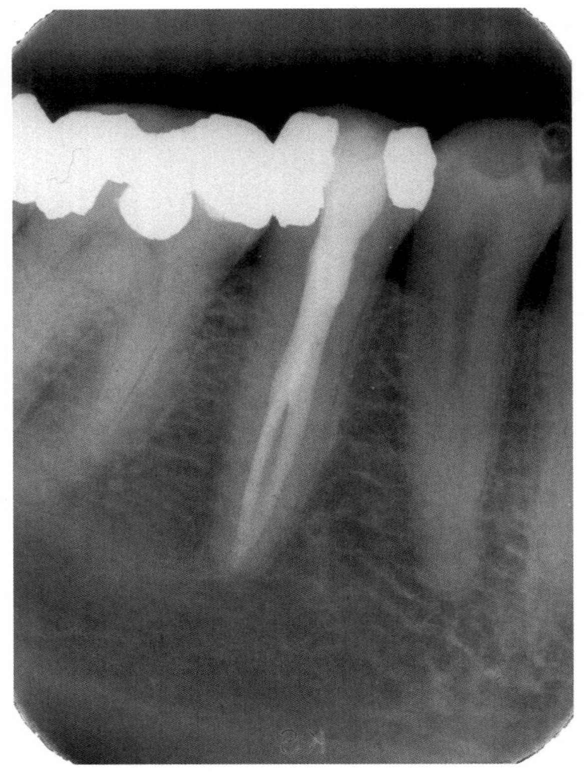

图 1-31 右侧下颌第二前磨牙伴有两个根管和一个根尖孔,这一复杂的根管解剖也可见于第一前磨牙(Courtesy of Dr.William H.Christie, Winnipeg, MB, Canada.)

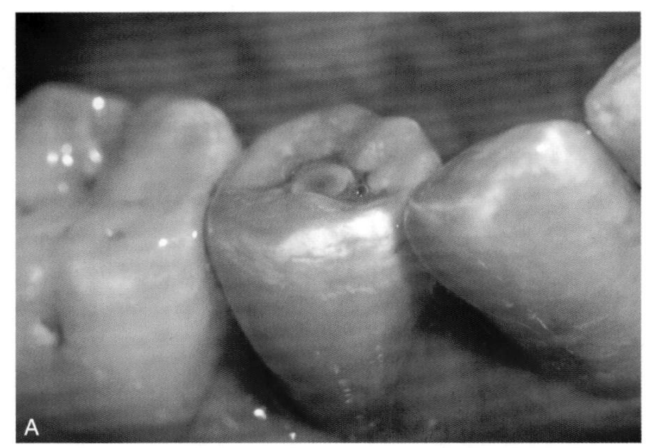

图 1-32 存在畸形中央尖且无牙髓活力的右侧下颌第二前磨牙
A. 口内照,中央窝内可见磨损的结节

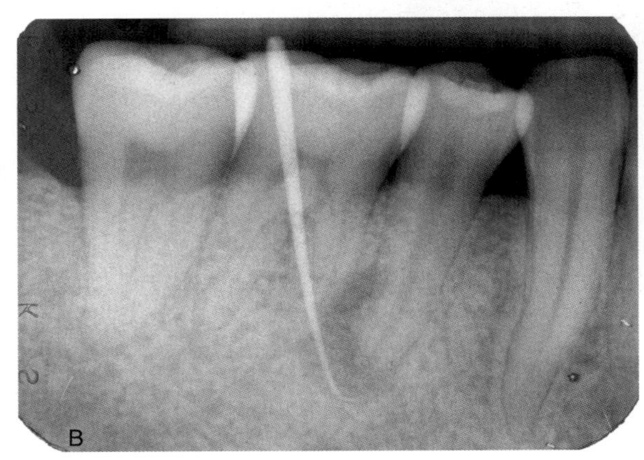

图 1-32 (续)
B. 影像片,牙胶尖在瘘管内指向病变牙的根尖(Courtesy of Dr.William H.Christie, Winnipeg, MB, Canada.)

下颌第二前磨牙中,牛牙样根管也有可能发生[677],而C形根管罕有发生[675,676]。

第十四节 下颌第一磨牙

一、牙根的外形

典型的下颌第一磨牙是双根三根管牙(图 1-33)[1,3,4,6,15-17]。近中根和远中根一般分开较远,根分叉水平距颊侧和舌侧约 3mm,位于釉牙骨质界根方 4mm[4]。两个根的颊舌径都比近远中径宽,而近中根的颊舌径比远中根宽。近中根的近远中面都有凹陷,在开始向远中弯曲前,根中部会稍向近中倾斜。近中根稍有扭转,从颊侧到舌侧逐渐向远中方向缩窄。远中根的横断面通常呈卵形,可能会因为根中段近中面的凹陷而似"肾形"[4]。

下颌第一磨牙的平均长度是 21.5mm,其中冠长 7.5mm,根长 14mm[4]。某些人的牙根长度可能会有很大的差异,其下颌第一和第二磨牙的长度都可能超过 25mm。

二、牙根的数目和类型

下颌第一磨牙通常是双根型,包括 1 个近中根和 1 个远中根(表 1-40)[5,55,84,91,92,134,137,160,161,408,710-717]。这种解剖形态的总发生率为 85.6%。然而,对比亚洲人群[55,91,92,137,160,710-712,714,717]与非亚洲人群[5,84,134,161,408,710,713,715-717]的牙根解剖形态可见明显的差异。非亚洲人有较高的双根发生率(96.1%),而亚洲人的发生率较低(77.7%)。因此,三根型可能发生在大约 20%~25% 的亚洲人中。解剖学研究发现三根型变异通常伴随着近中根或远中根的分叉,或存在一个额外根,其总发生率为 14.1%。单根型、融合根和四根型极其罕见,发生率 <1%。

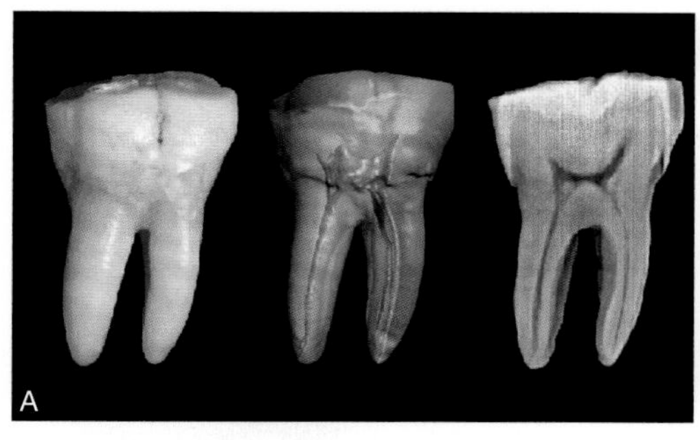

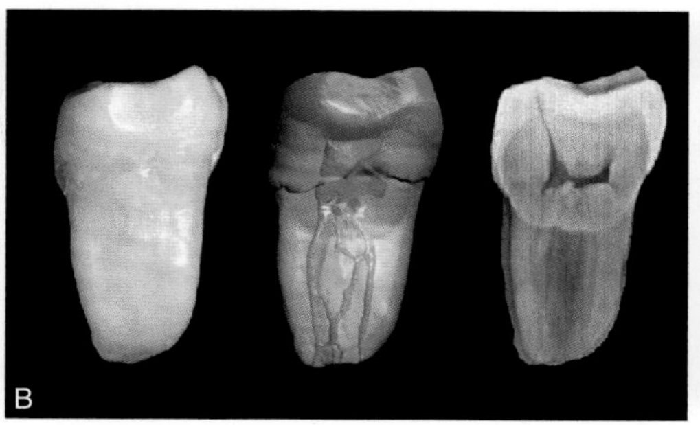

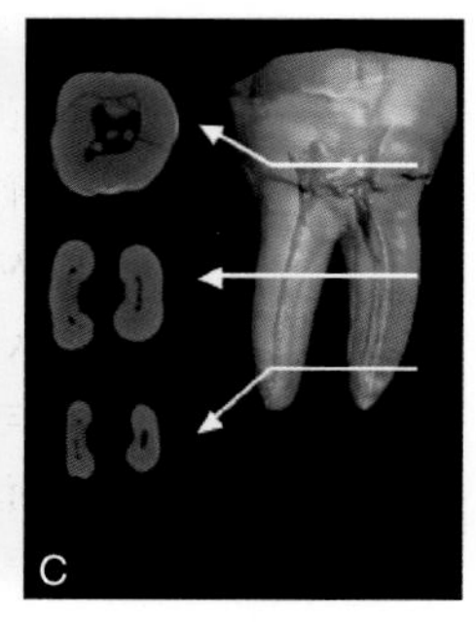

图 1-33　右侧下颌第一磨牙

A. 颊面观　**B.** 近中面观　**C.** 牙根横断面（Reprinted with permission from Brown P, Herbranson E.Dental Anatomy and 3-D Tooth Atlas Version 3.0.Illinois：Quintessence，2005：Mandibular First Molar-Rotations and Slices.）

表 1-40　下颌第一磨牙牙根数

	牙数	单融合根						2 根		3 根		4 根	
		融合根总发生率		单根（锥形）		单根（C 形）							
		%	牙数	%	牙数	%	牙数	%	牙数	%	牙数	%	牙数
研究牙根的全部文献	17 780	0.3	49	0.1	24	0.1	13	85.6	15 218	14.1	2 510	0.0	3
研究牙根的文献（非亚洲地区）[5,71,72,84,97,110,111,116,119,134,144,161,163,171,408,710,713,715-717]	7 615	0.1	11	0.1	4	0.0	1	96.1	7 321	3.7	283	0.0	0
研究牙根的文献（亚洲及北美地区）[35,47,55,91,92,137,160,176,190,191,710,711,712,714,717]	10 165	0.4	38	0.2	20	0.1	12	77.7	7 897	21.9	2 227	0.0	3

亚洲人，包括北美原住民（蒙古族）有着更高的三根（远舌根）发生率。在针对亚洲人的 36 项解剖学研究中，有 13 项显示即使在这一人群中，发病率也存在差异。三根型下颌第一磨牙的发生率在缅甸人群中最低，为 10.1%[92]；而中国人中最高，可达 29.3%[176]；在非亚洲人群中，这一发生率则从 0%[5,716]~13.3%[72]不等。远舌根（以及单根上颌第一前磨牙）一直被认为是亚洲人的标志之一[405,710,716,718]。单根、融合根或 C 形根的发生率从下颌第一磨牙至第三磨牙逐渐增加[1,3,4,6,15-17]。

三、根管系统

下颌第一磨牙一般有两个近中根管和一个远中根管（表 1-41）。双根型的近中根中 95.6% 有两个根管。近中根可有单个根尖孔 1：3（35.6%）或两个甚至更多的根尖孔 2：3（64.4%）。

近颊根管通常在髓底会有明显的颊向弯曲而近舌根管位于牙根长轴上且较直[461]。远中根一般是较宽的椭圆或肾形单根管，但也有约 1/3 的概率为双根管，从而使整个牙具有四个根管。

已发表的三项解剖学研究显示，97.8% 的情况下三根型牙的近中根内存在双根管（表 1-42），但单根尖孔的发生率只有 29.9%。远颊根内单根管的发生率为 98.6%，而远舌根或第三根中全部为单根管。

四、变异与异常形态

表 1-43 包含了 86 个病例报告，最常见的异常形态为牙根中的额外根管，而最常见的牙根形态变异是 *radix entomolaris*（远舌部位第三牙根的学术语）。其他报道如额外根管、多余的牙根和根管、牛牙症等都未包含在表 1-43 内（更多关于牛牙症的报道，详见下颌第二磨牙和第二十六章）。

Weine 提出了近中中央根管的概念[719]。随着牙髓治疗中 CBCT 检查的频繁使用以及显微镜和引导路径探测技术的广泛应用，该术语已在众多病例报告中被应用[196,720-742]。表 1-41 资料表明，在所有研究的 5 824 牙中，1.1% 的近中根有关于近中中央根管的记录。

表 1-41 双根下颌第一磨牙的主根管数和根尖部根管数

近中根	牙总数	单根管		双根管		三根管		其他根管结构		根尖区单根管		根尖区多根管	
		%	牙数	%	牙数	%	牙数	%	牙数	%	牙数	%	牙数
研究根管的文献[7, 11, 14, 31, 81, 84, 91, 92, 110, 128, 134, 144, 161, 166, 190, 191, 408, 452, 460, 714]	5 824	3.2	188	95.6	5 567	1.1	66	0.1	3				
研究根尖区根管的文献	3 483									35.6	1 239	64.4	2 244

远中根	牙总数	单根管		多根管		根尖区单根管		根尖区多根管	
		%	牙数	%	牙数	%	牙数	%	牙数
研究根管的文献[7, 11, 14, 31, 81, 84, 91, 92, 110, 128, 134, 144, 153, 161, 166, 171, 190, 191, 408, 460, 714]	5 965	69.3	4 131	30.7	1 834				
研究根尖区根管的文献	3 657					83.1	3 039	16.9	618

表 1-42 三根下颌第一磨牙的主根管数和根尖部根管数

近中根	牙总数	单根管		多根管		根尖区单根管		根尖区多根管	
		%	牙数	%	牙数	%	牙数	%	牙数
研究主根管的文献[91, 92, 110, 190, 714]	724	2.2	16	97.8	708				
研究根尖区根管的文献	545					29.9	163	70.1	382

远颊根	牙总数	单根管		多根管		根尖区单根管		根尖区多根管	
		%	牙数	%	牙数	%	牙数	%	牙数
研究主根管的文献[91, 92, 110, 190, 714]	724	98.6	714	1.4	10				
研究根尖区根管的文献	545					99.1	540	0.9	5

远舌根	牙总数	单根管		多根管		根尖区单根管		根尖区多根管	
		%	牙数	%	牙数	%	牙数	%	牙数
研究主根管的文献[91, 92, 110, 116, 190, 714]	732	100	732	0	0				
研究根尖区根管的文献	553					100	553	0	0

表 1-43 下颌第一磨牙变异与异常形态

变异类型	病例数	变异类型	病例数
三根（远舌根）[41, 50, 720, 743-752]	23	双根六根管（2 近中根管和 4 远中根管）[764]	1
双根五根管（3 近中根管和 2 远中根管）[196, 721-732]	19	三根（2 近中根和远中根）[688]	1
双根四根管（3 近中根管和远中根管）[719, 733-739]	10	四根四根管[765]	1
双根五根管（2 近中根管和 3 远中根管）[166, 753-756]	8	四根（2 近中根和 2 远中根）[688]	1
C 形根管[499, 757-759]	4	四根（近中根和 3 远中根）五根管（2 近中根管和 3 远中根管）[766]	1
双根六根管（3 近中根管和 3 远中根管）[726, 760, 761]	4		
牛牙症[429, 495, 497]	3	四根六根管（近颊根管、远颊根管、3 远中根管和远中短小根）[767]	1
三近中根管[740]	2		
双根六根管（4 近中根管和 2 远中根管）[741, 742]	2	四根（远舌根和近颊根 / 颊侧额外根）六根管[768]	1
双根四根管[762]	2	五根管（2 近中根管和 3 远中根管）[769]	1
双根双根管[763]	1	总计	86

第十五节　下颌第二磨牙

一、牙根的外形

下颌第二磨牙通常有两个根[1,3,4,6,15-17]（图 1-34），与下颌第一磨牙相比，近远中根相距更近，根干更长，根分叉以下更短，更易融合。牙根的颊舌径大于近远中径，在近、远中根的近中面及近中根的远中面有根面凹陷[16]。

下颌第二磨牙的平均长度为 20mm，其中冠长 7mm，根长 13mm[4]。因此，第二磨牙的体积较第一磨牙小。

二、牙根的数目和类型

下颌第二磨牙双根的概率约为 67%[5,79,84,91,92,408,712,770,771]（表 1-44），融合为单根、锥形根或 C 形根的概率约为 31.3%。

下颌第二磨牙第三个根，常为远舌根，其发生率（1.3%）不如下颌第一磨牙的发生率那么高（14.1%）（表 1-44）。亚洲人单根或锥形根的发生率似乎更高。

三、根管系统

典型的下颌第二磨牙有两个近中根，一个远中根（表 1-45，表 1-46）。下颌第二磨牙近中根的单根管发生率（18.1%）比下颌第一磨牙的（3.2%）高，因此，双根型牙可能只有两个根管。另一方面，由于大约 15% 的远中根为双根管，四根管型牙也就相对常见。

近中根管可能有一个共同的根尖孔，也可能会以多个根尖孔的形式分别与根尖周相通，但是两个根管融合成为一个是最常见的形式（Vertucci Ⅱ型）。

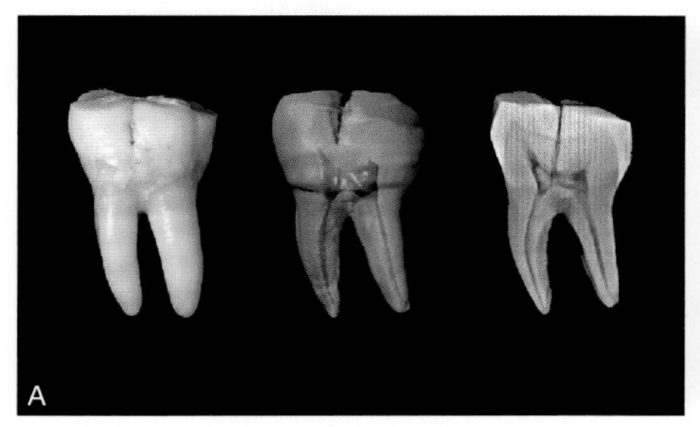

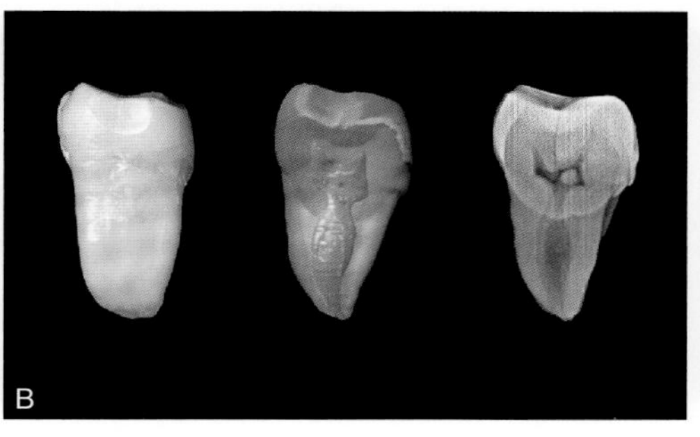

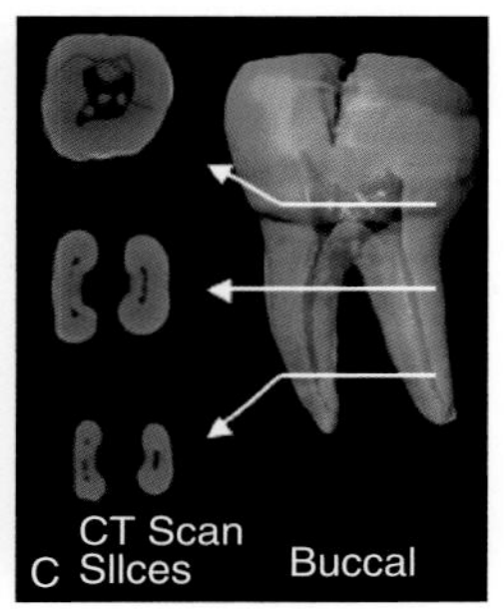

图 1-34　左侧下颌第二磨牙的颊面观（冠上的纵裂是人为造成的）
A. 颊面观　**B.** 近中面观　**C.** 牙根横断面（Reprinted with permission from Brown P，Herbranson E.Dental Anatomy and 3-D Tooth Atlas Version 3.0.Illinois：Quintessence，2005：Mandibular Second Molar- Rotations and Slices.）

表 1-44　下颌第二磨牙牙根数

	研究牙数	融合单根						双根		三根		四根	
		完全融合根		单根（锥形）		单根（C 形）							
		%	牙数	%	牙数	%	牙数	%	牙数	%	牙数	%	牙数
研究牙根的文献[5,36,67,79,84,91,92,101,104,110,111,118,119,176,181,408,712,770,771]	6 210	31.3	1 946	1.2	74	2.5	157	67.3	4 181	1.3	83	0.0	0

表 1-45　双根下颌第二磨牙的主根管数和根尖区根管数

近中根	牙数	单根管		多根管		根尖区单根管		根尖区多根管	
		%	牙数	%	牙数	%	牙数	%	牙数
研究主根管的文献[7,11,14,84,91,92,104,110,181,408,460,772]	2 061	18.1	374	81.9	1 687				
研究根尖区根管的文献	1 160					58.0	673	42.0	487
远中根	**牙总数**	**单根管**		**多根管**		**根尖区单根管**		**根尖区多根管**	
		%	牙数	%	牙数	%	牙数	%	牙数
研究主根管的文献[7,11,14,84,91,92,104,110,181,408,460,771]	2 061	84.6	1 743	15.4	318				
研究根尖区根管的文献	1 160					93.7	1 087	6.3	73

表 1-46 下颌第二磨牙 C 形根管			
	牙总数	C 形根管	
		%	牙数
研究 C 形根管的所有文献	7 985	20.6	1 642
研究 C 形根管的文献（非亚洲地区）[101, 104, 110, 111, 118, 119, 145, 169, 181, 770-775]	4 022	8.4	336
研究 C 形根管的文献（亚洲地区）[36, 60, 61, 57, 91, 92, 176, 776, 777]	3 963	33.0	1 306

四、变异与异常形态

由于下颌第二磨牙的融合根发生率较高，C 形根管常见（表 1-47）。Fernandes 等通过文献研究发现中国人 C 形根管发生率为 0.6%~41.3%，韩国人为 31.3%~45.5%[45]。亚洲人下颌第二磨牙的融合根发生率更高，为 51.6%；融合根的发生率最高的是上颌第二磨牙。为 60.3%[448]。

表 1-47 下颌第二磨牙变异与异常形态	
变异类型	病例数
C 形根管[38, 49, 784-790]	18
牛牙症[429, 495, 497]	18
与相邻磨牙融合[791-796]	7
三根（近中颊根、近中短小根和远中根）三根管[688, 797, 798]	6
单根单根管[572, 799]	4
四根四根管[800, 801]	2
三根（远舌根）四根管[802]	1
双生牙或融合牙[804]	1
近中根内 3 根管（近中中央根管）[730]	1
双根五根管（3 近中根管和 2 远中根管）[731, 803]	1
有 2 个不同髓室和五根管[805]	1
双根三根管（1 近中根管和 2 远中根管）[806]	1
总计	62

亚洲人 C 形根管的发生率也更高[53]。Seo 和 Park[777] 报道韩国人的 C 形根管发生率为 32.7%。缅甸人的发生率为 22.4%[92]。Manning[49] 报道白种人 C 形根管的发生率较低，为 12.7%。Weine 等[771, 772] 及 Sabala 等[22] 报道单根或 C 形根的发生率 <10%，这些研究没有进行种族的区分，但似乎非亚洲人构成了研究的主体。区分了锥形单根和 C 形根的研究数据表明，这两种双根管的发生率（分别为 8.3% 和 8.5%）几乎相同[49, 91, 92, 408, 712, 771]。

Cooke 和 Cox 首先将近、远中根在颊侧或舌侧融合而导致的牙根及根管形态的变异命名为"C 形根管"[38]。由于 Hertwig's 上皮根鞘向根端延伸，根面形成了深沟，而后根管系统呈现"C"形。根管的大小可能随患者年龄而变化。

Melton 等描述了三种类型的 C 形根管[778]，Haddad 等[775] 对其进行了补充。第Ⅰ类从髓室到根尖都为连续的 C 形根管；第Ⅱ类被称作"分号"，其中一个根管被牙本质从连续 C 形中分隔开；第Ⅲ类，C 形解剖表现为根管口成连续的 C 形，其下方为两个或多个独立的根管。虽然其它牙如上颌侧切牙、上颌第一磨牙[450, 498-501]、上颌第二磨牙[779, 780]、上颌第三磨牙[82]、下颌第一前磨牙[126, 781]、下颌第一磨牙[499, 757, 759]、下颌第三磨牙[38, 82, 782] 都可出现 C 形根管，但是关于下颌第二磨牙 C 形根管的报道更多（表 1-46），且其发生率最高[36, 38, 45, 57, 60, 61, 79, 783]，为 2%[119]~44.5%[776]。

关于下颌第二磨牙变异的报道还包括融合根或单根、单根或多根中的额外根管及双根管。

Munir 等发现在 Punjab 口腔医院就诊的 500 名患者中，牛牙症的发生率为 12%，2/3 为中度牛牙症（图 1-35），重度牛牙症的比例 <2%[807]。正如其他上下颌磨牙一样，下颌第二磨牙可能单独出现重度牛牙症，并需要牙髓治疗[808]。

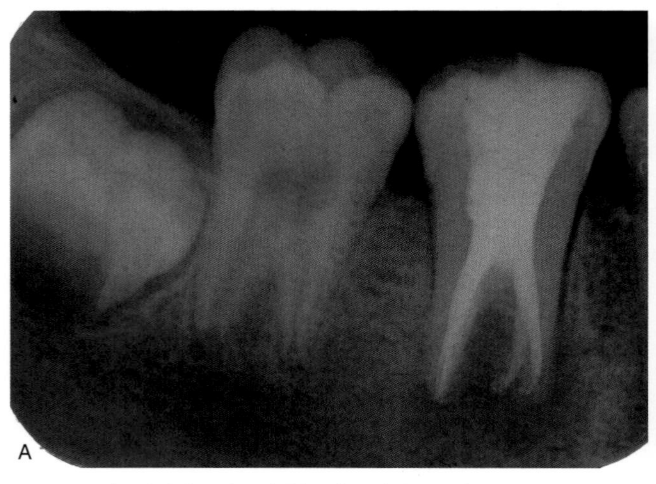

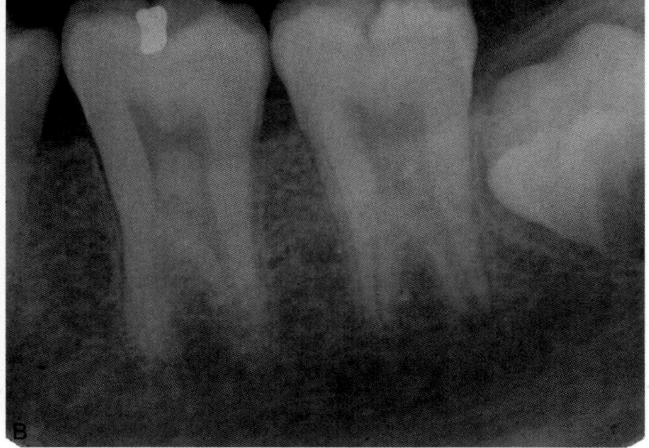

图 1-35 同一患者的双侧下颌第二磨牙中度牛牙症

A. 右侧 **B.** 左侧（Courtesy of Dr.William H.Christie，Winnipeg，MB，Canada.）

第十六节　总结

一、上颌牙

此前的数据旨在整合已有文献中关于人类牙的解剖信息。由于各研究样本来源与实验方法不尽相同，这些数据可能并不适合用于Meta分析，但仍能从中发现并总结出关于各个牙根与根管解剖的一般性关系和结论。众所周知，了解牙的正常解剖非常重要，与此同时，熟悉人类牙可能发生变异的异常形态也很重要。牙的发育从牙胚到最终发育完成都与基因息息相关，因此，每个患者的牙都是独一无二的。

整合分析所有研究的数据来看，上颌切牙与尖牙都呈单根管牙。尽管解剖外形相似，各前牙的根管类型与形态仍存在一些显著差异。从舌侧中线开髓建立通道后，研究发现上颌中切牙根管是人类牙中最粗、最直的，即使是上颌第一磨牙的腭根在根尖区也存在颊向弯曲，侧支根管及根尖分歧。尽管如此，一项研究表明，在所有牙中，切牙的双生牙和融合牙发生率最高。一些明显的发育异常包括畸形舌侧尖或牙外突、牙内陷和形成“双牙”的融合牙，这些发育异常以及其他的上颌中切牙不同于正常牙的变异在一些独立的病例报告中均被报道过。

上颌侧切牙的根管系统则较细，呈椭圆形，其根尖可能向远中和/或舌侧弯曲。双根的上颌侧切牙少见，通常是牙根表面凹陷形成根面沟而导致的，据报道发生率为4%。舌侧沟也可能发生在上颌的中切牙和尖牙，但较少见。Simon等首次报道，舌侧沟可能与牙髓和牙周病理改变相关[221]。

上颌侧切牙的变异还可以表现为牙内陷、牙外突（畸形舌侧尖）、腭龈沟、侧方融合的双根-双根管型以及更为少见的三根管型或四根管型。

上颌尖牙俗称“虎牙”，自中世纪晚期以来，尖牙在人类牙列中逐渐变小，[809]尖牙间隙也逐渐关闭。尖牙牙根的横断面为舌向缩窄的椭圆形，除非出现发育性异常如牙内陷或双生牙，否则通常为单根。牙外突或畸形尖也可发生，通常位于舌侧。在这些单根尖牙中有<5%的牙存在双根管，但通常只有一个根尖孔。与下颌尖牙相比，双根上颌尖牙较少见。

在标准牙体解剖学与专业牙髓病学文献中，上颌第一前磨牙是典型的“双尖牙”，有两个几乎等大的牙尖与牙根，因此牙根的颊舌向宽于近远中向。在上颌第一前磨牙中，单根型及双根型常见，但三根型的变异在亚洲人仅为0.6%，白种人为2.3%。不管种族及牙根的数量，80%上颌第一前磨牙为双根管系统，其他的变异如牛牙症、牙外突相对少见。

上颌第二前磨牙和第一前磨牙相似，但体积稍小，牙根及根管数目的种族差异也与上颌第一前磨牙相似。单根型超过90%，双根型为1.6%~20%，虽有三根型，但少见，常与三根的第一前磨牙同时存在。所有研究都表明，上颌第二前磨牙主要为单根管或双根管的单根牙，止于单个根尖孔的约占64%。在一些病例报道中也有牛牙症（多根尖孔的Vertucci Ⅳ-Ⅶ型）和四根管型。

近98%上颌第一磨牙有三个根，双根和单根（锥形根）少见，仅为2%。腭根的直径较大，内部根管也较粗大，根尖常向颊侧弯曲，但在根尖片上却很难发现。融合根可发生于任意两个根之间，但更易发生在上颌第二磨牙，第三磨牙最多。上颌第一磨牙中双根管的近颊根占比大于60%，C形根的发生率很低，为0.1%~0.3%。还有一些其他的变异如腭根的双根管、牛牙样磨牙（基因引起或其他），四个及以上至五个、六个、甚至七个根管的多根管磨牙。

上颌第二磨牙也多为三根牙，但只为86%。发生根融合而变为双根型的占10%，单根型占4%，四根型<1%。双腭根的发生率更小。其他的变异，包括五根管或六根管及以上、融合根和C形根管、轻中重度牛牙症。牛牙样牙不再被认为是冰河时期欧洲人的特征之一，而是一种遗传现象，与隐性遗传有关并且不与特定的种族相关连。

二、下颌牙

类似上颌牙的牙冠、牙根、根管均有变异，下颌牙列也有自己的特点。对颌牙与对侧牙的牙根及根管数目可能正常，也可能发生异常。下颌牙牙根数目和形态的遗传特点已经进化得与上颌牙弓的咬合相适应。在人类进化中，牙大小和两个牙槽突的轮廓的减小似乎比下颌骨的减小发生得更快。因此遗留下一些原始人所没有的突出的下巴和下颌。下颌牙的牙根也有一些有趣的进化特征。

下颌中切牙是典型的单根牙，切端较小，与下颌弓相适应。切牙牙根的横断面不是圆形的而通常是与上颌牙相似的椭圆形，且在近远中面有凹陷。其根管有1/5的概率表现为双根管或根分叉。尽管有双根管存在，其多根尖孔的概率也只有4%。发育异常较为少见，主要包括畸形尖或牙外突、牙内陷以及与额外牙的融合。

下颌侧切牙体积稍大，但牙根形态与中切牙仍十分相似，也存在双根管，占比相对中切牙较高，为1∶4，常止于单根尖孔（约96%）。牙根变异少见。

下颌尖牙通常，但不总是单根牙，形态上结合下颌切牙的牙根形态特点与尖牙的大小与功能相适应。在牙根的颊舌向影像中有时能看到两侧明显的发育沟。尽管单根管的发生率为90%，但谨慎起见，应当把它当做一个较宽的颊舌向双根管。在下颌尖牙的牙胚牙冠发育过程中，生长叶形成了单个长大的牙尖，但根侧的沟可能会使得根尖有两个根尖孔形成。下颌尖牙除了双根双根管型的变异，其他变异少见。

下颌第一前磨牙主要为单根牙（Vertucci Ⅰ型），双根牙的发生率为 3%，三根或三根管型的发生率 <0.2%。考虑种族因素，舌侧的额外根，即“Tome’s 根”就更常发生。初次治疗时认为只有单根管而遗漏根管，忽略根管解剖的复杂性是造成许多根管再治疗的原因。

下颌第二前磨牙的牙根形态与下颌第一前磨牙相似，主要为单根牙，但报道显示存在种族差异。主要为 Vertucci Ⅰ型即单根单根管型，双根双根管型占 0.5%，三根型 <0.1%。在单根牙中，单根管型与多根管型的比例为 9：1。

好发于前磨牙冠部的变异主要是位于牙合面近中牙外突，或牙结节。由于这种釉质突起中常内含髓角，咬合磨耗可能会导致年轻恒牙的牙髓暴露。这种发育异常常见于亚洲人，要保留此牙需要采取预防措施或进行根尖成形术。

下颌第一磨牙常为三根管的双根牙，包括两个近中根管和一个远中根管，然而也存在更复杂的数目与形态变异。即使是双根型的牙，其形态也可能大不相同，从长的、发育良好的、弯曲似牛角的牙根到短的、平行的、几乎融合的双根。正如研究表明，遗传因素在牙根形态中起重要作用，亚洲人中有 78% 的下颌第一磨牙为双根，22% 的有三根或远舌根。其他研究则表明，96% 的非亚洲人为双根，三根发生率 <4%。总体来看，双根型平均发生率为 86%，其中，近中根很特别，Vertucci Ⅰ型单根管的发生率 >3%，双根管型的发生率为 96%，三根管型的发生率约为 1%。如今随着检测技术的发展与手术显微镜和超声技术的应用，近中中央根管更常被发现。

下颌第二磨牙通常为双根牙（比例 2：3），牙根更短、相距更近、牙根表面更接近于融合状，但内部根管形态仍为磨牙样或三根型。锥形根单根管（图 1-36）和 C 形根管常见。牛牙症或牛牙样牙根和相应的髓腔形态均可偶尔发现。

表 1-48~表 1-51 总结了上下颌牙弓各个牙的牙根及根管数目的相关数据。

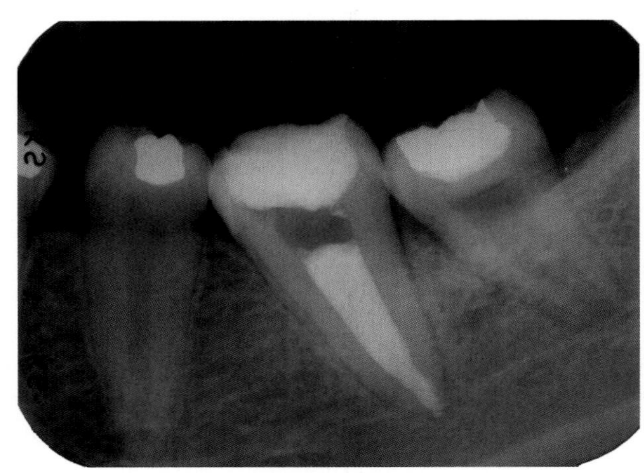

图 1-36 单根管的锥形根左侧下颌第二磨牙（Courtesy of Dr.William H.Christie，Winnipeg，MB，Canada.）

表 1-48 上颌恒牙牙根数总结表

牙位	牙根数						牙数	最常见的变异或异常形态（病例数）
	最常见	1	2	3	4	5		
中切牙	单根	100					892	牙外突（17） 双根双根管（14） 单根双根管（9） 融合牙（9）
侧切牙	单根	100					827	牙内陷（46） 牙外突（畸形舌侧尖）（16） 腭侧龈方根面沟（12） 双根双根管（10）
尖牙	单根	100					842	牙内陷（7） 单根双根管（2） 牙外突（畸形舌侧尖）（2） 双根（2）
第一前磨牙							7 628	3 根 3 根管（20） 根分叉凹陷（颊根腭侧）（3） 牙外突（2）
白种人	双根	37.0	60.8	2.3			2 647	
亚洲人和北美本土人（蒙古人）	单根	61.8	37.6	0.6			4 981	

续表

牙位	牙根数						牙数	最常见的变异或异常形态（病例数）
	最常见	1	2	3	4	5		
第二前磨牙	单根	91.5	8.4	0.2			9 033	三根三根管（13） 牙外突（2）
第一磨牙	三根（近颊根、远颊根和舌根）	0.2	2.1	97.7			2 744	三根（近颊根、远颊根和腭根）四根管（近颊根管、远颊根管和2腭侧根管）（13） 牛牙症（8） 融合根C形根管（9） 四根（近颊根、远颊根和2腭根）四根管（近颊根管、远颊根管和2腭侧根管）（8）
第二磨牙	三根（近颊根、远颊根和舌根）	4.4	9.0	85.8	0.8		2 845	四根（近颊根、远颊根和2腭侧根）四根管（近颊根管、远颊根管和2腭侧根管）（28）
第三磨牙	三根（近颊根、远颊根和舌根）	31.8	27.0	38.1	3.1	0.1	778	四根（3） C形根管（1）

表 1-49　上颌恒牙根管系统总结表

	根管数						牙数	最常见的结构异常或变异（病例数）
	最常见	1	2	3	4	其他		
中切牙 2个或更多根管	单根管	99.2	0.8				2 435	牙外突（17） 双根双根管（14） 单根双根管（9） 根管融合（9）
侧切牙 2个或更多根管	单根管	97.4	3.6				2 331	牙内陷（46） 牙外突（畸形舌侧尖）（16） 腭侧龈方根面沟（12） 双根双根管（10）
尖牙 2个或更多根管	单根管	95.3	4.7				2 615	牙内陷（7） 单根双根管（2） 牙外突（畸形舌侧尖）（2） 双根（2）
白种人	2根管	10.4	86.3	1.6		1.6	3 405	
亚洲人和北美本土人（蒙古人）	2根管	34	63.2	0.4		2.4	1 574	
第二前磨牙	单根管	51.8	46.2	0.8		2.0	4 829	三根三根管（13） 牙外突（2）
第一磨牙（三根） 2个或更多根管								三根（近颊根、远颊根和腭根）四根管（近颊根管、远颊根管和2腭侧根管）（13） 牛牙症（8） 融合根和C形根管（9） 四根（近颊根、远颊根和2腭根）四根管（近颊根管、远颊根管和2腭侧根管）（8）

续表

	根管数						牙数	最常见的结构异常或变异（病例数）
	最常见	1	2	3	4	其他		
近颊根	2 根管	40.6	59.4				14 346	
远颊根	单根管	98.8	1.2				5 758	
腭根	单根管	99.3	0.7				5 758	
第二磨牙（3 根）2 个或更多根管								四根（近颊根、远颊根和 2 腭根）四根管（近颊根管、远颊根管和 2 腭侧根管）（28）
近颊根	单根管	54.8	45.2				5 016	
远颊根	单根管	99.6	0.4				3 085	
腭根	单根管	99.8	0.2				3 035	
第三磨牙	3 根管	6	9.2	60.1	24.3	2.5	436	四根（3） C 形根管（1）

表 1-50 下颌恒牙牙根数总结表

牙位	牙根数						牙数	最常见的结构异常或变异（病例数）
	最常见	1	2	3	4	其他		
中切牙	单根	100					3 286	牙内陷（5） 牙外突（畸形舌侧尖）（4）
侧切牙	单根	100					3 266	牙内陷（4）
尖牙	单根	95.5	4.5				6 348	双根双根管（8） 双根三根管（3） 单根双根管（3）
第一前磨牙	单根	95.5	2.7	0.2			6 348	三根三根管（5） 畸形中央尖（4） 单根双根管（3） 单根三根管（3） 双根双根管（3）
第二前磨牙	单根	99.4	0.5	0.1			5 055	三根管（12） 双根双根管（10） 牙外突（6） 三根三根管（5）
第一磨牙（所有研究）	双根（近中和远中）	0.3	85.6	14.1	0.0		17 780	远中舌根（23） 双根五根管（3 近中根管和 2 远中根管）（19） 双根四根管（3 近中根管和远中根管）（10） 双根五根管（2 近中根管和 3 远中根管）（8）
白种人	双根（近中根和远中根）	0.1	96.1	3.7	0.0		7 615	
亚洲人和北美本土人（蒙古人）	双根（近中根和远中根）	0.4	77.7	21.9	0.0		10 165	

续表

牙位	牙根数						牙数	最常见的结构异常或变异（病例数）
	最常见	1	2	3	4	其他		
第二磨牙	双根（近中根和远中根）	31.3	67.3	1.3	0.0			C形根管（18） 牛牙症（18） 与相邻磨牙融合（7） 三根（近颊根、近舌根和远中根）三根管（6） 单根单根管（3）
第三磨牙	双根（近中根和远中根）	43.2%	53.5%	3.8%	0.1%	0	13 753	发生解剖变异为常态，变异度大

表 1-51　下颌恒牙根管系统的总结表

牙位	根管数						牙数	最常见的结构异常或变异（病例数）
	最常见	1	2	3	4	其他		
中切牙	单根管	81.8%	18.8%			0.2%	7 455	牙内陷（5） 牙外突（畸形舌侧尖）（4）
侧切牙	单根管	75.4%	24.6%			0.04%	7 200	牙内陷（4）
尖牙 2个或更多根管	单根管	90.5%	9.7				6 081	双根双根管（8） 双根三根管（3） 单根双根管（3）
第一前磨牙 2个或更多根管	单根管	77.3%	22.7%				8 538	三根三根管（5） 牙外突（4） 单根双根管（3） 单根三根管（3） 双根双根管（3）
第二前磨牙 2个或更多根管	单根管	91.3%	8.7%				5 521	三根管（12） 双根双根管（10） 牙外突（6） 三根三根管（5）
第一磨牙 （双根） 2个或更多根管								远中舌根（23） 双根五根管（3近中根管和2远中根管）（19） 双根四根管（3近中根管和远中根管）（10） 双根五根管（2近中根管和3远中根管）（8）
近中根	双根管	3.2%	95.6%	1.1%		0.1%	5 824	
远中根	单根管	69.3%	30.7%				5 865	
第一磨牙 （三根） 2个或更多根管								
近中根	双根管	2.2%	97.8%				724	
远颊根	单根管	98.6%	1.4%				724	
远舌根	单根管	100					732	

续表

牙位	根管数						牙数	最常见的结构异常或变异（病例数）
	最常见	1	2	3	4	其他		
第二磨牙（双根）2个或更多根管								C形根管（18） 牛牙症（18） 与相邻磨牙融合（7） 三根（近颊根、近舌根和远中根）三根管（6） 单根单根管（3）
近中根	双根管	18.1%	81.9%				2 061	
远中根	单根管	84.6%	15.4%				2 061	
第三磨牙	2~3 根管	7.0%	43.2%	37.9%	7.7%	4.1%	414	发生解剖变异为常态，变异度大

（范兵　高原 译　周学东 审校）

参考文献

1. Ingle J, Bakland L, JC B. *Ingle's Endodontics 6*. 6th ed. Hamilton: BC Decker; 2008.
2. Walton R, Torabinejad M. *Endodontics: principles and practice*. 4th ed. St. Louis, MO: Saunders/Elsevier; 2009.
3. Vertucci FJ, Haddix JE. Tooth Morphology and Access Cavity Preparation. In: Hargreaves KM, Cohen S, Berman LH, editors. *Cohen's Pathways of the Pulp*. 10th ed. St. Louis, MO: Mosby Elsevier; 2011. pp. 136–222.
4. Ash M, Nelson S. *Wheeler's Dental Anatomy, Physiology and Occlusion*. 8th ed. Philadelphia: Saunders; 2003.
5. Barrett M. The internal anatomy of the teeth with special reference to the pulp and its branches. *Dent Cosmos*. 1925;67: 581–592.
6. Brown P, Herbranson E. *Dental Anatomy & 3D Tooth Atlas Version 3.0*. 3rd ed. Illinois: Quintessence; 2005.
7. Çalişkan M, Pehlivan Y, Sepetçioğlu F, et al. Root canal morphology of human permanent teeth in a Turkish population. *J Endod*. 1995;21:200–204.
8. Hess W. *The Anatomy of the Root-Canals of the Teeth of the Permanent Dentition, Part 1*. New York: William Wood and Co; 1925.
9. Moral H. *Ueber Pulpaausgüsse*. Deutsche Monatsschrift für Zahnheilkunde; 1914.
10. Okamura T. Anatomy of the root canals. *J Am Dent Assoc*. 1927;14:632–636.
11. Sert S, Bayirli GS. Evaluation of the root canal configurations of the mandibular and maxillary permanent teeth by gender in the Turkish population. *J Endod*. 2004;30:391–398.
12. Stropko JJ. Canal morphology of maxillary molars: clinical observations of canal configurations. *J Endod*. 1999;25:446–450.
13. Taylor R. *Variations in Morphology of Teeth*. IL: Springfield; Charles C. Thomas Pub; 1978.
14. Vertucci FJ. Root canal anatomy of the human permanent teeth. *Oral Surg Oral Med Oral Pathol*. 1984;58:589–599.
15. Black G. *Descriptive Anatomy of the Teeth*. 4th ed. Philadelphia: SS White Dental Manufacturing Company; 1902.
16. Fuller J, Denehy G. *Concise Dental Anatomy and Morphology*. 2nd ed. Chicago: Year Book Medical Publishers, Inc; 1984.
17. Jordan R, Abrams L, Kraus B. *Kraus' Dental Anatomy and Occlusion*. 2nd ed. St. Louis: Mosby Year Book, Inc; 1992.
18. al Shalabi RM, Omer OE, Glennon J, Jennings M, Claffey NM. Root canal anatomy of maxillary first and second permanent molars. *Int Endod J*. 2000;33:405–414.
19. Gray R. The Maxillary First Molar. In: Bjørndal AM Skidmore AE, editors. *Anatomy and Morphology of Permanent Teeth*. Lowa City: University of Iowa College of Dentistry; 1983.
20. Pecora JD, Woelfel JB, Sousa Neto MD. Morphologic study of the maxillary molars. 1. External anatomy. *Braz Dent J*. 1991;2:45–50.
21. Ross IF, Evanchik PA. Root fusion in molars: incidence and sex linkage. *J Periodontol*. 1981;52:663–667.
22. Sabala CL, Benenati FW, Neas BR. Bilateral root or root canal aberrations in a dental school patient population. *J Endod*. 1994;20:38–42.
23. Thomas RP, Moule AJ, Bryant R. Root canal morphology of maxillary permanent first molar teeth at various ages. *Int Endod J*. 1993;26:257–267.
24. Zu-Pyn Yang S-FYGL. The root and root canal anatomy oxf maxillary molars in a Chinese population. *Dent Traumatol*. 1988;4:215–218.
25. Sempira HN, Hartwell GR. Frequency of second mesiobuccal canals in maxillary molars as determined by use of an operating microscope: a clinical study. *J Endod*. 2000;26:673–674.
26. Nosonowitz DM, Brenner MR. The major canals of the mesiobuccal root of the maxillary 1st and 2nd molars. *N Y J Dent*. 1973;43:12–15.
27. Seidberg BH, Altman M, Guttuso J, Suson M. Frequency of two mesiobuccal root canals in maxillary permanent first molars. *J Am Dent Assoc*. 1973;87:852–856.
28. Fogel HM, Peikoff MD, Christie WH. Canal configuration in the mesiobuccal root of the maxillary first molar: a clinical study. *J Endod*. 1994;20:135–137.
29. Pineda F. Roentgenographic investigation of the mesiobuccal root of the maxillary first molar. *Oral Surg Oral Med Oral Pathol*. 1973;36:253–260.
30. Neaverth EJ, Kotler LM, Kaltenbach RF. Clinical investigation (in vivo) of endodontically treated maxillary first molars. *J Endod*. 1987;13:506–512.
31. Pineda F, Kuttler Y. Mesiodistal and buccolingual roentgenographic investigation of 7, 275 root canals. *Oral Surg Oral Med Oral Pathol*. 1972;33:101–110.
32. Abella F, Patel S, Duran-Sindreu F, et al. Mandibular first molars with disto-lingual roots: review and clinical management. *Int Endod J*. 2012;45:963–978.
33. Alani A, Bishop K. Dens invaginatus. Part 1: classification, prevalence and aetiology. *Int Endod J*. 2008;41:1123–1136.
34. Carlsen O, Alexandersen V. Radix entomolaris: identification and morphology. *J Dent Res*. 1990;98:363–373.
35. Chen G, Yao H, Tong C. Investigation of the root canal configuration of mandibular first molars in a Taiwan Chinese population. *Int Endod J*. 2009;42:1044–1049.
36. Cheung LH, Low D, Cheung GSP. Root morphology—a study of the mandibular second molar of ethnic Chinese. *Ann R Australas Coll Dent Surg*. 2006;18:47–50.
37. Cho SY, Ki Y, Chu V, Lee CK. An audit of concomitant dental anomalies with maxillary talon cusps in a group of children from Hong Kong. *Prim Dent Care*. 2008;15:153–156.
38. Cooke III HG, Cox FL. C-shaped canal configurations in mandibular molars. *J Am Dent Assoc*. 1979;99:836–839.

39. Curzon ME, Curzon JA. Three-rooted mandibular molars in the Keewatin Eskimo. *J Can Dent Assoc (Tor)*. 1971;37:71–72.
40. Dankner E, Harari D, Rotstein I. Dens evaginatus of anterior teeth. Literature review and radiographic survey of 15,000 teeth. *Oral Surg Oral Med Oral Pathol Oral Radiol Endod*. 1996;81:472–475.
41. De Moor RJ, Deroose CA, Calberson FL. The radix entomolaris in mandibular first molars: an endodontic challenge. *Int Endod J* 2004;37:789–799.
42. Fan B, Cheung GS, Fan M, et al. C-shaped canal system in mandibular second molars: part I–Anatomical features. *J Endod*. 2004;30:899–903.
43. Fan B, Cheung GS, Fan M, et al. C-shaped canal system in mandibular second molars: part II–Radiographic features. *J Endod*. 2004;30:904–908.
44. Fan B, Gao Y, Fan W, Gutmann JL. Identification of a C-shaped canal system in mandibular second molars-part II: the effect of bone image superimposition and intraradicular contrast medium on radiograph interpretation. *J Endod*. 2008;34:160–165.
45. Fernandes M, de Ataide I, Wagle R. C-shaped root canal configuration: a review of literature. *J Conserv Dent*. 2014;17:312–319.
46. Hasund A, Bang G. Morphologic characteristics of the Alaskan Eskimo dentition: IV. Cusp number and groove patterns of mandibular molars. *Am J Phys Anthropol*. 1985;67:65–69.
47. Huang CC, Chang YC, Chuang MC, et al. Evaluation of root and canal systems of mandibular first molars in Taiwanese individuals using cone-beam computed tomography. *J Formos Med Assoc*. 2010;109:303–308.
48. Kato A, Ziegler A, Higuchi N, et al. Aetiology, incidence and morphology of the C-shaped root canal system and its impact on clinical endodontics. *Int Endod J*. 2014;47:1012–1033.
49. Manning SA. Root canal anatomy of mandibular second molars. Part II. C-shaped canals. *Int Endod J*. 1990;23:40–45.
50. Parolia A, Kundabala M, Thomas MS, et al. Three rooted, four canalled mandibular first molar (Radix Entomolaris). *Kathmandu Univ Med J (KUMJ)*. 2009;7:289–292.
51. Petersen PO. *The East Greenland Eskimo dentition*. Vol 129. Copenhagen: CA Reitzels Forlag; 1949.
52. Tratman E. Three rooted lower molars in man and their racial distribution. *Brit Dent J*. 1938;64:264–274.
53. Tratman E. A comparison of the teeth of people—Indo-European racial stock with the Mongoloid race stock. *Dent Rec*. 1950;70:31–53.
54. Walker RT. Root form and canal anatomy of maxillary first premolars in a southern Chinese population. *Endod Dent Traumatol*. 1987;3:130–134.
55. Walker RT. Root form and canal anatomy of mandibular first molars in a southern Chinese population. *Endod Dent Traumatol* 1988;4:19–22.
56. Walker RT. Root canal anatomy of mandibular first premolars in a southern Chinese population. *Endod Dent Traumatol*. 1988;4:226–228.
57. Wang Y, Guo J, Yang HB, et al. Incidence of C-shaped root canal systems in mandibular second molars in the native Chinese population by analysis of clinical methods. *Int J Oral Sci*. 2012;4:161–165.
58. Weine FS, Hayami S, Hata G, Toda T. Canal configuration of the mesiobuccal root of the maxillary first molar of a Japanese subpopulation. *Int Endod J*. 1999;32:79–87.
59. Yang Y, Zhang LD, Ge JP, Zhu YQ. Prevalence of 3-rooted first permanent molars among a Shanghai Chinese population. *Oral Surg Oral Med Oral Pathol Oral Radiol Endod*. 2010;110:e98–e101.
60. Yang ZP, Yang SF, Lin YC, et al. C-shaped root canals in mandibular second molars in a Chinese population. *Endod Dent Traumatol*. 1988;4:160–163.
61. Zheng Q, Zhang L, Zhou X, et al. C-shaped root canal system in mandibular second molars in a Chinese population evaluated by cone-beam computed tomography. *Int Endod J*. 2011;44:857–862.
62. Cleghorn BM, Christie WH, Dong CC. Root and root canal morphology of the human permanent maxillary first molar: a literature review. *J Endod*. 2006;32:813–821.
63. Alavi AM, Opasanon A, Ng YL, Gulabivala K. Root and canal morphology of Thai maxillary molars. *Int Endod J*. 2002;35:478–485.
64. Pomeranz HH, Fishelberg G. The secondary mesiobuccal canal of maxillary molars. *J Am Dent Assoc*. 1974;88:119–124.
65. Pecora JD, da Cruz Filho AM. Study of the incidence of radicular grooves in maxillary incisors. *Braz Dent J*. 1992;3:11–16.
66. Ogiwara I, Adachi M, Morita T. [Morphological characteristics of Japanese mandibular third molars-roots number and accessory root (author's transl)]. *Shikwa Gakuho*. 1981;81:889–898.
67. Kotoku K. [Morphological studies on the roots of Japanese mandibular second molars]. *Shikwa Gakuho*. 1985;85:43–64.
68. Yoshioka T, Villegas JC, Kobayashi C, Suda H. Radiographic evaluation of root canal multiplicity in mandibular first premolars. *J Endod*. 2004;30:73–74.
69. Loh HS. Root morphology of the maxillary first premolar in Singaporeans. *Aust Dent J*. 1998;43:399–402.
70. Singh RP, Stamps HF, Tatum RC. Endodontic considerations of a tricanaled mandibular second premolar: case report and literature review. *J Md State Dent Assoc*. 1987;30:13–16.
71. Colak H, Ozcan E, Hamidi MM. Prevalence of three-rooted mandibular permanent first molars among the Turkish population. *Niger J Clin Pract*. 2012;15:306–310.
72. Chandra SS, Chandra S, Shankar P, Indira R. Prevalence of radix entomolaris in mandibular permanent first molars: a study in a South Indian population. *Oral Surg Oral Med Oral Pathol Oral Radiol Endod* 2011;112:e77–e82.
73. Sykaras S, Economou P. Root canal morphology of the mesiobuccal root of the maxillary first molar. *Oral Res*. 1971(Abstr):2025.
74. Eskoz N, Weine FS. Canal configuration of the mesiobuccal root of the maxillary second molar. *J Endod*. 1995;21:38–42.
75. Baroudi K, Kazkaz M, Sakka S, Tarakji B. Morphology of root canals in lower human premolars. *Niger Med J*. 2012;53:206–209.
76. Atieh MA. Root and canal morphology of maxillary first premolars in a Saudi population. *J Contemp Dent Pract*. 2008;9:46–53.
77. de Deus Q, Horizonte B. Frequency, location, and direction of the lateral, secondary, and accessory canals. *J Endod*. 1975;1:361–366.
78. Weng XL, Yu SB, Zhao SL, et al. Root canal morphology of permanent maxillary teeth in the Han nationality in Chinese Guanzhong area: a new modified root canal staining technique. *J Endod*. 2009;35:651–656.
79. Walker RT. Root form and canal anatomy of mandibular second molars in a southern Chinese population. *J Endod*. 1988;14:325–329.
80. Jayasimha Raj U, Mylswamy S. Root canal morphology of maxillary second premolars in an Indian population. *J Conserv Dent*. 2010;13:148–151.
81. Wasti F, Shearer AC, Wilson NH. Root canal systems of the mandibular and maxillary first permanent molar teeth of south Asian Pakistanis. *Int Endod J*. 2001;34:263–266.
82. Sidow SJ, West LA, Liewehr FR, Loushine RJ. Root canal morphology of human maxillary and mandibular third molars. *J Endod*. 2000;26:675–678.
83. Sert S, Aslanalp V, Tanalp J. Investigation of the root canal configurations of mandibular permanent teeth in the Turkish population. *Int Endod J*. 2004;37:494–499.
84. Rocha LF, Sousa Neto MD, Fidel SR, et al. External and internal anatomy of mandibular molars. *Braz Dent J*. 1996;7:33–40.
85. Pecora JD, Sousa Neto MD, Saquy PC. Internal anatomy, direction and number of roots and size of human mandibular canines. *Braz Dent J*. 1993;4:53–57.
86. Pecora JD, Saquy PC, Sousa Neto MD, Woelfel JB. Root form and canal anatomy of maxillary first premolars. *Braz Dent J*. 1991;2:87–94.
87. Pecora J, Sousa Neto M, Saquy P, Woelfel J. In vitro study of root canal anatomy of maxillary second premolars. *Braz Dent J*. 1992;3:81–85.
88. Pecora J, Saquy P, Sousa Neto M, Woelfel J. Root form and canal anatomy of maxillary first premolars. *Braz Dent J*. 1991;2:87–94.
89. Kartal N, Ozcelik B, Cimilli H. Root canal morphology of maxillary premolars. *J Endod*. 1998;24:417–419.
90. Hasheminia M, Hashemi A. Frequency of canal configuration in maxillary first premolars and mandibular second premolars. *J Isfahan Dent School*. 2005;1:59–64.
91. Gulabivala K, Opasanon A, Ng YL, Alavi A. Root and canal morphology of Thai mandibular molars. *Int Endod J*. 2002;35:56–62.
92. Gulabivala K, Aung TH, Alavi A, Ng YL. Root and canal morphology of Burmese mandibular molars. *Int Endod J*. 2001;34:359–370.

93. Guerisoli DM, de Souza RA, de Sousa Neto MD, et al. External and internal anatomy of third molars. *Braz Dent J.* 1998;9:91–94.
94. Cheng XL, Weng YL. [Observation of the roots and root canals of 442 maxillary first premolars]. *Shanghai Kou Qiang Yi Xue.* 2008;17:525–528.
95. Uchiyama M, Anzai M, Yamamoto A, et al. Root canal system of the maxillary canine. *Okajimas Folia Anat Jpn.* 2011;87:189–193.
96. Smadi L, Khraisat A. Detection of a second mesiobuccal canal in the mesiobuccal roots of maxillary first molar teeth. *Oral Surg Oral Med Oral Pathol Oral Radiol Endod.* 2007;103:e77–e81.
97. Shahi S, Yavari HR, Rahimi S, Torkamani R. Root canal morphology of human mandibular first permanent molars in an Iranian population. *J Dent Res Dent Clin Dent Prospects.* 2008;2:20–23.
98. Sert S, Sahinkesen G, Topcu FT, et al. Root canal configurations of third molar teeth. A comparison with first and second molars in the Turkish population. *Aust Endod J.* 2011;37:109–117.
99. Rahimi S, Shahi S, Yavari HR, et al. A stereomicroscopy study of root apices of human maxillary central incisors and mandibular second premolars in an Iranian population. *J Oral Sci.* 2009;51:411–415.
100. Rahimi S, Shahi S, Yavari HR, et al. Root canal configuration of mandibular first and second premolars in an Iranian population. *J Dent Res Dent Clin Dent Prospects.* 2007;1:59–64.
101. Rahimi S, Shahi S, Lotfi M, et al. Root canal configuration and the prevalence of C-shaped canals in mandibular second molars in an Iranian population. *J Oral Sci.* 2008;50:9–13.
102. Parekh V, Shah N, Joshi H. Root canal morphology and variations of mandibular premolars by clearing technique: an in vitro study. *J Contemp Dent Pract.* 2011;12:318–321.
103. Ng'ang'a RN, Masiga MA, Maina SW. Internal root morphology of the maxillary first premolars in Kenyans of African descent. *East Afr Med J.* 2010;87:20–24.
104. Neelakantan P, Subbarao C, Subbarao CV, Ravindranath M. Root and canal morphology of mandibular second molars in an Indian population. *J Endod.* 2010;36:1319–1322.
105. Kuzekanani M, Haghani J, Nosrati H. Root and canal morphology of mandibular third molars in an Iranian population. *J Dent Res Dent Clin Dent Prospects.* 2012;6:85–88.
106. Khraisat A, Smadi L. Canal configuration in the mesio-buccal root of maxillary first molar teeth of a Jordanian population. *Aust Endod J.* 2007;33:13–17.
107. Bhuyan AC, Kataki R, Phyllei P, Gill GS. Root canal configuration of permanent maxillary first molar in Khasi population of Meghalaya: An in vitro study. *J Conserv Dent.* 2014;17:359–363.
108. Awawdeh LA, Al-Qudah AA. Root form and canal morphology of mandibular premolars in a Jordanian population. *Int Endod J.* 2008;41:240–248.
109. Awawdeh L, Abdullah H, Al-Qudah A. Root form and canal morphology of Jordanian maxillary first premolars. *J Endod.* 2008;34:956–961.
110. Al-Qudah AA, Awawdeh LA. Root and canal morphology of mandibular first and second molar teeth in a Jordanian population. *Int Endod J.* 2009;42:775–784.
111. Ahmed HA, Abu-bakr NH, Yahia NA, Ibrahim YE. Root and canal morphology of permanent mandibular molars in a Sudanese population. *Int Endod J.* 2007;40:766–771.
112. Vertucci FJ, Williams RG. Root canal anatomy of the mandibular first molar. *J N J Dent Assoc.* 1974;45:27–29.
113. Vertucci FJ, Gegauff A. Root canal morphology of the maxillary first premolar. *J Am Dent Assoc.* 1979;99:194–198.
114. Vertucci FJ. Root canal morphology of mandibular premolars. *J Am Dent Assoc.* 1978;97:47–50.
115. Vertucci FJ. The endodontic significance of the mesiobuccal root of the maxillary first molar. *US Navy Med.* 1974;63:29–31.
116. Chourasia HR, Meshram GK, Warhadpande M, Dakshindas D. Root canal morphology of mandibular first permanent molars in an Indian population. *Int J Dent.* 2012:1–6.
117. Velmurugan N, Sandhya R. Root canal morphology of mandibular first premolars in an Indian population: a laboratory study. *Int Endod J.* 2009;42:54–58.
118. Zare Jahromi M, Jafari Golestan F, Mashhadi Esmaeil M, et al. Root and canal morphology of mandibular second molar in an Iranian population by clearing method. *J Dent (Shiraz).* 2013;14:78–81.
119. Peiris R, Takahashi M, Sasaki K, Kanazawa E. Root and canal morphology of permanent mandibular molars in a Sri Lankan population. *Odontology.* 2007;95:16–23.
120. Jain A, Bahuguna R. Root canal morphology of mandibular first premolar in a gujarati population—an in vitro study. *Dent Res J (Isfahan).* 2011;8:118–122.
121. Alhadainy HA. Canal configuration of mandibular first premolars in an Egyptian population. *J Adv Res.* 2013;4:123–128.
122. Weine FS, Healey HJ, Gerstein H, Evanson L. Canal configuration in the mesiobuccal root of the maxillary first molar and its endodontic significance. *Oral Surg Oral Med Oral Pathol.* 1969;28:419–425.
123. Tamse A, Katz A, Pilo R. Furcation groove of buccal root of maxillary first premolars—a morphometric study. *J Endod.* 2000;26:359–363.
124. Lu TY, Yang SF, Pai SF. Complicated root canal morphology of mandibular first premolar in a Chinese population using the cross section method. *J Endod.* 2006;32:932–936.
125. Chaparro AJ, Segura JJ, Guerrero E, et al. Number of roots and canals in maxillary first premolars: study of an Andalusian population. *Endod Dent Traumatol.* 1999;15:65–67.
126. Baisden MK, Kulild JC, Weller RN. Root canal configuration of the mandibular first premolar. *J Endod.* 1992;18:505–508.
127. Abiodun-Solanke IM, Dosumu OO, Shaba PO, Ajayi DM. Prevalence of additional canals in maxillary first molars in a Nigerian population. J Contemp Dent. *Pract* 2008;9:81–88.
128. Goel NK, Gill KS, Taneja JR. Study of root canals configuration in mandibular first permanent molar. *J Indian Soc Pedod Prev Dent.* 1991;8:12–14.
129. Khedmat S, Assadian H, Saravani AA. Root canal morphology of the mandibular first premolars in an Iranian population using cross-sections and radiography. *J Endod.* 2010;36:214–217.
130. Bolhari B, Assadian H, Fattah T. Evaluation of the root canal morphology of the mandibular second premolars in an Iranian population. *J Dent (Tehran).* 2013;10:516–521.
131. Vaziri FB, Kasraee S, Abdolsamadi HR, et al. Root canal configuration of one-rooted mandibular canine in an Iranian population: an in vitro study. *J Dent Res Dent Clin Dent Prospects.* 2008;2:28–32.
132. Kulild JC, Peters DD. Incidence and configuration of canal systems in the mesiobuccal root of maxillary first and second molars. *J Endod.* 1990;16:311–317.
133. Peeters HH, Suardita K, Setijanto D. Prevalence of a second canal in the mesiobuccal root of permanent maxillary first molars from an Indonesian population. *J Oral Sci.* 2011;53:489–494.
134. Skidmore AE, Bjørndal AM. Root canal morphology of the human mandibular first molar. *Oral Surg Oral Med Oral Pathol.* 1971;32:778–784.
135. Carns EJ, Skidmore AE. Configurations and deviations of root canals of maxillary first premolars. *Oral Surg Oral Med Oral Pathol.* 1973;36:880–886.
136. Barker BC, Parsons KC, Mills PR, Williams GL. Anatomy of root canals. III. Permanent mandibular molars. *Aust Dent J.* 1974;19:408–413.
137. Reichart PA, Metah D. Three-rooted permanent mandibular first molars in the Thai. *Community Dent Oral Epidemiol.* 1981;9:191–192.
138. Aoki K. [Morphological studies on the roots of maxillary premolars in Japanese]. *Shikwa Gakuho.* 1990;90:181–199.
139. Gilles J, Reader A. An SEM investigation of the mesiolingual canal in human maxillary first and second molars. *Oral Surg Oral Med Oral Pathol.* 1990;70:638–643.
140. Gao ZR, Shi JN, Wang Y, Gu FY. Scanning electron microscopic investigation of maxillary lateral incisors with a radicular lingual groove. *Oral Surg Oral Med Oral Pathol.* 1989;68:462–466.
141. Somalinga Amardeep N, Raghu S, Natanasabapathy V. Root canal morphology of permanent maxillary and mandibular canines in Indian population using cone beam computed tomography. *Anat Res Int.* 2014:1–7.
142. Rouhani A, Bagherpour A, Akbari M, et al. Cone-beam computed tomography evaluation of maxillary first and second molars in Iranian population: a morphological study. *Iran Endod J.* 2014;9:190–194.
143. Eder A, Kantor M, Nell A, et al. Root canal system in the mesiobuccal root of the maxillary first molar: an in vitro comparison study of computed tomography and histology. *Dentomaxillofac Radiol.* 2006;35:175–177.
144. Reuben J, Velmurugan N, Kandaswamy D. The evaluation of root

canal morphology of the mandibular first molar in an Indian population using spiral computed tomography scan: an in vitro study. *J Endod*. 2008;34:212–215.
145. Cimilli H, Cimilli T, Mumcu G, et al. Spiral computed tomographic demonstration of C-shaped canals in mandibular second molars. *Dentomaxillofac Radiol*. 2005;34:164–167.
146. Mishra S, Mishra L, Sahoo SR. A type III dens invaginatus with unusual helical CT and histologic findings: a case report. *J Clin Diagn Res*. 2012;6:1606–1609.
147. Zhang Q, Chen H, Fan B, et al. Root and root canal morphology in maxillary second molar with fused root from a native Chinese population. *J Endod*. 2014;40:871–875.
148. Somma F, Leoni D, Plotino G, et al. Root canal morphology of the mesiobuccal root of maxillary first molars: a micro-computed tomographic analysis. *Int Endod J*. 2009;42:165–174.
149. Liu N, Li X, Liu N, et al. A micro-computed tomography study of the root canal morphology of the mandibular first premolar in a population from southwestern China. *Clin Oral Investig*. 2013;17:999–1007.
150. Li J, Li L, Pan Y. Anatomic study of the buccal root with furcation groove and associated root canal shape in maxillary first premolars by using micro-computed tomography. *J Endod*. 2013;39:265–268.
151. Gu Y, Zhang Y, Liao Z. Root and canal morphology of mandibular first premolars with radicular grooves. *Arch Oral Biol*. 2013;58:1609–1617.
152. Gu Y, Lee JK, Spangberg LS, et al. Minimum-intensity projection for in-depth morphology study of mesiobuccal root. *Oral Surg Oral Med Oral Pathol Oral Radiol Endod*. 2011;112:671–617.
153. Filpo-Perez C, Bramante CM, Villas-Boras MH, et al. Micro-computed tomographic analysis of the root canal morphology of the distal root of mandibular first molar. *J Endod*. 2015;41:231–236.
154. Fan B, Ye W, Xie E, Wu H, Gutmann JL. Three-dimensional morphological analysis of C-shaped canals in mandibular first premolars in a Chinese population. *Int Endod J*. 2012;45:1035–1041.
155. Fan B, Yang J, Gutmann JL, Fan M. Root canal systems in mandibular first premolars with C-shaped root configurations. Part I: microcomputed tomography mapping of the radicular groove and associated root canal cross-sections. *J Endod*. 2008;34:1337–1341.
156. Chen J, Li X, Su Y, et al. A micro-computed tomography study of the relationship between radicular grooves and root canal morphology in mandibular first premolars. *Clin Oral Investig*. 2014: http://www.ncbi.nlm.nih.gov/pubmed/24737101. Accessed April 16, 2014.
157. Smadi L, Khraisat A. Root canal morphology of the mesiobuccal root in maxillary first molars of a Jordanian population. *Gen Dent*. 2006;54:413–416.
158. Alacam T, Tinaz AC, Genc O, Kayaoglu G. Second mesiobuccal canal detection in maxillary first molars using microscopy and ultrasonics. *Aust Endod J*. 2008;34:106–109.
159. Yip WK. The prevalence of dens evaginatus. *Oral Surg Oral Med Oral Pathol*. 1974;38:80–87.
160. Harada Y, Tomino S, Ogawa K, et al. [Frequency of three-rooted mandibular first molars. Survey by x-ray photographs]. *Shika Kiso Igakkai Zasshi*. 1989;31:13–18.
161. al-Nazhan S. Incidence of four canals in root-canal-treated mandibular first molars in a Saudi Arabian sub-population. *Int Endod J*. 1999;32:49–52.
162. Rusmah M. Talon cusp in Malaysia. *Aust Dent J*. 1991;36:11–14.
163. Schafer E, Breuer D, Janzen S. The prevalence of three-rooted mandibular permanent first molars in a German population. *J Endod*. 2009;35:202–205.
164. Garg AK, Tewari RK, Kumar A, et al. Prevalence of three-rooted mandibular permanent first molars among the Indian Population. *J Endod*. 2010;36:1302–1306.
165. Peikoff MD, Christie WH, Fogel HM. The maxillary second molar: variations in the number of roots and canals. *Int Endod J*. 1996;29:365–369.
166. Fabra-Campos H. Unusual root anatomy of mandibular first molars. *J Endod*. 1985;11:568–572.
167. Bellizzi R, Hartwell G. Radiographic evaluation of root canal anatomy of in vivo endodontically treated maxillary premolars. *J Endod*. 1985;11:37–39.
168. Bellizzi R, Hartwell G. Clinical investigation of in vivo endodontically treated mandibular anterior teeth. *J Endod*. 1983;9:246–248.
169. Al-Fouzan KS. C-shaped root canals in mandibular second molars in a Saudi Arabian population. *Int Endod J*. 2002;35:499–504.
170. Wolcott J, Ishley D, Kennedy W, et al. Clinical investigation of second mesiobuccal canals in endodontically treated and retreated maxillary molars. *J Endod*. 2002;28:477–479.
171. Pattanshetti N, Gaidhane M, Al Kandari AM. Root and canal morphology of the mesiobuccal and distal roots of permanent first molars in a Kuwait population-a clinical study. *Int Endod J*. 2008;41:755–762.
172. Hartwell G, Appelstein CM, Lyons WW, Guzek ME. The incidence of four canals in maxillary first molars: a clinical determination. *J Am Dent Assoc*. 2007;138:1344–1346.
173. Yang B, Lu Q, Bai QX, et al. [Evaluation of the prevalence of the maxillary molars with two palatal roots by cone-beam CT]. *Zhonghua Kou Qiang Yi Xue Za Zhi*. 2013;48:359–362.
174. Zheng QH, Wang Y, Zhou XD, et al. A cone-beam computed tomography study of maxillary first permanent molar root and canal morphology in a Chinese population. *J Endod*. 2010;36:1480–1484.
175. Zhang R, Yang H, Yu X, et al. Use of CBCT to identify the morphology of maxillary permanent molar teeth in a Chinese subpopulation. *Int Endod J*. 2011;44:162–169.
176. Zhang R, Wang H, Tian YY, et al. Use of cone-beam computed tomography to evaluate root and canal morphology of mandibular molars in Chinese individuals. *Int Endod J*. 2011;44:990–999.
177. Yu X, Guo B, Li KZ, et al. Cone-beam computed tomography study of root and canal morphology of mandibular premolars in a western Chinese population. *BMC Med Imaging* 2012;12:18.
178. Yang H, Tian C, Li G, et al. A cone-beam computed tomography study of the root canal morphology of mandibular first premolars and the location of root canal orifices and apical foramina in a Chinese subpopulation. *J Endod*. 2013;39:435–438.
179. Tu MG, Huang HL, Hsue SS, et al. Detection of permanent three-rooted mandibular first molars by cone-beam computed tomography imaging in Taiwanese individuals. *J Endod*. 2009;35:503–507.
180. Tian YY, Guo B, Zhang R, et al. Root and canal morphology of maxillary first premolars in a Chinese subpopulation evaluated using cone-beam computed tomography. *Int Endod J*. 2012;45:996–1003.
181. Silva EJ, Nejaim Y, Silva AV, et al. Evaluation of root canal configuration of mandibular molars in a Brazilian population by using cone-beam computed tomography: an in vivo study. *J Endod*. 2013;39:849–852.
182. Silva EJ, Nejaim Y, Silva AI, et al. Evaluation of root canal configuration of maxillary molars in a Brazilian population using cone-beam computed tomographic imaging: an in vivo study. *J Endod*. 2014;40:173–176.
183. Reis AG, Grazziotin-Soares R, Barletta FB, et al. Second canal in mesiobuccal root of maxillary molars is correlated with root third and patient age: a cone-beam computed tomographic study. *J Endod*. 2013;39:588–592.
184. Plotino G, Tocci L, Grande NM, et al. Symmetry of root and root canal morphology of maxillary and mandibular molars in a white population: a cone-beam computed tomography study in vivo. *J Endod*. 2013;39:1545–1548.
185. Ok E, Altunsoy M, Nur BG, et al. A cone-beam computed tomography study of root canal morphology of maxillary and mandibular premolars in a Turkish population. *Acta Odontol Scand*. 2014;72:701–706.
186. Liu J, Luo J, Dou L, Yang D. CBCT study of root and canal morphology of permanent mandibular incisors in a Chinese population. *Acta Odontol Scand*. 2014;72:26–30.
187. Lin Z, Hu Q, Wang T, et al. Use of CBCT to investigate the root canal morphology of mandibular incisors. *Surg Radiol Anat*. 2014;36:877–882.
188. Lee JH, Kim KD, Lee JK, et al. Mesiobuccal root canal anatomy of Korean maxillary first and second molars by cone-beam computed tomography. *Oral Surg Oral Med Oral Pathol Oral Radiol Endod*. 2011;111:785–791.
189. Kim Y, Lee SJ, Woo J. Morphology of maxillary first and second molars analyzed by cone-beam computed tomography in a korean population: variations in the number of roots and canals and the incidence of fusion. *J Endod*. 2012;38:1063–1018.
190. Kim SY, Kim BS, Woo J, Kim Y. Morphology of mandibular

first molars analyzed by cone-beam computed tomography in a Korean population: variations in the number of roots and canals. *J Endod*. 2013;39:1516–1521.
191. Jang JK, Peters OA, Lee W, et al. Incidence of three roots and/or four root canals in the permanent mandibular first molars in a Korean sub-population. *Clin Oral Investig*. 2013;17:105–111.
192. Han X, Yang H, Li G, et al. A study of the distobuccal root canal orifice of the maxillary second molars in Chinese individuals evaluated by cone-beam computed tomography. *J Appl Oral Sci*. 2012;20:563–567.
193. Guo J, Vahidnia A, Sedghizadeh P, Enciso R. Evaluation of root and canal morphology of maxillary permanent first molars in a North American population by cone-beam computed tomography. *J Endod*. 2014;40:635–639.
194. Altunsoy M, Ok E, Nur BG, et al. A cone-beam computed tomography study of the root canal morphology of anterior teeth in a Turkish population. *Eur J Dent*. 2014;8:302–306.
195. Tomar D, Dhingra A, Tomer A, et al. Endodontic management of mandibular third molar with three mesial roots using spiral computed tomography scan as a diagnostic aid: a case report. *Oral Surg Oral Med Oral Pathol Oral Radiol*. 2013;115:e6-e10.
196. Nayak BG, Singh I. Using spiral computed tomography for endodontic management of a mandibular first molar with a middle mesial canal: a case report. *Gen Dent*. 2013;61:43–46.
197. Buhrley LJ, Barrows MJ, BeGole EA, Wenckus CS. Effect of magnification on locating the MB2 canal in maxillary molars. *J Endod*. 2002;28:324–327.
198. Abuabara A, Baratto-Filho F, Aguiar Anele J, et al. Efficacy of clinical and radiological methods to identify second mesiobuccal canals in maxillary first molars. *Acta Odontol Scand*. 2013;71:205–209.
199. Venskutonis T, Plotino G, Juodzbalys G, Mickeviciene L. The importance of cone-beam computed tomography in the management of endodontic problems: a review of the literature. *J Endod*. 2014;40:1895–1901.
200. Szabo BT, Pataky L, Mikusi R, et al. Comparative evaluation of cone-beam CT equipment with micro-CT in the visualization of root canal system. *Ann Ist Super Sanita*. 2012;48:49–52.
201. Neelakantan P, Subbarao C, Subbarao CV. Comparative evaluation of modified canal staining and clearing technique, cone-beam computed tomography, peripheral quantitative computed tomography, spiral computed tomography, and plain and contrast medium-enhanced digital radiography in studying root canal morphology. *J Endod*. 2010;36:1547–1551.
202. Matherne RP, Angelopoulos C, Kulild JC, Tira D. Use of cone-beam computed tomography to identify root canal systems in vitro. *J Endod*. 2008;34:87–89.
203. Lee K-W, Kim Y, Perinpanayagam H, et al. Comparison of alternative image reformatting techniques in micro–computed tomography and tooth clearing for detailed canal morphology. *J Endod*. 2014;40:417–422.
204. Hauge Matzen L, Christensen J, Hintze H, et al. Diagnostic accuracy of panoramic radiography, stereo-scanography and cone beam CT for assessment of mandibular third molars before surgery. *Acta Odontol Scand*. 2013;71:1391–1398.
205. de Toubes KM, Cortes MI, Valadares MA, et al. Comparative analysis of accessory mesial canal identification in mandibular first molars by using four different diagnostic methods. *J Endod*. 2012;38:436–441.
206. Blattner TC, George N, Lee CC, et al. Efficacy of cone-beam computed tomography as a modality to accurately identify the presence of second mesiobuccal canals in maxillary first and second molars: a pilot study. *J Endod*. 2010;36:867–870.
207. Baratto Filho F, Zaitter S, Haragushiku GA, et al. Analysis of the internal anatomy of maxillary first molars by using different methods. *J Endod*. 2009;35:337–342.
208. Vertucci FJ. Root canal morphology and its relationship to endodontic procedures. *Endod Topics*. 2005;10:3–29.
209. Zolty G. The prevalence and significance of sealing accessory and lateral canals: a literature review. *SADJ* 2001;56:417–424.
210. Schilder H. Cleaning and shaping the root canal. *Dent Clin North Am*. 1974;18:269–296.
211. Ong G, Neo J. A survey of approximal root concavities in an ethnic Chinese population. *Arch Oral Biol*. 1990;35:925–928.
212. Altman M, Guttuso J, Seidberg BH, Langeland K. Apical root canal anatomy of human maxillary central incisors. *Oral Surg Oral Med Oral Pathol*. 1970;30:694–699.
213. Green D. A stereomicroscopic study of the root apices of 400 maxillary and mandibular anterior teeth. *Oral Surg Oral Med Oral Pathol*. 1956;9:1224–1232.
214. Mizutani T, Ohno N, Nakamura H. Anatomical study of the root apex in the maxillary anterior teeth. *J Endod*. 1992;18:344–347.
215. Kasahara E, Yasuda E, Yamamoto A, Anzai M. Root canal system of the maxillary central incisor. *J Endod*. 1990;16:158–161.
216. Hsu JW, Tsai PL, Hsiao TH, et al. Ethnic dental analysis of shovel and Carabelli's traits in a Chinese population. *Aust Dent J*. 1999;44:40–45.
217. Carbonell V. Variations in the frequency of shovel-shaped incisors in different populations. In: Brothwell D, ed. *Dental Anthropology*. Vol V. Oxford: Pergamon Press; 1963. pp. 211–234.
218. Dahlberg A. The changing dentition of man. *J Am Dent Assoc*. 1945;32:676–690.
219. Dahlberg A. Analysis of the American Indian dentition. In: Brothwell D, ed. *Dental Anthropology*. Vol V. Oxford: Pergamon Press; 1963; pp. 149–177.
220. Nelson CT. The teeth of the Indians of pecos pueblo. *Am J Phys Anthropol*. 1938;23:261–293.
221. Simon JH, Glick DH, Frank AL. Predictable endodontic and periodontic failures as a result of radicular anomalies. *Oral Surg Oral Med Oral Pathol*. 1971;31:823–826.
222. Hamasha AA, Al-Khateeb T. Prevalence of fused and geminated teeth in Jordanian adults. *Quint Int*. 2004;35:556–559.
223. al-Nazhan S. Two root canals in a maxillary central incisor with enamel hypoplasia. *J Endod*. 1991;17:469–471.
224. Cimilli H, Kartal N. Endodontic treatment of unusual central incisors. *J Endod*. 2002;28:480–481.
225. Kim E, Jou YT. A supernumerary tooth fused to the facial surface of a maxillary permanent central incisor: case report. *J Endod*. 2000;26:45–48.
226. Michanowicz AE, Michanowicz JP, Ardila J, Posada A. Apical surgery on a two-rooted maxillary central incisor. *J Endod*. 1990;16:454–455.
227. Mehlman ES. Management of a totally fused central and lateral incisor with internal resorption perforating the lateral aspect of the root. *J Endod*. 1978;4:189–191.
228. Cullen CL, Pangrazio-Kulbersh V. Bilateral gemination with talon cusp: report of case. *J Am Dent Assoc*. 1985;111:58–59.
229. Hattab FN, Hazza'a AM. An unusual case of talon cusp on geminated tooth. *J Can Dent Assoc*. 2001;67:263–266.
230. Ferraz JA, de Carvalho Junior JR, Saquy PC, et al. Dental anomaly: dens evaginatus (talon cusp). *Braz Dent J*. 2001;12:132–134.
231. de Sousa SM, Tavano SM, Bramante CM. Unusual case of bilateral talon cusp associated with dens invaginatus. *Int Endod J*. 1999;32:494–498.
232. Bolan M, Gerent Petry Nunes AC, de Carvalho Rocha MJ, De Luca Canto G. Talon cusp: report of a case. *Quint Int*. 2006;37:509–514.
233. Todd H. Maxillary right central incisor with two root canals. *J Endod*. 1976;2:227.
234. Reid JS, Saunders WP, MacDonald DG. Maxillary permanent incisors with two root canals: a report of two cases. *Int Endod J*. 1993;26:246–250.
235. Beltes P. Endodontic treatment in three cases of dens invaginatus. *J Endod*. 1997;23:399–402.
236. Gonzalez-Plata RR, Gonzalez-Plata EW. Conventional and surgical treatment of a two-rooted maxillary central incisor. *J Endod*. 2003;29:422–424.
237. Heling B. A two-rooted maxillary central incisor. *Oral Surg Oral Med Oral Pathol*. 1977;43:649.
238. Patterson JM. Bifurcated root of upper central incisor. *Oral Surg Oral Med Oral Pathol*. 1970;29:222.
239. Lambruschini GM, Camps J. A two-rooted maxillary central incisor with a normal clinical crown. *J Endod*. 1993;19:95–96.
240. Genovese FR, Marsico EM. Maxillary central incisor with two roots: a case report. *J Endod*. 2003;29:220–221.
241. Lin WC, Yang SF, Pai SF. Nonsurgical endodontic treatment of a two-rooted maxillary central incisor. *J Endod*. 2006;32:478–481.
242. Hosomi T, Yoshikawa M, Yaoi M, et al. A maxillary central incisor having two root canals geminated with a supernumerary tooth. *J Endod*. 1989;15:161–163.
243. Lorena SC, Oliveira DT, Odellt EW. Multiple dental anomalies

in the maxillary incisor region. *J Oral Sci* 2003;45:47–50.
244. McNamara CM, Garvey MT, Winter GB. Root abnormalities, talon cusps, dentes invaginati with reduced alveolar bone levels: case report. *Int J Paediatr Dent.* 1998;8:41–45.
245. Gosselin ML, Doyle T, MacLellan J, Anderson RD, Dyment H. A talon cusp mistaken for a mesiodens: case report. *J Can Dent Assoc.* 2012;78:c6.
246. Peker I, Alkurt MT. Talon cusp: a case series. *Gen Dent.* 2009;57:524–527.
247. Maroto M, Barberia E, Arenas M, Lucavechi T. Displacement and pulpal involvement of a maxillary incisor associated with a talon cusp: report of a case. *Dent Traumatol.* 2006;22:160–164.
248. Glavina D, Skrinjaric T. Labial talon cusp on maxillary central incisors: a rare developmental dental anomaly. *Coll Antropol.* 2005;29:227–231.
249. Patil R, Singh S, Subba Reddy VV. Labial talon cusp on permanent central incisor: a case report. *J Indian Soc Pedod Prev Dent.* 2004;22:30–32.
250. Sumer AP, Zengin AZ. An unusual presentation of talon cusp: a case report. *Br Dent J.* 2005;199:429–430.
251. Soares AB, de Araujo JJ, de Sousa SM, Veronezi MC. Bilateral talon cusp: case report. *Quint Int.* 2001;32:283–286.
252. McKaig SJ, Shaw L. Dens evaginatus on the labial surface of a central incisor: a case report. *Dent Update.* 2001;28:210–212.
253. Vasudev SK, Goel BR. Endodontic management of dens evaginatus of maxillary central incisors: a rare case report. *J Endod.* 2005;31:67–70.
254. Ragno JR, Jr. Dens evaginatus of a central incisor in a black American female. *Gen Dent.* 1986;34:372–373.
255. Shey Z, Eytel R. Clinical management of an unusual case of dens evaginatus in a maxillary central incisor. *J Am Dent Assoc.* 1983;106:346–348.
256. Shashikiran ND, Babaji P, Reddy VV. Double facial and a lingual trace talon cusps: A case report. *J Indian Soc Pedod Prev Dent.* 2005;23:89–91.
257. Garlapati R, Venigalla BS, Chintamani R, Thumu J. Re-treatment of a two-rooted maxillary central incisor—a case report. *J Clin Diagn Res.* 2014;8:253–255.
258. Maghsoudlou A, Jafarzadeh H, Forghani M. Endodontic treatment of a maxillary central incisor with two roots. *J Contemp Dent Pract.* 2013;14:345–347.
259. Ghoddusi J, Zarei M, Vatanpour M. Endodontic treatment of maxillary central incisor with two roots. A case report. *N Y State Dent J.* 2007;73:46–47.
260. Benenati FW. Endodontic treatment of a maxillary central incisor with two separate roots: case report. *Gen Dent.* 2006;54:265–266.
261. Sponchiado EC, Jr, Ismail HA, Braga MR, et al. Maxillary central incisor with two root canals: a case report. *J Endod.* 2006;32:1002–1004.
262. Rao Genovese F, Marsico EM. Maxillary central incisor with two roots: a case report. *J Endod.* 2003;29:220–221.
263. Sinai IH, Lustbader S. A dual-rooted maxillary central incisor. *J Endod.* 1984;10:105–106.
264. Mader CL, Konzelman JL. Double-rooted maxillary central incisor. *Oral Surg Oral Med Oral Pathol.* 1980;50:99.
265. Kavitha M, Gokul K, Ramaprabha B, Lakshmi A. Bilateral presence of two root canals in maxillary central incisors: A rare case study. *Contemp Clin Dent.* 2014;5:282–286.
266. Liji MP, Chandrababu K, Kumar MR, Jayashree S. Type II canal configuration and Type I Dens invaginatus. *J Conserv Dent.* 2014;17:382–384.
267. Jain S, Narang P, Sharma R, Agarwal V. The aesthetic management of a 180 degree rotated maxillary central incisor with two root canals—a case report. *J Clin Diagn Res.* 2013;7:968–969.
268. Krishnamurti A, Velmurugan N, Nandini S. Management of single-rooted maxillary central incisor with two canals: a case report. *Iran Endod J.* 2012;7:36–39.
269. Calvert G. Maxillary central incisor with Type V canal morphology: Case report and literature review. *J Endod.* 2014;40:1684–1687.
270. Cabo-Valle M, González-González JM. Maxillary central incisor with two root canals: an unusual presentation. *J Oral Rehabil* 2001;28:797–798.
271. Gautam G, Kumari VS, Jayashankar CM, Hadge P, Garg G. Interdisciplinary management of dental anomalies: fusion and supernumerary teeth. *Orthodontics (Chic.)* 2011;12:140–147.
272. Ozalp SO, Tuncer BB, Tulunoglu O, Akkaya S. Endodontic and orthodontic treatment of fused maxillary central incisors: a case report. *Dent Traumatol.* 2008;24:e34-e37.
273. Karacay S, Guven G, Koymen R. Management of a fused central incisor in association with a macrodont lateral incisor: a case report. *Pediatr Dent.* 2006;28:336–340.
274. Blank BS, Ogg RR, Levy AR. A fused central incisor. Periodontal considerations in comprehensive treatment. *J Periodontol.* 1985;56:21–24.
275. Atasu M, Cimilli H. Fusion of the permanent maxillary right incisor to a supernumerary tooth in association with a gemination of permanent maxillary left central incisor: a dental, genetic and dermatoglyphic study. *J Clin Pediatr Dent.* 2000;24:329–333.
276. Trebilcock CE, Mealey BL, Dickson SS. Multidisciplinary restoration of fused maxillary incisors: a case report. *Pract Periodont Aesthet Dent.* 1995;7:47–53; quiz 54.
277. Braun A, Appel T, Frentzen M. Endodontic and surgical treatment of a geminated maxillary incisor. *Int Endod J.* 2003;36:380–386.
278. Chipashvili N, Vadachkoria D, Beshkenadze E. Gemination or fusion?—challenge for dental practitioners (case study). *Georgian Med News.* 2011:28–33.
279. Silva ESPA, de Almeida BV, Tartari T, et al. A clinical report of Type III dens invaginatus: relevant aspects of a combined therapeutic approach. *Gen Dent.* 2013;61:56–59.
280. Ozbas H, Subay RK, Ordulu M. Surgical retreatment of an invaginated maxillary central incisor following overfilled endodontic treatment: a case report. *Eur J Dent.* 2010;4:324–358.
281. Fregnani ER, Spinola LF, Sonego JR, et al. Complex endodontic treatment of an immature type III dens invaginatus. A case report. *Int Endod J.* 2008;41:913–919.
282. Hasegawa Y, Terada K, Kageyama I, et al. Influence of shovel-shaped incisors on the dental arch crowding in Mongolian females. *Okajimas Folia Anat Jpn.* 2009;86:67–72.
283. Acs G, Pokala P, Cozzi E. Shovel incisors, three-rooted molars, talon cusp, and supernumerary tooth in one patient. *Pediatr Dent.* 1992;14:263–264.
284. Hanihara K, Masuda T, Tanaka T. Family studies of shovel trait in maxillary central incisor. *J Anthropol Soc Nip.* 1975;83:107–112.
285. Cengiz SB, Korasli D, Ziraman F, Orhan K. Non-surgical root canal treatment of Dens invaginatus: reports of three cases. *Int Dent J.* 2006;56:17–21.
286. Sheikh-Nezami M, Mokhber N. Endodontic treatment of a maxillary central incisor with three root canals. *J Oral Sci.* 2007;49:245–247.
287. de Almeida-Gomes F, Maniglia Ferreira C, Vitoriano M, et al. A maxillary central incisor with four root canals. *Eur J Gen Dent.* 2012;1:201–203.
288. Sharma S, Grover S, Sharma V, et al. Endodontic and esthetic management of a dilacerated maxillary central incisor having two root canals using cone beam computed tomography as a diagnostic aid. *Case Rep Dent.* 2014;2014:861942.
289. Gondim Jr E, Setzer F, Zingg P, Karabucak B. A maxillary central incisor with three root canals: a case report. *J Endod.* 2009;35:1445–1447.
290. Danesh G, Schrijnemakers T, Lippold C, Schafer E. A fused maxillary central incisor with dens evaginatus as a talon cusp. *Angle Orthod.* 2007;77:176–180.
291. Kuvvetli SS, Seymen F, Gencay K. Management of an unerupted dilacerated maxillary central incisor: a case report. *Dent Traumatol.* 2007;23:257–261.
292. Cubukcu CE, Sonmez A, Gultekin V. Labial and palatal talon cusps on geminated tooth associated with dental root shape abnormality: a case report. *J Clin Pediatr Dent.* 2006;31:21–24.
293. Askenas BG, Fry HR, Davis JW. Cervical enamel projection with gingival fenestration in a maxillary central incisor: report of a case. *Quint Int.* 1992;23:103–107.
294. Hatton JF, Ferrillo PJ, Jr. Successful treatment of a two-canaled maxillary lateral incisor. *J Endod.* 1989;15:216–218.
295. Sykaras SN. A two-rooted maxillary lateral incisor. *Oral Surg Oral Med Oral Pathol.* 1972;34:349.
296. Wei PC, Geivelis M, Chan CP, Ju YR. Successful treatment of pulpal-periodontal combined lesion in a birooted maxillary lateral incisor with concomitant palato-radicular groove. A case report. *J Periodontol.* 1999;70:1540–1546.

297. Collins IJ. Maxillary lateral incisor with two roots. *Aust Endod J.* 2001;27:37–38.
298. Bjørndal AM, Skidmore AE. Anatomy and Morphology of Permanent Teeth. *Iowa City: University of Iowa College of Dentistry*; 1983.
299. Baratto-Filho F, Leonardi DP, Crozeta BM, et al. The challenges of treating a fused tooth. *Braz Dent J.* 2012;23:256–262.
300. Gandhi A, Yadav P, Gandhi T. Endodontic-periodontal management of a maxillary lateral incisor with an associated radicular lingual groove and severe periapical osseous destruction—a case report. *J Ir Dent Assoc.* 2012;58:95–100.
301. Rajput A, Talwar S, Chaudhary S, Khetarpal A. Successful management of pulpo-periodontal lesion in maxillary lateral incisor with palatogingival groove using CBCT scan. *Indian J Dent Res.* 2012;23:415–418.
302. Attam K, Tiwary R, Talwar S, Lamba AK. Palatogingival groove: endodontic-periodontal management—case report. *J Endod.* 2010;36:1717–1720.
303. Hans MK, Srinivas RS, Shetty SB. Management of lateral incisor with palatal radicular groove. *Indian J Dent Res.* 2010;21:306–308.
304. Ballal NV, Jothi V, Bhat KS, Bhat KM. Salvaging a tooth with a deep palatogingival groove: an endo-perio treatment—a case report. *Int Endod J.* 2007;40:808–817.
305. Al-Hezaimi K, Naghshbandi J, Simon JH, et al. Successful treatment of a radicular groove by intentional replantation and Emdogain therapy. *Dent Traumatol.* 2004;20:226–228.
306. Schafer E, Cankay R, Ott K. Malformations in maxillary incisors: case report of radicular palatal groove. *Endod Dent Traumatol.* 2000;16:132–137.
307. Estrela C, Pereira HL, Pecora JD. Radicular grooves in maxillary lateral incisor: case report. *Braz Dent J.* 1995;6:143–146.
308. Mayne JR, Martin IG. The palatal radicular groove. Two case reports. *Aust Dent J.* 1990;35:277–281.
309. Peikoff MD, Trott JR. An endodontic failure caused by an unusual anatomical anomaly. *J Endod.* 1977;3:356–359.
310. Greenfeld RS, Cambruzzi JV. Complexities of endodontic treatment of maxillary lateral incisors with anomalous root formation. *Oral Surg Oral Med Oral Pathol.* 1986;62:82–88.
311. Peikoff MD, Perry JB, Chapnick LA. Endodontic failure attributable to a complex radicular lingual groove. *J Endod.* 1985;11:573–577.
312. da Silva Neto UX, Hirai VH, Papalexiou V, et al. Combined endodontic therapy and surgery in the treatment of dens invaginatus Type 3: case report. *J Can Dent Assoc.* 2005;71:855–858.
313. Steffen H, Splieth C. Conventional treatment of dens invaginatus in maxillary lateral incisor with sinus tract: one year follow-up. *J Endod.* 2005;31:130–133.
314. Jung M. Endodontic treatment of dens invaginatus type III with three root canals and open apical foramen. *Int Endod J.* 2004;37:205–213.
315. Boveda C, Fajardo M, Millan B. Root canal treatment of an invaginated maxillary lateral incisor with a C-shaped canal. *Quint Int.* 1999;30:707–711.
316. Froner IC, Rocha LF, da Costa WF, et al. Complex treatment of dens invaginatus type III in maxillary lateral incisor. *Endod Dent Traumatol.* 1999;15:88–90.
317. Yeh SC, Lin YT, Lu SY. Dens invaginatus in the maxillary lateral incisor: treatment of 3 cases. *Oral Surg Oral Med Oral Pathol Oral Radiol Endod.* 1999;87:628–631.
318. Chen YH, Tseng CC, Harn WM. Dens invaginatus. Review of formation and morphology with 2 case reports. *Oral Surg Oral Med Oral Pathol Oral Radiol Endod.* 1998;86:347–352.
319. Pitt Ford HE. Peri-radicular inflammation related to dens invaginatus treated without damaging the dental pulp: a case report. *Int J Paediatr Dent.* 1998;8:283–286.
320. Sauveur G, Roth F, Sobel M, Boucher Y. Surgical treatment of a periradicular lesion on an invaginated maxillary lateral incisor (dens in dente). *Int Endod J.* 1997;30:145–149.
321. Ikeda H, Yoshioka T, Suda H. Importance of clinical examination and diagnosis. A case of dens invaginatus. *Oral Surg Oral Med Oral Pathol Oral Radiol Endod.* 1995;79:88–91.
322. Benenati FW. Complex treatment of a maxillary lateral incisor with dens invaginatus and associated aberrant morphology. *J Endod.* 1994;20:180–182.
323. Nik-Hussein NN. Dens invaginatus: complications and treatment of non-vital infected tooth. *J Clin Pediatr Dent.* 1994;18:303–306.
324. Creaven J. Dens invaginatus-type malformation without pulpal involvement. *J Endod.* 1975;1:79–80.
325. Zillich RM, Ash JL, Corcoran JF. Maxillary lateral incisor with two roots and dens formation: a case report. *J Endod.* 1983;9:143–144.
326. Tulunoglu O, Cankala DU, Ozdemir RC. Talon's cusp: report of four unusual cases. *J Indian Soc Pedod Prev Dent.* 2007;25:52–55.
327. Dash JK, Sahoo PK, Das SN. Talon cusp associated with other dental anomalies: a case report. *Int J Paediatr Dent.* 2004;14:295–300.
328. Hattab FN, Yassin OM, al-Nimri KS. Talon cusp in permanent dentition associated with other dental anomalies: review of literature and reports of seven cases. *ASDC J Dent Child.* 1996;63:368–376.
329. Meon R. Talon cusp in two siblings. *N Z Dent J.* 1990;86:42–44.
330. Khraisat A, Taha ST, Jung RE, et al. Prevalence, association, and sexual dimorphism of Carabelli's molar and shovel incisor traits amongst Jordanian population. *Odonto-stomatologie tropicale (Tropic Dent J).* 2007;30:17–21.
331. Muppa R, Nallanchakrava HS, Mettu S, et al. Type III B dens invaginatus: Diagnostic and clinical considerations using 128-slice computed tomography. *J Indian Soc Pedod Prev Dent.* 2014;32:342–345.
332. Falcao Lde S, de Freitas PS, Marreiro Rde O, Garrido AD. Management of dens invaginatus type III with large periradicular lesion. *J Contemp Dent Pract.* 2012;13:119–124.
333. Riley R, Dryden J. Case report: Uncommon maxillary lateral incisor with a type 3 invagination and C-shaped root canal system. *Compend Contin Educ Dent.* 2012;33:e91–e93.
334. Demartis P, Dessi C, Cotti M, Cotti E. Endodontic treatment and hypotheses on an unusual case of dens invaginatus. *J Endod.* 2009;35:417–421.
335. Hegde MN, Shetty A, Sagar R. Management of a Type III dens invaginatus using a combination surgical and non-surgical endodontic therapy: a case report. *J Contemp Dent Pract.* 2009;10:E81-E87.
336. Ozcakir Tomruk C, Tanalp J, Yurdaguven H, Ersev H. Endodontic and surgical management of a maxillary lateral incisor with type III dens invaginatus: a 12-month follow-up. *Oral Surg Oral Med Oral Pathol Oral Radiol Endod.* 2008;106:e84-e87.
337. Gound TG, Maixner D. Nonsurgical management of a dilacerated maxillary lateral incisor with type III dens invaginatus: a case report. *J Endod.* 2004;30:448–451.
338. Nallapati S. Clinical management of a maxillary lateral incisor with vital pulp and type 3 dens invaginatus: a case report. *J Endod.* 2004;30:726–731.
339. Tsurumachi T. Endodontic treatment of an invaginated maxillary lateral incisor with a periradicular lesion and a healthy pulp. *Int Endod J.* 2004;37:717–723.
340. Walvekar SV, Behbehani JM. Three root canals and dens formation in a maxillary lateral incisor: a case report. *J Endod.* 1997;23:185–186.
341. Kulild JC, Weller RN. Treatment considerations in dens invaginatus. *J Endod.* 1989;15:381–384.
342. Suchina JA, Ludington JR, Jr, Madden RM. Dens invaginatus of a maxillary lateral incisor: endodontic treatment. *Oral Surg Oral Med Oral Pathol.* 1989;68:467–471.
343. Lee MH, Ha JH, Jin MU, et al. Endodontic treatment of maxillary lateral incisors with anatomical variations. *Restor Dent Endod.* 2013;38:253–257.
344. Mohan AG, Rajesh EA, George L, Sujathan, Josy SA. Maxillary lateral incisors with two canals and two separate curved roots. *Contemp Clin Dent.* 2012;3:519–521.
345. Singh Matta M Two rooted maxillary lateral incisor: a case report. *Iran Endod J.* 2012;7:215–218.
346. Ravindranath M, Neelakantan P, Subba Rao CV. Maxillary lateral incisor with two roots: a case report. *Gen Dent.* 2011;59:68–69.
347. Low D, Chan AW. Unusual maxillary lateral incisors: case reports. *Aust Endod J.* 2004;30:15–19.
348. Pecora J, Santana S. Maxillary lateral incisor with two roots—case report. *Braz Dent J.* 1991;2:151–153.
349. Yoshikawa M, Hosomi T, Sakiyama Y, Toda T. Endodontic therapy for a permanent maxillary lateral incisor having two roots. *J Osaka Dent Univ.* 1987;21:87–91.
350. Fayazi S, Bayat-Movahed S, White SN. Rapid endodontic man-

agement of type II dens invaginatus using an MTA plug: a case report. *Spec Care Dentist*. 2013;33:96–100.

351. Helvacioglu-Yigit D, Aydemir S. Endodontic treatment of Type II dens invaginatus in a maxillary lateral incisor: A case report. *Case Rep Dent*. 2012;153503.
352. Aguiar CM, Ferreira JP, Camara AC, de Figueiredo JA. Type 2 dens invaginatus in a maxillary lateral incisor: a case report of a conventional endodontic treatment. *J Clin Pediatr Dent*. 2008;33:103–106.
353. Safa Y, Motamedi MH. Technique for treatment of dens in dente. *Gen Dent*. 2008;56:552–553.
354. Subay RK, Kayatas M. Dens invaginatus in an immature maxillary lateral incisor: a case report of complex endodontic treatment. *Oral Surg Oral Med Oral Pathol Oral Radiol Endod*. 2006;102:e37-e41.
355. Ortiz P, Weisleder R, Villareal de Justus Y. Combined therapy in the treatment of dens invaginatus: case report. *J Endod*. 2004;30:672–674.
356. Kannan SK, Bharadwaj TP, Urraj G. Dens in dente (dens invaginatus). Report of two unilateral and one bilateral case. *Indian J Dent Res*. 2003;14:125–129.
357. Tsurumachi T, Hayashi M, Takeichi O. Non-surgical root canal treatment of dens invaginatus type 2 in a maxillary lateral incisor. *Int Endod J*. 2002;35:310–314.
358. Skoner JR, Wallace JA. Dens invaginatus: another use for the ultrasonic. *J Endod*. 1994;20:138–140.
359. Ghoddusi J, Javidi M, Vatanpour M. Treatment of a two-canal maxillary lateral incisor. *NY State Dent J*. 2010;76:40–41.
360. Pereira AJ, Fidel RA, Fidel SR. Maxillary lateral incisor with two root canals: fusion, gemination or dens invaginatus? *Braz Dent J*. 2000;11:141–146.
361. Thompson BH, Portell FR, Hartwell GR. Two root canals in a maxillary lateral incisor. *J Endod*. 1985;11:353–355.
362. James EP, Johns DA, Johnson K, Maroli RK. Management of geminated maxillary lateral incisor using cone beam computed tomography as a diagnostic tool. *J Conserv Dent*. 2014;17:293–296.
363. Yucel AC, Guler E. Nonsurgical endodontic retreatment of geminated teeth: a case report. *J Endod*. 2006;32:1214–1216.
364. Wong M. Treatment considerations in a geminated maxillary lateral incisor. *J Endod*. 1991;17:179–181.
365. Tagger M. Tooth gemination treated by endodontic therapy. *J Endod*. 1975;1:181–184.
366. Christie WH, Peikoff MD, Acheson DW. Endodontic treatment of two maxillary lateral incisors with anomalous root formation. *J Endod*. 1981;7:528–534.
367. Indra R, Srinivasan MR, Farzana H, Karthikeyan K. Endodontic management of a fused maxillary lateral incisor with a supernumerary tooth: a case report. *J Endod*. 2006;32:1217–1219.
368. Wolfe RE, Stieglitz HT. A fused permanent maxillary lateral incisor: endodontic treatment and restoration. *NY State Dent J*. 1980;46:654–657.
369. Friedman S, Mor H, Stabholz A. Endodontic therapy of a fused permanent maxillary lateral incisor. *J Endod*. 1984;10:449–451.
370. Blaney TD, Hartwell GR, Bellizzi R. Endodontic management of a fused tooth: a case report. *J Endod*. 1982;8:227–230.
371. Tsurumachi T, Kuno T. Endodontic and orthodontic treatment of a cross-bite fused maxillary lateral incisor. *Int Endod J*. 2003;36:135–142.
372. Schmitz MS, Montagner F, Flores CB, et al. Management of dens invaginatus type I and open apex: report of three cases. *J Endod*. 2010;36:1079–1085.
373. Izgi AD, Ayna E. Direct restorative treatment of peg-shaped maxillary lateral incisors with resin composite: a clinical report. *J Prosthet Dent*. 2005;93:526–529.
374. Yavuz MS, Keleş A, Özgöz M, Ahmetoglu F. Comprehensive treatment of the infected maxillary lateral incisor with an accessory root. *J Endod*. 2008;34:1134–1137.
375. Kottoor J, Murugesan R, Albuquerque DV. A maxillary lateral incisor with four root canals. *Int Endod J*. 2012;45:393–397.
376. Peix-Sanchez M, Minana-Laliga R. A case of unusual anatomy: a maxillary lateral incisor with three canals. *Int Endod J*. 1999;32:236–240.
377. Gandhi A, Kathuria A, Gandhi T. Endodontic-periodontal management of two rooted maxillary lateral incisor associated with complex radicular lingual groove by using spiral computed tomography as a diagnostic aid: a case report. *Int Endod J*. 2011;44:574–582.
378. Schwartz S, Koch M, Deas D, Powell C. Combined endodontic-periodontic treatment of a palatal groove: a case report. *J Endod*. 2006;32:573–578.
379. De Rossi A, Carvalho FK, Queiroz AM, et al. The treatment of a maxillary lateral incisor with unusual morphology with long-term follow-up. *Int Endod J*. 2013;46:1183–1190.
380. Al-Anezi SA. Orthodontic treatment for a patient with hypodontia involving the maxillary lateral incisors. *Am J Orthod Dentofacial Orthop*. 2011;139:690–697.
381. Karabucak B, Ishii H, Kratchman SI. Conventional and surgical endodontic retreatment of a maxillary lateral incisor with unusual anatomy. *Int Endod J*. 2008;41:524–531.
382. Mupparapu M, Singer SR, Goodchild JH. Dens evaginatus and dens invaginatus in a maxillary lateral incisor: report of a rare occurrence and review of literature. *Aust Dent J*. 2004;49:201–203.
383. Itkin AB, Barr GS. Comprehensive management of the double tooth: report of case. *J Am Dent Assoc*. 1975;90:1269–1272.
384. Oehlers FAC. Dens invaginatus (dilated composite odontome). I. Variations of the invagination process and associated anterior crown forms. *Oral Surg Oral Med Oral Pathol*. 1957a;10:1204–1218.
385. Kfir A, Telishevsky-Strauss Y, Leitner A, Metzger Z. The diagnosis and conservative treatment of a complex type 3 dens invaginatus using cone beam computed tomography (CBCT) and 3D plastic models. *Int Endod J*. 2013;46:275–288.
386. Bjørndal L, Carlsen O, Thuesen G, Darvann T, Kreiborg S. External and internal macromorphology in 3D-reconstructed maxillary molars using computerized X-ray microtomography. *Int Endod J*. 1999;32:3–9.
387. Gorlin R, Goldman H. *Thoma's Oral Pathology*. Vol 1. 6th ed. St. Louis: CV Mosby; 1970.
388. Weisman MI. A rare occurrence: a bi-rooted upper canine. *Aust Endod J*. 2000;26:119–120.
389. Booth JM. The longest tooth? *Aust Endod News*. 1988;13:17.
390. Teixido M, Abella F, Duran-Sindreu F, et al. The use of cone-beam computed tomography in the preservation of pulp vitality in a maxillary canine with type 3 dens invaginatus and an associated periradicular lesion. *J Endod*. 2014;40:1501–1504.
391. Lichota D, Lipski M, Wozniak K, Buczkowska-Radlinska J. Endodontic treatment of a maxillary canine with Type 3 dens invaginatus and large periradicular lesion: A case report. *J Endod*. 2008;34:756–758.
392. Stamfelj I, Kansky AA, Gaspersic D. Unusual variant of type 3 dens invaginatus in a maxillary canine: a rare case report. *J Endod*. 2007;33:64–68.
393. Schwartz SA, Schindler WG. Management of a maxillary canine with dens invaginatus and a vital pulp. *J Endod*. 1996;22:493–496.
394. Sousa Neto MD, Zuccolotto WG, Saquy PC, et al. Treatment of dens invaginatus in a maxillary canine case report. *Braz Dent J*. 1991;2:147–150.
395. Holtzman L, Lezion R. Endodontic treatment of maxillary canine with dens invaginatus and immature root. *Oral Surg Oral Med Oral Pathol Oral Radiol Endod*. 1996;82:452–455.
396. Bolla N, Kavuri S. Maxillary canine with two root canals. *J Conserv Dent*. 2011;14:80–82.
397. Alapati S, Zaatar EI, Shyama M, Al-Zuhair N. Maxillary canine with two root canals. *Med Princ Pract*. 2006;15:74–76.
398. Turkkahraman H, Yilmaz HH, Cetin E. A non-syndrome case with bilateral supernumerary canines: report of a rare case. *Dentomaxillofac Radiol*. 2005;34:319–321.
399. Uribe F, Davoody A, Nanda R. Orthodontic treatment of a transposed gigantic canine—a case report. *J Orthod*. 2011;38:282–289.
400. McNamara T, Haeussler AM, Keane J. Facial talon cusps. *Int J Paediatr Dent*. 1997;7:259–262.
401. Alexandersen V. Double-rooted human lower canine teeth In: Brothwell D, ed. *Dental Anthropology*. Vol V. Oxford: Pergamon Press; 1963. pp. 235–244.
402. Booker BW, 3rd, Loughlin DM. A morphologic study of the mesial root surface of the adolescent maxillary first bicuspid. *J Periodontol*. 1985;56:666–670.
403. Gher ME, Vernino AR. Root morphology—clinical significance in pathogenesis and treatment of periodontal disease. *J Am Dent Assoc*. 1980;101:627–633.
404. Joseph I, Varma BR, Bhat KM. Clinical significance of furca-

tion anatomy of the maxillary first premolar: a biometric study on extracted teeth. *J Periodontol.* 1996;67:386–389.
405. Scott GR, Turner II CG. *The Anthropology of Modern Human Teeth: Dental Morphology and Its Variation in Recent Human Populations.* Cambridge; New York: Cambridge University Press; 1997.
406. Scott R, Turner II C. *The Anthropology of Modern Human Teeth.* Cambridge: Cambridge University Press; 2000.
407. Dababneh R, Rodan R. Anatomical landmarks of maxillary bifurcated first premolars and their influence on periodontal diagnosis and treatment. *J Int Acad Periodontol.* 2013;15:8–15.
408. Zaatar EI, al-Kandari AM, Alhomaidah S, al-Yasin IM. Frequency of endodontic treatment in Kuwait: radiographic evaluation of 846 endodontically treated teeth. *J Endod.* 1997;23:453–456.
409. Green D. Double canals in single roots. *Oral Surg Oral Med Oral Pathol.* 1973;35:689–696.
410. Mueller A. Anatomy of the root canals of the incisors, cuspids and bicuspids of the permanent teeth. *J Am Dent Assoc.* 1933;20:1361–1386.
411. Sulaiman AO, Dosumu OO, Amedari M. Maxillary first premolar with three root canals: a case report. *Ann Ib Postgrad Med.* 2013;11:105–108.
412. Gupta SK, Saxena P, Chandra A. The "radiculous" maxillary first premolar: a rare anatomic variation. *Gen Dent.* 2012;60:e178-e181.
413. Karumaran CS, Gunaseelan R, Krithikadatta J. Microscope-aided endodontic treatment of maxillary first premolars with three roots: a case series. *Indian J Dent Res.* 2011;22:706–708.
414. Arisu HD, Alacam T. Diagnosis and treatment of three-rooted maxillary premolars. *Eur J Dent.* 2009;3:62–66.
415. Javidi M, Zarei M, Vatanpour M. Endodontic treatment of a radiculous maxillary premolar: a case report. *J Oral Sci.* 2008;50:99–102.
416. Jafarzadeh H. Endodontic treatment of bilaterally occurring three-rooted maxillary premolars: a case report. *NZ Dent J.* 2007;103:37–38.
417. Woodmansey KF. Endodontic treatment of a three-rooted maxillary first premolar: a case report. *Gen Dent.* 2006;54:420–424.
418. Evans M. Combined endodontic and surgical treatment of a three-rooted maxillary first premolar. *Aust Endod J.* 2004; 30:53–55.
419. Soares JA, Leonardo RT. Root canal treatment of three-rooted maxillary first and second premolars—a case report. *Int Endod J.* 2003;36:705–710.
420. Goon WW. The "radiculous" maxillary premolar: recognition, diagnosis, and case report of surgical intervention. *Northwest Dent.* 1993;72:31–33.
421. Zaatar EI, al-Busairi MA, Behbahani MJ. Maxillary first premolars with three root canals: case report. *Quint Int.* 1990;21:1007–1011.
422. Maibaum WW. Endodontic treatment of a "ridiculous" maxillary premolar: a case report. *Gen Dent.* 1989;37:340–341.
423. Barry GN, Heyman RA, Fried IL. Endodontic treatment of a three-rooted maxillary first premolar. Case report. *N Y State Dent J.* 1975;41:75–77.
424. Colak H, Aylikci BU, Keklik H. Dens evaginatus on maxillary first premolar: Report of a rare clinical case. *J Nat Sci Biol Med.* 2012;3:192–194.
425. Stecker S, DiAngelis AJ. Dens evaginatus: a diagnostic and treatment challenge. *J Am Dent Assoc.* 2002;133:190–193.
426. Mattuella LG, Mazzoccato G, Vier FV, So MV. Root canals and apical foramina of the buccal root of maxillary first premolars with longitudinal sulcus. *Braz Dent J.* 2005;16:23–29.
427. Nahmias Y, Rampado ME. Root-canal treatment of a trifid crown premolar. *Int Endod J.* 2002;35:390–394.
428. Llamas R, Jimenez-Planas A. Taurodontism in premolars. *Oral Surg Oral Med Oral Pathol.* 1993;75:501–505.
429. Shifman A, Buchner A. Taurodontism. Report of sixteen cases in Israel. *Oral Surg Oral Med Oral Pathol.* 1976;41:400–405.
430. Madeira MC, Leite HF, Niccoli Filho WD, Simoes S. Prevalence of taurodontism in premolars. *Oral Surg Oral Med Oral Pathol.* 1986;61:158–162.
431. Sikri VK, Sikri P. Maxillary second premolar: configuration and deviations of root canals. *J Indian Dent Assoc.* 1991;62:46–49.
432. Yang L, Chen X, Tian C, Han T, Wang Y. Use of cone-beam computed tomography to evaluate root canal morphology and locate root canal orifices of maxillary second premolars in a Chinese subpopulation. *J Endod.* 2014;40:630–634.
433. Velmurugan N, Parameswaran A, Kandaswamy D, et al. Maxillary second premolar with three roots and three separate root canals—case reports. *Aust Endod J.* 2005;31:73–75.
434. George GK, Varghese AM, Devadathan A. Root canal treatment of a maxillary second premolar with two palatal roots: A case report. *J Conserv Dent.* 2014;17:290–292.
435. Shalavi S, Mohammadi Z, Abdolrazzaghi M. Root canal treatment of maxillary and mandibular three-rooted premolars: case reports. *Iran Endod J.* 2012;7:161–164.
436. Barros DB, Guerreiro Tanomaru JM, Tanomaru-Filho M. Root canal treatment of three-rooted maxillary second premolars: report of four cases. *Aust Endod J.* 2009;35:73–77.
437. de Almeida-Gomes F, de Sousa BC, de Souza FD, Dos Santos RA, Maniglia-Ferreira C. Unusual anatomy of maxillary second premolars. *Eur J Dent.* 2009;3:145–149.
438. Low D. Unusual maxillary second premolar morphology: a case report. *Quint Int.* 2001;32:626–628.
439. Ferreira CM, de Moraes IG, Bernardineli N. Three-rooted maxillary second premolar. *J Endod.* 2000;26:105–106.
440. Barkhordar RA, Sapone J. Surgical treatment of a three-rooted maxillary second premolar. Report of a case. *Oral Surg Oral Med Oral Pathol.* 1987;63:614–616.
441. Rotstein I, Stabholz A, Friedman S. Endodontic therapy for dens invaginatus in a maxillary second premolar. *Oral Surg Oral Med Oral Pathol.* 1987;63:237–240.
442. Sussman HI. Caveat preparator: maxillary second bicuspid root invaginations. *N Y State Dent J.* 1992;58:36–37.
443. Priya M, Muthu MS, Jeevarathan J, Rathnaprabhu V. Unusual dens evaginatus on maxillary premolars: a case report. *J Dent Child (Chic.)* 2011;78:71–75.
444. Reuben J, Velmurugan N, Vasanthi S, Priya Vijayalakshmi. Endodontic management of a maxillary second premolar with an S-shaped root canal. *J Conserv Dent.* 2008;11:168–170.
445. Slowey RR. Root canal anatomy. Road map to successful endodontics. *Dent Clin North Am.* 1979;23:555–573.
446. Christie WH, Peikoff MD, Fogel HM. Maxillary molars with two palatal roots: a retrospective clinical study. *J Endod.* 1991;17:80–84.
447. Thews ME, Kemp WB, Jones CR. Aberrations in palatal root and root canal morphology of two maxillary first molars. *J Endod.* 1979;5:94–96.
448. Hou GL, Tsai CC. The morphology of root fusion in Chinese adults (I). Grades, types, location and distribution. *J Clin Periodontol.* 1994;21:260–264.
449. Yang ZP, Yang SF, Lee G. The root and root canal anatomy of maxillary molars in a Chinese population. *Endod Dent Traumatol.* 1988;4:215–218.
450. De Moor RJ. C-shaped root canal configuration in maxillary first molars. *Int Endod J.* 2002;35:200–208.
451. Imura N, Hata GI, Toda T, et al. Two canals in mesiobuccal roots of maxillary molars. *Int Endod J.* 1998;31:410–414.
452. Jung IY, Seo MA, Fouad AF, et al. Apical anatomy in mesial and mesiobuccal roots of permanent first molars. *J Endod.* 2005;31:364–368.
453. Schwarze T, Baethge C, Stecher T, Geurtsen W. Identification of second canals in the mesiobuccal root of maxillary first and second molars using magnifying loupes or an operating microscope. *Aust Endod J.* 2002;28:57–60.
454. Scott AE, Jr, Apicella MJ. Canal configuration in the mesiobuccal root of the maxillary first molar: a descriptive study. *Gen Dent.* 2004;52:34–36.
455. Kim Y, Chang SW, Lee JK, et al. A micro-computed tomography study of canal configuration of multiple-canalled mesiobuccal root of maxillary first molar. *Clin Oral Investig.* 2013;17:1541–1546.
456. Pecora JD, Woelfel JB, Sousa Neto MD, Issa EP. Morphologic study of the maxillary molars. Part II: Internal anatomy. *Braz Dent J.* 1992;3:53–57.
457. Acosta Vigouroux SA, Trugeda Bosaans SA. Anatomy of the pulp chamber floor of the permanent maxillary first molar. *J Endod.* 1978;4:214–219.
458. Zürcher E. *The Anatomy of the Root-Canals of the Teeth of the Deciduous Dentition and of the First Permanent Molars, Part 2.* New York: William Wood and Co; 1925.

459. Weller RN, Hartwell GR. The impact of improved access and searching techniques on detection of the mesiolingual canal in maxillary molars. *J Endod*. 1989;15:82–83.
460. Hartwell G, Bellizzi R. Clinical investigation of in vivo endodontically treated mandibular and maxillary molars. *J Endod*. 1982;8:555–557.
461. Slowey RR. Radiographic aids in the detection of extra root canals. *Oral Surg Oral Med Oral Pathol*. 1974;37:762–772.
462. Grande NM, Plotino G, Gambarini G, et al. Present and future in the use of micro-CT scanner 3D analysis for the study of dental and root canal morphology. *Ann Ist Super Sanita*. 2012;48:26–34.
463. Nielsen RB, Alyassin AM, Peters DD, et al. Microcomputed tomography: an advanced system for detailed endodontic research. *J Endod*. 1995;21:561–568.
464. Yadav R, Wadhwani K, Tikku A, et al. Use of recent diagnostic methods in locating multiple canals: A case series of six canals in maxillary first molar. *Eur J Gen Dent*. 2012;1:207–210.
465. Ahmad IA, Al-Jadaa A. Three root canals in the mesiobuccal root of maxillary molars: Case reports and literature review. *J Endod*. 2014;40:2087–2094.
466. Albuquerque DV, Kottoor J, Dham S, et al. Endodontic management of maxillary permanent first molar with 6 root canals: 3 case reports. *Oral Surg Oral Med Oral Pathol Oral Radiol and Endod*. 2010;110:E79-E83.
467. Atash Biz Yeganeh L, Adel M, Vahedi R, Tofangchiha M. Endodontic management of a maxillary first molar with two palatal canals and a single buccal canal: a case report. *Case Rep Dent*. 2012;389387.
468. Badole GP, Warhadpande MM, Shenoi PR, Lachure C, Badole SG. A rare root canal configuration of bilateral maxillary first molar with 7 root canals diagnosed using cone-beam computed tomographic scanning: a case report. *J Endod*. 2014;40:296–301.
469. Chang SW, Lee JK, Lee Y, Kum KY. In-depth morphological study of mesiobuccal root canal systems in maxillary first molars: review. *Restor Dent Endod*. 2013;38:2–10.
470. Chhabra N, Singbal KP, Chhabra TM. Type I canal configuration in a single rooted maxillary first molar diagnosed with an aid of cone beam computed tomographic technique: A rare case report. *J Conserv Dent*. 2013;16:385–387.
471. Karanxha L, Kim HJ, Hong SO, et al. Endodontic management of a C-shaped maxillary first molar with three independent buccal root canals by using cone-beam computed tomography. *Restor Dent Endod*. 2012;37:175–179.
472. Karthikeyan K, Mahalaxmi S. New nomenclature for extra canals based on four reported cases of maxillary first molars with six canals. *J Endod*. 2010;36:1073–1078.
473. Kottoor J, Nandini S, Velmurugan N. Maxillary first molar with three buccal roots evaluated with cone-beam computed tomography: a rare case report. *Gen Dent*. 2012;60:e404-e407.
474. Kottoor J, Velmurugan N, Ballal S, Roy A. Four-rooted maxillary first molar having C-shaped palatal root canal morphology evaluated using cone-beam computerized tomography: a case report. *Oral Surg Oral Med Oral Pathol Oral Radiol Endod*. 2011;111:e41-e45.
475. Kottoor J, Velmurugan N, Sudha R, Hemamalathi S. Maxillary first molar with seven root canals diagnosed with cone-beam computed tomography scanning: a case report. *J Endod*. 2010;36:915–921.
476. Kottoor J, Velmurugan N, Surendran S. Endodontic management of a maxillary first molar with eight root canal systems evaluated using cone-beam computed tomography scanning: A case report. *J Endod*. 2011;37:715–719.
477. Kumar R. Report of a rare case: a maxillary first molar with seven canals confirmed with cone-beam computed tomography. *Iran Endod J*. 2014;9:153–157.
478. Marques-da-Silva B, Baratto-Filho F, Abuabara A, et al. Multiple taurodontism: the challenge of endodontic treatment. *J Oral Sci*. 2010;52:653–658.
479. Martins JN, Quaresma S, Quaresma MC, Frisbie-Teel J. C-shaped maxillary permanent first molar: a case report and literature review. *J Endod*. 2013;39:1649–1653.
480. Plotino G, Grande NM, Pecci R, et al. Three-dimensional imaging using microcomputed tomography for studying tooth macromorphology. *J Am Dent Assoc*. 2006;137:1555–1561.
481. Rahimi S, Ghasemi N. Maxillary first molar with two root canals. *Sultan Qaboos Univ Med J*. 2013;13:E346-E349.
482. Sharma S, Sharma V, Grover S, Mittal M. CBCT diagnosis and endodontic management of a maxillary first molar with unusual anatomy of two palatal canals: A case report. *J Conserv Dent*. 2014;17:396–399.
483. Shin Y, Kim Y, Roh BD. Maxillary first molar with an O-shaped root morphology: report of a case. *Int J Oral Sci*. 2013;5:242–244.
484. Song CK, Chang HS, Min KS. Endodontic management of supernumerary tooth fused with maxillary first molar by using cone-beam computed tomography. *J Endod*. 2010;36:1901–1904.
485. Tomazinho FS, Baratto-Filho F, Zaitter S, et al. Unusual anatomy of a maxillary first molar with two palatal roots: a case report. *J Oral Sci*. 2010;52:149–153.
486. Umer F. Maxillary first molar with five canals. *BMJ Case Rep*. 2014;2014.
487. Versiani MA, Cristescu RC, Saquy PC, et al. Enamel pearls in permanent dentition: case report and micro-CT evaluation. *Dentomaxillofac Radiol*. 2013;42:20120332.
488. Yoshimine S, Nishihara K, Nozoe E, et al. Topographic analysis of maxillary premolars and molars and maxillary sinus using cone beam computed tomography. *Implant Dent*. 2012;21:528–535.
489. Prabha MV, Sinha S, Kumar SV, Haragopal S. Maxillary molar with two palatal canals. *J Contemp Dent Pract*. 2012;13:905–907.
490. He W, Wei K, Chen J, Yu Q. Endodontic treatment of maxillary first molars presenting with unusual asymmetric palatal root morphology using spiral computerized tomography: a case report. *Oral Surg Oral Med Oral Pathol Oral Radiol Endod*. 2010;109:e55-e59.
491. Aggarwal V, Singla M, Logani A, Shah N. Endodontic management of a maxillary first molar with two palatal canals with the aid of spiral computed tomography: A case report. *J Endod*. 2009;35:137–139.
492. Poorni S, Kumar A, Indira R. Maxillary first molar with aberrant canal configuration: a report of 3 cases. *Oral Surg Oral Med Oral Pathol Oral Radiol Endod*. 2008;106:e53-e55.
493. Jacobsen EL, Nii C. Unusual palatal root canal morphology in maxillary molars. *Endod Dent Traumatol*. 1994;10:19–22.
494. Stone LH, Stroner WF. Maxillary molars demonstrating more than one palatal root canal. *Oral Surg Oral Med Oral Pathol*. 1981;51:649–652.
495. Bernick SM. Taurodontia. *Oral Surg Oral Med Oral Pathol*. 1970;29:549.
496. Gharagozloo S, Faraghat S, Jafarzadeh H. Endodontic treatment of a mesotaurodont maxillary first molar: a case report. *NZ Dent J*. 2009;105:87–89.
497. Sert S, Bayirli G. Taurodontism in six molars: a case report. *J Endod*. 2004;30:601–602.
498. Yilmaz Z, Tuncel B, Serper A, Calt S. C-shaped root canal in a maxillary first molar: a case report. *Int Endod J*. 2006;39:162–166.
499. Simon J. C-shaped canals: diagnosis and treatment. *Gen Dent*. 1993;41:482–485.
500. Dankner E, Friedman S, Stabholz A. Bilateral C shape configuration in maxillary first molars. *J Endod*. 1990;16:601–603.
501. Newton CW, McDonald S. A C-shaped canal configuration in a maxillary first molar. *J Endod*. 1984;10:397–399.
502. Rajalbandi S, Shingte SN, Sundaresh KJ, Mallikarjuna R. Aberration in the palatal root of the maxillary first molar. *BMJ Case Rep*. 2013;2013.
503. Shetty PP, Astekar MS, Jain A, Pandya M. Maxillary first molar with two palatal roots located under dental operating microscope. *Clin Pract*. 2012;2:e26.
504. Barbizam JV, Ribeiro RG, Tanomaru Filho M. Unusual anatomy of permanent maxillary molars. *J Endod*. 2004;30:668–671.
505. Baratto-Filho F, Fariniuk LF, Ferreira EL, et al. Clinical and macroscopic study of maxillary molars with two palatal roots. *Int Endod J*. 2002;35:796–801.
506. de Almeida-Gomes F, Maniglia-Ferreira C, Carvalho de Sousa B, Alves dos Santos R. Six root canals in maxillary first molar. *Oral Surg Oral Med Oral Pathol Oral Radiol Endod*. 2009;108:e157-e159.
507. Saxena A, Singh A, Ikhar A, Chandak M. A rare case of maxillary first molar with single root and single canal diagnosed using spiral computed tomographic scan. *J Indian Soc Pedod Prev Dent*. 2014;32:242–245.
508. Shigli A, Agrawal A. Permanent maxillary first molar with single root and single canal: a case report of a rare morphology. *J Indian*

Soc Pedod Prev Dent. 2010;28:121–125.

509. de la Torre F, Cisneros-Cabello R, Aranguren JL, et al. Single-rooted maxillary first molar with a single canal: endodontic retreatment. *Oral Surg Oral Med Oral Pathol Oral Radiol Endod*. 2008;106:e66-e68.
510. Cobankara FK, Terlemez A, Orucoglu H. Maxillary first molar with an unusual morphology: report of a rare case. *Oral Surg Oral Med Oral Pathol Oral Radiol Endod*. 2008;106:e62-e65.
511. Gopikrishna V, Bhargavi N, Kandaswamy D. Endodontic management of a maxillary first molar with a single root and a single canal diagnosed with the aid of spiral CT: A case report. *J Endod*. 2006;32:687–691.
512. Shakouie S, Mokhtari H, Ghasemi N, Gholizadeh S. Two-rooted maxillary first molars with two canals: a case series. *Iran Endod J*. 2013;8:29–32.
513. Ma L, Chen J, Wang H. Root canal treatment in an unusual maxillary first molar diagnosed with the aid of spiral computerized tomography and in vitro sectioning: a case report. *Oral Surg Oral Med Oral Pathol Oral Radiol Endod*. 2009;107:e68-e73.
514. Favieri A, Barros FG, Campos LC. Root canal therapy of a maxillary first molar with five root canals: case report. *Braz Dent J*. 2006;17:75–78.
515. Ferguson DB, Kjar KS, Hartwell GR. Three canals in the mesiobuccal root of a maxillary first molar: a case report. *J Endod*. 2005;31:400–402.
516. Beatty RG. A five-canal maxillary first molar. *J Endod*. 1984;10:156–157.
517. Zhang P, Mao LS. [Left maxillary first molar with three mesiobuccal canals: a case report]. *Beijing Da Xue Xue Bao*. 2011;43:919–920.
518. Kakkar P, Singh A. Maxillary first molar with three mesiobuccal canals confirmed with spiral computer tomography. *J Clin Exp Dent*. 2012;4:e256-e259.
519. Garg AK, Tewari RK, Kumar A, Agrawal N. Endodontic treatment of a maxillary first molar having three mesiobuccal canals with the aid of spiral computed tomography: a case report. *J Oral Sci*. 2010;52:495–499.
520. Deepalakshmi M, Miglani R, Indira R, Ramachandran S. Spiral CT diagnosis and endodontic management of an anatomically variant palatal root with two canals in a maxillary first molar. *Indian J Dent Res*. 2010;21:443–445.
521. Cecic P, Hartwell G, Bellizzi R. The multiple root canal system in the maxillary first molar: a case report. *J Endod*. 1982;8:113–115.
522. Johal S. Unusual maxillary first molar with 2 palatal canals within a single root: a case report. *J Can Dent Assoc*. 2001;67:211–214.
523. Chen IP, Karabucak B. Conventional and surgical endodontic retreatment of a maxillary first molar: unusual anatomy. *J Endod*. 2006;32:228–2230.
524. Hülsmann M. A maxillary first molar with two disto-buccal root canals. *J Endod*. 1997;23:707–708.
525. Martinez-Berna A, Ruiz-Badanelli P. Maxillary first molars with six canals. *J Endod*. 1983;9:375–381.
526. Fava LR. Root canal treatment in an unusual maxillary first molar: a case report. *Int Endod J*. 2001;34:649–653.
527. Gopikrishna V, Reuben J, Kandaswamy D. Endodontic management of a maxillary first molar with two palatal roots and a single fused buccal root diagnosed with spiral computed tomography—a case report. *Oral Surg Oral Med Oral Pathol Oral Radiol Endod*. 2008;105:e74-e78.
528. Wong M. Maxillary first molar with three palatal canals. *J Endod*. 1991;17:298–299.
529. Bond JL, Hartwell G, Portell FR. Maxillary first molar with six canals. *J Endod*. 1988;14:258–260.
530. Du Y, Soo I, Zhang CF. A case report of six canals in a maxillary first molar. *Chin J Dent Res*. 2011;14:151–153.
531. Maggiore F, Jou YT, Kim S. A six-canal maxillary first molar: case report. *Int Endod J*. 2002;35:486–491.
532. Carlsen O, Alexandersen V. Radix mesiolingualis and radix distolingualis in a collection of permanent maxillary molars. *Acta Odontol Scand*. 2000;58:229–236.
533. Sharma R, Maroli K, Sinha N, Singh B. An unusual maxillary molar with four roots and four buccal canals confirmed with the aid of spiral computed tomography: a case report. *J Int Oral Health*. 2014;6:80–84.
534. Adanir N. An unusual maxillary first molar with four roots and six canals: a case report. *Aust Dent J*. 2007;52:333–335.
535. Stabholz A, Friedman S. Endodontic therapy of an unusual maxillary permanent first molar. *J Endod*. 1983;9:293–295.
536. Davis SR, Brayton SM, Goldman M. The morphology of the prepared root canal: a study utilizing injectable silicone. *Oral Surg Oral Med Oral Pathol*. 1972;34:642–648.
537. Keith A. Problems relating to the Teeth of the Earlier Forms of Prehistoric Man. *Proc R Soc Med*. 1913;6:103–124.
538. Mena CA. Taurodontism. *Oral Surg Oral Med Oral Pathol*. 1971;29:812–823.
539. Shaw J. Taurodont teeth in South African races. *J Anat*. 1928;62:476–498.
540. Hayashi Y. Endodontic treatment in taurodontism. *J Endod*. 1994;20:357–358.
541. Tsesis I, Steinbock N, Rosenberg E, Kaufman AY. Endodontic treatment of developmental anomalies in posterior teeth: treatment of geminated/fused teeth—report of two cases. *Int Endod J*. 2003;36:372–379.
542. Widerman F, Serene T. Endodontic therapy involving a taurodontic tooth. *Oral Surg Oral Med Oral Pathol*. 1971;32:618–620.
543. Yeh S, Hsu T. Endodontic treatment in taurodontism with Klinefelter's syndrome: a case report. *Oral Surg Oral Med Oral Pathol*. 1999;88:612–615.
544. Jayashankara C, Shivanna AK, Sridhara K, Kumar PS. Taurodontism: a dental rarity. *J Oral Maxillofac Pathol*. 2013;17:478.
545. Simsek N, Keles A, Ocak MS. Endodontic treatment of hypertaurodontism with multiple bilateral taurodontism. *J Conserv Dent*. 2013;16:477–479.
546. Gardner D, Girgis S. Taurodontism, shovel-shaped incisors and Klinefelter syndrome. *J Can Dent Assoc*. 1978;44:372–373.
547. Libfeld H, Rotstein I. Incidence of four-rooted maxillary second molars: literature review and radiographic survey of 1, 200 teeth. *J Endod*. 1989;15:129–131.
548. Singh C, Sikri VK, Arora R. Study of root canals and their configuration in maxillary second permanent molar. *Indian J Dent Res*. 1994;5:3–8.
549. Benenati FW. Maxillary second molar with two palatal canals and a palatogingival groove. *J Endod*. 1985;11:308–310.
550. de Almeida-Gomes F, Maniglia-Ferreira C, dos Santos RA. Two palatal root canals in a maxillary second molar. *Aust Endod J*. 2007;33:82–83.
551. Weiland M, Wendt A. [Acute retrograde pulpitis in molar with four roots. An interesting case]. *Stomatol DDR*. 1988;38:784–786.
552. Deveaux E. Maxillary second molar with two palatal roots. *J Endod*. 1999;25:571–573.
553. Di Fiore PM A four-rooted quadrangular maxillary molar. *J Endod*. 1999;25:695–697.
554. Alani AH. Endodontic treatment of bilaterally occurring 4-rooted maxillary second molars: case report. *J Can Dent Assoc*. 2003;69:733–795.
555. Ulusoy OI, Gorgul G. Endodontic treatment of a maxillary second molar with 2 palatal roots: a case report. *Oral Surg Oral Med Oral Pathol Oral Radiol Endod*. 2007;104:e95-e97.
556. Patel S, Patel P. Endodontic management of maxillary second molar with two palatal roots: a report of two cases. *Case Rep Dent*. 2012;2012:590406.
557. Versiani MA, Pecora JD, de Sousa-Neto MD. Root and root canal morphology of four-rooted maxillary second molars: a micro-computed tomography study. *J Endod*. 2012;38:977–982.
558. Darwazeh AM, Hamasha AA, Pillai K. Prevalence of taurodontism in Jordanian dental patients. *Dentomaxillofac Radiol*. 1998;27:163–165.
559. Radwan A, Kim SG. Treatment of a hypertaurodontic maxillary second molar in a patient with 10 taurodonts: a case report. *J Endod*. 2014;40:140–144.
560. Pawar AM, Kokate SR. Contemporary endodontic management of four rooted maxillary second molar using waveOne. *Contemp Clin Dent*. 2014;5:130–133.
561. Shin SJ, Park JW, Lee JK, Hwang SW. Unusual root canal anatomy in maxillary second molars: two case reports. *Oral Surg Oral Med Oral Pathol Oral Radiol Endod*. 2007;104:e61-e65.
562. Qun L, Longing N, Qing Y, Yuan L, Jun W, et al. A case of asymmetric maxillary second molar with double palatal roots. *Quint Int*. 2009;40:275–276.
563. Fahid A, Taintor JF. Maxillary second molar with three buccal roots. *J Endod*. 1988;14:181–183.

564. Crosby KO, Barkhordar RA. The multiple root canal system in a maxillary second molar. A case report. *Quint Int.* 1986;17:135–136.
565. Badole GP, Bahadure RN, Warhadpande MM, Kubde R. A rare root canal configuration of maxillary second molar: a case report. *Case Rep Dent.* 2012;2012:767582.
566. Jha P, Nikhil V, Jha M. Endodontic management of maxillary second molar with 2 palatal roots and root canals. *Eur J Gen Dent.* 2012;1:197–200.
567. Fava LR. [Endodontic therapy in an abnormal case. Maxillary second molar with four roots]. *Rev Assoc Paul Cir Dent.* 1980;34:157–160.
568. Zhao J, Li Y, Yang ZW, et al. Three-dimensional computed topography analysis of a patient with an unusual anatomy of the maxillary second and third molars. *Int J Oral Sci.* 2011;3:225–228.
569. Ozcan E, Aktan AM, Ari H. A case report: unusual anatomy of maxillary second molar with 3 mesiobuccal canals. *Oral Surg Oral Med Oral Pathol Oral Radiol Endod.* 2009;107:e43-e46.
570. Zmener O, Peirano A. Endodontic therapy in a maxillary second molar with three buccal roots. *J Endod.* 1998;24:376–377.
571. Jafarzadeh H, Javidi M, Zarei M. Endodontic retreatment of a maxillary second molar with three separate buccal roots. *Aust Endod J.* 2006;32:129–132.
572. Fava LR, Weinfeld I, Fabri FP, Pais CR. Four second molars with single roots and single canals in the same patient. *Int Endod J.* 2000;33:138–142.
573. Singla M, Aggarwal V. C-Shaped palatal canal in maxillary second molar mimicking two palatal canals diagnosed with the aid of spiral computerized tomography. *Oral Surg Oral Med Oral Pathol Oral Radiol Endod.* 2010;109:e92-e95.
574. Simsek N, Keles A, Bulut ET. Unusual root canal morphology of the maxillary second molar: a case report. *Case Rep Dent.* 2013;2013:138239.
575. Prakash R, Bhargavi N, Rajan J, et al. MB2 in maxillary second molar. *Indian J Dent Res.* 2007;18:38–40.
576. Kaplowitz GJ. Unusual canal anatomy in the distobuccal root of a maxillary second molar. *Clin Prev Dent.* 1983;5:24–25.
577. Pasternak Junior B, Teixeira CS, Silva RG, et al. Treatment of a second maxillary molar with six canals. *Aust Endod J.* 2007;33:42–45.
578. Kim JR, Choi SB, Park SH. A maxillary second molar with 6 canals: a case report. *Quint Int.* 2008;39:61–64.
579. Woodhouse BM. Aberrant root canal morphology in a maxillary second molar. *Aust Dent J.* 1983;28:30–32.
580. Kottoor J, Hemamalathi S, Sudha R, Velmurugan N. Maxillary second molar with 5 roots and 5 canals evaluated using cone beam computerized tomography: a case report. *Oral Surg Oral Med Oral Pathol Oral Radiol Endod.* 2010;109:e162-e165.
581. Thompson BH. Endodontic therapy of an unusual maxillary second molar. *J Endod.* 1988;14:143–146.
582. Weinstein T, Rosano G, Del Fabbro M, Taschieri S. Endodontic treatment of a geminated maxillary second molar using an endoscope as magnification device. *Int Endod J.* 2010;43:443–450.
583. Crincoli V, Di Bisceglie MB, Scivetti M, et al. Dens invaginatus: a qualitative-quantitative analysis. Case report of an upper second molar. *Ultrastruct Pathol.* 2010;34:7–15.
584. Morinaga K, Aida N, Asai T, et al. Dens evaginatus on occlusal surface of maxillary second molar: a case report. *Bull Tokyo Dent Coll.* 2010;51:165–168.
585. Rankine-Wilson RW, Henry P. The bifurcated root canal in lower anterior teeth. *J Am Dent Assoc.* 1965;70:1162–1165.
586. Han T, Ma Y, Yang L, et al. A study of the root canal morphology of mandibular anterior teeth using cone-beam computed tomography in a Chinese subpopulation. *J Endod.* 2014;40:1309–1314.
587. Vertucci FJ. Root canal anatomy of the mandibular anterior teeth. *J Am Dent Assoc.* 1974;89:369–371.
588. Madeira MC, Hetem S. Incidence of bifurcations in mandibular incisors. *Oral Surg Oral Med Oral Pathol.* 1973;36:589–591.
589. Mauger MJ, Waite RM, Alexander JB, Schindler WG. Ideal endodontic access in mandibular incisors. *J Endod.* 1999;25:206–207.
590. Clements RE, Gilboe DB. Labial endodontic access opening for mandibular incisors: endodontic and restorative considerations. *J Can Dent Assoc.* 1991;57:587–589.
591. Gomes BP, Rodrigues HH, Tancredo N. The use of a modelling technique to investigate the root canal morphology of mandibular incisors. *Int Endod J.* 1996;29:29–36.
592. Karagoz-Kucukay I. Root canal ramifications in mandibular incisors and efficacy of low-temperature injection thermoplasticized gutta-percha filling. *J Endod.* 1994;20:236–240.
593. Walker RT. The root canal anatomy of mandibular incisors in a southern Chinese population. *Int Endod J.* 1988;21:218–223.
594. Kaffe I, Kaufman A, Littner MM, Lazarson A. Radiographic study of the root canal system of mandibular anterior teeth. *Int Endod J.* 1985;18:253–259.
595. Warren EM, Laws AJ. The relationship between crown size and the incidence of bifid root canals in mandibular incisor teeth. *Oral Surg Oral Med Oral Pathol.* 1981;52:425–429.
596. Miyoshi S, Fujiwara J, Tsuji YT, Yamamoto K. Bifurcated root canals and crown diameter. *J Dent Res.* 1977;56:1425.
597. Laws AJ. Prevalence of canal irregularities in mandibular incisors: a radiographic study. *N Z Dent J.* 1971;67:181–186.
598. Dankner E, Harari D, Rotstein I. Conservative treatment of dens evaginatus of anterior teeth. *Endod Dent Traumatol.* 1996;12:206–208.
599. Çalişkan M, Pehlivan Y Endodontic treatment of a mature tooth with an abnormal clinical crown. *J Clin Pediatr Dent.* 1995;20:45–47.
600. Hegde S, Kumar BR. Mandibular talon cusp: report of two rare cases. *Int J Paediatr Dent.* 1999;9:303–306.
601. Siraci E, Gungor HC, Cehreli ZC. Dens invaginatus and talon cusp co-occurring in a mandibular central incisor: a case report. *J Dent Child (Chic.)* 2008;75:177–180.
602. Karjodkar FR, Gupta A. Mandibular talon cusp: a case report. *Oral Surg Oral Med Oral Pathol Oral Radiol Endod.* 2007;103:e86-e87.
603. Goncalves A, Goncalves M, Oliveira DP, Goncalves N. Dens invaginatus type III: report of a case and 10-year radiographic follow-up. *Int Endod J.* 2002;35:873–879.
604. Olmez S, Uzamis M, Er N. Dens invaginatus of a mandibular central incisor: surgical endodontic treatment. *J Clin Pediatr Dent.* 1995;20:53–56.
605. Mittal S, Kumar T, Sharma J, et al. Endodontic management of a mandibular central incisor with Type IV canal pattern: a case report. *J Clin Diagn Res.* 2014;8:262–263.
606. Aswinkumar V, Nandini S, Velmurgan N. Using a dental operating microscope for endodontic management of a mandibular central incisor with 3 root canals. *Gen Dent.* 2013;61:30–32.
607. Sachdeva GS, Malhotra D, Sachdeva LT, et al. Endodontic management of mandibular central incisor fused to a supernumerary tooth associated with a talon cusp: a case report. *Int Endod J.* 2012;45:590–596.
608. Nagaveni NB, Umashanikara KV, Vidyullatha BG, et al. Permanent mandibular incisor with multiple anomalies—report of a rare clinical case. *Braz Dent J.* 2011;22:346–350.
609. Funato A, Funato H, Matsumoto K. Mandibular central incisor with two root canals. *Endod Dent Traumatol.* 1998;14:285–286.
610. Carvalho-Sousa B, Almeida-Gomes F, Gominho LF, Albuquerque DS. Endodontic treatment of a periradicular lesion on an invaginated type III mandibular lateral incisor. *Indian J Dent Res.* 2009;20:243–245.
611. Khabbaz MG, Konstantaki MN, Sykaras SN. Dens invaginatus in a mandibular lateral incisor. *Int Endod J.* 1995;28:303–305.
612. Gupta R, Tewari S. Nonsurgical management of two unusual cases of dens in dente. *J Indian Soc Pedod Prev Dent.* 2005;23:190–192.
613. Wells DW, Meyer RD. Vital root canal treatment of a dens in dente. *J Endod.* 1993;19:616–617.
614. Oncag O, Candan U, Arikan F. Comprehensive therapy of a fusion between a mandibular lateral incisor and supernumerary tooth: case report. *Int Dent J.* 2005;55:213–216.
615. Peyrano A, Zmener O. Endodontic management of mandibular lateral incisor fused with supernumerary tooth. *Endod Dent Traumatol.* 1995;11:196–198.
616. Reeh ES, ElDeeb M. Root canal morphology of fused mandibular canine and lateral incisor. *J Endod.* 1989;15:33–35.
617. Lee C, Scott GR. Brief communication: two-rooted lower canines—a European trait and sensitive indicator of admixture across Eurasia. *Am J Phys Anthropol.* 2011;146:481–485.
618. Scott GR, Alexandersen V. Dental morphological variation among medieval Greenlanders, Icelanders and Norwegians. In: Smith

P Tchernov E, editors. *Structure, Function and Evolution of Teeth*. London: Freund Publishing House; 1992. pp.467–490.
619. Ouellet R. [Mandibular permanent cuspids with two roots]. *J Can Dent Assoc*. 1995;61:159–161.
620. Sharma R, Pecora JD, Lumley PJ, Walmsley AD. The external and internal anatomy of human mandibular canine teeth with two roots. *Endod Dent Traumatol*. 1998;14:88–92.
621. Cleghorn BM, Boorberg NB, Christie WH. Primary human teeth and their root canal systems. *Endod Topics*. 2012;23:6–33.
622. Moogi PP, Hegde RS, Prashanth BR, et al. Endodontic treatment of mandibular canine with two roots and two canals. *J Contemp Dent Pract*. 2012;13:902–904.
623. Andrei OC, Margarit R, Gheorghiu IM. Endodontic treatment of a mandibular canine with two roots. *Rom J Morphol Embryol*. 2011;52:923–926.
624. Andrei OC, Margarit R, Daguci L. Treatment of a mandibular canine abutment with two canals. *Rom J Morphol Embryol*. 2010;51:565–568.
625. Victorino FR, Bernardes RA, Baldi JV, et al. Bilateral mandibular canines with two roots and two separate canals: case report. *Braz Dent J*. 2009;20:84–86.
626. D'Arcangelo C, Varvara G, De Fazio P. Root canal treatment in mandibular canines with two roots: a report of two cases. *Int Endod J*. 2001;34:331–334.
627. Berger A. Lower canine with two roots. *Dent Cosmos*. 1925; 67:209.
628. Jadhav GR. Endodontic management of a two rooted, three canaled mandibular canine with a fractured instrument. *J Conserv Dent*. 2014;17:192–195.
629. Holtzman L. Root canal treatment of a mandibular canine with three root canals. Case report. *Int Endod J*. 1997;30:291–293.
630. Heling I, Gottlieb-Dadon I, Chandler NP. Mandibular canine with two roots and three root canals. *Endod Dent Traumatol*. 1995;11:301–302.
631. Ghoddusi J, Zarei M, Vatanpour M. Mandibular canine with two separated canals. *N Y State Dent J*. 2007;73:52–53.
632. Nandini S, Velmurugan N, Kandaswamy D. Bilateral mandibular canines with type two canals. *Indian J Dent Res*. 2005;16:68–70.
633. Orguneser A, Kartal N. Three canals and two foramina in a mandibular canine. *J Endod*. 1998;24:444–445.
634. Woelfel J, Scheid R. *Dental Anatomy Its Relevance to Dentistry*. Philadelphia: Lippincott Williams & Wilkins; 2002.
635. Geider P, Perrin C, Fontaine M. Endodontic anatomy of lower premolars- apropos of 669 cases. *J Odontol Conserv*. 1989:11–15.
636. Schulze C. Developmental Abnormalities of Teeth and Jaws. In: Gorlin R Goldman H, eds. *Thoma's Oral Pathology*. 6th ed. St. Louis CV Mosby Co; 1970. pp. 106–107.
637. Iyer VH, Indira R, Ramachandran S, Srinivasan MR. Anatomical variations of mandibular premolars in Chennai population. *Indian J Dent Res*. 2006;17:7–10.
638. Trope M, Elfenbein L, Tronstad L. Mandibular premolars with more than one root canal in different race groups. *J Endod*. 1986;12:343–345.
639. Kakkar P, Singh A. Mandibular first premolar with three roots: a case report. *Iran Endod J*. 2012;7:207–210.
640. Cleghorn BM, Christie WH, Dong CC. Anomalous mandibular premolars: a mandibular first premolar with three roots and a mandibular second premolar with a C-shaped canal system. *Int Endod J*. 2008;41:1005–1014.
641. Fischer GM, Evans CE. A three-rooted mandibular second premolar. *Gen Dent*. 1992;40:139–140.
642. Chan K, Yew SC, Chao SY. Mandibular premolar with three root canals-two case reports. *Int Endod J*. 1992;25:261–264.
643. Hull TE, Robertson PB, Steiner JC, del Aguila MA. Patterns of endodontic care for a Washington state population. *J Endod*. 2003;29:553–556.
644. Kartal N, Yanikoglu F. The incidence of mandibular premolars with more than one root canal in a Turkish population. *J Marmara Univ Dent Fac*. 1992;1:203–210.
645. Serman NJ, Hasselgren G. The radiographic incidence of multiple roots and canals in human mandibular premolars. *Int Endod J*. 1992;25:234–237.
646. Zillich R, Dowson J. Root canal morphology of mandibular first and second premolars. *Oral Surg Oral Med Oral Pathol*. 1973;36:738–744.
647. Amos ER. Incidence of bifurcated root canals in mandibular bicuspids. *J Am Dent Assoc*. 1955;50:70–71.
648. Nallapati S. Three canal mandibular first and second premolars: a treatment approach. *J Endod*. 2005;31:474–476.
649. Moayedi S, Lata D. Mandibular first premolar with three canals. *Endodontology*. 2004;16:26–29.
650. England MC, Jr, Hartwell GR, Lance JR. Detection and treatment of multiple canals in mandibular premolars. *J Endod*. 1991;17:174–178.
651. Hartup GR. Dens invaginatus type III in a mandibular premolar. *Gen Dent*. 1997;45:584–587.
652. Tavano SM, de Sousa SM, Bramante CM. Dens invaginatus in first mandibular premolar. *Endod Dent Traumatol*. 1994;10:27–29.
653. Bramante CM, de Sousa SM, Tavano SM. Dens invaginatus in mandibular first premolar. *Oral Surg Oral Med Oral Pathol*. 1993;76:389.
654. de Almeida-Gomes F, de Sousa BC, dos Santos RA. Unusual anatomy of mandibular premolars. *Aust Endod J*. 2006;32:43–45.
655. Doolittle TP, Rubel RL, Fried I. Bifid canal in a mandibular first pre-molar. A case report. *NY State Dent J*. 1973;39:361–362.
656. Shenoy A, Bolla N, Vemuri S, Kurian J. Endodontic retreatment—unusual anatomy of a maxillary second and mandibular first premolar: report of two cases. *Indian J Dent Res*. 2013;24:123–127.
657. Kararia N, Chaudhary A, Kararia V. Mandibular left first premolar with two roots: a morphological oddity. *Contemp Clin Dent*. 2012;3:234–236.
658. Milano M, Chavarria C, Hoppe J. Multi-rooted mandibular premolars: report of case. *ASDC J Dent Child*. 2002;69:63–65.
659. Hülsmann M. Mandibular first premolar with three root canals. *Endod Dent Traumatol*. 1990;6:189–191.
660. Du Y, Lee AH, Zhang C. Mandibular first premolar with four canals. *J Investig Clin Dent* 2013;4:64–66.
661. Poorni S, Karumaran CS, Indira R. Mandibular first premolar with two roots and three canals. *Aust Endod J*. 2010;36:32–34.
662. Vaghela DJ, Sinha AA. Endodontic management of four rooted mandibular first premolar. *J Conserv Dent*. 2013;16:87–89.
663. Yang ZP. Multiple canals in a mandibular first premolar. Case report. *Aust Dent J*. 1994;39:18–19.
664. Aryanpour S, Bercy P, Van Niewenhuysen JP. Endodontic and periodontal treatments of a geminated mandibular first premolar. *Int Endod J*. 2002;35:209–214.
665. Prabhu NT, John R, Munshi AK. Aberrant root development of the mandibular premolars: a case report. *Int J Paediatr Dent*. 1999;9:49–51.
666. Varrela J. Root morphology of mandibular premolars in human 45,X females. *Arch Oral Biol*. 1990;35:109–112.
667. Visser J. *Beitrag zur Kenntnis der menschlichen Zahnwurzelformen, Medical Dissertation, Universität Zürich*; 1948.
668. Palmer ME. Case reports of evaginated odontomes in Caucasians. *Oral Surg Oral Med Oral Pathol*. 1973;35: 772–779.
669. Pearlman J, Curzon M. An evaginated odontoma in an American Negro: case report. *J Am Dent Assoc*. 1977;95:570–572.
670. Merrill RG. Occlusal Anomalous Tubercles on Premolars of Alaskan Eskimos and Indians. *Oral Surg Oral Med Oral Pathol*. 1964;17:484–496.
671. Hill FJ, Bellis WJ. Dens evaginatus and its management. *Br Dent J*. 1984;156:400–402.
672. Koh ET, Ford TR, Kariyawasam SP, et al. Prophylactic treatment of dens evaginatus using mineral trioxide aggregate. *J Endod*. 2001;27:540–542.
673. Yong SL. Prophylactic treatment of dens evaginatus. *ASDC J Dent Child*. 1974;41:289–292.
674. Grover PS, Carpenter WM, Mader CL. Radicular evaginatus—a root anomaly. *J Am Dent Assoc*. 1985;110:360–361.
675. Bram SM, Fleisher R. Endodontic therapy in a mandibular second bicuspid with four canals. *J Endod*. 1991;17:513–515.
676. Farmakis ET. Four-rooted mandibular second premolar. *Aust Endod J*. 2008;34:126–128.
677. Macri E, Zmener O. Five canals in a mandibular second premolar. *J Endod*. 2000;26:304–305.
678. Kararia N, Kararia V. Root canal treatment of a mandibular second premolar with atypical canal pattern. *J Conserv Dent*. 2012;15:392–394.
679. Lotfi M, Vosoughhosseini S, Zand V, et al. A mandibular second premolar with three canals and atypical orifices. *J Oral Sci*. 2008;50:363–366.

680. Tzanetakis GN, Lagoudakos TA, Kontakiotis EG. Endodontic treatment of a mandibular second premolar with four canals using operating microscope. *J Endod*. 2007;33:318–321.
681. Lin Z-M, Ling J-Q, Jhugroo A. Mandibular first and second premolars with three canals. *Internet J Dent Sci* 2006;4.
682. ElDeeb ME. Three root canals in mandibular second premolars: literature review and a case report. *J Endod*. 1982;8:376–397.
683. Vertucci FA, Francois KJ. Endodontic therapy of a mandibular second premolar: a case report with clinical correlations. *Fla Dent J*. 1986;57:25–27.
684. Glassman GD. Flare-up with associated paresthesia of a mandibular second premolar with three root canals. *Oral Surg Oral Med Oral Pathol*. 1987;64:110–113.
685. Mortman RE, Ahn S. Three canals in the mandibular second premolar. *Dent Today*. 2000;19:76–79.
686. Prakash R, Nandini S, Ballal S, et al. Two-rooted mandibular second premolars: case report and survey. *Indian J Dent Res*. 2008;19:70–73.
687. Oginni AO, Olusile AO, Bamise CT. Root malformation in mandibular premolars: an endodontic difficulty-report of two cases. *Niger Postgrad Med J*. 2002;9:163–166.
688. Kannan SK, Suganya, Santharam H. Supernumerary roots. *Indian J Dent Res*. 2002;13:116–119.
689. Nandlal B, Ramesh K. Partial bifurcation and webbed root of mandibular second premolar—an uncommon variation. *J Indian Soc Pedod Prev Dent*. 1998;16:7–8.
690. Goswami M, Chandra S, Chandra S, Singh S. Mandibular premolar with two roots. *J Endod*. 1997;23:187.
691. Shapira Y, Delivanis P. Multiple-rooted mandibular second premolars. *J Endod*. 1982;8:231–232.
692. Tsurumachi T, Suguro H, Ogata H, et al. Endodontic treatment of bilateral dens evaginatus premolars with large periapical lesions. *J Oral Sci*. 2009;51:475–479.
693. Vier-Pelisser FV, Morgental RD, Fritscher G, et al. Management of type III dens invaginatus in a mandibular premolar: a case report. *Braz Dent J*. 2014;25:73–78.
694. Chu FC, Sham AS, Yip KH. Fractured dens evaginatus and unusual periapical radiolucency. *Dent Traumatol*. 2002;18:339–341.
695. Hariharavel VP, Kumar AA, Ganesh C, et al. Root canal treatment of mandibular second premolar with three separate roots and canals using spiral computed tomographic. *Case Rep Dent*. 2014;2014:816576.
696. Chauhan R, Singh S. Management of a 3-canal mandibular premolar in a patient with unusual root canal anatomy in all mandibular premolars. *Gen Dent*. 2013;61:16–18.
697. Rödig T, Hülsmann M. Diagnosis and root canal treatment of a mandibular second premolar with three root canals. *Int Endod J*. 2003;36:912–919.
698. Aguiar C, Mendes D, Camara A, Figueiredo J. Endodontic treatment of a mandibular second premolar with three root canals. *J Contemp Dent Pract*. 2010;11:78–84.
699. Soares LR, Arruda M, de Arruda MP, et al. Diagnosis and root canal treatment in a mandibular premolar with three canals. *Braz Dent J*. 2009;20:424–427.
700. Al-Fouzan KS. The microscopic diagnosis and treatment of a mandibular second premolar with four canals. *Int Endod J*. 2001;34:406–410.
701. Rhodes JS. A case of unusual anatomy: a mandibular second premolar with four canals. *Int Endod J*. 2001;34:645–648.
702. Sachdeva GS, Ballal S, Gopikrishna V, Kandaswamy D. Endodontic management of a mandibular second premolar with four roots and four root canals with the aid of spiral computed tomography: a case report. *J Endod*. 2008;34:104–107.
703. Chen R-Y, Duh B-R. C-shaped canal in a mandibular second premolar. *Chin Dent J*. 2003;22:371–376.
704. Pai AE, Gautam S, Kundabala M. The retreatment of a mandibular second premolar with unusual canal anatomy. *Kathmandu Univ Med J (KUMJ)*. 2009;7:298–300.
705. De Moor RJ, Calberson FL. Root canal treatment in a mandibular second premolar with three root canals. *J Endod*. 2005;31:310–313.
706. Wong M. Four root canals in a mandibular second premolar. *J Endod*. 1991;17:125–126.
707. Parameswaran A, Udayakumar P. Bifid root and root canal in mandibular second premolar and its management—a case report. *Fed Oper Dent*. 1990;1:25–27.
708. Holtzman L. Root canal treatment of mandibular second premolar with four root canals: a case report. *Int Endod J*. 1998;31:364–366.
709. Tiku A, Damle SG, Nadkarni UM, Kalaskar RR. Hypertaurodontism in molars and premolars: management of two rare cases. *J Indian Soc Pedod Prev Dent*. 2003;21:131–134.
710. Curzon ME. Miscegenation and the prevalence of three-rooted mandibular first molars in the Baffin Eskimo. *Community Dent Oral Epidemiol*. 1974;2:130–131.
711. Morita M. [Morphological studies on the roots of lower first molars in Japanese]. *Shikwa Gakuho*. 1990;90:837–854.
712. Onda S, Minemura R, Masaki T, Funatsu S. Shape and number of the roots of the permanent molar teeth. *Bull Tokyo Dent Coll*. 1989;30:221–231.
713. Sperber GH, Moreau JL. Study of the number of roots and canals in Senegalese first permanent mandibular molars. *Int Endod J*. 1998;31:117–122.
714. Yew SC, Chan K. A retrospective study of endodontically treated mandibular first molars in a Chinese population. *J Endod*. 1993;19:471–473.
715. Younes SA, al-Shammery AR, el-Angbawi MF. Three-rooted permanent mandibular first molars of Asian and black groups in the Middle East. *Oral Surg Oral Med Oral Pathol*. 1990;69:102–105.
716. Curzon ME. Three-rooted mandibular permanent molars in English Caucasians. *J Dent Res*. 1973;52:181.
717. de Souza-Freitas JA, Lopes ES, Casati-Alvares L. Anatomic variations of lower first permanent molar roots in two ethnic groups. *Oral Surg Oral Med Oral Pathol*. 1971;31:274–278.
718. Turner II CG Three-rooted mandibular first permanent molars and the question of American Indian origins. *Am J Phys Anthropol*. 1971;34:229–241.
719. Weine FS. Case report: three canals in the mesial root of a mandibular first molar. *J Endod*. 1982;8:517–520.
720. Friedman S, Moshonov J, Stabholz A Five root canals in a mandibular first molar. *Endod Dent Traumatol*. 1986;2:226–228.
721. Jacobsen EL, Dick K, Bodell R. Mandibular first molars with multiple mesial canals. *J Endod*. 1994;20:610–613.
722. de Paula AF, Brito-Junior M, Quintino AC, et al. Three independent mesial canals in a mandibular molar: four-year followup of a case using cone beam computed tomography. *Case Rep Dent*. 2013;2013:891849.
723. Lu Q, Wang P, Yang B, et al. Endodontic treatments of mandibular first molar with middle mesial canal: two case reports. *Chin J Dent Res* 2013;16:75–78.
724. Parekh DJ, R S. Nonsurgical endodontic retreatment of a mandibular first molar with five canals: 1-year follow-up. *Compend Contin Educ Dent*. 2012;33:e45-e47.
725. Baugh D, Wallace J. Middle mesial canal of the mandibular first molar: a case report and literature review. *J Endod*. 2004;30:185–186.
726. Mortman RE, Ahn S. Mandibular first molars with three mesial canals. *Gen Dent*. 2003;51:549–551.
727. DeGrood ME, Cunningham CJ. Mandibular molar with 5 canals: report of a case. *J Endod*. 1997;23:60–62.
728. Holtzman L. Root canal treatment of a mandibular first molar with three mesial root canals. *Int Endod J*. 1997;30:422–423.
729. Ricucci D. Three independent canals in the mesial root of a mandibular first molar. *Endod Dent Traumatol*. 1997;13:47–49.
730. Bond JL, Hartwell GR, Donnelly JC, Portell FR. Clinical management of middle mesial root canals in mandibular molars. *J Endod*. 1988;14:312–314.
731. Beatty RG, Krell K. Mandibular molars with five canals: report of two cases. *J Am Dent Assoc*. 1987;114:802–804.
732. Beatty RG, Interian CM. A mandibular first molar with five canals: report of case. *J Am Dent Assoc*. 1985;111:769–771.
733. Lim SS. Middle mesial canal of a mandibular first molar—a case report. *Dent J Malays*. 1985;8:13–16.
734. Deepalakshmi M, Anupama R, Khan HS, Kumar KS. The mandibular first molar with three canals in the mesial root—a case report. *J Clin Diagn Res*. 2013;7:601–603.
735. La SH, Jung DH, Kim EC, Min KS. Identification of independent middle mesial canal in mandibular first molar using cone-beam computed tomography imaging. *J Endod*. 2010;36:542–545.
736. Faramarzi F, Fakhri H, Javaheri HH. Endodontic treatment of

a mandibular first molar with three mesial canals and broken instrument removal. *Aust Endod J*. 2010;36:39–41.
737. Forner-Navarro L, Luzi A, Garcia AA, Garcia AH. Third canal in the mesial root of permanent mandibular first molars: review of the literature and presentation of 3 clinical reports and 2 in vitro studies. *Med Oral Patol Oral Cir Bucal*. 2007;12:E605-E609.
738. McCabe PS. The middle mesial canal of mandibular first molars. *J Ir Dent Assoc*. 2005;51:73–75.
739. Min K. Clinical management of a mandibular first molar with multiple mesial canals: a case report. *J Contemp Dent Pract*. 2004;5:142–149.
740. Yesilsoy C, Porras O, Gordon W. Importance of third mesial canals in mandibular molars: report of 2 cases. *Oral Surg Oral Med Oral Pathol Oral Radiol Endod*. 2009;108:e55-e58.
741. Aminsobhani M, Shokouhinejad N, Ghabraei S, et al. Retreatment of a 6-canalled mandibular first molar with four mesial canals: a case report. *Iran Endod J*. 2010;5:138–140.
742. Kontakiotis EG, Tzanetakis GN. Four canals in the mesial root of a mandibular first molar. A case report under the operating microscope. *Aust Endod J*. 2007;33:84–88.
743. Sarangi P, Uppin VM. Mandibular first molar with a radix entomolaris: an endodontic dilemma. *J Dent (Tehran)*. 2014;11:118–122.
744. Gupta N, Goswami M, Singh K. Bilateral radix entomolaris with primary and permanent mandibular first molars. *BMJ Case Rep*. 2013;2013.
745. Attam K, Nawal RR, Utneja S, Talwar S. Radix entomolaris in mandibular first molars in Indian population: a review and case reports. *Case Rep Dent*. 2012;2012:595494.
746. Abella F, Mercade M, Duran-Sindreu F, Roig M. Managing severe curvature of radix entomolaris: three-dimensional analysis with cone beam computed tomography. *Int Endod J*. 2011;44:876–885.
747. Mahajan P, Mahajan A. Supplemental root in a mandibular first molar: a rarity. *Clin Pract*. 2011;1:e10.
748. Nagaveni NB, Umashankar KV. Radix entomolaris in permanent mandibular first molars: case reports and literature review. *Gen Dent*. 2009;57:e25-e29.
749. Stroner WF, Remeikis NA, Carr GB. Mandibular first molar with three distal canals. *Oral Surg Oral Med Oral Pathol*. 1984;57:554–557.
750. Segura-Egea JJ, Jimenez-Pinzon A, Rios-Santos JV. Endodontic therapy in a 3-rooted mandibular first molar: importance of a thorough radiographic examination. *J Can Dent Assoc*. 2002;68:541–544.
751. Kimura Y, Matsumoto K. Mandibular first molar with three distal root canals. *Int Endod J*. 2000;33:468–470.
752. Prabhu NT, Munshi AK. Additional distal root in permanent mandibular first molars: report of a case. *Quint Int* 1995;26:567–569.
753. Venumuddala VR, Sridhar M, Rajasekaran M, et al. Endodontic management of mandibular first molar with middle distal canal: a case report. *Case Rep Dent*. 2012;2012:458079.
754. Jain S. Mandibular first molar with three distal canals. *J Conserv Dent*. 2011;14:438–439.
755. Kottoor J, Sudha R, Velmurugan N. Middle distal canal of the mandibular first molar: a case report and literature review. *Int Endod J*. 2010;43:714–722.
756. Chandra SS, Rajasekaran M, Shankar P, Indira R. Endodontic management of a mandibular first molar with three distal canals confirmed with the aid of spiral computerized tomography: a case report. *Oral Surg Oral Med Oral Pathol Oral Radiol Endod*. 2009;108:e77-e81.
757. Bolger WL, Schindler WG. A mandibular first molar with a C-shaped root configuration. *J Endod*. 1988;14:515–519.
758. Rice RT, Gilbert BO, Jr. An unusual canal configuration in a mandibular first molar. *J Endod*. 1987;13:515–516.
759. Barnett F. Mandibular molar with C-shaped canal. *Endod Dent Traumatol*. 1986;2:79–81.
760. Martinez-Berna A, Badanelli P. Mandibular first molars with six root canals. *J Endod*. 1985;11:348–352.
761. Ryan JL, Bowles WR, Baisden MK, McClanahan SB. Mandibular first molar with six separate canals. *J Endod* 2011;37:878–880.
762. Margarit R, Andrei OC. Anatomical variations of mandibular first molar and their implications in endodontic treatment. *Rom J Morphol Embryol*. 2011;52:1389–1392.
763. Krithikadatta J, Kottoor J, Karumaran CS, Rajan G. Mandibular first molar having an unusual mesial root canal morphology with contradictory cone-beam computed tomography findings: a case report. *J Endod*. 2010;36:1712–1716.
764. Baziar H, Daneshvar F, Mohammadi A, Jafarzadeh H. Endodontic management of a mandibular first molar with four canals in a distal root by using cone-beam computed tomography: a case report. *J Oral Maxillofac Res*. 2014;5:e5.
765. Kottoor J, Albuquerque DV, Velmurugan N, Sumitha M. Four-rooted mandibular first molar with an unusual developmental root fusion line: a case report. *Case Rep Dent*. 2012; 2012:237302.
766. Lee SJ, Jang KH, Spangberg LS, et al. Three-dimensional visualization of a mandibular first molar with three distal roots using computer-aided rapid prototyping. *Oral Surg Oral Med Oral Pathol Oral Radiol Endod*. 2006;101:668–674.
767. Ghoddusi J, Naghavi N, Zarei M, Rohani E. Mandibular first molar with four distal canals. *J Endod*. 2007;33:1481–1483.
768. Acharya N, Singh A, Samant PS, Gautam V. Endodontic management of radix paramolaris with six canals: a clinical case report. *Kathmandu Univ Med J (KUMJ)*. 2013;11:338–341.
769. Barletta FB, Dotto SR, Reis Mde S, Ferreira R, Travassos RM. Mandibular molar with five root canals. *Aust Endod J*. 2008;34:129–132.
770. Manning SA. Root canal anatomy of mandibular second molars. *Part I. Int Endod J*. 1990;23:34–39.
771. Weine FS, Pasiewicz RA, Rice RT. Canal configuration of the mandibular second molar using a clinically oriented in vitro method. *J Endod*. 1988;14:207–213.
772. Weine FS. The C-shaped mandibular second molar: incidence and other considerations. *J Endod*. 1998;24:372–375.
773. Ladeira DB, Cruz AD, Freitas DQ, Almeida SM. Prevalence of C-shaped root canal in a Brazilian subpopulation: a cone-beam computed tomography analysis. *Braz Oral Res*. 2014;28: 39–45.
774. Lambrianidis T, Lyroudia K, Pandelidou O, Nicolaou A. Evaluation of periapical radiographs in the recognition of C-shaped mandibular second molars. *Int Endod J*. 2001;34:458–462.
775. Haddad GY, Nehme WB, Ounsi HF. Diagnosis, classification, and frequency of c-shaped canals in mandibular second molars in the Lebanese population. *J Endod*. 1999;25:268–271.
776. Jin GC, Lee SJ, Roh BD. Anatomical study of C-shaped canals in mandibular second molars by analysis of computed tomography. *J Endod*. 2006;32:10–13.
777. Seo MS, Park DS. C-shaped root canals of mandibular second molars in a Korean population: clinical observation and in vitro analysis. *Int Endod J*. 2004;37:139–144.
778. Melton DC, Krell KV, Fuller MW. Anatomical and histological features of C-shaped canals in mandibular second molars. *J Endod*. 1991;17:384–388.
779. Carlsen O, Alexandersen V. Root canals in two-rooted maxillary second molars. *Acta Odontol Scand*. 1997;55:330–338.
780. Carlsen O, Alexandersen V, Heitmann T, Jakobsen P. Root canals in one-rooted maxillary second molars. *Scand J Dent Res*. 1992;100:249–256.
781. Sikri VK, Sikri P. Mandibular premolars: aberrations in pulp space morphology. *Indian J Dent Res*. 1994;5:9–14.
782. Chai WL, Thong YL. Cross-sectional morphology and minimum canal wall widths in C-shaped roots of mandibular molars. *J Endod*. 2004;30:509–512.
783. Oehlers FAC. The radicular variety of dens invaginatus. *Oral Surg Oral Med Oral Pathol*. 1958;11:1251–1260.
784. Grocholewicz K, Lipski M, Weyna E. Endodontic and prosthetic treatment of teeth with C-shaped root canals. *Ann Acad Med Stetin*. 2009;55:55–59.
785. Lynn EA. Conventional root canal therapy of C-shaped mandibular second molar. A case report. *N Y State Dent J*. 2006;72:32–34.
786. Benenati FW. Mandibular second molar with C-shaped canal morphology and five canals: report of a case. *Gen Dent*. 2004;52:253–254.
787. Lyroudia K, Samakovitis G, Pitas I, et al. 3D reconstruction of two C-shape mandibular molars. *J Endod*. 1997;23:101–104.
788. Ricucci D, Pascon EA, Langeland K. Long-term follow-up on C-shaped mandibular molars. *J Endod*. 1996;22:185–187.
789. Liewehr FR, Kulild JC, Primack PD. Obturation of a C-shaped canal using an improved method of warm lateral condensation.

J Endod. 1993;19:474–477.
790. Barril I, Cochet JY, Ricci C. [Treatment of a canal with a "C" configuration]. *Rev Fr Endod.* 1989;8:47–58.
791. Gupta R, Prakash V, Sharma M. Endodontic and post-endodontic management of a fused molar. *Indian J Dent Res.* 2013;24:274–276.
792. Rudagi K, Rudagi BM, Metgud S, Wagle R. Endodontic management of mandibular second molar fused to a supernumerary tooth, using spiral computed tomography as a diagnostic aid: a case report. *Case Rep Dent.* 2012;2012:614129.
793. Salem Milani A Endodontic management of a fused mandibular second molar and paramolar: a case report. *Iran Endod J.* 2010;5:131–134.
794. Ballal S, Sachdeva GS, Kandaswamy D. Endodontic management of a fused mandibular second molar and paramolar with the aid of spiral computed tomography: a case report. *J Endod.* 2007;33:1247–1251.
795. Ghoddusi J, Zarei M, Jafarzadeh H. Endodontic treatment of a supernumerary tooth fused to a mandibular second molar: a case report. *J Oral Sci.* 2006;48:39–41.
796. Nunes E, de Moraes IG, de Novaes PM, de Sousa SM. Bilateral fusion of mandibular second molars with supernumerary teeth: case report. *Braz Dent J.* 2002;13:137–141.
797. Nayak G, Shetty S, Shekhar R. Asymmetry in mesial root number and morphology in mandibular second molars: a case report. *Restor Dent Endod.* 2014;39:45–50.
798. Parirokh M, P VA, Yosefi MH, Hosseini HR. Presence of two distal and one mesial root canals in mandibular second molars: report of four cases. *Iran Endod J.* 2014;9:229–232.
799. Roy A, Velmurugan N, Suresh N. Mandibular second molar with a single root and a single canal: case series. *J Clin Diagn Res.* 2013;7:2637–2638.
800. Idris M, Sakkir N, Kj N, Kini A. Endodontic retreatment of a mandibular second molar with four separate roots: a case report. *J Clin Diagn Res.* 2014;8:280–282.
801. Peiris R, Pitakotuwage N, Takahashi M, et al. Mandibular permanent second molar with four roots and root canals: a case report. *Odontology.* 2009;97:51–53.
802. Hannah R, Kandaswamy D, Jayaprakash N. Endodontic management of a mandibular second molar with radix entomolaris: a case report. *Restor Dent Endod.* 2014;39:132–136.
803. Sundaresh KJ, Srinivasan R, Mallikarjuna R, Rajalbandi S. Endodontic management of middle mesial canal of the mandibular molar. *BMJ Case Rep.* 2013;doi: 10.1136/bcr-2012-008261:1–3.
804. Beltes P, Huang G. Endodontic treatment of an unusual mandibular second molar. *Endod Dent Traumatol.* 1997;13:96–98.
805. Goldberg JM, Gross M, Rankow H. Endodontic therapy involving fused mandibular second and third molars. *J Endod.* 1985;11:346–347.
806. Wells DW, Bernier WE. A single mesial canal and two distal canals in a mandibular second molar. *J Endod.* 1984;10:400–403.
807. Munir MB, Sajjad I, Sajid M. Prevalence of taurodontism in mandibular second molars. *Pakist Oral Dent J.* 2013;33:528–530.
808. Chowdappa N, Hegde M, Shetty S, Bhat G. Management of taurodont right mandibular second molar tooth: a case report. *J Ind Acd Dent Spec Res.* 2014;1:80–82.
809. Simons EL. The early relatives of man. *Sci Am.* 1964;211:50–62.

第二章　牙髓牙本质复合体的结构和功能

Sivakami R.Haug, Syngcuk Kim, Karin J. Heyeraas

第一节　概述

“牙髓虽小，学问不少”这是I.B.Bender博士对牙髓的形象描述。牙髓是一种结缔组织，其组成复杂，包括神经、血管、细胞间液、成牙本质细胞、成纤维细胞和其他细胞成分等。不同于其他结缔组织，牙髓组织由牙釉质和牙本质包绕，这种坚硬封闭的结构使牙髓处在一种低让性的环境中，其特性在受到刺激时突显，在炎症状态下，即使体积只有微小的增加，也会引发牙髓组织严重反应。除此之外，牙髓主要由穿过根尖孔的末梢动脉供血，没有侧支循环，同时还受到丰富的感觉神经和交感神经纤维支配。

尽管牙髓牙本质复合体会受到牙釉质和牙本质的限制，但作为敏锐的反应感觉系统，可以通过特殊的防御机制保护自身免受损伤。丰富的感觉纤维及微循环脉管系统使牙髓成为研究不同炎症阶段神经血管交互作用的独特组织结构。当炎症累及牙髓，尤其当患牙出现温度敏感、渗透压敏感以及不同程度的非定位疼痛时，医生会面临一些诊断困难。因此，具备扎实全面的生物及生理学知识，深入理解治疗中的牙髓组织结构，对帮助临床医生做出正确诊断及确定治疗计划非常重要。

本章围绕牙髓牙本质复合体的发育、结构和功能进行阐述，旨在为临床诊断提供扎实的生物学基础。

一、牙的胚胎发育

人类牙的发育始于胚胎的第5周，乳牙的矿化从胚胎第14周开始，与此同时，恒牙开始发育。第一颗乳牙在出生后6个月时萌出，第一颗恒牙在5~6岁时萌出，第三磨牙最后形成，在12~16岁之间完成牙冠发育，因此，牙的发育从胚胎时期开始一直持续到青少年阶段。最新研究表明，在牙发育的各个阶段，多种来自不同信号家族的生长因子和转录因子发挥了关键调节作用。基因靶向研究证实转录因子在调控牙形态中发挥了重要的生物学功能，迄今为止已发现超过200个基因在牙发育过程中表达活跃[1-4]。

牙由外胚层细胞和颅神经嵴源性的外胚层间充质细胞发育而来。外胚层细胞分化为成釉细胞，形成牙冠部的牙釉质，外胚层间充质细胞形成牙本质、牙髓和牙周组织。神经嵴细胞由神经外胚层迁移而来，只有神经嵴源性间充质细胞能够对来自牙源性上皮的始动信号做出反应并参与牙发育[5-7]。牙发育起源于牙板（口腔上皮的增厚）的形成，牙板上皮细胞在末端增殖，在牙预期萌出的位置形成上皮突起或上皮芽，这标志着牙发育开始，并且决定了牙齿的位置。牙板下方的间充质称为牙乳头，形成牙本质和牙髓；牙囊包裹在牙乳头和成釉器周围，可以形成牙周支持组织。

牙早期发育分为三个阶段：蕾状期，帽状期和钟状期。在蕾状期，外胚间充质细胞在上皮下方聚集，在牙乳头上出现形如帽子一样的结构，进入帽状期。从帽状期开始称牙源性上皮为成釉器。成釉器、牙乳头和牙囊共同组成了牙或者牙胚（图2-1）。从蕾状期到帽状期的转换是牙形态发育过程的关键步骤，成釉器上皮内大量信号分子调控周围间充质中各种转录因子的表达[4,8,9]。釉结是在帽状期成釉器上皮内形成的关键信号中心，由数量密集的无增殖活性的上皮细胞组成，能够表达多种信号分子以促进牙齿的正常发育。釉结发挥临时信号中心作用，最后会通过细胞凋亡而被移除。在磨牙中继发釉结（Secondary enamel knots，SEK）会取代原发釉结（primary enamel knot，PEK），诱导牙尖的继续发育。釉结参与牙形态发生的过程，决定牙尖形态和大小[4]。

间充质细胞中特定同源盒基因的表达决定了牙的特征[10,11]。牙胚持续发育，最终到达钟状期。在钟状期，牙冠完成形态学分化呈现出最终形态，细胞获得独特表型，分化为成釉细胞和成牙本质细胞，最终形成牙体硬组织完成组织学分化。颅神经嵴来源的牙源性间充质细胞及其邻近内部的成釉器上皮细胞分别分化为前成牙本质细胞和前成釉细胞，在成牙本质细胞和成釉细胞交界处形成牙本质和牙釉质并完成牙形成过程。

在帽状期，牙囊为发育中的牙胚提供血液供应。成釉器无血管，而邻近的牙囊有大量血管，这些血管发出分支包围着牙胚。在牙乳头中血管数量会有所增加，当基质开始沉积时，血管数量达到最大量。牙乳头中的血管成群分布，其分布与后期牙根形成的部位相一致。

三叉神经纤维最早出现在蕾状期的牙胚附近，在帽状期和钟状期进入牙囊包绕在牙周围[12-16]。在钟状期，感觉神经纤维出现在牙囊中但未出现于牙乳头和成釉器中。在

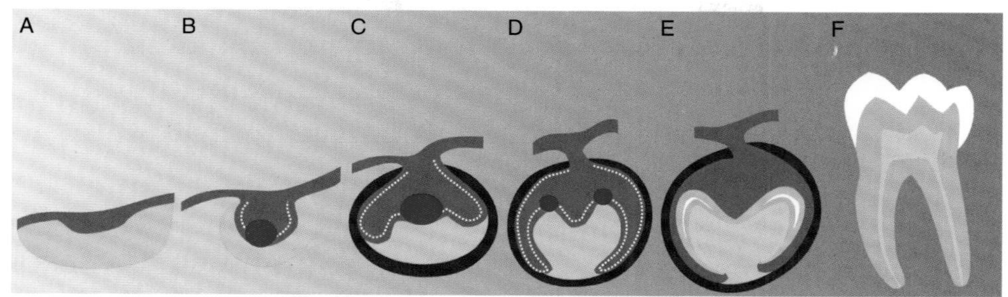

图 2-1　胚胎期磨牙发育阶段及成年人磨牙示意图
A. 在牙发育的起始阶段，口腔上皮局部增殖，牙源性上皮增厚　**B.** 牙源性上皮向内增厚进入致密的牙源性间充质，牙蕾形成。在蕾状期，关键的信号中心——原发釉结（PEK）（红色圆点）出现在蕾状上皮的尖端　**C.** 在帽状期，原发釉结舌侧和颊侧的牙源性上皮生长并形成颈环。牙源性间充质形成牙乳头和牙囊　**D.** 在钟状期早期，继发釉结（SEK）（红色圆点）出现在之后形成牙尖的位置。上皮颈环生长并且包绕牙髓　**E.** 在钟状期晚期，牙齿特有细胞——成牙本质细胞和成釉细胞各自分泌牙本质（浅绿色）和牙釉质（白色）。牙冠形成之后牙根开始形成（未显示）　**F.** 成熟的磨牙　**A~E.** 冠状位　**F.** 矢状位（内外牙釉质上皮由一条白色虚线分界）

钟状期后期，牙本质和牙釉质一经形成，感觉神经纤维就会进入到牙乳头中。牙根开始形成之后，交感神经开始出现[17]，随着牙根开始发育，成牙本质细胞下神经丛逐渐形成，牙周膜（periodontal ligament，PDL）中也开始出现神经纤维。但直到牙根几乎完全形成，牙周膜中才会出现成熟的神经分布[17]。在牙发育的各个时期，一些生长因子如神经生长因子、脑源性神经营养因子、促性腺激素神经营养因子、神经营养因子 3 以及神经营养因子等会在特定部位表达[18-20]。最新研究表明，牙釉质和牙本质的形成受生物节律调控，生物钟基因可能参与调节成釉细胞和成牙本质细胞的一些功能，如牙釉质和牙本质基质蛋白的分泌、牙釉质生长线和横纹的生物矿化过程。已知的控制昼夜节律和许多组织相关功能的生物钟基因，如 Bmal1、Clock、Per1 和 Per2，同样也在牙发育中表达。生物钟蛋白在基质分泌细胞如成釉细胞、成牙本质细胞和成骨细胞中优先表达，但在成牙骨质细胞中未发现表达[21,22]。

二、牙髓牙本质复合体的构成

牙本质在冠部由牙釉质覆盖，在根部由牙骨质覆盖，除非中断根尖血运（例如严重的咬合创伤，外科治疗或者过度的正畸力），牙髓通常可以保持健康活力。当龋坏、折裂或磨损破坏牙釉质和 / 或牙骨质结构时，牙髓组织通过牙本质小管与口腔环境相通，进而引发牙髓出现病理状态。Pashley 等人的一项经典研究中，在实验犬牙齿中应用 ^{131}I，结果表明一旦牙本质小管打开，碘分子可以很容易地渗入到牙髓中（图 2-2）。临床上牙本质渗透性对牙髓出现病理变化有显著影响，这将在本章后面讨论。

温度、渗透、化学等刺激很容易通过牙本质的高渗透性作用于牙髓组织，这些因素首先刺激或激惹成牙本质细胞，促使炎症进展，最终导致牙髓组织的破坏，因此，医生临床检查必须要重视牙本质结构的完整性。

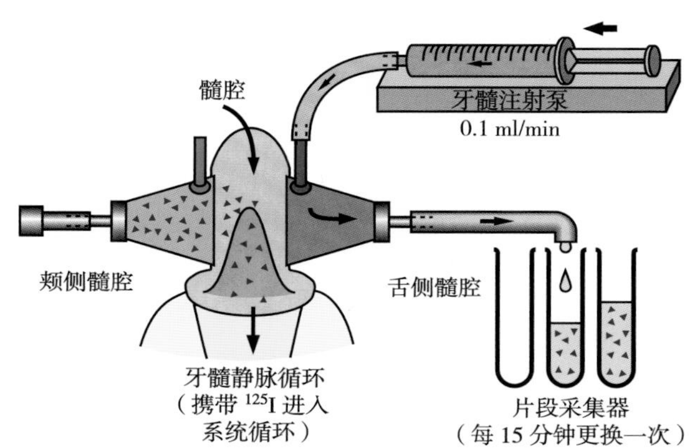

图 2-2　Pashley 牙本质渗透性实验步骤。^{131}I 作为标志物，通过颊侧髓腔扩散到裸露的牙本质。血液从静脉系统流出后检测 ^{131}I 的放射性。血液中 ^{131}I 的含量代表牙本质渗透性的强度[23]

第二节　牙本质的结构及特点

一、牙本质结构

牙本质是一种矿化的结缔组织，由 70% 的无机物、10% 的水及 20% 的有机基质组成。有机基质中 91% 为胶原蛋白，大多数是 Ⅰ 型胶原，还有少量 Ⅴ 型胶原；非胶原基质成分包括磷蛋白、蛋白多糖、γ- 羟基谷氨酸蛋白、酸性糖蛋白、生长因子和脂类。数百万的牙本质小管贯穿于牙本质结构中，小管密度从 40 000 到 70 000 个每平方毫米不等（图 2-3）[24]。小管直径由釉牙本质界的 1μm 到牙髓表面的 3μm 不等。不同部位牙本质小管的尺寸变化，对于牙髓炎症的病程发展非常重要，如由于牙本质小管覆盖的表面面积大小不同，龋齿或修复过程产生的对牙髓有毒的物质从釉牙本质界渗透比从牙本质中部渗透的可能性要小。

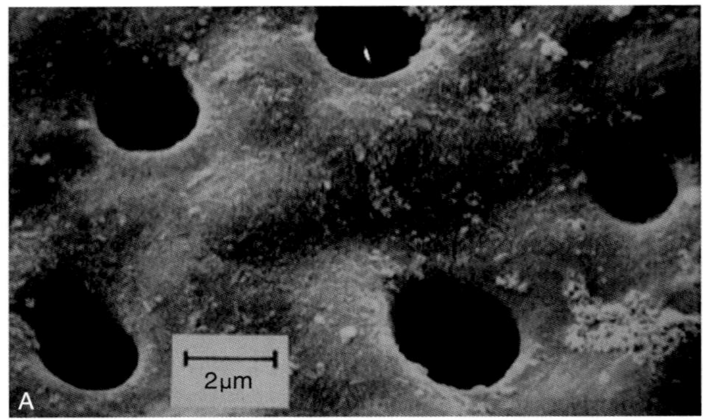

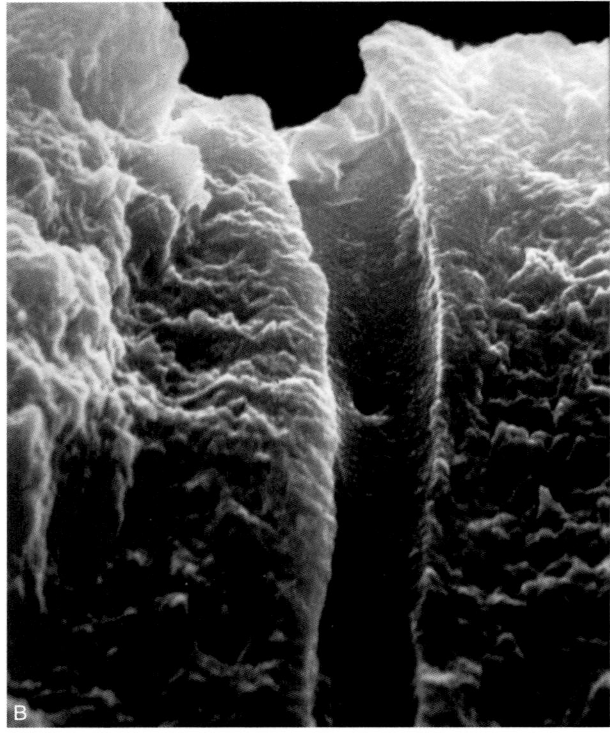

图 2-3 A. 沿牙本质深入的牙本质小管和牙本质表面的牙本质小管直径不同。接近牙髓处牙本质小管直径增大（达 4μm），且小管占据的牙本质表面积呈对数增加 **B.** 扫描电子显微镜（SEM）所示的牙本质小管横截面

仅从解剖学角度来看，随着毒素侵入深度增加，毒素对牙髓的破坏可能呈指数增长。牙本质小管中的液体与细胞外液体组成相似[25]，如果牙本质小管液中储存了龋源性细菌产生的内毒素和外毒素，这些毒素就可以通过牙本质小管渗透到牙髓中引发炎症[26]。因此，了解控制牙本质渗透性的可变因素非常重要。

二、牙本质渗透性

冠方牙本质的牙本质小管从釉牙本质界向髓腔聚合[27]，使得渗透物到达牙髓时会聚集于更小的区域。在不同水平的牙本质层，牙本质小管数量和直径会影响牙本质小管占据的表面面积。根据 Garberoglio 和 Brannstrom 等人[24]的研究，可以计算出在釉牙本质界处牙本质小管仅占据 1% 的区域，到髓腔则增长到 45%（图 2-3），这具有很重要的临床意义：由于修复治疗、磨耗或疾病导致的牙本质暴露，随着暴露的深度增加，牙本质的渗透性会增大[28,29]，去除牙本质使得牙髓对化学刺激和微生物刺激更加敏感；牙本质小管面积的分布差异也导致近牙髓处牙本质微硬度减小[30,31]，随着牙本质小管密度增加，管间钙化基质的密度降低，紧邻髓腔侧牙本质硬度降低，有助于根管治疗过程中的根管扩大[32]。

牙本质整体渗透率与暴露牙本质总表面积成正比，很显然全冠预备要比小的合面修复体预备暴露范围更多的牙本质使得微生物渗透增加[33]，大面积较深牙本质预备量的修复方式（如全冠预备）增加了刺激物从表面渗透到牙髓的风险，因此，“保留牙本质厚度”的原则至关重要[34,35]。

根方牙本质的渗透性比相同厚度的冠方牙本质低 10~20 倍[36]。这可以解释为什么牙周治疗去除牙骨质使根面牙本质暴露于口腔时，牙髓反应不明显。最新研究表明，窝洞预备后牙本质的渗透性不是恒定不变的。在实验犬中，窝洞预备后的前 6 个小时牙本质渗透性减少 75%[37]。尽管目前尚无渗透性降低的组织学证据，实验犬体内血浆纤维蛋白原含量减少并不能证实窝洞预备后牙本质渗透性降低现象[38]，推测可能是由于备洞对牙髓血管造成刺激，使得更多的血浆纤维蛋白从牙髓血管渗入到牙本质小管中，血浆纤维蛋白被牙本质吸收，降低了其渗透性，该现象还需要通过深入研究来验证。

牙本质表面特征同样可以改变牙本质渗透性。这可能存在两种极端情况：新鲜牙本质折裂[39]或酸蚀[40]造成的牙本质小管完全暴露和解剖学封闭或微晶碎屑堵塞造成的牙本质小管封闭[41]。微晶碎屑在牙本质表面形成了“玷污层”，可以通过手用或旋转器械去除[42]，玷污层会减慢微生物渗透[43,44]，但允许更多分子轻易地渗透进入牙本质，小分子渗透比大分子渗透更快。由于口腔中液体会在修复材料与牙体之间的微渗漏间隙周围流动，玷污层常会在几个月至几年内缓慢溶解。通过酸蚀或者螯合作用去除玷污层，牙本质的通透性增加，不再限制刺激扩散，微生物轻松渗透进入牙本质[45,46]。去除玷污层会增加根充材料与根部牙本质间封闭性，也可能会增加树脂桩的粘接力[48]。因此，在对根管进行机械预备时产生的玷污层是否应该去除，也是一个有争议的话题[47]。

三、牙髓对渗透性物质的反应

尽管微生物并未穿过牙本质，但其产生的毒素可能已经到达髓腔并引发了严重的牙髓反应[49-51]。牙髓反应范围广泛，从无炎症状态到根尖周脓肿形成都有可能发生，这与损伤物质在牙髓中积聚的浓度有关。虽然暴露的牙本质可能会引起渗漏，但其浓度可能无法达到足以引发与炎症相关级联反应的水平，表明这些物质在管周间隙的流体浓度可以维持在低水平，只要牙髓血液流速正常，牙本质和髓室之间的微环境就能够有效抵御有害物质的侵害。牙本质和牙髓之间的这种微妙的平衡如图 2-4 所示。

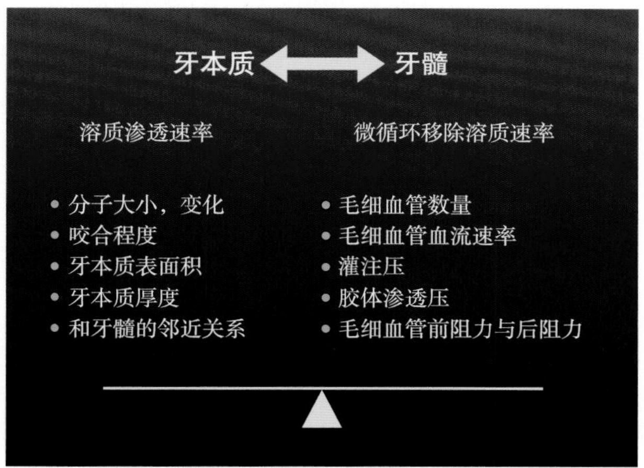

图 2-4　图示牙本质和牙髓之间的精细平衡。在平衡梁的左边是影响牙本质渗透压的因素，在平衡梁的右边是影响牙髓渗透压的因素

四、牙本质敏感性

临床普遍认为牙本质对某些刺激产生敏感症状，是由牙本质中的神经受到直接刺激而产生的（图 2-5）。因为牙本质外围区域没有神经分布[52,53]，另有推断是成牙本质细胞突起可以作为易兴奋的“神经末梢”反过来刺激存在于离牙髓更近的深层牙本质中的神经纤维进而产生神经兴奋[52-54]。

Anderson[54]及 Brannstrom[55]等认为牙本质中既不存在成牙本质细胞突起，也不存在兴奋的神经，他们提出导致牙本质敏感的“流体动力学说”，即液体通过牙本质小管向两个方向流动，刺激牙本质或牙髓的感觉神经[55,56]。

更多支持流体动力学说理论的研究来自动物牙本质[57-59]和人牙本质[55,59-61]的电子显微镜观察，研究表明成牙本质细胞突起很少延伸至超过牙本质小管长度 1/3 以外的区域。La Fleche 等[62]研究表明在（实验材料）提取和处理过程中，牙本质细胞突起可能会从外围退回，当然还需要更多研究明确突起的分布规律。牙本质小管中充满了与间质液组成相似的牙本质液[25]，流体动力学说符合大量的实验观察结果，尽管目前未能完全证实，但它对未来的实验设计提供了一个极有帮助的观点。

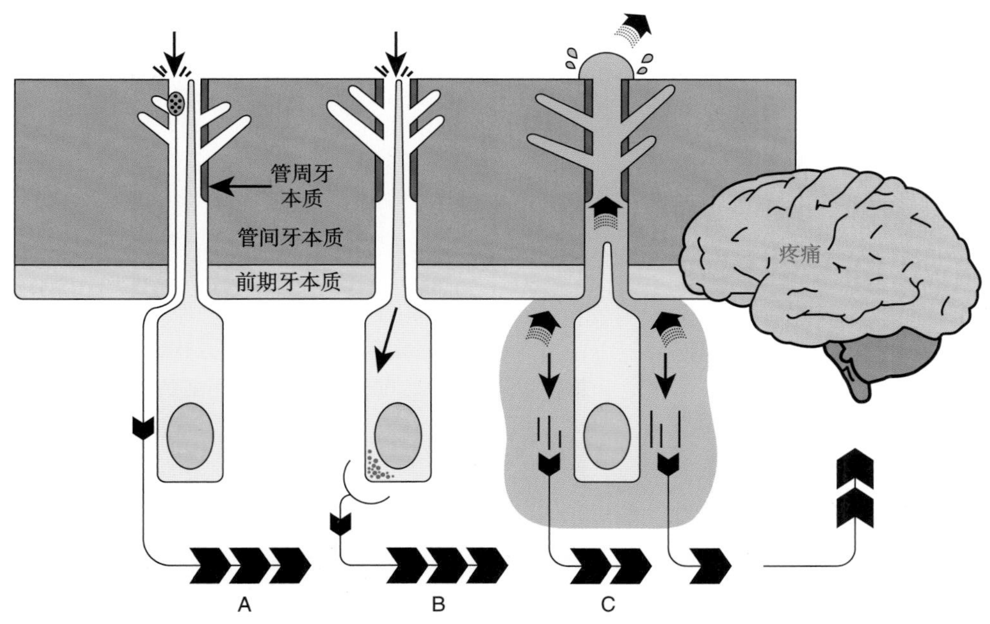

图 2-5　图示三种牙本质敏感学说
A. 经典学说认为施加在牙本质的刺激直接造成了对牙本质神经的刺激　**B.** 改良学说认为到达牙本质细胞突的刺激将沿着成牙本质细胞传导并通过某种突触到达感觉神经　**C.** 流体动力学说认为小管内的液体流动传导末梢刺激到高敏感性的牙髓神经

第三节　牙髓的脉管系统

一、牙髓血管的微循环系统

牙髓的动脉血供来自上颌动脉的分支：上牙槽后动脉、眶下动脉及下牙槽动脉。因为牙髓本身很小，牙髓血管也较小，因此称为动脉和静脉不准确，而应称为微动脉（直径在 100μm 以内）和微静脉（直径在 200μm~300μm）[63]。微动脉穿过根髓，直接到达冠部区域，呈分支状，为冠部牙髓提供血供。这些分支血管束在接合点有非常细的平滑肌覆盖，到达牙本质附近时失去表层平滑肌，形成毛细血管网（capillary network，CN）。当靠近牙本质内表面的成牙本质细胞周围后，它们在成牙本质细胞下方形成密集的终端

毛细血管网(terminal capillary network, TCN)[64]。图 2-6~图 2-11 显示了牙髓中的微血管单位。密集的毛细血管网是牙髓中的核心血管,运输有机物和氧气到细胞中并将废物和二氧化碳从细胞移出,维持牙髓稳态。

血管铸型研究表明大量微动脉和微静脉穿过根尖孔[65],血管也可通过侧副根管进出牙髓,侧副根管位于牙根任意部位但大多数位于根尖区域[66,67]。因牙髓缺乏侧支循环或其他血液供应使得根尖区域成为一个关键区,创伤、牙周炎或额外的、控制不当的正畸移动可能会破坏根尖区的血液供应。研究表明牙髓和牙周膜组织之间也有血管连接,但这些血管在发病机制中发挥作用的程度仍有待研究。

牙髓微血管单位

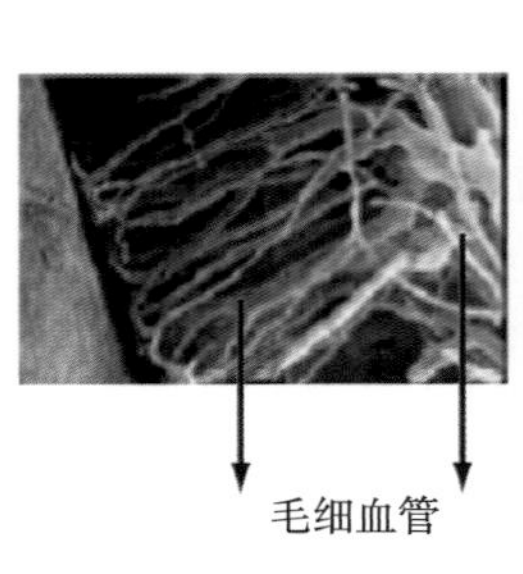

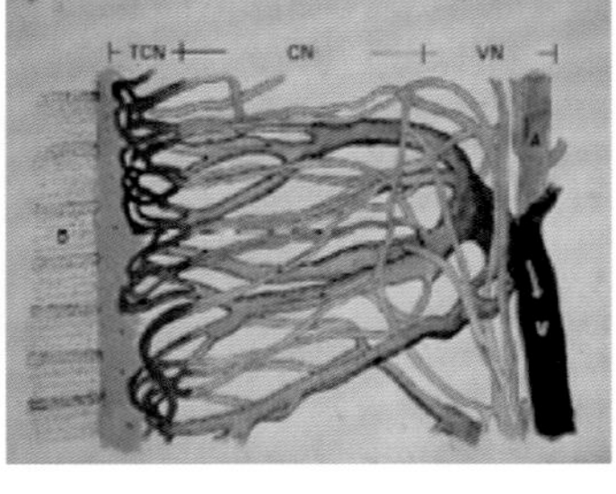

毛细血管

图 2-6 牙髓微血管单位

A. 扫描电子显微镜(scanning electron micrograph, SEM)图像 **B.** SEM 示意图

该基本单位显示微动脉与微静脉在牙髓中心平行穿过。微动脉分支以近 90° 从微主动脉分出。这些微动脉分支的直径随着接近牙本质而变小。这些微小动脉分支会失去细小的平滑肌层,变成毛细血管,形成毛细血管网(CN),当到达成牙本质细胞层,就会变成末端毛细血管网(TCN),最后流入微静脉网(venular network, VN)

冠髓

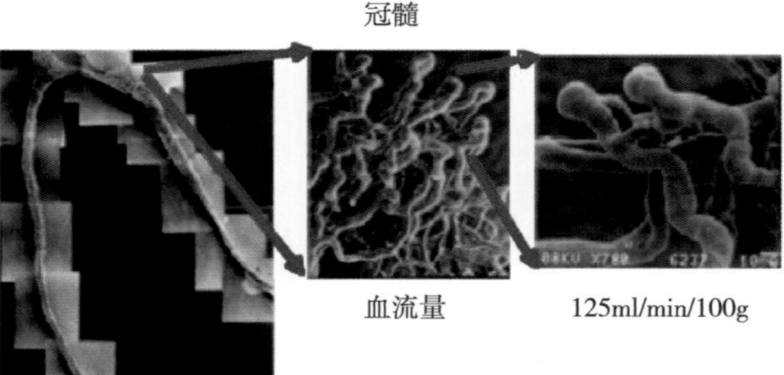

血流量 125ml/min/100g

图 2-7 犬前磨牙牙髓血管树脂铸型研究

这些扫描电镜图片清晰地显示了牙髓微血管结构的异质性。冠部牙髓区域(箭头处)高放大倍数显示了髓角区域的许多发夹样毛细血管环。此区域高倍镜下(左侧)显示单个环大小仅 10mm。组织中每单位体积每分钟的血流量为 125mL/(min·100g)。根管根尖部区域的高倍镜下图片与冠部牙髓的特征有很大差别。在这里,微血管围绕着中央动脉和静脉形成一种网状结构。在这部分的血流量为 22mL/(min·100g),明显低于冠部牙髓

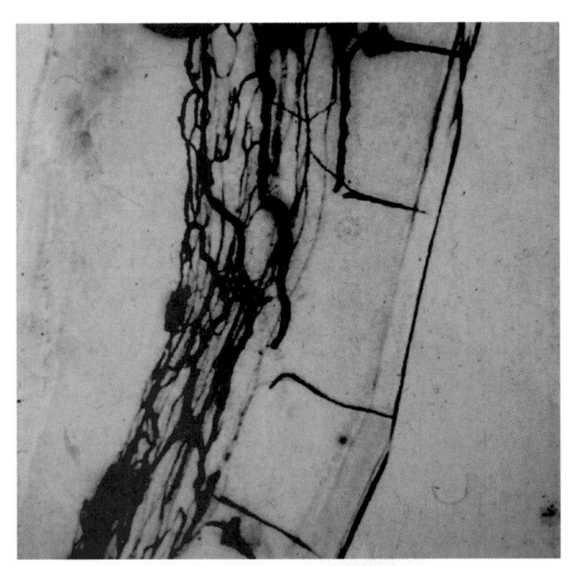

图 2-8 通过印度吸墨技术(India ink suction technique)直观观察到牙髓中的血管结构,观察到侧支根管连接牙髓和牙周膜

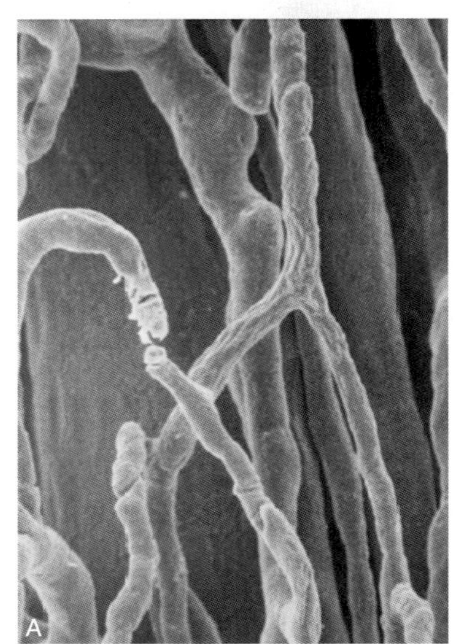

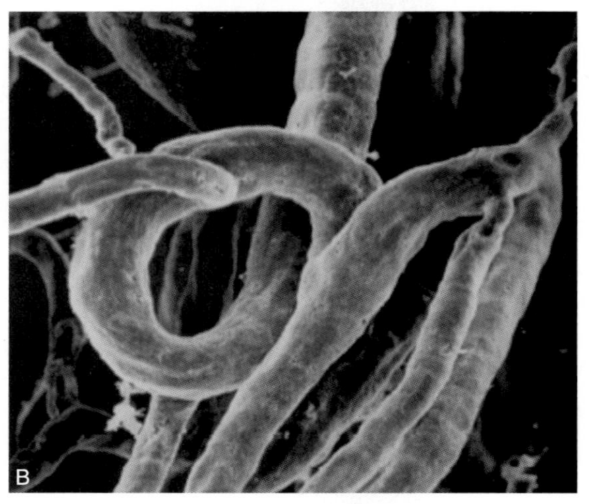

图 2-9 动静脉吻合(A)和"U"形血管袢(B)的树脂铸型模型。这些独特的结构似乎在血流调节中发挥重要作用,尤其在炎症的初始阶段

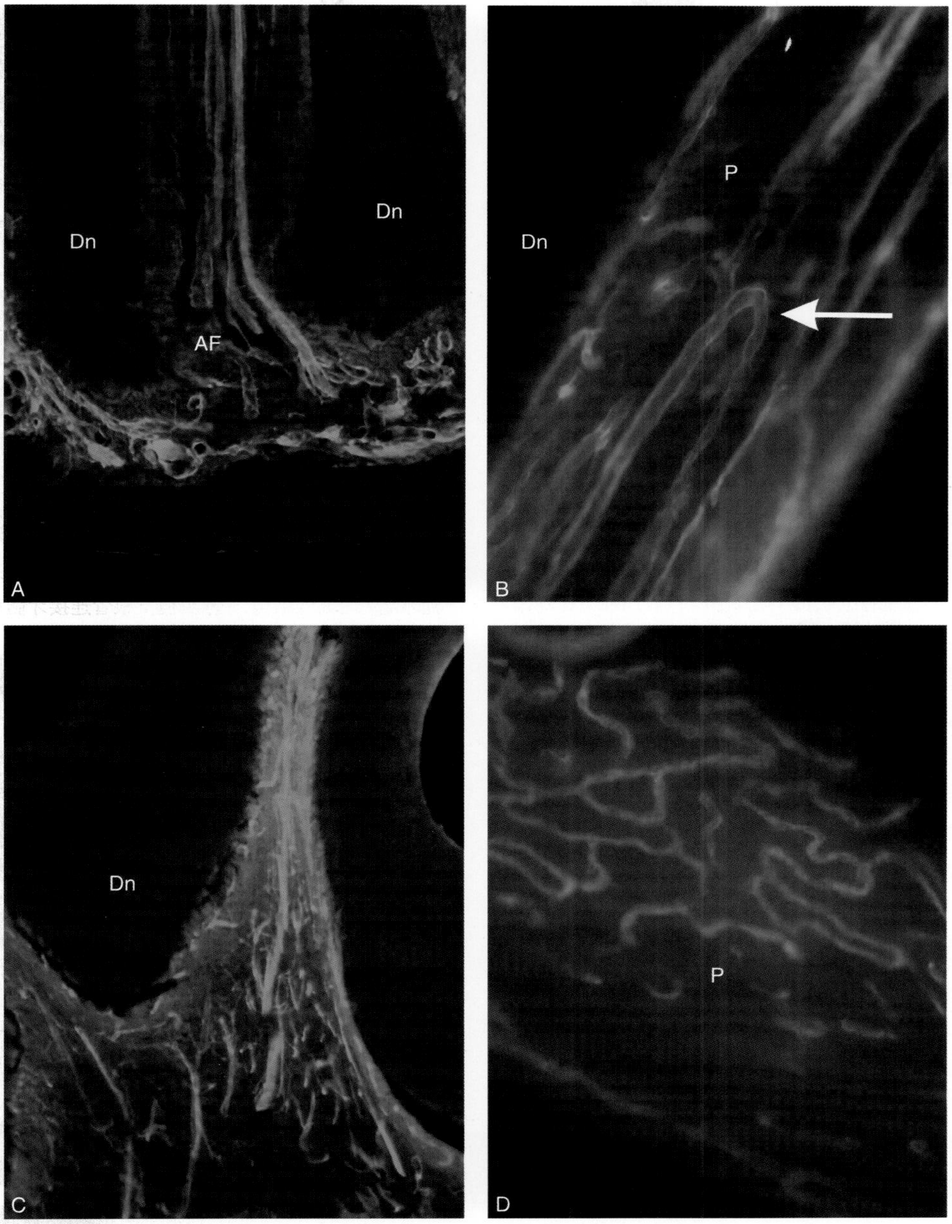

图 2-10　牙髓免疫组织化学染色，层粘连蛋白荧光抗体（绿色）主要分布在血管

A. 大血管通过根尖孔进入牙髓　**B.** 根髓中的血管表现为 U 形毛细血管袢（箭头处）　**C.** 大量血管位于髓角区　**D.** 成牙本质细胞层横断面显示的毛细血管网（AF：根尖孔，Dn：牙本质，P：牙髓）

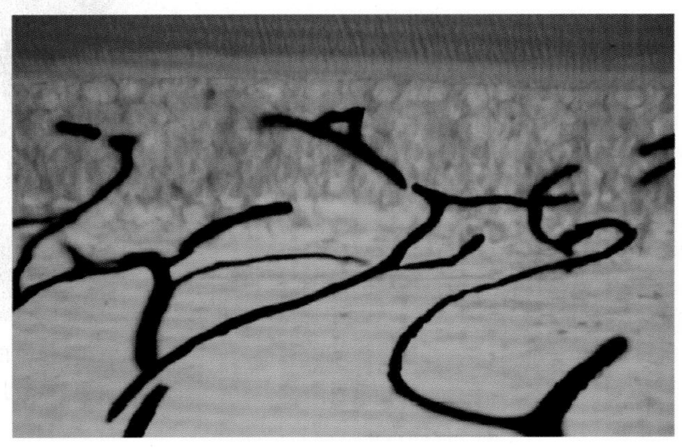

图 2-11　毛细血管环在成牙本质细胞层的下方或上方穿过

照片中不在成像焦点的毛细血管意味着它们的位置在相对于成牙本质细胞上方或下方。图片为改良 HE 染色技术制备获得。

二、牙髓动静脉吻合及"U"形血管袢

微动脉分解成毛细血管网之前,常出现动脉和静脉直接相连的情况,即动静脉吻合[68]。动静脉吻合是直径约为 10μm 相对较小的血管[69],常出现在根髓区域,这些血管结构的功能尚未完全明确,推测动静脉吻合在血液流动的调节中发挥着重要作用。理论上,当损伤或炎症区域微循环破坏而导致血栓形成和出血时,动静脉吻合能将血液从受损部位转移分流。有研究通过显微镜观察活体大鼠中切牙,当牙体预备接近牙髓时,会突然出现动静脉吻合循环并且发现充满血流的"U"形血管绊[63],表明动静脉吻合循环可能参与牙髓的温度调节。由于牙体预备增高了牙髓的温度,动静脉循环会把热量传出牙髓。"U"形血管袢常在牙髓血管网中被发现,其功能可能与动静脉吻合的功能相似(图 2-9,图 2-10)。毛细血管密度在成牙本质细胞下方区域最大,呈圈型穿梭在成牙本质细胞间(图 2-6,图 2-10,图 2-11)[63,68,70]。在乳牙和恒牙中,成牙本质细胞下毛细血管由一层基底膜包绕,常在管壁上可见开窗(这些窗口能提供从毛细血管至相邻成牙本质细胞之间液体和代谢产物的快速交换)[68],然而这种结构的功能仍然存在争论。毛细血管丛和毛细血管后小静脉是血液和间质液体交换的场所。冠方区域的末端毛细血管网存在许多类短发夹环样形态(图 2-6,图 2-7)[67],而根部区域的毛细血管网与其他部位的结缔组织相似。毛细血管汇入到微静脉,这些微静脉与数量少但不断增大的微静脉相连接,在根尖,牙髓中存在着大量的微静脉,这些微静脉连接牙周膜血管和邻近的牙槽骨。与身体其他部位同直径的血管相比,牙髓血管的血管壁(血管中层膜)更薄[71],这可能是出于对周围保护性坚硬组织的适应。

血管结构可以根据内皮外细胞的形态(如平滑肌细胞和周细胞)而分为不同类型,包括肌肉微动脉、末梢微动脉、前毛细血管微动脉、毛细血管、后毛细血管微静脉和集合细静脉或肌肉微静脉。在大多数的微动脉和部分微静脉中,平滑肌细胞始终维持一种部分血管收缩的状态。多种物质如神经递质、激素和局部因子可以影响平滑肌的肌肉张力,继而影响血流[72]。神经纤维和血管有紧密的联系,微动脉的神经支配最为密集。与其他结缔组织相比,牙髓的静息血流量与脑白质的血流量相同,是静息状态下骨骼肌血流量的 4 倍[73],牙髓虽与大脑血流量相近(图 2-12),但这种高静息血流量在牙髓中的代谢或功能需求机制仍未完全清楚,有时称这种高静息血流量为过度灌注。图 2-12 显示了各种组织和器官的血流量比较,血流量会根据重力加权调整。牙髓血流量介于单位重量的肌肉血流量和心脏血流量之间。

三、牙髓的血流调节

牙髓血流量由多个系统共同调节,包括 α- 肾上腺素和神经肽 Y(neuropeptide Y,NPY)血管收缩剂介导的交感神经系统(肾上腺素 - 血管紧张素交感神经系统)[74]、β- 肾上腺素血管舒张系统、胆碱能血管活化交感神经系统和感觉神经相关的逆行性血管舒张系统。通过猫实验研究发现牙髓中无副交感神经血管舒张机制[76]。微动脉和微静脉血管壁被覆平滑肌,由无髓鞘交感神经收缩纤维以及含有舒张血管的神经肽物质,如降钙素基因相关肽(calcitonin gene-related peptide,CGRP)和 P 物质(substance P,SP)的感觉纤维所支配。当交感神经纤维兴奋时,肌纤维收缩,血

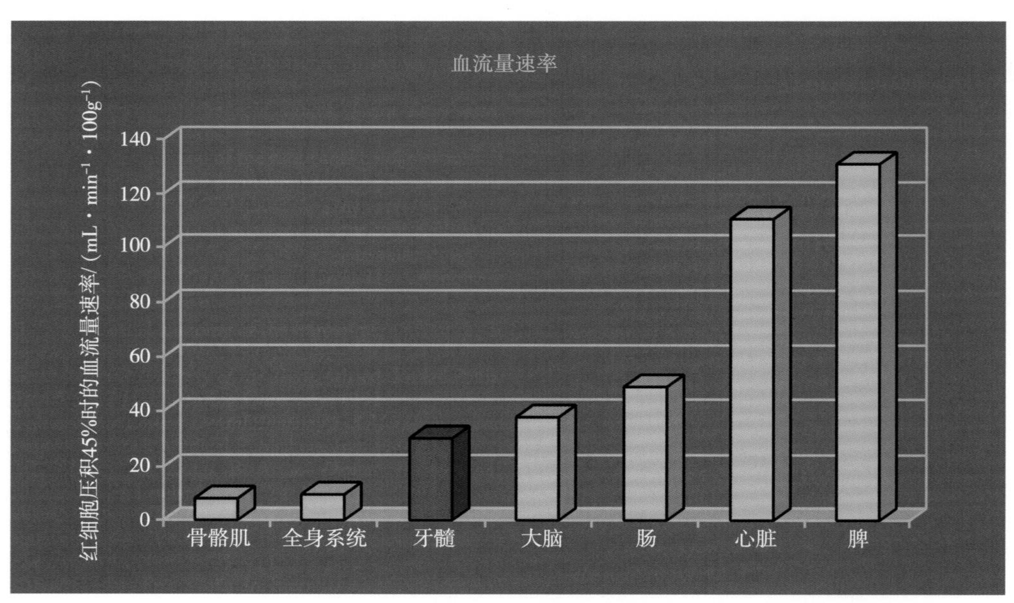

图 2-12　用放射性同位素标记的微球技术测定犬几个重要组织和器官每 100g 组织每分钟的血流量。牙髓血流与脑组织相似,但是远少于主要器官例如心脏或脾。

管直径降低，血流量减少，称该现象为血管收缩。研究发现电刺激交感纤维可使牙髓的血流量显著减少[74,75]。交感神经通过释放α-肾上腺素激动剂——去甲肾上腺素及其末梢释放的神经肽Y引起牙髓血管收缩。通过控制去甲肾上腺素激活α-肾上腺素受体，可以引起牙髓血流显著减少。使用α-拮抗剂对牙髓血管进行预处理，这种牙髓血流减少的现象会消失。这些实验证明牙髓血管具备大量交感神经肾上腺素能受体，其激活会引起血管收缩。牙髓感觉神经纤维的激活引起血流量增加，称为血管舒张。

炎症牙髓的血液循环是一个非常复杂的病理生理过程，尽管目前已做了大量研究，但还未完全阐明其反应机制[77,78]。

牙髓的一个独特特征是被坚硬的牙本质包裹，属于一个低让性环境，类似大脑，骨髓和甲床。因此牙髓组织扩张能力受限，炎症反应引起血管扩张和血管渗透性增加，最终导致牙髓流体静力压增加[79,80]。任何突然增大的牙髓内压力都会在包括血管在内的压力升高区域内均匀分布。理论上如果组织压力增大到与血流压力相同时，壁薄的血管收缩，从而增加血管阻力、减少牙髓血流[72]。这也就解释了为什么注射血管扩张剂如缓激肽到动脉会导致牙髓血流量减低而不是增加[72,75,79]。然而，Heveraas[79]观察到，牙髓内组织压的升高促进组织液被吸收回流到血管和淋巴管内，从而减小了组织压。因此，尽管组织压力升高，只要牙髓血管的通透性没有改变，血流量就会增加。在血管渗透性正常的条件下，根据“Starling forces”的原理，压力增大会导致液体吸收，继而减小组织压力。

综合运用多学科方法有助于了解牙髓炎症发展过程中出现的复杂精细的周期变化。Sassanian[81]等人运用激光多普勒技术研究犬的牙髓血流量，结果表明牙髓血流量增加或减少更依赖于系统整体的血压而不仅仅是局部的血管收缩或血管舒张。

（一）牙髓供血“借流”学说

牙髓通过末梢动脉供血，这些进入根尖牙髓的微动脉血压相对较低，进牙髓的微动脉和出牙髓的微静脉压差仅为总动静脉压差的1/4左右（图2-13）[80]。调节牙髓血液循环的血管阻力很大一部分位于微静脉中以及牙髓外[82]，这意味着邻近组织如牙龈、牙槽骨和牙周膜血液循环的改变会影响为牙髓供血的牙髓动脉血压，从而引起牙髓血流量的改变。根据Posisseuille定律，组织中的任何血管扩张，如果是通过对牙髓供血的末梢动脉侧支来获得血供，都会“窃取”牙髓的血压（图2-14）[80]。因此需要注意，引起邻近组织血管扩张的临床治疗可能会降低牙髓血液循环，如放置邻面成型片，会影响牙髓血液循环造成牙髓血流量减少，从而导致牙髓缺血。

（二）牙髓“低让系统”学说

如前所述，牙髓封闭在由牙本质、牙釉质和牙骨质形成的坚硬结构中，这是一个低让性系统，该系统会根据组织压力增加的不同程度限制血流量的增加或血管扩张。在正常情况下，牙髓中微静脉血压高于组织压力。然而加入血管扩张剂，例如异丙肾上腺素，会导致初始牙髓血流量增加，进而引起组织压力的突然增加[83]。当组织压力超过微静脉的压力后，产生的被动压迫可导致牙髓血流量减少（图2-15）。使用放射性同位素微球注射技术显示，注射不同的血管扩张剂后会形成双流反应，血流量先增加后减少[84]。临床上，炎症过程开始时产生的血管扩张因子对牙髓血流量的影响，似乎是建立在牙髓“低让性系统”理论基础上的。因此基于这个理论，炎症过程中释放的炎性介质，导致血管扩张同时增加血管通透性，造成组织压力升高，压力较低的静脉被动受压，从而对牙髓活力造成严重影响（图2-15）。

（三）经毛细血管的液体流动

在毛细血管发生物质交换的同时，也发生着另一个完全不同的过程，即大量组织液通过毛细血管壁流动。组织液整体流动的功能不是交换营养物质和废物，而是分配细胞外液。细胞外液的分布受流体静压力差和跨毛细血管壁的胶体渗透压差的支配，这些压力决定了血管中血浆和组织中间质液的细胞外液的量。血浆和间质液之间蛋白质浓度的差异很重要，因为它在血浆中产生的胶体渗透压比在

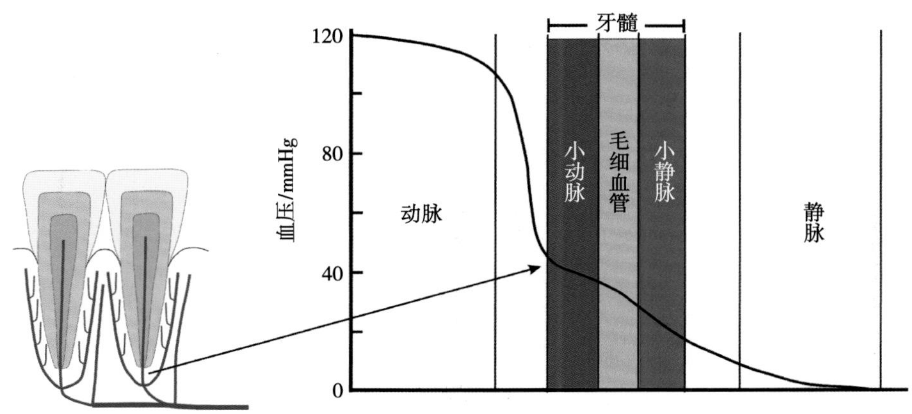

图2-13　从髓腔外至髓腔内血管血压逐步下降。进入牙髓的微动脉血压相对较低，大约为大动脉压的一半。很大一部分调节牙髓血流的血管阻力位于牙髓外的血管中（骨、牙龈、牙周膜）

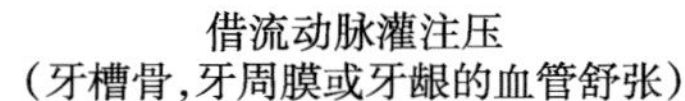

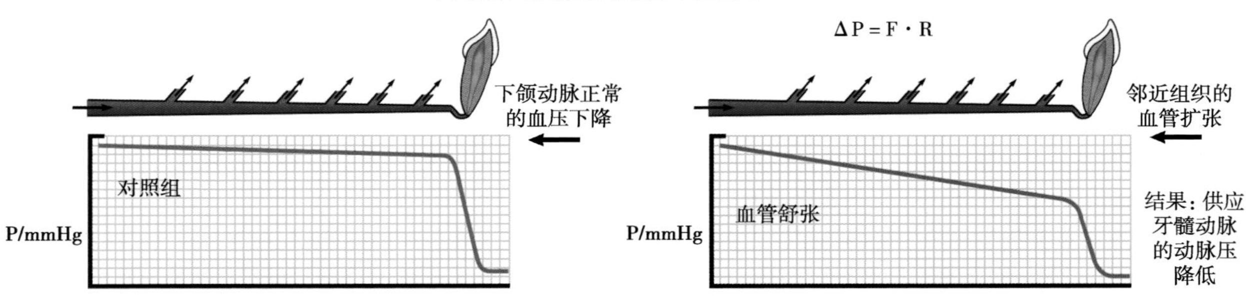

图 2-14 邻近组织血管扩张时动脉灌注压的“借流”（P：血压，F：血流量，R：血管阻力）

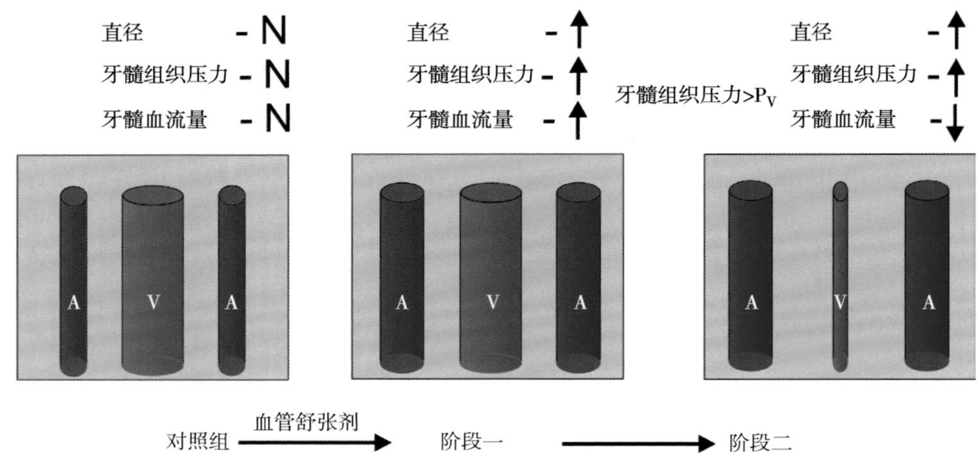

图 2-15 血管扩张过程中的牙髓低让性系统（阶段一）

无炎症牙髓其血管渗透性正常。因此，在血管扩张中仅出现牙髓组织压力（PTP）短暂增长和牙髓血流量（PBF）减少（阶段二）。在无炎症的牙髓中，组织压力的增加会造成间质液回流入血管，因此能相对较快的降低组织压力并且恢复血流量。相反，在有炎症的牙髓中，血管渗透性增加会阻止液体吸收，并且由于静脉受压，PBF 降低（阶段二）会普遍存在。

间质液中更高，因此使大量液体流动回毛细血管中。

血管外的静水压通常比毛细血管内的血压低得多，这种静水压力的差异通常有利于过滤，同时方便大量液体从血管中流出。然而，在处于低让性环境的牙髓中，微量的液体增加就会导致组织压升高，血管扩张过程中可能会发生吸收。由于血管扩张和/或静脉淤积，血液量和组织压力几乎同时增加[78]，血容量增加同时血管扩张，压迫牙髓组织并增加组织压力。因此紧接着，快速反应性的逆向静水压出现，降低了跨壁静水压差，根据“starling forces”原理，毛细血管过滤减少并且出现吸收，组织压力极速转为正常[85]。

牙髓内的间质液流入牙本质小管，形成一个连续体，延伸到釉牙本质界和釉牙骨质界，仅对牙本质切割，如进行窝洞和全冠预备，也可能会对牙髓产生影响[85]。除此之外，感觉神经纤维位于成牙本质细胞下方区域并且位于冠方约50% 的牙本质小管内，最新研究表明，由于血管舒张神经肽的释放，感觉神经对牙髓血液循环具有很大影响，通过猫的动物实验发现，牙髓中大多数的感觉神经纤维包含血管舒张神经肽，这些感觉神经大都位于血管壁，提示这些神经肽发挥血流调节作用。

四、牙髓淋巴管

淋巴管可以清除血管中溢出的蛋白质和大分子，炎症的恢复依靠清除组织中大分子物质和血浆蛋白，牙髓中存在丰富的淋巴管[86,87]，因此可复性牙髓炎的恢复取决于功能性淋巴管[88]。牙髓中大多数淋巴管位于根髓，在冠部淋巴管更多位于中央区域，有研究认为牙冠部缺乏真正的淋巴管，淋巴汇集于髓顶凹陷处，然后汇入根方牙髓的淋巴管[89]。牙髓外围区域的淋巴系统参与形成更大的淋巴管[90]。这些逐渐增大的淋巴管单位与血管一起穿过根尖孔。

组织学和功能性研究表明，牙髓、牙周膜和牙槽骨的淋巴管间存在广泛吻合[91-94]。作为功能性研究的补充，淋巴管的结构鉴定[86,91]证明髓腔中的特定物质可以在区域淋巴结中被发现，开放状的内皮边缘和不完整的基板允许大分子甚至微生物进入淋巴管，牙髓中的物质可以迁移到淋巴结[95]，表明微生物或其产物可能会在牙髓中扩散[96]。牙髓、牙周膜和牙槽淋巴结之间相互吻合连通可能会成为牙髓炎症传播到邻近组织的重要途径。

初始淋巴系统的体系结构，即所谓的毛细淋巴管，在不同的组织中有相当大的差异，尽管毛细淋巴管比毛细血管粗的多，但数目更少。初始淋巴管壁由单层内皮细胞组成，边缘常有重叠。多种组织中淋巴管开口间隙常为2~5μm。水肿形成使初始淋巴管扩张且开口连接数增加。有人提出间质液体压力是决定淋巴流量的主要因素，淋巴流量随组织压力的增加而增加[97]，这意味着在低让性的牙髓组织中发生牙髓炎时，局部组织压力增加，导致淋巴流量增加，使牙髓压力正常化，同时可以排出微生物及其产物，促进牙髓愈合。

Feiglin和Reade也认为炎症期间淋巴流量增加[98]，他们在大鼠的髓腔注入放射性微球后，牙髓暴露5天的大鼠与发生急性牙髓损伤的大鼠相比，前者下颌下淋巴结中有更多的微球沉积[98]。牙与心血管和全身淋巴系统之间有密切的联系，临床医生在进行牙科治疗时应切记这一点，因为在牙本质或牙髓上放置材料可能导致材料或药物的全身广泛扩散。

第四节 牙髓细胞和基质

一、牙髓组织液

坚硬封闭的结构限制了牙髓组织的扩张能力，同时也维持了细胞外液量（即血浆和组织液）的相对恒定。正常状态下牙髓中的细胞外液高达63%[99]。由于牙髓处于低让环境中，血液或组织液增多引起牙髓体积的少量增加，就会造成牙体内部的静水压力升高。这可发生在任何能引起血流量和血容量升高的情况下[100]。然而，只要是非伤害性刺激导致的血管通透性增加，任何血容量的变化引起的组织压力变化都是暂时的，因为细胞间液会回吸至血管，不会对牙髓造成伤害（图2-15）[80]。

上文提到的液体静水压力就是组织间液压力，即所谓的组织压力（图2-16）。组织液成分和血浆相似，但血浆蛋白（白蛋白和球蛋白）浓度较低。在健康的牙髓中，血浆蛋白不会穿透毛细血管壁，且在组织液中的浓度始终很低。然而，研究意外地发现在生理条件下，大鼠中切牙牙髓组织液中也能检出很高的蛋白浓度[99]。

细胞外液的主要功能是作为细胞和毛细血管交换营养物质和代谢废物的运输媒介。因此，组织液是细胞和血液之间的中介，可扩充血浆。每个细胞都必须有获取营养和排出代谢废物的途径，这些代谢过程需要由血液和组织液来共同完成。血液通过最小的血管——毛细血管进入组织，物质主要通过扩散作用穿过毛细血管壁在血液和组织液之间运输（图2-16）。因毛细血管分布十分广泛，故所有细胞与血管的距离不会超过50~100μm。血管与细胞相距较近，血液和组织液之间的物质交换可以通过简单的扩散迅速发生，扩散速度取决于浓度差大小。因此，血流量增加，血浆和组织液之间浓度差增加，可提高物质交换速率。

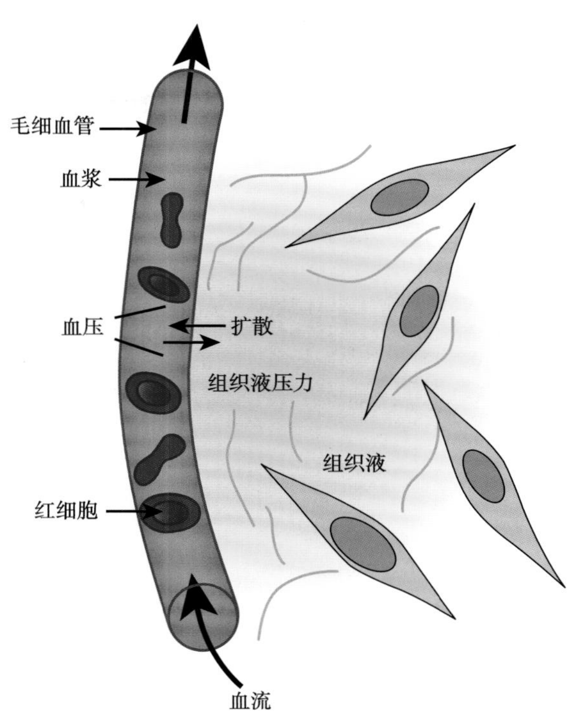

图2-16 牙髓组织示意图
组织液是细胞外的液体，液体中的静水压就是组织压力

二、牙髓内的神经

（一）神经的分类

牙髓中有丰富的感觉神经和交感神经分布（表2-1），其中大部分是感觉神经。三叉神经节通过上颌和下颌神经为牙髓提供感觉神经，而颈上神经节为牙髓提供交感神经，但数量较少。节后交感神经和颈内动脉神经并行，到达三叉神经节，并通过上颌神经和下牙槽神经支配牙和牙周支持组织[101-103]。少量交感神经纤维伴随血管进入牙髓中，研究显示牙髓中交感神经纤维占比相对较少[104,105]，在发育完全的牙中，交感神经纤维不超过10%[106]。有学者提出牙髓中也存在副交感神经纤维[107,108]。通过解剖学和电生理学研究，根据神经的直径和传导速度将其分为以下几类：A纤维是有髓鞘神经纤维，C纤维是无髓鞘神经纤维。A纤维包括A-β纤维和A-δ纤维，后者占A纤维总数的90%[109]。

表2-1 牙髓神经的分类

神经纤维类型	功能	直径/μm	传导速度/（m·sec）
A-β	感受压力，触觉	5~12	30~70
A-δ	感受疼痛，温度，触觉	2~5	12~30
C	感受痛觉	0.4~1.2	0.5~2
交感神经	神经节后交感神经	0.3~1.3	0.7~2.3

（二）神经肽

神经纤维释放出影响神经活动和功能的生物活性肽，称为神经肽[110-112]。神经肽在神经元细胞内的核糖体中合成，经内质网和高尔基体复合体加工，通过轴浆流在囊泡中转运到神经末梢（图 2-17）。神经肽主要由 A-δ 和 C 纤维周围神经末梢释放[113]。

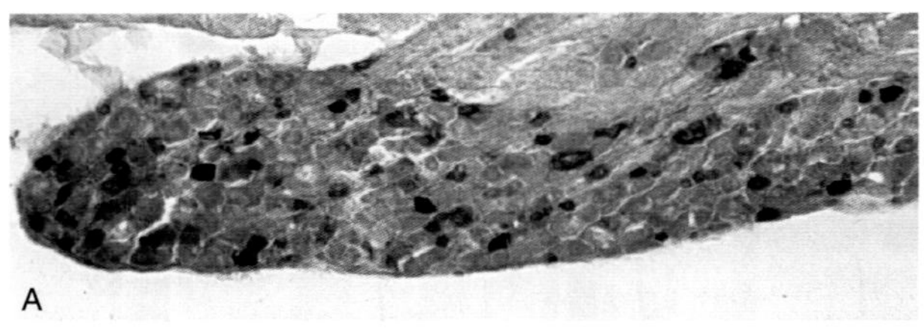

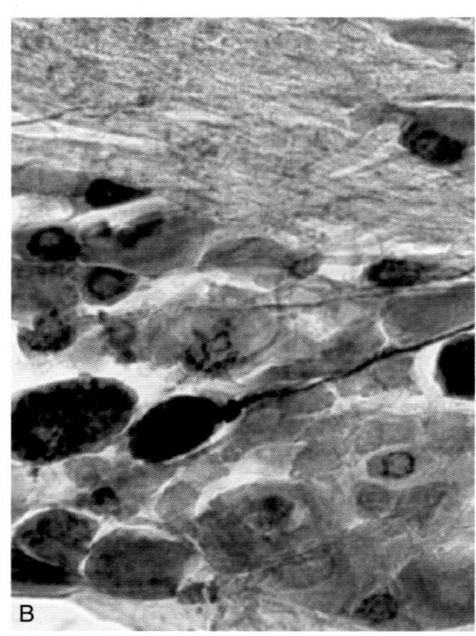

图 2-17 三叉神经节免疫组织化学染色——降钙素基因相关肽免疫反应（calcitonin gene-related peptide-immunoreactive，CGRP-IR）神经元

A. 低倍视野下深染的神经元，其中包含神经肽 CGRP **B.** 高倍镜视野下可见神经元轴突将 CGRP 转运到周围神经末梢。神经元表现为小、中和大不同尺寸。注意，一些神经元是深染的，一些是浅染的

牙髓中有许多种类的神经肽。根据神经纤维的起源，通常可分为感觉神经肽、交感神经肽及副交感神经肽。牙髓中的感觉神经肽有降钙素基因相关肽（calcitonin gene-related peptide，CGRP）、P 物质（substance P，SP）和神经激肽 A（neurokinin A，NKA）。CGRP 由 37 个氨基酸组成，是降钙素肽家族的成员。它在三叉神经节中合成，并通过上颌和下颌分支转运到牙髓，是一种有效的血管舒张剂，可在疼痛的传递中发挥作用[114,115]。在牙髓受到刺激时，CGRP 主要引起牙髓血流量和组织液压力的升高[116]。SP 属于速激肽神经肽家族，由 11 个氨基酸构成，与 NKA 密切相关。与 CGRP 类似，SP 也在三叉神经节中合成，通常与 CGRP 共定位。SP 主要存在于小直径的无髓感觉轴突中[117,118]。它是一种血管舒张剂，可增加血管通透性，促进炎症的其他进程，并且对疼痛感知有重要作用。CGRP 与 SP 在炎症反应期间对水肿形成有协同作用[119]。研究发现，当 CGRP，SP 和 NKA 注入血液后，会在牙髓中产生血管舒张作用[120]。电刺激或电脉冲刺激神经纤维，会使牙髓中的血管保持长时间的舒张状态[77,121,122]。对下牙槽神经行轴突切断术造成感觉神经损伤后，牙髓血流量和组织液压力随之减小，表明此过程中有作用于血管的感觉神经肽释放[116]。

神经肽 Y（neuropeptide Y，NPY）是一种从交感神经末梢释放的神经肽，由 36 个氨基酸组成，可作为神经递质和神经调节剂[123,124]。NPY 在交感神经节合成，并通过周围神经末梢的轴突顺行运输，与去甲肾上腺素共同释放[125-127]。研究发现，当神经元损伤时，如实行轴突切断术后，在感觉神经元和神经中也可以发现 NPY[128,129]。NPY 的释放可以引起血管收缩[126]，也有研究称 NPY 是牙髓免疫功能的调节剂[130]。血管活性肠肽（vasoactive intestinal peptide，VIP）是一种含有 28 个氨基酸的多肽，已证明是由副交感神经释放[131]。

（三）神经的分布 Distribution

免疫组织化学染色法可以明确牙髓中含神经肽神经的位置和分布（非另有说明，本章中显示的免疫组织化学数据均来自动物实验）。免疫组织化学染色法根据染色程序，首先对动物进行灌注以去除红细胞，然后进行后固定、脱钙、切片，并用特异性抗原 - 抗体（免疫组织化学）反应染色。

研究发现含有 CGRP 或降钙素基因相关肽免疫反应（calcitonin gene-related peptide-immunoreactive，CGRP-IR）的感觉神经纤维（图 2-18）与血管并行或独立穿行，通过根尖孔成束进入牙髓，并在冠髓分支成细纤维网[132-134]。在牙冠部，独立的神经纤维穿透成牙本质层和前期牙本质，终止于牙本质小管内 100μm 处。在牙尖处的牙本质区域，超过 50% 的牙本质小管内含有神经纤维[5,109,135,136]。根髓处的神经纤维与牙体长轴平行，几乎没有分支，且穿透成牙本质层的能力有限。

CGRP 是牙髓中最丰富的神经肽（图 2-18），是 SP 的 3~4 倍[132]。SP 通常存在于 C 纤维中，分布模式类似于 CGRP-IR 神经纤维[117,118,132]。研究显示，神经激肽 A 免疫反应性（neurokinin A-immunoreactive，NKA-IR）神经纤维与 P 物质免疫反应性（substance P-immunoreactive，SP-IR）神经纤维有相似的分布模式[137]。CGRP，SP 和 NKA 神经肽可在牙髓的同一神经纤维中共存。含有神经肽的神经纤维与免疫细胞密切接触，提示神经和免疫有重要的相互作用（图 2-19）。

含有 NPY 或神经肽 Y 免疫反应性（neuropeptide Y-immunoreactive，NPY-IR）纤维的交感神经纤维较细，并伴有膨体。在健康牙髓中，这种含有膨体的细小神经纤维紧邻血管，通过根尖孔进入牙髓。在根髓中，NPY 纤维在血管周围呈网状排列。这些含 NPY 的纤维终止于髓室的底部或冠中部（图 2-20），它们既不延伸至髓角区，也不穿透

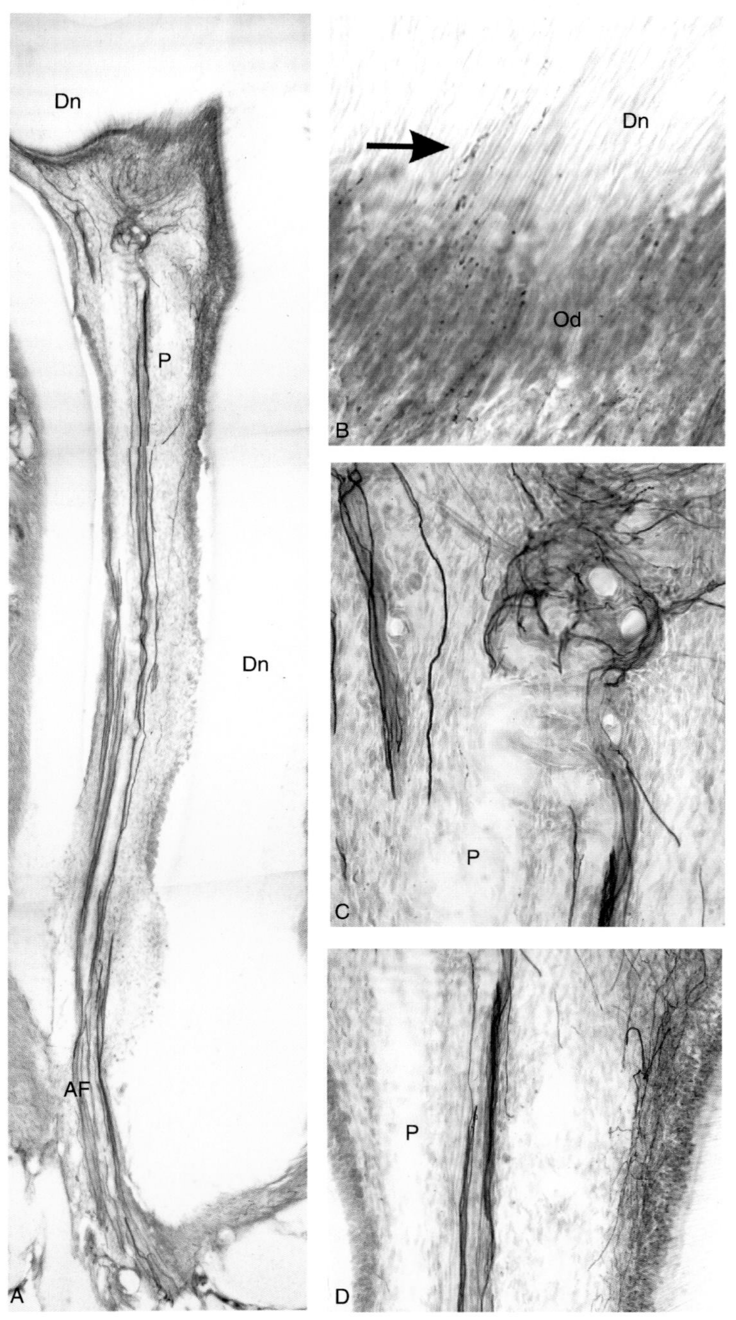

图 2-18　大鼠牙髓降钙素基因相关肽免疫反应性（CGRP-IR）神经纤维的免疫组织化学染色

A. 低倍镜下，深染的神经纤维成束穿过牙齿的长轴，进入根尖孔。在冠髓处，神经纤维广泛分支，穿透成牙本质层并分布于牙本质的内部　**B.** CGRP-IR 细神经纤维穿透牙尖处成牙本质层并进入牙本质（箭头示）　**C.** 在冠中部的髓腔，血管周围可见粗大的纤维束　**D.** 根髓处血管周围的粗纤维带（AF：根尖孔；Dn：牙本质；Od：成牙本质细胞层；P：牙髓。）

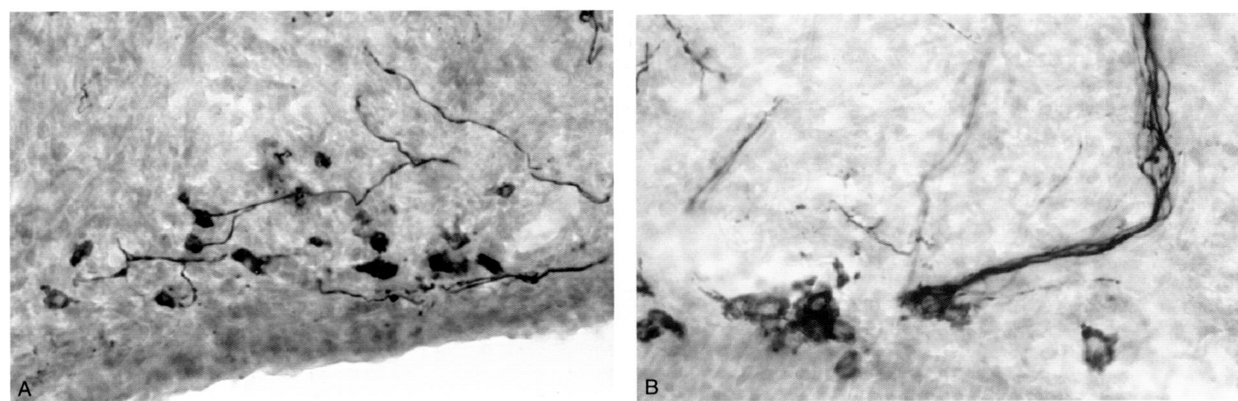

图 2-19 牙髓中降钙素基因相关肽（CGRP）的免疫组织化学染色，显示 CGRP 免疫反应性神经纤维紧邻髓室底深染的免疫细胞

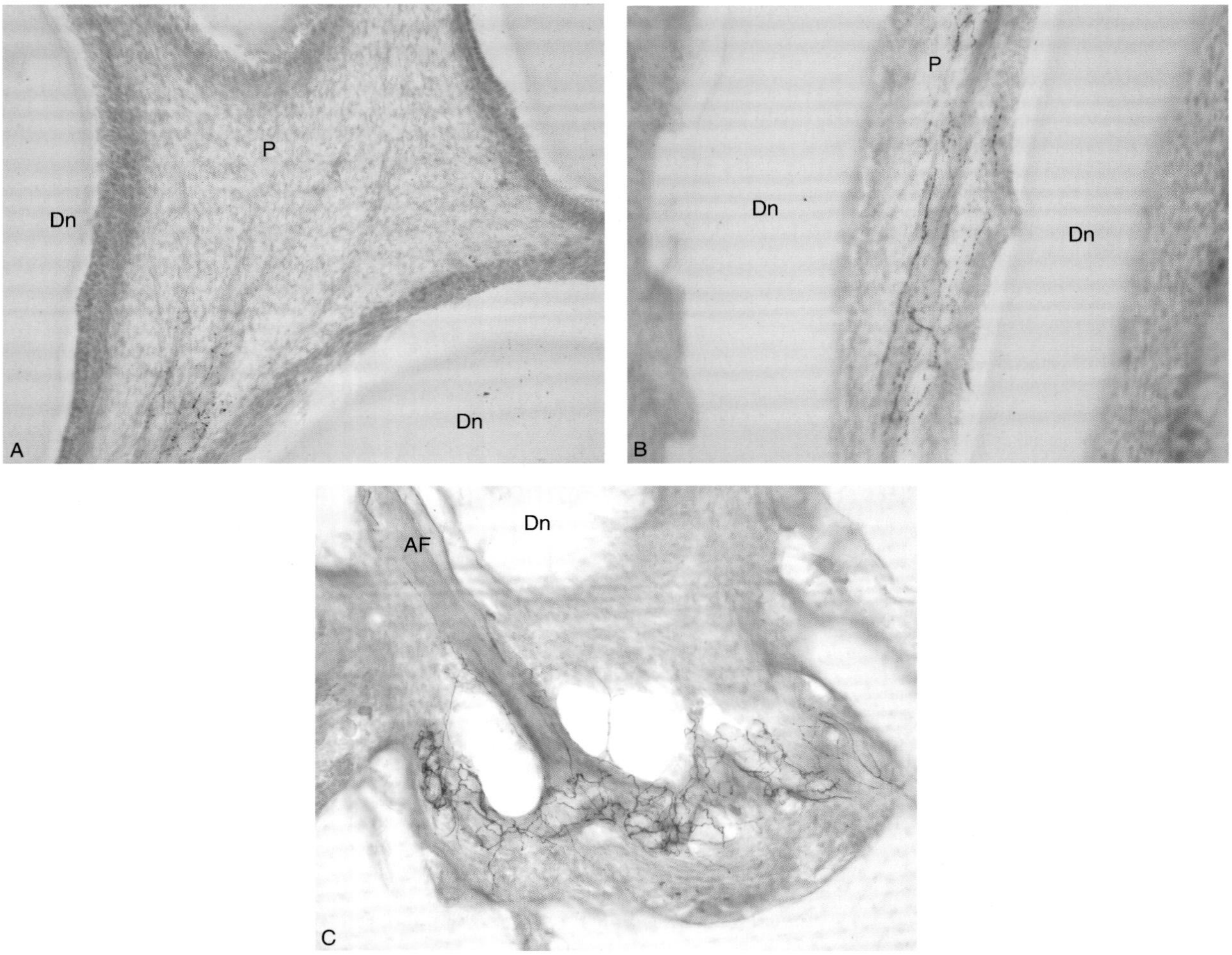

图 2-20 大鼠牙髓神经肽 Y 免疫反应性（neuropeptide Y -immunoreactive，NPY-IR）神经纤维的免疫组织化学染色

A. 冠髓内深染的 NPY-IR 神经纤维细而曲张。这些纤维位于大血管所在的髓室底，既不进入髓角区域，也不会穿透成牙本质细胞层 **B.** 根髓中的 NPY-IR 神经纤维在血管周围呈网状排列 **C.** NPY-IR 神经纤维细而曲张，通过根尖孔进入牙髓，与血管密切相关（AF：根尖孔；Dn：牙本质；P：牙髓。）

成牙本质细胞层。根髓中含 NPY 的神经纤维多于冠髓[108,132,138-140]。牙髓中的血管活性肠肽免疫反应性（vasoactive intestinal peptide-immunoreactive，VIP-IR）神经纤维通常与血管伴行[141]，或以游离或交织的方式在牙髓中央和成牙本质细胞层下神经丛中出现[141,142]。

（四）神经源性炎症

研究证明感觉神经肽可引起神经源性炎症。神经肽活性的经典例证是人类皮肤神经源性炎症的"三联反应"：风团（水肿形成），局部红斑（血管扩张，血流量增加）和潮红[143]。三联反应是由于感觉神经介导的轴突反射释放 P 物质（substance P，SP）和降钙基因相关肽（calcitonin gene-related peptide，CGRP），引起血流量（血管舒张）和血管通透性增加。

在炎症过程中，神经肽及神经纤维在数量、密度和结构上均会发生变化。含有 CGRP 和 SP 的感觉神经纤维在牙髓损伤过程中出现神经芽生现象，这一发现最早由 Byers 等人报道[144-147]，在实验性的牙髓暴露研究中，牙髓暴露后一天就有神经芽生，且持续大量出现，直到牙髓愈合或坏死[133,146]。炎症时神经纤维的数量和结构也会改变（图 2-21）。研究发现，与感觉神经纤维不同，含有 NPY 的交感神经纤维不会在受伤后立即芽生，而是在几周后发生（图 2-22）[139,148,149]。在临床上，牙髓中神经肽水平增加应诊断为不可复性牙髓炎[150,151]。

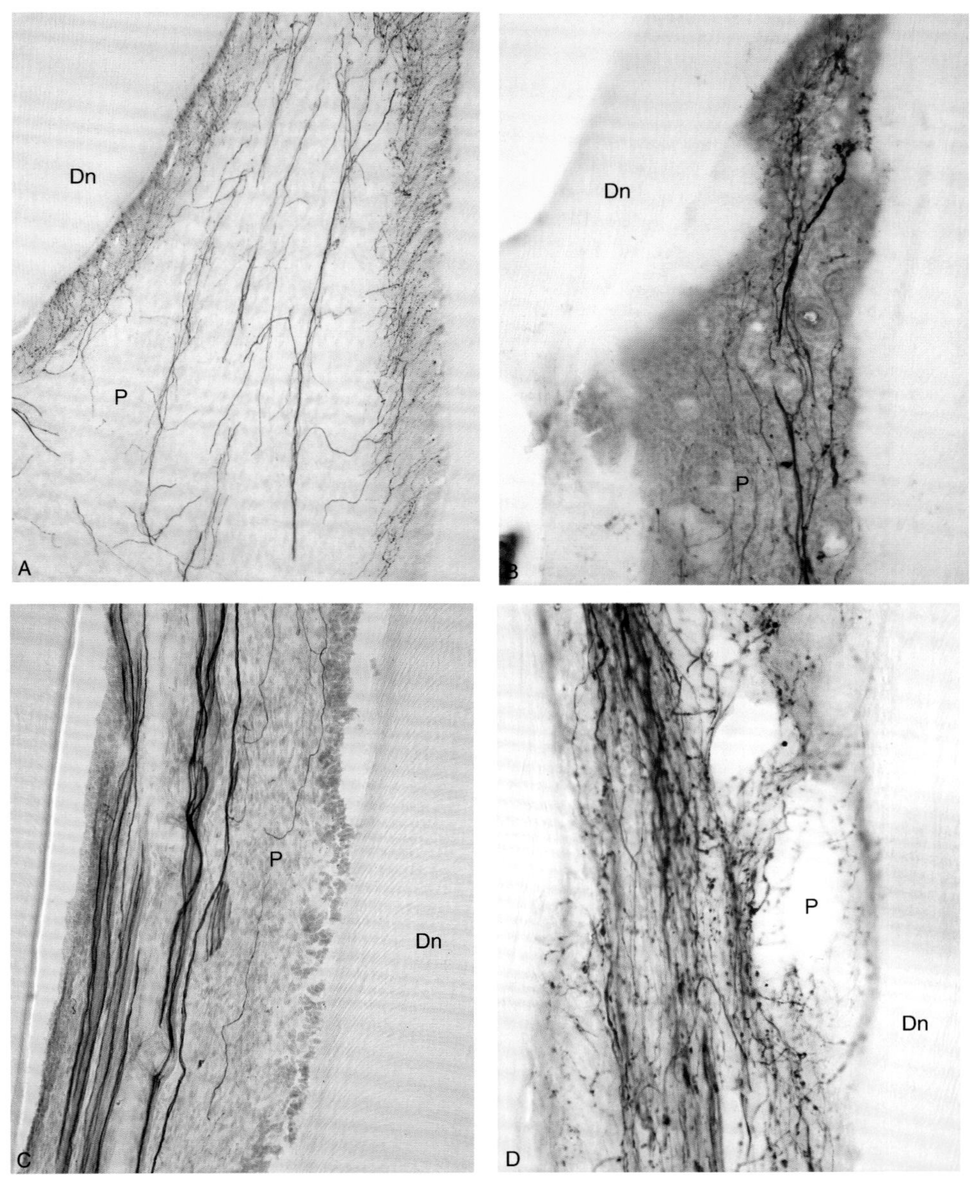

图 2-21　正常牙髓（A 和 C）和炎症牙髓（B 和 D）中的降钙素基因相关肽免疫反应性（CGRP-IR）神经纤维

A、C. 根髓、冠髓和髓角区域神经纤维的正常结构　**B、D.** 牙髓暴露 20 天后，炎症牙髓出现大量 CGRP-IR 神经纤维。含有 CGRP 神经肽的神经纤维数量众多，结构异常（Dn：牙本质；P：牙髓。）

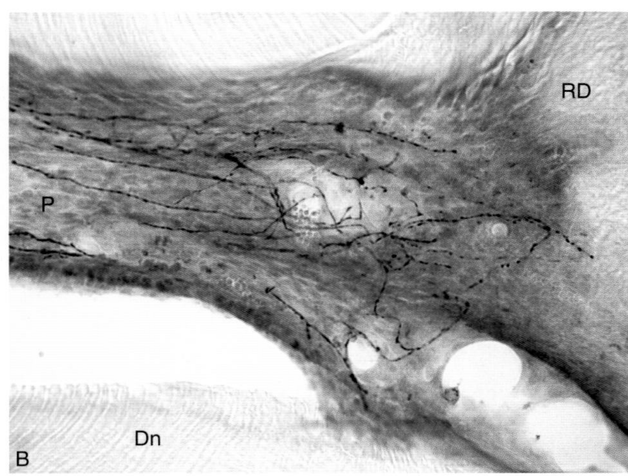

图 2-22 炎症牙髓中的神经肽 Y 免疫反应性（NPY-IR）纤维

A. 牙髓暴露损伤 6 天后，磨牙牙髓未显示神经纤维出芽 **B.** 牙髓暴露 20 天后，修复性牙本质广泛形成，NPY-IR 神经纤维数量增加，且穿透修复性牙本质区域[140]（Dn：牙本质；P：牙髓；RD：修复性牙本质。）

与龋病和实验性牙髓暴露不同，源于牙周组织的牙根外吸收在牙髓或牙周膜中不会出现神经芽生现象[152]。由于牙根吸收源自牙周组织时并无感染的发生[152]。因此即使牙根完全吸收对牙髓的损害也很小（图 2-23）。

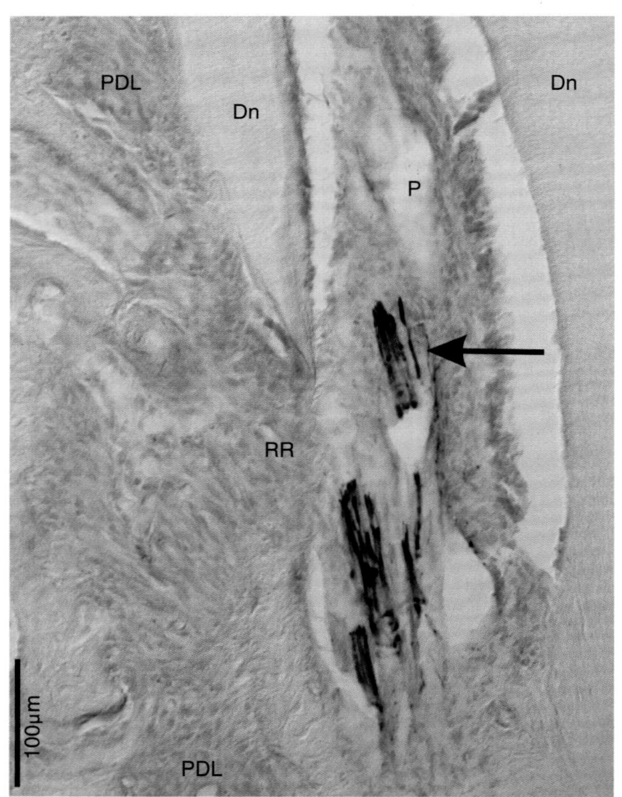

图 2-23 牙根吸收实验中 PGP 9.5 免疫反应神经纤维的免疫组织化学染色。箭头指向牙根吸收区域（RR），该处牙本质全被吸收，牙髓和牙周膜中均无神经纤维出芽[153]（Dn：牙本质；P：牙髓；PDL：牙周膜）。

下牙槽神经切断术几乎能够阻断牙髓中所有含感觉神经肽的神经纤维[153]。摘除颈上神经节几乎能够去除牙髓中含有 NPY 的所有神经纤维[154]。牙的电刺激导致神经肽的释放，产生局部的神经源性炎症，例如血流量增加，炎症细胞跨内皮迁移等。通过下牙槽神经轴突切断术从牙髓中取出神经纤维后，未观察到免疫细胞的募集，这一结论证实了神经纤维对于神经源性炎症的重要性[155, 156]。当交感神经切除术后进行电刺激时，未观察到粒细胞募集[157]，虽然感觉神经肽在牙髓中具有促炎作用，但交感神经肽、NPY 可能对免疫系统具有抗炎作用[130, 150, 157-159]。感觉神经肽可增加炎症过程中血管的通透性，并刺激其他炎症细胞因子生成，例如白介素 -1（IL-1）、白介素 -6（IL-6）和肿瘤坏死因子 -α（TNF-α）（图 2-24）。而交感神经抑制促炎细胞因子的产生，同时刺激生成抗炎细胞因子[130, 160]。缺乏交感神经的牙髓也更容易发生坏死，这表明交感神经系统具有抗炎作用[138]。

在牙电刺激和实验性牙移动过程中，交感神经对募集粒细胞具有重要作用[157, 161]；交感神经失调使完整牙中浆细胞募集，导致免疫功能障碍[162]；交感神经对破骨细胞吸收活性和细胞因子 IL-1α 也有抑制作用[139, 160, 161]。研究发现 NPY 在交感神经末梢协同释放，可在多种炎症条件下调节免疫功能[130]。

（五）受体 Receptors

神经肽不能穿过细胞膜，因此其作用取决于特定受体（表 2-2）。如果没有特定的受体，神经递质或神经肽的释放不会产生作用。因此，准确识别这些受体的位置和分布，对于理解特定位置中神经肽的功能很重要。SP 特异性的 NK1 受体存在于根髓的血管和成牙本质细胞层的小血管中[163, 164]。在正畸压应力作用下，成纤维细胞可表达 NK1

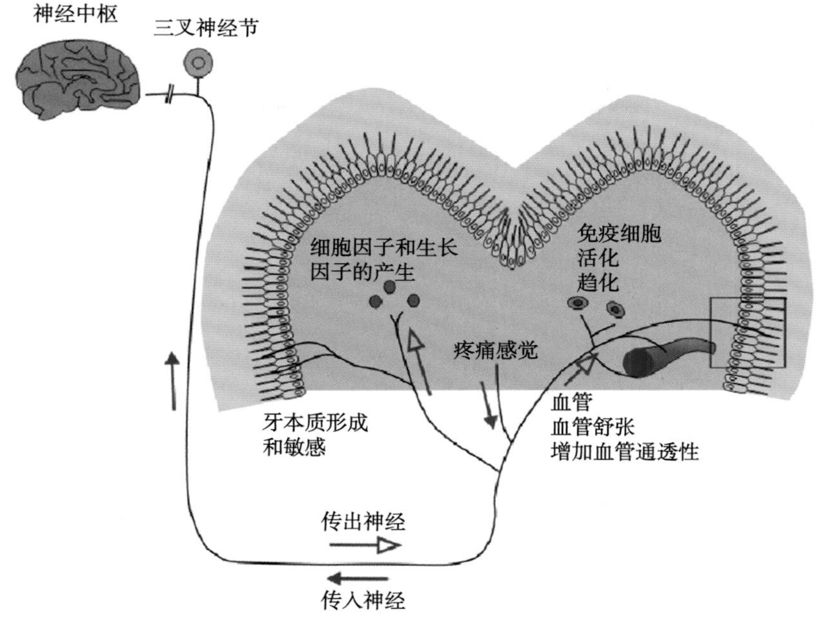

图 2-24 感觉神经释放的神经肽（降钙素基因相关蛋白，CGRP；P 物质，SP）作用示意图
感觉神经向中枢传递传入感觉信息（例如痛感 / 牙本质敏感）。此外，由于神经末梢神经肽的释放，它们具有传出功能，例如舒张血管和增加血管通透性。它还影响免疫功能的各个方面，例如免疫细胞的活化和趋化，以及牙髓中各种细胞的细胞因子和生长因子的释放。感觉神经还参与牙本质的形成。

受体[161]。NPY 受体位于血管、神经纤维、成纤维细胞和免疫细胞中[165,166]。针对这些受体的拮抗剂现在作为治疗药物被广泛研究，用于治疗炎症性疾病或神经肽过度表达相关的疾病。

表 2-2　神经肽及其来源，包括其主要作用和特异性受体

神经肽	释放来源	主要作用	受体
P 物质（SP）	感觉神经	血管舒张，增加血管通透性	NK1
神经激肽 A（NKA）	感觉神经	增加血管通透性	NK2
降钙素基因相关肽（CGRP）	感觉神经	血管舒张	CGRP1 和 CGRP2
神经肽 Y（NPY）	交感神经	血管收缩，调节疼痛，免疫功能	NPY Y1-6
血管活性肠肽（VIP）	副交感神经	血管舒张，免疫功能	VIP1&2

三、细胞外基质

细胞外基质（extracellular matrix，ECM）或固有基质是一种无结构的物质，是牙髓组织的主要构成，是蛋白质、碳水化合物和水的复合物。这些复合物由糖胺聚糖组合而成，即包括透明质酸，硫酸软骨素和其他糖蛋白。

蛋白聚糖是一大类细胞外和细胞表面相关分子，由一条或多条糖胺聚糖链和核心蛋白共价链接而成。透明质酸是一类大的糖胺聚糖，可形成黏性的水合凝胶。细胞外基质的蛋白质、糖蛋白和蛋白聚糖发挥细胞基质黏附和信号传导的功能，调节营养物质、代谢物和可溶性信号分子的扩散。

牙髓中的成纤维细胞、内皮细胞和免疫细胞释放细胞因子、生长因子和其他炎症介质。正常牙髓中含有细胞因子，如 IL-10 和 TNFα[160]；然而，在炎症状态、正畸牙齿移动和其他刺激过程中，IL-1α、IL-1β、IL-8、TNFα、前列腺素 E2、血小板源性生长因子、胰岛素样生长因子 -1、转化生长因子 b（TGFb1）、血管内皮生长因子、碱性成纤维细胞生长因子（FGF-2）、肝细胞生长因子和角质形成细胞生长因子的水平升高[167-173]。这些分子主要在身体局部发挥作用，并在全身发育、炎症和伤口愈合中起重要作用。

四、牙髓纤维

胶原蛋白是牙髓中主要的有机物，其形成的胶原纤维是牙髓中的主要成分，在光学和电子显微镜下已有形态描述[174]。成牙本质细胞和成纤维细胞均可合成和分泌胶原蛋白。然而，成牙本质细胞分泌的胶原蛋白可进行矿化，成纤维细胞产生的胶原蛋白通常不能矿化。它们不仅在基本结构上不同，而且在交联程度和羟赖氨酸含量上也略有

不同。

原胶原蛋白是一种纤细的不成熟胶原纤维，硝酸银染呈黑色，在光学显微镜下表现为嗜银网状纤维。如果原胶原蛋白分子聚集成较大的纤维，则无法银染，被称作"胶原蛋白纤维"。如果部分胶原蛋白纤维聚集（交联）并生长得更密，则被称为"胶原束"。随着患者年龄的增长，胶原蛋白通常会变得粗大（即形成更多束）。胶原蛋白纤维没有弹性，但具有很大的抗张力强度，使组织具有韧性和强度。

Ⅰ型和Ⅲ型胶原蛋白构成大部分组织胶原蛋白。Ⅳ型胶原蛋白位于基底膜。在牙髓中，Ⅲ型胶原呈分支的细丝状，其分布类似于网状纤维。纤连蛋白是不可溶性的，胶原纤维构成细胞外基质的一部分，起到细胞之间与细胞和基质之间的黏附作用。在成牙本质细胞层中，纤连蛋白是成牙本质细胞与 von Korff 纤维之间的纤维结构，平行于成牙本质细胞长轴，呈螺旋形由牙髓进入前期牙本质中[175]。在牙髓中，纤连蛋白形成一种网状纤维网，在血管周围聚集。整联蛋白是连接细胞内肌动蛋白网与细胞外基质的跨膜受体。

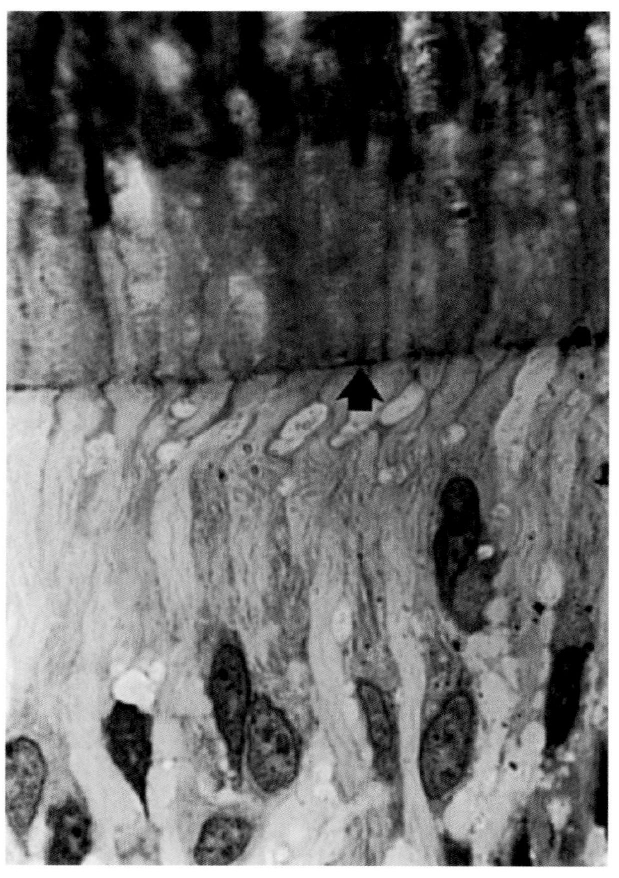

图 2-25 成牙本质细胞的假复层状外观

深色水平线（箭头示）代表成牙本质细胞突起的细胞体和前期牙本质（曾经称为"牙髓牙本质膜"）。超微结构显示，这是一个终末细胞网，在相邻细胞之间形成了支撑和附着区域。

五、牙髓细胞构成

（一）成牙本质细胞

成牙本质细胞是牙本质形成层的主要细胞，是从牙本质到牙髓方向的第一层细胞（图 2-25~图 2-27）。在牙发育过程中，这些细胞来自牙乳头的外周间充质细胞，在牙发育和分化过程通过糖蛋白合成和分泌获得其特征形态[176]。糖蛋白形成前牙本质基质，成牙本质细胞可使其矿化为独特的组织结构——牙本质。糖蛋白在成牙本质细胞内合成，通过成牙本质细胞突起分泌，使成牙本质细胞高度极化。成牙本质细胞体内含有代表胶原、糖蛋白和钙盐分泌的不同阶段的细胞器[177]。基质分泌后发生矿化，前期牙

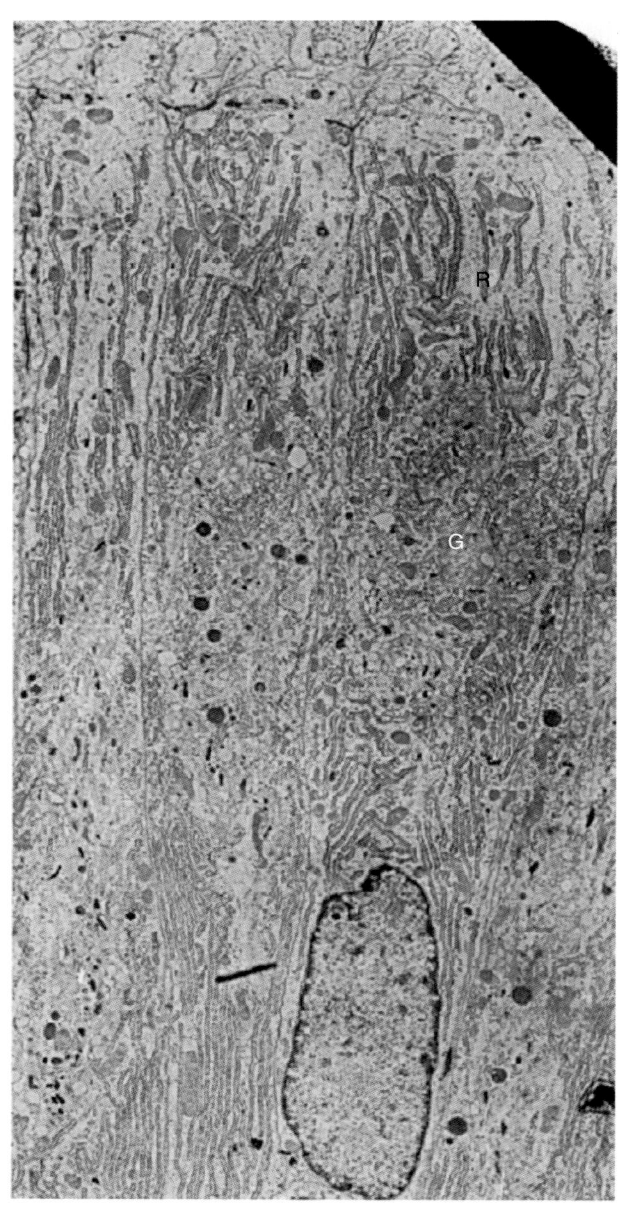

图 2-26 电子显微镜下显示，成牙本质细胞内含有合成蛋白质所必需的细胞器：充满常染色质的饱满细胞核，富含粗面内质网（R）的细胞质和发育良好的高尔基体（G）

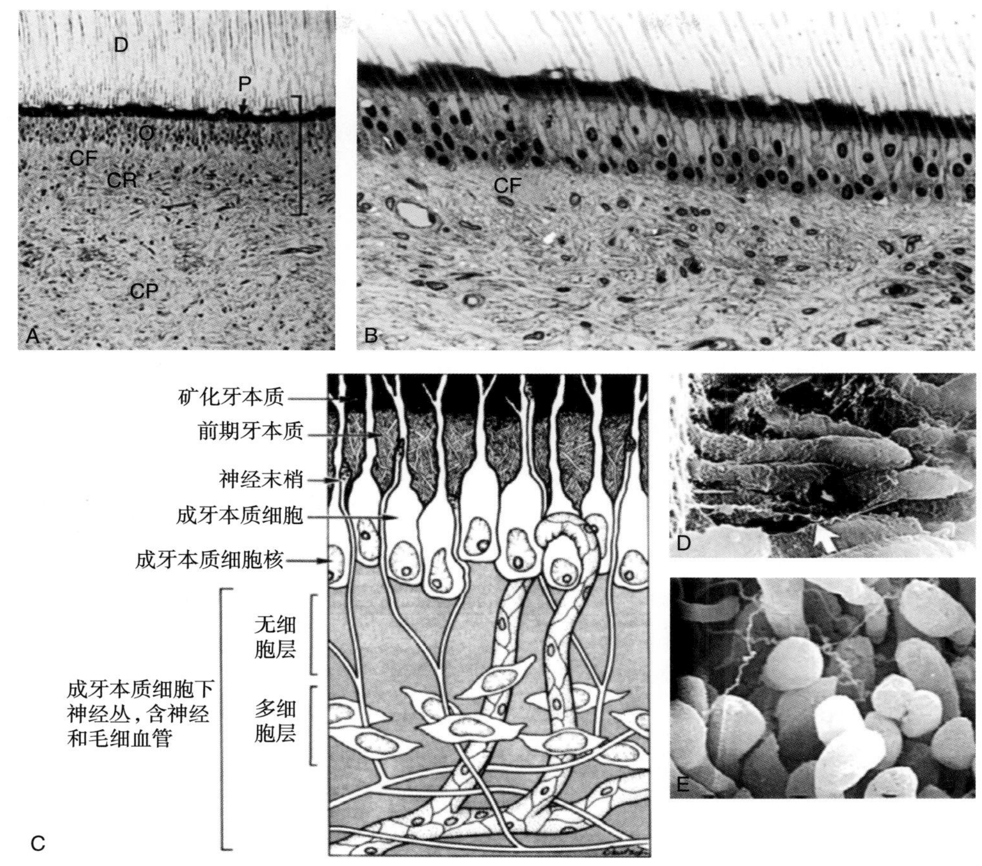

图 2-27

A. 中倍显微镜下人类牙髓标本，牙本质（D），前期牙本质（P），成牙本质细胞层（O），无细胞层（CF），多细胞层（CR）和中央牙髓（CP）**B.** 与图 A 相似的区域示意图。无细胞层包含大量的小神经和毛细血管，此放大倍数下无法辨认。下方多细胞层的细胞数量多于牙髓中央，但细胞密度不及后者　**C.** 外周牙髓及其主要结构示意图　**D.** 牙本质 - 牙髓交界处的扫描电镜照片（SEM）。注意成牙本质细胞间的螺旋纤维（箭头）　**E.** 成牙本质细胞层的牙髓表面扫描电镜照片。线状结构可能是断裂的神经末梢

本质将两者在时间和空间上隔开。釉牙本质界处的前期牙本质初期是通过形成“基质囊泡”发生矿化，与骨骼矿化相似[178, 179]。Weinstock 和 Leblond[180, 181]采用放射自显影技术的经典研究证实了基质产生和分泌的功能序列。

光学显微镜下组织切片显示，成牙本质细胞形态不同，在冠髓处为高的假复层柱状细胞，在根髓处为单层立方细胞，近根尖处为扁平的似鳞状形态细胞[182, 183]。这些鳞状细胞常形成不规则的非管状牙本质。鳞状细胞核大，呈梨形，位于细胞的底部[184]。通过精密扫描电镜研究发现成牙本质细胞在髓角处紧密排列，从牙冠部到根尖部依次表现为梨形、纺锤形、棒状或球状[61]。

在冠方牙本质形成的过程中，成牙本质细胞被向内推入，形成髓腔的外周，此时外周空间逐渐小于釉牙本质界处的原始外周空间，这就解释了为何这些成牙本质细胞会在冠部堆积成假复层。相反，由于根髓内的空间较大，成牙本质细胞保持柱状、立方状或鳞状（根尖区）。因此，髓腔处的细胞和牙本质小管密度远远高于牙根部[185]，这也可以解释为何牙冠处牙本质的敏感性和渗透性更强。

成牙本质细胞体合成基质物质，通过成牙本质细胞突起进行运输和分泌。光学显微镜研究经典理论认为，成牙本质细胞突起是细胞体向釉牙本质界延伸的 2~3mm 的组织结构[41]；电子显微镜观察发现成牙本质细胞突起局限于牙本质的内 1/3，外 2/3 的小管没有突起或神经，但充满了细胞外液[59, 186-188]；另有研究表明成牙本质细胞突起可能确实延伸到了釉牙本质界[189]，然而，牙本质小管中的管状结构并不一定是成牙本质细胞突起[190, 191]，只有通过透射电子显微镜，才能通过突起周围是否有三层质膜来明确鉴定[192-193]，迄今为止，成牙本质细胞突起的延伸范围仍存在争议[62]。因此，关于保守性窝洞预备后的牙髓损伤，目前解释认为可能不是由于切断了成牙本质细胞突起，而是干燥、发热和渗透作用导致的。此外，外周牙本质的小管可能缺乏成牙本质细胞突起或神经，因此牙本质敏感并不是因

为直接刺激外周牙本质内的成牙本质细胞突起或神经而引起的。

在牙本质形成初期，成牙本质细胞通过突起产生管周牙本质来改变牙本质结构。这是一个高度矿化的袖带状结构，其内几乎没有有机基质，从而减小了牙本质小管的直径[194-196]。当受刺激时，成牙本质细胞可以加速管周牙本质的形成，直至完全阻塞小管。大面积牙本质小管被阻塞时，称为硬化性牙本质，常见于牙颈部磨损的患牙。另外，受刺激的成牙本质细胞可向小管腔内分泌胶原蛋白、无定形物质或大晶体，这些阻塞物降低了牙本质对刺激性物质的渗透性[197-199]。尽管一直以来将这些分泌物看作是成牙本质细胞保护自身和牙髓的防御反应，但这种“保护”作用并未得到证实。

（二）成纤维细胞

成纤维细胞起源于间充质组织，是结缔组织的主要细胞，它是牙髓中最丰富的细胞。成纤维细胞较长，细胞质稀少，细胞核含浓缩染色质，形成并维持结缔组织纤维成分和基质物质。成纤维细胞可以合成和分泌多种细胞外分子，包括 ECM 的纤维成分，如胶原蛋白、弹性蛋白、蛋白多糖、糖蛋白、细胞因子、生长因子和蛋白酶，成纤维细胞还通过降解胶原蛋白和其他细胞外基质分子，并合成新的替代分子而参与结缔组织的重塑。

成纤维细胞释放蛋白水解酶，例如基质金属蛋白酶（matrix metalloproteinase，MMP）家族，MMPs 分泌时为无活性前体，经过分裂变成活性物质。细胞外降解通常发生在炎性病变中，MMPs 的抑制剂（即金属蛋白酶的组织抑制剂）也由成纤维细胞分泌，以调节细胞外降解；细胞内降解是胶原结缔组织的正常生理更新和重塑。

（三）免疫细胞

健康的牙髓含有大量自身免疫细胞，对维持内环境的平衡和稳定起着至关重要的作用[200,201]。表达Ⅱ类主要组织相容性复合体（MHC）分子的树突状细胞，参与了免疫监测，这类细胞具有独特的胞质延伸以获得较大的表面积来捕获抗原，但却缺乏细胞内溶酶体和吞噬液泡[200]。表达 MHC Ⅱ类抗原的树突状细胞主要位于成牙本质细胞旁区域、牙髓 - 牙本质边界以及牙髓的中央（图 2-28）。巨噬细胞也表达 MHC 分子，该细胞位于牙髓的中央。在健康的牙髓中，固有的巨噬细胞充当清道夫，清除死亡细胞和凋亡小体[202,203]。表达Ⅱ类 MHC 的细胞在牙齿萌出不久后数量就会增加，甚至在牙发育完全后也持续增加[204]。

牙髓中其他免疫细胞还包括 T 淋巴细胞，其大量存在于健康牙髓中，分为细胞毒性 T 细胞和辅助性 T 细胞[200,205]。在健康的牙髓中粒细胞并不罕见，但其数量远低于牙龈中的粒细胞[161]。健康牙髓中尚未明确观察到 B 淋巴细胞。浆细胞在牙髓中也不常见，然而，它的数量在交感神经切除术后有所增加[162]。健康的牙髓中，嗜酸性粒细胞很少见，也未观察到肥大细胞[201,206-209]。在炎症过程中，所有的免疫细胞数量都会增加[210,211]。关于牙髓炎症将在其他章节讨论。

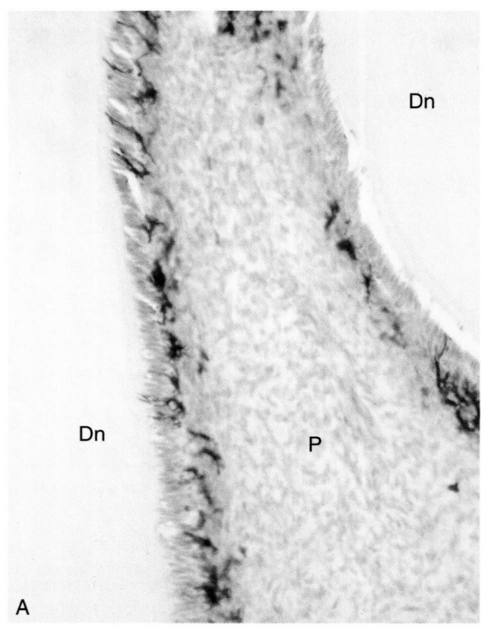

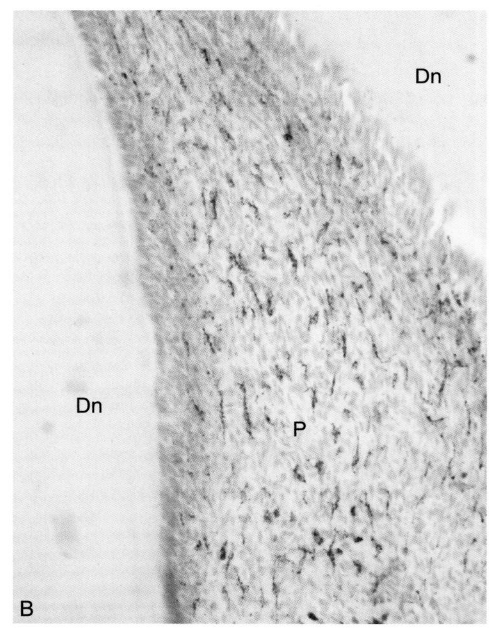

图 2-28 健康牙冠髓角区域牙髓的免疫组织化学图像，免疫细胞来自两个不同的细胞系
A. 表达 MHC Ⅱ类抗原的细胞位于成牙本质细胞层内 **B.** 牙髓固有的巨噬细胞
（Dn：牙本质 P：牙髓。）

（四）干细胞（Stem Cells）

牙髓干细胞（dental pulp stem cells，DPSC）具有高度的增殖能力、自我更新能力、应对损伤的分化能力以及产生分散而密集的钙化结节的能力[212,213]。这类细胞也称作未分化的间充质细胞，它们可能成为产生修复性牙本质的成牙本质细胞的替代物[212]。除了牙髓干细胞外，牙发育过程的根尖牙乳头中也存在干细胞[212]。有关干细胞更多内容详见第二十九章。

（张琛 译 周学东 审校）

参考文献

1. Nanci A. Dentin-Pulp Complex. In: Nanci A, ed. *Ten Cate's Oral Histology: Development, Structure, and Function.* 8th ed. St. Louis, MO: Elsevier Mosby; 2013:165–204.
2. Slavkin HC. Molecular determinants of tooth development: a review. *Crit Rev Oral Biol Med*. 1990;1:1–16.
3. Slavkin HC. Molecular determinants during dental morphogenesis and cytodifferentiation: a review. *J Craniofac Genet Dev Biol.* 1991;11:338–349.
4. Tucker AS, Sharpe PT. Molecular genetics of tooth morphogenesis and patterning: the right shape in the right place. *J Dent Res.* 1999;78:826–834.
5. Chai Y, Bringas P, Jr., Shuler C, et al. A mouse mandibular culture model permits the study of neural crest cell migration and tooth development. *Int J Dev Biol.* 1998;42:87–94.
6. Kaukua N, Shahidi MK, Konstantinidou C, et al. Glial origin of mesenchymal stem cells in a tooth model system. *Nature*. 2014;513:551–554.
7. Lumsden AG. Spatial organization of the epithelium and the role of neural crest cells in the initiation of the mammalian tooth germ. *Development*. 1988;103(Suppl):155–169.
8. Jernvall J, Thesleff I. Reiterative signaling and patterning during mammalian tooth morphogenesis. *Mech Dev.* 2000;92:19–29.
9. Peters H, Balling R. Teeth. Where and how to make them. *Trends Genet*. 1999;15:59–65.
10. Sharpe PT. Homeobox genes and orofacial development. *Connect Tissue Res*. 1995;32:17–25.
11. Thomas BL, Sharpe PT. Patterning of the murine dentition by homeobox genes. *Eur J Oral Sci*. 1998;106(Suppl 1):48–54.
12. Luukko K, Sainio K, Sariola H, et al. Localization of nerve cells in the developing rat tooth. *J Dent Res*. 1997;76:1350–1356.
13. Løes S, Kettunen P, Kvinnsland H, Luukko K. Mouse rudimentary diastema tooth primordia are devoid of peripheral nerve fibers. *Anat Embryol (Berl)*. 2002;205:187–191.
14. Mohamed SS, Atkinson ME. A histological study of the innervation of developing mouse teeth. *J Anat*. 1983;136:735–749.
15. Obara N, Takeda M. Expression of the neural cell adhesion molecule (NCAM) during second- and third-molar development in the mouse. *Anat Embryol (Berl)*. 1993;188:13–20.
16. Pearson AA. The early innervation of the developing deciduous teeth. *J Anat*. 1977;123:563–577.
17. Fristad I, Heyeraas KJ, Kvinnsland I. Nerve fibres and cells immunoreactive to neurochemical markers in developing rat molars and supporting tissues. *Arch Oral Biol*. 1994;39:633–646.
18. Fried K, Nosrat C, Lillesaar C, Hildebrand C. Molecular signaling and pulpal nerve development. *Crit Rev Oral Biol Med*. 2000;11:318–332.
19. Luukko K. Neuronal cells and neurotrophins in odontogenesis. *Eur J Oral Sci*. 1998;106(Suppl 1):80–93.
20. Nosrat CA, Fried K, Ebendal T, Olson L. NGF, BDNF, NT3, NT4 and GDNF in tooth development. *Eur J Oral Sci*. 1998;106(Suppl 1):94–99.
21. Zheng L, Ehardt L, McAlpin B, et al. The tick tock of odontogenesis. *Exp Cell Res*. 2014;325:83–89.
22. Zheng L, Papagerakis S, Schnell SD, et al. Expression of clock proteins in developing tooth. *Gene Expr Patterns*. 2011;11:202–206.
23. Pashley DH, Kehl T, Pashley E, Palmer P. Comparison of in vitro and in vivo dog dentin permeability. *J Dent Res*. 1981;60:763–768.
24. Garberoglio R, Brännström M. Scanning electron microscopic investigation of human dentinal tubules. *Arch Oral Biol*. 1976;21:355–362.
25. Coffey CT, Ingram MJ, Bjorndal AM. Analysis of human dentinal fluid. *Oral Surg Oral Med Oral Pathol*. 1970;30:835–837.
26. Bergenholtz G. Effect of bacterial products on inflammatory reactions in the dental pulp. *Scand J Dent Res*. 1977;85:122–129.
27. Walton RE, Outhwaite WC, Pashley DF. Magnification- an interesting optical property of dentin. *J Dent Res*. 1976;55:639–642.
28. Outhwaite WC, Livingston MJ, Pashley DH. Effects of changes in surface area, thickness, temperature and post-extraction time on human dentine permeability. *Arch Oral Biol*. 1976;21:599–603.
29. Reeder OW, Jr., Walton RE, Livingston MJ, Pashley DH. Dentin permeability: determinants of hydraulic conductance. *J Dent Res*. 1978;57:187–193.
30. Craig RG, Gehring PE, Peyton FA. Relation of structure to the microhardness of human dentin. *J Dent Res*. 1959;38:624–630.
31. Fusayama T, Okuse K, Hosoda H. Relationship between hardness, discoloration, and microbial invasion in carious dentin. *J Dent Res*. 1966;45:1033–1046.
32. Pashley D, Okabe A, Parham P. The relationship between dentin microhardness and tubule density. *Endod Dent Traumatol*. 1985;1:176–179.
33. Pashley DH. The influence of dentin permeability and pulpal blood flow on pulpal solute concentrations. *J Endod*. 1979;5:355–361.
34. Pashley DH. Dentin-predentin complex and its permeability: physiologic overview. *J Dent Res*. 1985;64:613–620.
35. Stanley HR. The factors of age and tooth size in human pulpal reactions. *Oral Surg*. 1961;14:498.
36. Fogel HM, Marshall FJ, Pashley DH. Effects of distance from the pulp and thickness on the hydraulic conductance of human radicular dentin. *J Dent Res*. 1988;67:1381–1385.
37. Pashley DH, Kepler EE, Williams EC, O'Meara JA. The effect on dentine permeability of time following cavity preparation in dogs. *Arch Oral Biol*. 1984;29:65–68.
38. Pashley DH, Galloway SE, Stewart F. Effects of fibrinogen in vivo on dentine permeability in the dog. *Arch Oral Biol*. 1984;29:725–728.
39. Johnson G, Brännström M. The sensitivity of dentin. Changes in relation to conditions at exposed tubule apertures. *Acta Odontol Scand*. 1974;32:29–38.
40. Pashley DH, Livingston MJ, Reeder OW, Horner J. Effects of the degree of tubule occlusion on the permeability of human dentine in vitro. *Arch Oral Biol*. 1978;23:1127–1133.
41. Pashley DH, Tao L, Boyd L, et al. Scanning electron microscopy of the substructure of smear layers in human dentine. *Arch Oral Biol*. 1988;33:265–270.
42. Pashley DH. Smear layer: physiological considerations. *Oper Dent Suppl*. 1984;3:13–29.
43. Michelich VJ, Schuster GS, Pashley DH. Bacterial penetration of human dentin in vitro. *J Dent Res*. 1980;59:1398–1403.
44. Olgart L, Brännström M, Johnson G. Invasion of bacteria into dentinal tubules. Experiments in vivo and in vitro. *Acta Odontol Scand*. 1974;32:61–70.
45. Dippel HW, Borggreven JM, Hoppenbrouwers PM. Morphology and permeability of the dentinal smear layer. *J Prosthet Dent*. 1984;52:657–662.
46. Pashley DH, Michelich V, Kehl T. Dentin permeability: effects of smear layer removal. *J Prosthet Dent*. 1981;46:531–537.
47. Goldman LB, Goldman M, Kronman JH, Lin PS. The efficacy of several irrigating solutions for endodontics: a scanning electron microscopic study. *Oral Surg Oral Med Oral Pathol*. 1981;52:197–204.
48. Goldman M, DeVitre R, Pier M. Effect of the dentin smeared layer on tensile strength of cemented posts. *J Prosthet Dent*. 1984;52:485–488.
49. Bergenholtz G. Inflammatory response of the dental pulp to bacterial irritation. *J Endod*. 1981;7:100–104.
50. Mjör IA, Tronstad L. Experimentally induced pulpitis. *Oral Surg Oral Med Oral Pathol*. 1972;34:102–108.
51. Warfvinge J, Dahlen G, Bergenholtz G. Dental pulp response to bacterial cell wall material. *J Dent Res*. 1985;64:1046–1050.
52. Byers MR. Development of sensory innervation in dentin. *J Comp Neurol*. 1980;191:413–427.
53. Byers MR. Dental sensory receptors. *Int Rev Neurobiol*. 1984;25:39–94.
54. Anderson DJ, Hannam AG, Mathews B. Sensory mechanisms

in mammalian teeth and their supporting structures. *Physiol Rev.* 1970;50:171–195.
55. Brännström M. Sensitivity of dentine. *Oral Surg Oral Med Oral Pathol.* 1966;21:517–526.
56. Brännström M, Linden LA, Astrom A. The hydrodynamics of the dental tubule and of pulp fluid. A discussion of its significance in relation to dentinal sensitivity. *Caries Res.* 1967;1:310–317.
57. Garant PR. The organization of microtubules within rat odontoblast processes revealed by perfusion fixation with glutaraldehyde. *Arch Oral Biol.* 1972;17:1047–1058.
58. Holland GR. The dentinal tubule and odontoblast process in the cat. *J Anat.* 1975;120:169–177.
59. Tsatsas BG, Frank RM. Ultrastructure of the dentimal tubular substances near the dentino-enamel junction. *Calcif Tissue Res.* 1972;9:238–242.
60. Brännström M. The hydrodynamic theory of dentinal pain: sensation in preparations, caries, and the dentinal crack syndrome. *J Endod.* 1986;12:453–457.
61. Marion D, Jean A, Hamel H, et al. Scanning electron microscopic study of odontoblasts and circumpulpal dentin in a human tooth. *Oral Surg Oral Med Oral Pathol.* 1991;72:473–478.
62. La Fleche RG, Frank RM, Steuer P. The extent of the human odontoblast process as determined by transmission electron microscopy: the hypothesis of a retractable suspensor system. *J Biol Buccale.* 1985;13:293–305.
63. Kim S, Lipowsky HH, Usami S, Chien S. Arteriovenous distribution of hemodynamic parameters in the rat dental pulp. *Microvasc Res.* 1984;27:28–38.
64. Takahashi K. Vascular architecture of dog pulp using corrosion resin cast examined under a scanning electron microscope. *J Dent Res.* 1985;64(Special issue):579–584.
65. Kishi Y, Shimozato N, Takahashi K. Vascular architecture of cat pulp using corrosive resin cast under scanning electron, microscopy. *J Endod.* 1989;15:478–483.
66. Mjör IA, Smith MR, Ferrari M, Mannocci F. The structure of dentine in the apical region of human teeth. *Int Endod J.* 2001;34:346–353.
67. Takahashi K, Kishi Y, Kim S. A scanning electron microscope study of the blood vessels of dog pulp using corrosion resin casts. *J Endod.* 1982;8:131–135.
68. Dahl E, Mjör IA. The fine structure of the vessels in the human dental pulp. *Acta Odontol Scand.* 1973;31:223–230.
69. Kim S. Neurovascular interactions in the dental pulp in health and inflammation. *J Endod.* 1990;16:48–53.
70. Sasano T, Kuriwada S, Shoji N, et al. Axon reflex vasodilatation in cat dental pulp elicited by noxious stimulation of the gingiva. *J Dent Res.* 1994;73:1797–1802.
71. Hals E, Tønder KJ. Elastic pseudoelastic tissue in arterioles of the human and dog dental pulp. *Scand J Dent Res.* 1981;89:218–227.
72. Kim S, Liu M, Simchon S, Dorscher-Kim JE. Effects of selected inflammatory mediators on blood flow and vascular permeability in the dental pulp. *Proc Finn Dent Soc.* 1992;88(Suppl 1):387–392.
73. Tønder KJ. Blood flow and vascular pressure in the dental pulp. Summary. *Acta Odontol Scand.* 1980;38:135–144.
74. Edwall L, Kindlova M. The effect of sympathetic nerve stimulation on the rate of disappearance of tracers from various oral tissues. *Acta Odontol Scand.* 1971;29:387–400.
75. Kim S, Schuessler G, Chien S. Measurement of blood flow in the dental pulp of dogs with the 133xenon washout method. *Arch Oral Biol.* 1983;28:501–505.
76. Sasano T, Shoji N, Kuriwada S, et al. Absence of parasympathetic vasodilatation in cat dental pulp. *J Dent Res.* 1995;74:1665–1670.
77. Tønder KH, Naess G. Nervous control of blood flow in the dental pulp in dogs. *Acta Physiol Scand.* 1978;104:13–23.
78. Van Hassel HJ. Physiology of the human dental pulp. *Oral Surg Oral Med Oral Pathol.* 1971;32:126–134.
79. Heyeraas KJ. Pulpal hemodynamics and interstitial fluid pressure: balance of transmicrovascular fluid transport. *J Endod.* 1989;15:468–472.
80. Heyeraas KJ, Kvinnsland I. Tissue pressure and blood flow in pulpal inflammation. *Proc Finn Dent Soc.* 1992;88(Suppl 1):393–401.
81. Sasano T, Kuriwada S, Sanjo D. Arterial blood pressure regulation of pulpal blood flow as determined by laser Doppler. *J Dent Res.* 1989;68:791–795.
82. Tønder KJ. Effect of vasodilating drugs on external carotid and pulpal blood flow in dogs: "stealing" of dental perfusion pressure. *Acta Physiol Scand.* 1976;97:75–87.
83. Kim S. Regulation of pulpal blood flow. *J Dent Res.* 1985;64:590–596.
84. Liu M, Kim S, Park DS, et al. Comparison of the effects of intra-arterial and locally applied vasoactive agents on pulpal blood flow in dog canine teeth determined by laser Doppler velocimetry. *Arch Oral Biol.* 1990;35:405–410.
85. Starling EH. On the Absorption of Fluids from the Connective Tissue Spaces. *J Physiol.* 1896;19:312–326.
86. Bishop MA, Malhotra M. An investigation of lymphatic vessels in the feline dental pulp. *Am J Anat.* 1990;187:247–253.
87. Sawa Y, Yoshida S, Ashikaga Y, et al. Immunohistochemical demonstration of lymphatic vessels in human dental pulp. *Tissue Cell.* 1998;30:510–516.
88. Matsumoto Y, Zhang B, Kato S. Lymphatic networks in the periodontal tissue and dental pulp as revealed by histochemical study. *Microsc Res Tech.* 2002;56:50–59.
89. Oehmke MJ, Knolle E, Oehmke HJ. Lymph drainage in the human dental pulp. *Microsc Res Tech.* 2003;62:187–191.
90. Bernick S. Lymphatic vessels of the human dental pulp. *J Dent Res.* 1977;56:70–77.
91. Frank RM, Wiedemann P, Fellinger E. Ultrastructure of lymphatic capillaries in the human dental pulp. *Cell Tissue Res.* 1977;178:229–238.
92. Levy BM, Bernick S. Studies on the biology of the periodontium of marmosets: V. Lymphatic vessels of the periodontal ligament. *J Dent Res.* 1968;47:1166–1175.
93. Ruben MP, Prieto-Hernandez JR, Gott FK, et al. Visualization of lymphatic microcirculation of oral tissues. II. Vital retrograde lymphography. *J Periodontol.* 1971;42:774–784.
94. Walton RE, Langeland K. Migration of materials in the dental pulp of monkeys. *J Endod.* 1978;4:167–177.
95. Kraintz L, Tyler CD, Ellis BR. Lymphatic drainage of teeth in dogs demonstrated by radioactive colloidal gold. *J Dent Res.* 1959;38:198.
96. Barnes GW, Langeland K. Antibody formation in primates following introduction of antigens into the root canal. *J Dent Res.* 1966;45:1111–1114.
97. Aukland K, Reed RK. Interstitial-lymphatic mechanisms in the control of extracellular fluid volume. *Physiol Rev.* 1993;73:1–78.
98. Feiglin B, Reade PC. The distribution of [14C] leucine and 85Sr labeled microspheres from rat incisor root canals. *Oral Surg Oral Med Oral Pathol.* 1979;47:277–281.
99. Bletsa A, Berggreen E, Fristad I, et al. Cytokine signalling in rat pulp interstitial fluid and transcapillary fluid exchange during lipopolysaccharide-induced acute inflammation. *J Physiol.* 2006;573:225–236.
100. Heyeraas KJ, Kim S, Raab WH, et al. Effect of electrical tooth stimulation on blood flow, interstitial fluid pressure and substance P and CGRP-immunoreactive nerve fibers in the low compliant cat dental pulp. *Microvasc Res.* 1994;47:329–343.
101. Anneroth G, Norberg K. Adrenergic vasoconstrictor innervation in the human dental pulp. *Acta Odontol Scand.* 1968;26:89–93.
102. Matthews B, Robinson PP. The course of post-ganglionic sympathetic fibres distributed with the trigeminal nerve in the cat. *J Physiol.* 1980;303:391–401.
103. Pohto P, Antila R, Klinge E. Quantitation of transmitter noradrenaline in the pulps of cat canine teeth. *Proc Finn Dent Soc.* 1972;68:20–25.
104. Baumann TW, Naidu KJ, Christensen K. Fluorescence of biogenic monoamines in the human dental pulp. *Oral Surg Oral Med Oral Pathol.* 1976;41:531–533.
105. Christensen K. Sympathetic nerve fibres in the alveolar nerves and nerves of the dental pulp. *J Dent Res.* 1940;19:227–242.
106. Erszebet EK, Csanyi K, Vajda J. Ultrastructure and degeneration analysis of the nerve fibers of the tooth pulp in the cat. *Arch Oral Biol.* 1979;22:699–704.
107. Akai M, Wakisaka S. Distribution of peptidergic nerve. In: Inoki R, Kudo T, Olgart L, eds. *Dynamic Aspects of Dental Pulp.* London: Chapman and Hall; 1990:337–348.
108. Wakisaka S, Ichikawa H, Akai M. Distribution and origins of peptide- and catecholamine-containing nerve fibres in the feline dental pulp and effects of cavity preparation on these nerve fibres.

J Osaka Univ Dent Sch. 1986;26:17–28.
109. Matthews B. Sensory physiology: a reaction. *Proc Finn Dent Soc.* 1992;88(Suppl 1):529–532.
110. Levine JD, Clark R, Devor M, et al. Intraneuronal substance P contributes to the severity of experimental arthritis. *Science.* 1984;226:547–549.
111. Lundberg JM, Franco-Cereceda A, Hua X, et al. Co-existence of substance P and calcitonin gene-related peptide-like immunoreactivities in sensory nerves in relation to cardiovascular and bronchoconstrictor effects of capsaicin. *Eur J Pharmacol.* 1985;108:315–319.
112. Maggi CA. Tachykinins and calcitonin gene-related peptide (CGRP) as co-transmitters released from peripheral endings of sensory nerves. *Prog Neurobiol.* 1995;45:1–98.
113. Harmar A, Keen P. Synthesis, and central and peripheral axonal transport of substance P in a dorsal root ganglion-nerve preparation in vitro. *Brain Res.* 1982;231:379–385.
114. Brain SD, Williams TJ, Tippins JR, et al. Calcitonin gene-related peptide is a potent vasodilator. *Nature.* 1985;313:54–56.
115. McCulloch J, Uddman R, Kingman TA, Edvinsson L. Calcitonin gene-related peptide: functional role in cerebrovascular regulation. *Proc Natl Acad Sci USA.* 1986;83:5731–5735.
116. Berggreen E, Heyeraas KJ. The role of sensory neuropeptides and nitric oxide on pulpal blood flow and tissue pressure in the ferret. *J Dent Res.* 1999;78:1535–1543.
117. Cuello AC, Kanazawa I. The distribution of substance P immunoreactive fibers in the rat central nervous system. *J Comp Neurol.* 1978;178:129–156.
118. Hokfelt T, Kellerth JO, Nilsson G, Pernow B. Substance P: localization in the central nervous system and in some primary sensory neurons. *Science.* 1975;190:889–890.
119. Brain SD, Williams TJ. Inflammatory oedema induced by synergism between calcitonin gene-related peptide (CGRP) and mediators of increased vascular permeability. *Br J Pharmacol.* 1985;86:855–860.
120. Gazelius B, Edwall B, Olgart L, et al. Vasodilatory effects and coexistence of calcitonin gene-related peptide (CGRP) and substance P in sensory nerves of cat dental pulp. *Acta Physiol Scand.* 1987;130:33–40.
121. Gazelius B, Olgart L. Vasodilatation in the dental pulp produced by electrical stimulation of the inferior alveolar nerve in the cat. *Acta Physiol Scand.* 1980;108:181–186.
122. Olgart LM, Edwall B, Gazelius B. Neurogenic mediators in control of pulpal blood flow. *J Endod.* 1989;15:409–412.
123. Elenkov IJ, Wilder RL, Chrousos GP, Vizi ES. The sympathetic nerve—an integrative interface between two supersystems: the brain and the immune system. *Pharmacol Rev.* 2000;52:595–638.
124. Tatemoto K. Neuropeptide Y: complete amino acid sequence of the brain peptide. *Proc Natl Acad Sci U S A.* 1982;79:5485–5489.
125. Dumont Y, Martel JC, Fournier A, et al. Neuropeptide Y and neuropeptide Y receptor subtypes in brain and peripheral tissues. *Prog Neurobiol.* 1992;38:125–167.
126. Edwall B, Gazelius B, Fazekas A, Theodorsson-Norheim E, Lundberg JM. Neuropeptide Y (NPY) and sympathetic control of blood flow in oral mucosa and dental pulp in the cat. *Acta Physiol Scand.* 1985;125:253–264.
127. Lundberg JM, Terenius L, Hokfelt T, et al. Neuropeptide Y (NPY)-like immunoreactivity in peripheral noradrenergic neurons and effects of NPY on sympathetic function. *Acta Physiol Scand.* 1982;116:477–480.
128. Fristad I, Heyeraas KJ, Kvinnsland IH. Neuropeptide Y expression in the trigeminal ganglion and mandibular division of the trigeminal nerve after inferior alveolar nerve axotomy in young rats. *Exp Neurol.* 1996;142:276–286.
129. Wakisaka S, Takikita S, Sasaki Y, et al. Cell size-specific appearance of neuropeptide Y in the trigeminal ganglion following peripheral axotomy of different branches of the mandibular nerve of the rat. *Brain Res.* 1993;620:347–350.
130. Haug SR, Heyeraas KJ. Modulation of dental inflammation by the sympathetic nervous system. *J Dent Res.* 2006;85:488–495.
131. Uddman R, Bjorlin G, Moller B, Sundler F. Occurrence of VIP nerves in mammalian dental pulps. *Acta Odontol Scand.* 1980;38:325–328.
132. Heyeraas KJ, Kvinnsland I, Byers MR, Jacobsen EB. Nerve fibers immunoreactive to protein gene product 9.5, calcitonin gene-related peptide, substance P, and neuropeptide Y in the dental pulp, periodontal ligament, and gingiva in cats. *Acta Odontol Scand.* 1993;51:207–221.
133. Kimberly CL, Byers MR. Inflammation of rat molar pulp and periodontium causes increased calcitonin gene-related peptide and axonal sprouting. *Anat Rec.* 1988;222:289–300.
134. Wakisaka S. Neuropeptides in the dental pulp: distribution, origins, and correlation. *J Endod.* 1990;16:67–69.
135. Byers MR, Dong WK. Autoradiographic location of sensory nerve endings in dentin of monkey teeth. *Anat Rec.* 1983;205:441–454.
136. Byers MR, Matthews B. Autoradiographic demonstration of ipsilateral and contralateral sensory nerve endings in cat dentin, pulp, and periodontium. *Anat Rec.* 1981;201:249–260.
137. Wakisaka S, Ichikawa H, Nishikawa S, et al. Neurokinin A-like immunoreactivity in feline dental pulp: its distribution, origin and coexistence with substance P-like immunoreactivity. *Cell Tissue Res.* 1988;251:565–569.
138. Haug SR, Berggreen E, Heyeraas KJ. The effect of unilateral sympathectomy and cavity preparation on peptidergic nerves and immune cells in rat dental pulp. *Exp Neurol.* 2001;169:182–190.
139. Haug SR, Heyeraas KJ. Effects of sympathectomy on experimentally induced pulpal inflammation and periapical lesions in rats. *Neurosci.* 2003;120:827–836.
140. Uddman R, Grunditz T, Sundler F. Neuropeptide Y occurrence and distribution in dental pulps. *Acta Odontol Scand.* 1984;42:361–365.
141. Wakisaka S, Ichikawa H, Nishikawa S, et al. Immunohistochemical observation on the correlation between substance P- and vasoactive intestinal polypeptide-like immunoreactivities in the feline dental pulp. *Arch Oral Biol.* 1987;32:449–453.
142. El Karim IA, Lamey PJ, Ardill J, et al. Vasoactive intestinal polypeptide (VIP) and VPAC1 receptor in adult human dental pulp in relation to caries. *Arch Oral Biol.* 2006;51:849–855.
143. Lewis T. *The blood vessels of the human skin and their response.* London: Shaw; 1927.
144. Byers MR, Taylor PE, Khayat BG, Kimberly CL. Effects of injury and inflammation on pulpal and periapical nerves. *J Endod.* 1990;16:78–84.
145. Khayat BG, Byers MR, Taylor PE, et al. Responses of nerve fibers to pulpal inflammation and periapical lesions in rat molars demonstrated by calcitonin gene-related peptide immunocytochemistry. *J Endod.* 1988;14:577–587.
146. Taylor PE, Byers MR. An immunocytochemical study of the morphological reaction of nerves containing calcitonin gene-related peptide to microabscess formation and healing in rat molars. *Arch Oral Biol.* 1990;35:629–638.
147. Taylor PE, Byers MR, Redd PE. Sprouting of CGRP nerve fibers in response to dentin injury in rat molars. *Brain Res.* 1988;461:371–376.
148. Oswald RJ, Byers MR. The injury response of pulpal NPY-IR sympathetic fibers differs from that of sensory afferent fibers. *Neurosci Lett.* 1993;164:190–194.
149. Shimeno Y, Sugawara Y, Iikubo M, et al. Sympathetic nerve fibers sprout into rat odontoblast layer, but not into dentinal tubules, in response to cavity preparation. *Neurosci Lett.* 2008;435:73–77.
150. Awawdeh L, Lundy FT, Shaw C, et al. Quantitative analysis of substance P, neurokinin A and calcitonin gene-related peptide in pulp tissue from painful and healthy human teeth. *I Endod J.* 2002;35:30–36.
151. Caviedes-Bucheli J, Lombana N, Azuero-Holguin MM, Munoz HR. Quantification of neuropeptides (calcitonin gene-related peptide, substance P, neurokinin A, neuropeptide Y and vasoactive intestinal polypeptide) expressed in healthy and inflamed human dental pulp. *Int Endod J.* 2006;39:394–400.
152. Tripuwabhrut P, Brudvik P, Fristad I, Rethnam S. Experimental orthodontic tooth movement and extensive root resorption: periodontal and pulpal changes. *Eur J Oral Sci.* 2010;118:596–603.
153. Jacobsen EB, Heyeraas KJ. Effect of capsaicin treatment or inferior alveolar nerve resection on dentine formation and calcitonin gene-related peptide- and substance P-immunoreactive nerve fibres in rat molar pulp. *Arch Oral Biol.* 1996;41:1121–1131.
154. Haug SR, Berggreen E, Heyeraas KJ. The effect of unilateral sympathectomy and cavity preparation on peptidergic nerves and immune cells in rat dental pulp. *Exp Neurol.* 2001;169:182–190.

155. Fristad I, Kvinnsland IH, Jonsson R, Heyeraas KJ. Effect of intermittent long-lasting electrical tooth stimulation on pulpal blood flow and immunocompetent cells: a hemodynamic and immunohistochemical study in young rat molars. *Exp Neurol.* 1997;146:230–239.
156. Jacobsen EB, Heyeraas KJ. Pulp interstitial fluid pressure and blood flow after denervation and electrical tooth stimulation in the ferret. *Arch Oral Biol.* 1997;42:407–415.
157. Csillag M, Berggreen E, Fristad I, et al. Effect of electrical tooth stimulation on blood flow and immunocompetent cells in rat dental pulp after sympathectomy. *Acta Odontol Scand.* 2004;62:305–312.
158. El Karim IA, Lamey PJ, Linden GJ, et al. *Caries-induced changes in the expression of pulpal neuropeptide Y. Eur J Oral Sci.* 2006;114:133–137.
159. Rodd HD, Boissonade FM. Comparative immunohistochemical analysis of the peptidergic innervation of human primary and permanent tooth pulp. *Arch Oral Biol.* 2002;47:375–385.
160. Bletsa A, Heyeraas KJ, Haug SR, Berggreen E. IL-1 alpha and TNF-alpha expression in rat periapical lesions and dental pulp after unilateral sympathectomy. *Neuroimmun.* 2004;11:376–384.
161. Haug SR, Brudvik P, Fristad I, Heyeraas KJ. Sympathectomy causes increased root resorption after orthodontic tooth movement in rats: immunohistochemical study. *Cell Tissue Res.* 2003;313:167–175.
162. Haug SR, Heyeraas KJ. Immunoglobulin producing cells in the rat dental pulp after unilateral sympathectomy. *Neurosci.* 2005;136:571–577.
163. Fristad I, Vandevska-Radunovic V, Fjeld K, et al. NK1, NK2, NK3 and CGRP1 receptors identified in rat oral soft tissues, and in bone and dental hard tissue cells. *Cell Tissue Res.* 2003;311:383–391.
164. Fristad I, Vandevska-Radunovic V, Kvinnsland IH. Neurokinin-1 receptor expression in the mature dental pulp of rats. *Arch Oral Biol.* 1999;44:191–195.
165. El Karim IA, Lamey PJ, Linden GJ, Lundy FT. Neuropeptide Y Y1 receptor in human dental pulp cells of noncarious and carious teeth. *Int Endod J.* 2008;41:850–855.
166. Rethnam S, Raju B, Fristad I, Berggreen E, Heyeraas KJ. Differential expression of neuropeptide Y Y1 receptors during pulpal inflammation. *Int Endod J.* 2010;43:492–498.
167. Artese L, Rubini C, Ferrero G, et al. Vascular endothelial growth factor (VEGF) expression in healthy and inflamed human dental pulps. *J Endod.* 2002;28:20–23.
168. Botero TM, Mantellini MG, Song W, et al. Effect of lipopolysaccharides on vascular endothelial growth factor expression in mouse pulp cells and macrophages. *Eur J Oral Sci.* 2003;111:228–234.
169. Park SH, Hsiao GY, Huang GT. Role of substance P and calcitonin gene-related peptide in the regulation of interleukin-8 and monocyte chemotactic protein-1 expression in human dental pulp. *Int Endod J.* 2004;37:185–192.
170. Patel T, Park SH, Lin LM, et al. Substance P induces interleukin-8 secretion from human dental pulp cells. *Oral Surg Oral Med Oral Pathol Oral Radiol Endod.* 2003;96:478–485.
171. Tran-Hung L, Mathieu S, About I. Role of Human Pulp Fibroblasts in Angiogenesis. *J Dent Res.* 2006;85:819–823.
172. Yamaguchi M, Kojima T, Kanekawa M, et al. Neuropeptides stimulate production of interleukin-1 beta, interleukin-6, and tumor necrosis factor-alpha in human dental pulp cells. *Inflamm Res.* 2004;53:199–204.
173. Yang LC, Tsai CH, Huang FM, et al. Induction of vascular endothelial growth factor expression in human pulp fibroblasts stimulated with black-pigmented Bacteroides. *Int Endod J.* 2004;37:588–592.
174. Griffin CJ, Harris R. Ultrastructure of collagen fibrils and fibroblasts of the developing human dental pulp. *Arch Oral Biol.* 1966;11:659–666.
175. Yoshiba N, Yoshiba K, Nakamura H, et al. Immunoelectron-microscopic study of the localization of fibronectin in the odontoblast layer of human teeth. *Arch Oral Biol.* 1995;40:83–89.
176. Gartner LP, Seibel W, Hiatt JL, Provenza DV. A fine-structural analysis of mouse molar odontoblast maturation. *Acta Anat (Basel).* 1979;103:16–33.
177. Couve E, Osorio R, Schmachtenberg O. The amazing odontoblast: activity, autophagy, and aging. *J Dent Res.* 2013;92:765–772.
178. Eisenmann DR, Glick PL. Ultrastructure of initial crystal formation in dentin. *J Ultrastruct Res.* 1972;41:18–28.
179. Katchburian E. Membrane-bound bodies as initiators of mineralization of dentine. *J Anat.* 1973;116:285–302.
180. Weinstock M, Leblond CP. Radioautographic visualization of the deposition of a phosphoprotein at the mineralization front in the dentin of the rat incisor. *J Cell Biol.* 1973;56:838–845.
181. Weinstock M, Leblond CP. Synthesis, migration, and release of precursor collagen by odontoblasts as visualized by radioautography after (3H)proline administration. *J Cell Biol.* 1974;60:92–127.
182. Gvozdenovic-Sedlecki S, Qvist V, Hansen HP. Histologic variations in the pulp of intact premolars from young individuals. *Scand J Dent Res.* 1973;81:433–440.
183. Seltzer S, Bender IB. The pulp as a connective tissue. In: Seltzer S, Bender IB, eds. *The dental pulp: biologic considerations in dental procedures.* 3rd ed. St. Louis, MO, Ishiyaku EuroAmerica Inc; 1990:80.
184. Jean A, Kerebel B, Kerebel LM. Scanning electron microscope study of the predentin-pulpal border zone in human dentin. *Oral Surg Oral Med Oral Pathol.* 1986;61:392–398.
185. Forssell-Ahlberg K, Brännström M, Edwall L. The diameter and number of dentinal tubules in rat, cat, dog and monkey. A comparative scanning electron microscopic study. *Acta Odontol Scand.* 1975;33:243–250.
186. Brännström M, Garberoglio R. The dentinal tubules and the odontoblast processes. A scanning electron microscopic study. *Acta Odontol Scand.* 1972;30:291–311.
187. Holland GR. The extent of the odontoblast process in the cat. *J Anat.* 1976;121:133–149.
188. Thomas HF. The extent of the odontoblast process in human dentin. *J Dent Res.* 1979;58:2207–2218.
189. Maniatopoulos C, Smith DC. A scanning electron microscopic study of the odontoblast process in human coronal dentine. *Arch Oral Biol.* 1983;28:701–710.
190. Thomas HF, Carella P. Correlation of scanning and transmission electron microscopy of human dentinal tubules. *Arch Oral Biol.* 1984;29:641–646.
191. Thomas HF, Payne RC. The ultrastructure of dentinal tubules from erupted human premolar teeth. *J Dent Res.* 1983;62:532–536.
192. Thomas HF. The dentin-predentin complex and its permeability: anatomical overview. *J Dent Res.* 1985;64(Special issue):607–612.
193. Weber DF, Zaki AE. Scanning and transmission electron microscopy of tubular structures presumed to be human odontoblast processes. *J Dent Res.* 1986;65:982–986.
194. Johansen E, Parks HF. Electron-microscopic observations on sound human dentine. *Arch Oral Biol.* 1962;7:185–193.
195. Mjör IA. Dentin-predentin complex and its permeability: pathology and treatment overview. *J Dent Res.* 1985;64(Special issue):621–627.
196. Nalbandian J, Gonzales F, Sognnaes RF. Sclerotic age changes in root dentin of human teeth as observed by optical, electron, and x-ray microscopy. *J Dent Res.* 1960;39:598–607.
197. Brännström M, Garberoglio R. Occlusion of dentinal tubules under superficial attrited dentine. *Swed Dent J.* 1980;4:87–91.
198. Mendis BR, Darling AI. A scanning electron microscope and microradiographic study of closure of human coronal dentinal tubules related to occlusal attrition and caries. *Arch Oral Biol.* 1979;24:725–733.
199. Tronstad L. Scanning electron microscopy of attrited dentinal surfaces and subajacent dentin in human teeth. *Scand J Dent Res.* 1973;81:112–122.
200. Jontell M, Gunraj MN, Bergenholtz G. Immunocompetent cells in the normal dental pulp. *J Dent Res.* 1987;66:1149–1153.
201. Jontell M, Okiji T, Dahlgren U, Bergenholtz G. Immune defense mechanisms of the dental pulp. *Crit Rev Oral Biol Med.* 1998;9:179–200.
202. Nishikawa S, Sasaki F. Apoptosis of dental pulp cells and their elimination by macrophages and MHC class II-expressing dendritic cells. *J Histochem Cytochem.* 1999;47:303–312.
203. Ohshima HH, Kawahara II, Maeda TT, Takano YY. The relationship between odontoblasts and immunocompetent cells during dentinogenesis in rat incisors: an immunohistochemical study using OX6-monoclonal antibody. *Arch Histol Cytol.* 1994;57:435–447.
204. Okiji T, Kosaka T, Kamal AM, Kawashima N, Suda H. Age-related

changes in the immunoreactivity of the monocyte/macrophage system in rat molar pulp. *Arch Oral Biol.* 1996;41:453–460.
205. Hahn CL, Falkler WA, Siegel MA. A study of T and B cells in pulpal pathosis. *J Endod.* 1989;15:20–26.
206. Angelova A, Takagi Y, Okiji T, et al. Immunocompetent cells in the pulp of human deciduous teeth. *Arch Oral Biol.* 2004;49:29–36.
207. Farnoush A. Mast cells in human dental pulp. *J Endod.* 1987;13:362–363.
208. Izumi T, Kobayashi I, Okamura K, Sakai H. Immunohistochemical study on the immunocompetent cells of the pulp in human non-carious and carious teeth. *Arch Oral Biol.* 1995;40:609–614.
209. Jontell M, Gunraj MN, Bergenholtz G. Immunocompetent cells in the normal dental pulp. *J Dent Res.* 1987;66:1149–1153.
210. Hahn CL, Liewehr FR. Innate immune responses of the dental pulp to caries. *J Endod.* 2007;33:643–651.
211. Izumi TT, Kobayashi II, Okamura KK, Sakai HH. Immunohistochemical study on the immunocompetent cells of the pulp in human non-carious and carious teeth. *Arch Oral Biol.* 1995;40:609–614.
212. Gronthos S, Brahim J, Li W, et al. Stem cell properties of human dental pulp stem cells. *J Dent Res.* 2002;81:531–535.
213. Gronthos S, Mankani M, Brahim J, et al. Postnatal human dental pulp stem cells (DPSCs) in vitro and in vivo. *Proc Natl Acad Sci USA.* 2000;97:13625–13630.

第三章　牙髓根尖周病的细菌性与非细菌性病因

José F. Siqueira, Jr, Isabela N. Rôças, Domenico Ricucci

牙髓根尖周病(endodontic diseases)是一种发生在牙髓(pulp)及根尖周组织(periradicular tissues)的细菌性疾病[1]，主要由根管系统(root canal system)感染经过根尖孔(apical foramina)引起根尖周组织感染。当根管系统内细菌的致病毒力强，机体抵抗力较弱时，病变会以急性(acute)的形式表现出来；反之，若机体抵抗力较强，细菌的致病毒力弱，或治疗不彻底时，病变则表现为慢性(chronic)。化学和物理因素也能诱发根尖周炎症(periradicular inflammation)。细菌是不同类型根尖周炎(apical periodontitis)感染进展和迁延不愈的重要因素[2-5]。牙髓坏死(pulp necrosis)或牙髓摘除后，根管缺乏血运循环而成为宿主防御(host resistance)所不能到达的感染盲区，同时由于局部致病因素的难以消除，使牙髓及根尖周组织的炎症长期存在。

细菌(bacteria)是引起牙髓根尖周感染的主要微生物(microorganism)。其他微生物，如真菌(fungi)、古细菌(archaea)和病毒(viruses)与牙髓根尖周感染也有关[6-10]，存在于感染根管系统中的细菌被认为是牙髓根尖周病的主要致病因素。根管系统中的多数细菌以生物膜(biofilm)形式黏附在根管壁[11-14]。因此，牙髓根尖周病被纳入生物膜相关性口腔疾病(biofilm-related oral diseases)的范畴(图 3-1)[15,16]。

牙髓病学(endodontics)的研究包括了牙髓根尖周病的发病机制、预防和治疗。牙髓根尖周病是一种感染性疾病(infectious disease)，治疗原则是彻底清除根管系统和根尖周组织内感染。了解疾病的病因和发病机制能够为有效治疗提供指导，因此，从微生物和非微生物方面了解牙髓根尖周病，对科学有效地治疗牙髓根尖周病至关重要。

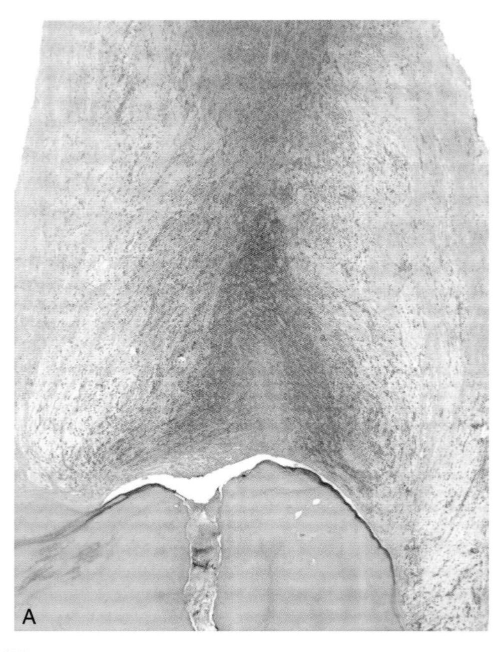

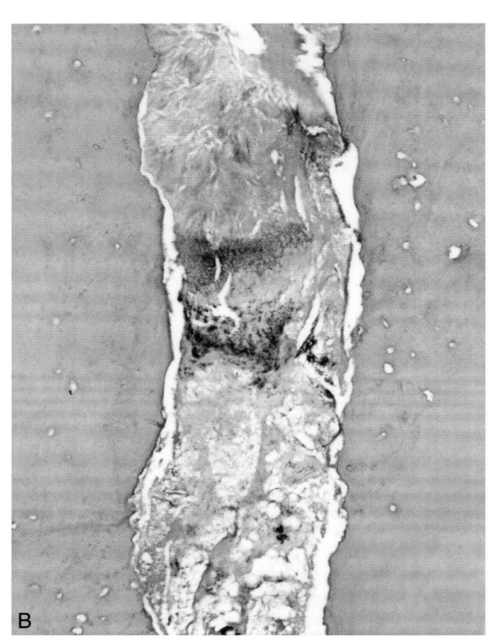

图 3-1

A. 上颌尖牙伴大范围根尖周病损，经根尖孔沿牙体长轴纵切(Taylor 改良 Brown-Brenn 革兰氏染色，×16 倍)　**B.** 根尖处管内见生物膜，包含碎屑、坏死组织和细菌(×100 倍)

第一节　牙髓根尖周病是感染性疾病

Antony van Leeuwenhoek(1623—1723)是荷兰显微镜学家、微生物学的开拓者，首次发现人牙(tooth)表面存在微小生物，称为“微小动物”[17]。但对这些“微小动物”在疾病发生中的作用并不清楚。约 200 年后，美国牙医 Willoughby Dayton Miller 在德国柏林 Robert Koch 实验室对口腔微生物进行了系列研究，首次揭示了细菌与龋病、牙髓根尖周病的联系，提出了口腔感染性疾病的微生物病因学（microbial etiology）[18]。19世纪末，Miller通过光学显微镜（optical microscopy）发现根管冠部、中部和根尖部的细菌的多样性明显不同。急性根尖脓肿（acute apical abscesses）中发现螺旋体（spirochetes），并认为螺旋体可能具有致病性。Miller还发现大多数细菌当时均不能体外培养，认为这些细菌是厌氧菌（anaerobic bacteria），直到大约50~100年后才成功培养。至今仍有很大部分生存在不同环境中的细菌有待分离培养[19,20]。

Miller首先报道了细菌与牙髓根尖周病之间具有相关性，直到70年后Kakehashi等才揭示了两者之间的因果关系。他们将普通鼠和无菌鼠的牙髓暴露于口腔中，组织学（histology）分析发现普通鼠出现牙髓坏死和根尖周炎[2]，而无菌鼠牙髓不但保有活力，还可以通过沉积牙本质样组织达到自我修复，从而将牙髓与口腔再次隔绝。

其他经典研究也证实了细菌在牙髓根尖周病发生中的重要作用。Sundqvist采用厌氧培养技术（anaerobic culturing technique）评估了牙外伤（tooth trauma）后坏死牙髓中的细菌，结果表明细菌仅存在于已发生牙髓根尖周炎的患牙根管中，其中绝大多数为专性厌氧菌（obligate anaerobe），占分离细菌总数的90%以上[3]。Moller等通过实验猴研究，只有感染的坏死牙髓才引起牙髓根尖周炎，而未感染的坏死牙髓不会导致根尖周组织出现明显的病理性改变，坏死而未感染的牙髓本身不能诱发和维持根尖周病[4]。

根管内细菌主要分布在生物膜结构中。Nair首次观察到黏附于根管壁上的细菌形成致密的聚集层，细菌的排列与牙菌斑生物膜的结构相似[11]。根管内发现有类似的生物膜结构[12,13,21]。Ricucci和Siqueira证实了细菌生物膜与原发性根尖周炎（primary apical periodontitis）和根管治疗后根尖周炎（post-treatment apical periodontitis）的相关性[14]。

第二节　牙髓根尖周病的感染途径

正常情况下，完整的牙体硬组织和健康的牙周组织使牙髓牙本质复合体（pulpodentin complex）免受口腔细菌的感染。当龋病、牙外伤导致的折裂、充填修复体微渗漏，龈下刮治和根面平整、磨耗、磨损等破坏了牙釉质（enamel）或牙骨质（cementum）完整性时，牙髓牙本质复合体会暴露于口腔环境中，被唾液和牙菌斑生物膜（dental plaque）的细菌感染。发生牙周病（periodontal disease）时，龈下菌斑生物膜（subgingival biofilm）中的细菌可通过牙颈部牙本质小管（dentinal tubules）、侧根尖孔（lateral foramina）或根尖孔（apical foramina）进入牙髓（详情请参阅第三十六章）。微生物也可以在根管治疗期间或治疗结束后通过以上途径侵入根管内部。

龋病（caries）是引起牙髓感染最主要的原因，尤其是当龋损到达牙髓附近时（图3-2）。牙本质小管具有可渗透

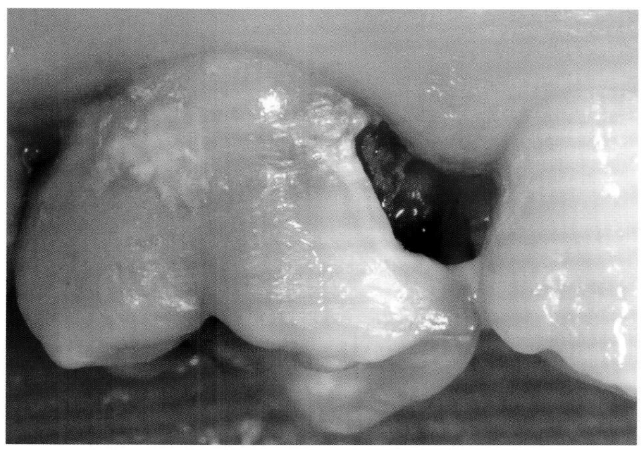

图3-2　上颌第一磨牙近中邻面深龋（20岁，女性，主诉甜味及冷刺激敏感）

性，只要牙本质（dentin）暴露于口腔环境中，牙髓被感染的可能性就大[22]。邻近牙釉质或牙骨质边缘区域的牙本质小管管径最小（平均直径为0.9μm）[23]，多数口腔细菌的大小在0.2~0.7μm之间。当龋损与牙髓之间留存少量牙本质，牙本质小管通透性显著增加时，细菌可直接侵入牙髓（图3-3）。牙髓活力丧失的牙，细菌侵入牙本质小管的速度更快[24]，这有助于解释细菌入侵外伤牙而导致牙髓坏死。牙髓健康的牙，牙本质液（dentinal fluid）的向外流动，牙本质小管内容物（tubular contents）、硬化牙本质（dentinal sclerosis）、第三期牙本质（tertiary dentin）、玷污层（smear layer）、管内纤维蛋白（fibrinogen）的沉积及宿主防御分子也能抵抗细菌入侵[25-28]。

牙髓直接暴露于口腔是最常见的牙髓感染途径，口腔细菌直接侵入牙髓，即使是极小的穿髓孔也可能导致严重感染。牙髓暴露的常见原因为龋病、外伤导致的冠折及医源性操作。暴露于口腔菌群的牙髓可长期处于一种炎症状态，也可迅速坏死（图3-4）。从牙髓暴露到整个根管感染的时间难以预测，通常较为缓慢[29]。

与牙周病相关的龈下菌斑生物膜中的细菌通过与根管内微生物到达牙周组织相似的途径到达牙髓。牙周炎患牙的牙髓可能因此发生不同程度的退行性和炎症性变，但牙髓坏死通常只在牙周生物膜（periodontal biofilm）发展到主根尖孔附近时才会发生，对营养和维系整个牙髓的主血管造成不可逆性损害（图3-5）[30]。一旦牙周疾病波及根尖（root apex）便会引起牙髓坏死，成为牙髓细菌性感染的来源。

细菌通过引菌作用（anachoresis）经血液循环进入牙髓[31-33]，还需进一步研究证实。实验性菌血症时，细菌无法定植（colonization）于未经填充的根管。菌血症（bacteremia）期间根管治疗过度预备，可能导致含有细菌的血液渗入根管[34]。

引菌作用也是外伤牙表面完整而根管感染的原因[31]。细菌如何进入根管？首先，牙髓根尖周感染通常只发生在

牙髓坏死或摘除后。牙外伤，包括牙震荡（concussion）、半脱位（subluxation）和其他各种形式的牙移位，可导致根尖区神经血管供应受损，引起根管内出血和缺血，导致彻底的牙髓坏死。发育完全的牙，坏死的牙髓很难再生[35]，牙髓组织丧失了抵御微生物入侵的防御机能。口腔细菌通过牙釉质及牙本质裂隙侵入牙髓[36-38]。外伤、龋损和大面积修复体可能会导致患牙出现一些明显的裂隙（macrocracks）或者隐裂（microcracks），可能终止于釉牙本质界（enamel-dentin junction）处，也可能深入牙本质，甚至到达牙髓（图 3-6）[36, 38]。

牙髓治疗的目的是预防或控制感染。摘除牙髓、暴露根管进行治疗操作存在着继发感染的风险。继发感染的细菌来源于不严格的无菌（aseptic）操作、牙冠方缺损、牙折和修复体脱落或断裂等[39]。

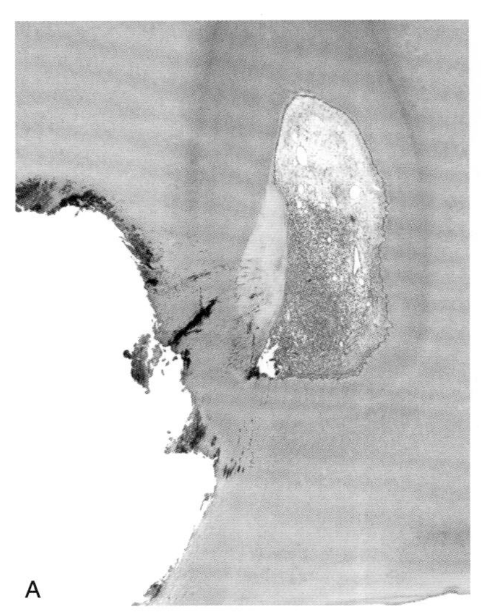

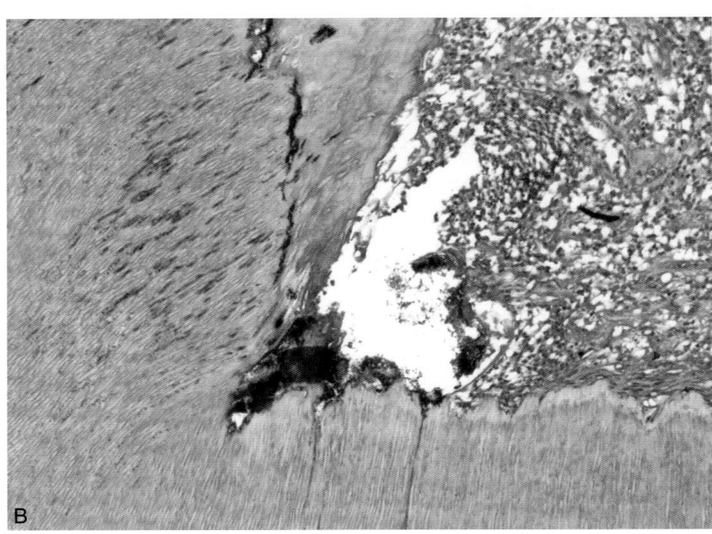

图 3-3 上颌第三磨牙近中邻面深龋伴随症状

A. 邻近髓角的牙髓组织局部坏死，感染导致剩余的薄层牙本质中存在大量细菌。组织学连续切片未见穿髓（Taylor 改良 Brown-Brenn 革兰氏染色，×16 倍） **B.** 高倍视野，髓角处见细菌定植（×100 倍）

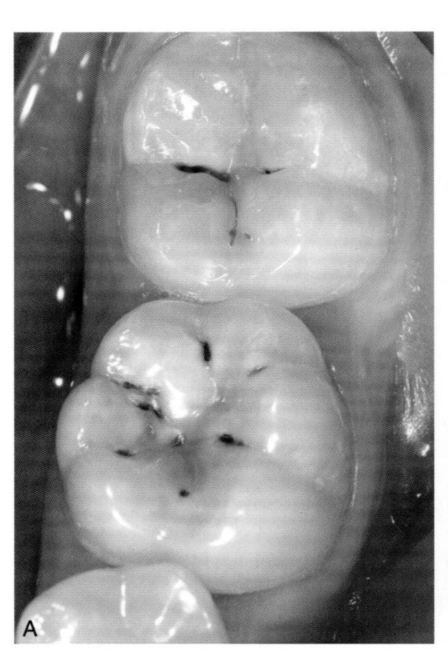

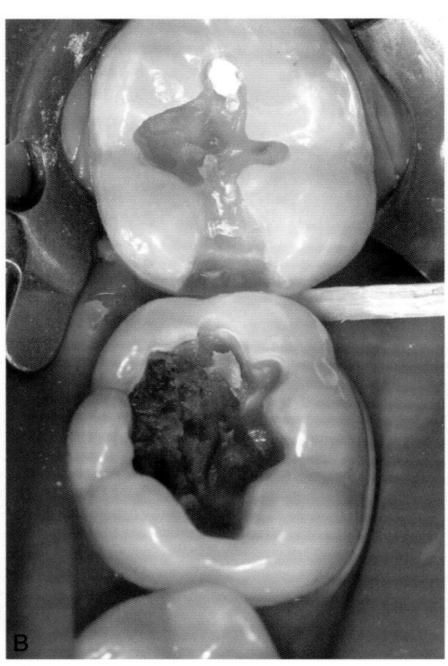

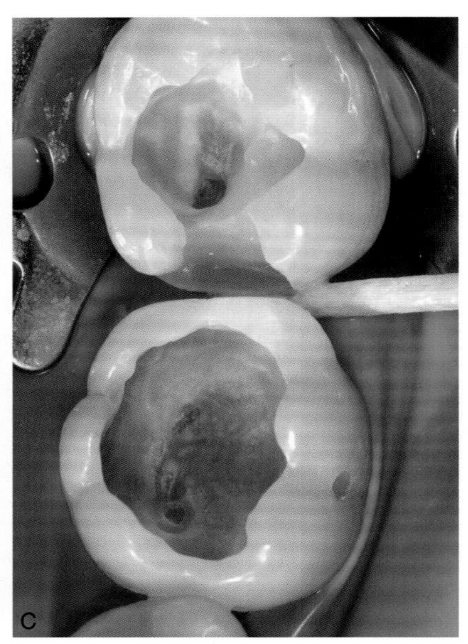

图 3-4

A. 17 岁女性的下颌第一、第二磨牙咬合面牙釉质龋 **B.** 揭去咬合面牙釉质龋，暴露下方大量龋坏牙本质 **C.** 去除软龋，髓角处见穿髓孔

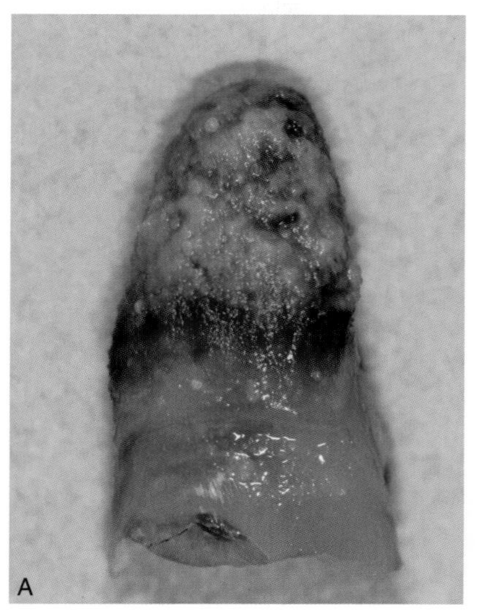

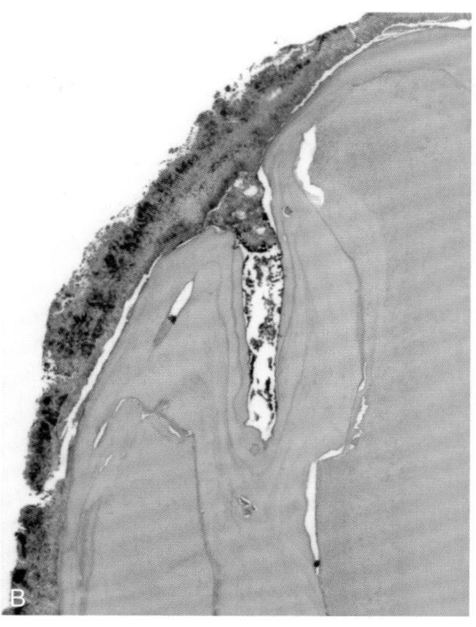

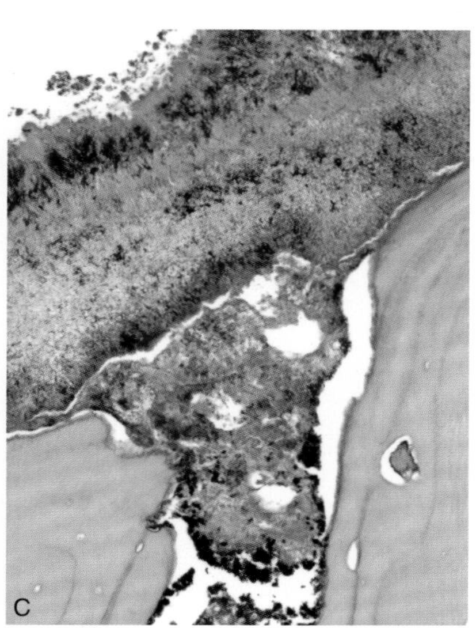

图 3-5

A. 截断的上颌第一磨牙腭根。牙根近根尖 1/2 被牙结石覆盖　**B.** 解剖性根尖孔位于根尖一侧。细菌生物膜已包围根尖孔，阻断牙髓血运，逆行性感染根管系统内部（Taylor 改良 Brown-Brenn 革兰氏染色，×16 倍）　**C.** 高倍视野，根尖孔区域（×100 倍）

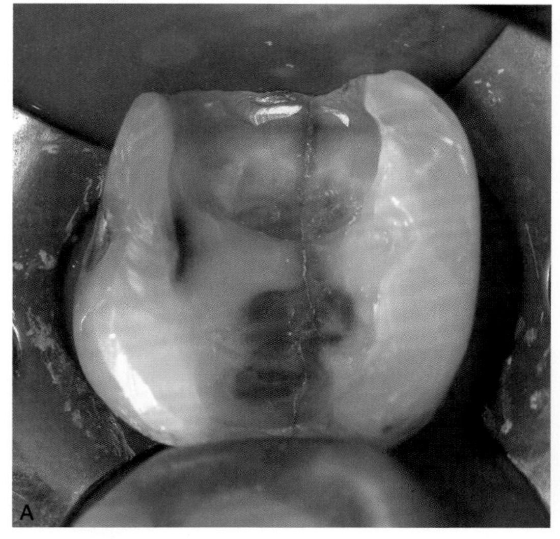

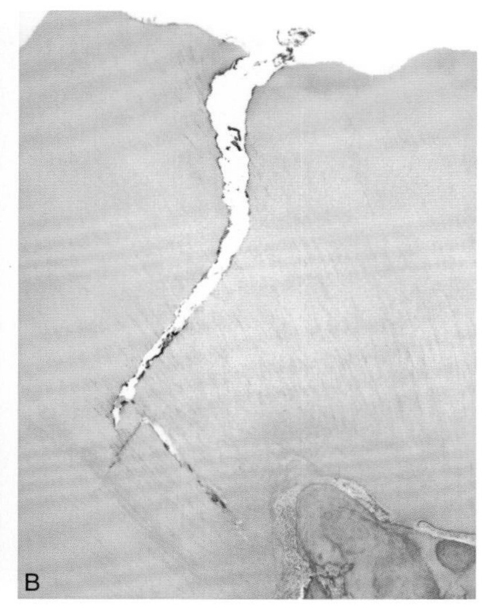

图 3-6　下颌磨牙近中 - 殆面 - 远中大面积银汞合金修复体（55 岁，男性，主诉咬合痛）
A. 局麻后去除原有修复体，窝洞底见一条横跨近远中向的明显裂隙。因该裂隙延伸至远中邻面牙根处而拔除该牙　**B.** 颊舌向：该裂隙邻近髓室并充满细菌，同时发现巨大的髓石占据了与裂隙相接近的髓角（Taylor 改良 Brown-Brenn 革兰氏染色，×16 倍）

第三节　根管系统内的微生物定植方式

一、感染根管内细菌的空间分布

了解根管微生物以及在根管系统的定植，对消除根管系统感染和改善预后的临床策略具有重要的临床治疗意义。

牙髓坏死患牙及原发性根尖周炎病损的形态学研究，发现主根管内的部分细菌以悬浮形式渗透在坏死牙髓组织中（图 3-7），多数细菌是以生物膜的形式黏附在根管壁（图 3-8）[11-15]。生物膜底部的细菌不同程度地渗透入牙本质小管（图 3-9）。70%~80% 根尖周病损患牙出现牙本质小管感染[40,41]。细菌常侵及牙本质小管浅层，也可沿牙本质小管侵袭至大约 300μm 处[12]。细菌也能侵袭至根管系统的侧支根管（lateral canals）、根尖分叉（apical ramifications）、根管峡部（isthmuses）以及其他区域（图 3-10，图 3-11）[42,43]。

主根管中悬浮状态的细菌很容易通过器械预备（instrument）和化学冲洗（irrigants）被清除。生物膜中细菌，尤其是难以到达的区域，则难以清除[42,44]。

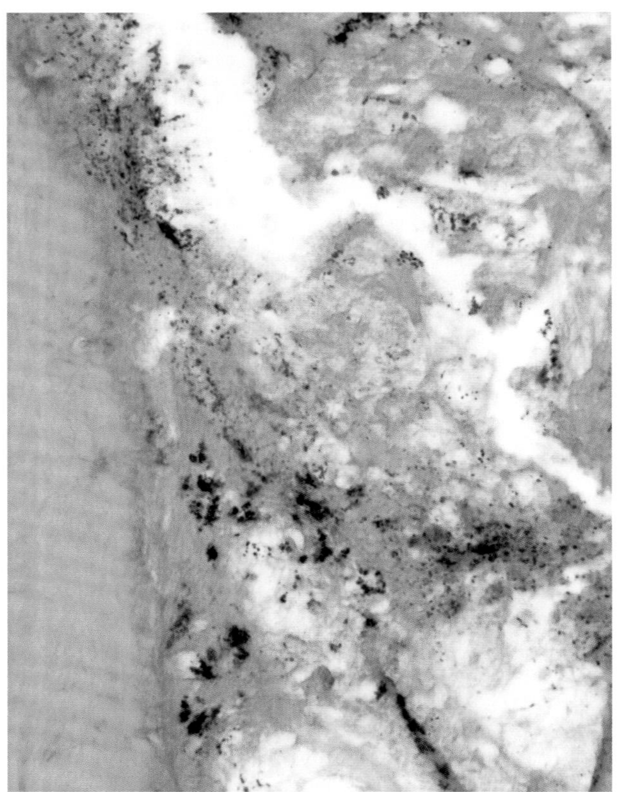

图 3-7 牙髓坏死的根管
坏死牙髓组织中明显可见悬浮状态的细菌（Taylor 改良 Brown-Brenn 革兰氏染色，×400 倍）。

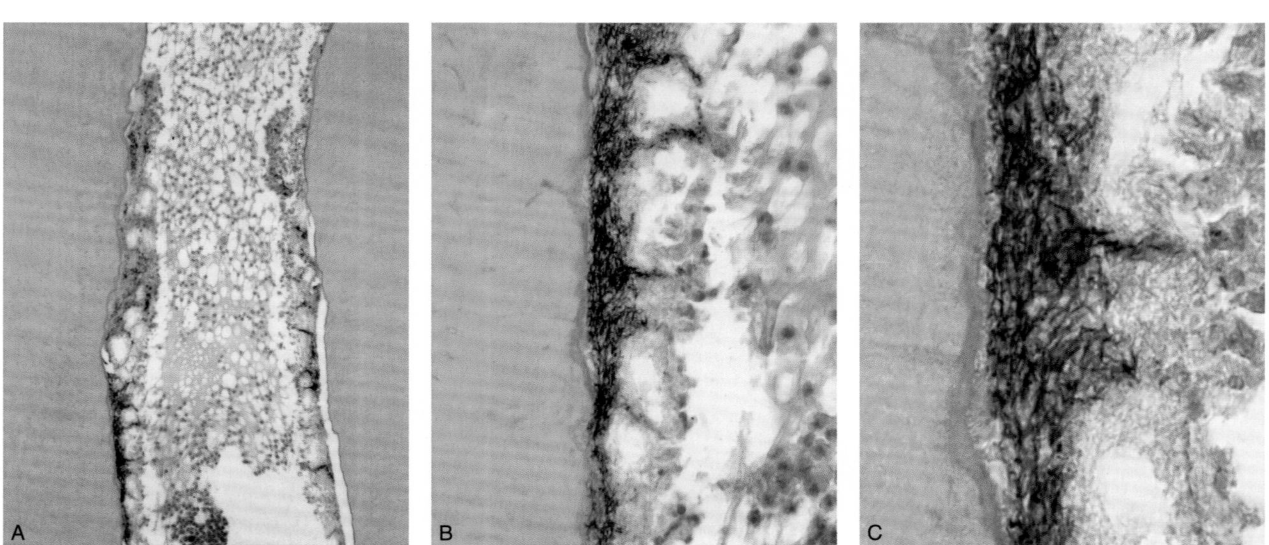

图 3-8 牙髓坏死的根管
A. 可以发现贴附于根管壁的细菌生物膜（Taylor 改良 Brown-Brenn 革兰氏染色，×100 倍） **B、C.** 进一步放大图 A 左侧根管侧壁箭头所指处（×400 倍和 ×1 000 倍）

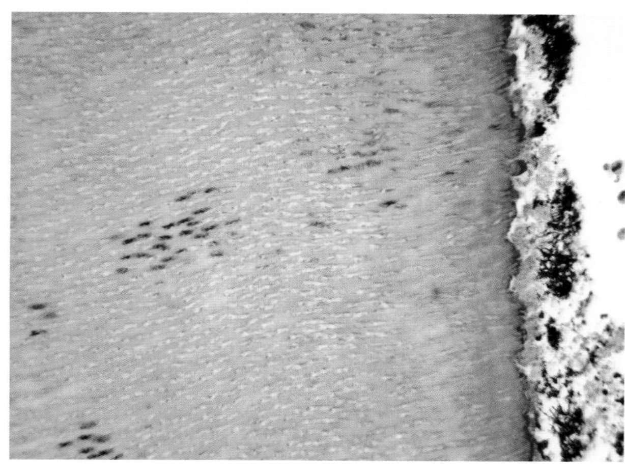

图 3-9 细菌从附着于根管侧壁的生物膜底部沿牙本质小管侵入到一定深度（Taylor 改良 Brown-Brenn 革兰氏染色，×100 倍）

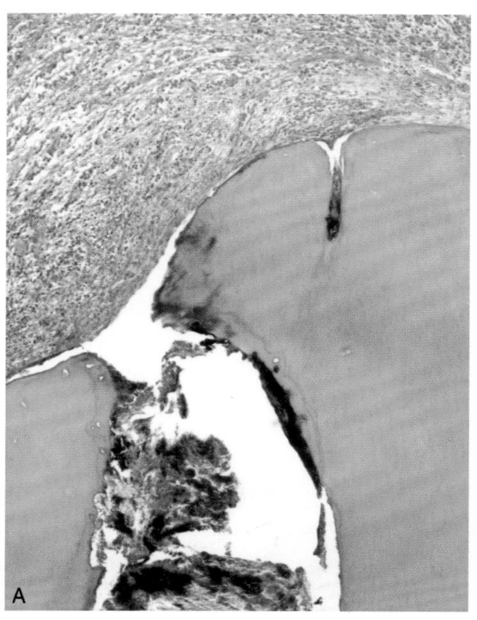

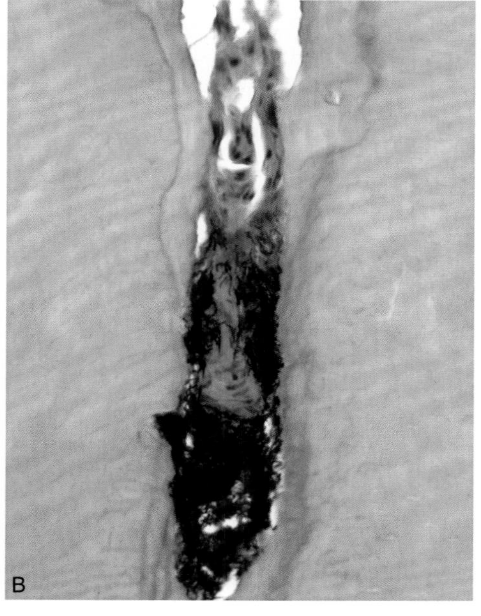

图 3-10

A. 牙髓坏死的根管 主根尖孔开口于根尖的一侧，根管内充满细菌生物膜，牙根外形高点处可见一个微小的根尖分叉开口（Taylor 改良 Brown-Brenn 革兰氏染色，×50 倍） **B.** 高倍镜下，根尖分叉处管腔内充满细菌生物膜，与炎性细胞相对应（×400 倍）

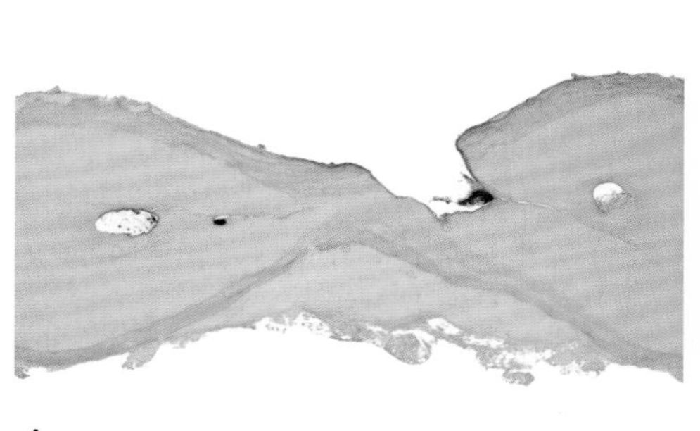

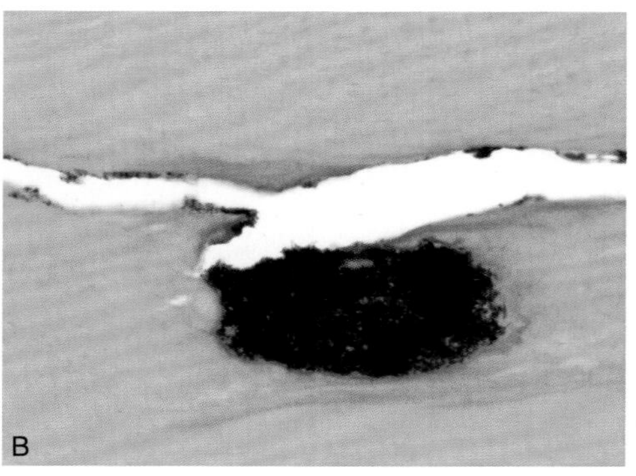

图 3-11

A. 牙髓坏死伴大范围根尖周病损的下颌第一磨牙近中根 图为距根尖 2mm 处横断面，可见两个主根管，两根管间见狭长峡部（Taylor 改良 Brown-Brenn 革兰氏染色，×16 倍） **B.** 放大 A 图峡部箭头所指膨大处，该处充满细菌生物膜，生物膜同时附着于根管峡部侧壁（×400 倍）

二、微生物群体致病机制

微生物群体（bacterial community）是指在一定环境中共存（coexist）并相互作用（interact）的各种微菌落（microcolonies）或种群的统一集合。这些细菌的存在对整个群体的生理机制和致病性均有一定的影响。相对于组成微生物群体的各种类细菌数，群落中细菌的空间构成及结构对群落生物学性状的影响更为显著。因此，微生物群落不同组分间的相互作用将最终决定其生物学特性。在几乎所有的生态环境中，微生物群落的形成能力是微生物生存的基本条件。自然界中的绝大多数微生物是通过聚集来共同繁殖和发挥生物学特性的，这种细菌群落称为生物膜[45,46]。

微生物形成生物膜的能力也影响其致病性。提出群落作为致病单元的概念是基于群落内细菌间通过合作发挥最终致病性的原则。细菌的生物学行为和宿主/细菌群落间相互作用的结果取决于生物膜中菌种的类型和数量以及菌种间产生的关系网（network）[47]。

群落特征性小分子（community-profiling molecular）的分析，为根管内细菌的研究提供了新的思路，也为根尖周炎的病因和发病机制提供了新的视角[48]。研究重点从经典医学微生物学（medical microbiology）中流行的“单一病原体（single-pathogen）”概念转移到“群体病原体（community-as-pathogen）”，后者已被认为是多种微生物感染所致疾病的发病机制，如根尖周炎等。牙髓根尖周感染的细菌群落结构（组成及成员丰度）因人而异，提示根尖周炎的病因是多方面的，是组成根管内生物膜的细菌间相互作用的共同致病结果。

生物膜是一种黏附性多细胞群落，细胞牢牢地黏附在坚硬或柔软的表面上，其周围被自体合成的细胞外基质（extracellular polymeric substance，EPS），如多糖（polysaccharides）等所包绕。生物膜也包含蛋白质和核酸（图 3-8）[45,49,50]。生物膜中的细菌以微菌落的形式（约占总体积的 15%）附着，或被水通道分隔非随机地分布于胞外聚合物基质中（约占总体积的 85%）[50-53]。牙面生物膜的厚度可以达到 300 个细胞层甚至更多[53]。单个的微菌落可能仅由单一的菌种组成，但在大多数情况下由许多不同菌种混合构成。胞外聚合物基质在细菌的表面黏附上起重要的作用，作为支架决定了生物膜结构，储备营养、水和必需的酶，并保护内部细菌免受外来威胁的侵害，如抗菌药和宿主防御细胞及相关免疫因子[54,55]。水通道（water channels）保证了生物膜内部液体的循环，这些液体携带着营养物质、细菌代谢废物以及参与细菌间交流和沟通的信号分子[56]。

生物膜群体（biofilm community）的生存方式为细菌的定植提供了许多优势，包括为细菌生长建立广泛的生态位点，增加细菌代谢的多样性及效率，基因交换和细菌相互作用的可能性，同时保护细菌免受外部威胁[57]。生物膜也使细菌的致病性增强和整合。在多菌种生物膜中，细菌间可产生更广泛的联系，在某些情况下细菌间可能导致协同致病。

与悬浮状态细菌相比，膜状态的细菌对抗菌药物表现出更强的耐药性，杀死生物膜细菌比杀死悬浮状态的同种细菌所需抗生素的浓度要高 100 倍甚至 1 000 倍[58]。生物膜中细菌耐药性增强的可能原因包括：抗菌药物在生物膜中的渗透能力受限；生物膜中细菌生长速度改变；表型改变的幸存细菌亚群，即持留菌（persisters）[49,59]。

三、牙髓根尖周病是菌斑性疾病

形态学研究证实了生物膜的细菌组成结构，Ricucci 和 Siqueira 研究了细菌生物膜的流行病学及其与各种根尖周病变的相关性[14]。通过对原发性根尖周炎和根管治疗后根尖周炎患牙根尖部根管系统的组织细菌学分析获得了一些重要发现：

1. 所有的根管中均有细菌，约 80% 的原发性或治疗后根尖周炎患牙根管中有细菌生物膜。

2. 根管内细菌生物膜在厚度、形态和细菌/胞外基质比上有一定差异。

3. 细菌生物膜不仅见于主根管，也可见于根尖分叉、侧支根管和根管峡部（图 3-10，图 3-11）。

4. 影像学检查显示根尖周有大范围病损或组织病理学诊断为囊肿（cysts）的患牙，根管内出现细菌生物膜的概率更大。大范围的病变（其中大部分属于囊肿）代表着“陈旧性”根管内感染（intraradicular infection）引起的长期病理损害过程。在长期的感染过程中，细菌有足够的时间和条件来适应环境，并建立成熟、有组织的细菌生物膜群体。

5. 6% 的患牙牙根表面有细菌生物膜，即根外生物膜，extraradicular biofilm），常伴有根管内生物膜（intraradicular biofilm）和临床症状（图 3-12）。

6. 在一些患牙的主根管中可见到絮状物，也是形式不同的细菌生物膜，呈大型悬浮菌落。

目前已有标准判断一种感染性疾病是否由细菌生物膜引起，根尖周炎基本满足了大部分评价条件[14,60,61]。但临床上只有部分根尖周炎病例可以检出细菌生物膜，因此，根尖周疾病与细菌生物膜的关系有待深入研究[62]。

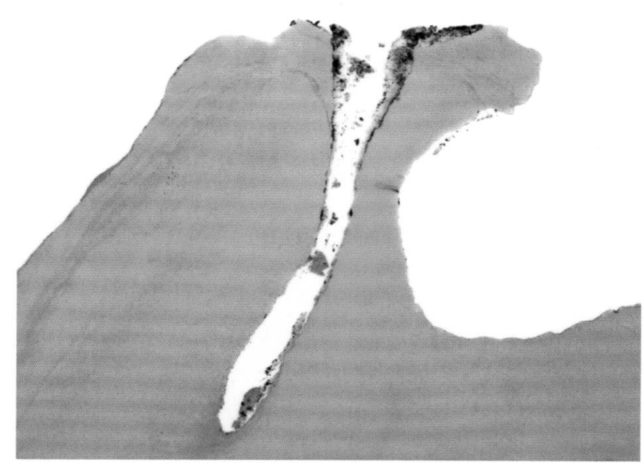

图 3-12　上颌第二磨牙近颊根长期牙髓坏死

切面位于根尖孔长轴，显示细菌生物膜已从根管侧壁延伸到根尖孔外表面，可见大面积牙根外吸收（Taylor 改良 Brown-Brenn 革兰氏染色，×16 倍）

第四节　牙髓根尖周病的分类

根据感染部位，牙髓感染分为根管内感染和根管外感染（extraradicular infection）。根管内感染由根管系统内定植的微生物引起，根据感染微生物进入根管系统的时间分为 3 类：

1. 入侵并定植于坏死牙髓组织的微生物引发的原发性感染（primary infection）。

2. 医疗操作过程中 / 后引入根管的、不存在于原发性感染中的微生物引起的继发性感染（secondary infection）。

3. 引起原发性感染的微生物导致的难治性感染（persistent infection），这些微生物可以耐受抗菌治疗及根管治疗后的乏营养（nutrient deprivation）状态。

原发性感染是造成原发性根尖周炎的原因。难治性感染和少部分继发性感染是导致根管治疗后根尖周炎的主要原因。根管外感染是根管内感染的继续发展，微生物侵袭根尖周组织。根管外感染可见于发生脓肿的病例，是导致治疗后根尖周炎的原因。

未感染的根管属于无菌的环境，因此，牙髓内检出的细菌都可能是牙髓疾病的病原体（pathogen）或疑似病原体。目前，关于牙髓疾病细菌的研究都是横断面的，数据只能说明菌种的流行情况及其与疾病的关系。因此，任何有致病潜能（由动物实验证明或与其他疾病相关）的菌种以及广泛存在于牙髓感染中的微生物均可被视为可疑牙髓致病微生物（putative endodontic pathogens）。

第五节　原发性根尖周炎的病因

一、原发性根管内感染

原发性感染是由厌氧菌导致的混合菌群引发的感染。每根管内细菌数量在 10^3~10^8 个[3, 63-66]。感染根管（infected root canal）内平均可以有 10~20 个菌种 / 种系（species/phylotypes）[67-71]，有瘘管（sinus tract）的患牙根管内细菌数接近该上限[70]。感染越严重，根尖周炎症病变范围越大，即根尖周骨组织破坏的大小与根管内细菌种类和数量成正比[3, 70, 72]。

原发性感染中检测到的菌种 / 种系包括 13 种口腔代表性菌门（phyla）中的 9 种，分别是厚壁菌门（*Firmicutes*），拟杆菌门（*Bacteroidetes*），梭菌门（*Fusobacteria*），放线菌门（*Actinobacteria*），变形杆菌门（*Proteobacteria*），螺旋菌门（*Spirochaetes*），互养菌门（*Synergistetes*），TM7 和 SR1[64, 67, 70, 73-75]。焦磷酸测序结果表明，感染牙髓中至少还有其他 9 种代表性的微生物[76-81]。图 3-13 表示牙髓感染中常见微生物的种类树状图（phylogenetic tree），牙髓致病菌（endodontic pathogens）主要细菌。

（一）革兰氏阴性菌（Gram-negative bacterial species）

梭杆菌属（*Fusobacterium*），尤其是具核梭杆菌是原发性感染，包括急性根尖脓肿的主要细菌[79, 82-90]。通过 PCR 可以从同一感染根管内分离出不同克隆型（clonal type）的具核梭杆菌[91]。

产黑色素革兰氏阴性厌氧杆菌（black-pigmented gram-negative anaerobic rods）曾称为产黑色素拟杆菌（*Bacteroides melaninogenicus*）已重新分类为两个属，可糖酵解的菌种分入普雷沃菌属（genus *Prevotella*），不可糖酵解的菌种分入卟啉单胞菌属（genus *Porphyromonas*）[92, 93]。一些对胆汁敏感的无色素类细菌归入普雷沃菌属中[94]。在原发性牙髓感染中常检测到普雷沃菌属菌种（*Prevotella* species），包括中间普雷沃菌、变黑普雷沃菌、嗜糖普雷沃菌（*Prevotella multissacharivorax*）、保氏普雷沃菌和栖牙普雷沃菌[74, 83, 87, 95-106]。感染牙髓的坦纳普雷沃菌[107, 108]分入拟普雷沃菌属（genus *Alloprevotella*）[109]。感染牙髓中的卟啉单胞菌属菌种（*Porphyromonas* species）主要是牙髓卟啉单胞菌和牙龈卟啉单胞菌，在各个类型的根尖周炎病损，包括急性根尖脓肿的发生发展中起重要作用[90, 95, 96, 104, 110-114]。

戴阿利斯特杆菌属菌种（*Dialister* species）是糖酵解的专性厌氧革兰氏阴性球菌（obligate anaerobic gram-negative coccobacilli），在感染牙髓中经常被检出。难见戴阿利斯特杆菌和害肺杆菌是原发性牙髓感染中常见[67, 71, 73-75, 89, 115-119]。

螺旋体为革兰氏阴性，与多种口腔疾病相关[120-122]，在感染牙髓中观察到螺旋体，但未鉴定到种水平[11, 18, 123]。采用非培养的分子微生物学技术对感染牙髓的螺旋体进行种属分析，发现迄今命名的所有口腔密螺旋体（oral treponemes）都可以在原发性牙髓感染中发现[124-137]。感染牙髓中最常见的密螺旋体是齿垢密螺旋体和索氏密螺旋体[124, 125, 129, 132, 136, 137]，以及小密螺旋体、嗜麦芽密螺旋体和解脂性密螺旋体（*Treponema lecithinolyticum*）[125, 126, 131, 132, 137]。

福赛斯坦纳菌，曾用名福赛斯拟杆菌（*Bacteroides*

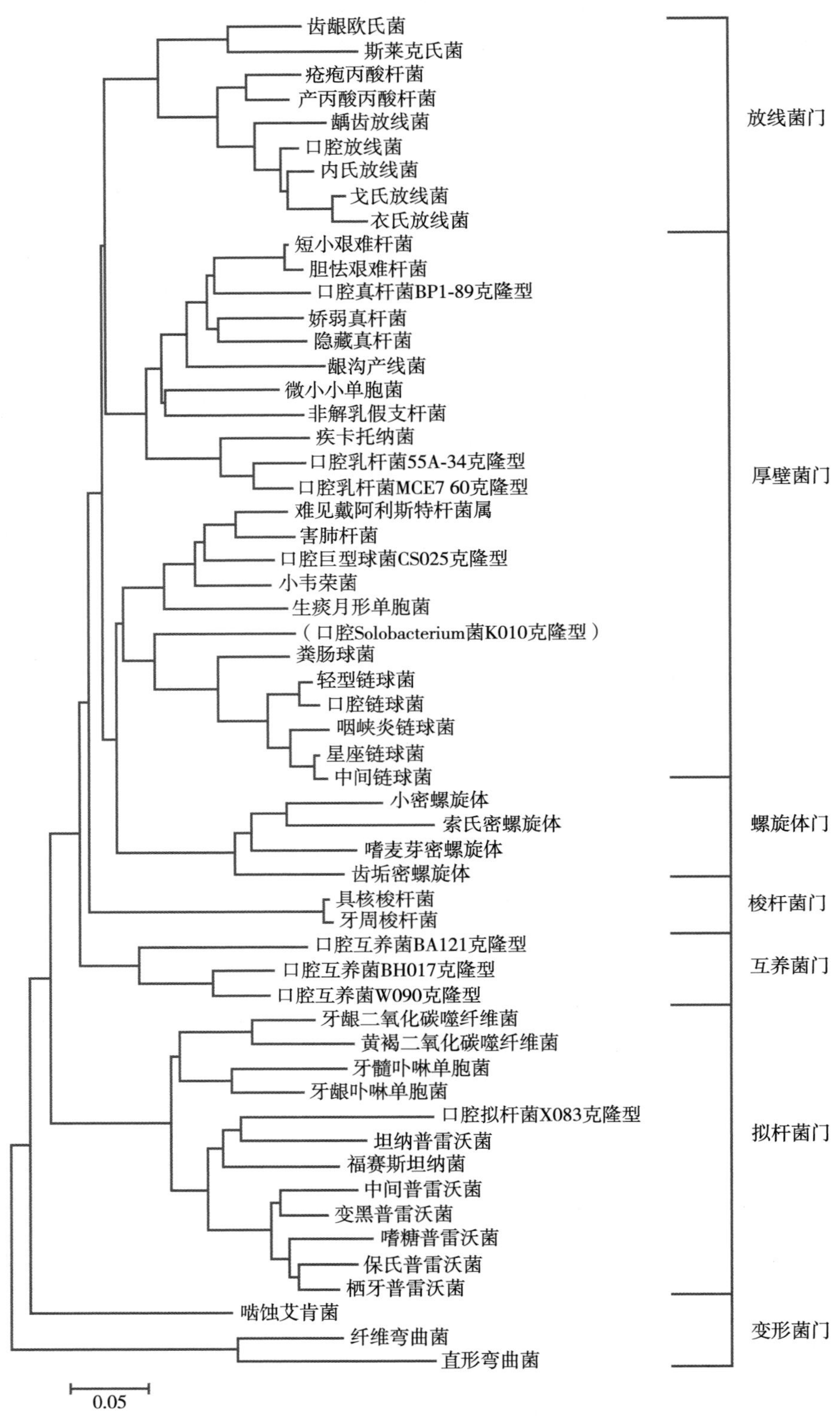

图 3-13 牙髓感染中最普遍的细菌菌种及种类的树状图

主要的牙髓致病菌分为七个主要门。还有其他可以确定的种类，但不包含一些经常检测到的菌种。

forsythus）是一种公认的牙周病致病菌（periodontal pathogen），感染牙髓中的检出率较高[70, 71, 84, 86, 112, 133, 138-141]。

（二）革兰氏阳性菌（Gram-positive bacterial species）

革兰氏阳性厌氧杆菌（Gram-positive anaerobic rods）也与原发性牙髓感染相关。通过培养或非培养方法可在包括根尖段根管系统内检测到非解乳假支杆菌[71, 82, 142, 143, 144]。龈沟产线菌是专性厌氧杆菌（obligate anaerobic rod），偶尔通过培养从感染根管中分离出来[82]，一些原发性牙髓感染病例中也发现该菌[145-147]。其他革兰氏阳性杆菌（Gram-positive rods），包括放线菌属菌种（*Actinomyces* species）、丙酸丙酸杆菌、欧氏菌属菌种（*Olsenella* species）在感染根管中的检出率也相对较高[67, 70, 82, 86, 148-153]。

革兰氏阳性球菌（Gram-positive cocci）常存在于原发性牙髓感染中。微小小单胞菌，曾用名微小消化链球菌（*Peptostreptococcus micros*）检出率最高，在有症状的感染中检出率高[70, 82, 83, 89, 102, 103, 154, 155]。咽峡炎链球菌群（*Streptococcus anginosus* group）是最常见的链球菌（streptococci），该群（group）的其他菌种也经常被检出[82, 89, 90, 149]。粪肠球菌常在根管治疗后的牙内被检出，而在牙髓原发性感染中不常见[149, 156]。

在牙髓感染中还检测到许多其他革兰氏阳性和革兰氏阴性细菌，但其检出率低于上述讨论的细菌。要全面了解感染牙髓中已检出的细菌，请参阅 Siqueira 和 Rocas 的综述[157]。

（三）尚未培养出的种系（as-yet-uncultivated phylotypes）

目前为止尚未培养出的细菌占原发性感染中菌种的40%~60%[64, 67, 71, 74, 158]。已经识别但未培养出的种系（uncultivated phylotypes），包括戴阿利斯特杆菌属（*Dialister*）、密螺旋体属（*Treponema*）、普雷沃菌属、*Solobacterium*、欧氏菌属（*Olsenella*）、梭杆菌属、真杆菌属（*Eubacterium*）、巨球型菌属（*Megasphaera*）、韦荣菌属（*Veillonella*）和月形单胞菌属（*Selenomonas*），以及与毛螺菌科（family *Lachnospiraceae*）或互养菌门和 TM7 门（TM7 phyla）有关的种系[67, 73-75, 115, 137, 159-161]。在感染牙髓中最普遍的、尚未培养的细菌是拟杆菌科 HOT-272（*Bacteroidaceae* sp.HOT-272）又称口腔拟杆菌门 X083 克隆型（*Bacteroidetes* oral clone X083）[70, 106]。一些曾未经培养并在牙髓感染中以较高频率检出的互养菌门成员[75, 115, 162, 163]，近来已经被培养并命名为鱼腥味锥形杆菌（*Pyramidobacter piscolens*）[164]和苛求依赖杆菌（*Fretibacterium fastidiosum*）[165]。

二、临床症状的病因学机制

出现临床症状的根尖周炎和急性根尖脓肿是牙髓感染引起严重症状，根管内感染已发展到根尖周组织的表现。急性根尖脓肿出现根管外感染，导致化脓性炎症。临床上，这些症状可导致疼痛和/或肿胀，并可能扩散到鼻窦（sinuses）和头颈部的其他筋膜间隙（fascial spaces），引起蜂窝织炎（cellulitis）或其他并发症。请参见第三十章。

为什么只有部分被感染的牙会出现急性症状和并发症，研究的重点是找到一种或至少一组与急性症状有关的牙髓主要微生物。Miller[18]首次提出牙髓症状与一组特定微生物群有关，即螺旋体与急性脓肿（acute abscesses）有关。Sundqvist 坚持认为特定菌种与牙髓症状相关，即具有急性症状的牙中发现产黑色素细菌（dark-pigmented bacteria），曾用名产黑色素拟杆菌。进一步的培养和分子研究发现一些菌种与症状相关，最常见的是卟啉单胞菌属菌种和普雷沃菌属菌种，具核梭杆菌、微小小单胞菌和咽峡炎链球菌[3, 79, 96, 149, 166-169]。但是，在无症状性根尖周炎患牙的根管中也发现相同的菌种[68, 70, 84, 86, 95, 101, 112, 141]。

在疾病模型研究中引起化脓性（purulent）感染的细菌可能引起临床有症状的疾病。许多受试菌种单独或组合均可引起动物产生脓肿[170-174]。疾病模型研究的主要问题在于，无论是单一菌种还是组合菌种，只有可培养的细菌才能进行实验。然而这些菌种与尚未培养的菌种间存在相互作用网络，因此，这些实验结果不能简单地预测临床实际。

急性牙髓感染（acute endodontic infection）的病因学特点是特异性低。如果某菌种检出率比其他菌种更高，并且在动物实验中引起脓肿或在其他部位引发疾病，可认为该菌能增强微生物群致病性[175, 176]。还有其他多种因素影响急性牙髓感染的发展[175, 176]，包括：①同一菌种不同克隆型间的毒力差异；②细菌间的相互作用形成的综合致病性（collective pathogenicity）；③总体和具体细菌负荷（bacterial load）；④由环境调节表达的毒力因子（virulence factor）；⑤宿主防御和治疗用药。

三、牙髓根尖周感染微生态

根管系统的坏死牙髓组织为细菌定植提供了空间以及潮湿、温暖、营养和厌氧的环境，坏死牙髓缺乏血液循环（blood circulation），使细菌免受宿主防御的攻击。根管壁有助于细菌定植，形成生物膜。尽管口腔中发现大量的细菌种类（100~200 种）[177]，但只有一部分（10~20 种）可以在牙髓组织坏死的根管内生长和存活。这表明生态因素（ecological factors）决定细菌的定植。根管微生物群组成的主要生态因素包括氧气张力（oxygen tension）、可用营养物质（nutrients）的类型和数量，以及细菌的相互作用（bacterial interactions）。

（一）氧气张力

根管感染是一个动态过程，不同阶段优势菌不同[178]。微生物群组成的变化主要取决于环境条件的变化，特别是氧气张力和可获得的营养物质。在牙髓感染的最初阶段，兼性厌氧菌（facultative bacteria）为优势菌[179]。几天或几周后，根管内的氧气由于牙髓坏死以及兼性细菌消耗而减少，而氧气供应则因坏死牙髓中血液循环的丧失而中断，根管内的缺氧环境有利于专性厌氧细菌的生存和增殖。随着缺氧条件变得更加明显，尤其是根管尖端 1/3 处，厌氧菌将超过兼性厌氧菌，成为最终优势微生物群落（microbiota）。

（二）营养物质

牙髓坏死的根管中定植细菌的养分来源包括：①坏死牙髓组织本身；②组织液中的蛋白质和糖蛋白通过根尖孔和侧根尖孔渗入根管系统；③从冠部渗入根管的唾液成分；④其他细菌代谢的终产物。因为可获取的养分集中在主根管，该区域是大多数根管感染细菌聚集的位置。

根管系统中菌群组成的变化也可能取决于可利用营养物质的变化。糖酵解菌种在感染早期占主导地位，但很快非糖酵解菌种会将其超越并占据主导地位[180]。坏死牙髓组织是菌群的有限营养来源。一旦根尖周组织发生炎症，根尖处的细菌可依靠渗入到根管中的蛋白质和糖蛋白作为持续营养供给。这时，蛋白水解和非糖酵解细菌开始占主导地位。当炎症发展到根尖周炎的阶段时，蛋白质成为主要的营养来源，特别是根尖部，有利于利用肽和/或氨基酸代谢的厌氧菌生长。

（三）细菌间的相互作用

多菌种生物膜（multispecies biofilm）是感染根管内细菌存在的主要形式。在细菌生物膜中，不同菌种彼此间非常接近，相互作用不可避免。因此，特定菌种在根管中的生存也受到菌种间相互作用的影响。菌种间的相互作用可以是促进（positive）也可以是拮抗（negative）。促进作用增强了细菌的生存能力，使那些无法单独存在的菌种可以共存，细菌的共存形式有：①细菌间营养的相互作用（食物链/网，以及共同作用分解复杂的底物；②改变局部微环境；③共同抵抗外界威胁；④种内（intrageneric）和种间（intergeneric）的共聚集（coaggregation）；⑤菌体间信号（cell-cell signaling），即群体感应系统（quorum-sensing systems）；⑥水平基因传递（horizontal gene transfer）。

细菌的营养相互作用特别重要，整个微生物群代谢的多样性和高效率是重要的生态决定因素（ecological determinant）。营养相互作用主要以食物链/网为代表，包括利用其他细菌的代谢终产物，以及合作分解源自宿主的复杂底物。一种菌种可以提供对另一菌种有利的生长条件，通过降低环境中的氧气张力可以促进厌氧菌的定植（环境改善），或者通过释放一些蛋白酶或抗菌-灭活酶给细菌群体提供保护，以抵抗抗生素和宿主防御反应。

许多细菌可直接黏附在宿主表面，而其他菌种可黏附在已定植的细菌上，后者称为共聚集，对所涉及的细菌而言，是一种特异性现象[181]。共聚集可以促进细菌定植，增加细菌间代谢的相互作用，已经证明几组牙髓细菌间存在共聚集[182]。

细菌的拮抗作用反过来又成为限制细菌密度的反馈机制，如竞争（competition）（争夺营养和生存空间）和偏害共生（amensalism）（一种物种产生抑制另一物种的物质）。

四、造成牙髓感染的其他微生物

（一）真菌

真菌是真核微生物（eukaryotic microorganisms），主要包括霉菌（molds）和酵母（yeasts）。真菌是口腔微生物群落的组成部分，其中念珠菌属（*Candida* genus）最常见。真菌仅在原发性根管感染（primary intraradicular infection）中发现[85,183-185]。定植在根管内的细菌可能抑制真菌的定植。原发性感染根管中，有 21% 的样本中存在白色念珠菌（*Candida albicans*）[186]。根管治疗后疾病（post-treatment disease）患牙的根管中常检测到真菌（见下文）。

（二）古细菌

古细菌包括不同于细菌的高度多样化的原核生物组。古细菌是极端微生物（extremophiles），但可在非极端环境中生存[187]。原发性牙髓感染未检测到古细菌[188,189]，原发性感染根管中检测到类口腔甲烷短杆菌（*Methanobrevibacter oralis*-like phylotype）[7,158]，古细菌与甲烷产生有关的蛋白质[190]。古细菌在牙髓细菌群落生态和根尖周炎发病机制中的作用仍有待阐明。

（三）病毒

病毒是由核酸分子（DNA 或 RNA）和蛋白质外壳组成的颗粒，需要感染宿主活细胞，以复制其自身基因组，因此病毒无法在坏死牙髓组织的根管中繁殖，活髓的根管中可能存在。在人类免疫缺陷病毒（human immunodeficiency virus，HIV）血清阳性患者的活髓中检测到人类免疫缺陷病毒[191]，在非炎症和炎症状态的活髓中也发现了疱疹病毒（herpes virus）[192]。

根尖周炎病损中存在大量宿主细胞，可检测到病毒。疱疹病毒，尤其是人巨细胞病毒（human cytomegalovirus，HCMV）、EB 病毒（epstein-barr virus，EBV）和人类疱疹病毒 8 型（human herpesvirus-8，HPV-8），是根尖周炎样本中最常检出的病毒。有症状的根尖周炎病变[193,194]、脓肿[10,114,195]和大范围病损[194,196]中存在疱疹病毒感染，脓肿中还检出了乳头瘤病毒（papillomavirus）[10]。

疱疹病毒与根尖周炎可能有关，发病机制可能是病毒感染和复制的直接结果，或是病毒破坏局部宿主防御能力，导致细菌在根尖过度生长[9]。疱疹病毒侵袭根尖周组织可能与应答根管内细菌感染且已被病毒感染的炎性细胞招募有关。细菌引起的组织损伤会再激活疱疹病毒，从而在根尖周微环境中激起宿主免疫反应损伤，并改变局部防御细胞对感染源产生充分反应的潜力。疱疹病毒感染的炎性细胞也受刺激而释放促炎性细胞因子[197,198]。

临床样本中存在的微量病毒并非其在根尖周炎发病机制中的作用。几种疱疹病毒可以长期存在于感染白细胞中，随着这些细胞被吸引并积聚在发炎区域，这些病毒也将持续存在。疱疹病毒在根尖周炎发病机制中的可能作用还有待阐明。

第六节 根管治疗期间症状急性发作的细菌学研究

急性发作（flare-up）是根管治疗开始或持续后无症状的牙髓和/或根尖周病变的急性加重[199]，急症的特征是专业治疗后数小时或隔天出现剧烈疼痛和/或肿胀[200]。根尖周组织急性发炎，可诊断为治疗后急性根尖周炎或急性根尖脓肿。急性症状多由细菌或医源性（iatrogenic）途径引起的，如过度预备，冲洗液的根尖冲出或两者兼有[200-204]。评估各种因素对急性症状发生的影响，风险最大的两个影响因素是术前疼痛（pre-operative pain）和感染根管再治疗（retreatment）（牙髓坏死和再治疗病例）[205-209]。急性症状的发生率在2.5%~16%[210]。

急性症状发生率低且具有不可预测性，具核梭杆菌、卟啉单胞菌属菌种和普雷沃菌属菌种的组合可能与急性发作有关[211]。

细菌会在以下情况引起急性症状：①感染碎片挤压根尖；②根管预备不完全；③继发性根管内感染（secondary intraradicular infection）。更多详细信息，参阅第三十章。

一、感染碎屑推出根尖孔

在根管预备过程中感染碎屑（debris）被推出根尖孔是术后疼痛（postoperative pain）的主要原因[201,203,204]。在无症状的根尖周炎患牙中，来自感染根管的细菌侵袭和根尖周组织的宿主防御之间建立了平衡。在根管预备过程中细菌被迫进入根尖周组织，需要使用大量的冲洗液，细菌侵袭和机体防御之间的平衡被破坏，出现急性炎症反应，以建立新的平衡。

细菌所引起的炎症加剧程度取决于细菌的数量和毒力。因此，定量和定性因素在感染碎屑被推出根尖孔后所引起的诊间疼痛（interappointment pain）中起决定性作用。定量因素即被推出细菌的数量，而定性因素指被推出细菌的毒性。器械预备会促碎屑推出根尖孔[212-214]。被推出碎屑的量与技术差异性有关。一些技术比其他技术推出的碎屑少。被推出碎屑数量的差异对术后疼痛的发生至关重要。

感染根管超预备（over instrumentation）也会增加急性症状发生的风险。除了会对根周组织造成机械损伤外，超预备通常会将大量感染碎屑推出根尖孔。

根管治疗后疾病患牙的再治疗是术后疼痛的危险因素[206,209,215]。在去除根管充填材料和进一步预备的过程中，残余物和感染碎屑往往会被推到器械前端，被迫进入根尖周组织，加剧炎症，引起疼痛[209,215]。去除根充物时使用的溶剂也具有细胞毒性，可能加剧根尖周炎症[216]。

二、根管预备不全

理想情况下，化学机械预备（chemo-mechanical procedures）在一次就诊中完成。与牙髓感染相关的微生物群通常为一个多菌种群落（multispecies community），通过器械和抗菌冲洗剂对该群落施加的突然变化会影响微生态。不是所有预备都能充分完成。临床医生应该知道不充分的化学机械预备会破坏群落平衡，消除某些抑制性物种，而使先前被抑制的物种转为过度生长[217]。如果突然增长的菌种具有毒性并达到足够数量，对根尖周组织的损害就会加剧，进而导致炎症加重。

牙髓治疗引起根管微环境变化的另一种形式是氧气进入根管，改变根管的氧化还原电位（oxidation-reduction potential，Eh），兼性厌氧菌的过度生长可能会引起急性症状[218]。然而，这一机制仍是一种推测的，目前还没有科学证据表明其有效性。

三、继发性根管内感染

继发性感染是一种无菌状态被破坏或发生冠部渗漏（coronal leakage）引起的急性症状。如果到达根管的微生物能成功存活并在这种新环境中定植，在具有毒力并达到足够数量后就会引起急性根尖周炎症，导致继发感染，成为治疗后疼痛的原因。

第七节 根管治疗后根尖周炎的病因

一、难治性与继发性根尖周感染

难治性根尖周感染（persistent endodontic infection）与继发性根尖周感染（secondary endodontic infection）不同，难治性根尖周感染由治疗前后根管内始终存在的细菌引起；而继发性根尖周感染是在治疗过程中或治疗后，细菌再次感染引起。临床上很难区分这两类感染，如果未感染活髓在治疗后出现感染性并发症（如急性根尖脓肿），或在治疗过程中未发生根尖周炎但治疗后X线片中发现根尖周感染影像，这两种情况属于典型的继发性感染。难治性及继发性根尖周感染会导致以治疗后根尖周炎病损为特征的多种临床问题，包括持续性渗出（persistent exudation）、持续性症状（persistent symptoms）、诊间急症（interappointment flare-ups）以及牙髓治疗失败（图3-14）。

治疗失败也可能与根管外感染和非微生物因素有关[219,220]，难治性或继发性根管内感染是导致牙髓治疗失败的主要因素(图 3-15)，包括：①充填时根管内存在细菌会增加治疗后不良反应的风险[221-223]；②几乎全部发生治疗后根尖周炎的患牙根管中都存在微生物[224-231]。治疗后根尖周炎患牙中的微生物可能是引起治疗后根尖周炎并导致治疗失败的原因。

二、根管治疗后细菌残留

即使严密的抗菌治疗也可能无法严格控制根管内感染，主要原因可能是一些残留细菌定植于器械、冲洗液、药物难以到达的区域。细菌对治疗操作及药物的固有抵抗可能是细菌残留的原因，很难证明细菌对机械预备和化学预备(如次氯酸钠)同时产生抵抗。细菌残留多由抗菌操作难以到位所致。牙髓抗菌治疗后，根管内细菌多样性及丰富具有显著降低。在有细菌残留的病例中，每个根管通常可检出 1~5 种细菌，每种细菌计数可达 10^2~10^5 个[64,66,222,232,233]。

根管治疗完成后并未发现某种特异性的细菌残留，革兰氏阴性菌作为原发性感染的常见微生物，通过完善的根管治疗可被彻底清除。一些厌氧杆菌，如具核梭杆菌、普雷沃菌属菌种以及直形弯曲菌，在机械预备及药物处理后的根管样本中检出[64,65,222,232,234,235]。残留在根管内的细菌多为革兰氏阳性菌，如链球菌、微嗜氧丙酸杆菌(*Propionibacterium micra*)、丙酸杆菌属菌种(*Propionibacterium* species)、非解乳假支杆菌、放线菌属菌种、乳酸杆菌(*lactobacilli*)、粪肠球菌以及齿龈欧氏菌[64,189,222,232-244]，以及一些尚不可培养的细菌[64,163,245]。

残留的细菌并非一定导致或维持根管炎症感染。临床上一些病例中，尽管根充时根管中还检出细菌，但根尖周炎病损仍可痊愈[221,222]。主要原因：①充填材料的毒性作用、细菌营养途径的丧失或菌群生态环境的扰乱，导致残留的细菌在根管充填后死亡；②残留细菌的数量及毒力不足以持续引起根尖周炎症；③残留细菌与根尖周组织隔绝[246]。

当出现以下情况时，牙髓治疗的结局可能与充填过程中根管中残留的细菌及细菌对根管内治疗措施的耐受有关[246]。

1. 细菌通过减少营养摄入或调节自身处于低代谢活动状态来度过营养缺乏时期，当再次获得营养物质后继续增殖。

2. 细菌可以耐受由治疗导致的细菌微生态环境紊乱，包括群体感应系统、食物网、基因交换的紊乱以及保护性的生物膜结构重组。

3. 细菌数量达到对宿主产生损害的阈值。

4. 细菌通过根尖孔 / 侧副孔或医源性侧穿开口达到根尖周组织。

5. 细菌毒力和抗原足以直接或间接导致根尖周组织的破坏。

根管治疗后根尖周炎患牙的根管内微生物群落多样性低于原发性感染患牙。完善治疗后的根管内可存在 1~5 种细菌，未经完善治疗的根管内菌种数量与未治疗根管相似，

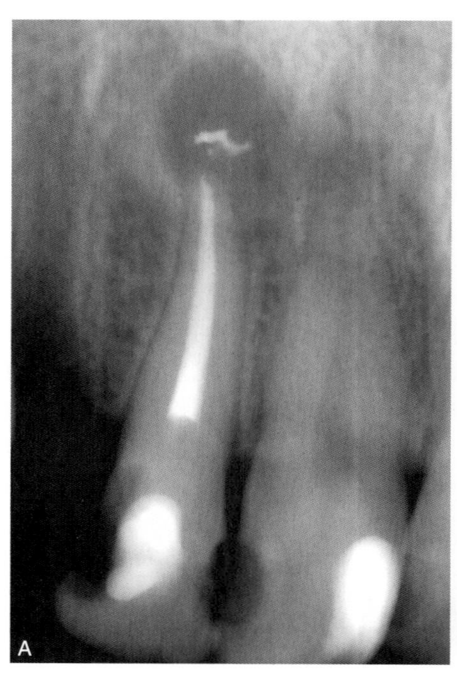

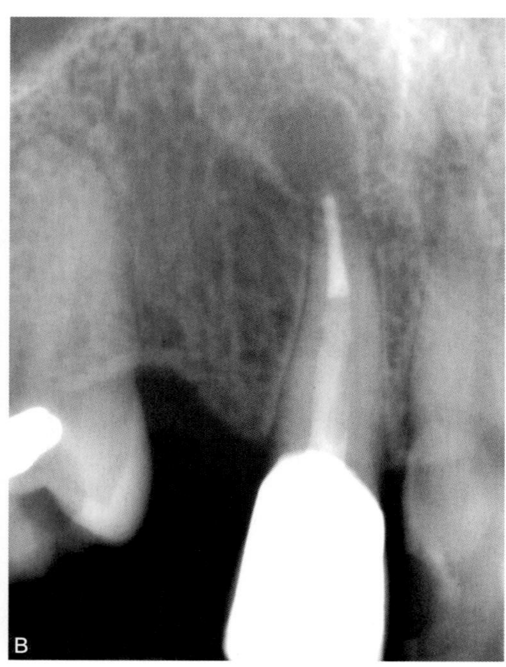

图 3-14 侧切牙牙髓坏死，根尖大范围低密度透射影像

A. 根充术后影像 **B.** 5 年后随访，病损范围明显缩小，但长期随访影像显示根管治疗失败

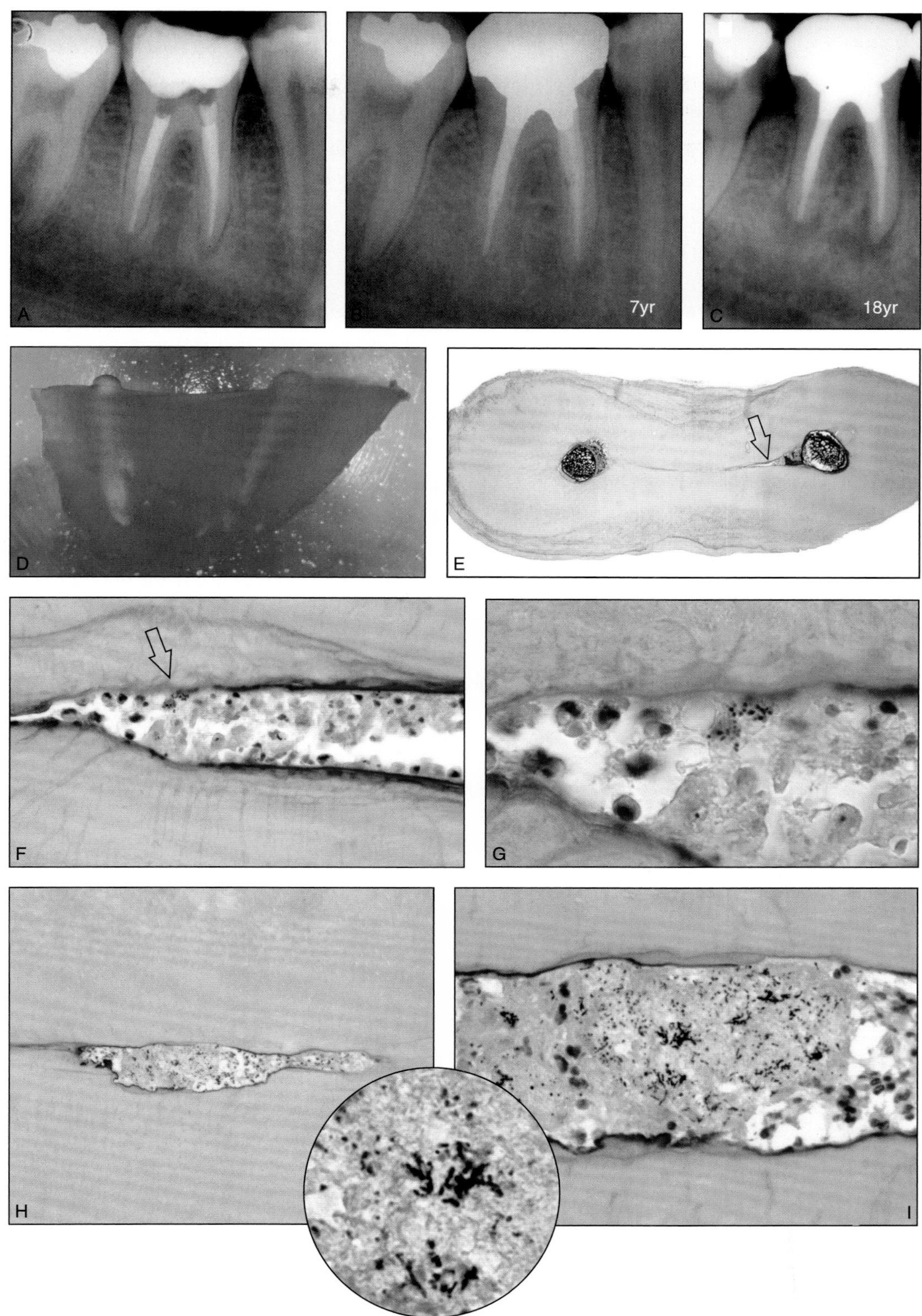

图 3-15　牙髓坏死的下颌磨牙

A. 根充后影像　**B.** 7 年后随访：可见正常根尖周组织　**C.** 18 年后随访：2 个牙根尖均出现透射影像，实施根尖外科手术治疗　**D.** 近中根根尖脱矿后浸泡在清除剂中　**E.** 为 D 图中大约在直线所示部位截取横断面：可见如图所示的峡部（Taylor 改良 Brown-Brenn 革兰氏染色，×16 倍）　**F.** 为 E 图中箭头所指的峡部。可见不同状态下的炎性细胞。可观察到小的细菌聚集（×100 倍）　**G.** 高倍镜下（×400 倍）　**H、I.** 显示 E 图冠向切割 1mm 后截面：逐步放大两个近中根之间扩张的峡部，发现坏死组织内有细菌定植，周围有炎性细胞环绕（H 图，×100 倍；I 图，×400 倍；中间图，×1 000 倍。）

可达 10~20 种[226-230, 247]。治疗后患牙根管细菌数量可达 10^3~10^7 个[63, 236, 248, 249]。

粪肠球菌是根管治疗后中最常检出的细菌，检出率高达 90%[156, 226-229, 248-251]。在原发性感染中粪肠球菌不常见[156]，多次复诊换药和 / 或开放引流的患牙多见[252]，推测粪肠球菌可能引起继发性根管内感染的重要病原菌。

粪肠球菌可以通过侵入牙本质小管，来躲避机械预备和化学药物冲洗[253, 254]。粪肠球菌在根管壁形成生物膜，抵抗抗菌治疗[255]。粪肠球菌还显示出对氢氧化钙的抵抗性[256]，可能与碱性环境下质子泵的激活，驱动质子进入细胞，酸化细胞质得以存活有关[257]。与大多数原发性感染中常见的厌氧菌不同，粪肠球菌定植根管引起单细菌感染[228]。粪肠球菌可进入一种被称作有活性的非增殖（viable but non-cultivable，VBNC）状态[258]，这是多数细菌在非最佳环境时所采用的生存机制[259]，这些情况可能发生在治疗后的根管中。粪肠球菌可在营养缺乏时存活，当营养物质再度出现时增殖分裂[260]。

对治疗失败病例中粪肠球菌是否是主要致病菌，也存在疑问：①在评估根管治疗后疾病患牙根管内微生物群落时，粪肠球菌并未在所有病例中检出[159, 261]；②根管治疗后疾病有粪肠球菌，但不是优势菌[230, 247, 249, 262]；③在根管治疗后患牙无论是否存在根尖周病损，粪肠球菌检出率相近[251, 263]。

根管治疗后伴根尖周炎的患牙也可检出其他菌种，如链球菌属菌种（*Streptococcus* species）、非解乳假支杆菌、丙酸杆菌属、龈沟梭杆菌（*Fusobacterium alocis*）、戴阿利斯特杆菌属菌种、福赛斯坦纳菌、微嗜氧丙酸杆菌、普雷沃菌属菌种、齿垢密螺旋体[75, 227-230, 247, 249, 250, 262, 264, 265]。一些未培养出的种系也被发现，约占 55%[230]。未获培养菌群有助于解释在评估根管治疗后疾病患牙的微生物群的复杂性。

真菌在原发性感染中偶有发现，18% 的根管治疗后患牙可检出念珠菌属菌种（*Candida* species）[183, 184, 227-229, 236, 250, 261]。白色念珠菌（*Candida albicans*）是根管治疗后患牙根管中最常见的真菌，其入侵并定植于牙本质的能力[266-268]以及对氢氧化钙的抵抗性[269, 270]可能与治疗后根尖周炎持续存在有关。

第八节 根管外感染

根管感染后，宿主在根尖周组织内产生炎症反应，以抑制感染侵入骨组织或机体其他组织器官。在某些特定情况下，逃离根管的细菌可以突破这种防御屏障导致根管外感染。急性根尖周脓肿（acute apical abscesses）是最经典也是最常见的根管外感染。其他形式的根管外感染被认为是治疗后根尖周炎可能的病因之一[271-275]。根管外感染见于以下情况[276]：

1. 细菌入侵根尖周组织产生的直接后果取决于根尖周感染进程。有些情况下，细菌以生物膜的形式沿牙根外表面进展，或侵袭的细菌可突破囊腔与根尖孔直接相连，导致囊腔内感染（图 3-16）。

2. 细菌在急性根尖周脓肿缓解后仍持续存在，可观察到有主动向外引流的瘘管，称为慢性脓肿（chronic abscess）。

3. 感染碎屑在根管器械预备过程中被推出根尖孔后（尤其是过度预备后）（图 3-17），包裹在牙本质碎片中的细菌可以产生物理保护以抵抗宿主的防御细胞，从而在根尖周组织中持续存在并维持炎症状态。

4. 根管内根尖部的细菌会因根尖周炎引起的根尖炎症性吸收而遗留在根尖外部。

根管外感染可独立存在，或与根管内感染共存[272]。单纯的根管外感染并非由根管内感染发展而来，在根管内感

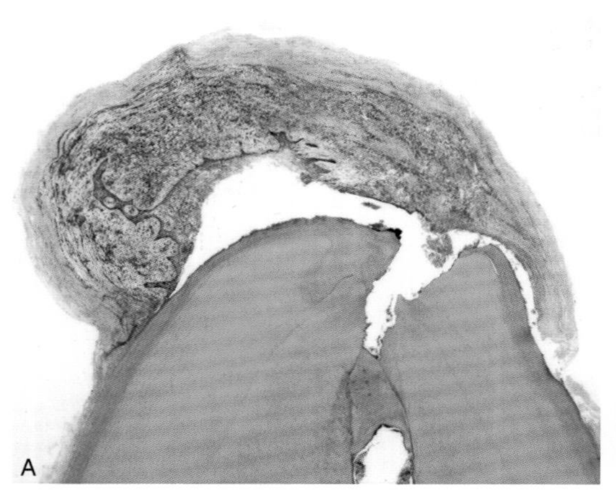

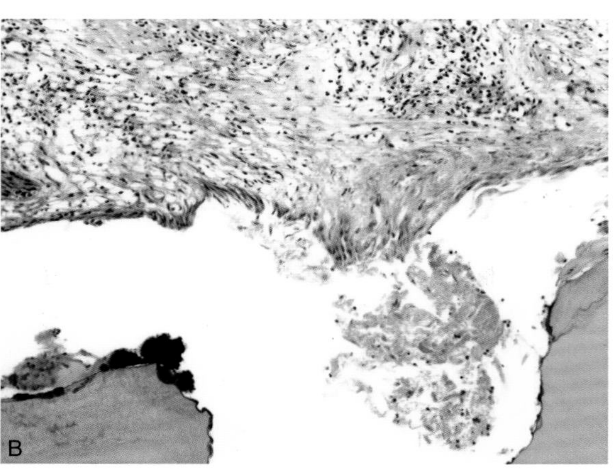

图 3-16

A. 拔除的上颌尖牙上附着的病变显示“袋状囊肿（pocket cyst）”特征（Taylor 改良 Brown-Brenn 革兰氏染色，×16 倍）

B. 根尖孔放大后可看到牙根外表面细菌生物膜形成，这种情况可使囊腔内炎症持续存在（×100 倍）

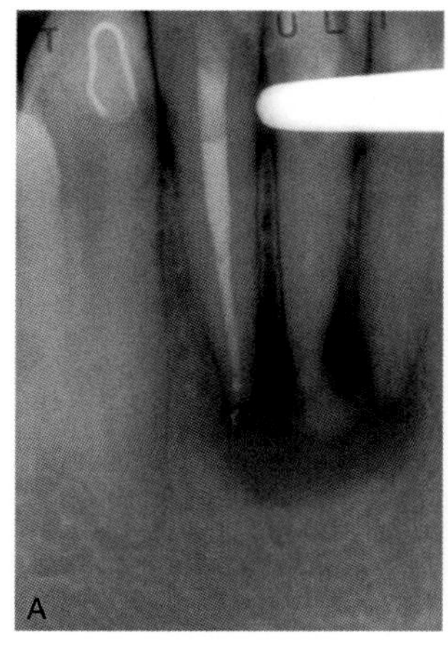

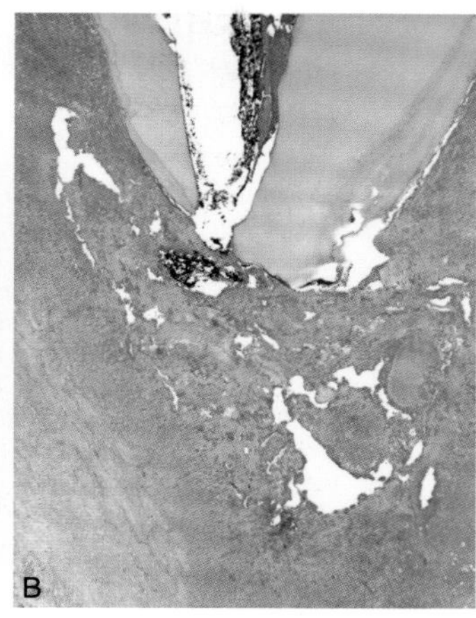

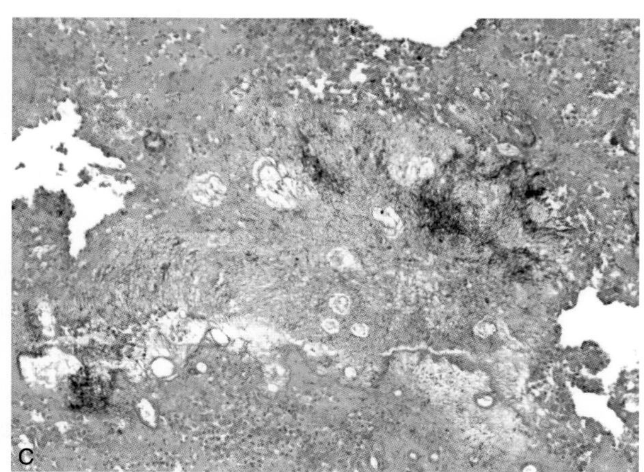

图 3-17　牙髓坏死的下颌切牙

A. 氢氧化钙封药后 X 线片，部分药物被意外推入根尖周组织，提示可能存在过度预备。尽管经过不同阶段的根管预备和根管内药物消毒，感染的迹象仍持续存在。完成永久性根管充填并进行根尖外科手术　**B.** 经根管孔沿牙体长轴纵切（Taylor 改良 Brown-Brenn 革兰氏染色，×16 倍）　**C.** B 图中箭头所指病变区域的放大图　可见以放线菌病为特征的大菌群（×100 倍），过度预备导致感染残渣挤压至根尖区是出现这种情况的高度可能原因

染消除后仍可持续存在。目前认为放线菌属菌种和产丙酸丙酸杆菌是单纯根管外感染的主要细菌，病理学称为根尖放线菌病（*apical actinomycosis*）[275, 277-279]。这些细菌可能通过共生来抵抗噬菌作用（phagocytosis）[280]。根尖放线菌病不受根管内感染影响，是否是根管治疗后失败的特有原因仍有待证实[43, 281]。

在无症状（慢性）根尖周炎病损中，根管外细菌是否可以超过最初侵袭的组织而持续扩展始终存在争议[282]。培养依赖[219, 283, 284]和非培养依赖[285-289]的分子微生物研究指出，根管治疗对根管外存在复杂微生物群落的根尖周炎的治疗效果较差。除了讨论在手术去除根尖周病变时能否有效避免污染外，这些研究并未评估根管根尖部分的细菌环境，因此难以查明根管外感染是否独立于根管内感染出现。治疗切除患牙根末端及根尖周病损研究发现，多数根管外感染病例与根尖部伴随感染相关[290]。

第九节　牙髓根尖周病的非细菌性致病因素

多数治疗后根尖周炎患牙与根管内及根管外感染有关[14, 224, 226, 227, 230, 231, 249, 264, 291]。在部分研究中未发现可能导致根尖周炎的微生物因素，因此推测内源性或外源性非微生物因素也可能导致病变迁延不愈[220]。内源性因素（exogenous factors）包括胆固醇晶体（cholesterol crystals）及真性囊肿（true cyst），外源性因素（endogenous）主要包括超充的根管充填材料[231, 292, 293]、吸潮纸尖或食物的纤维素颗粒[294, 295]所引起的异物反应。

一、纤维素

含纤维素成分的纸尖、棉絮及一些蔬菜来源的食物引起的异物反应也会导致根尖周炎症持续存在[294, 295]。纤维素（cellulose）是植物细胞壁中一种不能被宿主防御细胞分解的稳定多糖。进入组织的纤维素可长期存在于组织中并引起异物反应。纸尖或其中的颗粒可能会被推入根尖周组织，导致巨细胞（giant cell）异体反应或维持已经存在的炎性病变。含纤维素的食物颗粒可由冠部大面积缺损被压入曾开放引流的患牙根管中，在根管治疗过程中被误推进根尖周组织。这些情况下不能排除并发感染（见本章第六节），因此难以确认持续性感染的原因。超充的病例中，根管充填材料的组分也可能引起异物反应而让根尖周炎症迁延不愈[231, 292]。

二、内源性因素

胆固醇晶体可通过引起异物反应导致炎症持续存在[296]。在与囊肿和肉芽肿（granulomas）相关的慢性炎症区域，可能来源于循环血脂质中的胆固醇晶体会从分解的宿主细胞中释放、沉积（见本章第六节）。多核巨细胞（multinucleated giant cell）不能有效清除这些晶体，持续积聚的晶体可能维持慢性炎症状态。但未发现一致的证据表明在无伴随感染的情况下，胆固醇晶体是根管治疗后根尖周炎的病因。

真性囊肿是一类完全由上皮衬里附着的、不与根管相连通的空腔，是自我维持性的存在，在根管治疗后可能也难以痊愈[297]。但并未证实在没有伴随感染的情况下，所有根

尖囊肿都能持续存在。在根管感染得到适当控制后，由于上皮增生，某些囊肿有望痊愈[298-300]。当囊腔上皮缺少刺激增殖的细胞因子和生长因子时，上皮细胞会发生细胞凋亡继而囊肿溶解[300]。

袋状囊肿与真性囊肿的不同之处在于其上皮衬里包裹的空腔与患牙根管相通，这种结构会导致袋状囊腔更容易被感染（图 3-16）。从上皮进入囊腔的多形核中性粒细胞（polymorphonuclear neutrophils）和宿主防御分子会清除从根管进入囊内的细菌。囊腔内的生理化学情况使宿主的防御机制难以有效地清除细菌，囊腔内持续存在的细菌及其产物可能导致根管治疗后根尖周围炎症持续存在。

在治疗失败病例未发现胆固醇晶体或真性囊肿与根管治疗后根尖周炎之间的联系[231]，提出非微生物因素作用的研究，未评估根管根尖部的微生物环境，无法证明胆固醇晶体是根管治疗后根尖周炎的单一致病因素。

非手术牙髓治疗（nonsurgical endodontic treatment）可以有效治疗牙髓感染及根尖周炎，成功率高，少数失败病例可通过根尖手术（periradicular surgery）再治疗。牙髓治疗（endodontic treatment）是一种重要的、效果可以预测的保留牙和促进口腔健康的治疗手段。

（周学东 译 樊明文 审校）

参考文献

1. Siqueira JF, Jr. Microbiology of apical periodontitis. In: Ørstavik D, Pitt Ford T, editors. *Essential Endodontology.* 2nd ed. Oxford, UK: Blackwell Munksgaard Ltd; 2008. pp. 135–196.
2. Kakehashi S, Stanley HR, Fitzgerald RJ. The effects of surgical exposures of dental pulps in germ-free and conventional laboratory rats. *Oral Surg Oral Med Oral Pathol.* 1965;20:340–349.
3. Sundqvist G. *Bacteriological studies of necrotic dental pulps [Odontological Dissertation no. 7].* Umea, Sweden: University of Umea; 1976.
4. Möller AJR, Fabricius L, Dahlén G, et al. Influence on periapical tissues of indigenous oral bacteria and necrotic pulp tissue in monkeys. *Scand J Dent Res.* 1981;89:475–484.
5. Bergenholtz G. Micro-organisms from necrotic pulp of traumatized teeth. *Odontol Revy.* 1974;25:347–358.
6. Saboia-Dantas CJ, Coutrin de Toledo LF, Sampaio-Filho HR, Siqueira JF, Jr. Herpesviruses in asymptomatic apical periodontitis lesions: an immunohistochemical approach. *Oral Microbiol Immunol.* 2007;22:320–325.
7. Vianna ME, Conrads G, Gomes BPFA, Horz HP. Identification and quantification of archaea involved in primary endodontic infections. *J Clin Microbiol.* 2006;44:1274–1282.
8. Siqueira JF, Jr, Sen BH. Fungi in endodontic infections. *Oral Surg Oral Med Oral Pathol Oral Radiol Endod.* 2004;97:632–641.
9. Slots J, Sabeti M, Simon JH. Herpesviruses in periapical pathosis: an etiopathogenic relationship? *Oral Surg Oral Med Oral Pathol Oral Radiol Endod.* 2003;96:327–331.
10. Ferreira DC, Paiva SS, Carmo FL, et al. Identification of herpesviruses types 1 to 8 and human papillomavirus in acute apical abscesses. *J Endod.* 2011;37:10–16.
11. Nair PNR. Light and electron microscopic studies of root canal flora and periapical lesions. *J Endod.* 1987;13:29–39.
12. Siqueira JF, Jr, Rôças IN, Lopes HP. Patterns of microbial colonization in primary root canal infections. *Oral Surg Oral Med Oral Pathol Oral Radiol Endod.* 2002;93:174–8.
13. Molven O, Olsen I, Kerekes K. Scanning electron microscopy of bacteria in the apical part of root canals in permanent teeth with periapical lesions. *Endod Dent Traumatol.* 1991;7:226–229.
14. Ricucci D, Siqueira JF, Jr. Biofilms and apical periodontitis: study of prevalence and association with clinical and histopathologic findings. *J Endod.* 2010;36:1277–1288.
15. Siqueira JF, Rôças IN, Ricucci D. Biofilms in endodontic infection. *Endod Topics.* 2010;22:33–49.
16. Kishen A, Haapasalo M. Biofilm models and methods of biofilm assessment. *Endod Topics.* 2010;22:58–78.
17. Dobell C. *Antony van Leeuwenhoek and His "Little Animals".* London: Staples Press Limited; 1932.
18. Miller WD. An introduction to the study of the bacterio-pathology of the dental pulp. *Dent Cosmos.* 1894;36:505–528.
19. Rappe MS, Giovannoni SJ. The uncultured microbial majority. *Annu Rev Microbiol.* 2003;57:369–394.
20. Amann RI, Ludwig W, Schleifer KH. Phylogenetic identification and in situ detection of individual microbial cells without cultivation. *Microbiol Rev.1995;59:143–169.*
21. Sen BH, Piskin B, Demirci T. Observation of bacteria and fungi in infected root canals and dentinal tubules by SEM. *Endod Dent Traumatol.* 1995;11:6–9.
22. Pashley DH. Dentin-predentin complex and its permeability: physiologic overview. *J Dent Res.* 1985;64:613–620.
23. Garberoglio R, Brännström M. Scanning electron microscopic investigation of human dentinal tubules. *Arch Oral Biol.* 1976;21:355–358.
24. Nagaoka S, Miyazaki Y, Liu HJ, et al. Bacterial invasion into dentinal tubules of human vital and nonvital teeth. *J Endod.* 1995;21:70–73.
25. Pashley DH. Dynamics of the pulpo-dentin complex. *Crit Rev Oral Biol Med.* 1996;7: 104–133.
26. Ackermans F, Klein JP, Frank RM. Ultrastructural localization of immunoglobulins in carious human dentine. *Arch Oral Biol.* 1981;26:879–886.
27. Okamura K, Maeda M, Nishikawa T, Tsutsui M. Dentinal response against carious invasion: localization of antibodies in odontoblastic body and process. *J Dent Res.* 1980; 59:1368–1373.
28. Okamura K, Tsubakimoto K, Uobe K, et al. Serum proteins and secretory component in human carious dentin. *J Dent Res.* 1979;58:1127–1223.
29. Cvek M, Cleaton-Jones PE, Austin JC, Andreasen JO. Pulp reactions to exposure after experimental crown fractures or grinding in adult monkeys. *J Endod.* 1982;8:391–397.
30. Langeland K, Rodrigues H, Dowden W. Periodontal disease, bacteria, and pulpal histopathology. *Oral Surg Oral Med Oral Pathol.* 1974;37:257–270.
31. Grossman LI. Origin of microorganisms in traumatized, pulpless, sound teeth. *J Dent Res.* 1967;46:551–553.
32. Gier RE, Mitchell DF. Anachoretic effect of pulpitis. *J Dent Res.* 1968;47:564–570.
33. Robinson HBG, Boling LR. The anachoretic effect in pulpitis. Bacteriologic studies. *J Am Dent Assoc.1941;28:268–282.*
34. Delivanis PD, Fan VS. The localization of blood-borne bacteria in instrumented unfilled and overinstrumented canals. *J Endod.* 1984;10:521–524.
35. Kristerson L, Andreasen JO. Influence of root development on periodontal and pulpal healing after replantation of incisors in monkeys. *Int J Oral Surg.* 1984;13:313–323.
36. Love RM, Jenkinson HF. Invasion of dentinal tubules by oral bacteria. *Crit Rev Oral Biol Med.* 2002;13:171–183.
37. Love RM. Bacterial penetration of the root canal of intact incisor teeth after a simulated traumatic injury. *Endod Dent Traumatol.* 1996;12:289–293.
38. Ricucci D, Siqueira JF, Jr., Loghin S, Berman LH. The Cracked Tooth: Histopathologic and Histobacteriologic Aspects. *J Endod.* 2015;41:343–352.
39. Siqueira JF, Jr, Lima KC. Staphylococcus epidermidis and Staphylococcus xylosus in a secondary root canal infection with persistent symptoms: a case report. *Aust Endod J.* 2002;28:61–63.
40. Matsuo T, Shirakami T, Ozaki K, et al. An immunohistological study of the localization of bacteria invading root pulpal walls of teeth with periapical lesions. *J Endod.* 2003;29:194–200.
41. Peters LB, Wesselink PR, Buijs JF, van Winkelhoff AJ. Viable bacteria in root dentinal tubules of teeth with apical periodontitis. *J Endod.* 2001;27:76–81.
42. Nair PN, Henry S, Cano V, Vera J. Microbial status of apical root canal system of human mandibular first molars with primary apical periodontitis after "one-visit" endodontic treatment. *Oral Surg Oral Med Oral Pathol Oral Radiol Endod.* 2005;99:231–252.
43. Ricucci D, Siqueira JF, Jr. Apical actinomycosis as a continuum

of intraradicular and extraradicular infection: case report and critical review on its involvement with treatment failure. *J Endod.* 2008;34:1124–1129.
44. Vera J, Siqueira JF, Jr., Ricucci D, et al. One- versus two-visit endodontic treatment of teeth with apical periodontitis: a histobacteriologic study. *J Endod.* 2012;38:1040–1052.
45. Costerton JW. *The Biofilm Primer.* Berlin, Heidelberg: Springer-Verlag; 2007.
46. Marsh PD. Dental plaque as a microbial biofilm. *Caries Res.* 2004;38:204–211.
47. Siqueira JF, Jr, Rôças IN. Community as the unit of pathogenicity: an emerging concept as to the microbial pathogenesis of apical periodontitis. *Oral Surg Oral Med Oral Pathol Oral Radiol Endod.* 2009;107:870–878.
48. Siqueira JF, Jr, Rôças IN. Molecular analysis of endodontic infections. In: Fouad AF, editor. *Endodontic Microbiology.* Ames, Iowa: Wiley-Blackwell; 2009. pp. 68–107.
49. Hall-Stoodley L, Costerton JW, Stoodley P. Bacterial biofilms: from the natural environment to infectious diseases. *Nat Rev Microbiol.* 2004;2:95–108.
50. Donlan RM, Costerton JW. Biofilms: survival mechanisms of clinically relevant microorganisms. *Clin Microbiol Rev.* 2002;15:167–193.
51. Stoodley P, Sauer K, Davies DG, Costerton JW. Biofilms as complex differentiated communities. *Annu Rev Microbiol.* 2002;56:187–209.
52. Costerton JW, Stewart PS, Greenberg EP. Bacterial biofilms: a common cause of persistent infections. *Science* 1999;284:1318–1322.
53. Socransky SS, Haffajee AD. Dental biofilms: difficult therapeutic targets. Periodontol. *2000* 2002;28:12–55.
54. Allison DG. The biofilm matrix. *Biofouling* 2003;19:139-150.
55. Flemming HC, Wingender J. The biofilm matrix. *Nat Rev Microbiol.* 2010;8:623–633.
56. Bowden GH. The microbial ecology of dental caries. *Microb Ecol Health Dis.* 2000; 12:138–148.
57. Marsh PD. Dental plaque: biological significance of a biofilm and community life-style. *J Clin Periodontol.* 2005;32(Suppl 6):7–15.
58. Mah TF, O'Toole GA. Mechanisms of biofilm resistance to antimicrobial agents. *Trends Microbiol.* 2001;9:34–39.
59. Keren I, Kaldalu N, Spoering A, et al. Persister cells and tolerance to antimicrobials. *FEMS Microbiol Lett.* 2004;230:13–18.
60. Parsek MR, Singh PK. Bacterial biofilms: an emerging link to disease pathogenesis. *Annu Rev Microbiol.* 2003;57:677–701.
61. Hall-Stoodley L, Stoodley P. Evolving concepts in biofilm infections. *Cell Microbiol.* 2009;11:1034–1043.
62. Siqueira JF, Rôças IN. Present status and future directions in endodontic microbiology. *Endod Topics.* 2014;30:3–22.
63. Blome B, Braun A, Sobarzo V, Jepsen S. Molecular identification and quantification of bacteria from endodontic infections using real-time polymerase chain reaction. *Oral Microbiol Immunol.* 2008;23:384–390.
64. Sakamoto M, Siqueira JF, Jr, Rôças IN, Benno Y. Bacterial reduction and persistence after endodontic treatment procedures. *Oral Microbiol Immunol.* 2007;22: 19–23.
65. Siqueira JF, Jr., Rôças IN, Paiva SS, et al. Bacteriologic investigation of the effects of sodium hypochlorite and chlorhexidine during the endodontic treatment of teeth with apical periodontitis. *Oral Surg Oral Med Oral Pathol Oral Radiol Endod.* 2007;104:122–130.
66. Vianna ME, Horz HP, Gomes BP, Conrads G. In vivo evaluation of microbial reduction after chemo-mechanical preparation of human root canals containing necrotic pulp tissue. *Int Endod J.* 2006;39:484–492.
67. Munson MA, Pitt-Ford T, Chong B, et al. Molecular and cultural analysis of the microflora associated with endodontic infections. *J Dent Res.* 2002;81: 761–766.
68. Siqueira JF, Jr, Rôças IN. Exploiting molecular methods to explore endodontic infections: Part 2-redefining the endodontic microbiota. *J Endod.* 2005;31:488–498.
69. Siqueira JF, Jr, Rôças IN, Rosado AS. Investigation of bacterial communities associated with asymptomatic and symptomatic endodontic infections by denaturing gradient gel electrophoresis fingerprinting approach. *Oral Microbiol Immunol.* 2004;19: 363–370.
70. Rôças IN, Siqueira JF, Jr. Root canal microbiota of teeth with chronic apical periodontitis. *J Clin Microbiol.* 2008;46:359–606.
71. Ribeiro AC, Matarazzo F, Faveri M, et al. Exploring bacterial diversity of endodontic microbiota by cloning and sequencing 16S rRNA. *J Endod.* 2011;37:922–926.
72. Siqueira JF, Jr, Rôças IN, Paiva SSM, et al. Cultivable bacteria in infected root canals as identified by 16S rRNA gene sequencing. *Oral Microbiol Immunol.* 2007;22:266–271.
73. Saito D, de Toledo Leonardo R, Rodrigues JLM, et al. Identification of bacteria in endodontic infections by sequence analysis of 16S rDNA clone libraries. *J Med Microbiol.* 2006;55:101–107.
74. Sakamoto M, Rôças IN, Siqueira JF, Jr, Benno Y. Molecular analysis of bacteria in asymptomatic and symptomatic endodontic infections. *Oral Microbiol Immunol.* 2006;21: 112–122.
75. Siqueira JF, Jr, Rôças IN. Uncultivated phylotypes and newly named species associated with primary and persistent endodontic infections. *J Clin Microbiol.* 2005;43: 3314–3319.
76. Hong BY, Lee TK, Lim SM, et al. Microbial analysis in primary and persistent endodontic infections by using pyrosequencing. *J Endod.* 2013;39:1136–1140.
77. Ozok AR, Persoon IF, Huse SM, et al. Ecology of the microbiome of the infected root canal system: a comparison between apical and coronal root segments. *Int Endod J.* 2012;45:530–541.
78. Siqueira JF, Jr., Alves FR, Rôças IN. Pyrosequencing analysis of the apical root canal microbiota. *J Endod.* 2011;37:1499–1503.
79. Santos AL, Siqueira JF, Jr., Rôças IN, et al. Comparing the bacterial diversity of acute and chronic dental root canal infections. *PLoS One.* 2011;6:e28088.
80. Li L, Hsiao WW, Nandakumar R, et al. Analyzing endodontic infections by deep coverage pyrosequencing. *J Dent Res.* 2010;89:980–984.
81. Vengerfeldt V, Spilka K, Saag M, et al. Highly diverse microbiota in dental root canals in cases of apical periodontitis (data of illumina sequencing). *J Endod.* 2014;40: 1778–1783.
82. Sundqvist G. Associations between microbial species in dental root canal infections. *Oral Microbiol Immunol.* 1992;7:257–262.
83. Weiger R, Manncke B, Werner H, Lost C. Microbial flora of sinus tracts and root canals of non-vital teeth. *Endod Dent Traumatol.* 1995;11:15–19.
84. Jung IY, Choi BK, Kum KY, et al. Molecular epidemiology and association of putative pathogens in root canal infection. *J Endod.* 2000;26:599–604.
85. Lana MA, Ribeiro-Sobrinho AP, Stehling R, et al. Microorganisms isolated from root canals presenting necrotic pulp and their drug susceptibility in vitro. *Oral Microbiol Immunol.* 2001;16:100–105.
86. Fouad AF, Barry J, Caimano M, et al. PCR-based identification of bacteria associated with endodontic infections. *J Clin Microbiol.* 2002;40:3223–3231.
87. Baumgartner JC, Siqueira JF, Jr, Xia T, Rôças IN. Geographical differences in bacteria detected in endodontic infections using polymerase chain reaction. *J Endod.* 2004;30:141–144.
88. Debelian GJ, Olsen I, Tronstad L. Bacteremia in conjunction with endodontic therapy. *Endod Dent Traumatol.* 1995;11:142–149.
89. Rôças IN, Siqueira JF, Jr., Debelian GJ. Analysis of symptomatic and asymptomatic primary root canal infections in adult Norwegian patients. *J Endod.* 2011;37:1206–1212.
90. Siqueira JF, Jr, Rôças IN. The microbiota of acute apical abscesses. *J Dent Res.* 2009;88:61–65.
91. Moraes SR, Siqueira JF, Jr, Rôças IN, et al. Clonality of Fusobacterium nucleatum in root canal infections. *Oral Microbiol Immunol.* 2002;17: 394–396.
92. Shah HN, Collins DM. Prevotella, a new genus to include Bacteroides melaninogenicus and related species formerly classified in the genus Bacteroides. *Int J Syst Bacteriol.* 1990;40:205–208.
93. Shah HN, Collins DM. Proposal for reclassification of Bacteroides asaccharolyticus, Bacteroides gingivalis, and Bacteroides endodontalis in a new genus, Porphyromonas. *Int J Syst Bacteriol.* 1988;38:128–131.
94. Jousimies-Somer H, Summanen P. Recent taxonomic changes and terminology update of clinically significant anaerobic gram-negative bacteria (excluding spirochetes). *Clin Infect Dis.* 2002;35(Suppl 1):S17-S21.
95. Haapasalo M, Ranta H, Ranta K, Shah H. Black-pigmented

Bacteroides spp. in human apical periodontitis. *Infect Immun.* 1986;53:149–153.

96. Sundqvist G, Johansson E, Sjogren U. Prevalence of black-pigmented bacteroides species in root canal infections. *J Endod.* 1989;15:13–19.
97. Wasfy MO, McMahon KT, Minah GE, Falkler WA, Jr. Microbiological evaluation of periapical infections in Egypt. *Oral Microbiol Immunol.* 1992;7:100–105.
98. Gharbia SE, Haapasalo M, Shah HN, et al. Characterization of Prevotella intermedia and Prevotella nigrescens isolates from periodontic and endodontic infections. *J Periodontol.* 1994;65:56–61.
99. Bae KS, Baumgartner JC, Shearer TR, David LL. Occurrence of Prevotella nigrescens and Prevotella intermedia in infections of endodontic origin. *J Endod.* 1997;23:620–623.
100. Dougherty WJ, Bae KS, Watkins BJ, Baumgartner JC. Black-pigmented bacteria in coronal and apical segments of infected root canals. *J Endod.* 1998;24:356–358.
101. Baumgartner JC, Watkins BJ, Bae KS, Xia T. Association of black-pigmented bacteria with endodontic infections. *J Endod.* 1999;25:413–415.
102. Khemaleelakul S, Baumgartner JC, Pruksakorn S. Identification of bacteria in acute endodontic infections and their antimicrobial susceptibility. *Oral Surg Oral Med Oral Pathol Oral Radiol Endod.* 2002;94:746–755.
103. Chu FC, Tsang CS, Chow TW, Samaranayake LP. Identification of cultivable microorganisms from primary endodontic infections with exposed and unexposed pulp space. *J Endod.* 2005;31:424–429.
104. Gomes BP, Jacinto RC, Pinheiro ET, et al. Porphyromonas gingivalis, Porphyromonas endodontalis, Prevotella intermedia and Prevotella nigrescens in endodontic lesions detected by culture and by PCR. *Oral Microbiol Immunol.* 2005;20:211–215.
105. Seol JH, Cho BH, Chung CP, Bae KS. Multiplex polymerase chain reaction detection of black-pigmented bacteria in infections of endodontic origin. *J Endod.* 2006;32:110–114.
106. Rôças IN, Siqueira JF, Jr. Prevalence of new candidate pathogens Prevotella baroniae, Prevotella multisaccharivorax and as-yet-uncultivated Bacteroidetes clone X083 in primary endodontic infections. *J Endod.* 2009;35:1359–1362.
107. Brito LC, Teles FR, Teles RP, et al. Use of multiple-displacement amplification and checkerboard DNA-DNA hybridization to examine the microbiota of endodontic infections. *J Clin Microbiol.* 2007;45:3039–3049.
108. Xia T, Baumgartner JC, David LL. Isolation and identification of Prevotella tannerae from endodontic infections. *Oral Microbiol Immunol.* 2000;15:273–275.
109. Downes J, Dewhirst FE, Tanner AC, Wade WG. Description of Alloprevotella rava isolated from the human oral cavity, and reclassification of Prevotella tannerae as Alloprevotella tannerae. *Int J Syst Evol Microbiol.* 2013;63:1214–1218.
110. van Winkelhoff AJ, Carlee AW, de Graaff J. Bacteroides endodontalis and others black-pigmented Bacteroides species in odontogenic abscesses. *Infect Immun.* 1985;49:494–498.
111. Machado de Oliveira JC, Siqueira JF, Jr, et al. Detection of Porphyromonas endodontalis in infected root canals by 16S rRNA gene-directed polymerase chain reaction. *J Endod.* 2000;26:729–732.
112. Siqueira JF, Jr, Rôças IN, Souto R, et al. Checkerboard DNA-DNA hybridization analysis of endodontic infections. *Oral Surg Oral Med Oral Pathol Oral Radiol Endod.* 2000;89:744–748.
113. Siqueira JF, Jr, Rôças IN, Oliveira JC, Santos KR. Molecular detection of black-pigmented bacteria in infections of endodontic origin. *J Endod.* 2001;27:563–566.
114. Ferreira DC, Rôças IN, Paiva SS, et al. Viral-bacterial associations in acute apical abscesses. *Oral Surg Oral Med Oral Pathol Oral Radiol Endod.* 2011;112:264–271.
115. Rôças IN, Siqueira JF, Jr. Detection of novel oral species and phylotypes in symptomatic endodontic infections including abscesses. *FEMS Microbiol Lett.* 2005;250:279–285.
116. Rôças IN, Siqueira JF, Jr. Identification of Dialister pneumosintes in acute periradicular abscesses of humans by nested PCR. *Anaerobe.* 2002;8:75–78.
117. Siqueira JF, Jr, Rôças IN. Positive and negative bacterial associations involving Dialister pneumosintes in primary endodontic infections. *J Endod.* 2003;29:438–441.
118. Siqueira JF, Jr, Rôças IN. Dialister pneumosintes can be a suspected endodontic pathogen. *Oral Surg Oral Med Oral Pathol Oral Radiol Endod.* 2002;94:494–498.
119. Tennert C, Fuhrmann M, Wittmer A, et al. New bacterial composition in primary and persistent/secondary endodontic infections with respect to clinical and radiographic findings. *J Endod.* 2014;40:670–677.
120. Dahle UR, Titterud Sunde P, Tronstad L. Treponemes and endodontic infections. *Endod Topics.* 2003;6:160–170.
121. Edwards AM, Dymock D, Jenkinson HF. From tooth to hoof: treponemes in tissue-destructive diseases. *J Appl Microbiol.* 2003;94:767–780.
122. Ellen RP, Galimanas VB. Spirochetes at the forefront of periodontal infections. Periodontol. *2000* 2005;38:13–32.
123. Trope M, Tronstad L, Rosenberg ES, Listgarten M. Darkfield microscopy as a diagnostic aid in differentiating exudates from endodontic and periodontal abscesses. *J Endod.* 1988;14:35–38.
124. Rôças IN, Siqueira JF, Jr, Andrade AF, Uzeda M. Oral treponemes in primary root canal infections as detected by nested PCR. *Int Endod J.* 2003;36:20–26.
125. Siqueira JF, Jr, Rôças IN. Treponema species associated with abscesses of endodontic origin. *Oral Microbiol Immunol.* 2004;19:336–339.
126. Siqueira JF, Jr, Rôças IN. PCR-based identification of Treponema maltophilum, T amylovorum, T medium, and T lecithinolyticum in primary root canal infections. *Arch Oral Biol.* 2003;48:495–502.
127. Siqueira JF, Jr, Rôças IN. Treponema socranskii in primary endodontic infections as detected by nested PCR. *J Endod.* 2003;29:244–247.
128. Siqueira JF, Jr, Rôças IN, Favieri A, et al. Polymerase chain reaction detection of Treponema denticola in endodontic infections within root canals. *Int Endod J.* 2001;34:280–284.
129. Siqueira JF, Jr, Rôças IN, Favieri A, Santos KR. Detection of Treponema denticola in endodontic infections by 16S rRNA gene-directed polymerase chain reaction. *Oral Microbiol Immunol.* 2000;15:335–337.
130. Siqueira JF, Jr, Rôças IN, Oliveira JC, Santos KR. Detection of putative oral pathogens in acute periradicular abscesses by 16S rDNA-directed polymerase chain reaction. *J Endod.* 2001;27:164–167.
131. Jung IY, Choi B, Kum KY, et al. Identification of oral spirochetes at the species level and their association with other bacteria in endodontic infections. *Oral Surg Oral Med Oral Pathol Oral Radiol Endod.* 2001;92:329–334.
132. Baumgartner JC, Khemaleelakul SU, Xia T. Identification of spirochetes (treponemes) in endodontic infections. *J Endod.* 2003;29:794–797.
133. Vianna ME, Horz HP, Gomes BP, Conrads G. Microarrays complement culture methods for identification of bacteria in endodontic infections. *Oral Microbiol Immunol.* 2005;20:253–258.
134. Foschi F, Cavrini F, Montebugnoli L, et al. Detection of bacteria in endodontic samples by polymerase chain reaction assays and association with defined clinical signs in Italian patients. *Oral Microbiol Immunol.* 2005;20:289–295.
135. Rôças IN, Siqueira JF, Jr. Occurrence of two newly named oral treponemes- Treponema parvum and Treponema putidum-in primary endodontic infections. *Oral Microbiol Immunol.* 2005;20:372–375.
136. Montagner F, Jacinto RC, Signoretti FG, Gomes BP. Treponema species detected in infected root canals and acute apical abscess exudates. *J Endod.* 2010;36:1796–1799.
137. Sakamoto M, Siqueira JF, Jr., Rôças IN, Benno Y. Diversity of spirochetes in endodontic infections. *J Clin Microbiol.* 2009;47:1352–1357.
138. Conrads G, Gharbia SE, Gulabivala K, et al. The use of a 16s rDNA directed PCR for the detection of endodontopathogenic bacteria. *J Endod.* 1997;23:433–438.
139. Rôças IN, Siqueira JF, Jr, Santos KR, Coelho AM. "Red complex" (Bacteroides forsythus, Porphyromonas gingivalis, and Treponema denticola) in endodontic infections: a molecular approach. *Oral Surg Oral Med Oral Pathol Oral Radiol Endod.* 2001;91:468–471.
140. Siqueira JF, Jr, Rôças IN. Bacteroides forsythus in primary endodontic infections as detected by nested PCR. *J Endod.* 2003;29:390–393.

141. Siqueira JF, Jr, Rôças IN, Souto R, et al. Microbiological evaluation of acute periradicular abscesses by DNA-DNA hybridization. *Oral Surg Oral Med Oral Pathol Oral Radiol Endod.* 2001;92:451–457.
142. Siqueira JF, Jr, Rôças IN. Pseudoramibacter alactolyticus in primary endodontic infections. *J Endod.* 2003;29:735–738.
143. Siqueira JF, Jr., Rôças IN, Alves FR, Silva MG. Bacteria in the apical root canal of teeth with primary apical periodontitis. *Oral Surg Oral Med Oral Pathol Oral Radiol Endod.* 2009;107:721–726.
144. Siqueira JF, Jr, Rôças IN, Alves FR, Santos KR. Selected endodontic pathogens in the apical third of infected root canals: a molecular investigation. *J Endod.* 2004;30:638–643.
145. Gomes BP, Jacinto RC, Pinheiro ET, et al. Molecular analysis of Filifactor alocis, Tannerella forsythia, and Treponema denticola associated with primary endodontic infections and failed endodontic treatment. *J Endod.* 2006;32:937–940.
146. Rôças IN, Baumgartner JC, Xia T, Siqueira JF, Jr. Prevalence of selected bacterial named species and uncultivated phylotypes in endodontic abscesses from two geographic locations. *J Endod.* 2006;32:1135–1138.
147. Siqueira JF, Jr, Rôças IN. Detection of Filifactor alocis in endodontic infections associated with different forms of periradicular diseases. *Oral Microbiol Immunol.* 2003;18:263–265.
148. Rôças IN, Alves FR, Santos AL, et al. Apical root canal microbiota as determined by reverse-capture checkerboard analysis of cryogenically ground root samples from teeth with apical periodontitis. *J Endod.* 2010;36:1617–1621.
149. Siqueira JF, Jr, Rôças IN, Souto R, de Uzeda M, Colombo AP. Actinomyces species, streptococci, and Enterococcus faecalis in primary root canal infections. *J Endod.* 2002;28:168–172.
150. Tang G, Samaranayake LP, Yip HK, et al. Direct detection of Actinomyces spp. from infected root canals in a Chinese population: a study using PCR-based, oligonucleotide-DNA hybridization technique. *J Dent.* 2003;31:559–568.
151. Xia T, Baumgartner JC. Occurrence of Actinomyces in infections of endodontic origin. *J Endod.* 2003;29:549–552.
152. Siqueira JF, Jr., Rôças IN. Polymerase chain reaction detection of Propionibacterium propionicus and Actinomyces radicidentis in primary and persistent endodontic infections. *Oral Surg Oral Med Oral Pathol Oral Radiol Endod.* 2003;96:215–222.
153. Rôças IN, Siqueira JF, Jr. Species-directed 16S rRNA gene nested PCR detection of Olsenella species in association with endodontic diseases. *Lett Appl Microbiol.* 2005; 41:12–16.
154. Gomes BP, Lilley JD, Drucker DB. Clinical significance of dental root canal microflora. *J Dent.* 1996;24:47–55.
155. Siqueira JF, Jr, Rôças IN, Andrade AF, de Uzeda M. Peptostreptococcus micros in primary endodontic infections as detected by 16S rDNA-based polymerase chain reaction. *J Endod.* 2003;29:111–113.
156. Rôças IN, Siqueira JF, Jr, Santos KR. Association of Enterococcus faecalis with different forms of periradicular diseases. *J Endod.* 2004;30:315–320.
157. Siqueira JF, Jr., Rôças IN. Diversity of endodontic microbiota revisited. *J Dent Res.* 2009;88:969–981.
158. Vickerman MM, Brossard KA, Funk DB, et al. Phylogenetic analysis of bacterial and archaeal species in symptomatic and asymptomatic endodontic infections. *J Med Microbiol.* 2007;56:110–118.
159. Rolph HJ, Lennon A, Riggio MP, et al. Molecular identification of microorganisms from endodontic infections. *J Clin Microbiol.* 2001;39:3282–3289.
160. Siqueira JF, Jr, Rôças IN, Cunha CD, Rosado AS. Novel bacterial phylotypes in endodontic infections. *J Dent Res* 2005;84:565–569.
161. Rôças IN, Siqueira JF, Jr. Characterization of Dialister species in infected root canals. *J Endod.* 2006;32:1057–1061.
162. Siqueira JF, Jr, Rôças IN. Molecular detection and identification of Synergistes phylotypes in primary endodontic infections. *Oral Dis.* 2007;13:398–401.
163. Rôças IN, Neves MA, Provenzano JC, Siqueira JF, Jr. Susceptibility of as-yet-uncultivated and difficult-to-culture bacteria to chemomechanical procedures. *J Endod.* 2014;40:33–37.
164. Downes J, Vartoukian SR, Dewhirst FE, et al. Pyramidobacter piscolens gen. nov., sp. nov., a member of the phylum 'Synergistetes' isolated from the human oral cavity. *Int J Syst Evol Microbiol.* 2009;59:972–980.
165. Vartoukian SR, Downes J, Palmer RM, Wade WG. Fretibacterium fastidiosum gen. nov., sp. nov., isolated from the human oral cavity. *Int J Syst Evol Microbiol.* 2013;63:458–463.
166. Griffee MB, Patterson SS, Miller CH, et al. The relationship of Bacteroides melaninogenicus to symptoms associated with pulpal necrosis. *Oral Surg Oral Med Oral Pathol.* 1980;50:457–461.
167. Gomes BP, Drucker DB, Lilley JD. Associations of specific bacteria with some endodontic signs and symptoms. *Int Endod J.* 1994;27:291–298.
168. Jacinto RC, Gomes BP, Ferraz CC, et al. Microbiological analysis of infected root canals from symptomatic and asymptomatic teeth with periapical periodontitis and the antimicrobial susceptibility of some isolated anaerobic bacteria. *Oral Microbiol Immunol.* 2003;18:285–292.
169. Gomes BP, Pinheiro ET, Gade-Neto CR, et al. Microbiological examination of infected dental root canals. *Oral Microbiol Immunol.* 2004;19:71–76.
170. Sundqvist GK, Eckerbom MI, Larsson AP, Sjogren UT. Capacity of anaerobic bacteria from necrotic dental pulps to induce purulent infections. *Infect Immun.* 1979;25:685–693.
171. Baumgartner JC, Falkler WA, Jr., Beckerman T. Experimentally induced infection by oral anaerobic microorganisms in a mouse model. *Oral Microbiol Immunol.* 1992;7:253–256.
172. Siqueira JF, Jr, Magalhaes FA, Lima KC, de Uzeda M. Pathogenicity of facultative and obligate anaerobic bacteria in monoculture and combined with either Prevotella intermedia or Prevotella nigrescens. *Oral Microbiol Immunol.* 1998;13:368–372.
173. Kesavalu L, Holt SC, Ebersole JL. Virulence of a polymicrobic complex, Treponema denticola and Porphyromonas gingivalis, in a murine model. *Oral Microbiol Immunol.* 1998;13:373–377.
174. Yoneda M, Hirofuji T, Anan H, et al. Mixed infection of Porphyromonas gingivalis and Bacteroides forsythus in a murine abscess model: involvement of gingipains in a synergistic effect. *J Periodont Res.* 2001;36:237–243.
175. Siqueira JF, Jr., Rôças IN. Microbiology and treatment of acute apical abscesses. *Clin Microbiol Rev.* 2013; 26: 255–273.
176. Dahlen G. Microbiology and treatment of dental abscesses and periodontal-endodontic lesions. Periodontol. *2000* 2002; 28:206–239.
177. Paster BJ, Olsen I, Aas JA, Dewhirst FE. The breadth of bacterial diversity in the human periodontal pocket and other oral sites. Periodontol. *2000* 2006;42:80–87.
178. Tani-Ishii N, Wang CY, Tanner A, Stashenko P. Changes in root canal microbiota during the development of rat periapical lesions. *Oral Microbiol Immunol.* 1994;9:129–135.
179. Fabricius L, Dahlén G, Ohman AE, Möller AJR. Predominant indigenous oral bacteria isolated from infected root canals after varied times of closure. *Scand J Dent Res.* 1982;90:134–144.
180. Sundqvist G, Figdor D. Life as an endodontic pathogen. Ecological differences between the untreated and root-filled root canals. *Endod Topics.* 2003;6:3–28.
181. Kolenbrander PE, Andersen RN, Blehert DS, et al. Communication among oral bacteria. *Microbiol Mol Biol Rev.* 2002;66:486–505.
182. Khemaleelakul S, Baumgartner JC, Pruksakom S. Autoaggregation and coaggregation of bacteria associated with acute endodontic infections. *J Endod.* 2006;32:312–318.
183. Möller AJR. Microbial examination of root canals and periapical tissues of human teeth. *Odontologisk Tidskrift.* 1966;74(Suppl):1–380.
184. Egan MW, Spratt DA, Ng YL, et al. Prevalence of yeasts in saliva and root canals of teeth associated with apical periodontitis. *Int Endod J.* 2002;35:321–329.
185. Siqueira JF, Jr, Rôças IN, Moraes SR, Santos KR. Direct amplification of rRNA gene sequences for identification of selected oral pathogens in root canal infections. *Int Endod J.* 2002;35:345–351.
186. Baumgartner JC, Watts CM, Xia T. Occurrence of Candida albicans in infections of endodontic origin. *J Endod.* 2000;26:695–698.
187. Eckburg PB, Lepp PW, Relman DA. Archaea and their potential role in human disease. *Infect Immun.* 2003;71:591–596.
188. Siqueira JF, Jr, Rôças IN, Baumgartner JC, Xia T. Searching for Archaea in infections of endodontic origin. *J Endod.* 2005;31:719–722.
189. Rôças IN, Siqueira JF, Jr. Comparison of the in vivo antimicrobial effectiveness of sodium hypochlorite and chlorhexidine used as

root canal irrigants: a molecular microbiology study. *J Endod.* 2011;37:143–150.
190. Provenzano JC, Siqueira JF, Jr., Rôças IN, et al. Metaproteome analysis of endodontic infections in association with different clinical conditions. *PLoS One.* 2013;8: e76108.
191. Glick M, Trope M, Bagasra O, Pliskin ME. Human immunodeficiency virus infection of fibroblasts of dental pulp in seropositive patients. *Oral Surg Oral Med Oral Pathol.* 1991;71:733–736.
192. Li H, Chen V, Chen Y, et al. Herpesviruses in endodontic pathoses: association of Epstein-Barr virus with irreversible pulpitis and apical periodontitis. *J Endod.* 2009;35:23-29.
193. Sabeti M, Simon JH, Slots J. Cytomegalovirus and Epstein-Barr virus are associated with symptomatic periapical pathosis. *Oral Microbiol Immunol.* 2003;18:327–328.
194. Sabeti M, Valles Y, Nowzari H, et al. Cytomegalovirus and Epstein-Barr virus DNA transcription in endodontic symptomatic lesions. *Oral Microbiol Immunol.* 2003;18:104–108.
195. Chen V, Chen Y, Li H, et al. Herpesviruses in abscesses and cellulitis of endodontic origin. *J Endod.* 2009;35:182-188.
196. Sabeti M, Slots J. Herpesviral-bacterial coinfection in periapical pathosis. *J Endod.* 2004;30:69–72.
197. Mogensen TH, Paludan SR. Molecular pathways in virus-induced cytokine production. *Microbiol Mol Biol Rev.* 2001;65:131–150.
198. Wara-Aswapati N, Boch JA, Auron PE. Activation of interleukin 1beta gene transcription by human cytomegalovirus: molecular mechanisms and relevance to periodontitis. *Oral Microbiol Immunol.* 2003;18:67–71.
199. American Association of Endodontists. *Contemporary Terms of Endodontics.* 7th ed. Chicago: American Association of Endodontists; 2003.
200. Torabinejad M, Walton RE. Managing endodontic emergencies. *J Am Dent Assoc.* 1991;122:99,101,3.
201. Seltzer S, Naidorf IJ. Flare-ups in endodontics: I. Etiological factors. *J Endod.* 1985;11:472–478.
202. Naidorf IJ. Endodontic flare-ups: bacteriological and immunological mechanisms. *J Endod.* 1985;11:462–464.
203. Siqueira JF, Jr. Microbial causes of endodontic flare-ups. *Int Endod J.* 2003;36:453–463.
204. Siqueira JF, Jr, Barnett F. Interappointment pain: mechanisms, diagnosis, and treatment. *Endod Topics.* 2004;7:93–109.
205. Mor C, Rotstein I, Friedman S. Incidence of interappointment emergency associated with endodontic therapy. *J Endod.* 1992;18:509–511.
206. Torabinejad M, Kettering JD, McGraw JC, et al. Factors associated with endodontic interappointment emergencies of teeth with necrotic pulps. *J Endod.* 1988;14:261–266.
207. Siqueira JF, Jr, Rôças IN, Favieri A, et al. Incidence of postoperative pain after intracanal procedures based on an antimicrobial strategy. *J Endod.* 2002;28:457–460.
208. Walton R, Fouad A. Endodontic interappointment flare-ups: a prospective study of incidence and related factors. *J Endod.* 1992;18:172–177.
209. Trope M. Flare-up rate of single-visit endodontics. *Int Endod J.* 1991;24:24–26.
210. Harrington GW, Natkin E. Midtreatment flare-ups. *Dent Clin North Am.* 1992;36:409–423.
211. Chavez de Paz LE. Fusobacterium nucleatum in endodontic flare-ups. *Oral Surg Oral Med Oral Pathol Oral Radiol Endod.* 2002;93:179–183.
212. Fairbourn DR, McWalter GM, Montgomery S. The effect of four preparation techniques on the amount of apically extruded debris. *J Endod.* 1987;13:102–108.
213. al-Omari MA, Dummer PM. Canal blockage and debris extrusion with eight preparation techniques. *J Endod.* 1995;21:154–158.
214. Favieri A, Gahyva SM, Siqueira JF, Jr. Extrusão apical de detritos durante instrumentação com instrumentos manuais e acionados a motor. *J Bras Endod (JBE)* 2000;1:60–64.
215. Imura N, Zuolo ML. Factors associated with endodontic flare-ups: a prospective study. *Int Endod J.* 1995;28:261–265.
216. Barbosa SV, Burkard DH, Spångberg LS. Cytotoxic effects of gutta-percha solvents. *J Endod.* 1994;20:6–8.
217. Sundqvist G. Ecology of the root canal flora. *J Endod.* 1992;18:427–430.
218. Matusow RJ. Endodontic cellulitis "flare-up". Case report. *Austral Dent J.* 1995;40:36–38.
219. Tronstad L, Barnett F, Riso K, Slots J. Extraradicular endodontic infections. *Endod Dent Traumatol.* 1987;3:86–90.
220. Nair PNR. On the causes of persistent apical periodontitis: a review. *Int Endod J.* 2006;39:249–281.
221. Fabricius L, Dahlén G, Sundqvist G, et al. Influence of residual bacteria on periapical tissue healing after chemomechanical treatment and root filling of experimentally infected monkey teeth. *Euro J Oral Sci.* 2006;114:278–285.
222. Sjögren U, Figdor D, Persson S, Sundqvist G. Influence of infection at the time of root filling on the outcome of endodontic treatment of teeth with apical periodontitis. *Int Endod J.* 1997;30:297–306.
223. Waltimo T, Trope M, Haapasalo M, Ørstavik D. Clinical efficacy of treatment procedures in endodontic infection control and one year follow-up of periapical healing. *J Endod.* 2005;31:863–866.
224. Lin LM, Skribner JE, Gaengler P. Factors associated with endodontic treatment failures. *J Endod.* 1992;18:625–627.
225. Lin LM, Pascon EA, Skribner J, et al. Clinical, radiographic, and histologic study of endodontic treatment failures. *Oral Surg Oral Med Oral Pathol.* 1991;71:603–611.
226. Rôças IN, Jung IY, Lee CY, Siqueira JF, Jr. Polymerase chain reaction identification of microorganisms in previously root-filled teeth in a South Korean population. *J Endod.* 2004;30:504–508.
227. Siqueira JF, Jr, Rôças IN. Polymerase chain reaction-based analysis of microorganisms associated with failed endodontic treatment. *Oral Surg Oral Med Oral Pathol Oral Radiol Endod.* 2004;97:85–94.
228. Sundqvist G, Figdor D, Persson S, Sjogren U. Microbiologic analysis of teeth with failed endodontic treatment and the outcome of conservative re-treatment. *Oral Surg Oral Med Oral Pathol Oral Radiol Endod.* 1998;85:86–93.
229. Pinheiro ET, Gomes BP, Ferraz CC, et al. Microorganisms from canals of root-filled teeth with periapical lesions. *Int Endod J.* 2003;36:1–11.
230. Sakamoto M, Siqueira JF, Jr, Rôças IN, Benno Y. Molecular analysis of the root canal microbiota associated with endodontic treatment failures. *Oral Microbiol Immunol.* 2008;23:275–281.
231. Ricucci D, Siqueira JF, Jr., Bate AL, Pitt Ford TR. Histologic investigation of root canal-treated teeth with apical periodontitis: a retrospective study from twenty-four patients. *J Endod.* 2009;35:493–502.
232. Byström A, Sundqvist G. The antibacterial action of sodium hypochlorite and EDTA in 60 cases of endodontic therapy. *Int Endod J.* 1985;18:35–40.
233. Siqueira JF, Jr, Paiva SS, Rôças IN. Reduction in the cultivable bacterial populations in infected root canals by a chlorhexidine-based antimicrobial protocol. *J Endod.* 2007;33:541–547.
234. Siqueira JF, Jr, Magalhães KM, Rôças IN. Bacterial reduction in infected root canals treated with 2.5% NaOCl as an irrigant and calcium hydroxide/camphorated paramonochlorophenol paste as an intracanal dressing. *J Endod.* 2007;33:667–672.
235. Peters LB, van Winkelhoff AJ, Buijs JF, Wesselink PR. Effects of instrumentation, irrigation and dressing with calcium hydroxide on infection in pulpless teeth with periapical bone lesions. *Int Endod J.* 2002;35:13–21.
236. Gomes BP, Lilley JD, Drucker DB. Variations in the susceptibilities of components of the endodontic microflora to biomechanical procedures. *Int Endod J.* 1996;29:235–241.
237. Peciuliene V, Reynaud AH, Balciuniene I, Haapasalo M. Isolation of yeasts and enteric bacteria in root-filled teeth with chronic apical periodontitis. *Int Endod J.* 2001;34:429–434.
238. Chu FC, Leung WK, Tsang PC, et al. Identification of cultivable microorganisms from root canals with apical periodontitis following two-visit endodontic treatment with antibiotics/steroid or calcium hydroxide dressings. *J Endod.* 2006;32:17–23.
239. Chavez de Paz L, Svensater G, Dahlen G, Bergenholtz G. Streptococci from root canals in teeth with apical periodontitis receiving endodontic treatment. *Oral Surg Oral Med Oral Pathol Oral Radiol Endod.* 2005;100:232–241.
240. Chavez de Paz LE, Molander A, Dahlen G. Gram-positive rods prevailing in teeth with apical periodontitis undergoing root canal treatment. *Int Endod J.* 2004;37:579–587.
241. Chavez de Paz LE, Dahlen G, Molander A, et al. Bacteria recovered from teeth with apical periodontitis after antimicrobial endodontic treatment. *Int Endod J.* 2003;36:500–508.
242. Siqueira JF, Jr, Guimarães-Pinto T, Rôças IN. Effects of chemo-

mechanical preparation with 2.5% sodium hypochlorite and intracanal medication with calcium hydroxide on cultivable bacteria in infected root canals. *J Endod.* 2007;33:800–805.
243. Tang G, Samaranayake LP, Yip HK. Molecular evaluation of residual endodontic microorganisms after instrumentation, irrigation and medication with either calcium hydroxide or Septomixine. *Oral Dis.* 2004;10:389–397.
244. Rôças IN, Siqueira JF, Jr. In vivo antimicrobial effects of endodontic treatment procedures as assessed by molecular microbiologic techniques. *J Endod.* 2011;37:304–310.
245. Rôças IN, Siqueira JF, Jr. Identification of bacteria enduring endodontic treatment procedures by a combined reverse transcriptase-polymerase chain reaction and reverse-capture checkerboard approach. *J Endod.* 2010;36:45–52.
246. Paiva SS, Siqueira JF, Jr., Rôças IN, et al. Molecular microbiological evaluation of passive ultrasonic activation as a supplementary disinfecting step: a clinical study. *J Endod.* 2013;39:190–194.
247. Siqueira JF, Jr., Rôças IN. Clinical implications and microbiology of bacterial persistence after treatment procedures. *J Endod.* 2008;34:1291–1301(e3.
248. Rôças IN, Siqueira JF, Jr, Aboim MC, Rosado AS. Denaturing gradient gel electrophoresis analysis of bacterial communities associated with failed endodontic treatment. *Oral Surg Oral Med Oral Pathol Oral Radiol Endod.* 2004;98:741–749.
249. Sedgley C, Nagel A, Dahlen G, et al. Real-time quantitative polymerase chain reaction and culture analyses of Enterococcus faecalis in root canals. *J Endod.* 2006;32:173–177.
250. Rôças IN, Siqueira JF, Jr. Characterization of microbiota of root canal-treated teeth with posttreatment disease. *J Clin Microbiol.* 2012;50:1721–1724.
251. Molander A, Reit C, Dahlen G, Kvist T. Microbiological status of root-filled teeth with apical periodontitis. *Int Endod J.* 1998;31:1–7.
252. Zoletti GO, Siqueira JF, Jr., Santos KR. Identification of Enterococcus faecalis in root-filled teeth with or without periradicular lesions by culture-dependent and -independent approaches. *J Endod.* 2006;32:722–726.
253. Siren EK, Haapasalo MP, Ranta K, et al. Microbiological findings and clinical treatment procedures in endodontic cases selected for microbiological investigation. *Int Endod J.* 1997;30:91–95.
254. Siqueira JF, Jr, de Uzeda M. Disinfection by calcium hydroxide pastes of dentinal tubules infected with two obligate and one facultative anaerobic bacteria. *J Endod.* 1996;22:674–676.
255. Haapasalo M, Ørstavik D. In vitro infection and disinfection of dentinal tubules. *J Dent Res.* 1987;66:1375–1379.
256. Distel JW, Hatton JF, Gillespie MJ. Biofilm formation in medicated root canals. *J Endod.* 2002;28:689–693.
257. Byström A, Claesson R, Sundqvist G. The antibacterial effect of camphorated paramonochlorophenol, camphorated phenol and calcium hydroxide in the treatment of infected root canals. *Endod Dent Traumatol.* 1985;1:170–175.
258. Evans M, Davies JK, Sundqvist G, Figdor D. Mechanisms involved in the resistance of Enterococcus faecalis to calcium hydroxide. *Int Endod J.* 2002;35:221–228.
259. Lleo MM, Bonato B, Tafi MC, et al. Resuscitation rate in different enterococcal species in the viable but nonculturable state. *J Appl Microbiol.* 2001;91:1095–1102.
260. Lleo MM, Bonato B, Tafi MC, et al. Molecular vs culture methods for the detection of bacterial faecal indicators in groundwater for human use. *Lett Appl Microbiol.* 2005;40:289–294.
261. Figdor D, Davies JK, Sundqvist G. Starvation survival, growth and recovery of Enterococcus faecalis in human serum. *Oral Microbiol Immunol.* 2003;18:234–239.
262. Cheung GS, Ho MW. Microbial flora of root canal-treated teeth associated with asymptomatic periapical radiolucent lesions. *Oral Microbiol Immunol.* 2001;16:332–337.
263. Rôças IN, Hülsmann M, Siqueira JF, Jr. Microorganisms in root canal-treated teeth from a German population. *J Endod.* 2008;34:926–931.
264. Kaufman B, Spångberg L, Barry J, Fouad AF. Enterococcus spp. in endodontically treated teeth with and without periradicular lesions. *J Endod.* 2005;31:851–856.
265. Gomes BP, Pinheiro ET, Jacinto RC, et al. Microbial analysis of canals of root-filled teeth with periapical lesions using polymerase chain reaction. *J Endod.* 2008;34:537–540.
266. Anderson AC, Hellwig E, Vespermann R, et al. Comprehensive analysis of secondary dental root canal infections: a combination of culture and culture-independent approaches reveals new insights. *PLoS One.* 2012;7:e49576.
267. Sen BH, Safavi KE, Spångberg LS. Colonization of Candida albicans on cleaned human dental hard tissues. *Arch Oral Biol.* 1997;42:513–520.
268. Sen BH, Safavi KE, Spångberg LS. Growth patterns of Candida albicans in relation to radicular dentin. *Oral Surg Oral Med Oral Pathol Oral Radiol Endod.* 1997;84:68–73.
269. Siqueira JF, Jr, Rôças IN, Lopes HP, et al. Fungal infection of the radicular dentin. *J Endod.* 2002;28:770–773.
270. Waltimo TM, Siren EK, Ørstavik D, Haapasalo MP. Susceptibility of oral Candida species to calcium hydroxide in vitro. *Int Endod J.* 1999;32:94–98.
271. Waltimo TM, Ørstavik D, Siren EK, Haapasalo MP. In vitro susceptibility of Candida albicans to four disinfectants and their combinations. *Int Endod J.* 1999;32:421–429.
272. Tronstad L, Sunde PT. The evolving new understanding of endodontic infections. *Endod Topics.* 2003;6:57–77.
273. Siqueira JF, Jr. Periapical actinomycosis and infection with Propionibacterium propionicum. *Endod Topics.* 2003;6:78–95.
274. Tronstad L, Barnett F, Cervone F. Periapical bacterial plaque in teeth refractory to endodontic treatment. *Endod Dent Traumatol.* 1990;6:73–77.
275. Noiri Y, Ehara A, Kawahara T, et al. Participation of bacterial biofilms in refractory and chronic periapical periodontitis. *J Endod.* 2002;28:679–683.
276. Happonen RP. Periapical actinomycosis: a follow-up study of 16 surgically treated cases. *Endod Dent Traumatol.* 1986;2:205–209.
277. Siqueira JF, Jr. Reaction of periradicular tissues to root canal treatment: benefits and drawbacks. *Endod Topics.* 2005;10:123–147.
278. Sjögren U, Happonen RP, Kahnberg KE, Sundqvist G. Survival of Arachnia propionica in periapical tissue. *Int Endod J.* 1988;21:277–282.
279. Sundqvist G, Reuterving CO. Isolation of Actinomyces israelii from periapical lesion. *J Endod.* 1980;6:602–606.
280. Byström A, Happonen RP, Sjogren U, Sundqvist G. Healing of periapical lesions of pulpless teeth after endodontic treatment with controlled asepsis. *Endod Dent Traumatol.* 1987;3:58–63.
281. Figdor D. *Microbial aetiology of endodontic treatment failure and pathogenic properties of selected species [Odontological Dissertation no. 79].* Umea, Sweden: University of Umea; 2002.
282. Siqueira JF, Jr, Ricucci D. Periapikale aktinomykose. mikrobiologie, pathogenese und therapie. *Endodontie.* 2008;17:45–57.
283. Baumgartner JC. Microbiologic aspects of endodontic infections. *J Calif Dent Assoc.* 2004;32:459–468.
284. Sunde PT, Olsen I, Debelian GJ, Tronstad L. Microbiota of periapical lesions refractory to endodontic therapy. *J Endod.* 2002;28:304–310.
285. Wayman BE, Murata SM, Almeida RJ, Fowler CB. A bacteriological and histological evaluation of 58 periapical lesions. *J Endod.* 1992;18:152–155.
286. Sunde PT, Tronstad L, Eribe ER, et al. Assessment of periradicular microbiota by DNA-DNA hybridization. *Endod Dent Traumatol.* 2000;16:191–196.
287. Gatti JJ, Dobeck JM, Smith C, et al. Bacteria of asymptomatic periradicular endodontic lesions identified by DNA-DNA hybridization. *Endod Dent Traumatol.* 2000;16:197–204.
288. Sunde PT, Olsen I, Gobel UB, et al. Fluorescence in situ hybridization (FISH) for direct visualization of bacteria in periapical lesions of asymptomatic root-filled teeth. *Microbiology.* 2003;149:1095–1102.
289. Handal T, Caugant DA, Olsen I, Sunde PT. Bacterial diversity in persistent periapical lesions on root-filled teeth. *J Oral Microbiol* 2009;1:DOI: 10.3402/jom.v1i0.1946.
290. Saber MH, Schwarzberg K, Alonaizan FA, et al. Bacterial flora of dental periradicular lesions analyzed by the 454-pyrosequencing technology. *J Endod.* 2012;38:1484–1488.
291. Subramanian K, Mickel AK. Molecular analysis of persistent periradicular lesions and root ends reveals a diverse microbial profile. *J Endod.* 2009;35:950–957.
292. Ricucci D, Siqueira JF, Jr., Lopes WS, et al. Extraradicular infection as the cause of persistent symptoms: a case series. *J Endod.* 2015;41:265–273.
293. Nair PN, Sjogren U, Krey G, Sundqvist G. Therapy-resistant for-

eign body giant cell granuloma at the periapex of a root-filled human tooth. *J Endod.* 1990;16:589–595.

294. Ricucci D, Langeland K. Apical limit of root canal instrumentation and obturation, part 2. A histological study. *Int Endod J.* 1998;31:394–409.
295. Simon JH, Chimenti RA, Mintz GA. Clinical significance of the pulse granuloma. *J Endod.* 1982;8:116–119.
296. Koppang HS, Koppang R, Solheim T, et al. Cellulose fibers from endodontic paper points as an etiological factor in postendodontic periapical granulomas and cysts. *J Endod.* 1989;15:369–372.
297. Nair PNR. Non-microbial etiology: foreign body reaction maintaining post-treatment apical periodontitis. *Endod Topics.* 2003;6:114–134.
298. Nair PNR. Non-microbial etiology: periapical cysts sustain post-treatment apical periodontitis. *Endod Topics.* 2003;6:96–113.
299. Torabinejad M. The role of immunological reactions in apical cyst formation and the fate of epithelial cells after root canal therapy: a theory. *Int J Oral Surg.* 1983;12:14–22.
300. Lin LM, Ricucci D, Lin J, Rosenberg PA. Nonsurgical root canal therapy of large cyst-like inflammatory periapical lesions and inflammatory apical cysts. *J Endod.* 2009;35:607–615.

第四章　炎症和免疫反应

Ashraf F. Fouad, George T. -J. Huang

牙髓病变主要由感染性病原体所致。这些病原体在牙髓和根尖周组织中引起一系列炎症和免疫学反应。本章主要叙述发生于这些组织以及其他结缔组织中的基本免疫反应，并概述其发生发展的基本机制。

免疫学在不断变化更新，在对外部和自身刺激产生反应的过程中，经常会有一些独特的分子、细胞、组织和通路的重要发现。本章不可能全面涵盖免疫学主题，只能尽量囊括关键的广为理解的免疫学相关资料。许多免疫学反应在牙髓病学文献中一直没有得到足够的重视，也不在本书讨论的范围。这包括肿瘤性改变、自身免疫反应以及先天性及出生后的基因表达异常。实际上，肿瘤性改变在牙髓中不常见的原因对于理解全身肿瘤的发病机制具有重要作用，并且可能与发展中的牙髓再生领域特别是基因治疗具有相关性。然而，考虑到这些领域的特定资料缺乏，有些资料仅属推测，目前尚不适合出现在临床教科书中。因此有关这方面的内容在本章中不予叙述，读者可参考特定教材或杂志获取相关信息。

本章将主要讲述与炎症应答相关的反应和机制，有部分内容已经在牙髓和根尖周组织中有一定程度的描述，另有一些在其他组织中被广泛认可，推测在牙髓组织中也发挥作用。本书将引用涉及这些问题的相关文献，将基本概念带给读者，主要是牙髓病学领域的临床医生和研究人员。

本章将分不同主题进行介绍，例如在免疫反应中遇到的个体细胞和分子介质。但是读者应该始终对免疫学的两个基本概念保持清醒认识。其一是将在本章中展现的通路和机制之间存在许多相互关系，各种细胞在功能上存在大量重叠。这样产生的大量的功能储备能够确保合格的强大的反应。实际上，人们普遍认为治疗各种疾病过程的主要目的是消除刺激源，提供适宜的环境，让机体通过有效的愈合机制自愈。其二是不同个体对特定刺激物的反应有很大程度的差异性。尽管某些反应的差异是相当极端的，可以用各种超敏反应来解释，但大多数的差异表现的不明显，是由全身条件和疾病，或是不同患者的个体遗传多态性所介导的。遗传多态性的概念通常是指某些炎性介质的表达、细胞活化或其他免疫反应的差异，这种变异确实可能使某些个体更容易显著地表现出疾病过程或愈合机制延迟。遗传多态性可以用特定基因的遗传组成中微小的、也许是单个核苷酸的变异来解释。因此，通常被称为单核苷酸多态性或 SNP。它已经在许多蛋白质的表达中被提及，如白细胞介素 1，它可能解释了为什么不同的患者对看似相似的刺激物的一些炎症反应有不同的临床表现和不同的治疗反应。

第一节　免疫系统的细胞

免疫系统代表了一个由细胞、组织、器官和分子介质组成的复杂系统，该系统同步作用以保证健康和防御疾病。与微生物作用的细胞，以及大量分子介质与细胞表面受体的相互作用，产生各种表型反应。本书将讨论免疫反应中主要细胞的宿主反应，以及在启动免疫反应时所起的关键作用。首先要介绍造血干细胞中免疫细胞的个体发生（图 4-1）[1-3]，然后是成熟炎症细胞及其活性，从固有免疫系统开始。

一、固有免疫系统

固有免疫系统由大量天然屏障及细胞和分子成分组成，它代表了免疫应答的早期非特异性反应。屏障是上皮或通常是外胚层或外胚层间质来源，如皮肤、口腔黏膜、结合上皮龈沟上皮以及完整的牙釉质和牙本质。这些屏障阻止微生物及其代谢产物进入相邻的结缔组织，造成疾病。龋齿、牙折或牙的先天性畸形使牙髓暴露造成屏障中断时，可引起牙髓炎症、最终坏死。一旦牙髓坏死，其空间被微生物占据，失去天然屏障，这些刺激物可进入根尖周区域，或通过根尖、侧支根管或副孔向全身扩散。实际上已经证实，生活牙髓中成牙本质细胞间结合部的复合体起到了防止微生物刺激物渗漏进入牙髓的作用[4,5]。

吞噬细胞是另一类重要的固有免疫成分，与此类似，某些非特异性蛋白质如溶菌酶或补体，或位于免疫细胞表面的模式识别受体如 Toll- 识别受体（TLRs），也属于固有免疫细胞成分。炎症与大量的血管改变有关，如血管扩张至毛细血管通透性增加，血细胞和炎症介质渗出，随之疼痛阈值降低。许多非特异性改变是由神经源性成分如神经肽所致，这些概念将在本章稍后叙述。因此固有免疫不涉及致敏作用或预刺激，对所有刺激物识别、缺乏记忆、统一反应，旨在迅速排除刺激物和降解宿主组织。

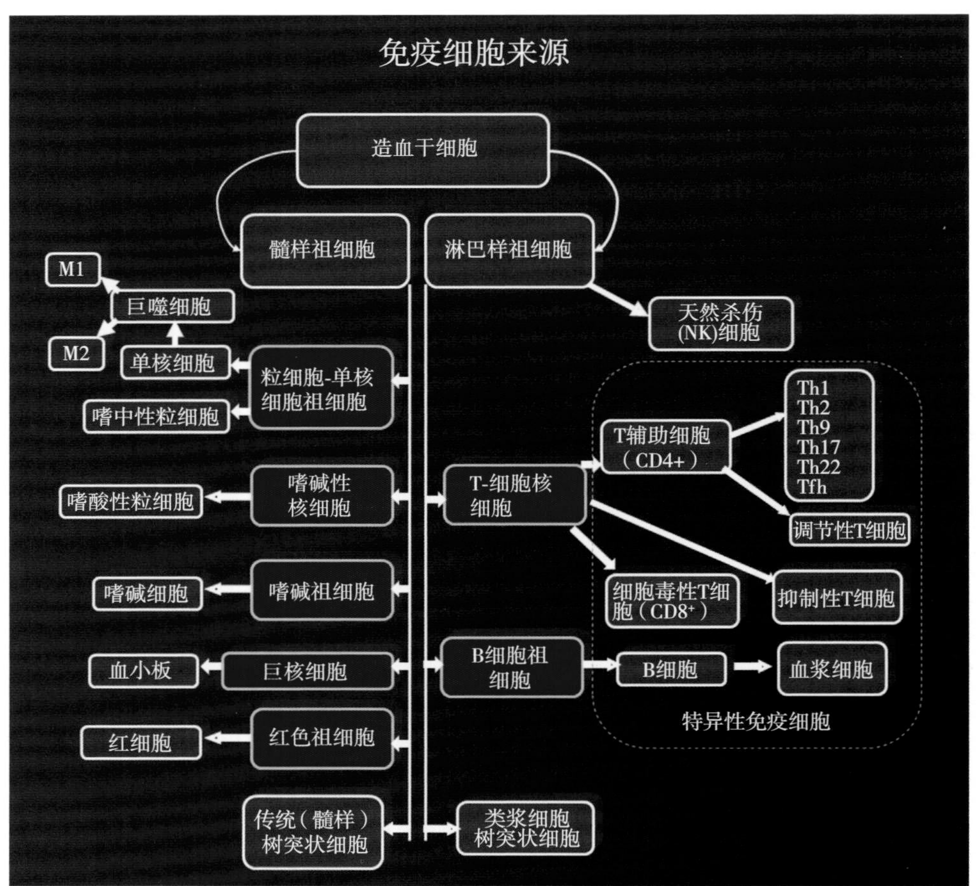

图 4-1 主要免疫细胞的造血作用
树突状细胞可能由髓样和淋巴样祖细胞发育，特异性免疫系统发育为记忆克隆细胞以使此后与类似抗原相互作用。

二、固有免疫细胞

（一）中性粒细胞

中性粒细胞又称多形核白细胞或 PMNs，是数量最大的白细胞（表 4-1），占周围血白细胞的 54%~63%，其半衰期短，通常功能时间仅为 1~2 天，若没有被招募到炎症部位，则很快凋亡。PMNs 是急性炎症时被动员对抗微生物刺激物的第一道防线（图 4-2），PMNs 利用大量防御机制排除致病源，失活其毒性产物，包括产生溶酶体酶、细胞因子、氧自由基和吞噬细胞。

表 4-1 正常血液白细胞计数

	平均毫升计数	正常范围
白细胞总数	7 400	4 500~11 000
中性粒细胞	4 400	1 800~7 700
嗜酸性粒细胞	200	0~450
嗜碱性粒细胞	40	0~200
淋巴细胞	2 500	1 000~4 800
单核细胞	300	0~800

在 PMNs 中，防御蛋白包含在两类没有酸性或碱性着色的颗粒中，其差别在嗜碱性或嗜酸性。第一种较大的颗粒属嗜苯胺蓝颗粒（溶酶体），直径 0.5μm，含有溶菌酶、髓过氧化物酶、防御素、酸性水解酶和中性水解酶例如胶原酶、弹性蛋白酶、组织蛋白酶 G 和其他蛋白酶。第二种类型是小的特异性颗粒，直径 0.2μm，含有乳铁蛋白、溶菌酶、胶原酶、纤溶酶原激活剂、组胺酶、碱性磷酸酶以及膜结合的细胞色素 b_{558}，是被粒细胞集落刺激因子（G-CSF）刺激的中性粒细胞产物。成人每天产生 >1 011 个中性粒细胞[3]，这种细胞具有丰富的糖原储存，它能在厌氧条件下利用糖酵解产生能量[6]，如在脓肿形成时。

（二）单核细胞 / 巨噬细胞

单核细胞是循环的白细胞，占血中白细胞的 4%~8%，巨噬细胞则定居于结缔组织中。一些巨噬细胞在某些组织中特别适应发挥免疫功能。这些细胞统称为单核吞噬系统成员。如肝脏中的库普弗细胞、中枢神经系统的小胶质细胞、肺中的肺泡巨噬细胞等。目前通常认为巨噬细胞和破骨细胞具有共同谱系。同样，在炎症反应时或在肉芽肿性疾病时所看到的细胞，如泡沫细胞、上皮细胞或巨细胞等，也可能具有共同谱系。

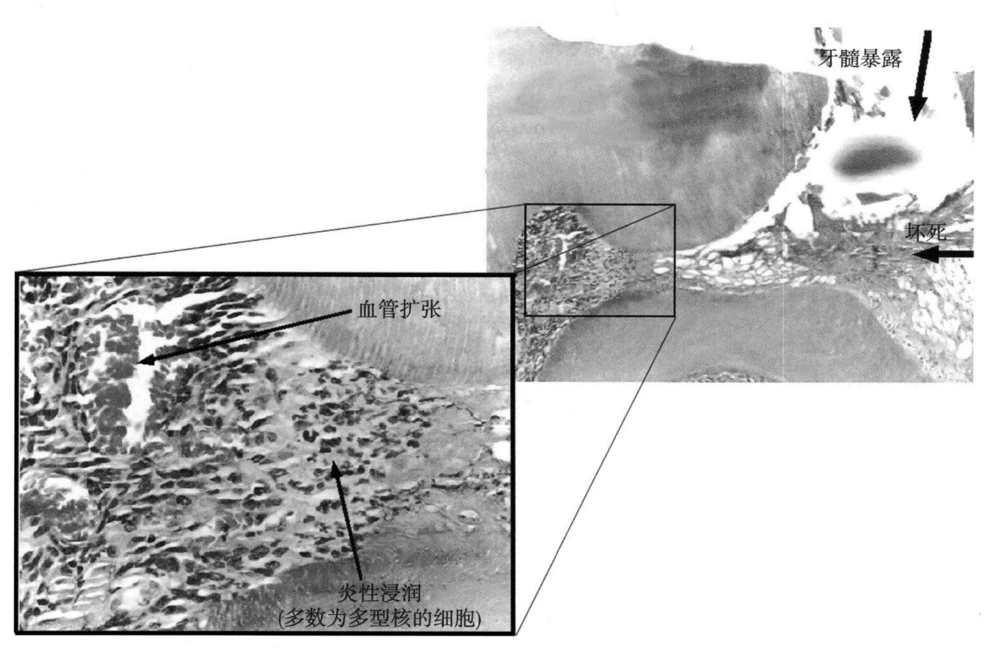

图 4-2　大鼠磨牙实验性牙髓暴露证实牙髓坏死、急性和慢性炎症、血管扩张

巨噬细胞在组织中半衰期较长，一般可达数月。巨噬细胞是主要的炎症细胞，通常在慢性炎症时动员。它们具有主要组织相容性复合物受体，有抗原提呈能力，涉及吞噬作用。它们也是促炎症细胞因子的主要产生者如 IL-1、IL-6、TNF-α 和 IL-12。

巨噬细胞可以被特异性免疫反应臂激活的 Th1 细胞或非特异性的天然杀伤细胞激活（图 4-3）。巨噬细胞分为两型，即 M1 和 M2。M1 巨噬细胞表达表面受体，称膜式识别受体（PRRs），这些受体与致病源分子模式相关（PAMPs），如革兰氏阴性菌的脂多糖（LPS），或革兰氏阳性菌的肽聚糖（PG）、脂磷壁酸（LTA）。PRRs 通常属于 TLRs，或是与寡聚化区段（NOD）样受体结合的核苷酸，并具有胞浆内成分（与 IL- 1 受体分子同源），它通过转导蛋白样骨髓分化因子 88（MyD88）和转录因子如核因子 kappa-B（NF-kB）

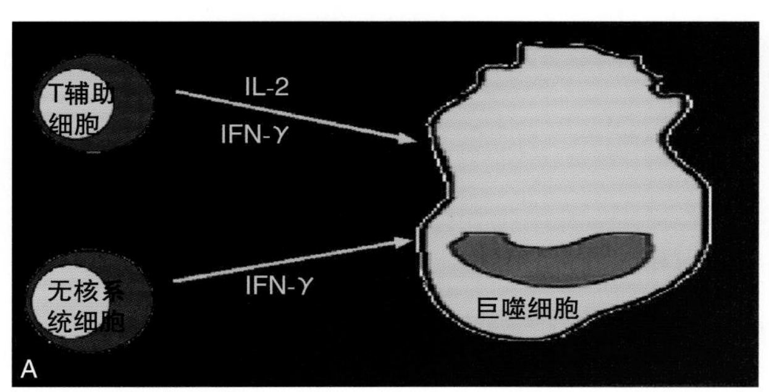

图 4-3　巨噬细胞活性和功能

A. 特异性和非特异性免疫细胞的细胞因子使细胞活化

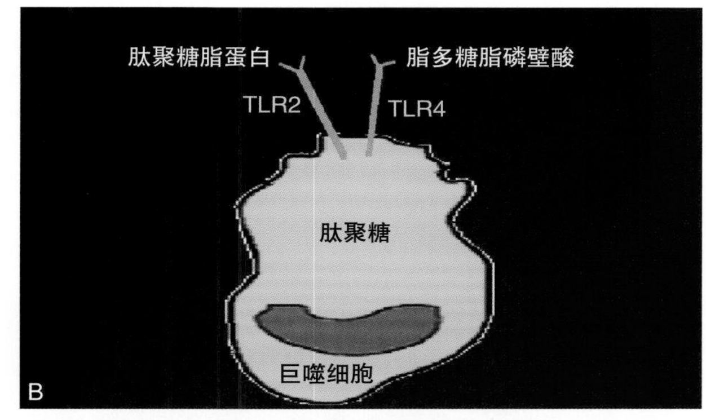

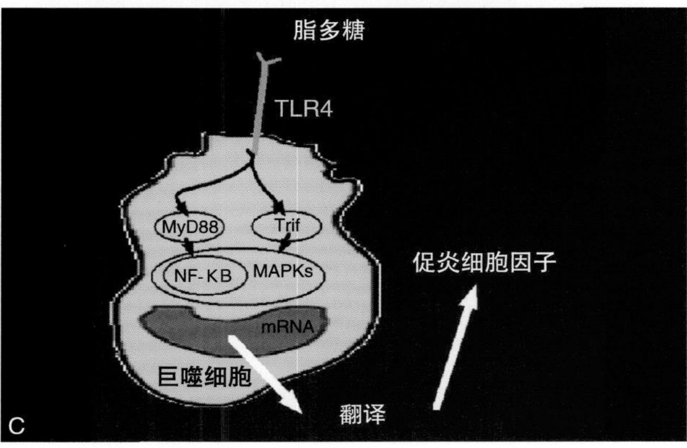

图 4-3（续）

B. S 细胞表达对微生物分子的各种模式识别受体　**C.** 通过髓样分化因子 88（MyD88）或其他介质信号传导，经核因子 Kappa-β（NF-kB）转录，以及丝裂原蛋白（MAD）激酶作用产生 mRNA 翻译和促炎细胞因子

以及其他分裂素活性蛋白（MAP）激酶传输信号。最后，信息 RNA 转移进入细胞核以产生某些促炎蛋白，如细胞因子。IL-1、IL-6 和 TNF-α，这些因子在炎症性根尖周损害中的重要性已经证实。所有的损害中都有 NF-kB[7]。最近在敲除 MyD88 基因的小鼠成功诱导了根尖周损害模型，与对照组相比基因敲除鼠的病损范围更大，具有更高的中性粒细胞和单核细胞计数，以及更多的组织降解，表明由于炎症反应下调，感染更为严重[8]。

LPS 分子具有潜在的生物学毒性，可以导致败血症性休克甚至死亡。因此，除了膜结合 TLRs 外，大量的循环分子如 CD14 可以利用，它能与血液中的 LPS 结合使其生物学活性降低。该反应由一种称为 LPS 结合蛋白的血浆蛋白（LBP）介导。也可利用 CD14 以膜结合形式至巨噬细胞表面，还可在原位与 LBP 结合，但是不像 TLR、CD14 那样具有胞浆内成分，所以没有能力启动信号转导途径产生细胞因子。M2 巨噬细胞通常被 IL-4 和 IL-13 激活，涉及组织修复和炎症反应控制[9]，近期又证实在活髓治疗后的牙髓修复过程中起作用[10,11]。

（三）吞噬作用

吞噬作用主要涉及多形核粒细胞和巨噬细胞。吞噬细胞表面能够与病原表面植物血凝素的模式分子结合，通过补体 C3b、C5b 或通过 FcγR 受体与起调理作用的抗体 Fc 段结合，该受体结合到 IgG 分子的羧基末端恒定区域（图 4-4）。这些受体包括存在于巨噬细胞和多形核白细胞中的高亲和力的 FcγR Ⅰ受体，一种低亲和力的 FcγRIIB 受体，转导 B 细胞中的抑制信号。还有一种低亲和力 dFcγRIIIA 受体，介导 NK 细胞的靶向活性。牙髓病研究文献已经证实，牙髓病治疗后的痊愈过程与 FcγR 受体基因的某些等位基因的遗传多态性有关，如 FcγR Ⅱ A 和 FcγR Ⅲ B[12]，但是不包括 FcγR Ⅲ A[13]。与病原开始结合后，调理素作用显著增强，在病原周围产生伪足，吞噬病原微生物，导致吞噬体形成。吞噬作用的最后阶段包括溶酶体酶释放进入吞噬体，降解微生物或其他外源颗粒。

吞噬体中对微生物的杀灭因一系列氧化反应而产生，这包括糖酵解、糖原酵解、和反应性氧自由基的出现（图 4-5）[14]。细胞溶酶体颗粒（如 PMNs 的嗜苯胺蓝颗粒）和吞噬体的膜融合，会导致由胞浆和膜结合的氧化酶介导的氧爆发，通过 NADPH 氧化酶的作用，产生过氧化物粒子和羟基。当这些物质足以抗菌时，PMNs 的溶酶体含有髓过氧化物酶，该酶通过卤化物的媒介作用产生次氯酸根（HClO•），在接触次氯酸钠（NaClO）时，HClO·是一种较强的氧化剂和抗菌剂，能通过卤化作用或蛋白质或脂质过氧化作用杀灭细菌。吞噬体中其他的杀灭细菌机制包括溶菌酶，可以导致覆盖在细菌表面的寡糖和防御素降解，后者能在细菌外膜上形成小孔而杀灭细菌[14]。

在孤立或个体条件下，吞噬作用对清除微生物刺激物方面是非常有效的，但通常不能清除微生物生物膜。大量微生物嵌入在微生物生物膜的多糖基质中。与牙髓病相关的由放线菌所致的根尖周感染通常是在损害中以微生物群落形式出现。

炎症细胞常围绕这些群落，并试图通过形成的吞噬体将其清除，但其结果是氧基的释放和溶酶体酶进入根尖周组织，导致组织降解。

（四）嗜酸性粒细胞

和中性粒细胞一样，嗜酸性粒细胞也是白细胞，但是它们用苏木精和伊红染色时呈红色（故得名）。它们在 PMNs

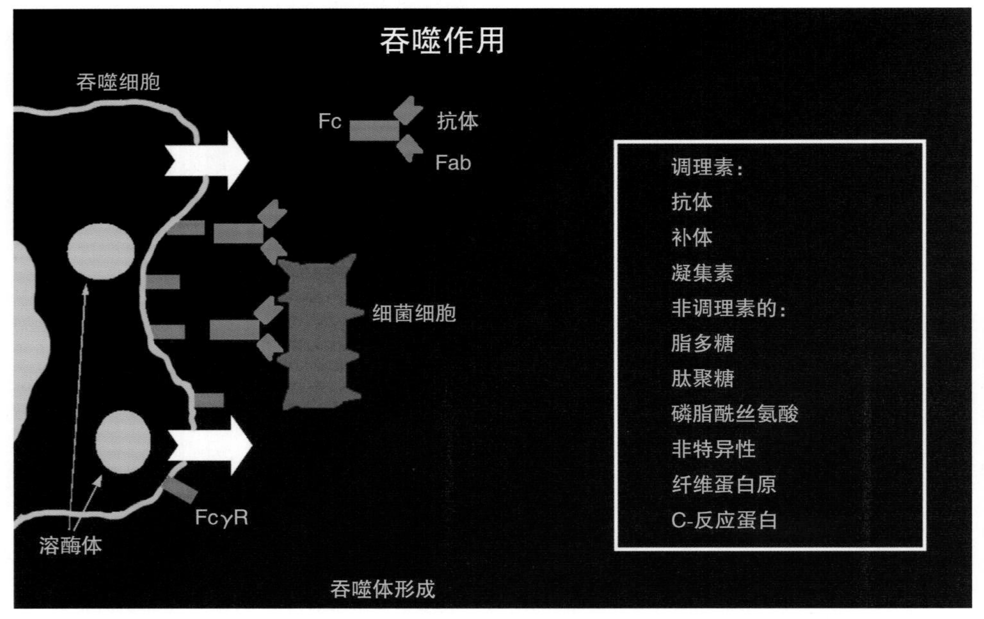

图 4-4 吞噬细胞识别受调理的细菌细胞，开始形成吞噬体（白色箭头）将其吞噬，最终，溶酶体通向吞噬体以消化材料

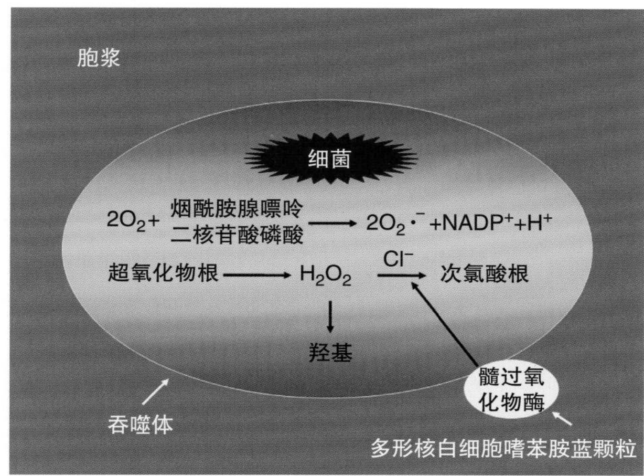

图 4-5 吞噬体中的氧爆反应造成致病源破坏

中所占比例甚少，在循环白细胞中仅占 1%~3%。嗜酸性粒细胞涉及过敏和某些寄生虫反应。他们的作用主要通过 IgE 分子低亲和力的表面受体 Fc 段来介导，称 Fc ε R Ⅱ。嗜酸性粒细胞表达一定数量的炎症和愈合介质，多数为转化生长因子（TGF）α 和 β-1[15-17]，人类根尖周囊肿中的粒细胞经证实表达 TGF-α，在囊肿和肉芽肿的 mRNA 和蛋白水平也表达 TGF-β1[18]。

（五）嗜碱性粒细胞

嗜碱性粒细胞其形态、体积和寿命上与中性粒细胞和嗜酸性粒细胞相似，但是它们更密切涉及过敏反应的介导。就这方面而言，它们具有结缔组织肥大细胞的某些特征（表 4-2）。

表 4-2 巨细胞和嗜碱细胞的比较

	巨细胞	嗜碱性粒细胞
大小	10~15μm	5~7μm
部位	结缔组织	血液
生存时间	数周或数月	数天
最终分化	无	是
颗粒成分	组胺 肝素 PAF	组胺 肝素 PAF
高亲和力 Fc ε RI	是	是

（六）肥大细胞

如表 4-1 所示，肥大细胞定居于结缔组织，通常可持续数周至数月处于休眠状态，直到被 IgE 活动刺激激活产生 1 型超敏反应，加之补体活动产生过敏毒素 C3a 和 C5a，通过肥大细胞脱颗粒作用使急性反应开始。肥大细胞脱颗粒作用产生局部（特应性）或全身（过敏性）反应。这些反应主要表现为血管扩张和支气管缩窄，由于能够引起窒息和周围循环减少而致血压急剧下降，可能威胁患者生命。这些反应由颗粒内容物释放所介导，包括组胺、花生四烯酸代谢物（特别是前列腺素：PGE2 和 PGI1，和白三烯：LTB4 和 LTD4），血小板激活因子（PAF）、嗜伊红趋化因子 A 以及其他的导致组织损伤的酶类。

（七）树突状细胞

树突状细胞是激活幼稚 T 细胞最重要的抗原提呈细胞，因此在联系固有免疫和获得性免疫方面起关键作用[3]。树突状细胞呈星形，定居于各种组织包括血液、淋巴、表皮、皮肤以及继发性淋巴器官[19]。它们对免疫细胞和分子缺乏长期黏附能力，故不涉及吞噬作用。像其他的抗原提呈细胞一样（APCs），称之为巨噬细胞、郎格罕细胞［存在于上皮中的树突状细胞（DCs）亚群］、B 细胞和上皮细胞。它们表达 MHC Ⅱ，并具有各种表型，这由其形态学、表面标记物和它们定居的组织决定。血液循环中的 DC 细胞有两个不同的来源，传统（骨髓来源）和类浆细胞来源。前者以 $CD11c^+$ 为特征，而后者缺乏 CD11c，但是有 $CD123^+$ 标记物。传统的 $CD11c^+$ DCs 细胞如巨噬细胞对细菌和病毒分子表达大量 TLRs，与此比较，浆细胞样 DCs 不表达 TLR-2 和 TLR-4，因此对细菌分子不发生反应[20]。

DC 细胞也存在于牙髓中，在成牙本质细胞层及其周围血管[21,22]、在牙周韧带[23]和根尖周损害中普遍存在[23,24]。在大鼠模型中，已经证实 CD11b（相当于人 CD11c）DCs 细胞游走到对牙本质刺激物发生反应的区域淋巴结，提呈识别的抗原给 T 细胞[25]。

（八）NK 细胞

NK 细胞与 CD4 或 CD8 淋巴细胞不同，它不需要激活，因此它属于固有免疫反应成员。在循环的单核细胞中它们占比 4%~20%，能产生干扰素 γ，因此能激活巨噬细胞产生炎症性细胞因子，而不需要激活 T 淋巴细胞。NK 细胞对杀灭受病毒感染的宿主细胞或其他细胞内微生物特别有效。

（九）成牙本质细胞与固有免疫

当牙釉质和牙本质破损后，成牙本质细胞是外源性抗原遭遇的第一道防线，这类似于防御体系的上皮细胞的概念。上皮细胞作为固有免疫的组成部分，能够产生炎症细胞因子，并表达抗菌肽 β 防御素[26,27]。已经观察到人成牙本质细胞表达趋化因子如 IL-8 和 CCL20、趋化因子受体 CCR6 以及抗菌肽 β 防御素 1、2 和 3[28-31]。成牙本质细胞表达 TLR 包括 TLR2 和 TLR4 以及病毒识别 TRL3、7、8 和 9[30,32-34]，表明在牙髓固有免疫中成牙本质细胞起到重要作用。

三、适应性免疫细胞

适应性免疫涉及特异性受体分子的发育，这些受体分子是通过淋巴细胞识别并与外源性和自身抗原结合而产生。T 细胞的特异性受体分子称 T 细胞抗原受体 TCRs，在 B 细胞则称为 B 细胞抗原受体 BCRs 或称之为免疫球蛋白。T细胞的TCR,通过MHC分子及其他相关分子一起与提呈的抗原作用,而B细胞的BCRs则以一种分泌形式,通常称作抗体,直接与抗原作用。TCR和BCR的可变区段在基因水平通过V(D)J片段重组而重新排列,估计重组后的差异,TCR为~10^{18},BCR为~10^{14},产生完全不同的个性化T细胞和B细胞克隆[3,35]。

(一)固有淋巴样细胞

作为对感染反应的表面屏障,固有淋巴样细胞(ILCs)不仅在淋巴样组织的发育和启动炎症方面起重要作用,它们在整个免疫反应期间,特别是由固有免疫转化为适应性免疫到慢性炎症过程中起综合作用。ILC家族包括三组,每一组均表达一些细胞因子。ILC1s,IFN-γ,ILC2s,IL-5、IL9和IL13以及ILC3s,IL-22和/或IL17,ILC2s在启动Ⅱ型免疫反应(Th2)过程中是重要的生长因子。而其他的ILC家族成员在Ⅰ型免疫(Th1)和由Th17细胞介导的免疫和疾病过程中起作用。在对抗微生物、自身免疫性疾病和过敏性疾病中共同起保护性免疫作用[36]。

(二)T细胞

在正常牙髓中发现有T细胞,约占牙髓中$CD45^+$T细胞的30%[37,38],在适应性免疫中发挥重要作用,其发育经历了较为复杂的过程。其前体T细胞来源于骨髓造血干细胞,游走至胸腺,发育成熟,在不同阶段表达不同的细胞表面标记物(CD44、CD3、CD4、CD8和CD25)并通过阳性和阴性选择过程分泌。约有97%的T细胞凋亡,仅有少量成熟的T细胞输送到周围组织。在阳性选择期间,承载TCRs的双重阳性$CD4^+CD8^+$T细胞能够与自身肽起作用:自身MHC在胸腺上皮细胞凋亡中被救赎。在阴性选择方面,$CD4^+CD8^+$T细胞识别自身肽:自身MHC通过凋亡而被彻底清除。阳性选择保证了成熟T细胞在自身MHC分子提呈抗原背景下识别外来抗原,而阴性选择清除了潜在自身反应性T细胞克隆。在离开胸腺之前,这些细胞变成CD4或者CD8单一阳性,同时携带其他表面标记物如CD25。然后这些幼稚的T细胞返回到淋巴系统和血液之间,直到遇见抗原提呈细胞提呈的外来抗原。

TCR和抗原肽之间的相互作用:MHC和共刺激CD28以及B7激活的T细胞转导途径之间,引导T细胞生长因子IL-2及其受体合成及T细胞克隆扩张和增殖。其结果是T细胞分化为防卫性效应T细胞,有些变成记忆性T细胞;有一些根据它们的功能分类为T细胞亚群。其中一些能够通过其细胞表面标记物、细胞因子或者转录因子来鉴定。四种主要亚群是:辅助性T细胞、调节性T细胞(Treg)、抑制性T细胞和细胞毒性(cytolytic)T细胞。

1. 辅助性T细胞 幼稚的CD4 T细胞在抗原刺激下增殖和分化为Th1、Th2、Th9、Th17、Th22、T滤泡样辅助细胞和调节性T细胞的不同亚群[39]。Th0,其后提交到Th1和Th2细胞。传统的(髓样)DCs诱导辅助性T(Th)细胞1型反应,类浆细胞DCs选择性诱导Th2反应。每个亚群都有不同的功能和细胞因子分布(表4-3)。A Th1特异性T box转录因子,T-bet,抑制早期Th2细胞因子产物,并通过上调IFN-γ基因转录和IL-12Rb2链表达而诱导Th1T细胞的发育。Th2的分化取决于转录因子STAT6、c-maf、和GATA-3[40]的产物,Th1细胞主要产生IL-2、IFN-γ、激活巨噬细胞并诱导B细胞产生调理性抗体。Th2细胞产生IL-4、IL-5、IL-10和-13,激活B细胞使其中和抗体、对巨噬细胞有各种效果。总之,Th1和Th2具有相互调节的作用[40]。

(1)Th9细胞:Th9细胞是最近新发现的辅助性T

表4-3 T细胞亚群

亚型	主要CD	关键细胞因子	转录因子	主要功能
Th0	CD4			分化
Th1	CD4	IFN-γ, IL-2	T-bet	促炎
Th2	CD4	IL-4, 5, 10, 13	GATA-3	抗炎
Th9	CD4	IL-9	PU.1, IRF4	过敏反应
Th17	CD4	IL-17	PORC2	促炎
Th22	CD4	IL-22		促进痊愈
Tfh	CD4	IL-21	Bcl-6, c-Maf	助B细胞
Tr	CD4, CD25	IL-10	Foxp3	抗炎
Tr1	CD4, CD25	TGF, IL-10		抗炎
Th3	CD4, CD25	TGF		抗炎
Ts	CD8			抗炎
Tc	CD8			杀灭被病毒感染的细胞

细胞亚群，与Th9细胞匹配的细胞因子是IL-9（没有IL-4）[41]，Th9细胞与Th2细胞密切相关，它们在Th2分化的早期阶段共同表达IL-4和IL-9，IL-4是Th9产生的关键信号[41]。Th9细胞在过敏性肺部炎症和某些自身免疫疾病中起作用[41]。

（2）Th17和Th22细胞：Th17和Th22细胞是两个新发现的Th细胞亚群，它们与免疫反应和组织炎症相关。IL17-A、IL17-F和IL-22分别是它们的原型细胞因子[39]。在疾病组织中Th17细胞与Th1密切相关，并可能直接由幼稚$CD4^+$T细胞衍生而来[42-44]。Th17产生IL-17，其发育由IL-23诱导，IL23也刺激Th1产生IL-17-a的细胞因子，它们与自身免疫性疾病和炎症性疾病包括类风湿关节炎和红斑狼疮相关。Th22细胞以产生高水平IL-22为特征。作为IL-10家族成员，IL22与IL-10有22.8%的相似性[39]，虽然这两种细胞因子都在对抗胞外细菌中起作用，但是IL-17是增加炎症反应，而IL-22是在痊愈和再生过程中发挥作用[39]。

（3）滤泡性辅助性T细胞：滤泡性辅助性T细胞（Tfh）的产生与其他的$CD4^+$T细胞系（Th1、Th2、Th17和调节性T细胞）要求一样的细胞通路，滤泡性辅助性T细胞表达效应分子的独特组合，包括高水平的表面受体ICOS、CD40配　体（CD40L）、OX40、PD-1、BTLA和CD84、细胞因子IL-21、细胞质适应蛋白SLAM相关蛋白（SAP）以及转录因子Bcl-6和c-Maf。这些分子在促进B细胞和/或$CD4^+$T细胞的激活、分化和生存方面起关键作用[45]。

2. 调节性T细胞　调节性T细胞具有细胞表面标记物CD4和CD25，因此通常称它们为$CD4^+CD25^+$调节性T细胞。它们在介导免疫抑制和维持耐受性方面起主要作用，这些T细胞克隆可能与自身抗原起反应，但是不能通过胸腺中的阴性选择排除，考虑是周围组织中的调节性T细胞被抑制所致。因此调节性T细胞功能的异常调节可能导致自身免疫性疾病，有一些调节性T细胞是基于其来源、作用与功能的机制区分亚型的。

（1）天然发生的调节性T细胞（Tr）：天然发生的$CD4^+CD25^+$调节性T细胞于胸腺产生并在血液和周围淋巴组织中定居，它们也可通过周围组织中抗原的诱导产生。人类天然发生的调节性T细胞以细胞接触-依赖方式或通过抗原提呈细胞作用有效抑制增殖和效应功能[46,47]。转录因子FoxP3对发育和标记具有重要性。人类Tr细胞基于整合素不同表达基础上的功能差异可进一步分为2个亚型。α4β7整合素表达的Tr细胞重新诱导IL-10分化产生Tr1细胞；α4β1表达的Tr细胞诱导TGF-β分化产生Th3细胞。Th17（促炎）与Foxp3+调节性T细胞的比例在根尖周炎症初期增加，而在后期下降，表明这两群细胞在调节根尖周炎症方面具有重要性[48]。此外，发现Foxp3基因启动子基因甲基化（表观遗传变化与基因序列无关）与人的根尖周损害活性下降有关[49]。

（2）Tr1细胞：Tr1细胞（$CD4^+$1型调节性T细胞）需要在IL-10存在的条件下，遭遇耐受原性DC细胞提呈抗原后出现。Tr1细胞本身产生高水平的IL-10，并介导IL-10对T细胞反应的依赖性抑制。相反，Tr细胞不产生IL-10。界定的Tre1表型一般仅单一局限于产生IL-10细胞因子的基础上，但是没有IL-4，它们表达变量的CD25。在离体和活体条件下，Tr1细胞调节幼稚和记忆性T细胞反应并且能抑制Th1和Th2细胞介导的病理过程。Tr1细胞克隆通过B细胞抑制免疫球蛋白的产生。Tr1细胞的重要作用是控制对周围组织中外来抗原的反应而维持自稳功能[47]。

（3）Th3细胞：被称为辅助性T细胞，但是由于其功能非常接近于Tr1细胞，故还是应将其归组于Tr细胞。它们属于$CD4^+$T细胞，能产生TGF-β。与Tr1细胞类似，这些T细胞通常在周围组织通过肠系膜淋巴结中的口腔抗原诱导产生，它们表达变量的CD25并产生TGF-β和不同量的IL-4和IL-10，它们也抑制Th1和Th2介导的适应性免疫反应。推测Tr1和Th3细胞来源于相同群体并代表调节性T细胞（Tregs），因为它们表型相同，通常通过释放IL-10和/或TGF-β介导其抑制活性（图4-6）[50,51]。

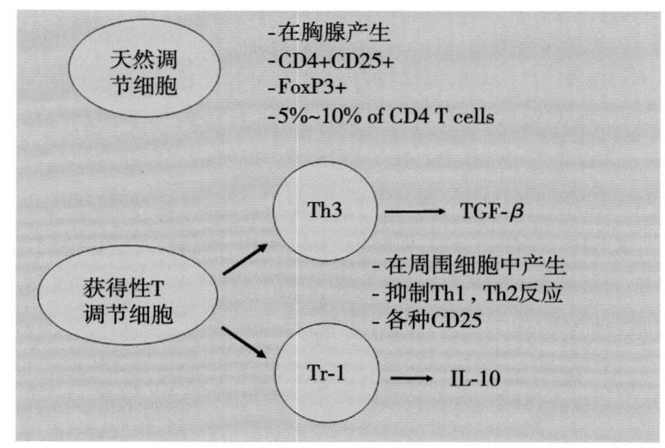

图4-6　调节性T淋巴细胞

3. 抑制性T细胞（$CD8^+$抑制性T细胞或Ts）关于$CD8^+$抑制性T细胞的认知存在一些争议。因为$CD8^+$T细胞有不同的亚型，一种假设认为$CD8^+$T细胞就是细胞毒性T淋巴细胞（CTLs），因为$CD8^+$Ts和CTLs都是在免疫抑制活性和耐受性维持方面发挥作用。有证据提示$CD8^+$Ts和$CD8^+$CTLs代表了不同的$CD8^+$T细胞亚群，人$CD8^+CD28^-$T细胞也被认为是另一类Ts细胞亚型，这些细胞是MHC Ⅰ型限制性$CD8^+CD28^-$T细胞，它们以接触依赖性方式对APCs起作用，致使Th细胞具有耐受原性。它们通过阻断APC细胞的激活、阻止共刺激分子的上调来抑制Th细胞增殖。$CD8^+CD28^-$Treg能够阻止APCs表面的共刺激分子如CD80,CD86,CD54和CD58的上调,抑制功能不能利用抗IL-4,IL-10,TGF-β和CTLA-4的中和抗体而废除。与抑制共刺激分子相反,$CD8^+$ $CD28^+$ Treg已经证实能上调位于DCs细胞上的抑制性免疫球蛋白样转录3(ILT3)和ILT4受体。总而言之,这些结果提示,$CD8^+$ $CD28^-$ Tregs通过与DCs细胞直接作用和增加这些细胞的耐受源性达到抑制免疫系统的效果[52]。

4. 细胞毒性Ts细胞 细胞毒性Ts细胞($CD8^+$Ts细胞毒性或Tc)是一种T细胞的亚型,它们能杀灭表达MHC相关肽抗原的靶向细胞,也称为细胞毒性T淋巴细胞(CTLs)。大多数细胞毒性T细胞表达CD8,识别因细胞溶解而降解的抗原,并表达靶向细胞的MHC Ⅰ型分子,由缺失细胞溶解功能的前细胞毒性T细胞(Tc)发育而来。前Tc由功能性Tc分化需要两种不同的信号。一种是对靶向细胞抗原的特异性识别,另一种可能是由专业性APCs细胞表达的共刺激酶或者辅助性T细胞产生的细胞因子提供。Tc获得特异性膜结合的胞浆颗粒包括膜孔形成蛋白,称穿孔素(蛋白)或细胞溶素,即颗粒酶。Tc也表达FasL,它能发出产生凋亡信号给表达Fas蛋白的靶向细胞,靶向细胞的杀灭要求细胞接触且对抗原具有特异性,即杀灭承载着相同MHC Ⅰ型识别相关抗原的靶向细胞并由前Tc分化而触发[3,35]。

(三)B细胞

在正常牙髓中很少发现B细胞[37],它们在适应性免疫中的作用主要依赖抗体产生,由此构成体液免疫反应。B细胞的出现和发育起源于骨髓。先驱B细胞在此重新排列其免疫球蛋白的基因,变成未成熟的B细胞,培育此细胞表面IgM形式的抗原受体(BCRs),在Ig基因重排之前共生的B细胞系发生。这种共生物由Pax5转录因子的表达识别,骨髓基质细胞与前驱B细胞相互作用为B细胞发育提供重要的信号和生长因子(即IL-7)。

重链和轻链基因的产生和序列重排指令阳性选择B细胞存活,那些不能重排免疫球蛋白基因片段以形成功能性重链和轻链对的细胞将会丢失。V(D)J基因重组同时在重链和轻链(κ和λ)发生。重组酶系统是由重组活性基因1和2(RAG-1,RAG-2)、末端脱氧核苷酸转移酶(TdT)、DNA连接酶Ⅳ、Ku蛋白和XRCC4等多种酶组成的酶复合物,对于重组过程至关重要,该重组酶系统也用于TCR重组。

与T细胞相似,B细胞也经历了阴性选择。表达BCRs、能识别自身细胞表面分子的发育中的B细胞,通过凋亡被排除。结合可溶性自身抗原的未成熟的B细胞对抗原无能失去反应性。只有不能与自身抗原起作用的那些B细胞可以正常成熟,并进入到周围淋巴组织,在其表面承载IgM和IgD。共表达IgM/IgD成熟的B细胞通过遭遇抗原后的同源重组过程进行同型转换,重排的V(D)J基因片段与下游的C区基因(γ,ε或α)重组,阻止DNA序列的删除。从而导致除IgM外的抗体,如IgG、IgE和IgA的产生,除同源转换外,激活的B细胞经受在V区段基因的体细胞突变导致抗体的亲和性成熟,以及V(D)J RNA替代性拼接到膜,或分泌Ig mRNA。当B细胞最终分化为浆细胞时则有大量抗体分泌。

(四)B-调节性细胞(Breg)

特异性调节性细胞B细胞亚群也存在,它们将下调适应性和固有免疫、炎症和自身免疫[53]。这些罕见的促特异性的调节性B细胞亚群产生IL-10,如B10细胞,能下调免疫反应和炎症性疾病。无表型的转录因子或种系标示物与B10细胞不同,其功能界定,能通过表达IL-10而计数[53]。

四、MHC和抗原提呈细胞

APCs细胞多步骤抗原处理途径涉及细胞表面抗原的产生:MHC。各种亚细胞途径产生Ⅰ类和Ⅱ类肽复合物。

(一)Ⅰ类MHC和$CD8^+$ T细胞

Ⅰ类MHC分子由α链(重链)和β链(β2微球蛋白仅位于细胞外)构成。几乎所有细胞都表达Ⅰ型MHC,显示肽抗原呈递给$CD8^+$ TCRs。内在合成的外源性蛋白(即病毒蛋白)或肿瘤蛋白中的突变基因产物经细胞溶质中的蛋白体酶降解为多肽,并经抗原加工相关转运体(TAP)多肽转运至内质网(ER),在内质网中结合至组装的Ⅰ类MHC。这种肽(MHC)被转运至细胞表面。$CD8^+$T细胞(多数为CTLs)识别与Ⅰ类MHC相关的肽抗原[3,35]。

涉及肽抗原之间相互作用的分子:Ⅰ类MHC和TCR包括CD8,CD3/ζ,CD2,CD28和LFA-1(在T细胞)以及ICAM-1、LFA-3和在APC的B7-1/B7-2(图4-7)。

(二)Ⅱ类MHC和$CD8^+$ T细胞

Ⅱ类MHC分子由两种相关的非共价多肽链-α和β链组成,两种多肽链均具有与肽结合的免疫球蛋白样、横跨膜和细胞质的区段。它们与Ⅰ类MHC不同,仅有有限的细胞组正常表达Ⅱ类MHC,它们是APCs:①DCs;②巨噬细胞;③B细胞;④血管内皮细胞;⑤上皮细胞。前三组是专职APCs,后2组是非专职性APCs,通过IFN-γ表达Ⅱ类MHC而诱导。

DCs和巨噬细胞吞噬抗原,而B细胞利用膜的免疫球蛋白与之结合并使抗原内在化,其他的非专职性APCs胞饮抗原进入胞浆进行抗原加工。这些内在化的抗原位于核内体,在此处抗原被降解并进一步被溶酶体加工处理。处理后的抗原变成小分子多肽,其中一些长度为10~30个氨基酸长度的小分子多肽,能够结合到新合成的位于细胞内表面中的Ⅱ类MHC分子,这种Ⅱ类MHC被转运到细胞表面后呈递给$CD4^+$ T细胞和TCRs(图4-7)[3,35]。

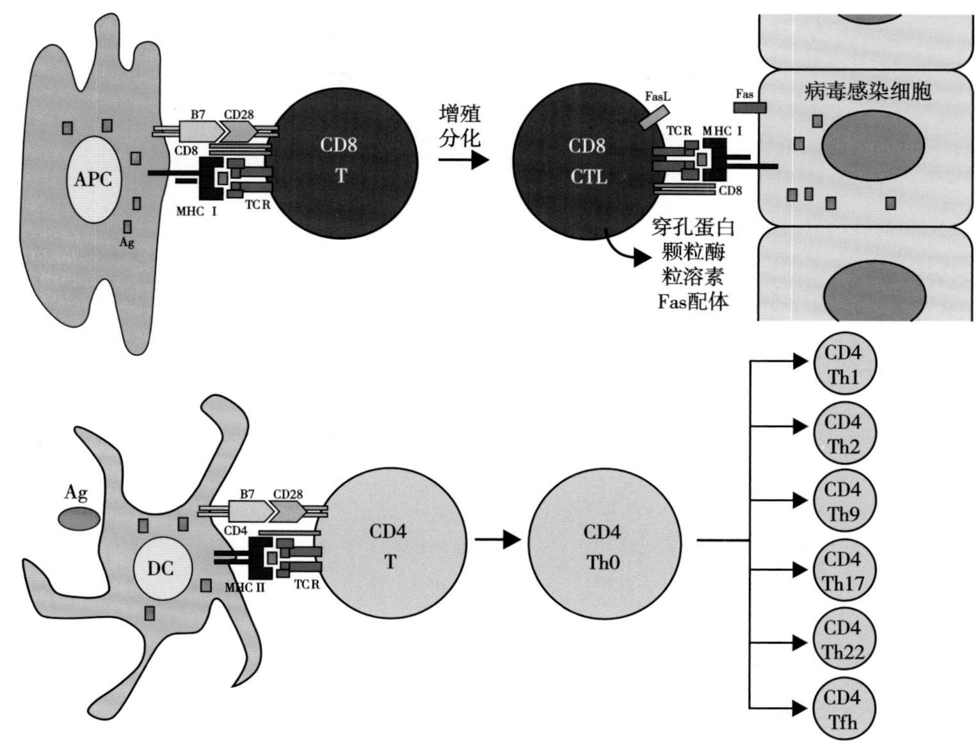

图 4-7　涉及 APCs 和 CD4/CD8 T 淋巴细胞相互作用的细胞和分子

第二节　促炎症反应的分子介质

趋化因子是一组约有 50 个具有趋化作用的细胞因子，有两个主要类型：

第一种类型为 CC 趋化因子，包括巨噬细胞 / 单核细胞趋化因子蛋白（MCP-1-4）；巨噬细胞炎症蛋白（MIP）-1α、MIP-1β、嗜酸细胞活化趋化因子、RANTES。

第二种类型为 CXC 趋化因子，包括 IFN 可诱导蛋白 10（IP-10）；单核因子可诱导 IFN-γ（MIG）；IL-8/CXCL8。这些趋化因子最近已重新命名，包括 CXCL1-16，XCL1、XCL2，CX3CL1，CCL1-28。表 4-4 包含通常研究的趋化因子名称。

趋化因子主要涉及固有免疫系统的细胞向炎症反应部位的运输与归巢，或淋巴器官发育和血管生成[6]。它们也可能涉及组织再生部位干细胞的招募和牙髓再生[54]，详见二十九章。IL-8（CXCL8）是首先被识别且研究最多的趋化因子，在牙髓疾病中也被研究最多[28, 55-58]。关于表达趋化因子受体以及对各种趋化因子有受体特异性的细胞存在冗余。即一个趋化因子可以对应数个细胞和受体（表 4-5）。

一、黏附分子

有各种类型的黏附分子在炎症过程中表达，黏附分子在拦截毛细血管内高速运行的炎症细胞时起关键作用，通过趋化因子的功能将其引向炎症部位。该过程逐步生成，开始细胞移动缓慢，在上皮细胞壁滚动，然后与上皮细胞结合。最终，通过渗出，它们迁移到炎症区域。通过选择素介导，白细胞循环变缓慢，然后由整合素和 Ig 超家族蛋白介质细胞与内皮细胞结合，这些黏附因子的表达由大量炎症介导物所介导，大多数是 IL-1 和 TNF-α。

二、血小板激活因子（PAF）

PAF 是一组无所不在的因子，由许多不同的细胞所分泌，在大量的免疫机制中发挥作用，由血小板、嗜碱细胞、单核细胞、巨噬细胞、PMNs 和内皮细胞所分泌。它主要涉及白细胞对内皮细胞的黏附，前列腺素，血栓素以及趋化性产生。在低剂量时 PAF 可能导致血管扩张，但是在常规剂量时涉及血管收缩。

三、浆细胞蛋白酶

免疫反应期间有大量的酶促变化发生，能去除抗原或外源性材料，杀灭微生物细胞、控制出血以及开启和促进刺激物排除后的痊愈过程。这些酶促过程受到严格调节，因此对刺激物的反应是呈比例的，但是它们经常会产生副作用，导致宿主组织分解，常伴有炎症反应。在这些反应中涉及的主要途径将陈述如后。这些途径和主要介质的相互作用见图 4-8。

表 4-4 常见趋化因子及其受体[59,60]

趋化因子	另外称谓	细胞趋化作用	受体
CXCL8	IL-8	中性粒细胞	CXCR1，CXCR2
CXCL9	Mig	T 细胞，NK 细胞	CXCR3-A，CXCR3-B
CXCL10	IP-10	T 细胞，NK 细胞	CXCR3-A，CXCR3-B
CXCL1	GROα	中性粒细胞	CXCR1
CXCL2	GROβ	中性粒细胞	CXCR2
CX3CL1	重组人膜结合型趋化因子	T 细胞，NK 细胞，单核细胞	CX3CR1
CXCL12	SDF-1αβ	混合白细胞，HIV 共同受体	CXCR4
CCL1	I-309	单核细胞，内皮细胞	CCR8
CCL2	MCP-1/MCAF	T，NK，DC，单核细胞，嗜碱细胞	CCR2
CCL3	MIP-1α	T，NK，DC，单核细胞，嗜碱细胞	CCR1，CCR5
CCL4	MIP-1β	T，NK，DC，单核细胞	CCR5
CCL5	RANTES	T，NK，DC，单核细胞，嗜酸性粒细胞，嗜碱性粒细胞	CCR1，CCR3，CCR5
CCL7	MCP-3	T，NK，DC，单核细胞，嗜酸性粒细胞，嗜碱性粒细胞	CCR1，CCR2，CCR3
CCL8	MCP-2	T，NK，DC，单核细胞，嗜碱性粒细胞	CCR3
CCL11	Eotaxin-1	T，DC，嗜酸性粒细胞，嗜碱性粒细胞	CCR3
CCL13	MCP-4	T，NK，DC，单核细胞，嗜酸性粒细胞，嗜碱性粒细胞	CCR2，CCR3
CCL20	MIP-3α	Th17，DC	CCR6
CCL24	Eotaxin-2	T，DC，嗜酸性粒细胞，嗜碱性粒细胞	CCR3
CCL26	Eotaxin-3	T	CCR3

表 4-5 重要的黏附因子的分布和配体

黏附因子	组织分布	配体
P- 选择素（CD62P）	活化内皮和血小板	抗蛋白路易斯抗原 x；中性粒细胞，单核细胞，T 细胞
E- 选择素（CD62E）	活化内皮	抗蛋白路易斯抗原 x；中性粒细胞，单核细胞，T 细胞
L- 选择素（CD62L）	中性粒细胞，单细胞，T 细胞，B 细胞	抗蛋白路易斯抗原 x；中性粒细胞，单核细胞，T 细胞
α_L：β_2（LFA-1，CD11a/CD18）	单核细胞，T 细胞，巨噬细胞，中性粒细胞，树突状细胞	ICAMs
α_M：β_2（Mac-1，CD11b/CD18）	中性粒细胞，单核细胞，巨噬细胞	ICAM-1，IC3b，纤维蛋白原
α_x：β_2（CR4.P150-95，CD11c/CD18）	树突细胞，巨噬细胞，中性粒细胞	IC3b
α_5：β_1（VLA-1，CD49d/CD29）	单核细胞，巨噬细胞	纤维蛋白原
VLA-4（CD49aCd29）	单核细胞，T 细胞	VCAM-1（CD106）
ICAM-1（CD54）	活化内皮细胞	LFA-1，Mac-1
CDAM-2（CD102）	静止内皮细胞，树突状细胞	LFA-1
VCAM（CD106）	活化内皮细胞	VLA-4
PECAM（CD31）	活化白细胞，内皮细胞 - 细胞结合	CD31

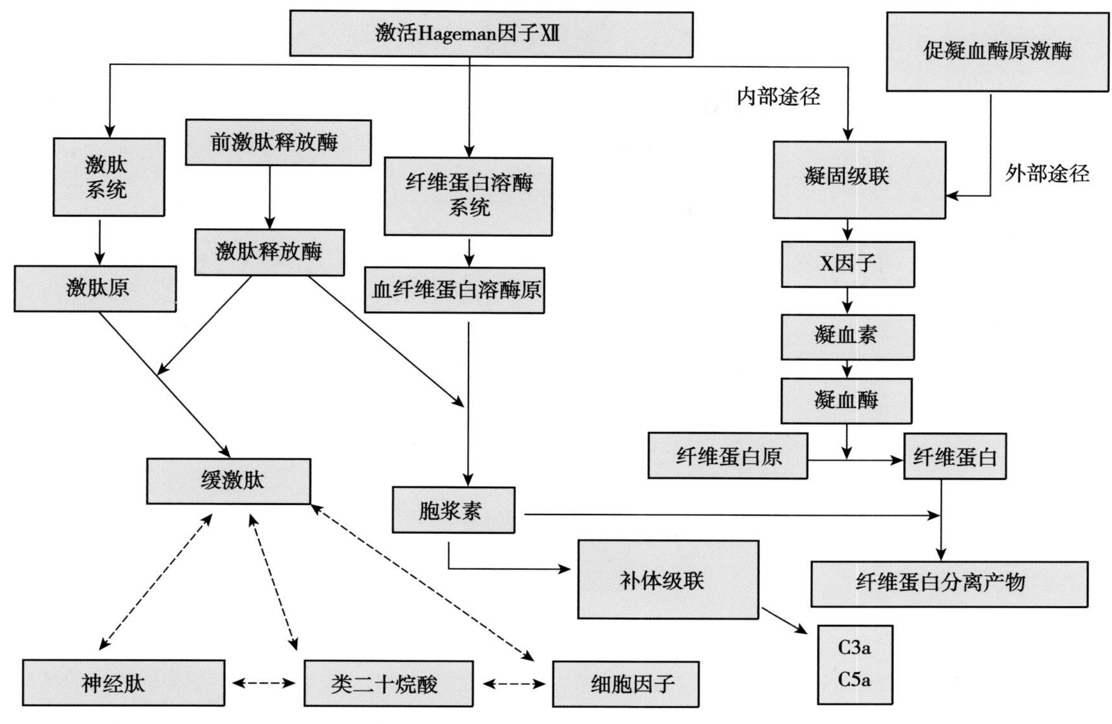

图 4-8 炎症反应期间激活各种途径模式图，虚线表明协同或共刺激功能

（一）激肽系统——缓激肽

如图 4-8 所示，激活的 Hageman 因子导致激肽原形成激肽，该反应由激肽释放酶介导。最重要的激肽是缓激肽。这种蛋白导致血管扩张，血浆蛋白渗出，痛阈降低[61]。缓激肽通过结合两种受体，B1 和 B2 生成其作用。B1 主要是与慢性疼痛症候群相关，而 B2 在结构上存在于组织中，在急性疼痛状态下过度表达[62]，包括牙髓疾病[63]。缓激肽能与神经肽、凝血酶和其他因素发挥协同作用，以增加类二十烷酸如 PGE2 以及细胞因子如 IL-1 和 TNF-α 的产生[64-67]。缓激肽一旦释放，其水平受到大量激肽酶控制，对疼痛的影响受到内源性镇静剂和类固醇控制。非甾体抗炎药已被证实能降低缓激肽水平[68]。性激素如雌激素能增强女性宿主周围神经中缓激肽的活性[69]。

（二）凝血级联和纤维蛋白溶解系统

组织损伤和严重的炎症经常产生肉眼可见和微观出血，因此痊愈的基本机制之一是凝血级联。传统上凝血级联可分为固有途径和外在途径（图 4-8），这是由于固有途径可以在促凝血酶原激酶缺乏条件下通过 Hageman 因子在离体情况下发生。但是有许多途径之间的相互作用，其区别并不十分严格[14]。虽然有一系列内部作用的酶类激活，但是 Hageman 因子 / 促凝血酶原激酶产生 X 因子形成，这就能使凝血酶原形成凝血酶。凝血酶（活化因子Ⅱ）具有大量的关键功能，包括对各种其他因子如Ⅷ和Ⅴ因子的正反馈活化，但本质上是由可溶性纤维蛋白原形成不溶性纤维蛋白凝块。为了抑制凝块的体积，阻止弥散性凝固，溶解纤维蛋白的系统被激活并产生血纤维蛋白溶酶。

（三）补体系统

补体系统由多达 45 种的蛋白序列构成，在免疫过程中起关键作用（图 4-9）。补体通过三个主要途径之一激活。经典途径涉及抗原抗体反应并使 C1 激活，形成称为 C3 转化酶的分子。一些微生物细胞壁分子如 LPS 或抗原抗体复合物能够激活替代途径，此途径中 C3 通过因子 B 和 D 的共同酶作用和一种称为裂解素的蛋白使另一种不同结构的 C3 逆转录酶形成。植物血凝素途径由结合有甘露糖的凝集素（MBL）激活，后者与无花果油 1、2 或 3 一起形成无花果相关的丝氨酸蛋白酶（MASPs）。胶原凝集素也可激活植物血凝素途径[70]。无论何种途径，C3 转化酶介导由 C3 形成 C3b，C3a 是副产物。与 C5 转化酶一起，C3b 激活 C5 为 C5b。C5a 为其副产物。C5b 与 C6、C7、C8 和 C9 联合形成膜攻击复合物。该复合物通过细菌细胞膜的小孔造成细胞死亡。补体分子也起到吞噬过程中调理素的作用。如前所述，C3a 和 C5a 被称为过敏毒素，因为它们导致肥大细胞脱颗粒，释放组织胺，从而引起血管扩张和血管通透性增加。C5a 激活中性粒细胞和单核细胞中的花生四烯酸的脂氧合酶途径，并且本身是这些细胞的潜在趋化剂。

最近已发现某些微生物毒力因子利用补体级联促进炎症，该过程创造了有利于有害微生物形成的环境，如有牙周致病特征的微生物[70]。例如牙龈卟啉菌产生蛋白溶酶毒力因子被称为牙龈蛋白酶，起到 C5aR 的激动剂作用（C5a 的受体）[71]。小剂量牙龈蛋白酶激活补体并产生炎症过程，该过程对有害微生物增殖有益。此外，在两种不同的动物模型中证实，C3 参与诱导具有骨丧失特征的牙周疾病[72]。

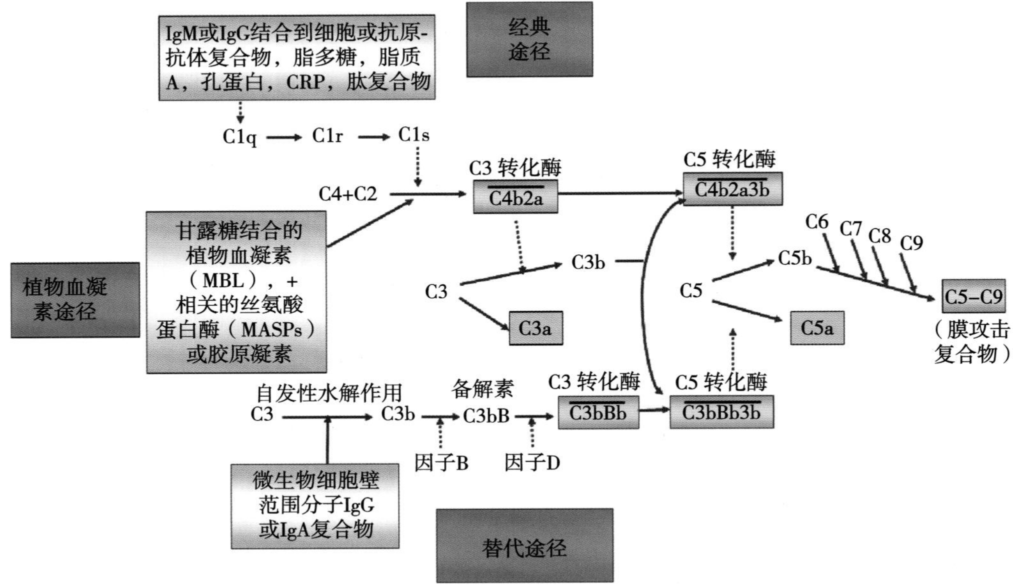

图 4-9 补体级联

（四）基质金属蛋白酶（Matrix metalloproteinases，MMPs）

MMPs是一些肽链内切酶（表4-6），负责结构发育期间的组织重塑和炎症、肿瘤、龋齿等病理状态下的组织分解。除软组织外，它们还存在于牙本质中，在酸蚀过程中，MMPs的释放可能降解胶原基质，随时间推移，会进一步降低对修复材料的粘接。偶尔一些酶，如胶原酶，可能来源于微生物。宿主MMPs通常受到各种组织内的细胞因子和生长因子水平的调控。它们被IL-1β，TNF-α和生长因子如血小板起源生长因子（PDGF）、上皮生长因子（EGF）和神经生长因子（NGF）等上调，被IFN-γ和TGFL-β所消除[61]。MMPs水平可能反映炎症水平的差异，并且与一些组织病理诊断相关联。如MMP-9和MMP-13被证实更多存在于根尖肉芽肿而不是根尖周囊肿[73]。MMP-9水平可能有助于不可复性牙髓炎的诊断或与有症状的根尖周炎相关[74-76]。最后，已证实MMP-1基因多态性和牙周疾病危险相关[77]。

表 4-6 通常发现的金属蛋白酶是锌-依赖性肽链内切酶

通用名	MMP
胶原酶	1，8，13，18
白细胞酶	2，9
基质溶素	3，10，11
膜型 MMPs（MT MMPs）	14，15，16，17，24，25
小区 MMPs	7，26
其他 MMPs	12，19，20，21，22，23，27，28

MMPs被一组称为金属蛋白酶组织抑制剂的分子（TIMPs）和α_2巨球蛋白酶（抑制中性粒细胞的弹性蛋白酶）灭活。MMPs和TIMPs在健康和疾病的牙组织中被识别[78-82]，值得注意的是，既然口腔中MMPs能够释放到唾液，因此龋病时降解牙本质基质的MMPs来源可能是唾液而不是牙髓。最近发现，1，10-邻二氮菲-5，6-二酮（菲尼酮）这种金属螯合物和金属蛋白酶的失活剂已被证明可以用作粪肠球菌的抗菌剂和人根管中金属蛋白酶-2的抑制剂[83]。

大量证据表明四环素、某些四环素类似物和化学修饰的四环素可以在亚抗生素水平降解金属蛋白酶[84,85]。这被认为是某些抗生素的众多抗炎特性之一[61]。

（五）中性粒细胞和巨噬细胞弹性蛋白酶

在牙髓组织和根尖周组织炎症中，大量其他的蛋白酶可能导致经常接触的组织破坏。在这些分解酶中，中性粒细胞弹性蛋白酶是中性丝氨酸蛋白酶，它是在这些细胞激活的过程中，由于中性粒细胞或巨噬细胞释放的。中性粒细胞弹性蛋白酶可以裂解各种各样结构上重要的蛋白和糖蛋白，比如弹性蛋白、Ⅲ和Ⅳ胶原蛋白、纤连蛋白和蛋白多糖分子的核心蛋白。据报道，在有症状的根尖周病变中，中性粒细胞弹性酶增加[86]，其水平虽然与前列腺素E2相关，但不会随着器械根管预备改变[87]。中性粒细胞和巨噬细胞弹性蛋白酶的表达差异显示后者在根尖病损诱导中会较早增加，但是最终两者都呈高表达[88]。

四、氧化氮

氧化氮（NO）是一种气态自由基，在组织中具有多种促炎和调节作用。它是由NO合成酶（NOS）和包含NADPH在内的几个辅助因子参与的反应产生的。几种一氧化氮合成酶亚型，包含诱导型（iNOS）、神经元型（nNOS）和内皮型（eNOS）。nNOS和eNOS在各自组织结构表达，并且有钙依赖性，而 iNOS 在巨噬细胞和许多其他细胞中，主要通过 IL-1 和 TNF-α 等细胞因子或 LPS 等微生物产物被诱导，并且不依赖钙[61]。由于 NO 相对不稳定且寿命短，因此经常通过 NOS 尤其是 iNOS 的存在来检测 NO。

在正常情况下，NO 主要通过放松平滑肌参与血管舒张并防止白细胞附着内皮，这被认为是抗炎功能，因为在炎症过程中，由于细胞因子活性，在牙髓和根尖周组织大量 NO 被释放[89-94]。NO 与超氧自由基[14]相互作用帮助巨噬细胞杀死微生物和肿瘤细胞（分子式如下）：

$$NO+O_2^{\cdot-} \rightarrow OH^{\cdot}+NO_2$$

NO 也是血小板活化、黏附和脱颗粒的拮抗剂。体外实验中，NO 还可以调节牙髓细胞的增殖、生长和凋亡[95]。

五、氧自由基

氧自由基是由巨噬细胞和中性粒细胞在正常和病理状态产生的反应性强、寿命短的分子。最重要的分子是超氧阴离子（$O_2^{\cdot-}$），他最终转化为过氧化氢（H_2O_2）、羟基自由基（$OH^{\cdot}$）和有毒的 NO 衍生物[14]。这些分子的主要作用是通过增加细胞因子，趋化因子和黏附分子来增加炎症反应。量过大时会导致血栓形成和组织损伤。

抗氧化活性是通过过氧化氢酶、谷胱甘肽过氧化物酶和超氧化物歧化酶（SOD）等酶调节的。SODs 主要有两种形式：主要存在于细胞质中的含铜与锌超氧化物歧化酶（Cu，Zn-SOD）和主要存在线粒体中的含锰超氧化歧化酶（Mn-SOD）。虽然早在几十年前就有人报告在正常牙髓中存在 SOD[96，97]。两种酶的亚型水平对炎症影响一直存在争议。多项研究表明，在牙髓炎症中，SOD[96，98]或者 Cu，Zn-SOD 和 Mn-SOD[99]均有升高。事实上，一项研究表明 Cu，Zn-SOD 在动物模型中有抗炎作用[100]。最近的研究表明，在人牙髓炎中可能由于耗损使 Cu、Zn-SOD 减少[101]。使用实时定量逆转录酶聚合酶链反应比传统的蛋白分析更敏感。根据报道两种酶的 mRNA 的表达在牙髓炎患者中均会增加，同时 Mn-SOD 的表达明显高于 Cu，Zn-SOD[102]。研究还表明，TLR-2 参与了巨噬细胞因几种根管细菌的刺激诱导产生活性氧（ROS）的过程，而只有具核梭杆菌诱导 ROS 产生的过程依靠 TLR-4-competent 巨噬细胞[103]。

六、细胞因子

细胞因子是刺激或抑制免疫细胞增殖、分化或功能的低分子量蛋白质。据报道有超过 40 种具有不同功能的细胞因子参与介导或调节免疫系统和骨吸收。细胞因子可能通过自分泌（作用于产生它们的细胞的受体）、旁分泌（作用于附近的其他细胞）和内分泌（作用于全身系统）模式来发挥作用。由于在牙髓病学中几个热点包含细胞因子，它们的各种作用和功能已经并将在本章的各个章节以及其他关于牙髓和根尖周病变的章节中进行描述。为了避免重复，这里将简要描述一些细胞因子的主要特征，其他信息将在本章的其他地方叙述。表 4-7 总结了常见细胞因子的功能、来源和主要效应。

促炎症性细胞因子包含白介素 2（IL-2）、干扰素 γ（IFN-γ）、白介素 1α（IL-1α）、白介素 1β（IL-1β）、肿瘤坏死因子 α（TNF-α）、白介素 6（IL-6）、白介素 12（IL-12）、白介素 17（IL-17）以及集落刺激因子（CSFs）比如粒细胞巨噬细胞集落刺激因子（GM-CSF）和巨噬细胞集落刺激因子（M-CSF）（表 4-7）。这些细胞因子是由多种细胞在抗原、微生物细胞和分子、自身免疫因子和肿瘤诱发剂等的作用下产生的，或者作为体内平衡的一部分，是免疫反应的效应武器。它们的作用包括细胞分化、增殖、活化、骨吸收、趋化因子的产生，以及其他一些对刺激物作出反应和降解刺激物。

TNF-α 是对革兰氏阴性菌应答的主要介质。脂多糖（LPS）刺激单核吞噬细胞的功能，是 B 细胞的多克隆激活剂，因此有助于消灭入侵细菌。TNF 的主要细胞性来源是脂多糖激活的单核吞噬细胞。其他来源包括抗原刺激的 T 细胞、活化的 NK 细胞和活化的肥大细胞。IL-1 来源于单核吞噬细胞，其主要功能与 TNF 相似，是介导宿主固有免疫的炎症反应。T 细胞比包括上皮和内皮在内的多种细胞类型更有效，在没有巨噬细胞浸润的情况下提供局部 IL-1 的来源。

IL-1 的作用与 TNF 相似。低剂量时，它作用于内皮细胞，增加黏附分子的表达，并作用于单核细胞，分泌趋化因子。它与 TNF 有许多相似，但也有不同之处，如它增强而非抑制 CSFs 对骨髓细胞的作用（表 4-7）。IL-6 的作用诱导 IL-1 的产生，使肝细胞合成血浆蛋白，如纤维蛋白原、C 反应蛋白、血清淀粉样蛋白等，引起急性期反应。它是活化 B 细胞的生长因子[104，105]。

一种主要的促炎因子，也称为 Ⅰ 型细胞因子是 IL-2。这种细胞因子由活化的 $CD4^+$ 细胞产生，激活单核细胞和巨噬细胞，导致免疫反应的启动。其他重要的 Ⅰ 型细胞因子包括 IFN-γ、IL-12 和 IL-17（表 4-7）。所有这些细胞因子对牙髓和根尖周炎症的发生起着至关重要的作用。研究表明，参与骨吸收、介导牙髓坏死和根尖周炎症反应的主要细胞因子是 IL-1 和 TNF-α，这些反应从根本上依赖于固有免疫应答而非适应性免疫应答[106]。

七、神经肽

神经肽是神经组织产生的蛋白质，正常情况下在神经末梢部位释放，起维持血管张力的作用，调节血管的分布和组织的神经支配。在炎症反应中，血管扩张、血浆蛋白外渗以及发炎组织内的新生神经末梢长入。这些变化导致某些神经肽水平升高。现在人们认识到，某些神经肽如 P 物

表 4-7 研究中常见的细胞因子来源及作用摘要

细胞因子	特殊功能	白介素分泌	效应蛋白功能
IL-1α, IL-1β	促炎;骨吸收	Mono, MΦ, DC, NK, B, Endo	通过增加链接 IL-2 及其受体在内的细胞因子产生,共刺激 T 细胞活化;增强 B 细胞增殖的成熟;NK 细胞毒性;通过巨噬细胞诱导 IL-1, 6, 8, -8, TNF, GM-CSF 和 PGE_2;通过诱导细胞因子和内皮细胞的 ICAM-1 和 VCAM-1 促炎;通过破骨细胞诱导发热, APP, 骨吸收
IL-1 受体拮抗体(IL-1Ra)	抗炎	巨噬细胞	IL-1 的竞争性拮抗
IL-2	促炎	Th1	诱导激活的 T 和 B 细胞增殖;增强 NK 细胞毒性以及通过单核细胞和巨噬细胞杀灭肿瘤细胞和细菌
IL-3		T, NK, MC	造血前体细胞生长和分化;MC 生长
IL-4	抗炎;骨调节	Th2, Tc2, NK, T, MC	诱导 Th2 细胞;刺激活化的 B, T, MC 细胞增殖;上调 B 和巨噬细胞 MHCII, 和 B 细胞 CD23;下调 IL-12 产物并抑制 Th1 分化,增强巨噬细胞吞噬作用;诱导向 IgG1 和 IgE 转换
IL-5	抗炎	Th2, MC	诱导嗜酸增殖和活化 B 细胞;诱导向 IgA 转换
IL-6	促炎;骨调节;全身性炎症	Th2, 单核, 巨噬, DC, BM 基质	肝;急性期蛋白的合成;骨髓来源于细胞分化, B 变为浆细胞;增强 T 细胞分化
IL-7		BM 和胸腺基质	诱导淋巴干细胞为前体 T 细胞和 B 细胞;活化成熟 T 细胞
IL-8			趋化因子;介导趋化性;活化中性粒细胞
IL-9			诱导胸腺细胞分化;增强 MC 生长;与 IL-4 协同作用转换 IgG1 和 IgE
IL-10	抗炎;骨调节		抑制 IFNγ, IL-2, Th1 细胞;下调 MHCII 和由单核、巨噬和 DC 产生的细胞因子(包括 IL-12)从而抑制 Th1 分化;抑制 T 细胞增殖;增强 B 细胞分化
IL-11	骨吸收		促进 B 细胞和巨核细胞分化;诱导 APP, 血小板产生
IL-12	促炎		Th1 分化的关键细胞因子;通过 Th1, CD8+ 和 NK 诱导 IFNγ 产生;增强 NK 和 CD8+T 细胞毒性
IL-13	抗炎		通过巨噬细胞抑制细胞因子活性和分泌;共激活 B 细胞分化;上调 B 细胞和单核细胞的 MHCII 和 CD23;诱导向 IgG1 和 IgE 的转换;诱导内皮细胞的 VCAM-1
IL-15			诱导 T- 分化,自然杀伤无效的 B 细胞和细胞因子生产,以及 NK 和 CD8+T 的细胞毒性;趋化 T 细胞;调节肠上皮细胞的生长
IL-16			趋化 CD4+T, 单核细胞和嗜酸性粒细胞;诱导 MHCII
IL-17	促炎		促炎;调节包括 TNF, IL-1β, -6, G-CSF 和趋化因子在内的细胞因子产生
IL-18	骨吸收		通过 T 细胞诱导 IFNγ 的产生;增强 NK 细胞毒性。单核细胞:增强 GM-CSF, TNF, IL-1β
IL-19			调节 Th1 的活动
IL-20			调节皮肤炎症反应
IL-21			造血作用的规则;NK 分化;B 细胞的激活,分化;T 细胞的共同刺激
IL-22			通过 Th2 抑制 IL-4 的生产;上皮细胞产生防御素
IL-23			通过 Th1 诱导分化和 IFNγ 的产生;诱导 Th17 和记忆细胞的分化
IL-24			诱导 TNF, IL-1, IL-6, 抗肿瘤活性
IL-25			对 IL-4, IL-5, IL-13 和 Th2 关联病理的诱导
IL-26			增强上皮细胞中 IL-8 和 IL-10 的产生
IL-27			对 TH1 响应的诱导,增强 IFNγ 的产生

质（SP）具有明确的促炎作用，而其他一些神经肽如血管活性肠肽（VIP）、α-促黑素细胞激素、神经肽Y（NPY）和生长激素抑制素是抗炎的免疫调节剂[107-109]。新发现的神经肽，如尿皮素、肾上腺髓质素和皮质抑素，似乎也有抗炎作用，因为它们抑制T细胞增殖、Th1反应和IL-2的产生[108]。降钙素基因相关肽（CGRP）可能具有促炎和抗炎作用[108]。SP是1931年发现的第一种神经肽。它位于感觉神经，与神经激肽A和B有关，其受体为NK1、NK2和NK3[110]。CGRP（1983年报道）与CGRP1、CGRP2和AM2结合，而NPY（1982年报道）定位于交感神经、胆碱能神经、感觉神经、肠神经和中枢神经元，并与Y1、Y2、Y4和Y5受体结合。

关于牙髓和根尖周区域，去神经实验表明，在牙髓中，包含SP-、神经激肽A-、CGRP的神经纤维来自三叉神经节，同时，包含NPY的神经纤维来自颈上神经节。由于副交感神经纤维在其他组织中与乙酰胆碱有关，所以包含VIP的神经纤维来源可能是副交感神经纤维[61, 111]。

由于牙髓中有大量神经分布，神经肽在中介和调节牙髓炎症反应中起重要作用。牙体疾病中研究最多的神经肽是SP和CGRP，而VIP和NPY研究的比较少。在正常大鼠磨牙牙髓中，SP和CGRP显示与巨噬细胞关系密切，这种联系在成牙本质细胞层比在中央牙髓更为普遍[112]。在炎症过程中，牙髓神经纤维的新生与靠近刺激区周围的SP和CGRP的表达有关[113-114]。实验中牙髓暴露的严重刺激下，SP和CGRP在全部牙髓中水平下降，这可能是由于储存在神经末梢中的神经肽耗尽所致[115]。体外实验中CGRP加入人牙髓细胞后，骨形成蛋白2（BMP-2）的水平翻倍，BMP-2是TGFβ超家族的成员，具有诱导牙本质再生的能力[116]。显然，这些发现表明神经肽影响的神经源性炎症在调节牙髓炎症中起着积极和动态的作用。

神经肽被认为通过很多途径参与炎症过程。SP、CGRP[117]和VIP是有限的血管舒张剂，NPY是血管收缩剂[111]。SP也引起血管通透性增加和血浆外渗[118]。

神经肽可降低牙髓疼痛的阈值，这解释了某些牙髓炎病例的相关症状。在儿童乳磨牙上研究了SP与龋病严重程度和疼痛程度的关系[119]。SP染色阳性的神经元区域百分比，对比中度龋损和无龋损，在严重龋损中显著增加，同时在疼痛的病例中，也会显著增加。这些发现在被研究的冠髓各个层面都是正确的，包括髓角、成牙本质细胞下神经丛和冠髓中层。并非所有不可逆牙髓炎病例都与疼痛有关，这一事实可以用神经递质抑制剂，比如γ氨基丁酸（GABA）或胃泌素释放肽（GRP）来解释。在牙髓中已识别GABA和GRP的免疫活性[120]。最近的研究还表明，NPY在脊髓水平上能够抑制辣椒素敏感的传入神经元，这可能解释了脊髓NPY诱导的抗痛机制[121]。牙髓内的局部阿片类受体也可能在抑制牙髓疼痛中发挥作用[122, 123]。另一方面，最近的研究显示，来自龋病患者的牙髓疼痛感受器表达TLR-4和CD-14[124]，TNF-α提高三叉神经的敏感性[125]，以及LPS通过作用TLR-4来激活TRPV1受体[126]。总之，这些发现表明了细菌和细菌脂多糖激活这些痛觉感受器的直接机制。

神经肽可能通过许多其他机制参与了炎症过程。包括炎症介质的释放，如组胺、PGE2、胶原酶、IL-1、IL-6、TNFα，趋化作用和吞噬作用的增强，以及黏附分子的表达，淋巴细胞的增殖和白介素2的生成[127]。类二十烷醇、缓激肽和各种神经肽之间的相互作用表明，它们与CGRP[128]具有协同作用，或与NPY[107]具有调节作用，说明免疫反应的各种要素之间的复杂的相互作用。神经肽、SP、CGRP、VIP和NPY也可能调节血管生成生长因子的表达[129]。值得关注的是，动物研究表明，随着年龄的增长，神经肽SP和CGRP的含量会降低[130]。

八、Toll 样受体

固有免疫具有相当大的特异性，通过宿主细胞上存在的PRR[131]识别多种微生物特异性表面分子，如TLRs和补体受体。PRR识别的微生物分子包括表面蛋白、核酸和碳水化合物，如脂多糖，PG，LTAs，被称为微生物相关分子模式[131, 132]。

TLRS作为模式识别受体，迄今为止在哺乳动物中发现了由12个成员组成的一个家族，并进一步分为几个亚科（表4-8）。TLR1、TLR2和TLR6的亚科识别脂质，而高度相关的TLR7、TLR8和TLR9识别核酸，TLR4识别脂多糖（LPS）、纤连蛋白和热休克蛋白等配体。这些配体具有不同的结构。TLRS在各种免疫细胞上表达，包括巨噬细胞、树突状细胞、B细胞、特定类型的T细胞和非免疫细胞如成纤维细胞和上皮细胞。TLRs的表达受病原体、多种细胞因子和环境压力的影响而迅速调节。TLRs可在细胞外或细胞内表达。例如，TLRs 1、2、4、5和6在细胞表面表达，其他的（TLRs 3、7、8和9）几乎只在细胞内区室中表达，如核内体[131, 132]。

表4-8 Toll样受体识别微生物成分的实例

分子	微生物种类	Toll 样受体
脂多糖	革兰氏阴性菌	TLR4
脂磷壁酸	B群链球菌	TLR6/2
肽聚糖	革兰氏阳性菌	TLR2
鞭毛蛋白	有鞭毛细菌	TLR5
CpG-DNA	细菌和分枝杆菌	TLR9
未确定	尿路致病菌	TLR11
酵母多糖	酿酒酵母	TLR6/2
甘露聚糖	白色念珠菌	TLR4
病毒DNA	病毒	TLR9

九、NOD 样受体

与 TLR 家族相似,NOD 样受体或者 NLRS 是胞质 PRRs,与视黄酸诱导的基因 1 样受体和 TLR 共同构成固有病原体模式识别系统[133]。人类中发现有 22 个 NLRs 家族成员。它们对细胞内病原体作出反应,并在不同的生物学过程中发挥重要作用,包括调节抗原表达、检测细胞代谢变化、调节炎症、胚胎发育、细胞死亡和适应性免疫反应的分化[133]。

NLRPs 是 NLRs 的一个亚群,由 NLRP1、3、4、6、7 和 12 等蛋白组成,这些蛋白参与了炎性小体多蛋白复合物的形成。这些复合物由一到两种 NLR 蛋白、包含半胱氨酸蛋白酶激活和募集结构域(CARD)的与凋亡相关的点样的接头分子,以及前半胱氨酸蛋白酶 1 构成。这些炎性小体可能感知微生物产物和各种应激和损害相关的内源性信号[134]。

十、糖基化终末产物

糖基化终末产物(AGE)是糖尿病患者在高血糖环境中形成的一组异质性化合物。这些化合物受体的首字母缩写为 RAGE。糖尿病(DM)在全球范围内影响了大约 3.5 亿例患者[135]和 2 910 万美国人口(约占总人口 9.3%),其中 801 万没有确诊(http://www.cdc.gov/diabetes/pubs/statsreport14/national-diabetes-report-web.pdf)。AGEs 被认为参与了 1 型和 2 型糖尿病的发病机制,也可能是糖尿病高血糖的氧化衍射物[136]。葡萄糖在细胞内表现出缓慢的糖基化速率,能快速形成 AGEs。无论是在蛋白质、脂质或核苷酸上,通过还原糖(糖基化)对含胺分子进行化学转化,可产生 AGEs 或所谓的美拉德产物[136]。一些分子,如羧甲基赖氨酸(CML)、戊多西汀,或甲基乙二醛(MG)的衍生物如 MG-H1,都是经过充分研究的 AGE 化合物,并可作为 AGE 标记。AGEs 也可能通过食品加工、干热烹调和吸烟产生。

除了介导胰腺 β 细胞毒性外,AGEs 还可以促进 T 细胞和巨噬细胞的募集和活化[137]。至少有两种类型的细胞 AGEs 受体已被鉴定出来:RAGE 和 AGER1。绑定 AGER1,降解 AGEs,为氧化损伤提供保护。然而,过量的外部 AGEs 可导致 AGER1 耗尽[136]。AGE-RAGE 相互作用的后果是细胞氧化应激的进展,依靠此方式细胞信号通路可能被激活,从而导致细胞表型改变和细胞功能障碍[137]。在内皮细胞的 AGE-RAGE 可能诱导血管内皮生长因子基因表达,增强血管通透性,新生血管和局部炎症。单核细胞和巨噬细胞的 AGE-RAGE 可以诱导 TNF-α、IL-1β、IL-6 和单核细胞趋化蛋白 -1 等多种细胞因子的产生。RAGE 启动子实验表明,AGE-RAGE 信号通过激活 NF-κB 促进 RAGE 基因的转录上调[138]。

十一、防御素

人类 β- 防御素(hBDs 或 DEFB)是一种有效的抗菌肽,可对抗多种细菌,包括革兰氏阳性菌、革兰氏阴性菌和真菌。在这些微生物中,与龋齿相关的变异链球菌和嗜酸乳杆菌,以及某些种类的牙周细菌,如伴放线放线菌和牙龈卟啉单胞菌对 hBD-2 敏感[139,140]。hBDs 主要在上皮细胞中表达[27,141-144]。除了克隆、测序和明确特征了的 hBD-1、-2、-3 和 -4,此外,根据基因组调查,似乎至少还有 28 个 hBDs 存在[145]。在牙龈角化病中检测到 14 个 hBDs 或 DEFB 基因转录物(DEFB-1,-4 和 DEFB-103 到 -114)[146]。牙周细菌具核梭杆菌和伴放线放线杆菌在上皮细胞中分别诱导 hBD-2 和 hBD-3[147]。

十二、生长因子

生长因子是在细胞与组织之间传递信号的肽分子,可能导致细胞的分化、增殖、活化或这些功能的抑制。一般来说,生长因子促进和加速损伤后组织的结构发育或愈合。一些生长因子,如血管生成生长因子,也参与了组织内肿瘤变化的发病机制。大多数生长因子是以它们被识别的原始组织命名的,这一事实可能具有误导性,因为生长因子通常无处不在,它们在大量的组织中发挥作用。如前所述,对于细胞因子、生长因子可以通过自分泌、旁分泌或内分泌的方式发挥作用。表 4-9 列出了几类主要生长因子的分类和命名。

表 4-9 被普遍认识和研究的生长因子的分类

超家族	家族	缩写
转化生长因子 -β	转化生长因子 -β	TGF-β
	抑制素	Inhibin/Activin
	骨形态发生蛋白	BMP
	Vg-1	Vg-1, GDF-1, DPP
血小板衍生生长因子	血小板衍生生长因子	PDGF
	血管内皮生长因子	VEGF
	结缔组织生长因子	CTGF
表皮生长因子	表皮生长因子	EGF
	转化生长因子 -α	TGF-α
釉质基质衍生物	釉原蛋白	统称为 EMD
	釉蛋白	
	釉丛蛋白	
其他大肽生长因子家族	成纤维细胞生长因子	FGF
	胰岛素样生长因子	IGF
	神经生长因子	NGF
	肝细胞生长因子	HGF
	肿瘤坏死因子 *	TNF

* 如前所述,TNF-α 和 TNF-β 通常被归类为促炎细胞因子,但有时被认为属于生长因子[148]

许多生长因子不仅是硬组织基质沉积的中介物，而且在基质钙化时被包裹在其中。因此人们对骨诱导生长因子，如骨形成蛋白 BMP-2 或 BMP-7，牙釉质基质衍生物（EMDs），PDGF 和胰岛素样生长因子（IGF）产生了极大兴趣。无论是作为纯化蛋白还是作为脱矿冷冻干燥骨的成分，这些蛋白在诱导、增强和加速骨再生方面的能力已被广泛研究[18, 149-154]。

无论 BMPs[155-159]，TGF-β[160-163]，EMD[164-166] 或者其他生长因子在牙髓暴露后均可以提高修复性牙本质的形成，这一事实引起极大关注。在动物模型上的实验已初步通过蛋白直接沉积在实验性暴露的牙髓上来完成[156, 159, 167]。不过最近，基因转移策略被用来保证延长诱导蛋白的影响[157, 163]，或在体外将生长因子基因诱导到牙髓内聚乙醇酸支架的细胞转移[168]。然而，后来人们认识到，在模型上应用脂多糖所引起的炎症并不能产生预期的结果[155]。

在病变的牙髓或者根尖周组织，甚至在正畸移动期间，生长因子经常被表达，并被认为可调节炎症过程，在去除刺激物后有助于愈合[18, 169-174]。比如，在体外试验的人成牙本质细胞和牙髓细胞中，TGF-β1 下调基质金属蛋白 -8（MMP-8）的表达[79]。

血管内皮生长因子（VEGF）也被认为是根尖周病损发生和持续的关键生长因子[175-177]。这种生长因子很可能在治疗后的病灶愈合中发挥重要作用，尽管这一点还没有得到充分的描述。

第三节　抗炎反应的分子介质

一、磷脂膜 / 花生四烯酸途径

炎症过程是由促炎和抗炎介质微调的。有关促炎介质的信息较多，而有关抗炎因子的了解较少。事实上，在产生促炎介质如前列腺素和白三烯的过程中，也会产生抗炎介质如脂氧素（lipoxins）（图 4-10）。在宿主防御机制中，中性粒细胞引起的急性炎症通过产生的促炎介质进展为慢性炎症，或释放保护性介质得以治愈[178-180]。

对抗急性炎症的解决方案是一个积极的过程，包含激活特定的生化和细胞程序过程。脂氧素是内源性促炎症介质有效的反调节信号，包括脂质，如白三烯和细胞因子（TNF-α、IL-6），可抑制白细胞依赖性炎症。脂氧素在受到刺激后能迅速生物合成，在局部发挥作用，然后迅速酶解失活[179, 181-183]。另一类具有抗炎和促炎作用的重要脂质介质是消退素，在免疫炎症反应或损伤时保护健康组织，促进炎症的解决和组织的愈合[184]。消退素来自于 omega-3（ω-3）脂肪酸，二十二碳六烯酸（HA）和二十碳五烯酸（EPA）。它的亚型包含 E 系列（RvE1-3，来自 EPA）、D 系列（RvD1 和 RvD2，来自 DHA），还有被触发的阿司匹林 asprin-triggered（AT）形式（AT-RvD1-6）[179, 184]。他们是通过 COX2-/LOX- 介导的途径产生的，这种途径中，另一种属于称为保护素的新介质家族的分子也会产生类似于消退素的抗炎过程（图 4-10）[185]。

二、抗炎细胞因子

几种细胞因子具有显著的抗炎作用，包括 IL-10、TGF-β 和 IL-1Ra（表 4-7）。单核细胞和 B 细胞是人体 IL-10 的主要来源。IL-10 的主要 T 细胞来源是调节性 T 淋巴细胞（Treg）。IL-10 可抑制许多促炎细胞因子如 IL-1β、IL-6、IL-8、IL-12、IFN-γ 和 TNF-α 的产生。此外，IL-10 还可抑制 MHC Ⅰ Ⅰ类 CD23，细胞间黏附分子 1 以及 DCs 和其他 APCs 表达的 CD80/CD86。IL-10 在人类过敏性疾病中起重要作用。哮喘和过敏性鼻炎与肺泡巨噬细胞和树

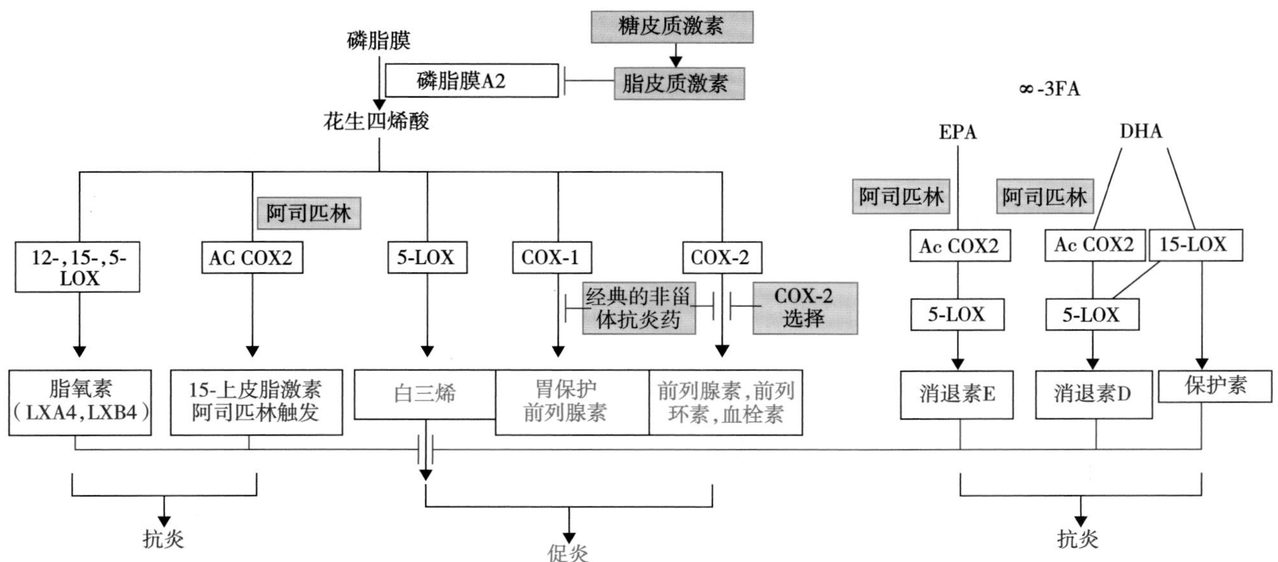

图 4-10　来自磷脂膜的脂质介导产物通路和 ω-3 脂肪酸代谢通路

LOX：脂肪氧合酶；COX：环氧酶；LX：脂氧素；DHA：二十二碳六烯酸；EPA：二十碳五烯酸。

突状细胞在过敏性气道内的IL-10表达减少相关。IL-10家族的新成员包括IL-19, IL-20, IL-22, IL-24和IL-26；然而，这些细胞因子都不能显著抑制细胞因子的合成，而这是IL-10独有的活性[186]。

Treg群体可分为自然发生的$Foxp3^+/CD4^+/CD25^+$ Treg亚群（$CD4^+CD25^+$ Treg）、抗原驱动产生IL-10的Treg（IL-10-Treg）和产生TGF-β的Treg（TGF-β-Treg）。这两种细胞因子的产生和作用是相互关联的，可能涉及一个正反馈回路，其中IL-10增强了TGF-β的表达，反之亦然[186-188]。

第四节 炎症介质的细胞内信号途径

一、TLR信号传递通路

在与配体结合后，TLRs激活与IL-1R信号相同的信号分子[189]，触发下游信号一系列反应，这导致促炎细胞因子和趋化因子基因的激活。大多数TLRs的刺激导致Th1而不是Th2的分化。因此，固有免疫是免疫应答和对抗病原体的关键因素。微生物细胞壁成分刺激免疫细胞，并作为PAMPs被单个TLRs识别。LPS作为一种内毒素，通常是这些细胞壁成分中最有效的免疫刺激剂。早期的研究表明，内毒素在根尖周炎症和骨吸收的产生和持续中起重要作用[190-193]。从革兰氏阴性菌中分离出来的LPS与血液中存在的LPS结合蛋白（LBP）结合，然后与吞噬细胞表面表达的CD14结合。继之LPS被转移到MD-2，MD-2与TLR4的胞外部分结合，随后TLR4发生低聚化，它是LPS信号的关键分子[194, 195]。LPS对成骨细胞或PDL细胞没有直接的凋亡作用，但可以通过释放TNF-α激活巨噬细胞诱导成骨细胞和PDL细胞凋亡[196]。

二、NF-κB和NF-κB激活途径

转录因子NF-κB在一系列的细胞过程中起着关键作用，尤其是那些涉及炎症、免疫细胞增殖和凋亡的过程。它包含5种同源或异质二聚体蛋白，包括NF-κB1（p50）、NFκB2（p52）、p65/RelA、c-Rel和RelB。在静息状态下，NF-κB存在于细胞质中，并与抑制蛋白IκBs结合。在细胞刺激下，IκBs被快速磷酸化和降解，释放NF-κB进入细胞核，并与多个靶基因的转录调控序列基因结合。NF-κB活化主要分为两种途径：经典途径和替代途径。经典途径是由多种固有和适应性免疫介质诱导的，包括促炎细胞因子（TNFα、IL-1β）、TLRs和抗原受体（TCR、BCR）连接。虽然这些NF-κB诱导物通过不同的受体和衔接蛋白传导信号，但最终都会激活IκB激酶（IKK）复合物，该复合物又使IκBa磷酸化，导致其降解。然后被释放的NF-κB转移到细胞核，在细胞核中激活靶基因的转录，如细胞因子、趋化因子、黏附分子和凋亡抑制剂（图4-3）。NF-κB激活的替代途径对次级淋巴器官的发育、内环境稳定和适应性免疫非常重要。它是由B细胞激活因子、淋巴毒素B、CD40配体、人类T细胞白血病病毒（HTLV）和Epstein-Barr病毒（EBV病毒）诱导的。它强化了依赖NF-κB诱导激酶（NIK）和IKKa的p100加工成p52，连同其他二聚体结合DNA，如RelB。这些刺激也会激活经典通路。

NF-κB诱导剂可触发ROS的形成，这可能是为什么多种诱导剂通过相同的IKK依赖途径激活NF-κB的原因。IL-β和TNF-α激活NF-κB均涉及ROS。

第五节 炎症诱导的骨吸收

由牙髓炎症引起的根尖周病变的形成与其他组织的典型微生物感染有一定的不同。牙髓组织在根尖的牙骨质牙本质界处结束并穿过牙周韧带组织。当牙髓炎症向根尖牙周韧带扩散时，它开始受到影响。发炎的牙髓根尖部分和牙周韧带会释放一些因子，促使骨吸收，以建立和维持防线，抵御外来微生物的入侵。被吸收的骨腔被脓肿和/或肉芽肿组织占据，充斥着炎症细胞和成纤维细胞。牙周上皮剩余（马拉塞上皮剩余）的增殖，在发炎的根尖周病损内发展成分散的上皮细胞簇。随着时间的推移，这些上皮细胞簇可能形成一个囊肿[197-203]。根据Nair等人[203]的发现，在15%的根尖周病变中出现了真性根尖周囊肿，他们还发现这些病变中有52%（133/256）表现为上皮性增生。更多细节见第六章。

PDL中的上皮细胞不仅参与囊肿的形成，还可能参与牙骨质和骨代谢的调节，因为它们表达了牙龈上皮细胞中不表达的骨桥蛋白和骨保护素[204]。动物实验结果表明，根尖周病变在病变早期扩大，后期具有自限性。

一、微生物在根尖周病的致病作用

虽然炎症通常与感染有关，但炎症也可能只是无菌创伤或免疫反应失调的结果。Kakehashi等人[205]的经典研究证实了这一观点，即没有微生物的存在，暴露的牙髓组织在短暂的炎症反应后会愈合，而不会出现根尖周病变。根管感染是一种以厌氧菌为主的多菌感染，多为革兰氏阴性菌感染。感染引起的宿主组织损伤是：①直接来自微生物产物，如胶原酶、胰蛋白酶样酶、纤维连接酶等；②宿主免疫应答导致组织破坏，如根尖周骨破坏。

如上所述，宿主固有免疫通过比如像TLRs的PRRs对微生物成分产生一定程度的特异性。TLR4突变的C3H/HeJ小鼠（LPS低反应性）对革兰氏阴性菌的反应较弱，并且极易感染伤寒沙门菌或脑膜炎奈瑟菌。在TLR-4缺陷小鼠中，牙髓暴露并受到4种厌氧菌，包括中间普氏菌，聚核梭杆菌，革兰氏阳性中间链球菌、微小胃链球菌等混合感染时，IL-1和IL-12的表达降低，并且在21天内根尖周骨

破坏减少。同样，在 TLR-4 缺陷的小鼠中没有发生感染的传播[206]。

然而，如果牙髓暴露于口腔环境中的微生物，这些对 LPS 低反应性的小鼠与正常对照组相比，在细胞因子产生或根尖周骨破坏的水平上没有显著差异[207]。研究表明，同一实验组小鼠的磨牙表面微生物系统的变化与不同组小鼠的微生态的变化一样大[208]，这可能会导致不同的研究人员的结果不一致。

革兰氏阳性细菌细胞壁的 LTA 等成分也可以像 LPS 一样刺激固有免疫。TLR2 在检测革兰氏阳性细菌中起着重要作用并参与多种微生物组分的识别，包括 LTA，脂蛋白和 PG。研究发现 TLR2- 缺陷（TLR2–/–）的小鼠是非常容易被微生物感染而且与对照组相比会有更多破骨细胞造成的更大根尖周病损[209-211]，这证明了 TLR2 在宿主防御对抗革兰氏阳性菌中重要性[211]。

LTA 可引起包括粪肠杆菌在内的凋亡细胞损伤，诱导成骨细胞、破骨细胞、牙周韧带成纤维细胞、巨噬细胞和中性粒细胞的凋亡。它还刺激白细胞释放已知在炎症反应的不同阶段起作用的介质，包括 TNF-α、IL-1β、IL-6[212]、IL-8[213]和 PGE2。这些因子都已在根尖周组织样本中检测到，并且每种因子都有确定的组织损伤作用[214]。

二、根尖损害形成过程中免疫细胞的作用

人根尖周病变的免疫细胞主要由淋巴细胞、巨噬细胞、浆细胞、中性粒细胞和自然杀伤细胞（NK）组成，并以前两种细胞为主[215,216]。在淋巴细胞中，T 细胞的数量大于或等于 B 细胞[217]。APCs 和抑制 / 杀伤性 T 细胞与现有的及新形成的上皮细胞均有关[216]。

使用啮齿动物作为研究模型，在啮齿动物中根尖周病变发展的动态特点是在牙髓暴露后 15 天内有一个活跃的骨吸收阶段，紧随其后的是一个几乎没有病损扩大的慢性阶段[218-221]。在活跃的阶段 Th 细胞处于主导，然而 Ts 细胞数量的增加与慢性阶段相关。参与根尖周病变发展的特异性 Th 细胞亚群尚不清楚。

利用淋巴细胞缺陷的啮齿动物研究淋巴细胞亚群在根尖周病变形成中的作用，T 细胞缺陷的啮齿动物与正常对照动物发生根尖周病变的方式相似，但有一些细小差异。Wallstom 等人[222]使用了 athymic 大鼠模型（T 细胞缺陷），发现常规组和 athymic 组的根尖周组织反应没有显著差异。Tani 等用裸鼠（T 细胞缺陷）和免疫染色法研究淋巴细胞参与根尖周病变发展的动力学[223]。结果发现，暴露牙髓 2 周后，裸鼠的根尖周病变较正常小鼠更大，但暴露牙髓 4 周和 6 周时，两组小鼠的病变大小相似。在第 8 周，正常小鼠的病灶范围略大。裸鼠病灶内无 T 细胞，B 细胞减少。正常小鼠病变 4 周后开始出现 T 细胞（Th 多于 Ts）[223]。Fouad[106]使用严重联合免疫缺陷（SCID，即 T 和 B 细胞缺陷）小鼠作为研究模型，在这些研究中，牙髓暴露于口腔微生物中，发现仅在 3 周内 SCID 小鼠的病变就明显小于对照组。

通过使用 RAG-2 SCID 小鼠（T 和 B 细胞缺陷）和对暴露牙髓使用等量的感染实验细菌刺激物，混合细菌包括普氏菌，具核梭杆菌，微小消化链球菌核，中间链球菌，并密封通路，Teles 等[224]发现，大约 1/3 的 RAG-2 老鼠发展成牙髓脓肿，同时没有免疫活性的对照组有脓肿。在另一项研究中，特异性敲除（k/o）小鼠 RAG2、Igh-6（B 细胞缺陷，Ig 重链 k/o）、Tcrb Tcrd（T 细胞缺陷，β、δ 链 TCR k/o）和 Hc^0（c5 缺陷）被用来确定哪种免疫元素在根管感染防御机制中是重要的。他们的结果表明，B 细胞，而不是 T 细胞或 C5 细胞，在预防根管感染的传播中起着关键作用[225]。

$CD4^+CD25^{hi}Foxp3^+$ Treg 细胞存在于表达 IL-10 和 TGF-β 的人类根尖周病变中。在根尖周病变中，Tregs 通过 IL-10 的产物，至少在一定程度上抑制了 T 细胞的增殖[226]。通过检测细胞因子 / 标记的表达，已经检测了包括 Th1、Th2、Th9、Th17、Th22、Thf、Tr1 和 Tregs 在内的多种 T 细胞亚群。TNF-α、IFN-γ、IL-17A、IL-21 的水平在活跃期病损中显著升高，同时 IL-4、IL-9、IL-10、IL-22、FOXp3 的水平则高于活跃期病损[227]。在大鼠模型中，研究了在根尖周病变发展过程中的 Th17 和 Treg 细胞。IL-17- 阳性细胞（Th17）在病变扩大的早期和中期明显增多；而 foxp3 阳性细胞（Treg）在晚期之前一直处于较低水平，随后显著升高[48]。

三、骨吸收的机制——破骨细胞形成和激活的调节

在正常情况下，破骨细胞生成主要发生在骨髓内，是一个持续的骨建模和重塑过程。与骨质疏松症的全身性骨丧失相比，牙髓感染引起的颌骨局部骨丧失是病灶炎症免疫反应和局部破骨作用的结合。炎症细胞，包括淋巴细胞和巨噬细胞，产生细胞因子，如肿瘤坏死因子（TNF）和 IL-1，以及趋化因子来聚集和激活更多的炎症细胞。在根尖周围肉芽肿中发现的淋巴细胞、单核细胞和树突状细胞，合成能激活受体的核因子 -κB 配体（RANKL）。人与大鼠肉芽肿组织中 RANKL 基因表达均显著高于对照组[7,228,229]。

巨噬细胞集落刺激因子（M-CSF）和核因子 -κb 配体（RANKL）是促进破骨细胞前体（OCPs）向成熟破骨细胞分化所必需的两种细胞因子。来自造血干细胞的 OCPs 在骨髓中产生，通过血流向病变位点动员，分化为破骨细胞。OCPs 沿趋化因子梯度迁移。

RANKL/RANK 系统对于成熟破骨细胞的形成必不可少，是在 T 淋巴细胞介导的破骨细胞形成中的关键角色，并诱导 OCPs 产生促炎细胞因子和趋化因子[230-232]。B 和 T 细胞并不会形成破骨细胞但能通过产生 RANKL 或者骨

保护素（OPG）间接影响破骨细胞形成，骨保护素是可溶性RANKL诱导受体（图4-11）。OPG与RANKL结合，从而抑制RANKL活性。OPG在健康和有炎症的人体牙髓组织中均有表达[233]，但其在牙髓组织中的作用尚不清楚。慢性根尖病变中RANKL阳性细胞数量和RANKL/OPG比值显著高于正常根尖周组织。重度炎性浸润病变的RANKL阳性细胞数量高于轻度炎性浸润病变[234]。当免疫细胞加速破骨细胞形成时，它们对破骨细胞形成的影响就变得非常显著，这两种细胞都参与疾病的发病过程，如炎症性关节炎或牙周病。

RANKL/RANK系统对于破骨细胞的形成至关重要。RANKL不仅传递最终的分化信号，而且激活破骨细胞，促进其存活。RANKL在体内几乎所有的细胞类型中都有表达。在免疫系统中，RANKL由活化的T细胞、B细胞和树突状细胞表达。间充质来源的细胞产生OPG。RANKL和OPG的表达受多种因素调控，RANKL/OPG比值调控破骨细胞生成。牙周韧带细胞同时产生RANKL和OPG[235]。相对于RANKL的广泛表达，破骨细胞、DCs和OCPs是RANKL和OPG的主要靶细胞。多种类型的细胞如巨噬细胞、T细胞、树突状细胞、破骨细胞和OCPs在炎症病灶处产生过量TNF[236]。

四、双磷酸盐抑制骨吸收

双磷酸盐（BPs）与羟基磷灰石矿物具有独特的高亲和力结合特性，可在骨表面产生高浓度的局部药物，在此这些药物可优先干预破骨细胞介导的骨吸收。BPs包括氨基和非氨基化合物。氨基磷酸盐如帕米磷酸盐、阿仑磷酸盐、利塞磷酸盐和唑来磷酸盐通过抑制法烯基焦磷酸合成酶来抑制破骨细胞的功能，是一种在甲羟戊酸途径中小分子GTP结合蛋白脂质修饰（戊烯基化）所必须的酶。干扰结合蛋白的活性会改变细胞骨架组织和细胞内破骨细胞的转运，从而抑制破骨细胞的功能。褶边（破骨细胞的指状突起）的形成是一个高度依赖于细胞骨架功能的过程，并受四异戊二烯化GTP结合蛋白（如Rac、Rho等）的强烈调控。非氨基磷酸盐如依地磷酸盐和氯磷酸盐被代谢为ATP的非水解类似物，并作为ATP依赖性酶的抑制剂，导致破骨细胞凋亡增强（图4-12）[237]。

下颌骨坏死（ONJ）潜在的病理生理机制可能是多因素的，包括改变骨重建、骨吸收的过度抑制、血管生成抑制、软组织BPs毒性、持续的微创伤、炎症或感染、牙槽骨手术[238-241]。ONJ的诱发因素：严重牙周炎、牙根暴露、牙周手术、种植牙、根管手术（按发病率顺序）[242-244]。

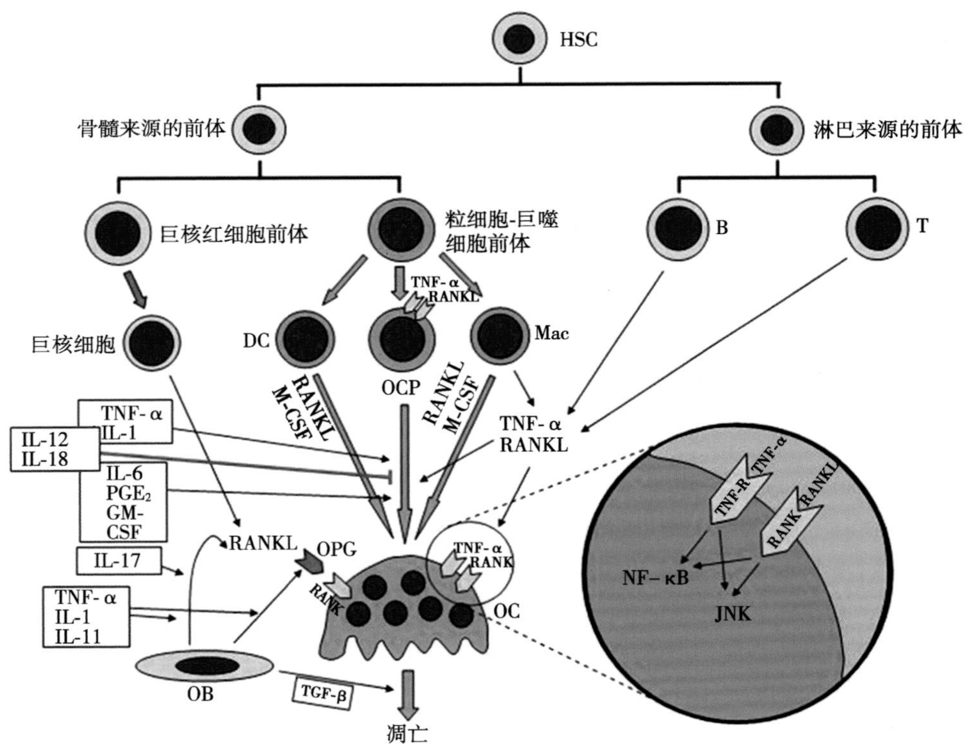

图4-11 破骨细胞分化的调节和涉及的关键细胞因子

HSC：造血干细胞；OCP：破骨细胞前体；OC：破骨细胞；OB：成骨细胞；DC：树突状细胞；Mac：巨噬细胞；E：红细胞；OPG：骨保护素。

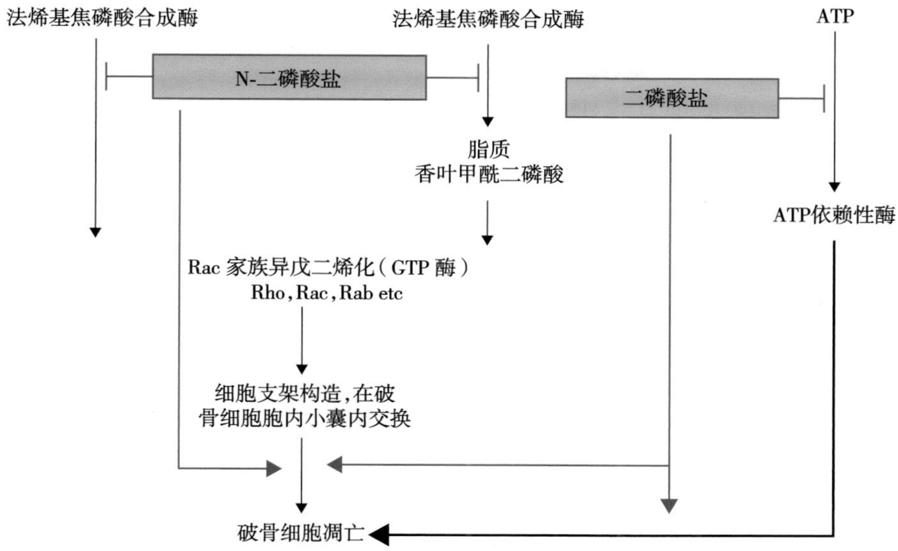

图 4-12 双磷酸盐（BP）诱导的破骨细胞凋亡的机制

五、细胞因子在根尖骨吸收中的作用

许多细胞因子参与炎症的发生和持续，其中一些细胞因子也直接或间接地导致骨吸收。由细胞因子诱导的根尖周围骨吸收是一种破坏性的不良过程，提示根管感染的严重程度。另一方面，细胞因子对于建立局部免疫防御机制也很重要。特定的细胞因子在多种免疫和炎性疾病（包括根管疾病）中的作用很难阐明，因为这些炎症细胞因子和介质的功能错综复杂，相互重叠。

细胞因子 TNFα、IL-1、IL-6 和 IL-11 参与促进骨吸收并介导全身和局部炎症。然而，IFN-γ、IL-12 和 IL-18 可能具有促炎作用，但不会加剧根尖周病变的发展[245]。在人体根尖肉芽肿中，炎症浸润的强度与 IL-4 阳性的单核细胞百分比存在相关性，提示主要为 Th2 反应。IL-6 和 LT-α 的表达频率也存在相关性，提示 IL-6 和 LT-α 在肉芽肿中具有协同作用。表达抗炎分子的炎症细胞数量远远超过表达促炎细胞因子的细胞数量[246, 247]。

在小鼠中，TNFα 和 IL-1α 在根尖周病变中含有混合炎性浸润或成纤维细胞的区域高表达。表达这两种细胞因子的细胞数量与病变的大小成正比[106]。牙髓暴露对 IL-11 表达无调节作用。大部分的 Th1 型细胞因子，包括 IL-2、IL-12 和 IFN-γ，在牙髓暴露后的根尖周病变中 mRNA 和/或蛋白表达增加；Th2 型细胞因子（IL-4、IL-6、IL-10、IL-13）的表达同样增加，但在最终的时间点（第 28 天）下降。IL-1α 与包括 IL-4、-6、-10 在内的 Th2 型抗炎介质缺乏相关性。这些结果表明，细胞因子网络为应对细菌感染在根尖周被激活，并且在根尖周骨破坏过程中，Th1 调节的促炎通路可能占主导地位[248-253]。

特定的细胞因子在根尖周病变发展中的作用已经通过敲除不同细胞因子或其受体（如 IL-1、IL-6 和 TNF）基因的小鼠进行了研究[208, 254, 255]。受体功能缺失的小鼠，这些受体包括针对 IL-1［IL-1RI（–/–）］、TNF［TNFRp55（–/–）-p75（–/–）］，或两者兼而有之［NFRp55（–/–）-IL-1RI（–/–）］，在牙髓暴露后被多种厌氧病原体感染，导致多形核和单核吞噬细胞聚集在根尖周病变处，以及细菌渗透到宿主组织。在缺乏 TNF 和 IL-1 受体的动物上相比对照组小鼠会形成更大的溶骨病变，表明 IL-1、TNF 受体信号在细菌诱导的破骨细胞形成和骨质流失中不被需要，但在保护宿主对抗厌氧菌混合感染中发挥重要作用。尽管 TNFα 能促进破骨细胞形成，并能介导脂多糖诱导的骨质流失，但 TNFRp55（–/–）的缺失并不能减少细菌诱导的骨吸收[254]。在 IL-1 和 TNFα 之间，IL-1 受体信号比 TNF 受体信号更能阻止感染向周围筋膜平面的扩散[256]。

小鼠根尖周病变中产生的 IL-6 在第 14 天达到峰值（比基线高 2 倍），然后在第 28 天下降到基础水平[250]。消耗 IL-6 会负向影响宿主对根尖周局部感染的防御机制[208, 255]。在 IL-6$^{-/-}$ 小鼠中，根尖周病变在第 2 周迅速发展，而在 IL-6$^{+/+}$ 小鼠中，损害发展慢 1 周[208]。IL-6 缺陷的动物骨吸收增加与破骨细胞数量增加相关，同时在根尖周病变中骨吸收细胞因子 IL-1α 和 IL-1β 表达升高，抗炎细胞因子 IL-10 表达降低。在体内，内源性 IL-6 表达在调节感染刺激的骨破坏方面具有显著的抗炎作用[255]。

在体内利用基因敲除小鼠研究了 Th2 型细胞因子 IL-4 和 IL-10 在感染刺激骨吸收中的作用。与野生型小鼠相比，IL-10（–/–）小鼠感染刺激骨吸收显著增加，而 IL-4（–/–）小鼠没有增加骨吸收。IL-10（–/–）小鼠的根尖周围炎症组织中 IL-1α 的产量显著升高（10 倍），而 IL-4（–/–）小鼠 IL-1α 的产量降低。这些发现提示 IL-10，而不是

IL-4，是体内感染刺激骨吸收的重要内源性抑制因子，可能通过抑制 IL-1α 发挥作用[257]。

Th1 细胞因子 IFN-γ 和 IFN-γ 诱导的细胞因子 IL-12，IL-18 的功能作用，使用 IL-12–/–，IL-18–/–，和 IFN-γ–/– 的小鼠用类似方法进行了研究[245]。尽管体外证据可以证明 IL-12 和 IL-18 对破骨细胞形成有抑制作用[258]，但在基因敲除和野生型小鼠体内没有发现感染刺激根尖周的骨吸收有何差别[245]。因此，在促炎通路中似乎存在功能上的冗余。骨吸收相关因素的总结见表 4-10。

表 4-10 促进或抑制骨吸收的介质

促进骨吸收	IL-1，TNF-α，PGE2，IL-6，IL-11，RANK/RANKL，M-CSF，IGF-I
抑制骨吸收	IL12，IL-18，IFN-γ，IL-4，OPG[258]
双重作用	PGs，TGF-β，glucocorticoids

第六节 过敏反应

过敏反应是一组免疫反应，宿主所观察到的反应远远超过在此之前所描述的免疫反应的正常触发。这导致过度的组织损伤，在某些情况下甚至死亡。一般有 4 种类型的免疫过敏反应。它们的严重程度和范围逐渐变化，从轻微的亚临床反应到危及生命的反应。为了有效地诊断和应对患者的这些反应，临床医生了解这些情况的潜在机制是很重要的。

（一）Ⅰ型

IgE 介导肥大细胞和嗜碱性粒细胞脱颗粒，释放组胺，可能是全身性的（过敏反应），也可能是局部的（特异反应）。Ⅰ型过敏反应的根本原因是患者对特定过敏原的初始致敏。一些常见的过敏原包括青霉素、某些食物、花粉和昆虫叮咬。当第二次暴露于这些抗敏原时，肥大细胞表面的 IgE 发生交联，释放 C3a 和 C5a 补体分子导致肥大细胞脱颗粒并释放炎症介质。这些介质中最重要的是组胺；然而，其他介质包括二十烷酸类、Th2 细胞因子和趋化因子也被释放。患者血管扩张，可能是局部的，也可能是全身性的，还有可能引起支气管收缩，导致气喘和窒息。患者被认为处于医疗紧急情况，应立即皮下注射肾上腺素。一部分长期接触过敏原的患者会患上哮喘。

（二）Ⅱ型

抗体依赖性细胞毒性过敏反应。细胞表面的抗原可通过与具有 FcγR 或 C3b 受体的炎症细胞相互作用而引起细胞损伤。回顾上文提到的吞噬作用，该反应通过帮助吞噬作用的调理素激活微生物表面。这种情况下，吞噬作用偶尔不会发生，因为目标太大而不能被吞噬，如大的靶细胞或寄生虫感染。Ⅱ型反应的例子包括血液因子（ABO）或 rhesus（Rh）因子不相容和自身免疫性溶血性贫血。

（三）Ⅲ型

免疫复合物介导的过敏反应。组织中抗原 - 抗体复合物的过度积累，如慢性抗原的过度积累，可通过吞噬细胞、补体和 / 或细胞因子介导的反应来刺激免疫反应。通常，中性粒细胞和巨噬细胞试图进行吞噬，但由于大量的抗原，比如微生物菌落，它们将蛋白酶和氧、氮反应中间产物渗漏到组织中，造成组织损伤。这种反应的例子包括 Arthus 反应、血清病、系统性红斑狼疮和免疫复杂物肾小球肾炎。

（四）Ⅳ型

细胞介导（延迟型）过敏性。该反应由 Th1、CD4+ 或 CD8+ 细胞介导，引起细胞因子介导的组织损伤。这种反应的例子包括对细菌、病毒和真菌的过敏反应、接触性皮炎反应、结核和麻风病等慢性肉芽肿。在皮肤结核菌素试验（Mantoux 反应）中，皮下注射抗原会在 24~48 小时内引起单核炎症细胞的积聚。

（五）过敏的其他类型

1. 刺激性过敏反应　这种反应的主要例子是 Graves 病，在该疾病中，浆细胞持续产生一种针对甲状腺中促甲状腺激素（TSH）受体的自身抗体，这种抗体本身可以刺激腺体持续产生甲状腺素，但对负反馈机制没有反应。

2. 固有过敏反应　对革兰氏阴性菌脂多糖的严重弥散反应称为感染性休克综合征。在这个反应中，脂多糖引起了全身性细胞因子 IL-1、TNF-α 和 IL-6 的释放，这些细胞因子过量地激活了补体，并因为过量的循环中性粒细胞和弥散性血管内凝血引起呼吸窘迫。革兰氏阳性感染性休克也被认为是由于链球菌或葡萄球菌的肠毒素所致。

第七节 牙髓感染引起的全身炎症

急性感染或组织损伤后，血液中促炎细胞因子的浓度增加，主要是 IL-1，TNFα，IL-6。IL-1 和 TNFα 通过作用于下丘脑体温调节中枢，局部释放花生四烯酸引起发烧[14]。IL-1 导致 IL-6 增加，IL-6 作用于肝细胞，合成大量的血浆蛋白，称为急性期蛋白，这种反应称为急性期反应。分泌最强烈的蛋白有 C 反应蛋白（CRP）、甘露糖结合凝集素（MBL）、血清淀粉样蛋白 P（SAP）、和 a1 酸糖蛋白。CRP 和 MBL，在微生物细胞上固定补体和沉积 C3b，即调理素[6]。SAP 可以与硫酸软骨素结合，与溶酶体酶（如炎症释放的组织蛋白酶 B）结合。这种复合物成为伴随慢性感染的淀粉样纤维沉积的组成部分[6]。其他在急性期中量释放的蛋白质包括纤维蛋白原、纤连蛋白、结合珠蛋白、血管紧张素、铜蓝蛋白、补体蛋白 C3、C9 和 B 因子、a1 蛋白酶抑制剂和 a1 抗胰凝乳蛋白酶。最后，细胞因子也可能作用于骨髓，导致白细胞生成增加，引起白细胞增多症，此时白细胞可达 15 000~20 000/mL，正常情况为 4 000~10 000/mL[9]。

急性牙髓感染可引起全身性炎症反应，伴随 CRP 和 SAA 升高[259-261]。这些因子似乎在急性感染消退后不久就消退了[259,260]。在人类或动物模型中，慢性根尖周病变似乎与 CRP 或 SAA 无关[262,263]。然而，包括炎症标志物在内的许多其他因子已被证明随着根尖周病变的存在而增加。系统回顾和 Meta 分析，其中在 31 个不同的全身性分子标记物在急性和慢性根尖周炎中的变化被分析[264]。结果表明：根尖周炎患者与对照组相比，CRP、IL-1、IL-2、IL-6、不对称二甲基精氨酸（ADMA）、IgA、IgG 和 IgM 均有所增加。Meta 分析进一步表明：与健康对照组相比，根尖周炎患者血清中 IgA、IgG、IgM 水平升高，且治疗前后血清 CPR、IgA、IgE、IgG、IgM 水平无显著差异。

（樊明文　毛甜甜 译　周学东 审校）

参考文献

1. Goldsby RA, Kindt TJ, Osborne BA, et al. Cells and organs of the immune system. *Immunology.* 5th Ed. New York: W. H. Freeman; 2003.
2. Levinson W. *Review of Medical Microbiology and Immunology.* 12th ed. New York: McGraw Hill Medical; 2012.
3. Abbas AK, Lichtman AH, Pillai S. *Cellular and Molecular Immunology.* 8th ed. Philadelphia: Elsevier, Saunders, 2015.
4. Izumi T, Inoue H, Matsuura H, et al. Changes in the pattern of horseradish peroxidase diffusion into predentin and dentin after cavity preparation in rat molars. *Oral Surg Oral Med Oral Pathol Oral Radiol Endod.* 2001;92:675–681.
5. Turner DF, Marfurt CF, Sattelberg C. Demonstration of physiological barrier between pulpal odontoblasts and its perturbation following routine restorative procedures: a horseradish peroxidase tracing study in the rat. *J Dent Res.* 1989;68:1262–1268.
6. Delves PJ, Martin SJ, Burton DR, Roitt IM. *Roitt's Essential Immunology.* 11th ed. Malden, MA: Blackwell Publishing, 2006.
7. Sabeti M, Simon J, Kermani V, et al. Detection of receptor activator of NF-kappa beta ligand in apical periodontitis. *J Endod.* 2005;31:17–18.
8. Bezerra da Silva RA, Nelson-Filho P, et al. MyD88 knockout mice develop initial enlarged periapical lesions with increased numbers of neutrophils. *Int Endod J.* 2014;47:675–686.
9. Abbas AK, Lichtman AH, Pillai S. *Basic Immunology: Functions and Disorders of the Immune System.* 4th ed. Philadelphia: Elsevier, Saunders; 2014.
10. Ito T, Kaneko T, Yamanaka Y, et al. M2 macrophages participate in the biological tissue healing reaction to mineral trioxide aggregate. *J Endod.* 2014;40:379–383.
11. Takei E, Shigetani Y, Yoshiba K, et al. Initial transient accumulation of M2 macrophage-associated molecule-expressing cells after pulpotomy with mineral trioxide aggregate in rat molars. *J Endod.* 2014;40:1983–1988.
12. Siqueira JF, Jr., Rocas IN, Provenzano JC, et al. Relationship between Fcgamma receptor and interleukin-1 gene polymorphisms and post-treatment apical periodontitis. *J Endod.* 2009;35:1186–1192.
13. Siqueira JF, Jr., Rocas IN, Provenzano JC, Guilherme BP. Polymorphism of the FcgammaRIIIa gene and post-treatment apical periodontitis. *J Endod.* 2011;37:1345–1348.
14. Kumar V, Cotran RS, Robbins SL. *Robbins Basic Pathology.* 7th ed. Philadelphia: Saunders; Elsevier Science; 2003.
15. Elovic AE, Ohyama H, Sauty A, et al. IL-4-dependent regulation of TGF-alpha and TGF-beta1 expression in human eosinophils. *J Immunol.* 1998;160:6121–6127.
16. Levi-Schaffer F, Garbuzenko E, Rubin A, et al. Human eosinophils regulate human lung- and skin-derived fibroblast properties in vitro: a role for transforming growth factor beta (TGF-beta). *Proc Natl Acad Sci U.S.A.* 1999;96:9660–9665.
17. Ohno I, Lea RG, Flanders KC, et al. Eosinophils in chronically inflamed human upper airway tissues express transforming growth factor beta 1 gene (TGF beta 1). *J Clin Invest.* 1992;89:1662–1668.
18. Tyler LW, Matossian K, Todd R, et al. Eosinophil-derived transforming growth factors (TGF-alpha and TGF-beta 1) in human periradicular lesions. *J Endod.* 1999;25:619–624.
19. Cutler CW, Jotwani R. Dendritic cells at the oral mucosal interface. *J Dent Res.* 2006;85:678–689.
20. Kadowaki N, Ho S, Antonenko S, et al. Subsets of human dendritic cell precursors express different toll-like receptors and respond to different microbial antigens. *J Exp Med.* 2001;194:863–869.
21. Jontell M, Gunraj MN, Bergenholtz G. Immunocompetent cells in the normal dental pulp. *J Dent Res.* 1987;66:1149–1153.
22. Okiji T, Jontell M, Belichenko P, et al. Perivascular dendritic cells of the human dental pulp. *Acta Physiol Scand.* 1997;159:163–169.
23. Zhao L, Kaneko T, Okiji T, et al. Immunoelectron microscopic analysis of CD11c-positive dendritic cells in the periapical region of the periodontal ligament of rat molars. *J Endod.* 2006;32:1164–1167.
24. Kaneko T, Okiji T, Zhao L, Esgeurra R, Suda H. Heterogeneity of dendritic cells in rat apical periodontitis. *Cell Tissue Res.* 2008;331:617–623.
25. Bhingare AC, Ohno T, Tomura M, et al. Dental pulp dendritic cells migrate to regional lymph nodes. *J Dent Res.* 2014;93:288–293.
26. Kusumoto Y, Hirano H, Saitoh K, et al. Human gingival epithelial cells produce chemotactic factors interleukin-8 and monocyte chemoattractant protein-1 after stimulation with Porphyromonas gingivalis via toll-like receptor 2. *J Periodontol.* 2004;75:370–379.
27. Pazgier M, Hoover DM, Yang D, et al. Human beta-defensins. *Cell Mol Life Sci.* 2006;63:1294–1313.
28. Huang GT, Chugal N, Potente AP, Zhang X. Constitutive expression of interleukin-8 and intercellular adhesion molecule-1 in human dental pulps. *Int J Oral Biol.* 1999;24: 163–168.
29. Dommisch H, Winter J, Acil Y, et al. Human beta-defensin (hBD-1, -2) expression in dental pulp. *Oral Microbiol Immunol.* 2005;20:163–166.
30. Durand SH, Flacher V, Romeas A, et al. Lipoteichoic acid increases TLR and functional chemokine expression while reducing dentin formation in in vitro differentiated human odontoblasts. *J Immunol.* 2006;176:2880–2887.
31. Veerayutthwilai O, Byers MR, Pham TT, et al. Differential regulation of immune responses by odontoblasts. *Oral Microbiol Immunol.* 2007;22:5–13.
32. Jiang H-W, Zhang W, Ren B-P, et al. Expression of toll like receptor 4 in normal human odontoblasts and dental pulp tissue. *J Endod.* 2006;32:747–751.
33. Paakkonen V, Rusanen P, Hagstrom J, Tjaderhane L. Mature human odontoblasts express virus-recognizing toll-like receptors. *Int Endod J.* 2014;47:934–941.
34. Carrouel F, Staquet MJ, Keller JF, et al. Lipopolysaccharide-binding protein inhibits toll-like receptor 2 activation by lipoteichoic acid in human odontoblast-like cells. *J Endod.* 2013;39:1008–1014.
35. Murphy K. *Janeway's Immunobiology.* 8th ed. New York: Garland Science; 2012.
36. McKenzie AN, Spits H, Eberl G. Innate lymphoid cells in inflammation and immunity. *Immunity.* 2014;41:366–374.
37. Hahn CL, Falkler WA, Jr., Siegel MA. A study of T and B cells in pulpal pathosis. *J Endod.* 1989;15:20–26.
38. Gaudin A, Renard E, Hill M, et al. Phenotypic analysis of immunocompetent cells in healthy human dental pulp. *J Endod.* 2015;41:621–627.
39. Akdis M, Palomares O, van de Veen W, et al. TH17 and TH22 cells: a confusion of antimicrobial response with tissue inflammation versus protection. *J Allergy Clin Immunol.* 2012;129:1438–1449; quiz50-1.
40. Davide A, Carla SRL, Jay B, et al. Cytokines and transcription factors that regulate T helper cell differentiation: New players and new insights. *J Clin Immunol.* 2003;23:147–161.
41. Zhao P, Xiao X, Ghobrial RM, Li XC. IL-9 and Th9 cells: progress and challenges. *Int Immunol.* 2013;25:547–551.
42. Wynn TA. T(H)-17: a giant step from T(H)1 and T(H)2. *Nat Immunol* 2005;6:1069–1070.
43. McKenzie BS, Kastelein RA, Cua DJ. Understanding the IL-23-IL-17 immune pathway. *Trends Immunol.* 2006;27:17–23.
44. Dong C. Diversification of T-helper-cell lineages: finding the family root of IL-17-producing cells. *Nat Rev Immunol.*

2006;6:329–333.
45. Ma CS, Deenick EK, Batten M, Tangye SG. The origins, function, and regulation of T follicular helper cells. *J Exp Med.* 2012;209:1241–1253.
46. O'Garra A, Vieira P. Regulatory T cells and mechanisms of immune system control. *Nat Med.* 2004;10:801–805.
47. Damoiseaux J. Regulatory T cells: back to the future. *Neth J Med.* 2006;64:4–9.
48. Yang S, Zhu L, Xiao L, et al. Imbalance of interleukin-17+ T-cell and Foxp3+ regulatory T-cell dynamics in rat periapical lesions. *J Endod.* 2014;40:56–62.
49. Campos K, Franscisconi CF, Okehie V, et al. FOXP3 DNA methylation levels as a potential biomarker in the development of periapical lesions. *J Endod.* 2015;41:212–218.
50. van Oosterhout AJ, Bloksma N. Regulatory T-lymphocytes in asthma. *Eur Respir J.* 2005;26:918–932.
51. Izcue A, Coombes JL, Powrie F. Regulatory T cells suppress systemic and mucosal immune activation to control intestinal inflammation. *Immunol Rev.* 2006;212:256–271.
52. Beissert S, Schwarz A, Schwarz T. Regulatory T cells. *J Invest Dermatol.* 2006;126:15–24.
53. Tedder TF. B10 cells: a functionally defined regulatory B cell subset. *J Immunol.* 2015;194:1395–1401.
54. Kim JY, Xin X, Moioli EK, et al. Regeneration of dental-pulp-like tissue by chemotaxis-induced cell homing. *Tissue Eng.* 2010;16:3023–3031.
55. Bando Y, Henderson B, Meghji S, et al. Immunocytochemical localization of inflammatory cytokines and vascular adhesion receptors in radicular cysts. *J Oral Pathol Med.* 1993;22:221–227.
56. Honma M, Hayakawa Y, Kosugi H, Koizumi F. Localization of mRNA for inflammatory cytokines in radicular cyst tissue by in situ hybridization, and induction of inflammatory cytokines by human gingival fibroblasts in response to radicular cyst contents. *J Oral Pathol Med.* 1998;27:399–404.
57. Lukic A, Vojvodic D, Majstorovic I, Colic M. Production of interleukin-8 in vitro by mononuclear cells isolated from human periapical lesions. *Oral Microbiol Immunol.* 2006;21:296–300.
58. Marton IJ, Rot A, Schwarzinger E, et al. Differential in situ distribution of interleukin-8, monocyte chemoattractant protein-1 and Rantes in human chronic periapical granuloma. *Oral Microbiol Immunol.* 2000;15:63–65.
59. Kabashima H, Yoneda M, Nagata K, et al. The presence of chemokine receptor (CCR5, CXCR3, CCR3)-positive cells and chemokine (MCP1, MIP-1alpha, MIP-1beta, IP-10)-positive cells in human periapical granulomas. *Cytokine* 2001;16:62–66.
60. Yoshie O, Imai T, Nomiyama H. Chemokines in immunity. *Adv Immunol.* 2001;78:57–110.
61. Fouad AF. Molecular mediators of pulpal inflammation. In: Hargreaves KM, Goodis HE, Tay F, editors. *Seltzer and Bender's Dental Pulp.* 2nd ed. Quintessence Publishing Co., Inc., 2012. pp. 241–276.
62. Hall JM. Bradykinin receptors: pharmacological properties and biological roles. *Pharmacol Ther.* 1992;56:131–190.
63. Lepinski AM, Haegreaves KM, Goodis HE, Bowles WR. Bradykinin levels in dental pulp by microdialysis. *J Endod.* 2000;26:744–747.
64. Goodis H, Saeki K. Identification of bradykinin, substance P, and neurokinin A in human dental pulp. *J Endod.* 1007;23:201–204.
65. Lerner UH. Effects of kinins, thrombin, and neuropeptides on bone. In Gowen M, editor. *Cytokines and Bone Metabolism.* Ann Arbor, MI: CRC Press; 1992.
66. Sundqvist G, Lerner UH. Bradykinin and thrombin synergistically potentiate interleukin 1 and tumour necrosis factor induced prostanoid biosynthesis in human dental pulp fibroblasts. *Cytokine.* 1996;8:168–177.
67. Sundqvist G, Rosenquist JB, Lerner UH. Effects of bradykinin and thrombin on prostaglandin formation, cell proliferation and collagen biosynthesis in human dental-pulp fibroblasts. *Arch Oral Biol.* 1995;40:247–256.
68. Swift JQ, Garry MG, Roszkowski MT, Hargreaves KM. Effect of flurbiprofen on tissue levels of immunoreactive bradykinin and acute postoperative pain. *J Oral Maxillofac Surg.* 1993;51:112–116, discussion 16–17.
69. Rowan MP, Berg KA, Roberts JL, et al. Activation of estrogen receptor alpha enhances bradykinin signaling in peripheral sensory neurons of female rats. *J Pharmacol Exp Ther.* 2014;349:526–532.
70. Damgaard C, Holmstrup P, Van Dyke TE, Nielsen CH. The complement system and its role in the pathogenesis of periodontitis: current concepts. *J Periodontal Res.* 2015;50:283–293.
71. Abe T, Hosur KB, Hajishengallis E, et al. Local complement-tar geted intervention in periodontitis: proof-of-concept using a C5a receptor (CD88) antagonist. *J Immunol.* 2012;189:5442–5448.
72. Maekawa T, Abe T, Hajishengallis E, et al. Genetic and intervention studies implicating complement C3 as a major target for the treatment of periodontitis. *J Immunol.* 2014;192:6020–6027.
73. de Paula-Silva FW, D'Silva NJ, da Silva LA, Kapila YL. High matrix metalloproteinase activity is a hallmark of periapical granulomas. *J Endod.* 2009;35:1234–1242.
74. Ahmed GM, El-Baz AA, Hashem AA, Shalaan AK. Expression levels of matrix metalloproteinase-9 and gram-negative bacteria in symptomatic and asymptomatic periapical lesions. *J Endod.* 2013;39:444–448.
75. Dezerega A, Madrid S, Mundi V, et al. Pro-oxidant status and matrix metalloproteinases in apical lesions and gingival crevicular fluid as potential biomarkers for asymptomatic apical periodontitis and endodontic treatment response. *J Inflamm (Lond).* 2012;9:8.
76. Zehnder M, Wegehaupt FJ, Attin T. A first study on the usefulness of matrix metalloproteinase 9 from dentinal fluid to indicate pulp inflammation. *J Endod.* 2011;37:17–20.
77. Hou T, Gao L, Zheng J, et al. Matrix metalloproteinase-1 gene polymorphisms and periodontitis susceptibility: a meta-analysis based on 11 case-control studies. *Gene.* 2013;521:111–115.
78. Palosaari H, Pennington CJ, Larmas M, et al. Expression profile of matrix metalloproteinases (MMPs) and tissue inhibitors of MMPs in mature human odontoblasts and pulp tissue. *Eur J Oral Sci.* 2003;111:117–127.
79. Palosaari H, Wahlgren J, Larmas M, et al. The expression of MMP-8 in human odontoblasts and dental pulp cells is down-regulated by TGF-beta1. *J Dent Res.* 2000;79:77–84.
80. Tjaderhane L, Larjava H, Sorsa T, et al. The activation and function of host matrix metalloproteinases in dentin matrix breakdown in caries lesions. *J Dent Res.* 1998;77:1622–1629.
81. Paakkonen V, Ohlmeier S, Bergmann U, et al L. Analysis of gene and protein expression in healthy and carious tooth pulp with cDNA microarray and two-dimensional gel electrophoresis. *Eur J Oral Sci.* 2005;113:369–379.
82. Shin SJ, Lee JI, Baek SH, Lim SS. Tissue levels of matrix metalloproteinases in pulps and periapical lesions. *J Endod.* 2002;28:313–315.
83. Tay CX, Quah SY, Lui JN, et al. Matrix Metalloproteinase Inhibitor as an Antimicrobial Agent to Eradicate Enterococcus faecalis Biofilm. *J Endod.*, 2015 Jun;41(6):858–863.
84. Golub LM, McNamara TF, Ryan ME, et al. Adjunctive treatment with subantimicrobial doses of doxycycline: effects on gingival fluid collagenase activity and attachment loss in adult periodontitis. *J Clin Periodontol.* 2001;28:146–156.
85. Ramamurthy NS, Rifkin BR, Greenwald RA, et al. Inhibition of matrix metalloproteinase-mediated periodontal bone loss in rats: a comparison of 6 chemically modified tetracyclines. *J Periodontol.* 2002;73:726–734.
86. Alptekin NO, Ari H, Ataoglu T, et al. Neutrophil Elastase Levels in Periapical Exudates of Symptomatic and Asymptomatic Teeth. *J Endod.* 2005;31:350–353.
87. Alptekin NO, Ari H, Haliloglu S, et al. The effect of endodontic therapy on periapical exudate neutrophil elastase and prostaglandin-E2 levels. *J Endod.* 2005;31:791–795.
88. Morimoto T, Yamasaki M, Nakata K, et al. The expression of macrophage and neutrophil elastases in rat periradicular lesions. *J Endod.* 2008;34:1072–1076.
89. Di Nardo Di Maio F, Lohinai Z, D'Arcangelo C, et al. Nitric oxide synthase in healthy and inflamed human dental pulp. *J Dent Res.* 2004;83:312–316.
90. Hama S, Takeichi O, Hayashi M, et al. Co-production of vascular endothelial cadherin and inducible nitric oxide synthase by endothelial cells in periapical granuloma. *Int Endod J.* 2006;39:179–184.
91. Kerezoudis NP, Olgart L, Edwall L. Involvement of substance P but not nitric oxide or calcitonin gene-related peptide in neurogenic plasma extravasation in rat incisor pulp and lip. *Arch Oral Biol.* 1994;39:769–774.
92. Law AS, Baumgardner KR, Meller ST, Gebhart GF. Localization

and changes in NADPH-diaphorase reactivity and nitric oxide synthase immunoreactivity in rat pulp following tooth preparation. *J Dent Res.* 1999;78:1585–1595.

93. Shimauchi H, Takayama S, Narikawa-Kiji M, et al. Production of interleukin-8 and nitric oxide in human periapical lesions. *J Endod.* 2001;27:749–752.
94. Takeichi O, Hayashi M, Tsurumachi T, et al. Inducible nitric oxide synthase activity by interferon-gamma-producing cells in human radicular cysts. *Int Endod J.* 1999;32:124–130.
95. Yasuhara R, Suzawa T, Miyamoto Y, et al. Nitric oxide in pulp cell growth, differentiation, and mineralization. *J Dent Res.* 2007;86:163–168.
96. Davis WL, Jacoby BH, Craig KR, et al. Copper-zinc superoxide dismutase activity in normal and inflamed human dental pulp tissue. *J Endod.* 1991;17:316–318.
97. Grossi GB, Borrello S, Giuliani M, et al. Copper-zinc superoxide dismutase in human and animal dental pulp. *J Dent.* 1991;19:319–321.
98. Tulunoglu O, Alacam A, Bastug M, Yavuzer S. Superoxide dismutase activity in healthy and inflamed pulp tissues of permanent teeth in children. *J Clin Pediatr Dent.* 1998;22:341–345.
99. Baumgardner KR, Law AS, Gebhart GF. Localization and changes in superoxide dismutase immunoreactivity in rat pulp after tooth preparation. *Oral Surg Oral Med Oral Pathol Oral Radiol Endod.* 1999;88:488–495.
100. Baumgardner KR, Sulfaro MA. The anti-inflammatory effects of human recombinant copper-zinc superoxide dismutase on pulp inflammation. *J Endod.* 2001;27:190–195.
101. Varvara G, Traini T, Esposito P, et al. Copper-zinc superoxide dismutase activity in healthy and inflamed human dental pulp. *Int Endod J.* 2005;38:195–199.
102. Bodor C, Matolcsy A, Bernath M. Elevated expression of Cu, Zn-SOD and Mn-SOD mRNA in inflamed dental pulp tissue. *Int Endod J.* 2007;40:128–132.
103. Marcato LG, Ferlini AP, Bonfim RC, et al. The role of Toll-like receptors 2 and 4 on reactive oxygen species and nitric oxide production by macrophage cells stimulated with root canal pathogens. *Oral Microbiol Immunol.* 2008;23:353–359.
104. Riggs BL. The mechanisms of estrogen regulation of bone resorption. *J Clin Invest.* 2000;106:1203–1204.
105. Hofbauer LC, Khosla S, Dunstan CR, et al. The roles of osteoprotegerin and osteoprotegerin ligand in the paracrine regulation of bone resorption. *J Bone Miner Res.* 2000;15:2–12.
106. Fouad AF. IL-1 alpha and TNF-alpha expression in early periapical lesions of normal and immunodeficient mice. *J Dent Res.* 1997;76:1548–1554.
107. Gibbs JL, Diogenes A, Hargreaves KM. Neuropeptide Y modulates effects of bradykinin and prostaglandin E(2) on trigeminal nociceptors via activation of the Y(1) and Y(2) receptors. *Br J Pharmacol.* 2007;150:72–79.
108. Gonzalez-Rey E, Chorny A, Delgado M. Regulation of immune tolerance by anti-inflammatory neuropeptides. *Nat Rev Immunol.* 2007;7:52–63.
109. Reinke E, Fabry Z. Breaking or making immunological privilege in the central nervous system: the regulation of immunity by neuropeptides. *Immunol Lett.* 2006;104:102–109.
110. Brain SD, Cox HM. Neuropeptides and their receptors: innovative science providing novel therapeutic targets. *Br J Pharmacol.* 2006;147(Suppl 1):S202–S211.
111. Wakisaka S, Akai M. Immunohistochemical observation on neuropeptides around the blood vessel in feline dental pulp. *J Endod.* 1989;15:413–416.
112. Okiji T, Jontell M, Belichenko P, et al. Structural and functional association between substance P- and calcitonin gene-related peptide-immunoreactive nerves and accessory cells in the rat dental pulp. *J Dent Res.* 1997;76:1818–1824.
113. Byers MR. Effects of inflammation on dental sensory nerves and vice versa. *Proc Finn Dent Soc.* 1992;88:499–506.
114. Kimberly CL, Byers MR. Inflammation of rat molar pulp and periodontium causes increased calcitonin gene-related peptide and axonal sprouting. *Anat Rec.* 1988;222:289–300.
115. Grutzner EH, Garry MG, Hargreaves KM. Effect of injury on pulpal levels of immunoreactive substance P and immunoreactive calcitonin gene-related peptide. *J Endod.* 1992;18:553–557.
116. Calland JW, Harris SE, Carnes DL, Jr. Human pulp cells respond to calcitonin gene-related peptide in vitro. *J Endod.* 1997;23:485–489.
117. Gazelius B, Edwall B, Olgart L, et al. Vasodilatory effects and coexistence of calcitonin gene-related peptide (CGRP) and substance P in sensory nerves of cat dental pulp. *Acta Physiol Scand.* 1987;130:33–40.
118. Hargreaves KM, Swift JQ, Roszkowski MT, et al. Pharmacology of peripheral neuropeptide and inflammatory mediator release. *Oral Surg Oral Med Oral Pathol.* 1994;78:503–510.
119. Rodd HD, Boissonade FM. Substance P expression in human tooth pulp in relation to caries and pain experience. *Eur J Oral Sci.* 2000;108:467–474.
120. Todd WM, Kafrawy AH, Newton CW, Brown CE, Jr. Immunohistochemical study of gamma-aminobutyric acid and bombesin/gastrin releasing peptide in human dental pulp. *J Endod.* 1997;23:152–157.
121. Gibbs J, Flores CM, Hargreaves KM. Neuropeptide Y inhibits capsaicin-sensitive nociceptors via a Y1-receptor-mediated mechanism. *Neuroscience.* 2004;125:703–709.
122. Jaber L, Swaim WD, Dionne RA. Immunohistochemical localization of mu-opioid receptors in human dental pulp. *J Endod.* 2003;29:108–110.
123. Mudie AS, Holland GR. Local opioids in the inflamed dental pulp. *J Endod.* 2006;32:319–323.
124. Wadachi R, Hargreaves KM. Trigeminal nociceptors express TLR-4 and CD14: a mechanism for pain due to infection. *J Dent Res.* 2006;85:49–53.
125. Khan AA, Diogenes A, Jeske NA, et al. Tumor necrosis factor alpha enhances the sensitivity of rat trigeminal neurons to capsaicin. *Neuroscience.* 2008;155:503–509.
126. Diogenes A, Ferraz CC, Akopian AN, et al. LPS sensitizes TRPV1 via activation of TLR4 in trigeminal sensory neurons. *J Dent Res.* 2011;90:759–764.
127. Caviedes-Bucheli J, Munoz HR, Azuero-Holguin MM, Ulate E. Neuropeptides in dental pulp: the silent protagonists. *J Endod.* 2008;34:773–788.
128. Goodis HE, Bowles WR, Hargreaves KM. Prostaglandin E2 enhances bradykinin-evoked iCGRP release in bovine dental pulp. *J Dent Res.* 2000;79:1604–1607.
129. El Karim IA, Linden GJ, Irwin CR, Lundy FT. Neuropeptides regulate expression of angiogenic growth factors in human dental pulp fibroblasts. *J Endod.* 2009;35:829–833.
130. Fried K. Changes in pulpal nerves with aging. *Proc Finn Dent Soc.* 1992;88:517–528.
131. Akira S, Uematsu S, Takeuchi O. Pathogen recognition and innate immunity. *Cell.* 2006;124:783–801.
132. Uematsu S, Akira S. The role of Toll-like receptors in immune disorders. *Expert Opin Biol Ther.* 2006;6:203–214.
133. Motta V, Soares F, Sun T, Philpott DJ. NOD-like receptors: versatile cytosolic sentinels. *Physiol Rev.* 2015;95:149–178.
134. Oviedo-Boyso J, Bravo-Patino A, Baizabal-Aguirre VM. Collaborative action of Toll-like and NOD-like receptors as modulators of the inflammatory response to pathogenic bacteria. *Mediators Inflamm.* 2014;2014:432785.
135. Nowotny K, Jung T, Hohn A, et al. Advanced glycation end products and oxidative stress in type 2 diabetes mellitus. *Biomolecules.* 2015;5:194–222.
136. Vlassara H, Uribarri J. Advanced glycation end products (AGE) and diabetes: cause, effect, or both? *Curr Diab Rep.* 2014;14:453.
137. Lalla E, Lamster IB, Schmidt AM. Enhanced interaction of advanced glycation end products with their cellular receptor RAGE: implications for the pathogenesis of accelerated periodontal disease in diabetes. *Ann Periodontol.* 1998;3:13–19.
138. Yamamoto Y, Yamamoto H. Controlling the receptor for advanced glycation end-products to conquer diabetic vascular complications. *J Diabetes Investig.* 2012;3:107–114.
139. Huang GT, Zhang HB, Yin C, Park SH. Human beta-defensin-2 gene transduction of dental pulp cells: A model for pulp antimicrobial gene therapy. *Int J Oral Biol.* 2004;29:7–12.
140. Joly S, Maze C, McCray PB, Jr., Guthmiller JM. Human beta-defensins 2 and 3 demonstrate strain-selective activity against oral microorganisms. *J Clin Microbiol.* 2004;42:1024–1029.
141. Yin C, Dang HN, Gazor F, Huang GT. Mouse salivary glands and human beta-defensin-2 as a study model for antimicrobial gene therapy: technical considerations. *Int J Antimicrob Agents.* 2006;28:352–360.
142. Yin C, Dang HN, Zhang HB, et al. Capacity of human beta-defensin expression in gene-transduced and cytokine-induced

cells. *Biochem Biophys Res Commun.* 2006;339:344–354.
143. Harder J, Meyer-Hoffert U, Wehkamp K, et al. Differential gene induction of human beta-defensins (hBD-1, -2, -3, and -4) in keratinocytes is inhibited by retinoic acid. *J Invest Dermatol.* 2004;123:522–529.
144. Harder J, Schroder JM. Psoriatic scales: a promising source for the isolation of human skin-derived antimicrobial proteins. *J Leukoc Biol.* 2005;77:476–486.
145. Jia HP, Schutte BC, Schudy A, et al. Discovery of new human beta-defensins using a genomics-based approach. *Gene.* 2001;263:211–218.
146. Premratanachai P, Joly S, Johnson GK, et al. Expression and regulation of novel human beta-defensins in gingival keratinocytes. *Oral Microbiol Immunol.* 2004;19:111–117.
147. Feucht EC, DeSanti CL, Weinberg A. Selective induction of human beta-defensin mRNAs by Actinobacillus actinomycetemcomitans in primary and immortalized oral epithelial cells. *Oral Microbiol Immunol.* 2003;18:359–363.
148. Smith AJ. Vitality of the dentin-pulp complex in health and disease: growth factors as key mediators. *J Dent Educ.* 2003;67:678–689.
149. Bergenholtz G, Wikesjo UM, Sorensen RG, et al. Observations on healing following endodontic surgery in nonhuman primates (Macaca fascicularis): effects of rhBMP-2. *Oral Surg Oral Med Oral Pathol Oral Radiol Endod.* 2006;101:116–125.
150. Chen D, Zhao M, Mundy GR. Bone morphogenetic proteins. *Growth Fac.* 2004;22:233–241.
151. He J, Jiang J, Safavi KE, et al. Emdogain promotes osteoblast proliferation and differentiation and stimulates osteoprotegerin expression. *Oral Surg Oral Med Oral Pathol Oral Radiol Endod.* 2004;97:239–245.
152. Hughes FJ, Turner W, Belibasakis G, Martuscelli G. Effects of growth factors and cytokines on osteoblast differentiation. Periodontol. *2000* 2006;41:48–72.
153. Jiang J, Fouad AF, Safavi KE, et al. Effects of enamel matrix derivative on gene expression of primary osteoblasts. *Oral Surg Oral Med Oral Pathol Oral Radiol Endod.* 2001;91:95–100.
154. Werner H, Katz J. The emerging role of the insulin-like growth factors in oral biology. *J Dent Res.* 2004;83:832–836.
155. Rutherford B. Biology of tissue regeneration. *J Endod.* 2007;33:1277, (author reply 77).
156. Rutherford B, Spangberg L, Tucker M, Charette M. Transdentinal stimulation of reparative dentine formation by osteogenic protein-1 in monkeys. *Arch Oral Biol.* 1995;40:681–683.
157. Rutherford RB. BMP-7 gene transfer to inflamed ferret dental pulps. *Eur J Oral Sci.* 2001;109:422–424.
158. Rutherford RB, Gu K. Treatment of inflamed ferret dental pulps with recombinant bone morphogenetic protein-7. *Eur J Oral Sci.* 2000;108:202–206.
159. Nakashima M. Induction of dentin formation on canine amputated pulp by recombinant human bone morphogenetic proteins (BMP)-2 and -4. *J Dent Res.* 1994;73:1515–1522.
160. D'Souza RN, Cavender A, Dickinson D, et al. TGF-beta1 is essential for the homeostasis of the dentin-pulp complex. *Eur J Oral Sci.* 1998;106:185–191.
161. Farges JC, Romeas A, Melin M, et al. TGF-beta1 induces accumulation of dendritic cells in the odontoblast layer. *J Dent Res.* 2003;82:652–656.
162. Nakashima M, Akamine A. The application of tissue engineering to regeneration of pulp and dentin in endodontics. *J Endod.* 2005;31:711–718.
163. Sloan AJ, Smith AJ. Stimulation of the dentine–pulp complex of rat incisor teeth by transforming growth factor-beta isoforms 1-3 in vitro. *Arch Oral Biol.* 1999;44:149–156.
164. Jiang J, Goodarzi G, He J, et al. Emdogain-gel stimulates proliferation of odontoblasts and osteoblasts. *Oral Surg Oral Med Oral Pathol Oral Radiol Endod.* 2006;102:698–702.
165. Karanxha L, Park SJ, Son WJ, et al. Combined effects of simvastatin and enamel matrix derivative on odontoblastic differentiation of human dental pulp cells. *J Endod.* 2013;39:76–82.
166. Riksen EA, Landin MA, Reppe S, et al. Enamel matrix derivative promote primary human pulp cell differentiation and mineralization. *Int J Mol Sci.* 2014;15:7731–7749.
167. Rutherford RB, Wahle J, Tucker M, et al. Induction of reparative dentine formation in monkeys by recombinant human osteogenic protein-1. *Arch Oral Biol.* 1993;38:571–576.
168. Derringer KA, Linden RW. Vascular endothelial growth factor, fibroblast growth factor 2, platelet derived growth factor and transforming growth factor beta released in human dental pulp following orthodontic force. *Arch Oral Biol.* 2004;49:631–641.
169. Caviedes-Bucheli J, Munoz HR, Rodriguez CE, et al. Expression of insulin-like growth factor-1 receptor in human pulp tissue. *J Endod.* 2004;30:767–769.
170. Ohnishi T, Suwa M, Oyama T, et al. Prostaglandin E2 predominantly induces production of hepatocyte growth factor/scatter factor in human dental pulp in acute inflammation. *J Dent Res.* 2000;79:748–755.
171. Matsushita K, Motani R, Sakuta T, et al. The role of vascular endothelial growth factor in human dental pulp cells: induction of chemotaxis, proliferation, and differentiation and activation of the AP-1-dependent signaling pathway. *J Dent Res.* 2000;79:1596–1603.
172. Lin SK, Hong CY, Chang HH, et al. Immunolocalization of macrophages and transforming growth factor-beta 1 in induced rat periapical lesions. *J Endod.* 2000;26:335–340.
173. Lin LM, Wang SL, Wu-Wang C, et al. Detection of epidermal growth factor receptor in inflammatory periapical lesions. *Int Endod J.* 1996;29:179–184.
174. Derringer KA, Jaggers DC, Linden RW. Angiogenesis in human dental pulp following orthodontic tooth movement. *J Dent Res.* 1996;75:1761–1766.
175. Bletsa A, Virtej A, Berggreen E. Vascular endothelial growth factors and receptors are up-regulated during development of apical periodontitis. *J Endod.* 2012;38:628–635.
176. Virtej A, Loes SS, Berggreen E, Bletsa A. Localization and signaling patterns of vascular endothelial growth factors and receptors in human periapical lesions. *J Endod.* 2013;39:605–611.
177. Leonardi R, Caltabiano M, Pagano M, et al. Detection of vascular endothelial growth factor/ vascular permeability factor in periapical lesions. *J Endod.* 2003;29:180–183.
178. Serhan CN. Mediator lipidomics. *Prostaglandins Other Lipid Mediat.* 2005;77:4–14.
179. Serhan CN. Lipoxins and aspirin-triggered 15-epi-lipoxins are the first lipid mediators of endogenous anti-inflammation and resolution. *Prostaglandins Leukot Essent Fatty Acids.* 2005;73:141–162.
180. Serhan CN, Savill J. Resolution of inflammation: the beginning programs the end. *Nat Immunol.* 2005;6:1191–1197.
181. Cook JA. Eicosanoids. *Crit Care Med.* 2005;33:S488–S491.
182. Fierro IM, Serhan CN. Mechanisms in anti-inflammation and resolution: the role of lipoxins and aspirin-triggered lipoxins. *Braz J Med Biol Res.* 2001;34:555–566.
183. Pelletier JP, Boileau C, Boily M, et al. The protective effect of licofelone on experimental osteoarthritis is correlated with the downregulation of gene expression and protein synthesis of several major cartilage catabolic factors: MMP-13, cathepsin K and aggrecanases. *Arthritis Res Ther.* 2005;7:R1091–R1102.
184. Keinan D, Leigh NJ, Nelson JW, et al. Understanding resolvin signaling pathways to improve oral health. *Int J Mol Sci.* 2013;14:5501–5518.
185. Serhan CN. Systems approach with inflammatory exudates uncovers novel anti-inflammatory and pro-resolving mediators. *Prostaglandins Leukot Essent Fatty Acids.* 2008;79:157–163.
186. Steinke JW, Borish L. 3. Cytokines and chemokines. *J Allergy Clin Immunol.* 2006;117:S441–S445.
187. Mocellin S, Marincola FM, Young HA. Interleukin-10 and the immune response against cancer: a counterpoint. *J Leukoc Biol.* 2005;78:1043–1051.
188. Steinke JW, Borish L. Genetics of allergic disease. *Med Clin North Am.* 2006;90:1–15.
189. Akira S, Takeda K. Toll-like receptor signalling. *Nat Rev Immunol.* 2004;4:499–511.
190. Schein B, Schilder H. Endotoxin content in endodontically involved teeth. *J Endod.* 1975;1:19–21.
191. Schonfeld SE, Greening AB, Glick DH, et al. Endotoxic activity in periapical lesions. *Oral Surg Oral Med Oral Pathol* 1982;53:82–87.
192. Moller AJ, Fabricius L, Dahlen G, et al. Influence on periapical tissues of indigenous oral bacteria and necrotic pulp tissue in monkeys. *Scand J Dent Res.* 1981;89:475–484.
193. Dwyer TG, Torabinejad M. Radiographic and histologic evaluation of the effect of endotoxin on the periapical tissues of the cat. *J Endod.* 1980;7:31–35.

194. Poltorak A, He X, Smirnova I, et al. Defective LPS signaling in C3H/HeJ and C57BL/10ScCr mice: mutations in Tlr4 gene. *Science.* 1998;282:2085–2088.
195. Shimazu R, Akashi S, Ogata H, et al. MD-2, a molecule that confers lipopolysaccharide responsiveness on Toll-like receptor 4. *J Exp Med.* 1999;189:1777–1782.
196. Thammasitboon K, Goldring SR, Boch JA. Role of macrophages in LPS-induced osteoblast and PDL cell apoptosis. *Bone.* 2005;38:845–852.
197. Bhaskar SN. Oral surgery- oral pathology conference No. 17, Walter Reed Army Medical Center. Periapical lesions- types, incidence, and clinical features. *Oral Surg Oral Med Oral Pathol.* 1966;21:657–671.
198. Lalonde ER, Luebke RG. The frequency and distribution of periapical cysts and granulomas. An evaluation of 800 specimens. *Oral Surg Oral Med Oral Pathol.* 1968;25:861–868.
199. Priebe WA, Lazansky JP, Wuehrmann AH. The value of the roentgenographic film in the differential diagnosis of periapical lesions. *Oral Surg Oral Med Oral Pathol.* 1954;7:979–983.
200. Block RM, Bushell A, Rodrigues H, Langeland K. A histopathologic, histobacteriologic, and radiographic study of periapical endodontic surgical specimens. *Oral Surg Oral Med Oral Pathol.* 1976;42:656–678.
201. Patterson SS, Shafer WG, Healey HJ. Periapical Lesions Associated with Endodontically Treated Teeth. *J Am Dent Assoc.* 1964;68:191–194.
202. Stockdale CR, Chandler NP. The nature of the periapical lesion-a review of 1108 cases. *J Dent.* 1988;16:123–129.
203. Nair RPN, Pajarola G, Schroeder HE. Types and incidence of human periapical lesions obtained with extracted teeth. *Oral Surg Oral Med Oral Pathol Oral Radiol Endod.* 1996;81:93–102.
204. Mizuno N, Shiba H, Mouri Y, et al. Characterization of epithelial cells derived from periodontal ligament by gene expression patterns of bone-related and enamel proteins. *Cell Biol Int.* 2005;29:111–117.
205. Kakehashi S, Stanley HR, Fitzgerald RJ. The effects of surgical exposures of dental pulps in germ-free and conventional laboratory rats. *Oral Surg Oral Med Oral Pathol.* 1965;20:340–349.
206. Hou L, Sasaki H, Stashenko P. Toll–like receptor 4-deficient mice have reduced bone destruction following mixed anaerobic infection. *Infect Immun.* 2000;68:4681–4687.
207. Fouad AF, Acosta AW. Periapical lesion progression and cytokine expression in an LPS hyporesponsive model. *Int Endod J.* 2001;34:506–513.
208. Huang GT, Do M, Wingard M, Park JS, Chugal N. Effect of interleukin-6 deficiency on the formation of periapical lesions after pulp exposure in mice. *Oral Surg Oral Med Oral Pathol Oral Radiol Endod.* 2001;92:83–88.
209. Echchannaoui H, Frei K, Schnell C, et al. Toll-like receptor 2-deficient mice are highly susceptible to Streptococcus pneumoniae meningitis because of reduced bacterial clearing and enhanced inflammation. *J Infect Dis.* 2002;186:798–806.
210. Takeuchi O, Hoshino K, Akira S. Cutting edge: TLR2-deficient and MyD88-deficient mice are highly susceptible to Staphylococcus aureus infection. *J Immunol.* 2000;165: 5392–5396.
211. da Silva RA, Ferreira PD, De Rossi A, et al. Toll-like receptor 2 knockout mice showed increased periapical lesion size and osteoclast number. *J Endod.* 2012;38:803–813.
212. Bhakdi S, Klonisch T, Nuber P, Fischer W. Stimulation of monokine production by lipoteichoic acids. *Infect Immun.* 1991;59:4614–4620.
213. Saetre T, Kahler H, Foster SJ, Lyberg T. Aminoethyl-isothiourea inhibits leukocyte production of reactive oxygen species and proinflammatory cytokines induced by streptococcal cell wall components in human whole blood. *Shock.* 2001;15:455–460.
214. Kayaoglu G, Orstavik D. Virulence factors of Enterococcus faecalis: relationship to endodontic disease. *Crit Rev Oral Biol Med.* 2004;15:308–320.
215. Niederman R, Westernoff T, Lee C, et al. Infection-mediated early-onset periodontal disease in P/E-selectin-deficient mice. *J Clin Periodontol.* 2001;28:569–575.
216. Liapatas S, Nakou M, Rontogianni D. Inflammatory infiltrate of chronic periradicular lesions: an immunohistochemical study. *Int Endod J.* 2003;36:464–471.
217. Torabinejad M, Kettering JD. Identification and relative concentration of B and T lymphocytes in human chronic periapical lesions. *J Endod.* 1985;11:122–125.
218. Wang CY, Stashenko P. Kinetics of bone-resorbing activity in developing periapical lesions. *J Dent Res.* 1991;70:1362–1366.
219. Stashenko P, Yu SM, Wang CY. Kinetics of immune cell and bone resorptive responses to endodontic infections. *J Endod.* 1992;18:422–426.
220. Stashenko P, Wang CY. Characterization of bone resorptive mediators in active periapical lesions. *Proc Finn Dent Soc.* 1992;88(Suppl 1):427–432.
221. Stashenko P, Yu SM. T helper and T suppressor cell reversal during the development of induced rat periapical lesions. *J Dent Res.* 1989;68:830–834.
222. Wallstrom JB, Torabinejad M, Kettering J, McMillan P. Role of T cells in the pathogenesis of periapical lesions. A preliminary report. *Oral Surg Oral Med Oral Pathol.* 1993;76:213–218.
223. Tani N, Kuchiba K, Osada T, et al. Effect of T-cell deficiency on the formation of periapical lesions in mice: histological comparison between periapical lesion formation in BALB/c and BALB/c nu/nu mice. *J Endod.* 1995;21:195–199.
224. Teles R, Wang CY, Stashenko P. Increased susceptibility of RAG-2 SCID mice to dissemination of endodontic infections. *Infect Immun.* 1997;65:3781–3787.
225. Hou L, Sasakj H, Stashenko P. B-Cell deficiency predisposes mice to disseminating anaerobic infections: protection by passive antibody transfer. *Infect Immun.* 2000;68:5645–5651.
226. Colic M, Gazivoda D, Vucevic D, et al. Regulatory T-cells in periapical lesions. *J Dent Res.* 2009;88:997–1002.
227. Araujo-Pires AC, Francisconi CF, Biguetti CC, et al. Simultaneous analysis of T helper subsets (Th1, Th2, Th9, Th17, Th22, Tfh, Tr1 and Tregs) markers expression in periapical lesions reveals multiple cytokine clusters accountable for lesions activity and inactivity status. *J Appl Oral Sci.* 2014;22:336–346.
228. Vernal R, Chaparro A, Graumann R, et al. Levels of cytokine receptor activator of nuclear factor kappaB ligand in gingival crevicular fluid in untreated chronic periodontitis patients. *J Periodontol.* 2004;75:1586–1591.
229. Zhang X, Peng B. Immunolocalization of receptor activator of NF kappa B ligand in rat periapical lesions. *J Endod.* 2005;31:574–577.
230. Xing L, Schwarz EM, Boyce BF. Osteoclast precursors, RANKL/RANK, and immunology. *Immunol Rev.* 2005;208:19–29.
231. Boyce BF, Li P, Yao Z, et al. TNF-alpha and pathologic bone resorption. *Keio J Med.* 2005;54:127–131.
232. Yao Z, Li P, Zhang Q, et al. Tumor necrosis factor-alpha increases circulating osteoclast precursor numbers by promoting their proliferation and differentiation in the bone marrow through up-regulation of c-Fms expression. *J Biol Chem.* 2006;281:11846–11855.
233. Kuntz KA, Brown CE, Jr., Legan JJ, Kafrawy AH. An immunohistochemical study of osteoprotegerin in the human dental pulp. *J Endod.* 2001;27:666–669.
234. Fan R, Sun B, Zhang CF, et al. Receptor activator of nuclear factor kappa B ligand and osteoprotegerin expression in chronic apical periodontitis: possible association with inflammatory cells. *Chin Med J (Engl).* 2011;124:2162–2166.
235. Hasegawa T, Yoshimura Y, Kikuiri T, et al. Expression of receptor activator of NF-kappa B ligand and osteoprotegerin in culture of human periodontal ligament cells. *J Periodontal Res.* 2002;37:405–411.
236. Bezerra MC, Carvalho JF, Prokopowitsch AS, Pereira RM. RANK, RANKL and osteoprotegerin in arthritic bone loss. *Braz J Med Biol Res.* 2005;38:161–170.
237. Romas E. Bone loss in inflammatory arthritis: mechanisms and therapeutic approaches with bisphosphonates. *Best Pract Res Clin Rheumatol.* 2005;19:1065–1079.
238. Di Nisio C, Zizzari VL, Zara S, et al. RANK/RANKL/OPG signaling pathways in necrotic jaw bone from bisphosphonate-treated subjects. *Eur J Histochem.* 2015;59:2455.
239. Landesberg R, Cozin M, Cremers S, et al. Inhibition of oral mucosal cell wound healing by bisphosphonates. *J Oral Maxillofac Surg.* 2008;66:839–847.
240. Sonis ST, Watkins BA, Lyng GD, et al. Bony changes in the jaws of rats treated with zoledronic acid and dexamethasone before dental extractions mimic bisphosphonate-related osteonecrosis in cancer patients. *Oral Oncol.* 2009;45:164–172.
241. Vahtsevanos K, Kyrgidis A, Verrou E, et al. Longitudinal cohort

study of risk factors in cancer patients of bisphosphonate-related osteonecrosis of the jaw. *J Clin Oncol.* 2009;27:5356–5362.

242. Sarathy AP, Bourgeois SL, Jr., Goodell GG. Bisphosphonate-associated osteonecrosis of the jaws and endodontic treatment: two case reports. *J Endod.* 2005;31:759–763.
243. Melo MD, Obeid G. Osteonecrosis of the jaws in patients with a history of receiving bisphosphonate therapy: strategies for prevention and early recognition. *J Am Dent Assoc.* 2005;136:1675–1681.
244. Marx RE. Pamidronate (Aredia) and zoledronate (Zometa) induced avascular necrosis of the jaws: a growing epidemic. *J Oral Maxillofac Surg.* 2003;61:1115–1117.
245. Sasaki H, Balto K, Kawashima N, et al. Gamma interferon (IFN-gamma) and IFN-gamma-inducing cytokines interleukin-12 (IL-12) and IL-18 do not augment infection-stimulated bone resorption in vivo. *Clin Diagn Lab Immunol.* 2004;11:106–110.
246. Walker KF, Lappin DF, Takahashi K, et al. Cytokine expression in periapical granulation tissue as assessed by immunohistochemistry. *Eur J Oral Sci.* 2000;108:195–201.
247. de Sa AR, Pimenta FJ, Dutra WO, Gomez RS. Immunolocalization of interleukin 4, interleukin 6, and lymphotoxin alpha in dental granulomas. *Oral Surg Oral Med Oral Pathol Oral Radiol Endod.* 2003;96:356–360.
248. Barkhordar RA, Hayashi C, Hussain MZ. Detection of interleukin-6 in human dental pulp and periapical lesions. *Endod Dent Traumatol.* 1999;15:26–27.
249. Ishimi Y, Miyaura C, Jin CH, et al. IL-6 is produced by osteoblasts and induces bone resorption. *J Immunol.* 1990;145:3297–3303.
250. Kawashima N, Stashenko P. Expression of bone-resorptive and regulatory cytokines in murine periapical inflammation. *Arch Oral Biol.* 1999;44:55–66.
251. Passeri G, Girasole G, Manolagas SC, Jilka RL. Endogenous production of tumor necrosis factor by primary cultures of murine calvarial cells: influence on IL-6 production and osteoclast development. *Bone Miner.* 1994;24:109–126.
252. Stashenko P, Teles R, D'Souza R. Periapical inflammatory responses and their modulation. *Crit Rev Oral Biol Med.* 1998;9:498–521.
253. Takahashi K. Microbiological, pathological, inflammatory, immunological and molecular biological aspects of periradicular disease. *Int Endod J.* 1998;31:311–325.
254. Chen CP, Hertzberg M, Jiang Y, Graves DT. Interleukin-1 and tumor necrosis factor receptor signaling is not required for bacteria-induced osteoclastogenesis and bone loss but is essential for protecting the host from a mixed anaerobic infection. *Am J Pathol.* 1999;155:2145–2152.
255. Balto K, Sasaki H, Stashenko P. Interleukin-6 deficiency increases inflammatory bone destruction. *Infect Immun.* 2001;69:744–750.
256. Graves DT, Chen CP, Douville C, Jiang Y. Interleukin-1 receptor signaling rather than that of tumor necrosis factor is critical in protecting the host from the severe consequences of a polymicrobe anaerobic infection. *Infect Immun.* 2000;68:4746–4751.
257. Sasaki H, Hou L, Belani A, et al. IL-10, but not IL-4, suppresses infection-stimulated bone resorption in vivo. *J Immunol.* 2000;165:3626–3630.
258. Horwood NJ, Elliott J, Martin TJ, Gillespie MT. IL-12 alone and in synergy with IL-18 inhibits osteoclast formation in vitro. *J Immunol.* 2001;166:4915–4921.
259. Marton I, Kiss C, Balla G, et al. Acute phase proteins in patients with chronic periapical granuloma before and after surgical treatment. *Oral Microbiol Immunol.* 1988; 3:95–96.
260. Ren YF, Malmstrom HS. Rapid quantitative determination of C–reactive protein at chair side in dental emergency patients. *Oral Surg Oral Med Oral Pathol Oral Radiol Endod.* 2007;104:49–55.
261. Ego-Osuala DC, Negrón L, Gordon S, Fouad AF. The evaluation of systemic inflammation in patients with localized versus spreading endodontic infections. *J Endod.* 2012;38(Abstr.):e42.
262. Willershausen B, Kasaj A, Willershausen I, et al. Association between chronic dental infection and acute myocardial infarction. *J Endod.* 2009;35:626–630.
263. Buttke TM, Shipper G, Delano EO, Trope M. C-reactive protein and serum amyloid A in a canine model of chronic apical periodontitis. *J Endod.* 2005;31:728–732.
264. Gomes MS, Blattner TC, Sant'Ana Filho M, et al. Can apical periodontitis modify systemic levels of inflammatory markers? A systematic review and meta-analysis. *J Endod.* 2013;39:1205–1217.

第五章　牙髓病变

Graham R. Holland, Tatiana M. Botero, Stephen B. Davis

第一节　牙髓的感染和免疫

牙髓组织会受到微生物、化学、物理、创伤以及医源性等多种因素的影响，大多数接受治疗的牙，牙髓已经损伤；因龋病或渗漏而接受治疗的每颗牙，都应该对其牙髓是否存在炎症持有怀疑态度，并谨慎地实施治疗。

微生物是造成牙髓疾病的主要原因。Kakehashi等证明无菌鼠的牙髓暴露不发生炎症，而有菌鼠的牙髓暴露则发生炎症[1]。龋齿及龋源性牙髓炎是由微生物引起的，修复体下方的牙髓损伤也主要由微生物导致，而不是材料的细胞毒性。微生物及其有害产物通过微渗漏而进入修复体和牙本质之间[2-4]，微生物产生的毒素从龋损部位到达牙髓和产生影响的时间早于微生物本身。

抗原识别细胞和抗原提呈细胞可以在幼稚组织中启动固有（非特异性）免疫反应，也可以在先前暴露于抗原的组织中启动特异性免疫反应。血管变化是免疫反应的重要部分，且发生在牙体硬组织壁包围的髓腔环境中，血管从根尖孔一端进入，没有形成有效的侧支循环。

一、感染牙髓的细菌及其有害产物主要来源于龋

牙菌斑生物膜是龋病发生的始动因子，龋损中的细菌种群是复杂多变的。Chhour等在10个龋坏牙本质样本中发现了75个菌种，而且每个样本代表了多达31个分类群。其中乳酸杆菌占总菌种数的50%，普氏乳杆菌也非常丰富，占总菌种数的15%[5]；微小微单胞菌和牙髓卟啉单胞菌的检出量与牙髓炎症程度之间存在显著正相关性[6]，这些厌氧菌与龋源性牙髓炎导致的牙髓感染密切相关。因此，龋损中大量的细菌提示不可逆性牙髓病变，临床上牙髓组织损伤的范围和性质很难判断。

龋损中微生物物种有多种类群且各占比例不同，所以目前还不可能生产出一种抑制龋病进展的抗生素或预防龋病发生的疫苗。在修复体和牙本质之间生存的细菌也是同样高度可变的。细菌的死亡会产生或释放许多产物，包括能溶解和消化牙釉质及牙本质的酸和蛋白质，以及脂多糖（lipopolysaccharide, LPS）和脂磷壁酸（lipoteichoic acid, LTA）在内的毒素。脂多糖和脂磷壁酸分别来源于革兰氏阴性菌和革兰氏阳性菌细胞壁，由于革兰氏阴性菌在龋损部位菌斑中占主要优势，因此LPS是主要毒素。由于产生LPS的革兰氏阴性菌种类不同，其分子结构会有很多变化，毒力也会不同。龋病和牙髓炎的进展速度是可变的，也许是由于这些毒素的数量、性质和组合的不同所致。

虽然细菌在牙本质小管内可轻易移动（图5-1），但细菌产生的毒素比细菌更快地穿过牙釉质和牙本质。因此，牙髓的炎症反应是对毒素的反应，而不是对细菌本身的反应。只有在龋病发展到后期导致临床上发生龋源性牙髓暴露时细菌才会侵入牙髓组织。更多请参阅第三章。

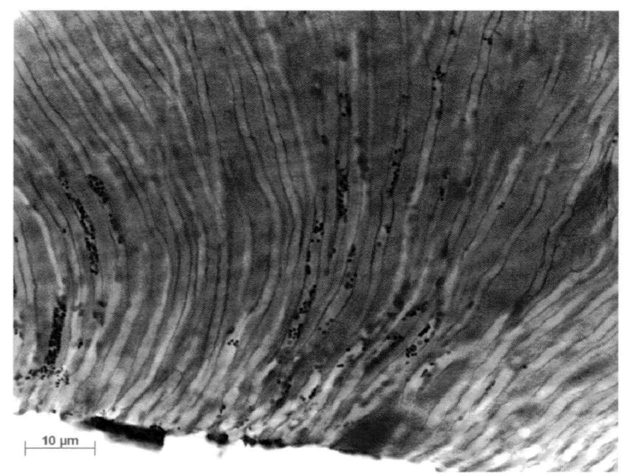

图5-1　体外牙本质小管内的细菌（Brown and Brenn[197]）（With permission from Dr. Christine M. Sedgley, Portland, OR, U.S.A.）

二、细菌及其有害产物由修复体微渗漏或其他途径感染牙髓

（一）异常的牙冠形态、牙折和裂纹

任何可以让细菌聚集的特质都会增加牙髓炎症发生的可能性。多数情况下，牙髓炎继发于龋病；对于隐裂牙，如果患牙有症状，裂纹内壁衬有细菌，这些细菌很容易直接侵入牙髓（图5-2）[7]。

（二）牙周疾病

牙菌斑生物膜在牙周袋内的牙根表面形成，细菌及代谢产物可以通过侧支根管或者沿牙本质小管扩散侵入牙髓组织。详细资料请参阅第三十六章。外向流动的牙本质内

液体会对侵入过程产生一定对抗作用，而根部牙本质的相对不通透性也会减少或阻止侵入的发生。通过对有牙周病但无龋病的已拔出患牙进行检查，证实当牙周病发生时牙髓确实会发生病理变化[8]。

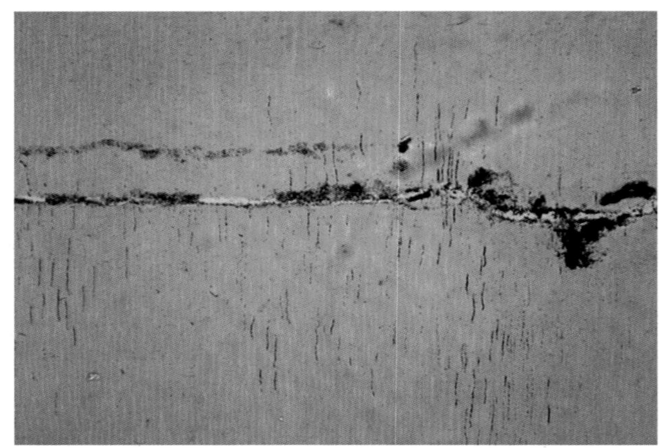

图 5-2 牙本质裂纹内的细菌从裂纹延伸到牙本质小管内（Brown and Brenn）（With permission from Dr. Henry Trowbridge，San Francisco，CA，U.S.A.）

牙周刮治术在去除牙骨质层（根面平整）时，也会导致微生物和毒素侵入牙髓，但需要实验支持[9]。与生活牙髓的牙本质小管相比，细菌更加容易侵入失去活力的牙齿的牙本质小管[10]，说明牙髓对来源于牙本质小管的入侵具有强大的抵抗力。牙周疾病或许会导致牙髓某些变化，但很少导致牙髓坏死，除非病变累及根尖。

（三）引菌作用

血液循环中的细菌可能进入牙髓组织。动物实验部分暴露实验犬的牙髓，行盖髓处理后显示血液循环中的细菌会在接受盖髓处理的牙髓中集聚，不会集聚至正常牙髓[11]。这种现象是否具有临床意义尚不清楚。

三、与基本免疫反应过程相同的特殊环境下的牙髓免疫反应

所有结缔组织都能产生免疫反应，其免疫反应遵循相同的基本模式，但受到局部因素的影响。牙髓组织的免疫反应与其他组织的反应有所不同，主要包括细菌仅在病变晚期才进入牙髓组织、牙髓组织血液供应有限、牙髓组织处于一个低顺应性的腔室内。如果将新抗原呈递给组织，固有免疫反应便会启动，几天之后特异性免疫反应会启动；如果呈递给组织的是以前接触过的抗原，特异性免疫反应将会立即启动。本章将对与免疫反应过程相关的牙髓组织学和生理学变化，以及组织修复方式进行描述。

四、牙髓中的抗原识别

表达Ⅱ型主要组织相容性复合体（major histocompatibility complex，MHC）表面蛋白的三种抗原提呈细胞类型，即巨噬细胞、树突状细胞和 B 淋巴细胞均存在于牙髓，并在牙髓对细菌和毒素的反应中积极发挥作用。成牙本质细胞处于通过 Toll 样受体（Toll-like receptors，TLRs）检测抗原的理想位置，产生各种各样的细胞因子和趋化因子[12]。

在正常牙髓中，巨噬细胞（图 5-3）以单核细胞的形式处于休眠状态[13]。需要微生物或细胞因子的刺激巨噬细胞才能激活并表达Ⅱ型 MHC 分子[14]。休眠状态的巨噬细胞主要分布在血管周围，但有少量分布在整个组织中[15]。

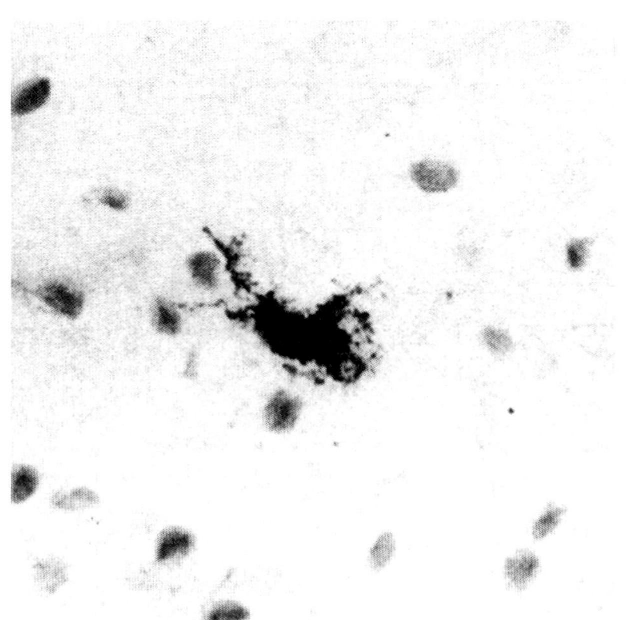

图 5-3 来自牙髓中央的巨噬细胞（免疫组织化学）（Reproduced with permission from Jontell M et al.[13]）

树突状细胞（图 5-4）由其细胞形状特征而得名，它们形成网络结构遍布于整个牙髓，主要集中在血管周围[15,16]和成牙本质细胞层（图 5-5）。成牙本质细胞层中的一些树突状细胞将它们的突起伸展到牙本质小管中（图 5-6）[17]，在没有刺激的情况下，不断地在其表面表达 MHC 分子。最近的研究表明，牙髓中的树突状细胞包括两个群体，一个群体位于成牙本质细胞层下方，另一个群体位于血管周围[18]（图 5-7）。当牙髓发生炎症时，树突状细胞的数量会增加并在龋损下方大量聚集（图 5-6）[17]。

B 细胞是一种会分化为浆细胞的特异性淋巴细胞，它们在特异性免疫反应中分泌抗体并表达 MHC 分子。有报道显示它们也存在于正常牙髓中，但相当罕见[19-20]。它们在牙髓内抗原识别和呈递初始阶段的作用尚不清楚。正常牙髓中偶尔会发现 T 细胞（图 5-8），可能是被局部抗原提呈细胞激活。

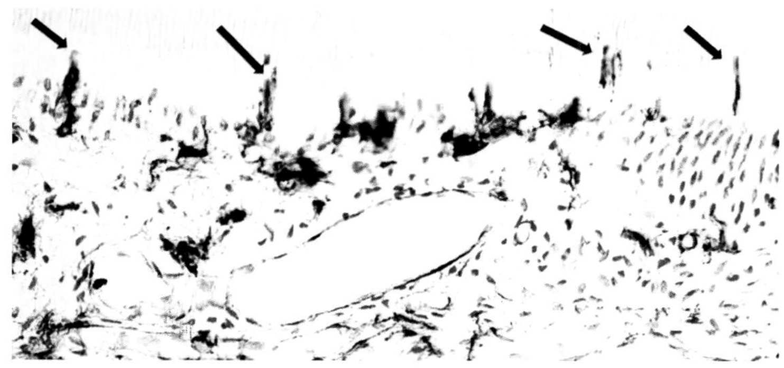

图 5-4 成牙本质细胞层内及其周围的树突状细胞（棕色）。部分树突状细胞（箭头示）的突起伸入牙本质小管中（免疫组织化学蓝色复染）（Reproduced with permission from Yoshiba K et al.[17]）

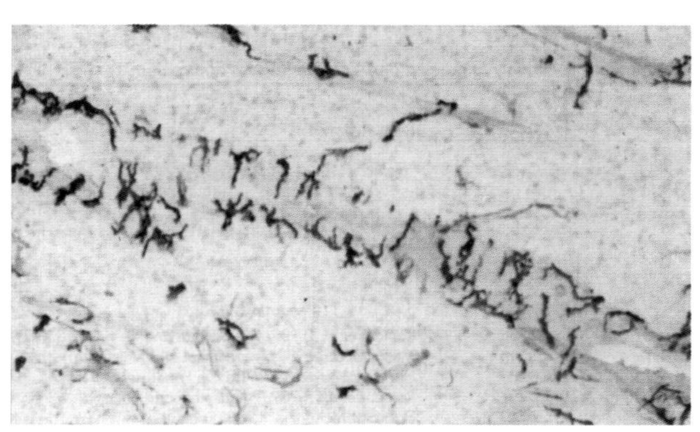

图 5-5 血管周围及邻近的树突状细胞

免疫组织化学染色（Reproduced with permission from Jontell et al.[13]）

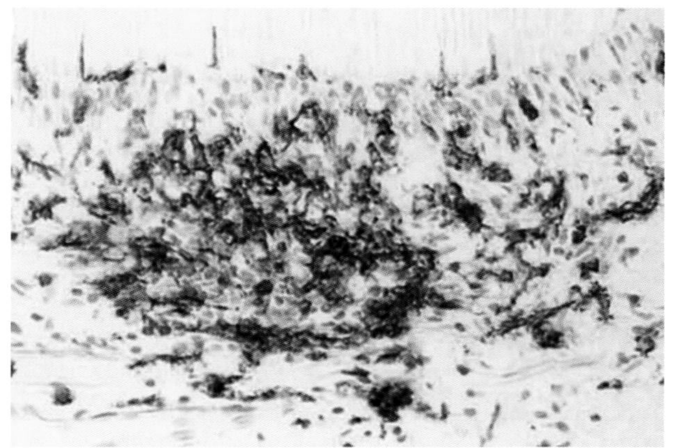

图 5-6 树突状细胞（棕色）聚集在炎症区域（Reproduced with permission from Yoshiba et al.[17]）

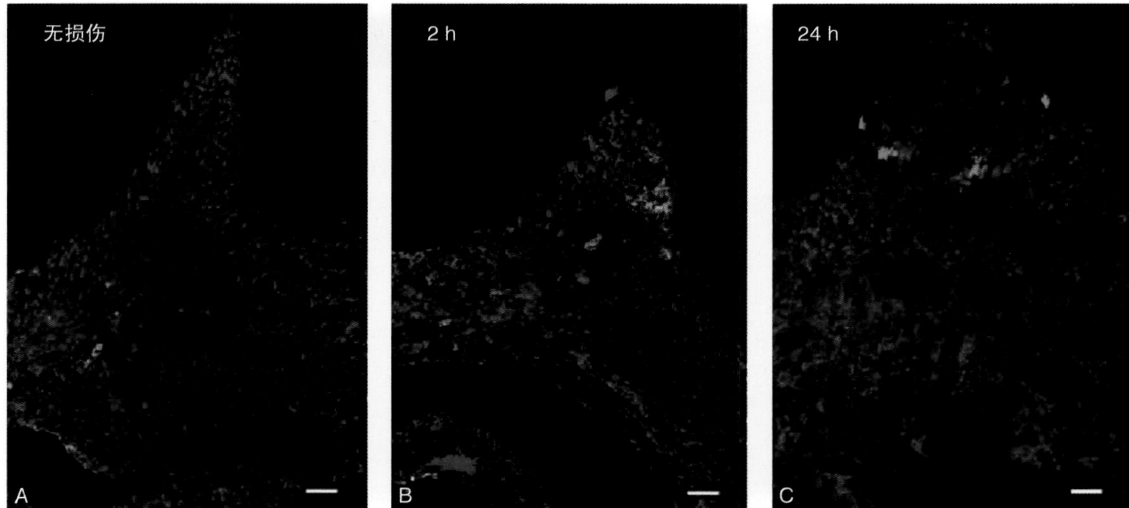

图 5-7 免疫组织化学染色显示两种不同类型的树突状细胞（图中染成红色或绿色）

成牙本质细胞和成纤维细胞的细胞核被染成蓝色。在本实验中，牙髓遭到损伤，三幅图像拍摄于损伤后不同的时间点（Reproduced with permission from Zhang et al.[18]）

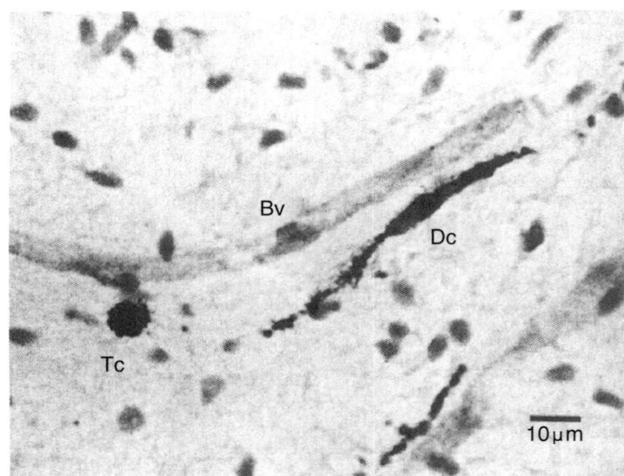

图 5-8 牙髓血管周围的树突状细胞（Dendritic cell, Dc）和辅助性 T 细胞（T-helper cell, Tc）（免疫组织化学染色）（Reproduced with permission from Jontell et al.[13]）

在牙髓中，神经纤维和树突状细胞之间有着密切的解剖关系（图 5-9），当牙髓发生炎症时，两者会同步增加[17,21]。最近证明交感神经系统对牙髓炎具有调节作用[22-24]，交感神经系统虽然能刺激抗炎细胞因子的产生，但也能抑制促炎细胞因子的产生[22]。此外，T 淋巴细胞和其他白细胞在炎症过程中会产生 β- 内啡肽和生长抑素等抗伤害感受分子（图 5-10），这会降低疼痛纤维的兴奋性[25]。

抗原经牙本质小管扩散，首先遇到的细胞是成牙本质细胞。Veerayutthwilai 等描述了成牙本质细胞上几种固有免疫标志，以及成牙本质细胞如何处理趋化因子和 TLRs[12]。成牙本质细胞对革兰氏阳性和革兰氏阴性细菌产生的毒素的反应不同，革兰氏阴性细菌毒素激活的 TLR-4，能够上调白细胞介素 -1β、白细胞介素 -8、肿瘤坏死因子 -α、趋化因子以及 TLR 的 mRNA 表达。通过模拟革兰氏阳性细菌毒素的合成多肽激活 TLR-2，能够下调上述 mRNA。来源于龋损组织的成牙本质细胞中的白细胞介素 -1β、肿瘤坏死因子 -α 和趋化因子（C-C 基元）配体 20 可上调 6 倍到 30

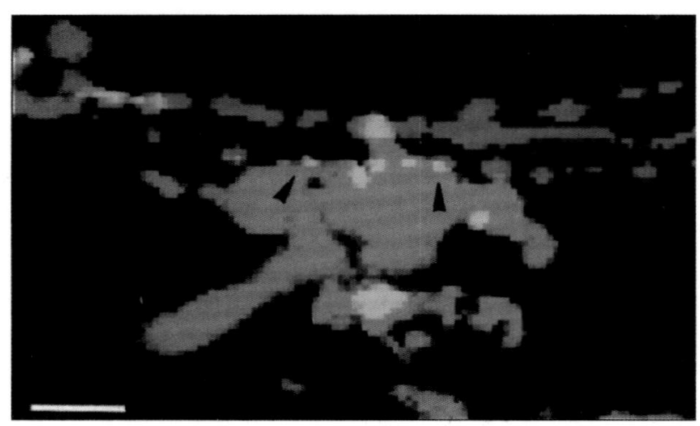

图 5-9 共聚焦显微镜下的树突状细胞（红色）和神经纤维（绿色）图像。它们靠近在一起的区域呈现黄色（Reproduced with permission from Okiji et al.[15]）

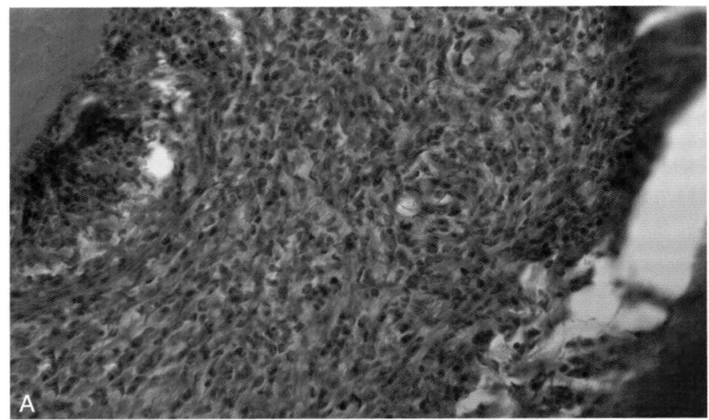

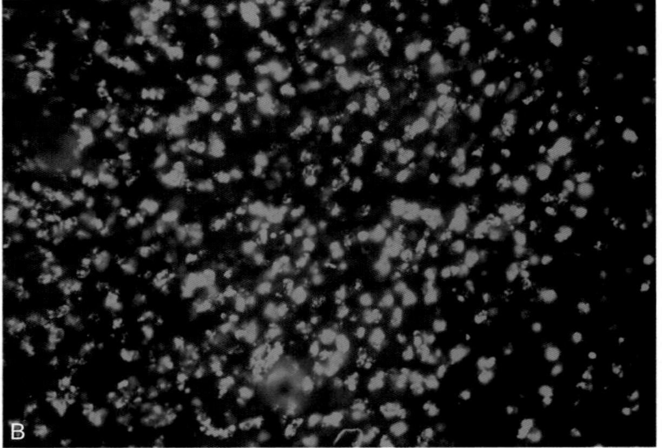

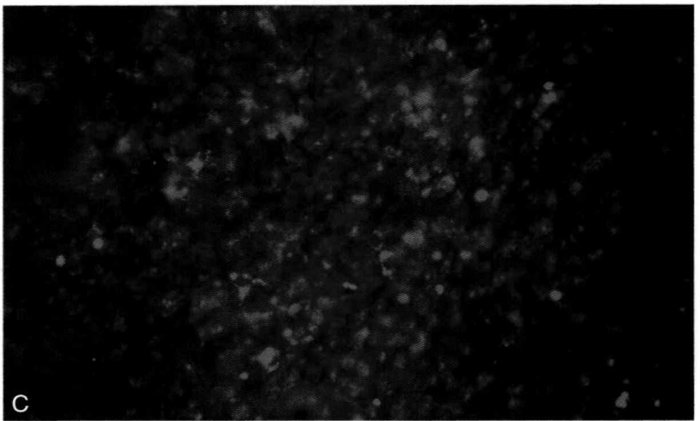

图 5-10

A. 暴露一周且未经治疗的牙髓炎症区域（HE 染色） **B、C.** 牙髓组织免疫荧光染色后同一切面在不同颜色滤镜下的照片。B 图示 β- 内啡肽染色，C 图示 T 淋巴细胞染色。有些细胞可以同时被两种染色剂标记，表示 T 淋巴细胞可以产生 β- 内啡肽（Reproduced with permission from Mudie and Holland[25].）

倍。这些数据表明，成牙本质细胞会在原位表达微生物态识别受体，对革兰氏阳性和革兰氏阴性细菌产生不同反应。研究提示，龋齿中的促炎因子和固有免疫反应可能是 TLR 信号转导的结果（图 5-11）[12]。体外研究表明，成牙本质细胞在对细菌毒素做出反应时，可产生趋化因子来吸引树突状细胞[26]。

抗原识别过程：树突状细胞和巨噬细胞与吞噬抗原结合后，先在胞内处理，然后与 MHC 分子结合后移动至细胞膜上供 T 细胞识别；B 细胞将抗原结合到细胞表面特异受体上；所有抗原提呈细胞类型都进入血流，并将表面分子带到淋巴结，在此激活T细胞，尽管有些T细胞激活可能会在局部发生（图5-8）[16]。每种抗原提呈细胞都携带不同类型的抗原。T细胞不仅对抗原产生应答，而且对抗原提呈细胞细胞膜上的修饰复合体也有反应。成牙本质细胞是静止的，它不直接参与T细胞的活化，但很可能会活化树突状细胞。

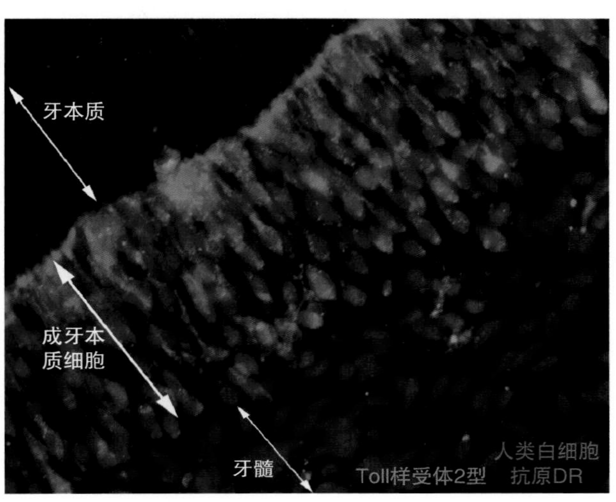

图5-11　免疫组化染色显示成牙本质细胞（细胞核蓝染）上被菌体成分激活的Toll样受体（绿色）、一些树突状细胞（红色）。Toll样受体被细菌成分激活后引起趋化因子释放并参与免疫反应（Reproduced with permission from Zhang et al.[18]）

第二节　龋患牙的牙髓病理变化

一、龋侵袭早期阶段牙髓非特异性免疫反应（"急性炎症"）时的组织学变化

Seltzer等发现龋损下方牙髓炎症组织学变化[27]。通过有限的成功病例探索龋损与牙髓组织学变化之间的联系，观察牙髓炎不同阶段的组织学改变，龋病进展期可能出现牙髓的变化[19-20]。

由于龋病是不断变化的疾病，无法对单个牙齿的龋病进展过程进行连续完整的研究，主要是通过光学显微镜下HE染色石蜡切片的观察结果。虽然近来其他的方法也得以应用，特别是免疫组化、电子显微镜和分子生物学技术，但最初的光学显微镜微观描述提供了新数据可能承载的框架。

牙菌斑生物膜的细菌产生酸性产物和酶，先溶解牙釉质和牙本质的矿物质，再消化有机基质。初始的矿物质丢失增加了牙釉质的可渗透性，使得细菌毒素的浸入扩散早于龋洞的形成。一旦抵达牙本质，细菌毒素以及随后而至的细菌菌体，将沿着牙本质小管侵入（图5-1）。牙釉质和牙本质的结构和厚度、特别是牙本质小管的开放程度，决定了细菌毒素到达牙髓的速度。在活髓牙，细菌毒素向内的运动侵袭方向与牙本质小管液朝外的流动方向相反，然而相较于表层的变化，细菌毒素仍会在非常早期的阶段抵达牙髓。Brannstrom和Lind[28]研究了离体牙，发现约50%的牙齿只有白垩色龋损，尚未形成龋洞，但是在龋损的下方牙髓组织出现炎症反应（图5-12）。

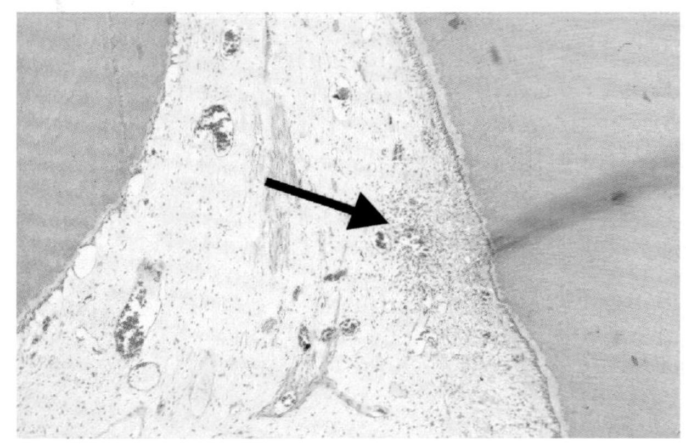

图5-12　尚未形成龋洞的龋损下方牙髓组织的早期炎症反应（箭头示，HE染色）

当细菌产生的毒素沿着牙本质小管扩散时首先接触的是成牙本质细胞。部分研究发现成牙本质细胞层在早期阶段就会发生结构性的变化，但这些在HE染色切片上观察到的变化可能不是真实的情况，因为组织学实验的每一个步骤都可能导致牙本质细胞形态变化。拔牙过程中产生的机械压力，也可导致成牙本质细胞层受到吸力和损伤。拔除牙用甲醛固定，常会导致牙髓收缩并与牙本质壁分离；随后制片过程中的准备、脱矿、浸蜡和切片也都会引起组织损伤（图5-13）。有一些使用其他技术手段的研究发现，成牙本质细胞在细菌毒素的刺激下会形成反应性牙本质层，现在看来这种在龋病进展中的成牙本质细胞层早期形态学变化很可能是在技术处理过程中人为因素影响所致。

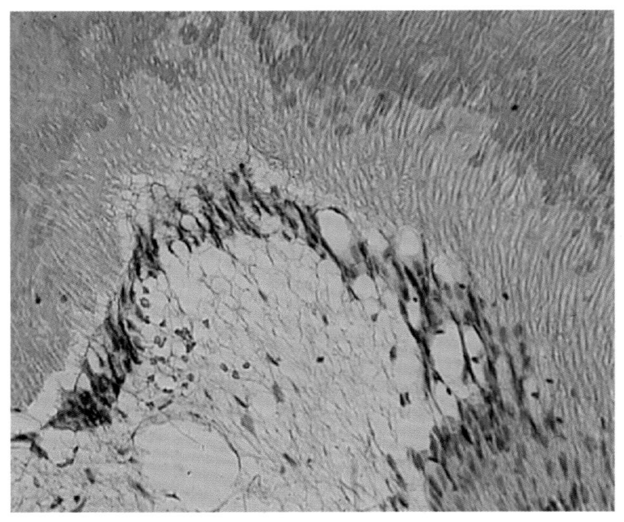

图5-13　固定不佳的牙髓和牙本质切片（HE染色）。牙髓空泡形成和成牙本质细胞层的破坏都是实验操作引起的

在HE染色切片上，不能区别除树突状细胞，但可以鉴别巨噬细胞和中性粒细胞。巨噬细胞（以及树突状细胞）可以识别外来抗原并把识别到的信息完全递呈到淋巴结，不过这一过程在组织学检查中并不能被呈现，可见到的是原来静息的巨噬细胞（单核细胞）开始增大和变得活跃，中性粒细胞沿血管壁渗出，向炎症中心集中（图5-14）。炎症中心聚集的吞噬细胞以中性粒细胞为主、核分裂象明显，这是牙髓对龋病刺激的早期反应的重要形态学改变。肥大细胞也可能会出现，但是由于其脆性极大，很难在常规制备的切片中观察到，肥大细胞最常见于组织表面，以摄入和消化抗原[29,30]。同时，血管发生变化、并继之有神经改变。虽然炎症时神经的变化在HE染色切片上不易观察，需要通过其他技术方能观察，有时候可能观察到局部血管明显扩张。

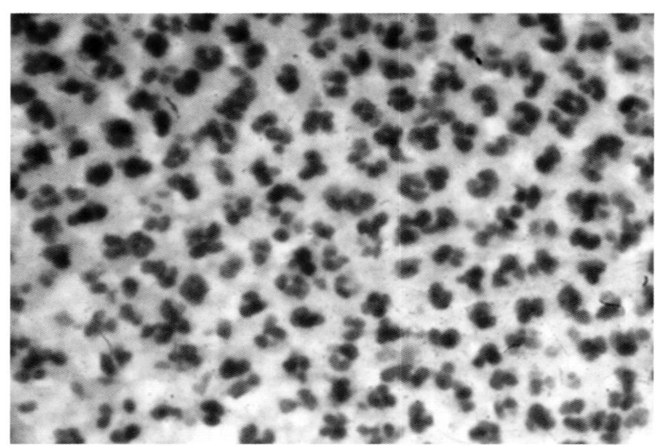

图5-14 炎症早期的多形核白细胞（HE染色）（With permission from Dr. Henrry Trowbridge, San Francisco, CA, U.S.A.）

二、龋侵袭晚期阶段牙髓特异性免疫反应（“慢性炎症”）时的组织学变化

在抗原到达组织后不久，免疫反应的即刻“炎症”阶段就开始了。如果机体之前接触过抗原，那么记忆T细胞会对这些抗原有所记忆，随即（几小时内）淋巴细胞就会合成特异性的抗体。如果之前没有接触过抗原，淋巴细胞新克隆的增殖则需要几天时间。这两种情况下，特异性淋巴细胞的产生都发生在淋巴结。对于已有记忆的抗原，接下来的挑战就是抗原提呈细胞与常驻T细胞之间的局部相互作用[16]。

不论是新的还是已接触过的抗原，组织学表现都是一样的，只是时序会有不同。在这个阶段，牙髓的组织学反应以淋巴细胞反应为主（图5-15），随着临床症状的加重，淋巴细胞的数量增加[21]。

慢性炎症常常被定义为慢性肉芽肿，是指进展缓慢的炎症，主要反应是淋巴细胞浸润和修复性组织形成（图5-15）。慢性炎症常见于拔除的龋坏牙牙髓，其中一些可能还没有症状。

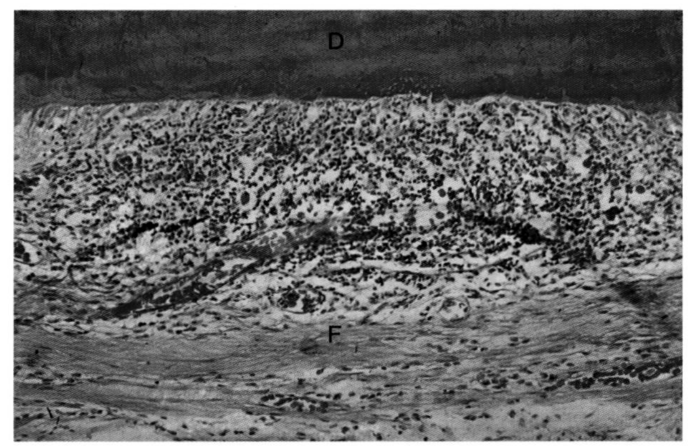

图5-15 慢性炎症（D=牙本质）
纤维性修复（F）和炎症反应是同时进行的，炎症细胞以淋巴细胞为主（With permission from Dr. Henry Trowbridge, San Francisco, CA, U.S.A.）

牙髓是一种非常强大的组织，可以通过形成三期牙本质来抵御龋病持续性的侵袭。但是如果龋损不及时治疗，刺激持续增加会造成不可逆的改变。炎症最初范围局限，甚至可能会形成“牙髓脓肿”，而脓肿周围的大部分组织都是健康的（图5-16）。如果不加以控制，局部的坏死会持续进展逐步浸润至整个牙髓，甚至进入根尖周组织。牙髓组织损伤的进程取决于细菌内毒素的侵袭和扩散，而不是牙髓血管“绞窄”所致。

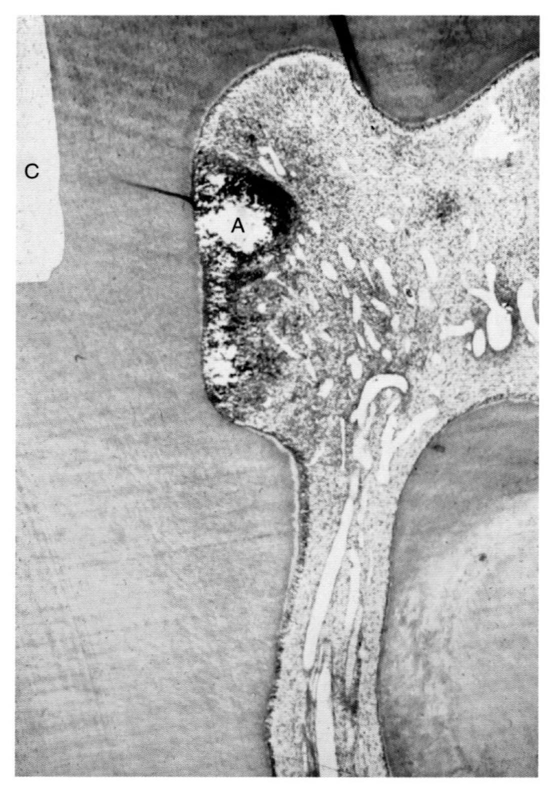

图5-16 深龋备洞（C）下方的牙髓脓肿（A）
在远离病变的区域，牙髓的表现是健康的（HE染色）（With permission from Dr. Henry Trowbridge, San Francisco, CA, U.S.A.）

三、龋齿牙髓内的血液动力学改变

了解牙髓免疫反应中血管的组成，对活髓的治疗方案制定和执行至关重要。人体龋损引起的牙髓血管改变的相关研究非常少[31-36]，有研究者通过建立动物模型观察了实验诱导炎症产生的牙髓血管影响[37-41]。有一些关于牙髓血管生理学的综述[40]，相关知识在第二章中也有描述。

（一）血液流动

动物实验监测牙髓血流也是一项艰难的工作，而且实验生成的数据很难去解释。通过使用菌斑提取物引发的大鼠切牙牙髓炎症模型中，Kim 等发现中度炎症牙髓的血流量增加 40%，而部分坏死牙髓的血流量减少 35%[42]。Bletsa 等采用类似的动物模型，以 LPS（脂多糖）形成牙髓炎症，10 分钟后牙髓血流量降低，且持续时间达 3 个小时，这解释了牙髓对炎症刺激的反应能力有限[41]。

（二）间质液压

健康牙髓的间质液压为 5~10mmHg[37, 43]，炎症期间主要的变化之一是液体从毛细血管到组织间隙。根据物理学定律，一个无让性的腔室内液体量的增加会导致室内压力增加。在很长一段时间内，人们认为髓腔内压力升高会导致血管受压，引起血流淤积和坏死；髓腔内压力变化可能导致根尖血管的绞窄，引起牙髓区域性坏死，而不是因为直接受到细菌毒素的影响。

Tonder、Kvinnsland[37]（以及 Heyeraas）和 Van Hassel[43]测量了实验动物的牙髓间质液压，其结果显示，在离损伤部位很近的距离内（2mm）压力会立即增加，但还是保持在正常范围内。即使在间质液压增加的区域，由于毛细血管管腔内压力是平衡增加，血管仍然保持通畅。间质液压增加及其带来的毛细血管渗透性增加是有好处的，它可以加快毛细血管膜上的液体交换速度[40]，组织液中任何多增加的物质，特别是大分子物质，都会被淋巴管清除。

虽然牙髓内淋巴管的存在是有争议的，但是利用超微结构和组织化学技术还是证明了它的存在[44-46]。持续存在的龋损下方的牙髓，只有在细菌毒素直接侵害细胞并扩散至整个牙髓时，才会发生坏死。

血流和液压变化是牙髓免疫或炎症反应不可缺少的内容，也是启动防御修复和限制损伤扩散的正常反应。微循环的生理学细节是复杂的，而且不同的组织之间差异性很大，如大脑，肾脏[41]，尽管临床上有很多尝试去测量牙髓血流量的方法，但是没有一个被证明是完全准确的。

四、牙髓炎症时的神经变化

交感神经通过收缩毛细血管前括约肌[47-49]和与其他炎症因素相互作用来控制血流。在身体的其他部位，交感神经活动会抑制促炎细胞因子的产生[50]，但同时也会刺激抗炎细胞因子的产生，并参与该区域炎症细胞的募集[23, 51, 52]。交感神经对成牙本质细胞有抑制作用，刺激修复性牙本质的产生，但对芥子油引起的炎症程度无明显影响[53]。与交感神经切断的牙相比，正常牙深龋预备 4 天后牙髓有较少脓肿形成[51]，与交感神经切断的大鼠磨牙牙髓暴露损伤 20 天后的牙髓相比，其炎症的程度或严重程度亦没有明显差异[51]。

来自三叉神经系统的传入感觉纤维在对毒素和损伤的反应中也起着重要的作用。传入纤维可以释放两种重要的神经肽：P 物质和降钙素基因相关肽（calcitonin gene-related peptide，CGRP）。两者都能引起血管扩张和毛细血管通透性增加，但交感神经活动引起血管收缩，也减少了传入肽的释放。因此，交感神经和传入神经的作用似乎是相反的。

在损伤的牙髓中，神经生长因子（NGF）及其受体的表达增加[54, 55]，并伴随传入神经纤维末端出芽，P 物质和 CGRP 物质表达也会增加[55-60]。感觉神经纤维早在牙损伤后 1 天就开始出芽[61]，在牙髓暴露损伤后 3~4 周开始减少，此时交感神经纤维出芽发生[62-65]。

牙髓损伤和炎症也与髓外神经改变有关。在牙髓损伤后的三叉神经节，各种神经肽的表达增加[66, 67]，Trk-B 受体（与疼痛相关）增加[68]，一氧化氮合成增强[69]。神经节的支持细胞也有可检测到的变化[70]。在三叉神经核（尾端部是研究最多的部分），牙髓损伤和炎症导致退行性改变[71]和 cFos 的表达，提示疼痛系统可能发生变化[72]。也许，从临床角度来看，最重要的是与中枢感觉敏感相关的细胞核变化[73-77]，这可能有助于解释牙髓炎在疼痛方面的不同表现。具体请参阅第七章。

五、牙髓的抗炎和抗疼痛机制

炎症期间神经系统和免疫系统之间有重要的相互作用[78]。神经免疫相互作用通过免疫源性的阿片肽激活感觉神经上的阿片类受体来控制疼痛[79]。含阿片类物质的白细胞迁移到炎症的周围部位，应激状态下阿片肽被释放，与周围感觉神经元上的阿片类受体结合，产生内源性的镇痛效应。虽然这方面的研究大部分是在皮肤和关节（与关节炎有关）进行的，但在口腔手术时使用的局麻药中添加 1mg 吗啡可以起到明显效果[80]。局部阿片类药物对牙髓炎疼痛是有影响的，牙髓神经中有阿片类受体[81]，感染牙髓的淋巴细胞中有内啡肽存在（图 5-10）[25]，是牙髓损伤反应的一部分（参阅第二章和第七章）。这两种抗疼痛机制的程度是不同的，可能取决于抗原呈递的确切性质，这可以部分解释牙髓炎引起疼痛的差异。

第三节　少见的牙髓病变：钙化和吸收

牙髓钙化有多种形式，离散型髓石在人群中占很大比例。一项对牙科学生的影像学研究发现 46% 的个体至少有一颗牙齿有髓石，10% 的牙齿含有髓石[82]。

绝大多数髓石见于磨牙（图 5-17）。髓石可分为真髓

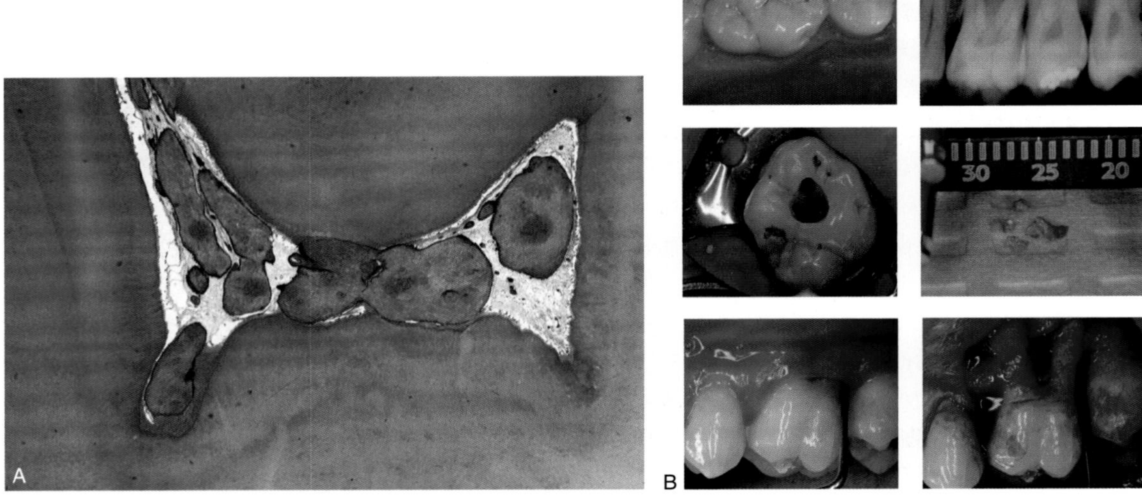

图 5-17

A. 磨牙髓腔内多发性髓石（HE 染色）（With permission from Dr. Henrry Trowbridge, San Francisco, CA, UA.） **B.** 来自一个健康的 28 岁患者患有牙周病的上颌磨牙髓石。牙髓冷刺激和电活力测试反应正常。由于远颊根计划截根，所以进行了根管治疗，开髓后发现多发性钙化，邻牙未见牙髓结石（With permission from Dr. Hector Rios and Dr. Tatiana Botero, Ann Arbor, MI, U.S.A.）

石和假髓石，真髓石与细胞嵌入规则的管状牙本质或骨组织的结构类似，当它们成为牙本质壁的一部分时，也可分为游离型、附着型或嵌入型（表 5-1）[83]。髓石形成的病因尚不清楚，有报道患动脉粥样硬化性心血管病的患者，髓石的发病率（74%）高于对照人群（39%）[84]。髓石会对根管治疗时根管的定位和根管机械预备造成障碍。

表 5-1 髓石分类（Reproduced with permission from Goga R et al.[83]）

髓石	真型	由牙本质形成，内衬成牙本质细胞
	假型	由退化的细胞矿化而成
	游离型	结石与髓腔壁分离，周围有软组织
	附着型	结石附着在髓腔壁上，被牙本质不完全包裹
	嵌入型	结石被根管壁完全包裹，但附着程度较以上几型轻
齿样结构		髓石的另一种说法，通常是一种钙化物，充满上皮残余，周围有成牙本质细胞
纤维牙本质		在新一代成牙细胞样细胞分化之前，由成纤维细胞样细胞产生的抗牙本质的物质
营养不良性钙化		牙髓发生的不适当生物矿化，但并非矿物质不平衡所致

牙髓矿化的高发与某些遗传疾病有关，如埃勒斯 - 丹洛斯综合征[85]和牙釉质发育不全[86]。创伤后可发生广泛的弥漫性营养不良性矿化[87, 88]，这就是创伤以后要随访 X 线片检查的原因之一。在这些患者中，当牙髓腔和根管管腔被反应性和修复性牙本质填充时，牙齿颜色会有明显的特征性改变，变得更黄。这些牙齿大部分不需要根管治疗，只有不到 10% 的比例可能会发生牙髓坏死并发展为根尖周病变[89, 90]。

内吸收被认为是创伤的另一种后遗症，尽管关于这种情况的大多数文献是病例报告（图 5-18）。但是由于创伤发生与内吸收诊断之间存在一个时间段，要确立与创伤的相关性是困难的。

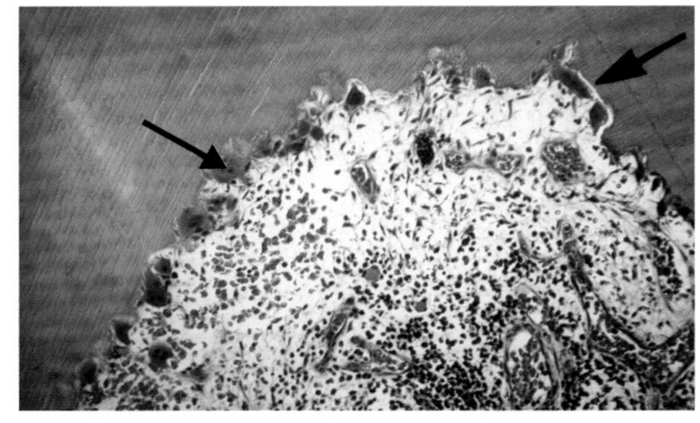

图 5-18 内吸收

在牙本质的吸收陷窝内（箭头所示）可见多核破牙本质细胞（HE 染色）（With permission from Dr. Henrry Trowbridge, San Francisco, CA, U.S.A.）

牙根内吸收无症状，但呈进行性，病变最终可能在牙根或牙冠形成穿孔。这种类型的内吸收可以是广泛的，引起牙冠的粉红色变色，往往被误诊为龋齿。在牙髓炎和牙髓坏死的牙齿，内吸收表现为显微镜下可见的牙齿细小病变[91]。前期牙本质层的损伤导致炎症组织和暴露的牙本质直接接触，由血液循环中的单核细胞分化而来的破牙本质细胞吸收牙本质并代之以肉芽组织。虽然内吸收可能是暂时的或渐进的，但一旦被确诊，应及时摘除牙髓[92,93]。更多详细描述参见第十五章。

第四节　牙髓的修复和再生

包括炎症在内的免疫反应是牙髓对毒素或损伤做出反应的一部分，这种反应是中和和清除任何外来物质，修复和再生牙髓。修复过程可以采取多种形式，最明显的特点是修复方式与损伤的严重程度有关。当没有细胞被杀死时，原始的成牙本质细胞可以形成反应性牙本质（第三期牙本质）（图 5-19）；当成牙本质细胞被杀死后，干细胞分化形成新的成牙本质细胞，形成修复性牙本质，即第三期牙本质（图 5-20）[94,95]。大面积损伤的修复更不一样，取决于临床干预的性质，似乎不会重建正常结构的牙髓组织。牙髓息肉就是牙髓受到广泛损伤后自我修复的一个例子（图 5-21）。年轻磨牙的快速进展性龋可引起牙冠塌陷而导致大面积牙髓暴露，暴露的牙髓可自洁，口腔黏膜上皮细胞可定植在暴露的牙髓上形成表皮（图 5-22）。

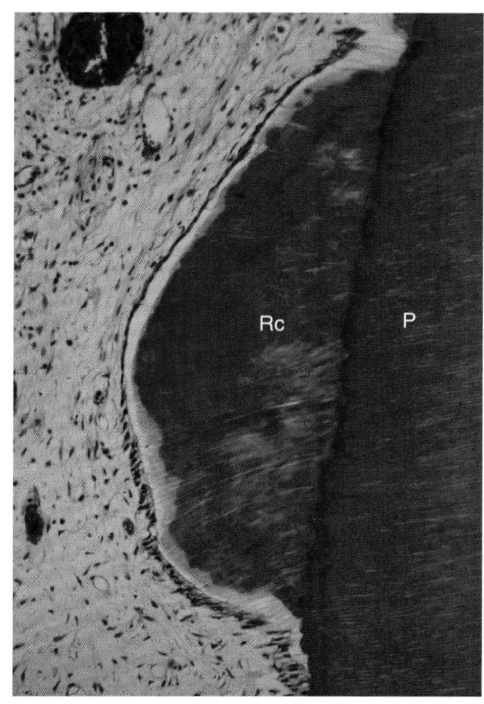

图 5-19　深龋预备下方形成的反应性牙本质（第三期牙本质），反应性牙本质（Rc）中的小管与原发性牙本质（P）中的小管是连续的（HE 染色）（With permission from Dr. Henry Trowbridge, San Francisco, CA, U.S.A.）

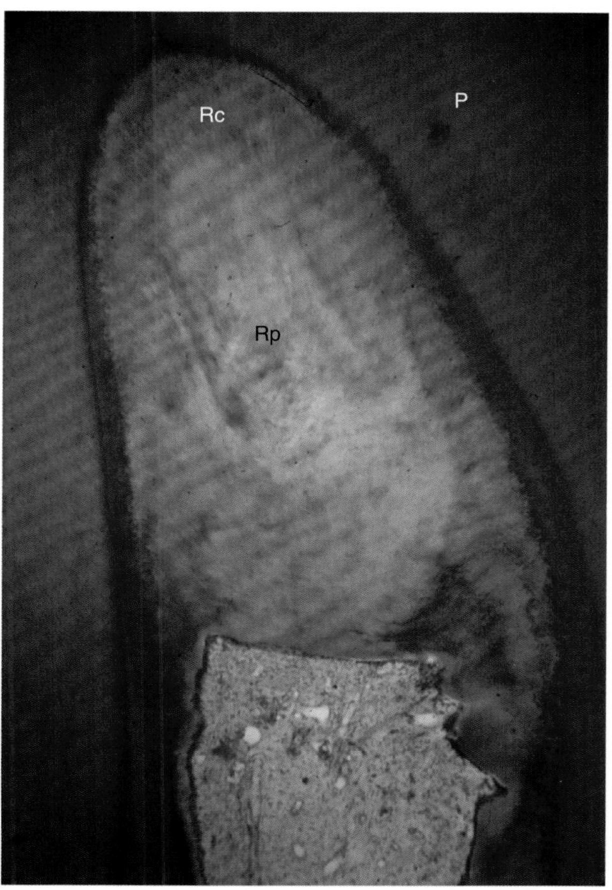

图 5-20　损伤下形成的一层反应性牙本质（Rc）（第三期牙本质）严重到足以杀死原来的成牙本质细胞，导致了小管修复性牙本质（Rp）的形成，这是由新的成牙本质细胞形成的（P= 原发性牙本质）（HE 染色）（With permission from Dr. Henrry Trowbridge, San Francisco, CA, U.S.A.）

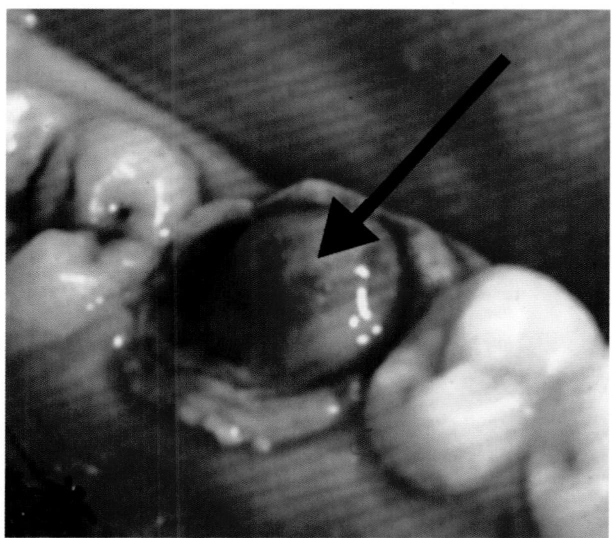

图 5-21　牙髓息肉，又称增生性牙髓炎（箭头所指）。年轻患者下颌第一恒磨牙龋齿进展快速，龋洞壁塌陷，留下大面积的自洁区域，牙髓存活下来，其表面被口腔黏膜脱落的上皮细胞所定植（With permission from Dr. Henry Trowbridge, San Francisco, CA, U.S.A.）

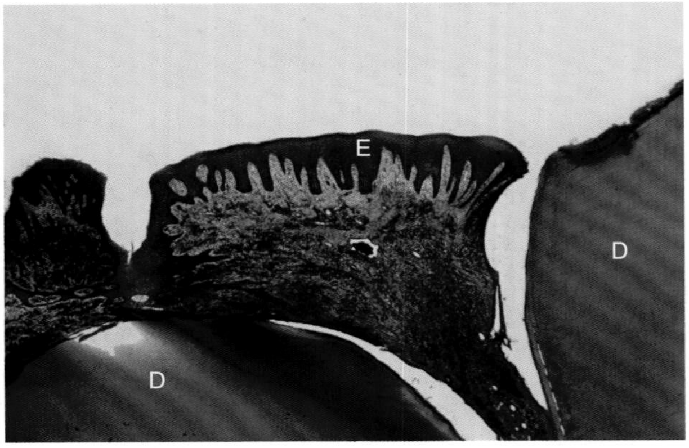

图 5-22 牙髓息肉的结构。从颊黏膜脱落的上皮细胞形成外观正常的上皮（E），在炎性白细胞密集浸润的息肉两侧可见牙本质（D）（HE 染色）（With permission from Dr. Henry Trowbridge，San Francisco，CA，U.S.A.）

龋病的进展和牙髓防御反应会达到一种平衡状态，刺激虽持续存在但已得到控制，这种情况被定义为损伤和修复同时发生的慢性炎症。这种情况下，可见许多炎性细胞，主要是淋巴细胞；同时可见纤维组织区域试图“隔离”病变组织。

一、对牙髓修复反应的诱导

从临床角度来看，认识牙髓组织反应能力和修复能力是非常重要的。大多数临床治疗策略是去除刺激和病变组织、预防进一步损伤、利于牙髓修复。50 多年来，氢氧化钙一直被认为是直接和间接盖髓的护髓材料，不会直接刺激修复性牙本质的形成，而是维护牙髓的固有活力。由三氧化物聚合物（mineral trioxide aggregate，MTA）衍生出的新材料，被归类为生物陶瓷或硅酸三钙水泥，由水合反应形成水合硅酸钙和氢氧化钙[$Ca(OH)_2$]。生物陶瓷接合剂虽然可以促进活性，但其主要性能是良好生物相容性和防止再污染的能力[96]。随着生长因子和基质蛋白等生物活性分子的发现，刺激修复的可能性越来越大[97-98]，人恒牙（DPSC）[99]或乳牙（SHEC）[100]的牙髓干细胞培养和生物支架的发展使牙髓再生成为可能，尚需进一步研究[101]。

二、限制牙髓修复的因素

年龄是限制牙髓对刺激产生修复性反应的唯一重要因素。随着年龄增长，牙髓的细胞数量[102]、神经分布[103]和血管形成[104,105]都会减少，但免疫反应仍然活跃[94-95]。

第五节 临床相关因素对牙髓的影响

一、临床操作

（一）局部麻醉药物

当局部麻醉药物含有血管收缩剂时，会使牙髓血流量减少大约一半，这种作用几乎完全是由血管收缩剂引起的[106,107]。在局部麻醉后的牙齿上备洞时，牙髓实际上处于一个反应能力欠佳的状态。关于牙髓对洞形制备和材料的反应都来自动物实验，而动物实验多使用全身麻醉，而非局部麻醉。

（二）洞形和牙冠预备时产生的热量

1. 实验观察 热量对矿化组织的基础影响已经在骨组织的相关研究里得到了最好的证明[108-111]。根据这些研究，学者们通常将高出体温 10℃的值，作为能够对生命组织造成不可逆损害的阈值[108]。温度越高和作用时间越长，损伤就越严重。表面温度升高到 47℃，仅作用 1 分钟，就会导致组织轻微的可逆性损伤；将作用时间延长至 5 分钟就会对钙化的骨骼和骨髓造成不可逆转的损害；将温度升高至 50℃但作用时间缩短至 1 分钟会导致类似于将温度升高至 47℃作用 5 分钟所造成的损害；升高至 60℃及以上的温度会导致骨坏死。极低的温度也会损害组织[108]，在温度低于约 -2℃时，细胞质内会形成水晶体，从而导致细胞死亡[112]，但口腔里不可能有这么低的温度。

牙齿外表面温度稍许升高就会使牙髓内部的温度升高到能够产生损伤的程度。Zach 和 Cohen 提出高出体温 5.5℃是造成牙髓损伤的阈值[113]。这项观察结果是通过将预热至 275℃的烙铁作用于实验猴的牙齿所得。当进一步延长该温度的作用时间，使牙髓温度升高 11.1℃时，60% 的牙髓组织会坏死。通常临床上不会出现这种突然施加高温的情况。

Baldissara 等[114]对牙齿进行温度逐渐升高的热刺激，直到患者有感觉时，再继续保持刺激 30 秒，之后拔出牙齿测量牙本质每部分的温度变化。牙本质温度最多升高了 14.7℃，达到 50.9℃，对加热后的牙髓进行组织学检查未发现坏死或成牙本质细胞层的改变。在整个研究过程中，所有患者均无症状，拔牙前所有牙齿均对冷诊有反应[114]。这些体内实验观察是在无修复体、无龋坏、因正畸治疗计划拔出的人牙上进行的。由于这些患者年龄较小，他们的牙髓具有良好的血液供应，不会受到既往损伤的影响，该模型可能无法完全揭示热量对成熟牙髓的影响。

Baldissara 等在人牙髓实验中，对距离牙髓厚度 0.5mm 的牙本质施加 150℃的热刺激、持续 30 秒，分别在刺激后即刻和 1 个月检查牙髓情况。结果发现牙髓没有完全坏死，但存在局部损伤[114]，组织学观察到最常见的损伤是成牙本质细胞层破裂，部分牙髓样本出现了局部坏死区域，但这些受损伤的区域并没有被炎性细胞包围，且均无症状[115]。其他研究也报告了类似的结果[116-117]。由此看来，牙髓对温和的、逐渐的温度升高具有一定程度的适应能力。

2. 切割牙本质 牙本质切割过程中产生的热量取决于车针的锋利程度、施加在车针上的压力大小，以及车针与牙体接触的时间长短。据报道，正在旋转的车针与牙本质接触时，其表面温度可高达 417℃[116]。为了安全使用高速气动手机，使用时需要一种有效的牙齿冷却方法。最常用的两种冷却方法是空气冷却和水冷却。牙体预备时，仅靠空气冷却，牙髓温度会升至60℃，而通过水冷却，温度会降至26℃（比体温低11℃）[118]。

研究发现在切割牙体时仅利用空气冷却会对牙髓造成损伤[119]，成牙本质细胞会移位到牙本质小管中，成牙本质细胞层形成空泡。相比之下，利用水冷却，只有不到一半的牙齿样本中成牙本质细胞发生移位，且移位不明显。牙体预备时通过空气冷却的牙齿在窝洞预备后第15天，所有的牙髓都出现了炎症，而水冷却组中只有25%发生了炎症。两组牙髓损伤均在200天内恢复，并形成了第三期修复性牙本质。牙本质是很好的绝缘体，因此谨慎切割不太可能会损坏牙髓，除非牙体预备后，剩余的牙本质距离牙髓厚度小于1.0mm[119]，即使这种情况下，牙髓反应也应该是温和的。

牙冠准备过程中牙本质的"泛红"被认为是由于摩擦生热导致牙髓中血管损伤（出血）所致[115]，在预备后不久，牙本质会透出深层的粉红色。使用大号金刚砂车针进行全冠预备时，摩擦生热的强度最大，不采用冷却措施进行牙冠预备时，会导致牙髓血流量显著减少，可能是由于血管瘀滞和血栓形成所致[120]。

最安全的牙体预备方法是使用超高速旋转（100 000~2 501 100 r/min），并采用有效的水冷系统，施加较轻的压力，以及进行间歇性切割。在高速切割过程中，旋转的车针会形成湍流区域，使水流偏向，因此，如果要让冷却液体克服旋转的湍流，则必须使用能够提供足够容量和压力的气-水喷洒方式。车针与牙体接触的界面应始终保持湿润。使用低速手机和锋利车针，采取间断轻压的方式预备洞形所产生的损伤比使用高速手机切削稍重一点。进行窝洞预备时，手动器械和低速切削是相对安全的方法，而不是在关闭冷却水的情况下使用高速手机[116,117]。

3. 激光 使用激光熔化牙釉质可减少细菌侵入的可能[117]。不同能量水平的各种激光也可以用于去除龋损组织，某些类型的激光会在牙本质和牙髓组织内产生较为明显的升温[121]。适当的功率设置、作用时间以及使用时喷水冷却可以让温度升高水平控制在能够导致牙髓损伤的温度阈值以下[122,123]。

（三）固位钉

钉道预备或固位钉放置可能导致牙髓损伤。冷却水不能达到固位钉预备的深度；在钉洞预备过程中，始终存在牙髓暴露的风险。此外，螺纹钉经常会导致微裂纹产生，这些微裂纹可能延伸到牙髓，从而使牙髓受到刺激和微渗漏的影响。随着新粘接材料的使用，临床上不再使用固位钉[124,125]。

（四）窝洞清洁

压缩空气长时间吹到新鲜暴露的活髓牙牙本质上，将导致开放的牙本质小管中液体快速向外流动[126]。牙髓与釉牙本质界（dentin-enamel junction，DEJ）之间的小管直径仅为1.5μm，因此，通过吹气移除表面牙本质小管中液体时，会产生强烈的毛细作用力，这样又引起牙本质内液体快速向外流动，最终，表面牙本质小管移除的液体被来自牙髓的液体所代替。

牙本质小管中液体的快速向外流动会刺激牙髓中的伤害感受器产生疼痛。液体的快速向外流动也可能导致成牙本质细胞移位[127]，使成牙本质细胞从成牙本质细胞层中移出并向外吸入小管中，在短时间内，移出的细胞发生自溶并消失。当牙髓没有受到龋病或其他因素的严重伤害时，牙髓深处的干细胞将生成新的细胞代替这些被移出的成牙本质细胞，从而这些具有产生第三期牙本质能力的"新"的成牙本质细胞将重构成牙本质细胞层。仅对牙本质进行干燥，即使是强力干燥，也不会对其深处的牙髓造成严重伤害。

包含脂质的溶剂，如丙酮和乙醚用于清洁窝洞底部，由于蒸发速率很快，将这些试剂应用于暴露的牙本质表面，会在小管中产生强大的流体动力，从而导致成牙本质细胞移位。窝洞应该用棉球和短暂轻吹来干燥，而不是刺激性的化学制剂。消毒剂曾用于窝洞清洁，但似乎没有什么特别的好处，所以现在已很少使用，因为它们对牙髓具有潜在的毒性。

（五）酸蚀牙本质/玷污层

切割牙本质时会在切割表面形成一层由微观矿物晶体和有机基质碎片组成的玷污层[128-134]。虽然一些新型粘接剂可以很好地粘接到玷污层上，但玷污层仍可能会影响修复材料的粘接。酸性的窝洞清洁剂和螯合剂可用于去除玷污层，但是否使用取决于修复材料的性能。玷污层确实具有一种可取的特性，它可通过阻塞牙本质小管的开口，显著降低牙本质的渗透性。因为玷污层是半透性的，所以它并不能阻挡微生物及其产物通过。

玷污层的完全溶解会打开牙本质小管，增加牙本质的渗透性。如果牙本质没有被密封，刺激物会沿着牙本质小管向牙髓扩散，可能会加剧牙髓反应的严重程度并延长反应时间。一些研究证实，酸蚀作为粘接修复过程的其中一个步骤，可以减少微渗漏[135]；当剩余牙本质的厚度（RDT）小于300μm时，酸蚀则会引起牙髓损伤[136]。

在没有微渗漏的情况下，牙本质的酸蚀会释放钙离子和磷酸根离子而产生缓冲作用，对牙髓的伤害不大。即使在较深的窝洞中涂布酸蚀剂，牙髓中氢离子的浓度也只会少量升高[137]。

（六）印模材料、临时冠和全冠粘接材料

在用印模膏取模时，牙髓中的温度最高会升至52℃，印模膏使用时产生的热量和压力可能会损伤牙髓[138-141]，所幸该技术已不再使用。橡胶类印模材料和水胶体印模材料对牙髓不会产生伤害；自凝树脂聚合过程中产生的热量可能会伤害牙髓。直接法制作临时冠强烈建议应在冷却下进行，粘接临时牙冠之前应在预备的基牙上仔细地涂布一层临时粘接剂，以减少微渗漏。粘接后的临时冠会在基牙上保持一段较短的时间，而临时粘接剂并不稳定，最终会被清洗移除，临时牙冠周围的微渗漏是术后敏感的常见原因。在全冠、嵌体和桥体的粘接就位过程中，由于水门汀会挤压牙本质小管中的液体，因此牙髓可能受到较强的液压作用力[142]，在牙体预备较深的情况下，这种作用力会导致成牙本质层与前期牙本质分离。铸造修复体的溢出口可使粘接剂溢出而便于修复体就位。需要复杂修复的牙齿在经历了所有上述修复程序之后，其牙髓存在发生坏死的风险[143]。

二、口腔材料

（一）微渗漏

从对牙髓影响的角度，任何修复材料最重要的性能就是在牙本质上形成良好的封闭，阻止微生物及其副产物达到牙本质，侵入牙髓[2,136,144]。

（二）细胞毒性

含有化学物质成分的修复材料都可能会刺激牙髓，但是当这些修复材料被放入窝洞时，介于材料与牙髓之间的牙本质通常能够中和或防止这些化学成分渗漏进入牙髓，避免达到损伤牙髓的浓度。比如氧化锌丁香油中的丁香酚成分对牙髓有刺激性，但却很少能到达牙髓；磷酸是硅酸盐和磷酸锌水门汀中的成分，能对牙髓造成明显的损伤，但是牙本质的缓冲能力能在很大程度上限制磷酸的渗入。现在我们已清楚地认识到，使用这些材料时发生的牙髓问题是因为这些材料的高收缩率和随之产生的微渗漏所致[4]。

材料与牙髓之间的牙本质厚度和穿透性会影响牙髓对材料的反应程度。牙本质小管内液体的外流可能会限制一些材料渗透穿过牙本质。如果牙髓处于炎症状态，这种液体外流还会增加[145]。

很多细胞毒性研究都聚焦于其分离培养的细胞类型，而不考虑健康牙髓组织中存在的免疫活性细胞。不同材料通过刺激或抑制这些免疫活性细胞的活性，可能会对它们产生不同的影响[146]。细胞毒性实验只能作为最初的筛查，而不能作为评估材料生物相容性的结论性证据[147]。

当材料被直接放置在暴露的牙髓时，其毒性作用更大，而在体外或软组织上进行的材料相关细胞毒性实验可能都无法反映这些材料对牙髓组织的影响。同一材料中各种单独成分的毒性是不同的[148-149]，固化前后材料的毒性可能也是不同的。牙髓对某种材料的即刻反应远不如长期反应重要。在材料应用数天后检查牙髓状态，一般会发现明显的炎症反应；数月后检查，炎症反应可能已经逐渐减弱，取而代之的是组织修复。评估长期反应的最好方法是测量牙髓受刺激后形成的三期牙本质厚度。

（三）固化产热

很多充填材料固化时都会产热。材料固化时温度升高可能大于10℃[150]，但也可以被控制在2~3℃[141,151]，降温方法包括使用定向良好的喷气和喷水冷却。一些粘接水门汀在固化时也会产热，有学者认为这一过程也可能引起牙髓损伤。产热作用最明显的粘接水门汀材料是磷酸锌水门汀，但有研究结果显示在其固化时，牙髓内温度只增加了2℃[152]，这种温度变化产生的热不足以损伤牙髓。

（四）吸水干燥

一些吸水性材料通过吸取牙本质中的液体可能会导致牙髓损伤。然而，材料的亲水性能和其对牙髓的影响之间也并没有明确的联系，材料吸走的水分可能远少于窝洞干燥时带走的水分[151]。

三、特殊材料

（一）丁香油氧化锌

丁香油氧化锌在牙科中用途广泛，应用历史长久，可被用作充填材料、衬洞材料、水门汀基质以及修复体临时粘接的粘接剂。在引入氢氧化钙之前，丁香油氧化锌还可作为直接盖髓术的材料选择[136,153-155]。

丁香油是氧化锌丁香油中最主要的活性成分，它是一种酚类衍生物，当直接接触组织时会产生毒性[156]；丁香油还具有抗菌性能[157]；丁香油在疼痛控制方面也有所应用，原理是它能够阻断神经冲动传递[158]。在实验猫牙上制备深窝洞，在洞底放置薄层氧化锌丁香油混合物可以显著降低牙内神经活动；而干燥的氧化锌丁香油则没有这样的作用[159]。

用含丁香油的水门汀粘固临时冠时，丁香油确实可以进入牙髓，进入量很少且与RDT（剩余牙本质厚度）无关。体外研究表明"脱敏"剂似乎不能减少丁香油对牙本质的渗透，但是随着时间延长，渗透会减少[160]。丁香油的移动是通过水解机制实现的，依赖液体的参与，可利用液体少，丁香油的释放就低[153-154]。

氧化锌丁香油最重要的性能是能提供严密的边缘封闭，防止微渗漏，有一定的抗菌性[161]。

（二）磷酸锌水门汀

磷酸锌是常见的粘固和垫底材料，具有较高的弹性模量。所以，在玻璃离子水门汀可用之前，磷酸锌常被用作银汞合金充填的垫底材料。磷酸液体成分曾经被认为会造成牙髓损伤，而最近研究认为用磷酸锌水门汀粘固修复体时，牙髓对其具有良好的耐受性。在修复体粘固时以及粘固后长达2周的时间内，磷酸锌比玻璃离子更可能导致牙髓敏感。但是，粘固后3个月两种材料产生的牙髓敏感没有区别[162-165]。

（三）聚羧酸锌水门汀

聚羧酸锌置于窝洞内或作为粘接水门汀时不会激惹牙

髓。在粘固与基牙形态匹配良好的全冠或者嵌体时，聚羧酸和磷酸锌水门汀的固化收缩程度都不足以形成可以让细菌进入的微渗漏。所以，不需要预先使用底漆或者衬洞剂，因为这样做会影响水门汀的粘接[165-167]。

（四）玻璃离子水门汀

最初玻璃离子水门汀被作为一种美学修复材料使用，不过现在发现它还可以用作衬洞剂、粘固剂和盖髓剂（有时和氢氧化钙联合使用）。当玻璃离子用于无龋牙齿暴露的牙髓上时，会出现一定的细菌微渗漏，其程度与复合树脂材料产生的微渗漏相似，但是不及氢氧化钙水门汀产生微渗漏程度的一半[168,169]。当牙髓未完全暴露或存在薄层牙本质（厚度0.25~0.5μm）时，窝洞采用氢氧化钙垫底和复合树脂垫底均比使用玻璃离子水门汀能更快地产生三期牙本质沉积[170]。

当被用作粘固剂时，牙髓对玻璃离子水门汀的反应和对聚羧酸及磷酸锌水门汀的反应相似[163]。在玻璃离子水门汀刚开始被用作粘固剂的一段时间，它常会引起基牙粘固后敏感。但随着正确方法的使用，采用玻璃离子水门汀材料的术后敏感发生率并不比其他常用的粘固剂高[164]。

（五）氢氧化钙

1927年Herman将氢氧化钙引入牙科，现已成为最常用的间接和直接盖髓材料。氢氧化钙[$Ca(OH)_2$]有高pH（12.5），可以分离成Ca^{2+}和OH^-，它们使氢氧化钙不但具有抗菌性能[171,172]，而且能刺激诱导三期反应性牙本质或修复性牙本质分泌[173]。当牙髓直接接触氢氧化钙时，会有小范围的坏死区域形成，并伴随有轻度的炎症反应，从牙髓中心区域迁移过来的细胞，增殖并分化成为成牙本质样细胞，形成修复性牙本质并逐渐形成牙本质桥[174-175]。因为氢氧化钙封闭性能差，故做好冠部封闭是氢氧化钙盖髓成功的一大关键。

（六）无机三氧化物聚合物和硅酸钙水门汀

理想情况下，用于根尖倒充填的材料应该是亲水性的，能够在有水环境中固化。MTA是第一种亲水性水门汀，在20年前由波特兰水门汀配方发展而来。MTA含有硅酸三钙、硅酸二钙，以及阻射剂氧化铋[176,177]。MTA和水或者含水液体发生水合反应产生硅酸钙胶体，约4小时或更长时间这种胶体会变硬。在水合反应进行过程中，也会释放出氢氧化钙。固化后，MTA能对牙本质及诸如玻璃离子水门汀、共聚物和复合树脂等材料形成良好的封闭。作为一种生物相容性盖髓材料，MTA的组成成分、维持稳定高pH、释放钙离子的特性，使其较其他盖髓材料更具优势[178,179]。

早期MTA（灰色MTA）配方中含有几种金属成分，暴露于光照后会导致牙本质变色。因为MTA固化时间长、调拌后似沙状，并可能导致牙本质变色，故有必要发展新的材料。目前已经出现了一些新的材料，包括Endo-Sequence，Biodentine，白色的MTA plus以及Theracal等[180-181,196]。尽管这些新型材料中的大部分都较早期MTA性能有所提高，但是仍需更多的研究来验证。

（七）银汞合金

银汞合金广泛地用于后牙的充填，在固化时产生收缩，会导致微渗漏[182]。后期随着腐蚀产物在充填体和洞壁间堆积，微渗漏会逐渐减少，使用衬洞剂会进一步减少微渗漏[183]。银汞合金是唯一一种边缘封闭会随时间改善的充填材料，美观原因和大众对银汞合金中汞成分的担心使得复合树脂材料迅速代替银汞合金作为后牙充填材料。但是，复合树脂的技术敏感性更高。在后牙深洞形充填时因为复合树脂充填的微渗漏，复合树脂充填常常伴随着比银汞合金更多的牙髓损伤[184]。

（八）充填树脂

第一代粘接型复合树脂系统在聚合反应时发生收缩，导致明显的微渗漏和窝洞内细菌污染。洞壁上和轴向牙本质里的细菌可导致中度的牙髓炎症。一段时间后，某些复合树脂会吸水膨胀，可以补偿初期的聚合收缩。为控制微渗漏和增加固位，牙釉质边缘需要进行斜面预备和酸蚀处理。和无填料的树脂相比，新一代的复合树脂具有和牙本质相似的热膨胀系数。随着亲水性粘接系统的发展，边缘渗漏的问题似乎已经减少[184-186]。

充填树脂在固化时不会产生大量热量，但光固化灯产生的热量可通过树脂传导并影响牙本质。在光固化过程中，光照时间、牙本质厚度和光固化灯类型都是应该考虑的影响因素。不同的光照固化时段中其光照头尖端表面温度在激活之前可升高49.6~100℃[187]。尽管温度很高，但体外和体内研究一致表明这时的牙髓温度会低于能够造成牙髓损伤的温度[188-191]。

（九）盖髓材料

在牙科修复治疗中，直接或间接盖髓术是比较常见的治疗手段。它需要术者了解患牙的牙髓状态，既往损伤史，牙根形成情况，根尖周情况以及未来修复计划。氢氧化钙是第一种用作盖髓剂的材料。多年来，氢氧化钙一直被认为是首选的盖髓材料，因为其具有极好的抗菌性和诱导牙本质桥形成的潜能[171]。学者们也对许多其他盖髓材料进行了探索研究，例如羟基磷灰石，牙本质碎片，生长因子（BMP-1，BMP-7，TFG-β-1，TFG-β-3，FGF，IGF）[192-202]，玻璃离子以及复合树脂[197-200]。释放生物活性分子是所有上述盖髓材料诱导修复性牙本质形成的关键因素[200]。新型硅酸三钙类材料，如Biodentine和Theracal，已经让患者和医生看到了良好的治疗效果[201,202]。更多详情见第二十七章。

四、修复体抛光

抛光玻璃离子和复合树脂充填体不会导致牙髓牙本质界面温度升高[198]。然而，抛光银汞合金充填体会产生热量，可能会造成损伤。有体外研究报道，在高接触压力、高转速且无冷却剂的情况下，抛光银汞合金充填物可造成牙髓牙本质界面温度在30秒内升高大于20℃[122]。用Burlew抛光碟在无冷却剂情况下进行抛光，手机以2 500r/min的转速和相对较轻的力接触牙齿（55g），保持60秒，产生的最大温度升高仅为6.2℃[136]。在空气冷却情况下，温度上升为2.0℃。在连续压力且没有水冷却的情况下，抛光银汞充填体时，建议转速不超过4 000r/min[203]。在使用冷却剂、轻微压力和间断接触的情况下，抛光产热导致牙髓损伤的可能性较小。

五、修复术后敏感

许多患者抱怨修复术后敏感。这可能是由于上述任意一种因素或是多因素的累积所致[150,164]。通常不适感是短暂的，如果疼痛时间延长，可能是先前存在的牙髓炎加剧了。如果疼痛是修复后延迟数天才发作，其原因可能是在封闭不良的临时修复体下形成了微生物毒素的微渗漏。临床研究表明，现代复合体材料修复Ⅰ类和Ⅱ类洞后，没有术后敏感，这说明那些未经研究证实的关于术后敏感的报道可能与其采用了不同的修复技术有关[199,205]。羟甲基丙烯酸酯、戊二醛“脱敏剂”的应用并没有降低术后敏感的发生率[204]，自酸蚀和牙本质预处理粘接系统能减少深龋修复后术后敏感的发生率[130]。如果咬在近期修复的牙齿上会引起疼痛，说明咬合时窝洞内修复体可能对牙本质壁产生了强大的剪切力，这种疼痛更可能是由于咬合高点造成牙周韧带损伤所致。外部修复体的咬合高点不会造成牙髓损伤，但可能引起短暂的敏感。

六、活髓牙漂白

用10%过氧化脲对前牙进行夜间外漂白，可导致轻度牙髓损伤，2周内会好转[206]。体外研究表明，主要漂白剂过氧化氢涂布于牙釉质后能到达牙髓[207]，这种情况是否在体内发生尚不清楚。牙本质小管中向外流动的液体和其他因素会降低这种影响。对漂白牙齿短期和长期（9~12年）临床观察均未发现明显的牙髓变化[208]。体外研究热活化漂白剂可使髓腔内温度升高5~8℃[209]。

七、温度测试

温度测试使用的介质具有一定的温度，这无疑会使其具有造成组织损伤的可能。在加热牙胶接近烟点时，即指在不通风的条件下加热油脂至观察到油脂发烟时的温度，牙胶的温度可达到约200℃，而用于冷测试的物质，如二氧化碳雪，其固有温度为–78℃。建议将带有适当工作尖的热测试设备温度设置为200℃，如System B。在临床测试的过程中，这样极端的温度是否会传导至牙髓，以及是否有可能会造成组织损伤，还有待确定。

Rickoff等结合体内和体外研究结果发现，使用火焰加热的牙胶和二氧化碳雪不会造成牙髓组织损伤[210]。在体内研究中，将牙胶加热到烟点后放置在牙面上，保持1~10秒的接触，以此进行热测试。在进行冷测试时，将直径为3.5mm的二氧化碳棒保持在牙齿上5秒到5分钟。之后拔除这些牙齿并做组织学检查。为了测量在牙髓牙本质界（pulpal-dentin junction，PDJ）产生的温度情况，他们将一个热敏电阻放置在拔除牙齿的髓腔牙本质表面，并重复上述温度测试步骤。当外侧表面的温度被加热到不同温度时，记录内部表面温度。在热测试时，PDJ能达到的最高温度是39.9℃（10秒作用时间），冷测试时是9.5℃（5分钟作用时间）。这些温度都未达到组织损伤发生的阈值。加热时间也在可能的临床运用范围内[210]。

Augsburger等将二氧化碳雪作用于金全冠修复的牙齿5秒，测量得到的最大温度下降为6.3℃，非龋牙齿的最大温度下降为2.5℃[211]。作者还测试了水和皮肤制冷剂，两者在PDJ最大温度下降分别是2.8℃和1.8℃。具有金属修复体的邻牙间最大温度传递发生在有金冠的牙齿与银汞合金充填体的牙齿之间，温度降低了1.7℃。Rickoff[171]等在体外对4颗前磨牙施加二氧化碳雪后，也观察到类似的很小幅度的0.9℃温度下降。在体内研究中，组织学分析结果显示，在使用2分钟[212]或是5分钟[213]二氧化碳雪后，正常组织组织学分析未见改变。二氧化碳雪作用于牙齿20分钟后，牙髓内开始出现成牙本质细胞坏死[213]。因此我们可以得出的安全结论是：在正常临床参数范围内进行冷热测试不会损伤牙髓。

八、牙齿移动

正畸治疗中牙齿移动不会引起牙髓临床上的显著改变（详见第三十九章）。正畸移动中的牙齿对牙髓活力测试，尤其是电活力测试的反应可能并不可靠[214]。用于使阻生尖牙复位的强力正畸力，常常导致牙髓坏死或钙化[215]。在施加力的情况下，向内压迫而非向外牵引牙齿，会造成牙髓血流减少几分钟[211]。在正畸移动牙齿的牙髓中，毛细血管会增生[216]。牙髓会产生多种生长因子，包括血管内皮生长因子（vascular endothelial growth factor，VEGF），可能是血管形成增加的原因[217-219]。

九、去除正畸托槽

在正畸治疗完成后，一些去除托槽的方法可能会造成牙髓损伤[210-224]。医生可以简单地打磨掉托槽，或者使用钳子机械性去除托槽。第3种拆除托槽的方法是电热装置（electrothermal device，ETD），该装置能加热软化粘接复合材料，从而加快托槽的拆除。在体外实验中，已有研究者测得从ETD传导到牙髓侧牙本质的温度可高达45.6℃[225]，尽管在大部分报道中，该温度值都在一个较低的范围内[220,226-228]。当通过打磨去除剩余复合材料时，在水冷却剂的作用下，牙髓侧的温度实际上会降低至环境温度以下[220]。和瓷托槽相比,金属托槽有更强的将热量传导至牙本质内表面的性能[217]。

Jost-Brinkman 等发现使用电热装置从人牙上去除托槽后 4 周,牙髓未出现炎症[229]。在 43 秒时间内,釉牙本质交界处最大温度升高为 6.9℃。故认为电热装置不会造成牙髓的严重损伤或坏死。但可能存在有限的外周成牙本质细胞破坏,并伴有轻微炎症[220,223,224]。

十、牙周疾病

关于牙周病对牙髓的影响一直存在争议。大多数证据表明,只要牙周病变没有累及到牙齿的根尖孔,就少有牙髓受累。对 60 颗不同程度牙周炎的无龋牙的组织学研究表明,牙周病对牙髓的累积影响主要是钙化、反应性牙本质形成和轻度牙髓炎。当牙本质小管或侧支根管中存在微生物时,牙髓通常会出现上述改变。只有当主根尖孔被累及时,牙髓才会出现坏死或完全崩解[229,230]。牙本质液的冲刷运动是健康活髓对抗微生物及其毒素的主要保护机制[231]。详见第三十六章。

十一、超声刮治

超声波仪器使用会产生大量的热量。虽然牙本质不是一个特别好的热导体,但这种热量仍然可以通过牙本质传导到牙髓组织。牙根的超声波刮治需要超声波设备长时间接触牙齿,存在损伤牙髓的可能。和其他产热的牙科操作一样,适当的水冷却可以防止严重的牙髓损伤。以实验犬为研究模型,当使用水冷却剂时,超声波刮治不会因产热导致牙髓损伤。组织学检查确实显示存在牙髓急性炎症,可能是超声波的振动作用,而不是温度。

与超声波洁牙机的功率相比,超声工作尖紧贴在牙齿上产生的力量载荷,对牙本质产热量的影响更大,是功率设置的 4 倍[232,233]。与光滑工作尖相比,金刚砂工作尖产生的热量更大。与将工作尖轻压在牙面(0.3N)相比,重压(1N)产热更多[234]。在体外测量时,将金刚砂工作尖加压在牙面进行操作会造成 36℃的温度上升。当使用水冷却剂时,温度测量结果上升均不超过 4.2℃。在使用超声波及声波洁牙机时,适当冷却可以防止牙髓内过度产热。

十二、系统疾病

尽管有极少数的全身性疾病可能会直接影响牙髓,但是对于大多数全身性疾病而言,其牙髓病变更可能是由牙髓疾病引起。心血管疾病和牙髓钙化之间可能存在一定相关性,对 1 432 颗牙齿的大样本研究显示,心血管疾病患者的髓石数量为 15.86%,明显高于其他组(9.35%)[235]。也有研究发现在有心血管疾病史的患者中,74% 的人可检测到髓石,而无心血管疾病史的患者髓石检出率只有 39%[236]。

在患有糖尿病或自身免疫性疾病的患者中,患有糖尿病或自身免疫性疾病的患者与对照组相比,髓石的发病率没有差异[235]。在患有遗传性疾病例如牙本质发育不良和牙本质发育不全的患者中也发现了髓石[237]。

遗传性低磷血症是一种罕见病,可导致牙髓营养不良和坏死的全身性疾病。这种疾病会导致侏儒症和双腿"吹风膝"即最严重的双侧膝关节骨性关节炎之一,表现为一侧膝关节重度内翻畸形,另一侧膝关节重度外翻畸形,曾称为难治性佝偻病、肾性佝偻病或耐维生素 D 性佝偻病。Everett 和 Ingle 最先报道该病的口腔表征是牙髓腔异常增大和牙本质矿化不全[238](图 5-23)。这些牙齿中牙髓似乎很脆弱,容易受到轻微刺激的影响。一例与该疾病相关的报道中,患者 11 颗无髓牙需要牙髓治疗[239-240]。

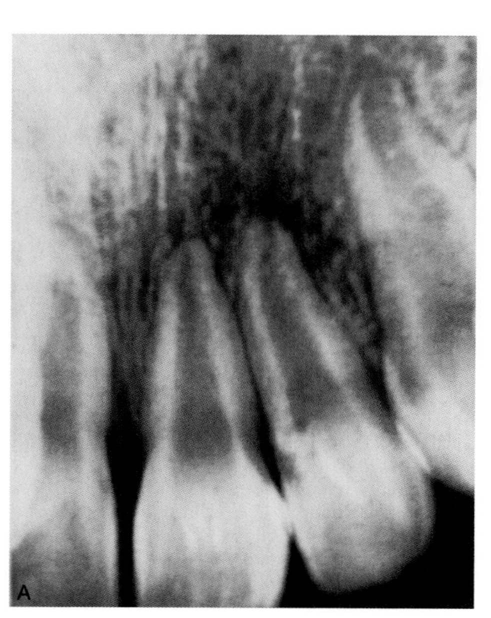

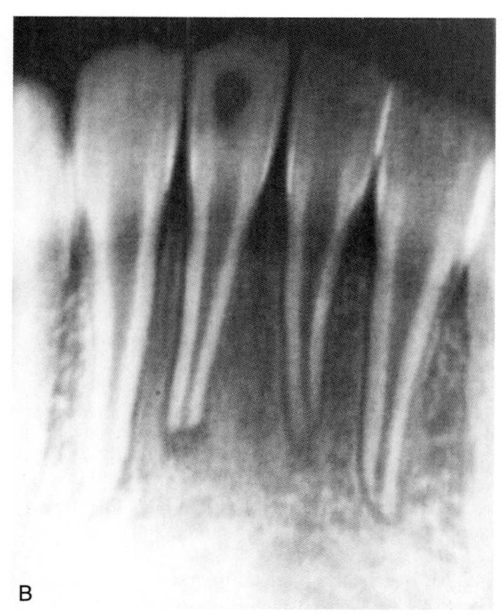

图 5-23　遗传性低血磷症罕见的牙髓营养不良。牙本质矿化不全及髓腔宽大使这些牙易感染及坏死
A. 13 岁患者上颌切牙观察到宽大的牙髓腔　**B.** 下颌切牙创伤,牙髓坏死

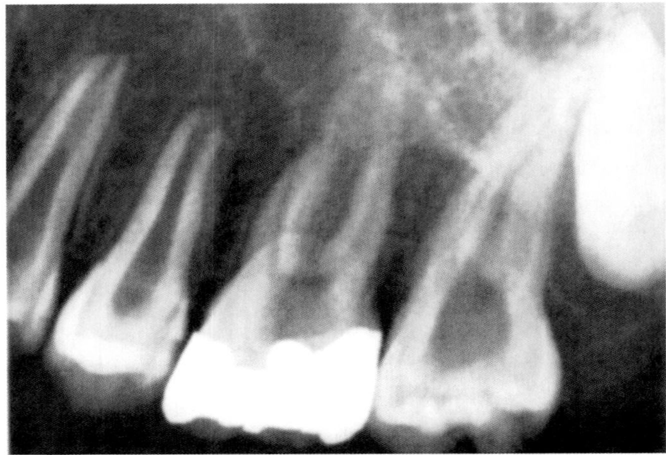
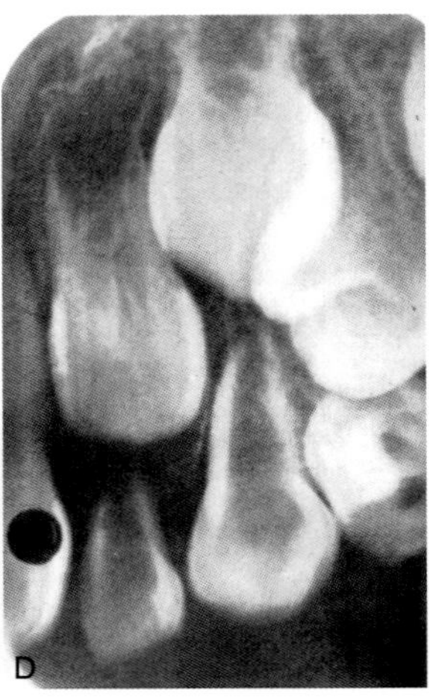

图 5-23 （续）

C. 磨牙和前磨牙髓腔宽大。第一磨牙牙髓坏死 **D.** 在乳牙列，牙髓尺寸和形状宽大同样明显。及时的维生素 D 治疗可预防佝偻症

（杨德琴 陈亮 译 周学东 审校）

参考文献

1. Kakehashi S, Stanley H, Fitzgerald R. The effects of surgical exposures of dental pulps in germ-free and conventional laboratory rats. *Oral Surg Oral Med Oral Pathol.* 1965;20:340–349.
2. Bergenholtz G. Effect of bacterial products on inflammatory reactions in the dental pulp. *Scand J Dent Res.* 1977;85:122–129.
3. Bergenholtz G. Evidence for bacterial causation of adverse pulpal responses in resin-based dental restorations. *Crit Rev Oral Biol Med.* 2000;11:467–480.
4. Bergenholtz G, Cox CF, Loesche WJ, Syed SA. Bacterial leakage around dental restorations: its effect on the dental pulp. *J Oral Pathol.* 1982;11:439–450.
5. Chhour K-L, Nadkarni MA, Byun R, et al. Molecular analysis of microbial diversity in advanced caries. *J Clin Microbiol.* 2005;43:843–849.
6. Martin FE, Nadkarni MA, Jacques NA, Hunter N. Quantitative microbiological study of human carious dentine by culture and real-time PCR: association of anaerobes with histopathological changes in chronic pulpitis. *J Clin Microbiol.* 2002;40:1698–1704.
7. Kahler B, Moule A, Stenzel D. Bacterial contamination of cracks in symptomatic vital teeth. *Aust Endod J.* 2000;26:115–118.
8. Langeland K, Rodrigues H, Dowden W. Periodontal disease, bacteria, and pulpal histopathology. *Oral Surg Oral Med Oral Pathol.* 1974;37:257–270.
9. Bergenholtz G, Lindhe J. Effect of experimentally induced marginal periodontitis and periodontal scaling on the dental pulp. *J Clin Periodontol.* 1978;5:59–73.
10. Nagaoka S, Miyazaki Y, Liu HJ, et al. Bacterial invasion into dentinal tubules of human vital and nonvital teeth. *J Endod.* 1995;21:70–73.
11. Tziafas D. Experimental bacterial anachoresis in dog dental pulps capped with calcium hydroxide. *J Endod.* 1989;15:591–595.
12. Veerayutthwilai O, Byers MR, Pham TTT, et al. Differential regulation of immune responses by odontoblasts. *Oral Microbiol Immunol.* 2007;22:5–13.
13. Jontell M, Gunraj MN, Bergenholtz G. Immunocompetent cells in the normal dental pulp. *J Dent Res.* 1987;66:1149–1153.
14. Nakanishi T, Takahashi K, Hosokawa Y, et al. Expression of macrophage inflammatory protein 3alpha in human inflamed dental pulp tissue. *J Endod.* 2005;31:84–87.
15. Okiji T, Jontell M, Belichenko P, et al. Structural and functional association between substance P- and calcitonin gene-related peptide-immunoreactive nerves and accessory cells in the rat dental pulp. *J Dent Res.* 1997;76:1818–1824.
16. Jontell M, Okiji T, Dahlgren U, Bergenholtz G. Immune defense mechanisms of the dental pulp. *Crit Rev Oral Biol Med.* 1998;9:179–200.
17. Yoshiba K, Yoshiba N, Iwaku M. Class II antigen-presenting dendritic cell and nerve fiber responses to cavities, caries, or caries treatment in human teeth. *J Dent Res.* 2003;82:422–427.
18. Zhang J, Kawashima N, Suda H, et al. The existence of CD11c+ sentinel and F4/80+ interstitial dendritic cells in dental pulp and their dynamics and functional properties. *Int Immunol.* 2006;18:1375–1384.
19. Hahn CL, Falkler WA, Jr., Siegel MA. A study of T and B cells in pulpal pathosis. *J Endod.* 1989;15:20–26.
20. Izumi T, Kobayashi I, Okamura K, Sakai H. Immunohistochemical study on the immunocompetent cells of the pulp in human non-carious and carious teeth. *Arch Oral Biol.* 1995;40:609–614.
21. Sakurai K, Okiji T, Suda H. Co-increase of nerve fibers and HLA-DR- and/or factor-XIIIa-expressing dendritic cells in dentinal caries-affected regions of the human dental pulp: an immunohistochemical study. *J Dent Res.* 1999;78:1596–1608.
22. Fristad I, Berggreen E, Haug SR. Delta (delta) opioid receptors in small and medium-sized trigeminal neurons supporting the dental pulp of rats. *Arch Oral Biol.* 2006; 51:273–281.
23. Haug SR, Heyeraas KJ. Immunoglobulin producing cells in the rat dental pulp after unilateral sympathectomy. *Neuroscience.* 2005;136:571–577.
24. Haug SR, Heyeraas KJ. Effects of sympathectomy on experimentally induced pulpal inflammation and periapical lesions in rats. *Neuroscience.* 2003;120:827–836.
25. Mudie AS, Holland GR. Local opioids in the inflamed dental pulp. *J Endod.* 2006;32:319–323.
26. Durand SH, Flacher V, Romeas A, et al. Lipoteichoic acid increases TLR and functional chemokine expression while reducing dentin formation in *in vitro* differentiated human odontoblasts. *J Immunol.* 2006;176:2880–2887.
27. Seltzer S, Bender IB, Ziontz M. The dynamics of pulp inflammation: correlations between diagnostic data and actual histologic findings in the pulp. *Oral Surg Oral Med Oral Pathol.* 1963;16:969–977.
28. Brannstrom M, Lind PO. Pulpal response to early dental caries. *J Dent Res.* 1965;44:1045–1050.
29. Miller GS, Sternberg RN, Piliero SJ, Rosenberg PA. Histologic identification of mast cells in human dental pulp. *Oral Surg Oral Med Oral Pathol.* 1978;46:559–566.
30. Zachrisson BU. Mast cells in human dental pulp. *Arch Oral Biol.* 1971;16:555–556.
31. Baume LJ. Diagnosis of diseases of the pulp. *Oral Surg Oral Med Oral Pathol.* 1970;29:102–116.
32. Bernick S. Morphological changes in lymphatic vessels in pulpal inflammation. *J Dent Res.* 1977;56:841–849.

33. Marchetti C, Poggi P, Calligaro A, Casasco A. Lymphatic vessels of the human dental pulp in different conditions. *Anat Rec.* 1992;234:27–33.
34. Rodd HD, Boissonade FM. Vascular status in human primary and permanent teeth in health and disease. *Eur J Oral Sci.* 2005;113:128–134.
35. Di Nardo Di Maio F, Lohinai Z, D'Arcangelo C, et al. Nitric oxide synthase in healthy and inflamed human dental pulp. *J Dent Res.* 2004;83:312–316.
36. Trowbridge HO. Pathogenesis of pulpitis resulting from dental caries. *J Endod.* 1981;7:52–60.
37. Tonder KJ, Kvinnsland I. Micropuncture measurements of interstitial fluid pressure in normal and inflamed dental pulp in cats. *J Endod.* 1983;9:105–109.
38. Tonder KJ. Vascular reactions in the dental pulp during inflammation. *Acta Odontol Scand.* 1983;41:247–256.
39. Takahashi K. Changes in the pulpal vasculature during inflammation. *J Endod.* 1990;16:92–97.
40. Heyeraas KJ, Berggreen E. Interstitial fluid pressure in normal and inflamed pulp. *Crit Rev Oral Biol Med.* 1999;10:328–336.
41. Bletsa A, Berggreen E, Fristad I, et al. Cytokine signalling in rat pulp interstitial fluid and transcapillary fluid exchange during lipopolysaccharide-induced acute inflammation. *J Physiol.* 2006;573:225–236.
42. Kim S, Liu M, Simchon S, Dorscher-Kim JE. Effects of selected inflammatory mediators on blood flow and vascular permeability in the dental pulp. *Proc Finn Dent Soc.* 1992;88(Suppl 1):387–392.
43. Van Hassel HJ. Physiology of the human dental pulp. *Oral Surg Oral Med Oral Pathol.* 1971;32:126–134.
44. Matsumoto Y, Zhang B, Kato S. Lymphatic networks in the periodontal tissue and dental pulp as revealed by histochemical study. *Microscopy Res Tech.* 2002;56:50–59.
45. Marchetti C, Poggi P. Lymphatic vessels in the oral cavity: different structures for the same function. *Microscopy Res Tech.* 2002;56:42–49.
46. Bishop MA, Malhotra M. An investigation of lymphatic vessels in the feline dental pulp. *Am J Anat.* 1990;187:247–253.
47. Anneroth G, Norberg KA. Adrenergic vasoconstrictor innervation in the human dental pulp. *Acta Odontol Scand.* 1968;26:89–93.
48. Christensen K. Sympathetic nerve fibres in the alveolar nerves and nerves of the dental pulp. *J Dent Res.* 1940;19:227–242.
49. Tonder KH, Naess G. Nervous control of blood flow in the dental pulp in dogs. *Acta Physiol Scand.* 1978;104:13–23.
50. Bletsa A, Heyeraas KJ, Haug SR, Berggreen E. IL-1 alpha and TNF-alpha expression in rat periapical lesions and dental pulp after unilateral sympathectomy. *Neuroimmun.* 2004;11:376–384.
51. Haug SR, Berggreen E, Heyeraas KJ. The effect of unilateral sympathectomy and cavity preparation on peptidergic nerves and immune cells in rat dental pulp. *Exp Neurol.* 2001;169:182–190.
52. Fristad I, Heyeraas KJ, Kvinnsland IH, Jonsson R. Recruitment of immunocompetent cells after dentinal injuries in innervated and denervated young rat molars: an immunohistochemical study. *J Histochem Cytochem.* 1995;43:871–879.
53. Komorowski RC, Torneck CD, Hu JW. Neurogenic inflammation and tooth pulp innervation pattern in sympathectomized rats. *J Endod.* 1996;22:414–417.
54. Woodnutt DA, Wager-Miller J, O'Neill PC, et al. Neurotrophin receptors and nerve growth factor are differentially expressed in adjacent nonneuronal cells of normal and injured tooth pulp. *Cell Tissue Res.* 2000;299:225–236.
55. Byers MR, Wheeler EF, Bothwell M. Altered expression of NGF and P75 NGF-receptor by fibroblasts of injured teeth precedes sensory nerve sprouting. *Growth Factors.* 1992; 6:41–52.
56. Byers MR, Taylor PE. Effect of sensory denervation on the response of rat molar pulp to exposure injury. *J Dent Res.* 1993;72:613–618.
57. Byers MR, Suzuki H, Maeda T. Dental neuroplasticity, neuro-pulpal interactions, and nerve regeneration. *Microsc Res Tech.* 2003;60:503–515.
58. Byers MR. Dynamic plasticity of dental sensory nerve structure and cytochemistry. *Arch Oral Biol.* 1994;39(Suppl): 13S–21S.
59. Byers MR, Narhi MV, Mecifi KB. Acute and chronic reactions of dental sensory nerve fibers to cavities and desiccation in rat molars. *Anat Rec.* 1988;221:872–883.
60. Byers MR. Effects of inflammation on dental sensory nerves and vice versa. *Proc Finn Dent Soc.* 1992;88(Suppl 1):499–506.
61. Byers MR, Taylor PE, Khayat BG, Kimberly CL. Effects of injury and inflammation on pulpal and periapical nerves. *J Endod.* 1990;16:78–84.
62. Rodd HD, Boissonade FM. Comparative immunohistochemical analysis of the peptidergic innervation of human primary and permanent tooth pulp. *Arch Oral Biol.* 2002;47:375–385.
63. Oswald RJ, Byers MR. The injury response of pulpal NPY-IR sympathetic fibers differs from that of sensory afferent fibers. *Neurosci Lett* 1993;164:190–194.
64. El Karim IA, Lamey P-J, Linden GJ, et al. Caries-induced changes in the expression of pulpal neuropeptide Y. *Eur J Oral Sci.* 2006;114:133–137.
65. El Karim IA, Lamey PJ, Ardill J, et al. Vasoactive intestinal polypeptide (VIP) and VPAC1 receptor in adult human dental pulp in relation to caries. *Arch Oral Biol.* 2006; 51:84955.
66. Buck S, Reese K, Hargreaves KM. Pulpal exposure alters neuropeptide levels in inflamed dental pulp and trigeminal ganglia: evaluation of axonal transport. *J Endod.* 1999;25:718–721.
67. Itotagawa T, Yamanaka H, Wakisaka S, et al. Appearance of neuropeptide Y-like immunoreactive cells in the rat trigeminal ganglion following dental injuries. *Arch Oral Biol.* 1993;38:725–728.
68. Behnia A, Zhang L, Charles M, Gold MS. Changes in TrkBlike immunoreactivity in rat trigeminal ganglion after tooth injury. *J Endod.* 2003;29:135–140.
69. Cao Y, Deng Y. Histochemical observation of nitric oxide synthase in trigeminal ganglion of rats with experimental pulpitis. *J Tongji Med Univ.* 1999;19:77–80.
70. Stephenson JL, Byers MR. GFAP immunoreactivity in trigeminal ganglion satellite cells after tooth injury in rats. *Exp Neurol.* 1995;131:11–22.
71. Henry MA, Westrum LE, Johnson LR, Canfield RC. Ultrastructure of degenerative changes following ricin application to feline dental pulps. *J Neurocytol.* 1987; 16:601–611.
72. Chattipakorn SC, Sigurdsson A, Light AR, et al. Trigeminal c-Fos expression and behavioral responses to pulpal inflammation in ferrets. *Pain.* 2002;99:61–69.
73. Kwan CL, Hu JW, Sessle BJ. Effects of tooth pulp deafferentation on brainstem neurons of the rat trigeminal subnucleus oralis. *Somatosens Mot Res.* 1993;10:115–131.
74. Zhang S, Chiang CY, Xie YF, et al. Central sensitization in thalamic nociceptive neurons induced by mustard oil application to rat molar tooth pulp. *Neuroscience.* 2006;142:833–842.
75. Chiang CY, Park SJ, Kwan CL, et al. NMDA receptor mechanisms contribute to neuroplasticity induced in caudalis nociceptive neurons by tooth pulp stimulation. *J Neurophysiol.* 1998;80:2621–2631.
76. Torneck CD, Kwan CL, Hu JW. Inflammatory lesions of the tooth pulp induce changes in brainstem neurons of the rat trigeminal subnucleus oralis. *J Dent Res.* 1996;75:553–561.
77. Hu JW, Dostrovsky JO, Lenz YE, et al. Tooth pulp deafferentation is associated with functional alterations in the properties of neurons in the trigeminal spinal tract nucleus. *J Neurophysiol.* 1986;56:1650–1668.
78. Labuz D, Berger S, Mousa SA, et al. Peripheral antinociceptive effects of exogenous and immune cell-derived endomorphins in prolonged inflammatory pain. *J Neurosci.* 2006;26:4350–4358.
79. Machelska H, Schopohl JK, Mousa SA, et al. Different mechanisms of intrinsic pain inhibition in early and late inflammation. *J Neuroimmunol.* 2003;141:30–39.
80. Likar R, Koppert W, Blatnig H, et al. Efficacy of peripheral morphine analgesia in inflamed, non-inflamed and perineural tissue of dental surgery patients. *J Pain Symptom Manage.* 2001;21:330–337.
81. Jaber L, Swaim WD, Dionne RA. Immunohistochemical localization of mu-opioid receptors in human dental pulp. *J Endod.* 2003;29:108–110.
82. Ranjitkar S, Taylor JA, Townsend GC. A radiographic assessment of the prevalence of pulp stones in Australians. *Aust Dent J.* 2002;47:36–40.
83. Goga R, Chandler NP, Oginni AO. Pulp stones: a review. *Int Endod J.* 2008;41:457–468.
84. Edds AC, Walden JE, Scheetz JP, et al. Pilot study of correlation of pulp stones with cardiovascular disease. *J Endod.* 2005;31:504–506.
85. De Coster PJ, Martens LC, De Paepe A. Oral health in prevalent types of Ehlers-Danlos syndromes. *J Oral Pathol Med.* 2005;34:298–307.

86. Collins MA, Mauriello SM, Tyndall DA, Wright JT. Dental anomalies associated with amelogenesis imperfecta: a radiographic assessment. *Oral Surg Oral Med Oral Pathol Oral Radiol Endod*. 1999;88:358–364.
87. Robertson A, Andreasen FM, Bergenholtz G, et al. Incidence of pulp necrosis subsequent to pulp canal obliteration from trauma of permanent incisors. *J Endod*. 1996;22:557–560.
88. Fried I, Erickson P, Schwartz S, Keenan K. Subluxation injuries of maxillary primary anterior teeth: epidemiology and prognosis of 207 traumatized teeth. *Pediatr Dent*. 1996;18:145–151.
89. Jacobsen I, Kerekes K. Long-term prognosis of traumatized permanent anterior teeth showing calcifying processes in the pulp cavity. *Scand J Dent Res*. 1977;85:588–598.
90. Robertson A, Andreasen FM, Bergenholtz G, et al. Incidence of pulp necrosis subsequent to pulp canal obliteration from trauma of permanent incisors. *J Endod*. 1996;22:557–560.
91. Gabor C, Tam E, Shen Y, Haapasalo M. Prevalence of internal inflammatory root resorption. *J Endod*. 2012;00338:24–27.
92. Wedenberg C, Lindskog S. Experimental internal resorption in monkey teeth. *Endod Dent Traumatol*. 1985;1:221–227.
93. Pierce AM. Experimental basis for the management of dental resorption. *Endod Dent Traumatol*. 1989;5:255–265.
94. Kawagishi E, Nakakura-Ohshima K, Nomura S, Ohshima H. Pulpal responses to cavity preparation in aged rat molars. *Cell Tissue Res*. 2006;326:111–122.
95. Izumi T, Inoue H, Matsuura H, et al. Age-related changes in the immunoreactivity of the monocyte/macrophage system in rat molar pulp after cavity preparation. *Oral Surg Oral Med Oral Pathol Oral Radiol Endod*. 2002;94:103–110.
96. Prati C, Gandolfi MG. Calcium silicate bioactive cements: Biological perspectives and clinical applications. *Dent Mater*. 2015;31:351–370.
97. Smith AJ. Vitality of the dentin-pulp complex in health and disease: growth factors as key mediators. *J Dent Educ*. 2003; 67:678–689.
98. Goldberg M, Six N, Decup F, et al. Bioactive molecules and the future of pulp therapy. *Am J Dent*. 2003;16:66–76.
99. Gronthos S, Mankani M, Brahim J, et al. Postnatal human dental pulp stem cells (DPSCs) in vitro and in vivo. *Proc Natl Acad Sci USA*. 2000;97:13625–13630.
100. Miura M, Gronthos S, Zhao M, et al. SHED: stem cells from human exfoliated deciduous teeth. *Proc Natl Acad Sci USA*. 2003;100:5807–5812.
101. Murray PE, Garcia-Godoy F, Hargreaves KM. Regenerative endodontics: a review of current status and a call for action. *J Endod*. 2007;33:377–390.
102. Murray PE, Matthews JB, Sloan AJ, Smith AJ. Analysis of incisor pulp cell populations in Wistar rats of different ages. *Arch Oral Biol*. 2002;47:709–715.
103. Fried K, Erdelyi G. Changes with age in canine tooth pulpnerve fibres of the cat. *Arch Oral Biol*. 1984;29:581–585.
104. Bernick S. Age changes in the blood supply to human teeth. *J Dent Res*. 1967;46:544–550.
105. Bennett CG, Kelln EE, Biddington WR. Age changes of the vascular pattern of the human dental pulp. *Arch Oral Biol*. 1965;10:995–998.
106. Ahn J, Pogrel MA. The effects of 2% lidocaine with 1:100,000 epinephrine on pulpal and gingival blood flow. *Oral Surg Oral Med Oral Pathol Oral Radiol Endod*. 1998;85:197–202.
107. Kim S, Edwall L, Trowbridge H, Chien S. Effects of local anesthetics on pulpal blood flow in dogs. *J Dent Res*. 1984; 63:650–652.
108. Eriksson AR, Albrektsson T. Temperature threshold levels for heat-induced bone tissue injury: a vital-microscopic study in the rabbit. *J Prosthet Dent*. 1983;50:101–107.
109. Eriksson A, Albrektsson T, Grane B, McQueen D. Thermal injury to bone. *Int J Oral Surg*. 1982;11:115–121.
110. Eriksson AR, Albrektsson T, Albrektsson B. Heat caused by drilling cortical bone. *Acta Orthop Scand*. 1984;55:629–631.
111. Eriksson RA, Adell R. Temperatures during drilling for the placement of implants using the osseointrgration technique. *J Oral Maxillofac Surg*. 1986;44:4–7.
112. Frank U, Freundlich J, Tansy MR, et al. Vascular and cellular responses of teeth after localized controlled cooling. *Cryobiol*. 1972;9:526–533.
113. Zach L, Cohen G. Pulp response to externally applied heat. *Oral Surg Oral Med Oral Pathol*. 1966; 19:515–530.
114. Baldissara P, Catapano S, Scotti R. Clinical and histological evaluation of thermal injury thresholds in human teeth: a preliminary study. *J Oral Rehabil*. 1997;24:791–801.
115. Nyborg H, Brannstrom M. Pulp reaction to heat. *J Prosthet Dent*. 1968;19:605–612.
116. Lisanti V, Zander H. Thermal injury to normal dog teeth: in vivo measurements of pulp temperature increases and their effect on the pulp tissue. *J Dent Res*. 1952;31:548–558.
117. Dachi SF, Stigers RW. Pulpal effects of water and air coolants used in high-speed cavity preparations. *J Am Dent Assoc*. 1968;76:95–98.
118. Carlton ML, Jr., Dorman HL. Comparison of dentin and pulp temperatures during cavity preparation. *Tex Dent J*. 1969; 87:7–9.
119. Marsland EA, Shovelton D. Repair in the human dental pulp following cavity preparation. *Arch Oral Biol*. 1970; 15:411–423.
120. Fernandez-Seara MA, Wehrli SL, Wehrli FW. Diffusion of exchangeable water in cortical bone studied by nuclear magnetic resonance. *Biophysics J*. 2002;82:522–529.
121. Attrill DC, Davies RM, King TA, et al. Thermal effects of the Er:YAG laser on a simulated dental pulp: a quantitative evaluation of the effects of a water spray. *J Dent Res*. 2004;32:35–40.
122. Louw NP, Pameijer CH, Ackermann WD, et al. Pulp histology after Er:YAG laser cavity preparation in subhuman primates- a pilot study. *S Afr Dent J*. 2002;57:313–317.
123. Rizoiu I, Kohanghadosh F, Kimmel AI, Eversole LR. Pulpal thermal responses to an erbium, chromium:YSGG pulsed laser hydrokinetic system. *Oral Surg Oral Med Oral Pathol Oral Radiol Endod*. 1998;86:220–223.
124. Felton DA, Webb EL, Kanoy BE, Cox CF. Pulpal response to threaded pin and retentive slot techniques: a pilot investigation. *J Prosthet Dent*. 1991;66:597–602.
125. Knight JS, Smith HB. The heat sink and its relationship to reducing heat during pin-reduction procedures. *Oper Dent*. 1998;23:299–302.
126. Murray PE, About I, Lumley PJ, et al. Cavity remaining dentin thickness and pulpal activity. *Am J Dent*. 2002;15:41–46.
127. Stevenson TS. Odontoblast aspiration and fluid movement in human dentine. *Arch Oral Biol*. 1967;12:1149–1158.
128. Tziafas D, Koliniotou-Koumpia E, Tziafa C, Papadimitriou S. Effects of a new antibacterial adhesive on the repair capacity of the pulp-dentine complex in infected teeth. *Int Endod J*. 2007;40:58–66.
129. Shimada Y, Seki Y, Uzzaman MA, et al. Monkey pulpal response to an MMA-based resin cement as adhesive luting for indirect restorations. *J Adhes Dent*. 2005;7:247–251.
130. Unemori M, Matsuya Y, Akashi A, et al. Self-etching adhesives and postoperative sensitivity. *Am J Dent*. 2004;17:191–195.
131. Costa CAD, Giro EMA, do Nascimento ABL, et al. Short-term evaluation of the pulpo-dentin complex response to a resinmodified glass-ionomer cement and a bonding agent applied in deep cavities. *Dent Mater J*. 2003;19:739–746.
132. Pashley DH. The effects of acid etching on the pulpodentin complex. *Oper Dent*. 1992;17:229–242.
133. Stanley HR. Pulpal consideration of adhesive materials. *Oper Dent* 1992;5(Suppl 5):151–164
134. Medina VO, 3rd, Shinkai K, Shirono M, et al. Histopathologic study on pulp response to single-bottle and self-etching adhesive systems. *Oper Dent*. 2002;27:330–342.
135. Murray PE, Smyth TW, About I, et al. The effect of etching on bacterial microleakage of an adhesive composite restoration. *J Dent* 2002;30:29–36.
136. Camps J, Dejou J, Remusat M, About I. Factors influencing pulpal response to cavity restorations. *Dent Mater J*. 2000; 16:432–440.
137. Hiraishi N, Kitasako Y, Nikaido T, et al. Detection of acid diffusion through bovine dentine after adhesive application. *Int Endod J*. 2004;37:455–462.
138. Castelnuovo J, Tjan AH. Temperature rise in pulpal chamber during fabrication of provisional resinous crowns. *J Prosthet Dent*. 1997;78:441–446.
139. Grajower R, Kaufman E, Stern N. Temperature of the pulp chamber during impression taking of full crown preparations with modelling compound. *J Dent Res*. 1975;54:212–217.
140. Kim S, Dorscher-Kim JE, Liu M, Grayson A. Functional alterations in pulpal microcirculation in response to various dental procedures and materials. *Proc Finn Dent Soc*. 1992;88(Suppl 1):65–71.
141. Moulding MB, Teplitsky PE. Intrapulpal temperature during direct fabrication of provisional restorations. *Int J Prosthodont* 1990;3:299–304.

142. Jackson CR, Skidmore AE, Rice RT. Pulpal evaluation of teeth restored with fixed prostheses. *J Prosthet Dent*. 1992; 67:323–325.
143. Kontakiotis EG, Filippatos CG, Stefopoulos S, Tzanetakis GN. A prospective study of the incidence of asymptomatic pulp necrosis following crown preparation. *Int Endod J*. 2015;48(6):512–517.
144. Bergenholtz G. Evidence for bacterial causation of adverse pulpal responses in resin-based dental restorations. *Crit Rev Oral Biol Med*. 2000;11:467–480.
145. Vongsavan N, Matthews RW, Matthews B. The permeability of human dentine in vitro and in vivo. *Arch Oral Biol*. 2000;45:931–935.
146. Jontell M, Hanks CT, Bratel J, Bergenholtz G. Effects of unpolymerized resin components on the function of accessory cells derived from the rat incisor pulp. *J Dent Res* 1995;74:1162–1167.
147. Dammaschke T. Rat molar teeth as a study model for direct pulp capping research in dentistry. *Lab Anim* 2010;44:1–6.
148. Al-Hiyasat AS, Darmani H, Milhem MM. Cytotoxicity evaluation of dental resin composites and their flowable derivatives. *Clin Oral Investig* 2005;9:21–25.
149. Lonnroth EC, Dahl JE. Cytotoxicity of liquids and powders of chemically different Dent Mater evaluated using dimethylthiazol diphenyltetrazolium and neutral red tests. *Acta Odontol Scand*. 2003;61:52–56.
150. Silvestri AR, Jr., Cohen SH, Wetz JH. Character and frequency of discomfort immediately following restorative procedures. *J Am Dent Assoc*. 1977;95:85–89.
151. Brannstrom M. The effect of dentin desiccation and aspirated odontoblasts on the pulp. *J Prosthet Dent*. 1968;20:165–171.
152. Plant CG, Jones DW, Darvell BW. The heat evolved and temperatures attained during setting of restorative materials. *Br Dent J* 1974;137:233–238.
153. Hume WR. An analysis of the release and the diffusion through dentin of eugenol from zinc oxide-eugenol mixtures. *J Dent Res*. 1984;63:881–884.
154. Hume WR. Influence of dentine on the pulpward release of eugenol or acids from restorative materials. *J Oral Rehabil*. 1994;21:469–473.
155. Murray PE, Lumley PJ, Smith AJ. Preserving the vital pulp in operative dentistry. 3. Thickness of remaining cavity dentine as a key mediator of pulpal injury and repair responses. *Dent Update* 2002;29:172–178.
156. Al-Nazhan S, Spangberg L. Morphological cell changes due to chemical toxicity of a dental material: an electron microscopic study on human periodontal ligament fibroblasts and L929 cells. *J Endod*. 1990;16:129–134.
157. Olasupo NA, Fitzgerald DJ, Gasson MJ, Narbad A. Activity of natural antimicrobial compounds against Escherichia coli and Salmonella enterica serovar Typhimurium. *Lett Appl Microbiol* 2003;37:448–451.
158. Brodin P. Neurotoxic and analgesic effects of root canal cements and pulp-protecting dental materials. *Endod Dent Traumatol*. 1988;4:1–11.
159. Trowbridge H, Edwall L, Panopoulos P. Effect of zinc oxideeugenol and calcium hydroxide on intradental nerve activity. *J Endod*. 1982;8:403–406.
160. Camps J, About I, Gouirand S, Franquin JC. Dentin permeability and eugenol diffusion after full crown preparation. *Am J Dent*. 2003;16:112–116.
161. Warfvinge J, Dahlén G, Bergenholtz G. Dental pulp response to bacterial cell wall material. *J Dent Res*. 1985;64:1046–1050.
162. Fitzgerald M, Heys RJ, Heys DR, Charbeneau GT. An evaluation of a glass ionomer luting agent: bacterial leakage. *J Am Dent Assoc*. 1987;114:783–786.
163. Heys RJ, Fitzgerald M, Heys DR, Charbeneau GT. An evaluation of a glass ionomer luting agent: pulpal histological response. *J Am Dent Assoc*. 1987;114:607–611.
164. Johnson GH, Powell LV, DeRouen TA. Evaluation and control of post-cementation pulpal sensitivity: zinc phosphate and glass ionomer luting cements. *J Am Dent Assoc*. 1993;124:38–46.
165. Watts A. Bacterial contamination and the toxicity of silicate and zinc phosphate cements. *Br Dent J* 1979;146:7–13.
166. About I, Murray PE, Franquin JC, et al. Pulpal inflammatory responses following non-carious class V restorations. *Oper Dent*. 2001;26:336–342.
167. Jendresen MD, Trowbridge HO. Biologic and physical properties of a zinc polycarboxylate cement. *J Prosthet Dent*. 1972;28:264–271.
168. Graver H, Trowbridge H, Alperstein K. Microleakage of castings cemented with glass-ionomer cements. *Oper Dent*. 1990;15:2–9.
169. Murray PE, Kitasako Y, Tagami J, et al. Hierarchy of variables correlated to odontoblast-like cell numbers following pulp capping. *J Dent* 2002;30:297–304.
170. Murray PE, Windsor LJ, Smyth TW, et al. Analysis of pulpal reactions to restorative procedures, materials, pulp capping, and future therapies. *Crit Rev Oral Biol Med*. 2002;13:509–520.
171. Schröder U. Effects of calcium hydroxide-containing pulp-capping agents on pulp cell migration, proliferation, and differentiation. *J Dent Res*. 1985;64:541–548.
172. Bystrom A, Claesson R, Sundqvist G. The antibacterial effect of camphorated paramonochlorophenol, camphorated phenol and calcium hydroxide in the treatment of infected root canals. *Endod Dent Traumatol*. 1985;1:170–175.
173. Cvek M, Granath L, Cleaton-Jones P, Austin J. Hard tissue barrier formation in pulpotomized monkey teeth capped with cyanoacrylate or calcium hydroxide for 10 and 60 minutes. *J Dent Res*. 1987;66;1166–1174.
174. Fitzgerald M. Cellular mechanics of dentinal bridge repair using 3H-thymidine. *J Dent Res*.1979;58:2198–2206.
175. Fitzgerald M, Chiego DJ, Jr, Heys DR. Autoradio-graphic analysis of odontoblast replacement following pulp exposure in primate teeth. *Arch Oral Biol*. 1990;35:707–715.
176. Torabinejad M, Hong CU, McDonald F, Pitt Ford TR. Physical and chemical properties of a new root-end filling material. *J Endod*. 1995;21:349–353.
177. Camilleri J, Montesin FE, Brady K, et al. The constitution of mineral trioxide aggregate. *Dent Mater*. 2005;21: 297–303.
178. Torabinejad M, Chivian N. Clinical applications of mineral trioxide aggregate. *J Endod*. 1999;25:197–205.
179. Holland R, de Souza V, Murata SS, et al. Healing process of dog dental pulp after pulpotomy and pulp covering with mineral trioxide aggregate or Portland cement. *Braz Dent J* 2001;12:109–113.
180. Asgary S, Parirokh M, Eghbal MJ, Brink F. Chemical differences between white and gray mineral trioxide aggregate. *J Endod*. 2005;31:101–103.
181. Camilleri J, Laurent P, About I. Hydration of Biodentine, Theracal LC, and a prototype tricalcium silicate-based dentin replacement material after pulp capping in entire tooth cultures. *J Endod*. 2014;40:1846–1854.
182. Shimada Y, Seki Y, Sasafuchi Y, et al. Biocompatibility of a flowable composite bonded with a self-etching adhesive compared with a glass lonomer cement and a high copper amalgam. *Oper Dent*. 2004;29:23–28.
183. Morrow LA, Wilson NH. The effectiveness of four-cavity treatment systems in sealing amalgam restorations. *Oper Dent*. 2002;27:549–556.
184. Whitworth JM, Myers PM, Smith J, et al. Endodontic complications after plastic restorations in general practice. *Int Endod J*. 2005;38:409–416.
185. Heys RJ, Heys DR, Fitzgerald M. Histological evaluation of microfilled and conventional composite resins on monkey dental pulps. *Int Endod J*. 1985;18:260–266.
186. Kitasako Y, Murray PE, Tagami J, Smith AJ. Histomorphometric analysis of dentinal bridge formation and pulpal inflammation. *Quint Int* 2002;33:600–608.
187. Loney RW, Price RBT. Temperature transmission of high-output light-curing units through dentin. *Oper Dent*. 2001;26:516–520.
188. Runnacles P, Arrais CA, Pochapski MT, et al. Direct measurement of time-dependent anesthetized in vivo human pulp temperature. *Dent Mat* 2015;31:53–59.
189. Runnacles P, Galvao Arrais CA, Pochapski MT, et al. In vivo temperature rise in anesthetized human plp during exposure to a polywave LED light curing unit. *Dent Mater*. 2015;31:505–513.
190. Hubbezoblu I, Dogan A, Dogan OM, et al. Effects of light curing modes and resin composites on temperature rise under human dentin: An in vitro study. *Dent Mater*. 2008;27:581–589.
191. Jakubinek MB, O'Neill C, Felix C, et al. Temperature excursions at the pulp-dentin junction during the curing of light-activated dental restorations. *Dent Mater*. 2008;24:1468–1476.
192. Hayashi Y, Imai M, Yanagiguchi K, et al. Hydroxyapatite applied as direct pulp capping medicine substitutes for osteodentin. *J Endod*. 1999;25:225–229.
193. Rutherford B, Spångberg L, Tucker M, Charette M. Transdentinal stimulation of reparative dentine formation by osteogenic pro-

tein-1 in monkeys. *Arch Oral Biol.* 1995;40:681–683.
194. Nakashima M. Induction of dentin formation on canine amputated pulp by recombinant human bone morphogenetic proteins (BMP)-2 and -4. *J Dent Res.* 1994;73:1515–1522.
195. Decup F, Six N, Palmier B, et al. Bone sialoprotein-induced reparative dentinogenesis in the pulp of rat's molar. *Clin Oral Investig* 2000;4:110–119.
196. Tziafas D, Alvanou A, Papadimitriou S, et al. Effects of recombinant basic fibroblast growth factor, insulin-like growth factor-II and transforming growth factor-beta 1 on dog dental pulp cells in vivo. *Arch Oral Biol.* 1998;43: 431–444.
197. Galler KM, Schweikl H, Hiller KA, et al. TEGDMA reduce mineralization in dental pulp cells. *J Dent Res.* 2011; 90:257–262.
198. Heys RJ, Heys DR, Fitzgerald M. Histological evaluation of microfilled and conventional composite resins on monkey dental pulps. *Int Endod J.* 1985;18:260–266.
199. Six N, Lasfargues JJ, Goldberg M. In vivo study of the pulp reaction to Fuji IX, a glass ionomer cement. *J Dent* 2000;28:413–422.
200. Graham L, Cooper PR, Cassidy N, et al. The effect of calcium hydroxide on solubilisation of bio-active dentine matrix components. *Biomater* 2006;27:2865–2873.
201. Nair PN, Duncan HF, Pitt Ford TR, Luder HU. Histological, ultrastructural and quantitative investigations on the response of healthy human pulps to experimental capping with mineral trioxide aggregate: a randomized controlled trial. *Int Endod J.* 2008;41:128–150.
202. Tran XV, Gorin C, Willig C, et al. Effect of a calcium-silicate-based restorative cement on pulp repair. *J Dent Res.* 2012;91:1166–1171.
203. Sarrett DC, Brooks CN, Rose JT. Clinical performance evaluation of a packable posterior composite in bulk-cured restorations. *J Am Dent Assoc.* 2006;137:71–80.
204. Sobral MA, Garone-Netto N, Luz MA, Santos AP. Prevention of postoperative tooth sensitivity: a preliminary clinical trial. *J Oral Rehabil.* 2005;32:661–668.
205. Casselli DS, Martins LR. Postoperative sensitivity in Class I composite resin restorations in vivo. *J Adhes Dent.* 2006;8:53–58.
206. Fugaro JO, Nordahl I, Fugaro OJ, et al. Pulp reaction to vital bleaching. *Oper Dent.* 2004;29:363–368.
207. Gokay O, Tuncbilek M, Ertan R. Penetration of the pulp chamber by carbamide peroxide bleaching agents on teeth restored with a composite resin. *J Oral Rehabil.* 2000;27:428–431.
208. Ritter AV, Leonard RH, Jr., St Georges AJ, et al. Safety and stability of nightguard vital bleaching: 9 to 12 years posttreatment. *J Esthet Restor Dent.* 2002;14:275–285.
209. Baik JW, Rueggeberg FA, Liewehr FR. Effect of light-enhanced bleaching on in vitro surface and intrapulpal temperature rise. *J Esthet Restor Dent.* 2001;13:370–378.
210. Rickoff B, Trowbridge H, Baker J, et al. Effects of thermal vitality tests on human dental pulp. *J Endod.* 1988;14:482–485.
211. Augsburger RA, Peters DD. In vitro effects of ice, skin refrigerant, and CO_2 snow on intrapulpal temperature. *J Endod.* 1981;7:110–116.
212. Peters DD, Lorton L, Mader CL, et al. Evaluation of the effects of carbon dioxide used as a pulpal test. 1. In vitro effect on human enamel. *J Endod.* 1983;9:219–227.
213. Ingram TA, Peters DD. Evaluation of the effects of carbon dioxide used as a pulpal test. Part 2. In vivo effect on canine enamel and pulpal tissues. *J Endod.* 1983;9:296–303.
214. Hall CJ, Freer TJ. The effects of early orthodontic force application on pulp test responses. *Aust Dent J.* 1998;43:359–361.
215. Woloshyn H, Artun J, Kennedy DB, Joondeph DR. Pulpal and periodontal reactions to orthodontic alignment of palatally impacted canines Ang Orthod. 1994;64:257–264.
216. Nixon CE, Saviano JA, King GJ, Keeling SD. Histomorphometric study of dental pulp during orthodontic tooth movement. *J Endod.* 1993;19:13–16.
217. Derringer KA, Jaggers DC, Linden RW. Angiogenesis in human dental pulp following orthodontic tooth movement. *J Dent Res.* 1996;75:1761–1766.
218. Derringer KA, Linden RW. Angiogenic growth factors released in human dental pulp following orthodontic force. *Arch Oral Biol.* 2003;48:285–291.
219. Derringer KA, Linden RW. Vascular endothelial growth factor, fibroblast growth factor 2, platelet derived growth factor and transforming growth factor beta released in human dental pulp following orthodontic force. *Arch Oral Biol.* 2004;49:631–641.
220. Uysal T, Eldeniz AU, Usumez S, Usumez A. Thermal changes in the pulp chamber during different adhesive clean-up procedures. *Angle Orthod.* 2005;75:220–225.
221. Jost-Brinkmann PG, Radlanski RJ, Artun J, Loidl H. Risk of pulp damage due to temperature increase during thermodebonding of ceramic brackets. *Eur J Orthod.* 1997;19:623–628.
222. Takla PM, Shivapuja PK. Pulpal response in electrothermal debonding. *Am J Orthod Dentofacial Orthop.* 1995;108: 623–629.
223. Dovgan JS, Walton RE, Bishara SE. Electrothermal debracketing: patient acceptance and effects on the dental pulp. *Am J Orthod Dentofacial Orthop.* 1995;108:249–255.
224. Jost-Brinkmann PG, Stein H, Miethke RR, Nakata M. Histologic investigation of the human pulp after thermodebonding of metal and ceramic brackets. *Am J Orthod Dentofacial Orthop.* 1992;102:410–417.
225. Cummings M, Biagioni P, Lamey PJ, Burden DJ. Thermal image analysis of electrothermal debonding of ceramic brackets: an in vitro study. *Eur J Orthod.* 1999;21:111–118.
226. Crooks M, Hood J, Harkness M. Thermal debonding of ceramic brackets: an in vitro study. *Am J Orthod Dentofacial Orthop.* 1997;111:163–172.
227. Ma T, Marangoni RD, Flint W. In vitro comparison of debonding force and intrapulpal temperature changes during ceramic orthodontic bracket removal using a carbon dioxide laser. *Am J Orthod Dentofacial Orthop.* 1997;111:203–210.
228. Sheridan JJ, Brawley G, Hastings J. Electrothermal debracketing. Part I. An in vitro study. *Am J Orthod.* 1986;89:21–27.
229. Langeland K, Rodrigues H, Dowden W. Periodontal disease, bacteria, and pulpal histopathology. *Oral Surg, Oral Med Oral Pathol.* 1974;37:257–270.
230. Zehnder M, Gold SI, Hasselgren G. Pathologic interactions in pulpal and periodontal tissues. *J Clin Periodontol.* 2002;29:663–671.
231. Pashley DH, Matthews WG. The effects of outward forced convective flow on inward diffusion in human dentine in vitro. *Arch Oral Biol.* 1993;38:577–582.
232. Verez-Fraguela JL, Vives Valles MA, Ezquerra Calvo LJ. Effects of ultrasonic dental scaling on pulp vitality in dogs: an experimental study. *J Vet Dent.* 2000;17:75–79.
233. Lea SC, Landini G, Walmsley AD. Thermal imaging of ultrasonic scaler tips during tooth instrumentation. *J Clin Periodontol.* 2004;31:370–375.
234. Kocher T, Ruhling A, HerwegM, Plagman HC. Proof of efficacy of different modified sonic scaler inserts used for debridement in furcations a dummy head trial. *J Clin Periodontol.* 1996;23:662–669.
235. Nayak M, Kumar J, Prasad L. A radiographic correlation between systemic disorders and pulp stones. *Indian J Den Res.* 2010:369–373.
236. Edds AC, Walden JE, Scheetz JP, et al. Pilot study of correlation of pulp stones with cardiovascular disease. *J Endod.* 2005;31:504–506.
237. Lukinmaa PL, Ranta H, Ranta K, et al. Dental findings in osteogenesis imperfecta: II. Dysplastic and other developmental defects. *J Craniof Genetics Dev Biol.* 1987;7:127–135.
238. Ingle JI. Hereditary hypophosphatemia. In: Ingle JI, editor. *Endodontics.* 1st ed., Philadelphia, PA, Lea & Febiger; 1965. pp. 289–291.
239. Schwartz S, Scriver CR, Reade TM, Shields ED. Oral finding in patients with autosomal dominant hypophosphatemic bone disease and X-linked hypophatemia: further evidence that they are different diseases. *Oral Surg Oral Med Oral Pathol Oral Radiol Endod.* 1988;66:310–314.
240. Macfarlane JD, Swart JGN. Dental aspects of hypophosphatasia: a case report, family study and literature review. *Oral Surg Oral Med Oral Pathol Oral Radiol Endod.* 1989;67:521–526.

第六章　根尖周病

Domenico Ricucci, Isabela N. Rôças, José F. Siqueira, Jr.

牙髓病学最终要涉及根尖周病的预防和治疗。根尖周病本质上是一种炎症引起的病理过程，是由根管内微生物感染所导致，最初发生在牙周膜（PDL），进而影响牙槽骨和牙骨质。更多相关的详细信息，请参见第三章“牙髓根尖周病的细菌性与非细菌性病因”。

由于根周病变通常发生在根尖周围，因此也被称为根尖周病或根尖周炎。国际牙髓协会和许多作者均采纳“根尖周炎”的叫法，根尖周炎也是本章中优先使用的术语。读者需要注意的是，起源于牙髓的根尖周病有时可能会向牙根侧向进展，这与存在着大的侧支根管或副根管有关。宿主对根管内细菌的固有免疫反应和适应性免疫反应，对于控制感染扩散到骨和身体的其他部位有直接关系[1-3]。

第一节　发病机制

一、根尖周组织对侵入牙髓细菌的快速反应

包括牙釉质、牙本质和牙骨质在内的矿化组织包绕着牙髓，形成了牙髓的天然包壳，保护其免受口腔细菌的侵害。牙齿在萌出后，由于失去骨组织的保护，牙髓的稳态会不断受到威胁。龋病是牙髓暴露、受损最常见的原因，其次是牙周病。磨损、创伤、隐裂、牙折和修复治疗等因素也可能会威胁牙髓组织的健康。值得注意的是，微生物可以轻易地在暴露的牙本质小管中定植[4]，甚至有时可在深龋[5,6]、牙隐裂和磨耗[7,8]等牙髓尚未暴露的情况下，通过牙本质小管侵入牙髓。

牙髓对侵入牙本质小管内微生物的感染，会产生固有免疫和适应性免疫反应，形成修复性牙本质，从而降低牙本质对微生物及其代谢产物的渗透性。炎症细胞的迁移、血管的扩张（充血）及通透性的增加会在受感染的牙髓中长时间内处于一种可逆的状态[9]。实现这些炎性改变牙髓的逆转，通常需要完全清除病变组织和进行合理的修复治疗来实现。

微生物一旦通过残留的薄层牙本质小管或者通过暴露的牙髓入侵，便会进展形成坏死灶。初始阶段，坏死灶局限在细菌感染最前沿的一小部分牙髓，周围通常伴严重的急性炎症反应，再外围则是慢性炎症区域，病变区域之外则属于组织学上的正常组织[10]。从组织学的角度来看，坏死灶的形成，即使范围很局限，却构成了牙髓从可逆性炎症到不可逆性炎症的转折点[6,9,10]。这个过程可能伴临床症状或有或无的交替出现。

二、牙髓的退行性改变

当牙髓坏死的范围继续缓慢扩展，波及更多的冠向牙髓时，病变范围会呈现出坏死区 - 急性炎症区 - 慢性炎症区 - 未感染区的多层结构的病理表现，也可常见修复性牙本质和营养不良性钙化。在牙髓退行性改变的初期，根尖区影像学上的变化并不明显，但在部分牙髓坏死的病例中，组织学检查可以发现，其根尖牙周膜已经出现了早期反应。

图 6-1 所示的病例证实了此种情况：髓腔中部分牙髓坏死，根尖区早期出现异常。患牙是一位 70 岁女性的上颌第三磨牙，因左上颌严重的自发性疼痛并伴有耳部的放射痛前来就诊。X 线片（图 6-1A）显示下颌第三磨牙缺失导致上颌第三磨牙伸长。近中邻面釉牙骨质界（CEJ）深龋，近髓，根尖区牙周膜（PDL）有增宽影像，诊断为不可逆性牙髓炎。根据患者的要求，拔除该患牙。可见部分软组织附着于根尖（图 6-1B、C）。将牙冠、牙根分成两部分并进行组织学处理，牙冠沿近远中向做连续切片，证实龋损接近髓腔（图 6-1D）但在任一切片下均未见牙髓的直接暴露。紧邻龋损的髓角内有部分空腔，内含大量细菌定植留下的无定形碎屑，空腔周围有大量的炎性细胞浸润（图 6-1D-F）。提示细菌可以通过牙本质小管进入髓角（图 6-1G）。

距髓角不远的根管口处可以观察到完全不同的图像：在对侧根管壁存在着完整的无炎症的成牙本质细胞层（图 6-1H）。沿根尖孔切开的单个牙根纵切面显示，根尖区表面的结构与根尖周软组织相连接（图 6-1I、L）。根尖区的管壁出现了早期吸收的现象（图 6-1L、M），附着在根尖表面的软组织较正常牙周膜更厚，并含有丰富的胶原纤维，出现血管增生和散在的慢性炎症细胞的浸润（图 6-1J 和 K）。根尖区还可见髓石（游离型和附着型）与充血的血管（图 6-1N~P）。

此病例清晰地证明了当髓腔中出现局限的牙髓坏死和细菌定植时，就已经可以在患牙根尖周观察到炎症反应了。出现炎症反应的根尖区与细菌入侵的坏死区还有一定距离，可以解释为细菌的毒力因子和或炎性的化学介质可通过有活性的结缔组织扩散到根尖区所致。也就是说，炎症反应不仅仅局限在细菌直接浸润的狭小区域，细菌的产物和炎性介质还可以浸润到更为广泛的区域。不过由于组织液的稀释作用，较远范围处的炎症反应强度通常较弱[9-12]。

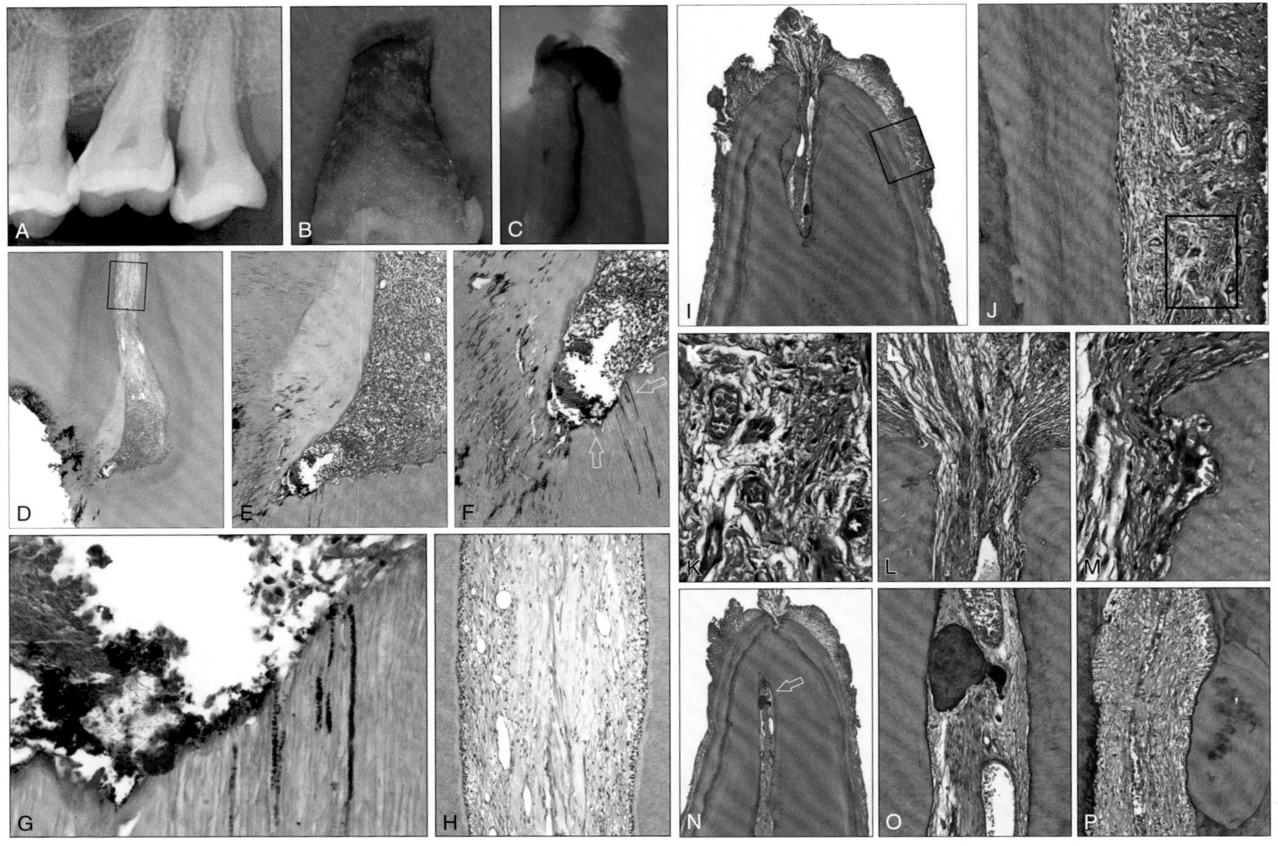

图 6-1

A. X 线诊断片 **B.** 拔除患牙的近中面观 **C.** 根尖脱钙区照片（颊面观） **D.** 龋损与邻接髓腔的概况图。没有明显的牙髓暴露（Taylor 改良式 Brown 和 Brenn 染色法，原始图像放大 16 倍） **E.** 图 D 中的冠方髓角（放大 50 倍） **F.** 高倍镜视野下的髓角，空白区域周围存在大量炎性细胞，可见微脓肿（放大 100 倍） **G.** 图 F 中箭头所指区域的高倍镜下视野，大量细菌定植形成的坏死碎屑（放大 400 倍） **H.** 图 D 矩形框所示的根管区放大图像，该层未出现牙髓炎症（放大 100 倍） **I.** 穿根尖孔的纵切面图像（苏木精 - 伊红染色法，原始图像放大 16 倍） **J.** 图 I 中矩形框所示的放大图像，结缔组织中可见大量胶原纤维束和充血性血管（放大 100 倍） **K.** 图 J 中矩形区域所示的高倍镜下视野图（放大 400 倍） **L.** 图 I 中的根尖孔区（放大 l00 倍） **M.** 高倍镜视野下图 L 右侧的根尖孔区的根管壁，可见多核巨细胞吸收形成的空腔（放大 400 倍） **N.** 距根尖孔一定距离未穿过根尖孔的纵切面图像（放大 16 倍） **O.** 图 N 中箭头所指区域的放大图像，可见髓石和扩张的血管（放大 100 倍） **P.** 图 N 中的冠方牙髓，可见髓石嵌入牙本质壁中，周围富含增生的血管（放大 100 倍）

在牙髓感染后期，牙髓变性坏死逐渐在冠髓扩展，并沿根尖方向进展直至到达根髓。临床上可以如图 6-2 展示的病例那样，出现根尖区透射影像。该患牙是一位 19 岁女性的左下颌第一磨牙，有严重龋损。牙髓热诊和电活力测试均无反应，X 线片显示两根均有根尖区的透射影（图 6-2A），诊断为牙髓坏死。患者不接受任何旨在保留牙体的治疗，因此拔除该患牙。制作切片后在光学显微镜下进行观察，在沿近远中平面切开的切片中，可见近中根的冠 1/3 处明显坏死，在根中 1/3 处可见坏死牙髓组织与健康的活髓之间有一段过渡带，此过渡带存在明显的梯度反应，即：感染 / 坏死组织 - 急性炎症组织 - 慢性炎症组织 - 未感染组织（图 6-2B~G）[10]。值得注意的是健康的活髓组织中，成牙本质细胞和前期牙本质被类牙骨质的小管或管状钙化组织所代替（图 6-2G）。因此，这部分组织不能称为真正意义上的“牙髓组织”。根尖周病变组织中出现了大量浸润的急性和慢性炎症细胞，但无细菌的存在（图 6-2H、I）。总的来说，这一时期可以观察到一个明显但不合乎常理的现象，即在两个炎症反应严重的区域之间（冠髓与根髓）存在着一部分未被感染的组织。

以上病例观察到的组织学特点证明了根尖周炎的形成既不需要全部牙髓的坏死，也不需要感染前沿出现在根尖孔区域[9-13]。Lin 等[14]对有根尖周炎影像表现的 75 颗患龋牙齿进行了临床和组织学研究，直线通路预备后，用拔髓针小心取出牙髓组织，并对取得的组织碎片进行组织学和组织细菌学的分析。他们观察到：大多数病例的牙髓坏死只发生在局部，周围有炎性的结缔组织并伴有完整的神经纤维。后来 Ricucci[12]等人在对拔除的 50 颗根尖周炎患牙的组织学研究中证实了这一观察结果，他们在 18 颗牙齿的根尖区观察到了不同炎症程度的活髓组织，牙髓未完全坏死的病例约占总数的 1/3。

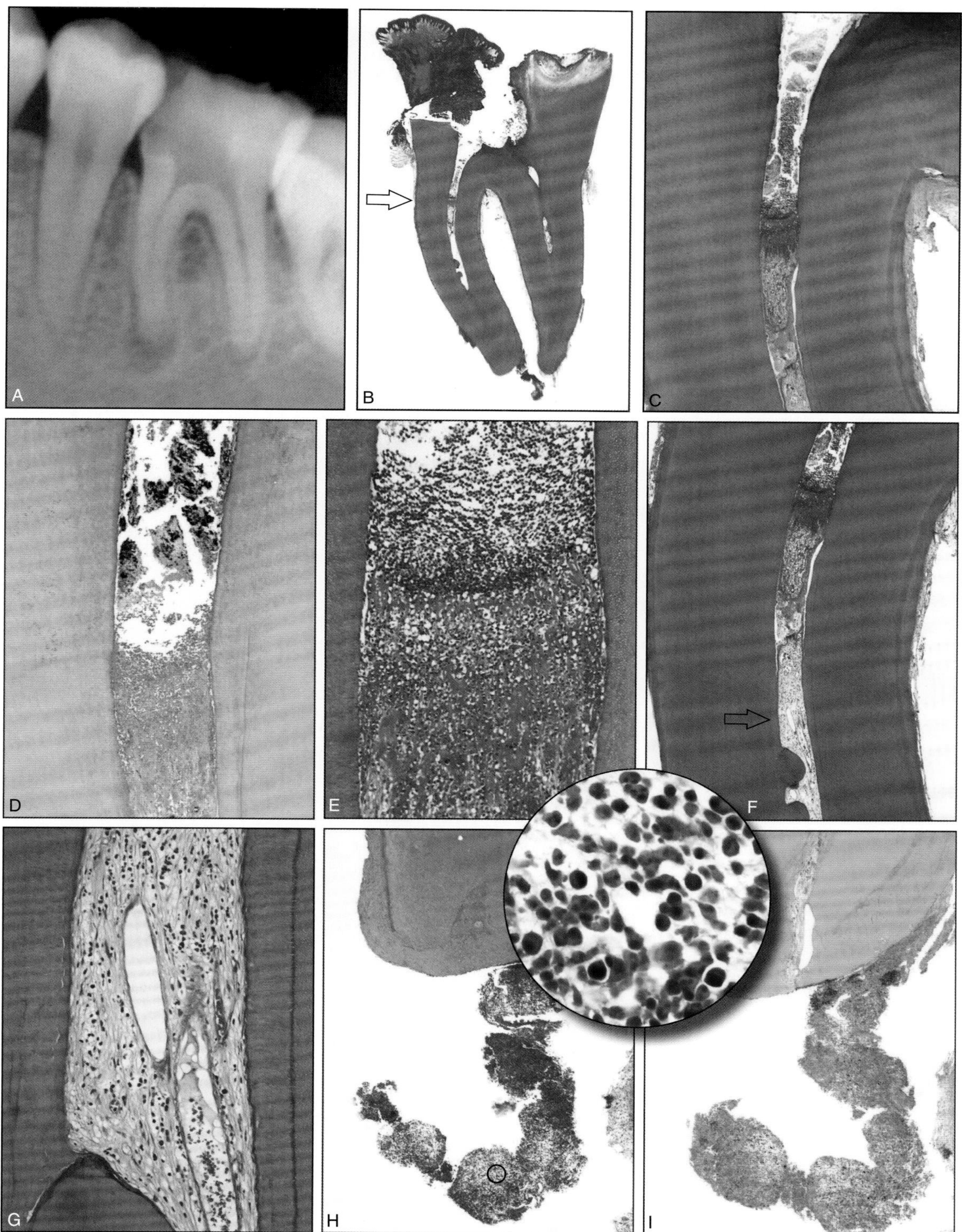

图 6-2

A. X 线诊断片。两根均出现根尖周炎症区 **B.** 拔除患牙在光学显微镜下观察（苏木精 - 伊红染色法，原始图像放大 2 倍） **C.** 图 B 中箭头所指示的近中根区域，可见从坏死牙髓到活髓的过渡带（放大 16 倍） **D.** 与图 C 相邻的切片牙髓的坏死部分中可以观察到微生物的聚集，并且向根尖组织过渡的部分未出现感染（Taylor 改良式 Brown & Brenn 染色法，原始图像放大 50 倍） **E.** 过渡带的图像。顶部可见多形核白细胞浸润，下方可见慢性炎症细胞浸润的结缔组织（放大 100 倍） **F.** 根中 1/3，大块的髓石黏附在根管壁上（放大 16 倍） **G.** 图 F 中箭头所指的放大图像。可见中等程度慢性炎症细胞的浸润和血管扩张（放大 100 倍） **H.** 根尖以及部分脱落的根尖周病变组织（放大 16 倍）。**插图**．根尖周病变组织在高倍镜下的视野，可见急性和慢性炎症细胞（放大 400 倍） **I.** 与图 H 相邻的切面。根尖孔内未感染的正常组织（放大 16 倍）

利用扫描电子显微镜进行研究，也观察到了根尖周炎的牙齿在细菌感染前沿与根尖孔之间可能存在结构完整的牙髓组织[15]。因此，虽然微生物的感染未进展到根尖区，但患牙仍有根尖周炎表现，这种情况被称为“牙髓部分坏死”。这就可以解释为什么一个未经麻醉的根尖周炎患者，当锉进入根管还未达根尖时，就已经有尖锐疼痛的感觉了。这也有助于理解为什么在治疗根尖周炎时，即使不使用根尖通畅锉，仅让器械止于根尖止点上方 1mm[16]，也会取得比较高的治愈率。

随着时间的推移，坏死会继续朝着根尖方向进展并波及其他组织，此时可能伴有或者不伴有临床症状。根尖区牙髓可能出现微脓肿，也可与根尖周病变存在相连接的结缔组织（图 6-3），细菌的生物膜在感染组织和炎症组织的交界处形成（图 6-3D、G）。病变进一步发展，坏死会进展至根尖孔。此时不难发现向根尖孔内生长的肉芽组织，这是机体为了阻挡感染继续进展的反应（图 6-4，图 6-5）。

图 6-6 展示了感染最终进展到根管末端，导致根管末端被厚厚的生物膜堵塞的病例。在长时间牙髓坏死的情况下，整个根尖区的髓腔会被结构复杂的细菌生物膜所占据。此时，在牙周膜上通常会出现宿主针对牙髓感染的防御反应。

因严重龋坏而导致的牙冠破坏、根管直接暴露于口腔环境等情况时，食物或其他异物可能直接进入根管，并且因咀嚼压力而被挤向根尖。图 6-7 展示了一颗上颌中切牙的根尖区被多种食物残渣（包括肉类纤维）、毛发和通过根尖孔刺入的牙签碎片所填塞。有大量微生物定植产生的无定形碎片包绕在这些结构上（图 6-7G~L）。毛发的外表面上形成了细菌生物膜（图 6-7H），同时细菌也占据在了牙签碎屑的巨大纤维素细胞中（图 6-7J、K）。

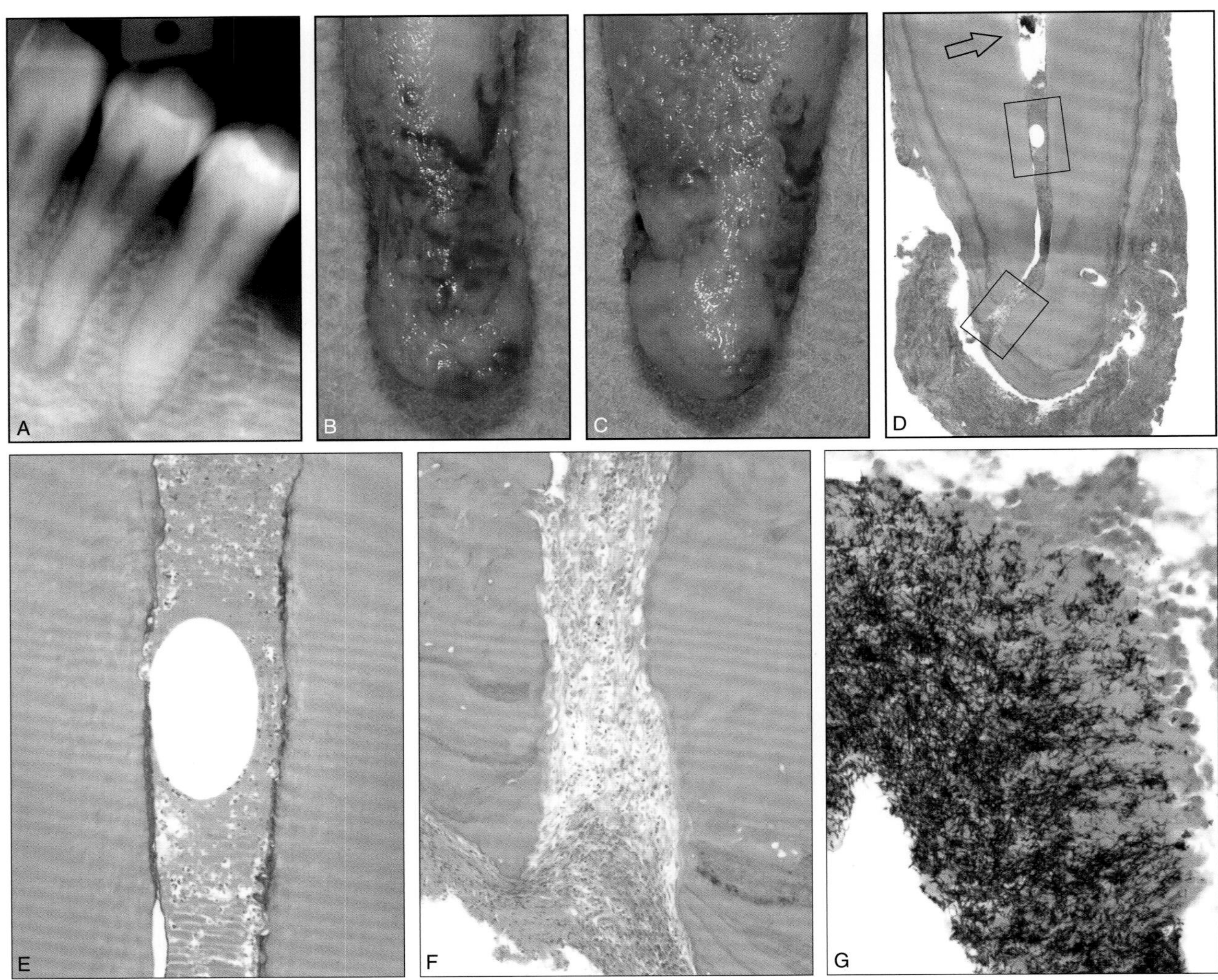

图 6-3 一个 52 岁女性的下颌第一前磨牙，牙颈部龋坏，牙髓坏死

A. X 线片显示该患牙有根尖周透射影。患者要求拔除患牙，尽管患牙仍可以治疗 **B、C.** 根尖周的炎性组织附着在拔除患牙的根尖处。颊向和舌向视图 **D.** 切面包括了根管和一个根尖分歧，在根尖的另一侧可以看到第二个根尖孔。需要指出的是左侧的根尖分歧大部分根尖组织没有坏死。根尖病理组织和根尖之间的明显空隙是由于操作处理而形成的假象（Taylor 改良式 Brown 和 Brenn 染色法，原始图像放大 16 倍） **E.** 图 D 中上方矩形框所示区域的放大图像，可见崩解组织中存在着微脓肿（放大 100 倍） **F.** 图 D 下方矩形框所示区域的放大图像，根尖分歧中的活性组织，未被感染（放大 100 倍） **G.** 图 D 中箭头所示区域在高倍镜下的视野，可见感染严重的坏死组织（放大 400 倍）

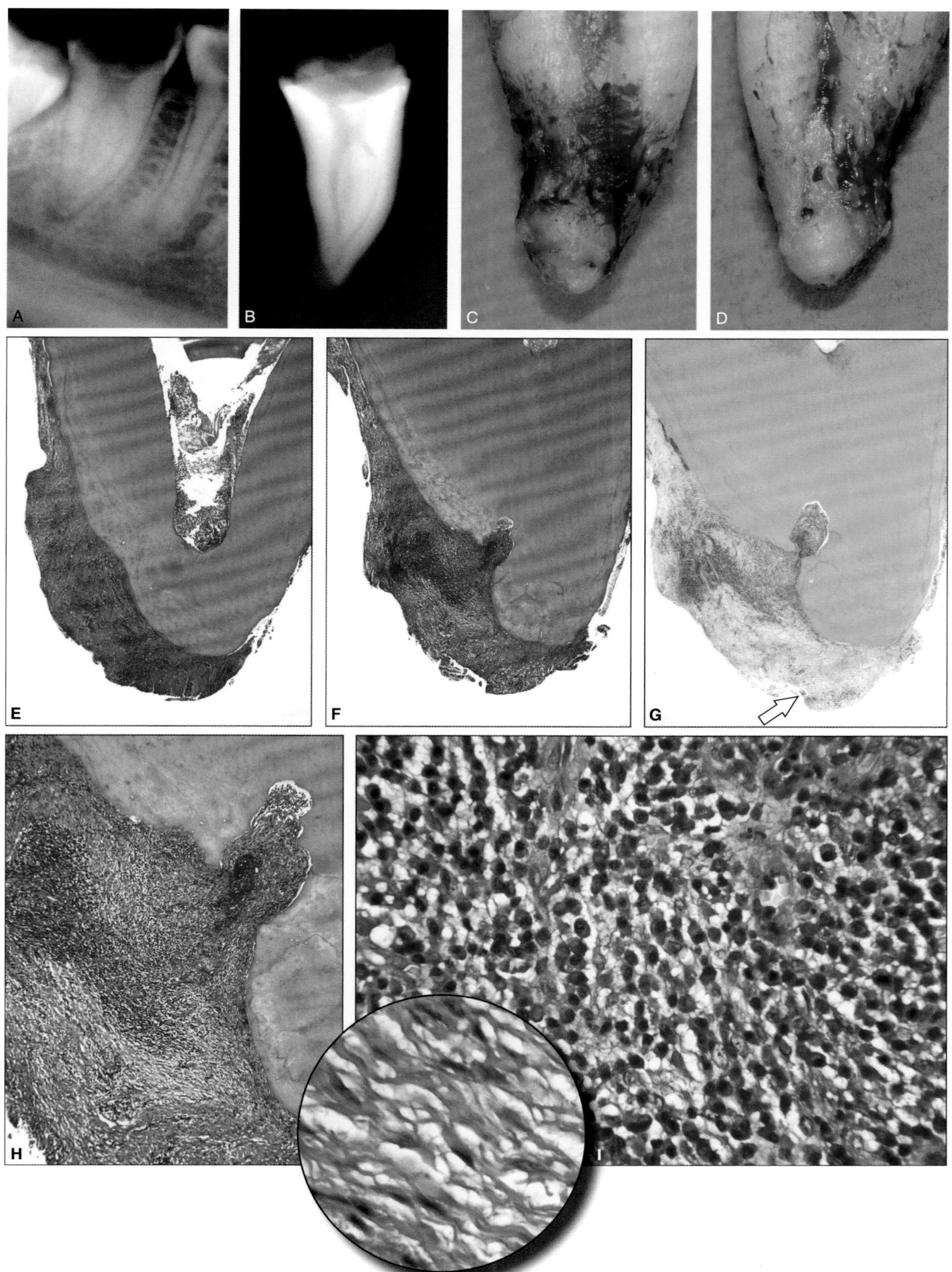

图 6-4　下颌第二磨牙，龋损致牙冠完全破坏，牙髓坏死，不伴症状

A. X 线片显示该患牙有根尖周透射影　**B.** 拔除患牙的 X 线片　**C**、**D.** 根尖周的炎性组织附着在拔除患牙的根尖处，颊向和舌向视图　**E.** 沿根管且不经过根尖孔切开的切面（苏木精 - 伊红染色法，原始图像放大 16 倍）　**F.** 沿侧方开口的根尖孔切开的切面，有根尖病变组织相连（放大 16 倍）　**G.** 距离图 F 不远处所切取的切面（Taylor 改良式 Brown & Brenn 染色法，原始图像放大 16 倍）　**H.** 图 F 中根尖病变组织的详细图像。炎性细胞在根尖孔周围的病变组织中浸润。外围是胶原束为主的纤维组织（放大 50 倍）　**I.** 高倍镜视野下的病变区，可见大量慢性（单核）炎性细胞，大部分是浆细胞（放大 400 倍）。**插图**．高倍镜视野下的病变外围区，可见成纤维细胞和胶原纤维束，没有炎性细胞浸润（放大 400 倍）

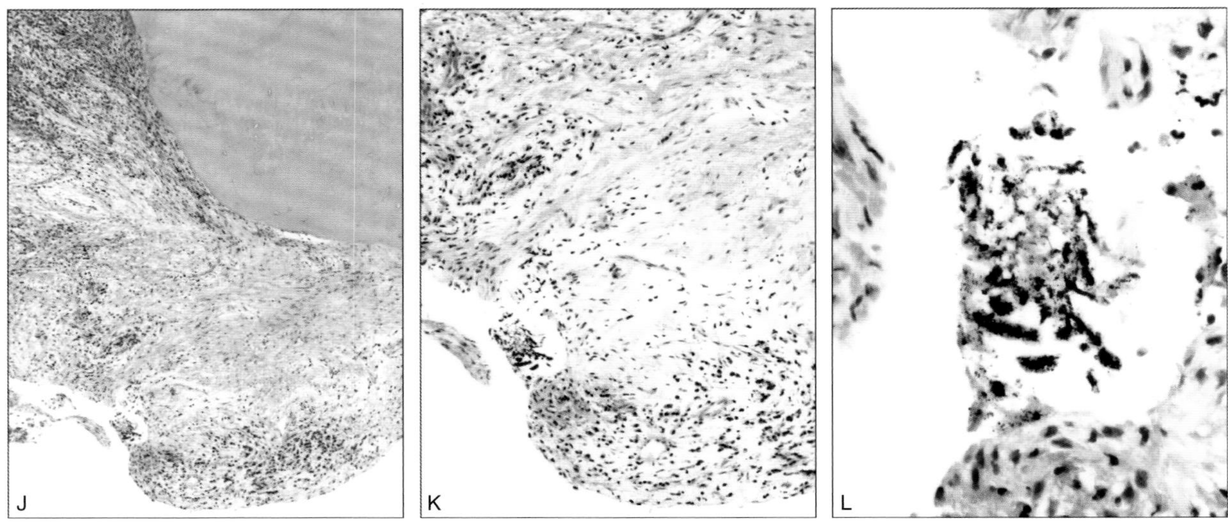

图 6-4 （续）

J~L. 图 G 中箭头所指示的放大图像，可见细菌聚集（放大 50 倍，放大 100 倍，放大 400 倍）

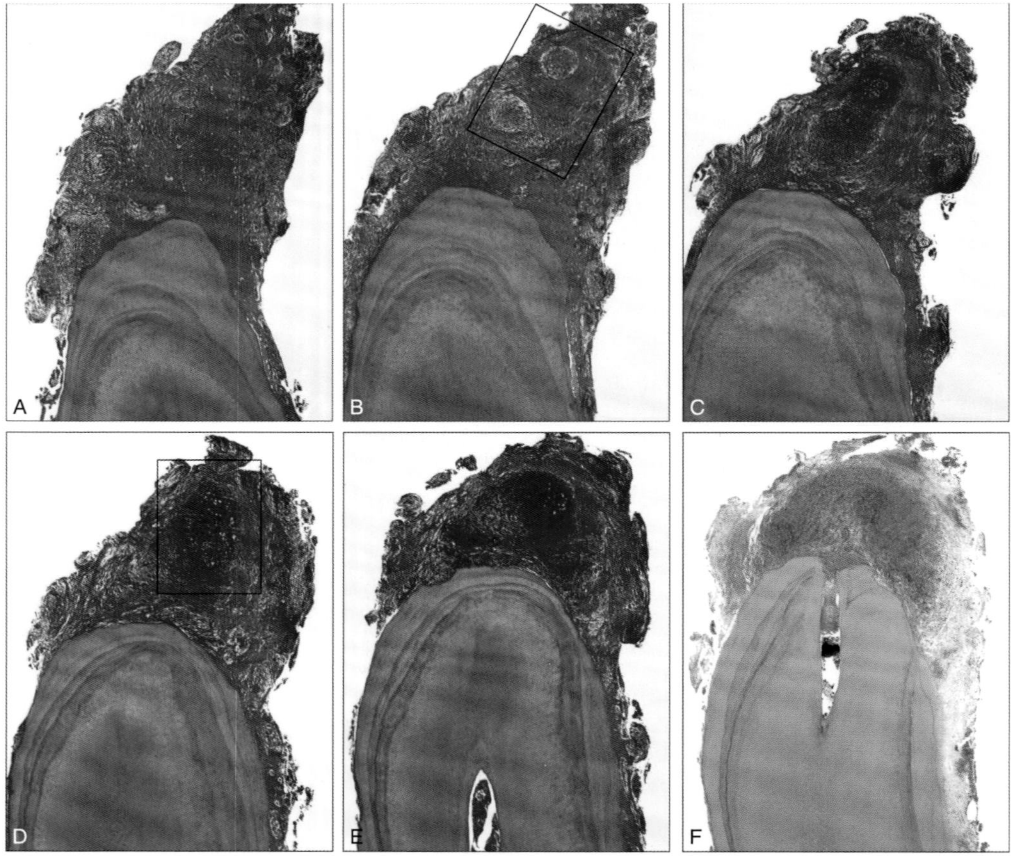

图 6-5 一个 54 岁男性的上颌第一磨牙近中颊根的根尖

A~F. 大约从每隔 30 张切片中取得的系列切片（苏木精 - 伊红染色法，Taylor 改良式 Brown 和 Brenn 染色法，原始图像放大 16 倍）

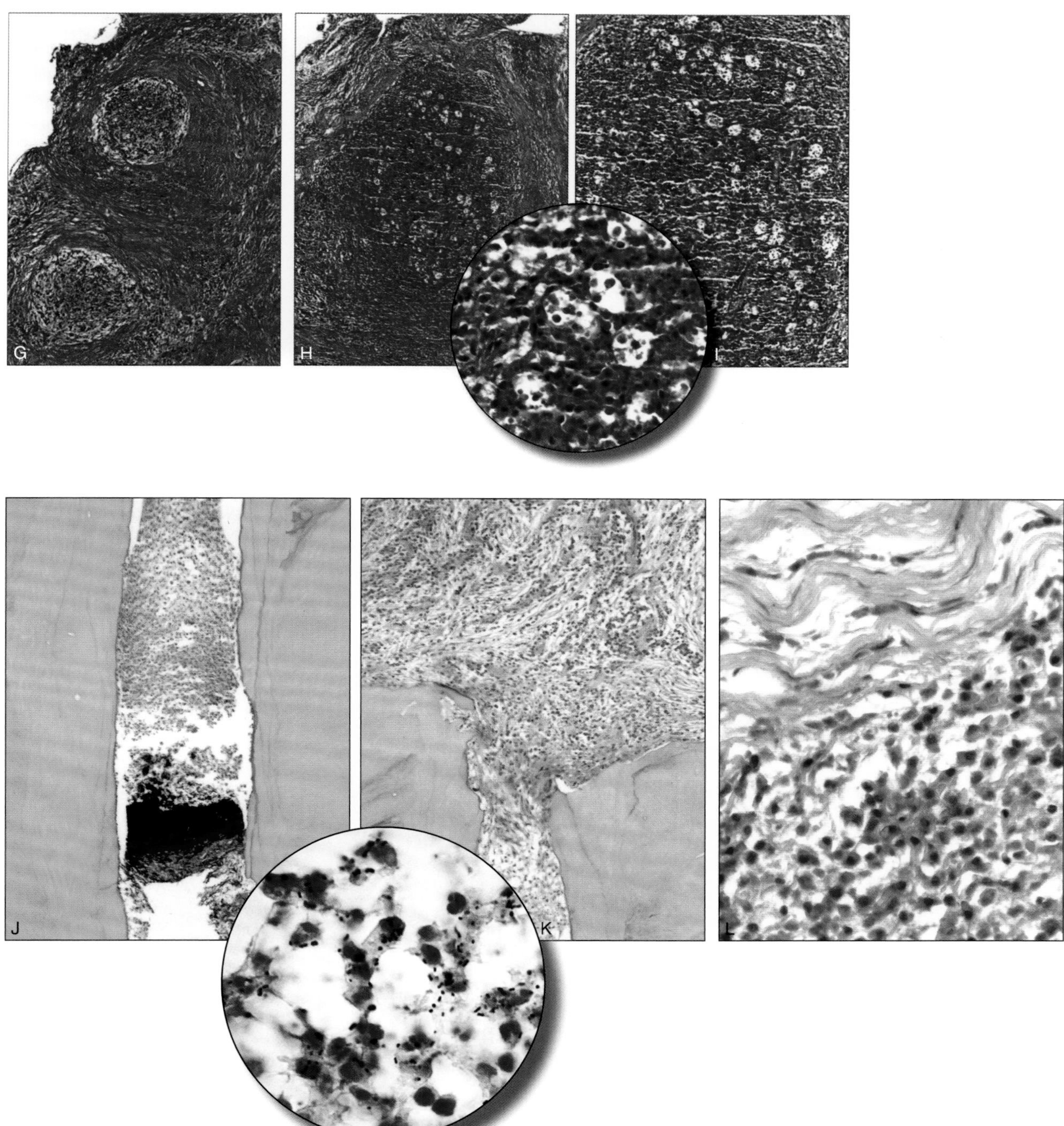

图 6-5 （续）

G. 图 B 矩形框所示区域的放大图像。纤维结缔组织包围着两个严重的炎症灶（放大 50 倍） **H.** 图 D 矩形框所示的病灶中心（放大 50 倍） **I.** 高倍镜视野下显示中性粒细胞浸润和微腔，可诊断为根尖脓肿（放大 100 倍，插图放大 400 倍） **J.** 图 F 中根尖孔的放大图像。致密的细菌生物膜堵塞在髓腔，下方出现炎性组织（放大 100 倍）。**插图**．细菌生物膜与炎性组织的高倍镜下图像。中性粒细胞处于强烈吞噬活性状态中，其胞质中可见细菌碎屑（放大 1 000 倍） **K.** 图 F 中根尖孔的放大图像。充满根管口的炎性组织与根尖周病变组织直接相延续。出现根尖吸收（放大 100 倍） **L.** 图 F 中病灶周边的放大图像。炎性组织被外周致密的胶原纤维束包裹，伴少量散在的炎性细胞（放大 400 倍）

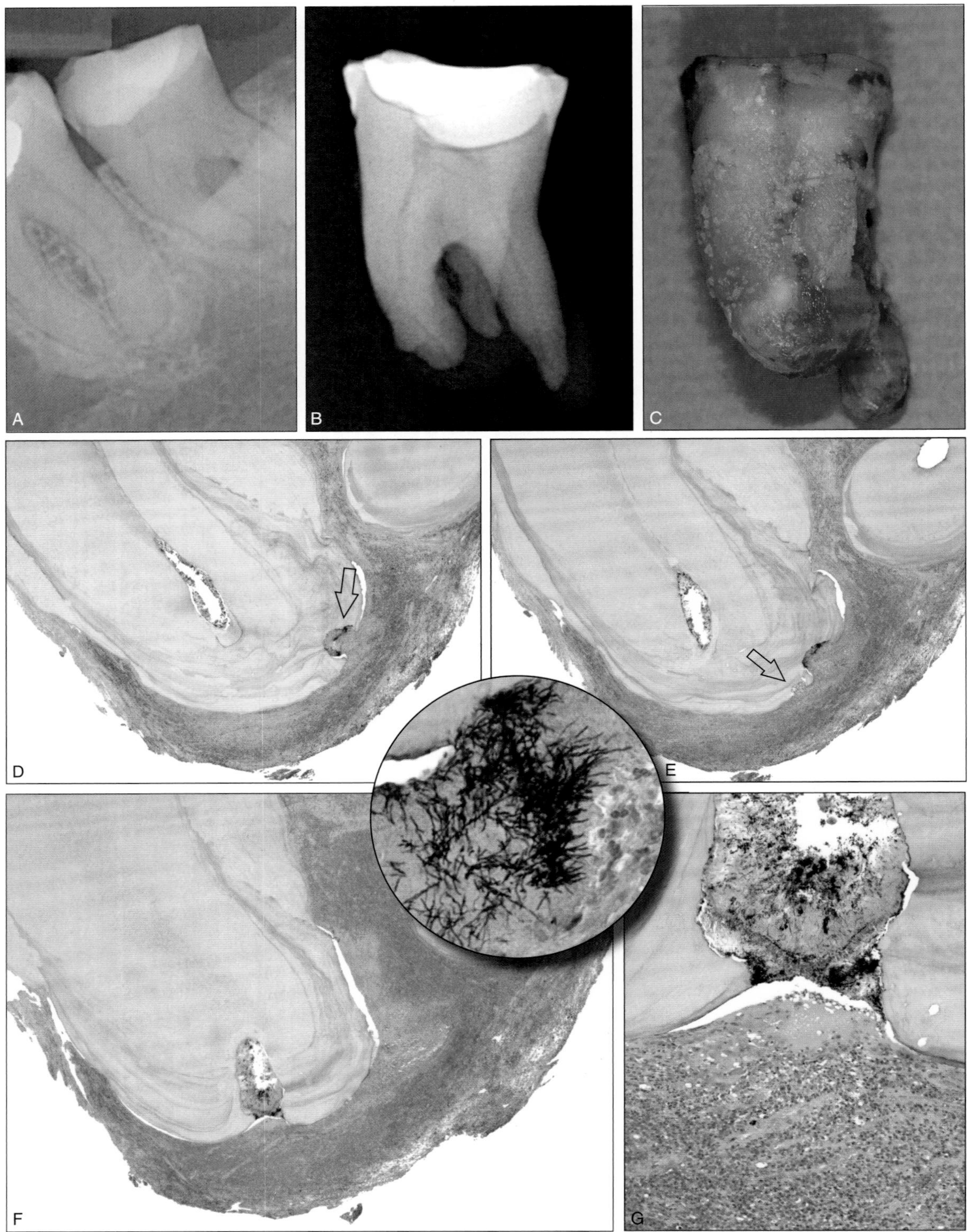

图 6-6 一个 77 岁女性的下颌第三磨牙，有牙髓坏死并伴临床症状

A. X 线片 **B.** 拔除患牙的 X 线片影像，近中牙根出现根尖吸收 **C.** 拔除后的患牙图片。病变组织附着于牙根上 **D.** 沿近中根尖孔切开的切面，包含了一个根尖分歧。根尖孔中充满细菌生物膜（Taylor 改良式 Brown 和 Brenn 染色法，原始图像放大 16 倍）。**插图**．D 中箭头所示的根尖孔区域的高倍镜下视野。生物膜以丝状结构为主（放大 400 倍） **E.** 图 D 切片之后 30 张的切片图。在近中侧有另一个根尖分歧（箭头）（放大 16 倍） **F.** 取 50 张切片后的切片图。在根尖正中央的又一内含致密生物膜的根尖分歧（放大 16 倍） **G.** 图 F 中根尖孔的放大图像（放大 100 倍）

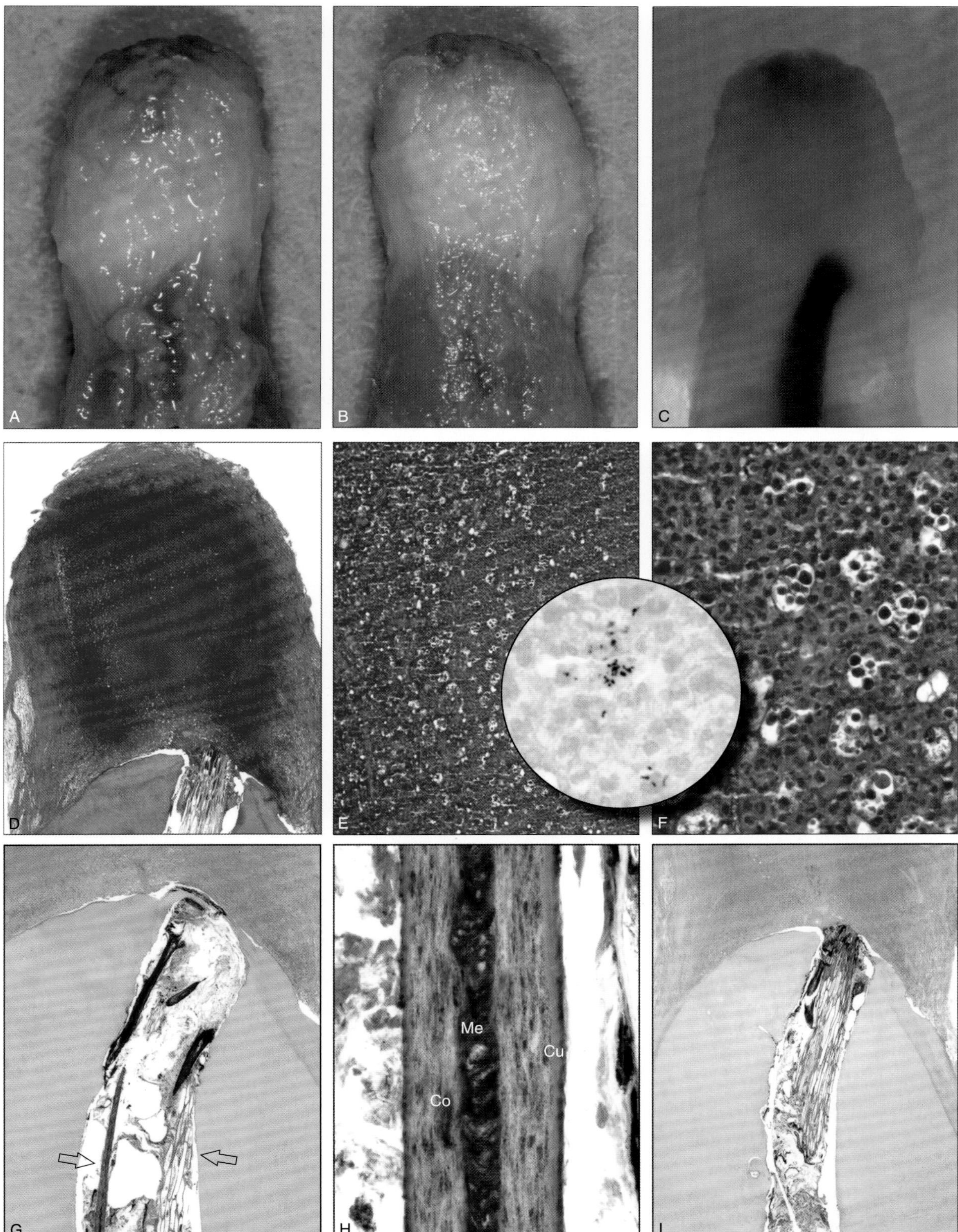

图 6-7　拔除的伴临床症状的上颌中切牙，有炎性病变附着在根尖

A、B. 颊面观和舌面观　**C.** 石蜡包埋前样本的照片　**D.** 沿根尖孔中央纵切的切片图。根尖区根尖周病变的概况图（苏木精 - 伊红染色法，原始图像放大 16 倍）　**E.** 病变中心大量浸润的中性粒细胞和微腔（放大 100 倍）　**F.** 图 E 的高倍镜下视野（放大 400 倍）。**插图**．少量聚集的细菌向根尖周的炎症组织中扩散（Taylor 改良式 Brown & Brenn 染色法，原始图像放大 400 倍）　**G.** 其他切片，根尖孔中有坏死组织和不常见的细长体出现（放大 25 倍）　**H.** 图 G 左侧箭头所示细长体的高倍镜下视野。可识别为头发结构（Me：髓质层，Co：皮质层，Cu：角质层）（放大 400 倍）　**I.** 其他切片，细长体充满根尖孔并突出到根尖周组织中（放大 16 倍）

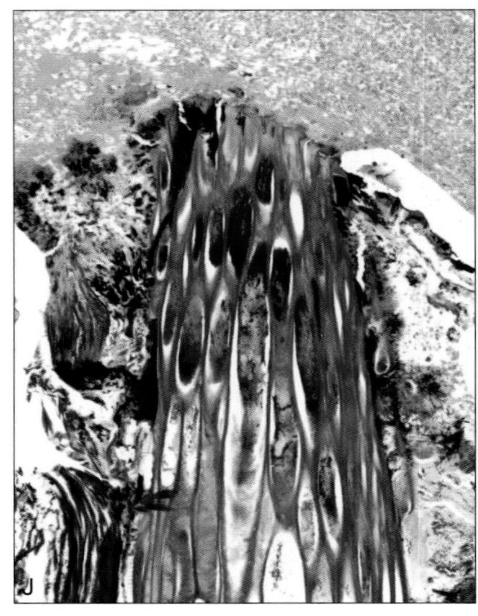

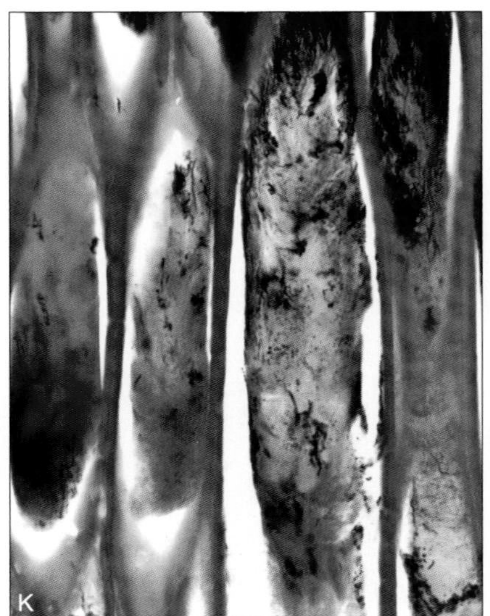

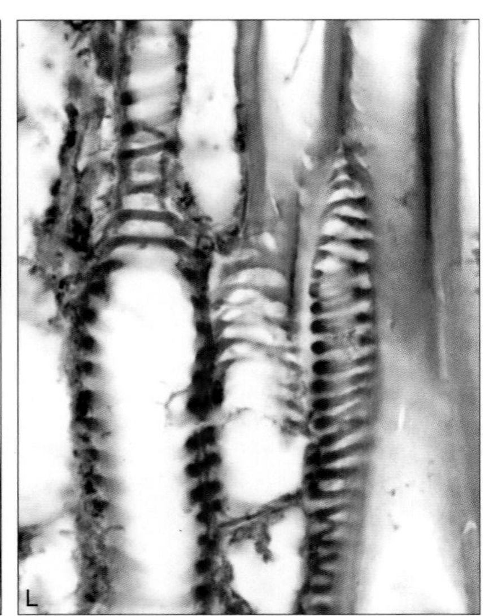

图 6-7 （续）

J. 高倍镜视野下的植物细胞，有纤维素纤维结构，可能是牙签的碎屑。这些细胞和周围坏死组织有大量微生物的定植（放大 100 倍） **K.** 高倍镜视野下的充满微生物的纤维素细胞（放大 400 倍） **L.** 图 G 右侧箭头所示的高倍镜下视野。有类似肉类纤维的食物残渣（放大 400 倍）

三、根尖周组织的反应

牙周膜对感染根管的反应与感染细菌的侵袭力呈正比关系，宿主与抗原之间的这种相互作用会出现急性炎症反应（有症状的根尖周炎或急性根尖脓肿）或慢性炎症反应（无症状的根尖周炎或慢性根尖脓肿），还可以造成骨质破坏。总体而言，炎症反应可以有效地将感染控制在根管内，但并不能完全地清除感染。由于坏死组织中缺乏有效的循环，使得吞噬细胞无法直接进入感染部位，导致微生物在坏死根管内处于优势地位。此外，生物膜的结构也可以保护细菌免受宿主防御反应的攻击。更多相关细节请参见第三章。

宿主虽然不能通过防御反应有效地清除感染源，但是通常可以处于一个感染和防御的平衡状态。以慢性炎症为特征的平衡状态临床上通常表现为无症状的（或慢性）根尖周炎。由于患牙未经有效治疗并且细菌在根管内持续感染，因此这种慢性炎症会慢慢地形成影像学上的骨吸收。临床医师进行完善的根管治疗后，可以打破之前的平衡状态并朝向对宿主的防御反应有利的方向进展，根尖周组织因此而开始愈合。如果细菌数量巨大和 / 或毒力高，导致其侵袭性强，那么宿主可能会产生急性炎症反应，以遏制感染的持续进展并重建新的平衡状态，这就是有症状的（或急性）根尖周炎。这种炎症反应可以进一步加剧，形成以脓性渗出物为特征的急性根尖脓肿。

四、根管内感染向根尖外的扩散

细菌的感染通常局限于根管内，但有时也会波及根尖周组织。更多详细部分请参照第三章。急性根尖脓肿是最常见的向根外扩散的感染形式，此外也有无明显症状的感染形式。这种感染是在根尖组织中产生的，可以是在炎症组织内形成黏性放线菌菌落（也称为根尖放线菌病）[17]，也可以是以生物膜的形式附着在根尖的外表面上[18, 19]。

光学显微镜下可以观察到放线菌菌丝或典型的放线菌玫瑰花样的结构是根尖放线菌病的诊断依据[20]。放线菌菌落通常是由一个深染的中心区域和外周包绕着细丝和细胞外基质的棒状结构组成[20-22]。菌落外周有多层的多核型中性粒细胞（PMNs）浸润。

另一种向根尖外扩散的感染形式是生物膜的扩散。细菌生物膜由根尖区扩散到根尖孔以外的牙根表面，并包绕着根尖孔。感染的根管和根尖表面的生物膜结构相似。Tronstad[18]等研究发现，一些根管治疗后疾病的患牙，根尖表面可覆盖一层光滑且无定形的细菌层，且细菌通过胞外物结合在吸收陷窝和一些结构不规则的根尖表面上。Lomcali 等[23]在无症状的根尖周炎患牙中观察到了在牙根表面的致密基质中存在链状或层状排列的细菌。Siqueira 和 Lopes[24]对 26 颗未经治疗的患牙活检后，也报告了一例在根尖孔外呈致密棒状结构的细菌沉积现象的病例。

感染波及至根尖区，仍继续向外扩展的现象并不常见，相关文献的报道也很少。出现感染继续扩展的原因可能是根管内出现了非常严重的感染，这种严重的感染可能是因重度龋坏，不良修复体或窦道导致根管长期暴露于口腔环境中造成的。

生物膜形成的早期及在根尖表面的黏附过程如图 6-8 所示。一位 58 岁患者的上颌第二前磨牙，牙冠严重龋坏，

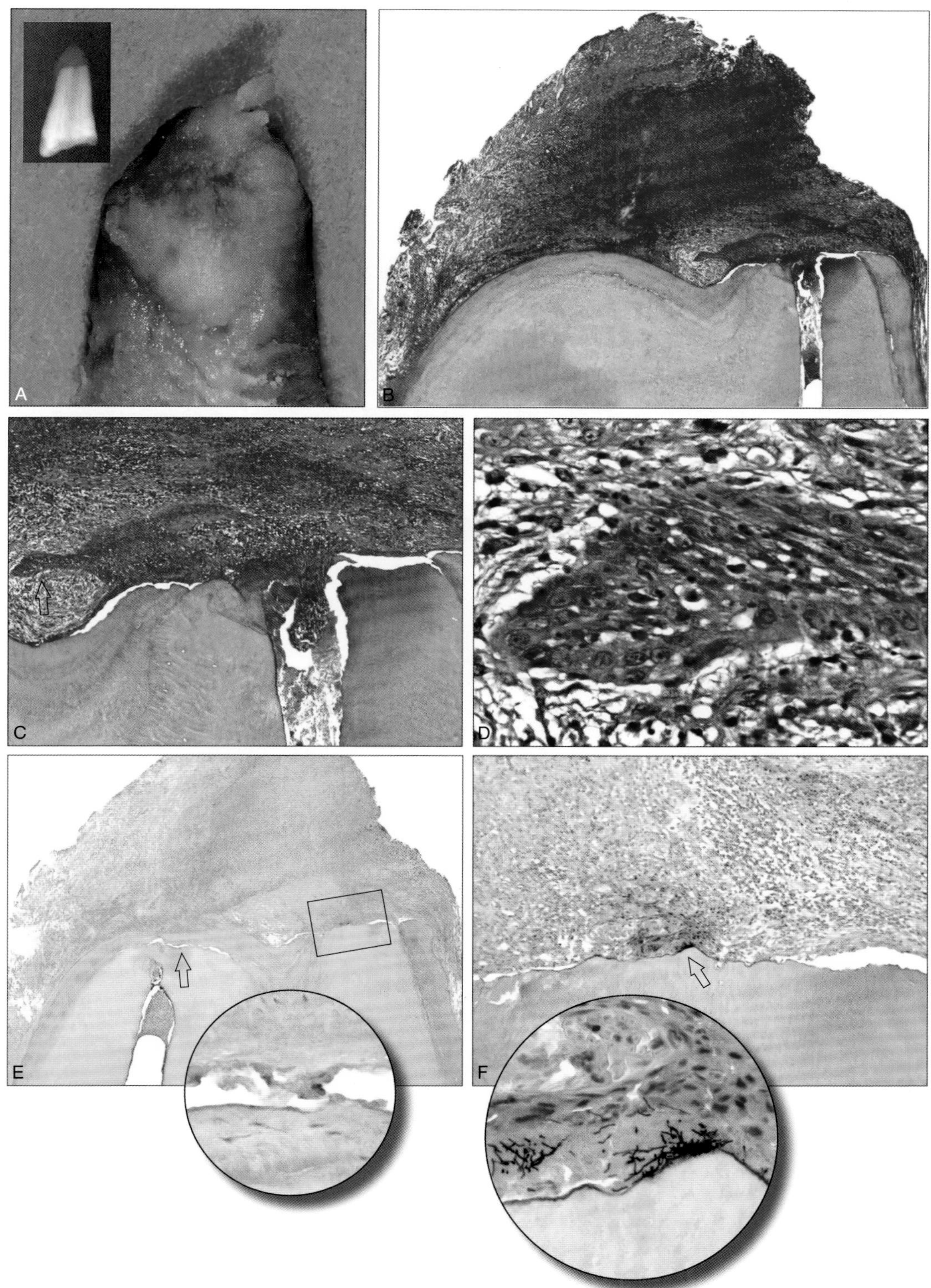

图 6-8　拔除的上颌第二前磨牙,有根尖周炎性组织附着

A. 近中面观　**B.** 沿腭侧根管切开的切面。根尖孔内可见坏死组织。近根管口的根尖周组织内可见上皮条索(苏木精 - 伊红染色法,原始图像放大 16 倍)　**C.** 图 B 中根尖孔的放大图像(放大 50 倍)　**D.** 图 C 中箭头所示的上皮条索的放大图像(放大 400 倍)　**E.** 沿颊侧根管切开的切片,注意牙骨质与牙本质的分离(Taylor 改良式 Brown 和 Brenn 染色法,原始图像放大 16 倍)。**插图**. 图 E 中箭头所示的高倍镜下图像。可见坏死的碎屑和部分细胞(放大 400 倍)　**F.** 图 E 中矩形所示区域的放大图像(放大 100 倍)。**插图**. 图 F 中箭头所示的高倍镜下图像。有少量细菌聚集,部分细菌黏附在根尖表面(放大 400 倍)

导致根管长期暴露于口腔环境。拔除患牙时有根尖炎性组织附着，细菌染色后在颊侧根管外壁发现少量聚集的丝状细菌（图 6-8E、F），牙骨质层与牙本质分离。分离的间隙内存在着细菌残留物，证明这种分离并不是组织学假象（图 6-8E）。这个观察结果明确了在临床治疗时，由于微生物可以定植在牙骨质与牙本质之间的空隙内，使用非手术性根管治疗可无法清除细菌，导致治疗效果不佳[25]。

有时由于窦道的长期存在，生物膜可能发生矿化，甚至可能形成牙石。Ricucci 等[26]报道了经治疗后根尖周炎的牙根表面出现结石的两个病例。

图 6-9 显示了一个 35 岁男性下颌第一磨牙近中根，根尖 1/3 完全被牙石覆盖的病例。患牙 4 年前进行过牙髓治疗，偶尔伴有脓肿症状。就诊时未发现窦道。X 线片未显示根尖，但有牙髓治疗不充分的影像和大范围透射影（图 6-9A）。患者因疼痛要求拔牙。牙齿片切后分别拔除牙根，近中根有根尖吸收现象，根尖完全被黑色结石包绕（图 6-9B、C）。横截面显示未经治疗的根尖区充满坏死组织、牙本质碎屑和细菌（图 6-9D、E）。结石丰富的细胞外基质上有大量散在的细菌（图 6-9F）。

牙石沉积可能是牙髓内细菌在根尖外形成生物膜，并在根尖表面矿化的结果。唾液中的矿物成分是龈上结石的主要矿化来源，而龈沟液则是龈下结石的矿化来源[27]。根尖周病中长期存在的窦道还可能起到了连通根尖周组织与外部环境的作用，所以除组织液中的矿物质外，口腔中的矿物质和钙盐可以通过窦道进入根尖周，这也解释了根尖表面的生物膜矿化现象。但在有些不存在窦道的情况下也会发生根尖细菌生物膜矿化，其来源可能是受到了炎性渗出液或是溶解了牙齿、骨骼析出钙磷的组织液的作用。

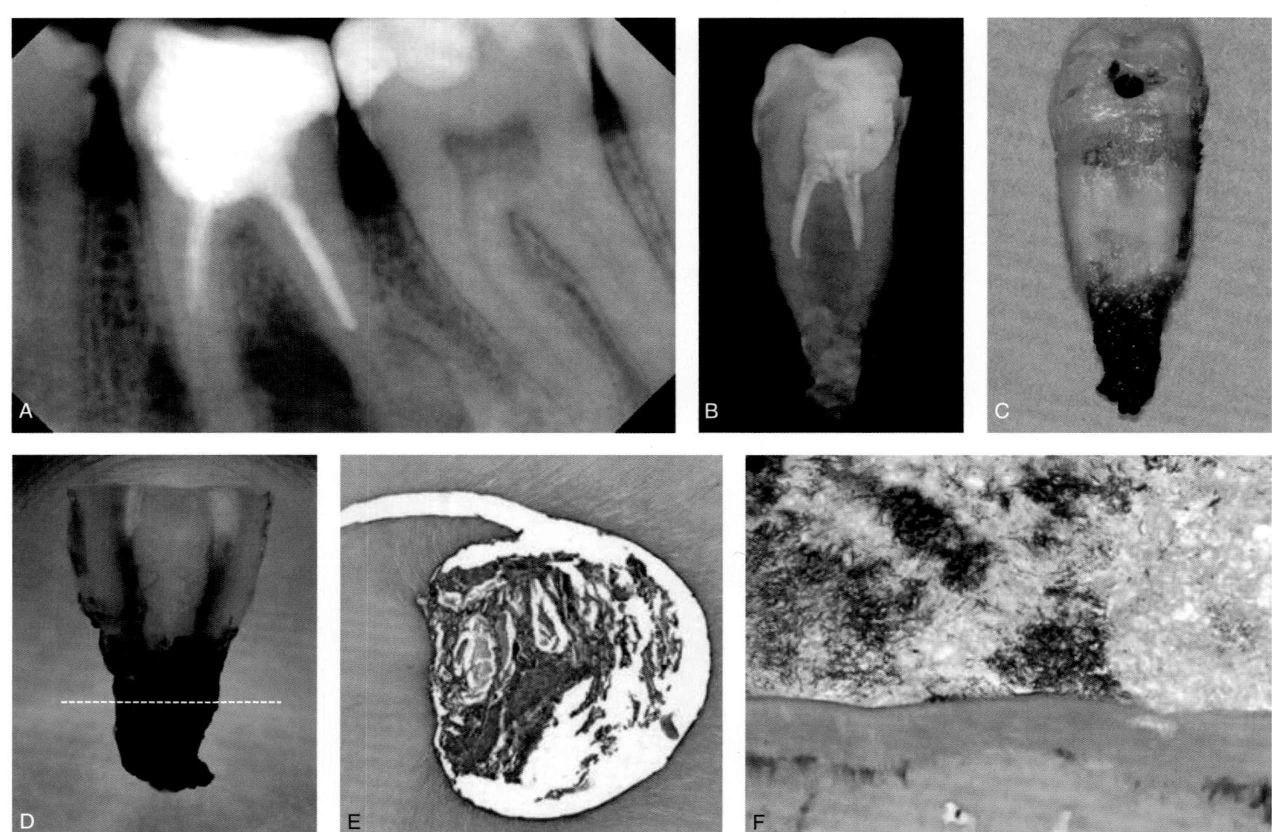

图 6-9 伴有症状的根管治疗后的下颌第一磨牙，根尖周有大范围透射影

A. X 线片上无法观察到根尖，但在近中根和远中根尖区都存在模糊的阻射影 **B.** 近远中向投影的近中根 X 线片 **C.** 近中根根尖完全被黑色的牙石覆盖，根吸收严重 **D.** 在浸入石蜡之前，将一半近中根尖浸入清除剂 **E.** 图 D 中水平线处的横截面。颊侧根管中充满了坏死碎片和富含微生物的牙本质碎片（Taylor 改良式 Brown 和 Brenn 染色法，原始图像放大 100 倍） **F.** 同一切片，远中侧。细菌生物膜和大量细胞外基质附着在牙骨质上（放大 400 倍）

第二节 根尖周病的临床分类

继发于牙髓感染的根尖周病分类方法多种多样。在本章节中，疾病的临床分类术语遵照美国牙髓医师学会诊断术语共识会议的报告[28]。根据报告所述，将根尖周病主要划分为三个临床分类：无症状和有症状的根尖周炎，急性和慢性根尖脓肿，致密性骨炎。

一、正常根尖周组织

正常健康的根尖周组织对根尖周测试（叩诊或扪诊）无不适。在影像学上，牙根周围可见连续的薄层硬骨板及正常的牙周膜间隙。

二、无症状的根尖周炎

无症状的根尖周炎的特点是根尖周组织出现炎症和破坏，大多数情况下根尖区有透射影像，但有时也可能向根管侧方或根分叉发展。

顾名思义，无症状的根尖周炎不伴症状，但患者过往可能有过患牙疼痛的经历。在临床检查中，牙髓坏死的原因可能是大范围的龋坏或冠部存在修复体。有牙冠变黑的临床表现也可能是牙髓坏死造成的。

由于牙髓已经坏死，牙髓活力测试无反应。根尖周的检查（叩诊和扪诊）也无不适。某些病例中，根尖周炎可引起根尖部的骨开窗，导致黏膜下炎性组织增生，因此扪诊时可有轻微的动度增加。

在无症状的根尖周炎初期，影像学上显示为牙周膜间隙的增宽。在进展期，根尖周可见X线透射区（有时在根尖侧面）。病变通常边界清晰，硬骨板完整性遭到破坏。

无症状的根尖性牙周炎在组织病理学上分为肉芽肿和囊肿两个类型（请参阅下一节）。然而这两个类型是无法通过影像学进行区分的。为了区分这两种类型，除活检的方法外，还可以使用病灶组织液电泳[29,30]、计算机断层扫描[31]，锥形束计算机断层扫描[32]、超声[33]以及超声实时成像（超声造影）[34-36]等技术，但这些技术的检查结果也有不确定性。另外，由于这两种类型的根尖周病治疗方法是相同的，是否有必要对其进行区分也有存疑。尽管有争议，根尖肉芽肿和囊肿的预后都是相似的。

三、有症状的根尖周炎

有症状的根尖周炎的特点是牙周膜出现急性炎症并伴临床症状。通常患者的主诉是牙齿有可定位的剧烈跳痛并伴有叩痛。患者可能描述该牙齿有“浮出感或伸长感”。这是因为根尖牙周膜充血形成的组织水肿造成对牙齿的轻微挤压。咀嚼通常会刺激或加重疼痛。

当渗出根尖孔的微生物及其代谢产物的侵袭能力很强时，就会出现以上症状。急性炎症引起血管通透性增加，感觉神经纤维受压引起疼痛。细菌的毒性产物，比如脂多糖（LPS）和缓激肽等炎症介质也可以直接作用于神经纤维而引起疼痛。但因急性炎症时牙周膜的动度十分有限，因此造成疼痛的主要原因应是神经末梢受压造成，而不是介质的直接作用。

有症状的根尖周炎通常伴牙髓坏死，因此牙髓活力测试的结果通常为无反应，患牙叩诊时疼痛明显。因此，当怀疑患牙为有症状的根尖周炎时，强烈建议用食指尖轻轻敲打牙齿，而不是用口镜的手柄敲打来确认患牙。如果患者不能指出患牙所在位置，就要尽量避免叩诊。扪诊通常出现剧烈疼痛。

有症状的根尖周炎通常其牙周膜厚度正常或增宽。牙周膜增宽是因组织水肿造成牙齿轻微挤压牙槽窝所致。某些情况下，还会出现明显的根尖周骨吸收，证明这种有症状的根尖周炎是由无症状的根尖周炎加重所引起的。

四、急性根尖脓肿

急性根尖脓肿的特点是根管感染导致的严重炎症反应。它起病迅速通常伴有疼痛、脓液渗出以及软组织肿胀。疼痛通常表现为自发痛，有搏动感和局限性，咀嚼会加剧疼痛。有时会伴有全身症状，包括发热，全身乏力和局部淋巴结肿大。当脓液聚集在骨膜内或达骨膜下时，疼痛会急剧加重。当脓液穿破骨膜到达骨膜外软组织时，疼痛会有所减轻。

急性根尖脓肿是有症状的根尖周炎的延续，特点是机体对根尖孔外的感染作出防御反应，形成化脓性的炎性渗出物。通常情况下，急性根尖脓肿还会在根尖外引起继发感染，这是由于根尖外细菌的蛋白水解酶、中性粒细胞释放的溶酶体酶和氧自由基会促使组织液化形成脓液。在某些病例中，由于宿主的免疫系统无法将感染局限在根尖组织内，脓肿可能还会扩散至头颈部的组织间隙，严重者甚至可危及生命。更多详细信息请参见第三十章。

在脓肿的发展过程中，可以通过口内或口外观察到肿胀及其波动感。通常肿胀是局限的，但有时也可以扩散到头颈部其他部位，形成蜂窝织炎。发生肿胀的部位取决于根尖与肌肉附着的位置。在急性根尖脓肿的初期，肿胀还未形成，其临床表现类似于有症状的根尖周炎。

与有症状的根尖周炎类似，急性根尖脓肿的牙髓活力测试无反应，叩诊疼痛剧烈。临床操作时应小心或尽量避免叩诊，因为会造成患者极度疼痛。

如果急性根尖脓肿是因长期存在的无症状的根尖周炎急性发作引起（也称为不死鸟脓肿“phoenix”），其影像学可显示存在根尖周的透射影。如果急性根尖脓肿由牙髓感染和坏死直接发展而来，则可能仅表现为牙周膜间隙的增宽。

五、慢性根尖脓肿

慢性根尖脓肿的特点是机体对根管内的感染形成混合性炎症反应，该炎症反应较为迟缓，不伴症状或仅伴有轻微不适。该反应可能由无症状的根尖周炎局部加重或急性根尖脓肿的慢性转归造成。

临床中，慢性根尖脓肿常存在间歇性或连续性排脓的窦道，其他方面与无症状的根尖周炎十分相似。窦道通常位于口内，但某些情况下，可在口外出现，甚至与其他面部皮肤病变相混淆。可以用牙胶尖插入窦道开口，然后拍摄X线片来确定窦道的来源。

慢性根尖脓肿的牙髓活力测试无反应，根尖周测试可无不适。极少数情况下，患牙对叩诊或扪诊反应有一过性敏感。

慢性根尖脓肿在影像学上与无症状的根尖周炎的表现非常相似，但病变透射区的边界不清。

六、致密性骨炎

致密性骨炎影像学上的表现通常为根尖区出现边界不清的阻射带，其特点是根尖周骨质对来源于根管的轻微炎症刺激产生局部反应。致密性骨炎有活跃的骨形成，这与其他根尖周病变不同，其原因尚不清楚。根尖区阻射影是根尖周骨增生时骨髓腔狭窄所致（而不是钙化作用的增加）。致密性骨炎更常见于下颌磨牙的牙髓坏死或无症状的牙髓炎。成功的根管治疗可使骨组织改建并且恢复正常的影像学表现。

第三节 根尖周病变的组织病理学分类

依据当今公认的指导和明确的标准，利用常规的光学显微镜对根尖周病变进行深入研究，可以获得很多根尖周病理组织的形态学信息以及其与根尖孔和根尖区根管系统相互关系的信息；通过对不同炎症细胞的经典形态进行辨别，可以明确其存在和波及的范围；可以确定上皮细胞和胶原纤维束的存在；还可以辨别相互作用的不同结构的来源。这些信息是很有意义的，比如上皮结构或者细菌存在的空间位置的信息。然而，这种常规方法还是无法对根尖周宿主引起的防御反应进行研究。为此，通常利用免疫组织化学的方法来确定根尖周病变中存在的各种免疫细胞（T 和 B 淋巴细胞，巨噬细胞，树突状细胞，浆细胞及其亚群）和各种炎症介质[37-45]。

在分析根尖周炎的组织形态学时，应理解为组织学作为一种横截面研究，观察到现象是病变发展到的某一特定时刻的表现。细菌侵袭和其他因素的不同，可以使根尖周病呈现出不同的细胞和分子组成，这种宿主与病原之间活跃的相互作用，还会随着时间而发生变化。

如何利用组织学研究方法对根尖周病进行研究是值得深入考虑的，过去的许多研究均存在着缺乏活检和使用方法不够理想的情况[46,47]。目前，正确的根尖周病的病理学诊断需要满足以下两个条件：①活检样本包含了病变，同时根尖在其原有的空间位置关系中；②采取连续切片的方法[11,12,48]。

这可能意味着想要获取足够的活检组织只能从拔除患牙上得到，因为病变组织通常会附着在根尖；或者从根尖手术中获得，因为切下的组织可能包含了根尖结构、病变组织及周围的骨组织。从牙槽骨中刮除的完整根尖周病理组织或碎片均不适用于精准诊断各种类型的根尖周炎。此外，活检组织样本切片应从一端到另一端完整切开，随机切取制作的病检切片是不可行的。目前认为，连续切片法是作出正确组织病理学诊断十分重要的方法[10,48]，因为在病变的不同位点制取的切片可能会得出不同的组织学诊断。例如，图 6-5A 显示的切片会作出根尖肉芽肿的诊断，而图 6-5C、D 是在一定距离以外的组织切片，显示的则是根尖脓肿的病理变化，病变区有许多微脓腔和大量中性粒细胞的浸润（图 6-5H、I）。

最早有关根尖周病的研究是 Thoma[49]等人对患牙根尖附着的病变组织进行的微观观察。他们发现病变组织中有上皮细胞（包括囊肿的形成）和化脓性肉芽肿的存在。这种分类方法这么多年来没有明显的变动。本章也依然根据根尖病变组织是否存在上皮细胞，以及病变中的炎性细胞的分布和类型来确定组织病理学分类。

一、根尖脓肿

脓肿是组织液化形成脓液，汇聚在腔中的集合。急性根尖脓肿可在没有慢性炎症的情况下发生，也可由先前的慢性、无症状的根尖周炎加重引起。脓肿由中性粒细胞浸润形成，通常被富含淋巴细胞、浆细胞和巨噬细胞的肉芽组织包绕。当根尖肉芽肿发生坏死转变为根尖脓肿时，可以观察到图 6-5A~I 的表现。根据有无上皮条带，根尖脓肿可进一步分为上皮型脓肿（图 6-10）和非上皮型脓肿（图 6-5，图 6-7）。上皮型脓肿可能由上皮型肉芽肿的坏死恶化所致（如下所述）。对伴有严重临床症状的病变组织进行组织微生物分析，通常可以发现细菌可以出现在根尖周组织的胞外基质中，也可以被中性粒细胞吞噬（图 6-7F），后者反映出中性粒细胞具有吞噬活性。在病变部位还可以观察到很多内含细胞碎片和中性粒细胞的微腔（图 6-5H、I，图 6-7D~F），有时也会在上皮条带中出现这种情况（图 6-10D、E），病变的外围是胶原纤维束。这些表现证明了脓肿可由较早之前的慢性病变进展而来（图 6-5E、H、L，图 6-7D）。

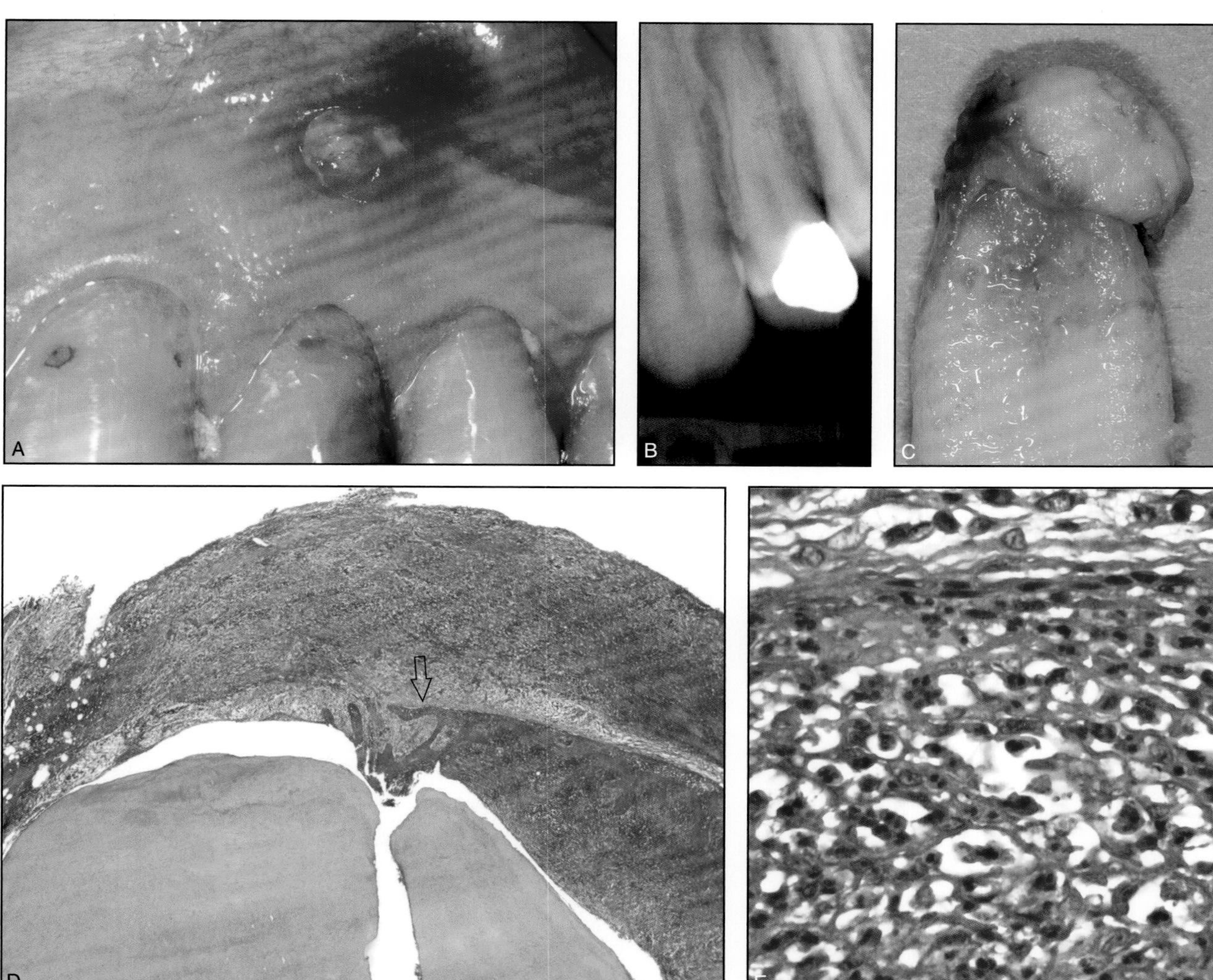

图 6-10

A. 上颌第一前磨牙颊侧牙龈位于根尖部的窦道口 **B.** X线片显示的根尖透射影像 **C.** 拔除患牙后，病变组织附着在根尖周围 **D.** 包含根尖孔的颊舌向切片。根尖孔处增生的上皮条带形成上皮“栓塞”（苏木精-伊红染色法，原始图像放大25倍） **E.** 图D中箭头所示区域高倍显微镜视野下的上皮组织。上皮组织有大量中性粒细胞浸润（放大400倍）。组织学诊断为“上皮型根尖脓肿”

二、根尖肉芽肿

肉芽肿的特点是伴有肉芽组织形成的慢性炎症，其肉芽组织内有免疫细胞的浸润。整个肉芽肿组织中可见数量及分布各异的慢性炎症细胞，主要包括巨噬细胞，淋巴细胞，浆细胞，泡沫细胞和多核巨细胞（图6-4I）。在病变外围，炎症组织通常被几乎无炎症细胞的胶原纤维组织代替（图6-4I）。

根尖肉芽肿可以分为上皮型（图6-8）和非上皮型（图6-4，图6-6）。根尖肉芽肿内的上皮细胞可以形成散在的条索状结构（图6-8C、D），伴中性粒细胞和慢性炎症细胞的浸润（图6-10E，图6-11A~C），这是根尖肉芽肿区别于身体其他部位肉芽肿的特殊之处，因为其他部位肉芽肿几乎很少能在血管外发现中性粒细胞的浸润。上皮可能在根尖孔周围甚至陷入根尖内大量增殖（图6-8B、C，图6-10D），上皮可呈分支状包绕肉芽组织团块，团块内含丰富的淋巴细胞、浆细胞和血管网络（图6-11A~C，图6-12A、B）。

根尖肉芽肿是根尖周炎最常见的一种病理学表现。Bhaskar[50]观察了2 308例根尖周炎标本，发现根尖肉芽肿占48%，根尖囊肿占42%，其他病理表现占10%。Nair[48]等人检测了256例根尖周炎，发现50%为根尖肉芽肿，35%为根尖脓肿，15%为根尖囊肿。

三、根尖囊肿

根尖囊肿是牙髓炎症来源的炎性病变，其特点是存在一个由上皮细胞形成的囊腔。囊腔的上皮层通常为复层鳞状上皮，但少数情况下，也可能为纤毛柱状上皮（见下文）。根据囊腔的空间位置，囊肿可分为真性囊肿和袋状囊肿[48,51]。

真性根尖囊肿的病理性囊腔完全被上皮衬里封闭，并与患牙的根管系统没有任何交通（图6-13，图6-14）。袋状根尖囊肿是一种呈袋状的根尖周炎，其上皮衬里形成的囊腔经根尖孔或侧支根管直接与根管相通。精准地区分真性囊肿和袋状囊肿，需要对附着在根尖的病变组织连续切片进行分析。例如，按照图 6-15A 显示的囊腔的形态，应诊断为真性囊肿，但再经数百张切片后，可以发现囊腔与根管之间存在着清晰的交通（图 6-15D），这与袋状囊肿的诊断相符。

组织学上，真性根尖囊肿的上皮衬里与根管不连通，囊肿可表现为半空或内含有不同降解阶段的坏死组织和细胞簇（图 6-13A-D）。某些情况下，囊肿内还可见胆固醇结晶（图 6-14）。胆固醇结晶由于在经组织学处理时可被化学物质溶解，因而经常观察到的是具有典型“碎玻璃”或“松

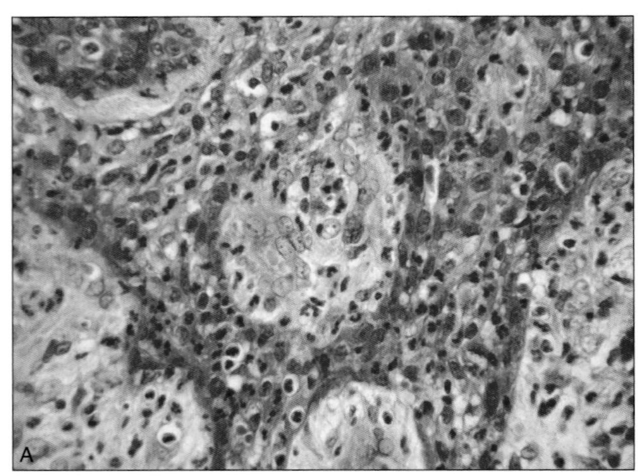

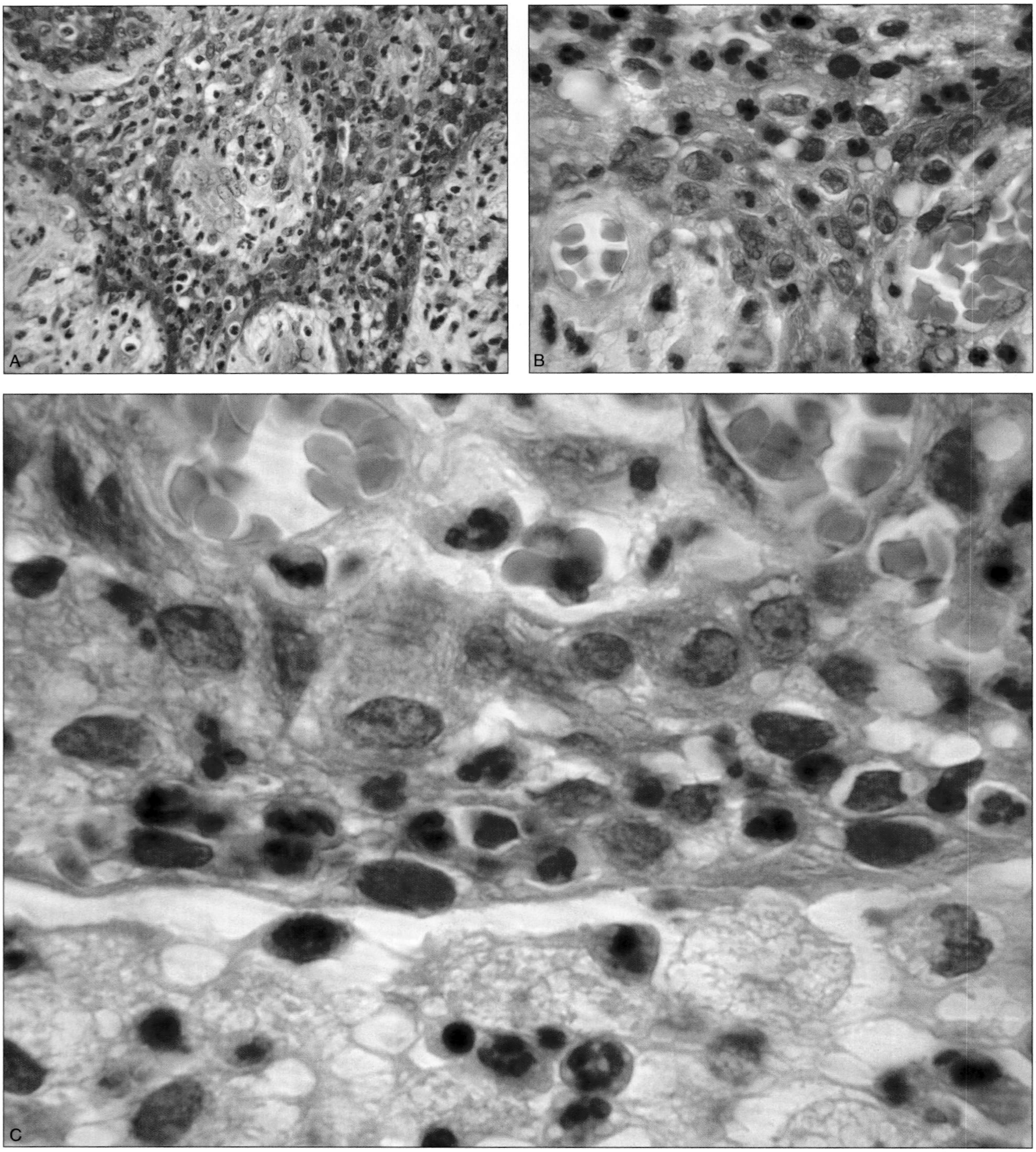

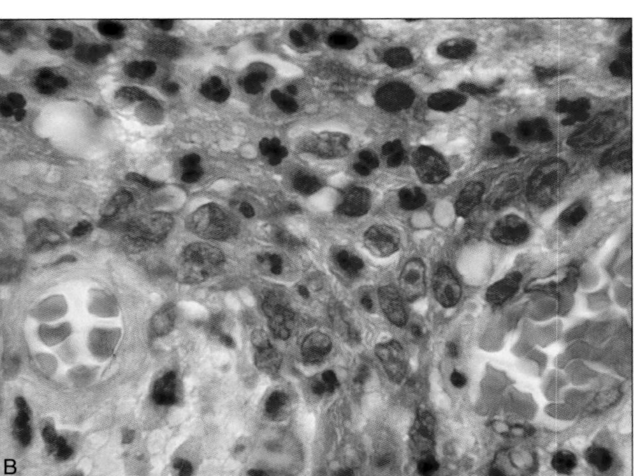

C

图 6-11 高倍镜视野下的上皮型肉芽肿中的上皮条索

A. 炎性细胞浸润的结缔组织周围有上皮包绕（梅森三重染色法，原始图像放大 400 倍） **B、C.** 中性粒细胞浸润的上皮条带。结缔组织中血管充血的横截面（放大 1 000 倍）

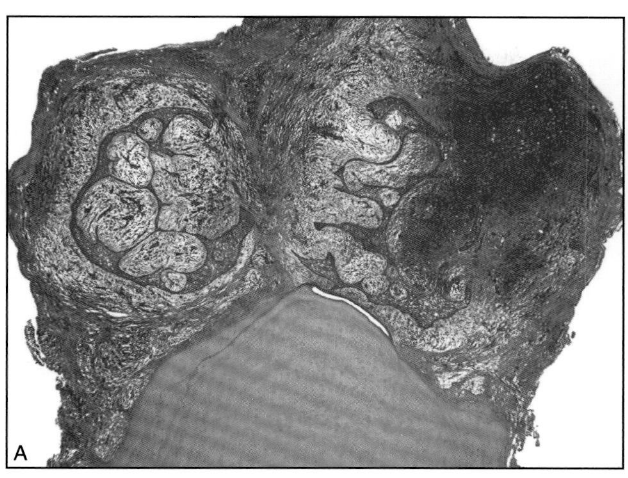

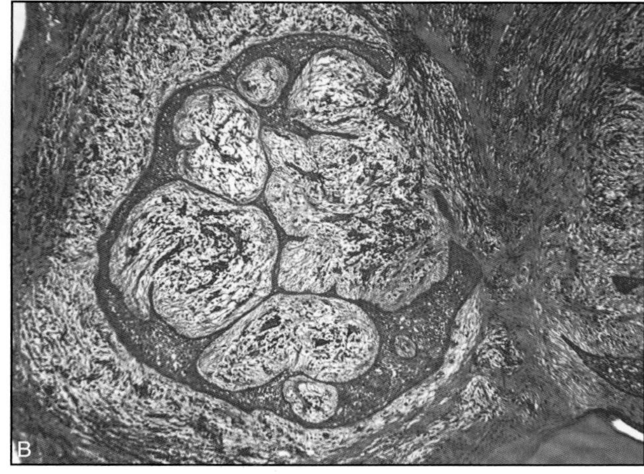

图 6-12　大量根尖周病变组织附着于拔除的上颌前磨牙

A. 可见两个明显的病变组织区域，外周由结缔组织包绕而彼此分隔。两个病变灶均有上皮条带包绕的炎性结缔组织岛，但观察不到明显的空腔。尽管有明显的上皮增殖，但由于观察不到空腔，因此诊断为“上皮型肉芽肿”（苏木精 - 伊红染色法，原始图像放大 16 倍）**B.** 左侧病变组织的放大图像（放大 50 倍）

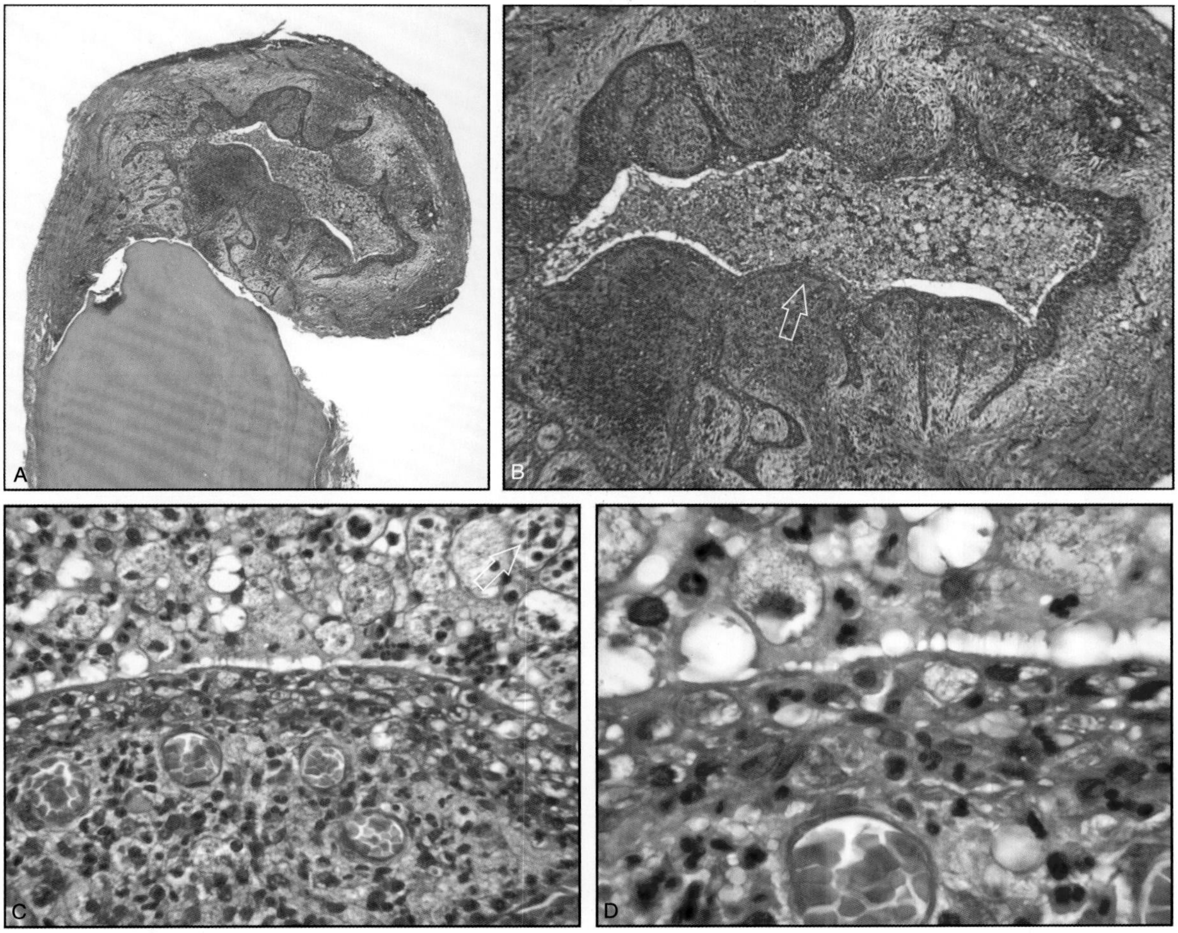

图 6-13　上颌磨牙的远中颊根

A. 中央囊腔被上皮附着完全包绕，使其与根尖孔的不相连通。连续切片证实囊腔与根管之间确实不存在连通，因此诊断为“真性囊肿”（苏木精 - 伊红染色法，原始图像放大 25 倍）**B.** 放大的囊腔。腔内可见坏死的细胞碎片，微腔，泡沫细胞和中性粒细胞（放大 50 倍）**C、D.** 图 B 中箭头所示的囊壁的放大图像。腔中可见坏死碎片，泡沫细胞和中性粒细胞；底层的结缔组织中存在充血性血管和中性粒细胞（放大 400 倍和 1 000 倍）

针”样外观的空隙(图 6-14A、B)。胆固醇结晶周围通常有密集的中性粒细胞浸润(图 6-14C、D),巨噬细胞和伴有泡沫细胞质(泡沫细胞)的中性粒细胞分布在囊腔的不同部位(图 6-14E)。由于中性粒细胞浸润位置的不同,囊腔的上皮衬里厚度可能会有所不同(图 6-13C、D)。有些上皮衬里发生坏死,可能会向囊腔内剥脱,并伴有细胞外观模糊,胞核不清的表现。胶原纤维束形成的假囊结构在外围包绕着真性根尖囊肿,将其与骨质隔开(图 6-13A),在胶原纤维束之间可以观察到慢性炎症细胞的中度浸润。同一病灶中可能存在多个囊腔[12]。

袋状根尖囊肿具有上皮细胞形成的囊状结构,可以将根尖孔与病变的其余部分隔绝(图 6-15)。上皮构成的囊壁有中性粒细胞的浸润,也可见上皮剥脱的现象。与其他慢性病变类似,囊腔内可见大量碎片,囊腔周围也可见胶原纤维束。

可能形成囊肿的机制:Hertwig 上皮根鞘被认为是根尖囊肿的上皮来源[52]。它起源于内釉上皮和外釉上皮连接处的颈环,颈环向下陷入在牙囊中,诱导了牙本质的沉积,当其融合不全时,就会在牙周膜中遗留上皮细胞巢,这就是 Malassez 上皮剩余(ERM)。Malassez 上皮剩余一般处于静止状态[53,54],正常牙周膜中的 Malassez 上皮剩余功能目前尚不清楚[55],但如果受到一些特定的外部刺激,它们就可能会进入细胞分裂期。根尖周炎时,上皮剩余可以在三维空间增殖,形成上皮条索甚至形成三维上皮网状结构。

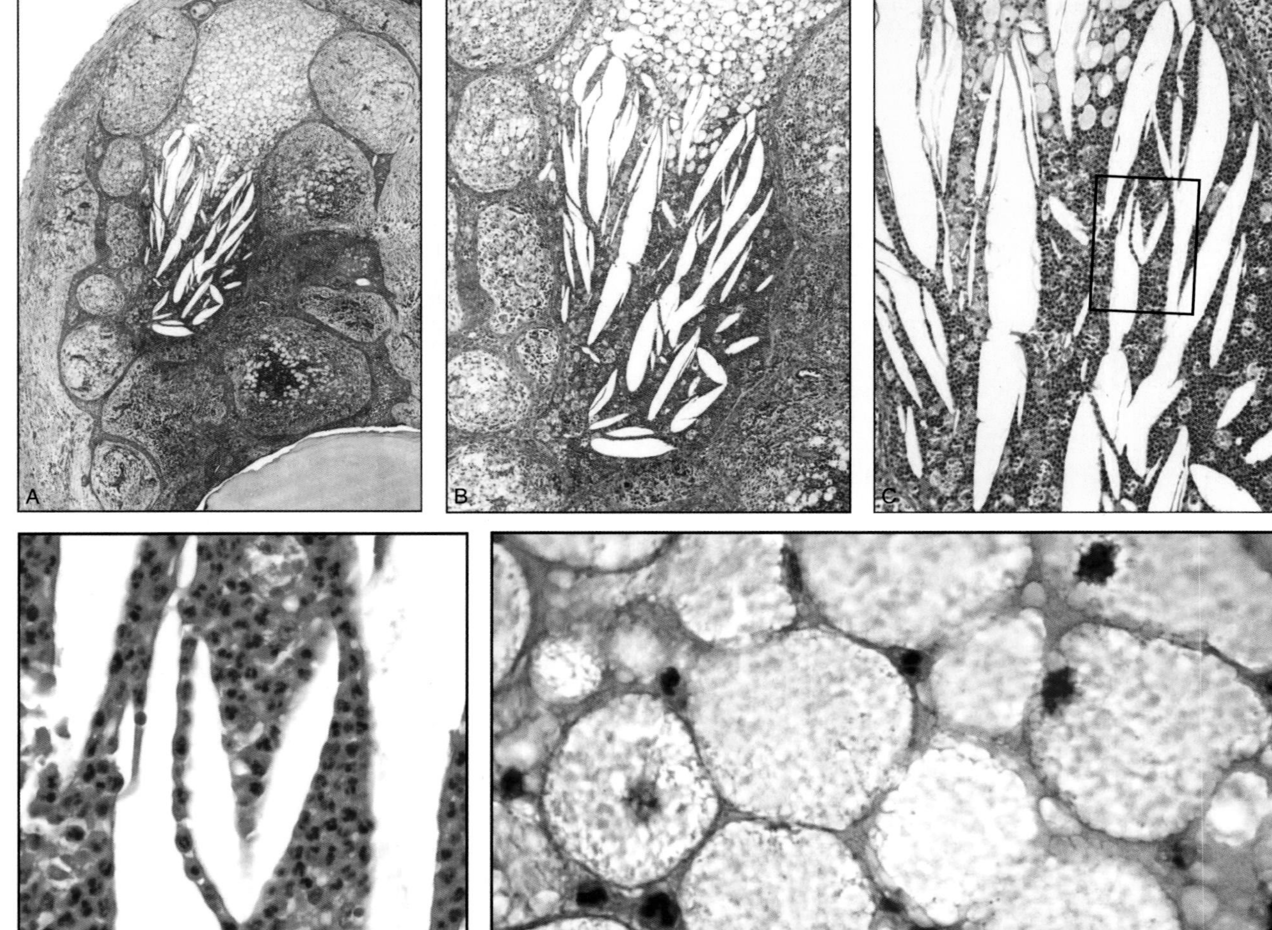

图 6-14 拔除的附着病变组织的上颌前磨牙

A. 连续切片证明病损是真性囊肿。在病变上部,囊腔被泡沫细胞充满,下部的空腔内有“碎玻璃样”表现,为典型的胆固醇晶体(苏木精-伊红染色法,原始图像放大 25 倍) **B.** 囊肿下部内容物的放大图(放大 100 倍) **C、D.** 放大视野显示空腔被大量中性粒细胞浸润(放大 100 倍和放大 400 倍) **E.** 囊腔上部的高倍镜下视野。凋亡液化的泡沫样巨噬细胞和中性粒细胞(放大 1 000 倍)

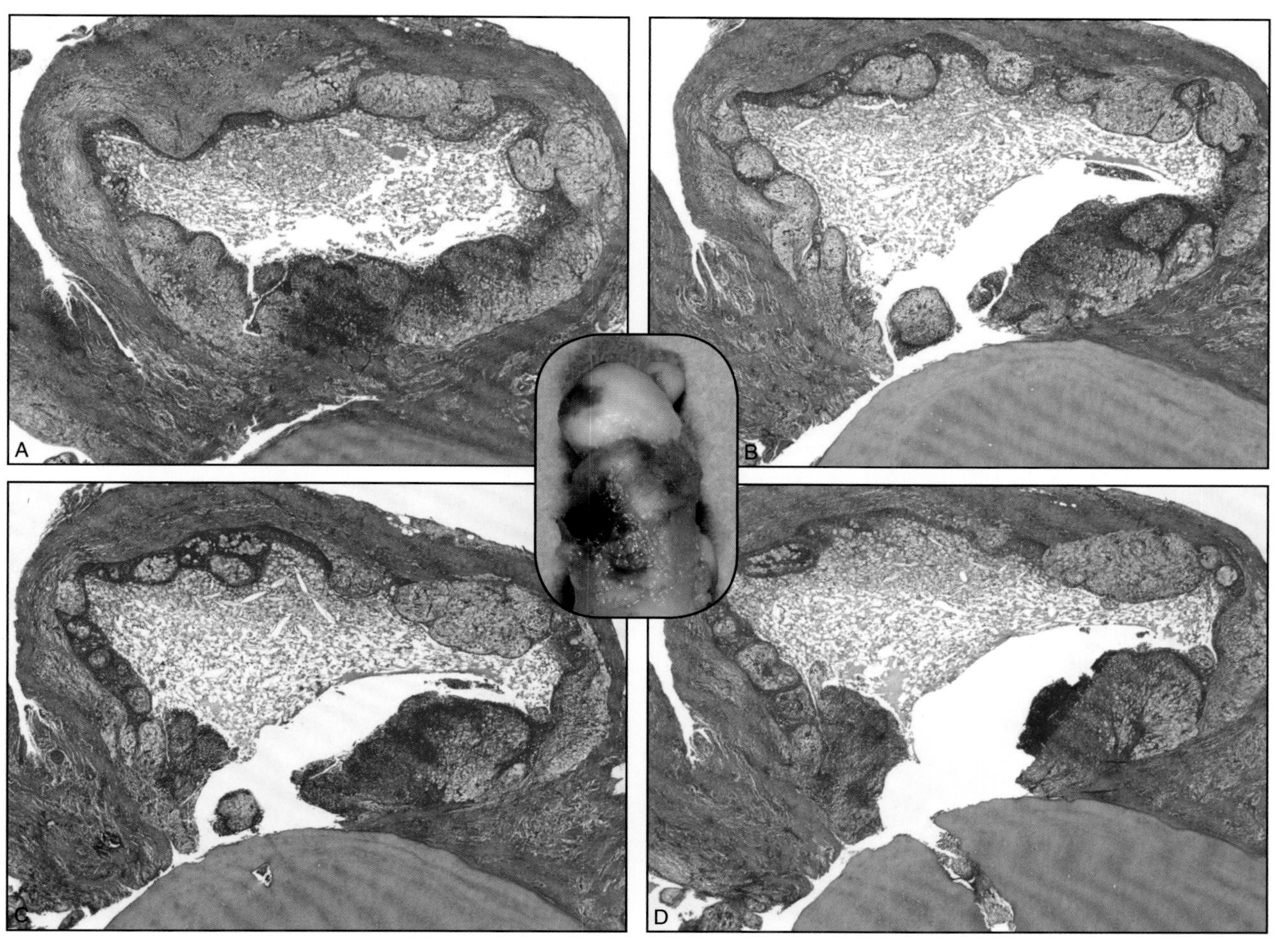

图 6-15 拔除的附着根尖病变组织的上颌第三磨牙的连续切片。每张切片之间大约间隔 50 张的距离
A. 上皮包绕的囊腔,可以病理诊断为真性囊肿 **B~D.** 囊腔与牙根位置关系的系列切片,确认诊断为"袋状囊肿"(苏木精 - 伊红染色法,原始图像放大 16 倍)

从结构上来看,Malassez 上皮剩余是由基底膜包绕的一个细胞团块,细胞核大,核仁明显,近牙骨质,距骨面稍远。有时可以表现为大的细胞条索状结构(图 6-16,图 6-17)。

根尖囊肿的形成可视为宿主对根管感染防御反应的晚期表现。所有根尖囊肿都起源于根尖肉芽肿,但却没有证据支持根尖肉芽肿都会向根尖囊肿转归。有人认为上皮型根尖肉芽肿是根尖肉芽肿到根尖囊肿的一个过渡阶段,但并没有证据表明根尖周炎组织中的上皮条索增殖后一定都会形成囊肿。Nair[48]等人发现根尖周炎有上皮增殖现象占 52%,但只有 15% 是囊肿。

解释囊肿形成的几种理论包括。

1. 分解理论 这种理论认为上皮岛在炎症刺激下,以三维球形团块的形式持续增殖。上皮岛中央的细胞会逐渐远离营养源,细胞出现液化坏死、崩解,形成微囊,最终融合成囊肿[52]。但在根尖肉芽肿时,上皮条带常被血管化结缔组织包绕,存在营养供给,所以这种理论的正确性存疑。

2. 脓腔理论 这种理论认为,结缔组织内的脓腔形成后,上皮细胞开始增殖并覆盖已存在的脓腔,形成囊肿[56,57]。这是上皮细胞通常会倾向于覆盖暴露的结缔组织面的固有特性所决定的[58,59]。为了证明根尖周囊肿是通过"脓腔途径"发展而来的假说,Nair[60]等人尝试实验性诱导大鼠的炎性囊肿,通过接种上皮细胞并将具核梭形杆菌注射到大鼠背部不同组织区,7 天后,在大鼠 16 个组织区中有两个区域形成了炎性囊肿。这两个区域中共含有 4 个囊肿。这个实验通过细菌感染诱导产生急性炎症,导致上皮增殖并进一步形成了上皮覆盖,得到了细菌感染可以产生炎性囊肿的结论。

3. 免疫学理论 这种理论认为上皮增殖形成的囊腔,是宿主对增殖活跃的 Malassez 上皮剩余产生的免疫应答所致。因为宿主会将 Malassez 上皮剩余活跃的增殖现象识别为抗原的异常增殖[61]。

4. 融合理论 这种理论[55]认为炎性根尖囊肿的形成是由于向各个方向增殖的上皮条带的融合,形成的一个三维球状团块。由于血液供应减少,陷入上皮团块的结缔组织逐渐退化变性,从而形成囊腔。

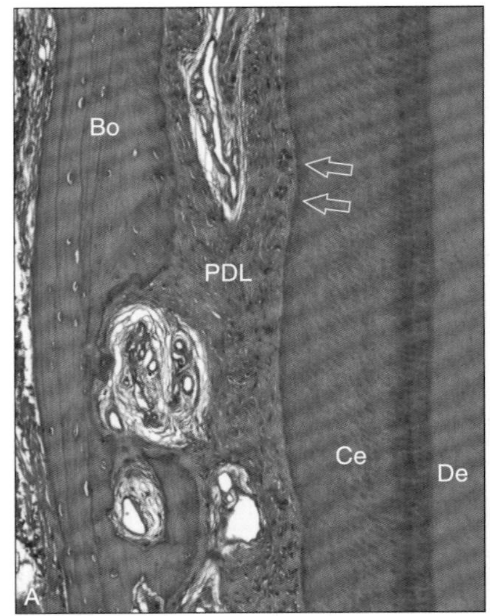

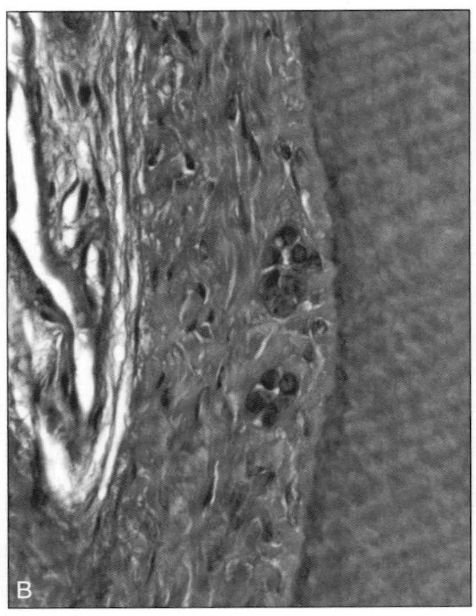

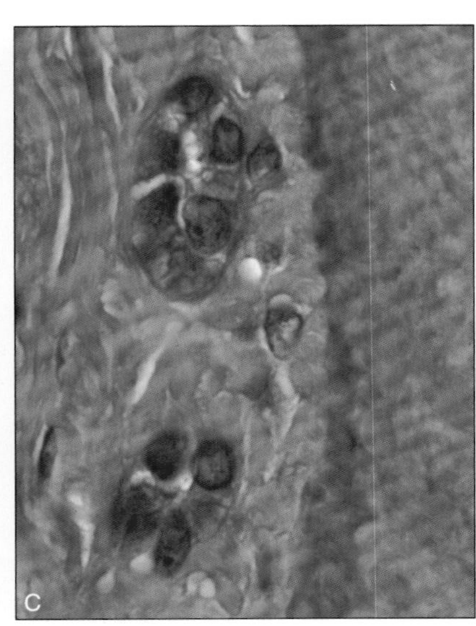

图 6-16 正常牙周膜的组织学切片

A. 从左至右分别是牙槽骨（Bo），牙周膜韧带（PDL），牙骨质（Ce）和牙本质（De）。箭头所示的是牙周膜中的两个靠近牙骨质的细胞团（苏木精 - 伊红染色法，原始图像放大 100 倍） **B、C.** 高倍镜视野下，被基底膜环绕的 Malassez 上皮剩余（放大 400 倍和 1 000 倍）

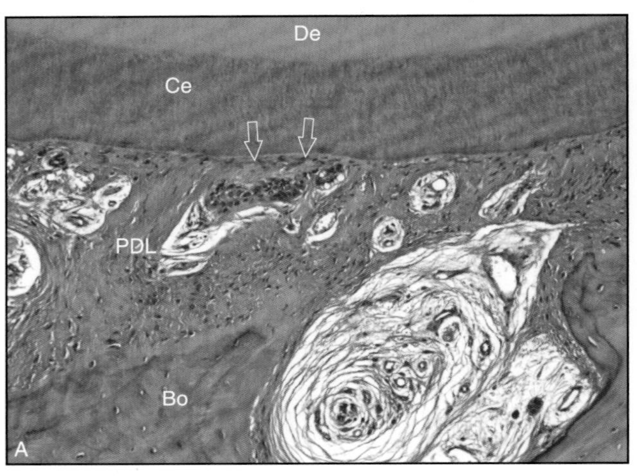

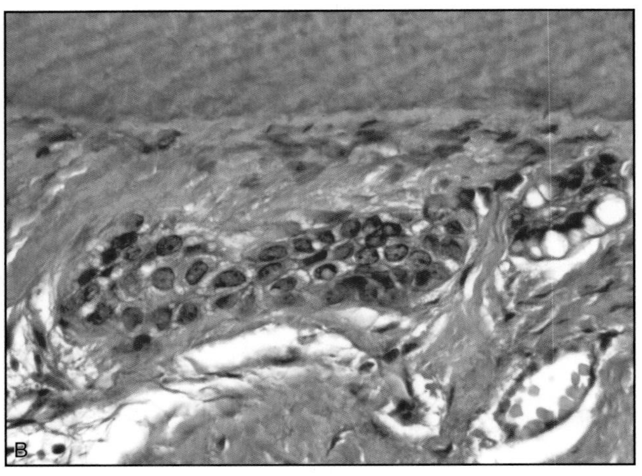

图 6-17 正常牙周膜的组织学切片，有大团的 Malassez 上皮剩余

（De：牙本质；Ce：牙骨质；PDL：牙周膜；Bo：牙槽骨）（苏木精 - 伊红染色法，原始图像放大 100 倍和 400 倍）

无论囊腔形成是通过何种途径，根尖周囊肿的形成过程按时间顺序都可以分为三个阶段[62]。

1. 第一阶段 "休眠状态"的 Malassez 上皮剩余在炎症产生和释放的炎性化学介质刺激下，开始进行增殖。

2. 第二阶段 通过上述讨论中的某一种机制，形成有上皮内衬的囊腔。

3. 第三阶段 囊肿增大破坏骨质。积聚在囊腔内的炎症细胞降解后，引起囊内渗透压增高；同时，细胞降解也大大增加了囊腔内大分子的数量，这些都与囊肿范围扩大有关。支持这一假想理论的理由是，当给囊腔进行释压，通常会使囊肿病变范围的缩小。但是，开口于根管管腔的袋状囊肿也有体积增大的趋势，这对于渗透压升高可导致囊肿范围增大的理论提出了新的质疑。根尖周病变组织产生的炎性介质是包括根尖肉芽肿在内的各种根尖周病形成和进展的主因，因此，这也有可能是引起囊肿范围扩大的主要因素。

根管治疗后囊肿可以痊愈吗？

有的临床医生会宣称在根管治疗后，根尖囊肿不会愈合。学者通过形态学观察后指出，真性囊肿难以治愈是因为囊肿不受牙髓感染的影响，而更像是一种自我进展的病理进程[63-65]。

而 Lin[66] 等人反对这种推测，认为真性囊肿的上皮衬里和纤维结缔组织囊壁有炎症细胞的出现（图 6-8D，图 6-10E，图 6-11A~C，图 6-13C、D）[12, 48]，可以有力地证明根管系统和囊腔均受到了感染的刺激，所以囊肿与牙髓感染有关。而且这也不太可能是因为根尖真性囊肿突然改变基因表达模式，表现出自我增殖的类肿瘤细胞的模式[66]。目前这个问题尚不能完全解释。

为了验证这种理论，需要在非外科性的牙髓治疗之前鉴别囊肿的类型。截至目前，并没有临床或影像学的方法可以鉴别根尖囊肿和肉芽肿，更不必说鉴别真性囊肿和袋状囊肿了。根尖周病诊断的金标准依旧是组织学检查，只能采用连续切片的方法才能实现。

疾病在去除刺激后仍能继续存在，就可视之为瘤[67]。常见的例子是咀嚼烟草的刺激与口腔癌，吸烟的刺激与肺癌等。肿瘤与细胞遗传损伤有关，比如原癌基因突变或肿瘤抑制基因的缺失，会造成细胞生长和增殖失去控制[68,69]。肿瘤细胞在自分泌的生长因子的作用下，进行自我分裂，不断更新以致永生化[68,69]。没有证据表明根尖真性囊肿上皮细胞会因炎症刺激出现增生，并保持自我更新和永生化的状态。

当细菌感染被清除或被控制后，根尖真性囊肿和袋状囊肿有治愈的可能。即使在某些情况下，慢性细菌感染确实可导致恶变，例如幽门螺杆菌感染导致胃癌[70-72]，但牙髓感染的细菌并不会引起上皮细胞转变成有自我更新能力的肿瘤细胞。

通过恰当的根管治疗去除刺激后，袋状囊肿的上皮细胞会出现细胞凋亡，因此也有理由认为真性囊肿的上皮细胞可能有同样的表现。一项研究[72]报道了经根管治疗的 42 颗牙齿，均有较大范围的根尖周炎，影像学上有囊肿表现。经过器械预备，氢氧化钙封药，根管充填后，发现有 75% 的病例可完全恢复。必须指出的是，这些病例因为没有进行组织学检查和诊断，严格意义来说，并不一定是囊性病损。但假如这些全部是囊肿，那我们就可以总结出大部分囊肿经治疗后是可以恢复的。不考虑组织学的检查，没有愈合的病例几乎都因持续的根管内或根管外感染所致。更多的细节请参照第三章。

基于目前的了解，我们认为经根管治疗后，两种形态的囊肿应该表现一致。如果更有可能出现问题，那会是袋状囊肿。因为袋状囊肿直接与根管系统相通，因根管内的微生物感染前沿进展至囊腔而更易被感染。这些微生物很难通过非手术性根管治疗消除，也很难被宿主免疫系统清除[25]，因此，袋状囊肿内的细菌可持续刺激上皮细胞增殖，使袋状囊肿比真性囊肿更加顽固。

袋状囊肿的另一个问题是囊腔内的液体经开髓或在器械预备处理后渗入根管，增加了治疗的难度。在这种囊液渗入根管内的病例中，使用氢氧化钙糊剂或在根尖用氢氧化钙封闭，有利于根管的干燥。

除了真性囊肿，胆固醇结晶也可能是引起非细菌感染的根尖周炎的原因之一[65,73,74]。胆固醇是经细胞膜裂解后被释放出的物质，并在组织破坏或坏死区可以形成胆固醇结晶[68]。由于胆固醇不溶于水，所以结晶呈扁平的薄层菱形板状结构[75]。胆固醇结晶可以出现在囊腔、衬里上皮、和/或纤维囊壁中。组织学观察时，根尖周炎性组织内胆固醇结晶周围常伴巨噬细胞和巨细胞。

一项研究评价了植入豚鼠皮下组织纯胆固醇结晶后的组织改变情况，发现了巨噬细胞和多核巨细胞在 8 个月以内不能消除胆固醇晶体[74]。这个研究推测了当进行根管治疗后，由于胆固醇结晶在根尖外聚集，可以阻碍根管治疗的愈合，甚至可以导致根管再治疗失败。也有文献表明激活的巨噬细胞可以吞噬胆固醇结晶[66]。与真性根尖囊肿类似，没有证据表明，胆固醇结晶会阻止非手术性根管治疗后根尖周病损的愈合。也有人推测，根尖周病变区出现胆固醇结晶约占 18%~44%[75,76]，在根管治疗后，如果胆固醇结晶可以维持其致炎作用，病变部位不会愈合。但是，这种推测与报道的根管治疗的高成功率[77]和治疗失败常见原因[78]并不相符。总之，胆固醇结晶不过是根尖周炎的产物，并非是引起根尖周炎的病因。但胆固醇结晶很可能会延迟根管治疗后根尖周病变的愈合。

根尖囊肿中的纤毛上皮：根尖囊肿的衬里上皮通常是复层鳞状上皮。但在某些情况下，根尖囊肿中也可以出现单层（或假复层）纤毛柱状上皮[79-84]，是呼吸道中常见的一种上皮结构。假复层指的是单层细胞构成的上皮层，由高度和位置不同的细胞排列组成，这些细胞附着于基底膜，部分可达游离面。这种上皮类型的表现是纤毛覆盖在细胞表面移动。在呼吸道中，纤毛可以随着气流有节律的摆动来清洁细胞表面，促进呼吸道内黏液和有害物质的清除。

呼吸道上皮的另一个特征是存在杯状细胞。这种细胞是人体中唯一的单细胞腺体，散布在上皮细胞中，主要功能是分泌一种蛋白多糖，黏液素，可以和水一起形成黏液。

根尖囊肿中出现呼吸道上皮并不罕见。Nair[83]等人在 39 例根尖囊肿中发现有 3 例出现纤毛上皮，3 例皆为上颌前磨牙。Ricucci[84]等人在 49 例囊肿中发现了 4 例纤毛上皮衬里的囊肿，4 例皆为上颌磨牙，其中 3 例病变牙根在影像学上与上颌窦底非常接近。研究表明根尖囊肿中存在纤毛柱状上皮的概率约为 8%。

尽管也有在下颌骨囊肿中出现纤毛上皮的报道[79,82]，但以上两项的研究表明纤毛上皮更常见于上颌后牙区的囊肿。在上颌后牙区，由于根尖囊肿导致上颌窦病理性暴露，囊肿中会有纤毛上皮出现。影像学上，表现为根尖囊肿接近上颌窦，甚至侵入进上颌窦。在某些病例中，上颌窦可与根尖囊肿相连通，导致纤毛上皮与囊肿衬里上皮相融合。Ricucci[84]等报道，窦道穿过根尖囊肿的囊壁与囊腔相通，并明显的直达到上颌窦的外表面。在此之前只有 Kronfeld 在 1939 年报道过[85]类似的情况。

图 6-18 中展示的是根尖囊肿中的纤毛上皮。一个 50 岁女性患者的右上颌第一磨牙，诊断为牙髓坏死。近颊根尖有模糊不清的投射影，接近上颌窦底（图 6-18A）。应患

者要求拔除患牙，病损附着于近颊根上。组织学分析证明在病变组织中存在腔隙，根尖的窦道完全由纤毛上皮构成（图 6-18B~E）。

异常分化是囊肿衬里上皮内发生的一种病理学现象，这也许能够帮助解释一些罕见的现象，比如在下颌骨囊肿和远离上颌窦的上颌牙的根尖囊肿中出现纤毛上皮。异常分化是一种细胞向更高功能或组织转化的进行性变化。因此，简单的或无功能的上皮分会向着更高级别或功能更高的上皮分化，例如会向有分泌功能的黏液细胞[86]分化。因此，根尖囊肿中出现的纤毛上皮可以用病变接近上颌窦（上颌后牙区）或上皮的异常分化（其他区域）来解释。

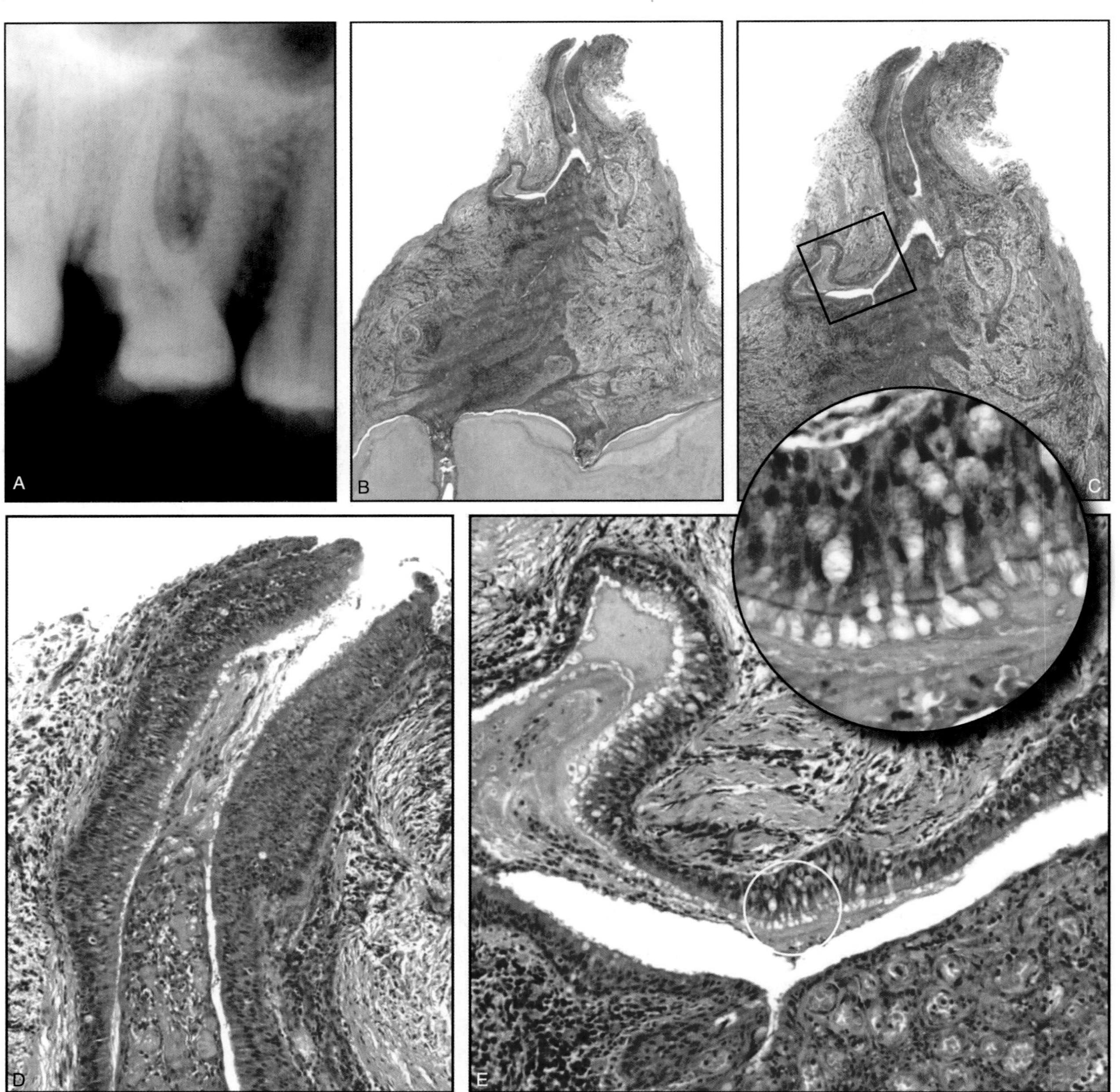

图 6-18

A. 诊断性影像。近颊根尖周围的透射影靠近上颌窦底 **B、C.** 高倍镜视野下的附着在拔除患牙近颊根尖的病变组织，组织中有空腔形成（苏木精 - 伊红染色法，原始图像放大 16 倍和 25 倍） **D.** 图 C 中根尖区的放大图像。窦道内衬纤毛上皮，内容坏死碎屑和血细胞（放大 100 倍） **E.** 图 C 所示的框内囊腔的放大图像。上皮衬里由纤毛柱状上皮和杯状细胞组成，部分区域是复层鳞状上皮。囊腔有碎屑和炎症细胞的浸润（原始图像放大 100 倍，插图放大 400 倍）（Reprinted with permission from Ricucci D, Loghin S, Siqueira JF Jr, Abdelsayed RA. Prevalence of ciliated epithelium in apical periodontitis lesions. J Endod. 2014；40：476-483.）

第四节　根尖周病变时根尖形态的改变

根尖形态的改变可能与牙髓和根尖周的炎症有关。根吸收是最常发生的根尖形态改变。牙骨质增生虽发生率不高，但也可观察到。

一、根尖周炎的根吸收

根吸收是多核碎屑样的破牙细胞吸收牙骨质和牙本质的过程[87]。当乳牙脱落时，这个过程是正常生理性的；但在根管感染后出现，或伴随着根尖周炎继发出现，则是病理性的根吸收。出现病理性根吸收也可能由牙齿外伤、颌骨肿瘤和各种治疗引起，最常见的是正畸矫治和意向性牙再植。更多的细节请参照第十五章。

由于存在钙化组织的丧失，因此根吸收可以通过根尖X线检查发现。但在大多数情况下，只有组织学切片可以明确诊断。Laux等人[87]检测了114颗牙的组织学切片，发现可以通过影像学表现诊断为根吸收的只占19%，但在组织学上，却有81%的牙齿存在炎性根尖吸收的表现。Vier和Figueiredo[88]使用光镜和扫描电镜检测了74个根尖周炎的牙根，有75%的牙齿有根内吸收现象。

破牙细胞是吸收牙体硬组织的细胞。它们在形态上接近破骨细胞[89]；两者最大的区别是破牙细胞更小，细胞核也更少。破骨细胞和破牙质细胞有相似的酶学性质[90]，吸收靶组织的方式也很相似，都是在矿化组织表面形成Howship吸收陷窝（图6-19A~D）[91]。破骨细胞和破牙细胞都可以通过其细胞清亮区的整合素与骨或牙基质表面上的氨基酸短肽序列RGD（精氨酸、甘氨酸和天冬氨酸）结合而黏附于骨或牙表面[92]。破骨细胞或破牙细胞与骨/牙结合后，激活细胞间信号通路，促进两类细胞重建细胞骨架，并诱导酸性囊泡迁移至边缘褶皱区。边缘褶皱区，也称为刷状边缘，即含有许多胞质折叠的区域。这种区域可以在矿化组织表面和细胞质之间形成丰富的网络通路（图6-19D）。完成黏附过程后，骨表面和其内环境分离。

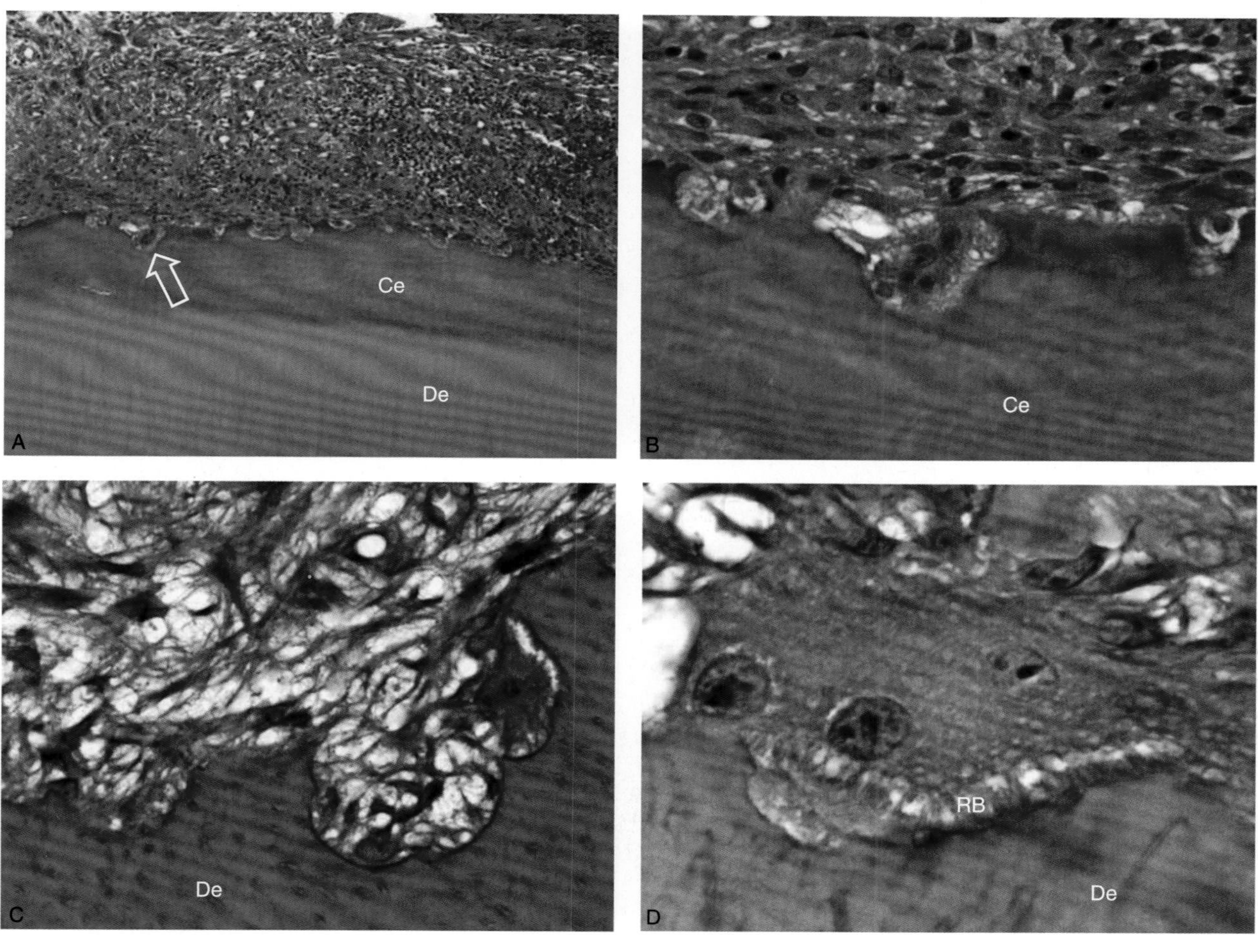

图6-19　根尖周病患牙的根尖表面

A. 牙骨质吸收明显，伴有多个Howship陷窝（苏木精-伊红染色法，原始图像放大100倍）**B.** 图A中箭头所指的陷窝的放大图像，可见一破牙细胞（放大400倍）**C.** 另一个牙根，牙本质暴露在牙骨质层，并可见吸收陷窝。在大陷窝中可见一近牙本质侧的破牙细胞（放大400倍）**D.** 高倍镜下视野，可见一个有3个细胞核和许多核仁的巨大破牙细胞，边缘褶皱区出现在细胞/牙本质交界处（放大1 000倍）

De：牙本质；Ce：牙骨质；RB：边缘褶皱区。

继而，破牙细胞开始在结合的矿化组织陷窝内释放的酸和酶，引起骨吸收。

与在骨重建过程中的功能类似[93]，OPG/RANKL/RANK系统在根吸收中也起到重要作用[94]。这个系统在破骨前体细胞的分化、与成骨细胞和骨髓基质细胞间相互作用等方面，也起到了重要作用。

导致根尖吸收的确切机制尚未完全阐明，但显而易见的是，牙髓/根尖周炎症和感染是吸收开始和进展的诱导因素。微生物直接或间接的刺激，是破牙细胞对硬组织产生吸收作用的必要因素[95]。

根尖表面存在着未矿化的前牙骨质层，破牙细胞正常情况下不会黏附在此。如果前牙本质和成牙本质细胞层的完整性遭到破坏时，便会出现根内吸收。与根内吸收相似的是，当前牙骨质和成牙骨质细胞层被破坏时[95,96]，也会出现牙骨质的吸收。除牙外伤及正畸的加力外，根管感染引起的根尖周炎会引起前牙骨质层和成牙骨质细胞层的破坏，造成根尖吸收。

牙本质小管内的微生物感染可以导致明显的牙根吸收。牙本质小管位于菌斑生物膜下，经常会受到菌斑生物膜底层细菌的侵袭[97-98]。无论何种原因造成了牙骨质层的破坏（例如根尖周炎或创伤引起的牙根表面吸收），牙本质小管内的感染或者细菌产生的介质都会通过牙本质小管，导致根尖区的炎症或者根吸收[99-101]。

图 6-20 展示了一例因根尖周炎引起根吸收，造成根尖结构变短的病例。患者 58 岁，男性，拔除下颌第二前磨牙，根尖周病变组织附着于根尖，与根尖通过致密的胶原束紧密连接（图 6-20C）。根吸收造成了根尖结构破坏伴右侧管壁出现髓石（图 6-20C）。这些组织学改变与临床形貌变化高度符合。

图 6-21 展示了另一例因根尖周炎引起根吸收，造成根尖结构改变的病例。患者 45 岁，女性，病变出现在上颌磨牙腭根。值得注意的是，除了根尖顶部和根尖孔区域，根吸收还沿根尖孔外围进展到了牙根表面，牙根表面的牙骨质层中存在吸收陷窝（图 6-21A、B）。

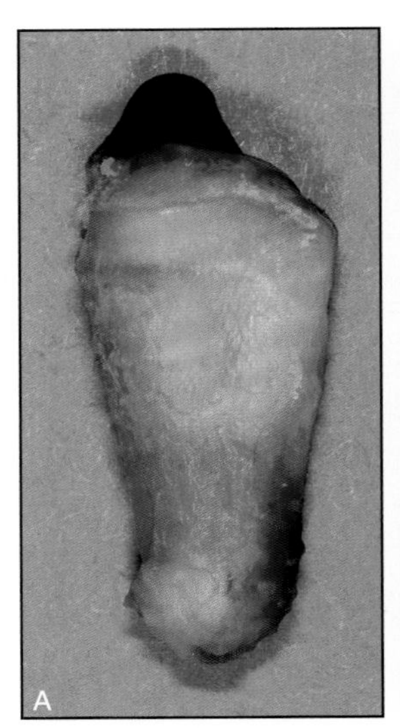

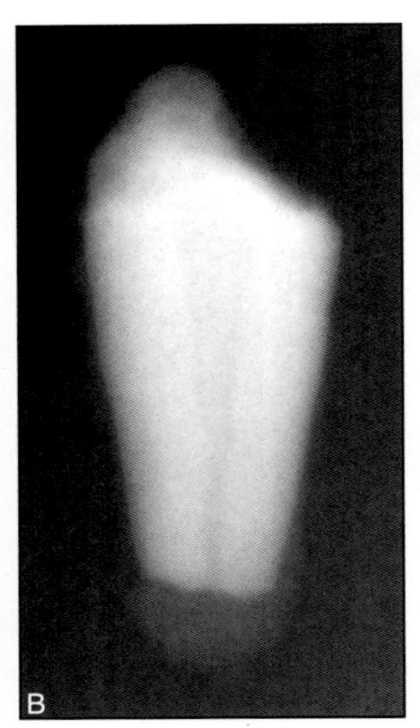

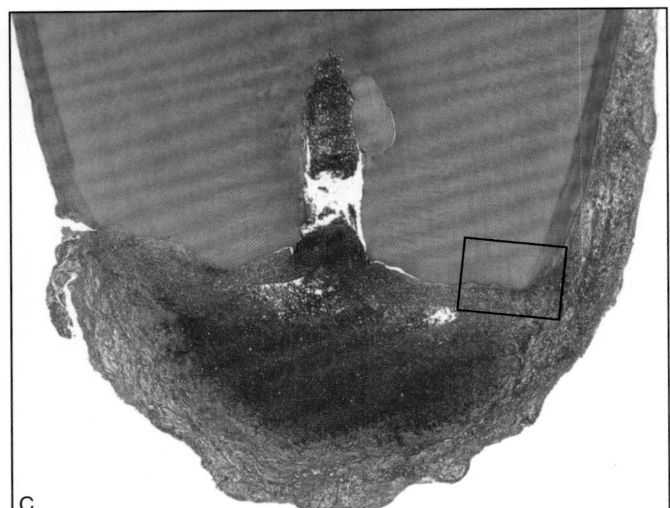

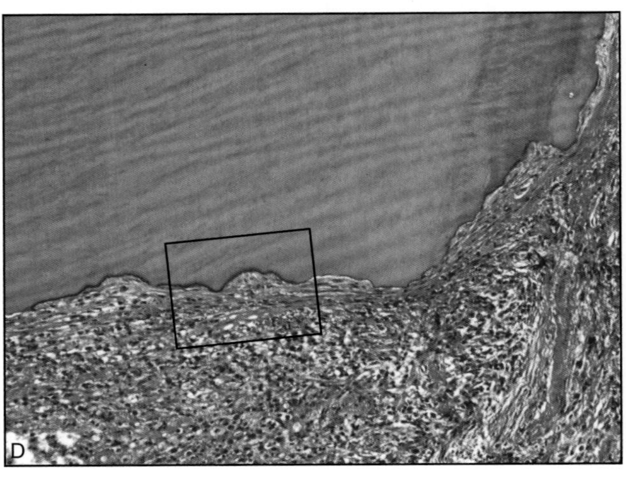

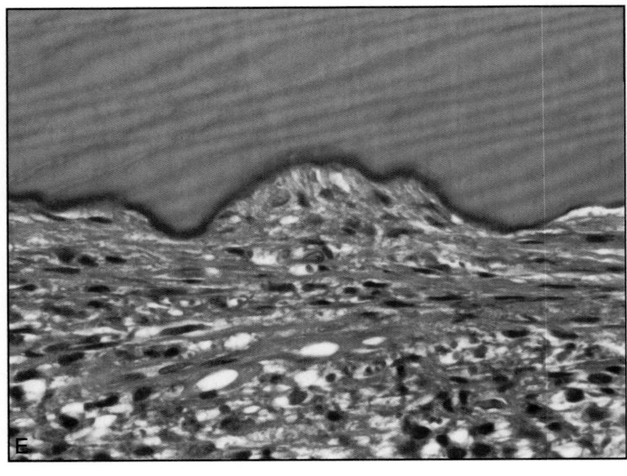

图 6-20 牙髓坏死的下颌第二前磨牙，拔除后根尖有根尖周病变组织附着

A. 近中面观 **B.** 样本的 X 线片 **C.** 穿过根尖孔的纵切片。根尖结构吸收。根尖孔内可见炎症组织，根管壁上可见髓石（苏木精 - 伊红染色法，原始图像放大 16 倍） **D、E.** 右侧根尖区的放大图像，暴露在牙骨质层的牙本质，牙本质表面出现吸收（放大 100 倍和 400 倍）

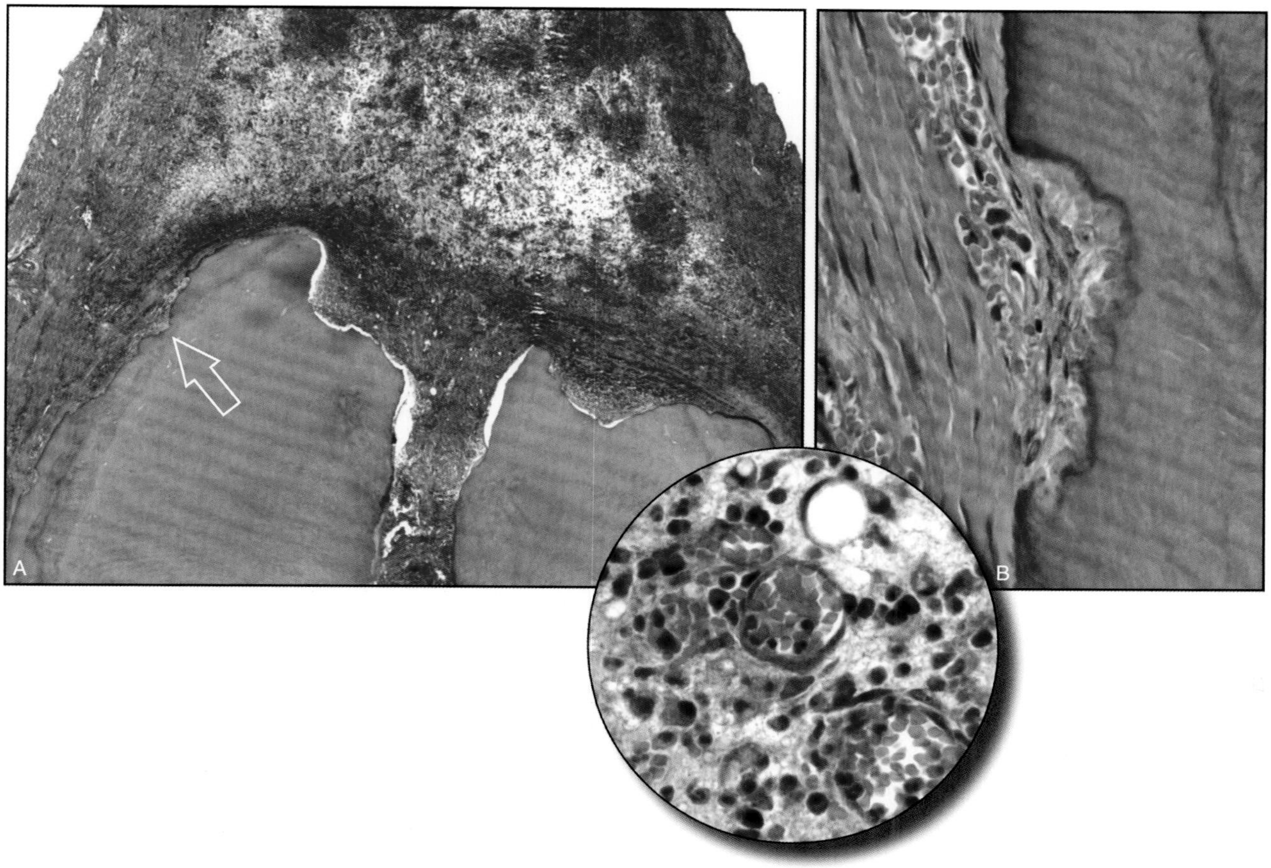

图 6-21　牙髓坏死的上颌第一磨牙腭根

A. 大致沿根尖孔的纵切片。可以发现大范围根吸收，根尖结构破坏（苏木精 - 伊红染色法，原始图像放大 25 倍） **B.** 图 A 中箭头所示的牙根表面区域的高倍镜下视野（放大 400 倍）。**插图**. 高倍镜视野下的根尖周炎中心区。有急性、慢性炎症细胞浸润。横截面见充血的血管（放大 1 000 倍）

二、牙骨质增生

牙骨质增生比根吸收更为少见，在一些根尖周炎病例中可以观察到数层牙骨质在根尖结构形成病理性堆积。图 6-22 展示的病例，在组织学切片时发现，牙本质被数层交替出现的有细胞和无细胞结构的牙骨质包围，形成“分层性混合牙骨质”。

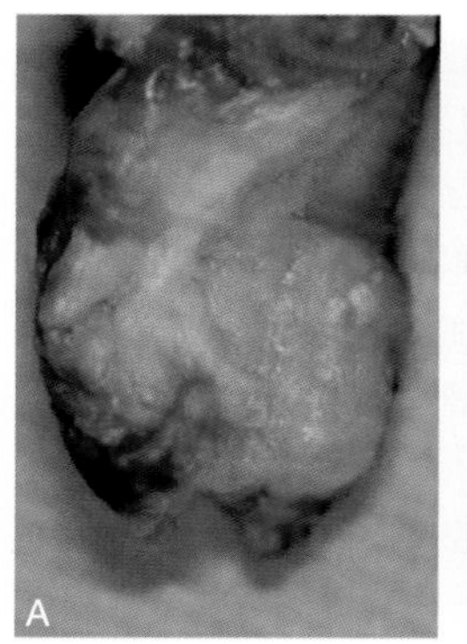

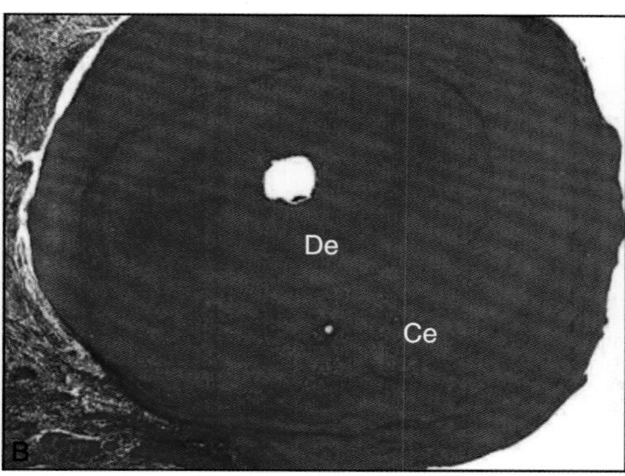

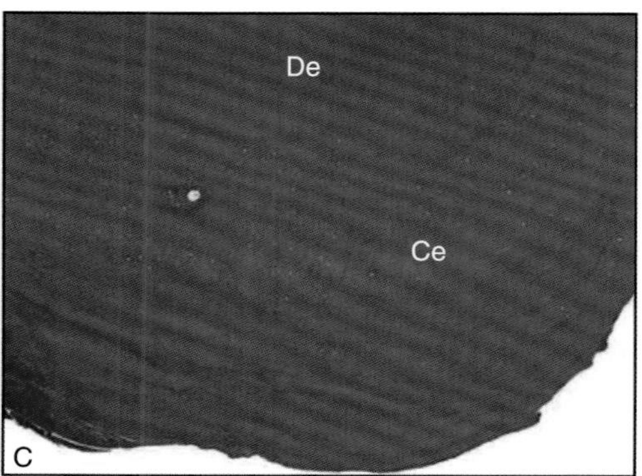

图 6-22　图 6-9A 中的下颌磨牙的远中根

A. 病变组织牙骨质增生　**B**、**C.** 图 A 中沿线的横截面切片。牙本质（De）被过度增生的具有不同形态特征的牙骨质包围，形成分层性混合牙骨质（苏木精 - 伊红染色法，原始图像放大 16 倍和 25 倍）

第五节 根尖周病变的免疫反应

当刺激物（通常是微生物）通过根管系统从根尖孔、根管侧支或根分叉流出时，宿主会调动其免疫系统，募集免疫细胞和分子到达受感染根尖孔附近的组织中，将感染限制在根管内。免疫反应造成的组织损伤是一把双刃剑。一方面，它具有对抗感染、防止感染扩散和为损伤修复做准备的保护功能；另一方面，免疫反应本身可能导致不良的后果，比如疼痛、组织破坏、液化和骨吸收等。

根据感染强度和宿主的易感状态，可将免疫反应分为急性根尖周免疫反应和慢性根尖周免疫反应。

一、急性根尖周免疫反应

从根管到达根周组织的微生物最初受到来自宿主局部免疫反应的防御，以局部巨噬细胞和补体系统的防御为代表。微生物抗原和毒力因子在根管生物膜中积累，通过组织扩散到达根尖周组织，激活了免疫反应。例如，细菌的结构性成分可以通过选择性途径[102]和凝集素途径[103]激活巨噬细胞和补体系统；细菌的结构成分和代谢终产物具有细胞毒性，可诱导宿主分泌促炎因子[104,105]；细菌肽和代谢物则是中性粒细胞的趋化物[106]。

巨噬细胞和其他免疫细胞的表面受体，可以识别微生物成分并发出激活抗菌和促炎功能的信号。巨噬细胞一旦被细菌结构激活，会表现出更强的吞噬能力和抗原提呈能力。并且活化的巨噬细胞会促进促炎介质的产生，包括白细胞介素-1（IL-1）、IL-6和肿瘤坏死因子-α（TNF-α）、趋化因子IL-8/CXCL8、前列腺素、白三烯、溶酶体酶、氧化代谢产物、一氧化氮和血小板活化因子等[107-111]。

激活的补体系统通过诱导微生物细胞裂解来提高血清中的抗菌活性，同时通过促进调理作用来提高吞噬细胞的功能。补体激活后的产物，如补体C3a和C5a，可以刺激肥大细胞脱颗粒并释放组胺[112,113]。组胺是急性炎症的重要介质，可引起小动脉扩张和静脉通透性增加[114]。C5a也是作用强烈的吞噬细胞的趋化剂。

巨噬细胞和补体系统的激活，导致宿主分泌多种信号分子或介质，刺激了免疫系统对感染（急性炎症）产生进一步的防御反应。在这个过程中，受影响的组织出现血管和细胞的变化。比如出现急性炎症的标志——血管通透性的增强，血管内的液体流出（渗出）到血管外后，会因积聚形成水肿，造成组织渗透压增加，引起肿胀和疼痛。

根管内的微生物感染不能仅靠宿主防御反应来消除，于是更多的吞噬细胞被募集到了损伤区域。因此，宿主应对感染的能力得到了进一步增强。但是，根尖周组织严重破坏时，由于过多中性粒细胞的聚集，通常也会导致根尖脓肿的形成。

在微生物刺激下，巨噬细胞可产生例如IL-1和TNF-α等细胞因子，继而刺激内皮细胞有序地表达不同的分子，介导各型白细胞的附着[115]。微生物自身结构也可能作为抗原直接作用于内皮细胞，起到类似的促进作用[116]。

由于血管通透性增强及IL-1、TNF-α和LPS等介质对血管内皮细胞的激活，导致了血管内血液流速减慢，从而为白细胞迁移、滚动和黏附到内皮创造了有利的条件。当白细胞在血管内皮表面滚动并附着时，会被内皮细胞分泌的趋化因子激活，从而重新排序细胞骨架，变得更有活力。随后，白细胞会穿透内皮离开血管，进入血管外的空隙中，被微生物和宿主衍生因子（特别是趋化因子，C5a和LTB4）吸引到受损伤的部位[117,118]。

中性粒细胞是第一个迁移到损伤区域的白细胞。中性粒细胞可被IL-8和TNF-α激活，产生氧自由基并分泌颗粒物，增强其杀菌的能力。然而另一方面，激活的中性粒细胞也会由于释放氧自由基和溶酶体酶而引起宿主组织损伤。脓肿的形成就是中性粒细胞应对细菌感染却引起了组织损伤的一种极端形式。

二、慢性根尖周免疫反应

微生物有许多不同的抗原片段。当由多种微生物定植引起牙髓感染时，我们可认为有大量的微生物抗原在生物膜上聚集。“抗原汤”中的各种成分会不断地扩散并与根尖周组织接触。无症状的根尖周炎就是宿主对感染根管的抗原渗出到根尖周时，为对抗其慢性刺激所形成的一种适应性免疫反应。

当宿主已经可以敏感地识别抗原时，就说明适应性免疫产生了。宿主在首次接触抗原后，引流区域的淋巴结中就会获得对抗原的敏感性。参与再循环的幼稚B细胞和T细胞更容易接触各型特异性的抗原，在经历一系列必要过程后，被抗原激活，产生敏感性。

机体最初对感染的急性炎症反应产生了大量细胞凋亡后的抗原片段。当这些抗原片段积聚在炎性渗出物中并被树突状细胞捕获，会通过淋巴管将这些片段直接提呈到局部淋巴结内。由于淋巴细胞在淋巴结不断循环，导致淋巴细胞不是在根尖周围组织中，而是在淋巴结中有更多的机会接触到特异性抗原。抗原识别后，淋巴细胞被激活，增殖和分化成效应细胞。此外，免疫细胞也很少在根尖周组织内增殖[119]。因此，牙髓感染产生的适应性免疫反应，其初始阶段是抗原被提呈到相应的局部淋巴结，在淋巴结内被识别后，激活淋巴细胞继而产生的[120]。

免疫效应细胞包括浆细胞和效应T细胞。浆细胞源于可以分泌抗体的B细胞，效应T细胞能够激活其他免疫细胞（$CD4^+$T淋巴细胞）或破坏被病毒感染的靶细胞（$CD8^+$溶细胞淋巴细胞）。还有些细胞不进入分化过程，而是形成记忆细胞。

效应细胞离开淋巴结后进入循环系统，被趋化因子吸引到抗原产生部位，即损伤部位（根尖周组织）。之后在根尖周组织中聚集，以达到清除抗原或控制感染扩散的作用。

在敏感个体中，会对来源于根管感染的细菌出现更快速的适应性免疫反应。免疫反应之所以可以快速产生，是因为宿主的免疫系统之前已经接触过其他患牙上的同种细菌，比如龋病、牙龈炎、牙周炎或根尖周炎的细菌，已经形成了识别同种抗原的敏感性。在根尖周炎的免疫反应中，记忆T细胞比幼稚T细胞更具备这种优势[121]。

慢性炎症反应可以是疾病始发造成的，也可以是先前急性炎症发作后的慢性转归结果。微生物感染时，巨噬细胞、T细胞和其他类型的细胞将化学介质释放到根尖周组织，达到临界浓度后便会对成骨细胞和骨髓基质细胞产生刺激作用，激活破骨细胞活性和造成骨吸收[122,123]。骨吸收后被肉芽组织所取代，肉芽组织主要由多种免疫细胞组成，例如淋巴细胞、浆细胞、巨噬细胞和中性粒细胞，还可以包括肉芽组织成分，比如成纤维细胞和新形成的神经和血管。骨吸收的进程为大量免疫细胞在根尖周的聚集提供了足够的空间，使感染被限制在根管内。肉芽组织的周围还会有胶原纤维的包绕，当骨吸收到某种程度时，影像学观察可发现有明显透射影，即形成了根尖肉芽肿。

慢性根尖周炎的炎症细胞中，占主导地位的是淋巴细胞和浆细胞，其次为单核吞噬细胞（巨噬细胞和树突状细胞）和中性粒细胞[44,121,124,125]。也可见肥大细胞和自然杀伤细胞[37,121,126,127]。尽管中性粒细胞是急性炎症的典型表现，但根管感染产生的长期慢性炎症反应也可导致大量的中性粒细胞的存在[115]。这些防御细胞在微生物定植的特定区域内浸润（比如，靠近根尖或根尖侧面，或者在放线菌菌落周围）[10]。

根尖周组织对根管内细菌感染的反应是产生多种与诱导炎症和骨吸收相关的化学炎性介质，例如IL-1α，IL-1β，TNF-α 和IL-6等细胞因子，以及巨噬细胞集落刺激因子（M-CSF）、趋化因子、前列腺素等生物活性分子[106,128-130]。这些促炎因子和促吸收介质在根尖周炎的病理性骨吸收中起着重要的作用[1,131]。

主要参与调节破骨发生和骨吸收的化学介质包括NF-κB配体的受体激活剂（RANKL）、M-CSF和骨保护素（OPG）[132]。破骨前体细胞向破骨细胞分化时需要成骨细胞/骨髓基质细胞的存在，并且产生RANKL和M-CSF[92,133]。M-CSF是破骨前体细胞存活和增殖提供重要信号[136]。RANKL是破骨前体细胞分化成破骨细胞时重要的表面分子，它通过与破骨前体细胞上表达的RANK相互作用，使破骨前体细胞分化为破骨细胞[134]。总之，在M-CSF作为破骨前体细胞的存活因子的条件下，RANKL与RANK结合，激活了破骨发生。

骨保护素（OPG）是由成骨细胞/骨髓基质细胞产生，可溶性的“诱饵”受体，与RANK竞争性结合RANKL来抑制破骨生成和破骨细胞活性[135]。RANKL（激动剂）和OPG（抑制剂）的表达平衡直接决定了骨吸收的量。炎症会对这一平衡产生影响，从而导致过度的骨吸收。根尖周炎的典型病理性骨吸收就与RANKL/OPG比值升高有关[136,137]。根尖周炎病变范围的扩大伴随着RANKL表达的上调[136-137]。据报道，与根尖囊肿相比，根尖肉芽肿时，RANKL的表达高于OPG，导致RANKL/OPG比例增大，根尖肉芽肿中骨吸收活性随之增强[138]。

免疫细胞参与调节慢性炎症过程中破骨细胞的激活和分化，是通过分泌促炎细胞因子、趋化因子等化学介质来实现的。各种介质达到临界浓度后，可通过诱导成骨细胞/骨髓基质细胞表达RANKL并减少OPG的产生，间接刺激破骨生成[122,123]。免疫细胞也可直接影响破骨生成，因为除成骨细胞/骨髓基质细胞以外的一些细胞，如成纤维细胞、T细胞和B细胞等，也可以分泌RANKL。

宿主的促炎机制需要被严格地控制，否则会产生过度的组织破坏。在慢性炎症阶段，促炎介质和抗炎介质之间的平衡控制着宿主对抗原刺激的反应强度。有研究表明，TH1型免疫反应主要是通过IL-1、TNF-α、IL-6等促炎细胞因子的介导，参与了炎症进展的过程，并造成骨破坏。相反，TH2型免疫反应主要通过细胞因子IL-4、IL-5、IL-10和转化生长因子（TGF）-β的介导产生，在炎症愈合过程和限制过度免疫反应发生中发挥重要作用[139-140]。TH2型免疫反应因参与体液免疫，所以也发挥了重要的保护性作用[141]。Colić[121]等人提出TH1型免疫反应在根尖周炎进展的各个阶段都是重要的，而TH2型免疫反应和其细胞因子在限制炎症扩散范围过程中更为重要。

调节性T细胞（Tregs）也可参与破坏性免疫反应的调节。根尖周炎中可以检测到这种类型的细胞[142]。Tregs可以对TH1和TH2型免疫反应产生抑制作用[142]。与先天性或适应性免疫细胞相比，根尖周炎中Tregs的浸润可能很迟缓，这是因为其作用是为了控制病变的过度扩展[143]。

TH17是TH细胞的一个亚群，在加剧炎症中起主导作用[144]。这种类型细胞可以产生IL-17，刺激IL-8/CXCL8的产生和中性粒细胞在相应部位的聚集。根尖周炎中可检测到TH17细胞和IL-17[38,39,45,145]。

分别由巨噬细胞产生的上皮生长因子和成纤维细胞产生的角化细胞生长因子，可以刺激上皮的增殖。这两种因子均可在根尖周炎中发现[146,147]。根尖肉芽肿细胞产生的其他介质也可刺激上皮细胞增殖，例如TNF、IL-1、IL-6、前列腺素、胰岛素样生长因子等[55]。微生物的成分如LPS，也可以刺激上皮细胞的增殖[148]。

（宿凌恺 译　周学东 审校）

参考文献

1. Stashenko P. Interrelationship of dental pulp and apical periodontitis. In: Hargreaves KM, Goodis HE, eds. *Seltzer and Bender's Dental Pulp*. Chicago: Quintessence Publishing Co, Inc; 2002. pp. 389–409.
2. Torabinejad M, Eby WC, Naidorf IJ. Inflammatory and immunological aspects of the pathogenesis of human periapical lesions. *J Endod*. 1985;11:479–488.
3. Torabinejad M. Mediators of pulpal and periapical pathosis. *J Calif Dent Assoc* 1986;14:21–25.
4. Love RM, Jenkinson HF. Invasion of dentinal tubules by oral bacteria. *Crit Rev Oral Biol Med*. 2002;13:171–183.
5. Langeland K. Management of the inflamed pulp associated with deep carious lesion. *J Endod*. 1981;7:169–1681.
6. Ricucci D, Loghin S, Siqueira JF, Jr. Correlation between clinical and histologic pulp diagnoses. *J Endod*. 2014;40:1932–1939.
7. Tronstad L, Langeland K. Effect of attrition on subjacent dentin and pulp. *J Dent Res*. 1971;50:1–30.
8. Ricucci D, Siqueira JF, Jr, Loghin S, Berman LH. The cracked tooth: histopathologic and histobacteriologic aspects. *J Endod*. 2015;41:343–352.
9. Langeland K. Tissue response to dental caries. *Endod Dent Traumatol*. 1987;3:149–171.
10. Ricucci D, Siqueira JF, Jr. Endodontology. *An Integrated Biological and Clinical View*. London: Quintessence Publishing Co, Inc; 2013. pp. 19–65.
11. Ricucci D, Bergenholtz G. Histologic features of apical periodontitis in human biopsies. *Endod Topics*. 2004;8:68–87.
12. Ricucci D, Pascon EA, Pitt Ford TR, Langeland K. Epithelium and bacteria in periapical lesions. *Oral Surg Oral Med Oral Pathol Oral Radiol Endod*. 2006;101:239–249.
13. Armada-Dias L, Breda J, Provenzano JC, et al. Development of periradicular lesions in normal and diabetic rats. *J Appl Oral Sci*. 2006;14:371–375.
14. Lin L, Shovlin F, Skribner J, Langeland K. Pulp biopsies from the teeth associated with periapical radiolucency. *J Endod*. 1984;10:436–448.
15. Molven O, Olsen I, Kerekes K. Scanning electron microscopy of bacteria in the apical part of root canals in permanent teeth with periapical lesions. *Endod Dent Traumatol*. 1991;7:226–229.
16. Ricucci D, Russo J, Rutberg M, et al. A prospective cohort study of endodontic treatments of 1,369 root canals: results after 5 years. *Oral Surg Oral Med Oral Pathol Oral Radiol Endod*. 2011;112:825–842.
17. Happonen RP. Periapical actinomycosis: a follow-up study of 16 surgically treated cases. *Endod Dent Traumatol*. 1986;2:205–209.
18. Tronstad L, Barnett F, Cervone F. Periapical bacterial plaque in teeth refractory to endodontic treatment. *Endod Dent Traumatol*. 1990;6:73–77.
19. Noiri Y, Ehara A, Kawahara T, et al. Participation of bacterial biofilms in refractory and chronic periapical periodontitis. *J Endod*. 2002;28:679–683.
20. Nair PNR, Schroeder HE. Periapical actinomycosis. *J Endod*. 1984;10:567–570.
21. Siqueira JF, Jr. *Periapical actinomycosis and infection with Propionibacterium propionicum Endod Topics*. 2003;6:78–95.
22. Ricucci D, Siqueira JF Jr. Apical actinomycosis as a continuum of intraradicular and extraradicular infection: case report and critical review on its involvement with treatment failure. *J Endod*. 2008;34:1124–1129.
23. Lomçali G, Sen BH, Cankaya H. Scanning electron microscopic observations of apical root surfaces of teeth with apical periodontitis. *Endod Dent Traumatol*. 1996;12:70–76.
24. Siqueira JF Jr, Lopes HP. Bacteria on the apical root surfaces of untreated teeth with periradicular lesions: a scanning electron microscopy study. *Int Endod J*. 2001;34:216–220.
25. Ricucci D, Siqueira JF Jr, Lopes WS, et al. Extraradicular infection as the cause of persistent symptoms: a case series. *J Endod*. 2015;41:265–273.
26. Ricucci D, Martorano M, Bate AL, Pascon EA. Calculus-like deposit on the apical external root surface of teeth with post-treatment apical periodontitis: report of two cases. *Int Endod J*. 2005;38:262–271.
27. Carranza FA. The role of calculus in the etiology of periodontal disease. In: Glickman I, Carranza FA, eds. *Glickman's Clinical Periodontology*. 7th ed. Philadelphia: WB Saunders; 1990:394–395.
28. Gutmann JL, Baumgartner JC, Gluskin AH, et al. Identify and define all diagnostic terms for periapical/periradicular health and disease states. *J Endod*. 2009;35:1658–1674.
29. Morse DR, Patnik JW, Schacterle GR. Electrophoretic differentiation of radicular cysts and granulomas. *Oral Surg Oral Med Oral Pathol*. 1973;35:249–264.
30. Morse DR, Wolfson E, Schacterle GR. Nonsurgical repair of electrophoretically diagnosed radicular cysts. *J Endod*. 1975;1:158–163.
31. Trope M, Pettigrew J, Petras J, et al. Differentiation of radicular cyst and granulomas using computerized tomography. *Endod Dent Traumatol*. 1989;5:69–72.
32. Simon JH, Enciso R, Malfaz JM, et al. Differential diagnosis of large periapical lesions using cone-beam computed tomography measurements and biopsy. *J Endod*. 2006;32:833–837.
33. Gundappa M, Ng SY, Whaites EJ. Comparison of ultrasound, digital and conventional radiography in differentiating periapical lesions. *Dentomaxillofac Radiol*. 2006;35:326–333.
34. Cotti E, Campisi G, Ambu R, Dettori C. Ultrasound real-time imaging in the differential diagnosis of periapical lesions. *Int Endod J*. 2003;36:556–563.
35. Cotti E, Simbola V, Dettori C, Campisi G. Echographic evaluation of bone lesions of endodontic origin: report of two cases in the same patient. *J Endod*. 2006;32:901–905.
36. Cotti E, Campisi G. Advanced radiographic techniques for the detection of lesions in bone. *Endod Topics*. 2004;7:52–72.
37. Bracks IV, Armada L, Goncalves LS, Pires FR. Distribution of mast cells and macrophages and expression of interleukin-6 in periapical cysts. *J Endod*. 2014;40:63–68.
38. Yang S, Zhu L, Xiao L, et al. Imbalance of interleukin-17+ T-cell and Foxp3+ regulatory T-cell dynamics in rat periapical lesions. *J Endod*. 2014;40:56–62.
39. Andrade AL, Nonaka CF, Gordon-Nunez MA, Freitas Rde A, Galvao HC. Immunoexpression of interleukin 17, transforming growth factor beta1, and forkhead box P3 in periapical granulomas, radicular cysts, and residual radicular cysts. *J Endod*. 2013;39:990–994.
40. Xiong H, Wei L, Peng B. Immunohistochemical localization of IL-17 in induced rat periapical lesions. *J Endod*. 2009;35:216–220.
41. Saboia-Dantas CJ, Coutrin de Toledo LF, Siqueira JF, Jr, et al. Natural killer cells and alterations in collagen density: signs of periradicular herpesvirus infection? *Clin Oral Investig*. 2008;12:129–135.
42. Zhang X, Peng B. Immunolocalization of receptor activator of NF kappa B ligand in rat periapical lesions. *J Endod*. 2005;31:574–577.
43. Matsuo T, Ebisu S, Shimabukuro Y, et al. Quantitative analysis of immunocompetent cells in human periapical lesions: correlations with clinical findings of the involved teeth. *J Endod*. 1992;18:497–500.
44. Piattelli A, Artese L, Rosini S, et al. Immune cells in periapical granuloma: morphological and immunohistochemical characterization. *J Endod*. 1991;17:26–29.
45. Ajuz NC, Antunes H, Mendonca TA, et al. Immunoexpression of interleukin 17 in apical periodontitis lesions. *J Endod*. 2014;40:1400–1403.
46. Bhaskar SN. Nonsurgical resolution of radicular cysts. *Oral Surg Oral Med Oral Pathol*. 1972;34:458–468.
47. Lalonde ER, Luebke RG. The frequency and distribution of periapical cysts and granulomas. An evaluation of 800 specimens. *Oral Surg Oral Med Oral Pathol*. 1968;25:861–868.
48. Nair PN, Pajarola G, Schroeder HE. Types and incidence of human periapical lesions obtained with extracted teeth. *Oral Surg Oral Med Oral Pathol Oral Radiol Endod*. 1996;81:93–102.
49. Thoma KH. A histopathological study of the dental granuloma and diseased root apex. *J Natl Dent Assoc*. 1917;4:1075–1090.
50. Bhaskar SN. Periapical lesion: types, incidence, and clinical features. *Oral Surg Oral Med Oral Pathol*. 1966;21:657–671.
51. Simon JH. Incidence of periapical cysts in relation to the root canal. *J Endod*. 1980;6:845–848.
52. Ten Cate AR. The epithelial cell rests of Malassez and the genesis of the dental cyst. *Oral Surg Oral Med Oral Pathol*. 1972;34:956–964.

53. Valderhaug JP, Nylen MU. Function of epithelial rests as suggested by their ultrastructure. *J Periodontal Res.* 1966;1:69–78.
54. Ten Cate AR. The histochemical demonstration of specific oxidative enzymes and glycogen in the epithelial cell rests of Malassez. *Arch Oral Biol.* 1965;10:207–213.
55. Lin LM, Huang GT, Rosenberg PA. Proliferation of epithelial cell rests, formation of apical cysts, and regression of apical cysts after periapical wound healing. *J Endod.* 2007;33:908–916.
56. Valderhaug J. A histologic study of experimentally induced periapical inflammation in primary teeth in monkeys. *Int J Oral Surg.* 1974;3:111–123.
57. Valderhaug J. A histologic study of experimentally induced radicular cysts. *Int J Oral Surg.* 1972;1:137–147.
58. Oehlers FAC. Periapical lesions and residual cysts. *Brit J Oral Maxillofac Surg.* 1970;8:103–113.
59. Summers L. The incidence of epithelium in periapical granulomas and the mechanism of cavitation in apical dental cysts in man. *Arch Oral Biol.* 1974;19:1177–1780.
60. Nair PN, Sundqvist G, Sjögren U. Experimental evidence supports the abscess theory of development of radicular cysts. *Oral Surg Oral Med Oral Pathol Oral Radiol Endod.* 2008;106:294–303.
61. Torabinejad M. The role of immunological reactions in apical cyst formation and the fate of epithelial cells after root canal therapy: a theory. *Int J Oral Surg.* 1983;12:14–22.
62. Shear M, Speight P. *Cysts of the Oral and Maxillofacial Regions.* 4th ed. Oxford: Wiley-Blackwell; 2007:123–142.
63. Nair PNR. Non-microbial etiology: periapical cysts sustain post-treatment apical periodontitis. *Endod Topics.* 2003;6:96–113.
64. Nair PN. New perspectives on radicular cysts: do they heal? *Int Endod J.* 1998;31:155–160.
65. Nair PN, Sjögren U, Schumacher E, Sundqvist G. Radicular cyst affecting a root-filled human tooth: a long-term post-treatment follow-up. *Int Endod J.* 1993;26:225–233.
66. Lin LM, Ricucci D, Lin J, Rosenberg PA. Nonsurgical root canal therapy of large cyst-like inflammatory periapical lesions and inflammatory apical cysts. *J Endod.* 2009;35:607–615.
67. Cotran RS, Kumar V, Collins T. *Robbins' Pathologic Basis of Disease.* 6th ed. Philadelphia: WB Saunders; 1999:261.
68. Majno G, Joris I. *Cell, Tissues, and Disease.* 2nd ed. Oxford: Oxford University Press; 2004:210–219.
69. Lodish H, Berk A, Kaiser M, et al. *Molecular Cell Biology.* 6th ed. New York: WH Freedman and Co; 2008:1107–1150.
70. Uemura N, Okamoto S, Yamamoto S, et al. Helicobacter pylori infection and the development of gastric cancer. *N Engl J Med.* 2001;345:784–789.
71. Coussens LM, Werb Z. Inflammation and cancer. *Nature.* 2002;420:860–867.
72. Çalişkan MK. Prognosis of large cyst-like periapical lesions following nonsurgical root canal treatment: a clinical review. *Int Endod J.* 2004;37:408–416.
73. Nair PN. Cholesterol as an aetiological agent in endodontic failures—a review. *Aust Endod J.* 1999;25:19–26.
74. Nair PN, Sjögren U, Sundqvist G. Cholesterol crystals as an etiological factor in non-resolving chronic inflammation: an experimental study in guinea pigs. *Eur J Oral Sci.* 1998;106:644–650.
75. Trott JR, Chebib F, Galindo Y. Factors related to cholesterol formation in cysts and granulomas. *J Can Dent Assoc.* 1973;39:550–555.
76. Browne RM. The origin of cholesterol in odontogenic cysts in man. *Arch Oral Biol.* 1971;16:107–113.
77. Friedman S. Expected outcomes in the prevention and treatment of apical periodontitis. In: Ørstavik D, Pitt Ford T, eds. *Essential Endodontology.* Oxford, UK: Blackwell Munksgaard Ltd; 2008:408–469.
78. Siqueira JF Jr, Rôças IN, Ricucci D, Hulsmann M. Causes and management of post-treatment apical periodontitis. *Br Dent J.* 2014;216:305–312.
79. Gorlin RJ. Potentialities of oral epithelium namifest by mandibular dentigerous cysts. *Oral Surg Oral Med Oral Pathol.* 1957;10:271–284.
80. Shear M. Secretory epithelium in the lining of dental cysts. *J Dent Assoc S Afr.* 1960;15:117–122.
81. Marsland EA, Browne RM. Two odontogenic cysts, partially lined with ciliated epithelium. *Oral Surg Oral Med Oral Pathol.* 1965;19:502–507.
82. Fujiwara K, Watanabe T. Mucous-producing cells and ciliated epithelial cells in mandibular radicular cyst: an electron microscopic study. *J Oral Maxillofac Surg.* 1988;46:149–151.
83. Nair PN, Pajarola G, Luder HU. Ciliated epithelium-lined radicular cysts. *Oral Surg Oral Med Oral Pathol Oral Radiol Endod.* 2002;94:485–493.
84. Ricucci D, Loghin S, Siqueira JF Jr, Abdelsayed RA. Prevalence of ciliated epithelium in apical periodontitis lesions. *J Endod.* 2014;40:476–483.
85. Kronfeld R. *Histopathology of the Teeth and Their Surrounding Structures.* 2nd ed. Philadelphia: Lea & Febiger; 1939:210–211.
86. Neville BW, Damm DD, Allen CM, Bouquot JE. Oral and Maxillofacial Pathology. 3rd ed. Philadelphia: W.B. Saunders; 2009:132–133.
87. Laux M, Abbott PV, Pajarola G, Nair PN. Apical inflammatory root resorption: a correlative radiographic and histological assessment. *Int Endod J.* 2000;33:483–493.
88. Vier FV, Figueiredo JA. Internal apical resorption and its correlation with the type of apical lesion. *Int Endod J.* 2004;37:730–737.
89. Furseth R. The resorption process of human teeth studied by light microscopy, microradiography and electron microscopy. *Arch Oral Biol.* 1968;12:417–431.
90. Nilsen R, Magnusson BC. Enzyme histochemistry of induced heterotopic bone formation in guinea pigs. *Arch Oral Biol.* 1979;24:833–841.
91. Pierce AM. Experimental basis for the management of dental resorption. *Endod Dent Traumatol.* 1989;5:255–265.
92. Teitelbaum SL. Osteoclasts: what do they do and how do they do it? *Am J Pathol.* 2007;170:427–435.
93. Boyce BF, Xing L. Biology of RANK, RANKL, and osteoprotegerin. *Arthritis Res Ther.* 2007;9(Suppl 1): S1.
94. Tyrovola JB, Spyropoulos MN, Makou M, Perrea D. Root resorption and the OPG/RANKL/RANK system: a mini review. *J Oral Sci.* 2008;50:367–376.
95. Wedenberg C, Lindskog S. Evidence for a resorption inhibitor in dentin. *Scand J Dent Res.* 1987;95:205–211.
96. Hammarström L, Lindskog S. General morphological aspects of resorption of teeth and alveolar bone. *Int Endod J.* 1985;18:93–108.
97. Ricucci D, Siqueira JF Jr. Biofilms and apical periodontitis: study of prevalence and association with clinical and histopathologic findings. *J Endod.* 2010;36:1277–1288.
98. Siqueira JF Jr, Rôças IN, Lopes HP. Patterns of microbial colonization in primary root canal infections. *Oral Surg Oral Med Oral Pathol Oral Radiol Endod.* 2002;93:174–178.
99. Ricucci D, Siqueira JF Jr, Loghin S, Lin LM. Repair of extensive apical root resorption associated with apical periodontitis: radiographic and histologic observations after 25 years. *J Endod.* 2014;40:1268–1274.
100. Trope M. Root resorption due to dental trauma. *Endod Topics.* 2002;1:79–100.
101. Tronstad L. Root resorption—etiology, terminology and clinical manifestations. *Endod Dent Traumatol.* 1988;4:241–252.
102. Wilson BA, Salyers AA, Whitt DD, Winkler ME. Bacterial Pathogenesis. *A Molecular Approach.* 3rd ed. Washington: ASM Press; 2011:28–50.
103. Wallis R, Drickamer K. Molecular determinants of oligomer formation and complement fixation in mannose-binding proteins. *J Biol Chem.* 1999;274:3580–3589.
104. Persson S, Edlund MB, Claesson R, Carlsson J. The formation of hydrogen sulfide and methyl mercaptan by oral bacteria. *Oral Microbiol Immunol.* 1990;5:195–201.
105. Eftimiadi C, Stashenko P, Tonetti M, et al. Divergent effect of the anaerobic bacteria by-product butyric acid on the immune response: suppression of T-lymphocyte proliferation and stimulation of interleukin-1 beta production. *Oral Microbiol Immunol.* 1991;6:17–23.
106. Kornman KS, Page RC, Tonetti MS. The host response to the microbial challenge in periodontitis: assembling the players. *Periodontol 2000.* 1997;14:33–53.
107. Genco RJ. Host responses in periodontal diseases: current concepts. *J Periodontol.* 1992;63:338–355.
108. Wilson M, Reddi K, Henderson B. Cytokine-inducing components of periodontopathogenic bacteria. *J Periodontal Res.* 1996;31:393–407.
109. Henderson B, Poole S, Wilson M. Bacterial modulins: a novel

class of virulence factors which cause host tissue pathology by inducing cytokine synthesis. *Microbiol Rev*. 1996;60:316–341.
110. Basset C, Holton J, O'Mahony R, Roitt I. Innate immunity and pathogen-host interaction. *Vaccine*. 2003;21(S2):12–23.
111. Murphy K, Travers P, Walport M. *Janeway's Immunobiology*. 7th ed. New York: Garland Science; 2008:1–36.
112. Delves PJ, Roitt IM. The immune system. First of two parts. *New Engl J Med*. 2000;343:37–49.
113. Walsh LJ. Mast cells and oral inflammation. *Crit Rev Oral Biol Med*. 2003;14:188–198.
114. Ryan GB. Mediators of inflammation. *Beitr Path Bd*. 1974;152:272–291.
115. Kumar V, Abbas AK, Fausto N, Aster JC. *Robbins and Cotran Pathologic Basis of Disease*. 8th ed. Philadelphia: Saunders/Elsevier; 2010:43–77.
116. Abbas AK, Lichtman AH, Pillai S. *Cellular and Molecular Immunology*. 6th ed. Philadelphia: Saunders/Elsevier; 2007:19–46.
117. Luster AD. Chemokines– chemotactic cytokines that mediate inflammation. *New Engl J Med*. 1998;338:436–445.
118. Harvath L. Neutrophil chemotactic factors. *EXS*. 1991;59:35–52.
119. Takahashi K, MacDonald D, Murayama Y, Kinane D. Cell synthesis, proliferation and apoptosis in human dental periapical lesions analysed by in situ hybridisation and immunohistochemistry. *Oral Dis*. 1999;5:313–320.
120. Siqueira JF Jr. *Treatment of Endodontic Infections*. London: Quintessence Publishing; 2011:43–93.
121. Colić M, Gazivoda D, Vucević D, et al. Proinflammatory and immunoregulatory mechanisms in periapical lesions. *Mol Immunol*. 2009;47:101–113.
122. Takayanagi H. Mechanistic insight into osteoclast differentiation in osteoimmunology. *J Mol Med*. 2005;83:170–179.
123. Takayanagi H. Inflammatory bone destruction and osteoimmunology. *J Periodontal Res*. 2005;40:287–293.
124. Barkhordar RA, Desouza YG. Human T-lymphocyte subpopulations in periapical lesions. *Oral Surg Oral Med Oral Pathol*. 1988;65:763–766.
125. Lukić A, Arsenijević N, Vujanić G, Ramić Z. Quantitative analysis of the immunocompetent cells in periapical granuloma: correlation with the histological characteristics of the lesions. *J Endod*. 1990;16:119–122.
126. Perrini N, Fonzi L. Mast cells in human periapical lesions: ultrastructural aspects and their possible physiopathological implications. *J Endod*. 1985;11:197–202.
127. Kettering JD, Torabinejad M. Presence of natural killer cells in human chronic periapical lesions. *Int Endod J*. 1993;26:344–347.
128. Roodman GD. Role of cytokines in the regulation of bone resorption. *Calcif Tissue Int*. 1993;53(Suppl 1):S94–S98.
129. Stashenko P, Dewhirst FE, Peros WJ, et al. Synergistic interactions between interleukin 1, tumor necrosis factor, and lymphotoxin in bone resorption. *J Immunol*. 1987;138:1464–1468.
130. Marton IJ, Kiss C. Protective and destructive immune reactions in apical periodontitis. *Oral Microbiol Immunol*. 2000;15: 139–150.
131. Kawashima N, Suda H. Immunopathological aspects of pulpal and periapical inflammations. In: Ørstavik D, Pitt Ford T, eds. *Essential Endodontology*. 2nd ed. Oxford, UK: Blackwell Munksgaard Ltd; 2008:44–80.
132. Teitelbaum SL. Osteoclasts; culprits in inflammatory osteolysis. *Arthritis Res Ther*. 2006;8:201.
133. Lacey DL, Timms E, Tan HL, et al. Osteoprotegerin ligand is a cytokine that regulates osteoclast differentiation and activation. *Cell*. 1998;93:165–176.
134. Teitelbaum SL. Bone resorption by osteoclasts. *Science*. 2000;289:1504–1508.
135. Boyle WJ, Simonet WS, Lacey DL. Osteoclast differentiation and activation. *Nature*. 2003;423:337–342.
136. Kawashima N, Suzuki N, Yang G, et al. Kinetics of RANKL, RANK and OPG expressions in experimentally induced rat periapical lesions. *Oral Surg Oral Med Oral Pathol Oral Radiol Endod*. 2007;103:707–711.
137. Vernal R, Dezerega A, Dutzan N, et al. RANKL in human periapical granuloma: possible involvement in periapical bone destruction. *Oral Dis*. 2006;12:283–289.
138. Fukada SY, Silva TA, Garlet GP, et al. Factors involved in the T helper type 1 and type 2 cell commitment and osteoclast regulation in inflammatory apical diseases. *Oral Microbiol Immunol*. 2009;24:25–31.
139. Akamine A, Hashiguchi I, Toriya Y, Maeda K. Immunohistochemical examination on the localization of macrophages and plasma cells in induced rat periapical lesions. *Endod Dent Traumatol*. 1994;10:121–128.
140. Kawashima N, Stashenko P. Expression of bone-resorptive and regulatory cytokines in murine periapical inflammation. *Arch Oral Biol*. 1999;44:55–66.
141. Hou L, Sasakj H, Stashenko P. B-Cell deficiency predisposes mice to disseminating anaerobic infections: protection by passive antibody transfer. *Infect Immun*. 2000;68:5645–5651.
142. Colić M, Gazivoda D, Vucević D, et al. Regulatory T-cells in periapical lesions. *J Dent Res*. 2009;88:997–1002.
143. Alshwaimi E, Purcell P, Kawai T, et al. Regulatory T cells in mouse periapical lesions. *J Endod*. 2009;35:1229–1233.
144. McGeachy MJ, Cua DJ. Th17 cell differentiation: the long and winding road. *Immunity*. 2008;28:445–453.
145. Colić M, Vasilijić S, Gazivoda D, et al. Interleukin-17 plays a role in exacerbation of inflammation within chronic periapical lesions. *Eur J Oral Sci*. 2007;115:315–320.
146. Lin LM, Wang SL, Wu-Wang C, et al. Detection of epidermal growth factor receptor in inflammatory periapical lesions. *Int Endod J*. 1996;29:179–184.
147. Gao Z, Flaitz CM, Mackenzie IC. Expression of keratinocyte growth factor in periapical lesions. *J Dent Res*. 1996;75:1658–1663.
148. Meghji S, Qureshi W, Henderson B, Harris M. The role of endotoxin and cytokines in the pathogenesis of odontogenic cysts. *Arch Oral Biol*. 1996;41:523–531.Figure 6-1 (*Continued on facing page*)

第七章　牙的神经支配和牙髓源性疼痛

Nikita B. Ruparel, Asma A. Khan

牙髓是受神经支配的组织，主要由两种类型的神经支配：感觉神经和自主神经。感觉神经主要传导牙髓中的有害刺激，交感神经和副交感神经则在调节血管系统中发挥作用，两种类型的神经都能维持牙髓内的稳态。目前牙髓中是否存在副交感神经纤维尚有争议。

包括牙在内的整个颌面部的感觉神经支配主要来自三叉神经系统，三叉神经节内有细胞体。牙感觉神经支配的上颌部分来源于上颌支 V2，下颌部分来源于下颌支 V3。另一方面，自主神经支配来自颈上神经节。

第一节　牙髓神经

一、牙髓神经类型

解剖学和电生理学研究表明牙髓包括 A 纤维和 C 纤维。A 纤维的亚型包括 Aα、Aβ、Aγ 和 Aδ。每种亚型均具有不同的功能（表 7-1），其中 Aδ 可检测有害刺激。根据传导速度，纤维可以分为快传导的 A 纤维和慢传导的 C 纤维。A 纤维是有髓纤维，而 C 纤维是无髓纤维。髓鞘节段间的郎飞结可以调节传导速度。此外，髓鞘越厚，纤维直径越大，相邻结点之间的距离越大，传导速度越快。C 纤维的直径为 0.4~1.2μm，Aδ 的直径为 2~5μm。

表 7-1　牙髓中神经纤维分类

纤维类型	功能	直径 /μm	传导速度 /（m·s^{-1}）
Aα	运动、本体感受	12~22	70~120
Aβ	压力感受	5~12	30~70
Aγ	运动	3~6	15~30
Aδ	痛觉、温度、压力	2~5	12~30
C	痛觉	0.4~1.2	0.5~2
交感神经	节后交感神经	0.3~1.3	0.7~2.3
副交感神经	节后副交感神经	未知	未知

（Modified with permission from Kim S，Heyeraas KJ，Haug SR. Structure and function of the Dentin-pulp complex. In：Ingle JI，Bakland L，Baumgartner JC. Ingle's Endodontics. 6th ed. BC Decker Inc.；2008：137.）

灵长类动物研究表明，约 70%~80% 的牙髓末端没有髓鞘[1]，其中包括神经节后交感神经纤维和感觉神经纤维。研究表明[2-6]，大多数感觉纤维在牙髓内无髓鞘，但大多数具有髓鞘起源（图 7-1）。大直径有髓纤维在进入根尖孔处失去部分或全部髓鞘，表现为无髓鞘或薄髓鞘。因此，钝痛主要由慢传导的 C 纤维介导，也可能由于 Aδ 纤维失去髓鞘变为慢传导介导。锐痛仍主要由快传导的 Aδ 纤维介导，C 纤维没有髓鞘形成。此外，高阈值电刺激也由 Aδ 纤维介导。其他类型的疼痛感觉，例如先兆性疼痛，由 Aβ 纤维介导[7-9]。

也有学者认为低阈值机械感受器（low-threshold mechanoreceptors，LTMs）引起牙本质疼痛[10]。当刺激（如吹气和喷水）作用于牙龈组织时，会产生触觉，但相同的刺激作用于暴露的牙本质时会引起痛觉[10]。吹气和喷水在牙本质小管内产生机械力不能激活高阈值的伤害感受器。因此，当牙中的低阈值刺激激活时，LTMs（或"触角神经元"）可能介导了疼痛[10]。LTMs 引起牙本质痛觉的机制可能是 Aβ 纤维投射到与伤害感受器相同的二级神经元上[11]，并释放伤害感受器群体中特有的神经递质，例如降钙素基因相关肽（calcitonin-gene related peptide，CGRP），从而激活三叉神经干复合体中的投射神经元[10]。此外，新生大鼠经辣椒素处理引起后肢 C 纤维伤害感受器的消除，不影响牙髓传入[10,12,13]，表明牙髓可能主要受 A 纤维 LTMs 支配。

总之，牙髓由一些独特的神经纤维组成，是研究和理解疼痛机制的组织。

二、牙髓神经分布

初级传入纤维主要通过根尖孔进入牙髓，它们在牙髓中央形成纤维束。许多无髓纤维在牙髓基质中可自由终止，而一些感觉纤维继续向成牙本质浅层延伸，形成 Rashkow 丛。一些感觉神经纤维继续延伸至牙本质小管。这个神经丛是神经末梢对各种有害刺激和牙本质敏感症快速反应的关键。

牙髓中感觉神经的分布有一定的规律。Aβ 纤维和 Aδ 纤维密集在髓角等区域，在颈部数量较少，根部牙本质中更少。此外，在牙髓中心区主要纤维类型是无髓鞘的 C 纤维。这种分布对牙髓电活力测试（electric pulp tests，EPTs）等敏

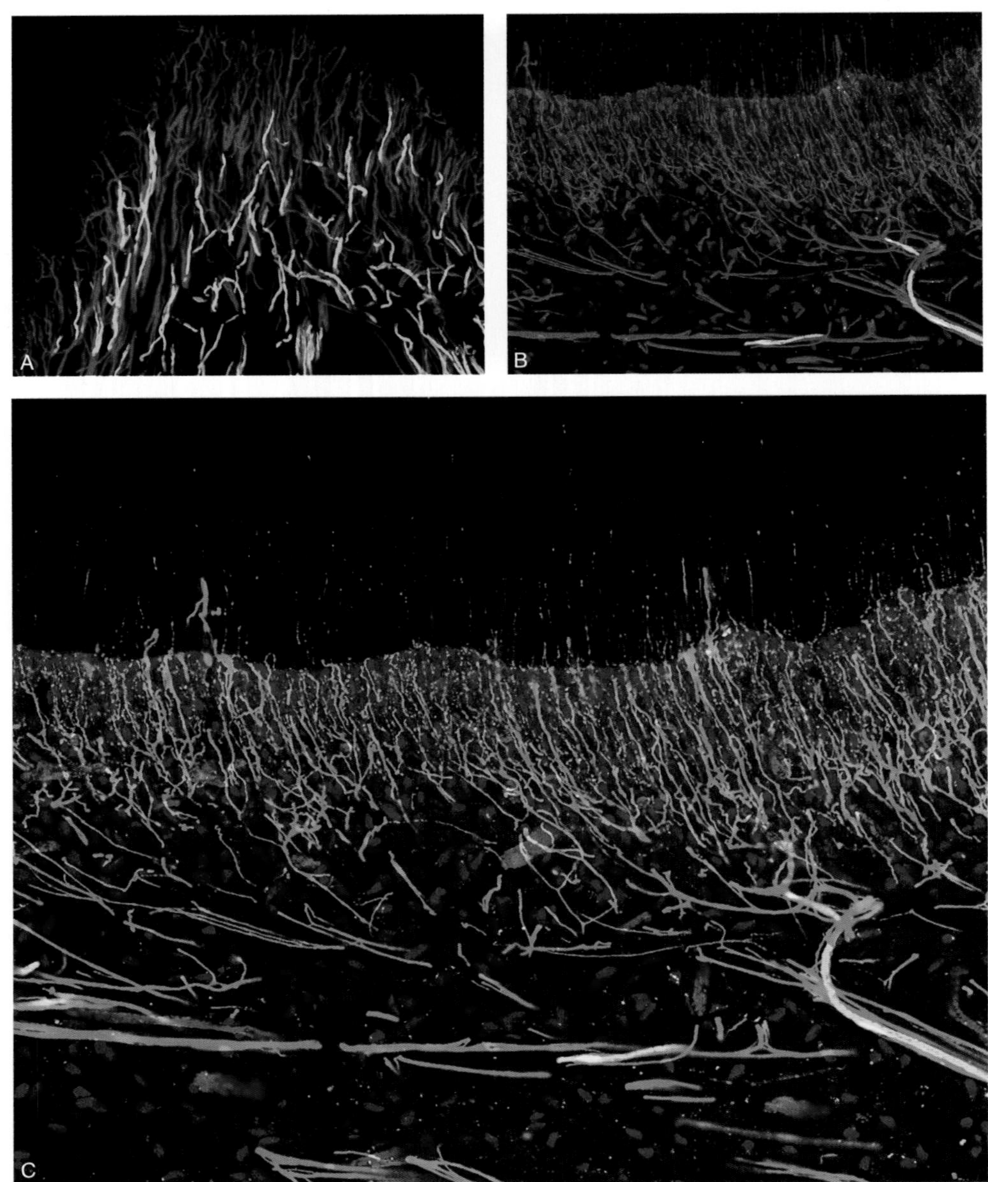

图 7-1 N52（红色）与髓鞘碱性蛋白（MBP，绿色）共定位（黄色）；成牙本质下神经丛 / 成牙本质细胞层（SP/OL）的轴突束缺乏 MBP（箭头），如图 A 中牙髓切片的髓角和图 B 中脱钙标本的 SP/OL 区域所示。图 C 激光共聚焦示龋齿脱钙切片中的牙髓牙本质界面，N52（神经纤维，绿色），血管性血友病因子（血管，红色），髓鞘碱性蛋白（髓鞘，黄色箭头）和 DAPI（核，蓝色）成牙本质细胞层附近的大多数纤维缺乏髓鞘，部分神经纤维伸入牙本质中（Courtesy of Dr. Michael A. Henry，San Antonio，TX，U.S.A.）

感性实验有影响。许多研究表明，EPTs 电极放置的最佳位置是前牙的切端或切 1/3[14,15]，磨牙的近中颊尖[16]，这两个区域均具有高耸的髓角。

上述神经分布模式归因于神经营养因子的浓度和不同神经纤维对不同神经营养因子的依赖性[17,18]。一项使用 Semaphorin3a（Sema3a）基因敲除小鼠的研究表明，Sema3a 可以调节牙髓发育过程中神经形成的时间和类型。神经胶质细胞源性神经营养因子靠近大直径机械敏感 A 纤维的冠髓[19]，神经生长因子（nerve growth factor，NGF）与其他纤维类型有关。总之，神经营养素的作用对于不同神经纤维在牙髓中的分布至关重要。这不仅在发育过程中普遍存在，而且在成年期也普遍存在，并在保护牙髓免受组织损伤方面发挥着重要作用。

第二节　神经肽

根据神经肽，如 CGRP[20-25]和 P 物质（substance P，SP）是否存在，支配牙髓的神经纤维可分为肽能神经纤维和非肽能神经纤维[24-30]。Aδ 纤维和 C 纤维的细胞体中含有这两种神经肽。在炎症条件下，它们能够将这些肽包入囊泡输送到末端后释放[31]。

牙髓中存在由牙髓轴突释放的其他神经肽包括神经激肽 A（neurokinin A，NKA）[24,30]、神经肽 Y（neuropeptide Y，NPY）[32-35]、血管活性肽（vasoactivepeptide，VIP）[25]、生长抑素[36,37]、甘丙肽[38]、胆囊收缩素[37]、β 内啡肽和脑啡肽[37,39]。表 7-2 列出了目前已知牙髓中神经肽的来源和功能。

表 7-2　牙髓神经肽的构成、来源和功能

神经肽	来源	功能
P 物质（SP）	感觉神经末梢	血管舒张
降钙素基因相关肽（CGRP）	感觉神经末梢	血管舒张
神经激肽 A（NKA）	交感神经末梢	末梢血管收缩
血管活性肽（VIP）	交感神经末梢	末梢血管收缩
神经肽 Y（NPY）	感觉神经	末梢血管收缩
内啡肽	感觉神经	抑制 SP 释放
脑啡肽	感觉神经	抑制 SP 释放
生长抑素	未知	抑制 SP 释放
甘丙肽	未知	未知
胆囊收缩素	未知	未知

【功能】

牙髓由交感神经和感觉神经纤维支配，这些纤维在维持牙髓稳态和修复方面发挥作用。以下内容将讨论这些纤维在牙髓正常和损伤条件下的三大主要功能。

一、对牙髓血流的调节作用

在没有组织损伤的情况下，神经维持牙髓血液流动，使牙髓组织充分灌注，向牙髓内的细胞输送适量的营养物质和氧气。牙髓血流通过保持毛细血管与胶质组织的压力以及毛细血管内部与间质中蛋白质的平衡来维持组织压力。在组织损伤和炎症状态下，交感神经纤维和感觉神经纤维被激活。牙髓的最初反应是减少牙髓血流量，由交感神经纤维局部产生的神经递质/肽（如去甲肾上腺素和 NPY）介导。去甲肾上腺素反过来激活附近小动脉平滑肌细胞中表达的 α- 肾上腺素能受体，引起血管收缩[40,41]。因此，牙髓在交感神经激活后有一段时间血流量减少。浸润注射含有“血管收缩剂”的局部麻醉剂时，就模拟这种效果。在牙髓损伤时，初级传入感觉神经末梢也被激活。

由邻近细胞释放的外部刺激物，例如细菌毒素、脂多糖（lipopolysaccharides，LPSs）或炎性介质，可通过神经纤维上的相应受体起作用，并触发许多神经肽的囊泡释放[42-44]。研究最广泛的两种神经肽是 SP 和 CGRP。这些神经肽在介导血管舒张和改变血管通透性中起着关键作用[26]，这是“神经源性炎症”的两个重要组成部分。这些神经肽作用的发挥靠 Aδ 纤维和 C 纤维介导。

解剖学研究表明，肽能神经纤维与牙髓微血管非常接近（图 7-2）[26]，可以明显地看到牙髓血流的神经调节，提示纤维的总数和活化增加导致了神经源性炎症。此外，神经纤维在炎症期也会增殖，导致神经源性炎症的纤维总数和活化增加[45]。免疫组织化学分析显示，造成不可逆性牙髓炎后，牙髓内 SP、CGRP、NPY 和 NKA 含量增加[24,25,31,46,47]。牙髓可以耐受牙髓血管系统的瞬时变化。然而，在持续性损伤或炎症刺激下，牙髓防御系统被突破，从而失去防御功能。有关更多详细信息，参见第二章。

二、在免疫调节中的作用

末梢神经纤维释放的神经肽可调节免疫反应。评估 SP 的研究表明，末梢神经纤维释放的神经肽可介导牙髓组织中的促炎作用，包括巨噬细胞诱导吞噬功能的募集和增强[48,49]，巨噬细胞释放促炎细胞因子[50,51]以及 T 淋巴细胞增殖[52,53]。神经肽 NKA 也具有对巨噬细胞激活的类似作用[54]。此外，CGRP 通过触发肥大细胞释放组胺，在继续参与神经源性炎症的同时，也抑制了其中一些效应[55]。

除了在牙髓中的作用外，神经肽还与根尖周疾病有关。研究表明，VIP 水平增加抑制根尖周病变的发展[54-56]。该作用可通过抑制巨噬细胞诱导细胞因子产生，从而抑制破骨细胞生成[57,58]和/或通过 CD8 淋巴细胞凋亡来介导[59]。CGRP 也具有类似的作用。另外，SP 在免疫细胞和内皮细胞上的表达表明其在调节根管系统感染的根尖周反应中可能起着关键作用。

三、在疼痛传递中的作用

感觉神经纤维或痛觉感受器在疼痛机制中的作用较为清楚。牙髓中疼痛的传导始于初级传入神经纤维对有害化学、热或机械刺激的反应（图 7-3）。这些神经纤维属于三叉神经，其中一级神经元将其中心末端投射到位于脑干中的感觉核。该核的 3 个不同区域即口核、极间核和尾核，接收来自末端的投射。但大多数研究表明尾核是接受大部分疼痛反射传入的初级核（图 7-4）[60,61]。信号随后由二级神经元传递到丘脑，最后将疼痛反射传入到躯体感觉皮层。因此，当有牙髓炎等牙髓疼痛时，引起牙痛的神经传导始于牙髓，在有根尖周炎或急性根尖脓肿继而发生根尖周炎时，引起牙痛的神经传导始于牙周组织。

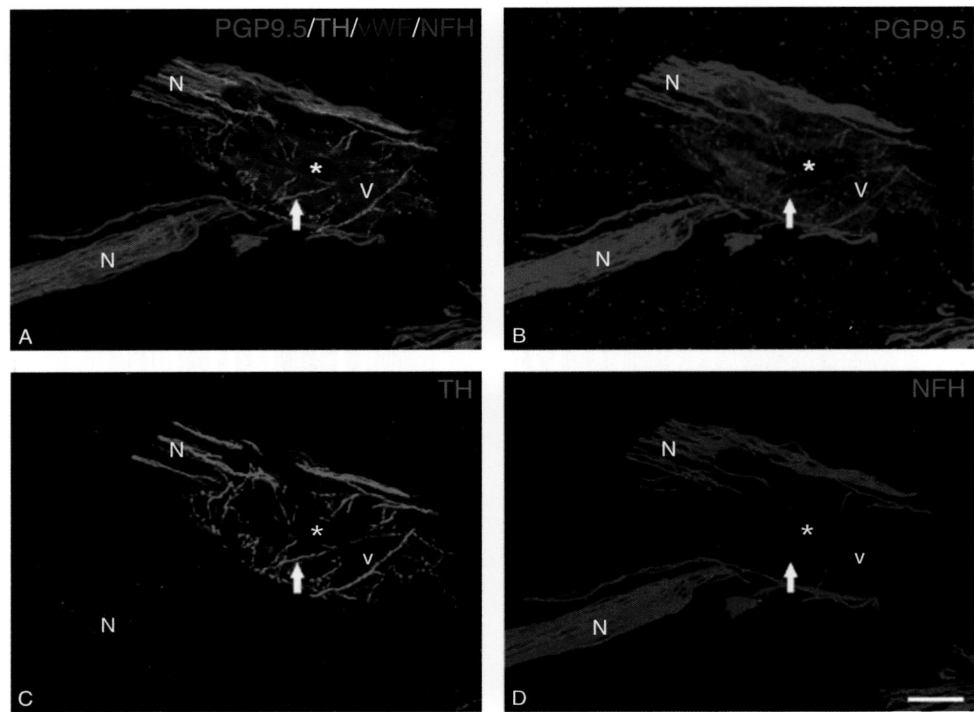

图 7-2 激光共聚焦示 PGP9.5

A. 表示血管腔 **B.** 酪氨酸羟化酶，交感纤维的标志物 **C.** NFH **D.** 与血管紧密相关的神经纤维，血管性血友病因子，血管标记物（Reproduced with permission from Henry et al[6].）

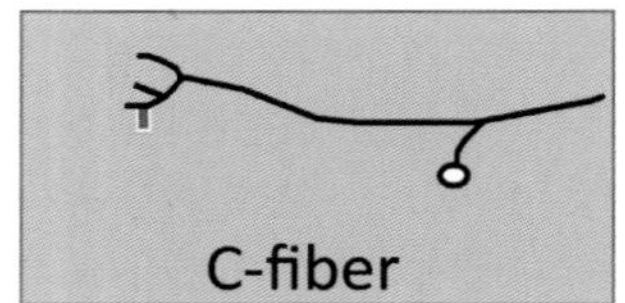

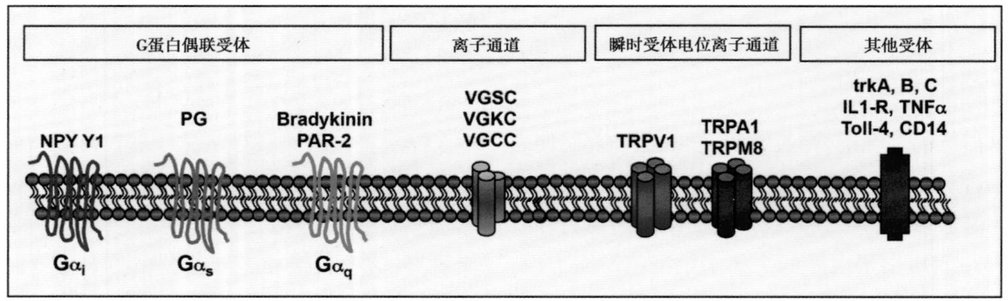

图 7-3 存在于感觉神经元外周末端的主要受体或离子通道，这些物质可将外部刺激转化为变异的神经元功能。并非所有的受体或离子通道都存在于所有神经元上，在炎症或神经损伤过程中有一些受体或离子通道发生了改变。PAR-2、蛋白酶激活受体亚型 2、PG、前列腺素、TRPA1、瞬时受体电位 A1、TRPM8、瞬时受体电位 M8、TRPV1、瞬时受体电位 V1（辣椒素受体 α）、VGCC、电压门控钙通道、VGKC、电压门控钾通道、VGSC、电压门控钠通道（Reproduced with permission from Henry and Hargreaves[62].）

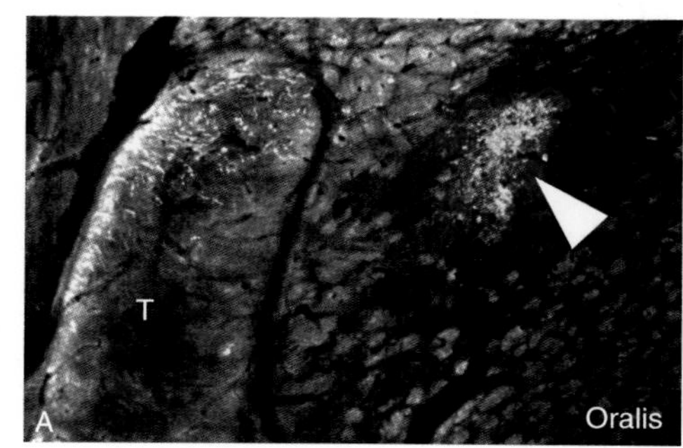

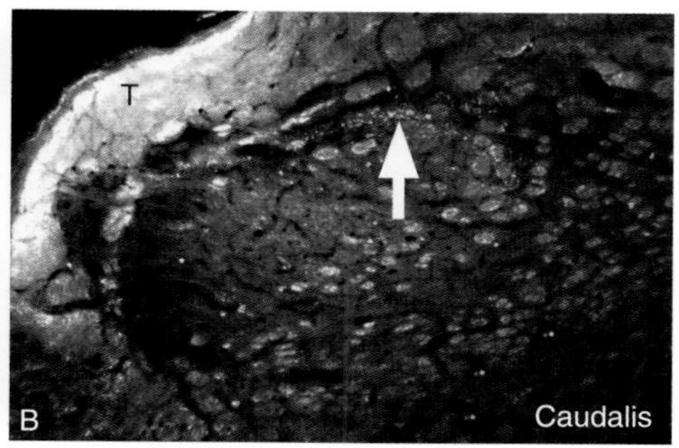

图 7-4 牙髓传导广泛投射于整个三叉神经感觉核复合体。暗场显微照片显示了辣根过氧化物酶从猫下颌尖牙牙髓经神经节转运到遍及三叉神经感觉核的初级传入末端后，牙髓传导（箭头）向口核和尾核的中心投射。标记的纤维离开三叉神经束，终止于复合体的喙部（口周；箭头示）和尾部，包括尾核浅表层（箭头）（Courtesy of Dr. Michael A. Henry, San Antonio, TX, U.S.A.）

可以感受各种刺激（如热刺激、机械刺激和化学刺激）的特殊纤维称为伤害感受器，包括Aδ纤维和C纤维，它们通过位于外周末端的刺激感应受体感受有害刺激。这些受体包括G蛋白偶联受体（G-protein-coupled receptors, GPCR），他们在激活后会偶联/结合到3种G蛋白之一，即$G\alpha_s$、$G\alpha_{i/o}$、$G\alpha_{q/11}$[62]。结合哪种G蛋白取决于不同的细胞活动，几种炎症介质可激活特定的GPCR。例如，前列腺素可激活$G\alpha_s$；刺激性G蛋白的活化会导致腺苷酸环化酶的激活，从而引起环磷酸腺苷（cyclic adenosine monophosphate, cAMP）的增加，并最终导致细胞活化[62]。阿片类药物和大麻素激动剂对$G\alpha_{i/o}$的激活导致cAMP水平下降，这使得伤害感受器功能受到抑制[62-64]。伤害感受器还可通过激活$G\alpha_{q/11}$对炎症介质做出反应，激活各自GPCR的缓激肽和白三烯受体与$G\alpha_{q/11}$结合，这种结合可以激活涉及磷脂酶C的不同传导信号，最终导致伤害感受器敏感性增加[62,65,66]。

除了代谢GPCRs外，离子感受器在伤害感受器激活方面也发挥了重要作用。目前研究最多的受体之一是瞬时受体电位1（transient receptor potential vanilloid1, TRPV1）受体[62]。它属于受体离子通道家族，在炎症性疼痛方面被广泛研究。TRPV1能够感受化学刺激物（如辣椒中的主要成分辣椒素）和温度>43℃的刺激[67]。此外，在炎症条件下，多种炎症介质可通过增加受体敏感性而降低其激活阈值，导致痛觉过敏[66,68]。TRPV1在牙髓中高表达[3,69]，在有症状和无症状的患牙中表达均增加，表明TRPV1在疼痛和炎症中起关键作用[70]。

其他TRP通道如TRP锚蛋白1（TRPA1）[71-74]和TRP褪黑素8（TRPM8）[72,75]在感受冷及炎症介质方面也具有作用。总而言之，TRPs是最早发现外界刺激并介导疼痛传递的靶点之一。

在感觉神经末梢表达的其他类型的受体包括模式识别受体如Toll样受体（Toll-like receptors, TLR），可识别由微生物产生的结构保守的抗原，例如来自革兰氏阴性菌的LPS和来自革兰氏阳性菌的脂磷壁酸（lipotechoic acid, LTA）。痛觉受器上TLR的激活可引起受体如TRPV1的敏化[42,43]。这反过来又降低了伤害感受器激活的阈值，从而促进了自发性疼痛或持续性疼痛的过程。与LPS和LTA类似，炎症介质（如前列腺素[76]和缓激肽[77,78]）的局部释放也会在炎症条件下引起伤害感受器的反应。

牙痛机制的关键是电压门控钠通道（voltage-gated sodium channels, Na_v），它有助于信号在整个神经中的传递。这些通道在感觉纤维末梢有特殊表达的亚型[79]。牙髓内的亚型为$Na_v1.7$和$Na_v1.8$[80]，与正常牙髓相比，这些亚型在牙痛时表达上调（图7-5）[81]。它们位于神经轴突，能将信号快速传递到中枢末端，解释了牙髓炎特有的自发性剧烈放射痛。Na_v可以在有髓轴突的无髓段形成簇，这些通道可能在介导不可逆性牙髓炎的疼痛特征中发挥作用[6]。此外，敏化可以使神经纤维在低于正常的刺激强度下去极化，所以前列腺素引起的炎症诱导Na_v通道敏化也与不可逆性牙髓炎引起的疼痛有关[82]。

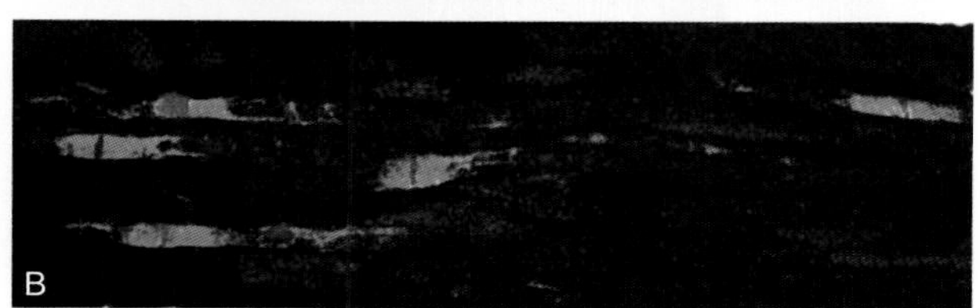

图 7-5

A、B. 位于疼痛牙髓中非节点和节点位置的$Na_v1.7$和$Na_v1.8$钠通道亚型（红色）在神经纤维中显著表达。Caspr的副结染色鉴别郎飞结（绿色）（Courtesy of Dr. Michael A. Henry, San Antonio, TX, U.S.A.）

神经可塑性与牙损伤有关。神经纤维不仅可以通过改变基因表达发生适应性变化，而且还会改变其细胞化学表型。在低强度损伤时，牙髓内的初级传入纤维数量增加，这种现象被称为"神经发芽"[83,84]。牙髓损伤后牙髓中NGF增加[85]。只要刺激存在，这些效应似乎就会持续下去。去除刺激后，神经元的结构很快恢复正常。然而，一些学者认为在持续发炎或感染的情况下，神经发芽可能会持续很长一段时间，并可能导致伤害感受器敏化。Wood等[86]的初步数据表明，从正常牙和有龋无痛牙中收集的牙髓，在神经密度上存在显著差异（图7-6）。与正常牙髓相比，有龋无痛牙有更多的神经发芽量，这表明神经发芽可能与疼痛增加没有直接关系。但神经发芽可能会使牙髓的修复和改建之间的稳定状态发生改变。

牙髓初级传入神经中央末端的重要任务是将外周检测到的刺激传递给位于髓质背角内的二级神经元。虽然大多数牙周末端神经投射于尾状核，但也有部分与位于口核和三叉神经脊束核极间核的神经元有联系[87-90]，解释了患者无法定位牙髓炎时的疼痛。这些二级神经元或投射神经元是调控外周损伤后发生疼痛的主要中枢。

除了初级传入外，投射神经元还接收来自邻近细胞的输入，如中间神经元、下行神经元和胶质细胞。外周组织损伤时，原发性神经递质的中枢末梢释放兴奋性神经递质，如SP和谷氨酸。谷氨酸在痛觉过敏发生中的作用已被广泛研究。投射神经元上SP的NK1（亚型受体，特别是神经激肽）和谷氨酸的天冬氨酸（NMDA）和氨甲基磷酸（AMPA）的激活会引起这些神经元的兴奋，然后这些神经元通过三叉神经丘脑束把这个信号传递到丘脑，信号从丘脑皮质束传递到躯体感觉皮层。

炎症条件下，投射神经元水平上的传入整合非常复杂。炎症使C纤维以足够强度传入，使投射神经元处于持续激活状态。这就建立了一个突触可塑性区域。其他来自邻近细胞（如中间神经元和神经胶质细胞）的传入，也可以根据它们释放的神经递质来改变这个信号。此外，较大的纤维如Aβ纤维，通常从外周传递如触觉和本体感觉之类的信号，也可能在炎症条件下活化，并有助于该信号的放大。总之，这些细胞通路增加了感受域，促进了非伤害性刺激（异常性疼痛）介导的反应，增加了对疼痛刺激（痛觉过敏）的反应，并促进了自发痛。同时，中枢投射神经元的敏化建立了中枢敏化现象。

中枢敏化是出现患者治疗后疼痛的关键。大约有11%的患者在根管治疗7天后仍感到疼痛[91]，而1.9%的患者在3~5年内仍有未解决的疼痛[92]，表明尽管在临床操作中牙髓治疗取得了成功，但持续性疼痛可能仍然存在。这可以部分用中枢敏化解释，该敏化在周围成分去除后仍持续很长时间。术前疼痛可能是术后疼痛的一个强有力的预测指标[93]。

综上所述，牙痛机制在很大程度上取决于牙髓损伤的程度，同时也取决于炎症的严重程度。存在于伤害感受器上的靶受体，物理和分子表达的变化和维持痛觉过敏状态对疼痛的中枢机制解释有重要作用。

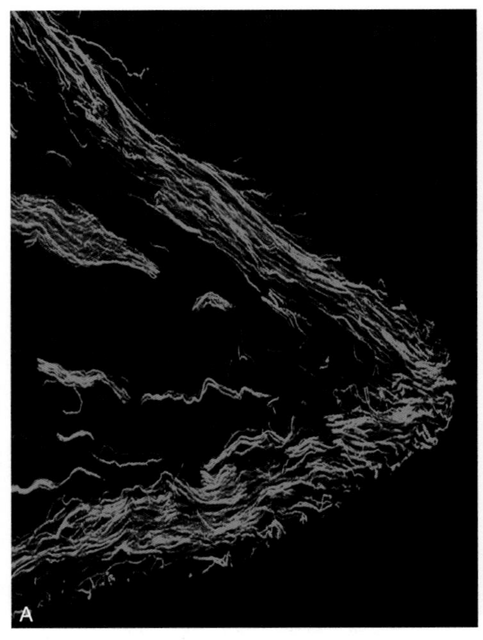

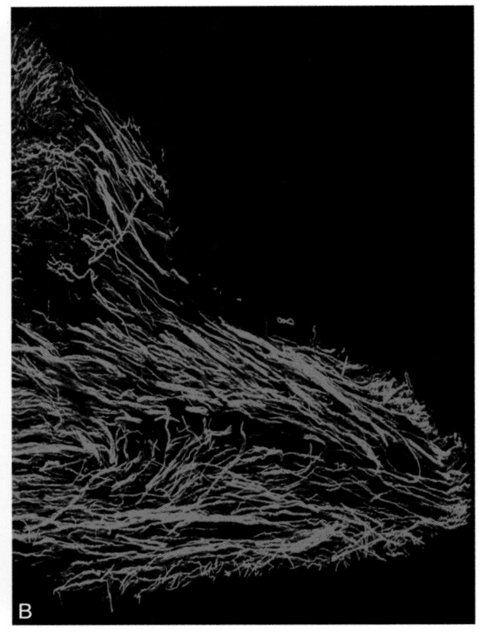

图 7-6 有龋无痛牙中的神经发芽

同一颗磨牙的两个不同髓角内的神经标记的激光共聚焦（N52/GAP43）显示，没有龋损的髓角中的神经分布正常（**A**），有早期龋损的髓角中看到大量的神经发芽（**B**）（Courtesy of Dr. Michael A. Henry, San Antonio, TX, U.S.A.）

第三节　牙髓源性疼痛

支配牙髓和根尖周组织的感觉神经元的激活通常会引起痛觉。牙痛的感觉可能是由于激活了支配牙髓和根尖周组织的神经元以及痛觉过敏的中枢机制所致。有害的传入可能不是源自患者认为与疼痛有关的牙，可能来自远处的患牙。

一、牙本质敏感症

牙本质敏感症是一种常见的牙髓源性疼痛，指牙本质暴露在热、触压觉或化学刺激下产生的短暂、尖锐的疼痛，且不能诊断为其他任何形式的牙体缺损病变[94]。据报道，牙本质敏感症的患病率从3%~98%不等[95-99]。患病率的差异可能是由于研究对象招募中的选择偏差、使用不同的诊断标准和文化因素所致。

牙本质敏感症的危险因素包括年龄、牙龈退缩、牙漂白、牙周治疗、磨损、磨耗和其他解剖缺陷[100，101]。一些研究表明，牙本质敏感症的发病率在30岁和40岁达到高峰[102]。牙龈退缩、糜烂和牙内部折裂使牙本质小管暴露可导致牙本质敏感症。最近的一项研究提示，在牙龈退缩的人群中，牙本质敏感症的患病率更高（PR 5.5；95% CI 3.0—10.1）[103]。40岁后牙本质敏感症的减少可能是由于第三期牙本质的形成或牙髓活力降低。

牙本质敏感症有几种机制（参考第二章，图2-5）。“神经学说”认为外界刺激直接激活了支配牙本质小管的神经细胞。“流体动力学”理论是最被认可的理论，它提出由机械力、热力或化学力使牙本质小管中的液体流动从而激活神经纤维导致疼痛[104]。牙本质小管液的流动会引起剪切力，而该力又可激活对机械敏感的离子通道，如TREK1、TREK2和ASICS3[73]。牙本质小管液可以双向流动，可向内流即朝着牙髓方向，也可向外流即远离牙髓方向。冷刺激引起牙本质小管液体向外流动产生更迅速短暂的疼痛，而热刺激则会引起牙本质小管液体向内流动。成牙本质细胞传导学说认为成牙本质细胞是感觉受体，它传导外界刺激，并将外界刺激传递到牙本质或牙髓的神经末梢。已知成牙本质细胞表达细胞表面受体和离子通道，包括TRPV1、TRPV2、TRPV4、TRPA1、TPRM3、Ca和K通道，表明这些细胞可能具有感觉受体功能[105-110]。

二、牙本质敏感症的处理

牙本质敏感症的治疗通常采用两种方法：一是减少牙本质小管内液体的流动，二是减少支配牙本质神经细胞的神经元活动。氟化钠、氟化亚锡、氯化锶、草酸钾、磷酸钙、碳酸钙和生物活性玻璃等通过堵塞牙本质小管减少液体流动。牙本质粘接封闭剂包括含氟涂料、草酸和树脂、玻璃离子水门汀、复合材料和牙本质粘接剂，也能封闭牙本质小管，使牙本质敏感症发生率降低。

硝酸钾等神经调节剂具有使神经去极化和防止复极化的作用。一项Meta分析比较了含钾和不含钾牙膏对牙本质敏感症的影响（n=390）[111]，结果表明，使用含钾牙膏显著降低了牙本质对触觉、空气冲击和热刺激的平均敏感度，但在患者主观评价上影响不大。

三、牙髓炎

牙髓和根尖周组织炎症通常与疼痛有关，占急诊就诊的90%，其中以牙痛为主要症状。这种疼痛归因于牙髓或根尖痛觉感受器的激活[112]。牙髓的微生物感染会触发感染、信号损伤和促进修复的免疫反应。大量免疫介质释放可引发疼痛和炎症，并在晚期发展为牙髓坏死。健康牙髓发展为可逆性牙髓炎进而发展到不可逆的牙髓炎，患者通常会出现自发性或诱发性疼痛。

一些患有不可逆性牙髓炎的患者表现出自发性疼痛。疼痛性质的描述是重要的线索，有助于区分牙髓源性疼痛与其他部位引起的疼痛。有关更多详细信息，参见第十七章。

一项比较牙痛患者（n=359）与心脏源性颅面痛患者（n=115）的疼痛性质的研究表明，疼痛、灼热、压力和搏动等可用于区分牙源性和心源性疼痛（P=0.53）[113]。

“搏动性疼痛”通常与牙源性疼痛相关，其潜在机制尚待明确。以往认为，搏动的感觉是由紧贴血管的疼痛感觉神经元的节律性激活引起的。一项关于牙源性疼痛患者的搏动性疼痛与动脉搏动之间关系的研究表明，搏动速率（44bpm ± 3）比动脉搏动速率（73bpm ± 2）要慢得多，并且这两个节律之间没有同步性（P<0.001）（图7-7）[114]。这两种节律性活动的生理机制是不同的。

热刺激痛被认为是不可逆性牙髓炎疼痛的标志。为了更好地了解牙髓炎热刺激痛的机制，多项研究检测了牙髓中热感受器和离子通道的表达。例如，对TRP受体的研究表明，成牙本质细胞表达TRPV1-3、TRPA1和TRPM8[108，115]；牙髓成纤维细胞表达TRPA1、TRPM2和TRPM8[46]；临床前研究和体外研究表明，这些受体是有功能的，并且在有感染（例如LPS）和炎症介质的情况下会敏化[43，69，116]。然而，从临床研究中获得的比较有症状牙髓炎患者和正常人的牙髓数据产生了矛盾。TRPM2表达在成纤维细胞中增加，但在支配有症状牙髓的轴突中却没有增加[117]。与正常牙髓相比，发炎的冷敏性牙髓炎样本中TRPM8的轴突表达降低[118]。

机械诱发痛是不可逆性牙髓炎患者的常见表现[119]。有几种假说解释了不可逆性牙髓炎发生机械诱发痛的机制（图7-8）。一种假说是机械诱发痛是由支配牙髓的机械感受性神经元介导的。此观点由以下结果支持：成牙本质细胞表达机械感受器TRPV4和TRPM3，并且牙髓传入A纤维

1
0
HR TR
5 10 15
Time (s)
A

1
0
HR TR
5 10 15
Time (sec)
B

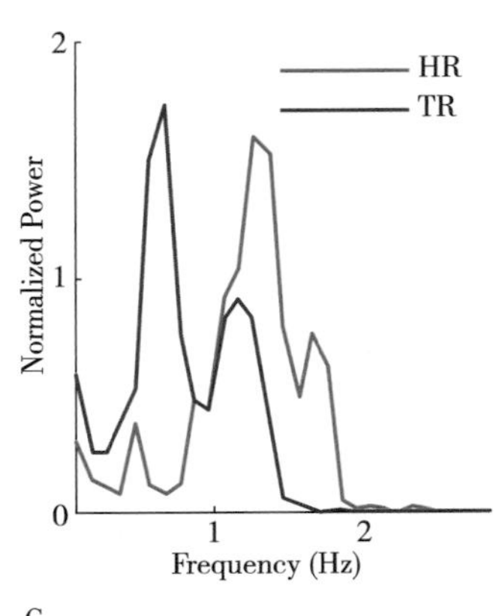

C

图 7-7 牙髓源性疼痛患者的搏动速率（TR）和动脉搏动速率（HR）的频谱分析
A、B. 两个代表性受试者的 TR 和 HR 的叠加波形和平滑波形 **C.** 所有受试者的平均标准化的能量频谱（Reproduced with permission from Mirza et al[126].）

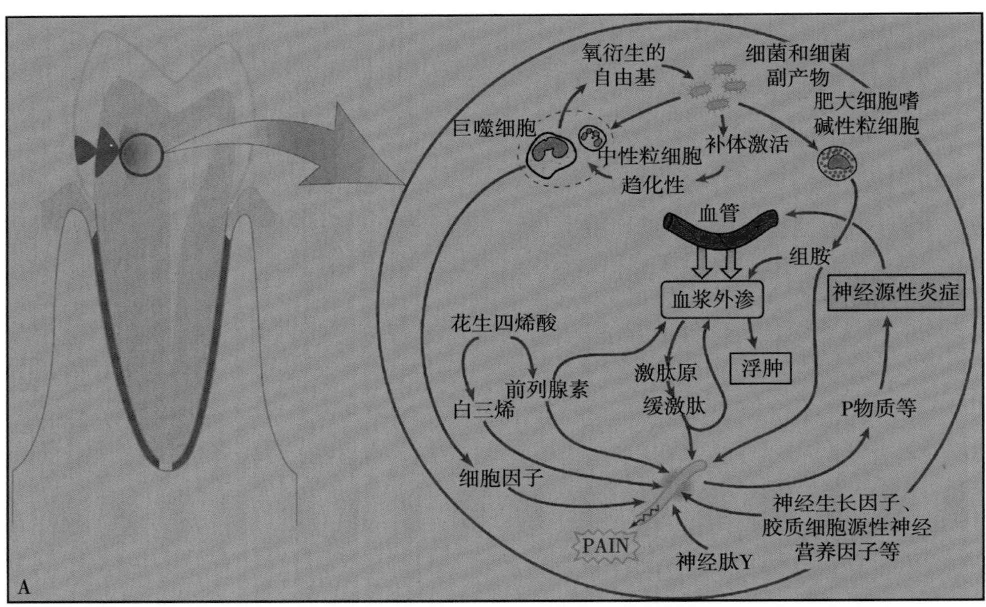

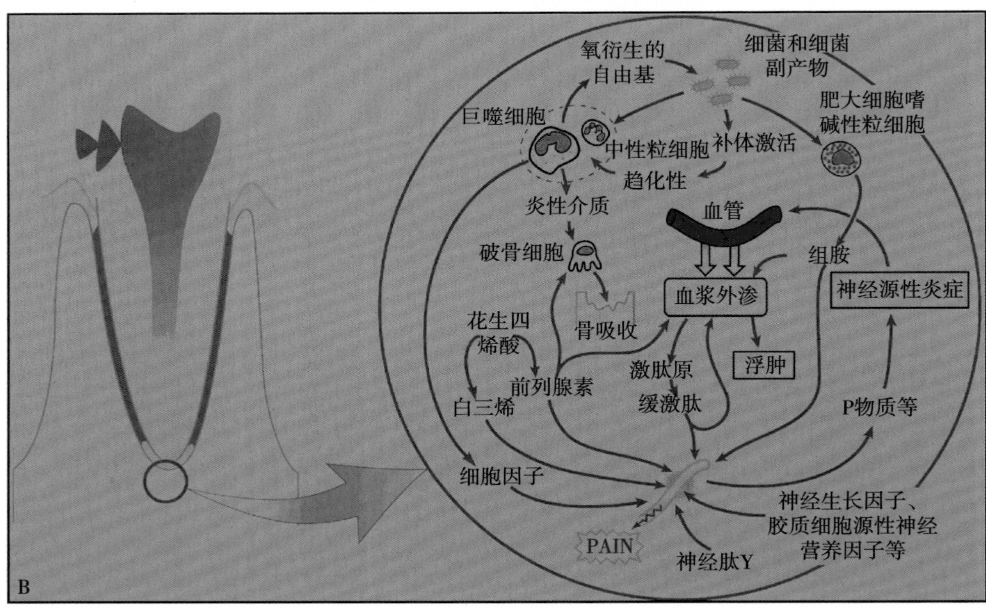

图 7-8 通过牙髓炎患牙解释机械诱发痛产生的三个假说
A. 牙髓中的微生物代谢产物和炎症介质激活机械感受器 **B.** 牙髓中的微生物代谢产物和炎症介质扩散到根尖周组织并激活根尖周机械感受器

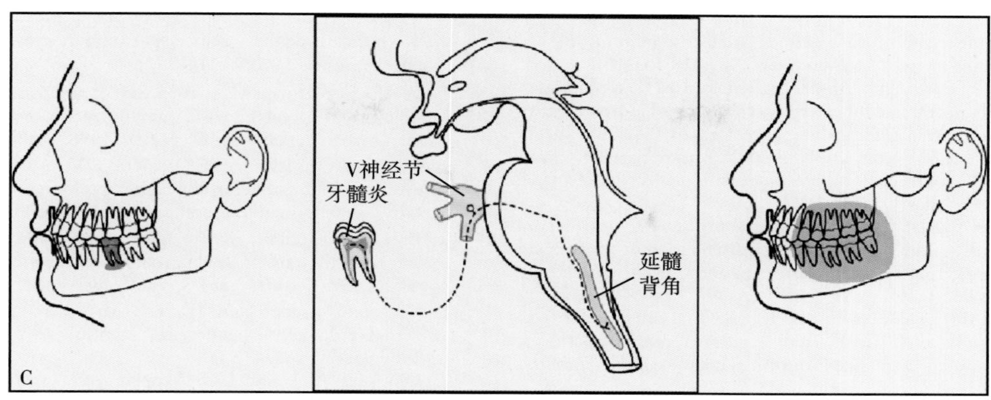

图 7-8 （续）

C. 牙髓伤害感受器的传入阻塞诱导中枢敏化，导致受体场扩张和机械性痛觉异常（Reproduced with permission from Owatz et al[119].）

对机械刺激产生反应[70]。并非所有不可逆性牙髓炎患者均有机械诱发痛，因此牙源性疾病中的机械诱发痛可能不是牙髓机械感受器的激活所致。

第二种假说是发炎牙髓的炎性介质和微生物代谢产物扩散到根尖周间隙并激活或敏化牙周膜中的机械感受器。最近的一项研究比较了 CBCT 和根尖片，约 20% 活髓牙在 CBCT 中可见直径≥1mm 的根尖透射影，而在根尖片中未见到透射影[120]。通过 CBCT 被诊断为不可逆性牙髓炎的患牙中有 13.7% 可见根尖周病变，而在根尖片上只有 3.3%[121]。加上组织学发现，即活髓牙发生根尖变化在完全牙髓坏死之前，支持了以下假设：机械诱发痛是不可逆性牙髓炎患牙的牙周膜中机械感受器被激活所致。

第三个假说是机械诱发痛是由牙髓伤害感受器激活后的中枢敏化引起。临床前研究表明，表达牙髓伤害感受器的 TRPA1 急性致敏可在远处引起机械诱发痛[122]。一项临床研究发现，不可逆性牙髓炎和正常的根尖周组织相比，被诊断为不可逆性牙髓炎和机械诱发痛的患者其自发性疼痛更显著[119]。不可逆性牙髓炎患者对侧正常牙的机械性疼痛阈值低于无症状患者。因此，有临床和临床前证据支持不可逆性牙髓炎和机械诱发痛患者的中枢敏化。

四、牵涉痛

牵涉痛是指由痛源支配神经引发的非支配部位的疼痛。口腔颌面部组织中的牵涉痛并不少见。对根管治疗后非牙源性疼痛的系统评价和荟萃分析发现，根管治疗后疼痛≥6 个月时，非牙源性因素占 56%[123]。对一组根管治疗后持续性疼痛 >6 个月的病例（n=19）调查发现，非牙髓源性疼痛占比为 42%[123]。最常见的非牙髓源性疼痛原因是肌筋膜性颞下颌关节紊乱病，累及咬肌、颞肌和翼外肌。

牵涉痛通常以层压方式发生，该方式反映了伤害感受器进入三叉神经束的顺序。有关更多详细信息，参见第十七章。牵涉痛可能会带来诊断上的困难，一般通过两种方法来确定疼痛的来源。首先是诱发疼痛（再现主诉），即刺激痛源可引起疼痛，而刺激感知部位则不引起疼痛。另一种方法是使用局部麻醉阻止疼痛[124]。临床医生应当意识到倾听患者疼痛史、使用适当的测试方法和重复主诉以获得正确诊断的重要性。

（王静 译　彭彬 审校）

参考文献

1. Narhi M, Jyvasjarvi E, Virtanen A, et al. Role of intradental A- and C-type nerve fibres in dental pain mechanisms. *Proc Finn Dent Soc.* 1992;88(Suppl 1):507–516.
2. Fried K, Arvidsson J, Robertson B, et al. Combined retrograde tracing and enzyme/immunohistochemistry of trigeminal ganglion cell bodies innervating tooth pulps in the rat. *Neuroscience.* 1989;33:101–109.
3. Gibbs JL, Melnyk JL, Basbaum AI. Differential TRPV1 and TRPV2 channel expression in dental pulp. *J Dent Res.* 2011;90:765–770.
4. Marfurt CF, Turner DF. The central projections of tooth pulp afferent neurons in the rat as determined by the transganglionic transport of horseradish peroxidase. *J Comp Neurol.* 1984;223:535–547.
5. Sugimoto T, Takemura M, Wakisaka S. Cell size analysis of primary neurons innervating the cornea and tooth pulp of the rat. *Pain.* 1988;32:375–381.
6. Henry MA, Luo S, Levinson SR. Unmyelinated nerve fibers in the human dental pulp express markers for myelinated fibers and show sodium channel accumulations. *BMC Neurosci.* 2012;13:29.
7. Matthews B. Sensory physiology: a reaction. *Proc Finn Dent Soc.* 1992;88 (Suppl 1):529–532.
8. Ikeda H, Tokita Y, Suda H. Capsaicin-sensitive A delta fibers in cat tooth pulp. *J Dent Res.* 1997;76:1341–1349.
9. Johnsen D, Johns S. Quantitation of nerve fibres in the primary and permanent canine and incisor teeth in man. *Arch Oral Biol.* 1978;23:825–829.
10. Fried K, Sessle BJ, Devor M. The paradox of pain from tooth pulp: low-threshold "algoneurons"? *Pain.* 2011;152:2685–2689.
11. Dostrovsky JO, Sessle BJ, Hu JW. Presynaptic excitability changes produced in brain stem endings of tooth pulp afferents by raphe and other central and peripheral influences. *Brain Res.* 1981;218:141–160.
12. Tal M. The threshold for eliciting the jaw opening reflex in rats is not increased by neonatal capsaicin. *Behav Brain Res.* 1984;13:197–200.
13. Fried K, Aldskogius H, Hildebrand C. Proportion of unmyelinated axons in rat molar and incisor tooth pulps following neonatal capsaicin treatment and/or sympathectomy. *Brain Res.* 1988;463:118–123.

14. Bender IB, Landau MA, Fonsecca S, Trowbridge HO. The optimum placement-site of the electrode in electric pulp testing of the 12 anterior teeth. *J Am Dent Assoc.* 1989;118:305–310.
15. Udoye CI, Jafarzadeh H, Okechi UC, Aguwa EN. Appropriate electrode placement site for electric pulp testing of anterior teeth in Nigerian adults: a clinical study. *J Oral Sci.* 2010;52:287–292.
16. Lin J, Chandler N, Purton D, Monteith B. Appropriate electrode placement site for electric pulp testing first molar teeth. *J Endod.* 2007;33:1296–1298.
17. Qian XB, Naftel JP. Effects of neonatal exposure to anti-nerve growth factor on the number and size distribution of trigeminal neurones projecting to the molar dental pulp in rats. *Arch Oral Biol.* 1996;41:359–367.
18. Kvinnsland IH, Luukko K, Fristad I, et al. Glial cell line-derived neurotrophic factor (GDNF) from adult rat tooth serves a distinct population of large-sized trigeminal neurons. *Eur J Neurosci.* 2004;19:2089–2098.
19. Kettunen P, Loes S, Furmanek T, et al. Coordination of trigeminal axon navigation and patterning with tooth organ formation: epithelial-mesenchymal interactions, and epithelial Wnt4 and Tgfbeta1 regulate semaphorin 3a expression in the dental mesenchyme. *Development.* 2005;132:323–334.
20. Uddman R, Grunditz T, Sundler F. Calcitonin gene related peptide: a sensory transmitter in dental pulps? *Scand J Dent Res.* 1986;94:219–224.
21. Wakisaka S. Neuropeptides in the dental pulp: distribution, origins, and correlation. *J Endod.* 1990;16:67–69.
22. Uddman R, Kato J, Lindgren P, et al. Expression of calcitonin gene-related peptide-1 receptor mRNA in human tooth pulp and trigeminal ganglion. *Arch Oral Biol.* 1999;44:1–6.
23. Caviedes-Bucheli J, Camargo-Beltran C, Gomez-la-Rotta AM, et al. Expression of calcitonin gene-related peptide (CGRP) in irreversible acute pulpitis. *J Endod.* 2004;30:201–204.
24. Awawdeh L, Lundy FT, Shaw C, et al. Quantitative analysis of substance P, neurokinin A and calcitonin gene-related peptide in pulp tissue from painful and healthy human teeth. *Int Endod J.* 2002;35:30–36.
25. Caviedes-Bucheli J, Lombana N, Azuero-Holguin MM, et al. Quantification of neuropeptides (calcitonin gene-related peptide, substance P, neurokinin A, neuropeptide Y and vasoactive intestinal polypeptide) expressed in healthy and inflamed human dental pulp. *Int Endod J.* 2006;39:394–400.
26. Gazelius B, Edwall B, Olgart L, et al. Vasodilatory effects and coexistence of calcitonin gene-related peptide (CGRP) and substance P in sensory nerves of cat dental pulp. *Acta Physiol Scand.* 1987;130:33–40.
27. Wakisaka S, Ichikawa H, Nishimoto T, et al. Substance P-like immunoreactivity in the pulp-dentine zone of human molar teeth demonstrated by indirect immunofluorescence. *Arch Oral Biol.* 1984;29:73–75.
28. Gronblad M, Liesi P, Munck AM. Peptidergic nerves in human tooth pulp. *Scand J Dent Res.* 1984;92:319–324.
29. Caviedes-Bucheli J, Correa-Ortiz JA, Garcia LV, et al. The effect of cavity preparation on substance P expression in human dental pulp. *J Endod.* 2005;31:857–859.
30. Linden GJ, McKinnell J, Shaw C, Lundy FT. Substance P and neurokinin A in gingival crevicular fluid in periodontal health and disease. *J Clin Periodontol.* 1997;24:799–803.
31. Buck S, Reese K, Hargreaves KM. Pulpal exposure alters neuropeptide levels in inflamed dental pulp and trigeminal ganglia: evaluation of axonal transport. *J Endod.* 1999;25:718–721.
32. Uddman R, Grunditz T, Sundler F. Neuropeptide Y: occurrence and distribution in dental pulps. *Acta Odontol Scand.* 1984;42:361–365.
33. Luthman J, Luthman D, Hokfelt T. Occurrence and distribution of different neurochemical markers in the human dental pulp. *Arch Oral Biol.* 1992;37:193–208.
34. Uddman R, Kato J, Cantera L, Edvinsson L. Localization of neuropeptide Y Y1 receptor mRNA in human tooth pulp. *Arch Oral Biol.* 1998;43:389–394.
35. Rodd HD, Boissonade FM. Comparative immunohistochemical analysis of the peptidergic innervation of human primary and permanent tooth pulp. *Arch Oral Biol.* 2002;47:375–385.
36. Casasco A, Calligaro A, Casasco M, et al. Immunocytochemical evidence for the presence of somatostatin-like immunoreactive nerves in human dental pulp. *J Dent Res.* 1991;70:87–89.
37. Casasco A, Calligaro A, Casasco M, et al. Peptidergic nerves in human dental pulp. An immunocytochemical study. *Histochemistry.* 1990;95:115–121.
38. Wakisaka S, Itotagawa T, Youn SH, et al. Distribution and possible origin of galanin-like immunoreactive nerve fibers in the mammalian dental pulp. *Regul Pept.* 1996;62:137–143.
39. Robinson QC, Killmar JT, Desiderio DM, et al. Immunoreactive evidence of beta-endorphin and methionine-enkephalin-Arg-Gly-Leu in human tooth pulp. *Life Sci.* 1989;45:987–992.
40. Edwall L, Kindlova M. The effect of sympathetic nerve stimulation on the rate of disappearance of tracers from various oral tissues. *Acta Odontol Scand.* 1971;29:387–400.
41. Kim S, Dorscher-Kim JE, Liu M. Microcirculation of the dental pulp and its autonomic control. *Proc Finn Dent Soc.* 1989;85:279–287.
42. Diogenes A, Ferraz CC, Akopian AN, et al. LPS sensitizes TRPV1 via activation of TLR4 in trigeminal sensory neurons. *J Dent Res.* 2011;90:759–764.
43. Ferraz CC, Henry MA, Hargreaves KM, Diogenes A. Lipopolysaccharide from Porphyromonas gingivalis sensitizes capsaicin-sensitive nociceptors. *J Endod.* 2011;37:45–48.
44. Caviedes-Bucheli J, Munoz HR, Azuero-Holguin MM, Ulate E. Neuropeptides in dental pulp: the silent protagonists. *J Endod.* 2008;34:773–788.
45. Byers MR. Dynamic plasticity of dental sensory nerve structure and cytochemistry. *Arch Oral Biol.* 1994;39(Suppl):13S–21S.
46. El Karim IA, Lamey PJ, Linden GJ, et al. Caries-induced changes in the expression of pulpal neuropeptide Y. *Eur J Oral Sci.* 2006;114:133–137.
47. Bowles WR, Withrow JC, Lepinski AM, Hargreaves KM. Tissue levels of immunoreactive substance P are increased in patients with irreversible pulpitis. *J Endod.* 2003;29:265–267.
48. Bar-Shavit Z, Goldman R, Stabinsky Y, et al. Enhancement of phagocytosis- a newly found activity of substance P residing in its N-terminal tetrapeptide sequence. *Biochem Biophys Res Commun.* 1980;94:1445–1451.
49. Ruff MR, Wahl SM, Pert CB. Substance P receptor-mediated chemotaxis of human monocytes. *Peptides.* 1985;6(Suppl 2):107–111.
50. Kimball ES, Persico FJ, Vaught JL. Substance P, neurokinin A, and neurokinin B induce generation of IL-1-like activity in P388D1 cells. Possible relevance to arthritic disease. *J Immunol.* 1988;141:3564–3569.
51. Lotz M, Vaughan JH, Carson DA. Effect of neuropeptides on production of inflammatory cytokines by human monocytes. *Science.* 1988;241:1218–1221.
52. Payan DG, Brewster DR, Goetzl EJ. Specific stimulation of human T lymphocytes by substance P. *J Immunol.* 1983;131:1613–1615.
53. Calvo CF, Chavanel G, Senik A. Substance P enhances IL-2 expression in activated human T cells. *J Immunol.* 1992; 148:3498–3504.
54. Lundberg P, Lie A, Bjurholm A, et al. Vasoactive intestinal peptide regulates osteoclast activity via specific binding sites on both osteoclasts and osteoblasts. *Bone.* 2000;27:803–810.
55. Hargreaves KM, Swift JQ, Roszkowski MT, et al. Pharmacology of peripheral neuropeptide and inflammatory mediator release. *Oral Surg Oral Med Oral Pathol.* 1994;78:503–510.
56. Azuero-Holguin MM, Leal-Fernandez MC, Restrepo-Mejia LM, et al. Identification and quantification of vasoactive intestinal peptide in periradicular lesions. *J Endod.* 2003;29:557–558.
57. Delgado M, Pozo D, Martinez C, et al. Vasoactive intestinal peptide and pituitary adenylate cyclase-activating polypeptide inhibit endotoxin-induced TNF-alpha production by macrophages: in vitro and in vivo studies. *J Immunol.* 1999;162:2358–2367.
58. Pozo D, Delgado M, Martinez M, et al. Immunobiology of vasoactive intestinal peptide (VIP). *Immunol Today.* 2000;21:7–11.
59. Zheng L, Fisher G, Miller RE, et al. Induction of apoptosis in mature T cells by tumour necrosis factor. *Nature.* 1995;377:348–351.
60. Pertovaara A, Huopaniemi T, Aukee K, Carlson S. Tooth pulp-evoked activity in the spinal trigeminal nucleus caudalis of cat: comparison to primary afferent fiber, reflex, and sensory responses. *Exp Neurol.* 1987;95:155–166.
61. Lisney SJ. Some anatomical and electrophysiological properties

of tooth-pulp afferents in the cat. *J Physiol.* 1978;284:19–36.

62. Henry MA, Hargreaves KM. Peripheral mechanisms of odontogenic pain. *Dent Clin North Am.* 2007;51:19–44.
63. Dionne RA, Lepinski AM, Gordon SM, et al. Analgesic effects of peripherally administered opioids in clinical models of acute and chronic inflammation. *Clin Pharmacol Ther.* 2001;70:66–73.
64. Richardson JD, Kilo S, Hargreaves KM. Cannabinoids reduce hyperalgesia and inflammation via interaction with peripheral CB1 receptors. *Pain.* 1998;75:111–119.
65. Cesare P, Dekker LV, Sardini A, et al. Specific involvement of PKC-epsilon in sensitization of the neuronal response to painful heat. *Neuron.* 1999;23:617–624.
66. Prescott ED, Julius D. A modular PIP2 binding site as a determinant of capsaicin receptor sensitivity. *Science.* 2003;300:1284–1288.
67. Caterina MJ, Julius D. The vanilloid receptor: a molecular gateway to the pain pathway. *Annu Rev Neurosci.* 2001;24:487–517.
68. Davis JB, Gray J, Gunthorpe MJ, et al. Vanilloid receptor-1 is essential for inflammatory thermal hyperalgesia. *Nature.* 2000;405:183–187.
69. Fehrenbacher JC, Sun XX, Locke EE, et al. Capsaicin-evoked iCGRP release from human dental pulp: a model system for the study of peripheral neuropeptide secretion in normal healthy tissue. *Pain.* 2009;144:253–261.
70. Narhi M, Hirvonen T, Huopaniemi T. The function of intradental nerves in relation to the sensations induced by dental stimulation. *Acupunct Electrother Res.* 1984;9:107–113.
71. Kim YS, Jung HK, Kwon TK, et al. Expression of transient receptor potential ankyrin 1 in human dental pulp. *J Endod.* 2012;38:1087–1092.
72. El Karim IA, Linden GJ, Curtis TM, et al. Human dental pulp fibroblasts express the "cold-sensing" transient receptor potential channels TRPA1 and TRPM8. *J Endod.* 2011;37:473–478.
73. Hermanstyne TO, Markowitz K, Fan L, Gold MS. Mechanotransducers in rat pulpal afferents. *J Dent Res.* 2008;87: 834–838.
74. Bautista DM, Jordt SE, Nikai T, et al. TRPA1 mediates the inflammatory actions of environmental irritants and proalgesic agents. *Cell.* 2006;124:1269–1282.
75. Harteneck C. Function and pharmacology of TRPM cation channels. *Naunyn Schmiedebergs Arch Pharmacol.* 2005;371:307–314.
76. Moriyama T, Higashi T, Togashi K, et al. Sensitization of TRPV1 by EP1 and IP reveals peripheral nociceptive mechanism of prostaglandins. *Mol Pain.* 2005;1:3.
77. Mizumura K, Sugiura T, Katanosaka K, et al. Excitation and sensitization of nociceptors by bradykinin: what do we know? *Exp Brain Res.* 2009;196:53–65.
78. Sugiura T, Tominaga M, Katsuya H, Mizumura K. Bradykinin lowers the threshold temperature for heat activation of vanilloid receptor 1. *J Neurophysiol.* 2002;88:544–548.
79. Akopian AN, Sivilotti L, Wood JN. A tetrodotoxin-resistant voltage-gated sodium channel expressed by sensory neurons. *Nature.* 1996;379:257–262.
80. Luo S, Perry GM, Levinson SR, Henry MA. Nav1.7 expression is increased in painful human dental pulp. *Mol Pain.* 2008;4:16–29.
81. Henry MA, Sorensen HJ, Johnson LR, Levinson SR. Localization of the Nav1.8 sodium channel isoform at nodes of Ranvier in normal human radicular tooth pulp. *Neurosci Lett.* 2005;380:32–36.
82. Gold MS, Reichling DB, Shuster MJ, Levine JD. Hyperalgesic agents increase a tetrodotoxin-resistant Na+ current in nociceptors. *Proc Natl Acad Sci USA.* 1996;93:1108–1112.
83. Byers MR, Suzuki H, Maeda T. Dental neuroplasticity, neuropulpal interactions, and nerve regeneration. *Microsc Res Tech.* 2003;60:503–515.
84. Byers MR, Narhi MV. Dental injury models: experimental tools for understanding neuroinflammatory interactions and polymodal nociceptor functions. *Crit Rev Oral Biol Med.* 1999;10:4–39.
85. Byers MR, Wheeler EF, Bothwell M. Altered expression of NGF and P75 NGF-receptor by fibroblasts of injured teeth precedes sensory nerve sprouting. *Growth Factors.* 1992;6:41–52.
86. Wood GMP, Henry MA. Nerve density in normal and carious/non-painful human dental pulp. *Inter Assoc Dent Res.* 2008:(Abstr. 0490).
87. Hu JW, Shohara E, Sessle BJ. Patterns and plasticity of dental afferent inputs to trigeminal (V) brainstem neurons in kittens. *Proc Finn Dent Soc.* 1992;88(Suppl 1):563–569.
88. Takemura M, Nagase Y, Yoshida A, et al. The central projections of the monkey tooth pulp afferent neurons. *Somatosens Mot Res.* 1993;10:217–227.
89. Barnett EM, Evans GD, Sun N, et al. Anterograde tracing of trigeminal afferent pathways from the murine tooth pulp to cortex using herpes simplex virus type 1. *J Neurosci.* 1995;15:2972–2984.
90. Shigenaga Y, Suemune S, Nishimura M, et al. Topographic representation of lower and upper teeth within the trigeminal sensory nuclei of adult cat as demonstrated by the transganglionic transport of horseradish peroxidase. *J Comp Neurol.* 1986;251:299–316.
91. Pak JG, White SN. Pain prevalence and severity before, during, and after root canal treatment: a systematic review. *J Endod.* 2011;37:429–438.
92. Vena DA, Collie D, Wu H, et al. Prevalence of persistent pain 3 to 5 years post primary root canal therapy and its impact on oral health-related quality of life: PEARL Network findings. *J Endod.* 2014;40:1917–1921.
93. Torabinejad M, Kettering JD, McGraw JC, et al. Factors associated with endodontic interappointment emergencies of teeth with necrotic pulps. *J Endod.* 1988;14:261–266.
94. Holland GR, Narhi MN, Addy M, Gangarosa L, Orchardson R. Guidelines for the design and conduct of clinical trials on dentine hypersensitivity. J Clin Periodontol. 1997;24:808–813.
95. Rees JS. The prevalence of dentine hypersensitivity in general dental practice in the UK. *J Clin Periodontol.* 2000;27:860–865.
96. Chabanski MB, Bulman DG, Newman HN. Prevalence of cervical dentine sensitivity in a population of patients referred to a specialist periodontology department. *J Clin Periodontol.* 1996;23:989–992.
97. Clayton DR, McCarthy D, Gillam DG. A study of the prevalence and distribution of dentine sensitivity in a population of 17-58-year-old serving personnel on an RAF base in the Midlands. *J Oral Rehab.* 2002;29:14–23.
98. Ye W, Li R. The prevalence of dentine hypersensitivity in Chinese adults. *J Oral Rehab.* 2010;20:182–187.
99. Fischer FR, Wennberg A. Prevalence and distribution of cervical dentine hypersensitivity in a population in Rio de Janeiro, Brazil. *J Dent.* 1992;20:272–276.
100. Bamise OA, Oginni AO. An analysis of the etiological and predisposing factors related to dentin hypersensitivity. *J Contemp Dent Pract.* 2008;9:52–59.
101. Mclachlan W. Tooth damage from use of citrus fruits. *Br Dent J.* 1971;131:385.
102. Canadian Advisory Board on Dentin Hypersensitivity. Consensus-based recommendations for the diagnosis and management of dentin hypersensitivity. *J Cand Dent Assoc.* 2013;69:221–226.
103. Chang W, Song BW, Moon JY, et al. Anti-death strategies against oxidative stress in grafted mesenchymal stem cells. *Histol Histopathol.* 2013;28:1529–1536.
104. Braennstroem M, Astroem A. A study on the mechanism of pain elicited from the dentin *J Dent Res.* 1964;43:619–625.
105. Renton TYY, Baecker PA, Ford AP, Anand P. Capsaicin receptor VR1 and ATP purinoceptor P2X3 in painful and nonpainful human tooth pulp. *J Orofacial Pain.* 2003;17:245–250.
106. Sato M, Sobhan U, Tsumura M, Kuroda H, et al. Hypotonic-induced stretching of plasma membrane activates transient receptor potential vanilloid channels and sodium-calcium exchangers in mouse odontoblast. *J Endod.* 2013;39:779–787.
107. Shibukawa Y, Suzuki T. Ca2+ signaling mediated by IP3-dependent Ca2+ releasing and store-operated Ca2+ channels in rat odontoblasts. *J Bone Miner Res.* 2003;18:30–38.
108. Son YY, Hong JH, Lee SI, et al. Odontoblast TRP channels and thermo/mechanical transmission. *J Dent Res.* 2009;88:1014–1019.
109. Tsumura OR, Tatsuyama S, Ichikawa H, et al. Ca2+ extrusion via Na+ -Ca2+ exchangers in rat odontoblasts. *J Endod.* 2010;36:668–674.
110. Tsumura MSU, Sato M, Shimada M, et al. TRPV1-mediated calcium signal couples with cannabinoid receptors and sodium-calcium exchangers in rat odontoblasts. *PLOS One.* 2013;52:124–136.
111. Poulsen S, Errboe M, Lescay Mevil Y, Glenny AM. Potassium containing toothpastes for dentine hypersensitivity. *Cochrane Db Syst Rev.* 2006;1–20.

112. Hasselgren G, Calev D. Endodontics emergency treatment sound and simplified. *NY State Dent J.* 1994;60:31–33.
113. Kreiner M, Falace D, Michelis V, Okeson JP, Isberg A. Quality difference in craniofacial pain of cardiac vs. dental origin. *J Dent Res.* 2010;89:965–969.
114. Mirza AF, Mo J, Holt JL, et al. Is there a relationship between throbbing pain and arterial pulsations? *J Neurosci.* 2012;22: 7572–7576.
115. El Karim IA, Linden GJ, Curtis TM, et al. Human odontoblasts express functional thermo-sensitive TRP channels: implications for dentin sensitivity. *Pain.* 2011;152:2211–2223.
116. Goodis HE, Poon A, Hargreaves KM. Tissue pH and temperature regulate pulpal nociceptors. *J Dent Res.* 2006;85: 1046–1049.
117. Rowland KC, Wells JE, Hatton JF. TRPM2 immunoreactivity is increased in fibroblasts, but not nerves, of symptomatic human dental pulp. *J Endod.* 2007;33:245–248.
118. Alvarado LT, Perry GM, Hargreaves KM, Henry MA. TRPM8 Axonal expression is decreased in painful human teeth with irreversible pulpitis and cold hyperalgesia. *J Endod.* 2007;33:1167–1171.
119. Owatz CB, Khan AA, Schindler WG, et al. The incidence of mechanical allodynia in patients with irreversible pulpitis. *J Endod.* 2007;33:552–556.
120. Pope O, Sathorn C, Parashos P. A comparative investigation of cone-beam computed tomography and periapical radiography in the diagnosis of a healthy periapex. *J Endod.* 2014;40: 360–365.
121. Abella F, Patel S, Durán-Sindreu F, Mercadé M, Bueno R, Roig M. An evaluation of the periapical status of teeth with necrotic pulps using periapical radiography and cone-beam computed tomography. *Int Endod J.* 2014;47:387–396.
122. Chiang CY, Zhang S, Xie YF, Hu JW, Dostrovsky JO, Salter MW, Sessle BJ. Endogenous ATP involvement in mustard-oilinduced central sensitization in trigeminal subnucleus caudalis (medullary dorsal horn). *J Neurophysiol.* 2005;94: 1751–1760.
123. Nixdorf DR, Moana-Filho EJ, Law AS, McGuire LA, Hodges JS, John MT. Frequency of nonodontogenic pain after endodontic therapy: a systematic review and meta-analysis. *J Endod.* 2010;36:1494–1498.
124. Chung G, Jung SJ, Oh SB. Cellular and molecular mechanisms of dental nociception. *J Dent Res.* 2013;92:948–955.

第二篇　牙髓病学的临床实践

第八章　牙髓、根管及根尖周状态的检查与诊断

Paul V. Abbott

第一节　概述

疾病治疗的首要步骤是确定疾病的状态即明确诊断，此外还要明确疾病发生的病因。一旦明确疾病的状态和病因，治疗方案的选择也应运而生。这个准则不仅适用于牙体牙髓、根管系统、根尖周组织的疾病和状态，也同样适用于人体其他部位的疾病和状态。故而，疾病的诊断至关重要，不容忽视和小觑。但在临床上很多医生并没有付诸足够的时间去建立一个准确且有意义的诊断，而通常是匆忙做出诊断后立即向患者提供某种治疗方案。这种方法在某些情况下可能是奏效的，但其更像是猜测，会不可避免地出错，这些不恰当的处理手段和方式最终会给患者带来潜在的不利后果。本章节描述了多种牙髓、根管以及根尖周状态，并提供了一套对于这些状态详细且简单的诊断方法。在大多数情况下，用“状态”一词要比“疾病”一词更准确，因为牙及其周围组织所有的状态并不都属于疾病过程或者病理征象。

一、诊断的重要性

当评估任何疾病或状态时，临床医生必须要了解以下几点：①疾病是何状态；②是否需要治疗；③应该何时治疗；④为何要治疗；⑤应该如何治疗。

在诊断患牙状态的同时，对疾病进程的深入了解会为临床医生提供上述所需信息。这样得出的诊断可以为医生提供针对该状态的可选治疗方案，即“诊断驱动的牙科治疗”。同样，诊断也会影响治疗方案的细节。

每种不同的牙髓、根管以及根尖周状态都有几种可供选择的治疗方案，需要针对具体情况谨慎考虑并选择。以下是对不同牙髓、根管和根尖周状态患牙的治疗方案，临床医生要根据具体的诊断来选择治疗方案，通常每种情况都有一种或多种的牙髓治疗方法可以选择：①无需治疗——但需随访和再次评估；②修复治疗（或替换现有的修复体）；③保存牙髓治疗——例如直接或间接盖髓术、部分牙髓切断术、牙髓切断术、部分牙髓摘除术；④牙髓摘除术和根管治疗；⑤无髓牙根管治疗；⑥根管再治疗；⑦根尖手术——或其他手术治疗；⑧全身用药——非甾体抗炎药（NSAID's）、止痛药、抗生素等。

在常规牙髓病学中最常用的手术一般称作“根管治疗术”。但这种治疗并不是在所有病例中都是完全一样的，需要根据诊断加以区分。所有病例的机械性操作步骤都是相似的（例如根管预备、根管充填等），但诊断不同，其治疗需求和生物学目标也将不尽相同。所以，治疗方案一定要加以区分。典型的差异包括：①疾病的病因以及病因的去除；②某些患牙需要摘除牙髓，而另一些患牙为无髓牙；③在某些病例中，冲洗的主要作用是溶解牙髓组织，而在其他病例中，冲洗的主要目的是消毒根管系统；④药物使用原则取决于治疗的目的是减轻炎症反应、破坏细菌，还是同时要促进硬组织修复；⑤某些病例需要排脓引流而另一些病例无脓液、无需引流。

因诊断不同而导致不同治疗方法的典型示例如框 8-1 所示。

为明确不同的状态或疾病，临床医生需加深对疾病 / 状态本身的理解。牙髓病学注重对牙体牙髓、根管系统和根尖周组织疾病或状态的诊疗。因此，临床医生必须全面了解这些组织和不同的状态，以及疾病发生发展的进程。

牙髓、根管系统和根尖周组织的状态和疾病（尤其是疾病）并不是静止的，其在整个疾病的不同阶段不断进展，临床医生必须意识到这一点并充分理解。当牙髓组织被微生物感染后，会经历炎症的不同阶段（可复性牙髓炎、不可复性牙髓炎），若微生物未被清除，最终会导致牙髓坏死。随后数月内，坏死的牙髓组织被微生物分解，导致根管系统处于无髓、感染状态[1]。这些状态都不是即刻出现的，需要经历一段时间从一个阶段进展到下一阶段（图 8-1）。与之类似，根尖周组织的状态同样可能经历从炎症（根尖周炎）到感染（脓肿、蜂窝织炎），再到因刺激源不及时清除而形成囊肿的不同阶段[2]。根尖周疾病是一个动态的疾病过

程，根据局部环境和全身健康状况不同[3]，根尖周组织状态可以有规律地变化（图 8-2）。因此，当医生与患者交流评估病情时，每个患者描述的症状皆基于目前疾病 / 状态所处的不同阶段。

牙髓、根管系统以及根尖周组织存在内在联系，牙髓或根管内的状态对根尖周组织有直接的影响。因此，临床医生要全面掌握其相互联系。评估、诊断所有相关组织的状态同样非常重要。在诊断时需要明确 4 个基本要素[4,5]，即：涉及的患牙、牙髓的状态（如果为无髓牙则评估根管系统的状态）、根尖周组织的状态以及疾病的病因。如果漏查其中任何一种组织的状态，诊断都是不完整的。诊断不仅要评估组织的健康状况，还要评估组织的疾病和异常情况。因此，如果其中涉及的一个组织是正常或者健康的，也需要被列为诊断的一部分。

框 8-1 举例说明不同牙髓、根管和根尖周状态的诊断对患牙治疗方法的影响

例 1

诊断——刷牙磨损引起的慢性可复性牙髓炎（常称为“牙本质敏感”）

- 治疗方案——牙脱敏治疗

例 2

诊断——龋病引起的急性可复性牙髓炎

- 治疗方案选择——根据去净腐质后的临床表现选择：
  - ✧ 间接盖髓术
  - ✧ 直接盖髓术
  - ✧ 部分牙髓切断术
  - ✧ 牙髓切断术

例 3

诊断——龋病引起的急性不可复性牙髓炎

- 治疗方案的选择：
  - ✧ 牙拔除术
  - ✧ 牙髓摘除术或根管治疗——要考虑以下情况
    - ➤ 存在牙髓组织则需摘除
    - ➤ 次氯酸钠溶液溶解残存的牙髓组织
    - ➤ 应用抗炎药物如皮质类固醇、抗生素减少根尖周围神经出芽和神经病理性疼痛
    - ➤ 若患牙有急性根尖周炎症状——考虑术后全身应用 NSAID’s 和止痛药

例 4

诊断——无髓且感染根管系统

- 治疗方案选择：
  - ✧ 牙拔除术
  - ✧ 根管治疗——要考虑以下情况
    - ➤ 根管内无牙髓组织
    - ➤ 次氯酸钠溶液作为抗菌剂（其溶解作用已不重要）
    - ➤ 需要抗菌性药物封药，如氢氧化钙
    - ➤ 若患牙伴随急性根尖周炎症状——考虑联合使用皮质类固醇 / 抗生素和氢氧化钙，以减少根尖周围的炎症和疼痛
    - ➤ 若患牙伴随急性根尖周脓肿——考虑引流；全身应用抗生素

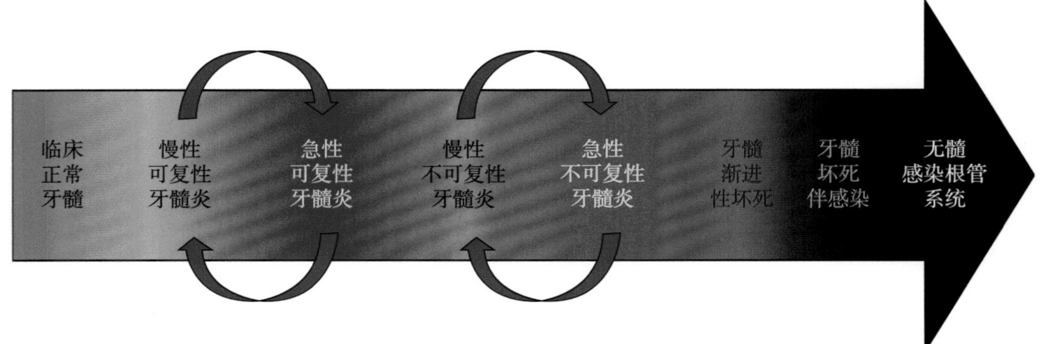

图 8-1 疾病过程不同阶段的牙髓和根管状态进程示意图

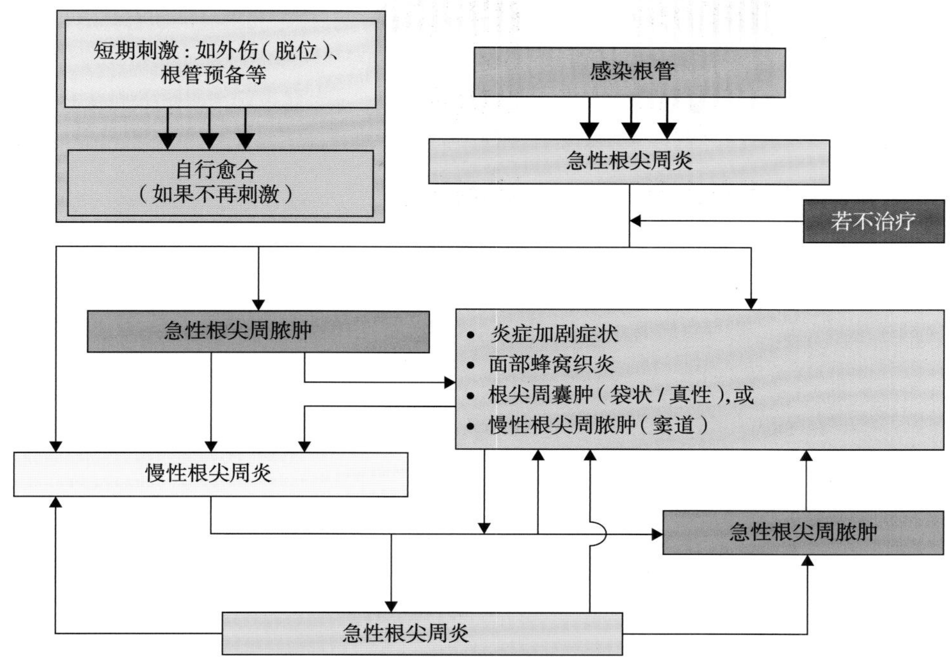

图 8-2 疾病不同阶段的根尖周状态进程示意图（adapted from Abbott[3]）

如前文所述，并非所有患牙均为有髓牙，所以对于这部分患牙无法评估其牙髓状况。微生物侵犯牙体组织后，会导致牙髓坏死并可迅速进展为无髓和感染的根管系统[1]。许多临床医生倾向将这些患牙描述为牙髓坏死，但该描述并不准确，因为此时在根管系统里并无残留的坏死牙髓。无论如何，坏死牙髓本身并不会引起根尖周炎，所以不需要根管治疗。只有当坏死的牙髓被感染时，根尖周炎才会发生，并需要进行根管治疗[6-10]。

二、疾病和患牙状态的分类方法

诊断即确定患牙目前的状态，即评估组织是正常状态还是处于疾病进程中。实际上，给任何一种状态命名（即诊断）就是将一系列的症状、临床体征、检测结果以及影像学检查总结归纳为几个字。因此，所使用的词汇或术语必须可以在临床中应用，能反映组织所处的状态，而且有助于指导临床治疗方案的选择。同时，这些词汇或术语也可以让所有临床医生准确理解，并可被广泛应用[11]。然而，目前在牙髓病学或口腔医学专业文献中关于牙髓、根管和根尖周状态的描述情况却并非如此。既往出现了很多不同的分类方法，几乎每本教科书和众多杂志期刊都有自己的分类方法。同样，许多专业组织和教学机构也有各自的分类方法。Abbott 和 Yu[11]从不同的组织机构和教科书中总结了 13 种不同的牙髓和根管状态的分类。很明显，这些分类和使用的术语并不统一。大多数的分类或过于简单（缺乏多种组织状态），或过于复杂（在临床中不方便使用），而且多数分类不能包括患牙的全部状态，其结果就是术语使用没有统一标准，最终导致临床医生对于术语和各种分类感到困惑。考虑到疾病临床分类的需求，目前大多数牙科文献中关于牙髓、根管和根尖周状态的分类并不能满足临床要求，不够充分和准确。另一个让人困惑的影响牙髓状态诊断的因素，是临床医生和科研工作者长期以来一直认为牙髓状态的组织学表现与临床表现之间没有关联。这种观点的产生是基于 20 世纪 60 年代和 70 年代的研究报告[11-16]，其直接导致了临床医生的困惑，以及随之而来的在诊断牙髓疾病时使用不恰当、不准确的术语。然而，Ricucci 等人的报告认为[17]，组织学诊断与临床诊断之间存在较好的相关性，96.6% 临床诊断为正常牙髓或可复性牙髓炎的患者具有相同的组织学诊断，84.4% 临床诊断为不可复性牙髓炎的患者具有相同的组织学诊断。在这些发现的推动下，我们需要重新定义临床医生和科研工作者之前的陈旧理念。

医学和口腔医学在临床上通常使用“急性”和“慢性”这样的术语，却并没有指出其中可能发生的组织学反应[11]。例如，医生通过病情的严重程度和持续时间可以诊断“急性阑尾炎”或“慢性阑尾炎”。同样，牙科专业也会使用诸如慢性牙周炎、急性溃疡性牙龈炎、急性智齿冠周炎等术语。在牙髓病学中，这些术语已使用多年，但近期趋势倾向于不再使用此类词汇，取而代之使用“无症状”和“有症状”这样的词汇，但这些词也可能不甚恰当。正如 Gutmann 等人所述[18]，“在过去或现代的同行评议文献中，几乎没有人支持这些术语的使用，而这些词汇却在其应用或含义尚缺乏可靠的科学依据时开始被大家使用。”

医学和牙科词典对临床使用的“急性”和“慢性”定义

如下：①急性：一种起病快、病程短、严重的疾病或状态[19]。疼痛通常中重度，患者通常会寻求症状的缓解。②慢性：长期的、用于描述进展缓慢和持续时间长的疾病[20]。与慢性疾病有关的疼痛通常是轻微的，仅偶尔出现，即“反反复复”。患者只会在例行检查时提及。

因此，只要恰当地应用定义，就可以使用“急性”和“慢性”作为临床术语。这些术语适用于牙髓、根管和根尖周组织的情况。所以本章将继续使用这些术语，同时也鼓励临床医生在临床实践中使用它们，以便与口腔医学和其他医学领域保持一致。

每一种牙髓、根管和根尖周状态都有确定诊断的典型症状、临床表现和影像学表现。此外，每种牙髓和根管状态都会有一个或多个典型的相关根尖周状态，反之亦然。病情相似的情况下，检查中的关键发现可帮助临床医生进行鉴别诊断。

Abbott 和 Yu[11]以及 Abbott[5]制订了牙髓、根管和根尖周状态的临床分类（表 8-1，表 8-2），这些分类符合分类标准，可在临床实践中应用，对于描述组织器官的现状及发展富有意义且有助于指导临床治疗方法的选择。这些分类及每类具体的状态会在下面的章节中逐一论述。

表 8-1 牙髓和根管系统状态分类 - 每种状况的典型症状、体征等描述

无疾病征象
- **临床正常牙髓**（基于病史、临床检查、测试、影像学检查等）

牙髓炎
- **可复性牙髓炎：急性***
  慢性*
- **不可复性牙髓炎：急性***
  慢性*

- **注**：
- **急性**：起病快，病程短，病情严重；中重度疼痛；患者寻求紧急缓解
- **慢性**：病情长期存在；无痛或轻微、偶尔疼痛；患者没有寻求紧急缓解

牙髓坏死
- **牙髓渐进性坏死**（部分牙髓坏死伴感染，剩余部分不可复性炎症）
- **非感染牙髓坏死**
- **感染牙髓坏死**

无髓牙
- **无髓感染根管系统**
- **既往牙髓治疗患牙**
  - ✧ **根管充填伴无感染征兆的根管系统**
  - ✧ **根管充填合并感染的根管系统**
  - ✧ **未完成的牙髓治疗****（在他处开始治疗）
    ** 注：还必须表明根管系统是否感染
  - ✧ **技术标准**（基于影像学表现）
    - ➤ **充分**
    - ➤ **不充分**
  - ✧ **其他问题**：如侧穿、根管遗漏、器械折断等

退行性变
- **髓腔根管钙化****（基于影像学表现）
  ** 注：还需指出牙髓或根管系统的诊断 / 状态
- **牙髓增生**（注：不可复性牙髓炎形式；说明急性还是慢性牙髓炎）

注：不包括各种形式的内吸收，因为本书其他章节已经讨论（Adapted from Abbott[3]、and Abbott 和 Yu[11]）

表 8-2 根尖周状态的分类 - 每种状况的典型症状、体征等描述

无疾病征象
- **临床正常根尖周状态**（基于病史、临床检查、测试、影像学检查等）

炎症状态
- **根尖周炎 - 急性：原发性**（无根尖周透射影像）
  继发性（有根尖周透射影像）
  - 慢性（有根尖周透射影像）
  - 致密性骨炎（根尖周高密度影）
  （注：慢性根尖周炎形式之一）
- **异物反应**

感染
- **根尖脓肿 - 急性：原发性**（无根尖周透射影像）
  继发性（有根尖周透射影像）
  - 慢性（有窦道）
- **面部蜂窝织炎**
- **根外感染**

根尖囊肿
- **根尖周袋状囊肿**
- **根尖周真性囊肿**

瘢痕
- **根尖周瘢痕**

注：急性和慢性的定义见表 8-1。不包括各种形式的内吸收，因为本书其他章节已经讨论。（Adapted from Abbott[3,5]）

第二节　牙髓及根管状态的分类

本节主要介绍表 8-1 中所列的每一种牙髓和根管状态，包括对患者典型症状的简单描述、典型的临床检查结果、根尖片上呈现的典型影像学表现、与牙髓 / 根管状态相关的典型根尖周状态，用以指导临床医生通过结合上述情况得出明确诊断及鉴别诊断的关键因素。

本章将不讨论各种形式的内吸收，因为在本书其他部分有详述。

一、临床正常牙髓

"临床正常牙髓"是指无疾病发生迹象的牙髓。"临床"一词表明牙髓在组织学层面可能存在异常和 / 或由于损伤或刺激（如龋病、修复、创伤等）引起轻微炎症、纤维变性（瘢痕）。但无论基于何种原因，都不存在需要治疗的牙髓病变。

典型症状：无症状。

临床表现：牙髓冷测、电测反应正常，牙髓热测无异常反应，叩诊、扪诊正常。

影像学检查：髓腔无钙化，无病理改变影像，牙周膜间隙及硬骨板正常。

相关根尖周状态：临床正常根尖周组织。

诊断要点：无症状、无异常。

二、牙髓炎

牙髓炎有各种类型，按疾病进展阶段可分为可复性或不可复性牙髓炎，上述两种阶段按性质又划分为急性和慢性。慢性可复性牙髓炎和慢性不可复性牙髓炎是指状态已经存在一段时间（通常是数周、数月或数年），而急性可复性牙髓炎和急性不可复性牙髓炎是该状态最近才出现（通常只出现数小时或数天）。急性状态的疼痛较相应慢性状态更为剧烈。牙髓炎患者的主诉通常是由于进食冷热食物和饮料引起温度改变而导致的疼痛。有时在牙髓症状加剧或急性牙髓炎之前，牙髓可能已经存在慢性炎症。

可复性牙髓炎在保守治疗后牙髓可以恢复原有状态。这种状态在临床上很难准确评估，但可基于下述情况进行诊断。例如症状相对较轻，较不可复性牙髓炎需更强的温度刺激才能引起疼痛。实际上，可复性牙髓炎是一种临时诊断，只有经过治疗且症状缓解后，通过再次检查和牙髓敏感性测试确定牙髓已恢复临床正常状态，才能确诊。

不可复性牙髓炎在保守治疗后牙髓不能恢复正常，需要去髓或拔除患牙。临床上，既无法确定炎症进展的程度，也无法确定牙髓组织是否全部发炎。有时炎症可能仅局限于部分牙髓，但疼痛非常剧烈，提示为不可复性牙髓炎。尽管存在不确定性，但如前所述，Ricucci 等人已证明牙髓状态的临床和组织学诊断之间存在良好相关性[17]。

（一）慢性可复性牙髓炎

典型症状：疼痛出现时间较长（如数月）；偶尔对热、冷刺激和（或）咬物敏感；在极度温度变化时才出现疼痛症状（例如，进食冰箱冷藏的冰激凌和冷饮）；轻微的锐痛；疼痛持续时间短（数秒）；症状出现之前可能有患牙治疗史。

典型的临床表现：可有龋洞、修复体破损或牙隐裂；牙髓温度测试可以复现热和 / 或冷刺激产生的疼痛；疼痛尖锐且短暂；若牙尖有裂纹，在咬诊或叩诊该牙尖时会出现疼痛；如龋损范围足够大或有修复体边缘破损的迹象，则可见龋洞或破损的牙体组织。

影像学表现：牙周膜间隙及硬骨板正常；偶有致密性骨炎；极少数出现牙周膜间隙增宽。

相关根尖周状态：通常为临床正常根尖周组织；偶有早期急性根尖周炎或致密性骨炎，提示慢性可复性牙髓炎和慢性根尖周炎已持续一段时间。

诊断要点：疼痛性质（温度敏感、尖锐疼痛、持续时间短）。

鉴别诊断：

（1）与急性可复性牙髓炎鉴别：通过症状持续时间且具有偶发性来鉴别。

（2）与急性和慢性不可复性牙髓炎鉴别：疼痛持续时间短、需要更大的温度变化引起疼痛。

（二）急性可复性牙髓炎

典型症状：疼痛出现时间较短（如数小时或数天）；每次刺激患牙都会出现疼痛；对热、冷和 / 或咬物敏感；只在极度温度变化时出现疼痛（如冰激凌和冷饮刺激）；轻微的锐痛且持续时间短（如数秒）；可有患牙治疗史。

临床表现：可有龋洞、修复体破损或牙隐裂；牙髓温度测试可以复现热和 / 或冷刺激产生的疼痛；疼痛尖锐且持续时间短；如牙尖有裂纹，在咬诊或叩诊该牙尖时会出现疼痛；如龋损范围足够大或有修复体边缘破损的迹象，则可见龋洞或破损的牙体组织。

影像学表现：牙周膜间隙及硬骨板正常；偶有致密性骨炎；极少数出现牙周膜间隙增宽。

相关根尖周状态：通常为临床正常根尖周组织；偶尔存在早期急性根尖周炎或致密性骨炎，提示慢性可复性牙髓炎和根尖周炎在急性症状出现之前已持续一段时间。

诊断要点：疼痛性质（温度敏感、尖锐疼痛、持续时间短）。

鉴别诊断：

（1）与慢性可复性牙髓炎鉴别：通过症状持续时间且具有规律性来鉴别。

（2）与急性不可复性牙髓炎鉴别：症状持续时间短、需要更大的温度变化引起疼痛。

（三）慢性不可复性牙髓炎

典型症状：疼痛出现较长时间（如数月）；偶尔出现热、冷刺激和/或咬物疼痛；轻微的温度变化即可引起疼痛（比如自来水）；疼痛尖锐且剧烈，随后钝痛；疼痛持续一段时间（如超过 5min）；可有患牙治疗史。

临床表现：可有龋洞、修复体破损或牙隐裂；牙髓温度测试可以重现热和/或冷刺激产生的疼痛；其疼痛尖锐、剧烈且持续一段时间；如牙尖有裂纹，在咬诊或叩诊该牙尖时会出现疼痛。

影像学表现：或可见大范围龋损；牙周膜间隙及硬骨板正常；偶有致密性骨炎；牙周膜间隙轻度增宽较明显。

相关根尖周状态：通常为临床正常根尖周组织；偶有早期急性根尖周炎；偶有致密性骨炎，提示慢性可复性或不可复性牙髓炎和根尖周炎已出现一段时间。

诊断要点：疼痛性质（温度敏感、疼痛剧烈且持续）。

鉴别诊断：

（1）与急性不可复性牙髓炎的鉴别：疼痛出现时间长且症状具有偶发性。

（2）与急性可复性牙髓炎和慢性可复性牙髓炎的鉴别：持续的疼痛，且较小的温度变化即可引起疼痛。

（四）急性不可复性牙髓炎

典型症状：疼痛出现时间较短（如数小时或数天）；冷热刺激和/或咬物疼痛；轻微的温度变化即可引起疼痛（如自来水）；疼痛尖锐且剧烈，随后钝痛；疼痛持续一段时间（如超过 5min）；自发痛；躺卧可引起疼痛；患者有时从睡眠中痛醒；可有近期治疗史。

临床表现：可有龋洞、修复体破损或牙隐裂；牙髓温度测试可重现热和/或冷刺激产生的疼痛；其疼痛尖锐、剧烈且持续一段时间；如牙尖有裂纹，在咬诊或叩诊该牙尖时会出现疼痛。

影像学表现：或可见较大范围龋损；牙周膜间隙及硬骨板正常；偶有致密性骨炎；牙周膜间隙轻度增宽较明显。

相关根尖周状态：常有早期急性根尖周炎；偶尔存在致密性骨炎提示急性症状出现前曾有一段时间的慢性根尖周炎；有时也会表现为临床正常根尖周组织（如无叩痛）。

诊断要点：疼痛性质（温度敏感；疼痛剧烈且持续）；自发性疼痛、夜间痛醒以及躺卧引起疼痛加剧是急性不可复性牙髓炎的阳性体征。

鉴别诊断：

（1）与慢性不可复性牙髓炎鉴别：疼痛出现的时间短以及症状具有规律性。

（2）与急性和慢性可复性牙髓炎鉴别：其具有剧烈持续痛，且较小的温度变化即可引起疼痛。

三、牙髓坏死

（一）牙髓渐进性坏死

渐进性坏死是指同时存在炎性（急性不可复性牙髓炎）和坏死（通常是感染）的牙髓组织[21]。许多牙科医生用“部分坏死”描述这一阶段的疾病过程。而 Grossman[21]认为用“渐进性坏死”一词更准确，因为“坏死”说明坏死组织，而“渐进性”可以表明有活组织的存在。坏死组织可能存在于髓室而炎症组织存在于根管中，或者在多根牙的不同根管中存在不同状态。上述情况的患牙常难以诊断，因为其通常同时出现牙髓炎和感染性坏死的混合症状和体征[11]。这种疾病过程通常时间较短，可能只有数小时，也可能长达数天。

典型症状：疼痛出现时间较短（数天或更少）；近期常有冷热刺激痛和/或咬物痛史；轻微的温度变化即可引起疼痛（如自来水）；疼痛尖锐且剧烈，随后转为钝痛；疼痛持续较长时间；有自发痛；患者主诉常提示牙髓炎或根管感染的混合症状；患者非常痛苦；可有近期治疗史。

临床表现：可有龋洞、修复体破损或牙隐裂；牙髓敏感性测试结果不一，常无定论或与患者症状描述不一致；常有叩痛，或有咬合痛。疼痛剧烈，冷水可缓解数秒至一分钟，此后还需持续使用冷水缓解疼痛；打开髓腔后可见“珠状”脓液，疼痛也随之缓解。

影像学检查：或可见大范围龋损，通常牙周膜间隙及硬骨板正常；有时牙周膜间隙轻度增宽。

相关根尖周状态：通常为临床正常根尖周组织（如无叩痛）；有时存在早期根尖周炎（如存在叩痛）。

诊断要点：患者常具有混合症状（即同时存在牙髓炎和根管感染的症状）。牙髓敏感性测试结果通常与患者症状无明显关联，疼痛剧烈且痛苦。

鉴别诊断：

（1）与急性不可复性牙髓炎鉴别：具有混合症状、牙髓敏感性测试结果与症状不一致。

（2）与急性和慢性可复性牙髓炎鉴别：疼痛性质、剧烈程度以及牙髓敏感性测试结果不同。

（3）与坏死和感染牙髓鉴别：疼痛性质及症状不一致。

（4）与无髓和感染根管系统鉴别：无根尖周透射影像。

（二）非感染性牙髓坏死

牙髓坏死可有几方面原因。最常见的原因是细菌通过龋损、裂纹或破损的修复体进入牙体组织，最终导致牙髓坏死和感染。当患牙由于外伤脱位或移位导致根尖血管断裂时也会引发牙髓坏死。如果无法实现牙髓再血管化，当细菌通过冠方通道进入牙髓时就会出现继发感染。在无感染的牙髓坏死病例中，根尖周组织不会受到影响[6-10]，即无根尖周炎（图 8-3）。

也可使用“无感染征兆牙髓坏死”一词来描述这种状况，因为基于临床和影像学检查很难认定患牙绝对“无感染”。在牙髓感染后，至少需要数月才能观察到根尖周炎的影像学表现，即根尖周存在透射影像。因此，根尖周无透射影并不意味着牙髓没有被感染。这只表明影像学检查无根尖周炎的征兆（即无根管感染征兆）。

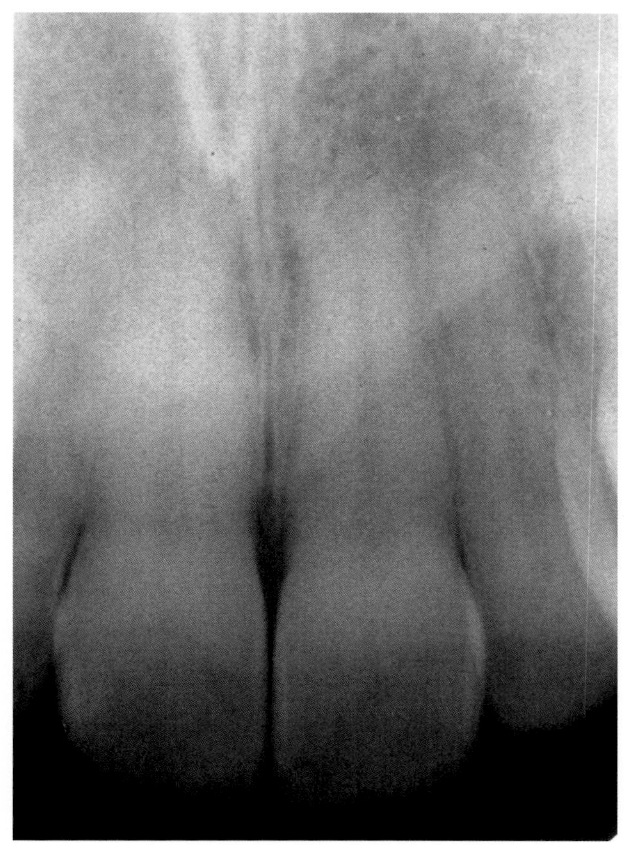

图 8-3　左侧上颌中切牙可能有牙髓坏死，但没有明显的根管感染迹象，因为 X 线片上没有明显的根尖周变化。患者在 4 年前有牙外伤（伸长）史，患牙处于伸长位置 1 周后，通过正畸治疗使其重新归位。患牙对冷测和电测无反应。当用激光多普勒血流计测试时，没有任何血流迹象

典型症状：无牙髓相关症状（即温度测试无反应）；可能有牙外伤史。

临床表现：牙髓敏感性测试无反应；可能有牙变色；患牙可能有裂纹或折断（如外伤史）、龋洞或修复体。

影像学检查：除外伤导致牙折外，患牙无异常；牙周膜间隙及硬骨板正常。

相关根尖周状态：临床正常根尖周组织。

诊断要点：无症状，除牙髓敏感性测试无反应外无任何异常表现。

鉴别诊断：

（1）与牙髓渐进性坏死鉴别：无症状、无根尖周炎征兆。

（2）与坏死、感染牙髓鉴别：无根尖周炎征兆。

（三）感染性牙髓坏死

细菌侵入坏死牙髓，最终会导致牙髓感染。细菌会迅速清除坏死组织（该阶段需要 1~2 个月，主要取决于牙髓是否暴露在口腔环境中）[1]，随后根管系统成为无牙髓感染根管。在牙髓坏死后的前几个月，根尖周的透射影像并不明显（图 8-4），需要数月才能显现。在最初的几个月内，牙髓仍被认为是坏死的，但有迹象表明已受到感染（如下文所述）；这一阶段的疾病进程（即坏死和感染牙髓）只在较短时间内存在。

典型症状：无牙髓相关症状（即温度测试无反应），或完全无症状；症状全部来自根尖周组织，因此，症状表现取决于根尖周状态；可有咬合痛或压痛。

临床表现：可有龋洞、修复体破损或牙隐裂；牙髓敏感性测试无反应；可出现叩痛（取决于根尖周状态）；可有牙变色。

影像学检查：或可见大范围龋损，通常牙周膜间隙及硬骨板正常；有时易观察到根尖周牙周膜间隙轻度增宽、硬骨板吸收。

相关根尖周状态：可能存在临床正常根尖周组织（早期）；可能存在早期急性根尖周炎（如出现疼痛和叩痛）；可能存在早期急性根尖周脓肿（如出现疼痛、叩痛、肿胀和局限性脓肿）。

诊断要点：牙髓敏感性测试无反应，影像学检查未见根尖周改变。

鉴别诊断：

（1）与非感染牙髓坏死鉴别：通过症状及根尖周炎相鉴别。

（2）与无髓感染根管系统鉴别：无根尖周透射影像。

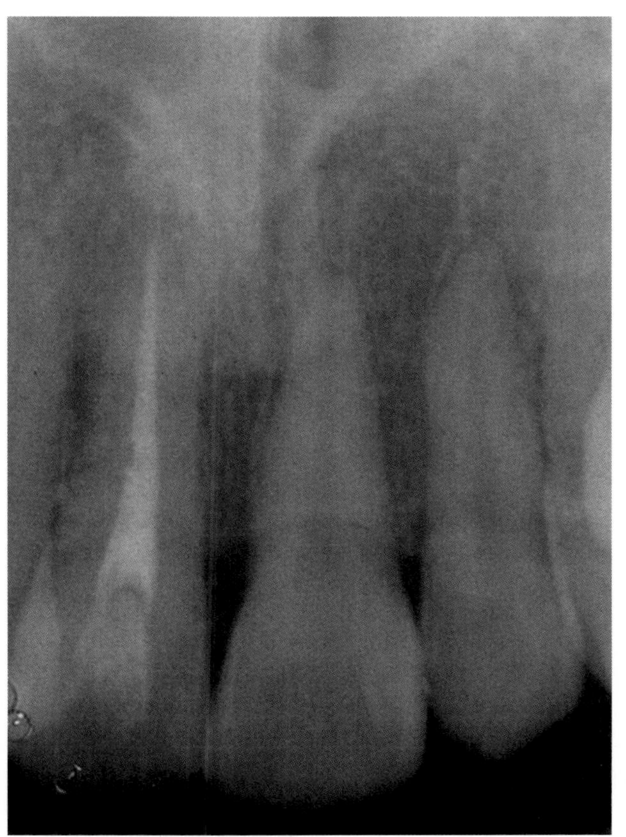

图 8-4　左侧上颌中切牙侧方脱位，牙髓坏死和感染，伴原发性急性根尖周炎

四、根管感染状态

(一) 无髓感染根管系统

存在坏死、感染牙髓的根管系统会在1~2个月内迅速发展为无髓感染根管系统[1]。几个月后根尖周透射影像才会形成(图8-5)。因此,一旦根尖周透射影像出现,便可以确定根管系统处于无髓且感染的状态。所以,这个阶段不应该称为牙髓感染坏死。

这种状况不应与有根管治疗史的患牙混淆,因其有特定的术语(见下文)。"无髓和感染"是指由于根管中存在细菌而导致患牙呈无髓状态。

典型症状:无牙髓相关症状(即温度测试无反应),或无症状;症状全部来自根尖周组织,因此,症状表现取决于根尖周状态。如果有慢性根尖周炎或慢性根尖周脓肿会出现钝痛或"牙感觉异常";如果有继发性急性根尖周炎或继发性急性根尖周脓肿,可能有咬合痛或压力相关性疼痛。

临床表现:可有龋洞、修复体破损或牙隐裂;牙髓敏感性测试无反应;若存在慢性根尖周炎,会出现牙感觉异常;若出现急性根尖周炎,会出现叩痛或牙松动;可存在牙变色。

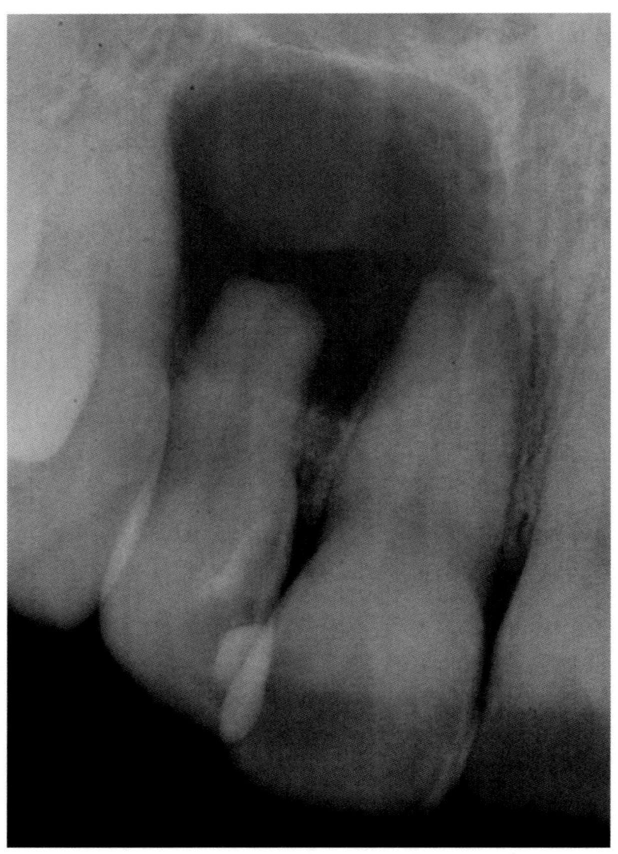

图8-5　由于右侧上颌侧切牙7年前侧方脱位,现为患有慢性根尖周炎的无髓、感染的根管系统。根尖出现炎性吸收

影像学检查:或可见大范围龋损;根尖周可见透射影像。

相关根尖周状态:根据症状、临床表现、影像学检查,可能存在下述情况:慢性根尖周炎(无症状或偶有疼痛);慢性根尖周脓肿(若出现引流窦道);继发性急性根尖周炎(如疼痛且有叩痛);继发性急性根尖周脓肿(叩痛,肿胀,局限性脓肿)或面部蜂窝织炎(由于广泛感染导致面部肿胀)。

诊断要点:牙髓敏感性测试无反应,影像学检查可见根尖周透射影像。

鉴别诊断:

(1)与牙髓渐进性坏死鉴别:根尖周出现透射影像。

(2)与非感染牙髓坏死鉴别:根尖周出现透射影像。

(3)与有牙髓治疗史的患牙鉴别:无病史或无影像学证据表明有治疗史。

(二) 既往牙髓治疗伴无感染征兆的根管系统

许多治疗均可归类为"牙髓治疗",它包括涉及牙髓或根管系统的所有手术方法,其中有直接盖髓术、部分牙髓切断术、牙髓切断术、部分牙髓摘除术、根管充填术、根管再治疗术和不完全根管治疗术(开始但未完成)。虽然每种治疗方法无需单独进行分类,但在评估有牙髓治疗史的患牙时,诊断应包含其既往治疗的性质。

使用"无感染征兆"一词是因为基于临床和影像学检查很难认定患牙绝对"无感染"。在牙髓或根管系统感染后,至少需要数月才能观察到根尖周炎的影像学表现(如根尖周透射影像)。因此,根尖周无透射影并不意味着根管内没有被感染,这只表明在行影像学检查时未见根尖周炎的征兆(即无根管感染征兆)(图8-6)。

典型症状:无症状;有牙髓或根管治疗史,如:盖髓术、部分牙髓切断术、牙髓切断术、部分牙髓摘除术、根管充填术(一次或多次),或不完全根管治疗(如行应急处理但未完成全部根管治疗过程)。

临床表现:冠修复体完整且"临床满意";患牙无龋洞、裂纹或折裂;表现或检查结果无异常,牙髓敏感性测试可有或无反应(取决于既往牙髓治疗的类型,如既往治疗为盖髓术、部分牙髓切断术则牙髓敏感性测试可能有反应);可有牙变色。

影像学检查:无明显龋损;修复体尚可;患牙无异常;牙周膜间隙和硬骨板正常;存在既往牙髓治疗或根管充填的证据;如有根管治疗史,可见完善或不完善的根管充填;以及其他虽然存在明显的问题但影像学检查无异常的既往治疗缺陷,例如:穿孔、遗漏根管、根管阻塞、器械分离、根管治疗不完善等。

相关根尖周状态:临床正常根尖周组织。

诊断要点:病史和/或既往牙髓或根管治疗的影像学证据,同时无症状,无其他异常发现。

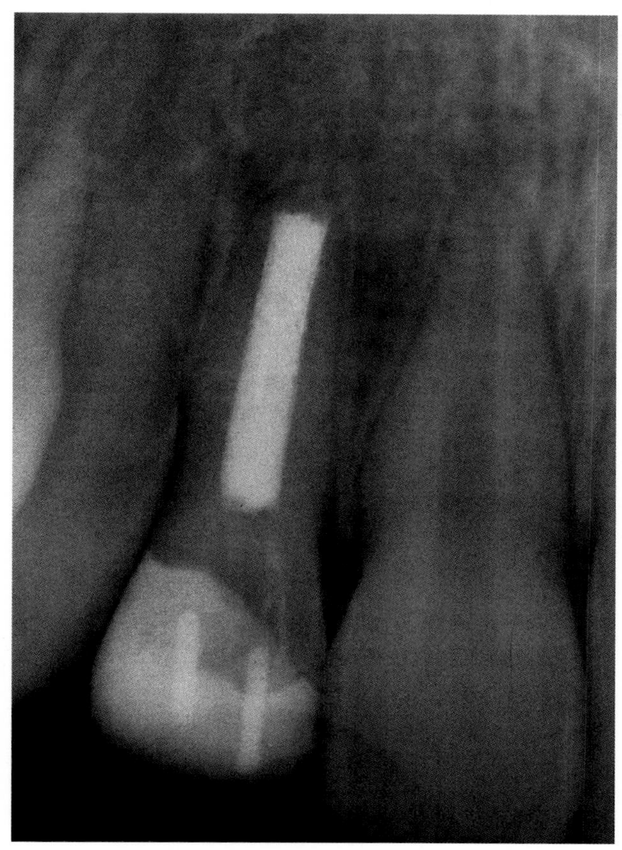

图 8-6　右侧上颌侧切牙经根尖诱导成形术后根充，无感染征兆

鉴别诊断：

（1）与既往牙髓治疗合并感染的根管系统鉴别：无根尖周透射影像以及无征象提示根尖周炎。

（2）与无髓感染根管系统鉴别：有既往牙髓治疗的病史或影像学表现。

（三）既往牙髓治疗合并感染的根管系统

既往根管治疗的患牙一旦出现根尖周透射影像，则表明根管系统受到感染（图 8-7）。牙髓治疗包括牙髓或根管治疗的所有治疗方法，如直接盖髓术、部分牙髓切断术、牙髓切断术、部分牙髓摘髓术、根管充填、根管再治疗以及未完成的根管治疗（已经开始但未完成）。每种治疗不需要单独诊断，但当评估有牙髓治疗史的患牙时，其既往治疗的性质也需包括在诊断中。

已开始根管治疗但未完成治疗的患牙，可能仍有根尖周透射影像。这表示慢性根尖周炎持续存在或根尖周组织正在愈合（但未完全愈合）。我们无法区分这些情况，因此假设根管系统仍存在感染并继续对症治疗患牙，是较为安全的做法。

典型症状：症状取决于根尖周状况；如有慢性根尖周炎或慢性根尖周脓肿，可偶有钝痛或“牙感觉异常”；如存在继发性急性根尖周炎或继发性急性根尖周脓肿时，可有咬合痛和压力相关疼痛；存在牙髓 / 根管治疗史，如盖髓术、部分牙髓切断术、牙髓切断术、部分牙髓摘髓术、即刻或分次根管充填术以及不完全的根管治疗（如仅行应急处理但未完成全部治疗）。

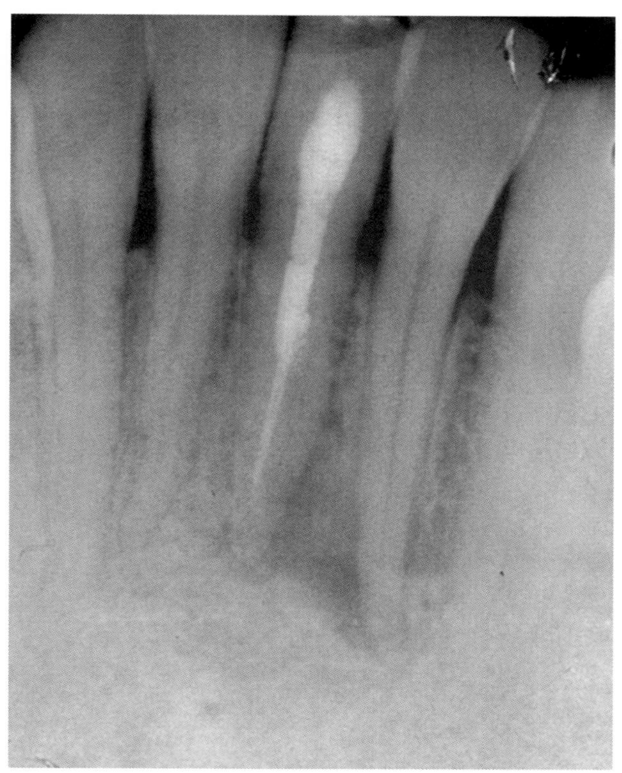

图 8-7　由于复合树脂修复体破损及不完善的根管充填，右侧下颌中切牙根充后出现根管系统感染伴继发性急性根尖周炎。患牙出现持续钝痛及咬合痛。患牙根尖区透射影像延伸至邻牙根尖区，邻牙牙根牙周膜间隙及牙髓活力测试正常

临床表现：可能存在龋洞、修复体破损或牙隐裂；牙髓敏感性测试阴性；如存在慢性根尖周炎，则有牙感觉异常；如果出现急性根尖周炎，会出现叩痛和牙松动；可有牙变色。

影像学检查：如龋损范围较大则 X 线片可见；有根尖周透射影像；存在既往牙髓治疗或根管充填的证据；如有根管治疗史，可见完善或不完善的根管充填，以及其他虽然存在明显的问题但影像学检查无异常的既往治疗缺陷，例如：穿孔、遗漏根管、根管阻塞、器械分离、根管治疗不完善等。

相关根尖周状态：根据症状、临床和影像学表现，可表现为以下任何一种情况：慢性根尖周炎（无症状或仅偶尔疼痛），慢性根尖周脓肿（如可见窦道），继发性急性根尖周炎（如有叩痛、触痛），继发性急性根尖周脓肿（存在叩痛、肿胀和局限性脓肿），或面部蜂窝织炎（因面部扩散而肿胀）。

诊断要点：既往牙髓 / 根管治疗病史和 / 或影像学证据，以及根尖周透射影像。

鉴别诊断：

（1）与既往牙髓治疗伴无感染征兆的根管系统鉴别：

有根尖周透射影像。

（2）与无髓和感染的根管系统鉴别：存在既往牙髓治疗病史和／或影像学证据。

五、牙髓萎缩

牙髓萎缩是随着年龄增长发生的正常生理过程。临床上很难判断这种情况是否存在，但其似乎多见于年长者。这种情况不需要任何特殊的治疗，但重要的是让临床医生认识到其确实会发生，因为牙髓萎缩会影响对患牙牙髓状况的判断。

典型症状：无症状。

临床表现：通常无异常，或有修复治疗史；牙髓敏感性测试可有或无反应；患者通常为老年人。

影像学检查：通常无异常，或有修复体；有时存在明显的髓腔钙化；牙周膜间隙和硬骨板正常。

相关根尖周状态：根尖周组织正常。

诊断要点：无症状且无异常表现。

六、髓腔钙化

髓腔钙化是指对根管外形（尤其是宽度）的影像学观察，而不是指牙髓或根管系统的明确状态。它不一定提示患牙的疾病过程或病理状态，因此它被归类为“状态”而不是“疾病”。由于髓腔钙化可能影响诊断过程（如不可靠的牙髓敏感性测试结果）和治疗过程（如无法定位或疏通根管），所以将其包括在根管状态的分类中。临床医生需要意识到钙化根管内的牙髓可能正常，也可能存在病变；根管也可能是无髓且感染的状态。所以，所有的牙髓和根管状态都可能与髓腔钙化相关（图 8-8）。因此，对患有髓腔钙化患牙的完整诊断必须包括对牙髓或根管状态的诊断以及髓腔钙化状态[11]。

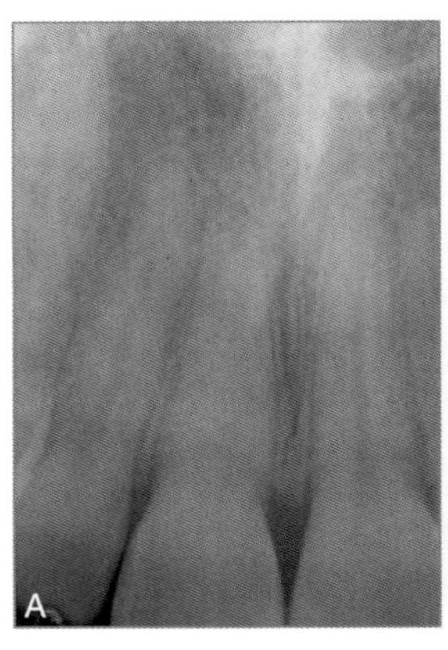

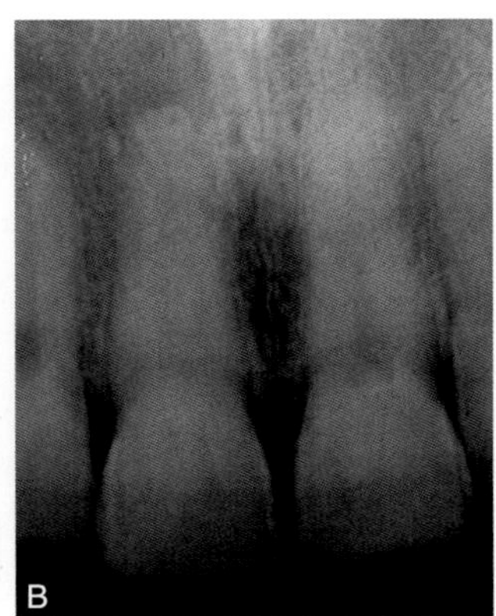

图 8-8

A. 右侧上颌中切牙髓腔钙化。CO_2 冷测和电测均无反应，但没有任何根尖周改变的影像学征兆；因此，没有根管系统感染的迹象，也无需治疗 **B.** 右侧上颌中切牙髓腔钙化，伴有无髓且感染的根管系统，以及因 22 年前外伤所致的慢性根尖周炎

“髓腔钙化”是首选术语[11]。一些临床医生和编者使用“髓腔闭锁”一词，但该词并不准确且不正确。“闭锁”指“牙髓所有痕迹的完全消失或破坏”[22]。当牙髓经历钙化时（钙化物质沉积），牙髓不可能完全被去除或破坏。即使影像学检查中看不到根管的情况下，也总会有细小的根管存在。剩余根管可能只有几微米宽，但足以容纳几个细胞，根管锉可能可以疏通，也可能无法疏通。但是，该根管仍然存在[11]。因此将该过程称为“髓腔钙化”更为合适，因为这样较准确地描述了患牙内部的真实情况。

典型症状：取决于牙髓或根管状态。下列任何状态的典型症状（如前所述）都可能出现：临床正常的牙髓，慢性可复性牙髓炎，急性可复性牙髓炎，慢性不可复性牙髓炎，急性不可复性牙髓炎，牙髓坏死，非感染性牙髓坏死，感染性牙髓坏死，无髓感染的根管系统，既往无感染征兆的牙髓治疗，既往感染根管系统的牙髓治疗，牙髓萎缩。

临床表现：取决于牙髓或根管状态，下列任何状态的临床表现（如前所述）都可能出现：若临床牙髓正常，那么牙髓敏感性测试反应可能不同，如冷测无反应，牙髓敏感性电测有或无反应；若有牙髓炎，则冷测有反应（也有例外）；电测应该有反应；若牙髓坏死，无髓且感染，或有牙髓治疗史，则电测无反应。

影像学检查：髓腔钙化明显，累及部分（垂直向或水平向或二者兼有）或整个髓腔；其他影像学检查将取决于牙髓或根管状态，每种状态的影像学表现如前所述。

相关根尖周状态：取决于牙髓或根管状态，包括之前提到的每种特定牙髓／根管的状态。

诊断要点：髓腔钙化的影像学表现。

鉴别诊断：

与其他对牙髓敏感性测试无反应的状态相鉴别：通过症状、临床和影像学表现及相关的根尖周情况鉴别。

七、牙髓增生

牙髓增生几乎只出现在血供丰富且龋损较大的年轻恒牙[11]，其本质为肉芽组织的过度生长，看似从牙髓中长出的息肉。某些病例可能与牙龈组织有关。

典型症状：通常无症状；一些病例由于食物、饮料等接触到增生组织时出现进食痛；一些病例在接触或刷牙触碰到增生组织时可能会出血；一些病例会有典型的牙髓炎症状，可能是慢性可复性牙髓炎、急性可复性牙髓炎、慢性不可复性牙髓炎或急性不可复性牙髓炎。

临床表现：当龋损范围较大，牙髓暴露时可见“牙髓息肉”；牙髓息肉可有探诊出血；牙髓息肉可对探诊敏感或不敏感；如前所述，牙髓敏感性测试取决于牙髓炎类型；如果龋洞延伸到牙龈，牙髓息肉可与牙龈组织看似相连。

影像学检查：可见明显的大范围龋损；其他影像学检查将取决于牙髓或根管状态，可能出现如前所述的各种状态的典型影像学表现；由于牙髓增生通常是长期存在的问题，可能会有牙周膜间隙的轻度增宽或致密性骨炎，这两种表现都提示慢性根尖周炎。

相关根尖周状态——如前所述，相关的根尖周状态将取决于牙髓炎的类型；通常会有慢性根尖周炎。

诊断要点：牙髓息肉的临床表现。

鉴别诊断：

（1）与各种无牙髓息肉的牙髓炎鉴别：存在牙髓息肉。

（2）与所有感染根管系统鉴别：牙髓息肉的症状、临床表现及牙髓敏感性测试。

第三节　根尖周组织和病变状态

本节将描述表 8-2 中列出的各种根尖周状态，以指导临床医生通过患者症状的简要描述、典型的临床表现、根尖周影像学检查及各种根尖周病相关的典型牙髓 / 根管状态等决定诊断的关键要素，进行诊断及鉴别诊断。

尽管“根周”一词更为准确，但大多数临床医生更常用“根尖周”一词。大多数根周状态表现在根尖周组织是因为这些组织毗邻根尖孔。但是，上述反应也可以出现在沿整个牙根表面的牙周膜和牙槽骨中。侧支根管与主根管相同，是根管系统的一部分，也同样存在炎性牙髓组织，也可能会坏死，最终导致侧支根管无髓且感染。此外，牙髓和根管状态可引发其他根周状态，如各种形式的牙根外吸收。因此，“根周”在讨论牙髓和根管状态时会更全面、更准确、更恰当。但考虑到临床使用习惯，以下仍将其统称为“根尖周”（译者注）。

各种形式的外吸收不会在本章讨论，将在第十五章详细讨论。

一、临床正常根尖周组织

“临床正常”一词是指无征兆或症状表明正在发生任何形式疾病。应用“临床”一词是指由于既往损伤或刺激（如某种形式的根尖周炎等），根尖周组织可能在组织学上存在异常或有某种程度的炎症或纤维化（瘢痕）。但是，患牙不存在任何需要治疗的根尖周病变。

典型症状：无根尖周组织症状；即便有，这些症状也源于牙髓。因此，症状由牙髓状态决定。

临床表现：无异常；无叩痛；无触痛；无松动度增加；可能存在不同的牙髓或根管状态；患牙对牙髓敏感性测试可有或无反应，取决于牙髓 / 根管系统状态。

影像学检查：患牙无异常；牙周膜间隙和硬骨板正常；一些病例有牙髓治疗史表现。

相关牙髓 / 根管状态：根据症状、临床和影像学表现，可有以下几种类型：临床正常牙髓，可复性牙髓炎（慢性或急性），不可复性牙髓炎（慢性或急性），牙髓渐进性坏死，牙髓坏死且无感染征兆，坏死且感染牙髓，既往牙髓治疗史且无感染征兆，牙髓萎缩，髓腔钙化，牙髓增生，内吸收，炎性内吸收，或置换性内吸收。

诊断要点：根尖周组织无症状，无异常表现。

二、急性根尖周炎

（一）原发性急性根尖周炎

“根尖周炎”指根尖周组织的炎症。起初，患牙无透射影像，因为骨（也包括部分牙）吸收发生一段时间后才会出现影像学改变。该阶段根尖周炎称为“原发性急性根尖周炎”[2,5]，其主要特征为缺乏透射影像（图 8-4），但疼痛剧烈。因为炎症局限在硬骨板和牙周膜组织内，无肿胀和渗出空间。

典型症状：疼痛存在时间短（数天甚至更短）；疼痛通常较为剧烈；咬合痛；轻微压力即产生疼痛；可由不可复性牙髓炎引起疼痛；偶尔由急性可复性牙髓炎引起疼痛。

临床表现：可有龋洞、修复体破损或牙隐裂；叩诊重度疼痛；患牙触痛；通常牙髓敏感性测试无反应，但急性可复性牙髓炎或急性不可复性牙髓炎会出现牙髓敏感性冷测疼痛，复现患者主诉的温度刺激痛；有时由于根尖周炎症局限于硬骨板内而骨组织尚未吸收，患牙可因根尖周炎引起伸长，导致咬合创伤。

影像学检查：或可见大范围龋损；正常牙周膜间隙及硬骨板；如患牙伸长则可见牙周膜间隙略增宽；一些病例可见既往牙髓治疗证据；偶见牙根内透射影像，提示存在炎性内吸收。

相关牙髓 / 根管状态：通常由感染根管系统引起，根据症状、临床和影像学结果，可能存在以下类型：牙髓渐进性坏死、坏死且感染牙髓、既往牙髓治疗伴根管系统感染或炎性内吸收；可与急性不可复性牙髓炎相关；很少与急性可复性牙髓炎相关。

诊断要点：影像学检查无根尖周改变，发病时间短，疼痛剧烈；患牙有触痛、压痛、叩痛。

鉴别诊断：

（1）与继发性急性根尖周炎鉴别：缺乏根尖周透射影像。

（2）与慢性根尖周炎鉴别：缺乏根尖周透射影像，有疼痛及叩痛。

（3）与原发性急性根尖周脓肿鉴别：无肿胀。

（4）与继发性急性根尖周脓肿鉴别：无肿胀。

（5）与慢性根尖周脓肿鉴别：无窦道。

（二）继发性急性根尖周炎（慢性根尖周炎急性发作）

继发性急性根尖周炎在慢性根尖周炎或慢性根尖周脓肿持续一段时间后发生，因此根尖周可见透射影像（图 8-7）。继发性急性根尖周炎通常是由于根管内感染和宿主防御系统之间的失衡造成的，一些细菌和 / 或内毒素通过根尖孔释放，导致已经存在的慢性炎症反应急性加重，患者随之产生症状。这种情况较常发生（如患者主诉牙痛时有时无），因此，急性炎症不是仅发生在第2次，而是发生在每次从慢性炎症转变为急性炎症的过程中。这个过程是动态的，如果环境条件合适，宿主防御反应充分，继发性急性根尖周炎可以恢复为慢性根尖周炎。

典型症状：疼痛存在时间短（数天甚至更短）；疼痛剧烈；咬合痛；压痛；患牙温度测试无反应。

临床表现：可有龋洞、修复体破损或牙隐裂；叩诊疼痛剧烈；牙髓敏感性测试无反应，扪诊疼痛。

影像学检查：或可见大范围龋损；可见根尖周透射影像，提示存在长期的慢性根尖周炎；一些病例有既往牙髓治疗的表现；偶见牙根内透射影提示炎症性内吸收。

相关牙髓 / 根管状态：通常由感染根管系统引起，根据症状、临床和影像学结果，可有以下类型：无髓感染根管系统，既往牙髓治疗伴感染根管系统或内部炎性吸收。

诊断要点：根尖周透射影像；近期剧烈疼痛；有叩痛和压痛。

鉴别诊断：

（1）与原发性急性根尖周炎鉴别：存在根尖周透射影像。

（2）与慢性根尖周炎鉴别：有叩痛。

（3）与原发性急性根尖周脓肿鉴别：无肿胀。

（4）与继发性急性根尖周脓肿鉴别：无肿胀。

（5）与慢性根尖周脓肿鉴别：无窦道。

三、慢性根尖周炎

原发性急性根尖周炎初期过后，若未经治疗，根尖周炎可转为慢性炎症。数月后，通常会出现根尖周透射影像（图 8-5）。牙槽骨吸收为炎性反应提供空间，所以患者通常没有或偶有轻微症状，或仅表现为偶尔的患牙感觉异常。

典型症状：通常无症状；患者主诉患牙偶尔感觉异常；既往可有牙髓炎相关症状；可有既往牙髓治疗史。

临床表现：可有龋洞、修复体破损或牙隐裂；叩诊不敏感，但有时感觉与对照牙不同；牙髓敏感性测试无反应。

影像学检查：或可见大范围龋损；有根尖周透射影像；一些病例存在既往牙髓治疗证据；牙根内透射影提示炎症性内吸收。

相关牙髓 / 根管状态：通常由感染根管系统引起，根据症状、临床和影像学结果，可能存在以下类型：无髓感染根管系统，既往牙髓治疗伴感染根管系统或炎性内吸收。

诊断要点：根尖周透射影像；无疼痛或偶有患牙感觉异常。

鉴别诊断：

（1）与原发性急性根尖周炎鉴别：存在根尖周透射影像。

（2）与继发性急性根尖周炎鉴别：无症状。

（3）与原发性急性根尖周脓肿鉴别：无肿胀和症状。

（4）与继发性急性根尖周脓肿鉴别：无肿胀和症状。

（5）与慢性根尖周脓肿鉴别：无窦道。

四、致密性骨炎

致密性骨炎是慢性根尖周炎类型之一，但影像学表现为阻射影而非透射影（图 8-9）[5]。通常与长期牙髓炎症有关，常为慢性可复性牙髓炎，或至少初期是慢性可复性牙髓炎。因此，其本质为牙髓炎的延伸，或者由于根尖周组织处于长期刺激下，导致骨组织未吸收反而变得更为致密。慢性可复性牙髓炎由于未及时治疗可能出现可复性牙髓炎急性发作。慢性可复性牙髓炎也可发展为慢性不可复性牙髓炎、急性不可复性牙髓炎或牙髓坏死合并感染，甚至导致根管系统无髓且感染。牙髓 / 根管状态取决于患者何时接受治疗，而影像学表现的骨密度增加需要数年才能改善，甚至根本不会改善。当根管系统感染时，通常邻近根尖的位置有透射影像，透射影可被致密性骨炎的硬化骨包围，表现为透射影和阻射影并存。

典型症状：无根尖周症状；无叩痛；其症状取决于牙髓状态；通常与长期慢性可复性牙髓炎相关，所以典型症状通常与该状态表现相同；慢性可复性牙髓炎在患者就诊时可能表现为急性可复性牙髓炎、慢性不可复性牙髓炎或急性不可复性牙髓炎。因此，症状根据牙髓疾病的进展阶段表现不同。

临床表现：可有龋洞、修复体破损或牙隐裂；叩诊不敏感，但可有感觉异常；牙髓敏感性测试结果取决于牙髓状态，若牙髓坏死则无反应。

影像学检查：或可见大范围龋损；由于骨沉积增加（如致密性骨炎）导致根尖周区域较周围骨阻射性增高；一些

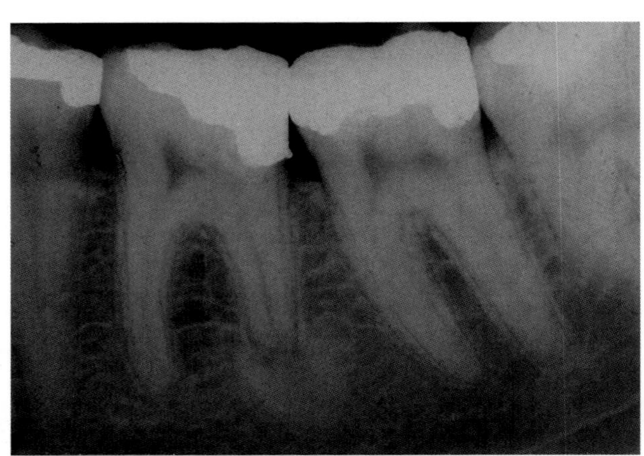

图 8-9 下颌第一磨牙远中根的致密性骨炎，有长期慢性可复性牙髓炎病史，2 天前转为急性不可复性牙髓炎。30 年前曾行银汞合金修复，修复体破损导致牙髓炎发生。注：远中根有轻微的根尖炎性吸收影像

病例在牙髓坏死或根管系统感染后出现各种形式的根尖周炎或根尖周脓肿，在这些状态下，可能有牙周膜间隙增宽或高密度影像包绕的透射区。

相关牙髓/根管状态：最初有长期存在的慢性可复性牙髓炎，根据症状、临床及影像学表现可出现以下继发状况：急性可复性牙髓炎、慢性可复性牙髓炎、急性不可复性牙髓炎、慢性不可复性牙髓炎；一些病例在牙髓坏死或根管系统感染后出现各种形式的根尖周炎或根尖周脓肿，在这些状态下，仍可见致密性骨炎的影像学证据，但病程从骨沉积转变为骨吸收。

诊断要点：根尖周阻射影提示骨密度增高，即致密性骨炎。

鉴别诊断：

（1）与原发性急性根尖周炎鉴别：无症状且存在根尖周阻射影像。

（2）与继发性急性根尖周炎鉴别：无症状且存在根尖周阻射影像。

（3）与慢性根尖周炎鉴别：存在根尖周阻射影像（需要注意的是，致密性骨炎实际是慢性根尖周炎的形式之一）。

（4）与原发性急性根尖周脓肿鉴别：无肿胀和症状，且存在根尖周阻射影像。

（5）与继发性急性根尖周脓肿鉴别：无肿胀和症状，且存在根尖周阻射影像。

（6）与慢性根尖周脓肿鉴别：无窦道，且存在根尖周阻射影像。

五、根尖周脓肿

（一）原发性急性根尖周脓肿

脓肿的定义为“局限性脓液积聚”。当脓肿发生在根尖周疾病早期阶段时，一段时间后才可在影像学观察到骨（或部分牙）吸收，所以早期不会出现透射影像（图 8-10）。因此，早期的脓肿被称为“原发性急性根尖周脓肿”[2,5]，其主要特征是影像学观察无透射影像，但疼痛剧烈，这是因为炎症和脓液局限在坚硬的骨组织和牙周膜间隙内，缺乏脓液和肿胀扩张的空间。

典型症状：疼痛发生时间短（数天甚至更短）；肿胀起病快（数小时或不到 1 天）；出现脓液；疼痛剧烈；咬物痛、压痛；轻触患牙即会产生疼痛；偶有身体不适或发热。

临床表现：可有龋洞、修复体破损或牙隐裂；患牙肿胀；剧烈压痛；触痛；患牙伸长导致咬合创伤；患者可有发热、身体不适及淋巴结肿大。

影像学检查：或可见大范围龋损；牙周膜间隙和硬骨板正常；若患牙伸长则牙周膜间隙略宽；一些病例有既往牙髓治疗的表现；偶见牙根内透射影提示炎症性内吸收。

相关牙髓/根管状态：可能由感染根管系统所致，因此根据症状、临床和影像学检查，可有以下类型：坏死感染牙髓、既往牙髓治疗伴感染根管系统或炎性内吸收。

诊断要点：根尖周无异常影像学表现，有肿胀，近期疼痛剧烈，患牙有接触痛、叩痛和压痛。

鉴别诊断：

（1）与原发性急性根尖周炎鉴别：有肿胀及脓液。

（2）与继发性急性根尖周炎鉴别：根尖周无透射影像，有肿胀及脓液。

（3）与慢性根尖周炎鉴别：根尖周无透射影像，有疼痛、肿胀、叩痛及脓液。

（4）与继发性急性根尖周脓肿鉴别：根尖周无透射影像。

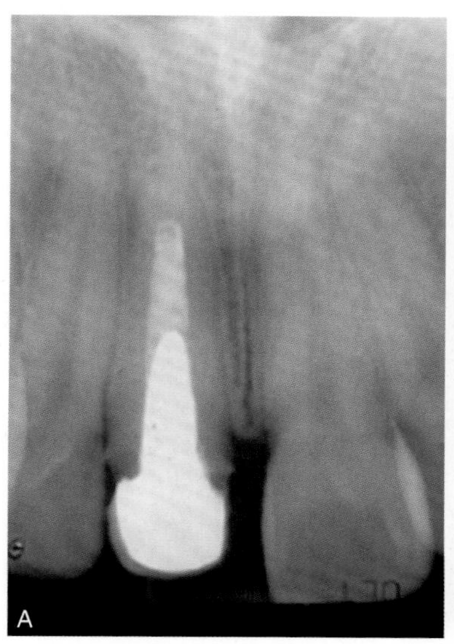

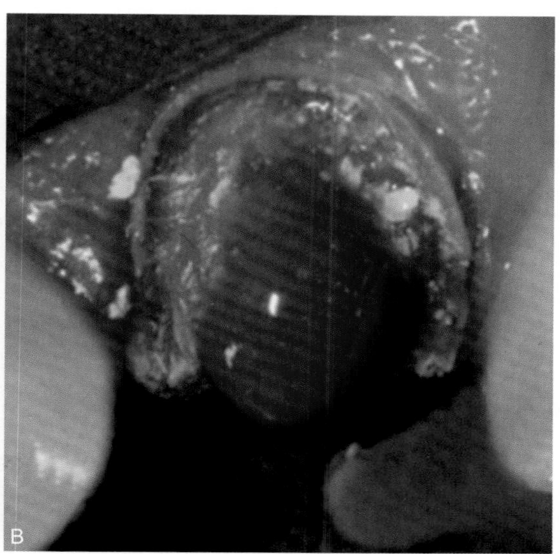

图 8-10　右侧上颌中切牙冠方修复体破损后，根充后的牙根内存在感染根管系统，致原发性急性根尖周脓肿发生

A. 根尖片未见根尖周异常影像　**B.** 当原根充材料去除后即可见脓液溢出

（5）与慢性根尖周脓肿鉴别：无窦道，根尖周无透射影像。

（二）继发性急性根尖周脓肿

继发性急性根尖周脓肿发生在慢性根尖周炎或慢性根尖周脓肿已经存在一段时间后，因此也有透射影像（图 8-11）。继发性急性根尖周脓肿通常是根管内感染和宿主防御系统之间发生失衡的结果，一些细菌或内毒素（或两者皆有）通过根尖孔逃逸，导致已经存在一段时间的慢性炎症反应急性加重。炎症的急性加重以局限性脓液积聚（即脓肿）的形式出现。当慢性根尖周脓肿窦道关闭或堵塞，脓液不能排出时，也可能发生这种情况。

典型症状：疼痛发生时间短（数天甚至更短）；肿胀起病快（数小时或不到一天）；出现脓液；疼痛剧烈；咬物痛、压痛；患牙温度测试无反应；患者偶有身体不适或发热。

临床表现：可有龋洞、修复体破损或牙隐裂；叩痛剧烈；牙髓敏感性测试无反应；扪诊疼痛；患者可有发热、身体不适及淋巴结肿大等症状。

影像学检查：或可见大范围龋损；根尖周出现透射影像提示在脓肿形成之前慢性根尖周炎已经存在一段时间；一些病例有既往牙髓治疗的表现；偶见牙根内透射影提示炎症性内吸收。

相关牙髓 / 根管状态：可由感染根管系统所致。因此，根据症状、临床和影像学检查，可有以下类型：无髓感染根管系统、既往牙髓治疗伴感染根管系统或炎性内吸收。

诊断要点：影像学可见根尖周透射影像，可见肿胀，近期出现剧烈疼痛，有叩痛或压痛。

鉴别诊断：

（1）与原发性急性根尖周炎鉴别：根尖周透射影像和肿胀。

（2）与继发性急性根尖周炎鉴别：有肿胀、发热、身体不适等。

（3）与慢性根尖周炎鉴别：有肿胀、疼痛、发热等。

（4）与原发性急性根尖周脓肿鉴别：有根尖周透射影像。

（5）与慢性根尖周脓肿鉴别：无窦道，有肿胀和症状。

（三）慢性根尖周脓肿

慢性根尖周脓肿的特征为有口内或口外颌面部的窦道[5]（图 8-12）。根据是否有脓液排出，窦道可反复发作。因此，这种状态可在慢性根尖周炎和慢性根尖周脓肿之间反复变化。

典型症状：通常无症状；一些患者可能意识到窦道的存在，将其称为牙龈脓肿、肿块、溃疡等；窦道可出现在口内（口腔黏膜）或口外（面部）；患者主诉患牙感觉异常；既往可有牙髓炎相关症状；可能有牙髓治疗史。

临床表现：可有龋洞、修复体破损或牙隐裂；叩诊不敏感或感觉异常；牙髓敏感性测试无反应；明显的口内或口外窦道；扪诊或压迫根尖周区域的组织可能导致脓液从窦道渗出；通常将牙胶尖插入窦道内行 X 线牙胶示踪。

影像学检查：或可见大范围龋损；有根尖周透射影像；插入窦道的牙胶尖可以追踪引起感染的患牙；一些病例有既往牙髓治疗的表现；偶见牙根内透射影提示炎症性内吸收。

相关牙髓 / 根管状态：可由感染根管系统所致。因此，根据症状、临床和影像学检查，可有以下类型：无髓感染根管系统、既往牙髓治疗伴感染根管系统或炎性内吸收。

诊断要点：有窦道；根尖周透射影像；无疼痛或偶尔感觉异常。

鉴别诊断：

（1）与继发性急性根尖周炎鉴别：有窦道且无症状。

（2）与慢性根尖周炎鉴别：有窦道。

（3）与继发性急性根尖周脓肿鉴别：有窦道，无肿胀及症状。

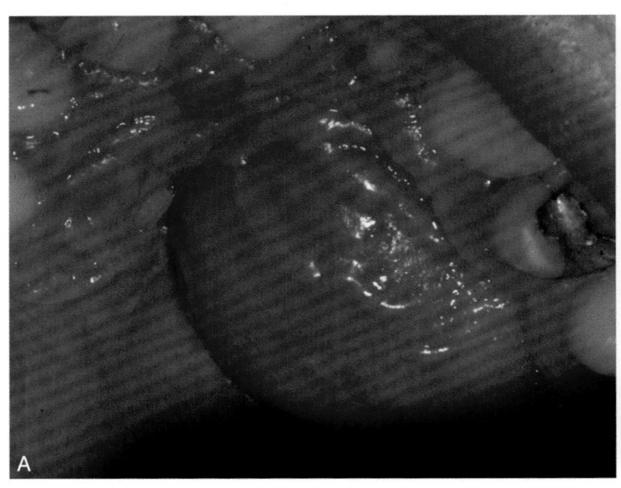

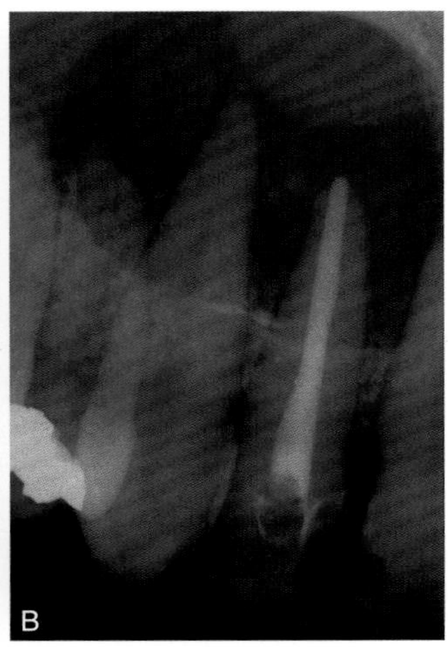

图 8-11 右侧上颌侧切牙根充后出现感染，致继发性急性根尖周脓肿
A. 腭部肿胀，充满脓液，需切开引流 **B.** 术前根尖片显示大范围的根尖周透射影像

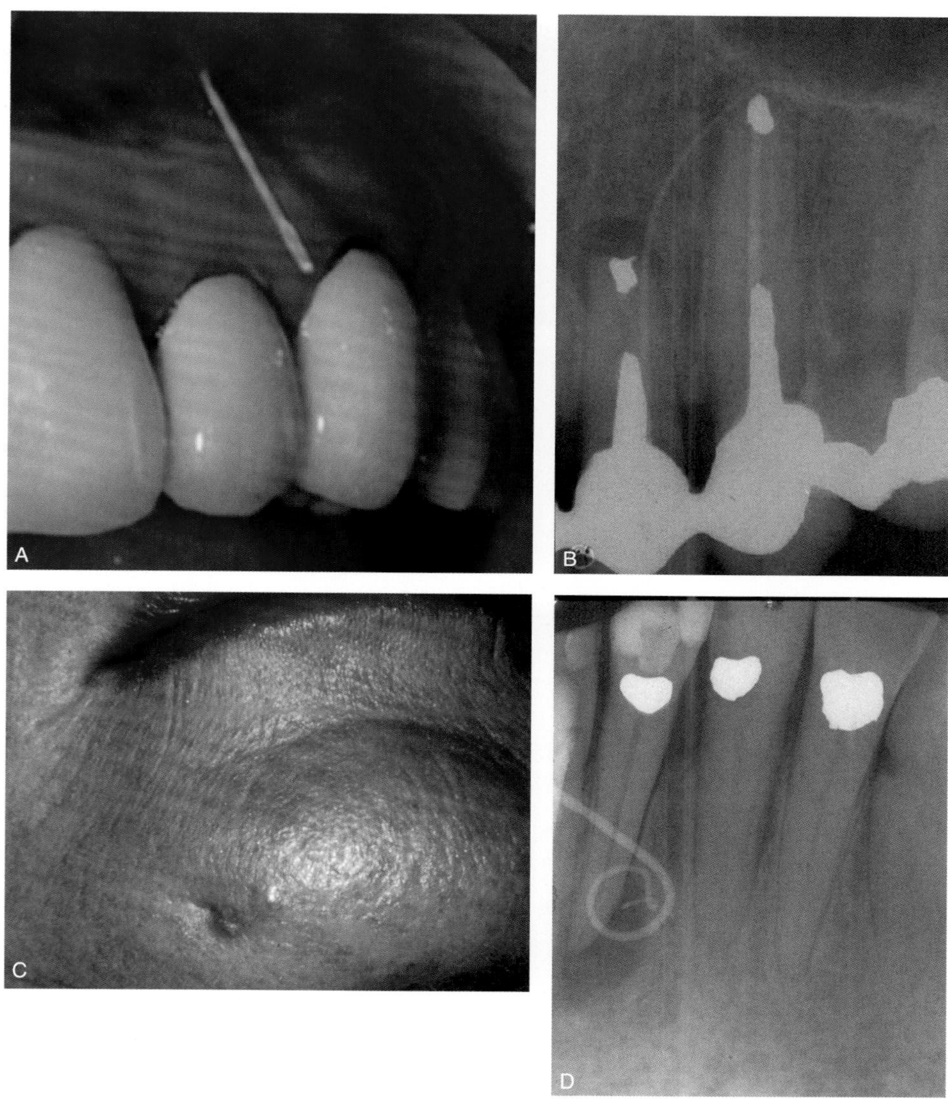

图 8-12　2 例慢性根尖周脓肿

A. 牙胶尖插入口内窦道内示踪并拍摄放射线片　**B.** 根尖片显示牙胶尖示踪指向左侧上尖牙的根尖周透射区。患牙根充后出现根管系统感染，曾行根尖周手术并以银汞合金充填根尖区，由于冠方修复体破损而导致慢性根尖周脓肿　**C.** 口外窦道（在面部）通向右侧下颌侧切牙　**D.** 根尖片显示牙胶尖示踪窦道。患牙由于复合树脂修复体破损且根管治疗不完善，导致根管系统感染和慢性根尖周脓肿

（4）与异物反应鉴别：有窦道且缺乏异物的影像学证据（但一些异物并不表现为阻射影像导致其影像学观察不明显）。

（四）面部蜂窝织炎

当感染的根管系统发展成根尖周脓肿（通常是继发性急性根尖周脓肿，但也可能是原发性急性根尖周脓肿），并在面部、头部和/或颈部的肌肉筋膜层之间扩散时，就会发生面部蜂窝织炎（图 8-13）。感染可以在深层或浅层中扩散。不论何种情况，一旦肿胀压迫呼吸道，都可能危及生命。患有面部蜂窝织炎的患者需立即积极治疗，即除口服抗生素治疗外，还需进行积极的牙科治疗去除细菌感染源。患者常需要入院，甚至在重症监护病房治疗以保护气道，并在严重情况下提供生命支持。更多详细信息，请参阅第三十章。

典型症状：面部肿胀出现迅速（如数小时）且快速加重；剧烈疼痛和不适；疼痛时间很短（一般不超过 24h）；咬物痛、压痛；患牙温度测试无反应；有发热及不适。

临床表现：面部肿胀明显；可有龋洞、修复体破损或牙隐裂；叩痛剧烈；牙髓敏感性测试无反应；扪诊疼痛；发热、不适及淋巴结肿大；严重者呼吸道受累；由于感染扩散发生面部蜂窝织炎前就有脓肿存在，所以有继发性急性根尖周脓肿的局部症状。

影像学检查：或可见大范围龋损；若在脓肿和面部蜂窝织炎发展之前存在一段时间的慢性根尖周炎，则有根尖周透射影像；一些病例有既往牙髓治疗的表现；偶见牙根内透射影提示炎症性内吸收。

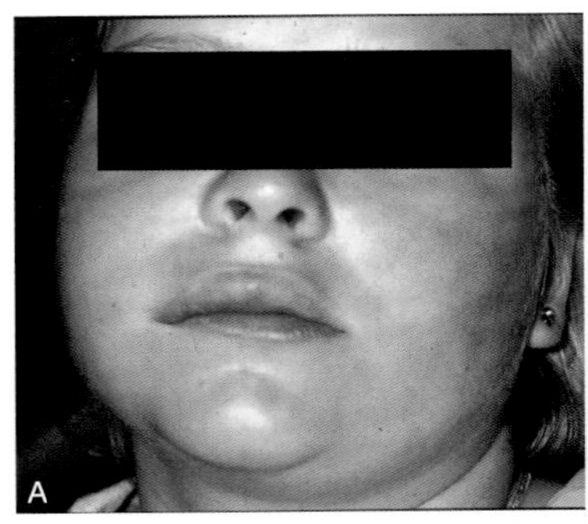

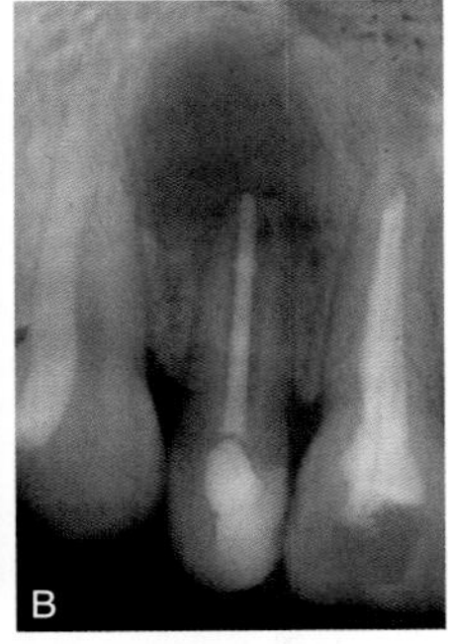

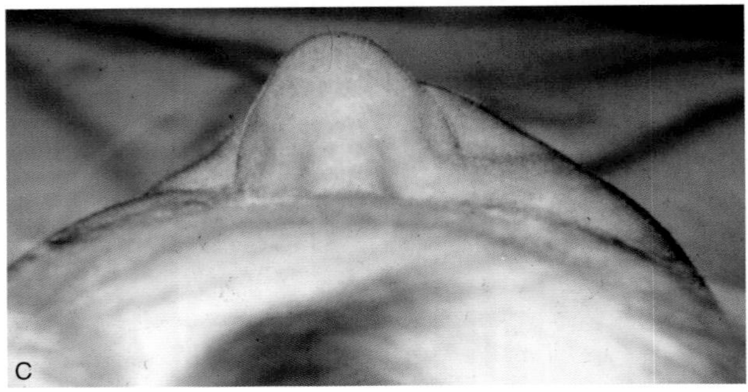

图 8-13 面部蜂窝织炎源于右上颌侧切牙，由于复合树脂修复体破损而导致充填不良的患牙出现感染的根管系统

A. 面部照片显示大范围肿胀和感染扩散表现 **B.** 根尖片显示根尖周透射影像较大，根管充填不完善 **C.** 从上后侧观察患者可见肿胀的程度

相关牙髓 / 根管状态：可由感染根管系统所致。因此，根据症状、临床和影像学检查，可有以下类型：无髓感染根管系统、既往牙髓治疗伴感染根管系统或炎性内吸收。

诊断要点：面部肿胀起病快；肿胀扩散；患者可有发热、感觉不适；有根尖周透射影像；患牙有压痛或叩痛。

鉴别诊断：

（1）与原发性急性根尖周炎鉴别：根尖周透射影像；面部肿胀；发热；不适。

（2）与继发性急性根尖周炎鉴别：面部肿胀；发热；不适。

（3）与慢性根尖周炎鉴别：面部肿胀；疼痛；叩痛。

（4）与原发性急性根尖周脓肿：根尖周透射影像；面部肿胀；发热；不适。

（5）与继发性急性根尖周脓肿鉴别：肿胀扩散到整个面部。

（6）与慢性根尖周脓肿鉴别：无窦道，但有疼痛、面部肿胀等症状。

六、根外感染

当细菌在根尖周部位的牙根外表面形成菌落时，就会发生根外感染。它通常是感染根管系统的继发表现，根外细菌与感染根管中细菌组成相似[2,23-25]，通常为放线菌属（图 8-14）。

根外感染在临床上无法诊断，只能通过组织学诊断。然而，临床医生应该意识到这种情况确实会发生，是根管治疗后持续有根尖周透射影像的疾病的鉴别诊断内容。

典型症状：可能无症状；可能与持续肿胀和 / 或窦道有关；有时患牙感觉异常；近期或既往有根管治疗史，但未解决问题。

临床表现：可有龋洞、修复体破损或牙隐裂；有近期根管治疗的证据（如髓腔充填）；叩诊无痛或感觉异常；牙髓敏感性测试无反应；一些病例虽近期或正在进行根管治疗，但仍有口内或口外窦道；扪诊或压迫根尖周组织可能导致窦道内脓液渗出，可在窦道内插入牙胶尖通过 X 线示踪观察。

影像学检查：或可见大范围龋损；有根尖周透射影像；即使有近期根管治疗史，根尖周透射影像仍持续存在或增大；可见根管充填或根管内封药；若有窦道，牙胶尖示踪可以追溯引起症状的患牙。

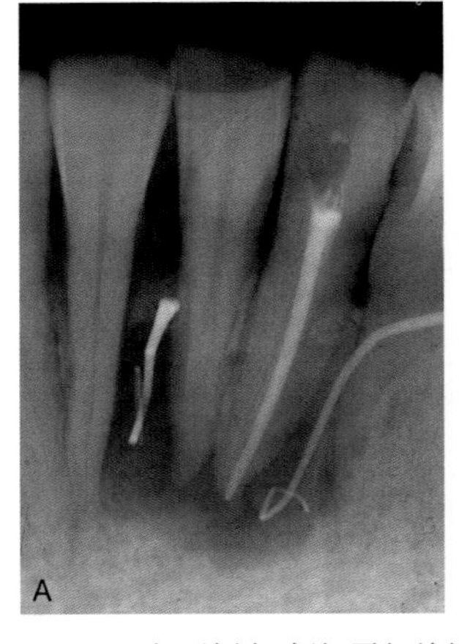

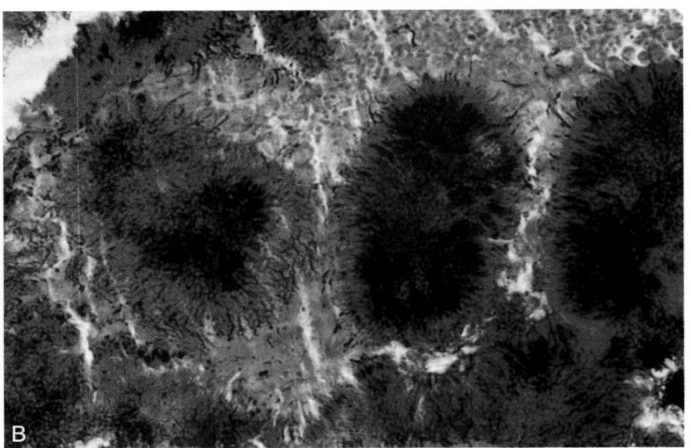

图 8-14 与下颌中、侧切牙相关的根外感染

A. 中切牙存在无髓且感染的根管系统，而侧切牙为根充且感染的根管系统。即使中切牙行根管治疗，侧切牙行根管再治疗后两个窦道仍存在。因此，在根管充填后即行根尖刮除术 **B.** 组织学诊断为“根尖周放线菌病”

相关牙髓/根管状态：不管近期是否有根管治疗史或正在进行根管治疗，根外感染都属于根管治疗后持续存在根尖周透射影像的疾病的鉴别诊断内容。因此，它首先与感染的根管系统有关；可能与既往牙髓治疗伴感染的根管系统有关，如根管治疗尚未完成，可见根管封药；或根管治疗已完成，可见根管充填。

诊断要点：根尖周透射影像；无疼痛；近期有根管治疗史但根尖周透射影像未消失。

鉴别诊断：

与异物反应、根尖周袋状囊肿、根尖周真性囊肿、根尖周瘢痕鉴别：通过活检标本的组织学检查。

七、异物反应

异物反应是指对根尖周围组织中的异物产生的炎症反应[2,26,27]。最常见的异物是多余的根管充填材料，如推出根尖孔外的牙胶或根管水门汀[28,29]。异物反应影像学表现为被根尖周透射影像围绕的阻射的异物影像（图8-15），但也有报道称一些材料非X线阻射、如滑石粉和食物等[29]。

异物反应临床上无法诊断，只能通过组织学检查。然而，临床医生应该认识到这种状态的确存在，属于根管治疗后仍持续存在透射影像的疾病的鉴别诊断的一部分。

典型症状：通常无症状；患牙有时有感觉异常；有近期或既往牙髓治疗史，但根尖周透射影像并没有减小。

临床表现：有近期根管治疗表现（如髓腔充填）；叩诊无痛或感觉异常；牙髓敏感性测试无反应。

影像学检查：有根尖周透射影像；即使有近期根管治疗史，根尖周透射影像仍存在或继续增大；可见根管充填或根管内封药；根尖周组织中可以观察到阻射的材料影像；有些病例由于异物不具备X线阻射性，因此影像学表现不明显。

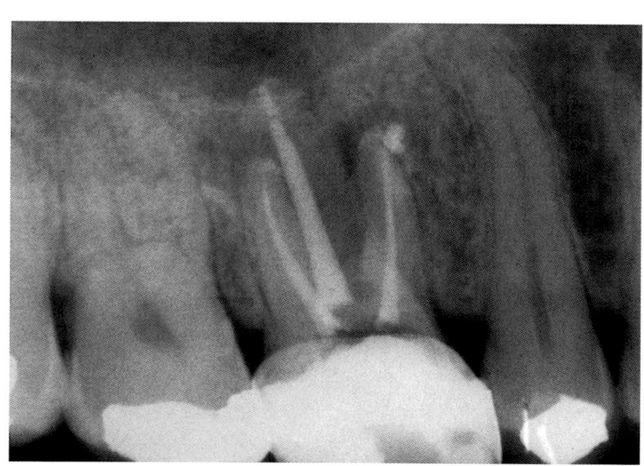

图8-15　由于根管充填材料推出到根尖周组织，右侧上颌第一磨牙三个根管的根尖周组织均可能发生异物反应。然而，有必要进一步观察，如果症状和体征持续，可能需要手术活检

相关牙髓/根管状态：不管近期是否有根管治疗史或正在进行根管治疗，其都属于根管治疗后持续存在根尖周透射影像的疾病的鉴别诊断内容。因此，它首先与感染的根管系统有关；可能与既往牙髓治疗伴感染的根管系统有关，如根管治疗尚未完成，可见根管封药；或根管治疗已完成，可见根管充填。

诊断要点：根尖周透射影像；无疼痛；近期有根管治疗史但根尖周透射影像未改善，多数病例的根尖周透射影像中存在阻射性物质。

鉴别诊断：与根外感染、根尖周袋状囊肿、根尖周真性囊肿、根尖周瘢痕鉴别：通过活检标本的组织学检查。

八、根尖周囊肿

（一）根尖周袋状囊肿

囊肿是指由内衬上皮和液体/半固体物质组成的囊状结构。Nair[2,30,31]将其分为两种类型：根尖周袋状囊肿、根尖周真性囊肿。两者本质上都属于慢性根尖周炎，是感染根管系统的继发表现，但它们组织学表现不同。袋状囊肿有与根管系统相连的开口（图8-16），因此根据定义，它不是真正的囊肿。有学者认为袋状囊肿在根管治疗后可能愈合，但若不进行治疗，袋状囊肿可能会“脱离”根管和根尖，开口闭合成为“真性囊肿”。

而袋状囊肿和真性囊肿在临床或影像学上无法与其他表现为透射影像的根尖周病相鉴别。在过去，许多临床医生错误地认为边界清楚的透射影像提示囊肿，但这仅表明疾病进展缓慢，而边界不清则表明病变发展迅速。类似地，影像学显示的透射影像的大小并不代表囊肿本身的大小，因为根尖周炎、脓肿和囊肿也可大可小。面积较大的透射影像更倾向于表明其是长期存在的疾病。详细信息，请参阅第六章。

根尖周袋状囊肿临床无法诊断，只能通过组织学检查。但是，临床医生应该意识到这种情况确实会发生，是根管治疗后持续存在根尖周透射影像的疾病的鉴别诊断的一部分。

典型症状：通常无症状；若囊肿感染，可能出现症状，如：转为急性根尖周脓肿、慢性根尖周脓肿或根外感染；患者有时有患牙感觉异常；有近期或既往牙髓治疗史，但根尖周透射影像并没有减小或症状无缓解。

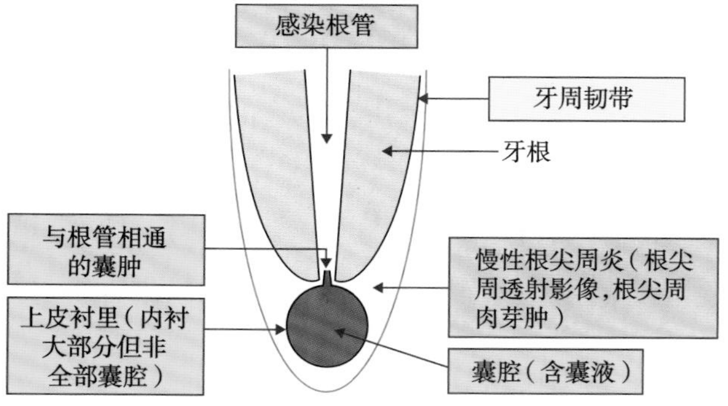

图8-16　根尖周袋状囊肿示意图，囊腔与根管系统相交通

临床表现：可有龋洞、修复体破损或牙隐裂；有近期根管治疗史（如髓腔充填）；叩诊无痛（除非已感染）或感觉异常；牙髓敏感性测试无反应。

影像学检查：或可见大范围龋损；有根尖周透射影像；即使有近期根管治疗史，根尖周透射影像仍持续存在或增大；可见根管充填或根管内封药。

相关牙髓/根管状态：不管近期是否有根管治疗史或正在进行根管治疗，其都属于根管治疗后持续存在根尖周透射影像的疾病的鉴别诊断内容。因此，它首先与感染的根管系统有关；可能与既往牙髓治疗伴感染的根管系统有关，如根管治疗尚未完成，可见根管内封药；或根管治疗已完成，可见根管充填。

诊断要点：无症状，无异常表现；根尖周透射影像；无疼痛；近期存在根管治疗史但根尖周透射影像未消失。

鉴别诊断：与根外感染、异物反应、根尖周真性囊肿、根尖周瘢痕鉴别：通过活检标本组织学检查。

（二）根尖周真性囊肿

如前所述，Nair[2,30,31]已经报道并定义两种类型的根尖周囊肿：根尖周袋状囊肿和根尖周真性囊肿。真性囊肿上皮衬里完整（图 8-17），内含液体和胆固醇晶体。它是一种可以自行发生的病变，无需依赖感染根管系统。因此，单纯根管治疗无法根治，需手术切除。

如前所述，根尖周袋状囊肿和真性囊肿在临床或影像学上无法与其他表现为透射影像的根尖周病相鉴别。透射影像的大小和边界也并非诊断真性囊肿的特异性诊断征象。

根尖周真性囊肿临床无法诊断，只能通过组织学检查。但是，临床医生应该意识到这种情况确实会发生，是根管治疗后持续存在根尖周透射影像的疾病的鉴别诊断的一部分。

典型症状：通常无症状；若囊肿感染，可能出现症状，如：转为急性根尖周脓肿、慢性根尖周脓肿或根外感染；患者有时出现患牙感觉异常；有近期或既往牙髓治疗史，但根尖周透射影像并没有减小或症状无缓解。

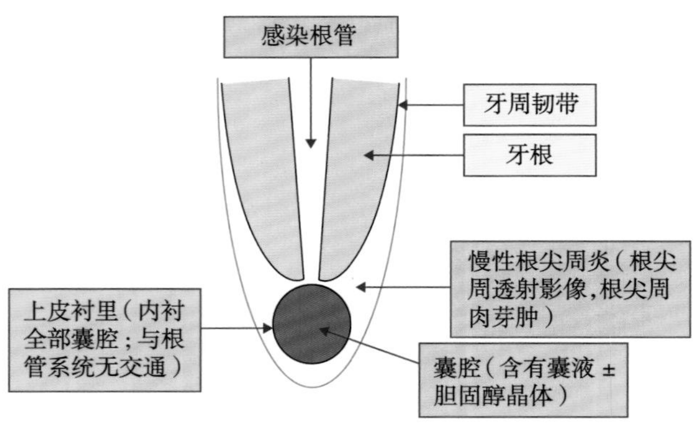

图 8-17 根尖周真性囊肿示意图，囊腔和根管系统无交通

临床表现：可有龋损、修复体破损或牙隐裂；有近期根管治疗史（如髓腔充填）；叩诊无痛（除非已感染）或感觉异常；牙髓敏感性测试无反应。

影像学检查：或可见大范围龋损；有根尖周透射影像；即使有近期根管治疗史，根尖周透射影像仍持续存在或增大；可见根管充填或根管内封药。

相关牙髓/根管状态：不管近期是否有根管治疗史或正在进行根管治疗，其都属于根管治疗后持续存在根尖周透射影像的疾病的鉴别诊断内容。因此，它首先与感染的根管系统有关；可能与既往牙髓治疗伴感染的根管系统有关，如根管治疗尚未完成，可见根管内封药；或根管治疗已完成，可见根管充填。

诊断要点：无症状，无异常表现；根尖周透射影像；无疼痛；近期有根管治疗史但根尖周透射影像未消失。

鉴别诊断：与根外感染、异物反应、根尖周袋状囊肿、根尖周瘢痕鉴别：通过活检标本组织学检查。

九、根尖周瘢痕

根尖周瘢痕既不是疾病，也不是病理状态。它属于愈合反应，纤维结缔组织形成代替了骨和/或牙周膜。通常情况下，透射影像会随时间推移减小，但不会完全消失（图 8-18）。在炎症状态导致的骨吸收（即任何形式的根尖周炎）治疗后或根管外科手术后可见瘢痕组织形成[31]。

根尖周瘢痕临床无法确诊，只能通过组织学诊断，但通过组织学检查确诊根尖周瘢痕，这种做法不合理且无意义。但是，临床医生应该意识到这种情况确实会发生，是根管治疗后持续存在根尖周透射影像的疾病的鉴别诊断的一部分。

典型症状：无症状；有根管治疗或根管外科治疗史。

临床表现：患牙有修复体；有根管治疗史（如髓腔充填）；叩诊及扪诊正常；牙髓敏感性测试无反应。

影像学检查：患牙有修复体；根尖周透射影像较术前或术后即刻有明显缩小，但根管治疗后或根管外科术后持续存在；既往根管充填证据；若有根尖手术史，可见根管倒充填影像。

相关牙髓/根管状态：属于根管治疗后持续存在根尖周透射影像的疾病的鉴别诊断内容；有牙髓治疗史但无感染征兆。

诊断要点：无症状，无异常表现；根尖周透射影像；无疼痛；有根管治疗史，根尖周透射影像部分但未完全消退。

鉴别诊断：与根外感染、异物反应、根尖周袋状囊肿、根尖周瘢痕鉴别：通过活检标本组织学检查。然而，如果临床评估提示有根尖周瘢痕，则不需活检。仅需随诊观察再评估即可。

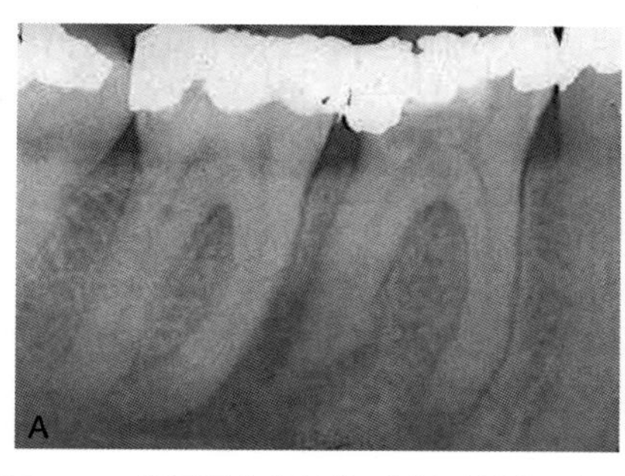
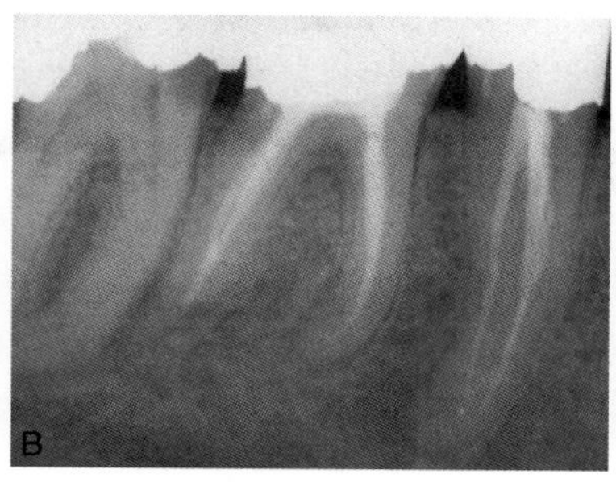
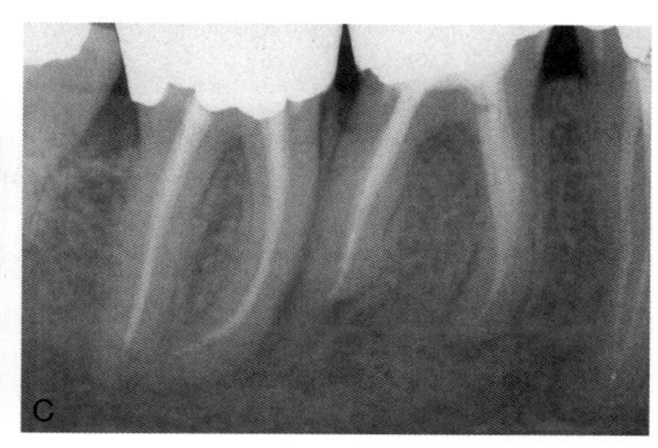

图 8-18　根据根尖片随访，右侧下颌第一磨牙很可能有根尖周瘢痕
A. 术前根尖片显示大面积根尖周透射影像　**B.** 根管治疗 1 年后，根尖周透射影像明显变小　**C.** 3 年后再复查时，根尖周透射影像仍保持类似大小

第四节　诊断步骤

确定诊断是一个序列性步骤或过程，也可称之为“诊断过程”。诊断过程的 11 个阶段如框 8-2 中所示。诊断过程中使用的会诊和检查程序概述如表 8-3 所示[11]。

诊断过程中的每一步骤都非常必要。如果省略任何一个步骤，或没有获得足够信息，都会导致临床医生因缺乏信息无法准确地诊断。我们可以将这个过程比作拼图游戏，在拼图游戏中，缺失任何一块便意味着拼图无法解开。虽然可能会猜到答案，但答案并不一定正确。同样，在对患者的现状做出诊断时，某些情况可能会“猜”出正确诊断，但总存在误诊的风险，继而导致错误的治疗。

相符或确证的证据越多，诊断就会更加可靠。例如，若患者牙髓敏感性测试无反应，叩诊感觉异常以及存在根尖周透射影像，那么与仅有牙髓敏感性测试无反应的患者相比，诊断为无髓感染根管系统伴慢性根尖周炎是非常可靠和准确的。后者可能是牙髓钙化的结果，也可能是假阴性结果。

框 8-2　诊断过程的 11 个阶段

1. 记录病史　全身病史、牙科治疗史、现病史
2. 临床检查
3. 临床测试
4. 拍摄并解释 X 线片和 / 或其他影像学图像
5. 确定诊断
6. 确定病因
7. 评估并选择治疗方案
8. 与患者讨论
9. 在患者知情同意的情况下制订治疗方案
10. 患牙进一步评估和检查 - 是否适合修复 / 病例选择
11. 记录　在患者病历中记录所有检查结果和与讨论

表 8-3　检查程序总结——常规牙科检查和诊断步骤，尤其适用于可疑牙髓、根管和根尖周病时

全身病史	所有口腔治疗都需要获取
现病史	长期或短期病史 既往和现在症状 既往和现在治疗史 用药史（处方药、自我选择用药或其他） 疼痛描述：定位、发生、性质、持续时间、刺激源、症状缓解、牵涉痛
临床检查	视诊检查组织有无皱褶、凹陷、窦道、面部不对称，肿胀等 探诊窝、沟、点隙、牙表面有无龋损 检查修复体并探查边缘 光导纤维光束透照法检查患牙（隐裂） 牙周探诊 松动度 个别牙尖咬诊
临床测试	
牙髓敏感性测试	冷测（如 CO_2- 干冰） 电测 热测（只有在患者主诉对热刺激有反应时应用）
根尖周测试	叩诊 扪诊
影像学检查	根尖片（所有病例） 有些病例可能需要其他放射线片，如偏移投照根尖周片，咬合翼片，咬合片，曲面体层片，CT 等
患牙进一步评估和检查	去除所有修复体，去净腐质，去除隐裂纹 透照检查龋损，牙尖，边缘嵴等 评估患牙是否需要及如何再修复 评估是否需要其他治疗（如牙周治疗） 评估患牙远期预后（考虑牙体、牙周、修复体方面）

改编自 Abbott[3]、Abbott 和 Yu[11]

一、推荐的诊前沟通程序

许多患者看牙医时都会表现得焦虑不安。由于患者不熟悉牙医的方法、能力、沟通方式和整个诊疗程序，因此当患者第一次看牙医时，紧张和焦虑的程度会更高。当患者出现疼痛的症状时，恐惧会进一步加剧，疼痛程度越高通常表示恐惧越大。临床医生要体谅患者，并以冷静和自信的态度接待患者。

多数牙科诊室由一张牙椅和其周围的各种设备组成，如头灯、装配各种手机的牙科设备、X线机，有时还有手术显微镜及其他设备。上述情景给首次进入诊室或已有焦虑情绪的患者制造了一种压迫环境。患者坐在牙椅上，看到周围的情景，害怕、焦虑程度也会增加。随后大多数牙科医生会坐在患者后面或旁边，这也没有给患者创造一个沟通病情的理想环境。如果牙医和助理工作人员戴着口罩、安全眼镜等，情况会进一步恶化。

患者更熟悉的场景是医生和患者面对面坐在办公桌前，在接受检查前，医生先向患者询问有关当前疾病的各种问题。牙医也最好应采用上述方法，这样可以帮助患者放松，从而更有效地沟通。通过有效的沟通，口腔医生才可以详细地记录患者的全身病史、口腔治疗史及主诉的细节。在没有压迫恐惧的环境中，医生通过对患者表现出同理心和关心，上述沟通则更容易实现。

通过上述沟通程序获得足够信息后，临床医生就可以做出临时诊断，指导临床检查。向患者解释检查的性质并告知患者需要拍X线片。在这个阶段可以请患者到牙椅上检查。

当患者表现的疼痛提示牙髓、根管或根尖周疾病，则需要一系列的诊断方法。辅助诊断的具体症状和体征如图8-19所示。第一步需要确定疼痛的来源是牙髓还是感染根管系统（提示根尖周症状），可通过病史和症状初步确定。如果疼痛源于牙髓，那么医生必须确定是可复性还是不可复性牙髓炎，是急性还是慢性以及是否同时存在根尖周炎（急性或慢性）。如果疼痛是由感染根管系统引起的，那么患者症状是多样的，可以通过病史、牙髓活力测试和影像学检查加以区分。随后必须评估根尖周围组织，确定病因是根尖牙周炎、脓肿还是蜂窝织炎，以及这种状态的性质是急性（原发性或继发性）还是慢性。

医生应该进行系统性临床检查，如下所述。临床检查应该做到：①建立明确的诊断。请注意，在处理牙髓、根管和根尖周状况时，应始终有至少2项诊断，即牙髓（或根管系统）和根尖周组织状态（如前所述）；②确定状态/疾病的原因；③评估口腔整体状态；④决定主诉问题的恰当治疗方法。

一旦完成临床检查，应邀请患者回到咨询台，以便讨论结果、诊断和处理方案。在此阶段，还应该交代费用和进一步的修复治疗，以便患者充分知情并同意治疗。

一旦患者同意治疗，应邀请其回到牙椅上开始治疗，或预约恰当的治疗时间。

二、病史

（一）全身病史

患者的全身病史是牙科检查的重要评估部分。医生可以通过患者填写的调查问卷收集全身病史。这样的调查问卷有许多版本，大多数口腔机构（如学校、医院）都有自己的调查问卷，许多口腔专业机构设计病史表格，供其口腔医生使用。收集全身病史的目的是确定患者在牙科治疗期间可能面临的风险，并提醒临床医生采取必要预防措施。因为根管或牙髓治疗与其他牙科治疗风险并无显著不同，所以常规的全身病史表格可以通用。全身病史包括关于患者用药史：包括处方药、非处方药和替代药物。关于全身病史影响牙科治疗的内容在不同章节中都有涉及，这里不再详述。在处理不同牙髓、根管和根尖周状态时，抗生素、止痛药是需特别关注的药物。一些患者在牙科治疗前可能已经购买或服用了上述药物。抗生素应用指征并不多，过度使用抗生素会产生许多不良反应。例如，产生的耐药性菌株可能会影响根管治疗；抗生素使用不当的情况也很常见，甚至是牙髓炎患者也在用抗生素，因此如并非适应证，应建议患者停止服用抗生素。在必须使用的情况下，如果当前抗生素不起效，临床医生则需更换抗生素。

如果患者在咨询前一直使用止痛药或抗生素或二者皆有，这会为医生提供一些关于疼痛程度、患者对疼痛的感觉及疼痛应对机制的信息。一些药物可能会影响牙髓敏感性测试结果，继而会影响临床医生判断。

更多信息详见第三十一章。

（二）牙科治疗史

临床医生通过询问患者牙科治疗史，可以评估患者对牙科服务的一般态度及利用程度。患者最后一次看牙医的时间、治疗过程、治疗目的、治疗前症状、常规口腔检查频率、是否只在牙出现问题时就医、口腔卫生习惯（规律性、刷牙方法、牙线使用）等，这些细节都为临床医生提供宝贵信息，并为患者主诉制订合理的治疗方案。

（三）现病史

医生应该询问患者寻求口腔治疗的原因。如果患者来行常规或一般检查，则无需就具体问题进行评估。但是，如果存在疼痛或“牙痛”症状，则需进行进一步问诊。

医生初期应使用常规或开放式问题鼓励患者用自己的语言描述疼痛或指出问题。在倾听患者描述时，临床医生可以从中获取有助诊断的关键症状或事件。在此过程中应尽量避免引导性问题，许多患者会按照他们认为牙医希望回答的方式做出反应，所以在没有提示的情况下，患者表述的问题会更加可靠。例如，临床医生可以让患者描述疼痛的性质，而不是询问患者是否是锐痛，或问患者疼痛刺激源是什么，而不是问喝冷水是否引起疼痛。

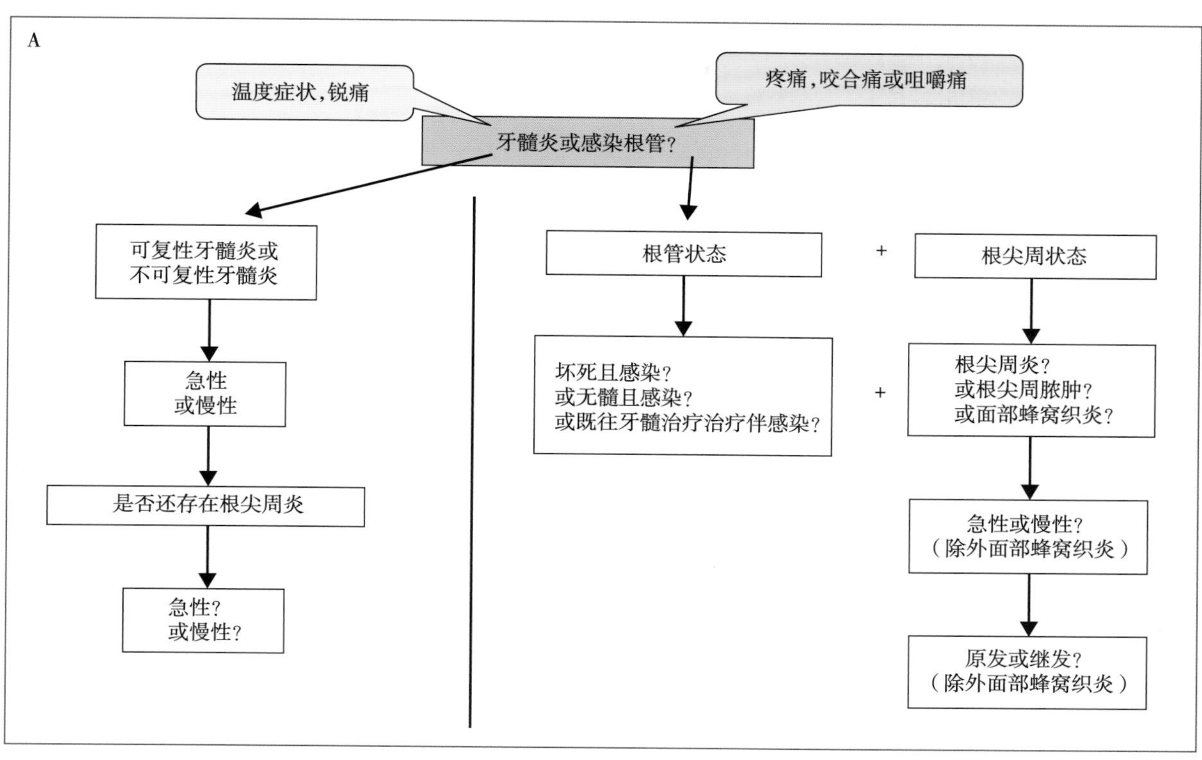

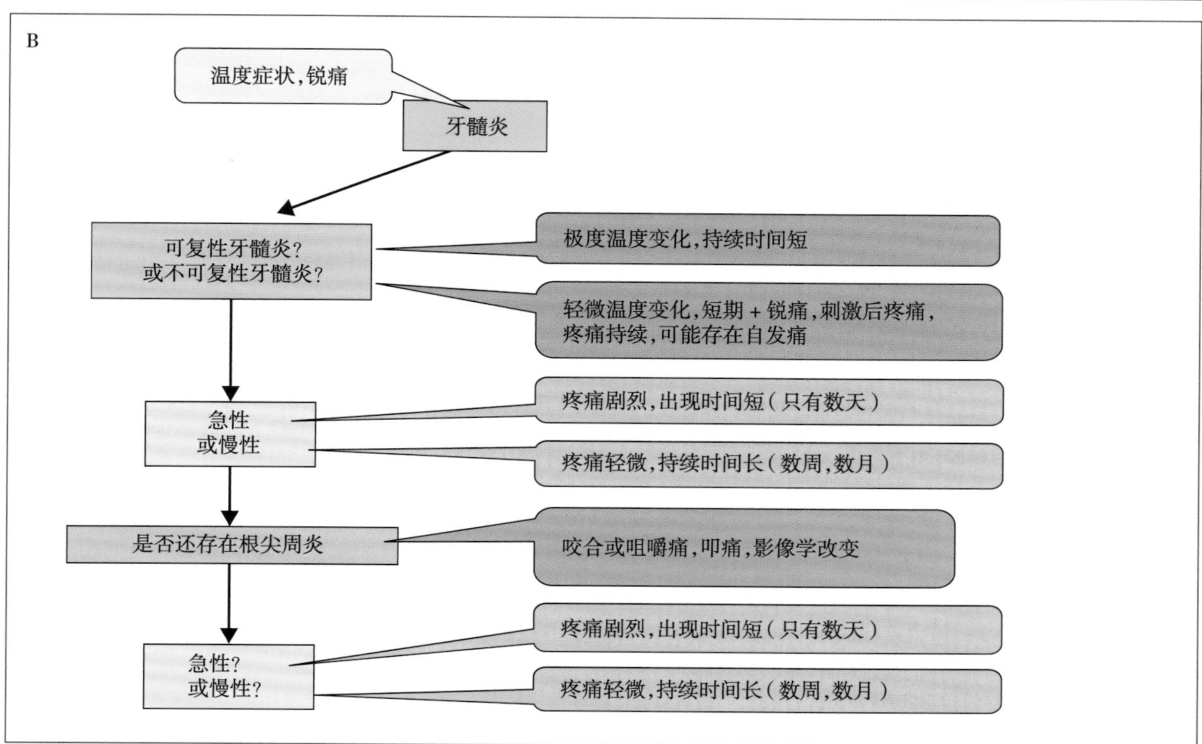

图 8-19 当患者疼痛提示牙髓、根管或根尖周疾病时，应遵循系统的诊断方法。如图所示，具体症状和体征将有助于诊断

A. 首先决定疼痛是源于牙髓还是根管系统感染（这意味着根尖周症状） **B.** 如果疼痛源于牙髓，临床医生必须决定牙髓炎是可复性还是不可复性，是急性还是慢性，以及是否同时存在根尖周炎（急性或慢性）

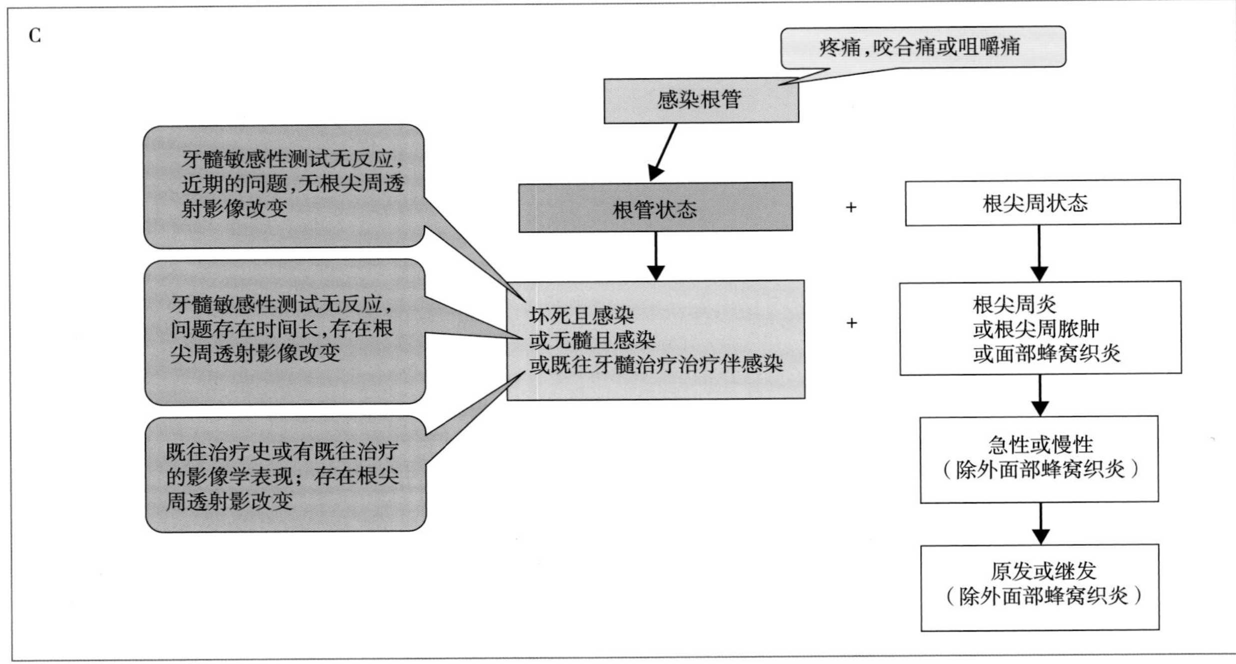

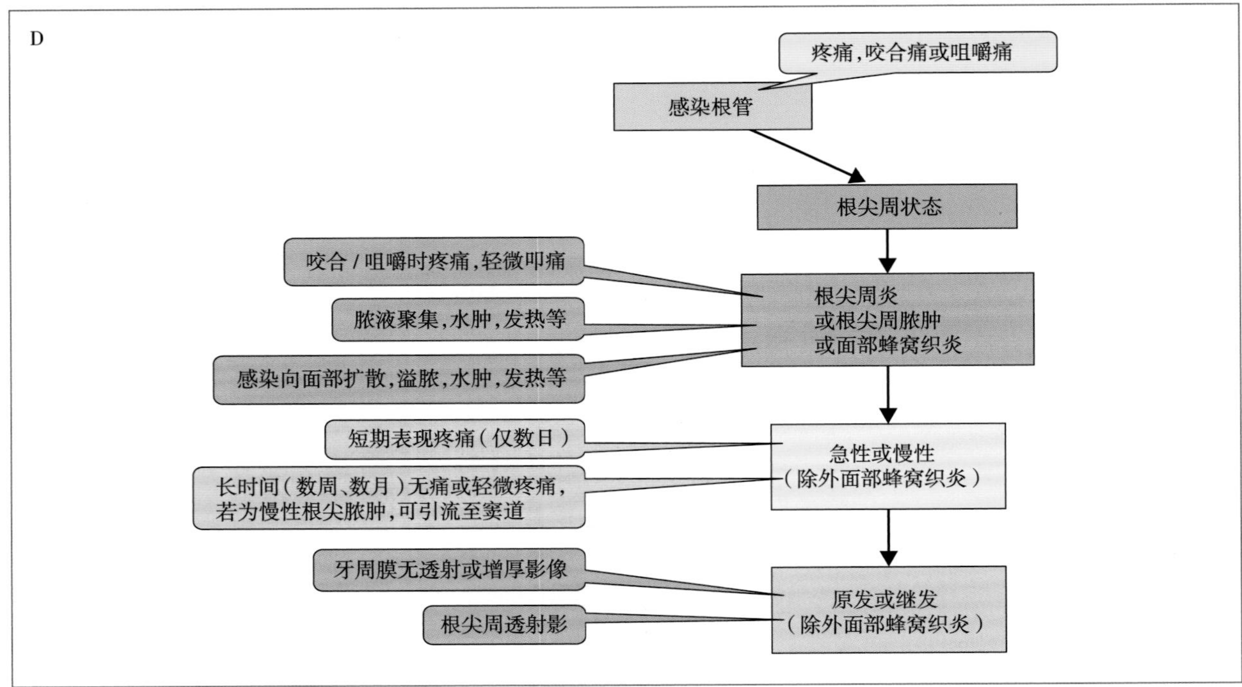

图 8-19 （续）

C. 感染的根管系统以不同的方式出现，可通过病史、牙髓活力测试和影像学检查鉴别 **D.** 然后必须评估根尖周组织，以确定问题是根牙周炎还是脓肿/蜂窝织炎，以及是急性（原发性或继发性）还是慢性

如果患者有疼痛症状，那么询问疼痛信息十分必要，包括疼痛的刺激源、性质（钝痛或锐痛）及持续时间。许多口腔疾病都存在疼痛症状，每种疾病或状态都有其典型症状，但有些疼痛的性质也可能较为普遍。因此，获得信息越多，诊断越可靠。

患者经常使用“敏感”一词，但其实该词可以表示多种含义，提示不同的状况。例如，对冷、热刺激敏感提示可复性或不可复性牙髓炎，对甜敏感提示修复体破损（引起可复性牙髓炎），对咬合敏感通常提示牙尖隐裂（引起牙髓炎）或者提示急性根尖周炎。因此，应该询问患者所说的“敏感”的意思，以便收集更详细的信息。与此同时，也要避免牙医被自己所理解的“敏感”所误导。

病史包括近期牙科治疗史，特别是患牙所在的区域。例如，近期其他医生对其做过修复治疗，那么这颗牙可能患有牙髓炎。了解患牙修复前的症状和修复原因，对于评估修复后情况是十分重要的。在很多情况下，这些患者会提供如同教科书般的答案来描述牙髓疾病的进展，从而利于诊断。

一旦临床医生获得详细病史，则可进行临时诊断。在此阶段至少应有两个临时诊断：一个针对牙髓（若无牙髓则为根管系统），另一个针对根尖周组织。临时性诊断应基于患者主诉，由此可见病史的作用不容低估。一旦临床医生在头脑中做出临时诊断后，就可以进行临床检查，同时，临时诊断也会帮助临床医生选择恰当的检查和治疗方法。

三、临床检查

理想情况下，临床检查包括口外和口内所有软组织、唇部以及牙的详细检查。然而，在紧急或疼痛情况下，可以通过有限的检查快速诊断和处理急症。这种情况下，应建议患者急症缓解后进行全面口腔检查。

有限的口腔检查包括软组织的检查，排除可能引起疼痛的口腔癌或溃疡。还应检查所有牙来确定需要重视的重大和/或紧急问题。检查也会为临床医生提供患者的口腔概况，有助于制订治疗计划。

然后，结合临时诊断，可将有限检查着手于重点区域。临时诊断可以决定最适合得出确定诊断的口腔检查项目。例如，如临时诊断为急性不可复性牙髓炎，那么牙髓敏感性冷测就是较为适合且可靠的检查方法，而对于无髓、伴有慢性根尖周炎的感染根管系统来说，影像学检查则是更可靠的检查方法。但这不表明无需做所有测试；相反，所有检查都应该进行，但从每项测试中获得信息的相对权重将随不同的疾病和状态而变化。

诊断性检查的目的是双重的。其一是通过患者的症状、临床体征以及诊断试验结果获得客观信息。其二是若患者存在疼痛症状，则可复现患者的主诉。若患者存在疼痛症状，检查却无法复现患者的疼痛，那么，此时医生应意识到任何治疗都可能导致不良后果，因为虽然可能是出于好意，但该治疗与主诉无关，实际上没有进行的必要。

为了诊断患有牙髓、根管或根尖周病的患牙，应执行以下操作和检查：

（一）口外检查

在记录全身和口腔病史时，应首先观察面部情况。面部肿胀通常非常明显，但偶尔也有极轻微甚至不明显的情况。当患者坐在牙椅上时，临床医生应从患者头部后上方观察面部两侧是否对称。通过扪诊确定肿胀质地的软硬、是否有波动感，是否疼痛，表面是否发热及表面颜色是否异常；有感染或炎症症状的患者应检查头部和颈部淋巴结；还应评估开口度，判断是否有牙关紧闭，尤其是在有与根尖周脓肿或面部蜂窝织炎相关的肿胀时应特别注意。

还应检查面部是否有口外窦道或者疤痕，若可见疤痕可能表明以前的窦道已经暂时愈合。口外窦道提示可能有与感染根管系统相关的慢性根尖周脓肿。要追踪口外窦道，应将牙胶尖放入窦道内，并通过影像学检查追踪其来源。

（二）口内检查

如前所述，口内检查应检查所有口腔软组织，即视诊检查牙龈、唇、舌、颊黏膜，观察是否存在溃疡、肿胀或其他体征。特别当病史提示感染根管系统时，应仔细检查是否有窦道，或者已经闭合的窦道迹象。

随后检查患牙是否有龋齿、修复体、隐裂、牙折、变色、发育缺陷及其他异常。第一步是医生在良好光照下视诊检查患牙窝沟、裂纹、修复边缘等及其他缺陷。使用强光源对患牙进行透光检查可以识别牙隐裂和牙折，如后文所述。

许多教科书和老师将以下检查称为“特殊检查”。然而，这些检查是怀疑牙髓、根管和根尖周病的病例都必须进行的常规和必须检查。如前所述，最终确诊前，应获取尽可能多的信息。如果把这些检查定义为“特殊检查”，那么更倾向于表示这些检查只在特殊而非常规情况下进行。应该鼓励牙医对每一位初诊或进行患牙修复治疗前的患者进行这些检查。若不检查，则无法发现任何无明显症状或临床表现的慢性疾病，随着时间的推移，这些慢性疾病将发展成更严重的问题。例如，在修复患牙之前不进行牙髓敏感性测试和不进行牙周探查情况类似。众所周知，由于临床医生一般不会常规地进行牙周探查，故导致牙周病不易发现。由于没有适当、定期检查导致疾病未检测到的例子有很多，例如若不检查血压，则检测不了高血压；若不检查血液，则检测不到糖尿病。同样，由于临床医生通常只在患者主诉有问题时，而非常规时就进行牙髓活力测试，所以牙髓疾病无法发现。许多患者在寻求口腔治疗前，患牙牙髓已经历牙髓/根管疾病过程的不同阶段，在继发性急性根尖周炎发生之前，牙髓可能早已成为伴随慢性根尖周炎的无髓且感染根管系统。密歇根大学的一项研究表明[32]，大约40%有根管系统感染和根尖周透射影像的患牙在就诊之前没有任何牙髓炎的症状。这些患牙相关根尖周透射影像表明疾病已经存在相当长的时间。

（三）牙髓敏感性测试

了解牙髓敏感性测试的概念有助于诊断牙髓状况。传统上，这些测试被称为“活力”测试，但这种叫法并不正确。多年来这种错误的叫法导致许多临床医生误诊牙髓状况，无法了解测试过程。临床医生应理解这些测试的性质及其提供的信息，以便能正确地应用。

“敏感”指“对刺激做出反应的能力”[33]，而“活力”指“生存、生长或发育的能力”[34]。在牙科诊室内，“活力”一词指牙髓内有血液供应[11]。用于评估牙髓的典型测试有牙髓温度（冷、热）或电测，这些测试都通过测试牙髓对施加的刺激是否有反应，因此称为“敏感性测试”[11]。它们既不评估牙髓是否具有血供，也不评价其是否具有生存、生长或发育的能力[11]。也有测试牙髓的血液供应的特殊检查，例如，激光多普勒流量计，脉搏血氧仪，但这些仪器没有发展成日常可以使用的测试工具，虽然可应用于各种研究中，但成本、时间及使用的困难和限制，导致其无法常规应用于临床。此外，因为这些检查不能再现患者叙述的牙髓炎症状况，故其应用受到限制。

如果认为这些测试是在测试牙髓“活力”，那么结果只能是“有活力”和“无活力”。然而，这些词语无法真实地表现牙髓或根管系统的状态。此外，这些词语不符合对疾病/状态进行可能的、有用的且有意义的分类标准。具体而言，其无法将上述牙髓/根管状态区分出来，12 种归为“有活力”，10 种归为“无活力”，而且这些状态的治疗方法各不相同，因此“活力”一词对制订下一步治疗计划没有帮助。因此，这种不恰当的名词不应再用于现代口腔诊疗。

一些临床医生错误地使用“敏感测试”一词而非“敏感性测试”。“敏感”是指一种容易被激惹或激怒的状态。对刺激有反应的牙髓表现出“敏感性”，这种反应夸张或痛苦，例如当有炎症（即牙髓炎）时，牙髓会以“敏感”的方式做出反应。虽然反应不同，但测试是相同的（即牙髓敏感性测试）。

牙髓敏感性测试可应用于多种方式和不同原因，主要取决于患者提供的病史和正在评估的状态。一般而言，牙髓敏感性测试用于：①评估牙髓的健康状况，在修复、牙髓治疗、正畸、牙周或外科手术前应用。②当病史提示有可复性或不可复性牙髓炎状态时，定位、诊断患牙。在这种情况下，牙髓敏感性测试可以复现牙髓炎疼痛，尤其是冷刺激相关的疼痛；这些测试也可通过观察患者对刺激的反应来区分可复性或不可复性牙髓炎。③当病史提示有坏死牙髓或无髓且感染的根管系统时，定位、诊断患牙。④对外伤牙的牙髓进行随访和监测。⑤作为鉴别诊断的一部分，例如，排除牙髓起源的根尖周病变。

牙髓敏感性测试需要考虑两方面，第一是牙髓是否对刺激有反应，第二是反应的性质。如果患牙对刺激没有反应，那就说明牙髓已经坏死，或者根管系统已经无髓且感染。相反，如果患牙对刺激有反应，则牙髓或为“临床正常”的，或为某种类型的牙髓炎。然后，反应性质决定诊断，如果与患者对照牙相比反应“正常”，则牙髓很可能是“临床正常”状态。然而，如果与患者对照牙相比反应较明显，测试复现患者疼痛，则应诊断为牙髓炎。此后，临床医生必须根据牙髓炎的病史、疼痛持续时间和性质来确定牙髓炎的类型。后两方面均可通过牙髓敏感性测试（尤其是冷测）得出答案。

口腔治疗中常用的牙髓敏感性测试有 3 种，分别是冷测、热测和电测。但所有牙髓测试都应结合临床表现和根尖周影像学检查进行。若没有临床表现和根尖周影像学检查，牙髓测试意义则不大。例如，患牙可能因为患有髓腔钙化而对冷牙髓活力测试无反应，而髓腔钙化只能通过影像学检查才能确定。再例如，患牙因为以前曾接受过根管治疗而对牙髓冷测和电测都无反应，而这只能通过影像学检查，或者通过临床检查见典型的髓腔内充填物来发现患牙曾做过根充。

1. 牙髓敏感性冷测　牙髓敏感性冷测可以包括多种方法，包括干冰棒（CO_2）（图 8-20）、制冷剂喷雾（图 8-21）和冰。这些测试的原理是将冷刺激施加到牙釉质或修复体上，从而降低牙的温度。如果牙髓内的神经纤维功能正常或发炎，它们会感到温度的变化。在发炎即牙髓炎的情况下，这种感觉会更强烈，通常会复现患者所经历的疼痛。

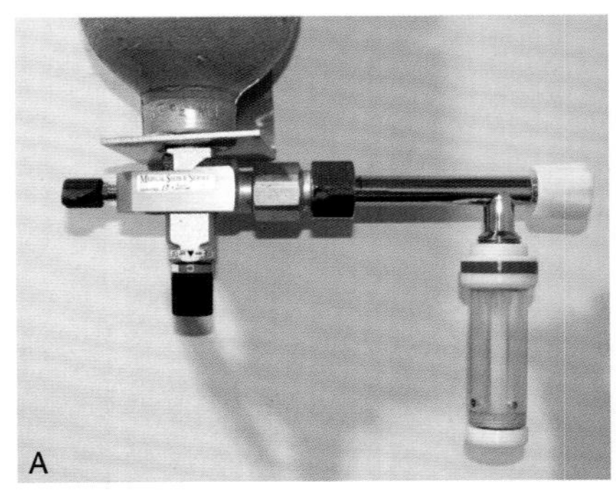

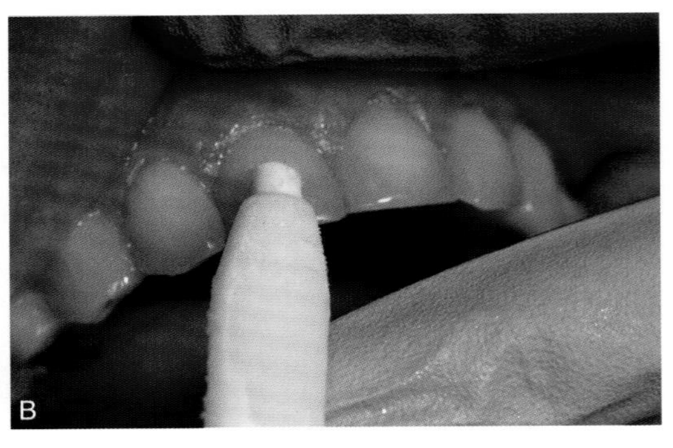

图 8-20

A. Odontotest 二氧化碳牙髓活力测试仪　**B.** 用 Odontotest 测试患者前牙

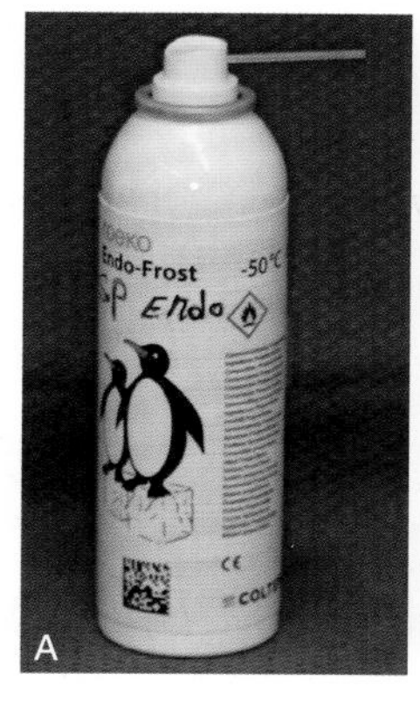

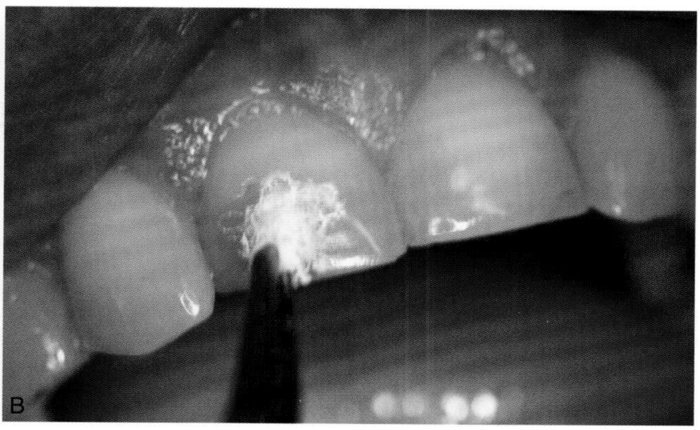

图 8-21

A. 用于牙髓活力测试的冷喷雾　**B.** 用镊子夹住棉球，用冷喷雾气体喷洒，测试患牙牙髓

据 Chen 和 Abbott[35]报道，在大多数情况下，干冰棒是最可靠的冷测方法，也是检测牙髓对冷刺激反应最为简便且迅速的方法。干冰在一种名为 Odontotest（Fricar A.G.，苏黎世，瑞士）的设备中产生。这种装置使加压的液体二氧化碳通过小孔在大气压力下形成干冰。装置在一根薄的有机玻璃管道内产生一根干冰"棒"。柱塞挤压干冰，使少量干冰从管道中挤出，放置在牙面。当干冰离开玻璃管道时，其温度约为 –78℃，当接触牙面时，有效温度约为 –56℃[36]。干冰棒直接应用在牙面或修复体上，既不会损坏也不会粘在牙面或修复体上。

最初使用氯乙烷气体生产制冷剂或冷喷雾剂，在出现环境问题之后被二氯二氟甲烷取代。现在通常使用四氟乙烷或丙烷、丁烷、异丁烷的混合气体。四氟乙烷从加压罐中首次喷出时的温度约为 –26℃，到达口腔时约 –18.5℃；而丙烷、丁烷、异丁烷混合物温度约为 –50℃，到达口腔时约 –28℃[36]。这些喷雾剂对牙髓敏感性测试尽管有效果，但并不可靠，也不够理想，因为它们在口腔温暖环境中很快变成液体，流到牙龈或邻近的牙上，其产生的反应却被误认为是受测牙产生的。这些方法效果均不如干冰，尤其是在检测有瓷冠的牙时效果更差。由于上述气体在口腔中会随温度升高而挥发，所以这些冷气必须喷洒在棉球上，再放置于牙面或修复体表面。因此，为了保持合理的恒温，检查每颗或每两颗牙就需重新喷一次气体。如果气体温度不够，就会得到错误判断，从而使诊断更复杂。

冰也曾被用于冷测，将局麻药筒中的水冻结成冰，测试时推出部分置于牙面。但这种方法是一种无效且不可靠的测试，在口腔中使用更不切合实际，因为冰融化快，冷水流到牙龈或相邻的牙上，会对受测牙产生误判。

2. 牙髓敏感性热测　牙髓敏感性热测并非常见的测试[37]。大部分原因是因为使用热设备测试患牙难度较大，而且灼伤患者牙面、唇、颊或舌的风险很高。因此，热测有一定的危险性。幸好，大多数对热刺激敏感的患者也存在冷刺激痛，在这种情况下冷测更容易操作。但当患者描述唯一症状是对热刺激敏感时，热测就非常实用。此时，冷测通常仍然有用且也能提供所需的信息。此外，临床正常牙髓的牙对热刺激无反应，除非牙髓发炎时才有反应。因此，热测不能区分正常牙髓和坏死牙髓或无髓伴感染的根管系统。

热测有很多建议的方法，包括加热球形抛光器、旋转的橡胶抛光杯、热牙胶棒、电子设备（如 System B；Sybron Endo，橘子郡，加利福尼亚州，美国）或热水[37]。然而，这些方法都不理想，有些还存在危险。

如果使用加热球形抛光器，则需要在本生灯（Bensun burner）灯焰上加热至金属器械变红变烫。然后将器械放在离牙唇面或颊面约 1~2mm 的地方，使热量从器械辐射到牙面（图 8-22）。但应避免接触牙面，因为热的器械会灼伤牙釉质并留下黑斑。我们无法预测到达牙髓的有效热量，因此必须谨慎使用这项测试，并在使用过程中小心保护唇颊部避免灼伤。

如果安装在低速手机上的橡胶抛光杯在与牙面接触时快速旋转，就会因摩擦产生热量。然而，热量不可预测，且不同牙反应不同。这种方法产生的振动会被误认为疼痛，尤其是有根尖周炎的患者。因此，这种方法也不推荐。

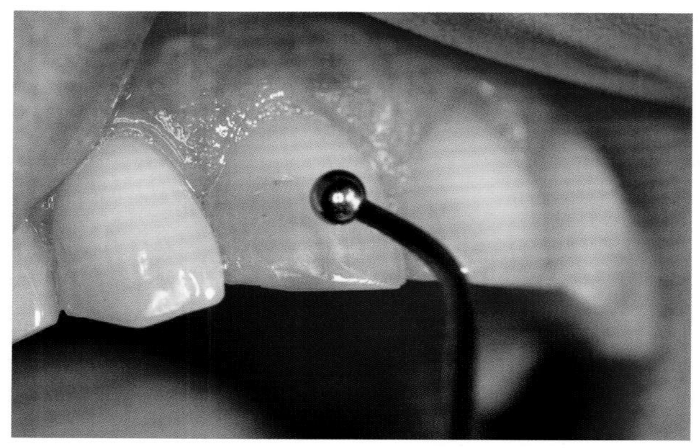

图 8-22　加热球形抛光器进行牙髓敏感性热测。注意器械不能接触牙面，应该保持在离牙面 1~2mm 的地方，这样热量才能辐射到牙上

也可将热牙胶棒在本生灯灯焰上加热，至几乎熔化时放置在牙面。但这种方法也不可靠，因为随着温度变化牙胶迅速冷却；此外，牙胶还可能滴到患者的嘴唇上，导致灼伤，十分危险。牙面应该涂布润滑剂（如凡士林）以防止牙胶粘在牙面上。

一些临床医生提倡使用电子设备如 System B 来进行热测。这种电子设备尖端小，并且可以设置温度，保持恒温。我们通常建议温度设置为 65℃，因为这与口腔内能承受的温水温度相似。因为不会影响周围组织，所以这种装置相对安全。

用热水冲刷患牙有时有效，特别是当其他测试都无法得出决定性诊断且患者一直经历热刺激疼痛时更为有效。临床医生在做测试前应用橡皮障一次隔离一颗牙。建议采用厚的橡皮障，因为可以有效地将邻牙和软组织隔开。将橡皮障小心地放置于患牙上，将牙与口腔完全隔离。用水壶加热水但不至沸腾，然后把热水装进注射器后冲刷患牙。如果有牙髓炎，患者会很快产生疼痛症状，所以一旦患者感到疼痛，助手就应吸除热水。理想情况下，应该先检测一至两颗牙髓预期正常的牙，最后检测可疑牙，以便降低患者担忧程度。第一颗受测牙应为该区域最远端的牙。这个过程十分耗时，因为橡皮障一次只能用于隔离一颗牙，在检查下一颗牙时应将之前的橡皮障取下。因此，这种方法并不常应用，但在某些情况下可能会很有帮助。

3. 牙髓敏感性电测　牙髓敏感性电测可以追溯到 1921 年，当时 Raper[38] 简述应用牙髓敏感性电测的 22 种情况，大多数情况至今仍然有效。牙髓敏感性电测是通过在牙上施加低电流，以评估患者是否能感觉到牙的“刺痛感”。若患者能感觉到，则表示牙髓存在活性神经纤维，但很多医生误认为这意味着牙髓“有活性”（如上文所述）。电测是一种可以证明牙髓对电刺激反应能力的牙髓敏感性测试。

牙髓敏感性电测仪（EPT）有很多种，分为“台式”（图 8-23）和手持仪器。电测仪通常由电池供电，并由测试仪、牙、患者、有时还包括操作者组成一条完整的电路。由于仪器不同，使用方法也不同（图 8-24）。大多数仪器都有一个可以连接探头且患者或操作者可以握住或触摸的金属组件，如果患者触摸它，就会形成完整电路。如果操作者手持设备，则需摘下一只手套，并触摸患者皮肤，例如面部，以形成完整电路。或者，一些设备有金属“唇夹”，可以放在患者的口唇处，并连接探头。操作者可根据个人偏好选择方法，但将不戴手套的手触摸患者的脸部并握住设备是最简单的，因为其无需患者参与。

一些牙髓敏感性电测仪在形成电路后会自动增加施加到牙上的电流量，而其他设备则需要操作者转动设备上的刻度盘手动增加电流。与自动装置相比，后者较笨重使用也相对困难，自动设备通常有指示施加电流水平的数字显示器，而一些手动设备也有数字显示器，或者是有带数字的刻度盘。

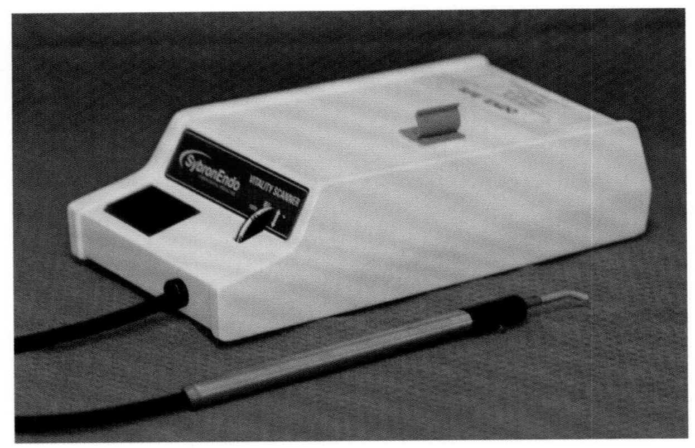

图 8-23　台式牙髓敏感性电测仪

大多数牙髓敏感性电测仪都会对反应程度提供分级。在各种商业设备之间，分级不同。有些分为 0~80 级，而有些则分为 0~4 级或 0~5 级。所用分级只表示从最低水平到最高水平电量增加量，并不表示所施加的是特定值的电流。

患者对不同程度的电刺激（即施加到牙上的电流量）产生的反应并不绝对，因此不能用来评估牙髓组织的健康或状态。与临床牙髓正常的牙相比，牙髓炎的患牙在较低的电流水平下不一定会有反应。牙髓敏感性电测不会引起患牙疼痛，因此不能用来复现患者叙述的症状。因此，牙髓敏感性电测的结果仅应分为“有反应”或“无反应”，与牙髓温度测试相同。

4. 其他牙髓测试　除上述牙髓测试外，还有其他牙髓测试，如激光多普勒血流计[35]或脉搏血氧仪[39,40]。这些是真正的“活力”测试，因为其确实是检测牙髓中是否有血液的仪器，确切来说是检测血液流动的仪器。然而，尽管就研究目的而言其是有价值的科研仪器，但在日常临床实践中的有效性尚无结论。

激光多普勒流量计价格昂贵，且使用非常耗时。它通过橡胶基印模材料或丙烯酸构建支架，阻断周围组织（例如牙龈、邻牙）中血流影响的同时使探针稳定置于牙面。脉搏血氧仪测定组织的氧饱和度[39,40]，用该方法检测牙髓是建立在氧饱和度越高提示血流量越高这一假设之上。但是，这种方法仍然存在一些临床局限性，如缺乏明确的设计依据，以及在有修复体存在的情况下读数不准确[41]。

5. 牙髓敏感度测试方法的比较　大量研究比较了不同环境下的各种牙髓敏感性和活性测试。然而，由于使用的方法和统计分析不同，结果很难比较。下述将最相关和最有用的发现进行简要总结。如前所述，由于牙髓活力测试在临床上没有应用价值，所以我们主要讨论牙髓敏感性测试。

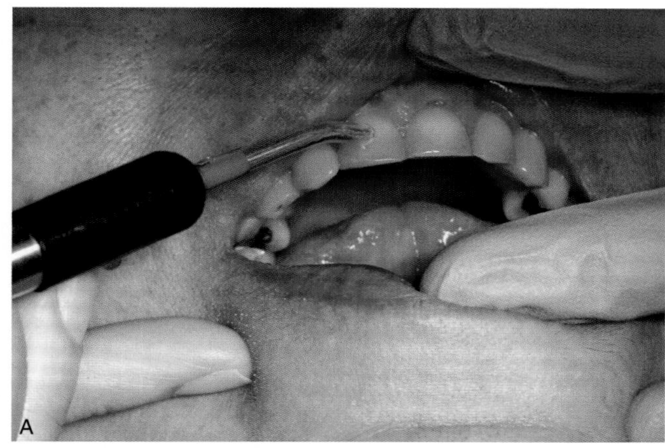

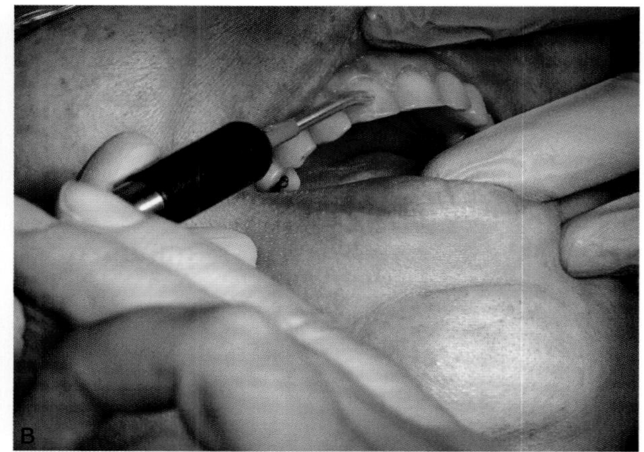

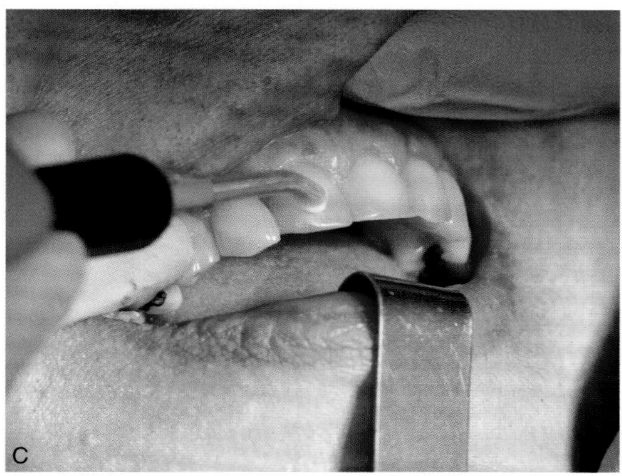

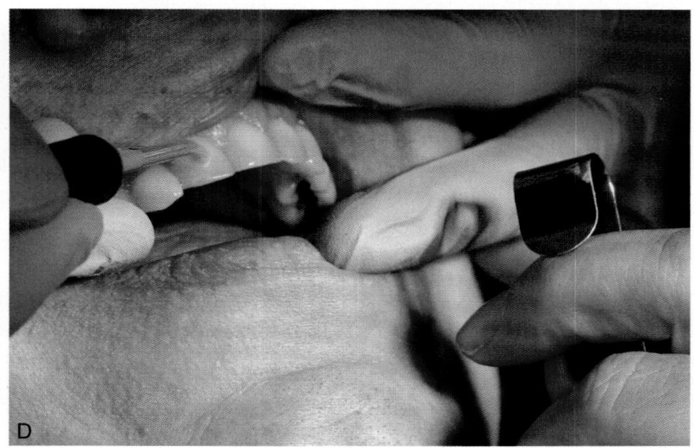

图 8-24　应用 4 种不同电回路对患者进行牙髓敏感性电测
A. 操作者手指触碰患者面部　**B.** 患者触碰牙髓敏感性测试仪探针的金属手柄　**C.** 将唇夹放在患者口唇上　**D.** 患者手持唇夹

Chen 和 Abbott[35]比较了用干冰、电、冷喷雾、冰和激光多普勒流量计进行牙髓敏感度测试，结果显示，临床正常牙髓的牙髓敏感性测试可以通过干冰、电测和冷喷雾测试得出可靠结果。然而，当测试有牙髓病变的患牙时，干冰测试是最可能识别牙髓疾病的测试，尤其当患牙有修复体的情况。有非金属修复体的患牙更难进行准确的牙髓测试，尤其是在牙髓有病变的情况下。虽然牙髓敏感性电测在没有疾病时较为可靠，但当存在牙髓疾病时可靠度降低。冷喷雾测试不如干冰和电测准确可靠。冰测试没有太大价值，使用不便，结果也不可靠。激光多普勒血流计适用于未修复的患牙，但不如干冰和电测可靠，而且无法应用于已修复的患牙，价格昂贵且耗时长。

Fuss 等在一项研究中用不同方法测试了临床正常牙[42]，结果显示干冰和电测最可靠，冰块和氯乙烷喷雾不可靠；当测试年轻恒牙时，牙髓敏感性电测可靠度低于发育完成的恒牙，而干冰在两组中的可靠性相当。干冰的降温速度比冰和氯乙烷大，这可能是其可靠性高的原因。

Peters 等[43]用干冰和牙髓敏感性电测检测了 60 名成人的 1488 颗临床牙髓正常或病变的牙，结果表明，若两项测试均无反应且牙没有外伤史，则几乎可以确定存在牙髓疾病。若对干冰测试无反应，但对电测有反应时，可能存在牙髓疾病，但需要进一步的临床和影像学检查才能做出诊断。如果牙对干冰测试有反应，而对电测无反应，那么电测更可能是错误反应。

对 75 颗临床牙髓正常或病变的牙进行氯乙烷、热牙胶和电测的比较研究发现[44]，氯乙烷比电测更敏感、更准确，其特异性和阳性预测值一致。热测的准确性和特异性最低，阳性预测值和阴性预测值也最低。因此，在大多数情况下，热测用处不大。

Jones 等[45]比较了干冰和冷喷雾测试。这两个测试在产生的牙髓反应方面没有区别，但有两颗牙出现了假阳性反应。这两颗牙有金属全冠，产生错误反应的是冷喷雾，这可能由于冷喷雾变成液体并流过牙冠表面时刺激牙龈导致。结果还显示，长远考虑干冰测试价格更为低廉，这与 Chen 和 Abbott[35]的发现一致。

许多牙医认为有牙冠的牙不能进行牙髓活力测试。然而，这并不完全正确。当有牙冠的牙存在可以放置探头的暴露的牙体结构时，是可以进行牙髓敏感电测的。然而，正如 Miller 等[46]的结果显示一样，牙髓敏感性冷测可以用在所有类型的牙冠上。他们通过测量离体牙牙髓 - 牙本质交界处温度的变化，测试了干冰、冷喷雾和冰块对金全冠、烤瓷金属（PFM）冠、全瓷冠和无修复体的对照牙的传导性。与无冠修复体的完整牙相比，所有类型的全冠温度下降都相似。冰的影响最小，与二氧化碳相关的温度变化持续时间最长。这项研究表明，烤瓷冠和全瓷冠并不能"隔绝"牙髓。因此，使用全瓷修复体的牙可以通过冷测进行有效的牙髓活力测试。

Weislader 等[47]对 150 颗牙进行了干冰、冷喷雾和电测，并将他们的发现与打开髓腔后的牙髓状态（出血或无出血）进行比较。在上述 3 项测试均有反应的患牙中，97% 的牙在髓腔穿通后有出血。在上述 3 项测试均无反应的患牙中，90% 没有出血。25% 的牙出现不同反应，即只对其中 1~2 项测试有反应，在这些患牙中，54% 有出血，46% 没有出血。总之，只对牙髓敏感电测有反应的患牙中有 83% 出血，而对冷和电测均有反应的患牙中 97% 有出血。由此得出结论，冷测和牙髓敏感电测结合可以更准确地评估牙髓状况。

儿童的牙髓测试通常无法进行，因为许多医生认为儿童提供的反应不可靠，而且这些检查会导致儿童接受口腔治疗时的行为受到影响。然而，这一观点并未得到证实，Hori 等[48]的研究已经证明，电、冷和热测可以可靠地应用于乳牙检测。他们测试了 6~8 岁儿童的患牙，并将结果与打开髓腔的牙髓状态进行比较。受检儿童并未出现任何困难及行为问题。许多医生在儿童牙外伤后进行牙髓敏感性测试，也并未报道使用这些测试会出现任何问题。因此，患者的年龄并不是影响患牙髓敏感性测试的障碍。

6. 牙髓敏感性测试时机及方法的选择　任何单一的牙髓敏感性测试都无法作为通用测试。根据测试的原因（即从病史中获得的临时诊断）和患牙的状态，不同的临床场景需选择相应的测试方法。

进行牙髓测试主要有两个原因。第一，患者出现疼痛或潜在的牙髓问题时，确定病变牙髓；第二，在患牙修复之前、患牙损伤后、正畸治疗之前执行一般口腔检查时评估牙髓状况。表 8-4 将上述研究结果整合，形成对需要进行牙髓测试的典型临床情况的建议。

表 8-4　不同临床情况下使用牙髓敏感性测试的建议（牙髓测试应与临床表现和根尖周 X 线片相结合）

临床情景	建议使用的牙髓敏感性测试	推荐原因	讨论
常规临床检查	CO_2 和 EPT	· 两种测试比一种测试可靠 · CO_2 和 EPT 可以可靠评估临床正常牙髓	· 所有牙应在初次检查时进行牙髓检查，此后应定期牙髓检查 · 如果没理由怀疑有牙髓疾病（例如，没有龋洞及外伤史的未经修复的牙），也可仅使用一种测试，CO_2 最容易操作
修复前评估	CO_2 和 EPT	· 两种测试比一种测试可靠 · CO_2 和 EPT 可以可靠评估临床正常牙髓但两种测试比一种测试可靠，CO_2 是评估疾病牙髓的最好方法	· 在进行新修复治疗前，所有牙都应该进行牙髓活力测试，以便识别可能存在的牙髓疾病 · 如果只使用一种测试，那么 CO_2 最可靠（即在出现牙髓疾病的情况下）
外伤随访	CO_2 和 EPT	· 两种测试比一种测试可靠	· 受伤的患牙应定期随访。有些牙可能对一种测试有反应，但对另一种没有反应
牙髓炎（所有形式的牙髓炎 - 急性或慢性可复性牙髓炎，急性或慢性不可复性牙髓炎）	CO_2	· CO_2 可靠性最高 · 可复现目前症状 · 可通过评估反应确定诊断（如严重程度，持续时间等）并区分可复性和不可复性牙髓炎	· EPT 在检测牙髓炎时几乎无用，无法鉴别炎性牙髓和临床正常的牙髓 · 热测不可靠，但如果患者主诉热敏感且为唯一症状时可以使用
牙髓坏死（无感染迹象）	CO_2 和 EPT	· CO_2 可靠性最高	· 还可以用 EPT 来确认 CO_2 检测结果
无髓且感染根管系统	CO_2 和 EPT	· CO_2 可靠性最高	· 还可以用 EPT 来确认 CO_2 检测结果
髓腔钙化（PCC）	EPT	· EPT 对于诊断 PCC 可靠性最高 · CO_2 和其他冷测对诊断 PCC 不可靠	· 钙化使整个牙对温度变化的传导性降低 · EPT 结果必须仔细分辨，因为一些患有 PCC 的牙即使没有牙髓疾病也不会有反应 · 根尖周 X 线片必不可少
冠修复体 / 桥体	CO_2	· CO_2 可靠性最高 · 在冠修复体上 CO_2 比冷喷雾温度改变持续时间长	· 冷可通过冠修复体传导 · 有桥体的患牙要仔细分辨，因为判断具体是哪颗患牙有反应较难（因为桥体可以传导温度）

续表

临床情景	建议使用的牙髓敏感性测试	推荐原因	讨论
牙髓和牙周疾病共存	CO_2 和 EPT	·两种测试比一种测试可靠	
正畸治疗期间	CO_2		·弓丝会将电流传导到其他牙，因此 EPT 不可靠
儿童（乳牙列和恒牙列）	CO_2 和 EPT	·两种测试比一种测试可靠	

注：CO_2= 二氧化碳 / 干冰牙髓测试；EPT= 牙髓敏感性电测

医生既应有牙髓敏感性冷测系统，还应有牙髓敏感性电测仪，因为上述研究已表明结合多个测试系统的结果更可靠。在各种牙髓敏感性冷测中，已证实干冰测试与冷喷雾和冰测相比，结果更可靠、使用更便捷、耗时更短、价格更低廉。

（四）叩诊

叩诊是评估根尖周组织是否存在炎症或其他变化的一种简单的检查方法。叩诊属于间接测试，因为检查并没有直接接触根尖周组织，而是通过叩诊对患牙施力，这个力通过牙传递到牙周围组织。叩诊在有根尖周病变的病例中无法具体指向，因为沿牙根长度的任何位置的病变或炎症都会对叩诊产生不同的反应。

用于叩诊的最简单的器械是口镜的手柄（图 8-25），叩诊时的力量无需很大，只需轻轻叩击即可确定是否存在组织改变。叩诊时力量过大，患者被疼痛干扰，导致结果失去意义。

叩诊通过叩击牙冠进行，通常叩击部位为前牙切缘及后牙咬合面（图 8-25）。也可以从其他方向，即在其他位置叩击该牙，这有助于检查牙折或牙周病。如果患者的病史提示后牙牙尖有裂纹，那么从不同方向叩击个别牙尖可以帮助寻找问题牙尖，但按这种方法检查无叩痛并不代表没有裂纹。

和所有口腔检查类似，叩诊时不应首先检查可疑患牙。在评估患牙之前，首先应叩诊同一象限的其他牙，以便帮助患者了解检测性质，以及牙的正常反应。临床医生还可比较每位患者正常牙与可疑患牙的叩诊反应。

叩诊检查的结果应按下述分级并注明：

正常：与对照牙相同，无叩诊疼痛；表明临床正常根尖周组织（只要无体征和症状提示有其他异常）。

疼痛：叩击患牙有疼痛；表明继发性急性根尖周炎或继发性急性根尖周脓肿。

剧痛：叩击患牙有剧烈疼痛；表明原发性急性根尖周炎或原发性急性根尖周脓肿。

感觉异常：与邻牙相比，患牙叩击感觉不同，但没有疼痛；提示慢性根尖周炎或慢性根尖周脓肿。

粘连音：没有疼痛，但叩诊会产生与邻牙不同的钝音，牙动度也会降低；这表明患牙有骨性粘连，也可能有外吸收（或其他形式吸收）。详细的病史有助于确定骨性粘连的病因。

上述均为阳性反应，叩诊不存在阴性反应，因此叩诊检查结果不应为“阳性”或“阴性”，而应在记录叩诊结果时使用上述词语。

（五）扪诊

扪诊是指通过检查牙及周围软硬组织来确定根尖周状态。正常情况下，处于健康状态的牙周组织，扪诊无不适；但如果有炎症，扪诊出现疼痛或不适；当根尖周黏膜发生肿胀，疼痛更加明显。

扪诊的方法是用手指轻柔地触摸或按压覆盖在牙唇侧 / 颊侧和舌侧 / 腭侧的牙龈（图 8-26）。扪诊范围应包括根尖周区和覆盖整个牙根的牙龈（图 8-26）。患有根尖周炎或根尖周脓肿的病例大多有唇部 / 颊部触痛，但根据炎症的程度及其扩散方向，其有触痛的部位也不同。除评估

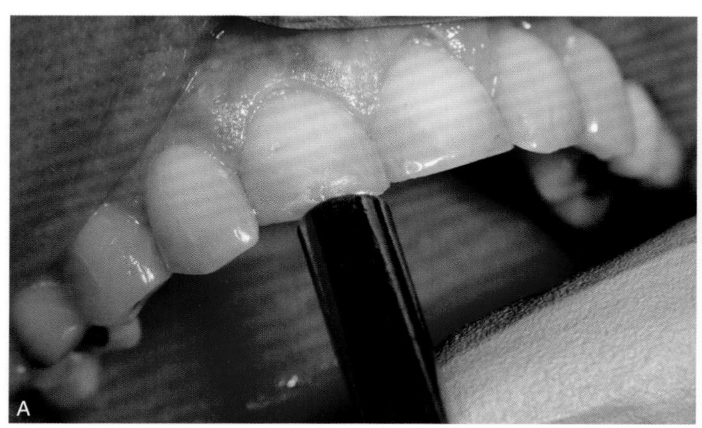

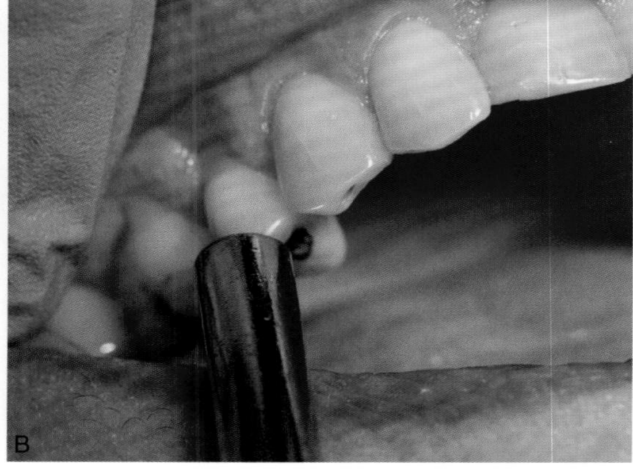

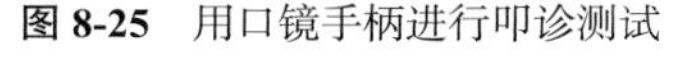
图 8-25　用口镜手柄进行叩诊测试

A. 叩击前牙切端　**B.** 叩击前磨牙的颊尖，依次检查受检牙的所有牙尖

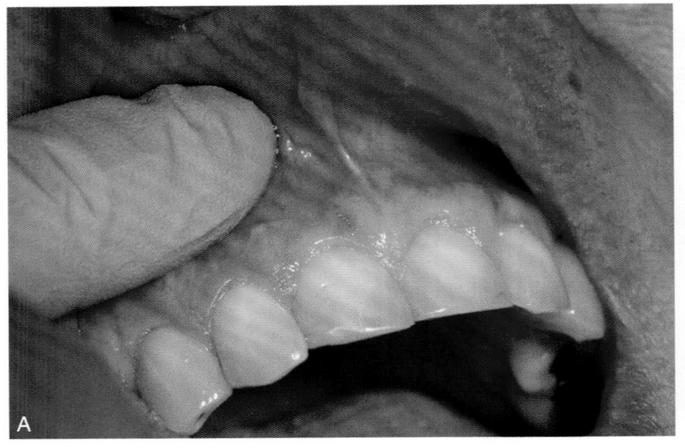

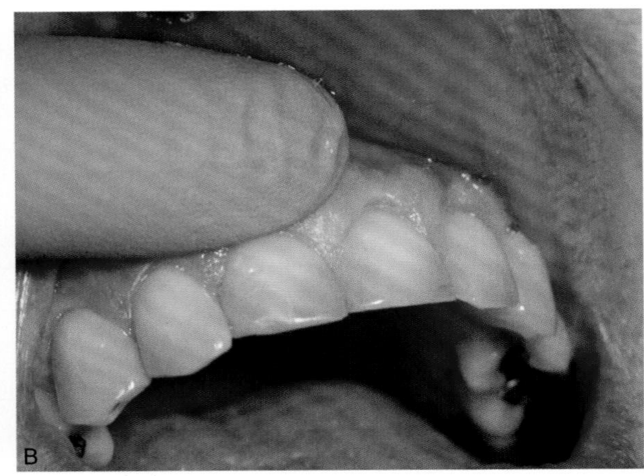

图 8-26
A. 诊患牙的根尖周区域　**B.** 扪诊牙根的冠 1/3 处

是否有扪诊不适外，临床医生还应评估该区域的感觉、质地、形状、大小及波动感。对侧牙及其周围组织也应该进行视诊和扪诊，因为一些异常扪诊表现可能是正常的解剖变异。

扪诊无异常并不代表组织健康无疾病。例如，慢性根尖周炎患牙通常没有触痛。相反，扪诊不适也并不代表组织处于疾病状态，例如，扪诊到颏孔等正常组织结构也可能会引起一些患者的感觉不适。

扪诊检查的结果应按下述分级并注明：

正常：与对照牙相同，扪诊无疼痛；表明临床正常根尖周组织（只要无体征和症状提示有其他异常）。

疼痛：扪诊牙根和 / 或根尖周黏膜时疼痛；表明继发性急性根尖周炎或继发性急性根尖周脓肿。

剧痛：扪诊牙根和 / 或根尖周黏膜时疼痛剧烈；表明原发性急性根尖周炎或原发性急性根尖周脓肿。

硬性肿胀或膨大：牙根和 / 或根尖周表面组织肿胀或皮质骨扩张；扪诊坚硬。

软性肿胀：牙根和 / 或根尖周表面组织肿胀；扪诊柔软。

肿胀有波动感：牙根和 / 或根尖周表面组织肿胀且有波动感；扪诊柔软，似内含液体。

（六）牙周探诊

牙周探诊是牙髓、根管和根尖周疾病诊断的必要步骤。然而，临床医生通常不会进行牙周检查，特别是在他们认为患者并未患有牙周疾病时。然而，缺少牙周探诊意味遗漏重要的诊断信息，导致医生对患者主诉误诊。

牙周探诊有两个目的。第一，评估整体牙周状况，尤其是主诉涉及的个别牙。第二，检查是否存在与感染根管系统、窦道、牙髓和牙周疾病及牙隐裂相关的深而窄的牙周袋。

由于定位深而窄的牙周袋是牙周探诊的目的之一，因此应该使用较窄的牙周探针。最理想的器械是带球状末端的 WHO 牙周探针（图 8-27）。每一个检查器械包中都应包含此器械。

当医生对可疑有牙髓、根管或根尖周疾病的患牙进行牙周探诊时，至少要检查该牙及其邻牙。理想情况下，临床医生还应检查对侧牙，以便评估患者整体的牙周状况。临床医生应围绕牙 1 周以连续、逐步的方式逐颗检查，而非仅记录牙周袋深度的 6 个典型位点（MB、B、DB、DLI、LI 和

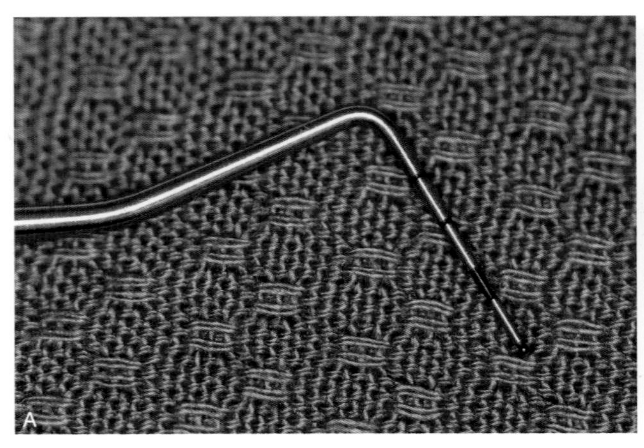

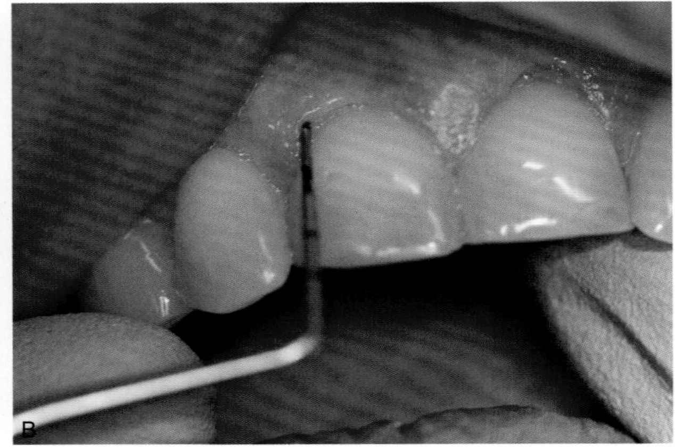

图 8-27
A. WHO 牙周探针　**B.** 牙周探查应围绕患牙一周逐步进行

MLI）。如果只探测这 6 个位点，则会忽略两位点之间的深而窄牙周袋（图 8-27）。

临床医生应仔细检查牙的邻面（近中和远中面），这些位置最容易因隐裂引起深而窄的牙周袋，因为许多隐裂都是向近远中延伸的。然而，由于存在邻牙阻挡，探查邻面深而窄的牙周袋是有难度的。如果患牙同时还有外形不佳的旧修复体，则会使探诊过程更加复杂。即使在理想状态下，与隐裂相关的近远中面的深而窄的牙周袋通常位于邻面中心，从颊舌面探入时通常无法使探针形成角度进入牙周袋内。

由于常规检查中牙周探诊存在一定困难，所以接受根管治疗的患牙应在进一步检查和评估阶段进行牙周探诊（见下文）。即患牙在去除修复体、龋坏组织及隐裂纹后进行牙周探查。牙周探诊通常在局麻和橡皮障隔离的情况下完成。一旦邻面的修复体移除后，患牙邻面暴露，就可以非常理想的评估患牙邻面的牙周状况，因为这种情况下，医生可以无阻碍地直接探查邻面，同时局麻后也不必担心患者会因为探查而感到不适。

多根牙的根分叉处也应从多方向仔细探查，由于该区可能有起自髓室底到根分叉区的副根管，根管系统感染有时可导致该区域的深牙周袋。这类患牙需与引起根分叉骨吸收的牙周病患牙相鉴别。

同时，临床医生应仔细记录牙周探诊的结果，表明牙周探诊已经完成，并为初始治疗后、术后和评估治疗结果时的后续检查结果提供比较数据。

应记录评估牙周疾病 6 个位点（MB、B、DB、DLI、LI 和 MLI）的探诊深度，并注明没有发现其他牙周袋。若发现一个或多个牙周袋，则应将牙周袋的确切位置、深度和性质（窄、宽）记录在患者的临床病历中。

（七）松动度检查

松动度检查有两个目的：第一，评估相关牙周状况；第二，评估是否有牙槽骨吸收，其可能由于根管系统感染和根尖周组织受累所致。松动度检查有助于评估患牙的预后及诊断目前状况。

水平 / 侧向松动度检查是指沿颊舌或近远中方向检查患牙的松动度。临床医生通过使用两种器械的手柄来评估患牙的松动度，一个器械放置在唇面 / 颊面，另一个器械放置在舌面 / 腭面（图 8-28）。医生每次使用一侧器械推动患牙，另一侧可以检测到患牙的移动。反复测量，以检查患牙每个方向的移动距离。

临床医生还应检查患牙垂直向松动度，通过口镜手柄末端从咬合面或切端方向推动患牙。并详细记录患牙的进入深度和随后的恢复情况。

Miller 指数[49]是最常用的牙松动度分级系统。文献中对该指数有多种描述，但最常见[50]的描述如下：

0 度：与患者对照牙相比，患牙松动度正常或为生理动度。

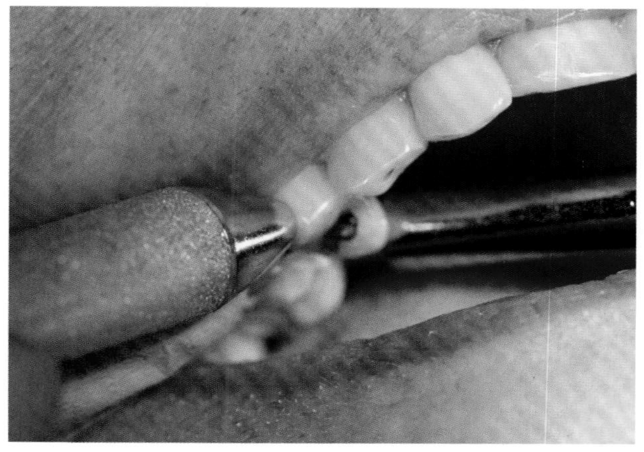

图 8-28　同时使用两个器械的手柄来测试牙松动度

Ⅰ度：患牙水平 / 侧向松动度增加，但不超过 1mm。

Ⅱ度：患牙水平 / 侧向松动度超过 1mm。

Ⅲ度：患牙存在严重的水平、垂直向松动或合并旋转。

（八）影像学检查

本章将不详细讨论影像学技术和具体疾病的影像学特点，详情请参阅本书第九、十章。但我们需要注意以下事项。

影像学检查是临床检查的重要辅助手段，也是每次评估牙髓、根管系统和根尖周组织临床检查时不可缺少的部分。影像学检查为各种疾病或状态提供许多信息，包括患牙及根管的解剖结构，牙周状况及该区域的口腔牙列状态（图 8-3，图 8-15，图 8-18）。影像学检查同时可以帮助解释牙髓敏感性测试结果。牙髓敏感性测试无反应可能提示患牙无活髓（图 8-3~ 图 8-5，图 8-8，图 8-14，图 8-18）、髓腔钙化（图 8-8）、根管充填（图 8-6，图 8-7、图 8-10~ 图 8-15）或曾行牙髓切断术（图 8-12）。这些只能通过观察患牙的根尖周影像学图像来鉴别。

最有效评估牙髓、根管和根尖周状态的影像学检查技术是根尖片。根尖片可以采用改良平行投照技术或平行投照技术（图 8-3~ 图 8-15，图 8-18）。改良平行投照技术可降低平行投照技术的固有放大率（平均 10%），成像更加精确。同时，改良平行投照技术增加了约 15° 的垂直角度，即影像设备球管向根尖方向倾斜 15°。

偏移投照根尖片也有助于评估牙髓问题。偏移投照可以从近中或远中投照，这根据要评估的患牙及其状态决定。就上、下颌中切牙和前磨牙，以及下颌磨牙而言，近中偏移投照较合适。远中偏移投照适于上下颌侧切牙、尖牙及上颌磨牙。有些牙可能需要同时近中和远中偏移投照，例如上颌磨牙，因其典型的解剖结构有 3 个分散的牙根。

仅靠咬合翼片本身无法检测牙髓、根管和根尖周状态，因其无法显示整个牙根和根尖周组织。然而，有时咬合翼片有助于评估患牙是否有龋损、不密合的修复体边缘、外吸收及牙周病造成的牙槽骨吸收等。拍摄咬合翼片的角度可以为牙冠和冠方牙根提供更好的观察视野。

曲面体层片不能精确评估牙髓、根管和根尖周情况。从牙髓学的角度观察，曲面体层片只能作为一种筛查方法，为医生提供患者口腔和患牙状况的概况。它可以揭示拍片之前不明显的病变区域，并展示较大范围病变的尺寸，及其与解剖结构的位置关系。曲面体层片可作为“筛查X线片”，引导临床医生发现一些需要通过进一步拍摄根尖片来评估的患牙区域。

电子计算机断层扫描（CT）也可以作为评估患牙牙髓、根管和根尖周状态的辅助手段。扫描可以是多层CT或锥形束CT（CBCT）扫描，CT扫描提供了牙和周围组织的三维视图，有助于部分病例的诊断（如拟行手术的病例）。然而，对于绝大多数患牙的常规诊断来说是不必要的。在评估CBCT图像时需仔细观察，许多临床牙髓正常的牙也可能会有牙周膜间隙增宽，甚至存在根尖周透射影像[51]。上述情况会干扰医生，因此强调在做出诊断之前需要进行全面的检查，特别是牙髓敏感性测试。

（九）透照检查

透照检查作为一项诊断方法应用于医学和口腔医学中已有100余年。1916年，Cameron[52]发明了名为“Dentalamp”的仪器，用于透照检查牙及其周围结构来诊断牙槽突和上颌窦感染。他还提倡使用它来检测龈下结石、龋洞（特别是邻面龋洞）和牙冠内的充填物。在根管治疗过程中，透照检查也非常有用，例如定位根管口（特别是根管钙化的部位）以及观察根管预备的进程。透照法也是评估桩道预备进展和方向的一种极佳的简单方法。

透照检查的概念是将白色光线集中为一束强光投射。强光到达不同密度或不同性质的组织时，强光源会产生不同方向的偏转（如液体和软组织之间，软硬组织之间）。同样，当一束强光穿过有裂纹的患牙时，光线会因裂纹发生偏转（图8-29）。这导致光源同侧牙体透亮，而裂纹对侧的牙体发暗，因此裂纹也更易显现（图8-30）。

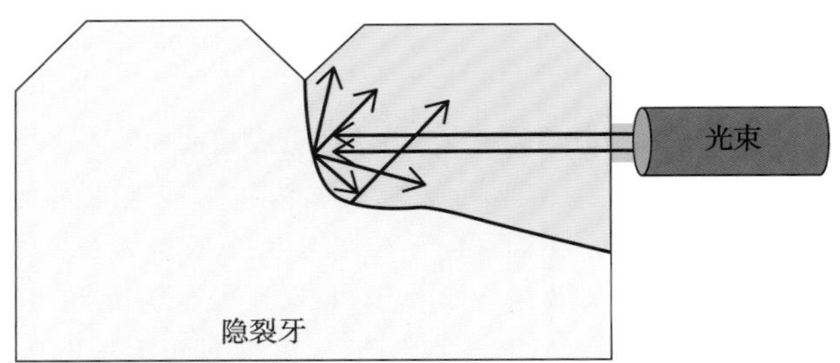

图8-29 隐裂牙透照检查示意图。光束在裂纹处出现偏转，因此对侧牙体不透亮

在20世纪50年代，口腔专业开始意识到牙隐裂的影响[53]。从那时起，许多教科书，特别是较早的书籍[54,55]和科学论文[4,56-61]都主张使用透照检查来检测裂纹。然而，即使价格低廉，操作简单，结果可靠且用途广泛，但大多数牙医并没有普遍或常规应用这项技术。

一些研究[62,63]分析了透照检查在手术过程中对牙根尖1/3处裂纹检测或者在模拟根尖手术治疗的实验模型中的应用，比较透照检查与染色剂、显微镜和摄像设备放大等其他检测裂纹的方法。结果显示，透照检查是其中最可靠的方法，透照检查与染色剂同时使用，和单独使用透照检查结果一致。

上述研究对根尖裂纹的检测结果与Jang[64]的研究结果一致，在该研究中，使用透照技术、正常口腔光源和显微镜评估釉质裂纹。透照检查显示的牙釉质裂纹数量最多。正常口腔光源优于口腔手术显微镜，显微镜发现的裂纹数最少。将3种方法发现的隐裂牙与该牙显微CT扫描中的裂纹进行比较。在3种技术中，透照检查灵敏度最高、阳性预测值最高、观察者自身可靠性及观察者间可靠性均较其他两者高。因此，在评估患牙的牙髓、根管和根尖周状态时，建议将透照检查归为患者的常规检查程序中，这样更易于检测到牙隐裂（图8-31），因为裂纹可能是细菌进入患牙并引起疾病的途径。此外，透照检查应在根管治疗的第一阶段，即患牙进一步检查与评估阶段进行。

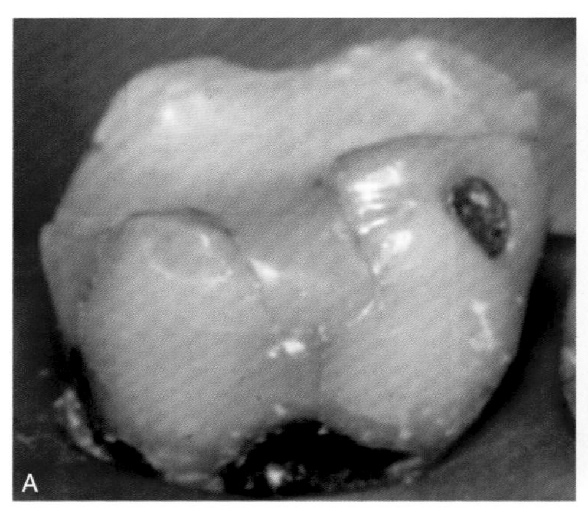

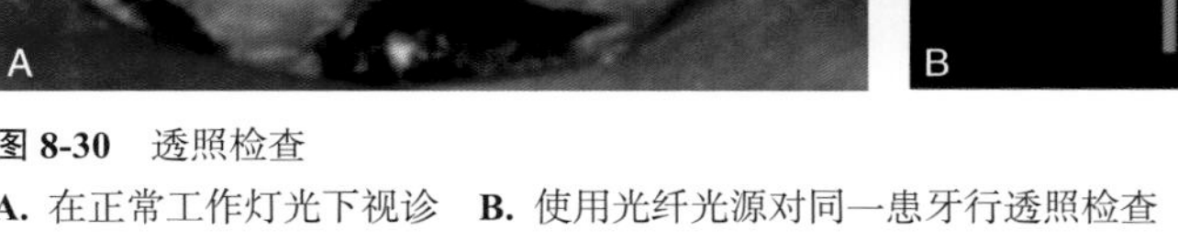

图8-30 透照检查
A. 在正常工作灯光下视诊 **B.** 使用光纤光源对同一患牙行透照检查

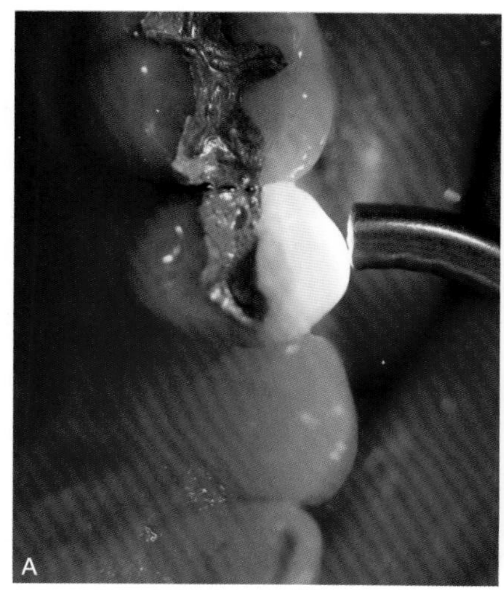
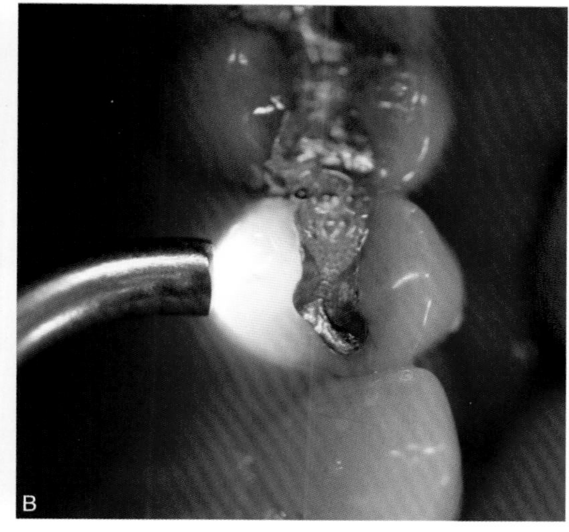

图 8-31　上颌第一前磨牙透照检查
A. 从颊侧透照检查　**B.** 从腭侧透照检查。光线应该围绕患牙所有表面从不同角度移动以充分评估釉质裂纹

市场上有多种光源，最简便易行的是“诊断光探头”，大多由生产牙科手机的公司制造（图 8-32）。这些探头使用牙椅或操作台内的光纤照明系统。将透照技术融入日常口腔检查最简便的方法是在牙科操作台中安装额外的管路（图 8-32），这样就可以轻松地使用光纤探头，而无需卸下手机再换上光纤探头（特别是在进一步检查评估患牙时，如下所述）。也可以购买其他光源（图 8-32），有些由电池供电，有些则通过常规电源供电。最理想的光纤探头末端直径要小（3.5~4mm），这样可以将光线集中在牙面上。

（十）咬诊

当患者主述存在特定牙的咬合痛或咀嚼痛时，可以通过咬诊确定患牙。如果患者的主诉没有上述疼痛，则无需检查。叩诊也可以识别出现咬合痛或咀嚼痛的患牙，但当牙尖有裂纹时，咬诊可以确定与疼痛相关的特定牙尖。

咬合痛或咀嚼痛提示多种疾病或状态，在治疗方法上各不相同。因此，临床医生应确定咬合痛的性质，才能建立正确的诊断。在某些情况下，可能很难区分引起咬合痛或咀嚼痛的不同情况。每种情况的主要诊断标准如下：

1. 牙尖屈曲（与牙尖裂纹相关）　疼痛剧烈且短暂；并非每次咬合时都疼痛，通常只有在某个方向咬硬物时出现疼痛（咬诊疼痛的方向由裂纹的位置和方向决定）。

2. 根尖周炎（特别是急性根尖周炎）　疼痛可能剧烈但非锐痛（如原发性急性根尖周炎）；每次咬合或咀嚼时都会出现疼痛。

3. 根尖周脓肿（特别是急性脓肿）　疼痛可能剧烈但非锐痛（如原发性急性根尖周脓肿）；每次咬合或咀嚼时都会出现疼痛。

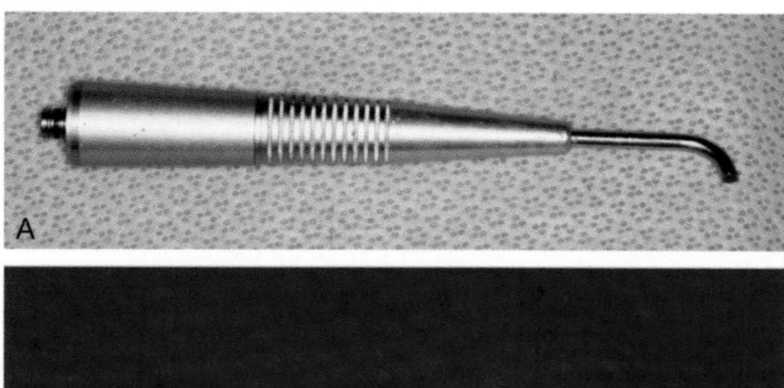
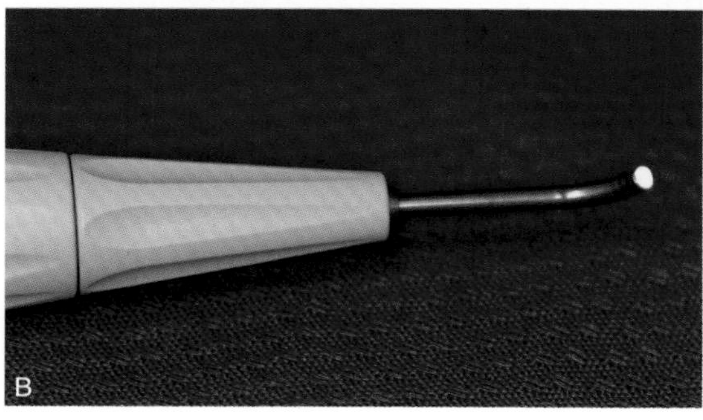

图 8-32　透照测试的光源示例
A. 连接手机软管的光纤探头　**B.** 电池供电的光纤探头　**C.** 安装额外光纤探头管路的牙科操作台

4. 根侧周炎（与裂纹、牙折或牙周脓肿有关） 一般非锐痛，但偶尔出现锐痛（如牙折时）；每次咬合或咀嚼出现时都会疼痛；在根侧而非根尖区通常会有牙周袋和/或脓肿；对牙根侧方的触痛要比根尖周区触痛明显。

识别牙尖裂纹的方法有很多种，但最常见且有效的是如Tooth Sloth或FracFinder这样的特殊器械（图8-33）。该器械一侧是“金字塔”形，另一侧是平面（或锯齿状）。金字塔侧有一个凹状尖，可以每次放置一个牙尖。然后嘱患者用对颌牙咬另一侧的平面或锯齿面（图8-33），使患者咬合力逐一施加在每个牙尖上，以便识别有裂纹的牙尖。医生应嘱患者用力咬住器械并在检查过程中保持压力。医生手动将器械绕不同方向移动，以此模拟咀嚼过程中施加在该牙的压力。随后嘱患者停止咬物，并说明是否存在疼痛及何时出现了疼痛。然后在患者主诉区域的几颗牙的每个牙尖（图8-33）上重复测试，或对最初感觉不确定的牙尖重复测试。对颌牙的牙尖同样需要测试，因为有可能存在牵涉痛。

过去，很多人认为应确定咬合压力释放时疼痛的牙，认为这才说明有牙尖隐裂，而施加压力时的疼痛并不代表有裂纹。然而，这一概念并未得到文献支持，据Abbott和Leow[65]报道，68%的可复性牙髓炎患者在施加压力时有疼痛，8%在压力释放时疼痛，15%在施加和释放压力时都有疼痛，9%没有任何咬合疼痛。因此，咬合痛在任何时间都可能发生，其并不能作为特殊的、唯一的测试来确诊牙隐裂。这只是可能发生的众多症状之一，因此应该进行全面的检查。

与根尖周炎和根尖周脓肿相关的咬合痛很容易通过叩诊复现疼痛并评估，因为叩诊的力可以通过患牙传导到牙周膜，特别是根尖周的牙周膜。持续施压有时更能提示相关疼痛是咀嚼痛而非咬合痛。

与根侧周炎相关的咬合痛可以通过垂直向和水平向的叩诊来评估，如从唇/颊侧或舌/腭侧叩诊。扪诊也可以帮助定位疼痛的位置。根侧周炎也可能与牙活动度增加有关。

（十一）咬合分析

医生应仔细检查患者咬合情况，确定患牙是否处于创伤性咬合状态。过度的咬合力或咬合干扰可能是牙髓炎的病因之一[66,67]，也可能是根尖周疾病的结果，会影响牙外伤后[68]或根管治疗后[69]根尖周组织的愈合。

创伤性咬合可引起可复性或不可复性牙髓炎。除已存在较长时间创伤性咬合的病例外，大多数病例都是可复性的。对于大部分可复性牙髓炎，只需行简单的调𬌗即可。因此，临床医生应首先确定牙髓炎的原因，对症治疗，避免不必要的去髓。

根尖周炎或根尖周脓肿也可导致患牙处于创伤性咬合状态。原发性急性根尖周炎是一种炎症状态，无牙槽骨吸收，因此没有炎性细胞和渗出物的空间，导致患牙咬合痛。炎症也可能使患牙从正常位置轻微移位，导致患牙伸长，易于受到更大的咬合力和咀嚼力，导致患者产生剧烈疼痛。同样，原发性急性根尖周脓肿也没有炎症反应和脓液形成的空间。所以患者疼痛剧烈，患牙轻微接触（如舌接触）即可产生剧烈疼痛。

慢性根尖周炎、继发性急性根尖周炎、继发性急性根尖周脓肿和其他慢性根尖周状态不太可能导致创伤性咬合，如根尖周透射影像所示，牙槽骨吸收为炎性反应提供了空间。然而，创伤性咬合在某些情况下也可存在，可能由于牙周病和牙槽骨失去支持的结果。

医生应仔细检查患者牙列咬合情况，包括检查牙磨耗面，并观察患者咬合状态。医生嘱患者在正中咬合位轻叩数下，以检查患牙是否有垂直动度。如果患者咬牙时患牙被压入牙槽窝内，则提示该牙存在创伤性咬合。然后嘱患者沿侧向或前后向磨牙，若牙随下颌移动，则也提示该牙存在创伤性咬合。

咬合检查时也可将手指放在患牙处，嘱患者叩齿或磨牙，从而感觉患牙的震颤和动度。最后，医生应嘱患者侧向和前后向咬牙和磨牙，并用Miller关节钳（Hu-Friedy公司，芝加哥，美国伊利诺伊州）夹持咬合纸（图8-34）检查患牙是否存在异常接触和咬合“高点”。

（十二）其他检查

1. 局部麻醉试验 局部麻醉试验是医生通过一系列的局麻注射来逐一麻醉小片区域，以此定位患者疼痛的来源。这种测试只能应用在所有检查都已进行（且已重复检查多次）但仍无法确定诊断时。由于这项检查存在局限性，临床医生通过该方法检查牙髓或根尖周状态的情况并

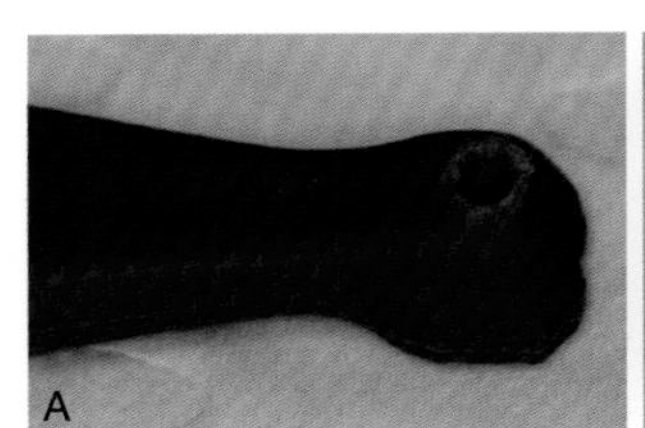

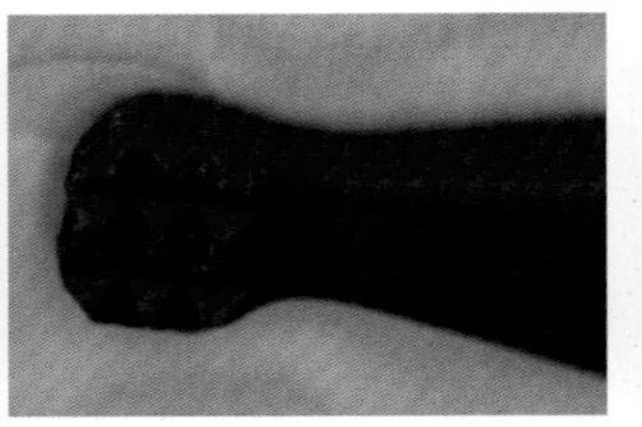
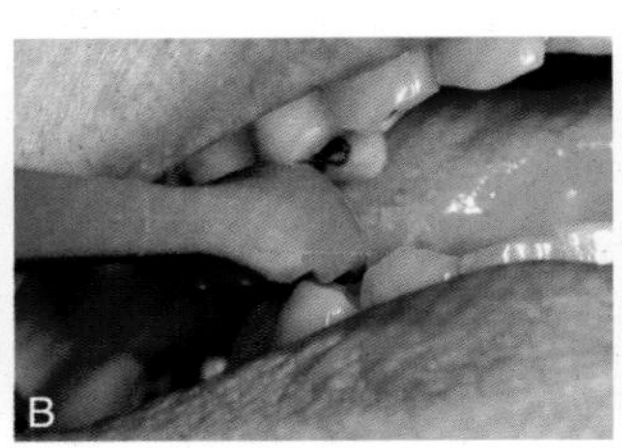

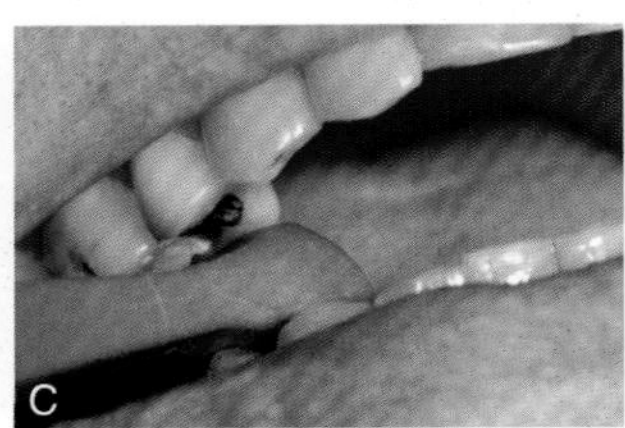

图8-33 用FracFinder进行咬诊

A. 左图为FracFinder的“金字塔”面，凹陷置于被测牙牙尖。右图为另一侧的锯齿状表面，对颌牙牙尖咬在此面 **B.** 用FracFinder检查颊尖 **C.** 用FracFinder检查腭尖

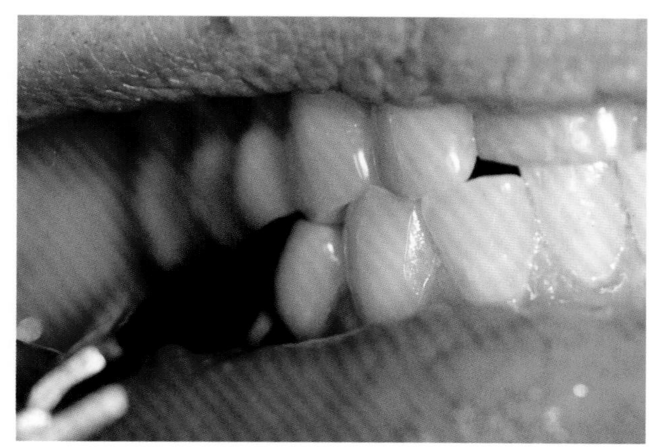

图 8-34　用 Miller 关节钳夹持咬合纸评估咬合情况

不常见。急性疾病的诊断多无需局麻试验，因为患者现有的症状可通过前文所述的检查方法来复现。在急性疼痛病例中，很容易通过刺激因素（如冷、热、叩诊、咬诊等）引发和加剧患牙疼痛。然而，在一些慢性疼痛病例中，局部麻醉测试可有助于检查。

如果临床拟采用局麻试验，则该项检查应在所有其他检查方法之后进行，因为局部麻醉后，其他测试将无法进行。应用局部麻醉前，应首先确定疼痛起源的大致区域，然后注射少量局麻药观察疼痛是否减轻。若无改变，则在邻近的区域继续注射，依此类推，直到疼痛减轻为止。

局麻试验应从该区域位于近中的牙开始向远中依次注射。局部浸润麻醉在上颌骨效果更好，但其缺陷在于麻药可通过骨组织扩散至多颗牙。下颌骨浸润麻醉效果不可靠，因而局部麻醉试验也不可靠。许多医生提倡牙周膜注射，但牙周膜注射属于骨内注射，麻醉剂也会扩散到邻牙。因此，局部麻醉试验不是定位疼痛来源的理想方法。

完整的病史和如前所述的非侵入性检查通常会引导医生做出诊断，而无需行局麻试验这种侵入性检查。如果所有测试都已进行仍无法确定诊断，那么医生不应尝试任何不可逆的治疗，而应将患者转诊至专科医生处行进一步检查。在医生全面收集相关信息并充分理解疾病进程的情况下，大多数牙髓、根管和根尖周疾病都可以做出确定诊断。

2. 试验性备洞　所谓"试验性备洞"是指在不使用局部麻醉剂的情况下进行备洞。其实质属于另一种形式的牙髓敏感性测试，其目的在于检测牙髓是否能够对刺激做出反应。然而，这属于一种破坏患牙体结构和/或现有修复体的侵入性测试。这种测试会使患者产生焦虑情绪，导致即使在牙髓坏死或患牙无髓且感染的状况下患者也会感觉到疼痛，因此这种情况下患者很可能会出现错误反应。即使医生已经充分告知患者测试的性质，患者也不可能做到完全放松。

因要在患牙上进行非必要的备洞，故"试验性备洞"属于侵入性检查，因此只有当患牙已有需要治疗的龋洞，且牙髓对测试无反应时才可使用该方法。所有修复体都有使用寿命，且有因破损导致细菌侵入引起牙髓疾病的可能。因此首先要避免使用"试验性备洞"导致这种情况出现。

"试验性备洞"的唯一检测结果是患者是否存在疼痛。但这种结果无法提示牙髓状态，因为疼痛无法表明患牙是临床正常的牙髓，可复性牙髓炎还是不可复性牙髓炎。若患者没有疼痛，也不能说明牙髓究竟是坏死且感染、无髓且感染，还是根充且感染的状态。因此，这项测试的结果不够特异且无法引导诊断。

髓腔钙化的患牙还存在其他问题。这些患牙对牙髓敏感性冷测无反应，对牙髓敏感性电测可能有，也可能没有反应。同样，它们对"试验性备洞"的反应也不完全相同。如果其对备洞无反应，但钙化根管中有活髓，则将导致不必要的根管治疗。对钙化根管状态的诊断应基于影像学检查是存在根尖周改变，如果无明显异常，则牙髓可能是临床正常的状态，只是对牙髓敏感性测试无反应，无需行根管治疗。因此，"试验性备洞"也会存在误导性。

除上述问题外，相比牙髓敏感性测试（如冷测或电测），"试验性备洞"无法提供更多信息，它只能表明牙髓对刺激的反应能力。在没有麻醉剂的情况下进行试验性备洞实际上是一种残忍的行为，不应被认可为"试验"，其只会给患者带来疼痛和恐惧。在现代口腔医学中，因为有更优越、更简便、更可靠且非侵入性检查方法的存在，这项检查已实无立足之地。

第五节　诊断、治疗计划和病历记录

一、确定诊断

从诊断过程中获得的所有信息将逐步确定最终诊断和治疗方法，如表 8-5 所示。通常，检查和试验是为了确定临床医生基于患者病史而做的临时诊断。然而，某些情况下，最终诊断可能与临时诊断不同。

在评估患牙的牙髓、根管和根尖周状态时，由于上述方面相互关联，故诊断通常不只一个。牙髓和根管状态是疾病进程的一部分，但在该过程的不同阶段，会导致相应的根尖周状态。因此，所有病例都应该评估牙髓或根管系统，还须评估根尖周组织状态。即使在没有疾病的情况下，也应记录上述组织的状态，因为诊断还包括对健康状况的评估。

临床检查还应明确病因。因此，一个完整的诊断应包括 4 个方面，即所涉及的患牙、牙髓状态（如没有牙髓则为根管系统的状态）、根尖周组织的状态以及疾病的病因，这些都必须记录在患者的病历中。

表 8-5 评估牙髓、根管和根尖周状态的检查、诊断过程及其结果总结

阶段	步骤	结果
病史	全身病史 牙科治疗史 现病史 既往治疗史详述	· 现有状况的临时诊断
临床检查	口外体征 口内体征 逐个牙评估，如松动度，牙周探诊等 修复体评估	· 确定可能病因 · 患牙状况的临时诊断
临床测试	牙髓敏感性测试如 CO_2/ 电测 根尖周检查，如叩诊，扪诊	· 牙髓、根管系统的状态临时诊断 · 根尖周状态的临时诊断
影像学检查	根尖片 必要时行其他影像学图像（如咬合翼片，曲面体层片，CT 等）	· 根尖周状态的临时诊断 · 评估 / 发现 / 确定病因
整合所有结果	结合病史、临床检查、临床测试和 X 线检查结果	· 确定诊断 - 牙，牙髓，根管系统及根尖周组织的状态及病因
治疗计划	患牙进一步检查和评估，如，去除所有修复体，去净腐质，裂纹等 重新评估剩余牙体结构及患牙的远期预后或寿命，以及修复方案	· 确定最终治疗方案，如患牙根管可疏通且有修复价值，则开始治疗

Adapted from Abbott[3,5] and Abbott and Yu[11]

二、治疗计划、医患沟通及知情同意

一旦明确疾病的诊断和病因，治疗方案便显而易见。若牙髓为临床正常状态，则患牙无需治疗，但通常需要对患牙进行监测和再评估，以确保牙髓维持正常状态。可复性牙髓炎的患牙通常需要某种形式的保守治疗，如直接盖髓术、部分或全部牙髓切断术或部分牙髓摘除术，实际的治疗方法将取决于患牙的修复需求。部分可复性牙髓炎若需根内固位增加修复体的固位力则需要进行根管治疗，但这只能在对患牙进行进一步检查和评估后才能确定。

尽管有些病例可能需要或更适于做根尖手术，根管治疗或再治疗仍是不可复性牙髓炎和大多数根管、根尖周疾病的首选治疗方法（表 8-6，表 8-7）。此外，有些患牙不适合进行根管治疗和 / 或进一步的牙体修复，这种情况下则需要拔除患牙。在 Al-Dhufai 和 Abbott 的一项研究中[70]，在 5775 颗有牙髓、根管和根尖周问题的患牙中有 11.8% 的患牙在经过彻底检查后被建议拔除。建议拔牙是因为患牙剩余牙体结构不足（8.3%）或有明显的裂纹（3.5%），不适合进一步修复治疗。

对于患有不可复性牙髓炎和大部分根管、根尖周疾病的患牙，即使患牙适合进一步治疗，拔牙也始终是一种选择方案。因为拔牙对症状的缓解和疾病的愈合是可以预见的。患者可能出于各种原因选择拔牙，就像进行所有临床程序一样，医生应与患者讨论保留和拔除患牙的优缺点，以便他 / 她能够充分知情并作出选择。

医生必须与患者讨论检查结果、诊断以及相应的治疗方案。患者需要知道患牙的状况、病因以及解决方案。讨论这个问题的最好方法是告诉患者问题的一般性质，例如是否处于炎症状态（牙髓炎）或感染状态（如无髓且感染根管系统），后者通常也有炎性成分（如慢性根尖周炎）。临床医生应该使用简单而有价值的术语，但不应该过度简化。例如，牙髓不应被称为“牙神经”，因为当建议患者拔除牙髓时，“牙神经”这个词会使患者在脑海中联想到疼痛。在多数情况下，患牙已经不存在牙髓组织（如无髓、感染的患牙），因此不应说需要拔除牙髓或“神经”来误导患者。

讨论的一个重要部分是告知患者患牙的病因。通常牙髓、根管和根尖周问题是细菌进入患牙内部的结果。因此，应该告知患者这一点以及细菌进入患牙的具体途径。大部分病例是由于修复体破裂、龋洞和 / 或裂纹所致，即使在检查过程中这些情况可能并不明显。如果患者了解上述问题，那么他更有可能意识到，在对患牙行进一步检查和评估时，去除现有修复体、龋洞和裂纹的必要性。

讨论还应包括对患者主诉牙的可选治疗方案的概述。包括拔牙和更换义齿。一些病例可能涉及讨论可复性牙髓炎和保守牙髓治疗，而另一些病例可能涉及讨论根管再治疗和 / 或根尖手术。讨论的确切性质由诊断、患牙状况、特定患者、患者整体的口腔状况，以及患者对患牙保留的意愿来决定。尽管医生需要与患者讨论所有可能的治疗方案，但当一种治疗可能无法获得较好的预后时，医生不应误导或给患者带来错误的期待，也不应告知其远期预后的可预

表 8-6 不同牙髓和根管状态的根管治疗策略总结

临床正常牙髓		无需治疗
可复性牙髓炎：急性或慢性		保守牙髓治疗，然后再次评估愈合情况
不可复性牙髓炎：急性或慢性		用抗炎药物进行常规根管治疗，然后再次评估愈合情况；或拔牙
牙髓渐进性坏死		用抗炎和抗菌药物进行常规根管治疗，然后再次评估愈合情况；或拔牙
牙髓坏死	无感染迹象	无需治疗：监测并再次评估根尖周组织的炎症迹象（炎症迹象提示有根管感染）
	感染	用抗炎和抗菌药物进行常规根管治疗，然后再次评估愈合情况；或拔牙
无髓且感染根管系统		用抗炎和抗菌药物进行常规根管治疗，然后再次评估愈合情况；或拔牙
牙髓萎缩		无需治疗
牙髓钙化		治疗取决于牙髓/根管系统的状态（例如，不可复性牙髓炎；无髓、感染的根管系统等）
牙髓增生		抗炎药物常规根管治疗，然后再次评估愈合情况；或拔牙
既往根管治疗		
无感染迹象		无需治疗，仅需监测并再次评估；如要更换修复体则进行根管再治疗，然后再次评估愈合情况
感染根管系统		使用抗炎和抗菌药物行根管再治疗，如根管仍有感染或持续性根尖周病变的征象，则再次评估行根尖手术的必要性，或拔牙
技术标准	不完善	无需治疗仅需监测。若更换修复体或有根管系统感染，则需根管再治疗并再次评估愈合情况
	完善	无需治疗仅需监测。若更换修复体或有根管系统感染，则需根管再治疗并再次评估愈合情况
其他表现	穿孔	如有可能则行根管再治疗并从内部修补穿孔；如根管仍有感染或持续性根尖周病变的征象，则再次评估行根尖手术的必要性，或拔牙
	遗漏根管	根管再治疗，如根管仍有感染或持续性根尖周病变的征象，则再次评估行根尖手术的必要性，或拔牙

注：牙髓治疗和再治疗的选择取决于患牙是否有足够使其能够再次充分修复的剩余牙体结构。（Adapted from Abbott 和 Yu[11]）

表 8-7 各种根尖周疾病的根管治疗策略总结

临床正常根尖周组织	无需治疗
根尖周炎 · 原发急性 · 继发急性 · 慢性	用抗炎和抗菌药物进行常规根管治疗，然后再次评估愈合情况；或拔牙
根尖周脓肿 · 原发急性 · 继发急性 · 慢性	用抗炎和抗菌药物进行常规根管治疗，然后再次评估愈合情况；或拔牙
面部蜂窝织炎	立即应用全身抗生素（静脉、肌注给药）；配合抗炎和抗菌药物进行常规根管治疗，然后再次评估愈合情况；或拔牙
根外感染	用抗炎和抗菌药物治疗行根管治疗或再治疗，如根管仍有感染或持续性根尖周病变的征象，则再次评估行根尖手术的必要性，或拔牙
异物反应	用抗炎和抗菌药物治疗行根管治疗或再治疗，如有持续性根尖周病变征象，则再次评估行根尖手术的必要性，或拔牙
根尖周囊肿 · 袋状 · 真性	用抗炎和抗菌药物治疗行根管治疗或再治疗，如有持续性根尖周病变征象，则再次评估行根尖手术的必要性，或拔牙
根尖瘢痕	无需治疗，但定期影像学检查对监测和再次评估必不可少

注：所推荐的根管治疗和再治疗的前提是患牙具有足够的剩余牙体结构，可进行后续修复。（Adapted from Abbott[3]）

测性。例如，当根管系统感染且有不良的冠方修复体时，则不应推荐患者行根尖手术。

一旦患者对问题和治疗建议有了充分了解，即知情同意后，就可以开始治疗。但应让患者理解，治疗的初始阶段（即进一步检查与评估，见下文）也是诊断过程的重要组成部分，因为在修复体、龋损和裂纹去除之前，无法对患牙进行全面的评估。整体治疗计划只有在这个步骤完成后才能最终确定。

三、患牙的进一步检查与评估

患牙的进一步检查与评估是指在根管治疗初期去除所有修复体、龋损、裂纹（图 8-35，图 8-36）[4]。尽管看起来更像是治疗程序的一部分，但首先应将其视为诊断过程的一个步骤，因为它可以为医生提供有关患牙状态和预后的重要信息。这并非是一个新理念，其实许多学者多年来一直提倡这个理念[55,71,72]，但仍没有被常规应用于临床。1985年，Marshall 等[55]指出“在牙髓治疗前，当修复体、龋洞和裂纹去除之后，应用光导纤维再次检查剩余牙体组织是否有折裂和穿孔。若有纵向折裂和穿孔的患牙则无法治疗。”如今，“折裂”可以更好地理解为裂纹和牙折，而“无法治疗”意味着患牙无法挽救，需要拔除。Marshal 等[55]还指出，患牙是否可进一步修复“取决于剩余的完好的牙体结构的数量”，这一观点也沿用至今。

患牙的进一步检查与评估有下述目的：①去除患牙及其周围组织的病因。②评估余留牙体组织，确定根管治疗后患牙是否适合进一步修复。③评估根管治疗可行性（例如，根管口是否可定位，根管是否可疏通，根管再治疗时能否去除原根充材料等）。④评估患牙远期预后。⑤制作临时修复体，在根管治疗期间和佩戴最终修复体之前防止细菌进入患牙。

众所周知，细菌是牙髓、根管和根尖周疾病的主要原因。然而，临床医生往往忽视细菌进入患牙的途径。为了获得良好的预后，任何治疗的首要原则是消除病因。这一原则不仅适用于根管治疗，也适用于其他任何治疗。由于细菌最常见侵入途径是经龋洞、裂纹和破裂的修复体边缘，因此临床医生应首先确定病因，然后将去除病因作为治疗的一部分。

Abbott[4]研究表明，常规的临床视诊和根尖周影像学检查不能为评估患牙状况和细菌渗透的途径提供足够且准确的信息，而细菌侵入通常会导致牙髓、根管和根尖周疾病。Abbott 通过常规的视诊、临床测试及根尖周影像检查连续对 220 名转诊需接受根管治疗的患者的 245 颗牙进行了检查，尤其检查是否存在修复体破裂、龋洞、裂纹和牙折。检查程序包括视诊检查，探诊检查修复体边缘、窝、沟、点隙和裂纹，牙周探诊，叩诊，扪诊以及多角度透照检查。然后将修复体去除，并重复上述临床检查。与去除修复体之前相比较，发现有修复体边缘破裂的患牙是之前的 2.5 倍，有龋损的患牙是之前的 2.3 倍，有裂纹的患牙是之前的 2.6 倍。由此可见，患牙的进一步检查和评估非常重要，因为其不仅揭示了疾病的病因，还同时去除了上述病因。

有感染根管系统的患牙一定存在细菌侵入的途径。营养物质（食物、饮料等）也可通过上述途径进入患牙，并帮助细菌在根管系统建立菌落并存活。然而，正如 Kwang 和 Abbott[73]研究所示，细菌的侵入途径在临床上并不总是显而易见的，他们使用扫描电子显微镜检查了 30 个修复体的

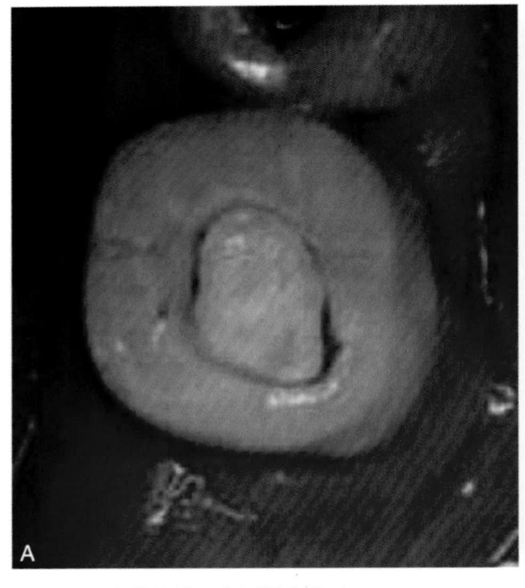
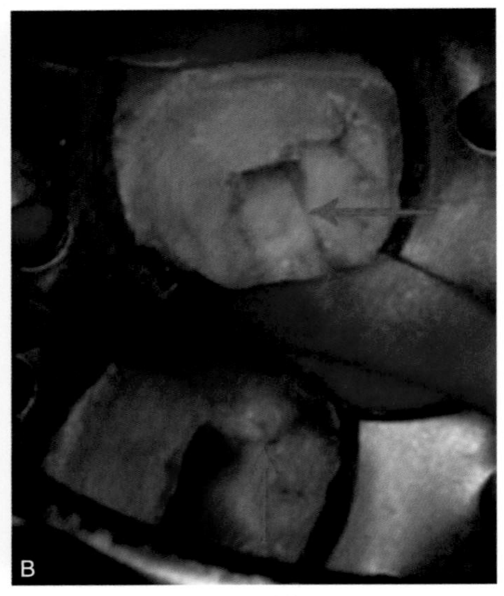

图 8-35 患牙的进一步评估和检查

A. 术前全冠修复的患牙。一名牙医已尝试根管治疗，但患者仍有症状 **B.** 在去除全冠修复体后，可见明显裂纹（箭头所示），该裂纹导致微生物持续侵入患牙，因此症状持续存在。鉴于裂纹扩展的程度，建议拔除患牙（Courtesy of Dr. Edward Houston，Brisbane，Australia.）

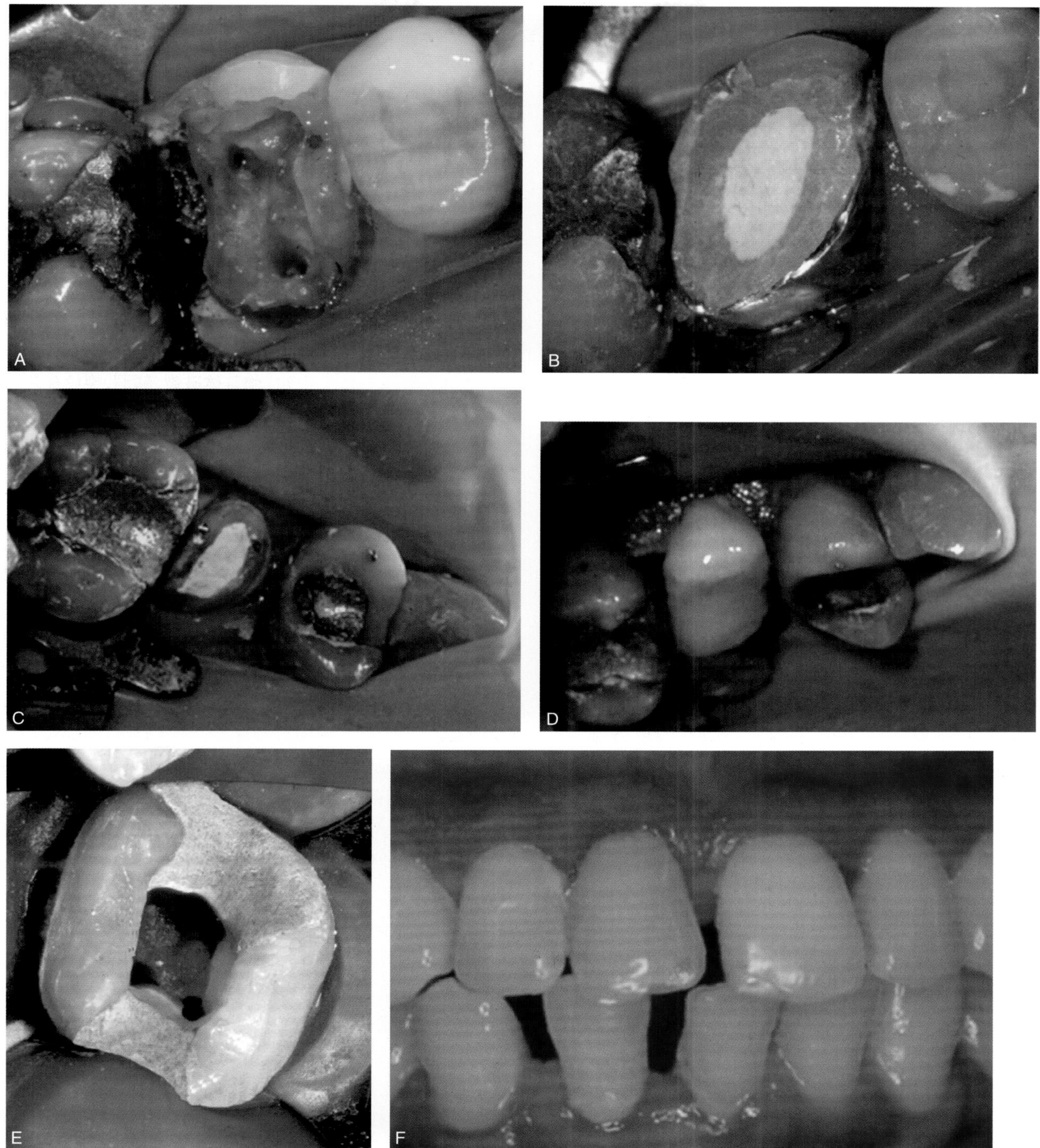

图 8-36　患牙进一步检查和评估后制备临时修复体

A. 对上颌磨牙进行进一步的检查和评估　**B.** 随后放置不锈钢带环和 Ketac Silver 临时充填体　**C.** 上颌前磨牙在进一步检查和评估后，行根管封药和 Cavit 髓腔暂封　**D.** 患牙进一步检查和评估后用不锈钢带环和 Ketac Fil 临时充填体修复患牙。将 Ketac Fil 在带环颊侧堆积成贴面，目的是达到良好的美学效果　**E.** 下颌磨牙 Ketac Silver 临时修复（无带环）后行髓腔预备　**F.** 在根管治疗过程中用 Ketac Fil 临时修复右上切牙折断的近中切角部分

组织面，这些修复体都是从有感染根管系统的患牙上去除的。该研究的纳入标准必须是“临床满意”的修复体，即修复体没有明显的边缘破损，患牙也没有细菌可侵入的龋损或裂纹等途径。结果发现，30 个修复体组织面都衬有由多种形态学分类的细菌种属组成的细菌生物膜，包括球菌、丝状杆、螺旋体等。该结果清楚地表明，临床医生在对有修复体的患牙进行检查时，是不可能准确评估修复后感染的患牙是否存在细菌的。这项研究支持临床医生应对患者进行进一步检查和评估的理念，所以在开始根管治疗之前需要拆除所有修复体，以便清除细菌可能侵入的所有可能途径。

通过对患牙的进一步检查与评估，去除修复体，可以对剩余牙体结构本身进行详细的检查评估，对病例选择具有引导价值（图 8-35，图 8-36）。Al-Dhufairi[70]报道显示，与检查起始阶段相比，在进一步检查和评估后，建议拔除的患牙比例更高。Al-Dhufairi 回顾了 13 名操作者（牙髓专科医生和牙髓专业研究生）对 5775 颗患牙治疗方案的判定。当应用前文所述的标准的临床检查程序时，11.8% 的患牙被转回初诊医生处并建议拔除，其中，8.3% 的患牙由于余留牙体组织不足而建议拔除，3.5% 的患牙因存在裂纹而建议拔除。上述两种情况的患牙均不适合根管治疗和进一步修复。随后，将 4218 颗患牙的修复体、龋洞或裂纹去除，发现其中 11.9% 的患牙剩余牙体结构不足，7.3% 的患牙有裂纹，均无法进行根管治疗和进一步的修复体修复。整体来看，受试牙中有 19.2% 的牙建议拔除，也就是说，大约 1/5 的患牙不适合进行根管治疗和进一步修复。如果这些患牙没有得到进一步的检查和评估，则其治疗预后极差，甚至毫无希望，患者也会因此接受不恰当的治疗，随后出现短时间内的失牙。

Ng 等[74]对 14 项研究进行系统回顾分析，这些研究涉及 300 多万颗接受过根管治疗的患牙，结果显示 2~3 年的平均存活率仅为 86%。这代表 14% 的患牙在治疗后短期内就被拔除。这项研究不包括治疗后 4~5 年（或更长时间）后拔除的患牙，也不包括由于持续性根尖周疾病而需进一步根管治疗的患牙，而这很可能是由于没消除病因或余留牙体组织不足而无法进行有效修复导致的。虽然该值（14%）略低于 Al-Dhufai 报告的 19.2%[70]，但二者结论相似，且均支持对患牙行进一步的检查和评估，从而有助于病例选择，仅对治疗预后较好的患牙进行治疗。

Ng 等[75]的研究进一步评估根管治疗后患牙拔除的原因。该研究对 759 颗接受根管治疗的患牙和 858 颗接受根管再治疗的患牙进行了 2~4 年的前瞻性分析。在两组中，约半数拔除的患牙是因为存在“牙体结构”问题导致牙折（分别为 28.6% 和 29.3%）或修复“失败”（分别为 22.9% 和 22%）。导致拔牙的另一个重要原因是“牙髓治疗问题”，分别为 28.6% 和 39.0%。其他研究[76-79]分析也有相似的发现，根管治疗后短期内需要拔除的患牙，几乎一半都是因为是牙折或修复不良，它们都属于“牙体结构”问题。这些研究的结果高度强调这些患牙在进行根管治疗前并没有进行充分的检查和评估，可能是因为没有去除修复体，去净腐质及裂纹。

将对患牙进一步检查和评估这一理念应用在 432 颗接受根管再治疗的感染患牙中，Abbott[80]报告发现，在对这些患牙进行长达 5 年、或影像学可见根尖周病变愈合的观察期内，其中 423 颗患牙（97.9%）都获得了良好的治疗结果。虽然影响根管治疗的因素很多，但选择剩余牙体组织充足、没有明显裂纹的患牙是治愈率较高的主要原因之一，这一结果比其他研究中感染根管再治疗的治愈率显著提高。

上述研究强调了将患牙的进一步检查和评估作为诊断过程的一部分是非常重要的，可以更好地筛选病例，避免患者在远期效果不佳的情况下进行不当且昂贵的治疗。医生在向患者介绍患牙进一步检查和评估的理念时，首先应告知其需要进一步检查的原因，即消除病因和评估余留牙体组织。然后，应告知患者，进一步检查和评估后有两种结果：①患牙适合进行根管治疗和进一步修复——可以继续根管治疗；②患牙不适合进行根管治疗和进一步修复——需要拔除。

只有患者充分知情并对可能出现的后果有所预判后，其才会理解去除修复体的必要性并接受拆除修复体。如果评估结果显示患牙可以进行后续治疗，则对患牙进一步检查和评估这一步骤就成为牙髓治疗的第一阶段。

除上述优点外，患牙进一步检查和评估也简化了初始的根管治疗，可以无阻碍的进入髓腔和根管系统。如 1965 年 Ingle[71]所述，“通过开放髓腔完成根管预备要比在修复体下完成根管预备更容易。事实上，冠方剩余牙体组织越少，根管预备越容易。”这个观点至今依然适用。此外，Ingle 在 1985 年指出[72]，“去净龋坏组织对诊断病情和制订适当的治疗计划是极有必要的”。同样，这一观点现在仍然适用，尤其是“制订适当的治疗计划”，不仅包括牙髓治疗计划，还包括修复计划。

修复治疗需要考虑两个关键问题。第一，患牙是否应该修复，第二，患牙是否可被充分修复并有良好的长期预后。这些因素只能通过评估余留牙体组织确定（图 8-35，图 8-36）。然而很多口腔医生并没有遵循上述理念，倾向在现有修复体上预备髓腔入口。这种方法忽视了病因且未去除病因，这导致细菌可以不断进入患牙和根管系统中。这种方法也阻碍操作者评估患牙的长期预后，因为无法看到余留牙体组织的数量和质量，从而无法评估长期预后。

总之，去除所有现有修复体、去净腐质和裂纹非常重要，因为这些是细菌侵入并导致牙髓、根管和根尖周疾病的最可能的途径。这种方法还可以确定诊断，评估余留牙体组织的数量和质量，评估患牙是否适合进一步修复，并改善患牙愈后和寿命。也就是说，通过上述方法进一步评估和检查患牙，可以更好的、更恰当的选择治疗病例。

一旦患牙经进一步检查和评估，就需要进行完善的临时修复，这点可通过简单的技术[81]实现，例如使用玻璃离子粘固剂，也可利用不锈钢带环固定临时修复材料（图 8-36），尤其是后续治疗需进入髓腔和根管系统时更应注意临时修复。

四、病历记录

诊断过程的最后阶段是记录完整病史和临床检查的所有详细资料、测试结果、影像学检查结果、最终诊断、疾病原因、可选治疗方案、患者讨论、知情同意、使用的麻醉剂、进一步检查结果及步骤、检查阶段使用的材料（如冲洗液、药物、修复材料）及其他相关细节（如根管的数量和位置、使用的根管锉等）、进一步修复的建议[4-5]、关于患牙保留或拔除的最终建议、术后医嘱或建议使用的药物，以及后续治疗需要等[82]。总之，必须要有详尽的病历记录。可以使用专门设计的纸质表格或电脑来完成，但要确保所有细节都无遗漏。

（牛玉梅　潘爽　译　彭彬　审校）

参考文献

1. Jansson L, Ehnevid H, Lindskog S, Blomlöf L. Development of periapical lesions. *Swed Dent J* 1993;17:85–93.
2. Nair PNR. Apical periodontitis: a dynamic encounter between root canal infection and host response. *Periodontology.* 2000, 1997;13:121–148.
3. Abbott PV. The periapical space—a dynamic interface. *Annals Roy Aust Coll Dent Surg.* 2000;15:223–234.
4. Abbott PV. Assessing restored teeth with pulp and periapical diseases for the presence of cracks, caries and marginal breakdown. *Aust Dent J.* 2004;49:33–39.
5. Abbott PV. Classification, diagnosis and clinical manifestations of apical periodontitis. *Endod Topics.* 2004;8:36–54.
6. Korzen BH, Krakow AA, Green DB. Pulpal and periapical tissue responses in conventional and mono-infected gnotobiotic rats. *Oral Surg Oral Med Oral Pathol.* 1974:37:783–802.
7. Sundqvist G. *Bacteriological Studies of Necrotic Pulps.* Umeå University Odontological Dissertations. Department of Endodontics, Umeå University, Sweden; 1976.
8. Möller ÅJR, Fabricius L, Dahlén G, et al. Influence on periapical tissues of indigenous oral bacteria and necrotic pulp tissue in monkeys. *Scand J Dent Res.* 1981;89:475–484.
9. Fabricius L, Dahlén G, Öhman AE, Möller ÅJR. Predominant indigenous oral bacteria isolated from infected root canals after varied times of closure. *Scand J Dent Res.* 1982;90:134–144.
10. Sundqvist G. Associations between microbial species in dental root canal infections. *Oral Microbiol Immunol.* 1992;7:257–262.
11. Abbott PV, Yu C. A clinical classification of the status of the pulp and the root canal system. *Aust Dent J.* 2007;52(Suppl 1): S17–S31.
12. Baume LJ. Diagnosis of diseases of the pulp. *Oral Surg Oral Med Oral Pathol.* 1970;29:102–116.
13. Seltzer S, Bender IB, Ziontz M. The dynamics of pulp inflammation: correlations between diagnostic data and actual histologic findings in the pulp. *Oral Surg Oral Med Oral Pathol.* 1963;16:846–871, 969–977.
14. Garfunkel A, Sela J, Ulmansky M. Dental pulp pathosis. Clinicopathologic correlations based on 109 cases. *Oral Surg Oral Med Oral Pathol.* 1973;35:110–117.
15. Johnson RH, Dachi SF, Haley JV. Pulpal hyperemia—a correlation of clinical and histologic data from 706 teeth. *J Am Dent Assoc.* 1970;81:108–17.
16. Smulsen MH, Sieraski SM. Histophysiology and diseases of the dental pulp. In: Weine FS, editor. *Endodontic Therapy.* 4th ed. St. Louis, MO: Mosby; 1989. pp. 128–150.
17. Ricucci D, Loghin S, Siqueira JF. Correlation between clinical and histologic pulp diagnoses. *J Endod.* 2014;40:1932–1939.
18. Gutmann JL, Baumgartner JC, Gluskin AH, Hartwell GR, Walton RE. Identify and define all diagnostic terms for periapical/peri-radicular health and disease states. *J Endod.* 2009;35:1658–1674.
19. Dictionary.com, "acute," in *The American Heritage® Stedman's Medical Dictionary.* Source location: Houghton Mifflin Company. http://dictionary.reference.com/browse/acute. Accessed April 3, 2015.
20. Dictionary.com, "chronic," in *The American Heritage® Stedman's Medical Dictionary.* Source location: Houghton Mifflin Company. http://dictionary.reference.com/browse/chronic. Accessed April 3, 2015.
21. Grossman LI, Oliet S. *Diagnosis and Treatment of Endodontic emergencies.* Chicago: Quintessence Publishing Co.; 1981. pp. 25–26.
22. Dictionary.com, "obliterate," in Dictionary.com Unabridged. Source location: Random House, Inc. http://dictionary.reference.com/browse/obliterate. Accessed April 3, 2015.
23. Nair PNR, Schroeder HE. Periapical actinomycosis. *J Endod.* 1984;10:567–570.
24. Nair PNR. Light and electron microscopic studies on root canal flora and periapical lesions. *J Endod.* 1987;13:29–39.
25. Tronstad L, Barnett F, Riso K, Slots J. Extra-radicular endodontic infections. *Endod Dent Traumatol.* 1987;3:86–90.
26. Yusuf H. The significance of the presence of foreign material periapically as a cause of failure of root canal treatment. *Oral Surg Oral Med Oral Pathol.* 1982;54:566–574.
27. Koppang HS, Koppang R, Solheim T, Aarneals H, Stølen SØ. Cellulose fibers from endodontic paper points as an etiologic factor in post-endodontic periapical granulomas and cysts. *J Endod.* 1989;15:369–372.
28. Nair PRN, Sjögren U, Kahnberg KE, Krey G, Sundqvist G. Intraradicular bacteria and fungi in root-filled, asymptomatic human teeth with therapy-resistant periapical lesions: a long-term light and electron microscopic follow-up study. *J Endod.* 1990;16:580–588.
29. Nair PNR. Microbial etiology: foreign body reaction maintaining post-treatment apical periodontitis. *Endod Topics.* 2003;6:114–134.
30. Nair PNR. Light and electron microscopic studies on root canal flora and periapical lesions. *J Endod.* 1987;13:29–39.
31. Nair PNR, Sjögren U, Figdor D, Sundqvist G. Persistent periapical radiolucencies of root-filled human teeth, failed endodontic treatments, and periapical scars. *Oral Surg Oral Med Oral Pathol Oral Radiol Endod.* 1999;87:617–627.
32. Michaelson PL, Holland GR. Is pulpitis painful? *Int Endod J.* 2002;35:829–832.
33. Dictionary.com, "sensibility," in *The American Heritage® Stedman's Medical Dictionary.* Source location: Houghton Mifflin Company. http://dictionary.reference.com/browse/sensibility. Accessed April 0, 2015.
34. Dictionary.com, "vitality," in *The American Heritage® Stedman's Medical Dictionary.* Source location: Houghton Mifflin Company. http://dictionary.reference.com/browse/vitality. Accessed April 3, 2015.
35. Chen E, Abbott PV. Evaluation of accuracy, reliability and repeatability of five dental pulp tests. *J Endod.* 2011;37:1619–1623.
36. Peters DD, Lorton L, Mader CL, Ausburger RA, Ingram TA. Evaluation of the effects of carbon dioxide used as a pulpal test. 1. In vitro effect on human enamel. *J Endod.* 1983;9:219–227.
37. Jafarzadeh H, Abbott PV. Review of pulp sensibility tests. Part 1: general information and thermal tests. *Int Endod J.* 2010;43:738–762.
38. Raper HR, Clinical value of the electric test for pulp vitality. *Int J Orthod Oral Surg.* 1921;7:36–43.
39. Bruno KF, Barletta FB, Felippe WT, et al. Oxygen saturation in the dental pulp of permanent teeth: a critical review. *J Endod.* 2014;408:1054–1057.
40. Chen E, Abbott PV. Dental pulp testing: a review. *Int J Dent.* 2009; Article ID 365785:1-12; doi:10.1155/2009/365785.
41. Heithersay GS, Hirsch RS. Tooth discoloration and resolution following a luxation injury: significance of blood pigment in dentin to laser Doppler flowmetry readings. *Quint Int.* 1993;24:669–676.
42. Fuss Z, Trowbridge H, Bender IB, Rickoff B, Sorin S. Assessment of reliability of electrical and thermal pulp testing agents. *J Endod.* 1986;12:301–305.

43. Peters DD, Baumgartner JC, Lorton L. Adult pulp diagnosis. 1. Evaluation of the positive and negative responses to cold and electrical pulp tests. *J Endod.* 1994;20:506–511.
44. Petersson K, Soderstrom C, Kiani-Anaraki M, Levy G. Evaluation of the ability of thermal and electric tests to register pulp vitality. *Dent Traumatol.* 1999;15:127–131.
45. Jones VR, Rivera EM, Walton RE. Comparison of carbon dioxide versus refrigerant spray to determine pulpal responsiveness. *J Endod.* 2002;28:531–533.
46. Miller SO, Johnson JD, Allemang JD, Strother JM. Cold testing through full-coverage restorations. *J Endod.* 2004;30:695–700.
47. Weisleder R, Yamauchi S, Caplan DJ, et al. The validity of pulp testing. *J Am Dent Assoc.* 2009;140:1013–1017.
48. Hori A, Poureslami HR, Parirokh M, et al. The ability of pulp sensibility tests to evaluate the pulp status in primary teeth. *Int J Paediatr Dent.* 2011;21:441–445.
49. Miller S. *Textbook of Periodontia.* 1st ed. Philadelphia, PA: Blakiston Company; 1938.
50. Hallmon WW, Harrel SK. Occlusal analysis, diagnosis and management in the practice of periodontics. *Periodontology. 2000* 2004;34:151–164.
51. Pope O, Sathorn C, Parashos P. A comparative investigation of cone-beam computed tomography and periapical radiography in the diagnosis of a healthy periapex. *J Endod.* 2014;40:360–365.
52. Cameron WJ. *Diagnosis by Transillumination: A Treatise on the Use of Transillumination in Diagnosis of Infected Conditions of the Dental Process and Various Air Sinuses with a Chapter on the Electric Test for Pulp Vitality.* 5th ed. Chicago: Cameron's Pub. Co.; 1924.
53. Gibbs J. Cuspal fracture odontalgia. *Dent Dig.* 1954;60:158–160.
54. Cohen S, Burns RC. *Pathways of the Pulp.* Saint Louis: Mosby, 1976; p. 681.
55. Marshall FJ, Krasny RM, Ingle JI, et al. Diagnostic procedures. In: Ingle JI, Taintor JF, editors. *Endodontics.* 3rd ed. Philadelphia: Lea & Febiger; 1985. pp. 102–122.
56. Walker, BN, Makinson OF, Peters MCRB. Enamel cracks—the role of enamel lamellae in caries initiation. *Aust Dent J.* 1998;43:110–116.
57. Abou-Rass M. Crack lines: the precursors of tooth fractures—their diagnosis and treatment. *Quint Int Dent Dig.* 1983;14:437–447.
58. Cameron CE. The cracked tooth syndrome: additional findings. *J Am Dent Assoc.* 1976;93:971–975.
59. Thomas GA. The diagnosis and treatment of the cracked tooth syndrome. *Aust Prosth J.* 1989;3:63–67.
60. Liewehr FR. An inexpensive device for transillumination. *J Endod.* 2001;27:130–131.
61. Strassler HE, Pitel ML. Using fiber-optic transillumination as a diagnostic aid in dental practice. *Compend Contin Educ Dent.* 2014;35:80–88.
62. Wright HM Jr, Loushine RJ, Weller RN, et al. Identification of resected root-end dentinal cracks: a comparative study of transillumination and dyes. *J Endod.* 2004;30:712–715.
63. Ghorbanzadeh A, Aminifar S, Shadan L, Ghanati H. Evaluation of three methods in the diagnosis of dentin cracks caused by apical resection. *J Dent (Tehran).* 2013;10:175–185.
64. Jang AY-H. *A Comparison of the Reliability and Accuracy of Transillumination and a Dental Operating Microscope to Detect Cracks in the Enamel of Teeth.* Thesis. The University of Western Australia, Perth, Australia; 2014.
65. Abbott PV, Leow N. Predictable management of cracked teeth with reversible pulpitis. *Aust Dent J.* 2009;54:306–315.
66. Kvinnsland S, Kristiansen AB, Kvinnsland I, Heyeraas KJ. Effect of experimental traumatic occlusion on periodontal and pulpal blood flow. *Acta Odontol Scand.* 1992;50:211–219.
67. Shi Y, Wang J, Cao C. Clinical studies on pulpitis and periapical periodontitis caused by traumatic occlusion. *Zhonghua Kuo Qiang Yi Xue Za Zhi.* 1997;32:23–25.
68. Andreasen JO. The effect of excessive occlusal trauma upon periodontal healing after replantation of mature permanent incisors in monkeys. *Swed Dent J.* 1981;5:115–122.
69. Rosenberg PA, Babick PJ, Schertzer L, Leung A. The effect of occlusal reduction on pain after endodontic instrumentation. *J Endod.* 1998;24:492–496.
70. Al-Dhufairi F. *Assessment of Teeth Referred for Endodontic Treatment.* Thesis. The University of Western Australia, Perth, Australia; 2015.
71. Ingle JI, Beveridge EE, Luebke RG, Brooks VE. Endodontic cavity preparation. In: Ingle JI, editor. *Endodontics.* 1st ed. London: Harry Kimpton; 1965. pp. 106–201.
72. Ingle JI, Mullaney TA, Grandich RA, Taintor JF, Fahid A. Endodontic cavity preparation. In: Ingle JI, Taintor JF editors. *Endodontics.* 3rd ed. Philadelphia: Lea & Febiger; 1985. pp. 102–222.
73. Kwang S, Abbott PV. Bacterial contamination of the fitting surfaces of restorations in teeth with pulp and periapical disease: a scanning electron microscopy study. *Aust Dent J.* 2012;57:421–428.
74. Ng YL, Mann V, Gulabivala K. Tooth survival following non-surgical root canal treatment: a systematic review of the literature. *Int Endod J.* 2010;43:171–189.
75. Ng YL, Mann V, Gulabivala K. A prospective study of the factors affecting outcomes of non-surgical root canal treatment: part 2: tooth survival. *Int Endod J.* 2011;44:610–625.
76. Vire DE. Failure of endodontically treated teeth: classification and evaluation. *J Endod.* 1991;17, 338–342.
77. Fuss Z, Lustig J, Tamse A. Prevalence of vertical root fractures in extracted endodontically treated teeth. *Int Endod J.* 1999;32:283–286.
78. Zadik Y, Sandler V, Bechor R, Salehrabi R. Analysis of factors related to extraction of endodontically treated teeth. *Oral Surg Oral Med Oral Pathol Oral Radiol Endod.* 2008;106:e31–e35.
79. Touré B, Faye B, Kane AW, Lo CM, Niang B, Boucher Y. Analysis of reasons for extraction of endodontically treated teeth: a prospective study. *J Endod.* 2011;37:1512–1515.
80. Abbott PV. A retrospective analysis of the reasons for, and the outcome of, conservative endodontic re-treatment and periradicular surgery. *Aust Dent J.* 1999;44(Suppl):S3–S4.
81. Jensen AL, Abbott PV, Castro Salgado J. Interim and temporary restoration of teeth during endodontic treatment. *Aust Dent J.* 2007;52(Suppl 1):S83–S99.
82. Brown LF, Kiely PA, Spencer AJ. Hygienist employment and the presence of periodontal notations in general dental practice patient records. *Aust Dent J.* 1994;39:45–49.

第九章 成像设备和技术

Richard E. Walton, Manuel R. Gomez, Allan G. Farman, Martin D. Levin, Ramya Ramamurthy, Lars G. Hollender, Hatice Dogan-Buzoglu, Elisabetta Cotti

牙髓病治疗的成功有赖于对所治患牙和根管系统的识别，以使患牙和根管能被适当地洁净化、成形和充填。牙髓病的治疗依赖于不同治疗时期的一系列成像：包括术前、术中（根管预备和充填过程中）和术后。这些影像为患牙的软硬组织（包括髓腔和根管）提供了重要的线索。同时，也有助于根管长度与适当充填的评估。此外，影像还有助于检测疾病、显示根尖周区的信息，以及评估治疗后的愈合状况。

在过去数年中，成像技术已获诸多进展。本章将叙述与牙髓病相关且最为恰当的成像技术，包括传统的和新进的、能影响牙髓病治疗方法的成像技术。

第一节 模拟 X 线摄影术

Analog Radiography

Richard E. Walton, Manuel R. Gomez

在行诸多临床操作时，X 线片当为牙医之眼。就诊断、制订治疗计划、明确解剖结构、实施治疗并评估其结果而言，X 线片是不可或缺的。尽管目前认为其不可或缺，但直至 20 世纪早期，对牙医而言，尚不可能使用 X 线片。

科学发展的贡献绝非单方面的，正如德国教授 Wilhelm Konrad Roentgen（威廉・康纳德・伦琴）于 1895 年发现了阴极射线令人惊异的特性一样，牙健康也因此获得了极大地改善。在伦琴发现 X 线 14 天后，将其有效地应用于牙科的机遇旋即获得。Otto Walkoff 医生拍摄了他自己的第一张牙片[1]。在美国，William James 医生在 5 个月内描述了伦琴装置并展示了数张 X 线片。3 个月后，CE Kells 医生在美国首次将 X 线片用于牙科临床。3 年后（1899 年），Kells 医生在根管治疗时使用 X 线片测量了患牙的长度。Kells 曾说道："我尝试充填一个上颌中切牙的根管。当我将一根导线置入此牙根管并拍摄一张 X 线片以判断其是否超出根尖外时，此导线十分清晰地显示其在根管内。"

1 年后（1900 年），Weston A. Price 医生出示了 X 线片上显示的不完整根管充填的证据。到 1901 年，X 线片已被用于检验根管充填是否恰当[2]。Price 医生还发展了分角（投照）技术，而 Kells 描述了我们今天称为平行投照的技术。后者在 40 年后为 Gordon Fitzgerald 医生所推广。

虽然这些早期的尝试罕有诊断质量，但却开创了一个新时代。首先，正如看到牙科治疗的发展一样，牙医也能看到一些隐患——在对龈下情况不清楚的情况下进行治疗。然而，即使在技术已有改进且损害已有减少的今天，因没有充分利用 X 线摄影术而剥夺患者权利的状况仍在行业内不断出现。牙医常过低或过度使用和理解 X 线片，或不能合理地使用该技术。

一、X 线摄影术的演变

经历 20 世纪并进入 21 世纪，牙髓病学已演化和升级为牙科学的一部分。由于程序上的进步和技术的发明，改进愈发明显。本节聚焦于传统（模拟）X 线摄影术，其余章节将包括新成像技术。这些技术有许多优势，也有一些不足和缺陷。

重要的是，已用数个时代的传统模拟技术和程序仍然有效。事实上，在许多牙科诊所和临床中心，其仍是唯一使用的技术。因此，不仅模拟 X 线片是有用的，而且多数模拟 X 线片已适用于数字化并与锥形束 CT（CBCT）相近似。为此，本节将复习这些基本模拟方法及其应用。

二、X 线摄影术在牙髓病学中的应用

（一）X 线片在牙髓病学中的基本应用

1. 有助于诊断牙和根尖周结构及其相邻结构的硬组织改变。
2. 确定牙根和根管的数目、部位、形态、大小和方向[3]。
3. 评估髓室的结构、大小和变化。
4. 检测操作失误，如穿孔、台阶、交通和器械折断。
5. 治疗前确定根尖点。
6. 评估和证实根管长度。
7. 通过对根管内器械的检查以定位难以发现或揭示可疑的根管（图 9-1）。
8. 辅助定位因明显钙化而缩小的牙髓空间（图 9-2）。
9. 确定颊面 - 舌向解剖结构的相应位置。
10. 确定主锥（指 X 线球管）的位置和适应状况。
11. 辅助评估充填状况。
12. 辅助检测外伤后位于软组织内的牙碎片和异物。
13. 辅助定位根尖手术时难以显示的根尖状况。
14. 用以确定根尖手术前后位于根尖区和外科标志区之所有牙碎片和超填物的去除（图 9-3）。
15. 通过随访 X 线片评估治疗结果。

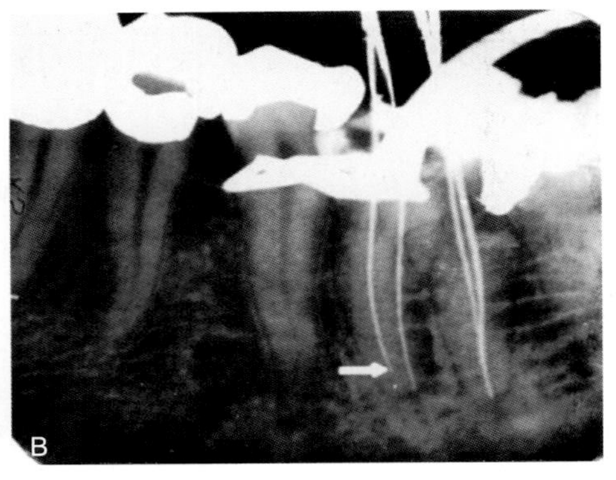

图 9-1 通过 X 线片显示根管

A. 右侧为水平投照显示了 4 个重叠根管 **B.** 投照水平角向近中倾斜 30° 显示有三个根管（远中根管有 2 个）。近中舌侧根管内的充填长度不足（箭头示）

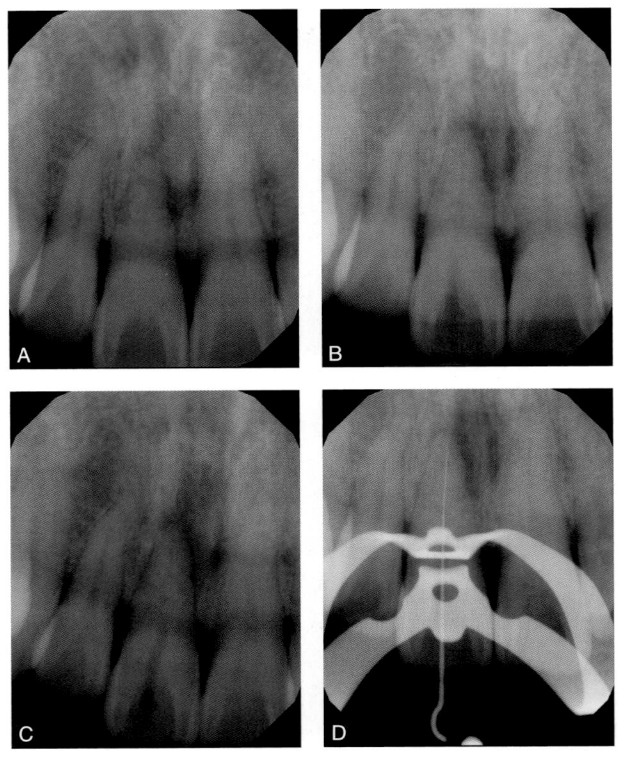

图 9-2 根管定位图

A. 钙化变形和根尖病变 **B.** 不适宜用橡皮章的辅助定位。根管制备轻度偏向远中 **C.** 根管制备又偏向近中 **D.** 根管制备位置适当

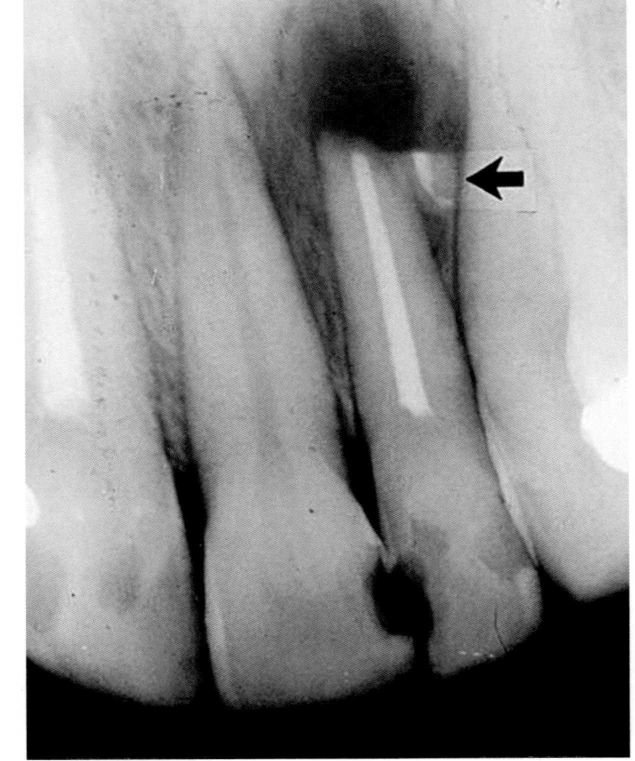

图 9-3 患者缝合完毕离开诊室后所摄 X 线片影像。为施以根尖切除，患者必需返回诊室

（二）X 线片的局限性

X 线片曾被冠以“伟大的冒牌者”之名。其虽为必要，但常被过度使用和误解。一张 X 线片实为二维投影图，其仅为提示而非判断临床问题的唯一最终证据，必须将其和其他主客观发现相对照。X 线片的最大缺陷与其物理状态有关。由于技术不当、解剖上的局限性和操作失误，任何方向上的阴影均易扭曲变形。此外，尽管在技术上可以确定第三方向，但颊 - 舌向（影像）在单一 X 线片上总是缺失的，且常被忽略。这些技术将在之后详述。

X 线片并非绝对可靠，不同的牙髓病变也不能在 X 线片上予以区别。还应考虑有以下情况的存在：在受评牙出现症状而无 X 线改变时，尚不能理解此无 X 线透射区为无骨质吸收区。无论是正常或坏死的牙髓，都有可能表现为正常影像。与之相应的是，软硬组织的感染也是不可检测的，只有通过微生物培养方可确定。此外，根尖软组织病变不能为 X 线片准确诊断，其需要病理证实[4]。例如，慢性感染组织不能与愈合组织、纤维组织和疤痕组织相区别，也难以仅根据根尖周阴影的大小、形态和邻骨的密度予以鉴别[3-7]。一个常见的错觉为：感染性病变只出现在牙周韧带间隙有明显增宽时。事实上，除非有明显的吸收或吸收侵蚀了骨皮质，骨髓病变常难以被发现[8-11]。

Goldman 等清晰揭示了对 X 线片理解时的易错性和内在错误[12]。通过分组（放射医师和牙髓病医师）回顾性观察牙髓病治疗的 X 线片，并以 X 线密度作为评估成功与失败的依据，结果双方意见的不同之处远多于相同之处。

重要的是，X 线片只是一种辅助工具，从合适的 X 线片上所获信息并非完整。完整信息必须从详细的医疗和牙病史、临床检查和牙髓检测中综合获得。详见第十章。

在以下各节的概述中，X 线技术是成功和可行的。如是遵此，则该技术能明显降低根管治疗的难度。

三、技术体系

过去数年的成像技术改变是以克服模拟 X 线片之不足为导向。已经证实 CBCT 对诊断、治疗计划的制订和解剖手术特别有用[13,14]。CBCT、MRI 和超声将在之后各章予以讨论。

有两种 X 线图像处理方法。传统者为将曝光的 X 线片经化学处理以形成图像；较新者为依靠 X 线形成的电子检测，通过电处理并再现于屏幕上的图像。总而言之，在对传统 X 线片的理解上，两者是相似的[15,16]。数字化 X 线摄影术的优点包括：降低了电离辐射、提高了获取图像的速度，图像可被增强，可计算机存贮，传输且无需化学处理[17]；其缺点为价格昂贵，且放置传感器较为困难。然而其优点远甚于其缺点。由于价格可以降低，所涉传感器的改进和技术进步，数字化系统的应用已明显增多，且成为标准。

数字或胶片接收器均可在口内 X 线片曝光时捕获图像。在美国国家标准化机构中两种接收器可用尺寸大小分别为 0，1，2 和 4。选择接收器的大小应考虑感兴趣区的特别面积。通常，1 号接收器用于评估前牙，而 2 号接收器用于评估后部，尤其是尖牙之后的区域。4 号接收器仅用于咬合 X 线片。0 号接收器适用于儿童，或患者解剖条件限制了较大接收器放置的状况。

（一）传统设备

牙科诊所所用 X 线设备基本上有两种，其一配有千伏和 2 个毫安刻度设置，且带有一 16 英寸长锥筒，此款常用；其二仅配有 1 个千伏和毫安设置，且带有一 8 英寸短锥筒。两者均可拍出合适的 X 线片。然而，在不同情况下，每种 X 线设备都有其优势并能产生较好的结果。长锥筒体系适用于 X 线诊断；短锥筒体系适用于治疗和治疗过程中的应用。如果使用合理，长锥和短锥均可满足临床需求。

因长锥平行技术固有的清晰和扭曲变形小之特点，长锥设备更适用于最终诊断和随访[18,19]。

短锥 X 线设备因体型小，头部易于操作，省时省能且不易失败而更适用于治疗过程中 X 线片的拍摄。

（二）短锥和长锥

位置指示装置有时被称为锥体。不论使用数字或胶片，锥体的长度可影响影像的大小。锥体越长，影像放大越小，细节越佳。较短的锥体具有较大的 X 线束的分角，其可导致过度的邻近结构重叠。

使用长锥可以增加 X 线源至客体的焦距，并减少图像的放大和模糊程度，且也可减小 X 线束的分角。在任何牙与胶片之距离内，短锥均可产生较大的 X 线束分角并导致重叠和放大（图 9-4）。由于长短锥直径相同，锥长不会影响散射线的量变。

（三）胶片（感光）速度

当能量（X 线或光）作用于感光乳胶片时，胶片（感光）速度涉及光感高效因素问题。

美国国家标准机构和标准化国际组织已为胶片速度设立了标准[20]。对牙用 X 线片而言，胶片（感光）速度有 D 速、E 速和 F 速。其中 D 速最慢，F 速最快。对患者而言，快速胶片可减少 50% 的曝光量而不降低诊断质量。比 E 速慢的胶片不能用于牙科[21,22]。

和 D 速胶片相比，E 速和 F 速胶片的有限使用常为价格、临床胶片质量和操作过程所误。一胶片生产厂商将 D 速胶片同 E 速或 F 速胶片进行了比较，结果显示其质量在临床上无明显差异。对牙髓病诊断而言，因使用 E 速或 F 速胶片具有相似的平均准确性，相似的感光特性（即胶片成像的技术状态）和与 D 速、E 速及 F 速胶片相似的清晰度，且在处理过程中不需要对 D 速胶片的处理方法进行重大更改[23-24]。F 速胶片在牙科诊所的使用正越来越普遍。

标准根尖片的使用最为多见。此外，每一诊所使用 3 × 2/4 英寸咬合片的情况如下。

1. 在一张根尖片上不能完整显示的根尖周病变。
2. 感兴趣区涉及鼻腔、鼻窦和口底者。
3. 外伤或炎症阻碍正常下颌开口而需要放置根尖片者。
4. 患者不能常规方式握持根尖片。
5. 需要进行上下颌前部骨折的检测者。
6. 被检者是婴幼儿。

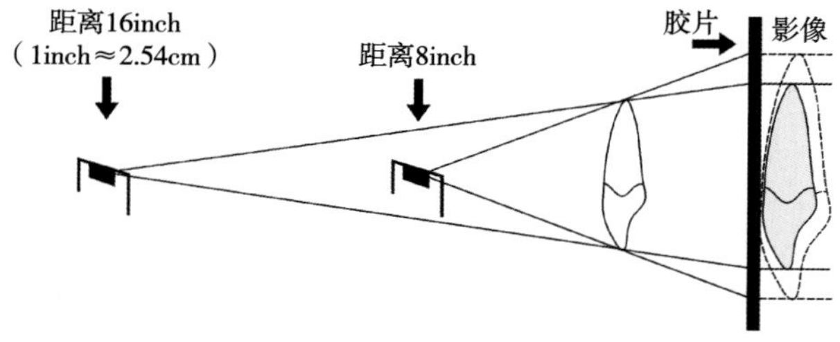

图 9-4 改变焦长效应
使用长锥可增加焦点与客体间的距离，并减小（影像）放大。其也可减少图像的模糊程度。另一优点为可减小 X 线束的分角，此同样和减小影像的放大。

（四）口内胶片放置

放置胶片应使其平行于牙长轴，并使曝光的阴极射线垂直于胶片以形成准确影像而无影像的缩小和放大[25,26]（图 9-5）。若使用此原则，则不必固定锥筒角度。同样，患者也无需在每次曝光时回复其直立状态。

为达到平行目的，常需使胶片位置远离牙而朝向口腔中线。此技术可准确再现牙的方位，并有助于减少颧突与上颌磨牙根尖重叠（常出现于远中成角的胶片上）的可能性。

由于口腔橡皮障的复杂性，工作 X 线片的放置方法有别于诊断、最终和随访 X 线片。

（五）诊断 X 线片

诊断 X 线片必须是最佳 X 线片，牙应位于胶片中心，可使扭曲变形最小。此外，锥筒必须超越顶点至少 3mm。误诊可由错误的摆位所致。平行技术的优点是能更准确地显示解剖结构并再现之，这有助于随访 X 线片的比较。

咬翼片常用于辅助诊断，因其为平行摆位，故可减小图像扭曲变形。咬翼片能在单幅图像上显示：上下颌牙牙冠、邻牙间接触、骨嵴高度、髓室解剖和大小、髓石、钙化或吸收、复发龋和牙的修复状态。咬翼片有助于牙修复质量的评价。

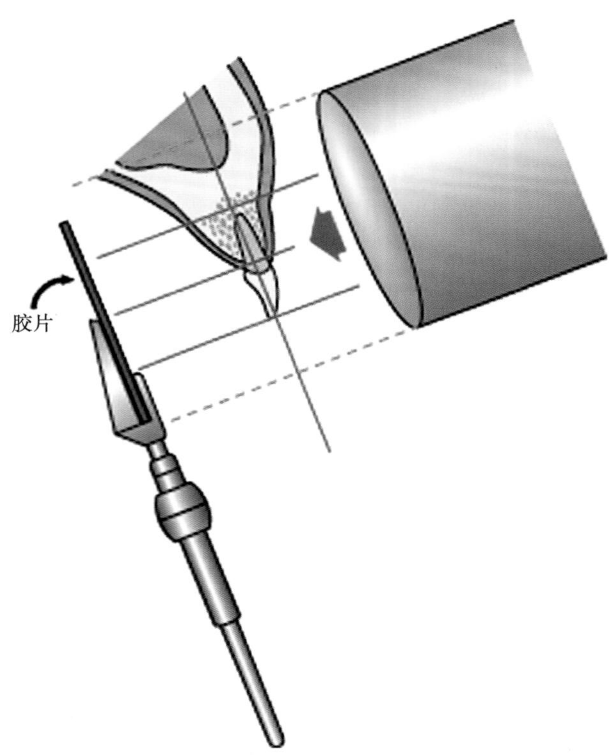

图 9-5 X 线片平行技术
胶片长轴、牙长轴和锥筒前缘相互平行且与 X 线中心束垂直（Reproduced with permission from Goerig AC. In: Besner E, Michanowicz A, Michanowicz J. editors. Practical endodontics. Mosby, St. Louis, MO, 1993: P. 56）

咬翼片通常在水平向上由 2 号接收器构成。当牙槽嵴有萎缩时，水平咬翼片不能显示之。调整接收器于垂直向将能显示此牙槽嵴。治疗时，咬翼片可用于检测髓室萎缩患牙的髓室深度或接近根分叉的程度。在此情况下，应暂时移除口腔橡皮障以避免夹钳重叠于牙颈部区域。如遇较大的 X 线透射性病变，应采用咬合片或全景片评估其大小和范围，并且有助于合理的治疗策略制订。

市场上有许多置片和平行投照装置。Rinn XCP 几乎可以保证无扭曲变形的胶片，但不能用于有口腔橡皮障的情况。可以设计特殊牙片夹以确保平行技术和避开橡皮障上的夹钳，并给突出的根管锉留出空间（图 9-5）。此技术的缺点为平行杆可干扰锥筒（当改变水平锥筒的角度时）。由于胶片易弯曲并致变形，故不应使用有指痕的胶片。直止血钳是一种好的并可辅助锥筒定位的置片装置（图 9-6）。

（六）工作 X 线片

根管治疗的一个困难是在口腔橡皮障就位时采用笨拙和粗糙的方法拍摄术中 X 线片。由于不能让唾液进入开放区以形成污染，口腔橡皮障架不能在置片区撤除。使用胶片放置技术可以不必撤除口腔橡皮障架。低密度架的使用将保证不遮蔽根尖区。

在就位口腔橡皮障时使用止血钳固定牙片具有以下优点。

1. 当开放区为口腔橡皮障和架所限制时，易于放置 X 线片。

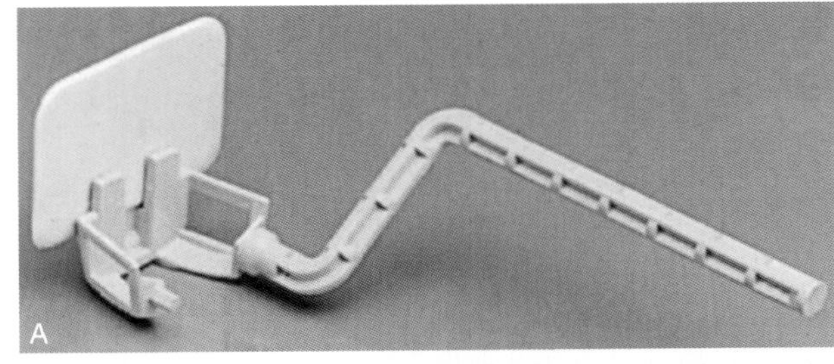

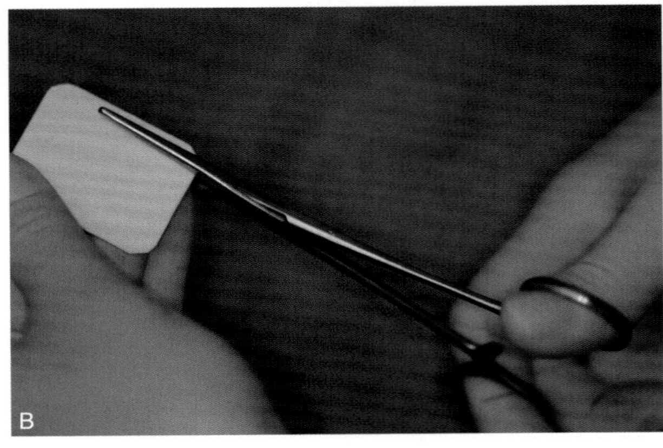

图 9-6 工作 X 线片固定装置
A. 设计用于左右上下颌之水平后胶片或前垂直胶片的塑料固片器。此为用于上颌后部者。“杯型”区可安置牙、夹钳和突出的根管锉 **B.** 用于夹片的止血钳，且为锥筒定位装置

2. 患者在胶片就位时可少许闭口，尤其适合于下颌后部者，闭口可使下颌舌骨肌放松，并使胶片置于更近根尖区域。

3. 止血钳柄可引导调整锥筒至合适的垂直和水平分角（图 9-6）。

4. 可以减少因指压变弯的胶片所导致的 X 线片变形风险。

5. 患者可更稳当地握持止血钳柄以减小胶片移位的可能。

6. 任何移动均可因止血钳的移动而被看到，并在曝光前予以校正。

胶片上可识别的凹槽总应置于切缘或咬合缘以防其遮蔽重要的根尖结构。

（七）锥位

仅靠一张 X 线片常会犯错。从不同的水平或垂直角投照曝光可以使患牙在三维上更好地显示（图 9-7）。

（八）垂直角

通常，锥筒之 X 线束与胶片呈直角是最为可取的。这种排列能保证一张好而准确的垂直图像。影像的伸长变形可随 X 线中心束垂直角的增加而予以修正。相反，X 线中心束垂直角的减小也可使影像的缩短变形被修正。

碰撞腭穹隆常可妨碍胶片和牙的平行度调整。然而，如果胶片的角度相对于牙长轴而言不大于 20°，则 X 线束是基本垂直于胶片的，且不会出现变形，尽管结构的有效取向略显不足。

根据 X 线束相对于水平面的方向，垂直角可分为正向角（+）和负向角（–）。正向角（+）指向 X 线束的下方，负向角则指向 X 线束的上方。

（九）水平角

Walton 对牙科放射学提出了一项重要改进，从而促进了对牙髓病 X 线片的理解[27]。他展示了一种能表现第三维度的简单技术。可以明确地是，通过该技术能更好地显示重叠的解剖结构、牙根和髓腔。牙之颊侧面的水平面可视为水平角。

此基本技术改变了 X 线中心束的水平角。通过该方法，重叠的根管可被分开。运用 Clark 法则[28]，分离的根管可被识别。Clark 法则指出：“距离锥筒最远的物体（舌 / 腭）向锥筒方向移动”。为便于记忆，可换一种说法，Clark 法则涉及的是同舌反颊（SLOB）法则：同向移动的物体定位于舌侧；反向移动的物体定位于颊侧。SLOB 法则可简单陈述为：“舌侧物体随 X 线球管头部移动”。Goerig 和 Neaverth 运用 SLOB 法则确定：在一张单一 X 线片上，从哪个方向拍摄 X 线片：近中者向前移动，而远中者则反之[29]。通过明确投照方向，舌侧可与颊侧相区别（图 9-8）。更为简单叙述者为 Ingle 法则（MBD）：若自近中曝光，颊根位于远端。

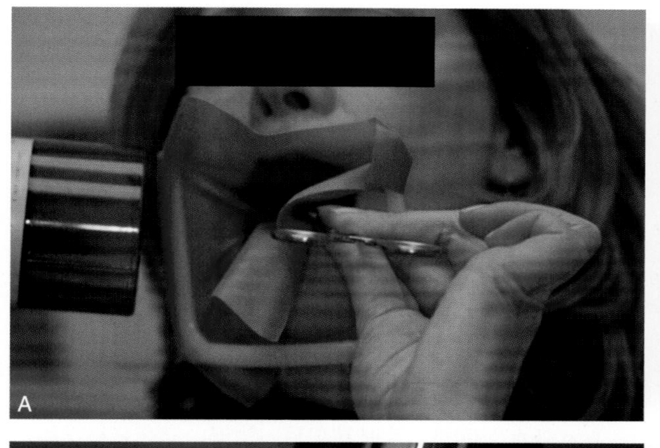

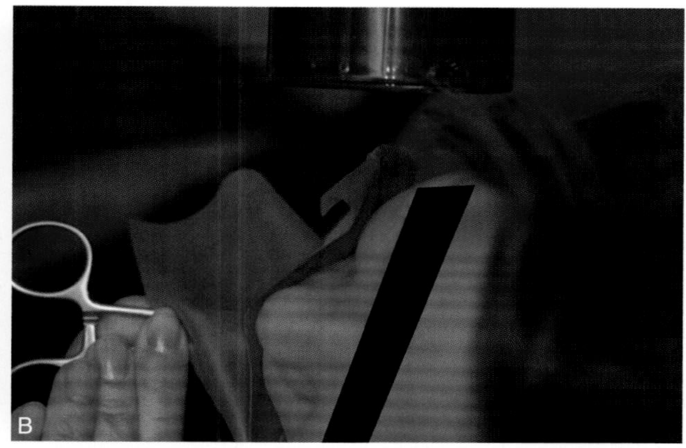

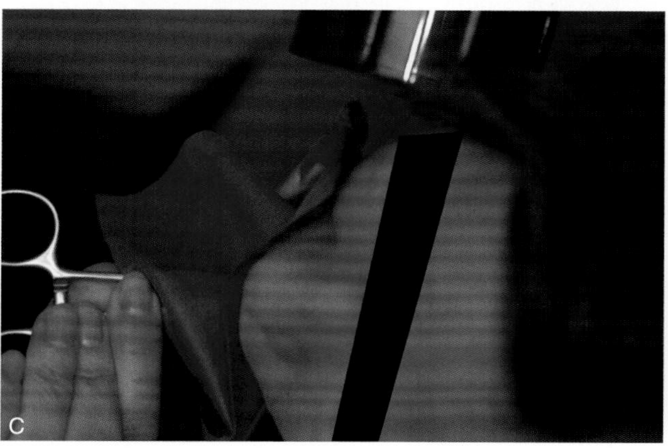

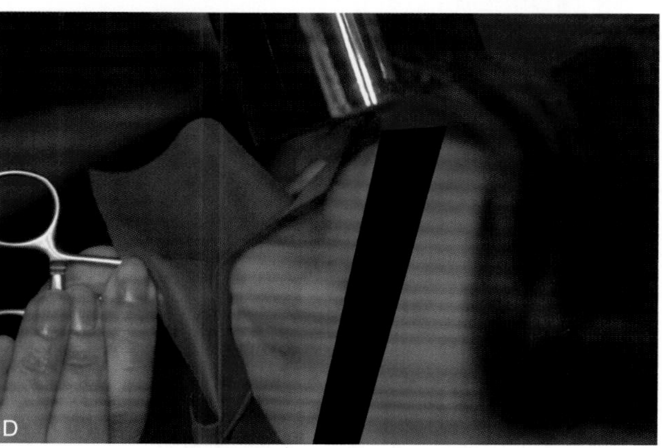

图 9-7 用止血钳固定的工作 X 线片宜置于口腔橡皮障的下方

A. 直角。锥筒放置应使 X 线中心线平行于止血钳柄 **B.** 锥筒放置应使 X 线中心线垂直于止血钳柄和胶片 **C.** 改变锥筒水平角向使向远中倾斜 20°~25°。垂直角保持不变 **D.** 锥筒向近中倾斜 20°~25°

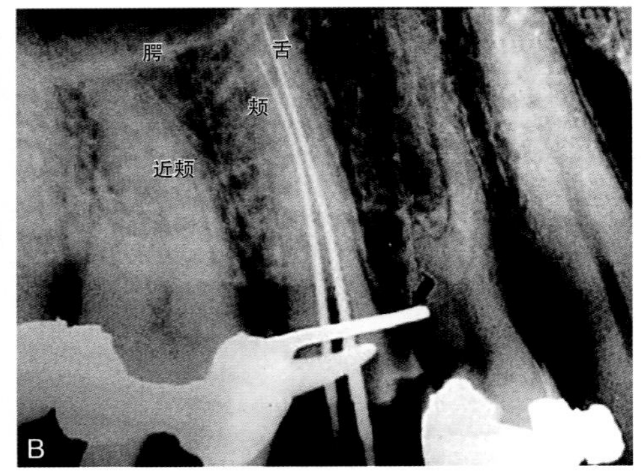

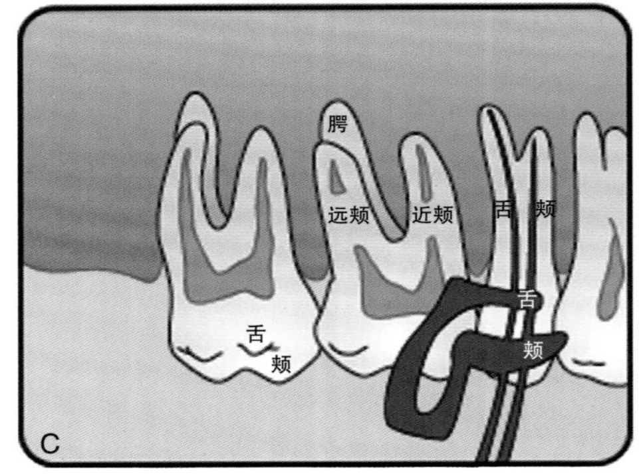

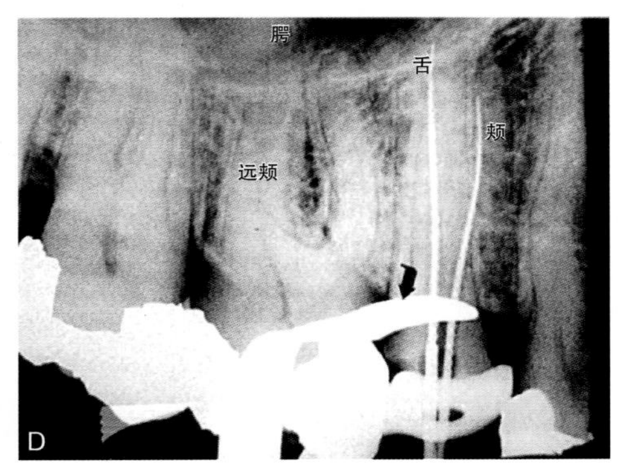

图 9-8 运用 SLOB 法则确定锥角

A、B. 锥筒向近中拍摄。所示近中颊根与腭根重叠。舌（腭）根向近中移动，口腔橡皮障架之舌臂（箭头示）向近中移动。尖牙可见。一旦确定 X 线片向近中拍摄，则可确定双尖牙的舌（腭）根向近中移动

C、D. 相同牙 X 线片自远中拍摄。所示则相反。尖牙已不可见。双尖牙舌根移向远中（Reproduced with permission from Goerig AC. In: Besner E, Michanowicz A, Michanowicz J. editors. Practical endodontics. Mosby, St. Louis, MO, 1993: P. 54）

（十）水平锥角

就工作或诊断理解用 X 线片而言，下列锥角应首选考虑：

1. 上颌前牙（直角）。
2. 上颌前磨牙和磨牙（近中角）。
3. 下颌切牙（远中角）。
4. 下颌尖牙（近中角）。
5. 下颌前磨牙（近中）。
6. 下颌后磨牙（远中）。

下颌工作用锥角可简单记忆为：MDDM。

就工作 X 线片而言，所有牙均需特别胶片位和锥位（图 9-9）。

四、拍摄方法

（一）下颌磨牙

如前所述，胶片应平行于下颌弓。如图 9-10 所示，标准水平 X 线投照应垂直于胶片。两近中根管相互重叠，且表现为一单线。

通过 Walton 投照法则，牙根彼此“打开”。此可通过置 X 线中心线向远中或近中倾斜 20°~30° 角而予以实现（图 9-11A）。在图 9-11B（黑箭头示）上，可以识别每个牙根内的两个根管。比较一下通过改变水平角所获 X 线片，在临床病例中可以看到 4 个根管（图 9-1）。图 9-1A 系通过垂直拍摄，可清晰显示相互重叠的四根管充填物。图 9-1B 系通过变换 30° 水平角投照所获，其强调了第三维，进而使根管内充填物彼此分开显示。通过运用 Ingle 法则（MBD：X 线中心线投向近中）。颊根管移向远中，舌根管移向近中。

此外在阅读根尖片时易犯另一错误。磨牙牙根结构能在横断面图像（图 9-12）上的得以很好显示，含两个根管的牙根常呈沙漏状。当 X 线束直接通过此结构（中心图像）时，牙根的颊和舌侧部分在同一轨道上。此将通过远中和近中投照而改变之。由于 X 线通过的是双牙厚度结构，胶片上所示根管多为与硬骨板相近的 X 线阻射改变。此征在 X 线片上显而易见（图 9-13）。

将锥筒向近中倾斜 20°，使 X 线中心线通过沙漏状牙根（图 9-14）。在此情况下，胶片上的双根在胶片上被分别投影。由于 X 线所穿透的牙结构较少，胶片上的影像密度较低。X 线透射线便清晰可见了。此 X 线透射线可被误认为一根管。通过跟踪此线进入牙髓室的长度，可见其抵达牙根的龈面，此为牙周韧带（PDL）间隙，此简单误解易致大错。

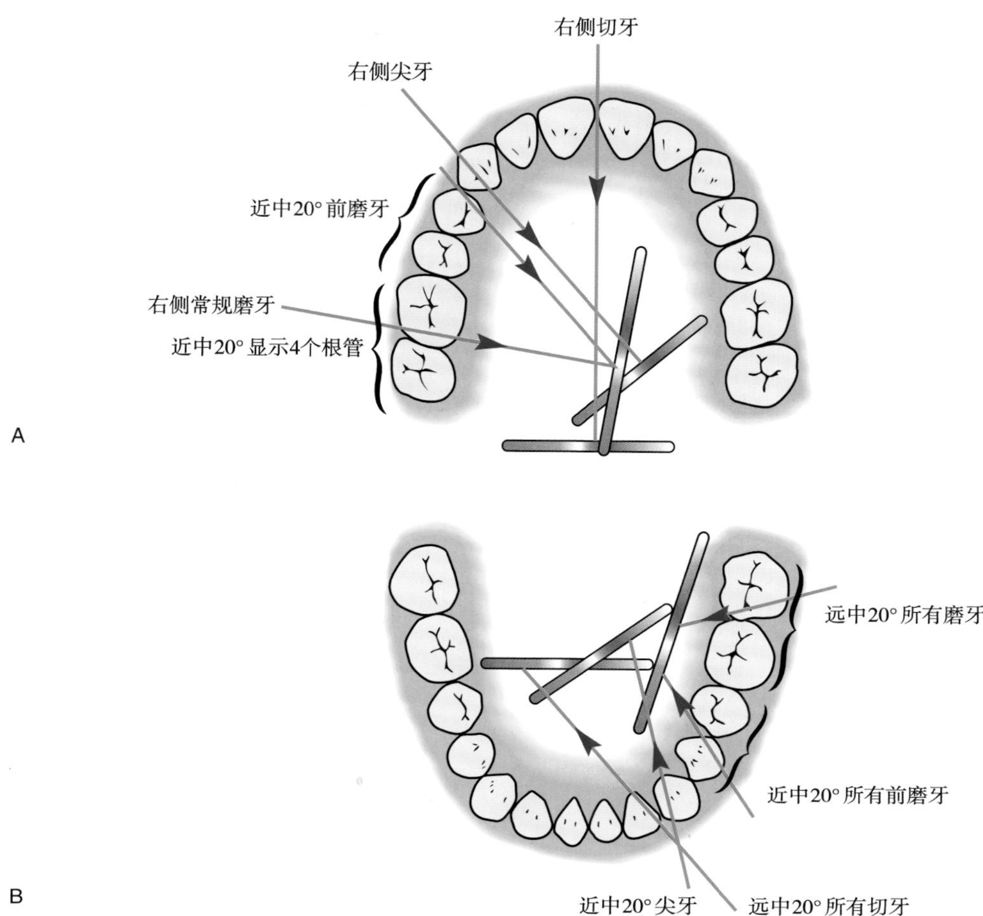

图 9-9

A. 上颌胶片 /X 线中心线（箭头示）位置　**B.** 下颌胶片 / X 线中心线位置（箭头示）（Reproduced with Torabinejad M, Walton R. Endodontics: Principles and Practice, 5th ed. Philadelphia, PA: Saunders and Co., 2015: PP. 214-215）

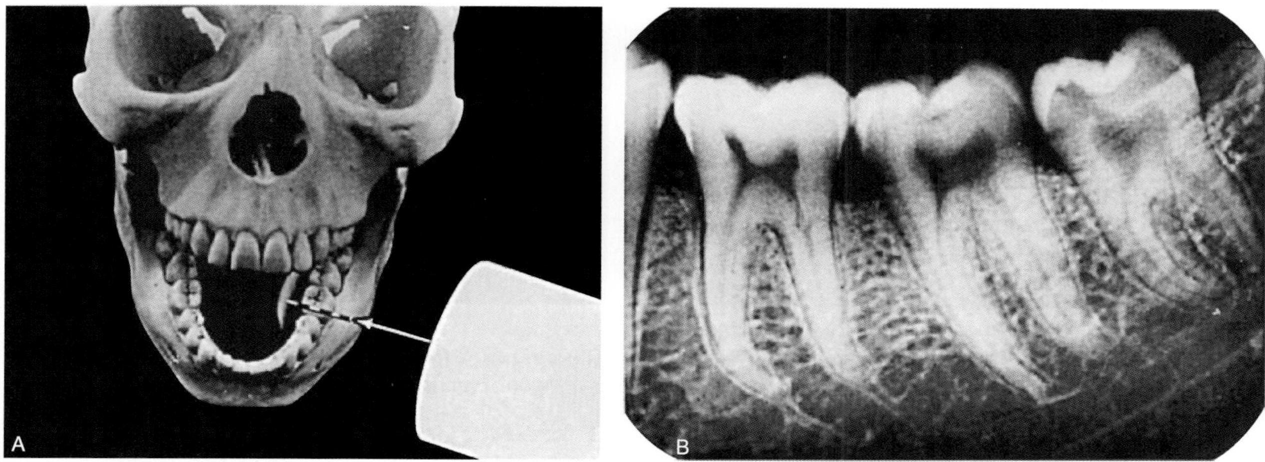

图 9-10　下颌磨牙

A. X 线中心线垂直于胶片而平行于牙弓　**B.** 由于结构和根管重叠，自此 X 线片上所获信息有限（Reproduced with permission from Walton RE[27].）

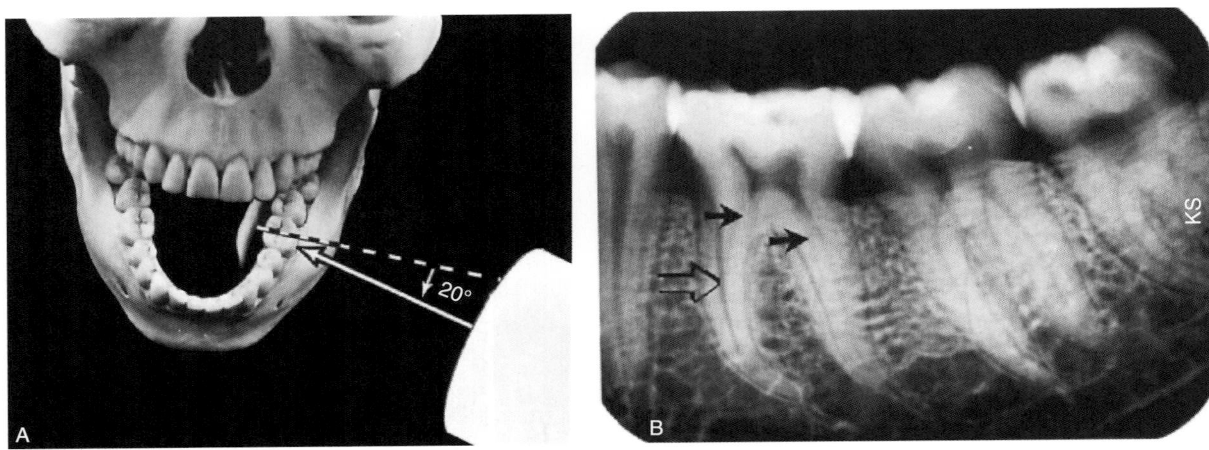

图 9-11 下颌磨牙

A. X 线中心线向近中倾斜 20° 而胶片位与牙弓平行 **B.** 可见第一磨牙之双根内有双根管（黑箭头示）。开箭提示为伪牙根轮廓

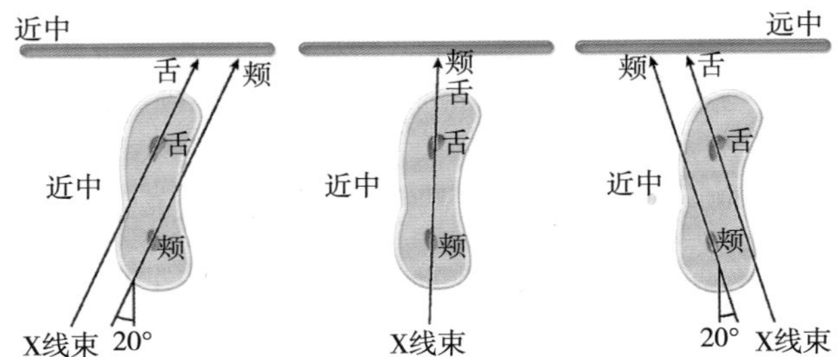

图 9-12 水平角位置改变时的影像变化和移动。中心者：X 线垂直通过含两根管的牙根。近中和远中移动：舌侧物体随锥筒同向移动；颊侧物体则反向移动（SLOB 法则）（Courtesy of Dr. Ace. Goerig, Olympia, WA, U.S.A.）（Reproduced with permission from Endodontics: principle 是 andPractice 5th ed. Eds: Torabinejad M, Walton R, Fouad A. Elsevier, St Louis, 2015; p. 215）

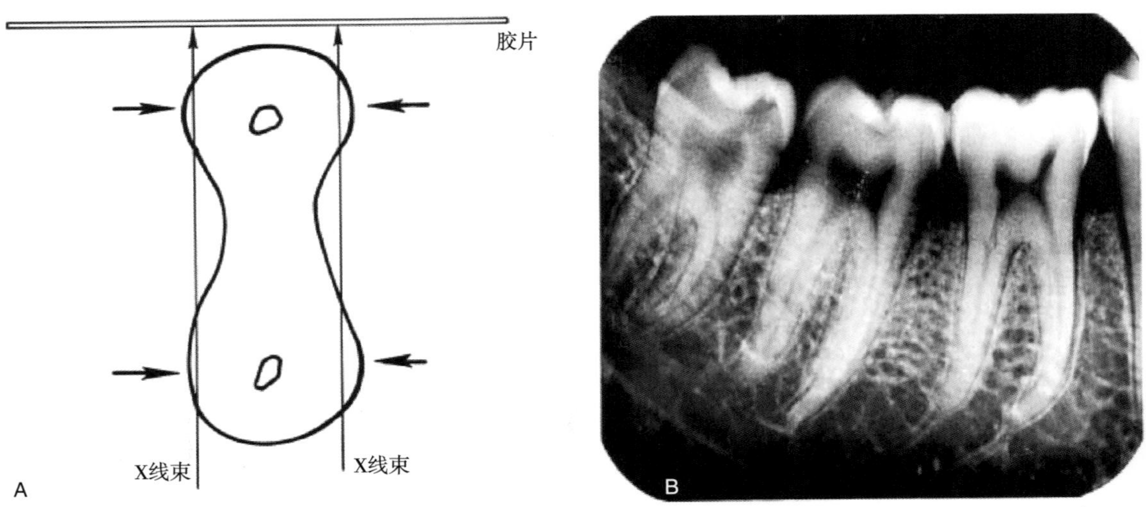

图 9-13 胶片上，X 线束直接通过双厚度牙根结构而呈高密度影像。注意：高密度牙根刻画了内侧硬骨板的轮廓（Reproduced with permission from Walton RE[27].）

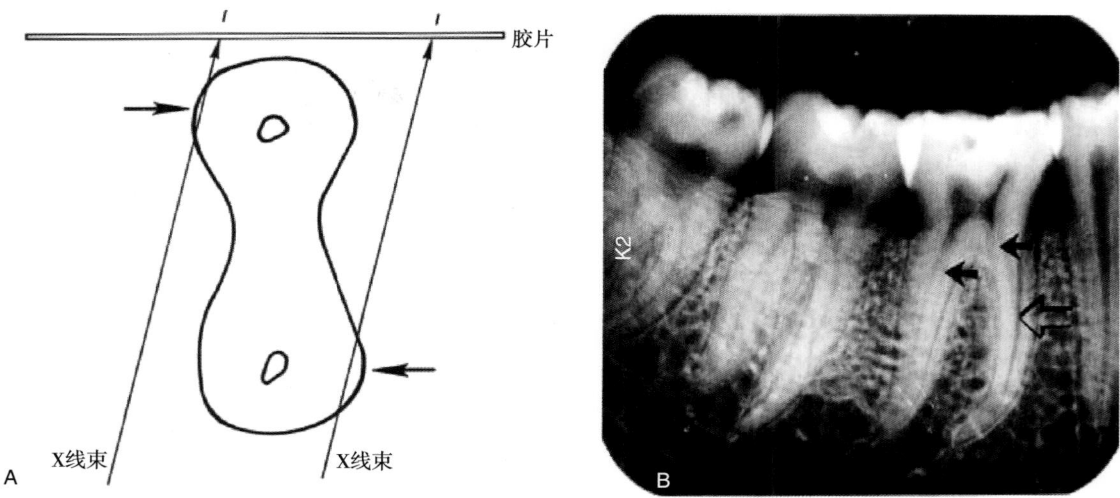

图 9-14　X 线束倾斜 20° 通过了单一厚度的沙漏状牙根。胶片上的影痕较淡。X 线透射影（开箭）明显，且可被误解为根管。注意：此线暴露于牙龈端，未进入髓室。黑箭提示的是真正的根管（Reproduced with permission from Walton RE[27].）

（二）下颌前磨牙

拍摄下颌前磨牙时改变水平角的重要性见图 9-15A。X 线中心线垂直于胶片。每个前磨牙均有单一直根管显示（图 9-15B）。然而，有一征象提示第一前磨牙根管可能有分叉，此即密度陡变（“突然截断”）点出现。

拍摄第一前磨牙时使 X 线中心线向近中倾斜 20°（图 9-16A）可使分叉处分为两个根管（图 9-16B）。两种投照均可见牙齿轮廓逐渐变细，并可提示根尖区的两个根管无疑最终合并为一个根管。在采用垂直和 20° 拍摄时，第二前磨牙仍呈单根管。

（三）上颌磨牙

上颌磨牙一直是 X 线片上最难被理解的，原因如下：①根管和髓室结构复杂；②根管常相互重叠；③牙根区有骨结构（上颌窦底，颧突）重叠；④腭部深度的形态。上述因素单一或联合出现均为主要障碍。

如同下颌骨，复杂的牙根解剖和重叠可以通过改变水平角而处理之。胶片应平行于正中缝，而非上颌后弓。

对上颌第一磨牙的标准垂直投照见图 9-17A，所呈图像见图 9-17B。颧突可与其腭根相重叠（箭），且远中颊根可覆于腭根之上。上颌窦底也可重叠于第一和第二磨牙根尖区。当水平投照向近中倾斜 20° 时（图 9-18A），颧突移向第一磨牙的远中，而远中颊根与腭根相分离（图 9-18B，箭头示）。近中倾斜投照还可“打开”近中颊根的两个根管。

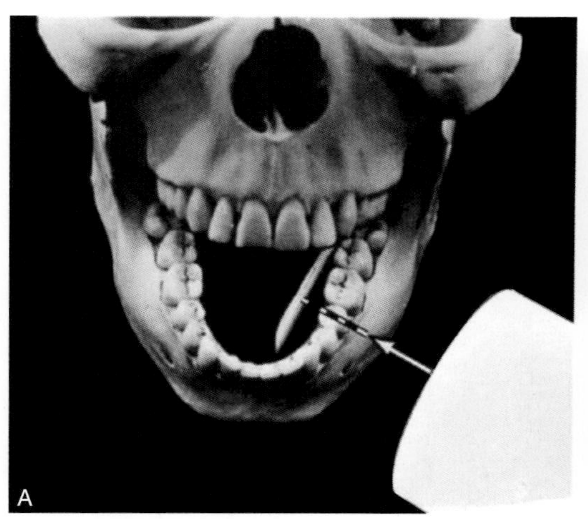

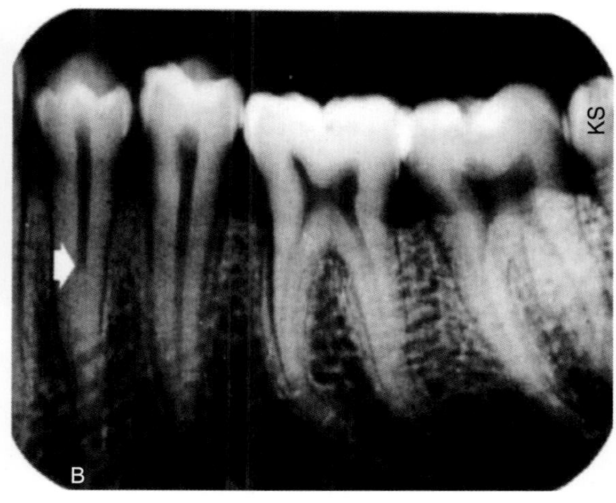

图 9-15　下颌前磨牙

A. X 线中心线垂直于胶片，后者平行于牙弓　**B.** X 线片显示各前磨牙仅有单根，尽管密度陡变（箭头示）可提示有根管分叉（Reproduced with permission from Walton RE[27].）

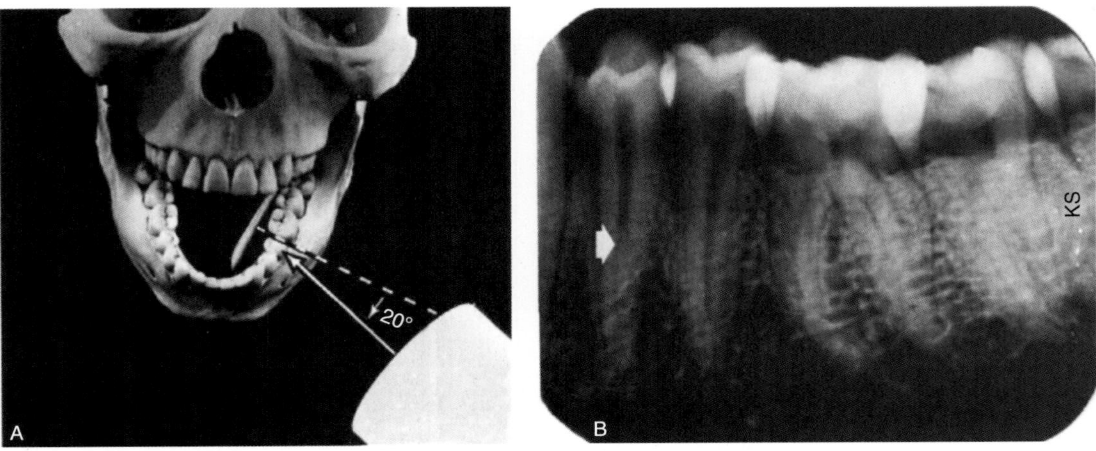

图 9-16 下颌前磨牙

A. X 线中心线向胶片(平行于牙弓)近中倾斜 20° **B.** 第一前磨牙内 2 个根管清晰可见(箭头示),且可能在纤细的牙根内重聚(Reproduced with permission from Walton RE[27].)

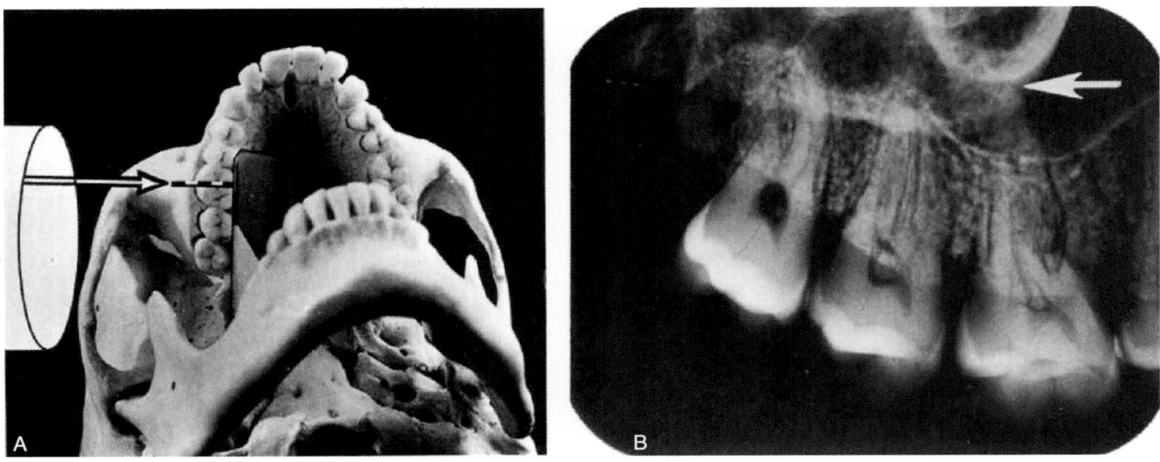

图 9-17 上颌磨牙

A. X 线中心线垂直于胶片下缘直接通过上颌磨牙。箭头和点线通过颧突提示其将与第一磨牙重叠 **B.** 第一磨牙牙根、上颌窦底和颧突的重叠可混淆诊断(Reproduced with permission from Walton RE[27].)

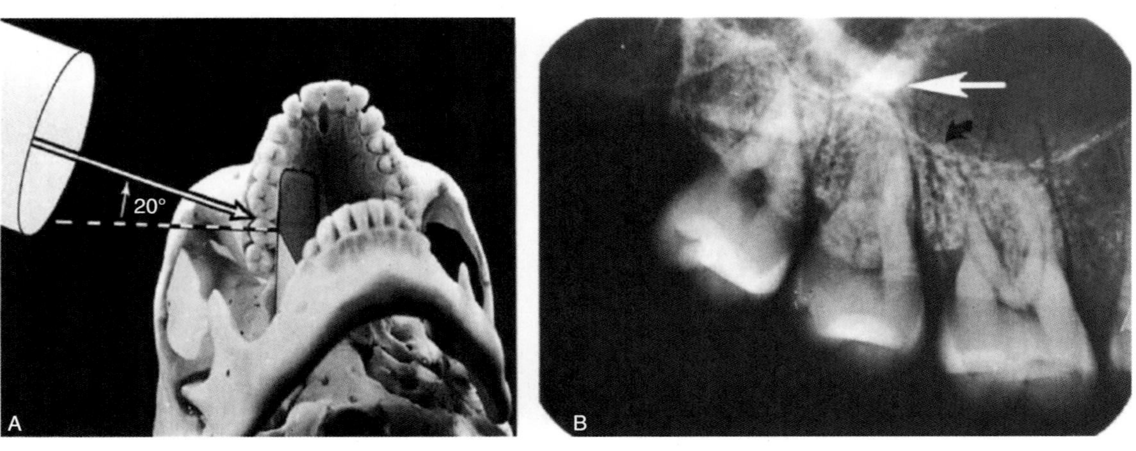

图 9-18 上颌磨牙

A. X 线中心线向近中倾斜 20° 可避开颧突,使之投影于远中 **B.** 远中颊根和腭根及颧突分离并使后者移向远中(白箭头示)。在垂直投照和 20° 角投照之间,所有 3 个牙根均清晰可见(Reproduced with permission from Walton RE[27].)

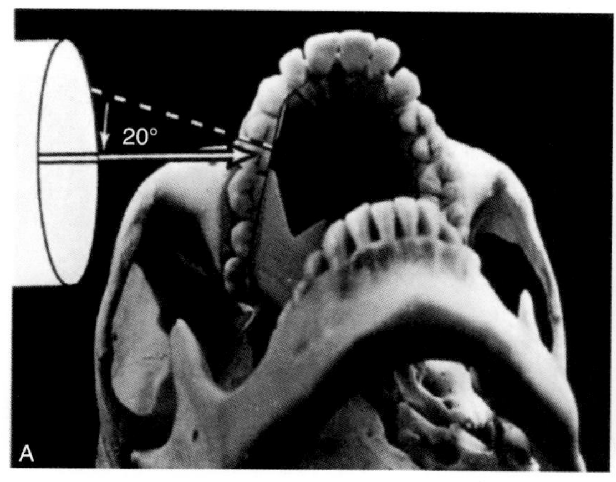

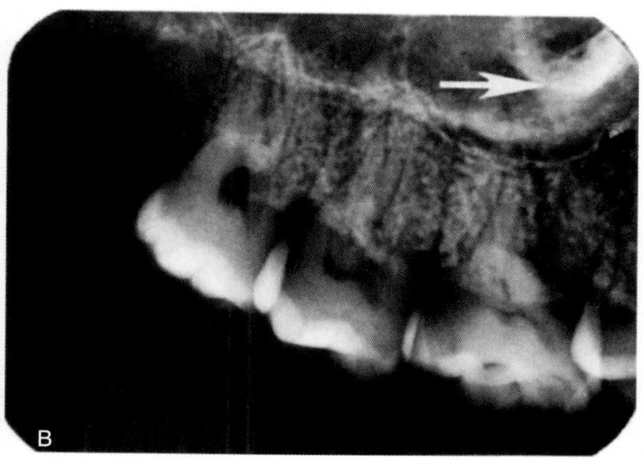

图 9-19　上颌磨牙

A. X 线中心线向远中倾斜 20°　**B.** 第一磨牙的近中颊根被分离（黑箭），而第二和第三磨牙与颧突分离。颧突投影于前方（白箭头示）。通过改变垂直角，上颌窦底可被“降低”或“升高”（Reproduced with permission from Walton RE[27].）

反向（X 线中心线向远中倾斜 20°）投照可用于分离第一磨牙的近中颊根（图 9-19A）。虽然此种投照可使近中颊根变形，但还可使之分离并予以识别（图 9-18B）。此外，包括第二磨牙在内，颧突影像可与任一牙根结构完全分离。通过改变 X 线中心线相对于所投照牙的水平角变化，相同技术同样可适用于第二和第三磨牙。

（四）上颌前磨牙

水平投照的改变对上颌前磨牙 X 线拍摄有很大价值，尤其是第一前磨牙。该牙通常有 2 个牙根和根管，有时可以是 3 个。Walton（SLOB）技术的临床效果见图 9-20。垂直水平投照仅显示单根管影像（图 9-20A）。通过改变 20° 投照角，两个根管彼此分离（图 9-20B），从而可清晰观察两根管的封闭质量。

（五）下颌前牙

下颌前牙的根管解剖变异并不常见。在此区域行水平 X 线投照的改变可产生差异。图 9-21A 显示了二等分胶片平行于牙弓的标准 X 线投照法。切牙呈单根管表现。然而，一个深单根管可显见于扭曲的尖牙影像中（图 9-21B）。

通过改变胶片位置并直接对准尖牙投照（图 9-22A），可见切牙内分离的根管（图 9-22B），此分离根管合并于根尖部。然而，切牙牙根变细的影像均可见于两种水平投照。过细的牙根难以显示分离的根管和根尖孔。再者，前磨牙根管高密度的陡现提示有根管分叉。

（六）上颌前牙

虽然上颌前牙根管和牙根畸形较少见，但其牙根弯曲却是一个令人烦恼的问题。例如，Grady 和 Clausen 已经提及确定根尖孔的出口位于唇侧或舌侧是何等困难[30]。其拔牙 X 线片与器械在根尖端穿孔之照片的相配性，对所有人均有警示意义（图 9-23）。

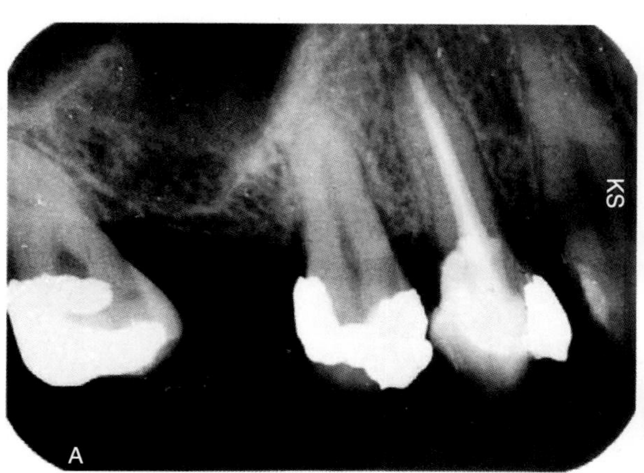

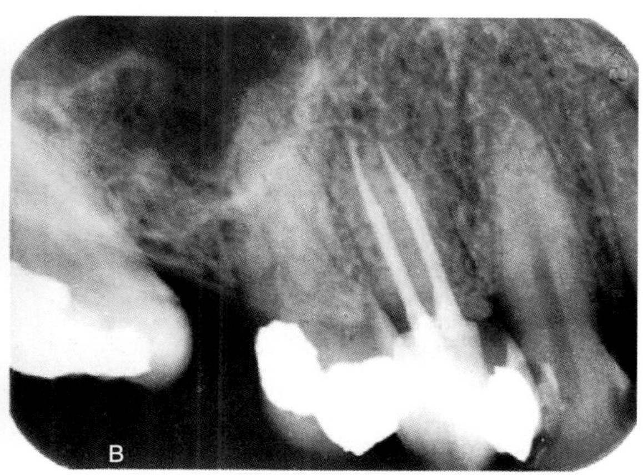

图 9-20　上颌前磨牙

A. 水平直角投照显示上颌第一前磨牙内仅有单根管　**B.** 改变水平投照角向近中 20° 可分离为 2 根管。颊根管在远中（MBD）（Reproduced with permission from Walton RE[27].）

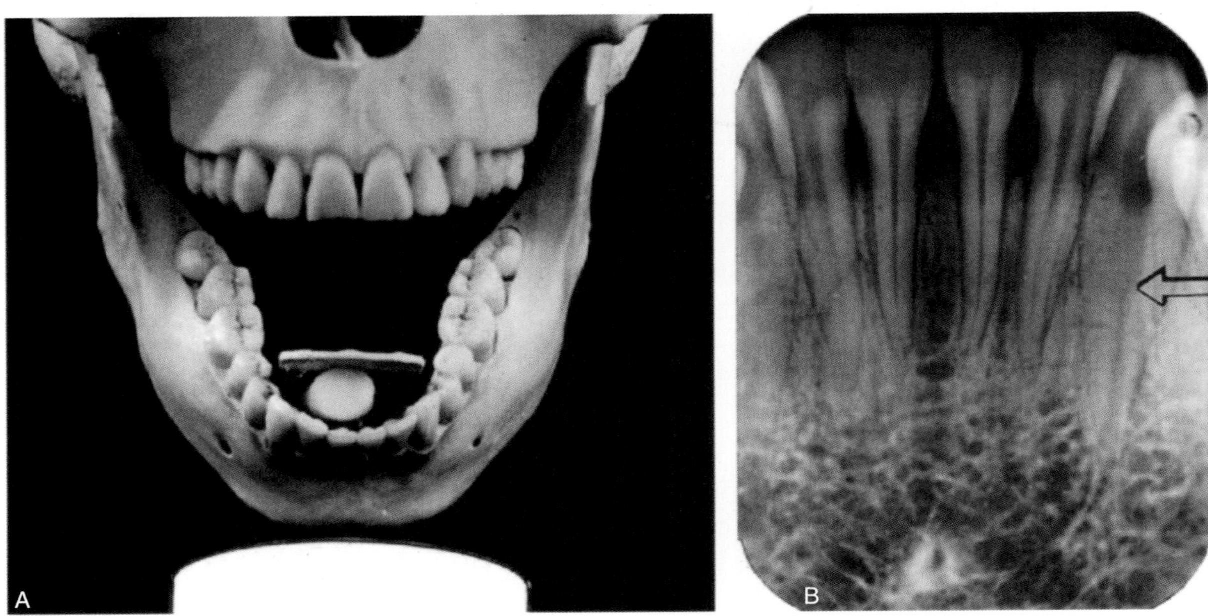

图 9-21　下颌前牙

A. 通过改良的平行技术放置胶片。水平中心线垂直于胶片　**B.** 中切牙为单根管，且提示侧切牙内有双根管。变形的尖牙影像内有深的唇舌向根管（箭头示）（Reproduced with permission from Walton RE[27].）

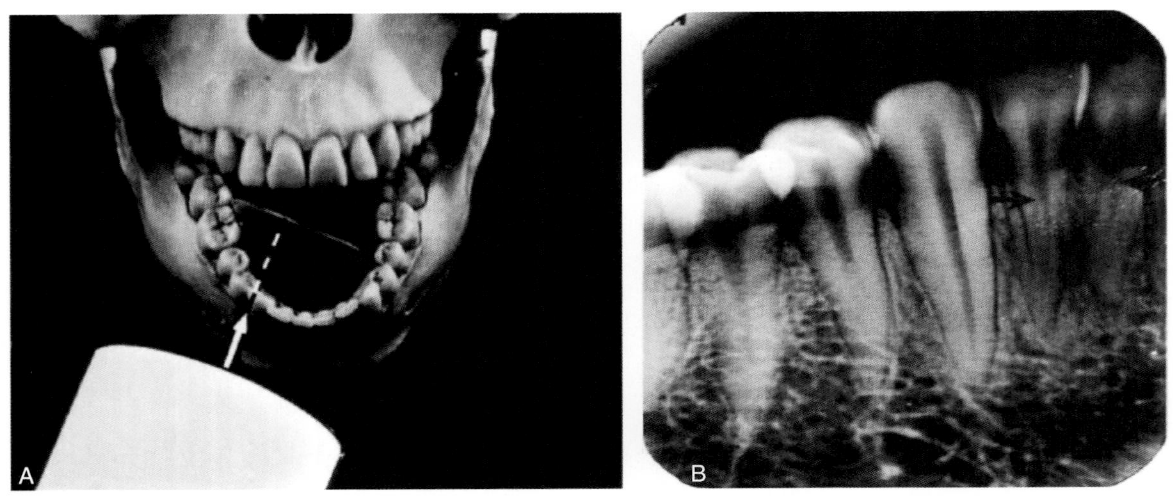

图 9-22　下颌尖牙

A. 置于尖牙区的胶片。水平面上，X 线中心线垂直于胶片　**B.** 尖牙影像为单直根管，但切牙影像显示其为分叉根管，且在狭窄的锥形根内重聚（箭头示）。注意，第一前磨牙为有分叉的双根管（Reproduced with permission from Walton RE[27].）

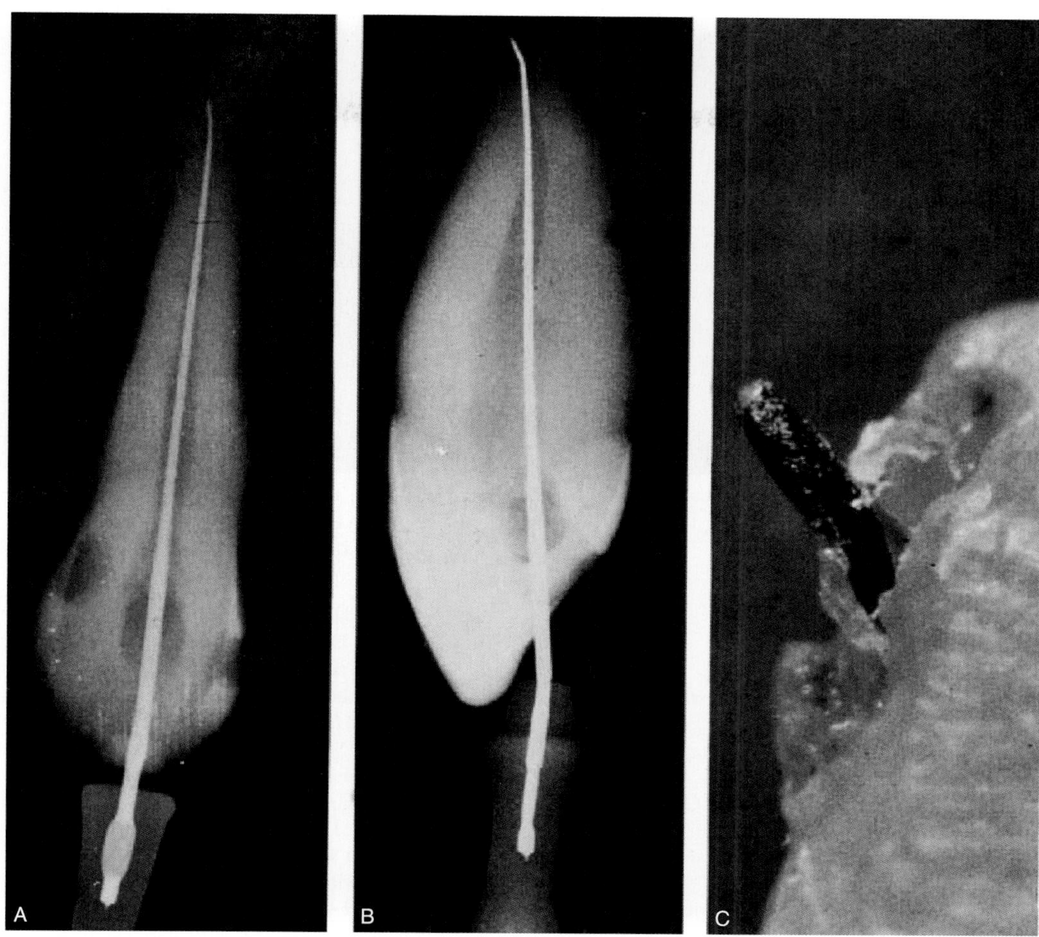

图 9-23

A. 通过尖牙的唇舌侧投照显示器械位于根尖并略向远中弯曲　**B.** 近远中投照显示器械实际上在唇侧根尖区显露　**C.** 穿过唇侧根尖孔的器械短于其在 X 线片上所示［Photos courtesy of Drs. John R Ggrady（Cleveland，OH，U.S.A）and Howard Clausen（North Dartmouth，MA，U.S.A）］

（七）口外胶片放置

口外胶片有助针对因矫正或外伤而不能适应或忍受口内 X 线片放置者。可以获取尚可接受的诊断 X 线片和工作 X 线片[31]。此检查需有特殊的胶片和锥筒摆位（图 9-24）。

（八）处理

耗费时间是胶片处理的另一个难点。以往的弱性液体增加了胶片处理所需时间。此外，遵守厂商建议的胶片显影和清洗之温度与时间（68℉，5~7 分钟）会妨碍牙科医生地现场处理和观察。Ingle 等的研究展示了改变处理温度的效果，采用 33.3℃处理可减时 1 分钟并获取可接受的 X 线片[32]；在 33.3℃时，使用柯达公司规范的显影和定影混合剂，显影只需 30 秒，定影需时 25~30 秒，且保障质量；相较于超速胶片而言，21.1℃时，显影需时 5 分钟，定影需时 10 分钟；Ektaspeed 可能略佳：22.2~26.6℃时，显影需时 2.5~4 分钟，定影 2~4 分钟。所有胶片均需后期冲洗至少 30 分钟。

（九）快速处理液

在牙髓病处理中，结合使用化学物质如柯达的快速显影和定影液，已成常规。虽然较为昂贵，但却省时，室温下显影需时 15 秒，定影清洗 15 秒[33]。此类快速处理胶片可随时间而褪色[34]。观片后，将湿片重置于定影液中数分钟，而后冲洗 30 分钟，再干燥，即可防止其褪色。如此胶片可保有其能被辨别的质量。

（十）桌面开发

为了快速周转和易于处理，可以结合快速解决方案和桌面处理罩极大的优化放射报告，尤其是工作 X 线片。这些桌面处理罩常在手术中使用。胶片穿过遮光的袖口；可通过红色的有机玻璃盖看到手的运动。快速液和冲洗水可置于小杯内。

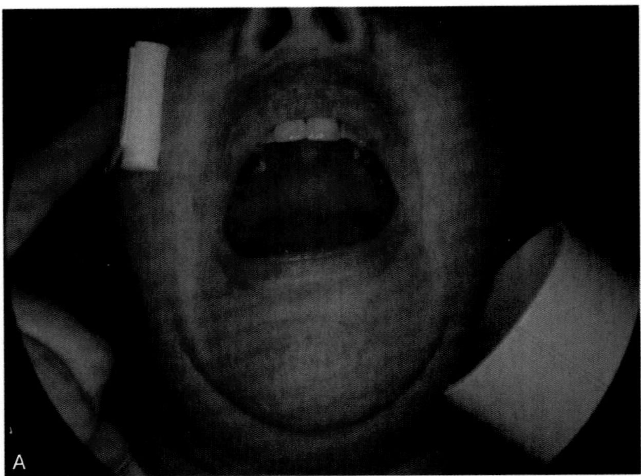

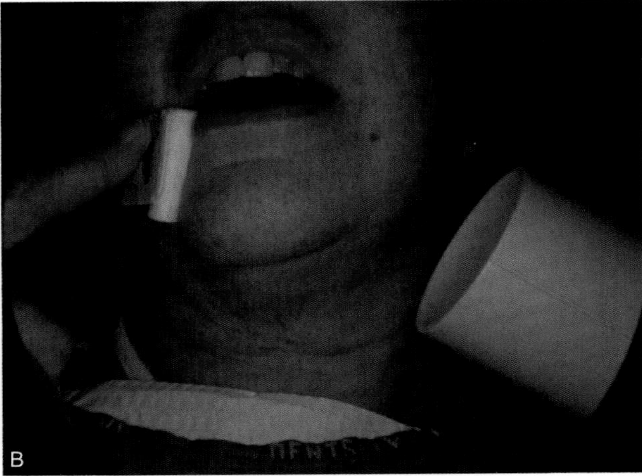

图 9-24 口外胶片放置。用于难以适应和忍受口内胶片者。胶片或传感器被置于颊部。需增加双倍曝光时间
A. 上颌后部：锥筒置于咬合平面的 –45° **B.** 下颌后部：锥筒置于 –35°

参考文献

1. Ennis LM, Berry HM. *Dental Roentgenology*. 5th ed. Philadelphia, PA: Lea & Febiger; 1959:13.
2. Glenner RA. Eighty years of dental radiography. *J Am Dent Assoc*. 1975;90:549–563.
3. Lambrianidis T, Lyroudia K, Pandelidou O, Nicolaou A. Evaluation of periapical radiographs in the recognition of C-shaped mandibular second molars. *Int Endod J*. 2001;34:458–462.
4. Ricucci D, Mannocci F, Ford T. A study of periapical lesions correlating the presence of a radiopaque lamina with histological findings. *Oral Surg Oral Med Oral Pathol Oral Radiol Endod*. 2006;101:389–394.
5. Walton R, Fouad A. Endodontic radiography. In: Torabinejad M, Walton R, Fouad A, editors. *Endodontics: Principles and Practice*. 5th ed. St Louis, MO: Elsevier; 2015. pp. 198–201.
6. Linenberg WB, Waldron CA, DeLaune GF. A clinical, roentgenographic and histologic evaluation of periradicular areas. *Oral Surg Oral Med Oral Pathol*. 1964;17:467–472.
7. LaLonde ER. A new rationale for the management of periradicular granulomas and cysts: an evaluation of histopathological and radiographic findings. *J Am Dent Assoc*. 1970;80:1056–1059.
8. Ardran GM. Bone destruction not demonstrable by roentgenography. *Br J Radiol*. 1951;24:107–109.
9. Bender IB, Seltzer S. Roentgenographic and direct observation of experimental lesions of bone: I and II, 1961. *J Endod*. 2003;29:702–706, 707–712.
10. Lee S, Messer H. Radiographic appearance of artificially prepared periapical lesions confined to cancellous bone. *Int Endod J*. 1986;19:64–72.
11. Schwartz SF, Foster JK. Roentgenographic interpretation of experimentally produced bony lesions. *Oral Surg Oral Med Oral Pathol*. 1971;32:606–612.
12. Goldman M, Pearson A, Darzenta N. Endodontic success—who's reading the radiograph? *Oral Surg Oral Med Oral Pathol Oral Radiol Endod*. 1972;23:432–437.
13. von Arx T, Fodich I, Bornstein M. Proximity of premolar roots to maxillary sinus: a radiographic survey using CBCT. *J Endod*. 2014;40:1541–1548.
14. Patel S, Wilson R, Dawoos A, Mannocci F. The detection of periapical pathosis using digital periapcial radiography and CBCT. Part 1. Preoperative status. *Int Endod J*. 2012;45:702–710.
15. Holtzman D, Johnson W, Southard T, et al. Storage-phosphor computed radiography versus film radiography in the detection of pathological periradicular bone loss in cadavers. *Oral Surg Oral Med Oral Pathol Oral Radiol Endod*. 1998;86:90–97.
16. Burger C, Mork T, Hutter J, Nicoll B. Direct digital radiography versus conventional radiography for estimation of canal length in curved canals. *J Endod*. 1999;25:260–263.
17. Baker W, Loushine R, West L. Interpretation of artificial and in vivo periapical bone lesions comparing conventional viewing versus a video conferencing system. *J Endod*. 2000;26:39–41.
18. Fitzgerald GM. Dental roentgenography I: an investigation in adumbration, or the factors that control geometric unsharpness. *J Am Dent Assoc*. 1947;34:1–20.
19. Fitzgerald GM. Dental roentgenography II: vertical angulation, film placement and increased object-film distance. *J Am Dent Assoc*. 1947;34:160–170.
20. American National Standards Institute. Photography, Intra-Oral Dental Radiographic Film Specification. New York, NY: American National Standards Institute; 1997. ANSI/ISO 3665:1996, ANSI/NAPM IT2.49–1997.
21. Kleier DJ, Benner SJ, Averbach RE. Two dental X-ray films compared for rater preference using endodontic views. *Oral Surg Oral Med Oral Pathol Oral Radiol Endod*. 1985;59:201–205.
22. Girsch WJ, Matteson SR, McKee MN. An evaluation of Kodak Ektaspeed periradicular film for use in endodontics. *J Endod*. 1983;9:282–288.
23. Svenson B, Welander U, Shi XQ, et al. A sensitometric comparison of four dental X-ray films and their diagnostic accuracy. *Dentomaxillofac Radiol*. 1997;26:230–235.
24. Donnelly JC, Hartwell GR, Johnson WB. Clinical evaluation of Ektaspeed X-ray film for use in endodontics. *J Endod*. 1985;11:90–94.
25. Forsberg J. A comparison of the paralleling and bisectingangle radiographic techniques in endodontics. *Int Endod J*. 1987;20:177–182.
26. Barr JH, Gron P. Palate contour as a limiting factor in intraoral X-ray technique. *Oral Surg*. 1959;12:459–472.
27. Walton RE. Endodontic radiographic techniques. *Dent Radiogr Photogr*. 1973;46:51–59.
28. Clark CA. A method of ascertaining the relative position of unerupted teeth by means of film radiographs. *Odont Sec*

Royal Soc Med Trans. 1910;3:87–90.

29. Goerig AC, Neaverth EJ. A simplified look at the buccal object rule in endodontics. *J Endod*. 1987;13:570–572.
30. Grady JR, Clausen H. Establishing Your Point. *New Orleans, LA: Clinic Am Assoc Endod*; 1975.
31. Newman M, Friedman S. Extraoral radiographic technique: an alternative approach. *J Endod*. 2003:29:419–421.
32. Ingle JI, Beveridge EE, Olson C. Rapid processing of endodontic "working" films. *Oral Surg Oral Med Oral Pathol Oral Radiol Endod*. 1965;19:101–107.
33. Kaffe I, Gratt BM. E-speed dental films processed with rapid chemistry: a comparison with D-speed film. *Oral Surg Oral Med Oral Pathol*. 1987;64:367–372.
34. Maddalozzo D, Knoeppel RO, Schoenfeld CM. Performance of seven rapid radiographic processing solutions. *Oral Surg Oral Med Oral Pathol Oral Radiol Endod*. 1990;69:382–387.

第二节　数字化 X 线摄影

Digital Radiography

Allan G. Farman, Martin D. Levin, Ramya Ramamurthy, Lars G. Hollender

随着 X 线摄影的发展和一系列新术语的出现，产生了许多缩略词。以下是本节中使用的缩略语词汇表，将帮助读者理解这些新的术语和概念。

一、术语缩略词

AEC：自动曝光补偿。是一种能够补偿因曝光而引起的图像变化的增强功能。

ALARA：辐射防护最优化原则，是辐射防护中的一个重要原则。

CBCT：锥形束计算机断层扫描（简称锥形束 CT）。它是一种三维成像设备，集成了通常在 180° 或更大角度上拍摄的一系列透射图像。

CBVCT：锥形束容积计算机断层扫描（CBCT 的同义词）。

CCD：电荷耦合元件是一种由集成电路组成的图像传感器，该集成电路包含一组连接或耦合的能量敏感电容器。

CDR：计算机牙科 X 线摄影。

CMOS：互补式金属氧化物半导体。这代表了包括图像传感器在内的集成电路的一大类。

CMOS-APS：互补式金属氧化物半导体有源点阵系统。

DICOM：医学数字成像和通信。通过设置文件格式标准和传输协议来提高诊断图像互操作性的国际参考标准。

dpi：每英寸点数。

H&D：Hurter 和 Driffield 曲线。在胶片摄影和 X 线摄影中，用于描述光密度与曝光量的曲线。

IP：成像板。用于光激发磷光（PSP）成像的传感板。

ISO：国际标准化组织。

MB2：上颌磨牙近中颊根第二根管。

PSP：光激发磷光是一种使用 IPs 的成像系统，它能储存 X 线的能量。PSP-IP 采用激光扫描处理。

RVG：口腔数字化摄影系统原型机。柯达牙科成像专有的 X 线摄影系统；是第一台商用牙科数字探测器的术语。

SNR：信噪比。

TACT：可调光圈计算机断层扫描技术。该系统由 Richard Webber 开发，集成了一系列从不同光束几何结构拍摄的透射图像去合成有限的三维感知。

X 线摄影术是牙髓病诊断中的重要辅助工具，并为治疗提供了影像指导依据。数字化技术的应用可以使图像的获取和使用更加快捷。数字化口内成像是基于牙髓病学的需要而发明的。19 世纪 70 年代，法国图卢兹大学牙科学生 Mouyen 意识到胶片处理设备与牙髓病诊室之间有好几层楼的距离，因此想要研发适合牙科术中使用的即刻 X 线片。Mouyen 想起摄影机中的芯片可以探测光线，X 线可以通过闪烁器转换成光并显示出来，如同口外 X 线摄影术的暗盒。于是，在伦琴发现 X 线九十多年之后，终于出现了将探测器放置于患者口内的技术。

Mouyen 牙医毕业数年后，又获取了相当于法国工程学博士的 DERSO 学位，并开发了口腔数字化摄影系统原型机（RadioVisioGraphy，RVG）[1]。法国公司 Trophy Radiologie 获取了 RVG 的专利，于是适用于口腔科的数字化 X 线片就这样诞生了（图 9-25）。

自 1989 年起，一共出现了 8 代 RVG，且现在也有了很多固态系统的代替品可以通过电子手段提供即时图像（图 9-26）。虽然这些图像本质上是“即时”的，但大多数并不像固态系统那样“直接”。因为在大多数情况下，闪烁器先将 X 线转换为模拟光信号，再将模拟光信号转换为数字化图像。

此外，还可以使用光激发磷光（photostimulable phosphor，PSP）板来取代传统的卤化银胶片。它可以直接与 X 线相互作用，经过激光扫描处理后，将潜影图像转换为可在计算机显示屏上看到的图像。

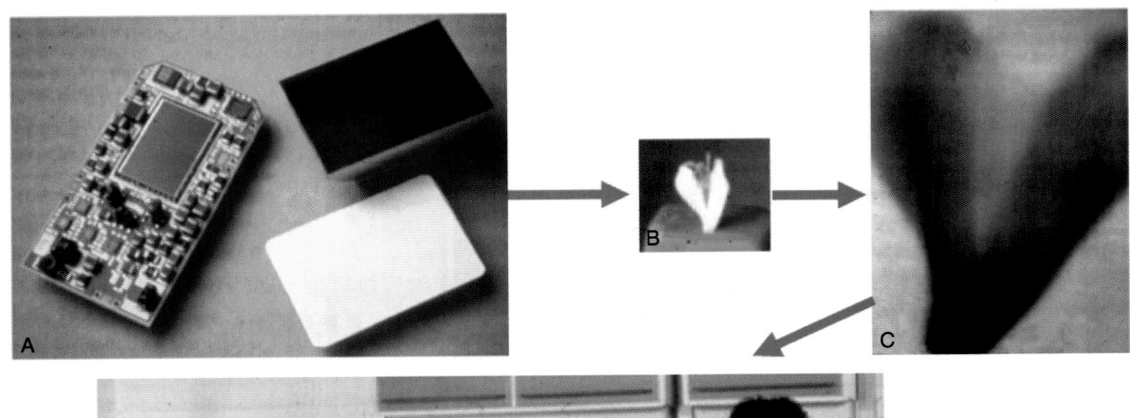

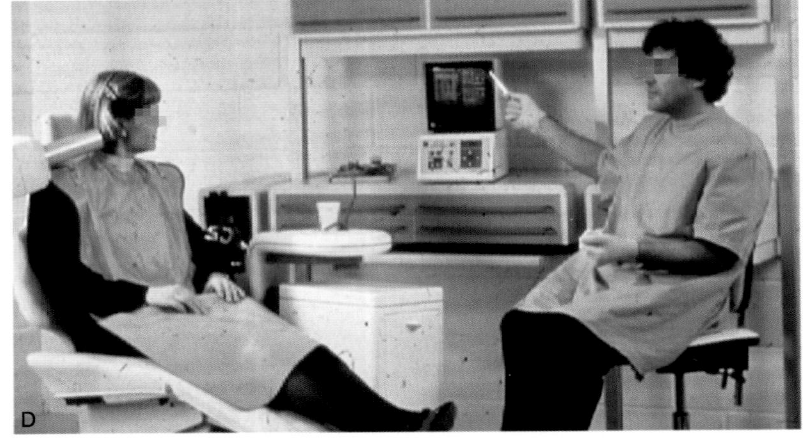

图 9-25

A. RVG-32000 的组件，包括配有电荷耦合元件（charge coupled device，CCD）的固态电子板、闪烁器和光纤板（用于将图像缩小至 CCD 大小）。其中，光纤由钨玻璃制成，保护 CCD 不受 X 线直射 **B.** Mouyen 医生女儿的乳牙 **C.** 第一张"临床" RVG 图像，拍摄对象为这颗牙，摄于 Mouyen 医生的起居室 **D.** 穿着蓝色手术衣的 Mouyen 医生和 RVG 的商业版本

光激发磷光板

胶片

各类CCD和CMOS固态传感器

图 9-26 各类口内 X 线传感器

二、数字化口内 X 线成像的选择

（一）利用二次捕获模拟胶片进行图像数字化

传统的胶片是一张聚酯塑料薄片，其两面由卤化银感光层覆盖，可以感应 X 线并形成潜影。使用显影剂可以将这张潜影上的卤化银转化为金属银（金属银不是黑色的，但在经过处理的射线照片中呈粒状），再使用定影剂清除未转化的卤化银。这一操作通常需要几分钟（包括在无光条件下拆去胶片包装），而且即使是在使用自动处理的情况下，只要采用最佳步骤就能提供高诊断价值的图像。然而，口腔科实际操作并不总是理想的，要将获取的模拟胶片进行图像数字化又增添了耗时的步骤，并且其过程也可能影响图像质量。更多的细节请参阅本章第一节。

基于胶片的可见图像生成后，可使用配有透明适配器的平板扫描仪通过二次捕获进行图像数字化。因为相机更容易发生光学畸变，并且因胶片表面反光会增加图像噪声，所以相比于相机，平板扫描仪更适合完成这一工作。使用扫描仪时，应设置为高清灰度图像模式，使用透明度适配器且将采集软件参数设置为“透明”，并以最低 300 点 / 英寸（dpi）的速度进行扫描。二次捕获图像后需要人工输入或关联诸如左或右、患者姓名、投照日期等相关信息，这可能会导致“人为错误”。

牙科 X 线摄影术中使用了 120 多年的传统胶片，它显然能够提供有用的诊断信息，但同时也存在如下缺陷：

（1）普通胶片量子效率较低，因此需要较高的辐射量；

（2）胶片包装很薄，因此患者会有胶片“割进肉里”的感觉；

（3）胶片不是刚性的，可以被弯折，因此会导致影像失真；

（4）所获取的静态图像无法进行图像后处理，只能调节观片灯的亮度；

（5）曝光误差和冲洗过程不规范可导致图像质量变差，且这是无法即刻显现出来的；

（6）处理过程相当耗时；

（7）建造暗室需要额外的费用；

（8）废弃加工化学品中的银有可能造成环境污染；

（9）重叠的两张胶片，下面的一张密度会略低于上面一张，物理化学作用使它的对比度变高且细节还原度较差；

（10）存储胶片需要额外的空间，寻找胶片需要花费更多时间；

（11）口内传统胶片，如果没有被合适地包装和标记，将无法明确地关联到特定的患者以及显示投照时间。由于之前的数字化牙片也可能会被关联到错误的患者，所以医学数字成像和通信（digital imaging and communications in medicine，DICOM）格式文件的应用降低了人为错误的概率。

（二）数字化 X 线摄影

图 9-26 显示了现有的一些数字化口内 X 线成像系统，其中部分系统可以共用同一个探测器，但它们的电子设备和支持软件互不相同。无胶片 X 线成像系统在牙科中的接受度越来越高。2015 年，美国至少一半的口腔医生使用数字化 X 线探测器，其普及率相比以往增加了 5 倍。数字化成像技术近几年来被更多的口腔科医生所接受，其在牙髓病学中的应用无疑比在其他口腔常规治疗中的应用要广泛得多。伴随着已有系统的改善与精进，以及新系统的不断涌现，数字化口内成像系统的诊断质量被认为与传统胶片旗鼓相当——即使是在牙髓评估、邻面龋的检测等传统胶片表现良好的 X 线诊断中亦是如此[2]。

数字化系统在图像的获取、显示、后处理和存储等方面都利用了计算机技术。计算机通过二进制系统来描述数据，0 或 1 被称为比特（二进制位），长度大于等于 8 位即可构成 1 字节。8 位长的一个字节可以表达 2^8=2 562^8=256 种情况。模拟 - 数字转换器可以基于二进制系统将模拟信号转化为二进制数字信号。输出信号的强度按照从白到黑的程度指定为 0（黑或白取决于命名）到 255（白或黑与“0”相反）的数字，这种 256 个程度的灰度被转化到一个 8 位的系统里，称为一个像素。一张数字化图像可能包含很多个像素，每个像素由一个表示灰度的数字来表示。像素是数字化图像的最小单位，一张数字化图像的分辨率直接与其包含的像素数相关。12、14 或 16 位的图像像素值范围较大，存储时需要占据更多磁盘空间。例如，一张 12 位图像的灰度值范围高达 4 096 个，要通过调节窗宽、窗位选择特定的显示灰度，因为电脑显示屏通常只能同时显示 256 个灰阶。

当前用于数字化口内 X 线成像系统的主要技术有两种：

1. 固态探测器（图 9-27、图 9-28）　①电荷耦合元件（charge-coupled device，CCD）；②互补式金属氧化物半导体（complementary metal-oxide-semiconductor，CMOS）。

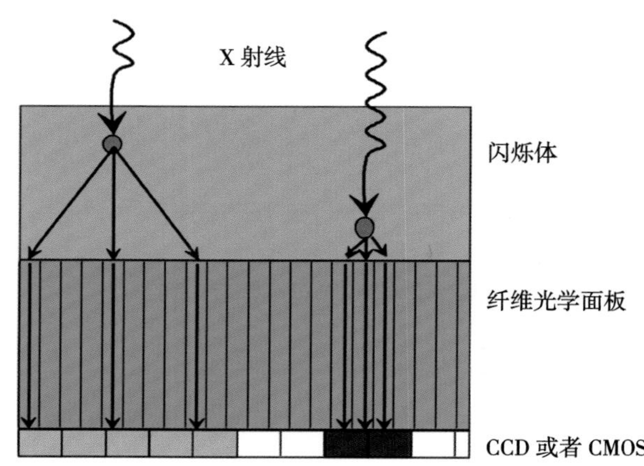

图 9-27　间接固态 X 线传感器使用闪烁体将 X 线转化为光子。图像显示这类传感器的一小部分

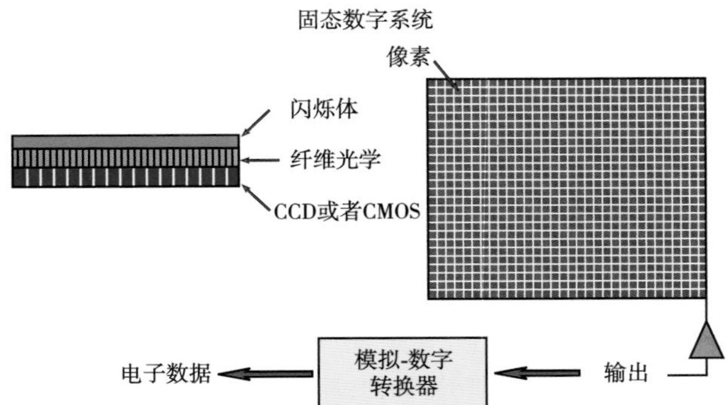

图 9-28 固态传感器的工作流程。通过 CCD，像素井被依次读取；而通过 CMOS，每个像素可以被单独读取。CMOS 传感器的应用比 CCD 技术更为普遍

CCD 和 CMOS 之类的固态探测器可以是使用闪烁体（碘化铯或硫氧化钆）的间接探测器，也可以直接使用光-电子转换（例如，碲化镉技术），后一种情况较为少见。

2. 存储式磷光探测器（图 9-29、图 9-30） 光激发磷光板（PSP）

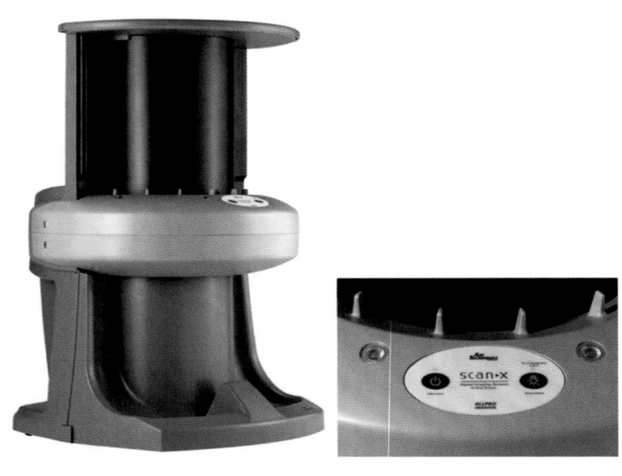

图 9-29 一种 PSP 激光扫描仪的示例图。细节图显示了 PSP 的加载区域。该技术的不同供应商所提供的扫描仪尺寸和配置各不相同

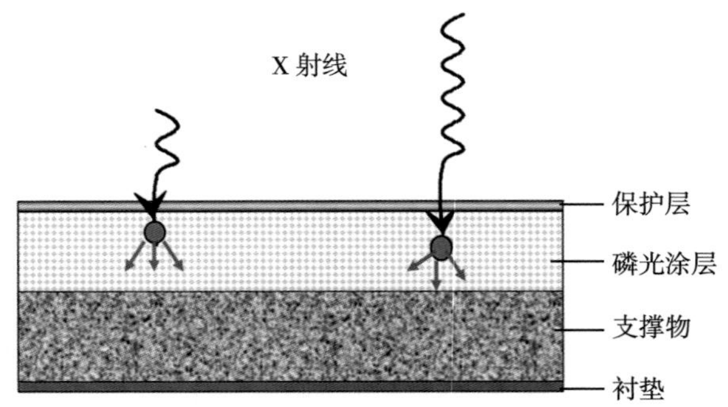

图 9-30 口内 PSP 由磷光涂层、薄保护层、支撑物和衬垫组成。X 线曝光时，它可以储存能量，随后在受到激光扫描时，以激发光的形式释放能量。激发光被光电倍增，并转化为数字化的电信号（注意这张图显示了曝光时的 PSP，并且只显示了 PSP 的一个小截面）

（三）数字化口内成像系统的工作原理[3]

1. 固态系统

（1）互补式金属氧化物半导体-有源点阵系统（CMOS-APS）：CMOS 芯片通常用于数码相机、摄像机和计算机，其外形类似 CCD，但是使用了一种有源像素技术。也就是说，每个 CMOS-APS 在每个像素中内置有源晶体管，因此与 CCD 相比，所需的系统功率（转换为电压）可减少 100 倍。这使获取的图像能够通过射频（radio frequency，RF）进行传输。CMOS-APS 的优点还在于可以整合设计，因此造价较低。不过，目前并没有反映出消费者成本上的节约。另外，APS 还通过抑制“像素溢出”，消除了相邻像素井之间的电荷传输需求，从而扩展了曝光纬度。目前，多数口内固态数字化 X 线探测器均使用 CMOS 技术，这个技术也被应用于部分曲面体层和 CBCT 上。

（2）电荷耦合元件（CCD）：CCD 是一种嵌入在数个硅薄片中的电子线路。它的硅片通常由大量光敏像素（图片单元）组成，每个像素包含一个小电子井，并通过这个电子井储存曝光时的光能量。传感芯片中的每个硅原子与其他硅原子共价，当光量子撞击硅原子时，能量超过共价键的强度，便形成一个电子空穴对。或者，当使用直接技术而不是闪烁层时，电子可以由涂层产生。无论采用的是何种技术，电荷皆由电子释放所产生。每个像素井的电荷与入射的 X 线量（或者光子能量）成正比。电荷耦合就是指电荷从一个井连续地转移到另一个井的过程，这个传输概念被描述为“戽链式”。固态芯片吸收能量后生成一个模拟电信号，再通过电荷耦合转化为离散的像素值，也就是可以在显示器上观看的数字信号。CCD 现在仍然在一些数字化口内成像系统和曲面体层系统中使用，但不及 CMOS 技术常见。

2. 存储式磷光探测器 光激发磷光（PSP）影像板（IP）（图 9-31）的工作原理是通过放射线激励荧光物质。PSP 通常包含氟卤化钡晶体和少量二价铕原子作为活化剂。当一个存储式磷光 IP 板接受 X 线时，荧光晶体晶格中的铕原子被电离，释放出一个价电子，于是产生一个电子空缺。价电子被释放到它们可以自由移动的传导带，并被卤化物晶体中的“Farbzentren 中心”捕获，形成亚稳态电子，其能级略低于传导带，但高于价带。这些被捕获的亚稳态电子形成了潜影，其数量与 X 线量成正比。当潜影被固态激光的红光照射时，亚稳态电子再次被释放到高能量的传导带，与三价铕原子 Eu^{3+} 结合，并回到低能态的价带（$Eu^{3+}+e^{-}=Eu^{2+}$）。这一过程产生了能量的释放，放射出的蓝光被光电倍增管记录并被转化为模拟电信号进行数字化，最后生成数字化图像。每个像素都有一个数字值，该数值与 PSP IP 板上对应区域释放的光量成比例。

（四）数字化口内 X 线成像的优缺点

1. 数字化口内 X 线成像的优势 与传统胶片成像相比，数字化 X 线成像的潜在优势包括：

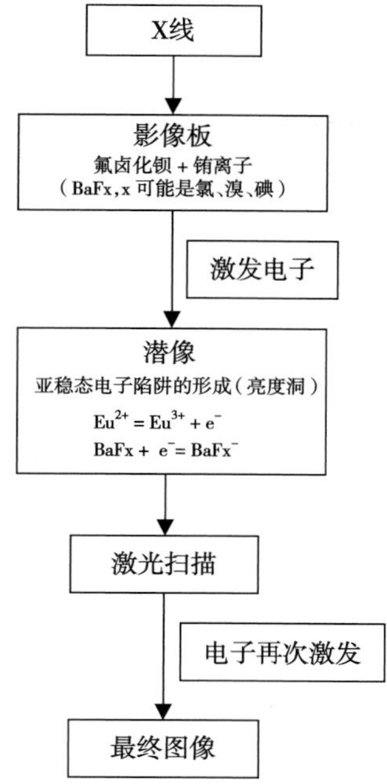

图 9-31 PSP 成像流程图

（1）减少从使用 X 线胶片曝光到图像生成之间的时间。

（2）可降低每张图像的辐射剂量。

（3）在定位后，可以在不移动传感器的情况下，从垂直和水平不同角度进行多次曝光以满足诊断需求。

（4）消除了化学处理进程以及废弃化学品的处置。

（5）图像可以进行任意次数的复制，而不会丢失图像质量（每个图像都是原始图像的完美克隆）。

（6）图像可以以电子方式存储和检索。

（7）图像可以通过电子方式传输，用于转诊和其他目的。

（8）图像的动态特性可随时进行图像后增强。

（9）数字化系统通常具有测量工具，在给定适当位置的基准参考时（例如，放置在根管中的已知长度的根管器械），可以精确测量根管工作长度。

（10）探测器可重复使用，减少了耗材开支。

（11）使用 DICOM 图像文件时，数字化图像能够提供完整的患者信息（包括患者姓名、曝光日期、左 / 右等），具备更高的安全性。

（12）有线探测器具有导线，可以避免有特殊需求的患者误吞、误咽。

2. 数字化口内 X 线成像的缺点　相对于传统胶片，数字化口内 X 线成像也有一些潜在劣势值得我们注意：

（1）相对较高的初始投资成本。

（2）有些口腔内探测器不能进行高压灭菌，所以存在感染控制相关问题。

（3）固态口腔内探测器较厚而坚硬（而这一点在防止薄膜弯曲造成的图像失真方面是一优势）。

（4）PSP 成像板比预先包装好的口内 X 线传统胶片要薄，可能无法牢牢固定在胶片夹持器中。

（5）有些 CCD 和 CMOS 探测器是有线的，这可能会造成患者的心理不适。对于缺乏经验的操作者而言，这也是一个缺点，需要在学习过程中耐心地进行技术调整。

（6）熟练掌握软件需要花费时间。学习时间可长可短，这取决于操作者的计算机水平。

（7）使有 PSP 口内成像板时容易发生机械性劣化，需要更换成像板来维持图像质量。

（8）某些错误操作可能会人为导致 CCD 和 CMOS 探测器机械损坏，使得更换成本变高。

口腔数字化图像在根管治疗中的应用实例：

现举例说明数字化 X 线图像在牙髓病治疗中的应用，这样可以更好地了解数字化成像能够实现的图像质量（图 9-32~ 图 9-34）。然而，打印出的图像是静态的，不可以像在计算机显示屏上查看数字化图像时一样对图像密度和对比度进行修改。

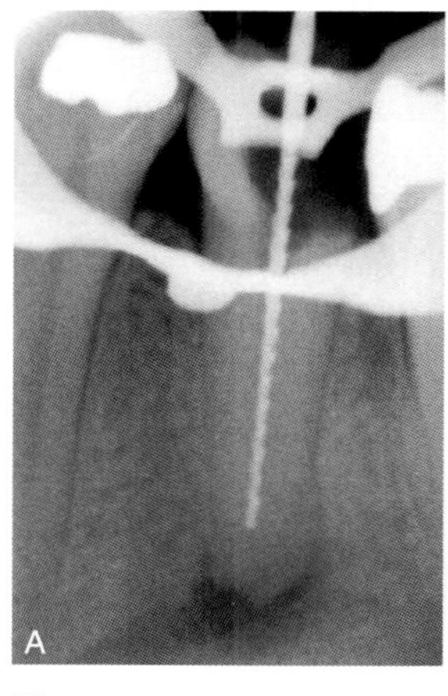

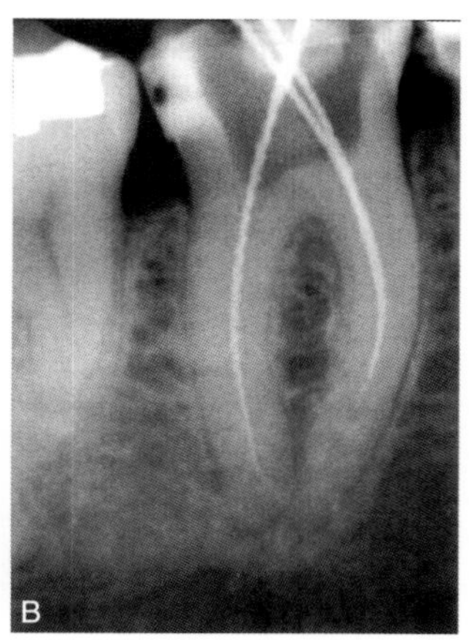

图 9-32

A. 患有透射性根尖周病变的下颌第二前磨牙中可见根管器械

B. 下颌磨牙远中根根尖周膜间隙轻度增宽。

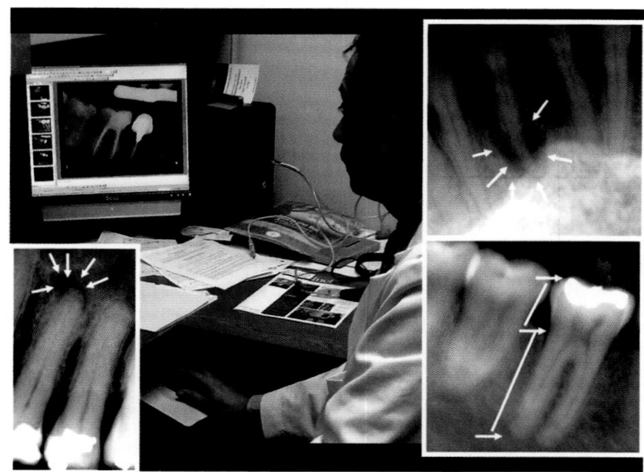

图 9-33 使用 Kodak RVG-6000（Kodak Dental Imaging，Marne-la-Vallée，法国）CMOS 系统进行根管评价。这些细节清楚地显示了固态传感器显示根尖周病变和患牙长度的能力（即使骨内牙根长度较长）

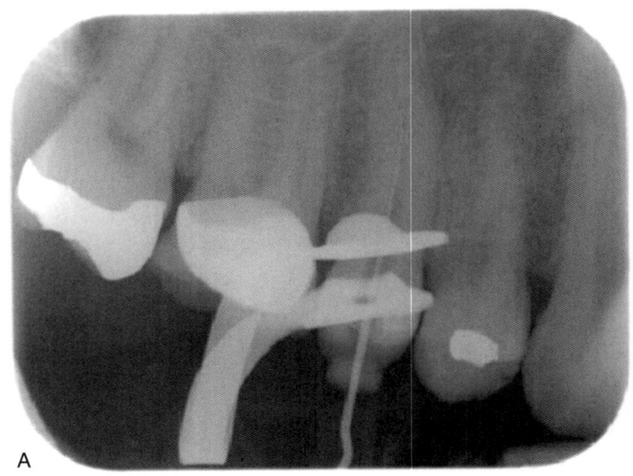

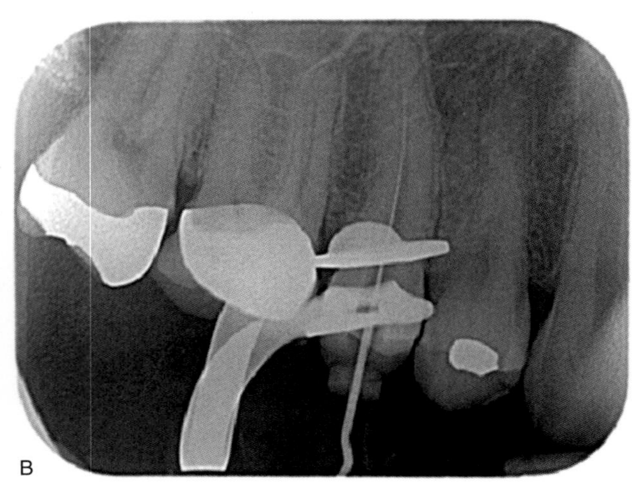

图 9-34 Dürr-Vista 扫描的牙根内根管器械的光激发磷光图像
A. 无增强 **B.** 采用高通锐度滤波器

（五）数字化成像与传统成像的比较

随着数字化成像系统在牙科领域的引入，引发了这样一个问题："与传统胶片相比，这些系统在牙髓病治疗的特定诊断任务中的有效性如何？"所有报道的研究是相当一致的，并且已经表明数字图像的诊断能力相当于本章后续章节中参考的传统胶片。下文将针对牙髓病学诊断相关研究进行讨论。

三、数字化 X 线摄影的应用

（一）根尖周病变的检测

准确的评估牙根尖周状态对牙髓病的诊断、治疗及疗效评估至关重要。然而，部分研究表明，根尖周病变只有在较晚期的骨质破坏，即病变侵蚀骨皮质和骨松质之间的连接处时才能被发现[4,5]。也有人假设硬骨板的改变是根尖周病变检测的关键[6,7]。一些研究评估了数字化成像在检测根尖周骨质变化中的效果。多数研究认为，数字化成像并没有提高病变的检出率[6,8-11]。例如 Paurazas 等在检测根尖周病变时，发现胶片、CCD 和 CMOS-APS 系统在诊断准确性上没有差异[10]。然而，CMOS-APS 系统的使用却得到了支持，因为它比 CCD 系统具有"低成本"，即降低电力需求和延长产品使用寿命等显著的功能优势。调查显示，数字化成像比传统胶片成像更受欢迎，是因为辐射量较后者低 50%。

Yokota 等在人类尸体标本中建立人为骨缺损，并利用胶片和早期老式 RVG-CCD X 线探测器对其进行研究[8]。他们得出以下结论：①当无病变时，常规 X 线摄影术比传统 RVG 更准确；②当病变扩大并累及硬骨板和髓质骨时，传统 RVG 更有优势；③当病变累及骨皮质时，常规 X 线摄影术与传统 RVG 无明显差异。这项研究与 Tirrell 等进行的研究结果一致[12]。

Tirrell 等进行的一项类似研究表明，在进行图像增强时，数字化成像比传统胶片诊断更精确[13]。另一项研究发现，图像处理过程对诊断质量的价值是有限的，但改变对比度和亮度等基本功能是检测根尖周病变的首选方法[14]。然而，Wallace 等认为在根尖周病变的检测中，增强后的数字化图像其诊断效果次于传统胶片图像[15]。这是由于观察者不熟悉数字化图像以及图像后处理经验缺乏所导致的。

其他图像处理功能如彩色增强和反向成像，在根尖周病变的检测中诊断价值是有限的[16]。值得注意的是，虽然主观印象上认为图像增强能够改进检测效果，但增强往往会导致检测效果下降。在应用增强功能时，通常会隐藏信息，从而导致某些特征的突出。在数字化成像增强使得数字化系统性能提高之前，许多研究中使用的是曝光不足的传统胶片或数字探测器。我们必须提醒读者注意这些固有的谬误，并且在根尖周病变的放射诊断中，不同观察者之间会有巨大差异。当观察者之间存在高度的识别差异时，相关的研究将不会导致不同摄片模式之间的差异性。Woolhiser 等报道了在评估牙根长度这一看似简单的任务中也产生了巨大的变异性，同一观测值的变化高达 1.5~8mm[17]。尽管如此，他们还是得出同一观察者使用增强的数字化图像其检测表现优于模拟胶片的结论。

（二）根管长度的评价

工作长度过短会导致感染组织残留在根管中，继而继续损害根尖周组织。因此，正确估计根管的工作长度对牙髓治疗的成功而言是至关重要。X 线片上的根尖孔并不一定与解剖性根尖孔相一致。尽管如此，国际标准组织（International Standards Organization，ISO）建议根据 X 线片上的工作长度，使用的最小根管锉尺寸为 15 号；对于细小、弯曲和钙化的根管，需要使用小于 15 号的锉进行初预备，以防根管穿孔或根管侧壁的台阶形成。利用小尺寸的根管锉所产生的问题是，锉的尖端在X线片上并不总是清晰可见的。研究者们为了评价X线片和数字探测器在估计根管长度的准确性和显示细小根管锉的清晰程度，进行了对比研究。据报道，数字化系统在评估根管长度时，其准确性十分接近X线片[18,19]。然而与15号锉相比较，当使用10号锉时，发现数字化图像不如X线片显示的精确[20,21]。

Cederberg等比较了PSP（Digora；Soredex，赫尔辛基，芬兰）和口内X线胶片（Ektaspeed Plus；Kodak，罗切斯特，纽约）再检测部分患者（n=13）根管锉尖端位置的差异，并用7倍测量放大镜观察X线胶片[22]。研究指出由于数字化成像显示出的根管锉尖端和根尖孔之间的差异较小，因此PSP的表现优于X线片。Eikenberg和Vandre将人类头骨切成15个六分体，拔下所有牙，共有45个根管预备至根尖孔，后将根管锉随机粘固至距离根尖孔不同长度的位置[19]。图像拍摄由自制持片夹装置维持，并且由两类传统胶片和固态数字化放射投照系统（DEXIS）进行拍摄。在传统彩色显示器（阴极射线管）和笔记本电脑屏幕（有源矩阵液晶显示器）上读取数字化图像，并由15位牙医测量根管锉尖端到根尖孔的距离。结果表明，数字化图像的测量误差明显小于传统胶片。

Martinez Lozano等比较两种放射学方法（传统胶片法和数字化放射投照法）对工作长度测定的诊断效果[23]。研究样本由20颗人类下颌牙的28个根管组成，用“金标准”的方法比较了利用放射学方法测量的工作长度和利用根尖定位仪测量的工作长度，观察了选择性切削根管内组织后根管内根管锉的实际位置。研究得出，在确定实际工作长度方面，没有一项技术是完全令人满意的，与所研究的技术相比并没有统计学差异。

（三）根管解剖形态的检测

牙髓治疗的成功与否取决于对患牙中所有根管口的精准定位，并对其进行完善的清理、预备和充填。定位所有根管是根管治疗取得最终成功的关键，而影像学检查被认为是临床检查以外的重要工具之一。Naoum等在根管系统内使用放射造影剂，并对比了传统X线胶片和PSP图像的可视化效果，结果发现传统X线片的图像清晰度优于Digora PSP图像[24]。

Nance等使用传统的D速X线胶片与可调光圈计算机断层扫描技术（tuned aperture computed tomography，TACT）对上、下颌磨牙的根管识别能力进行了对比研究[25]。研究表明，TACT利用数张数字化图像合成三维图像，因此在磨牙根管的探寻中TACT比传统X线片表现更加出色。使用TACT系统时，上颌磨牙（难以发现的）近中颊侧第二根管（MB2）的检出率为36%，下颌磨牙近中舌侧根管的检出率为80%。而在X线图像中，0%的MB2检出率就相形见绌了。这种极度不平衡可能是由于传统X线片中的平行投照技术导致根管重叠所造成。在Barton等的类似研究中，分别将视差模拟图像和视差数字化图像与TACT进行比较，以检测其对上颌第一磨牙MB2的检测能力[26]。TACT的MB2检出率为37.9%，这与Nance的研究结果相符。然而，在Barton等的研究中，X线片对MB2的检出率与TACT大致相等，TACT对MB2的检出率并没有显著影响。研究中还观察到，近中颊侧第一根管与MB2之间的距离非常之小，这对于当前的TACT技术来说比较难以实现。

（四）数字减影X线摄影术及其应用

在完全相同的投照位置、几何光束和曝光参数下进行X线成像，可以消除时间变量对图像的影响。鉴于在临床实践中，随着时间的推移，难以获取具有可复性的几何投影，因此该技术主要应用于研究。

数字减影及数字探测器已应用于牙髓治疗中[27-29]（图9-35）。Yoshioka等在一项对牙髓治疗的随访研究中，评估了使用早期版本的RVG系统进行数字减影X线摄影术的成效[27]。在这一早期数字化系统中，针对由于电流和像素间灵敏度差异引起的原始图像的帧内变化进行了逐像素校正。同时，使用连接在探测器上的铜台阶楔对图像间的变化进行二次校正。在患者随访时，使用相同的光束几何形状获得标准化图像。经过根管治疗后，位于根尖周病变处的感兴趣区域其像素值增加，并且这种变化在长达545天的观察期内一直持续。因此得出，在牙髓病随访时可行减影X线摄影术。

Nicopoulou-Karayianni等对比了传统成像和数字减影X线图像评估根管治疗对根尖周病变的治疗效果[28]。在治疗后3~12个月的随访中，数字减影X线摄影术相比传统成像获得了更好的观察者置信度。

Mikrogeorgis等评价了传统X线成像与数字减影X线摄影术在评估慢性根尖周炎进展的适用性[29]。该研究纳入了90例慢性根尖周炎患者，均需在术前拍摄X线片、进行根管预备，并在根管内放置氢氧化钙糊剂。在最终根管充填之前，每隔15天接受放射检查并更换氢氧化钙糊剂。初次治疗后1.5个月时进行根管充填，并分别在充填后2周、6周、3个月、6个月和12个月接受放射检查。其中，在数字化X线成像中使用固态检测器进行投照。研究结果显示，即使在很短的时间间隔内，使用数字减影X线摄影也可以检测到根尖周组织结构的变化。

数字减影技术是有效却又耗时的。从2014年起，美国使用的CDT程序代码中已包含用于数字减影的图像后处理代码。

四、口内成像的辐射剂量

辐射防护最优化原则（as low as reasonably achievable，ALARA）是在不影响诊断质量的前提下使用尽可能最小的辐射剂量获取图像。传统直接曝光的X线胶片感光性相

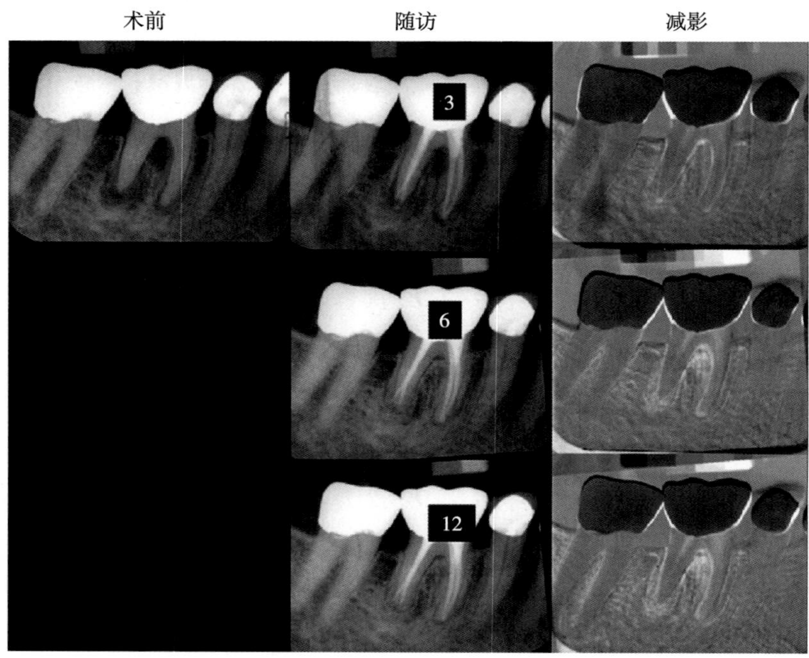

图 9-35 利用数字减影成像比较了术前（第 1 列）和牙髓治疗后第 3、6 和 12 个月（第 2 列）的随访图像。第 3 列表示从术前 X 线照片中减去相应的随访图像。可以观察到，第一磨牙远中根尖区的透射影有明显的进行性再矿化

对较差，需要较高的辐射剂量才能产生具有最佳诊断价值的图像。

相比之下，数字探测器的量子效率更高，因此辐射剂量更低。另一方面，现在通过大大提高胶片对辐射的量子效率，从而更快地获取口内 X 线片。因此，通过使用高速胶片，可以在相对低的曝光剂量下获得高对比度的图像。但是曝光不足的 X 线胶片仍会增加图像的放射线“斑点”和颗粒感，使图像清晰度不足[30]。Sheaffer 等发现如果为了尽量减少辐射剂量而曝光不足的 X 线片，无论胶片速度如何，都会导致图像质量下降[31]。

随着越来越高效的数字化 X 线探测器技术的出现，以及对比度增强和辐射剂量减少等附加优势，可以在较低的曝光量下获得比传统胶片更有效的诊断图像。Velders 等发现，相较 Ektaspeed 胶片，数字化系统在口腔 X 线片中的应用可以减少约 95% 的辐射剂量[32]。然而需要注意的是，由于信噪比（signal-to-noise ratio，SNR）的降低，如此低的辐射剂量将损害图像质量。

尽管对于 PSP 检测器来说，减小对轻薄物体的辐射剂量可能受到质疑，但 Huda 等的一项研究发现，在相同的曝光时间下，使用 PSP 检测器的低对比度分辨力优于 X 线胶片[33]。此外，有些作者认为 PSP 比 E-speed 胶片需要更多的辐射，并且只有在使用固态系统时才能降低辐射剂量。但是 PSP 系统具有较宽的动态范围，远大于 CCD 系统和传统胶片。理论上，PSP 的曝光纬度比约为 10 000 : 1[33]。因此，它们能够在广泛的曝光范围内产生有效图像[33-38]。PSP 系统的实际曝光范围取决于采集软件和扫描电子产品。当以清晰辨别釉牙本质界为下限值，以像素晕染或牙颈部 Burnout 征象模糊不清为上限值来确定相对曝光范围时，PSP 口内 X 线成像的曝光纬度比不超过 25 : 1[39]。

对于某些 CMOS 系统，其固态检测器的有效曝光纬度可能超过 20 : 1。然而，对于 CCD 口内 X 线成像系统而言，由于高曝光会导致像素晕染，其曝光纬度相对较窄（小于 10 : 1）[39]。

动态范围，也称为纬度，是指在有效密度范围内产生图像的曝光范围。在较大的曝光范围内产生的诊断图像具有广泛的动态范围，反之亦然。能够反映感光乳剂特性的 H&D 曲线（Hurter and Driffield curve），其发明早于 X 线 5 年，但后来被扩展到 X 线胶片中（图 9-36）。H&D 曲线使用的是像素值而不是胶片密度，H&D 曲线的概念也可以应用于数字化成像。曲线的直线部分代表的就是动态范围。对于传统胶片而言，该曲线说明了曝光量（X 线的对数）和图像探测器的光密度（暗度）之间的关系。X 线片的有效光密度范围约为 0.5~3.0。但是超过此范围，图像往往会丢失诊断细节。对于胶片而言，此曲线呈现为拉伸的字母 S 形，曲线的顶部水平部分称为“肩部”，对应较高的曝光；而下部称为“趾部”，对应较低的曝光。这些部分的曝光变化对图像密度几乎没有影响。而曲线的直线和垂直部分存在即便微小的变化，都会显著影响图像密度。因此，曲线的直线部分越垂直，其纬度越小。这也就解释了数字探测器（尤其是存储式磷光探测器）动态范围相对较宽的原

因。与 X 线胶片图像相比，曲线可以是线性的，并且更宽，可以没有“肩部”或“趾部”（图 9-36）。

许多数字系统可以选择使用自动默认的“图像均衡”功能。它通过随机放大像素值，以非线性方式增强对比度，从而获得最佳图像质量。Hayakawa 等的一项研究发现，计算机牙科 X 线成像中的均衡曝光补偿仅对曝光不足的图像有一定补偿作用，而对曝光过度的图像无用[40]。他们还发现，对于曝光不足图像的这类补偿并没有显著改变其信噪比。其他研究发现，较低的曝光量严重时会导致背景噪点增加，从而对检测对象组织内的细微的低对比度细节产生负面影响[41]。

与 PSP 图像中的均衡功能相似，第四代 RVG 具有自动曝光补偿（automatic exposure compensation，AEC）选项，该选项可通过扩展像素值范围以增加图像内部结构对比度来补偿曝光误差。该功能可以补偿曝光不足以及曝光过度的图像。因为它可以补偿曝光过度，所以可能会导致患者过度暴露的风险。此外，还发现自动曝光补偿会降低信噪比，并产生与曝光相关的随机像素值[40]。例如 RVG-6200 等较新的版本中具有曝光剂量指示器，可以在出现曝光错误时警告影像医生。

有证据表明，口腔医生（尤其是牙髓病科医生）在进行牙髓治疗时，通常倾向于查看高对比度的图像[31]。同样的，检测咬合面龋时使用较暗的 X 线片更为准确[42]。这可能是因为高曝光量可以轻松区分低对比度的物体。H&D 曲线中向上移动曝光差可以提高对比度。解剖结构变化越小，区分相邻结构所需要的对比度就越大。获得所需对比度的方法之一就是增加曝光量。此外，如果某部分解剖结构与其他物体的图像重叠，则必须将后者的信号作为附加噪点处理。因此，必须增加剂量以观察图像中的结构。Thoms 认为尝试降低曝光剂量会导致图像 SNR 降低，从而降低次要结构的可见性[43]。但是，较高的曝光量也会降低诊断准确性。曝光量较低的图像会导致更多的假阴性，而曝光过度的图像也会导致较高的假阳性反应[44]。在文献中，对于产生不影响诊断质量的图像所需实际的曝光时间仍存在疑问，在检测低对比度物体时更是如此。仍然需要解决的问题如下：①当前使用的各个口腔 X 线成像系统所需的最佳曝光时间以及最佳曝光范围是多少？②在进行牙髓治疗时，是否需要高辐射剂量？③辐射剂量对细小根管等低对比度物体的检测有什么影响？许多问题甚至在 X 线成像技术中也没有得到完全的回答。

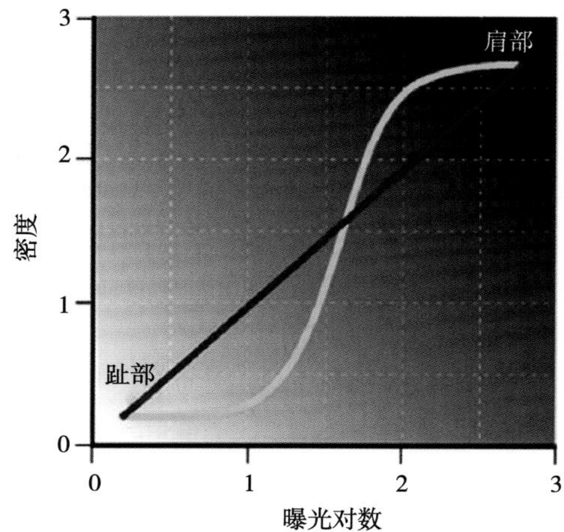

图 9-36　Hurter 和 Driffield 曲线显示图像密度与曝光量相关

虽然儿童不经常进行牙髓治疗，但美国牙髓病学协会已加入图像低辐射剂量联盟，该联盟在使用 X 线对儿童进行影像学检查时需要特别注意辐射剂量。由于儿童的细胞新陈代谢更快、预期寿命更长，电离辐射对儿童的不利影响尤其大。其目标包括，根据检查和专业判断而非常规选择适合儿童的 X 线投照剂量、使用与诊断图像相符的快速探测器、尽可能使 X 线垂直投照，并使用甲状腺防护罩[45,46]。

总结

在图像显示的即时性方面，数字化成像系统与传统胶片相比具有明显的优势。但是，仍然需要对最佳曝光策略进行进一步的科学验证，以优化包括牙髓病学在内的特定诊断任务的成像效果。

参考文献

1. Mouyen F. Apparatus for providing a dental radiological image and intraoral sensor used therewith. US patent 4593400, 1986.
2. van der Stelt PF. Filmless imaging: the uses of digital radiography in dental practice. *J Am Dent Assoc.* 2005;136:1379–1387.
3. Farman AG. Fundamentals of image acquisition and processing in the digital era. *Orthod Craniofac Res.* 2003;6(Suppl 1):17–22.
4. Bender IB, Seltzer S. Roentgenographic and direct observation of experimental lesions in bone: I. *J Am Dent Assoc.* 1961;62:152–156.
5. Bender IB, Seltzer S. Roentgenographic and direct observation of experimental lesions in bone: II. *J Am Dent Assoc.* 1961;62:707–712.
6. Barbat J, Messer HH. Detectability of artificial periapical lesions using direct digital and conventional radiography. *J Endod.* 1998;24:837–842.
7. Barkhordar RA, Meyer JR. Histologic evaluation of a human periapical defect after implantation with tricalcium phosphate. *Oral Surg Oral Med Oral Pathol Oral Radiol Endod.* 1986;61:201–206.
8. Yokota ET, Miles DA, Newton CW, Brown CE Jr. Interpretation of periapical lesions using RadioVisioGraphy. *J Endod.* 1994;20:490–494.
9. Holtzmann DJ, Johnson WT, Southard TE, et al. Storagephosphor computed radiology versus film radiography in detection of pathologic periradicular bone loss in cadavers. *Oral Surg Oral Med Oral Pathol Oral Radiol Endod.* 2000;86:90–97.
10. Paurazas SB, Geist JR, Pink FE, et al. Comparison of diagnostic accuracy of digital imaging by using CCD and CMOSAPS sensors with E-speed film in the detection of periapical bony lesions. *Oral Surg Oral Med Oral Pathol Oral Radiol Endod.* 2000;89:356–362.
11. Mistak EJ, Loushine RJ, Primack PD, et al. Interpretation of periapical lesions comparing conventional, direct digital and telephonically transmitted radiographic images. *J Endod.* 1998;24:262–266.
12. Tirrell BC, Miles DA, Brown CE Jr, Legan JJ. Interpretation of chemically created lesions using direct digital imaging. *J Endod.* 1996;22:74–78.

13. Farman AG, Avant SL, Scarfe WC, et al. In vivo comparison of Visualix-2 and Ektaspeed Plus in the assessment of periradicular lesion dimensions. *Oral Surg Oral Med Oral Pathol Oral Radiol Endod.* 1998;85:203–209.
14. Kullendorff B, Nilsson M. Diagnostic accuracy of direct digital dental radiography for the detection of periradicular bone lesions. II. Effects on diagnostic accuracy after application of image processing. *Oral Surg Oral Med Oral Pathol Oral Radiol Endod.* 1996;82:585–589.
15. Wallace JA, Nair MK, Colaco MF, Kapa SF. A comparative evaluation of the diagnostic efficacy of film and digital sensors for detection of simulated periapical lesions. *Oral Surg Oral Med Oral Pathol Oral Radiol Endod.* 2001;92:93–97.
16. Scarfe WC, Czerniejewski VJ, Farman AG, et al. In vivo accuracy and reliability of color-coded image enhancements for the assessment of periradicular lesion dimensions. *Oral Surg Oral Med Oral Pathol Oral Radiol Endod.* 1999;88:603–611.
17. Woolhiser GA, Brand JW, Hoen MM, et al. Accuracy of film-based, digital, and enhanced digital images for endodontic length determination. *Oral Surg Oral Med Oral Pathol Oral Radiol Endod.* 2005;99:499–504.
18. Vandre RH, Pajak JC, Abdel-Nabi H, et al. Comparison of observer performance in determining the position of endodontic files with physical measures in the evaluation of dental X-ray imaging systems. *Dentomaxillofac Radiol.* 2000;29:216–222.
19. Eikenberg S, Vandre R. Comparison of digital dental X-ray systems with self-developing film and manual processing for endodontic file length determination. *J Endod.* 2000;26:65–67.
20. Sanderink GC, Huiskens R, van der Stelt PF, et al. Image quality of direct digital intraoral X-ray sensors in assessing root canal length. The RadioVisioGraphy, Visualix/VIXA, Sens-A-Ray, and Flash Dent systems compared with Ektaspeed films. *Oral Surg Oral Med Oral Pathol Oral Radiol Endod.* 1994;78:25–32.
21. Li G, Sanderink GC, Welander U, et al. Evaluation of endodontic files in digital radiographs before and after employing three image processing algorithms. *Dentomaxillofac Radiol.* 2004;33:6–11.
22. Cederberg RA, Tidwell E, Frederiksen NL, Benson BW. Endodontic working length assessment. Comparison of storage phosphor digital imaging and radiographic film. *Oral Surg Oral Med Oral Pathol Oral Radiol Endod.* 1998;85:325–328.
23. Martinez-Lozano MA, Forner-Navarro L, Sanchez-Cortes JL, Llena-Puy C. Methodological considerations in the determination of working length. *Int Endod J.* 2001;34:371–376.
24. Naoum HJ, Chandler NP, Love RM. Conventional versus storage phosphor-plate digital images to visualize the root canal system contrasted with radiopaque medium. *J Endod.* 2003;29:349–352.
25. Nance R, Tyndall D, Levin LG, Trope M. Identification of root canals in molars by tuned-aperture computed tomography. *Int Endod J.* 2000;33:392–396.
26. Barton DJ, Clark SJ, Eleazer PD, et al. Tuned-aperture computed tomography versus parallax analog and digital radiographic images in detecting second mesiobuccal canals in maxillary first molars. *Oral Surg Oral Med Oral Pathol Oral Radiol Endod.* 2003;96:223–228.
27. Yoshioka T, Kobayashi C, Suda H, Sasaki T. An observation of the healing process of periapical lesions by digital subtraction radiography. *J Endod.* 2002;28:589–591.
28. Nicopoulou-Karayianni K, Bragger U, Patrikiou A, et al. Image processing for enhanced observer agreement in the evaluation of periapical bone changes. *Int Endod J.* 2002;35:615–622.
29. Mikrogeorgis G, Lyroudia K, Molyvdas I, et al. Digital radiograph registration and subtraction: a useful tool for the evaluation of the progress of chronic apical periodontitis. *J Endod.* 2004;30:513–517.
30. Sanderink GC. Imaging: new versus traditional technological aids. *Int Dent J.* 1993;43:335–342.
31. Sheaffer JC, Eleazer PD, Scheetz JP, Clark SJ, Farman AG. Endodontic measurement accuracy and perceived radiograph quality: effects of film speed and density. *Oral Surg Oral Med Oral Pathol Oral Radiol Endod.* 2003;96:441–448.
32. Velders XL, Sanderink GC, van der Stelt PF. Dose reduction of two digital sensor systems measuring file lengths. *Oral Surg Oral Med Oral Pathol Oral Radiol Endod.* 1996;81:607–612.
33. Huda W, Rill LN, Benn DK, Pettigrew JC. Comparison of a photostimulable phosphor system with film for dental radiology. *Oral Surg Oral Med Oral Pathol Oral Radiol Endod.* 1997;83:725–731.
34. Berkhout WE, Beuger DA, Sanderink GC, van der Stelt PF. The dynamic range of digital radiographic systems: dose reduction or risk of overexposure? *Dentomaxillofac Radiol.* 2004;33:1–5.
35. Matsuda Y, Okana T, Igeta A, Seki K. Effects of exposure reduction on the accuracy of an intraoral photostimulable phosphor imaging system in detecting incipient proximal caries. *Oral Radiol (Japan).* 1995;11:11–16.
36. Borg E, Gröndahl H-G. On the dynamic range of different X-ray photon detectors in intra-oral radiography: a comparison of image quality in film, charge-coupled device and storage phosphor systems. *Dentomaxillofac Radiol.* 1996;25:82–88.
37. Borg E, Attaelmanan A, Gröndahl HG. Subjective image quality of solid-state and photostimulable phosphor systems for digital intra-oral radiography. *Dentomaxillofac Radiol.* 2000;29:70–75.
38. Borg E. Some characteristics of solid-state and photo-stimulable phosphor detectors for intra-oral radiography. *Swed Dent J.* 1999;139(Suppl):1–67.
39. Farman AG, Farman TT. A comparison of 18 different X-ray detectors currently used in dentistry. *Oral Surg Oral Med Oral Pathol Oral Radiol Endod.* 2005;99:485–489.
40. Hayakawa Y, Farman AG, Scarfe WC, Kuroyanagi K. Pixel value modification using RVG-4 automatic exposure compensation for instant high-contrast images. *Oral Radiol (Japan).* 1996;12:11–17.
41. Ramamurthy R, Canning CF, Scheetz JP, Farman AG. Impact of ambient lighting intensity and duration on the signal-to-noise ratio of images from photostimulable phosphor plates processed using DenOptix and ScanX systems. *Dentomaxillofac Radiol.* 2004;33:307–311.
42. Skodje F, Espelid I, Kvile K, Tveit AB. The influence of radiographic exposure factors on the diagnosis of occlusal caries. *Dentomaxillofac Radiol.* 1998;27:75–79.
43. Thoms M. The effect of dose reduction on the diagnoses on the small structural sizes in two-dimensional imaging. In: Lemke HU, Vannier MW, Inamura K, et al. eds. *Computer Assisted Radiology and Surgery.* International Congress Series 1256. Amsterdam: Elsevier; 2003. pp. 1206–1211.
44. Svenson B, Welander U, Anneroth G, Soderfeldt B. Exposure parameters and their effects on diagnostic accuracy. *Oral Surg Oral Med Oral Pathol Oral Radiol Endod.* 1994;78:544–550.
45. White SC, Scarfe WC, Schulze RK, et al. The Image Gently in Dentistry campaign: promotion of responsible use of maxillofacial radiology in dentistry for children. *Oral Surg Oral Med Oral Pathol Oral Radiol Endod.* 2014;118:257–261.
46. Farman AG. Image gently: enhancing radiation protection during pediatric imaging. *Oral Surg Oral Med Oral Pathol Oral Radiol Endod.* 2014;117:657–658.

第三节 锥形束计算机断层扫描

Cone Beam Computed Tomography

Martin D. Levin, Allan G. Farman

一、锥形束计算机断层扫描技术

锥形束计算机断层扫描(Cone beam computed tomography, CBCT)是一项在特定情况下可以有效评估根管系统的成熟技术。CBCT 能够在不压缩解剖特征的情况下,对牙列和颌面部骨骼进行无失真的三维可视化。如果患者的主诉、病史、临床检查及口内 X 线片检查结果尚不能满足诊断要求,可使用 CBCT 进行进一步诊断。

CBCT 的 X 线源及探测器被固定在机架上,通过机架旋转从而进行图像采集。X 线束以分散金字塔形或锥形的形式定向穿过感兴趣区(region of interest, ROI)中央,照射到对面的X线探测器上。X线源和探测器围绕一个固定在感兴趣区中心的支点旋转。在旋转180°或更大角度的过程中（图9-37），数以百计的连续投影数据构成视野（field of view，FOV）。这一过程不同于多层螺旋计算机断层扫描（multislice computed tomography，MSCT），它使用扇形X线束，通过螺旋前进获取视野的图像切片，然后通过切片堆叠从而能获得三维成像，其每一张切片都需要单独扫描和二维重建（图9-38）。因为CBCT在整个视野范围内曝光，因此为了获取足够的数据用于大多数颌面部结构的图像重建，只需要一个旋转序列。

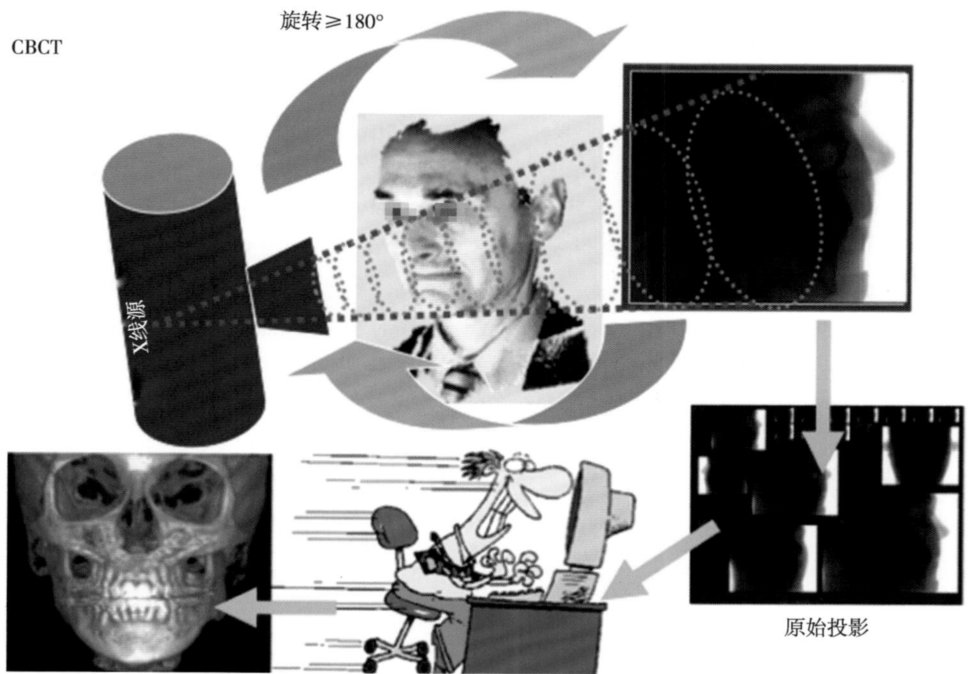

图9-37　CBCT运行示意图。通过滤波反向投影集成二维传输图像，以提供可在三维或任意平面上作为单张切片查看的图像数据

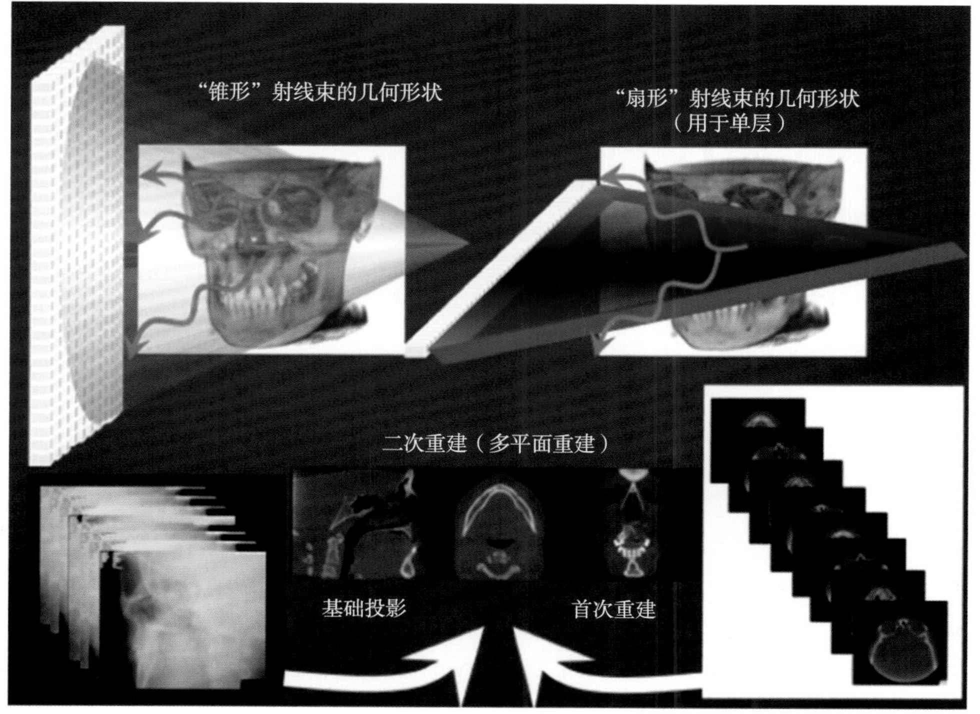

图9-38　CBCT与螺旋CT的比较

CBCT 最初是为血管造影而开发的[1]，但近来应用于越来越多的领域，包括放射治疗指导及乳腺钼靶摄影成像[2,3]。CBCT 的组件较 MSCT 更便宜，并可减小 MSCT 检查时因患者移动导致图像清晰度下降。CBCT 的其他优势包括曝光时间更短、减少患者移动的可能性及降低检查的辐射剂量等。然而，它的主要缺点是由于散射辐射的增加导致相对于背景噪声的信号强度较低，从而限制了与噪声和对比度分辨率相关的图像质量。虽然 CBCT 对硬组织（骨窗）成像很好，但软组织之间的对比度普遍较差。幸运的是，硬组织的鉴别在牙髓诊断中最主要。此外，CBCT 可以在相对低辐射剂量的条件下满足根管对于图像高分辨率的需求。直到 20 世纪 90 年代末，价格低廉且功能强大的计算机及能够持续曝光的 X 线球管的问世，使得可供牙科诊所使用的临床设备被制造出来。CBCT 的其他关键部件包括能够快速接收和清除多幅图像而不产生余晖的探测器，以及将连续的二维图像转换为三维图像的算法。

如果运用得当，CBCT 是一项十分有价值的技术。通过以下一系列举措，可降低患者接受的辐射剂量：①需根据专业诊断或治疗指导进行图像选择，而不是未经医生对患者病情进行个性化评估就直接将电离辐射暴露作为“常规”检查手段；②成像视野极小化，以减少对无需成像组织的辐射暴露；③以图像质量达到诊断要求为准，采用最低曝光剂量。

对于年轻人来说，限制辐射剂量十分重要。国际辐射防护委员会（International Commission on Radiological Protection，ICRP）指出，儿童受到辐射剂量的影响可能是 20~25 岁年轻人的 3 倍，也可能比 60 岁左右的成年人高出一个数量级[4,5]。与成年人相比，儿童更容易受到电离辐射的不良影响，这是因为他们的寿命更长，在此期间可能会产生各类变化；与此同时，与成年人相比，儿童的细胞更新速度更快。因此，只有在口腔医生对患者进行临床评估后才能进行 CBCT 检查，并且在判断 CBCT 检查的受益超过可能对患者带来的风险后才能进行 CBCT（即使存在这些风险的可能性很小）。在美国牙髓医师协会（American Association of Endodontists，AAE）和美国口腔颌面放射学会（American Academy of Oral and Maxillofacial Radiology，AAOMR）的联合声明中，可以找到更多关于在牙髓治疗中使用 CBCT 的指导。

一些市面上的 CBCT 部件（图 9-39）将 CBCT 和全景探测器分开。这种多模态设计可能允许全景 X 线成像对有限的扫描体积进行补充（图 9-40），以便必要时评估整个下颌骨和上颌骨。

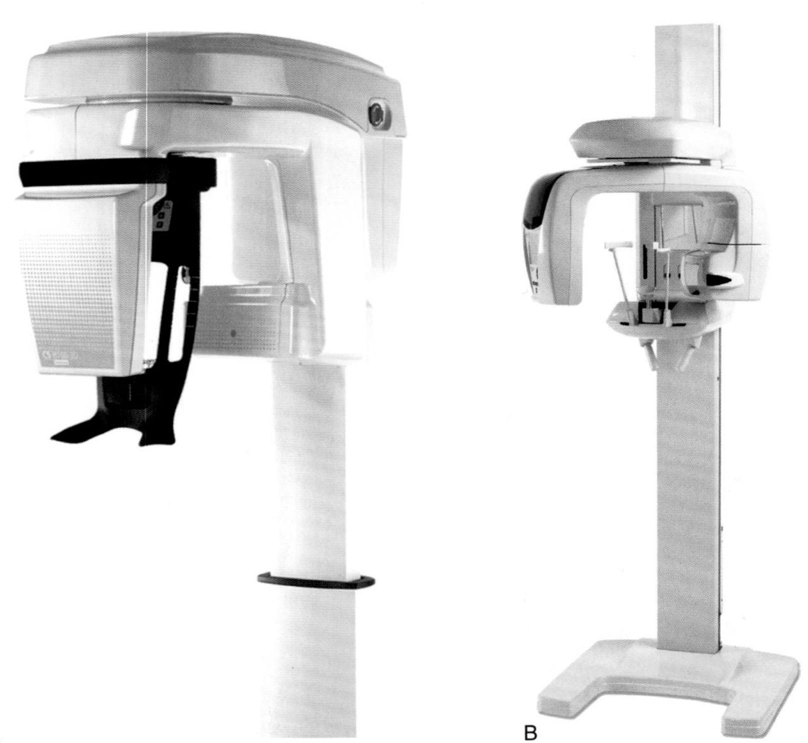

图 9-39 多视野 CBCT 的实例

A. Carestream Dental CS 8100 3D **B.** J.Morita Veraviewepocs 3D F40

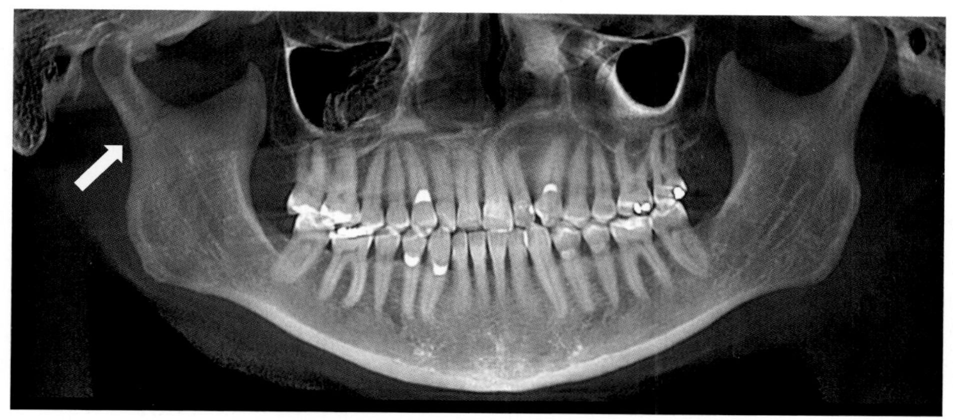

图 9-40　虚拟全景重建显示右侧髁突颊、舌侧的非移位骨折。下颌角、下颌骨体部、下颌正中联合及左侧髁突结构完整

（一）视野和空间分辨率

在牙髓病学研究中，ROI 通常很小，而且是预先确定的。在 CBCT 扫描中解剖成像的范围取决于所选择的扫描体积或视野，并由探测器的大小和形状、光束投影几何形状和光束准直度等控制。视野通常分为大视野、中视野和小视野，由需要检测的任务决定。扫描体积只应略大于解剖兴趣区，以减少患者的 X 线暴露。

小视野带来的好处是可以增加分辨率，以便对十分细微的对象特征进行检测。如牙周膜间隙的变化，其测量范围约 200μm[6]，体素分辨率为 0.075mm。

Bauman 等[7]在回顾上颌第一磨牙近中颊侧根管检测的文献中发现，使用二维成像，无论使用模拟胶片还是数字化探测器，可能会遗漏多达一半的 MB2[7]。在使用体素分辨率为 0.125mm 和使用最大基础图像数的情况下，CBCT 能够准确检测出 93.3% 的病例近中颊侧根管的数量。高分辨率是实现检测准确率的关键，当体素分辨率设置为 0.4mm 时，检测准确率会下降至 60.1%。当体素分辨率分别为 0.2mm 和 0.3mm 时，其对应的检测准确率是 77.7% 和 88.8%。该研究证实了 CBCT 在牙髓病学中的应用价值，同时也证明了需要仔细选择成像参数以保证结果的准确性。

（二）CBCT 图像的解读

因为放射检查所显示的结果可能会影响患者的健康，所以提出检查申请的临床医师需要对所有的 X 线片进行仔细且全面地分析。对检查结果进行系统的回顾和记录是至关重要的。临床医师负责评估整个拍摄范围，相关问题的解释权则归口腔颌面影像医师[8]。更多细节，请详见第十章。

二、锥形束计算机断层扫描技术的临床应用

（一）根尖周炎的检测

评估牙髓病的基本要素包括患者主诉、病史和临床及影像学检查。在初步评估牙髓病患者时应使用口内 X 线片。平片成像方式能够对牙、支撑结构和解剖特征的定位提供简便、低廉和低辐射评估的可能性。然而，平片成像方法存在一定的局限性，如图像的重叠、放大、几何失真和结构歪曲等等。早期研究表明，根尖片不能够检测未影响骨皮质的实验性骨病损[9]。增加横断面成像可以评估复杂的根管形态、病变的实际范围及其与邻近解剖结构的空间关系[10]。在临床条件利于患者的情况下，应考虑采用 CBCT 成像。

CBCT 优于常规的 X 线平片检查已在许多牙髓病学的应用中被证实。Lofhag Hansen 等比较了 3 位口腔影像医师分别利用 2 张水平角相差 10° 的口内 X 线片来获取共 46 颗患牙投照影像的准确率[11]。与此同时，利用高分辨率、小视野的 CBCT 对同一患者进行扫描，结果显示在 69.5% 的患牙影像中获取了更多的临床相关信息。在传统 X 线片中，遗漏了较小的 10 例根尖周透射影，并有 3 例颊舌向骨皮质穿孔的较大的根尖病变也未被检测出。Low 等评估了 CBCT 与根尖片识别 156 颗上颌后牙牙根的情况[12]，CBCT 识别率较根尖片高 34%。研究表明，CBCT 能够检测出骨皮质及骨松质中那些因临近结构重叠而遗漏的根尖透射影像[13]。

在根尖周病变的检测中，根尖周炎引起的骨改变可能因病变较小或相邻结构的重叠而被隐藏。Tsai 等[14]的研究结果显示，2 种 CBCT 对小于 0.8 mm 的模拟病灶的检测准确性较差，0.8~1.4mm 大小的病灶检测准确性较好，大于 1.4mm 的病灶检测准确性较高；而根尖片检测以上不同大小的病变其准确性均较差。Patel 等[15]在 6 个人类下颌磨牙远中根周围的骨松质中建立大小不同的模拟病损。在显示根尖周病变的存在（敏感度 =1.0）和不存在（特异度 =1.0）时，CBCT 图像的准确性为 100%。根尖片能够显示 24.8% 的根尖病变（敏感度 =0.248），但在检测无病变（特异度 =1.0）时是准确的。他们的结论是，重叠和较

差的几何条件会降低病变的检出率。从任意角度观察患牙有助于显示出根尖周骨破坏的真实性，提高了 CBCT 对病变的检测率，同时对骨皮质病变的检测准确性高于骨小梁病变。

在对传统 X 线片及数字化口内成像与 CBCT 成像诊断根尖周炎的准确性进行系统评价和荟萃分析（Meta 分析）中，Leonardi Dutra 等[16]仅发现 9 项符合条件的研究，其中 6 项符合 Meta 分析。他们发现符合观察者之间或观察者内部一致性的数据很少或没有。他们注意到在检查实验模拟根尖周炎时，骨病损的大小、所研究的解剖区域、观察者的经验和其他因素等的差异会带来的敏感性变化。研究结果表明，传统胶片及数字化口内成像对模拟根尖周炎与非病变的鉴别准确率分别为 73% 和 72%，而 CBCT 的准确率高达 96%。该分析的局限性在于纳入的均为体外研究，且所累及的骨组织与发生的根尖周炎之间无弥漫性边界存在。

由于口内 X 线片会将三维物体压缩成二维图像，因此需要优化 X 线发生器、牙齿和探测器间的几何构型等，以达到精确投照[17]。文献证实，观察区临近结构所产生的叠加影像，无疑对病变的检测是一种挑战。例如，在腭部低平的情况下对上颌后牙进行根尖片拍摄时，由于颧弓、上颌窦底、腭板、牙槽骨、邻牙等结构与牙根重叠，导致投照效果欠佳。在根尖片中，靠近上颌窦底的根尖透射影像常常会被忽略[18]。即使多角度拍摄，也难以兼顾每一个牙根。而 CBCT 可以准确地生成牙及支撑结构的三维图像，以及解剖特征的空间关系[19]。使用现有的计算机断层扫描技术，每个牙根均可进行矢状向或冠状向重建显示，轴位切面可进行无失真检查。

（二）对于临床症状和体征不符患者的检测

与未经治疗或曾有根管治疗史的患牙相关的非局限性疼痛以及一些看似相互矛盾的发现并非罕见。CBCT 的一个主要优点是它可以准确地显示牙及其支撑结构的真实大小和位置改变[12]（图 9-41）。

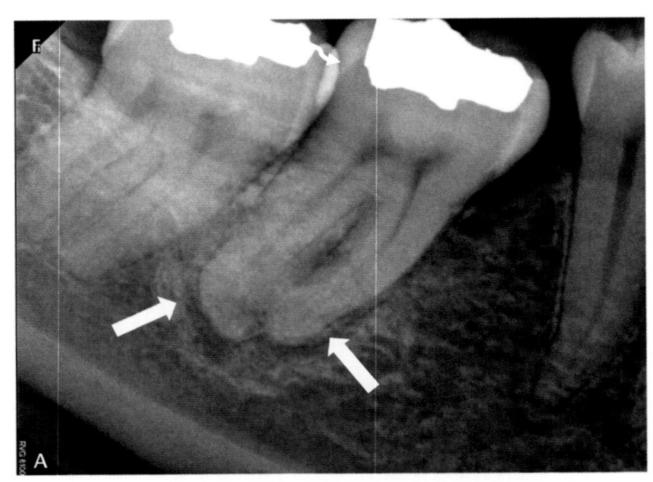

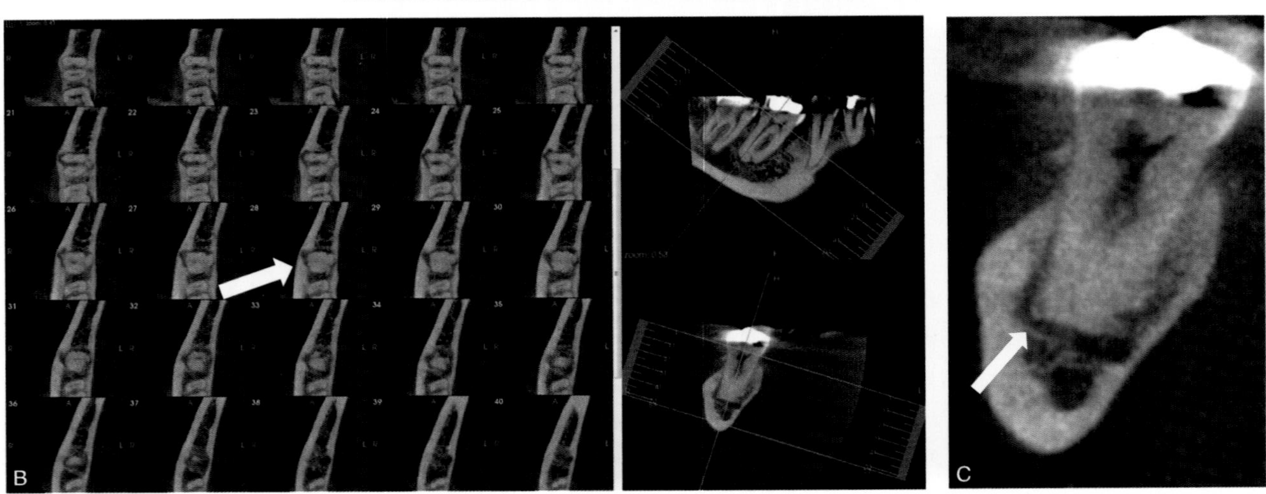

图 9-41

A. 患者为 56 岁女性，其根尖 X 线片显示，右下颌第二磨牙有一小的圆形透射带影像，周围环绕着约 2mm 宽的不透明带，集中在近中根和远中根的根尖周围（见实心箭头所示）。该病变的诊断与不可逆性牙髓炎所混淆 **B.** 相关及校正的轴向重建显示颊侧骨皮质受侵蚀（见实心箭头所示） **C.** 同一区域的横断面重建显示多个根尖区的不同密度改变以及远中根远端的牙骨质增生（见实心箭头所示）。这些特征与不可逆性牙髓炎伴牙骨质不典型增生相一致

根管治疗可能会导致持续6个月以上的长期疼痛，其发生率在5.4%~10.0%左右[28]，这种疼痛可能由牙源性或非牙源性因素引起。由于每位患者的治疗方案和治疗效果都不尽相同，因此疼痛的发病机制显得至关重要。根尖片和CBCT在检测如根管遗漏、过度根管预备或超填等引起的牙源性疼痛的患者时，分别检测出57%和100%异常表现。在诊断为非牙源性疼痛的患者中，约有75%的根尖片表现正常，而约25%的患者显示有根尖透射影像。在这些患者的诊断中，CBCT在诊断所有牙源性病变时具有显著的优势。术后6个月出现牙痛的部分患者可能为非牙源性疼痛，其中颞下颌关节紊乱病可能是最常见的病因[28]。

非牙源性疼痛的病理生理机制尚不清楚，但推测可能与易感患者外周感觉神经元的传入神经阻滞有关。非典型牙痛（atypical odontagia，AO）或持续性牙周疼痛障碍（persistent dentoalveolar pain disorder，PDAP）的诊断具有挑战性，这取决于患者的病史、临床检查和影像学表现隐匿。在某些情况下，根尖周炎的症状与AO密切相关。Pigg等对20名AO患者进行研究[29]，患者疼痛区域中至少1颗患牙接受了侵入性治疗，包括30颗牙中的21颗接受了根管治疗。他们发现，其中60%没有根尖周病变，并且CBCT对根尖周病变的显示较传统X线成像高出17%。该研究表明，CBCT可为二维成像进行有效的补充[29]。大多数PDAP患者在MRI检查时，疼痛区域无明显信号改变。X线检查和MRI结果存在较高的相关性[30]。在一项对46名先前诊断为PDAP的患者进行了长达7年的跟踪研究中，约1/3的患者出现了明显的改善，但对多数患者来说，疼痛是持续且难以治愈的[31]。

（三）复杂根管形态解剖结构评估

成功的根管治疗需要彻底清洁与封闭根管系统，如果无法成功定位所有根管将会导致根管治疗失败。在不同种族人群中，解剖学变异普遍存在，并且表现出一定的形态学特征[32]。CBCT检测相当于体外组织学检查，可提供多种形式的图像，如多平面重建和3D可视化技术[33]。根管形态学的变异可分为额外根、额外根管、牙根弯曲和牙形态异常。

1. 额外根、额外根管和牙根弯曲　手术显微镜在根管治疗中对识别根管解剖结构起着重要的作用，必要时可采用CBCT加以辅助。CBCT和手术显微镜的应用提高了根管系统的检测率及对颊舌向弯曲牙根的识别[34]。Blattner等对离体的上颌第一磨牙和第二磨牙切割截面进行体外研究[35]，并与CBCT对其MB2的检出率进行比较，结果显示两种方法间存在正相关（79%），表明CBCT是检测MB2的可靠方法。在2 575例中国受试者样本中，CBCT显示MB2根管的发生率在10~20岁最高，对侧同名牙也很可能存在MB2根管。

Matherne等三位牙髓病学家采用传统X线片以及数字探测器和PSP板对72颗人类离体牙进行投照[36]，同时，口腔颌面影像医生对上述牙进行CBCT扫描。研究结果发现，牙髓病学家利用二维图像检测时，40%的受检牙至少有一个根管无法检测出来。

额外根及额外根管发生率的检测方法多种多样，比如，口内X线片[37]、计算机断层扫描、MRI、扫描电子显微镜、牙切片、显微CT等。CBCT和手术显微镜的联合应用增强了临床对上颌第一磨牙额外根管的识别与定位[34]。然而，对根管系统内部解剖的识别受制于根管的走行以及所采用的CBCT空间分别率。Bauman等[7]报道，当体素为0.4mm时，MB2的检出率为60.1%；当体素减小至0.125mm时，检出率提高到93.3%。此外，有经验的检测者对MB2的检出率也会越高。

预备严重弯曲的根管需要器械符合根管自然形态[38]，弧长增加和弯曲半径减小均会影响循环疲劳引起的器械断裂[39]。一项对100颗下颌第一磨牙和第二磨牙的研究中发现，所有受检牙牙根都存在颊舌向和近远中向的弯曲，其中近远中向二次弯曲的发生率最高[40]。已证实CBCT有助于精确测量牙根的曲度半径，因此CBCT越精准，诊疗过程误差则越小[41]。

2. 牙形态异常　CBCT可用于诊断牙形态异常，如发育畸形。以牛牙症为例，是一种以髓腔朝根尖方向延伸且在釉牙骨质界无狭窄的发育畸形，常见于多根牙[42]。在某些报道中CBCT成功应用于疑难根管的定位和大小测量[43,44]。

牙内陷（dens invaginatus，DI）是一种牙形态异常，可能是在牙发育过程中由于外力作用于牙胚[45]，或者某些遗传性疾病而导致牙乳头发生内陷[46]。牙内陷在上下颌均可发生，上颌侧切牙常见，其次是上颌中切牙，常双侧对称发生[47]。有病例报告表明，CBCT可重建内陷牙的三维结构，对正畸牙髓治疗中，保存牙体结构及重要的牙髓组织具有重要价值[48]。

畸形牙尖（dens evaginatus，DE）的特征是有一个突出的副牙尖，是包含牙本质的小结节，其内含有延伸的牙髓组织[49]。Jaya等曾报道采用CBCT研究一例罕见的上颌中切牙，具有牙内陷伴发畸形牙尖的复杂解剖结构[50]。

更多有关牙形态畸形的内容详见第一章和第二十六章。

3. 邻近解剖结构　诊疗过程中需要明确牙根与邻近神经血管结构的间距，从而建立一个安全的边界。尤其是在正畸-外科的牙髓治疗前，需要明确毗邻下颌骨神经血管的位置。Carruth等发现，颏孔位于下颌第二前磨牙下方约2.8mm，近中约0.01mm[51]。Kovisto等测量了下颌前磨牙和磨牙根尖至下颌神经管的距离[52]。研究指出，女性的下颌第二磨牙近中根根尖相比男性更接近下颌神经管上壁。CBCT可精准定位下颌神经管的相对位置，适用于存在医源性损伤风险的病例[52]。

（四）术中评估

1. 器械分离 器械分离可以发生在根管治疗中的任何阶段及根管系统中的任何位置，是根管治疗中的一大难题。一项长达4年的根管治疗系列研究中发现，手用器械分离发生率约0.25%，机用器械的发生率约1.68%[53]。下颌磨牙根管根尖1/3处是器械分离的好发部位[53]。CBCT成功地应用于Ball等人报道的一项病例研究中，以确定进一步根管超声预备的空间，评估根尖与颏孔的距离以及牙根吸收的情况[54]。CBCT还成功定位一例发生在下颌侧切牙中1/3段卵圆形断面的器械分离，后期建立旁路并取出分离器械。

老年人的牙列改变较大，尤其继发性牙本质或第三期牙本质形成时，会造成根管系统部分甚至完全闭塞。2015—2050年，美国65岁以上人口预计将从5 000万增长到8 400万[55]。根管系统的钙化通常始于冠方，并且逐渐向根尖区钙化。已证实CBCT能够显示传统成像无法显示的根管系统内部解剖结构。在根管治疗过程中，可以利用CBCT的多平面重建方法，通过借助标记物（如根管器械或其他阻射性材料）对钙化根管进行定位，从而在保存更多牙体组织的前提下建立通路[6]。CBCT在显示完全钙化的根管系统时，可完整显示根尖周膜形态且不损伤牙本质，从而消除过度治疗的风险[44]。

2. 根管穿孔的评估 根管穿孔常是医源性，约占未治愈案例的10%[56]。根管穿孔多由操作失误所致，如桩钉预备不当、器械误伤邻面以及取出根管内分离器械时造成穿孔等。传统X线片由于无法获取颊舌向信息，难以评估根管穿孔[57]。Kamburoglu等[58]的一项体外研究中，利用CBCT和根尖片评价根分叉穿孔的诊断准确性。与根尖片相比，CBCT可以准确地确定穿孔的宽度及缺损情况。CBCT还有助于在手术中精确标记穿孔的位置，从而采用合适的材料进行修补[44]。

3. 根管超填至下牙槽神经血管束 根管治疗的并发症，如密封材料的超填或太接近下颌神经血管束（inferior alveolar neurovascular，IAN），都可能引起如麻木、感觉衰退、感觉异常或感觉障碍等症状[59,60]。下牙槽动静脉和神经组成了IAN[61]，其位于筛状骨排列的下颌管内，斜行穿过下颌骨升支，水平穿过下颌骨体部，最终止于颏孔和切牙孔[62]。文献报道中多涉及下颌第二磨牙，也包括第一磨牙及前磨牙[63,64]。CBCT通过对牙、支持组织及重要解剖结构的三维重建，提示导致根管治疗并发症的相关原因。

Pogrel提出，如果有明确的影像学证据显示根管充填材料累及了IAN，则应密切观察可能引起的一系列损伤表现[64]。如果麻醉过后出现神经性症状加重的表现，应立刻转诊至口腔颌面外科。即使没有立即出现不适症状，也应继续观察72小时，以防潜在症状的发展。在48小时内进行神经解压术和清创术，治疗效果最佳[64]。重要解剖结构如IAN等的损伤，是与根管治疗相关的不良事件[65]。一例由于超填累及IAN损伤的病例中，对其非手术治疗也有报道[66]。Gambarini等指出，小视野CBCT检查是评估根管治疗相关IAN并发症有效的影像学方法[67]。

4. 根管超填至上颌窦 因医源性因素，如将封闭剂、冲洗剂及根管器械等引入上颌窦的病例已有诸多报道。氧化锌-丁香酚封闭剂引入上颌窦腔可引起曲霉菌性上颌窦炎[68]。Legent等评估的85例曲霉菌性上颌窦炎中，85%都是由于牙髓治疗引起[69]。Hodez等[70]指出，CBCT虽然在评估牙源性上颌窦炎非常有效，但难以明确分辨其中的软组织肿块（相关内容请详见第十六章）。CBCT也可显示存在于牙源性异物周围的以及与曲霉菌相关的细微钙化。

（五）根管治疗效果的评估

评价根管治疗的效果需要对临床症状和影像学表现进行全面评估。许多根尖周病变的患牙是无症状的，因此影像学评估尤为重要（图9-42）。

使用口内成像和计算机断层成像进行治疗效果评估的预测因子各不相同，且受到如纳入和排除标准等方法学严谨性的影响。Wu等有关以往评价根管治疗效果的系统综述显示，经口内X线片确认为健康的患者中，有很大比例在CBCT和组织学检查中可发现根尖周炎[20]。此外他们还指出，诸如拔牙、根管再治疗、随访率低以及牙位置等其他因素限制了这些研究的价值。Patel等选择了123颗首次根管治疗的患牙，并在术后1年分别利用根尖片和CBCT评估治疗效果[21]。根尖片和CBCT分别显示出92.7%和73.9%的根尖无透射影像。得出结论为：根尖片较CBCT呈现出较高的一期牙髓治疗治愈率[21]。由于使用口内X线技术时，无法观察到局限于骨松质内或被坚厚的骨皮质覆盖的根尖周炎透射影，因此当使用传统二维图像时，往往会低估根尖周骨质稀疏的范围[22]。Paula-Silva利用根尖片、CBCT和组织学检测为根管治疗180天后的狗进行治疗效果比较，结果显示根尖片低估了病变大小[23]。由于难以获得精确的几何匹配，利用根尖片对病变愈合时间进行评估往往会受到不利影响[24]。Liang等对115颗患牙的回顾性研究显示，初诊时利用根尖片和CBCT进行检测，分别有12.6%和25.9%的牙显示根尖周低密度影像[25]。应用根尖片进行治疗效果评估的预测指标为根管填充物的封闭长度和密度，而应用CBCT进行治疗效果评估的预测指标则为根管填充物的密度和冠方修复体质量。由于根尖片仅能提供相对可靠的近远中向影像信息，因此与CBCT相比（46.2%），低估了根管填充的空隙率（16.1%）。

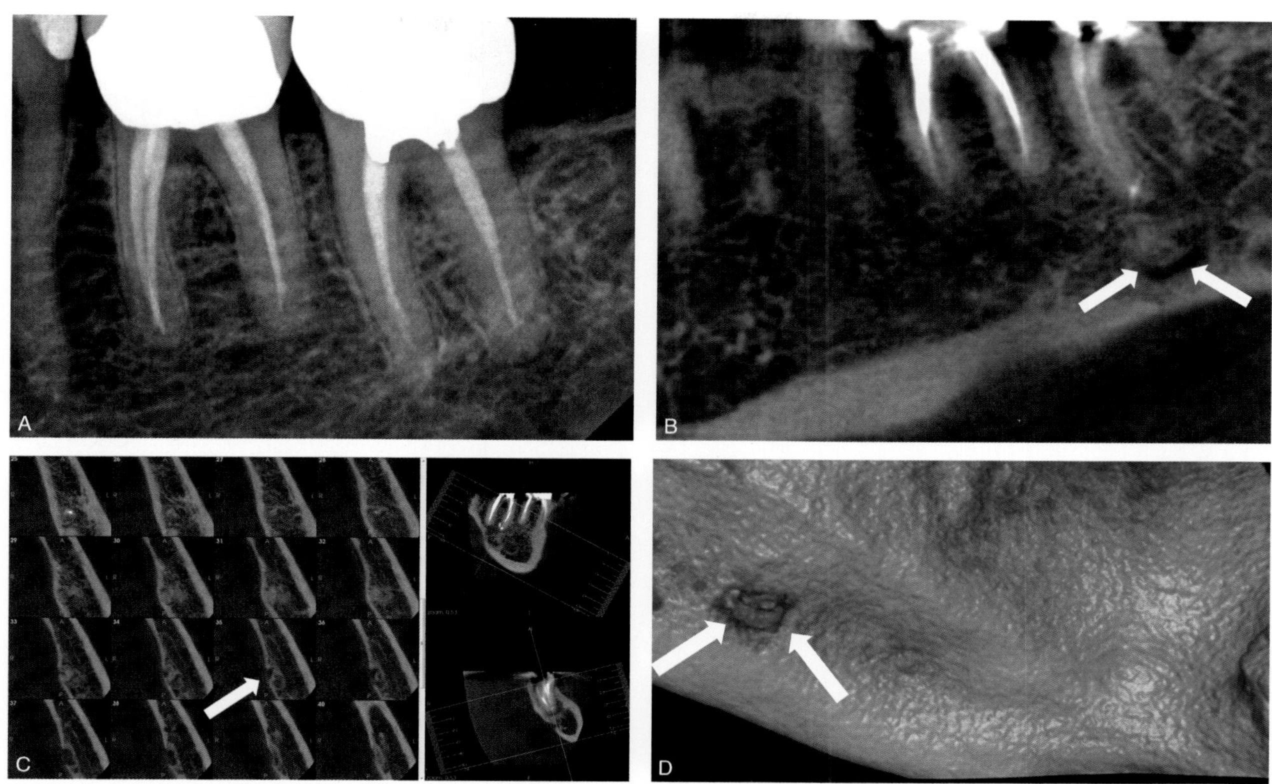

图 9-42 利用口内 X 线片和 CBCT 评估根管治疗效果的预测因素各不相同

A. 根尖片显示无症状的左下颌第二磨牙既往不完善的牙髓治疗。近、远中根内有短金属桩，根分叉区的低密度影像延伸至远中根的远端 **B.** CBCT 曲面重建显示根尖周骨硬板欠连续且根尖周膜间隙增宽，根尖周骨质稀疏并沿近中根远侧呈狭窄通道，根分叉区可见大面积低密度影像。与此同时似乎可向下追踪到直径约 6mm、边界清晰的锯齿状缺损（见实心箭头所示），致舌侧骨皮质穿孔 **C.** CBCT 连续横断面显示两个边界清晰的低密度单房影像，其骨皮质边缘构成了沿舌侧骨皮质的多房病变（见实心箭头所示） **D.** 同一区域的 3D 重建显示骨皮质穿孔（见实心箭头所示）

CBCT 可以提供无失真的多平面成像信息，能够显示根尖片无法显示的重叠、隐藏的病变（图 9-43）。是否使用 CBCT 评估根管治疗效果，应该在个案的基础上，根据增加的辐射剂量和成本等评估患者的收益与风险来决定。在情况较为复杂的患者中，如果根尖周炎的危害可能对其健康构成严重威胁，则应考虑使用计算机断层投照技术。对于老年患者常见的软骨病等疾病，可通过 CBCT 而非传统 X 线检测手段进行评估。骨代谢性疾病的病例可以使用 CBCT 进行检查，其明显的骨质疏松、骨皮质变菲薄、骨小梁密度增高等均可提供有效的诊断信息。

已证明，传统 X 线片高估了根管外科手术的预后情况[26]。最近的一项研究提出了基于 CBCT 评估根尖手术后 1 年预后情况的新标准[27]。它在 CBCT 图像的颊舌向截面提出了三类预后指标：牙根切面、根尖区、骨皮质板。根据根尖区和骨皮质板两项指标显示，仅有 34.4% 的病例完全愈合，这表明完全愈合可能需要 1 年以上的随访。

（六）牙根纵裂的判别

牙根纵裂（vertical root fractures，VRFs）的诊断具有一定的难度。VRFs 是指牙根完全或者不完全性的纵向折裂，通常为颊舌向，也可能累及一到两个邻面，通常仅限于牙根，可发生在牙根的任何平面[71]（更多相关信息请详见第十四章）。

据报道，VRFs 在根管治疗后拔除患牙中的发生率约 8.8%~20%[72, 73]，其预后不良，可导致牙槽骨吸收，甚至拔除患牙[74]。由于有时临床和影像学表现缺乏一致性，VRFs 较难确诊，从而导致盲目无端的拔牙[75]。根管充填后的下颌后牙纵折发生率最高[76]。只有当 X 线束平行于根折平面时，才易在口内根尖片上显示 VRFs[77]。

CBCT 对 VRFs 检测的准确性一直存在争议。2013 年 11 月之前发表的所有体外、体内研究综述和 Meta 分析中，报道了一些 CBCT 用于诊断 VRFs 的结果[73]。体内研究表明相比根尖片，体素为 0.2mm 或者更小的 CBCT 对未充

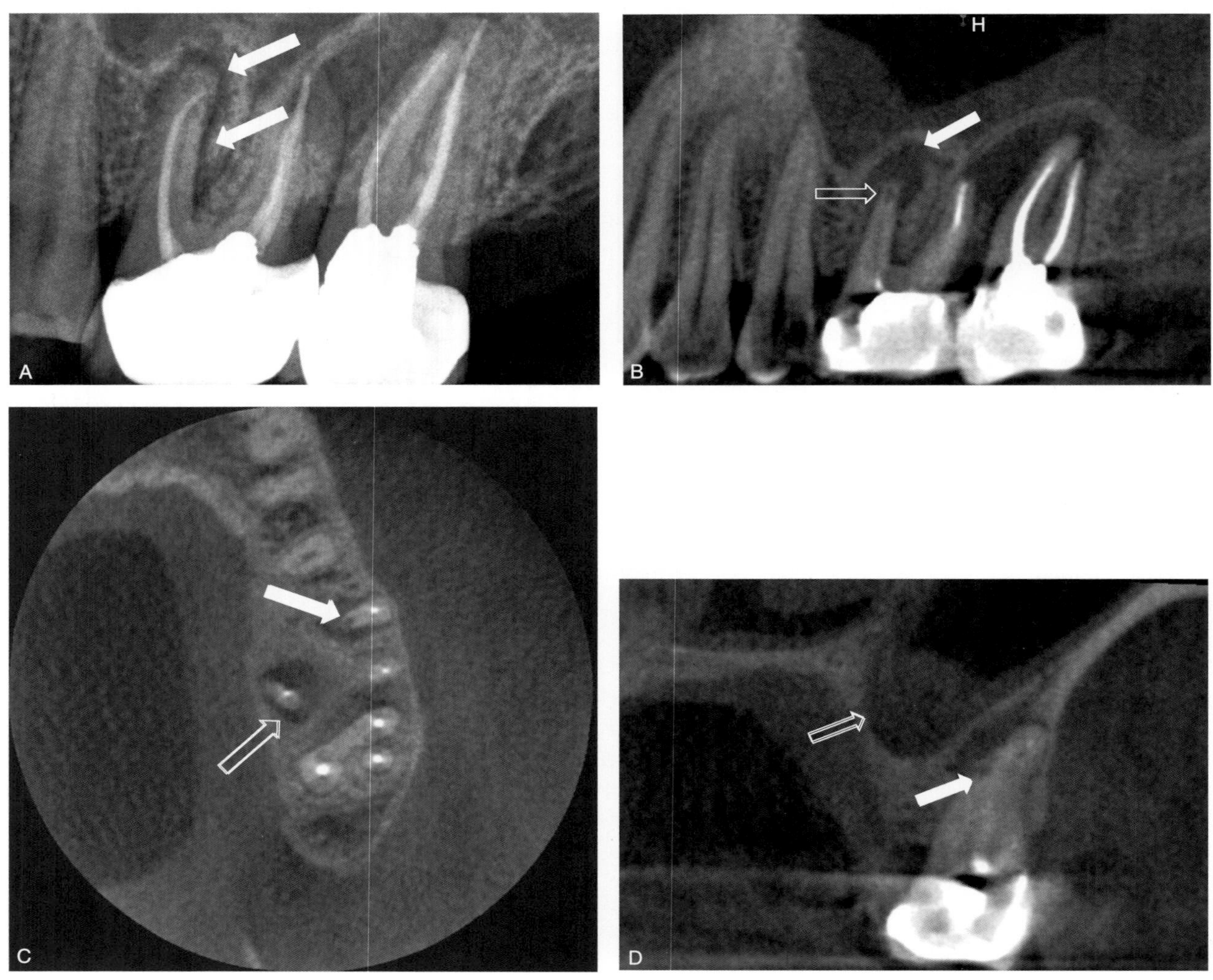

图 9-43　与 CBCT 相比，根尖片在表现复杂解剖结构方面不够理想

A. 经牙髓治疗的上颌磨牙根尖片显示，近中颊根根尖周炎与根分叉区吸收相连续（见实心箭头所示）。第一磨牙远中根根尖周膜间隙增宽，第二磨牙的腭根影像符合根尖周炎，且近中颊根近中侧的根尖周膜间隙增宽　**B.** CBCT 矢状位重建中，左上颌第一磨牙近中颊根表现出与慢性根尖周脓肿一致影像学特征（见实心箭头所示），并伴有根分叉区骨吸收。同时显示根尖 X 线片中不能观察到的遗漏的 MB2 以及根尖区内吸收（见空心箭头所示）。左上颌第二磨牙可见较大的、与根分叉区相连续的根尖周脓肿影像，该病变沿着远中根的远端延伸至根尖。上颌窦在 CBCT 图像中具有与慢性鼻窦炎相一致的影像学特征　**C.** CBCT 横断面重建显示，左上颌第一磨牙近中颊根表现出与慢性根尖周脓肿一致的影像学特征，同时可见未处理的 MB2。注意根尖区内吸收（见实心箭头所示）及腭根的慢性根尖周脓肿（见空心箭头所示）。上颌窦底黏膜炎同时覆盖了左上颌第一、第二磨牙。以上影像学特征表现揭示了近中颊根近中侧晚期根尖周炎和腭根早期根尖周炎　**D.** CBCT 校正后的横断面重建显示近中颊根腭侧的慢性根尖周脓肿。上颌窦底黏膜增厚影像与上颌窦炎影像学表现相似（见空心箭头所示）。在 MB2 根尖区有内吸收（见实心箭头所示）

填牙的VRFS具有较高的敏感性和特异性；对于已行根管治疗的患牙，其敏感性和特异性稍低，这可能与光束硬化伪影和散射伪影有关。但是由于CBCT能够显示比较真实的折裂影，不存在软组织重叠压缩、放大或者视觉误差，因此具有一定的优越性。在一项Meta分析中，仅有两项体内实验认为CBCT在检测VRFs时具有较高的敏感性和特异性，但建议有更多的研究加以补充。

体外实验和临床研究都有报道CBCT对VRFs的诊断价值。经根管充填的牙根VRFs会降低根尖片检测的灵敏度和准确度，而仅降低CBCT检测的特异度[78]。在另一项体内实验中，Brady等指出，无论使用CBCT或根尖片评价未经充填的不完全性VRFs模型时，结果都是不可靠的，不同的CBCT扫描仪测试的准确性也不同[74]。当VRFs大小≥50μm时，CBCT的检测结果均比根尖片要好[79,80]。体外实验准确性高于临床实验，主要是因为患者被扫描曝光时可能产生运动伪影[81,82]。还有研究认为不同CBCT系统对VRFS检测结果之间存在显著差异[83]。采用iCAT（ISI，Hatfield，PA）系统的CBCT可能较好，Galileos（Sirona，Bensheim，Germany）结果稍显逊色，NewTom3G（VR Imaging，Verona，Italy）和Accuitomo xyz（J Morita Corporation，Osaka，Japan）的结果较为真实，Scanora 3D（Soredex）居中，iCAT Next Generation（ISI，Hatfield，PA）的结果可能最好。除此之外，对磨牙VRFs的检测优于前磨牙。

VRFs的确诊需要CBCT具有较高的空间分辨率并充分利用轴位图像[84]。由于高度衰减的根管充填材料或根管内桩体产生的伪影，导致CBCT图像特异性降低[85]。Patel等用光学显微镜和光学相干断层成像技术检测模拟不完全根折的离体牙，最大裂纹宽度在30~100μm[86]。所有CBCT系统对VRFs的检测都受到所选FOV的空间分辨率[82]与对比度、裂隙大小、基础投影数量、技术因素、重建算法、探测器灵敏度以及成像伪影等因素的影响。较小的体素尺寸和锐化高通滤波器的应用能提高牙根横折检测的灵敏度，而不影响其特异性[87]。

许多病例系列研究报道了CBCT检测VRFS的有效性。二维数字检波器和CBCT检波器的分辨率分别为16~25lp/mm和6~8lp/mm，CBCT的灵敏度和特异性更高，并可通过手术加以验证。然而，由于受牙支持组织的变化以及纳入患者的影响，研究中存在很难控制的偏倚[88]。

（七）牙根吸收的诊断

牙根吸收是一种导致乳牙脱落的生理或病理过程，通常与支持结构、牙骨质或牙本质的机械、热或化学损伤有关[89]。有关更多细节，请参阅第十五章。如果吸收过程继续进行，这种吸收可能是无关紧要的[90]或对牙和支持结构造成重大损害。由于吸收性病变的临床表现并非一成不变，因此其检测依赖于影像学改变的出现。牙根外吸收（external root resorption，ERR）和牙根内吸收（internal root resorption，IRR）的发病机制不同，治疗方案也不同。然而，一些研究指出口内X线片不足以完全显示吸收性病变的范围[91]。Durack等的一项体外研究表明，CBCT在180°和360°扫描旋转设置下的准确性是相同的[92]。180°扫描使患者所受的X线剂量显著降低。

1. 牙根外吸收 应用连续横断面CBCT图像显示ERR真实大小和位置的方法已被很好地证明[93]（图9-44）。更多的体外研究表明，在检测由于上颌尖牙阻生而致的侧切牙模拟牙面缺损[94]和正畸后牙根吸收方面，CBCT比传统X线片更准确[95]。Patel等在一项体内研究中，比较了CBCT和口内X线片对15颗牙ERR检测的准确性[96]。他们发现，与口内X线片相比，CBCT在选择正确治疗方案时显示出较高的患病率。CBCT的检查者之间及检查者内部一致性更高，这表明CBCT较少的结构重叠和进行任意切面的可视化重建有助于正确评估。一项体外容积分析显示，与低分辨率CBCT和根尖片相比，高分辨率CBCT的定量检测效果更好[97]。Bernardes等的一项CBCT和口内X线片的体外比较表明，无论在模拟病变大小还是在评估患牙方面，CBCT提供的检测值明显更好[98]。

弥漫性牙颈部吸收是一种不太常见的牙根外吸收形式[99,100]。可以依靠CBCT来显示病变的真实范围，以便确定侵入点，并确定合适的治疗计划（图9-45）。

2. 牙根内吸收 临床上可检测的IRR被认为是罕见的。它通常无症状，髓腔扩大呈圆形的透射影[101]。研究表明，扫描电子显微镜检测到的小的吸收性病变可能是牙髓炎或坏死的常见表现，但可能在X线片上无表现[102,103]。当观察外吸收的连续横断面图像时，CBCT已被证明具有较高的敏感性和特异性[104]。近期一项病例研究中，应用CBCT评估了一例严重的内吸收性病变范围及其后期修复情况[105]。CBCT能够精确定位IRR病变，并对IRR和ERR进行权威性鉴别[96]。

（八）牙及颌面创伤检查

大约5%的创伤累及口腔。冠折和脱位损伤最为常见，80%的病例中上颌中切牙受到影响[106]。颌面部外伤和后遗症的发生率普遍被低估。系统研究表明，面部损伤可能经常导致牙损伤[107,108]。

大约7%的创伤性牙损伤会发生根折[109]，但仅用传统的X线片很难确诊和处理[110]（图9-46）。虽然口内X线片有助于确定牙创伤的性质如牙髓暴露和牙根发育程度，但这些传统的投照可能显示不出牙根水平根折（HRFs）、牙槽骨骨折和牙移位。根尖、根中部和冠1/3处的根折以及冠方碎片移位程度在治疗计划中很重要。根据国际牙外伤协会的指导方针，即使可获取多个正面和侧面角度投影的根尖片以及咬合片，HRF的确切性质也很难用传统X线片来评估。在紧急情况下儿童创伤应采用口内X线检查和小视野 CBCT 检查。研究显示，小视野 CBCT 与 0.63mm 层厚的多排螺旋 CT 以及口内 X 线片相比，在牙根纵折的检测中具有更高的灵敏度、阴性预测值和诊断准确性[111]。Kamburoglu 等利用 X 线片和 CBCT 诊断 36 颗牙的模拟 HRF 并评估其诊断准确性。其中，CBCT 的灵敏度明显高于传统成像技术[112]。Bernardes 等比较了传统 X 线片和 CBCT 在 20 名患者中检测 HRF 的能力[113]。他们发现 CBCT 能检测出 90% 患者的根折，而根尖片的检出率只有 30%~40%。

（九）根管外科手术术前治疗计划的制订

如果非手术治疗不成功，根管外科手术有时是必要的（有关更多详细信息，请参阅第二十四章）。CBCT 提供了牙根、支持结构和重要解剖特征的无失真的多平面图像，可以精确定位病理改变[114]。可以评估单个牙根，并确定牙髓病变累及的位置和真实范围大小。Rigolone 等首次在上颌第一磨牙腭根的根尖手术计划中描述了 CBCT 在优化手术程序中的价值[115]。他们建议可以测量腭根和牙槽嵴骨皮质之间的距离，可能为手术提供牙槽入路，而非更困难的腭部手术入路。研究者们曾报道在牙髓手术前使用 CBCT 成功定位病变和分离器械[116]。Low 等在根尖手术前比较了口内 X 线片和 CBCT 对 37 个上颌前磨牙和 37 个上颌磨牙的评估[12]。他们得出：CBCT 能够比传统 X 线片多检测出 34% 的病变，并且有例如上颌窦黏膜增厚和遗漏的根管也仅在 CBCT 图像中显示等发现。CBCT 可以显示遗漏的根管、额外的牙根、弯曲牙和根尖周围病变的真实大小[6]。

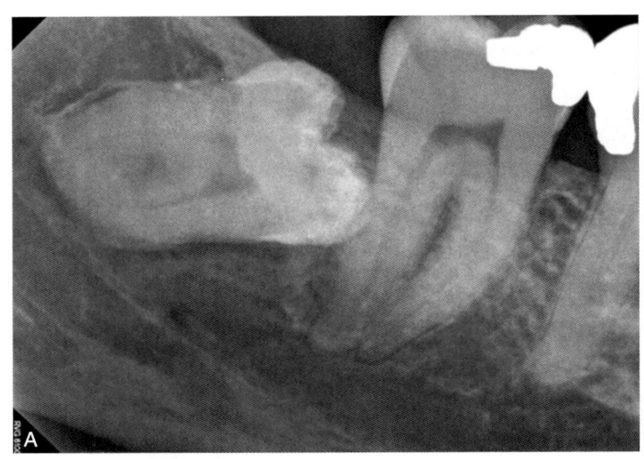

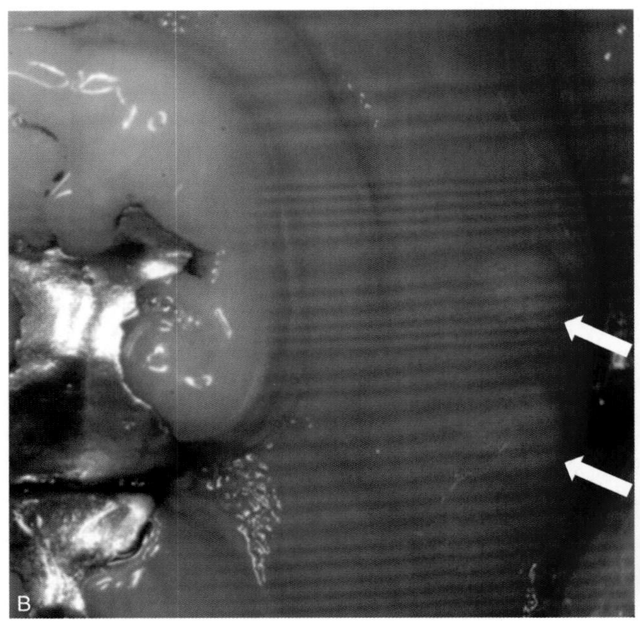

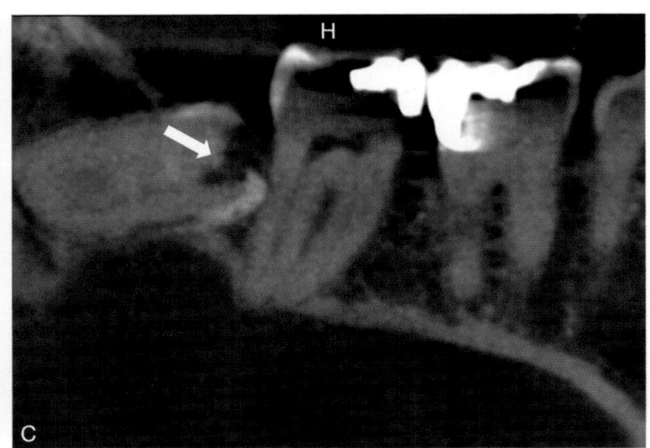

图 9-44 平面成像由于解剖特征的重叠而受影响

A. 右下颌第二磨牙和埋伏阻生的第三磨牙初始根尖片中没有发现病理性改变 **B.** 右下颌第二磨牙舌侧可见两个窦道口，提示周围骨组织有病变（见实心箭头所示） **C.** 同一区域的 CBCT 显示第三磨牙牙冠（见实心箭头所示）有一个楔形的吸收性病变，下颌第二磨牙远中、近中牙槽嵴舌侧均有吸收；上述特征与外吸收相一致

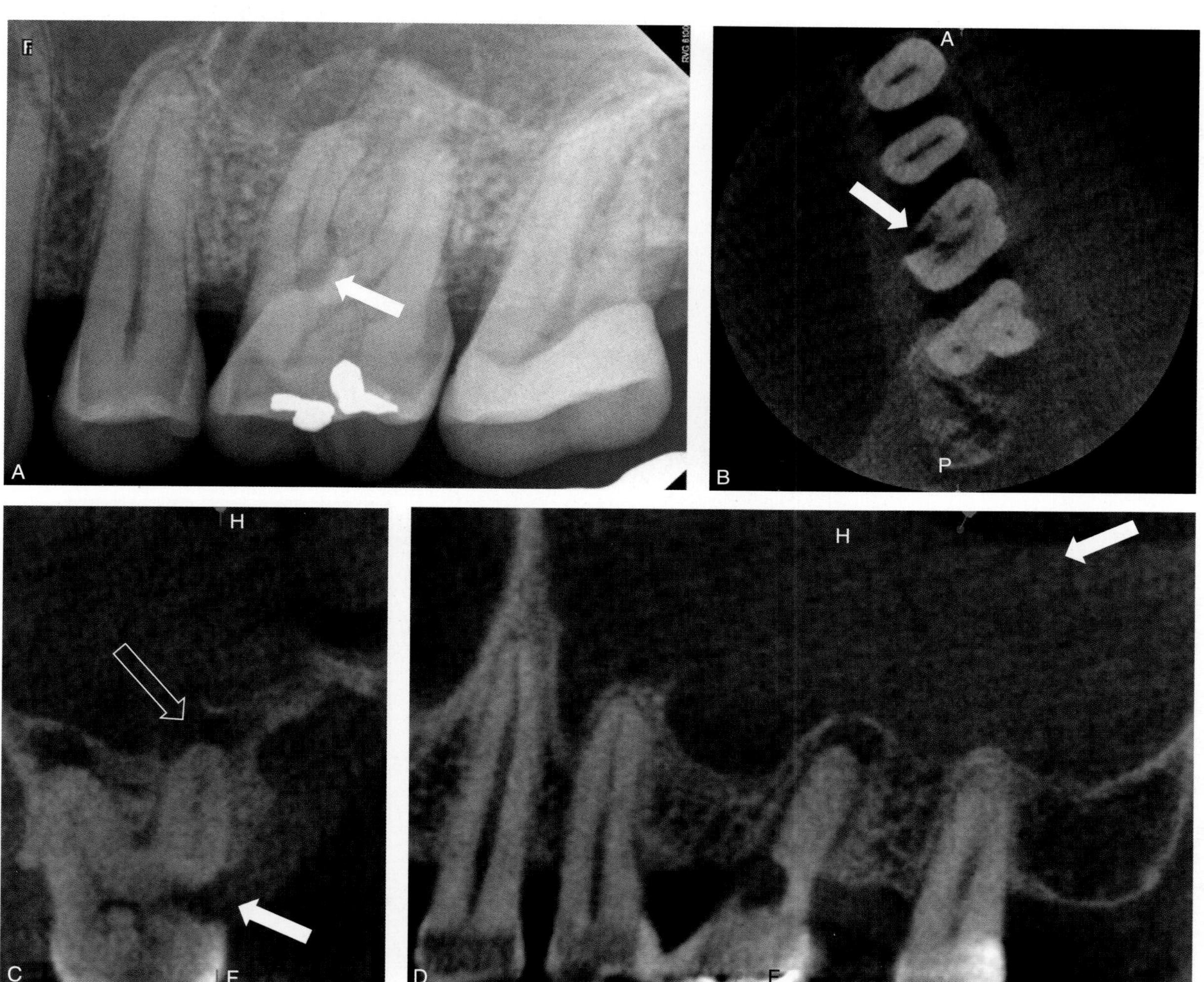

图 9-45　CBCT 在检测侵袭性牙根颈部吸收方面比根尖片更准确

A. 根尖片显示左上颌第一磨牙近颊根和腭根交界处（实心箭头示）有不规则的中等密度区，近颊根、远颊根和腭根的根尖区有骨质稀疏炎性改变以及上颌窦底抬高　**B.** 轴位重建显示了不规则低密度区的真实范围（实心箭头示），这一特征与侵袭性牙根颈部吸收相一致　**C.** 轴位重建显示腭根（实心箭头示）楔形低密度区、大块髓石、近颊和腭根稀疏性炎性改变、侵犯窦底（空心箭头示）和部分上颌窦黏膜炎性改变　**D.** 腭根曲面重建可见炎性骨质吸收和上颌窦炎（实心箭头示）

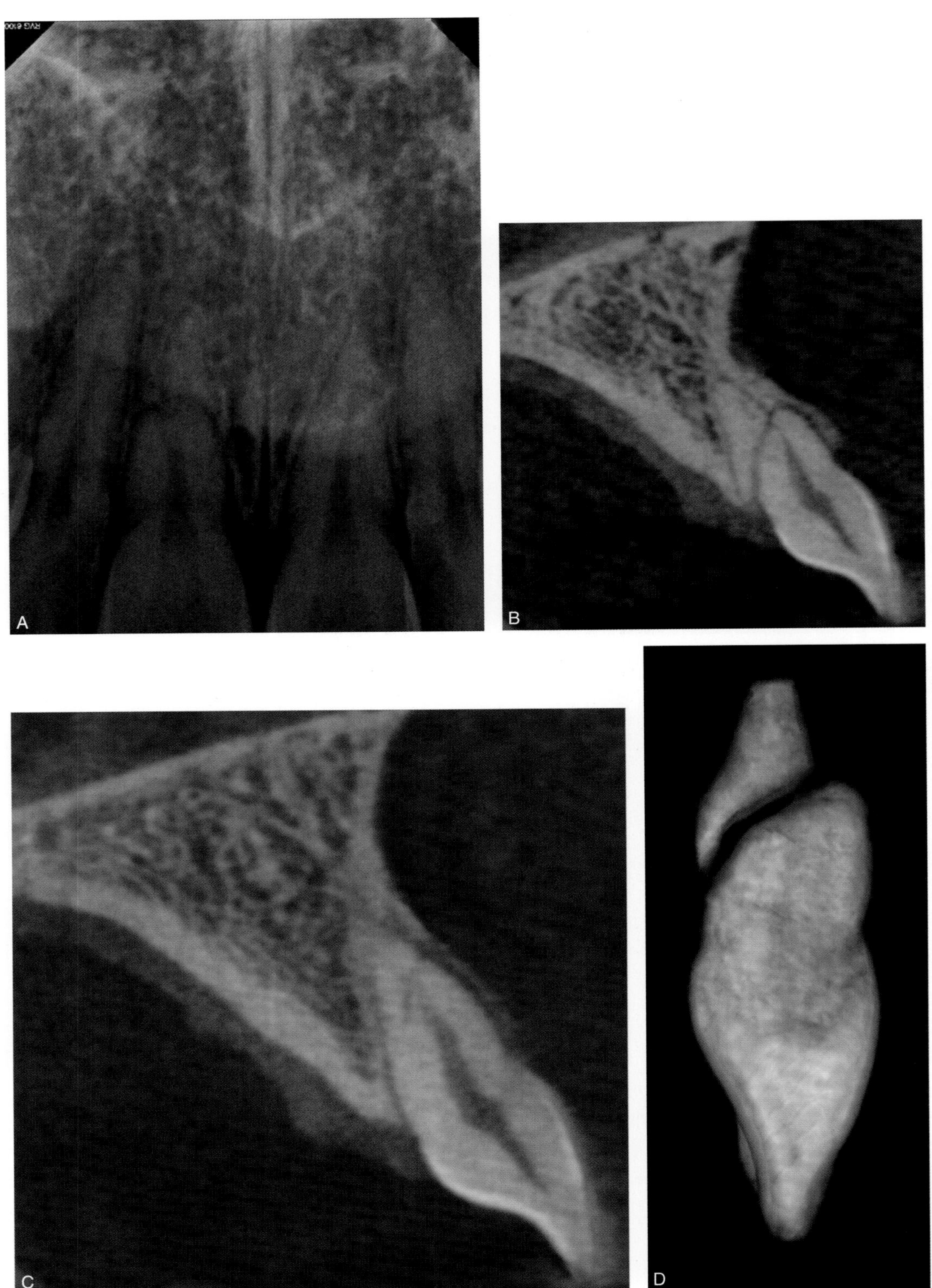

图 9-46 在水平根折的检测中，CBCT 的灵敏度明显高于常规 X 线技术

A. 根尖片显示右上颌中切牙中 1/3 处水平折裂，并伴有根尖碎片脱位 **B.** 同一颗牙齿的 CBCT 矢状位重建显示，实为根尖的 1/3 的牙折 **C.** CBCT 矢状位重建显示出根尖片未清晰显示的左上颌中切牙根尖 1/3 处斜折而无明显错位 **D.** CBCT 3D 重建显示右上颌中切牙根折

在前牙邻近的重要解剖结构研究方面，Taschieri 等用 CBCT 成像评估了 57 颗上颌中切牙和侧切牙[117]。上颌中切牙在根尖 4mm 处距鼻腭管前壁 4.71mg ± 1.26mm，从根尖到鼻腔底部的距离为 9.5mm。CBCT 已被证明在目标区域的术前评估中是有效的。

有关研究支持在治疗计划过程中使用 CBCT。Ee 等对 30 例牙髓病患者的术前口内 X 线片和 CBCT 容积图像进行检查，得出 62% 的治疗方案是根据容积图像所提供的信息进行修改的[118]。在所研究的病例中，只有 35.4% 的病例可以确定下颌磨牙根尖到下颌神经血管束顶端之间的距离[119]。CBCT 能够评估约 10% 的低代表性上颌窦病变的完整范围[120]，并评估其并发症[121]。

（十）牙源性上颌窦炎

上颌窦炎可能会导致牙齿疼痛，这是因为上颌窦腔与上颌后牙根由共同的神经支配。相反，上颌后牙的炎症或感染也可引起上颌窦炎症改变，甚至引起上颌窦炎。有关更多详细信息，请参见第十六章。

牙源性上颌窦炎约占鼻窦病的 10%~12%[122]。由于上颌后牙牙根炎症引起的牙源性上颌窦炎发生率最高[123]。大量尸检和临床研究表明，在牙源性上颌窦炎中，对 CT 断层影像结果分析显示早期干预和处理的重要性。Nair 等报告了一系列具有复杂临床表现的牙髓源性病例，CBCT 显示上颌窦受累，他们指出，在这些情况下可能会进行耳鼻喉科会诊[124]。Cymerman 等的一项病例系列表明，CBCT 可用于显示所研究病变的病因及病变范围，并有助于临床治疗[125]。其中一个患者持续 1 年的支气管炎是由牙感染引起的鼻窦病变所致。种植体周围炎是鼻窦炎的另一种可能原因，应在鉴别诊断时加以考虑[126]。Arias-Irimia 等的 Meta 分析提示牙源性上颌窦炎常见于上颌第一磨牙[127]。在对 143 例至少有 1 颗上颌后牙显示根尖周低密度影的患者进行回顾性分析时，Nunes 等人发现 64.3% 的上颌窦有异常表现，且与临床无相关性[128]。如果怀疑是牙源性鼻窦炎，则应将小视野 CBCT 视为根尖周成像的主要辅助手段。

三、CBCT 中的伪影

CBCT 是根管治疗的关键辅助检查手段，但应尽可能减少伪影，否则可能导致误诊。和其他成像检查方式一样，我们需要考虑其可能发生的伪影，这些伪影会掩盖真实的疾病变化，或者在实际不存在病变的情况下误诊为疾病。在选择 CBCT 作为成像方法时，确定曝光参数，保证患者体位固定并对获取的图像进行重建，这样对于正确评估是否产生伪影是非常重要。Schulze 等对颌面部区域的 CBCT 伪影进行了出色的研究总结[129]。CBCT 的伪影包括光束硬化伪影、光子饥饿、散射条纹、欠采样、环形伪影、混淆伪影、量子噪点、锥束伪影和运动伪影。由于存在高辐射密度的物质（例如金属冠修复体，不透射线的牙髓填充材料，手术板和牙科植入物），其会吸收低能量光子而导致平均光束能量增加，从而产生光束硬化伪影。

举一个特殊的例子，如光子饥饿，指沿着某些路径完全吸收了所有光子。由于 X 线偏转的散射以及错误的投影数据，这种特征表现为暗区或条带，并可能伴随着指数边缘梯度效应产生的白色条纹（条纹）。这些现象可以在轴位图像中明确显示（图 9-47A）。但是在一系列轴位图像的最后一个图像中，由于光束的存在使得前磨牙牙冠上有一个深色区域，很容易被误认为是龋齿。由于根管治疗造成的光束硬化窄带可能被误诊为牙根折裂。在图 9-47B 中，将真正的牙根垂直折裂与根管充填产生的光束硬化伪影进行了比较。

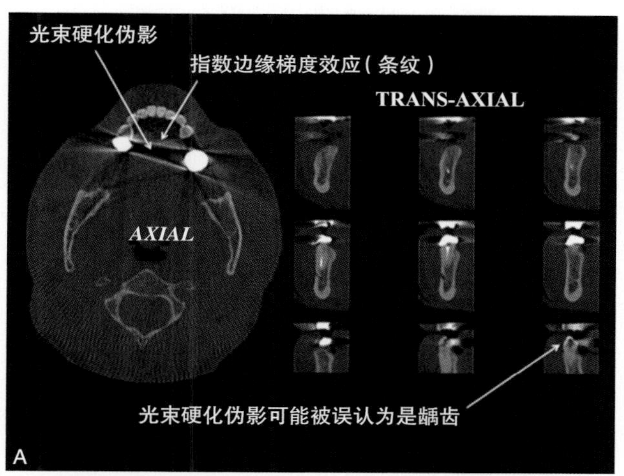

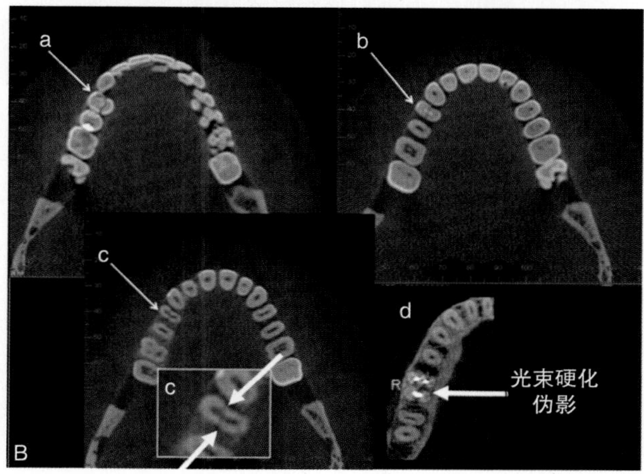

图 9-47 **A.** 由于金属修复造成的光束硬化伪影和指数梯度效应。当一个或多个牙的冠部有束硬化伪影时，它可能会被误认为是龋齿。当有多个金属修复体时，尤其是在上下颌，可以通过使头部倾斜一定角度以减少修复体在光束投影内的重叠，从而在某种程度上可以减少伪影 **B.** 同一颗纵折的前磨牙轴位视图（ac）。经牙髓治疗的磨牙中没有根部折裂的光束硬化伪影（d）

光束硬化和指数梯度效应会造成混淆伪影（图 9-48A）。最初的轴位视图显示，左上颌中切牙和第二前磨牙之间没有牙。但是，在 a-b 层面轴位图像似乎显示出在该区域存在经牙髓治疗术后的患牙。确实，在左侧中部的缝隙中都发现了明显的牙影像。其实，显示的“牙髓充填物”是条纹状的伪影，而显示的“牙本质”则为成像过程中用于稳定颌骨的一个咬合块（图 9-48B）。

环形伪影（图 9-49）是由 CBCT 中的圆形轨迹和扫描外围的不良像素引起的。ROI 应保持在 FOV 的中心位置，而不是检测器的最边缘。摩尔纹（混淆伪影）是由于采样不足造成的，它常误导过度减少放射剂量，从而使图像质量低于诊断效能（图 9-50）。通过减少毫安电压或千伏电压来过渡减少放射剂量也会导致量子噪声和颗粒状且不符合诊断要求的图像产生。CBCT 中的发散光束和辐射散射代表 CBCT 在图像体上的像素灰度值并不完全一致，因此不同于多层螺旋 CT，体素 Hounsfield 值的测定不应被认为是精确的。

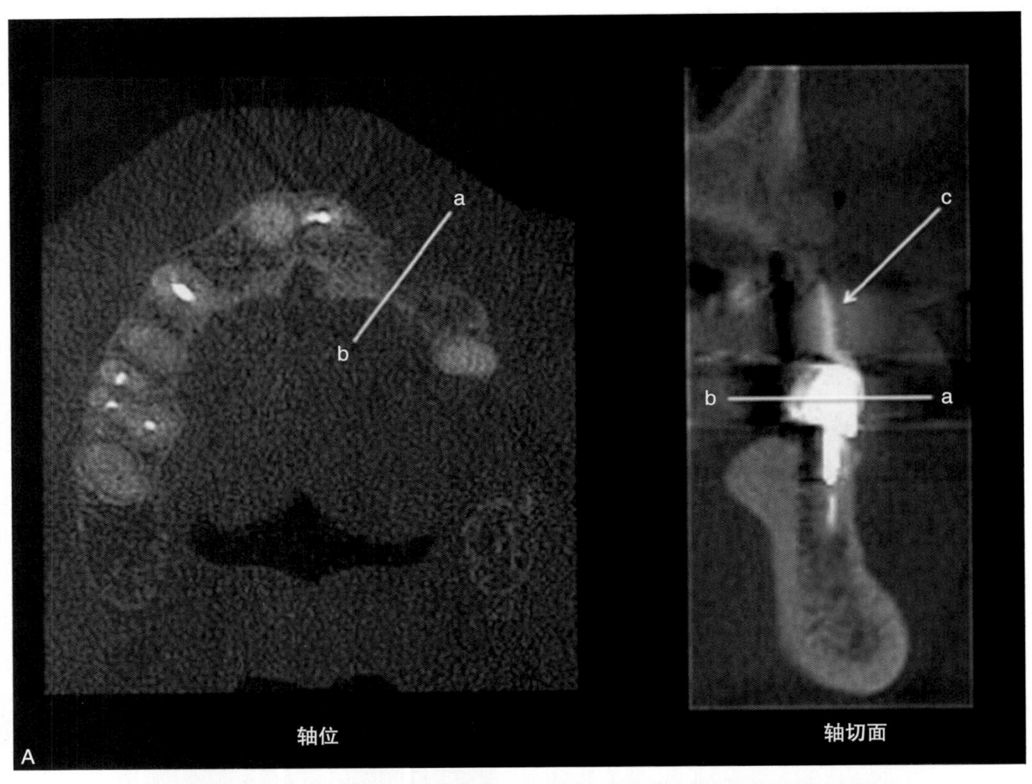

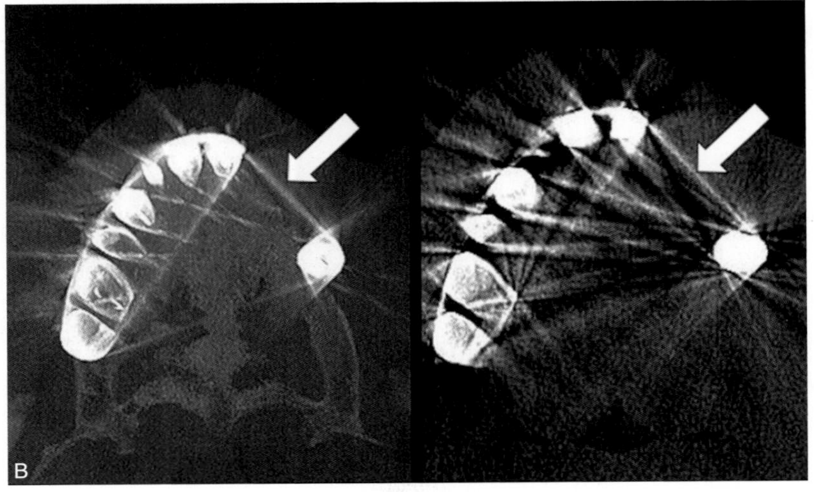

图 9-48 A. 轴位显示经牙髓治疗的左上颌中切牙至左上颌第二前磨牙之间牙列缺损。但是，从（a）到（b）的横断面显示该部位存在经牙髓治疗术后的牙。不同层面的轴位图像所显示的、明显的牙髓充填影像，是由于指数边缘梯度效应的条纹伪影所致 **B.** 图中所显示的牙本质实则为成像过程中用来稳定颌骨的支撑物

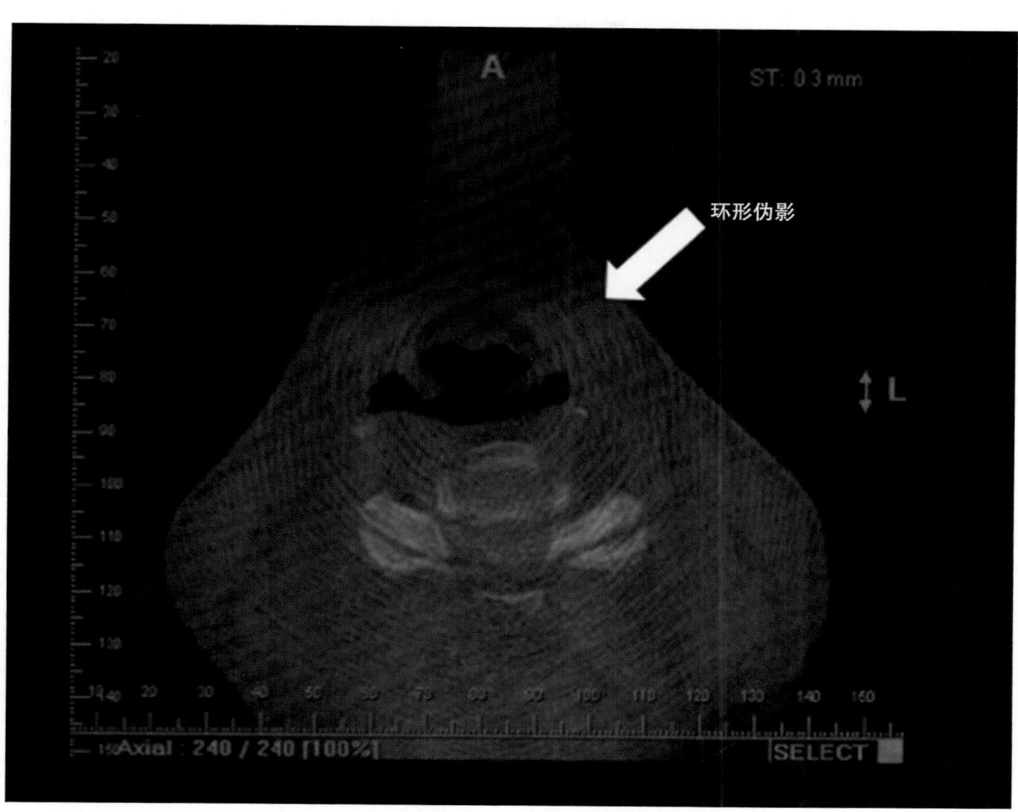

图 9-49　轴位图显示了由于圆形轨迹和检测器外围的不良像素而引起的环形伪影

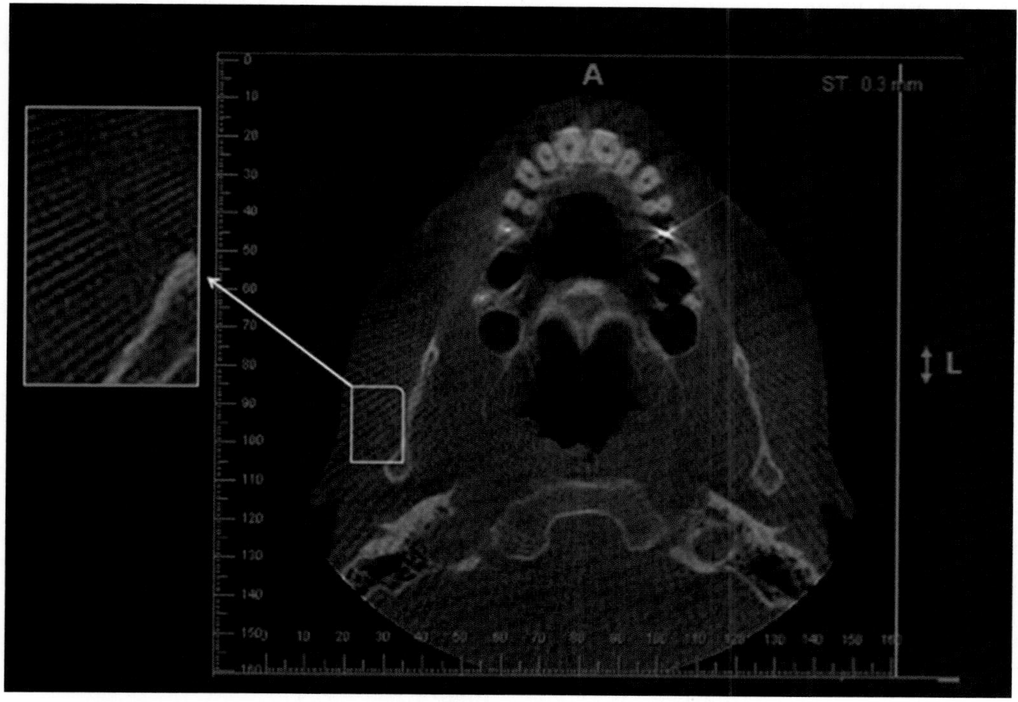

图 9-50　轴位图显示由于欠采样导致混叠的波纹（“车轮”）图案

与其他成像技术一样，患者在 CBCT 曝光期间必须保持固位不动。如若患者移动，所选的体素分辨率将不会在最终图像中得以实现。因此，必须使用头颅稳定器使患者保持稳定。另外建议患者在照射过程中闭上眼睛，以防止跟随发生器和检测器的轨迹移动。

总结

口内片和全景片提供了一种经济有效的高分辨率成像，必要时可利用 CBCT 行进一步检查。CBCT 通过提供牙和颌面结构的真实影像表现，而不压缩解剖特征，已被证明可用于牙髓的评估。CBCT 是一种重要的、特异性的根管疾病综合治疗影像学手段。

致谢

作者衷心感谢 Elena Andronova 博士的技术支持和 Barry Pass 博士对本章编写工作的贡献。图 9-41~ 图 9-46 的 CBCT 数据是在分辨率为 0.076 mm 的 CS 9000 3D 上获得的，并使用 Carestream 牙科成像软件 v.3.5.7 重新格式化。

参考文献

1. Robb RA. The dynamic spatial reconstructor: an X-ray video-fluoroscopic CT scanner for dynamic volume imaging of moving organs. *IEEE Trans Med Imag*. 1982;1:22–33.
2. Cho PS, Johnson RH, Griffin TW. Cone-beam CT for radiotherapy applications. *Phys Med Biol*. 1995;40:1863–1883.
3. Chen B, Ning R. Cone-beam volume CT mammographic imaging: feasibility study. *Med Phys*. 2002;29(5):755–770.
4. 1990 Recommendations of the International Commission on Radiological Protection. *Ann ICRP*. 1991;21:1–201.
5. SEDENTEX CT Project. *Basic Principles of Cone Beam CT Use*. http://www.sedentexct.eu/content/basic-principles-use-dental-cone-beam-ct. Accessed: March 26, 2015.
6. Scarfe WC, Levin MD, Gane D, Farman AG. Use of cone beam computed tomography in endodontics. *Int J Dent*. 2009;2009:634567.
7. Bauman R, Scarfe W, Clark S, et al. Ex vivo detection of mesiobuccal canals in maxillary molars using CBCT at four different isotropic voxel dimensions. *Int Endod J*. 2011;44:752–758.
8. Carter L, Farman AG, Geist J, et al. American Academy of Oral and Maxillofacial Radiology executive opinion statement on performing and interpreting diagnostic cone beam computed tomography. *Oral Surg Oral Med Oral Pathol Oral Radiol Endod*. 2008;106:561–562.
9. Bender IB, Seltzer S. Roentgenographic and direct observation of experimental lesions in bone: I. 1961. *J Endod*. 2003;29:702–706; discussion 701.
10. Velvart P, Hecker H, Tillinger G. Detection of the apical lesion and the mandibular canal in conventional radiography and computed tomography. *Oral Surg Oral Med Oral Pathol Oral Radiol Endod*. 2001;92:682–688.
11. Lofthag-Hansen S, Huumonen S, Gröndahl K, Gröndahl H-G. Limited cone-beam CT and intraoral radiography for the diagnosis of periapical pathology. *Oral Surg Oral Med Oral Pathol Oral Radiol Endod*. 2007;103:114–119.
12. Low KM, Dula K, Burgin W, von Arx T. Comparison of periapical radiography and limited cone-beam tomography in posterior maxillary teeth referred for apical surgery. *J Endod*. 2008;34:557–562.
13. Estrela C, Bueno MR, Leles CR, Azevedo B, Azevedo JR. Accuracy of cone beam computed tomography and panoramic and periapical radiography for detection of apical periodontitis. *J Endod*. 2008;34:273–279.
14. Tsai P, Torabinejad M, Rice D, Azevedo B. Accuracy of cone-beam computed tomography and periapical radiography in detecting small periapical lesions. *J Endod*. 2012;38:965–970.
15. Patel S, Dawood A, Mannocci F, Wilson R, Pitt Ford T. Detection of periapical bone defects in human jaws using cone beam computed tomography and intraoral radiography. *Int Endod J*. 2009;42:507–515.
16. Leonardi Dutra K, Haas L, Porporatti AL, et al. Diagnostic accuracy of cone-beam computed tomography and conventional radiography on apical periodontitis: A systematic review and meta-analysis. *J Endod*. 2016;42:356–64.
17. Scarfe WC, Farman AG, Levin MD, Gane D. Essentials of maxillofacial cone beam computed tomography. *Alpha Omegan*. 2010;103:62–67.
18. Shahbazian M, Vandewoude C, Wyatt J, Jacobs R. Comparative assessment of periapical radiography and CBCT imaging for radiodiagnostics in the posterior maxilla. *Odontology*. 2015;103:97–104.
19. Damstra J, Fourie Z, Huddleston Slater JJ, Ren Y. Accuracy of linear measurements from cone-beam computed tomography-derived surface models of different voxel sizes. *Am J Orthod Dentofacial Orthop*. 2010;137:e11–e16; discussion e16–e17.
20. Wu MK, Shemesh H, Wesselink PR. Limitations of previously published systematic reviews evaluating the outcome of endodontic treatment. *Int Endod J*. 2009;42:656–666.
21. Patel S, Wilson R, Dawood A, Foschi F, Mannocci F. The detection of periapical pathosis using digital periapical radiography and cone beam computed tomography—part 2: a 1-year post-treatment follow-up. *Int Endod J*. 2012;45:711–723.
22. de Paula-Silva FW, Wu MK, Leonardo MR, da Silva LA, Wesselink PR. Accuracy of periapical radiography and cone-beam computed tomography scans in diagnosing apical periodontitis using histopathological findings as a gold standard. *J Endod*. 2009;35:1009–1012.
23. de Paula-Silva FW, Santamaria M, Jr., Leonardo MR, Consolaro A, da Silva LA. Cone-beam computerized tomographic, radiographic, and histologic evaluation of periapical repair in dogs' post-endodontic treatment. *Oral Surg Oral Med Oral Pathol Oral Radiol Endod*. 2009;108:796–805.
24. Marmulla R, Wortche R, Muhling J, Hassfeld S. Geometric accuracy of the NewTom 9000 Cone Beam CT. *Dentomaxillofac Radiol*. 2005;34:28–31.
25. Liang YH, Li G, Wesselink PR, Wu MK. Endodontic outcome predictors identified with periapical radiographs and cone-beam computed tomography scans. *J Endod*. 2011;37:326–331.
26. Christiansen R, Kirkewang LL, Gotfredsen E, et al. Periapical radiography and cone beam computed tomography for assessment of the periapical bone defect 1 week and 12 months after root-end resection. Dentomaxillofac Radiol. 2009;38:531–6.
27. von Arx T, Janner SF, Hänni S, et al. Evaluation of new cone-beam computed tomographic criteria for radiographic healing evaluation after apical surgery: Assessment of repeatability and reproducibility. *J Endod*. 2016;42:236–42.
28. Nixdorf DR, Law AS, John MT, et al. Differential diagnoses for persistent pain after root canal treatment: a study in the National Dental Practice-based Research Network. *J Endod*. 2015;41:457–463.
29. Pigg M, List T, Petersson K, Lindh C, Petersson A. Diagnostic yield of conventional radiographic and cone-beam computed tomographic images in patients with atypical odontalgia. *Int Endod J*. 2011;44:1092–1101.
30. Pigg M, List T, Abul-Kasim K, Maly P, Petersson A. A comparative analysis of magnetic resonance imaging and radiographic examinations of patients with atypical odontalgia. *J Oral Facial Pain Headache*. 2014;28:233–242.
31. Pigg M, Svensson P, Drangsholt M, List T. Seven-year follow-up of patients diagnosed with atypical odontalgia: a prospective study. *J Orofac Pain*. 2013;27:151–264.
32. Zheng QH, Wang Y, Zhou XD, et al. A cone-beam computed tomography study of maxillary first permanent molar root and canal morphology in a Chinese population. *J Endod*. 2010;36:1480–1484.
33. Michetti J, Maret D, Mallet JP, Diemer F. Validation of cone beam computed tomography as a tool to explore root canal anatomy. *J Endod*. 2010;36:1187–1190.
34. Baratto Filho F, Zaitter S, Haragushiku GA, et al. Analysis of the internal anatomy of maxillary first molars by using different methods. *J Endod*. 2009;35:337–342.
35. Blattner TC, George N, Lee CC, Kumar V, Yelton CD. Efficacy of cone-beam computed tomography as a modality to accurately

identify the presence of second mesiobuccal canals in maxillary first and second molars: a pilot study. *J Endod*. 2010;36:867–870.
36. Matherne RP, Angelopoulos C, Kulild JC, Tira D. Use of cone-beam computed tomography to identify root canal systems in vitro. *J Endod*. 2008;34:87–89.
37. Ramamurthy R, Scheetz JP, Clark SJ, Farman AG. Effects of imaging system and exposure on accurate detection of the second mesio-buccal canal in maxillary molar teeth. *Oral Surg Oral Med Oral Pathol Oral Radiol Endod*. 2006;102:796–802.
38. Schilder H. Cleaning and shaping the root canal. *Dent Clin North Am*. 1974;18:269–296.
39. Lopes HP, Elias CN, Estrela C, Siqueira JF, Jr. Assessment of the apical transportation of root canals using the method of the curvature radius. *Braz Dent J*. 1998;9:39–45.
40. Cunningham CJ, Senia ES. A three-dimensional study of canal curvatures in the mesial roots of mandibular molars. *J Endod*. 1992;18:294–300.
41. Estrela C, Bueno MR, Sousa-Neto MD, Pecora JD. Method for determination of root curvature radius using cone-beam computed tomography images. *Braz Dent J*. 2008;19:114–118.
42. Dineshshankar J, Sivakumar M, Balasubramanium AM, et al. Taurodontism. *J Pharm Bioallied Sci*. 2014;6(Suppl 1):S13–S15.
43. Marques-da-Silva B, Baratto-Filho F, Abuabara A, et al. Multiple taurodontism: the challenge of endodontic treatment. *J Oral Sci*. 2010;52:653–658.
44. Ball RL, Barbizam JV, Cohenca N. Intraoperative endodontic applications of cone-beam computed tomography. *J Endod*. 2013;39:548–557.
45. Hülsmann M. Dens invaginatus: aetiology, classification, prevalence, diagnosis, and treatment considerations. *Int Endod J*. 1997;30:79–90.
46. Chen YH, Tseng CC, Harn WM. Dens invaginatus. Review of formation and morphology with 2 case reports. *Oral Surg Oral Med Oral Pathol Oral Radiol Endod*. 1998;86:347–352.
47. Stamfelj I, Kansky AA, Gaspersic D. Unusual variant of type 3 dens invaginatus in a maxillary canine: a rare case report. *J Endod*. 2007;33:64–68.
48. Teixido M, Abella F, Duran-Sindreu F, Moscoso S, Roig M. The use of cone-beam computed tomography in the preservation of pulp vitality in a maxillary canine with type 3 dens invaginatus and an associated periradicular lesion. *J Endod*. 2014;40:1501–1504.
49. Neville B DD, Allen C, Bouquot J. *Oral and Maxillofacial Pathology*. 2nd ed. Philadelphia, PA: WB Saunders; 2009:77–79.
50. Jaya R, Mohan Kumar RS, Srinivasan R. A rare case of dilated invaginated odontome with talon cusp in a permanent maxillary central incisor diagnosed by cone beam computed tomography. *Imag Sci Dent*. 2013;43:209–213.
51. Carruth P, He J, Benson BW, Schneiderman ED. Analysis of the size and position of the mental foramen using the CS 9000 cone-beam computed tomographic unit. *J Endod*. 2015;41:1032–1036.
52. Kovisto T, Ahmad M, Bowles WR. Proximity of the mandibular canal to the tooth apex. *J Endod*. 2011;37:311–315.
53. Iqbal MK, Kohli MR, Kim JS. A retrospective clinical study of incidence of root canal instrument separation in an endodontics graduate program: a PennEndo database study. *J Endod*. 2006;32:1048–1052.
54. Levin M. Endodontics using cone-beam computed tomography. In: Sarment D, ed. *Cone Beam Computed Tomography: Oral and Maxillofacial Diagnosis and Applications*. 1st ed. Hoboken, NJ: John Wiles & Sons, 2014.
55. Ortman JM, Velkoff VA, Hogan H. An Aging Nation: The Older Population in the United States. *Current Population Reports*. Washington DC: US Census Burea; 2014:25–1140.
56. Ingle JI. A standardized endodontic technique utilizing newly designed instruments and filling materials. *Oral Surg Oral Med Oral Pathol*. 1961;14:83–91.
57. Young GR. Contemporary management of lateral root perforation diagnosed with the aid of dental computed tomography. *Aust Endod J*. 2007;33:112–118.
58. Kamburoglu K, Yeta EN, Yilmaz F. An ex vivo comparison of diagnostic accuracy of cone-beam computed tomography and periapical radiography in the detection of furcal perforations. *J Endod*. 2015;41:696–702.
59. Escoda-Francoli J, Canalda-Sahli C, Soler A, Figueiredo R, Gay-Escoda C. Inferior alveolar nerve damage because of overextended endodontic material: a problem of sealer cement biocompatibility? *J Endod*. 2007;33:1484–1489.
60. Tilotta-Yasukawa F, Millot S, El Haddioui A, Bravetti P, Gaudy JF. Labiomandibular paresthesia caused by endodontic treatment: an anatomic and clinical study. *Oral Surg Oral Med Oral Pathol Oral Radiol Endod*. 2006;102:e47–e59.
61. Pogrel MA, Dorfman D, Fallah H. The anatomic structure of the inferior alveolar neurovascular bundle in the third molar region. *J Oral* Maxillofac Surg. 2009;67:2452–4.
62. Anderson LC, Kosinski TF, Mentag PJ. A review of the intraosseous course of the nerves of the mandible. *J Oral Implantol*. 1991;17:394–403.
63. Knowles KI, Jergenson MA, Howard JH. Paresthesia associated with endodontic treatment of mandibular premolars. *J Endod*. 2003;29:768–770.
64. Pogrel MA. Damage to the inferior alveolar nerve as the result of root canal therapy. *J Am Dent Assoc*. 2007;138:65–69.
65. Bratel J, Jontell M, Dahlgren U, Bergenholtz G. Effects of root canal sealers on immunocompetent cells in vitro and in vivo. *Int Endod J*. 1998;31:178–188.
66. Lopez-Lopez J, Estrugo-Devesa A, Jane-Salas E, Segura-Egea JJ. Inferior alveolar nerve injury resulting from overextension of an endodontic sealer: non-surgical management using the GABA analogue pregabalin. *Int Endod J*. 2012;45:98–104.
67. Gambarini G, Plotino G, Grande NM, et al. Differential diagnosis of endodontic-related inferior alveolar nerve paraesthesia with cone beam computed tomography: a case report. *Int Endod J*. 2011;44:176–181.
68. Guivarc'h M, Ordioni U, Catherine JH, Campana F, Camps J, Bukiet F. Implications of endodontic-related sinus aspergillosis in a patient treated by infliximab: a case report. *J Endod*. 2015;41:125–129.
69. Legent F, Billet J, Beauvillain C, Bonnet J, Miegeville M. The role of dental canal fillings in the development of Aspergillus sinusitis. A report of 85 cases. *Arch Otorhinolaryngol*. 1989; 246:318–320.
70. Hodez C, Griffaton-Taillandier C, Bensimon I. Cone-beam imaging: applications in ENT. *Eur Ann Otorhinolaryngol Head Neck Dis*. 2011;128:65–78.
71. Colleagues for excellence. *Cracking the Cracked Tooth Code: Detection and Treatment of Various Longitudinal Tooth Fractures*. Chicago, IL: American Association of Endodontics, 2008.
72. Zadik Y, Sandler V, Bechor R, Salehrabi R. Analysis of factors related to extraction of endodontically treated teeth. *Oral Surg Oral Med Oral Pathol Oral Radiol Endod*. 2008;106:e31–e35.
73. Fuss Z, Justig J, Tamse A. Prevalence of vertical root fractures in extracted endodontically treated teeth. *J Endod*. 2003;32:283–286.
74. Walton RE, Michelich RJ, Smith GN. The histopathogenesis of vertical root fractures. *J Endod*. 1984;10:48–56.
75. Tsesis I, Rosen E, Tamse A, Taschieri S, Kfir A. Diagnosis of vertical root fractures in endodontically treated teeth based on clinical and radiographic indices: a systematic review. *J Endod*. 2010;36:1455–1458.
76. Tamse A, Fuss Z, Lustig J, Kaplavi J. An evaluation of endodontically treated vertically fractured teeth. *J Endod*. 1999;25:506–508.
77. Rud J, Omnell KA. Root fractures due to corrosion. Diagnostic aspects. *Scand J Dent Res*. 1970;78:397–403.
78. Talwar S, Utneja S, Nawal RR, et al. Role of Cone-beam Computed Tomography in Diagnosis of Vertical Root Fractures: A Systematic Review and Meta-analysis. *J Endod*. 2016;42:12–24.
79. Ozer SY. Detection of vertical root fractures by using cone beam computed tomography with variable voxel sizes in an in vitro model. *J Endod*. 2011;37:75–79.
80. Brady E, Mannocci F, Brown J, Wilson R, Patel S. A comparison of cone beam computed tomography and periapical radiography for the detection of vertical root fractures in nonendodontically treated teeth. *Int Endod J*. 2014;47:735–746.
81. Horner K, Jacobs R, Schulze R. Dental CBCT equipment and performance issues. *Radiat Prot Dosimetry*. 2013;153:212–218.
82. Hassan B, Metska ME, Ozok AR, van der Stelt P, Wesselink PR. Detection of vertical root fractures in endodontically treated teeth by a cone beam computed tomography scan. *J Endod*. 2009;35:719–722.
83. Hassan B. Comparison of five cone beam computed tomography systems for the detection of vertical root fractures. In: *Applications of Cone Beam Computed Tomography in Orthodontics and Endodontics*. Free University Amsterdam, The Netherlands, 2010. [Thesis]

84. Hassan B, Metska ME, Ozok AR, van der Stelt P, Wesselink PR. Comparison of five cone beam computed tomography systems for the detection of vertical root fractures. *J Endod.* 2010;36:126–129.
85. Khedmat S, Rouhi N, Drage N, Shokouhinejad N, Nekoofar MH. Evaluation of three imaging techniques for the detection of vertical root fractures in the absence and presence of gutta-percha root fillings. *Int Endod J.* 2012;45:1004–1009.
86. Patel S, Brady E, Wilson R, Brown J, Mannocci F. The detection of vertical root fractures in root filled teeth with periapical radiographs and CBCT scans. *Int Endod J.* 2013;46:1140–1152.
87. Wenzel A, Haiter-Neto F, Frydenberg M, Kirkevang LL. Variable-resolution cone-beam computerized tomography with enhancement filtration compared with intraoral photostimulable phosphor radiography in detection of transverse root fractures in an in vitro model. *Oral Surg Oral Med Oral Pathol Oral Radiol Endod.* 2009;108:939–945.
88. Edlund M, Nair MK, Nair UP. Detection of vertical root fractures by using cone-beam computed tomography: a clinical study. *J Endod.* 2011;37:768–772.
89. Ne RF, Witherspoon DE, Gutmann JL. Tooth resorption. *Quint Int.* 1999;30:9–25.
90. Fuss Z, Tsesis I, Lin S. Root resorption–diagnosis, classification and treatment choices based on stimulation factors. *Dent Traumatol.* 2003;19:175–182.
91. Estrela C, Bueno MR, De Alencar AH, et al. Method to evaluate inflammatory root resorption by using cone beam computed tomography. *J Endod.* 2009;35:1491–1497.
92. Durack C, Patel S, Davies J, Wilson R, Mannocci F. Diagnostic accuracy of small volume cone beam computed tomography and intraoral periapical radiography for the detection of simulated external inflammatory root resorption. *Int Endod J.* 2011;44:136–147.
93. Kim E, Kim KD, Roh BD, Cho YS, Lee SJ. Computed tomography as a diagnostic aid for extracanal invasive resorption. *J Endod.* 2003;29:463–465.
94. Ren H, Chen J, Deng F, et al. Comparison of cone-beam computed tomography and periapical radiography for detecting simulated apical root resorption. *Angle Orthod.* 2013;83:189–195.
95. Walker L, Enciso R, Mah J. Three-dimensional localization of maxillary canines with cone-beam computed tomography. *Am J Orthod Dentofacial Orthop.* 2005;128:418–423.
96. Patel S, Dawood A, Wilson R, Horner K, Mannocci F. The detection and management of root resorption lesions using intraoral radiography and cone beam computed tomography—an in vivo investigation. *Int Endod J.* 2009;42:831–838.
97. Ponder SN, Benavides E, Kapila S, Hatch NE. Quantification of external root resorption by low- vs high-resolution cone-beam computed tomography and periapical radiography: a volumetric and linear analysis. *Am J Orthod Dentofacial Orthop.* 2013;143:77–91.
98. Bernardes RA, de Paulo RS, Pereira LO, et al. Comparative study of cone beam computed tomography and intraoral periapical radiographs in diagnosis of lingual-simulated external root resorptions. *Dent Traumatol.* 2012;28:268–272.
99. Heithersay GS. Invasive cervical resorption: an analysis of potential predisposing factors. *Quint Int.* 1999;30:83–95.
100. Lin YP, Love RM, Friedlander LT, Shang HF, Pai MH. Expression of Toll-like receptors 2 and 4 and the OPG-RANKL-RANK system in inflammatory external root resorption and external cervical resorption. *Int Endod J.* 2013;46:971–981.
101. Cohenca N, Simon JH, Mathur A, Malfaz JM. Clinical indications for digital imaging in dento-alveolar trauma. Part 2: root resorption. *Dent Traumatol.* 2007;23:105–113.
102. Delzangles B. Scanning electron microscopic study of apical and intracanal resorption. *J Endod.* 1989;15:281–285.
103. Gabor C, Tam E, Shen Y, Haapasalo M. Prevalence of internal inflammatory root resorption. *J Endod.* 2012;38:24–27.
104. da Silveira HL, Silveira HE, Liedke GS, et al. Diagnostic ability of computed tomography to evaluate external root resorption in vitro. *Dentomaxillofac Radiol.* 2007;36:393–396.
105. Borkar S, de Noronha de Ataide I. Management of a massive resorptive lesion with multiple perforations in a molar: case report. *J Endod.* 2015;41:753–758.
106. Andreasen JO AF, Andersson L. *Textbook and Color Atlas of Traumatic Injuries to the Teeth.* 4th ed. Oxford, UK: Blackwell Munksgaard, 2007.
107. Gassner R, Tuli T, Hachl O, Rudisch A, Ulmer H. Craniomaxillofacial trauma: a 10 year review of 9,543 cases with 21,067 injuries. *J Craniomaxillofac Surg.* 2003;31:51–61.
108. Al-Dajani M, Quinonez C, Macpherson AK, Clokie C, Azarpazhooh A. Epidemiology of maxillofacial injuries in Ontario, Canada. *J Oral Maxillofac Surg.* 2015;73:e691–e699.
109. Cvek M, Tsilingaridis G, Andreasen JO. Survival of 534 incisors after intra-alveolar root fracture in patients aged 7–17 years. *Dent Traumatol.* 2008;24:379–387.
110. Cohenca N, Simon JH, Roges R, Morag Y, Malfaz JM. Clinical indications for digital imaging in dento-alveolar trauma. Part 1: traumatic injuries. *Dent Traumatol.* 2007;23:95–104.
111. Iikubo M, Kobayashi K, Mishima A, et al. Accuracy of intraoral radiography, multidetector helical CT, and limited cone-beam CT for the detection of horizontal tooth root fracture. *Oral Surg Oral Med Oral Pathol Oral Radiol Endod.* 2009;108:e70–e74.
112. Kamburoglu K, Ilker Cebeci AR, Grondahl HG. Effectiveness of limited cone-beam computed tomography in the detection of horizontal root fracture. *Dent Traumatol.* 2009;25:256–261.
113. Bernardes RA, de Moraes IG, Hungaro Duarte MA, et al. Use of cone-beam volumetric tomography in the diagnosis of root fractures. *Oral Surg Oral Med Oral Pathol Oral Radiol Endod.* 2009;108:270–277.
114. Patel S, Dawood A, Ford TP, Whaites E. The potential applications of cone beam computed tomography in the management of endodontic problems. *Int Endod J.* 2007;40:818–830.
115. Rigolone M, Pasqualini D, Bianchi L, Berutti E, Bianchi SD. Vestibular surgical access to the palatine root of the superior first molar: "low-dose cone-beam" CT analysis of the pathway and its anatomic variations. *J Endod.* 2003;29:773–775.
116. Nakata K, Naitoh M, Izumi M, Ariji E, Nakamura H. Evaluation of correspondence of dental Computed Tomography imaging to anatomic observation of external root resorption. *J Endod.* 2009;35:1594–1597.
117. Taschieri S, Weinstein T, Rosano G, Del Fabbro M. Morphological features of the maxillary incisors roots and relationship with neighbouring anatomical structures: possible implications in endodontic surgery. *Int J Oral Maxillofac Surg.* 2012;41:616–623.
118. Ee J, Fayad MI, Johnson BR. Comparison of endodontic diagnosis and treatment planning decisions using cone-beam volumetric tomography versus periapical radiography. *J Endod.* 2014;40:910–996.
119. Bornstein MM, Lauber R, Sendi P, von Arx T. Comparison of periapical radiography and limited cone-beam computed tomography in mandibular molars for analysis of anatomical landmarks before apical surgery. *J Endod.* 2011;37:151–157.
120. Christiansen R, Kirkevang LL, Gotfredsen E, Wenzel A. Periapical radiography and cone beam computed tomography for assessment of the periapical bone defect 1 week and 12 months after root-end resection. *Dentomaxillofac Radiol.* 2009;38:531–536.
121. Patel S. New dimensions in endodontic imaging: part 2. Cone beam computed tomography. *Int Endod J.* 2009;42:463–475.
122. Maloney PL, Doku HC. Maxillary sinusitis of odontogenic origin. *J Can Dent Assoc (Tor).* 1968;34:591–603.
123. Mehra P, Murad H. Maxillary sinus disease of odontogenic origin. *Otolaryngol Clin North Am.* 2004;37:347–364.
124. Nair UP, Nair MK. Maxillary sinusitis of odontogenic origin: cone-beam volumetric computerized tomography-aided diagnosis. *Oral Surg Oral Med Oral Pathol Oral Radiol Endod.* 2010;110:e53–e57.
125. Cymerman JJ, Cymerman DH, O'Dwyer RS. Evaluation of odontogenic maxillary sinusitis using cone-beam computed tomography: three case reports. *J Endod.* 2011;37:1465–1469.
126. Costa F, Emanuelli E, Robiony M, et al. Endoscopic surgical treatment of chronic maxillary sinusitis of dental origin. *J Oral Maxillofac Surg.* 2007;65:223–228.
127. Arias-Irimia O, Barona-Dorado C, Santos-Marino JA, Martinez-Rodriguez N, Martinez-Gonzalez JM. Meta-analysis of the etiology of odontogenic maxillary sinusitis. *Med Oral Patol Oral Cir Bucal.* 2010;15:e70–e73.
128. Nunes C, Guedes OA, Alencar AH, et al. Evaluation of periapical lesions and their association with maxillary sinus abnormalities on cone-beam computed tomographic images. *J Endod.* 2016, 42:42–6.
129. Schulze R, Heil U, Gross D, et al. Artefacts in CBCT: a review. *Dentomaxillofac Radiol.* 2011;40:265–273.

第四节 磁共振成像

Magnetic Resonance Imaging

Hatice Dogan-Buzoglu

磁共振成像（MRI）是一种公认的、无害的、能通过高磁场形成高分辨率人体内部结构图像的技术。对软组织和血管而言，MRI已成为最佳成像技术之一，但人体硬组织除外[1-3]。

一、MRI工作原理

根据磁场内氢质子的反应，MRI运用非电离电磁辐射以产生高质量的人体断面图像。通常情况下，患者体内的氢质子在其各自的轴线上旋转。当患者被置于一个强磁场内时，其体内的大多数原子核（包括氢原子）便沿磁场作用的方向排列。此时，一个被发送到人体结构内的射频脉冲激励了其内的氢质子，使其系统地改变了从纵向到横向的磁化排列。如此可在人体内形成一旋转的磁场，此磁场能被磁共振扫描仪检测，并最终通过计算机运算产生磁共振图像。

MRI基于人体的天然磁性，其磁性强度依赖于质子密度，此质子密度又取决于体液和脂肪组织内的氢质子数量和类型。结合疏松的氢原子（主要出现在软组织和体液内）能沿外磁场方向排列，并产生可被检测的信号。相反，结合紧密的氢原子（牙体硬组织）因其不能沿外磁场方向排列而不能形成可用的信号[3-6]。

一旦射频脉冲被关闭，（被激励的）氢质子（横向）便返回到其原来方向（纵向），并处在低能状态。此过程被称为弛豫。共有2种弛豫类型：自旋-晶格和自旋-自旋。自旋-晶格弛豫控制了z轴的再磁化，又称纵向质子弛豫时间或T1权重序列。长T1组织产生低信号，并在MR图像上表现为黑色。因脂肪拥有最短T1弛豫时间并在图像上呈白色，T1加权像也称脂肪图像。由于有出色的影像对比，T1加权像能显示高质量解剖细节。

自旋-自旋弛豫控制了xy平面的横向磁化丢失，又称横向质子弛豫时间或T2权重序列。由于病变组织内的异常液体集聚表现为类似于水（具有最长T2弛豫时间，与短T2黑色正常组织相反，其呈白色高信号表现）的信号序列，T2权重序列又称为病理扫描或水图像。此图像有益于对感染、出血和肿瘤组织的检测。实际应用时，为通过对比分辨以便在一些不同组织之间予以区别，必须获取T1和T2两种加权图像[5-7]。

多数MRI扫描仪的等级以磁场强度（以Tesla，T为单位，相当于地球磁场强度的1万倍）为准。临床上已使用的MRI扫描仪之磁场强度在0.5T至4T之间。T越高，其产生的MR信号率越高，并可通过合适的软件提供先进的神经成像。为获取高质量对比图像，虽然高达11.4T的仪器已用于体外实验，但适于人体安全的磁场强度仍被限制在4T以内[4,8]。

二、牙科MRI

就牙科而言，对各种影像成像技术的选择取决于其对诊断的帮助和对口内X线摄影术不足（如将三维解剖转换为二维图像、图像变形和组织噪音）的克服。自1977年其作为一种诊断工具首先应用于人体后，MRI在牙科领域的潜在应用于20世纪80年代起始受关注（图9-51）[8-10]。

在牙科方面，MRI通常用于诊断颞下颌关节疾病、颌面骨感染性病变、唾液腺、上颌窦和早期骨异常改变，如肿瘤、骨髓炎、骨折和舌与口底异常改变。MRI在确定颌面部肿瘤的范围上能起重要作用。某些舌鳞状细胞癌病例只有通过MRI方可显示。在区别牙源性囊肿和肿瘤时，MRI上的信号特点较CT能提供更高的特异性[11,12]。

随着方法的不断发展，MRI的潜在应用已涉及牙体硬组织（如牙釉质、牙本质和牙骨质）成像。骨皮质厚度、根尖周病变范围、进入根尖孔之神经血管束的细小分支已被成功显示。MRI还被用于根尖周外科手术、牙种植计划和牙周结构的显示。此外，一些研究已成功用于龋病、牙髓活力和髓腔解剖[13-18]。

三、MRI在牙髓病学中的应用

牙的软组织含水量丰富，并拥有较长的T2弛豫时间。为此，通过标准MRI技术（如2D或3D梯度回波）对其进行成像是可能的。自旋回波所供回波时间范围在毫秒之内，而梯度回波所供回波时间短于1毫秒。两种脉冲序列方法均被视为“液体”成像。文献报道中，牙髓腔解剖的精细MRI图像已通过体内或体外容积成像程序或高场强MRI被准确展示[1,11,19]。此外，比较对比剂增强前后之牙髓信号强度，显示其间有明显不同。根据年龄，这种不同在活髓牙和非活髓牙之间具有高度敏感性[16,20]。

在获取具有钙化密度之牙组织图像方面，临床上已出现相关的MRI方法。牙组织由70%的羟磷灰石矿物、20%的有机物和10%的水所构成。牙釉质内，矿物的含量甚至高达96%。由于高矿物含量，自由氢质子的缺乏可造成磁化微弱。这种情况会导致极低T2弛豫时间出现且难以检测到信号。为获取图像，减少回波或检测时间到微秒是很关键的[13,21,22]。

投影重建，单点成像及其改良方式，SPRITE，适度空间三维分辨，快速自旋回波（TSE），超短回波时间（UTE），零回波时间（ZTE），FID投影成像和杂散场成像（STRAFI）对牙体硬组织成像是有益的。杂散场成

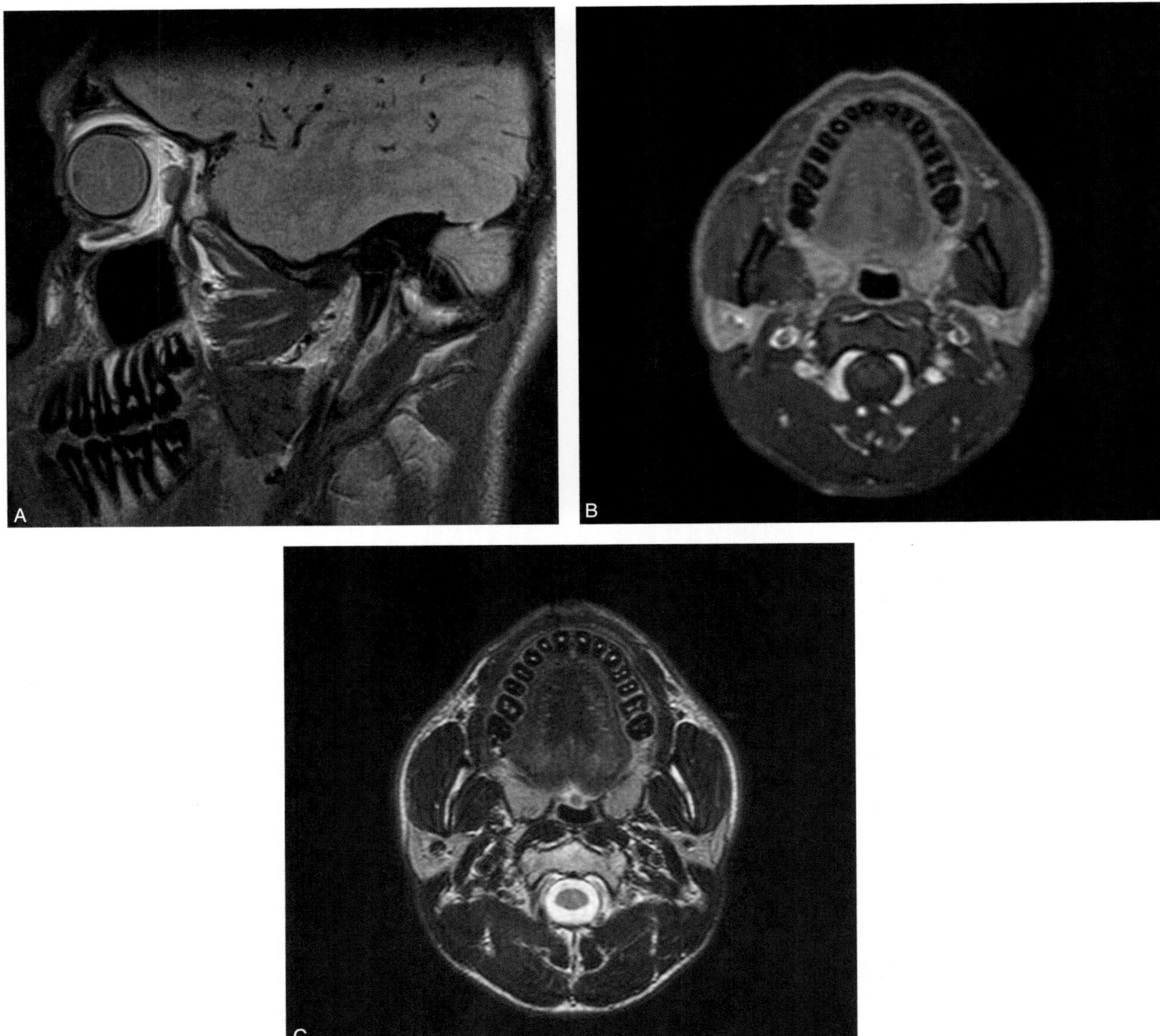

图 9-51 在 3T-MRI 设备上，使用头颈线圈扫描的牙及其相关组织成像
A. 口面区矢状 MR 成像。牙髓组织呈高信号表现 **B.** 轴位 T1 加权像 **C.** 轴位 T2 加权像（Courtesy of Dr. Burce Özgen Mocan，Ankara，Turkey）

像(STRAFI)可在极短T2时间内获取合适的高分辨率图像,但却不适合T2时间较长的组织(如典型的软组织)成像[22-26]。近来,超短回波时间(UTE)和零回波时间(ZTE)成像已成功用于牙釉质、牙本质和牙髓病变的检测(图9-52)[26]。

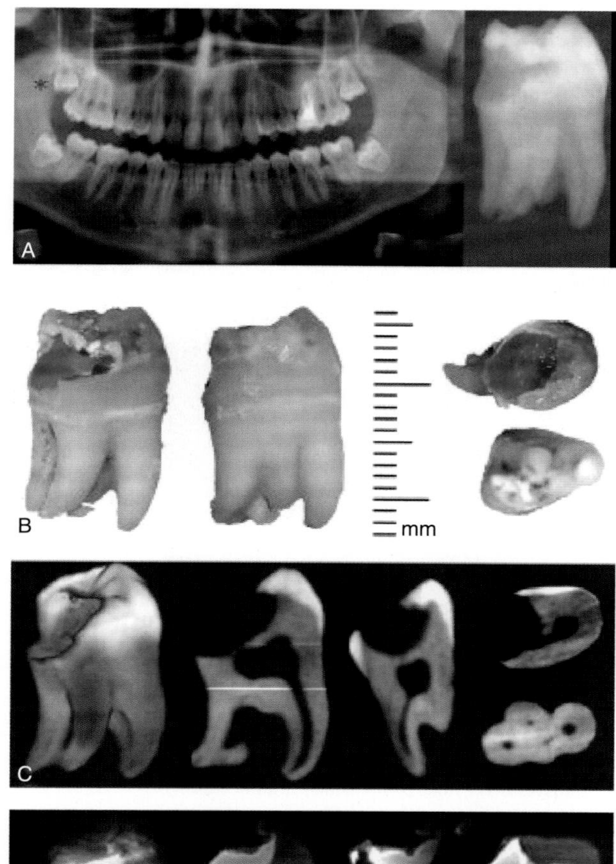

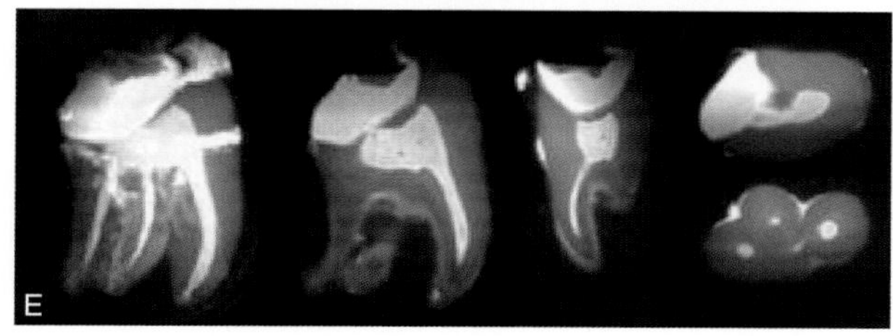

图9-52 成像模式的比较。MR图像分别源自7T和9.4T设备 **A.** 活体和离体X线片 **B.** 照片 **C.** 3D-CBCT图像 **D.** 3D UTE(超短回波时间)MRI **E.** 患龋磨牙之3D ZTE(零回波时间)MRI(Adapted from Hövener JB, Zwick S, Leupold J, et al. Dental MRI: imaging of soft and solid components without ionizing radiation. J Magn Reson Imaging 2012; 36: 841-846. Used with permission.)

一种名为SWIFT(傅里叶转换扫描成像)的技术已被用于牙体硬组织成像。此系统已在9.4T磁共振成像仪上观察体外组织,其100微米空间分辨率的扫描时间在100秒至25分钟之间。相同的技术也能在4T磁共振成像仪上观察体内组织,其400微米空间分辨率的扫描时间为10分钟。此技术能同时使软硬组织在相对较短时间内进行高分辨成像,进而有益于确定龋病范围和牙髓组织状态(图9-53)[8]。类似于牙髓组织对龋病的反应性结果也能在弥散加权成像技术(取决于组织中水的表观弥散系数ADC)上观察到(图9-54)。然而此技术所需较长的扫描时间限制了其在活体上的应用[27]。目前临床上使用的(磁共振成像)诊断模式还不能为与龋病相关的牙髓感染提供准确信息,除非看到修复性牙本质的形成。因此,作为一种辅助技术,使用MRI准确诊断牙髓反应性改变应是潜在性的。

患龋病时,牙体硬组织的性质发生改变。由于龋病去矿物化过程使牙本质的孔隙度和水浓度增加进而延长了其T2弛豫时间。这可使龋在标准T1加权像上被检测到。MR图像上,龋病呈类似于牙髓和牙周韧带一样的高信号表现[8,11,27]。

骨组织不能形成适宜的MRI信号。然而骨髓却可表现为脂肪组织信号。因此,对感染患者(如根尖脓肿和累及软组织和骨组织的骨髓炎)而言,MRI可作为诊断方法的首选。MRI能检测到急性骨髓炎之骨髓异常以及根尖周病时之骨皮质破坏。使用脂肪抑制的MRI检查技术为短反转时间之反转恢复序列(STIR)。通过降低T1和增加T2信号,STIR图像上的高信号提示水信号增加而脂肪信号减少,反映了骨髓水肿的存在[14,15]。

四、MRI应用的优缺点

MRI能在任一平面产生高空间分辨率图像,且没有X线和CT检查时所产生的电离辐射。常规牙X线检查因是对牙之颊舌向的二维投影而致使牙髓结构的重叠。因此,上颌磨牙的四个根管几乎不能被显示。相较于X线二维投影而言,使用MRI,(尤其是)三维-MRI图像能在显示变异之牙髓室和根管大小和形态上给出更多有意义的信息。软组织MRI信号也能为牙髓组织的活性提供有价值的信息。故此,MRI可被视为一种不能为X线直接评价的牙髓成像方法[11,19,28]。

每个暴露于磁场的客体依其材质都具有一定的磁性。虽然固定的义齿修复体、汞修复体和牙矫治器能在口面部MRI扫描时产生图像变形,但和CT相比,其在稳定磁场内所形成的变形程度要轻得多,因此MRI检查被认为是可靠的[3,6,29]。

与简单X线摄影术相比,MRI检查存有不足,如(空间)分辨率低和扫描时间长,后者降低了被检者的舒适度,增加了其安全风险。另一方面,置办和操作MRI需要较高

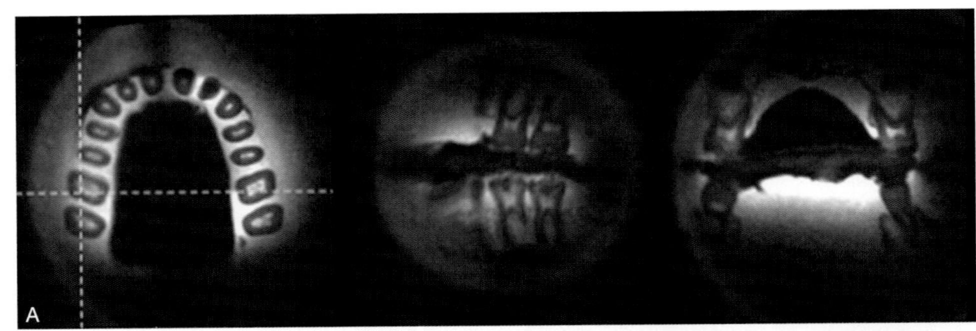

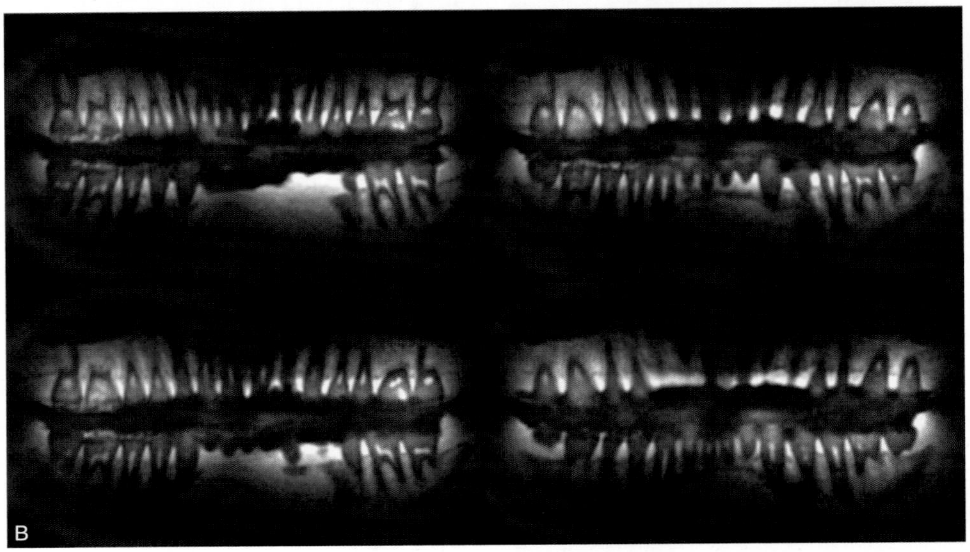

图 9-53 A. 各垂直层面的选择图 **B.** 通过 3D-SWIFT 获取的各全景层面的选择图。最大线圈的敏感度反映了所感兴趣之结构，如牙和其支持组织（Adapted from Idiyatullin D, Cotum CA, Nixdorf DR, Garwood M. Intraoral approach for imaging teeth using the transverse B1 field components of an occlusally oriented loop coil. Magn Reson Med 2014; 72: 160-5. Used with permission）

的财源支持。由于均呈低信号表现，不同类型的牙体硬组织（如牙釉质和牙本质）难以相互区别，或与金属物区别。能使组织产热的特殊吸收率还可限制 MRI 的使用。虽然 MRI 检查能用于儿童甚或孕妇，但幽闭恐怖症（一种对封闭场所的病态恐怖）可能会影响患者的运动。由于上述原因，MRI 在牙髓病的使用还是有限的[6,11]。

强磁场能以高速牵拉客体向磁体运动。此称为投射效应。携带生物医用装置（如起搏器、人工耳蜗、神经刺激器和输液泵）者应被视为具有高风险。MRI 的磁场能使这些装置失效，并对生命构成潜在威胁[3,6]。

对高质量牙 MRI 分辨而言，信噪比和分辨率是两项重要（衡量）参数。两者均高度依赖于能产生有限磁场之射频线圈的结构和性能。临床上，牙 MRI 成像多采用头颈线圈。近来，Idiyatullin 等[24]发明了一种新的呈咬合位状态的口内环状线圈。据称，此装置能产生分辨率为 0.3mm^3 的图像，并使牙及其相关结构获得较强的信号检测，提高了其精确度（图 9-55）。此外，对比增强牙 MRI（以水性对比物覆盖牙齿）也能为不同的牙结构提供较佳的观察和信号[19,28]。

人体牙相对较小，其所需分辨率为高。因而牙科特用者必须使用带有合适射频线圈的强场 MRI。此磁场应具有十分稳定和均匀的特点。故其仅对牙高分辨率 MRI 有效。由于安全因素，目前所用高场 MRI（9.4 或 11T，和 4T）只能用于体外实验[8,23,26]。对牙髓再生和其他牙科领域的新治疗模式而言，随着临床 MRI 硬件的发展，这些高场设备可能被用于临床成像。

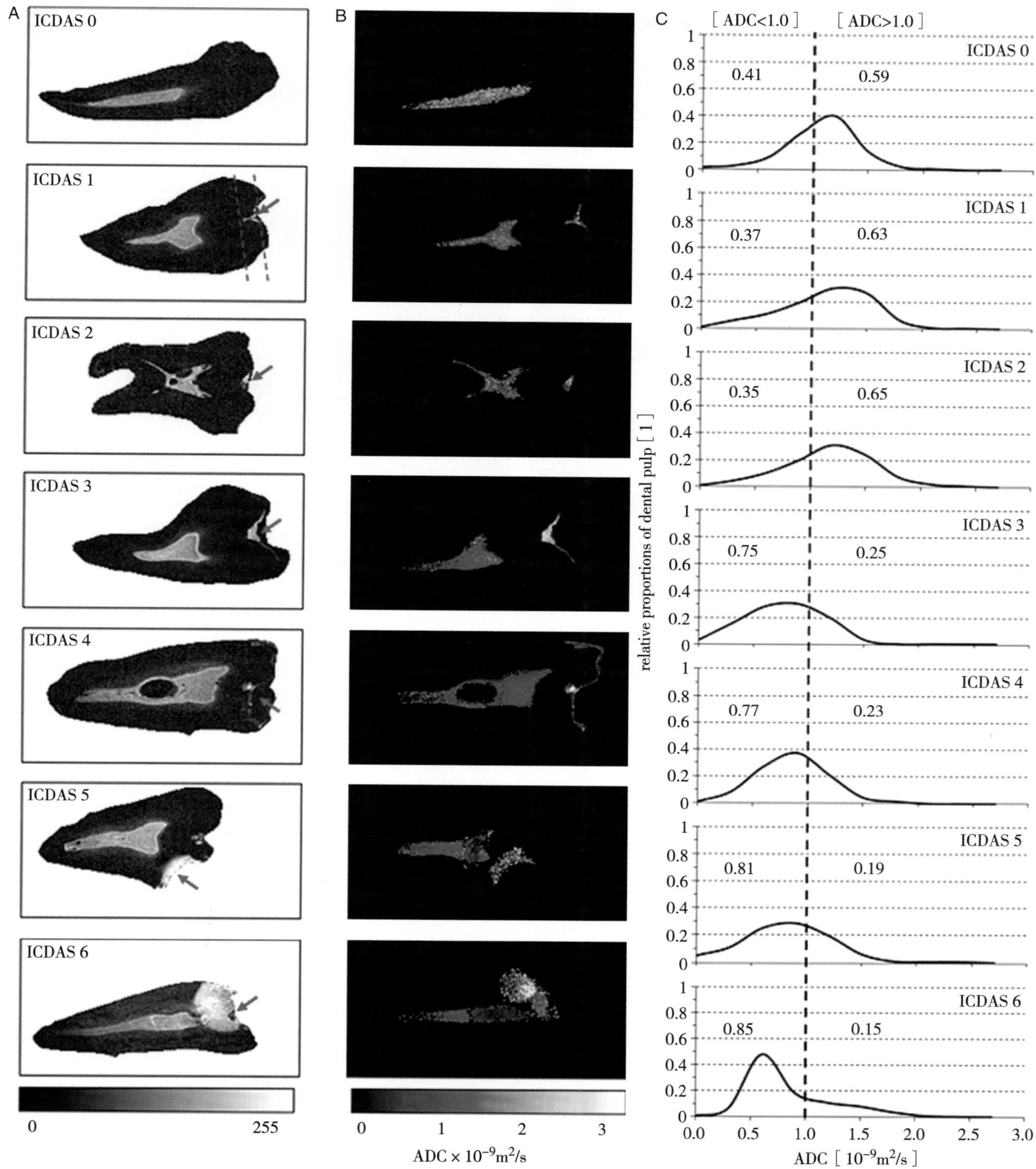

图 9-54　带有 ADC 图像的 T1 加权磁共振成像（2.35T）用于评价牙髓对龋病的复杂反应

A. 完整牙和蛀牙的 T1 加权 MR 图像。龋病的检测根据 ICDAS 评分而予以分类。龋病和牙髓组织表现为高信号　**B.** ADC 图清晰显示了牙体硬组织去矿化的形态和牙髓组织在 T1 加权 MR 图像上的表现　**C.** 牙髓之 ADC 标准分布对应于不同的 ICDAS 评分。阈值 10^{-9}ADC 值可被视为区别完整牙牙髓与蛀牙牙髓的分界线。随着 ICDAS 评分的上升，龋病牙髓的 ADC 峰值在此阈值之下（Adapted from Vidmar J, Cankar K, Nemeth L, Serša I. Assessments of the dentin-pulp complex response to caries by ADC mapping. NMR Biomed 2012；25：1056-62. Used with permission.）

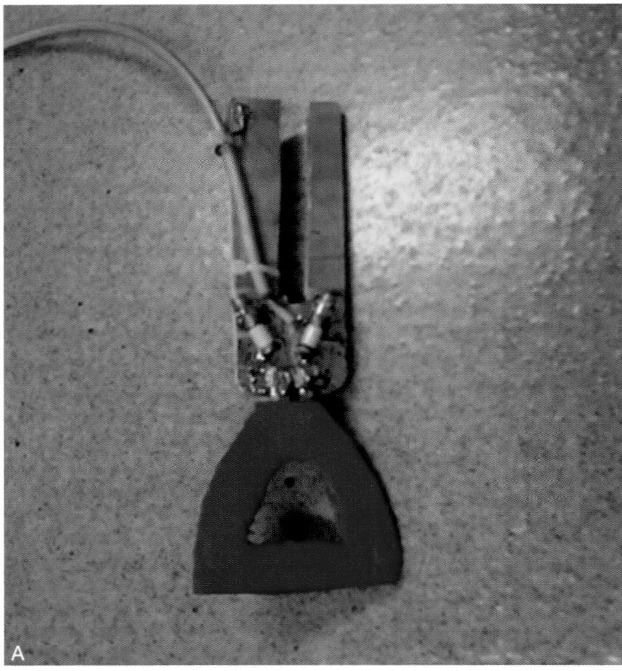

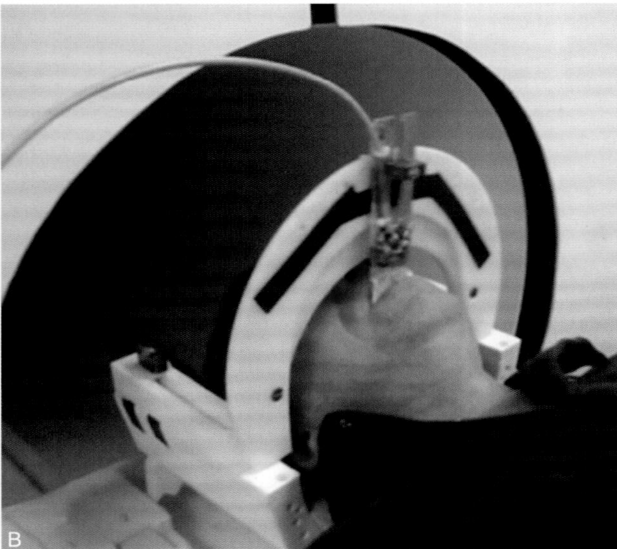

图 9-55　A. 口内环形射频线圈内含有 10mm 宽的铜片。此设计适宜于一般成人的上颌牙弓　**B.** 体内用实验线圈装置。环形线圈被置于咬合位（Adapted from Idiyatullin D，Cotum CA，Nixdorf DR，Garwood M. Intraoral approach for imaging teeth using the transverse B1 field components of an occlusally oriented loop coil. Magn Reson Med 2014；72：160-5. Used with permission）

参考文献

1. Lockhart PB, Kim S, Lund NL. Magnetic resonance imaging of human teeth. *J Endod.* 1992;18:237–244.
2. Tutton LM, Goddard PR. MRI of the teeth. *Br J Radiol.* 2002;75:552–562.
3. Shah N, Bansal N, Logani A. Recent advances in imaging technologies in dentistry. *World J Radiol.* 2014;28:794–807.
4. Frederiksen NL. Specialized radiographic techniques. In: White SC, Pharoah MJ, eds. *Oral Radiology Principles and Interpretation.* 5th ed. St. Louis, MO: Mosby, 2004:245–264.
5. McRobbie DW, Moore EA, Graves MJ, Prince MR. Seeing is believing: introduction to image contrast. In: *MRI From Picture to Proton.* 2nd ed. DW McRobbie, EA Moore, eds. Cambridge, UK: Cambridge University Press, 2006:30–46.
6. Patel S, Dawood A, Whaites E, Pitt Ford T. New dimensions in endodontic imaging: Part 1. Conventional and alternative radiographic systems. *Int Endod J.* 2009;42:447–462.
7. Pekar JJ. A brief introduction to functional MRI. *IEEE Eng Med Biol Mag.* 2006;25:24–26.
8. Idiyatullin D, Corum C, Moeller S, Prasad HS, Garwood M, Nixdorf DR. Dental magnetic resonance imaging: making the invisible visible. *J Endod.* 2011;37:745–752.
9. Cohenca N, Simon JH, Roges R, Morag Y, Malfaz JM. Clinical indications for digital imaging in dento-alveolar trauma. Part 1: traumatic injuries. *Dent Traumatol.* 2007;23:95–104.
10. Damadian R, Goldsmith M, Minkoff L. NMR in cancer: XVI. FONAR image of the live human body. *Physiol Chem Phys.* 1977;9:97–100, 108.
11. Sustercic D, Sersa I. Human tooth pulp anatomy visualization by 3D magnetic resonance microscopy. *Radiol Oncol.* 2012;46:1–7.
12. Boeddinghaus R, Whyte A. Current concepts in maxillofacial imaging. *Eur J Radiol.* 2008;66:396–418.
13. Appel TR, Baumann MA. Solid-state nuclear magnetic resonance microscopy demonstrating human dental anatomy. *Oral Surg Oral Med Oral Pathol Oral Radiol Endod.* 2002;94: 256–261.
14. Lee K, Kaneda T, Mori S, et al. Magnetic resonance imaging of normal and osteomyelitis in the mandible: assessment of short inversion time inversion recovery sequence. *Oral Surg Oral Med Oral Pathol Oral Radiol Endod.* 2003;96:499–507.
15. Cotti E, Campisi G. Advanced radiographic techniques for the detection of lesions in bone. *Endod Topics.* 2004;7:52–72.
16. Kress B, Buhl Y, Anders L, Stippich C, Palm F, Bähren W, Sartor K. Qantitative analysis of MRI signal intensity as a tool for evaluating tooth pulp vitality. *Dentomaxillofac Radiol.* 2004;33:241–244.
17. Olt S, Jakob PM. Contrast-enhanced dental MRI for visualization of the teeth and jaw. *Magn Reson Med.* 2004;52:174–176.
18. Goto TK, Nishida S, Nakamura Y et al. The accuracy of 3–dimensional magnetic resonance 3D vibe images of the mandible: an in vitro comparison of magnetic resonance imaging and computed tomography. *Oral Surg Oral Med Oral Pathol Oral Radiol Endod.* 2007;103:550–559.
19. Tymofiyeva O, Boldt J, Rottner K, et al. High-resolution 3D magnetic resonance imaging and quantification of carious lesions and dental pulp in vivo. *MAGMA.* 2009;22:365–374.
20. Kress B, Buhl Y, Hähnel S, et al. Age-and tooth-related pulp cavity signal intensity changes in healthy teeth: a comparative magnetic resonance imaging analysis. *Oral Surg Oral Med Oral Pathol Oral Radiol Endod.* 2007;103:134–137.
21. Kim S, Heyeraas KJ, Haug SR. Structure and Function of the Dentin-Pulp Complex. In: Ingle JI, Bakland LK, Baumgartner JC, eds. *Ingle's Endodontics.* 6th ed., Connecticut: PMPH; 2008:118–150.
22. Bracher AK, Hofmann C, Bornstedt A, et al. Feasibility of ultra-short echo time (UTE) magnetic resonance imaging for identification of carious lesions. *Magn Reson Med.* 2011;66:538–545.
23. Weiger M, Pruessmann KP, Bracher AK, et al. High-resolution ZTE imaging of human teeth. *NMR Biomed.* 2012;25:1144–1151.
24. Idiyatullin D, Corum CA, Nixdorf DR, Garwood M. Intraoral approach for imaging teeth using the transverse B_1 field components of an occlusally oriented loop coil. *Magn Reson Med.* 2014;72:160–165.
25. Baumann MA, Doll GM, Zick K. Stray field imaging (STRAFI) of teeth. *Oral Surg Oral Med Oral Pathol.* 1993;75: 517–522.
26. Hövener JB, Zwick S, Leupold J, et al. Dental MRI: imaging of

soft and solid components without ionizing radiation. *J Magn Reson Imaging.* 2012;36:841–846.

27. Vidmar J, Cankar K, Nemeth L, Serša I. Assessments of the dentin-pulp complex response to caries by ADC mapping. *NMR Biomed.* 2012;25:1056–1062.
28. Tymofiyeva O, Rottner K, Jakob PM, Richter EJ, Proff P. Three-dimensional localization of impacted teeth using magnetic resonance imaging. *Clin Oral Investig.* 2010;14: 169–176.
29. Yilmaz S, Misirlioglu M. The effect of 3T MRI on micro-leakage of amalgam restorations. *Dentomaxillofac Radiol.* 2013;42:20130072.

第五节　超声

Ultrasound

Elisabetta Cotti

考虑到影像成像在牙髓病诊断、治疗、随访和研究的重要性，先进的诊断系统在传统放射学、选择性成像技术正被不断地开发研究[1-4]。

颌骨溶骨性牙髓病变通常为牙髓和根尖周感染的结果[5-7]。在临床上，伴有根尖周区 X 线透射改变的牙髓源性疾病通常被诊断为根尖周炎。然而，对根尖周病变进行活检、并根据其显微镜下所示特点发现，在病理学上它既可以是肉芽肿，也可以是囊肿。因此，就其治疗，尤其是预测牙髓病治疗结果或治疗失败而言，在肉芽肿和囊肿之间做出可能的鉴别甚为重要[6,8-13]。由于仅能显示硬组织而不能显示软组织，传统 X 线片不能对这些病变的鉴别给出良好的指导。通过 CT 扫描，以及随后出现的 CBCT 扫描，将其影像表现与组织病理特征进行对照，所获结果并不十分成功。Trope 等[10]认为：由于囊肿的 CT 密度与其背景组织相似（较肉芽肿暗），而肉芽肿的密度较高，类似于其周围软组织，故可在两者之间进行鉴别。但有研究者发现：作为鉴别诊断牙髓骨病变的方法之一，CBCT 存在不同的灰度阈值点问题，因此出现争议则在所难免[11-13]。

近年来，实时超声断层扫描术，一种无害、安全且无电离辐射的成像技术已成功应用于根尖周炎的研究和辅助诊断（辅助于传统放射学）[2-4]。

一、超声实时成像的基本原理

自 1942 年问世以来，超声实时成像，也称超声回声扫描术或实时超声断层扫描术，已是一种广泛应用于众多医学领域的诊断技术[14,15]。超声图像的形成基于超声波的产生和反射。

超声波因压电效应而成。一旦石英或合成陶瓷晶体暴露于交流电之下，电子即可导致其网格结构发生改变。其所释放的机械能以超声波形式出现。晶体释放的超声波频率与其暴露于交流电的频率相关（即晶体暴露于 7MHz 交流电下可产生 7MHz 频率的振荡超声波）。诊断所用超声波的频率范围在 1.6 至 20MHz 之间。通过声透镜，超声波被束以相同频率振荡，再通过含有晶体的超声探头（转换器）直接对人体的感兴趣区进行扫描（图 9-56A）。

人体生物组织拥有不同的机械性和声学特性。当超声波遇到两种拥有不同声阻抗的生物组织界面时，其可产生反射和折射现象。从组织界面反射回晶体的那部分超声波被称为回声（图 9-56B）。

晶体能将相同频率的入射波（回声）转换为电磁波。回声能被转换为电能，随后转换为光电。通过使用灰阶成像技术在电脑显示器上形成超声图像（图 9-57）。回声的强度有赖于两种相邻组织界面的声学特性。界面差异性越大，超声反射能也越大，回声亦愈强。低回声表现为黑点，而高回声表现为亮点或白点。

自声波信号产生之初至回声返回，其组织内的声源点可被延时计算。在对感兴趣区域扫查过程中，晶体自动摆动在显示器上形成超声图像。因为晶体的每次摆动给出单幅组织图像（根据其所在平面），且平均每秒可产生 30 幅图像，故在显示器上显示的被检组织其实是动态图像的结果。操作者在检测区移动超声探头，改变检查层面，如此便可形成“实时三维图像”[14,15]。

最新的超声成像系统使用多频、宽带转换器，由 3~5 层的多重低阻抗线性晶体（可达 256）组成，且被连接于一可变程序中。超声图像的分辨率有赖于（探头）焦点至被检组织的截面的距离。通过 5~10MHz 之间的频率转换，超声动态聚焦能对小于 2mm 的结构给出精细分辨[16]。对图像灰度的解释系基于同正常组织灰度的比较。当被检组织出现高回声强度，则称其为“高回声”；当其呈低回声强度，则称其为“低回声”；如果回声强度消失，则称其为“无回声”或“超声速”。被检区域如有液体充盈（囊肿），则超声波不出现反射（无回声）；而骨组织则呈全反射（高回声）。含有

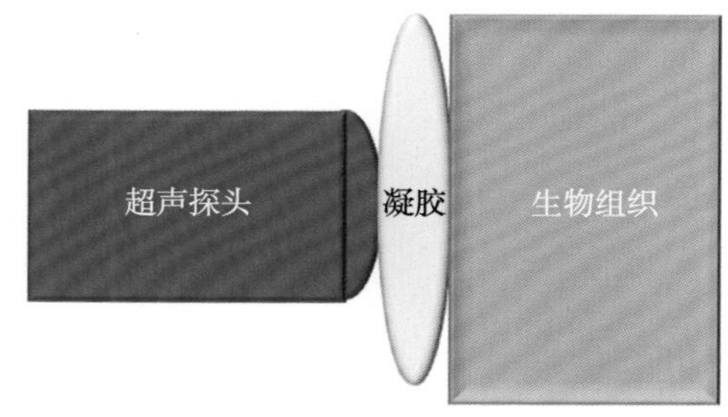

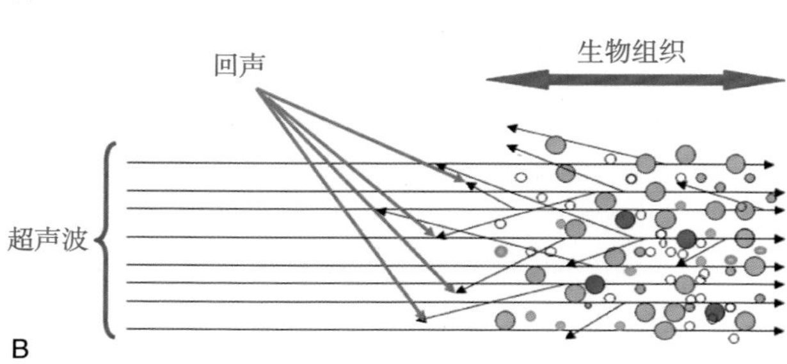

图 9-56　A. 超声波通过探头进入生物组织示意图　**B.** 超声波进入生物组织并反射到其产生源（回波形成）

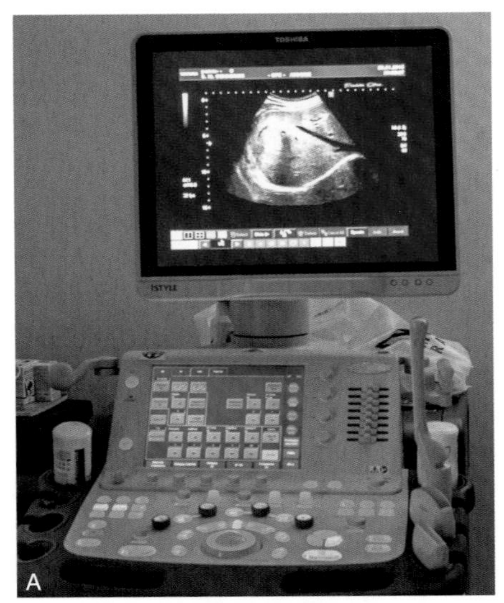

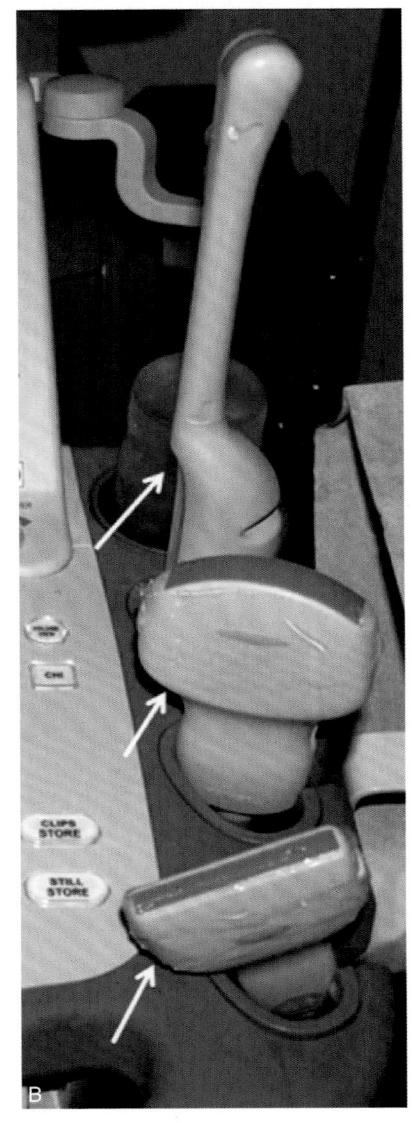

图 9-57　超声技术设备

A. 配有转换器的超声成像设备　**B.** 3 种不同的转换器（探头）（箭）

不同类型组织的区域呈“不均匀回声”表现。所观察区域内的空气呈全反射表现。因此，超声检查过程中必须在探头与被检组织之间使用耦合剂作为界面。

组织的回声特点可描述如下：

实性组织结构：有回声。它们通过各种不同方式反射回声，从而形成低回声和高回声效应。本组有：①实性均匀结构；②实性不均匀结构；③伴有“后方声影”的实性结构（即实性结构伴钙化形成）；④伴有液化（溶解组织）的实性结构。

液体结构：无回声。它们可表现为“轮廓加强”或“侧方声影”。液性结构可表现为：①液体伴内容物；②液体伴分隔；③液体伴有回声的侧壁赘生物。

超声检查还能辅以彩色能量多普勒（CPD）血流图以确定感兴趣区组织的灌注状况。应用超声时，通过 CPD 检查可观察有无血流、血流方向和多普勒信号强度。后者通过实时变化，以彩色斑点形式重叠在血管图像上（彩色），且有很高敏感性（能量）[15, 17-20]。

多普勒超声检查通过探头转换器发射超声波至血管，随后由计算机对反射回探头的部分超声波进行处理，形成相应的图像以反映血管中的血流情况。运动的血细胞能诱发反射声波的改变（多普勒效应）。血流的多普勒频移能通过多普勒信号而被连续监测。由于发射频率为 2~4MHz，血流的多普勒频移可被听到，并可实时地以曲线图显示：水平轴表示时间；垂直轴表示频移。

CPD 技术将超声实时成像与彩色多普勒频移相结合，可用于观察某一图层中是否存在血流及血流速度。根据血流速度、方向与探头之间的相对关系，叠加在灰阶图像上的彩色多普勒频移有不同的表现。编码多普勒频移被的方法由位于图像左侧的彩条所界定（图 9-58）。

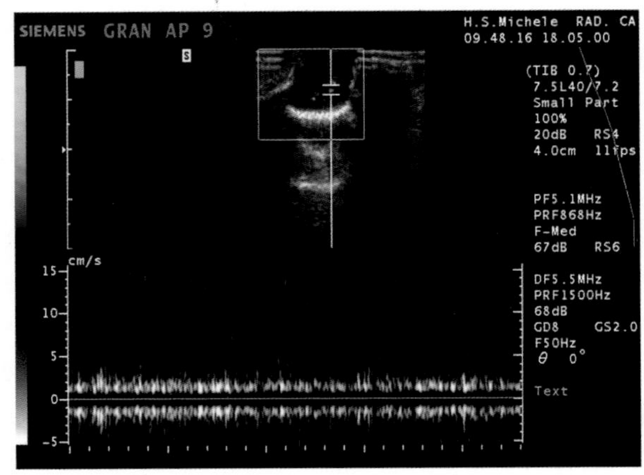

图 9-58　图像显示了应用于根尖周病声像检查的彩色能量多普勒。在图像的右上方显示有病变的图像（方框）。彩点表示血流及其流向（彩色多普勒）。多普勒信号强度及其即时变化显示于图像的下方

彩色能量多普勒通过不同的色调反映血流流速和声波角度。快血流表现为浅色，而慢血流表现为深色（图 9E-3）。正向多普勒频移因血流朝向探头运动而显示为红色；负向多普勒频移因血流背向探头运动而显示为蓝色。由于多普勒存在某些不足（如对声波角的依赖和混淆失真），可结合应用能量多普勒以改善其对低速血流的敏感性。能量多普勒基于对能谱的整合，与声波角无关，且在检测血流上较彩色多普勒敏感 5 倍[17-19]。CPD 揭示了感兴趣区组织内小血管网的存在 17-19。静脉内注入对比剂可通过强化感兴趣区内的不同声阻抗而增加了血流回声反射，进而使 CPD 检查更为敏感[15,20,21]。由于第二代对比剂能抵达较小血管，其应用使得评价血流流入和流出，以及微血管的研究成为可能[19]。

三维超声成像可通过三维扫描和超声散射的容积重建获得。此技术可通过手动（视觉追踪）或自动（一维超声阵列或二维超声阵列）技术完成[22]。

超声成像是相对安全的技术。超声波进入生物组织后以热能形式被吸收。一旦出现气化效应和振动效应，则对人体有一定的危险性。另外，值得注意的是，超声探头晶体仅在其 0.1% 活动期内发射能量，剩余时间均在接受回声——它在“聆听”。任何系统潜在的损害效应均依赖其声能的使用长度。因此，安全取决于对该检查重复使用次数的限制。临床经验和研究均提示超声波无损害效应[23-25]。无论如何，超声检查所承担风险要远低于 X 线摄影检查[23-27]。

为完成上颌骨超声检查，被检者须采取卧位或坐在检查床上。超声探头可用乳胶或塑料套予以保护。在表面涂以耦合剂后，将探头置于上下颌骨之颊侧以与患有根尖周炎的病牙相对应。亦可将探头置于皮肤表面进行检查。检查者在计算机显示器下控制检查进程，通过在感兴趣区周围移动探头以获取充足的扫描次数和病变的实时图像。每个动态图像或单幅图像均可存储在计算机内。

对牙医而言，线阵探头（图 9E-2B）是首选，它可形成高频（7.5~15MHz）矩形或梯形图像，并展示最佳横向分辨率和浅表结构的最佳对比[16]。口腔内超声探头亦是不错的选择（用于口内检查的小探头）。为更好评价颌骨病变，尤其是减少液性结构（囊肿）内的伪影，还可应用同时汇聚不同方向的超声波技术（复合技术）[20]。

目前，作为一种临床和放射检查的辅助手段，超声实时成像已被牙科医生用于评价颌面部软组织感染性疾病[22,28]、骨病变[29]、骨折[22,30]以及颞下颌关节紊乱病的诊断[16,22,31]。

二、牙髓病学中的超声成像

超声实时成像已成功用于牙髓病学领域中之根尖周炎[32]的检测和诊断、牙髓源性病变之囊性和实性病变的鉴别[4,33-37]、牙髓病与非牙髓病的鉴别[29,36]以及矫治和外科牙髓病治疗的短期[38]和长期[39-41]效果评估。

（一）牙髓病之根尖周炎的检测

2001 年，意大利卡利亚里大学尝试以超声实时检查用于起源于牙髓病之根尖周病的研究。根据临床症状和体征、口内和全景 X 线片表现，一些已诊断为根尖周炎的患者被邀参加试验。患者签下知情同意书并接受了其根尖病受累区域的超声声像检查。此研究项目包括一位牙髓病医生、一位口外医生和一位从事超声工作的影像专家。

几轮试验之后，研究者发现使用超声持续跟踪位于上下颌骨内的病变已成可能。参加此试验的是 12 位被诊断为牙髓病根尖周病的患者[32]。均以口内和（或）全景 X 线片为指导。所用超声设备为西门子 Elegra（产于德国埃朗根），内含标准高分辨率的多频超声探头（7~9MHz）。检查过程中，超声探头被置于上下颌骨之颊侧，以与感兴趣牙区域相对应。当出现骨缺损时，在此区域移动探头可获取充足的横断扫描图以明确显示病变。

数据被准确输入到一张记录表上。检查简易，受检者无不适感。对所有受检者而言，其超声实时三维图像均可显示其病变、并可测量其大小和评价其成分（液体、实性或两者的混合）。随着 CPD 的应用，还可显示病变内的血管。

基于这些来自超声实时体层摄影术的一手数据[2,4,32-41]，声像图上所示上颌骨内正常和异常组织如下。

1. 牙槽骨，因其为表面全反射，故正常时其在声像图上呈白色强回声（图 9-59A）。

2. 牙根在声像图上表现为更白的高回声，且可三维显示（图 9-59B）。

3. 骨内实性病变呈混合回声或低回声，且表现为不同的灰阶阴影（图 9-60）。

4. 由于没有声反射，充满于骨腔内的透明液体（即浆液）为无回声，呈黑色（图 9-61A）。

5. 骨腔内含内容物的液体为低回声，呈不同程度的黑色，这取决于液体内容物的性质（图 9-61B）。

6. 病变周围不规则骨组织（被吸收的）呈不均匀回声。

7. 病变周围强化的骨轮廓通常表现为极亮的强回声（图 9-61）。

8. 通过使用 CPD 检查，可以显示病变内部和周围的血管。

9. 下颌管、颏孔和上颌窦常被显示，且多呈无回声。

（二）囊肿和肉芽肿的鉴别诊断

一项基于 CPD 辅助、用于鉴别囊肿和肉芽肿的超声检查研究已经发表[33]。该研究包括 11 位已被临床诊断为根尖周炎的患者，其治疗计划包括根尖切除术、根端充填和活检。超声检查（包括 CPD 技术）实施于每个位于上颌骨的

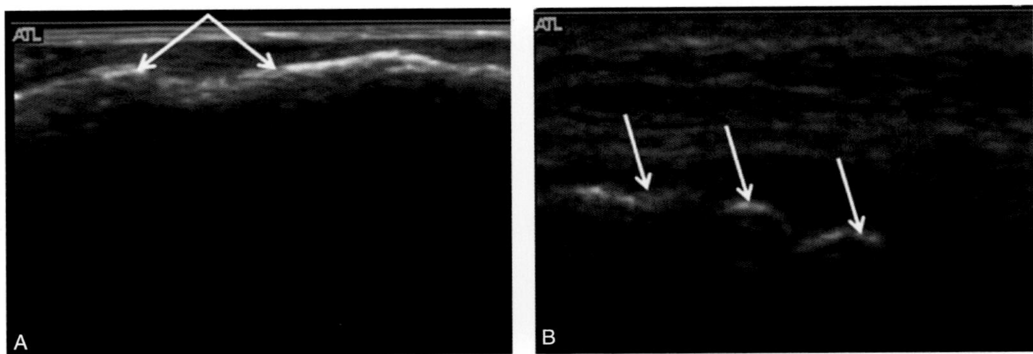

图 9-59 **A.** 上颌窦超声图（箭）；图像显示了全反射的强回声区（白色） **B.** 上颌窦超声图显示了 3 个牙根的轮廓（箭），此轮廓呈强回声（白色）

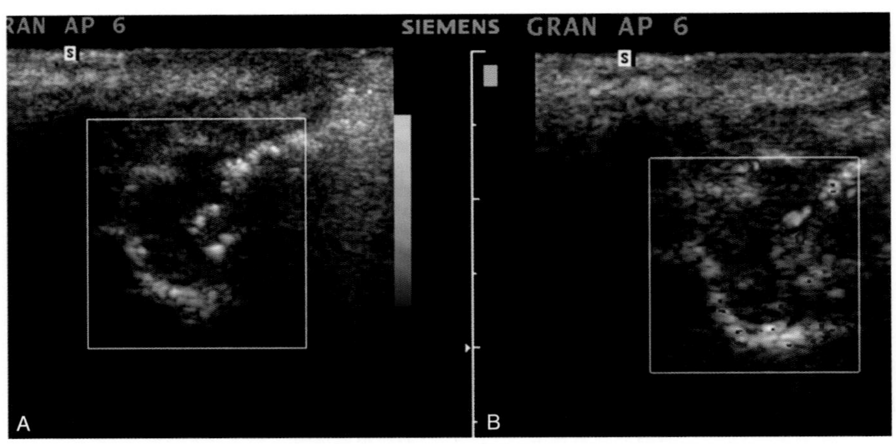

图 9-60 颌骨内 2 个不同病变的超声实时成像

A. 超声图上所示根尖周病变（肉芽肿）呈有回声改变（方框），其低回声区域显示有不同的回声反射强度 **B.** 同一病变采用彩色能量多普勒检查。彩色光点表示病变内有血管形成

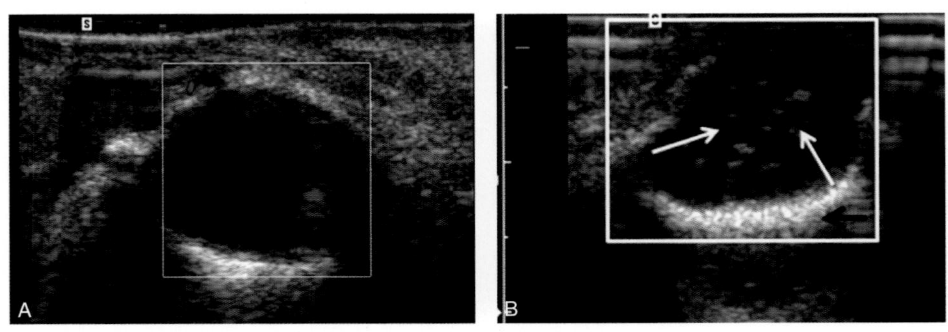

图 9-61 2 个囊性病变的超声图

A. 此囊肿表现为无回声腔（方框），且伴有强化的高回声骨缘 **B.** 此囊肿表现为无回声囊腔内充满液体，且含有内容物（箭）及强化的骨缘（箭头）

诊断感兴趣区。对每一病变的典型声像图进行选择、分析和记录。研究者基于以下原则试图对囊性病变和肉芽肿进行鉴别：

1. 囊性病变　为一无回声区，边界清晰且充满液体的囊腔，其为强化的骨壁所围绕，并在 CPD 上无血管形成证据（图 9-62）。

2. 肉芽肿　为一有回声或混合回声之病变，无清晰轮廓，且 CPD 上有血管显示（图 9-63）。

组织病理检查结果证实了超声的诊断假设。6 例病变被描述为边界清晰的无回声囊腔，且与囊肿的特点相对应：一囊腔衬以含有坏死碎片的复层鳞状上皮，且囊腔内含有胆固醇结晶。其中 1 例病变为无回声区内出现散在回声区，病理显示其囊腔内有分泌上皮组织。此病例证实了超声技术在骨病变成分的诊断上具有特殊敏感性。因显示有内部血管，其余 4 例病变为声像图诊断为肉芽肿。该研究描述了肉芽肿的典型表现：结缔组织内含有外周单核细胞（PMN）、淋巴细胞、单核细胞和新生血管。仅一例表现为既有无回声位于病变下部，又有低回声位于其上方，而与之对应的组织病理特点为肉芽组织内含有一囊肿。基于以上这些表现，超声图具有充足潜在敏感性用于区别囊肿和肉芽肿，明确混合型病变和评估骨内病变所含液体内容物的不同而引起的浑浊程度差异[33,34]。

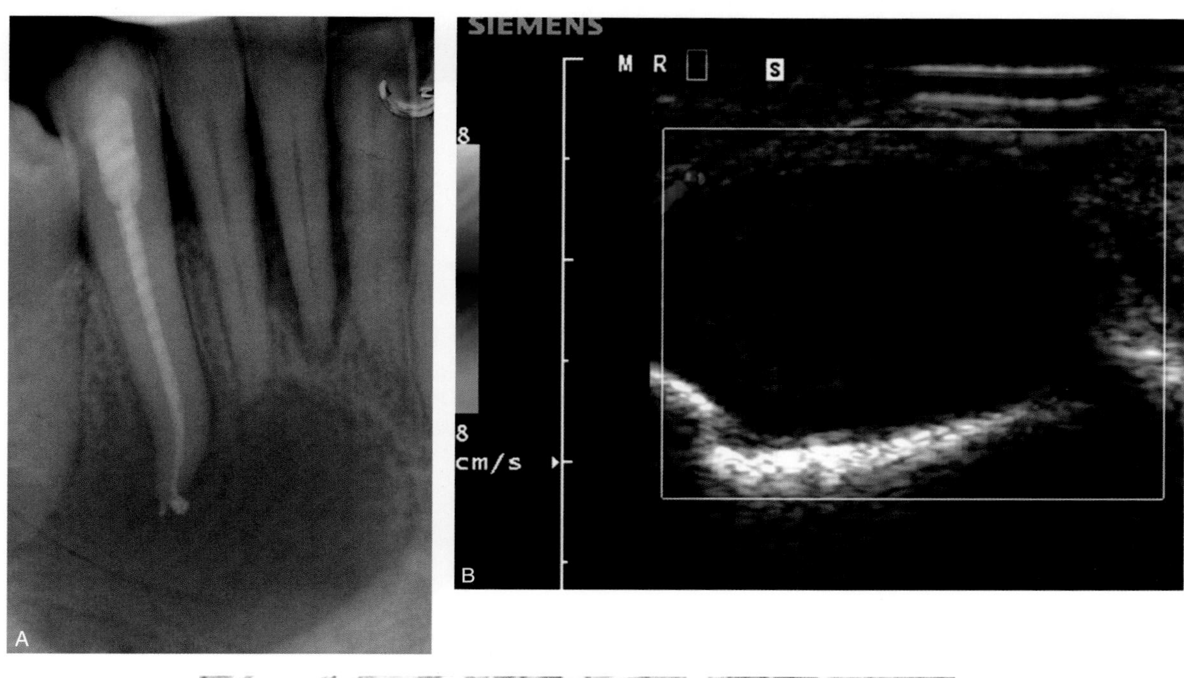

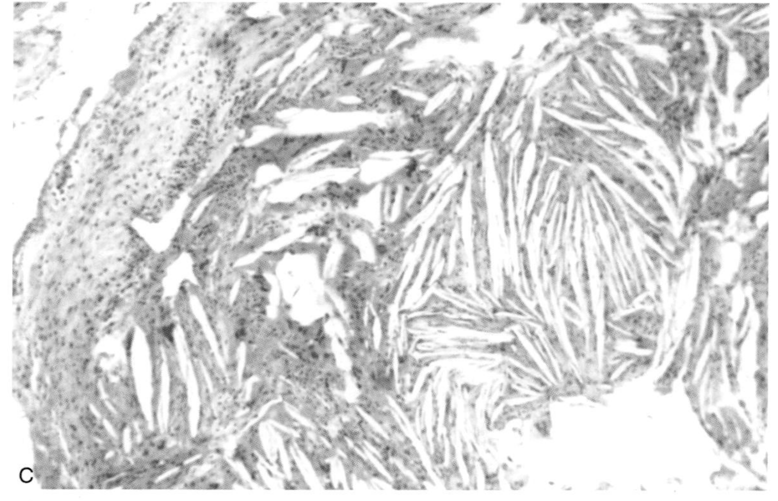

图 9-62　下颌骨牙髓源性病变的超声实时成像

A. 口内 X 线片所示根尖周病。病变累及右侧下颌侧切牙、尖牙和第一双尖牙　**B.** 同一病变之超声声像图（方框）显示其为无回声腔，且伴有强化的强回声骨缘。在 CPD 上。代表血供的红点位于病变之外　**C.** 病变的组织病理特点证实了超声囊性病变的诊断

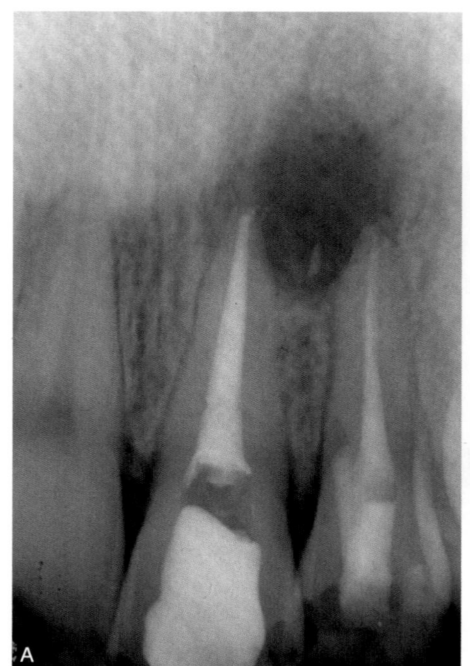

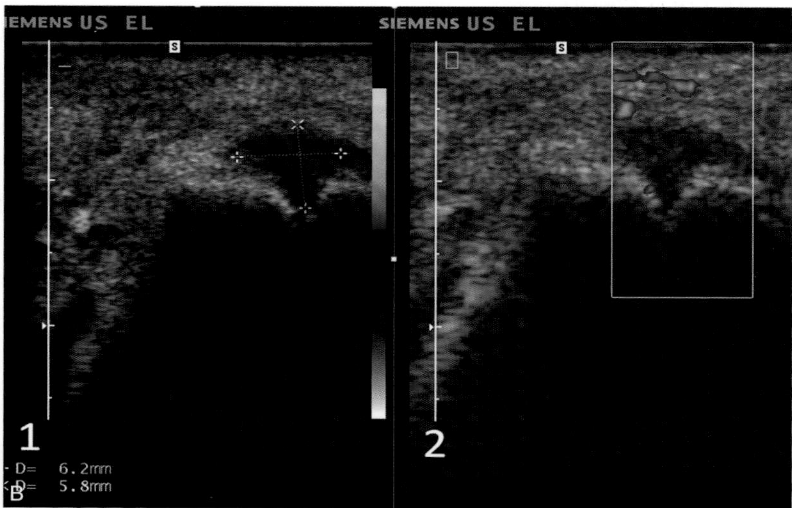

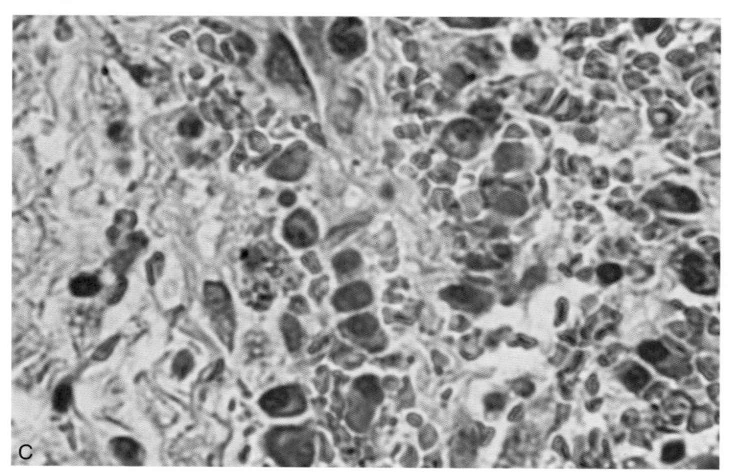

图 9-63 上颌牙髓源性病变的超声实时成像

A. 口内 X 线片显示一根尖周病变累及左上颌中切牙和侧切牙 **B(1).** 超声上所示根尖周病变。其被识别为伴有不规则边缘的实性回声区域。虚线对应于病变的直径 **B(2).** 同一病变的 CPD 图显示病变内有血管。病变被诊断为根尖肉芽肿 **C.** 前述病变(肉芽肿)的组织病理特点证实了超声诊断

相似的设计研究所示结果与我们对牙髓源性病变的发现基本一致。根据 Reghav 等[37]报道,就根尖周炎的鉴别诊断而言,超声具有高敏感性(0.95)和特异性(1.00),且较普通和数字化 X 线更为准确。

(三)颌骨其他病变的鉴别诊断

当使用超声实时成像和 CPD 检查不同性质的颌骨病变(角化囊肿、含牙囊肿、残余囊肿、根尖周囊肿和根尖周肉芽肿)时,其结果略难预测[29,36]。对根尖周肉芽肿的诊断总能与其活检结果一致,但就表现为不同病理类型的囊肿而言,其超声表现较为复杂。因有稠密分泌物,感染性囊肿可呈有和无回声之混合表现。此外,当囊性病变的囊壁很厚时,其可呈实性成分表现,且可有内部血供。

总之,采用超声诊断根尖周肉芽肿,尤其是实性病变,通常是可靠的。而对囊肿的诊断则有赖于囊肿的类型、囊壁的厚度和其是否存在感染[29,32,36,42]。

(四)牙髓病治疗后的随访

附有 CPD 功能的超声检查能通过提供根尖周病变所在治疗部位的回声、大小和血管数据,评估牙髓病治疗后的短期和长期愈合反应。对此仅靠普通 X 线摄影术是不可行的[4,38-41]。

（五）治疗后即刻反应

使用附有 CPD 的超声检查检测病骨炎性改变（一种牙髓病治疗后的早期反应）的可能性一直是研究的主题。其基本原理依据于如下假设：如果不同程度的感染性病变内部及其周围有弥散血管存在，而 CPD 对新生血管形成的检测较为敏感。

一项初步研究已经实施[38]：对象为 12 位患根尖周炎，且治疗计划为牙髓病治疗的患者。所建立的临床协议为：诊间使用氢氧化钙作为诊间根管封药。对每位患者采用常规根尖片和附有 CPD 的超声检查，过程如下：①治疗前检查；②1 周后行根管清洗，消毒和临时根管封闭；③1 月后完成根管治疗。

两位独立观察者评价检查的 K 值为 8.5。根据所获数据，所有病变在治疗前均有血供。在 1 周和 4 周内，9 位患者的超声和 CPD 检查显示其病变内及其周围血管呈进行性减少，进而提示病变区炎症的减轻为（根管）清洗、成形和消毒的结果（图 9-64）。2 位患者在治疗后 1 周有血管增加，4 周后血管减少，进而提示初步治疗后炎性反应可临时加重。1 位患者之病变血管情况保持稳定状态，进而提示控制病变区感染失败。这些结果虽是初步的，但其为评价根尖周炎不同治疗时期之反应性变化的可能性提供了新的平台[38]。

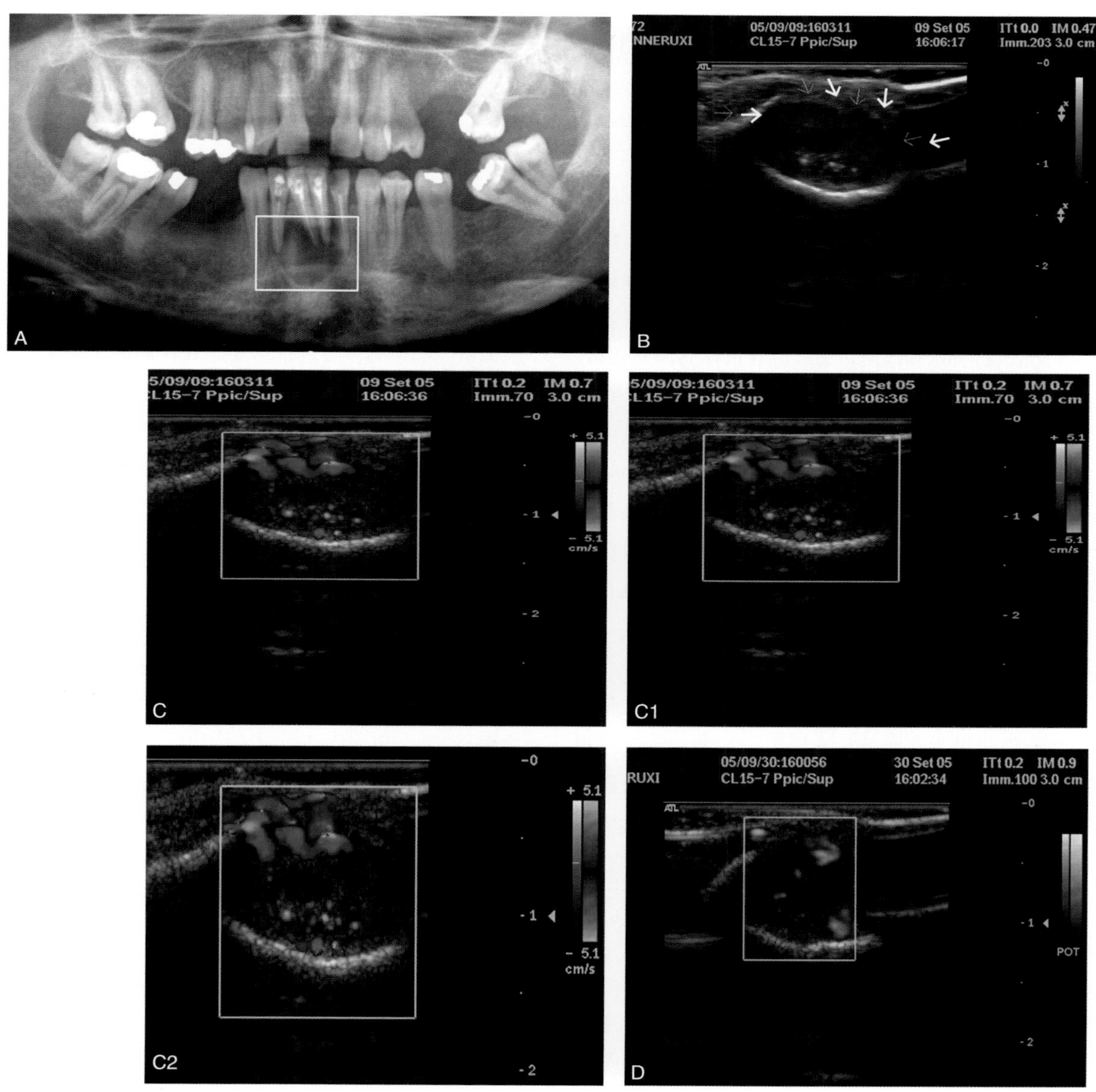

图 9-64　应用 CPD 评估牙髓病治疗后的超声实时成像

A. 全景 X 线片显示了牙髓病治疗前累及所有下颌切牙的大范围根尖周病变（方框）　**B.** 同一病变的超声声像图（箭）显示其为实性成分的声图像，且边界清晰　**C.** 相同病变的两类声像图：能量多普勒（C1）和彩色多普勒（C2）均显示其内有血供，符合肉芽肿诊断　**D.** 牙髓病治疗后一周的病变（方框）超声图。CPD 示其内血管减少

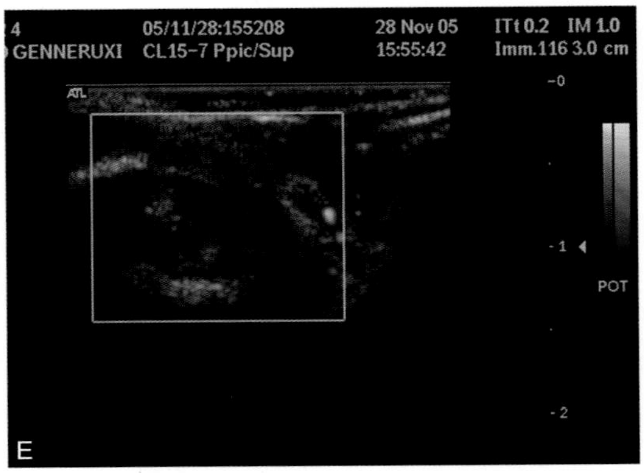

图 9-64 （续）
E. 治疗后一月的病变（累及所有下颌切牙）超声图。CPD 示病变内血供明显减少

（六）长期随访

附有 CPD 功能的超声检查还可用于监测牙髓病治疗后的长期反应[39-41]。Rejendran[39]对 5 个经牙髓病治疗的病变行附带 CPD 功能的超声检查，提出了以下评价参数指标：①（病变）大小和体积变化；②病变的回声变化；③病变内血流的表现，特点和改变。患者应在治疗后即刻随访，并在治疗后第 1 个月、3 个月和 6 个月行以临床和 X 线检查以便监测其愈合过程。术后超声应在治疗后 6 个月内完成。其报告认为：①检查显示愈合过程中，病变内回声呈渐进性加强；②愈合之初，多普勒信号能提示骨内有明显新生血管形成；③由于骨重建，血流信号在病变之完全愈合区会明显减少直至消失；④动脉血流的出现和流速增加也是提示愈合的证据；⑤治疗后早期出现的血流信号缺失提示骨愈合延迟或受损[39]。

基于附有 CPD 功能之超声的近期研究证实：根尖周炎愈合的初步信号出现在治疗后 6 周[41]。治疗后 6 个月提示：在检测牙髓病治疗部位的硬组织愈合改变方面，附有 CPD 功能的超声成像比普通 X 线片更为敏感[40]。检测根尖周炎的血管状况时，采用经口内的超声探头更为适宜，如此可避免唇和皮肤血流的干扰。

三、小结

作为一种用于牙髓病的先进成像技术，超声实时成像实为一种可用于测量根尖周炎的范围大小，并成为 X 线检查的补充诊断方法[2,4,32-41]。超声实时成像超越其他诊断成像系统的最为重要的优势在于其在评估牙髓病变（液性对混合性或实性成分）及其内外血供之特点上所具有的敏感性。此可用于颌骨实性病变（肉芽肿）和囊性病变的鉴别诊断[33-37]。根据病变内的回声和血管变化，超声实时成像还可用于评估根尖周炎的治疗效果[38-41]。此外，通过超声和 CPD 观察牙髓源性病变的血供变化尚可用于评估根尖周组织对任何治疗的即刻反应[38]。

超声实时检查是一种非侵袭性且无痛的方法，其所造成生物损害效应远低于使用电离辐射的技术[23-27]。超声检查的主要不足为：一是对图像的理解十分严苛，需要有专家之眼；二是在识别病变所对应的口腔部位时缺少可提供帮助的标志。用于牙科的高频转换器目前正在生产[43]。超声散射之三维容积重建能为根尖周炎的研究提供更好的信息（图 9-65）。在不远的将来，超声还有望用于龋病、牙裂、牙折和牙周炎的诊断，并可评估种植区的骨骼特点[16,22]。

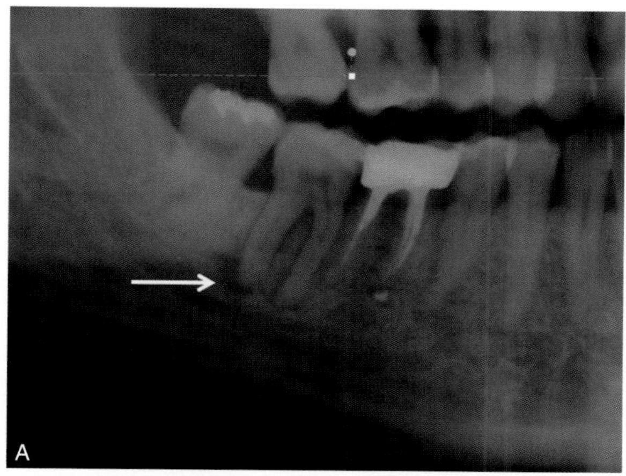

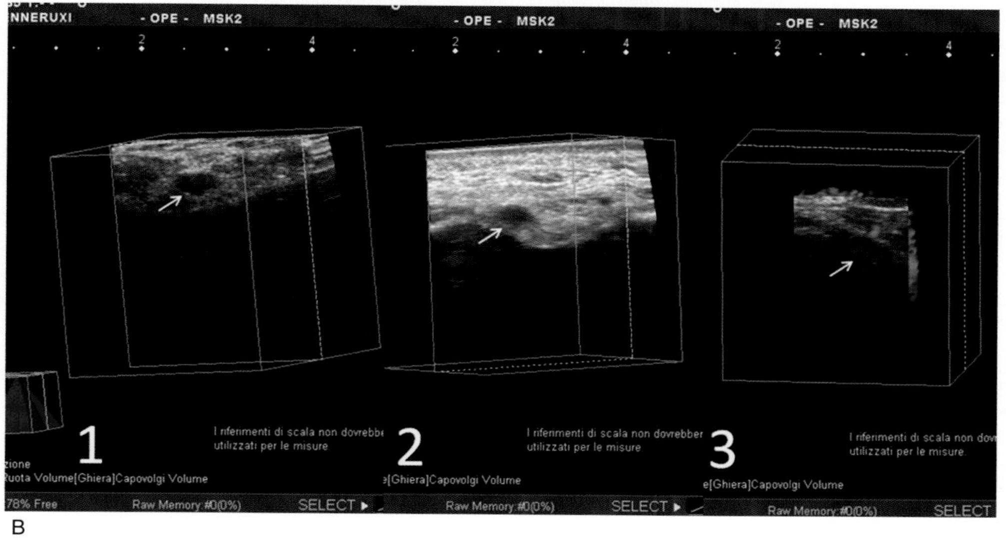

图 9-65　下颌骨根尖周病变的三维超声成像

A. 全景 X 线片上所示下颌第二磨牙远中牙根之根尖周炎表现（箭） **B.** 病变的三维超声检查示其呈低回声且有血管显示（根尖肉芽肿）:（1）规则的三维图（箭）;（2）同一病变的三维减影图（箭）;（3）同一病变之附有 CPD 的三维超声图示其有血供（箭）

（王铁梅　余强　帕克扎提·色依提 译　彭彬 审校）

参考文献

1. Huumonen S, Orstavik D. Radiological aspects of apical periodontitis. *Endod Topics*. 2002;1:3–25.
2. Cotti E, Campisi G. Advanced radiographic techniques for the detection of lesions in bone. *Endod Topics*. 2004;7:52–72.
3. Patel S, Dawood A, Whaites E, Pitt Ford T. New dimensions in endodontic imaging: part 1. Conventional and alternative radiographic systems. *Int Endod J*. 2009;42:447–462.
4. Cotti E. Advanced techniques for detecting lesions in bone. *Dent Clin North Am*. 2010;54:215–235.
5. Torabinejad M, Eby WC, Naidorf IJ. Inflammatory and immunological aspects of the pathogenesis of human periapical lesions. *J Endod*. 1985;11:479–484.
6. Nair PNR. Pathogenesis of apical periodontitis and the causes of endodontic failures. *Crit Rev Oral Biol Med*. 2004;15:348–381.
7. Marton IJ, Kiss C. Overlapping protective and destructive regulatory pathways in apical periodontitis. *J Endod*. 2014;40:155–163.
8. Simon JH. Incidence of periapical cysts in relation to the root canal. *J Endod*. 1980;6:845–848.
9. Nair R. New perspective on radicular cysts: do they heal? *Int Endod J*. 1998;31:155–160.
10. Trope M, Pettigrew J, Petras J, et al. Differentiation of periapical granulomas and radicular cysts by digital radiometric analysis. *Endod Dent Traumatol*. 1989;5:69–72.
11. Simon JH, Enciso R, Malfaz J, et al. Differential diagnosis of large periapical lesions using cone-beam computed tomography measurements and biopsy. *J Endod*. 2006;32:833–837.
12. Rosenberg PA, Frisbie J, Lee J, et al. Evaluation of pathologists (histopathology) and radiologists (cone beam computed tomography) differentiating radicular cysts from granulomas. *J Endod*. 2010;36:423–428.
13. Guo, Simon JH, Sedghizadeh P, et al. Evaluation of the reliability and accuracy of using cone-beam computed tomography for diagnosing periapical cysts from granulomas. *J Endod*. 2013;39:1485–1490.
14. French LA, Wild JJ, Neal D. Detection of cerebral tumors by ultrasonic pulses. Pilot studies on post-mortem material. *Cancer*. 1950;3:705–708.
15. Auer LM, Van Velthoven V. *Intraoperative Ultrasound Imaging in*

Neurosurgery. Berlin, Germany: Springer Verlag; 1990. pp.1–11.

16. Ghorayeb SR, Bertoncini CA, Hinders MK. Ultrasonography in dentistry. *IFEE Trans Ultrason Ferroelect Freq Control*. 2008;55:1256–1266.
17. Fleischer A, Emerson DS. *Color Doppler Sonography in Obstetrics and Gynecology*. New York, NY: Churchill Livingstone Inc.; 1993. pp.1–32.
18. Wolf KJ, Fobbe F. *Color Duplex Sonography. Principles and Clinical Applications*. New York, NY: Thieme; 1995. pp. 92–109.
19. Hofer M. *Teaching Manual of Color Duplex Sonography*. Bern, Switzerland: Medidak Publishing GmbH; 2005. pp. 8–16.
20. Hofer M. *Ultrasound Teaching Manual: The Basic of Performing and Interpreting Ultrasound Scans*. 2nd ed. Stuttgart, Germany: Thieme; 2005. pp. 1–32.
21. Nanda NC, Schlief R, Goldberg BB. *Advances in Echo Imaging Using Contrast Enhancement*. 2nd ed. Dordrecht, Netherlands: Kluwer; 1997. pp. 10–45.
22. Marotti J, Heger S, Tinschert J, et al. Recent advances of ultrasound imaging in dentistry-a review of the literature. *Oral Surg Oral Med Oral Pathol Oral Radiol*. 2013;115:819–832.
23. Martin AO. Can ultrasound cause genetic damage? *J Clin Ultrasound*. 1984;12:1–20.
24. Barnett SB, Rott HD, Ter Haar GR, et al. The sensitivity of biological tissue to ultrasound. *Ultrasound Med Biol*. 1997;23:805–812.
25. Barnett SB, Ter Haar GR, Ziskin MC, et al. International recommendations and guidelines for the safe use of diagnostic ultrasound in medicine. *Ultrasound Med Biol*. 2000;20:355–366.
26. Dula K, Mini R, van der Stelt PF, et al. Hypothetical mortality risk associated with spiral computed tomography of the maxilla and mandible. *Eur J Oral Sci*. 1996;104:503–510.
27. Berrington de Gonzalez A, Darby S. Risk of cancer from diagnostic X-rays: estimates for the UK and 14 other countries. *Lancet*. 2004;363:345–351.
28. Poweski L, Drum M, Reader A, et al. Role of ultrasonography in differentiating facial swellings of odontogenic origin. *J Endod*. 2014;40:495–498.
29. Lauria L, Curi MM, Chammas MC, et al. Ultrasonography evaluation of bone lesions of the jaw. *Oral Surg Oral Med Oral Pathol Oral Radiol Endod*. 1996;82:351–357.
30. Adeyemo WL, Akadiri OA. A systematic review of the diagnostic role of ultrasonography in maxillofacial fractures. *Int J Oral Maxillofac Surg*. 2011;40:655–661.
31. Manfredini D, Guarda-Nardini L. Ultrasonography of the temporomandibular joint: a literature review. *Int J Oral Maxillofac Surg*. 2009;38:1229–1236.
32. Cotti E, Campisi G, Garau V, Puddu G. A new technique for the study of periapical bone lesions: ultrasound real time imaging. *Int Endod J*. 2002;35:148–152.
33. Cotti E, Campisi G, Ambu R, Dettori C. Ultrasound real time imaging in the differential diagnosis of periapical lesions. *Int Endod J*. 2003;36:556–564.
34. Cotti E, Simbola V, Dettori C, Campisi G. Echographic evaluation of bone lesions of endodontic origin: report of two cases in the same patient. *J Endod*. 2006;32:901–905.
35. Gundappa M, Ng SY, Whaites EJ. Comparison of ultrasound, digital and conventional radiography in differentiating periapical lesions. *Dentomaxillofac Rad*. 2006;35:326–333.
36. Sumer AP, Danaci M, Ozen S, et al. Ultrasonography and Doppler ultrasonography in the evaluation of intraosseous lesions in the jaws. *Dentomaxillofac Rad*. 2009;38:23–27.
37. Raghav N, Reddy SS, Giridhar AG, et al. Comparison of the efficacy of conventional radiography, digital radiography, and ultrasound in diagnosing periapical lesions. *Oral Surg Oral Med Oral Pathol Oral Radiol Endod*. 2010;110:379–385.
38. Dessì C, Demartis P, Campisi G, Cotti E. Use of ultrasound real-time examination and colour Doppler to evaluate initial response to root canal treatment. *Int Endod J*. 2009;429(abstr):1139.
39. Rajendran N, Sundaresan B. Efficacy of ultrasound and color power Doppler as a monitoring tool in the healing of endodontic periapical lesions. *J Endod*. 2007;33:181–186.
40. Tikku A, Kuman S, Loomba K, et al. Use of ultrasound, color Doppler imaging and radiography to monitor periapical healing after endodontic surgery. *J Oral Sci*. 2010;52:411–416.
41. Maity I, Kumari A, Shukla AK, et al. Monitoring of healing by ultrasound with color power Doppler after root canal treatment of maxillary anterior teeth with periapical lesions. *J Conserv Dent*. 2011;14:252–257.
42. Ng SY, Songra A, Nayeem A, Carter JLB. Ultrasound features of osteosarcoma of the mandible-a first report. *Oral Surg Oral Med Oral Pathol Oral Radiol Endod*. 2001;92:582–586.
43. Salmon B, Le Denmat D. Intraoral ultrasonography: development of a specific high frequency probe and clinical pilot study. *Clin Oral Investig*. 2012;16:643–649.

第十章　影像学解读

Parish P. Sedghizadeh, Rafael A. Roges, Jose-Maria Malfaz

成像设备和技术是牙髓病学临床、教学和科研应用中不可或缺的工具。医学影像和影像学解读（imaging interpretation）对于现代牙髓病学的诊断、治疗和效果评估至关重要。为了精准解读医学影像以指导临床治疗计划的制订，临床医生必须熟悉正常牙、颌骨、关节、窦腔等颌面部解剖结构的影像学表现，以及这些解剖结构在常见疾病状态下的影像学表现。

牙髓病治疗中常用的成像方式包括口内 X 线片、曲面体层片（panoramic radiography）以及口腔颌面部锥形束计算机断层扫描（cone-beam computed tomography，CBCT）。本章将重点探讨这些影像学检查技术的临床应用。临床医生对影像学检查技术的选择应综合考虑个体的多个临床病理因素，具体情况具体分析，而不是"一刀切"，其中患者辐射剂量最小化是影像学技术选择必须遵循的一项原则。

任何影像学检查方法都有其优缺点和局限性，而这些都会影响影像学解读。上述任何一种成像技术均可为临床医生提供无法仅通过临床检查得到的解剖学或病理学信息，这也是影像学检查最重要的优点。传统口内 X 线片具有价廉、方便、空间分辨率高和辐射剂量低的优点，其中数字化 X 线片的辐射剂量更低。但是口内 X 线片无法在二维图像中真实地展现三维解剖结构，这一局限性可能导致形态失真或无关解剖结构对感兴趣区域的干扰[1]。二维图像中解剖结构的重叠可能造成对真实情况的错误展示（图 10-1）。因此，熟悉正常及变异的解剖结构对于明确诊断相当重要。口内 X 线片的局限性在 Seltzer 和 Bender 的经典实验中有所阐述[2,3]。曲面体层片也是用二维图像展示三维结构，因此具有同样的局限性。此外，曲面体层片中的伪影（artifacts）和图像畸变（distortion）也使其判读更加复杂。

本章内容旨在为牙髓病学临床实践提供影像学诊断和解读的客观方法。影像学解读既具有客观性，又存在固有的主观性和观察者偏倚。不同评估者对于相同图像中有无根尖透射影存在分歧[4]，相同评估者多次对同一图像做出的判断也可能存在差异[5]。拍摄不同角度的多张 X 线片，以不同角度的影像呈现存在歧义的区域，可减小影像学解读的局限。

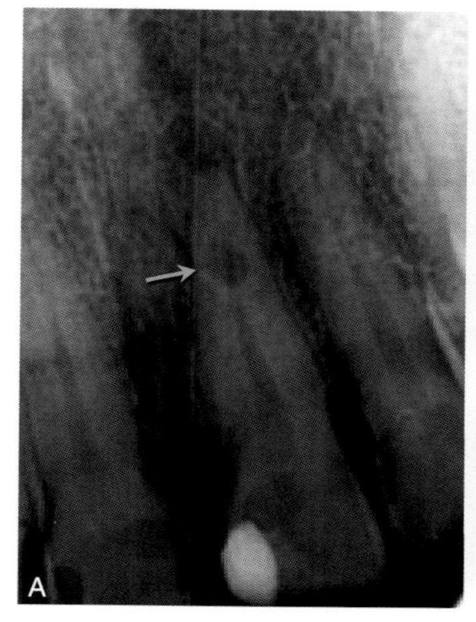

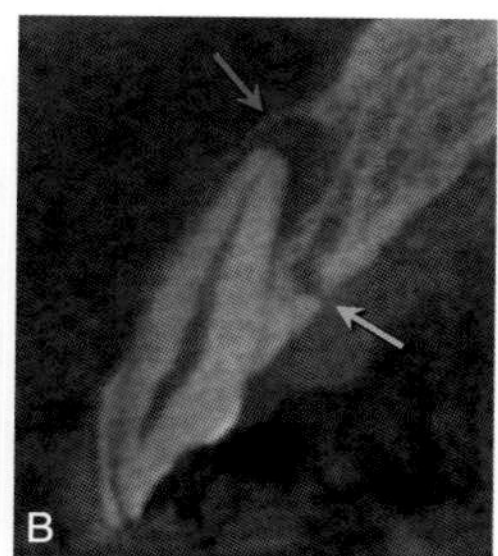

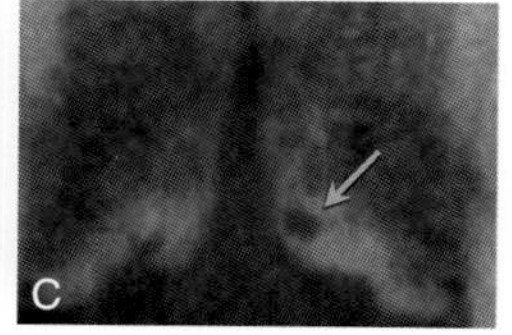

图 10-1　滋养管（canalis sinuosus）与牙根吸收具有相似的影像学表现

A. 左上颌中切牙有继发龋及牙髓炎，其根尖片显示根尖透射影，且在根尖 1/3 处存在疑似牙根吸收影像（蓝色箭头）　**B.** 矢状位 CBCT 重建图显示同一颗牙存在根尖病变（红色箭头），根尖 1/3 处没有牙根吸收，该位置发现滋养管。滋养管是上牙槽前神经血管束的正常解剖变异，在上颌前部罕见　**C.** 冠状位 CBCT 重建图显示滋养管的末端区域有别于该中切牙的根管（蓝色箭头）。因为滋养管不位于中线，所以在常规 X 线片上，易与其他解剖结构（本病例中为牙根）重叠而被误认为各种病理结构（图片由 Daniel S. Schechter 医生提供）

近年来，硬件、软件和操作模式的进步极大地提高了获取信息的质量。数字化 X 线片可通过控制亮度、对比度、放大倍率、倒置、色彩和分辨率等参数来提升成像质量，相比于传统 X 线片有明显优势[6]。数字化 X 线片的引入提高了图像采集的速度，减少了辐射剂量。然而，传统影像学检查技术和二维成像的固有局限性仍然存在[7]，详情参见第九章第一节、第二节相关内容。

第一节　锥形束 CT 的出现及其可视化优势

随着技术的发展，牙科 CBCT 获得了更小的视野和更高的扫描分辨率，可能在不久的将来对牙髓病的治疗与影像学评判产生重大影响[8-10]（详情参见第九章第三节内容）。CBCT 的缺点包括成本较高、技术依赖性较强、辐射剂量较大以及影像学评估时间较长等。随着 CBCT 成像技术的不断优化，其成本和技术依赖性将不断降低。CBCT 成像和诊断的准确性很大程度上依赖于成像质量、观察条件和读片者自身技能等因素。区分正常与病理状况的影像学表现对 CBCT 影像的解读至关重要，将会影响治疗计划的制定[11]。此外，软件和硬件参数亦是影响图像质量和分辨率的重要因素[12]。

CBCT 和其他成像技术一样，也会存在伪影和干扰，使得一些病例的影像评估和解读变得困难。常见伪影包括干扰（noise）、混叠（aliasing）、散射（scatter）和射线硬化（beam hardening）导致的伪影、运动伪影（motion artifact）以及带状伪影（streak artifact）。其中带状伪影通常是由口腔中的金属或高密度修复体产生的，如金属冠、正畸矫治器、银汞合金充填体、分离器械以及根管充填材料[13,14]（图 10-2）。

CBCT 的主要优势是解剖结构的三维可视化，通常为冠状位（coronal），轴位（axial）或水平位（transverse），以及矢状位（sagittal）重建。CBCT 还能够实现全景重建和倾斜重建，以及针对特定解剖部位的图像重建，如颞下颌关节影像分析。与二维评估相比，三维评估可在口腔医学和牙髓病学领域实现前所未有的应用，并且在某些情况下提高准确识别颌骨病变的敏感性与特异性。对于牙髓病学领域的影像学应用，三维可视化是未来的趋势。但对于常规病例，优先使用 CBCT 而非传统 X 线片仍存在争议。目前尚缺乏在特定情况下比较 CBCT 和传统 X 线片的高水平循证医学研究。尽管如此，CBCT 已经在下列情况中成功应用于牙髓病学领域：①牙髓并发症评估，如牙外伤、根折（root fracture）、吸收、穿孔[15-21]（图 10-3~ 图 10-11）；②根尖外科手术术前及术后评估[1,22-25]（图 10-12）；③牙根和根管形态评估[26-29]（图 10-13）；④牙源性、牙髓和根尖周病损的鉴别诊断[30-35]（图 10-14~ 图 10-16）。

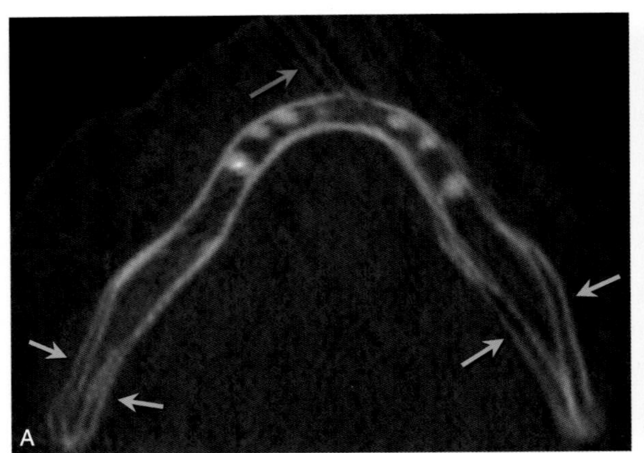

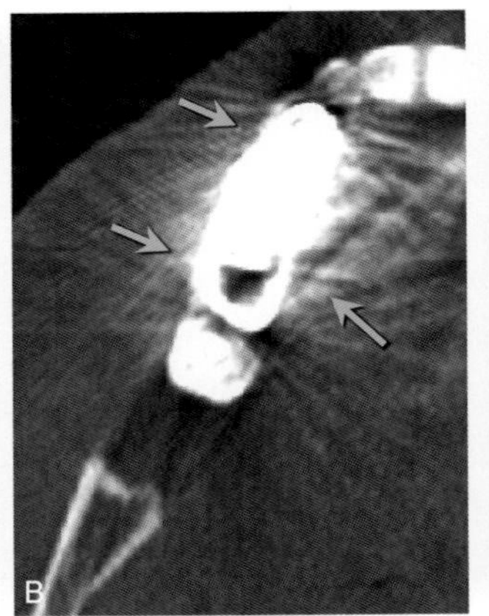

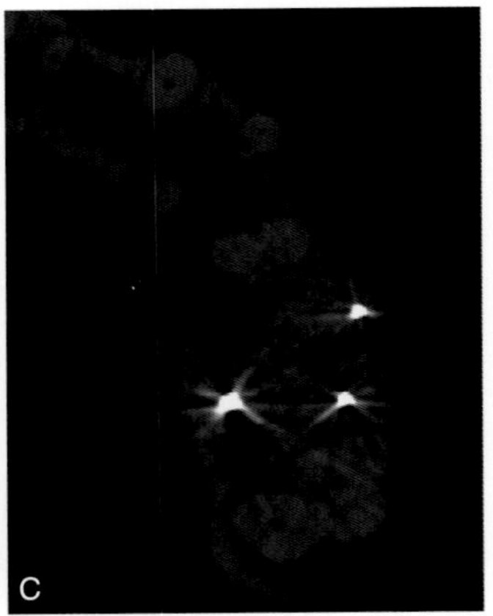

图 10-2　CBCT 的常见伪影

A. 患者在拍片时头部运动产生的运动伪影会导致下颌骨的模糊或双重影像（蓝色箭头）。请注意以线性透射影形式出现的混叠伪影（红色箭头）　**B.** 口腔内金属修复体产生的带状伪影（蓝色箭头）　**C.** 根管充填中使用的银尖产生的带状伪影（图片 A 和 B 由 Jose-Maria Malfaz 医生提供，图片 C 由 Parish P. Sedghizadeh 医生提供）

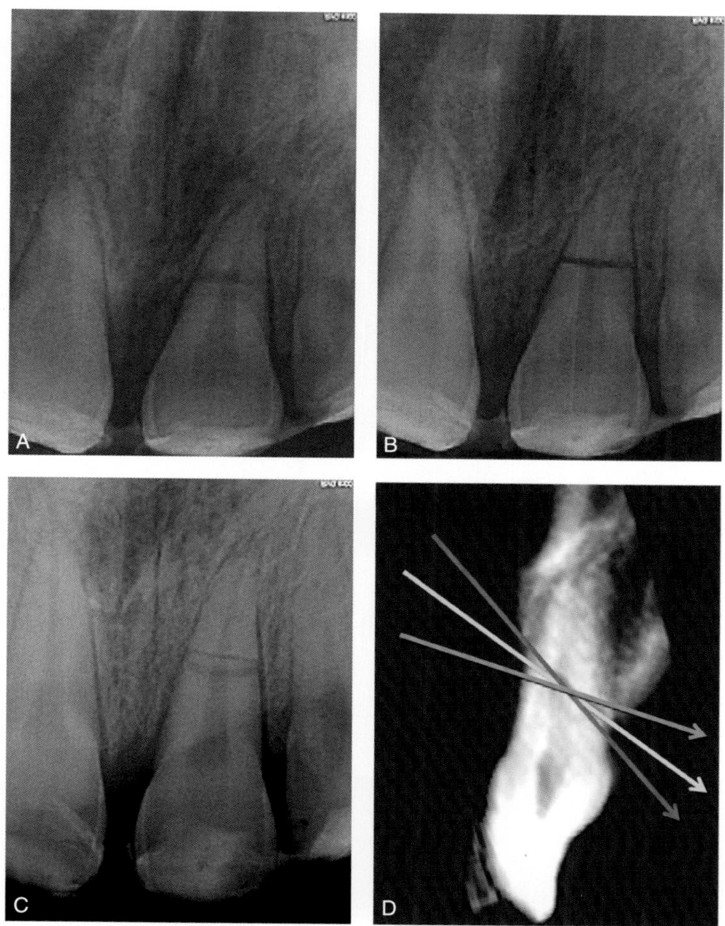

图 10-3 拍摄角度在水平根折诊断中的重要性

A. 上颌中切牙牙外伤拍摄角度不正确的根尖片 **B.** 正确的拍摄角度与折裂线匹配 **C.** 不正确的拍摄角度显示出两条折裂线 **D.** 高分辨率 CBCT 显示了倾斜的折裂线，箭头表示前述 A、B 和 C 图的拍摄角度（图片由 Jose-Maria Malfaz 医生提供）

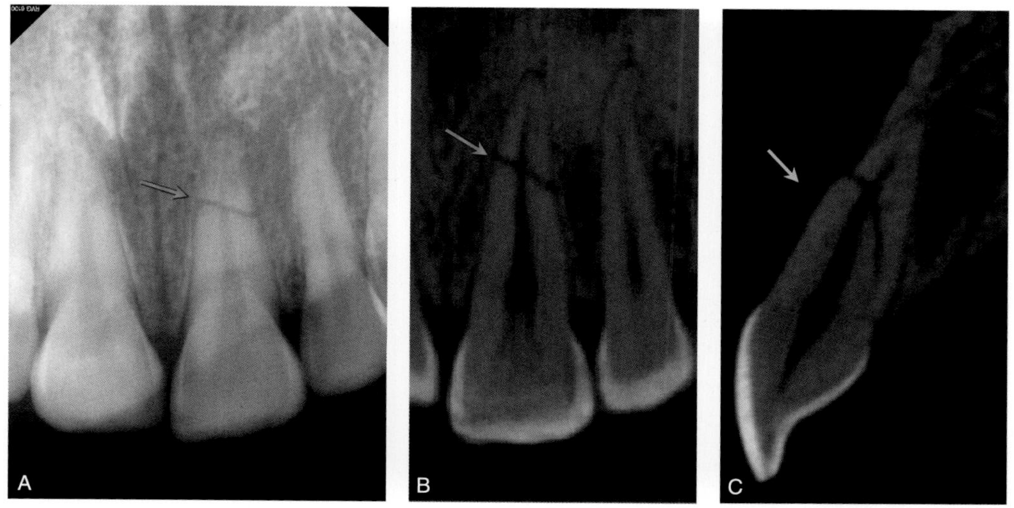

图 10-4 牙外伤后上颌中切牙根中 1/3 水平根折

A. 根尖片示折裂线（红色箭头） **B、C.** 高分辨率 CBCT 显示水平根折从腭侧根中 1/3 延伸至颊侧根尖 1/3；该根折预后差。注意，牙根颊侧伴有骨折碎片（蓝色箭头）（图片由 Jose-Maria Malfaz 医生提供）

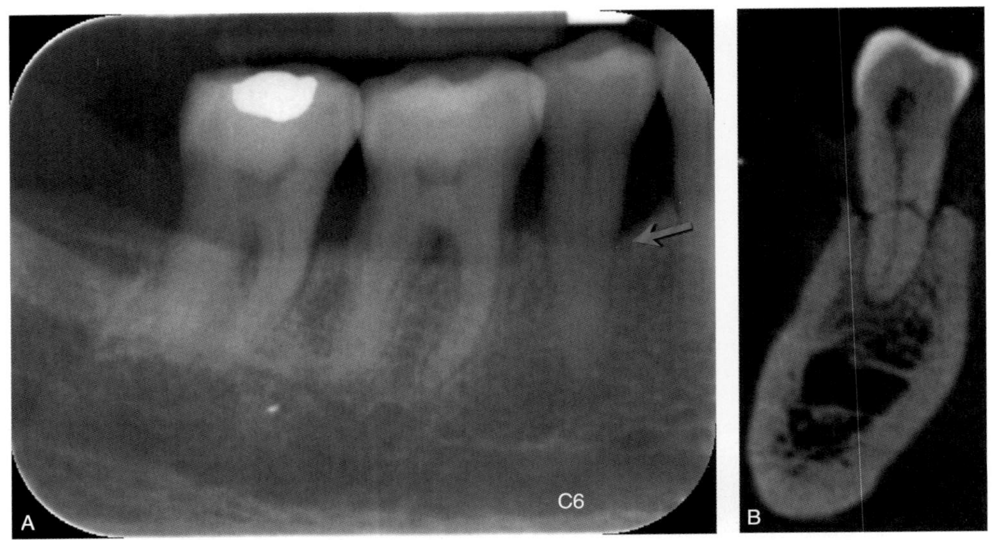

图 10-5 患有牙周病的松动的右下颌第二前磨牙

A. 根尖片。注意患牙周围的骨水平（红色箭头） **B.** 高分辨率 CBCT 显示根中 1/3 处水平根折（图片由 Jose-Maria Malfaz 医生提供）

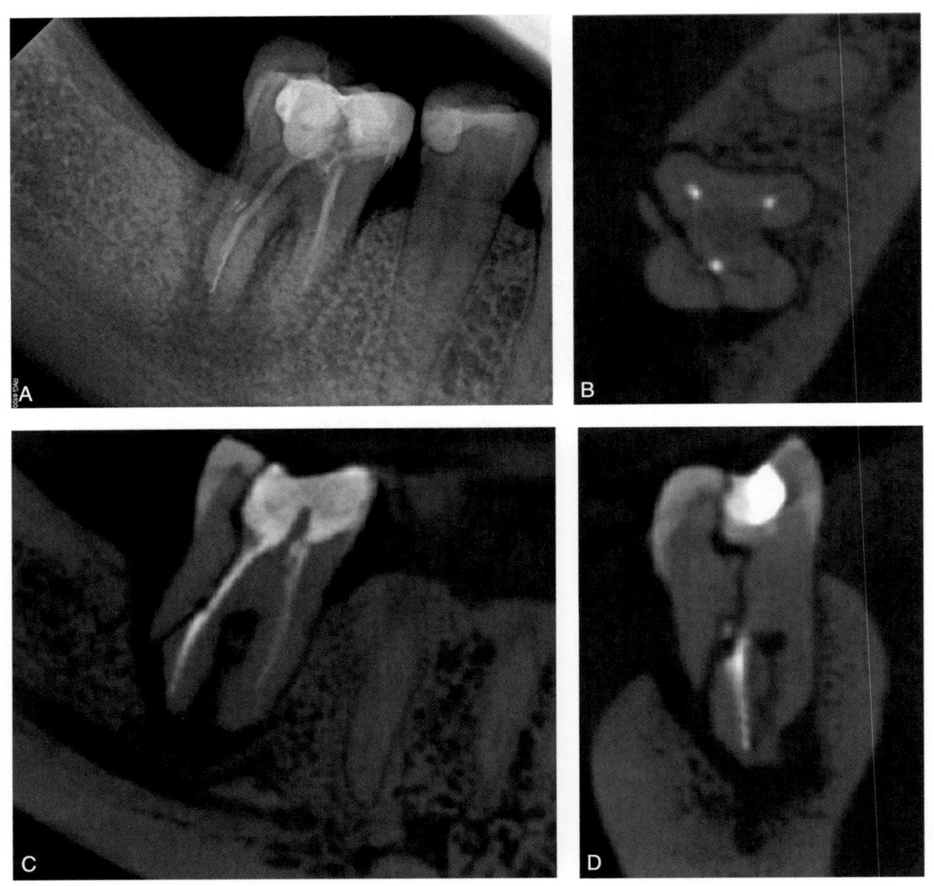

图 10-6 右下颌第一磨牙的牙纵折

A. 根尖片 **B.** 体素 90μm 的高分辨率 CBCT 水平位图像显示折裂线 **C.** CBCT 矢状位图像 **D.** CBCT 冠状位图像（图片由 Jose-Maria Malfaz 医生提供）

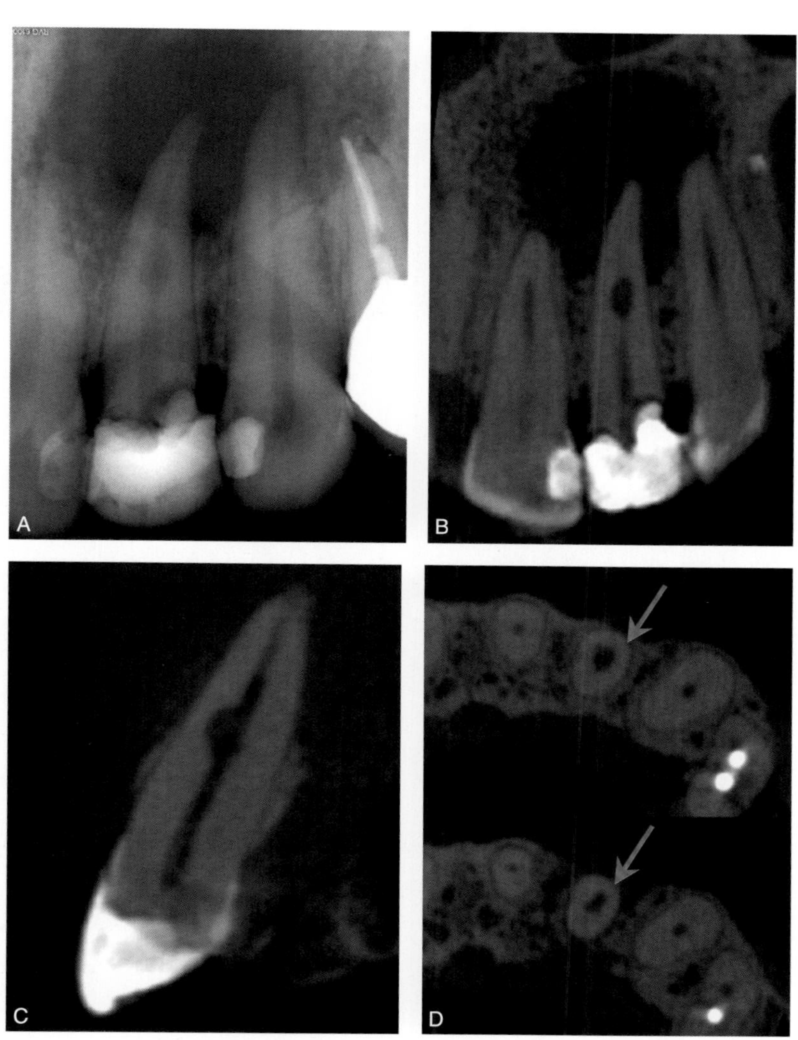

图 10-7　左上颌侧切牙牙根内吸收（internal root resorption）

A. 根尖片　**B.** 体素 90μm 的高分辨率 CBCT 冠状位图像　**C.** CBCT 矢状位图像　**D.** CBCT 水平位图像。注意根中水平附近牙根内吸收的面积和形态（红色箭头）（图片由 Jose-Maria Malfaz 医生提供）

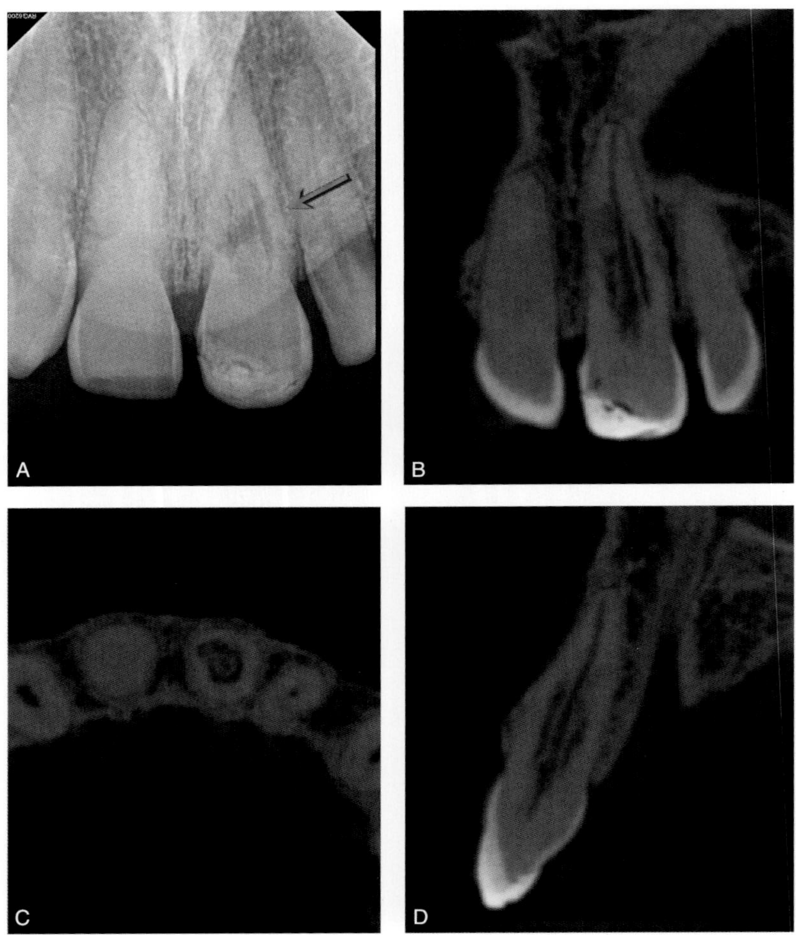

图 10-8 左上颌中切牙牙根外吸收（external root resorption）

A. 根尖片。红色箭头指向患牙 **B.** 高分辨率 CBCT 冠状位图像 **C.** CBCT 水平位图像 **D.** CBCT 矢状位图像（图片由 Jose-Maria Malfaz 医生提供）

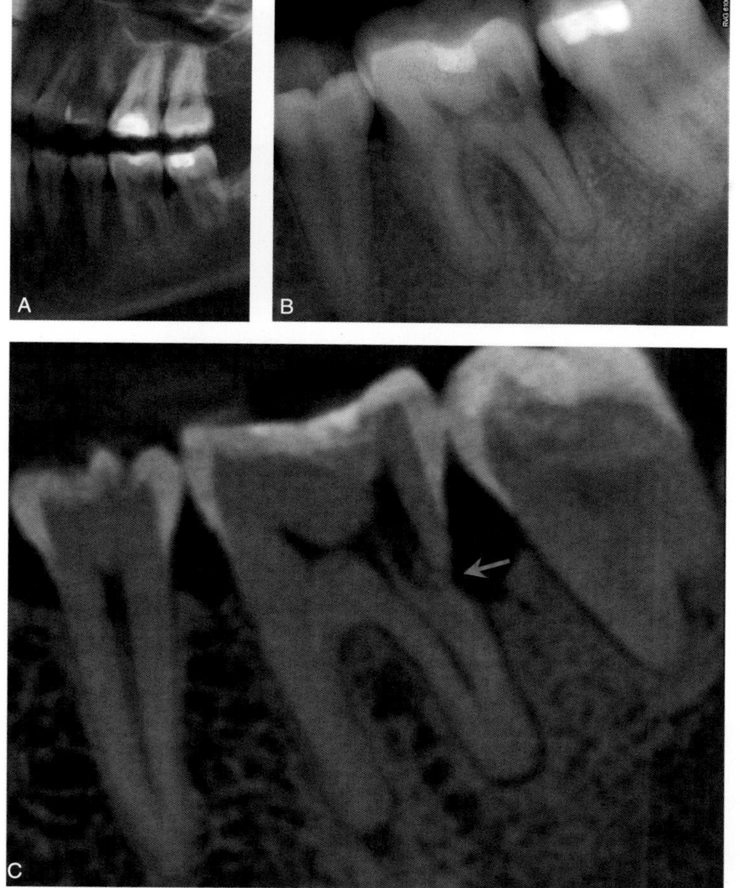

图 10-9 左下颌第一磨牙牙根外吸收（external root resorption）

A. 全景片显示牙冠部有龋损样病变 **B.** 根尖片 **C.** 高分辨率 CBCT 矢状位图像示外吸收入口点（红色箭头）（图片由 Jose-Maria Malfaz 医生提供）

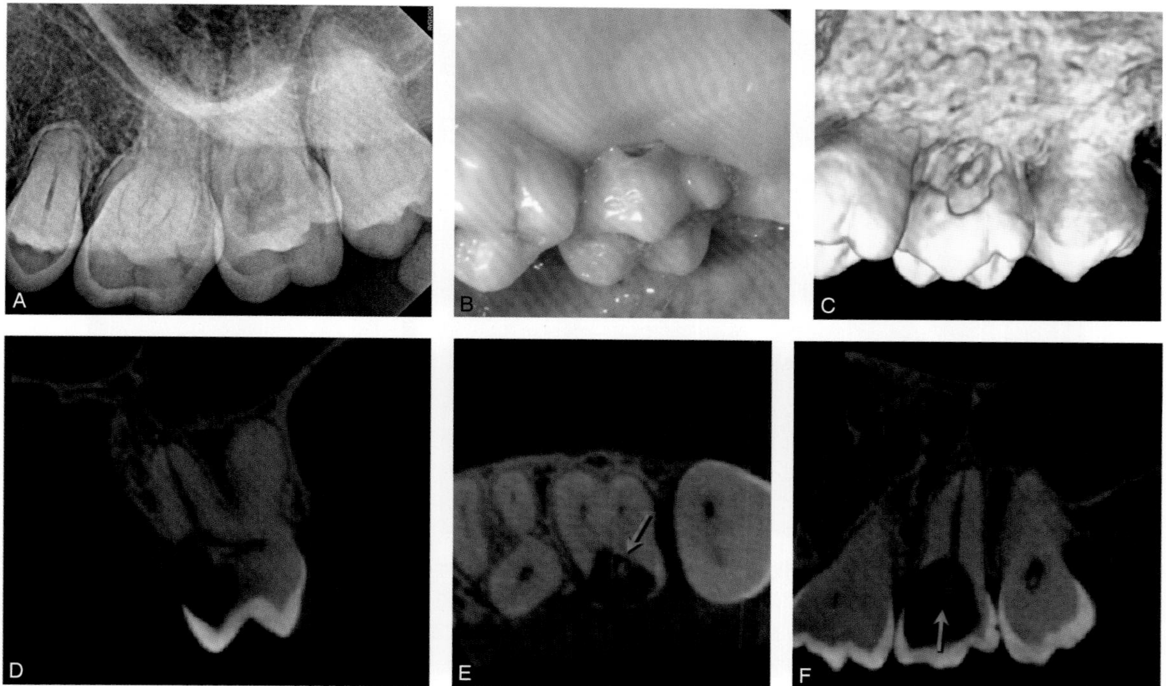

图 10-10 左上颌第二磨牙侵入性牙颈部外吸收

A. 根尖片 **B.** 临床照片显示腭侧牙颈部的缺损 **C.** 该区域的三维重建 **D.** 高分辨率 CBCT 冠状位图像 **E、F.** CBCT 水平位和矢状位图像显示完整的腭侧根管（红色箭头）（图片由 Jose-Maria Malfaz 医生提供）

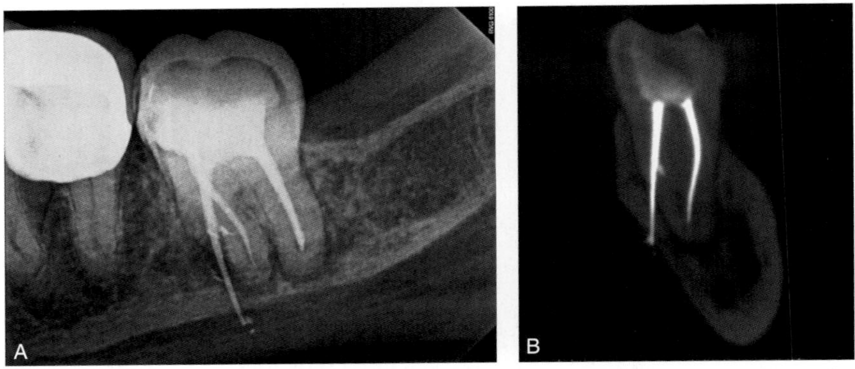

图 10-11
A. 左下颌第二磨牙根尖片显示近中根管严重超填 **B.** 高分辨率 CBCT 冠状位图像显示近中舌根和舌侧皮质骨板穿孔（图片由 Jose-Maria Malfaz 医生提供）

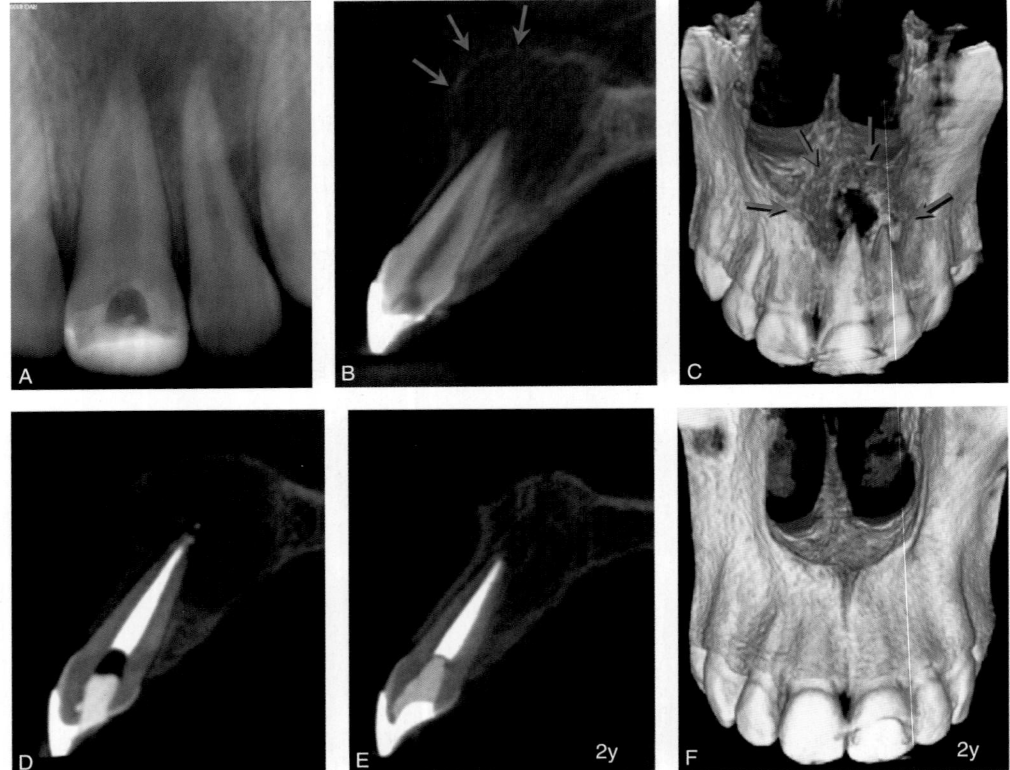

图 10-12 左上颌中切牙无症状慢性根尖周炎（asymptomatic chronic apical periodontitis）（伴有肉芽肿病变）
A. 根尖片 **B.** 高分辨率 CBCT 示大面积病灶，伴有皮质骨板扩张（红色箭头） **C.** 高分辨率 CBCT 三维重建图显示广泛的骨破坏（红色箭头） **D.** 非手术牙髓治疗后的 CBCT 矢状位图像 **E、F.** 治疗完成 2 年后的 CBCT 图像和三维重建图。注意骨愈合和重建的迹象（图片由 Jose-Maria Malfaz 医生提供）

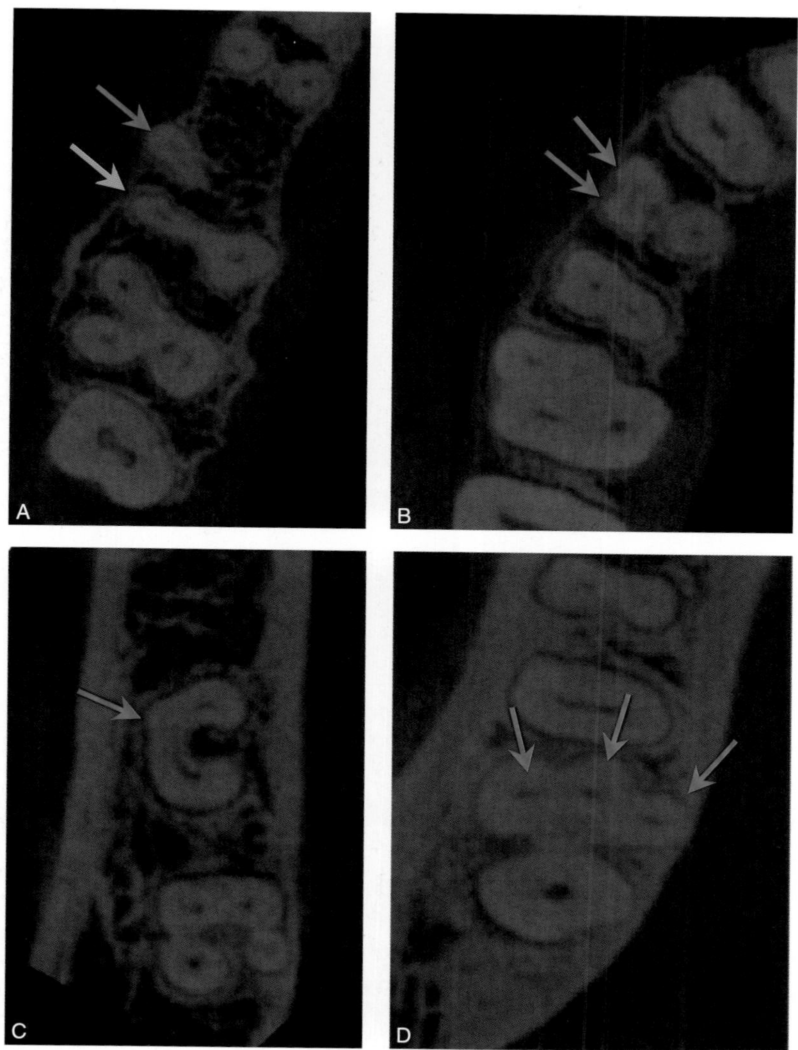

图 10-13　轴向（水平向）CBCT 重建图有助于显示牙根和根管形态

A. 上颌第一磨牙远颊根和腭根融合；红色箭头指示近中根，绿色箭头指示融合根　**B.** 上颌第一前磨牙三个独立的根管；红色箭头指示近颊根管和远颊根管　**C.** 下颌第二磨牙"C"形根管（红色箭头）　**D.** 下颌第三磨牙；红色箭头指示融合的近中根内的三个独立根管（图片由 Jose-Maria Malfaz 医生提供）

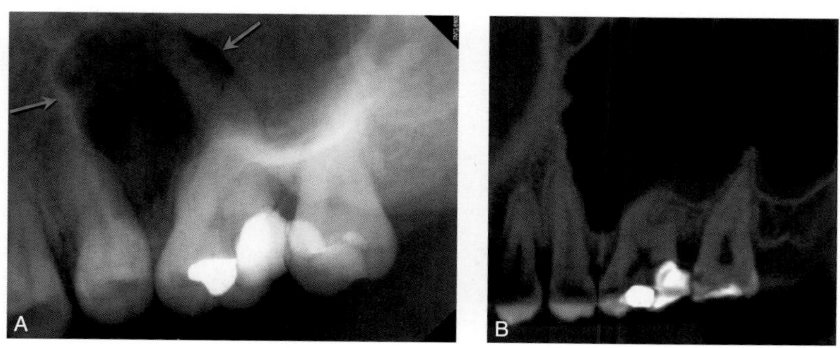

图 10-14

A. 根尖片显示左上颌第二前磨牙和第一磨牙之间的透射影（红色箭头），类似囊肿样的改变　**B.** 高分辨率 CBCT 矢状位图像显示位于左上颌第二前磨牙和第一磨牙之间的上颌窦，并无病损迹象（图片由 Jose-Maria Malfaz 医生提供）

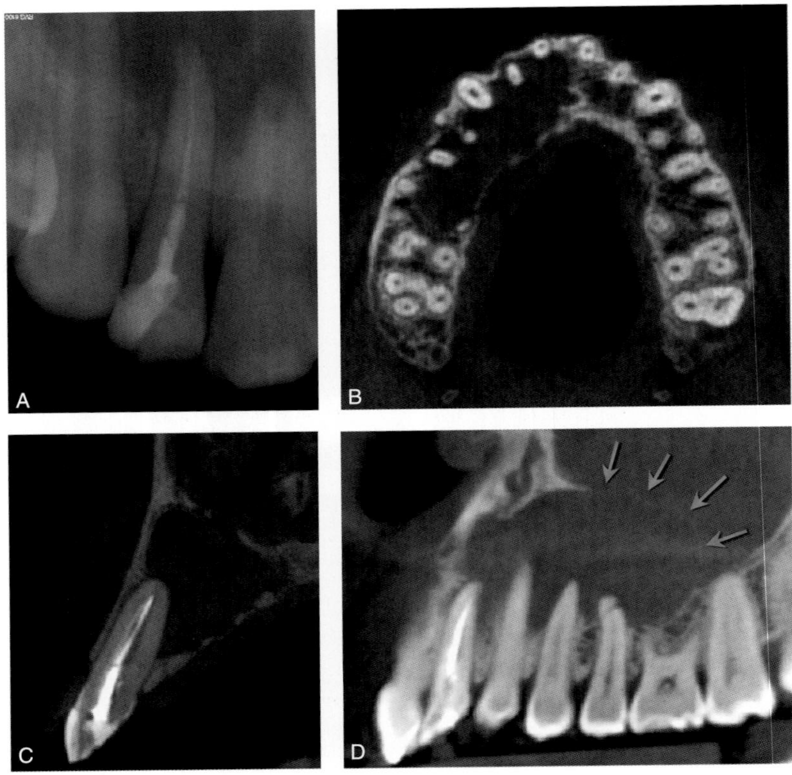

图 10-15

A. 根尖片显示与一根管充填后的右上颌侧切牙相关的根尖周透射影　**B.** 180μm 体素 CBCT 水平位图像示从侧切牙到第二磨牙的广泛性骨破坏　**C.** 90μm 体素 CBCT 冠状位图像示根管充填不充分　**D.** 180μm 体素 CBCT 矢状位图像示病损延伸进入上颌窦（红色箭头）（图片由 Jose-Maria Malfaz 医生提供）

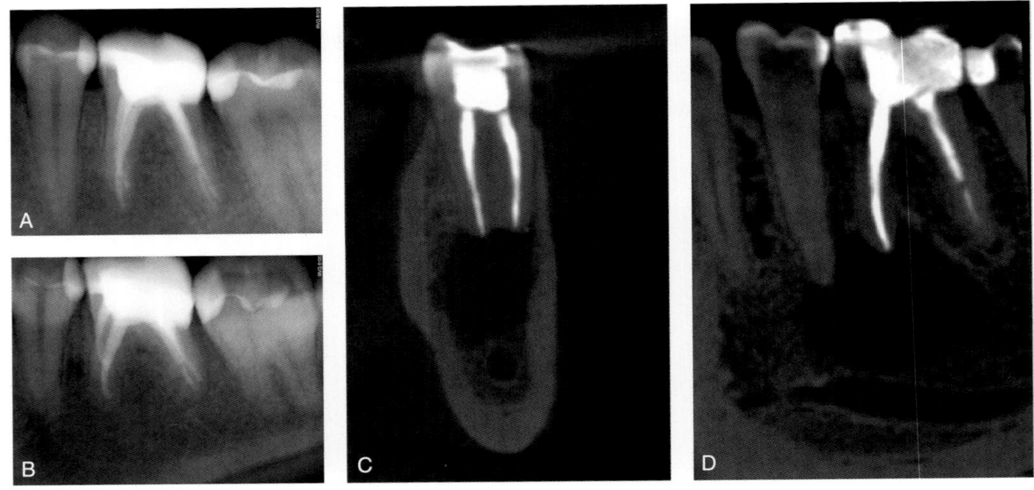

图 10-16

A、B. 两种不同角度的根尖周 X 线片并没有明显显示出下一张影像中所见的病变　**C、D.** 同一颗牙的 CBCT 冠状位和矢状位图像清晰可见根尖周透射影、病变的解剖范围、与下牙槽神经管的关系以及相邻前磨牙的累及（图片由 Jose-Maria Malfaz 医生提供）

目前，对于传统X线片无法提供足够信息的病例，可推荐使用CBCT[36]。口腔放射专科医生长期接受专业训练，是全面评估解读CBCT影像、进行准确疾病诊断的理想人选。CBCT扫描完成后，应检查视野或采集区域内的全部图像和所有解剖结构，以全面评估可能存在的病理状况。

第二节 病损的放射影像及其解读

牙髓病医生在X线片上遇到的最常见的疾病或病理改变可分为牙源性或非牙源性病变。这些疾病根据其病因还可以进一步分为发育性、反应性和肿瘤性病变。表10-1列举了按病因学分类的牙源性和非牙源性疾病。

对牙髓病进行影像学诊断和解读应当使用系统的方法。本章中临床病例重在展现牙髓相关疾病的影像学解读过程。进行影像学解读前至少要求掌握基本的放射物理学和解剖学知识。只有充分结合影像学与临床检查的发现，并进行综合评估，才能得出正确的牙髓病诊断和制订合理的治疗方案。此外，某些情况下，还可能需要进行组织活检以得到更为确切的组织病理学诊断。

充分临床检查与评估，并获得质量较高的影像学资料（影像清晰、伪影较少等）后，方可进入影像学解读环节。在适宜的观察条件下，采用系统全面的方法可以帮助我们作出准确的影像学诊断，以发现任何潜在异常。由于同一患者可能存在多处异常，影像学解读时应当全面评估所有可见的解剖结构，以免漏诊及误诊。临床实践和经验有助于提高影像分析和解读的水平，对正常解构的影像学表现越熟悉，越容易发现异常（图10-17）。口腔影像学教科书对如何进行影像解读进行了详细描述[37,38]。

表10-1 可通过影像学解读的牙源性和非牙源性牙髓疾病

病理分类	发育性	反应性	肿瘤性
牙源性病变	牙釉质形成缺陷症	根尖吸收	成釉细胞瘤
	牙本质结构不良	根尖瘢痕	成釉细胞纤维瘤
	牙本质形成缺陷症	根管钙化	牙源性钙化囊肿
	牙中牙/牙内陷	龋病	牙源性钙化瘤
	弯曲牙	慢性根尖周炎	成牙骨质细胞瘤
	釉珠	牙外吸收	牙骨质瘤
	融合牙	牙内吸收	腺牙源性囊肿
	双生牙	牙髓钙化	牙源性角化囊性瘤
	牙骨质增生	牙髓炎	牙源性纤维瘤
	正中牙	根尖周肉芽肿	牙源性黏液瘤
	额外根	根尖周脓肿	牙瘤
	全身性综合征	根端囊肿	
	牛牙症	牙根穿孔	
	特纳牙	牙折/根折	
非牙源性病变	上颌窦假性囊肿	关节强直	纤维骨病变
	滋养管	上颌窦假性囊肿	牙骨质-骨结构不良
	含牙囊肿	代谢性骨病变	繁茂性骨结构不良
	特发性骨质硬化	骨髓炎	纤维结构不良
	切牙管囊肿	骨坏死	纤维结构不良
	发育性根侧囊肿	牙周炎	骨化纤维瘤
	气窦	骨膜炎	中心性巨细胞肉芽肿
	全身性综合征	上颌窦炎	血管瘤
	骨隆突/外生骨疣	创伤性骨腔	原发恶性肿瘤
			转移性癌

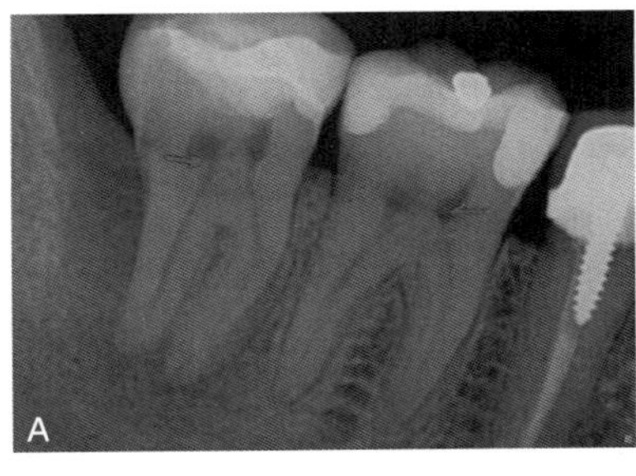

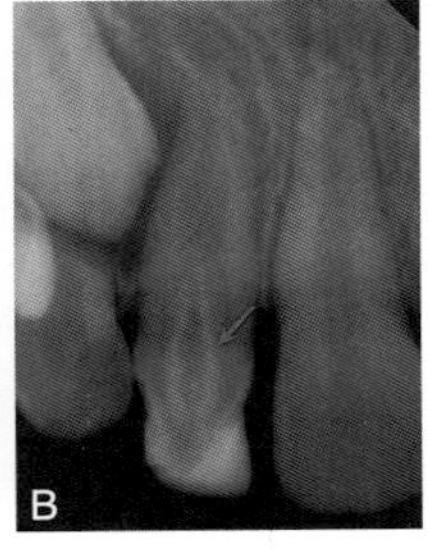

图 10-17

A. 下颌磨牙髓钙化（pulpal calcification）/ 髓石（红色箭头）的辨认　**B.** 掌握正常牙和牙髓的影像学表现，可帮助牙内陷（dens invaginatus）（红色箭头）的诊断。这种发育异常的牙使根管治疗的难度增加（图片 A 由 Reham Sharroufna 医生提供，图片 B 由 Carl M Allen 医生提供）

一、正常解剖结构的影像学评估

对 X 线片或 CBCT 影像中的正常解剖结构进行系统评估，以寻找病变或异常。在查看传统牙科 X 线片时，如根尖片、咬翼片（bitewing films），我们应该系统全面观察每颗牙及其相邻的骨组织或其他解剖结构，仔细寻找提示疾病的变化。在全景片中，同一颗牙在多张图像上显现，使我们可从不同角度观察相同的牙，以避免伪影或解剖结构重叠（superimposition）造成的误读。当观察新图像时，应从同一个位置开始，仔细观察每颗牙的硬骨板影像是否存在中断（break）、不连续（discontinuity）之处。

传统和数字化 X 线片仍是检测龋病的首选影像学方法（图 10-18）。在根尖周肉芽肿的诊断中，确定龋损与牙髓的空间位置关系至关重要。邻面龋的真实深度往往比在 X 线片上看到的更深；颊舌向龋损往往投射于牙髓髓腔上，造成龋损累及牙髓的假象[39]。此外，修复后患牙的 X 线片影像解读尤为困难。

二、影像学异常的特征分析

当怀疑有异常或病变时，应全面评估每个病例中的具体参数，以完成准确的鉴别诊断（表 10-2）。影像学异常的特征分析包括病变的解剖位置和中心、相对放射密度（图 10-19）、病变大小、形状或生长模式、内部结构、边缘特征和病变对邻近结构的影响。这些影像学特征往往能够提示组织学水平发生的病理生理变化，对病变的评估很重要。在某种程度上，评估影像学异常的方法与临床诊断或组织病理学诊断中使用的方法类似。

图 10-20 显示了两个在性质和发病机制上有很大不同的高密度病变 / 高阻射影病变。在特发性骨硬化（idiopathic osteosclerosis）的临床病例中，患者无症状，且不表现颌骨膨胀、神经感觉异常等临床体征；病变累及牙的牙髓活力测试结果正常。相反地，在纤维结构不良（fibrous dysplasia）的病例中，患者有明显的上下颌骨膨胀和左下牙槽神经感觉异常；病变累及的多颗牙牙髓活力测试无反应。根据表 10-2 所示的影像学参数进行评估，在特发性骨硬化的病例中，病变的解剖位置（或中心）是下颌骨近牙根尖处，相对放射密度与致密皮质骨相当（与同一下颌骨下缘对比观察），其大小与其他病变相比更小，形状相对规则，生长方式相对一致，内部结构匀质且实心，边界与相邻组织或骨相融合但相对清晰，对毗邻结构如牙没有影响。在纤维结构不良的病例中，病变的解剖位置是上下颌骨骨质，相对放射密度与牙釉质相当，与特发性骨硬化病变相比，大小明显更大，呈现多病灶，形状不规则，生长方式不一致，内部结构实心且不均匀，内容物呈“棉絮”状，边界与相邻组织或骨融合但不清晰，对毗邻结构有较大影响。

虽然以上这两种疾病都属于颌骨病变的范畴，但影像学评估参数的差异表明它们在诊断和表现（包括两种疾病在临床体征和影像上的表现）上有很大的不同，因此根据这些影像学参数上的差异能够进行鉴别诊断并制订治疗计划。在实际临床工作中，纤维结构不良的患者需要进一步准确诊断，包括活检和全身检查，以排除其他骨组织受累或与纤维结构不良相关的综合征。此外它还需要更复杂的手术治疗和长期的随访。特发性骨硬化的患者不需要任何治疗，只需随访观察。该病例突出体现了临床与影像学检查相结合对疾病诊断、治疗和转归的重要性。在日常工作中，当我们发现细微或难以诊断的影像学病变时，应当全面评估上述影像学参数，充分结合临床体征，以更好地进行鉴别诊断。

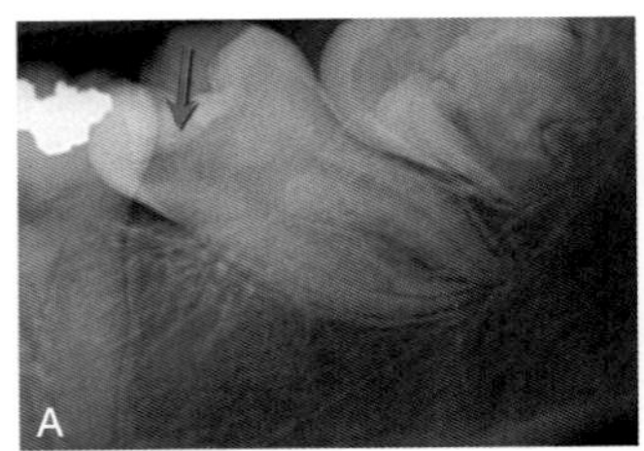

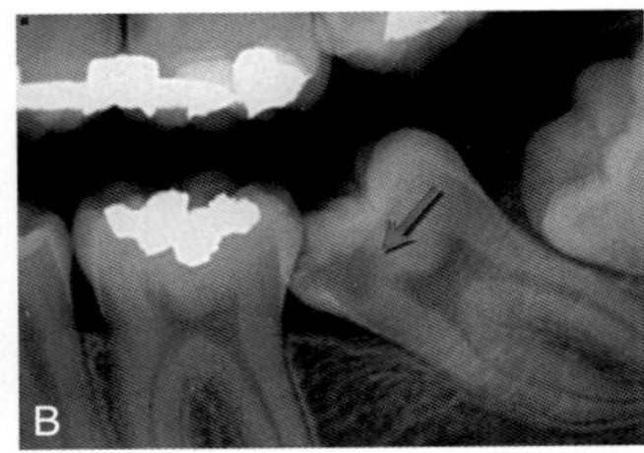

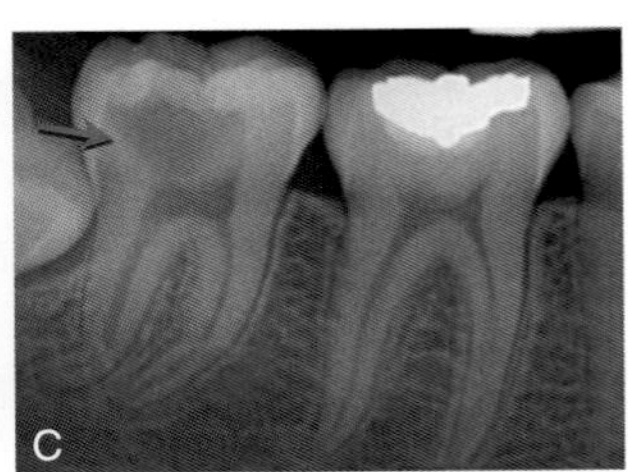

图 10-18

A、B. 传统牙科 X 线片显示龋损（红色箭头）及其与髓腔的关系　**C.** 下颌第二磨牙的龋损（红色箭头）看起来向远中髓角扩展（图片由 Jaydeep Talim 医生提供）

表 10-2　解读牙髓病相关影像时应评估的参数和潜在的病理特征

图像参数	提示的病理特征
病变的解剖位置和中心	单病灶或多病灶；局限性或广泛性；单侧或双侧；与解剖结构如牙齿、神经管和上颌窦的关系
病变的相对放射密度	透明的（溶解的）、不透明的或混合的；软组织或硬组织密度
病变的大小、形状和生长模式	形状规则或不规则；均匀或不均匀；液体/囊性表现或实心的；膨胀性或非膨胀性的；弥漫性的；浸润性的
内部结构	同质性或异质性；固体或囊性；贝壳状或圆形边界；凿孔状；有隔膜的；死骨形成；营养不良性钙化；磨砂玻璃或棉絮样外观
边缘特征	锐利或不锐利的边缘；清晰或模糊的边缘；融合的边缘；周围硬化或皮质化；分叶的；穿孔
病变对邻近结构的影响	牙或骨的吸收；硬骨板增宽或破坏；反应性骨形成；骨膜反应；占位；取代

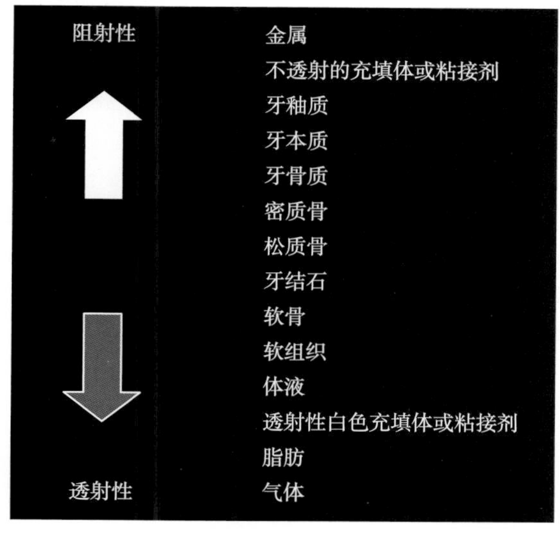

图 10-19　相对放射密度标度显示了阻射性最强或高密度的物体（顶部）和透射性最强的物体（底部）（图片由 Ernest W. Lam 医生提供）

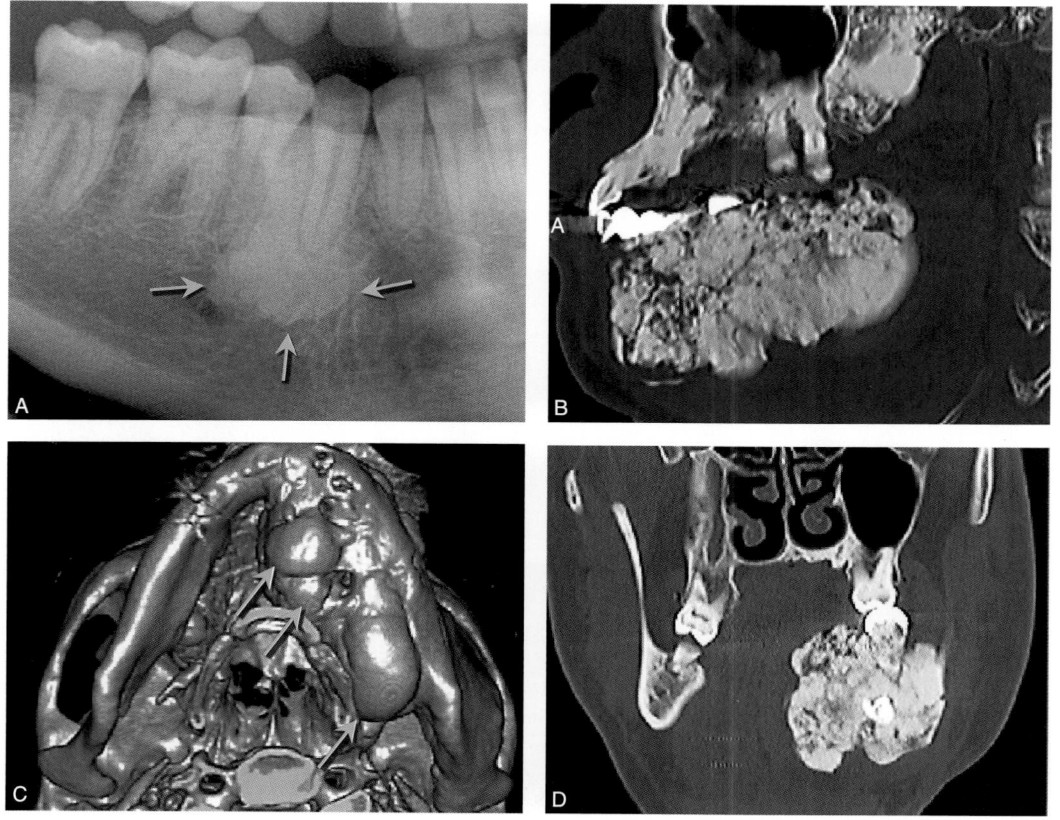

图 10-20

A. 全景片示一例特发性骨硬化（蓝色箭头）**B.** CBCT 冠状位重建图示一例纤维结构不良（多骨型）**C.** 三维重建图像，蓝色箭头示病变生长和下颌骨受累　**D.** CBCT 矢状位图像（图片由 Parish P. Sedghizadeh 医生提供）

三、影像学异常的病因分析

进行病变影像学特征评估（表 10-2）并充分结合临床检查后，需要进一步确认病变的病理学分类，即发育性、反应性和肿瘤性。大多数器质性病变可归入这三种病因分类中的一种或多种。

发育性疾病多为遗传性或获得性，通常在生命早期就表现出来，并呈对称的双侧 / 弥散分布，或沿头颈部胚胎发育中线分布。例如头颈综合征（图 10-21）、颌骨隆突（tori）（图 10-22）、切牙管囊肿（incisive canal cyst）（图 10-23）、牙本质形成缺陷症（dentinogenesis imperfecta）（图 10-24）及牙本质结构不良（dentin dysplasia）（图 10-25）。

反应性疾病通常本质上为炎症反应，即机体对外源性或内源性刺激物作出的反应。这类疾病可能包括感染、自身免疫性疾病、创伤和异物反应。在临床上，可能存在一种或多种典型的炎症体征，如发红、发热、肿胀、疼痛或功能障碍；一些反应性疾病也可能不存在上述体征。典型的反应性疾病包括急性或慢性根尖周炎（图 10-26）、根尖周囊肿（periapical cyst）（图 10-27）、上颌窦假性囊肿（antral pseudocyst）（图 10-28）、创伤性骨腔（traumatic bone cavity）（图 10-29）和骨髓炎（osteomyelitis）（图 10-30）。

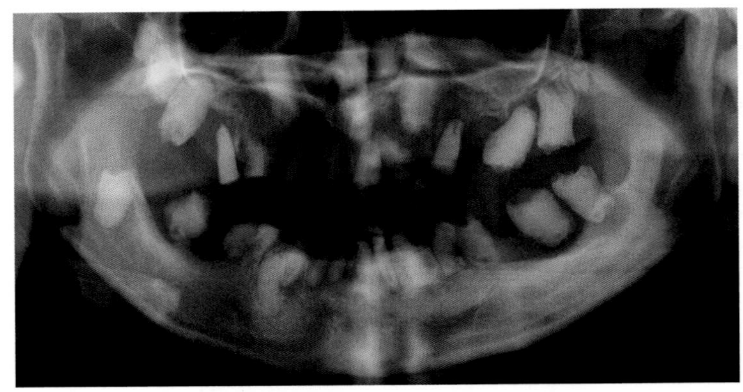

图 10-21 一个 14 岁男孩患有遗传性的外胚层发育不良（ectodermal dysplasia），同时有皮肤及口腔表现。口腔检查发现牙发育异常，包括根管闭锁、牙体和牙周组织继发的感染。注意这种疾病的弥漫性发展特征和双侧受累表现（图片由 Parish P. Sedghizadeh 医生提供）

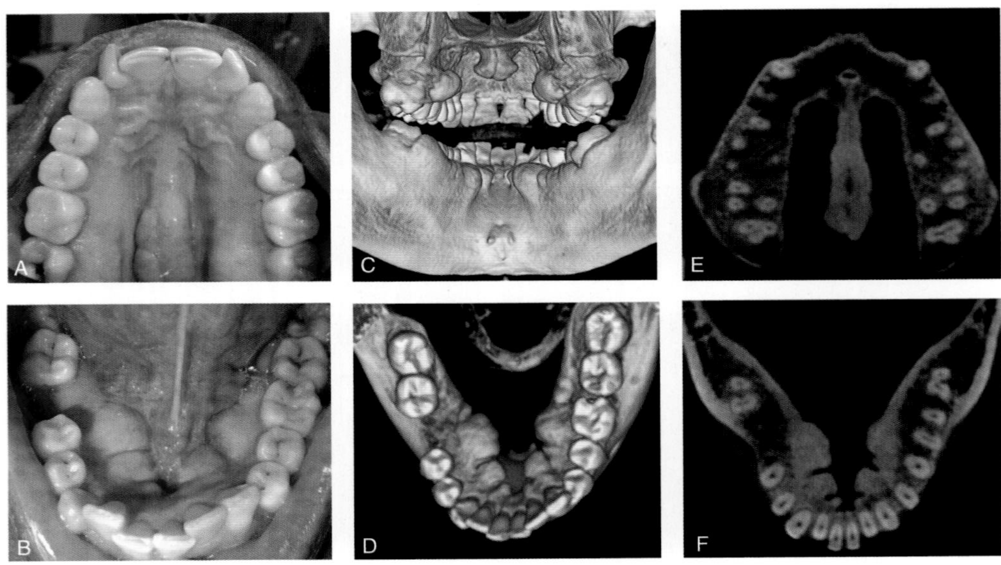

图 10-22 发育性骨隆突

A、B. 临床照片 **C、D.** 三维重建影像 **E、F.** 水平位影像。注意腭隆突的中线对称分布，以及下颌隆突的两侧对称分布，是发育疾病的特征性表现（图片由 Jose-Maria Malfaz 医生提供）

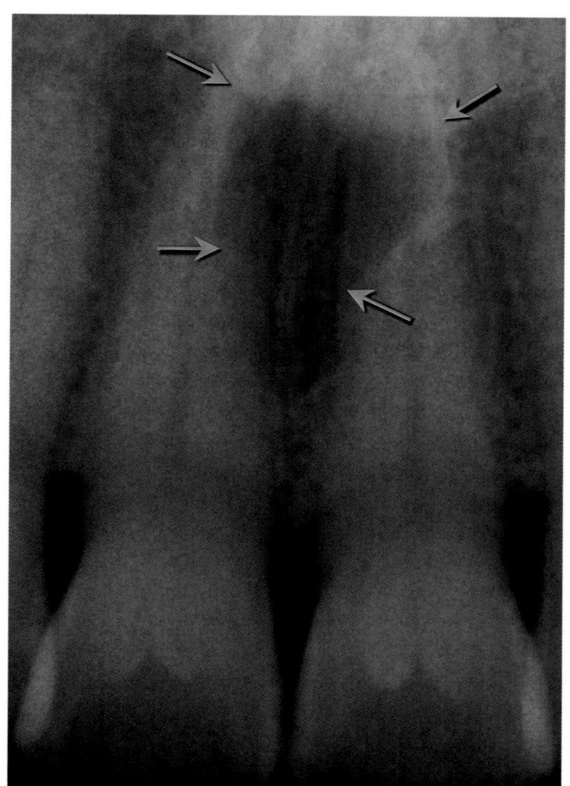

图 10-23 根尖片显示切牙管囊肿(红色箭头),也称为鼻腭管囊肿。中线位置、相对清晰的边界和对称的表现高度提示该区域存在与正常解剖结构相关的发育性疾病。这些病变常被描述为“梨形”或“心形”,而且直径通常超过 6mm(图片由 Parish P. Sedghizadeh 医生提供)

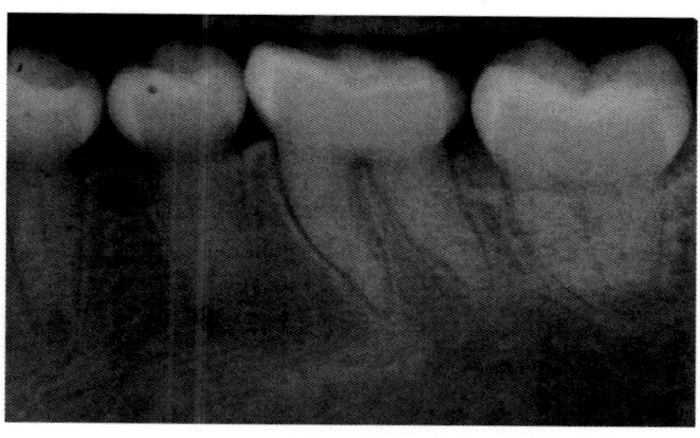

图 10-24 一位牙本质形成缺陷症患者的根尖片显示特征性发现,例如球形牙冠、颈部缩窄以及髓室和根管闭锁(图片由 Carl M. Allen 医生提供)

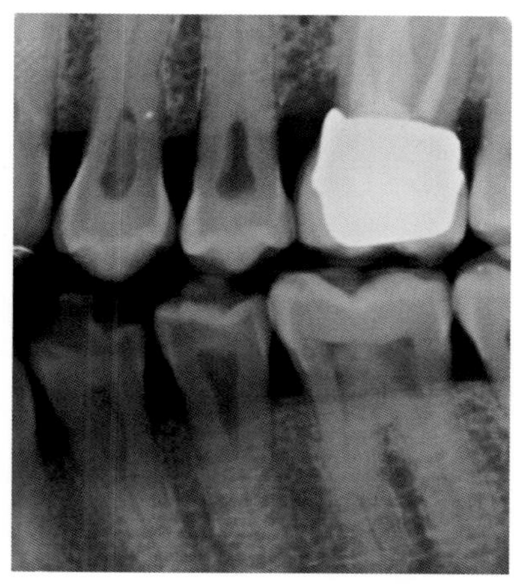

图 10-25 牙本质结构不良Ⅱ型(冠部)患者的咬翼片。注意髓腔的特征性“蓟管状外观”和多颗牙中存在的髓石(图片由 Carl M. Allen 医生提供)

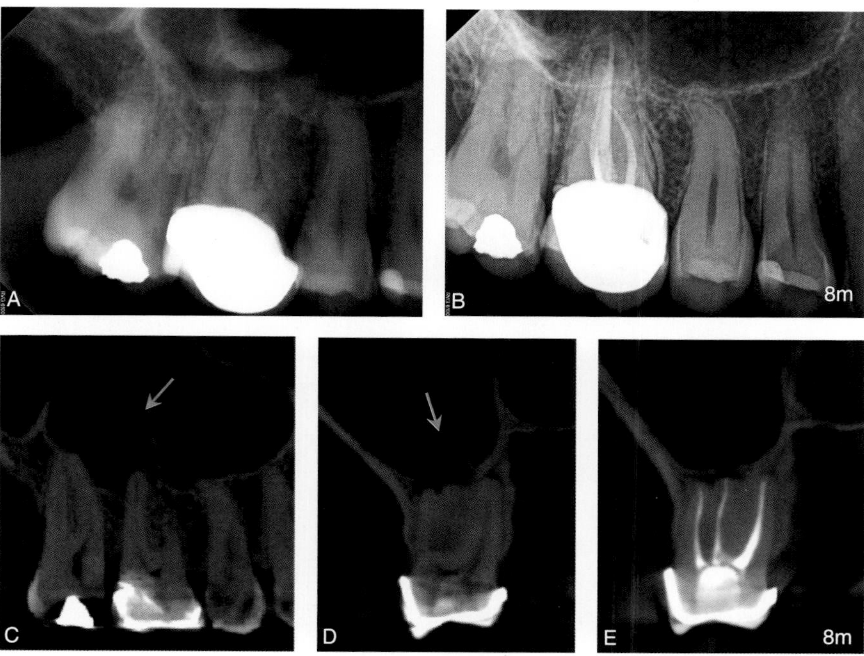

图 10-26

A. 右上颌第一磨牙无症状性根尖周炎的根尖片,未见根尖周透射影。随后该牙接受了根管治疗 **B.** 8 个月后随访的 X 线片 **C、D.** 90μm 体素 CBCT 矢状位(C)和冠状位(D)图像显示根尖周病变侵入上颌窦(红色箭头) **E.** 8 个月后随访的 CBCT 影像显示根尖病变愈合(图片由 Jose-Maria Malfaz 医生提供)

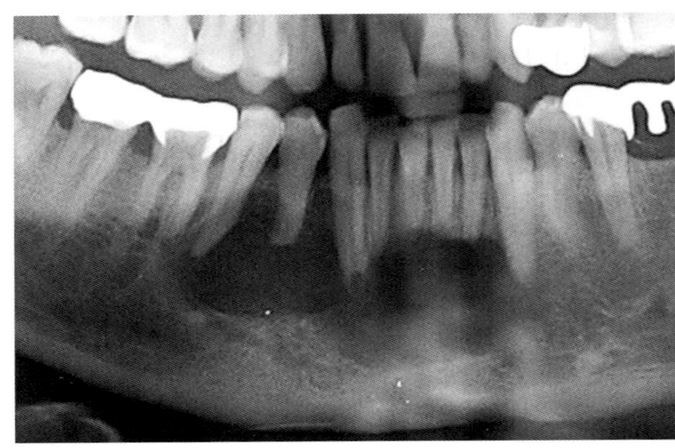

图 10-27 全景片显示下颌骨前部有一个面积较大的透射影病变，结合手术摘除后进行的组织病理学鉴定诊断为根尖周囊肿（图片由 Parish P. Sedghizadeh 医生提供）

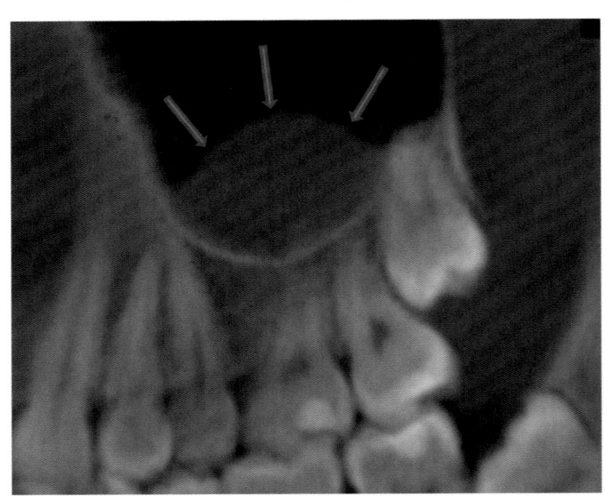

图 10-28 CBCT 扫描全景重建的局部影像，显示一个边界清晰、穹顶状、均质、模糊的阻射影，与上颌窦假性囊肿（又名：上颌窦黏液囊肿）影像学表现一致。这是上颌窦的一种常见影像学表现，通常没有重要的临床意义。而且此病例没有与这种病变相关的症状或体征，牙体和牙髓也是正常的。致密骨白线（箭头）的缺乏高度提示这不是根尖周囊肿。将此图像与图 10-26 中 C 与 D 所示的根尖周囊肿的病例相比较，后者囊肿从上颌窦底向上抬起，其周围可以看到一条薄薄的致密骨白线。因为上颌窦假性囊肿起源于窦壁，所以如此图所示，它们不会改变或抬高上颌窦骨壁（图片由 Parish P. Sedghizadeh 医生提供）。

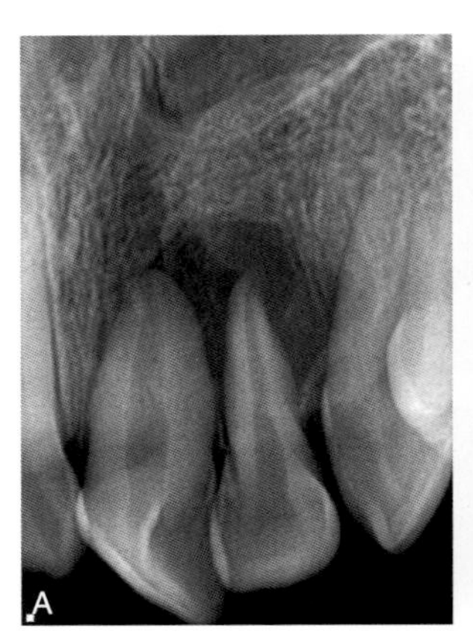

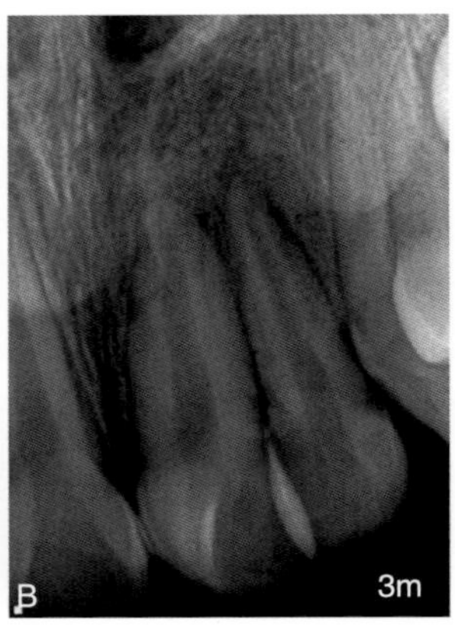

图 10-29

A. 一名 12 岁男孩的根尖片显示根尖透射影。患者主诉疼痛症状，并报告了上颌前部外伤史。相关的根尖透射影最可能是创伤性骨腔的表现，但也可能代表其他疾病，如根尖周囊肿、根尖周肉芽肿或牙源性肿瘤（仅基于影像特征，没有进行活检）。与未受影响的对照牙相比，所有前牙的牙髓活力测试结果都是正常的 **B.** 首次出现症状 3 个月后拍摄的根尖片，显示经过抗生素保守治疗和密切监测后，该区域有骨充填。患者在 2 周内无症状。1 年后进行随访，该区域保持健康状态（图片由 Diego Dalla-Bona 医生提供）

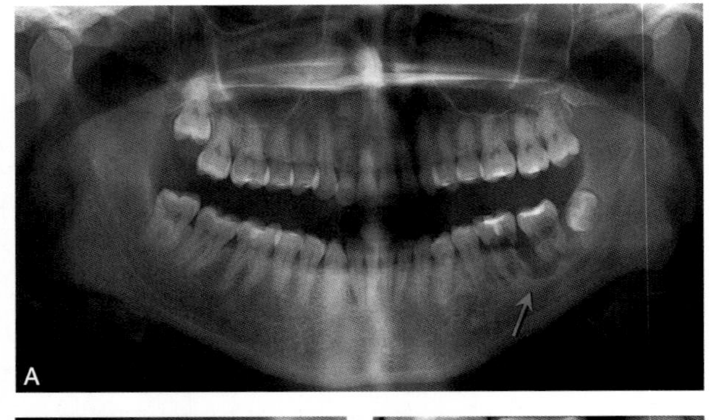

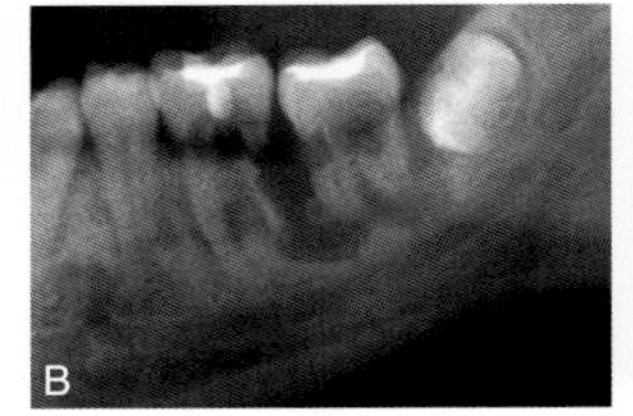

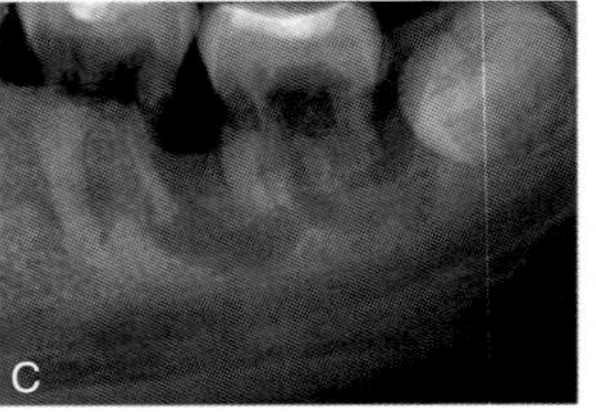

图 10-30

A. 全景片显示左下颌骨后部有一个界限不清的骨溶解性病变（红色箭头）。在拔除受影响的磨牙并进行组织病理学分析后，确诊为骨髓炎（放线菌感染） **B、C.** 将受影响区域放大后可见明显的牙和牙根吸收和不规则的骨缺损（通常与感染的诊断相符，有时甚至可能诊断为恶性肿瘤）（图片由 Tomoko Wada 医生提供）

肿瘤性疾病从本质上可分为良性或恶性。良性肿瘤通常界限清楚，且与恶性肿瘤相比生长缓慢；恶性肿瘤生长速度更快，病变影像界限不明确。颌骨内和牙周围常见的良性肿瘤包括牙源性肿瘤，如牙瘤（odontoma）（图 10-31）、成釉细胞瘤（ameloblastoma）（图 10-32）、牙源性黏液瘤（odontogenic myxoma）（图 10-33）以及良性纤维性骨肿瘤（benign fibro-osseous tumors）（图 10-34）。恶性肿瘤包括原发或转移性癌（metastatic cancer）（图 10-35）。

四、影像学异常的鉴别诊断

影像学系统解读的最后一步是根据解剖学和病理学发现，并结合临床表现，进行鉴别诊断。图 10-36 和图 10-37 展示了此过程。根据单一的影像学表现，或临床、病理表现，无法作出准确诊断。基于多因素而非单一因素的诊断，往往准确性更高（图 10-38，图 10-39）。

综上所述，影像学解读需要仔细、全面、系统的分析（图 10-40）。需要意识到，并非所有病变都表现得完全符合预期[38]，因此没有一种固有的诊断和解读方法能够适用于所有病例。

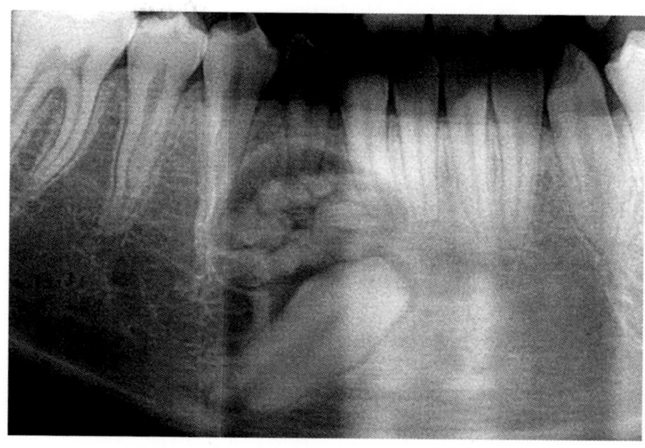

图 10-31 全景片局部影像显示一界限清楚的混合性病变，内部钙化，周围透射影，有薄的硬化边缘或外围，高度提示为良性病变。一颗患牙与此病变相关。经过手术切除和组织病理学分析，确诊为组合性牙瘤（图片由 Saravanan Ram 医生提供）

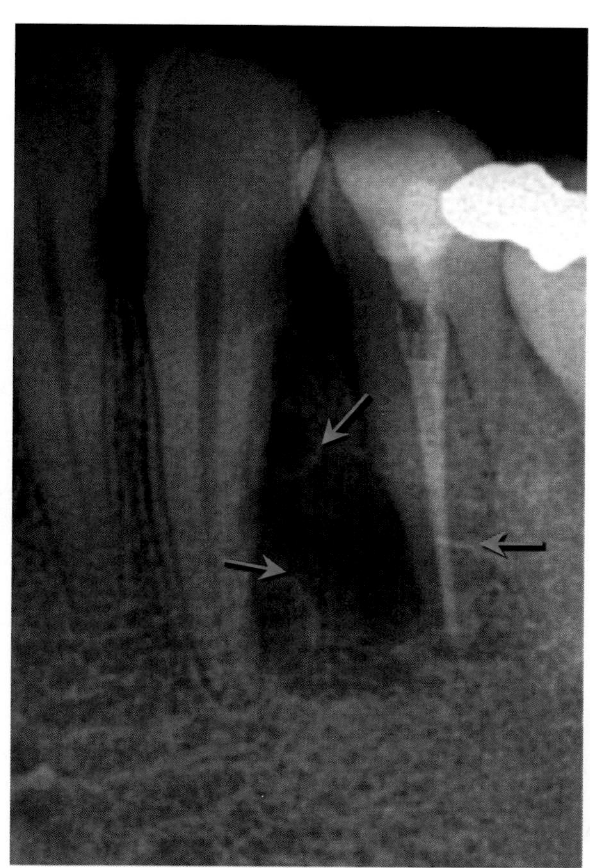

图 10-32 根尖片显示多房性透射影，经活检和组织病理学检查证实为成釉细胞瘤。注意硬骨板的缺失和相邻牙根的潜在吸收，以及提示其多房生长过程的纤细内部分隔线（红色箭头）（图片由 Parish P. Sedghizadeh 医生提供）

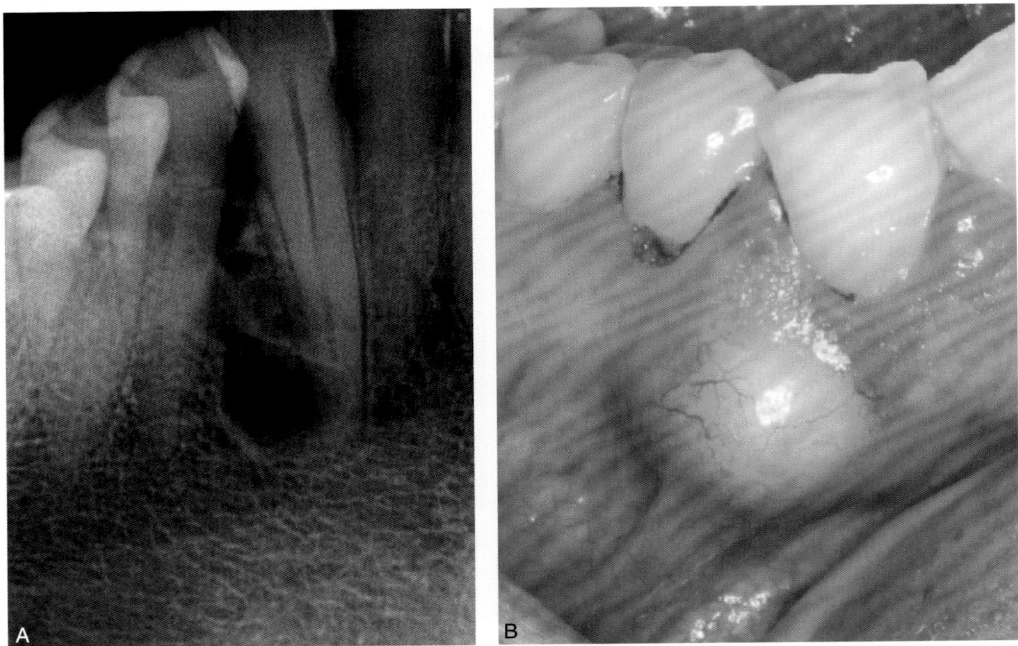

图 10-33

A. 根尖片显示为多房性的透射影 **B.** 临床检查发现与骨髓腔内病变相关的颊侧膨大。手术摘除和活检证实了牙源性黏液瘤的诊断。将此病例与图 10-32 中描述的情况进行比较。病变的多房性特点通常提示为牙源性肿瘤（图片由 Tomoko Wada 医生提供）

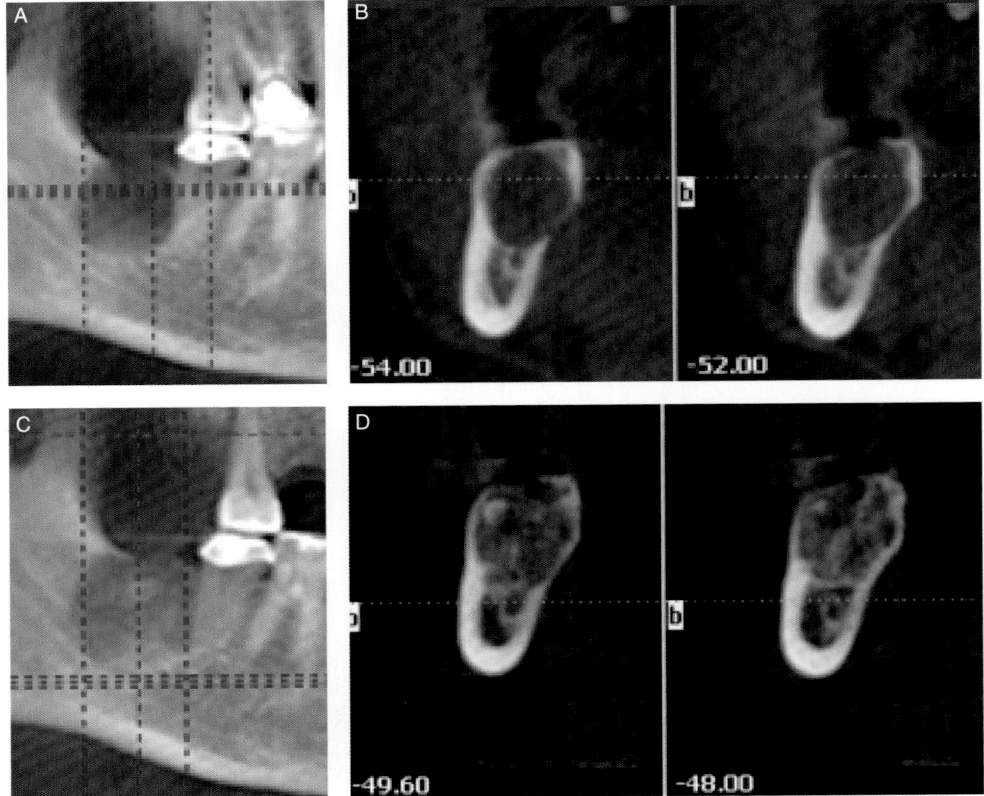

图 10-34

A. CBCT 扫描的全景重建图像显示一位无症状患者下颌后侧有一个边界清晰的透射影 **B.** 矢状位显示病变的扩张性，周围皮质骨变薄 **C、D.** 1 年后拍摄的 CBCT 图像显示病变内部钙化，而且比最初发现的更复杂。病变活检证实为良性纤维骨瘤，解释了该病变的混合的影像学表现和病变边界清晰的本质（图片由 Yuan-Lung Hung 医生提供）

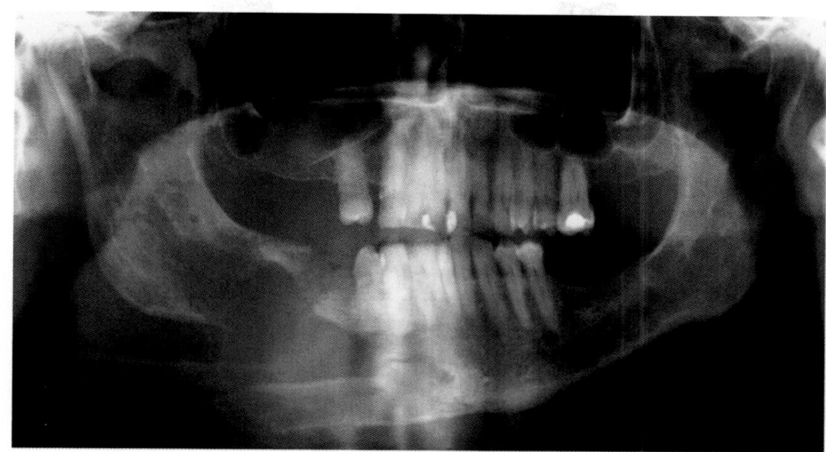

图 10-35　一位健康的 67 岁男性的全景片，主诉右侧下颌疼痛，推测其来源于牙。界限不清的透射影，病变的溶解性特点，以及病理性骨折的存在都令人担忧，立即进行活检和随后的组织病理学评估是必要的，后确诊为恶性多发性骨髓瘤。注意多发性骨髓瘤遍及下颌骨的"凿孔状"透射性病变的典型表现，但这并非特征性的（图片由 Parish P. Sedghizadeh 医生提供）

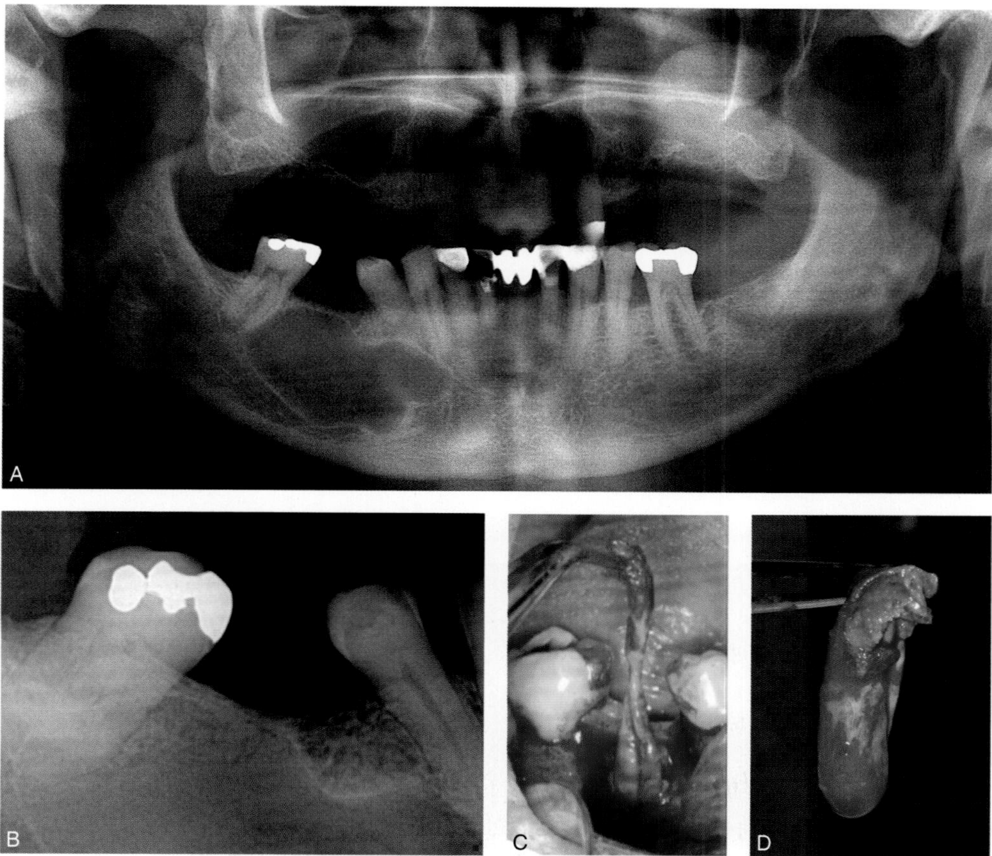

图 10-36

A. 全景片显示右侧下颌骨清晰透射影像，有硬化的边缘。患者临床表现为颊部膨大，主诉为与病变相关的疼痛　**B.** 同一部位的传统 X 线片显示其内部密度均匀　**C.** 手术切除病变。需要注意，此病变呈囊状　**D.** 手术标本呈囊状外观，上方有角质碎屑渗出。临床表现、手术发现和影像学检查结果提示为良性囊性病变，包括一些牙源性囊肿或肿瘤、骨性囊肿或肿瘤。本病例经过组织病理学诊断为腺牙源性囊肿（glandular odontogenic cyst）（图片由 Parish P. Sedghizadeh 提供）

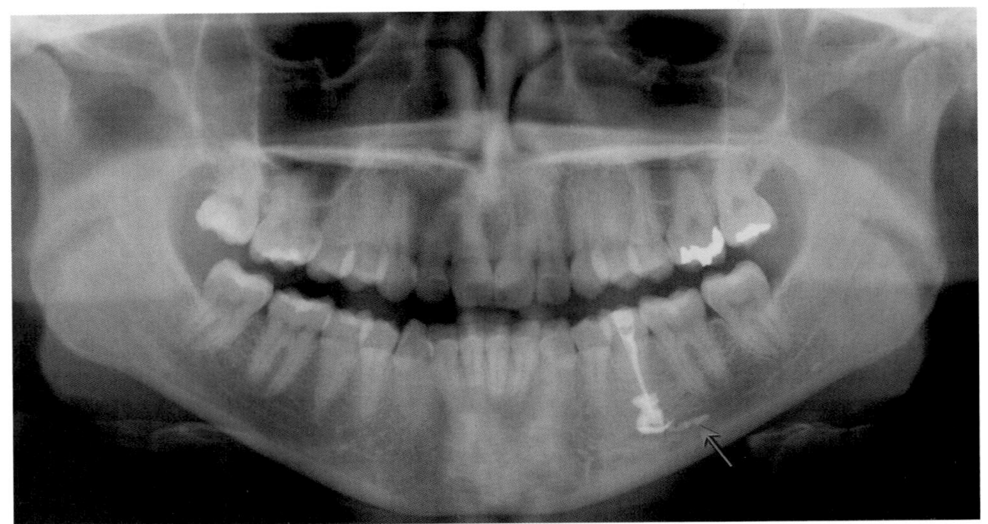

图 10-37 一位患者经过根管治疗不久，主诉左侧下颌和下唇疼痛和感觉异常 / 感觉障碍。全景片可观察到阻射性材料挤压下牙槽神经管，并向后延伸几毫米（红色箭头），结合临床症状与影像学表现，可以解释患者的主诉和神经性疼痛（图片由 Parish P. Sedghizadeh 提供）

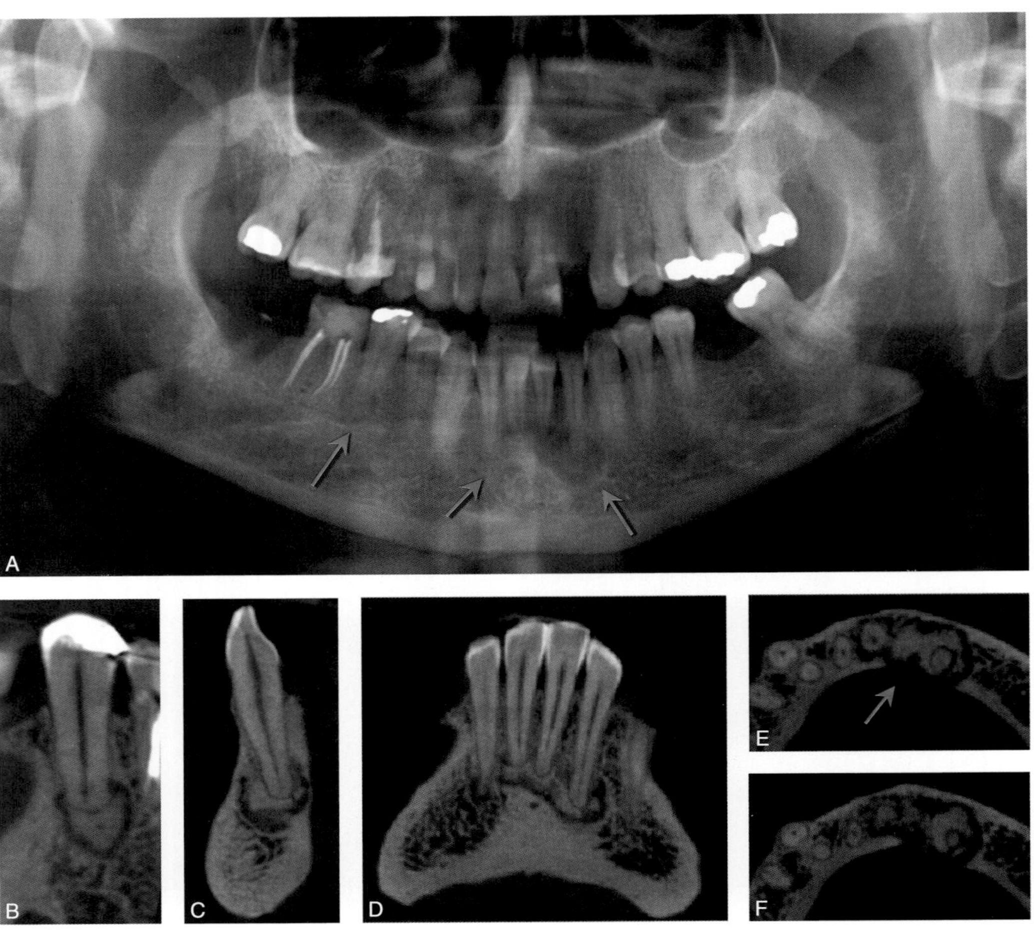

图 10-38 牙骨质 - 骨结构不良（cemento-osseous dysplasia）一例

A. 全景片显示几颗牙的透射影像（红色箭头）。所有牙的牙髓活力测试正常 **B.** 右下颌第二前磨牙的高分辨率 CBCT 矢状位图像，显示特征性的被透射性边缘围绕的阻射性病变 **C.** 右下颌侧切牙水平的矢状位图像 **D.** 下颌切牙的冠状位图像 **E、F.** 下颌切牙的水平位图像，显示密质骨增生（红色箭头）。在此病例中，准确的临床诊断需要对所有相关的症状和体征进行彻底评估，包括牙髓活力测试（图片由 Jose-Maria Malfaz 医生提供）

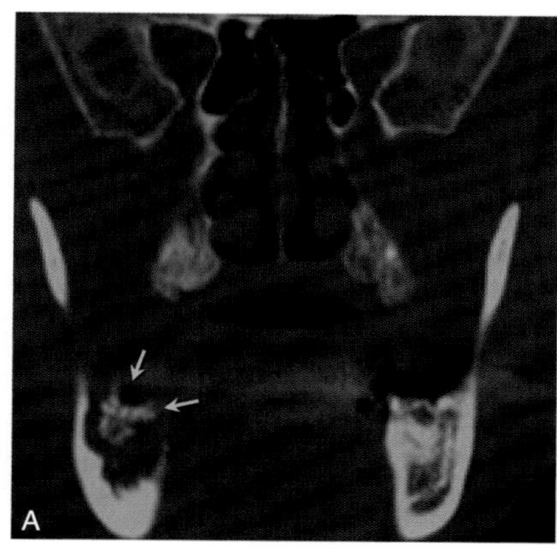
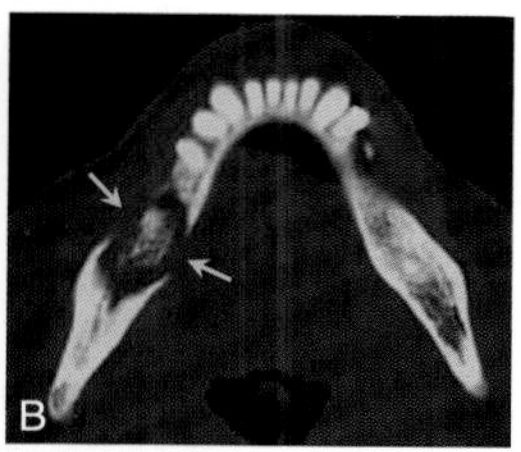
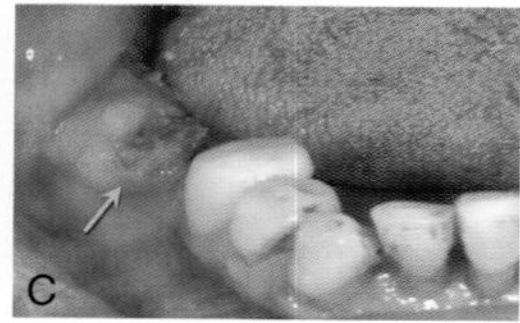

图 10-39 83 岁女性为治疗骨质疏松症服用双膦酸盐 6 年后发生药物相关性颌骨坏死（medication related osteonecrosis of the jaw）

A. CBCT 冠状位图像显示右侧下颌骨内边界不清的透射影，其内部为阻射影（蓝色箭头），有悬浮的坏死骨或"死骨片"的特征 **B.** 水平位图像显示颊侧和舌侧骨板的侵蚀或穿孔（蓝色箭头），以及中央死骨片的形成。注意观察对侧未受累的下颌骨 **C.** 此患者的临床照片显示口腔内裸露的死骨（蓝色箭头）。此类病例只有结合准确的病史和与双膦酸盐药物服用史相关的临床因素才可以确诊（图片由 Parish P. Sedghizade 医生提供）

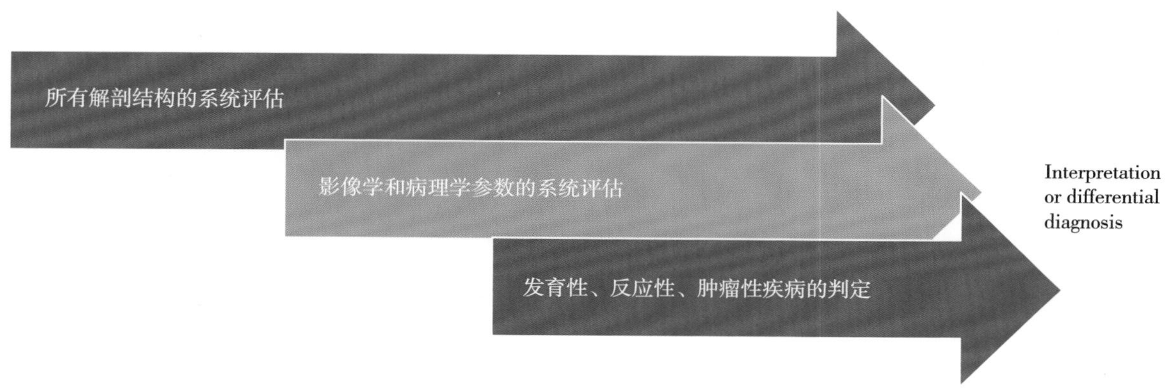

图 10-40 系统进行影像解读的步骤图解

（徐欣 译 彭彬 审校）

参考文献

1. Venskutonis T, Plotino G, Juodzbalys G, Mickevičienė L. The importance of cone-beam computed tomography in the management of endodontic problems: a review of the literature. *J Endod*. 2014;40:1895–901.
2. Bender IB, Seltzer S. Roentgenographic and direct observation of experimental lesions in bone: I. 1961. *J Endod*. 2003;29:702–706.
3. Bender IB, Seltzer S. Roentgenographic and direct observation of experimental lesions in bone: II. 1961. *J Endod*. 2003;29:707–712.
4. Goldman M, Pearson AH, Darzenta N. Endodontic success—who's reading the radiograph? *Oral Surg Oral Med Oral Pathol*. 1972;33:432–437.
5. Goldman M, Pearson AH, Darzenta N. Reliability of radiographic interpretations. *Oral Surg Oral Med Oral Pathol*. 1974;38:287–293
6. Brynolf I. Roentgenologic periapical diagnosis. 3. *The more roentgenograms- the better the information? Sven Tandlak Tidskr*. 1970;63:409–413.
7. Tewary S, Luzzo J, Hartwell G. Endodontic radiography: who is reading the digital radiograph? *J Endod*. 2011;37:919–921.
8. Scarfe WC, Farmann AG. What is cone-beam CT and how does it work? *Dent Clin North Am*. 2008;52:707–730.
9. Tsai P1, Torabinejad M, Rice D, Azevedo B. Accuracy of cone-beam computed tomography and periapical radiography in detecting small periapical lesions. *J Endod*. 2012;38:965–970.
10. Guo J, Simon JH, Sedghizadeh P, et al. Evaluation of the reliability and accuracy of using cone-beam computed tomography for diagnosing periapical cysts from granulomas. *J Endod*. 2013;39:1485–1490.
11. Ee J, Fayad MI, Johnson BR. Comparison of endodontic diagnosis and treatment planning decisions using cone-beam volumetric tomography versus periapical radiography. *J Endod*. 2014;40:910–916.
12. Gurtu A, Aggarwal A, Mohan S, et al. CBCT: a revolutionary diagnostic aid for endodontic dilemmas. *Minerva Stomatol*. 2014;63:325–331.
13. Boas FE, Fleischman D. CT artifacts: causes and reduction techniques. *Imaging Med*. 2012;4:229–240.
14. Nardi C, Borri C, Regini F, et al. Metal and motion artifacts by cone beam computed tomography (CBCT) in dental and maxillofacial study. *Radiol Med*. 2015;120:618–626.
15. Shemesh H, Cristescu RC, Wesselink PR, et al. The use of cone-

beam computed tomography and digital periapical radiographs to diagnose root perforations. *J Endod*. 2011;37:513–516.
16. Aziz K, Hoover T, Sidhu G. Understanding root resorption with diagnostic imaging. *J Calif Dent Assoc*. 2014;42:158–164.
17. Wang P, Yan XB, Liu D-G, et al. Evaluation of dental root fracture using cone-beam computed tomography. *Chin J Dent Res*. 2010;1:31–35.
18. Kajan ZD, Taromsari M. Value of cone beam CT in detection of dental root fractures. *Dentomaxillofac Radiol*. 2012;1:3–10.
19. Ozer SY. Detection of vertical root fractures of different thicknesses in endodontically enlarged teeth by cone beam computed tomography versus digital radiography. *J Endod*. 2010;7:1245–1249.
20. Cohenca N, Simon JH, Roges R, Morag Y, Malfaz JM. Clinical indications for digital imaging in dento-alveolar trauma. Part 1: traumatic injuries. *Dent Traumatol*. 2007;23:95–104.
21. Cohenca N, Simon JH, Mathur A, and Malfaz JM. Clinical indications for digital imaging in dento-alveolar trauma. Part 2: root resorption. *Dent Traumatol*. 2007;23:105–113.
22. de Alencar AH, Dummer PM, Oliveira HC, et al. Procedural errors during root canal preparation using rotary NiTi instruments detected by periapical radiography and cone beam computed tomography. *Braz Dent J*. 2010;6:543–549.
23. Low KM, Dula K, Burgin W, Arx von T. Comparison of periapical radiography and limited cone-beam tomography in posterior maxillary teeth referred for apical surgery. *J Endod*. 2008;5:557–562.
24. Bornstein MM, Lauber R, Sendi P, Arx von T. Comparison of periapical radiography and limited cone-beam computed tomography in mandibular molars for analysis of anatomical landmarks before apical surgery. *J Endod*. 2011;2:151–157.
25. Møller L, Wenzel A, Wegge-Larsen AM, et al. Comparison of images from digital intraoral receptors and cone beam computed tomography scanning for detection of voids in root canal fillings: an in vitro study using micro-computed tomography as validation. *Oral Surg Oral Med Oral Pathol Oral Radiol Endod*. 2013;115:810–818.
26. Guo J, Vahidnia A, Sedghizadeh P, et al. Evaluation of root and canal morphology of maxillary permanent first molars in a North American population by cone-beam computed tomography. *J Endod*. 2014;40:635–639.
27. Domark JD, Hatton JF, Benison RP, et al. An ex vivo comparison of digital radiography and cone-beam and micro-computed tomography in the detection of the number of canals in the mesiobuccal roots of maxillary molars. *J Endod*. 2013;39:901–905.
28. Michetti J, Maret D, Mallet J-P, Diemer F. Validation of cone beam computed tomography as a tool to explore root canal anatomy. *J Endod*. 2010;7:1187–1190.
29. Neelakantan P, Subbarao C, Subbarao CV. Comparative evaluation of modified canal staining and clearing technique, cone-beam computed tomography, peripheral quantitative computed tomography, spiral computed tomography, and plain and contrast medium-enhanced digital radiography in studying root canal morphology. *J Endod*. 2010;9:1547–1551.
30. Simon JH, Enciso R, Malfaz JM, et al. Differential diagnosis of large periapical lesions using cone-beam computed tomography measurements and biopsy. *J Endod*. 2006;32:833–837.
31. Guo J, Simon JH, Sedghizadeh P et al. Evaluation of the reliability and accuracy of using cone-beam computed tomography for diagnosing periapical cysts from granulomas. *J Endod*. 2013;39:1485–1490.
32. Tsai P, Torabinejad M, Rice D et al. Accuracy of cone-beam computed tomography and periapical radiography in detecting small periapical lesions. *J Endod*. 2012;38:965–970.
33. Sogur E, Grondahl HG, Baks BG, Mert A. Does a combination of two radiographs increase accuracy in detecting acid-induced periapical lesions and does it approach the accuracy of cone-beam computed tomography scanning? *J Endod*. 2012;2:131–136.
34. Sogur E, Baksi BG, Grondahl HG, et al. Detectability of chemically induced periapical lesions by limited cone beam computed tomography, intra-oral digital and conventional film radiography. *Dentomaxillofac Radiol*. 2009;7:458–464.
35. Tsai P, Torabinejad M, Rice D, Azevedo B. Accuracy of cone-beam computed tomography and periapical radiography in detecting small periapical lesions. *J Endod*. 2012;7:965–970.
36. Patel S, Durack C, Abella F, et al. Cone beam computed tomography in Endodontics- a review. *Int Endod J*. 2015;48:3–15.
37. McDonald D. Chapter 1: Basics of radiologic diagnosis. In: *Oral and Maxillofacial Radiology: A Diagnostic Approach*. 1st ed. West Sussex, U.K.:Wiley-Blackwell; 2011. pp. 5–12.
38. White SC, Pharoah MJ. Principles of radiographic interpretation. In: *Oral Radiology: Principles and Interpretation*. 7th ed. Philadelphia, PA, USA: Elsevier-Mosby; 2014. pp. 271–284.
39. Orstavik D, Larheim TA. Radiographic interpretation. In: Ingle JI, Bakland L, Baumgartner JC, editors. *Ingle's Endodontics*. 6th ed. CA: BC Decker Inc, 2008; pp. 600–625.

第十一章　治疗计划和病例选择

Paul A. Rosenberg, Matthew Malek, Katsushi Okazaki

第一节　牙髓治疗计划

对于牙髓疾病患者，临床医生必须制订最能满足患者口腔健康最大需求的治疗计划，其中患牙是否保留，是核心问题，要以符合患者最佳利益为前提。治疗计划的制订需要考虑口腔情况及一系列相关因素，包括患者的健康状况、治疗的目的与诉求、预后、患者的牙周状况、患牙的可修复性、经济因素以及治疗计划的执行难度等。预后不确定的复杂的治疗计划，不适用于对治疗要求有限，患牙护理不佳的患者。临床医生需要解决的基本问题就是如何才能最好地为患者服务，满足他们的口腔健康需求。

现在，临床医生有了更先进的治疗器械和方法。显微镜的使用大大改善了操作区域的可视状况，使临床医生能够治疗过去无法治愈的患牙。超声设备的使用对牙髓治疗失败后的清理和非手术再治疗也起着重要作用。当患牙根管治疗预后不佳或无法治愈时，还可以考虑种植体修复。当然，保留天然牙列仍然是我们的首要目标。

本章论述了对需要进行牙髓治疗的患牙在制定治疗计划时需要考量的重要因素。只有在对患者全身、口腔和心理状况进行全面的了解后，才能做出保留或者拔除患牙的决定。

一、患者全身情况的评估

在制订牙髓治疗计划之前，首先要考虑的是患者的全身状况。本书第三十一章对此进行了详细论述。

美国麻醉医师学会（ASA）全身状况分类系统（表 11-1）是一种广泛用于麻醉前患者情况评估的方法。临床医生不仅要对患者身体状况进行 ASA 分类系统的评估，而且必须了解患者最近一次就诊的时间以及他们对处方药物的依从性。

此外，就诊时需要回答的基本问题应包括但不限于以下：①最近一次体检的日期、就诊原因和相关发现；②药物过敏史；③有关药物相互作用和不良反应等相关信息的历史记录；④是否安装人工瓣膜、关节、支架和心脏起搏器；⑤抗生素药物使用病史；⑥是否患有出血性疾病；⑦血管收缩剂对局部麻醉的反应；⑧评估患者的焦虑程度；⑨患者特别关注的问题。

表 11-1　美国麻醉医师协会全身状况分类系统

ASA 分级	定义	举例（包含但不限于以下内容）
Ⅰ级	正常健康患者	健康、不吸烟、不饮酒或少量饮酒
Ⅱ级	合并轻微系统性疾病	仅有轻微的系统性疾病，无实质性器官功能受限。 例如：吸烟、社交性饮酒、孕妇、肥胖（30<BMI<40）、糖尿病 / 高血压控制良好、轻度肺部疾病患者
Ⅲ级	合并严重系统性疾病	实质性器官功能受限制；合并 1 种或多种中度到重度疾病。例如：糖尿病或高血压控制较差、COPD、病态肥胖（BMI≥40）、活动性肝炎、酒精依赖或酗酒、心脏起搏器植入后、心脏射血分数中度下降、终末期肾病进行定期规律透析、早产儿纠正胎龄 <60 周、心肌梗死、脑血管意外、短暂性脑缺血发作病史或冠状动脉疾病 / 冠脉支架植入（发病至今超过 3 个月）
Ⅳ级	合并严重系统性疾病，危及生命	例如：近 3 个月内发生过心肌梗死、脑血管意外、短暂性脑缺血发作病史或冠状动脉疾病 / 冠脉支架植入，合并心肌缺血或严重心脏瓣膜功能异常、心脏射血分数重度下降、脓毒症、弥散性血管内凝血、急性呼吸窘迫综合征或终末期肾病未接受定期规律透析
Ⅴ级	生命垂危患者，如不进行手术则无生存可能	例如：胸 / 腹主动脉瘤破裂、严重创伤、颅内出血合并占位效应、缺血性肠病面临严重心脏病理改变或多器官 / 系统功能障碍
Ⅵ级	已宣布脑死亡的患者，准备为供体对其器官进行取出移植	

收集患者全身健康状况的信息，仅仅使用书面形式是不够的。通常情况下，患者可能不会在书面问卷上给出重要信息，但在与医生的后续谈话中，会透露有关其医疗状况的重要事实。比如有性传播疾病史的患者可能不愿意以书面形式提供此方面信息，这是一个很典型的例子。

二、影响制订牙髓治疗计划的全身状况

患者的一些全身健康状况可能会影响牙髓治疗计划。有关该主题的详细讨论，请参见第三十一章。

三、制定牙髓治疗计划的考量

在开始牙髓治疗之前，应充分评估需治疗患牙的保留价值。有些临床决策可能很简单，而有一些可能具有挑战性，临床医生需要权衡多方面因素，因为这些因素会影响病例的最终成败。

当治疗的复杂性超出临床医生的能力范围时，应考虑将患者转诊给专家。我们必须考虑影响牙髓治疗预后的因素，包括牙周因素和修复因素。应依据患者当前最佳临床状况，决定患牙进行牙髓治疗及治疗后修复，抑或是进行患牙拔除及种植。当可以保留天然牙列时，保存患牙是首选。如果牙髓治疗的预后较差，则应考虑拔除患牙并选用种植体修复。

第二节　牙髓病治疗的预后

牙髓治疗预后效果在很大程度上取决于牙髓治疗的术前因素。一项系统性回顾的研究结果显示，根尖周 X 线透射阴影的消失可明显提高根管治疗的预后效果[1]。该研究结果也表明只要根尖周膜是健康的，牙髓活力的有无不会对根管治疗预后产生影响。同时，根尖周 X 线透射阴影的大小亦可以影响治疗效果[1,2]。另一项研究认为，窦道窄而深、疼痛和窦道溢脓对非手术性根管治疗的效果具有重大影响[3]。术前疼痛不仅是术后疼痛的最重要预测指标之一，而且还可能对牙髓治疗后的患牙保存产生影响[4,5]。

上述研究表明，牙髓治疗前存在的体征和症状可能会影响牙髓治疗的预后。在制订治疗计划时，我们应考虑牙髓治疗的预后因素和其他相关疾病因素，如牙周病。在开始牙髓治疗之前，需要向患者解释治疗的预后、风险和益处，这一点至关重要。有关更多详细信息，请参照第三十三章和第三十四章。

一、牙髓再治疗

目前，对于牙髓再治疗病例的预后效果评价不一。由于研究方法的不同导致研究结果的差异。有系统性评价的研究结果显示，只要对根尖周感染组织重新进行彻底的治疗，再治疗病例的治疗效果与初次治疗病例相似（图 11-1）[1]。但是也有一些证据表明，再治疗病例术后疼痛发生率高于初次治疗病例[6]。术前根尖周病变情况、根管充填的根尖封闭程度和牙冠修复质量会严重影响牙髓再治疗病例的疗效[7]。

牙髓再治疗之前要考虑的重要问题包括：①为什么治疗失败？②是否可以确定细菌进入根管腔的位置？③是否可以查看到先前的 X 线片？④是否存在可以纠正的明显治疗程序性问题？⑤根管系统是否容易再次进入？⑥是否存在其他引起治疗失败的因素？⑦患牙对治疗计划是否至关重要？⑧患者是否了解患牙的预后并想尝试再治疗？

临床医生应该在确定失败原因并权衡可能影响预后的其他因素（例如根折，修复不良）之后再给出再治疗计划（图 11-2）。再治疗病例可能需要手术与非手术的联合治疗。将患者转诊给专科医生常有助于复杂病例的治疗（图 11-3）。另外，如果考虑为一个带有新修复体的患牙进行再治疗（需要或无需手术），则必须权衡种植牙的可能性。所以，在给出一个合理的治疗计划之前必须考虑许多影响患牙预后的因素。详见第二十三章。

二、牙髓病治疗疗效评估

对做过牙髓治疗的患牙必须进行定期随访检查，这对有根尖周炎症的患牙尤为重要。根尖周病变可能在数月或数年内愈合，临床医生只有通过定期复查病例，才能确定愈合的过程。其结果存在许多可能性，可能完全愈合，可能部分愈合或者可能治疗失败。理想的结果是患牙没有临床症

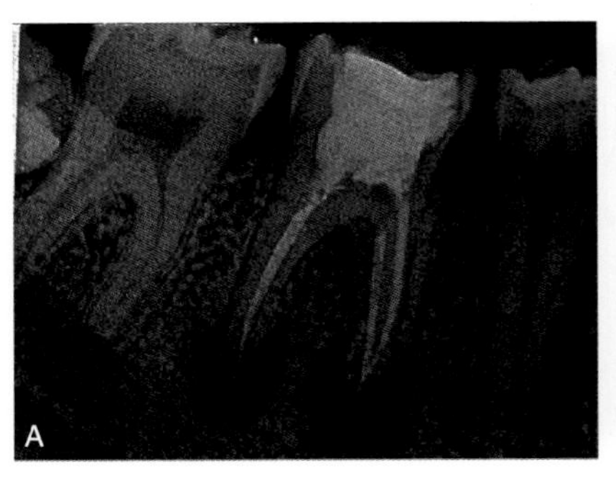

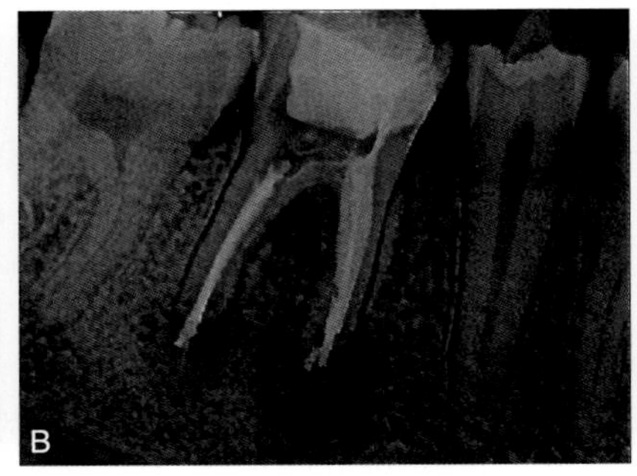

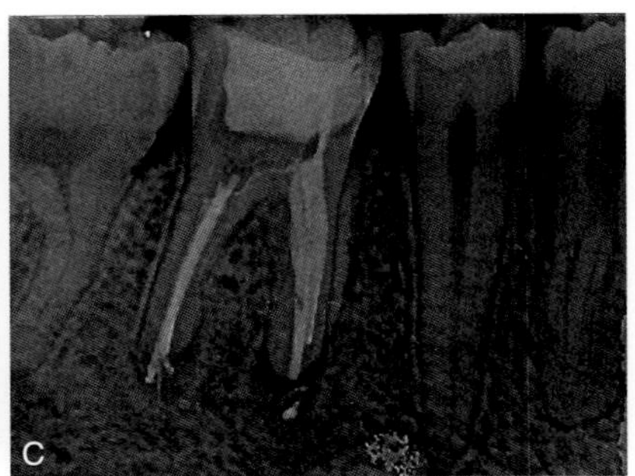

图 11-1　不要低估愈合潜力

A. 术前 X 线片　**B.** 右下颌第一磨牙非手术牙髓治疗后　**C.** 随访 6 个月后显示正在愈合

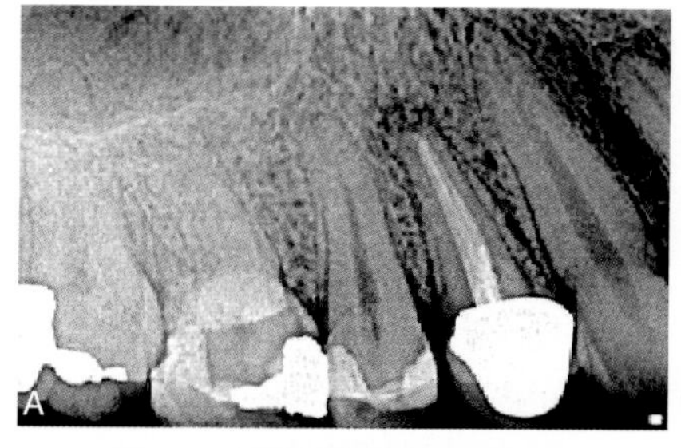
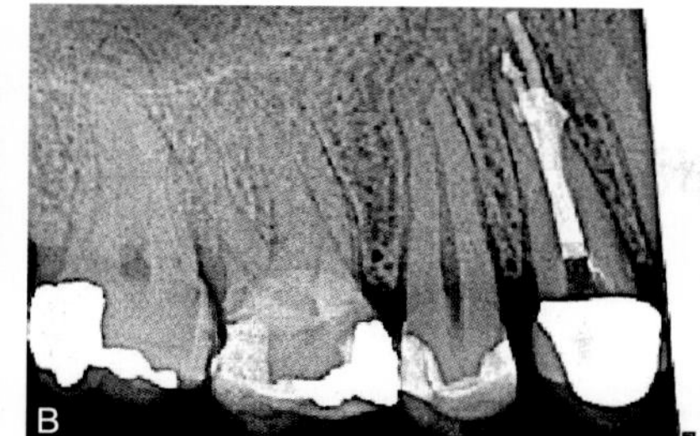
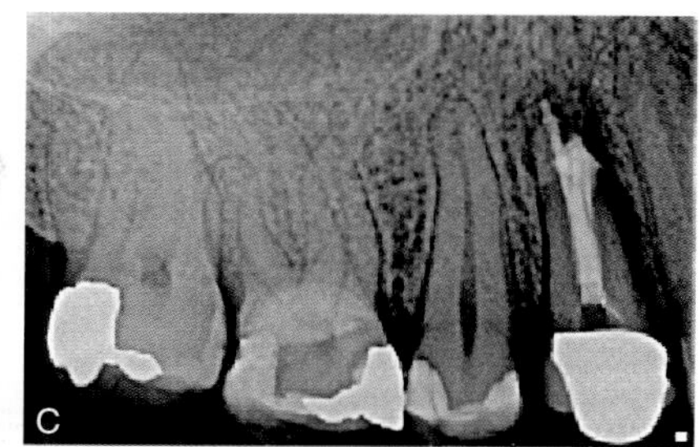
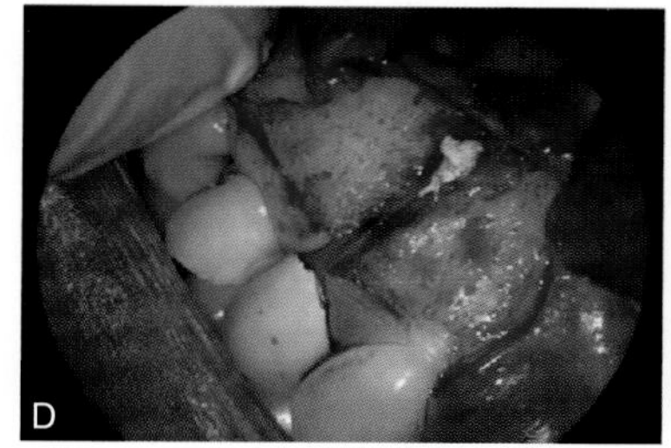
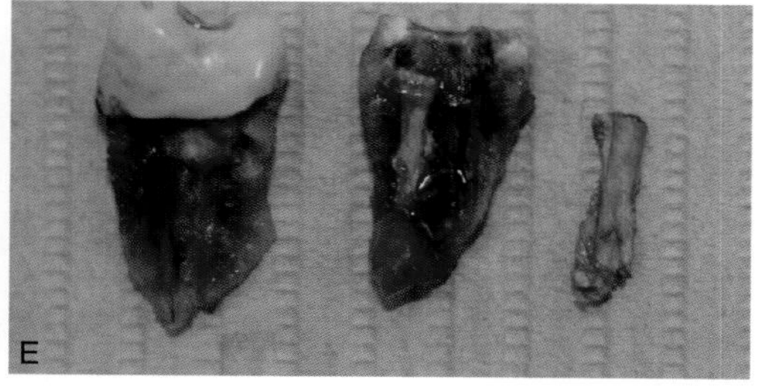

图 11-2 未知失败原因的牙髓再治疗

A. 术前X线片显示右侧上颌第一前磨牙（译者注：原著中写的是第二前磨牙，此处更正为第一前磨牙）根尖有透射影。患牙有咬合痛，颊根表面有一深牙周袋 **B.** 术后X线片显示超填 **C.** 6个月随诊的X线片显示牙髓再治疗失败。由于术前未明确失败的原因，所以术者进行了根尖手术 **D.** 翻瓣术后口内影像显示牙根劈裂。该牙齿无保留价值，需拔除 **E.** 拔除后的患牙

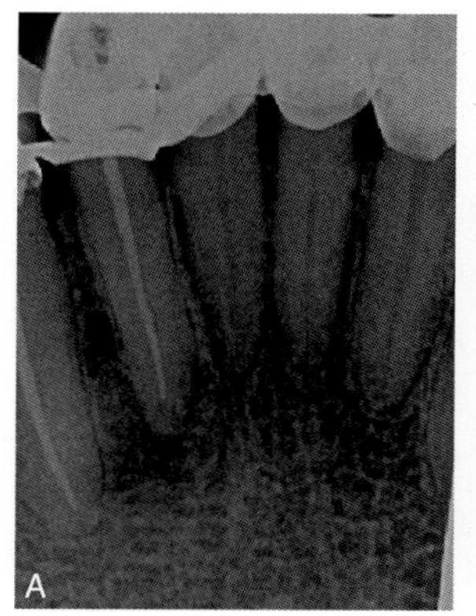
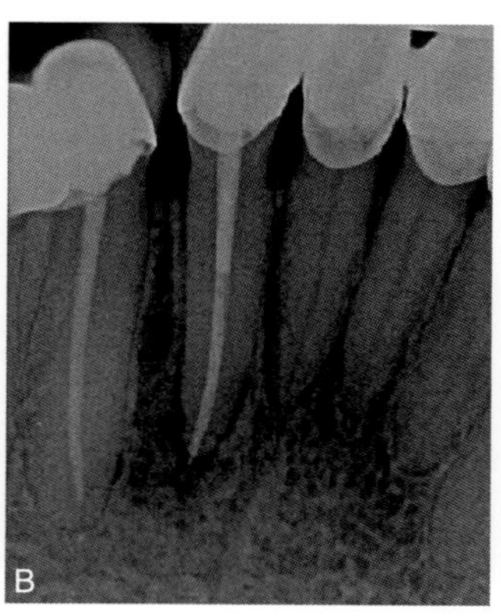
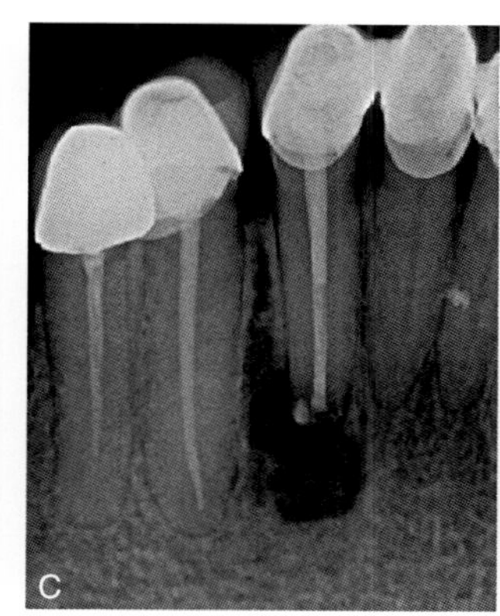
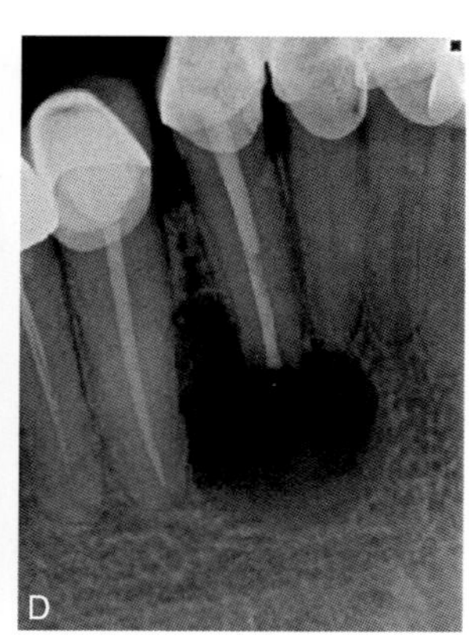

图 11-3 一个具有挑战性的下颌侧切牙治疗病例

A. 术前X线片 **B.** 患牙经非手术再治疗 **C.** 12个月后，治疗失败，施行根尖切除术 **D.** 1年后随诊X线片显示根尖切除术失败。失败可能的原因包括封药不足、存在第二根管或者垂直性根折。可选择的治疗方法有再治疗（非手术性治疗或手术治疗）或者拔除。

状或体征，术前的根尖周透射区完全消失。牙髓治疗后不需要根管再治疗，亦不需要根尖外科手术治疗。

许多因素会影响牙髓治疗的远期效果，这些因素包括既往治疗的根管预备及充填质量、牙周状况、修复体的质量和患者的全身健康状况。其中最关键的就是要防止微生物从管腔进入根尖周组织而造成微渗漏。

欧洲牙髓病学会颁布的指南规定，第一次随访检查应在治疗1年后进行。如果原始病变范围仅有所减小，应该将其归类为“可疑的并应随访长达4年”的病例。如果出现临床症状或者病变范围增大，则必须更改治疗计划[8]。

三、单次就诊与多次就诊

一次性牙髓治疗的问题一直在探讨中，尚无定论。一些临床医生采取极端的方法，不论患者的症状或病例的复杂性如何，对所有患牙都采取一次性牙髓治疗；而另一些医生则认为只有部分病例适合一次性治疗。选择一次性牙髓治疗时，牙根的数目、充足的治疗时间和临床医生的技术水平都是需要考虑的因素。

患者临床症状的严重程度也是另一个需要考虑的重要因素。例如，牙髓坏死且疼痛剧烈，伴或不伴有肿胀的患者都不适合一次性牙髓治疗。在这种情况下，治疗应以减轻疼痛为目的，症状缓解后再行根管充填。对于疼痛和/或肿胀的患者，无论是否有瘘孔，多次就诊是非常有必要的，患者经过初诊的应急处理后，复诊有利于医生判断炎症及感染组织的治疗效果。

采取一次就诊或多次就诊的最佳依据尚未统一。尽管

一些研究报道指出一次就诊的患者术后疼痛较少，但也有系统性回顾研究表明，一次就诊和多次就诊患者根管充填后发生不适的概率相近[9-12]。在另一项系统性回顾研究也显示，没有明确的证据表明一次或多次就诊患者根管治疗后疼痛不适的发生率有显著不同[13]。研究方法的差异可能是产生这些结论不一的原因。

关于一次就诊和多次就诊的牙髓治疗病例，就两者之间“影像学的治疗成功”而言，其治愈率无显著性差异[10]。最近的系统性回顾研究还发现，对于感染患牙，一次就诊和多次就诊的治愈率相似[12]。

目前临床医生，关于牙髓坏死和根尖周炎微生物感染病例，是否采取一次性牙髓治疗，尚未达成共识。一些研究人员认为，随诊中使用抗菌药物对根管系统进行彻底消毒是有必要的[14-16]。亦有研究表明对于牙髓坏死和根尖周炎，一次就诊或多次就诊的根管治疗的成功率无明显统计学差异[2,4,10,12,17-22]。

一项系统性回顾的研究结果表明，一次性根管治疗比多次就诊的根管治疗略为有效（治愈率高 6.3%）。然而，这两种治疗方法之间的差异并没有统计学意义[21]。这是个复杂的问题，无法确定差异的原因，可能是研究方法的不同，包括样本大小、随诊的时间间隔以及治疗方法。

在根管治疗中有这样的可能性，完全消除微生物并非绝对必要。最大限度地减少细菌、有效的根管充填、及时合适的牙冠修复或许更有助于临床治疗成功。然而，如果不考虑复诊的次数，有效的根管系统消毒对于牙髓治疗才是至关重要的。更详细的内容，请见第三章。

牙髓病的治疗计划应基于生物学因素的考虑。出现急性症状的患者与无症状的患者存在一系列不同的生物学问题。肿胀和/或急性疼痛是病理过程，如果要保留患牙必须立即解决。最终治疗方案的制订可在急性症状控制后再进行。

尽管在大多数情况下，一次就可以完成全部牙髓治疗，但并不意味着这是最好的方法。可以做什么和应该做什么代表了两种完全不同的治疗计划。患者的全身健康状况、焦虑程度、症状以及根管系统的复杂性都是应考虑的因素。

一位研究根尖周炎初次治疗效果的学者指出“仅通过改变治疗方法并不能完全改善这种疾病的治疗效果。因为根尖周炎是由微生物、环境和宿主免疫系统之间相互作用产生的，有效改变这 3 种因素中的任何一种，都有可能会明显改善治疗效果”。

第三节 多学科治疗方案

一、牙周状况

严重的牙周病变可能会使牙髓治疗的预后复杂化。牙周 - 牙髓联合病变需要牙髓和牙周医师进行协商，以便获得更多对患牙治疗预后有利的信息。

一项为期 4 年的回顾性研究结果显示，附着丧失和不良牙周状况会影响磨牙的牙髓治疗预后[23]。口腔科医生必须意识到可能影响牙髓治疗预后的牙周因素，例如根管侧穿、压槽骨吸收（图 11-4）和临床附着丧失。

在预估牙周 - 牙髓联合病变患牙的治疗预后时，需要考虑一些重要因素，如牙髓活力和牙周缺损的程度，这对牙周 - 牙髓联合病变患牙治疗计划的制定和预后都至关重要。

在牙周 - 牙髓联合病变中，当原发病变是牙髓疾病时牙髓通常是坏死状态（图 11-5）；而当原发病变是牙周疾病时，牙髓仍有活力。真正的牙周 - 牙髓联合病变的牙髓炎发生率较低。这种联合病损通常在牙髓病向冠方发展时被发现，同时伴随着牙周袋的逐渐形成。该类型的病变会导致严重的牙周附着丧失，预后结果无法确定[24]。牙周 - 牙髓联合病变的影像学表现有时与垂直型骨折的患牙相似。真正的牙周 - 牙髓联合病变的治疗，既需要牙髓治疗，又需要牙周治疗。

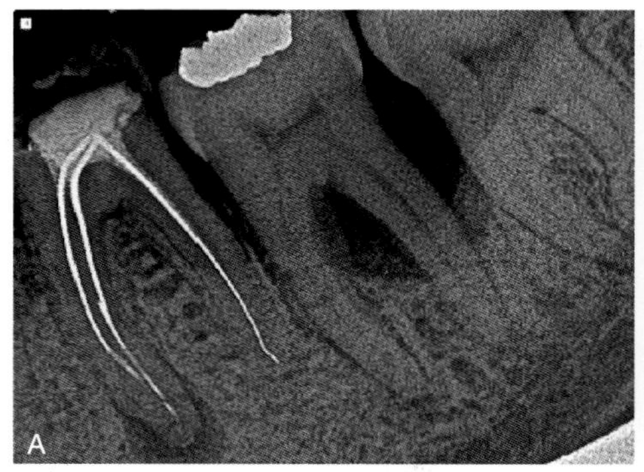

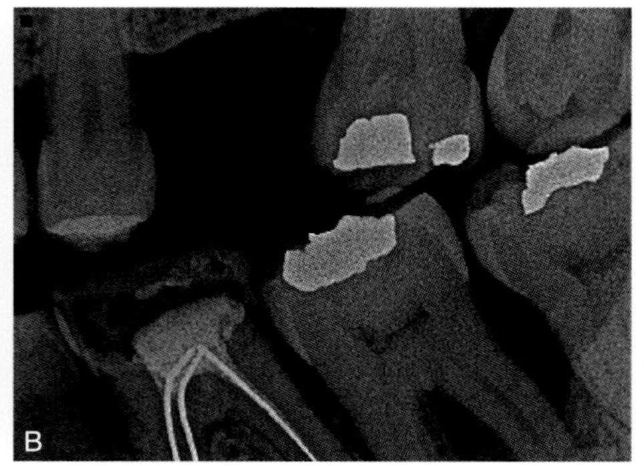

图 11-4 左侧下颌第二磨牙的牙髓坏死，可能是由于根折所致

A. 根尖 X 线片 **B.** 咬合翼片。原发性根尖周病变导致近中骨破坏。牙周探诊到远中根的第三根，这样的预后是不确定的。应尽快进行拔牙，以防止进一步破坏邻牙牙槽骨。在这种情况下，种植体植入部位的保存是治疗计划中另一个要考虑的因素

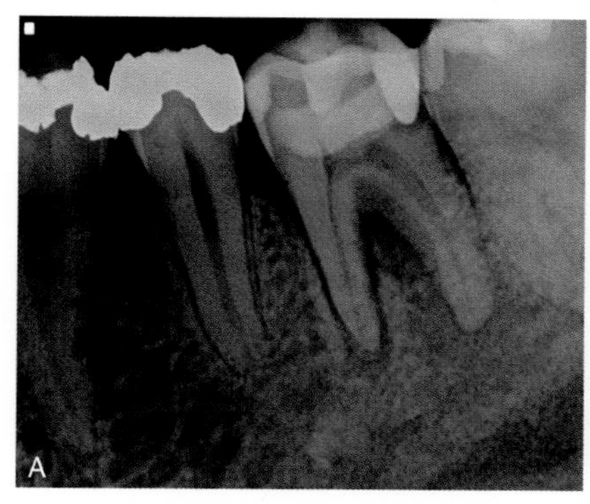

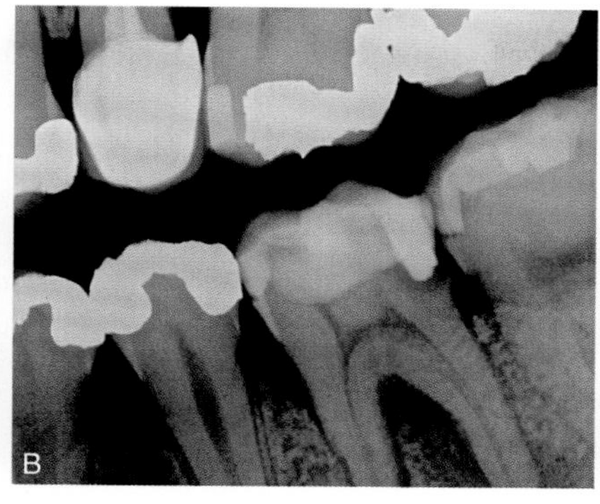

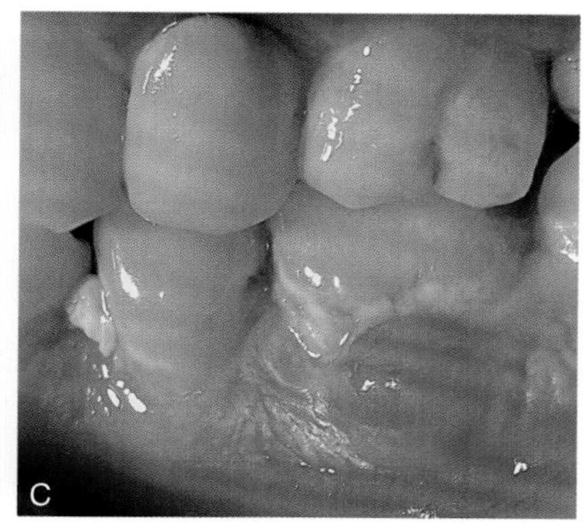

图 11-5　左侧下颌第一磨牙原发性牙髓病变继发牙周病变

A. 根尖 X 线片显示牙冠远中充填物修复远中深龋　**B.** 咬合翼片显示根分叉处骨吸收　**C.** 临床检查可见患牙颊侧牙龈处肿胀，牙髓活力测试为阴性。牙周探诊深度达远中根尖端的 1/3。牙髓治疗的预后取决于牙周病损的治疗效果

每种类型的牙周 - 牙髓疾病的预后和治疗都不同。原发于牙髓疾病的，仅通过牙髓治疗即可取得较好的预后。原发于牙周疾病的，通过牙周治疗后，其预后取决于疾病的严重程度和患者对治疗的反应[24]。

通过牙髓活力测试、牙周探诊、影像学检查和病史评估，可以更好地了解病变的发病机理。当计划进行修复时，必须考虑患牙治疗的预后风险。慢性病变未愈情况下不能进行新的修复治疗。更多的详细情况，请参见第三十六章。

二、外科手术

手术探查是诊断根尖周骨组织病变是否来源于根管的最佳方法。

在考虑牙髓再治疗时，临床医生必须分析桩、冠修复的复杂性，结合影像学包括锥形束 CT（CBCT）的结果，确定最合适的非手术、手术或联合治疗手段。

根尖外科手术主要可以解决非手术治疗失败病例中的根尖封闭不良问题。由于根尖封闭不充分导致的微生物渗漏是根管治疗失败的主要原因。在手术之前，临床医生确定微生物渗漏的原因是很重要的，例如，不良修复体或继发龋造成冠方微渗漏会导致细菌进入根管系统。这个问题不解决，根尖手术和牙髓再治疗都不会成功。当发现修复体有缺陷时，必须进行替换，以防止细菌的继续侵入。

当有并发症时，根尖外科手术也可以作为一个首选的治疗方案，如根管钙化严重时，临床上为防止根管侧穿，维持牙冠原有状态，首选根尖手术。

选择根尖手术治疗，是在参照多张 X 线片、评估非手术治疗的可能，并考虑不破坏正常牙冠或天然牙的情况下确定的。只有在无法进行非手术治疗时才可以采用直接根尖手术治疗，除此之外，都要首选非手术治疗。

对于根管治疗失败的患牙，探寻最佳可行的治疗方法对确定新的治疗方案非常重要。有证据表明，根尖外科手术可以提高常规根管治疗失败病例的治愈率，因此，对于根管治疗后疾病治疗方案的选择可考虑根尖外科手术[25]。根尖手术治疗效果的报道很多但差异较大[26-28]，这可能与病例选择、病例回访和治疗方法不同有关。

一项前瞻性研究结果显示，根管过度预备和根管超填材料长时间存在的患牙，根尖病变长期存在的风险增加[27]。在另一项研究中发现，手术前初次检查中出现疼痛的患者，在 1 年的随访中愈合率明显低于无疼痛的患者[26]。

还应注意的是，患牙的牙周状况，包括骨的水平吸收与边缘骨质吸收，已被证明对根尖周手术的远期预后有显著影响[29, 30]。此外，还有报道指出，在 1~5 年的随访中，单纯的牙髓病变（95.2%）比牙髓病变合并其他损伤（77.5%）的手术治疗成功率更高[31]。

近年来，手术技术和材料发生了巨大变化。显微镜、内镜和超声波等设备的出现，以及改良的根尖填充材料的出现，都代表外科技术的重大变革。有研究表明牙髓显微外科手术（EMS）是传统根尖外科手术（TRS）治疗成功率的 1.58 倍[23, 32]。行牙髓显微外科手术时，是否使用放大技术，对于磨牙来说，治疗成功率有统计学差异，但对于前牙和前磨牙来说无统计学差异[33]。

CBCT 在外科手术中的重要诊断作用已被证实。它实现了牙、病变区域和邻近解剖结构的三维成像（图 11-6）。有助于定位下颌神经管、颏孔、上颌窦和鼻腔[34-37]。详见第二十四章。

三、牙体修复和牙列修复

一些复杂的因素可能会增加修复的难度。龈下的根面龋（可能需要牙冠延长术）、不合适的冠根比例以及广泛的牙周损害或牙排列不齐都可能会对最终修复结果产生严重影响。在进行牙髓治疗前必须认识到这些复杂因素。对于疑难病例，应在牙髓治疗开始之前确定修复治疗方案。某些患牙可以进行牙髓治疗，但是如果不配合进行后续其他治疗，后期将无法成功修复（图 11-7）。

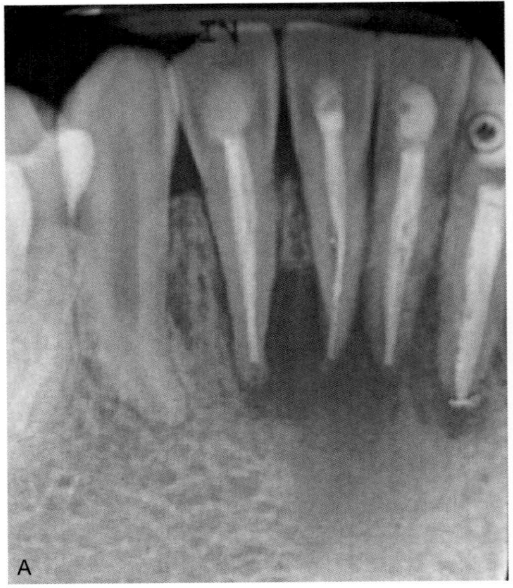

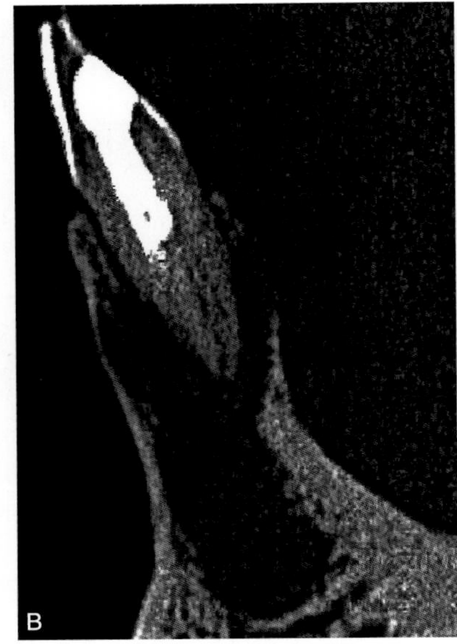

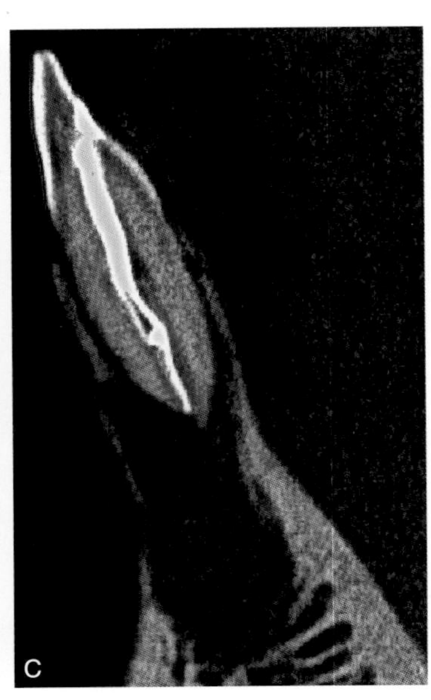

图 11-6

A. 下颌前牙区根尖 X 线片 **B、C.** CBCT 显示薄弱的唇侧骨板和舌侧皮质骨板，这些在常规的 X 线片上是无法观察到的。它还提供了根尖周病变程度的准确图像。在进行牙髓外科手术治疗前，这些信息至关重要。

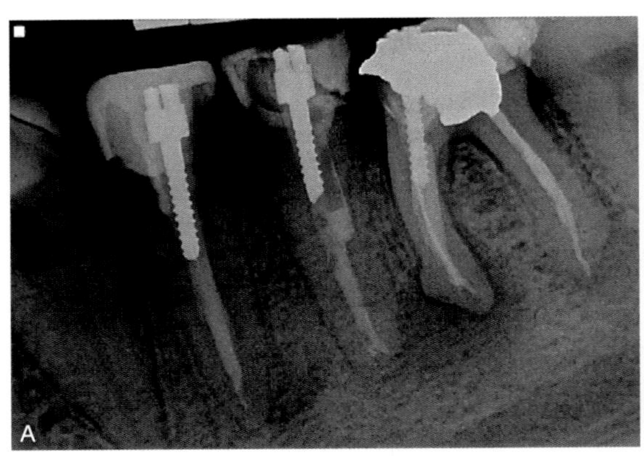

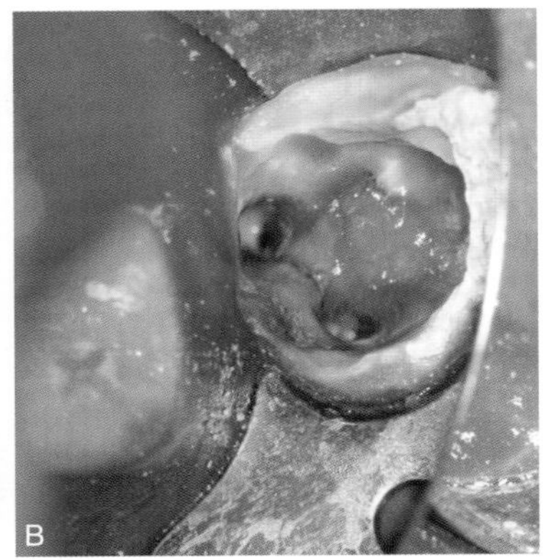

图 11-7 根管治疗前患牙的可修复性是一个需要考虑的重要因素

A. 左下颌第一、第二前磨牙和第一磨牙的再治疗前评估。3 颗患牙的牙体结构都受到严重破坏。由此临床医生得出结论，此患者最好采用拔牙后种植体修复的治疗方案 **B.** 口内照片可见修复体去除后桩仍位于下颌磨牙内，注意髓室底的穿孔

全冠修复后，由于剩余牙体组织少、可视性低和 X 线片无法获得患牙髓腔解剖结构等原因，使得牙髓治疗更加困难。在牙髓治疗期间需要破坏冠修复体的情况很多见，因此，如果可能，建议在进行牙髓治疗之前尽量去除修复体。

一套包含牙髓治疗、牙周治疗（包括冠延长）以及桩冠修复的复杂的治疗计划，其治疗费用可能会较高，所以切勿将患者“推”入治疗计划，而应与患者商讨治疗计划及其备选方案，权衡利弊，共同分析保留或替换患牙的风险和价值。

通常建议在牙髓治疗后进行全冠修复。在一项关于非手术性根管治疗后患牙保留情况的系统性回顾研究中，发现 4 个因素对患牙保留具有重要意义[36]：①根管治疗后的冠修复；②患牙近远中有邻牙；③患牙不能作为活动义齿或固定义齿的基牙；④患牙类型或特殊的非磨牙。

在另一项系统回顾研究中发现，高质量的根管治疗和修复治疗会提高根尖周炎的治愈率[37]。然而，高质量的根管充填与低质量的冠修复以及低质量的根管充填与高质量的冠修复都可能导致较差的临床结果，这两种情况的治愈率没有显著差异[37]。这些研究表明，冠修复的质量与根管治疗的质量同样至关重要。因此，为了提高治疗的成功率，建议在治疗开始之前与患者详细讨论患牙的修复计划，如果是转诊患者，则与患者及首诊医生一起讨论。

四、牙髓治疗和牙种植

可有效替代缺失牙的种植技术对患牙的治疗产生了巨

大影响。现在，临床医生为单颗或多颗牙缺失的患者制定治疗计划时，又多了一种备选方案。其中具有挑战性的决定是对预后不佳的患牙是选择进行牙髓治疗，或者是选择拔除该牙并进行牙种植。许多研究已经对非手术性牙髓治疗和牙种植进行了评估[3,7,38-45]。

由于研究方法、随访时间以及界定成功或失败相关标准等方面的差异，尚无法比较牙髓治疗和牙种植之间的治疗效果。基于对目前研究成果的回顾，我们需要采用标准化或相似方法进行随机对照试验，以提供更高水平的证据来解答临床预后这一重要问题。

目前的研究表明，如果治疗方案设计合理并能成功实施，根管治疗和单颗牙种植都可以取得较好的预后效果。有研究评估了 510 颗患牙初次牙髓治疗后的 4~6 年的临床和放射学预后，结果表明，86% 的患牙治愈，95% 的患牙无临床症状且功能良好[38]。另一项研究评估了 1 462 936 颗患牙经牙髓治疗后的状况，超过 97% 的患牙在 8 年后依然留存于口腔内[46]。在一项类似的研究中发现，经过 5 年的根管治疗后，4 744 颗患牙中有 89% 保留在口腔内[39]。有学者对全科医生进行的根管治疗效果进行了平均 3.9 年的随访观察评估，结果显示共 1 312 名根管治疗的患者总失败率为 19.1%，结论为“基于口腔科保险索赔数据的研究结果说明根管治疗失败率高于过去全科治疗中的其他报道”[47]。然而，本研究中包括的患者数量比其他大型的流行病学研究中纳入的患者数量少很多。

美国牙科协会科学委员会报告了牙种植体的高存活率。对超过 1 400 个种植体的 10 项研究的评估结果显示，种植体的存活率在 94.4% 到 99% 之间，平均存活率为 96.7%[42]。由于根管治疗和单颗牙种植的成功率均较高，一个临床医生必须在现有证据的基础上考虑多种因素。现有的多数研究结果显示根管治疗患牙与单颗牙种植之间在长期预后方面没有明显区别[44]。一项对初始采用非手术根管治疗和采用单颗牙种植的回顾性横断面对比研究表明，根管治疗后牙体修复和单颗牙种植修复有相似的失败率（图 11-8）[48]。

一项回顾性研究总结了选择根管治疗还是单颗牙种植需要考虑的因素[44]，其中包含患牙的修复能力、骨骼质量、美学考虑、成本效益比、全身因素、潜在的副作用和患者的选择。作者的结论是“根管治疗是一种可行的、实用的和经济的方法，可以在大量病例中保持患牙的功能，而种植牙在根管治疗预后差的适应证中是一种很好的选择[44]。

在制订治疗计划时，医生除了要考虑治疗效果还需考虑其他因素。在一项评估根管治疗和种植牙治疗对患者生活质量影响的研究中发现，两种治疗方式都有很高的满

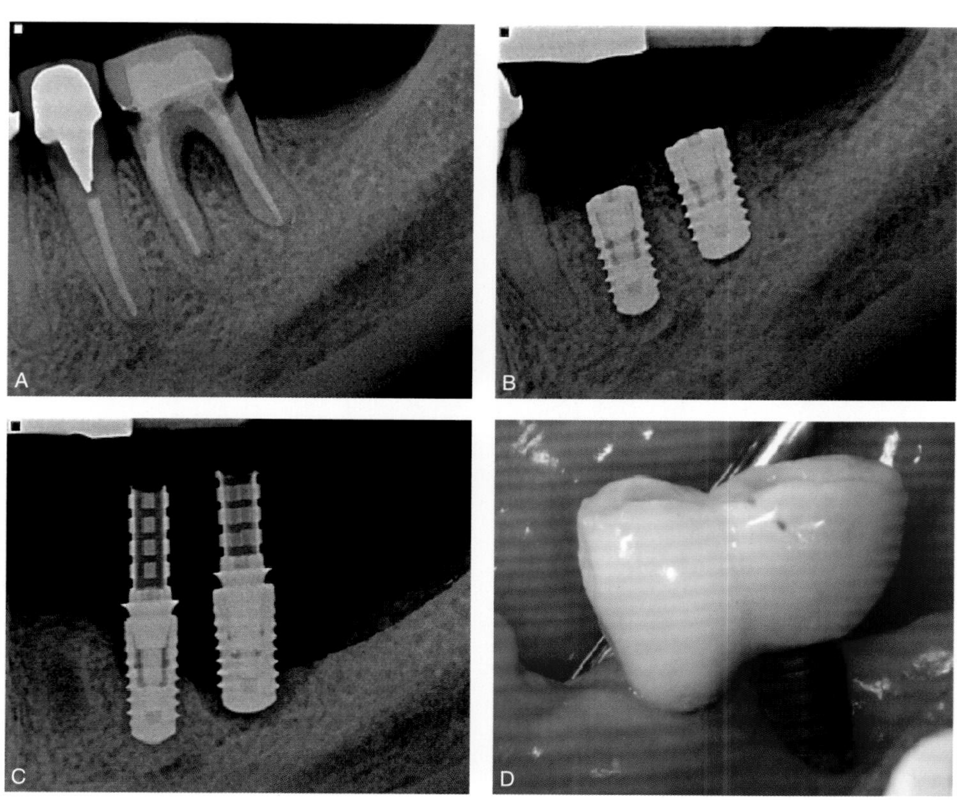

图 11-8 如果治疗方案和手术进行得当，种植体的植入可以成功解决问题
A. 左侧下颌第二前磨牙和第一磨牙的根尖片显示预后不良 **B.** 拔出患牙，植入种植体 **C、D.** 18 个月后，种植失败

意度[49]。在一项前瞻性比较研究中也发现，患者对非手术根管治疗和单颗牙种植的满意度都较高，疼痛和不适最小[50]。有研究比较了磨牙根管再治疗、固定义齿修复与种植修复的效果，尽管种植体具有较高生存率，但依然是一种性价比最低的治疗选择[51]。根据这一发现，在制订治疗计划时应考虑患者的社会经济地位（SES）。在一项相关的研究中发现，年龄较大的患者接受种植牙的可能性是年轻患者的6倍，男性患者是女性患者的1.3倍，有保险的患者接受根管治疗的可能性是没有保险的患者的1.6倍，高社会经济地位患者接受牙种植的概率是低社会经济地位患者的2.4倍[52]。

另一项研究发现，“经根管治疗后的天然牙在咀嚼功能中能够提供更有效的咬合接触，而种植修复体可以提供更高效的咀嚼[53]”。

植入种植体需要外科手术，有些患者由于身体状况的影响可能不适合种植手术。糖尿病是一个复杂的因素。然而，已有研究表明，只要患者血糖控制良好，种植体的骨结合是没有问题的。

显然，只要远期预后是积极的，最好保留患者的天然牙列。如果可以进行预后良好的牙髓治疗，拔牙是不合理的。同样，如果患牙保守治疗的预后存在高风险并且拔除后适合牙种植，那么对患者进行根管治疗、桩和冠的修复也是不合理的。

牙髓治疗的主要优势是患者受损的牙列能够迅速恢复完整的功能和美观。这与进行牙种植等待骨结合时需使用暂时性修复体形成了鲜明的对比。

我们面临的挑战就是需要权衡所有的因素，给患者最合理的治疗方案：保存患牙或者拔除患牙进行牙种植。

第四节 影响牙髓治疗病例选择的其他因素

多种因素会导致牙髓治疗的复杂化。如根管钙化（图11-9）、弯曲和牙根吸收（图11-10）都可能会导致无法达到牙髓治疗的预期目标。无法有效隔湿可能导致根管系统受到微生物污染。传统的X线片通常无法显示出额外的根管或牙根等特殊、疑难的解剖学结构。咬合翼片可以提供后牙的髓腔准确图像（图11-11）。CBCT在提供患牙解剖结构和相关病变的三维图像方面特别有价值。详见第九章。

另一个考虑因素是患牙的成熟阶段，乳牙和年轻恒牙可能由于龋齿或者外伤引起牙髓病变，保留这些年轻的患牙非常重要。前牙过早脱落会导致错𬌗，使患者容易出现不良舌习惯，影响美观，并影响患者心理状态。

一些医生仅仅通过牙根的数目或者病例的急性还是慢性来决定他们是否将病例转给专科医生。也有一些医生则认为最终修复的复杂性是考虑是否进行牙髓治疗的一个因素。在确定是否将患者转诊给专科医生时，起决定性的因

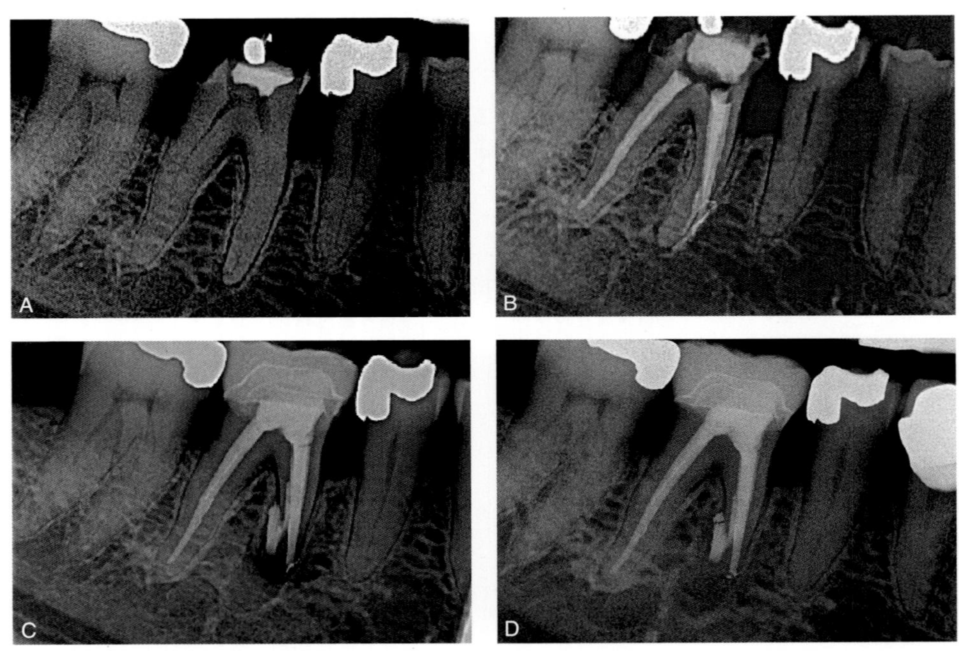

图 11-9 钙化可能使根管治疗复杂化

A. X线片显示右侧下颌第一磨牙的根管的冠1/3钙化。该患牙叩痛 **B.** 医生无法疏通近中弯曲根管，近中根的远端穿孔。该牙仍有症状 **C.** 根尖手术试图解决这一缺损。根尖倒充填术不是最优选择 **D.** 12个月后随诊的X线片显示骨性愈合。患牙炎症消退

素是全科医生的技能和病例的复杂性。

美国牙髓病学会（AAE）制定了评估牙髓病病例难度的指南，AAE 牙髓疾病难度评估表可以使临床医生为特定病例进行难度分级。该表格描述了难度最小、中度和高度困难的病例。这一分级常用于鉴别患者是否可以转诊给专科医生。显微根尖外科手术（图 11-12）、内镜（图 11-13）、CBCT 和超声波等技术的应用使医生可作出前期诊断并且治疗以前无法治愈的患牙。

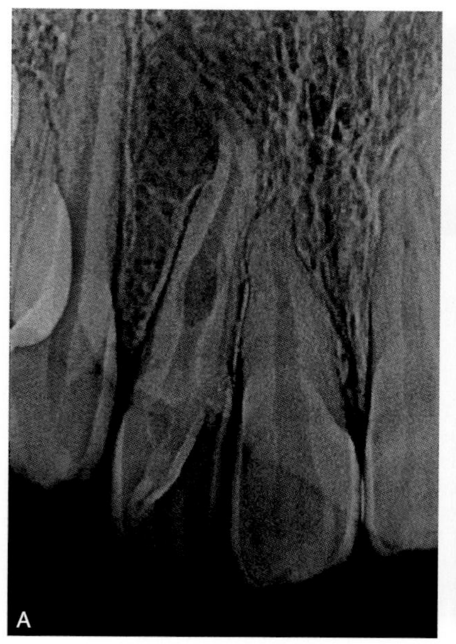

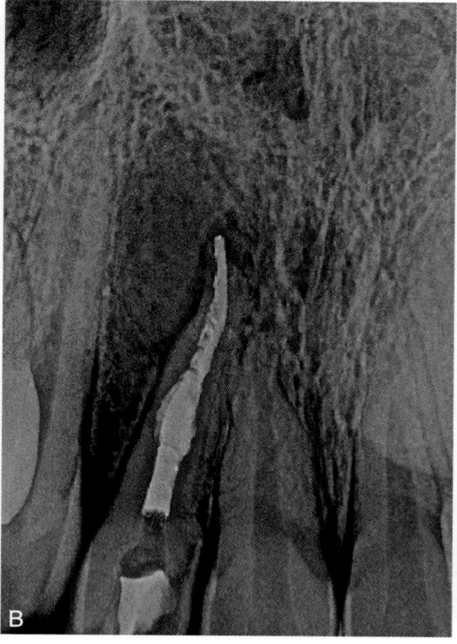

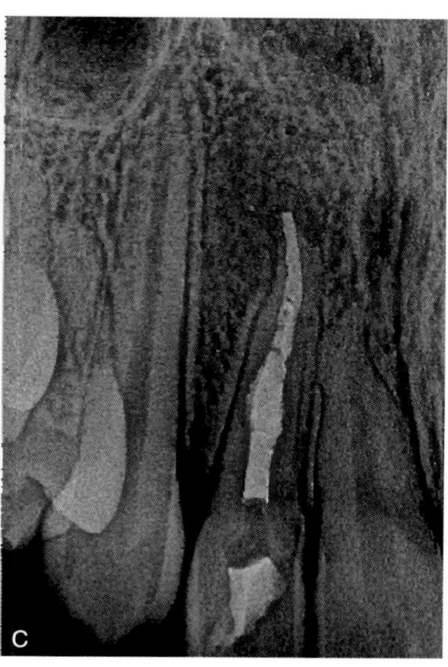

图 11-10　一些牙根吸收可通过根管治疗成功治愈。穿孔发生之前进行早期干预是有必要的
A. 术前 X 线片显示上颌右侧切牙牙根内吸收，并伴有根尖透射影　**B.** 术后即刻 X 线片　**C.** 12 个月随诊，显示根尖透射影仍旧存在。患牙没有进行永久性修复

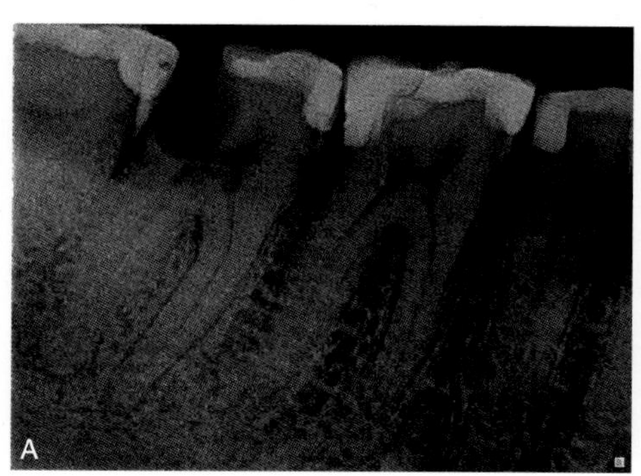

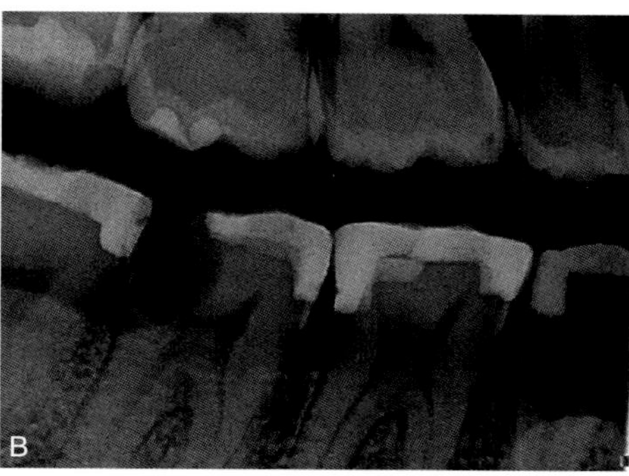

图 11-11
A. 根尖 X 线片显示右侧下颌第二磨牙冠部大面积缺损
B. 咬合翼片呈现更为清晰的髓室和周围组织影像。这说明修复前可能需进行牙冠延长术。这应该被纳入患者的治疗计划

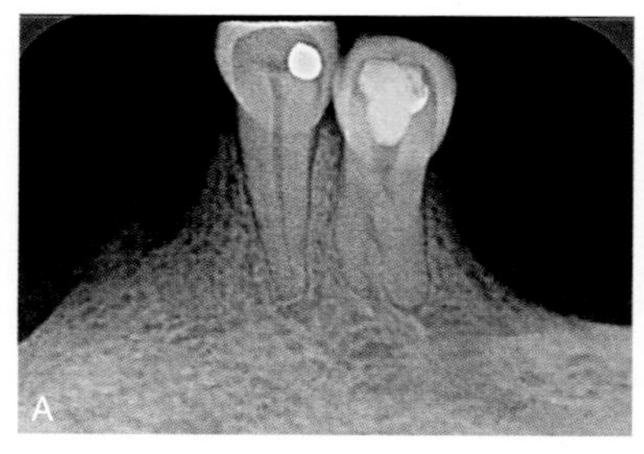

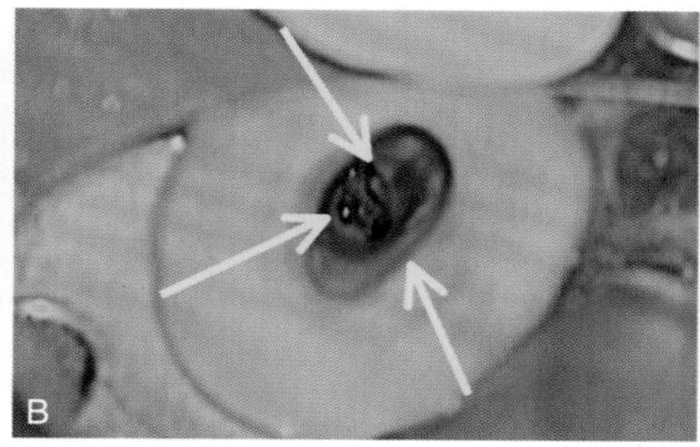

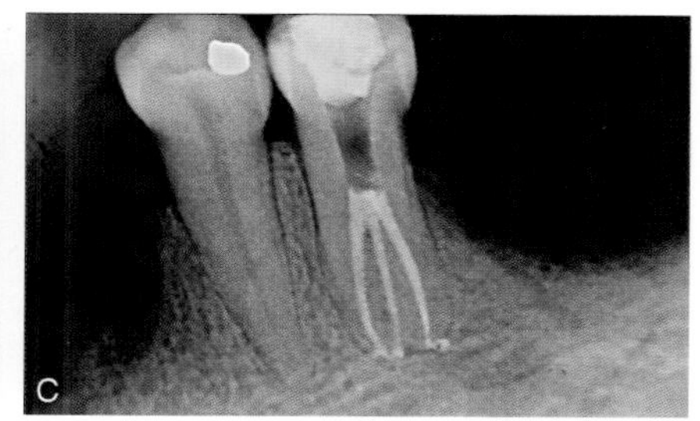

图 11-12　使用手术显微镜增强可视性有利于临床医生准确定位左侧下颌第一前磨牙的第三个根管
A. 术前 X 线片　**B.** 使用 4.8 倍放大（黄色箭头）可见从主根管分成 3 个根管口　**C.** 术后即刻 X 线片

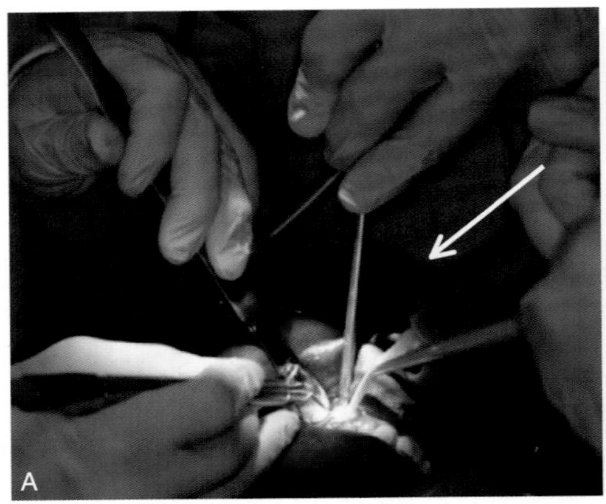
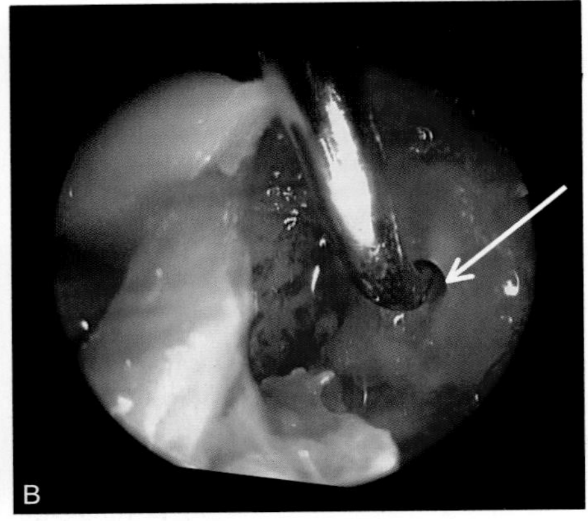

图 11-13 内镜可提供高倍放大的影像，适用于不能使用显微镜的区域
A. 根尖手术中内镜的使用。注意白色箭头是术中使用内镜的术者 **B.** 内镜显示器显示的根尖手术期间使用超声设备来进行根管倒预备

一、焦虑

焦虑作为在患者在治疗中经常存在的问题，是导致患牙治疗失败的常见因素之一[54]。这一影响因素似乎与口腔及患牙健康的显著恶化有关系[55]。严重的焦虑可能会导致诊疗过程中的诊断失误[56]。

二、治疗流程安排

复诊时间的安排是牙髓治疗计划中的一个重要组成部分。如果活髓牙计划多次完成，通常在根管预备与根管充填之间间隔 5~7 天的时间，以利于根尖周组织的恢复。这也防止了在根管预备后仍存在疼痛的情况下进行根管充填。如果活髓牙计划单次完成治疗，医生要安排足够的时间，以便能够顺利地完成整个治疗过程。由于下牙槽神经阻滞麻醉大约需要 15~20 分钟，所以在预约患者就诊时也需要将这段时间包括在内。

若死髓牙计划多次完成治疗，根管充填一般安排在根管预备后 1 周左右，以利根管内消毒药物发挥其最大的杀菌作用，并为根管预备后根尖周组织的恢复留出时间。

对于急性发作（疼痛和 / 或肿胀）的死髓牙，为了观察病变进展和控制急性症状，复诊应该安排在 24~48 小时。对根管进行进一步清理、成形和冲洗，尽量消除根管系统中的顽固性微生物，都是治疗过程中的重要组成部分。两次复诊时间过长可能导致耐药微生物菌群的形成，应当避免。

（牛卫东　王丽娜 译　彭彬 审校）

参考文献

1. Ng YL, Mann V, Rahbaran S, Lewsey J, Gulabivala K. Outcome of primary root canal treatment: systematic review of the literature-part 2. Influence of clinical factors. *Int Endod J*. 2008;41:6–31.
2. Friedman S. Prognosis of initial endodontic therapy. *Endod Topics*. 2002;2:59–88.
3. Ng YL, Mann V, Rahbaran S, Lewsey J, Gulabivala K. Outcome of primary root canal treatment: systematic review of the literature - part 1. Effects of study characteristics on probability of success. *Int Endod J*. 2007;40:921–939.
4. Ng YL, Glennon JP, Setchell DJ, Gulabivala K. Prevalence of and factors affecting post-obturation pain in patients undergoing root canal treatment. *Int Endod J*. 2004;37:381–391.
5. Ng YL, Mann V, Gulabivala K. A prospective study of the factors affecting outcomes of non-surgical root canal treatment: part 2: tooth survival. *Int Endod J*. 2011;44:610–625.
6. Imura N, Zuolo ML. Factors associated with endodontic flare-ups: a prospective study. *Int Endod J*. 1995;28:261–265.
7. Ng YL, Mann V, Gulabivala K. Outcome of secondary root canal treatment: a systematic review of the literature. *Int Endod J*. 2008;41:1026–1046.
8. European Society of Endodontology. Quality guidelines for endodontic treatment: consensus report of the European society of endodontology. *Int Endod J*. 2006;39:921–930.
9. Fava LR. One-appointment root canal treatment: incidence of postoperative pain using a modified double-flared technique. *Int Endod J*. 1991;24:258–262.
10. Figini L, Lodi G, Gorni F, Gagliani M. Single versus multiple visits for endodontic treatment of permanent teeth: a cochrane systematic review. *J Endod*. 2008;34:1041–1047.
11. Roane JB, Dryden JA, Grimes EW. Incidence of postoperative pain after single- and multiple-visit endodontic procedures. *Oral Surg Oral Med Oral Pathol*. 1983;55:68–72.
12. Su Y, Wang C, Ye L. Healing rate and post-obturation pain of single- versus multiple-visit endodontic treatment for infected root canals: a systematic review. *J Endod*. 2011;37:125–132.
13. Sathorn C, Parashos P, Messer H. The prevalence of postoperative pain and flare-up in single- and multiple-visit endodontic treatment: a systematic review. *Int Endod J*. 2008;41:91–99.
14. Sjögren U, Figdor D, Persson S, Sundqvist G. Influence of infection at the time of root filling on the outcome of endodontic treatment of teeth with apical periodontitis. *Int Endod J*. 1997;30:297–306.
15. Sjogren U, Hagglund B, Sundqvist G, Wing K. Factors affecting the long-term results of endodontic treatment. *J Endod*. 1990;16:498–504.
16. Vera J, Siqueira JF, Jr., Ricucci D, et al. One- versus two-visit endodontic treatment of teeth with apical periodontitis: a histobacteriologic study. *J Endod*. 2012;38:1040–1052.
17. Molander A, Warfvinge J, Reit C, Kvist T. Clinical and radiographic evaluation of one- and two-visit endodontic treatment of asymptomatic necrotic teeth with apical periodontitis: a randomized clinical trial. *J Endod*. 2007;33:1145–1148.
18. Penesis VA, Fitzgerald PI, Fayad MI, et al. Outcome of one-visit and two-visit endodontic treatment of necrotic teeth with apical periodontitis: a randomized controlled trial with one-year evaluation. *J Endod*. 2008;34:251–257.
19. Peters LB, Wesselink PR. Periapical healing of endodontically treated teeth in one and two visits obturated in the presence or absence of detectable microorganisms. *Int Endod J*. 2002;35:660–667.

20. Weiger R, Rosendahl R, Lost C. Influence of calcium hydroxide intracanal dressings on the prognosis of teeth with endodontically induced periapical lesions. *Int Endod J*. 2000;33:219–226.
21. Sathorn C, Parashos P, Messer HH. Effectiveness of single-versus multiple-visit endodontic treatment of teeth with apical periodontitis: a systematic review and meta-analysis. *Int Endod J*. 2005;38:347–355.
22. Lin LM, Lin J, Rosenberg PA. One-appointment endodontic therapy: biological considerations. *J Am Dent Assoc*. 2007;138:1456–1462.
23. Setzer FC, Boyer KR, Jeppson JR, Karabucak B, Kim S. Long-term prognosis of endodontically treated teeth: a retrospective analysis of preoperative factors in molars. *J Endod*. 2011;37:21–25.
24. Rotstein I, Simon JH. The endo-perio lesion: a critical appraisal of the disease condition. *Endod Topics*. 2006;13:34–56.
25. Friedman S. Considerations and concepts of case selection in the management of post-treatment endodontic disease (treatment failure). *Endod Topics*. 2002;1:54–78.
26. von Arx T, Jensen SS, Hanni S. Clinical and radiographic assessment of various predictors for healing outcome 1 year after periapical surgery. *J Endod*. 2007;33:123–128.
27. Wang N, Knight K, Dao T, Friedman S. Treatment outcome in endodontics-the Toronto study. Phases i and ii: apical surgery. *J Endod*. 2004;30:751–761.
28. Zuolo ML, Ferreira MOF, Gutmann JL. Prognosis in periradicular surgery: a clinical prospective study. *Int Endod J*. 2000;33:91–98.
29. von Arx T, Jensen SS, Hanni S, Friedman S. Five-year longitudinal assessment of the prognosis of apical microsurgery. *J Endod*. 2012;38:570–579.
30. Wang Q, Cheung GS, Ng RP. Survival of surgical endodontic treatment performed in a dental teaching hospital: a cohort study. *Int Endod J*. 2004;37:764–775.
31. Kim E, Song JS, Jung IY, Lee SJ, Kim S. Prospective clinical study evaluating endodontic microsurgery outcomes for cases with lesions of endodontic origin compared with cases with lesions of combined periodontal-endodontic origin. *J Endod*. 2008;34:546–551.
32. Setzer FC, Shah SB, Kohli MR, Karabucak B, Kim S. Outcome of endodontic surgery: a meta-analysis of the literature-part 1: comparison of traditional root-end surgery and endodontic microsurgery. *J Endod*. 2010;36:1757–1765.
33. Setzer FC, Kohli MR, Shah SB, Karabucak B, Kim S. Outcome of endodontic surgery: a meta-analysis of the literature-part 2: comparison of endodontic microsurgical techniques with and without the use of higher magnification. *J Endod*. 2012;38:1–10.
34. Cotton TP, Geisler TM, Holden DT, Schwartz SA, Schindler WG. Endodontic applications of cone-beam volumetric tomography. *J Endod*. 2007;33:1121–1132.
35. Kim TS, Caruso JM, Christensen H, Torabinejad M. A comparison of cone-beam computed tomography and direct measurement in the examination of the mandibular canal and adjacent structures. *J Endod*. 2010;36:1191–1194.
36. Ng YL, Mann V, Gulabivala K. Tooth survival following non-surgical root canal treatment: a systematic review of the literature. *Int Endod J*. 2010;43:171–189.
37. Gillen BM, Looney SW, Gu LS, et al. Impact of the quality of coronal restoration versus the quality of root canal fillings on success of root canal treatment: a systematic review and meta-analysis. *J Endod*. 2011;37:895–902.
38. de Chevigny C, Dao TT, Basrani BR, et al. Treatment outcome in endodontics: the Toronto study-phase 4: initial treatment. *J Endod*. 2008;34:258–263.
39. Salehrabi R, Rotstein I. Epidemiologic evaluation of the outcomes of orthograde endodontic retreatment. *J Endod*. 2010;36:790–792.
40. Torabinejad M, Goodacre CJ. Endodontic or dental implant therapy: the factors affecting treatment planning. *J Am Dent Assoc*. 2006;137:973–977; quiz 1027–1028.
41. Torabinejad M, Kutsenko D, Machnick TK, Ismail A, Newton CW. Levels of evidence for the outcome of nonsurgical endodontic treatment. *J Endod*. 2005;31:637–646.
42. A. D. A. Council on Scientific Affairs. Dental endosseous implants: an update. *J Am Dent Assoc*. 2004;135:92–97.
43. Creugers NH, Kreulen CM, Snoek PA, de Kanter RJ. A systematic review of single-tooth restorations supported by implants. *J Dent*. 2000;28:209–217.
44. Iqbal MK, Kim S. A review of factors influencing treatment planning decisions of single-tooth implants versus preserving natural teeth with nonsurgical endodontic therapy. *J Endod*. 2008;34:519–529.
45. Lindh T, Gunne J, Tillberg A, Molin M. A meta-analysis of implants in partial edentulism. *Clin Oral Implants Res*. 1998;9:80–90.
46. Salehrabi R, Rotstein I. Endodontic treatment outcomes in a large patient population in the USA: an epidemiological study. *J Endod*. 2004;30:846–850.
47. Bernstein SD, Horowitz AJ, Man M, et al. Outcomes of endodontic therapy in general practice: a study by the practitioners engaged in applied research and learning network. *J Am Dent Assoc*. 2012;143:478–487.
48. Doyle SL, Hodges JS, Pesun IJ, Law AS, Bowles WR. Retrospective cross sectional comparison of initial nonsurgical endodontic treatment and single-tooth implants. *J Endod*. 2006;32:822–827.
49. Gatten DL, Riedy CA, Hong SK, Johnson JD, Cohenca N. Quality of life of endodontically treated versus implant treated patients: a university-based qualitative research study. *J Endod*. 2011;37:903–909.
50. Torabinejad M, Salha W, Lozada JL, Hung YL, Garbacea A. Degree of patient pain, complications, and satisfaction after root canal treatment or a single implant: a preliminary prospective investigation. *J Endod*. 2014;40:1940–1945.
51. Kim SG, Solomon C. Cost-effectiveness of endodontic molar retreatment compared with fixed partial dentures and single-tooth implant alternatives. *J Endod*. 2011;37:321–325.
52. Reese R, Aminoshariae A, Montagnese T, Mickel A. Influence of demographics on patients' receipt of endodontic therapy or implant placement. *J Endod*. 2015;41:470–472.
53. Woodmansey KF, Ayik M, Buschang PH, White CA, He J. Differences in masticatory function in patients with endodontically treated teeth and single-implant-supported prostheses: a pilot study. *J Endod*. 2009;35:10–14.
54. Javed F, Romanos GE. Impact of diabetes mellitus and glycemic control on the osseointegration of dental implants: a systematic literature review. *J Periodontol*. 2009;80:1719–1730.
55. Yu SM, Bellamy HA, Kogan MD, et al. Factors that influence receipt of recommended preventive pediatric health and dental care. *Pediatrics*. 2002;110:e73.
56. Eli I. Dental anxiety: a cause for possible misdiagnosis of tooth vitality. *Int Endod J*. 1993;26:251–253.

第十二章　牙外伤治疗中的牙髓病学考量

Martin Trope

牙外伤会导致牙和根尖周组织结构的损伤，很多因素可以影响牙外伤的治疗和预后，对这些组织相互关联的愈合模式的认识也至关重要。本章的重点是牙髓牙本质复合体的创伤是如何导致各种伤后并发症的，以及创伤后如何进行正确的诊断和治疗以获得良好的愈合。有关牙外伤治疗的更多信息，可以从国际牙外伤协会的网站上获得。

牙外伤的损伤特性包括：大多数牙外伤发生在7~10岁年龄组，多见于跌倒以及发生在家或学校附近的意外事故[1,2]，主要发生在前牙区，上颌牙相较于下颌牙更为常见[3]。因此，牙外伤后需要进行牙髓治疗的牙多数是无龋损的单根年轻恒牙。对于这些年轻个体来说牙的保留尤为重要，所幸的是，只要在牙外伤后能及时获得正确的治疗，这些牙根管治疗的成功率及其预后是很好的。

第一节　冠折

从牙体牙髓专业的角度来看，对于冠折的首要治疗目标是保存牙髓活力。

一、冠折类型

不全冠折（crown infractions）是指“牙釉质不完全折裂或隐裂，没有牙组织的缺损”[4]；而简单冠折（uncomplicated crown fractures）是指“牙釉质或者合并牙本质折裂，没有牙髓的暴露”[4]，这些都是很少导致牙髓坏死风险的牙外伤类型。

在这种情况下，对牙髓健康的最大威胁往往是医源性的，多数来自牙美学修复的治疗过程。因此，对于这些病例需要有至少超过5年的细致随访，以作为预防牙髓疾病的重要措施。在随访期间的任何时刻，当患牙对敏感性试验的反应发生改变、牙髓丧失活力、牙根发育终止或者发生根尖周炎症时，都应考虑进行牙髓治疗。

复杂冠折（complicated crown fractures）是指涉及牙釉质、牙本质和牙髓的牙外伤[4]，在所有牙损伤中占比约为0.9%~13%[5-7]。这种涉及牙髓的冠折如果不接受治疗的话，往往会导致牙髓的坏死[8]。然而，复杂冠折所致牙髓渐进性的坏死方式和所需的时间为临床医师通过各种干预措施保存牙髓活力提供了很大的可能。

牙外伤后最早出现的反应是出血和局部炎症。随后的炎性改变通常是增生性的，但也可能是破坏性的。由于牙折裂面通常是平整的，又有着唾液的冲洗，几乎很少有污染性碎片嵌入髓腔，因此牙外伤中增生性的炎症反应最常见。所以，除非有明显的污染性碎片嵌入，牙外伤后24小时内，牙髓的增生性的炎症反应多数不会超过2mm的深度（图12-1）[9-11]。然而随着时间的推移，细菌感染将会导致牙髓的局部坏死以及炎症向根尖方向的逐渐扩展。

二、冠折治疗方案的参考因素

冠折的治疗方案有：活髓保存治疗，包括盖髓、部分活髓切断术、冠髓全切术、牙髓摘除术。牙外伤中冠折治疗方案的选择取决于很多因素，包括了牙发育阶段、创伤暴露时间、伴发的牙周组织损伤以及后续的修复设计方案。

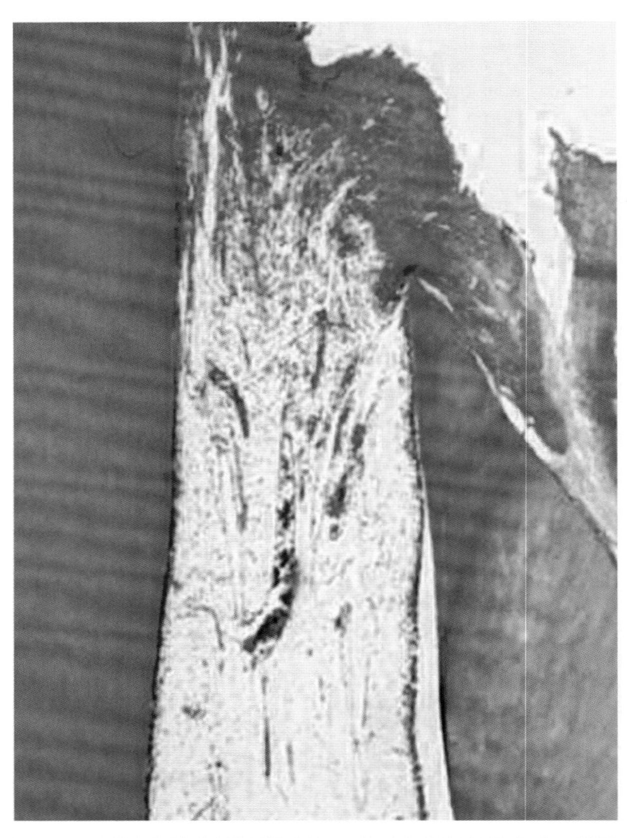

图12-1　牙外伤导致牙髓暴露后24小时内的组织学表现。牙髓在暴露的牙本质小管上增生，在折断面下约1.5mm范围内的牙髓伴有炎性反应

（一）牙的发育阶段

牙根发育未完成的年轻恒牙的牙髓丧失活力，可能会在将来带来灾难性的后果。一方面，对过于宽大的根管进行治疗既耗时又困难；另一方面，年轻恒牙的牙髓坏死使其根管壁变薄，在根尖诱导成形术过程中和治疗后都容易发生折裂[12]。因此，对于年轻恒牙，由于牙髓活力的保存所具备的极大优势，必须尽一切可能采取活髓保存治疗，直到根尖和牙颈部根管发育完成。

对于牙根发育已经完成的成熟恒牙来说，尽管牙髓摘除术成功率很高[13]，但在适宜条件下，活髓保存（而非摘除牙髓）的治疗也同样可以获得成功[14,15]。因此，在某些情况下，即使摘除牙髓是对有效预后最具可预测性的治疗方案，仍应尝试选择进行活髓保存治疗。

（二）创伤暴露的时间

牙外伤后 48 小时内，牙髓的初始反应是增生性的，炎症范围的深度一般不超过 2mm（图 12-1）。48 小时后，牙髓受到细菌直接污染的概率增加，从而炎症范围向根尖方向扩展[16]。因此，随着时间的推移，保存健康牙髓的成功概率会逐步降低。

（三）伴发牙周附着的损伤

伴发的牙周组织损伤会影响到牙髓的营养供应。这一因素在牙根发育完成的成熟恒牙中尤其重要，因此成熟恒牙的牙髓存活率低于年轻恒牙[17,18]。

（四）后续的修复设计方案

年轻恒牙保存牙髓活力可以带来更大的收益。对于牙根已经发育完成的成熟恒牙来说，尽管牙髓摘除术往往是一种对成功预后更具可预测性的治疗方案，但如果在适宜条件下进行，创伤暴露后的活髓保存治疗仍然是可以成功的。因此，如果后续修复设计方案简单，仅靠复合树脂修复就足以作为永久的修复设计时，应该考虑活髓保存的治疗方案。但如果要设计相对更为复杂的修复体（例如冠修复体）时，牙髓摘除术将是更可掌控的治疗方案。

三、冠折的活髓保存治疗

（一）成功治疗的要求

如果遵循以下操作要求，牙外伤的活髓保存治疗将具有非常高的成功率。

1. 对健康牙髓的治疗通常能获得可以预见的成功[19,20]。对于炎症牙髓的活髓保存，其预期的治疗成功率则相对较低[19,20]。因此，治疗的最佳时间是在受到创伤的 24 小时内，此时牙髓的炎症范围较为表浅。随着时间延长，必须将牙髓摘除的范围向根方扩展，以达到非炎症牙髓区。

2. 无菌封闭是成功治疗的最关键因素[20]。在愈合过程中，细菌的感染常会导致治疗的失败[21]。另一方面，无论使用何种盖髓剂，只要暴露的牙髓能被有效地封闭，以防止细菌的侵入，牙髓都将形成硬组织屏障而成功愈合。甚至某些情况下，只要保证无菌封闭，即使炎症牙髓也能获得成功的盖髓治疗。

3. 合适的盖髓剂很重要，目前，通常采用氢氧化钙作为活髓保存治疗的盖髓剂。它的优点是具有抗菌作用[22,23]，并对浅层的牙髓具有消毒作用。纯氢氧化钙（pH 12.5）会导致约 1.5mm 左右深度的牙髓组织坏死[24,25]，包括浅层的炎症牙髓（图 12-2）。深层牙髓受到药物影响时，可在坏死牙髓与活髓的交界处形成凝固性坏死，从而中和氢氧化钙的毒性，只对牙髓造成轻微刺激。这种轻微的刺激可以引发炎症反应，在没有细菌感染的情况下[24]，会通过形成硬组织屏障的方式获得愈合（图 12-3）[25,26]。固化的氢氧化钙不会导致浅层牙髓坏死，但也已被证明可通过形成硬组织屏障引导愈合[27,28]。氢氧化钙的主要缺点在于它不能封闭患牙的折断面，因此，必须使用其他的材料来确保牙髓不会受到细菌感染，尤其是在关键的牙髓创伤愈合期。

其他的材料，如氧化锌丁香油[20]、磷酸钙[29]以及复合树脂[30]等，也曾被用作活髓保存的材料。然而，在密封性良好的冠修复体内，它们与氢氧化钙的成功率无法相提并论。

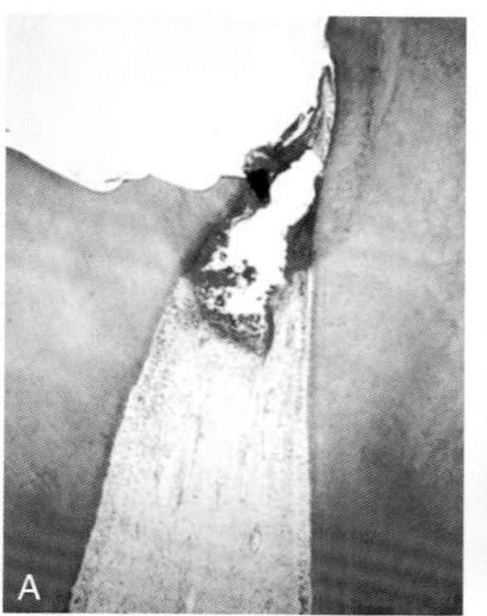

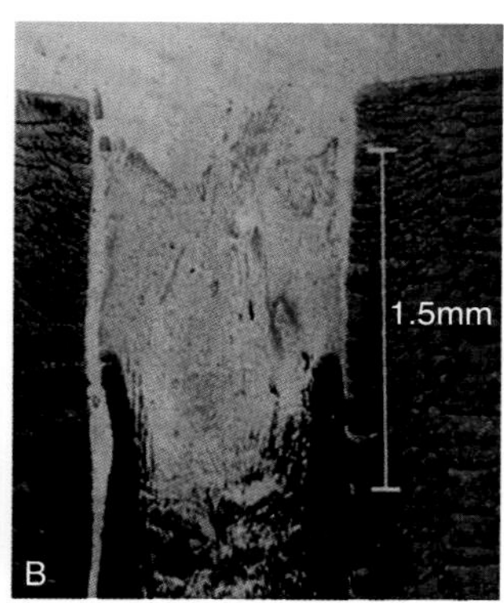

图 12-2　高 pH 的氢氧化钙所导致的牙髓坏死范围（1.5mm）

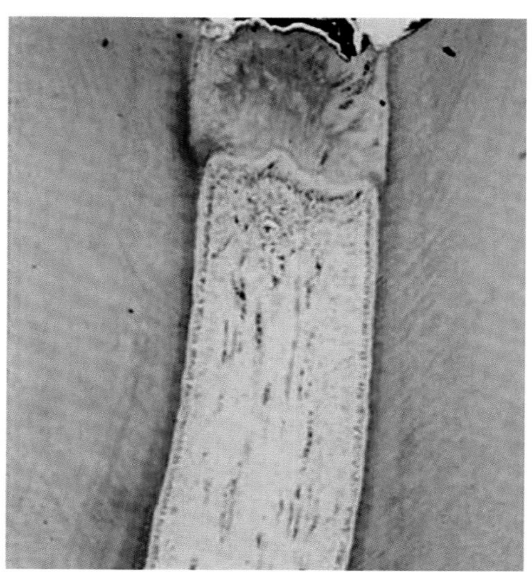

图 12-3　部分活髓切断术后以氢氧化钙盖髓形成的硬组织屏障图成牙本质细胞被替代以及形成的硬组织屏障的组织学外观

如今生物陶瓷材料被认为是最佳的活髓保存药物[31,32]。和氢氧化钙相似，它们也有着较高的 pH，在其未凝固[32]以及凝固之后，都可以形成极好的抗菌屏障[33]。它们凝固后具有足够的硬度，可以作为最终修复的垫底材料[34]。三氧化矿物凝聚体（mineral trioxide aggregate，MTA）是第一个为此目的而发明的生物陶瓷材料。然而，某些生物陶瓷材料会导致牙体变色，由于牙外伤通常发生于美学区，这成了牙外伤处理的一个特殊难题。第二代的生物陶瓷材料，如预混的生物陶瓷糊剂，没有这类缺点。

（二）治疗方法

1. 直接盖髓术　即将材料直接放置于露髓处的治疗方法。将盖髓术的成功率（80%）与部分活髓切断术的成功率（95%）相比[35]不难看出，对于外伤导致的露髓不应考虑采用表浅的盖髓术。由于外伤导致牙髓暴露后，浅表牙髓的炎症很快发生，因此，如果治疗只停留在浅表水平，将涉及大量的炎症牙髓（而非健康牙髓），从而降低了成功率。此外，相较于部分活髓切断术而言，浅表的盖髓由于没有足够的洞深以形成抗菌封闭，因此很难达成冠方的密闭屏障。

值得注意的是，以上提到的盖髓成功率引用自 20 世纪 70 年代[20]的研究。此研究将氢氧化钙作为盖髓材料，而在那个年代，其上部的充填体具有较高的渗漏可能。最近的关于炎症牙髓的盖髓研究[34]提出，生物陶瓷材料提供了比之前更高的成功率。目前尚没有对外伤导致的炎症牙髓的活髓保存治疗的相关研究，但在最终修复前使用生物陶瓷作为盖髓剂，相信会有很大可能获得同样更高的成功率。

2. 部分活髓切断术　即去除部分冠髓，直至健康的牙髓组织。在外伤后，通过牙髓的反应能准确辨认出健康的牙髓组织。这一操作通常被称为“Cvek 活髓切断术”。关于部分活髓切断术的更多信息，详见第二十七章。

3. 冠髓全切术　即将整个冠髓切除至根管口的水平。临床上往往是根据解剖学上的便利形，而决定冠髓切断的位置水平。因此，当炎症的牙髓扩展超过根管口进入根髓时，则可能由于处理到的是炎症的而非健康的牙髓组织，从而导致治疗上的“错误”。当预计牙髓发炎至冠髓较深的水平或伴有不可逆性牙髓炎的症状时，推荐使用此类治疗方法。创伤性露髓已达 72 小时以及龋齿导致的露髓合并不可逆性牙髓炎的症状时，即为可以采用这一治疗方案的两个典型例子。虽然在根尖发育完成的成熟恒牙中使用牙髓摘除术具有更高的成功率，疗效更可预测，但对于根尖未发育完全、根管壁薄的年轻恒牙而言，冠髓全切术的好处大于风险。关于冠髓全切术的更多信息，详见第二十七章。

4. 牙髓摘除术　即摘除全部牙髓至根尖孔水平。本治疗方案适用于成熟恒牙的复杂冠折（不具备行活髓保存术的条件时），其操作步骤与非外伤牙的活髓根管治疗相同。

四、不保存活髓的冠折治疗

（一）年轻恒牙的根尖诱导成形术

对于根尖孔开放以及根管壁薄弱的患牙，由于标准的器械和技术无法建立根尖止点，难以获得有效的根管充填，在这种情况下，建议采用根尖诱导成形术，（图 12-4）。关于根尖诱导成形术的更多信息，详见第二十八章。

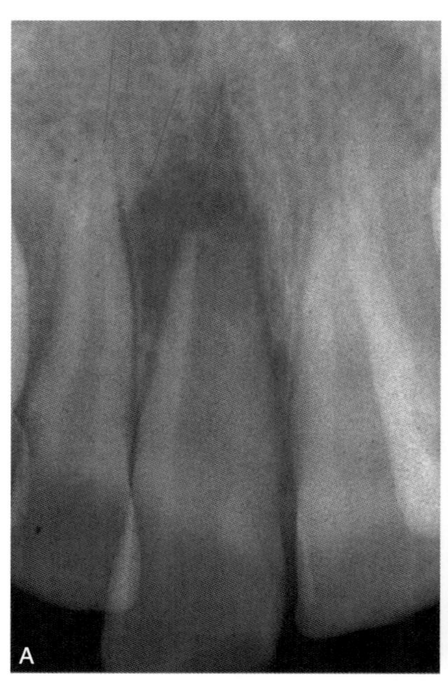

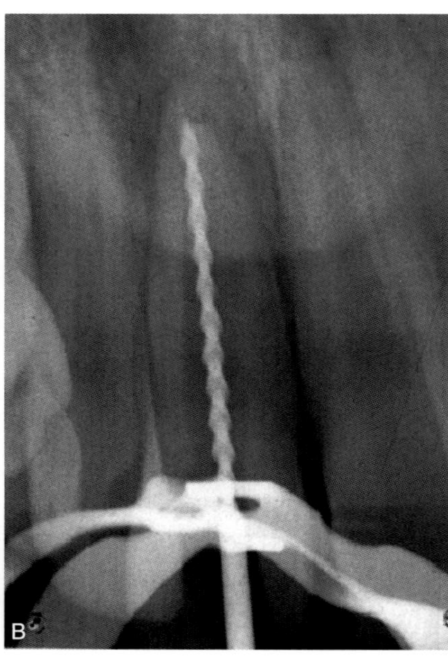

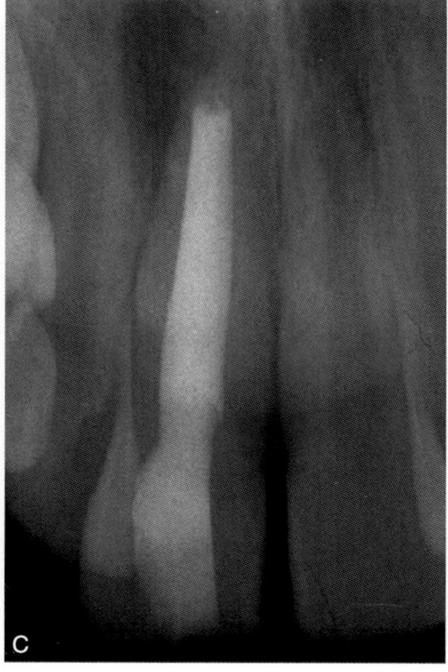

图 12-4　氢氧化钙根尖诱导成形术

A. 上颌中切牙有冠折和牙移位损伤病史。牙髓发生了感染坏死，并有牙髓来源的根尖周病变。根管清理、消毒后放置氢氧化钙　**B.** 3 个月后拍摄的 X 线根尖片显示了用根管锉检测根尖屏障（根尖诱导成形）的存在　**C.** 用牙胶和封闭剂充填根管。牙齿无症状并监测到患者的持续愈合（由加利福尼亚 Loma Linda 大学牙学院牙体牙髓诊室提供）

（二）年轻恒牙的牙髓血运重建术

坏死牙髓的再生只可能发生在根尖发育不完全的年轻恒牙脱落后的愈合过程中。牙髓血运重建术的优点是可以促进牙根的进一步发育，通过硬组织的沉积强化根管壁，从而增强牙根的抗折力。在脱落的年轻恒牙再植后，存在着独特的生长环境可以导致牙髓的再生。年轻恒牙牙根短并有着开放的根尖孔，使得新生的组织可以相对迅速地进入髓腔内。虽然牙髓已有坏死，但通常没有组织变性也没有被细菌感染，因此它可以作为基质供新组织生长。实验表明，牙髓的根尖部位可能仍保有活力，并可于再植后向冠方增殖，从而替代了原有牙髓的坏死部分[36-39]。此外，在大多数情况下，完整无龋牙冠使细菌通过裂缝[40]和牙体的缺陷侵入需要更多的时间。因此，新生组织将在和牙髓感染之间的竞争中获得更大的胜出优势。

迄今为止，人们相信在患有根尖周炎的坏死感染牙中，牙髓组织是不可能获得再生的。但是，如果有可能创造一个与脱落年青恒牙再植所类似的生长环境，则牙髓再生仍有可能发生。因此，如果根管能得到有效消毒，提供新生组织生长所需要的基质，并且保证良好的冠方封闭，牙髓在髓腔内就可能如同脱落年青恒牙再植时那样获得再生。在 Banchs 和 Trope 的研究中也像之前许多人报道的那样，获得了很多可验证的治疗结果，即在重建脱落年青恒牙再植的独特生长环境下，感染坏死的年轻恒牙的牙髓也可能发生血运重建[41]（图 12-5）。关于牙髓血运重建术的更多信息，详见第二十九章。

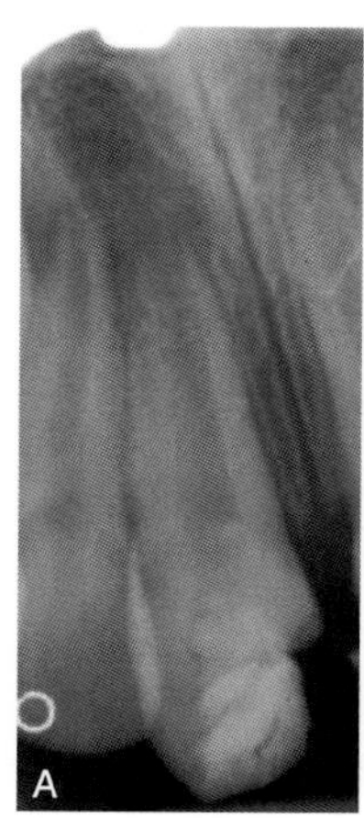

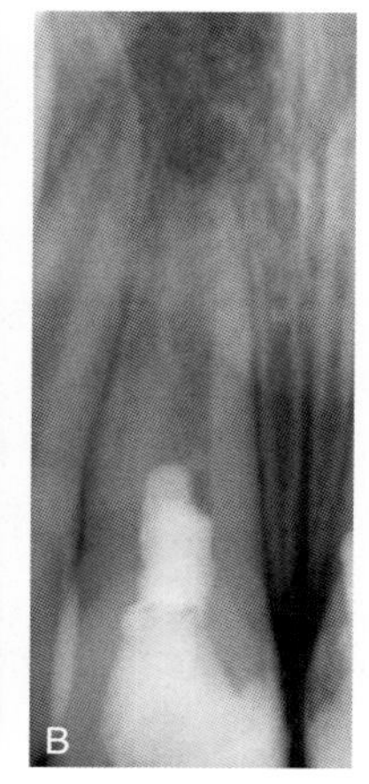

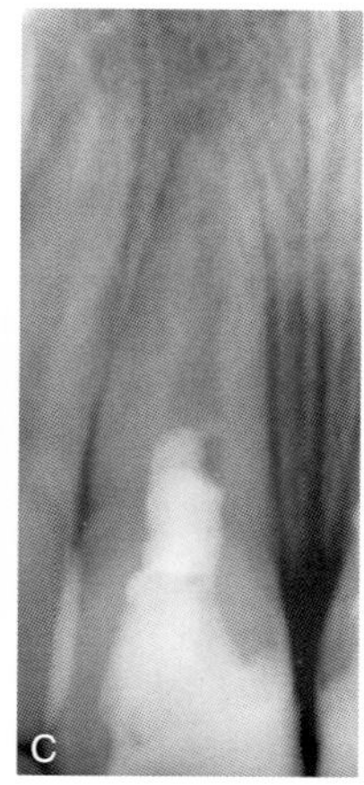

图 12-5　牙髓血运重建术病例

A. 根管内坏死感染的年轻恒牙，伴有根尖周炎。以大量次氯酸钠冲洗消毒根管后，封入三联抗生素糊剂。4 周后，去除三联抗生素糊剂，并在根管内刺激形成血凝块。根管入口封以三氧化矿物凝聚体（MTA），其上以复合树脂粘接封闭　**B.** 术后 7 个月，患者无症状。根尖片显示出根管闭合与根尖周炎症愈合的迹象　**C.** 术后 12 个月的根尖片上，明显可见根尖周炎症愈合，根管壁增厚表明根管内已有活性组织的血管化重建（由加拿大萨斯卡通的 Blayne Thibodeau 医生提供）

（三）成熟恒牙的牙髓治疗

对于成熟恒牙牙外伤的常规治疗与非创伤牙的牙髓治疗方式相同。

第二节　根折

一、冠根联合折

对于冠根联合折这类牙外伤首先需要进行牙周治疗，以确保能有良好的可供修复的边缘设计。如果从牙周的专业角度认为这颗牙可以保留，则可以按冠折牙的方案进行牙髓治疗。

二、水平根折

这种损伤意味着牙骨质、牙本质和牙髓的折裂。它们是相对少见的牙外伤类型，在所有牙折中只占不到 3% 的发生率[42]。对于牙根尚未发育完成的活髓牙，很少发生水平根折[42]。当牙根发生水平折断时，牙冠部会有不同程度的移位，但一般情况下，折断后的根尖段不会发生移位。由于根尖部分牙髓血液循环没有被破坏，根尖段的牙髓坏死非常罕见。有时因冠段发生移位，冠部的牙髓可能会发生坏死，但发生率仅约有 25% 左右[43]。它的临床表现与牙移位损伤相似。冠部移位的程度通常可提示折裂的位置，可以表现为无移位，类似牙震荡损伤（根尖折断），或者是严重的类似牙半脱位损伤（颈部折断）。对于牙根折断者 X 线检查是非常重要的。由于根折通常是斜行的折裂（从唇侧到腭侧），仅靠单张的 X 线根尖片不容易显示出来，必须拍摄至少 3 张成角度的 X 线片（45°、90° 和 110°），这样至少在某一个角度上，X 线会穿过断裂面，从而使其在胶片上投影可见（图 12-6）。

现代的 CBCT 技术已经使水平根折的诊断不再困难，并对治疗方案的设计和预后的评估有很好的参考作用。但 CBCT 仍然是相对少用的诊断设备，因此 X 线根尖片对于水平根折的诊断仍然非常重要。

三、治疗

急诊处理应该尽可能地复位患牙断段，并使用功能夹板与邻牙固定 2~4 周[44,45]。这是从过去多年来采用刚性夹板固定 2~4 个月的固位方案修改而来的[44,45]，如果伤后到治疗的时间间隔过长，很可能无法将折断牙复位到原有的位置，从而影响到牙的长期预后。

（一）冠根联合折的治疗

以往曾认为牙颈部折断预后差，通常建议拔除折断牙的冠部，但目前的研究并不支持这种治疗方案。事实上，如果冠部折断位置低于附着水平，使用适当的夹板固定，其愈合的可能性与根中部或根尖部折断并无差异。

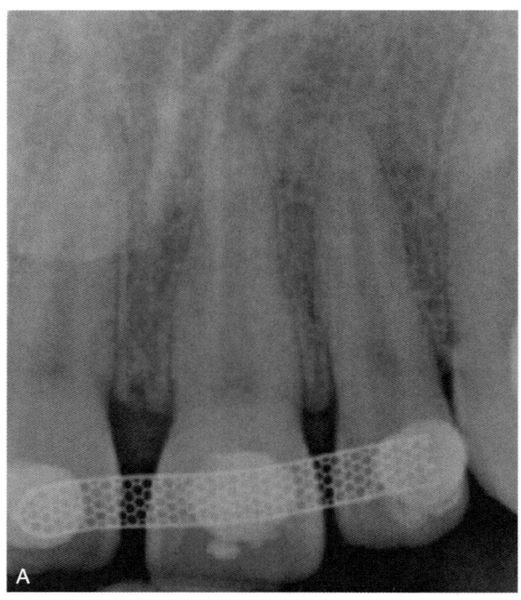

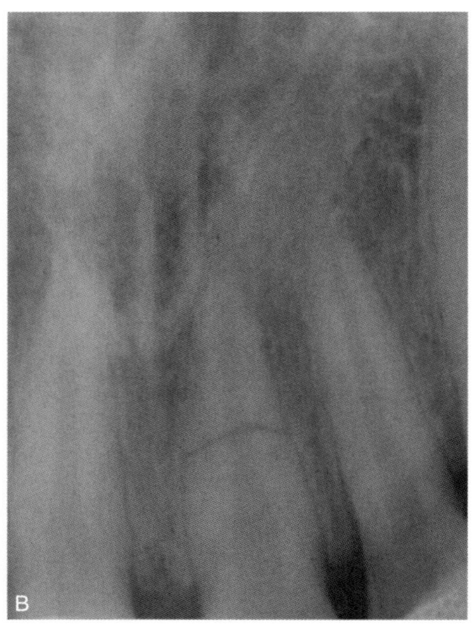

图 12-6 发现与诊断根折的 X 线投照技术

A. 上颌中切牙根折影像用传统的 90°成像 X 线根尖片很容易遗漏，因为折裂线在此 X 线片上不显示 **B.** 大角度殆向（大约 45°）X 线投射，能够利用平行穿过根部折裂线的 X 线成像，从而清晰地显现出折裂线（由加利福尼亚 Loma Linda 大学牙学院牙体牙髓诊室提供）

（二）根中部及根尖部根折的治疗

牙髓坏死发生在 25% 的根折牙中[43-45]。在大多数情况下，牙髓坏死只发生在冠部，而根尖段仍保有活髓。因此，多数情况下只需要对折断的冠部进行牙髓治疗，除非在根尖段发现有炎症存在。在大多数情况下，折断牙冠部根管腔比较宽大，所以需要长期的氢氧化钙治疗或生物陶瓷根尖屏障的封闭。折断牙冠部在硬组织屏障形成后及根尖周开始愈合后，充填冠部折断部分（图 12-7）。如果使用生物陶瓷材料，需要在愈合之前完成根管充填，并进行定期随访。

在极少数的情况下，冠段和根尖段都发生了牙髓坏死，此时的治疗相对而言比较复杂。通过折裂区进行牙髓治疗比较困难，而且也应该避免。根管操作、封物和充填材料都对折裂处的愈合有着不利的影响。在大多数的根尖部根折病例中，坏死的根尖段可采用手术切除。如果剩余的牙根足够长，有充分的牙周支持，这种治疗方法是可行的。而根中部根折时，如果采取手术去除根尖段，会使折断牙的牙周附着显著丧失，因此在决定保存牙之前必须评估冠根比。夹板固定结束后，需要和其他牙外伤的病例一样，在 3、6 和 12 个月及其后每年都要进行定期随访。

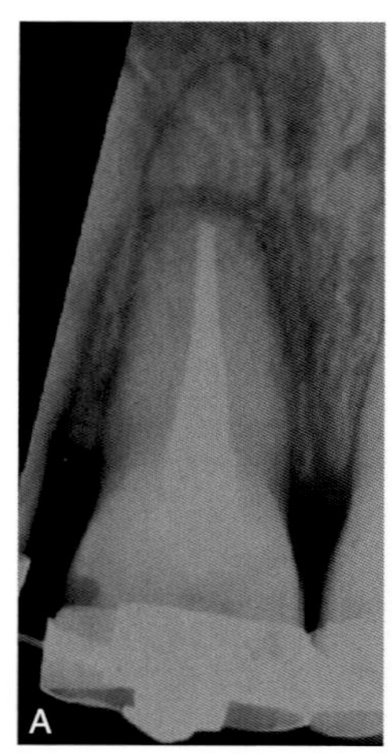

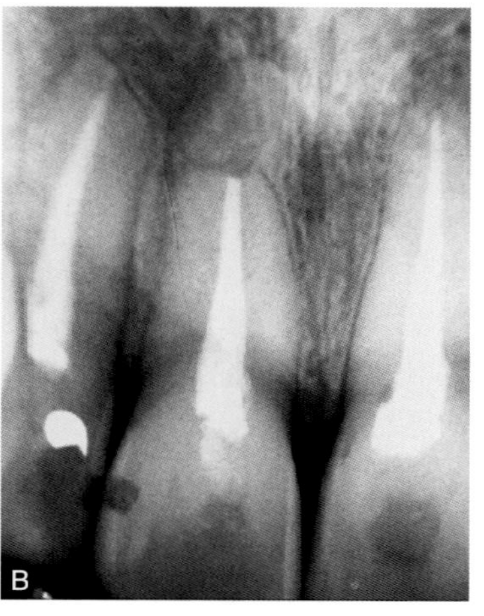

图 12-7 在根折牙冠部的根尖端形成硬组织屏障后仅充填折裂牙的冠部段

（三）影响修复的因素

1. 折断牙冠方移位及松动度对预后评估及其重要[46,47]。随着冠方移位和活动度的增加，治疗的成功率显著降低。

2. 牙根未发育完成的年青恒牙很少发生牙根折，即使发生根折，其预后也一般较好[48,49]。

3. 治疗质量 早期治疗，紧密复位牙根段以及半刚性夹板固定 2~4 周可以有效提高治疗的成功率[44,45]。

（四）根折并发症及处理措施

1. 牙髓坏死 通过对折断牙冠段根管进行适当的消毒及长期氢氧化钙或生物陶瓷封药，当硬组织屏障形成后行根管充填，多数可以得到成功治疗。

2. 根管阻塞 如果折断牙（冠段或根尖段）有活力，根管阻塞的发生并不少见（图 12-8）。根管阻塞通常不需要进行牙髓治疗。

（五）牙髓治疗考量要点

如果功能性（非刚性）夹板固定 2~4 周后，冠段髓腔很快缩小，牙髓坏死的可能性非常低，只有 25% 的发生率。在绝大多数情况下，坏死只会发生在冠段。当发生坏死时，应对折断牙冠段消毒，然后用氢氧化钙长期封药以形成生理屏障或用生物陶瓷形成物理屏障。根折牙双端根管阻塞是常见的并发症，根管阻塞通常不需要进行牙髓治疗。

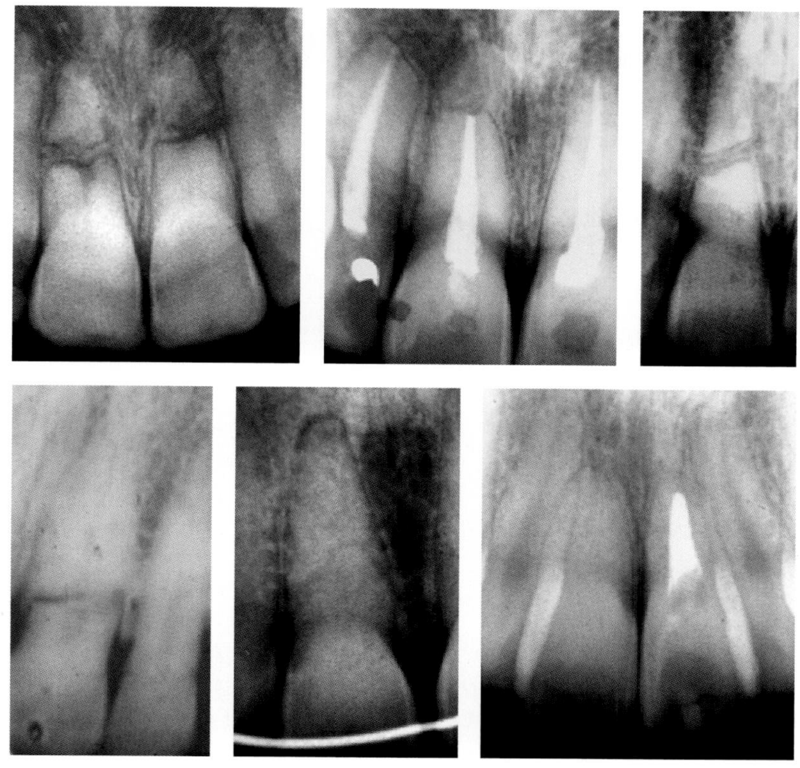

图 12-8 根折牙的根管阻塞。常见于折断牙的牙髓有活力的病例，其后多数可见有根管阻塞的发生

第三节 牙移位损伤

牙移位损伤按所受创伤严重程度不同，分为如下几种类型：①牙震荡：受伤牙没有位移，活动度正常，对叩诊敏感；②亚脱位：患牙对叩诊敏感，松动度增加，没有移位；③侧方脱位：患牙伴有唇向、舌向、远中向或近中向（译者注：原文为 displacement incisally，本应译为切向，但为与后文的 coronal direction 区别，此处似应为 mesially，译为近中向）的移位；④脱出性脱位：患牙受伤后向冠方移位；⑤嵌入性脱位：患牙受伤后向根方移位，嵌入牙槽骨内。这 5 种类型的牙移位损伤，反映出损伤的强度和后续临床症状逐渐增强。

牙移位会导致患牙附着组织的损伤（牙周膜和牙骨质层），其严重程度取决于所受伤害的类型（牙震荡最轻，嵌入性脱位最重）。根尖神经血管束对牙髓的供应也受到不同程度的影响，导致牙髓活力的改变甚至完全丧失活力。如果移位性损伤比较轻微，牙根外部的炎症反应也会很小，牙髓可以继续保持活力。此时由创伤引起的炎症为自限性反应，牙骨质的损伤可逐渐自愈。

另一方面，如果移位损伤严重，则牙根外部的创伤反应可能逐渐扩展，很难靠新生牙骨质来获得愈合。如果牙槽骨直接附着于牙根（牙固连），牙根最终会发生吸收而被骨所替代。此外，对牙体牙髓专科医生而言，值得注意的是，有严重移位损伤的患牙，往往由于牙髓的神经血管束被阻断，从而导致牙髓坏死。如果坏死的牙髓被感染，微生物毒素将通过牙本质小管和受到损伤的根面牙骨质，引发根尖周炎症，牙根与相应部位的牙槽骨发生炎症性吸收。更多信息详见第十五章。

牙髓组织在以下两种创伤来源的吸收中发挥了重要作用：①在牙根外部的炎症性吸收中，坏死、感染的牙髓为牙周炎症提供了刺激因素。在牙遭受严重外伤时，髓腔内炎症刺激物可以通过牙本质小管扩散，在牙骨质受到损伤部位，或感染物质穿透牙骨质层，就可能引致牙周膜的大面积炎症反应。由于缺乏牙骨质保护，牙周炎症将导致牙根与周边牙槽骨的吸收。②在牙根内部的炎症性吸收中，炎症牙髓直接参与了内吸收的过程。牙根内吸收的发病机制尚不完全清楚。有研究认为，坏死感染的冠髓引发了根方牙髓组织的炎症反应。在某些罕见病例中，当炎症牙髓与没有前期牙本质保护的牙根表面相邻时，会导致牙根内吸收。因此，坏死感染的牙髓和炎症牙髓都会导致这种类型的牙根吸收。

一、根尖神经血管损伤后的并发症

（一）根管阻塞

如果遭受到不严重的牙移位创伤，根尖区的神经血管束还没有被完全切断，较易发生根管阻塞的并发症。根管阻塞的发生率一般与牙髓坏死的发生率成反比。根管阻塞的确切机制尚不清楚，有理论认为交感或副交感神经对成牙本质细胞血流控制的改变，可能会导致不规则修复性牙本质的形成[43,50]。另一种理论认为，如果牙髓活力尚存，外伤后牙髓内的出血和血凝块将成为钙化病灶[43,50]。根管阻塞通常可在创伤后的第一年内被诊断出来[43,50]，常见于根尖区开放的患牙（影像学根尖孔宽度 >0.7mm），脱出性脱位和侧向脱位的患牙以及刚性夹板固定的患牙[51]。

（二）牙髓坏死

牙髓坏死发生的最重要影响因素是损伤类型（牙震荡最轻，嵌入性脱位最重）和牙根发育阶段（发育成熟的根尖较重，发育未完成的根尖较轻）[52]。牙髓坏死可导致根管系统的感染，继而引发牙根外部的炎症性吸收。部分或全部的牙髓坏死可以引致髓腔空间的感染。在牙外伤时，牙髓坏死通常是由于牙移位引发根尖区血管束断裂所致。在牙根发育成熟的恒牙中，牙髓不能获得再生，通常 3 周左右坏死的牙髓就会被感染。更多详细信息请参阅第三章。

由于牙髓坏死大多由严重外伤引起，而外伤时牙根表面的牙骨质覆盖区也常受到损伤，从而导致牙骨质对根面的保护作用的丧失。此时微生物毒素可以通过牙本质小管刺激到相应区域的牙周组织引发炎症反应，其结果导致了牙根和周围牙槽骨骨质的吸收。牙周组织内含大量淋巴细胞、浆细胞和多形核白细胞等粒细胞浸润。多核巨细胞在暴露的牙根表面上吸收牙体组织，如果刺激物（髓腔内微生物）不能被清除，这一过程会一直持续下去（图 12-9）[53,54]。在影像学上吸收区域表现为牙根和邻近骨组织的进行性透射区（图 12-10）。更多详细信息，请参阅第十五章。

二、牙移位创伤的治疗

由牙外伤引起的牙周附着组织的损伤往往是急诊处理的重点，此刻很少需要牙体牙髓专科治疗。在外伤后 7~10 天内，临床医生的关注重点应转移到对髓腔感染的控制上来[55]。根管治疗既能去除作为微生物感染灶的坏死牙髓，

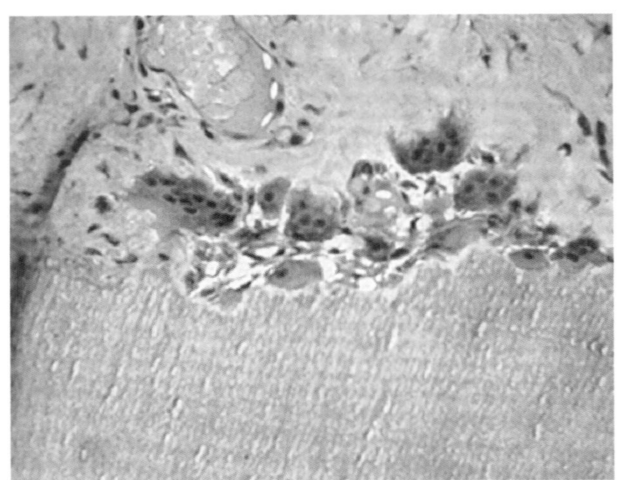

图 12-9 吸收根尖区牙本质的多核破骨细胞（破牙细胞）的组织学表现

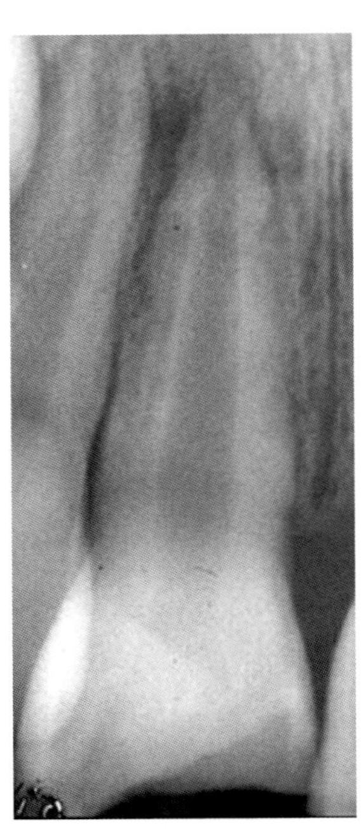

图 12-10 由髓腔感染引起的炎症性牙根吸收。注意牙根部和周围骨组织的透射影响（由宾夕法尼亚州费城 Frederic（Fred）Barnett 医生提供）

也能去除已进入髓腔的微生物感染刺激物以避免根尖周炎症的发生。没有微生物的进一步刺激，就不会发生牙根的炎症性吸收，已有的吸收也会逐渐得到愈合[55,56]。大多数情况下，牙根表面会重新形成新的牙骨质附着，但如果牙根已有大范围的感染，在前述机制作用下，骨替代可能会发生。因此，对于牙移位创伤的治疗原则应包括预防髓腔感染和清除髓腔内微生物。

（一）髓腔感染的预防

1. 恢复牙髓活力 如果牙髓保持活力，根管内就不会有微生物生长，牙根外部的炎症性吸收也就不会发生。严重的牙移位创伤有时会导致牙髓活力的丧失，但仍有可能在某些条件下重建牙髓的血运以恢复活力。对于根尖尚未发育完成的年轻患牙，如果能在伤后 60 分钟内准确复位，是完全有可能获得血运重建的[57,58]。但是即使在最佳条件下，血运重建也可能会失败。因此，对牙髓状态的诊断至关重要。如果牙髓血运重建成功，则不会发生牙根外部的吸收，牙根也将得到继续发育。但是如果牙髓坏死并受到感染，继发的牙根外部的炎症性吸收则可能在很短时间内即导致患牙丧失。

目前常规的诊断工具还无法检测出外伤后血运重建 6 个月内患牙的牙髓活力。而在这段时间内，没有血运支持的患牙则可能会逐渐被吸收而丧失。激光多普勒血流计已被证明是检测年轻恒牙血运重建效果的良好诊断工具。此设备能够在外伤后 4 周内准确地检测出髓腔中活组织的存在[57,58]。

2. 早期进行根管治疗 在根尖闭合的患牙中，无法获

得血运的重建。这些患牙应在外伤后7~10天内进行根管治疗，以防缺血坏死的牙髓被细菌所感染[55,56]。通常情况下，用于外伤牙固定的功能性夹板也应于此时拆除，用于控制炎症的药物这时也将停用，因此这一时刻进行根管治疗在临床上也是非常适宜的[79]。

理论上讲，此时的根管治疗可视为等同于活髓牙的根管治疗，因此完全可以进行一次性根管治疗。但有时在患者遭受严重外伤后，进行快速高效的根管治疗相对比较困难，此时最好采取牙髓摘除术，并在根管预备完成后封入氢氧化钙糊剂[55,56]。医生可以在牙周愈合后，也即根管预备完成约1个月之后，在治疗方便时完成根充。外伤后10天内即行根管治疗的情况下，并不需要长期的氢氧化钙封药。不过对于依从性较好的患者，氢氧化钙也可以长期封药（最多不超过6个月）[56]。

（二）髓腔感染的清除

外伤后超过10天才开始进行根管治疗，或者已经观察到活动性牙根外部炎症吸收时，建议采用较完善的抗菌方案，即进行长期根管内氢氧化钙封药以利于微生物的控制[56]。氢氧化钙可以有效升高周围牙本质小管中的pH，杀菌，并能中和细菌产生的炎症刺激物——内毒素。

根管治疗首诊应该对根管进行彻底的机械预备，以及用螺旋输送器将氢氧化钙药物致密的封入根管内。约1个月，患者复诊时，根管内再用致密的氢氧化钙药物填充，此时由于根管内氢氧化钙药物的X线阻射性与周围的牙本质相近，根管内应是钙化的影像（图12-11）。此后每3个月拍摄X线影像。每次就诊时，都要检查患牙是否有牙周炎症状。此外，影像图片还可评估牙根吸收的愈合过程和根管内氢氧化钙存在情况（即氢氧化钙是否被冲走）。由于牙根在影像学上比较致密，难以直接评估其愈合情况，因此可以邻近骨的愈合情况为评价指标。如果周边骨质已经愈合，则可以认为牙根吸收也已停止，根管可进行永久性充填（图12-12）。如果在根充之前还希望看到吸收病灶的进一步愈合，则需要评估是否需要更换根管内的氢氧化钙。如果影像学上根管内仍然是致密的钙化影，则可以不必更换氢氧化钙药物。但如果根管又出现透射影像，则应重新充填氢氧化钙并在3个月后再次进行评估。

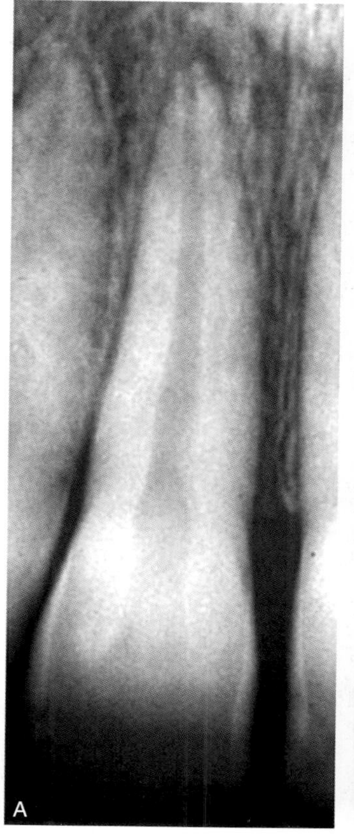

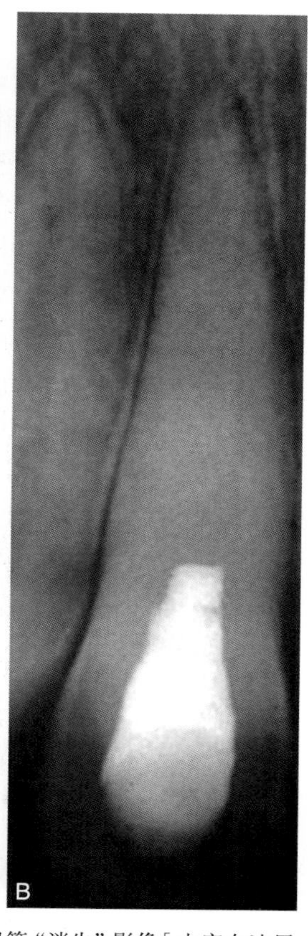

图12-11　放置纯氢氧化钙药物后，根管"消失"影像[由宾夕法尼亚州费城的Frederic（Fred）Barnett医生提供]

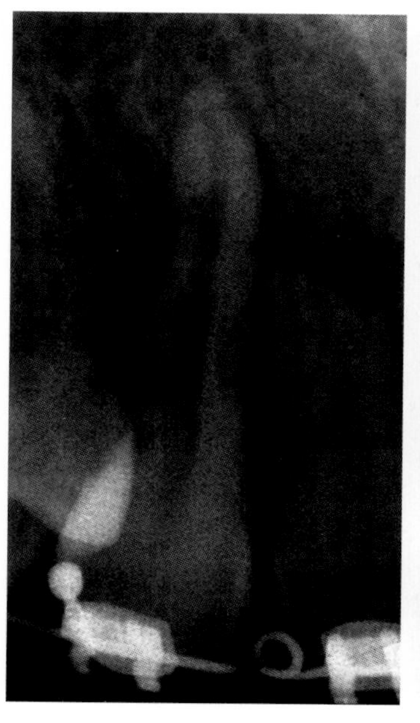

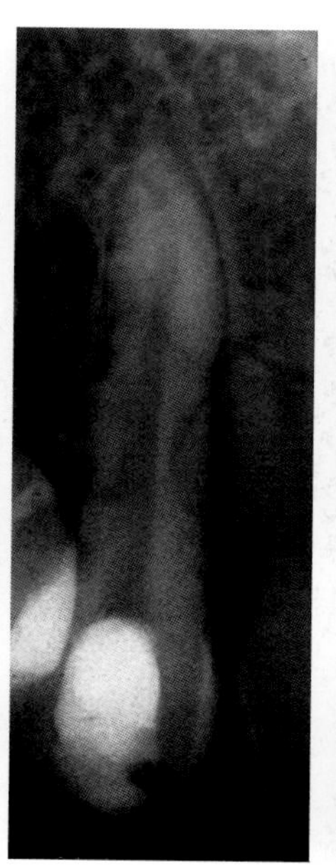

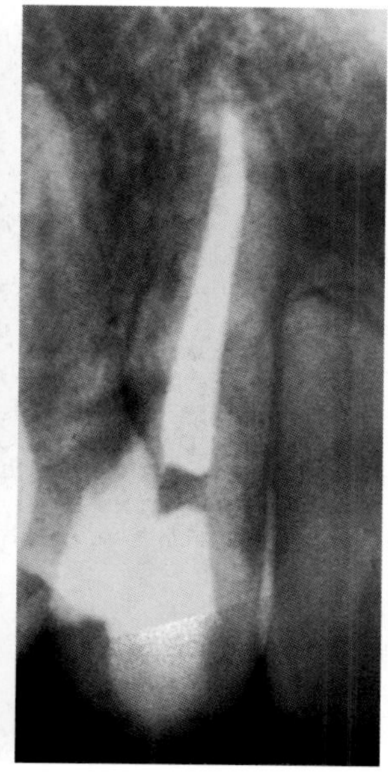

图12-12　当邻近骨质已愈合，提示牙根吸收已停止之后，进行根管充填。左：活跃的根吸收影像，牙根和周边牙槽骨中均有透射影。中：经过长期的氢氧化钙封药治疗，邻近骨质已经愈合。右：完成根管充填

（三）年轻患者已发生牙根外吸收的治疗

通过对髓腔内的感染控制，可以阻断由于牙髓感染引起的牙根外部的炎症性吸收。但由于患牙移位损伤后，往往伴有牙骨质覆盖层的破坏，从而导致微生物及其副产物更深地进入牙本质小管，刺激根尖周组织并产生炎症，因此在这一状况下对髓腔感染的控制难度就更大。

由 Hoshino 等[59]提出的一种三联抗生素糊剂已用于根尖孔未闭合的年轻恒牙在发生根尖周炎时的血运重建。该抗生素糊剂包含甲硝唑、环丙沙星和米诺环素，对髓腔内微生物具有出色的抗菌能力，对牙本质小管也有着较强的渗透能力。由于许多牙髓感染引起的牙根外部炎症性吸收病例也发生在年轻恒牙或具有根尖吸收的患牙中，因此外吸收和血运重建有着同样的愈合作用效果。使用这种抗生素糊剂，可能可以阻止牙根外吸收并使根管重新血管化（图 12-13）。

对于这样的根管可以不用机械预备，但必须用大量次氯酸钠冲洗，并封入抗生素混合物至少 4 周[41,60]。通过对根尖周组织的机械刺激，形成直至釉牙骨质界范围的凝血块，为新生组织的向内生长提供基质，然后利用深入髓腔的冠修复体以隔绝微生物。患者每 3 个月随访 1 次，直到出现牙根外吸收愈合、根管壁增厚的迹象（图 12-5，图 12-13）。

早期的研究已经证实了在这些病例中三联抗生素糊剂所具有的强效抗菌特性[61]，更进一步的研究将在第二十九章详细描述。该方法可在大多数情况下使用，如果在 3 个月后没有出现吸收愈合与牙髓再生的迹象，则应使用更传统的治疗方案。

三、牙髓治疗考量要点

（一）牙震荡和亚脱位

患牙在受到这两种伤害时，在牙槽窝内没有明显的移位，因此不应过多考虑牙髓坏死的结局。但是，随访基线和定期诊断性测试对于发现例如髓腔闭塞（最可能）或牙髓坏死等晚期并发症至关重要。

在初期检查时牙髓活力测试反应正常的患牙并不能被简单推定为牙髓健康，更不能认定其将会随着时间的推移持续表现正常。同样，初期检查时牙髓活力下降或无活力反应的患牙也不能被简单推定为牙髓坏死，因为它们在以后的随访中可能出现活力正常的反应。研究表明，牙根发育成熟的恒牙在牙外伤后，可能需要长达 9 个月的时间才能观察到冠部牙髓恢复正常的血流。只有在血流恢复后，对牙髓测试的反应才能恢复正常[62]。

在随访测试中，从无反应转变为反应正常可以被认为是牙髓逐渐恢复健康的征象。反复出现的阳性反应也可以被视为牙髓健康的标志。从反应正常到反应降低说明牙髓可能正在退化。持续的牙髓活力反应阴性表明牙髓已受到不可逆转的破坏，但这也并不是绝对的[62]。

在初诊时，应对上下颌的所有前牙进行牙髓温度和电活力测试并仔细记录，确立随访的基线，以便与几个月后的随访测试进行比较。应在牙外伤发生后的第 3 周、第 3 月、第 6 月和第 12 个月，以及后续的每年进行随访检查。目的是明确这些患牙牙髓状态的发展趋势。对于受到外伤的患牙，在唇侧切 1/3 处放置干冰棒（-78℃）或二氯二氟甲烷（-40℃）的测验比冰条更为准确[63,64]。强烈的冷刺激可穿透牙体层、固位夹板或修复体，到达牙体的深层。此外，冰条融化的冰水可能会散布到相邻的牙或牙龈上，从而产生假阳性反应，而干冰则不会形成冰水。牙髓电活力测试依赖于直接刺激到牙髓神经的电脉冲。这一测试对乳牙、年轻恒牙的诊断价值有限，但在牙本质小管闭塞，管内液体流动中断的病例中很有用。而这种情况在老年患者的患牙或早期坏死的外伤牙中很典型。在这些情况下，不能使用依赖于牙本质小管内液体流动的温度测验，而电活力测试就变得非常重要。

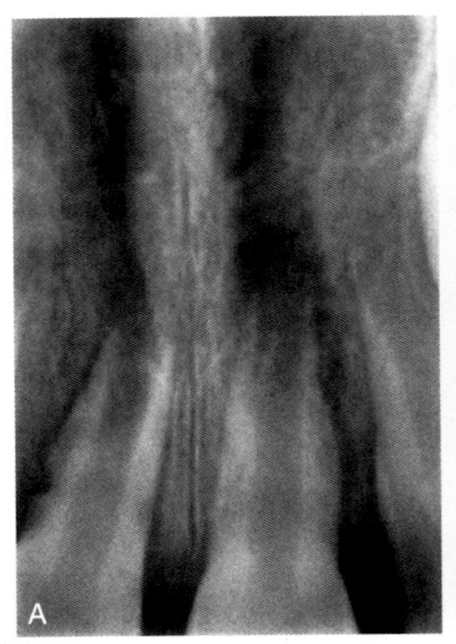

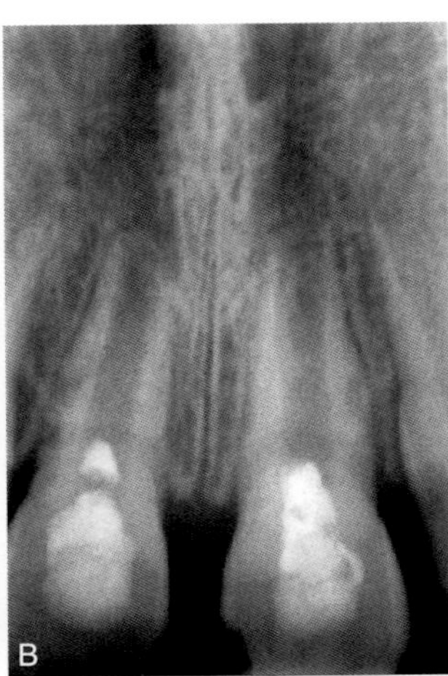

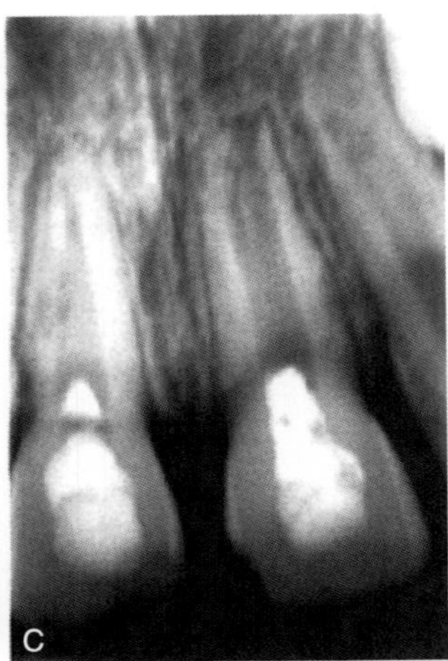

图 12-13 牙髓感染坏死、根尖周炎伴牙根外炎症性吸收的年轻恒牙。治疗方法如图 12-5 所示，注意牙根外吸收的愈合过程和牙根继续发育的情况（由北卡罗来纳州达勒姆市 Linda Levin 医生提供）

（二）侧向脱位与脱出性脱位

侧向脱位与脱出性脱位的患牙应尽早复位，并放置功能性夹板固定。牙髓观察的重点是在急诊处理后的7~10天。临床医生必须评估牙髓血运重建的可能性，若可能实现血运重建则不需要进行根管治疗，如果血运重建可能性不高，则应在这7~10天的时间段内开始进行根管治疗。

血运重建的潜力主要取决于复位时根尖孔的宽度。如果宽度大于1.0mm，则可以考虑血运重建。根尖孔越大，血运重建成功的可能性就越高[65]。如果认为可以进行血运重建，则必须安排定期的随访计划。由于这些类型患牙的牙髓测试结果非常不稳定，因此需要在较短时间间隔内随访时以相同的角度拍摄X片比较。

由于最初的炎症反应，影像学检查上会发现少量的根吸收，这应该是自限性的，并且在3周后其范围不再增大。如果影像学上牙根吸收的范围逐渐增大或存在任何牙髓感染的症状，则应迅速开始根管治疗。如果根尖孔宽度小于1mm，应在受伤后立即开始根管治疗。如果患者在受伤后7~10天内没有到临床就诊，或者影像学检查发现存在牙根外吸收，则应开始长期氢氧化钙封药治疗或采用三联抗生素治疗。

（三）嵌入性脱位

嵌入性脱位最具破坏性。伴随着患牙附着组织的广泛损伤，牙髓几乎不可能存活。在牙根发育不完全的年轻恒牙，确实有时可能会发生自发性再萌出和血运重建，但在牙根发育成熟的恒牙中，牙髓的坏死是必然的[4]。因此，需要在第一时间进入髓腔，开始根管治疗。

第四节　完全性牙脱位

外伤后初次急诊处置对后续的治疗意义重大。理想情况下，全脱位的患牙应尽早复位并使用功能性夹板固定。如果无法立刻再植，应将其放置在生理性存储溶液中以延长体外保存时间，减少再植后的牙根吸收等并发症。急诊处理时，对牙根的处理方案应根据患牙的发育状态（根尖孔是否闭合），以及体外干燥时间确定。若体外干燥时间超过60分钟，一般认为牙周细胞已无法再维持活力。

一、急诊处理

（一）体外干燥时间小于60分钟脱位牙的急诊处理

1. 根尖孔闭合患牙的处理　牙根应该用水或者生理盐水冲洗去除碎屑，尽可能轻柔地植回牙槽窝内。如果牙根已发育完成、根尖孔完全闭合，则牙髓的血运重建再生几乎是不可能实现的[65]，但是由于患牙体外干燥时间小于60分钟（已完成再植或保存在合适的介质中），牙周组织仍有较大的可能获得愈合。最重要的是，减少了牙再植后发生严重炎症反应的机会。体外时间不超过15~20分钟被认为是牙周愈合的最理想时间[66-68]。

体外干燥时间超过20分钟（牙周膜细胞能存活）但少于60分钟（牙周膜细胞无法存活）的患牙治疗难度就显著增大了。数据显示，在这些病例中的牙根表面存在着一些具有再生潜能的细胞，而另一些细胞则将作为炎症刺激因子。治疗方案的研究对这些病例有重要的意义。将药物Ledermix（译者注：Ledermix糊剂是一种抗生素与类固醇激素的混合物）在急诊处理时即封入根管内，有助于拯救原本保留无望的患牙[69]，这个方法被证实在治疗体外干燥时间为20~60分钟的患牙中最为有效。

2. 根尖孔开放患牙的处理　将患牙浸泡在多西环素溶液内或者在牙根表面覆盖米诺环素5分钟，轻柔地冲洗掉表面的碎屑，再植入牙槽窝内。对于根尖孔开放的患牙，是完全有可能实现牙髓的再血管化和牙根的继续发育（图12-14）。Cvek等[70]在猴模型上的实验中发现，再植前将牙齿浸泡在多西环素溶液（1mg多西环素溶解在大约20ml生理盐水中）5分钟，能显著促进再血管化。Yanpiset等在狗模型的实验中也得到同样的结论[71]。Ritter等[72]的实验发现，将米诺环素附着在牙根表面15天左右能进一步提高再血管化的成功率。虽然仅靠这些动物实验并不能预测人类再血管化的成功概率，但有理由相信在两个物种身上发生的这种促进再血管化作用也会同样发生在人类身上。与根尖孔闭合的患牙一样，根尖孔开放的患牙也同样需要轻柔地冲洗去除碎屑后再植回牙槽窝内。

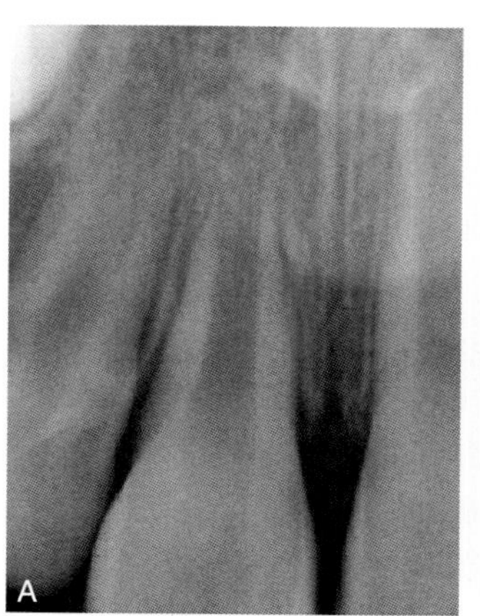

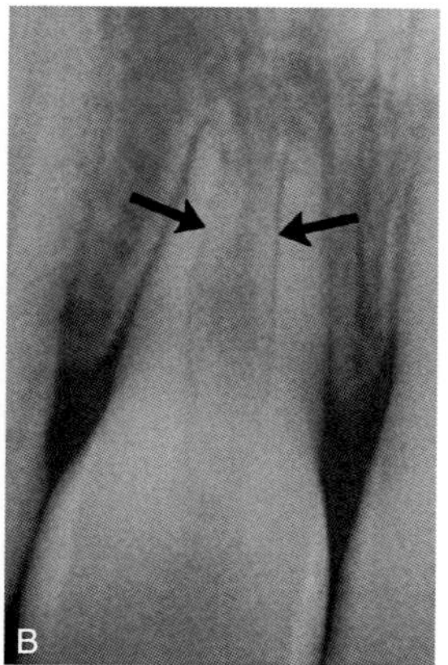

图12-14　年轻恒牙的再血管化治疗。根尖孔发育未完成的年青恒牙在脱位后立刻再植

A. 图为再植术后即刻X线根尖片　**B.** 图为再植术后1年随访拍摄的X线根尖片，提示牙根内血运重建。在这个病例中，新生牙周组织在根管内形成了硬骨板和骨组织（黑色箭头）（由法国巴黎Cecilia Bourguignon医生提供）

（二）体外干燥时间超过60分钟脱位牙的急诊处理

1. 根尖孔闭合患牙的处理 对这类患牙的处理流程是先用酸蚀剂处理5分钟以去除牙周膜，再将患牙浸泡于氟化物溶液，然后再植回牙槽窝内。当牙根的体外干燥时间超过60分钟甚至更多时，牙周膜细胞将无法存活[66,73]。在这些病例里，牙根应该加以处理以尽可能避免后续的牙吸收（减缓骨组织替代形成牙固连的过程）。这些患牙应浸泡在酸性溶液中5分钟以去除所有残留的牙周膜细胞，从而去除再植后可能会引发炎症反应的组织。接下来需要将患牙浸泡在2%的氟化亚锡溶液中5分钟后再进行再植[74,75]。阿仑膦酸钠局部应用被证实与氟化物一样，有减缓外吸收的效果[76]，但还需要进一步研究评估其有效性是否优于局部使用氟化物，以及其临床效费比是否具有应用价值。对于口外干燥时间过长的患牙，有一些研究发现釉基质蛋白的应用，不仅能增强牙根的抗吸收的能力，还能刺激牙槽窝内的牙周膜韧带的新生[77,78]，但也有一些研究表明尚无法证实釉基质蛋白的有效性[79]。

如果患牙干燥超过60分钟，且不考虑保留牙周膜，则应该在体外进行牙髓治疗。如果是根尖孔闭合的患牙，在急诊处理时可先不进行牙髓治疗。但是，对于根尖孔开放的患牙，如果在再植后进行根管治疗，临床上就需要长期的根尖诱导过程。对于这些病例，在体外完成根管治疗，封闭宽大的根尖孔较为容易。当体外进行根管治疗时，必须尽可能保证无菌操作，以确保根管系统内无菌。

2. 根尖孔开放患牙的处理 如果需要再植的话，具体操作流程应与根尖孔闭合的患牙一样，在体外完成牙髓治疗。这些患者年龄较小，通常颌面部发育还没有完成，许多儿童口腔医生认为这种患牙预后不佳，又极容易发生牙固连，因而不建议再植。然而即使这些患牙不可避免地会由于骨替代而最终丧失，仍有大量争议认为这类牙值得再植。只要这些患牙再植的时间恰当、患者也能按时复诊，牙槽嵴的高度，更重要的是牙槽嵴的宽度能得到有效的维持[80,81]。这样当儿童颜面部发育完成后，能更有利于永久性修复体的设计制作。已经有一些研究正在评估是否应该修改现有的诊疗指南。

（三）辅助治疗

在再植时以及根管治疗前全身使用抗生素，将有助于防止微生物侵入坏死牙髓，以及由其引发的后续炎症反应[82]。四环素还可以影响破骨细胞的活动力，降低胶原酶的活性，从而有助于进一步减少牙根吸收[83]。全身使用抗生素一般建议从第一次急诊处理开始，持续到拆除固定夹板时[84]。对于那些四环素着色非易感人群，可根据患者的年龄和体重给予多西环素，1天2次，连续服用7天[83,84]。1 000mg或500mg的青霉素V，每6小时一次，连续使用7天，也被证实有效。在愈合期还应控制龈沟中的微生物含量，除了对患者强调口腔卫生，也可连续7~10天使用氯己定溶液漱口。

Bryson等[69]推荐在急诊处理时，去除髓腔内容物，并在根管内放置含有四环素和皮质类固醇激素的药物，与没有使用药物的常规治疗相比，能够在再植后阻止炎症反应的发生，获得更好的愈合疗效。有研究发现单独使用皮质类固醇激素（无四环素）也能同样有效阻止炎症反应，降低骨替代的发生概率[85]。

止痛药的使用应根据患者的具体情况进行评估，通常推荐轻度镇痛药或者非甾体类抗炎药。患者还应该在初次就诊后48小时内转诊至内科，向医生咨询有关注射破伤风疫苗的事宜。

二、第二次就诊

应在急诊处理后7~10天进行第二次就诊。急诊处理的重点是保存以及促进牙周组织的愈合。第二次就诊的治疗重点则应转移到预防或清除根管内的潜在炎症刺激因子。如果存在这些刺激物，将会导致局部炎症反应的扩展，从而引起牙槽骨和牙根吸收。此外，在本次就诊后，终止全身应用抗生素的疗程，并停止氯己定溶液漱口，拆除固定夹板。

（一）牙髓治疗

1. 体外干燥时间小于60分钟脱位牙的牙髓治疗

（1）根尖孔闭合患牙的牙髓治疗：在外伤后7~10天即应开始根管治疗。若牙髓治疗已超过该时限，或存在牙根吸收的表现时，需进行根管内氢氧化钙封药，直到再次形成牙周膜间隙等愈合的迹象后，才可进行根管充填以及冠修复。

（2）根尖孔开放患牙的牙髓治疗：尽量避免根管治疗。观察判断患牙血运重建是否成功。当发现有牙髓感染指征时，立即行根尖诱导成形术。

2. 体外干燥时间超过60分钟脱位牙的牙髓治疗

（1）根尖孔闭合患牙的牙髓治疗：这些牙根管治疗的方法与口外干燥时间小于60分钟的病例一致。

（2）根尖孔开放患牙的牙髓治疗：如果没有在体外完成根管治疗的患牙，需要进行根尖诱导成形术。对于这类患牙，血运重建成功的概率非常低[55,86]，所以无需尝试恢复患牙的牙髓活力。因此如果急诊处理时没能在体外完成根管治疗，第二次就诊时即应开始根尖诱导成形术。如果急诊处理时已完成根管充填，第二次就诊时则只需评估术后的恢复情况。

（二）临时性修复

为了避免诊间根管内感染的发生，必须有效地封闭冠方的入髓通道。推荐的暂封材料包括：加强型氧化锌丁香油水门汀、酸蚀粘接的复合树脂或者玻璃离子。这些暂封材料的厚度与它们的封闭性密切相关，建议厚度不应小于4mm。此外，髓腔内无需放置小棉球，而是直接于氢氧化钙封药上进行暂封。注意暂封前要去净髓腔侧壁上的氢氧化钙，因为它们是水溶性材料，会被唾液溶解，从而导致封闭不完全。

开始根管治疗时，一般固定夹板已拆除。若此次就诊时间不足以完全拆除固定夹板，则需要对树脂固定条进行抛光，防止对软组织造成刺激，留待下次就诊时拆除剩余固定夹板。此次就诊时，外伤已基本愈合，可以对脱位牙的邻牙进行详尽的临床检查。为了后续的随访复查，此次就诊时需详细记录牙髓活力测试、叩诊、触诊和牙周探诊的检查结果。

三、根管充填复诊

根管充填的时机一般可以根据医生的安排而定，对于需要长期氢氧化钙封药的病例，在观察到硬骨板恢复完整后即可进行根管充填。如果是在牙脱位7~10天内进行根管治疗，并且临床和影像学检查均未发现根尖周病变，尽管研究已证明可继续长时间氢氧化钙封药，但也可在此次就诊时完成根管充填。如果根管治疗晚于牙脱位后7~10天，或者发现存在牙根吸收的迹象，在根管充填前一定要先彻底消毒根管系统。通常来讲，影像学上显示硬骨板重建（图12-12）代表根管内感染得到控制。只有当硬骨板恢复完整时，才可以进行根管充填。按照严格的无菌要求对根管进行清理、成形和冲洗后，进行根管充填，在此过程中应特别注意无菌操作及冠方的严密封闭。

四、永久性修复

大量证据表明暂封或不良的永久性修复导致的冠部渗漏可导致根管系统在充填后发生再次感染。因此，在根管充填后应尽早完成永久修复。对暂封材料而言，修复体的厚度决定了其封闭性，因此保证其厚度非常重要。另外由于大多数牙脱位发生于前牙区，在此区域的美学修复尤其重要，因此要尽量避免放置根管桩。通常建议使用复合树脂与牙本质粘接剂进行牙体修复，这些材料具备从内部加强患牙抗折能力的优势，从而防止患牙的再次外伤。

五、随访复查

应在术后3个月、6个月以及之后的每一年进行定期随访和评估，并至少持续五年。如果牙根发生骨替代性吸收（牙固连）（图12-15），应对长期治疗方案进行及时调整。对于发生炎症性牙根吸收的病例（图12-10），可尝试通过标准的根管再治疗流程对感染根管进行消毒和清理，从而逆转该病程。在创伤发生较长时间后，患牙周边的牙也可能出现病理性改变。因此在复诊时也要检查邻牙，并结合刚发生外伤时的检查结果进行比较。

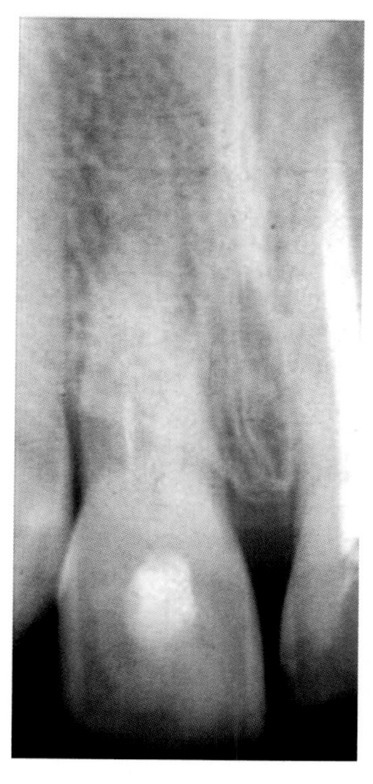

图12-15　骨替代的影像学表现。牙根与周围骨影像相同（无硬骨板影像）。注意此时，不存在典型的活动性炎症的透射影像

第五节　牙根内吸收

牙根内吸收较少发生于恒牙，主要特征为根管内出现椭圆形样膨大影像[4]。相比之下，牙根外吸收的发生率要高得多，但常被误诊断为内吸收。牙根内吸收表现为牙髓肉芽组织邻近的多核巨细胞引起的根管内侧壁的吸收（更多详情，请参考第十五章）。

牙根内吸收通常无症状，多由X线常规检查而发现。当牙冠因吸收导致穿孔，且肉芽组织暴露于口腔液体中时，偶尔也可能出现疼痛。要出现活动性的内吸收，至少需要有部分活髓的存在，因此牙髓活力测试结果很可能为阳性。但有时靠近冠方的牙髓已发生坏死，而包含内吸收部分的根髓仍然有活力，因此，即使牙髓活力测试结果为阴性，也不能排除有活动性的内吸收存在。此外，在活动性内吸收发生一段时间后，剩余牙髓也可能发生坏死，导致活力测试结果为阴性，且X线检查发现内吸收和根尖周炎症的存在。牙冠呈粉色在以往被认为是内吸收的特征性表现，原因是牙釉质下方的牙本质中存在肉芽组织（图12-16）。需要注意的是，患牙呈粉色也可能是牙颈部的附着上皮下方出现炎性外吸收，因此在对牙内吸收做出诊断前需要对此进行鉴别诊断。

一、影像学表现

牙根内吸收的影像学表现通常为根管内相对均匀的透射膨大影像（图12-17A）。因为吸收始发于根管内部，所以病变范围累及到根管的部分区域，使根管的原有形态发生形变。只有在极少数情况下内吸收造成牙根穿孔且影响到牙周膜时，牙根邻近的骨组织才会发生影像学改变。

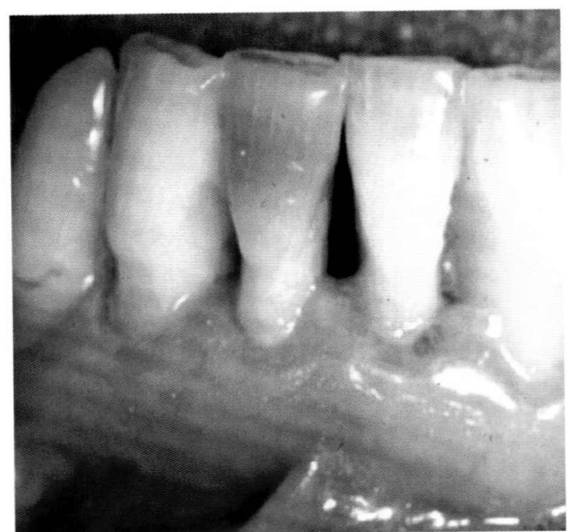

图 12-16 与牙根内吸收相关的粉红色外观

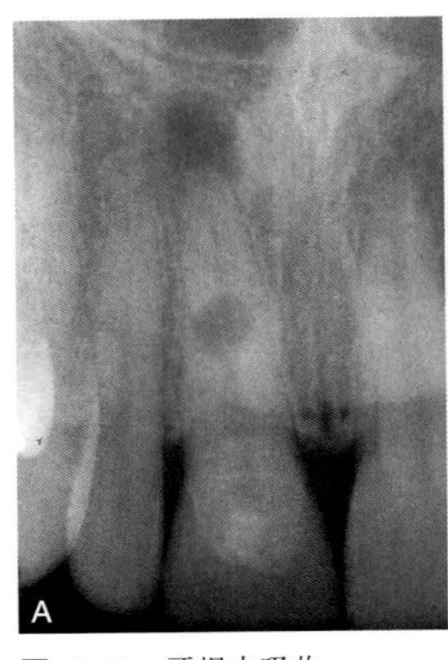

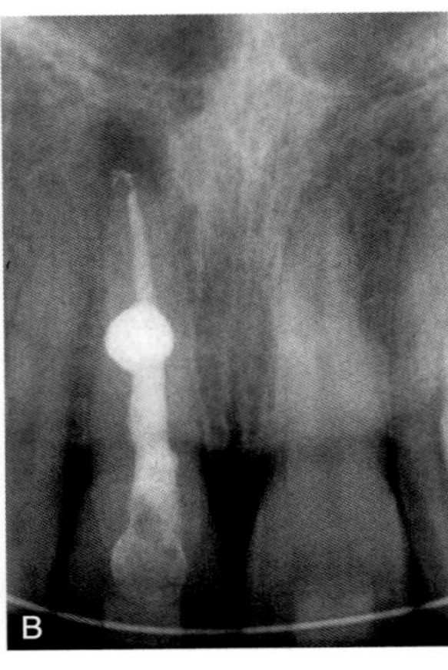

图 12-17 牙根内吸收

A. X线根尖片显示左上颌切牙根中部的内吸收呈典型的均匀放射线透射影像 **B.** 内吸收区域已由软化的牙胶和根管封闭剂充填（由加利福尼亚州罗马琳达市的 Steven G.Morrow 医生提供）

二、组织学表现

与其他炎症性吸收相类似，牙根内吸收的组织学表现为肉芽组织中包含多核巨细胞，在肉芽组织冠方为坏死牙髓组织，有时在坏死区域和肉芽组织间可见含有微生物的牙本质小管[87]。与牙根外吸收不同的是，牙内吸收区邻近的骨组织不受到影响。

三、牙髓治疗

理论上，牙根内吸收的治疗非常简单。既然吸收源于炎症牙髓组织，且该组织的血供经过根尖孔，那么有效切断吸收组织的血供就是治疗所需采用的方法。充分麻醉后，对根管内吸收区根方进行探查，并确定根管工作长度（未到影像学根尖）。对根管根尖段进行充分的机械预备，从而保证彻底切断内吸收组织的血供。完成预备后，用纸尖干燥根管，保证没有血液或其他渗出。氢氧化钙封入根管内，以便于下次就诊时能彻底去除根管系统不规则处的剩余组织。第二次就诊时，用软充填技术彻底封闭根管及内吸收部位（图 12-17B）。

（黄正蔚 译 彭彬 审校）

参考文献

1. Glendor U, Marcenes W, Andreasen JO. Classification, epidemiology and etiology. In: Andreasen JO, Andreasen FM, Andersson L, eds. *Textbook and Color Atlas of Traumatic Injuries to the Teeth*. 4th ed. Oxford: Blackwell; 2007. pp. 217–254.
2. Skaare AB, Jacobsen I. Dental injuries in Norwegians aged 7–18 years. *Dent Traumatol*. 2003;19:67–71.
3. Bastone EB, Freer TJ, McNamara JR. Epidemiology of dental trauma: a review of the literature. *Aust Dent J*. 2000;45:2–9.
4. Andreasen JO, Andreasen FM. Textbook and color atlas of traumatic injuries to the teeth. 3rd ed. Copenhagen and St. Louis: Munksgaard and CV Mosby; 1994.
5. Canakci V, Akgul HM, Akgul N, Canakci CF. Prevalence and handedness correlates of traumatic injuries to the permanent incisors in 13–17-year-old adolescents in Erzurum, Turkey. *Dent Traumatol*. 2003;19:248–254.
6. Saroglu I, Sonmez H. The prevalence of traumatic injuries treated in the pedodontic clinic of Ankara University, Turkey, during 18 months. *Dent Traumatol*. 2002;18:299–303.
7. Tapias MA, Jimenez-Garcia R, Lamas F, Gil AA. Prevalence of traumatic crown fractures to permanent incisors in a childhood population: Mostoles, Spain. *Dent Traumatol*. 2003;19:119–122.
8. Kakehashi S, Stanley HR, Fitzgerald RJ. The effect of surgical exposures on dental pulps in germ-free and conventional laboratory rats. *Oral Surg Oral Med Oral pathol*. 1965;20:340–349.
9. Cvek M, Cleaton-Jones PE, Austin JC, Andreasen JO. Pulp reactions to exposure after experimental crown fractures or grinding in adult monkeys. *J Endod*. 1982;8:391–397.
10. Cvek M. A clinical report on partial pulpotomy and capping with calcium hydroxide in permanent incisors with complicated crown fracture. *J Endod*. 1978;4:232–237.
11. Heide S, Mjor IA. Pulp reactions to experimental exposures in young permanent monkey teeth. *Int Endod J*. 1983;16:11–19.
12. Katebzadeh N, Dalton BC, Trope M. Strengthening immature teeth during and after apexification. *J Endod*. 1998;24:256–259.
13. Sjogren U, Hagglund B, Sundqvist G, Wing K. Factors affecting the long-term results of endodontic treatment. *J Endod*. 1990;16:498–504.
14. Masterton JB. The healing of wounds of the dental pulp. An investigation of the nature of the scar tissue and of the phenomena leading to its formation. *Dent Pract Dent Rec*. 1966;16:325–339.
15. Weiss M. Pulp capping in older patients. *NY State Dent J*. 1966;32:451–457.
16. Cvek M, Hollender L, Nord CE. Treatment of non-vital permanent incisors with calcium hydroxide. VI. A clinical, microbiological and radiological evaluation of treatment in one sitting of teeth with mature or immature root. *Odontol Revy*. 1976;27:93–108.
17. Lauridsen E, Hermann NV, Gerds TA, Ahrensburg SS, Kreiborg S, Andreasen JO. Combination injuries 1. The risk of pulp necrosis in permanent teeth with concussion injuries and concomitant crown fractures. *Dent Traumatol*. 2012;28:364–370.
18. Lauridsen E, Hermann NV, Gerds TA, Ahrensburg SS, Kreiborg S, Andreasen JO. Combination injuries 3. The risk of pulp necrosis in permanent teeth with extrusion or lateral luxation and concomitant crown fractures without pulp exposure. *Dent Traumatol*. 2012;28:379–385.
19. Swift EJ Jr, Trope M. Treatment options for the exposed vital pulp. *Pract Periodont Aesthet Dent*. 1999;11:735–739.
20. Tronstad L, Mjor IA. Capping of the inflamed pulp. *Oral Surg Oral Med Oral Pathol*. 1972;34:477–485.
21. Cox CF, Keall CL, Keall HJ, et al. Biocompatibility of surface-sealed dental materials against exposed pulps. *J Prosthet Dent*. 1987;57:1–8.
22. Bystrom A, Claesson R, Sundqvist G. The antibacterial effect of camphorated paramonochlorophenol, camphorated phenol and calcium hydroxide in the treatment of infected root canals. *Endod Dent Traumatol*. 1985;1:170–175.
23. Sjogren U, Figdor D, Spangberg L, Sundqvist G. The antimicrobial effect of calcium hydroxide as a short-term intracanal dressing. *Int Endod J*. 1991;24:119–125.
24. Mejare I, Hasselgren G, Hammarstrom LE. Effect of formaldehyde-containing drugs on human dental pulp evaluated by enzyme histochemical technique. *Scand J Dent Res*. 1976;84:29–36.

25. Schroder U, Granath LE. Early reaction of intact human teeth to calcium hydroxide following experimental pulpotomy and its significance to the development of hard tissue barrier. *Odontol Revy*. 1971;22:379–395.
26. Schroder U. Reaction of human dental pulp to experimental pulpotomy and capping with calcium hydroxide. *Odont Revy*. 1973;24(Suppl 25):97. [thesis]
27. Stanley HR, Lundy T. Dycal therapy for pulp exposures. *Oral Surg Oral Med Oral Pathol*. 1972;34:818–827.
28. Tronstad L. Reaction of the exposed pulp to Dycal treatment. *Oral Surg Oral Med Oral Pathol*. 1974;38:945–953.
29. Heller AL, Koenigs JF, Brilliant JD, et al. Direct pulp capping of permanent teeth in primates using a resorbable form of tricalcium phosphate ceramic. *J Endod*. 1975;1:95–101.
30. Arakawa M, Kitasako Y, Otsuki M, Tagami J. Direct pulp capping with an auto-cured sealant resin and a self-etching primer. *Am J Dent*. 2003;16:61–65.
31. Hirschman W, Wheater M, Bringas J, Hoen M. Cytotoxicity comparison of three current direct pulp-capping agents with a new bioceramic root repair putty. *J Endod*. 2012;38;385–388.
32. Liu S, Wand S, Dong Y. Evaluation of a bioceramic pulp capping agent. In vitro and in vivo. *J Endod*. 2015;41: 652–657.
33. Torabinejad M, Rastegar AF, Kettering JD, Pitt Ford TR. Bacterial leakage of mineral trioxide aggregate as a root-end filling material. *J Endod*. 1995;21:109–112.
34. Bogen G, Kim JS, Bakland LK. Direct pulp capping with mineral trioxide aggregate: an observational study. *J Am Dent Assoc*. 2008;139:305–315.
35. Cvek M. A clinical report on partial pulpotomy and capping with calcium hydroxide in permanent incisors with complicated crown fracture. *J Endod*. 1978;4:232–237.
36. Barrett AP, Reade PC. Revascularization of mouse tooth isografts and allografts using autoradiography and carbonperfusion. *Arch Oral Biol*. 1981;26:541–545.
37. Ohman A. Healing and sensitivity to pain in young replanted human teeth. An experimental, clinical and histological study. *Odontol Tidskr*. 1965;73:166–227.
38. Skoglund A, Tronstad L. Pulpal changes in replanted and autotransplanted immature teeth of dogs. *J Endod*. 1981;7:309–316.
39. Love RM. Bacterial penetration of the root canal of intact incisor teeth after a simulated traumatic injury. *Endod Dent Traumatol*. 1996;12:289–293.
40. Banchs F, Trope M. Revascularization of immature permanent teeth with apical periodontitis: new treatment protocol? *J Endod*. 2004;30:196–200.
41. Zachrisson BU, Jacobsen I. Long-term prognosis of 66 permanent anterior teeth with root fracture. *Scand J Dent Res*. 1975;83:345–354.
42. Andreasen FM. Pulpal healing after luxation injuries and root fracture in the permanent dentition. *Endod Dent Traumatol*. 1989;5:111–131.
43. Jacobsen I, Kerekes K. Diagnosis and treatment of pulp necrosis in permanent anterior teeth with root fracture. *Scand J Dent Res*. 1980;88:370–376.
44. Andreasen JO, Andreasen FM, Mejare I, Cvek M. Healing of 400 intra-alveolar root fractures. 2. Effect of treatment factors such as treatment delay, repositioning, splinting type and period and antibiotics. *Dent Traumatol*. 2004;20:203–211.
45. Jacobsen I, Zachrisson BU. Repair characteristics of root fractures in permanent anterior teeth. *Scand J Dent Res*. 1975;83:355–364.
46. Andreasen JO, Andreasen FM, Mejare I, Cvek M. Healing of 400 intra-alveolar root fractures. 1. Effect of pre-injury and injury factors such as sex, age, stage of root development, fracture type, location of fracture and severity of dislocation. *Dent Traumatol*. 2004;20:192–202.
47. Cvek M. Treatment of non-vital permanent incisors with calcium hydroxide. IV. Periodontal healing and closure of the root canal in the coronal fragment of teeth with intraalveolar fracture and vital apical fragment. A follow-up. *Odontol Revy*. 1974;25:239–246.
48. Andreasen FM. Pulpal healing after luxation injuries and root fracture in the permanent dentition. *Endod Dent Traumatol*. 1989;5:111–131.
49. Jacobsen I. Root fractures in permanent anterior teeth with incomplete root formation. *Scand J Dent Res*. 1976;84:210–217.
50. Gazelius B, Olgat L, Edwall B. Restored vitality in luxated teeth assessed by laser Doppler flowmeter. *Endod Dent Traumatol*. 1988;4:265–268.
51. Andreasen FM, Pedersen BV. Prognosis of luxated permanent teeth–the development of pulp necrosis. *Endod Dent Traumatol*. 1985;1:207–220.
52. Andreasen JO. Review of root resorption systems and models. Etiology of root resorption and the homeostatic mechanisms of the periodontal ligament. In: Davidovitch Z, editor. *The Biological Mechanism of Tooth Eruption and Root Resorption*. Birmingham: Munksgaard, 1996. pp. 9–21.
53. Tronstad L. Root resorption-etiology, terminology and clinical manifestations. *Endod Dent Traumatol*. 1988;4:241–252.
54. Trope M, Moshonov J, Nissan R, et al. Short vs. long-term calcium hydroxide treatment of established inflammatory root resorption in replanted dog teeth. *Endod Dent Traumatol*. 1995;11:124–128.
55. Trope M, Yesilsoy C, Koren L, et al. Effect of different endodontic treatment protocols on periodontal repair and root resorption of replanted dog teeth. *J Endod*. 1992;18:492–496.
56. Cvek M, Cleaton-Jones P, Austin J, et al. Effect of topical application of doxycycline on pulp revascularization and periodontal healing in reimplanted monkey incisors. *Endod Dent Traumatol*. 1990;6:170–176.
57. Yanpiset K, Vongsavan N, Sigurdsson A, Trope M. Efficacy of laser Doppler flowmetry for the diagnosis of revascularization of reimplanted immature dog teeth. *Dent Traumatol*. 2001;17:63–70.
58. Hoshino E, Kurihara-Ando N, Sato I, et al. In-vitro antibacterial susceptibility of bacteria taken from infected root dentine to a mixture of ciprofloxacin, metronidazole and minocycline. *Int Endod J*. 1996;29:125–130.
59. Gazelius B, Olgart L, Edwall B. Restored vitality in luxated teeth assessed by laser Doppler flowmeter. *Endod Dent Traumatol*. 1988;4:265–268.
60. Windley W III, Teixeira F, Levin L, et al. Disinfection of immature teeth with a triple antibiotic paste. *J Endod*. 2005;31:439–443.
61. Bhaskar SN, Rappaport HM. Dental vitality tests and pulp status. *J Am Dent Assoc*. 1973;86:409–411.
62. Fulling HJ, Andreasen JO. Influence of maturation status and tooth type of permanent teeth upon electrometric and thermal pulp testing. *Scand J Dent Res*. 1976;84:286–290.
63. Fuss Z, Trowbridge H, Bender IB, et al. Assessment of reliability of electrical and thermal pulp testing agents. *J Endod*. 1986;12:301–305.
64. Kling M, Cvek M, Mejare I. Rate and predictability of pulp revascularization in therapeutically reimplanted permanent incisors. *Endod Dent Traumatol*. 1986;2:83–89.
65. Soder PO, Otteskog P, Andreasen JO, Modeer T. Effect of drying on viability of periodontal membrane. *Scand J Dent Res*. 1977;85:164–168.
66. Andreasen JO. Effect of extra-alveolar period and storage media upon periodontal and pulpal healing after replantation of mature permanent incisors in monkeys. *Int J Oral Surg*. 1981;10:43–53.
67. Barrett EJ, Kenny DJ. Avulsed permanent teeth: a review of the literature and treatment guidelines. *Endod Dent Traumatol*. 1997;13:153–163.
68. Bryson EC, Levin L, Banchs F, et al. Effect of immediate intracanal placement of Ledermix Paste® on healing of replanted dog teeth after extended dry times. *Endod Dent Traumatol*. 2002;18:316–321.
69. Cvek M, et al. Effect of topical application of doxycycline on pulp revascularization and periodontal healing in reimplanted monkey incisors. *Endod Dent Traumatol*. 1990;6:170–177.
70. Yanpiset K, Trope M. Pulp revascularization of replanted immature dog teeth after different treatment methods. *Endod Dent Traumatol*. 2000;16:211–217.
71. Ritter AL, Ritter AV, Murrah V, et al. Pulp revascularization of replanted immature dog teeth after treatment with minocyline and doxycycline assessed by laser flowmetry, radiography and histology. *Dent Traumatol*. 2004;5:75–84.
72. Andreasen JO, Kristerson L. The effect of limited drying or removal of the periodontal ligament. Periodontal healing after replantation of mature permanent incisors in monkeys. *Acta Odontol Scand*. 1981;39:1–13.
73. Bjorvatn K, Selvig KA, Klinge B. Effect of tetracycline and SnF2 on root resorption in replanted incisors in dogs. *Scand J Dent Res*. 1989;97:477–482.
74. Selvig KA, Zander HA. Chemical analysis and microradiography of cementum and dentin from periodontically diseased human

teeth. *J Periodontol.* 1962;33:103–107.
75. Levin L, Bryson EC, Caplan D, Trope M. Effect of topical alendronate on root resorption of dried replanted dog teeth. *Dent Traumatol.* 2001;17:120–126.
76. Filippi A, Pohl Y, von Arx T. Treatment of replacement resorption with Emdogain-preliminary results after 10 months. *Dent Traumatol.* 2001;17:134–138.
77. Iqbal MK, Bamaas N. Effect of enamel matrix derivative (EMDOGAIN) upon periodontal healing after replantation of permanent incisors in beagle dogs. *Dent Traumatol.* 2001;17:36–45.
78. Araujo M, Hayacibara R, Sonohara M, et al. Effect of enamel matrix proteins (Emdogain) on healing after re-implantation of "periodontally compromised" roots. An experimental study in the dog. *J Clin Periodontol.* 2003;30:855–861.
79. Andersson L, Andreasen JO, Day P, et al. International Association of Dental Traumatology guidelines for the management of traumatic dental injuries: 2. Avulsion of permanent teeth. *Dent Traumatol.* 2012;28:88–96.
80. Andersson L, Malmgren B. The problem of dentoalveolar ankylosis and subsequent replacement resorption in the growing patient. *Aust Endod J.* 1999;25:57–61.
81. Hammarstrom L, Pierce A, Blomlof L, et al. Tooth avulsion and replantation: a review. *Endod Dent Traumatol.* 1986;2:1–8.
82. Sae-Lim V, Wang CY, Choi GW, Trope M. The effect of systemic tetracycline on resorption of dried replanted dogs' teeth. *Endod Dent Traumatol.* 1998;14:127–132.
83. Sae-Lim V, Wang CY, Trope M. Effect of systemic tetracycline and amoxicillin on inflammatory root resorption of replanted dogs' teeth. *Endod Dent Traumatol.* 1998;14:216–220.
84. Chen H, Teixeira FB, Ritter AL, Levin L, Trope M. The effect of intracanal anti-inflammotory medicaments on external root resorption of replanted dog teeth after extended extra-oral dry time. *Dental Traumatol.* 2008;24:74–78.
85. Trope M. Root resorption of dental and traumatic origin: classification based on etiology. *Pract Periodont Aesthet Dent.* 1998;10:515–522.
86. Wedenberg C, Lindskog S. Experimental internal resorption in monkey teeth. *Endod Dent Traumatol.* 1985;1:221–227.
87. Silverman S. The dental structures in primary hyperparathyroidism. *Oral Surg Oral Med Oral Pathol.* 1962;15:426–436.

第十三章　冠源性牙裂

Leif K. Bakland

不同类型的牙裂是牙科诊断和治疗计划制订中令人困惑的一个领域。这些折裂的不同类型与不同的病史、主诉、症状、临床和影像学表现、治疗选择以及治疗结果有关。

学者们曾尝试对各种牙折进行了分类。Talim 和 Gohil[1] 早期尝试的分类方法相当复杂，后来 Silvestri 和 Singh[2] 基于完全折裂和不完全折裂的概念将其简化为一个系统。美国牙髓病学会（AAE）在此基础上将牙折分为 5 种类型[3]，然而尚未有任何分类方法获得普遍认可。

由于目前强调循证牙医学实践，人们认识到需要循证来指导牙折的诊断、预防和治疗[4]。为达此目的，需要建立一个实用的牙裂分类系统。虽然建立这样一个分类系统可能需要花费大量时间，但是仍然需要努力实现这个目标。实现它的第一步，人们可以考虑使用“牙裂”作为一个概括性术语，以涵盖所有可能在患牙上发生的各种类型的折裂。基于此，可以将它分为相互具有共性的三类折裂情况（表 13-1）：冠源性牙裂（COFs）、牙根纵裂（VRFs）和创伤性牙折。

冠源性牙裂的产生似乎经常呈自发性，其病因可能难以确定。折断通常源自牙冠，然后沿着根尖向根部进展（图 13-1）。本章将对该类型作更详细的描述。

牙根纵裂主要见于牙髓治疗的患牙（图 13-2）[5]；也有牙根纵裂伴活髓的病例发表，但似乎仅限于特定的亚洲人群，伴随有不良的咀嚼习惯[6,7]。当牙根纵裂发生在牙髓治疗牙时，裂纹往往起源于牙根的根尖段然后向冠方延伸，偶尔也可能源自牙颈部或根中部，并纵向延伸[5,8-10]。牙根纵裂的诊断通常基于病史（根管治疗）、X 线表现和临床表现。此类牙除了少数病例外，其余均需拔除治疗，详见第十四章。

表 13-1　牙折的 3 个亚类，每个亚类的临床状况相互具有共性

种类	特征
冠源性牙裂（COF）	起源于牙冠的自发性折断，并向根尖方向延伸至牙根
牙根纵裂（VRF）	一种起源于牙根的折断，可能始于牙根的任何位置，主要发生在牙髓治疗的患牙
创伤性牙折	急性牙折，可能涉及牙冠或牙根，或两者兼有

顾名思义，创伤性牙折，是急性创伤性事件的结果，例如可能发生在运动、工作、人身攻击或其他意外情况的时候。这些折裂牙折分为冠折、冠根折和根折。此外，还有一种不常被发现的牙折被称为牙骨质撕裂（图 13-3），即便不总是源自急性创伤事件，但仍可能具有创伤性病因[11]。

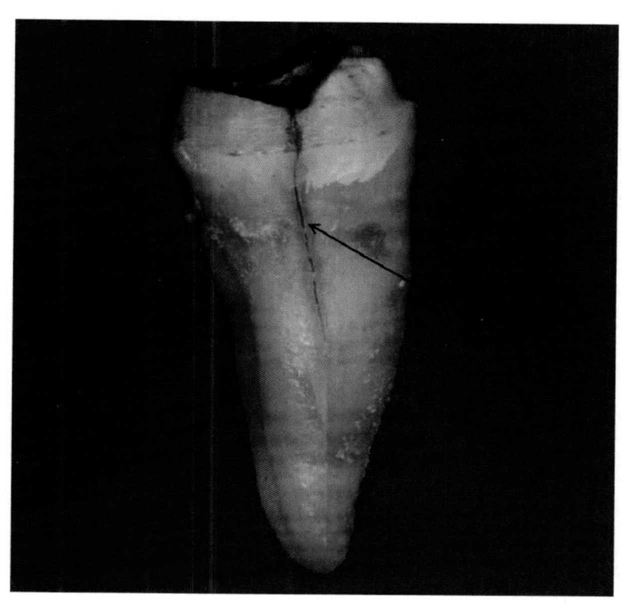

图 13-1　拔除牙显示常见的冠源性牙裂（箭头示），这些折断起源于牙冠，并向根尖方向延伸

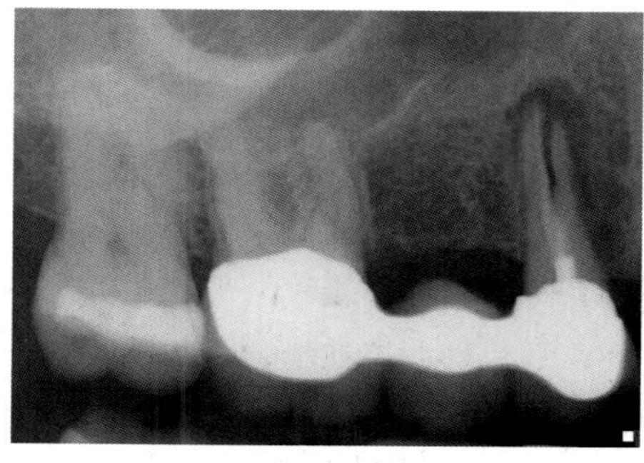

图 13-2　X 线片显示上颌第一前磨牙伴牙根纵裂。这种典型的根折发生在牙髓治疗牙上，根折的方向呈颊舌 / 腭向，因此通常很容易在 X 线片上显现

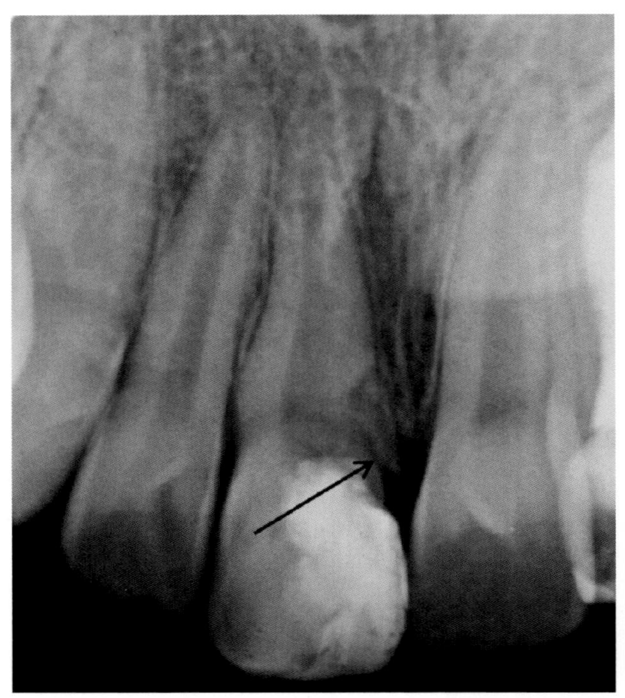

图 13-3 X 线片示右上颌中切牙的近中颈部牙骨质撕裂。该牙曾在 2 年前受到创伤

第一节 冠源性牙裂

学者们建议用冠源性牙裂作为一个专业术语，来描述典型的起源于牙冠的牙折裂[12]。该术语可被视为其他已使用的包括有症状和无症状患牙术语的总称。许多曾经使用的术语是针对某些特异性折裂情况，然而临床上往往很难区分各种类型的折裂。

只要人类存在，牙就会发生折裂。最近在一个距今 6 500 年的头骨上，不仅发现一颗有裂纹的牙，而且裂缝已经填充蜂蜡，原因可能是为了减轻患牙的症状[13]。最近，Gibbs[14]针对裂纹延伸至牙尖下伴有症状且经常导致牙尖断裂的情况，创造了一个术语"cuspal fracture odontalgia"（牙尖折裂痛）（图 13-4）。Cameron[15]为牙冠有裂纹且有症状的患牙提出了"cracked tooth syndrome"（牙裂综合征，CTS）一词，并立即被业界接受。尽管如此，使用"综合征"一词来描述这种情况可能仍旧受到质疑。综合征表明特定的病变或功能紊乱，通常被认为是体征和临床症状的总称[16]。诊断为 CTS 的证据，是基于患牙持续有咬合痛和冷刺激痛的症状。CTS 是否属于"综合征"还不确定，但在过去的 50 年里，它已经得到了广泛的认可，以至于人们不得不公认它是有症状的 COFs 牙的诊断术语。

Brynjulfsen 等[17]许多人经常使用的另一个术语是不全牙裂（infraction），这是一个极具描述性的词汇，表示患牙不完全折裂，不伴有牙折片的位移[16]。类似的术语有牙微裂（hairline fracture）[18]，牙隐裂（incomplete tooth fractures）[19,20]，青枝牙折（green stick fractures）[21,22]，隐裂牙（cracked teeth）[3]，冠根折（crown-root fractures）[23]，牙纵裂（longitudinal tooth fractures）[3,24]。

另外两个术语代表了冠源性牙裂的两个极端，牙釉质表面裂纹（craze lines）为局限于牙釉质的可视性折裂[4]（图 13-5），裂纹可能延伸到牙本质下，但通常难以确认。这种情况不会导致患牙有症状，治疗也仅限于美学考虑。另一个极端是劈裂牙（split tooth）[3,21,23]，描述了一种贯穿两个边缘嵴的折裂，通常是近远中向，将患牙完全分为两部分（图 13-6）。为了方便起见，本章牙裂一词通常用于描述各种冠源性牙裂。

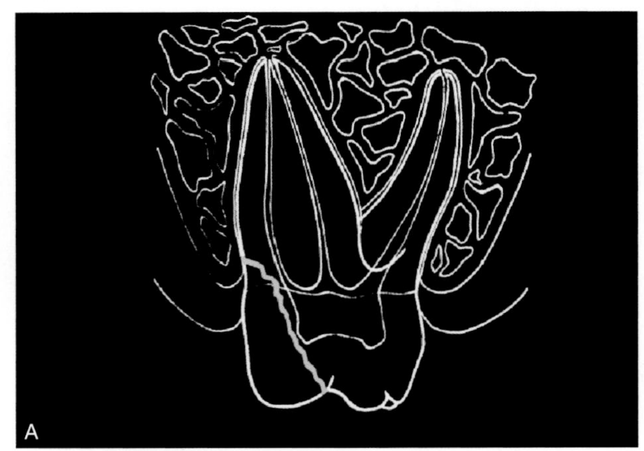

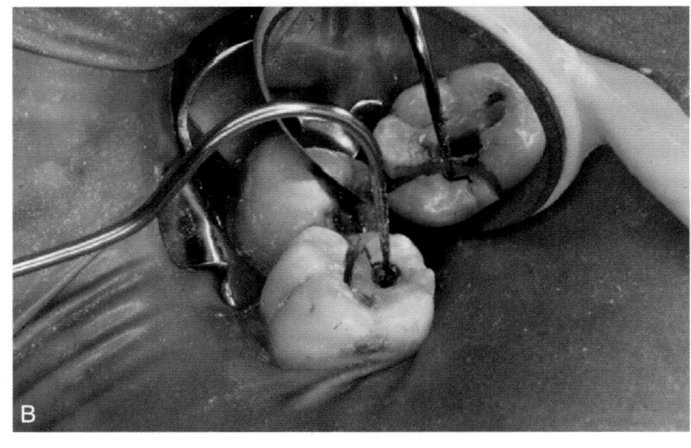

图 13-4 牙尖折裂

A. 牙尖折裂常见方向的示意图。折裂线处于牙髓边缘但不侵犯牙髓 **B.** 牙尖折裂的临床病例，如果牙髓没有直接受到影响则不需要做根管治疗

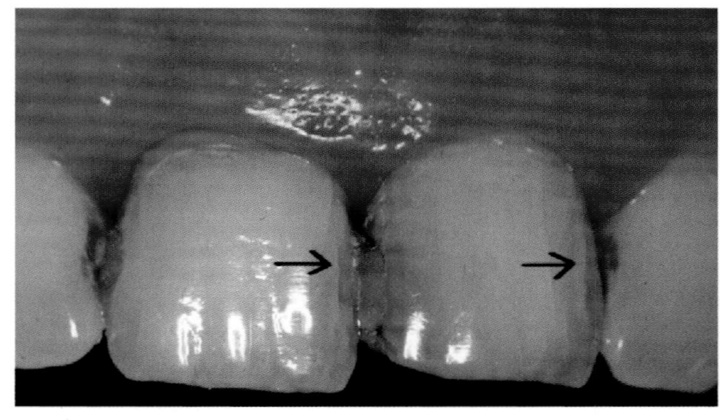

图 13-5 有很多牙釉质表面裂纹的上颌中切牙（箭头示）

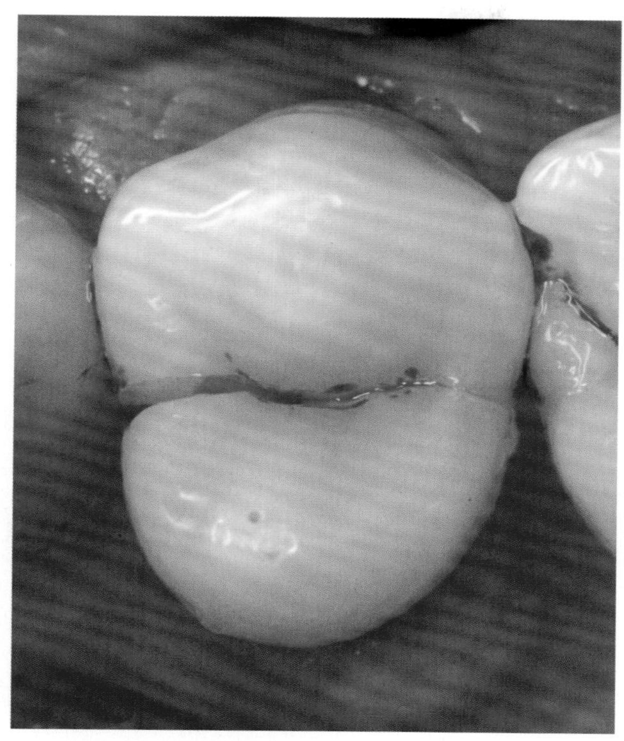

图 13-6　近远中向完全分裂的上颌前磨牙

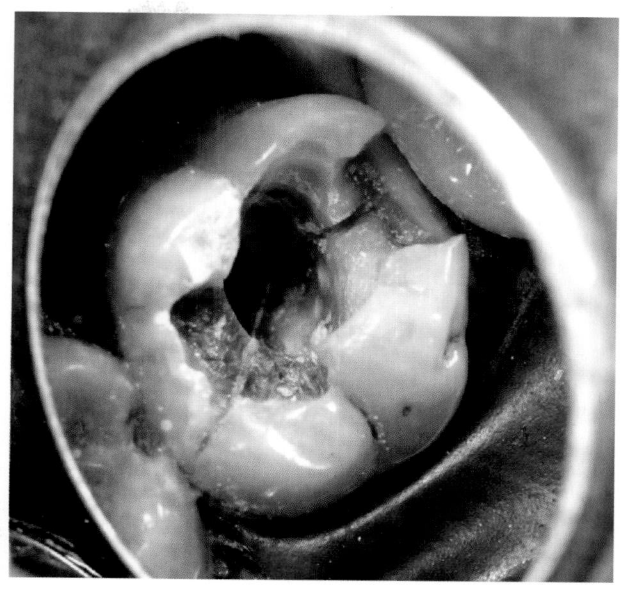

图 13-7　发生明显冠源性牙裂的磨牙，折裂线呈近远中向从患牙的髓腔壁延伸到外表面

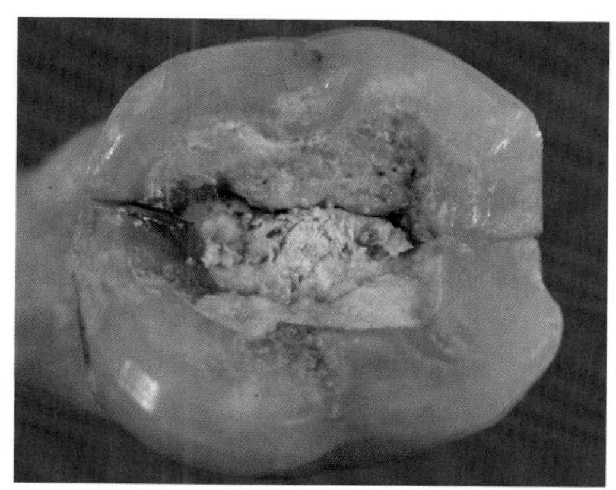

图 13-8　拔除的下颌磨牙显示典型的冠源性牙裂具有的近远中向裂纹，常见于下颌牙

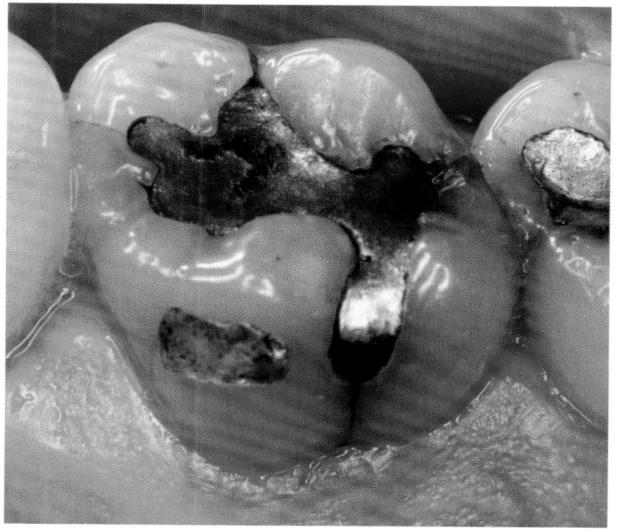

图 13-9　冠源性牙裂的上颌磨牙，为颊舌向，这种折裂线的方向上颌比下颌常见

第二节　冠源性牙裂的特征

冠源性牙裂在本质上是渐进的，展现了牙体硬组织整体的不连续性。它们起源于牙冠的牙髓侧，并向釉牙本质界延伸，然后进一步发展到牙根[25-27]（图 13-7）。一些冠源性牙裂是导致牙尖折断的原因，通常不侵犯牙髓。牙裂集中定位于𬌗面会影响到牙髓[17]。牙裂可以有症状，也可以没有[28]。Ritchey 等[19]指出，即使是有症状的患牙也很难定位，因为症状是模糊的咀嚼不适，对冷食物和饮料的敏感性升高。同样令人费解的是，即使不全牙裂牙对咬物敏感，却经常对叩诊无反应[29]。本章后面将介绍该类型患牙的诊断。

一、发病率

冠源性牙裂的发病率尚无详细报道。有两项研究表明[30,31]，2% 至 3% 的牙科患者的磨牙和前磨牙有裂纹；患牙大多数无症状，因此，有症状牙的发生率可能小于 1%。其他研究[28,32]显示有裂纹的牙普遍存在，尽管大多数是无症状的。一个合理的估计是每年每 100 名成年人有 5 颗折裂牙[28]。

磨牙和前磨牙似乎是最常发生冠源性牙裂的牙[15,17,31,33-35]，绝大多数折裂发生在近远中方向（图 13-8），只有少数在颊舌向（图 13-9），也有个别病例呈现两个方向的复合折裂[15,17,26,33,34]。Brynjulfsen 等[17]指出，10% 的折裂纹位于中心位置，表明有可能波及牙髓。有趣的是，在他们的研究中，上颌牙大多数（70%）的折裂线位于患牙的颊面，而下颌牙也有 70% 的折裂线倾向于位于患牙舌面。

许多报告认为下颌牙特别是第二磨牙最常发生折裂[15,33,36]，但是其他研究认为上颌磨牙更常见[17,35]。后两项研究都涉及特定的患者群体；第一组患者有长期未经诊断的不全牙裂，第二组都是韩国人。人们对不同因素对发病率的影响并不完全了解。在一项研究中，作者对先前12项研究进行分析，得出了以下结果：在所有的隐裂牙中，48%为下颌磨牙，28%为上颌磨牙，16%为上颌前磨牙，6%为下颌前磨牙，约2%为其他牙[4]。

前牙发生不全牙裂是罕见的，可能源于患牙遭受突然的创伤性打击（图13-10）[37]。

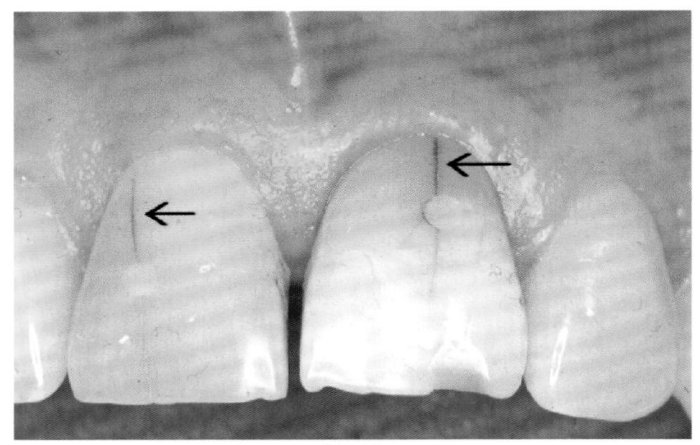

图13-10　2颗中切牙有冠源性牙裂，可能由于多年前患牙受创伤导致

直觉认为有修复体的牙比没有修复体的牙更容易牙折，但根据现有证据并不能得出这个结论。大多数研究者都认为有修复体的牙更容易发生不全牙裂[26,27,30,31,38-41]，但也有报道发现，无修复体的牙也可以产生牙裂纹[21,34,35]。但是Hiatt[34]的研究是有意选择无邻面修复体的牙作为研究样本，Roh和Lee等[35]的研究对象是一组老年韩国患者，其中大多数牙没有修复。他们推测，饮食和种族解剖特征也和修复过程一样对牙裂的产生有影响。增龄性改变也可能是一个因素，因为随着年龄增加牙的弹性减弱，脆性增加[21]。

Berman and Kuttler[42]报道了一种不寻常的冠源性牙裂类型。他们用“折裂性牙髓坏死”这个词来形容裂纹从𬌗面延伸到牙髓，然后发展到根外表面的牙。牙髓坏死是发生于没有修复、龋坏或脱位损伤的牙，很可能是由𬌗面延伸到牙髓的纵裂引起的。

当回顾非创伤相关的折裂牙时，发现临床医生遇到的牙根纵裂较冠源性牙裂更加频繁[6,43]。但是，由于流行病学证据太少，人们不能确定哪种类型的牙裂更常见。

二、疼痛特点

疼痛通常是引起患者关注的针对患牙的主诉，对于冠源性牙裂也是如此[14,15,17,19,22,26,27,34,44-47]。正如这些作者所指出的，咀嚼痛是有症状牙裂中最常见的症状。

Brännström[45]提出咀嚼痛是由于牙折裂的部分发生位移时牙本质液体突然流动，激活了牙髓中有髓鞘的A_δ纤维而产生的一种快速、急性的疼痛反应。刺激A_δ纤维不需要牙髓组织的炎症，这就解释了为什么咀嚼不适发生在牙裂的早期阶段，似乎这是所有牙裂的常见症状，包括牙尖折裂和直接波及牙髓的牙裂。Sutton[22]同样认为偶发尖锐的、短暂的咀嚼刺痛是由于沿着折裂线的牙本质发生了弯曲和摩擦而引起的。

许多患者都有过独特的咀嚼痛经历，这种当患者解除咬合压力时发生的疼痛，被冠以“反跳痛”或“释放痛”等各种不同的名称[26,27,47]。根据Ailor[26]的建议，通过让患者咬湿棉卷来进行牙裂诊断（图13-11），如果“反跳痛”在咬合压力解除时发生，则很可能意味着上下颌对𬌗牙中有一颗为不全牙裂。

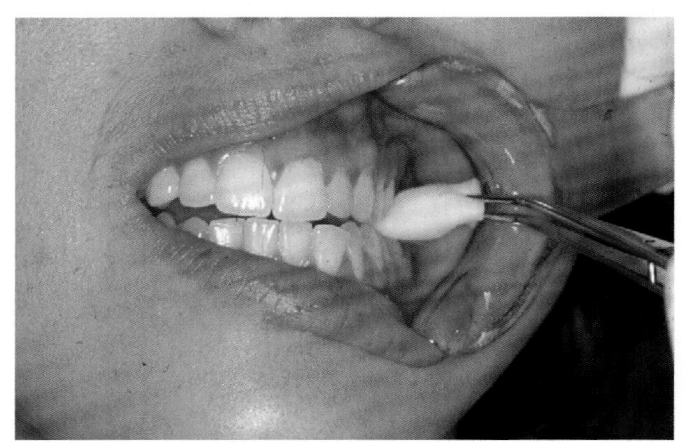

图13-11　用湿棉卷进行咬合测试

患者尽可能用力地咬，直到感到疼痛。如果在咬合压力解除时，患者突然感到尖锐突发剧痛，那就是所谓的“反跳痛”或“释放痛”，是冠源性牙裂的特征

由温度变化特别是冷刺激引起的疼痛，也是牙裂的一个常见特征，但是不如咀嚼不适更常见[15,19,26,27,29,33,34,45,48]。Ritchey等[19]认为冷刺激敏感反应可能是由于细菌通过裂纹引起牙髓炎症导致[27,29,45,48,49]。Brännström[45]的观点是牙髓C纤维受体受到炎症刺激从而对温度敏感。虽然热刺激不常被提到与症状有关，但毫无疑问，它们会引起疼痛，特别是随着牙髓炎症的加剧，使得C纤维受体更加敏感，从而对冷刺激和热刺激的阈值水平均降低而引起疼痛。

患牙咀嚼时疼痛，也会对叩诊高度敏感，这种联系是合理的。但是对于牙裂患牙来说却并非如此[35]。Swepson和Miller[46]认为牙髓一旦受累就会对叩诊敏感的情况并不总是发生在牙裂患牙，至少牙裂初期不是这样。Rosen[29]指出除非牙裂从牙髓一直延伸到牙周膜，否则用叩诊来定位患牙是十分困难的。因此，对于未直接波及牙髓的牙尖折裂，叩诊可能不会产生疼痛反应。

众所周知，冠源性牙裂患牙可能会出现不同寻常的疼痛情况[15,17,18,19,27,29]。Ritchey[19]将患者的主诉描述为隐隐的咀嚼不适感，与Cameron[15]的描述相呼应，后者发现除了隐痛，疼痛的特点可能与其他疾病类似，如三叉神经痛。

Caufield[18]也报告了这一点。牙裂引起的疼痛有时会造成进一步的难以识别,原因是由折裂产生的牙髓炎症可将疼痛放射到第五支颅神经支配的其他区域,使得其他不相关的邻牙和邻近的解剖区域也可以感受到疼痛[29]。关于这种现象详见第七章。

Kahler 等[27]和 Brynjulfsen 等[17]强调这样一个事实,即长期的疼痛史与牙裂引起的疼痛相关。Brynjulfsen 等报道了一组共有 32 名患者的研究,这些患者伴有长达 3 个月到 11 年不等的未明确诊断的口腔面部疼痛。他们认为,这种长期的病史可能导致慢性的口腔面部疼痛的进展与痛觉过敏。另外 Brynjulfsen 等[17]观察到在某种情况下,疼痛的症状不是由咀嚼或施加寒冷刺激引起的,而是自发性的疼痛放散到口面部区域引起。通常患者会感觉疼痛的位置在患牙的前边而不是在患牙的解剖区域。疼痛转移的模式是下颌牙的疼痛经常放散到上颌牙、颈部、耳朵、咀嚼肌和颞下颌关节。上颌牙的疼痛很少放散到下颌。一个重要的发现是疼痛的持续时间越长,就会变得越扩散,并且经常导致头痛[17]。

据报道,牙裂时患牙对甜食也会有疼痛反应[27,34,41,44],这可能与患牙裂缝中存在微生物引起牙髓炎症有关[49]。既然冠源性牙裂引起的疼痛反应可能跟许多其他病变导致的症状类似,例如龋病引起的患牙疼痛,因此当常规牙科检查的结果与症状矛盾时,谨慎的做法是保持高度怀疑。

三、病因

有两种主要因素使牙易于折裂:先天诱发因素如殆面解剖和磨牙症,以及牙科治疗性易患因素如器械的使用和窝洞预备[4]。考虑到修复后的牙往往与冠源性牙裂有关[26,27,30,31,38-41],因此吸引许多研究人员去评估各种修复因素,以期发现牙裂的病因。实际上涉及口腔修复的一些方面都被认为是潜在的原因,经常被提及的是过大和设计错误的修复体[26,29,30,38,39-50]。Seo 等[24]的调查结果表明,非粘接嵌体修复材料如金或银汞合金修复体增加了牙纵裂的发生率。

另一个促成因素是使用桩来支撑大修复体,特别是螺纹桩和摩擦固位桩[29,38,50-52]。

磨损、酸蚀和龋坏伴随着牙本质增龄性变化[26]、口腔习惯[26,29]和热循环[53,54]等因素,也可能有助于牙裂的发展[40]。热循环被认为是诱发釉牙本质界处裂纹的因素,从而导致釉牙本质界断裂。抵抗这些破坏力的是牙本质胶原结构,后者可防止裂纹的形成与发展。由于牙本质失去了塑形的能力,它变得更倾向于形成裂纹,有证据证明裂纹随着年龄的增长而增加[27]。

除了窝洞的设计和大小,修复过程中备牙也属于危险因素,据推测使用高速手机[52]和金刚砂车针[55]都会导致裂纹产生,当使用金刚砂车针时,表面下的裂纹从釉质进展到牙本质。目前尚不清楚这种裂纹是否会比经常观察到的釉面裂纹进展得更深。这些裂纹通常有 1~20μm 大小,常常充满有机材料,非常容易着色[54]。

咀嚼也会对牙裂的发展产生影响[6,27,29,34,35,36,41,47,50],殆面反复负载咀嚼力以及特定类型的食物也可能导致牙裂[6,27,35,36,41,47,50]。意外咬到硬物也会导致牙裂和牙根纵裂[29,47],磨牙症和紧咬牙会使牙尖对相对应的窝沟产生楔形力,可能会对牙产生压力[6,34,35,36]。考虑到第一磨牙的咬合力高达 90 千克[41],很明显这些牙承受着广泛的应力。Yeh[36]提出了"疲劳性根折(fatigue root fracture)"一词来描述日常饮食对牙的压力。

牙的急性创伤也是牙折的原因[29]。Makkes 和 Folmer[37]描述过一种情况,即儿童中切牙受伤导致牙根纵裂直到数年后才被发现。

牙遭受各种创伤和压力,多数会导致牙损害,比如发生冠源性牙裂,与骨折能够愈合修复不同的是,牙釉质和牙本质的折裂不会修复。

第三节　冠源性牙裂的诊断

诊断冠源性牙裂的困难之一是裂纹可能隐藏在修复体下方(图 13-12)[14,24],甚至折裂牙可能没有症状,或者在有症状与无症状之间切换[24]。临床上,有症状牙裂很难诊断,因为它们与其他疾病的症状相似,例如耳痛、鼻窦炎、颞下颌关节紊乱,甚至是三叉神经痛或是其他神经痛[17,18,30,33]。如果难以识别,将会导致长时间弥漫性疼痛,使得定位病原牙更加困难[17,27]。据报道,许多有长期口腔面部疼痛史的病例与牙裂纹和折裂有关[17,27,33,37]。

有症状牙裂的诊断是根据症状、临床表现和 X 线检查以及病史来完成的。当牙痛与龋病、牙周病或最近的创伤病史无直接相关时,应怀疑是冠源性牙裂。谨慎的医生碰

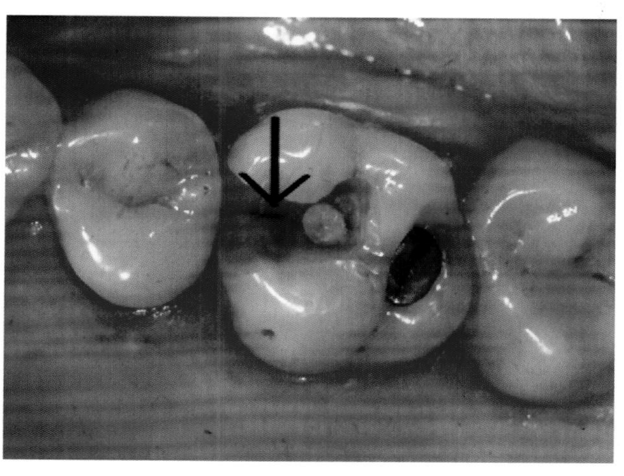

图 13-12　疑似冠源性牙裂的上颌磨牙
近中邻殆的银汞合金被移除后证实存在牙折线(箭头所指),用红色染料标记

到难以确定的诊断时将会更加小心地进行诊疗,以免做出错误诊断。Brynjulfsen 等[17]提出的概念使这些问题更加复杂:诊断时间越长,疼痛就越容易扩散。

一、症状

与有症状牙裂相关的最常见的症状是咀嚼疼痛[14,15,22,26,27,33,35,41],其次是受到冷食物和冷水的刺激引起的疼痛[15,19,26,27,35,41,48],在某些情况下甜食刺激也会引起疼痛[27,41,44]。有趣的是该类型患牙通常对热不敏感[21],这可能与有牙裂的患牙出现症状时处于牙髓炎的早期阶段相关。

正如已经发现的,并不是所有有裂纹的患牙都有症状[31],当裂纹中充满微生物刺激牙髓产生炎症时会引起症状[27,46,48,49]。当裂纹达到牙周膜时患牙可以定位,因为本体感觉神经纤维通常存在于牙槽嵴韧带而不存在于牙髓[27,29]。

患者有症状的病史有助于冠源性牙裂的诊断。如果弥漫性、持续性疼痛与更容易诊断的龋病引起的牙髓炎无关时,至少应该怀疑发生了牙裂[17,27,29,30,33]。考虑到有症状的冠源性牙裂事实上不是一种常见的牙科疾病,因此当排除更常见的病变时,应考虑冠源性牙裂的诊断。

二、临床检查

确诊症状性冠源性牙裂需要从患者的病史和临床检查中获得足够的信息,它通常始于患者主诉咀嚼疼痛,以及可能对冷食物和甜食的敏感性提高,如果这时缺乏明显的龋病病因,应引起怀疑可能是患牙发生了折裂。大多数情况下,以下临床检查程序应有助于识别发生牙裂的患牙。

(一)视诊

视诊可以发现许多隐裂病例,特别是在应用透射方法[17,26](图 13-13)和染料如在亚甲基蓝或红色染料[17,26,33,56](图 13-12)的帮助下更容易发现。使用透射方法前提是患牙不能有修复体,以便光束通过患牙。当光束遇到牙本质中的牙折线时,光束会偏向而不通过,与牙折线相对的牙结构将会变暗[26]。此外,使用显微镜有助于裂纹更加可视化[17,26],尽管仅仅放大不是一种预想的检测牙裂纹的方法[57],但是结合染料的应用,裂纹就会变得相当明显[17]。

由于修复体的存在可能会隐藏裂纹,将充填物去除以暴露牙折线通常很有必要(图 13-12)[17,26]。当症状模糊,疼痛的位置弥散,患牙无法定位时,去除修复体成为临床检查的一个重要步骤。Brynjulfsen 等[17]曾按顺序拆除修复体,一次一颗牙,来定位长期、未确诊的口腔面部疼痛患者的患牙。

(二)咬诊

临床检查的一个重要步骤是咬合测试的应用,人们推荐了多种技术,例如咬布鲁氏磨光轮[33]、咬橡胶轮[25]、咬棉签[25]、咬湿棉卷[26](图 13-11)等,除此之外,还可以使用成品咬合测试仪如 ToothSlooth 和 Fractfinder 来进行咬合测试。Ailor[26]认为为了鉴别修复体微渗漏来源的咬合痛和牙裂引起的疼痛,可以使用 ToothSlooth 将压力先施加到充填物上,而后转移到牙尖,从而确定症状的来源(图 13-14)。

对咬合的一个非常重要的反应是当释放咬合压力时的疼痛[26,27,47],被称为“反跳痛”[27]或“释放痛”[47]。Kahler 等[27]解释解除咬合压力的疼痛起因于当裂纹快速关闭时的流体运动。湿棉卷在刺激反跳痛方面有很好的效果,为寻找问题牙提供了一个很好的方法。

(三)冷刺激法和牙髓电活力测试(EPT)

冷刺激法和牙髓电活力测试(EPT)可以提供牙髓状况的信息,有证据证明,牙裂患牙相比于无牙裂患牙对冷刺激和牙髓电活力测试的阈值更低[19,48]。由于任何有牙髓

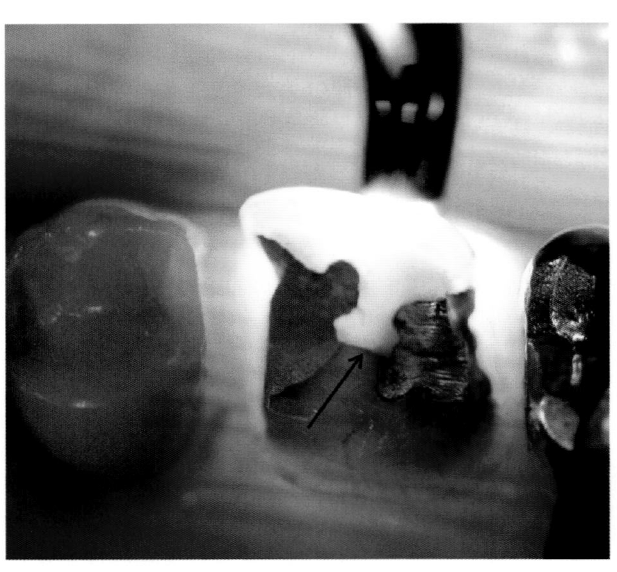

图 13-13 透视法标示出上颌磨牙备牙后近远中向裂纹(箭头示)

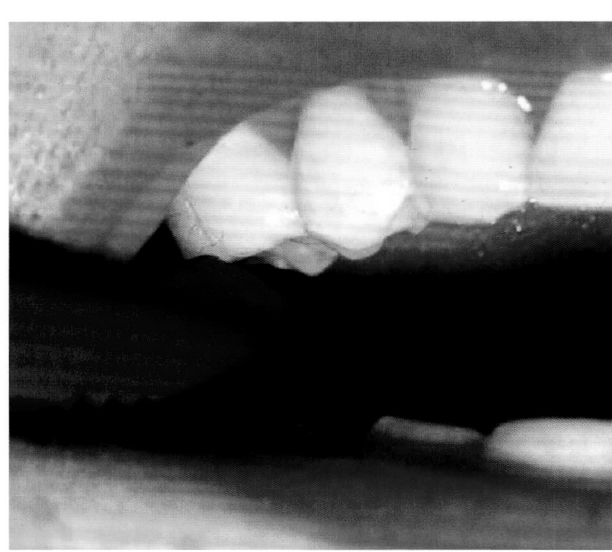

图 13-14 图示使用 ToothSlooth 试图鉴别牙尖折裂与边缘渗漏的修复体引起的咀嚼疼痛 ToothSlooth 前端交替放置在牙尖或修复体的表面

炎症的牙都可能有更低的疼痛阈值，因此当牙裂患牙有同样表现时并没有特别的意义，但是可以提供牙的全部信息。

Cameron[33]建议使用一个细长的尖锐探针在怀疑有裂纹的牙颈部周围探诊，特别是当牙冠有一个大的或是全面覆盖的修复体时，应特别探诊邻面不容易看到的位置（图 13-15）。尖锐探针接触到裂纹时“咔哒”的感觉，或者是当接触到根面的敏感部位时患者的反应，都可以提供牙裂的证据。另一个证据是，当尖锐探针在大修复体边缘探诊时，如果有裂纹的话，可能会出现尖锐疼痛[21]。

（四）叩诊

有裂纹的牙对叩诊敏感可能不像咬合敏感那么常见[35]，原因可能是冠源性牙裂患牙的裂纹是由内部开始向外围延伸[27]，所以有裂纹的牙直到裂纹延伸到牙周膜时才可能被叩诊识别[29]。

（五）牙周探诊

牙周探查一般被认为是牙科检查中不可缺少的一部分，它也适用于检查有潜在裂纹的患牙[26,34]。Hiatt[34]描述了使用牙周探查来显露牙折线邻近的狭窄的牙周袋，Ailor[26]认为如果探诊深度在牙槽嵴下，牙就不适合修复（图 13-16）。相比于根管治疗牙的牙根纵裂邻近的牙周袋，此类邻近牙折线的牙周袋特别窄，在探查之前常常需要麻醉牙周围的组织。

三、影像学检查

人们普遍认为，虽然影像学检查是必要的，但并不总是可以提供有关冠源性牙裂的诊断信息[17,26,27]。因为在大多数情况下，折裂纹是近远中方向的[33]，X 线则垂直于牙折线。但是当牙折线是颊舌向时，X 线就会在胶片或传感器上产生一个清晰的牙折线图像（图 13-17）。

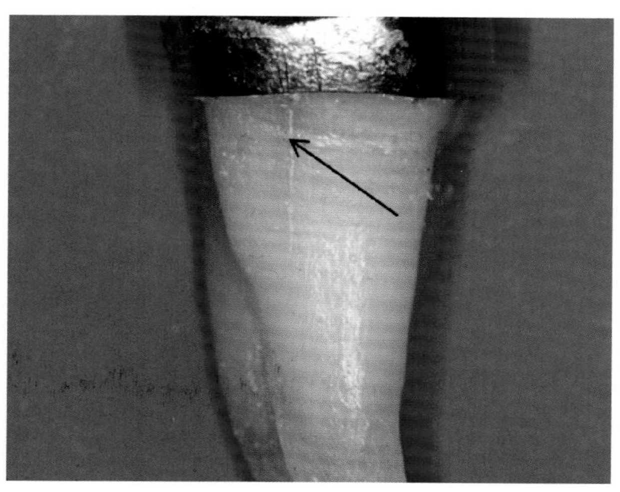

图 13-15　位于牙冠边缘以下的牙折线可能很难检测到

使用一个锐利的探针在怀疑有折裂牙的颈部周围探诊，当探针碰到牙折线（箭头示）时，可以通过“咔哒”声来识别。有些患者可能会感到一种尖锐的、突发的疼痛

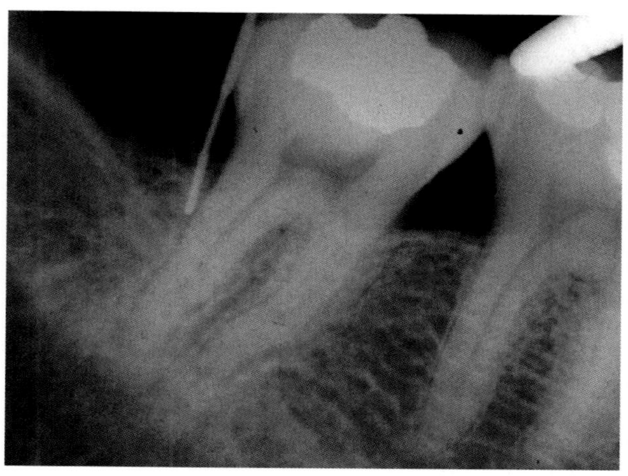

图 13-16　牙周探查术探查冠源性牙裂邻近的狭窄牙周袋

进行这种探查必须使用局部麻醉，可以揭示牙折线向根方延伸的大致程度

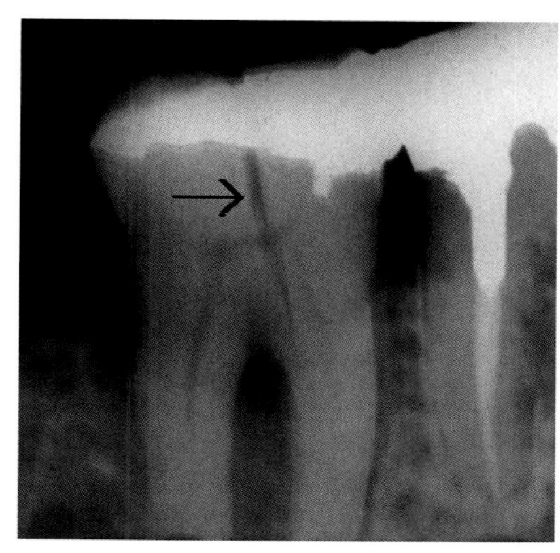

图 13-17　下颌磨牙 X 线片显示颊舌向牙折（箭头示）

由于 X 线与牙折线平行，因此在胶片上很容易看到

CBCT 使得几乎每种类型的牙科问题的影像学检查都比以前更容易可视化。当然，有牙根纵裂的患牙在 CBCT 图像上很容易识别[7,58-60]。这项技术对于诊断冠源性牙裂仍缺乏实用性。如果严重怀疑有裂纹，但临床检查缺乏足够的诊断信息，可推荐使用 CBCT，由于裂纹直径较小，所以应选择 0.2 体素的系统[60]。应该有选择性地使用 CBCT 诊断冠源性牙裂[61]，因此如果有风险更小的技术则不使用 CBCT。

一个与冠源性牙裂有关的罕见的病理变化可以通过 X 线检测得到，那就是裂纹中的细菌刺激了牙髓组织的分解活性，导致了内吸收病变[62]（图 13-18）。这种类型的内吸收在很多方面都是独特的，因为它发生于邻近牙髓的部位，可能被误以为是侵入性的外吸收。如果裂纹与吸收病变相连，而吸收缺损与牙周组织无联通可以证实这种病理现象。

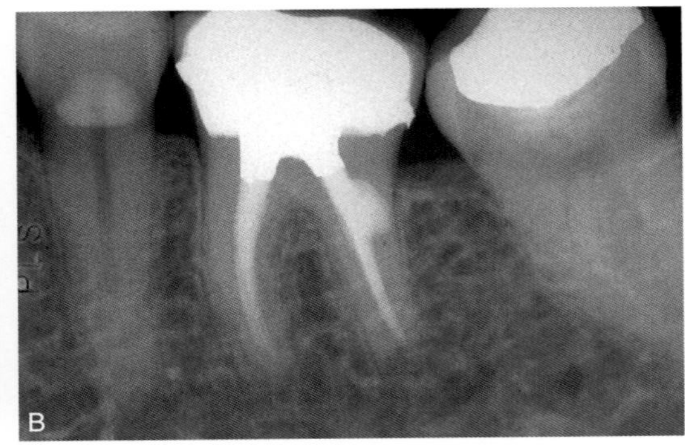

图 13-18 牙折相关的内吸收图示

A. 有症状的下颌磨牙冠源性牙裂，牙折线位于牙的远中，X 线片显示吸收病变（箭头示）的位置 **B.** 牙髓治疗并全冠修复后拍摄的 X 线片，吸收病变与裂纹侵犯牙髓处的活髓相连，病变与外部没有连接

四、诊断方法的发展展望

虽然许多牙折只需几个步骤便可以很容易地诊断，但是有一些往往难以发现，需要付出更多的努力[17]。因此需要更多其他的手段来检测牙裂，目前人们正在探索各种途径，包括应用超声来检测牙裂。超声作为一种成像技术，可能有望辅助完善影像学检查，以识别牙体硬组织，如牙釉质和牙本质上的裂纹。超声波技术在工业上也有类似的用途，如果在牙科中得到发展，将极大地助于检测牙裂；目前已经证实能够对模拟牙结构上的裂纹进行成像[63]。

另一种超声技术是利用超声波能量加热牙折线，从而使其可被热成像技术检测到[64]。详情见第九章。

五、冠源性牙裂和牙根纵裂的鉴别

冠源性牙裂和牙根纵裂之间有相当明显的差异，前者最初的症状往往是突然的、尖锐的咀嚼疼痛，在咀嚼某些食物的时候偶尔有“反跳痛”。而牙根纵裂牙患者的主诉更可能是折裂牙疼痛的发生是渐进的。

另一个区别是定位问题，有冠源性牙裂的患牙往往很难识别，而有牙根纵裂的患牙则更容易识别。咀嚼时两者都会产生反应，而冠源性牙裂患牙对叩击更为敏感。

从影像学角度来说，牙根纵裂患牙往往很容易识别，而有冠源性牙裂的患牙很少能在胶片或传感器上识别。这是因为冠源性牙裂患牙折线的方向通常是近远中向，而牙根纵裂患牙最常见的牙折线方向是颊舌向。因此，X 线光束平行于牙根纵裂患牙的牙折线，而垂直于冠源性牙裂患牙的牙折线。

第四节 治疗和预防

一、治疗方法的选择

关于冠源性牙裂治疗的讨论是有一个共识的，即一旦牙折线出现，牙本质和牙釉质都不能永久愈合。因此，各种治疗的目的要么是试图防止硬组织的分离，要么可能是为了防止细菌在牙折线中定植，但这也许不可能实现[49]。治疗的目的是将牙折线结合起来，但不得不承认，随着时间的推移，这种牙体结构的不连续性将终向牙体分离的方向发展，比如所见的劈裂牙和牙尖折裂。此外，根管治疗在减轻或消除症状的同时，也不会改变这样一个事实，即折裂牙毕竟是脆弱的，终不比正常牙存活的时间长久[42, 65]。

尽管已经明确需要循证治疗指南[4]，但是目前指南尚未出台，虽然牙髓病学家们认为折裂牙可以治疗[66]，但是不清楚是否所有折裂牙都需要根管治疗。在这方面缺乏明确的认识可能是因为很难确定裂纹是否直接波及牙髓或仅是根尖折裂尚未侵至牙髓，如果牙髓已经被波及，那么进行根管治疗是合理的。

Krel 和 Rivera[67]的报道采用了广泛被接受的牙髓诊断标准，内容是关于最初被诊断为可复性牙髓炎并接受全覆盖修复的有症状折裂牙的治疗。结果提示如果早期发现裂纹，诊断为可复性牙髓炎并全冠修复，之后大约仍有 20% 的病例需要根管治疗。

部分临床医生采用了一种方法来帮助确定是否需要对冠源性牙裂患牙行根管治疗[17, 26]。如果初步诊断为可复性牙髓炎（基于无持续的冷刺激痛、无自发的以及剧烈的疼痛），患牙可以用正畸带环固定约 2 周（图 13-19），2 周的观察期会提供有用的信息以确定下一步的治疗方式。如果放置正畸带环后症状已经消退，患者可以选择如全冠的修复体将牙包绕保护，但是要理解患牙以后可能仍旧需要根管治疗[67]；之所以矫正带环放置后等待一段时间，是因为冷敏感消退需要一段时间。例如，Davis 和 Overton[25]发现用银汞合金修复患牙 2 个星期后冷刺激敏感症状是可以消退的。

当折裂牙发展为不可复性牙髓炎或牙髓坏死时，如果想保留患牙，则需要行根管治疗。根管治疗可以明显地消除牙髓疼痛和对温度变化及甜食敏感的症状；然而，不能期望所有折裂牙根管治疗后都没有咀嚼疼痛。咀嚼疼痛与牙

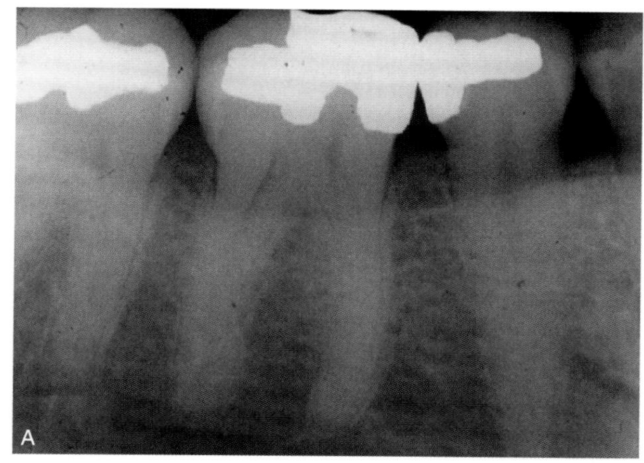

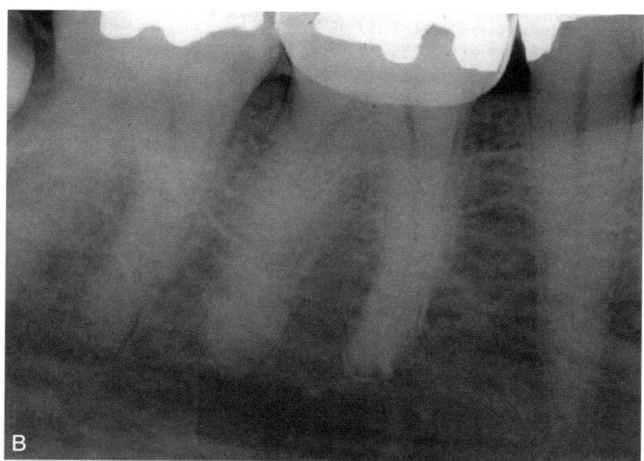

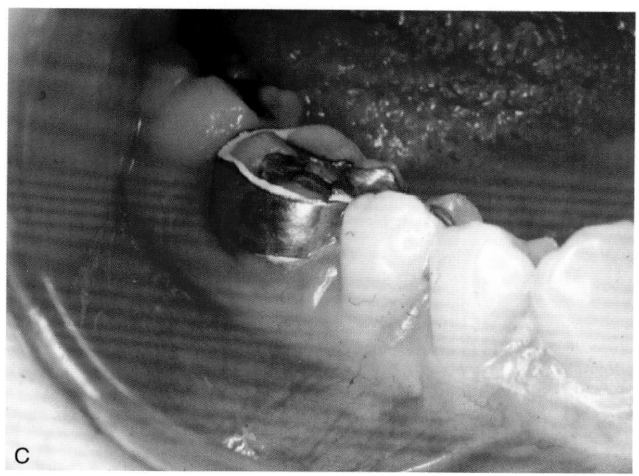

图 13-19　冠源性牙裂的诊断性粘接图示

A. 冠源性牙裂伴有症状的下颌第一磨牙的 X 线片，牙折线在牙远中。因为牙折线是近远中向，所以 X 线不可视　**B.** 诊断为可复性牙髓炎（根据症状和临床表现），带环固定牙冠　**C.** 2 周后拍摄口内片，患者诉无任何症状。此时可选择全冠修复，但要告知之后有 20% 的概率需要根管治疗。一些患者可能会选择全冠修复前预防性进行根管治疗

周膜的炎症有关，是由从冠方向根方延伸的裂纹中的细菌引发[27,29,34,49]。如果不能预测在根管治疗和修复后咀嚼疼痛是否会停止，可以通过先前的建议进行治疗前测试，放置正畸带环固定牙冠观察患牙反应，然后再进行根管治疗。如果患者无不适感，则可完成治疗；如果感觉不适，可以选择拔除患牙。

修复折裂牙的治疗方法包括使用粘接剂[20,68-70]、在裂纹两侧预备固位形用银汞充填[25]、全冠修复[17,25,26,65,71]及树脂粘接高嵌体修复[72]等方法。使用激光（CO，Nd：YAG）修复的实验目前还没有得到任何预期结果[73]。

二、预后

关于折裂牙治疗后的结果没有广泛地报道。Cameron[33]曾报道冠修复 10 年后成功率是 75%；Guthrie 和 Di Foire[71]发现 25 颗塑料冠修复的患牙中有 24 颗 1 年后保持无症状。Brynjulfsen 等[17]发现 90% 的患者在折裂牙保护性修复后（果需要可以进行根管治疗），疼痛得到了缓解；Tan 等[65]的报道表明冠修复 2 年后患牙成功率为 85%。现有的数据不足以给出患者个性化结果，即在特定时间内患牙的存活率。必须充分告知患者由于缺乏数据，治疗结果是不确定的。我们可以认识到的是，在某些情况下折裂牙预后很差：即游离端牙、裂纹累及牙周的牙与多发裂纹的牙[65]。治疗建议和知情同意源于最优的证据，建议临床医生查阅现有的文献，寻找文献中可用的信息，包括临床医生自己的经验，并寻求患者自己的偏好。

三、预防

针对减少牙裂的发生率，人们已经提出了许多建议，包括窝洞设计和大小[25,26,29,38,39,50]，冠内铸造修复体的精确设计[39,50]，避免使用自旋螺纹桩和摩擦固位桩[29,38,50,51]，避免使用金刚砂车针和高速手机[26,55]，修复患牙时注意咬合关系，避免过早接触造成𬌗干扰[26,29]。建议患者注意可能有害的口腔习惯（咬管子、铅笔、指甲）[26,29]，以及过量过强的反复咀嚼会对牙产生压力，这对患者是有益的[6,36,41]。

Yeh[36]提出了一个术语“疲劳性根折”，来描述一组中国患者长时间使用某一特定饮食的结果。他们中的很多人在未经牙髓治疗、没有修复的牙中发生了牙根纵裂。第一磨牙的咬合力高达 90 千克，如果有突然的外部创伤，如意外地咬到食物中坚硬的物质，可能会导致折裂。Kahler 等[27]描述了“循环疲劳”和重复咬合负荷如何发生牙裂的现象。与所有身体部位相似，牙也并非坚不可摧。

关于牙的护理，有时会提出这样一个问题，即咀嚼冰块是否有害？口腔关于这个话题的文献并不多。Brown 等[53]使用温度循环技术，将离体牙交替暴露在过冷和过热的刺激中，发现牙上产生了广泛的裂纹。目前尚不清楚这一信息是否可以适用于回答咀嚼冰块这个问题，但在获得更多信息之前，建议不要咀嚼冰块似乎是合理的。

总结

在口腔科学中，冠源性牙裂的发生率并不是主要的问题[30,31]，但是当症状和临床表现不明确时，冠源性牙裂的诊断可能是困难的[15,17,18,19,26,27,33,34]。牙的裂纹和裂隙属于不全牙裂，最常起源于牙冠，如果不加以治疗，就会导致牙尖折裂或劈裂牙[6,15,23,25-27,29,35]。牙尖折裂通常不与牙髓直接连通，可能不需要牙髓治疗。然而，裂纹可能从牙髓向釉牙本质界和釉牙骨质界处延伸。在这种情况下，牙髓通常不可逆地被损伤，需要牙髓治疗[3,25,35,65]。修复治疗可以通过在裂纹两侧制备固位形用银汞合金修复[25]，也可以用银汞合金和粘接剂粘接，或者制作全冠[17,25,26,65,74]或树脂高嵌体[72]。但是目前银汞合金已经不常用了。

现有的数据不足以确定折裂牙的预后；无论这些患牙接受了哪种治疗，单纯修复或是结合根管治疗，都有报道显示患牙可以保留很多年[33,65,71]。然而，需要告知患者，长期保留患牙是不现实的。但是，尽管长期预后不佳，对于大多数患者来说，保留有冠源性牙裂的患牙仍然是个不错的选择。

（郭继华 译　彭彬 审校）

参考文献

1. Talim ST, Gohil KS. Management of coronal fractures of permanent posterior teeth. *J Prosthet Dent*. 1974;31:172–178.
2. Silvestri AR Jr, Singh I. Treatment rationale of fractured posterior teeth. *J Am Dent Assoc*. 1978;97:806–810.
3. *Cracking the Cracked Tooth Code. Endodontics, Colleagues for Excellence. Fall/Winter*, Chicago, IL: American Association of Endodontists; 1997.
4. Lubisich EB, Hilton TJ, Ferracane J. Cracked teeth: a review of the literature. *J Esthet Restor Dent*. 2010;22:158–167.
5. Tamse A, Kaffe I, Lustig J, Ganor Y, Fuss Z. Radiographic features of vertically fractured endodontically treated mesial roots of mandibular molars. *Oral Surg Oral Med Oral Pathol Oral Radiol Endod*. 2006;101:797–802.
6. Chan C-P, Lin C-P, Tseng S-C, Jeng J-H. Vertical root fractures in endodontically versus nonendodontically treated teeth. *Oral Surg Oral Med Oral Path Oral Radiol Endod*. 1999; 87:504–507.
7. Wang P, He W, Sun H, Lu Q, Ni L. Detection of vertical root fractures in non-endodontically treated molars using cone-beam computed tomography: a report of four representative cases. *Dent Traumatol*. 2012;28:329–333.
8. Tamse A, Fuss Z, Lustig J, Ganor Y, Kaffee I. Radiographic features of vertically fractured endodontically treated maxillary premolars. *Oral Surg Oral Med Oral Pathol Oral Radiol Endod*. 1999;88:348–352.
9. Tamse A, Fuss Z, Lustig J, Kaplavi J. An evaluation of endodontically treated vertically fractured teeth. *J Endod*. 1999;7:506–508.
10. Tsesis I, Rosen E, Tamse A, Taschieri S, Kfir A. Diagnosis of vertical root fractures in endodontically treated teeth based on clinical and radiographic indices: a systematic review. *J Endod*. 2010;36:1455–1458.
11. Lin H-J, Chan C-P, C-Y Yang, et al. Cemental tear: clinical characteristics and predisposing factors. *J Endod*. 2011;37:611–618.
12. Bakland LK, Tamse A. Categorization of dental fractures. In Tamse A, Tsesis I, Rosen E, eds. *Vertical Root Fractures in Dentistry*. Heidelberg: Springer; 2015. pp. 7–28.
13. Bernardini F, Tuniz C, Coppa A, et al. Beeswax as dental filling on a Neolithic human tooth. *PLOS ONE*. 2012;7:1–9. www.plosone.org.
14. Gibbs JW. Cuspal fracture odontalgia. *Dent Dig*. 1954;60:158–160.
15. Cameron CE. Cracked-tooth syndrome. *J Am Dent Assoc*. 1964; 68:405–411.
16. *Dorland's Illustrated Medical Dictionary*. 28th Ed. *Elsevier Health Science*, Philadelphia, PA; 2011.
17. Brynjulfsen A, Fristad I, Grevstad T, Hals-Kvinsland I. Incompletely fractured teeth associated with diffuse longstanding orofacial pain: diagnosis and treatment outcome. *Int Endod J*. 2002;35:461–466.
18. Caufield JB. Hairline tooth fracture: a clinical case report. *J Am Dent Assoc*. 1981;102:501–502.
19. Ritchey B, Mendenhall R, Orban B. Pulpitis resulting from incomplete tooth fracture. *Oral Surg Oral Med Oral Pathol Oral Radiol Endod*. 1957;10:665–670.
20. Gutmann JL, Rakusin H. Endodontic and restorative management of incompletely fractured molar teeth. *Int Endod J*. 1994; 27:343–348.
21. Banerji S, Mehta SB, Millar BJ. Cracked tooth syndrome. Part 1: aetiology and diagnosis. *Br Dent J*. 2010;208:459–463.
22. Sutton PRN. Greenstick fracture of the tooth crown. *Br Dent J*. 1962;112:362–366.
23. Luebke RG. Vertical crown-root-fractures in posterior teeth. *Dent Clin North Am*. 1984; 28:883–895.
24. Seo D-G, Yi Y-A, Shin S-J, Park J-W. Analysis of factors associated with cracked teeth. *J Endod*. 2012;38:288–292.
25. Davis R, Overton JD. Efficacy of bonded and nonbonded amalgam in the treatment of teeth with incomplete fractures. *J Am Dent Assoc*. 2000;131:469–478.
26. Ailor JE. Managing incomplete tooth fractures. *J Am Dent Assoc*. 2000;131:1168–1174.
27. Kahler B, Moule A, Stenzel D. Bacterial contamination of cracks in symptomatic vital teeth. *Aust Endod J*. 2000;26:115–118.
28. Bader JD, Shugars DA, Roberson TM. Using crowns to prevent tooth fracture. *Community Dent Oral Epidemiol*. 1996; 24:47–51.
29. Rosen H. Cracked tooth syndrome. *J Prosthet Dent*. 1982;47:36–43.
30. Snyder DE. The cracked tooth syndrome and fractured posterior cusp. *Oral Surg Oral Med Oral Pathol*. 1976;41:698–704.
31. Motsch A. Pulpitische Symptome als Problem in der Praxis. *Deutsche Zahnarz Zeit*. 1992; 47:78–83.
32. Hilton TJ, Ferracane JL, Madden T, Barnes C. Cracked teeth: a practice-based prevalence survey. *J Dent Res*. 2007;86(abstr.):2044.
33. Cameron CE. The cracked tooth syndrome: additional findings. *J Am Dent Assoc*. 1976;93:971–975.
34. Hiatt WH. Incomplete crown-root fracture. *J Periodontol*. 1973;44:369–379.
35. Roh BD, Lee YE. Analysis of 154 cases of teeth with cracks. *Dent Traumatol*. 2006;22:118–123.
36. Yeh C-J. Fatigue root fracture: a spontaneous root fracture in non-endodontically treated teeth. *Br Dent J*. 1997;182:261–266.
37. Makkes PC, Folmer T. An unusual vertical fracture of the root. *J Endod*. 1979;5:315–316.
38. Silvestri AR Jr. The undiagnosed split-root syndrome. *J Am Dent Assoc*. 1976;92:930–935.
39. Cavel WT, Kelsey WP, Blankenau RJ. An *in vitro* study of cuspal fracture. *J Prosthet Dent*. 1985;53:38–42.
40. Eakle WS, Maxwell EH, Braly BV. Fractures of posterior teeth in adults. *J Am Dent Assoc*. 1986;112:215–218.
41. Homewood CI. Cracked tooth syndrome-incidence, clinical findings and treatment. *Aust Dent J*. 1998;43:217–222.
42. Berman LH, Kuttler S. Fracture necrosis: diagnosis, prognosis assessment, and treatment recommendations. *J Endod*. 2010;36:442–446.
43. Gher ME, Dunlap RM, Anderson MH, et al. Clinical survey of fractured teeth. *J Am Dent Assoc*. 1987;113:174–177.
44. Stanley HR. The cracked tooth. *J Am Acad Gold Foil Oper*. 1968;11:36–47.
45. Brännström M. The hydrodynamic theory of dentinal pain: sensation in preparations, caries, and the dentinal crack syndrome. *J Endod*. 1986;12:453–457.
46. Swepston JH, Miller AW. The incompletely fractured tooth. *J Prosthet Dent*. 1986;55:413–416.
47. Geurtsen W, Schwarze T, Günay H. Diagnosis, therapy, and prevention of the cracked tooth syndrome. *Quint Int*. 2003;34:409–414.
48. Wahab MHA, Kennedy JG. Response of cracked teeth to cold

and electrical stimulation. *Br Dent J*. 1985;158:250–260.
49. Ricucci D, Siqueira JF, Logbin S, Berman LH. The cracked tooth: histopathologic and histobacteriologic aspects. *J Endod*. 2015;41:343–352.
50. Rosen H. The cracked tooth syndrome. Additional findings. *J Am Dent Assoc*. 1976;93:971–975.
51. Standlee JP, Collard EW, Caputo AA. Dentinal defects caused by some twist drills and retentive pins. *J Prosthet Dent*. 1970;24:185–192.
52. Schweitzer JL, Gutmann JL, Bliss RQ. Odontiatrogenic tooth fracture. *Int Endod J*. 1989;22:64–74.
53. Brown WS, Jacobs HR, Thompson RE. Thermal fatigue in teeth. *J Dent Res*. 1972;51:461–467.
54. Despain RR, Lloyd BA, Brown WS. Scanning electron microscope investigation of cracks in teeth through replication. *J Am Dent Assoc*. 1974;88:580–584.
55. *Tech Beat*. Gaithersburg, MD: National Institute of Standards and Technology; 1998.
56. Ibsen RL. A rapid method for diagnosis of cracked teeth. *Quint Int*.1978;10:21–23.
57. Slaton CC, Loushine RJ, Weller RN, et al. Identification of resected root-end dentinal cracks: a comparative study of visual magnification. *J Endod*. 2003;29:519–522.
58. Edlund M, Nair MK, Nair UP. Detection of vertical root fractures by using cone-beam computed tomography: a clinical study. *J Endod*. 2011;37:768–772.
59. Fayad MI, Ashkenaz PJ, Johnson BR. Different representations of vertical root fractures detected by cone-beam volumetric tomography: a case series report. *J Endod*. 2012;38: 1435–1442.
60. da Silveira PF, Vizzotto MB, Liedke GS, et al. Detection of vertical root fractures by conventional radiographic examination and cone beam computed tomography—an in vitro analysis. *Dent Traumatol*. 2013;29:41–46.
61. Hujoel PP, Aps JK, Bollen A-M. What are the cancer risks from dental computed tomography? *J Dent Res*. 2015;94:7–9.
62. Walton RE, Leonard LA. Cracked tooth: an etiology for "idiopathic" internal resorption. *J Endod*. 1986;12:167–169.
63. Culjat MO, Singh RS, Brown ER, et al. Ultrasound crack detection in a simulated human tooth. *Dentomax Radiol*. 2005;34:80–85.
64. Matsushita-Tokugawa M, Miura J, Iwami Y, et al. Detection of dentinal microcracks using infrared thermography. *J Endod*. 2013;39:88–91.
65. Tan L, Chen NN, Poon CY, Wong HB. Survival of root filled cracked teeth in a tertiary institution. *Int Endod J*. 2006;39:886–889.
66. Maxwell EH, Braly BV, Eakle WS. Incompletely fractured teeth—a survey of endodontists. *Oral Surg Oral Med Oral Pathol*. 1986;61:113–117.
67. Krell KV, Rivera EM. A six year evaluation of cracked teeth diagnosed with reversible pulpitis: treatment and prognosis. *J Endod*. 2007;33:1405–1407.
68. Oliet S. Treating vertical root fractures. *J Endod*. 1984; 10:391–396.
69. Friedman S, Moshonov M, Trope M. Resistance to vertical fracture of roots, previously fractured and bonded with glass ionomer cement, composite resin and cyanoacrylate cement. *Endod Dent Traumatol*. 1993;9:101–105.
70. Belli S, Erdemir A, Ozcopur M. Fracture resistance of endodontically treated molar teeth: various restoration techniques. *Int Assoc Dent Res (IADR)*. 2004;(Abstr. 1748).
71. Guthrie RC, Di Fiore PM. Treating the cracked tooth with a full crown. *J Am Dent Assoc*. 1991;122:71–73.
72. Opdam NJM, Roeters JJM, Loomans BAC, Bronkhorst EM. Seven-year clinical evaluation of painful cracked teeth restored with a direct composite restoration. *J Endod*. 2008; 34:808–811.
73. Arakawa S, Cobb CM, Rapley JW, et al. Treatment of root fracture by CO_2 and ND:Yag lasers: an *in vitro* study. *J Endod*. 1996;22:662–667.
74. Pilo R, Brosh T, Chweidan H. Cusp reinforcement by bonding of amalgam restorations. *J Dent*. 1998;26:467–472.

第十四章　牙根纵裂

Aviad Tamse, Louis H. Berman

牙根纵裂（vertical root fracture，VRF）是发生在牙根的纵行裂开，可导致严重的并发症[1,2]。牙根纵裂多见于根管治疗后的牙齿，偶见于未行根管治疗的牙齿，以下颌磨牙的近中根常见，华人发生率最高[3]。根据美国牙髓病学会（American Association of Endodontists，AAE）的分类，牙根纵裂属于垂直向根折的一个亚类，因为它们本质上是慢性的，并随时间纵向发展[2,4,5]。牙根纵裂可起源于牙根任意部位，并向冠方或者根方延伸[5]。从水平方向看，牙根纵裂始于根管内侧壁，沿牙根颊舌向发生，逐渐延伸至牙根表面[4]。可累及颊面或舌面（不完全牙根纵裂）或两面均受累（完全牙根纵裂）[4,5]。完全牙根纵裂最终发展为颊舌向完全裂开（图 14-1A~D）。

牙根纵裂起源于牙根，与其他由外力导致的纵折如“牙釉质表面裂纹”“牙尖折裂”“隐裂牙”“纵折牙”等不同[4]。

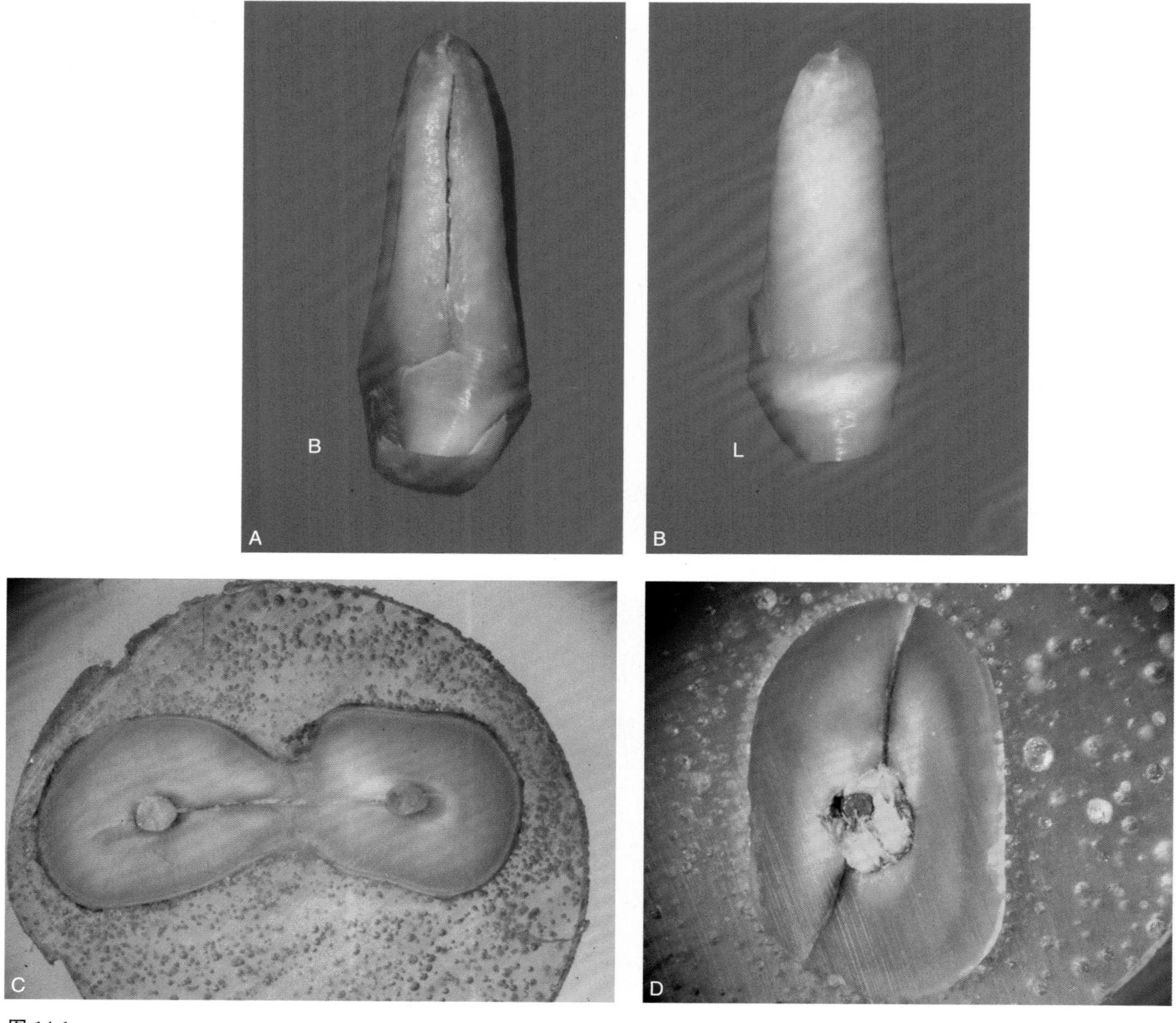

图 14-1

A. 上颌前磨牙不完全牙根纵裂颊面观：可见发生于牙齿根面上平行于牙长轴，呈冠根向延伸的纵向裂纹　**B.** 舌面观：不完全纵裂不涉及舌侧　**C.** 上颌前磨牙不完全纵裂　**D.** 下颌前磨牙完全纵裂这些折裂起源于牙冠，并沿牙长轴纵向发展。

当发生无明显诱因的慢性牙髓炎或牙髓坏死时，尤其是牙冠完整，没有龋齿或仅有浅龋充填时，临床医生应在显微镜下仔细检查牙齿是否有裂纹[6]，并告知患者患牙预后不佳。若漏诊，根管治疗后患者可能会出现典型的牙根纵裂的症状和/或体征（图 14-2A~C）。因此，在行根管治疗之前，临床医生应该仔细评估此类牙齿的临床和影像学表现。

发生在根管治疗牙齿中的牙根纵裂对患者和临床医生都是挑战。牙根纵裂的临床症状和体征往往与根管治疗术后未愈合的病变及慢性牙周病的某些表现相似，诊断较为困难[4,7-9]。通常，在根管治疗和冠修复完成数年后，甚至在牙拔除时，才能做出最终诊断[4,8,10,11]。牙根纵裂病因复杂，防治效果差[8,12,13]。

主观上来说，近年来关于冠折和牙根纵裂的报道越来越多[14]。这是因为越来越多的临床医生意识到牙髓治疗的牙齿更易折裂。同时，修复和正畸治疗直接导致的咬合早接触也增加了牙折的风险。另外，饮食习惯和成分的改变导致的牙齿发育变化使牙齿变脆，牙折风险增加。然而，目前关于牙根纵裂的发病率增加还没有一个客观的解释。Seo 等人[14]评估了 107 颗根管治疗后拔除的患牙，发现牙根纵裂的发生率为 13%。Fuss 等[15]和 Coppens 等[16]研究发现牙根纵裂的发病率分别是 11% 和 20%。在拔除的牙齿中，牙根纵裂的发病率更高[17,18]。

第一节　临床诊断与发病机制

牙根纵裂的诊断对于正确及时处理患牙至关重要。牙根纵裂的骨吸收与未治疗时间直接相关[19]。随着时间的推移，骨吸收增加，可累及同一牙齿的正常牙根甚至累及相邻牙齿。这种骨损失也可能影响拔牙区后续种植体的植入。当诊断为牙根纵裂时，应在患者知情同意的情况下，尽快拔除病变牙齿或牙根。

在根管治疗的牙齿中，准确及时地诊断出牙根纵裂极具挑战性。折线可能被封闭材料遮挡也可能患牙没有明显的牙周表现或影像学表现[20]。此外，牙根纵裂的典型症状和体征，如自发钝痛、咀嚼痛、牙齿松动、窦道的存在、深牙周袋、牙周脓肿、骨透射影等往往与 RCT 术后未

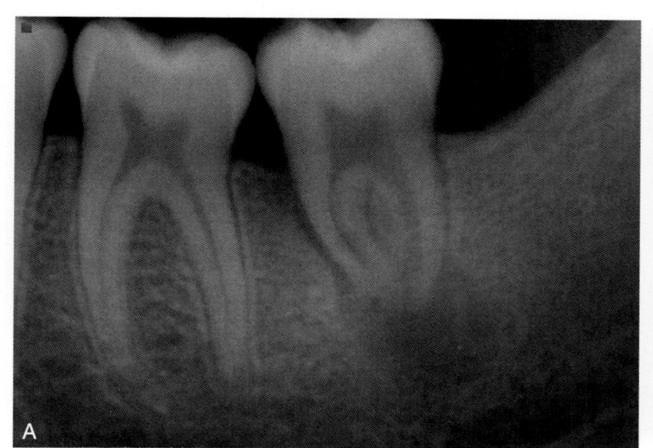

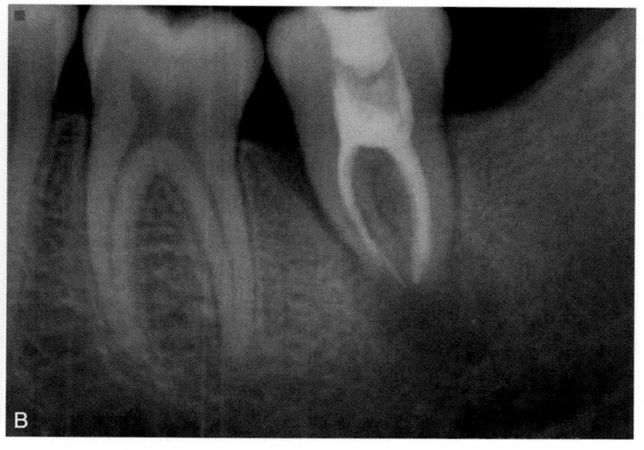

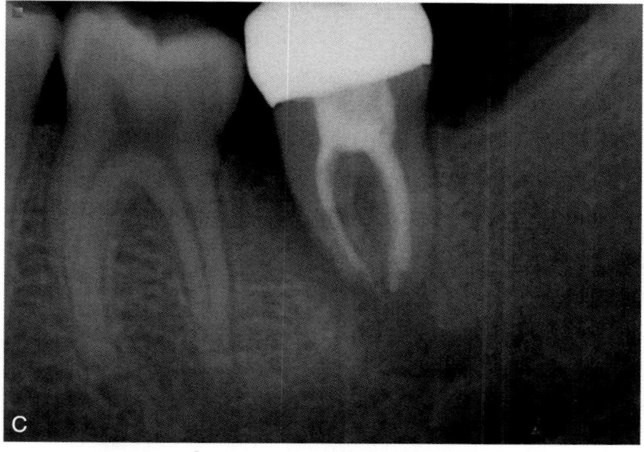

图 14-2

A. 左下颌第二磨牙牙髓坏死，除根折外无明显坏死诱因，根尖周区大面积骨丧失伴牙根近中垂直骨丧失　**B.** 根管治疗后 1 年，根尖周和牙槽骨垂直骨丧失增加　**C.** 根管治疗后 2 年，观察到根尖周和牙槽骨垂直骨丧失明显增加，拔牙后确诊为牙根纵裂

愈合的病变，根管治疗后疾病或原发性牙周病的某些表现相似[1,4,7-9,21]。

一、临床诊断

根据2008年AAE指南[5]，当根管治疗的牙齿中出现牙根纵裂时，有一个特定体征和症状组合被认为是牙根纵裂的"特异性表现"。这些体征和症状是：①窦道的存在；②深而窄的孤立牙周袋。

然而，这种"特异性表现"并不一定出现在所有的牙根纵裂的病例中。Tamse等人的研究[7]表明仅在23.9%的确诊牙根纵裂中观察到此种"特异性表现"。在最近的一项研究中[21]，这种"特异性表现"仅发生于43.8%的牙根纵裂病例中（图14-3A、B）。

虽然一些与牙根纵裂相关的影像学特征被AAE描述为"不同的影像学证据"，但它们不是AAE认定的"特异性表现"[5]。与牙根纵裂相关的典型骨丧失的表现是颊侧骨裂，随后累及病变根邻近的牙槽骨[19]（图14-4A、B）。这个过程会持续发展，除非拔除患牙或病变牙根。这些影像学改变通常在二维图像（X线片）上可观察到；三维成像，即CBCT可更好地观察这些骨变化。更多细节详见第九章和第十章。

两个典型的临床症状，可以帮助临床医生作出一个准确的诊断。牙根纵裂是：①深而窄的牙周探诊缺失（图14-5A、B）；②窦道口更靠近于附着龈的冠方（图14-6A、B）。

在4项关于牙根纵裂牙齿的回顾性临床研究中，64%~93%的病例中发现了深而窄的牙周探诊缺失；13%~35%的病例中窦道口更靠近附着龈的冠方[7,21,25-27]。

牙根纵裂的牙周表现和窦道的位置与机体对根折的动态反应是一致的。一旦折裂进展到牙根的外表面，根管内的细菌可沿根折线向外侧牙周韧带（PDL）扩散，导致牙周局部炎症。牙周局部炎症导致垂直骨丧失从而形成狭窄的牙周缺损。随着时间的推移，脓肿的发展与任何其他形式

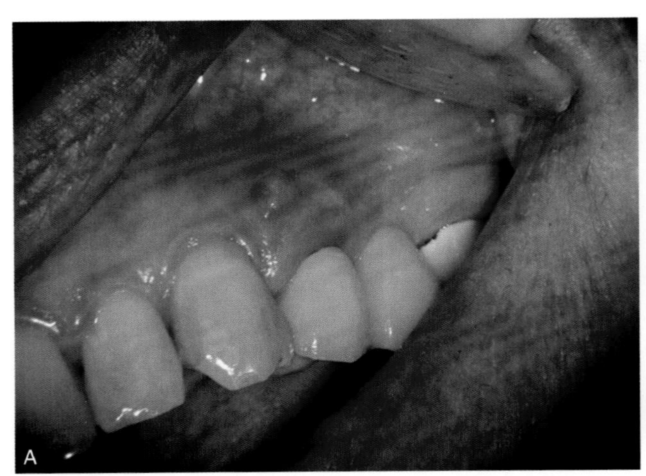

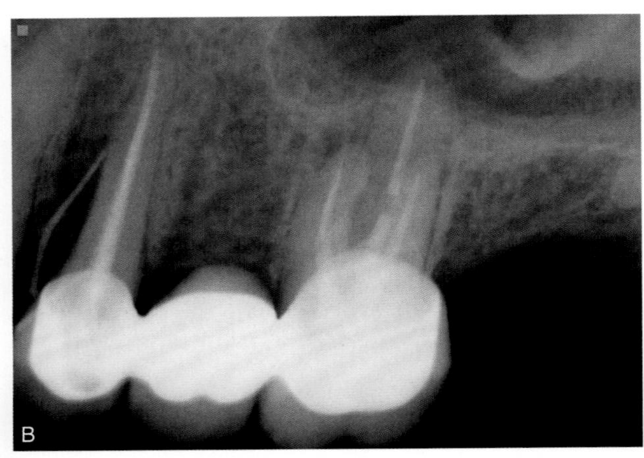

图14-3 上颌前磨牙作为三联冠的近中基牙出现了牙根纵裂的典型体征和症状的"特异性表现"
A. 位于附着龈的窦道 **B.** 牙胶尖示踪上颌前磨牙近中侧骨缺损（Courtesy of Dr. Russell Paul, Zichron Ya'acov, Israel.）

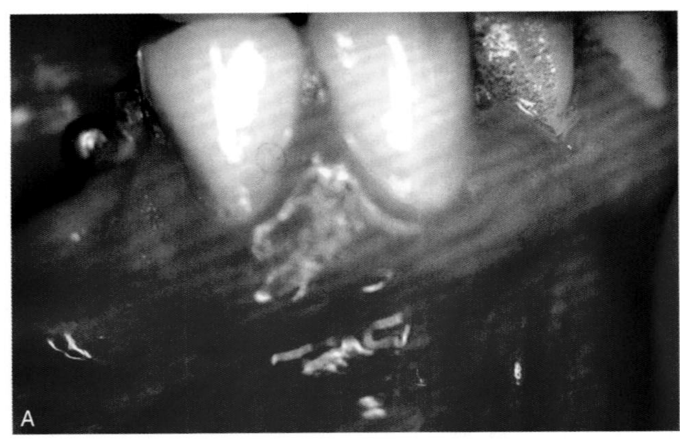

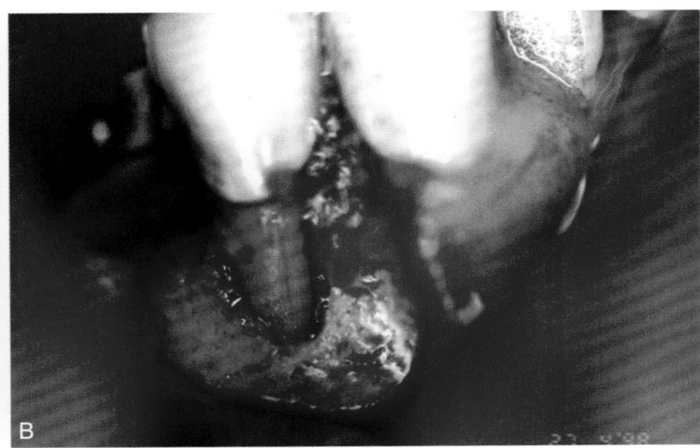

图14-4
A. 下颌前磨牙疑似牙根纵裂 **B.** 颊侧翻瓣探查发现颊侧骨几乎完全丧失

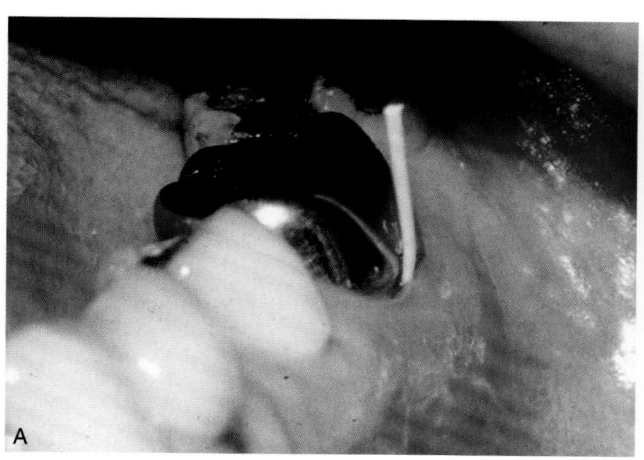
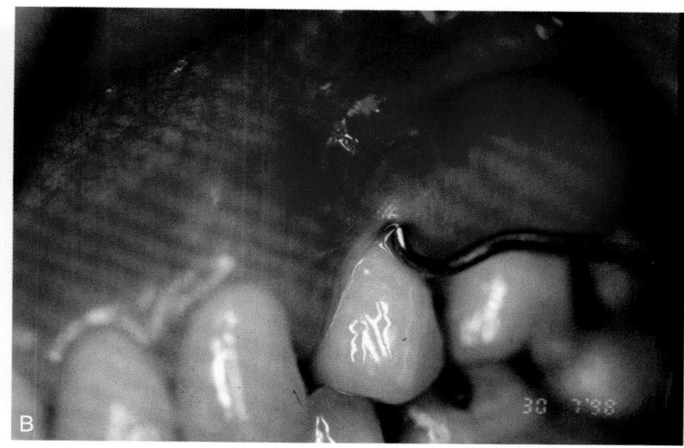

图 14-5
A. 牙胶尖示踪显示下颌磨牙近中根颊侧深部缺损　**B.** 上颌前磨牙颊侧牙周探诊探及深袋

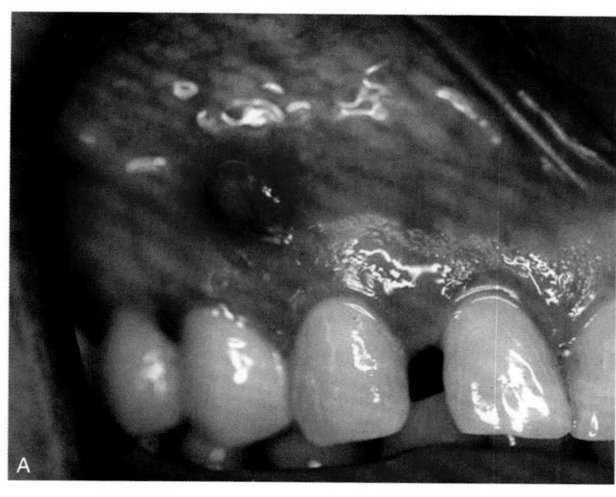
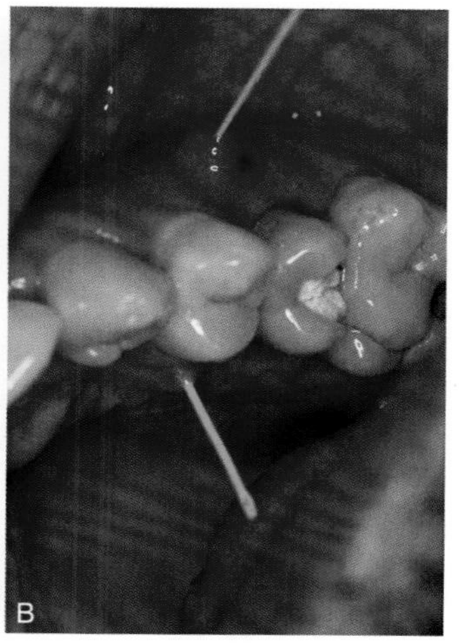

图 14-6
A. 上颌前磨牙靠近冠方的窦道　**B.** 上颌第二前磨牙完全性牙根纵裂的颊和舌侧窦道，舌侧窦道位于纵裂牙的中间位置

的慢性牙周炎相似[7,25-27]。此时，为了明确诊断和制订准确的治疗计划建议行手术探查（图 14-7A~D）。

Lustig 等人[19]描述了与牙根纵裂相关的骨吸收形成，发现主要存在两种颊侧骨吸收形式：骨开裂和骨开窗。在 90% 由于牙根纵裂拔牙的病例中，发现了指向根尖方向的颊侧骨开裂，骨开裂可累及折裂根全长。此外，骨缺损量与未治疗时间之间呈正相关（图 14-8）。只有 10% 的上颌前磨牙和下颌磨牙近中根出现了骨开窗（图 14-7C、D）。Walton 和 Rivera 等[28]描述了当根折线沿根 - 冠状方向发展时骨缺损的进展程度。他们发现当根折线延伸至牙龈边缘时，骨缺损在根尖部和根侧方迅速发展，并延伸至邻面。然而，即使颊侧骨板完全吸收，若没有累及邻面，单独根尖片往往不能完全显示骨缺损的程度（图 14-9）。

通常，骨吸收发生在舌侧骨板的牙根纵裂表现为浅圆形的 U 形缺损。这是由于舌侧骨板的松质骨比颊侧厚；随着时间的推移，吸收继续向侧方扩展。令人惊讶的是，只有 10% 的骨开窗继发于牙根纵裂，表现为脓肿，类似于颊侧无明显牙周缺损的典型的牙髓源性脓肿[19]。

在手术探查中发现骨裂并伴有可见根折线时，应当及时拔除患根或患牙，以防进一步的骨丧失[19]。

与典型的慢性根尖周脓肿不同，与牙根纵裂相关的窦道通常不是位于根尖区，而是位于龈缘下几毫米处[7,29]（图 14-6）。这种类型的窦道存在于 14%~42% 的 VRF 病例中[7,8,21,27]。因此，当靠近牙龈的窦道出现并伴有深而窄的牙周探诊缺损，且翻瓣探查发现骨开裂时，就可以及时诊断为 VRF。

二、影像学表现

（一）常规影像学检查

有时，直接的影像学检查可以确诊 VRF。如出现根折片的分离（图 14-10），特别是根折片与残留的牙根之间有较大的投射区时，影像学更能直观地显示出 VRF。值得注意的是随着时间的推移，断端增生的炎症组织会加速根折片的分离[29,30]。有时“细缝”根折线也会形成放射影像，

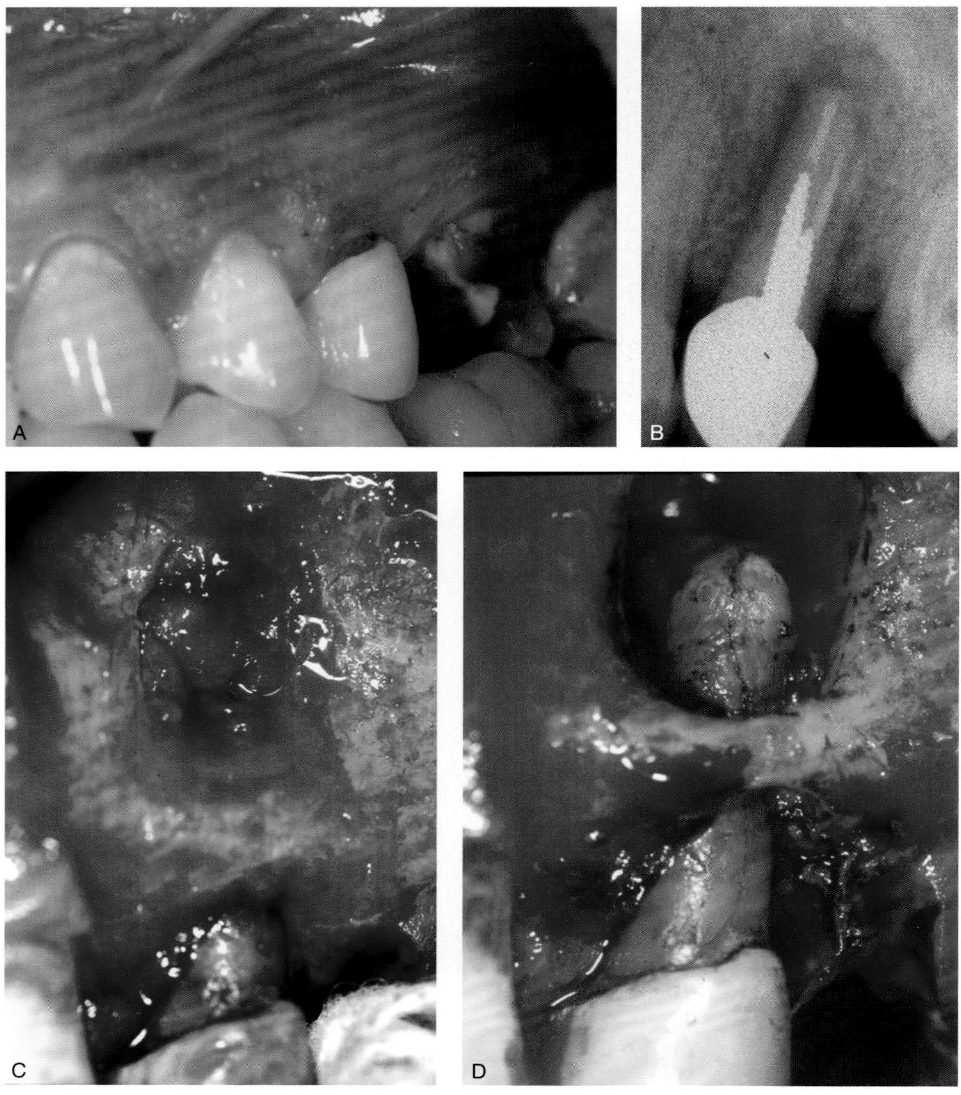

图 14-7

A. 上颌前磨牙牙根纵裂，后牙区需要重新修复 **B.** 根尖周 X 线片显示根周部"光晕"暗影 **C.** 翻瓣检查发现颊侧开窗口充满肉芽组织 **D.** 去除软组织显现出从根尖到根颈的根裂线，亚甲蓝染色有助于诊断

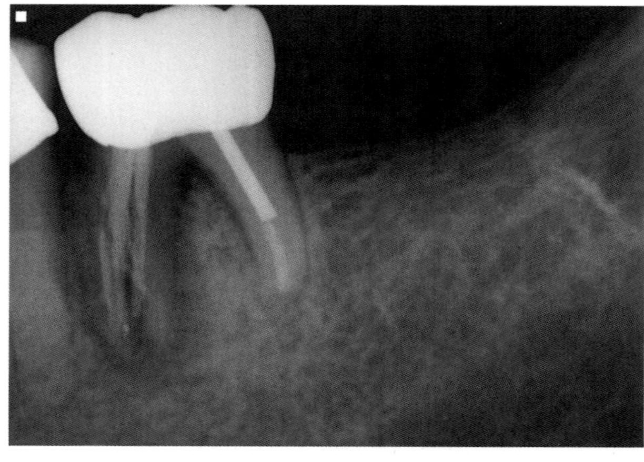

图 14-8 牙根纵裂晚期，下颌磨牙近中根根裂片与残留的牙根分离，伴明显牙槽骨吸收

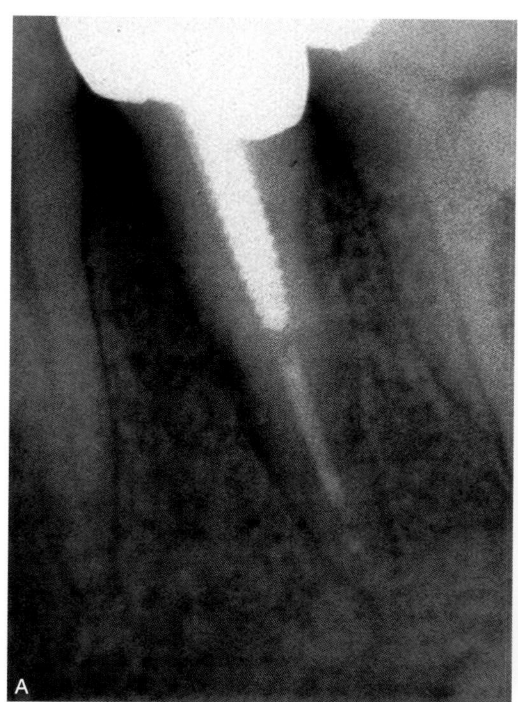

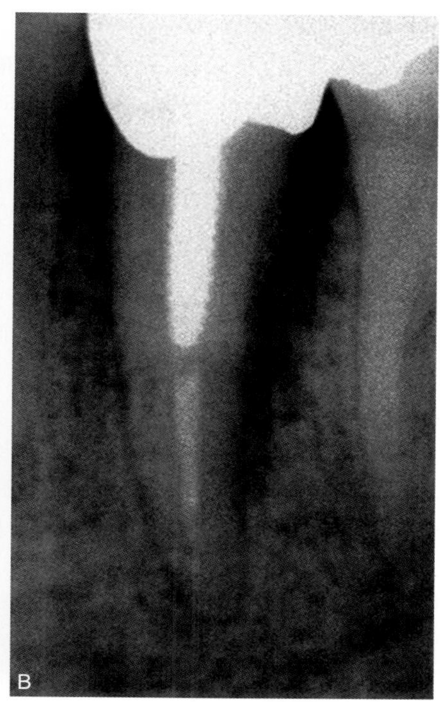

图 14-9

A. 根尖片显示下颌前磨牙牙根近中侧的牙周膜间隙增宽　**B.** 水平投照角度显示牙根远中侧方从牙槽嵴顶根向延伸的投射影，未累及根尖部分（牙周投照）

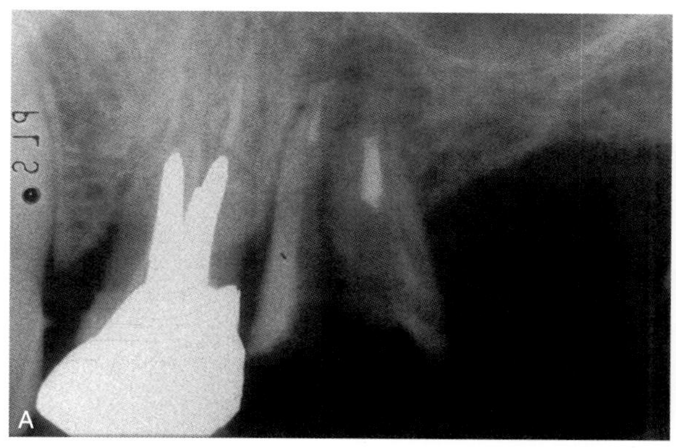

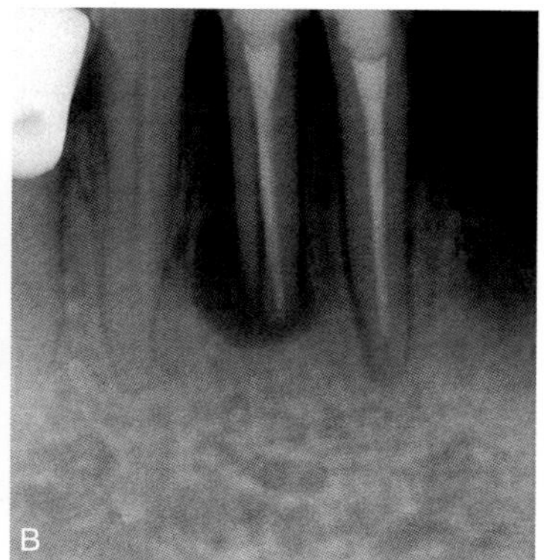

图 14-10　牙根移位

A. 上颌前磨牙　**B.** 下颌切牙

可在根尖片上发现[9]（图 14-11）。然而，在临床实践中，折裂形成的放射影像很少发生[9,31]。细缝根折线很难通过影像学检查出来。如果怀疑根纵裂，建议至少进行两次不同角度的根尖片投照。

VRF 相关的影像学表现与骨破坏的程度、根折线的方向和位置以及折裂发生时间的密切相关[29]。为了区分与牙周病或 RCT 术后未愈合的病变相关的骨缺损，提出了 VRF 相关的骨缺损的某些特征[4,20,22,23,24,32]。上颌前磨牙和下颌磨牙近中根（最易发生折裂的牙齿和牙根）牙根纵裂最常见的影像学表现为“晕状”或“J 形”骨缺损。这些骨缺损是根尖周和根侧的联合投射影，表现在根的一侧或

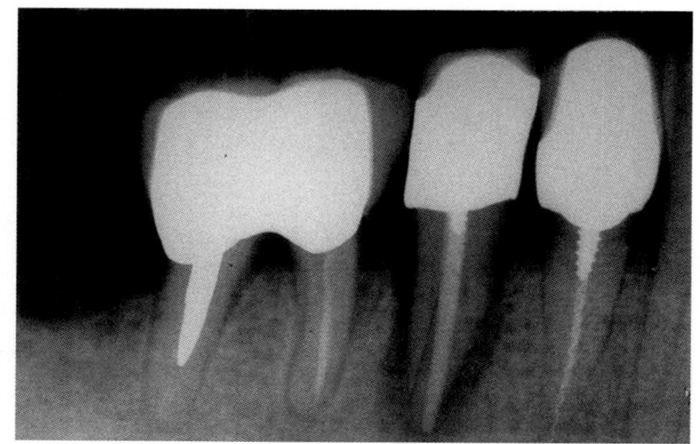

图 14-11　下颌牙远中可见“毛发状”的放射线

两侧[1,22,23](图 14-12)。同样,63.3% 的 VRF 病例累及下颌磨牙近中根,骨缺损的"晕状"影像累及近远中根之间的根分叉区[22](图 14-13)。虽然这种类型的骨缺损不是 VRF 的特异性症状,但当与前面描述的其他体征和症状相吻合时,这种影像高度提示 VRF。

(二) CBCT

近年来,CBCT 因其较根尖片更高的准确率,在牙根纵裂的诊断应用越来越普遍。

有研究指出 CBCT 因其在敏感性、特异性和准确性方面的优势在诊断根管治疗后牙根纵裂比常规根尖片更准确[33-35]。然而,最近的一项系统回顾性研究和 Meta 分析[36],及另外两项临床调查对此提出了质疑[37,38]。CT 扫描诊断牙根纵裂的主要难点是发现早期折裂。其次是牙胶或金属桩形成的伪影(辐射不透区),射束硬化伪像,较高的辐射量,以及成本(图 14-14)。美国牙医协会(ADA)声明[39],CBCT 应该只在临床医生期望诊断结果对患者有益时使用。在 AAE 一份文献中[40],表示"除非辐射宽度大于 0.15mm,否则不会显示出细小的垂直裂缝。在一次或多次 CT 扫描中可以观察到具体的骨质缺失"。然而,未来的 CBCT 机器可能会具有更好的检测能力。更多细节详见第九章。

除非在 X 线片上看到真正的牙根根折线,否则骨缺失的模式只能被认为是高度怀疑牙根纵裂。值得注意的是一些原发性牙髓或牙周病的骨缺失也与牙根纵裂相关的骨缺失相似[7,9,22,23,32]。因此,仅凭影像学证据,不能也不应该做出最终诊断。不幸的是,由于缺乏其他临床表现,牙根纵裂的诊断通常会延误,导致牙周支持组织的损失增加。当怀疑是牙根纵裂时,临床医生必须在牙髓治疗前告知患者患牙预后不佳。

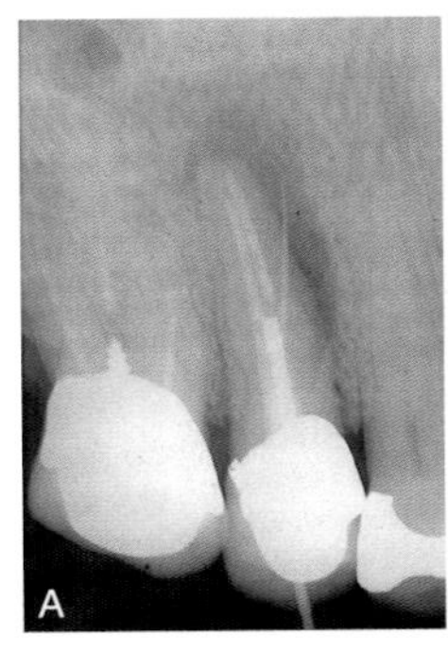

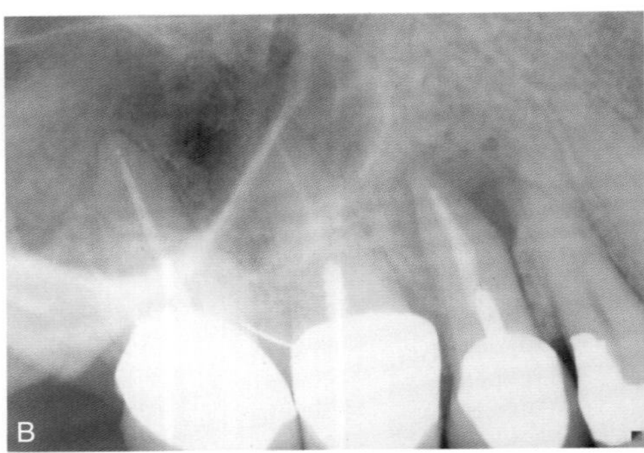

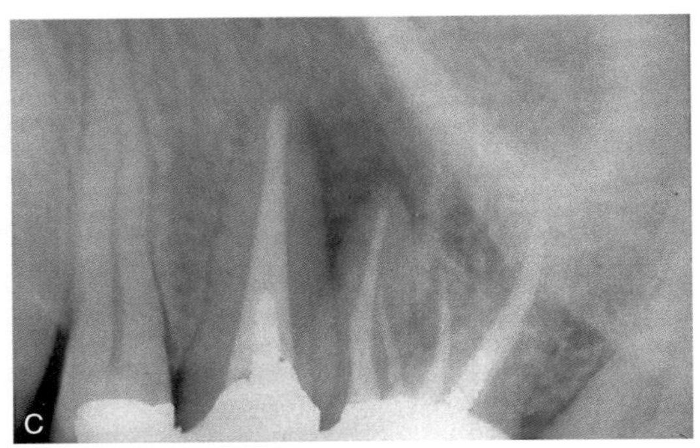

图 14-12
A. "晕"状透射影累及上颌前磨牙根的根尖及牙根近中面 **B.** "晕"状透射影累及根尖 1/3 的近中和远中 **C.** 上颌前磨牙孤立单侧透射影,尚未累及牙根上段或根尖区

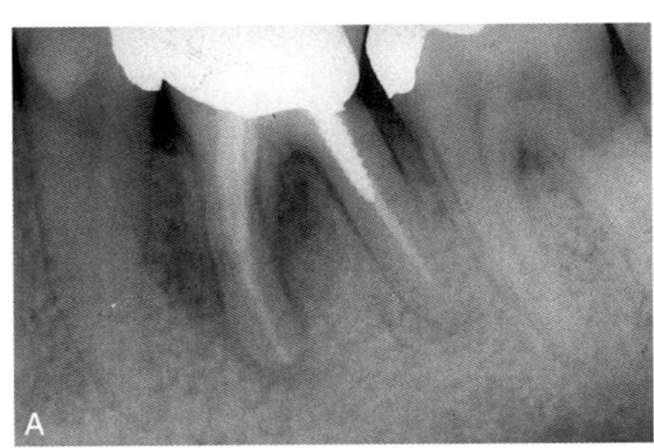

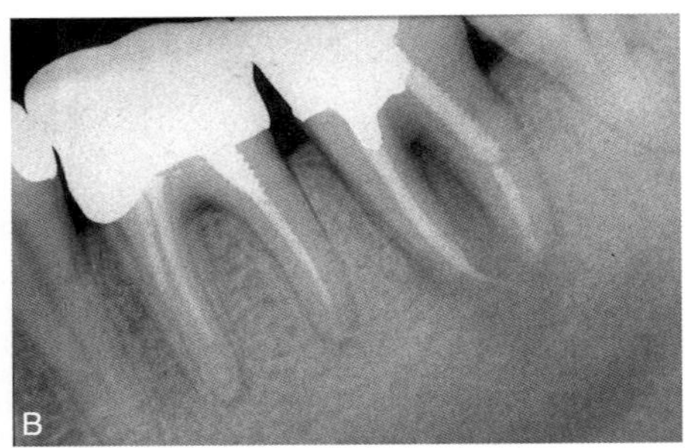

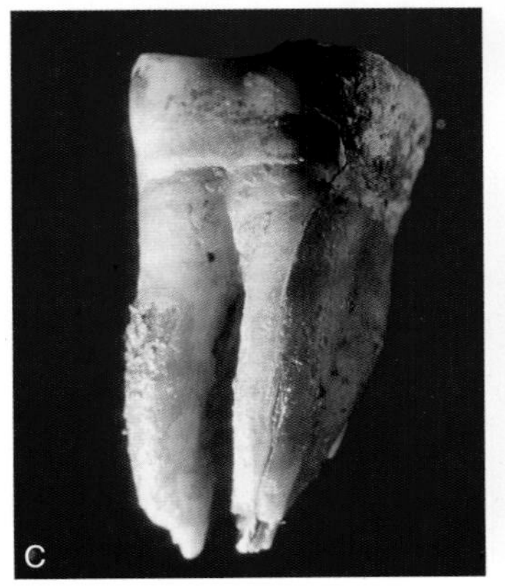

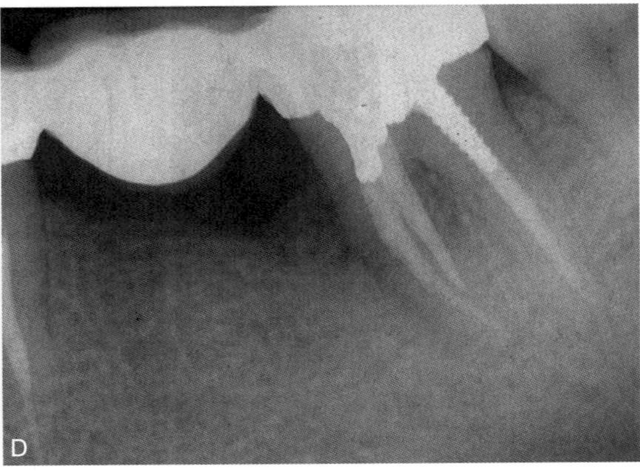

图 14-13 典型的下颌磨牙近中根根尖周的透射影
A. 下颌第一磨牙根近中侧和根分叉的透射影 **B.** 下颌第二磨牙根尖周及根分叉处的透射影 **C.** 拔除牙(B)显示近中根颊侧根折线 **D.** 角型根分叉透射影

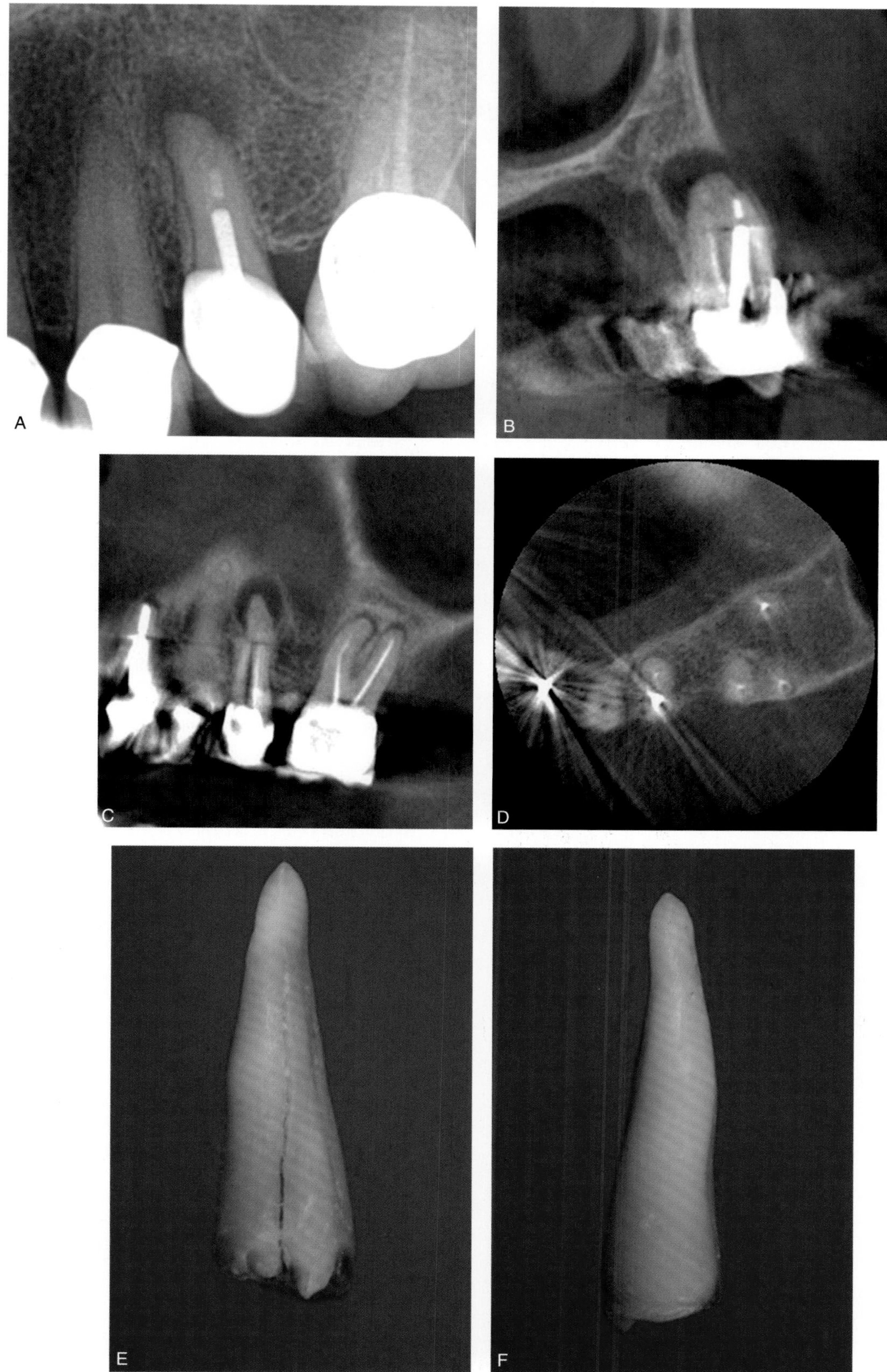

图 14-14

A. 已行冠方修复的牙髓治疗后的上颌前磨牙，“晕”状透射影可见于根尖区　**B.** 尽管牙周探针探及颊侧中部有深度骨缺损，但 CBCT 冠状面未见明显根折线　**C.** CBCT 矢状面未见明显根折线　**D.** CBCT 轴面未见明显根折线　**E.** 拔牙后见牙根的颊侧有明显的牙根纵裂　**F.** 纵裂未累及舌侧

第二节 病因

虽然牙根纵裂通常发生在牙髓治疗后的牙齿，但也偶发于非牙髓治疗的磨牙中。

根管治疗牙发生牙根纵裂的原因是多方面的。它们可分为诱发因素和促进因素[13,14]。

诱发因素

根管治疗后牙根牙本质的质量和机械性能的变化可能导致牙根纵裂。此外，牙齿的解剖结构及龋病和外伤引起的残留的牙齿结构也可能是牙根纵裂的危险因素。

（一）解剖结构和形态

最易发生折裂的根是那些近远中径小于颊舌径的根（例如，根的横截面是椭圆形、三角形、肾形、带状或沙漏形）[42]。这种类型的牙根有上、下颌前磨牙牙根，下颌磨牙的近中根，下颌切牙根及上颌磨牙的近中颊侧根[43]。在一项关于根裂的回顾性研究中，Tamse 等人发现这些形状的牙根最易发生断裂（79%）。为了降低牙根纵裂的风险，提高根管治疗和修复治疗的成功率，熟悉牙根的解剖结构和形态是至关重要的。更多细节见第一章。

弯曲和凹陷是牙根折裂（也包含根穿孔）的解剖因素，如下颌磨牙近中根和上颌前磨牙颊根易发生牙根纵裂[42,44,45]（图 14-15）。

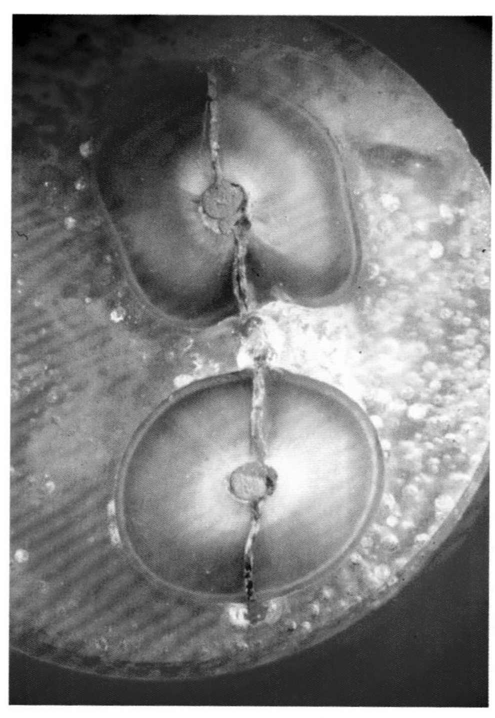

图 14-15 上颌前磨牙颊根和舌根完全牙根纵裂，注意颊根分叉面的凹陷

（二）根管形状

根管和牙根的形状，以及牙本质的厚度，都会影响根管内的拉应力分布[46]。由于应力集中对曲率半径缩小区（颊舌侧）的影响更大，所以根管形状对应力分布的影响最大[47]。这可能就是根管预备和桩核预备过程中尽管近远中向牙体组织去除较多，但是颊舌向更易发生折裂的原因。

（三）牙齿结构缺失

另一个重要的诱发因素是预处理牙齿由于龋齿或者外伤等引起的结构缺损。再加上各种根管内手术导致的根管牙本质量的减少（如：根管治疗、根管再治疗[21]、桩核预备）。牙体结构与根管治疗牙抵抗折裂的能力直接相关（图 14-16）[42,48,49]。

（四）根管治疗

据报道，根管治疗后的牙齿中牙本质的水分含量降低[50]。牙本质的脱水会导致根管壁出现裂缝，进而发展成为折裂。牙本质"年龄"也被视为根管治疗牙齿折裂的诱发因素[51,52]。在较老的牙本质中，裂纹扩展的速度比在较年轻的牙本质中要快。此外，老化的牙本质中透明牙本质增加，使其更容易折裂[53,54]。

完整牙齿的牙本质通常会出现细小的裂缝，这些裂缝与根管平行或垂直[55]。在根管治疗中，当牙本质被去除，特别是在近远中区域，这些裂纹可能会暴露出来，并随着时间的推移在颊侧和/或舌侧进展，可能会造成不完全或完全的折裂[56]。

有几个因素可能直接或间接地促成牙根纵裂的形成。包括开髓、根管预备、根管预备过程中使用的各种溶液和药物、根管充填、桩核预备及放置，以及冠修复体是否合适[20,41,57,58]。

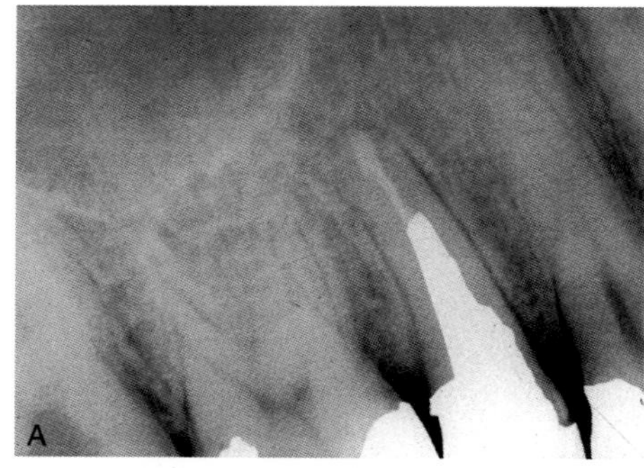

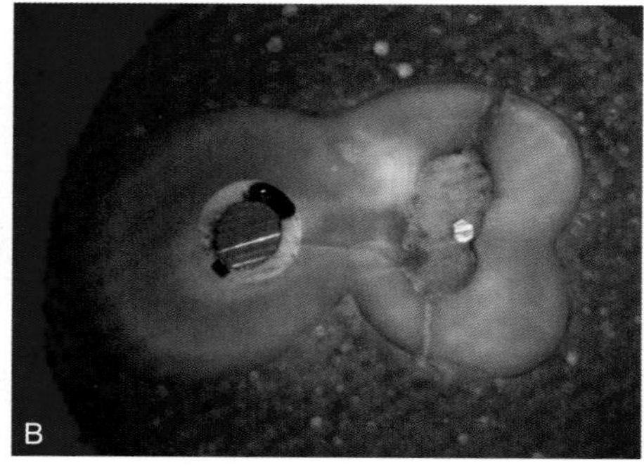

图 14-16 上颌前磨牙过度预备后牙本质薄壁

在开髓和扩大根管的冠方 1/3 的过程中，牙本质的过度去除可导致薄的牙本质壁和脆弱牙根，未来更易于发生折裂[41]（图 14-16）。

研究表明，根管预备类型与牙根纵裂相关[49,55]。因此，NiTi 器械的设计是评价根抗折能力的重要因素。当使用具有较大锥度的器械时，根抗折能力会显著减弱。近年来，体外研究表明旋转镍钛根管器械可在根管牙本质上产生微裂纹。这些在根管壁或牙根表面产生的微裂纹，加上在牙本质中已经存在的裂缝（即使在未治疗的牙齿中）[56,59~62,63,66]，可能是不完全和完全牙根纵裂的前兆。牙本质裂纹也与使用超声尖进行根端预备有关[64]。这些裂纹可能是手术治疗失败的一个重要原因。Kishen[41]在研究人牙本质的应力 - 应变响应时发现，起源于根管内壁并承受载荷的牙本质裂纹，易沿颊侧和舌侧向外表面进展。

最近一些体外研究表明，过度使用不同类型的根管冲洗液和药物，如次氯酸钠、螯合剂及氢氧化钙，可能会改变牙本质的质量，可能导致牙本质壁被腐蚀，更容易产生裂纹和折裂[65,67]。

在牙胶侧向压实过程中，应力通过牙本质壁产生。这是由于侧压器的楔入效应直接作用或通过牙胶的侧压间接作用于管壁[57]。侧压器的设计和使用也可能是牙根纵裂形成、扩展的促进因素[68]。自 NiTi 器械引入根管预备器械以来，特别是镍钛锉的设计较之前的不锈钢锉更具弹性，对根管壁施加的侧向压力更小[69]。另一方面，尚不知道牙根纵裂的起始或加重是否有任何减少。Chai，Tamse[47]设计了一个模型来分析牙胶在压实过程中发生的断裂力学。在椭圆和圆形根管的根管壁人为形成牙本质裂纹后，与圆形根管相比，裂纹进展到椭圆形根管外表面所需的载荷更少，这也证实了之前的研究[70,71]。

Sathorn 等[70,71]的研究表明，根折与根管解剖结构之间存在显著相关性，如应力分布、残余牙本质厚度、根管预备类型等。根管直径、形状和近端凹度对根折敏感性均有显著影响。令人意外的是，残留牙本质厚度本身并没有增加根折的易感性。

（五）修复治疗

根管治疗后的修复治疗的考量，如桩核预备、桩的类型和形状、粘接剂的静水压力，由于腐蚀导致桩的膨胀，都可能是导致牙髓治疗后牙齿发生牙根纵裂的多联医源性因素[72]。由于某些根特定的横截面轮廓和曲率的影响，在易受牙根纵裂影响的牙齿中，桩核预备和桩的选择是至关重要的[42]。

近年来，纤维桩被广泛应用于临床，因为纤维桩的弹性模量与牙本质相似，一旦受力，纤维桩可以随牙根弯曲[73]。已有研究表明[74]，纤维桩的应用提高了根管治疗前磨牙的存活率。其他研究表明，对纤维桩的偏好取决于冠状面覆盖的类型[75,76]。根纤维增强树脂桩也被证明优于其他类型的桩[77-79]。Ferrari 等[80]建议在根管治疗牙的修复过程中至少保留一个冠状壁，作为减少上颌前磨牙根折的重要预防措施。

在治疗完成后，根管治疗的牙齿应该有合适的牙冠覆盖[13]（图 14-17）。适当的牙冠覆盖的类型和设计，加上足够的套圈，可能比桩的特征更为重要。

第三节　治疗和预防

一、临床处置

在牙根纵裂的存在下，细菌会不断从口腔进入到牙周组织和牙槽骨。因此，为了防止这些牙周支持组织的进一步破坏，拔除患牙（或拔除受影响的牙根）是唯一的选择。如果计划进行感染牙根截根术，通常建议进行新的冠修复。偶尔，如果牙根纵裂仅局限于根尖部分，则可以行根尖切除术（图 14-18，图 14-19）[81,82]。

二、预防

在根管治疗的牙齿中预防牙根纵裂是非常重要的；然而，由于复杂的病因，这可能是一个艰巨的任务。以下几点可以降低牙根纵裂的潜在风险：

1. 识别易发生根折的牙根和牙齿。

2. 在根管治疗和修复过程中，尽可能多地保留牙齿结构。在实现清洁的根管系统和避免过度切削牙体硬组织之间有一个充满挑战的平衡。

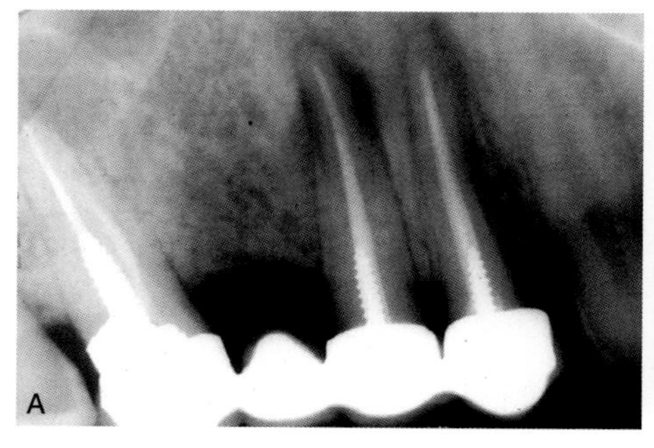

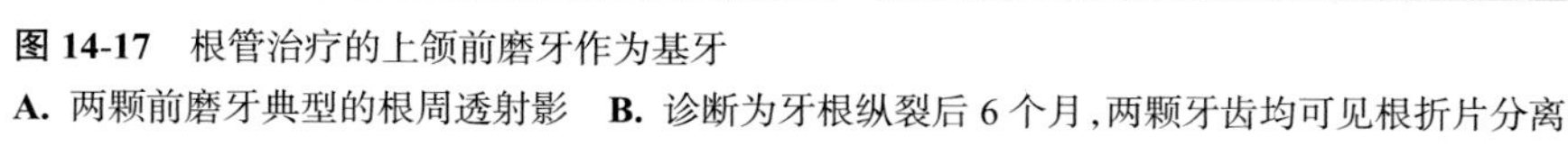

图 14-17　根管治疗的上颌前磨牙作为基牙

A. 两颗前磨牙典型的根周透射影　**B.** 诊断为牙根纵裂后 6 个月，两颗牙齿均可见根折片分离

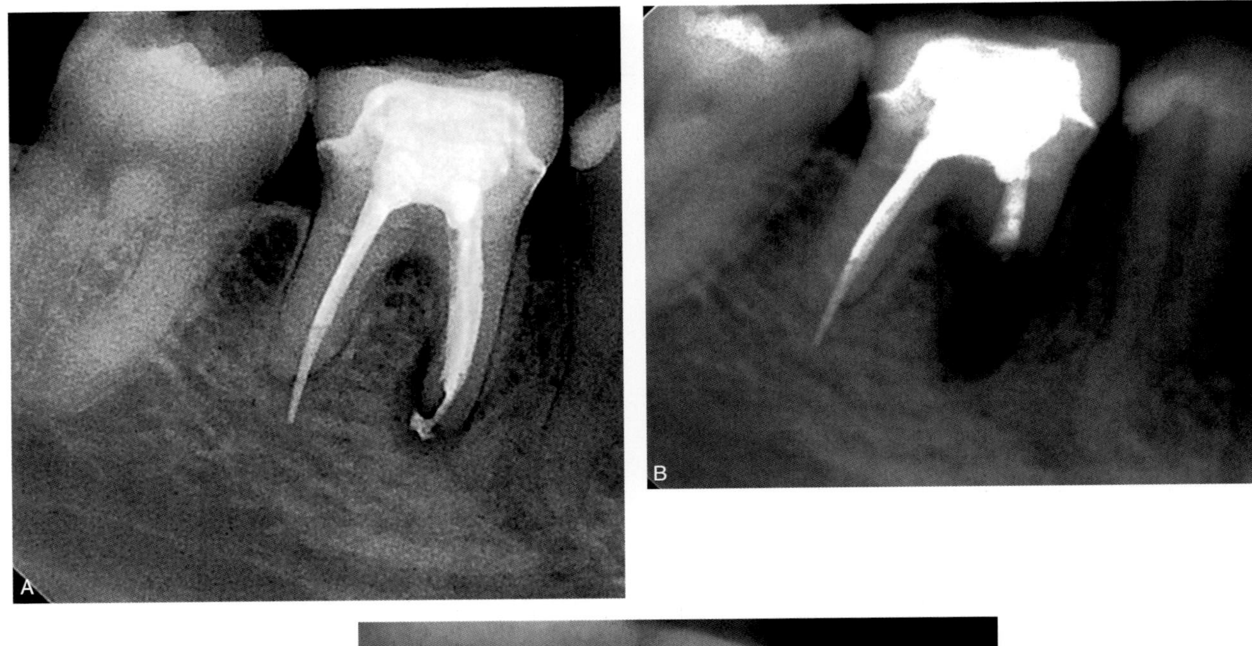

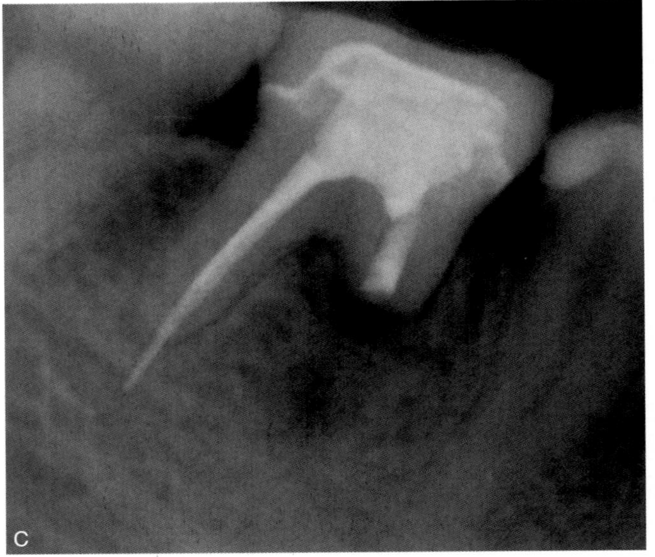

图 14-18

A. 根管治疗后的下颌磨牙中，近中根根尖端 1/3 封闭不良 **B.** 在手术过程中，在这个区域发现了根折，将根沿根折线切除，保留未累及的部分牙根 **C.** 术后 12 个月的 X 线片显示根尖周围愈合（Courtesy of Dr. Mario E. Abdennour，Boston，MA.）

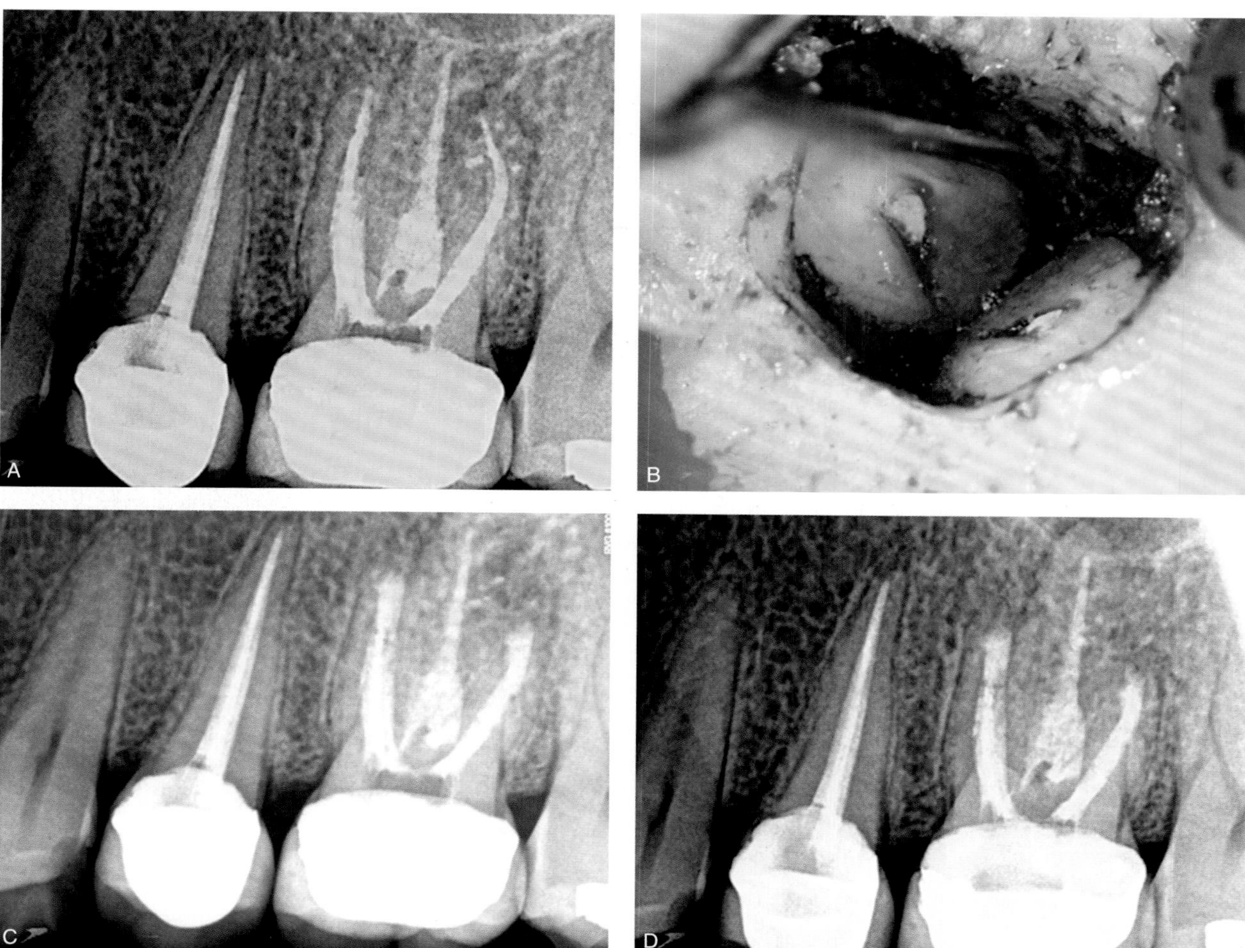

图 14-19

A. 根管治疗后上颌磨牙的根尖周围透射影　**B.** 在根管外科手术中，发现不完全根折，两根根尖用 MTA 封闭　**C.** 术后即刻 X 线片显示两根根端填充物　**D.** 术后 6 个月 X 线片显示远颊根根尖周围逐渐愈合（Courtesy of Dr. Spyros G. Floratos, Athens, Greece.）

3. 根管充填时的压实力应尽量减小。今后根管充填方法和材料的发展应着重于预防牙本质的过度应力。

4. 桩只应在需要额外核心力支持时使用。

5. 金属桩应平行根管壁，被动就位于根管内，边缘圆钝。

6. 推荐使用纤维增强树脂基复合桩。

7. 全冠修复体在完好的牙本质上应该有一个垂直长度为 1.5~2mm 的环形边缘。

总结

1. VFR 起源于根，可向冠方或根方进展。它们与非根管治疗的折裂不同，后者往往起源于牙冠，并局限于牙冠或向根方进展。

2. 当同时存在高位的窦道和狭窄的深部牙周缺损时，极有可能是牙根纵裂。

3. 根折的位置和程度与其体征、症状和影像学特征之间没有相关性。

4. 对牙根纵裂临床和影像学特征的循证研究缺乏且难以开展。

5. 牙根纵裂通常是在所有的根管治疗和修复完成后才被诊断出来的，而且通常直到多年以后才被发现。

6. 大多数牙根纵裂发生在根管治疗和修复似乎完美完成的情况下。

7. 当诊断为牙根纵裂时，应及时进行拔牙，以尽量减少根周围骨丢失等并发症。这种骨丢失可能会影响随后的种植体的植入。患者的依从性往往是一个问题，特别是当患者没有症状时。

8. 由于病因是多因素的，预防牙根纵裂通常很困难。

（李晓岩　译　余擎　审校）

参考文献

1. Tsesis I, Rosen E, Tamse A, Taschieri S, Kfir A. Diagnosis of vertical root fractures in endodontically treatedteethbased on clinical and radiographic indices: Systematic review. *J Endod.* 2010;36:1455–1458.
2. Vered M, Tamse A, Tsesis O, Rosen E, Zebra: reasoning and misdiagnoses. In: Tsesis I (ed). *Complications in Endodontic Surgery.*

Berlin: Springer-Verlog; 2014. pp. 7–17.
3. Chan CP, Lin CP, Tseng SC, Jeng JH. Vertical root fracture in endodontically versus non-endodontically treated teeth. *Oral Surg Oral Med Oral Pathol Oral Radiol Endod.* 1999;87:504–507.
4. Rivera E, Walton R. Longitudinal tooth fractures: findings that contribute to complex endodontic diagnosis. *Endod Topics.* 2009;16: 82–111.
5. Colleagues for Excellence. *Cracking the Cracked Tooth Code: Detection and Treatment of Various Longitudinal Tooth Fractures.* Chicago: American Association of Endodontists, Summer 2008.
6. Berman LH, Kuttler S. Fracture necrosis: diagnosis, prognosis assessment, and treatment recommendations. *J Endod.* 2010;36:442–446.
7. Tamse A, Fuss Z, Lustig J, Kaplavi J. An evaluation of endodontically treated vertically fractured teeth. *J Endod.* 1999;25:506–508.
8. Fuss Z, Lustig J, Katz A, Tamse A. An evaluation of endodontically treated vertical root fractured teeth: impact of operative procedures. *J Endod.* 2001;27:46–48.
9. Tamse A. Vertical root fractures in endodontically treated teeth: diagnostic signs and clinical management. *Endod Topics.* 2006;13:84–94.
10. Walton RE, Michelich RJ, Smith GN. The histopathogenesis of vertical root fractures. *J Endod.* 1984;10:48–56.
11. Tamse A, Zilburg I, Halpern J. Vertical fractures in adjacent maxillary premolars. An endodontic-prosthetic perplexity. *Int Endod J.* 1998;31:127–132.
12. Sedgley CM, Messer HH. Are endodontically treated teeth more brittle? *J Endod.* 1992;18:332–335.
13. Tang W, Wu Y, Smales RJ Identifying and reducing risks factors in endodontically treated teeth. *J Endod.* 2010; 36:609–617.
14. Seo DG, Young AY, Su JS, Jeong WP. Analysis of factors associated with cracked teeth. *J Endod.* 2012;38:288–292.
15. Fuss Z, Lustig J, Tamse A. Prevalence of vertical root fractures in extracted endodontically treated teeth. *Int Endod J.* 1999;32:283–286.
16. Coppens CRM, DeMoor RJG. Prevalence of vertical root fractures in extracted endodontically treated teeth. *Int Endod J.* 2003;36:926.
17. Vire DE. Failure of endodontically treated teeth: classification and evaluation. *J Endod.* 1991;17:338–342.
18. Zadik Y, Sandler V, Behor R, Salerahbi R Analysis of factors related to extraction of endodontically treated teeth. *Oral Surg Oral Path Oral Med Radiol Endod.* 2008;106:31–35.
19. Lustig JP, Tamse A, Fuss Z. Pattern of bone resorption in vertically fractured endodontically treated teeth. *Oral Surg Oral Med Oral Pathol Oral Radiol Endod.* 2000;90:224–227.
20. Cohen S, Blanco L, Berman L. Vertical root fractures- clinical and radiographic diagnosis. *J Am Dent Assoc.* 2003;134:434–441.
21. Karygianni L, Krengel M, Winter M, Stampf S, Wrbas KT. Comparative assessment of the incidence of vertical root fractures between conventional versus surgical endodontic retreatment. *Clin Oral Invest.* 2014;18:2015–2021.
22. Tamse A, Kaffe I, Lustig J, et al. Radiographic features of vertically fractured endodontically treated mesial roots of mandibular molars. *Oral Surg Oral Med Oral Pathol Oral Radiol Endod.* 2006;101:797–802.
23. Tamse A, Fuss Z, Lustig JP, Ganor Y, Kaffe I. Radiographic features of vertically fractured endodontically treated maxillary premolars. *Oral Surg Oral Med Oral Pathol Oral Radiol Endod.* 1999;88:348–352.
24. Colleagues for Excellence. *Cone Beam-Computed Tomography in Endodontics.* Chicago: American Association of Endodontists, Summer 2015.
25. Meister F, Lommel TJ, Gerstein H. Diagnosis and possible causes of vertical root fractures. *Oral Surg Oral Med Oral Pathol.* 1980;49:243–253.
26. Tamse A. Iatrogenic vertical root fractures in endodontically treated teeth. *Endod Dent Traumatol.* 1988;4:190–196.
27. Testori T, Badino M, Castagnola M. Vertical root fractures in endodontically treated teeth: a clinical survey of 36 cases. *J Endod.* 1993;19:87–90.
28. Rivera E, Walton R. Longitudinal tooth fractures. In: Torabinejad M, Walton R, Fouad A. (eds). *Endodontics: Principles and Practice.* 5th ed. St Louis: Elsevier, 2015; pp. 121–141.
29. Rud J, Omnell KA. Root fracture due to corrosion. *Scand J Dent Res.* 1970;78:397–403.
30. Moule AJ, Kahler B. Diagnosis and management of teeth with vertical fractures. *Aust Dent J.* 1999;44:75–87.
31. Cohen S, Berman LH, Blanco L, Bakland L, Kim JS. A demographic analysis of vertical root fractures. *J Endod.* 2006; 32:1160–1163.
32. Nicopoulou-Karayianni K, Bragger U, Lang NP. Patterns of periodontal destruction associated with incomplete root fractures. *Dentomaxillofac Radiol.* 1997;26:321–326.
33. MetskaM, Artman I, Wesselink P, Ozok A. Detection of vertical root fractures in vivo in endodontically treated teeth by cone-beam computed tomography scans. *J Endod.* 2012;38:1344–1347.
34. Bernardes RA, Moraes IG , Duarte MAH, et al. Cone-beam volumetric tomography in diagnosis of root fractures. *Oral Surg Oral Med Oral Pathol Oral Radiol Endod.* 2009;108:270–277.
35. Edlund M, Nair M, Nair U. Detection of vertical root fracture with cone-beam tomography. *J Endod.* 2011;37:768–772.
36. Corbella S, Del Fabbro M, Tamse A, et al. Cone beam computed tomography for the diagnosis of vertical root fractures: a systematic review of the literature and meta-analysis. *Oral Surg Oral Med Oral Path Oral Radiol.* 2014;118:593–602.
37. Chavda R, Mannoci F, Andiappan M, Patel S. Comparing the in vivo diagnostic accuracy of digital periapical radiography with cone-beam tomography for the detection of vertical root fracture. *J Endod.* 2014;40:1524–1529
38. Neves FS, Freitas DQ, Flores Campos PS, Ekestubbe A, Loftag-Hansen S. Evaluation of cone-beam computed tomography in the diagnosis of vertical root fractures: the influence of imaging modes and root canal materials. *J Endod.* 2014;40:1530–1536
39. American Dental Association Council on Scientific Affairs. The use of cone-beam computed tomography in dentistry: an advisory statement from the American Dental Association Council on scientific affairs. *J Am Dent Assoc.* 2012;1438:899–902
40. Colleagues for Excellence. *Cone Beam-Computed Tomography in Endodontics.* Chicago: American Association of Endodontists, Summer 2015.
41. Kishen A, Kumar GV, Chen NN. Stress-strain response in human dentine; rethinking fracture predilection in post core restored teeth. *Dent Traumatol.* 2004;20:90–100.
42. Gutmann JL. The dentin-root complex: anatomic and biologic considerations in restoring endodontically treated teeth. *J Prosthet Dent.* 1992;67:458–467.
43. Gluskin AH, Radke RA, Frost SL, Watanbe LG. The mandibular incisor: rethinking guidelines for post and core design. *J Endod.* 1995;21:33–38.
44. Katz A, Wasenstein-Kohn S, Tamse A, Zuckerman O. Residual dentin thickness in bifurcated maxillary premolars after root canal and dowel space preparation. *J Endod.* 2006;32:202–205.
45. Li J, Li L, Pan Y. Anatomic study of the buccal root with furcation groove and associated root canal shape in maxillary first premolars by using micro-computed tomography. *J Endod.* 2013;39:265–268.
46. Lertchirakarn V, Palamara J, Messer HH. Patterns of vertical fractures: factors affecting stress distribution in the root canal. *J Endod.* 2003;29:523–528.
47. Chai H, Tamse A. Fracture mechanics analysis of vertical root fracture from condensation of gutta-percha. *J Biomech.* 2012;45:1673–1682.
48. Pilo R, Corcino G, Tamse A. Residual dentin thickness in mandibular premolars prepared by hand and rotatory instruments. *J Endod.* 1998;24:401–405.
49. Rundquist BD, Versluis A. How does canal taper affect root stress? *Int Endod J.* 2006;39:226–237.
50. Huang JG, Schilder H, Nathanson D. Effects of moisture content and endodontic treatment of some mechanical properties of human dentin. *J Endod.* 1992;18:209–215.
51. Mireku AS, Romberg E, Fouad AF, Arola D. Vertical fracture of root filled teeth restored with posts: the effects of patient age and dentine thickness. *Int Endod J.* 2010;43:218–225
52. Koester KJ, Ager JW, Ritchie RO. The effect of aging on crack-growth resistance and toughening mechanisms in human dentin. *Biomaterials.* 2008;29:1318–1328.
53. Bajaj D, Sundaram N, Nazari A, Arola D. Age, dehydration and fatigue crack growth in dentin. *Biomaterials.* 2006;27:2507–2517.
54. Russel AA, Hong l, Chandler NP. Investigation of dentin hardness in roots exhibiting the butterfly effect. *J Endod.* 2014;40:842–844.
55. Eltit F, Ebacher V, Wang R. Inelastic deformation and microcracking progress in human dentin. *J Struct Biol.* 2013;183:141–148.
56. Onnink PA, Davis RD, Wayman BE. An *in vitro* comparison of

incomplete root fractures associated with obturation technique. *J Endod.* 1994;20:32–37.
57. Saw L-H, Messer HH. Root strains associated with different obturation techniques. *J Endod.* 1995;21:314–320.
58. Lertchirakarn V, Palamara JE, Masser HH. Load and strain during lateral condensation and vertical root fracture. *J Endod.* 1999;25:99–104.
59. Zandbiglari T, Davids H, Schafer E. Influence of instrument taper on the resistance to fracture of endodontically treated roots. *Oral Surg Oral Med Oral Pathol Oral Radiol Endod.* 2006;101:126–131.
60. Karatas E, Gunduz HA, Kirici DO, et al. Dentinal crack formation during root canal preparations by the Twisted File Adaptive, ProTaper Next, ProTaper Universal, and WaveOne instruments. *J Endod.* 2015;41:261–264.
61. Kansal R, Rajput A, Talwar S, Roongta R, Verma M. Assessment of dentinal damage during canal preparation using reciprocating and rotary files. *J Endod.* 2014;40:1443–1446.
62. Capar ID, Arslan H, Akcay M, Uysal B. Effects of ProTaper Universal, ProTaper Next, and HyFlex instruments on crack formation in dentin. *J Endod.* 2014;40:1482–1484.
63. Boyarsky H, Davis R. Root fracture with dentin retained post. *Am J Dent.* 1992;5:11–14.
64. Del Fabbro M, Tsesis I, Rosano G, Bortolin M, Taschieri S. Scanning electron microscopic analysis of the integrity of the root—end surface after root-end management using a piezoelectric device: a cadaveric study. *J Endod.* 2010;36:1693–1697.
65. Qian W, Shen Y, Haapasalo M. Qantitative analysis of the effect of irritant solutions sequences on dentin erosion. *J Endod.* 2011;37:1437–1441.
66. Gasic J, Popovic J ,Zivkovic S, et al. Ultrastructural analysis of root canal walls after simultaneous irrigation of different sodium hypochlorite concentrations and 0.2% chlorhexidine Gluconate. *Microsc Res Tech.* 2012;75:1099–1103.
67. Adl AL, Sedigh-Shams M, Majd ML. The efect of using RC Prep during root canal preparation on the incidence of dentinal defects. *J Endod.* 2015;41:376–379.
68. Dang DA, Walton RE. Vertical root fracture and root distortion effect of spreader design. *J Endod.* 1989;15:294–301.
69. Schmidt KJ, Walker TL, Johnson JD, Nicoll BK. Comparison of nickel-titanium and stainless steel spreader penetration and accessory cone fit in curved canals. *J Endod.* 2000;26:42–44.
70. Sathorn C, Palamara JEA, Messer HH. A comparison of the effects of two canal preparation techniques on root fracture susceptibility and fracture pattern. *J Endod.* 2005;31:283–287.
71. Sathorn C, Palamara JEA, Palamara D, Messer HH. Effect of canal size and external root surface morphology on fracture susceptibility and pattern: a finite element analysis. *J Endod.* 2005; 31:288–292.
72. Cheung W. A review of the management of endodontically treated teeth. *J Am Dent Assoc.* 2005;136:611–619.
73. Endodontics: Colleagues for excellence. *Restoration of Endodontically Treated Teeth.* Chicago, IL: American Association of Endodontists, Spring/ Summer 2004.
74. Cagidiaco MC, Garcia-Godoy F, Vichi A, et al. Placement of fiber prefabricated or custom made posts affects the 3 year survival of endodontically treated premolars. *Am J Dent.* 2008;21:179–184.
75. Salameh Z, Sorrentino R, Ounsi HF, et al. Effect of all ceramic crown system on fracture resistance and failure pattern of endodontically treated maxillary premolars restored with and without glass fiber posts. *J Endod.* 2007;33:848–851.
76. Salameh Z, Sorrentino R, Ounsi HF, et al. The effect of different full coverage crown systems on fracture resistance and failure pattern of endodontically treated maxillary incisors restored with and without glass fiber posts. *J Endod.* 2008;34:842–846.
77. Schmitter M, Huy C, Ohlmann B, et al. Fracture resistance of upper premolars and lower incisors restored with glass fiber reinforced posts. *J Endod.* 2006;32:328–330.
78. Schmitter M, Hamadi K, Rammelsberg P. Survival of two posts systems- Five year results of a randomized clinical trial. *Quint Int.* 2011;42:843–850.
79. Ferrari M, Vicci A, Fadda GM, et al. A randomized controlled trial of endodontically treated and restored premolars. *J Dent Res.* 2012;71:72S-78S.
80. Nissan J, Barnea E, Carmon D, Gross M, Assif D. Effect of reduced post length on the resistance to fracture of crowned, endodontically treated teeth. *Quint Int.* 2008;39:179–182.
81. Floratos SG, Kratchman SI. Surgical management of vertical root fractures for posterior teeth: report of four cases. *J Endod.* 2012;38:550–555.
82. Taschieri S, Tamse A, Del Fabbro M, Rosano G, Tsesis I. A new surgical technique for preservation of endodontically treated teeth with coronally located vertical root fractures: a prospective case series. *Oral Surg Oral Med Oral Pathol Oral Radiol Endod.* 2010;110e:45–52.

第十五章　病理性牙吸收

Jens O. Andreasen, Geoffrey S. Heithersay, Leif K. Bakland

恒牙的牙吸收被认为是一种不幸且难以预测的现象。过去 30 年来，对于破骨细胞的特性，尤其是对其在口腔环境中的行为有了新的认识，对过去认为很神秘的破骨细胞攻击牙根的行为也有了新的了解[1]。本文将描述可能导致牙根吸收的外伤性和病理性过程，更有趣的是思考为什么恒牙不同于乳牙，能免于牙根吸收而正常生存下来。

第一节　牙髓和牙周韧带防止破骨细胞侵袭的自稳态

在正常情况下，尽管恒牙牙根被富含活跃成骨细胞和破骨细胞的牙槽骨包围，却不受到任何一种细胞的过度作用，并能长期生存（图 15-1）[2]。研究表明，这种免疫力可能与存在完整的牙骨质细胞层和成牙本质细胞层有关，也可能与邻近细胞层有关[2]。在不同的动物实验研究中发现，这些细胞层因受到物理和化学的损害而失去保护功能，进而导致活动性牙根吸收，这种吸收会发生在牙根外表面和根管内[3,4]。

为深入了解牙体吸收，有必要了解破骨细胞的特性，破骨细胞具有多种潜在功能，在青春期和成年期能够发挥至少 5 种重要作用。

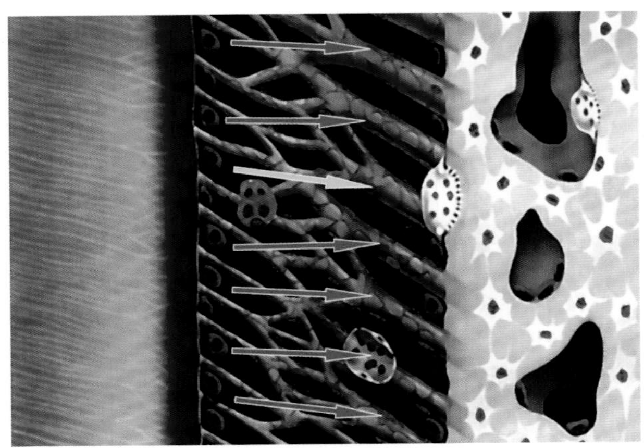

图 15-1　从成牙骨质细胞、牙周韧带细胞和 Mallassez 上皮岛释放的抗吸收信号和抗骨生成信号共同维持牙周韧带间隙的稳定（From Lindskog et al. 2007[1]; used with permission.）

一、破骨细胞的生理

破骨细胞是由巨噬细胞前体细胞受刺激而形成的多核体，这种刺激受 Rank-Rankl/OPG 系统的调控[1]。该系统可调控破骨细胞的活性，如通过激活 OPG 系统，下调 RANKL 系统，促进新的破骨细胞分化。相反，OPG 系统也可调控破骨细胞活性，使吸收减慢或停止（图 15-2，图 15-3）。

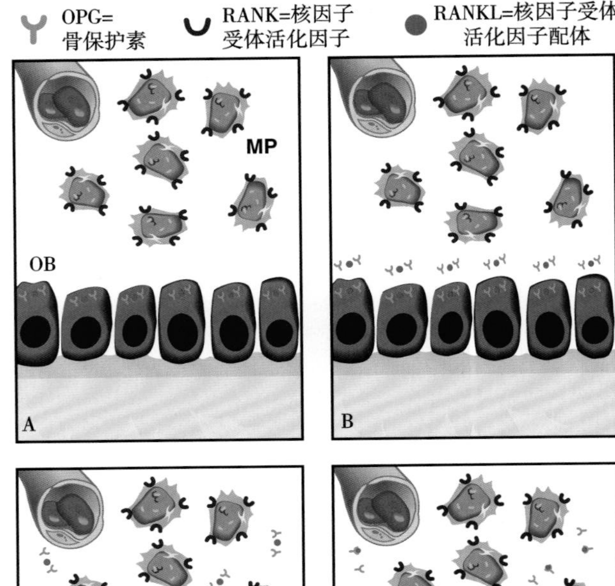

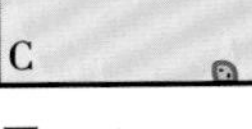

图 15-2

A、B. OPG/RANK/RANKL 系统的激活。破骨细胞形成是单核／巨噬细胞前体细胞分化的结果，这些细胞融合形成破骨细胞。破骨细胞的分化形成依赖于 RANKL 表面的 RANK 受体的激活，RANKL 由基质细胞和成骨细胞产生　**C.** RANKL 游离进入组织，附着于单核／巨噬细胞前体细胞受体　**D.** 单核／巨噬细胞前体细胞凝聚、融合，形成破骨细胞，促吸收因子为激素和细胞因子，如 PTH，1，25（OH）$_2$D$_3$，IL-1，IL-6，TNF，LIF 和皮质类固醇，它们可激活成骨细胞和基质细胞产生 RANKL 并抑制 OPG（From Lindskog et al. 2007[1]; used with permission.）

OPG=
骨保护素
RANK=核因子
受体活化因子
RANKL=核因子受体
活化因子配体

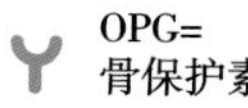

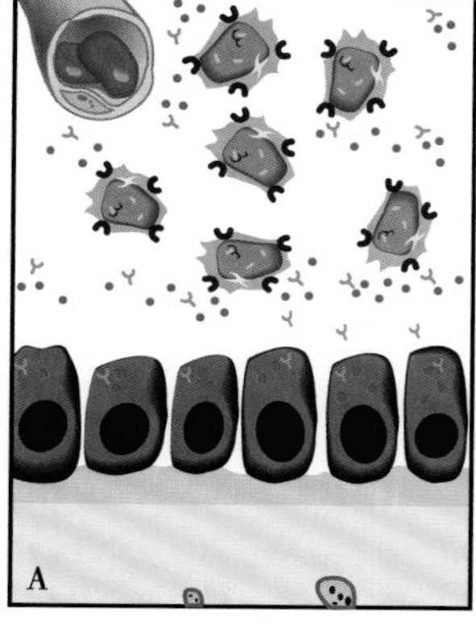

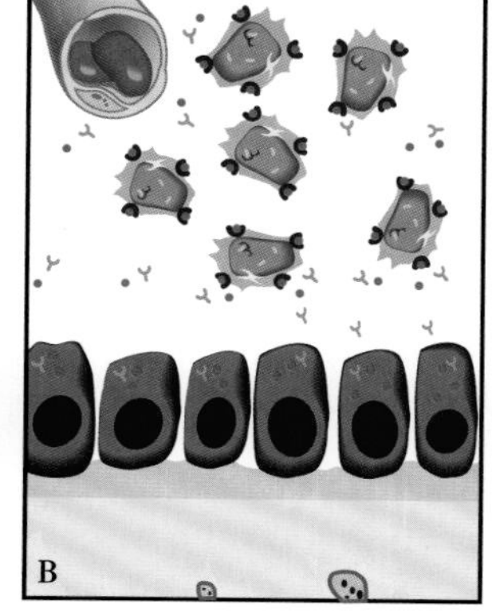

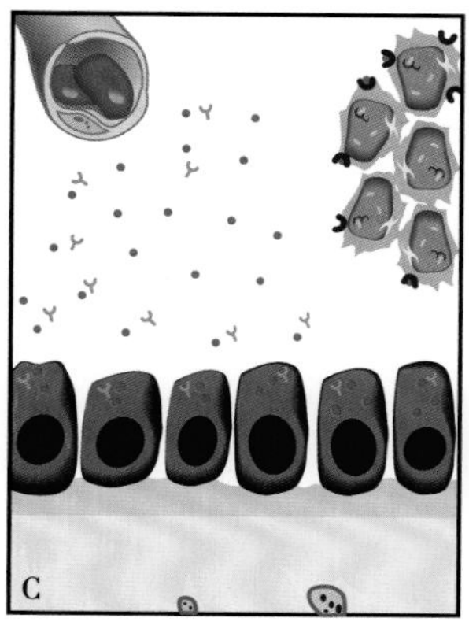

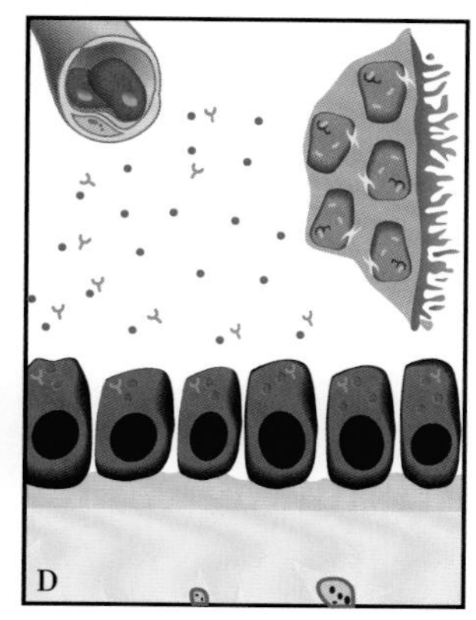

图 15-3

A~C. OPG/RANK/RANKL 系统的失活。抗吸收因子如雌激素、降血钙素、BMP TGF-β、IL-17、PDGF 和钙抑制成骨细胞和基质细胞产生 RANKL，激活 OPG 的产生 **D.** OPG 与 RANKL 结合并中和 RANKL，导致破骨细胞形成阻断，降低了破骨细胞生存率（From Lindskog et al. 2007[1]; used with permission.）

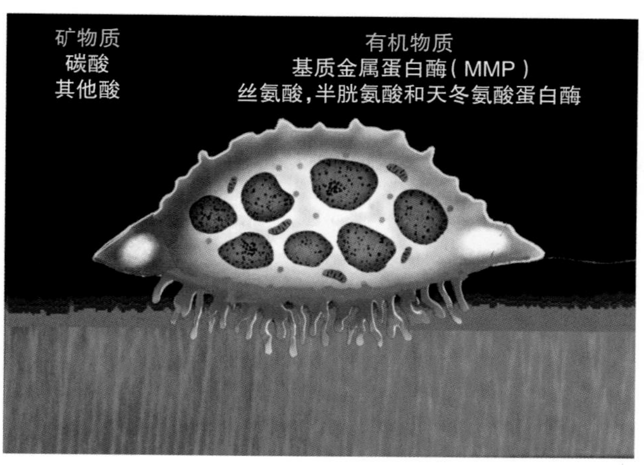

图 15-4 破骨细胞生理学：通过酸（质子泵）清除无机物质如矿物质，通过基质金属蛋白酶如 MMPs、丝氨酸、半胱氨酸和天冬氨酸蛋白酶清除有机物质

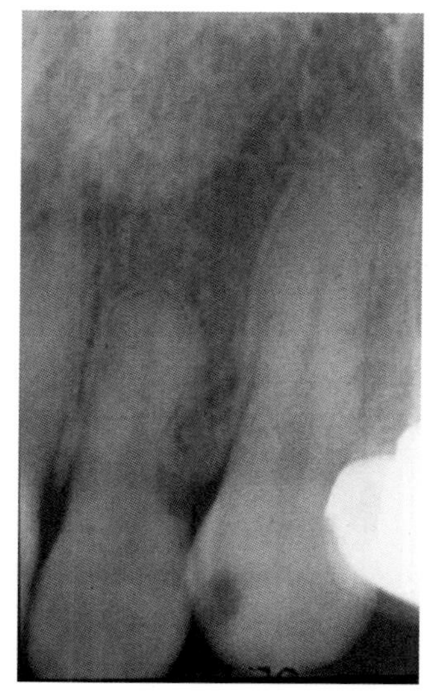

图 15-5 因相邻尖牙异位萌出导致的上颌侧切牙牙根吸收的病例

二、硬组织的破坏机制

破骨细胞一旦形成，其作用就是吸收硬组织（如牙骨质、牙本质、牙釉质或骨）。硬组织破坏机制为无机质被酸溶解，伴随有机质的降解（图 15-4）[1]。

三、破骨细胞在牙萌出中的作用

破骨细胞在乳牙的脱落（生理性吸收）中起关键作用。在恒牙胚发育和萌出的特定阶段，牙囊冠方诱导破骨细胞形成，经过数年后，吸收乳牙牙根和邻近骨组织[5-7]。在恒牙异位萌出的情况下，非生理性牙根吸收可能影响相邻的恒牙。

牙髓病学考虑

关于乳牙的生理性吸收，应考虑到因乳牙牙髓坏死导致的慢性根尖周感染可加速乳牙脱落[6,7]。例如尖牙的异位萌出，可能导致侧切牙的吸收（图 15-5）。如果侧切牙有完整的牙髓，并将异位萌出的途径调整至正常，或者拔除尖牙，侧切牙的吸收过程将停止，牙髓就可以保存。继而，对这种牙齿无需进行根管治疗。

四、破骨细胞在牙槽骨生长和维持中的作用

牙槽骨的结构完全依赖于成骨细胞和破骨细胞间可调控的平衡，其连续的骨重建活动贯穿人的一生。表 15-1 列出了与破骨细胞活性相关的促进和抑制因子。如果这两类细胞的活性失衡，将出现骨质疏松症或骨硬化[1,6]。

牙髓病学考虑

当牙齿发生固连性（替代性）吸收时（牙根表面或根管内吸收），牙成为骨重建过程的一部分，继而牙根被骨组织所替代。固连性内吸收（根管内）导致低咬合，可通过牙髓摘除术和根管充填阻止内吸收的进展。发生固连性外吸收（牙根表面）时，尤其是固连达到不可逆阶段时，目前尚无成功治疗方法。通过牙髓治疗和氢氧化钙的使用可能减缓，但却无法终止固连过程。牙髓治疗也有加速固连过程的风险[8]。

表 15-1 与破骨细胞活性相关的促进因子和抑制因子

因子	促进因子	抑制因子
激素		
雄性激素		+
降血钙素		+
降血钙素基因相关肽		+
糖皮质激素	+	
雌性激素	+	
甲状旁腺激素	+	
PTHrP	+	
甲状腺激素	+	
1,25(OH)$_2$D$_3$	+	
细胞因子和生长因子		
骨形成蛋白(BMP)	+	
集落刺激因子 1(CSF-1)	+	
内皮素 -1	+	
上皮生长因子(EGF)	+	
成纤维细胞生长因子(FGF)	+	+
粒细胞巨噬细胞集落刺激因子(GM-CSF)	+	
胰岛素样生长因子(IGF-91)	+	
干扰素		+
白介素	+	
激肽	+	
巨噬细胞炎性蛋白(MIP-1α)	+	
氧化一氮		+
血小板源性生长因子(PDGF)	+	
前列腺素	+	
转化生长因子 α(TGF-α)	+	
基质金属蛋白酶组织抑制剂(TIMP)	+	
转化生长因子 β(TGF-β)	+	
肿瘤坏死因子 α(TNF-α)	+	
肿瘤坏死因子 β(TNF-β)	+	
P 物质	+	
血管活性肠肽(VIP)	+	
药物		
双磷酸盐		+
皮质类固醇		+

五、破骨细胞是损伤后修复的成员之一

在骨组织和牙齿血管再生时，破骨细胞和新生血管联合作用，促使创伤愈合，破骨细胞能创造间隙，以便新生血管组织长入狭窄间隙（和根管）[2]。这些间隙将来被新的硬组织（牙骨质或骨）替代。这种现象依据不同部位被命名为短暂性根尖破坏，短暂性边缘破坏，短暂性固连、短暂性表面内吸收（图 15-6）[2,9]。此现象常见于脱位性损伤和伴随冠移位的根折，无血管的、无菌的牙髓组织被替代，伴随着血管再生过程。

牙髓病学考虑

若 X 线片示破骨细胞活跃，并不一定代表有活动性感染，事实上可能代表愈合过程，故只需继续随访观察。

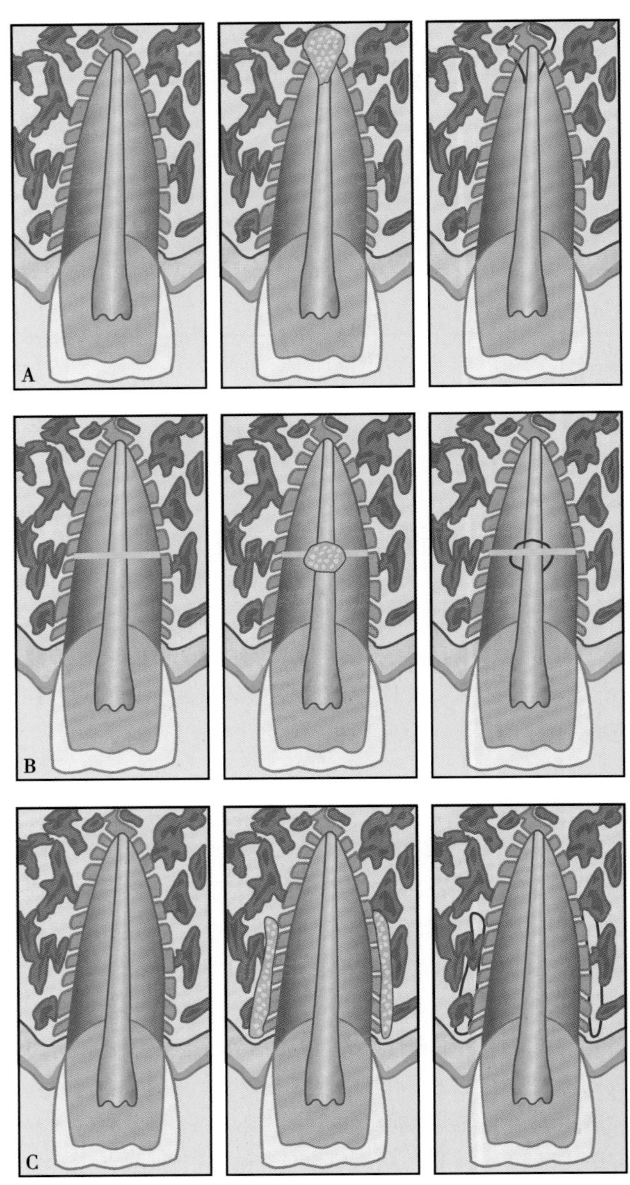

图 15-6 几种不同的短暂性愈合过程

A. 短暂性根尖破坏 **B.** 短暂性表面内吸收 **C.** 短暂性边缘破坏

六、破骨细胞作为防御细胞抵抗微生物侵袭

在牙周韧带（periodontal ligament，PDL）区域，由菌斑堆积和牙周袋形成所致的牙颈部微生物侵袭，与根尖区根管内的微生物积聚，存在着持续性的竞争。这两种情况下，微生物和炎症细胞释放一系列促破骨细胞信号，刺激破骨细胞形成和加速破骨细胞活动（图 15-7）[1,10]。典型结果是：一段时间后出现边缘骨或根尖周骨质丧失。同样，如果牙根表面发生联合性损伤、髓腔被感染，破骨细胞受到双重刺激，导致牙根表面吸收。事实上，牙根表面第一层组织损伤后就会启动吸收过程，随后来自根管的微生物毒素渗入牙骨质，启动破骨细胞活动，通过牙本质小管继续吸收牙本质。

牙髓病学考虑

当 X 线片显示根尖或边缘骨破坏，或牙根外吸收时，应怀疑坏死或感染的牙髓组织引起了感染性牙根吸收。这种情况下应及时行牙髓治疗。

七、控制破骨细胞活动的方法

现已明确了一系列破骨细胞激活因子，能启动和激活破骨细胞的活性[10]。图 15-8 显示了部分已用于干预或灭活破骨细胞活性启动因子的药剂[2,11]。这些药剂无论全身系统性使用或局部使用（根管内或牙根表面），几乎不会影响有吸收倾向的再植牙的破骨细胞活性[11]。最有潜力的药物是四环素和可的松合剂，局部应用于根管。在一项狗的实验研究中发现，合剂中的可的松可有效减少破骨细胞对牙根的攻击（图 15-9）[11]。

另一种阻止或预防破骨细胞对牙根表面攻击的化学方法是将牙本质环境中的 pH 从中性调节至碱性，这将干扰破骨细胞的矿物质溶解[1]。多个体外和体内研究证实，通过根管内氢氧化钙封药可实现这种 pH 改变[8]。在这种情况下，牙本质外表面的 pH 可达 9~10[12,13]。在一项临床研究中，发现升高 pH 有可能阻止牙根的外吸收[8]。

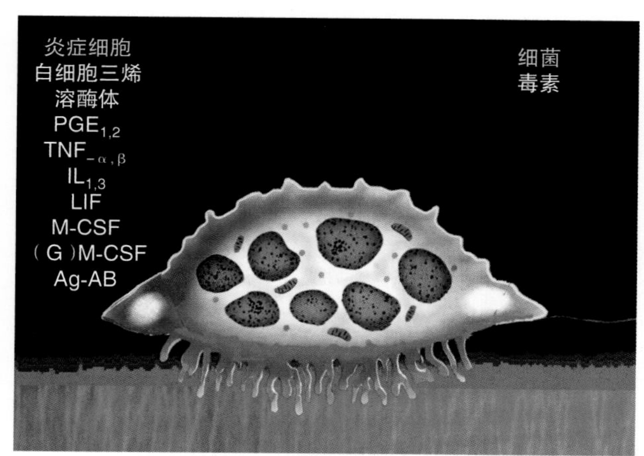

图 15-7　与根管和牙本质小管内细菌相关的破骨细胞激活因子

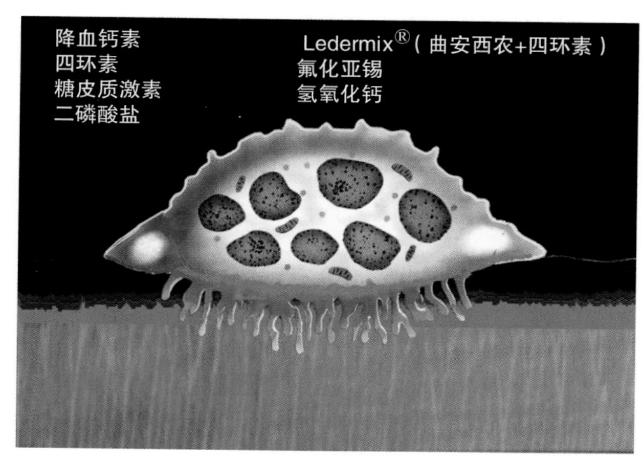

图 15-8　用于影响破骨细胞活动的不同药物

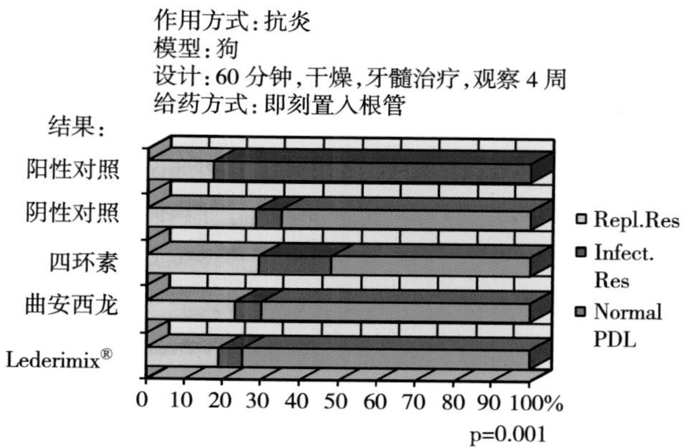

图 15-9　Ledermix（曲安西龙 + 四环素）对牙移植后 PDL 愈合的影响（From Chen et al.2008[11]; used with permission.）

清除导致感染性吸收的微生物

仅有一项关于抗生素用于感染性牙吸收的临床研究，结果显示人牙再植时为了减少感染相关性牙吸收，短期应用抗生素（新霉素和杆菌肽的混合物）与短期应用氢氧化钙的效果几乎相同（图 15-10）[8]。由于抗生素可能产生副作用（如过敏），现在已不适于以此目的而使用抗生素。而在需要行牙髓血运重建时，可使用抗生素以达到根管和牙本质消毒的目的。因为并非所有的情况都能用氢氧化钙消除根管内微生物，而清除微生物对血运重建的成功又是必需的。

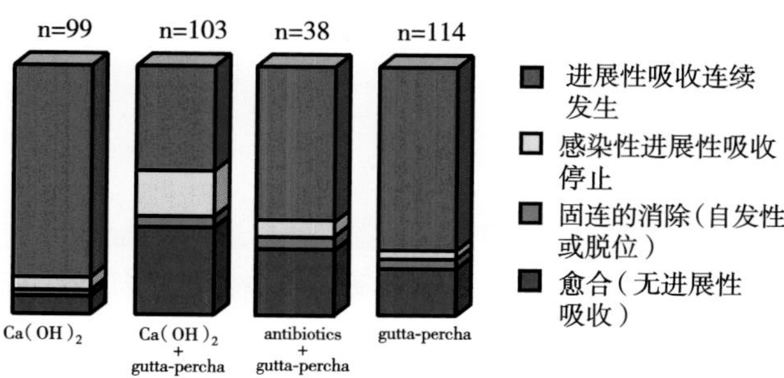

图 15-10　对 354 颗脱位和再植牙进行 4 种不同牙髓治疗处理后的牙周韧带愈合。在一项 354 颗移植牙的临床研究中，不同牙髓治疗程序对于减少进展性牙根吸收的效果不同（From Andreasen et al. 2015[8]; used with permission.）

第二节 牙根吸收的类型

以下将系统阐述不同的牙根吸收类型，及其与牙髓治疗的相关性。读者可参考一系列关于牙根吸收的诊断和治疗的文献[4,14-21]。

一、牙外吸收

（一）修复性吸收（外表面吸收）

1. 病因学 修复性吸收是牙周韧带（PDL）对慢性和/或急性组织损伤的一种愈合反应，它影响到邻近牙根表面的细胞。发生急性短暂性修复性吸收的典型情况常见于脱位性损伤，如牙震荡、牙半脱位和侧方脱位，也可见于嵌入性脱位和完全脱位牙再植。在这些情况下，牙根吸收可累及牙根全长；根折时发生于邻近折裂线处。该类型的吸收也常发生于慢性损伤而影响PDL后，如正畸治疗、创伤殆、发育性囊肿/根尖肉芽肿和异位萌出牙的压迫。当创伤和/或外力解除后，可自发性愈合，这是修复性吸收的典型特征[2]。

2. 病理学 邻近牙根和牙骨质的受损伤组织被巨噬细胞和破骨细胞清除需2~4周。来源于邻近PDL的前体细胞完成修复过程，形成新的牙骨质并长入PDL纤维（图15-11A~C）[2]。

3. 影像学特征 2~4周后，由于牙骨质和牙槽窝表层丧失，可见PDL间隙局限性增宽。在此时期内，影像学特征与感染性牙根表面吸收相似。随后，随着PDL重建和硬组织的沉积逐步愈合，X线片可见牙根表面轻度吸收陷窝[16,22,23]。但是，多数修复性牙根表面吸收陷窝很小，X线片无法识别[24,25]。

4. 牙髓病学考虑 由于修复性吸收的特性主要与早期牙周损伤相关，有此类牙根吸收的牙不宜行牙髓治疗干预。但是，很难与感染性牙根吸收相鉴别，因为二者起始阶段的特征很相似。

5. 治疗 如果消除外伤或外力因素，牙根吸收100%可以修复。如果根尖已吸收且牙根短于9~10mm，则牙根会进一步松动并影响预后[26,27]。

（二）感染性外吸收（炎症性牙根吸收）

1. 病因学 1965年一项脱位再植牙的临床及组织学研究中首次描述了感染性吸收[22,23]。这种外伤代表了牙髓和牙周韧带的复合损伤，微生物主要位于髓腔和牙本质小管。这些微生物启动牙根表面和邻近牙槽骨的破骨细胞活性。这种吸收可影响牙根全长。损伤后2~4周方可作出诊断。这种吸收进展快速，可在几个月内导致牙根完全吸收，与急性创伤有关，尤其常见于嵌入性脱位和脱位牙再植[16]。

2. 病理学 初始的吸收可渗透牙骨质和暴露的牙本质小管，感染根管和/或牙本质小管中的微生物毒素可通过暴露的牙本质小管扩散到牙周韧带（图15-12A~C）[2]。这将导致破骨细胞活动的延续和牙周韧带的炎症，进而造成邻近牙槽骨的吸收。这一活动具有进展性，牙根牙本质吸收，直至根部根管暴露。但是，如果通过牙髓治疗清除了根管和牙本质小管内微生物，吸收过程将停止[27-30]。吸收所致的腔隙内可被牙骨质或骨组织充满，这取决于吸收部位附近的活性组织类型。

3. 临床特征 与感染相关的牙根吸收牙松动度会增加，叩诊音浑浊，有时患牙会突出。敏感度测试可无反应，有时有窦道形成。

4. 影像学特征 感染性吸收在损伤后2~4周方可作出典型的诊断，X线片表现为累及牙根和邻近牙槽骨的进行性腔隙形成。吸收进展迅速，可能导致牙根几个月内完全吸收，尤其是儿童（图15-13A~D）。

5. 牙髓病学考虑 这种类型吸收代表了牙周和牙髓的复合损伤，要求立即行牙髓治疗，以控制或去除破骨细胞促进因素（来源于根管系统的微生物毒素）。

6. 治疗 治疗目的是去除或破坏根管和牙本质小管内的微生物。这将有助于整个根尖周腔隙的愈合（牙根表面，PDL，邻近牙槽骨）。通过根管内$Ca(OH)_2$封药，可有效破坏微生物。但是长时间使用$Ca(OH)_2$（超过30天）会削弱年轻恒牙的牙根结构，导致牙颈部根折。在2项临床

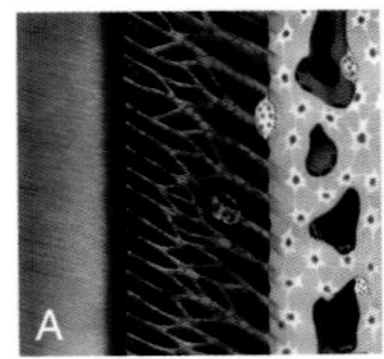

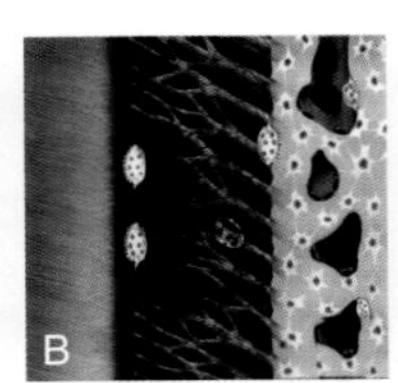

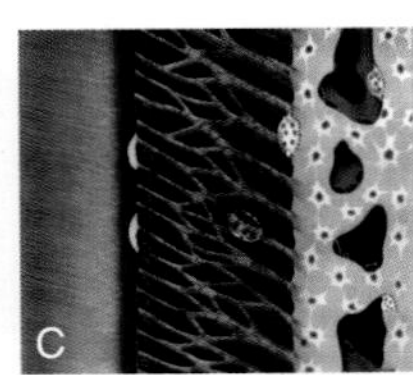

图15-11 修复性吸收（外表面吸收）的发病机制：牙周韧带轻度损伤后的愈合。损伤部位遭受巨噬细胞和破骨细胞吸收，在牙本质，破骨细胞受细胞因子和其他可吸收分子作用，如IGF-1，TGF-β，PDGF，BMP，FGF-2和a4（釉原蛋白基因片段产物），这些分子可作为成牙骨质细胞的刺激因子。修复过程的开始是通过新牙骨质的形成和夏柏氏纤维的长入（From Andreasen and Lövschall，2007[2]；used with permission.）

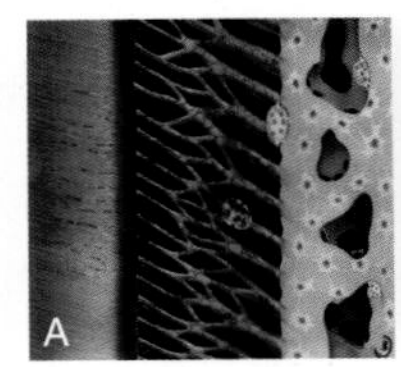

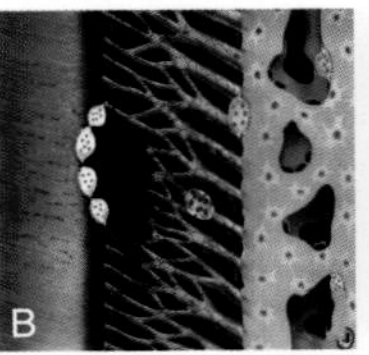

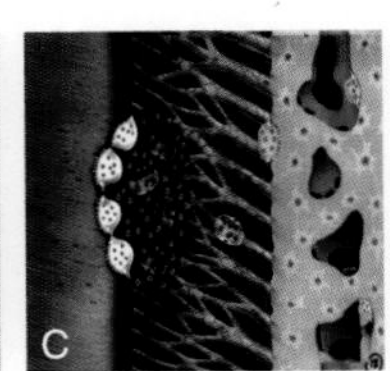

图15-12 与感染性吸收（炎症性吸收）的病理学：牙周韧带对中度或广泛性损伤的反应，以及对牙髓和/或牙本质小管相关感染的反应。初期损伤牙根表面启动了巨噬细胞和破骨细胞对牙根表面的攻击。位于根管和牙本质小管的微生物释放毒素，如LPS（脂多糖）、MDP（胞壁酰二肽）和LTA（脂磷壁酸），包围破骨细胞；这些毒素作用为破骨细胞活动直接激活因子，加速吸收过程，肉芽组织最终侵入根管（From Andreasen and Lövschall，2007[2]；used with permission.）

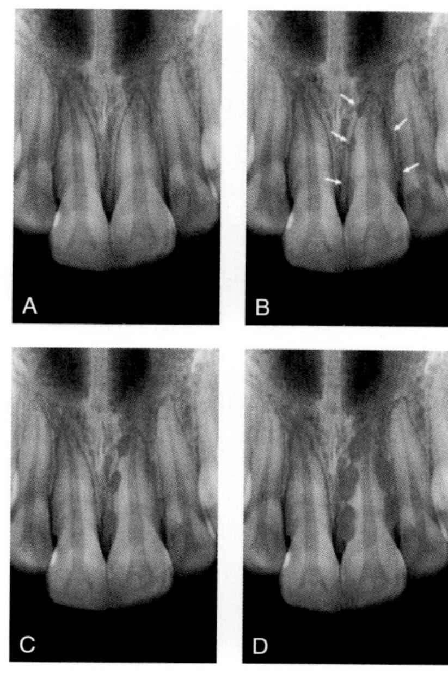

图 15-13 感染性牙根吸收的进展，如未及时处理，牙根将被快速吸收，尤其是儿童（From Andreasen et al. 2011[58]; used with permission.）

研究中发现此风险高达 66%~72%[30,31]。成年牙齿则不存在此类问题[30]。故牙髓治疗还需考虑牙齿是否属年轻恒牙。

（1）成熟恒牙：脱位的成熟恒牙（牙根完全发育）再植需预防性摘除牙髓以防止感染性吸收。根管的生物机械预备应包括使用次氯酸钠和 $Ca(OH)_2$。后者可在 2~3 周内完成根管内消毒。

（2）年轻恒牙：牙根未完全发育完成的年轻恒牙，若牙髓发生感染，因根尖孔粗大，难以放置根充材料，推荐使用氢氧化钙行根尖诱导成形术。该方法的缺点是要花费数月才能获得足够的根尖屏障，以便放置根充材料。另外，如前所述，长期应用 $Ca(OH)_2$ 可能削弱牙本质结构、溶解有机成分，导致牙颈部根吸收[31,32]。应用三氧化物聚合体（mineral trioxide aggregate，MTA）和类似材料作为物理性根尖屏障，可立即进行根管充填，不需等待数月（图 15-14 A~H）。年轻的牙根牙本质最低程度暴露于 $Ca(OH)_2$ 中，可减少对牙本质的损伤[33,34]。

7. 预后 牙吸收后丧失的牙本质不能被新的牙本质替代，至少目前的治疗手段还不能实现。吸收过程终止后愈合过程开始，表现为新的牙骨质或骨替代吸收组织或建立新的 PDL[35-37]。

（三）固连性外吸收（替代性吸收）

1. 病因与病理学 牙根固连合并的牙周韧带并发症以牙周韧带细胞（包括邻近牙骨质的细胞层）的损伤为主[2]。最常见的原因为急性创伤（严重脱位如侧方脱位、嵌入性脱位、脱位牙再植）[2]。发生急性创伤时 PDL 的自身稳定被打破，导致骨小窝处发生愈合，牙槽窝壁和牙根表面形成骨桥（图 15-15A~C）。

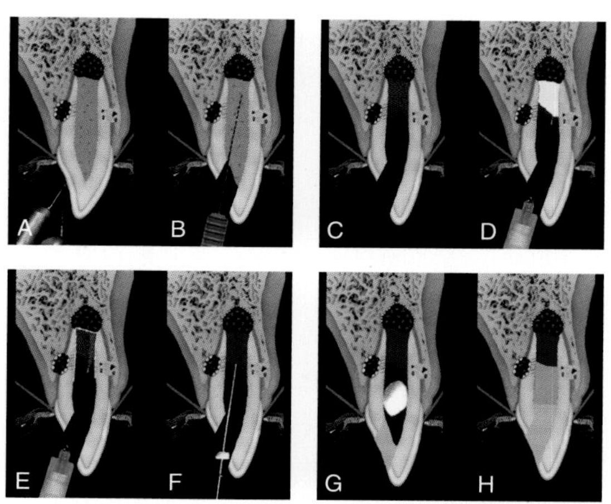

图 15-14 氢氧化钙和 MTA 联合治疗牙根发育不全的外伤恒牙 **A.** 橡皮障隔离患牙，消毒牙冠，开髓 **B.** 从根尖水平摘除坏死牙髓组织，根尖处可见健康组织的新鲜出血 **C.** 以尽可能保守的方法预备发育不全的根管，尽可能保存更多根部牙本质 **D.** 用次氯酸钠消毒根管，然后用 $Ca(OH)_2$ 短期封药（约 2~4 周）。使用 $Ca(OH)_2$ 可消毒根管，并提供一个干燥、无根尖渗出物的根管环境。冠方入口必须严密暂封 **E.** 复诊时去除 $Ca(OH)_2$，用盐水或次氯酸钠彻底冲洗根管，以获得无玷污的根管，向根管内导入少量 MTA 与水的混合物并轻柔压实。可用垂直加压器上橡皮圈控制长度，轻度超充并无伤害 **F.** 适当压实后，根尖段 MTA 应至少 4mm。整个根管可用 MTA 充满（至牙颈部水平），或用热牙胶和糊剂充填根管冠方 **G.** 置湿棉球于开髓窝洞内，暂封以待材料固化。固化（常为 4~6 小时）后，可常规充填根管 **H.** 去除暂封材料和棉球，检查根尖段材料硬度，不应用力探诊，以免材料折裂。冲洗、干燥、充填根管，树脂修复冠方缺损（From Andreasen et al. 2011[58]; used with permission.）

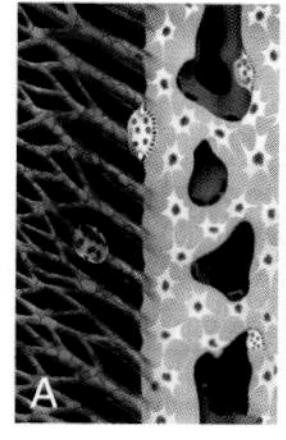

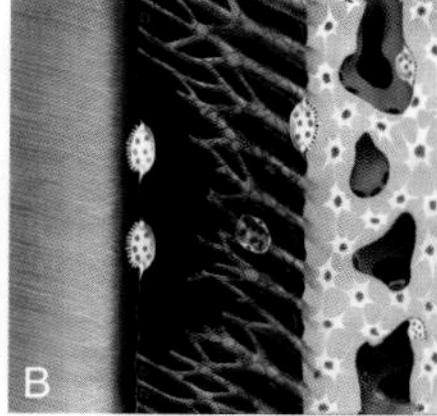

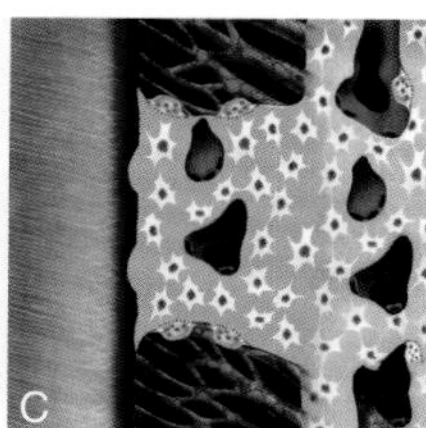

图 15-15 牙根固连性吸收（替代性吸收）的病理学：牙周韧带对广泛型损伤的反应。破骨细胞暴露于牙本质的各种刺激因子和其他可吸收分子中，如 IGF-1，TGF-β，PDGF，BMPs，FGF-2 和 A4（釉原蛋白基因片段产物）。这些分子为成牙骨质细胞和 / 或成骨细胞的刺激因子。来源于牙槽窝壁的细胞发生完全愈合，因而形成固连（From Andreasen and Lövschall，2007[2]; used with permission.）

中等程度损伤（1~4mm^2）时，形成一种可逆的初始固连。如果受伤牙有功能性松动，若使用非固定夹板，或无夹板，小范围的吸收能被新的牙骨质和 PDL 附着替代（短暂性固连）[38-42]。大范围的损伤（>4mm^2）则易发生进行性固连。该情况下，牙齿成为骨重建系统的一部分，整个过程包括基于骨重建过程的破骨细胞性吸收、甲状旁腺诱导的吸收、功能性重建、牙龈和 / 或根管内微生物导致的[2]。所有这些过程在儿童期十分活跃，导致低咬合和牙槽突的发育停止[43]。因而,这些吸收过程结合起来会导致固连牙齿在1~5年内丧失。老年患者的固连性吸收明显缓慢,常常可见患牙维持行使功能较久(5~20年),患牙在牙弓的位置维持不变(类似于种植牙)[44]。

2. 临床特征 牙根固连性吸收的患牙表现为坚固的位于牙槽窝,叩诊可激发金属音。一般在损伤后4~6周可出现此症状[42,45]。

3. 影像学特征 牙根固连性吸收过程是对最邻近牙根表面的PDL细胞层的广泛损伤的反应。因为骨正常重建的特性,牙根结构逐渐被骨组织替代(图15-16A~D)。固连常发生于嵌入性脱位和脱位牙再植。可常于损伤后2个月内作出影像学诊断,而在临床上可在1个月内通过叩诊出金属音作出诊断[42,45]。

4. 牙髓病学考虑 牙髓治疗不能终止固连性外吸收的进展。如果牙髓为活髓,不宜行牙髓治疗。在牙髓坏死的情况下,可采取类似治疗感染性吸收的方法[8]。

5. 治疗 儿童和青少年期发生固连的牙齿将不能萌出,逐渐形成低咬合。年龄越小,低咬合越明显(图15-17A、B)。目前可能的治疗方案有:①截冠术(为了维持和增高牙槽突);②牙脱位(打破固连位点);③拔牙同时增高牙槽嵴,为后期种植做准备;④拔牙后桥修复;⑤外科骨分离术;⑥修复性冠延长术;⑦拔除后前磨牙移植。

截冠术治疗适用于儿童和青少年,可望有效维持牙槽骨的生长。治疗程序包括去除患牙牙冠(保留牙根)以保证牙槽骨的垂直生长[46-49]。在低于颈部骨水平处轻柔地磨除牙冠,去除根充物或牙髓组织,牙间纤维、牙-骨膜间纤维和骨膜的重建将导致骨水平正常化[48]。由于被骨替代的剩余牙根的固连性吸收,当牙槽骨发育完成后,其结构将有利于后期的种植需求[46-49]。

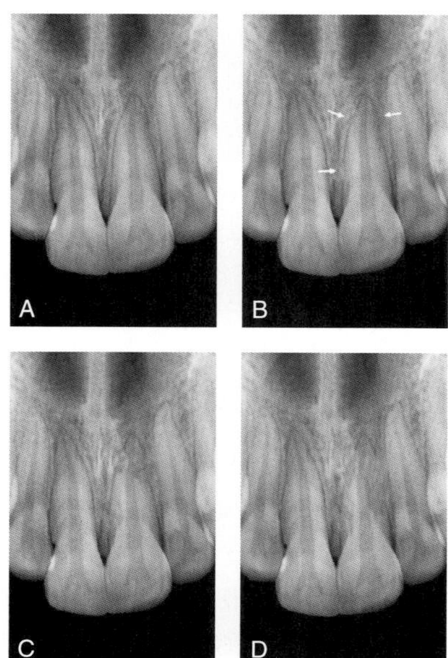

图 15-16 牙根固连性吸收(替代性吸收)的进展(From Andreasen et al. 2011[58]; used with permission.)

(四)自发性固连性外吸收

1. 病因学 这种牙固连可能累及一个或几个乳牙或恒牙。病因目前不清楚。有学者推测其与RANK-RANKL-OPG系统的不稳定性有关(图15-18A、B)[2]。

2. 病理学 这种固连性吸收过程导致年轻患者受累牙的低位萌出,最终均导致牙根逐渐被骨替代。

3. 临床特征

(1)乳牙列:这种类型的吸收特别易累及乳磨牙,尤其下颌第二乳磨牙(20%)。固连导致渐进性低位萌出和邻牙倾斜[50]。

(2)恒牙列:第一和第二恒磨牙最易发生这种吸收。在年轻患者中,这些磨牙可表现为渐进性低位萌出和叩诊高亢金属音[6,7]。

4. 影像学特征

(1)乳磨牙:固连过程起始于牙间区域,逐渐扩展到牙根其他部位。

(2)恒磨牙:多数情况下,第一磨牙从根管内区域开

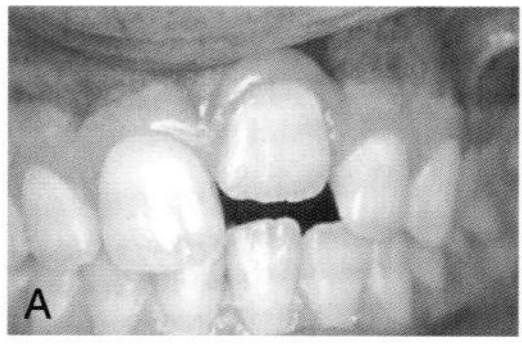

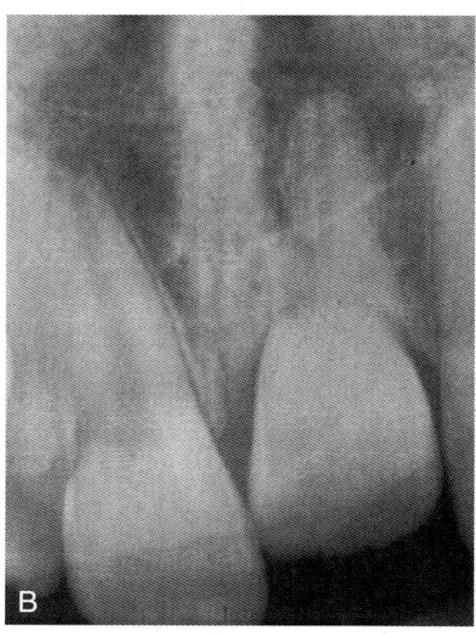

图 15-17 9岁患者上颌中切牙嵌入性脱位
A. 口内照示患者13岁时牙的位置 **B.** X线片示固连性吸收的范围,牙髓仍然保持活力,这在固连性吸收中不常见

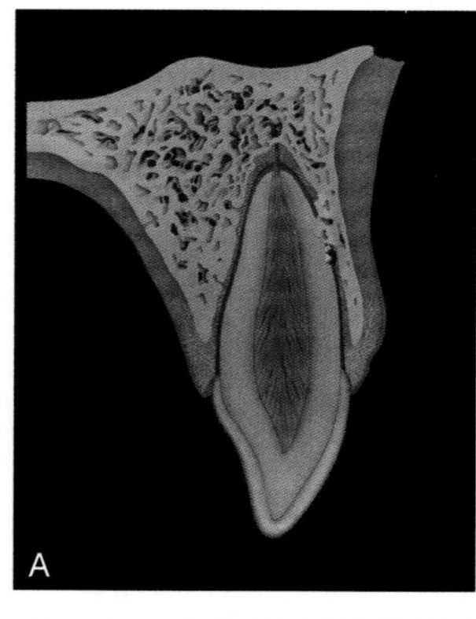

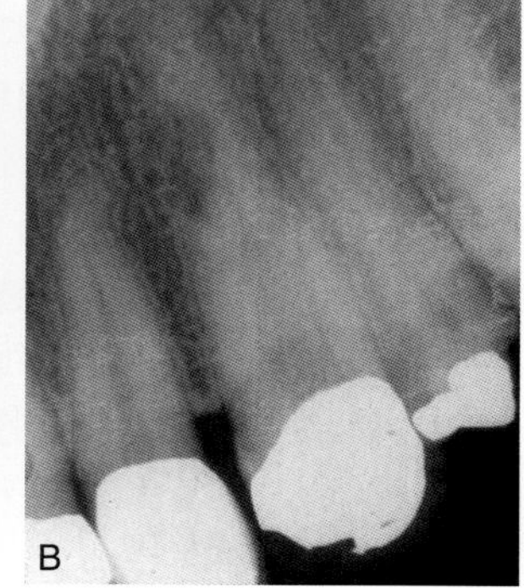

图 15-18 自发性固连性外吸收
A. 示意图 **B.** 临床病例

始发生替代性吸收，逐渐扩展到牙根其他部位（图 15-19）。部分阻生或第三磨牙极少情况下会发生固连。

5. 牙髓病学考虑　这种类型吸收主要是 PDL 的问题，牙髓治疗干预实际上可能会加重固连过程的侵袭性特征。

6. 治疗

（1）乳牙列：如果早期即可作出诊断，建议选择截冠术。如果在青少年期诊断较迟，为预防对颌牙的过度萌出，可重建牙冠。

（2）恒牙列：如果在青少年早期即作出诊断，应拔除固连的牙齿。在晚期，为达到功能性咬合水平，可用修复体重建牙冠。

7. 预后　任何恒牙都可能受累，且其过程可长达 10~20 年以上。常常先累及一组牙齿（前磨牙、磨牙），然后逐渐累及其他组牙齿。

（五）侵袭性颈部吸收

1. 病因学　尽管侵袭性颈部吸收的病因仍不清楚，其前提应该是成牙骨质细胞层的缺陷，伴随 RANK-RANKL-OPG 系统的崩溃。在一项 222 个患者（含 257 个牙齿）的大型临床研究中，发现了几个潜在的致病因素[51]。最常见的致病因素为正畸治疗（21.2%），其次是外伤（14%），常见多种因素联合作用如创伤和漂白（7.7%），而在约 4.5% 的患者中发现漂白为唯一的致病因素[52]。

2. 病理学　来源于 PDL 前体细胞的增生性吸收组织，以一种破坏性、无自限性方式侵入牙体硬组织，类似于纤维 - 骨化病变的性质。病变启始期，吸收性组织发生纤维血管化（图 15-20），但随着吸收性组织进一步扩展至根尖结构，就演变为纤维的骨化病变，如图 15-21 所示。在病变本身和牙本质吸收的界面，可观察到异位骨样沉积。另外，吸收性组织创建了一系列包绕根管的通道，浸润根尖牙本质，并在牙根表面的其他部位与 PDL 相连[53, 54]。

3. 临床特征　这种牙根外吸收相对少见，无外在表征，无任何临床症状，主要可能在影像学检查发现时得以诊断。图 15-22A、B 显示此种病例。最初始的临床发现是受累牙靠近龈缘处轻度发红，或者牙冠部结构呈现粉红色（图 15-23A）。最后，随着侵袭性牙颈部吸收的扩展，可能会形成牙釉质腔隙（图 15-24A）。在病变晚期，因受到一层前期本质和牙本质的保护，牙髓仍保持完整（图 15-20）。一般来说，受累牙没有临床症状，除非在病变晚期发生感染，可能出现牙髓或牙周的症状[52, 53]。

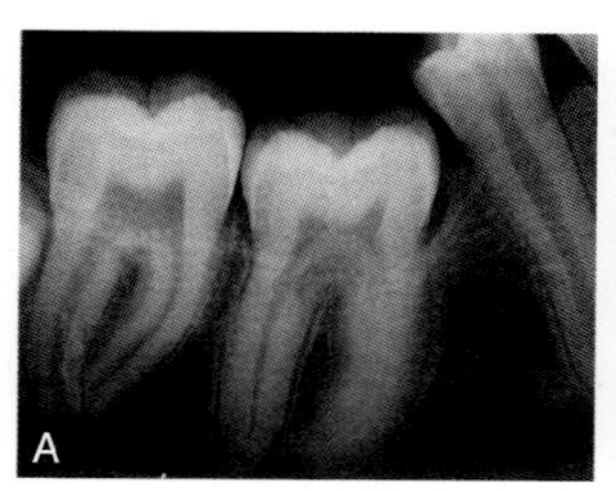

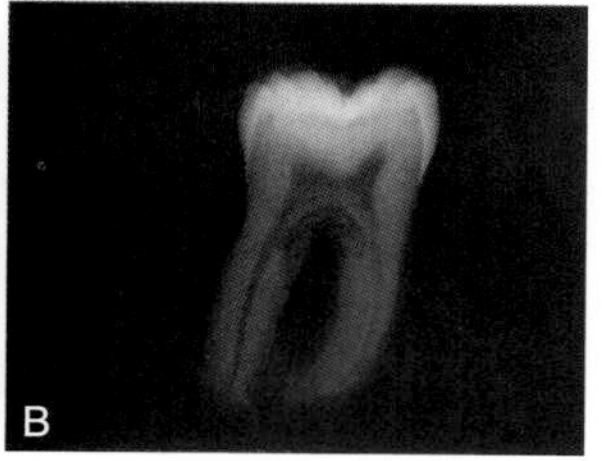

图 15-19　自发性固连影响第一磨牙牙根间区域（From Andreasen et al. 1996[6]; used with permission.）

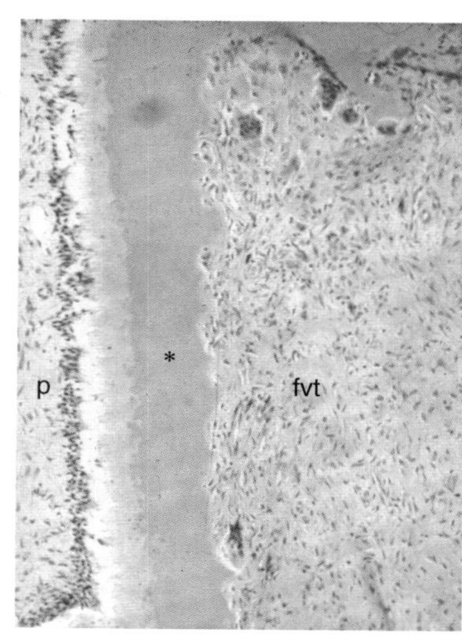

图 15-20　切牙牙颈部侵袭性吸收初期的组织学表现。在牙髓组织（P）和包含单核和多核分裂细胞的大量纤维 - 血管化吸收性组织（fvt）间有完整的前期牙本质 - 牙本质层（*）分隔（Reproduced from Heithersay GS. Quintessence Int. 1999; 30: 27-37 with permission, Quintessence Publishing.）

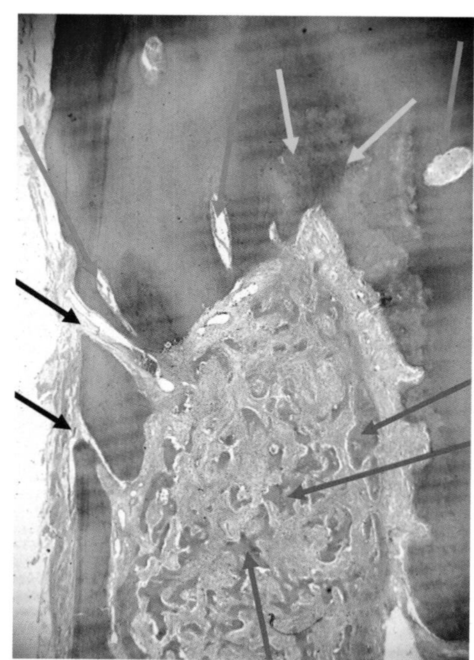

图 15-21　广泛型侵袭性牙颈部吸收伴根部病损的组织学表现。吸收腔隙的组织特性为纤维 - 骨化组织（红色箭头示），在与吸收牙本质交界处有骨样沉积，类似于替代性吸收（黄色箭头示）。其与牙周韧带间有相互交通（黑色箭头示），与残留牙本质间有可渗入深层的小通道（蓝色箭头示）（Reproduced from Heithersay GS. Quintessence Int. 1999; 30: 27-37 with permission, Quintessence Publishing.）

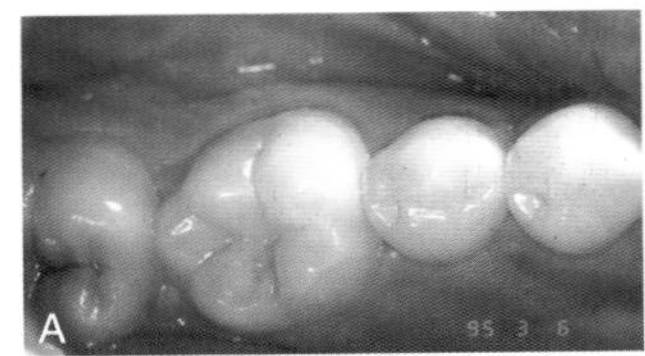

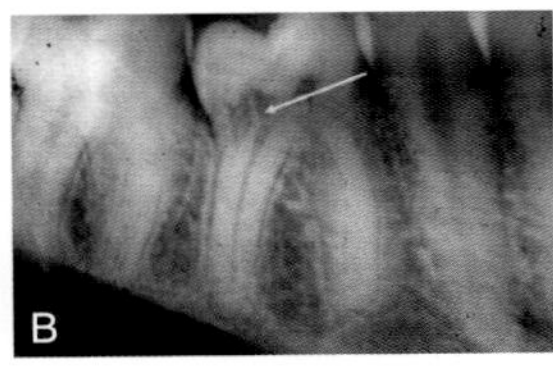

图 15-22
A. 下颌第一磨牙的牙冠无任何吸收的外在表征 **B.** 该牙的 X 线片示远中颈部区域不规则透射影像一直延伸到牙冠，邻近髓腔，但与髓腔间有线状阻射影分离（黄色箭头示）

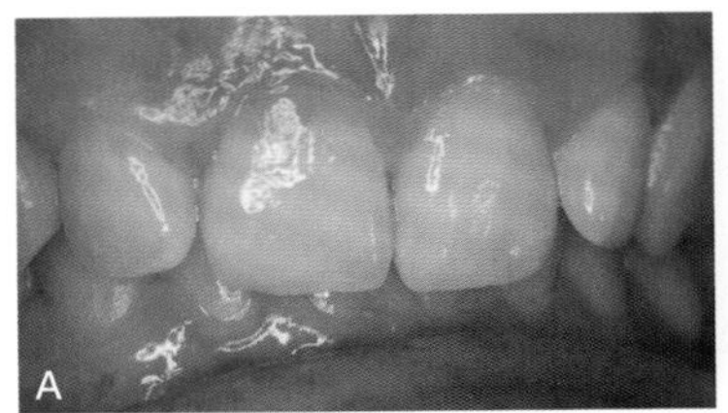

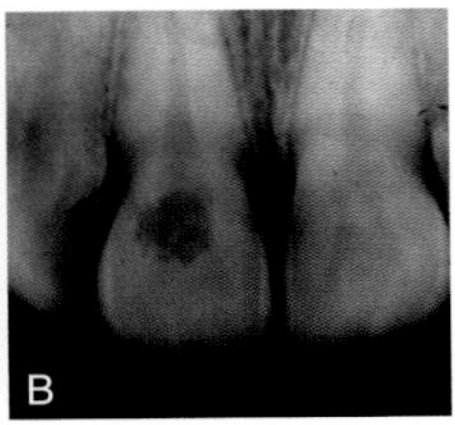

图 15-23
A. 21 岁女性右上颌中切牙的牙冠颈 1/3 呈粉红色改变 **B.** X 线片示根管外形线之外有不规则透射影像

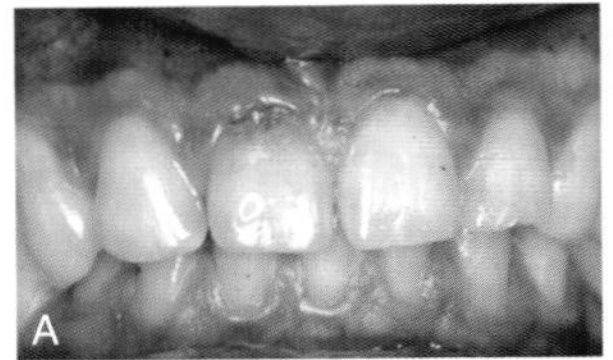

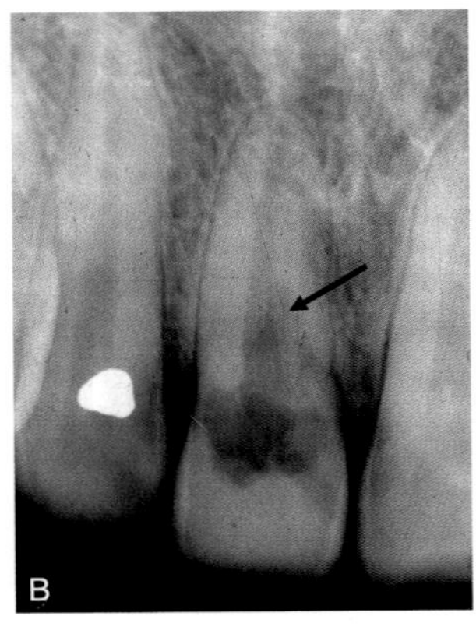

图 15-24
A. 右上颌中切牙因底层的吸收组织暴露，可观察到唇侧牙釉质腔隙形成，以及粉红色着色 **B.** X 线片示牙冠不规则透射影，延伸至牙根的冠 1/3（箭头示），可通过线状阻射影像区分出髓腔和吸收形成的缺损（Reproduced from Heithersay GS. Quintessence Int. 1999；30：27-37 with permission，Quintessence Publishing.）

4. 影像学特征 根尖片的特征取决于吸收发生的位置和范围。病变初始，可在牙颈部区域见轻度透射影。随着冠方牙齿结构的侵蚀，不规则透射影像与根管外形线相重合（图 15-23B）。一些 X 线片中线状阻射影像可将完整的前期牙本质 - 牙本质保护层与病变过程中由侵袭性吸收的组织呈现出的不规则影像加以区分（15-24B）。下颌磨牙外观则呈现出正常的临床表征（图 15-22B、G、H）[52, 53]。

CBCT 可用于确定广泛型侵袭性牙颈部吸收病例的主要部位及范围（图 15-25A、B）。这种增强型影像在制定其他治疗计划（如种植）时十分重要。更多细节请参见第十章，影像学解读。1999 年设定的主要基于影像学证据的临床分类，可用于辅助诊断和制订治疗计划，详见图 15-26[51]。

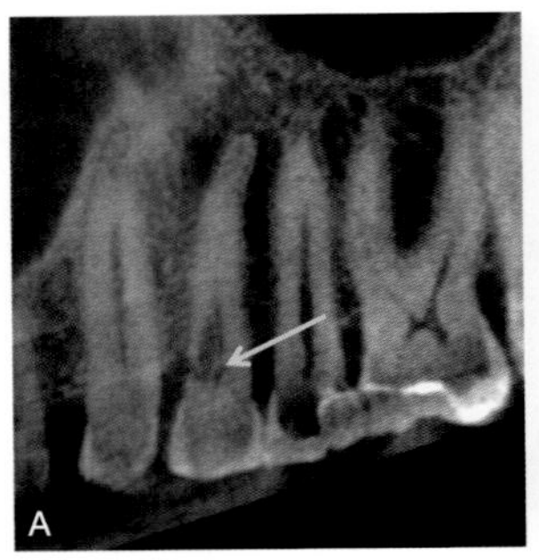

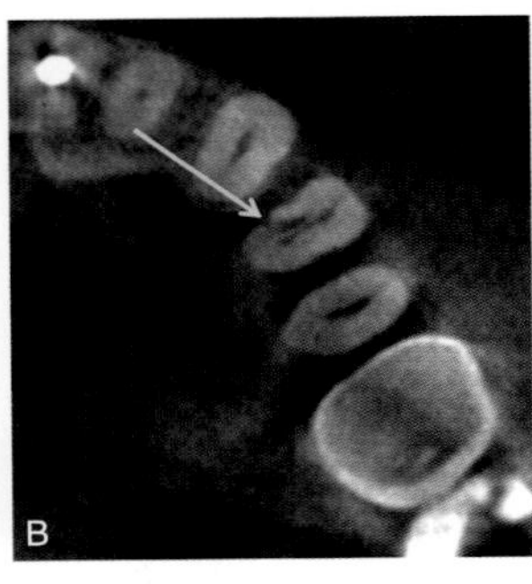

图 15-25
A. CBCT 矢状面观显示，左上颌第一前磨牙广泛型侵袭性颈部吸收的影像。在吸收组织和牙髓组织的交界处，可观察到特征性的线状阻射影像（黄色箭头） **B.** 同一颗牙的 CBCT 轴向观显示吸收性缺损自牙体的近中 - 腭侧侵入（黄色箭头示）（Courtesy of Drs. Randolf Todd and Paul Fletcher，New York，NY.）

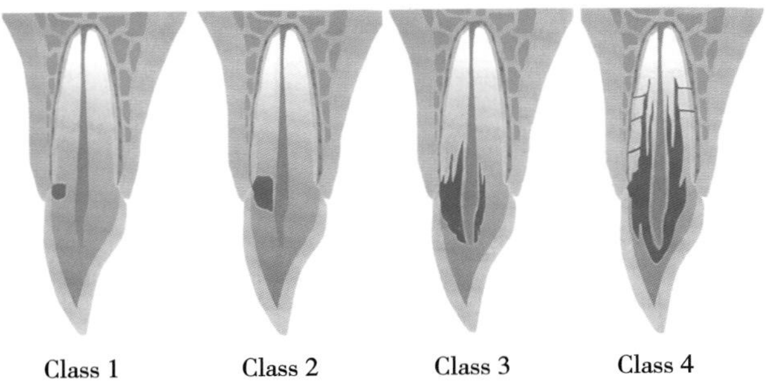

图 15-26 侵袭性牙颈部吸收的临床分型 1 型为小的侵袭性吸收病变，靠近颈部区域，穿透到牙本质浅层；2 型为界限清楚的侵袭性颈部吸收，穿透到靠近冠方牙髓腔，但没有或很少扩展到根方牙本质；3 型为穿透到牙本质深层，组织吸收不仅累及冠方牙本质，也扩展到牙根的冠 1/3；4 型是一个大的侵袭性吸收过程，扩展至牙根冠 1/3 之外（Reproduced from Heithersay GS Quintessence Int.1999；30：83-95；used with permission from Quintessence Publishing.）

5. 牙髓病学考虑 1 型和 2 型侵袭性牙颈部吸收，一般未累及牙髓，主要为牙周来源的外吸收过程，无需牙髓治疗。只有当吸收扩展到牙髓时，才需要牙髓治疗。在病变更广泛的 3 型和 4 型侵袭性牙颈部吸收，牙髓最终将被侵蚀。3 型则需按下述方法进行牙髓治疗。

6. 治疗 目前已报道两种治疗方法。第一种常用方法是牙周翻瓣，切除吸收组织，用复合树脂或玻璃离子修复缺损。此方法示例见图 15-27A~D。

第二种治疗方法为局部应用 90% 三氯醋酸水溶液（TCA）以使高度活性、侵袭性吸收组织发生凝固性坏死，继而刮除病变，必要时行牙髓治疗并修复缺损[54]。此种治疗方式用于 2 型侵袭性颈部吸收，见图 15-23A、B 和图 15-28A、B。5 年临床及影像学随访影像见图 15-28C、D。

在 3 型吸收病例，可按照前文提到的方法局部应用 TCA 处理冠方吸收组织，继而预防性牙髓治疗，以获得治

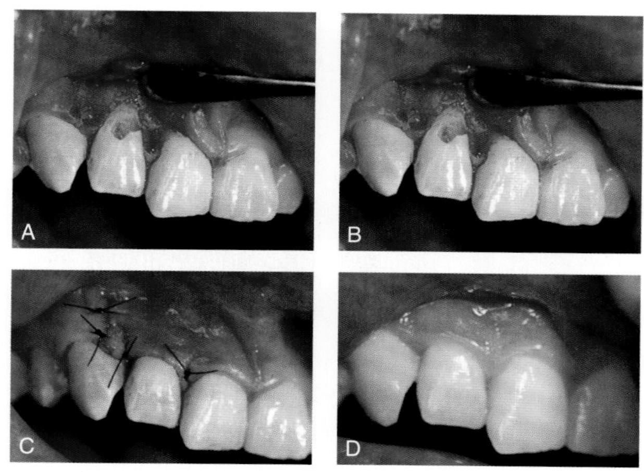

图 15-27　2 型侵袭性颈部吸收的治疗——翻瓣、切除吸收组织、修复

A. 牙周翻瓣和切除吸收组织后，显示出吸收腔隙的范围，未累及牙髓　**B.** 用复合树脂修复吸收腔隙　**C.** 瓣复位、缝合　**D.** 软组织愈合良好（Courtesy of Dr. Steve Soukoulis, Wayville, Australia.）

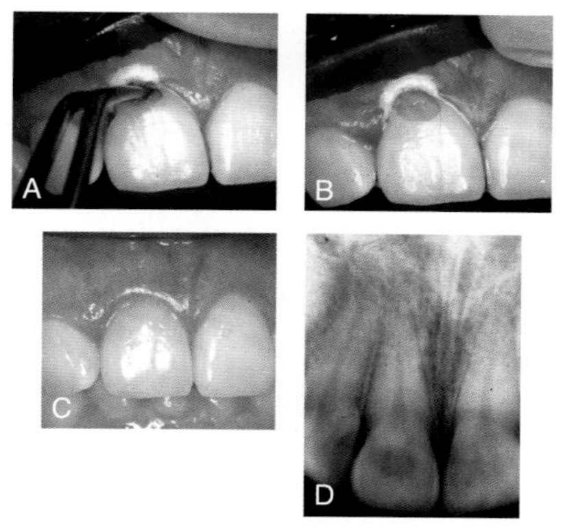

图 15-28　图 15-23 所示的 2 型侵袭性颈部吸收的治疗——局部应用 90% 的三氯醋酸水溶液（TCA），切除吸收组织后修复缺损

A. 应用甘油以保护邻近软组织，放置橡皮障以保护和隔离，辅以浸满甘油的棉卷置入颊侧龈沟，含 TCA 的小棉卷置于吸收缺损内，缓慢施压，以使腔隙内吸收组织发生凝固性坏死　**B.** 切除吸收腔隙内无血管组织后，显露出闪亮的牙本质基底，用喷水的高速车针抛光窝洞的切缘，然后玻璃离子垫底，树脂充填修复　**C.** 术后 5 年的口内照，原玻璃离子水门汀用复合树脂覆盖修复　**D.** 5 年后右上中切牙的 X 线随访片示无根尖病变，已治疗的吸收病损伤区也未扩展（Reproduced from Heithersay GS, Quintessence Int. 1999; 30: 96-110; used with permission from Quintessence Publishing.）

疗根管周围吸收组织的治疗通道。小心地局部应用 TCA，然后刮除病变组织，不仅可以灭活周围的吸收性组织，而且有助于控制小而深的渗透通道内吸收性组织的进展（图 15-21）。病例图示见图 15-29A~H。正畸牵引可辅助治疗龈下的吸收性缺损的修复。

有学者报道，101 颗不同程度侵袭性牙颈部吸收的患牙，采用第 2 种治疗方式，以患牙存活、影像学上无吸收表征、无根尖周病变为评判标准，研究结果显示，该治疗方式对第 1 和第 2 类吸收完全成功，第 3 类吸收为可接受的成功。但是，第 4 类吸收成功率较低，没有更好的推荐治疗方法。第 4 类吸收过程可能较慢，最终患者可能需要拔除后种植或其他修复。

7. 侵袭性冠部吸收　罕见的情况下，可见正在萌出的牙齿釉质缺损，冠方牙齿结构被增生性吸收组织侵袭（图 15-30A、B）。釉质缺损一般可能由发育性钙化不全，或者嵌入性脱位的乳牙挤压至继承恒牙胚所致。治疗原则同侵袭性颈部吸收。

8. 侵袭性根部吸收　侵袭性根部吸收是指侵袭性吸收多发于根方，而不是牙颈部。一般常见于牙周疾病患者有垂直骨丧失时，以致其牙龈附着向根方丧失。这种类型吸收的模式与侵袭性颈部吸收相似，但一般不会扩展到牙冠部结构。

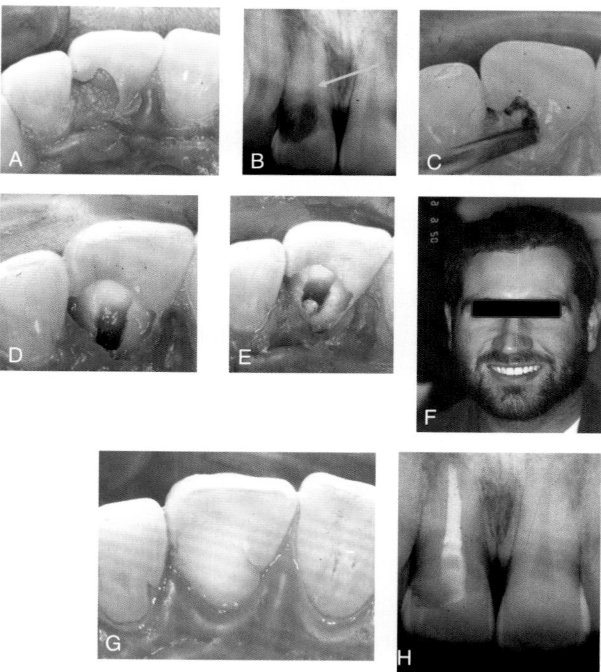

图 15-29

A. 19 岁男性患者，6 年前曾行正畸治疗，右上中切牙腭侧缺损处可见大块软组织，牙列的唇面观显示正常　**B.** 影像学检查发现一个大的、不规则透射影向冠方和根方牙齿结构扩展（黄色箭头），这种增生型侵袭性牙颈部吸收应为 3 型　**C.** 局部使用 TCA 小棉球，慢慢增加压力，预防出血，使吸收组织发生凝固性坏死　**D.** 切除冠方吸收区的坏死组织，选择性牙髓摘除术，用 GG 钻扩大根管至吸收组织周围，进一步小心使用 TCA 灭活吸收的组织，使用显微镜确认完全去除了吸收组织　**E.** 在根管置皮质类固醇抗生素糊剂（Ledermix 糊剂）后暂封，而后使用热牙胶 + 糊剂完成根管充填。两步法便于进一步检查吸收腔隙的边缘和根管内部，最后用玻璃离子垫底，树脂修复　**F.** 患者 10 年后回访的正面照　**G.** 治疗后中切牙的腭侧观。原玻璃离子充填体已被复合树脂取代　**H.** 10 年回访的 X 线片示无进一步吸收或根尖病变发生（Reproduced from Heithersay GS, Quintessence Int. 1999; 30: 96-110; used with permission from Quintessence Publishing.）

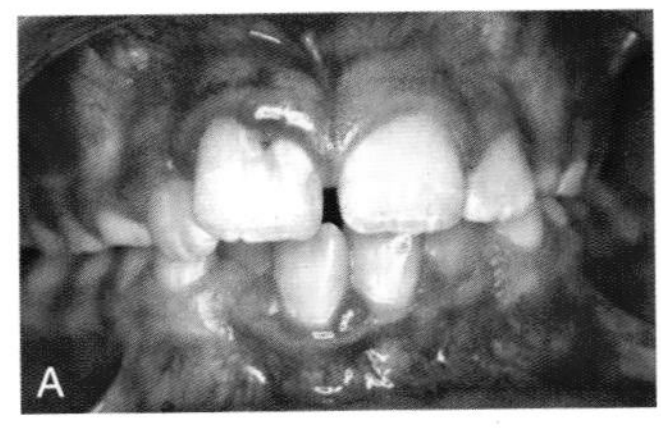
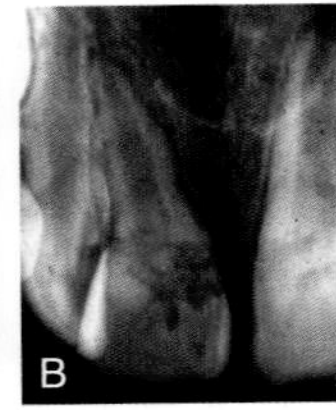

图 15-30

A. 11 岁男性患者右上颌中切牙增生型侵袭性冠部吸收，吸收与牙冠的矿化不全区域明显相关 **B.** 右上中切牙的 X 线片示广泛型不规则透射影，提示增生型侵袭性冠方吸收（Reproduced from Heithersay GS. Aust Dent J Suppl. 2007; 52（Suppl. 1）: S105-S12; used with permission from Wiley Blackwell.）

（六）多发性侵袭性牙颈部外吸收或固连性、感染性牙吸收

1. 病因学　这是一种罕见的牙根吸收，在丹麦（600 万居民）每年仅有几例新病例报道。病因可能是 RANK-RANKL-OPG 系统的缺陷，部分病例发现有遗传背景[2]。有报道称病因为与侵袭性颈部吸收的猫接触史而导致病毒传染[55]。最近一系列的病例报道显示使用二磷酸盐治疗的患者有可能因药物诱导而出现这种吸收[56]。

2. 病理学　来源于 PDL 前体细胞的增生性吸收组织，以极度进展性和破坏性方式侵入多颗牙牙颈部硬组织，加之病变进展后的微生物入侵，导致牙髓或牙周病变，出现类似固连型或感染性吸收的特征。

3. 影像学特征　多发型侵袭性牙颈部吸收的影像学特征因病变程度而不同，可表现为釉牙骨质界处（CEJ）相对小的透射影像，也可表现为广泛的牙齿结构透射影像，影像中这些结构的破坏不仅提示侵袭性牙颈部吸收，而且提示伴有牙髓和牙周病变。

4. 临床特征　因难以确定病变的启始日期，多发型侵袭性吸收的发展模式尚不清楚。但是可以估计病变过程从几个月到数年，有的病例显示为多个牙自发性病变，而另外一些病例显示牙根吸收从一颗牙扩展到另一颗牙。因为没有任何症状，或受累的牙冠和牙龈组织无外在表征，患者常常不会意识到吸收的进展。口腔检查时方可突然发现口腔内大范围的吸收病损，导致自发性冠 / 根折（图 15-31A~D）。有些牙冠可显示特征性粉红色，进一步出现牙髓或牙周病变的相关症状。

5. 牙髓病学和牙周病学考虑　由于导致这种吸收的细胞具有高度进展的特性，治疗的预后很差。

6. 治疗　过度一点的治疗包括牙周翻瓣切除、牙髓病学处理（如果累及牙髓）后，局部用 90%TCA 水溶液清除吸收组织，最后修复。远期来说，这些患者将不得不选择拔除患牙后义齿修复。

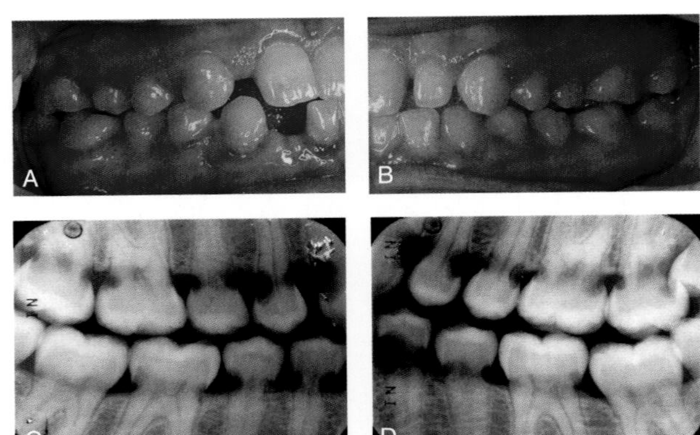

图 15-31

A、B. 27 岁女性患者口内照示牙列无龋损，右下侧切牙自发性折断至龈下，与下颌中切牙的炎症无关，牙龈软组织呈正常健康状态 **C、D.** 右侧和左侧后牙的 X 线片示整个牙列不同程度的侵袭性颈部吸收，受累最严重的牙是上、下颌前磨牙和尖牙，下颌前牙区也可见类似大面积破坏，折断的右下侧切牙牙根仍保留（Courtesy of Dr. Paul V. Abbott, Nedlands, Western Australia, Australia.）

二、牙内吸收

（一）表层内吸收

1. 病因学　表层内吸收可见于发生血管重建的区域，如根折线和正经历血管重建的脱位牙根管的根尖区（图 15-6B，图 15-32）[57-59]。

2. 病理学　部分病理过程为破骨细胞活动，伴随肉芽组织形成。

3. 影像学特征　X 线片可见根管的暂时性增宽。

4. 牙髓病学考虑　应考虑到这种短暂性吸收过程是一种牙髓愈合过程的表征。任何牙髓治疗干预可能阻止这一过程。

5. 治疗　不需要任何治疗，只需监测影像学变化。

（二）感染性牙内吸收

1. 病因学　靠近吸收部位冠方的牙髓组织为坏死感

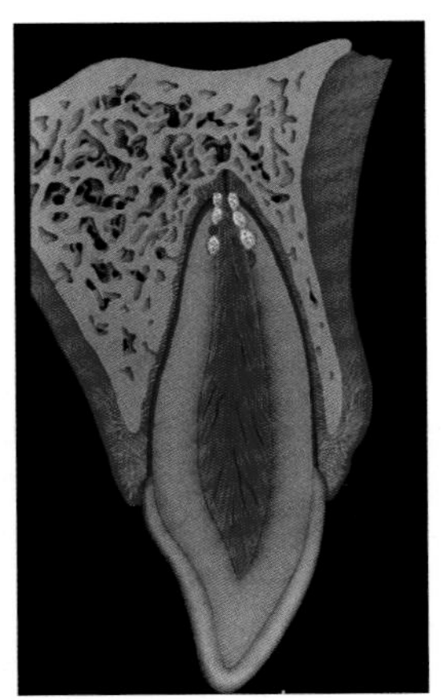

图 15-32　表层（根管）内吸收

染组织(有慢性炎症的根管和牙本质小管或牙髓组织)。吸收发生于健康和病变牙髓组织之间正在吸收的肉芽组织(图 15-33)[60]。研究发现这种类型吸收也与根折相关。

2. 病理学　吸收过程逐渐扩展,导致穿孔或根折。

3. 治疗　建议牙髓治疗,需处理根管的吸收区域(图 15-34A、B)。

(三)替代性牙内吸收

1. 病因学　在愈合过程中,受损伤的牙髓组织被替代,组织发生转化,导致髓腔内骨组织形成。牙髓组织的损伤常与创伤有关。损伤的牙髓组织被替代,新组织长入,包含骨源性细胞[57]。

2. 病理学　牙根逐渐被骨替代,有些病例的骨替代过程会自发性终止。

3. 临床特征　牙齿无症状,但如果发生固连,年轻患者将逐渐出现低咬合。

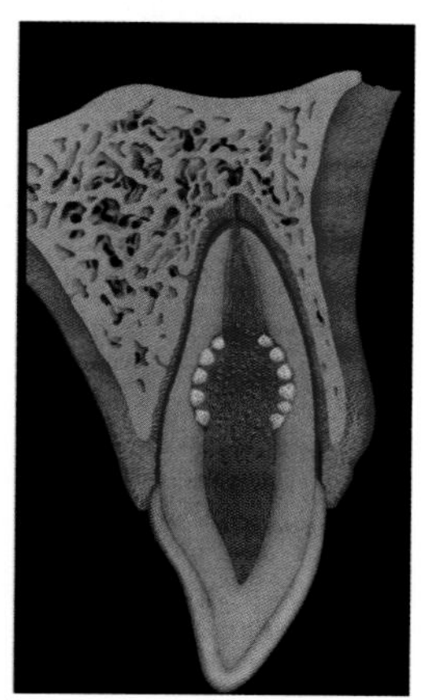

图 15-33　感染性内吸收,吸收部位显示有正在吸收的肉芽组织位于活髓(根尖方)和死髓(冠方)之间

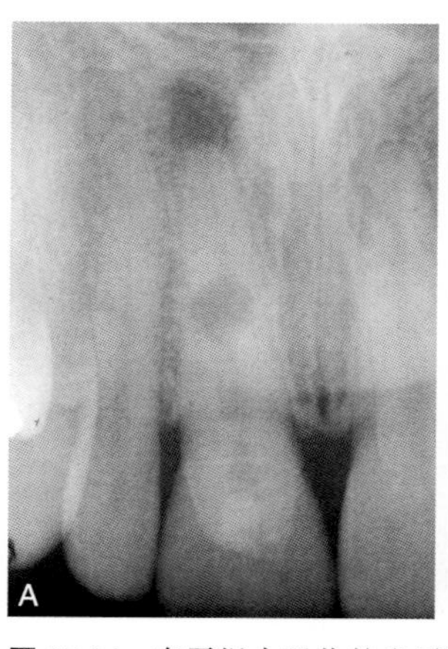

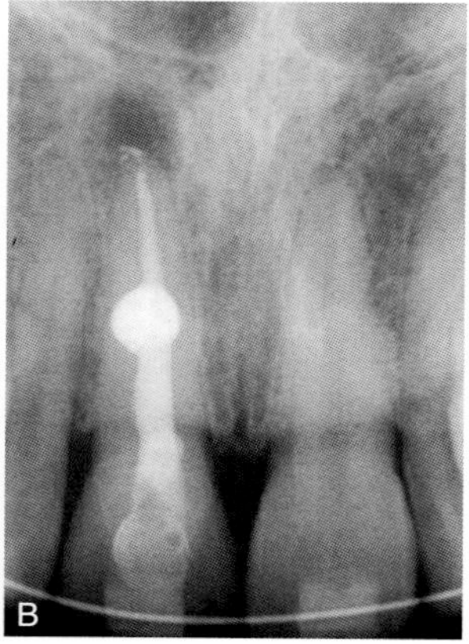

图 15-34　有牙根内吸收的患牙能通过许多牙髓治疗技术治疗成功,充填材料可以压进根管不规则区

A. 有根中部内吸收的上颌中切牙,术前 X 线片　**B.** 完成牙髓治疗程序后的 X 线片(Courtesy of Dr. Steve Morrow, Loma Linda University, California.)

4. 影像学特征　根管内可见解剖性吸收区域,病变初期可见根管完整,近远中偏角和正位 X 线片可显示固连发生的中心部位。

5. 牙髓病学考虑　尽管此种类型的最终发展结果是牙齿的丧失,但牙髓治疗对患牙是有利的,尽管可能因牙根发育不全导致治疗预后不佳。

总结

除了少数例外情况,病理性牙吸收多适宜采取牙髓治疗。现已明确,只要是感染性牙吸收,牙髓治疗均可取得很好效果。希望将来能找到更多途径处理目前尚不能成功处理的牙根固连性吸收。

(朱奇 译　余擎 审校)

参考文献

1. Lindskog SF, Dreyer CW, Pierce AM, Torabinejad M, Shabahang S. Osteoclastic activity. In: Andreasen JO, Andreasen FM, Andersson L, editors. *Textbook and Color Atlas of Traumatic Injuries to the Teeth.* 4th ed. Oxford, UK: Blackwell Munksgaard; 2007. pp. 137–171.
2. Andreasen JO, Lövschall H. Response of oral tissues to trauma. In: Andreasen JO, Andreasen FM, Andersson L, editors. *Textbook and Color Atlas of Traumatic Injuries to the Teeth.* 4th ed. Oxford, UK: Blackwell Munksgaard; 2007. pp. 62–113.
3. Andreasen JO. Experimental dental traumatology: development of a model for external root resorption. *Endod Dent Traumatol.* 1987;3:269–287.
4. Andreasen JO. Review of root resorption systems and models. Etiology of root resorption and the homeostatic mechanisms of the periodontal ligament. In: Davidovitch Z, editor. *The Biological Mechanisms of Tooth Eruption and Root Resorption.* Birmingham, AL: EBSCO Media; 1988. pp. 9–21.
5. Marks SC, Svendsen H, Andreasen JO. Theories of tooth eruption. In Andreasen JO, Petersen JK, Laskin DM, editors. *Textbook and Color Atlas of Tooth Impactions.* Copenhagen, Denmark: Munksgaard; 1996. pp. 125–165.
6. Andreasen JO. Normal and abnormal tooth eruption in humans. In: Andreasen JO, Petersen JK, Laskin DM, editors. *Textbook and Color Atlas of Tooth Impactions.* Copenhagen, Denmark: Munksgaard; 1996. pp. 49–64.
7. Andreasen JO. Treatment strategies for eruption disturbances. In: Andreasen JO, Petersen JK, Laskin DM, editors. *Textbook and Color Atlas of Tooth Impactions.* Copenhagen, Denmark: Munksgaard; 1996. pp. 66–86.
8. Andreasen JO, Borum MK, Jacobsen HL, Andreasen FM. Replantation of 400 traumatically avulsed permanent incisors. VI-Endodontic factors related to progression of root resorption. *Dent Traumatol.*; 2015. Submitted.
9. Andreasen FM. Transient apical breakdown and its relation to color and sensibility changes after luxation injuries to teeth. *Endod Dent Traumatol.* 1986;2:9–19.
10. Trope M. Physical and chemical methods to optimize pulpal and periodontal healing after traumatic injuries. In: Andreasen JO, Andreasen FM, Andersson L, editors. *Textbook and Color Atlas of Traumatic Injuries to the Teeth.* 4th ed. Oxford, UK: Blackwell; 2007. pp. 172–196.
11. Chen H, Teixira FB, Ritter AL, Levin L, Trope M. The effect of intracanal anti-inflammatory medicaments on external root resorption of replanted dog teeth after extended extra-oral dry time. *Dent Traumatol.* 2008;24:74–78.
12. Nerwich A, Figdor D, Messer HH. pH changes in root dentin over 4-week period following root canal dressing with calcium hydroxide. *J Endod.* 1993;19:302–306.
13. Tronstad L, Andreasen JO, Hasselgren G, Kristersson L, Riis I. pH changes in dental tissues after root canal filling with calcium

hydroxide. *J Endod.* 1981;7:17–21.
14. Andreasen JO. External root resorption: its implications in dental traumatology, paedodontics, periodontics, orthodontics and endodontics. *Int Endod J.* 1985;18:109–118.
15. Andreasen JO. Andreasen FM. Root resorption following traumatic dental injuries. *Proc Finn Dent Soc.* 1991;88:95–114.
16. Pierce AM. Experimental basis for the management of dental resorption. *Endod Dent Traumatol.* 1989;5:255–265.
17. Heithersay GS. Management of tooth resorption. *Aust Dent J.* 2007;52(Suppl 1):S105–S121.
18. Frank AL. Extracanal invasive resorption: an update. *Compend Contin Educ Dent.* 1995;16:250–254.
19. Finucane D, Kinirons M. External inflammatory and replacement resorption of luxated, and avulsed replanted permanent incisors: a review and case presentation. *Dent Traumatol.* 2003;19:170–174.
20. Andersson L, Bodin I, Sörensen S. Progression of root resorption following replantation of human teeth after extended extraoral storage. *Endod Dent Traumatol.* 1989;5:38–47.
21. Andreasen JO, Hjörting-Hansen E. Replantation of teeth II. Histological study of 22 replanted anterior teeth in humans. *Acta Odont Scand.* 1966;24:287–306.
22. Andreasen JO, Hjörting-Hansen E. Replantation of teeth. Radiographic and clinical study of 110 human teeth replanted after accidental loss. *Acta Odont Scand.* 1966;24:263–286.
23. Andreasen FM, Sewerin I, Mandel U, Andreasen JO. Radiographic assessment of simulated root resorption cavities. *Endod Dent Traumatol.* 1987;3:21–27.
24. Henry JL, Weinmann JP. The pattern of resorption and repair of human cementum. *J Am Dent Assoc.* 1951;42:270–290.
25. Andreasen JO. Treatment of fractured and avulsed teeth. *ASDC J Dent Child.* 1971;38:1–5.
26. Levander E, Malmgren O. Longterm follow-up of maxillary incisors with severe apical resorption. *Eur J Orthodont.* 2000;22:85–92.
27. Jönsson A, Malmgren O, Levander E. Longterm follow-up of tooth mobility in maxillary incisors with orthodontically induced apical root resorption. *Eur J Orthodont.* 2007;29:482–487.
28. Andreasen JO. The effect of pulp extirpation or root canal treatment on periodontal healing after replantation of permanent incisors in monkeys. *J Endod.* 1981;7:245–252.
29. Andreasen JO, Kristerson L. The effect of extra-alveolar root filling with calcium hydroxide on periodontal healing after replantation of permanent incisors in monkeys. *J Endod.* 1981;7:349–354.
30. Andreasen JO. Relationship between surface and inflammatory resorption and changes in the pulp after replantation of permanent incisors in monkeys. *J Endod.* 1981;7:294–301.
31. Cvek M. Prognosis of luxated non-vital maxillary incisors treated with calcium hydroxide and filled with gutta-percha. *Endod Dent Traumatol.* 1992;8:45–55.
32. Störmer K, Jacobsen I, Attramadal A. *Hvor funktjonsdyktige bliver rottfylte unge permanente incisiver? Nordisk forening for pedodonti.* Bergen, Norway 1992: Aarsmöte; 1988.
33. Andreasen JO, Farik B, Munksgaard EC. Long-term calcium hydroxide as a root canal dressing may increase risk of root fracture. *Dent Traumatol.* 2002;18:134–137.
34. Andreasen JO, Munksgaard EC, Bakland LK. Comparison of fracture resistance of immature sheep teeth after root canal calcium hydroxide or MTA. *Dent Traumatol.* 2006;22:154–156.
35. Hammerström L, Lindskog S. General morphological aspects of resorption of teeth and alveolar bone. *Int Endod J.* 1985;18:93–108.
36. Hammerström L, Lindskog S. Factors regulating and modifying dental root resorption. *Proc Finn Dent Soc.* 1992;88(Suppl 1): 95–114.
37. Gunraj MN. Dental root resorption. *Oral Surg Oral Med Oral Pathol Oral Radiol Endod.* 1999;88:647–653.
38. Andreasen JO. The effect of splinting upon periodontal healing after replantation of permanent incisors in monkeys. *Acta Odont Scand.* 1975;33:313–323.
39. Andersson L, Lindskog S, Blomlöf L, Hedström K-G, Hammerström L. Effect of masticatory stimulation on dentoalveolar ankylosis after experimental tooth replantation. *Endod Dent Traumatol.* 1985;1:13–16.
40. Andreasen JO. Periodontal healing after replantation of traumatically avulsed human teeth. Assessment by mobility testing and radiography. *Acta Odont Scand.* 1975;33:325–335.
41. Andreasen JO, Andreasen FM. Avulsions. In: Andreasen JO, Andreasen FM, Andersson L, editors. *Textbook and Color Atlas of Traumatic Injuries to the Teeth.* 4th ed. Oxford, UK: Blackwell; 2007. pp. 444–488.
42. Andreasen JO, Borum MK, Jacobsen HL, Andreasen FM. Replantation of 400 traumatically avulsed permanent incisors. 4. Factors related to periodontal ligament healing. *Endod Dent Traumatol.* 1995;11:59–89.
43. Malmgren O, Malmgren B. Orthodontic management of the traumatized dentition. In: Andreasen JO, Andreasen FM, Andersson L, editors. *Textbook and Color Atlas of Traumatic Injuries to the Teeth.* 4th ed. Copenhagen, Denmark: Munksgaard Publishers; 2007. pp. 669–715.
44. Andreasen JO, Borum MK, Andreasen FM. Progression of root resorption after replantation of 400 avulsed human incisors. In: Davidovitch Z, editor. *The Biological Mechanisms of Tooth Eruption, Resorption and Replacement by Implants.* Boston, MA: Harvard Society for the Advancement of Orthodontics; 1994. pp. 577–582.
45. Andersson L, Blomlöf L, Lindskog S, Feiglin B, Hammerström L. Tooth ankylosis. Clinical, radiographic and histological assessments. *Int J Oral Surg.* 1984;13:423–431.
46. Malmgren B, Cvek M, Lundberg M, Frykholm A. Surgical treatment of ankylosed and infrapositioned reimplanted incisors in adolescents. *Scand J Dent Res.* 1984;92:391–399.
47. Malmgren B. Decoration: how, why, and when? *J Cal Dent Assoc.* 2000;28:846–854.
48. Malmgren B, Malmgren O, Andreasen JO. Alveolar development after decoronation of ankylosed teeth. *Endod Topics.* 2006;14:35–40.
49. Andreasen JO, Malmgren B, Bakland L. Tooth avulsion in children: to replant or not. *Endod Topics.* 2006;14:28–34.
50. Kurol J. Infra-occlusion of primary molars. An epidemiologic, familial, longitudinal, clinical, and histological. *Swed Dent J.* 1984;21(Suppl):1-67.
51. Heithersay GS. Invasive cervical resorption: an analysis of potential predisposing factors. *Quint Int.* 1999;30:83–95.
52. Heithersay GS. Clinical, radiologic, and histopathologic features of invasive cervical resorption. *Quint Int.* 1999;30:27–37.
53. Heithersay GS. Invasive cervical resorption. *Endod Topics.* 2004;7:73–92.
54. Heithersay GS. Treatment of invasive cervical resorption: an analysis of results using topical application of trichoracetic acid, curettage, and restoration. *Quint Int.* 1999;30:96–110.
55. von Arx T, Schawalder P, Ackermann M, Bosshardt D. Human and feline invasive cervical resorptions: the missing link?—Presentation of four cases. *J Endod.* 2009;35:904–913.
56. Patel S, Saberi N. External cervical resorption associated with the use of bisphosphonates: a case series. *J Endod.* 2015;41:742–748.
57. Andreasen FM, Andreasen JO. Luxation injuries of permanent teeth: general findings. In: Andreasen JO, Andreasen FM, Andersson L, editors. *Textbook and Color Atlas of Traumatic Injuries to the Teeth.* 4th ed. Oxford, UK: Blackwell; 2007. pp. 372–403.
58. Andreasen JO, Bakland LK, Flores MT, Andreasen FM, Andersson L. *Traumatic Dental Injuries. A Manual.* 3rd ed. Oxford, UK: Wiley-Blackwell Publishing Company; 2011. pp. 1–87.
59. Andreasen FM, Andreasen JO. Resorption and mineralization processes following root fracture of permanent incisors. *Endod Dent Traumatol.* 1988;4:202–214.
60. Wedenberg C, Zetterqvist L. Internal resorption in human teeth—a histological, scanning electron microscopic, and enzyme histochemical study. *J Endod.* 1987;13:255–259.

第十六章 鼻窦炎和牙髓疾病

Roderick W. Tataryn

第一节 鼻窦及其炎症

在美国,鼻窦炎是一种常见的慢性疾病,发病率约为15%[1]。由上颌窦的炎症或感染引起的鼻窦疼痛,常被患者误认为是牙齿疼痛,因此在进行上颌牙痛的鉴别诊断时应重点考虑到鼻窦疼痛[2]。尽管鼻窦炎的发病率很高,但在诊断时区分鼻窦炎引起的疼痛和牙齿原因引起的疼痛,可能是临床医生面临的更困难的挑战之一。误诊的结果可能导致不必要的牙髓治疗、根尖周手术,甚至多颗牙拔除,且并不能使患者的疼痛得到有效缓解。

为了有效区分鼻窦炎和牙痛,临床医生必须了解鼻窦在健康和疾病状态下的解剖和功能,并认识与鼻窦炎相关的体征和症状。应该明确的是,我们不能期望牙髓专科医生对鼻窦疾病做出明确的诊断并进行治疗,事实上这也不在牙科诊疗的范围之内。这种诊断和治疗最好留给耳鼻咽喉科医生。然而,为了有效地诊断或排除牙源性疼痛,牙髓专科医生必须对鼻窦系统及其潜在的发病过程有充分的了解,并在怀疑有鼻窦炎的情况下进行适当的耳鼻喉专科转诊。了解鼻窦结构及其功能对于了解根尖周感染对邻近鼻窦组织的影响以及牙髓疾病在鼻窦感染中的作用也至关重要。

一、鼻窦的解剖和功能

鼻窦是位于颅骨内围绕鼻腔周围的中空气腔,通常包括四对鼻窦:上颌窦、额窦、筛窦和蝶窦(图 16-1)。鼻窦内衬一层纤毛和非纤毛的假复层柱状上皮层,与鼻腔相连续。柱状细胞层中有散在的产生黏液的杯状细胞,杯状细胞可以持续不断地产生一薄层黏液。黏液中富含免疫细胞、抗体和抗菌蛋白,它们通过捕获和过滤灰尘、孢子、病毒和细菌等颗粒,起到免疫防御和空气过滤的作用。纤毛呈协调且有节奏的波浪状摆动,将黏液推送并穿过小的(直径为 1~4mm)开口或窦口,进入鼻咽,最终被吞咽然后被消化液中的酸溶解。除空气过滤外,鼻窦还起到了对吸入的空气进行加湿和加温的作用,并且在语音共鸣、确定音质、声音放大以及减轻颅骨重量等方面也具有十分重要的作用[3]。

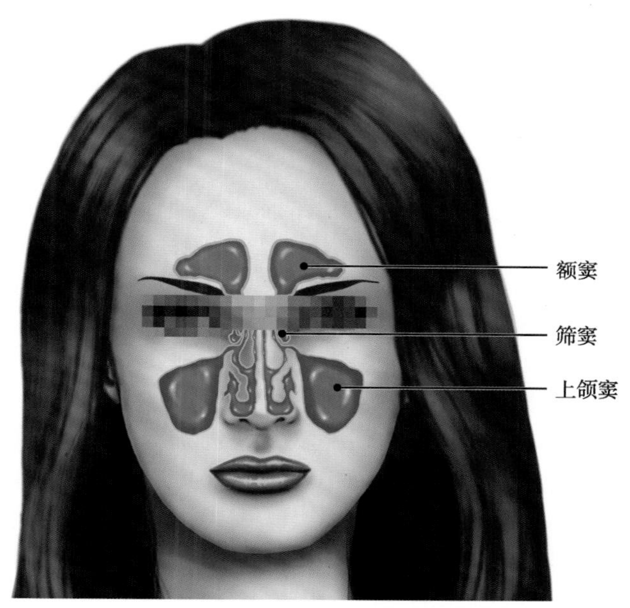

图 16-1 鼻窦:上颌窦、筛窦、额窦,蝶窦在筛窦的后方,未显示

上颌窦是最大、最容易被感染的鼻窦。上颌窦在形状上呈锥形,底部为鼻腔侧壁,尖端伸入到颧骨中。上颌窦的下壁为上颌牙槽突和腭突,上壁为眶底,后壁毗邻颞下窝。上颌窦开口位于上颌窦内侧壁顶部附近,通过漏斗状结构引流至鼻腔中鼻道的半月裂孔。尽管鼻窦黏膜对疼痛相当不敏感,但鼻窦窦口区域(也称为窦口鼻道复合体)是所有鼻腔结构中最敏感的区域[4]。窦口鼻道区域有大量的神经支配,在鼻窦性疼痛发作期间受到炎症等激惹时极为敏感[5]。

二、鼻窦炎的病因、症状、诊断和治疗

鼻窦窦口被认为是鼻窦疾病的主要病灶区域,阻塞是鼻窦炎的主要病理生理因素[6]。鼻窦阻塞通常是由内衬黏膜的炎性水肿导致的,这种炎性水肿通常是对病毒、过敏原或细菌的反应。窦口阻塞也可能源于解剖性阻塞,如鼻中隔偏曲或息肉;或者是异物阻塞,如干燥的黏液。当发生阻塞时,通常通过窦口排出的黏液分泌物在窦腔中积聚,并开始滞留和增厚。鼻窦通气不足和分泌物滞留导致氧张力降低和 pH 值降低,为细菌病原体的定殖提供了良好环境[7]。随着病情进展,纤毛和上皮细胞受损,阻止黏液移动,并伴有黏膜进一步增厚造成更严重的阻塞。由于鼻窦和鼻腔的

内衬黏膜是连续的，且对治疗有相似反应，因此本章使用的"鼻窦炎"一词，可与"鼻-鼻窦炎"互换使用[8]。

在美国，大约1/5的患者被家庭医生诊断出鼻窦炎[9]。鼻窦炎在先天性或获得性免疫缺陷、哮喘或过敏性鼻炎患者中更为普遍。症状可能包括鼻塞、面部疼痛和压痛、化脓性鼻漏、咳嗽、头痛、发烧、乏力以及上颌后牙疼痛[10]。

鼻窦炎的诊断通常是通过临床检查，并基于患者的病史、体征和症状得出的，不能仅靠单一的临床发现对病情进行确切的预测[11]。在反复发作的急性或慢性病例中，内镜和CT检查可能有助于诊断[12]。鼻窦CT扫描的冠状切面可以显示窦口开放或堵塞、软组织改变或任何可能提示窦性疾病的残留液体（图16-2）。对于鼻窦炎的诊断，虽然CT图像具有较高的敏感性，但其特异性较低。有超过40%的无症状患者和87%的普通感冒患者其鼻窦CT显示鼻窦异常[13,14]。还需要注意的是，鼻窦炎症和症状可在没有CT表现的情况下发生，因此医生的总体临床印象相对于任何单一的体格或放射学发现更为重要[15]。

根据现有疾病发展过程，鼻窦炎分为急性鼻窦炎、亚急性鼻窦炎、复发性急性鼻窦炎或慢性鼻窦炎[10,12]。炎症持续时间不到4周的可定义为急性鼻窦炎。1年内发作4次或4次以上的急性鼻窦炎被定义为复发性急性鼻窦炎。亚急性鼻窦炎是指症状持续4~12周的急性鼻窦炎。持续的症状和体征超过12周仍未解决，可被认为是慢性鼻窦炎[15]。急性鼻窦炎通常起病急、症状严重，40%~50%的患者可自行康复，余下的患者对抗生素和/或辅助治疗也有较好的反应。从急性鼻窦炎分离到的优势菌群包括肺炎

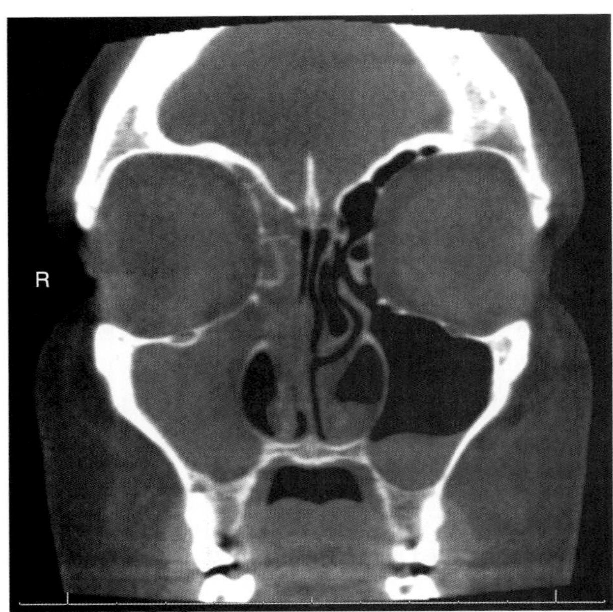

图16-2　鼻窦炎
冠状位CT图像显示右侧（R）上颌窦、筛窦和额窦完全阻塞，左侧上颌窦底黏膜增厚

链球菌、流感嗜血杆菌和卡他莫拉菌。尽管抗生素在简单鼻窦炎中的作用因其过度使用而受到质疑[16-19]，但阿莫西林或甲氧苄啶-磺胺甲噁唑仍然被列为首选的一线抗生素治疗药物。在美国，鼻窦炎占成人抗生素处方的21%，儿童抗生素处方的9%[20]。在过去的60年里，从急性鼻窦炎分离出的细菌种群并没有改变；但是，由于β-内酰胺酶的大量产生，这些微生物的耐药性成了一个日益严重的问题。据估计，高达40%的流感病毒株和90%以上的卡他莫拉菌株对阿莫西林耐药[21]。

慢性鼻窦炎通常症状较轻，但较难处置。由于病变较难定位且症状轻微，导致可能很难识别。慢性鼻窦炎的微生物菌群趋于以金黄色葡萄球菌和厌氧菌为优势菌的混合感染[22]。使用窄谱抗生素治疗慢性鼻窦炎通常无效。慢性鼻窦炎的治疗应以重建和维持充足的引流为主。目前的治疗指南包括使用广谱抗生素，如阿莫西林克拉维酸、克林霉素或联合应用甲硝唑和青霉素。其他辅助治疗包括使用类固醇鼻喷雾剂、减充血剂或盐水冲洗。如果抗生素治疗和辅助治疗无效，推荐使用内镜鼻窦手术移除病变组织或阻塞物，打开自然窦口，重新建立引流[23]。

第二节　牙痛和上颌窦疼痛的关联

一、上颌窦疼痛对牙的牵涉

上颌窦疼痛对上颌牙列的牵涉主要是因为上颌窦底与上颌后牙牙根的密切解剖关系。在高度气化的上颌窦中，窦底可以延伸至上颌邻近磨牙根尖处或者两牙根之间（图16-3）。在一项成人的研究中，Eberhardt[24]发现上颌第二磨牙根尖和上颌窦窦底黏膜之间的平均骨间隔厚度只有0.83mm。有时根尖和上颌窦仅由黏膜组织分隔，而根本不存在骨性分隔[5]。鉴于此种紧密解剖关系，上颌窦炎症期

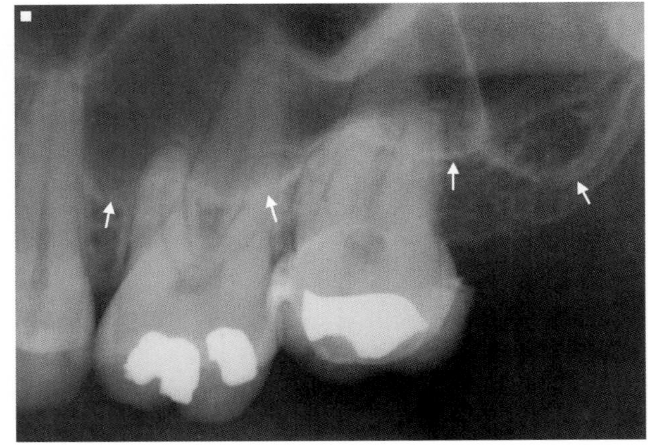

图16-3　根尖X线片显示高度气化的左上颌窦非常接近于上颌后牙牙根。致密的皮质骨代表上颌窦的下缘（箭头所示）

间窦内压力增加，可以导致上颌牙槽突和相应的牙齿产生疼痛和压力感。对这些邻近牙齿进行叩诊时，由于冲击力可以直接传递到感染的上颌窦和敏感的窦口，会产生剧烈疼痛。对一些患者来说，引起上颌窦疼痛最敏感的诱因往往是对上颌后牙的操作，这使得他们几乎可以肯定疼痛来源于牙齿。

异位痛或是神经牵涉性疼痛也可导致患者误把鼻窦炎当作牙痛[25]。有证据表明刺激上颌窦窦口可以引起上颌后牙疼痛[26-28]。也有证据表明对上颌窦窦口的局部麻醉可以缓解上颌窦炎引起的牙牵涉痛[29]。然而由于牙神经和上颌窦神经之间的交通，神经阻滞麻醉并不能可靠区分上颌窦疼痛和牙痛。上颌窦的感觉神经支配是通过三叉神经的上颌分支，其分支来源于上牙槽前、中、后神经，眶下神经以及腭前神经[4]。这些神经沿着上颌窦的底部分布，支配相关的牙齿[30]。

二、牙痛和鼻窦疼痛症状的鉴别

正确的诊断总是始于完整的全身病史和牙科病史。在进行口腔检查以及全身病史询问时需要询问的一个重要问题就是："是否有慢性过敏史？是否现在有感冒、鼻塞、鼻漏？是否有鼻窦感染史或其他鼻窦问题？"虽然很多患上颌窦炎的患者可能会感到牙痛，但他们通常主诉为钝痛，很难准确地定位到具体牙位。此外，患者常感觉到面颊部和眼下方压迫感，这种压迫感通常可以通过面颊部的外部触诊再现。有时还可能发现皮肤红斑。体位改变使得上颌窦内的黏液流过敏感的窦口以及血液流动导致颅内压升高，从而导致疼痛加剧[31]。当患者侧躺使得一侧高于另一侧时，或者弯腰使得头部低于膝盖时，疼痛通常会加重。此外，急性鼻窦炎患者可能会有严重的症状，如果窦内压暂时减轻，患者的严重症状会突然、完全缓解。

相比而言，牙髓源性疼痛更易定位，没有明显的随体位变化而改变，疼痛的强烈程度也很少出现间歇性改变。在上颌窦炎的病例中，通常是靠近窦底的所有牙齿都叩诊阳性，而牙髓源性疼痛通常只有特定的、有病变的牙齿叩诊时敏感。牙髓温度测试是区分上颌窦源性疼痛和牙髓源性疼痛的关键诊断测试。如果疑似的牙齿与健康牙齿比较对冷热刺激的反应在正常范围内，则可以有效排除牙髓源性疼痛。这个时候即使牙齿叩诊敏感或患者主诉牙齿有自发痛，都不建议进行牙髓治疗，因为去除健康的牙髓不能缓解疼痛。

虽然根尖X线片对于牙髓病的检查至关重要，但临床医生必须注意不能仅仅依靠影像学表现来确诊，尤其是评估上颌后牙的状态时。骨密度的变异、上颌窦及其骨板、颧骨和腭突的存在，都会影响根尖周重要的解剖细节，从而影响医生的正确判断，最终往往导致模棱两可的影像学结论。CBCT在牙科领域的广泛应用大大提高了医生的诊断能力，该项技术能够消除重影并更准确地检查根尖周病损以及窦底黏膜的变化情况[32,33]。

三、牙源性上颌窦炎

牙齿疾病和鼻窦疾病之间的关系在牙科和医学文献中都得到广泛的认可[34-51]。Bauer在1943年首次将牙源性疾病向上颌窦的病理性扩展称为牙源性上颌窦炎（MSDO）[35]。Bauer通过在尸体上的研究提供了组织学证据，发现根尖周感染的扩散可导致皮质骨破坏，进而会把牙齿和上颌窦底分离，对上颌窦组织造成病理性损伤。从那时起，其他研究者也发现这种情况在上颌后牙感染中极为普遍和常见。Abrahams等[44]报道在60%的病例中上颌后牙的感染常伴有上颌窦病变，而Matilla[45]发现大约80%的具有根尖周骨炎的上颌后牙患者存在上颌窦黏膜增生现象。Obayashi等[46]发现71.3%的感染源于上颌尖牙、前磨牙以及磨牙的患者有上颌窦黏膜的改变。

CBCT的使用提高了临床医生对牙源性上颌窦炎的认识。Low等[47]发现使用CBCT检查时，77%的牙源性感染患者可以发现上颌窦黏膜的改变，而使用常规X线检查时，仅有19%牙源性感染患者可以发现上颌窦黏膜的改变。Lofthag-Hansen等[48]认为CBCT检查发现上颌窦黏膜增厚的概率是根尖X线片的4倍多。如果鼻窦炎的感染有牙源性病因，必须去除牙源性感染，否则鼻窦炎无法愈合。牙科文献有很多关于患牙经牙髓治疗或拔除后上颌窦炎治愈的病例报告[49-54]。

四、牙髓疾病对上颌窦的影响

牙髓疾病的特征是牙髓微生物感染和邻近根尖周组织出现相应的炎症反应。纵观整个牙列，牙齿根尖被牙槽骨包绕，因此对牙髓炎症进程的评估主要是以牙髓疾病对骨组织的临床、影像学和组织病理学为中心的。然而，如前所述，在上颌后牙牙列中，根尖周的邻近组织通常是典型的呼吸黏膜，有时会由一层非常薄的皮质骨隔开（图16-4）。了解根尖周感染引起鼻窦皮质层和呼吸黏膜层改变的影像学和临床表现，对于在这个区域中准确诊断和治疗牙髓疾病是非常必要的。牙髓疾病对上颌窦组织有不同程度的影响，包括：骨膜炎、黏膜炎和上颌窦炎。

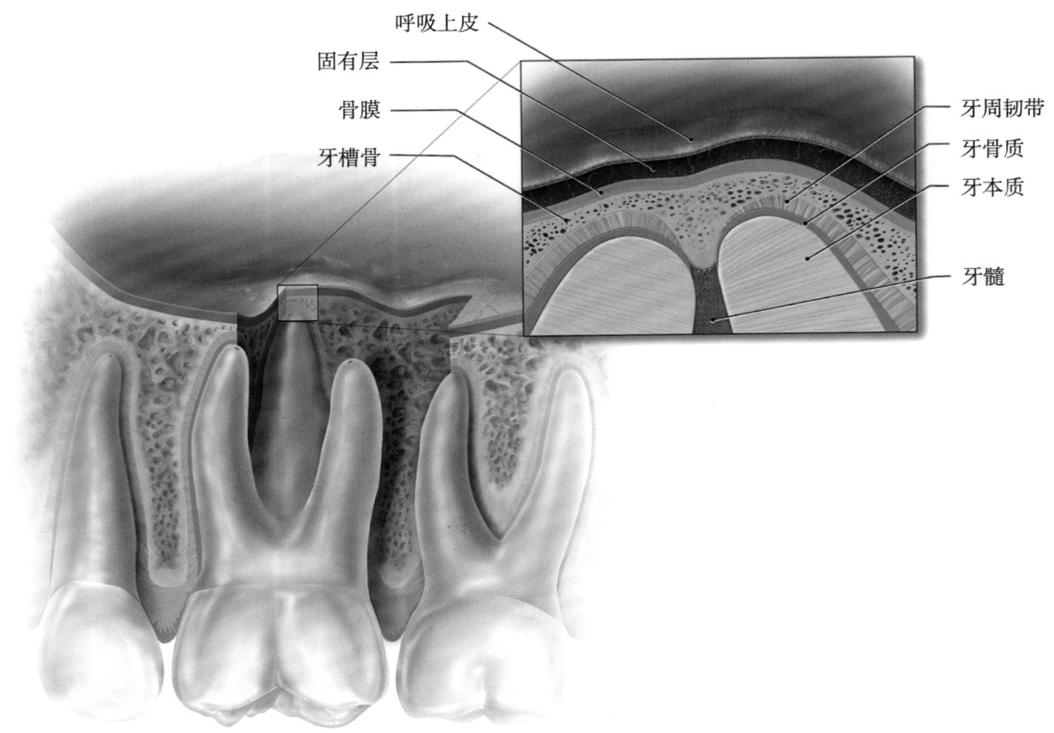

图 16-4 在健康状态下从上颌窦到上颌后牙根尖区的组织结构分层示意图

第三节 根尖周炎对上颌窦的影响

一、根尖周骨膜炎

邻近上颌窦的根尖周炎的炎性渗出物可先穿透上颌窦皮质层，随后分离并抬起骨膜，使其移位进入上颌窦内，诱发骨膜炎（图 16-5）。骨膜是一种致密的结缔组织膜，由外层的纤维层和内层细胞层（又称生发层）组成。当受到炎症刺激时，生发层中的祖细胞会分化为成骨细胞并开始产生新骨。这种独特的骨膜反应被称为根尖周骨膜炎。随着骨膜反应的继续进行，在病变扩展的内层可沉积一薄层新骨，形成一个皮质穹顶，在影像学上产生“晕状”外观（图 16-6）[55]。在病程较长的病例中，骨膜可能会继续移位并重塑上颌窦底皮质层，随着时间推移，皮质层会更厚，并向上颌窦深处扩展（图 16-7）。

二、根尖周黏膜炎

如果根尖周炎症继续进展可穿破上颌窦骨皮质层和相应骨膜，上颌窦内可出现局部的黏膜组织反应。上颌窦黏膜的局部炎症和肿胀在影像学上表现为不透射的软组织扩张影像，称之为根尖周黏膜炎（图 16-8，图 16-9）[34, 55]。根尖周黏膜炎可并发在根尖周骨膜炎的病变上（图 16-10），也可不伴有明显的骨改变，特别是在受感染的根尖和上颌窦黏膜之间没有骨间隔的情况下（图 16-11）。根尖周炎也可以仅影响上颌窦黏膜而不伴有皮质骨穿孔。这是因为炎性介质通过骨髓、血管和淋巴管扩展所致[35]。

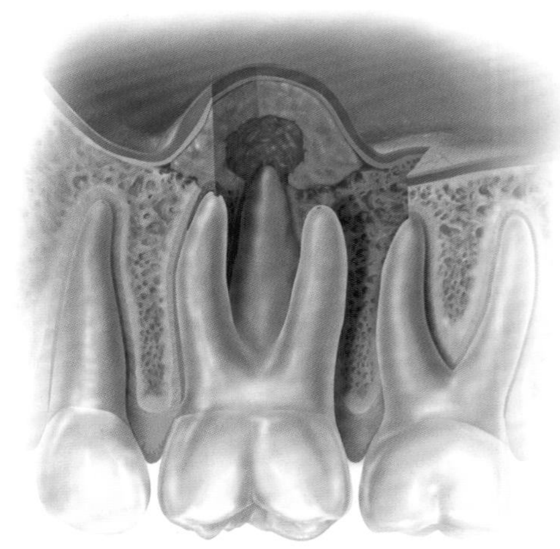

图 16-5 根尖周骨膜炎的示意图

根尖周炎症将骨膜移位至上颌窦底，当病变扩大时，发炎的骨膜在周围沉积一薄层新形成的皮质骨

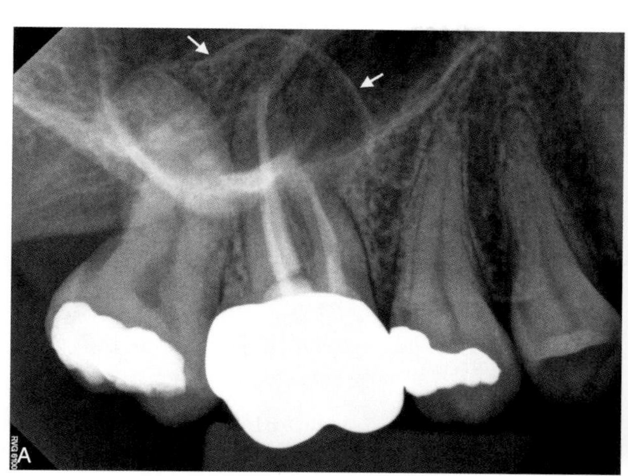
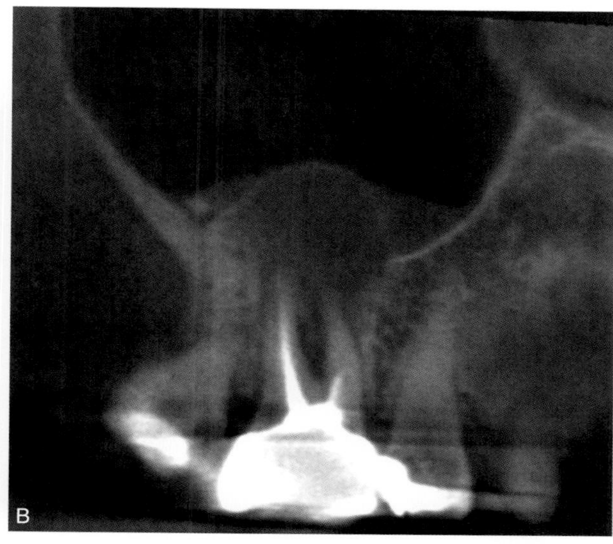

图 16-6 根尖周骨膜炎（“晕状”病损）

A. 根管治疗失败的右上颌第一磨牙根尖片，根尖周炎症将骨膜移位至上颌窦内，在病变外围形成新的皮质骨，形成了影像上的“晕状”外观（箭头所示） **B.** 根尖周骨炎病损的 CBCT 矢状位图像，在邻近病变区域的窦底经常可见窦黏膜水肿或积液

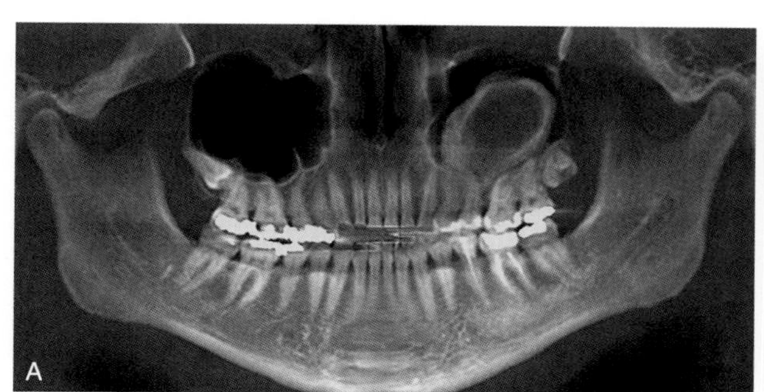
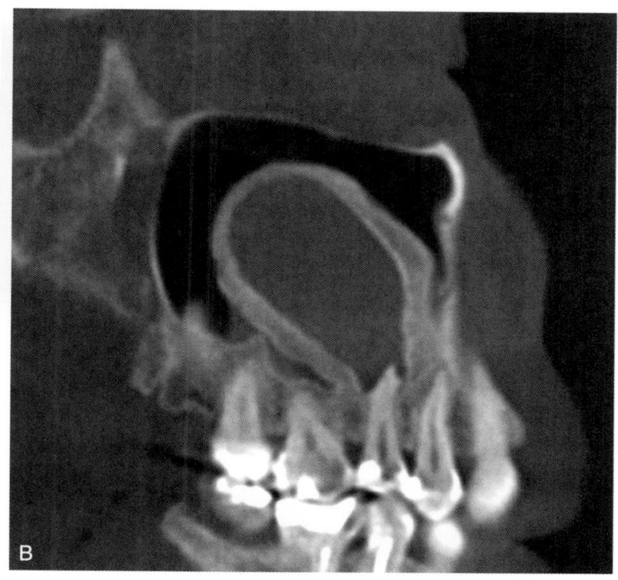

图 16-7 晚期的根尖周骨膜炎

A. 由左上颌第二前磨牙长期、持续性根尖周炎引起的严重的根尖周骨膜炎的 CBCT 全景图像 **B.** 矢状位 CT 图像显示骨膜扩张至上颌窦，在病变外围因骨膜反应沉积了一层致密的皮质骨，将牙源性感染和上颌窦黏膜组织分离

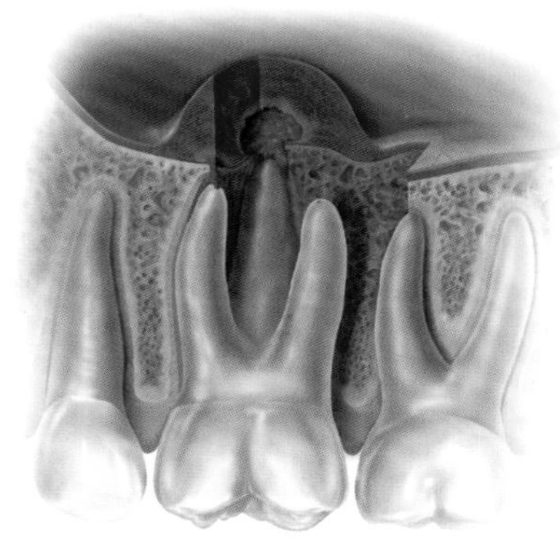

图 16-8 根尖周黏膜炎示意图

根尖周炎症穿透上颌窦皮质层和相应骨膜，引起邻近上颌窦黏膜局部炎性水肿

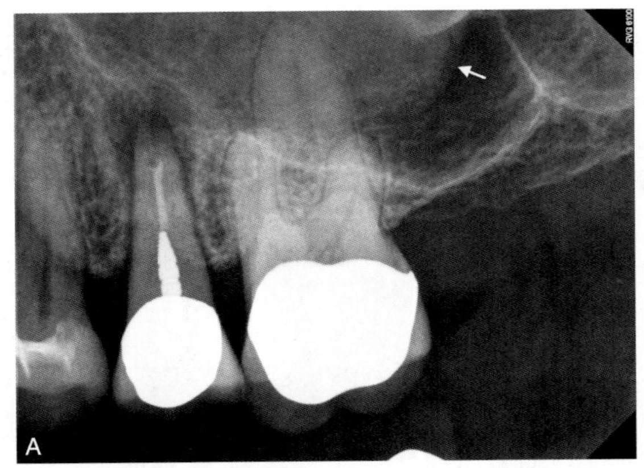

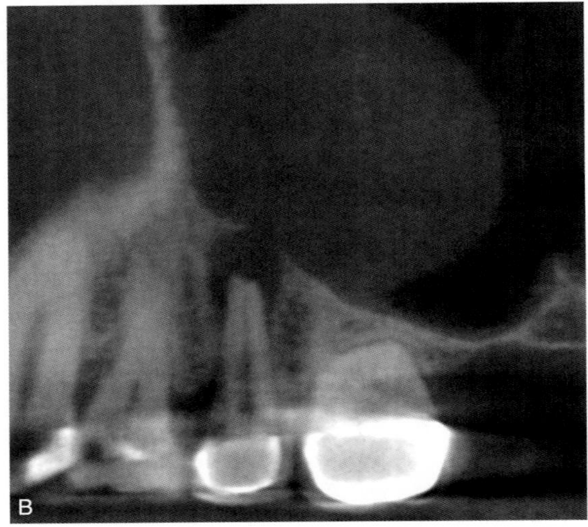

图 16-9　根尖周黏膜炎

A. 根管治疗失败的左上颌第二前磨牙的根尖 X 线片，根尖周黏膜炎病损的远端范围清晰可见（箭头所示）　**B.** 由左上颌第二前磨牙引起的根尖周黏膜炎病损的矢状位 CBCT 图像，根尖周黏膜炎和上颌窦源性的黏液囊肿以及潴留性黏液囊肿在放射影像上难以区分，需要正确的牙髓诊断帮助确诊

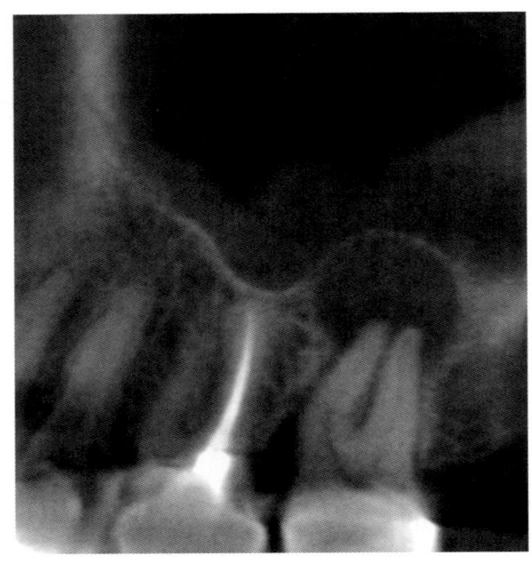

图 16-10　根尖周骨膜炎并发黏膜炎

牙髓坏死的左上颌第二磨牙矢状位 CBCT 图像显示根尖周骨膜炎（“晕状”病损）并伴有相应的黏膜水肿

不要将根尖周黏膜炎与上颌窦源性的黏膜增生、黏液囊肿和潴留性黏液囊肿相混淆。黏膜增厚和潴留性黏液囊肿可在大约 10% 的常规鼻窦 CT 中被偶然发现。它们可以在鼻窦的任何区域发生，一般不需要耳鼻咽喉科医生的治疗和手术干预，除非已经堵塞窦口[10]。然而，如果在常规根尖 X 线片和 CBCT 图像中发现在毗邻牙根尖处上颌窦黏膜增生，则应考虑潜在的牙源性病因。严格的牙髓测试对于鉴别上颌窦底部的常规黏膜异常和继发于牙源性感染的根尖周黏膜炎是至关重要的。根尖周黏膜炎应在牙髓治疗后 3~6 个月内消退（图 16-11），然而，我们仍缺乏对于牙髓治疗后黏膜愈合的长期预后研究。Nurbaksh 等人[56]在对有根尖周炎的上颌后牙进行治疗时，发现治疗 3 个月后 30% 的病例上颌窦黏膜炎完全消退，另外 30% 的病例部分消退；60% 的病例 6 个月后痊愈。

三、牙源性鼻窦炎

牙源性感染引起的鼻窦炎症反应可能以骨膜炎或黏膜炎的形式局限于上颌窦底部，然而，在一些进行性的病例中，上颌窦可部分或完全被阻塞。炎症过程可能进一步扩散，阻塞鼻腔、筛窦和额窦（图 16-12）。牙源性疾病不断发展可阻塞上颌窦甚至会向窦外扩散，这种病情通常被称为牙源性鼻窦炎。已报道出的牙源性鼻窦炎发生率差异性较大，在所有鼻窦感染中占 4.6%~47%[57]。这种较大的差异可能是由于标准和定义上的不同，以及在确定上颌窦炎的确切病因方面具有相当大的困难[58]。目前经常被引用并被大家普遍接受的是牙源性上颌窦炎约占所有上颌窦炎病例数量的 10%~12%[10, 37, 43, 53, 57]，然而这个数字的初始来源并没有流行病学数据支持[59]。牙源性鼻窦炎的实际发病率可能要高得多，尤其是在慢性病例中。Melen 等人[42]通过研究 198 个患者的 244 例慢性细菌性上颌窦炎的病例，发现 40.6% 的病例中有牙源性病因。Maillet 等人[60]回顾了 82 例合并有牙齿疾病的上颌窦炎的 CBCT 图像，发现超过 50% 的病例是由牙齿感染引起的上颌窦炎。Bomeli 等人[61]发现，鼻窦疾病越严重，就越可能与牙齿疾病相关，高达 86% 的严重上颌窦炎感染是由牙齿引起的。

已有充分的证据表明，在慢性鼻窦炎中常见的优势厌氧菌是普雷沃菌属、卟啉单胞菌属、具核梭杆菌属和消化链球菌属，在感染的牙髓中也发现同样的菌属[22, 62-64]。目前尚不清楚这些菌属的存在是否是牙源性感染的指针，或者仅仅是因为随着病情进展为慢性，鼻窦内环境发生改变而出现的菌属。

诊断牙源性鼻窦炎的挑战之一是患者的主要症状通常仅有上颌窦炎的表现，而很少能够将疼痛定位到特定的牙

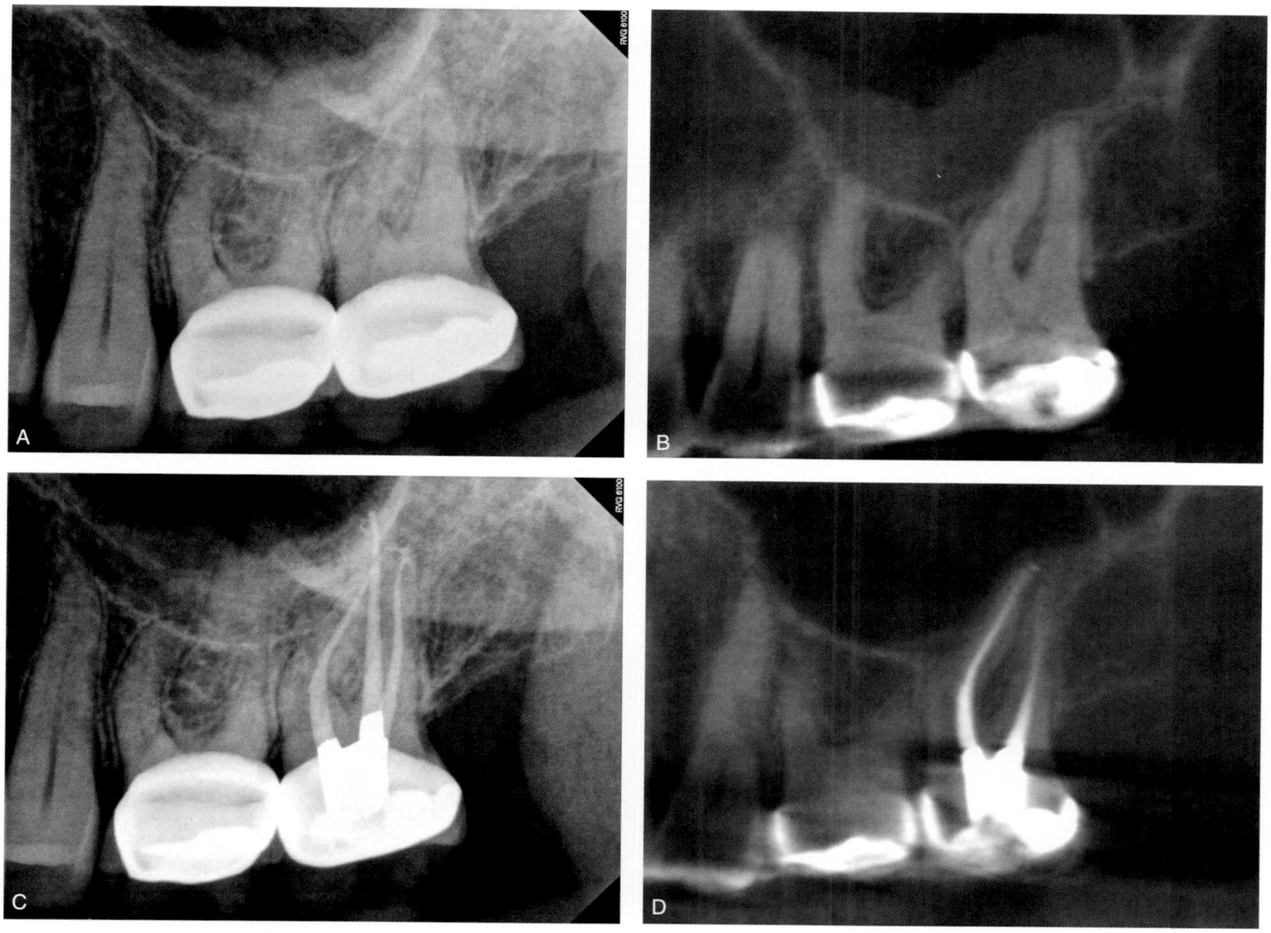

图 16-11　根尖周黏膜炎不伴有骨改变

A. 左上颌后牙区根尖 X 线片，临床牙髓检查证实第二磨牙牙髓已坏死　**B.** 左上颌后牙区的矢状位 CBCT 图像显示左上颌窦底黏膜水肿，但未见明显的牙槽骨病变　**C.** 第二磨牙根管治疗后的根尖 X 线片　**D.** 术后 3 个月矢状位 CBCT 图像显示黏膜水肿完全消退

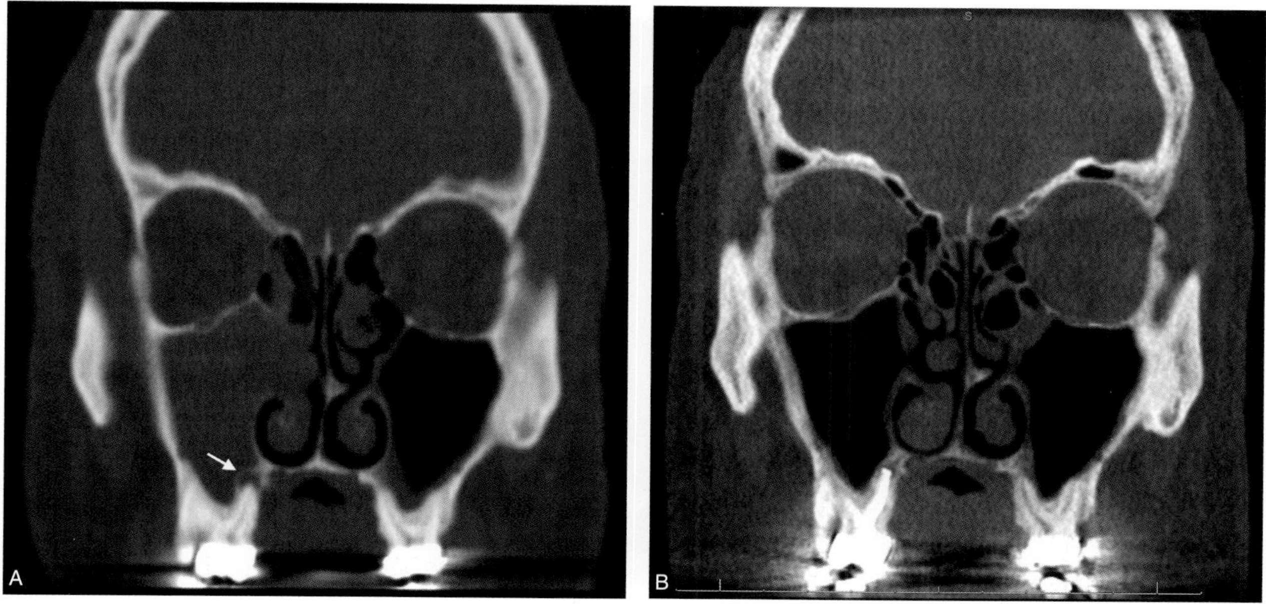

图 16-12　牙源性鼻窦炎

A. 完全阻塞的右上颌窦的冠状位 CT 图像，患者经历了 4 年以上的复发性右上颌窦感染和鼻塞，使用了多种抗生素疗法和辅助鼻窦治疗仍未解决，右上颌第一磨牙腭根根尖可见相关的根尖周骨膜炎病变（箭头所示）　**B.** 上颌第一磨牙根管治疗术后 3 个月的冠状位 CT 图像显示上颌鼻窦炎完全治愈，没有进行其他鼻窦治疗，也没有使用抗生素

齿或者根本感觉不到任何牙痛。这些患者通常会首先寻求家庭医生或者耳鼻咽喉科医生，由于牙源性感染在常规耳鼻喉检查中很容易被忽略，首诊医生可能会按照原发性鼻窦炎进行诊断和治疗[65]。耳鼻咽喉科医生也表示放射科医生在鼻窦 CT 的报告中不管是否有鼻窦病变都几乎不涉及牙齿的病变描述[66]。令人遗憾的是，一些患者在牙齿疾病被诊断为主要病因之前，已接受了多种抗生素治疗，甚至一次或多次鼻窦手术（图 16-13）[67]。尽管医学文献中明确建议对所有反复发作的急性或慢性上颌窦炎患者都要进行仔细的牙科检查和恰当的影像学检查，但上述的误诊还时常发生[42,61,64,65,68]。有文献报道牙源性感染通过上颌窦快速扩散，引起眼眶蜂窝织炎、失明、脑膜炎、硬膜下脓肿、脑脓肿和危及生命的海绵窦血栓形成，因此正确诊断和治疗牙源性鼻窦感染非常重要[68-71]。尽管众多医学出版物强调必须排除和治疗任何可能引起鼻窦炎的牙源性病因，但迄今为止，任何现有的医学指南都没有指出在处理急性或慢性鼻窦炎时需要进行牙科检查，以便排除可能的牙源性感染。Longhini 和 Ferguson[72]回顾了 1998—2010 年期间发表的 85 份关于鼻窦炎的指南，发现只有 11 份提到了牙源性感染可以导致上颌窦炎，其中只有 3 份指南概述了牙源性鼻窦炎的诊断程序。他们还发现，86% 的患者在进行常规的牙科检查包括牙科 X 线检查时，未能诊断出牙源性上颌窦炎[72]。Melen 等人[42]也同样报道了 99 例牙源性上颌窦炎病例中有 56 例（55%）在常规牙科检查和牙科 X 线检查中漏诊。提高耳鼻咽喉科医生和牙髓专科医生之间的沟通，对于提供更好的患者护理以及处理更多的牙源性鼻窦炎案例方面至关重要。

在诊断鼻窦炎患者可能的牙源性病因时，临床医生必须在怀疑的象限内确定是否有牙髓坏死和根尖周病的患牙，并仔细评估所有经过牙髓治疗的患牙是否存在治疗失败的可能。要发生根尖周感染，根管系统中必须存在致病微生物[73]。无论是健康的还是处在炎症期间的有活力的牙髓，都不会导致任何明显的根尖周或牙源性鼻窦感染。因此，可以导致牙源性鼻窦炎的患牙必须有牙髓坏死或失

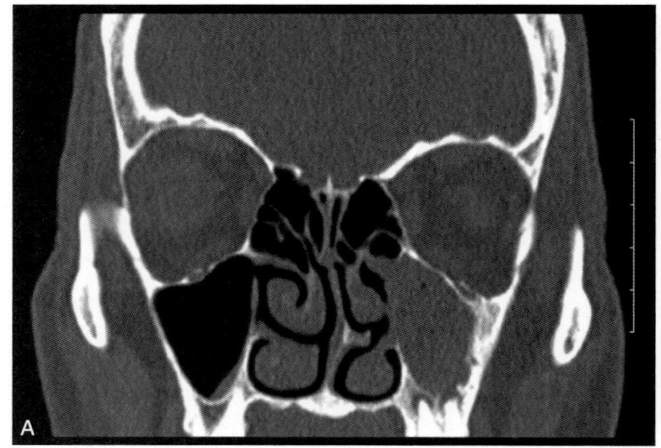

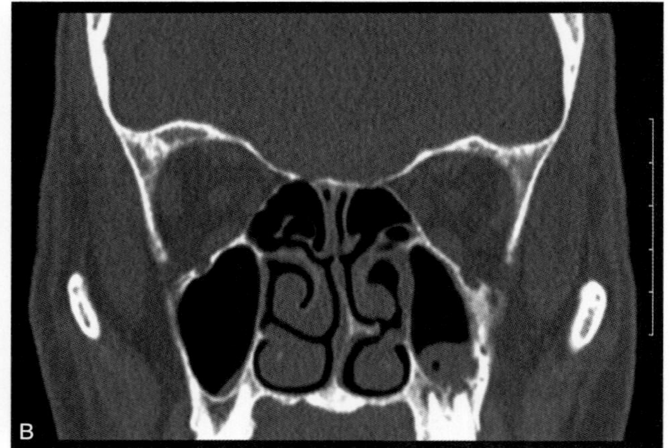

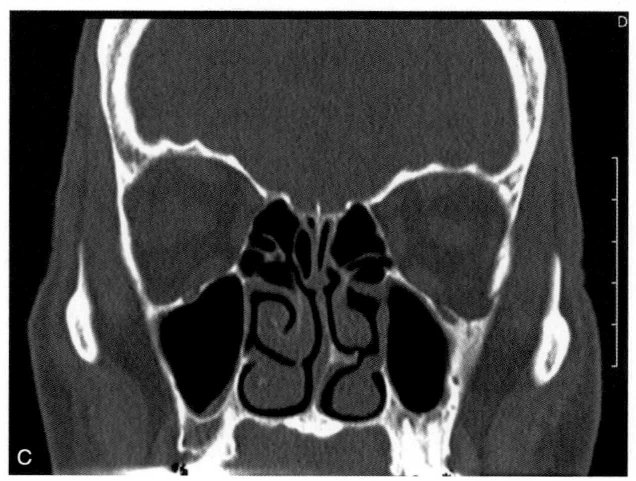

图 16-13 牙源性鼻窦炎

A. 完全阻塞的左上颌窦的冠状位 CT 图像。患者经历了超过 7 年的严重上颌窦感染，尽管使用了多种抗生素，但仍未治愈。当左上颌第二磨牙根尖部发现根尖周骨膜炎时，患者被安排内镜鼻窦手术。建议在手术前进行牙髓治疗 **B.** 术后 4 周冠状位 CT 图像显示左上颌窦情况明显改善，气液平面小于 50% **C.** 术后 10 周冠状位 CT 图像显示左上颌窦炎症彻底治愈，未行其他鼻窦治疗，也未行抗生素治疗，患者的所有症状都消失了，鼻窦手术也被取消

败的牙髓治疗史。如前所述，对于上颌后牙根尖周及鼻窦黏膜的改变，根尖X线片或曲面体层X线片可能提供有用的信息，但作用有限。如果怀疑牙源性感染可能是鼻窦炎的病因时，强烈推荐更为精准的鼻窦CT或CBCT[74]。如果患者有其他的诊断发现，如有单侧上颌窦疾病史，特别是与开放的鼻窦漏斗部或以前不成功的鼻窦手术相关时，都应该怀疑是牙源性鼻窦炎[75]。

如果确定鼻窦感染是由根尖周感染引起的，只有通过牙髓治疗或拔除患牙才能完全缓解鼻窦感染。无论如何，对于耳鼻咽喉科医生处理鼻窦炎相关疾病时，临床和放射学的随访非常重要，特别是在一些严重病例中更为必要。

（杨国斌 译　余擎 审校）

参考文献

1. Rosenfeld RM, Andes D, Bhattacharyya N, et al. Clinical practice guideline: adult sinusitis. *Otolaryngol Head Neck Surg.* 2007;137 (Suppl 3):S1–S31.
2. Balasubramaniam R, Turner LN, Fischer D, Klasser GD, Okeson JP. Non-odontogenic toothache revisited. *Open J Stomatol.* 2011;1:92–102.
3. AAOMS Surgical Update. Maxillary sinuses, guidelines for diagnosis and treatment. *Am Assoc Oral Maxillofac Surg.* 1986;2:4–6.
4. Stammberger H, Wolf G. Headaches and sinus disease: the endoscopic approach. *Ann Otol Rhinol Laryngol. Suppl.* 1988;134:3–23.
5. Alberti PW. Applied surgical anatomy of the maxillary sinus. *Otolaryngol Clin North Am.* 1976;9:3–20.
6. Kennedy DW. Functional endoscopic sinus surgery: technique. *Arch Otolaryngol.* 1985:111:643–649.
7. Fagnan LJ. Acute sinusitis: a cost-effective approach to diagnosis and treatment. *Am Fam Physician.* 1998;58:1795–1806.
8. Hamilos DL, Lanza DC, Kennedy DW. Rhinosinusitis and the revised "sinusitis practice parameters." *J Allergy Clin Immunol.* 2005;116:1267–1268.
9. Benson V, Marano MA. Current estimates from the National Health Interview Survey 1992. *Vital Health Stat.* 1994;189:1–269.
10. Lanza DC, Kennedy DW. Adult rhinosinusitis defined. *Otolaryngol Head Neck Surg.* 1997;117:1–7.
11. Williams JW, Simel DL, Roberts L, Samsa GP. Clinical evaluation for sinusitis: making the diagnosis by history and physical evaluation. *Ann Intern Med.* 1992;117:705–710.
12. Osguthorpe JD, Hadley JA. Rhinosinusitis. Current concepts in evaluation and management. *Med Clin North Am.* 1999;83:27–41.
13. Havas TE, Motbey JA, Gullane PJ. Prevalence of incidental abnormalities on computed tomographic scans of the paranasal sinuses. *Arch Otolarngol Head Neck Surg.* 1988;114:856–859.
14. Gwaltney JM, Phillips CD, Miller RD, Riker DK. Computed tomography study of the common cold. *N Engl J Med.* 1994;330:25–30.
15. Benninger MS, Ferguson BJ, Hadley JA, et al. Adult chronic rhinosinusitis: definitions, diagnosis, epidemiology, and pathophysiology. *Otolaryngol Head Neck Surg.* 2003;129(Suppl 3):S1–S32.
16. Poole MD. A focus on acute sinusitis in adults: changes in disease management. *Am J Med.* 1999;106:38S–47S.
17. Snow V, Mottur-Pilson C, Hickner JM. Principles of appropriate antibiotic use for acute sinusitis in adults. *Ann Intern Med.* 2001;134:495–497.
18. Smith SS, Kern RC, Chandra RK, Tan BK, Evans CT. Variations in antibiotic prescribing of acute rhinosinusitis in United States ambulatory settings. *Otolaryngol Head Neck Surg.* 2013;148:852–859.
19. Ahovuo-Saloranta A, Rautakorpi UM, Borisenko OV, et al. Antibiotics for acute maxillary sinusitis in adults. *Cochrane Database Syst Rev.* 2014;2:CD00243.
20. Sharp HJ, Denman D, Puumala S, Liopold DA. Treatment of acute and chronic rhinosinusitis in the United States, 1999–2002. *Arch Otolaryngol Head Neck Surg.* 2007;133:260–265.
21. Brook I. Microbiology and antimicrobial management of sinusitis. *J Laryngol Otol.* 2005;119:251–258.
22. Brook I. Bacteriology of chronic maxillary sinusitis in adults. *Ann Otol Rhinol Laryngol.* 1989;98:426–428.
23. Hamilos DL. Chronic rhinosinusitis: epidemiology and medical management. *J Allergy Clin Immunol.* 2011;128:693–707.
24. Eberhardt JA, Torabinejad M, Christiansen EL. A computed tomographic study of the distances between the maxillary sinus floor and the apices of the maxillary posterior teeth. *Oral Surg Oral Med Oral Pathol Oral Radiol Endod.* 1992;73:345–346.
25. Okeson JP, Falace DA. Nonodontogenic toothache. *Dent Clin North Am.* 1997;41:367–383.
26. Reynolds OE, Hutchins HC, Werner AY, Philbrook FR. Aerodontalgia occurring during oxygen indoctrination in low pressure chamber. *U.S. Naval Med Bull.* 1946;46:845.
27. Hutchins HC, Reynolds OE. Experimental investigation of the referred pain of aerodontalgia. *J Dental Res.* 1947;26:3–8.
28. Dalessio DJ. *Wolff's Headache and Other Head Pain.* 3rd ed. New York, NY: Oxford University Press; 1972. pp. 477–505.
29. Radman WP. The maxillary sinus: revisited by an endodon-tist. *J Endod.* 1983;9:382–383.
30. Wallace JA. Transantral endodontic surgery. *Oral Surg Oral Med Oral Pathol Oral Radiol Endod.* 1996;82:80–84.
31. Hauman CHJ, Chandler NP, Tong DC. Endodontic impli-cations of the maxillary sinus: a review. *Int Endod J.* 2002;35:127–141.
32. Scarfe WC, Levin MD, Gane D, Farman AG. Use of cone beam computed tomography in endodontics. *Int J Dent.* 2009;2009:634567.
33. Shahbazian M, Vandewoude C, Wyatt J, Jacobs R. Comparative assessment of periapical radiography and CBCT imaging for radiodiagnostics in the posterior maxilla. *Odontology.* 2015;103:97–104.
34. Berry G. Further observations on dental caries as a contributing factor in maxillary sinusitis. *Arch Otol.* 1930;11:55.
35. Bauer WH. Maxillary sinusitis of dental origin. *Am J Orthod Oral Surg.* 1943;29:133–151.
36. Nenzen B, Welander U. The effect of conservative root canal therapy on local mucosal hyperplasia in the maxillary sinus. *Odontol Revy.* 1967;18:295–302.
37. Maloney PL, Doku HC. Maxillary sinusitis of odontogenic origin. *J Can Dent Assoc.* 1968;34:591–603.
38. Seldon HS. The interrelationship between the maxillary sinus and endodontics. *Oral Surg Oral Med Oral Pathol Oral Radiol Endod.* 1974;38:623–629.
39. Yoshiura K, Ban S, Hijiya T, et al. Analysis of maxillary sinusitis using computed tomography. *Dentomaxillofac Radiol.* 1993;22:86–92.
40. Bertrand B, Rombaux P, Eloy P, Reychler H. Sinusitis of dental origin. *Acta Otorhinolaryngol Belg.* 1997;51:315–322.
41. Connor SEJ, Chavda SV, Pahor AL. Computed tomography evidence of dental restoration as aetiological factor for maxillary sinusitis. *J Laryngol Otol.* 2000;114:510–513.
42. Melen I, Lindahl L, Andreasson L, Rundcrantz H. Chronic maxillary sinusitis. Definition, diagnosis and relation to dental infections and nasal polyposis. *Acta Otolaryngol.* 1986;101:320–327.
43. Mehra P, Murad H. Maxillary sinus disease of odontogenic origin. *Otolarngol Clin North Am.* 2004;37:347–364.
44. Abrahams JJ, Glassberg RM. Dental disease: a frequently unrecognized cause of maxillary sinus abnormalities? *Am J Roentenol.* 1996;166:1219–1223.
45. Matilla K. Roentgenological investigations of the relationship between periapical lesions and conditions of the mucous membrane of the maxillary sinuses. *Acta Odontolog Scand.* 1965;23:42–46.
46. Obayashi N, Ariji Y, Goto M, et al. Spread of odontogenic infection originating in the maxillary teeth: computerized tomographic assessment. *Oral Surg Oral Med Oral Pathol Oral Radiol Endod.* 2004;98:223–231.
47. Low KM, Dula K, Burgin W, von Arx. T. Comparison of periapical radiography and limited cone-beam tomography in posterior maxillary teeth referred for apical surgery. *J Endod.* 2008;34:557–562.
48. Lofthag-Hansen S, Huumonen S, Grondahl K, et al. Limited cone-beam CT and intraoral radiography for the diagnosis of periapical pathology. *Oral Surg Oral Med Oral Pathol Oral Radiol Endod.* 2007;103:114–119.

49. Seldon HS, August DS. Maxillary sinus involvement—an endodontic complication. *Oral Surg Oral Med Oral Pathol Oral Radiol Endod.* 1970;30:117–122.
50. Seldon HS. The endo-antral syndrome. *J Endod.* 1977;3:462–464.
51. Dodd RB, Dodds RN, Hocomb JB. An endodontically induced maxillary sinusitis. *J Endod.* 1984;10:504–506.
52. Bogaerts P, Hanssens JF, Siquet JP. Healing of maxillary sinusitis of odontogenic origin following conservative endodontic retreatment: case reports. *Acta Otorhinolaryngol Belg.* 2003;57:91–97.
53. Cymerman JJ, Cymerman DH, O'Dwyer RS. Evaluation of odontogenic maxillary sinusitis using cone-beam computed tomography: three case reports. *J Endod.* 2011; 37:1465–1469.
54. Bendyk-Szeffer M, Lagocka R, Trusewicz M, Lipski M, Buczkowska-Radlinska J. Perforating internal root resorption repaired with mineral trioxide aggregate caused complete resolution of odontogenic sinus mucositis: a case report. *J Endod.* 2015;41:274–278.
55. Worth HM, Stoneman DW. Radiographic interpretation of antral mucosal changes due to localized dental infection. *J Can Dent Assoc.* 1972;38:111–116.
56. Nurbakhsh B, Friedman S, Kulkarni GV, et al. Resolution of maxillary sinus mucositis after endodontic treatment of maxillary teeth with apical periodontitis: a cone-beam computed tomography pilot study. *J Endod.* 2011;37:1504–1511.
57. Kretzschmar DP, Kretzschmar JL. Rhinosinusitis: review from a dental perspective. *Oral Surg Oral Med Oral Pathol Oral Radiol Endod.* 2003;96:128–135.
58. Legert KG, Zimmerman M, Stierna P. Sinusitis of odontogenic origin: pathophysiological implications of early treatment. *Acta Otolaryngol.* 2004;124:655–663.
59. Fleming WE. The effect of chronic pyogenic infections on the maxillary sinus. *Queensland Dent J.* 1954;6:78–82.
60. Maillet M, Bowles WR, McClanahan SL. Cone-beam computed tomography evaluation of maxillary sinusitis. *J Endod.* 2011;37:753–757.
61. Bomelli SR, Branstetter BF, Ferguson, BF. Frequency of a dental source for acute maxillary sinusitis. *Laryngoscope.* 2009;119:580–584.
62. Brooke I, Frazier EH, Foote PA. Microbiology of the transition from acute to chronic maxillary sinusitis. *J Med Microbiol.* 1996;45:372–375.
63. Brooke I. Microbiology of acute and chronic maxillary sinusitis associated with an odontogenic origin. *Laryngoscope.* 2005;115:823–825.
64. Brooke I, Frazier EH, Gher ME. Jr. Microbiology of periapical abscesses and associated maxillary sinusitis. *J Periodontol.* 1996;67:608–610.
65. Lindahl L, Melen I, Ekedahl C, Holm SE. Chronic maxillary sinusitis. Differential diagnosis and genesis. *Acta Otolaryngol.* 1982;93:147–150.
66. Longhini AB, Branstetter BF, Ferguson BJ. Otolaryngologists' perceptions of odontogenic maxillary sinusitis. *Laryngoscope.* 2012;122:1910–1914.
67. Kulacz R., Fishman G, Levine H. An unsuccessful sinus surgery caused by dental involvement within the floor of the maxillary sinus. *Oper Techn Otolaryngol Head Neck Surg.* 2004;15:2–3.
68. Ngeow WC. Orbital cellulitis as a sole symptom of odontogenic infection. *Singapore Med J.* 1999;40:101–103.
69. Wagenmann M, Naclerio RM. Complications of sinusitis. *J Allergy Clin Immunol.* 1992;90:552–554.
70. Gold RS, Sager E. Pansinusitis, orbital cellulitis, and blindness as sequelae of delayed treatment of dental abscess. *J Oral Surg.* 1974;32:40–43.
71. Park CH, Jee DH, La TY. A case of odontogenic orbital cellulitis causing blindness and severe tension orbit. *J Korean Med Sci.* 2013;28:340–343.
72. Longhini AB, Ferguson BJ. Clinical aspects of odontogenic maxillary sinusitis: a case series. *Int Forum Allergy Rhinol.* 2011;1:409–415.
73. Kakehashi S, Stanley HR, Fitzgerald RJ. The effects of surgical exposures of dental pulps in germ-free and conventional laboratory rats. *Oral Surg.* 1965;20:340–349.
74. Patel NA, Ferguson BJ. Odontogenic sinusitis: an ancient but under-appreciated cause of maxillary sinusitis. *Curr Opin Otoloaryngol Head Neck Surg.* 2012;20:24–28.
75. Pokorny A, Tataryn R. Clinical and radiologic findings in a case series of maxillary sinusitis of dental origin. *Int Forum Allergy Rhinol.* 2013;3:973–979.

第十七章　非牙源性牙痛和慢性头颈痛

Bernadette Jaeger

疼痛是十足的痛苦，是邪恶的魔鬼；过度的疼痛，则会颠覆人们全部的耐心。

——约翰·弥尔顿，《失乐园》

颌面部疼痛或者头痛的患者，对于医生来说不管诊断还是治疗都很棘手。许多颌面部疼痛患者因为被误诊而接受了错误的治疗，这证明了颌面部疼痛的复杂性。对于那些虽然进行了广泛的检查和治疗，但仍然无法解决疼痛诉求的患者，我们需要对他们进行重新评估，并采取新的治疗方法。通常，控制颌面部疼痛需要认真考虑疼痛是不是牙源性的，因此，恰当的做法是转诊给一位治疗颌面部疼痛的牙科医生或者其他医疗专家。

疼痛的概念

国际疼痛学会（IASP）将疼痛定义为"一种与实际或潜在的组织损伤相关的、或用这种损伤来描述的、令人不快的感觉和情感体验"[1]。"实际或潜在的组织损伤"强调了疼痛的主观本质，不同于仅仅是疼痛感受器的兴奋。

"许多学者报道：缺乏组织损伤或者任何可能的病理生理原因的疼痛，通常是由心理原因造成的。如果采用这种主观报告，我们就无法将组织损伤与心理原因造成的疼痛区分开来。如果他们把自己的体验视为疼痛，并且以与组织损伤引起的疼痛相同的方式报告疼痛，那么应该将其视为疼痛。这个定义避免了把疼痛视为一种刺激。尽管我们可能很清楚疼痛通常是由一种近乎物理原因引起的，但是有害刺激在疼痛感受器和痛觉通路中引起的活动并不是疼痛，它始终是一种心理状态。"[1]

国际疼痛学会（IASP）对疼痛的定义指出：即使疼痛来源不容易确定，疼痛也是疼痛。由于心理原因引起的疼痛和任何实际伤害造成的疼痛一样真实，都应该视为疼痛。解决疼痛是患者的诉求。

个人对这种感知的反应可以被认为是"疼痛行为"，是身体或情感上伴随疼痛感觉的行为。文化或者环境常常影响这些行为，特别是与慢性疼痛相关的行为。疼痛的个体差异性很大，如果要了解患者的疼痛，就必须对其进行量化、评估和治疗。

疼痛也可分为两大类：保护性的或者适应不良性的。保护性疼痛可使患者避免受到潜在的伤害，例如：从火焰中抽出手指，它反射性地保护机体免受进一步的伤害。这种由局部损伤引起的短暂疼痛称为伤害性疼痛[2]。与损伤有关的炎症，如骨折，甚至晒伤，会使该区域的伤害性和非伤害性神经末梢变得敏感，从而导致对其他非有害刺激产生反应，这种炎症性疼痛保护患者免受进一步的创伤。一旦治愈，炎症消退，疼痛也会减轻。在损伤或者其他疼痛原因解决后仍持续的疼痛称为适应不良疼痛，这种疼痛是复杂的，涉及许多过程，如周围痛觉感受器激活和敏感化、中枢敏感化，以及周围突的变化，如非伤害性刺激引起的痛觉。适应不良疼痛通常是一个慢性的过程，没有任何保护作用。

疼痛难以定义、量化和理解，这一事实在有史以来无数描述方法中有所反映。疼痛的现代定义始于Descartes，他将疼痛定义为对大脑的刺激或对大脑的牵扯，从而导致疼痛[2]。这种外周感受器导致中枢疼痛反应的观点被人们接受了近500年，直到神经科学的新发现对其进行更充分地阐述。

Fields[3]将疼痛定义为"一种不愉快的感觉，它被认为来自身体的某个特定区域，通常由损害或者能够损害身体组织的某些过程产生"。他强调，为了把它同心理性疼痛（比如伤心的"痛苦"）区分开来，必须能够确定疼痛的来源。

为了更好地理解疼痛这个微妙而复杂的主题，尤其是颌面部区域，读者可以参考该领域的综合性文献[4]。

第一节　疼痛的神经生理学

一、急性疼痛的传导路径

人体有专门的神经元只对有害的或潜在有害的刺激做出反应，被称为初级传入伤害感受器，这些神经元在结构上非常复杂。一旦受到刺激，这些初级传入神经元与位于脊髓后角的胶质物质或头颈部三叉神经核尾部的二级疼痛传导神经元发生突触，从这里信号通过专门的途径分别传递到丘脑和脑干（图17-1），然后传递到躯体感觉皮层，在那里确定疼痛的位置和强度，然后投射到扣带回前部和岛叶皮质对刺激产生情绪反应。值得注意的是大脑中并没有单独的区域来处理疼痛[5]。

在组织损伤过程中释放花生四烯酸，然后花生四烯酸被两种不同的酶系统分别酶解成前列腺素和白三烯B4

（图 17-2）。前列腺素直接刺激初级传入痛觉感受器，而白三烯通过作用于多形核中性粒细胞释放另外一种化学物质进而间接刺激痛觉感受器。缓激肽通过使交感神经末梢释放一种前列腺素也能进一步刺激痛觉感受器。此外，在损伤或炎症部位，交感神经末梢作为对它自己的神经递质——去甲肾上腺素的回应，也会释放另一种前列腺素。这种持续的炎症状态导致初级传入痛觉感受器生理敏化[6]。致敏的痛觉感受器持续放电，对正常无痛刺激的激活阈值降低（痛觉超敏），对有害刺激的反应增强（原发性痛觉过敏）（图 17-3）。

皮肤 C 纤维的激活刺激其细胞体内神经肽物质 P 和 CGRP 的合成。这些神经肽随后沿着轴突分支被转运回外周，在外周进一步诱导血浆外渗和加重炎症。外周轴突损伤部位释放的这些致痛物质会产生红色耀斑（在损伤部位周围常见），称为神经性炎症[8-11]或者轴突反射[7]（图 17-3）。

初级传入痛觉感受器与脊髓背角的一个二级痛觉传导神经元发生突触联系，新的动作电位向更高级的大脑结构移动（图 17-2）。在这一位置，反复或强烈的疼痛纤维激活促进和增加了二级痛觉传导神经元的反应，增强突触传递，降低脊髓背角中的抑制过程[12]。这一过程进一步引起生理学的、神经化学的、解剖学的和遗传学的变化[10, 13]，导致中枢敏化[7, 14]。

这些脊髓背角神经元的反应逐渐增加，并随着来自外周重复的相同有害皮肤输入信号而增强，这一过程被称为"卷缩"[15-17]。此外，二级痛觉传导神经元接受区域的面积增大。[18]"卷缩"的主观关联是"时间加成"，也就是说，一个强度相同的缓慢重复的有害刺激与逐渐增加的感觉不适或疼痛相关[7, 19]。

此外，随着中枢神经敏化，刺激 Aβ 纤维（通常只对无痛触觉刺激有反应的大直径低阈值机械感受器）也会与脊髓背角二级痛觉传导神经元建立联系，产生所谓的"继发性机械痛觉过敏"[7, 20, 21]（图 17-4）。当 Aβ 纤维受损时，可获得产生疼痛传递神经肽的能力，这在未损伤的 Aβ 纤维中是没有的[22]。这些可塑性变化造成能引起疼痛的非疼痛性刺激，这可以在偏头痛或晒伤后皮肤触痛时出现的过敏和痛觉异常中观察到[2]，还可在中枢性三叉神经疾病（如疼痛性创伤后三叉神经疾病）产生的持续性烧灼痛中出现[23]。

调制是指将传递给大脑的有害信息修饰的机制。存在许多来自脊椎上的下行抑制系统，影响脊髓疼痛传导[24]。疼痛调制系统的活跃性降低了疼痛传导通路对有害刺激反应的活跃性。

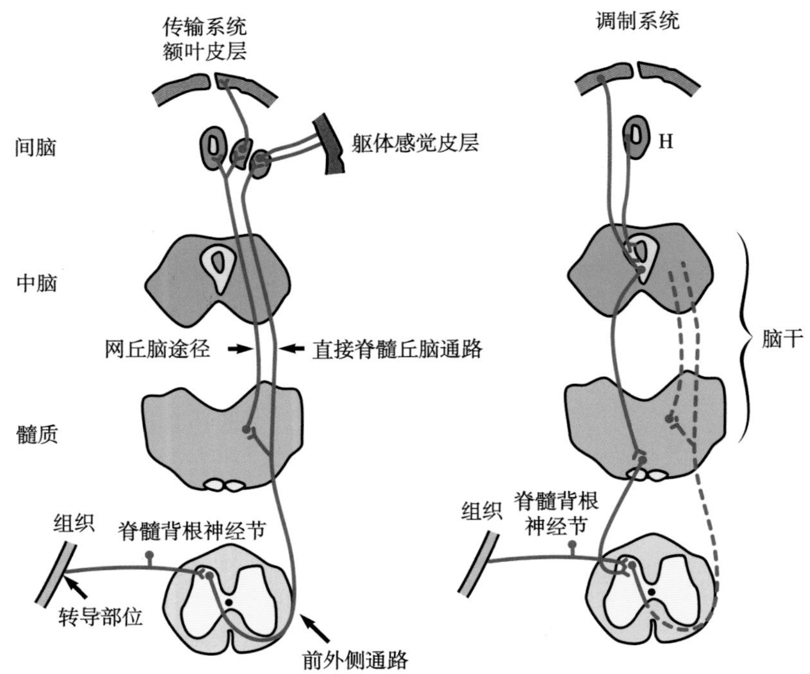

图 17-1 疼痛的主要神经传导模式示意图。机体对痛觉的感知始于有害刺激在初级传入痛觉感受器中产生神经冲动。然后神经冲动传导至脊髓，在这里初级传入感受器和二级疼痛传导神经元发生突触传递，后者将信号直接通过脊髓丘脑束传递至躯体感觉皮层，或间接通过网状结构和脊髓丘脑通路传递到躯体感觉皮层，最终信号从丘脑传导至大脑皮层和下丘脑（H）。疼痛调节系统依赖皮层传出的信号流，信号流经中脑和延脑到达脊髓后角，在那儿抑制疼痛传导细胞，从而降低疼痛信号的强度（Reproduced with permission from Committee on Pain, Disability, and Chronic Illness Behavior. Institute of Medicine. Pain and Disability. Clinical, Behavioral, and Public Policy Perspectives. M. Osterweis, A. Kleinman and D. Mechanic, eds. National Academy Press. Washington, DC, 1987.）

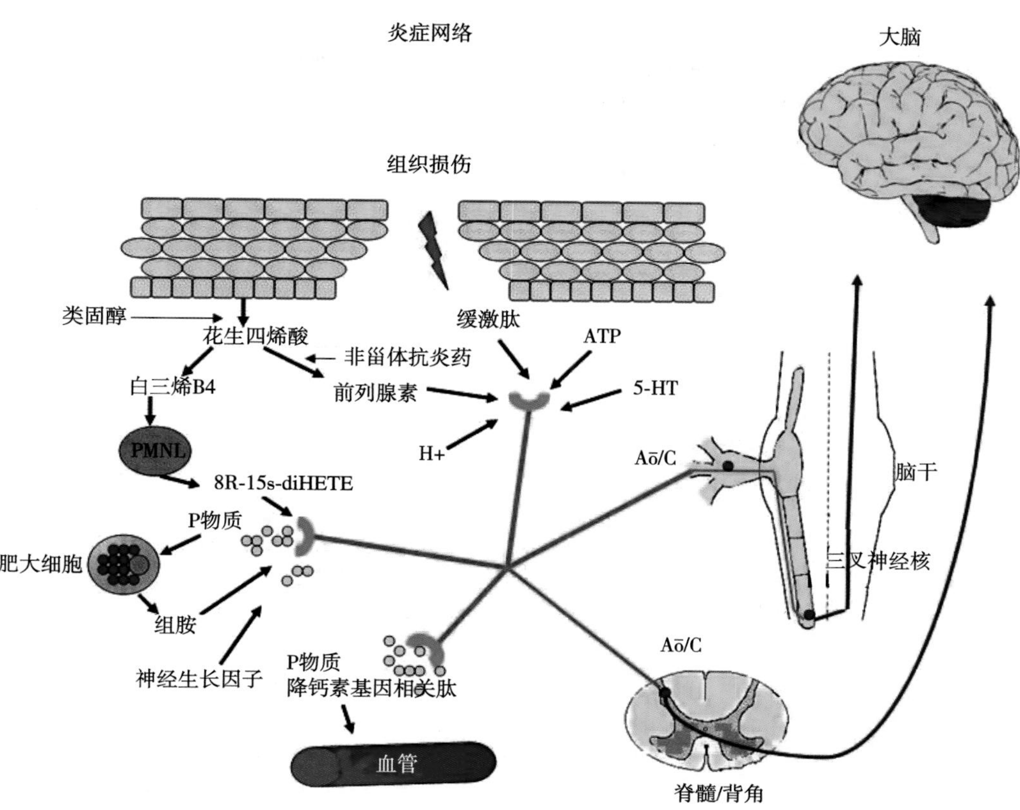

图 17-2 花生四烯酸由膜脂产生，在组织受损伤后释放，并通过两条不同的途径分别转化成前列腺素和白三烯 B4。使用非甾体抗炎药（NSAIDs）可阻断环氧合酶途径，类固醇可直接抑制花生四烯酸的合成，从而抑制前列腺素的两条合成途径。前列腺素直接作用于初级痛觉传入感受器，降低触发阈值，从而导致“敏化”。而白三烯 B4 可使多形核中性粒细胞产生另一种白三烯，继而白三烯作用于初级痛觉传入感受器而致敏

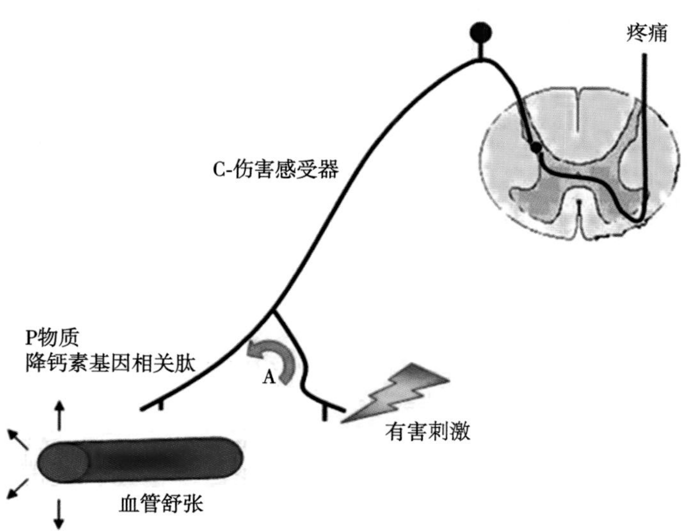

图 17-3 轴突反射。皮肤伤害性 C 纤维激活引发集中传导的冲动诱发痛觉，同时也通过轴突分支（A）逆向传导。逆向激活的外周 C 纤维末端释放血管活性物质，如降钙素基因相关肽（CGRP）和 P 物质（SP），引起皮肤血管舒张，在有害刺激部位周围产生红色耀斑（Reproduced with permission from Pain. Field HL, et al, Neurobiol Dis. 1998[7].）

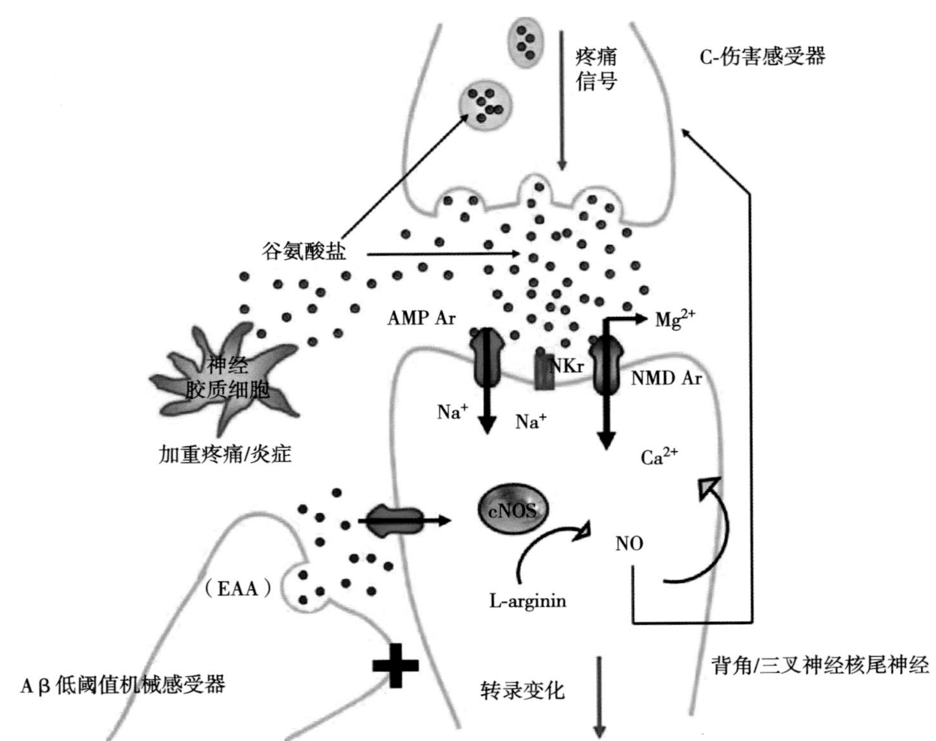

图 17-4 中枢敏化和触摸痛。来自 C- 伤害感受器的输入信号增强了脊髓背角疼痛信号神经元对随后传入输入的反应(中枢敏化)。这个过程涉及神经肽,如 P 物质(SP),作用于神经激肽受体(NKR)和兴奋性氨基酸(EAA)递质,再作用于 AMPA/KA 和 N- 甲基 -D- 天门冬氨酸(NMDA)受体,触发次级一氧化氮(NO)机制。大直径、低阈值的机械感受性初级传入神经纤维(A 纤维)对无害性触觉刺激反应最敏感,通常产生触觉。但当中枢敏化存在时,A 纤维能够激活中枢神经系统(CNS)的疼痛信号神经元(+),引起触摸性疼痛(触摸痛)(Modified with permission from Fields HL et al., Neurobiol Dis. 1998[7].)

内源性的阿片肽系统对疼痛也有调制作用[25]。内源性阿片肽是自然产生的镇痛神经递质和神经调节因子,它们与疼痛抑制和调节有关,因为它们大量存在于大脑中与这些活动相关的区域(脊髓的尾侧亚核和背角角质区)[25-27]。这些天然的内源性阿片肽受体的存在解释了吗啡类药物有效的原因。然而,有证据表明当广泛使用外源性阿片类药物时,相反地可能引起痛觉过敏[28,29]。

最后,被看作是中枢神经系统的巨噬细胞的胶质细胞在周围神经受到物理损伤后也会造成中枢敏化,此时它们不再均匀分布于脊髓灰质,而是聚集在受损的周围神经的浅表背角,甚至包围腹角运动神经元的胞体[6]。胶质细胞还能释放多种分子,增强中枢敏化和持续性疼痛。

对疼痛主观体验的最后一步是感知。大脑感知疼痛的方式和部位仍在研究中。难点在于痛觉至少有两部分组成:感官辨别程度和情绪反应。疼痛的情绪反应包括期待感、不愉快感以及与疼痛潜在影响有关的情绪[30,31]。神经影像学研究已证明痛觉涉及丘脑和多个皮层区域[32]。

重要的是,如果疼痛调节程度过高或疼痛传导系统受到损伤,就有可能产生没有疼痛感知的伤害感受。相反,对于某些类型的神经系统损伤,可能会对疼痛刺激或没有伤害感受的疼痛感知产生过度反应。

二、牵涉性疼痛

牵涉痛是由深层组织、肌肉、韧带、关节和内脏引起的,常常在远离实际伤害部位产生疼痛感觉的现象。例如,心脏造成的疼痛可能出现在左臂或下颌,膈肌疼痛常常出现在肩膀或颈部[33,34]。皮肤和膜龈下的疼痛比较尖锐、强烈,能清楚地定位,而来自肌肉骨骼和内脏的牵涉痛是典型的深部钝性、烧灼样和弥漫性疼痛。牵涉痛取决于最初的疼痛源,如果消除了疼痛源,那么疼痛就会消失。

牵涉痛的诊断存在困难。如果没能确诊,它可能导致无效的治疗,尤其是侵入性或不可逆的治疗,将使患者遭受不必要的风险、费用和并发症。当其他诊断方法都不奏效时,可能会误诊为心因性疼痛。

目前,牵涉痛的机制仍不清楚,有两个最流行的学说:会聚投射学说和易化学说。

(一)会聚投射学说

这是目前最流行的学说,由 Ruch 于 1965 年提出[35]。来自内脏和皮肤神经元的初级痛觉传入感受器常常会聚在脊髓同一水平的同一个二级痛觉传递神经元上[6,36],也有文献报道会聚在三叉神经脑干核复合体上[37]。三叉神经脊髓束核也接收来自脑神经Ⅶ、Ⅸ、Ⅹ和上位颈神经的会聚输入[38]，大脑皮层的感觉分辨区将有害信号释为来自皮肤而不是内脏。最常见的是皮肤传入神经纤维控制的区域产生疼痛感觉（图 17-5）。

（二）会聚易化学说

这一学说可追溯到 1920 年的 MacKenzie[39]。它与会聚投射学说类似，来自更深层次伤害性刺激会导致脊髓二级痛觉传递神经元的静息活动增强或变得"更容易"。静息活动通常是由皮肤传入神经纤维传入的神经冲动造成的，来自更深层的伤害性冲动的"易化作用"导致了与正常的静息背景活动相关的痛觉。该学说试图结合临床观察，即在局部麻醉或冷冻时，阻断来自牵涉区域的感觉输入有时能够减轻痛觉。

这两种学说都不完善，因为不能解释牵涉区域和交感神经参与的变化[2]。可能会涉及脊髓和脊髓上结构[2]。

三、三叉神经系统

认识三叉神经伤害感受系统的布局可以深入地了解头颈部所遇到的疼痛及牵涉模式。第五脑神经的初级痛觉传入感受器在脑干三叉神经尾侧核中发生突触联系[37]，尾侧核是三叉神经脊髓束核的侧尾部分，与脊髓背角其余部分的胶状质相对应（图 17-6）。

三叉神经纤维在这个核内的分布非常重要，事实上尾侧核在脊髓中下降至第三和第四颈椎（C3、C4）的水平。三叉神经所有三个分支的纤维都分布在尾侧核的各个层面，其中以下颌分支最高，眼分支最低[40]。此外，它们的排列方式是最靠近面部中线的纤维在束的最头端形成突触。面部纤维的起源越靠近两侧，在核内的突触越靠近尾端（图 17-7）。对这种"叠层"分布的理解有助于解释为什么上颌磨牙牙痛可能被感觉是同侧下颌磨牙的疼痛（牵涉

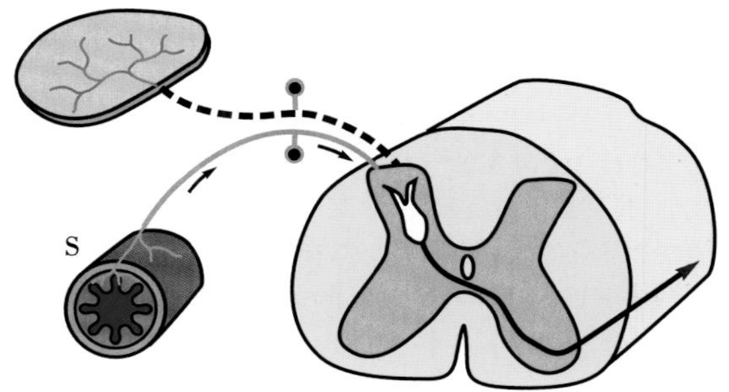

图 17-5　牵涉痛的会聚投射学说。根据这一学说，内脏传入痛觉感受器（S）和产生痛觉的躯体结构的传入痛觉感受器会聚于同一痛觉投射神经元上。大脑无法分辨疼痛的真正来源，从而错误地将痛觉"投射"到躯体结构上。（Reproduced with permission from Fields HL，McGraw-Hill；1987[3].）

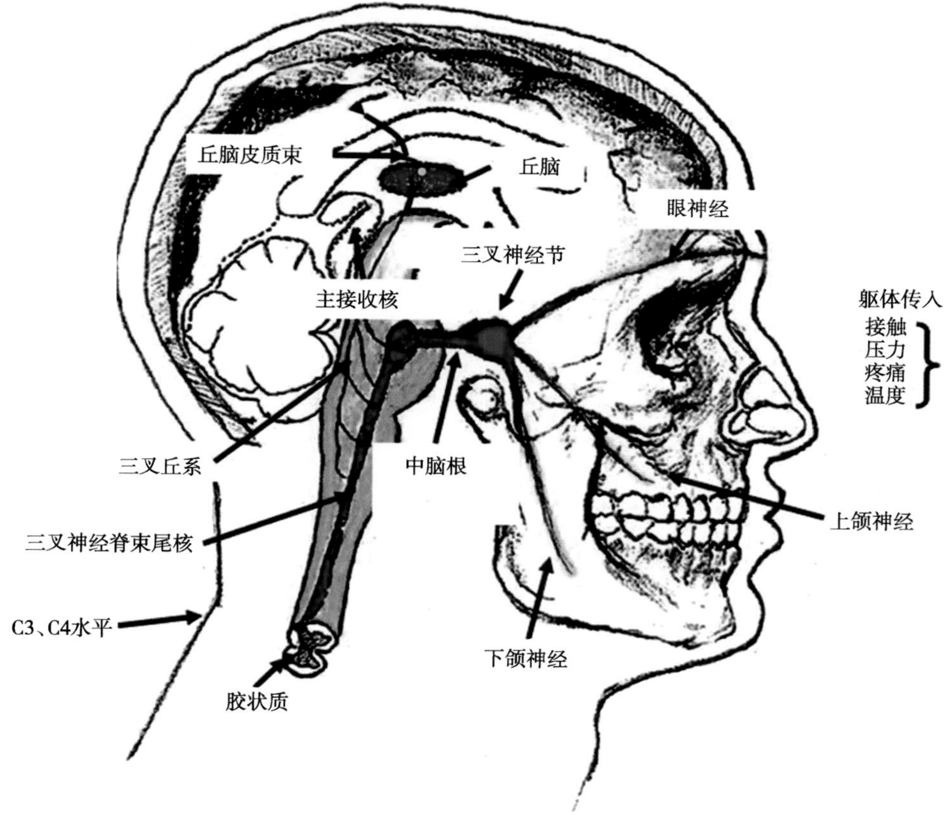

图 17-6　三叉神经初级传入痛觉纤维（第Ⅴ对脑神经）在三叉神经脊束尾侧核中发生突触。尾侧核低至脊髓 C3、C4 水平。许多来自颈深结构痛觉感受器的神经与三叉神经纤维一样在相同的二级痛觉传递神经元上发生突触。这也许可以解释为什么颈痛疾患常被认为是面部疼痛或头痛

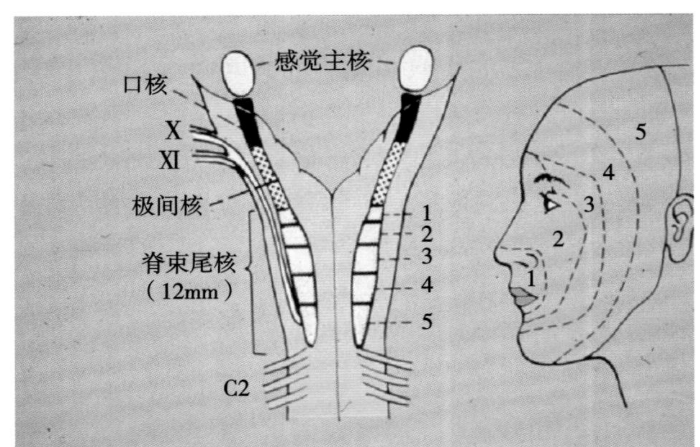

图 17-7 三叉神经脊髓束的三叉神经痛觉感受纤维排列十分重要。三叉神经 3 个分支的所有纤维都分布于三叉神经脊束核的各个层面，排列以下颌支最高，眼支最低。接近面中线部位的神经纤维在神经束的最靠前端部分突触。面部纤维起源越靠侧面，核内突触尾端越多（Modified with permission from Kunc Z, Georg Thieme Verlag, 1970[40].）

痛），而不是切牙疼痛。同样，耳朵里面的疼痛可能实际上是由第三磨牙感染引起的。

由于三叉神经核在脊髓中下降到第三和第四颈椎（C3、C4）的水平，来自颈深结构的初级痛觉传入感受器与辅助第五脑神经的同一个二级痛觉传递神经元发生突触联系[37]。三叉神经区和颈部区域的初级痛觉传入感受器的汇聚现象有助于理解为什么颈痛症可能会被认为是头部和面部的疼痛，特别是前额和颞部的疼痛——眼外侧三叉神经纤维突触位于最尾部（图 17-7）。

四、改变疼痛的心理因素

心理和社会因素与疼痛和疾病的认识有着千丝万缕的联系[41]。功能性磁共振成像（fMRI）和正电子发射断层扫描（PET）揭露的疼痛期间的大脑功能，已经成功挑战了传统的二元论观点——认为精神和身体是分开的、相互独立的功能实体。fMRI 和 PET 扫描成像显示，疼痛期间，大脑中与痛觉无关区域疼痛反应增强。相反地，当受试者面对一个痛苦的场景或被要求观看一张令人不安的照片时，大脑中这些相同的区域活动也会增强。大脑中负责认知、启动和情绪反应的区域在经历疼痛时会被激活，并在疼痛调节中发挥重要作用[5]。

人们认识到需要一种新的治疗疾病和疼痛的方法，疾病治疗的生物 - 心理 - 社会模式应运而生。在这种模式中，疾病被定义为“具有一系列特征性体征和症状的、明确的病理过程”[42]。患病是指对疾病的主观体验或对疾病存在的看法[43]。对慢性疼痛的研究表明，遗传、神经生理、疼痛和情感之间存在复杂的相互关系[44]。例如，精神折磨容易诱发疼痛、增强或抑制疼痛的强度、延续疼痛或导致痛苦的结果。长期以来人们一直在研究焦虑和抑郁与慢性疼痛的复杂关系，其实发怒也有着一定的作用。这些伴随慢性疼痛的情感因素是不容忽视的，因为它们影响对治疗动机和治疗建议的依从性。为了治疗成功，临床医生治疗急性或慢性疼痛患者时，除了身体上确定的伤害性原因外，必须注意她们的情绪 / 心理状态。

五、行为因素

痛苦和疼痛是通过呻吟、跛行、痛苦的表情，监护、吃药或者看医生等行为来表达的，这些行为被称为疼痛行为。疼痛行为遵循基本的学习原理，如果得到积极认同的结果，就会无意识地增强。积极认同的结果包括可能来自亲人和 / 或卫生保健系统的关注，以及回避令人厌恶的任务和责任。顾名思义，慢性疼痛会持续很长一段时间，这为无意识学习提供了机会。在慢性疼痛患者中观察到的疼痛行为可能是历经数月或数年间歇性正强化积累的结果。此外，良好行为常被完全忽视和没有强化，导致它们减弱。因此，即使伤害源消失或愈合，痛觉和伴随的缺陷也可能通过习得的疼痛行为以及身体、认知和情感因素得以维持[44]。

第二节　头面部疼痛的诊断

颌面部疾病和头痛的诊断遵循的原则与所有的医学诊断一样。其中重要的步骤之一就是细致详尽的病史采集，仅这一点就常常可作出一个特异性诊断，或者至少揭示诊断的类别。病史采集之后进行临床检查，临床检查有助于确定或者排除最初的诊断印象。如果必要，这时还要做进一步的辅助检查如牙髓活力测试、神经阻滞、影像学检查和血液检查，这些检查可能有助于排除一些严重的疾病，并可为病史和临床检查提供补充信息。最后，如果对诊断仍有疑问，可咨询其他医学专家和卫生保健提供者。

一、头面部疼痛的分类

在评估颌面部疼痛和头痛时，对这些疼痛进行一个易用、实用的临床分类将有助于诊断（表 17-1）。要进行这样一个分类，必须首先排除颅外或颅内病变，这一点很重要。许多牙科医生都接受过良好的训练来评估患者的急性病理性疾病。距口腔较远结构中的疾病引起的牵涉痛也必须加以考虑，尽管这些疾病对口腔医生来说可能不太熟悉。这些疾病将在后面讲述。

然而，也有其他一些引起头颈部疼痛的疾病，在很大程度上并不是明显的器质性病变造成的。这些疾病很少被重视，为了便于临床应用，最好根据疼痛的表观组织起源来分类（表 17-1）。关于头痛和面部疼痛的详尽分类，包括非常具体的诊断标准，请参考国际头痛学会的头痛分类[45]。

表 17-1　颅面疼痛的实用临床分类

一般分类	疼痛的来源	疼痛的主要特点
颅外局部结构病变	颅面器官	任何形式疼痛
颅内病变	脑及相关结构	任何形式疼痛
源于远隔部位的牵涉痛	远处结构	隐痛，压痛
神经血管	血管	跳痛
神经性	感觉神经系统	枪击样痛，剧痛，烧灼痛
灼状神经痛	交感神经系统	烧灼痛
影响肌肉的	肌肉	深部隐痛，憋闷
先天性	病因尚不清楚	深部隐痛，烧灼痛

这些实用临床诊断分类最突出的特征是疼痛的性质。例如，血管神经性头痛（如偏头痛），一般有跳动、搏动和撞击痛的特征；神经性疼痛（如三叉神经痛或带状疱疹后神经痛）通常以有尖锐、射伤或烧灼痛为特征，并且局限于受累神经支配的区域；肌肉疼痛常常发生于深部结构，稳定或有紧绷痛和压痛感。

相比之下，颅外或颅内病变可能会出现任何性质的疼痛：牙痛可能会出现博动性跳痛；隐裂牙会有锐痛；下颌神经管的肿瘤可引起灼痛。

一旦排除了器质性疾病，就可以根据疼痛的性质选择初步的诊断类别。因此，疼痛定位后要问的第一个问题就是疼痛的性质，这有助于引导进一步问诊。例如，耳朵前面的持续性钝痛伴随着从耳朵到下巴的，就描述了疼痛的两个特征。一个指向引起耳痛的肌肉骨骼痛，另一个指向引起剧痛的阵发性神经痛。进一步的病史采集、检查和诊断性试验将有助于作出最终诊断或鉴别诊断。

二、疼痛病史的采集

采集疼痛病史的关键要素见框 17-1。慢性疼痛患者的主诉常常多种多样，其描述也不同，这意味着有多个诊断。在这种情况下，分别获取每个主诉的完整信息就可以简化诊断过程。

不同的疼痛有不同的时间模式。例如，一个偏头痛患者的主诉为单侧搏动性头痛或牙痛，持续 4 小时到 3 天；三叉神经痛常持续数秒钟，并且可能一天中频繁触发；神经疾病的疼痛是持续性的。

疼痛通常有许多伴发症状，如恶心、呕吐、上睑下垂、刺痛和麻木等。视觉改变可能是先兆偏头痛的前兆；恶心和呕吐常常伴随着严重的头痛，尤其是偏头痛；全身不适可能伴随有颞动脉炎；自主神经病变几乎总是伴随着三叉自主神经性头痛。

然而，无法解释的神经症状，如认知或记忆改变，短暂

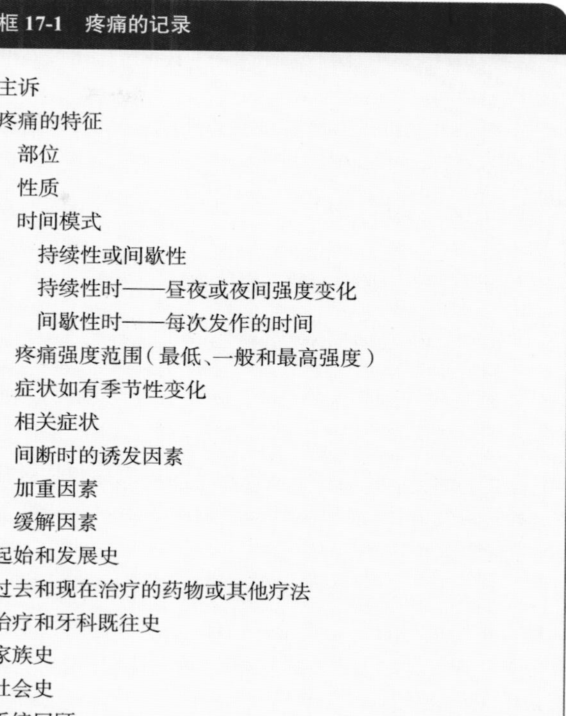
框 17-1　疼痛的记录

主诉
疼痛的特征
　部位
　性质
　时间模式
　　持续性或间歇性
　　持续性时——昼夜或夜间强度变化
　　间歇性时——每次发作的时间
　疼痛强度范围（最低、一般和最高强度）
　症状如有季节性变化
　相关症状
　间断时的诱发因素
　加重因素
　缓解因素
起始和发展史
过去和现在治疗的药物或其他疗法
治疗和牙科既往史
家族史
社会史
系统回顾

的感觉或运动丧失，耳鸣、眩晕或不符合疼痛表征的先兆症状，可能是颅内病变的征兆。

诱发因素、加重因素或缓解因素也可为诊断提供线索。戒掉酒精或咖啡因可能会引起偏头痛[46]；轻触、剃须或刷牙可能激发三叉神经痛；寒冷天气、瘫痪或过度运动都会加重肌筋膜痛。

收集有关疼痛的发病情况和病史可提供进一步的线索。疼痛开始时间前后发生了什么？疼痛是如何变化的？做了哪些评估和治疗？例如，有皮肤病史（带状疱疹）的人通常会出现疱疹后神经病变导致的疼痛。

了解患者看过哪些专科医生？做了哪些测试和 X 线检查？之前的诊断是什么？以及尝试了哪些治疗？所有这些有助于医生鉴别诊断并决定是否需要做其他检查。急性疼痛的病史通常很短，而慢性疼痛的病史采集可能要花费几个小时，患者也就诊过多个医生。

家族史应包括有关患者父母和兄弟姐妹的信息。直系亲属中是否有类似的疼痛问题？例如，70% 的偏头痛患者有家族史。家族里是否有人患慢性病？如有，这个人可能为疼痛的行为与处理提供参考。

社会史不仅要包括人口学信息、婚姻状况、家庭情况和职业，而且也能试图发现潜在的持续因素。寻找工作和家庭中潜在的压力源，以及询问有关姿势习惯，睡眠、驾驶、电脑使用、看电视和阅读的身体姿势，饮食习惯，环境因素，以及吸毒和酗酒。

既往史可提示系统性疾病，如红斑狼疮或甲状腺功能

减退，可使患者容易诱发疼痛。过去的外科手术和其他疾病的药物治疗史、精神病史、过敏史、住院史和其他疾病都必须包括在内。

系统的问诊可了解患者目前的健康状况，它包括询问和头颈部、皮肤、心血管系统、呼吸系统、胃肠系统、泌尿生殖系统、内分泌系统、神经系统和肌肉骨骼系统有关的近期症状。

诊断的下一步是全面的临床检查。

三、疼痛患者的体格检查

必须首先找到并排除颅外（特别是口腔）疾病。所有口内组织、牙齿、牙周组织的口腔内检查在第八章详细讨论。一旦排除急性疾病，临床体检必须扩大到包括对脑神经、颞下颌关节、颈椎和头颈部肌肉的评估。在特殊情况下，可能需要更全面的神经检查。

一般检查可以给临床医生提供许多有关患者的情况。无精打采的姿势表明患者精神抑郁；不对称、肿胀、发红和其他一些症状可能提示炎症、感染或者肿瘤；仔细的头颈部检查也许能够发现患者早已忘记的以前外科手术或创伤的疤痕。

颞下颌关节的口腔颌面部检查包括检查下颌骨活动的范围和质量、关节噪声的扪诊和听诊，以及关节囊侧方和背部的触诊。下颌张开的正常范围是 40~60mm，侧向和前伸运动应该是 8~10mm。开口、侧向和前伸运动的轨迹应该是直的，无偏斜和偏移。对关节囊耳屏前方外侧囊和髁突顶部背侧囊的扪诊，可有不适感但不应疼痛。

非牙源性疼痛病史或有异常主诉或症状时提示要进行脑神经检查（框 17-2）。关于如何进行脑神经检查的详细内容可以参考 Bates's 教科书体格检查和病史采集章节[47]。如果有颅内病变，应该进行全面的神经检查并转诊给神经病学专家。

不良体位，尤其是头部前位，是导致颞下颌关节功能障碍和多关节功能障碍的重要因素之一，也是影响咬合的重要因素[48]。颈椎常常是颌面部和颞下颌关节区域牵涉痛的来源。关于姿势和颈椎检查的讨论参照本章节后面的颈椎部分，关于如何以及为什么这很重要的详细内容，读者可以参考《Travell 和 Simons 触发点手册》第二版第 5 章[49]。

肌筋膜触发点（trigger point，TrP）检查需要对所有咀嚼肌和颈部肌肉进行彻底、系统的触诊，寻找与肌筋膜触发点相关的绷紧的肌带和局部压痛。肌筋膜触发点是导致慢性疼痛最常见的原因，无论是在头部和颈部，还是全身[50-52]。

下一步涉及选择合适的诊断性检查来排除可疑疾病或紊乱，可能包括牙髓测试、X 线片、CT、CBCT 或磁共振成像；血液或尿液检查等。

框 17-2 神经检查

Ⅰ	嗅觉：使用香皂，烟草或咖啡对蒙着眼睛的患者分别进行每个鼻孔嗅觉测试
Ⅱ	视觉：测试视力 检查眼底 测试视野
Ⅲ，Ⅳ，Ⅵ	动眼神经，滑车神经，外展神经： 测试瞳孔对光反应和调节 测试眼外运动 检查是否上睑下垂或眼球震颤
Ⅴ	三叉神经： 运动——触诊收缩的咬肌和颞肌 感觉——测试 V1，V2，V3 对针刺的辨别，V1，V2，V3 对温度的辨别和 V1，V2，V3 对光反应的辨别 测试角膜反射
Ⅶ	面部： 在休息和聊天中观察患者的面部 检查是否对称，抽搐 检查笑容的对称性，前额皱纹的功能，憋气和颈阔肌收紧
Ⅷ	声学： 低语，搓手指，把手表放在耳朵旁边，用音叉进行里恩和韦伯测试
Ⅸ，Ⅹ	舌咽神经和迷走神经一同测试： 当患者发“啊”时检查软腭和小舌是否对称 通过触诊喉咙检查咽反射 记录任何嘶哑症状
Ⅺ	脊副神经： 患者耸肩抵抗阻力（斜方肌）（尤其受 C4 分布的神经） 患者转头抵抗阻力（胸锁乳突肌）
Ⅻ	舌下神经：观察口中的舌头：检查是否萎缩或不对称或束状 患者舌头伸出是否偏斜

四、心因性疼痛释义

许多临床医生将“心理因素”这一术语用于不能通过辨别疾病过程来解释症状的患者，或者用于疼痛引起的强烈情绪反应的患者；或者用于身体治疗效果不佳的患者。但是，必须强调的是，尽管心理因素与所有疼痛的表达密切相关，无论其病因或时间进程如何，但纯粹由心理疾病引起的疼痛是罕见的。无论疼痛是否是一个持续明确的器官疾病引起，它对患者来说仍然是很真实的，像任何躯体疼痛一样强烈。同样重要的是记住肌筋膜触发点引起的牵涉痛常常被忽视为器质性结果，因此常常被错误地贴上“心因性疼痛”的标签[53]。

“心因性疼痛”或“躯体形式障碍”在《精神障碍的诊断与统计手册》的DSM-V中描述，包括各种经过合适的医学检查和测试，不能由身体状况或物质滥用解释的身体不适；或者如果由于一个可识别的医疗条件，造成身体、社会或职业损害就客观结果来讲大于预期的。此外，这些抱怨存在必须超过6个月以上，不能用抑郁或焦虑等其他心理障碍来解释。尽管躯体形式障碍包括在《精神障碍的诊断与统计手册》内，但它们已经是专业人士和患者[54]一直批评的主题，主要是因为没有实验证据来支持这些心理动力学诊断，并且到目前为止心理动力学治疗也没有被证明能够有效地治疗这些疾病。因此，这些诊断的有效性有待商榷[55-57]。

临床医生不应落入将不明原因的疼痛称为“心理原因”的陷阱，而应该回到疼痛的分类来回答这一问题。

第三节　源于颅外疾病的主要疼痛

一、颅外的局部性疾病

表17-2和表17-3列出了颅外局部疾病和远隔器官的牵涉痛。在牙科治疗中颅外疾病引起的急性疼痛是常见的。许多颅外急性疼痛是比较局限，容易识别，治疗简单。但是，一些局部疾病引起的疼痛则比较难以捉摸，因为它们是由其他头部、颈部和胸部结构引起的。

（一）耳痛

患者可能会向牙科医生提出牙痛或颞下颌关节痛的主诉，而耳痛是相关症状。同样，当耳痛的医学检查结果为阴性时，聪明的医生将会考虑是否是颞下颌关节或是牙齿感染引起的症状。

表17-2　颅外结构的局部疾病

结构	病变
牙髓，根尖周结构	炎症
牙周膜，牙龈，黏膜	感染
唾液腺	变性
舌体	肿瘤
耳朵，鼻子，咽喉，鼻窦	阻塞

表17-3　源于远处部位的牵涉痛

结构	病变
头部	心绞痛，心肌梗死
甲状腺	炎症
颈动脉	炎症，其他不明因果
颈椎	炎症，创伤，功能紊乱
肌肉	肌筋膜触点痛

耳痛常见于中耳炎、外耳道炎和乳突炎等疾病，并且可能与头痛有关。

1. 病因　耳由脑神经Ⅴ、Ⅶ、Ⅷ、Ⅸ、Ⅹ、Ⅺ以及供应邻近头皮和肌肉的颈上神经根的分支支配。因此，牙齿、扁桃体、喉、鼻咽、甲状腺、颞下颌关节和颈椎以及后颅窝的炎症或肿瘤可以引起耳痛[58]。耳痛还与急性带状疱疹、舌咽神经痛和中间神经痛有关，这些将在“神经性疼痛”一节中讨论。

2. 临床表现　原发性耳痛通常被描述为持续性压力性疼痛。常常是近期发病，炎症性或感染性耳病可能与发热和不适有关。

外耳道炎的患者可能首先去看牙科医生，因为吞咽是一个加重因素。如果没有先对耳朵进行检查就通过外耳道触诊髁突，可能会将外耳道炎误诊为颞下颌关节痛。如果没有耳和牙齿疾病，可能需要考虑舌咽神经痛。

3. 检查　牙科医生首先必须排除由口腔或牙齿引起的耳痛，翼内肌和翼外肌、咬肌和胸锁乳突肌的肌筋膜触发点常常引起耳痛，深部咬肌和胸锁乳突肌的肌筋膜触发点疼痛也可能引起耳鸣[49]。

如果怀疑原发性耳痛，筛选检查应包括对耳和耳道的视诊。摆动耳郭或用力拉耳垂将加重外耳道炎，这有助于区分外耳道病变和颞下颌关节问题。用手掌挤压抽吸耳朵会加重中耳炎引起的疼痛。通过在每只耳朵前摩擦手指可以大致评估听力。

4. 治疗　原发性耳痛应由耳鼻喉科专家诊断和治疗。

（二）鼻窦痛

导致牙痛的口外因素最常源自上颌窦和相联系的对疼痛敏感的鼻腔黏膜，由于对这种疼痛症状的误诊，许多牙齿被错误地拔除。更多细节见第十六章。

（三）颞下颌关节紊乱病

框17-3提供了颞下颌关节紊乱的一个简单分类，其中绝大多数是不痛的。这些诊断有可能同时影响一个关节。

“内部紊乱”适用于所有关节，包含那些对正常关节功能造成机械干扰的紊乱。在颞下颌关节中，这主要涉及关节盘的错位和变形，以及关节表面的重塑。许多影响颞下颌关节的关节紊乱包括关节运动异常或受限和杂音，但相对无痛。表17-6中罗列包括先天性或发育性紊乱、关节盘紊乱、骨关节炎和关节强直。与这些紊乱相关的疼痛通常是短暂的和韧带的拉伸有关。在关节强直情况下，如果下颌骨被强行打开超出了附着限制，则随之产生疼痛。强行打开会引起急性炎症。原发性或继发性骨关节炎，除非伴发滑膜炎，也伴发有轻微的疼痛或功能障碍[50,59]，虽然存在捻发音和关节活动受限。

框 17-3 颞下颌关节紊乱

炎症疾病
 关节囊炎和滑膜炎
 多发性关节炎
关节盘错位疾病
 可复性关节盘移位
 不可复性关节盘移位
非炎症疾病
 原发性骨关节炎
 继发性骨关节炎
先天性或发育性疾病
 发育不全
 发育不足
 增生
 发育异常
 瘤形成
颞下颌关节脱位
关节强直
骨折(髁突)

Adapted from De Leeuw R[59]?

(四)关节炎症性疾病

引起疼痛的炎症性关节疾病包括囊膜炎、滑膜炎和各种多发性关节炎。

1. 临床表现 囊膜炎和滑膜炎是炎症性关节疾病,表现出相似的体征和症状,只能通过关节镜或开放性关节手术直视下才能鉴别。囊膜炎或滑膜炎可单独发生,也可与关节内紊乱合并发生。主要症状是关节持续性疼痛,关节活动加重。肿胀可能很明显,患者抱怨张口受限、耳痛和急性错位咬合(同侧后牙不接触)。通常有创伤、感染、多发性关节炎或慢性、非疼痛性退行性关节炎急性发作的病史[59]。因为疼痛相对稳定,临床表现常并发包括肌痛或牵涉痛或肌筋膜触发点等中枢兴奋作用。疼痛随着炎症的进程而变化。

多发性关节炎的症状与囊膜炎和滑膜炎相似,包括关节静息时疼痛,下颌运动时捻发音和活动受限。

2. 病因 包膜或滑膜的炎症可继发于局部创伤或感染、关节的过度使用或其他关节疾病。滑膜炎也可继发于原发性骨关节炎。

多发性关节炎是由影响多个关节的系统性风湿病引起的。最常见的有类风湿关节炎、青少年类风湿关节炎、银屑病关节炎和痛风。自身免疫性疾病和混合性结缔组织疾病如硬皮病、舍格伦综合征和红斑狼疮也可影响颞下颌关节[59]。

3. 检查 囊膜炎和滑膜炎关节触诊疼痛。后上关节载荷和任何拉伸关节囊的运动也会加重疼痛。除了疼痛情况下,通常关节活动范围不受限制。休息一段时间后下颌运动启动可能是缓慢的和黏滞的。关节炎症性积液可导致急性错𬌗,使同侧后牙咬合轻微分离。紧咬牙会很痛,但用同侧后牙咬压舌板由于防止牙尖交错位和完全闭合可能会减少疼痛。

多发性关节炎关节也有触诊疼痛。关节活动范围不受影响,但疼痛时例外,可能伴有捻发音。错𬌗畸形与炎症性积液或继发于原发性疼痛的翼外肌痉挛有关。在患有严重类风湿关节炎的患者,髁突的快速吸收会导致急性前牙开𬌗,也可能发生关节强直。

4. 诊断性试验 除非是骨关节炎激发的关节囊炎和滑膜炎,否则普通 X 线片和体层摄影将显示少量(如果有)的关节骨改变。但是,在液体存在情况下,MRI 将显示一个明亮的 T_2 加权信号[59]。

多发性关节炎在影像学检查中将显示广泛的颞下颌关节改变。影像学改变包括比骨关节炎更严重的畸形,如侵蚀、边缘增生和变平(图 17-8)。虽然并非所有的类风湿疾病都是血清阳性,但对多发性关节炎具有特殊诊断价值是各种筛选类风湿疾病的血清学检查,如抗核抗体、血沉、类风湿因子等。多发性关节炎的诊断和处理留给风湿病专家,牙医的职责是处理伴发的颞下颌关节症状。

5. 治疗 治疗炎症性颞下颌关节疾病,保守疗法是首选。包括下颌休息、软性饮食和 7~14 天非甾体抗炎药的使用。间歇使用冰敷或湿热敷也有帮助。有些患者可能需要办公室物理疗法,包括超声治疗。如果单一的治疗方法没有效果,在关节囊上或关节内注射皮质类固醇可有效减轻炎症和疼痛。皮质类固醇注射的止痛效果可预期持续 18~24 个月,前提是患者要合适的限制使用颞下颌关节。一般认为,颞下颌关节的皮质类固醇注射应该有所限制:12 个月内不超过 2 次,一生中不超过 2~3 次。这是因为目前还没有足够的证据证明关节内注射皮质类固醇的长期效果、疗效和安全性[60,61],所以出于谨慎的考量建议保守治疗。

针对性治疗的目的是减少致病或促进因素。这必须要患者控制对关节的功能需求,必须减少关节的使用,消除不良习惯。家庭运动、冷热敷和按摩也很重要。除了自助治疗,制作一个固定夹板可能有助于减轻症状。如果需要,也可以采用心理疗法来减轻情绪压力和白天的紧张情绪。很少需要手术治疗。

如果这种情况是由于多发性关节炎引起的,治疗方法和全身性疾病的治疗一样。包括止痛药和消炎药,如阿司匹林、吲哚美辛、布洛芬、皮质类固醇(泼尼松、金盐和青霉胺),以及前面提到的相同的姑息和支持疗法。手术干预仅限于功能障碍明显的严重病例。

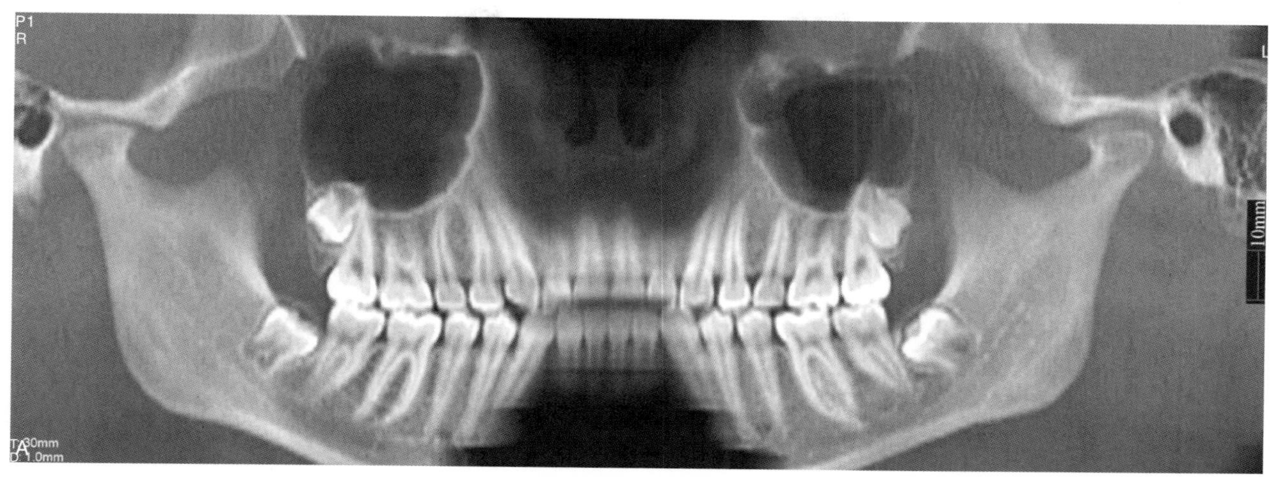

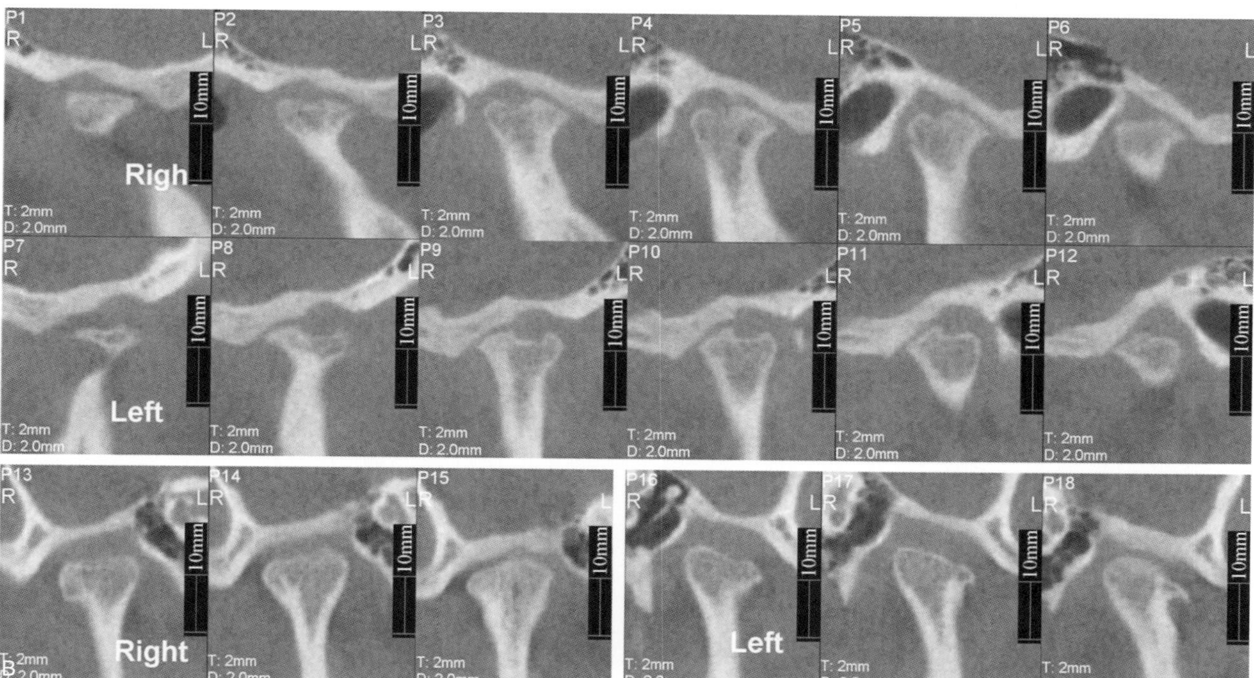

图 17-8　青少年类风湿关节炎颞下颌关节（TM）断层扫描

A. 观察到双侧 TMJ 髁突表面平坦　**B.** 注意双侧 TMJ 关节面的吸收，特别是左侧髁突的显著吸收（Courtesy of Dr. Marcela Romero，New York，NY，U.S.A.）

二、源于远隔部位的牵涉痛

（一）心绞痛和心肌梗死

严重的心源性疼痛可牵涉至下颌骨和上颌骨区域，令人惊讶的是，来自牙髓的疼痛可能牵涉至同侧颈部、肩部和手臂[62]。这些不寻常的疼痛牵涉模式可以通过以下事实来解释，即已证明背根神经节细胞在周围组织中有分支[33，34]，并且至少在大鼠中，供应心脏的背根神经节细胞也供应了手臂[33]（图 17-9）。来自脊髓背角不同感觉皮层的神经纤维的潜在会聚为疼痛牵涉的"会聚投射"现象提供了基础（图 17-5）。

1. 症状　心绞痛的典型特征是胸骨中部或上部沉重、紧绷感或疼痛。这些症状可能从上腹部向上辐射到下颌骨，且左侧比右侧更频繁。这种模式与心肌梗死相似（图 17-10A）。诱发因素包括劳累、情绪激动或进食[63]。心绞痛发作时间通常很短，很少超过 15 分钟。疼痛牵涉至牙齿的心绞痛，可伴有或不伴有胸痛[64]。

心肌梗死的特点是症状复杂，包括突发的、逐渐增加的心前区疼痛，并伴有强烈的窒息感。心肌梗死的疼痛感与心绞痛相似，但较之更为明显，持续时间较长，且不能随休息而缓解。

与心绞痛或心肌梗死相关的左侧上颌骨和下颌骨剧烈疼痛可能在无任何其他症状的情况下发生。Bonica 报告的发生率高达 18% 的心源性疼痛仅表现为颌骨或牙齿疼痛[65]。

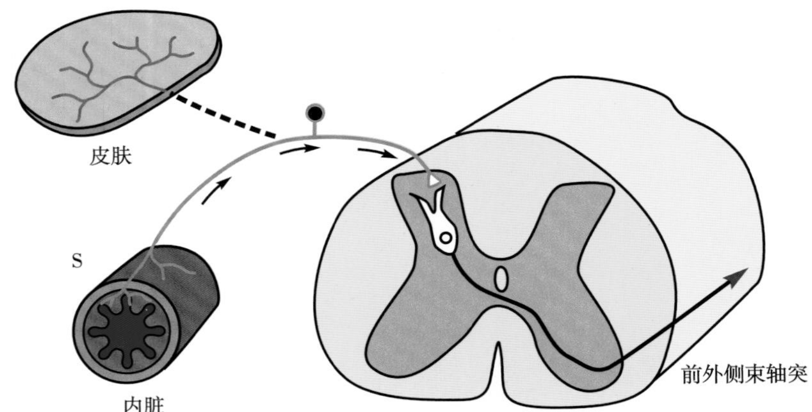

图 17-9 牵涉痛的分支初级传入假说。据该理论，一个单一初级传入神经纤维的分支既供给受刺激的深部组织，也供给感知疼痛的结构(Reproduced with permission from Fields HL, McGraw-Hill; 1987[3].)

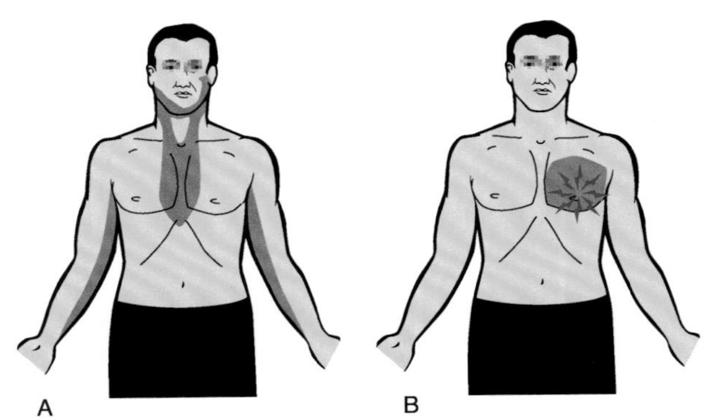

图 17-10

A. 心肌梗死引起的疼痛和牵涉痛的模式，典型的疼痛模式是中央领带型，且左侧颌面部和手臂的疼痛比右侧更剧烈 **B.** 左胸部无害的非心源性疼痛(Reproduced with permission from Turner GO, Med World News; April 6, 1973.)

2. 检查　详细询问病史对诊断心源性口腔牵涉痛很重要。

3. 治疗　如果对以前未作出诊断的心脏疼痛仍有疑虑，患者必须立即转诊到急诊室。患者应由急救人员运送，不得自驾前往。明智的做法是打电话给医院，让他们做好接诊患者的准备。

如果患者失去知觉，在救援到达之前应进行基本的心肺复苏，这也许能救命。因此每个牙科诊所都应该配备除颤仪。

(二)甲状腺疾病

在临床实践中，甲状腺疾病非常普遍，仅次于糖尿病这类内分泌疾病[47]。亚急性甲状腺炎(甲状腺的病毒性炎症)引起了牙医的兴趣，因为它可能会引起颌骨和耳朵的牵涉痛。

1. 症状　典型的症状包括喉咙痛，疼痛至少覆盖甲状腺的一个叶，或疼痛沿颈部两侧向下放射至下颌、耳或枕骨。吞咽可能会加重症状。这通常与喉咙的压迫感或充盈感有关。可能有轻微的发烧、虚弱和不适[47]。病症可能会在几个月内反复出现，最终会随着甲状腺功能的恢复而消退。

2. 病因　据报道，亚急性甲状腺炎病因为病毒感染，在上呼吸道感染 2~3 周后出现。

3. 检查　甲状腺可明显增大，触及结节时会产生剧烈疼痛(图 17-11)。如怀疑有甲状腺炎或其他甲状腺疾病，应转诊给内科医生。

4. 治疗　亚急性甲状腺炎可自行消退。大剂量的阿司匹林和偶尔使用的皮质类固醇可控制疼痛和炎症，有时也可使用甲状腺补充剂[47]。

(三)颈动脉压痛

颈动脉压痛是单侧血管性颈部压痛的一种非特异性症状，于 1927 年由 Temple Fay 首次提出[66]。刺激颈动脉不同分支会引起同侧下颌、上颌、牙齿、牙龈，头皮、眼睛或鼻子的疼痛。颈动脉压痛长期以来被认为是一种良性的疾病，经常与偏头痛相关，并且经常对偏头痛的治疗有反应[67]。由于缺乏放射学或病理学上的研究，2004 年颈动脉压痛从国际头痛协会(IHS)的分类中被移除[45]。近年来，经过各种系统的 MRI、超声和 PET-CT 研究，已经有证据表明有症状的颈动脉周围有异常软组织浸润，这重新激发了学者们

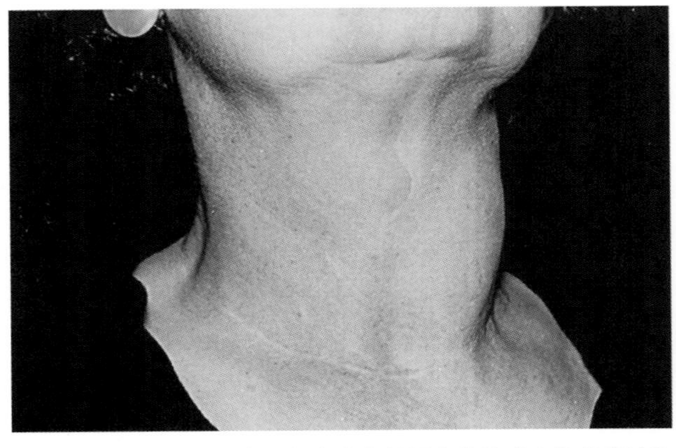

图 17-11 甲状腺切除术后复发的良性甲状腺肿瘤会将疼痛转移至同侧下颌第一磨牙

对于颈动脉压痛可能是一种独特疾病的研究兴趣[68]。

1. 症状　多为持续性或间歇性钝痛，很少出现搏动性疼痛和下颌、颈部疼痛，偶尔疼痛会扩散到咬肌、太阳穴和颞下颌关节区域。加重因素可能包括咀嚼、吞咽、弯腰或用力排便。诱发因素可能为继发于身体创伤、细菌或病毒感染、药物或酒精引起的炎症反应。

2. 病因　最近的研究支持的观点是，有症状的颈动脉球周围可能出现炎症或软组织异常浸润。

3. 检查　触诊同侧颈动脉时可能会出现压痛和肿胀，并会加重疼痛。而甲状腺并不会出现按压痛。其他所有检测和检查均正常。需要与颈动脉压痛鉴别的疾病较多，包括诸如颈动脉剥离、动脉瘤、纤维肌发育不良、茎突延长和颞动脉炎等。

4. 治疗　治疗方案可以选择安慰和局部热敷，也可以建议服用非甾体抗炎药、皮质类固醇或偏头痛药物。

（四）颈椎问题

颈椎与颅骨、下颌骨的功能之间联系紧密。颈部的许多韧带和肌肉都连着头部和下颌，并且头部和颈部的所有活动都会影响咀嚼肌的肌肉活动和下颌的位置[69,70]。由于颈部和三叉神经的初级传入伤害感受器在脊椎三叉神经管的尾核中会聚，导致颈椎和颈部区域的病损可能将疼痛牵涉至面部，基于这一事实以及它们之间的联系，因此评估颌面部疼痛的主诉中必须包括颈椎和肌肉组织。

正常的颈椎有37个单独的关节，使其成为人体中最复杂的关节系统[71]。颈部的大部分结构在受到刺激时都会产生疼痛[72]。疼痛可能是通过多种不同的病理过程引起的，包括创伤、椎体的炎症或失调、椎间盘的炎症或突出；锥体韧带的损伤或扭伤、颈部肌肉的拉伤、痉挛或撕裂，以及颈椎的功能障碍（是由于个别颈椎关节缺乏正常的解剖关系或者运动功能受限所造成的）。

颈部结构中能产生疼痛的非肌肉骨骼组织包括颈神经根、神经和椎动脉[72]。创伤、炎症和压迫也与这些结构引起疼痛的病因有关。

急性颈外伤和颈部的主要病理过程显然不属于口腔医生的诊断和治疗范围；因此，这些不会被讨论。然而，必须认识到，颈椎是一个潜在的皮区疼痛的来源，并牵涉至头部和口腔颌面部区域。

颈部疼痛很常见。这种疼痛感常出现在枕下区，可能起源于颈部的任何结构，并且疼痛通常会牵涉至额叶、眼眶、颞叶、顶叶和颅顶区[72]。牵涉至椎动脉或是颈神经会聚至副神经和迷走神经可能引起内脏反应，例如恶心，头晕或视力障碍[73]。认识到颈椎病会引起这些症状，并及时转诊给有经验的理疗师，这样可以预防关节受限、颈椎功能障碍和进行性颈椎疾病继续发展。

颈上神经C2和C3触觉和痛觉的皮节区范围包括下颌骨的下边缘和颞下颌关节周围的区域、大部分的外耳区域、头部的后颞叶和顶叶区域（图17-12）。这些颈上区出现的疼痛或功能障碍可表现为下颌或颞下颌关节疼痛、下颌磨牙痛、喉部发紧或吞咽困难。当C4—C7区神经根受到卡压或慢性刺激时，通常会在肩膀和手臂区域相应的皮节处产生疼痛[74]。皮节区疼痛可能会伴有疼痛或神经炎症状，通常会沿着受累的颈神经根的分布而扩散。枕大神经和枕小神经通常被认为是产生头痛的原因，神经阻滞有时可作为一种治疗方法[75]。另一方面，牵涉性疼痛通常是深部的隐痛，可表现为头痛，而这种疼痛与颈椎神经的任一皮节分布不一致。颈部的牵涉症状可包括同侧的咀嚼肌压痛、耳前区、下颌骨和乳突体的疼痛。

1. 检查　姿势评估对所有面部疼痛患者来说都是必不可少的。尤其重要的是头部前位。一个简单快速的检查是从侧面观察站着的患者。耳应与肩锁关节平行。如果耳朵在这个界限之前，则激活颈后肌、上斜方肌、肩胛提肌和胸锁乳突肌，以保持头部旋转和眼睛前视。这可导致下颈椎弯曲和上颈椎伸展，而可能压迫枕部与C1以及Cl和C2之间的神经和血管。随着头部前位的定位，下颌升肌群也被激活，这是因为它们为了抵抗来自于上、下舌骨肌伸展时产生的轻微向下的力量。头部位置的改变已证明会影响咬合关系和最大开口度[76]。

颈椎检查应包括颈椎前屈、外展、侧弯、旋转的活动范围。此外，应评估单个上颈部节段（枕骨—C1和C1—C2）的活动情况[48]。颈椎活动范围常因颈椎功能障碍而受到限制，而上颈部功能障碍可能是单侧的或双侧的。

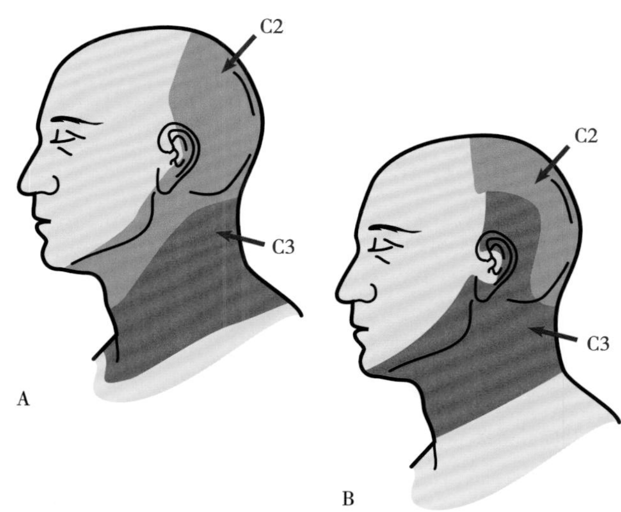

图17-12　Poletti的一项研究显示，C2、C3皮节的疼痛分布与之前使用触觉标准定义的略有不同

A. 由Foerster定义的C2和C3触觉皮节（Reproduced with permission from Foerster O. The dermatomes in man. Brain 1932; 56: 1-38.）

B. 由Poletti定义的C2和C3疼痛皮节（Reproduced with permission from Poletti CE. C2 and C3 pain dermatomes in man. Cephalalgia. 1991; 11: 155-159.）

2. 治疗 治疗颈源性疼痛需要物理治疗，包括配合家庭性的综合锻炼计划和动作指导进行颈椎关节的运动。

针对牵涉症状的局部治疗无法保证长期疗效，它的效果仅仅是使症状有所缓解。如果患者患有牙齿疾病或颞下颌关节紊乱病以及颈椎功能障碍时，这两个问题都必须解决。

第四节 与颅内病变相关的疼痛

虽然这种情况比较罕见，但颅内病变可导致疼痛牵涉到头部、面部和颈部的所有区域，包括口腔。神经内科或神经外科的评估对于排除占位性病变，颅内感染或神经系统综合征至关重要。

造成头颈部疼痛的颅内原因包括疼痛敏感结构（静脉窦，硬脑膜和脑动脉，硬脑膜和颅神经）的牵拉，以及特定的中枢神经系统综合征（例如神经纤维瘤病或丘脑疼痛）（框 17-4）。不同类型的脑血管类疾病和静脉血栓形成也可能引起中枢神经系统病变。

框 17-4 头颈部疼痛的原因

肿瘤	血管畸形
感染	神经纤维瘤
脓肿	丘脑痛
脑膜炎	高 / 低颅内压
脑炎	缺血性脑血管疾病
出血	静脉血栓形成

颅内病变通常伴有不同的局灶性神经系统疾病体征或表现，例如虚弱、头晕、说话或吞咽困难、上睑下垂、麻木、记忆力减退或精神错乱。疼痛发作时，疼痛性质可能会有所不同，可能为全身性的搏动性疼痛或为更剧烈的阵发性疼痛。全身症状，如体重减轻或发热，疼痛突然发作或现有疼痛性质改变，都应引起关注，这可能是发出警报，表明疼痛可能是颅内病变引起的。

第五节 血管神经性痛

这类疼痛包括几种主要的头痛疾病（非病理性头痛），如偏头痛和三叉神经自主头痛（ATCs），以及一些与病理性血管疾病相关的头痛（框 17-5），如颞动脉炎。

该列表只包括那些由于偶然发生在口腔而导致在牙科诊所就诊可能性较高的头痛[77-79]。

Benoliel 等[78]和 Sharav[80]建议在 IHS 标准中创建一个附加的诊断亚类[45]，即神经血管性颌面痛，以包含发生在面部下 2/3 的偏头痛和 TAC 类型的疼痛。

通常，这些头痛类型具有以下特征，它们基本上都有一种深部搏动性的特点，有时伴有叠加的、剧烈的疼痛，偶尔伴有隐痛或灼痛。疼痛大多发生于单侧，间歇期无疼痛或几乎无疼痛。不同头痛类型之间的主要区别在于它们的时间模式（图 17-13）和相关症状。

框 17-5 血管神经性痛

偏头痛
- 无先兆偏头痛
- 有先兆偏头痛

三叉神经自主头痛
- 丛集性头痛
  - 暂时性
  - 长期性
- 阵发性偏头痛
  - 暂时性
  - 长期性
- 短暂的单侧神经性头痛发作
  - 结膜充血及流泪
    - 暂时性
    - 长期性
  - 自主神经症状
    - 暂时性
    - 长期性
  - 连续偏头痛

血管疾病头痛
- 动脉炎
- 颈动脉或椎动脉疼痛

Adapted from Headache Classification Committee of the International Headache Society, 2013[45].

一、偏头痛

偏头痛是一种使人衰弱的、不定期发作的遗传性疾病，是中枢神经系统感觉处理障碍的一种形式[81]。

头痛在女性中更常见，50% 的女性在 20 岁以前就开始发作[82]。

（一）症状

偏头痛通常从一侧开始，但可以扩散到两侧。常在头痛出现前会有一段先兆期，持续数小时到 2 天，包括一些不明症状，如疲劳、注意力不集中、颈部僵硬、恶心、视力模糊、食欲不振和 / 或抑郁。这些症状是偏头痛过程的一部分，并不被认为是诱因。

有些偏头痛患者确实报告他们的头痛有特定的诱因。这些可能包括食物（如巧克力、奶酪、水果和酒尤其是红酒）、月经、天气变化、睡眠不足、组胺和血管扩张药。

虽然大约 3% 的偏头痛患者主诉为口腔内疼痛，但是偏头痛本身主要发生在单侧的额部、颞部或球后区域[83]，这使更多未确诊的偏头痛患者在看内科医生或颌面痛专家之前向牙医或牙髓病医生咨询。

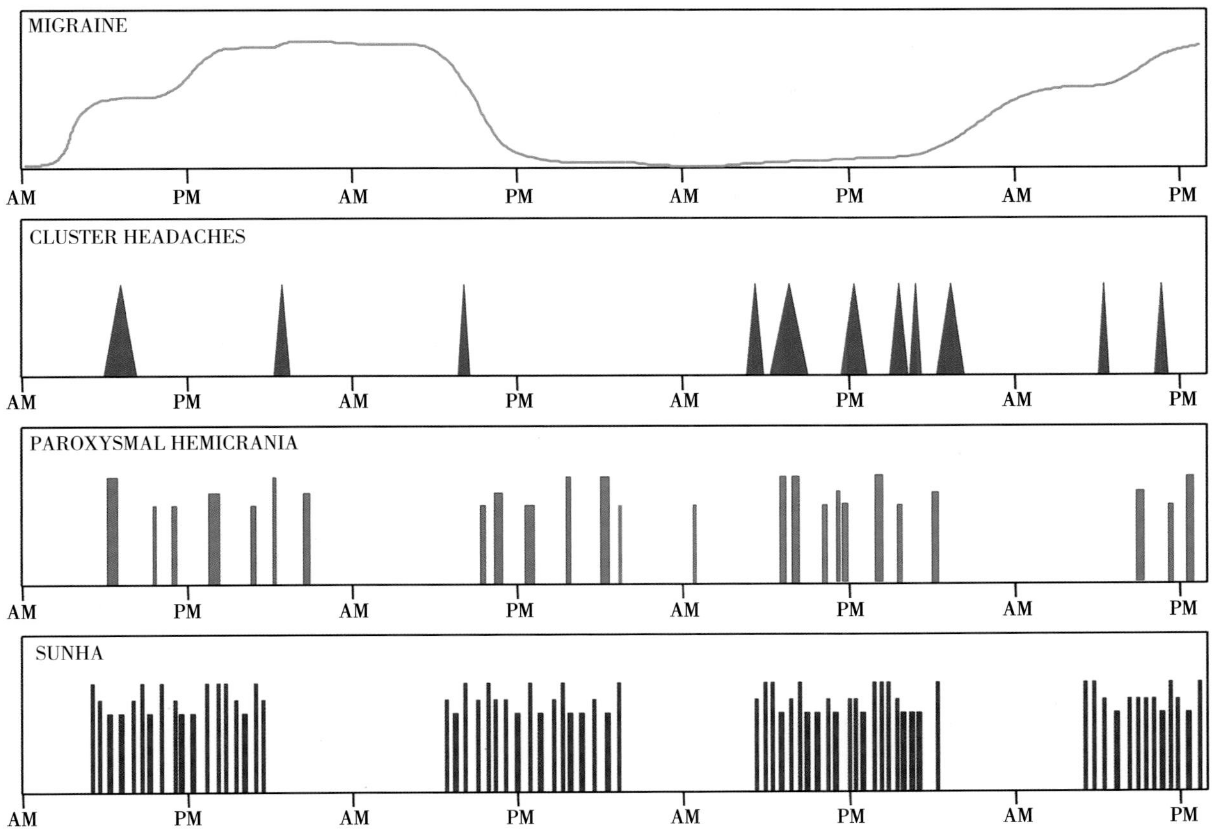

图 17-13 4 种主要“神经血管性”头痛类型的时间模式比较（Reproduced with permission and courtesy of Drs. Bernadette Jaeger and Austin Skootsky, Los Angeles, CA, U.S.A.）

疼痛可能开始是轻微疼痛但常常发展为跳痛、搏动痛和拍打痛，并且如果没有处理，将持续 4~72 小时，有数天到数年的间歇期。加重因素包括用力，患者需避免步行、爬楼梯、咳嗽或移动头部等活动。相关的症状包括恐光、恐声、恶心和 / 或呕吐。睡眠有助于减轻头痛。

“面部偏头痛”或血管神经性面痛与发生在面部下 2/3 的偏头痛有许多相似之处，最常见发生于牙槽骨，偶尔发生在与之相关的黏膜部位。疼痛可能牵涉到嘴唇或下巴，或者涉及眶下或耳前[78]。类似于偏头痛的血管神经性面痛在女性中更常见，主要发生在单侧局部，特点为跳痛，疼痛可能持续数分钟到数小时，一些患者报告疼痛持续超过 24 小时。超过 36% 的患者伴有自主神经症状[79]：如流泪、鼻塞、恐光或恐声，恶心[78]。一种可能的误导信息是一些患者报告说牙齿遇冷敏感[84]。通常患者会选择疼痛区域一个或多个牙齿进行根管治疗，但疼痛仍然没有缓解。

有先兆偏头痛不同于无先兆偏头痛，先兆期有短暂性，可逆性，局灶性神经症状，在前 5~20 分钟为头痛。视觉光环是最常见的，呈现为闪光，光晕或部分视觉的丢失。体感光环也很常见，感觉障碍开始于单手，并逐渐扩展至同侧脸、鼻子和嘴[45,85]。

与头痛有关的颞下颌关节紊乱病（TMDs）和各种口腔颌面痛紊乱症的患病率已有报道[86,87]。

（二）病因

偏头痛伴先兆性头痛的确切病因和发病机制仍有争议，通过磁共振血管造影研究已经证明过去对颅内外血管变化的归因是错误的[88,89]。

目前的证据表明，偏头痛来源于“大脑的兴奋性改变状态”，即在一般易感的人群中造成三叉神经和血管的活跃和敏感[4]。

偏头痛先兆与大脑中视觉变化相关的短暂性充血有关，其次是病理性弥漫性低血症（血流量减少），从视觉皮层开始，向前扩散并持续整个头痛阶段[90]。虽然脑干的血流可能发生改变，但是在无先兆偏头痛中未发现局部脑血流改变[45]。皮层扩展抑制在动物身上已经被证明可引起脑膜痛觉感受器和三叉神经中枢血管神经元的持续激活，因此被认为可激活头痛机制[4]。

偏头痛的疼痛被认为是无菌神经源性炎症引起的，这种炎症由受到影响的颅内血管周围神经释放的血管活性肽导致，通过血管和躯体神经纤维会聚到三叉神经核的单个二级疼痛传导神经元到达更表浅的颅骨结构[91]。尽管偏头痛的产生机制仍有争议，但是有证据表明三叉神经颈复合体的中枢敏感化（三叉神经核和 C1 和 C2 的背角），联合三叉神经系统与经翼腭、耳和颈动脉神经节介导的颅副交感神经血流的反射连接，导致头痛和皮肤异常性疼痛[92-95]。

（三）检查

偏头痛的诊断通常可以通过病史来确定，但是对于血管神经性颌面痛，主诉有未确诊的间歇性牙痛或面痛患者的检查应包括全面的牙科检查、TMJ 检查和肌肉评估。一旦明显的牙齿和关节病变被排除，并且疼痛的性质和时间模式增加了牙齿或面部偏头痛的可能性，就应该转诊给口腔颌面疼痛专家。牙医应该避免贸然处理。

（四）诊断性测试

目前还没有诊断性试验可以确诊偏头痛。如果头痛是最近发生的或者先前存在的头痛模式发生了改变，可能需要包括 CT 扫描或 MRI 在内的神经学评估。

（五）治疗

偏头痛的长期治疗需要识别和控制任何先前的影响因素，如饮食、睡眠和压力。限制酒精摄入、规律饮食、运动、放松疗法和良好的睡眠卫生可能有助于预防偏头痛的发作。如果存在肌筋膜性触发点或肌肉骨骼功能障碍，对这些疾病进行有效的治疗可以有效地降低血管性头痛症状的发生频率，并且减少对偏头痛药物的需求。对于有压力、抑郁或焦虑的患者，可能需要心理干预，如压力管理和放松训练，生物反馈或认知行为治疗。

治疗偏头痛的药物包括缓解或终止疼痛的药物和预防性药物，选择哪种药物取决于偏头痛发作的频率。每个月偏头痛发作少于 4 次的人在头痛和偏头痛性面部疼痛发作时服用缓解或终止疼痛的药物，效果可能会更好。

缓解或终止疼痛的药物对先兆警告患者头痛即将来临的有先兆偏头痛特别有效。5- 羟色胺（1B/1D）激动剂或曲坦类药物是非常有效的。改善头痛、恶心、恐光和恐声，皮肤疼痛[95]。

预防性药物用于头痛频率每月超过 3 或者 4 次时，因为曲坦类药物可能引起冠状动脉血管痉挛或缺血。预防性药物包括 β- 受体阻滞剂、三环类抗抑郁药、钙通道阻滞剂、5- 羟色胺拮抗剂和抗癫痫药物，如丙戊酸、加巴喷丁和托吡酯。

尽管有很多偏头痛的特效药。半数偏头痛患者不寻求医疗建议也不进行自我治疗。最常见的治疗方法是卧床休息，超过 50% 的患者使用非处方镇痛药。但事实上，研究表明当患者使用曲坦类药物时，他们的生活质量提高了[96]。

FDA 已经批准在一个人每月头痛超过 15 天的情况下可以使用肉毒毒素治疗慢性偏头痛[97]。本方案包括在 31 个部位分别沿皱眉肌、降眉间肌、前额、颞肌、枕部、颈脊旁肌、上斜方肌和两侧上梯形肌肉等共 155 个单位注射 5 单位的肉毒毒素。

二、三叉神经自主性头痛

丛集性头痛、阵发性偏头痛、短持续性神经性头痛（SUNCT 和 SUNA）和连续性偏头痛（HC）属于三叉神经自主性头痛（TACs）。因为这两种头痛的性质与牙髓炎相似，这些头痛类型中任何一种头痛都可能首先出现在牙科诊所[78, 98]。这三种情况都有以下几种临床特征：单侧、搏动性或剧烈的三叉神经痛，伴有明显的自主神经特征，如流泪，鼻漏和结膜充血，常导致睡中醒来。尽管它们在临床上很容易区分，并且与偏头痛明显不同，但是它们可能具有相似的病因或病理生理机制。

（一）症状

丛集性头痛可能是人类已知的最痛苦的状态之一，它们的名字来源于它们的时间模式。这些攻击往往以“集群”的形式出现，每天发生一次到每天发生 8 次 15~180 分钟的发作，持续几周或几个月，然后是几个月或几年的缓解[45]（图 17-13）。男性的头痛频率是女性的 4~5 倍，尤其是 20~50 岁吸烟的男性[99]。疼痛是一种常发生在夜间的严重的、单侧的、持续的、剧烈的疼痛或灼烧。最常见的位置是在眼睛周围，放射到前额和颞部或者在眼睛周围放射到眼眶下进入上颌骨并且有时到牙齿，很少到下颌和颈部[100]。由于口腔症状，牙科医生会产生严重的诊断错误。加州大学洛杉矶分校的研究表明，33 名患有丛集性头痛的患者中，有 42% 的人曾经看过牙医，其中 50% 的患者接受过不适当的牙科治疗[101]。

丛集性头痛没有视觉或感觉上的先兆，但鼻塞、流泪、鼻漏、结膜充血、前额和面部出汗和霍纳综合征（上睑下垂和瞳孔缩小）是典型特征。诱发因素可能包括酒精或其他血管扩张物质，如硝酸甘油。丛集性头痛患者通常在头痛期间由于疼痛的强度而踱步。这与偏头痛患者通常退到黑暗的房间睡觉形成对比。

丛集性头痛可能从更典型的发作形式发展而来，发作期持续 1 周到 1 年，中间至少有 2 周无痛期，转变为一种无缓解期或者缓解期在 2 周内的慢性形式[45]。刚发作时很少有慢性形式出现。

阵发性偏头痛也有与丛集性头痛类似的特点，包括在牙齿结构上的疼痛，但是发作持久时间更短（2~30 分钟），更频繁（每天 5 次，每次超过半小时）[45]，男女比例相等[102]，平均发病年龄在 30~40 岁。大多数发作都是自发性的，但某些触发因素已被确定包括颈部移动，压力，酒精和运动。

疼痛的特性是搏动性、刺痛、尖锐或与丛集性头痛类似的强烈烦躁感，在发作时患者通常选择踱步。疼痛部位主要是颞部、额部和上颌部，总是同一侧并可扩展至整个头部，颈部，肩部和手臂[102, 103]。已有报道的案例显示阵发性偏头痛表现为间歇性牙痛[104]。

与丛集性头痛相关的症状包括脑自主症状，虽然它们通常是单侧的，但会影响两侧。相比于丛集性头痛，尽管这不是明显特征，但是阵发性偏头痛会使患者睡眠中断[105]。

两种头痛类型的觉醒被认为与快速动眼睡眠有关[106]。就像视觉或躯体感觉的先兆一样，恶心和呕吐通常是不存在的。吲哚美辛对阵发性偏头痛很有效。

短暂的单侧神经性头痛（SUNHA）发作的特点为中度到重度，极短的发作（5 秒到 3 分钟），单侧，刺痛，有时会有电击样痛或灼痛，很少有搏动性眼部或可以放射到牙齿的眼周疼痛[106]，每天发作 3~200 次，主要是同侧眼睛发红和流泪[45]。

SUNHA 有两种亚型，结膜充血和流泪型短暂的单侧神经性头痛（SUNCT）和自主神经症状型短暂的单侧神经性头痛（SUNA）[45]。SUNCT 中都有结膜充血和流泪，而 SUNA 中只有一种或完全没有。SUNCT 可能是 SUNA 的一种变异[4]。

尽管据报道疼痛没有那么剧烈，由于电击样、拍打性、短暂的特征，SUNCT 和 SUNA 可能第一次很难与三叉神经痛区分。触发因素包括轻微的机械刺激，但与三叉神经痛不同的是，刺激和疼痛发作之间存在短暂的潜伏期[107]。颈部活动也会引起发作。同样与三叉神经痛不同的是，SUNCT/SUNA 发作后没有难治期[108]。三叉神经痛和 SUNCT/SUNA 可能发生在同一个患者身上。因为体征和症状重叠，临床上可能很难区分，在这种情况下患者应该接受两种诊断[45]。

连续偏头痛（HC），这种头痛完全是单侧的，并且吲哚美辛对其很有效[45]。疼痛是一种持续性搏动痛，有时钝痛而且有压迫感，伴随着轻微的自主神经症状，每天或每隔一天发作一次，持续 30 分钟至 10 小时，很少持续几天。当严重时与偏头痛类似，甚至有相关症状，如恶心，恐光和恐声。由于症状与其他慢性日常头痛相似（慢性或转化型偏头痛，慢性紧张型头痛，新的日常持续性头痛）HC 常被误诊。高达 33% 的患者首先咨询牙医以及 20% 的患者接受了牙科诊断[109]。与阵发性偏头痛类似的 HC，吲哚美辛对其完全有效，在给予足量剂量的药物后头痛在数小时内减轻。

（二）TACs 的病因

与 TACs 一致的头痛表现可能继发于头部创伤或其他病理现象，如恶性肿瘤，良性肿瘤，颈动脉剥离，椎动脉损伤，脑干梗死或动静脉畸形等[4]。因此，仔细的病史记录和彻底的评估在所有异常疼痛的病例中都是非常重要的，特别是在没有明显的牙科病理的情况下。

TACs 确切的病因学或病理生理学尚不清楚；然而，症状的相似性，自律性和自主症状表明了一个共同的病理生理学。由于其节律性和在夜间发作的可能性，人们怀疑其累及下丘脑后部，并通过各种神经影像学技术证实了这一点[110,111]。疼痛的部位和伴随的自主神经症状，暗示了三叉神经第一部分和第二部分的活跃。血管舒张，曾被认为是集群发病的重要因素，现在被认为是仅次于三叉神经血管活化的重要因素[112]。这是因为丛集性头痛通常先于颅外血流的改变，而颅内血流研究已显示不一致的结果[112]。相反，三叉神经的激活与 V1 和 V2 辅助下的周围神经源性损伤有关，导致临床发红、肿胀和疼痛。副交感神经系统通过脑干唾液腺核的连接被激活，导致自主现象（三叉神经—副交感神经反射）[113]。

（三）检查

所有 TACs 的诊断都是基于体征和症状。目前尚无诊断性试验来确诊 TAC。要么患者表现为典型病史，体格和神经检查未见异常，或者最终行影像学检查发现器质性病变[45]。如果患者在发作期间或发作后不久出现轻度上眼睑下垂和小细胞病，伴或不伴有眼眶周围肿胀和结膜充血，可出现在头痛一侧。在许多 TACs 的表现有差异的部分，牙科病理学必须仔细排除。

（四）治疗

TACs 的明确治疗最好是留给口腔颌面疼痛专家或其他在头痛研究中有明确兴趣的医疗服务提供者。

1. 丛集性头痛　用于偏头痛的很多治疗方法对于丛集性头痛同样很有效，包括对症使用皮下或鼻内曲坦类药物[4]。但总的来说，预防性药物更适合用于丛集性头痛，因为发作频率高，而且前驱症状很少。丛集性头痛的患者经常从睡眠中惊醒，并且疼痛的强度很快达到最高值。一旦丛集期消退，患者就不需再服用预防性药物直至头痛复发。

吸氧（100% 7~8L/min，无呼吸面罩），在发作开始时给予 15 分钟，可以成功地终止发作。对于难治性慢性丛集性头痛的罕见病例中，可考虑行三叉神经节微血管减压或松解术、深部脑刺激、γ 刀治疗或刺激后下丘脑[4]。

2. 阵发性偏头痛和 HC（连续性偏头痛）　吲哚美辛是治疗突发性偏头痛的首选药物。如果这种药物不能缓解疼痛，这种疼痛就不可能是阵发性偏头痛和 HC（连续性偏头痛）。阿司匹林和萘普生有一定的效果，但缓解效果不如吲哚美辛[114]。

3. SUNCT 和 SUNA　SUNCT 和 SUNA 似乎对大多数治疗神经血管性头痛的一线药物和治疗神经性疼痛（如三叉神经痛）的药物具有很强的抵抗力。最可能有效的药物是拉莫三嗪，这种药物现在被认为是一线治疗药物，其次是加巴喷丁和托吡酯[107]。三叉神经血管减压术在难治性病例中显示有很高的疗效，进一步证实了 SUNCT、SUNA 和三叉神经痛之间的潜在联系。

三、与血管紊乱相关的头痛

这类头痛包括明显的疾病引起的头痛，如巨细胞动脉炎。引起头痛的其他原因包括椎体或颈动脉剥离、蛛网膜下腔出血、动静脉畸形或静脉血栓形成。由于这种颅内病变引起的头痛在牙科诊所不太常见，因此不作进一步的描述。然而，巨细胞动脉炎有时会伴随牙痛症状，如果不加以诊断和治疗，可能会产生严重的不可逆的后果，如失明。

（一）巨细胞动脉炎（颞动脉炎）

1. 症状 巨细胞动脉炎患者通常在50岁以上，可能有其他的风湿病症状，例如肌肉痛、早晨肌肉僵硬和风湿性多肌痛。大多数患者有头痛、面痛或者颈部痛，颞动脉受累可能导致咀嚼疼痛和疲劳（“颌跛行”），咀嚼效率低下甚至可能出现颞下颌关节痛，这可能是第一或唯一的主诉[115,116]。舌部灼痛和牙痛也有报道，由于没有正确的诊断，导致不恰当的、无效的根管手术[117]。

这种疼痛通常是单侧的，而且是在动脉的解剖区域。但是，它可能放射到耳朵、牙齿和枕部，并伴有广泛的头皮压痛和关节痛[118]。颞动脉炎可能与偏头痛类似，因为它也有持续搏动的症状，可能持续数小时到数天，而且位置是单侧的，位于太阳穴区域。然而，颞动脉炎有另外一种灼烧感疼痛症状。随着低头、咀嚼和运动使动脉血流量增加，疼痛加剧。

如果动脉炎是一种发热性疾病，患者可能会出现不适、疲劳、厌食和体重下降等症状。在晚期病例中，患者可能主诉头痛侧有暂时性视力丧失。这是一个特别严重的症状，需要立即积极的治疗，因为眼动脉的血栓形成可能导致部分或完全失明。在多达38%的患者中，视觉症状可能是唯一表现出来的症状[119]。

2. 病因 常与免疫性疾病有关。动脉畸形或慢性血管炎是引起头痛的原因。在组织学检查中，动脉活组织检查常发现血管壁有破损的弹性组织和巨细胞[118]。

3. 检查 牙科检查呈阴性。触诊颞动脉可能变软、增厚，变大，并且脉搏不正常。指压闭合同侧颈总动脉常可缓解症状。必须进行眼科检查或视神经缺血评估。

4. 诊断测试 在巨细胞动脉炎中，红细胞沉降率虽然不是特异性试验，但会显著升高。最终的诊断是基于动脉活检。整个颞动脉通常被切除，以确保病变部分的取样；跳跃病变很常见。如果出现视觉障碍，必须立即治疗。

5. 治疗 如果牙医怀疑患者患有颞动脉炎，应立即将患者转到风湿病专家或内科医生那里进行全面检查。如果已经出现视力症状，必须立即进行眼科检查。

治疗的条件包括紧急服用类固醇。当升高的沉降率降低后，根据临床诊断给予泼尼松维持剂量。

（二）颈动脉或椎动脉痛

颈动脉或椎动脉的剥离，有时继发于外伤，如鞭打，有时完全是自发性，导致剥离同侧的头痛和颈痛。严重的、危及生命的情况通常是急性的，并伴有暂时性脑缺血发作或中风的症状，患者将寻求医学评估。然而，有时患者的颈动脉症状与TACs某一症状一样，由于疼痛放射到下颌和牙齿，有时可能首先寻求牙科治疗。仔细的病史和对异常症状和体征的认识将有助于临床医生认识到这不是牙齿问题，并做出适当和紧急的转诊。

第六节 神经性疼痛

神经性疼痛是由于躯体感觉系统受到某种损伤或疾病引起的疼痛。不同于有害信号沿神经向中枢神经系统和大脑皮层的正常传输。

神经性疼痛可发生在创伤、感染或其他疾病直接影响神经或中枢神经系统的疾病之后，如挤压造成的机械性损伤（如骨内种植牙）、创伤、卡压、牵拉或结疤；代谢紊乱（如糖尿病）；酗酒或营养不良；肿瘤性疾病，如多发性骨髓瘤；对药物、金属或某些有机物的毒性反应；感染或炎性过程，如疱疹、肝炎、麻风病；免疫疾病，如多发性硬化症；或遗传性疾病，如卟啉症。

神经性疼痛也可能是由于周围或中枢神经系统的正常感觉处理功能在损伤后发生紊乱，如创伤后或带状疱疹后神经病变。

并非所有的神经病变均会引起疼痛。而如果引起疼痛，则会特别显著。头颈部周围神经痛的显著特征是疼痛的性质，即灼痛、锐痛、枪击样痛、撕裂样刺痛或电击样痛。疼痛区域局限于神经解剖学分布的区域，而且几乎都是单侧的。感觉异常也可能包括于对典型的非疼痛刺激过度敏感情况下的痛觉减弱。

一般来说，头颈部的神经性疼痛可根据他们的时间模式分为两种，即阵发性神经痛或持续性神经痛。

一些神经性疼痛是刺激依赖性的，一些是自发产生的，或者两者兼有。还有一些神经性疼痛会伴有局部痛觉过敏和/或麻木。

一、阵发性神经痛

（一）症状

常见的是阵发性、剧烈刺痛、锐痛、单侧疼痛，遵循独特的皮节模式。这种疼痛常被描述为电击样、枪击样、切割样或刺痛。疼痛可能只持续几秒到几分钟，间歇期几乎无任何不适。在发作后患者有时会有一种隐隐的刺痛感和偶尔的隐痛或灼痛。疼痛可能间歇数日至数月发作。通常患者主诉有“扳机点”，受到刺激时，会引起疼痛发作。它们通常位于受累神经分布区域，常位于皮肤或口腔黏膜。“扳机点”神经阻滞麻醉能明显缓解疼痛。如果神经阻滞麻醉不能缓解症状，应对诊断或神经阻滞技术提出质疑。每一种阵发性神经疼痛都有各自的特点。

1. 三叉神经痛和三叉神经前疼痛 三叉神经痛通常影响第Ⅴ对脑神经（即三叉神经）的一个或最多两个分支，最常见的是上颌神经和下颌神经[45]，上颌神经和下颌神经单独受累次之，而眼神经则最不常见。疼痛96%发生在单侧，触摸和洗脸、刷牙、刮胡子、咀嚼、说话，甚至冷风吹在脸上都可能触发扳机点引起疼痛。深压或疼痛刺激通常可耐受，无疼痛发作。为了避免刺激扳机点，患者会采取非常极端的方式，比如不刮胡子、不洗脸、不刷牙。在间歇期，患者完全没有疼痛感。数月或数年的长间歇期并不罕见，但随着年龄的增长间歇期会有缩短。由于绝大多数三叉神经痛都涉及颌面部，所以牙科医师通常是第一个看到这类患者的人。

三叉神经痛女性的发病率几乎是男性的2倍，通常始于50岁以后，并随年龄的增长而增加[120]。40岁以下患有这种疾病的人应该去看神经科医生，以便区分结构性病变或多发性硬化症。

三叉神经痛很少与TACs同时出现，在这种情况下，疼痛可被称为丛集性或阵发性偏头痛[4]。当然，SUNCT有一些特征使得它很难与三叉神经痛区别开来，而且这两种疾病有时确实会同时发生[45]。

在真正的阵发性三叉神经痛发作前出现疼痛症状，称为三叉神经前疼痛（PNT），对此文献已有相关描述[121,122]。患者可能在三叉神经痛发作前2年就有疼痛症状，疼痛通常位于颌骨的一个象限，有时出现在鼻窦。疼痛多为钝痛、隐痛或灼痛，或剧烈的牙痛，类似于牙髓炎引起的疼痛。有些患者还会有“针扎”的感觉。PTN疼痛可持续2小时至数月，伴有不同的缓解期。张口运动常会引起疼痛。

牙齿疾病可能很少或几乎没有。通常有保留完好的残根，拔除残根可能会缓解疼痛。明显的牙齿疾病应该得到治疗，但在没有临床症状和影像学表现的情况下，不要贸然进行牙齿治疗。据报道，61%的PTN或三叉神经痛患者被误诊并进行了牙齿治疗[123]。典型三叉神经痛的发作可能相当突然，且发生在受PTN症状影响的同一部位。发病可能是在以前牙科治疗缓解之后。

2. 舌咽神经痛　舌咽神经痛的发病率比三叉神经痛少70~100倍[120]。症状常有单侧和25%的双侧不同时刺痛，分布在舌咽神经分布区（咽后外侧壁和扁桃体区域，舌根，下行到喉部），以及耳郭和咽部的迷走神经分支分布区（咽鼓管或耳，下行到颈部）[45]。有时疼痛放射至迷走神经区，可伴有流涎或单侧口腔干燥、面部潮红、出汗、耳鸣、心律失常、高血压、眩晕或晕厥。喉部运动、耳屏受压、打哈欠或吞咽动作均可引起疼痛。同样的，局部麻醉“触发区”可暂时缓解以上症状，其方法为向后咽部喷洒局麻药物。

Eagle's综合征病因可能与舌咽神经痛相似[124]，虽然有些人认为该综合征还没有得到充分的证实[45]。综合征的症状包括“咽喉痛”、后舌痛和咽痛，疼痛被认为与颞骨茎突的钙化伸长压迫舌咽神经有关。诱发因素包括头部快速扭转、吞咽、说话咀嚼时咽部运动等。视力模糊和眩晕症状较少见。

3. 中间神经痛　中间神经痛极为罕见。疼痛常常被形容为耳朵里有刺痛的“拔火棍”，可能发生在耳郭的前面、后面或上面，耳道，或者偶尔也会发生在软腭。在两次发作之间的间歇期，可能有持续的隐痛。发作时可伴有流涎、耳鸣、眩晕或味觉障碍[45,125]。触发区通常在外耳道。这种神经痛也被称为Ramsay Hunt综合征或膝状神经痛，常与带状疱疹有关。有些患者可能是伴有耳痛的舌咽神经痛变异。

4. 喉上神经痛　喉上神经痛也是一种罕见的神经痛，阵发性，持续数分钟至数小时，位于喉部、下颌下区或耳下。触发因素包括吞咽、转头、大声喊叫，或刺激甲状腺膜覆盖的部位，即喉上神经进入喉部结构的地方。

5. 枕神经痛　枕神经痛发生于枕大神经和枕小神经分布于脑后和乳突的区域。由于C2和C3的皮节分布可能累及耳朵和下颌骨的下侧（图17-12）。疼痛常放射到额部和颞部，有时表现出与其他神经痛相同的锐痛、电击样疼痛，但可能持续数小时而非数秒钟。有时候疼痛会呈现出更持续的灼烧感和剧痛。曾有一例病例报告，为枕神经痛引起的右上后牙痛的病例[126]。外伤，特别是颈部扭伤，可能先于疼痛发作。像三叉神经痛那样的“触发区”是罕见的，疼痛可能与颈部与背部的疼痛有关，且情绪紧张是常见的加重因素。

（二）病因

找到影响受累神经的特定的病理改变，那么阵发性神经痛就是特定的症状；如果没有那就不是[45]。阵发性神经痛很少发生在年轻人身上，除非有明确的肿瘤压迫神经或其他结构性病变。周围或中央神经受到骨、瘢痕组织、肿瘤、异常动脉或动脉畸形的压迫，造成神经元轴突受损和局灶性脱髓鞘。这可能导致异位放电，并减少对低阈值机械感受器和宽动态范围传递神经元的节段性抑制[127]。其净效应是神经元放电阈值的降低，使普通的颌面部活动如咀嚼、吞咽、说话或微笑等，就可能引起神经痛的发作。

三叉神经痛和其他阵发性颅脑神经痛常被认为是特发性的，而随着年龄的增长，颅内动脉变得松弛和扭曲，其对神经的压迫是最可能的罪魁祸首[45]。多发性硬化症相关的脱髓鞘病变也可引起年轻人的三叉神经痛。与糖尿病多发性神经根病变相关的三叉神经痛症状也有报道[128]。

舌咽神经痛更常继发于其他病变。例如，在25%的病例中发现了肿瘤。而局部感染、颈部创伤、茎突过长（Eagle's综合征）、神经根被弯曲的椎体或小脑后下动脉压迫，都是常见的病因[129]。与三叉神经痛不同的是，舌咽神经痛几乎与多发性硬化症无关[130]，据报道与神经本身的异常有关[131]。

枕神经痛可能继发于外伤后枕神经周围皮下组织的增生性纤维化，继发于创伤、寰枢椎韧带刺激神经、颈椎病、脊髓肿瘤或结节性肉芽肿[132]。头半棘肌和颈夹肌的肌筋膜TrPs也可能会表现出类似的神经痛症状，因为枕大神经穿过紧张的半棘肌肌纤维受到压迫而导致[49]。由于肌筋膜TrPs的治疗是无创的，且其发病率低、无死亡率，所以在考虑神经切除术或其他神经消融技术之前，必须仔细地排除这些疾病。

（三）检查

出现三叉神经痛症状的患者必须对牙病、鼻窦疾病、头颈部感染或肿瘤进行治疗。颅内肿瘤、动脉瘤或血管畸形压迫神经，或多发性硬化病引起的中枢神经系统损伤，也可能引起三叉神经痛症状。所有三叉神经痛症状的患者都应在完成常规的影像学检查之外，还要进行头部的一些特殊影像学检查，如增强 CT 或 MRI 或磁共振血管造影。

PTN 的诊断是基于持续的钝性牙痛的临床表现，无牙科或神经学方面的发现和正常的 X 线、CT 或 MRI 检查结果。

由于与三叉神经痛相比，舌咽神经痛与鼻咽、扁桃体或颅后窝肿瘤或其他疾病相关性更强，因此影像学检查包括头颅片、全景片和 MRI 是必不可少的。

Eagle's 综合征的诊断依据是 X 线片表现，以及口腔内咽后区的触诊。全景片可见一个长的茎突，其长度超过下颌升支。短的茎突并没有任何影响，应该寻找引起患者疼痛的其他原因。对可疑神经受压区进行神经阻滞麻醉可暂时缓解疼痛。治疗主要是通过口内或口外途径手术缩短茎突[124]。

枕神经痛除颈椎放射学系列检查以排除肿瘤或其他局部破坏性病变外，还需要进行彻底的肌肉骨骼检查。沿颈线触诊枕大神经会引起疼痛，当它屈曲旋转至疼痛一侧时，由于尾端至头部顶点的压力，可能会导致颈部受压的症状重现[132]，罕见感觉丧失。因为肌筋膜 TrPs 也可能与枕神经痛相似或伴随，因此应仔细地触诊颈后区肌群，寻找筋膜 TrPs 特有的、引起牵涉痛的紧张带和局部压痛点。

（四）治疗

显然，如果神经痛有典型的症状或是由明确的病理改变或结构损伤引起的，那么治疗就是纠正病因。然而，对于传统的阵发性神经痛，首选的治疗药物是卡马西平。卡马西平和奥卡西平是治疗三叉神经痛最有效的药物，也是治疗三叉神经痛的首选药物[133,134]。这些药物对舌咽神经或中间神经痛也有一定的作用。拉莫三嗪和巴氯芬效果次之。其他药物，如托吡酯、加巴喷丁、普瑞巴林、肉毒毒素也可单独或联合使用。所有这些药物都可能导致不同程度的头晕、嗜睡和精神错乱。此外，卡马西平可引起造血功能改变，巴氯芬可影响肝功能。尽管这些副作用并不像以前认为的那样常见，尤其服用加巴喷丁和普瑞巴林更少见，但服用上述任何药物的患者一开始就必须进行密切监测。

当然，如果药物无效，或者患者无法忍受药物，无论是由于严重嗜睡或者过敏，神经外科干预仍然是一个选择。随着神经外科手术如 γ 刀、放射外科手术、经皮神经根切除术、微血管减压术等手术成功率的提高和发病率的下降，建议尽早进行外科干预，以使更多的患者受益[135]。

用于三叉神经痛的治疗方法，特别是药物治疗，对 PTN 的治疗也有效[136]。

典型的舌咽神经痛可以用治疗三叉神经痛的药物和手术方法来治疗[4]。

枕神经痛由于其典型的肌肉骨骼系统的病因，更适合非药物和非手术治疗。因此，物理疗法、姿势纠正、矫正人体工程学、家庭颈部伸展运动、TrP 注射甚至 C2 神经阻滞都是首选的治疗方法[137]。

中间神经痛若使用抗惊厥药物治疗无效，有报道称手术切断中间神经和鼓索可缓解疼痛[138]。

二、神经瘤

神经瘤是非肿瘤性的、无包膜的，轴突、施万细胞、神经内膜细胞和周围神经细胞在致密的胶原基质中缠结成的团块（图 17-14）。

（一）病因

神经瘤常在神经轴突被切断时发生，如拔牙、外科手术和外伤时。断裂神经的近端残端仍然与其细胞体相连，在损伤后的几天中，轴突开始发芽，试图与远端部分重建连续性。但通常这个过程是不能够成功的，特别是在软组织；因此，便产生了一团缠结的组织[139]。在颌面部，神经瘤最常发生于颏孔区，其次是下唇、舌、颊黏膜，都是容易受到创伤的部位。神经瘤最不可能发生在下牙槽神经管，因为骨骼引导组织生长。

（二）症状

神经瘤可能完全无症状，事实上，大约有 25% 的神经瘤是无症状的。然而，神经瘤能够产生很长时间的电子脉

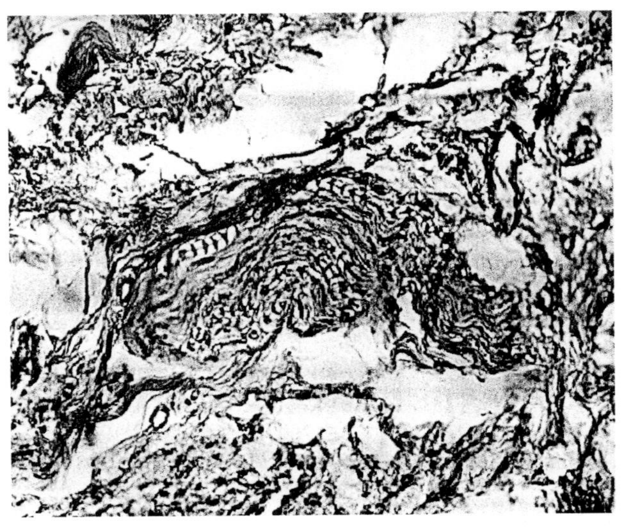

图 17-14　截肢神经瘤的组织活检。可见明显轮廓清晰的、缠结的、有髓鞘的神经纤维，以不同的角度切割，不规则的鞘和神经周围结缔组织异常聚集形成大小不一的团块，并被血供良好的纤维组织包绕。活检图像由持续 6 个月的尖锐的、间歇性刺痛的“神经痛”造成，这时变得更加弥漫和稳定（Courtesy of Dr. Gordon Agnew, U.S.A.）

冲来响应各种刺激，包括触摸[139]。已经证明三叉神经系统的神经瘤与身体其他部位的神经瘤相比，对自发或触摸刺激放电更不敏感[139]。

神经瘤的诊断特征包括既往手术史，或疼痛部位撕裂伤史，伴随局部受压或受牵拉可产生疼痛。疼痛持续时间短，呈灼痛、刺痛、放射性痛。局部麻醉可缓解疼痛。如果神经瘤发展到下牙槽神经，影像学可见膨大的下颌神经管。

神经瘤也可发生在颞下颌关节手术后或撕裂伤后[140]，症状包括粘连引起的关节运动受限，以及粘连组织受牵拉时引起的神经性痛（锐痛、枪击样痛、瘙痒、灼痛），而没有肌肉骨骼系统失调引起的深部隐痛。

（三）检查

在口腔内，神经瘤可表现为表面颜色正常的结节，但通常不可见或摸不到。值得注意的是瘢痕的存在，表明以往受过外伤或做过手术。在颞下颌关节中，反粘连限制的运动，如张口运动，可引起短暂的神经性疼痛。

（四）治疗

如果疼痛是局部的，并且可以通过局部浸润麻醉来缓解，那么可尝试一次性切除可触及的瘢痕组织中敏感神经瘤[141]。不幸的是，神经瘤切除术和其他周围神经切除手术仅对极少数患者的症状有显著的缓解作用[141]。神经瘤常会重新形成，疼痛可能会复发。药物治疗如卡马西平或阿米替林等药物可能有帮助，但应仅在患者感到疼痛特别严重、不得不承担这些药物副作用的时候才可以使用。

颈舌综合征，这是一种非常罕见的情况，头部旋转会引起枕部和颈部疼痛，同时伴有感觉异常、感觉迟钝和舌头麻木，甚至会产生颈部疼痛侧有移动感[45, 142]。疼痛持续数秒至2分钟[142]，患者会限制颈部活动的范围，其症状可放射至前臂[142]。

舌的本体感觉纤维走行于舌下神经袢延伸至C2腹支，颈部突然扭转时，尤其寰枢关节半脱位时，第二颈神经根受牵拉和/或压迫被认为是引起这些症状的原因[143]。

三、持续性神经痛

持续性三叉神经病变通常发生在周围神经损伤或"传入神经损伤"之后。这一类包括带状疱疹后、创伤后和手术后神经病变，以及痛性感觉缺失。与阵发性神经痛相同，持续性神经病变也与受损神经的分布一致，但不同的是，疼痛或多或少是连续性的，随时间会有一些波动。患者诉受损神经分布区域感觉异常、感觉迟钝或疼痛，从刺痛、麻木、抽搐到灼痛。他们也可能诉有"蚁走感"，即一种皮肤下有蠕虫或蚂蚁爬过皮肤的感觉。这种感觉障碍通常会使患者感到不适，因为它们是持续的，并且会因运动或触摸该区域而加重。与阵发性神经痛一样，神经局部阻滞麻醉可缓解除麻木之外的所有感觉异常。

（一）急性带状疱疹引起的三叉神经痛

带状疱疹是一种痛苦的急性病毒感染性疾病，病原体是水痘-带状疱疹病毒。水痘带状疱疹病毒在青少年中可引起的水痘，之后以休眠的"原病毒"形式存在于感觉神经末梢的神经节中。病毒会周期性的恢复其感染状态，并被循环中的抗体所控制。如果患者免疫缺陷或者年龄较大，抗体效价较低，这种传染性病毒就能再次沿着感觉神经向下传播，进入皮肤，引起典型的皮肤充血和带状疱疹。早期[144]和近期[145]的病理学研究都证实，其中的病理变化有急性出血性炎症伴背根神经节细胞的脱髓鞘和轴突变性。

自1995年水痘疫苗使用以来，急性带状疱疹的发病率显著降低，发病率降低了约75%[146]。没有疫苗，70岁以上的人感染急性带状疱疹的概率是10岁以下的人的12倍，这可能是因为接触到水痘患儿的减少使他们的抗体效价降低所致。年龄越大，皮疹和急性疼痛越严重。而且，前驱期疼痛越严重，患者发生带状疱疹后神经病变（PHN）的可能性越大[147]。

1. 症状　受累神经分布区常有持续性的疼痛和不适感[45]，常在急性带状疱疹发病前7天出现。有时还伴有感觉异常和枪击样疼痛。发作时经历水疱形成，感染，结痂，愈合。留下的瘢痕很小，有时很严重。瘢痕通常是麻木的，而之间的皮肤是过度敏感的。

10%~15%的头颈部带状疱疹患者出现单侧病变，其中80%发生在三叉神经的眼支（图17-15）。C1-C3有时也会受影响。当脑神经V的第一分支受到影响时，角膜上可能

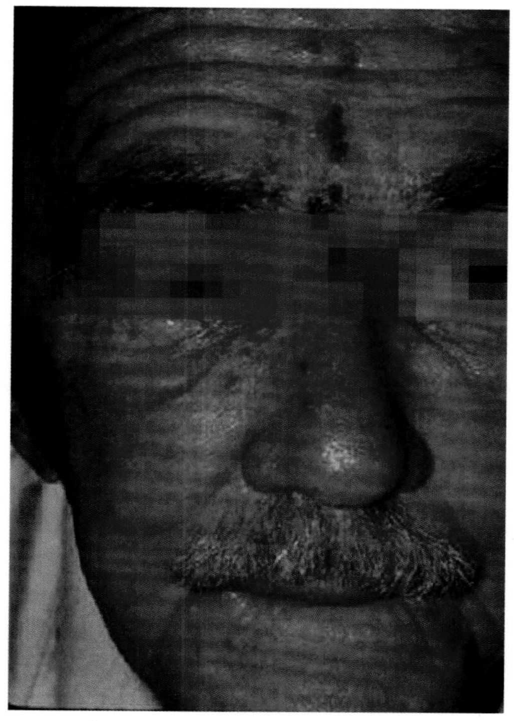

图17-15　三叉神经第一分支带状疱疹感染（Courtesy of Faculty of Medicine, University of Toronto, Canada.）

出现水疱,视力受损风险很高。如果感染累及到三叉神经的上颌分支,口腔内的皮疹可能与皮肤上的同时发生。单独累及口腔黏膜但不累及皮肤时,必须与口疮性口炎相鉴别。牙列一个象限中多颗牙齿活力异常,是带状疱疹感染的一种罕见的并发症[148]。

若累及第Ⅶ对脑神经(即面神经),面神经管内炎性肿胀压迫会导致面神经麻痹。瞳孔可能会永久麻痹,上眼睑可能下垂。累及膝状神经节可导致外耳道病变,可引起听觉上的症状,即 Ramsey Hunt 综合征[45]。

2. 治疗 带状疱疹的治疗主要是减轻疼痛,减少皮疹,减少并发症(如局部感染、感染扩散到其他区域、发展成带状疱疹后神经病变)。治疗药物可选择抗病毒药物伐昔洛韦和泛昔洛韦,这两种药物在消除病变和控制疼痛方面效果基本相同[149]。新药物正在接受测试,可减少剂量、减少副作用、增加疗效[150]。如果在水疱爆发后 3 天内开始全身使用类固醇药物可明显减轻临床症状,但对 PHN 的发展几乎没有影响[151]。

最重要的是控制疼痛。非处方镇痛药如对乙酰氨基酚效果很好。阿米替林可以缓解疼痛、缩短病程,但由于其对心脏的副作用,老年患者慎用,而去甲替林或地昔帕明是更好的选择。

(二)疱疹后神经痛(postherpetic neuropathy,PHN)

PHN 可能会在带状疱疹 3 个月内急性发作,多达 22% 的人会患上这种急性疾病。

当急性带状疱疹的疼痛没有随着急性皮疹的消失而消退时,就会产生 PHN。危险因素包括年龄的增加、急性带状疱疹前驱期疼痛的严重程度、急性带状疱疹发病时疼痛的程度,以及皮疹的严重程度[152]。

1. 症状 PHN 的疼痛通常有几个不同的组成部分。患者主诉为一种持续的、深在的灼痛,并伴有类似三叉神经痛的尖锐刺痛。此外,许多患者有触摸痛,即对皮肤进行正常的轻刷即可引起疼痛。30%~50% 的患者会发生"带状疱疹后瘙痒",虽然程度仅为轻度到中度,但它比疼痛更令人难以忍受[153]。疼痛局限于受累神经分布区域,常有皮肤瘢痕和感觉丧失[148],并有蚁走感。由于这种疼痛是严重的和无情的,它给老年患者带来了巨大的精神负担,导致失眠、药物依赖、抑郁甚至企图自杀。

2. 检查 急性带状疱疹感染史,以及之后留下的明显的瘢痕,表现为苍白、红色、或紫色的皮肤变色,使 PHN 诊断在大多数情况下相对简单。另外,PHN 也可能在带状疱疹水疱期治愈 3 个月后发生。如果患者知道自己有过带状疱疹感染,那么诊断便是显而易见的。然而,作为牙医,还应仔细检查口腔内情况,以排除伴有严重的牙髓炎,并进行温度测试和针刺试验。

当没有出现严重的疱疹发作,而仅表现为在口腔、嘴唇或面部的 1~2 个小溃疡时,诊断就有困难,这种轻型的发作常被患者遗忘,仔细询问病史是十分必要的[154]。

3. 治疗 尽管年龄是 PHN 最重要的危险因素,但在带状疱疹急性期尽早使用抗病毒药物或阿米替林等三环类抗抑郁药物,结合社会心理支持,可以有效预防[155]。三环类抗抑郁药、加巴喷丁和阿片类药物是唯一在随机临床试验中显示有效的药物[153,156]。尽管交感神经阻滞麻醉可缓解急性疱疹性疼痛,但尚未证实对预防 PHN 有效[148,157]。

PHN 的治疗通常是困难的,效果不令人满意。感染持续时间和患者患 PHN 的时间越长,疼痛处理就越困难。这种情况下对伴发的抑郁症状的改善与减轻原发性疼痛同样重要。

(三)创伤性三叉神经痛(painful traumatic trigeminal neuropathy,PTTN)

周围神经创伤或疾病常导致的感觉改变,本质上与 PHN 不同,但有时也伴有疼痛。造成创伤性三叉神经痛的最常见的牙科原因是种植牙、第三磨牙拔除、神经阻滞和根管治疗。

痛性感觉丧失是 PTTN 的一种极端形式,发生在有意或医源性损伤三叉神经或枕神经分支后。在受损的神经分布区域内存在"持续性疼痛的麻木或感觉异常",伴针刺感减弱,有时还会出现其他感觉丧失[45]。

种植牙可能会在植入时直接损伤主神经(通常是下颌神经)或刺激较小的神经纤维(在上颌骨)。有时,种植体在牙冠粘固和使用时才会引起疼痛[158],这可能是由于植体周围广泛的神经分布[159]。

第三磨牙拔除后可伴有短期的感觉迟钝,大多数患者可以得到改善[160]。除非术中医源性损伤下颌神经,否则几乎没有神经性疼痛的风险[161]。但若有医源性损伤,70% 的病例会发生疼痛[162,163]。

根管治疗伴随大约 3%~13% 的持续性疼痛发生率。有 5% 病例的三叉神经痛与牙髓外科治疗过程相关[164]。

1. PTTN 的症状 这种疼痛为一种持续的麻木、抽搐或刺痛感,有时由触摸或活动激发灼痛或射击样痛。疼痛沿受损神经单侧分布,很少扩散到其他皮节区。患者可感觉到热、冷、胀、局部发红或潮红。叩诊受损神经区会有明显的触痛和电击性疼痛。

PTTN 的病理生理学可以用本章开头所描述的几种疼痛现象来解释,即组织损伤和炎症引起的周围敏化、中枢敏化、神经胶质细胞激活和神经损伤引起的异位活动。

2. 治疗 创伤性三叉神经痛的最佳治疗是预防。为此,研究表明,预防性镇痛,如术前使用阿片类药物、围手术期使用加巴喷丁和/或普瑞巴林、术中局部阻滞麻醉等预防干预措施,虽然似乎能减少术后疼痛的发生,但没有可靠的证据表明它们能防止持续性疼痛的出现[4]。由于有证据表明环境、心理和遗传因素也起一定的作用,所以开发筛选工具来筛选出术后发生神经病变的高风险患者引起了人们的兴趣[165]。

PTTN 现有的治疗方法可能会有不同程度的疗效,包括用于其他神经痛的药物学治疗、针灸、经皮电神经刺激疗法等，但认知行为疗法对伴随的焦虑、抑郁和提高生活质量似乎并没有明显效果[166]。

外科治疗方法修复受损的神经可提高感觉水平[167]，也成功治疗了疼痛的神经疾病。在这些神经疾病中，神经修复的目标是清除神经病变的明确来源，如切除瘢痕组织、解除神经压迫（移除牙种植体）或切除神经瘤[168]。手术的中心程序尚未得到系统的研究，但在疑难病例中可能有用[4]。

第七节 灼痛（又称慢性局部疼痛综合征）

灼性神经痛“Causalgia”这个词来源于希腊语，kausos意为“热”，algia意为“痛”。Mitchell在1864年首次将灼性神经痛描述为一种烧灼痛综合征，出现在四肢，由高速导弹伤造成主要外周神经部分损伤所致[169]。1947年，Evans[170]使用术语反射性交感神经营养不良（RSD）来描述相同的烧灼痛。Evans指出，这种疼痛具有许多交感神经刺激的特征，如发红、肿胀、出汗以及皮肤、肌肉和骨骼的萎缩变化。他还发现，轻微的损伤，如骨折或扭伤，也会加剧这种疼痛，而不仅仅是严重的神经损伤。同年，Bingham发表了关于面部RSD的第一份报告[171]，从那以后又有少量论文，记录了面部的这种疼痛综合征[172-176]。

在20世纪90年代初，这种疼痛综合征被重新命名为“复杂的局部疼痛综合征（CRPS）”，分为Ⅰ型和Ⅱ型：轻伤后疼痛为Ⅰ型（RSD），重伤后疼痛为Ⅱ型（灼痛症），尽管这种区分似乎没有必要。

1994年，国际疼痛研究协会提出了诊断标准，该标准具有良好的敏感性，但特异性较低。为了提高其研究目的的特异性，在国际疼痛研究协会中又增加了临床诊断标准。为解释不符合所有典型标准的病例，额外增加了一个CRPS亚型，但未另作说明。

（一）症状

疼痛的特点是一种持续的、深在的、热的、烧灼性疼痛，伴有皮肤过敏和痛觉过敏，与刺激损伤不成比例，并通过非皮肤部位向损伤部位以外扩散。疼痛在静息时出现，并因轻触、热、冷、运动或情绪紧张而加重。

一般来说，CRPS在受伤后几天到几周发病。研究报道，在头颈部区域，颌面部手术（如癌症、头部外伤、磨牙拔除和鼻窦手术）可引起CRPS/RSD。

在四肢，未经诊断或未经治疗的CRPS通过最初的或“创伤”阶段，其特征是烧灼痛、水肿和高热，然后进入第二个或“营养不良”阶段，皮肤变冷、发紫、疼痛扩散和水肿。第三个或“萎缩”阶段表现为肌肉萎缩，骨质减少或骨质疏松，皮肤光滑、有光泽、有斑点出现和顽固性疼痛。然而，因为头颈部有丰富的侧支血液循环，所有面部的骨骼、血管和营养改变比较少见[172]。这可能也是为什么在头颈区域CRPS少见的原因。在没有交感神经变化的情况下，除了疼痛根据创伤部位扩散到预期的皮肤病变以外，面部的CRPS与PTTN相似。

（二）病因

与PTTN类似，CRPS的病因可能是初级痛觉传入感受器和传导神经元[177-179]。此外，中枢伤害感受神经元去抑制和重建丘脑皮层体感图似乎也发挥了作用[4,180]。

临床上，交感神经系统与这些疼痛有关[181]，但是，虽然交感神经阻滞在某些病例中可大大缓解疼痛，而在另一些病例中却没有效果[182]。

（三）检查

患有CRPS的患者主诉轻微接触就会感到疼痛，但很难检查。皮肤可能会发红、干燥或变冷、出汗，可有明显的温度变化。

（四）诊断试验

虽然系统性文献回顾显示一些不同的结果，但通过成功的星状神经节局部阻滞麻醉，可以立即减轻疼痛和感觉过敏来确诊头颈部疾病[182]。由于星状神经节毗邻几个重要结构，包括椎动脉和肺顶，所以这个手术需要一个训练有素的麻醉师来完成。

（五）治疗

如果星状神经节阻滞成功的消除或显著减轻了疼痛，那么治疗可以重复选择交感神经阻滞[172]，最好早期干预。口服药物如类固醇、低剂量三环类抗抑郁药，无论有无抗惊厥药，都可能是一种有用的辅助和替代方法[183]。生物反馈治疗和放松技术有助于减少全身交感神经活动。经皮电神经刺激或针刺结合物理治疗也许可帮助缓解疼痛和增强功能。

当治疗神经病理性或交感神经持续性疼痛时，如果有主观的主诉或客观的脑神经缺陷（如面部感觉亢进、持续性运动无力或麻痹、角膜反射抑制），应考虑转诊给神经科医生。

第八节 肌肉痛

通常将源于肌肉的疼痛描述为一种持续性的、深部的、钝性的疼痛或者描述为绷紧感。一旦排除了牙源性病理因素，它无疑是头颈部疼痛最常见的原因[50,184]。最常见的肌肉疾病是肌筋膜疼痛（MFP）。

局部肌肉酸痛或“非炎症肌痛”在牙科通常是一种急性过程，可见于继发于炎症或感染过程的肌肉保护性共收缩，如冠周炎或者其他深部疼痛或者牙冠戴入后的咬合过高。去除这些刺激因素后症状会有明显改善[185]。

肌痉挛是一种无意识的中枢神经系统引起的肌肉或肌肉群的持续收缩，在颌面部并不像以前认为的那样常见[185]。当这种情况发生时，它通常也与其他来源的深度疼痛有关，如关节炎症、牙齿感染，但也可能涉及疲劳、肌肉过度使用或者特发性机制[186,187]。治疗方法包括按摩、蒸汽冷却剂喷雾、冰敷或局麻药注射（无血管收缩剂！）来减轻疼痛，并顺从地轻轻拉伸以达到肌肉的全部长度。如果能消除致病因素，就可防止复发。

一、肌筋膜痛（myofascial pain，MFP）

肌筋膜痛（MFP）是一种与肌肉局部疼痛性触发点相关的区域性疼痛综合征，是全身各部位疼痛的普遍原因，已被报道为许多医学专科疼痛的共同来源[49]。例如，在内科临床中，近 30% 的患者主诉为疼痛，在慢性疼痛中心有超过 80% 的患者把 MFP 作为主要诊断。它也是在颞下颌关节紊乱中导致疼痛症状最普遍的原因[50]。

（一）症状

在 MFP 中所表现的疼痛通常是一种牵涉性症状，表现为深部隐痛，位于或接近正常肌肉结构，或者值得注意的是位于非肌肉结构。在头颈部，患者主诉可能为诸如牙痛、鼻窦痛、颞下颌关节痛或头痛等，但这些区域或结构的检查没有显示任何病理变化。事实上，任何未确诊的深部、钝性疼痛可能起源于肌筋膜。MFP 的强度不应该被低估：疼痛强度已被证明与其他原因引起的疼痛强度相等或略大[51]。

相关症状被认为是由于生理感觉，持续性疼痛中可见的肌肉运动和自主神经效应等相关症状是常见的，并可能混淆临床表现[49,188,189]。相关的感觉不适可能包括牵涉痛部位的压痛，如刷牙时头皮疼痛或者牙齿异常敏感[190,191]。肌肉运动效应包括疼痛牵涉区肌电图（EMG）活动的增加，尽管患者很少有明确的主诉[189,190]。自主神经变化，如局部血管收缩（苍白）、出汗、流泪、鼻炎、唾液增多、恶心和呕吐等，也有报道。

患者注意到，心理压力增加、天气寒冷、行动不便和过度使用相关肌肉会使症状加重。热水浴、休息、温暖的天气和按摩是典型的缓解因素。

（二）病因

肌筋膜性筋膜触发点往往在急性创伤后使用保护性肌肉夹板而发生，伴随慢性肌肉负荷过重，继发于其他慢性疼痛或其他触发点引起的牵涉痛。它可以被额外的急性肌肉超负荷和心理压力激活。

急性创伤很容易识别，包括诸如跌倒、殴打、运动损伤、机动车辆事故过度或者不寻常的运动，甚至在牙科诊所长时间张口造成的损伤。

慢性肌肉负荷过重原因更为隐蔽，包括由于姿势和身体机能不佳、异常劳损和重复性的运动损伤而导致的肌肉长期肌肉过度使用。

继发性肌筋膜触发点的形成是对长期潜在疾病的反应，特别如果是疼痛（偏头痛，持续性牙髓痛，疱疹后神经痛），因为任何触发痛觉感受器的过程都可能引起肌肉运动效应和触痛点的发展。继发性 MFP 由于其他原因可能使疼痛延长和复杂化。MFP 需要确诊和治疗，以减少疼痛和改善其他疗法的效果。原发性 MFP 的患者，尽管 TrP 治疗有好的初期效果且对家庭运动有依从性，但 TrP 和疼痛仍会复发，必须重新评估潜在的隐蔽性疾病或其他永久性因素。

继发性或散在性触发点在牵涉性肌运动引起的疼痛部位肌肉中产生[189]。这些散在性触发点非常常见，可能会引起它们自己的牵涉痛模式，进一步混淆临床表现。例如，上颌前牙痛可能是由于颞肌触发点的牵涉痛，但如果触发点治疗只是暂时的缓解疼痛，那么在上斜方肌会有一个“关键”触发点，并且失活这个触发点可以最终解决肌筋膜牵涉性牙痛。

在 MFP 中，疼痛的主诉总是与位于结实的骨骼肌带中的 TrP 有关，而骨骼肌带通常与疼痛部位距离较远[192]。TrP 是肌肉中局部的柔软、坚实、结节状区域，适当的触诊可产生自发的牵涉痛，或者加重局部或远处的疼痛[193-195]。患者通常不知道这些 TrP 的存在。当临床出现牵涉痛模式和相关症状时，TrP 被认为是活跃的；当临床没有这些症状时，TrP 是潜伏的。TrP 在活跃和潜伏状态之间摇摆，取决于个人能够承受的心理压力大小以及受影响肌肉的负荷。

TrP 的位置及其相关的牵涉痛模式在患者之间是可预测和可重复的（图 17-16~ 图 17-19）。Trvell 和 Simons 对 MFP 进行了细致的讨论，并对身体大部分肌肉疼痛牵涉模式进行了详尽的描述。

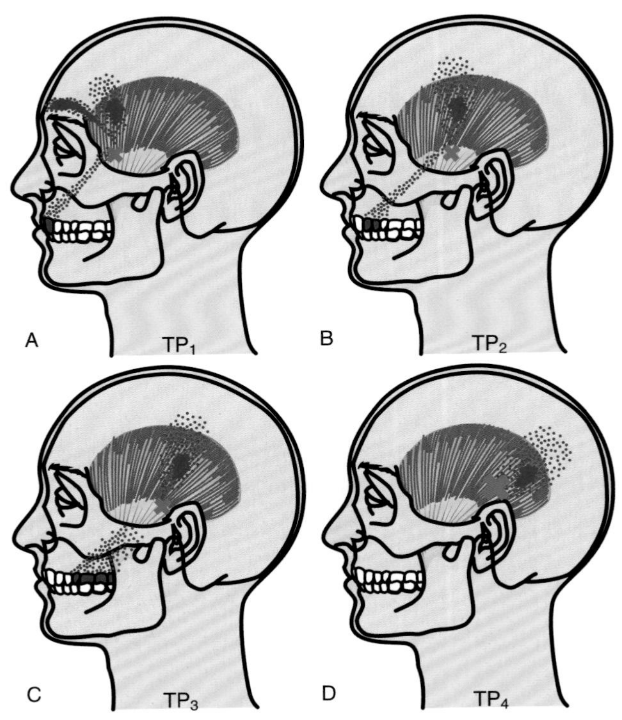

图 17-16 颞肌触发点（绿色“×”）的牵涉痛模式（主牵涉区为蓝色，外溢区为点状蓝色）

A. TP_1 示来自前部肌筋膜触发点牵涉至前牙区 **B、C.** TP_2 和 TP_3 指上颌骨后牙、鼻窦和颧骨区 **D.** TP_4 示后部肌筋膜触发点，牵涉至耳上区（Reproduced with permission from Travell JG，Simon DG，et al，1999[49].）

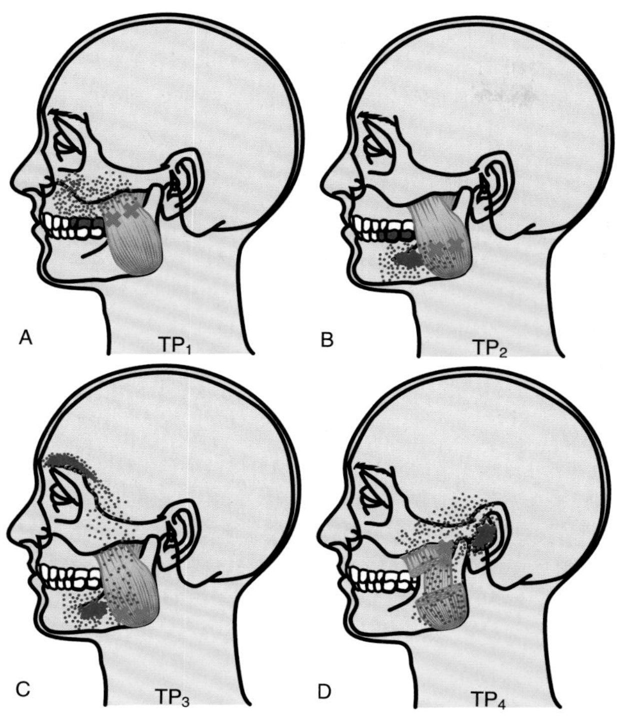

图 17-17　咬肌触发点的牵涉痛模式，绿色的“×”示咬肌不同部位中触发点的位置，蓝色区域表示主要的牵涉痛区，点彩区域为外溢疼痛区

A. 表层上部，图示牵涉至下颌骨后牙　**B.** 表层中部，图示外溢牵涉至下颌骨和后牙　**C.** 表层下部，图示牵涉至下颌骨体部和产生额部“头痛”症状的眼睛上方　**D.** 深层，图示上半部分牵涉至颞下颌关节区和耳朵，可引起耳鸣（Reproduced with permission from Travell JG, Simon DG, et al, 1999[49].）

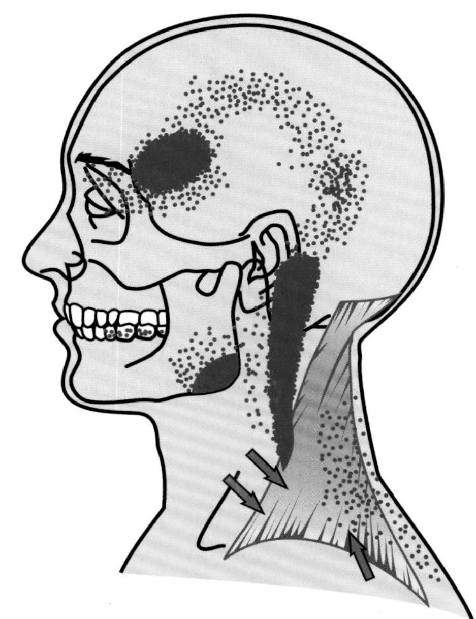

图 17-18　上斜方肌肩胛上区触发点的复合疼痛牵涉模式。牵涉痛用红色箭头标出，主要牵涉区用蓝色实线标出，外溢疼痛区用点画标出。图示颞部“紧张性头痛”模式和牵涉至下颌角并外溢出到下颌后牙区（Reproduced with permission from Travell JG. J Prosthet Dent 1960; 10: 745.）

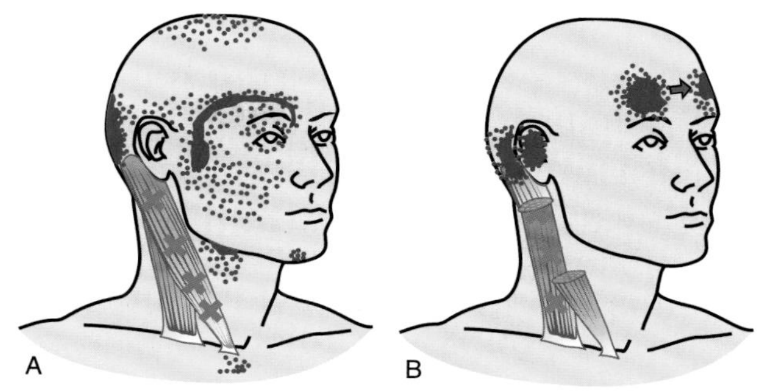

图 17-19　胸锁乳突肌疼痛牵涉模式，触发点（绿色“×”），主要触发区（蓝色）和外溢区（点状蓝）

A. 胸骨区　**B.** 锁骨（深）区牵涉额部“紧张性头痛”的疼痛，额部牵涉痛可能越过中线（红色箭头）（Reproduced with permission from Travell JG, Simons DG, et al, 1999[49].）

（三）病理生理学

经过一些训练，肌筋膜激痛点相对容易触诊。尽管激痛点的临床诊断相对容易，但其结构、确切的病理生理学和中枢神经系统的作用仍存在争议。可以这样说，过去 25 年的研究已经得出结论：MFP 可能是一种神经肌肉功能障碍的复杂形式，其中神经源性炎症、广泛的运动神经元和边缘系统结构有助于肌肉敏感化、躯体内脏相互作用、慢性疼痛的发展和异位痛、痛觉敏感和牵涉痛的客观生理表现[128, 196-199]。

Simons 综合触发点假说，即肌筋膜 TrP 代表了由于过量的乙酰胆碱释放导致的孤立的持续肌肉收缩区域，仍然被认为是迄今为止最可信的理论[197]。孤立的持续肌肉收缩会导致不受控制的新陈代谢以及由急性肌肉损伤或拉伤引起的局部缺血[190]。这个理论确实对 TrP 有关的可触摸结节和紧绷的肌肉带提供可靠的解释。TrP 结节被描述为一组“收缩节”，其中许多单个肌纤维在终板区最大限度地收缩，使之比不收缩的相邻纤维更短、更宽。如果有足够的纤维被激活那么可以产生一个触诊结节。至于紧绷的肌肉带，这些受影响的肌肉纤维的两端将被最大限度地拉伸和拉紧，产生可触及的绷紧带（图 17-20）。这一理论与 Hlag[186]提出的“灰姑娘假说”有部分重叠。该假说认为，在与计算机工作或者打字时的情况相似的中等或较低体力负荷的次高水平运动时，TrP 可以根据肌肉组成模式发生[187]。

肌筋膜性筋膜激痛点引起的牵涉性疼痛的机制也在研究中。根据 Mense[200]和 Vecchiet[201]等人的研究，牵涉痛的会聚投射和会聚易化模型（前面在“牵涉痛”一节中描述过）并不直接适用于肌肉痛，因为背角的深层组织中几乎没有神经元的聚集[200]。这些作者指出，来自其他脊髓节段的会聚连接是由来自骨骼肌的伤害性输入“暴露”或打开，而牵涉其他肌节是由于 P 物质的释放和扩散到邻近的脊髓节段[200]（图 17-21A）。Simons 对这一理论进行了扩展，具体解释了触发点引起的牵涉痛（图 17-21B）。

激发点群

A

绷紧带 结节

ATrP CTrP ATrP

B

正常纤维 收缩结

图 17-20 肌肉纵切面触发点概念化示意图

A. 中枢触发点位于运动神经轴突进入的肌肉（终板区），临床上触诊疼痛。这个区域包含许多“收缩节”，最大限度地收缩单个肌肉纤维，这些肌肉纤维在运动终板区比相邻的非收缩纤维短而宽 **B.** 中央触发点的放大图（显示 5 个收缩节的分布）。每根肌纤维的垂直线确定其肌节的相对间距，收缩节内的肌节经历最大的收缩，明显比相邻的正常肌纤维的肌节更短、更宽，在有这些收缩节的纤维中（注意下面 3 个单独的节），伸展到收缩节两端以外的部分肌肉纤维的肌节与正常肌节相比被拉长和变窄。与相邻肌肉组织相比，患者的中央触发点有结节样感觉，因为它含有大量的“肿胀”的收缩节，这些节占据了额外的空间，比未受累的肌肉纤维更加牢固和紧张。如果有足够多的纤维被激活，就会产生可触及的结节。至于拉紧带，这些受影响的肌肉纤维的两端会被最大限度地拉伸和“拉紧”，产生可触及的拉紧带（Reproduced with permission from Travell JG, Simons DG, et al, 1999[49]. ）

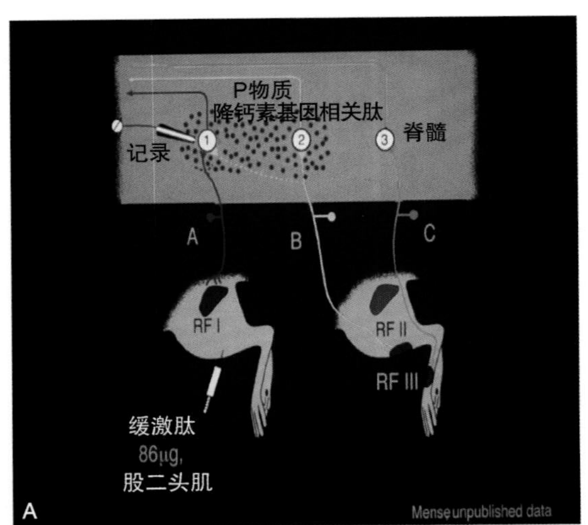

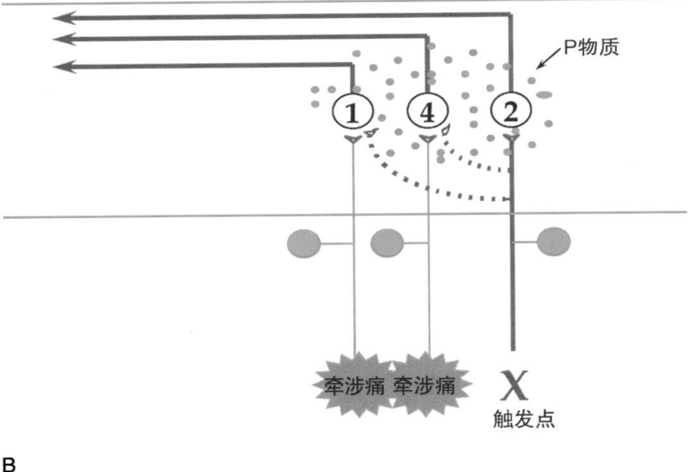

图 17-21

A. 神经解剖学模型，通过揭示背角潜在的连接来解释新的感受区（RFs）的出现。将微电极置入脊髓，记录第一级疼痛传递神经元的活动。该神经元通过通路 A 与股二头肌原始 RFⅠ相连，实线表示突触有效连接，虚线表示无效连接或潜在连接。将诱导疼痛的缓激肽从 RFⅠ外部注射到神经元 2 的 RF（RFⅡ）中。缓激肽诱导的 B 通路痛觉纤维兴奋被认为是释放背角的 P 物质（SP）和降钙素基因相关肽（CGRP），这些物质和降钙素基因相关肽扩散到神经元 1（点画表示），增强了从 B 和 C 通路到这个细胞潜在连接的效能。在 5~15 分钟内，神经元 1 也能被 RFⅡ和 RFⅢ的刺激激活。 **B.** Mense 的深度牵涉痛模型的扩展，以解释他的模型没有考虑到触发点特性。没有直接的实验证据证实这种修改。二级疼痛传递神经元 1 和 2 对应于 Msense 模型中的神经元 1 和 2。神经元 1 和 4 通过黄线连接到各自的 RFs 上。当神经元 1 和神经元 4 被激活时，这些 RFs 区域将被确定为痛觉的来源。痛觉区的疼痛输入会激活第二级痛觉传递神经元 2，这可以解释当施加于触发点的压力时，所产生的初始局部疼痛的原因。这个活动被认为是在背角中释放 SP 和 CGRP 扩散（点画表示）到神经元 1 和 4，这增加了潜在连接（红色虚线表示）到这些细胞的效力。现在神经元 1 和 4 可以由起源于触发点的伤害性活动激活，并且感知为牵涉痛（Figure 17-21A reproduced with permission from Mense S, 1993[201]. Figure 17-21B reproduced with permission from Simons DG, 1993[191, 201].）

（四）检查

因为患者的疼痛主诉是典型的牵涉痛，它通常远离含TrP的肌肉，尽管一些TrP也会引起局部疼痛症状。多个TrP可产生牵涉痛的重叠区域（图17-22）。疼痛模式可用于反向识别可能的致病TrP。

对疑似肌肉及其侧肌肉进行系统的指尖或者钳型检查，寻找绷紧带和局部压痛，是必要的（图17-23A~C）。有效的触发点触诊是一项必须学习和练习的技能。根据肌肉的情况，应使用食指指端平触诊或食指和拇指钳式触诊[49]。一旦发现激痛点，痛觉检测法的研究支持应用2~3kg/cm^{2}的触压诱发疼痛[193-195]。最近的DC/TMD诊断标准推荐1~1.5kg/cm^{2}的压力[195]。如果可能的话，施加压力至少应该持续5~10秒以引起牵涉痛模式。这种检查可以如此精确地重现患者的疼痛从而肯定诊断结果。如果存在不确定性，可以诊断使用特定的触发点治疗方法，如下面所述的“喷洒或拉伸”或者触发点注射。

对于持续性疼痛的患者，应常规检查所有的头颈部肌肉，这将有利于识别原发性和继发性MFP，并有助于识别关键肌肉中的触发点（例如上斜方肌或胸锁乳突肌），这些触发点可能是疼痛牵涉部位肌肉中诱发的或是永久性散在的（例如颞肌）[49,189]。

（五）治疗

推荐的MFP治疗应包括因果和永久性因素的识别和控制、患者教育和特定的家庭伸展运动。治疗技术如“喷洒和拉伸”（图17-24）、自主收缩释放、触发点压力释放和触发点注射通常是有助于患者恢复的、有用的辅助技术。

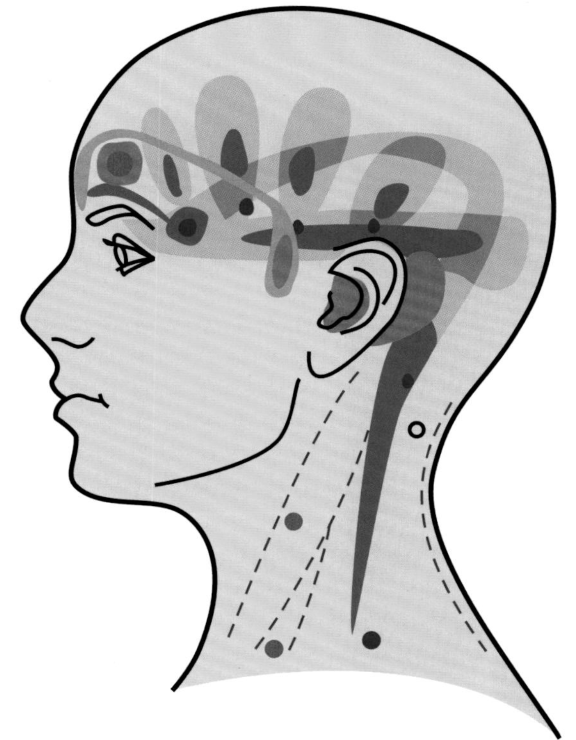

图17-22　颞肌、胸锁乳突肌、上斜方肌和枕下肌的叠加疼痛牵涉模式产生“紧张型头痛”临床图像，单侧症状可能类似于无先兆偏头痛（Reproduced with permission and courtesy of Dr. Bernadette Jaeger, Los Angeles, CA, U.S.A.）

永久因素最常见的是增加肌肉负荷的机械因素。教患者正确的姿势和身体力学对减少肌筋膜触发点（尤其是头颈部）引起的牵涉痛有很大的帮助[187,202]。如果患者在夜间咬牙或磨牙，可使用口腔内稳定装置[4,59,185]。

心理因素，如导致TrP激活的压力[203]或者降低疼痛阈值的抑郁，都将加重MFP。睡眠障碍和缺乏运动也是常见的持续性因素。心理压力如果是致病原因，简单的压力管理和放松技巧在控制无意识肌紧张方面是重要的[204]。轻度抑郁症和相关的睡眠障碍可以通过低剂量的三环类抗抑郁药物和有组织的锻炼/激励计划来治疗。

其他永久性因素包括代谢或者影响肌肉代谢的内分泌或营养不足[49,205]。患者应进行全面健康筛查并转诊给他们的内科医生处理身体系统异常。在继发性MFP中，主要的致痛性疾病，如颞下颌关节囊膜炎、牙髓炎或慢性神经疾病也必须得到治疗或控制。

喷洒和拉伸是一种用于治疗肌筋膜触发点非常成功的辅助手段，可使用蒸汽冷却剂喷洒（Gebauer, Co, Cleveland, OH）来改善肌肉拉伸。对于MFP患者，肌肉拉伸已被证明可以降低牵涉痛的强度和触发点敏感性[206]。蒸汽冷却剂以一种系统模式缓慢地应用于被拉伸肌肉并进入疼痛牵涉区（图17-24）。这种技术和不使用蒸汽冷却剂的替代物在其他地方有详细描述[49]。长期的改善依赖于对使受影响肌肉超负荷的持续因素的控制。

无论是否注射药剂，触发点针刺也被证明有助于降低TrP的活跃性，使肌肉得以拉伸[207,208]。针刺TrP并诱发痉挛对于获得更好的临床效果至关重要[208]。对关键肌筋膜触发点进行干刺或注射已被证明可降低相关散在触发点的活跃性和压痛[189]。尽管干刺是有效的，但是局部麻醉药的使用减少了注射后的疼痛[208]。如果要注射局部麻醉药，建议使用0.5%普鲁卡因或0.5%的利多卡因。长效酰胺类局部麻醉剂或含肾上腺素的局部麻醉剂可造成永久性肌肉损伤[209]。注射后一定要坚持拉伸[49]。在缺乏解决相关永久性因素的家庭计划情况下，触发点注射只能提供暂时的缓解。随机对照研究观察肉毒毒素与干刺、生理盐水或其他安慰剂在触发点注射中的疗效，结果显示，肉毒毒素整体上并不比干刺或其他溶液更有效[210,211]。

二、紧张性头痛

紧张性头痛通常是双侧的，具有压迫性、非波动性。发作时持续20分钟至7天，慢性期可能每天都无缓解。肌筋膜触发点的重叠牵涉痛模式可以产生典型的紧张性头痛（图17-22）。研究证明这种头痛存在局部压痛点和牵涉痛[212-214]。其他研究推测MFP和紧张性头痛可能具有共同的潜在的病理生理学基础[4]。因此，同样的用于MFP治疗的策略也可以很好地缓解紧张性头痛[213,215]。

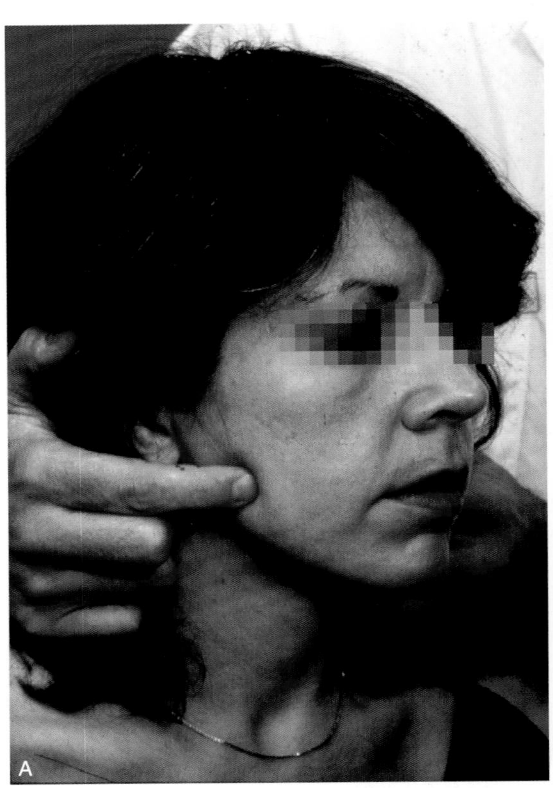

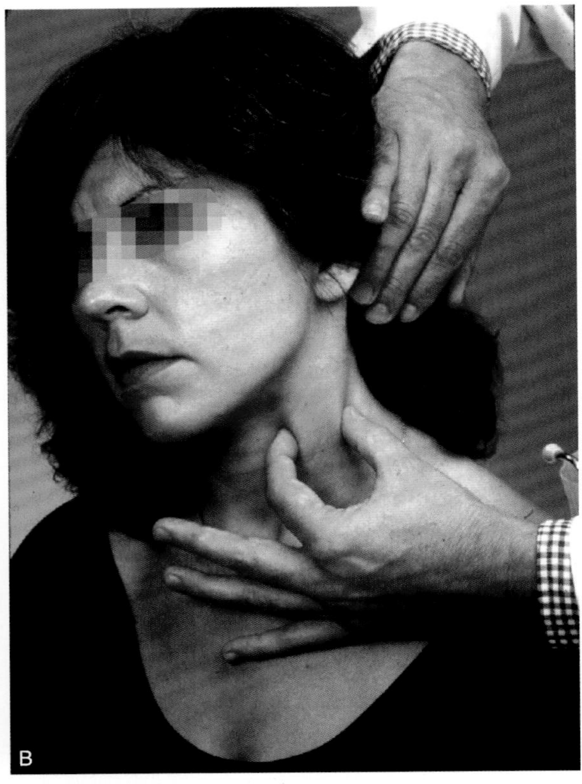

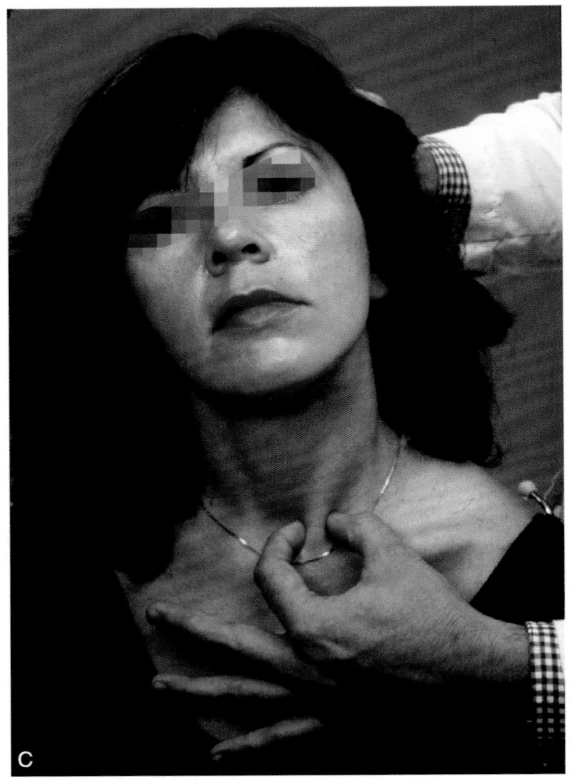

图 17-23 肌筋膜触发点的肌肉触诊

A. 咬肌指尖平触，寻找肌肉紧绷带和肌筋膜 TrPs 的局部压痛点。平触技术也适用于颞肌、枕下翼内肌和上背部肌肉 **B.** 胸锁乳突肌深部锁骨头的“钳式触诊” **C.** 表浅胸骨头的“钳式触诊”。头部应分别触诊。斜方肌的上边缘也应进行钳式触诊（Reproduced with permission and courtesy of Dr. Bernadette Jaeger，Los Angeles，CA.）

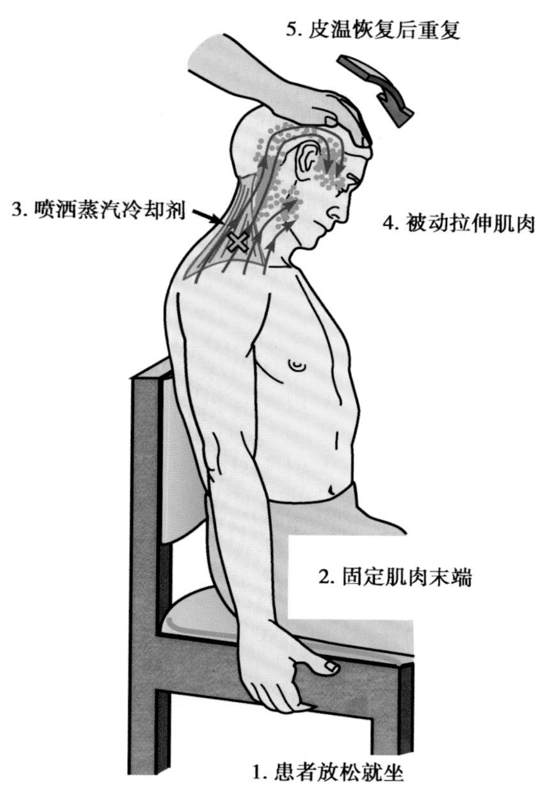

图 17-24　喷洒和拉伸肌肉治疗 MF TrPs 的步骤序列，应用于上斜方肌

1. 患者以舒适放松的姿势支撑。2. 肌肉的一端被固定。3. 在皮肤上平行喷洒三到四长段的蒸汽冷却剂，覆盖整个肌肉，并进入牵涉痛区域（箭头所示）。4. 喷洒完成后，立即要求患者深吸气，然后呼气，在呼气过程中以轻柔的压力拉伸肌肉。5. 在皮肤重新变暖后，应重复步骤 3 和步骤 4。随后进行热敷和几个周期的全活动范围的运动（Reproduced with permission from Travell JG, Simon DG, et al, 1999[49].）

第九节　持续性特发性面痛

幻觉牙痛、非典型牙痛和非典型面痛，文献中使用的术语，都属于当前 IHS（国际头痛协会）分类中持续性特发性面部疼痛的内容，表现为钝性痛、隐痛、灼痛或跳痛（多数为单侧），可每日反复发作 2 小时以上，持续 3 个多月，也可表现为锐痛、刺痛，在压力下加重，也可能辐射到更广泛的区域[45]。几乎没有感觉改变，也没有明显的病理过程。发病可能与损伤或侵入性手术有关，但疼痛持续存在，无任何明显的局部诱因[45]。然而，根据对 493 名连续患者（35 名符合非典型面痛纳入标准）的回顾性分析，除 1 名患者外，所有患者都有可诊断的身体问题，有时有引发疼痛的交互重叠的物理诊断[216]。研究表明过半的患者（19/35）有 MFP，TrPs 为这种疼痛的主要诱因或重要的促进因素。这些数据强调了在评估有异常疼痛患者时仔细诊断评估的重要性。

在牙科常见的两种持续性特发性面部疼痛是非典型牙痛（特发性或幻觉牙痛，三叉神经痛）和灼口综合征。虽然神经传导障碍（神经性疼痛）被认为在以上两种疼痛综合征中都起作用，但其机制和病因在很大程度上仍是推测性的。

一、非典型性牙痛—持续性牙槽痛

IHS（国际头痛协会）将非典型牙痛定义为无明确牙病病因的持续的牙痛或牙位区域痛[45]。这种疼痛可能是一种 PTTN，但是它的搏动性特性和疼痛位点的游走性，也暗示着此种疼痛潜在的神经血管源性[4]。

对牙医来说，意识到这种疾病的存在是非常重要的，以避免进行不必要的牙科手术和拔牙。据推测，多达 3%~7% 的牙髓病患者可能遭受此种类型的牙痛，尤其是在他们牙髓摘除之前就有疼痛经历时更容易患有此种疼痛[217]。

（一）症状

主诉是深在的、钝性疼痛，有时牙齿或牙齿部位灼痛，持续数周或数月不变。疼痛比较连续，可有日间起伏，常与日俱增。绝大多数患者表现为单侧疼痛，尽管其他象限可能受累和其他颌面部也可能会疼痛。

大多数患者为女性，年龄 40 岁以上的。疼痛的出现可能在牙科治疗（尤其是牙髓治疗或拔牙）、损伤或面部相关医疗程序 1 个月内或之后，更加表明该疼痛是神经性[218-219]。有证据支持在许多此类病例诊断为 PTTN 而另外一些诊断为神经血管性疼痛，再次强调了对异常疼痛的仔细评估和诊断的重要性[220]。

（二）检查

口腔内检查和放射影像学检查通常为阴性。如果疼痛出现在某颗牙齿而不是拔牙区域，则对叩诊、热测试、牙髓电活力测试的反应是不同的。大多数患者报告说，诊断性局部麻醉后，症状几乎或没有缓解。

（三）治疗

侵入性的、不可逆的治疗，如牙髓治疗、手术探查、拔牙，甚至调𬌗都是禁忌的[218]。因为疼痛尽管可能有短暂的缓解，但很可能复发甚至加重。

目前可选用的治疗方法为三环类抗抑郁药物的使用，如阿米替林或米普拉明单独使用，或者如果有灼痛症状，可与吩噻嗪联合使用。患者可能需要确信疼痛确实存在而并非心理因素导致，而且侵入性治疗都无效。

若患者诉有牙龈过敏，局部用药如表面麻醉剂或卡普霉素可有效缓解症状[219]。可使用丙烯酸支架减少不必要的局部刺激，该支架也可用于辅助局部用药。

二、灼口综合征

灼口综合征（BMS）是一种口腔内疼痛疾病，常见于绝经后女性。若主要波及舌头，称为灼舌或舌痛症。

（一）症状

患者主诉口腔内烧灼感，最常见的部位是舌尖和舌缘，其次是上腭。常伴有口干、口渴、味觉和睡眠障碍、头痛和其他疼痛。发病常与牙科治疗有关，疼痛的程度和牙痛相似，但其性质是灼痛而不是跳痛、酸痛、搏动性疼痛。疼痛白天逐渐加重，傍晚达到高峰。BMS 患者可能自诉有自发的味道改变或“味幻觉”（味觉障碍）[224]。

（二）病因

有许多明显的口腔和全身状况与膜龈痛和舌痛相关。包括：念珠菌病、地图舌、对牙科材料过敏、不良修复体、口干症、各种贫血和维生素缺乏（铁、维生素 B_{12} 或叶酸）、糖尿病、几种皮肤病（狼疮、扁平苔藓、多形性红斑）、HIV 或全身用药情况（直接或间接引起口腔干燥症）。然而，关于 BMS，对照研究表明，口腔黏膜正常，而无明显的器质性病变[221,222]。

研究支持一种理论，即第Ⅶ对脑神经的分支鼓索支受损或功能障碍可引起味觉障碍和灼口征的疼痛[223]。舌头的特殊味觉是由鼓索支（舌前 2/3）和第Ⅸ对脑神经（舌后 1/3）调节。鼓索支配舌菌状乳头，而舌乳头又被第Ⅴ脑神经的疼痛纤维包围。鼓索通常抑制第Ⅴ对脑神经（疼痛纤维）和第Ⅸ对脑神经（味觉），鼓索损伤或部分传入神经阻滞会解除对第Ⅴ对和第Ⅸ对脑神经的抑制，产生疼痛和味幻觉[224]。

BMS 不能与绝经后伴有灼痛感的口腔不适相混淆。后者雌激素替代疗法约有一半的时间是有效的[225]。心理因素虽然在这部分人群中存在，但似乎不是病因[226]。

（三）检查

BMS 患者口腔内检查常为阴性[222]。当然必须排除明显的组织刺激因素，如义齿造成的疼痛、牙冠或牙齿粗糙，以及其他的组织刺激性因素，如念珠菌病和维生素缺乏。

（四）测试

即使黏膜看起来正常，也应检查是否有念珠菌病。局麻漱口可减轻其他原因引起的口腔疼痛，如地图舌或念珠菌病，但会加重灼口征的疼痛。原因是对 Aβ 纤维抑制的进一步丧失。血沉降率可轻微升高，鉴于较高的免疫异常发生率，应考虑风湿病的评估。

（五）治疗

对 BMS 的治疗还不太理想。局部用氯硝西泮（氯硝西泮含片含化），苯二氮卓类药物和小剂量三环类抗抑郁药有一定的疗效[222]。

总结

综上所述，理解和治疗非寻常的或慢性疼痛的患者，是一项费时且困难的任务。许多多学科疼痛诊所雇佣颌面部疼痛牙医、内科医师、心理医生、护士、专业的体格、肌肉治疗师和其他健康专业人士共同治疗患者，为患者的康复提供一个综合全面的健康环境。慢性疼痛的治疗，包括颌面部疼痛，在医疗保健中越来越专业化。需要多年的培训和经验才能对这些复杂的情况有足够的了解。

美国的几所牙科学校目前提供 CODA 认证的 2 年颌面部疼痛研究生课程，培养对颌面部疼痛领域感兴趣的牙科医生。在该领域有能力并通过认证考试的牙医，可联系美国颌面部疼痛委员会或其他国家同等委员会或认证机构来得到认证。颌面部疼痛牙医，以渊博的知识、浓厚的兴趣、强烈的好奇心和极大的耐心，以及诊疗仪器，宝贵的经验，识别疼痛来源并减轻患者的痛苦。颌面部疼痛牙医倾向于对患者整体评估，能够做出正确诊断，保留牙齿、或杜绝不必要的手术，从而能够获得满意的结果。

良好诊断的复杂性和个体特性应得到充分强调。在这一领域，牙医最有可能在专业的基础上赢得同事（牙科和内科医生）和患者的尊重和友谊。

致谢

作者由衷感谢 Jennifer Bassiur, DDS 在本章节中神经生理学部分的贡献，以及 Austin Skootsky 介绍和更新两幅图表，并整理参考文献。

（楚金普 译　余擎 审校）

参考文献

1. Merskey H, Bogduk N, editors. *Classification of Chronic Pain. Descriptions of Chronic Pain Syndromes and Definitions of Pain Terms. IASP Task Force on Taxonomy*. Seattle, WA: IASP Press; 1994; *Dorland's Illustrated Medical Dictionary*. 31st ed. Philadelphia, PA: WB Saunders; 2007.
2. Basbaum AI, Bushnell MC, editors. *Science of Pain*. 1st ed. Amsterdam, the Netherlands: Academic Press, Elsevier; 2009.
3. Fields H. Pain. New York, NY: McGraw-Hill Information Services Company, Health Professions Division; 1987.
4. Sharav Y, Benoliel R, editors. *Orofacial Pain and Headache*. 2nd ed. Chicago, IL: Quintessence Publishing; 2015.
5. Apkarian AV, Bushnell MC, Treede RD, Zubieta JK. Human brain mechanisms of pain perception and regulation in health and disease. *Eur J Pain*. 2005;9:463–484.
6. Basbaum AI, Bautista DM, Scherrer G, Julius D. Cellular and molecular mechanisms of pain. *Cell*. 2009;139:267–284.
7. Fields HL, Rowbotham M, Baron R. Neuralgia: irritable nociceptors and deafferentation. *Neurobiol Dis*. 1998;5:209–227.
8. Schmidt R, Schmelz, M, Forster C, et al. Novel classes of responsive and unresponsive C nociceptors in human skin. *J Neurosci*. 1995;15:333–341.
9. McMahon, SB, Bennett DLH, Bevan S. Inflammatory mediators and modulators of pain. In: McMahon SB, Koltzenburg M, editors. *Wall and Melzack's Textbook of Pain*. Philadelphia, PA: Elsevier; 2008:49–72.
10. Merrill RL. Central mechanisms of orofacial pain. *Dent Clin North Am*. 2007;51:45–59.
11. Chapman LF. Mechanisms of the flare reaction in human skin. *J Invest Dermatol*. 1977;69:88–97.
12. Woolf CJ, Salter MW. Neuronal plasticity: increasing the gain in pain. *Science*. 2000;288:1765–1769.
13. Merrill RL. Orofacial pain mechanisms and their clinical application. *Dent Clin North Am*. 1997;41:167–188.
14. Woolf, CJ. Evidence for a central component of post-injury pain hypersensitivity. *Nature*. 1983;306:686–688.
15. Mendell LM, Wall PD. Responses of single dorsal cord

cells to peripheral cutaneous unmyelinated fibers. *Nature.* 1965;206:97–99.
16. Price DD, Hayes RL, Ruda M, Dubner R. Spatial and temporal transformations of input to spinothalamic tract neurons and their relation to somatic sensations. *J Neurophysiol.* 1978;41:933–947.
17. Dickenson AH. Central acute pain mechanisms. *Ann Med.* 1995;27:223–227.
18. Cervero F, Laird JM, Pozo MA. Selective changes of receptive field properties of spinal nociceptive neurones induced by noxious visceral stimulation in the cat. *Pain.* 1992;51:335–342.
19. Price DD, Hu JW, Dubner R, Gracely RH. Peripheral suppression of first pain and central summation of second pain evoked by noxious heat pulses. *Pain.* 1977;3:57–68.
20. Simone DA, Sorkin LS, Oh U, et al. Neurogenic hyperalgesia: central neural correlates in responses of spinothalamic tract neurons. *J Neurophysiol.* 1991;66:228–246.
21. Scholz J, Woolf CJ. Can we conquer pain? *Nat Neurosci.* 2002;5(Suppl):1062–1067.
22. Eliav E1, Benoliel R, Tal M. Inflammation with no axonal damage of the rat saphenous nerve trunk induces ectopic discharge and mechanosensitivity in myelinated axons. *Neurosci Lett.* 2001;311:49–52.
23. Benoliel R, Zadik Y, Eliav E, Sharav Y. Peripheral painful traumatic trigeminal neuropathy: clinical features in 91 cases and proposal of novel diagnostic criteria. *J Orofac Pain.* 2012;26:49–58.
24. Jones SL. Descending noradrenergic influences on pain. *Prog Brain Res.* 1991;88:381–394.
25. Basbaum AI, Fields HL. Endogenous pain control systems: brainstem spinal pathways and endorphin circuitry. *Annu Rev Neurosci.* 1984;7:309–338.
26. Kanjhan R. Opioids and pain. *Clin Exp Pharmacol Physiol.* 1995;22:397–403.
27. Urban MO, Smith DJ. Nuclei within the rostral ventromedial medulla mediating morphine antinociception from the periaqueductal gray. *Brain Res.* 1994;652:9–16.
28. Juni A, Klein G, Pintar JE, Kest B. Nociception increases during opioid infusion in opioid receptor triple knock-out mice. *Neuroscience.* 2007;147:439–444.
29. DeLeo, JA, Sorkin, LS, Watkins LR. *Immune and Glial Regulation of Pain.* Seattle, WA: IASP; 2007.
30. Price DD. Psychological and neural mechanisms of the affective dimension of pain. *Science.* 2000;288:1769–1772.
31. Goffaux P, Redmond WJ, Rainville P, Marchand S. Descending analgesia- when the spine echoes what the brain expects. *Pain.* 2007;130:137–143.
32. Moisset X, Bouhassira D. Brain imaging of neuropathic pain. *Neuroimage.* 2007;37(Suppl 1):S80–S88.
33. Alles A, Dom RM. Peripheral sensory nerve fibers that dichotomize to supply the brachium and the pericardium in the rat: a possible morphological explanation for referred cardiac pain? *Brain Res.* 1985;342:382–385.
34. Laurberg S, Sorensen KE. Cervical dorsal root ganglion cells with collaterals to both shoulder skin and the diaphragm. A fluorescent double labeling study in the rat. A model for referred pain? *Brain Res.* 1985;331:160–163.
35. Ruch TC. Pathophysiology of pain. In: Ruch TC, Patton HD, editors. *Physiology and Biophysics.* Philadelphia, PA: Saunders; 1965. pp. 345–363.
36. Milne RJ, Foreman RD, Giesler GJ Jr, Willis WD. Convergence of cutaneous and pelvic visceral nociceptive inputs onto primate spinothalamic neurons. *Pain.* 1981;11:163–183.
37. Sessle BJ, Hu JW, Amano N, Zhong G. Convergence of cutaneous, tooth pulp, visceral, neck and muscle afferents onto nociceptive and non-nociceptive neurones in trigeminal subnucleus caudalis (medullary dorsal horn) and its implications for referred pain. *Pain.* 1986;27:219–235.
38. Kerr FW. Facial, vagal and glossopharyngeal nerves in the cat: afferent connections. *Arch Neurol.* 1962;6:264–281.
39. MacKenzie J. *Symptoms and Their Interpretation.* 4th ed. London, UK: Shaws and Sons; 1920.
40. Kunc Z. Significant factors pertaining to the results of trigeminal tractotomy. In: Hassler R, Walker AE, editors. *Trigeminal Neuralgia: Pathogenesis and Pathophysiology.* Stuttgart, Germany: Georg Thieme Verlag; 1970. pp. 90–100.
41. Gatchel RJ, Peng YB, Peteres ML, et al. The biopsychosocial approach to chronic pain: scientific advances and future directions. *Psychol Bull.* 2007;133:581–624.
42. *Dorland's Illustrated Medical Dictionary.* 31st ed. Philadelphia, PA: WB Saunders; 2007.
43. Gatchel RJ. Comorbitiy of chronic pain and mental health: the biopsychosocial perspective. *Am Psychol.* 2004;59:792–794.
44. Turk DC, Okifuji A. Evaluating the role of physical, operant, cognitive, and affective factors in the pain behaviors of chronic pain patients. *Behav Modif.* 1997;21:259–280.
45. International Headache Society. International Classification of Headache Disorders, 3rd ed. *Cephalalgia.* 2013;33:629–808.
46. Holzhammer J, Wöber C. Alimentary trigger factors that provoke migraine and tension-type headache [in German]. *Schmerz.* 2006;20:151–159.
47. Jameson JL, Mandel SJ, Weetman AP. Disorders of the thyroid gland. In: Kasper, Fauci, Houser, Longo, Jameson, Loscalzo (eds): *Harrison's Principles of Internal Medicine.* 19th ed. Boston, MA: McGraw-Hill; 2015.
48. Clark GT. Examining temporomandibular disorder patients for cranio-cervical dysfunction. *J Craniomandib Pract.* 1984;2:55–63.
49. Simons DG, Travell JG, Simons LS. *Travell and Simons' Myofascial Pain and Dysfunction. The Trigger Point Manual. Vol. 1. Upper Half of Body.* 2nd ed. Baltimore, MD: Williams and Wilkins; 1999.
50. Fricton JR, Kroening R, Haley D, Siegert R. Myofascial pain syndrome of the head and neck: a review of clinical characteristics of 164 patients. *Oral Surg Oral Med Oral Pathol.* 1985;60:615–623.
51. Skootsky SA, Jaeger B, Oye RK. Prevalence of myofascial pain in general internal medicine practice. *West J Med.* 1989;151:157–160.
52. Couppe C, Torelli P, Fuglsang-Frederiksen A, et al. Myofascial trigger points are very prevalent in patients with chronic tension-type headeache: a double-blinded controlled study. *Clin J Pain.* 2007;23:23–27.
53. Jaeger B, Skootsky SA. Male and female chronic pain patients categorized by DSM-III psychiatric diagnostic criteria [letter]. *Pain.* 1987;29:263.
54. Fava GA, Wise TN. Issues for DSM-V: psychological factors affecting either identified or feared medical conditions: a solution for somatoform disorders. *Am J Psychiatry.* 2007;164:1002–1003.
55. Mayou R, Kirmayer LJ, Simon G, Kroenke K, Sharpe M. Somatoform disorders: time for a new approach in DSM-V. *Am J Psychiatry.* 2005;162:847–855.
56. Fordyce WE, Steger JC. Chronic pain. In: Pomerleau OF, Brady JP, editors. *Behavioral Medicine: Theory and Practice.* Baltimore, MD: Williams & Wilkins; 1978. pp. 125–154.
57. Bell Weldon: Orofacial pains: Classification, diagnosis, management. Year Book Medical Publishers; 3rd edition. 1985.
58. Shah RK, Blevins NH. Otalgia. *Otolaryngol Clin North Am.* 2003;36:1137–1151.
59. De Leeuw R, Klasser GD editor. *Orofacial Pain. Guidelines for Assessment, Diagnosis, and Management.* 5th ed. American Academy of Orofacial Pain. Chicago, IL: Quintessence; 2013.
60. Schindler C, Paessler L, Eckelt U, Kirch W. Severe temporomandibular dysfunction and joint destruction after intra-articular injection of triamcinolone. *J Oral Pathol Med.* 2005;34:184–186.
61. Stoustrup PL, Kristensen KD, Verna C, et al. Intra-articular steroid injection for temporomandibular joint arthritis in juvenile idiopathic arthritis: a systematic review on efficacy and safety. *Semin Arthritis Rheum.* 2013;43:63–70.
62. Senia ES, Klarich JD. Arm pain of dental origin. Abbreviated case report. *Oral Surg Oral Med Oral Pathol.* 1974;38:960–961.
63. Batchelder BJ, Krutchkoff DJ, Amara J. Mandibular pain as the initial and sole clinical manifestation of coronary insufficiency: report of case. *J Am Dent Assoc.* 1987;115:710–712.
64. Kreiner M, Okeson JP, Michelis V, et al. Craniofacial pain as the sole symptom of cardiac ischemia: a prospective multicenter study. *J Am Dent Assoc.* 2007;138:74–79.
65. Fishman S, Ballantyne J, Rathmell J (eds): Bonica's Management of Pain. LWW 4th edition, 2009.
66. Fay T. Atypical facial neuralgia. *Arch Neurol Psychiatry.* 1927;18:309–315.
67. Stanbro M., Gray BH, Kellicut DC. Carotidynia: revisiting an unfamiliar entity. *Ann Vasc Surg.* 2011;25:1144–1153.
68. Berzaczy D, Domenig CM, Beitzke D, Bodner G. Imaging of a case of benign carotidynia with ultrasound, MRI and PET-CT. *Wien Klin Wochenschr.* 2013;125:719–720.

69. Comacchio FL, Bottin R, Brescia G, et al. Carotidynia: new aspects of a controversial entity. *Acta Otorhinolaryngol Ital.* 2012;32:266–269.
70. Woda A, Pionchon P, Palla S. Regulation of mandibular postures: mechanisms and clinical implications. *Crit Rev Oral Biol Med.* 2001;12:166–178.
71. Bland JH, editor. *Disorders of the Cervical Spine.* 2nd ed. Philadelphia, PA: WB Saunders; 1995.
72. Edmeads J. Headaches and head pains associated with diseases of the cervical spine. *Med Clin North Am.* 1978;62:533–544.
73. Fishbain DA, Cutler R, Cole B, Rosomoff HL, Rosomoff RS. International Headache Society headache diagnostic patterns in pain facility patients. *Clin J Pain.* 2001;17:78–93.
74. Meloche JP, Bergeron Y, Bellavance A, et al. Painful intervertebral dysfunction: Robert Maigne's original contribution to headache of cervical origin. The Quebec Headache Study Group. *Headache.* 1993;33:328–334.
75. Dach F., Éckeli ÁL, Ferreira Kdos S, Speciali JG. Nerve block for the treatment of headaches and cranial neuralgias- a practical approach. *Headache.* 2015;55(Suppl 1):59–71.
76. La Touche R, París-Alemany A, von Piekartz H, et al. The influence of cranio-cervical posture on maximal mouth opening and pressure pain threshold in patients with myofascial temporomandibular pain disorders. *Clin J Pain.* 2011;27:48–55.
77. Jannetta PJ. Pain problems of significance in head and face, some of which often are misdiagnosed. *Curr Prob Surg.* 1973;Feb:47–53.
78. Benoliel R, Elishoov H, Sharav Y. Orofacial pain with vascular-type features. *Oral Surg Oral Med Oral Pathol Oral Radiol Endod.* 1997;84:506–512.
79. Peñarrocha M, Bandres A, Peñarrocha M, Bagán JV. Lower-half facial migraine: a report of 11 cases. *J Oral Maxillofac Surg.* 2004;62:1453–1456.
80. Sharav Y. Orofacial pain. In: Wall PD, Melzack R, editors. *Textbook of Pain.* 4th ed. Edinburgh: Churchill Livingstone. pp. 711–738, 1999.
81. Goadsby PJ. Headache a good year for research. *Lancet Neurol.* 2006;5:5–6.
82. Steiner TJ, Scher AI, Stewart WF, et al. The prevalence and disability burden of adult migraine in England and their relationships to age, gender and ethnicity. *Cephalalgia.* 2003;23:519–527.
83. Bussone G, Tullo V. Reflections on the nosology of craniofacial pain syndromes. *Neurol Sci.* 2006;26(Suppl 2):S61–S64.
84. Czerninsky R, Benoliel R, Sharav Y. Odontalgia in vascular orofacial pain. *J Orofac Pain.* 1999;13:196–200.
85. Russel MB, Olesen J. A nosographic analysis of the migraine aura in a general population. *Brain.* 1996;119:355–361.
86. Jensen K, Tuxen C, Olesen J. Pericranial muscle tenderness and pressure-pain threshold in the temporal region during common migraine. *Pain.* 1988;35:65–70.
87. Jensen R, Rasmussen BK, Pedersen B, Olesen J. Muscle tenderness and pressure pain thresholds in headache. A population study. *Pain.* 1993;52:193–199.
88. Mitrirattanakul S, Merrill RL. Headache impact in patients with orofacial pain. *J Am Dent Assoc.* 2006;137:1267–1274.
89. Peitrobon D, Moskowitz MA. Pathophysiology of migraine. *Annu Rev Physiol.* 2013;75:365–391.
90. Østergaard L, Dreier JP, Hadjikhani N, et al. Neurovascular coupling during cortical spreading depolarization and depression. *Stroke.* 2015;46:1392–1401.
91. Moskowitz MA. Basic mechanisms in vascular headache. *Neurol Clin.* 1990;8:801–815.
92. Goadsby PJ, Lipton RB, Ferrari MD. Migraine–current understanding and treatment. *N Engl J Med.* 2002;346:257–270.
93. Burstein R, Yarnitsky D, Goor-Aryeh I, et al. An association between migraine and cutaneous allodynia. *Ann Neurol.* 2000;47:614–624.
94. Yarnitsky D, Goor-Aryeh I, Bajwa ZH, et al. Possible parasympathetic contributions to peripheral and central sensitization during migraine. *Headache.* 2003;43:704–714.
95. Burstein R, Collins B, Jakubowski M. Defeating migraine pain with triptans: a race against the development of cutaneous allodynia. *Ann Neurol.* 2004;55:19–26.
96. Robbins L. Triptans versus analgesics. *Headache.* 2002;42: 903–907.
97. Lipton RB, Silberstein SD. Episodic and chronic migraine headache: breaking down barriers to optimal treatment and prevention. *Headache.* 2015;55(Suppl 2):103–122.
98. van Vliet JA, Eekers PJ, Haan J, Ferrari MD; Dutch RUSSH Study Group. Features involved in the diagnostic delay of cluster headache. *J Neurol Neurosurg Psychiatry.* 2003;74:1123–1125.
99. Schürks M, Diener HC. Cluster headache and lifestyle habits. *Curr Pain Headache Rep.* 2008;12:115–121.
100. Dodick DW, Rozen TD, Goadsby PJ, Silberstein SD. Cluster headache. *Cephalalgia.* 2000;20:787–803.
101. Bittar G, Graff-Radford SB. A retrospective study of patients with cluster headache. *Oral Surg Oral Med Oral Pathol.* 1992;73:519–525.
102. Boes CJ, Vincent M, Russell D. Chronic paroxysmal hemicrania. In: Olesen J, Goadsby PJ, Ramadan NM, et al, editors. *The Headaches.* 3rd ed. Philadelphia, PA: Lippincott Williams and Wilkins; 2006.
103. Benoliel R, Sharav Y. Paroxysmal hemicrania. Case studies and review of the literature. *Oral Surg Oral Med Oral Pathol Oral Radiol Endod.* 1998;85:285–292.
104. Delcanho RE, Graff-Radford SB. Chronic paroxysmal hemicrania presenting as toothache. *J Orofac Pain.* 1993;7:300–306.
105. Goadsby PJ. Trigeminal autonomic cephalalgias. *Continuum (Minneap Minn).* 2012;18:883–895.
106. May A, Leone M, Afra J, et al. EFNS guidelines on the treatment of cluster headache and other trigeminal autonomic cephalalgias. *Eur J Neurol.* 2006;13:1066–1077.
107. Pareja JA, Sjaastad O. SUNCT syndrome in the female. *Headache.* 1994;34:217–220.
108. Williams MH, Broadley SA. SUNCT and SUNA: clinical features and medical treatment. *J Clin Neurosci.* 2008;15:526–534.
109. Rossi P, Faroni J, Tassorelli C, Nappi G. Diagnostic delay and suboptimal management in a referral population with hemicrania continua. *Headache.* 2009;49:227–234.
110. Goadsby PJ, May A. PET demonstration of hypothalamic activation in cluster headache. *Neurology.* 1999;52:1522.
111. Matharu MS, Cohen AS, Frackowiak RS, Goadsby PJ. Posterior hypothalamic activation in paroxysmal hemicrania. *Ann Neuol.* 2006;59:535–545.
112. Matharu MS, Goadsby PJ. Persistence of attacks of cluster headache after trigeminal nerve root section. *Brain.* 2002;125:976–984.
113. Knight YE, Classey JD, Lasalandra MP, et al. Patterns of fos expression in the rostral medulla and caudal pons evoked by noxious craniovascular stimulation and periaqueductal gray stimulation in the cat. *Brain Res.* 2005;1045:1–11.
114. Goadsby PJ, Cohen AS, Matharu MS. Trigeminal autonomic cephalalgias: diagnosis and treatment. *Curr Neurol Neurosci Rep.* 2007;7:117–125.
115. Favoni V, Grimaldi D, Pierangeli G, Cortelli P, Cevoli S. SUNCT/SUNA and neurovascular compression: new cases and critical literature review. *Cephalalgia.* 2013;33:1337–1348.
116. Friedlander AH, Runyon C. Polymyalgia rheumatica and temporal arteritis. *Oral Surg Oral Med Oral Pathol.* 1990;69:317–321.
117. Guttenberg SA, Emery RW, Milobsky SA, Geballa M. Cranial arteritis odontogenic pain: report of a case. *J Am Dent Assoc.* 1989;119:621–623.
118. Kleinegger CL, Lilly GE. Cranial arteritis: a medical emergency with orofacial manifestations. *J Am Dent Assoc.* 1999;130:1203–1209.
119. Carroll SC, Gaskin BJ, Danesh-Meyer HV. Giant cell arteritis. *Clin Experiment Ophthalmol.* 2006;34:159–173; quiz 194.
120. Reddy GD, Viswanathan A. Trigeminal and glossopharyngeal neuralgia. *Neurol Clin.* 2014;32:539–552.
121. Evans RW, Graff-Radford SB, Bassiur JP. Pretrigeminal neuralgia. *Headache.* 2005;45:242–244.
122. Mitchell RG. Pre-trigeminal neuralgia. *Br Dent J.* 1980;149:167–170.
123. Merrill RL, Graff-Radford SB. Trigeminal neuralgia: how to rule out the wrong treatment. *J Am Dent Assoc.* 1992;123:63–68.
124. Balbuena L. Jr, Hayes D, Ramirez SG, Johnson R. Eagle's syndrome. *South Med J.* 1997;90:331–334.
125. Hupp WS, Firriolo FJ. Cranial neuralgias. *Dent Clin North Am.* 2013;57:481–495.
126. Sulfaro MA, Gobetti JP. Occipital neuralgia manifesting as orofacial pain. *Oral Surg Oral Med Oral Pathol Oral Radiol Endod.* 1995;80:751–755.
127. Amir R, Devor M. Functional cross-excitation between afferent A- and C-neurons in dorsal root ganglia. *Neuroscience.*

2000;95:189–195.

128. Srbely JZ, Dickey JP, Bent LR, Lee D, Lowerison M. Capsaicin-induced central sensitization evokes segmental increases in trigger point sensitivity in humans. *J Pain*. 2010;11:636–643.
129. Laha RK, Jannetta PJ. Glossopharyngeal neuralgia. *J Neurosurg*. 1977;47:316–320.
130. Gaitour E, Nick ST, Roberts C, et al. Glossopharyngeal neuralgia secondary to vascular compression in a patient with multiple sclerosis: a case report. *J Med Case Rep*. 2012;6:213.
131. Khan NU, Iyer A. Glossopharyngeal neuralgia associated with anomalous glossopharyngeal nerve. *Otolaryngol Head Neck Surg*. 2007;136:502–503.
132. Cesmebasi A, Muhleman MA, Hulsberg P, et al. Occipital neuralgia: anatomic considerations. *Clin Anat*. 2015;28:101–108.
133. Graff-Radford SB, Jaeger B, Reeves JL. Myofascial pain may present clinically as occipital neuralgia. *Neurosurgery*. 1986;19:610–613.
134. Al-Quliti KW. Update on neuropathic pain treatment for trigeminal neuralgia. The pharmacological and surgical options. *Neurosciences (Riyadh)*. 2015;20:107–114.
135. Ichida MC, de Almeida AN, Nobrega JC, et al. Sensory abnormalities and masticatory function after microvascular decompression or balloon compression for trigeminal neuralgia compared with carbamazepine and healthy controls. *J Neurosurg*. 2015;122:1315–1323.
136. Fromm GH, Graff-Radford SB, Terrence CF, Sweet WH. Pre-trigeminal neuralgia. *Neurology*. 1990;40:1493–1495.
137. Dougherty C. Occipital neuralgia. *Curr Pain Headache Rep*. 2014;18:411.
138. Lovely TJ, Jannetta PJ. Surgical management of geniculate neuralgia. *Am J Otol*. 1997;18:512–517.
139. Fried K, Bongenhielm U, Boissonade FM, Robinson PP. Nerve injury-induced pain in the trigeminal system. *Neuroscientist*. 2001;7:155–165.
140. Granquist EJ, Chou JC, Giannakopoulos H, Livolsi VA, Quinn PD. Post-surgical neuromas in patients with total alloplastic temporomandibular joint reconstruction: a retrospective case series. *Int J Oral Maxillofac Surg*. 2011;40:366–371.
141. Burchiel KJ, Johans TJ, Ochoa J. The surgical treatment of painful traumatic neuromas. *J Neurosurg*. 1993;78:714–719.
142. Sjaastad O, Bakketeig LS. Neck-tongue syndrome and related (?) conditions. *Cephalalgia*. 2006;26:233–240.
143. Orrell RW, Marsden CD. The neck-tongue syndrome. *J Neurol Neurosurg Psych*. 1994;57:348–352.
144. Tang IP, Freeman SR, Kontorinis G, et al. Geniculate neuralgia: a systematic review. *J Laryngol Otol*. 2014;128:394–399.
145. Watson CP, Deck JH, Morshead C, Van der Kooy D, Evans RJ. Post-herpetic neuralgia: further post-mortem studies of cases with and without pain. *Pain*. 1991;44:105–117.
146. Gershon AA, Gershon MD, Breuer J, et al. Advances in the understanding of the pathogenesis and epidemiology of herpes zoster. *J Clin Virol*. 2010;48(Suppl 1):S2–S7.
147. Coen PG, Scott F, Leedham-Green M, et al. Predicting and preventing post-herpetic neuralgia: are current risk factors useful in clinical practice? *Eur J Pain*. 2006;10:695–700.
148. Goon WW, Jacobsen PL. Prodromal odontalgia and multiple devitalized teeth caused by a herpes zoster infection of the trigeminal nerve: report of case. *J Am Dent Assoc*. 1988;116:500–504.
149. Chen N, Li Q, Yang J, et al. Antiviral treatment for preventing postherpetic neuralgia. *Cochrane Database Syst Rev*. 2014;2:CD006866.
150. Andrei G, Snoeck R. Advances in the treatment of varicella-zoster virus infections. *Adv Pharmacol*. 2013;67:107–168.
151. Whitley RJ, Volpi A, McKendrick M, Wijck Av, Oaklander AL. Management of herpes zoster and post-herpetic neuralgia now and in the future. *J Clin Virol*. 2010;48(Suppl 1):S20–S28.
152. Bouhassira D, Chassany O, Gaillat J, et al. Patient perspective on herpes zoster and its complications: an observational prospective study in patients aged over 50 years in general practice. *Pain*. 2012;153:342–349.
153. Opstelten W, McElhaney J, Weinberger B, Oaklander AL, Johnson RW. The impact of varicella zoster virus: chronic pain. *J Clin Virol*. 2010;48(Suppl 1):S8–S13.
154. Barrett AP, Katelaris CH, Morris JG, Schifter M. Zoster sine herpete of the trigeminal nerve. *Oral Surg Oral M Oral Pathol*. 1993;75:173–175.
155. Beydoun A. Postherpetic neuralgia: role of gabapentin and other treatment modalities. *Epilepsia*. 1999;40(Suppl 6):S51–S56.
156. Graff-Radford SB, Shaw LR, Naliboff BN. Amitriptyline and fluphenazine in the treatment of post-herpetic neuralgia. *Clin J Pain*. 2000;16:188–192.
157. Boas RA. Sympathetic nerve blocks: in search of a role. *Reg Anesth Pain Med*. 1998;23:292–305.
158. Ardekian L, Dodson TB. Complications associated with the placement of dental implants. *Oral Maxillofac Surg Clin North Am*. 2003;15:243–249.
159. Huang Y, Jacobs R, Van Dessel J, et al. A systematic review on the innervation of peri-implant tissues with special emphasis on the influence of implant placement and loading protocols. *Clin Oral Implants Res*. 2015;26:737–746.
160. Pogrel MA, Jergensen R, Burgon E, Hulme D. Long-term outcome of trigeminal nerve injuries related to dental treatment. *J Oral Maxillofac Surg*. 2011;69:2284–2288.
161. Berge T. Incidence of chronic neuropathic pain subsequent to surgical removal of impacted third molars. *Acta Odontol Scand*. 2002;60:108–112.
162. Renton T, Yilmaz Z, Gaballah K. Evaluation of trigeminal nerve injuries in relation to third molar surgery in a prospective patient cohort. Recommendations for prevention. *Int J Oral Maxillofac Surg*. 2012;41:1509–1518.
163. Polycarpou N, Ng YL, Canavan D, Moles DR, Gulabivala K. Prevalence of persistent pain after endodontic treatment and factors affecting its occurrence in cases with complete radiographic healing. *Int Endod J*. 2005;38:169–178.
164. Campbell RL, Parks KW, Dodds RN. Chronic facial pain associated with endodontic therapy. *Oral Surg Oral Med Oral Pathol*. 1990;69:287–290.
165. Yarnitsky D., Crispel Y, Eisenberg E, et al. Prediction of chronic post-operative pain: pre-operative DNIC testing identifies patients at risk. *Pain*. 2008;138:22–28.
166. Wetering EJ, Lemmens KM, Nieboer AP, Huijsman R. Cognitive and behavioral interventions for the management of chronic neuropathic pain in adults- a systematic review. *Eur J Pain*. 2010;14:670–681.
167. Ziccardi VB. Microsurgical techniques for repair of the inferior alveolar and lingual nerves. *Atlas Oral Maxillofac Surg Clin North Am*. 2011;19:79–90.
168. Renton T, Yilmaz Z. Managing iatrogenic trigeminal nerve injury: a case series and review of the literature. *Int J Oral Maxillofac Surg*. 2012;41:629–637.
169. Mitchell SW, Morehouse GR, Keen WW. *Gunshot Wounds and Other Injuries of Nerves*. Philadelphia, PA: JB Lippincott; 1864.
170. Evans JA. Reflex sympathetic dystrophy: report on 57 cases. *Ann Intern Med*. 1947;26:417–426.
171. Bingham JAE. Causalgia of the face. Two cases successfully treated by sympathectomy. *Br Med J*. 1947;1:804.
172. Jaeger B, Singer E, Kroening R. Reflex sympathetic dystrophy of the face. Case report and review of the literature. *Arch Neurol*. 1986;43:693–695.
173. Veldman PH, Jacobs PB. Reflex sympathetic dystrophy of the head: case report and discussion of diagnostic criteria. *J Trauma*. 1994;36:119–121.
174. Saxen MA, Campbell R. An unusual case of sympathetically maintained facial pain complicated by telangiectasia. *Oral Surg Oral Med Oral Pathol Oral Radiol Endod*. 1995;79:455–458.
175. Sakamoto E, Shiiba S, Noma N, et al. A possible case of complex regional pain syndrome in the orofacial region. *Pain Med*. 2010;11:274–280.
176. Heir GM, Nasri-Heir C, Thomas D, et al. Complex regional pain syndrome following trigeminal nerve injury: report of 2 cases. *Oral Surg Oral Med Oral Pathol Oral Radiol*. 2012;114:733–739.
177. Galer BS, Bruehl S, Harden RN. IASP diagnostic criteria for complex regional pain syndrome: a preliminary empirical validation study. International Association for the Study of Pain. *Clin J Pain*. 1998;14:48–54.
178. Bruehl S, Harden RN, Galer BS, et al. External validation of IASP diagnostic criteria for complex regional pain syndrome and proposed research diagnostic criteria. International Association for the Study of Pain. *Pain*. 1999;81:147–154.
179. Harden RN, Bruehl S, Perez RS, et al. Validation of proposed diagnostic criteria (the "Budapest Criteria") for Complex

Regional Pain Syndrome. *Pain*. 2010;150:268–274.
180. Drummond PD. Sensory disturbances in complex regional pain syndrome: clinical observations, autonomic interactions, and possible mechanisms. *Pain Med*. 2010;11:1257–1266.
181. Borchers A, Gershwin ME. Complex regional pain syndrome: a comprehensive and critical review. *Autoimmun Rev*. 2014;13:242–265.
182. Stanton TR, Wand BM, Carr DB, et al. Local anaesthetic sympathetic blockade for complex regional pain syndrome. *Cochrane Database Syst Rev*. 2013;8:CD004598.
183. O'Connell NE, Wand BM, McAuley J, Marston L, Moseley GL. Interventions for treating pain and disability in adults with complex regional pain syndrome. *Cochrane Database Syst Rev*. 2013;4:CD009416.
184. Okeson JP. *Bell's Oral and Facial Pain*. 7th ed. Chicago: Quintessence Publishing; 2014.
185. Okeson, JP. *Management of Temporomandibular Disorders and Occlusion*. 7th ed. St. Louis, MO: Elsevier Mosby; 2013. pp. 292–302.
186. Hägg GM. Static workload and occupational myalgia- a new explanation model. In: Anderson P, Hobard D, Danoff J, editors. *Electromyographical Kinesiology*. Amsterdam, the Netherlands: Elsevier; 1991. pp. 141–144.
187. Treaster D, Marras WS, Burr D, Sheedy JE, Hart D. Myofascial trigger point development from visual and postural stressors during computer work. *J Electromyogr Kinesiol*. 2006;16:115–124.
188. Fishbain DA, Goldberg M, Meagher BR, Steele R, Rosomoff H. Male and female chronic pain patients categorized by DSM-III psychiatric diagnostic criteria. *Pain*. 1987;29:263–265.
189. Carlson CR, Okeson JP, Falace DA, et al. Reduction of pain and EMG activity in the masseter region by trapezius trigger point injection. *Pain*. 1993;55:397–400.
190. Simons DG. Referred phenomena of myofascial trigger points. In: Vecchiet L, Albe-Fessard D, Lindblom U, Giamberardino MA, editors. *New Trends in Referred Pain and Hyperalgesia. Pain Research and Clinical Management. No 27*. Amsterdam, the Netherlands: Elsevier Science; 1993. pp. 341–357.
191. Konzelman JL. Jr, Herman WW, Comer RW. Pseudo-dental pain and sensitivity to percussion. *Gen Dent*. 2001;49:156–158.
192. Malanga GA, Cruz Colon EJ. Myofascial low back pain: a review. *Phys Med Rehabil Clin N Am*. 2010;21:711–724.
193. Hong C. Z, Chen Y-N, Twehous D, Hong DH. Pressure threshold for referred pain by compression on the trigger point and adjacent areas. *J Musculoskel Pain*. 1996;4:61.
194. Reeves JL, Jaeger B, Graff-Radford SB. Reliability of the pressure algometer as a measure of trigger point sensitivity. *Pain*. 1986;24:313–324.
195. Schiffman E, Ohrbach R, Truelove E, et al. Diagnostic Criteria for Temporomandibular Disorders (DC/TMD) for Clinical and Research Applications: recommendations of the International RDC/TMD Consortium Network* and Orofacial Pain Special Interest Group. *J Oral Facial Pain Headache*. 2014;28:6–27.
196. Travell JG, Simons DG. *Myofascial Pain and Dysfunction. The Trigger Point Manual. Volume 2. The Lower Extremities*. Baltimore, MD: Williams and Wilkins; 1992.
197. Shah JP, Thaker N, Heimur J, et al. Myofascial trigger points then and now: a historical and scientific perspective. *PM R*. 2015;7:746–761.
198. Shah JP, Gilliams EA. Uncovering the biochemical milieu of myofascial trigger points using in vivo microdialysis: an application of muscle pain concepts to myofascial pain syndrome. *J Body Mov Ther*. 2008;12:371–384.
199. Srbely JZ. New trends in the treatment and management of myofascial pain syndrome. *Curr Pain Headache Rep*. 2010;14:346–352.
200. Mense S. Nociception from skeletal muscle in relation to clinical muscle pain. *Pain*. 1993;54:241–289.
201. Vecchiet L, Vecchiet J, Giamerardino MA. Referred muscle pain: clinical and pathophysiologic aspects. *Curr Rev Pain*. 1999;3:489–498.
202. Komiyama O, Kawara M, Arai M, et al. Posture correction as part of behavioural therapy in treatment of myofascial pain with limited opening. *J Oral Rehabil*. 1999;26:428–435.
203. McNulty WH, Gevirtz RN, Hubbard DR, Berkoff GM. Needle electromyographic evaluation of trigger point response to a psychological stressor. *Psychophysiology*. 1994;31:313–316.
204. Turner JA, Holtzman S, Mancl L. Mediators, moderators, and predictors of therapeutic change in cognitive-behavioral therapy for chronic pain. *Pain*. 2007;127:276–286.
205. Gerwin RD. A review of myofascial pain and fibromyalgia- factors that promote their persistence. *Acupunct Med*. 2005;23:121–134.
206. Jaeger B, Reeves JL. Quantification of changes in myofascial trigger point sensitivity with the pressure algometer. *Pain*. 1986;27:203–210.
207. Dommerholt J, Layton M, Hooks T, Grieve R. A critical overview of current myofascial pain literature- March 2015. *J Body Mov Ther*. 2015;19:337–349.
208. Hong C. Z. Lidocaine injection versus dry needling to myofascial trigger point. The importance of the local twitch response. *Am J Phys Med Rehabil*. 1994;73:256–263.
209. Benoit PW. Microscarring in skeletal muscle after repeated exposures to lidocaine with epinephrine. *J Oral Surg*. 1978;36:530–533.
210. Qerama E, Fuglsang-Frederiksen A, Kasch H, et al. A double-blind, controlled study of botulinum toxin A in chronic myofascial pain. *Neurology*. 2006;67:241–245.
211. Ho KY, Tan KH. Botulinum toxin A for myofascial trigger point injection: a qualitative systematic review. *Eur J Pain*. 2007;11:519–527.
212. Lous I, Olesen J. Evaluation of pericranial tenderness and oral function in patients with common migraine, muscle contraction headache and combination headache. *Pain*. 1982;12:385–393.
213. Jaeger B. Tension-type headache and myofascial pain. In: Fricton JR, Dubner R, editors. *Advances in Pain Research and Therapy*. Vol 21. New York, NY: Raven Press; 1995. pp. 205–213.
214. Bendtsen L, Fernández-de-la-Peñas C. The role of muscles in tension-type headache. *Curr Pain Headache Rep*. 2011;15:451–458.
215. Graff-Radford SB, Reeves JL, Jaeger B. Management of head and neck pain: the effectiveness of altering perpetuating factors in myofascial pain. *Headache*. 1987;27:186–190.
216. Fricton JR. Atypical orofacial pain disorders: a study of diagnostic subtypes. *Curr Rev Pain*. 2000;4:142–147.
217. Melis M, Lobo SL, Ceneviz C, et al. Atypical odontalgia: a review of the literature. *Headache*. 2003;43:1060–1074.
218. Clark GT. Persistent orodental pain, atypical odontalgia, and phantom tooth pain: when are they neuropathic disorders? *J Calif Dent Assoc*. 2006;34:599–609.
219. Benoliel R. Atypical odontalgia: quo vadis? *Quint Int*. 2013;44:383.
220. Kolkka-Palomaa M, Jääskeläinen SK, Laine MA, et al. Pathophysiology of primary burning mouth syndrome with special focus on taste dysfunction: a review. *Oral Dis*. 2015;21(8):937–948. doi:10.1111/odi.12345.
221. Silvestre FJ., Silvestre-Rangil J, Lopez-Jornet P. Burning mouth syndrome: a review and update. *Rev Neurol*. 2015;60:457–463.
222. Eliav E, Kamran B, Schaham R, et al. Evidence of chorda tympani dysfunction in patients with burning mouth syndrome. *J Am Dent Assoc*. 2007;138:628–633.
223. Grushka M, Bartoshuk LM. Burning mouth syndrome and oral dysesthesia. *Can J Diagn*. 2000;17:99.
224. Grushka M, Sessle BJ. Burning mouth syndrome. *Dent Clin North Am*. 1991;35:171–184.
225. Bogetto F, Maina G, Ferro G, et al. Psychiatric comorbidity in patients with burning mouth syndrome. *Psychosom Med*. 1998;60:378–385.
226. Nixdorf DR, Moana-Filho EJ, Law AS, et al. Frequency of persistent tooth pain after root canal therapy: a systematic review and meta-analysis. *J Endod*. 2010;36:224–230.

第十八章　牙髓病患者的疼痛、恐惧及焦虑管理

Stanley F. Malamed

牙科恐惧概述

疼痛、牙科恐惧及焦虑并不是牙髓治疗特有的问题，但因为疼痛是牙科患者常见的基本问题，因此在牙髓治疗中就显得格外突出。在对恐惧的调查中，牙科恐惧和恐高以及对飞行、老鼠、演讲的恐惧一样常见[1]。常见的牙科恐惧包括对未知的恐惧、对疼痛的恐惧，还包括了更为常见的也是患者最害怕的打针等。

许多研究评估了在一般人群中牙科恐惧的发生率，结果表明，10%~30% 的成年人有中度到极端的牙科恐惧症[2-4]。在一项包含 1 101 位加拿大成年人的调查中，Chanpong 及其同事[4]发现 7.6% 的被调查者曾因为恐惧或焦虑而错过或取消牙科约诊，在回答“你会如何评价接受牙科治疗的感受时？”，5.5% 的被调查者认为自己“非常害怕”（2.0%）或“感到恐惧”（3.5%），在“极度害怕”的被调查者中，49.2% 的人因为害怕或焦虑而错过或取消牙科约诊，相比之下，在那些“稍感害怕”或“不害怕”的被调查者中仅有 5.2% 出现上述情况。Enkling 及其同事[5]曾报告称，67% 的牙科恐惧症患者曾有过痛苦的牙科治疗或其他治疗的经历，这是他们恐惧的主要原因。其次是害怕打针，33% 的人因害怕打针而产生牙科恐惧。

牙科恐惧真实存在且不利，对患者来说，这是显而易见的；对医师和工作人员来说，它是医师提供高质量牙科治疗的障碍。如在牙髓治疗领域内，许多需要接受根管治疗的患者即如此，究其原因，正是他们对牙科治疗的极度恐惧。第一次约诊做牙髓治疗过程中，开髓、去除牙髓，这对牙髓医师来讲是一个巨大的挑战。因为他们要面对一个急性疼痛的患者，而其可能已经有几个月的慢性疼痛病史了，且他更可能既害怕局麻注射又害怕根管治疗过程本身。

疼痛与恐惧组合起来危害极大，可以诱发一系列你所能想象到的，最具灾难性的医疗事故。Malamed[6]调查了牙科环境中医疗突发事故的发生率，54.9% 发生在局部麻醉期间，22.0% 发生在牙科治疗期间，在这其中拔髓和拔牙分别占 26.9% 和 38.9%，占牙科治疗期间发生紧急情况的 65.8%[7]。超过 3/4 的牙科医疗事故均与患者压力有关，潜在与压力有关的牙科医疗事故包括：晕厥、过度换气、肾上腺素反应、支气管痉挛、癫痫、心绞痛、心肌梗死、心脏骤停等。

对恐惧的认知

在患者坐上牙椅之前，就应该关注到其对牙科治疗可能的恐惧。接待人员常会被患者问及“医师温和吗？”“医师打针打得好吗？”等问题。这些问题会暴露出患者的恐惧心理。在候诊区的患者往往会相互交谈自己即将要做的治疗，并将其描述得极其可怕。这些蕴含了患者恐惧的信号非常有价值，应该在治疗开始之前就传达给椅旁医护人员，以便及时采取措施来避免问题的发展。

患者一旦坐到牙椅上，恐惧会变得更加明显。他们不仅看起来感觉不舒适，而且会双腿交叉，手指紧握着牙椅的扶手，也就是所谓的“神经紧张综合征”，患者会密切关注一切事物，并且不想被医师发现。回答问题时异常迅速，且语速很快，前额、上唇和腋下可能出汗。

医师如果注意到了前面提到的这些情况，最重要的是询问患者接下来的治疗是否有困扰他们的地方，一旦患者公开承认了自己对治疗的恐惧，那么问题其实是可控的。

如果能考虑到患者接受注射的感受，那么在局部麻醉过程中出现的问题就几乎可以完全避免。大多数人不愿接受口内局部麻醉注射，是因为考虑到这一时期的不良反应发生率较高。Malamed[6]报告的所有紧急医疗事故中，55% 为晕厥，超过 54% 发生在局部麻醉期间[7]。在新西兰 1 年内发生的晕厥占牙科诊所医疗事故的 61.1%[8]。

注射过程中发生晕厥可以通过以下几个简单步骤来预防，以使局麻注射尽可能舒适（非创伤过程）：①首先在患者准备接受口内注射之前将其调整于仰卧位；②缓慢给药；③如必要可在局麻前使用镇静剂。

第一节　牙科恐惧的管理

镇静剂能够成功控制患者的恐惧，而这背后的原理是，恐惧的患者会过分关注在他们周围及牙科诊疗环境内发生的一切，镇静剂是一种分散注意力的方法，它能使患者的注意力从口腔内部的治疗移开。但使用或不使用药物都可能使患者的注意力分散，音乐、墨镜、电影都是分散患者注意力的非药物方法。使用中枢神经抑制剂会降低患者的意识和知觉，从而使他们的注意力从牙科治疗转移开，他们不再对刺激过度反应，不再过度关心手术过程，而成为了对治疗

不过分恐惧的"一般"患者。

一、镇静的定义

药物镇静是中枢神经系统抑制的结果，虽然我们下面要讨论不同程度的中枢神经系统抑制，但实际上，从药物作用的最早表现——浅镇静，到患者丧失对意识的控制——全身麻醉，这是一个连续的过程。美国大多数司法管辖区要求执业医师必须获得许可，才可以通过不同途径进行不同程度的中枢神经系统抑制剂的使用，许多牙科组织和医疗组织已经发布了针对这些药物安全有效的使用指南[9-11]。

在描述和定义不同程度的中枢神经系统抑制时，不同国家、省、州、组织对该定义的准确表述可能略有不同，但其实质是相同的。强烈建议读者遵循其执业所在的司法管辖区已经获得官方认可的定义和规定。由美国麻醉医师协会（American Society of Anesthesiologists）提出的定义描述了中枢神经系统抑制最终可达到的程度（表 18-1）[12]，以下定义均摘自美国牙科协会（American Dental Association's ADA）制订的《牙医使用镇静剂和全身麻醉指南》[11]。

二、浅镇静

浅镇静定义为意识最低程度的抑制水平，患者能够保持独立和持续的气道通气能力，并对物理刺激或口头指令作出适当反应，是通过药理学、非药理学方法或两者组合而产生的。虽然患者认知功能或协调能力可能受到轻微损害，但是呼吸和心血管功能不会受到影响[11,12]。据此，镇静药物或技术的使用应该在足够安全的范围内进行，以尽量避免发生意外的意识丧失。此外，如果患者唯一的反应是对反复的疼痛刺激作出反射性退缩，则其尚未处于浅镇静状态[11,12]。

"为成年人实施浅镇静，肠内药物的适当剂量不应超过可家庭使用单一药物的最大推荐剂量"[11,12]。

氧化亚氮/氧气（N_2O-O_2）吸入镇静与其他中枢神经系统抑制剂联合应用时，可产生从浅镇静、中度镇静到深度镇静和全身麻醉等不同的镇静效果。

下列定义适用于浅镇静的实施：

1. 最大推荐治疗剂量（maximum recommended therapeutic dose MRTD） 美国食品药品管理局（FDA）为非监控家庭使用药物制订的最大推荐使用剂量。

2. 递增给药 在达到预期效果之前给药，即多次给药以达到预期镇静效果，但不能超过最大推荐治疗剂量（MRTD）。

3. 滴定给药（titration） 分次累积增加剂量给药直到达到预期效果。应了解每一种药物的起效时间、患者的峰值反应和持续时间。滴定给药的概念是至关重要的，但如果我们希望达到浅镇静，就必须知道之前的剂量是否已经充分发挥作用，才能进一步给药。

三、中度镇静

中度镇静是药物引导的患者意识的抑制，在此期间，患者可以对伴随或不伴随轻触觉刺激的口头指令作出有意识的反应。未采取任何干预措施条件下患者可保持气道通畅，并可进行足够的自主呼吸及心血管功能的维持[11,12]。镇静药物或技术的使用应该在足够安全的范围内进行，以防止意外的意识丧失发生。在充分了解前一次给药的药效前再次给药，可能会导致患者意识状态的较大变化，而这并不是医师想要的[11,12]。此外，如果患者唯一的反应是对反复的疼痛刺激作出反射性退缩，那么患者尚未处于中度镇静状态[11,12]。

四、深度镇静

深度镇静是药物引导的患者意识的抑制，在此期间，患者不能轻易被唤醒，但能够对反复的刺激及疼痛作出相应的反应。由于患者独立维持通气的能力可能有障碍，所以需要帮助其保持气道通畅和维持足够的自主呼吸，此时患者心血管功能能够正常维持[11,12]。

五、全身麻醉

全身麻醉是药物引导的患者意识的丧失，在此期间，患者即使受到疼痛刺激也无法被唤醒。患者通常不能独立维持气道通气功能，所以需要帮助患者保持气道通畅，同时由于患者自主呼吸的抑制和药物引起的神经肌肉功能的抑制，往往需要为其进行正压通气。此时患者心血管功能可能会出现异常[11,12]。

"由于镇静和全身麻醉是一个连续的过程，所以我们有时无法准确预测个别患者的反应，因此当患者的麻醉程度比预期镇静程度要深时，实施镇静的医师应该能够诊断并

表 18-1 美国麻醉医师协会分类表

	浅镇静（抗焦虑）	中度镇静与镇痛（清醒镇静）	深度镇静与镇痛	全身麻醉
反应	对口头指令反应正常	对口头指令或触觉有明确反应	反复的或疼痛刺激有明确反应	即使疼痛刺激也无法唤醒
气道	无影响	无需干预	可能需要干预	常需要辅助
通气	无影响	充分	可能不充分	常不充分
心血管功能	无影响	正常维持	正常维持	可能受影响

管理好患者的生理状况”[12]。

医师必须接受训练，熟练掌握实施所有镇静程度，拥有专业技能和设备来识别、处理各类事件的发生，直到急诊救援服务到达，或患者恢复到预期镇静程度，且没有呼吸道或心血管的并发症[12]。

六、镇静的法规

整个20世纪60年代，美国的牙医在获得牙科学位和执业许可后，可以开展从局部麻醉到镇静到全身麻醉等任何形式的麻醉，除了要求牙医有些常识以外，无特殊要求，也没有禁令。由于在牙科学校除局部麻醉外没有经受过这些技能的正规专业训练，大多数年轻医师都谨慎地避免使用镇静技术，而尽最大可能管理内心恐惧的患者。然而有些牙医却觉得他们可以很容易地为患者麻醉（这里指广义的麻醉），虽然有些是成功的，但有相当一部分医师造成了严重不良医疗事件，导致患者死亡或神经系统的损伤，以至于全国牙科委员会或立法机构等政府机构开始认真思考是否应允许牙医操作镇静技术。

在20世纪70年代早期，一位阿拉斯加州的牙医应用氟烷实施全麻，导致数起死亡事件。由于这位医师几乎没有接受过全身麻醉的专业训练，阿拉斯加州成为第一个禁止在牙科诊所实施全身麻醉的州。1974年，一位未接受专业训练的牙医在短时间内造成4位患者全麻致死的事件，俄亥俄州作出反应，成为第一个限制牙医实施全身麻醉的州，即使这些牙医可以被证明接受了专业训练、通过了口腔手术培训或一年的麻醉学住院医师培训[13,14]。

截止到2015年4月，美国所有50个州都已经颁布了关于牙科诊所全身麻醉和深度镇静管理的规定[15]。由于患者的自主呼吸和维持气道畅通的能力受到损害，深度镇静需要与全身麻醉同等水平的专业训练，美国全身麻醉的教育和培训要求至少3年的麻醉学住院医师培训[16]。

有些未经训练、尚不能进行全身麻醉的牙医开始胃肠外途径（即肌肉注射或静脉注射）使用中枢神经系统抑制剂，因为这些技术尚未被管制。不出意料，在随后的几年内，发生了一些死亡病例和其他严重疾病的病例。基于此，立法机构开始规范胃肠外途径镇静，美国所有50个州都规定了肠外途径中度镇静的管理[17]。鼻内给药镇静是一种相对较新的中枢神经系统抑制剂给药方法，主要应用于儿童牙科，被归类为给药的非肠道途径。

口服给药一直是效果不佳、最不可控的常用给药方式，在牙科领域的应用一直有限。随着其他递送途径和镇静程度受到越来越多的审查与监管，人们对于口服给药的关注迅速提高，目前是一种不受管制的给药方式。

口服用药一直是儿童牙科专科临床实践中重要的疾病管理方法，水合氯醛、羟嗪和异丙嗪构成了3种常见的药物配伍。1985年，美国儿童牙科学会制定了儿童牙医镇静剂使用指南，这些医师在住院医师培训期间获得了足够的临床和教学经验，指南经过了数次评估，最新的版本已于2008年公开发表[18]。

不幸的是，一些未接受训练的非儿童牙医，如：全科医师，如今因限制其通过胃肠道外途径给药，开始使用口服镇静剂来达到更深程度的中枢神经系统抑制，伴随而来的结果是可以预见的：更为严重的疾病如脑损伤甚至死亡。在20世纪90年代末出现了要求儿童口服中度镇静（oral moderate sedation，OMS）许可的立法，直到2000年加利福尼亚州立法机构要求为不满13岁的患者使用口服中度镇静（OMS）应获得许可[19]。如今，美国的11个州要求只有接受高等教育和颁发许可证的执业牙医才可以为儿童患者使用口服的保持意识清醒的镇静（oral conscious sedation，OCS）[17]。

在20世纪90年代中期，口服镇静剂在成年牙科患者中颇受欢迎，这种情况一直持续到今天，虽然许多药物均容易得到，但其中三唑仑（Halcion）这种药物被证明是目前最受欢迎的[20,21]。

如今，各州的牙科委员会首次采取了积极的行动，而不是像过去一样被动地作出反应，目前已经颁布了法令，要求实行继续牙科教育（continuing dental education，CDE），并要求为成年或儿童患者使用口服镇静剂的医师要获得许可证。截止到2015年4月，美国的19个州都对继续牙科教育（CDE）作出了要求，并要求成人使用口服有意识镇静剂（OCS）应获得许可[17]。

还有一种给药方式也应做相关介绍：吸入给药，与口服给药相比，吸入给药是最为可控的给药方式。在美国牙科领域，氧化亚氮与氧气配伍是最常用的，约有35%的牙科诊所不同程度选择应用[22]。美国牙科协会与吸入镇静设备的制造商合作，要求在这些设备中加入安全装置，这些安全装置是为了防止为患者输送的氧气的含量小于环境空气的21%[23]。近年来尚未发生伴随着氧化亚氮—氧气吸入镇静的死亡或恶性病变的发生，主要是由于这些附加的安全装置，以及美国牙科协会的牙科认证委员会的要求：所有的牙科毕业生必须熟练掌握吸入镇静方法[24]。截止到2015年4月，只有少数几个州要求医师必须获得吸入镇静的许可证。

第二节　镇静技术

一、非药物镇静技术（医疗镇静）

从患者进入牙科诊所开始，管理患者的牙科恐惧就应尽快开始。诊所的环境、氛围，都会为患者建立一种或安静放松，或紧张躁动的心情。工作人员应留意任何牙科恐惧的迹象，如有发现应立即报告给主治医师，俗话说“有备无患”。通过医师的行为使患者放松这被称为“医疗镇静

（iatrosedation）"，这是由 Dr.Nathan Friedman 提出并确定的术语[25]，这个词源于希腊语前缀"iatro"，意思是与医师有关，该词同时源于"sedation"，意思是焦虑的缓解。

医疗镇静的概念基于一个基本的事实：即医师和工作人员的行为对患者行为产生了深层次的影响。其他适用于这一概念的术语包括：建议、椅旁或床旁行为以及按手抚慰（laying on of hands）。所有这些技术的基本前提都是相似的，即人们可以通过非化学手段来帮助患者放松。要更深入地讨论非药物镇静技术，请读者参考《镇静：患者管理指南》（*Sedation：a guide to patient management*）[26]。医疗镇静技术包括：催眠、针刺疗法、听觉镇痛及生物反馈等。

医疗镇静是所有需要药物镇静的技术的基础。简言之，一位感到恐惧的患者可能一开始就不信任医师，那么中枢神经系统抑制剂是不太可能对其奏效的，因为尽管有各种给药途径，但也往往是与口服和吸入给药相关的途径，这些途径需要患者的配合，而一个因恐惧而不信任医师的患者往往不会配合。

善于与患者建立信任关系的医师能够使其平静地坐在牙椅上，最终使药物起效。相反，当医患关系紧张时，患者则很不情愿屈服于药效，不想失去对临床状况的掌控。在这种情况下，浅镇静是不太可能成功的，中度镇静的成功率稍高但仍可能有更高的失败率。表 18-2 列出了药物镇静的给药途径及镇静效果。

表 18-2 药物镇静的给药途径及镇静效果

给药途径	滴定达疗效	快速恢复	预期成功率 /%
静脉注射	是	是*	90
肌内注射	是	是	80
吸入	否	否	67
经鼻黏膜给药	否	否	67
口服（成人）	否	否	50~60
口服（儿童）	否	否	年长者：50~60 年轻者：35~40

注：*阿片类药物，苯二氮䓬类药物。

二、药物镇静技术

在牙科领域，中枢神经系统抑制剂有 4 种给药途径：通常通过口服和吸入（IN），较少通过静脉注射（Ⅳ）和肌内注射（IM）。吸入给药是所有镇静措施中相对较新的补充，主要用于儿童患者的中度镇静[27]。

下面简要概述牙科领域中枢神经系统抑制剂的给药途径，但这并不能取代完整的药理学课程及所要求的安全有效的给药技术。拟通过以下任何途径实施药物镇静的医师，都应该符合其监管委员会的要求，进行专门的教育与培训，获得每一镇静程度相关技术的许可。

（一）吸入镇静（氧化亚氮 - 氧气混合气体吸入镇静法）

氧化亚氮 - 氧气吸入镇静是目前最可控的镇静技术，在作者看来，它还是牙科镇静的初始技术。吸入镇静有较高的成功率与安全性得益于它卓越的临床特点：①起效快（20~30 秒）；②必要时可快速加深中枢神经系统抑制程度；③如有需要可迅速降低中枢神经系统抑制程度，这是提高吸入麻醉安全性的重要因素；④在治疗结束时通过输送 100% 氧气，使患者完全恢复苏醒，这使得所有接受吸入镇静的患者可在无人陪护情况下出院，且无吸入镇静后相关禁忌，与其他给药方式相比具有显著优势。由于吸入镇静可以快速起效，我们便可以通过滴定给药控制氧化亚氮 - 氧气的给药剂量，极大地提高了这项技术的成功率与安全性。

为了控制所有药物的用药剂量，药物必须能够快速进入心血管系统。在可能的情况下，医师可以为患者的用药剂量进行个性化调整，从而忽略所谓的"钟形"或"正态分布"曲线。大约 68% 的患者对常用药物剂量反应正常（正常应答），14% 的患者对此剂量不敏感（低度应答），14% 的患者对此剂量高度敏感（高度应答）。

氧化亚氮 - 氧气吸入镇静技术没有明显缺点，但患者的配合是这项技术和其他技术至关重要的一点。患者通过放置在鼻上的小面罩（即鼻罩）来呼吸，不配合的患者通常是牙科恐惧症的儿童患者或幽闭恐惧症的患者，他们往往不允许医师放置鼻罩，从而导致吸入镇静失败，在牙科诊所中任何原因致无法鼻呼吸的患者均无法进行吸入镇静。推荐氧化亚氮 - 氧气吸入镇静技术按如下步骤操作（表 18-3）。

表 18-3 吸入镇静技术一文献回顾

1. 在放置鼻罩之前，先使氧气以 5~6L/min 流出
2. 让患者一同帮助妥善、安全放置鼻罩
3. 确认患者是否能够自如呼吸 100% 纯净氧气（可通过询问患者"你感觉这种流量是否足够让你呼吸通畅且舒适？"来确认），必要时提高流量
4. 通过将氧化亚氮（N_2O）的流量增加到 1L/min，同时将氧气（O_2）的流量下调 1L/min，以开始滴定给药
5. 1min 后，确定患者的状态与反应（观察症状及体征）
6. 如有必要，将 N_2O 的吸入流量上调 0.5L/min，同时将 O_2 的吸入流量再次下调 0.5L/min
7. 重复步骤 5、6，直到患者达到预期镇静水平
8. 如果患者不能接受氧化亚氮 - 氧气吸入镇静，则需采用局部麻醉
9. 在此过程最后，增加 O_2 流量直到步骤 3 水平，重置 N_2O 至 0L/min
10. 在考虑移除鼻罩前，允许患者呼吸 100% 纯氧 3~5min
11. 评估患者是否已经从镇静状态恢复，如果确认已经恢复，则在终止吸氧之前移除鼻罩
12. 允许患者离开牙椅，工作人员须在其左右以防止由于体位性低血压所可能引起的损伤
13. 做好病程记录

氧化亚氮 - 氧气吸入镇静（图 18-1）能够产生浅镇静到中度镇静，在当地法规允许的条件下，也可以与其他给药途径提供的药物联合应用，以增加中枢神经系统抑制的程度，与镇静剂联合使用时，可以产生浅镇静、中度镇静、深度镇静及全身麻醉[11]的效果。

考虑到氧化亚氮 - 氧气吸入镇静这项技术的卓越特性，应用在牙髓病的治疗中应更加普遍。牙髓病医师往往会抱怨鼻罩影响操作，但是一旦获取了足够的临床经验，这便不是阻碍。在成年患者中，氧化亚氮 - 氧气吸入镇静的成功率约 80%。

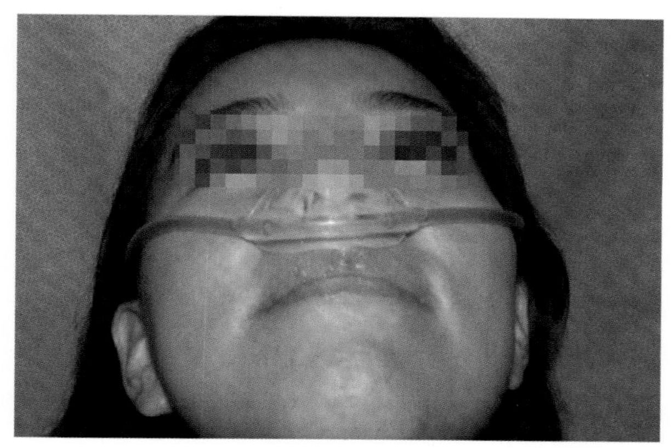

图 18-1　氧化亚氮 - 氧气鼻罩（Porter Silhouette 鼻罩）

（二）口服镇静剂

口服给药是最不可控的给药途径，许多因素都会影响口服给药的效果，包括：起效慢（大多数药物 1 小时左右起效）；胃肠道药物吸收不稳定；某些药物存在肝的首过效应（译者注：首过效应被定义为一种药物在进入肠道吸收以后，进入血运循环之前，肝脏对其进行快速吸收和代谢，降解为非活性化合物）。所以，我们无法通过控制药物剂量来控制药效，这便增加了给药的不安全性。通过口服给药达到的中枢神经系统抑制程度（如实施深镇静）无法轻易加深或减轻。

通过口服给药达到的中枢神经系统抑制持续时间大大超过了通常牙科治疗持续的时间，所以患者出院时，必须有家属陪护，且陪护者必须是能够负责的成年人，关切患者的健康与安全。

口服给药唯一的优点在于对患者和医师来说操作简便。与其他给药方式相比，口服镇静剂显得更为常见，但必须强调，在牙科中，口服中枢神经系统抑制剂必须在拥有司法许可的条件下才能进行。

牙科恐惧症患者，尤其是对根管治疗感到害怕的患者，常常为了使其能在治疗前睡好觉，需要在约诊的前一天晚上服用中枢神经系统抑制剂，并且需要在治疗前 1 小时再次服用中枢神经系统抑制剂来帮助患者克服不断增加的焦虑情绪。

在诊所没有其他镇静技术的情况下，口服给药也可以用于术中镇静。然而，由于医师普遍无法做到对其持续控制，口服中枢神经系统抑制剂的预设程度应限制在浅镇静至中度镇静。

目前有许多效果较好的口服制剂，表 18-4 中列出了一些常用药物及推荐剂量[28,29]。单独使用时，推荐剂量下的

表 18-4　口服中枢神经系统抑制剂在牙科中的应用

通用名称	上市的剂型 /mg	牙科常用剂量
苯二氮䓬类药		
阿普唑仑	片剂：0.25，0.5，1.0，2.0	0.25~0.5mg/d，最大 4mg/d
地西泮	片剂：2，5，10	2~10mg/ 次，2~4 次 /d
氟西泮	胶囊：15，30	15~30mg 睡前服用
劳拉西泮	0.5，1.0，70	2~3mg/d，2 次 /d
咪达唑仑	糖浆：2mg/mL	儿童：每次 0.25~1.0mg/kg
去甲羟基安定	胶囊：10，15，30 片剂：15	成人抗焦虑：轻到中度镇静 严重者：15~30mg，3~4 次 /d
三唑仑	片剂：0.125，0.15	0.25mg/d 睡前服用，最大剂量 0.5mg
其他非苯二氮䓬类抗焦虑镇静剂		
右佐匹克隆	片剂：1.0，2.0，3.0	初始剂量：2mg/d 睡前服用
扎莱普隆	胶囊：5，10	失眠：10mg/d 睡前服用
唑吡坦	片剂：5，10	成人常用量：10mg/d 睡前服用
其他镇静安眠药		
盐酸羟嗪	糖浆：10mg/5mL，片剂：25，50，100	成人（镇静）：50~100mg
双羟萘酸羟嗪	胶囊：25，50，100，悬浊液：25mg/5mL	

口服药物,在成年患者的成功率大约为 50%~60%,而在儿童患者中该成功率则更低。

(三)静脉注射镇静

通过静脉注射,中枢神经系统抑制剂从手背到达大脑大约需要 20~30 秒。由于此种给药方式起效快,它可以定量使中枢神经系统抑制程度达到期望的水平,从而增加了对用药物的控制,并最终增加了用药的安全性。静脉给药的其他优点在于必要时可以迅速增加深度镇静程度,以及常用静脉注射药物(苯二氮䓬类和阿片类药物)的可逆性。

静脉注射中枢神经系统抑制剂的缺点在于术前需禁食禁饮;无法快速减弱中枢神经系统抑制程度;无法逆转某些临床药物的作用;患者复苏后方可出院,期间需要较长时间的陪护和照顾。

静脉穿刺需经专业培训,虽通常易于掌握,但却是整个静脉注射镇静过程最有难度的一步,一旦静脉通路建立,便容易通过定量给药达到预定的中枢神经系统抑制程度。

许多中枢神经系统抑制剂均可用于静脉注射,但最为常用的是苯二氮䓬类、咪达唑仑、地西泮。

为了获得国家对实施静脉注射镇静的许可,医师必须接受 60 小时的培训、在上级医师监督下完成 20 例左右的静脉注射镇静[17]。不同司法管辖区的要求存在不同,因此强烈建议医师参考所在州或省牙科委员会之相关法规。

近四十多年来,静脉注射镇静技术不断发展。苯巴比妥(戊巴比妥钠)、哌替啶(杜冷丁)和东莨菪碱的配伍组合代表了 20 世纪 50 年代 Neils Bjorn Jorgensen 博士[30]引入的静脉注射镇静技术,正如他所描述的,药物通过注射器进入静脉内,随后消解[31]。Jorgensen 技术可以通过巴比妥酸盐和戊巴比妥维持中枢神经系统抑制约 2 小时。随着 20 世纪 60 年代早期苯二氮䓬类地西泮(安定)的问世,短效中枢神经系统抑制成为可能[32]。地西泮的好处还在于其有短暂的(约 10 分钟)逆行性遗忘,使患者对有创治疗过程不会留下任何记忆,也就是对患者来说,那些令人恐惧的事情如局麻注射并没有发生。

苯二氮䓬类药物静脉注射中度镇静是目前牙科领域最受欢迎的技术,它满足了当代牙科治疗 1 小时左右镇静的需要。1986 年在美国引入的咪达唑仑如今已经取代了地西泮,成为静脉注射可产生 1 小时中度镇静常用的苯二氮䓬类药。与地西泮不同的是,咪达唑仑是水溶性的,因此能够通过肌肉给药和经鼻给药(见下文详述)。咪达唑仑的遗忘效果比地西泮强,因此能够在极大程度上使患者丧失牙科治疗时的记忆。通过定量给药,这两种药物都可为医师提供 1 小时左右的治疗时间。

将药物直接注射到静脉内,在牙科治疗开始时将注射器拔出,接着进行持续静脉输液,整个治疗过程需要保持静脉通路畅通。我们开始时使用的是带翼的针头(图 18-2),也就是"头皮静脉"和"蝴蝶针",它易于插入静脉内,但在手术中有穿透静脉的风险,进而导致静脉通路的丧失和血肿的形成。近年来,留置针输液管取代了蝴蝶针头成为首选,在插入并固定在静脉内后,3 英寸的塑料导管便不会意外脱落(图 18-3)。

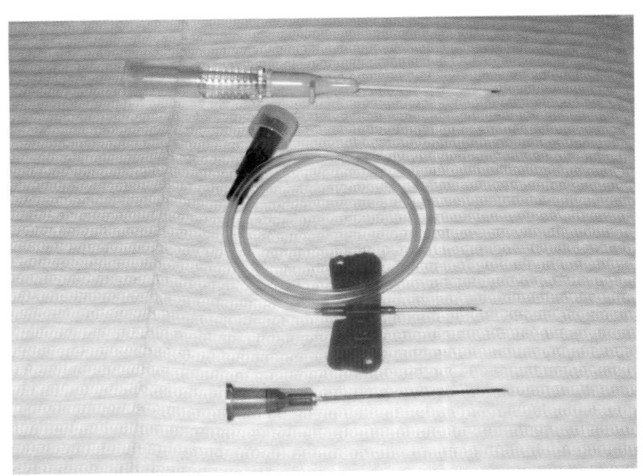

图 18-2 静脉注射针头

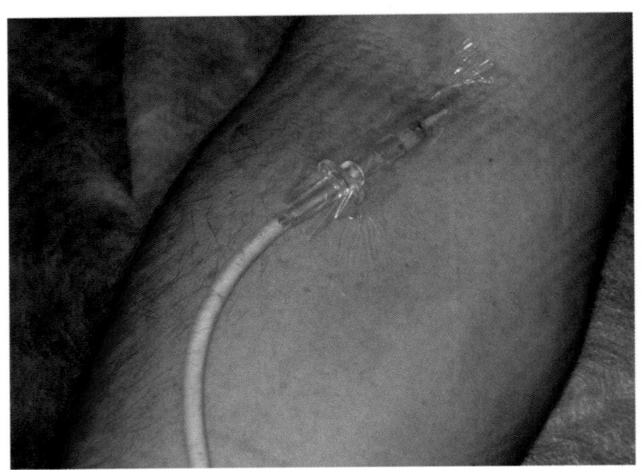

图 18-3 留置导管

阿片类药物,尤其是短效芬太尼,也常用于静脉注射镇静。但如果是出于控制患者的恐惧,我们没有必要使用阿片类药物。事实上,在绝大多数成功的静脉注射镇静病例中,唯一使用的药物是咪达唑仑和 / 或地西泮。在手术和其他治疗可以预见会疼痛,或单独局麻难以实现疼痛控制的情况下,才会酌情使用阿片类药物。

通过谨慎滴定进行静脉注射镇静,成功率可达到 90%,适用于中度镇静、深度镇静及全身麻醉。

(四)肌内注射镇静

与静脉注射一样,肌内注射也是一种非胃肠道给药方式,药物避开胃肠道而直接吸收进入系统循环。避开肝脏的首过效应,药物能够稳定吸收,比胃肠道给药起效快(10~20 分钟)。但是由于它起效仍不够快,我们无法滴定给药，因此其安全性大打折扣，使其在牙科镇静中的应用受到限制。

患者的体重决定了肌肉注射的剂量，若给予合适的剂量，约70%的患者可以达到预期的中枢神经系统抑制程度，15%的患者使用相同的剂量会低于预期的抑制程度，余下15%的患者则会超过预期的抑制程度。对后一组对药物敏感的患者进行中枢神经系统抑制，医师可能无法确保他们的安全，例如，我们为患者肌肉注射镇静预期达到中度镇静程度，结果达到了深度镇静程度，在这种情况下，患者在没有帮助的条件下无法充分维持气道畅通（如：头侧位、抬颏），医师需要首先对患者进行抢救使其从深度镇静状态恢复，牙科治疗则无疑需要延迟。在中枢神经系统抑制程度减轻以前，须持续进行数小时的气道管理和辅助通气。

由于无法定量管理肌肉注射药物，我们也无法迅速加深或减轻镇静的程度。静脉内注射氟马西尼或纳洛酮可能会在一段时间内逆转肌肉注射镇静药的药效，然而之前注射进入肌肉的镇静药在其中形成储库会持续吸收数小时，随着拮抗药物药效减弱、消失，可能导致镇静效果的反弹。通常不推荐使用肌肉注射给药的拮抗剂，因其起效太慢，一般需要10~20分钟，不能做到即刻缓解过度镇静状态。此外，肌肉内注射拮抗剂的效果远不如静脉注射所显示的药效。

肌内注射给药不具有静脉注射给药的可控性，因此应该限制应用于中等程度镇静。医师应接受专业培训，一旦患者意外进入深度镇静时可以快速识别、管理抢救患者。拟行肌肉注射镇静的患者在注射前须禁食禁饮。

肌内注射给药镇静恢复时间较长，因此患者在出院时必须有成人陪护。看来，肌肉注射镇静在牙科中似乎没有什么适应证。然而，接受过胃肠道外途径（静脉注射、肌肉注射、经鼻）给药镇静训练的医师，经谨慎操作，成功率尚可达到67%。咪达唑仑是最常用于肌肉注射的中枢神经系统抑制类镇静药物。

（五）经鼻黏膜给药镇静

经鼻应用中枢神经系统抑制剂在医学及牙医学领域中是一种相对较新的方式，尽管药物滥用（如可卡因）以及鼻喷剂使用已有多年。

鼻腔黏膜的血管丰富，因此，相比其他给药方式，滴入鼻腔的药物吸收更加迅速。Lam及其同事[27]比较了咪达唑仑经鼻给药和肌肉注射给药对儿童镇静的效果，结果发现两者效果相似。咪达唑仑经鼻给药已应用于急诊科，治疗儿童患者急性癫痫发作[33]。Primosch[34]比较了鼻滴剂和鼻喷剂的给药效果，发现中度镇静不受经鼻给药方式的影响，但是对2~3岁的牙科小患者来说，鼻喷雾比鼻滴剂明显减少了他们的不适反应和反感行为。

大多数关于经鼻给药镇静的研究和临床应用集中于儿童牙科，很少有关于此项技术在成年患者应用的报告，其疗效也知之甚少，因此限制了该技术在大多数牙髓病患者中的应用。

经鼻给药的优点在于它比胃肠道途径给药起效快，无需注射，避免了注射所带来的心理和生理创伤。

经鼻给药的缺点与肌肉注射给药类似，不能精准定量给药，患者体重决定药物剂量（mg/kg），由于无法滴定管理经鼻给药，也就无法迅速加深或减轻中枢神经系统抑制的结果和程度。静脉注射氟马西尼或纳洛酮可能会在一定程度上逆转经鼻给药的药效，而肌肉注射或经鼻给药的拮抗剂由于起效过慢，通常需要10~20分钟，无法即刻缓解过度镇静，所以通常不推荐使用。此外，肌肉注射或经鼻给予拮抗剂的效果远不如静脉注射所见的药效。

经鼻给药不具有静脉注射给药的可控性，因此应该限制应用于中等程度镇静。医师应接受专业培训，一旦患者意外进入深度镇静时可以识别、管理和抢救患者。拟行经鼻给药镇静的患者在镇静前须禁食禁饮。

经鼻给药患者恢复时间较长，因此在出院时须有成人陪护。

中度镇静技术的应用使牙髓病医师能够管理绝大多数的牙科恐惧症患者。表18-5列出了中度镇静应用于牙髓病治疗中的可能性，表18-6比较了不同给药途径的起效时间及优缺点。但遗憾的是，中度镇静不能对所有的牙科恐惧症奏效，个别患者可能需要全身麻醉。

表18-5　中度镇静技术总结

	术前		围手术期	可滴定	单独应用时中枢神经系统抑制水平	联合应用时中枢神经系统抑制水平
	治疗前夜	治疗当日晨				
口服镇静	是	是	是	否	浅镇静，中度镇静	浅镇静，中度镇静，深度镇静，全麻
吸入镇静			是	是	中度镇静	中度镇静，深度镇静，全麻
静脉给药			是	是	中度镇静，深度镇静，全麻	中度镇静，深度镇静，全麻
肌内注射/经鼻黏膜			是	否	中度镇静，深度镇静，全麻	中度镇静，深度镇静，全麻

表 18-6　镇静药物不同给药途径的比较

给药途径	起效时间（快慢）	能否滴定	优点	缺点
吸入镇静	快速（~20s）	是	患者无需禁食禁饮，快速起效，可滴定给药，快速增加或减轻中枢神经系统 CNS 抑制水平，多数患者可完全恢复，术后功能无禁忌	需患者配合，若不能鼻呼吸则不起效果
口服镇静	慢（~1h 达最大临床疗效）	否	方便患者，医师方便	需患者配合，起效慢，不能滴定给药，胃肠道药物吸收不稳定；某些药物存在肝的首过效应，CNS 抑制最终程度不易控制，不能快速提高和减弱 CNS 抑制水平，不能逆转 CNS 抑制，恢复时间长，患者离开需陪护
肠外途径：肌肉注射	中等（10~20min）	否	与口服药物比吸收程度可靠，极少需要患者配合	患者需禁食禁饮，针头刺伤可能，起效相对较慢，不能滴定给药，CNS 抑制最终程度不易控制，不能快速提高和减弱 CNS 抑制水平，不能逆转 CNS 抑制，恢复时间长，患者离开需陪护
肠外途径：静脉注射	快速（~20s）	是	起效快，可滴定给药，快速提高 CNS 抑制水平，多数药物作用可逆	静脉穿刺技术需学习，患者需禁食禁饮，不能快速减弱 CNS 抑制水平，恢复时间长，患者离开需陪护
肠外途径：经鼻黏膜	中等（10~20min）	否	与口服药物比吸收程度可靠，极少需要患者配合	药液入鼻孔味道（苦味）难闻，可能刺激鼻黏膜，不能滴定给药，不能控制 CNS 抑制最终程度，不能快速提高和减弱 CNS 抑制水平，不能逆转 CNS 抑制，恢复时间长，患者离开需陪护

（六）全身麻醉

全身麻醉是控制下的患者意识丧失，是从浅镇静开始持续进行中枢神经系统抑制的最后一步。上述的镇静技术的成功率和一些具有遗忘特性的药物的应用，尤其是苯二氮䓬类咪达唑仑和三唑仑，已降低了绝大多数牙科恐惧症患者进行全身麻醉的需要。

美国的 50 个州都制定了牙科使用全身麻醉的法规[15]。目前要求麻醉学住院医师要有 3 年的培训时间。截止到 2015 年 4 月，共计 10 个为牙医开设的麻醉学住院医师培训项目得到美国牙科麻醉委员会的认可[35]。

医师在完成认证的培训项目后即成为牙科麻醉医师，帮助其他牙医为患者提供麻醉服务，有如下途径：①建立独立的门诊手术中心；牙髓病医师或其他牙医将牙科恐惧症患者带到手术中心，制定治疗计划，并由牙科麻醉医师为患者实施全身麻醉；或者②牙科麻醉医师带着所有的麻醉药物、设备和专门技术前往牙科医师诊室，为牙科恐惧症患者实施镇静麻醉。

牙科麻醉医师一旦开始全身麻醉后，牙科医师随后就能开始为一个接近理想状态的患者进行牙髓治疗。

第三节　围牙髓治疗术期疼痛的管理

Peter Milgrom 曾写道："先消除恐惧，疼痛便不再是问题"[36]。在拔髓时，预防治疗引起的疼痛是一常见问题。在一项对 121 位牙医的调查中，31% 表示他们在治疗下颌前磨牙时"经常"或"偶尔"遇到问题，而 55% 则表示在所有临床条件下治疗下颌磨牙有类似的困难[37]。而在上颌牙列中，唯一难以麻醉的是磨牙，占 16%[37]。

大多数被调查的医师表示，与各类牙科疾病相比，最常见的困难就是治疗加重的慢性牙髓炎（占 69%）和急性牙髓炎（占 74%）时，常难以达到充分的麻醉效果[37]。

患者本来就牙疼，加上恐惧牙科治疗，在这种情况下，要想达到无痛开髓、去髓就几乎不太可能。忽视患者的恐惧情绪只会加剧这种情况，因为患者会在整个治疗过程中保持过度警惕，即使是最常见无害的刺激（如：声音、震动、压力）也会让他们似感疼痛。

一、牙髓治疗中用于疼痛控制的局麻药物

局麻药物是预防和控制疼痛最安全有效的药物，也是真正阻止痛觉冲动传导至大脑产生疼痛的唯一药物。

牙科专业常使用五种局麻药物：盐酸阿替卡因、盐酸丁哌卡因、盐酸利多卡因、盐酸甲哌卡因和盐酸丙胺卡因。

表 18-9 列出了截止到 2015 年 4 月北美地区所使用的局麻药物配方，主要基于非牙髓受累牙预期牙髓麻醉时间。在美国牙科中，利多卡因（49%）和阿替卡因（35%）约占局麻药物使用量的 85%（2014 年 12 月）[38]。

一般的局麻药物，如 3% 甲哌卡因或 4% 丙胺卡因，难以提供成功无痛摘除感染牙髓所需要的麻醉深度和时间，

尤其是下颌磨牙[39]。由于所有可注射的局麻药物在本质上都是血管扩张剂（如小动脉、毛细血管），所以不含血管收缩剂成分的麻醉药物会使药物沉积位点的血流量增加，并可能导致3种潜在的不良结果：①减弱麻醉深度，这是由于进入神经的局麻药物剂量减少所致；②局麻药物迅速扩散出神经，致使麻醉时间缩短；③在使用大剂量局麻药物时，由于血液中高水平药物剂量，增加了过量用药的潜在风险。

麻醉剂中含有肾上腺素或左旋异肾上腺素（在美国应用较多）等血管收缩剂，通过减少药物作用位点的血流量而消除了这些不利影响。这使更多剂量的麻醉药物作用于神经，从而维持更长的麻醉时间，达到更深的麻醉程度，降低局麻药血药浓度（降低用药过量的风险）。

很低浓度的肾上腺素便可达到上述效果，通常为1∶100 000（阿替卡因、利多卡因）或1∶200 000（阿替卡因、丁哌卡因、丙胺卡因），肾上腺素浓度为1∶50 000的麻醉药物（利多卡因）应仅限于在涉及软组织的手术中局部止血使用，只需数滴便可直接渗透到手术部位达到效果。

（一）2% 利多卡因（含1∶100 000或1∶50 000肾上腺素）

这种药物可以使未累及牙髓的患牙产生约60分钟的牙髓麻醉效果，同时软组织麻醉时常可达3~5小时，通常在注射后3~5分钟起效。这两种浓度的肾上腺素在临床效果上，即麻醉的深度和持续时间方面无明显差异，所以临床推荐使用浓度为1∶100 000的肾上腺素来控制疼痛。而浓度为1∶50 000的肾上腺素仅用于止血。虽然临床推荐使用浓度为1∶100 000的肾上腺素，但两种浓度的肾上腺素均可在感染牙髓拔髓时用于麻醉牙髓。

（二）4% 阿替卡因（含1∶200 000或1∶100 000肾上腺素）

麻醉软组织和牙髓时，这种药物在起效时间和药效维持时间方面与利多卡因并无多大差异，两种剂型的阿替卡因在起效时间、麻醉深度和麻醉时间方面也无差异，因此临床推荐使用浓度1∶200 000的剂型来控制疼痛。但本章作者认为控制疼痛时，浓度1∶100 000的剂型也可放心使用，两种剂型在牙髓感染患牙拔髓时均可用于牙髓麻醉。

虽然缺少阿替卡因优于其他常用局麻药的科学证据[40,41]，但是来自牙髓病医师的广泛认同，阿替卡因提高了牙髓麻醉的成功率。然而有证据表明，相比利多卡因，阿替卡因用于成人下颌浸润麻醉，无论是单独注射还是作为下牙槽神经阻滞麻醉的补充，都可以成功达到麻醉效果[42,43]。应用阿替卡因进行下颌颊侧浸润麻醉将在接下来的技术部分讲解。

（三）3% 甲哌卡因（不含左旋异肾上腺素）或2% 甲哌卡因（含1∶20 000左旋异肾上腺素）

含左旋异肾上腺素的2%甲哌卡因与含有肾上腺素的利多卡因与阿替卡因的临床特性相似，浓度为1∶20 000的左旋异肾上腺素与1∶100 000的肾上腺素临床效果相似，但前者的心血管作用不明显[44]。含左旋异肾上腺素的2%甲哌卡因常用于感染牙髓患牙拔髓时的局部麻醉。

单纯3%甲哌卡因是一种短效的局麻药物，可麻醉牙髓20~40分钟。该药用于浸润麻醉可维持20分钟，而神经阻滞麻醉时可达40分钟。其牙髓麻醉的深度不如含左旋异肾上腺素的甲哌卡因，因此用于感染牙髓患牙拔髓时一般不选择此药[39]。然而纯3%甲哌卡因的pH比含血管收缩剂的剂型高（约为pH 6.5），因此许多医师利用这一点，在注射含血管收缩剂的麻药之前先使用少量此药剂（约为注射针管的1/4~1/3），而使注射更为舒适。含血管收缩剂的局麻药物的pH大约为3.5。

（四）4% 丙胺卡因（不含肾上腺素）或4% 丙胺卡因（含1∶200 000肾上腺素）

含或不含1∶200 000肾上腺素的4%丙胺卡因在临床均有应用。含肾上腺素的剂型可使牙髓麻醉约60分钟，软组织麻醉3~5小时。丙胺卡因是首个含有1∶200 000肾上腺素的局麻配方药物，目前依然是美国牙科可使用的肾上腺素浓度最低的剂型，适用于牙髓感染患牙拔髓时的局部麻醉。

纯4%丙胺卡因像纯甲哌卡因一样，是一种相对短效的麻醉药物，但却不能达到同样的麻醉深度，因此，它无法达到足够的麻醉深度来保证牙髓感染患牙的无痛开髓和拔髓。与纯的甲哌卡因一样，4%纯的丙胺卡因的药效时长因使用方式而异，浸润麻醉可维持约10~20分钟，而阻滞麻醉可达60分钟。

两种剂型4%的丙胺卡因在进行下牙槽神经阻滞麻醉时，均可能增加患者感觉异常的风险[45]。

（五）0.5% 丁哌卡因（含1∶200,000肾上腺素）

含1∶200 000肾上腺素的0.5%丁哌卡因是阻滞麻醉给药的长效制剂。经浸润麻醉给药比其他局麻药物产生更长的牙髓麻醉，但其突出特性仍在于神经阻滞麻醉。在一些临床试验中可见经下牙槽神经阻滞麻醉的牙髓麻醉长达6小时[46]。作为控制疼痛的主要药物，使用该药的一个缺点是麻醉起效时间较长（6~10分钟）。在牙科中使用丁哌卡因，主要作为预防术后疼痛方案的重要组成部分（表18-7，表18-8）。

表18-9总结了目前使用的局麻药物剂型及其起效时间、软组织和牙髓麻醉时间、和最大推荐剂量。

二、缓冲的局麻溶液

在注射型局麻药物中加入血管收缩剂可增加麻醉深度及疼痛控制持续时间，同时通过减缓药物向心血管系统扩散，使血药浓度降低，而最大程度降低过量使用局麻药的风险，因此增加了麻醉的安全性。含血管收缩剂的局部麻醉药呈强酸性，pH 约为 3.5，而不含血管收缩剂的局部麻醉药 pH 约为 6.5。

酸性较强的局麻药液起效更慢，这是因为麻醉药液中非离子形态的比例较小。非离子形态的局麻药物是脂溶性的，能够通过富含脂质的神经膜进入神经，阻断钠离子通道，产生麻醉效果。酸性溶液中含有氢离子，溶液酸性越强，氢离子含量越多。氢离子与非离子形态药物结合形成离子形态 RNH^+，而无法穿过神经膜。pH 为 3.5 的利多卡因注射液中，0.004% 是以非离子形式存在的（表 18-10），注射后，机体会缓慢地缓冲局麻药物至人体生理 pH（pH7.35~7.45），在下牙槽神经阻滞麻醉时，这一过程长达 45 分钟[47, 48]。pH 为 7.4 的利多卡因中，24.03% 是非电离形式存在的，能够穿透神经膜。

现在可以通过提前应用稳定的碳酸氢钠溶液，来对局麻药物进行快速碱化缓冲[48]，缓冲局麻药这一过程大约需 3~5 秒[49]。

一项随机、双盲的前瞻性试验，比较了含 1∶100 000 肾上腺素的 2% 利多卡因（pH 3.5）与其缓冲后药物的牙髓麻醉起效时间。根据电子牙髓活力测试仪检测结果，传统局麻药物麻醉牙髓的起效时间为 6 分 37 秒，缓冲后的利多卡因麻醉药物起效时间为 1 分 51 秒[50]。71% 缓冲后的局麻药物可在 2 分钟内完成对牙髓的麻醉，而未缓冲的麻醉药物在 2 分钟内达到牙髓麻醉的仅有 12%。

患者注射缓冲后利多卡因（VAS[1]=0.6）比注射未缓冲利多卡因（VAS=2.3）更舒适，牙医们尤其是牙髓病医师普遍认为在麻醉急性炎症期下颌磨牙时，缓冲后的利多卡因更加有效。

截止到 2015 年 4 月，美国食品药品管理局仅批准对局麻药利多卡因进行缓冲，但与利多卡因一样，其他所有的牙科局麻药物均可成功缓冲而获得更好的麻醉效果。局麻药物缓冲在牙髓病疼痛管理措施中占有重要地位。

第四节 牙髓治疗的疼痛控制技术

大多数医师会选择浸润麻醉（即骨膜上麻醉）方式来麻醉上颌牙，大多数成年患者的颊侧皮质骨板薄而疏松多孔，易使麻醉药液渗透到根尖，从而阻断神经传导。浸润麻醉需要在患牙根尖或稍上位置注射约 0.6mL 的麻醉药物。推荐使用 27 号较短的牙科针头。

上颌牙中最难麻醉的是磨牙，尤其是浸润麻醉时。如果上颌第一磨牙或第二磨牙的腭根向腭侧伸展，利多卡因、甲哌卡因、丙胺卡因、丁哌卡因等麻醉药无法向骨内部充分扩散，腭根则无法麻醉，在治疗该患牙时患者会感到疼痛。而应用阿替卡因浸润麻醉，在大多数情况下可使向腭侧伸展的腭根充分麻醉，这恰恰证明了其良好的脂溶性和比其他局麻药更强的透过软硬组织扩散的能力。

上颌牙浸润麻醉失败时，通常是因为患牙处较厚的皮质骨、根尖感染的存在以及磨牙腭根过度腭侧伸展，这时建议行神经阻滞麻醉。上颌神经阻滞麻醉包括：上牙槽前神经阻滞麻醉（ASA）、上牙槽后神经阻滞麻醉（PSA）、上牙槽中神经阻滞麻醉（AMSA）和上颌神经阻滞麻醉（V_2）。

一、上颌牙麻醉技术

（一）上牙槽前神经阻滞麻醉

这项技术常被错误地认为是眶下神经阻滞麻醉。眶下神经是三叉神经上颌支的终末分支，麻醉后仅可使下眼睑、鼻外侧和上唇处的软组织感觉消失。上牙槽前神经阻滞麻醉能够麻醉上颌切牙、尖牙和大多数患者的前磨牙。

回抽无血后，在眶下孔外注射 0.9~1.2mL 的麻醉药物，完成眶下神经阻滞麻醉。这项技术的要点是：指压眶下孔 1~2 分钟，促使麻醉药物进入眶内，阻断上牙槽前神经，推荐使用 27 号较短的牙科针头。

（二）上牙槽后神经阻滞麻醉

使用 27 号短针头，在上颌第二磨牙颊侧黏膜转折处作为进针点，以向“内、上、后”的方向，进针 16mm，此时针尖应恰位于上颌结节的后内侧、翼上颌间隙内，这也是上牙槽后神经的位置。在回抽无血后，给药 0.9mL。

（三）上牙槽中神经阻滞麻醉

计算机控制局部麻醉给药系统使局部麻醉的注射给药更为舒适[51]，上牙槽中神经阻滞麻醉由此而发展，能够麻醉上颌切牙、尖牙、前磨牙牙髓及其颊侧相应软组织和牙槽骨，以及注射侧腭部的软组织。无法麻醉口腔外部，如：唇、面部[52, 53]。

使用 27 号短针头，在上颌第一前磨牙与第二前磨牙之间腭侧牙龈游离缘至腭中线连线的中点位置进针[54]，回抽无血后注射 1.4~1.8mL 的麻醉药物。

上牙槽中神经阻滞麻醉适用于上颌患牙颊侧软组织有感染迹象的情况。

（四）上颌神经（三叉神经第二支）阻滞麻醉

上颌神经（三叉神经第二支）阻滞麻醉主要用于需对整个半侧上颌进行麻醉时，较少用于牙髓治疗中。然而当浸润麻醉、阻滞麻醉、骨内麻醉（IO）等其他麻醉技术失败或受到禁忌时，应该考虑使用上颌神经阻滞麻醉。此技术有两种实施路径，分别是高位结节法和翼腭管（腭大孔）法。高位结节法易于操作，但存在较高的误吸率（针头刺入翼丛血管，药物误入血液）和引起血肿风险。翼腭管（腭大孔）法虽操作难度大，但并发症少[55]。两种方法均在牙科局部麻醉章节有详尽描述[55]。表 18-11 总结了上颌牙麻醉的技术及药量。

1 VAS—visual analog scale 视觉模拟评分法。0 分表示无痛，10 分表示难以忍受的最剧烈疼痛，3 分及以下表示较为舒适。

二、下颌牙麻醉技术

有效控制疼痛的关键在下颌。31% 的医师（121 位受访医师中的 37 位）表示经常或偶尔在行下颌前磨牙疼痛控制时存在困难，而 55%（121 位受访医师中的 67 位）的医师则表示在所有治疗环境下治疗下颌磨牙存在同样的问题，不单局限于牙髓受累患牙[37]。

（一）切牙神经阻滞麻醉

下颌切牙神经阻滞麻醉在大部分情况下可以麻醉切牙、尖牙和前磨牙，但它常被错误地称为颏神经阻滞麻醉。

推荐使用 27 号短针头，通过角度良好的 X 线片或颊侧黏膜转折处的触诊定位颏孔，通常位于下颌第二前磨牙的根尖或稍低处。在第一前磨牙颊侧黏膜转折处最低位置进针，向后推进，直到触及颏孔外。考虑到患者心理因素，注射器应位于患者视线下方。回抽无血后，缓慢推注 0.6~0.9mL 局麻药物，完成颏神经阻滞麻醉。与之前介绍的上牙槽前神经阻滞麻醉一样，这项技术的要点是：指压麻醉药物注射位点至少 1 分钟（最好 2 分钟），促使局麻药充分进入颏孔内，从而实现切牙神经位点的阻滞麻醉，此区域前所有的牙齿均可实现牙髓麻醉。

切牙神经阻滞麻醉在几乎所有临床情况下可获得牙髓的充分麻醉，下面我们该考虑那些麻烦的下颌磨牙了！

（二）下牙槽神经阻滞麻醉

下牙槽神经阻滞麻醉是全世界范围内的牙医广泛应用于下颌牙麻醉的传统技术，但总体来说这项技术的成功率较低，牙髓受累的患牙更是如此。69%（121 位受访医师中的 84 位）的医师表示较难麻醉病情加重的慢性牙髓炎患牙，74% 的医师表示麻醉急性牙髓炎患牙比较困难[37]。

下牙槽神经阻滞麻醉方法众多，最常用的方法是将注射器针管放置于患者对侧口角处，准确定位口内进针标志点，推荐使用 25 或 27 号长针头推入[1]，直到轻轻触碰到下颌支舌侧骨壁，两次回抽无血后，缓慢推注 1.5mL 局麻药物。针头退出并重新插入至最后一颗下颌磨牙远中颊侧前庭沟转折处软组织，回抽无血后，缓慢推注余下 0.3ml 麻醉药物麻醉颊神经。这种颊侧神经阻滞麻醉方法能够麻醉颏孔远中颊侧软组织。

考虑到下牙槽神经阻滞麻醉较高的失败率，我们逐渐研究探索出其他下颌牙齿麻醉技术，包括：Gow-Gates 下颌神经阻滞麻醉、Akinosi-Vazirani（或 Vazirani-Akinosi）闭口位下颌神经阻滞麻醉、牙周膜内注射麻醉法、牙槽骨内注射麻醉法，以及阿替卡因下颌骨颊侧浸润麻醉，其既可单独应用，也可作为对下牙槽神经阻滞麻醉的补充。

（三）Gow-Gates 下颌神经阻滞麻醉

1973 年发表了一篇描述一种下颌牙麻醉高新技术的文章[58]，这一技术以口腔外标志点进针，将麻药注射于下颌髁突颈部侧方。此技术即为目前所熟知的 Gow-Gates 下颌神经阻滞麻醉，应用愈加广泛。简单来说，有经验的医师行下牙槽神经阻滞麻醉失败的主要原因在于麻醉药物沉积在下颌孔下方，此处下颌神经已进入下颌孔消失于下颌骨中，而较厚的下颌骨难以使麻醉药物扩散发挥麻醉作用。在麻醉失败后，大部分的情况下医师会再次进行下牙槽神经阻滞麻醉，并比初始的进针点稍高 5~10mm，产生较深的麻醉效果。我们经过反复的试验与试错了解到，一些患者的下颌孔位置高于普通患者。因此，较高注射点可产生良好的效果。

Gow-Gates 医师把“越高越好”的理念发挥到了极致，在下颌骨髁突颈部进行局部麻醉。三叉神经第三支（V_3）即下颌神经出卵圆孔后，当患者大张口时，恰靠近髁突。使用 25 或 27 号长针头，经软组织向骨穿透深度约为 25mm。Gow-Gates 下颌神经阻滞麻醉在局部麻醉的教科书和视频中有更详尽的介绍[59,60]。如果没有触及骨壁，不应进行局部麻醉。熟练掌握后此方法的成功率会显著高于下牙槽神经阻滞麻醉[61]。

（四）Akinosi-Vazirani（或 Vazirani-Akinosi）闭口位下颌神经阻滞麻醉

临床上可见患者因咀嚼肌痉挛致单侧牙关紧闭不能开口，此时下牙槽神经阻滞麻醉或 Gow-Gates 下颌神经阻滞麻醉均无法实施。如果患者出现疼痛症状，需要对下颌磨牙进行牙髓治疗，采用闭口位下颌神经阻滞麻醉技术会对疼痛控制有着相对较高的成功率，但也同时存在更高的概率同时麻醉下颌神经（V_3）的运动纤维[62,63]。而阻滞麻醉 V_3 神经运动纤维使患者能够保持张口，此时如果仍不能控制疼痛，则可考虑使用其他麻醉技术（如下牙槽神经阻滞麻醉、Gow-Gates 下颌神经阻滞麻醉）。

推荐使用 25 号或 27 号长针头。当患者牙齿轻轻接触时，将注射器放置在上颌颊侧黏膜转折处，针头插入到下颌升支舌侧软组织中。进针点位于上颌结节的后端，进针高度为上颌最后一颗磨牙的膜龈联合处，针头斜面背向骨壁，推入 25mm，置于 V_3 神经附近。由于针头平行于下颌升支推入，不与骨壁接触，所以针头推入深度只是一个近似值。如果失败，第二次麻醉应由医师酌情调整进针深度。应用 Akinosi-Vazirani 法，麻醉药物沉积在下牙槽神经阻滞麻醉（即最低位）和 Gow-Gates 下颌神经阻滞麻醉（即最高位）中间的位置。表 18-12 总结了下颌麻醉注射技术。

---

1 医师经常会使用 30 号短针头为成年患者进行下牙槽神经阻滞麻醉，但笔者强烈不建议这样做。虽然针头很少折断，但如果针头完全插入软组织时断裂（常发生于中心），断裂的针头便难以找到，寻找的过程也可能伴发各种并发症[56,57]。在一份关于取断针的综述中，Malamed 等人发现 95% 涉及的短针头为 30 号针头，在 86 例报告中，92% 发生于下牙槽神经阻滞麻醉[56]。

三、其他替代性麻醉方法

上述的注射麻醉技术可在几乎所有临床情况下进行有效的疼痛控制，但有些情况下，麻醉效果依然难以掌控，这种情况特别常发生于下颌磨牙。在下文中介绍的麻醉技术既可用于上颌牙麻醉，又可用于下颌牙麻醉，但由于下颌磨牙最难达到充分麻醉，故多用于下颌牙麻醉。

（一）牙周膜内注射

牙周膜内注射麻醉，又名牙周韧带内注射麻醉，可单独应用，也可在局部浸润麻醉或阻滞麻醉不全时补充使用[64]。在牙髓治疗过程中，下牙槽神经阻滞麻醉后若患牙一小块区域敏感而其他区域已经麻醉，此时常加用牙周膜内注射麻醉可起到良好的效果。下面举个例子说明，比如下颌第一磨牙的近中面仍然敏感，推荐使用27号短针头，针头置于第一磨牙近中部分牙周间隙内，近中颊侧或近中舌侧均可，针头斜面面向患牙根面并向根尖方向推入，直到感到较大的阻力时，缓慢注射0.2ml局麻药物。牙周膜内注射麻醉成功与否可通过以下几点判断：①感到麻药注射时有明显的抵抗性；②可见该区域软组织缺血发白，无论麻药是否含有血管收缩剂均可见发白。麻药几乎瞬时起效，然而由于局麻药物的用量较少，牙髓麻醉时长难以确定，必要时可在术中补充麻醉。

牙周膜内注射麻醉不应用于临床上或影像学表明已感染的区域，在根尖周存在感染时效果不佳。牙周膜内注射麻醉是牙槽骨内注射麻醉的变化形式，详见下文介绍。

（二）牙槽骨内注射

在某些临床状况下，牙槽骨内注射麻醉是一种控制疼痛的有效辅助手段。大多数成年患者下颌骨较厚的皮质骨板阻碍了浸润麻醉的成功实施。常位于第二前磨牙根尖处的颏孔可使局麻药物作用于切牙神经，阻断此区域及其前部的神经传导，即切牙神经阻滞麻醉[65-67]。

以27号短针头在患牙远中皮质骨板短促穿刺即可无痛插入，缓慢注射麻药。推荐使用1.8mL一整支局麻药以麻醉急性炎症期的下颌牙[68]。

鉴于该区域血运分布特点，当使用含血管收缩剂的麻醉药物时，患者常感到心悸。含血管收缩剂的麻药比纯麻药的麻醉持续时间更长，作用更强，因此建议选择含1∶200 000肾上腺素的麻醉药物[69,70]。

使用含肾上腺素的麻药大约能麻醉牙髓30分钟，单纯麻药可麻醉牙髓约15分钟，且麻醉程度较浅。

牙槽骨内注射麻醉相对舒适，推荐在注射点局部的软组织先行局部浸润麻醉，而在骨内穿刺几乎是完全无创的。该技术的详细介绍见局部麻醉教科书[71]。

（三）牙髓内注射

在应用牙槽骨内注射麻醉技术之前，缓冲的局麻药物和阿替卡因等药液进入下颌感染患牙髓腔内，达到足够的麻醉深度是极其困难的。更确切地讲，这种问题多发生在下颌（极少发生于上颌），原因在于医师可使用的其他麻醉技术过少。

在其他麻醉技术失败的情况下，将局麻药直接沉积在牙髓受累患牙的髓腔冠方，可以为牙髓去除和根管预备提供有效的麻醉。牙髓腔内注射麻醉可以应用于任何难以很好控制疼痛的牙齿，但从实践来看，下颌磨牙最常需要该技术[72,73]。牙髓腔内注射麻醉通过局麻药的药理学作用，同时也通过施加的压力来控制疼痛。此技术可应用于因外科原因或因病理性原因所致牙髓暴露后。

针头置于髓顶穿髓孔处，最好是一个小开口，并注射0.2~0.3mL局麻药物，但是在给药时患者会有短暂的疼痛感。

所幸如今我们已经有了多种麻醉技术可供选择，牙髓内注射麻醉的使用已显著减少。

（四）阿替卡因颊侧浸润麻醉

含1∶100 000或1∶200 000肾上腺素4%的阿替卡因，虽然在2000年6月才引入美国[38]，但是目前已经成为美国牙科第二多使用的麻醉药物[74,75]。实际上，大多设计良好的临床试验证明其与利多卡因一样安全有效（利多卡因通常用于实验对照）。

阿替卡因引入后，牙医们广泛认为他们不再需要为成年患者进行下牙槽神经阻滞麻醉以达到无痛操作，声称应用盐酸阿替卡因进行下颌浸润麻醉皆获得了成功。起初这些说法也曾遭遇质疑，然而在过去的9年中，大量设计良好的临床试验，比较了含1∶100 000肾上腺素的4%盐酸阿替卡因和含1∶100 000或1∶80 000肾上腺素的2%利多卡因，分别对成年患者进行下颌牙浸润麻醉的效果，这些试验充分证明了阿替卡因单独注射用于牙髓麻醉的优越性[76-78]。

麻醉急性炎症期下颌磨牙时，下牙槽神经阻滞麻醉或其他神经阻滞麻醉可能无法充分麻醉患牙，这时加用阿替卡因颊侧浸润麻醉具有重要的临床意义。Kanaa等人[79]应用含1∶80 000肾上腺素的2%利多卡因为两组受试者进行下牙槽神经阻滞麻醉，随后其中一组受试者第一磨牙颊侧接受含1∶100 000肾上腺素4%阿替卡因（2.0ml）的浸润麻醉，另一组则在相同位点注射安慰剂，之后用牙髓活力电测仪测试45分钟内第一磨牙、第一前磨牙和侧切牙牙髓活力。结果显示，第一磨牙和侧切牙应用阿替卡因颊侧浸润麻醉，成功率显著提高（$P \leq 0.001$）（表18-7），同时没有迹象表明阿替卡因会降低任何3颗被测牙的麻醉效果。（图18-4）。

在实际的临床情况中，下牙槽神经阻滞麻醉后，在治疗牙的根尖部加用0.9~1.2ml阿替卡因颊侧浸润麻醉常取得良好的效果，在该临床试验中，阿替卡因颊侧浸润麻醉的是下颌第一磨牙。

表 18-7　局麻药行牙髓麻醉的预期时长
短时效（~30min）
2% 利多卡因，3% 甲哌卡因，4% 普鲁卡因
中等时效（~60min）
4% 阿替卡因，2% 利多卡因，2% 甲哌卡因，4% 普鲁卡因（皆含血管收缩剂）
长时效（~>90min）
0.5% 丁哌卡因（含血管收缩剂）

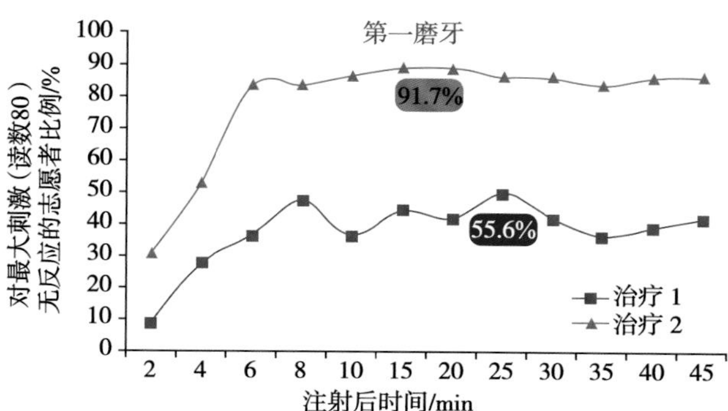

图 18-4　下颌第一磨牙牙髓麻醉时长比较

第五节　牙髓治疗牙的局部麻醉推荐流程

行活髓牙无痛开髓时可考虑笔者推荐的如下的流程，无论上颌还是下颌牙，麻醉必须在“一切正常”的前提下进行”（表 18-8~ 表 8-13）。

1. 上颌牙技术流程

（1）浸润麻醉：推荐使用缓冲的利多卡因或阿替卡因。

（2）合适的神经阻滞麻醉（上牙槽前神经阻滞麻醉 ASA、上牙槽后神经阻滞麻醉 PSA 或上牙槽中神经阻滞麻醉 AMSA）阻滞麻醉后加用 1.0mL 缓冲的阿替卡因颊侧浸润麻醉。

（3）视情况选择镇静：氧化亚氮 - 氧气吸入镇静最佳。

必要时选择加用：

（4）牙周膜内注射麻醉。

（5）牙槽骨内注射麻醉（上颌较少需要）。

（6）牙髓内注射麻醉（上颌较少需要）。

2. 下颌牙技术流程

（1）神经阻滞麻醉：下牙槽神经阻滞麻醉、Gow-Gates 下颌神经阻滞麻醉、Akinosi-Vazirani 下颌神经阻滞麻醉。

推荐使用缓冲的利多卡因或阿替卡因。

表 18-8　疼痛控制推荐流程
术前 1h 口服非甾体类抗炎药
布洛芬 600mg
手术局麻药物的选择
阿替卡因、利多卡因、甲哌卡因、普鲁卡因
患者手术后出院前长效局麻药应用
丁哌卡因
据药效时长服用非甾体类抗炎药数日（q4，6，8h）
布洛芬 600mg / 次，4 次 /d
术后每日电话回访

表 18-9　局麻药剂配方的比较

局麻药物	血管收缩剂	每只药瓶局麻药量 Mg	起效时间（牙髓麻醉）/min	持续时间（牙髓麻醉）/min	持续时间（软组织麻醉）/h	MRD（最大推荐剂量）（FDA）mg/kg（最大绝对值）
2% 利多卡因	肾上腺素：1 : 50 000； 肾上腺素 1 : 100 000	36	3~5	60	3~5	7.0（500）
4% 阿替卡因	肾上腺素：1 : 100 000； 肾上腺素 1 : 200 000	72	3~5	60	3~5	7.0（未列入）美国 7.0（500）加拿大
3% 甲哌卡因	无	54	3~5	20（浸润麻醉） 40（阻滞麻醉）	2~3	6.6（400）
2% 甲哌卡因	左旋异肾上腺素 1:20000 美国 肾上腺素 1 : 100 000 加拿大	36	3~5	60	3~5	6.6（400）
4% 普鲁卡因	无	72	3~5	10~20（浸润麻醉） 40~60（阻滞麻醉）	2~4	8.0（600）美国 8.0（500）加拿大
	肾上腺素：1 : 200 000	72	3~5	60	3~6	8.0（600）美国 8.0（500）加拿大
0.5% 丁哌卡因	肾上腺素 1 : 1 : 200 000	9	6~10	90（浸润麻醉） 360（阻滞麻醉）	4~12	未列入（90）美国 2.0（90）加拿大

● 缩略词：加拿大最大推荐剂量 MRDs 来自于加拿大卫生部；Epi，肾上腺素；FDA：美国食品与药品管理局；Levo 左旋异肾上腺素；MRD，最大推荐剂量

表 18-10 不同 pH 的局麻药非离子化(RN)比例(%Un-ionized(RN)LA)

pH	利多卡因 pKa * 7.9	阿替卡因 pKa 7.8	甲哌卡因 pKa 7.6	丁哌卡因 pKa 8.1
7.4(人体 pH)	24.03	28.47	38.69	16.63
6.5(纯麻药 pH)	3.83	4.77	7.36	2.45
3.5(含肾上腺素 epi pH)	0.004	0.005	0.008	0.003

译者注:* pKa,酸度系数,又名酸解离常数,反映了酸将质子传递给水,形成 H_3O^+ 的能力,即反映了酸的强度。

表 18-11 上颌麻醉注射技术汇总

麻醉技术	牙髓麻醉牙位	推荐局麻药剂量 /mL
浸润麻醉(骨膜外麻醉)	单颗上颌牙	0.6
上牙槽前神经阻滞麻醉 NB	切牙,尖牙,前磨牙	0.9~1.2
上牙槽后神经阻滞麻醉 NB	磨牙	0.9~1.8
上牙槽中神经阻滞麻醉 NB	切牙,尖牙,前磨牙	1.4~1.8
上颌神经(V_2)阻滞麻醉 NB	切牙,尖牙,前磨牙磨牙	1.8

表 18-12 下颌麻醉注射技术汇总

麻醉技术	牙髓麻醉牙位	推荐局麻药剂量 /mL
阿替卡因浸润麻醉	单颗下颌牙	0.9~1.2
切牙阻滞麻醉 NB	切牙,尖牙,前磨牙	0.6~0.9
下牙槽神经阻滞麻醉 NB	切牙,尖牙,前磨牙磨牙	1.5
Gow-Gates 下颌神经阻滞麻醉 NB	切牙,尖牙,前磨牙磨牙	1.8
Akinosi-Vazirani(闭口位)下颌神经阻滞麻醉 NB	切牙,尖牙,前磨牙磨牙	1.8

表 18-13 下牙槽神经阻滞麻醉成功率比较:利多卡因与利多卡因伴阿替卡因浸润麻醉[43]

麻醉成功 >2 连续 80/80 读数	局麻 + 阿替卡因浸润麻醉	局麻 + 阿替卡因浸润麻醉	局麻 + 安慰剂浸润麻醉	局麻 + 安慰剂浸润麻醉	McNemar 检验 *P* 值
	失败 *n*(%)	成功 *n*(%)	失败 *n*(%)	成功 *n*(%)	
第一磨牙	3(8.3)	33(91.7)	16(44.4)	20(55.6)	<0.001
前磨牙	4(11.1)	32(88.9)	12(33.3)	24(66.7)	0.021
侧切牙	8(22.2)	28(77.8)	29(80.6)	7(19.4)	<0.001

译者注:表中"成功为 >2 连续 80/80 读数",其中读数 80 为牙髓活力测量最大值,将麻醉成功定义为连续 2 次牙髓活力测量值为 80 时即为成功。

(2)阻滞麻醉后在患牙颊侧黏膜转折处加用 1.0mL 缓冲的阿替卡因颊侧浸润麻醉作为补充。

(3)视情况选择镇静:氧化亚氮 - 氧气吸入镇静最佳。

必要时选择加用:

(4)牙周膜内注射麻醉。

(5)牙槽骨内注射麻醉。

(6)牙髓内注射麻醉。

总结

牙科疼痛、焦虑、恐惧在生活中是存在的,尤其在牙髓病学专科中。牙髓治疗成功实施的主要障碍在于疼痛与恐惧,是双重问题,医师若忽视患者的恐惧会使治疗变得更为复杂,因为患者会在整个治疗过程中不愿配合。恐惧降低了疼痛反应阈值,使患者在整个治疗过程中坐立不安,而这也增加了医师的挫折感和压力。恐惧同时增加了儿茶酚胺释放入心血管系统中,从而增加了医疗紧急状况的发生率和严重程度。

认识并管理好恐惧就消除了牙科保健过程中的主要障碍。恐惧情绪消除后,临床上就很容易通过局部麻醉来很好的控制疼痛,局麻药是最安全有效的预防和控制疼痛的药物。

急性炎症期的患牙,尤其是下颌磨牙,同样会阻碍无痛牙科治疗的实现。幸运的是,如今牙医已经有了多种选择,新的局麻药物(如阿替卡因)、缓冲的局麻药物、较新的麻醉技术(如 Gow-Gates 下颌神经阻滞麻醉、Akinosi-Vazirani 下颌神经阻滞麻醉)、阿替卡因颊侧浸润麻醉,所有这些努力都增加了牙髓无痛治疗的可能性。

(刘学军 译 余擎 审校)

参考文献

1. Most common fears. http://www.selfhelpcollective.com/most-common-fears.html. Accessed April 7, 2015.
2. Dionne DA, Gordon SM, McCullagh LM, Phero JC. Assessing the need for anesthesia and sedation in the general population. *J Am Dent Assoc*. 1998;129:167–173.
3. Gatchel RJ, Ingersoll BD, Bowman L, Robertson MC, Walker C. The prevalence of dental fear and avoidance: a recent survey study. *J Am Dent Assoc*. 1983;107:609–610.
4. Chanpong B, Haas DA, Locker D. Need and demand for sedation or general anesthesia in dentistry: a national survey of the Canadian population. *Anesth Prog*. 2005;52:3–11.
5. Enkling N, Martwinski G, Johren P. Dental anxiety in a representative sample of residents of a large German city. *Clin Oral Investig*. 2006;10:84–91.
6. Malamed SF. Beyond the basics: emergency medicine in dentistry. *J Am Dent Assoc*. 1997;128:843–854.
7. Matsuura H. Analysis of systemic complications and deaths during dental treatment in Japan. *Anesth Prog*. 1990;36:219–228.
8. Broadbent JM, Thomson WM. The readiness of New Zealand general dental practitioners for medical emergencies. *New Zeal Dent J*. 2001;97:82–86.
9. Parameters of care for oral and maxillofacial surgery. A guide for practice, monitoring and evaluation (AAOMS Parameters of Care-92). American Association of Oral and Maxillofacial Surgeons. *J Oral Maxillofac Surg*. 1992;50(Suppl 2):1–174
10. Task Force on State and Regional Periodontal Matters, American Academy of Periodontology. The use of conscious sedation by periodontists. *J Periodontol*. 2003;74:933.
11. American Dental Association (ADA). House of Delegates. ADA Guidelines for the Use of Sedation and General Anesthesia by Dentists. http://www.ada.org/sections/about/pdfs/anesthesia_guidelines.pdf. 2007. Accessed April 21, 2015.
12. American Society of Anesthesiologists Task Force on Sedation and Analgesia by Non-Anesthesiologists. Practice guidelines for sedation and analgesia by non-anesthesiologists. *Anesthesiol*. 2002;96:1004–1017.
13. Weaver J. Personal communication, January 2006.
14. *Ohio State Dental Board Law and Rules*. Columbus, OH: Ohio State Dental Board; 1974.
15. Department of State Government Affairs, #30a Statutory Requirements for general anesthesia/deep sedation. Chicago, IL: American Dental Association; 2015.
16. Commission on Dental Accreditation. *Accreditation Standards for Advanced General Dentistry Education Programs in Dental Anesthesiology*. Commission on Dental Accreditation. Chicago, IL: American Dental Association; 2007.
17. Boynes SG. *Dental Anesthesiology. A guide to the rules and regulations of the United States of America*. 4th ed. Chicago, IL: American Dental Society of Anesthesiology; 2011.
18. American Academy of Pediatrics, American Academy of Pediatric Dentistry, Cote CJ, Wilson S, Work Group on Sedation. Guidelines for monitoring and management of pediatric patients during and after sedation for diagnostic and therapeutic procedures: an update. *Pediatr Anesth*. 2008;18:9–10.
19. Dental Board of California, Chapter 2, Article 5.5. Oral conscious sedation. Sacramento, CA: Dental Board of California; 2000. www.dentalboard@dca.ca.gov.
20. Feck AS, Goodchild JH. The use of anxiolytic medications to supplement local anesthesia in the anxious patient. *Compend Contin Educ Dent*. 2005;26:183–186, 188, 190.
21. Dionne RA, Yagiela JA, Cote CJ, et al. Balancing efficacy and safety in the use of oral sedation in dental outpatients. *J Am Dent Assoc*. 2006;137:502–513.
22. Clark M, Brunick A. *Handbook of nitrous oxide and oxygen sedation*. 4th ed. St. Louis, MO: C.V. Mosby; 2014.
23. American Dental Association Seal of Acceptance Program. www.ada.org/ada/seal/index.asp.
24. Commission on Dental Accreditation. Accreditation Standard #23. Chicago, IL: American Dental Association; 2006.
25. Friedman N. Psychosedation- Part 2: Iatrosedation. In: McCarthy FM, ed. *Emergencies in Dental Practice*. 3rd ed. Philadelphia, PA: WB Saunders; 1979:236–265.
26. Malamed SF. *Sedation: A Guide to Patient Management*. 5th ed. St. Louis, MO: CV Mosby; 2010:87–92.
27. Lam C, Udin RD, Malamed SF, Good DL, Forrest JL. Midazolam premedication in children: a pilot study comparing intramuscular and intranasal administration, *Anesth Progress*. 2005;52:56–61.
28. Byrne BE, Tibbetts LS. Conscious sedation and agents for the control of anxiety. In: *ADA/PDR Guide to Accepted Dental Therapeutics*. 4th ed. Chicago, IL: ADA Publishing Division; 2006:23–51.
29. www.ePocrates.com. Accessed April 21, 2015.
30. Jorgensen NB, Leffingwell FE. Premedication in dentistry. *J Philipp Dent Assoc*. 1967;20:21–28.
31. Jorgensen NB, Hayden J, Jr. *Premedication, Local and General Anesthesia in Dentistry*. Philadelphia, PA: Lea & Febiger; 1967.
32. O'Neill R, Verrill PJ. Intravenous diazepam in minor oral surgery. *Br J Oral Surg*. 1969;7:12–14.
33. Harbord MG, Kyrkou NE, Kyrkou MR, Kay D, Coulthard KP. Use of intranasal midazolam to treat acute seizures in paediatric community settings. *J Paediatr Child Health*. 2004;40:556–558.
34. Primosch RE, Guelmann M. Comparison of drops versus spray administration of intranasal midazolam in two- and three-year-old children for dental sedation. *Pediatr Dent*. 2005;27:401–408.
35. http://www.adsahome.org/residencies.html. Accessed April 9, 2015.
36. Milgrom P, Weinstein P, Getz T. Treating fearful dental patients: a patient management handbook. 2nd ed. Seattle, WA: University of Washington Continuing Dental Education; 1995.
37. Stiagailo SV. Local anesthesia failure problems in conservative dental therapy clinic. *Stomatologiia*. 2006;85:6–10.
38. Septodont Inc. NA Personal communication, Information from January through December 2014, April 2, 2015.
39. Su N, Liu Y, Yang X, Shi Z, Huang Y. Efficacy and safety of mepivacaine compared with lidocaine in local anaesthesia in dentistry: a meta-analysis of randomised controlled trials. *Int Dent J*. 2014;64:96–107.
40. Malamed SF, Gagnon S, Leblanc D. Safety of articaine: a new amide local anesthetic. *J Am Dent Assoc*. 2001;132:177–185.
41. Malamed SF, Gagnon S, Leblanc D. Efficacy of articaine: a new amide local anesthetic. *J Am Dent Assoc*. 2000;131:635–642.
42. Meechan JG. The use of the mandibular infiltration anesthetic technique in adults. *J Am Dent Assoc*. 2011;142(Suppl 9):19S-24S.
43. Kanaa MD, Whitworth JM, Corbett IP, Meechan JG. Articaine buccal infiltration enhances the effectiveness of lidocaine inferior alveolar nerve block. *Int Endod J*. 2009;42:238–246.
44. Lawaty I, Drum M, Reader A, Nusstein J. A prospective, randomized, double-blind comparison of 2% mepivacaine with 1:20,000 levonordefrin versus 2% lidocaine with 1:100,000 epinephrine for maxillary infiltrations. *Anesth Prog*. 2010;57:139–144.
45. Pogrel MA. Permanent nerve damage from inferior alveolar nerve blocks: a current update. *J Calif Dent Assoc*. 2012;40:795–797.
46. Fernandez C, Reader A, Beck M, Nusstein J. A prospective, randomized, double-blind comparison of bupivacaine and lidocaine for inferior alveolar nerve block. *J Endod*. 2005;31:499–503.
47. Jackson DL, Moore PA, Hargreaves KM. Preoperative nonsteroidal anti-inflammatory medication for the prevention of postoperative dental pain. *J Am Dent Assoc*. 1989;119:641–647.
48. Malamed SF, Falkel M. Buffered local anesthetics: the importance of pH and CO_2. *SAAD Dig*. 2013;29:9–17.
49. http://www.onpharma.com/MixingPen.html. Accessed April 9, 2015.
50. Malamed SF, Hersh E, Poorsattar S, Falkel M. Faster onset and more comfortable injection with alkalinized 2% lidocaine with epinephrine 1:100,000. *Compend Contin Educ Dent*. 2013;34:10–20.
51. Hochman MN, Chiarello D, Hochman C, et al. Computerized local anesthesia vs traditional syringe technique: subjective pain response. *NY State Dent J*. 1997;63:24–29.
52. Perry DA, Loomer PM. Maximizing pain control. The AMSA injection can provide anesthesia with few injections and less pain. *Dimen Dent Hyg*. 2003;49:28–33.
53. Fukayama H, Yoshikawa F, Kohase H, Umino M, Suzuki N. Efficacy of anterior and middle superior alveolar (AMSA) anesthesia using a new injection system: the Wand. *Quint Int*. 2003;34:537–541.
54. Malamed SF. *Handbook of Local Anesthesia*. 6th ed. St. Louis, MO: CV Mosby; 2013:212–215.
55. Malamed SF. *Handbook of Local Anesthesia*. 6th ed. St. Louis,

MO: CV Mosby; 2013:218–222.
56. Malamed SF, Reed K, Poorsattar S. Needle breakage: incidence and prevention. *Dent Clin North Am*. 2010;54:745–756.
57. Pogrel MA. Broken local anesthetic needles: a case series of 16 patients, with recommendations. *J Am Dent Assoc*. 2009;140:1517–1522.
58. Gow-Gates GAE. Mandibular conduction anesthesia: a new technique using extraoral landmarks. *Oral Surg Oral Med Oral Pathol*. 1973;36:321–328.
59. Malamed SF. *Handbook of Local Anesthesia*. 6th ed. St. Louis, MO: CV Mosby; 2013:236–241.
60. Malamed SF. *Local Anesthesia Administration DVD*. St. Louis, MO: Elsevier; 2011.
61. Malamed SF. The Gow-Gates mandibular block: an evaluation of 4275 cases. *Oral Surg Oral Med Oral Pathol*. 1981;5:463–467.
62. Vazirani SJ. Closed mouth mandibular nerve block: a new technique. *Dent Dig*. 1960;66:10–13.
63. Akinosi OJ. A new approach to the mandibular nerve block. *Brit J Oral Surg*. 1977;15:83–87.
64. Malamed SF. The periodontal ligament (PDL) injection–an alternative to inferior alveolar nerve block. *Oral Surg Oral Med Oral Pathol*. 1982;53:117–121.
65. Leonard M. The efficacy of an intraosseous injection system of delivering local anesthetic. *J Am Dent Assoc*. 1995;126:81–86.
66. Nusstein J, Reader A, Nist R, et al. Anesthetic efficacy of the supplemental intraosseous injection of 2% lidocaine with 1:100,000 epinephrine in irreversible pulpitis. *J Endod*. 1998;24:487–491.
67. Parente SA, Anderson RW, Herman WW, et al. Anesthetic efficacy of the supplemental intraosseous injection for teeth with irreversible pulpitis. *J Endod*. 1998;24:826–828.
68. http://www.stabident.com/Related-Topics-dosage.html. Accessed April 5, 2015.
69. Chamberlain TM, Davis RD, Murchison DF, Hansen SR, Richardson BW. Systemic effects of an intraosseous injection of 2% lidocaine with 1:100,000 epinephrine. *Gen Dent*. 2000;48:299–302.
70. Replogle K, Reader A, Nist R, Beck M, Weaver J, Meyers W. Cardiovascular effects of intraosseous injection of 2 % lidocaine with 1:100,000 epinephrine and 3% mepivacaine. *Am Dent Assoc*. 1999;130:649–657.
71. Malamed SF. *Handbook of Local Anesthesia*. 6th ed. St. Louis, MO: CV Mosby; 2013:268.
72. Walton, RE, Torabinejad, M. Managing local anesthesia problems in the endodontic patient. *J Am Dent Assoc*. 1992;123:97–102.
73. Quinn CL. Injection techniques to anesthetize the difficult tooth. *J Calif Dent Assoc*. 1998;26:665–667.
74. Malamed SF, Gagnon S, Leblanc D. Efficacy of articaine: a new amide local anesthetic. *J Am Dent Assoc*. 2000;131:635–642.
75. Malamed SF, Gagnon S, Leblanc D. Safety of articaine: a new amide local anesthetic. *J Am Dent Assoc*. 2001;132:177–185.
76. Kanaa MD, Whitworth JM, Corbett IP, Meechan JG. Articaine and lidocaine mandibular buccal infiltration anesthesia: a prospective randomized double-blind cross-over study. *J Endod*. 2006;32:296–298.
77. Robertson D, Nusstein J, Reader A, Beck M, McCartney M. The anesthetic efficacy of articaine in buccal infiltration of mandibular posterior teeth. *J Am Dent Assoc*. 2007;138:1104–1112.
78. Haase A, Reader A, Nusstein J, Beck M, Drum M. Comparing anesthetic efficacy of articaine versus lidocaine as a supplemental buccal infiltration of the mandibular first molar after an inferior alveolar nerve block. *J Am Dent Assoc*. 2008;139:1228–1235.
79. Kanaa JM, Whitworth JM, Corbett IP, Meechan JG. Articaine buccal infiltration enhances the effectiveness of lidocaine inferior alveolar nerve block. *Int Endod J*. 2009;42:238–246.

第十九章　治疗准备

C. John Munce, Terrell F. Pannkuk, Adham A. Azim, Rajiv G. Patel, Ziv Simon

第一节　术前沟通

一、病况讲解与治疗计划

充分的诊前医患沟通是口腔治疗的一个重要组成部分，医师对于患者的提问能够做出详尽、诚恳且全面的回答，有助于建立医患之间良好的信任。充分的医患沟通可以提高患者在治疗过程中的依从性，有效减轻患者的焦虑[1]。患者通常会对根管治疗提出各种问题，例如治疗中和治疗完成后的疼痛程度，治疗的成功率以及治疗后远期是否会出现问题等。

医师在患者初次就诊时通过完善的检查来判断一颗患牙是否需要进行根管治疗。借助口内照相机、X线影像、锥形束计算机断层扫描技术（cone beam computed tomograph, CBCT）（见第九章）以及其他影像学技术，可以将患牙情况完整地呈现给患者。这些高科技的诊断设备可以有效地帮助医师向患者介绍病情、治疗的必要性以及对患牙预后的判断。术前检查不应局限于对患牙牙髓情况的判断，也要考虑患牙的牙周情况以及后期进行修复治疗的条件（见第八章）。

当确认了牙髓治疗的必要性，非手术性的根管治疗或根管再治疗是首选的治疗方案。当出现经久不愈的根尖周炎、根管堵塞或其他通过常规根管治疗或再治疗无法解决的病损时，也可以选择根尖切除术或意向再植术。医师需要充分根据患牙情况来判断其预后，根据情况确定进一步的联合治疗方案。例如可以通过冠延长术或正畸牵引帮助患牙更好地隔湿，为后期修复治疗提供足够空间，或通过引导骨再生术恢复患牙牙周组织附着，以延长患牙使用寿命[2]。

临床医师应当熟练掌握目前先进的牙体修复技术以及牙周治疗技术，因为许多过去被认为无保留价值或预后极差的患牙可以通过当前的技术大幅改善其治疗效果（图19-1）。除非患者有严重疼痛需要紧急进行根管治疗，治疗方案应当由包括牙体牙髓医师、牙周医师、正畸医师和修复医师在内的临床医疗团队参与，并与患者共同讨论后制订。在治疗前收集详尽准确的诊断信息至关重要（图19-2）。某些情况下患牙条件极差不适合治疗，可建议直接拔除（图19-3）。

需要进行非手术根管治疗的患牙往往存在全覆盖修复体。如果修复体边缘不良，应将其去除，并重新评估患牙的可修复性。如果修复体边缘良好，在保证器械入路和操作视野的前提下，临床医师可以尝试将其保留。去除还是保留良好的全覆盖修复体很大程度上取决于临床医师，应该根据具体情况来做出判断。

患者通常会关心根管治疗的治疗时间和复诊次数。目前研究表明：一次完成的根管治疗和分次进行的根管治疗，其治疗成功率与术后并发症发生概率基本相似[3-5]。随着牙髓病治疗设备的进步，一次性根管治疗正在逐步普及。而对于根管再治疗、钙化根管、器械分离、弯曲根管、根管渗出物较多或需要长时间封药消毒时，则建议多次复诊治疗[6-9]。经验不足的医师应当预留更长的就诊时间，而当一次就诊时间超出患者或医师的承受能力时，应当予以髓腔内暂封消毒药物，并预约下一次复诊继续治疗。

二、知情同意

与其他的口腔治疗一样，牙髓治疗在治疗前也需要获得患者的知情同意。医师必须详细说明治疗方案、治疗方法、可能带来的风险和包括完全不治疗在内的可选替代方案[10-11]。知情同意是一个通过判例法发展而来的法律概念，可以通过司法行为强制执行。谨慎的医师会在治疗活动之前完成对患者的知情同意工作。知情同意的定义是指患者在确保获得拟进行治疗带来的收益和风险的可靠信息的基础上，同意拟进行的治疗过程。医师应当确保用患者能够理解的通俗语言配合专业术语与患者进行知情同意沟通，当存在语言交流障碍时，需翻译成患者的母语进行沟通。这有助于患者获得足够的信息，基于对自身健康的考虑，做出有意义的决定[12]。

知情同意包括治疗的执行者即医师对拟进行治疗的详细解读，对治疗带来的获益及风险的评估，以及患者对医师解读的理解。知情同意的讨论记录应当在患者的治疗记录中。尽管知情同意书没有统一标准的格式要求，但美国牙髓病学会（American Association of Endodontics, AAE）提供了一个可以参考的范本（图19-4）。患者拒绝治疗的意向，也应当记录在案。医师必须知晓所在国家或地区的相关法律，由此确定拒绝治疗是否需要书面说明。为确认患者能够充分理解医师在知情同意讨论过程中的解释，医师应当积累足够的临床经验，提高对患者认知的判断能力，同时参考现有的研究成果。其标准为：在充分了解重大风险

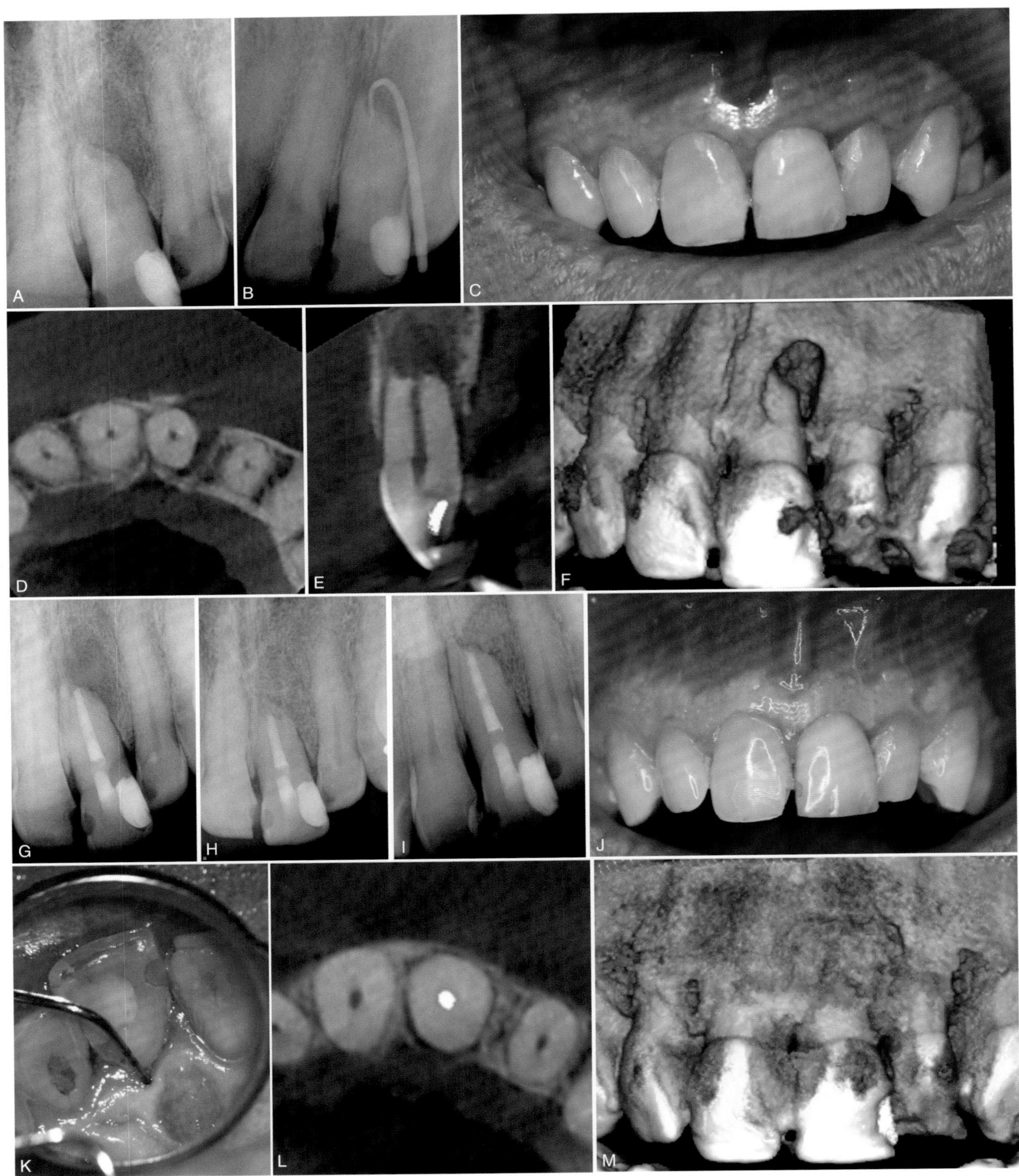

图 19-1
A~C. 上颌中切牙的根尖片，根尖周围有巨大范围的病变，窦道示踪可见根尖吸收。该症状与该患牙Ⅱ度松动及腭侧牙周探诊结果相对应　**D~F.** CBCT 图像显示颊侧骨壁和邻面骨壁支持丧失。从矢状面来看，这颗牙齿的冠根比很低　**G~H.** 根尖片示在根管治疗后使用 MTA 作为根尖屏障，患者接受根尖外科手术切除根尖周肉芽肿，并使用同种异体骨材料和可吸收膜引导组织再生（GTR）　**I~K.** 术后随访 1 个月，手术部位完全愈合，患牙无松动，牙周探诊深度正常，为 3mm　**L、M.** 随访 CBCT 显示骨缺损完全愈合

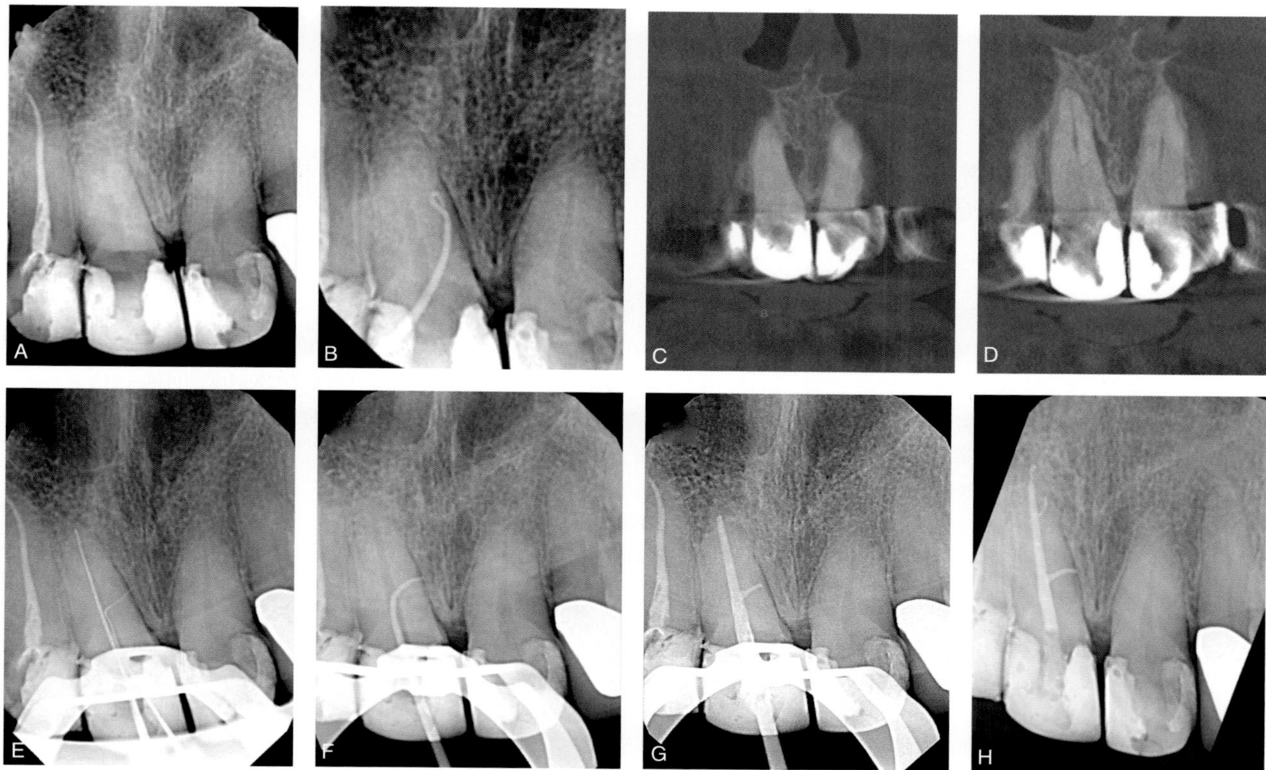

图 19-2

A、B. 术前根尖片显示上颌中切牙根中段牙槽骨低密度影，根尖未见明显低密度影，窦道延伸至根的近中侧　**C、D.** CBCT 冠状面图像显示病变的侧支根管　**E~H.** 根据 CBCT 测量结果，用手用锉对侧支根管进行预备，然后扩大至 30 号 0.04 锥度，热牙胶进行充填

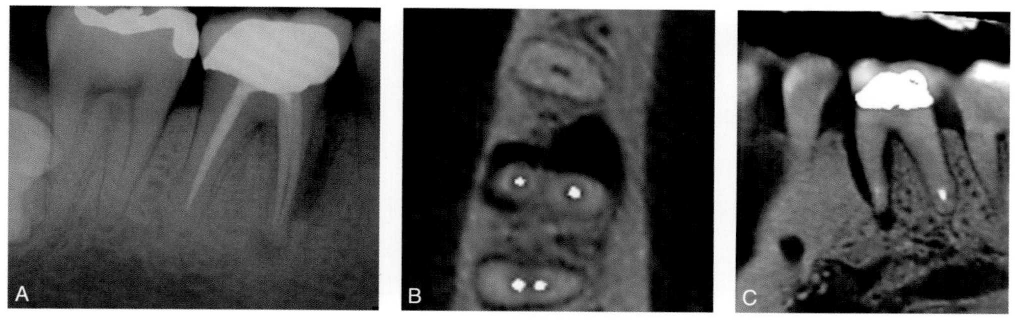

图 19-3

A. 右侧下颌第一磨牙根尖片显示原根管充填情况，近中根的牙槽骨吸收与近中根根尖病变连通　**B.** CBCT 水平面图像示病灶从颊侧延伸至近中根的舌侧　**C.** CBCT 矢状面图像示近中根发生纵裂，折裂线贯通近中根全长。建议拔除患牙

牙髓治疗知情同意书范例

1. 本人授权 ______________ 医师及 ______________（医疗机构）的工作人员对本人所患以下疾病展开治疗活动 ______________________________（病情描述）

2.医师已经向我解释了我的病情及治疗方案，我理解医师所做出的解释。

3.该治疗过程描述为：______________________________（患者能够理解的通俗说法）

4.我已被告知除本治疗方案外其他的备选方案，包括不治疗。

5. 医师已经向我解释治疗方案中固有的和潜在的风险。我明白以下情况可能是治疗出现的固有或潜在的风险。麻醉过程中可能出现肿胀、出血、感染，或嘴唇、舌、下颌、牙龈、颊和牙齿的暂时性麻木，也存在永久麻木的可能性。注射过程中可能出现咬肌痉挛，颞下颌关节强直，耳部、颈部、头部疼痛。药物引起的面部变色；药物反应引起的嗜睡和协调障碍；抗生素可能会抑制避孕药的药效。

6.我已经被告知哪些并发症可以保证避免，或不能保证避免，或完全不能避免。

7.我曾有机会就治疗的性质、治疗的固有风险和替代疗法向医师提问。

8.这份同意书并不包含我与医师就治疗方案进行的全部讨论。

患者签名 __________ （日期）__________

医师签名 __________ （日期）__________

公证人签名 __________ （日期）__________

图 19-4 牙髓治疗知情同意书范本

的情况下，一个通情达理的患者是否能够理解医师的解读并同意治疗。

三、诊疗团队的沟通与协作

随着信息技术的发展，使得传统的“明信片”式的治疗报告（仅有患牙牙髓治疗前后的 2 张根尖片的信息）转变为全面的实时信息交流，包括正在进行的治疗计划和执行细节。数字化的图表系统可以简化整合患者的治疗记录，包括文本、图像，甚至视频文件。大数据可以方便地检索和生成电子邮件，其中包含多个附件，为所有合作临床医师提供计划和治疗病例的详细信息。信息系统和服务器，基本的计算机使用知识和必要的技术支持，已成为当代口腔诊疗活动所必需的条件。高效的数字化通信可使得患者接受多学科综合治疗的效率大大提高，使得综合治疗计划出现误解、信息混淆，或其他潜在性大风险的概率显著降低。理想的团队沟通所需要的信息技术的软硬件支持主要包括以下几方面：

1. 联网的计算机系统。
2. 数字制图软件，包括一个集成的或单独的图像管理器。
3. 数字化 X 线影像设备。
4. 平板扫描仪（反射和胶片扫描功能）。
5. 附带摄像机的牙科根管显微镜。
6. 除了本地网络工作的计算机系统之外的其余备份

系统（云备份、基于web的备份、备用外部硬盘等）。

7. 在线会议软件。

通过精心设计，可以使诊室实现从椅旁到前台的无缝数据汇总，然后这些信息被转换并存储为有序的电子文件，通过这些文件与合作的临床医师进行有效的沟通，有时甚至可在患者就诊完毕之前完成交流（图19-5）。

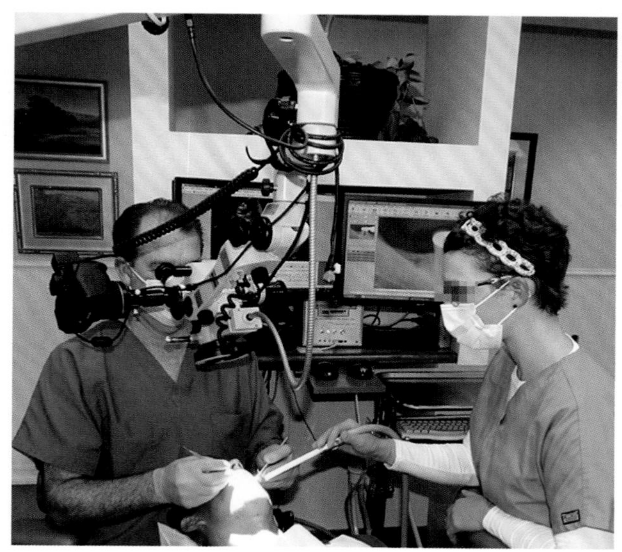

图19-5　由于计算机屏幕和键盘的位置便于医师操作，临床影像文件的创建和存储可以同时进行，通过安装在显微镜上的摄像机可以快速高效地捕获摄影图像

现代数据收集和通信为诊疗带来诸多优势和便利的同时也带来了许多重大风险。计算机黑客、病毒和隐私信息泄露是人们普遍关注的问题。令人担忧的是，这些问题已成为普遍现象。美国国会研究服务中心报告称：2012年1 260万美国人成为隐私信息盗窃的受害者，平均每个受害者受到365美元的损失[13]。安全漏洞的风险不仅直接损害医师的利益，而且还会在患者的私人信息被盗的情况下产生危险因素。《健康保险便携性与责任法案》（HIPAA）于1996年在美国颁布。2003年颁布了一项特别的隐私规定，极大地改变了医疗保健实践和患者信息泄露的现状。健康信息（PHI）传播的保护已经得到严格的执行和规范。任何时候都需要采取合理的措施来保护隐私。通过电子邮件进行患者信息的传播必须仅限于患者认可的治疗团队，一个有效的方法是采用电子邮件标记以防止私人信息的意外传播。

"本邮件中所包含附件文档及随本通讯传送的资料绝对保密，只供[填上牙医姓名]使用。如果您不是预期的接收人，您将在此被告知，法律严格禁止使用所有包含在通信中或随通信传输的信息，或传播、分发或复制本邮件。如果您错误地收到了这封邮件，请立即将这封邮件返回给发件人，并删除原始邮件及其所有副本。"

综上所述，多学科综合讨论是提高诊断水平和提供先进治疗服务的必要条件。医疗团队的沟通应该是跨学科的互动，提供以患者为中心的强化治疗。大多数的根管治疗是由非专业人员完成的，这大大增加了牙髓专科医师接诊的复杂性。对医源性患牙的再治疗，以及对有特殊管理问题的患者的治疗，常常成为牙髓专科医师处理的典型病例。牙髓病专业和口腔医学专业作为一个整体，将极大地推动临床医师跨学科协同治疗，并在该过程中学习和提高，实现资源共享。

第二节　术前用药

一、预防性应用抗生素

医师过去通常会为将进行牙髓治疗的患者开具预防性抗生素，防止可能出现的疼痛和急性肿胀。在2002年美国牙髓病学协会的一项调查中，有85%的参与者报告说他们开过术前预防剂量的抗生素[14]。但是随后的研究表明，预防性使用抗生素对根管治疗出现的肿胀没有影响[15,16]。

患有某些疾病的患者可能需要在牙髓治疗之前进行抗生素治疗。例如，有患感染性心内膜炎（endocarditis，IE）风险的患者应接受预防性抗生素用药，防止血源性微生物在血流中增殖并驻留在分流管或假体上[17,18]。2007年，美国心脏协会（American Heart Association，AHA）更新了其早先的1997年预防性抗生素治疗方案指南[19]。进行修订的原因是心内膜炎更可能是由于经常暴露于与日常活动有关的随机菌血症而不是牙科手术所致的菌血症[20]。此外，AHA指南修订基于以下证据：抗生素相关的不良反应超出了预防治疗收益[21,22]。AHA现在建议将预防性抗生素使用仅限于高风险发生IE的患者，例如以下情况的患者[19]：

1. 人工心脏瓣膜或使用人工材料用于心脏瓣膜修复。
2. 有IE病史。
3. 发生心脏瓣膜病的心脏移植。
4. 未修复的紫绀型先天性心脏病，包括姑息分流和导管术。
5. 用人工修复材料或装置修复先天性心脏缺陷外科手术或介入术后6个月内。
6. 假体贴片或假体装置（抑制内皮化）修复先天性心脏缺陷后，有部位或邻近部位残留缺陷。

除上述列出的条件外，对于其他任何类型的先天性心脏病，不再建议预防性使用抗生素[19]。对于符合条件的患者，预防是合理的，因为在牙科手术后6个月内会发生修复材料的内皮化。

AHA已为IE高风险患者开发了一种标准的抗生素治疗方案，并为过敏或无法口服的患者提供了替代治疗方案。目前用于所有牙科手术的标准抗生素方案是阿莫西林，因为它比青霉素更能被胃肠道吸收并保持较高的血清浓度。推荐的治疗方案和剂量列于表19-1[19]。

表 19-1 牙科治疗术前需要使用抗生素患者的推荐使用方案和剂量

抗生素使用方案		剂量（术前 30~60 分钟使用）		用法
		成人	儿童	
标准剂量	阿莫西林	2g	50mg/kg	口服
	头孢唑啉	1g	50mg/kg	
青霉素类过敏	克林霉素	600mg	20mg/kg	口服
	阿奇霉素 / 克拉霉素	500mg	15mg/kg	
	头孢氨苄	2g	50mg/kg	
无法口服药物	头孢唑啉或头孢曲松	1g	50mg/kg	肌内注射或静脉注射
	氨苄西林	2g	50mg/kg	
过敏 + 无法口服药物	克林霉素	600mg	20mg/kg	肌内注射或静脉注射
	头孢唑啉 / 头孢曲松	1g	50mg/kg	

对于 IE 高风险的患者，建议患者在牙科治疗前 1 小时预防性使用抗生素。这样可使抗生素在血中达到适当浓度。如果患者忘记使用预防剂量，可以在手术后 2 小时内服用建议的剂量。如果患者在治疗前已在接受抗生素治疗，牙医可能会开出与患者目前正在使用的抗生素不同的抗生素类别（例如，如果患者目前正在接受克林霉素治疗，则牙医应选择阿莫西林来预防）。

2003 年，美国牙科协会（American Dental Association，ADA）和美国骨科医师学会（American Academy of Orthopedic Surgeons，AAOS）起草了一份建议，指出没有足够的证据支持全关节置换患者的预防性使用抗生素方案[23]。对于在手术后 2 年内的全关节置换患者，建议采用类似于 IE 高危患者的治疗方案。2014 年，ADA 科学事务理事会成立了一个专家小组，以更新和阐明针对接受牙科治疗的全关节置换患者所需处方药的临床建议。在更新后的系统评价中，没有发现牙科手术与人工关节感染之间的关联。专家小组得出结论，对于人工关节置换患者，在牙科手术之前无需预防性使用抗生素[24]。因为建议不可能覆盖所有患者的情况，ADA 鼓励牙科专业人员参照此建议，在必要时咨询患者的骨科医师，并在计划治疗时考虑患者的需求和偏好。临床医师还应根据临床判断来确定是否适合患者进行处方用药。

重要的是，当出现全身性感染症状和体征或感染进行性 / 持续性传播时，要注意应与适当的牙髓治疗一起开具抗生素治疗方案。更多有关信息，请参见第三十章。

二、抗焦虑方案

需要进行牙髓治疗的患者通常对手术过程感到焦虑。患者常错误地假设该过程会很痛苦。这种误解可能导致患者在治疗期间难以放松。尽管大多数患者能够控制自己的恐惧，但仍有一些患者无法做到。临床医师应在治疗之前尝试全面解释治疗流程，并讨论治疗期间或之后可能出现的轻微不适。术者在开始手术之前，对治疗步骤进行说明，可以减轻患者的焦虑程度[1]。如果患者的恐惧无法控制，可以执行包括从氧化亚氮到有意识的镇静等多种抗焦虑方案。有关详细信息，请参见第十八章。应基于每个患者及其在每次治疗期间控制其行为和焦虑的能力适当选择抗焦虑疗法。

三、止痛药的应用

将进行根管治疗的牙髓或根尖周组织炎症完全麻醉可能较为困难。牙髓或根尖周组织发炎引起的低 pH 环境，可能会影响局麻药的效率，导致麻醉失败[25,26]。研究已证明根管治疗前给予低剂量的氯胺酮（10mg）可增强在治疗患有不可逆性牙髓炎的下颌磨牙时下牙槽神经阻滞效果[27]。其他研究表明，在局部麻醉注射术前 1 小时给予布洛芬或其他非甾体抗炎药（nonsteroidal anti-inflammatory drugs，NSAID），可在根管治疗中实现有牙髓组织炎症的患牙的深度麻醉[28]。

由于治疗过程中碎屑、冲洗液和根管填充物的挤出，可能会激惹根尖周组织，造成根管治疗术后疼痛[29,30]。研究表明，预防性使用止痛药可以减轻术后疼痛[31-33]。尽管根管治疗术后疼痛可能很轻或没有[34]，临床医师通常还是预防性开止痛药，以避免根管治疗后可能出现的中度或重度疼痛。

第三节 仪器设备

一、牙科手术显微镜

罗马人在 1 世纪时指出，透过玻璃来看物体会显得更大。这样在发现和创新的历史长河中开启了放大人类视野的关键一步。在 1609 年，伽利略把凸透镜和凹透镜的镜头装在一起创造了一种新的复合式显微镜[35]。Anton van

Leeuwenhoek 揭开健康科学的新大门不仅仅是由于他打磨镜片的方法，更取决于他安装镜片的技巧[36]。与当时的学者认识不同，1674 年在他写给罗马人的信中称这种单细胞组成为微生物。1922 年，尼伦进行了眼外科手术，这标志着现代显微外科手术的开始[37,38]。几十年后，显微镜成为包括神经科和眼科在内等其他医学专业的标准治疗配置方案[39,40]。1953 年，德国卡尔・蔡司公司推出了第一台商用双目显微镜[41]。

1978 年，一位内科医师和牙科医师共同推出了第一台牙科手术显微镜[42,43]。由 Apotheker 和 Jako 组成的团队与 Chayes-Virginia 合作开发了“牙科显微镜”，并于 1982 年在哈佛牙学院开展了首次临床实践显微课程[41,44]。人们对于第一代牙科显微镜兴致并不高，到 1986 年便停止了生产和销售。

1995 年美国牙髓病学会（AAE）正式向 ADA 牙科认证委员会（CODA）推荐使用牙科显微镜。1996 年显微镜培训被纳入牙髓病学专科培训计划认可标准中，1997 年开始要求课程中必须进行显微镜培训。尽管在牙髓专科医师培训课程中会使用显微镜，仍有相当一部分的专科和全科牙医在临床工作中不会使用这一重要的工具。图 19-5 所示为牙科手术显微镜在四手操作中的用法。

在根管治疗中使用显微镜有以下优点：

1. 提高钙化根管的治疗效果[45,46]。

2. 提高根尖手术的精确性，如在根尖切除和根管倒充填中狭区微隙及一些小的分散的入口的制备[47]。

3. 在非外科手术中更好地处理的复杂解剖形态的根管[48-52]。

4. 以减小皮瓣创口并进行更致密的显微缝合为主旨，促进术后愈合效果。[39,53,54]。

5. 清除根管内堵塞物[55-58]。

6. 诊断根折[59]。

7. 根管穿孔的内部修补[60]。

在未使用显微镜前，牙髓治疗视野不清晰，完全凭借操作者的手感。牙科器械大且笨重，不适用于现代牙科手术显微镜下的操作。显微镜有 10×~20× 的放大倍数和增强的照明来提供更精细的透视，可以直视牙根深处的解剖特征。为了适应新的“微观视角”，引入了显微外科超声仪器，显微车针和显微外科手持器械。显微镜可以更细致地去除桩和根管深部的粘接剂，从而减少了手术治疗。一项研究比较了 40 岁以下和 40 岁以上临床医师的视敏度[61]。视敏度是指眼分辨物体细微结构的最大能力，通常用能分辨两点的最小视角来确定。这项研究用常规的 E 型视力检查表检查，结果发现，40 岁以上的牙医必须依靠显微镜才能定位到根管。如果没有牙科手术显微镜提供的直射光线和放大，几乎不能探查到小于 0.06mm 的根管口。

显微镜的应用为根管治疗的诊断和操作带来了革命性的进步[62]。AAE 指出显微根管治疗相对于传统根管治疗方式具有明显的优势[63]。

以下是常见的显微镜附件：

1. 显微镜支架

（1）落地式；

（2）壁挂式；

（3）吸顶式。

2. 照明附件

（1）卤素灯；

（2）氙灯；

（3）LED。

3. 附件

（1）静态相机；

a. 视频捕获；

b. 数码相机；

c. 单反相机（图 19-6）。

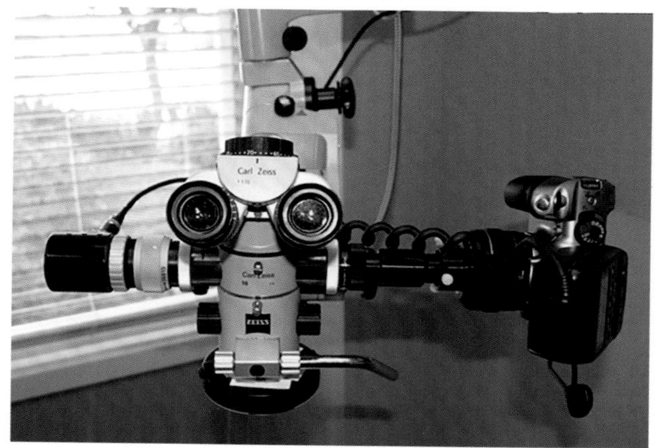

图 19-6 显微镜上的分光器可以添加转接器以连接视频和单反相机

（2）摄像系统。

患者和显微镜的位置可以调整，以方便口内不同部位的治疗，以下是确定方位的一些建议：

1. 牙医和助手保持直立坐姿以合适的体位坐在各自椅位上。

2. 医师的手臂应直线下垂并放松。

3. 当在 11~12 点钟位置工作时，患者的头部需要偏转足够的角度并弯曲颈部获得视角，以便看清后牙。操作者有时可以转到 9 点钟位置，而不用扭转肩膀和手臂进行口腔检查和使用手动锉操作。

4. 一般情况下，使用低到中等的放大倍率即可，高倍率主要用于摄影。

5. 上颌牙需要通过口镜反射进行观察，比治疗开口受限患者的下颌牙容易。

总之，凭借着牙科手术显微镜的优势，复杂的根管系统可以被更好地放大、照亮及治疗。AAE 发布的信息强调了显微镜在牙髓治疗中的优势[47]。众多各具特色的显微镜的出现，表明显微牙科技术的应用可以延长牙医的职业生涯并给患者提供更高质量的治疗。

二、头戴式放大镜

尽管牙科手术显微镜是根管治疗中增强可视化效果的首选方法，但也有许多医师指出头戴式放大镜在根管治疗中具有实用性。医师们可以根据治疗需要的放大倍数选择显微镜和放大镜。在使用放大镜时，高强度照明对于改善视野和减少阴影至关重要。

人们不断地对放大镜及其前照灯进行改造。放大镜的放大倍数范围从 3 倍到 5 倍不等。也有更高放大倍率和更大视野的，包括 4.5 倍、6 倍、8 倍和 5.5 倍、6.5 倍、8 倍的放大镜。放大倍率越高，视野越小，景深越浅。由于根管治疗通常是在狭小的空间内进行，因此推荐使用更高倍率的放大镜，以便于更直观地观察深层细微的根管形态。氙灯或 LED 光源可以安装在支架上或可拆卸的头帽带上。

放大镜的视觉敏感度随工作距离的增加而降低。因此，高个子的医师在同样的情况下可能需要更高的放大倍率。医师使用放大镜时应保持放松，颈部不应紧绷，视野角度可以根据个人的喜好和具体情况进行调整。许多制造商在突出的镜头周围为镜头提供了说明。

为了达到教学目的以及增强临床医师之间的交流，高级的高倍放大镜（特制的可放大 8 倍及以上）配上相应的摄像头和同轴高功率强光照射不仅可以出色的捕捉口腔内的操作过程，还可以帮助临床操作者根据需求进行相应改良。临床医师可以通过简单地旋转头部，并通过技术手段逐步调节与口腔合适的距离，例如定制加工或改良助手协助操作的临床仪器或设备。目前已有许多放大镜适用的成像系统，包括 NanoCam，HD LoupeCam，Surgicam Pro 以及 TTL 测光的 Alos camera 等。

三、根管治疗装备

根管治疗所需的所有器械，应方便牙医及助理在操作时获取，并应整齐的排列以提高操作效率。目前有各种专用器械盒和安放装置（图 19-7），每个诊室都应该开发最有效和最方便的器械盒套装。通常，根管治疗器械包括如下几种。

1. 注射器和麻醉剂。
2. 口镜、牙周探针和牙髓探测器。
3. 橡皮障、橡皮障支架、橡皮障夹钳、打孔器。
4. 橡皮障夹。
5. 牙线用于通过橡皮障邻牙接触点并系于橡皮障夹上。
6. 高速和低速手机和车针。
7. 带锁棉镊用于常规操作和夹持钻及旋转器械（图 19-8）。
8. 根管冲洗注射器。

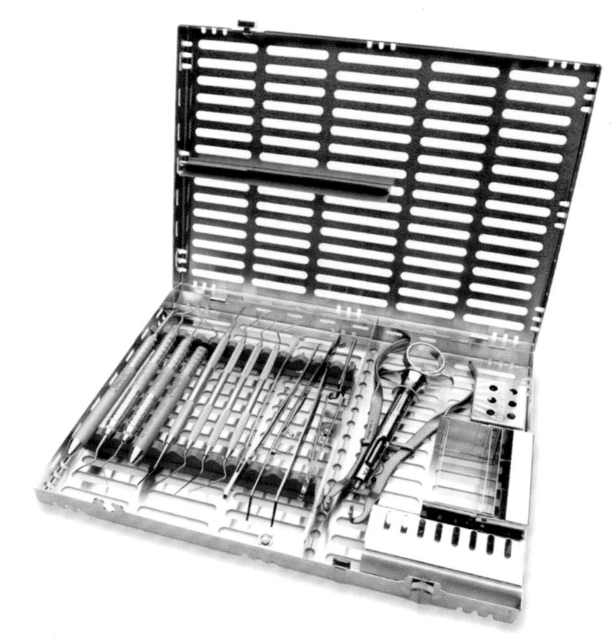

图 19-7 牙髓治疗器械套装

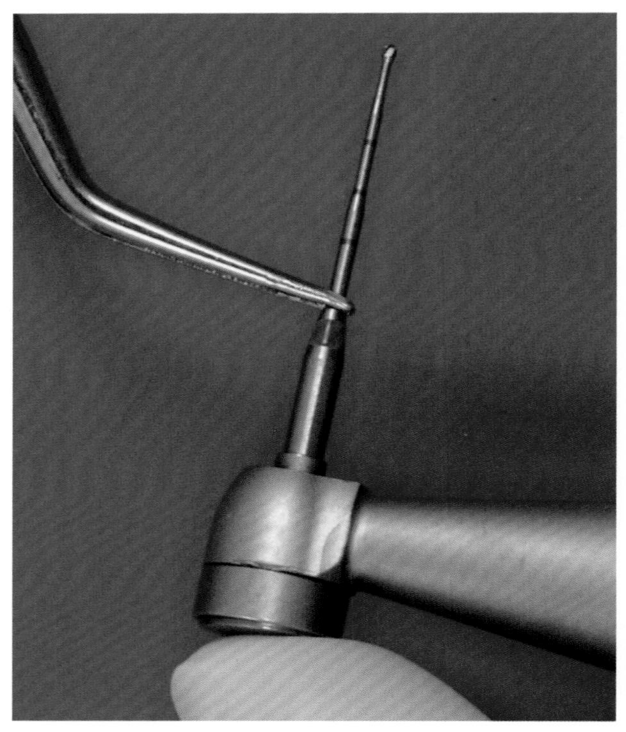

图 19-8 各种牙髓旋转器械，包括 Munce Discovery 钻，GG 钻和旋转锉，可以通过按压手机尾部用带锁棉镊放入闩锁型低速手机，旋转时通过脚控踏板控制

9. 挖器。
10. 调拌刀和玻璃板。
11. 充填器械。
12. 根管清理和成型器械可放置在一次性海绵（或一次性其他放置装置）上（图 19-9）。

各种破碎器械的回收装置、脱冠装置、矿物三氧化物聚合物（MTA）（或替代材料）、各种冲洗剂、封闭剂、牙胶尖、Dycal、Cavit、桩、充填材料以及配套工具等应放好便于获取和使用。

专门为根管治疗而设计的传递车系统，有助于提高操作的效率。Ergo iTech ™（图 19-10）为各种牙髓治疗提供了特殊的解决方案。可以根据牙医的特殊需求在车上的特定位置放置特定仪器，一项操作通过一个脚踏控制。如仪器托盘，监视器和内部 CPU 架等附件可以集成。

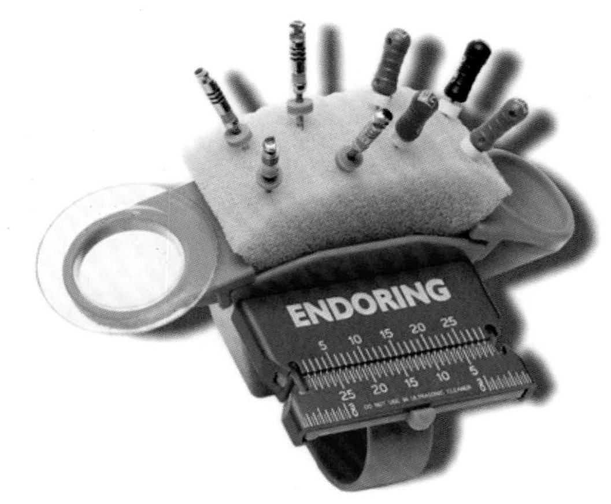

图 19-9　有效的牙髓治疗指环装置，可以放置手用锉和旋转锉

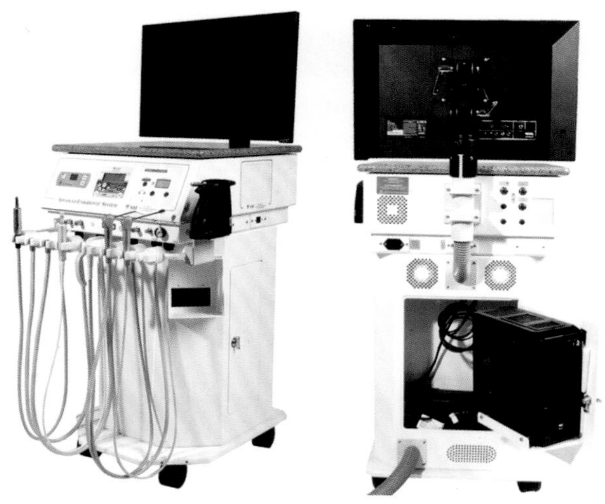

图 19-10　Ergo iTech 系列设计 AIS Advanced 牙髓装置车的前后面观

第四节　橡皮障隔离术

1864 年 Stanford C.Barnum 开始提倡使用橡皮障隔离术，距今已经 150 多年了[64]。在此之后，不断发展并提出了多种形式和类型的隔离术式。其共同的目的均是在治疗的过程中隔离牙齿。橡皮障隔离术是牙髓治疗中隔离牙齿的一种方式，他具备许多优点[65-69]：

1. 保护患者，避免误吞或误吸根管治疗器械、冲洗液和药物。

2. 形成隔离区，消除根管系统和治疗器械的唾液环境。

3. 可以减少在牙科治疗中高速涡轮机使用时形成含微生物成分的气溶胶，从而避免操作中的交叉感染。

4. 减少患者在术中漱口和说话的次数，创造更有效舒适的工作环境。

5. 创造干燥的环境，减少口镜上的雾气，提高术区可视性。

6. 隔离并保护舌、唇及其他口腔软组织。

近年的研究表明，在根管治疗和制备根管桩修复时，使用橡皮障隔离术，可以显著提高牙髓治疗的成功率和牙齿存活率[70,71]。尽管在临床上，有些患者（口呼吸患者、对橡皮障布有强咽反射的患者、严重焦虑症患者等）放置橡皮障时非常不方便，但仍需尽可能放置。根管治疗时如不使用橡皮障隔离，会增加医师因患者产生误吞误吸而承担相应责任的风险（图 19-11）[65,72]。早期公开的资料写明“标准化治疗要求常规放置橡皮障”[73]，作为强制性的措施，它可以减少交叉感染，减少根管系统感染和潜在的系统性感染[65-69,74]。对于临床上的有些复杂情况，如钙化髓腔，钙化根管或有全冠的牙齿，需要使用牙周探针探查牙根面，帮助明确根管方向。在这些情况下，可以根据牙齿的情况，在明确根管方向后再放置橡皮障，以避免破坏过多的牙体组织，避免穿孔和其他并发症的发生。一旦探查到根管，应马上放置橡皮障，无橡皮障时不应插入根管锉。

一、橡皮障的组成

橡皮障系统主要由三部分组成：橡皮障布、橡皮障支架和橡皮障夹。橡皮障布是可消毒的，有不同厚度（薄、中等、厚、超厚和特殊厚度），不同颜色（从浅黄色到灰色），不同大小（5inch × 5inch 和 6inch × 6inch，1inch≈2.54cm），不同材质（乳胶和非乳胶）的。中等厚度的橡皮障布较薄型的弹性好不易撕裂，又较厚型的容易操作，在牙髓治疗中最常使用。橡皮障布的颜色多根据临床的需要选用，深色提供更好的对比度，在拍照记录时可以获得更好的可视性和高质量的照片。浅色则相反可以得到更明亮的术区，可用于光线不足时。对乳胶过敏的患者可以选用非乳胶的橡皮障布，非乳胶的橡皮障布只有 6 × 6 英寸中等厚度的规格。

橡皮障支架的作用（图 19-12）是在操作过程中拉伸橡皮障布，暴露操作术区和患牙。支架可以是金属的或塑料的，虽然金属支架更耐用，但在拍摄 X 线片时需要取下，这可能会影响橡皮障布的稳定性，影响对患牙的隔离。塑料支架在这方面有良好的优势，它是 X 线透射的，因此在拍摄 X 线片时不需要取下。塑料支架可以设计成多种形状，可以是固定式的，也可以是带绞链的。它还可以制成可任意塑性的支架。在牙髓治疗拍 X 线片时，塑料支架可以通过绞链折向一边。

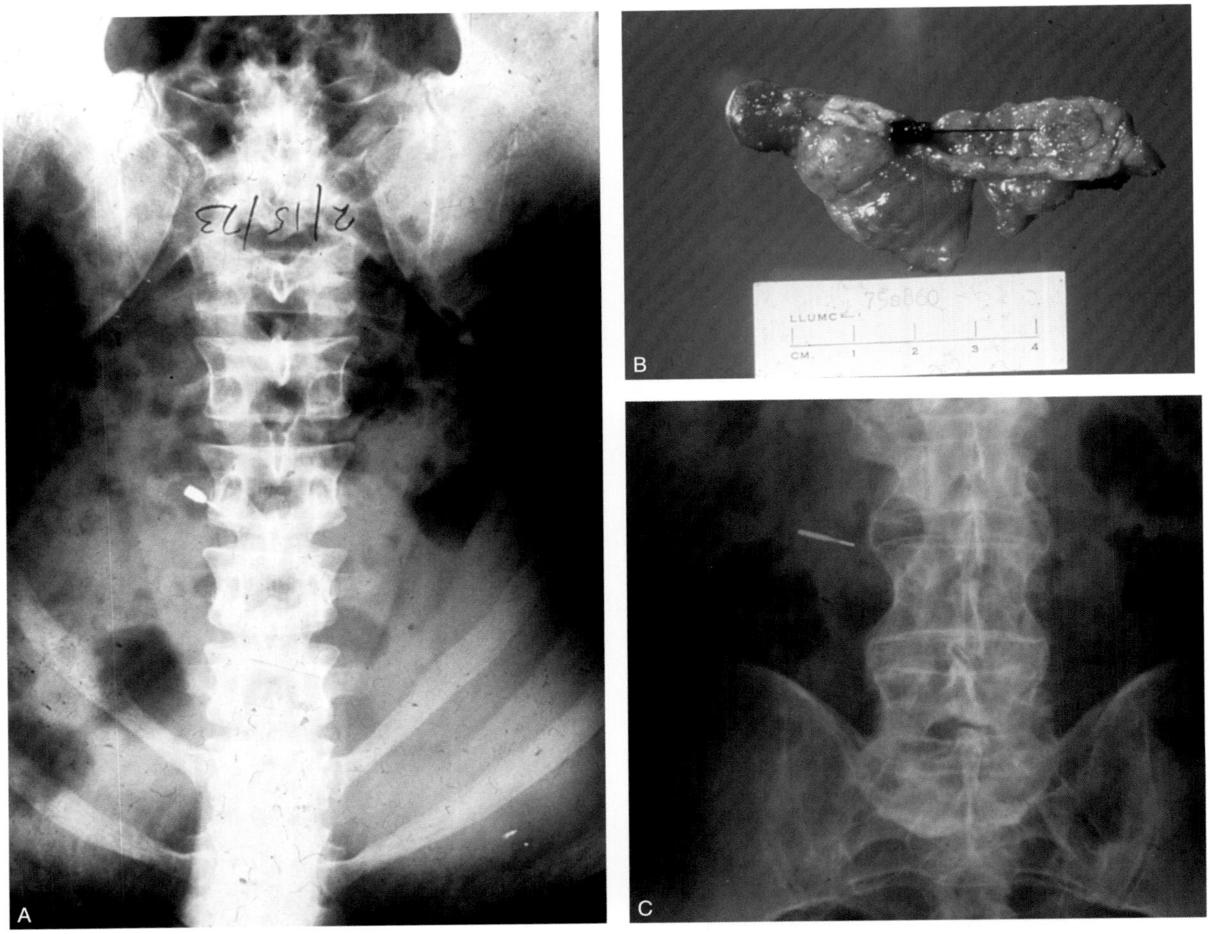

图 19-11 **A.** 误吞入的根管锉进入到阑尾，导致急性阑尾炎 **B.** 通过阑尾切除术切除阑尾，在阑尾中可见根管锉。使用橡皮障可以防止此类并发症的发生 **C.** 如图所示，车针可以从手机柄上松脱被误吞，使用橡皮障可以有效的预防车针误吞

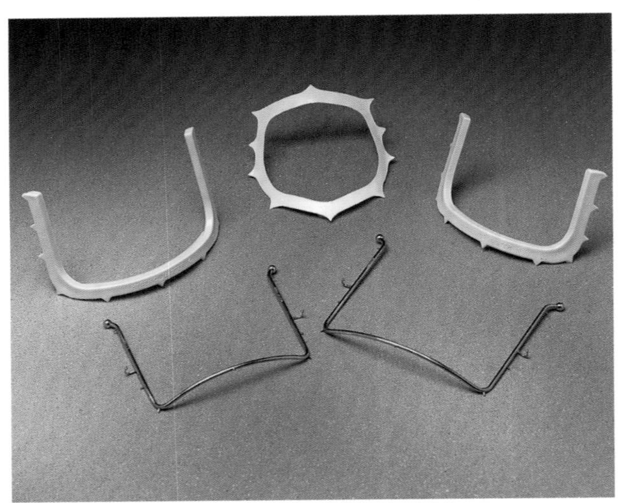

图 19-12 不同形状的金属和塑料橡皮障支架图片

橡皮障夹的作用是将橡皮障布固定在目标牙上。在做多颗牙隔离时，一般将橡皮障夹放置在最远中位的牙齿上。橡皮障夹有一个弓状杆，将两个喙连接起来（图 19-13）。喙的两端呈尖角状或成锯齿状（虎夹），可以使它更好地固定在牙齿上。用橡皮障钳将夹子的喙部放置于牙唇 / 颊或舌 / 腭面的外形高点线以下。橡皮障布固定在橡皮障夹的喙尖和中央翼的下方。如果是无翼夹，则固定在喙缘平面。

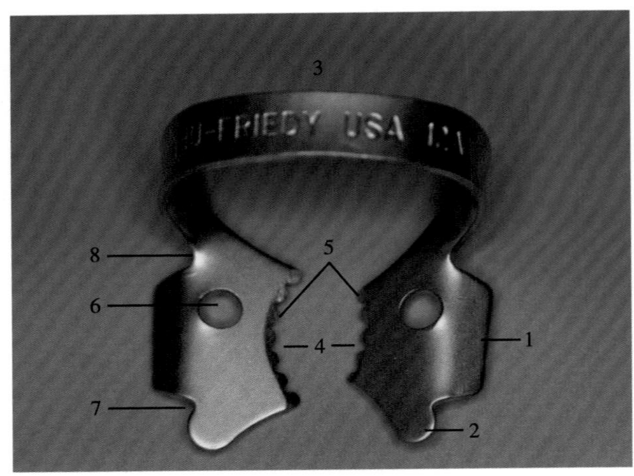

图 19-13 Hu-Friedy 带齿虎夹图片

1. 中央翼；2. 前翼；3. 弓；4. 喙；5. 齿；6. 钳孔；7. 前翕；8. 后翕

在治疗前需将橡皮障夹放置稳定。未固定的橡皮障夹，在治疗时可能会出现危险，引起牙齿破坏和周围软组织的损伤。可以用两个拇指做橡皮障夹双侧的压摆，检查橡皮障夹的稳定性。

常规操作时使用足够长的牙线一端拴住橡皮障夹夹孔，另一端固定于口外治疗巾或其他口外的装置上，以防止橡皮障夹在破损或滑脱时被误吞或误吸。还有其他多种方式可以减少橡皮障夹各部位被误吞及误吸的可能风险。将牙线穿过两边夹孔（图 19-14），可以防止橡皮障夹弓状连接杆折裂而引发的碎片风险，加强安全性。

有多种的形状和大小的橡皮障夹用以适应牙齿的多种形态，扭转和不同形状的缺损。常见的分类方法有：中侧切牙夹，尖牙夹，前磨牙夹和磨牙夹。它们均有有翼和无翼两种形状。有翼夹可提供更好的软组织隔离，减少唾液渗漏。采用翼法放置橡皮障时，需要使用带翼的橡皮障夹。

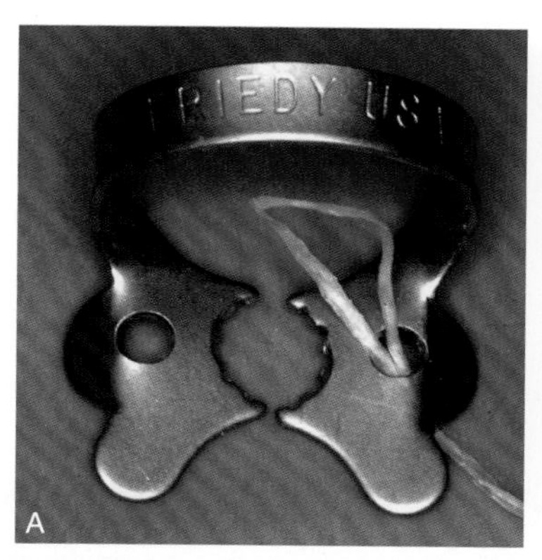

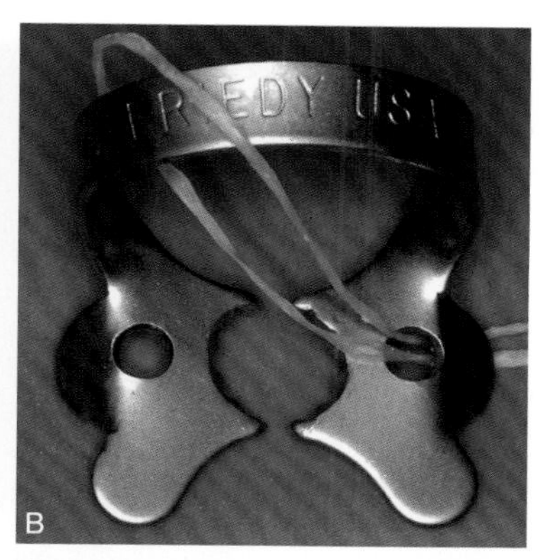

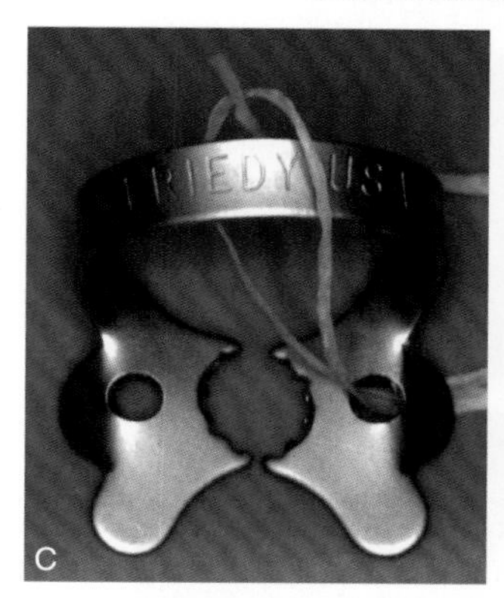

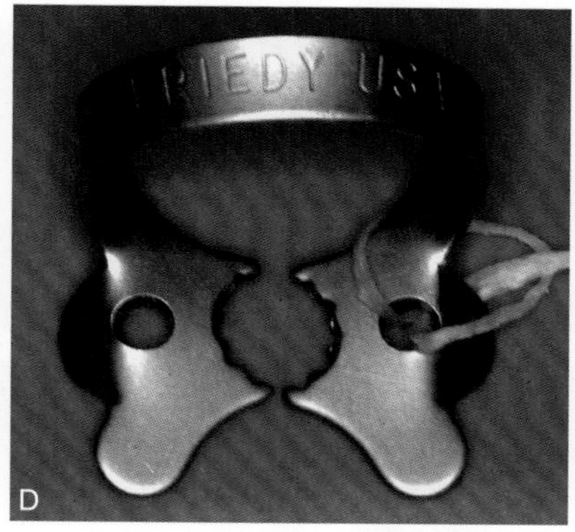

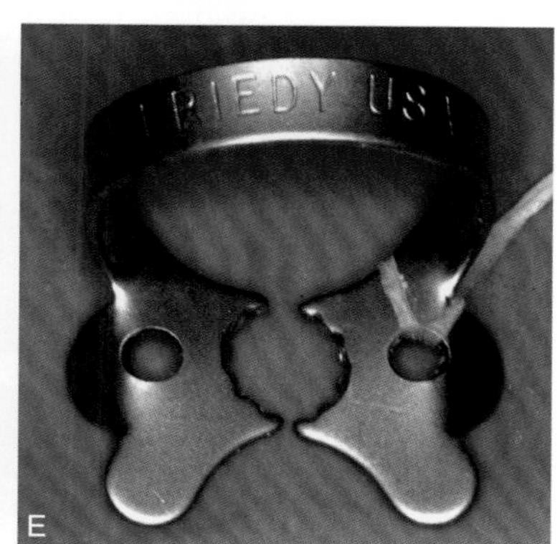

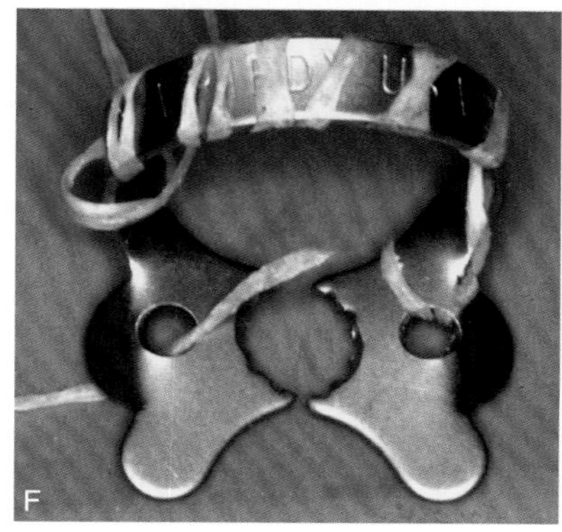

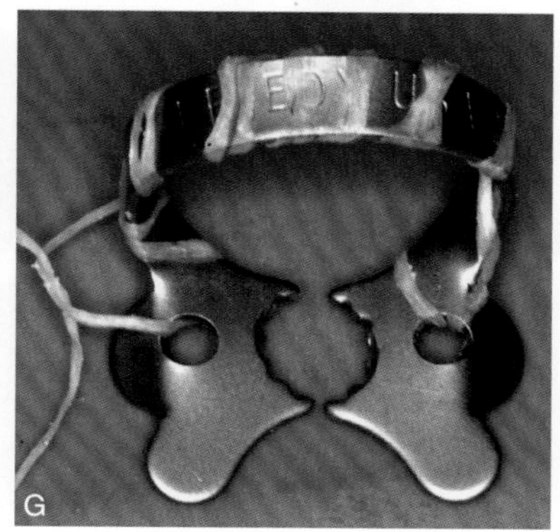

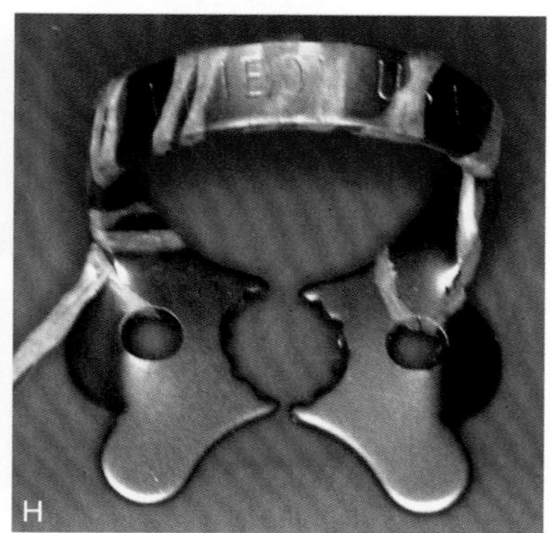

图 19-14 橡皮障夹安全带技术。如果牙线仅系在橡皮障夹弓上，或者是仅穿过一个钳孔时，若发生橡皮障夹弓断裂破损，就不能有效避免橡皮障夹的零碎部位被误吞误吸。如果牙线穿过两侧的钳孔，可保证橡皮障夹从牙上脱位时各破损部分能够被完整取出 **A.** 将牙线绕成 20 英寸宽的环从舌侧钳孔穿入 **B.** 绕过橡皮障夹弓 **C.** 将牙线游离端从橡皮夹弓下部绕过，穿出线圈 **D、E.** 在橡皮障夹的拐角处收紧线圈 **F.** 双线缠绕橡皮障弓数圈后将其中一根线的游离端插入到颊侧钳孔中 **G、H.** 与另一根线游离端一起打成双结，将线尾固定在橡皮障支架或者患者的胸巾上（被固定物需能保证即便是在橡皮障夹破损从牙面脱落时不会被患者误吞误吸）。放置时应注意方向，牙线的游离端从橡皮障夹的颊侧牵出，牙线穿过钳孔的方向正确，不要被橡皮障钳及喙干扰，否则易导致牙线的破损和断裂

二、橡皮障打孔

橡皮障布需要用打孔器或剪刀进行打孔。打孔器盘上有一系列孔径大小不同的孔。通过旋转盘面选择与需要隔离牙齿大小适应的孔径进行打孔,也可用眼科剪在橡皮障布上剪出孔洞。可将橡皮障布对折两次减去中央角,得到位于橡皮障布中间的孔。孔径的大小可以通过对角的剪切大小来控制(图 19-15)。

三、安放橡皮障

在整个治疗的操作过程中,要保持橡皮障的稳定性。橡皮障要能完全覆盖口腔,同时不能遮盖鼻和眼睛。橡皮障放置不恰当,会导致工作区产生渗漏和污染。下面介绍几种橡皮障放置的方法。

(一)翼法(单元放置法)

在橡皮障布上打孔并向四周拉伸,用橡皮障支架固定橡皮障布四角。将橡皮障夹双翼穿入孔中,使用橡皮障钳将橡皮障夹装置作为整体放入患者口中。将橡皮障夹固定到目标牙上,再用塑料器械将橡皮障布从夹翼上剥离(图 19-16)。这种方法由于橡皮障夹固位在橡皮障布上,放置时相对安全。做前牙和前磨牙操作时较容易,做磨牙和有牙体缺损的牙齿时,由于操作视野被阻挡,难度相对较大。

(二)橡皮障夹优先法

这种方法是先将橡皮障夹放置到牙上,再将打好孔的橡皮障布四角松散的固定在橡皮障支架上,再一起放入口中,并将橡皮障布孔穿过橡皮障夹。用牙线分离橡皮障的边缘,穿过邻面接触点分隔邻牙。再调整橡皮障布,使之绷紧在橡皮障支架上。由于在佩戴橡皮障夹时目标牙视野最清晰,这种佩戴方式是最简单的方法之一(图 19-17)。

(三)多颗相邻牙隔离方法

在多颗相邻牙同时进行根管治疗或者患牙没有足够的结构固定橡皮障夹时,可以使用此种方法(图 19-18)。在橡皮障布上进行连续打孔。如果患牙不能够固定橡皮障夹,橡皮障夹将放置在患牙远中的邻牙上。当进行多颗

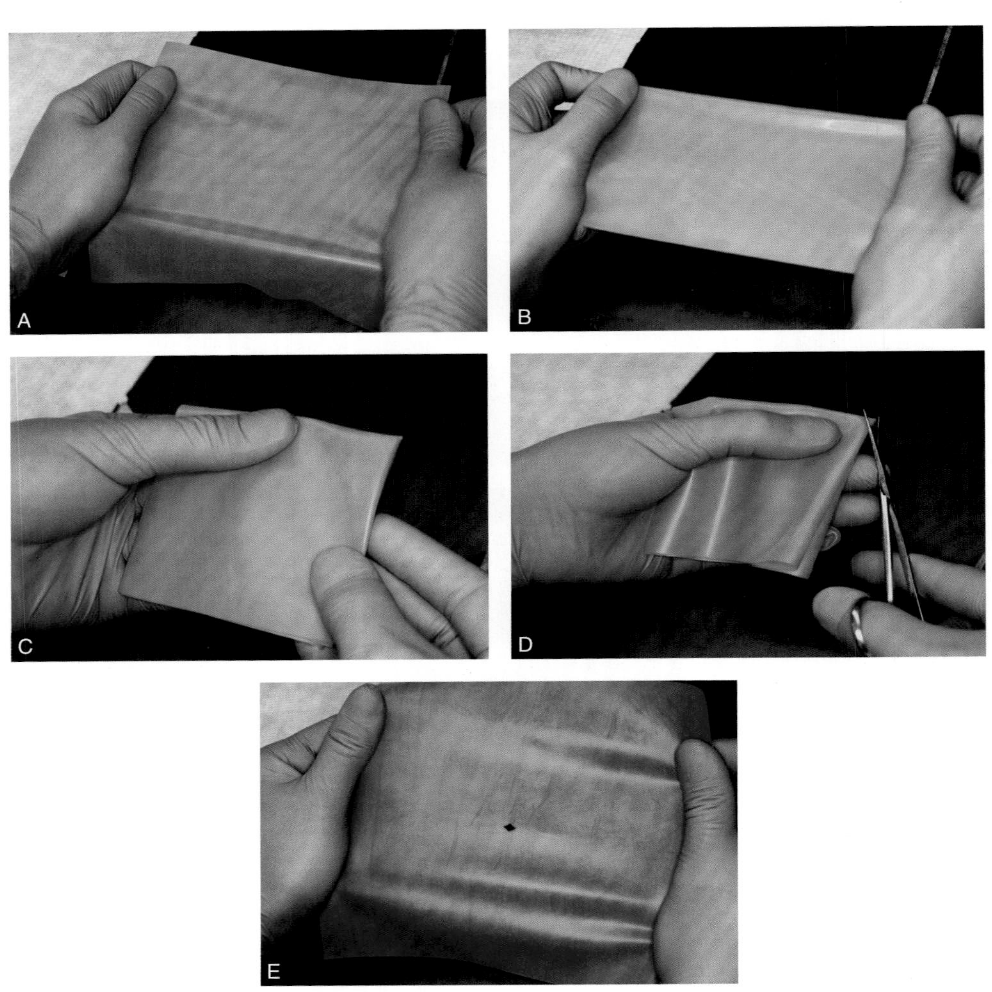

图 19-15 使用剪刀裁剪橡皮障的步骤

A. 选择橡皮障布 **B.** 将橡皮障布对折 **C.** 再次对折橡皮障布 **D.** 在两次对折的角打孔 **E.** 在橡皮障布中心可见一小孔

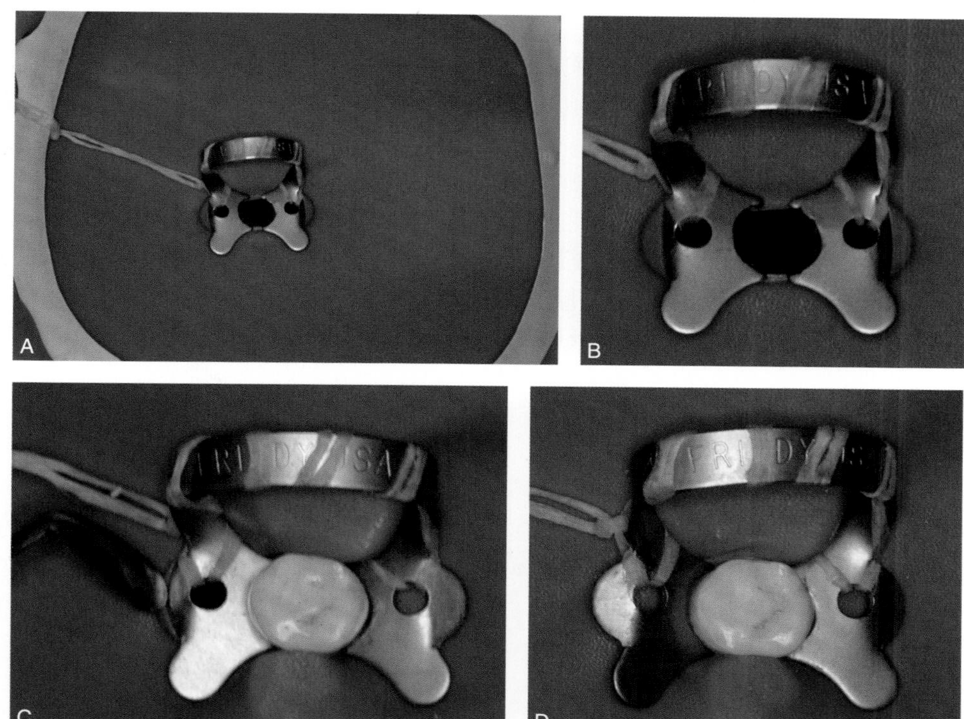

图 19-16　单牙隔离固位法 (Courtesy of Dr. C. John Munce, Santa Barbara, CA.)

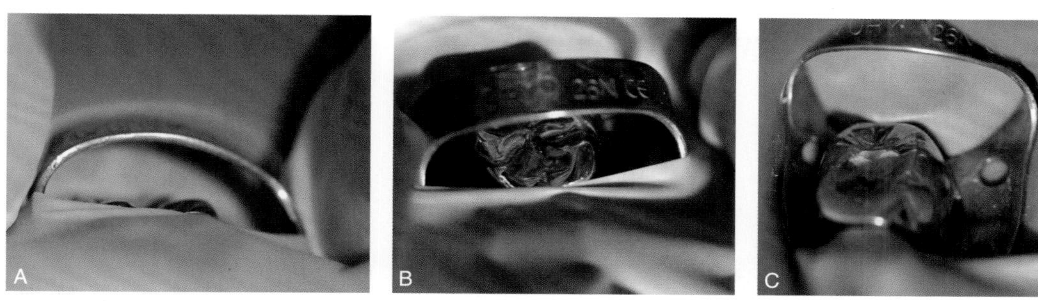

图 19-17　橡皮障夹优先法 (Courtesy of Dr. C. John Munce, Santa Barbara, CA.)

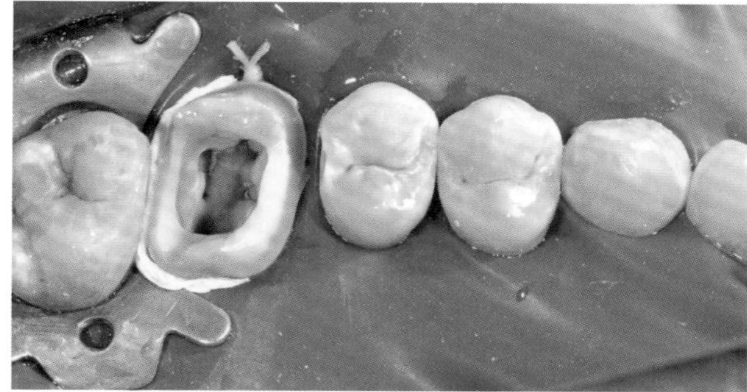

图 19-18　治疗上颌第一磨牙的多牙隔离固位法 (Courtesy of Dr. Maxim Belograd, Kremenchug, Ukraine.)

牙的治疗时，橡皮障夹放置在最远中的可以固定橡皮障夹的牙齿上。如果该患牙不能固定橡皮障夹，橡皮障夹应该安放到更远中的邻牙上。最远中的孔穿过橡皮障夹，其余的孔再依次穿过患牙暴露术区。一些病例中，可以在最靠近中的牙上再安放一个橡皮障夹，夹弓朝向近中，可更有利于橡皮障的固定。采用牙线结扎法可以更好地使患牙隔离（图 19-19）。当做多颗前牙的隔离时，橡皮障夹可以放置于远离中央线的两侧患牙上，牙弓朝向远中（图 19-20）。

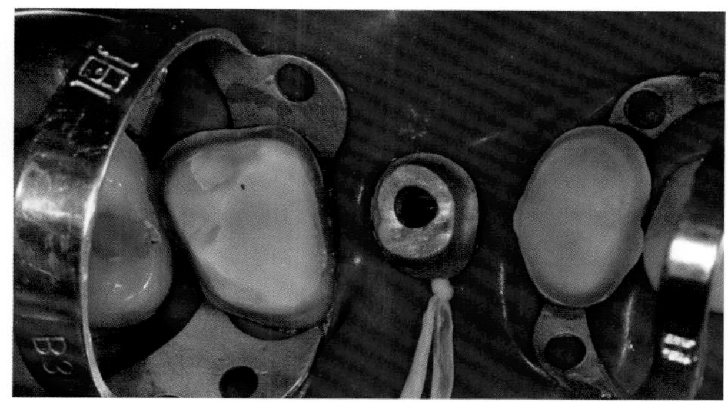

图 19-19　治疗上颌第二前磨牙的多牙隔离固位法：橡皮障夹放置在上颌第一磨牙、第二磨牙及上颌第一前磨牙上 (Courtesy of Dr. Maxim Belograd, Kremenchug, Ukraine.)

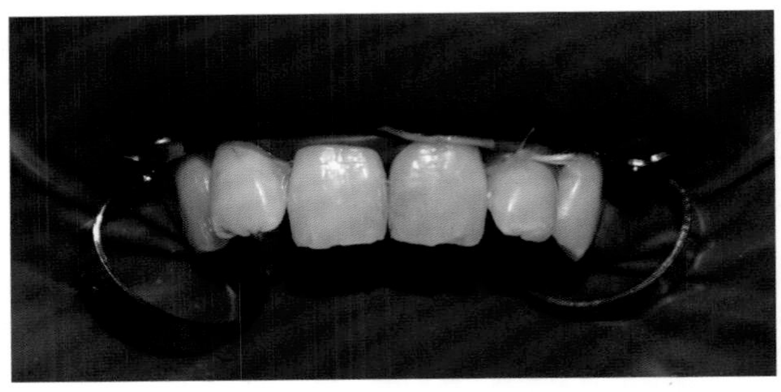

图 19-20 治疗上颌中切牙的多牙隔离固位法：橡皮障夹放置在尖牙上(Courtesy of Dr. Adham A. Azim, Buffalo, NY.)

（四）非相邻多颗牙的隔离

对同一牙弓（上颌或者下颌）上的不同象限的牙进行根管治疗时，橡皮障夹可以放置在各自的患牙上。可以在橡皮障布的两侧同时打两个孔进行患牙同时的治疗（图 19-21）。

（五）劈障法

劈障法的操作比较复杂。当患牙没有足够的结构安放橡皮障夹时，可以选择此种方法。根据临床需要在橡皮障布的两个孔间预留几厘米。用眼科剪剪开两孔间的橡皮障布（图 19-22）。橡皮障夹置于患牙的远中邻牙上，橡皮障布固定在橡皮障夹下，一直延伸并暴露包括患牙及至少一颗近中邻牙（图 19-23）。

劈障法对于钙化根管治疗的隔离非常有效。它能够暴露患牙的相邻牙，在做根管的深部探查时，可提供准确的方向。另外，在对有烤瓷冠的患牙进行的治疗时，劈障法也是一个很好的选择。这是因为为了获得橡皮障夹的稳定性，橡皮障夹可能会破坏烤瓷嵌入到金属冠中[76,77]。

治疗长桥两端的基牙时，劈障法可产生巨大的间隙，导致不能有效隔离。这类病例可以在橡皮障的边缘，采用舌腭向至唇颊向缝合的方法，穿过桥体收紧橡皮障布至颊面系紧。剩余的暴露区用 Oraseal 或 Liquiddam 封闭（图 19-24）。

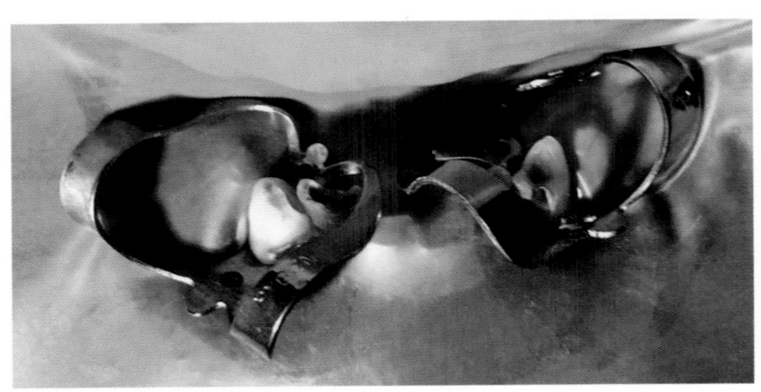

图 19-21 使用 2 个橡皮障夹隔离下颌尖牙。在橡皮障布上打 2 个与尖牙位置对应的孔，将橡皮障夹穿过橡皮障布，最后将橡皮障布固定在橡皮障架上(Courtesy of Dr. Adham A. Azim, Buffalo, NY.)

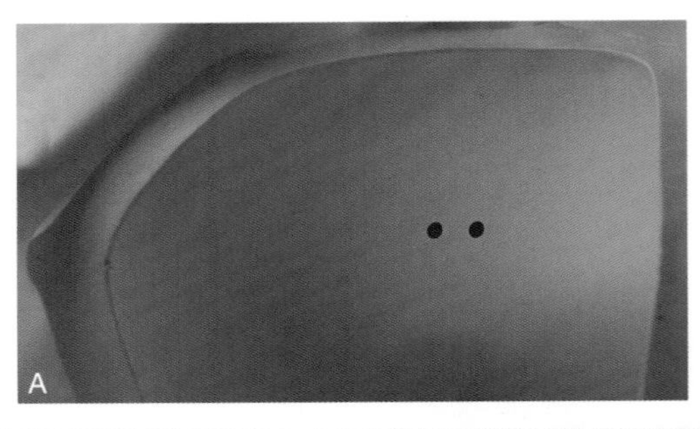

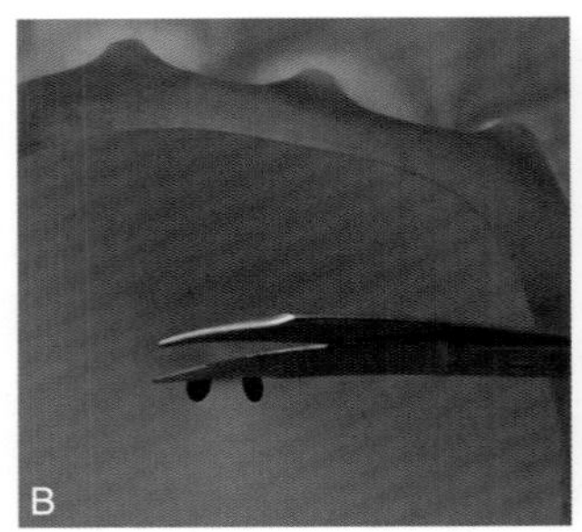

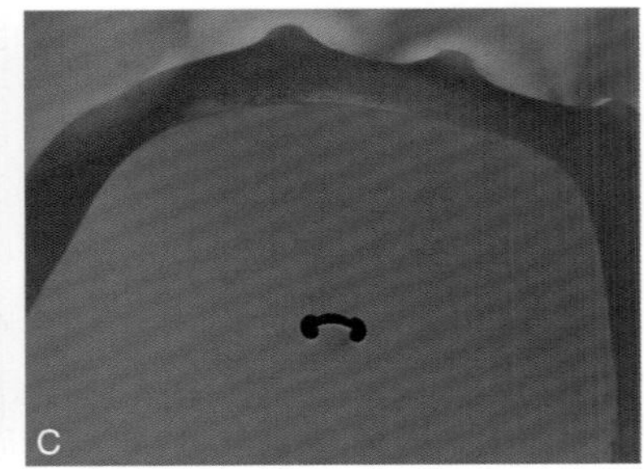

图 19-22 劈障技术的准备

A. 在橡皮障布上打 2 个孔，间隔几毫米，以方便同时暴露多颗牙齿 **B.** 剪断 2 孔间的间隔 **C.** 劈障技术完成

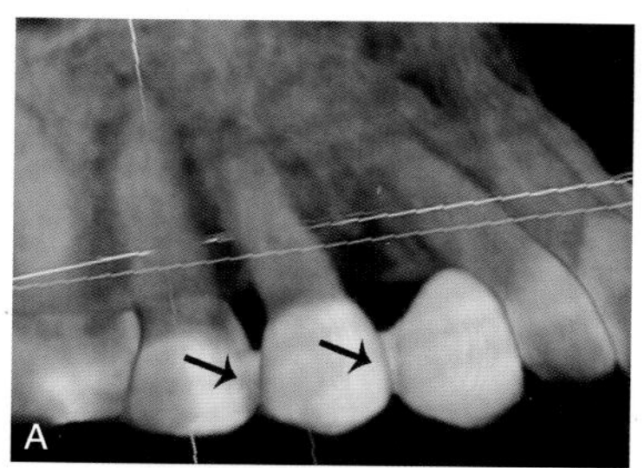

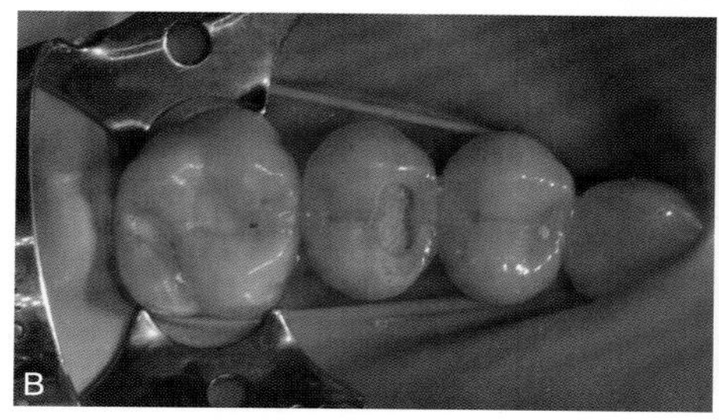

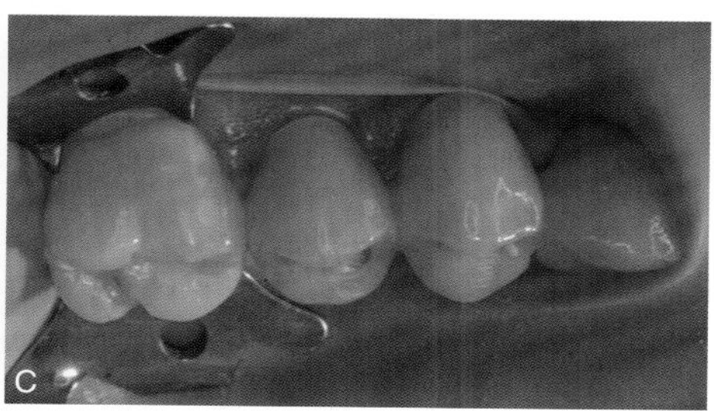

图 19-23　使用劈障技术的案例

A. 隔离上颌第二前磨牙，作为单端固定桥的一部分（箭头示）　**B、C.** 拉伸橡皮障布以纳入作为悬臂的尖牙，使橡皮障布完全滑入龈缘下，包裹第一前磨牙的舌侧、颊侧和腭侧

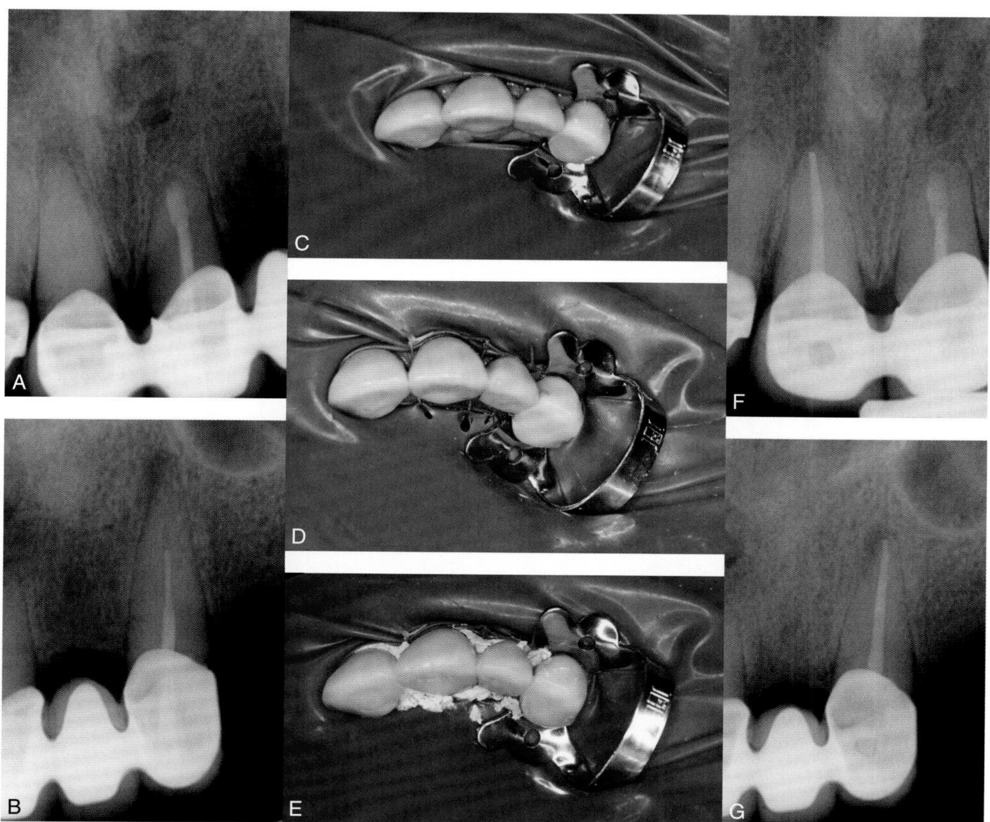

图 19-24　**A、B.** 治疗上颌中切牙和上颌尖牙的多牙隔离劈障技术　**C.** 橡皮障夹放置在远中的牙齿上，即上颌左侧尖牙，拉伸橡皮障布的单个大孔以纳入右侧中切牙　**D.** 使用缝线固定材料以闭合腭侧与唇侧之间的间隙　**E.** 剩余的小间隙用 Oraseal（Ultradent）密封　**F、G.** 对上颌右侧中切牙和上颌左侧尖牙完成根管治疗

第五节 应对隔离困难挑战特殊情况下的橡皮障安放技术

橡皮障隔离技术在某些特殊情况下存在一定困难，尤其是在龋病患牙中。虽然，目前为止，世界范围内龋病的发生率有所降低[78]，但是它仍然是影响各个年龄阶段患者的普遍问题[79]，也是导致牙齿缺失的首要问题[80]。

临床中，在以下情况下，橡皮障隔离技术会存在一定困难[81]：

1. 龈上牙冠组织较少。
2. 牙齿的位置极靠牙弓后方。
3. 严重的根面龋。
4. 修复体或者桥体缺失后的基牙。
5. 邻牙缺失的患牙。
6. 牙冠预备后的牙齿，聚合度较大。
7. 患者自身情况复杂。

即使在以上复杂的情况下，依然存在多种方式可辅助达到良好的橡皮障隔离效果（图 19-25）。

一、橡皮障夹的调改

为适应临床不同患牙情况以及牙位，橡皮障夹的设计、形状和大小各异。然而，病例差异性繁多，牙齿发育的大小形态多样，且随生长发育过程中的环境变化也会产生变异。因此，即使橡皮障夹种类繁多，依然无法满足所有的病例需求。橡皮障夹调改便是一种有效的辅助橡皮障隔离方式[82-85]。在进行橡皮障夹调改的过程中，应该避免破坏橡皮障夹结构的完整性。例如，切割橡皮障夹的弓部可能导致橡皮障夹在使用的过程中折断。同样，在调磨橡皮障夹翼部时，应保留足够橡皮障夹钳孔外侧的金属，以防止在安装以及拆卸橡皮障夹过程中在夹钳孔处发生折断。在调整近远中橡皮障夹喙时，应等量磨除近中以及远中喙的量以防出现橡皮障夹倾斜的情况（患牙情况特殊时除外）。在对橡皮障夹进行调改后，最后均应对调磨界面进行抛光，可以使用抛光尖、抛光轮或者任何类似的可以去除金属毛边的工具进行抛光。

（一）橡皮障夹近远中喙减径

如果橡皮障夹近远中向喙的长度超过牙颈部宽度（图 19-26A、B），橡皮障布将无法恰当地回弹对牙冠形成袖口样包裹，从而无法达到良好的隔湿。此时，先用不褪色细头记号笔在橡皮障夹上划线标记需要磨除的部分（图 19-26C），然后采用高速球钻等量磨除颊侧或者舌侧，或者同时调磨颊舌两侧近远中喙部（图 19-26D）。所形成的飞边以及毛边需用抛光轮或者类似的抛光工具进行抛光（图 19-26E）。通过个性化调改橡皮障夹喙部，进行适当的减径（图 19-26F），可以使橡皮障夹完美贴合牙冠颊舌侧牙颈部（图 19-26G、H）。

（二）去除橡皮障夹喙部齿突

如果橡皮障夹喙部带齿，则可以使用金刚砂车针等量去除近远中颊舌侧的齿突，以达到调改近远中径的目的（图 19-27A、B）。

（三）去除橡皮障夹翼部

去除橡皮障夹的翼部也是一种较为有效的调改方式，特别是在对上下颌第二、第三磨牙进行橡皮障隔离时，由于颊侧黏膜紧贴牙齿颊侧，导致放置橡皮障夹的空间缺乏，此

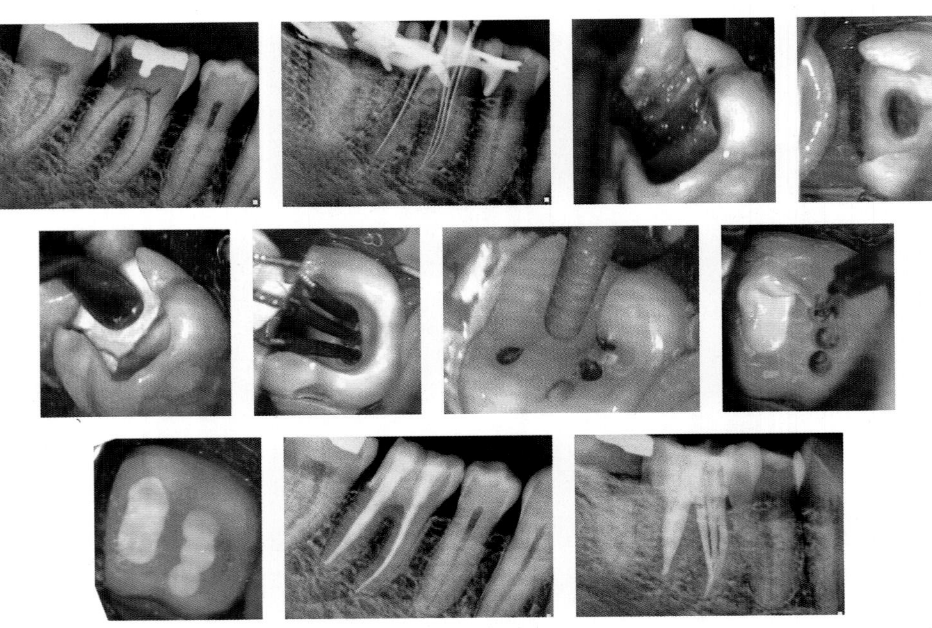

图 19-25 大面积牙冠缺损患牙的橡皮障隔离：高速金刚砂车针进行牙龈组织修整，暴露牙体组织缺损边缘，然后采用可塑性 Cavit 基质屏障以及根管投射技术制作与牙体组织具有粘接性能的假壁（根管投射技术在隔离根管的前提下可以将根管口投射到冠方，具体操作如图）。

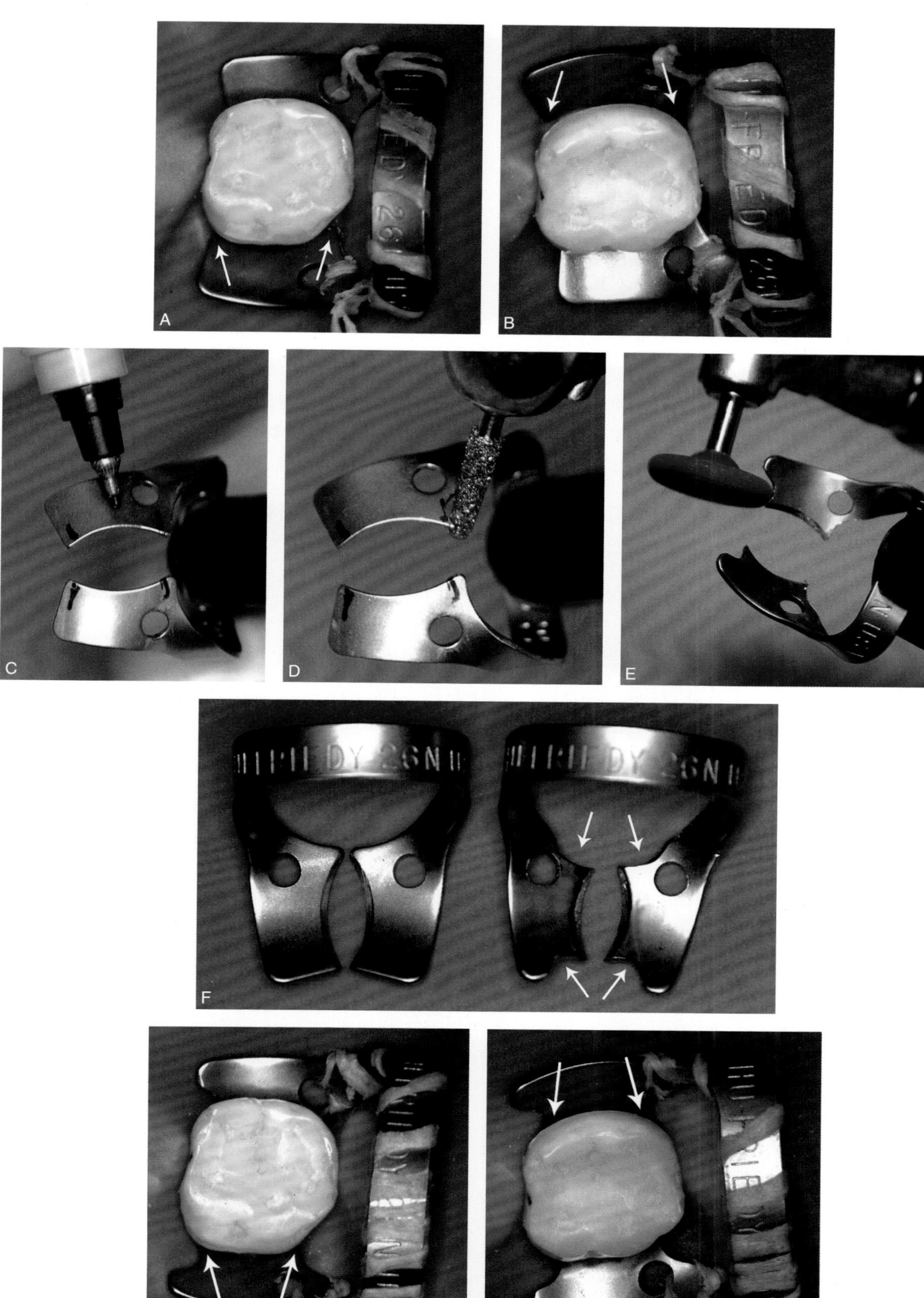

图 19-26　橡皮障夹喙部近远中向减径

时去除部分橡皮障翼部则可以有效地进行患牙隔离。同样，当牙齿异位生长，存在骨疣或者增生牙龈覆盖牙颈部时，适当调磨橡皮障夹翼部可以帮助橡皮障夹顺利就位。调磨方式采用高速裂钻进行翼部的片切调磨，但是调磨过程中需要注意，切勿过量磨除夹钳孔的外侧壁，以免在橡皮障夹放置以及移除的过程中发生折断（图 19-27C~E）。

（四）去除蝴蝶夹的一侧弓部以及喙部减径

通过去除一侧弓部，蝴蝶夹可以被改造成为一个标准的单弓橡皮障夹（图 19-28A、B）。下颌中切牙颊舌侧牙颈部近远中径较小，这一独特解剖外形，导致在对其进行橡皮障隔离时较为困难。几乎没有可以匹配如此小近远中径的商品化橡皮障夹，而且在使用微小的标准非蝴蝶夹类橡皮障夹（单弓型橡皮障夹）对其进行隔离时，橡皮障布的回弹性会对橡皮障夹的弓部产生切向推力，从而使得橡皮障夹弓部发生切向的旋转。蝴蝶夹的对称设计正好可以弥补橡皮障布对单侧弓部的不平衡作用力而产生的旋转。但是，大多数的蝴蝶夹的喙部都无法契合下颌中切牙的细小牙颈部形态，因此通过颊舌侧喙部减径，辅助去除颊舌侧翼部可以有效应对牙颈部细小患牙的隔离（图 19-28C、D）。

（五）锐化橡皮障夹喙部

不论橡皮障夹喙部带齿与否，都可以通过高速球钻对喙部进行凹状调磨使之锐化以达到加强固位的作用（图 19-29）。

（六）调整橡皮障夹喙部倾斜方向

用止血钳固定住橡皮障夹弓的根部，然后在夹钳孔处插入一个细长并具有一定硬度的器械，根据需求向根部或者冠部旋转喙部，从而调整橡皮障夹喙部的倾斜方向（图 19-30）。

二、橡皮障封闭材料

需要根管治疗的患牙通常存在以下情况：牙冠缺损面积较大，缺失一壁或者多壁，全冠预备后的基牙。在这些情况下，通常单纯的橡皮障布无法提供术区的完全隔离。

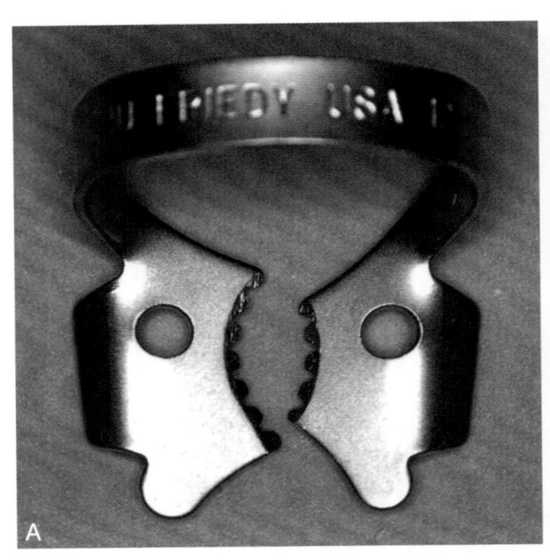

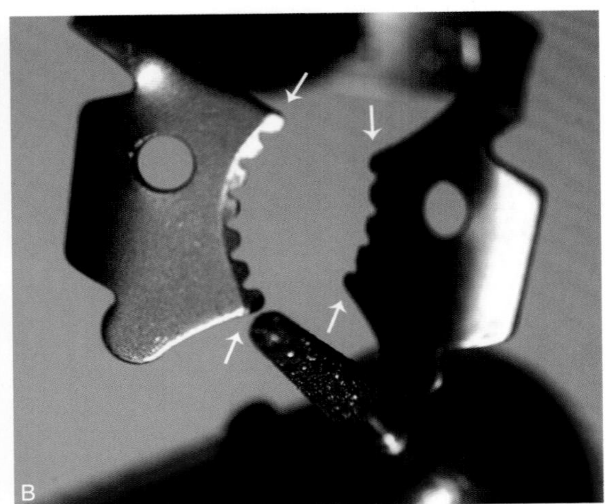

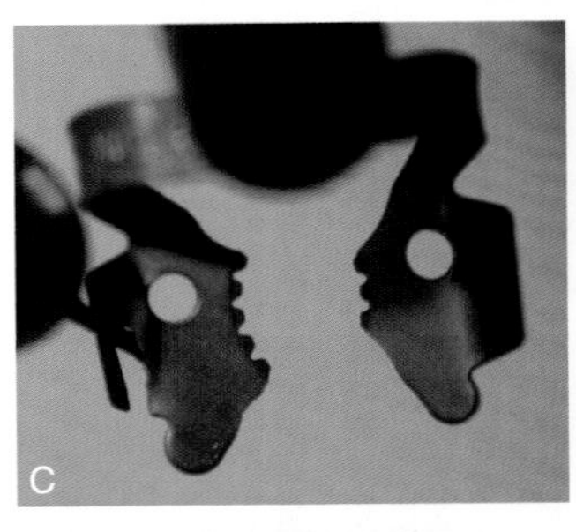

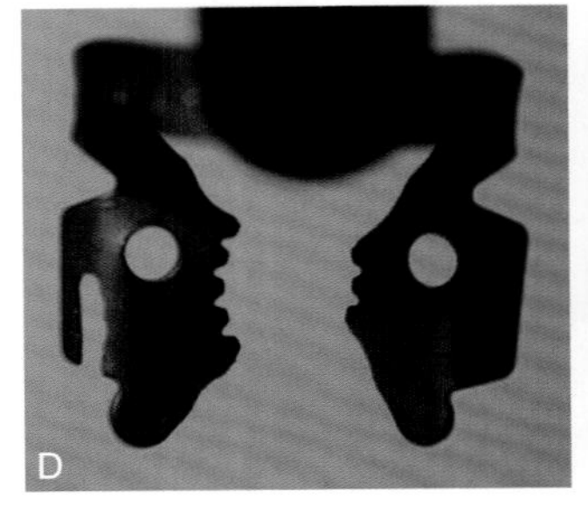

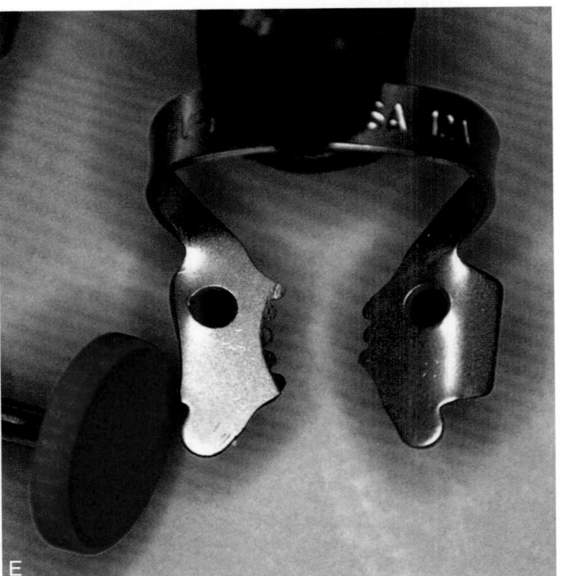

图 19-27 **A.** 去除橡皮障夹喙部锯齿以及一侧翼部 **B.** 金刚砂车针磨除橡皮障夹喙部锯齿 **C、D.** 开始磨除橡皮障夹的翼部 **E.** 去除了橡皮障夹颊舌侧部分锯齿以及一侧翼部

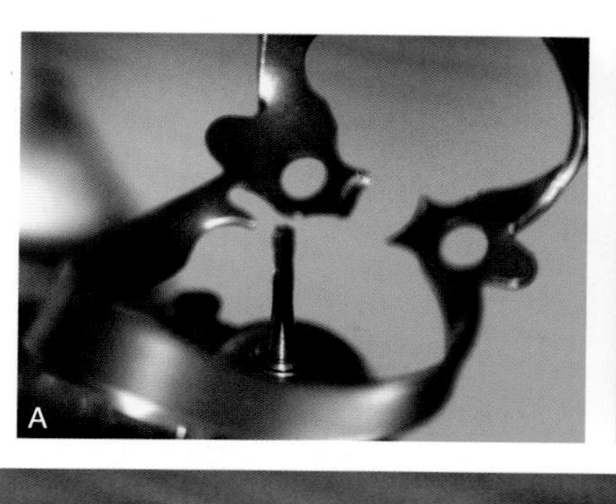
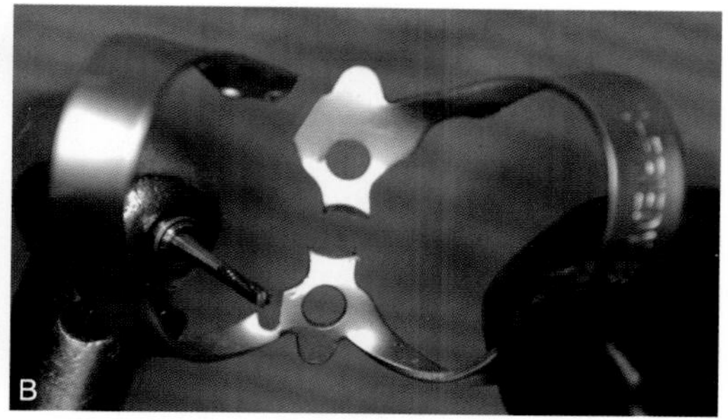
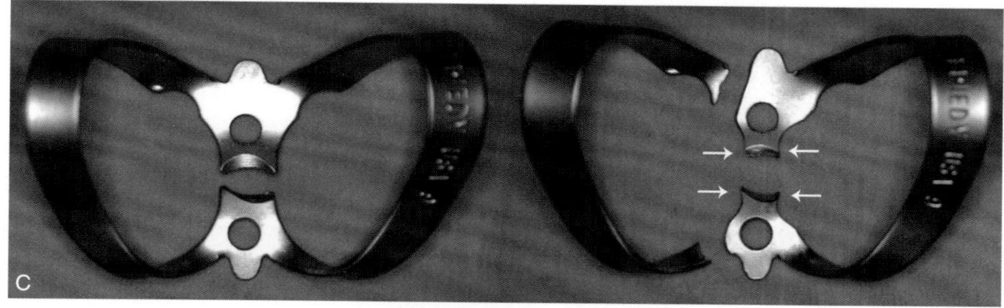
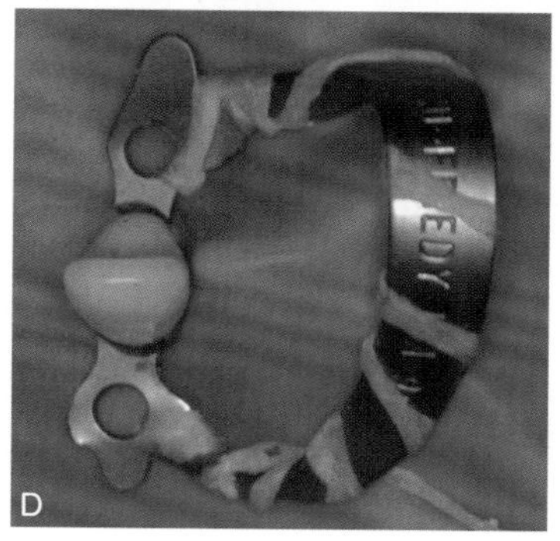

图 19-28 调改蝴蝶夹

A、B. 去除蝴蝶夹一侧弓部 **C.** 调改前的蝴蝶夹，蝴蝶夹喙部减径以及磨除一侧弓部 **D.** 调改后的蝴蝶夹可精准地匹配下颌中切牙

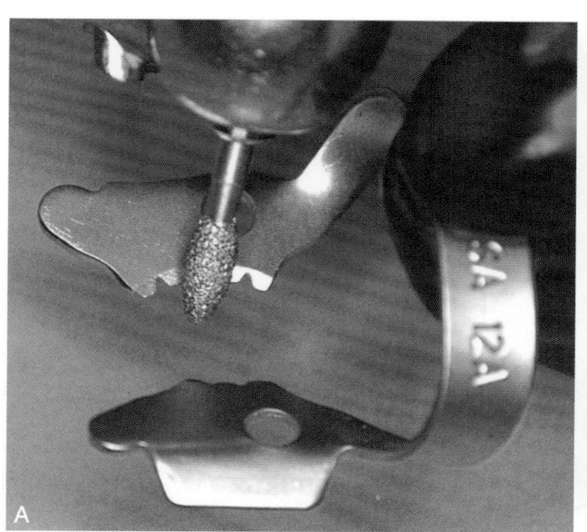
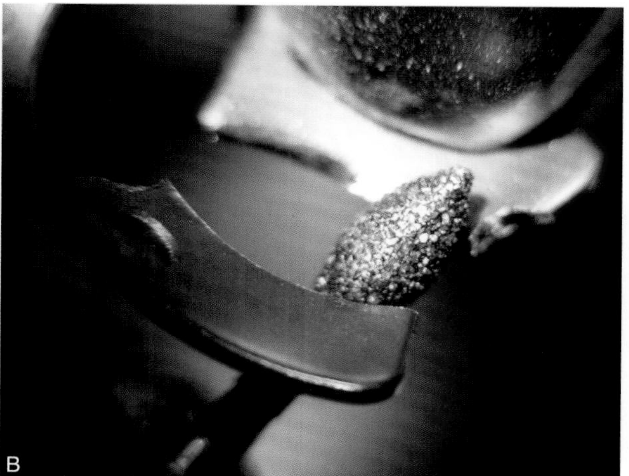

图 19-29 **A.** 锐化带锯齿的橡皮障夹喙部 **B.** 锐化平滑的橡皮障夹喙部

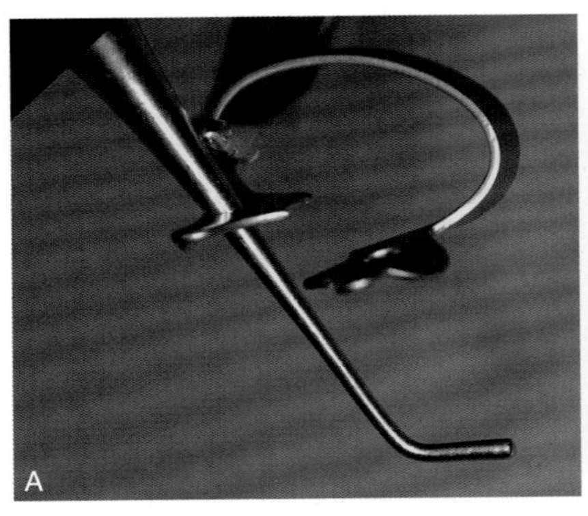
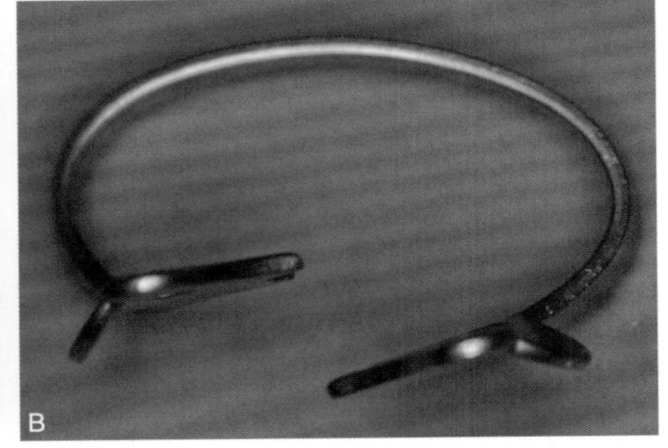

图 19-30 改变橡皮障夹喙部的倾斜方向

（一）商品化封闭剂

市面上有大量用于封闭橡皮障布周围微渗漏的可注射型封闭剂，包括 KoolDam，OraSeal Caulk，OpalDam（图 19-31）。

（二）Dycal

低黏性及流动性的 Dycal 是封闭暴露组织以及橡皮障布周围空隙的较理想材料（图 19-32）。当传统成型片无法

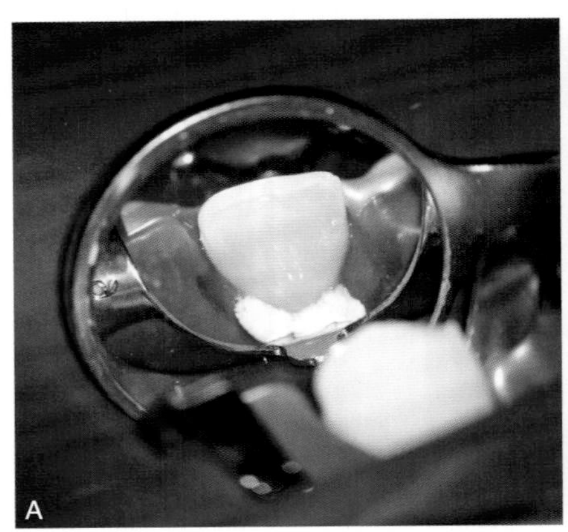
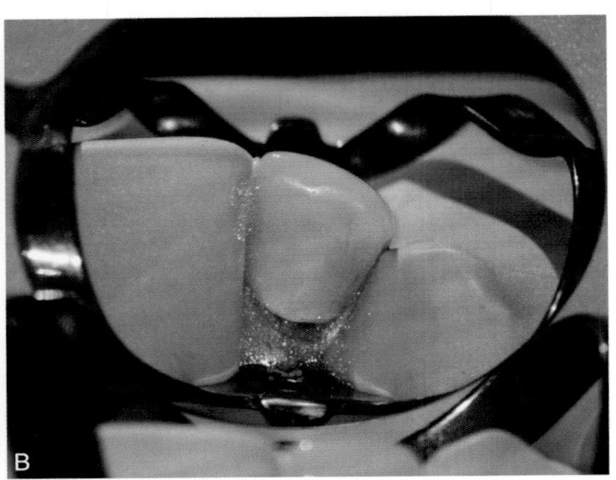

图 19-31 采用流动性较好的封闭剂辅助进行上颌中切牙的隔离

A. Oraseal Caulk **B.** OpalDam（Ultradent，South Jordan，UT）封闭微渗漏

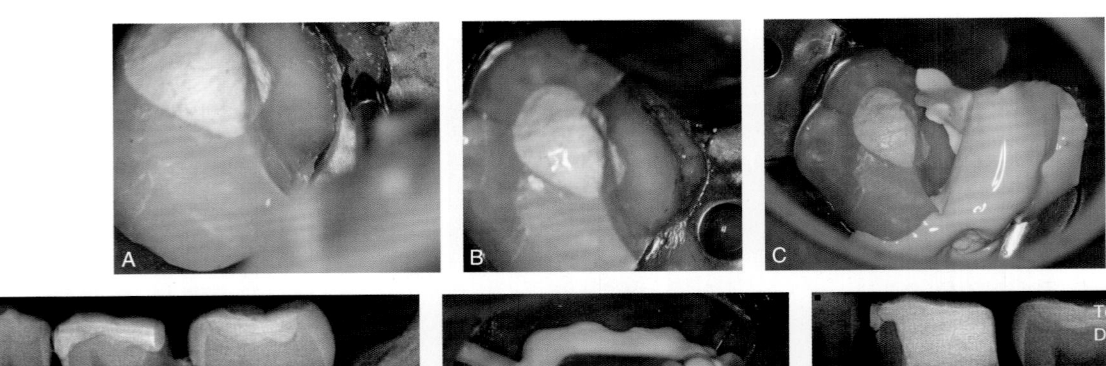
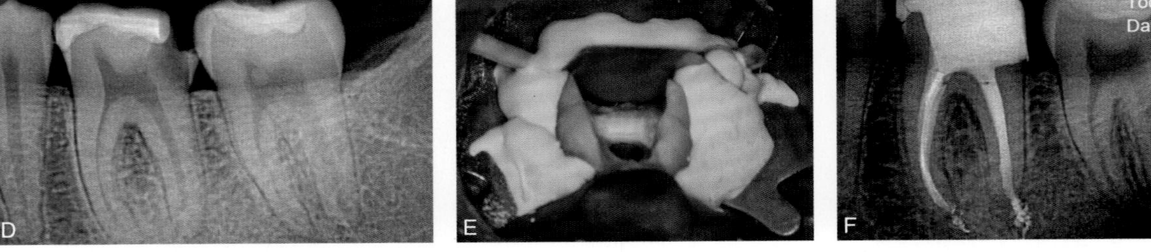

图 19-32 Dycal 是一种较为便利的流动基质屏障

A. 采用火焰状车针沿着磨牙缺损的边缘精确的去除橡皮障夹的部分金属 **B.** 完成橡皮障夹的调改 **C.** 将 Dycal 注射到调改后的橡皮障夹与牙体组织之间形成的空隙中，在开髓前形成良好的无菌隔离 **D.** 术前片显示远中缺损达髓腔 **E.** 在橡皮障夹上方放置分段式成型片，远中用两个楔子进行固定，之后注入 Dycal 形成良好的永久封闭 **F.** 这种封闭方式可以实现根管治疗过程中以及术后冠部永久修复的良好隔离

实现对患牙的隔离时，可以使用 Dycal 进行边缘封闭。对患牙缺损的龈方进行 Dycal 封闭，上方采用分段式成型片及楔子固定所形成的组合隔离方式进行邻面缺损的隔离，即使是根面缺损，极具挑战性的患牙，均可达到很理想的边缘适应及封闭效果。Dycal 的使用方法简单，根管治疗过程中可椅旁操作（图 19-33A）。

（三）Dycal/Cavit Matrix Barrier

缺损达根部患牙的根管治疗，橡皮障隔离尤为困难，治疗过程中的首要任务是控制从邻近牙龈组织中渗入的龈沟液污染。此时，采用传统成型片系统，例如 Toffelmire 成型片系统，分段式成型片系统（sectional matrices），以及自成型成型片系统（auto-matrix barriers）进行有效的隔湿极为困难。由于缺损窝洞外敞，且较深，封闭剂要延伸至缺损边缘以下并楔入牙龈与牙体组织之间异常困难。而在牙髓治疗之前，对于窝洞最深处边缘的持久封闭是完整假壁制作的必要条件。因此，对于此种情况的患牙，需要流动性更强的封闭剂以达到窝洞深部边缘的封闭，而 Dycal 作为流动良好且低黏性的封闭剂，可以形成易于塑形的屏障，很适于缺损达龈下患牙的隔离封闭。

Dycal 的流动性可以通过加入 Cavit 组分使操作性更强。加入的 Cavit 的比例多样，读者可以自行尝试不同的 Dycal 与 Cavit 配比从而获取适合自己的比例。采用 4∶1 的 Dycal 与 Cavit 进行调和，可以获得较为稳定的亲水性操作性能良好的封闭剂，该状态下的封闭剂可以进行注射使用。临床使用时，医师可以通过调整混合比例以获得合适状态的封闭剂，同时，Cavit 放置时间过程过长材料会因为失水而干燥，可以通过此法进行调和恢复其流动性。按照 4∶1 比例调和 Dycal 与 Cavit 的步骤如下：首先，取出等量 Dycal A、B 组分于调和板或者玻璃板上，然后取出 Cavit，体积为 Dycal A 或者 B 组分的一半，调和时，先将 Cavit 与 Dycal 的其中一个组分进行充分混合（A 或者 B），然后再与另一组分混合均匀（图 19-33B）。由于封闭剂的固化开始于在 Dycal 第二组分混入之后，因此，按照此顺序进行调和，可以获得充足的临床操作时间。

在调和 Dycal 与 Cavit 之前，需要对窝洞边缘的牙龈组织进行修整，形成牙龈凹槽，充分暴露缺损边缘，从而使封闭剂可以流动到缺损边缘的下方（图 19-34）。患牙进行橡皮障隔离时，为了能使封闭剂顺利地流动到缺损边缘以下，通常需要辅助以橡皮障劈障技术，以去除橡皮障布在缺损边缘的阻挡。用含 1∶50 000 肾上腺素的利多卡因进行牙龈乳头的局麻可以达到良好的止血效果。劈障后，采用高速锥形车针，激光或者电刀切除邻近缺损的牙龈组织，暴露缺损边缘以下 1~2mm 轴壁。如果需要，可以采用含硫酸铁的止血剂进行进一步的止血。

将调和后的 Dycal 以及 Cavit 放入注射器中，通过针管注射至牙龈凹槽处覆盖暴露的牙龈组织。在材料未固化之前，采用蒸馏水棉球或者酒精棉球对材料进行塑形，使之充分填充牙龈凹槽并紧邻邻牙（若邻牙存在）；酒精棉球可以加速封闭剂的固化进程。塑形完成后可于髓腔内注入酒精使之充满整个髓腔，以加速材料的固化。固化后的 Dycal/Cavit 材料防水，用慢速球钻或者高速球状车针于髓腔内侧进行修整，将髓腔侧的材料去除至与缺损边缘齐平，保留缺损外侧的封闭材料。材料修整这一过程，充分体现了术前牙龈沟槽建立的重要性。如果术前没有制作牙龈凹槽，封闭剂无法达到缺损边缘以下，那么在进行材料修整时便会出现缺损龈壁处穿孔，从而导致血液，组织液以及唾液渗入髓腔，影响封闭效果。在形成了完善的缺损龈方封闭之后，可以进行后续的酸蚀和粘接制作树脂假壁，也可称为“半壁”（见下文“半壁”部分）。固化后的 Dycal/Cavit 材料可以用探针轻松钩除。

三、橡皮障夹的固定方法

（一）复合树脂附件

由于全冠预备会导致牙齿外形高点丧失，也会降低橡皮障夹固位的稳定性。使用复合树脂团块作为附件粘接到牙颈部的唇 / 颊侧和舌 / 腭侧可以恢复牙齿的外形高点，这可以提供橡皮障夹固位所需的倒凹。使用带根向弯曲喙的橡皮障夹可以利用更多的牙体组织，从而获得更好的固位稳定性（图 19-35），同样，在橡皮障夹就位后再在其上方进行复合树脂粘接亦是较为实用的方式。

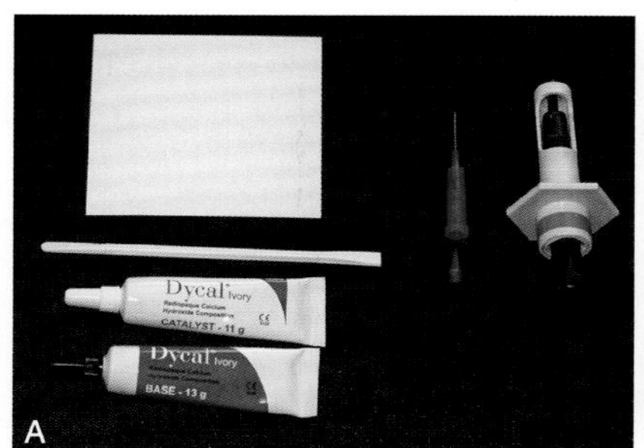

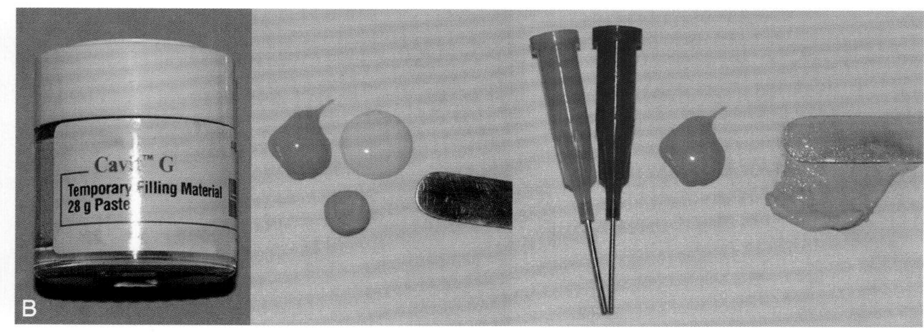

图 19-33 A. Dycal 组分的充分混合较为简单，在完成橡皮障布的放置之后，采用中心针管注射器可以将材料准确地注入术区以封闭橡皮障布与牙体组织之间的空隙，同时也可固定橡皮障布 **B.** 按照 4∶1 的比例混合 Dycal 和 Cavit 组分可形成黏性以及连续性更好的膏体，混合时，需要先将 Cavit 组分提前与 Dycal 的其中一个组分充分混合，然后再与 Dycal 的另一组分混合，材料开始固化

图 19-34 Dycal/Cavit 组织屏障以及半壁的制作

去尽腐质后，缺损边缘达龈下，用高速细长车针，激光或者电刀修整缺损边缘牙龈，形成牙龈沟槽，混合后的 Dycal/Cavit 放入注射器中，先注入少量的材料于牙龈凹槽处，使之充满凹槽，之后大量注射使材料覆盖暴露的牙龈组织直至与邻牙接触（若邻牙存在），从而将材料固定于牙龈凹槽中，在材料固化前，用酒精棉球塑形。塑形完成后，髓腔内注入酒精以加速材料的固化，形成持久防水的屏障。随后用细长的不同直径的 Munce Discovery 车针于髓腔内侧对材料进行修整，直至精准的暴露龈壁牙体组织。若采用复合树脂制作假壁，则进行酸蚀，粘接处理，采用与封闭材料色差较大的复合树脂进行充填，便于后期牙体预备。同样，也可以采用复合体，玻璃离子或者复合树脂与玻璃离子三明治技术制作假壁。树脂聚合固化后，用探针去除 Dycal/Cavit 屏障，以上便可以实现根管治疗患牙的完善隔离。假壁制作完成后，用抛光车针进行抛光。假壁形成后，成型片的放置将会异常简单，术前狭长的楔形缺损被假壁取代，形成良好的龈端封闭及与邻牙形成良好的邻接关系（若有必要，如本病例中所示）。此后，进行牙齿的酸蚀粘接，填充树脂，形成良好的冠部封闭，并形成与龈壁牙体组织色差明显的，邻接关系良好的假壁

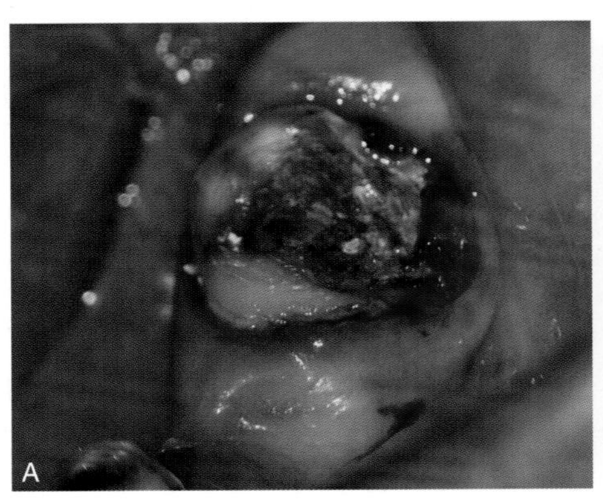

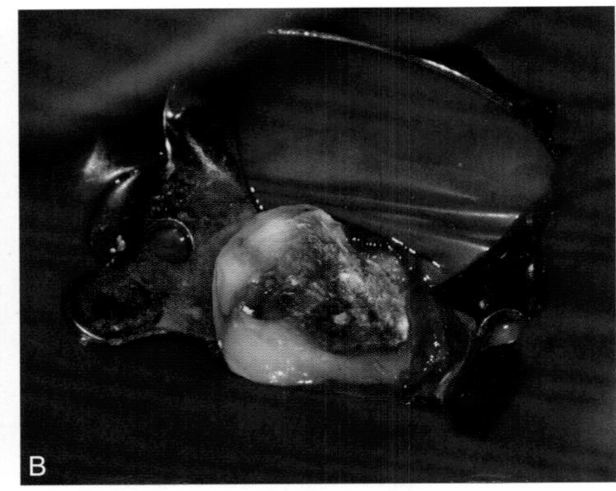

图 19-35 使用带根向弯曲喙的橡皮障夹来隔离一个严重缺损的下颌第二磨牙以便于后续在腭侧放置复合树脂附件

（二）复合树脂环

即使牙冠的冠根比 / 松动度 / 牙周情况在正常范围内，同时有足够的牙体组织进行修复，但若患牙安放橡皮障夹存在挑战，那么仅仅因为橡皮障夹固位困难，便是牙医建议拔牙的一个重要因素。除了严重的冠部缺损，其他因素如牙齿未完全萌出、畸形牙、已丧失冠部外形的患牙，如全冠预备后的基牙，也会影响橡皮障夹固位的稳定性。复合树脂环包绕技术是对常规牙科材料的特殊使用，它可以给临床医师提供额外的机会，以保留许多因为橡皮障夹难以固位而被建议拔除的牙齿。

操作：

1. 如果缺损到达龈下，可以使用高速金刚砂车针、电刀或者激光修整牙龈以暴露边缘（图 19-36A）。

a. 预先使用含 1∶50 000 肾上腺素的利多卡因棉球浸润麻醉牙龈及龈乳头，可以达到良好的止血效果。

b. 360° 暴露 1~2mm 的颈部结构有助于非粘接复合树脂环的固位。

c. 如果有充足暴露的环绕牙颈部区域的牙体组织，则不需要进行牙龈修整。

d. 作为 360° 环绕暴露的替代方案，原则上可以使用高速涡轮机车针、电刀或者激光修整至少 3 个间隔合适的牙齿颈部区域以形成 1~2mm 的龈向凹槽，呈袖口样包裹牙根

（图 19-37A~C），为包绕的复合树脂环提供固位所需的三脚架结构。这个操作可以在橡皮障夹就位后操作，即使橡皮障夹此时就位不稳定，但是要注意修整的区域不应与橡皮障夹喙所夹持的区域重叠。

2. 如果有必要，可以使用硫酸铁来进行止血操作。

3. 放置橡皮障夹（图 19-36B）（如果尚未按照前述步骤 1d 进行安装）

a. 如果橡皮障夹固位稳定，此时可以直接操作上橡皮障（转到步骤 4）。

b. 如果橡皮障夹固位不稳定，此时不可以直接操作上橡皮障，应先使用复合树脂环使橡皮障夹固位稳定。

c. 如果需要隔离单颗牙齿，而在该牙齿的一侧或者两侧有其他牙齿，需要在相邻患牙的邻近患牙侧放置隔离材料将邻牙与患牙隔开，以便于后期橡皮障布可以顺利通过复合树脂环和邻牙之间的缝隙而就位。这个隔离措施可以是放置一薄层暂封材料在邻牙的邻面，也可以用一段生料带、一段竖向切开的塑料吸管或者是一块医用级的胶带置于邻牙近患牙侧（图 19-38B、C）。

d. 使用 Centrix 针型注射器在牙龈缘沿着牙颈部 360°注射流动的复合树脂，不需要预先进行粘接，注意覆盖所有暴露的间隙，以使橡皮障布隔离没有任何缝隙，同时也可以将橡皮障夹喙包埋起来（图 19-36C、D）。

e. 如果已经按照前面提及的步骤 1d 进行了操作，注射时也应环绕各个面以形成 360° 包绕（图 19-37D、E）。

4. 360° 复合树脂环绕牙齿，为非粘接复合树脂环所需的稳定固位提供了非常重要的闭锁结构。

如果需要隔离多颗牙齿，并且这些隔离牙的近中或者远中邻近位置有接触，注射复合树脂时应当先向上涂布到边缘嵴上方再向下环绕其余的面以形成封闭的 360° 环绕包埋（图 19-39）。在这个案例中在相邻牙的邻面进行了隔离，在复合树脂固化后再移除隔离就可以（图 19-38D）使橡皮障布的边缘在就位时顺利的移动至包绕物下方（图 19-38E）。

5. 此时，橡皮障夹应当获得稳定的固位，并且牙齿在完善的牙体隔离中。如果复合树脂环有一部分越过牙冠边缘（图 19-40A），可以小心地使用高速金刚砂车针或者长柄慢速手机将其磨除至正确的边缘处（图 19-40B、C）。

6. 如果考虑到后期有复诊，可以预先使用有鲜明颜色的复合树脂粘接以制作半壁（半壁会在随后的章节详述），再使用复合树脂环作为隔离措施（图 19-40D）。粘接后的半壁能使复诊时的隔离操作更简单。已粘接的半壁与非粘接的复合树脂环之间的颜色差异有助于在高倍放大和照明条件下用高速金刚砂车针从半壁上把复合树脂环磨除（图 19-40G、H）。非粘接复合树脂不应该覆盖到牙齿的缺损边缘上，同时也不应嵌入到粘接的冠核下方，这对于患牙的隔离非常重要，否则将边缘微渗漏，继而导致修复失败及根管治疗效果不佳。根管治疗完成后，只要将树脂环与半壁切隔开，然后用橡皮障钳轻轻扭动橡皮障夹就能使复合树脂环裂开脱落下来。

7. 如果这是最后一次复诊，这次应制备最终的冠核。

a. 如果冠核是由已粘接的复合树脂或者混合材料组成，冠核与非粘接的复合树脂环之间的颜色差异有助于在高倍放大和照明条件下用高速金刚砂车针从冠核上把复合树脂环磨除。使用橡皮障钳轻轻扭动橡皮障夹就能使复合

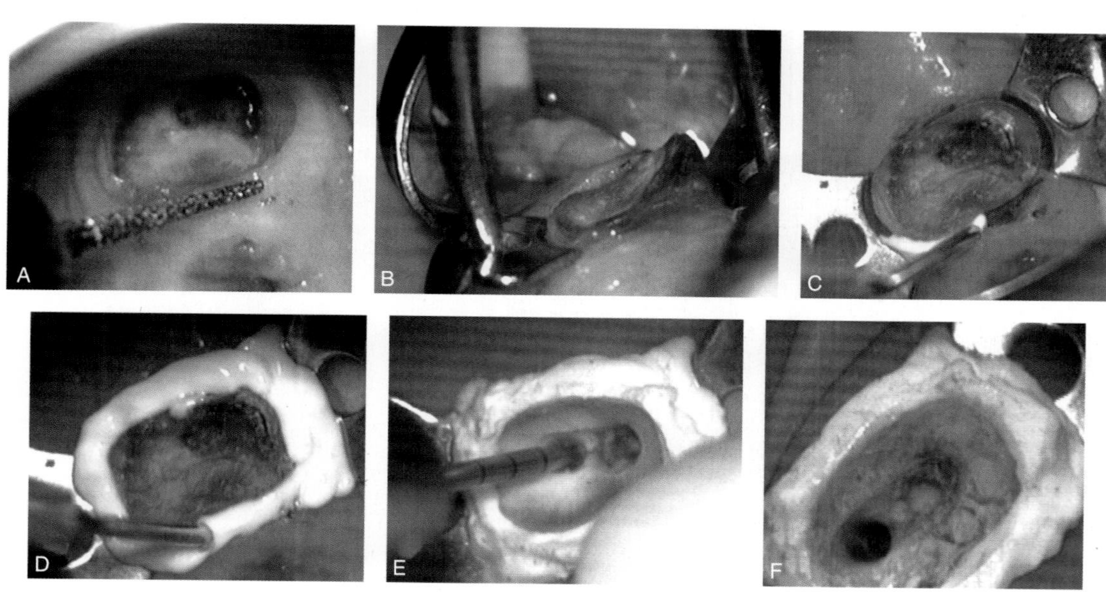

图 19-36　复合树脂环技术

A. 使用高速金刚砂车针沿着牙龈 360° 修整牙龈以暴露 1~2mm 的颈部结构　**B.** 随后放置橡皮障夹。必要时可使用硫酸铁进行止血　**C.** 将复合树脂注射进入龈向凹槽中，不需要进行粘接　**D.** 注意环绕注射以形成环状结构，同时小心包埋橡皮障夹的喙　**E、F.** 随后在完善的牙体橡皮障隔离条件下完成根管治疗

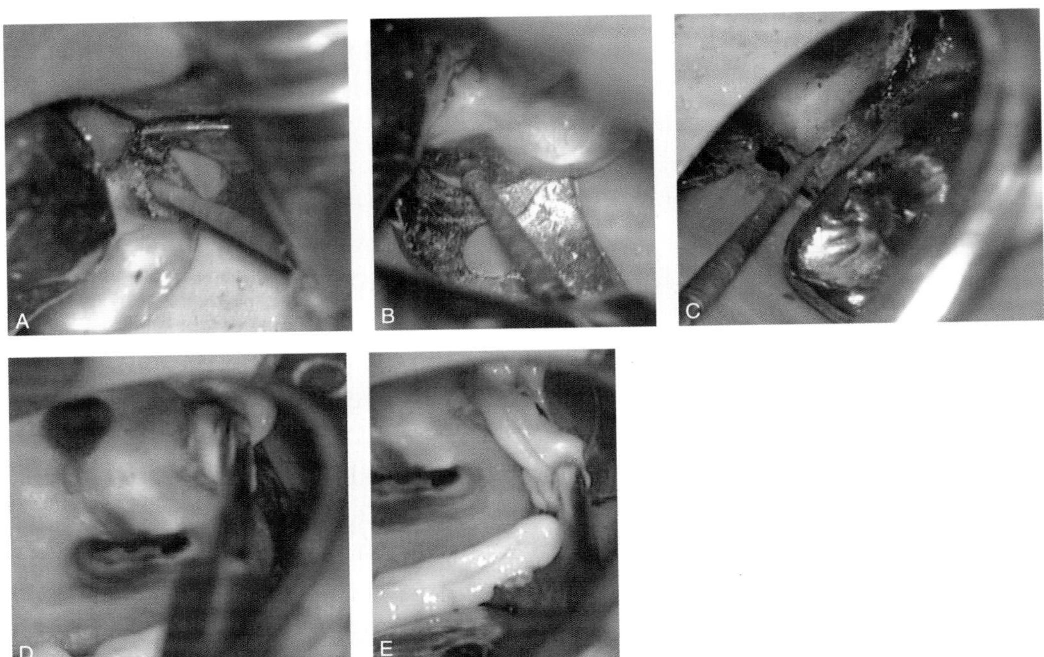

图 19-37 相对于 360° 环绕技术，龈向修整形成凹槽是固定复合树脂环的替代方案
A~C. 使用高速金刚砂车针修整出 3 个或 4 个间隔良好的牙龈凹槽，为非粘接的复合树脂环提供必要的空间结构以获得稳定性。尽可能在橡皮障夹就位后再进行牙龈龈向修整 **D、E.** 注意修整的牙龈空间不要被橡皮障夹的喙所遮挡，但是当橡皮障夹就位后，注射复合树脂时可以包埋橡皮障夹的喙

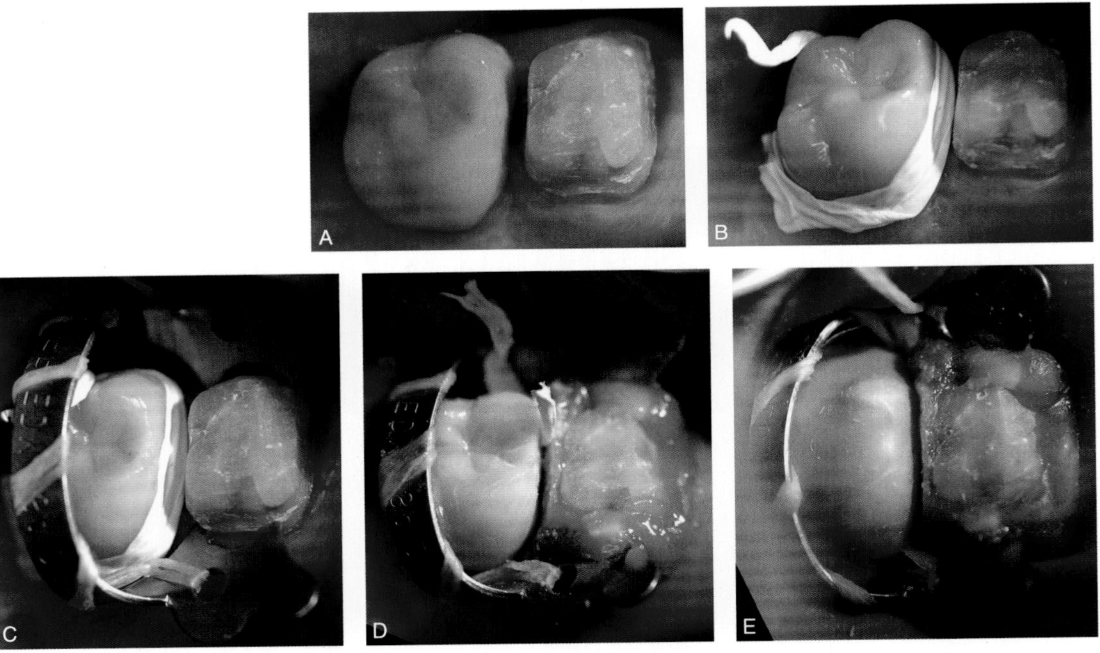

图 19-38 各种类型的隔离物。在这个案例中，使用了一段医用级 PTFE 胶带将邻牙和复合树脂环隔离开来，在复合树脂固化并移除隔离后，橡皮障布的边缘可以在就位时顺利的通过邻近和复合树脂环之间的缝隙

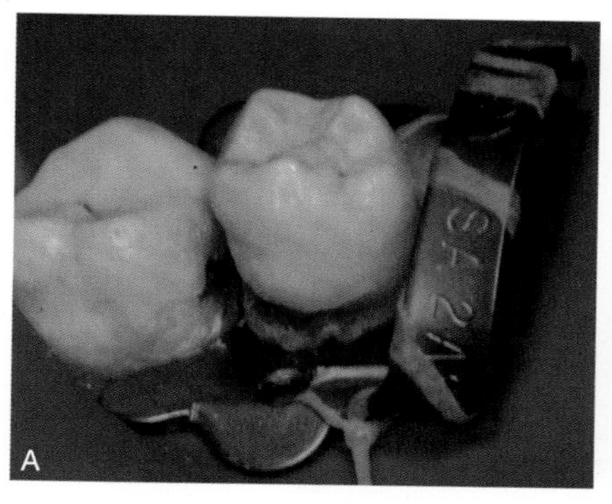
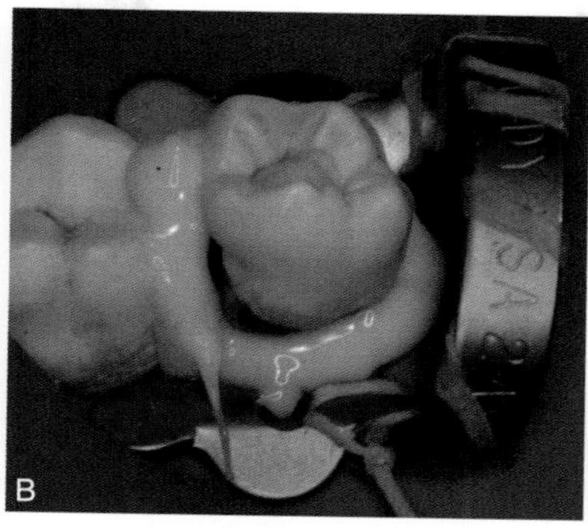
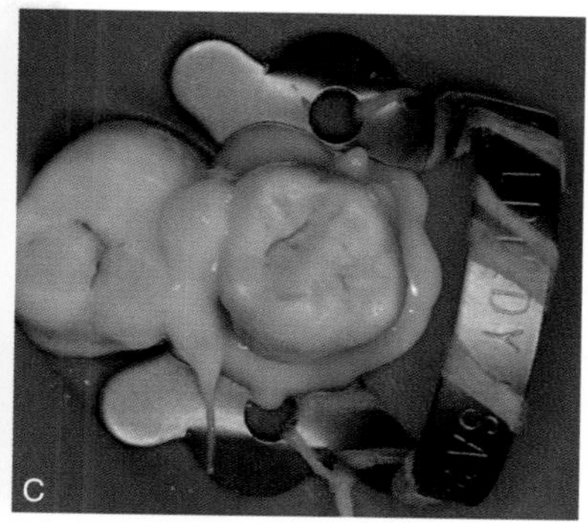

图 19-39　如果需要隔离多颗牙齿，注射复合树脂时应当涂布到边缘嵴上方，再向下环绕其余的面以形成封闭的 360° 环绕包埋

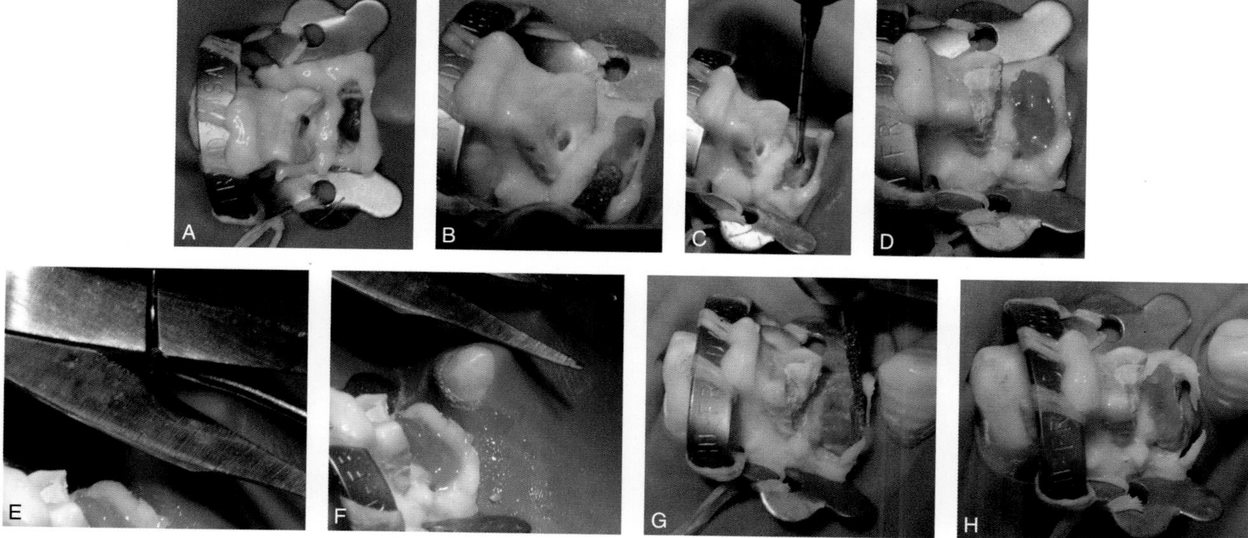

图 19-40　**A.** 部分包绕物越过窝洞边　**B、C.** 可以使用高速金刚砂车针或者长柄慢速手机来磨除至精确的边缘　**D.** 如果考虑到后期有复诊，可以预先使用有鲜明颜色的复合树脂粘接以制作半壁，再使用复合树脂环作为隔离措施　**E.** 为了便于将非粘接的复合树脂环从已粘接的半壁上磨除，同时为防止磨到旁边的橡皮障布，在邻牙的边缘嵴处用探针挑起橡皮障布并用眼科剪剪断　**F.** 暴露邻近牙　**G、H.** 使用金刚砂车针分别仔细磨除不同颜色的复合树脂

树脂环裂开脱落下来（图 19-41）。

b. 使用合金冠核是一种较为简便的替代方法，因为复合树脂环屏障可以耐受堆塑合金核时所需施加的挤压力，同时只需要使用橡皮障钳轻轻扭动橡皮障夹就可以将复合树脂核环从合金冠核上裂开脱落下来，而不需要再进行磨除。

四、治疗前的修复

（一）带环隔离

当牙体结构损失较大时，可能需要借助必要的修复程序来帮助隔离。为此，可以使用铜带环或正畸带环恢复重建受损牙齿的结构。放置正畸带环可能快速简单，但商品化的铜带环可以提供更为理想的轮廓和边缘适应性[86]。带环作为外部的基质屏障，可以容纳复合材料、IRM 或其他增强型的临时修复材料，用于恢复出足够的冠部高度。带环作为夹持器的一部分，也可以留在患牙上，直到治疗完成。然而，带环可能会侵犯邻近牙龈组织，引起刺激和划伤，因此使用这种方法时操作应谨慎。还应注意避免令修复材料阻塞根管。

Dycal 的流动特性使其成为固定铜带环的理想选择，能够使恢复区域的边缘具有合适、流畅的外形（图 19-42）。可以通过放置楔子以确保理想的边缘适应性。在放置铜带环之前，如有必要，可以在牙龈上放置一个带倒喙的橡皮障夹，用来固定橡皮障。事实上几乎所有的患牙都可以通过带环和封闭材料（如针管注射式 Dycal）的组合进行无菌隔离，因而在术前评估其可修复性是非常重要的。

（二）半壁 half-wall

“半壁”专指根管治疗前用于达到隔离目的的有限修复（参见 Dycal/Cavit 章节部分图 19-34）。由于其应用的局限，“半壁”不需要恢复边缘嵴，邻面接触或咬合表面的细

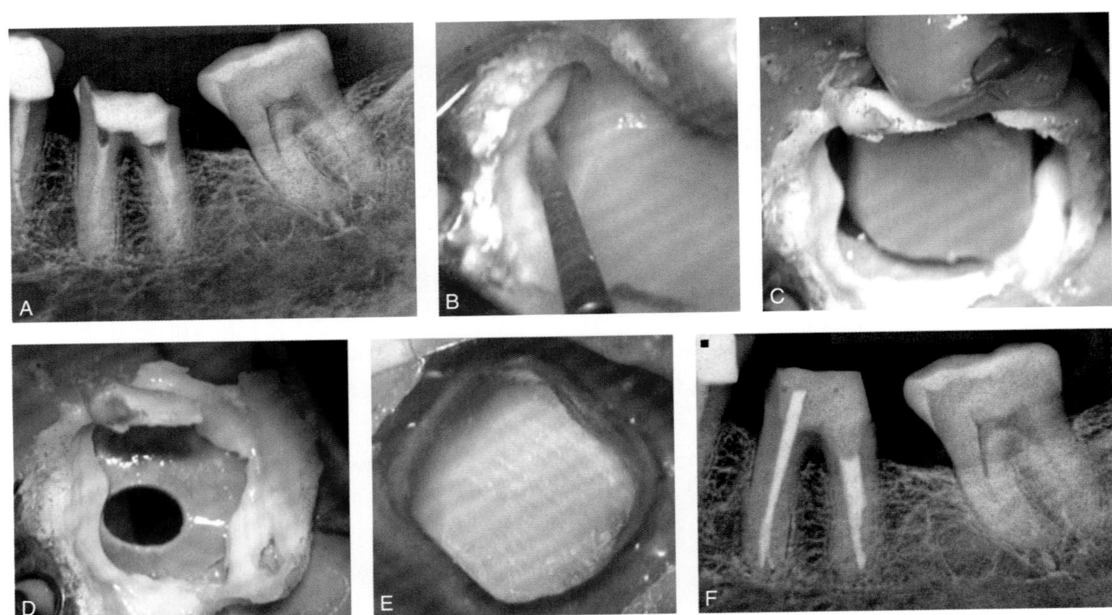

图 19-41　这个牙齿只有最低限度的龈上部分

A. 复合树脂包绕的目的在于提供橡皮障夹的固位稳定性　**B、C.** 完成根管治疗后，可以在高倍放大和照明条件下用高速金刚砂车针将有颜色差异的复合树脂环从冠核上磨除　**D.** 通过使用橡皮障夹钳轻轻扭转，复合树脂环一般会破损脱落，甚至经常完整脱落下来　**E、F.** 保留冠核为后期牙冠预备做准备

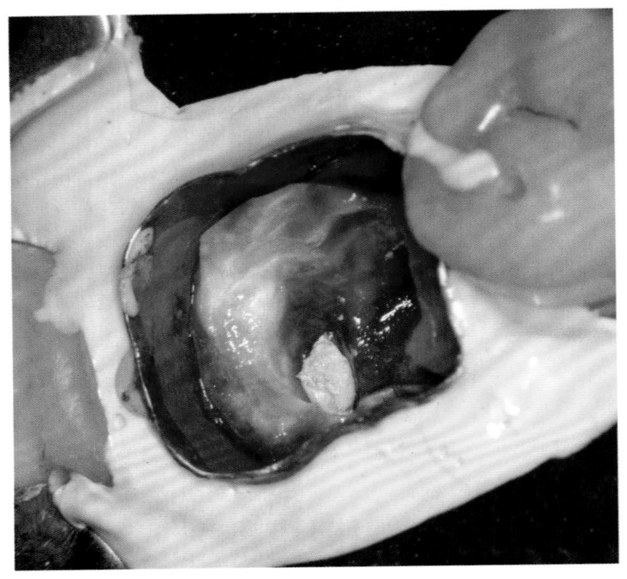

图 19-42　Dycal 固定的铜带环能够确保橡皮障的固定或夹钳的放置，从而实现侧壁缺损患牙的无菌隔离，也为根管治疗后的牙体修复创造了理想的条件

节。"半壁"有限的范围使临床医师只需专注于患牙及其牙周组织最脆弱的部分，尽力实现非常困难的目的（例如控制液体污染物），使所有的后续临床操作都在简单和理想的隔离下进行。完成根管治疗后，"半壁"可以较易成为整体修复的一部分。

（三）根管投射

根管投射技术有助于在根管治疗前重建破坏的冠根结构同时能够保留住通往根管的个性化通道[87-88]。任何一种可注射的材料（玻璃离子聚物，临时水门汀、永久水门汀等），甚至可压型复合树脂都可用于投射根管。可注射自聚合复合材料已被证明是适合这项技术的最通用、最可靠的重建材料。这项技术的优点很多。

1. 隔离　当深部的冠根缺损妨碍了橡皮障夹的固位，通常认为该患牙不具备根管治疗价值。根管投射技术大体上替换修复了缺失的结构便于夹持，从而使许多结构脆弱的患牙能够进行根管治疗。

2. 髓室底封闭　有很多文献报道副根管可以从髓室底延伸至根分叉区域[89-91]，导致病变牙髓组织的炎性产物可以由此进入分叉[92]。此外，当龋损或探查导致髓室底非常非薄时，感染物进入根分叉结构的风险将显著增加[93]。通常该类复杂的病例需要多次就诊，治疗间隔期习惯性临时冠方封闭也为根分叉病变的加重提供了机会，特别是患者又没有及时返回完成治疗[94]。在治疗早期就封闭髓室底能够大大降低了这种风险[95]。作为根管治疗的第一步，使用粘接复合材料的根管投射技术可以实现了这一目标。

3. 根管延长　投射过程将每个根管原有的"液压腔"从开髓口底部延伸到咬合面，在根充材料的液压过程中更具有优势。事实上，目前能够被接受的所有热垂直加压技术（传统热垂直加压、分段热垂直加压、连续波加压）都依赖于发生在髓室底和根管主要出口之间的流变学现象[96]。然而，这些方法的液压效应集中体现在根尖区域，偶尔才能涉及那些从根管系统上段发出的侧副根管。相比之下，当根管被投射时，液压腔延长 5~10mm，这样流变现象不仅发生在髓室底和主根尖孔之间，而且也发生在咬合面和主根尖孔之间。这需要在热垂直加压过程中有额外的停顿，在分段热垂直加压过程中增加分层步骤，或者在连续波加压过程中多花一点时间。无论采用何种液压方法，根管投射技术都为解决根管系统上段出口的问题提供了更大的机会。

4. 穿孔覆盖修复　早期进行穿孔修复对治疗的成功有着重要的影响[97]。因此，在完成根管治疗之前进行穿孔修复通常是可取之策。然而，穿孔修复往往是比较脆弱的，容易在随后的根管清理、成形、充填过程中再次受损。当完成一个复杂穿孔的修补后，却被根充压力挤入邻近的牙周韧带和骨组织中，这是最令人沮丧的。如果不能在一次就诊中完成治疗，直到根管治疗完成才进行修复，可能会使患牙处于危险之中。此外，在穿孔未修复的情况下进行根管治疗，可能会使穿孔部位不必要地暴露于刺激性溶剂和冲洗剂，以及遭受器械意外穿透的损伤。在许多病例中，在完成根管治疗之前，可以用 MTA 进行穿孔修复。在确定 MTA 已经凝固后，在进行根管治疗之前用粘接树脂或玻璃离子覆盖患处进行根管投射，也能够进一步强化穿孔的修复。

5. 预防穿孔　在存在非薄型髓室底的情况下，通过投射技术在根管治疗前进行修复，可以减少或消除使用锉、探针或车针意外穿孔的风险。

6. 髓室底、壁不规则外形的重塑　在治疗过程中，开髓洞型底壁及侧壁的不规则可能导致并发症的产生。通过根管投射，围绕“内部基质屏障”基本重建了髓室底壁及侧壁，可以“纠正”开髓洞型方向的偏差，根管壁的缺损和不规则，桩道预备方向的偏差及肩台等。

7. 降低裂纹发生和 / 或扩展的可能性　从根管治疗开始到能够提供牙尖保护的修复这一时间段可能存在导致冠根折的风险，尤其是后牙；时间越长，风险越大[98]。粘接性的冠部修复能够有效降低这一风险[99, 100]。在首次治疗时就进行粘接性根管投射，不失为一种能够从治疗开始到患牙永久修复期间预防根折发生的措施。对于出现早期根折迹象的患牙，提早进行粘接性修复也会降低根折发展的可能性。

8. 预防组织向内生长　当患牙冠部或根部病损延伸至牙龈水平或低于牙龈水平的轴壁时，软组织的向内生长会在根管治疗和随后的修复过程中造成污染。通过进行根管治疗前的修复，如根管投射技术，能够消除此类复杂情况的发生。

9. 个性化根管　在多根管患牙中，当投射器穿过修复材料到达咬合面时，它们可以进行定向，以便在材料聚合前彼此稍微分开。当这些根管在髓室底开口非常邻近时，可以简化对于根管的管理。它还提供个性化的管道，使特定的溶剂、冲洗液、药物、润滑剂和其他药剂可以放入特定的根管中。

10. 消除了髓室底“盲探”，改善机动锉的工作机制　一旦所有的根管都被定位，直线通路就被创建，并将根管投射到加高修复体的咬合面。由此产生的根管口投影将从重建的𬌗面清晰可见，不再被患牙原有的突出边缘嵴和其他视觉障碍所遮挡。这也为机动锉，特别是镍钛锉进入磨牙近中根管创造了显著的优势。由于增加了长轴尺寸，机动锉尖端可能难以进入近中根管，镍钛锉由于不会保持弯曲更是如此。然而，当根管投射到加高修复体的咬合面时，这时将锉尖置于投射的根管口范围内（咬合面上）将成为一件简单的事情。然后仅仅通过推动，锉就会平滑顺利地进入根管内。

技术方法：根管投射器由 C. John Munce 医师发明和持有专利，但目前还没有商品化。如下所述的技术是一种用于根管治疗前修复的可行方法。塑料毛细管可以分割成合适的长度，以作为“根管投射器”（图 19-43）。如本节所述，“根管投射器”一词指的是毛细管的分割段。大量常用物品已经用于根管投射，包括牙胶尖和银尖。然而，在锉的工作端套上一个锥形塑料套管用于根管投射，这种方法已经被证明是最可靠的。不仅在注入流动性的修复材料时能够安全地固定在根管里并居中，而且对于需要多次就诊的病例，套管还可以方便作为暂封物下方的塞子。

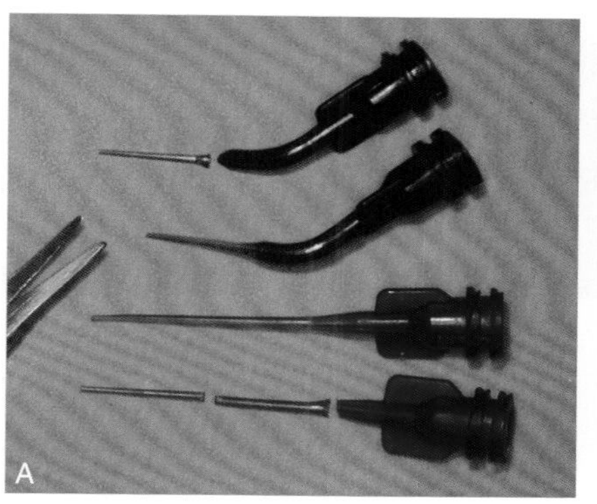

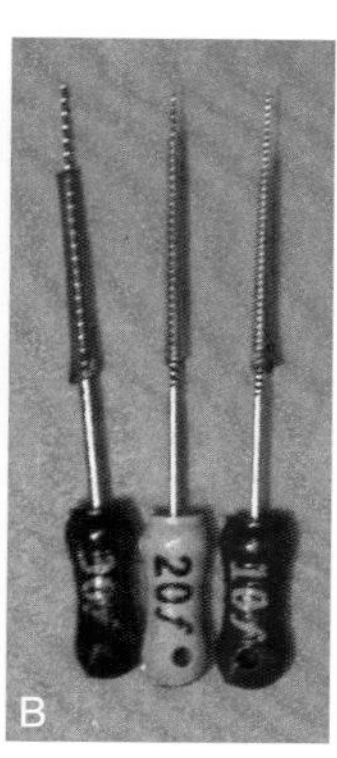

图 19-43　A、B. 虽然目前还根管投射器没有商业化产品，但塑料毛细管（Ultradent, South Jordan, Utah）可以切割成合适长度，作为“根管投射器”使用

1. 对于冠部破坏严重的患牙（图 19-44A~C），在进入髓腔及寻找到所有根管后，必须在高倍镜下彻底检查髓室底与侧壁，尽可能深入到所有根管内进行探查，以确保在治疗操作前对于所有根管分支和其他可能存在的变异了然于心。

2. 在弯曲的根管中，通过慢速小球钻去除牙本质的“肩领”（图 19-44D），能够形成直线通路到达第一个明显弯曲处，这样就可以进入到每个根管的大部分深度（例如：远离根分叉区域）。如果某个根管没有明显的弯曲，那么根管口应该预备一个 1 号慢速球钻深度的窝洞（图 19-44E）。

3. 使用合适的成型片，并对所有粘接表面进行酸蚀和底漆处理。选择适合根管的锉，将根管投射器（根据根管口直径和相邻情况选择的锥形塑料套管）套于锉上。然后把锉插入根管，将投射器向根尖方向滑动，直到它们进入预备好的根管口窝洞或直线通路上。在这个特殊的病例中（图 19-44F、G），在远中和腭侧的根管中使用了中等大小的投射器，而 MB-1 和 MB-2 的根管口较为邻近，则使用了较小尺寸的投射器来匹配。当根管被锉和投射器完全占据后，使用自聚合粘接剂并将其用气流分布在所有的底漆表面。然后用中空针管将自聚合复合材料从髓室底开始注入一直到开髓洞型表面。因为开髓洞型的深度特点以及因为锉和投射器的遮光作用，所以自聚合树脂是首选。

4. 当材料早期聚合后，将锉取出，留下投射器包埋于修复材料中。使用菱形金刚砂车针沿着树脂修出牙体轮廓，并将殆平面与投射器磨平。在这一阶段将投射器留置，可防止复合树脂的碎片在投射的根管中堆积。

5. 通过将 60 号 H 锉插入每个投射器的管腔中并将其取出（图 19-44H），投射器就会被移除。与最初设计的根管投射器一样，毛细管的外表面存在一种防黏剂，使其易于从任何修复材料中取出。根据投射器的排列方式，当投射器从髓室底穿过进入髓腔直到牙殆面时，投射的根管口将在殆面展现出各种形态（图 19-44I），投射器的特定方向可根据临床医师的喜好进行调整。这个过程创造了可持续的根管参照点。

6. 如果患者需要复诊，可以将投射器的较粗一端剪去

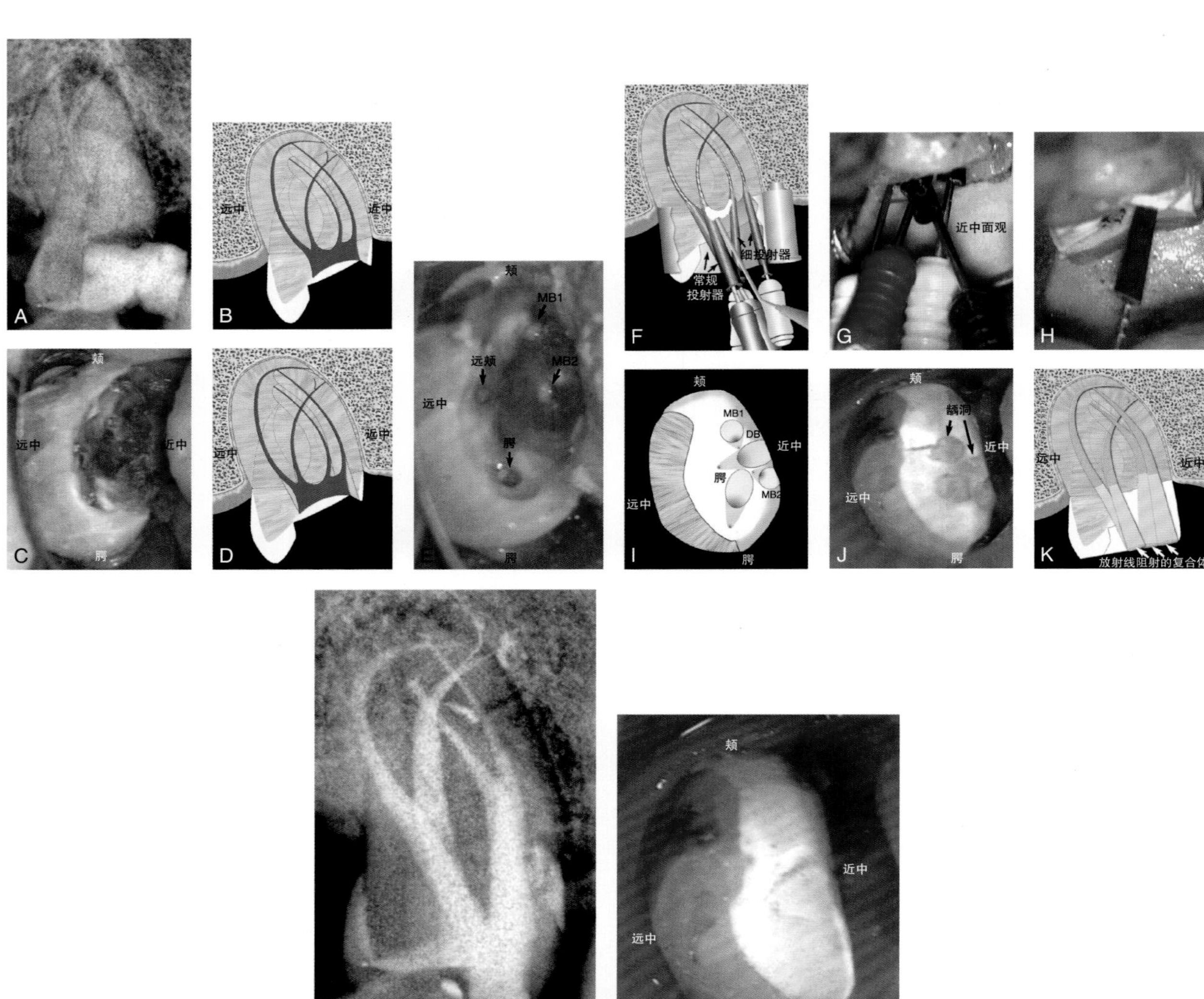

图 19-44 **A~C.** 冠部严重破损的上颌第三磨牙 X 线片、示意图及临床表现 **D.** 通过慢速小球钻去除牙本质肩领（黄色三角形区域）建立直线通路 **E.** 直线通路或每个根管口预备的窝洞有利于投射器的放置 **F、G.** 粘接界面经过酸蚀和底漆处理，插入根管锉（携带投射器），然后涂布粘接剂，将复合树脂从髓室底注入到咬合平面。本病例中，在远中和腭侧的根管中使用了中等大小的投射器，而 MB1 和 MB2 的根管口较为邻近，则使用了较小尺寸的投射器来匹配 **H.** 在树脂聚合后，通过插入 H 锉回锉可将投射器取出 **I.** 根管口在堆砌修复的殆面投射出多种形态 **J.** 需要复诊的病例，将投射器剪短少许放置于相应根管内，Cavit 封闭 **K.** 已完成的根管投射病例示意图 **L.** X 线片显示根管延伸至咬合面 **M.** 使用根管投射也便于随即进行全冠预备

2mm，重新插入相应根管内，并用Cavit进行封闭（图19-44J）。患者就诊时，用6号慢速球钻移除暂封物，再用60号H锉插入取出投射器，这样能够保证根管内没有临时充填物的碎屑。

7. 在清理、成形和充填之后，根管的投射部分用高速金刚砂球钻和/或慢速球钻进行修整，用以去除残留的封闭剂，并洁净复合树脂表面。将复合树脂直接注于投射根管的牙胶之上，从髓室底一直到𬌗面投射开口处（图19-44K）。在这最后一步中，应该选择一种比前期修复用的复合树脂放射阻射性更高的材料，这样可以创建出一种独特的放射成像，显示每个根管从根尖到咬合面的连续流畅的形态（图19-44L）。牙冠的预备可以即刻进行（图19-44M）。

8. 在根管治疗结束后，可以很容易地通过投射通道来放置根管桩。使用一个高速金刚砂球钻或低速6号球钻圆钻，将根管投射部分扩大到髓室底水平用于放置桩。根据放置的桩的类型，使用常规方法预备管道的根面，桩通过粘固或粘接的方式与根管结合。桩的冠部由可注射的复合树脂包绕，有效地将修复体锚定到天然牙体组织上。

五、软组织的处理

较大的龋损或吸收性缺损可导致牙龈组织增生进入龋洞，阻碍橡皮障的隔离。如果剩余的牙齿结构位于牙槽嵴顶冠方，去除这种增生牙龈组织的方法包括用手术刀、牙科旋转器械、激光或电刀切除。

电刀可以将牙龈组织去除干净，有利于牙龈炎症的控制，也能简化后续的隔离。电刀可能会导致周围骨组织的发热坏死，因此使用时应小心。激光是去除多余牙龈组织的另一种方法，其出血程度最小。

六、冠延长

（一）快速牙根牵引

在橡皮障隔离过程中，对于临床牙冠缺损面积较大的患牙来说，橡皮障夹的放置及固位可能具有一定挑战（图19-45）。此时，快速牵引患牙，使其向牙槽嵴顶方向移动，重建大面积缺损患牙的临床牙冠位置及高度，从而便于橡皮障夹的放置及固位。牙齿牵引的治疗原则是快速移动牙齿，以尽量减少牙周支持组织的冠方迁移。在快速牵引之后，牙周附着纤维需要一段稳定期以适应新的牙冠位置[101-102]。正畸牵引或者牙冠延长术均可实现临床牙冠位置的改变，然而，与传统的正畸牵引不同，快速正畸牵引所需的牵引力更大，大于50g[103]。

Heithersay[104]在1973年提出了正畸牵引的概念，用于治疗位于根颈1/3折断的根折。Simon和同事[105]提出将适应证延伸至包括龋齿、根折和位于牙槽嵴顶下方的

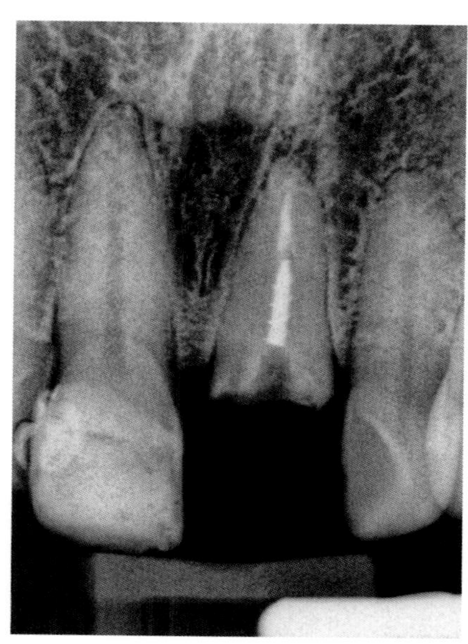

图19-45　上颌中切牙桩折断至骨下水平，冠部折裂至龈下水平。在不破坏生物学宽度以及牙齿机械性能的前提下，放置橡皮障夹困难，牙冠修复亦是如此

医源性穿孔的患牙。通过不同的病例报告，Emery[106]和Smit及其同事[107]展示了快速牵引对治疗牙根颈部吸收到达或接近牙槽嵴顶的病例的有效性。影响治疗效果的关键因素包括冠根比、牙周健康，口腔卫生，美学外观，反𬌗，以及组织的生物学类型，根的长度、形态等。对风险、收益和替代治疗方案的清晰理解将有助于患者的接受和依从。

1. 快速牙冠牵引术　在因剩余牙齿组织不足而难以放置橡皮障夹的患牙劈障技术中，在进行牵引术之前，劈障技术可以帮助有效隔离患牙，从而进行根管预备成形以及氢氧化钙封药[108, 109]，为后续放置牵引桩钩做准备（图19-46）。首先，使用具有足够硬度（0.036规格）的正畸弓丝在诊断模型的唇侧或者腭侧进行弯制，使之紧贴牙齿唇面或者腭侧牙面。弓丝位于在牙齿的唇侧还是腭侧取决于患牙与邻牙的关系以及与对𬌗牙的咬合情况。所使用的正畸弓丝虽然坚硬，但同时也要具有一定的弹性，以便对其进行弯制成形，平行跨过一个或多个患牙的正上方，从而确保对患牙的垂直向牵引路径（图19-47）。

该技术使用一种弹性材料将粘在牙齿唇侧或腭侧的弓丝连接到桩钩上，桩钩粘接固位于患牙根管中。为获得足够桩固位力，根管内桩长度应不小于剩余根长的一半[105]。桩钩可以用冠、桥粘接剂或IRM粘接。桩钩通常需在牵引稳定期后去除，因此选择粘接剂类型时应该考虑到这一点，同时也要考虑桩道尺寸。例如，如果桩道长且四壁平行，可以使用固位力较小的粘接剂。相反，若桩道较短且呈锥形，则需要具有较强固位性能的粘接剂。通过在粘接前润滑桩的一侧或桩的根尖1/3或1/2，可以简化在治疗完成后去除桩的过程。

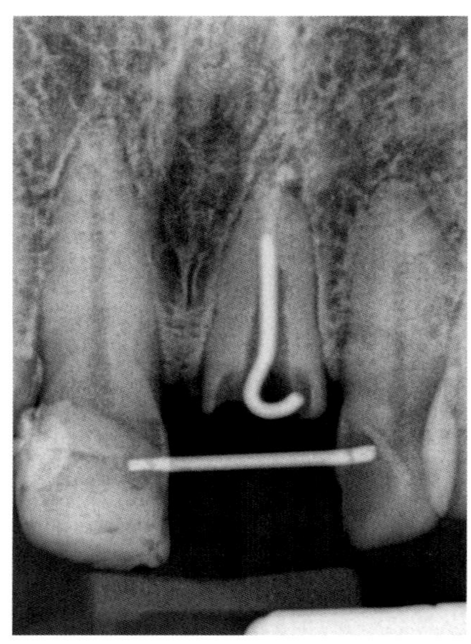

图 19-46 在从右上颌中切牙延伸到左上颌侧切牙的橡皮障劈障术隔离下将折断的纤维桩取出后，进行根管预备成形，并进行氢氧化钙封药，消毒根管，便于后续放置桩钩，为牵引做准备

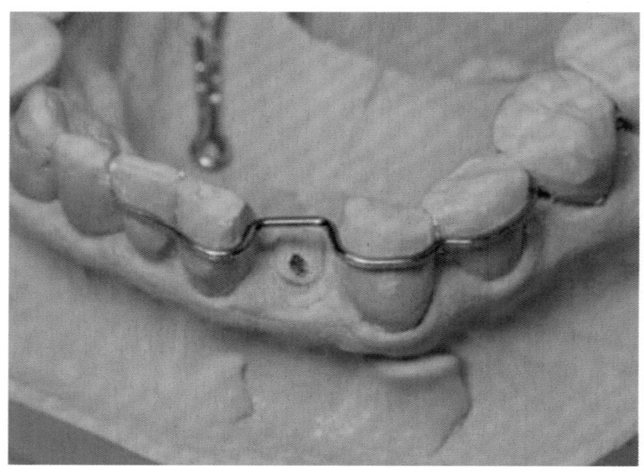

图 19-47 如图所示的石膏模型中弯曲

唇弓与基牙粘接在一起。如果基牙是烤瓷冠或全瓷冠，应使用硅烷偶联增强粘接。若基牙是金属全冠，可以使用正畸托槽及橡皮圈固定金属丝。将链状橡皮圈（图 19-48A）连接到桩钩上，并绕过患牙正上方的钢丝重新回到桩钩上，激活牵引装置。可以使用相同的橡皮圈重复上述操作以增加牵引力。有许多类型的弹力线（图 19-48B）可用于激活牵引装置，方法是将一段 5inch（1inch ≈ 2.54cm）的线一端穿过桩钩，拉紧，另一端在弓丝上打 3 个结并剪断末端。通常需要重复放置多个牵引的弹力线以提供足够的牵引力。根据不同的咬合情况，可能需要将结旋转避免影响咬合。

通常根据牙齿外形，正畸托槽粘接在邻近基牙的切端，但同时，托槽也可以固定在患牙的龈方牙冠上，然后用金属丝（图 19-49）或弹力线（图 19-50）牵引牙齿。无论选择哪种类型的弹性材料牵引，一种较为简便的牵引方式是在牙齿的唇侧或者舌腭侧牙龈嵴顶处放置 TMS 钉（图 19-51），然后用链状橡皮圈（图 19-52）或多段弹力线将弓丝与 TMS 钉连接起来（图 19-53）。建议每周监测评估牵引移动的情况。

不同于将弓丝直接粘接在基牙上的牵引方式，使用托槽进行牵引时，基牙有倾斜的风险。而在某些特殊情况下，即使直接将金属丝粘在基牙牙面上依旧可能导致基牙倾斜（单侧基牙牵引患牙时）。双端基牙粘接金属丝通常可以避免这种并发症（图 19-54）。为了预防这些并发症，需频繁复诊，仔细检查评估，一旦发现不利的移动及时阻止。经过 2 周的牵引，可以牵出 3~4mm 的长度[110]。为防止潜在的复发，牵引达到预期的距离后需要 8 周的稳定期[105]。

随着牙齿的牵出，在组织学上可以看到牙周纤维拉伸、成骨细胞活化和牙槽嵴顶提升。如果在牙萌出期间或在牙萌出后即刻，通过立即重复纤维切断术可以阻止成骨活动[103, 111]。然而，如果施加过大的外力时，穿通纤维会沿其中间部分变

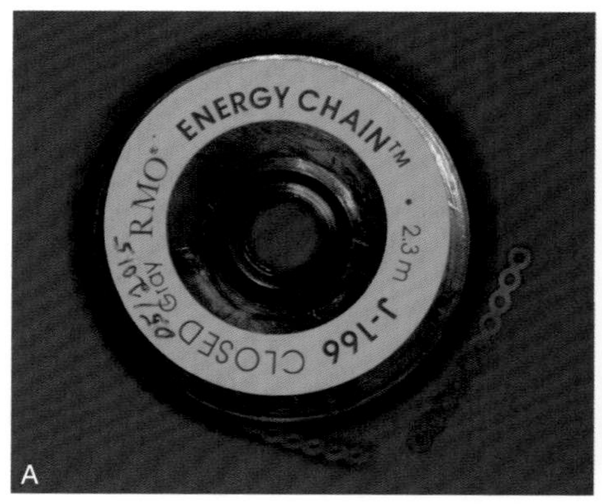

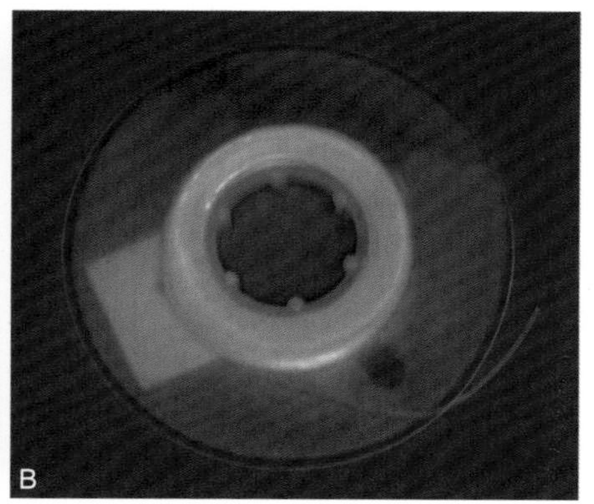

图 19-48 **A.** 链状橡皮圈，为了达到快速牵引的目的，链段将比较短，只有 2~4 个“连接”，以便在牵引时发挥足够的力量 **B.** 弹力线，为了能快速牵出，弹力线的长度应为 4~5inch（1inch ≈ 2.54cm），以便于加力和打结

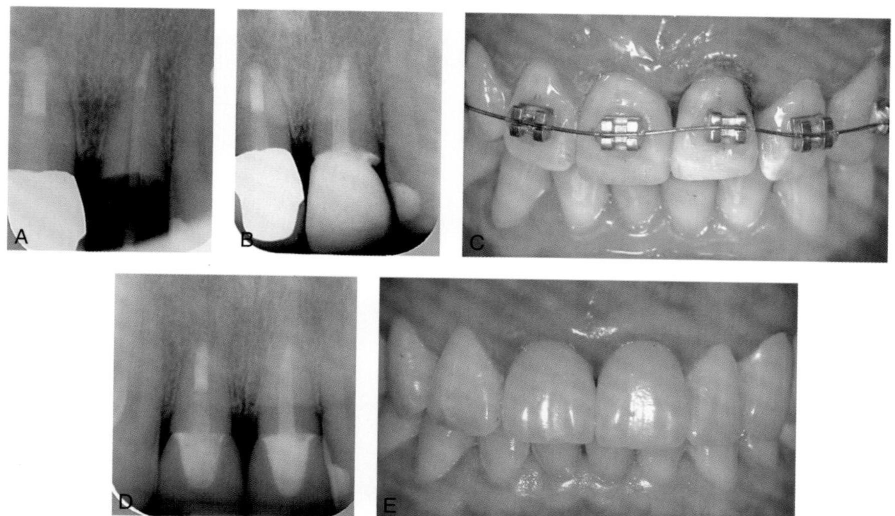

图 19-49　**A.** 上颌中切牙缺损严重，龈上牙体组织完全丧失　**B.** 根尖用 MTA 封闭，纤维桩和临时冠修复　**C.** 在邻牙上粘接托槽，在患牙牙冠龈方粘接托槽，插入弓丝施加牵引力　**D.** 8 年随访，X 线片显示根尖完全正常　**E.** 8 岁时的临床照片显示牙龈结构正常

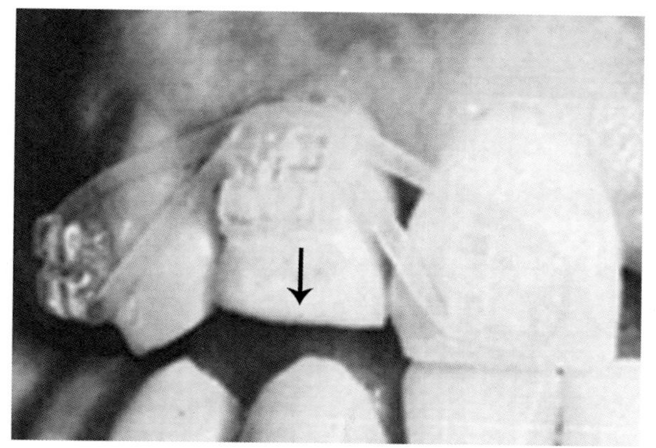

图 19-50　在右上颌尖牙和右上颌中切牙粘接塑料托槽，右上颌中切牙粘接牙冠龈方托槽，弹力线用于施加牵引力（箭头示）

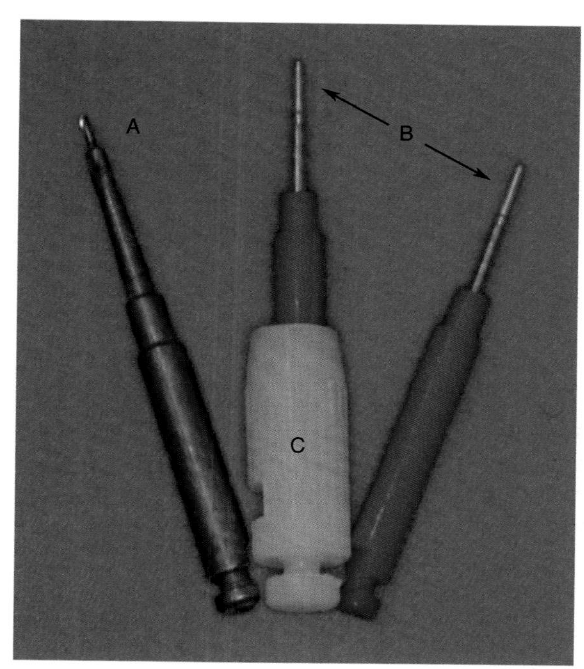

图 19-51　TMS 连接系列
A. 柯蒂斯钻　**B.** 微型单面钉　**C.** 通用手动起子

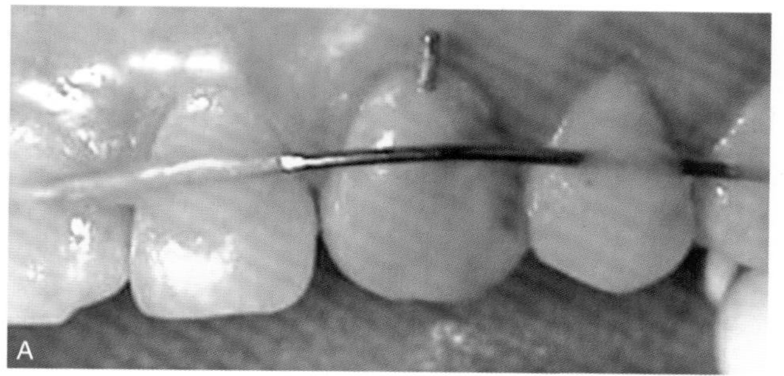

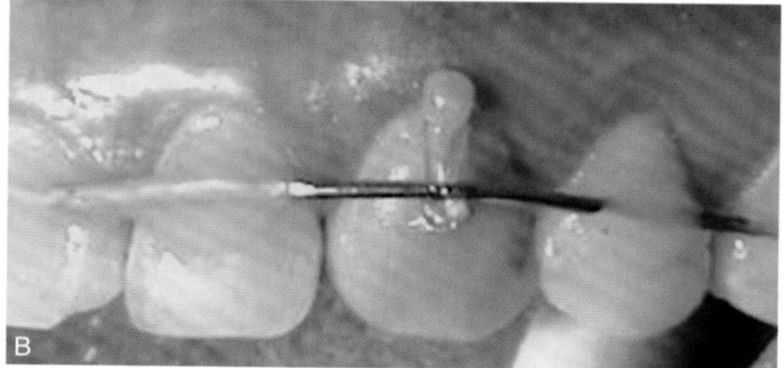

图 19-52　**A.** TMS 钉插入颊侧牙龈嵴顶处　**B.** 通过将弓丝和 TMS 钉连成一体的弹性橡皮圈进行牵引

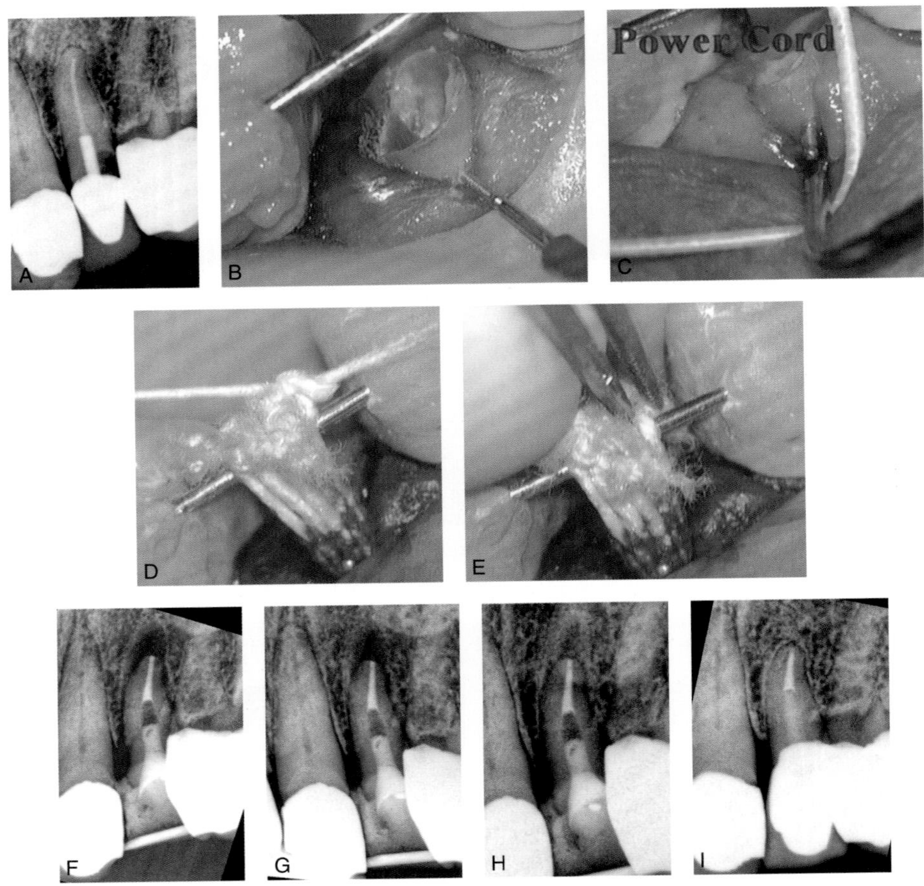

图 19-53 **A.** 术前 X 线片显示修复失败，严重的冠根缺损累及桩道 **B.** TMS 钉插入唇侧牙龈嵴顶处 **C.** 多段 5 英寸长的弹力线圈在 TMS 钉上 **D.** 其末端绑在弓丝上打三重结 **E.** 把旋转结使之脱离咬合功能面 **F.** X 线片显示“稳定初期，牵出的空间和近远中方向增宽的牙周膜间隙” **G.** 牵引后 30 天 **H.** 牵引后 60 天 **I.** 牵引后 4 年

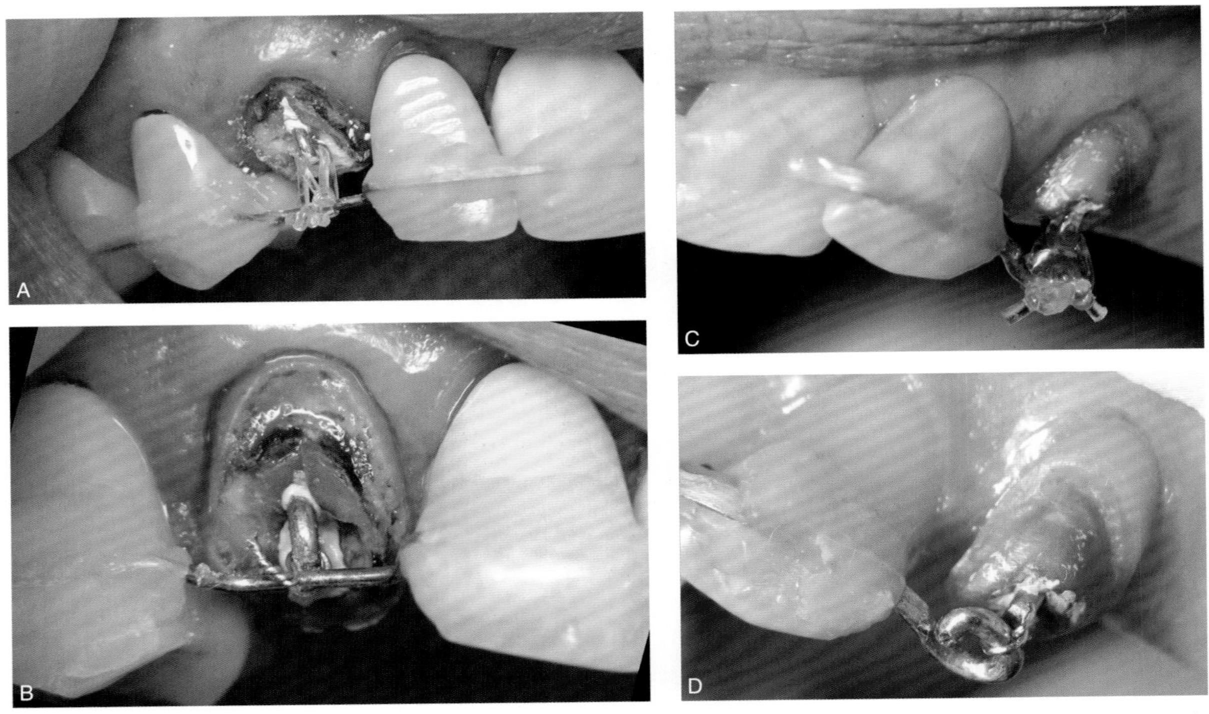

图 19-54 利用双基牙进行快速牵引可以防止基牙倾斜。案例 1（左侧）：典型的位于目标牙两侧的双基牙。**A.** 牵引初始；**B.** 稳定期。案例 2（右侧）：悬臂双基牙。**C.** 牵引初始；**D.** 稳定期。（Courtesy of Dr. Fred A. Berry，Loma Linda，CA.）

得杂乱无章。虽然纤维仍保留其末端与牙骨质和骨的连接，但它们变得松弛，失去了对骨施加牵引的能力，从而不能促进成骨细胞的活动[101,112]。根据Simon[101]的说法，牙周韧带的中间部分似乎不连续，但纤维附着物完好无损，与牙骨质和骨的附着并没有丧失。牙周韧带的快速运动最终将纤维重新定向到正常方向。显然，所施加的力量在可接受的范围内。令人惊讶的是，牵引之后的患牙牙根周围在2周内会有未成熟的新骨沉积，而成熟的骨在4周内沉积。

这种生物力学现象将快速牵引与典型的正畸移动区别开来，后者需要在较长的时间内使用轻力缓慢牵引。在8周的稳定期内，纤维重组为理想的垂直性牙根-牙槽骨连接附着，2周出现新的未成熟骨，4周内出现成熟骨沉积[101]。

2. 局限性 短的锥形单根牙最容易牵出，其他牙根形态和条件可能会对快速牵引的效果产生不利影响。在对这种最简单的单根锥形牙进行快速牵引时，由于是将锥形牙根向冠方迁出牙槽骨，这一过程并不会激活破骨细胞活性，而只会刺激根尖及牙根中部成骨细胞活性。然而，在某些条件下会出现破骨活性，如①有弯曲时，②根表面有隆起或凹陷时，③有分叉的根时，或④根有球形膨大时。在这些情况下，快速牵引时，牙根不规则部位的冠方牙槽骨受到压力，同时其根方牙槽骨受到张力，此时，应使用较轻的牵引力。若牵引力过大，压力侧发生骨坏死，牵引过程将会被迫停止，直到坏死骨组织吸收或所施加牵引力减小。因为需要快速牵引的牙齿通常有外伤史，可能存在骨粘连，且不易通过放射线检查发现，骨粘连的存在可能会影响甚至抑制牙齿牵出。

由于牙冠外形的差异，牵引术的疗效具有一定局限性，特别是对上颌中切牙进行牵引时。由于上颌中切牙具有对称性，若两侧上颌中切牙的近远中面相对平行，一侧中切牙的牵出视觉上可能不会出现明显的差异。然而，如果牙冠形态呈锥形，牵引后的美学效果可能无法被接受，并且，牙冠锥度越大或牵出量越大时，牵引后与相邻中切牙的差异性便会越大。在对上颌中切牙进行牵引中，唇线的位置是评估疗效的一个重要的决定因素。

3. 结果和预后 在快速牵引治疗过程中，有一些重要的因素需要考虑，这些因素可能会影响快速牵引的结果。Malmgren[113]等人得出，正畸快速牵引后有复发的风险，因此建议应在稳定期之前进行纤维切除术，以避免这一并发症。

Weissman[112]在两个病例报告中也证明了在牵引前即刻切断牙龈纤维可以限制牙龈的迁移。然而，Simon[101]的观察结果表明，防止牙槽骨和牙根一起向冠方迁移的主要方法是控制牙根牵出的速度。因此，虽然选择性纤维切开术在某些病例中可能作为阻止成骨细胞活动的次要手段，但当牵引的速度足够快时，牵引过程本身可以防止牙槽骨与根一起迁移。

在Simon[101]和他的同事对狗进行的一项研究中，在2周时，牵出的牙齿在根部周围显示出透射的区域。组织学检查发现这些区域含有新生的未成熟骨或类骨质和正常宽度的牙周韧带。在第7周时，放射学检查显示牙根形态在正常范围内，这在组织学上也得到了证实。图19-55是X线片和临床图像的汇总，展示了一位85岁的患者，右上颌第一前磨牙伴有严重的冠部缺损，其快速牵引的X线影像结果与Simon及其同事在动物实验中所观察到的发展次序相一致。

当牙冠缺损较大，缺损达根部或者缺损近牙槽嵴顶时，快速牙根牵引是一种可行的挽救上述患牙的治疗方法。其目标是将牙齿移动到一个更有利的位置，有利于根管治疗的隔离和随后的牙冠修复。考虑到牙冠形态及其他影响因素，若条件有利，牵引术可用于所有患牙。这项技术在前牙区尤其重要，因为它保留了牙龈和牙龈乳头的自然美学轮廓。同时，牵引术也是一种安全有效的方法，对于维持自然牙列的疗效具有较好的预见性，且出现并发症的风险最小。

（二）即刻手术牵引

同时因龋齿、折裂、穿孔或吸收累及根颈1/3需要行牙髓治疗单根牙，无论是牙冠修复还是牙髓治疗，都会给临床医师带来极大的挑战。临床治疗中，牙髓治疗需要对患牙进行充分隔离，而牙齿的修复重建需具备足够的健康牙体以及良好、和谐、稳定的牙周软硬组织状况。为了重建生物学宽度[114]同时获得足够的牙本质肩领[115]，所使用到的矫治方式有：临床牙冠延长术、正畸牵引，以及一种渐渐淡出临床视野的“即刻手术牵引术”[116]。临床牙冠延长术的不足在于该方式需要去除牙根周围健康的牙槽骨，在前牙区会影响美学效果，而正畸牵引耗时较长，治疗的效果依赖于患者的依从性，而且，有时，患牙在正畸牵引之后仍需行牙冠延长术。

本节内容将着重介绍即刻手术牵引术。即刻手术牵引是一种有意的、可控的牙根冠向脱位，目的是使牙根稳定在一个良好的，利于修复的位置（图19-56）。

综合脱出型脱位牙外伤相关文献可以推断，即刻牵引术预后良好，且不良事件发生率低[117]。

1. 适应证 牙齿的保留在综合治疗方案中是首要考虑因素。对于缺损面积较大且累及根颈1/3的患牙，如冠根折、牙颈部龋、牙根吸收或医源性穿孔等，即刻手术牵引为可行的治疗方案。即刻手术牵引也可用于治疗某些牙齿外伤，例如斜向冠根折的患牙可以通过即刻手术牵引的方式扭转患牙，使患牙重新获得一个有利于修复的位置关系。年龄是即刻手术牵引术的一个重要考量因素，尤其是对于正处于生长发育中，且邻牙健康的年轻患者，由于其颌骨正处于发育时期，不适合种植修复，作为过渡治疗方案，可以采用即刻牵引术暂时保留患牙，以维持牙齿美观、间隙和骨骼健康。平均而言，年轻女性的颌面部在17岁零8个月时发育完全，而年轻男性在20岁时发育完全[118]。

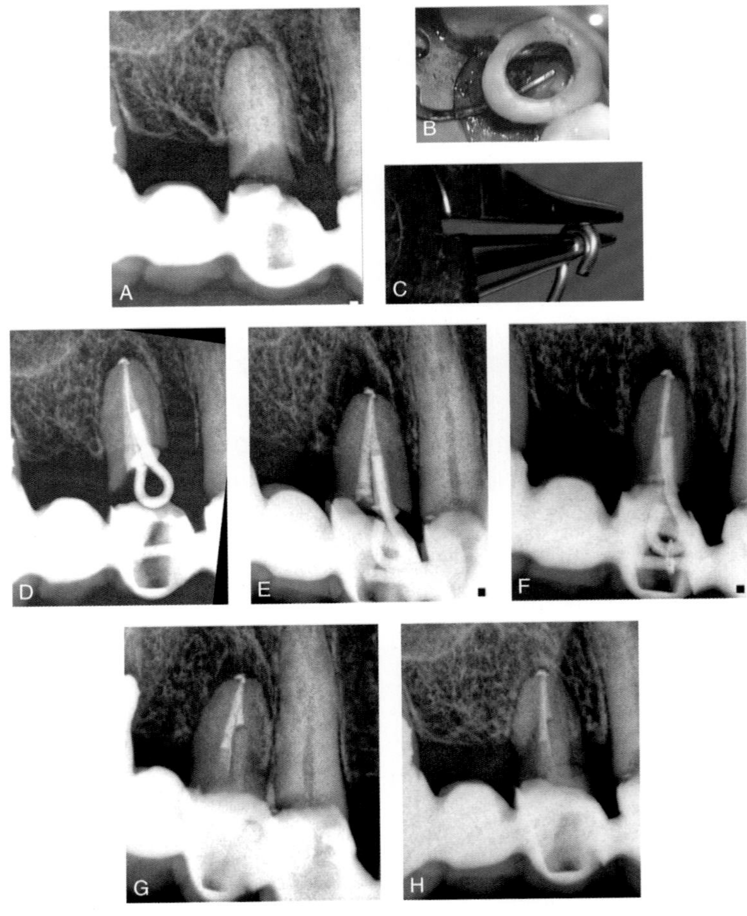

图 19-55 **A、B.** 预处理X线片和视频图像显示了牙冠缺损的程度 **C.** 用不锈钢正畸丝制作的钩桩 **D.** 根管治疗完成、钩桩粘接、开始牵引 **E.** 牵引完成。注意由牵引过程形成的根尖空隙增大 **F.** 4周的稳定期 **G.** 8周的稳定期 **H.** 牵引后10个月

2. 临床考量 牙髓治疗前需对患牙进行充分隔离,对于某些无法直接行橡皮障隔离的患牙,手术牵引可以为患牙创造更好的隔离条件。通过临时复合树脂修复恢复一定的牙根形态,可以加强牙根抗力,以防止在对牙根施加脱位力时发生医源性损伤,如牙根折断等。健康牙体组织剩余量及其缺损范围将决定牵引后牙齿冠根比。在预估牵引术后牙齿冠根比时,需考虑去尽腐质后实际剩余的牙齿组织量及其缺损的范围。为获得牙齿功能的稳定,最小的冠根比需达到1∶1[119]。

3. 设备和技术 即刻牵引术所需的材料和器械与牙周探查手术相似,包括牙周膜分离器、镊子、牙挺、亚甲基蓝染料、缝线、尼龙渔线以及复合树脂。该技术程序包括一个全厚黏骨膜瓣翻瓣术,翻瓣范围需暴露患牙以及至少1颗邻牙,以获得充足的手术视野和牙周膜分离器的放置空间,减少牙周膜分离时对周围组织的损伤。充足的手术视野以及放大和照明设备的使用,可将手术风险降到最低。无创性手术将最大幅度地降低对骨组织的损伤,特别是在皮质骨板较薄的区域。牙龈生物型与皮质骨的厚度有显著相关性,薄龈型牙龈表明其下方皮质骨也较薄[120]。

牙周膜分离器是通过冠向下的方式围绕牙根表面震荡切割,以切断根部的牙周膜附着。必要时可以使用挺子,轻力缓慢地使牙根脱位。在达到足够的松动度后,将剩余的健康牙根重新定位在牙槽嵴顶上方约4~5mm处,以获得适当的生物学宽度和牙本质肩领。亚甲基蓝染料对牙根表面进行染色以发现是否存在折裂或可疑的裂纹。对咬合间隙进行检查,并采用根尖片评估牙根牵引程度。皮瓣复位并缝合。最后用弹性夹板将牙齿固定在邻牙上2周。48小时后拆除缝线。6周后复诊观察牙齿的稳定性和恢复程度,如果在牵引前没有进行根管治疗,则完成根管治疗。在冠修复前,可以用预成桩核或铸造桩核加固牙齿。

4. 技术考量 牙根的几何外形、结构和根周骨质密度均可能加大牵引难度。牙根的锥度、弯曲度、牙根的分叉或倾斜、牙根的横断面形态、牙根的数目和长度都会增加牵引手术的复杂性和风险。若牙根呈圆锥形,牵引后,牙根向冠方移位,同一水平面的牙根形态较之前更细小,从而使其与相邻牙齿间隙增宽。牵引后牙根形态,直径及轮廓的变化

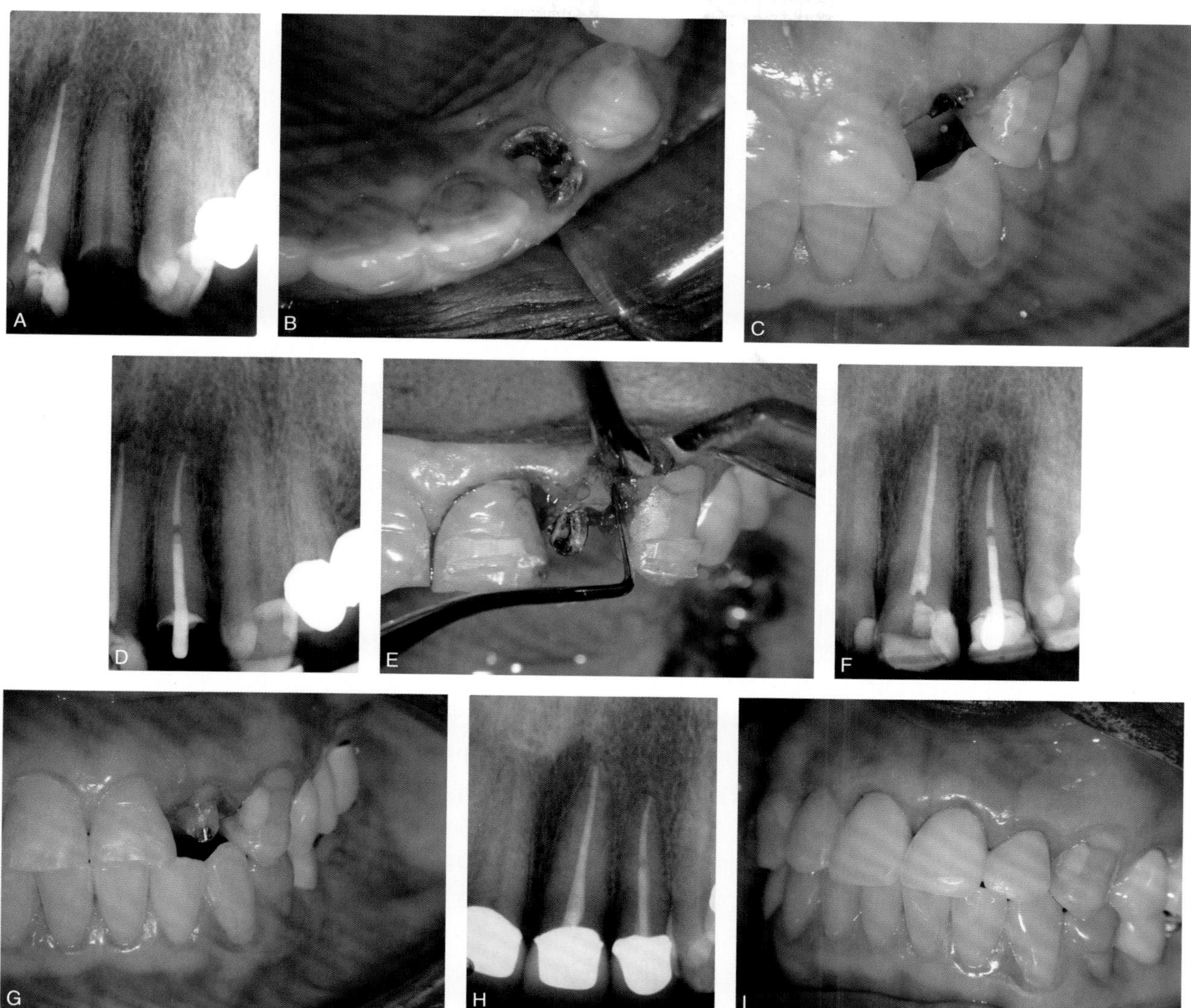

图 19-56　A. 术前 X 线片显示左上颌侧切牙龋坏情况及其与牙槽嵴顶和邻牙的关系　**B.** 术前口内照显示患牙缺损面积较大，条件较差（咬合面观）　**C.** 术前口内照显示患牙缺损面积较大，条件较差（颊侧面观）　**D.** 术后 X 线片：根管治疗完成以及临时桩修复　**E.** 翻瓣术后，牙周膜分离器的放置，显示预计需分离的牙周膜深度　**F.** 即刻牵引术后 X 线片显示牵引程度　**G.** 4 个月后冠粘固前的口内照　**H.** 随访 1 年后 X 线片显示根尖部牙周膜间隙轻度增宽　**I.** 术后口内照显示永久冠修复体周围牙龈形态和健康状态良好

需要通过后期修复进行弥补，否则可能影响美观。若患者为高位笑线，增宽的牙间隙较易暴露，影响美观，但如果上唇位置较低则可能可以掩盖增宽的间隙。

咬合类型会影响即刻牵引术的远期疗效，例如，咬合功能障碍或咬合创伤可能是导致修复体折裂的根本原因。垂直向咬合高度不足的患者可能需要更全面的治疗计划来恢复患牙形态和功能。即刻牵引术要求患牙必须具备足够的咬合间隙。若咬合间隙不足，则需要采用另一种治疗方法，如临床牙冠延长；牙周状况不好伴有深牙周袋或松动的牙齿，不适合手术牵引。

5. 风险　牙齿创伤性脱位的常见风险有牙根吸收，牙固连，持续松动等，但由于即刻手术牵引术术程可控，尽量减少牙周附着组织损伤，避免了过长的口外操作时间，导致牙周膜暴露干燥等情况，最大限度降低了创伤性脱位相关并发症的出现[121]。

Kim 等人[122]通过对犬模型的组织学研究，比较了正畸牵引和手术牵引术的预后情况，证实了牙固连在手术牵引术后并不常发生，且一般是暂时的。他们还得出结论，两组牙根的表面炎性吸收最终都得到了修复。

在循证医学证据金字塔中，即刻手术牵引该方式的证据层次相对较低，这是由于相关文献主要来自病例 - 队列研究和病例报告。2014 年 Elkhadem 等人[123]发表了一篇系统综述，涉及 8 个病例 - 队列研究和 11 个病例报告，其中包括来自 226 名纳入研究的患者的 243 颗牙齿。大多数病例发生在 1978 年至 1999 年期间。结果发现，30% 的病例表现为非渐进性牙根吸收。其中进行性牙根吸收的概率是3%，主要发生在传统术式的根尖手术和骨移植中。没有任何牙齿出现粘连。牙齿脱落概率为5%，主要是由于反复咬合创伤导致。这表明，外科牵引是一种修复缺损严重的单根牙的有效的治疗选择。

（三）手术冠延长

牙冠长度是指牙龈边缘与牙齿切端/牙尖之间的距离。牙冠延长术目的在于增加这个长度。通常用于治疗深及龈下的龋损或折裂、穿孔、吸收至牙槽嵴顶或牙槽嵴顶以下的缺损。该手术改善了牙本质肩领，减少牙周损伤，以便获得预后良好，且持久的冠部修复。当牙体缺损较大时，牙冠延长也可辅助根管治疗的患牙隔离。不论是在牙齿的修复治疗还是牙髓治疗中，牙冠延长术都是暴露牙齿额外组织结构的理想方案。手术包括软硬组织切除（图19-57）。由于修复体边缘侵犯生物学宽度会导致不可逆性的牙周组织退缩和骨破坏，因此必要时需采用牙冠延长术来避免这些不良后果的发生。为了进行有效的牙冠延长术，有必要了解相关的牙周附着机制和修复基本原则（固位和箍效应）[124, 125]。箍效应是指：预备体肩台向冠方延伸的平行于牙本质壁包绕360°的金属圈。原则上，冠方健康牙体组织与肩台（核的根方）应留有至少1~2mm的健康牙体组织以获得箍效应。此外，还需要约2mm的生物学宽度以容纳结缔组织纤维和结合上皮[114, 126, 127]。箍效应加上生物学宽度，我们可以得出，牙槽骨冠方暴露的3~4mm的健全牙体组织是牙冠延长术成功的必要条件。在修复过程中，也要考虑到不同的牙面有不同的龈沟深度。是否使用龈下修复边缘，是否需要额外的冠延长，取决于所需的边缘位置和特定的龈沟深度。

在考虑牙冠延长之前，应评估牙齿的修复预后情况。另外，应与患者讨论牙冠延长术风险，效果以及替代治疗方案。该手术需要切除部分组织，如果影响到美观效果，则不推荐采用该法。美学区牙冠延长的一种替代手术是正畸牵引，不需要切除组织，也保持了美观。术前影像学检查和牙周评估是保证牙冠延长术后良好预后的关键。手术削弱了牙槽骨的支撑能力，因此不适用于松动牙。应与患者清楚说明，不进行牙冠延长术可能出现的后果，包括继发龋，无法获得精确的印模，以及难以去除修复边缘的水门汀或粘接材料，难以维持清洁，成为不良刺激，容易出现牙周并发症，可能导致反复的牙龈炎症和随之而来的骨丧失，这不仅影响该患牙，也会波及相邻的牙齿。

牙冠延长能更好地暴露患牙牙体组织，以便于放置橡皮障来进行根管治疗的隔离，随后也有足够的牙体，以达到修复的目的。从牙髓治疗的角度考虑，某些病例中，冠延长手术是很必要的。另外，考虑到修复体边缘与牙龈的位置关系，牙冠延长术亦是一种重要手段。牙冠延长术包括3个同等重要的步骤：软组织切除、支持骨切除（骨切除术）和非支持骨切除（骨成形术）。每个步骤所占比例取决于手术具体情况。

1. 切口和瓣的设计　手术前需要评估组织状态，测量分析角化龈和附着龈。对于有足够角化龈和附着龈的牙齿，可以切除1~2mm的组织。切口是内斜切口（也称为反斜切口），刀片的位置与牙齿和骨面成锐角。刀片切入牙龈组织全层，穿过骨膜直达骨面或牙齿结构，以确保组织的完全离断。对于那些几乎没有角化龈和附着龈的牙齿，可采用沟内切口，可最大限度保留牙龈组织，以防止形成膜龈缺损或出现进一步的牙周问题。

用骨膜分离器进行钝性分离，瓣的范围取决于需要处理的牙齿的数量。例如，如果一颗牙齿进行牙冠延长，建议越过膜龈联合，根向翻开黏骨膜瓣，瓣两侧达相邻的牙齿，以确保在骨修整过程中软组织得到充分的动度和保护。

2. 骨修整的两种类型　翻开黏骨膜瓣后，可评估牙槽骨。特定的形态（如：骨突或骨缺损）及其垂直高度决定了骨修整的量和方式。骨修整这一步骤非常重要，因为它决定了覆盖在它之上的软组织愈合。如前所述，应暴露牙槽骨冠方的3~4mm的健全牙齿结构，即1~2mm的牙本质肩领和2mm的生物学宽度。垂直向骨切除应满足这些要求。垂直向骨切除，或称骨切除术，是指支撑骨的切除，是牙冠延长术中第一类骨修整手术。用到的工具有：外科钻针和手用器械（如：锤、凿和锉）。钻针只有尖端具有切削能力，它对近远中的相邻牙齿无创伤。它在垂直方向上切削骨组织，产生的台阶，随后用金刚砂球钻和手用器械消除。软组织将根据新的骨高度愈合，生物学宽度会在原来位置的偏根方进行自我重建。另一种降低骨高度的方法是用金刚砂球钻削薄皮质骨，然后用手用器械小心去除剩余的贴近牙根的薄层骨组织。无论采用何种技术，都应避免与牙根表面直接接触，以免造成不可逆的牙齿损伤。

骨成形术是牙冠延长术中的第二种骨修整手术，在骨切除术完成后进行，包括去除非支持骨。这意味着重塑牙齿周围的骨结构，促进软组织和邻近皮瓣愈合。同样，多余的骨组织如骨突和骨疣，应在此时进行修整。

3. 缝合　伤口的初期完全闭合在功能性牙冠延长术后通常不易实现，这是由于邻间隙的组织作为皮瓣和预切除组织的一部分而被去除。因此预期需要二期愈合来实现伤口的闭合，此过程并发症和副作用较少。对于维持牙冠延长术中皮瓣的稳定性，通常使用简单的间断缝合或8字缝合就足够了。尽管有纷繁多样的缝合技术，但皮瓣下覆盖的骨结构才是手术成功的关键决定因素。术后一般只需要少量的止痛药或抗生素，因为术后疼痛通常较轻，感染也罕见（约2%）[128]。患者应接受为期2周的口腔卫生和伤口护理指导，约6周伤口可完全愈合，便可开始最终的修复治疗。

4. 总结　牙冠延长术是一种切除性的牙周手术，通常是为了更好地修复效果而暴露牙齿结构，也可以帮助牙髓治疗的患牙隔离。通过病例适应证的选择和详细地计划制定，然后进行软组织切除，骨切除术和骨成形术，临床医师可以获得预期的牙周、牙髓和修复治疗效果。

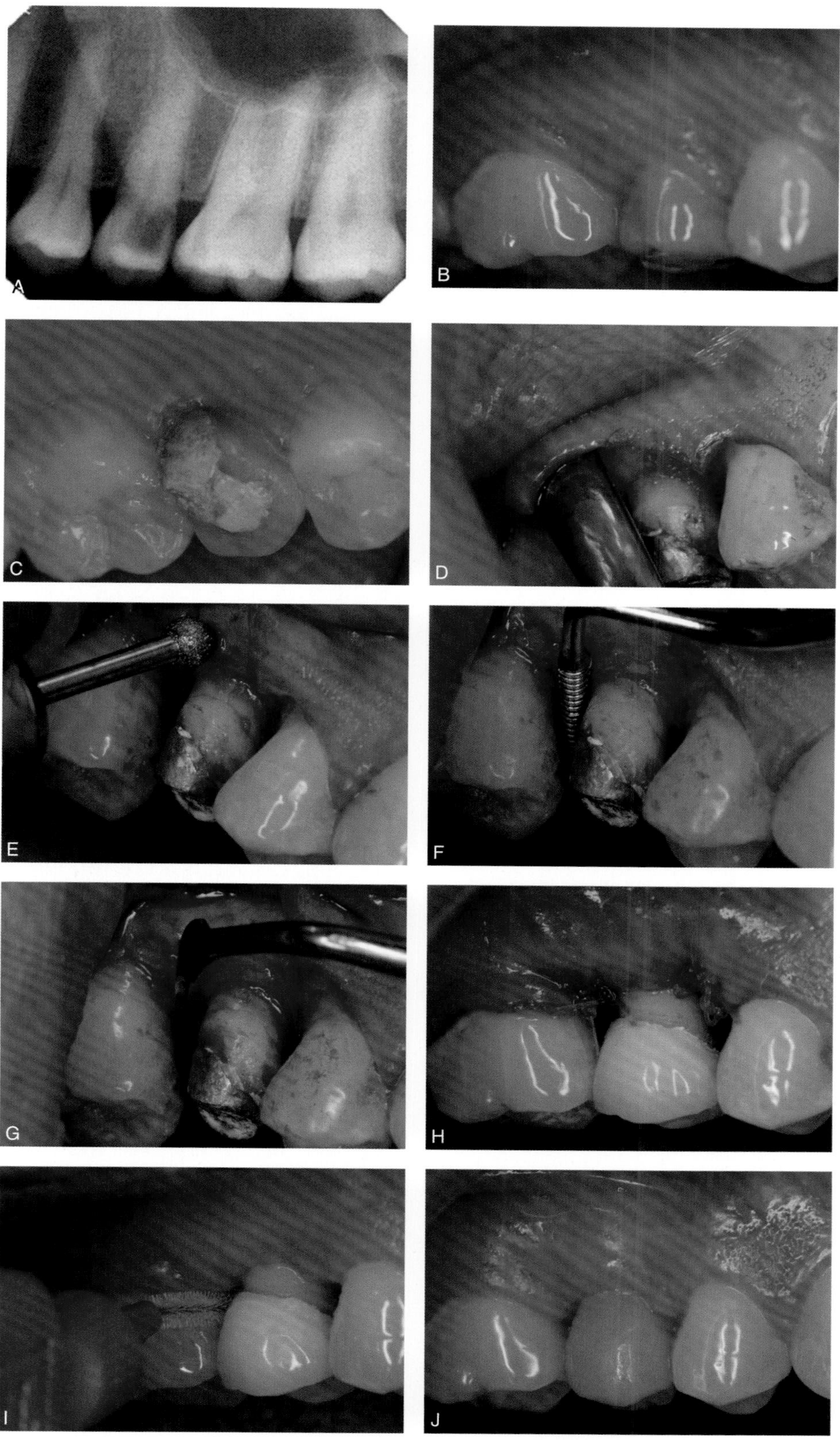

图 19-57　**A.** 根尖片显示右上颌前磨牙远中大面积龋损　**B.** 患牙的术前口内照　**C.** 殆面显示大面积临时修复材料达龈下　**D.** 骨膜分离器翻开颊侧全厚瓣　**E.** 球钻进行骨成形修整　**F.** 用于牙间隙骨修整的手用器械：锥形矬　**G.** 用于骨成形术的手用器械：骨锉　**H.** 骨修整成形后间断缝合　**I.** 术后 1 周使用牙间隙刷　**J.** 术后 6 周完成最终修复

第六节 电子根尖定位仪

一、根尖的解剖结构

一些学者认为根管器械应该可以从根管口一直伸至根尖的牙本质 - 牙骨质交界处，但这一观点存在争议[129-131]。另一部分学者认为，治疗过程中器械应延伸到比牙本质 - 牙骨质交界更明确、更一致的可测量点上，从而能去除所有病变组织[132]。牙本质 - 牙骨质连接处通常是牙根直径最窄的位置，此处形成了根尖狭窄。根尖缩窄可以在距根尖孔 1mm 或以上的位置。不同牙齿甚至同一颗牙齿随着年龄的增加其根尖缩窄的解剖结构各不相同[130,134]。Kuttler 报道老年人的牙根根尖狭窄区到根尖顶点的距离可以增加 0.5~0.6mm[133]。这一距离后来被用于影像学中根尖孔定位减去的测量值，以大致确定根尖狭窄的位置[135]。

尽管关于根管治疗确切的根尖范围仍然存在争议[136]，但大家对于应尽可能多地治疗根管系统这一事实存在着广泛的共识。在必要时，多角度放射线片和三维成像的结合有助于临床医师在治疗中更准确地确定根尖顶点的位置[137]。

二、二维影像的局限性

几十年来，根尖片一直被用来确定根管长度。尽管数字化 X 线摄影技术在进步，且有能力通过直接测量来估计牙齿长度，但数字化 X 线摄影在根管长度测定方面并没有被普遍认为优于传统 X 线摄影[138-142]。根尖片易被拉长、缩短和放大[143]。即使使用平行投照技术，要明确根管锉与牙片上根尖的位置关系仍然是个挑战[144,145]。在确定工作长度时，牙根的变化和解剖标志的重叠会导致误差的产生（图 19-58）。根尖 X 线片呈现三维物体的二维图像，而根尖 X 线片的工作长度可能与实际工作长度不同。临床医师在阅读 X 线片上根管锉的位置时意见是不同的，当根管锉与 X 线片根尖位置较远时，他们意见的一致性会降低。考虑到根尖 X 线片的不精确性和增加的射线照射量，电子根尖定位仪（the electronic apex locator，EAL）成为一种可接受的用于确定根管长度的辅助方法。

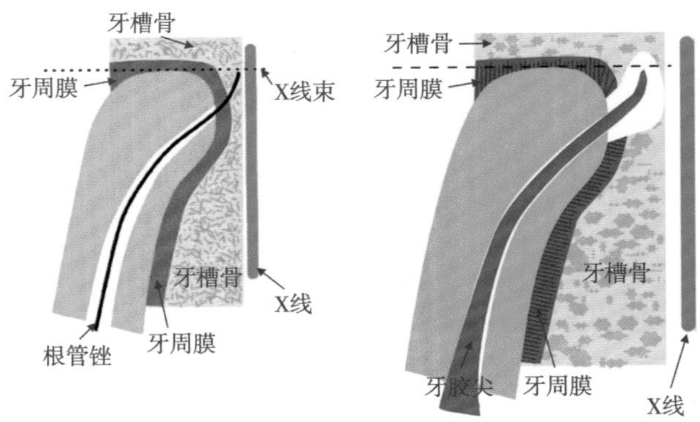

图 19-58 根管锉和牙胶可以被挤压出根尖孔，并在 X 线片上出现重叠现象

三、电子根尖定位仪的应用于设计

电子根尖定位仪是根管治疗中用来确定根尖孔位置从而确定根管长度的装置[146]。用电子装置测量根管长度的理念是 Cluster 在 1918 年提出的[147]。电子根尖定位仪的设计原理和开发在 1942 年由 Suzuki 提出[148]。他发现狗的牙周膜和口腔黏膜之间的电阻值是恒定的。基于这些发现，Sunada 在 1962 年引入了第一个电子根尖定位仪[149]。他指出，在直流电的作用下，由于牙周膜和口腔黏膜之间的阻力恒定在 6.5KΩ，所以可以估计出根尖孔的位置。从那时起，电子根尖定位仪经历了重大的发展，从而实现了更精确、更一致和可重复的测量。电子根尖定位仪已在临床医师中得到广泛应用，并被广泛用于工作长度的测定。在最近的一项调查中，77% 的美国全科牙医在根管治疗中使用电子根尖定位仪来确定根管长度[150]。当解剖结构叠加在根尖上时，或当不易获取 X 线片时，如残疾患者、孕妇、使用镇静剂患者、年轻患者或具有极度呕吐反射的患者，电子根尖定位仪非常有用。此外，不管穿孔大小，电子根尖定位仪都能区分根管系统和根管穿孔[151-153]。

Fouad 和 Reid[154]表示，在牙科学生中使用电子根尖定位仪可以更好地控制根充材料的长度，减少射线照射。多项体外实验表明，在 95% 的情况下电子根尖定位仪可以精确地将根尖孔定位在 ±0.5mm 的范围内[155-157]。几项临床研究表明，在事先已确定的影像学根尖孔位置中，电子根尖定位仪的有效性在 81.5%~97% 之间[158-160]。在一项包含 188 个牙根的随机临床试验中，电子根尖定位仪的准确性（90.4%）高于 X 线片（82.1%）[160]。此外，Hassanien 等人[161]比较了电子根尖定位仪与 X 线片在确定根尖孔时的准确性。在 20 例拔牙患者中，10 例经电子根尖定位仪测定根管长度，10 例经 X 线检查确定根管长度。在电子根尖定位仪组中，在根管内插入一支根管锉，直到电子根尖定位仪显示“顶点”，然后将其固定到位。在另 10 名患者中，使用适合的根管锉对根尖孔进行放射线片测定。在放射线片的根尖孔被定位后，所有 20 个牙齿的根管锉长度退去 0.5mm，最终被定位到这一点。随后拔除牙齿，分别修剪根尖 4~5mm 处的颊侧壁，逐渐暴露插入的根管锉和根尖解剖结构。结果发现使用电子根尖定位仪的牙齿，根管锉距根尖孔的距离平均为 0.21mm，而经 X 线片检查的牙齿，根管锉尖距根尖孔的距离平均为 0.56mm。两者的差异有统计学意义。

尽管电子根尖定位仪相对有效，但研究表明其准确性可能受到根尖未成熟、根管再治疗、根管钙化或根管阻塞以及严重出血和炎性渗出物进入根管的影响[162-165]。电子根尖定位仪的准确性也可能随着根尖直径的增大而降低[166]。

为了更好的治疗效果，主尖片需要控制在尽可能小的误差范围内。根管锉与金属修复体、材料之间的接触也会影响电子根尖定位仪读数，这可以通过干燥髓腔、将根管锉从修复体上倾斜远离或用一段塑料毛细管隔离根管锉的方法来克服（图 19-59）[167,168]。

过去，电子根尖定位仪制造商建议这些设备不应用于起搏器患者。Garafalo 等人[169]建议，只有在咨询患者的心脏病专家后，才可谨慎使用电子根尖定位仪。然而，事实证明这种担心是没有必要的。所有的现代起搏器都被密封在金属外壳中，用电容器过滤电磁干扰信号[170,171]。Wilson 等人[172]在一项临床研究中显示电子根尖定位仪与起搏器或心脏转复除颤器的功能之间没有干扰。在最近的一项研究中发现，不同的电子根尖定位仪直接连接到起搏器上，并且没有显示出对其功能的干扰[173]。尽管如此，一些制造商仍然警告临床医师不要在有起搏器的患者中使用电子根尖定位仪。

从使用以来，电子根尖定位仪一直在被努力改进，以提高在各种临床条件下测量根管长度的准确性和重复性。目前，电子根尖定位仪可分为六代：

（一）第一代

第一代电子根尖定位仪，又被称为电阻电子根尖定位仪，测量直流或电阻相反的流动方向。第一台仪器：The Root Canal Meter（Onuki Medical Co., Tokyo, Japan）于 1969 年研制成功。但由于电流过大，使用该设备时患者通常会感到疼痛。后来该装置被改进，称为 Endodontic Meter 和 Endodontic Meter S Ⅱ，它使用低于 5μA 的低电流[174]。这一代的其他仪器包括 Sono Explorer（Salatec）Neosono-D、MC 和 UItima EZ（Amadent）Apex Finder（EIE 旧版本）。这些第一代的仪器在使用过程中都会引起敏感，且需要干燥的环境和适合根管的根管锉。同时它们在有起搏器的患者中也被禁用。最终，因为许多读数的不准确性，它们与根尖片相比被证明是不可靠的[175]。

（二）第二代

第二代电子根尖定位仪，也称为阻抗电子根尖定位仪，测量与交流电或阻抗相反的流动方向。这些仪器的工作原理是在根管壁上有电阻抗通过。而牙齿在根管壁上表现出可变的电阻抗，其根尖部比冠部更大。这种方法被运用在 1971 年的 Sono-Explorer 上。第二代电子根尖定位仪使用单一的高频阻抗测量，取代电阻来测量根管内的位置。这些第二代仪器的测量结果不准确，需要在每颗牙齿的牙周袋处进行校准。另一些仪器，如 Apex Finder 和 Endo Analyzer 是自校准的，但其精确度都不同。

（三）第三代

第三代电子根尖定位仪类似于第二代，但使用多频而非单频阻抗，第一个商用电子根尖定位仪是 Apit，也被称为 Endex。这个仪器的工作原理是用两个交流电流在 1kHz 和 5kHz 频率下的相对值来比较阻抗的差异。随着根管锉尖端的推进，差异增大，直至根尖收缩时达到最大值。凭借其强大的微处理器，他们能够处理数学商和算法程序，以提供准确的读数。由于需要校准，Endex 仍然很难操作。1991 年，Kobavashi[176]引入了比值法，该方法允许两个不同正弦波频率的电流具有可测量的阻抗，并可将其作为比

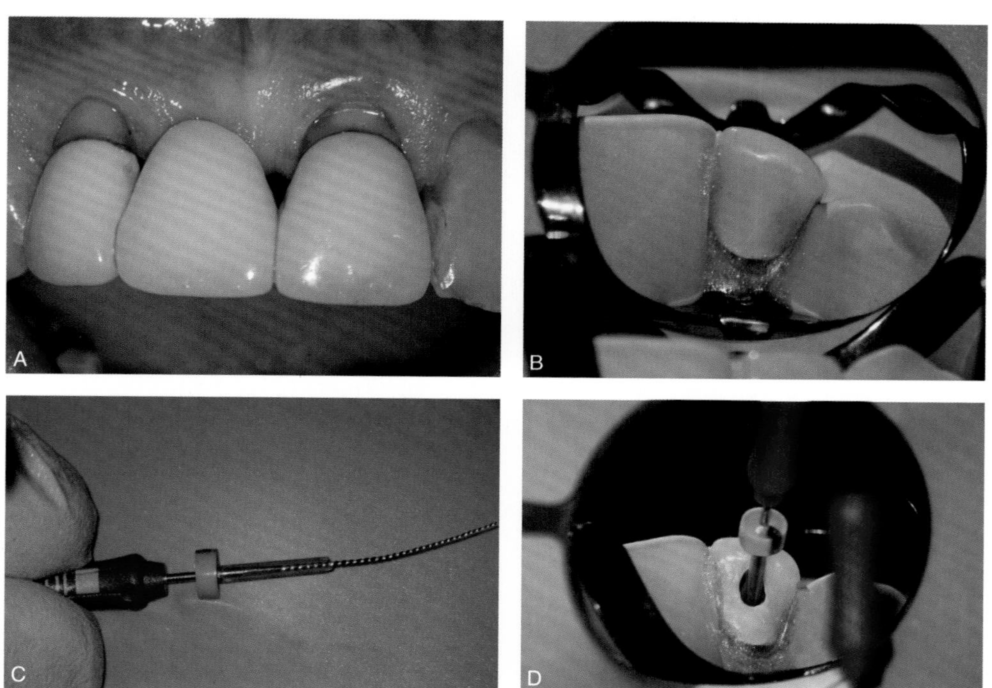

图 19-59 **A.** 电子根尖定位仪的精确度被金属烤瓷冠（PFM）影响 **B.** 隔离目标牙 **C.** 使用一段塑料毛细管（Ultradent, South Jordan, UT）来隔离根管锉 **D.** 电子根尖定位仪测定工作长度

值进行比较。在1994年,推出了第一个Root ZX-EAL。比值法允许Root ZX-EAL通过同时测量0.4kHz和8kHz的阻抗进行自校准来计算阻抗商,并根据根管锉在根管内的位置来表示该商。这使得无论根管内电解质的类型如何,读数都更精确。其他第三代电子根尖定位仪包括使用五种不同频率(0.5kHz、1kHz、2kHz、4kHz和8kHz)的Endo Analyzer Model 8005。

(四)第四代

这一代电子根尖定位仪也使用了多个频率,但一次只能使用一个频率从而提高了精度[177]。2003年,Elements Diagnostic Unit和EAL投放市场,制造商称通过将电阻和电容测量值与存储的数据库进行比较来确定到根尖孔的距离,从而提供更准确的测量值[178,179]。它使用0.5kHz和4kHz两个信号的合成波形,而不是Root ZX使用的8kHz和0.4kHz。但第四代的一个显著缺点是需要干燥的或半干燥的根管,这使得它在很多临床条件下都不可用[180,181]。

(五)第五代

这一代电子根尖定位仪是2003年开发的。他们也像第四代电子根尖定位仪一样分别测量电路的电容和电阻,但他们能够克服第四代电子根尖定位仪固有的缺点。然而,这些仪器在干燥的根管中很难操作[180],而且它们在不同牙髓和根尖周的条件下也有测量因素的变化[182]。

(六)第六代

自适应根尖定位仪被称为是第六代电子根尖定位仪,它能够克服第四代和第五代设备的相关问题。该仪器在干燥根管和湿润根管中都可操作,通过数学分析和计算程序不断确定根管内湿度,以适应根管内水分特性,准确确定根管长度。

四、电子根尖定位仪的优势

电子根尖定位仪可以准确测量根管长度,并且可能比单独使用X线片效果更好。与测量根管长度的X线片和主尖片相比,电子根尖定位仪可降低患者在测量根管工作长度时的误差同时减少放射线的暴露[183]。

(江千舟 杨雪超 译 余擎 审校)

参考文献

1. Corah NL, Gale EN, Illig SJ. Assessment of a dental anxiety scale. *J Am Dent Assoc.* 1978;97:816–819.
2. Azim AA, Lloyd A, Huang GT. Management of longstanding furcation perforation using a novel approach. *J Endod.* 2014;40:1255–1259.
3. Sathorn C, Parashos P, Messer HH. Effectiveness of single-versus multiple-visit endodontic treatment of teeth with apical periodontitis: a systematic review and meta-analysis. *Int Endod J.* 2005;38:347–355.
4. Su Y, Wang C, Ye L. Healing rate and post-obturation pain of single-versus multiple-visit endodontic treatment for infected root canals: a systematic review. *J Endod.* 2011;37:125–132.
5. El Mubarak AH, Abu-bakr NH, Ibrahim YE. Postoperative pain in multiple-visit and single-visit root canal treatment. *J Endod.* 2010;36:36–39.
6. Katebzadeh N, Sigurdsson A, Trope M. Radiographic evaluation of periapical healing after obturation of infected root canals: an in vivo study. *Int Endod J.* 2000;33:60–66.
7. Shuping GB, Orstavik D, Sigurdsson A, Trope M. Reduction of intracanal bacteria using nickel-titanium rotary instrumentation and various medications. *J Endod.* 2000;26:751–755.
8. Weiger R, Rosendahl R, Lost C. Influence of calcium hydroxide intracanal dressings on the prognosis of teeth with endodontically induced periapical lesions. *Int Endod J.* 2000;33:219–226.
9. McGurkin-Smith R, Trope M, Caplan D, Sigurdsson A. Reduction of intracanal bacteria using GT rotary instrumentation, 5.25% NaOCl, EDTA, and $Ca(OH)_2$. *J Endod.* 2005;31:359–363.
10. Cobbs v. Grant, 8 Cal.3d 229;1972.
11. Selbst AG. Understanding informed consent and its relationship to the incidence of adverse treatment events in conventional endodontic therapy. *J Endod.* 1990;16:387–390.
12. Weichman JA. Malpractice prevention and defense. *J Calif Dent Assoc.* 1975;3:58–62.
13. Finklea K. Identity theft: Trends and issues. *Congressional Res Serv.* 2014;7–5700. www.crs.gov R40599.
14. Yingling NM, Byrne BE, Hartwell GR. Antibiotic use by members of the American Association of Endodontists in the year 2000: report of a national survey. *J Endod.* 2002;28:396–404.
15. Walton RE, Chiappinelli J. Prophylactic penicillin: effect on posttreatment symptoms following root canal treatment of asymptomatic periapical pathosis. *J Endod.* 1993;19:466–470.
16. Pickenpaugh L, Reader A, Beck M, Meyers WJ, Peterson LJ. Effect of prophylactic amoxicillin on endodontic flare-up in asymptomatic, necrotic teeth. *J Endod.* 2001;27:53–56.
17. Montgomery EH, Kroeger DC. Use of antibiotics in dental practice. *Dent Clin North Am.* 1984;28:433–453.
18. Montgomery EH, Kroeger DC. Principles of anti-infective therapy. *Dent Clin North Am.* 1984;28:423–432.
19. Wilson W, Taubert KA, Gewitz M, et al. American Heart Association. Prevention of infective endocarditis: guidelines from the American Heart Association. *J Am Dent Assoc.* 2008;139:3S–24S.
20. Lockhart PB, Brennan MT, Fox PC, et al. Decision-making on the use of antimicrobial prophylaxis for dental procedures: a survey of infectious disease consultants and review. *Clin Infect Dis.* 2002;34:1621–1626.
21. Van der Meer JT, Van Wijk W, Thompson J, et al. Efficacy of antibiotic prophylaxis for prevention of native-valve endocarditis. *Lancet.* 1992;339:135–139.
22. Van Der Meer JT, Thompson J, Valkenburg HA, Michel MF. Epidemiology of bacterial endocarditis in The Netherlands. II. Antecedent procedures and use of prophylaxis. *Arch Intern Med.* 1992;152:1869–1873.
23. American Dental Associaton, American Academy of Orthopedic Surgeons. Antibiotic prophylaxis for dental patients with total joint replacements. *J Am Dent Assoc.* 2003;134:895–899.
24. Sollecito TP, Abt E, Lockhart PB, et al. The use of prophylactic antibiotics prior to dental procedures in patients with prosthetic joints: evidence-based clinical practice guideline for dental practitioners—a report of the American Dental Association Council on Scientific Affairs. *J Am Dent Assoc.* 2015;146:11–16, e8.
25. Fleury AA. Local anesthesia failure in endodontic therapy: the acute inflammation factor. *Compen Contin Ed Dent.* 1990;11:210, 12, 14 passim.
26. Potocnik I, Bajrovic F. Failure of inferior alveolar nerve block in endodontics. *Endod Dent Traumatol.* 1999;15:247–251.
27. Kaviani N, Khademi A, Ebtehaj I, Mohammadi Z. The effect of orally administered ketamine on requirement for anesthetics and postoperative pain in mandibular molar teeth with irreversible pulpitis. *J Oral Sci.* 2011;53:461–465.
28. Modaresi J, Dianat O, Mozayeni MA. The efficacy comparison of ibuprofen, acetaminophen-codeine, and placebo premedication therapy on the depth of anesthesia during treatment of inflamed teeth. *Oral Surg Oral Med Oral Pathol Oral Radiol Endod.* 2006;102:399–403.
29. Harrison JW, Baumgartner JC, Svec TA. Incidence of pain associated with clinical factors during and after root canal therapy. Part 2. Postobturation pain. *J Endod.* 1983;9:434–438.
30. Harrison JW, Gaumgartner JC, Svec TA. Incidence of pain associated with clinical factors during and after root canal therapy. Part 1.

Interappointment pain. *J Endod*. 1983;9:384–387.
31. Attar S, Bowles WR, Baisden MK, et al. Evaluation of pretreatment analgesia and endodontic treatment for postoperative endodontic pain. *J Endod*. 2008;34:652–655.
32. Torabinejad M, Cymerman JJ, Frankson M, et al. Effectiveness of various medications on postoperative pain following complete instrumentation. *J Endod*. 1994;20:345–354.
33. Torabinejad M, Dorn SO, Eleazer PD, et al. Effectiveness of various medications on postoperative pain following root canal obturation. *J Endod*. 1994;20:427–431.
34. Pak JG, White SN. Pain prevalence and severity before, during, and after root canal treatment: a systematic review. *J Endod*. 2011;37:429–438.
35. Whitehouse D. *Renaissance Genius: Galileo Galilei and His Legacy to Modern Science*. Edison, NJ: Sterling Publishing Company; 2009:219.
36. Singer C. Notes on the early history of microscopy. *Proc R Soc Med*. 1914;7(Sect Hist Med):247–253.
37. Daniel RK. Microsurgery: through the looking glass. *N Engl J Med*. 1979;300:1251–1257.
38. Hoerenz P. The design of the surgical microscope: part I. *Ophthalmic Surg*. 1973;4:1.
39. Shanelec DA. Periodontal microsurgery. *J Esthet Restor Dent*. 2003;15:402–407.
40. Dohlman GF. Carl Olof Nylen and the birth of the otomicroscope and microsurgery. *Arch Otolaryngol*. 1969;90:813–817.
41. Selden HS. The dental-operating microscope and its slow acceptance. *J Endod*. 2002;28:206–207.
42. Apotheker H, Jako GJ. A microscope for use in dentistry. *J Microsurg*. 1981;3:7–10.
43. Apotheker H. The applications of the dental microscope: preliminary report. *J Microsurg*. 1981;3:103–106.
44. Reuben HL, Apotheker H. Apical surgery with the dental microscope. *Oral Surg Oral Med Oral Pathol*. 1984;57:433–435.
45. Selden HS. The role of a dental operating microscope in improved nonsurgical treatment of "calcified" canals. *Oral Surg Oral Med Oral Pathol*. 1989;68:93–98.
46. Selden HS. Successful nonsurgical treatment for calcified canal uses microscope. *Dent Abstr*. 1989;34:439.
47. American Association of Endodontists. Endodontic microsurgery. In: *Endodontics: Colleagues for Excellence*. Fall, 2010. https://www.aae.org/specialty/newsletter/contemporary-endodontic-microsurgery/ Accessed on 10/29/2018.
48. Schwarze T, Baethge C, Stecher T, Geurtsen W. Identification of second canals in the mesiobuccal root of maxillary first and second molars using magnifying loupes or an operating microscope. *Aust Endod J*. 2002;28:57–60.
49. Gorduysus MO, Gorduysus M, Friedman S. Operating microscope improves negotiation of second mesiobuccal canals in maxillary molars. *J Endod*. 2001;27:683–686.
50. de Carvalho MC, Zuolo ML. Orifice locating with a microscope. *J Endod*. 2000;26:532–534.
51. Buhrley LJ, Barrows MJ, BeGole EA, Wenckus CS. Effect of magnification on locating the MB2 canal in maxillary molars. *J Endod*. 2002;28:324–327.
52. Stropko JJ. Canal morphology of maxillary molars: clinical observations of canal configurations. *J Endod*. 1999;25:446–450.
53. Jacobsen JA. Microsurgery in anastomosis of small vessels. *Surg Forum*. 1960;11:243–245.
54. Tibbetts L, Shanelec D. Current status of periodontal microsurgery. *Curr Opin Periodontol*. 1995;3:118–125.
55. Ward JR, Parashos P, Messer HH. Evaluation of an ultrasonic technique to remove fractured rotary nickel-titanium endodontic instruments from root canals: clinical cases. *J Endod*. 2003;29:764–767.
56. Ward JR. The use of an ultrasonic technique to remove a fractured rotary nickel-titanium instrument from the apical third of a curved root canal. *Aust Endod J*. 2003;29:25–30.
57. Gencoglu N, Helvacioglu D. Comparison of the different techniques to remove fractured endodontic instruments from root canal systems. *Eur J Dent*. 2009;3:90–95.
58. Fu M, Zhang Z, Hou B. Removal of broken files from root canals by using ultrasonic techniques combined with dental microscope: a retrospective analysis of treatment outcome. *J Endod*. 2011;37:619–622.
59. Kim S, Baek S. The microscope and endodontics. *Dent Clin North Am*. 2004;48:11–18.
60. Daoudi MF. Microscopic management of endodontic procedural errors: perforation repair. *Dent Update*. 2001;28:176–180.
61. Perrin P, Neuhaus KW, Lussi A. The impact of loupes and microscopes on vision in endodontics. *Int Endod J*. 2014;47:425–429.
62. Carr GB. Microscopes in endodontics. *J Calif Dent Assoc*. 1992;20:55–61.
63. American Association of Endodontists. *Contemporary Endodontic Microsurgery: Procedural Advancements and Treatment Planning Considerations*. Endodontics Colleagues for Excellence. Fall, 2010. https://www.aae.org/specialty/newsletter/contemporary-endodontic-microsurgery/ Accessed on 10/29/2018.
64. Elderton RJ. A modern approach to the use of rubber dam-1. *Dent Pract Dent Rec*. 1971;21:187–193.
65. Cohen SC. Endodontics and litigation: an American perspective. *Int Dent J*. 1989;39:13–16.
66. Ahmad IA. Rubber dam usage for endodontic treatment: a review. *Int Endod J*. 2009;42:963–972.
67. Wong RC. The rubber dam as a means of infection control in an era of AIDS and hepatitis. *J Indiana Dent Assoc*. 1988;67:41–43.
68. Cochran MA, Miller CH, Sheldrake MA. The efficacy of the rubber dam as a barrier to the spread of microorganisms during dental treatment. *J Am Dent Assoc*. 1989;119:141–144.
69. Anabtawi MF, Gilbert GH, Bauer MR, et al. Rubber dam use during root canal treatment: findings from The Dental Practice-Based Research Network. *J Am Dent Assoc*. 2013;144:179–186.
70. Lin PY, Huang SH, Chang HJ, Chi LY. The effect of rubber dam usage on the survival rate of teeth receiving initial root canal treatment: a nationwide population-based study. *J Endod*. 2014;40:1733–1737.
71. Goldfein J, Speirs C, Finkelman M, Amato R. Rubber dam use during post placement influences the success of root canal-treated teeth. *J Endod*. 2013;39:1481–1484.
72. Cohen S, Schwartz S. Endodontic complications and the law. *J Endod*. 1987;13:191–197.
73. American Association of Endodontists. *American Association of Endodontists Guide to Clinical Endodontics*. 2013. https://www.aae.org/specialty/clinical-resources/guide-clinical-endodontics/ Accessed on 10/29/2018.
74. Invernizzi G, Ragona L, Brocca S, et al. Heterologous expression of bovine and porcine beta-lactoglobulins in Pichia pastoris: towards a comparative functional characterisation. *J Biotechnol*. 2004;109:169–178.
75. Forrest WR, Perez RS. The rubber dam as a surgical drape: protection against AIDS and hepatitis. *Gen Dent*. 1989;37:236–237.
76. Jeffrey IW, Woolford MJ. An investigation of possible iatrogenic damage caused by metal rubber dam clamps. *Int Endod J*. 1989;22:85–91.
77. Madison S, Jordan RD, Krell KV. The effects of rubber dam retainers on porcelain fused-to-metal restorations. *J Endod*. 1986;12:183–186.
78. U.S. Department of Health and Human Services. *Oral Health in America: A Report of the Surgeon General* (NIH Publication no. 00–02713 2000). Rockville, MD: US Department of Health and Human Services, National Institute of Dental and Craniofacial Research, National Institutes of Health; 2000.
79. Dye BA, Tan S, Smith V, et al. Trends in oral health status: United States, 1988–1994 and 1999–92004. *Vital Health Stat*. 2007;11:1–92.
80. McCaul LK, Jenkins WM, Kay EJ. The reasons for the extraction of various tooth types in Scotland: a 15-year follow up. *J Dent*. 2001;29:401–407.
81. Pannkuk TF. Endodontic isolation: rubber dam application for difficult cases. *Endod Rep*. 1990;Summer-Fall:16–18.
82. Cazacu NC. Dental dam clamp adaptation method on carved gypsum cast. *J Med Life*. 2014;7:499–506.
83. Weisman MI. A modification of the No. 3 rubber dam clamp. *J Endod*. 1983;9:30–31.
84. Re GJ, Draheim RN, Marshall TD, Zinck JH, Childers JM. Modification of rubber dam clamp increases access to distal surfaces of anchor teeth. *J Prosthet Dent*. 1983;50:797–799.
85. Re GJ, Porter KH, Marshall TD. Rubber dam isolation in a difficult situation. *J Prosthet Dent*. 1986;56:319–321.
86. Lazarus JP. Provisionally restoring a necrotic tooth while maintaining root canal access. *J Am Dent Assoc*. 2004;135:458–459.
87. Kurtzman G. Restoring teeth with severe coronal breakdown as a prelude to endodontic therapy. *Pract Proced Aesthet Dent*. 2004;16:21–22.

88. Bhomavat AS, Manjunatha RK, Rao RN, Kidiyoor KH. Endodontic management of badly broken down teeth using the canal projection system: two case reports. *Int Endod J*. 2009;42:76–83.
89. Niemann RW, Dickinson GL, Jackson CR, Wearden S, Skidmore AE. Dye ingress in molars: furcation to chamber floor. *J Endod*. 1993;19:293–296.
90. Luglie PF, Sergente C. SEM study of morphologyc and incidence of accessory canals in the furcation region of permanent molars. *Minerva Stomatol*. 2001;50:63–69.
91. Haznedaroglu F, Ersev H, Odabasi H, et al. Incidence of patent furcal accessory canals in permanent molars of a Turkish population. *Int Endod J*. 2003;36:515–519.
92. Jansson LE, Ehnevid H. The influence of endodontic infection on periodontal status in mandibular molars. *J Periodontol*. 1998;69:1392–1396.
93. Rapp R, Matthews G, Simpson M, Pashley DH. In vitro permeability of furcation dentin in permanent teeth. *J Endod*. 1992;18:444–447.
94. Balto H. An assessment of microbial coronal leakage of temporary filling materials in endodontically treated teeth. *J Endod*. 2002;28:762–764.
95. Assouline LS, Fuss Z, Mazor Y, Weiss EI. Bacterial penetration and proliferation in root canal dentinal tubules after applying dentin adhesives in vitro. *J Endod*. 2001;27:398–400.
96. Wu MK, van der Sluis LW, Ardila CN, Wesselink PR. Fluid movement along the coronal two-thirds of root fillings placed by three different gutta-percha techniques. *Int Endod J*. 2003;36:533–540.
97. Ford TR, Torabinejad M, McKendry DJ, Hong CU, Kariyawasam SP. Use of mineral trioxide aggregate for repair of furcal perforations. *Oral Surg Oral Med Oral Pathol Oral Radiol Endod*. 1995;79:756–763.
98. Aquilino SA, Caplan DJ. Relationship between crown placement and the survival of endodontically treated teeth. *J Prosthet Dent*. 2002;87:256–263.
99. Hurmuzlu F, Kiremitci A, Serper A, Altundasar E, Siso SH. Fracture resistance of endodontically treated premolars restored with ormocer and packable composite. *J Endod*. 2003;29:838–840.
100. Daneshkazemi AR. Resistance of bonded composite restorations to fracture of endodontically treated teeth. *J Contemp Dent Pract*. 2004;5:51–58.
101. Simon JH, Lythgoe JB, Torabinejad M. Clinical and histologic evaluation of extruded endodontically treated teeth in dogs. *Oral Surg Oral Med Oral Pathol*. 1980;50:361–371.
102. Sabri R. Crown lengthening by orthodontic extrusion. Principles and technics. *J Parodontol*. 1989;8:197–204.
103. Bondemark L, Kurol J, Hallonsten AL, Andreasen JO. Attractive magnets for orthodontic extrusion of crown-root fractured teeth. *Am J Orthod Dentofacial Orthop*. 1997;112:187–193.
104. Heithersay GS. Combined endodontic-orthodontic treatment of transverse root fractures in the region of the alveolar crest. *Oral Surg Oral Med Oral Pathol*. 1973;36(3):404–415.
105. Simon JH, Kelly WH, Gordon DG, Ericksen GW. Extrusion of endodontically treated teeth. *J Am Dent Assoc*. 1978;97:17–23.
106. Emery C. External cervical resorption: a case study using orthodontic extrusion. *Dent Update*. 1996;23:325–328.
107. Smidt A, Nuni E, Keinan D. Invasive cervical root resorption: treatment rationale with an interdisciplinary approach. *J Endod*. 2007;33:1383–1387.
108. Minsk L. Orthodontic tooth extrusion as an adjunct to periodontal therapy. *Compend Contin Ed Dent*. 2000;21:768–770, 772, 774 passim.
109. Reitan K. Clinical and histologic observations on tooth movement during and after orthodontic treatment. *Am J Orthod*. 1967;53:721–745.
110. Lemon RR. Simplified esthetic root extrusion techniques. *Oral Surg Oral Med Oral Pathol*. 1982;54:93–99.
111. Ivey DW, Calhoun RL, Kemp WB, Dorfman HS, Wheless JE. Orthodontic extrusion: its use in restorative dentistry. *J Prosthet Dent*. 1980;43:401–407.
112. Weissman J. Orthodontic extrusion of endodontically treated anterior teeth. *J Calif Dent Assoc*. 1983;11:21–24.
113. Malmgren O, Malmgren B, Frykholm A. Rapid orthodontic extrusion of crown root and cervical root fractured teeth. *Endod Dent Traumatol*. 1991;7:49–54.
114. Gargiulo AW, Wentz FM, Orban B. Dimensions and relations of the dentogingival junction in humans. *J Periodontol*. 1961;32:261–267.
115. Sorensen JA, Engelman MJ. Ferrule design and fracture resistance of endodontically treated teeth. *J Prosthet Dent*. 1990;63:529–536.
116. Kahnberg KE. Surgical extrusion of root-fractured teeth: a follow-up study of two surgical methods. *Dent Traumatol*. 1988;4:85–89.
117. Andreasen JO. Luxation of permanent teeth due to trauma. A clinical and radiographic follow-up study of 189 injured teeth. *Scand J Dent Res*. 1970;78:273–286.
118. Agronin KJ, Kokich VG. Displacement of the glenoid fossa: a cephalometric evaluation of growth during treatment. *Am J Orthod Dentofacial Orthop*. 1987;91:42–48.
119. Penny RE, Kraal JH. Crown-to-root ratio: its significance in restorative dentistry. *J Prosthet Dent*. 1979;42:34–38.
120. Cook DR, Mealey BL, Verrett RG, et al. Relationship between clinical periodontal biotype and labial plate thickness: an in vivo study. *Int J Periodont Restor Dent*. 2011;31:345–354.
121. Soder PO, Otteskog P, Andreasen JO, Modeer T. Effect of drying on viability of periodontal membrane. *Scand J Dent Res*. 1977;85:164–168.
122. Kim SH, Tramontina VA, Ramos CM, et al. Experimental surgical and orthodontic extrusion of teeth in dogs. *Int J Periodont Restor Dent*. 2009;29:435–443.
123. Elkhadem A, Mickan S, Richards D. Adverse events of surgical extrusion in treatment for crown-root and cervical root fractures: a systematic review of case series/reports. *Dent Traumatol*. 2014;30:1–14.
124. Carnevale G, Sterrantino SF, Di Febo G. Soft and hard tissue wound healing following tooth preparation to the alveolar crest. *Int J Periodont Restor Dent*. 1983;3:36–53.
125. Tal H, Soldinger M, Dreiangel A, Pitaru S. Responses to periodontal injury in the dog: removal of gingival attachment and supracrestal placement of amalgam restorations. *Int J Periodont Restor Dent*. 1988;8:44–55.
126. Ingber J, Rose L, Coslet J. The "biologic width"—a concept in periodontics and restorative dentistry. *Alpha Omegan*. 1977;70:62–65.
127. Vacek JS, Gher ME, Assad DA, Richardson AC, Giambarresi LI. The dimensions of the human dentogingival junction. *Int J Periodont Restor Dent*. 1994;14:154–165.
128. Powell CA, Mealey BL, Deas DE, McDonnell HT, Moritz AJ. Post-surgical infections: prevalence associated with various periodontal surgical procedures. *J Periodontol*. 2005;76:329–333.
129. Grove CJ. Why root canals should be filled to the dentinocemental junction. *J Am Dent Assoc*. 1931;18:314–319.
130. Kuttler Y. Microscopic investigation of root apexes. *J Am Dent Assoc*. 1955;50:544–552.
131. Kuttler Y. A precision and biologic root canal filling technic. *J Am Dent Assoc*. 1958;56:38–50.
132. Schilder H. Filling root canals in three dimensions. *Dent Clin North Am*. November, 1967;723–744.
133. Smulson MH, Hagen JC, Ellenz SJ. Pulpoperiapical pathology and immunologic consideration. In: Weine FS, ed. *Endodontic Therapy*. 5th ed. St. Louis, MO: Mosby, Inc.; 1996:166–167.
134. Dummer PM, McGinn JH, Rees DG. The position and topography of the apical canal constriction and apical foramen. *Int Endod J*. 1984;17:192–198.
135. Stein TJ, Corcoran JF. Radiographic "working length" revisited. *Oral Surg Oral Med Oral Pathol*. 1992;74:796–800.
136. Gluskin AH. Anatomy of an overfill: a reflection on the process. *Endod Topics*. 2007;16:64–81.
137. ElAyouti A, Weiger R, Löst C. Frequency of overinstrumentation with an acceptable radiographic working length. *J Endod*. 2001;27:49–52.
138. Martinez-Lozano MA, Forner-Navarro L, Sanchez-Cortes JL, Llena-Puy C. Methodological considerations in the determination of working length. *Int Endod J*. 2001;34:371–376.
139. Velders XL, Sanderink GC, van der Stelt PF. Dose reduction of two digital sensor systems measuring file lengths. *Oral Surg Oral Med Oral Pathol Oral Radiol Endod*. 1996;81:607–612.
140. Piepenbring ME, Potter BJ, Weller RN, Loushine RJ. Measurement of endodontic file lengths: a density profile plot analysis. *J Endod*. 2000;26:615–618.
141. Melius B, Jiang J, Zhu Q. Measurement of the distance between the minor foramen and the anatomic apex by digital and conven-

tional radiography. *J Endod.* 2002;28:125–126.
142. Radel RT, Goodell GG, McClanahan SB, Cohen ME. In vitro radiographic determination of distances from working length files to root ends comparing Kodak RVG 6000, Schick CDR, and Kodak insight film. *J Endod.* 2006;32:566–568.
143. Scotti R, Villa L, Carossa S. Clinical applicability of the radiographic method for determining the thickness of calcified crown tissues. *J Prosthet Dent.* 1991;65:65–67.
144. Forsberg J. Radiographic reproduction of endodontic "working length" comparing the paralleling and the bisecting-angle techniques. *Oral Surg Oral Med Oral Pathol.* 1987;64:353–360.
145. Forsberg J. A comparison of the paralleling and bisecting-angle radiographic techniques in endodontics. *Int Endod J.* 1987;20:177–182.
146. Cox VS, Brown CE, Jr., Bricker SL, Newton CW. Radiographic interpretation of endodontic file length. *Oral Surg Oral Med Oral Pathol.* 1991;72:340–344.
147. Cluster L. Exact methods of locating the apical foramen. *J Natl Dent Assoc.* 1918;5:815–819.
148. Suzuki K. Experimental study on iontophoresis. *J Jpn Stomatol.* 1942;16:7.
149. Sunada I. New method for measuring the length of the root canal. *J Dent Res.* 1962;41:375–387.
150. Savani GM, Sabbah W, Sedgley CM, Whitten B. Current trends in endodontic treatment by general dental practitioners: report of a United States national survey. *J Endod.* 2014;40:618–624.
151. Kaufman AY, Fuss Z, Keila S, Waxenberg S. Reliability of different electronic apex locators to detect root perforations in vitro. *Int Endod J.* 1997;30:403–407.
152. Fuss Z, Assooline LS, Kaufman AY. Determination of location of root perforations by electronic apex locators. *Oral Surg Oral Med Oral Pathol Oral Radiol Endod.* 1996;82:324–329.
153. Azabal M, Garcia-Otero D, de la Macorra JC. Accuracy of the Justy II Apex locator in determining working length in simulated horizontal and vertical fractures. *Int Endod J.* 2004;37:174–177.
154. Fouad AF, Reid LC. Effect of using electronic apex locators on selected endodontic treatment parameters. *J Endod.* 2000;26:364–367.
155. Chakravarthy Pishipati KV. An in vitro comparison of Propex II apex locator to standard radiographic method. *Iran Endod J.* 2013;8:114–117.
156. Puri N, Chadha R, Kumar P, Puri K. An in vitro comparison of root canal length determination by DentaPort ZX and iPex apex locators. *J Conserv Dent.* 2013;16:555–558.
157. Santhosh L, Raiththa P, Aswathanarayana S, et al. Influence of root canal curvature on the accuracy of an electronic apex locator: an in vitro study. *J Conserv Dent.* 2014;17:583–586.
158. Pommer O, Stamm O, Attin T. Influence of the canal contents on the electrical assisted determination of the length of root canals. *J Endod.* 2002;28:83–85.
159. Beilke L, Barletta F, Vier-Pelisser F. Avaliação in vivo da confiabilidade do localizador eletrônico Bingo na determinação do comprimento de trabalho, em situações de polpa vital e necrosada. *Rev Odont Ciencia Porto Alegre.* 2005;40:142–147.
160. Ravanshad S, Adl A, Anvar J. Effect of working length measurement by electronic apex locator or radiography on the adequacy of final working length: a randomized clinical trial. *J Endod.* 2010;36:1753–1756.
161. Hassanien EE, Hashem A, Chalfin H. Histomorphometric study of the root apex of mandibular premolar teeth: an attempt to correlate working length measured with electronic and radiograph methods to various anatomic positions in the apical portion of the canal. *J Endod.* 2008;34:408–412.
162. Kim E, Lee SJ. Electronic apex locator. *Dent Clin North Am.* 2004;48:35–54.
163. Kim YJ, Chandler NP. Determination of working length for teeth with wide or immature apices: a review. *Int Endod J.* 2013;46:483–491.
164. Kovacevic M, Tamarut T. Influence of the concentration of ions and foramen diameter on the accuracy of electronic root canal length measurement—an experimental study. *J Endod.* 1998;24:346–351.
165. Aurelio JA, Nahmias Y, Gerstein H. A model for demonstrating an electronic canal length measuring device. *J Endod.* 1983;9:568–569.
166. Kolanu SK, Bolla N, Varri S, et al. Evaluation of correlation between apical diameter and file size using propex pixi apex locator. *J Clin Diagn Res.* 2014;8:ZC18–20.
167. Saad AY, al-Nazhan S. Radiation dose reduction during endodontic therapy: a new technique combining an apex locator (Root ZX) and a digital imaging system (RadioVisioGraphy). *J Endod.* 2000;26:144–147.
168. Jenkins JA, Walker WA, 3rd, Schindler WG, Flores CM. An in vitro evaluation of the accuracy of the root ZX in the presence of various irrigants. *J Endod.* 2001;27:209–211.
169. Garofalo RR, Ede EN, Dorn SO, Kuttler S. Effect of electronic apex locators on cardiac pacemaker function. *J Endod.* 2002;28:831–833.
170. Pinski SL, Trohman RG. Interference with cardiac pacing. *Cardiol Clin.* 2000;18:219–239.
171. Glikson M, Hayes DL. Cardiac pacing. A review. *Med Clin North Am.* 2001;85:369–421.
172. Wilson BL, Broberg C, Baumgartner JC, Harris C, Kron J. Safety of electronic apex locators and pulp testers in patients with implanted cardiac pacemakers or cardioverter/defibrillators. *J Endod.* 2006;32:847–852.
173. Sriman N, Prabhakar V, Bhuvaneswaran JS, Subha N. Interference of apex locator, pulp tester and diathermy on pacemaker function. *J Conserv Dent.* 2015;18:15–19.
174. Kobayashi C. Electronic canal length measurement. *Oral Surg Oral Med Oral Pathol Oral Radiol Endod.* 1995;79:226–231.
175. Tidmarsh B, Sherson W, Stalker N. Establishing endodontic working length: a comparison of radiographic and electronic methods. *NZ Dent J.* 1985;81:93–96.
176. Kobayashi C, Okiji T, Kaqwashima N, Suda H, Sunada I. A basic study on the electronic root canal length measurement: part 3. Newly designed electronic root canal length measuring device using division method. *Jpn J Conserv Dent.* 1991;34:1442–1448.
177. Kaufman AY, Keila S, Yoshpe M. Accuracy of a new apex locator: an in vitro study. *Int Endod J.* 2002;35:186–192.
178. Gordon MP, Chandler NP. Electronic apex locators. *Int Endod J.* 2004;37:425–437.
179. Plotino G, Grande N, Brigante L, Lesti B, Somma F. Ex vivo accuracy of three electronic apex locators: root ZX, elements diagnostic unit and apex locator and ProPex. *Int Endod J.* 2006;39:408–414.
180. Dimitrov S, Roshkev D. Sixth generation adaptive apex locator. *J IMAB Ann Proc.* 2009;2:75–78.
181. Vera JG, Gutiérrez M. Accurate working- length determination using a fourth-generation apex locator. *Contemp Endod.* 2004;1:5.
182. Kovacevic M, Tamarut T, Glavičić S, et al. Electronic root canal length measurement before and after experimentally induced pulpitis and apical periodontitis in dogs. *Med Biol Eng Comput.* 2006;44:695–701.
183. Martins JN, Marques D, Mata A, Carames J. Clinical efficacy of electronic apex locators: systematic review. *J Endod.* 2014;40:759–777.

第二十章　髓腔进入与根管机械预备

Michael Hülsmann, Edgar Schäfer

第一节　概述

根管预备是根管治疗过程中最重要和最具挑战性的步骤[1-3]。它包括使用机械和化学方法去除牙髓组织，减少微生物负载量，并为根管充填提供适宜的空间。根管机械预备包括6个主要环节。

- 髓腔进入
- 髓室预备
- 定位根管口
- 根管入路预备和冠方开敞
- 建立根管顺滑通路
- 预备中下段根管

一、发展历程

1733年在 *Le chirurgien dentiste* 一书中，Pierre Fauchard描述了根管预备使用器械，当时的主要治疗技术是使用加热器械对牙髓进行烧灼。18世纪末，用于根管治疗的器械只有简单的手工器械和挖匙，一些烧灼用的金属器械和少量薄而柔软的器械。在19世纪，拔髓针开始应用于扩大根管。1885年G型扩孔钻（Gates Glidden）问世，1904年Kerr公司推出了K锉。尽管Trebitsch和Ingle分别在1929年和1958年建议对牙髓治疗器械的形状进行标准化，直到1974年才形成了牙髓治疗器械的ISO标准。1961年，Ingle博士详细描述了一种根管预备技术，即“标准技术”[4]。

Oltramare在1892年第一次描述了用于根管预备的旋转系统。细针的横截面为矩形，可以安装在牙科手机上，将细针放入根管内直至根尖孔，然后开始旋转使用。早在1889年，William H.Rollins就设计了一种低速（约100r/min）360°旋转的牙科手机，类似于现在根管预备NiTi器械使用的马达。20世纪上半叶，利用电流的“离子导入”技术曾一度盛行。

在20世纪，出现了一些用于机动根管预备的马达和手机。1928年，能够配合根管锉旋转运动和垂直向运动的“Cursor反角手机”问世（W & H，布尔莫斯，奥地利）。之后相继在1958年和1964年推出了往复旋转运动（90°顺时针90°逆时针）操作的Racer手机（W & H，布尔莫斯，奥地利）和Giromatic手机（Micromega，贝桑松，法国）（图20-1）[5]。

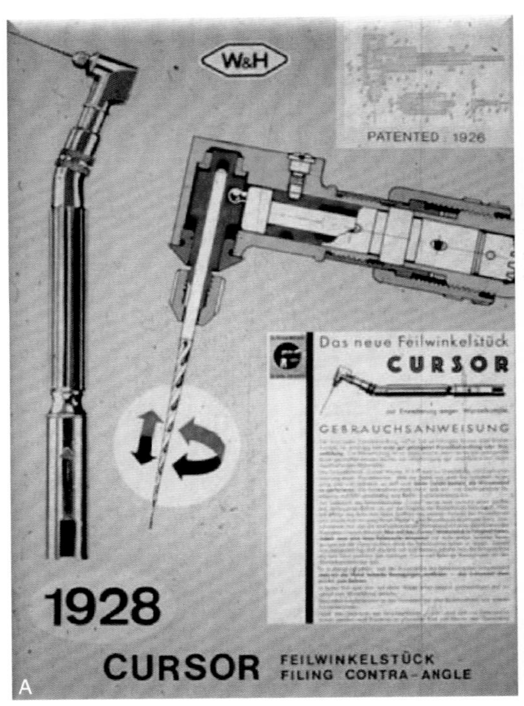

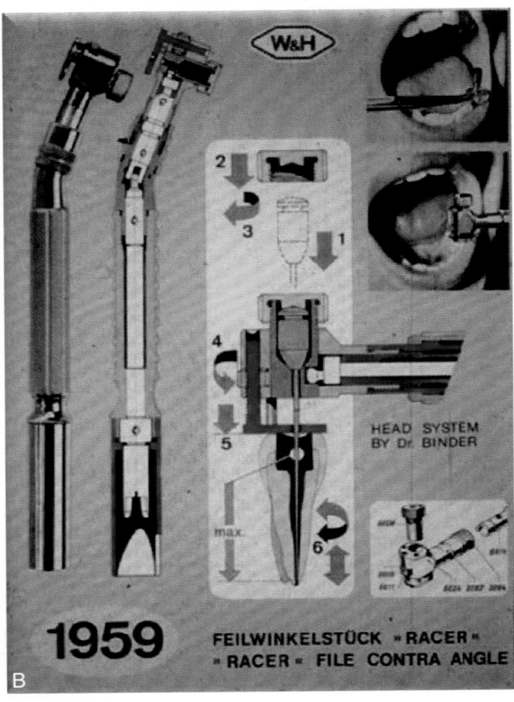

图20-1　A. Endocursor手机　**B.** Racer手机是最早用于根管预备的机动设备

1984 年问世的 Canal Finder System（CFS）（SET，格勒本采尔，德国），是第一代变工作模式根管治疗手机的代表。锉垂直向运动的幅度取决于旋转速度和锉在根管内受到的阻力，随着阻力的增加变为 90° 旋转运动。这是首次出现根管解剖能够影响预备器械的运动模式。此后 CFS 系统加入了持续冲洗（如次氯酸钠）和工作长度控制的功能，这种模式也应用在更现代的根管治疗系统中。

Richman 在 1957 年将声波和超声波系统引入了牙髓治疗，这是非常重要的进展。但是直到 1970 年代，在 Martin 和 Cunningham 的努力下，超声设备才得以推广使用。第一台超声波设备于 1980 年进入市场，第一台声波设备于 1984 年上市。

电子设备（Endox，Lysis，慕尼黑，德国）和 Lussi 的无器械预备法（non-instrumental technique，NIT）一度被认为很有前景。NIT 是使用真空泵进行根管清理和充填，它通过交替性正负压力清理根管系统，无需对根管壁牙本质进行机械预备或切削。尽管这些技术富有创新性，但并未获得普及或广泛接受[4]。

1988 年，首次出现了镍钛（nickel-titanium，NiTi）器械。因为可以提高 NiTi 器械的使用效率，360° 旋转或往复运动模式的马达（数十年前已经研发）再次受到青睐。2010 年推出了 SAF 系统。

二、根管机械预备的目标

1974 年，Herbert Schilder 概述了根管预备（也称为根管扩大、成形或机械预备）的目的[1]。在“根管系统的清理和成形”一文中，Schilder 提出了根管预备的五个解剖学目标和五个生物学目标。

解剖学目标如下。

Ⅰ. 形成从根尖到冠部入口的连续锥形。

Ⅱ. 根管横截面直径由冠方向根尖逐渐减小。

Ⅲ. 根管预备要顺应根管的原始形态。

Ⅳ. 保持根尖孔的原始位置。

Ⅴ. 尽量不要扩大根尖孔的直径（图 20-2）。

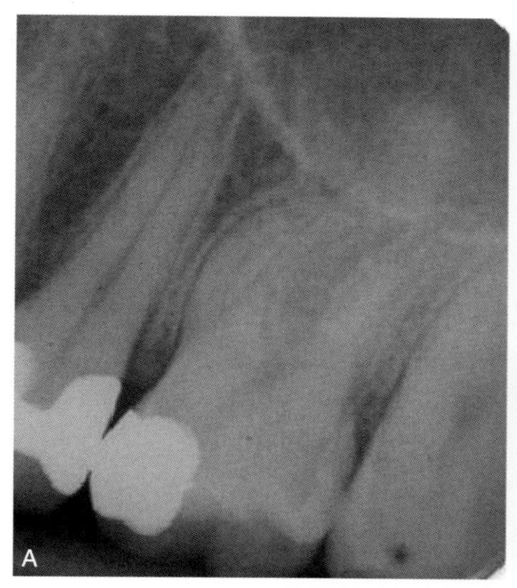

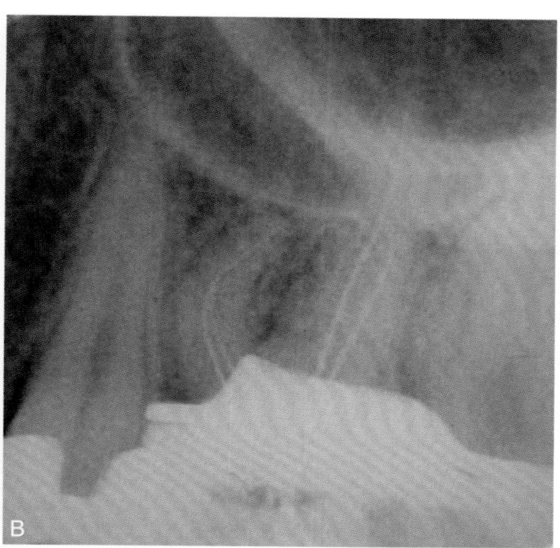

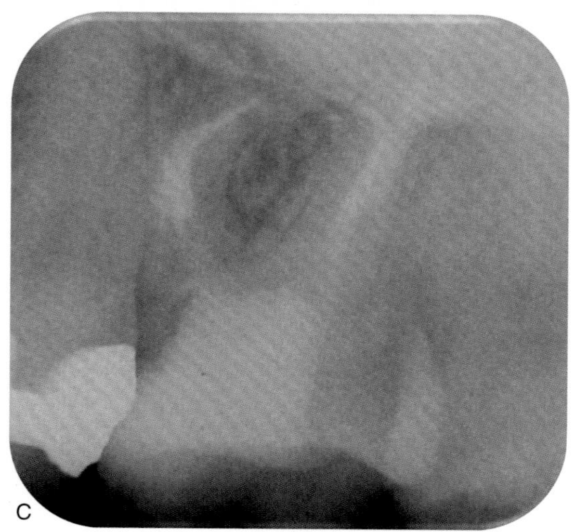

图 20-2 A~C. 重度弯曲根管的预备，可以看出很好地保持了 4 个根管的自然走行，影像学检查未见根管偏移，拉直或根尖偏移。值得注意的是，只有在拍摄诊断丝 X 线片后才能清晰显示出根管的弯曲程度

生物学目标如下。

Ⅰ. 器械和药物的使用应局限于根管内。

Ⅱ. 勿将碎屑推出根尖孔。

Ⅲ. 清除根管内所有组织和碎屑。

Ⅳ. 为根管内封药提供足够空间。

Ⅴ. 一次诊疗完成根管预备。

其中一些目标在40年后仍然适用。

根管预备的主要目标如下。

- 清除所有生活和坏死牙髓组织。
- 消除或大幅度减少微生物和微生物膜（请参阅第二十一章根管冲洗剂和根管内封药）。
- 中和感染牙本质中的微生物毒素和副产物。
- 为根管充填提供空间。
- 保存根尖部解剖结构的完整性和原始位置。
- 避免对根管系统和牙根的医源性损伤。
- 避免对根尖周组织的进一步刺激和/或感染。
- 保存健康牙本质以维持牙齿长期功能。

上述目标可以通过根管预备技术来实现，其中包括：①手动预备；②使用传统不锈钢锉进行机动预备；③旋转镍钛器械机动预备；④声波和超声波预备；⑤激光预备；⑥无器械预备[2,3,6]。

三、根管预备需考虑的因素

没有两个根管是完全相同的，因此，每个根管都须特别对待。准备进行根管预备时必须考虑几个因素，包括解剖形态，微生物和可以使用的预备器械。

（一）根管解剖形态

牙根和根管系统的解剖结构非常复杂，这使得根管预备具有挑战性。更多相关信息，详见第一章牙体外形和根管解剖。根管的数量、弯曲角度和直径、横截面形态、侧副根管及分支、管间峡部、根管与牙周组织之间的交通，以及分叉区域，这些解剖结构要通过充分的入路预备，机械预备和消毒来处理（图20-3）。

对正确选择器械（尺寸、锥度、柔韧性、折断风险）而言，根管弯曲的半径和角度非常重要。弯曲实际上是三维的，但在根尖片上只呈现二维影像。已经证实，CBCT三维影像有助于识别复杂的解剖结构、根尖周病变和术中并发症。更多相关内容，详见第九章成像设备和技术和第十章影像学解读。

（二）微生物

牙髓一旦坏死，牙髓组织和根部牙本质中会存留微生物（大部分以生物膜的形式存在）以及微生物毒素[8-10]。充分的根管预备可以显著减少微生物的数量。更多相关内容，详见第三章牙髓根尖周病的细菌性与非细菌性病因。

（三）器械

即使用柔韧性很强的器械，仅仅通过机械预备仍不足以充分清理根管系统。多数根管治疗器械是为预备圆形根

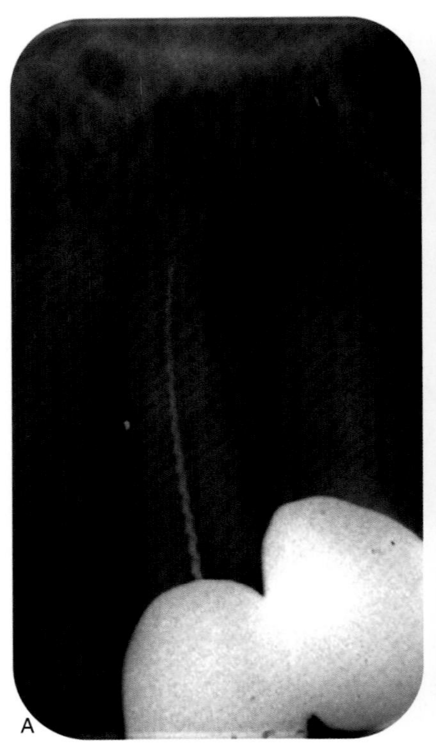

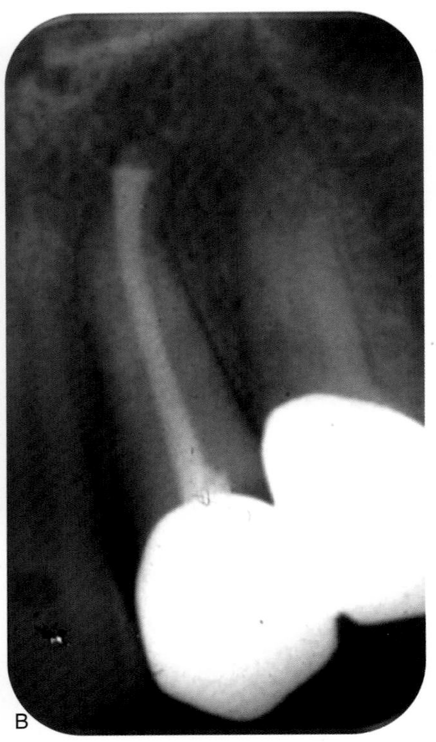

图20-3 **A.** 对根管弯曲程度低估，导致严重的根管拉直和根尖偏移 **B.** 主要由于影像学评估不足和术前准备不充分

管而设计的，这势必会导致根管系统某些区域预备不足，残留组织碎屑和微生物，而在其他区域过度预备和过多去除牙本质，造成对牙根的削弱。因此，在机械预备时应始终联合化学冲洗。更多相关内容详见第二十一章根管冲洗剂和根管内封药。

影响器械根管成形的最终因素是临床医生在细窄根管中控制和引导器械的能力、方式和技巧。研究证明，对于预备后根管形态、工作时间和操作中出现问题频次而言，操作者技术的影响在使用不锈钢器械时较大，而在使用旋转镍钛器械时相对较小[2,3,6]。

四、根管预备器械和技术的评价指标

在评估器械或预备技术的优缺点时，应考虑以下几方面[2]。

（一）清理能力

根管预备器械的基本用途是切削和去除牙本质，并为有效冲洗创造空间。对于根管清洁效果的评价，可以使用扫描电子显微镜对预备区域的残留玷污层和碎屑量进行评分，也可以对预备和/或消毒后残余微生物的菌落形成单位（CFU）进行计数。两种方法都存在不足[2]。

（二）成形能力

预备完成后的根管形态应该是顺应原始根管走行的连续锥形，无长轴方向或根尖孔偏移[2]。对于单尖法充填技术（牙胶或银尖），预备后的根管呈一定直径的圆形是至关重要的。当使用冷牙胶侧压充填技术或热垂直加压充填技术时，对根管形态的要求相对降低，因此，主要目标应该是沿管壁四周进行预备。

对于弯曲根管，必须形成延伸至根尖的连续锥形，以避免出现根尖拉开和诸如“肘部”“泪滴样”和“拉链样”的改变[2,3]。

根管器械成形能力和预备技术的研究已经非常深入。这类研究的传统方法是放射影像检查和显微镜观察。近年来开始使用 micro-CT，它能够对预备前和预备后的根管形态进行无损的可视化观察，并可准确地定性和定量评价根管预备前后的变化[7]。

（三）根管预备的问题和安全性

与根管预备相关的常见问题如下。

- 器械分离
- 台阶
- 根尖阻塞
- 预备过程中丧失工作长度
- 过度预备
- 碎屑推出根尖孔
- 出现牙本质裂纹
- 热损伤
- 穿孔

第二节 髓腔进入及其解剖要点

根管预备首先要设计适合的进入髓腔的入口洞形[11]。入口洞形应满足如下条件。

- 完全暴露髓室（图 20-4）。

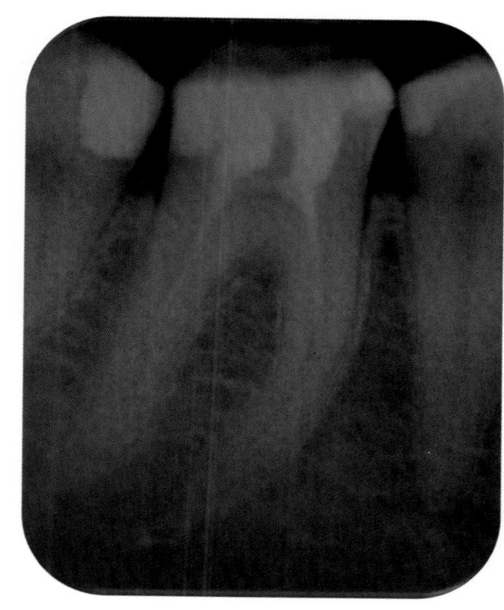

图 20-4 未能揭净髓室顶，导致根管预备不足，至少存在 1 个遗漏根管

- 能够去除髓室中的组织并进行适当消毒，从而显著减少微生物负载量。能够观察牙冠内部的隐裂、牙本质颜色、髓石和钙化。
- 能够定位所有根管和相关解剖结构（峡部、侧支）（图 20-5）。
- 根管治疗器械能够无冠部阻挡顺畅进入根管。理想情况下，直线通路应延伸至根管弯曲的冠方（图 20-6）。

髓腔进入和冠部预备的主要目标如下。

- 形成进入根管的直线通路[11]。
- 确认牙髓病病因。
- 评估患牙的可修复性。

对于器械、冲洗液和药物能够顺畅进入根管全长并接触所有根管壁，建立直线通路是必要的，同时应尽量少破坏牙体结构的完整性。应去除旧修复体、龋坏组织和薄壁弱尖，并在显微镜下检查是否存在隐裂纹，剩余牙本质壁的高度和厚度能否制备牙本质肩领，剩余冠部牙体组织边缘与牙槽嵴的关系，牙根长度，根分叉的位置，以及附着龈的质与量。

对已有冠修复体的牙齿进行牙髓治疗更为困难。Abbott 发现，在没有完全去除修复体时，发现龋坏、折裂和边缘破损的可能性不足 60%[12]。然而，有时无法做到在根管治疗之前去除所有冠方修复体，因此在治疗前和治疗中，必须通过病史和临床检查对冠的完整性进行仔细评估。设计入口洞形和髓腔进入时，要充分了解牙和牙根的解剖及其变异[11,13]。

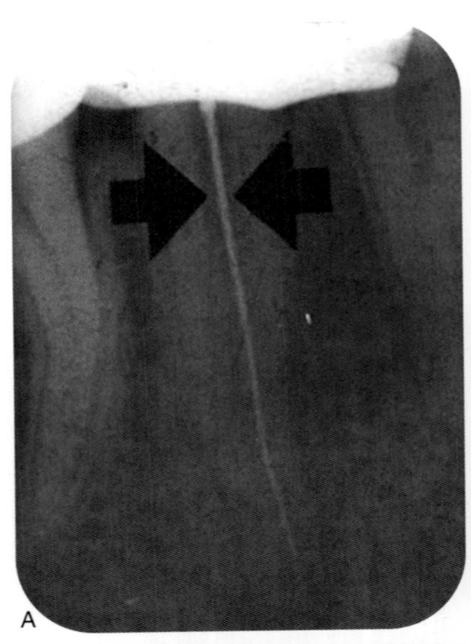

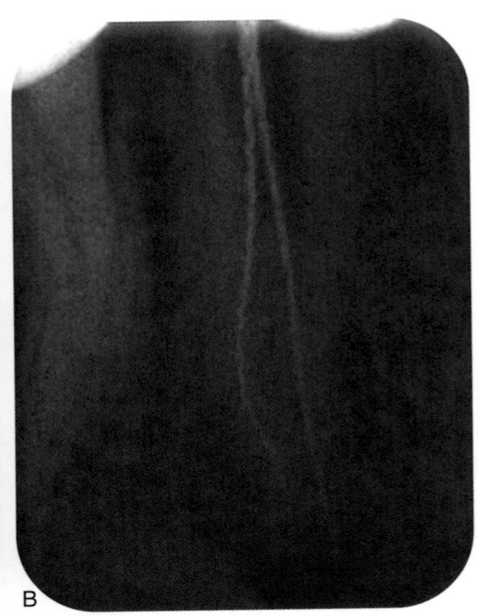

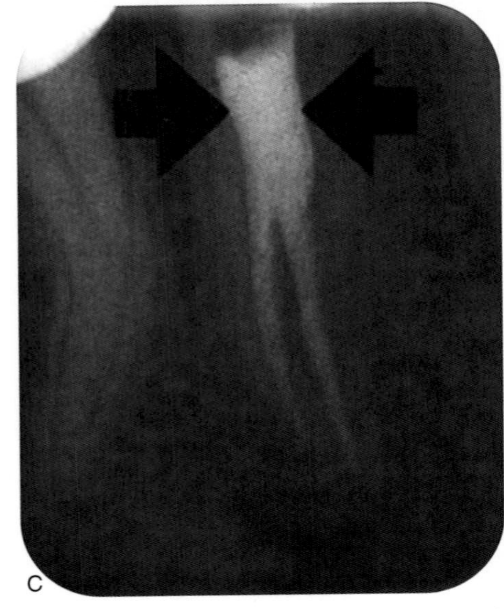

图 20-5 A. 不当的入口洞形和根管入路预备，妨碍了对根管系统的探查和预备 **B.** 虽然能够定位 3 个根管，但是由于根管入路预备不足，仍妨碍进行充分的根管预备 **C.** 经过对入路洞形的修整，最终完成 3 个根管的进入，预备和充填

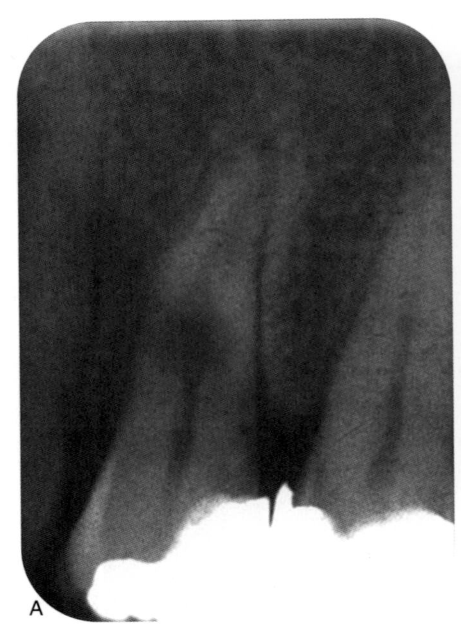

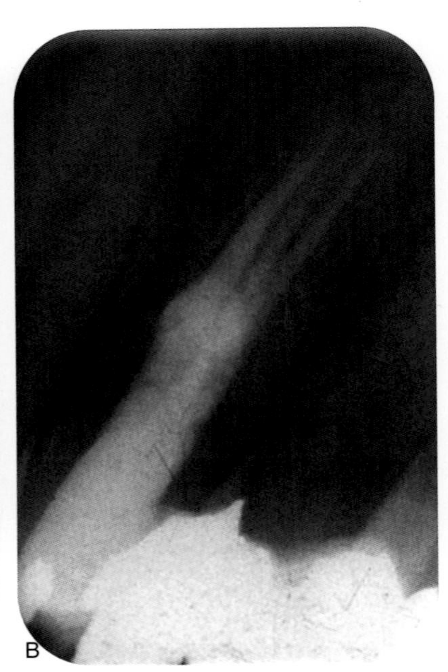

图 20-6 A、B. 只有在扩大冠部入路洞形后，才能探查和预备 3 个主根管

一、髓腔进入的基本原则

1. 确定髓腔进入位置　通常在𬌗面的中央，但是某些牙位（例如上颌磨牙）具有一定欺骗性，因为𬌗面中央未必是髓室的中央。下面将详细介绍各牙位的解剖结构和开髓策略。

2. 评估𬌗面和牙根外形　确定髓腔进入的位置后，还需考虑牙长轴方向以及釉牙骨质界水平处的牙根外形，从三维上确定钻针进入的方向。

3. 通过X线片测量髓室顶到𬌗面的距离　将安装在高速手机的开髓钻针与牙的X线影像进行比试，或用校准尺在数字影像上测量。

4. 评估复杂因素　牙扭转/倾斜，钙化（髓石，根管内钙化），近髓充填体，颊/舌侧充填体，牙根长度，直径和弯曲程度，这些因素会影响髓腔进入的角度和入口洞形在水平和垂直向的扩展范围。

5. 影像学评估　为了显示牙根的宽度和根管在其中的位置，可以加拍偏移投照X线片，此外还须评估根管上段与髓腔的角度。

二、各牙位的髓腔进入要点

（一）上颌前牙

1. 上颌中切牙　上颌中切牙的牙根通常较直，很少出现弯曲[14]。

髓腔进入位置应选择在接近舌面中央，舌隆突稍上方处，方向与舌面垂直。在定位根管后，使用锥形金刚砂钻将入口洞形扩展为圆三角形（图20-7，图20-8）。

2. 上颌侧切牙　上颌侧切牙的牙根通常向远中弯曲，也有的为直根或者弯向近中。在牙根舌侧常有沿舌隆突纵深的发育沟。通常只有一个根管。

3. 上颌尖牙　从唇面观，上颌尖牙牙尖和根尖的连线与牙长轴一致。从近远中面观，牙尖位于牙长轴的唇侧。通常在口腔内，尖牙最长，牙根最粗壮，根尖常有弯

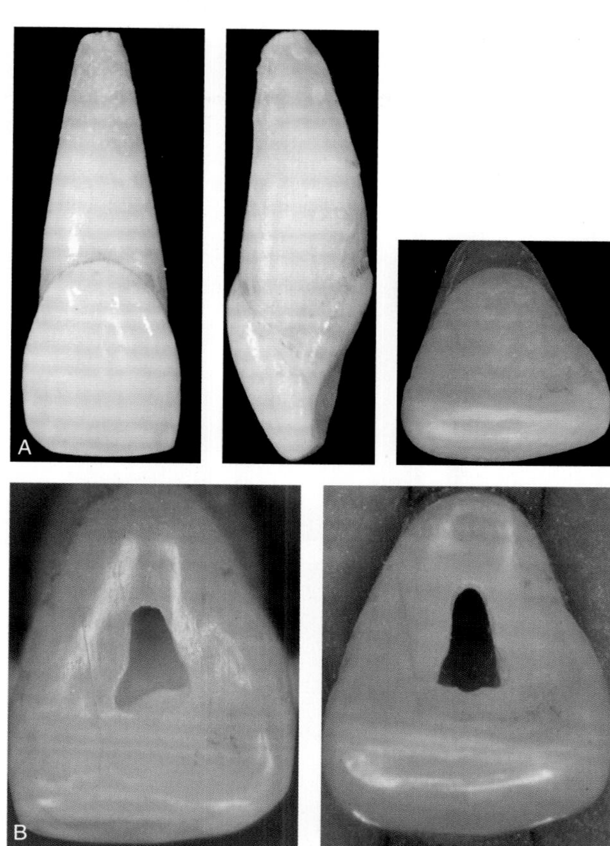

图20-7　上颌中切牙的唇面、近中面和切端观

A. 入口洞形预备可以从偏切端和偏舌面视角进行检查　**B.** 舌隆突处预备的宽度为1.1mm，注意向近中和远中扩展以揭净髓角

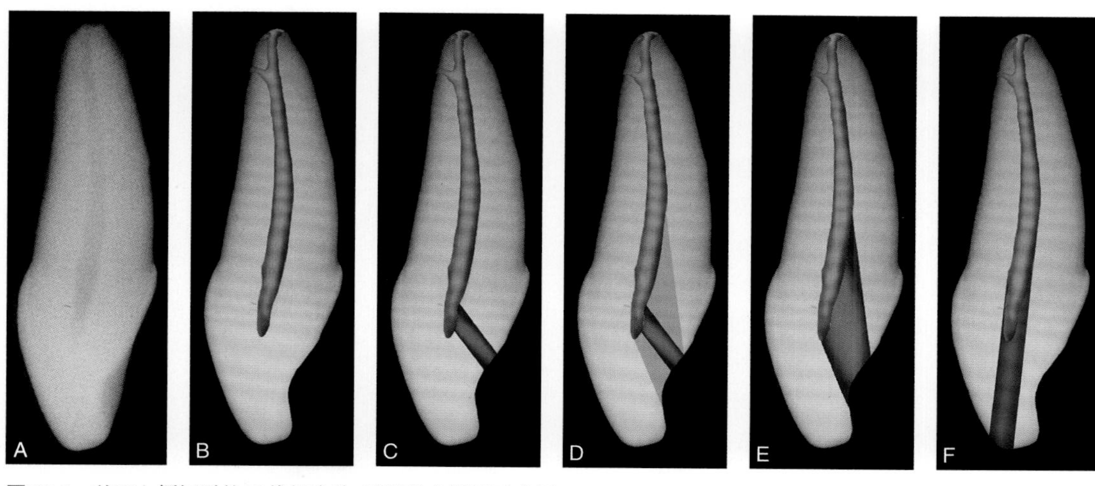

图20-8　基于上颌切牙的X线根尖片，髓腔进入设计示意图

A. 从术前X线片评估牙根和根管的关系　**B.** 注意真实的直线通路其实在切嵴的唇侧　**C.** 髓腔进入的位置和角度　**D.** 褐色区域代表限制直线入路的牙本质　**E.** 从舌侧入路完成直线通路的预备可以与从唇侧进入的直线通路进行比较　**F.** 注意从唇侧入路虽然能够保存大量的牙体组织，但代价是会破坏唇面的美观

曲。与中切牙和侧切牙一样，需要去除舌隆突处的阻挡。上颌尖牙的主要治疗难点在于其牙根较长，常常超过 30mm（图 20-9）。

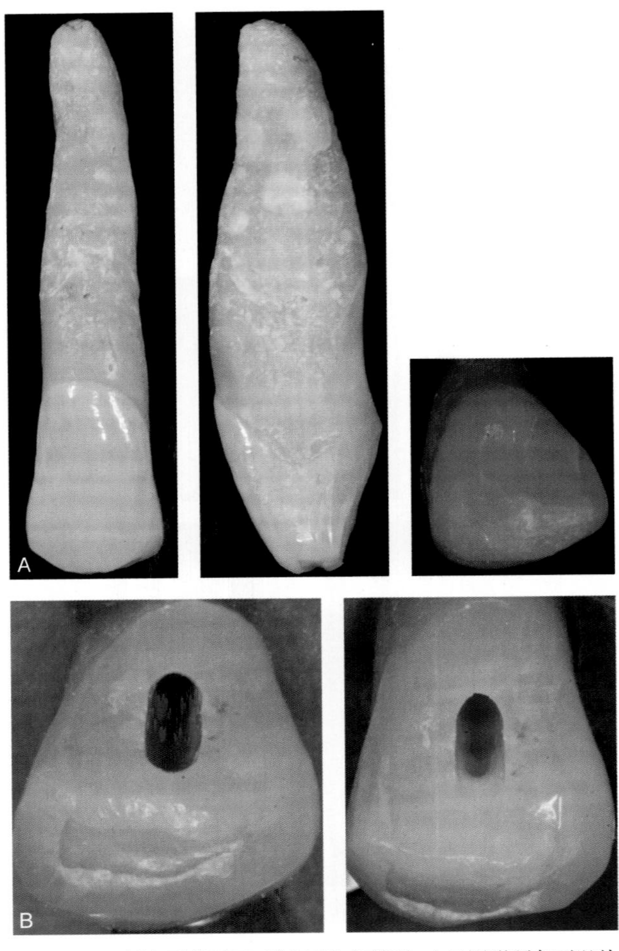

图 20-9 上颌尖牙的唇面、近中面和切端观，入口洞形预备可以从靠近切端的角度（A）和舌侧的角度（B）检查

（二）上颌前磨牙

1. 上颌第一前磨牙 对于上颌第一前磨牙，必须按照至少存在 2 个根管来处理，而且相当数量的牙可能存在第 3 个根管，因此入口洞形的设计必须有利于定位根管口[15]。当存在 3 个根管时，其髓室形态类似于上颌磨牙（图 20-10）。髓腔进入位置位于中央窝的中心，指向釉牙骨质界处横断面的中心。入口洞形为细长椭圆形，根据角度不同，有的几乎延伸至牙尖。但是，操作者必须寻找第 3 个根管，通常是近颊根管。如果有 3 个根管，则根管口分布与上颌磨牙非常相似（图 20-11）。

2. 上颌第二前磨牙 上颌第二前磨牙通常只有 1 个根，2 个根管的发生率通常显著低于上颌第一前磨牙，当存在 2 个根管时，二者相距较近（图 20-12）[16]。

（三）上颌磨牙

1. 上颌第一磨牙 上颌第一磨牙是上颌牙列中最大的牙齿，有 4 个明显的牙尖，而且在近舌尖上有一个卡氏副尖。从𬌗面观，牙齿轮廓大致呈菱形。从髓腔进入考虑，可将上颌第一磨牙看作牙尖呈三角形排列（忽略远舌尖）。实际上，入口洞形通常位于斜嵴的近中（图 20-13）。

上颌磨牙常有轻至重度弯曲，通常在任何一个牙根都可存在 2 个或 3 个根管（但最常见的是近颊根）。近颊第二根管口（MB-2）常被牙本质桥遮挡而难以定位[17-19]。从冠状面看，MB-2 可能向近中和颊向重度弯曲，而且通常比近颊根管（MB-1）细窄。入口洞形应调整为四边形，以利于在 MB-1 根管口腭侧 2~3mm 的范围内寻找 MB-2。

髓腔进入位置应选择在中央窝，初始时洞形稍小。可选择从高耸的腭侧髓角处穿通髓腔。充分的研究证据表明，近颊根存在第二根管的概率非常高，因此有必要对入口洞形做调整，并且常规寻找 MB-2。

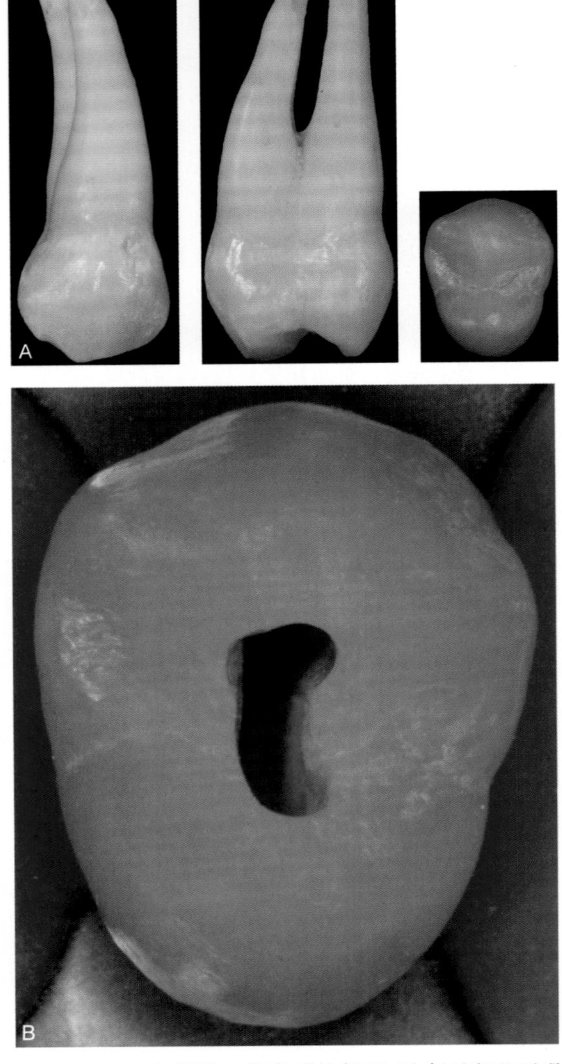

图 20-10 **A.** 上颌第一前磨牙的颊面、近中面和𬌗面观 **B.** 典型的入口洞形，注意洞形的颊侧向近远中方向扩展以利于探查可能存在的颊侧第二根管

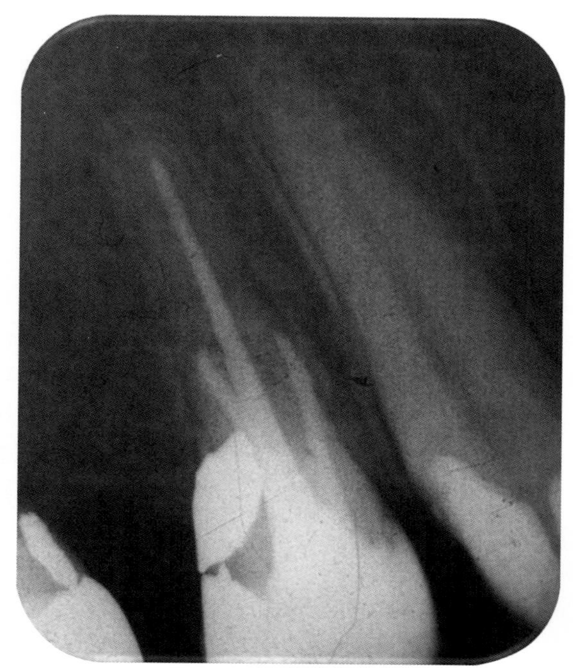

图 20-11　三根管的上颌前磨牙，近颊根管在颊侧主根管口和腭侧根管口的根方分出

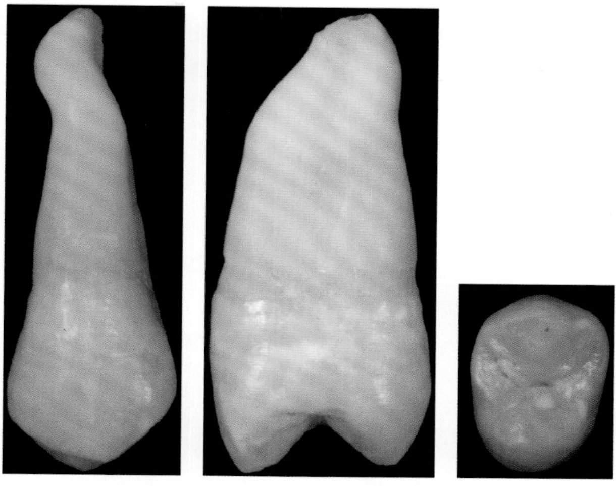

图 20-12　上颌第二前磨牙的颊面、近中面和殆面观，其入路预备与上颌第一前磨牙基本相同

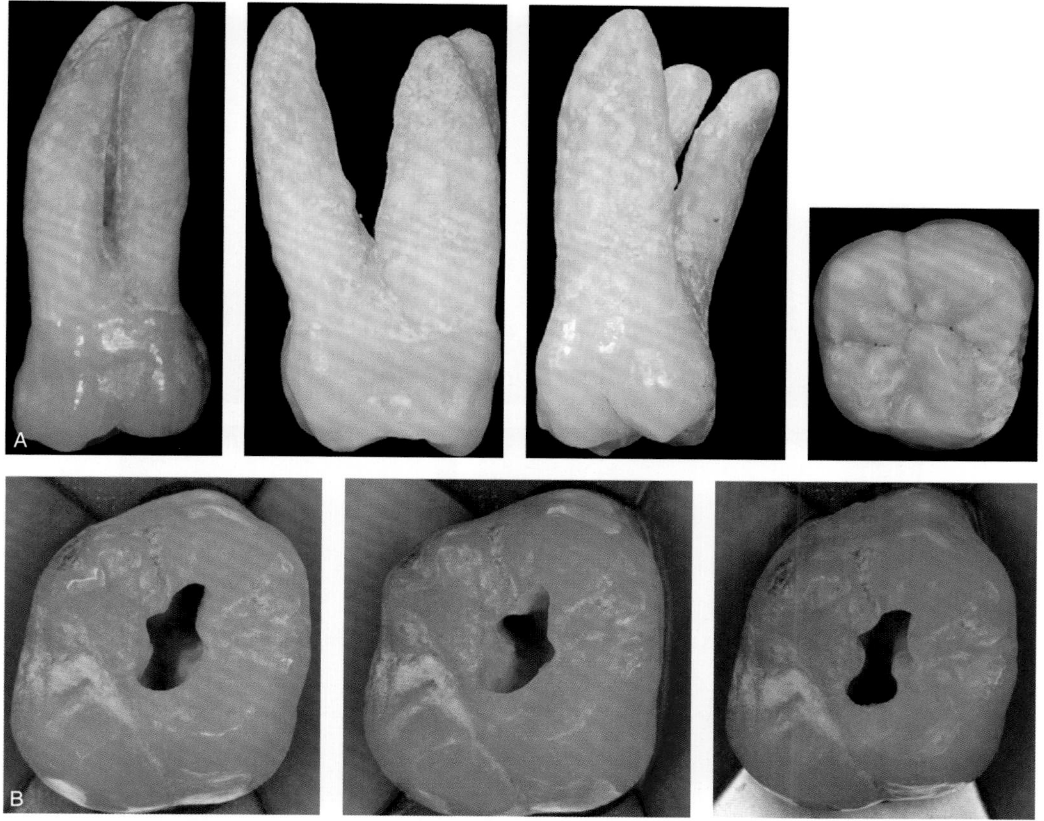

图 20-13　上颌磨牙的颊面、近中面和殆面观

A. 制备到达 MB、DB、P 根管的入口洞形　**B.** 注意 DB 根管的入路预备并未在殆面向远中过多扩展，因为远中根管自然向远中方向走行

MB-1 和 MB-2 可以有两个独立的根尖孔，更常见的是在根尖区融合为一个根尖孔。DB 的入路预备无须像近颊根管那样扩展洞形。远中根管的走行方向朝向远中，锉进入根管后，锉柄自然地偏向近中。因而，斜嵴通常得以保留。

2. 上颌第二磨牙　上颌第二磨牙的外形和功能与上颌第一磨牙非常相近，髓腔进入也与之类似。

3. 上颌第三磨牙　从𬌗面观，上颌第三磨牙的轮廓常为呈心形的三角形态，类似第二磨牙。牙根通常融合成一个较大的牙根。入路预备与其他上颌磨牙相似，但要根据该牙实际的解剖变异做相应调整。

（四）下颌前牙

1. 下颌中切牙和侧切牙　下颌中切牙通常是口腔中外形最小的牙齿。一般双侧对称。中切牙和侧切牙有细微差别。对于髓腔进入位置来说，最重要的差别在于从切端观察，侧切牙的牙冠对称性较中切牙低。为适应牙弓的弯曲，侧切牙向远中弯曲，其舌隆突相应地略偏远中[20]。侧切牙也比中切牙稍大[21,22]。

髓腔进入位置应在舌隆突正上方，并且钻针垂直于牙表面（图 20-14）。由于下颌切牙近远中径狭窄，要注意入口洞形的宽度。只有在穿通髓腔或定位根管后，再对洞形进行小心扩展。大约 40% 的下颌切牙有两个根管，分别是颊、舌根管，但只有 2%~3% 有独立根尖孔（图 20-15）。操作时容易将钻针朝向唇侧（因此有过度磨除唇侧壁的风险）。舌侧根管位于舌隆突下方，距唇侧根管 1~3mm。即

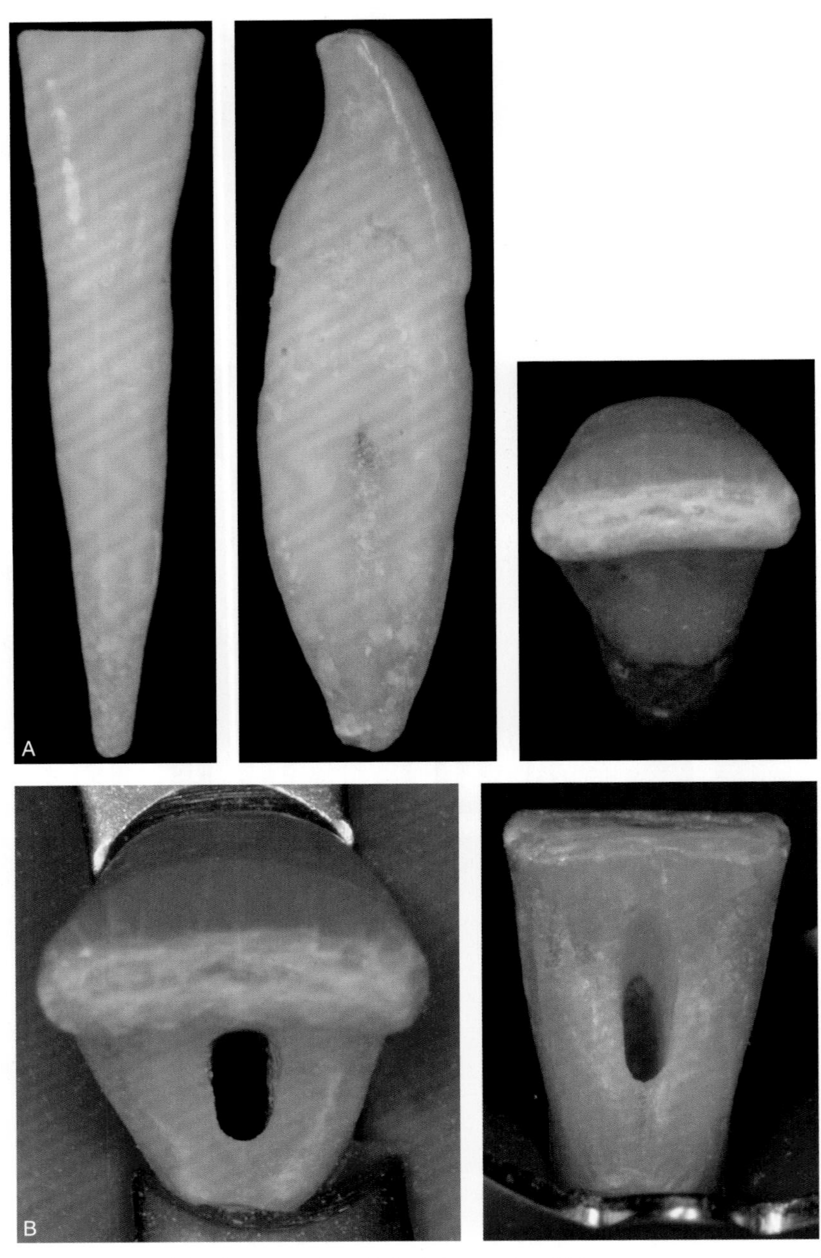

图 20-14　A. 下颌切牙的唇面、近中面和切端观　**B.** 入口洞形

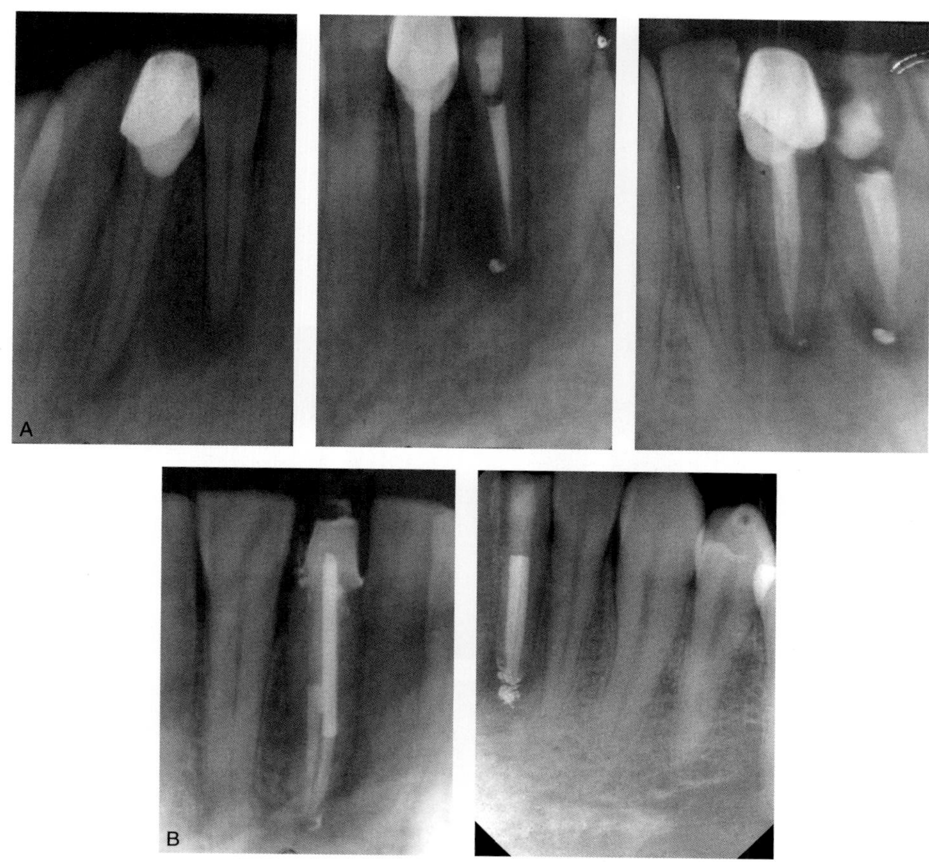

图 20-15　X 线根尖片展示下颌切牙的两根管变异

A. 尽管两个常有一个根尖出口，但也有可能是 2 个独立的根尖孔或呈 8 字形的根尖孔　**B.** 入口洞形可以从靠近切端的角度或从舌面的方向进行检查，注意入口洞形向舌侧扩展至舌隆突

使存在两个根管，二者间也经常有容纳牙髓的根尖鳍状或管间交通。

2. 下颌尖牙　下颌尖牙与对应的上颌尖牙非常相似，但通常更窄（约 1mm），并且牙根长度短约 1~2mm（图 20-16）。近中缘几近笔直，因此可以选择在舌面中心偏近中的位置入钻。根据髓腔的大小不同，入口洞形呈椭圆形或卵圆形。

（五）下颌前磨牙

1. 下颌第一前磨牙　下颌第一前磨牙的特征接近于较小的尖牙，它的颊尖较尖锐（唯一的功能尖）而舌尖很小，有时类似舌隆突。特征性的近中舌侧沟使其形态不对称[23,24]。

髓腔进入位置在中央沟的中间，而钻针方向指向颊侧。入口洞形同样为椭圆形，由于牙冠向舌侧倾斜，开髓时去除颊尖的牙体组织比舌尖更多（图 20-17）。

2. 下颌第二前磨牙　总体而言，下颌第二前磨牙的髓腔进入位置与下颌第一前磨牙相近[23,24]（图 20-18）。

（六）下颌磨牙

1. 下颌第一磨牙　髓腔进入操作通常会波及颊尖（近中颊尖），但很少波及舌尖。

下颌磨牙的解剖结构复杂，通常有 4 个根管，但是 3 个或 5 个根管也很常见。值得注意的是，在近中根和远中根的根分叉侧几乎总有凹陷，使得带状穿孔发生风险较高。牙根在 CEJ 根方 3mm 处开始分叉[25,26]。近远中根都较扁，一个牙根通常有两个根管，且两根管间常有鳍状结构，在根尖部的变异非常大。远中有时会有两个根，但较少见。

髓腔进入位置在中央窝的稍近中。由于远中根管向殆面延伸朝向近中，因此入口洞形在初始不要向远中过多扩展。在用根管锉确定根管的走行方向后，可以根据需要向远中进行适当扩展。但是，入口洞形主要位于咬合面的近中（图 20-19）。为获得直线通路，有时有必要去除近中颊尖的部分牙体组织。

近颊 / 近舌根管间与远颊 / 远舌根管间的暗线，必须用钻针和 / 或超声设备制备沟槽，并用根管锉探查是否存在中间根管。如果仅存在 1 个远中根管，则呈卵圆形或颊舌向呈 “8” 字形，在根尖 1/3 处远中根管可分叉出第 2 个根管。

2. 下颌第二磨牙　通常，下颌第二磨牙与第一磨牙不同，其变异比较大[25,26]。与第一磨牙相比，下颌第二磨牙的入口洞形可能要向近中边缘嵴延伸更多。牙根和根管通常更聚拢，有时融合成一个锥形根，内部解剖复杂或常为 C

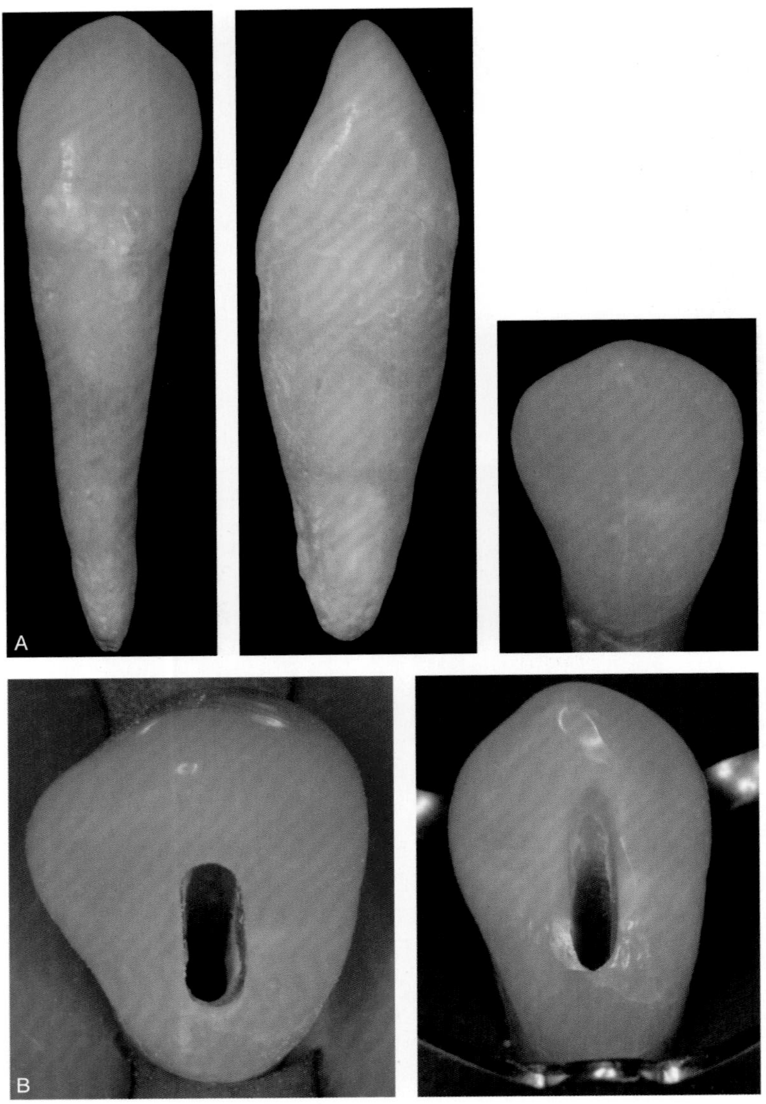

图 20-16　A. 下颌尖牙的近中面、远中面和切端观　**B.** 入口洞形可以从靠近切端的角度或从舌面的方向进行检查，注意入口洞形向舌侧扩展，探查是否存在第二根管（常位于舌侧）

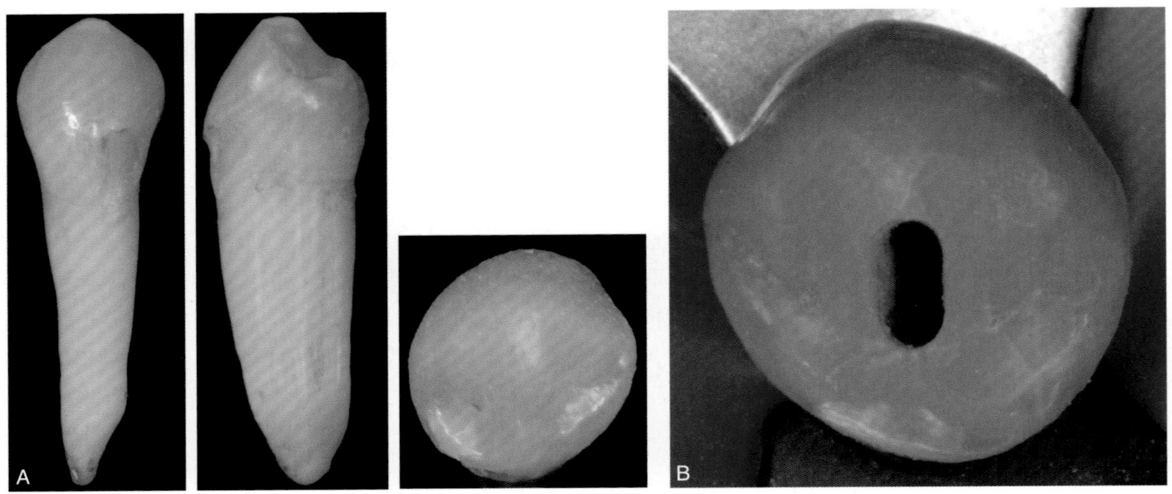

图 20-17　A. 下颌第一前磨牙的颊面、近中面和殆面观　**B.** 入口洞形可以从殆面进行检查

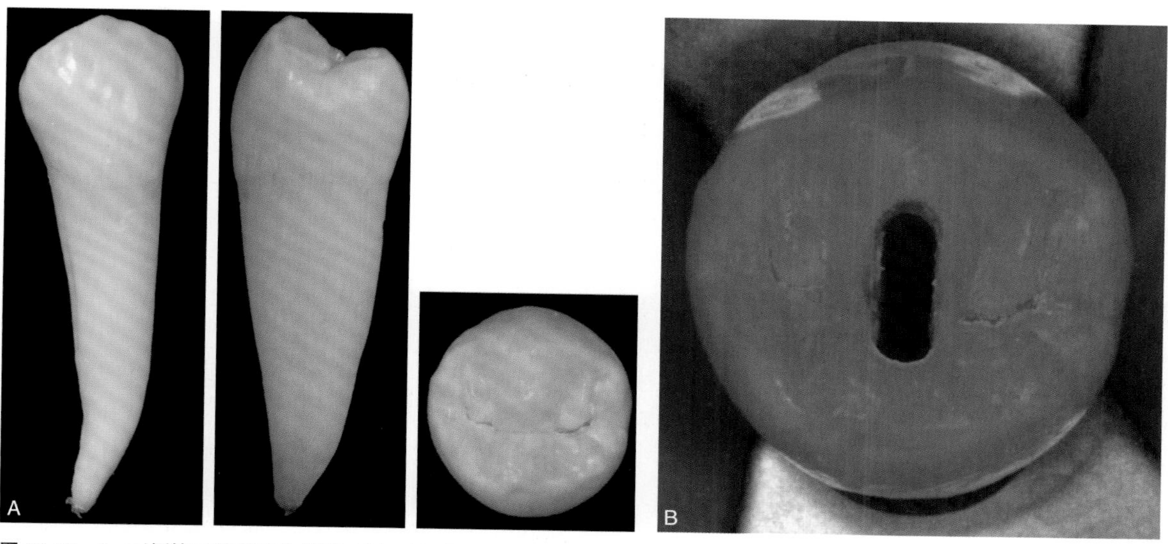

图 20-18　A. 下颌第二前磨牙的颊面、近中面和殆面观　**B.** 入口洞形可以从殆面进行检查

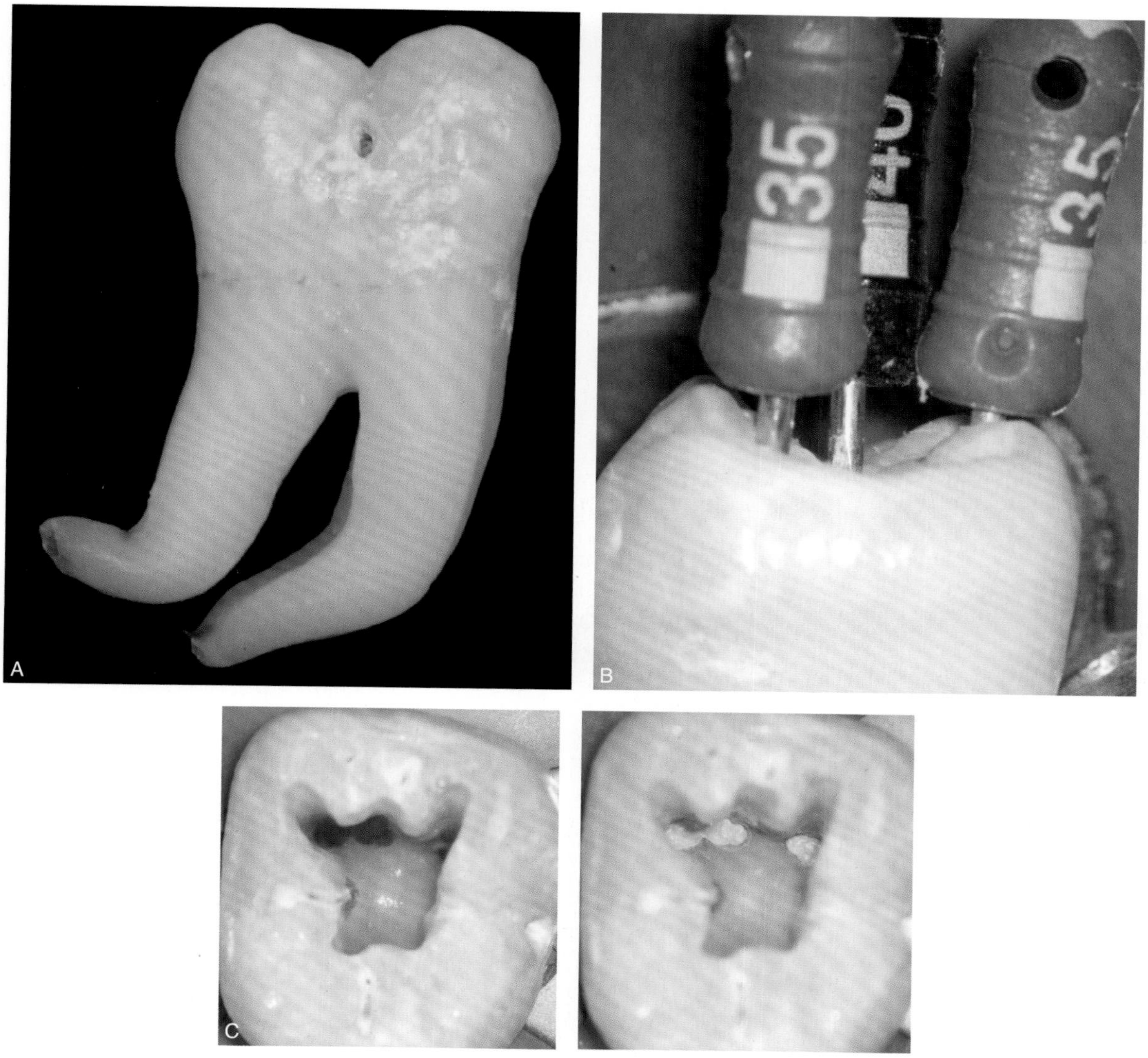

图 20-19　A. 牙根重度弯曲的下颌磨牙的入口洞形预备　**B.** 经过充分的入口洞形预备和根管预备，手用锉可进入近中的 3 个根管并到达工作长度　**C.** 由于存在根管弯曲，近颊和近舌根管的入口洞形需要较大扩展

形根管系统。

与第一磨牙类似，髓腔进入位置应在中央窝的近中，如果牙根较为聚拢，则不必向近中做相同程度的扩展。不然的话，则其入口洞形与第一磨牙相似。

3. 下颌第三磨牙　下颌第三磨牙常有明显变异和畸形，通常发育不足，牙冠过大而牙根过小。由于下颌牙弓空间不足，下颌第三磨牙常受到影响，牙根可能非常弯曲。通常，第三磨牙有两个牙根——近中根和远中根，可能出现分叉或融合。如果下颌第三磨牙能够完全萌出到达𬌗平面，则可分担咬合负担，为第一和第二磨牙提供保护，在这种情况下保留第三磨牙是有益的。入口洞形设计需要根据解剖变异进行调整。

三、操作缺陷

成功的牙髓治疗基于设计和制备良好的入口洞形。反之亦然，根管治疗中发生的缺陷经常可回溯发现不合理的入路预备。造成操作缺陷的有两种不当的入路预备：预备不足和过度预备。此外，还可能出现的缺陷是髓室壁穿孔。

1. 预备不足　髓腔暴露不充分可能会导致遗漏根管。它们通常被钙化的牙本质覆盖。然而，即使定位了根管口，如果没有对洞形进行充分扩展以远离根分叉，则根管锉更容易切削近根分叉侧的牙本质，导致带状侧穿。此外，如果入路预备的深度不足，会导致根管上段弯曲没有得到减缓或消除。当试图用根管锉绕过一个以上弯曲时，发生器械分离的风险增加。或者由于冠方弯曲使锉尖失去控制，增加根管偏移的风险。入路预备不足也会限制根尖预备的终末宽度。对于前牙，如果髓角未充分暴露和清理，残留的牙髓组织会引起牙冠变色。

2. 过度预备　过度预备通常会导致去除不必要的牙体组织，削弱剩余冠部牙体组织，最终降低修复体以及牙齿的远期预后。

3. 穿孔　寻找根管口过程中的不当操作可能导致髓腔底壁出现穿孔。对于严重钙化的牙，髓室有时会非常狭窄，强行预备可能会导致越过髓室而穿通髓室底，进而发生髓室底穿孔。穿孔的第二个原因可能是由于钻针进入方向不正确，从而导致侧穿，常发生于冠部的近中或远中。髓腔进入存在不确定性时，可在放置橡皮障前制备入口洞形，参考邻牙，以便更好掌握髓腔进入的方向。

第三节　髓室预备

在揭净髓室顶后，应仔细清理髓室中的所有坏死或生活组织。髓室预备应能够完全清除所有组织，包括残留在缝隙内的组织残留物。应当注意，对于牙髓坏死感染的牙，大多数微生物存留在髓室中。将器械穿过感染髓腔去预备根管，会把微生物进一步引入根管深部。可以使用慢速球钻和超声或声波器械对髓室进行机械清理。进入髓腔后应使用大量的次氯酸钠溶液浸泡髓腔，并反复冲洗进行消毒。

当获得彻底清洁的髓腔入路后，髓腔的冠部预备才算完成。髓室底应无任何软、硬组织残留物。

在适当冲洗和干燥后，要对髓室进行仔细检查，建议使用具有适当照明和放大功能的牙科显微镜或头镜（图 20-20）[27, 28]。

髓室检查包括以下方面。

- 残留的生活或坏死软组织
- 残留的充填材料（银汞、金或瓷材料的碎屑、水门汀）
- 龋坏组织
- 继发性牙本质和第三期牙本质
- 穿孔
- 折裂，隐裂或裂纹

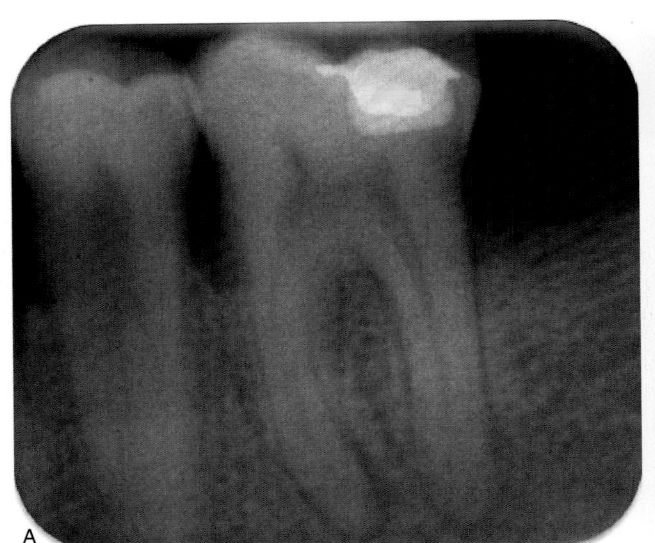

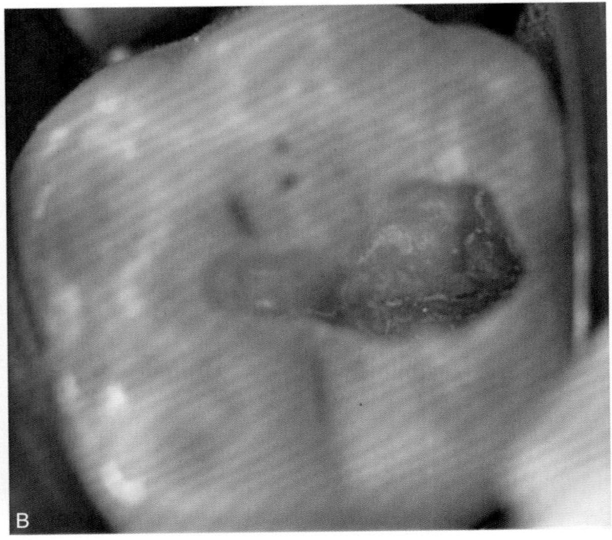

图 20-20　A、B. 临床冠内检查。在去除冠部充填体后，检查明确牙髓坏死的病因（如髓室顶的隐裂纹）

- 钙化物
- 髓石
- 根管口

一、髓石和髓室钙化

即使对于有经验的临床医生，钙化和髓石也会给根管口定位和预备造成困难[2,29]。

有时，较大的髓石可以通过影像学检查发现，尤其是咬合翼片和X线根尖片。髓石的颜色和结构与牙本质不同，在增强照明（和放大倍数视野）和彻底干燥髓腔后观察，有助于识别髓石。髓石没有锐利的边缘，圆形或椭圆形，略透明，呈淡黄的琥珀色。

髓石去除的难易程度和技术选择，取决于其大小和类型。如果只是轻附于牙本质上，通常可以用探针或超声尖将其取出。如果与牙本质紧密粘连，则需借助钻针或金刚砂涂层的超声尖来去除（图 20-21）。

应该注意的是，髓石可能与某些全身性疾病（如肾病或冠心病）或服用某些药物有关[30-32]。

髓室钙化和进行性缩窄，是继发性牙本质和第三期牙本质沉积的结果。活动性龋可刺激成牙本质细胞分泌牙本质，从而加速形成钙化物。40 岁以上的患者中 90% 以上存在钙化物[33]。充分干燥髓腔后，可通过颜色和质地来识别钙化物；增强放大和照明系统同样可提供帮助。使用根管通畅锉或类似器械有助于在钙化髓室中绕过髓石并定位根管口。

根管完全钙化较少发生，可见于有外伤史的牙。根管钙化通常为不完全钙化，且局限于根管的冠段。以下情况提示存在不完全钙化：

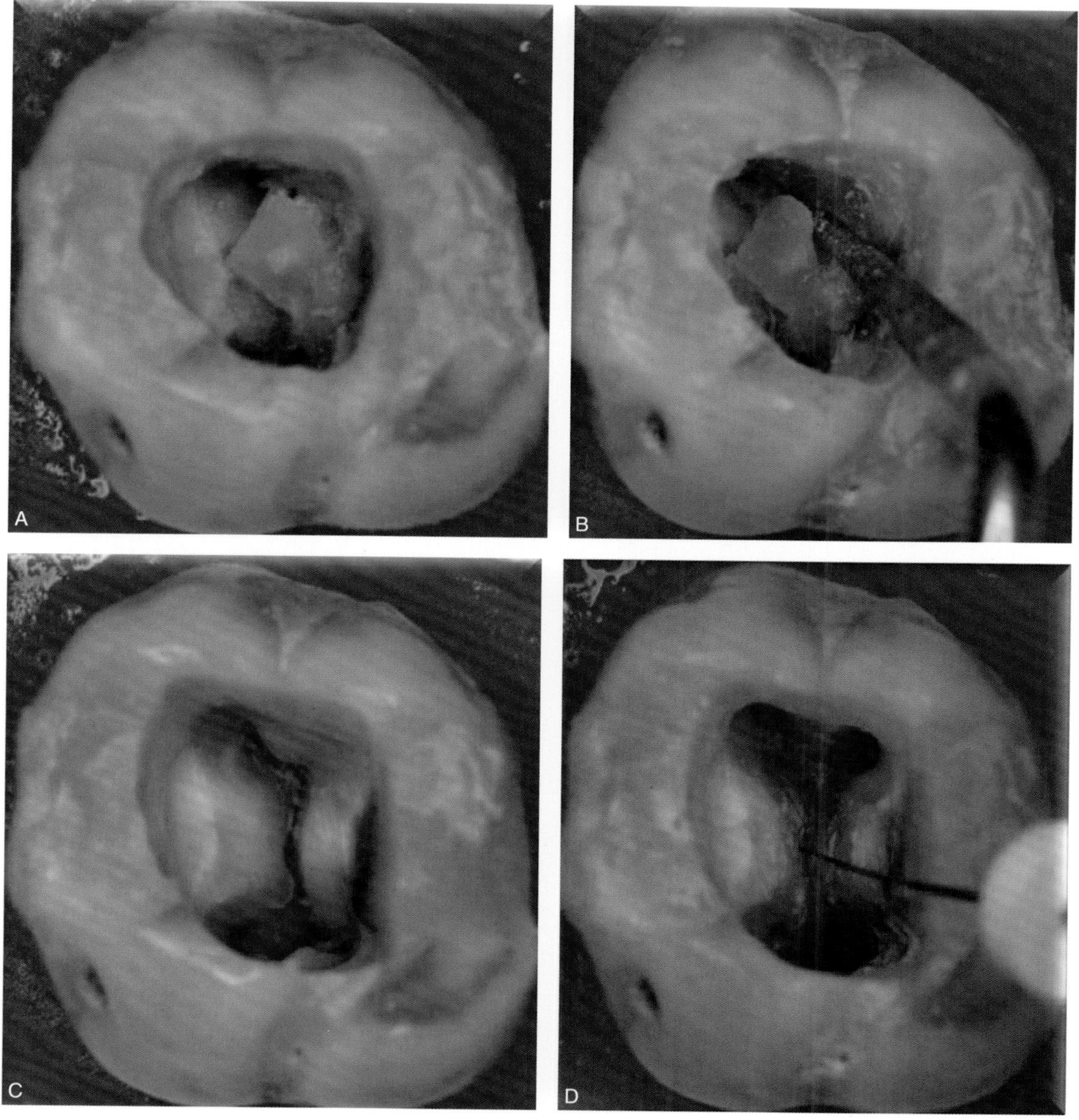

图 20-21 **A.** 大块髓石堵塞髓室 **B.** 去除髓石 **C.** 预备髓室底，定位根管口 **D.** 探查到 MB-2 根管

- X 线片显示存在根管影像
- 根管锉可以"嚗住"根管[34]
- 根尖定位仪显示信号
- 存在根尖病变
- 冲洗时可以观察到气泡从根管中逸出
- 机械预备引起患者疼痛

有时严重钙化的根管虽然未完全钙化，但由于根管存在急弯或过于细窄，可能无法预备到达工作长度全长。离体牙研究表明，存在根尖病变的牙均可获得根管通路，而无根尖病变牙的 14 个根管中，仅有 1 个根管可以疏通[5]（图 20-22）。

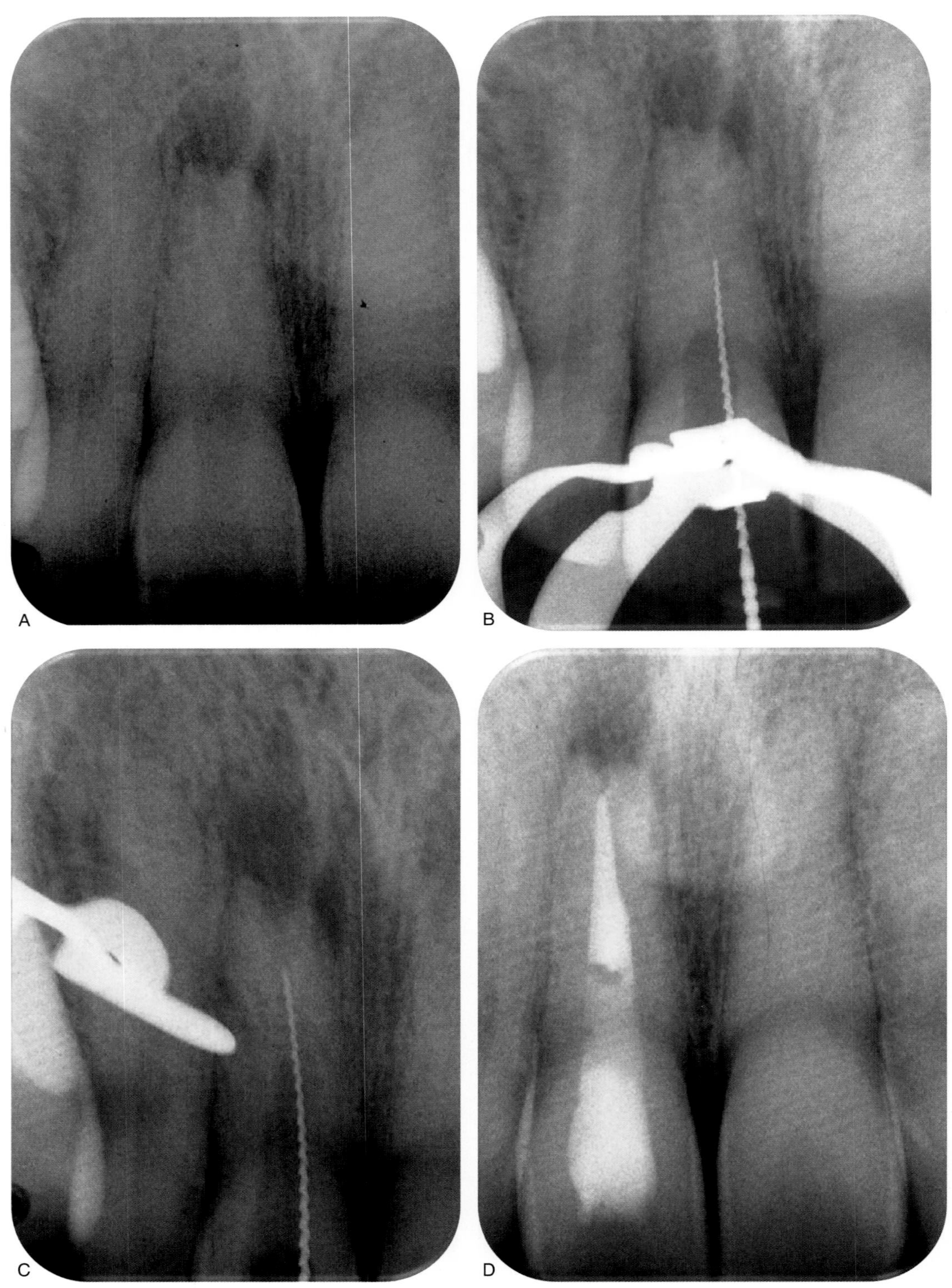

图 20-22 A~D. 有根尖周病变的患牙，X 线根尖片显示根管系统钙化，很难疏通

12例有根尖周病变患牙，临床上不能疏通至根尖孔，且常规影像学检查未见根管影像，然而其中11例在造影剂的辅助下证实存在根管通路[35]。对于术前存在根尖周病变的患牙，根管未疏通者的治疗成功率下降（无病变的成功率为97.9%；有病变的为62.5%）[36]。在一项涉及57名患者114颗牙的临床研究中（成对设计：一颗牙的根管可疏通，另一颗牙的根管无法疏通），根管疏通牙的术后1年成功率为94.7%，而未疏通者的成功率为75.4%[37]。无法疏通且存在根尖周病变牙的治疗失败率增加了4.8倍[37]。

二、定位根管口

已有研究证明，遗漏根管会导致牙髓治疗失败[38]。牙髓治疗相关文献中阐述了几种定位根管口的方法、器械和策略，以及一些基本的解剖学原则[39, 40]。

解剖学原则

Krasner和Rankow对根管口位置、髓腔大小和形态以及硬组织颜色与形态的规律进行了描述[40]：

1. 中心定律　髓室底一般与釉牙骨质界（cemento enamel junction，CEJ）在同一水平，此时髓室底位于牙的中心。

2. 同心性定律　在CEJ水平，牙根外表面的横截面形态与髓室形态相似，也就是说，牙根外表面形态反映了内部髓腔解剖结构。

3. CEJ定律　在CEJ水平，髓室壁环周厚度相等。CEJ是定位髓室的可重复性标志。

4. 对称性定律

（1）除上颌磨牙外，各根管口到髓室底中央近远中向连线的距离相等。

（2）除上颌磨牙外，通过髓室底中央构想一条近远中向的直线，各根管口均位于其垂线上。

5. 颜色变化定律　髓室底的颜色始终比髓室侧壁深。

6. 根管口位置定律

（1）根管口总是位于髓腔侧壁与髓室底的交界线上。

（2）根管口总是位于髓腔侧壁与髓室底的交角。

（3）根管口位于牙根发育融合线末端。

放置橡皮障后会完全遮挡牙根，失去牙根外表面的指引作用。因此，治疗复杂病例时可以对入口洞形进行初步预备，在定位髓室或至少一个根管口后再安放橡皮障。

三、技术和器材

1. 探针　使用小而锐利的根管探针，或者锋利而坚硬的根管锉，探查髓室底壁上的不规则区和沟槽。此外，碎屑会在髓室底堆积堵塞根管口，可使用探针或根管器械去除碎屑暴露根管口。

2. 染色　可以使用新酸性品红（龋齿检测剂）或亚甲蓝等染料。在使用染料后，冲洗髓腔，寻找残留染料的痕迹，这些痕迹可能指示未探查到的根管口位置。

3. 次氯酸钠　在髓底滴加次氯酸钠溶液，在放大和照明设备下观察是否有气泡从隐藏的根管中逸出（香槟试验）。这些气泡是次氯酸钠溶解残留牙髓组织的结果。

四、根管入路预备

（一）冠方开敞

冠方开敞始终应该是根管预备的第一步。在冠方开敞时应考虑以下几点：

1. 宽大的根管入路便于器械和冲洗剂的进入，可使大量冲洗剂进入根管。

2. 宽大和深入的根管冠方开敞可以减少器械的阻力，从而降低器械分离的风险、更好地控制器械、改善手感，并可在根尖段更精确地使用根管锉。器械阻力可影响根尖段的预备范围和方向，如果器械的冠方阻力过大，器械很难甚至不可能到达根尖。

3. 在弯曲外侧进行开敞可以减小弯曲程度，并有助于根中段和根尖段的预备（图20-23）。

4. 另一方面，窄而保守的根管入路可以保存牙齿硬组织、增加牙根稳定性和抗折性、降低磨牙穿孔或带状侧穿的风险。

目前，对于根管入路预备形态还没有统一的标准。

> **关键原则：**在髓腔进入和清理完成前不得进行根管入路预备。

1. 目的　冠方开敞的目的如下。

①便于器械进入根管时无冠方干扰。

②促进形成到达根管中部和根尖部的直线通路。

③去除根管口的修复性牙本质。

④减小根管弯曲角度，增大根管弯曲半径。

⑤能够使冲洗液早期进入根管。

2. 冠方开敞的器械

（1）GG钻：GG钻是一种具有非切削尖端的不锈钢器械，也有镍钛材质的GG钻。

GG钻有6种尺寸，安装在手机上以大约1 000r/min（制造商建议）旋转使用，但使用速度经常更高（高达8 000r/min）。GG钻预备根管是安全、相对便宜和有效的。但是GG钻并不能预备根管全长。由于其柄部柔韧性差，GG钻不能通过弯曲，只能用于根管冠段的直线部分。GG

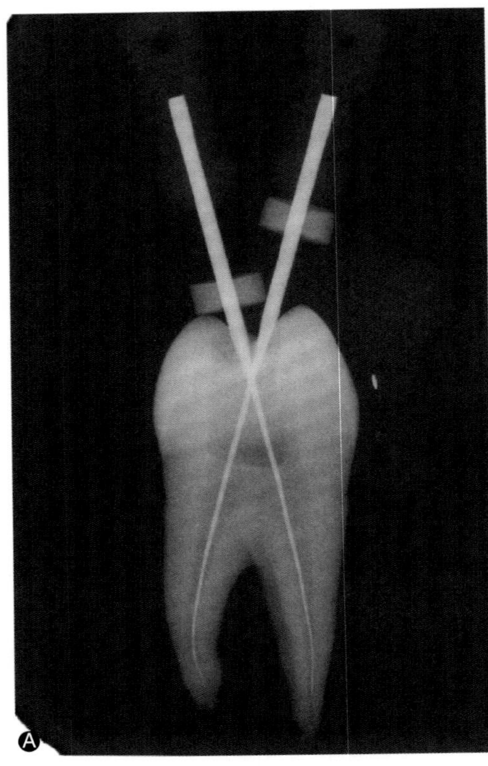

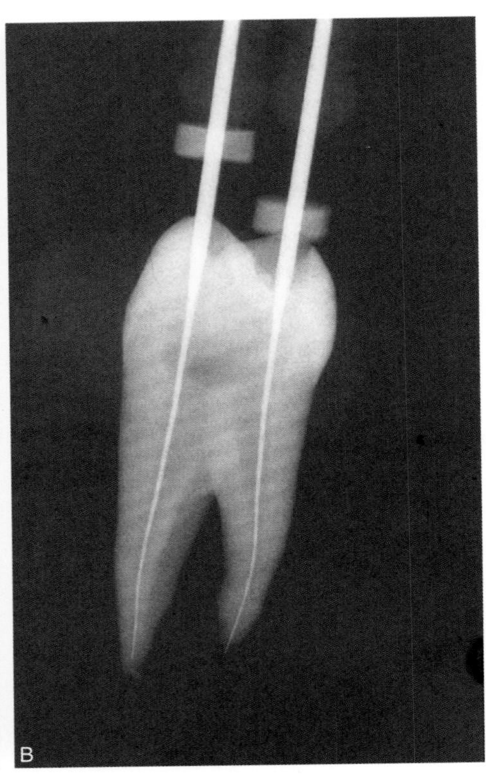

图 20-23 A、B. 冠方开敞可以减小弯曲角度和长度、增大弯曲半径，从而降低预备难度

钻非常适用于去除根管口下方钙化物（图 20-24）。最小号 GG 钻（1 号）的尖端尺寸相当于 ISO 50 号。

据报道，GG 钻折断前的旋转次数可达 2 000 次甚至更多，因此使用相对安全。其折断通常发生在柄上段，较易取出[41]。

在根管分叉区使用较大尺寸的 GG 钻有根管穿孔的风险。建议使用冠向下预备技术和反弯曲预备技术[42,43]。

据报道，使用 GG 钻可以缩短工作时间和形成更好的根管形态[44]。使用时牙根外表面温度可能升高 3~5℃，与牙本质厚度、工作时间、压力、钻头尺寸和旋转速度相关[45]。这种温度升高在牙周膜的耐受范围内。

（2）Drux 钻：Drux 钻的设计与 GG 钻类似，但柄部具有弹性（图 20-25）。

（3）P 钻：P 钻的设计和 GG 钻类似，但切削刃较长，导致其在弯曲根管中使用时发生带状侧穿风险高。不推荐在常规根管治疗中使用 P 钻。

（4）根管口开敞器：一些机动镍钛系统配备有根管口成形锉、开口锉或类似器械。这些器械通常是大锥度和短柄。例如：

①IntroFile（FlexMaster，VDW，慕尼黑，德国）：12mm 切削刃，11% 锥度，非切削尖端。

②Orifice Opener（ProTaper U，Maillefer，Ballaigues，瑞士）切削部分长度 14mm，尖端锥度 19%，至距尖端 9mm 处锥度降至 3.5%，非切削尖端。

（二）根管顺滑通路的建立

现代根管预备技术中，在使用弹性镍钛器械前，应先手动预备建立顺滑的根管通路，然后使用机动旋转器械。使用往复预备系统时，是否需要预备顺滑通路还存在疑问，需要进一步的研究[46,47]。

1. 目的　建立根管顺畅通路的目的：

①初步探查根管系统。

②评估根管宽度、内容物、弯曲程度和台阶。

③减小小号镍钛器械的阻力，降低器械分离的风险。

2. 根管通畅器械　传统 ISO 规格的器械，无论使用哪种合金，其抗屈曲性均较低。当这些器械用来通畅狭窄根管时，受到平行于长轴的负荷。低抗屈曲性的器械容易变形，在进入尖端时受到阻碍。所以，在初步探查细窄根管时应使用抗屈曲性高的特殊器械，这一点具有重要的临床意义。

基于这些考虑，出现了特殊手用不锈钢通畅器械（先锋器械），用来通畅细窄钙化根管。这些器械的特点是提高了抗弯曲强度[48]。有些器械经过了热处理，长度减少至 18mm 或 19mm，这样就可以用更大的垂直压力来通畅钙化根管[49]。有些器械尖端设计经过改进，角度比 ISO 尖端（ProFinder 尖端 65°）小，以便于通过狭窄根管口。有些器械配备了中间尺寸（比如 12.5、13、17 号）。ProFinder 的锥度小于 ISO 标准（尖端 1.75%），并且工作刃缩短。

一项对比研究显示不锈钢通畅器械（C+ 锉和 C-Pilot 锉）比镍钛通畅器械更能抵抗弯曲，C+ 锉明显优于 C-Pilot 锉[50]。这些先锋器械具有极好的手感反馈，易于预弯[51]。因此，它们最适合用于绕过根管壁上的台阶。通常，台阶位于弯曲根管的外侧，当使用手用器械探查台阶时就像碰到

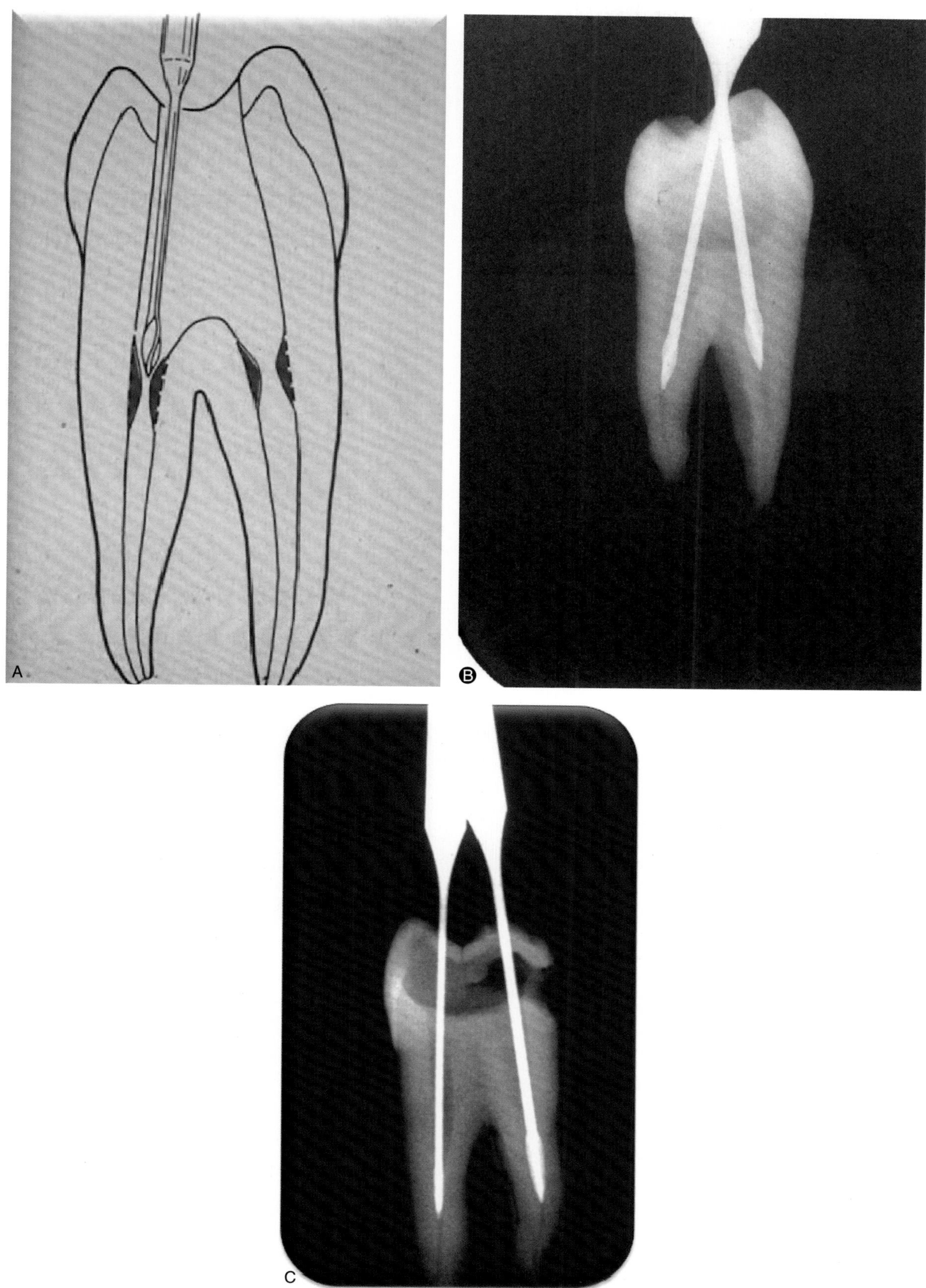

图 20-24　A~C. 去除根管口下方继发牙本质有利于根管预备，GG 钻可安全使用到达弯曲起始处

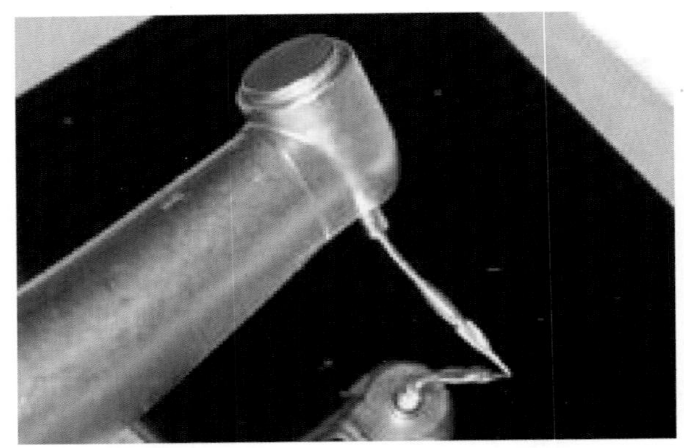

图 20-25 Drux 钻柄部具有弹性

了硬组织。这时，应预弯手用不锈钢器械，器械尖端可以沿着未改变的根管内侧壁进入。有时，绕过台阶后，可以通过轻轻地上下提拉器械来顺滑和圆钝台阶[52]。

建立根管顺滑通路时，首先使用小号弹性锉来初步探查根管，有时可用非切削的器械。有许多不同的器械可以用来探查和预备根管顺滑通路（表 20-1）。

表 20-1 推荐用于预备根管顺滑通路的手用和机动器械

手用器械
K 锉（ISO 尺寸 06、08、10 号）
C+ 锉
C-Pilot 锉
MMC 锉
S-Finder
Hi-5
D-Finder
Pathfinder CS 和 SS
Pathfinder CS
Farside 和 Deepstar
Antaeos Stiff C 锉
Stiff C 锉
C 锉
机动器械
Scout RaCe
G 锉
PathFiles
ProGlider
PathGlider

K 锉（ISO 规格 06、08、10）：K 锉的 ISO 规格 06、08、10 号是用于细窄钙化根管预备的经典器械。使用时用轻压力捻转。在细窄根管预备时，需要更换发生弯曲的器械。

C-Pilot 锉：C-Pilot 锉有 06、08、10、12.5 和 15 号的规格，锥度为 2%，横截面为矩形。通过拧制以及特殊硬化处理增强了器械硬度，能防止尖端的早期变形和弯曲，使用时能轻微向尖端施加压力。

MMC 锉：MMC 锉有 ISO 规格的 06、08、10 和 15 号锉，2% 锥度。它们是由特殊硬化的不锈钢制成，并与 K 锉有相同的几何形状。

S-Finder：S-Finder 器械由不锈钢制成，其设计和 H 锉相同，有两个切削刃和 S 形横截面。规格是 ISO 10 号。

C+ 锉：这些器械是由不锈钢丝磨削制成的，横截面为方形。尖端 4mm 锥度为 4% 以增加尖端的硬度，冠方锥度为 2% 锥度以维持弹性。

RaCe：为了机动预备根管顺滑通路，设计了 3 种不同锥度（0.02、0.04、0.06）的 10 号 RaCe 器械。这种器械设计了非切削安全尖端、三角形横截面以及交替锥形和平行切削区，以防止旋入效应。器械表面经过电解抛光，增加了抗扭转和抗疲劳强度。

使用 8 号器械手动预备后，使用 0.06/10 号 RaCe 锉无压力情况下尽可能深入到达减 1mm 的位置。在根尖区，使用 0.04/10 号锉，在重度弯曲根管使用 0.02/10 号锉。RaCe 器械使用转速为 800r/min。

G 锉：G 锉的设计和 Revo 镍钛（Micro-Mega）器械相似。有 0.03/12 号和 0.03/17 号两种规格。在 10 号手用器械后使用，将根管扩大到 20 号。器械使用转速 400r/min，扭矩 1.2N。其尖端呈圆形无切削作用，横截面在不同长度上形态不同（图 20-26）。

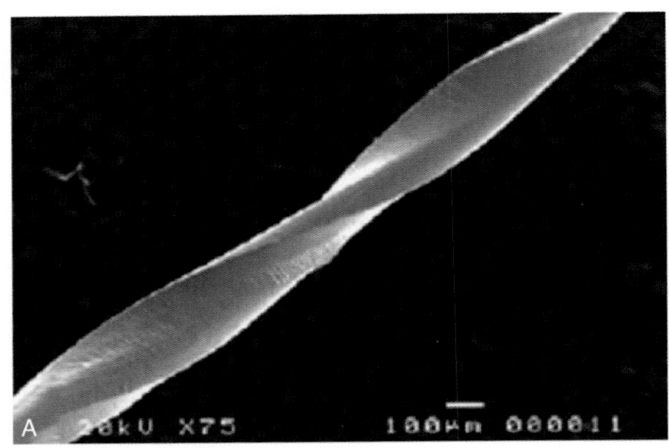

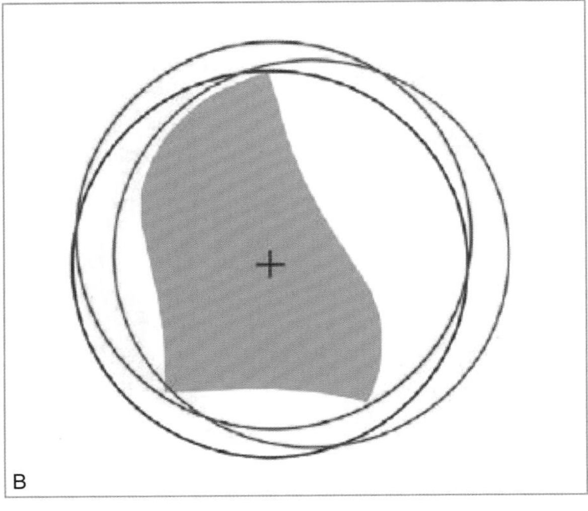

图 20-26 A、B. 镍钛 G 锉（MicroMega）有不对称的横截面

PathFiles：PathFiles 有 13、16、18 号三种规格，锥度为 2%，并有特殊设计的尖端（图 20-27）。

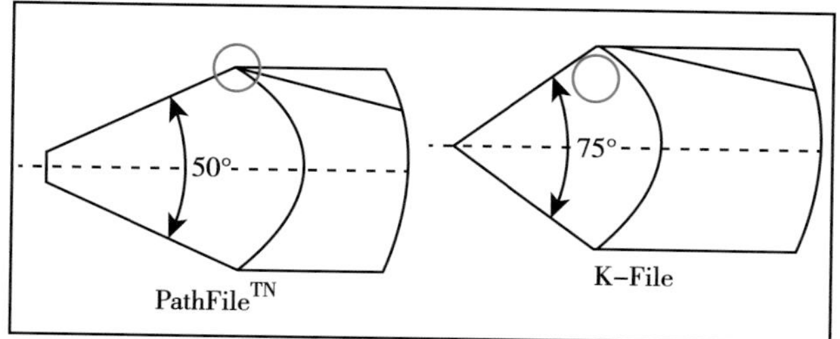

图 20-27　K 锉 和 PathFile（Dentsply/Maillefer，Ballaigues，瑞士）有不同的尖端设计

ProGlider：规格为 016 号，尖端 2% 锥度，逐渐增加至冠部 8.5% 锥度。由 M-wire 制成，转速 300r/min，扭矩 2~5.2Ncm。

小结

1. 建立根管的顺滑通路可以减少器械的摩擦阻力，从而降低机动镍钛器械分离的可能性。

2. 顺滑通路的最终预备尺寸取决于用于最终预备的第一支机动旋转器械的尺寸。

3. 尖端硬度和高抗弯曲性是通畅锉的重要参数，以防止器械尖端早期频繁弯曲。

4. 不锈钢器械和机动镍钛锉可用于建立顺滑通路。通畅弯曲或双弯曲根管并减小弯曲程度后，使用镍钛器械有更好的效果。

5. 在使用镍钛器械机动预备前，是否必须建立顺滑通路仍存在争议。

第四节　根管预备器械

一、根管预备器械的设计

（一）手用器械

ISO 标准 3630-1[53] 和 ANSI/ADA 标准 28 和 58[54, 55] 规定了手用根管器械的一般要求。包括了设计名称，尺寸和锥度，抗折裂和抗弯曲性，颜色编码，合金以及器械类型的识别符号。一般来说，手用根管器械可分成三种类型：根管扩大器、K 型根管锉和 H 型根管锉。如今，多数手用根管器械由不锈钢或者镍钛合金制成。

（二）金属材料

20 世纪 60 年代前，根管器械是用碳钢制作而成的，此后主要用不锈钢制成。早期使用的碳钢合金的主要缺点是耐腐蚀性极低。灭菌过程会导致破坏性的物理变化和严重的腐蚀损坏[56]。

不锈钢对灭菌危害的抵抗力更强。一些研究表明灭菌对不锈钢器械的扭转和弯曲性能无影响[57]。即使重复灭菌 10 次，也不会对不锈钢器械的切削效率产生负面影响[56, 58]。

另一种用于手用根管器械的合金是镍钛合金，由大约 55wt% 的镍和 45wt% 的钛组成[59, 60]。由于这种合金具有超弹性，镍钛原材料不能通过逆时针旋转来形成螺旋，所以镍钛器械是通过磨削制成的[61]。

（三）器械的设计特点和类型

根据 ISO 标准，所有 ISO 规格的手用器械都具有 0.02 的恒定锥度。即从器械尖端到柄部，切削刃长度每增加 1mm 直径增加 0.02mm。机动镍钛器械的锥度与 ISO 标准的 0.02 锥度不同，为非 ISO 规格。

一般而言，以下设计特征对于手用根管器械的临床性能有重要影响（图 20-28）[62, 63]。

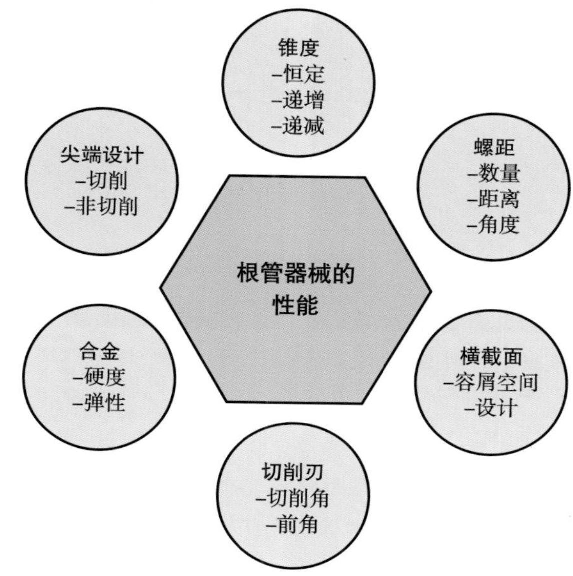

图 20-28　根管器械性能的影响因素

1. 切削角　该角度也称为螺旋角，是器械长轴和切削刃切线之间的角度（图 20-29）[61, 62]。手用器械的螺旋角提示了该器械最有效的工作方式。螺旋角小于 45° 的器械（根管扩大器和 K 锉）需使用旋转扩锉法来有效切削牙本质，而螺旋角大于 45° 的器械（如 H 锉）需使用提拉扩锉的方法[61]。

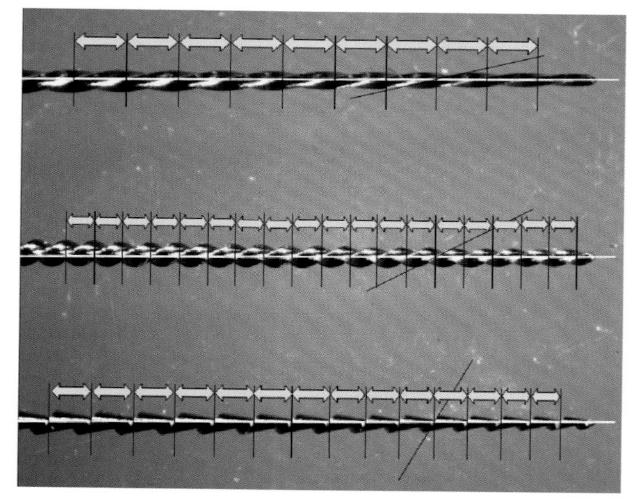

图 20-29　根管扩大器、K 锉和 H 锉的螺旋角和螺距

2. 尖端设计　根据 ISO 标准 3630-1，根管器械通常具有锋利的切削尖端[53]。切削尖端表面的嵴使尖端向前进行切削，并形成锉尖形态的空腔，形成台阶。研究表明，锉尖形态对根管器械的成形能力有重要的影响。目前已有明确证据表明，与传统切削尖端器械相比，改良的非切削尖端器械能够更好地保持原始根管弯曲，而与合金种类无关[64,65]。这些非切削尖端的设计特征为尖端缩小、过渡角和引导平面（图 20-30）[303,66]。与具有传统尖端的器械相比，非切削尖端器械能减少根管偏移，均匀去除弯曲根管内外侧的牙本质[67,68]。

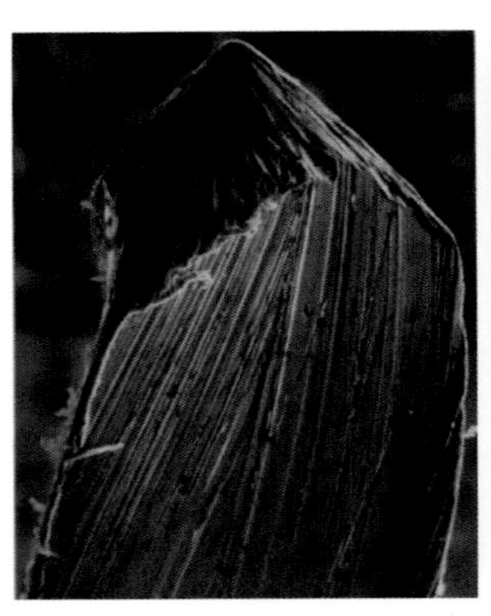

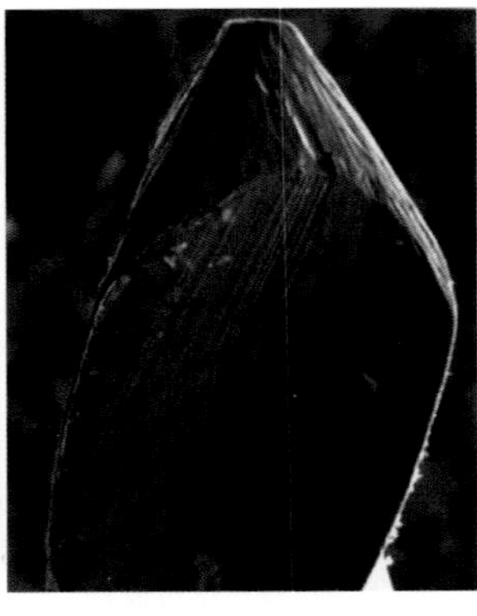

图 20-30　不同尖端设计的扫描电镜图像。左图：传统切削尖端，右图：非切削尖端

3. 螺距　指器械工作部分两个切削刃边缘之间的距离（图 20-29）[62,69]。螺距越小，器械和根管壁之间的接触面积越大，从而增加器械的扭转应力[62]。螺距可以是递减的、恒定的或递增的[21]。通常，手用器械是恒定螺距。只有少数 H 锉螺距是递增的。

4. 切削刃形态　根管器械的横截面形状决定了相关切削角，例如楔角、切削角、后角和前角（图 20-31）。横截面形状的微小变化可能对器械性能产生重要影响。楔角决定了器械切削刃的强度，楔角越大，切削刃越强[63]。后角对于切削过程中产生的摩擦力有影响[62]，后角越小，切削效率越低。楔角和后角之和构成切削角[62]。前角是器械切削刃与根管壁接触点垂线之间的夹角[62]。前角可以是正的、负的或者零（几乎等于垂线）。具有正前角的器械能够高效切削牙本质，产生牙本质碎屑，减小切削力[62]。通常，H 锉为正前角，而旋转使用的根管器械为负前角，例如根管扩大器、K 锉、机动镍钛器械。虽然负前角使这些器械的效率降低，但和具有正前角的器械相比，它们进入根管牙本质的深度减少（也称旋入效应），因此可以在根管内更好地控制这些器械[62]。此外，负前角增加了切削刃的强度和耐磨性。

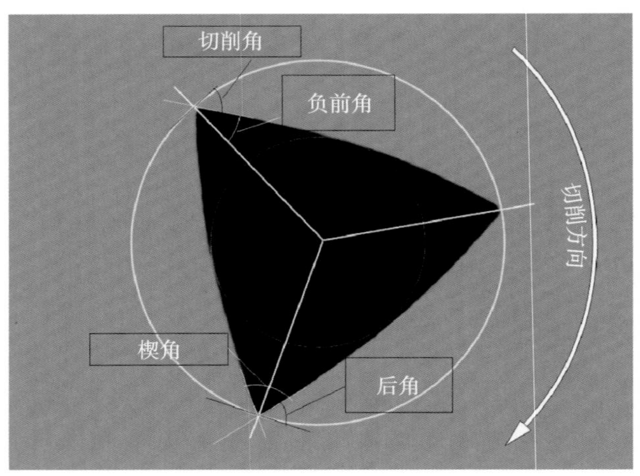

图 20-31　切削刃结构的横截面参数示意图

5. 容屑空间　是指根管管腔和器械横截面的面积差。容屑空间直接关系到根管器械的切削效率及其清洁效果。简而言之，容屑空间越大，器械将牙本质和碎屑带出根管的效率就越高[63,69]。容屑空间越大，器械的横截面积越小，器械的弹性越高。

6. 核心直径　任何根管器械的核心直径都会影响其弹性和抗折性[61]。核心直径增大可以增加抗折性，但同时会降低弹性。核心直径取决于器械的横截面形状。对于手用器械，从正方形到三角形，再进一步到 S 形，核心直径逐渐减小。通常，根管扩大器、K 锉和 S 锉的横截面是对称的，而 H 锉的横截面是不对称的。

7. 锥度　ISO 规格的手用器械锥度为 0.02（或 2%），从工作刃的尖端到末端，器械长度每增加 1mm 直径增加 0.02mm[52]。锥度可以是递减的、恒定的或者递增的[62,70]。器械的锥度越大，核心直径增加越快，导致弹性降低[70]。

二、各型根管锉针

（一）根管扩大器

根管扩大器是由方形或三角形原材料制成，具体取决于制造商和 ISO 规格[61]。通常，小号锉由方形原材料制成，以增加核心直径，从而增加抗折断性。大号根管扩大器由三角形原材料制成，以增加其弹性，因为三角形原材料的核心直径小于方形原材料的核心直径。不锈钢材质根管扩大器的工作刃是拧制成螺旋形状的。其临床意义在于，因为原材料的完整性未被破坏，拧制的器械本身比切削器械更能抵抗折断[61]。

根管扩大器工作端每毫米有 0.5 到 1 个切削刃，其切削刃数量比 K 锉少（图 20-32）[61]。工作端的螺旋切削刃与长轴成 10° ~30° 角（图 20-29）[61]。根管扩大器的主要使用方式为旋转扩锉式[61]。将器械插入根管中，顺时针旋转 1/4 圈，使工作刃切入牙本质壁，然后提拉切削牙本质[61]。

（二）K 型根管锉

K 锉和根管扩大器都是由不锈钢方形或三角形原材料拧制而成，具体取决于 ISO 规格和制造商。与根管扩大器相比，K 锉工作端每毫米有 1.5~2.5 个切削刃，因此 K 锉的螺纹数量是相同尺寸根管扩大器螺纹数量的两倍[61]。K 锉较紧密螺纹形成的切削角大于根管扩大器的切削角。K 锉的切削角约 25° ~40°（图 20-29）。因此，K 锉与根管扩大器一样，主要使用旋转扩锉法[61]。

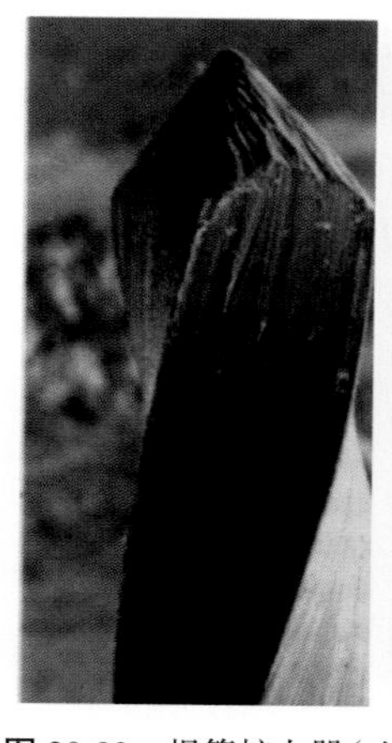
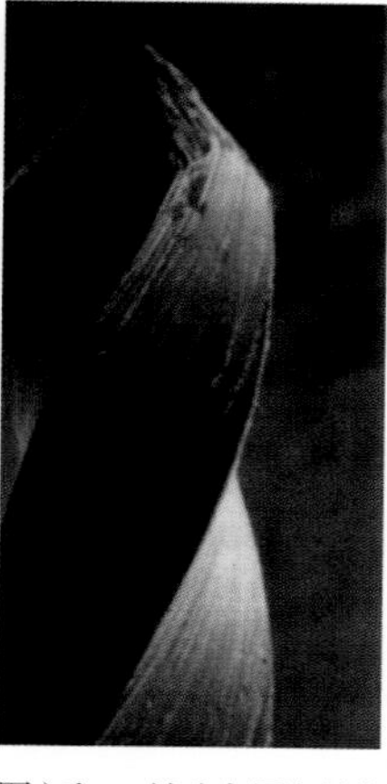

图 20-32　根管扩大器（左图）和 K 锉（右图）的扫描电镜图像显示 K 锉工作部分每毫米切削刃更多

需要注意的是，尽管术语“K 锉”暗示着这些器械应使用锉法，但是利用切削角的旋转扩锉法更为有效。术语“锉”表明切削器械在物质表面往复（线性）运动以去除物质[62]。因此，“锉”法并不适用于这类器械。

通常，K 锉比根管扩大器有更高的抗弯曲性，多数情况下，K 锉相比同品牌的根管扩大器有更大的偏转角[66,71]。K 锉较好的抗折性能对临床有直接影响。偏转角信息提示了器械是否容易折断。因此，在临床条件下，K 锉与根管扩大器相比，发生扭转折断的风险较低[71]。

（三）H 型根管锉和 S 型根管锉

H 锉和 S 锉的切削刃由圆形原材料切削而成[61]，与所用合金种类无关。H 型根管锉的凹槽成螺旋状（螺钉形状），横截面接近圆形（泪滴状），而 S 锉具有 S 型横截面，其凹槽没有 H 锉深，特点为有两个螺旋沟槽[61]。

H 锉的切削刃和长轴间的角度（切削角）为 60°~65°（图 20-33），而 S 锉的切削角通常更小。基于切削角，这两种器械都使用线性运动（锉法）方式[61]。由于切削角为正前角，他们只能在提拉运动时单方向切削，因此，这种器械是真正意义上的“锉”。

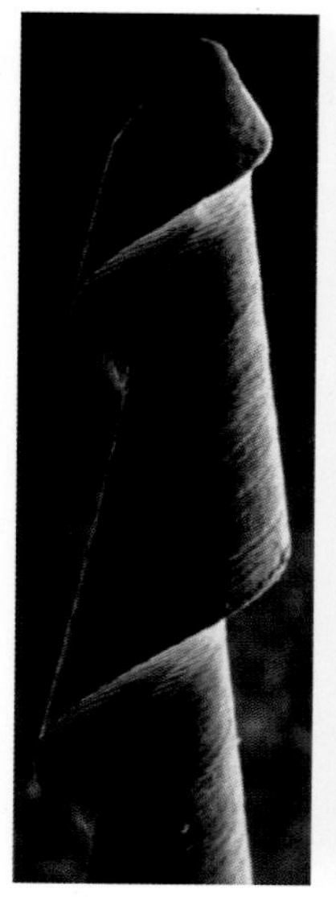
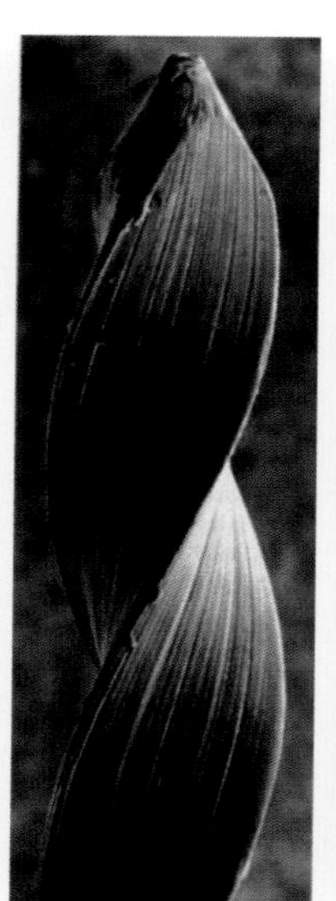
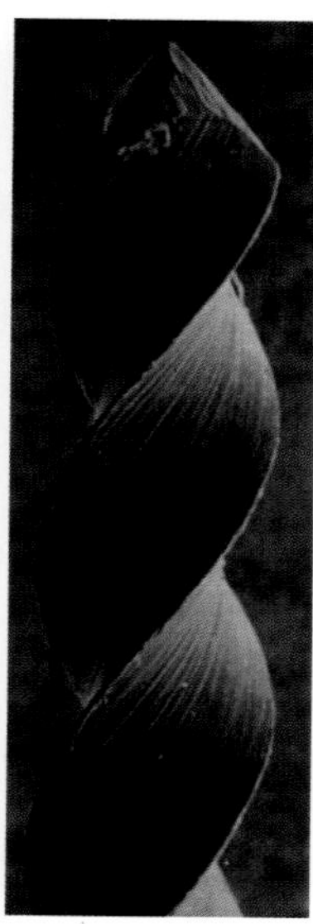

图 20-33　H 锉、根管扩大器和 K 锉（从左到右）的扫描电镜图像显示 H 锉的螺旋角明显大于根管扩大器和 K 锉

由切削方式制成的 H 锉和 S 锉有两点临床使用提示：①因为 H 锉和 S 锉是由圆形横截面的原材料切削而成，所以它们有锋利的切削刃[61]。在直线往复运动中，它们比根管扩大器或 K 锉更有效率。与 K 锉相比，可以在单位时间内切削更多的根管壁牙本质[72]。在所有锉法使用的手用器械中，H 锉有最佳的切削效率，可能是因为 H 锉的螺旋角相比 S 锉更接近 90°[70,73]。②由于切削制造过程，可能会在器械表面产生磨削裂纹。再加上 H 锉和 S 锉的核心直径较小，这些器械相比根管扩大器和 K 锉有更高的扭转断裂风险[71]。通常，这类切削器械如 H 锉有更高的折断风险，因此不推荐用于细窄或弯曲根管[66]。

（四）手用不锈钢器械的成形能力

根管扩大器使用旋转扩锉法能够扩大直根管，同时将根管预备成圆锥形[74]。但是在弯曲根管中，使用根管扩大器会导致根管形态偏移、台阶形成和其他偏离原始通路的情况[68,75]。目前，不建议单独使用根管扩大器来预备根管[61]。

对于 K 锉的成形能力，发表的结果尚有争议。虽然一些作者指出，在弯曲根管的成形中，使用 K 锉并用提拉锉法，可以保持原有的根管弯曲[61,75]。但其他学者提出了相反的观点。一项树脂块模拟弯曲根管的体外实验表明，使用 K 锉并采用提拉锉法进行根管成形[76]，导致了明显的根尖拉开和肘部形成，并在根管弯曲的外侧面去除了过量的树脂。另一项人离体磨牙的研究结果也显示[77]，使用 K 锉出现了明显根管形态偏移和操作缺陷[77]。

Jungmann 等人评估了 K 锉在使用旋转扩锉法和提拉锉法时的成形能力，结果显示在根管扩大方面使用旋转扩法优于提拉锉法[78]。相反，其他作者指出 K 锉在旋转切削运动中会导致明显的根管形态偏移[68]。因此，在预备弯曲根管时，联合使用这两种器械更为有效[74,79]。

临床上，根管扩大器和 K 锉的主要优势是可以进行预弯。因此，这些不锈钢器械最适合用于对根管进行初步探查。镍钛手用器械因具有超弹性和极佳的柔韧性，不能充分预弯，因此不适用于根管探查和通畅[80]。预弯的根管扩大器和 K 锉可以提供充足的手感反馈，使用轻捻旋转扩锉法进行被动探查根管。在临床上，这种手感反馈可以评估可能的根管阻塞（根管分支或钙化）、根管宽度及其内容物。建议使用机动镍钛器械进行根管预备前，应先初步探查根管和建立顺滑通路，以降低器械分离风险[81,82]。

H 锉在弯曲根管中的成形能力是有争议的。一项研究表明使用预弯的 H 锉可以保持原始根管弯曲[83]，但其他作者不建议 H 锉应用于弯曲根管的根尖部位[76,84]，主要是由于在弯曲根管中使用 H 锉并用提拉锉法时，会导致根管内侧过度拉直以及弯曲外侧过量去除的现象[76,84]。根据 Alodeh 和 Al-

Omari 等的大量研究[84],发现这些器械将造成许多操作缺陷,比如根尖拉开、肘部形成、部分甚至完全堵塞根管[86]。

另一方面,H 锉和 S 锉适用于需要在短时间内大量去除牙本质的情况。在临床上,这些器械适用于预备直根管(10% 的病例中存在)或根管冠段的初步圆锥形扩大[61,87]。此外,在椭圆形根管或存在宽大峡部的根管中,因为手用或机动镍钛器械弹性过大而无法进入根管不规则区域,预备效果不佳(图 20-34),机动镍钛器械预备后使用手用 H 锉十分有益[80]。使用不锈钢 H 锉并应用环周扩锉法可以很好地清理和成形这些不规则区域[88]。

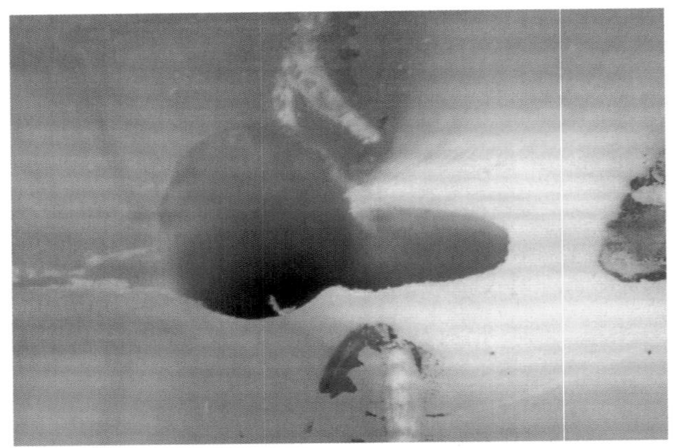

图 20-34 根管横截面显示根管不规则区域没有充分清理和成形

(五)弹性不锈钢根管器械

由于传统的不锈钢根管扩大器和 K 锉成形能力不佳,随后发明了弹性不锈钢器械,其特点是弯曲时具有更高的弹性[89,90]。这些器械在形态上和传统的根管扩大器和 K 锉相似,但性能明显提升[85]。弹性不锈钢器械最典型的代表是 Flexoreamer 和 K-Flexofile。

Flexoreamer 和 K-Flexofile 都是拧制器械,具有非切削尖端(图 20-35)。当使用旋转扩锉法时,Flexoreamer 和 K-Flexofile 是所有手用器械中切削效率最高的,可能是因为其金属工艺的改进,而与器械尺寸无关[71]。器械的横截面是三角形,所以核心直径相对较低,和传统不锈钢器械相比,具有更高的弹性[71]。关于抗折断性,弹性不锈钢器械相比传统不锈钢器械具有更小的扭矩,而它们的偏转角与传统根管扩大器和 K 锉相似[66,71]。

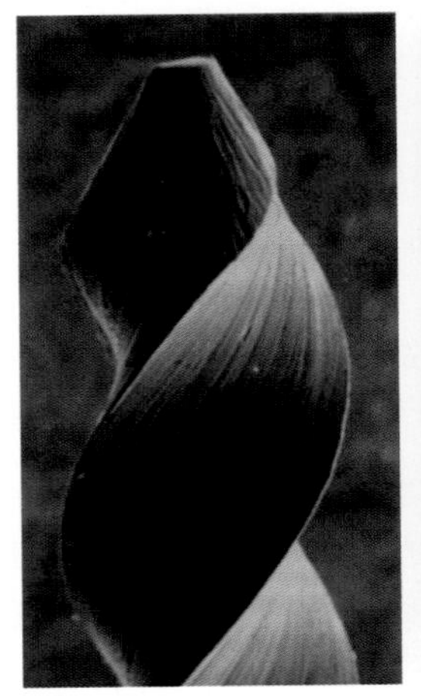

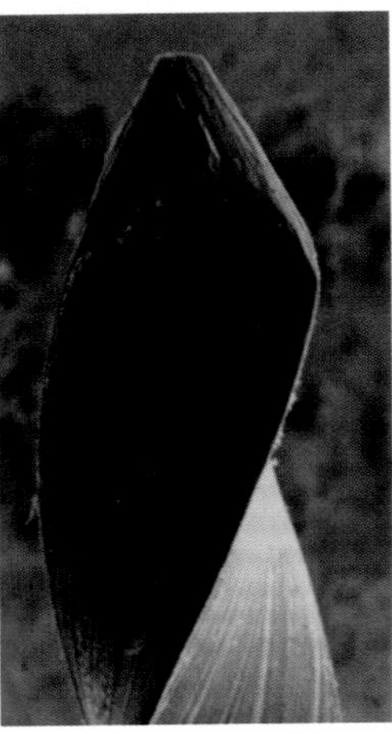

图 20-35 扫描电镜图像显示弹性不锈钢 Flexoreamer(左图)和 K-Flexofile 都有非切削尖端

一些研究结果表明,相比传统根管扩大器和 K 锉,弹性不锈钢器械具有较小的抗弯曲性[66,71]。与传统不锈钢器械相比,弹性不锈钢器械在弯曲根管中变直的趋势要低得多,这一特性具有临床意义。研究证据表明,弹性不锈钢器械在保持原始根管弯曲方面优于传统不锈钢扩大器和 K 锉[68,83,84]。Al-Omari 等的研究表明弹性不锈钢器械在弯曲根管的成形能力优于传统不锈钢器械(图 20-36)[84]。

然而,尽管具有非切削尖端的弹性不锈钢器械进行了革命性的改进,使用手用器械预备重度弯曲根管仍具有挑战性。一些研究指出,无论用任何预备技术,在保持重度弯曲根管的原始弯曲方面,即使使用非切削尖端的弹性不锈钢器械也无法达到完全令人满意的结果[68,89]。此外,即使

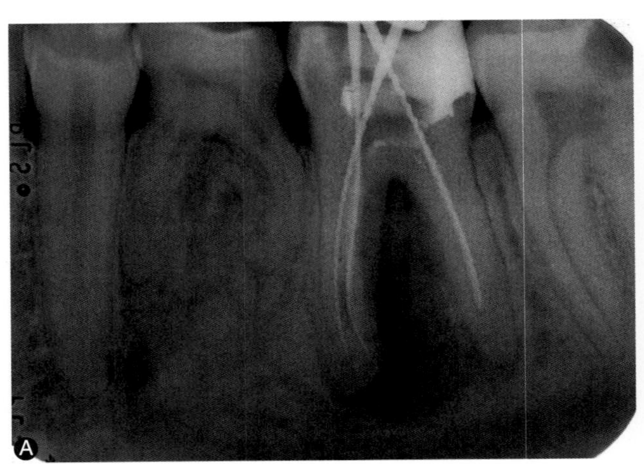

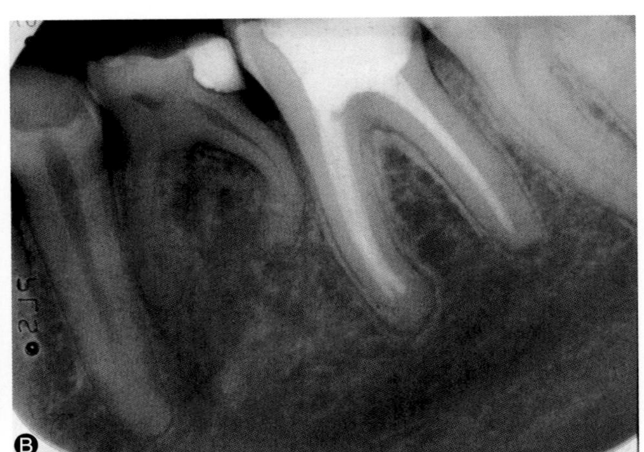

图 20-36 弹性不锈钢 K-Flexofiles 用于有根尖周病变的下颌磨牙根管预备

A. 工作长度 X 线片 **B.** 1 年复查时 X 线片示根尖周病变愈合

使用这些器械，根尖段根管扩大程度较小，这可能会影响根尖部的充分清理和冲洗[68,83]。

总之，在所有手用不锈钢器械中，弹性不锈钢器械是最有效和最合适预备弯曲根管的器械。

（六）镍钛根管器械

如今，镍钛器械主要是由55-镍钛合金制成，其中约含55wt%的镍45wt%的钛[59]。这种合金弹性极好，镍钛器械的弯曲和扭转弹性是相应不锈钢器械的3倍[58,69,71,90]。手用镍钛器械有根管扩大器、K锉和H锉。

镍钛合金表现出超弹性能，在变形和卸载后，能够恢复到原始形状（图20-37）[58,59,91]。超弹合金在受到应力时由母相奥氏体转变为马氏体（图20-38）。应力释放后，结构恢复到奥氏体，恢复其原始形状[62]。在有限温度范围内，镍钛合金具备这种超弹性能，最佳温度为37℃[91,92]。临床上，镍钛器械因为具有超弹性能，在重度弯曲根管内不会发生永久形变。相比而言，约1%的形变就会导致不锈钢器械发生永久形变（图20-39）。但是，镍钛器械由于其超弹性而不能预弯，所以不适合绕过台阶[93]。

如前所述，不锈钢根管扩大器和K锉是拧制而成的。因为镍钛合金通常不会发生永久形变，具有超弹性的镍钛器械不可能通过逆时针拧制镍钛原材料制作出螺旋结构（图20-40）[50]。另外，镍钛合金原材料拧制螺旋时可能会发生断裂。因此，所有传统奥氏体的镍钛手用器械都是磨削而成。但是，磨削镍钛合金也很困难，铣头会在短时间内发生明显磨损[63]。这导致镍钛器械的表面尤其是切削刃上产生结构缺陷（图20-41）[58,59,94]。这些结构缺陷和低于不

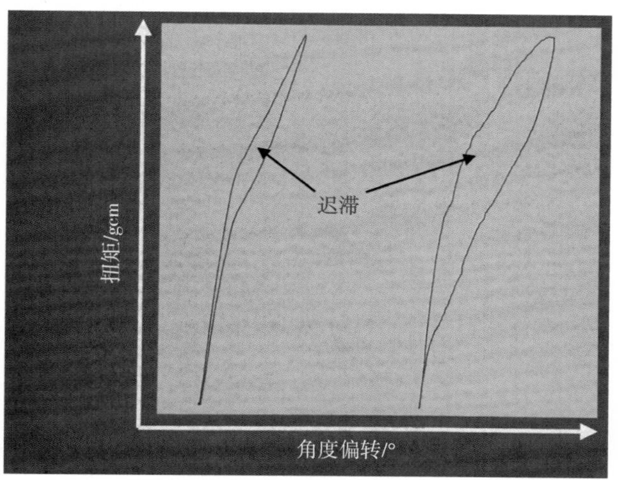

图20-37 尖端固定的镍钛器械顺时针旋转。卸载后，由于合金的超弹性，器械恢复到原始形状。

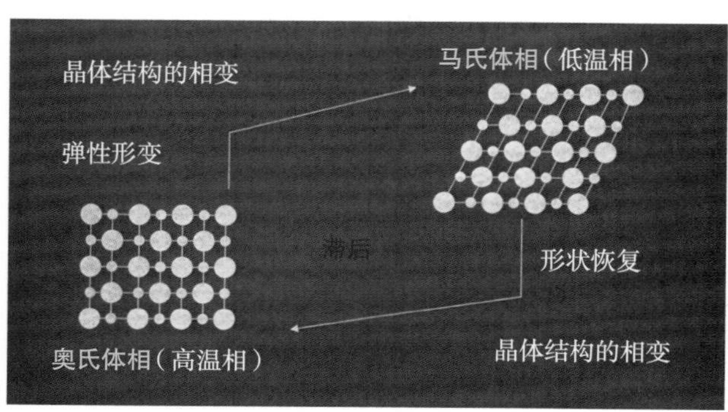

图20-38 应力诱导镍钛由奥氏体向马氏体转变

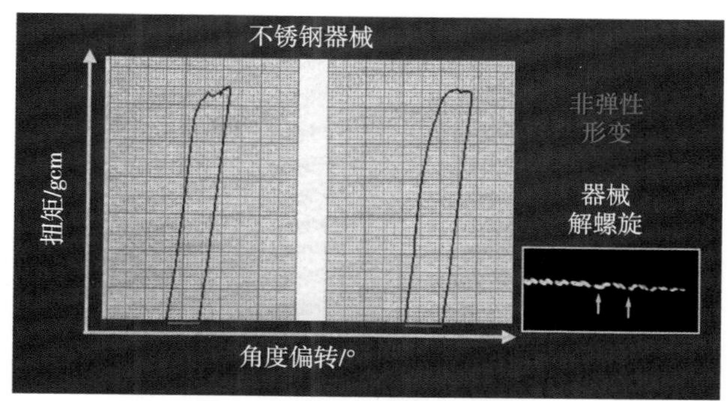

图20-39 尖端固定的不锈钢器械顺时针旋转显示非弹性永久形变

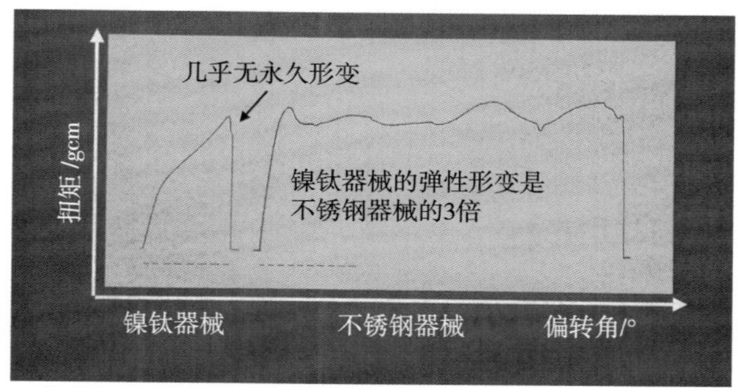

图20-40 尖端固定的镍钛器械和不锈钢器械顺时针旋转，不锈钢器械分离前发生大幅度永久形变，而镍钛器械几乎无永久形变

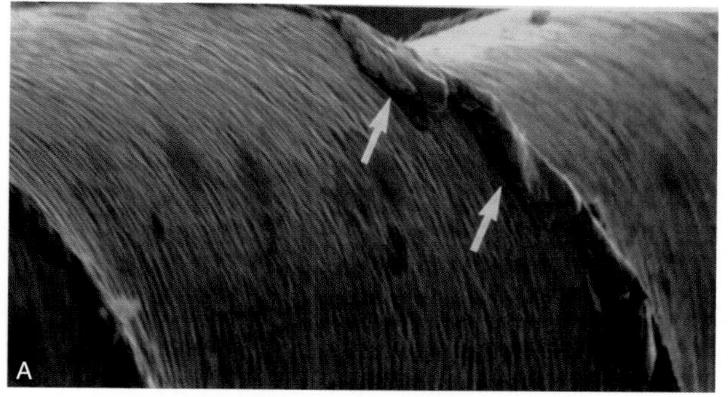

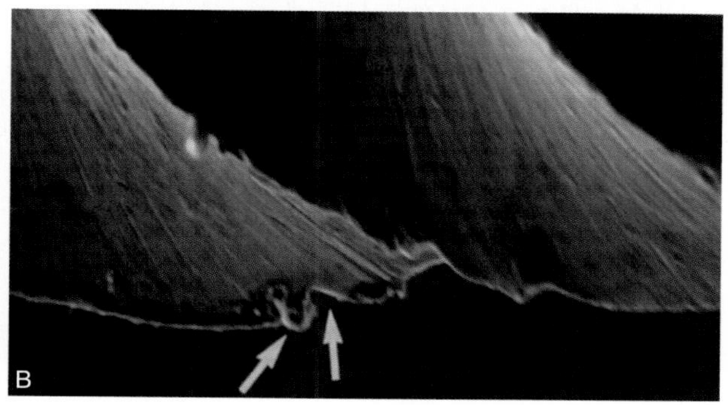

图20-41 手用镍钛器械的扫描电镜图像显示其切削刃上有结构缺陷（箭头所示）

锈钢器械的表面硬度,导致其切削效率相对较低[71,73,95,96]。镍钛K锉的切削效率远低于弹性不锈钢器械。镍钛H锉或S锉使用提拉扩锉法时的切削效率比不锈钢锉低60%[73]。

虽然一些研究显示了镍钛器械在模拟临床条件下的腐蚀趋势(图20-42),但也有研究未能证实这一点[58,73,97-101]。此外,似乎有证据表明反复灭菌对于镍钛器械的切削效率有不利影响。

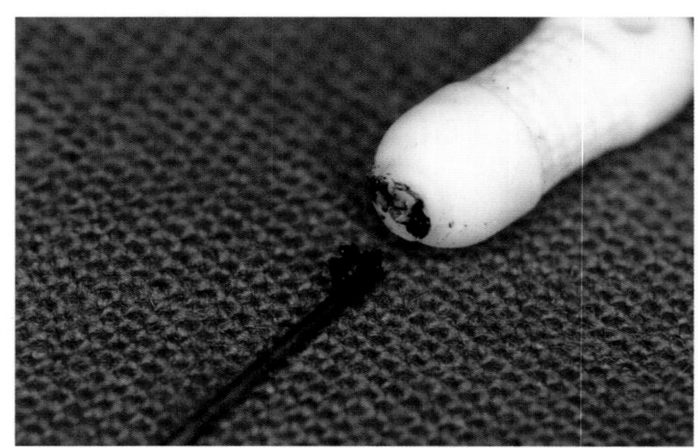

图 20-42 手用镍钛器械在灭菌后出现严重腐蚀

关于手用镍钛器械的成形能力,有研究使用树脂块模拟弯曲根管,结果显示镍钛器械比不锈钢器械有更好的成形能力,例如提高中心定位能力、减少根管形态偏移和减少操作缺陷[102,103]。这与离体磨牙弯曲根管研究的结果一致[102]。当使用规格大于30号的器械时,镍钛器械能够更好保持根管的原始通路[104-107]。镍钛K锉可以明显降低根管拉直情况,并且使用镍钛器械可以明显减少操作缺陷的发生。

然而,另一项对比研究显示手用镍钛器械和不锈钢器械在弯曲根管的成形能力没有显著性差异[108]。在24°~52°弯曲根管中使用环周扩锉法时,镍钛K锉和弹性不锈钢锉保持根管弯曲的程度相同。Gambil等指出“在使用相同扩锉技术时,镍钛器械比不锈钢K锉造成的根管形态偏移更少,不是由于镍钛器械的弹性增加,而是由于镍钛器械的切削效率降低”[109]。

总的来说,与不锈钢器械相比,镍钛器械能更快、更有效、更居中地预备弯曲根管(图20-43)[104,109]。与弹性不锈钢器械相比,镍钛器械能更居中更圆地预备弯曲根管。

(七)非ISO规格的手用器械

在进一步改进器械的过程中,出现了直径和锥度与ISO和ADA要求不同的器械[52-54]。

半号器械:对于小号器械,从一个ISO规格增大至另一个规格,器械直径增大的百分比相当大。例如,从ISO 10号到ISO 15号,器械的直径增加了50%,而从ISO 50号到ISO 55号只增加了10%(表20-2)。这种不平衡的分级,可能会严重影响在弯曲和/或钙化根管中的手动预备效果。因此,一些制造商推出了半号器械,其直径等于或接近两个ISO规格之间。例如,弹性不锈钢器械Flexoreamer和K-Flexofile有12号到37号的半号器械,并具有非切削尖端。

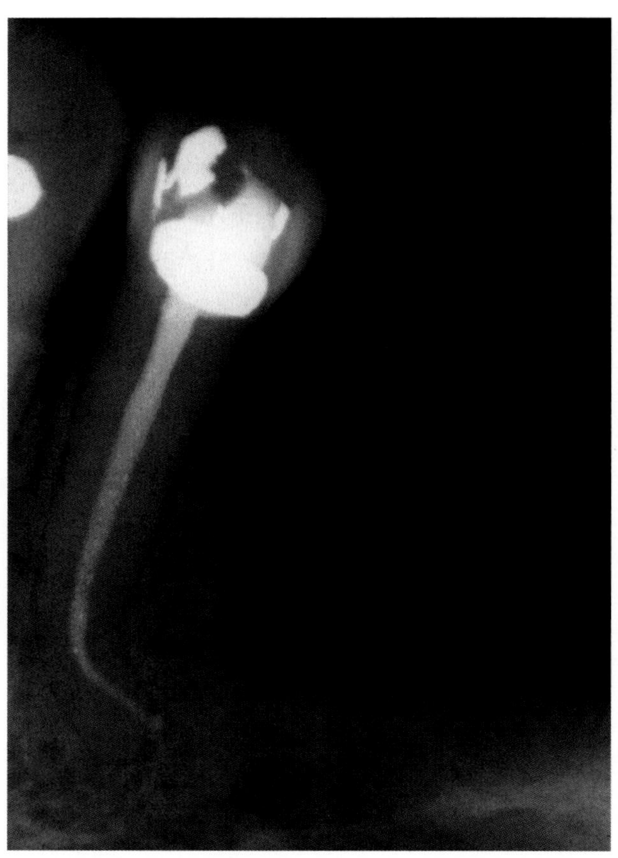

图 20-43 使用手用镍钛器械扩大具有小弯曲半径的重度弯曲根管,可以很好地保持其原始弯曲

表 20-2 ISO规格分级表明在小号器械中,直径增加百分比相当大

直径/mm	直径增加/%
0	
0.06	
0.08	33
0.1	23
0.15	50
0.2	33
0.25	25
0.3	20
0.35	16.7
0.4	14.3
0.45	12.5
0.5	11.1
0.55	10
0.6	9
0.7	16.7
0.8	14.3
0.9	12.5
1	11
1.1	10
1.2	9
1.3	8.3

Weine 等和 Schilder 建议在细窄坚硬的根管中进行递增式逐步预备[110]。这些作者认为可以使用中间器械来减少预备问题。"用锋利的剪刀剪去器械尖端 1mm，然后用金刚砂锉重新磨出斜面和锋利边缘。"然而，这一过程非常耗时，而且几乎不可能通过金刚砂锉来制作非切削尖端。

（八）大锥度手用器械

随着机动旋转大锥度镍钛器械的出现，一些制造商也推出了手用大锥度镍钛器械。例如 ProTaper 既有机动器械也有手用器械。目前，评估大锥度手用器械性能的研究较少。

一项研究对比了无经验的牙科学生使用手用和机动 ProTaper 对根管的成形能力[111]。机动器械比手用器械可减少根管拉直情况。在另一项研究中，使用 ProTaper 手用器械采用平衡力技术，对离体前磨牙行根管预备，然后使用 microCT 三维分析未预备根管表面的百分比，结果显示未被器械预备的根管表面占 28%~83%[112]。在另外的研究中，使用了 ProTaper 手用镍钛系统、ProTaper 机动镍钛系统、RaCe 机动镍钛系统预备人下颌磨牙根管[113]。通过重叠术前术后 X 线片来评价根尖 1/3 的根管偏移。ProTaper 手用、ProTaper 机用、RaCe 的根管偏移率分别是 25%、25%、20%。三者间差异无统计学意义[112]。

总之，大锥度手用镍钛器械似乎没有显著的临床优势，这些器械用机动方式更为合适。

结论

综上所述，可以得出以下结论。

1. 在所有不锈钢器械中，具有非切削尖端的弹性不锈钢器械具有最好的成形能力。但是在重度弯曲根管中，因为根尖段扩大程度较小，达不到完全令人满意的效果。
2. 不锈钢 H 锉使用环周提拉扩锉法，适用于清理椭圆形根管和根管不规则区域。
3. 镍钛器械在保持原始根管弯曲方面优于不锈钢器械，尤其是在重度弯曲根管中。
4. 先锋不锈钢器械最适用于绕过台阶。

第五节　根管预备技术和方法

牙髓病学文献描述了许多不同的根管预备技术，包括手动、机动、声波、超声、激光和无机械扩锉预备技术（表 20-3）[2,3]。目前仅有少量比较研究，尚无法基于此证据得出结论。

根管预备和充填

在根管预备的计划阶段，应考虑到最终的充填技术，因为每种充填技术都需要特定形态的预备。

（1）单尖法：根备形状应与主锉（MAF）的尺寸相匹配，步退预备将降低主尖的适应性。

表 20-3　文献中描述的预备技术

标准技术	Ingle	1961
逐步后退技术	Clem	1969
递增技术	Weine 等人	1970
序列预备技术	Schilder	1974
望远镜法	Martin	1974
反弯扩锉法	Abou-Rass 等人	1980
逐步深入技术	Marshall 和 Papin	1980
冠向下技术	Goerig 等人	1982
双敞法	Fava	1983
无压力冠向下技术	Morgan 和 Montgomery	1984
平衡力法	Roane	1985
环周扩锉法	Lim 和 Stock	1987
非切削导引预备法	Wildey 和 Senia	1989
根尖孔通过术	Buchanan	1989
盒形根尖预备法	Tronstad	1991
逐步扩大技术	Backman 等人	1992
改良双敞法	Saunders 和 Saunders	1992
无器械预备法	Lussi	1993
被动步退技术	Torabinejad	1994
交替旋转运动	Siqueira 等人	2002
往复旋转运动	Yared	2008

（2）热垂直加压法：需要 7% 或更大的锥度来形成加压空间，防止热牙胶推出。

（3）侧压法：需要根管的恒定锥度大于器械的 2% 锥度，允许侧压器插入并压紧牙胶尖。

基本原则：根管预备技术决定根管充填技术，而不是根管充填技术决定根管预备技术。

一、手动预备技术

Ingle 最早提出了根管预备"标准技术"。在这种技术中，每支器械都到达工作长度，从而形成与最终器械锥度和尺寸相匹配的根管形态。这项技术是为使用牙胶或银尖的单尖法充填技术而设计的。

（一）标准技术

标准技术是 Ingle 在 1961 年首次提出[114]。从小号器械开始，所有的器械都达到工作长度。预备后根管呈小锥度，再现了最后一支器械（主锉）的形状。理论上，由于主锉、根管形态和匹配牙胶尖的高度一致，根管预备的最终形态适用于单尖充填技术。研究表明，这种一致性是概念性的而不是真实存在的[115]。

(二)逐步后退技术

逐步后退技术或类似技术,例如望远镜技术或连续技术,旨在用MAF完成根尖预备后,通过逐步减小工作长度来获得更大锥度(图20-44)[116]。每退一步都需用小号锉进行回锉和冲洗。多年来,逐步后退技术是牙髓治疗的传统预备技术之一。一些研究表明其清理根管效果优于标准技术[116,117]。

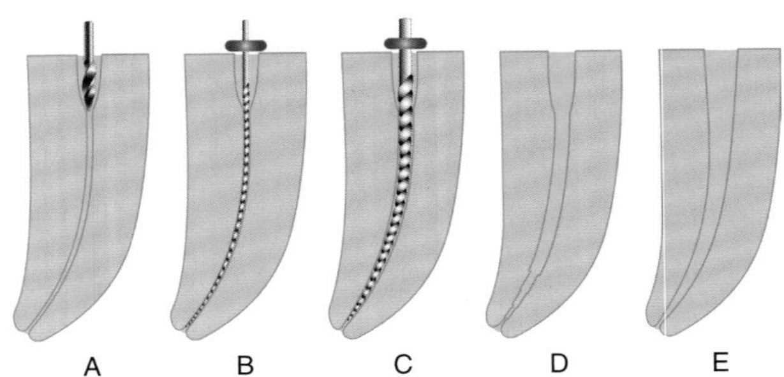

图20-44 逐步后退法的器械顺序。使用GG钻冠方开敞后(A),用K锉确定工作长度,将根尖预备至理想的主锉尺寸(B),并将锉的尺寸递增至合适尺寸(也称Ⅰ阶段,C),然后将工作长度逐渐减小(步退)0.5~1mm以形成更大的锥度形态(阶段Ⅱa,D)。用小号锉回锉来平滑根管壁并防止管腔阻塞(阶段Ⅱb,E)。应大量频繁冲洗以消毒和去除软组织

(三)环周扩锉法

环周扩锉法旨在通过有意地将器械压在根管壁上,来减少未预备根管壁的百分比[118]。将器械插入达工作长度,压在根管牙本质上,然后进行提拉。当器械再次到达工作长度时,紧邻已预备的牙本质,然后再次提拉扩锉。重复提拉操作直至环周预备根管牙本质,理论上这样可以接触到所有根管壁。这种预备技术比上述技术能形成更大的锥度。

(四)反弯扩锉法

这项技术旨在使锉远离弯曲根管的根分叉侧,从而防止过量去除该部位的牙本质和形成带状侧穿[119,120]。这一目标是通过在弯曲的外侧使用预弯器械(锉)来实现的。

(五)冠向下技术

这项技术由Goerig等人[121]首次提出,随着机动旋转镍钛器械的出现而被广泛使用。冠方开敞后,使用大号器械进入根管数毫米并扩大根管,然后使用小一号器械根向加深数毫米并扩大根管,重复此操作,直到到达工作长度。最后,扩大根尖直径完成预备(图20-45)。

冠向下技术的优点:

1. 减小器械的阻力和应力,从而降低器械分离的风险。

2. 减少根管拉直情况,因为减小阻力可以更好地控制预备。

3. 减少感染碎屑推向根尖段,从而减少根管根尖段污染。

4. 早期根冠段和根中段扩大,可以早期清除根管系统的冠部感染。

5. 减少碎屑推出根尖孔。另外一项略有改进的技术称为无压力冠向下技术[122]。

(六)逐步深入技术

这种技术要求首先预备根管的根冠段,通过早期去除冠方干扰,可以直线进入根中段和根尖段。早期清除冠方感染可以减少微生物推向根尖段、根尖碎屑和冲洗剂推出根尖孔,以及更好地控制根尖部预备[122]。

(七)平衡力技术

平衡力技术(BF)是1985年由Roane和Sabala提出的,使用了特殊设计的非切削尖端器械(Flex-R锉)[123,124]。该技术理念是减小器械的应力,从而降低根管拉直和器械分离的风险。器械进入根管至有阻力时,保持轻而恒定的根向压力,将锉顺时针旋转180°(放置阶段),然后逆时针

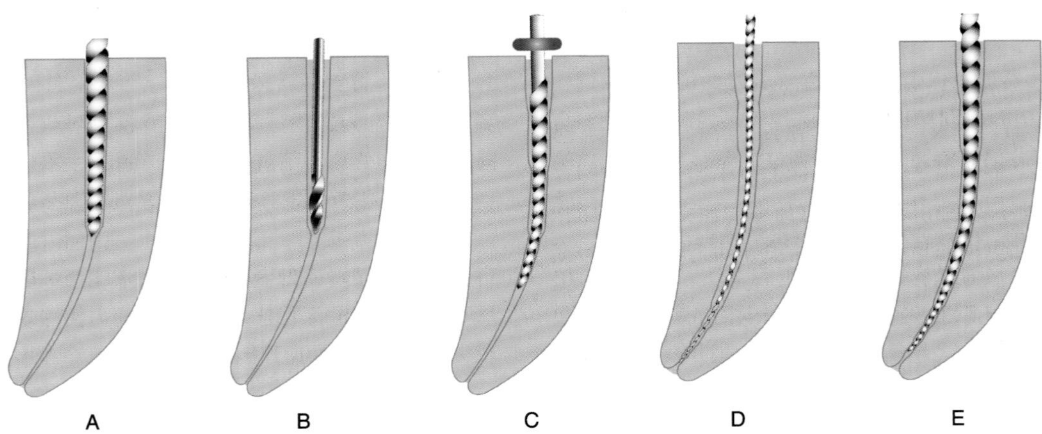

图20-45 冠向下法使用器械顺序。在确定临时工作长度后,冠部开敞最初建议使用35号手用锉(A)。然后使用GG钻(B),接着使用大号手用锉(比如60号),向根尖逐渐使用小号锉(C)。当器械进入超过临时工作长度时即确定最终工作长度(D)。根尖扩大(E)和回锉以形成与步退法相似的形状,前提是两种技术操作均未或很少出现缺陷。逐步后退技术和冠向下技术都可以结合使用手用和机动器械,但体外证据表明冠向下技术更适合锥形机动旋转器械。(Reproduced with permission from Blum JY, Machtou P, Micallef JP: Location of contact areas on rotary Profile instruments in relationship to the forces developed during mechanical preparation on extracted teeth.Int Endod J 1999;32:108.)

旋转 120°（切削阶段），保持根向压力不变以防止锉发生冠向移位（图 20-46），最后将锉顺时针旋出（取出阶段）。通过重复顺时针旋转和逆时针部分旋转器械，每步骤器械深入 1~2mm 直至工作长度，在这个过程中要辅助大量冲洗。

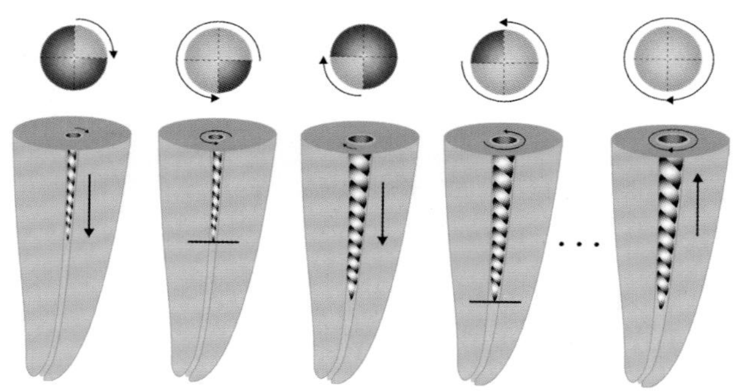

图 20-46 平衡力技术的原理。最初，建议 3 个步骤中均旋转使用具有对称三角形横截面和先锋尖的器械。锉进入根管顺时针旋转 1/4 圈，第二步是施加根向力以保持器械在根管同一水平位置，然后逆时针旋转 1/2~3/4 圈。目前，建议重复进行前两步逐渐向根方进展。然后第三步是将器械顺时针旋转轻轻提拉出根管

使用 BF 进行预备可将弯曲根管预备至 45 号，直根管可预备至 80 号。BF 技术并非进行全长切削，并且具有非切削的安全尖端。该技术的主要优点是可以很好控制锉的尖端，并具有良好的中心定位能力。

研究报道中，有的结果显示弯曲根管预备时没有或仅少量根管拉直[125]。但是，也有结果显示了操作缺陷，例如根管穿孔和器械分离的发生[126, 127]。该技术根尖碎屑推出量少于逐步后退法或超声技术[128]。但是一些早期报道显示根管中心线明显移位，提示根管拉直情况[129, 130]。

（八）盒形根尖预备法

Tronstad 建议使用盒形根尖预备法将根管预备至更大的根尖尺寸[131]。与逐步后退技术不同，这项技术在使用 MAF 预备后，使用 3~4 支更大号的器械（K 锉）在全工作长度进行旋转和锉法预备，在根尖 2~5mm 形成盒形而不是锥形（挡板）（图 20-47）[132-137]。

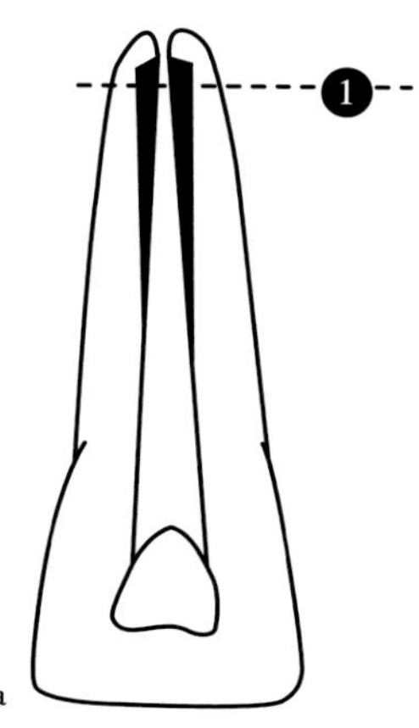

图 20-47 盒形根尖预备示意图

（九）单一长度技术

单一长度技术被推荐用于一些现代镍钛系统。从小号器械开始，逐渐增大器械号数，所有器械均到达工作长度，然后冲洗并使用小号器械回锉。一些镍钛系统是通过使用大锥度器械来增加根管预备的锥度，而非通过步退方式。这项技术类似于标准技术。

（十）逐步后退法和逐步深入法的比较

令人惊讶的是，仅有几篇研究对比评估了这些预备技术。事实上，除了 BF 技术证实可以减少根管拉直情况，没有证据表明逐步深入技术优于或劣于逐步后退技术。在 4 种根管预备技术的比较研究中，逐步后退技术和冠向下技术在根管拉直方面没有显著性差异，但冠向下技术会导致更多的台阶。

（十一）往复运动预备技术

Yared 在 2008 年提出一种使用 ProTaper F2 采用往复运动的技术[138]。本章稍后将对此进行讨论。

二、无器械预备法（NIT）

Lussi 等提出了无器械预备法（NIT）。该技术使用真空泵和电动活塞，在根管内冲洗液中产生交变压力和气泡。最后，用真空泵吸引导入封闭剂充填根管。

离体牙研究表明，其清洁能力等同于甚至优于手用器械。但也有一些术中并发症的报道，例如剧烈疼痛、根管扩大不足、封闭剂推出根尖、真空被破坏。

由于缺乏长期临床研究，目前 NIT 系统还不能替代根管机械预备。

三、机动根管预备技术

早期旋转预备系统

用于早期旋转预备系统的根管治疗手机有多种不同运动方式（例如旋转、部分旋转、往复旋转、垂直运动或旋转与上下运动结合）。对于大多数手机，锉的运动是既定的，且不受操作者影响。操作者可以改变手机的上下运动，由此来改变机头的转速，垂直向运动的频率和振幅。所有这些传统手机都是与不锈钢器械、根管扩大器以及 Hedstrom 锉（H 锉）配合使用的。

20 世纪 80 年代出现了几款工作模式更灵活的手机，即 Excalibur 手机和 Canal Finder 系统。一些新设备配备了一体化的持续性冲洗功能，以及预备过程中持续测定工作长度的功能。研究表明，预备弯曲根管时常出现根管拉直[139-145]。此外，还有研究报道了清理不完全[2, 146]、根尖堵塞、工作长度丧失、穿孔和器械分离等情况的发生[147, 148]。

总之，在出现旋转镍钛系统之后，这些系统不再广泛使用。

四、旋转镍钛器械根管预备

(一)旋转镍钛器械的发展

自从镍钛器械用于根管预备,其金属材质、设计、形状和理念频繁发生变化。Haapasalo 和 Chen 根据镍钛器械的演变,将其定义为 5 代镍钛系统[149]:

第一代:这些旋转镍钛系统具有恒定锥度和导平面,以及中性或负前角。代表系统有:ProFile、LightSpeed、Quantec、GreatTaper、BioRaCe 和 EndoSquence。

第二代:这些器械的特点是具有无导平面的主动切削刃。代表系统有 ProTaper、ProTaper U、K3、Mtwo、BioRaCe、FlexMaster 和 S5。

第三代:这些器械包括 Twisted Files、Typhoon、HyFlex 和 Vortex Blue。经典的镍钛合金材料被改良的和热预处理的合金代替,如 M-wire 或 CM-wire,提高了锉的弹性和耐用性。

第四代:这些镍钛系统的运动模式从 360° 旋转变为往复运动,Reciproc 和 WaveOne 是这一代中最被熟知的系统。

第五代:这些最新的旋转镍钛器械具有不规则的横断面设计,包括 LightSpeed LX、OneShape、SAF、Revo-S 和 ProTaper Next。

镍钛锉系统并不都能被明确划分为某一代产品,镍钛器械的几何设计、合金材质、运动方式和使用理念将会进一步发展。

(二)镍钛根管锉系统

镍钛锉系统在设计、治疗理念和使用方式上有显著不同。因此,使用术语"镍钛锉系统"而非"镍钛器械"更加合理。除外最近出现的单锉系统,大多数镍钛锉系统都有明确设计和使用顺序。本章列举了一些经典器械。治疗理念可以分为两种:冠向下技术和单一长度技术。

最近,为了简化预备、缩短时间和降低成本,出现了单锉系统。

1. 单锉系统 使用单支器械完成整个根管系统的预备,例如 Reciproc、WaveOne、F6 Sky Taper、SAF、OneShape 和 OneEndo。本章将单独讨论这些系统。

2. 单一长度系统 单一长度系统适用于标准技术,在建立根管顺滑通路后,每一支器械都到达工作长度。例如 LightSpeed、Mtwo 和 BioRaCe。使用时先从小号器械开始,接着使用更大锥度器械或更大直径的器械,每支器械均到达工作长度。一些系统的第二支锉有切削尖端,如 BioRaCe,而 LighSpeed、Mtwo 系统则没有切削尖端。

3. 冠向下系统 冠向下系统的预备方法不同。首先使用大锥度和大直径的器械,无需到达工作长度。随后器械的直径和(或)锥度逐渐减小(图 20-48)。冠向下技术来源于手动预备根管,能够减少器械在根管内的摩擦力。每支器械只扩大根管系统的一小部分,缩短了工作时间,减小了器械的应力,降低了折断风险。

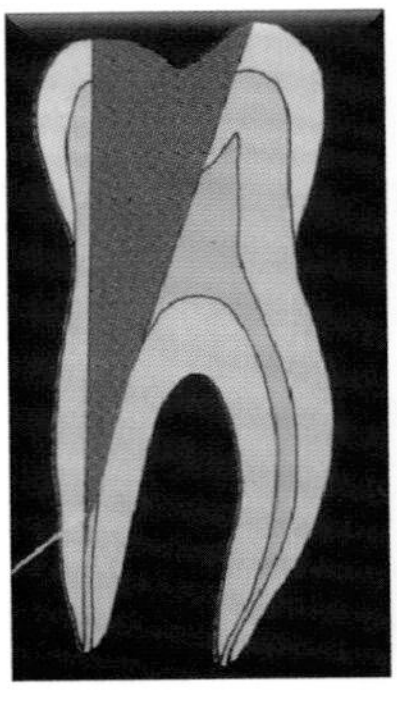
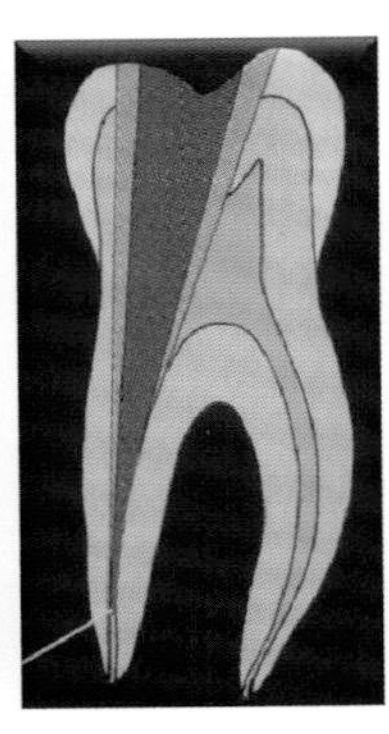
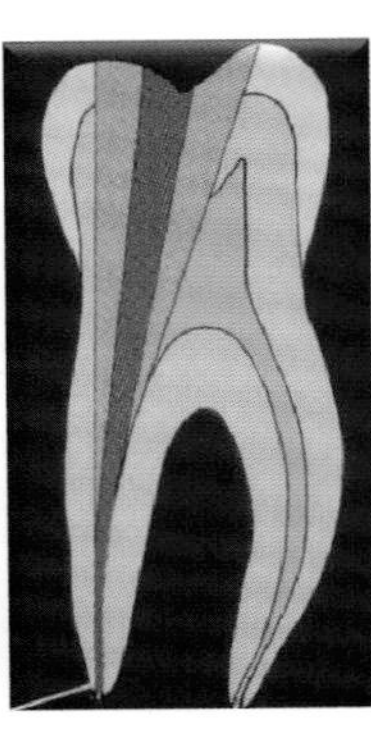

图 20-48 冠向下预备法

从生物学角度来看,在将器械进入到根管深部之前,首先将坏死和感染物质从根管系统的冠部清除,以消毒冲洗液取而代之。当器械到达工作长度时,扩大根尖部。经典系统有 ProFile 04 和 06,ProTaper 和 FlexMaster。

值得注意的是,在相关的临床指标(成形质量、使用安全性、碎屑的推出,术后疼痛,临床成功率)方面,没有证据显示镍钛器械使用冠向下技术优于单一长度技术。对于手用器械来说,研究显示这项技术降低了弯曲根管拉直、根尖堵塞及根尖部感染碎屑推出的风险[150,151]。

(三)第一代镍钛锉系统

1. LightSpeed, Lightspeed LX 最初,LightSpeed 的设计与 GG 钻类似,具有小的非切削尖端,导平面和长柄[152,153]。由于使用镍钛合金制成,LightSpeed 在当时是弹性最好的器械。每支器械的工作尖端都有独特形状,尖端的长度(0.25~2mm)、直径和锥度逐渐缓慢增加。LightSpeed 最初使用建议为 1000~2000r/min。后来,厂家建议使用较低的速度(图 20-49)。

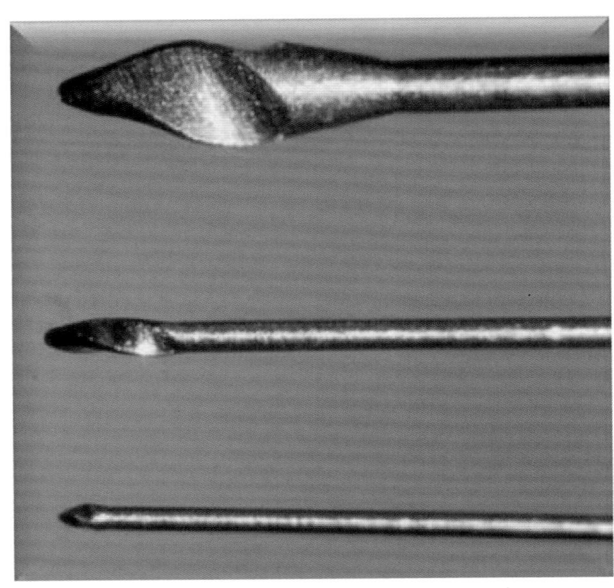

图 20-49 每支 LightSpeed 锉均有特定形状的尖端,锉尖的大小、锥度和长度依次增加

LightSpeed 的技术原则是尽可能最小化器械与牙本质的接触。因此,这个系统包括了一些中间号数的锉,从而减少了每支锉的工作负荷。这一理念使得这一系统包括许多支锉(超过 20 支),极大缩短了每支锉的工作时间。由于其独特设计,在弯曲根管中也能够实现较大直径的根尖预备。

根尖预备后,为了整个根管形成足够的锥度以利于充填,需要使用步退技术。推荐使用 5mm 长的锥度牙胶尖附着在金属载体上来充填 LightSpeed 预备后的根尖部[152]。

改进的 LightSpeed Xtra 中,改变了尖端设计,减少了中间号数的器械,使得整套系统的器械数量大幅度减少。LightSpeed Xtra 可以看作是第五代中首个使用不对称形态的系统。

2. ProFile 0.04 和 0.06 锥度　最早采用冠向下预备技术的旋转镍钛系统中,ProFile 是其中之一[149,153]。所有器械均为恒定 0.04 或 0.06 锥度,以 300r/min 进行冠向下法预备(图 20-50)。

3. K3　K3 器械标志着镍钛系统从第一代向第二代的转变。这种锉拥有导平面、主动切削刃和正前角、非切削的安全尖端以及变化的螺旋槽角,从而避免旋入效应[154]。

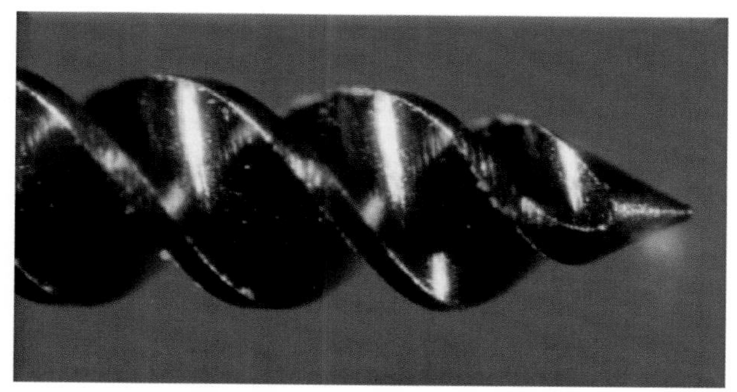

图 20-50　ProFile 0.04 的无切削尖端具有导平面

(四)第二代镍钛锉系统

1. Mtwo Mtwo 是第一种设计为 H 锉的系统。这种器械具有两个切削槽,能够非常有效地清除牙本质。这一系列所有锉(0.04/10、0.05/15、0.06/20、0.05/30、0.04/35、0.04/40)使用时均到达工作长度,最大规格器械为 0.04/40(图 20-51)。另外,这套系统还补充了两组器械(0.04/45、0.04/50、0.04/60 和 0.06/30、0.06/35、0.06/40)。如果使用热塑加压充填,还配备了终末锉 0.07/25。

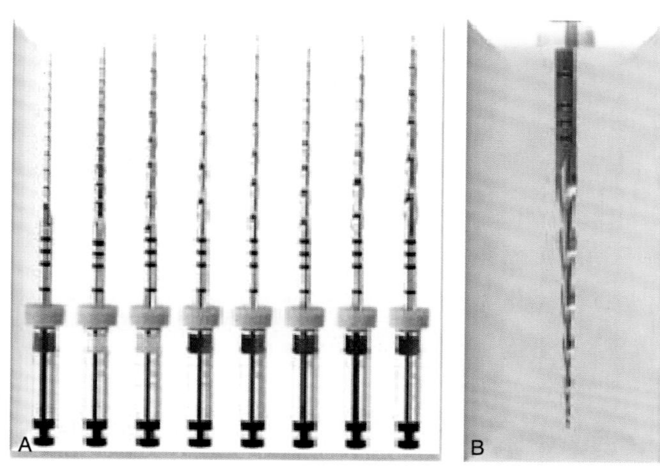

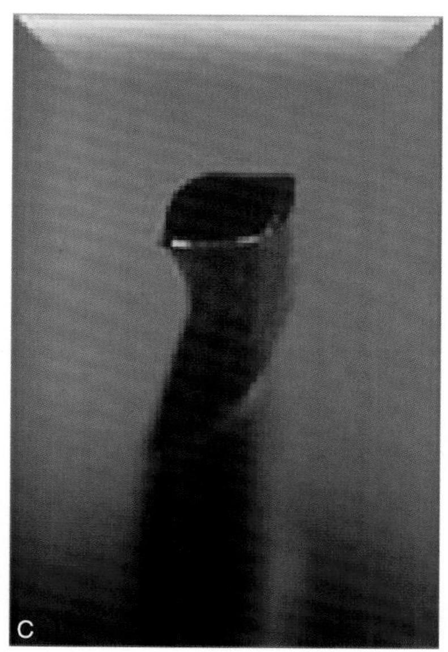

图 20-51　**A.** Mtwo 器械序列　**B.** Mtwo 的设计与 Hedstrom 锉相似　**C.** Mtwo 锉的横截面,有两个有效切削刃

2. RaCe and BioRaCe（KG, La Chaux-de-Fonds, Switzerland） RaCe的设计类似于切削刃可变的根管扩大器，沿长轴器械锥度发生变化，具有平行截面，横截面为凸三角形，切削刃锐利，表面经过化学处理[155]。其新一代产品是广泛应用的BioRaCe系统，除了根管口成形锉以外，所有器械均到达工作长度：0.05/15（非切削尖端）和0.04/25（切削尖端）在根尖段使用；0.06/25（非切削尖端）在根中和根冠1/3使用；0.04/30和0.04/40（切削尖端）在根尖部分使用。在重度弯曲根管，在0.06/25后使用两支弹性器械0.02/35和0.02/40（图20-52）。另外还有两支器械0.04/50和0.02/60用于粗大根管的预备。

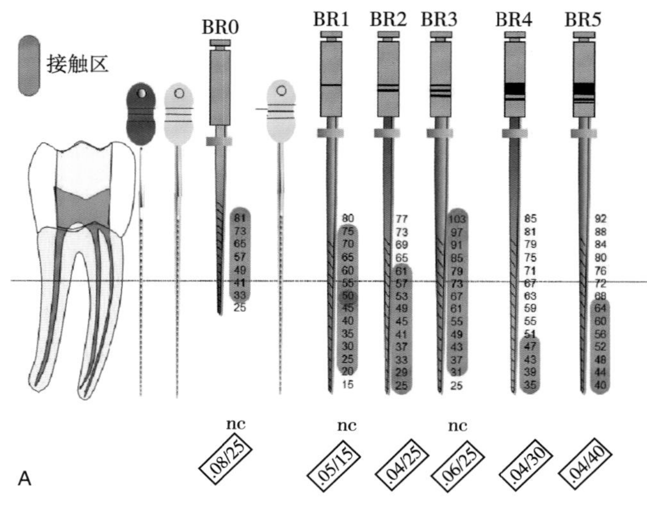

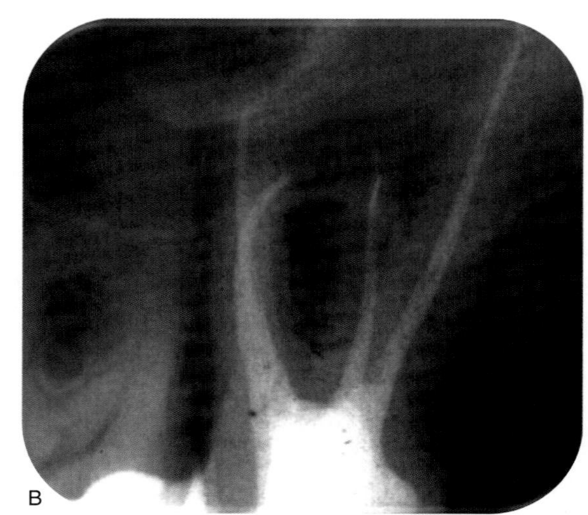

图20-52 A. BioRaCe器械的常规序列（无切削尖端），红色标记为各锉在根管中最有效切削的区域 **B.** 使用BioRaCe器械预备至0.04/40的上颌磨牙

3. BT RaCe（FKG, La Chaux-de-Fonds, Switzerland） Booster Tip（BT）RaCe是一种小锥度改良尖端的系统，包括3支器械，按照非经典序列进行预备：首先使用0.06/10，随后使用无锥度的0.00/35，最后使用0.04/35。对于更粗大的根管，可以选择0.04/40和0.04/50（图20-53）。

4. FlexMaster（Vdw Antaeos, Munich, Germany） FlexMaster系统有3种不同锥度：0.02、0.04和0.06，非切削尖端，略凸的三角形横截面，规格15~70，是器械种类最多的系统之一（图20-54）。

这些器械按照冠向下技术使用，从Intro-Flie（9mm切

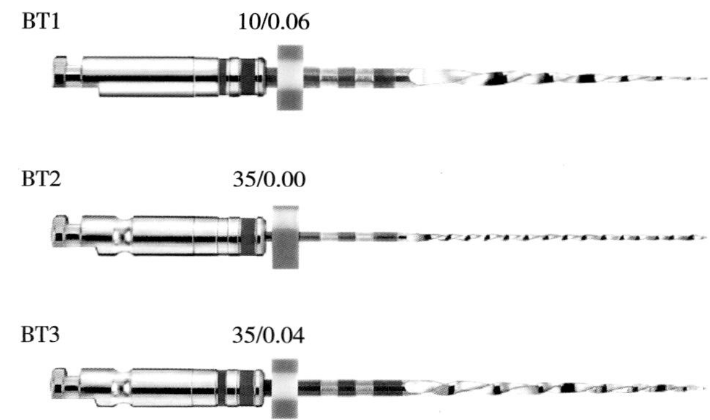

图20-53 BT系统的顺序，需注意第2支器械为0%锥度

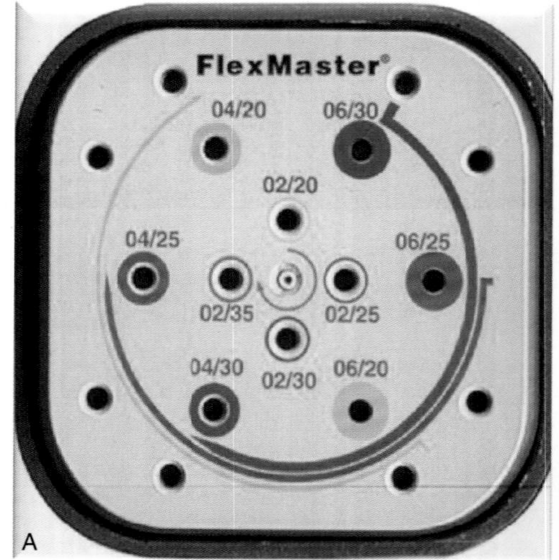

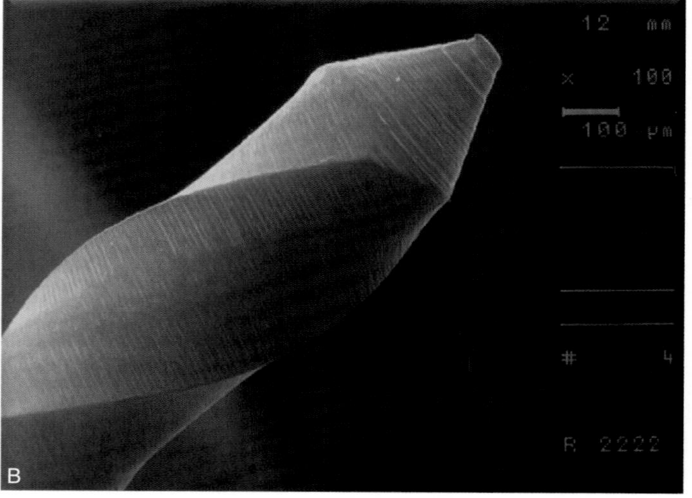

图20-54 A. FlexMaster 10支锉基本套盒，另外还有10余支器械（最大号达02/70） **B.** 器械表现为非切削尖端、略凸的三角形横截面

削长度，0.11 锥度）开始，随后使用 0.06 锥度的器械。每支器械使用后，器械的号数或锥度递减，逐步深入根管系统进行预备，0.02/20 器械到达长度后，使用 0.02 锥度器械直径递增扩大根尖。这些器械使用大约为 300r/min。

5. ProTaper and ProTaper Universal　ProTaper 器械首次设计了变锥度器械。这一系统包含 6 支器械。

- 1 支大锥度根管口成形锉，切削部分较短。
- 2 支小锥度成形锉，尖端直径小，近柄端锥度大（0.09）。
- 3 支完成锉，尖端直径逐渐增加（20、25、30），尖端锥度达到 0.09，近柄端锥度 0.05（图 20-55）[156]。

这种设计限制了器械与根管壁牙本质的接触面积。随后的 ProTaper Universal 系统进行了改良，锉横截面发生了变化，使得弹性更好，尖端为无切削作用的圆形，并提供了其他规格可供选择（35、40、50，锥度均为 0.05）[157]。

（五）第三代镍钛锉系统

第三代镍钛系统对合金成分进行了改良，将合金进行了热预处理，从而使器械弹性更好[149, 150]（见器械冶金内容）。

1. ProTaper Gold　该系统在合金的冶金技术上进行了某种改变，使得器械更有弹性。ProTaper Gold 的设计与 PT Universal 相同。

2. Twisted files　Twisted files 是由预处理的 M-wire 镍钛合金拧制而成。这一系统包括 5 支器械，均为变锥度（0.04~0.12），尖端为 25 号。

TF adaptive 也是由热预处理的 M-wire 镍钛合金拧制而成。

3. Typhoon　这些器械是由控制记忆（CM）的镍钛合金丝（经过热预处理）制成，显著提高了抗扭转疲劳的能力[158]。

4. F 360　这个系统包含两种规格：0.04/25 和 0.04/35，另外还为较粗大的根管提供了 2 种器械（0.04/45、0.04/55）。其双螺旋设计与 Mtwo（F360）相似。这种器械由传统镍钛合金制成，采用单一长度技术，转速为 300r/min。预备单根管一般需要使用 2~3 支器械。

5. F6 Sky Taper　制造商推出的一款单锉系统：F6 Sky Taper。

这款锉锥度为 0.06，两个刃，Hedstrom 锉设计，采用连续旋转模式（图 20-56）。

（六）第四代镍钛锉系统

TF Adaptive 系统由 R 相镍钛合金制成，包括两个系列：细根管可以使用 0.04/20、0.06/25、0.04/35；对于较粗根管，可以选择 0.06/25、0.06/35、0.04/50。遗憾的是颜色编号与 ISO 编号并不一致：绿色是最小号，黄色是中间号，红色是最大号，类似于红绿灯的顺序。器械顺时针旋转最大可至 600°。受到阻力时，器械顺时针旋转减少至 370°，随后为 50° 反向旋转（图 20-57）。

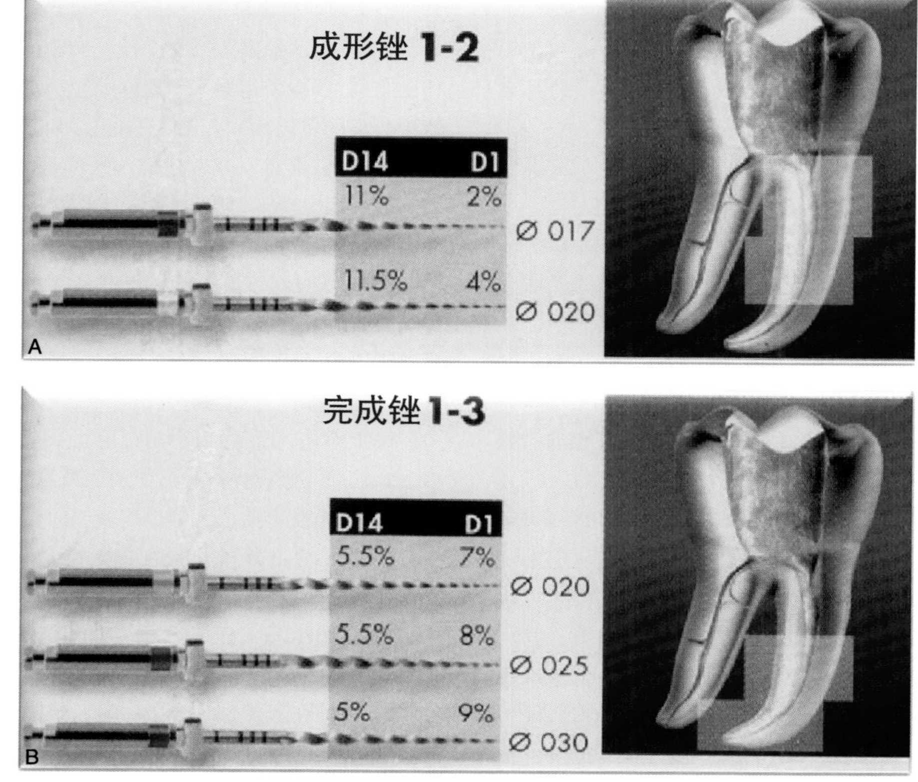

图 20-55　A. ProTaper 器械的顺序。成形锉有较小的尖端，但柄上部为大锥度和大直径　**B.** 完成锉显示出尖端的直径和锥度递增，有较小的柄。第 6 号器械是根管口开敞锉，有较大的锥度和缩短的工作刃

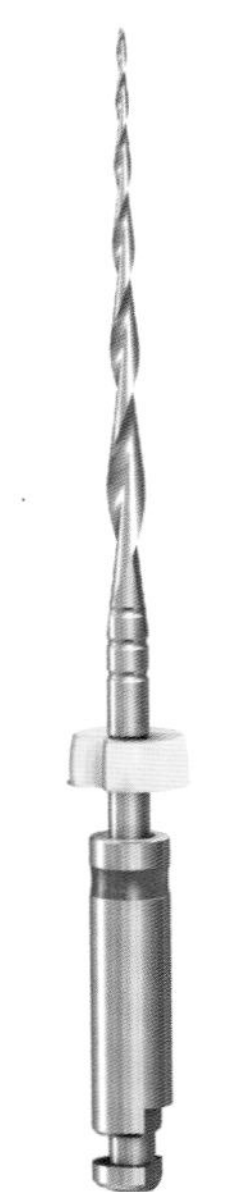

图 20-56　F6 Sky 锉

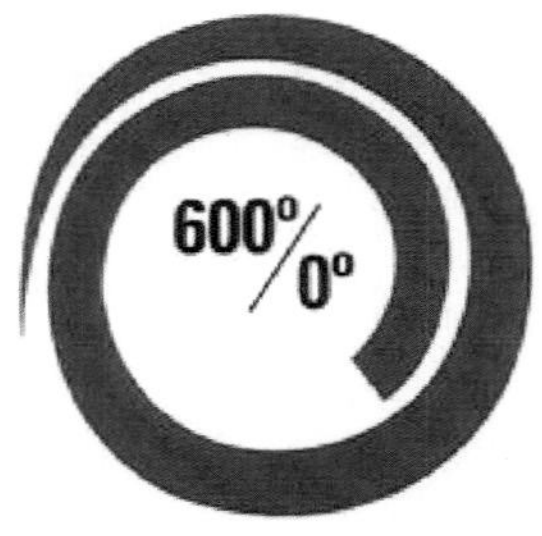

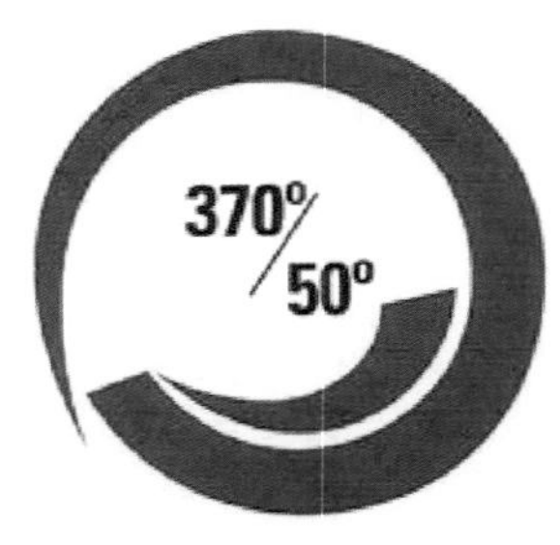

图 20-57　TF 适应锉在没有受到摩擦力时，最大可旋转 600°。受到摩擦力时，旋转运动变为顺时针 370°，逆时针 50°。

（七）第五代镍钛锉系统

这一代系统对锉的横截面进行了改良。

1. Revo-S　这些器械沿长轴不同位置的横截面不同，在尖端有 3 个切削刃，靠近柄部为 2 个刃，锉的规格有 0.04/25、0.06/25、0.06/30、0.06/35、0.06/40。

2. One Shape　One Shape 同样沿长轴不同位置有不同的横截面，在尖端有 3 个切削刃，靠近柄部为 2 个刃，预备主根管的主要器械为 0.06/25，另外有两支较大直径的器械 0.06/30 和 0.06/37 可以用于预备较粗大的根管。

3. ProTaper Next　ProTaper Next 横截面为矩形，尖端无切削作用，不规则的横截面增加了容纳牙本质碎屑的空间，减少了器械与根管壁的接触（可以实现三点接触）。矩形横截面可以引导锉针进入根管并到达目标位置。其运动模拟了蛇的运动方式（"摇摆运动"）。ProTaper Next 也是由镍钛合金 M-wire 制成，规格有 0.04/17、0.06/25，还可选择 0.07/30、0.06/40、0.06/50。制造商推荐使用 PathFile 0.03/13 和 0.02/15 预备根管顺滑通路。

4. Mani Silk　Mani Silk 系统包含 3 种规格的器械，横截面为不对称的泪滴形，由经过热预处理后的镍钛制成。有 3 种不同的系列可供选择：轻度弯曲根管使用 0.08/25、0.06/25、0.06/30；中度弯曲根管使用 0.08/25、0.06/20、0.06/25；重度弯曲根管使用 0.08/25、0.04/20、0.04/25。

本文提到的镍钛系统并未包括所有产品。通过改进设计和冶金技术，新系统仍在继续发展。

（八）镍钛锉系统根管预备的研究

已经证实，只要注意一些基本原则，镍钛器械的使用是安全的：

1. 清理能力　研究显示大部分镍钛系统不能完全预备和清理根管壁[159]。没有一种镍钛系统（SAF、K3、WaveOne）能够充分清理和预备所有峡部。

2. 成形能力　大部分研究描述了在弯曲根管甚至是重度弯曲根管中，镍钛系统能够很好地维持根管形态，具有良好的中心定位能力，仅仅有轻度偏离根管中心轴的可能[159-163]。

关于根尖偏移的比较研究显示，单支锉 WaveOne 系统和多支锉 Twisted Files 系统之间并无差异[27]。但在使用大锥度和大号器械如 ProTaper F3 和 F4 时要小心[164]。

对于弯曲根管预备中出现拉直现象，几种镍钛系统（OneShape、ProTaper Next、Reciproc、Twisted Files、ProTaper Universal）之间无显著差异[165]。尚无关于某一系统具有优越性的一致结论[166]。

传统镍钛合金器械（Revo-S、RaCe、Mtwo、ProTaper Universal）和新型镍钛合金器械（Twisted File、GT 系列 X）之间也未观察到差异[167]。

3. 器械分离和操作安全性　解剖因素如根管弯曲半径和角度、器械使用频率、扭矩设定、操作者经验都是影响器械分离的重要因素。除了这些主要的影响因素外，镍钛器械的种类、消毒以及转速的选择似乎没有那么重要。一些病例可能出现了根尖段堵塞、工作长度丧失的情况，但很少出现穿孔。

4. 工作时间　使用旋转镍钛系统预备根管，工作时间显著短于手动预备。使用单锉系统进一步缩短了完成根管预备需要的时间[162]。

结论

综上所述，我们可以得出结论。

1. 与不锈钢器械相比，使用镍钛系统能够减少根管拉直，甚至在重度弯曲根管中也能保持中心定位能力。

2. 为了降低器械分离的风险，应该使用恒速和控制扭矩的马达。

3. 目前市场上任何一种镍钛旋转系统都能很好地预备和成形根管。

4. 目前在器械加工、器械弹性、最高使用频次、器械数量、减少工作时间，以及其他技术细节等方面的研究也取得了一定的进展。

5. 到目前为止，还没有证据表明新锉系统或新一代镍钛系统能够提高临床成功率。

五、单锉系统

最新一代机动根管预备器械是单锉系统。这些系统可以分为顺时针连续旋转系统（F360、F6 Sky Taper，OneShape）和往复旋转系统[Reciproc（VDW）、WaveOne（Dentsply Maillefer）]（图 20-58）。这些单锉系统仅使用一支器械就能够完成根管的预备和清理。所有单锉器械均具有非切削尖端（图 20-59）。

（一）单锉往复旋转系统

单锉往复旋转系统 Reciproc（VDW）和 WaveOne（Dentsply Maillefer）均由 M-wire 镍钛合金制成。Reciproc 可选择规格有：0.08/25（R25）、0.06/40（R40）、0.05/50（R50）；WaveOne 的规格有 0.06/21（小）、0.08/25（中），0.08/40（大）（表 20-4）。

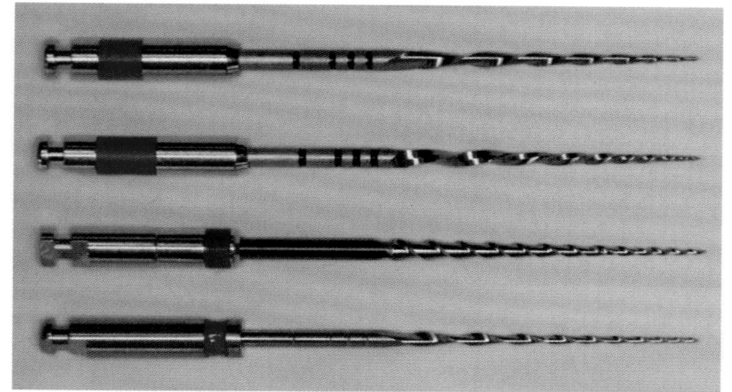

图 20-58　不同的单锉器械，从上到下开始依次为 Reciproc、WaveOne、OneShape 和 F360

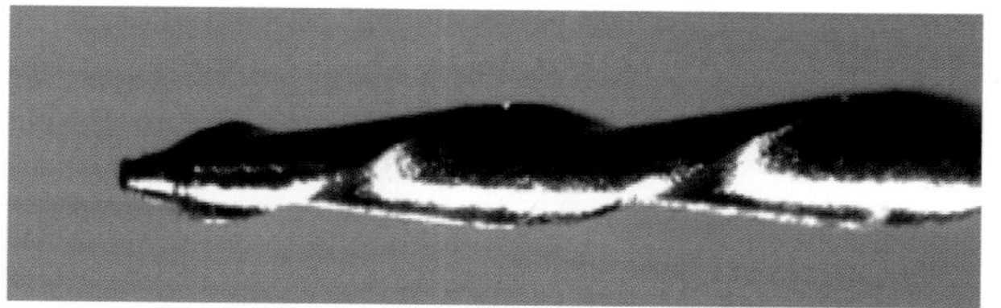

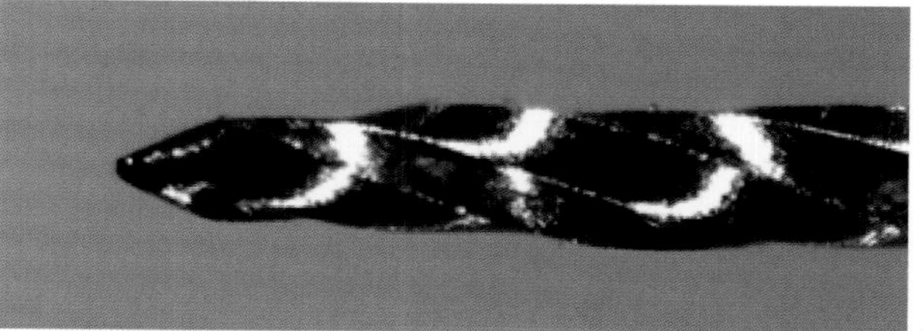

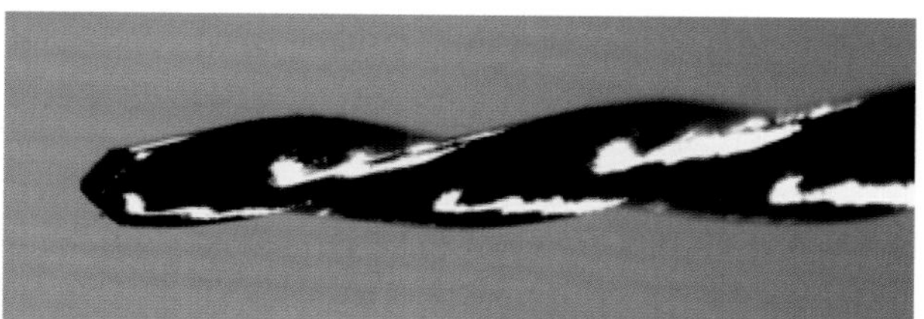

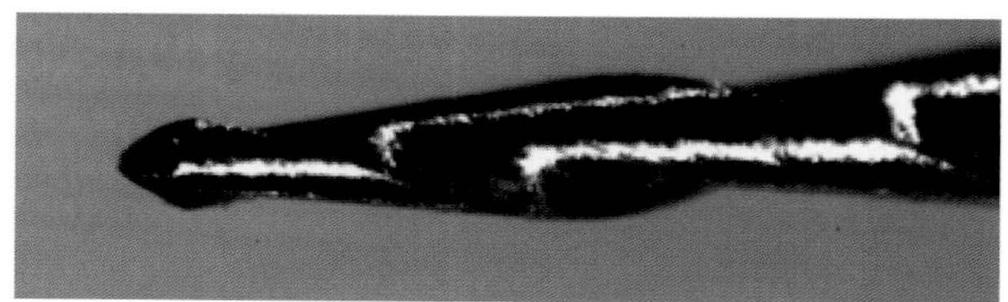

图 20-59　不同单锉器械的尖端外形，从上到下开始依次为 Reciproc、WaveOne、OneShape 和 F360

表 20-4　单锉系统的特点

单锉系统	工作运动	尖端设计	切削边缘	截面	合金	扭矩 /N·cm	锥度	号数	通畅锉
Reciproc	往复	无切削	2	S 形	M-wire	NA	递减	0.08/25 0.60/40 0.05/50	不需要
WaveOne	往复	无切削	3	/	M-wire	NA	0.06/21：恒定 递减	0.06/21 0.08/25 0.08/40	10 号
F360	全旋转	无切削	2	S 形	奥氏体镍钛	1.5	0.04 恒定	0.04/25 0.04/35 0.04/45	15 号
F6 Sky Taper	全旋转	无切削	2	S 形	奥氏体镍钛	1.5	0.06 恒定	0.06/20 0.06/25 0.06/30 0.06/35	10 号
OneShape	全旋转	无切削	尖端和中部 2；近柄部 2	尖端和中部：改良三角形；柄部 S 形	奥氏体镍钛	4	0.06 恒定	0.06/25 0.06/30 0.06/37	15 号

在这些器械中，只有 WaveOne 0.06/21 为恒定锥度，其他器械均为递减锥度。器械工作刃的尖端 3mm 为恒定锥度 0.08，然后锥度递减。近柄部工作刃的最终锥度分别为 WaveOne primary 0.055、WaveOne large 0.045、Reciproc R25 0.043，Reciproc R40 和 R50 为 0.04。

Reciproc 器械的工作刃截面为 S 形，这一设计使得切削边缘锋利、核心直径小以及切削空间相对较大。相对而言，WaveOne 器械具有不同的横截面设计，近尖端横截面为导平面，工作刃中段为改良的带有导平面的突三角形横截面，近柄部的横截面变为中性倾角的凸三角形（图 20-60）[168]。

reciprocating single-files

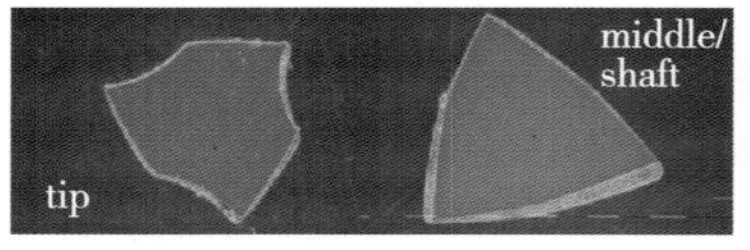

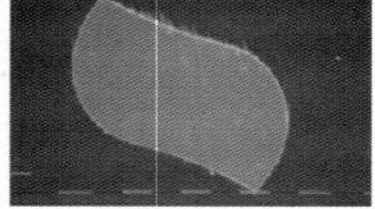

full rotary single-files

tip middle shaft

OneShape

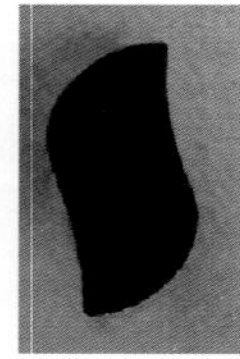

图 20-60 往复旋转和全旋转器械的横截面设计

往复旋转工作模式包括逆时针（切削方向）和顺时针旋转（释放器械），其中逆时针旋转角度大于顺时针旋转角度（图 20-61）。实际逆时针旋转角度分别为 158.68°（Reciproc）、159.85°（WaveOne），而顺时针旋转角度分别为 34.65°（Reciproc）和 41.44°（WaveOne）[169]。

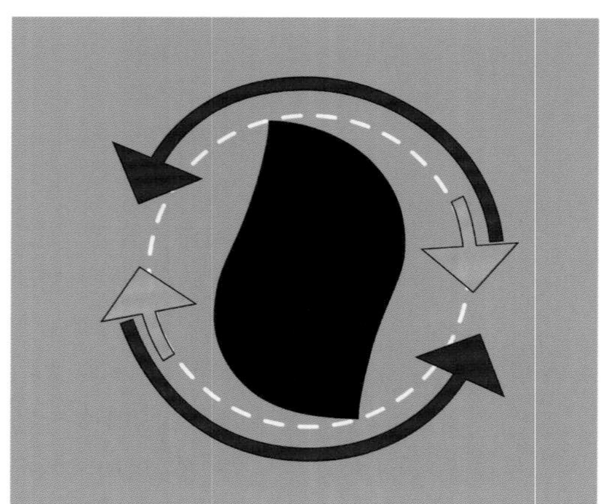

图 20-61 往复旋转工作模式示意图，逆时针旋转角度（切削作用）大于顺时针旋转角度（释放器械）

Reciproc 的实际循环转速为 282.92r/min，WaveOne 为 343.36r/min[169]。这些参数很大程度上取决于使用马达的类型。需注意，实际数值可能与厂家设定数值不同[169]。由于逆时针旋转角度大于顺时针旋动角度，器械能够持续进入根管，并到达根尖止点。WaveOne 和 Reciproc 往复旋转的角度是特定的，并已编入特殊的电动马达驱动程序中[169]。因此，必须使用能够产生所需顺逆时针转动角度的马达。Reciproc 和 WaveOne 不能灭菌处理，否则锉针无法插入机头，这些器械设计仅供一位患者使用。

临床操作时要注意，这些器械不应直接到达根尖止点。相反，应该以缓慢进出的点啄运动方式使用这些器械，振幅小于 3mm。1 次点啄运动指器械在根管内上下运动 1 次。3 次点啄运动后，应取出器械，充分冲洗根管，清洁器械的容屑沟槽，使用小号器械通畅根管，避免碎屑和牙本质碎片堵塞根管。因此，使用这些往复旋转器械时应该基于 3 次点啄运动为一循环，随着点啄运动，器械逐步深入根管。

一些研究表明，使用单锉往复系统几乎不会造成根管偏移，即使是预备重度弯曲根管（图 20-62）[167, 170-172]。一项 microCT 研究发现，对于下颌第二磨牙的重度弯曲根管，Twisted Files 与 Reciproc 和 WaveOne 相比，能够减少根管偏移，具有更好的中心定位能力[173]。

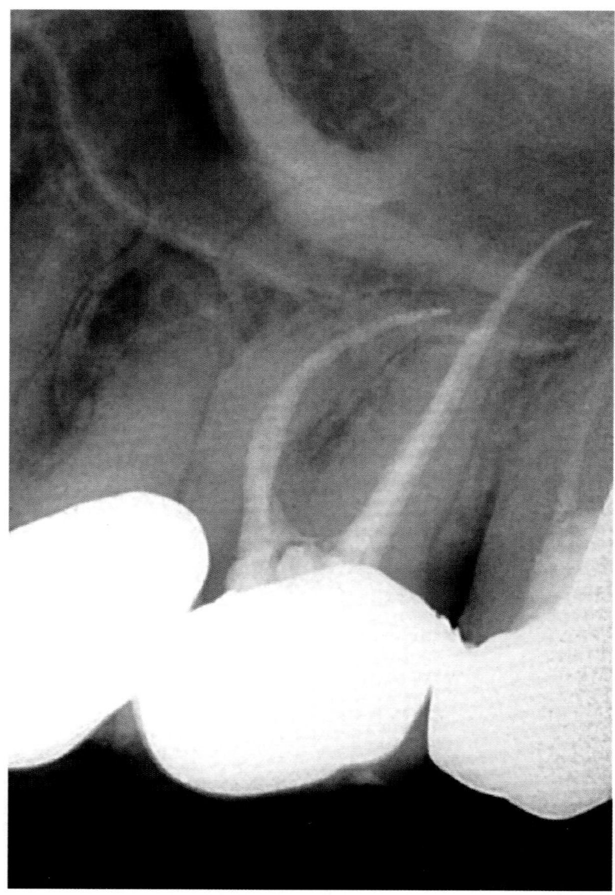

图 20-62 根管预备充分而未出现根管拉直，使用往复单锉系统预备的根管

与其他机动镍钛系统相比，这些系统能够大幅度减少根管预备时间[168,170,174]。这些往复旋转器械的使用是安全的，很少出现器械分离[168,171]。关于往复旋转器械的清理效果尚存在争议[170]。

关于往复旋转单锉的循环疲劳，多项研究表明，单锉往复旋转系统与系列连续旋转系统相比显示出更高的扭转疲劳抗力[175,176]。总的来说，Reciproc 比 WaveOne 具有更好的抗扭转性能和抗弯曲性能[177,178]。Reciproc 的优越性能可能是由于器械的核心直径比 WaveOne 小，且 Reciproc 的往复角和往复运动速度小于 WaveOne[168,170]。然而，这些器械可能对牙本质造成的损害仍然存在争议。

（二）单锉连续旋转系统

单锉系统 F360 和 F6 Sky Taper 和 OneShape 以连续顺时针旋转方式工作，可用于所有控扭矩马达和机头（表 20-4）。目前，还没有关于最近才问世的 F6 Sky Taper 的相关数据。

所有 F360 器械为恒定 0.04 锥度，使用规格有：25、35、45 和 55。器械的工作刃横截面设计为改良 S 形（图 20-60），由传统奥氏体镍钛合金制成。OneShape 器械可选规格有 25、30 和 37，均为恒定 0.06 锥度。这些器械由传统奥氏体镍钛合金制成，其特点是工作刃的不同部位采用了不同的横截面设计（图 20-60）[179]。尖端区域横截面表现为 3 个切削刃，而中部横截面逐渐从 3 个切削刃转变为两个切削刃，在近柄部横截面为 S 形 3 个切削刃[179]。OneShape 器械工作刃的螺距是变化的（图 20-58）。据称，这种设计最大限度地减少了连续旋转过程中器械的旋入和卡紧。

通过与往复旋转单锉和系列连续旋转镍钛系统的比较观察，F360 和 OneShape 单锉系统能够更好地预备弯曲根管（图 20-63）[172,179]。很好维持了原始的根管弯曲，而且在预备过程中几乎没有发现问题。使用这些器械是安全的。一项研究显示，与 Reciproc 和 WaveOne 相比，使用 OneShape 器械预备离体牙弯曲根管所需时间更少，然而另一项研究[179]未显示差异。与连续旋转 Mtwo 系统（VDW）相比，F360 和 OneShape 预备重度弯曲根管的速度明显更快[179]。

有两项研究评估了 F360 和 OneShape 器械与 Reciproc 和 WaveOne 在模拟 S 形根管中的成形能力[180,181]。结果均显示，锥度较小的连续旋转单锉系统（F360 和 OneShape）比锥度较大的往复旋转器械能够更好地维持根管的原始弯曲度（图 20-64）。OneShape 预备 S 形弯曲根管所需时间明显短于 WaveOne 和 F360 器械[181]。

关于连续旋转单锉系统向根尖方向推出碎屑和损伤牙本质的问题，现有数据还不能确定。

（三）单锉预备根管的临床问题

使用机动镍钛系统预备根管所需时间缩短。使用单锉系统能够缩短 60% 预备时间[168]。因此，可用于冲洗和消毒的时间也显著缩短。所以必须考虑增加冲洗液的用量。被动超声活化冲洗可能是有利的。

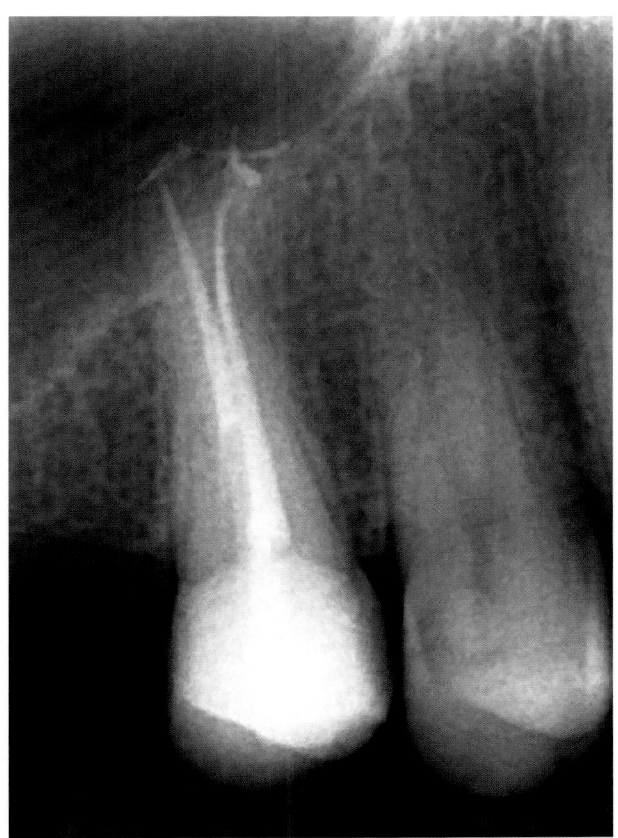

图 20-63　使用全旋转单锉系统预备后未见根管偏移

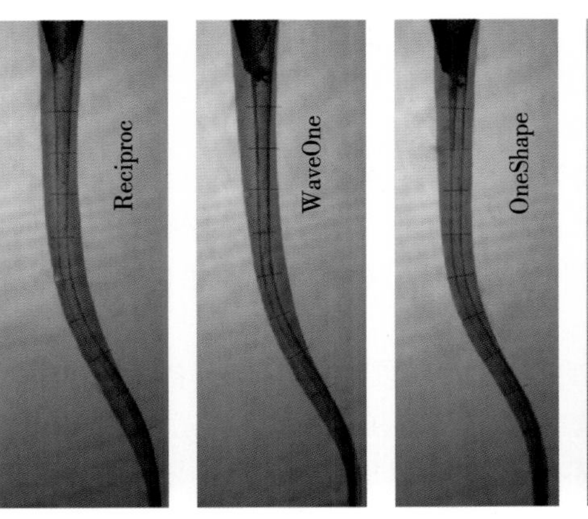

图 20-64　使用不同连续旋转和往复旋转单锉器械预备模拟 S 形根管后的根管偏移。尖端预备至 25 号。两种连续旋转单锉器械维持根管弯曲均优于往复旋转单锉器械

结论

综上，我们可以得出以下结论。

- 单锉系统可以很好地维持根管的原始弯曲程度，即使是用于重度弯曲根管，使用也是安全的。

- 单锉系统比系列连续旋转镍钛系统预备根管的工作时间更短。
- 由于使用单锉系统预备时间缩短，因此需要采取特殊措施增加根管的清洁和消毒（例如：被动超声活化冲洗，长时间间断冲洗）。
- 除 Reciproc 外，所有单锉系统都需要预备顺滑通路。
- 目前，使用往复单锉系统是否会增加根尖碎屑推出和牙本质损伤（裂纹）存在争议。
- 复杂根管系统如 S 形根管，使用小锥度连续旋转单锉系统比往复旋转单锉系统更好。

六、自适应锉

自适应锉展现了器械设计的一种新理念，由两个细丝连接成网的镍钛网格构成。这种结构使得器械能够在狭小根管内压缩，在粗大根管内扩展。如果选择合适规格，器械可以尽可能地接触根管壁表面。这种器械需要配合特殊机头使用，轻微振动，频率为 5 000Hz[182]。

由于器械内部是中空的，所以可以通过此空间引入冲洗液，从而在预备过程中实现连续冲洗。冲洗液最大输送速度为 1~10mL/min。器械网格表面粗糙，没有刃。和传统器械不同，这种锉通过提刷或刮擦的方式去除牙本质，而非切削牙本质，并立即冲洗将碎屑和残余组织冲出根管。这种锉的尖端是非对称设计，通过振动使器械到达最佳位置，因此称之为自适应锉。

该器械的可压缩性使其能够顺应根管的横截面形态。在近远中径 0.2mm 的椭圆形根管中，1.5mm 的自适应锉近远中向压缩，颊舌向可扩展至 2.4mm（图 20-65）[182]。

制造商建议自适应锉使用时配合冲洗液 4mL/min，每个根管冲洗 4 分钟，小幅度上下运动。理想情况下，自适应锉可以将根管均匀扩大，形成非 ISO 形状，沿根管原始形态进行扩大。

关于根管充填，因为自适应锉技术预备后的根管不是特定的形态，所以侧方加压充填似乎不适用。此外，由于根尖锥度不能明确，所以也很难使用热牙胶垂直加压充填。

自适应锉是一种新颖的根管预备方法，能够维持根管原始横截面形状，保存牙本质，并进行良好的根管清理。然而，自适应锉系统未被广泛使用，仍需要进一步研究。

七、马达和扭矩控制机头

随着根管预备系统的改进，根管马达的扭矩控制和可调运动模式也进一步增强。现代机动设备可分为以下几种[183]。

- 限扭矩机头
- 高扭矩和低扭矩电动马达
- 开闭式往复旋转马达

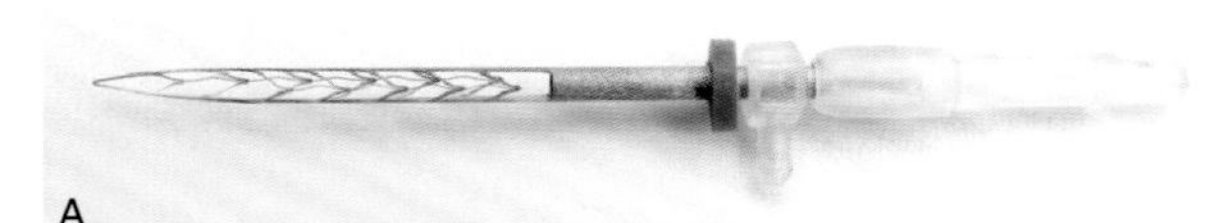

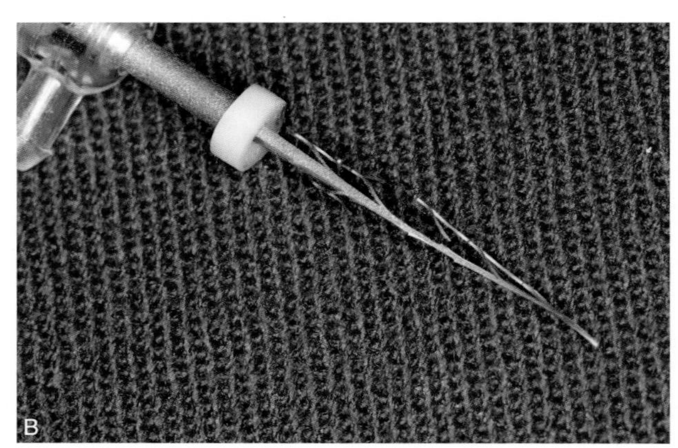

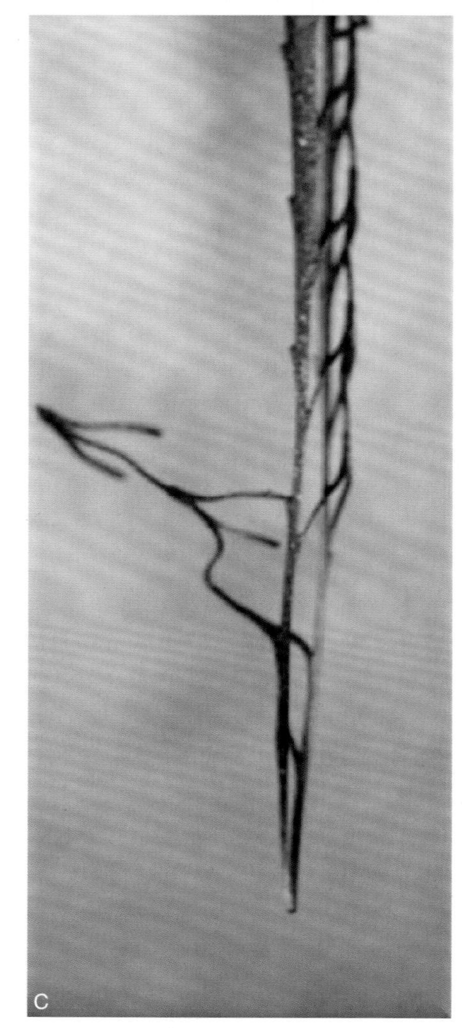

图 20-65　通过连接的网格防止器械离断

- 连续旋转与往复旋转混合式马达（适应模式）
- 垂直振动（见自适应锉章节）

（一）限扭矩机头

这些机头具有扭矩控制功能，可以通过机头的旋转调节环来选择不同的扭矩[184]。第一支限制扭矩的机头是ENDOadvance，其最大转速为40 000r/min。按照120∶1比例减速，器械实际旋转速度为333r/min。扭矩设置可以通过滑动离合器调整至0.25、0.50、1.0和3.0N·cm。激活离合器时，会有咔嗒声和震动感[184]。

限扭矩反角气动机头SiroNiTi（Sirona，本斯海姆，德国）设置的器械旋转最高速度为350r/min（115∶1缩减比例）。这款机头可以设置5种不同的扭矩（1~3N·cm）（图20-66）。扭矩过大时，反向旋转可以防止器械卡在根管中[184]。后续型号SiroNiTi Air+（Sirona）既可与气动马达配用，也可以与电动马达配用。当使用电动马达时，该机头也适用于需要较高旋转速度的器械，如RaCe，BioRaCe和BTRaCe，SiroNiTi Air+在40 000r/min马达上的最大转速可达600r/min[184]。

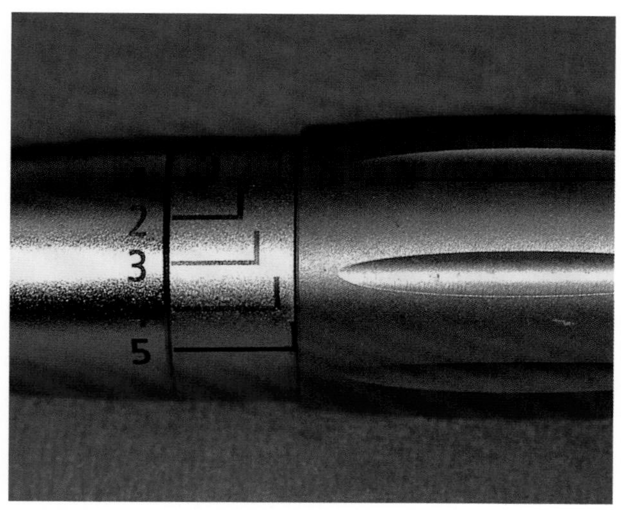

图20-66 SiroNiTi机头，扭矩设置环可以选择五种不同扭矩

Anthogyr NiTi Control机头也是一种可以连接在牙椅上的反角机头，气动牙椅上的减速比例为64∶1，电动设备的减速比例为128∶1。这款机头的最大转速为312r/min，扭矩可调至0.7~4.5N·cm[184]。特别针对Mtwo器械设计的限扭矩气动机头Mtwo direct（图20-67），其扭矩设置只能适配Mtwo器械[184]。

一项研究比较了限扭矩机头和电动步进马达使用系列镍钛器械预备树脂弯曲根管（弯曲度0°~30°）[185]，结果显示使用限扭矩机头的预备时间明显缩短，而在根管拉直、工作长度丧失方面未发现差异。另一项研究结果也显示这两种系统均能维持根管原始的弯曲程度，且使用安全[186]。

使用系列FlexMaster器械（VDW）冠向下法预备根管

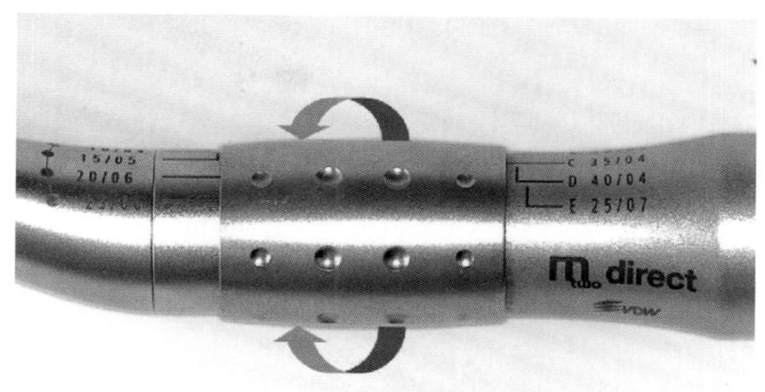

图20-67 扭矩限制Mtwo direct机头，带有一个可以旋转的调节环，用于选择不同的扭矩设置。8种不同的扭矩设置适用于特定号数的Mtwo旋转镍钛器械

也得到了相似的结果[187]。在这项研究中比较了机动设备，包括两种限扭矩机头（SiroNiTi和ENDOadvance）和一种低扭矩电动马达（Endo IT professional）。在树脂块中，电动马达预备模拟弯曲根管的速度明显快于限扭矩机头。在离体牙弯曲根管中，Endo IT和ENDOadvance的预备速度明显快于SiroNiTi。与SiroNiTi相比，使用电动马达可以减少根管拉直。其他参数尚未发现差异[187]。

（二）马达

1. 高扭矩和低扭矩电动马达　虽然高扭矩电动马达能够高效预备根管，但研究显示这些电动马达可能导致器械变形和分离的发生率升高[188]。对于扭矩在1N·cm以下的低扭矩马达，扭矩设置应低于扭矩限定值。在减少镍钛器械循环疲劳方面，使用低扭矩马达似乎更可靠[189,190]。然而，扭矩值不能设置过低，因为任何机械驱动的器械都需要最低扭矩来抵抗根管内部的摩擦和切削牙本质。

电动马达经常带有自动反向旋转功能来松解卡住的器械（图20-68）。为了最小化器械断离的风险，在一些系统中，操作者可以设置提示音来提示到达临界扭矩限制值[184]。这些马达系统中储存着预设的最佳转速和最大转矩值（图20-69），并且在大多数马达中，可以对新系统参数在新界面中进行更新设定。

大多数旋转镍钛系统的推荐转速为150~600r/min。转速对器械使用安全和效率的影响尚不确定[183]。一些研究显示，增加转速可以提高器械的效率[191,192]，与器械变形、较高扭矩或折断风险增加无关[193,194]。然而一项研究显示增加转速会导致器械分离风险增加[195]。器械转速和根管弯曲度/弯曲半径，似乎与器械分离风险升高有关[196]。

没有经验的操作人员使用低扭矩马达时较为安全[197]，而对于有经验的操作者则未见差异[81,198]。然而值得注意的是，实际扭矩数值与马达显示值不同，甚至会高于引起一些旋转镍钛器械失效的扭矩[183,199]。

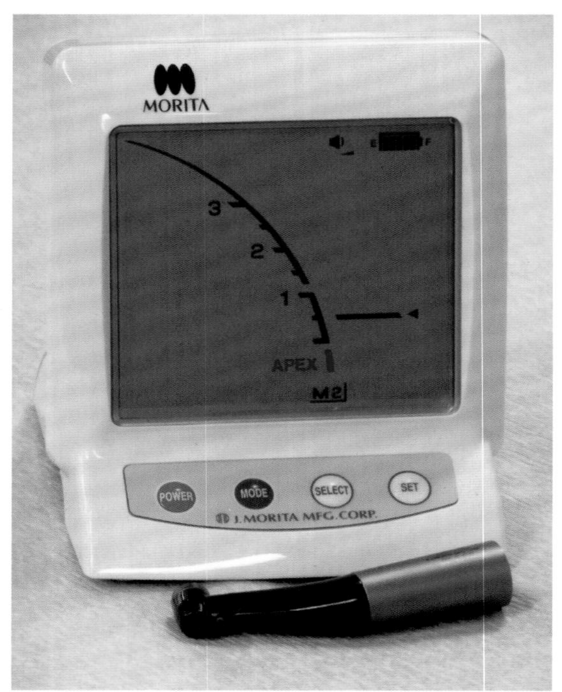

图 20-68 ORT（最佳扭矩反向）模式声称能减轻器械在预备过程中的应力，当达到特定的扭矩值时，器械的连续顺时针旋转改变方向至逆时针旋转 90°，然后转变回顺时针旋转。如果器械仍属于受压状态，则顺时针方向转动 180°，然后再逆时针回转释放压力

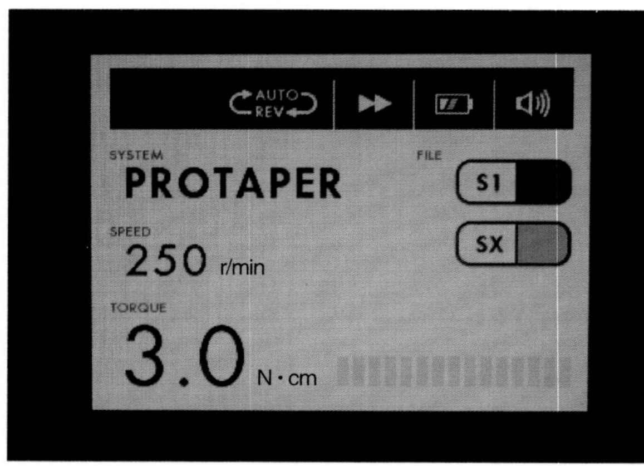

图 20-69 X-Smart Plus 马达显示屏，显示预设的扭矩值和转速

2. 往复旋转马达　一些往复旋转马达有固定的角度和速度值（图 20-70）。

与这些封闭系统的马达相比，其他马达允许改变往复旋转设置[183]。ATR Vision 和 iEndo Dual 是开放系统马达的代表。

值得注意的是，往复旋转参数的实际值与厂家给出的设定值差异明显[169]。只要实际值低于设定值，其临床影响可忽略不计。往复值减小延长了预备时间，同时可能增加

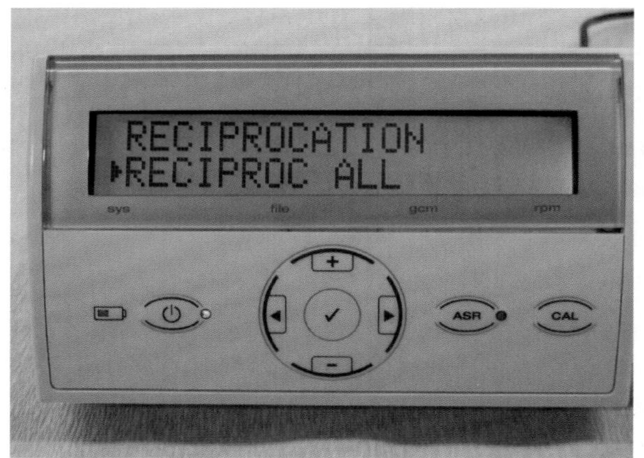

图 20-70

器械的循环疲劳抗力，减少预备过程中的根管偏移[200]。然而，增大往复旋转的范围会降低器械循环疲劳抗力[201]。因此，操作者应该知道使用马达的实际往复旋转数值，从而在延长使用往复旋转器械时，避免造成如器械分离等不良影响。

对于往复旋转运动对扭转疲劳和循环疲劳，以及器械使用寿命的影响，现有研究结果一致认为，往复旋转运动能够提高器械平均寿命和循环疲劳抗力[183,202,203]。据报道，往复旋转器械的折断发生率非常低[204,205]。如果假定器械在逆时针旋转过程中的变形能够在卸载后恢复原状，那么往复旋转运动似乎是相对安全的[206]。

大多数扭矩控制和往复旋转根管马达也可以配备电子根测仪（图 20-71）。临床研究表明，对于工作长度测定的准确性和可靠性，这些根尖定位马达与独立的根测仪相当[207-210]。

（三）往复旋转机头

最近，一种能进行往复旋转和顺时针连续旋转的无线机头问世。VDW.Connect Drive（VDW）是一款可以通过蓝牙与 ipad 连接的机头（>iOS 8）（图 20-72）。通过特殊的应用程序（VDW.Connect App）可以选择需要的工作运动方式，往复旋转或顺时针连续旋转。不同型号器械的往复旋转角度和扭矩、转速值均储存在应用软件中。其他的功能，如电子根测仪，也可以通过应用程序进行选择。厂家提供了定期下载，可以更新应用程序。另一款类似的无线机头是 X-Smart iQ（Dentsply/Maillefer），它具有与 VDW. Connect Drive 相似的性能，也能通过蓝牙连接。目前还没有对这些机头的评估研究。

（四）旋转与回旋混合式马达（适应模式）

机动设备领域的最新发展是将旋转和往复旋转（适应模式）相结合的马达。最初，这种自适应运动是为使用 Twisted File 自适应器械和 Elements 马达开发的。

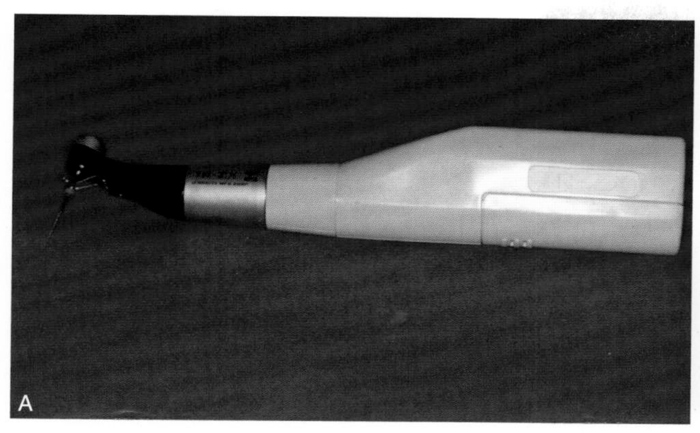

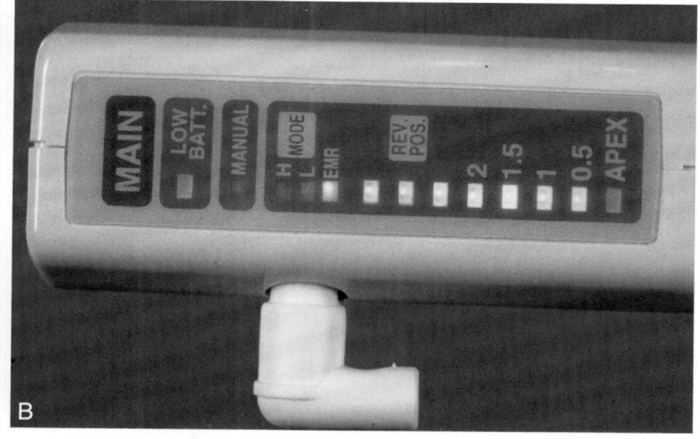

图 20-71 A. 扭矩限制马达 TirAutp ZX（森田，迪岑巴赫，德国） **B.** 显示屏显示两种不同的扭矩设置，并集成了电子根测仪

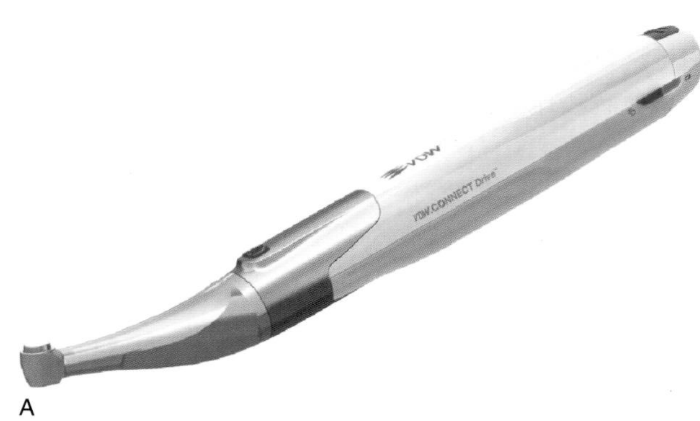

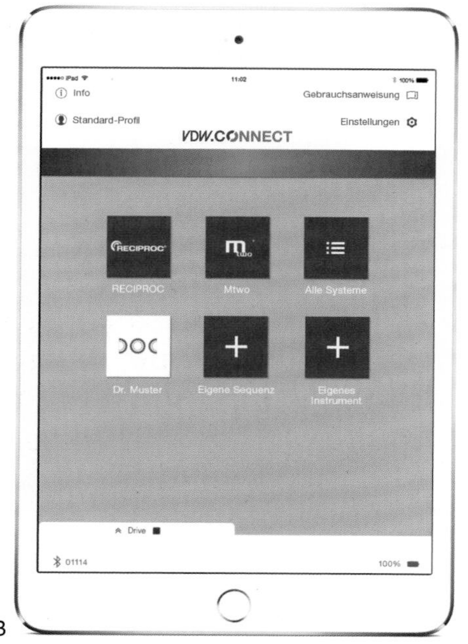

图 20-72 A. VDW.Connect Drive 机头能够进行往复旋转运动和顺时针连续旋转运动 **B.** VDW.Connect 应用程序中可选择不同的工作方式

开发这种运动模式，目的是整合连续旋转和往复旋转的优点[183]。当器械没有受力或仅轻微受力，马达驱使器械在根管中顺时针旋转约 600°，然后停止。然后，再次顺时针旋转。当器械在根管内受到阻力时（在弯曲狭窄根管或再治疗清除根管内充填材料时），器械运动就会转变为往复旋转[183]。往复旋转的角度不是恒定的，而是取决于器械在根管内的阻力，可在顺时针 0°~600°，逆时针 0°~370° 范围内调整[183]。

有关新一代根管马达性能的资料很少。然而，初步研究结果表明，在循环疲劳试验中，自适应运动较连续旋转运动延长了 TF 自适应器械的折断时间。

综上，我们可以得出这样的结论。

- 限扭矩机头是安全的，即使对于严重弯曲根管也可以快速预备，而不会增加操作过失的风险。与电动马达相比，这些机头的主要优点是成本较低，不需要另外的牙科设备。
- 对于电动马达，实际扭矩值可能与预先设定值有很大差异。有时实际值可能高于引起器械分离的扭矩值。转速选择至关重要，因为器械的转速直接影响器械失效。
- 对于往复旋转马达，实际的往复旋转角度和速度可能与马达的设定值不同。
- 往复旋转似乎增加了器械的抗疲劳性能。此外，与连续旋转器械相比，往复旋转器械分离发生率较低。
- 自适应运动似乎对器械的抗循环疲劳有利。
- 目前，没有证据表明特定类型的机动设备对治疗结果有影响。

八、超声

1976 年，Martin 报告了将超声波应用于根管预备中，并将这种技术称为“endosonics”[211]。然而，早在 1957 年 Richman 就已发表了超声在根管治疗中的应用[212]。已经对超声波作用的主要机制空穴作用进行了讨论，然而，声流效应却是其主要的作用方式[213]。

超声设备由压电或磁致伸缩驱动，使锉产生 25~40kHz 的高频振荡，在冲洗液中产生微声流。据报道，超声波可通过破坏细胞膜来发挥抗菌活性，从而具有良好的清洁能力[214]。

（一）根管成形

关于根管预备质量，大多数研究报告结果不令人满意[215,216]，因为锉在高频振荡时很难被控制，尤其是锉的尖端。由于超声设备与不锈钢器械配合使用，弯曲根管外侧容易拉直，或出现严重的拉链形态和台阶。超声器械使用后在牙根牙本质上发现纵向沟槽（图 20-73）[217,218]。

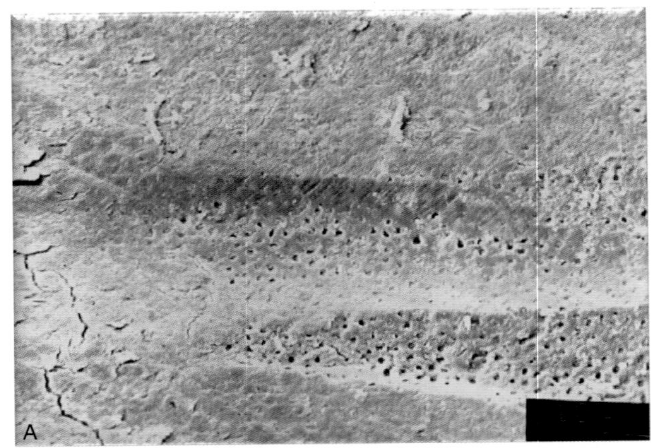

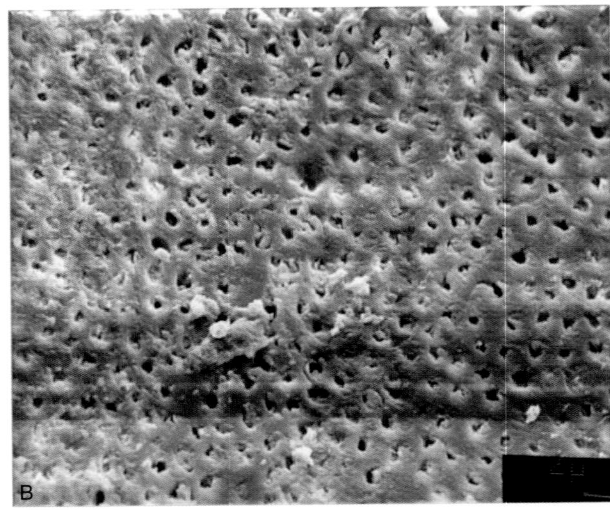

图 20-73 **A.** 使用超声预备锉后牙本质表面的纵向沟槽 **B.** 使用超声冲洗后的根管壁，玷污层和碎屑被完全清除

然而，如果小心使用，超声器械能有效清除阻塞物，打开根管口，扩大细窄峡部。

（二）根管清理

超声波的清理和消毒能力仍存在争议。研究显示，与传统冲洗技术相比，超声波表现出优异或良好的根管清理能力，能够清除碎屑和玷污层（图 20-73）[219-222]。

（三）操作安全性

使用超声设备进行根管预备，可能出现根尖堵塞、台阶、根尖碎屑推出量增加[223,224]，以及器械分离。

结论

超声波是一种很好的辅助冲洗方式，但不建议用于常规根管预备。超声波在某些情况下是有帮助的。

第六节 根管预备中的不同观点

一、争议 1：牙本质损伤

单锉往复旋转系统的出现，引起对“根管的机械预备是否会对牙本质造成损伤”的新一轮讨论。在根管预备和冲洗过程中，牙本质的结构、成分和物理性质都将发生改变。

根管预备和消毒后的牙本质将有以下改变。

- 抗折性能下降
- 预备划痕
- 牙本质微裂

（一）牙根强度降低

冠方通路预备过程中，只要造成牙体组织丧失，都有可能导致抗折性能的下降[225,226]。一般来说，根管治疗后牙齿的抗折性能与剩余健康牙体组织的量直接相关[227]。目前研究表明，与非 ISO 标准的大锥度机动镍钛预备器械相比，使用 ISO 标准的 0.02 恒锥度标准锉手动预备根管，能够更大限度地保持牙根强度[228,229]。由于活髓摘除的患牙根管内无感染，因此在预备时不必过分扩大根管，应尽量避免使用大锥度器械，减少微裂和牙根折断（图 20-74）[227]。

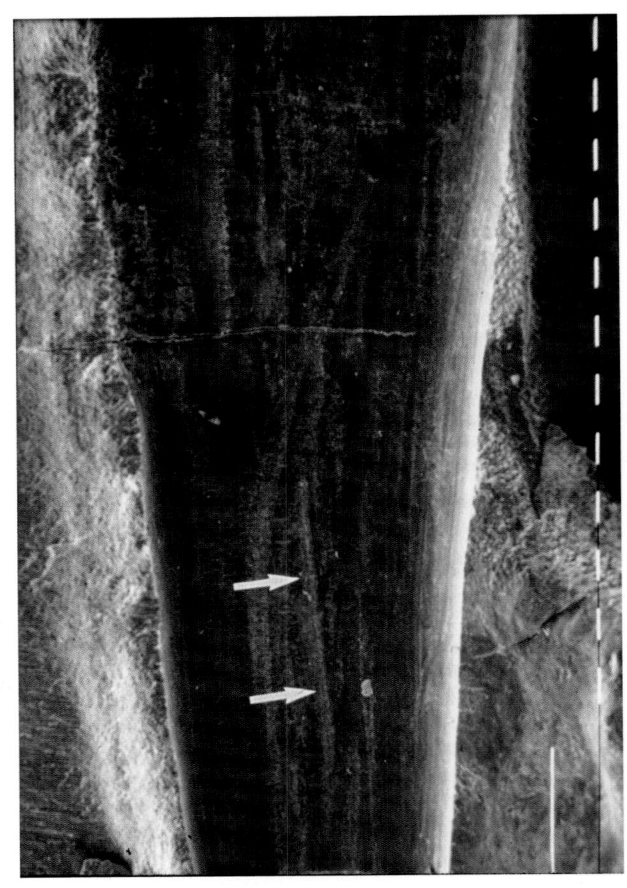

图 20-74 扫描电镜下，使用不锈钢 H 锉和提拉扩锉法根管预备后，根管壁上的冠根向沟纹（箭头所示）（×160）

（二）预备划痕

一些研究证据显示，不论是手动预备还是机动预备，都会在根管壁上留下划痕（图 20-74，图 20-75）[2,86]。

（三）牙本质微裂

当根管壁受到的拉应力超过牙本质承受范围时，牙本质会出现微裂甚至牙根折裂[228]。根管预备时，器械的切削刃与根管壁接触，产生瞬时的应力集中，且主要集中在根尖部根管外侧壁[228]。器械的刚性或锥度越大，在根尖部牙本质产生的应力集中越大[228]。不论是远期还是短期内，这种应力集中都会导致完全或不完全的牙本质微裂（图 20-76）。

单锉系统是否会增加牙本质产生微裂的风险还存在争议，目前仍缺乏关于此方面的研究数据。一项研究对单锉旋转系统（OneShape，Micro Méga，Besançon，France）进行

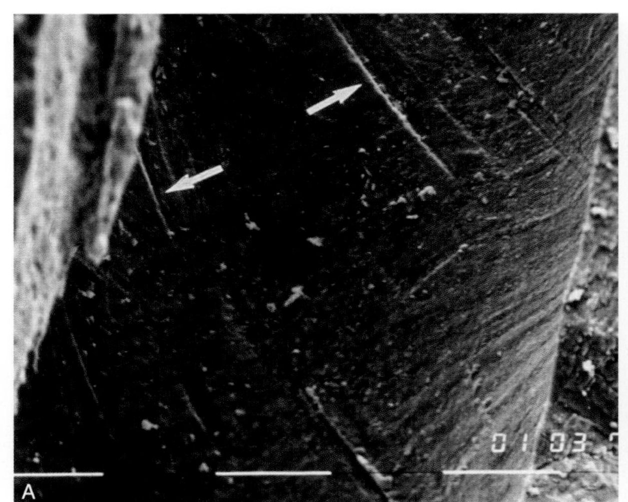

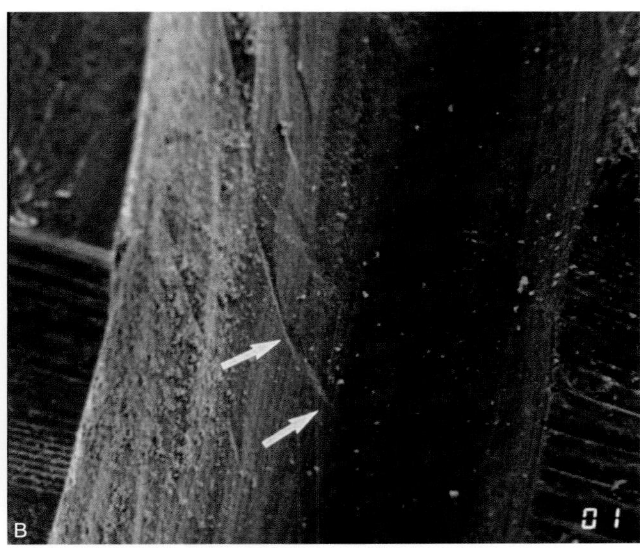

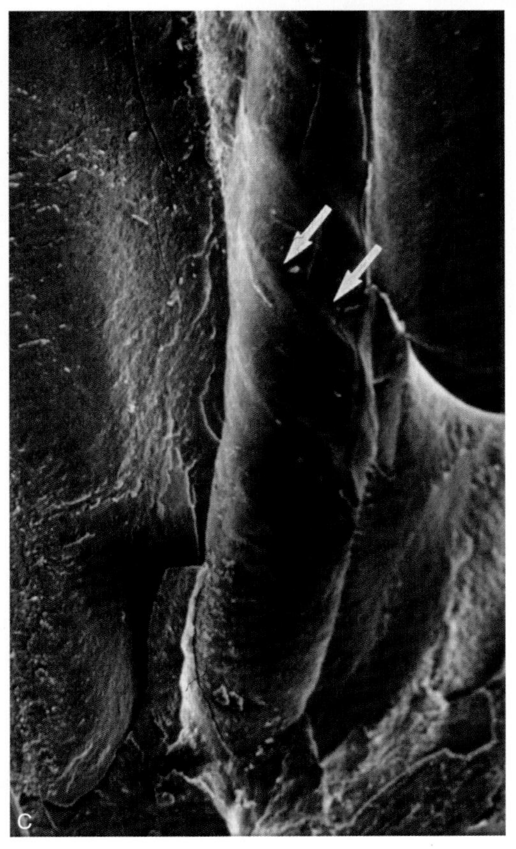

图 20-75　扫描电镜观察预备后划痕

A、B. 手用 K 锉旋转扩锉法预备，留下的轻度划痕（箭头所示）（×160）　**C.** 手用不锈钢 K 锉预备，留下清晰的波浪形划痕（箭头所示）（×160）

图 20-76 牙根横截面。贯通根管壁全层的完全裂纹（a）和未贯通根管壁全层的不完全裂纹（b、c）（×25）

了评价[230, 231]，结果显示使用系列 ProTaper 系统（Dentsply Maillefer）、Reciproc（Dentsply Maillefer） 和 OneShape（Micro Méga, Besançon, France）预备根管后，分别在 50%、5% 和 35% 的根管壁上产生了微裂。临床中真实的使用情况无法直接观察。

小结

- 根管治疗的各步骤均会导致牙齿抗折性能下降。
- 使用锥度器械预备根管，是影响牙根强度的重要因素。
- 根管预备会在根管壁上留下划痕。
- 机动器械预备会导致牙本质损伤，如牙本质完全或不完全的微裂。
- 往复旋转器械与系列连续旋转镍钛器械相比，是否会导致严重的牙本质损伤，目前尚无定论。

二、争议 2：根尖通畅

根管治疗各项技术的优缺点讨论由来已久，“根尖通畅”即是其一[232]。Buchanan[233]是公认的第一个提出通畅（patency）概念的学者。

通畅锉是指在不破坏根尖狭窄部的前提下，能够顺利通过狭窄部的有弹性的小号 K 锉[234]。美国牙髓病协会（American Association of Endodontists, AAE）将“通畅”定义为：使用小号根管锉回锉，通过生理性根尖孔（根尖狭窄部），清除根尖区碎屑的操作（图 20-77）[235]。

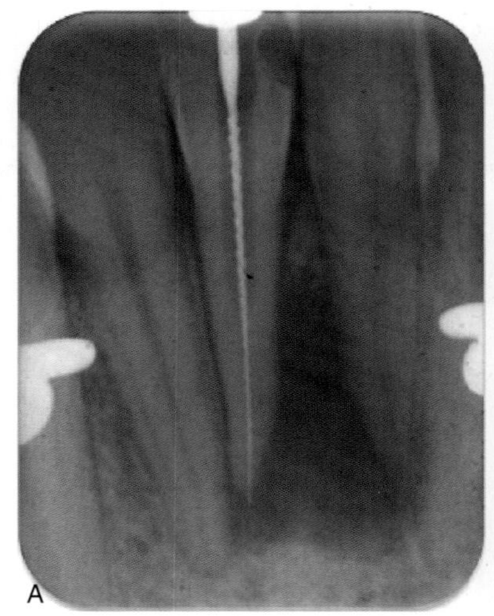

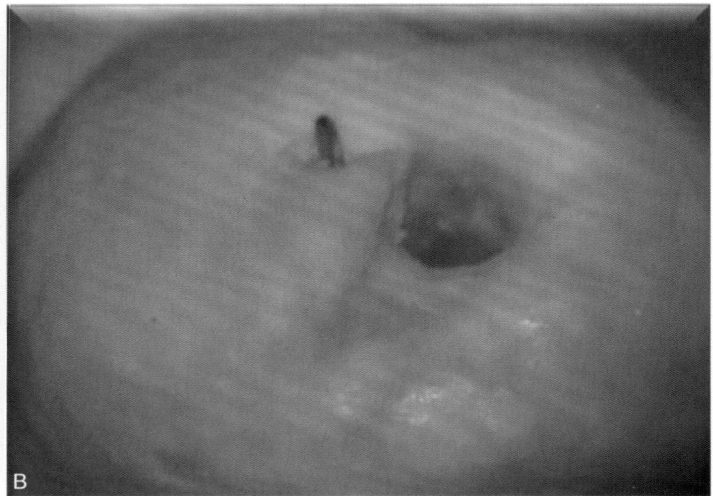

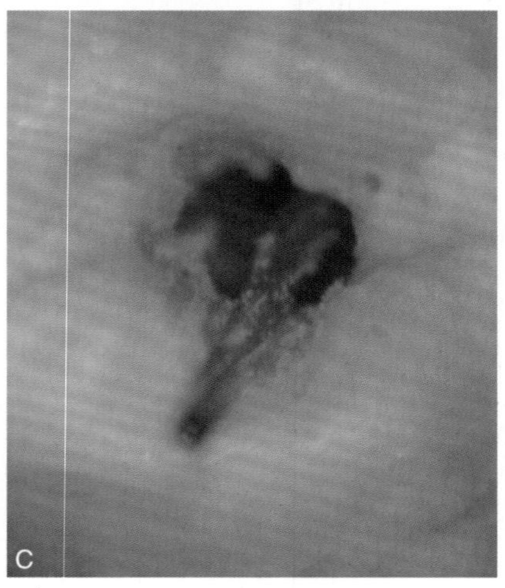

图 20-77 **A.** 根尖通畅的目的是：锉的尖端略超出根尖孔，清除根尖区的碎屑以保持清 **B.** 仅通畅了一个根尖孔，另一个较大的根尖孔未被预备 **C.** 使用 10 号锉通畅，碎屑被推出根尖孔，根尖孔周围仍附有未被清除的碎屑，应引起重视

需要注意，带有致病微生物的碎屑推出根尖孔后，进入根尖周组织，可能会引起术后疼痛[236,237]。另外需要注意，通畅法只适用于位于根管长轴上的主根尖孔。器械无法达到侧支根管和根尖分歧，这些部位只能通过化学冲洗进行消毒（图 20-77），详见第二十一章。另外有研究发现，在充满 5.25% 次氯酸钠的根管中进行根尖通畅时，即使根管锉上带有细菌，也未在根尖周组织中发现细菌[238]（图 20-77）。

器械通过根尖孔时，要求使用小号根管锉（8 号，10 号或 15 号）。大号锉会破坏根尖狭窄部的结构，增加根尖拉开的风险。

使用 10 号和 15 号锉进行根尖通畅后，冲洗液可能会超出根尖孔[239]。对于粗大根管，在保证根尖通畅的情况下，冲洗液能够被输送进入根管的根尖段[240,241]，同时还可以最大程度地减少冲洗液中的气泡[242]。

保持根尖通畅可以降低感染根管术后疼痛的发生率。但也有病例（如下颌牙或治疗前已存在疼痛的牙齿）进行根尖通畅可能会导致疼痛时间延长[243]。

全身健康的考虑

一些研究表明，过度预备可能会导致菌血症[244,245]。因此有全身疾病的患者，应避免根尖部的超预备，尽可能减少感染碎屑的推出[232,246,247]。

小结

- 感染碎屑推出至根尖周组织，可能会引起根尖周感染。
- 超出根尖孔的材料可能会引起术后疼痛。
- 只有主根尖孔适用于根尖通畅。
- 根尖通畅的利弊，还缺乏前瞻性对照临床研究。
- 根尖通畅不适用于全身状况差的患者。
- 牙髓尚有活力时，不建议刻意的超预备。

因缺乏足够的循证学证据，根尖通畅优劣与否仍无定论。

三、争议 3：根尖碎屑推出

根管预备过程中，不可能完全避免根尖部碎屑的推出（图 20-78）[248,249]。生活或坏死牙髓、牙本质碎屑、微生物、冲洗剂，甚至再治疗需要去除的充填材料，都有可能被推出至根尖周组织[248]。

根尖碎屑推出的最直接后果，就是术后出现有症状的根尖周炎和诊间急症[236]。因此不论从临床还是生物学角度考虑，都应该尽可能减少碎屑的推出。

有研究比较了不同手动预备技术和机动预备的碎屑推出量。结果显示，冠向下手动预备技术或颈部开敞后使用冠向下技术，碎屑推出的量均少于手动提拉扩锉法预备[248,250-252]。但也有一些研究表明，如果操作方法得当，机动旋转器械不会过多推出碎屑[253,254]。

单锉系统

单锉往复旋转系统是否更容易将碎屑推出至根尖周组织，目前仍存在争议[255]。有研究表明，单锉往复旋转系统与碎屑推出量增加有关[256]，也有研究得出了相反结论[257-259]。但现有数据显示，单锉连续旋转系统推出的碎屑要少于前者[179,260]。虽然现有证据有限，但至少可以表明，单锉连续旋转系统不会增加碎屑推出的风险[261]，而单锉往复旋转系统的效果还不确定。

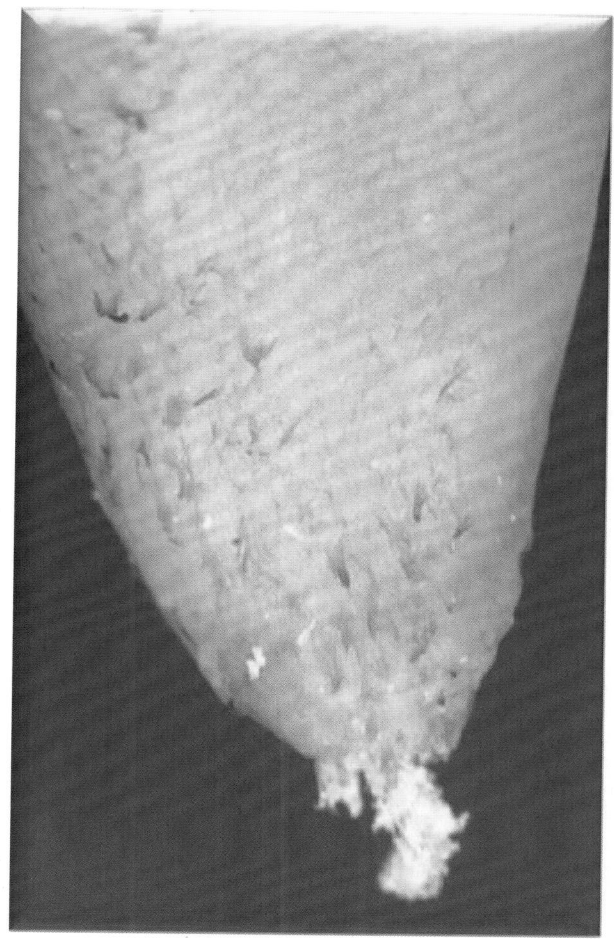

图 20-78　根管预备将碎屑推出根尖孔

2015 年的一篇 Meta 分析显示，单锉往复旋转系统可能比系列镍钛系统推出的碎屑量更多[261]，前者将碎屑和牙本质在根尖部压紧，然后推出根尖孔[249,261]。该文章还表明，根管锉横截面的设计，也与碎屑的推出密切相关[249]。与横截面积小、截面呈 S 形的器械相比，横截面积越大推出的碎屑量越多，介导释放的神经肽也更多（P 物质和降钙素基因相关肽）[249]。显然，容屑沟槽能容纳碎屑的量，将直接影响到碎屑的推出量。此篇 Meta 分析还推测，器械的使用次数对推出量亦有影响，但已有的研究不足以支持此观点[249]。

这篇 Meta 分析的部分结论，得到了两项研究结果的支持[262,263]。Gambarini 等人评估了 3 种机动预备器械引起术后疼痛的发生率，分别为单锉往复旋转系统 WaveOne，Twisted File 和 Twisted File Adaptive[262]。WaveOne 和其他两种系统之间有显著差异。WaveOne 预备后约 26.6% 的患者出现严重的疼痛，Twisted File 组没有患者出现疼痛，

Twisted File Adaptive 组仅 6.6% 的患者报告了疼痛。

另一项随机临床试验使用系列连续旋转 ProTaper 系统和往复旋转 WaveOne 系统对 42 名患者的患牙进行根管预备[263-277]。治疗分两次完成,使用数字疼痛分级法(numerical rating scale, NRS)评价治疗后疼痛程度,还对疼痛持续时间和止痛药的使用情况进行了评估。WaveOne 组的 NRS 指数和疼痛的持续时间均较高,第一次治疗结束后的止痛药用量也较高。作者认为可能是由于 WaveOne 的“活塞效应”,使其比连续顺时旋转器械更容易将碎屑推出。

小结

- 目前所有的器械和操作技术都会导致根尖碎屑推出。
- 全序列旋转镍钛器械比手用器械推出的碎屑量少。
- 单锉连续旋转系统比单锉往复旋转系统碎屑推出量少。
- 单锉往复旋转系统比全序列旋转系统的碎屑推出量多。

四、争议 4:根尖预备尺寸

关于根尖预备的最终尺寸,目前存在两种观点。一种观点认为应尽可能保留牙本质,保持根尖部的完整性。另一种观点则认为应环形去除根尖部感染的牙本质。

传统的预备方法是至少预备至比初锉大三个号数。根据预备前根尖孔直径的分布数值[278-289],建议根尖至少预备至 25~35 号或以上[278-289]。

Coldero[290]等人用两种方法预备根管:冠向下法预备至 35 号 0.04 锥度,和冠向下法先预备至 20 号 0.04 锥度,结合逐步后退法预备至 35 号 0.04 锥度,发现根管内细菌减少量无明显差异,主根管内均未发现细菌。Shuping 等的研究表明,随着预备号数增加,根管内细菌数量下降[291]。但一项比较研究得出了相反的结论,该研究比较了五种预备技术,根尖预备至 25~40 号不等,均未发现碎屑残余,剩余的牙髓组织量也无差异[292]。

在进行根管冲洗时,根尖直径和锥度都应考虑在内。Boutzioukis 等人建议将根管预备至 40 号 0.04 锥度,这样即使在根尖部,冲洗剂也可以实现良好的回流[293, 294]。

第二种观点要求尽量不扩大根尖孔,用 10 号锉探查根尖部 1/3,不向根尖加压并超出根尖孔 1mm 完成根尖通畅,轻微捻转并小幅提拉,建立顺畅根管通路,然后至少扩大至 20 号,完成根尖部的预备[295]。Yared[296]等人进行了一项体内研究,将 60 颗单根管的根尖周炎患牙预备至 25 或 40 号,根管内剩余的细菌量无明显差异,与初始细菌量相比,两组预备后的细菌量均有明显下降。

Card[297]等人的研究表明,镍钛器械预备的号数越大,根管内细菌数量下降越明显,预备至 50 号的根管内细菌数量明显少于 35 号[298]。

小结

不论预备量大小,机械预备能显著降低根管内微生物量,但无法完全清除。

- 有证据显示根尖预备量越大,根管内微生物的数量就越少,但是否具有统计学意义有待进一步研究。
- 应根据不同的根管系统选择不同的预备方法、器械和预备量。
- 能够使 30 号冲洗针头进入到达工作长度减 1~2mm 是最标准的根尖预备尺寸。因此有学者建议将根尖预备至 40 号 0.04 锥度,以实现良好的冲洗效果。

第七节 复杂根管系统的预备

一、根管交汇

如果未发现两根管间的交汇,则极有可能造成根管的过度扩大和根管拉直(图 20-79)。器械进入另一根管的角度如果过大,则很可能产生台阶或发生器械分离。

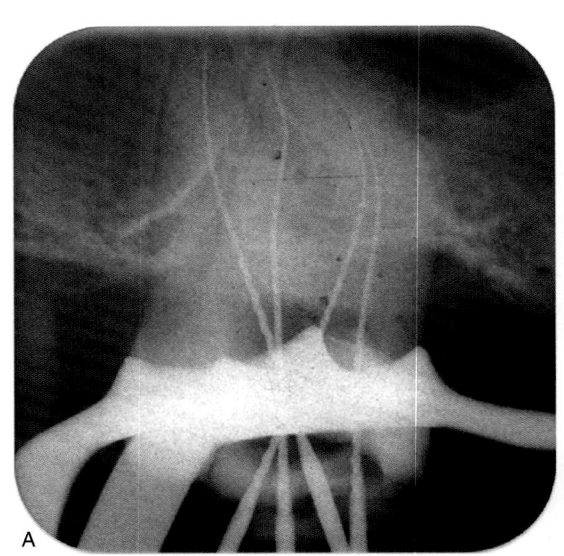

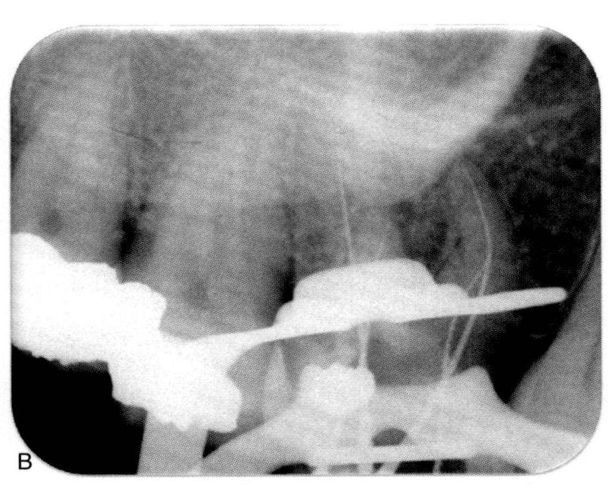

图 20-79 A、B. 根尖片显示不同位置和不同角度的根管交汇

另外，如果直到根管充填前仍未发现交汇，一个根管完成充填后，第二个根管则无法到达预先确定的工作长度。很多根管交汇很难从影像中发现，以下几个临床方法或许可以提供帮助。

- 两只锉同时插入根管，如果每次仅有一支能到达工作长度，则可能存在交汇。
- 一个根管内插入牙胶尖，另一个插入根管锉，如果存在交汇，根管锉会在牙胶尖相应部位留下印记（图 20-80）。

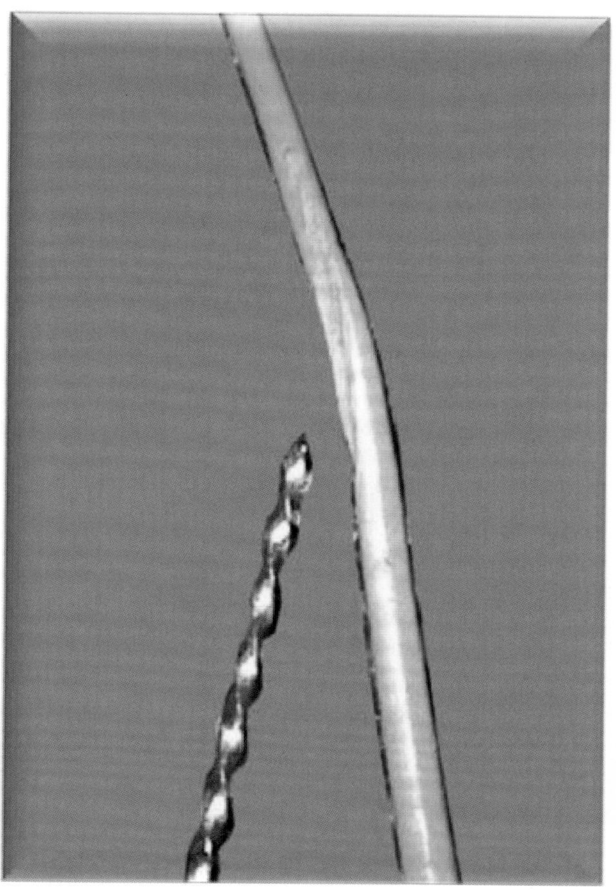

图 20-80 牙胶尖插入"主"根管，根管锉插入另一根管，在牙胶尖上留下印记的位置与角度与交汇的结构一致

- 向两个根管内注入冲洗剂，若干燥其中一个根管时另一个根管内的冲洗液面下降，或向一个根管内注射的氢氧化钙糊剂从第二个根管口涌出，都提示存在交汇（图 20-81）。

二、根管深部分叉

如何发现和到达分叉部位，是处理根管深部分叉的难点。最好使用小号、预弯器械进行探查，CBCT 亦能起到一定帮助。对于此类根管的预备和充填，必须事先建立良好的冠方通路，以便牙胶尖、侧方加压器和垂直加压器顺利进入根管（图 20-82）。

三、S 形根管

预备双弯的 S 形（也称为刺刀形）根管时，要根据根管弯曲的半径和角度，选择不锈钢器械或镍钛器械，这一点往往不好判断，因此我们应先默认弯曲存在，保持警醒。

现已证明一些复杂根管结构，如双弯曲、S 形弯曲、急弯或 C 形根管等，会提高器械分离的风险，未预备面积和穿孔风险也会增加[264]。但二维影像很多时候不能反映双弯曲根管的真实情况（图 20-83）。更多的细节请参考第二十六章。

预备此类根管时，器械进行旋转操作尤为困难。目前大部分研究仅基于模拟标准解剖形态的树脂根管模型，不能代表真实的临床情况，对研究结果应谨慎解读。Micro-CT 或许能对该类研究提供帮助。

S 形根管的预备推荐采用以下 3 个步骤：首先，要有足够的髓腔预备量，根管口开敞至第一个弯曲冠方；然后，预备第一个弯曲，直到可以通畅至第二个弯曲；最后，用预弯（预弯程度可稍大于根管弯曲程度）的小号手用器械或有弹性的小锥度镍器械（如 0.04 锥度 ProFile）预备第二个弯曲[265]。这个过程会造成根方弯曲内侧壁、冠方弯曲外侧壁的轻度拉直。

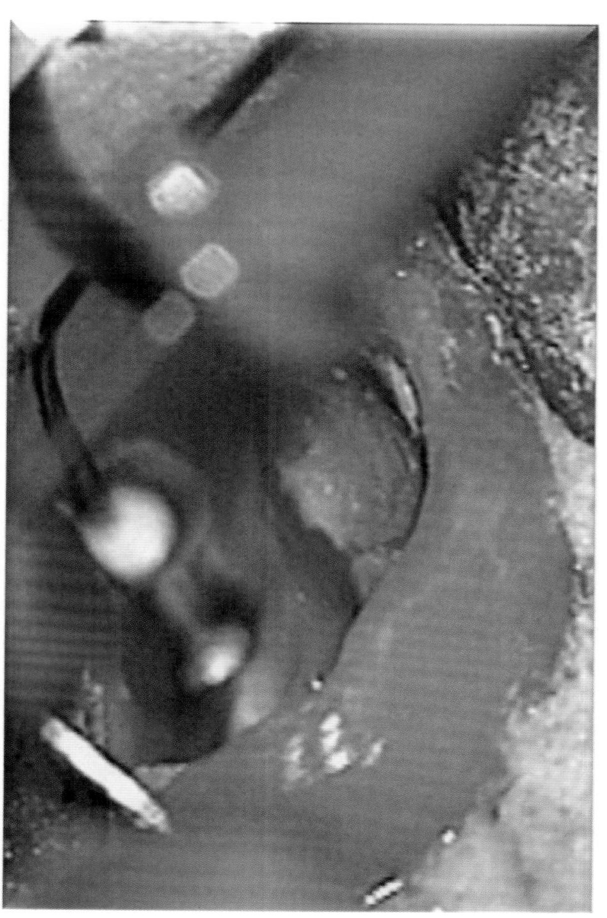

图 20-81 如果氢氧化钙糊剂由一个根管注入，从另一个根管涌出，提示交汇的存在

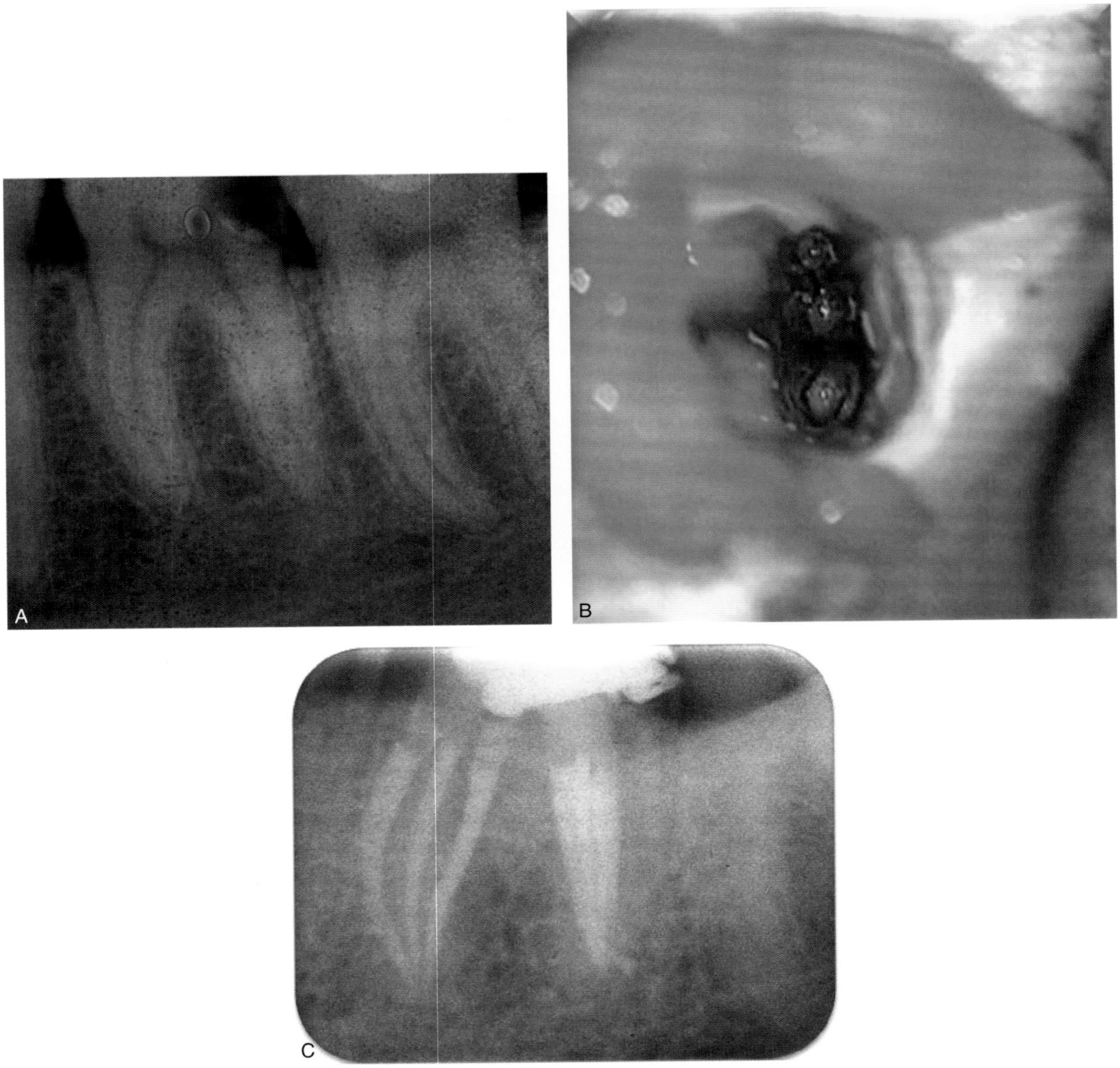

图 20-82 A~C. 下颌磨牙远中根的深部分叉，显微镜下观察到的分叉

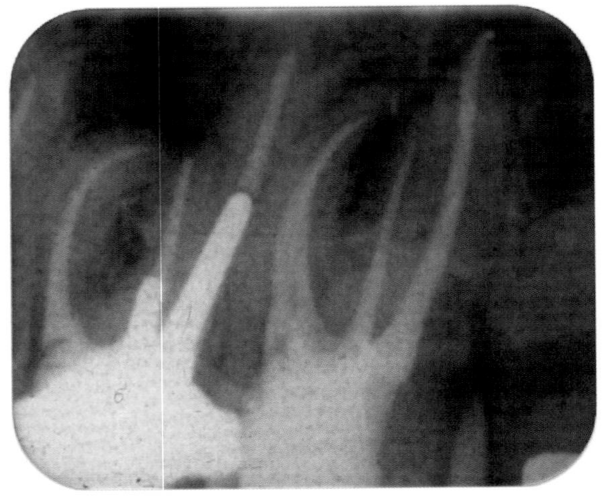

图 20-83 腭根为 S 形的上颌磨牙，其两个弯曲仅能通过远中偏移投照显示

当预备多弯曲的根管时，旋转镍钛器械会承受额外的应力。在双弯曲根管模型中，与预备单弯曲根管模型相比，ProFile（0.06 锥度，25 号）在第 2 个弯曲的循环疲劳转数从 633 降至 105，Vortex 从 548 降至 93[266]。

镍钛器械预备 S 形根管相关的研究结果还存在诸多争议，如使用镍钛器械预备 S 形根管，是否会增加根管拉直和器械分离的风险，仍没有可靠的研究结果[267, 268]。一项研究发现自适应锉比 CM-Wire 和 M-Wire 经典系统的表现更好[269]。

根据这些研究，我们仅给出以下几点建议。

- 在第一个弯曲冠方制备直线通路，清除到达此位置的所有阻挡。
- 在处理第二个弯曲前，先预备第一个弯曲，此阶段可以使用较大锥度的器械。
- 在第一个弯曲扩大完成后，才可以进行根尖预备。
- 使用小锥度（0.05）的弹性器械进行根尖部的预备，手用器械更佳，号数限制在 25~30 号（图 20-84）。

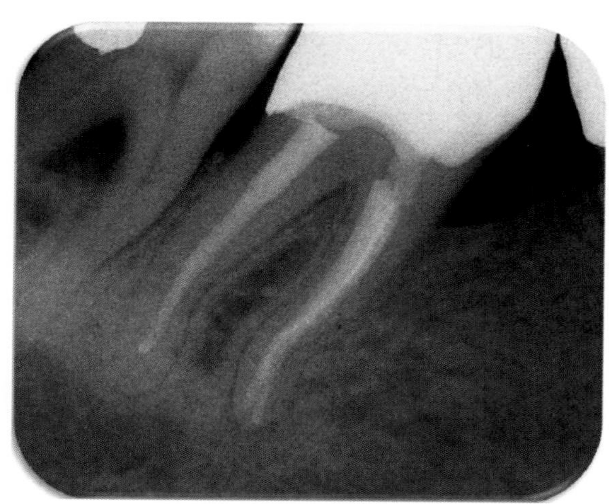

图 20-84　使用 FlexMaster（0.02 锥度，35 号）预备下颌第一磨牙，保留了根管原有的位置和弯曲形态（由德国柏林的 Dr.Sabine Nordmeyer 提供）

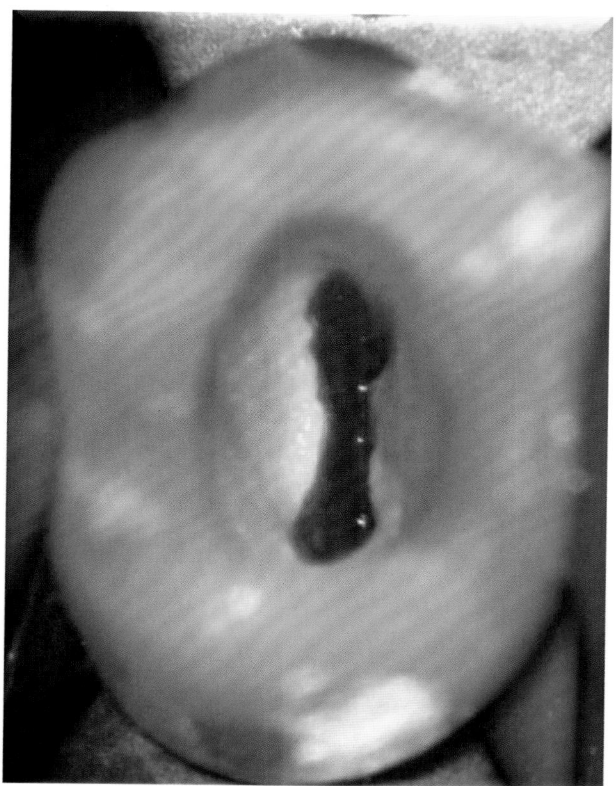

图 20-85　上颌前磨牙狭长的椭圆形根管

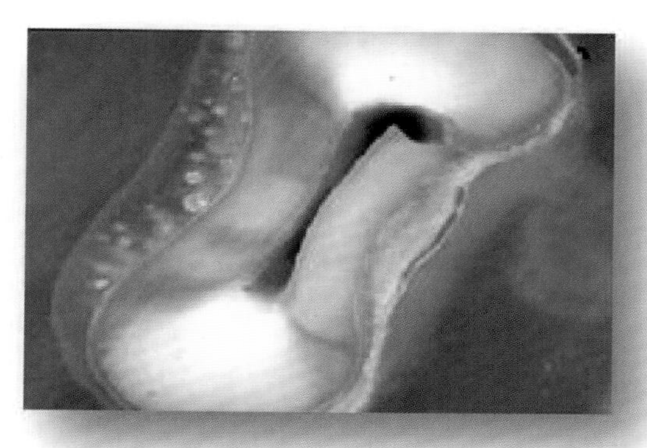

图 20-86　过度预备椭圆形根管的内侧凹陷可能会造成带状穿孔

四、椭圆形根管

不规则的椭圆形和 C 形根管，对根管的预备、消毒和充填带来了很大挑战（图 20-85）[270]。

主要的问题有：根管预备不足、峡部未预备、过度预备和带状穿孔风险增加（图 20-86）。推荐使用手用器械四壁环锉预备椭圆形和 C 形根管，在不过度预备根管中央部的前提下，以达到适当扩大根管和清理峡部的目的。

与不锈钢器械不同，弹性镍钛器械在峡部的使用效果不佳。后者倾向于向阻力最小的方向前进，即使通过控制机头也无法精准控制这些器械。因此无论使用单锉、往复旋转还是系列连续旋转系统，都无法彻底清理根管[271]。使用 ProTaper F2 和自适应锉预备后的椭圆形根管内，分别有 24% 和 9.3% 的牙髓组织剩余[272]。

任何技术和器械都无法彻底预备和清理根管[273-275]。只要使用刷法预备椭圆形根管，不同往复旋转器械预备出的根管横截面形态无明显差异[275]。自适应锉在预备长椭圆形根管时表现较好，仅 23% 的根管未被预备，并且没有发现明显的预备错误，最大程度地减少了根管拉直[271]。Peters[276]等的研究表明，使用 SAF 1.5mm 预备 2 分钟和使用 SAF 2.0mm 预备 5 分钟，未预备的根管面积从 63% 降至 8.6%。

为了使椭圆形根管的清理和消毒效果达到最优，提倡使用超声设备，利用工作尖在峡部的振动，将超声活化后的冲洗剂引导入狭窄部位[277]（图 20-87）。

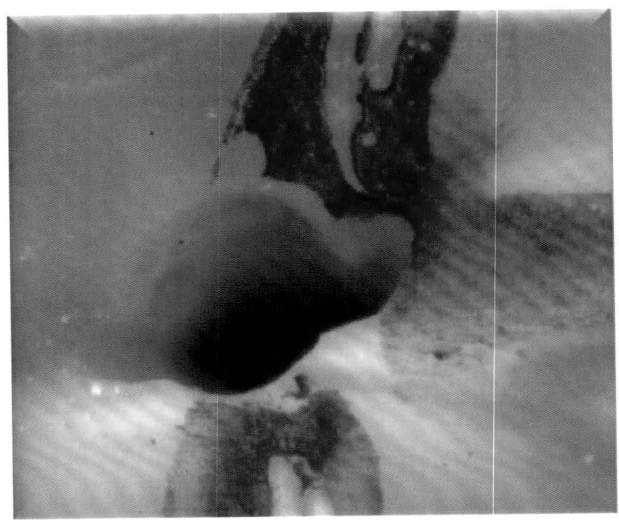

图 20-87 预备后的图像，显示未被机械预备到的狭窄部位，通过超声冲洗完成清洁，超声工作尖可以伸入到该部位

五、C 形根管

预备 C 形根管的难点与椭圆形相同，需要注意的是 C 形根管的中央凹陷比椭圆形更明显，也就是说根管预备过度、牙根强度降低甚至穿孔的风险更高。更多的细节请参考第二十六章。

小结

- 椭圆形、C 形和 S 形根管是根管预备和消毒的难点。
- 对解剖结构不规则的根管进行彻底的机械预备几乎不可能。
- 自适应镍钛系统具有优势，可以预备更多的根管壁而不过度降低牙根强度。
- 必须配合化学消毒，以弥补机械预备的不足。

第八节 根管预备并发症

一、根管拉直和台阶

美国牙髓病协会将根管偏移定义为：由于器械受力后试图恢复原来直线形状的回弹作用，导致在预备弯曲根管时，根尖部弯曲外侧壁的牙体组织被过度切削，从而导致台阶和穿孔的发生[299]。由此看来，根管偏移其实是根尖弯曲部的牙本质去除不均匀，导致预备后的根管长轴偏离原始位置、弯曲角度减小，原先的弯曲被拉直（图 20-88）。

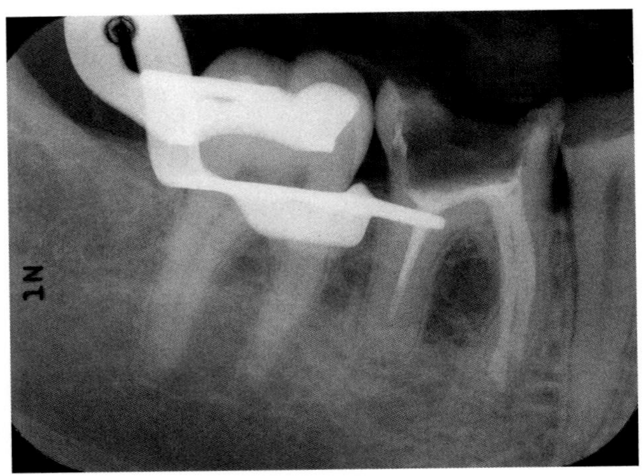

图 20-88 右侧下颌磨牙的根管充填结果显示近中根管被拉直，出现台阶和根尖拉开

由美国牙髓病协会的定义可以看出，根管偏移与器械的材质无关，因为所有器械都有试图恢复原有直线形状的倾向[69,300]。这种回弹倾向使器械在根管壁上的应力分布不均，最终导致牙本质的不均匀去除[69,300]。这些区域分布在：根尖弯曲的外侧壁（凸侧）和根中上段弯曲的内侧壁（凹侧）。最终这些区域的牙本质会被过度切削，导致根管偏移或拉直[69]。

弯曲根管根尖部的拉直，可能会发生以下问题[52]。

- 根尖孔破坏：弯曲根管偏离初始长轴，往往意味着根尖止点的丧失[2]，增加了对根尖周组织的医源性刺激，也增加了冲洗剂、碎屑和根管充填材料进入根尖周组织的风险。
- 穿孔：导致根管内外相通。使用尖端有切削作用的器械旋转扩锉法或旋转预备时，可能造成穿孔（图 20-89）。许多穿孔发生在根尖弯曲的外侧壁。
- 带状侧穿：与位于根尖部的穿孔不同，带状侧穿常由根管中上端弯曲内侧壁的过度预备导致，主要发生在下颌磨牙的近中根的根分叉处，该处也被称为“危险区”（图 20-90）[2,42]。
- 根尖拉开：根尖孔处形成的椭圆形或“泪滴样”形状，是由于根管的长轴偏移至弯曲外侧，导致该部位牙本质被过度切削造成的。由于根尖孔横截面自然形态遭到破坏，使用冷侧压充填技术时，充填质量大大降低[300]。
- 肘部形成：偏移通常发生在根尖弯曲的外侧壁和根管中上段的内侧壁，这两个区域之间人为形成的最窄处，即为肘部，通常发生在弯曲最大的位置。肘部对于其根方根管碎屑的彻底清除和严密充填极为不利[5]。

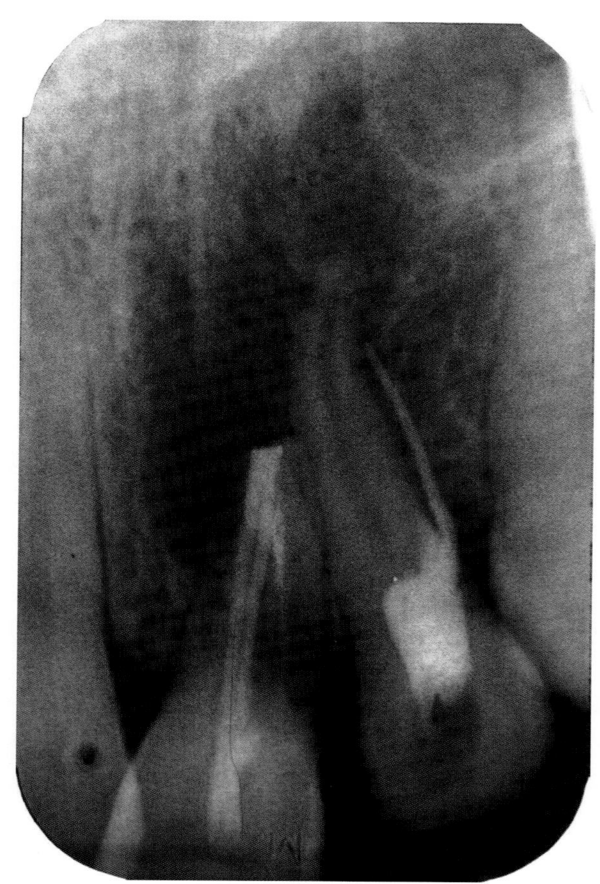

图 20-89　少见的上颌切牙穿孔

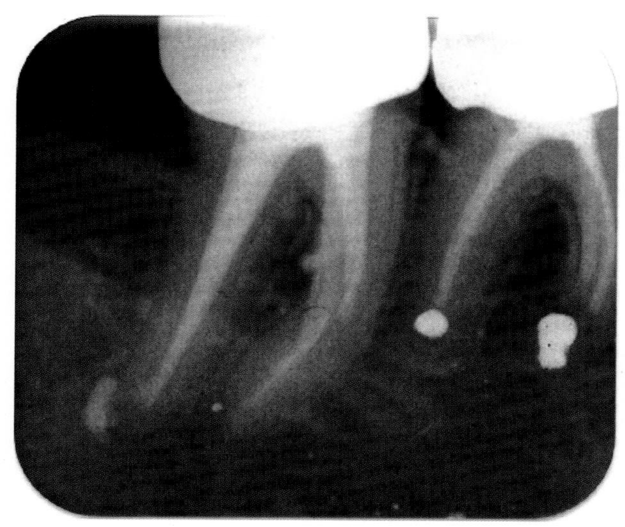

图 20-90　根分叉处的带状穿孔

- 台阶：是发生在弯曲起始部外侧壁的平台状结构，阻碍器械进入根尖达到工作长度（图 20-91，图 20-92）[2,65]。根管中下段常发生台阶。

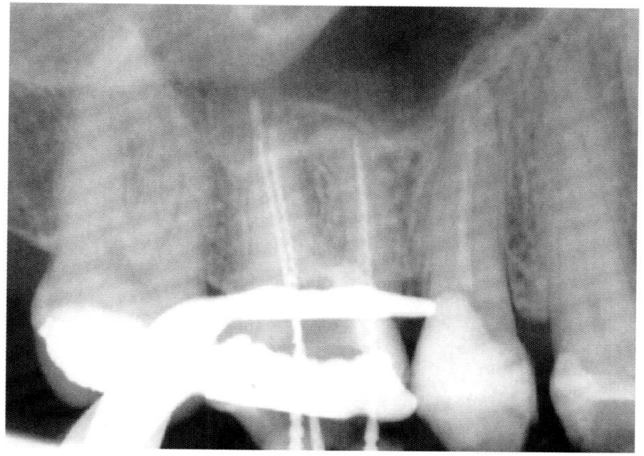

图 20-91　上颌磨牙的近中根根尖部有台阶形成

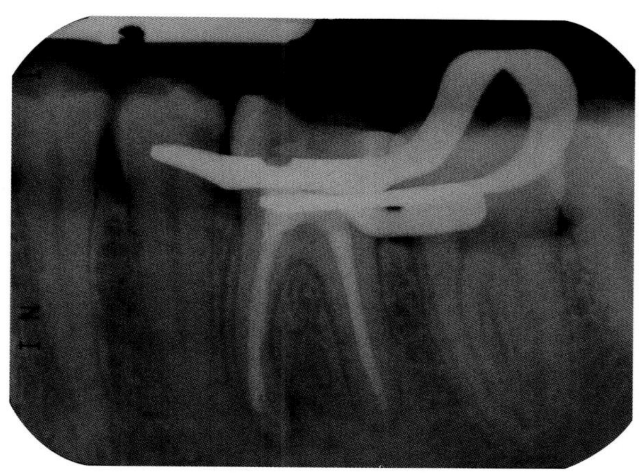

图 20-92　已有台阶形成的左侧下颌磨牙根管充填后，近中根工作长度丧失，根管拉直

以下文献中提到的与根管偏移有关的影响因素[69]。

- 髓腔入路的设计。
- 操作者的经验[92,301]。
- 机械预备时化学冲洗不充分[300]。
- 根管预备器械的性能[302]。
- 使用有锐利切削尖的器械[127,303]。
- 预备手法[2,147,304]。
- 根管的弯曲程度和半径。弯曲程度越大、半径越小，根管偏移的风险越大[76,305]。预备弯曲角度大的根管和急弯难度较大，在扩大这类根管时，不论使用旋转镍钛器械还是不锈钢手用器械，都难以保证不出现任何偏移（图 20-93）[306]。
- 影像无法识别的弯曲根管。一般情况下，二维影像很难识别出近中弯曲，此类弯曲经常出现在下颌磨牙的近中根，常给根管预备带来意想不到的挑战，最终导致根管偏移或带状穿孔（图 20-94）。

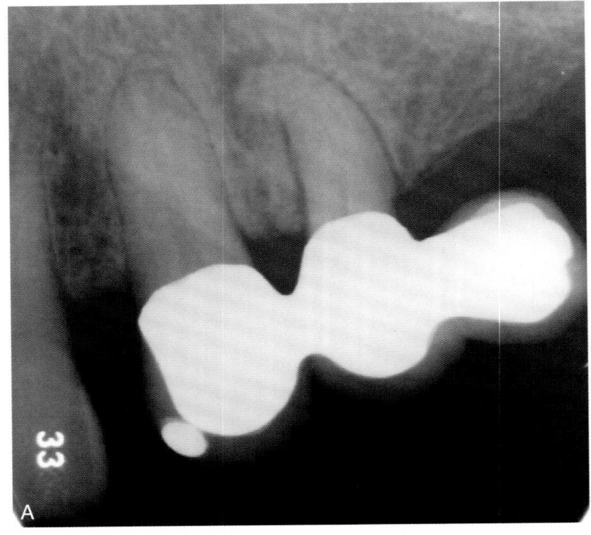

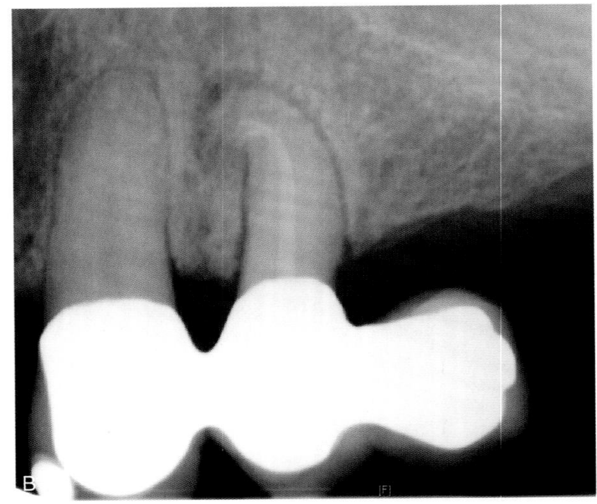

图 20-93　**A.** 上颌前磨牙根尖的急弯　**B.** 根充后图像，使用机动镍钛器械预备

从临床角度考虑，根管偏移和台阶带来的直接后果，是根管清理不充分和根方牙本质的过度丧失。

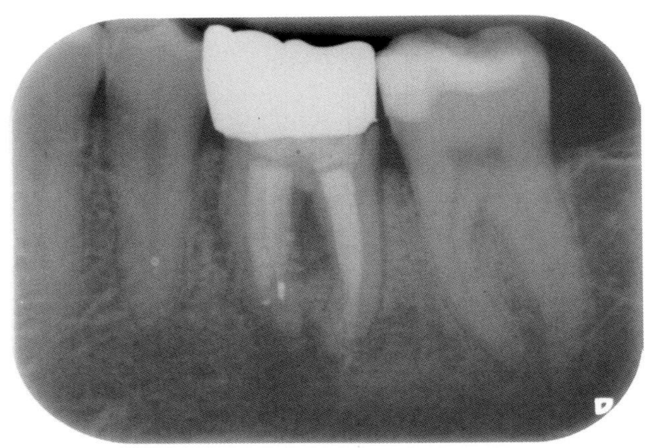

图 20-94　下颌磨牙根管的牙本质过度去除，近中根根分歧处发生带状穿孔

（一）根管偏移和台阶的预防

以下建议可以最大程度地降低根管偏移和台阶的风险。

- 预备入口洞形，可以使器械无阻挡地顺畅到达根尖孔（图 20-95）。
- 根管预备前，先建立顺滑的根管通路。使用手用不锈钢器械（如 Pilot）进行根管探查时，根管内容物、根管阻塞和未在影像中发现的弯曲会阻碍器械进入，通过触觉反馈传递给手指。
- 重度弯曲根管需要用尖端无切削作用的机动镍钛器械预备，若选择手用镍钛器械，应该使用平衡力法。
- 避免暴力操作和跳号使用器械。建议使用小号手用器械频繁回锉。
- 根管预备时需要辅以大量的冲洗剂，避免碎屑阻塞根管。严格禁止器械进入干燥根管。

（二）根管偏移和台阶的处理

1. 根管拉直　根管偏移程度分型如下（图 20-96）[307]。

Type Ⅰ：根尖孔微小的位移，仅导致轻微的医源性移位。

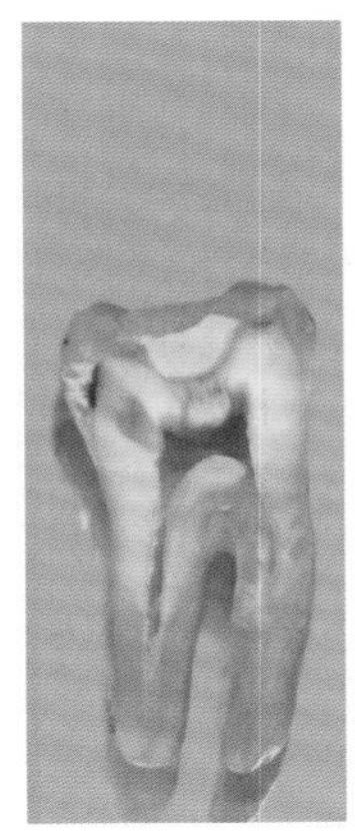
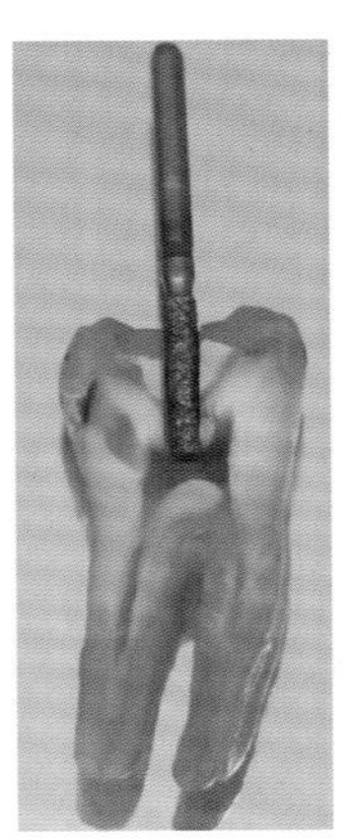
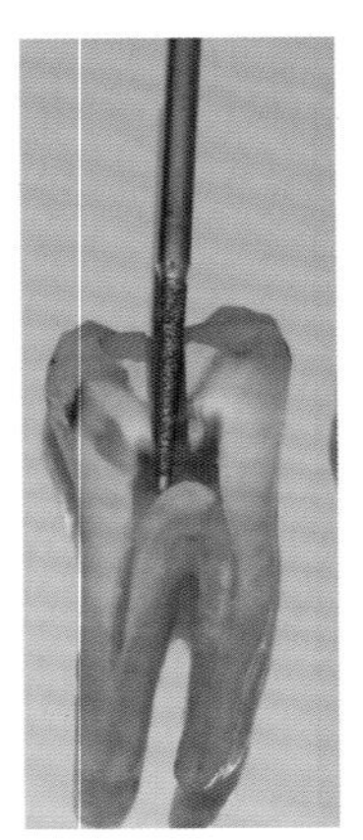
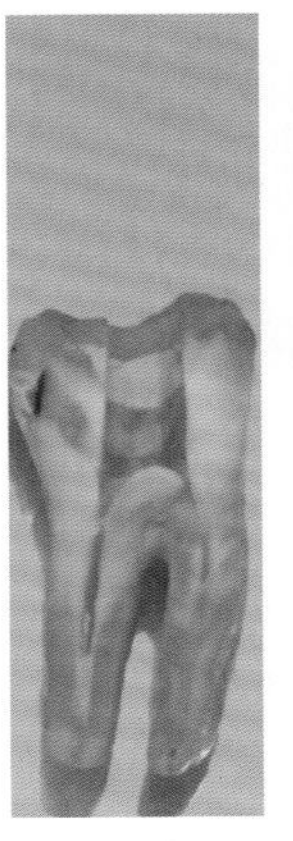
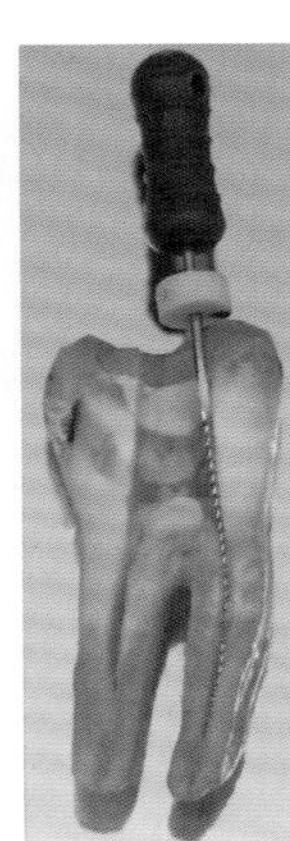
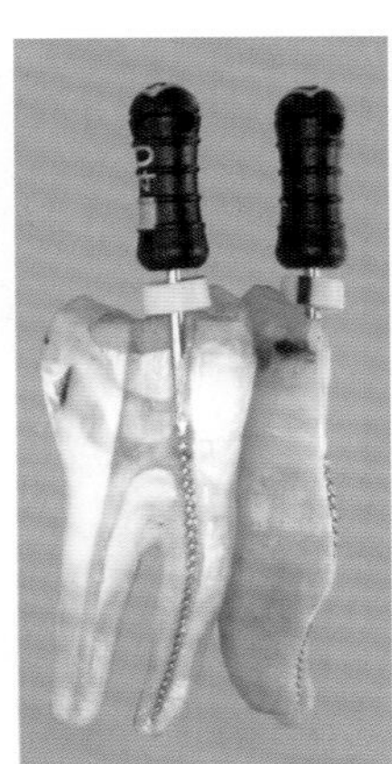

图 20-95　充分的髓腔入路设计，既保证器械能够直线进入根尖部，又能最大程度保留剩余健康牙体组织

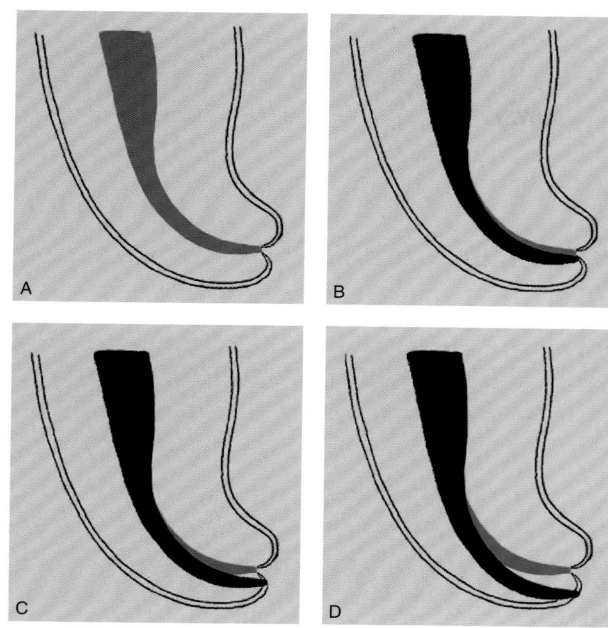

图 20-96 根管偏移分型示意图
A. 弯曲根管的生理结构 **B.** Type Ⅰ,根尖孔微小移位 **C.** Type Ⅱ,根尖孔轻度移位 **D.** Type Ⅲ,根尖孔严重移位

Type Ⅱ:根尖孔轻度偏离生理性根尖孔,在牙根的外表面产生明显的医源性移位,根管与根尖周组织的连通范围大于Ⅰ型。此外,过度强调锥形形态的预备,可能会削弱牙根强度,导致穿孔。

Type Ⅲ:严重偏离生理性根尖孔,造成严重的医源性移位。

不同的偏移类型有不同的处理策略。

一般来说,一旦怀疑根管偏移,应使用纸尖和根尖定位仪确定是否已经发生穿孔。

如果怀疑已造成穿孔,应插入牙胶尖或清洁器械拍摄X线片,定位可疑的穿孔位置(图 20-97)。如果条件允许,使用 MTA 修补穿孔,预弯不锈钢器械旁路通过穿孔部位,重新获得根管通路(图 20-98)。

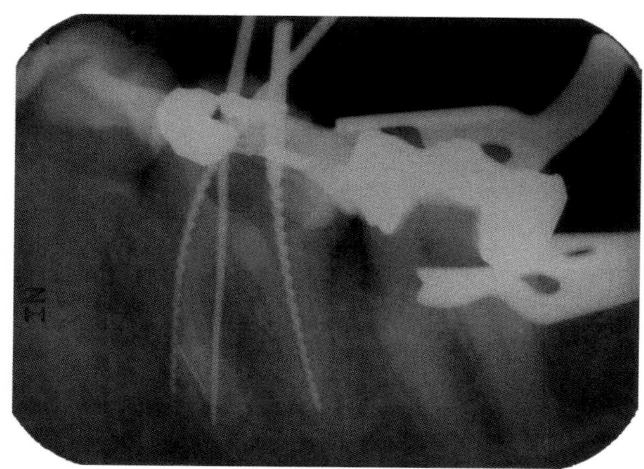

图 20-97 尝试旁路通过近中根管内的分离器械,导致穿孔

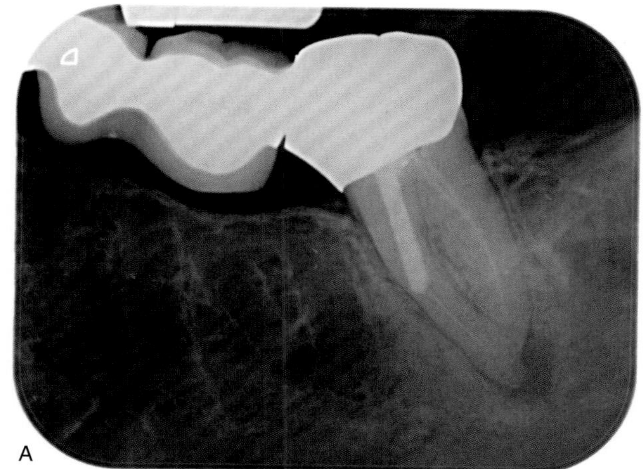

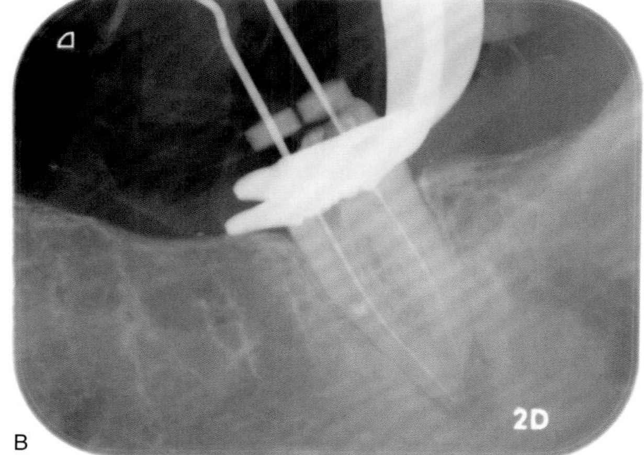

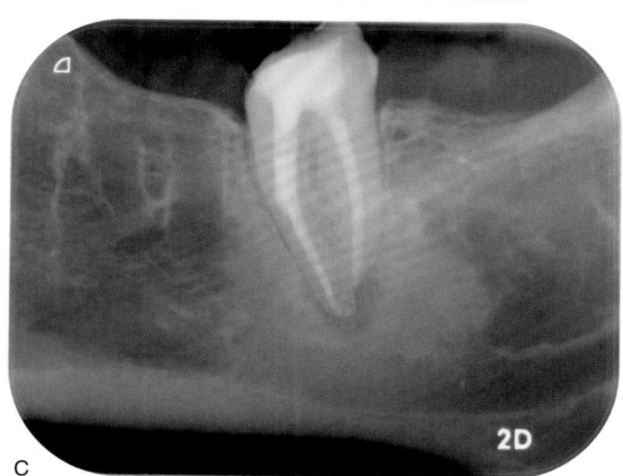

图 20-98 **A.** 近中侧台阶和可疑穿孔,导致桩道偏移 **B.** 拆除固定桥和桩后,MTA 封闭穿孔和台阶,重新获得原始的根管通路 **C.** 根管充填后影像

根管偏移会影响整个根管系统的清理,因此大量的冲洗剂配合超声荡洗就尤为重要,以去除未预备区域的残余牙髓组织、微生物和碎屑。对于明显偏移的根管,最好使用热牙胶充填技术(图 20-98)。更多内容参考第二十三章。

2. 台阶 台阶形成后,未预弯的器械进入根管,能明显感觉到器械尖端“杵”在坚硬的平台上[51]。台阶通常伴随着根管阻塞。碎屑和牙本质在台阶附近堆积，阻碍器械通过台阶，增加重新获得根方通路的难度。

一旦有台阶形成，应先扩大冠方的根管，使器械无阻力地到达台阶。此后预弯器械不同方向寻找通路，绕过台阶（图 20-99）。由于镍钛器械弹性大，这种情况下最好使用不锈钢器械。更多内容参考第二十三章。

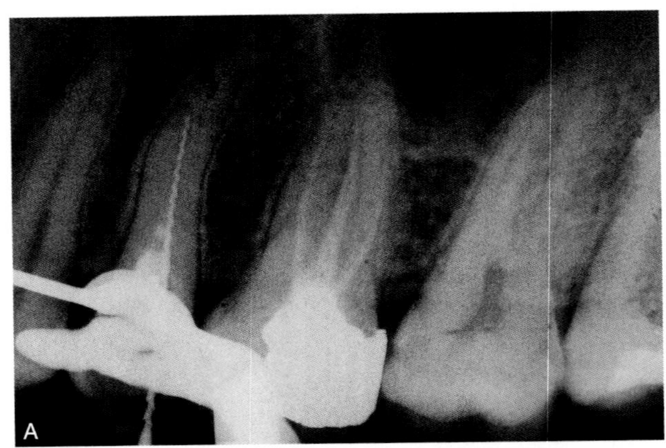

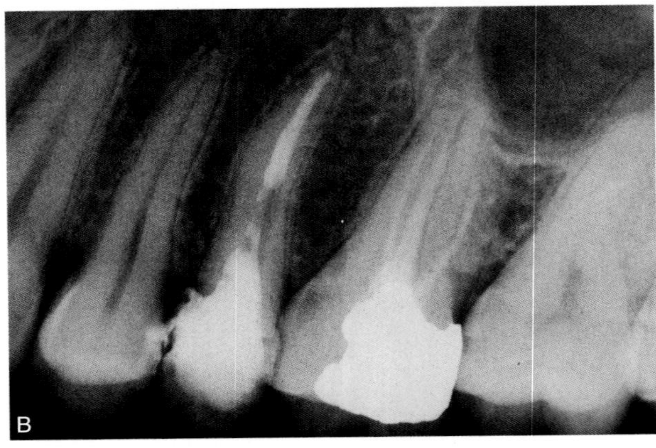

图 20-99 A. 轻度弯曲根管根尖部外侧壁的台阶 **B.** 手用不锈钢器械绕过台阶并完全去除

小结

- 根管偏移会破坏根管的连续性，导致根尖穿孔。
- 根管偏移会导致根管系统清洁不彻底。
- 根管偏移可能导致根管牙本质的过度去除，降低牙根的抗折裂性能。
- 根管偏移可能会造成弯曲内侧壁的带状穿孔。
- 大锥度器械预备根管，更容易造成牙根折裂。
- 拉直的根管需要大量化学冲洗。
- 拉直的根管应使用热牙胶充填技术。

二、器械分离

> “如果牙医声称自己从未折断过器械，那只能说明他做过的根管治疗不够多。牙医只要遇到弯曲、狭窄或复杂根管，就得承受器械折断的风险……器械尖端直径既要足够小，又要能够切削像牙本质一样坚硬的东西，这并非易事，这么想的话，现在这样仅有极少数的器械折断就已经是一件很了不起的事了……哪个牙医没有经历过器械折断带来的痛苦、沮丧和懊恼呢？那一瞬间的懊悔将会伴随数日，直到随时间消散。”（L.I.Grossman 1969）[308]

根管治疗过程中，器械折断分离的发生并不罕见，不锈钢器械和镍钛旋转器械分离的发生率分别在 1%~6% 的和 0.4%~3.7%[309]。根管治疗一旦开始，就伴有器械分离的风险。医生需要在治疗前告知患者器械分离的风险和预后，以避免纠纷。

一般来说，器械的折断分为两种类型。

疲劳折断 由器械使用时间过长导致。许多厂家只关注器械能够治疗的根管数量，而忽略了使用时长。复杂弯曲的单根管比数个非复杂根管，在治疗上花费的时间往往更长。

扭转折断 常发生于器械尖端已被牢牢卡在根管内，但马达仍在转动时。当扭力超过器械的弹性模量，器械将会折断。已有研究证明，镍钛器械的单次过载是折断的主要原因[310]。另外，切槽内被牙本质碎屑填积满后，也可能发生折断，因为此时产生的扭矩会超过器械的临界极限。

以下因素和器械折断有关[311]。

- 使用频率。
- 旋转次数。
- 预开敞和预扩大。
- 弯曲的角度。
- 弯曲的半径。

非主要因素。

- 扭矩。
- 消毒。

其他可能因素。

- 旋转速度。
- 操作者经验。

也有报道表明，大号器械的老化速度比小号器械快[312,313]。使用冠向下法预备和建立顺滑根管通路[314,38]，可以减少器械分离的发生。

（一）器械分离的预防

器械分离预防的几点基本建议。

- 形成直线通路（图 20-100）。
- 研读术前影像、通过手感评估弯曲的角度和半径、确定合适的器械大小和锥度（图 20-101）。
- 使用恒定速度的马达，且在预备过程中不可改变。
- 使用可设定扭矩的马达，每支锉分别设定合适的扭矩。
- 使用旋转器械前，要确保根管通路的顺畅。
- 不论新旧器械，使用前仔细检查有无变形（图 20-102）。

- 避免暴力操作。
- 预备过程中辅以大量冲洗剂。
- 使用器械时间要短（几秒钟），并及时更新器械（一次性使用器械最佳）。

（二）器械分离的预后

分离的器械可以看作是根管充填的一部分，但这种观点存在两个问题：器械分离时，根管预备和消毒往往未达到要求的程度；分离部分也不会完全适合根管的形态，不能达到良好的封闭效果。

根据患牙诊断和预备方法，器械分离的预后有以下差异。

- 对于牙髓坏死的患牙，根管无法完全消毒，导致治疗失败。
- 对于根管内无感染的不可复性牙髓炎患牙，根尖部牙髓未完全摘除，这部分残髓可能仍有活力。
- 在根管治疗初期发生小号器械分离，此时感染物质的清除和消毒不彻底。
- 在根管治疗后期发生大号器械分离，已进行了数次根管消毒和冲洗，根管内感染控制较为有利。
- 冠向下法预备时，分离的大号器械会顺着前序器械预备好的间隙螺旋进入（楔形锁紧），与预备后的根管形态相适应。分离的镍钛器械可视为充填的一部分，但封闭效果难以保证[93,315]。
- 小号器械分离时，分离器械与根管形态难以贴合。

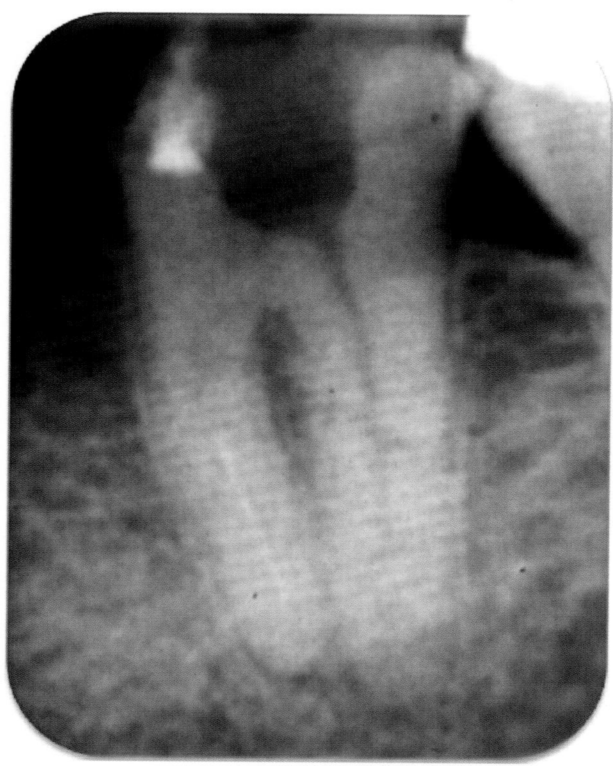

图 20-100　髓腔预备不到位导致器械分离

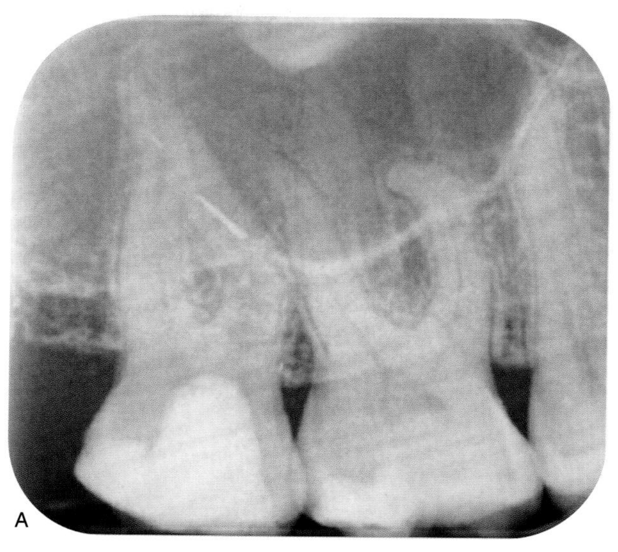

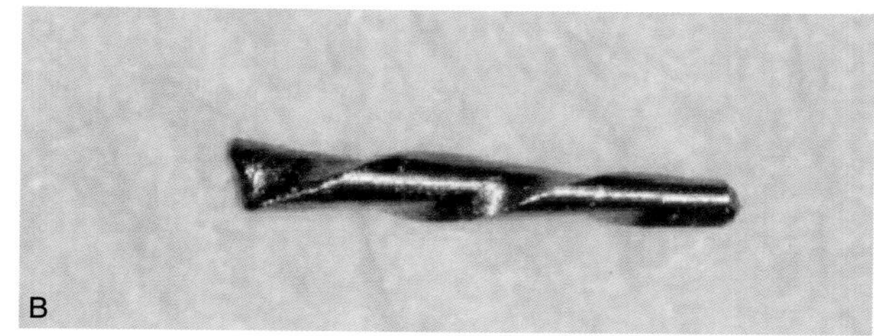

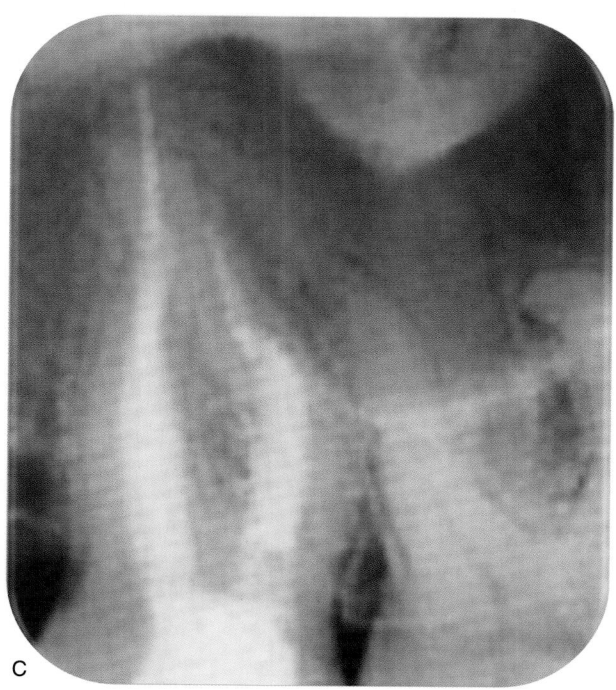

图 20-101　**A.** 25 号 0.08 锥度的镍钛器械分离在重度弯曲的 MB2 根管内。在半径较小的弯曲根管内使用大锥度器械的风险高　**B.** 取出的分离部分　**C.** 根管充填后

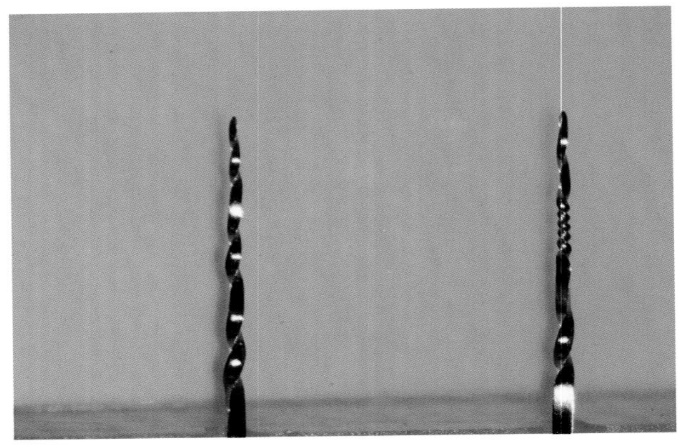

图 20-102 新器械（左）和变形的器械（右）

在判断是否应取出分离器械和选择取出方法时，以上因素必须全面考虑。有时即使不取出分离器械，也可以获得良好的临床效果。但也有一些研究表明，器械分离会降低根尖周炎患牙的治疗成功率[62,63,315,316]。2010 年的一篇 Meta 分析显示，不论是否伴有根尖周病变，保留分离器械都不会明显降低根管治疗的成功率[317]。

某些解剖因素和技术因素也可能会给取出器械造成困难。Madarati[318]等为此制作了一份决策流程图，其中取出折断器械所需的方法和器械也有提及，更多细节参考第二十三章。

第九节 根管预备对疗效的影响

根据镍钛器械在临床中的实际使用情况，我们有理由认为手用镍钛器械或机动镍钛器械提高了临床疗效[319]。但是，几乎没有关于某一器械或预备方法对临床疗效影响的临床试验[320-322]。

在评价根管预备对于根管治疗疗效的影响时，使用的疗效评价指标存在差异。最严格的指标为“根尖周健康”，即根尖周病变愈合（包括临床和影像学评估）。而美国牙髓病协会推荐使用的“牙齿存留”指标，则更具有临床意义。另外，如果两次就诊间隔内无急性症状也算作成功标准的话，则应该考虑加入“诊间急症”评价指标[323]。

2012 年的一篇综述评价了使用手用或机动镍钛器械对于根管治疗预后的影响[324]，结论是：根管预备的器械和方法对于非手术根管治疗的预后是否有影响，目前证据不足。

根据现有证据，我们建议。

- 治疗牙髓坏死和根尖周病患牙时，根尖预备至较大号数可能会提高治疗成功率[325]；主锉小于 35 号时，病变愈合时间可能会延长[326]。
- 尽量保留原有的根管弯曲和形态，可以提高治疗成功率[327]。
- 根管内台阶可能会降低成功率[327]，操作错误也会导致预后不佳[326]。
- 对于根管治疗的远期成功率，手用和机动镍钛系统没有明显差异[328-331]。

关于治疗预后的更多内容详见第三十三章。

（王晓燕 岳林 译 余擎 审校）

参考文献

1. Schilder H. Cleaning and shaping the root canal. *Dent Clin North Am*. 1974;18:269–298.
2. Hülsmann M, Peters OA, Dummer PMH. Mechanical preparation of root canals: shaping goals, techniques and means. *Endod Topics*. 2005;10:30–76.
3. Peters OA. Current challenges and concepts in the preparation of root canal systems: a review. *J Endod*. 2004;30:559–567.
4. Hülsmann M. Zur Geschichte der Wurzelkanalaufbereitung (History of root canal preparation). *Endodontie*. 1996;5:97–112.
5. Milas VB. History. In: Cohen R, Burns R, editors. *Pathways of the Pulp*. 4th ed. St. Louis, MO: C.V. Mosby; 1987. p. 619.
6. Peters OA, Paque F. Current developments in rotary root canal instrument technology and clinical use: a review. *Quint Int*. 2010;41:479–488.
7. Patel S. New dimensions in endodontic imaging: part 2. Cone beam computed tomography. *Int Endod J*. 2009;42:463–475.
8. Ørstavik D, PittFord TR. Apical periodontitis: microbial infection and host responses. In: Ørstavik D, PittFord TR, editors. *Essential Endodontology*. London: Blackwell Science; 1988. pp. 1–8.
9. Dahlen G, Haapasalo M. Microbiology of apical periodontitis. In: Ørstavik D, PittFord TR, editors. *Essential Endodontology*. London: Blackwell Science; 1988. pp. 106–130.
10. Siqueira J. *Treatment of Endodontic infections*. London: Quintessence Publ.; 2011.
11. Peters OA, Koka RS. Preparation of coronal and radicular spaces. In: *Ingle's Endodontics*. 6th ed. Baltimore, MD: Lea & Febiger; 2008. pp. 877–918.
12. Abbott PV. Assessing restored teeth with pulp and periapical diseases for the presence of cracks, caries and marginal breakdown. *Aust Dent J*. 2004;49:33–39.
13. Vertucci FJ. Root canal anatomy of the human permanent teeth. *Oral Surg Oral Med Oral Pathol Oral Radiol Endod*. 1984;58:589–599.
14. Kasahara E, Yasuda E, Yamamoto A, Anzai M. Root canal system of the maxillary central incisor. *J Endod*. 1990;16:158–161.
15. Vertucci FJ, Gegauff A. Root canal morphology of the maxillary first premolar. *J Am Dent Assoc*. 1979;99:194–198.
16. Green D. Double canals in single roots. *Oral Surg Oral Med Oral Pathol*. 1973;35:689–696.
17. Weine FS, Healey HJ, Gerstein H, Evanson L. Canal configuration in the mesiobuccal root of the maxillary first molar and its endodontic significance. Oral *Surg Oral Med Oral Pathol*. 1969;28:419–425.
18. Gilles J, Reader A. An SEM investigation of the mesiolingual canal in human maxillary first and second molars. *Oral Surg Oral Med Oral Pathol Oral Radiol Endod*. 1990;70:638–643.
19. Kulild JC, Peters DD. Incidence and configuration of canal systems in the mesiobuccal root of maxillary first and second molars. *J Endod*. 1990;16:311–317.
20. Stropko J. Canal morphology of maxillary molars: clinical observations on canal configurations. *J Endod*. 1999;25:446–450.

21. Benjamin KA, Dowson J. Incidence of two root canals in human mandibular incisor teeth. *Oral Surg Oral Med Oral Pathol.* 1974;38:122–126.
22. Kartal N, Yanikoglu FC. Root canal morphology of mandibular incisors. *J Endod.* 1992;18:562–564.
23. Vertucci FJ. Root canal morphology of mandibular premolars. *J Am Dent Assoc.* 1978;97:47–50.
24. Zillich R, Dowson J. Root canal morphology of mandibular first and second premolars. *Oral Surg Oral Med Oral Pathol.* 1973;36:738–744.
25. Skidmore AE, Bjorndal AM. Root canal morphology of the human mandibular first molar. *Oral Surg Oral Med Oral Pathol.* 1971;32:778–784.
26. Mannocci F, Peru M, Sheriff M, et al. The isthmuses of the mesial root of mandibular molars: a micro-computed tomographic study. *Int Endod J.* 2005;38:558–563.
27. Arnold M. Visualization. In: Hülsmann M, Schäfer E, editors. *Problems in Endodontics—Etiology, Diagnosis and Treatment.* London: Quintessenz Publ.; 2009.
28. Castellucci MD. Magnification in endodontics: the use of the operating microscope. *Endod Pract.* 2003;6:29–36.
29. Goga R, Chandler NP, Oginni AO. Pulp stones. A review. *Int Endod J.* 2008;41:457–68.
30. Ezoddini-Ardakani F, Namayandeh SM, Sadr-Bafghi SM, et al. Association of pulp stones with coronary artery stenosis. *Community Dent Health.* 2011;28:305–307.
31. Maranhão de Moura AA, de Paiva JG. Pulpal calcifications in patients with coronary atherosclerosis. *Endod Dent Traumatol.* 1987;3:307–309.
32. Pettiette MT, Zhong S, Moretti AJ, Khan AA. Potential correlation between statins and pulp chamber calcification. *J Endod.* 2013;39:1119–1123.
33. Bernick S. Age changes in the blood supply to human teeth. *J Dent Res.* 1967;47:544–550.
34. Molven O. Nonpenetrable root canals as assessed by a standardized instrumentation procedure. *Oral Surg Oral Med Oral Pathol.* 1973;35:232–237.
35. Hasselgren G, Strömberg T. The use of iodine as a contrast medium in endodontic therapy. *Oral Surg Oral Med Oral Pathol.* 1976;41:785–788.
36. Akerblom A, Hasselgren G. The prognosis for endodontic treatment of obliterated root canals. *J Endod.* 1988;14:565–567.
37. Negishi J. Kawanami M, Ogami E. Risk analysis of failure of root canal treatment for teeth with inaccessible apical constriction. *J Dent.* 2005;33:399–404.
38. Cantatore G, Berutti E, Castellucci A. Missed anatomy: frequency and clinical impact. *Endod Topics.* 2006;15:3–31.
39. Hülsmann M, Barthel C. Problems in gaining access to the root canal system. In: Hülsmann M, Schäfer E, editors. *Problems in Endodontics. Etiology, Diagnosis and Treatment.* Chicago, IL: Quintessence Publ.; 2009.
40. Krasner P, Rankow HJ. Anatomy of the pulp chamber floor. *J Endod.* 2004;30:5–16.
41. Luebke NH, Brantley WA, Alapati SB, et al. Bending fatigue of nickel-titanium Gates Glidden drills. *J Endod.* 2005;31:523–525.
42. Wu MK, van der Sluis LWM, Wesselink PR. The risk of furcal perforation in mandibular molars using Gates-Glidden drills with anticurvature pressure. *Oral Surg Oral Med Oral Pathol Oral Radiol Endod.* 2005;99:378–382.
43. Coutinho-Filho T, De-Deus G, Gurgel-Filho ED, et al. Evaluation of the risk of a stripping perforation with Gates-Glidden drills: serial versus crown-down sequences. *Braz Oral Res.* 2008;22:18–24.
44. Abou-Rass M, Jastrab RJ. The use of rotary instruments as auxiliary aids to root canal preparation of molars. *J Endod.* 1982;8:78–82.
45. Madarati AA, Qualtrough AJE, Watts DC. Factors affecting temperature rise on the external root surface during ultrasonic retrieval of intracanal separated files. *J Endod.* 2008;34:1089–1092.
46. Elnaghy AM, Elsaka SE. Evaluation of root canal transportation, centering ratio, and remaining dentin thickness associated with ProTaper Next instruments with and without glide path. *J Endod.* 2014;40:1053–1056.
47. D'Amario M, Baldi M, Petricca R, et al. Evaluation of a new nickel-titanium system to create the glide path in root canal preparation of curved canals. *J Endod.* 2013;39:1581–1584.
48. Lopes HP, Elias CN, Siqueira JF, et al. Mechanical behavior of pathfinding endodontic instruments. *J Endod.* 2012;38:1417–1421.
49. Allen MJ, Glickman GN, Griggs JA. Comparative analysis of endodontic pathfinders. *J Endod.* 2007;33:723–726.
50. Lopes HP, Elias CN, Mangelli M, et al. Buckling resistance of pathfinding endodontic instruments. *J Endod.* 2012;38:402–404.
51. Lambrianidis T. Ledging and blockage of root canals during canal preparation: causes, recognition, prevention, management, and outcomes. *Endod Topics.* 2006;15:56–74.
52. Younis O. The effects of sterilization techniques on the properties of intracanal instruments. *Oral Surg Oral Med Oral Pathol.* 1977;43:130–134.
53. International Organization for Standardization ISO 3630–1. Dental root-canal instruments - Part 1: Files, reamers, barbed broaches, rasps, paste carriers, explorers and cotton broaches. International Organization for Standardization, 1992.
54. Council of Dental Materials and Devices. ANSI/ADA Specification No. 28 for Root Canal Files and Reamers. Type K. *J Am Dent Assoc.* 1982;104:506.
55. Council of Dental Materials and Devices. ANSI/ADA Specification No. 58 for Root Canal Files. Type H. *J Am Dent Assoc.* 1982;104.
56. Stenman E. Effects of sterilization and endodontic medicaments on mechanical properties of root canal instruments. Umeå University Odontological Dissertations No. 8, University of Umeå 1977. [Thesis]
57. Iverson GW, von Fraunhofer JA, Herrman JW. The effects of various sterilization methods on the torsional strength of endodontic files. *J Endod.* 1985;11:266–268.
58. Schäfer E. Effect of sterilization on the cutting efficiency of PVD-coated nickel-titanium endodontic instruments. *Int Endod J.* 2002;35:867–872.
59. Serene TP, Adams JD, Saxena A. Nickel-titanium instruments. Applications in endodontics. St. Louis, MO: Ishiyaku EuroAmerica Inc.; 1995.
60. Thompson SA. An overview of nickel-titanium alloys used in dentistry. *Int Endod J.* 2000;33:297–310.
61. Schäfer E. Root canal instruments for manual use. *Endod Dent Traumatol.* 1997;13:51–64.
62. Rzhanov E, Belyaeva TS. Design features of rotary root canal instruments. *ENDO (Lond Engl).* 2012;6:29–39.
63. Schäfer E. Wurzelkanalinstrumente für den manuellen Einsatz: Schneidleistung und Formgebung gekrümmter Kanalabschnitte. Quintessenz-Verlag, Berlin 1998.
64. Kuhn WG, Carnes DL, Clement DJ, Walker WA. Effect of tip design of nickel-titanium and stainless steel files on root canal preparation. *J Endod.* 1997;23:735–738.
65. Jafarzadeh H, Abbott PV. Ledge formation: review of a great challenge in endodontics. *J Endod.* 2007;33:1155–1162.
66. Tepel J, Schäfer E, Hoppe W. Properties of endodontic hand instruments used in rotary motion. Part 3. Resistance to

bending and fracture. *J Endod.* 1997;23:141–145.
67. Ponce de Leon Del Bello T, Wang N, Roane JB. Crown-down tip design and shaping. *J Endod.* 2003;29:513–518.
68. Schäfer E, Tepel J, Hoppe, W. Properties of endodontic hand instruments used in rotary motion. Part 2. Instrumentation of curved canals. *J Endod.* 1995;21:493–497.
69. Bürklein S, Schäfer E. Critical evaluation of root canal transportation by instrumentation. *Endod Topics.* 2013;29:110–124.
70. Stenman E, Spångberg LSW. Machining efficiency of Flex-R, K-Flex, Trio-Cut, and S Files. *J Endod.* 1990;16:575–579.
71. Tepel J, Schäfer E. Endodontic hand instruments: cutting efficiency, instrumentation of curved canals, bending and torsional properties. *Endod Dent Traumatol.* 1997;13:201–210.
72. Stenman E, Spångberg LSW. Machining efficiency of endodontic K-files and Hedstrom files. *J Endod.* 1990;16:375–382.
73. Schäfer E, Tepel J. Cutting efficiency of Hedstrom, S and U files made of various alloys in filing motion. *Int Endod J.* 1996;29:302–308.
74. Ingle JI. Endodontic instruments and instrumentation. *Dent Clin North Am* 1957;1:805–822.
75. Machian GR, Peters DD, Lorton L. The comparative efficiency of four types of endodontic instruments. *J Endod.* 1982;8:398–402.
76. Alodeh MHA, Dummer PMH. A comparison of the ability of K-files and Hedstrom files to shape simulated root canals in resin blocks. *Int Endod J.* 1989;22:226–235.
77. Cimis GM, Boyer TJ, Pelleu GB. Effect of three file types on the apical preparations of moderately curved root canals. *J Endod.* 1988;14:441–444.
78. Jungmann CL, Uchin RA, Bucher JF. Effect of instrumentation on the shape of the root canal. *J Endod.* 1975;1:66–69.
79. Mizrahi SJ, Tucker JW, Seltzer S. A scanning electron microscopic study of the efficacy of various endodontic instruments. *J Endod.* 1975;1:324–333.
80. Hülsmann M, Schäfer E. Problems in root canal preparation. In: Hülsmann M, Schäfer E, editors. *Problems in Endodontics.* London: Quintessence Publishing; 2009.
81. Berutti E, Negro AR, Lendini DP. Influence of manual preflaring and torque on the failure rate of ProTaper rotary instruments. *J Endod.* 2004;30:228–230.
82. Patino PV, Biedma BM, Liebana CR, et al. The influence of a manual glide path on the separation rate of NiTi rotary instruments. *J Endod.* 2005;31:114–116.
83. Eldeeb ME, Boraas JC. The effect of different files on the preparation shape of severely curved canals. *Int Endod J.* 1985;18:1–7.
84. Al-Omari MAO, Dummer PMH, Newcombe RG. Comparison of six files to prepare simulated root canals. Parts 1 and 2. *Int Endod J.* 1992;25:57–75.
85. Alodeh MHA, Doller PM, Dummer PMH. Shaping of simulated root canals in resin blocks using the step-back technique with K-files manipulated in a simple in/out filing motion. *Int Endod J.* 1989;22:107–117.
86. Schäfer E, Zapke K. A comparative scanning electron microscopic investigation of the efficacy of manual and automated instrumentation of root canals. *J Endod.* 2000;26:660–664.
87. Schäfer E, Diez C, Hoppe W, Tepel J. Roentgenographic investigation of frequency and degree of canal curvatures in human permanent teeth. *J Endod.* 2002;28:211–216.
88. Weiger R, El Ayouti A, Löst C. Efficiency of hand and rotary instruments in shaping oval root canals. *J Endod.* 2002;28:580–583.
89. Briseño BM, Sonnabend E. The influence of different root canal instruments on root canal preparation: an in vitro study. *Int Endod J.* 1991;24:15–23.
90. Walia H, Brantley WA, Gerstein H. An initial investigation of bending and torsional properties of nitinol root canal files. *J Endod.* 1988;14:346–351.
91. Andreasen G, Heilman H, Krell D. Stiffness changes in thermodynamic nitinol with increasing temperature. *Angle Orthod.* 1985;55;120–126.
92. Civjan S, Huget EF, Desimon LB. Potential applications of certain Nickel-Titanium (Nitinol) alloys. *J Dent Res.* 1975;54:89–96.
93. Young GR, Parashos P, Messer HH. The principles of techniques for cleaning root canals. *Aust Dent J.* 2007;52(Suppl):S52-S63.
94. Aten JC. The simulation of clinical corrosion of endodontic files. North-Western University of Chicago, USA 1993. [Thesis]
95. Zinelis S, Eliades T, Eliades G. A metallurgical characterization of ten endodontic Ni-Ti instruments: assessing the clinical relevance of shape memory and superelastic properties of Ni-Ti endodontic instruments. *Int Endod J.* 2010;43:125–134.
96. Darabara M, Bourithis L, Zinelis S, Papadimitriou GD. Assessment of elemental composition, microstructure, and hardness of stainless steel endodontic files and reamers. *J Endod.* 2004;30:523–526.
97. Walia H, Costas J, Brantley W, Gerstein H. Torsional ductility and cutting efficiency of the Nitinol file. *J Endod.* 1989;15(Abstr):174.
98. Sarkar NK, Redmond W, Schwaninger B, Goldberg AJ. The chloride corrosion behaviour of four orthodontic wires. *J Oral Rehabil.* 1983;10:1218.
99. Sarkar NK, Schwaninger B. The in vivo corrosion of Nitinol wire. *J Dent Res.* 1980;59(Abstr):528.
100. Mayhew MJ, Kusy RP. Effects of sterilization on the mechanical properties and the surface topography of nickel-titanium arch wires. *Am J Orthod Dentofac Orthop.* 1988;93:232–236.
101. Rapisarda E, Bonaccorso A, Tripi TR, Condorelli GG. Effect of sterilization on the cutting efficiency of rotary nickel-titanium endodontic files. *Oral Surg Oral Med Oral Pathol Oral Radiol Endod.* 1999;88:343–347.
102. Lam TV, Lewis DJ, Atkins DR, et al. Changes in root canal morphology in simulated curved canals over-instrumented with a variety of stainless steel and nickel titanium files. *Aust Dent J.* 1999;44:12–19.
103. Garip Y, Günday M. The use of computed tomography when comparing nickel-titanium and stainless steel files during preparation of simulated curved canals. *Int Endod J.* 2001;34:452–457.
104. Esposito PT, Cunningham CJ. A comparison of canal preparation with nickel-titanium and stainless steel instruments. *J Endod.* 1995;21:173–176.
105. Coleman CL, Svec TA, Rieger MR, et al. Analysis of nickel-titanium versus stainless steel instrumentation by means of direct digital imaging. *J Endod.* 1996;22:603–607.
106. Carvalho LA, Bonetti I, Borges MA. A comparison of molar root canal preparation using stainless-steel and nickel-titanium instruments. *J Endod.* 1999;25:807–810.
107. Pettiette MT, Metzger Z, Phillips C, Trope M. Endodontic complications of root canal therapy performed by dental students with stainless-steel K-files and nickel-titanium hand files. *J Endod.* 1999;25:230–234.
108. Bou Dagher FE, Yared GM. Comparison of three files to prepare curved root canals. *J Endod.* 1995;21:264–265.
109. Gambill JM, Alder M, del Rio CE. Comparison of nickel-titanium and stainless steel hand-files instrumentation using computed tomography. *J Endod.* 1996;22:369–375.
110. Weine FS, Healey HJ, Gerstein H, Evanson L. Pre-curved files and incremental instrumentation for root canal enlargement. *J Can Dent Assoc.* 1970;4:155–157.

111. Tu MG, Chen SY, Huang HL, Tsai CC. Endodontic shaping performance using nickel-titanium hand and motor ProTaper systems by novice dental students. *J Formos Med Assoc*. 2008;107:381–388.
112. Li KZ, Gao Y, Zhang R, et al. The effect of a manual instrumentation technique on five types of premolar root canal geometry assessed by microcomputed tomography and three-dimensional reconstruction. *BMC Med Imaging*. 2011;15;11:14.
113. Aguiar CM, Câmara AC. Radiological evaluation of the morphological changes of root canals shaped with ProTaper for hand use and the ProTaper and RaCe rotary instruments. *Aust Endod J*. 2008;34:115–119.
114. Ingle JI. A standardized endodontic technique using newly designed instruments and filling materials. *Oral Surg Oral Med Oral Pathol*. 1961;14:83–91.
115. Beatty RG. The effect of standard or serial preparation on single cone obturation. *Int Endod J*. 1987;20:276–281.
116. Weine F, Healey, Gerstein H, Evanson L. Pre-curved files and incremental instrumentation for root canal enlargement. *J Can Dent Assoc*. 1970;36:155–157.
117. Coffae KP, Brilliant JD. The effect of serial preparation versus nonserial preparation on tissue removal in the root canals of extracted mandibular human molars. *J Endod*. 1975;1:211–214.
118. Lim S, Stock CJ. The risk of perforation in the curved canal: anticurvature filing compared with the stepback technique. *Int Endod J*. 1987;20:33–39.
119. Abou-Rass M, Frank AL, Glick DH. The anticurvature filing method to prepare the curved root canal. *J Am Dent Assoc*. 1980;101:792–794.
120. Kessler JR, Peters DD, Lorton L. Comparison of the relative risk of molar root perforations using various endodontic instrumentation techniques. *J Endod*. 1983;9:439–447.
121. Goerig AC, Michelich RJ, Schultz HH. Instrumentation of root canals in molar using the step-down technique. *J Endod*. 1982;8:550–554.
122. Saunders WP, Saunders EM. Comparison of three instruments in the preparation of the curved root canal using the modified double-flared technique. *J Endod*. 1994;20:440–444.
123. Roane JB, Sabala CL, Duncanson MG. The "balanced force" concept for instrumentation of curved canals. *J Endod*. 1985;11:203–211.
124. Roane JB, Sabala CL. Clockwise or counterclockwise? *J Endod*. 1984;10:349–353.
125. Baumgartner JC, Martin H, Sabala CL, et al. Histomorphometric comparison of canals prepared by four techniques. *J Endod* 1992:18:530–534.
126. Benenati FW, Roane JB, Biggs JT, Simon JH. Recall evaluation of iatrogenic perforations repaired with amalgam and gutta-percha. *J Endod*. 1986;12:161–166.
127. Sabala CL, Roane JB, Southard LZ. Instrumentation of curved canals using a modified tipped instrument: a comparison study. *J Endod*. 1988;14:59–64.
128. Ferraz CC, Gomes NV, Gomes BP, et al. Apical extrusion of debris and irrigants using two hand and three engine-driven instrumentation techniques. *Int Endod J*. 2001;34:354–358.
129. Shahid DB, Nicholls JI, Steiner JC. A comparison of curved canal transportation with balanced force versus Lightspeed. *J Endod*. 1998;24:651–654.
130. Short J, Morgan L, Baumgartner J. A comparison of canal centering ability of four instrumentation techniques. *J Endod*. 1997;23:503–507.
131. Tronstad L. *Clinical Endodontics*. Thieme, Stuttgart, New York, 1991.
132. Lussi A, Nussbächer U, Grosrey J. A novel non-instrumented technique for cleansing the root canal system. *J Endod*. 1993;19:549–553.
133. Portmann P, Lussi A. A comparison between a new vacuum obturation technique and lateral condensation: an in vitro study. *J Endod*. 1994;20:292–295.
134. Lussi A, Portmann P, Nussbächer U, et al. Comparison of two devices for root canal cleansing by the noninstrumentation technology. *J Endod*. 1999;25:9–13.
135. Lussi A, Imwinkelried S. Long-term obturation quality using the non-instrumentation technology (NIT). *J Endod*. 2000;26:491–493.
136. Calhoun G, Montgomery S. The effects of four instrumentation techniques on root canal shape. *J Endod*. 1988;16:114–115.
137. Luiten DJ, Morgan LA, Baumgartner JC, Marshall JG. A comparison of four instrumentation techniques on apical canal transportation. *J Endod*. 1995;21:26–32.
138. Yared G. Canal preparation using only one Ni-Ti rotary instrument: preliminary observations. *Int Endod J*. 2008;41:339–344.
139. Lehmann JW, Gerstein H. An evaluation of a new mechanized endodontic device: the endolift. *Oral Surg Oral Med Oral Pathol*. 1982;53:417–424.
140. Spyropoulos S, ElDeeb MA, Messer HH. The effect of Giromatic files on the preparation shape of severely curved canals. *Int Endod J*. 1987;20:133–142.
141. Tronstad L, Niemczyk SP. Efficacy and safety tests of six automated devices for root canal instrumentation. *Endod Dent Traumatol*. 1986;2:270–276.
142. Hülsmann M, Stryga F. Comparison of root canal preparation using different automated devices and hand instrumentation. *J Endod*. 1993;19:141–145.
143. Hülsmann M, Rümmelin C, Schäfers F. Root canal cleanliness after preparation with different endodontic handpieces and hand instrumentation. *J Endod*. 1997;23:301–366.
144. O'Connell D, Brayton S. Evaluation of root canal preparation with two automated handpieces. *Oral Surg Oral Med Oral Pathol*. 1975;39:298–303.
145. Harty F, Stock CJ. The Giromatic system compared with hand instrumentation in endodontics. *Brit Dent J*. 1974;37:239–244.
146. Mandel E, Machtou P, Friedman S. Scanning electron microscopic observation of canal cleanliness. *J Endod*. 1990;16:279–283.
147. Al Omari MA, Dummer PM. Canal blockage and debris extrusion with eight preparation techniques. *J Endod*. 1995;21:154–158.
148. Hülsmann M, Gambal A, Bahr R. An evaluation of root canal preparation with the automated Excalibur endodontic handpiece. *Clin Oral Investig*. 1999;3:70–78.
149. Haapasalo M, Shen Y. Evolution of nickel-titanium instruments; from past to future. *Endod Topics*. 2013;29:3–17.
150. Shen Y, Zhou HM, Zheng YF, et al. Current challenges and concepts of the thermomechanical treatment of nickel-titanium instruments. *J Endod*. 2013;39:163–172.
151. Calhoun G, Montgomery S. The effects of four instrumentation techniques on root canal shape. *J Endod*. 1988;16:114–115.
152. Senia S, Wildey W. The LightSpeed root canal instrumentation system. *Endod Topics*. 2005;10:148–150.
153. Hsu YY, Kim S. The ProFile system. *Dent Clin North Am*. 2004;48:69–86.
154. Gambarini G. The K3 rotary nickel titanium instrument system. *Endod Topics*. 2005;10:179–182.
155. Baumann M. Reamer with alternately cutting edges- concept and application. *Endod Topics*. 2005;10:176–178.

156. Sonntag D. FlexMaster: a universal system. *Endod Topics.* 2005;10:183–186.
157. Ruddle C. The ProTaper technique. *Endod Topics.* 2005;10:187–190.
158. Campbell L, Shen Y, Zhou HM, Haapasalo M. Effect of fatigue on torsional failure of nickel-titanium controlled memory instruments. *J Endod.* 2014;40:562–565.
159. Zmener O, Pamejer C, Serrano SA, Harnandez SR. Cleaning efficacy using two engine driven systems versus manual instrumentation in curved root canals: a scanning electron microscopic study. *J Endod.* 2011;37:1279–1282.
160. Portenier I, Lutz F, Barbakow F. Preparation of the apical part of the root canal by the LightSpeed and stepback techniques. *Int Endod J.* 1998;31:103–111.
161. Poulsen WB, Dove SB, DelRio CE. Effect of nickel-titanium engine-driven instrument rotational speed on root canal morphology. *J Endod.* 1995;21:609–612.
162. Paqué F, Zehnder M, DeDeus G. Microtomography-based comparison of reciprocating single-file F2 ProTaper versus rotary full sequence. *J Endod.* 2011;37:1394–1397.
163. Setzer F, Kwon TK, Karabucak B. Comparison of apical transportation between two rotary file systems and two hybrid rotary instrumentation sequences. *J Endod.* 2010;36:1226–1230.
164. Kunert GG, Foantanella VR, de Moura AA, Barletta FB. Analysis of apical root transportation associated with ProTaper Universal F3 and F4 instruments by using digital subtraction radiography. *J Endod.* 2010;36:1052–1055.
165. Javaheri HH, Javaheri GH. A comparison of three NiTi rotary instruments in apical transportation. *J Endod.* 2007;33:284–286.
166. Iqbal, MK, Floratos S, Hsu YK, Karabucak B. An in vitro comparison of ProFile GT and GTX nickel-titanium rotary instruments in apical transportation and length control in mandibular molar. *J Endod.* 2010;36:302–304.
167. Haikel Y, Serfaty R, Wilson P, et al. Mechanical properties of nickel-titanium endodontic instruments and the effect of sodium hypochlorite treatment. *J Endod.* 1998;24:731–735.
168. Bürklein S, Hinschitza K, Dammaschke T, Schäfer E. Shaping ability and cleaning effectiveness of two single-file systems in severely curved root canals of extracted teeth: Reciproc and WaveOne versus Mtwo and ProTaper. *Int Endod J.* 2012;45:449–461.
169. Fiedler A. Kinematics of 2 reciprocating endodontic motors: the difference between actual and set values. *J Endod.* 2014;40:990–994.
170. Xavier F, Nevares G, Romeiro K, et al. Apical extrusion of debris from root canals using reciprocating files associated with two irrigation systems. *Int Endod J.* 2015;48:661–665.
171. Saber SE, Nagy MM, Schäfer E. Comparative evaluation of the shaping ability of WaveOne, Reciproc and OneShape single-file systems in severely curved root canals of extracted teeth. *Int Endod J.* 2015;48:109–114.
172. Capar ID, Ertas H, Ok E, et al. Comparative study of different novel nickel-titanium rotary systems for root canal preparation in severely curved root canals. *J Endod.* 2014;40:852–856.
173. Gergi R, Arbab-Chirani R, Osta N, Naaman A. Micro-computed tomographic evaluation of canal transportation instrumented by different kinematics rotary nickel-titanium instruments. *J Endod.* 2014;40:1223–1227.
174. Dietrich MA, Kirkpatrick TC, Yaccino JM. In vitro canal and isthmus debris removal of the self-adjusting file, K3, and WaveOne files in the mesial root of human mandibular molars. *J Endod.* 2012;38:1140–1144.
175. Kim HC, Kwak SW, Cheung GS, et al. Cyclic fatigue and torsional resistance of two new nickel-titanium instruments used in reciprocation motion: Reciproc versus WaveOne. *J Endod.* 2012;38:541–544.
176. Pedullà E, Grande NM, Plotino G, et al. Influence of continuous or reciprocating motion on cyclic fatigue resistance of 4 different nickel-titanium rotary instruments. *J Endod.* 2013;39:258–261.
177. Arias A, Perez-Higueras JJ, de la Macorra JC. Differences in cyclic fatigue resistance at apical and coronal levels of Reciproc and WaveOne new files. *J Endod.* 2012;38:1244–1248.
178. Plotino G, Grande NM, Testarelli L, Gambarini G. Cyclic fatigue of Reciproc and WaveOne reciprocating instruments. *Int Endod J.* 2012;45:614–618.
179. Bürklein S, Benten S, Schäfer E. Quantitative evaluation of apically extruded debris with different single-file systems: Reciproc, F360 and OneShape versus Mtwo. *Int Endod J.* 2014;47:405–409.
180. Bürklein S, Poschmann T, Schäfer E. Shaping ability of different nickel-titanium systems in simulated S-shaped canals with and without glide path. *J Endod.* 2014;40:1231–1234.
181. Saleh AM, Vakili Gilani P, Tavanafar S, Schäfer E. Shaping ability of 4 different single-file systems in simulated S-shaped canals. *J Endod.* 2015;41:548–552.
182. Metzger Z, Teperovich E, Zary R, et al. The Self-Adjusting File (SAF). Part 1: respecting the root canal anatomy-a new concept of endodontic files and its implementation. *J Endod.* 2010;36;679–690.
183. Capar ID, Arslan H. A review of instrumentation kinematics of engine-driven nickel titanium instruments. *Int Endod J.* 2016 Feb;49(2):119–135.
184. Bürklein S, Schäfer E. Root canal preparation with NiTi-instruments using torque control devices- electric motors versus handpieces: a review. *ENDO (Lond Engl).* 2007;1:257–266.
185. Martin M, Huber A, Brunert M, et al. Drehmomentbegrenztes Winkelstück für Nickel-Titan-Instrumente zur Wurzelkanalaufbereitung. *Quintessenz.* 2003;11:1235–1240.
186. Bürklein S, Schäfer E. The influence of various automated devices on the shaping ability of Mtwo rotary nickel-titanium instruments. *Int Endod J.* 2006;39:945–951.
187. Schäfer E, Erler M, Dammaschke T. Influence of different types of automated devices on the shaping ability of rotary nickel-titanium FlexMaster instruments. *Int Endod J.* 2005;38:627–636.
188. Yared G, Bou Dagher F, Kulkarni K. Influence of torque control motors and the operator's proficiency on ProTaper failures. *Oral Surg Oral Med Oral Pathol Oral Radiol Endod.* 2003;96:229–233.
189. Gambarini G. Cyclic fatigue of nickel-titanium rotary instruments after clinical use with low-and high-torque endodontic motors. *J Endod.* 2001;27:772–774.
190. Glickman GN. Nickel titanium rotary instruments for root canal preparation: are we there yet? *Alpha Omegan.* 1997;90:29–38.
191. Daugherty DW, Gound TG, Comer TL. Comparison of fracture rate, deformation rate, and efficiency between rotary endodontic instruments driven at 150 rpm and 350 rpm. *J Endod.* 2001;27:93–95.
192. Peters OA, Morgental RD, Schulze KA, et al. Determining cutting efficiency of nickel-titanium coronal flaring instruments used in lateral action. *Int Endod J.* 2014;47:505–513.
193. Basmadjian-Charles CL, Farge P, Bourgeois DM, Lebrun T. Factors influencing the long-term results of endodontic treatment: a review of the literature. *Int Dent J.* 2002;52:81–86.
194. Pruett JP, Clement DJ, Carnes DL. Cyclic fatigue testing of nickel-titanium endodontic instruments. *J Endod.* 1997;23:77–85.

195. Yared GM, Bou Dagher FE, Machtou P. Influence of rotational speed, torque and operator's proficiency on ProFile failures. *Int Endod J.* 2001;34:47–53.
196. Zelada G, Varela P, Martin B, et al. The effect of rotational speed and the curvature of root canals on the breakage of rotary endodontic instruments. *J Endod.* 2002;28:540–542.
197. Yared GM, Kulkarni GK. Failure of ProFile Ni-Ti instruments used by an inexperienced operator under access limitations. *Int Endod J.* 2002;35:536–541.
198. Yared G, Sleiman P. Failure of ProFile instruments used with air, high torque control, and low torque control motors. *Oral Surg Oral Med Oral Pathol Oral Radiol Endod.* 2002;93:92–96.
199. Yared G, Kulkarni GK. Accuracy of the DTC torque control motor for nickel-titanium rotary instruments. *Int Endod J.* 2004;37:399–402.
200. Saber Sel D, Abu El Sadat SM. Effect of altering the reciprocation range on the fatigue life and the shaping ability of WaveOne nickel-titanium instruments. *J Endod.* 2013;39:685–688.
201. Gambarini G, Rubini AG, Al Sudani D, et al. Influence of different angles of reciprocation on the cyclic fatigue of nickel-titanium endodontic instruments. *J Endod.* 2012;38:1408–1411.
202. Perez-Higueras JJ, Arias A, de la Macorra JC. Cyclic fatigue resistance of K3, K3XF, and Twisted File nickel-titanium files under continuous rotation or reciprocating motion. *J Endod.* 2013;39:1585–1588.
203. Varela-Patino P, Ibanez-Parraga A, Rivas-Mundina B, et al. Alternating versus continuous rotation: a comparative study of the effect on instrument life. *J Endod.* 2010;36:157–159.
204. Cunha RS, Junaid A, Ensinas P, et al. Assessment of the separation incidence of reciprocating WaveOne files: a prospective clinical study. *J Endod.* 2014;40;922–924.
205. Plotino G, Grande NM, Porciani PF. Deformation and fracture incidence of Reciproc instruments: a clinical evaluation. *Int Endod J.* 2015;48:199–205.
206. Kim JW, Ha JH, Cheung GS, et al. Safety of the factory preset rotation angle of reciprocating instruments. *J Endod.* 2014;40:1671–1675.
207. Koçak S, Koçak MM, Sağlam BC. Efficiency of 2 electronic apex locators on working length determination: a clinical study. *J Conserv Dent.* 2013;16:229–232.
208. Nazarimoghadam K, Labaf H. Evaluation of two new electronic apex-locator-controlled handpieces using a NiTi rotary file: an in vitro study. *J Dent* (Tehran). 2013;10:501–505.
209. Wigler R, Huber R, Lin S, Kaufman AY. Accuracy and reliability of working length determination by Gold Reciproc Motor in reciprocating movement. *J Endod.* 2014;40:694–697.
210. Altenburger MJ, Cenik Y, Schirrmeister JF, et al. Combination of apex locator and endodontic motor for continuous length control during root canal treatment. *Int Endod J.* 2009;42:368–374.
211. Gambarini G, Glassman G. In vitro analysis of efficiency and safety of a new motion for endodontic instrumentation: TF adaptive. *Roots.* 2013;3:12–15.
212. Richman MJ. The use of ultrasonics in root canal therapy and root resection. *J Dent Med.* 1957;12:12–18.
213. Walmsley AD. Ultrasound and root canal treatment: the need for scientific evaluation. *Int Endod J.* 1987;20:105–111.
214. Ahmad M, PittFord TR, Crum LA. Ultrasonic debridement of root canals: acoustic streaming and its possible role. *J Endod.* 1987;13:490–409.
215. Goldman M, White RR, Moser CR, Tenca JI. A comparison of three methods of cleaning and shaping the root canal in vitro. *J Endod.* 1988;14:7–12.
216. Ahmad M, PittFord TR. A comparison using macroradiography of canal shapes in teeth instrumented ultrasonically and by hand. *J Endod.* 1989;15:339–344.
217. Walmsley AD, Murgel C, Krell KV. Canal markings produced by endosonic instruments. *Endod Dent Traumatol.* 1991;7:84–89.
218. Ahmad M, PittFord TR, Crum LA. Ultrasonic debridement of root canals: an insight into the mechanisms involved. *J Endod.* 1987;13:93–101.
219. Cunningham WT, Martin H. A scanning electron microscope evaluation of root canal debridement with the endosonic ultrasonic synergistic system. *Oral Surg Oral Med Oral Pathol.* 1982;53:527–531.
220. Walker TL, DelRio CE. Histological evaluation of ultrasonic and sonic instrumentation of curved root canals. *J Endod.* 1998;15:49–59.
221. Cymerman JJ, Jerome LA, Moodnik RM. A scanning electron microscope study comparing the efficacy of hand instrumentation with ultrasonic instrumentation of the root canal. *J Endod.* 1983;9:327–231.
222. Reynolds MA, Madison S, Walton RE, et al. An in vitro histological comparison of the stepback, sonic, and ultrasonic techniques in small, curved root canals. *J Endod.* 1987;13:307–314.
223. Martin H, Cunningham WT. The effect of endosonic and hand manipulation on the amount of root canal material extruded. *Oral Surg Oral Med Oral Pathol.* 1982;53:611–613.
224. Fairbourn DR, McWalter GM, Montgomery S. The effect of four preparation techniques on the amount of the apically extruded debris. *J Endod.* 1987;13:102–105.
225. Hülsmann M. Effects of mechanical instrumentation and chemical irrigation on the root canal dentin and surrounding tissues. *Endod Topics.* 2013;29:55–86.
226. Bürklein S, Schäfer E. Minimally invasive endodontics. *Quint Int.* 2015;46:119–124.
227. Wilcox LR, Roskelley C, Sutton T. The relationship of root canal enlargement to finger-spreader induced vertical root fracture. *J Endod.* 1997;23:533–534.
228. Kim HC, Lee MH, Yum J, et al. Potential relationship between design of nickel-titanium rotary instruments and vertical root fracture. *J Endod.* 2010;36:1195–1199.
229. Zandbiglari T, Davids H, Schäfer E. Influence of instrument taper on the resistance to fracture of root canal treated roots. *Oral Surg Oral Med Oral Pathol Oral Radiol Endod.* 2006;101:126–131.
230. Tamse A, Fuss Z, Lustig J, Kaplavi J. An evaluation of endodontically treated vertically fractured teeth. *J Endod.* 1999;25:506–508.
231. Liu R, Hou BX, Wesselink PR, et al. The incidence of root microcracks caused by 3 different single-file systems versus the ProTaper system. *J Endod.* 2013;39:1054–1056.
232. Hülsmann M, Schäfer E. Apical patency: fact and fiction – a myth or a must? A contribution to the discussion. *ENDO* (London Emgl). 2009;3:285–307.
233. Buchanan S. Management of curved root canals. *J Calif Dent Assoc.* 1989;17:19–27.
234. Cailletau JG, Mullaney TP. Prevalence of teaching apical patency and various instrumentation and preparation techniques in United States dental schools. *J Endod.* 1997;23:394–396.
235. American Association of Endodontists (AAE). *Glossary of Endodontic Terms.* 7th ed. Chicago, IL: AAE; 2003.
236. Siqueira JF. Microbial causes of endodontic flare-ups. *Int Endod J.* 2003;36: 453–463.
237. Siqueira JF, Rocas IN, Favieri A, et al. Incidence of postoperative pain after intracanal procedures based on an antimicrobial strategy. *J Endod.* 2002;28:457–460.
238. Tsesis I, Amdor B, Tamse A, Kfir A. The effect of maintaining apical patency on canal transportation. *Int Endod J.*

2008;41:431–435.
239. Camoes IC, Salles MR, Fernando MV, et al. Relationship between the size of patency file and apical extrusion of sodium hypochlorite. *Indian J Dent Res.* 2009;20:426–430.
240. Vera J, Hernandez EM, Romero M, et al. Effect of maintaining apical patency on irrigant penetration into the apical two millimeters of large root canals: an in vivo study. *J Endod.* 2012;38:1340–1343.
241. Vera J, Arias A, Romero M. Effect of maintaining apical patency on irrigant penetration into the apical third of root canals when using passive ultrasonic irrigation: an in vivo study. *J Endod.* 2011;37:1276–1278.
242. Vera J, Arias A, Romero M. Dynamic movement of intracanal gas bubbles during cleaning and shaping procedures: the effect of maintaining apical patency on their presence in the middle and cervical thirds of human root canals—an in vivo study. *J Endod.* 2012;38:200–203.
243. Arias A, Azabal M, Hidalgo JJ, de la Macorra JC. Relationship between postendodontic pain, tooth diagnostic factors, and apical patency. *J Endod.* 2009;35:189–192.
244. Baumgartner JC, Heggers JP, Harrison JW. The incidence of bacteremias related to endodontic procedures I. Non-surgical endodontics. *J Endod.* 1976;2:135–140.
245. Debelian GJ, Olsen I, Tronstad L. Bacteremia in conjunction with endodontic therapy. *Endod Dent Traumatol.* 1995;11:142–149.
246. Murray CA, Saunders WP. Root canal treatment and general health. *Int Endod J.* 2000;33:1–18.
247. Sarathy AP, Bourgeois SL, Goodell GG. Bisphosphonate-associated osteonecrosis of the jaws and endodontic treatment. Two case reports. *J Endod.* 2005;31:759–763.
248. Tanalp J, Güngör T. Apical extrusion of debris: a literature review of an inherent occurrence during root canal treatment. *Int Endod J.* 2014;47:211–221.
249. Caviedes-Bucheli J, Castellanos F, Vasquez N, et al. The influence of two reciprocating single-file and two rotary files systems on the apical extrusion of debris and its biological relationship with symptomatic apical periodontitis. A systematic review and meta-analysis. *Int Endod J.* 2016;49:255–270.
250. Fairbourn DR, McWalter GM, Montgomery S. The effect of four preparation techniques on the amount of apically extruded debris. *J Endod.* 1987;13:102–108.
251. McKendry DJ. Comparison of balanced forces, endosonic and step-back filing instrumentation techniques: quantification of extruded apical debris. *J Endod.* 1990;16:24–7.
252. Ruiz-Hubard EE, Gutmann JL, Wagner MJ. A quantitative assessment of canal debris forced periapically during root canal instrumentation using two different techniques. *J Endod.* 1987;13:554–558.
253. Kustarci A, Akpinar KE, Er K. Apical extrusion of intracanal debris and irrigant following use of various instrumentation techniques. *Oral Surg Oral Med Oral Pathol Oral Radiol Endod.* 2008;105:257–262.
254. Kustarci A, Akdemir N, Siso SH, Altunbas D. Apical extrusion of intracanal debris using two engine driven and step-back instrumentation techniques: an in-vitro study. *Eur J Dent.* 2008;2:233–239.
255. Yared G, Ramli GA. Single file reciprocation: a literature review. ENDO (Lond Engl) 2013;7:171–178.
256. Bürklein S, Schäfer E. Apically extruded debris with reciprocating single-file and full-sequence rotary instrumentation systems. *J Endod.* 2012;38:850–852.
257. Lu Y, Wang R, Zhang LC, et al. Apically extruded debris and irrigant with two Ni-Ti systems and hand files when removing root fillings: a laboratory study. *Int Endod J.* 2013;46:1125–1130.
258. Tinoco JM, De-Deus G, Tinoco EM, et al. Apical extrusion of bacteria when using reciprocating single-file and rotary multifile instrumentation systems. *Int Endod J.* 2014;47:560–566.
259. Koçak S, Koçak MM, Sağlam BC, et al. Apical extrusion of debris using self-adjusting file, reciprocating single-file, and 2 rotary instrumentation systems. *J Endod.* 2013;39:1278–1280.
260. Nayak G, Singh I, Shetty S, Dahiya S. Evaluation of apical extrusion of debris and irrigant using two new reciprocating and one continuous rotation single file systems. *J Dent* (Tehran) 2014;11:302–309.
261. Üstün Y, Canakci B, Dincer AN, et al. Evaluation of apically extruded debris associated with several NiTi systems. *Int Endod J.* 2015;48:701–704.
262. Gambarini G, Testarelli L, De Luca M, et al. The influence of three different instrumentation techniques on the incidence of postoperative pain after endodontic treatment. *Ann Stomatol* (Roma) 2013;4:152–155.
263. Nekoofar MN, Sheykhrezae MS, Meraji N, et al. Comparison of the effect of root canal preparation by using WaveOne and ProTaper on postoperative pain: a randomized clinical trial. *J Endod.* 2015;41:575–578.
264. Chai WL, Thong YL. Cross-sectional morphology and minimum canal wall widths in C-shaped roots of mandibular molars. *J Endod.* 2004;30:509–512.
265. Lopez-Ampudia N, Gutmann JL. Management of S-shaped root canals—technique and case report. *ENDO* (Lond Engl) 2011;5:7–16.
266. Al-Sudani D, Grande NM, Plotino G, et al. Cyclic fatigue of Nickel-Titanium rotary instruments in a double (s-shaped) simulated curvature. *J Endod.* 2012;38:987–989.
267. Ersev H, Yilmaz B, Ciftcioglu E, Ozkarsli SF. A comparison of the shaping effect of 5 nickel-titanium rotary instruments in simulated s-shaped canals. *Oral Surg Oral Med Oral Pathol Oral Radiol Endod.* 2010;109:86–93.
268. Bonaccorso A, Cantatore G, Condorelli G, et al. Shaping ability of four NiTi rotary instruments in simulated-shaped canals. *J Endod.* 2009;35:883–886.
269. Burroughs JR, Bergeron BE, Roberts MD, et al. Shaping ability of three nickel-titanium endodontic file systems in simulated s-shaped root canals. *J Endod.* 2012;38:1618–1621.
270. Jafarzadeh H, Wu YN. The c-shaped root canal configuration: a review. *J Endod.* 2007;33:517–523.
271. DeDeus G, Barino B, Zamolyi RQ, et al. Suboptimal debridement quality produced by the single-file F2 ProTaper technique in oval shaped root canals. *J Endod.* 2010;36:1897–1901.
272. DeDeus G, Souza EM, Barino B, et al. The self-adjusting file optimizes debridement quality in oval-shaped canals. *J Endod.* 2011;37:701–705.
273. Peters OA, Bössler C, Paqué F. Root canal preparation with a novel nickel-titanium instrument evaluated with micro-computed tomography: canal surface preparation over time. *J Endod.* 2010;36:1068–1072.
274. Rödig T, Hülsmann M, Mühge M, Schäfers F. Quality of preparation of oval distal root canals in mandibular molars using nickel-titanium instruments. *Int Endod J.* 2002;35:919–928.
275. Weiger R, El Ayouti A, Löst C. Efficiency of hand and rotary instruments in shaping oval root canals. *J Endod.* 2002;28:580–583.
276. Siqueira JF, Alves FR, Almeida BM, et al. Ability of chemical preparation with either rotary instruments or Self Adjusting File to disinfect oval-shaped root canals. *J Endod.* 2010;36:1860–1865.
277. Lumley PJ, Walmsley AD, Walton RE, Rippin JW. Cleaning of oval canals using ultrasonic or sonic instrumentation. *J*

Endod. 1993;19:453–457.
278. Kuttler Y. Microscopic investigation of root apexes. *J Am Dent Assoc.* 1955;50:544–552.
279. Green D. Stereomicroscopic study of 700 root apices of maxillary and mandibular posterior teeth. *Oral Surg Oral Med Oral Pathol.* 1960;13:728–733.
280. Kerekes K, Tronstad L. Morphologic observations on root canals of human premolars. *J Endod.* 1977;3:74–79.
281. Kerekes K, Tronstad L. Morphometric observations on root canals of human anterior teeth. *J Endod.* 1977;3:24–29
282. Kerekes K, Tronstad L. Morphologic observations on root canals of human molars. *J Endod.* 1977;3:114–118.
283. Morfis A, Sylaras SN, Georgopoulou M, et al. Study of the apices of human permanent teeth with the use of a scanning electron microscope. *Oral Surg Oral Med Oral Pathol.* 1994;77:172–176.
284. Wu MK, R'oris A, Barkis D, Wesselink PR. Prevalence and extent of long oval canals in the apical third. *Oral Surg Oral Med Oral Pathol Oral Radiol Endod.* 2000;89:739–743.
285. Briseno Marroquin B, El Sayed MM, Willershausen-Zönnchen B. Morphology of the physiological foramen. I. Maxillary and mandibular molars. *J Endod.* 2004;30:321–325.
286. Grossman LI, Oliet S, DelRio CE. *Endodontic Practice.* 11th ed. Philadelphia, PA: Lea & Febiger; 1988.
287. Sabala CL, Biggs JT. A standard predetermined endodontic preparation concept. *Compen Cont Ed Dent.* 1991;12:656–662.
288. Tronstad L. Endodontic techniques. In: Tronstad L, editor. *Clinical Endodontics.* Stuttgart, New York: Thieme; 1991. p. 167.
289. Glickman GN, Dumsha TC. Problems in cleaning and shaping. In: Gutman J, Dumsha TC, Lovdahl PE, Hovland E, editors. *Problem Solving in Endodontics.* 3rd ed. St. Louis, MO: Mosby; 1997.
290. Coldero LG, McHugh S, MacKenzie D, Saunders WP. Reduction in intracanal bacteria during root canal preparation with and without apical enlargement. *Int Endod J.* 2002;35:437–446.
291. Shuping GB, Ørstavik D, Sigurdsson A, Trope M. Reduction of intracanal bacteria using nickel-titanium rotary instrumentation and various medications. *J Endod.* 2000;26:751–755.
292. Siqueira JF, Araujo MC, Garcia PF, et al. Histological evaluation of the effectiveness of five instrumentation techniques for cleaning the apical third of root canals. *J Endod.* 1997;23:499–502.
293. Boutsioukis C, Gogos C, Verhaagen B, et al. The effect of apical preparation size on irrigant flow in root canals evaluated using an unsteady computational fluid dynamics model. *Int Endod J.* 2010;43:874–881.
294. Boutsioukis C, Gogos C, Verhaagen B, et al. The effect of root canal taper on the irrigant flow: evaluation using an unsteady computational fluid dynamics model. *Int Endod J.* 2010;43:909–916.
295. Ruddle C. Cleaning and shaping the root canal system. In: Cohen S, Burns R, editors. *Pathways of the Pulp.* 8th ed. St. Louis, MO: Mosby; 2001. pp. 231–292.
296. Yared GM, Bou Dagher FE. Influence of apical enlargement on bacterial infection during treatment of apical periodontitis. *J Endod.* 1994;20:535–537.
297. Card SJ, Sigurdsson A, Ørstavik D, Trope M. The effectiveness of increased apical enlargement in reducing intracanal bacteria. *J Endod.* 2002;28:779–783.
298. Rollinson S, Barnett F, Stevens RH. Efficacy of bacterial removal from instrumented root canals in vitro related to instrumentation technique and size. *Oral Surg Oral Med Oral Pathol Oral Radiol Endod.* 2002;94:366–371.
299. American Association of Endodontists. *Glossary of Endodontic Terms.* 8th ed. Chicago, IL: AAE; 2012.
300. Wu MK, Fan B, Wesselink PR. Leakage along apical root fillings in curved root canals. Part 1: effects of apical transportation on seal of root fillings. *J Endod.* 2000;26:210–216.
301. Eleftheriadis GI, Lambrianidis TP. Technical quality of root canal treatment and detection of iatrogenic errors in an undergraduate dental clinic. *Int Endod J.* 2005;38:725–734.
302. Schäfer E. Relationship between design features of endodontic instruments and their properties. Part 2. Instrumentation of curved canals. *J Endod.* 1999;25:56–59.
303. Powell SE, Simon JHS, Maze BB. A comparison of the effect of modified and nonmodified instrument tips on apical canal configuration. Part I. *J Endod.* 1986;12:293–300.
304. Schäfer E. Effect of four instrumentation techniques on curved canals: a comparison study. *J Endod.* 1996;22:685–690.
305. Greene KJ, Krell KV. Clinical factors associated with ledged canals in maxillary and mandibular molars. *Oral Surg Oral Med Oral Pathol.* 1990;70:490–497.
306. Cunningham CJ, Senia ES. A three-dimensional study of canal curvatures in the mesial roots of mandibular molars. *J Endod.* 1992;18:294–300.
307. Gluskin AH, Peters CI, Ming Wong RD, Ruddle CJ. Retreatment of non-healing endodontic therapy and management of mishaps. In: Ingle JI, Bakland LK, Baumgartner C, editors. *Ingle's Endodontics.* 6th ed. Hamilton, ON: BC Decker; 2008. pp. 1088–1161.
308. Grossman LI. Guidelines for the prevention of fracture of root canal instruments. *Oral Surg Oral Med Oral Pathol.* 1969;28:746–752.
309. Cheung GS, Peng B, Bian Z, Shen Y, Darvell BW. Defects in ProTaper S1 instruments after clinical use: fractographic examination. *Int Endod J.* 2005;802–809.
310. Alapati SB, Brantley WA, Svec TA, et al. SEM observations of nickel-titanium rotary endodontic instruments that fractured during clinical use. *J Endod* 2005;31:40–43.
311. Parashos P, Gordon I, Messer HH. Factors influencing defects of rotary nickel-titanium endodontic instruments after clinical use. *J Endod.* 2004;30:722–725.
312. Kuhn G, Jordan L. Fatigue and mechanical properties of nickel-titanium endodontic instruments. *J Endod.* 2002;2:716–720.
313. Haïkel Y, Serfaty R, Bateman G, et al. Dynamic and cyclic fatigue of engine-driven rotary nickel-titanium endodontic instruments. *J Endod.* 1999;25:434–440.
314. Roland DD, Andelin WE, Browning DF, et al. The effect of preflaring on the rates of separation for 0.04 taper nickel-titanium rotary instruments. *J Endod.* 2002;28:543–545.
315. Spili P, Parashos P, Messer HH. The impact of instrument fracture on outcome of endodontic treatment. *J Endod.* 2005;31:845–850.
316. Parashos P, Messer H. Rotary NiTi instrument fracture and its consequences. *J Endod.* 2006;32:1031–1043.
317. Panitvisai P, Parunnit P, Sathorn C, Messer HH. Impact of a retained instrument on treatment outcome: a systematic review and meta-analysis. *J Endod.* 2010;36:775–778.
318. Madarati AA, Hunter MJ, Dummer PM. Management of intracanal separated instruments. *J Endod.* 2013;39:569–581.
319. Lin LM, Rosenberg PA, Lin J. Do procedural errors cause endodontic treatment failure? *J Am Dent Assoc* 2005;136:187–193.
320. Smith CS, Setchell DJ, Harty FJ. Factors influencing the success of conventional root canal therapy—five-year retrospective study. *Int Endod J.* 1993;26:321–333.
321. Strindberg LZ. The dependence of the results of pulp therapy on certain factors—an analytical study based on radiographic and clinical follow-up examination. *Acta Odontol Scand.*

1956;14:1–175.

322. Kerekes K, Tronstad L. Long-term results of endodontic treatment performed with a standardized technique. *J Endod.* 1979;5:83–90.
323. Ng YL, Mann V, Gulabivala K. A prospective study of the factors affecting outcomes of nonsurgical root canal treatment: part 1: periapical health. *Int Endod J.* 2011;44:583–609.
324. Schäfer E, Bürklein S. Impact of nickel-titanium instrumentation of the root canal on clinical outcomes: a focused review. *Odontology.* 2012;100:130–136.
325. Aminoshariae A, Kulild J. Master apical file size- smaller or larger: a systematic review of healing outcomes. *Int Endod J.* 2015;48:639–647.
326. Azim AA, Griggs JA, Huang GT. The Tennessee study: factors affecting treatment outcome and healing time following non-surgical root canal treatment. *Int Endod J.* 2016;49:6–16.
327. Pettiette MT, Delano O, Trope M. Evaluation of success rate of endodontic treatment performed by students with stainless-steel K-files and nickel-titanium hand files. *J Endod* 2001;27:124–127.
328. Cheung GSP, Liu CSY. A retrospective study of endodontic treatment outcome between nickel-titanium rotary and stainless steel hand filing techniques. *J Endod.* 2009;35:938–943.
329. Marending M, Peters OA, Zehnder M. Factors affecting the outcome of orthograde root canal therapy in a general dentistry hospital practice. *Oral Surg Oral Med Oral Pathol Oral Radiol Endod.* 2005;99:119–124.
330. Iqbal M, Kurtz E, Kohli M. Incidence and factors related to flare-ups in a graduate endodontic program. *Int Endod J.* 2009;42:99–104.
331. Fleming CH, Litaker MS, Alley LW, Eleazer PD. Comparison of classic endodontic techniques versus contemporary techniques on endodontic treatment success. *J Endod.* 2010;36:414–418.

第二十一章　根管冲洗剂和根管内封药

Markus Haapasalo, Ya Shen, James S. Lin, Ellen Park, Wei Qian, Zhejun Wang

第一节　宿主对感染的防御

人体已经做好充分准备以应对来自各种感染性疾病的挑战。非特异性和特异性免疫反应使正常菌群和宿主之间维持一种健康的平衡状态。如果抵御病原体入侵的第一道防线——上皮被破坏，机体的防御系统将迅速启动以限制微生物侵入机体组织，并最终消灭细菌和其他微生物；抗生素或其他手段（如引流脓液）偶尔也被用于治疗感染。但是牙髓感染的消除却不尽相同。由于其特殊的解剖结构，机体的感染控制措施即使在足以消灭体内其他部位感染微生物的情况下，也无法完全消除牙髓感染。牙髓感染的根除需要结合宿主和外部治疗两方面的因素才能实现[1-3]。为了消除感染、治愈根尖周病变，治疗的各个方面都需要取得成功。按照事件或程序的先后顺序，控制牙髓感染的措施包括机体防御系统、抗生素治疗（很少使用，仅在有特定指征时）、根管机械预备和冲洗（"清理和成形"）、诊间根管内封药（不总是使用）、根管永久性充填以及冠部修复[1-3]。

机体的防御反应有助于防止根管内的感染扩散到牙槽骨和身体其他部位。破骨细胞可吸收根尖孔和少数粗大的、感染的侧支根管外部开口周围的骨组织。骨组织进而被高度血管化的炎症组织所替代[4-6]，这对阻止细菌扩散到骨组织并引起骨髓炎具有重要意义。这种防御反应通常可以成功地稳定病变的大小，防止其在初期生长阶段后继续扩张。然而，由于缺乏血液循环，上述的这种机体防御机制并不能有效地作用于驻留在坏死根管系统内的微生物。根管机械预备可以清除主根管中的一部分微生物，但其主要目的是加强根管冲洗和根管封药的作用。通过减少摩擦和清除根管内的死、活微生物，根管冲洗可辅助根管机械预备[7]。此外，许多根管冲洗液有组织溶解和（或）抗菌活性，可有效地清理根管并杀死残留在根管内和周围牙本质中的微生物。多次法牙髓治疗中，在根管机械预备和冲洗之后使用根管内抗菌药物，以期达到根管系统的无菌状态[1]。

一些检测根管内细菌的早期研究表明，根管在充填时处于无菌状态是保障高治疗成功率的先决条件，使用氢氧化钙作为根管内封药有望帮助实现这一目标[8-11]。然而，之后许多其他研究对这些结果提出了挑战，目前关于是否使用根管内封药及其使用后带来的微生物学和其他方面的好处尚无明确共识[12-14]。尽管存在这些尚未解答的问题，但毫无疑问的是，根尖周炎治疗的微生物学目标是根除根管系统内的微生物[15]。

本章将重点阐述根管冲洗的方法，不同根管冲洗剂的性能，以及根管冲洗和根管内封药在杀灭和减少根管系统内微生物数量中的作用。然而要始终牢记，根管冲洗和根管内封药只是消灭造成牙髓感染的微生物的一部分工作；如果其他治疗环节存在问题，仅靠根管冲洗和消毒无法保证治疗的成功。

一、根除根管系统中微生物的挑战

牙髓炎是由微生物或其抗原由龋损或渗漏部位穿通牙本质小管侵入牙髓所导致。即使牙髓组织已受到炎症影响，只要牙髓仍保持活力，便可认为牙髓中细菌的数量很少并且没有临床意义[16]。在牙髓炎期间，根管内通常不会存在对牙髓治疗最具抵抗力的定植生物膜。然而，随着感染的进展，当牙髓坏死甚至形成根尖周炎时，整个根管系统会被微生物侵入。毋庸置疑，微生物是根尖周炎的致病因素（图 21-1）[17-19]。也有研究表明，在少数情况下，非微生物因素是造成治疗后病变经久不愈的原因[20, 21]，但也有人提出了相反的观点[15]。更多详细信息请参见第三章牙髓根尖周病的细菌性与非细菌性病因。

目前普遍的观点认为，最佳情况下，牙髓治疗的目标是杀灭并清除根管内所有的微生物并且中和其残余在根管内的抗原物质。达到这一目标则有望保证根尖周病变的愈合。多数情况下，高质量的治疗可使病变完全愈合[22-24]。然而，彻底杀灭并清除根管内的微生物极具挑战。也有研究表明，许多在根管充填时仍发现残留活菌的病例也可完全愈合[8]。因此，很明显，尽管彻底清除根管内的感染微生物是牙髓治疗的最佳目标，完全的临床和影像学愈合也可发生在治疗的微生物学目标未完全实现时。这种情况类似于边缘性牙周炎和牙龈炎，可以理解，龈沟内不可能获得完全不含微生物的环境，但显然，高质量的牙周治疗可以使牙周病愈合。

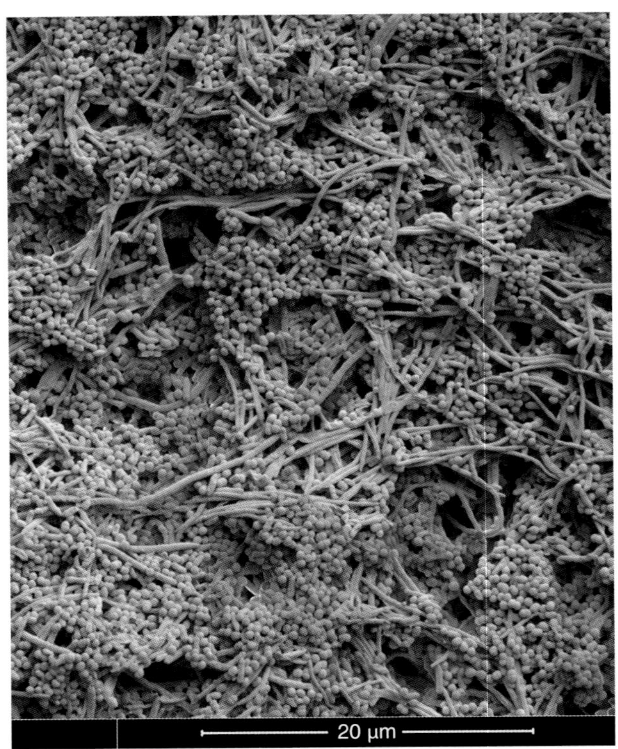

图 21-1 根管内的微生物膜是导致根尖周炎的病因，因此成为根管冲洗和消毒的主要目标。

二、牙髓治疗的目标

牙髓治疗的实际目标取决于治疗开始前的诊断。在根尖周炎（通常由微生物引起）中，治疗的主要目标是清除牙髓腔和根管系统中的微生物；治疗的另一个主要目标是维护或重建牙齿结构的完整性。在牙髓炎中，根管内不含微生物，因此治疗的目标是阻止微生物侵入根管内进而深入组织。

换言之，牙髓治疗的目标是阻止或清除根管系统内的微生物感染[25]。在某些特殊情况下，例如存在骨吸收和牙髓治疗并发症，从技术性的角度来讲可能会有一些中期目标。即便如此，最终治疗的成功还是取决于有效的感染控制和（或）保存牙齿结构的强度。普遍认为，根管系统的机械预备和冲洗（“清理和成形”）是使根管内形成无菌环境最重要的一步。

牙髓治疗中机械预备在清除微生物策略中的作用

根管机械预备和冲洗的目的是清除根管系统内所有坏死和有活力的有机组织以及一些硬组织。机械预备可使根管成形，以利于化学冲洗、根管内封药以及根管的永久充填。从生物学角度来看，机械预备和冲洗的关键目标是清理并根除坏死的根管系统内的微生物。此外，机械预备和冲洗后，根管内任何残留的抗原物质也应被中和。

20 世纪 70 年代后，瑞典学者的一些经典研究极大地改变了我们对机械预备和冲洗对根管内微生物的作用的理解[26]。一系列基于根尖周炎患牙的研究表明，使用手用不锈钢器械进行彻底的机械预备，并结合使用生理盐水、乙二胺四乙酸（Ethylene diamine tetraacetic acid，EDTA）或 EDTA 和稀释的次氯酸钠冲洗，根管内并不能形成无菌环境。研究者对连续 5 次约诊的患者的 15 个根管进行了机械预备并在每次诊前和诊后进行采样。两次约诊间隔期间，开髓口被临时填充物密封，但根管留空。这个过程使细菌数量减少了 100 到 1 000 倍，但却很难（实际上不可能）获得完全无菌的根管[26,27]。Ørstavik 等[28] and Cvek 等[29]在根尖闭合和不成熟患牙中报道了类似的结果。据报道，使用无菌生理盐水配合机械预备的抗菌作用非常弱并且仅限于牙根完全发育的牙齿。相较生理盐水冲洗而言，次氯酸钠冲洗可提高抗菌效果，但 0.5% 和 5.0% 的次氯酸钠的抗菌效果无统计学差异[29]。

Dalton 等[30]也对机械预备和化学冲洗的效果进行了一系列研究。在一项有 48 位患者参与的研究中，作者检测了患牙根管在使用 0.04 锥度机用镍钛器械或手用不锈钢 K 型锉逐步后退预备并结合生理盐水冲洗后根管内微生物减少的数量。细菌学样本的采集分别在预备前、预备中和预备后。所有患有根尖周炎的牙齿预备前细菌生长都为阳性，而活髓或患有不可复性牙髓炎的对照组牙齿则是无菌。随着根管的逐渐扩大，两种方法预备后均可检测到细菌数量的减少。然而，仅有 28% 的牙齿在预备后根管完全无菌。需要注意的是，根管微生物学检测结果的准确性与所采用的检测方法的灵敏度有关。例如，基于细菌培养的早期研究无法检测到严格厌氧细菌的生长。此外，采用纸尖或扩锉针取样的部位通常为预备最有效的区域。可以想象，相比根管系统中那些更隐蔽的、无法直接接触的部位，在取样部位机械清除微生物的效果更好。因此，使用超声来促使细菌从根管系统内分离以进行采样可使残留微生物的检测更准确。即使是分子生物学技术也要依赖有效的采样以获得能被 PCR 和探针检测到的最低细胞数量。然而，目前尚无研究比较超声对根管内微生物采样的影响。

当使用生理盐水冲洗时，Siqueira 等[31]报道了与 Dalton 等[30]相似的结果。另外，Siqueira 等的研究也发现，根尖预备由 30 号增加至 40 号可显著减少根管内微生物的数量。Pataky 等[32]使用因正畸原因拔除的 40 颗上颌第一前磨牙进行的离体研究也证实了通过机械预备和生理盐水冲洗难以使感染根管形成无菌环境。尽管根管内细菌数量在机械预备后显著降低，但没有根管是完全无菌的。然而值得一提的是，这些研究中有些根管预备主尖锉的大小很小（25 号），这可能会增加细菌培养阳性的可能性[32]。可以得出结论，机械预备和使用生理盐水或其他抗菌剂（如次氯酸钠）进行冲洗无法根除感染根管内的所有微生物。

因此，将根管消毒的研究重点放在开发和使用新的冲洗方法以及其他具有强效清洁和抗菌活性的根管冲洗液上也就不足为奇了。近年来，开发新的冲洗方法方面已有大量研究，这些新方法将为改善根管冲洗的动力及化学性能提供有效的帮助[33,34]。

第二节　根管冲洗和消毒的相关研究：方法、模型和挑战

我们对各种根管冲洗剂，冲洗方法及其效果的理解和认识部分基于临床经验，但同时，甚至更多的是，基于有关它们的冲洗效果、风险以及优势的体外、离体和体内研究。研究根管冲洗并不是件容易的事[35]。一个最大的挑战是牙齿和根管系统的特殊的显微解剖结构。同时，在体外环境中模拟体内的情况，其困难程度也增加了挑战。在下文中，我们将对不同的根管冲洗研究方法和模型进行讨论。

一、抗菌活性测试的体外实验模型

测试牙髓治疗中使用的各种化合物的抗菌活性看似是一个简单明了的过程。这对那些目标微生物直接暴露于待检测抗菌剂的情况理论上来说是正确的。在（暴露于抗菌剂）一定时间后收集微生物样本并在合适的培养基上培养，然后将测试结果转化为杀死所有微生物所需的时间长短。然而，对牙髓治疗用消毒剂而言，现实却有所不同[35]。很多情况下，针对根管冲洗液和短期使用的根管内封药抗菌效果的研究采用了原本设计用于其他检测的技术；例如，使用琼脂平板测试细菌对抗生素的敏感性。对全身性使用的抗生素的测试是基于几十年的国际标准化研究[36-40]。为了确保抗生素活性成分的有效扩散以及琼脂培养基成分与待测抗生素之间不存在混杂化学反应，抗生素纸片和测试所用培养基的化学成分都被详细定义。对抗生素纸片周围抑菌圈大小的评估需进一步结合临床研究以确保药物浓度在组织毒性反应的安全剂量以内，同时评估抗生素的临床有效性。此外，在进行每个新批次琼脂平板的质量测试时，已知抗生素敏感的参考菌株都会被用作内部标准。大多数需氧和兼性厌氧菌都可以通过纸片扩散法测试。然而，尽管已进行了多年的广泛研究，目前仍没有一个普遍认可的纸片扩散法测试厌氧菌敏感性的标准[41]。浸有抗生素液的 E-test 试条被用于测试厌氧菌在特定平板上的生长[42,43]。与传统的琼脂扩散测试法相比，这种方法对厌氧菌更有优势，也被用于牙髓相关研究中[44,45]。但目前尚无针对根管消毒剂或溶液的测试方法。

在牙髓治疗研究中使用琼脂扩散法，尽管出发点是好的，却并非基于培养基或测试材料的标准化。培养基和消毒剂之间的化学反应很大程度上尚不清楚。此外，目前尚无真正的比较性研究可以使我们能从抑菌圈的大小来预判消毒剂在体内对根管内细菌作用。一些牙髓治疗用药物的抗菌效果与 pH 有关。因此对这类药物，琼脂平板的缓冲能力在确定抑菌圈的大小中至关重要。另一个例子是 EDTA，它可以在琼脂平板上产生抑菌圈，但在试管中即使经过 24 小时培养后也无法减少活菌的数量。Wang 等[46]在使用牙本质进行冲洗剂抗菌作用的研究中报道，当使用活力染色和激光共聚焦显微镜检测抗菌作用时，EDTA 也会引起假阳性反应。

在测试不同化合物、液体或固体材料的抗菌效果时，另一个重要的问题是理解抑菌和杀菌活性之间的区别。抑菌作用是指在不杀死微生物细胞的情况下阻止其生长。另一方面，杀菌活性则是指杀灭受到影响的微生物。在牙髓研究中，这种差异并不总是清楚地被指出，而结果通常被报道为“抗菌活性”。琼脂扩散试验如果正确用于抗生素测试，则可作为检测抑菌活性的一个例子。在牙髓治疗中，消毒剂的杀菌作用比抑菌作用更重要。在坏死的根管中，只要有消毒剂仍在根管内则可阻止细菌生长（抑菌作用），然而这种作用价值有限，因为之后微生物可能会重新大量生长并给宿主带来新的挑战。

牙髓消毒剂的体外测试可以将微生物（悬浮于无菌水中）和药物混合在试管中进行。而文献报道常见细菌和药物混合于培养基中。这可能会引起问题，因为培养基或其他有机材料可能会通过某种机制使消毒剂失活或对微生物提供保护作用，从而成为混杂因素[47]。在这种条件下进行的实验无法为药物 / 消毒剂对被测试微生物的抗菌特点和活性提供可靠的结果。

“残余效应”是指药物（例如氯己定）与样品和微生物一起被带入系列稀释，并被进一步转移到培养物（平板或液体培养物）中。在培养基上，即使较低浓度的“残余”药物也可能会有杀菌或抑菌作用，从而阻止微生物生长。如果被带入培养基中的消毒剂的浓度足够高，那么微生物的生长则会受到抑制从而造成假阴性的结果[47]。因此，如果残余药物未被发现，则会被误认为药物的抗菌效果增强。根管冲洗剂和消毒剂，包括局部使用的抗生素，极有可能导致细菌生长的结果呈假阴性。目前对很多抗生素尚无有效的灭活剂[47]。

特定的灭活剂可用于防止上述的药物“残余效应”。柠檬酸已用于根管内以中和氢氧化钙，硫代硫酸钠用于中和次氯酸钠[48]，吐温 80 和 α- 卵磷脂的混合物可失活氯己定[49]。然而，灭活效果取决于残余药物的浓度。当药物以高初始浓度使用时，它们的灭活可能会不完全。例如，如果使用 1% 或更高浓度的氯己定，则吐温 80 和 α- 卵磷脂无法将其有效灭活（图 21-2）。为避免出现假阴性结果（图 21-3），必须重视实验设计以及合适对照组的使用[47]。

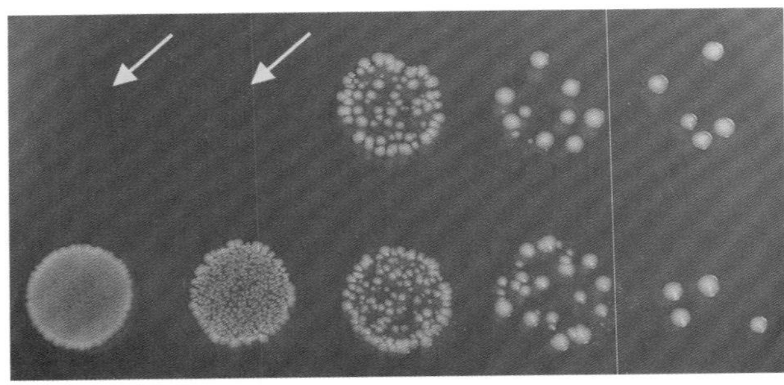

图 21-2 粪肠球菌与 2% 氯己定短暂接触后 10 倍系列稀释样本。由于接触时间较短（两秒钟），因此未出现杀菌作用。然而，尽管系列稀释中含有吐温 - 卵磷脂灭活剂，氯己定的"残余效应"仍阻止了前两个样品（左上角箭头所示）中的细菌在平板上的生长。下排：不含氯己定的对照样本。如果微生物样本在暴露于氯己定两秒钟后仅进行前两次稀释，结果则会表明氯己定仅需两秒钟即可完全杀死微生物

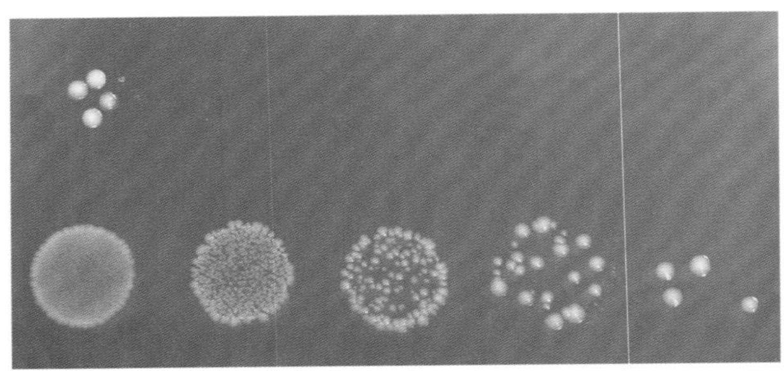

图 21-3 初始接种物的浓度以及 10 倍系列稀释的深度决定了菌落形成单位的测量精度。在此示例中，杀菌效率可计算为大约在 99.99% 的水平。上排：药物杀灭太多细菌以致仅在未稀释样本（最左侧）中还可见一些细菌。下排：对照样本（水：无杀菌作用）

二、离体和体内模型

体外实验模型可能会为牙髓消毒剂的抗菌潜力提供一些有价值的信息。然而，这些信息并不足以预测其在临床条件下根管内的作用。即使在体外实验中已取得了良好的结果，药物在体内的有效性可能会被根管内的一些局部因素减弱。这些因素包括消毒剂在根管系统内的输送、总体积低、牙本质渗透性差、接触时间短或消毒剂被坏死根管内的化学物质灭活等。因此，为了应对根管内各种混杂因素带来的挑战，并提高测试结果和临床作用之间的相关性，许多离体和体内模型相继被开发。这些离体和体内模型包括牙本质块模型[50, 51]，牙本质粉模型[52-54]，以及一些从拔出牙齿的牙根或根管改良而成的模型[55, 56]。最近，一种新型牙本质小管模型也被开发并用于测试牙髓材料的抗菌活性；在此模型中，牙本质小管内存在大量细菌，抗菌活性的检测则采用共聚焦显微镜和细菌活力染色[46, 57]。然而，最终还需临床和体内研究来验证[58, 59]。

经过改良的牙本质粉模型可以使我们获得不同浓度的牙本质和其他化合物（生物分子，微生物生物量等）对药物活性的抑制作用的相关信息[52]。它也可使大规模系列测试的实验条件标准化。因为在该模型中牙本质是粉末状的，因此也不需要延长培养时间来引起牙本质感染。牙本质粉模型的缺点包括牙齿微观解剖结构的部分缺失以及难以形成和使用生物膜。

牙本质块模型已被广泛用于牙髓药物的测试[50, 51]。该模型的优点包括它可以模拟牙齿和根管系统的化学和微观解剖结构；可以使根管的大小标准化，从而可以更轻松地在不同牙块中获得具有可比性的牙本质样本；在实验中还可以使用微生物生物膜。另一方面，牙本质块模型在使用时也耗时耗力：由于不同牙块的厚度和牙本质微观结构可能不同，因此它不能完全被标准化；牙块处理过程中的一些挑战可能会使得出假阳性结果（来自采样区域以外的污染）的风险增加。牙本质块模型在培养中的主要局限在于侵入根管内牙本质的细菌数量有限以及采样和培养的准确性不高。尽管有其局限性，牙本质块模型仍有助于我们对牙本质消毒的理解。虽然仍被用于牙髓研究中，一些更先进的方法已开始逐渐兴起并取代"经典的"牙本质块模型。

更新的离体和体内模型在拔除或在体的牙齿中使用"天然根管"。基于此模型的实验最大的优点是可以更好地模拟临床情况；不同材料的测试结果也可以更好地反映它们在临床使用时真实的活性。然而，除了众所周知的组织和进行临床对照研究以及纳入足够的患者方面的困难，还存在其他一些可能会削弱结果有效性的潜在的问题。这些问题包括由于根管大小的自然变异导致的难以使根尖预备大小标准化、根管总体积的差异、根管微观解剖结构的差异以及微生物感染的性质和数量的差异。除了上述的自然变异外，目前也尚无处理玷污层或获取微生物样本的标准方法[35]。

三、新型生物膜模型

开放式生物膜模型现在也用于测量抗菌溶液（例如次氯酸钠，氯己定）和其他牙髓材料（例如封闭剂）对多菌种细菌生物膜的有效性[60-62]。在该模型中，单菌种或多菌种生物膜以标准化的羟基磷灰石或牙本质片为基质，在微需氧或厌氧环境下在液体培养基中生长（图 21-4）[60-62]。生物膜暴露于牙髓冲洗液，随后可通过培养或共聚焦激光扫描显微镜来测量生物膜中细菌的杀灭情况。此模型的优点之一是可以直接从口腔、牙周、根管细菌中长出真正类似体内的生物膜并"克隆"到许多平行样本片上。该模型可使我们随着时间追踪消毒剂对不同生长阶段生物膜的有效性。

Stojicic 等[62]研究了碘、次氯酸钠以及氯己定对年轻和成熟生物膜的作用，并报道在生物膜生长 3 周后，口腔多菌种生物膜对所测试的 3 个药物组均由敏感变为抗药。这对临床治疗是很重要的信息，因为在根尖周炎治疗开始时，真正的体内根管生物膜生长几乎总是超过 3 周。3 周（直至 2 个月）后，细菌生物膜对抗菌剂的抗药性无变化。

为了提高实验条件的规范性，通过离心感染根管牙本质的方法在几年前被引入。大量细菌在离心力的作用下被

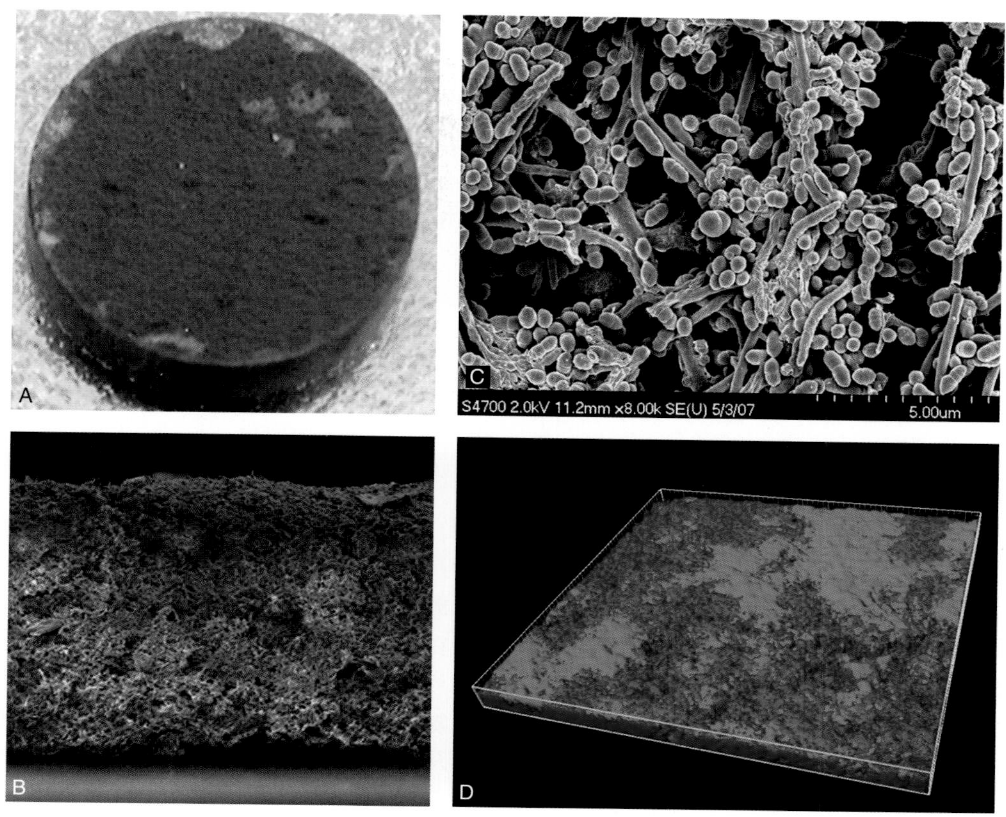

图 21-4 有关冲洗剂有效性的研究需要良好的生物膜模型
A. 生长于胶原包被的羟基磷灰石片上的多菌种生物膜 **B.** 生物膜侧视图 **C.** 生物膜表面细菌的扫描电子显微镜图像 **D.** 生物膜"活力染色"的激光共聚焦扫描显微镜图像，死菌为红色，活菌为绿色

压入牙本质深部。该模型最重要的两个优点是可预测的细菌在大多数牙本质小管内的大量存在（从而可通过激光共聚焦扫描显微镜定量地评估细菌的杀灭效果）以及牙本质真正微观解剖结构和化学结构的存在[46,57]。由于不会存在大量的污染，因此在大多数已发表的研究中，实验所使用的牙本质并未经过高热灭菌，从而牙本质的化学性质不受影响。图 21-5 展示了一个在暴露于抗菌物质并经过活力染色后用这些技术处理过的样本。

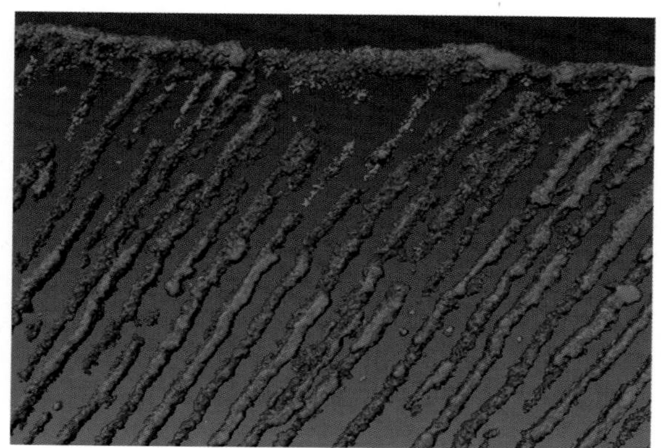

图 21-5 根管在次氯酸钠冲洗及活力染色后根部牙本质样本的激光共聚焦显微镜图像（死菌为红色，活菌为绿色）。牙本质感染模型可用于研究冲洗剂对牙本质小管内细菌的影响

四、根管冲洗流体动力学和计算流体动力学冲洗模型

根管冲洗需要在有效性与安全性之间达到一个平衡[63]。在最佳情况下，冲洗液应在根管系统的各个部位有效地循环，包括主根管，根尖孔周围（但不超过根尖孔），根尖峡部，甚至是侧支根管。有效正压冲洗的先决条件包括冲洗液的高流速，冲洗液的浓度以及冲洗针头放置位置的深度。这些因素可增加冲洗的根尖压力，但在某些情况下，也可能会导致冲洗液进入根尖周组织从而造成组织损伤甚至严重的疼痛[64,65]。通过分析根管系统内冲洗液的流动模式、对根管壁的剪切力以及对根尖孔的压力，根管冲洗流体动力学相关研究旨在解决上述冲洗液所带来的负面问题[66,67]。其中某些研究方法只能使用基于复杂数学运算的计算流体动力学模型[67-69]。目前已有一些报道用小管或拔除的牙齿来建立模型，小型传感器被用于这些模型中以测量不同冲洗条件下根尖区的压力[66,70]。最近也有部分研究在标准条件下通过根尖孔直接测量由此推出的冲洗液，以便更好地理解随之而来的风险[71-73]。尽管这些研究已经使我们对根管冲洗有了更深入的了解，但未来还需要更多的研究来阐明这些新模型是否以及如何反映体内真实的冲洗情况。

五、定性或定量结果——微生物检测水平所赋予的更多的挑战

理想情况下，根管消毒的目标是彻底清除患牙根管系统内的微生物。虽然难以实现，但是这个终极目标可能已经影响了某些研究的实验设计，因为研究结果通常只是定性地表述为“（细菌）生长”或“无生长”。在某些情况下，这种方法可能会掩盖不同处理方法和所用消毒剂的有效性差异。例如，分别导致每个根管细菌数量减少 10% 和 99.95% 的两种治疗方法可能会被报道为等效（“生长”）。关于氢氧化钙作为根管消毒剂的某些效果不佳的研究结果可能也可部分被解释为，这些研究采用了定性而非定量的方法来测量消毒的有效性。因此，与定性的方法相比，定量测量根管消毒剂的抗菌作用应为更优的方法。据此，一些研究使用了定量报告的方法[47,74]。

许多因素对样本中微生物计数的准确性和可比性造成了挑战。残留于牙本质内的药物可能会导致每个样本的菌落形成单位（colony-forming unit，CFU）非常低，除非正确地使用药物中和剂。为了增加 CFU 量以正确地反映样本中微生物的真实数量，样本可能需要被有效地分散开以从牙本质片上分离活菌。小的牙本质样本的收集有一定的技术要求，并且需要格外小心才能确保所有样本采样的标准化。当样本中 CFU 总数很低时（经药物处理后的感染牙本质通常就是这种情况），很重要的一点是避免稀释过程过于剧烈从而导致微生物的损失。

除以上提及的因素外，（存活的）微生物的定性和定量测量的成功还依赖于决定该方法检测水平的微生物学测试流程的设计。检测水平可以表明是否可以（例如在 99%，99.9% 或 99.99% 的水平）宣告达到最有效的杀菌（图 21-3）。换句话说，检测水平可以告诉我们待测试的混合物中必须有多少活细胞存在才能通过培养检测其生长。检测水平主要取决于初始反应混合物或样本中的细胞总数，转移到稀释系列中的初始样本的比例以及每个稀释液中用于涂板的混合物的比例。理论上讲，从上述数据可以很容易地计算得到检测极限。实际上，检测极限通常会被残留的强效药物如氯己定或其他可导致假阴性结果的化合物（例如抗生素）降低。检测水平为根管消毒剂相关研究的实验设计和质量提供了重要信息[47]。遗憾的是目前很少有研究报告其检测极限，这使得我们比较不同研究的结果更加困难。希望将来在结果中报告检测极限能成为根管消毒研究的一项常规要求。

第三节 根管冲洗液

冲洗液的使用是牙髓治疗中的一项重要组成部分[63]。冲洗液通过冲刷作用促进从根管中清除坏死组织、微生物以及牙本质碎片。冲洗液还可防止感染的硬组织和软组织在根管内和根尖周区域的堆积。一些冲洗液可溶解有机或无机组织。另外，一些冲洗液在与微生物直接接触时可杀死细菌和酵母菌，从而展现出抗菌活性。不利的是，许多冲洗液具有细胞毒性，如果不慎被推入根尖周组织可引起剧烈疼痛[75]。

最理想的冲洗液应具有上述的全部或大部分优点，而没有任何负面或有害的影响。然而目前尚无理想的冲洗液可用。但有选择的结合使用几种产品可以大大提高治疗的成功率。

一、次氯酸钠

（一）抗菌作用

次氯酸钠是牙髓治疗中使用最广泛的冲洗液。次氯酸钠在水中电离产生钠离子和次氯酸根离子，与次氯酸建立平衡。pH 在 4 到 7 之间，氯主要以活性次氯酸的形式存在；而在 pH 为 9 以上时，次氯酸根离子占主导地位[76]。次氯酸可导致细菌失活，而次氯酸根离子的活性低于未电离的次氯酸。次氯酸可干扰细菌氧化磷酸化和其他膜相关活性以及 DNA 的合成[77,78]。

次氯酸钠的使用浓度范围在 0.5% 到 8% 之间。它是一种非常有效的抗菌剂，可有效地溶解牙髓残留物和牙本质中的有机成分（图 21-6）。它既可以以上述浓度在 pH 为 11 时作为非缓冲溶液使用，也可以以碳酸氢盐缓冲液（pH=9.0）缓冲稀释至 0.5%（Dakin's 溶液）或 1% 使用[76]。与早期报道矛盾的是，Zehnder 等[79]声称缓冲

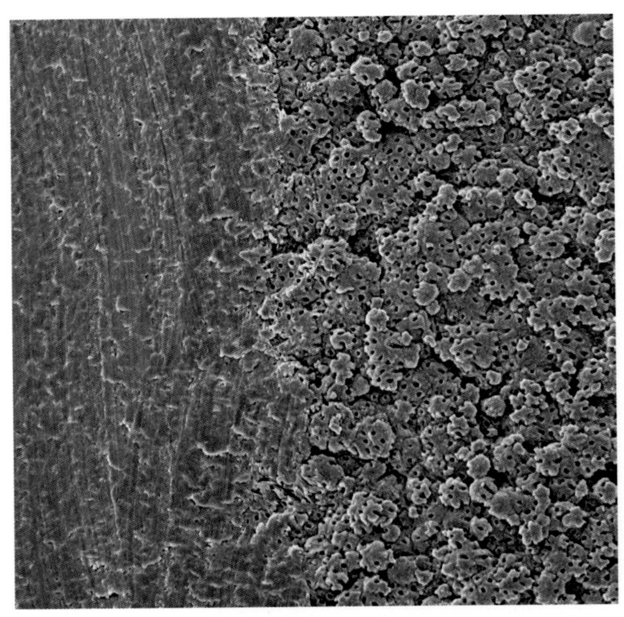

图 21-6 5% 次氯酸钠冲洗经机械预备（图片左半部分）和未经机械预备（右半部分）的根管壁几分钟后。次氯酸钠已有效地清除了牙髓残余物和前牙本质，而机械预备后的玷污层似乎相对不受影响。图片左半部分可见典型的钙球体结构

对组织溶解几乎没有影响，Dakin's溶液对腐烂的（坏死的）和新鲜的组织具有相同的作用。此外，Dakin's溶液和等价的无缓冲次氯酸盐溶液的抗菌性能未见差异[80]。然而，其他研究表明次氯酸钠溶液的pH需要比Zehnder等[80]的研究中所用的浓度更低。Kuroiwa等[81]发现，用于降低次氯酸钠溶液pH的酸对溶液的抗菌活性有显著影响。

次氯酸钠以其强效的抗菌活性而闻名；即使在低浓度下它也能快速杀死微生物。Waltimo等[82]的体外研究显示，5%和0.5%的次氯酸钠可在30秒内杀死具有抗药性的微生物白色念珠菌；而0.05%和0.005%浓度的次氯酸钠杀伤效果太弱以致即使在24小时培养后也无法杀死酵母菌。Radcliffe等[48]最近也证实了白色念珠菌对次氯酸钠的高敏感性。随后Vianna等[83]的研究结果又有所不同，他们发现0.5%次氯酸钠需要30分钟才能杀死白色念珠菌，而5.25%次氯酸钠在15秒内杀死了所有的酵母细胞。然而，在后者的研究中，在次氯酸钠作用过程中可能存在来自肉汤培养基的有机物质，这可能可以解释其延缓的杀灭作用。Gomes等[84]在体外测试了不同浓度次氯酸钠对肠球菌的作用。5.25%次氯酸钠可在30秒内杀死粪肠球菌，而2.5%和0.5%次氯酸钠杀死所有细菌则分别需要10分钟和30分钟。Radcliffe等[48]也提出了，与白色念珠菌相比，粪肠球菌对次氯酸盐具有更高的抗性。然而，这两项研究的结果均与Haapasalo等[52]报道的0.3%次氯酸钠可快速杀死粪肠球菌和Portenier等[85]报道的甚至0.001%次氯酸钠也可快速杀死对数和平台生长期的粪肠球菌相反。在一些研究中，次氯酸钠缓慢杀伤的原因可能是测试过程中培养基有机物的存在消耗了游离的氯。

研究显示，从根尖周炎中分离出来的革兰氏阴性厌氧菌：牙龈卟啉单胞菌，牙髓卟啉单胞菌和中间普雷沃菌对次氯酸钠均显示出高敏感性，0.5%到5%浓度的次氯酸钠可在15秒内杀死所有3种细菌[83]。

体外和体内研究之间的差异包括可利用的药物量，对微生物的接触途径以及在体外实验中不存在其他体内可能对细菌产生保护作用的物质。许多体内研究未能显示出高浓度的次氯酸钠比低浓度的次氯酸钠对根管具有更好的抗菌作用。Byström和Sundqvist[86,27]研究了自然感染的根管中主要是混合厌氧菌。他们的研究表明，与生理盐水相比，尽管0.5%的次氯酸钠（同时使用或不使用EDTA）可提高根管预备的抗菌效果，但根管内却也并非完全无菌。该研究未发现0.5%和5%次氯酸钠溶液在体内的抗菌效果有显著差异。Siqueira等[87]用粪肠球菌感染根管，发现与生理盐水相比，次氯酸盐对根管细菌具有优异的抗菌作用。然而，1%，2.5%和5%次氯酸钠溶液之间未检测到抗菌作用的差异。

次氯酸钠的抗菌效能传统上是通过在琼脂平板上培养微生物并计数CFU数量来测量的[47,50]。培养的方法可以很好地用于对浮游微生物悬液的动态杀伤研究中，因为浮游状态下微生物细胞的数量易于测量。然而，针对从感染根管或牙本质取样的研究来说，通过培养手段检测方法的敏感性面临很多问题。相邻取样部位的微生物量存在很大差异，导致研究结果的标准偏差非常高，这使得研究很难检测出显著差异的存在。因此，尽管浮游菌研究显示出对不同生长阶段的粪肠球菌的杀伤力差异，但从根管内取样的研究通常无法显示出差异[87]。

最近，一种新的方法已被引入针对治疗中使用的不同物质抗菌效果的牙髓治疗研究中：激光共聚焦扫描显微镜[46,57]。生长于生物膜中的细菌被暴露于次氯酸钠或其他冲洗液，然后使用活力染色来分析被杀死的细菌的比例[60-62]。BacLight活力染色将杀死的细菌染成红色，而活菌则染成绿色[60]。该方法使用了可穿透所有细胞壁或仅穿透受损细胞壁的两种不同荧光试剂。Shen等[61]使用陈旧的、处于饥饿状态的生物膜研究发现，虽然培养无法检测到生物膜中存在任何活菌，但活力染色显示仍有85%的活菌存在。这个结果说明，采用培养方法的根管方面的研究可能会存在很大的不确定性，因为根管中的大多数生物膜都可能是处于陈旧及饥饿的状态。其他使用激光共聚焦扫描显微镜的研究也已表明不同浓度次氯酸钠的抗菌性能存在显著的差异[57]。生物膜激光共聚焦扫描显微镜也为牙本质消毒相关研究开辟了新纪元[46,57]。这些研究揭示出次氯酸钠的浓度在杀死根管牙本质内生物膜细菌方面的重要性[57]。

在浮游状态微生物的杀伤实验中，达到100%微生物的杀灭通常只是时间的问题[47]。与此相反，使用激光共聚焦扫描显微镜的新型生物膜研究清楚地表明，使用目前牙髓治疗中可用的药物和方法甚至不可能杀灭生物膜中的所有细菌。Shen等[61]和随后Stojicic等[62]的研究发现，在生长3周之后，口腔中的多菌种生物膜对次氯酸钠和其他根管冲洗液由敏感变为了具有更强的抵抗力。

次氯酸钠具有很低的表面张力，可以渗入牙本质小管（图21-7）。Zou等[88]使用染色的牙本质块测量了次氯酸钠渗透入牙本质小管的深度，并报道依据不同的暴露时间，次氯酸钠的渗透深度在77至300μm之间。在20分钟暴露期间，2分钟后即可达到渗透深度的一半[88]。Du等[89]报道使用牙本质小管感染模型和激光共聚焦扫描显微镜检测，虽然在暴露的前3分钟内，5%次氯酸钠杀死了牙本质中53%的粪肠球菌，但在此之后，细菌的杀灭率大幅降低；10分钟后，即使更新次氯酸钠溶液也几乎未观察到其他额外的细菌杀灭（图21-7）。可能的解释是，与浮游菌不同，生物膜包含敏感区和抗药区。在最初的几分钟内，敏感区内的细菌被杀灭，而此后想要杀灭更多的细菌则变得更加困难。

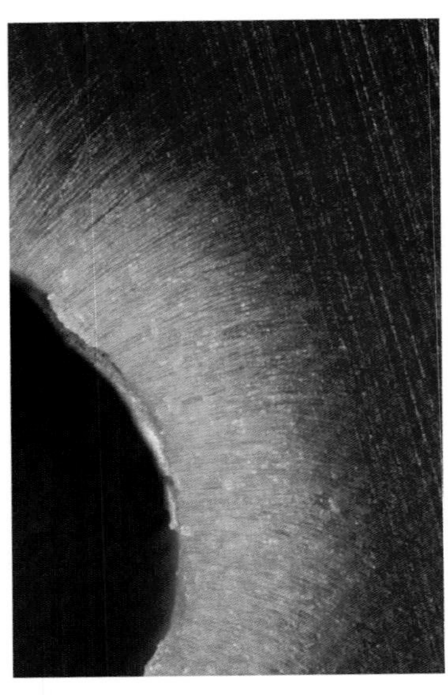

图 21-7 漂白的染色牙本质显示次氯酸钠渗透入牙本质小管中

Peciuliene 等[90]研究了机械预备和次氯酸钠冲洗对已进行根管充填的根尖周炎治疗失败的患牙的作用。他们采用手用器械去除了旧的根管充填物并采集了第一个样本。研究中未使用氯仿以避免假阴性的培养结果。在进行进一步机械预备前，细菌从 33 颗患牙（总共 40 颗）中被分离出来。在这之中，22 颗牙齿中存在粪肠球菌（11 颗为纯培养），6 颗牙齿中存在白色念珠菌，3 颗牙齿中存在革兰阴性棒状菌以及在 17 颗牙齿中存在其他微生物。随后，根管被手扩至 40 号或更大，并使用 2.5% 次氯酸钠（每根管 10ml）和 17%EDTA 缓冲液（pH=7，每根管 5mL）冲洗。机械预备和冲洗后，仍在 6 个根管中检测到粪肠球菌；5 个根管中仍有其他微生物残留；革兰阴性棒状菌不再存在[90]。酵母菌而不是粪肠球菌的消失反映了它们对所使用的化学和机械预备的不同敏感性，或者也可能是由不同种类微生物所形成生物膜特性和牙本质渗透型的差异所导致。

（二）组织溶解

溶解有机组织是次氯酸钠的另一个主要优点[63,79]。事实上，次氯酸钠是常用根管冲洗液中唯一能溶解有机组织的。这对溶解和清除根管内的残留坏死组织至关重要。否则，这些组织可以为根管系统内残留的微生物提供营养物质。残留组织对根管充填的密封性还会产生不良影响。一些研究显示，次氯酸钠的组织溶解能力取决于所用的浓度[91]。浓度越高，软组织溶解越快。通过声波或超声波的方式进行搅动以及升高温度也有助于加快组织溶解[91]。据报道，连续搅动 2% 次氯酸钠溶液溶解软组织的速度与不搅动的 6% 次氯酸钠溶液相同。同样，将溶液由 45℃加热到 60℃也可加快溶解速度[91]。

次氯酸钠对坏死组织有良好的作用，而对有活力的组织作用较弱[92]。这对保护有活力的组织来说很重要，例如，在髓腔内穿孔的部位和从根管内到周围软组织、骨的意外或吸收性穿孔。因此在盖髓前可用次氯酸钠来消毒牙髓穿孔部位。更多详细信息，请参见第二十七章。然而，由于次氯酸钠对活力组织的作用有限，因此在牙髓炎的治疗中可能需要花更多的时间进行化学清洁来清理那些机械清理未到的区域。

主根管中由于高浓度的次氯酸钠可以很好地冲洗根管壁，因此坏死组织可以迅速地（甚至在 1 到 2 分钟内）被溶解[93]。较低浓度的次氯酸钠可能需要更长时间。然而，在根管峡部，即使延长次氯酸钠的冲洗时间也不能保证这些位置能被彻底清理干净[94]。次氯酸钠不能溶解矿化的组织，必须使用 EDTA、柠檬酸或一些其他的螯合剂和酸性化合物[63]。

（三）不良影响

次氯酸钠的缺点包括组织毒性，难闻的味道以及由于缺乏对无机物的作用而无法去除玷污层[95,96]。次氯酸钠在体内的抗菌效果比体外差也有些令人失望。体内抗菌效果减弱的原因有多种。根管解剖结构影响，尤其是难以有效地冲洗根管的最尖端区域，是公认的主要挑战之一。此外，根管内的实际化学环境与体外测试时不同。Haapasalo 等[52]的研究显示，牙本质的存在导致 1% 次氯酸钠对粪肠球菌的杀菌时间明显延迟。目前尚无研究报道坏死根管或前期治疗过的根管内的其他物质对次氯酸钠抗菌效果的影响。

测试次氯酸钠细胞毒性的研究表明，与 1% 和 0.5% 的次氯酸钠相比，5.25% 次氯酸钠对健康组织有更强的细胞毒性和腐蚀性[97,98]。对毒性和化学并发症的考虑是次氯酸钠作为根管冲洗液其使用浓度在 0.5% 到 1% 之间的主要原因，而也有其他很多国家使用 5.25%[75]。然而，在次氯酸钠的最佳使用浓度下有最终结论前，还需要进行更多有关持续性牙髓感染和再治疗的体内研究，以便我们更深入的理解次氯酸钠使用浓度和其对特定微生物的抗菌活性之间的关系。

许多牙医在用 EDTA 去除玷污层后会再次使用次氯酸钠冲洗。然而，当使用在螯合剂或酸类物质之后，次氯酸钠会腐蚀根管壁（图 21-8）。虽然这可以通过去除根管壁表层来帮助清洁，但它也可能会削弱根部牙本质[99-101]。牙根纵折的原因仍有部分未知，因此在玷污层去除后避免使用次氯酸钠是合理的，或至少将其使用时间限制在 30 秒以内。针对玷污层的去除，一种更安全的选择是使用既可去除玷污层又能杀死微生物的组合产品。

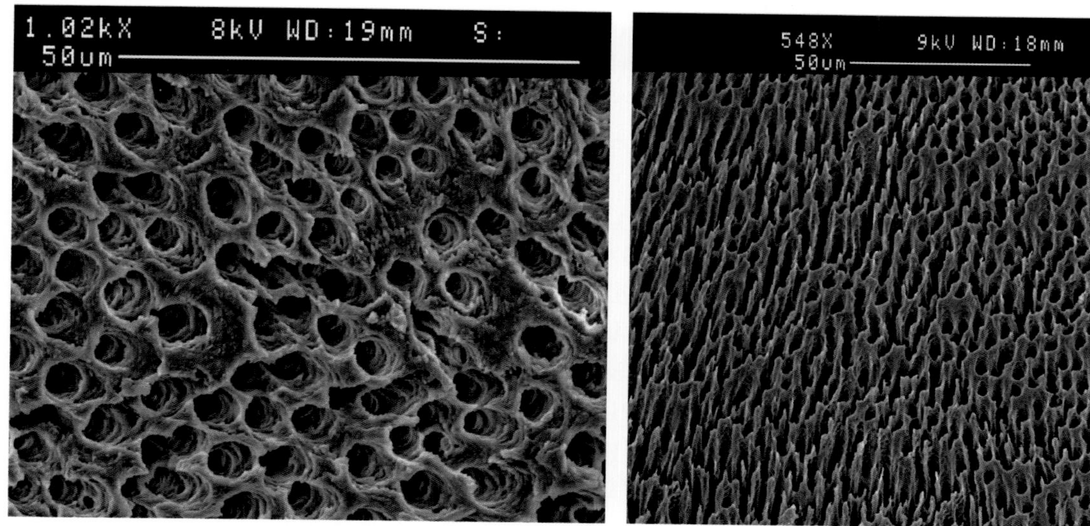

图 21-8　按次氯酸钠 -EDTA- 次氯酸钠的顺序冲洗后根管壁牙本质的侵蚀。当使用 EDTA 或柠檬酸去除玷污层时，由于 EDTA 去除了羟基磷灰石，因此暴露了表面及深部的牙本质胶原。再次使用次氯酸钠会腐蚀暴露的胶原从而造成牙本质侵蚀，侵蚀的程度取决于重复暴露的时间长短

二、EDTA、柠檬酸和其他酸类

EDTA（17%，二钠盐，缓冲至 pH 为 7~7.5）几乎没有抗菌活性。长时间直接暴露后，EDTA 可以通过与细胞膜上的金属离子结合从而提取细菌中的一些表面蛋白。理论上讲，这甚至可能导致细菌死亡。更重要的是，EDTA 是一种有效的根管内螯合剂[102, 103]。当与次氯酸钠配合使用（但不是同时使用）时，它可通过作用于牙本质的无机成分从而去除玷污层（图 21-9，图 21-10）。因此，通过促进清洁和去除感染组织，EDTA 有助于清除根管内的微生物。还有研究表明，通过去除玷污层，EDTA（或柠檬酸）可改善局部使用的消毒剂对深层牙本质的抗菌效果[50, 51]。Niu 等[101]通过扫描电子显微镜研究了 EDTA 和 EDTA 加次氯酸钠冲洗后的根管壁的超微结构。结果显示，与单独使用 EDTA 相比，结合使用 EDTA 和次氯酸钠冲洗可以清除更多的组织碎片。乙二醇四乙酸（Ethylene glycol tetraacetic acid，EGTA）也具有从牙本质中螯合钙的能力，但其作用比 EDTA 弱[99]。

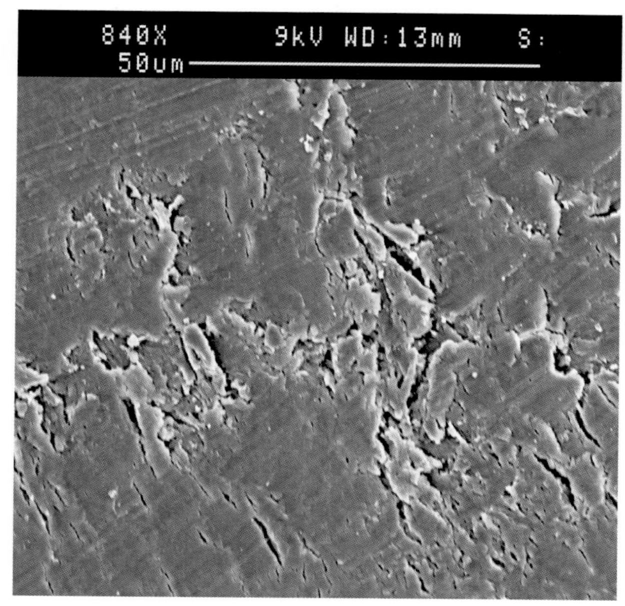

图 21-9　机械预备和次氯酸钠冲洗后根管壁上的玷污层

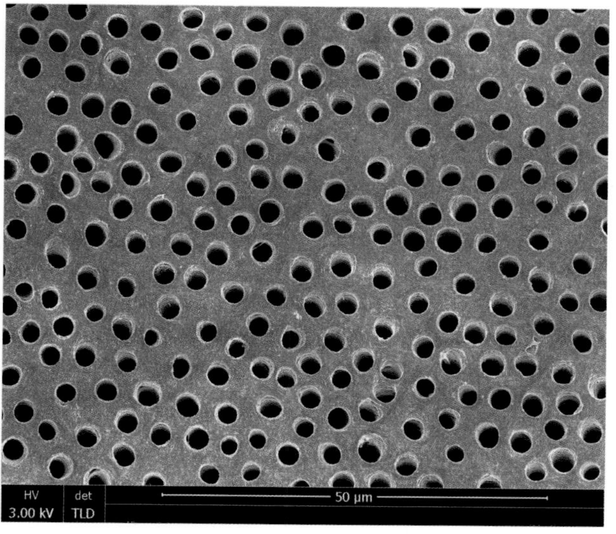

图 21-10　去除玷污层后的根管壁。次氯酸钠去除至少部分玷污层中的有机物，EDTA（或柠檬酸）去除无机物，从而暴露出干净的根管壁和开放的牙本质小管

柠檬酸也可用于根管冲洗和去除玷污层[102,104,105]。与EDTA相似，要想彻底清除玷污层，在柠檬酸使用之前或之后还需使用次氯酸钠冲洗。柠檬酸的使用浓度范围在1%~50%[104]。与超声相比，10%柠檬酸可以更有效地去除根尖段的玷污层[106]。在另一项研究中，粉末状牙本质-树脂混合物在0.5，1，和2mol/L的柠檬酸中比在0.5mol/L的EDTA中更易溶解[107]。与此相反，Liolios等[108]报道称，商业EDTA制剂比50%柠檬酸具有更好的清除玷污层的能力，然而其他一些研究发现柠檬酸和15%的EDTA去除玷污层的能力差异很小或没有差异[109,110]。一项比较研究表明，在牙本质脱矿方面，10%柠檬酸比1%柠檬酸（比EDTA更有效）更有效[111]。Takeda等[112]报道使用17%的EDTA，6%的磷酸和6%的柠檬酸不能完全清除根管系统内的玷污层。但是这并不出乎意料，因为众所周知，彻底清除玷污层还需要次氯酸钠。这些酸类物质使管间牙本质脱矿，从而使牙本质小管的开口比使用EDTA时更大。作者还表明，二氧化碳激光也可用于去除玷污层，并且Er:YAG激光在去除玷污层方面比二氧化碳激光更有效。Qian等[99]报道，在EDTA之后使用柠檬酸比使用次氯酸钠有更强的牙本质腐蚀性。

去除玷污层有助于封闭剂渗透入牙本质小管中。它还可增强对根管壁和深层牙本质的消毒作用。当在次氯酸钠之后使用时，EDTA和柠檬酸都可以有效地去除玷污层。作为独立产品使用时，柠檬酸和EDTA的抗菌活性较弱。然而，它们的抗菌效果并未得到广泛研究，但似乎也不重要。

三、过氧化氢

过氧化氢是一种广泛用于消毒和灭菌的杀菌剂[76]。然而，在牙髓治疗中，过氧化氢并不是很常用并且目前很少使用。过氧化氢是一种无色透明液体，使用浓度为1%~30%。过氧化氢会产生羟自由基，这些自由基会攻击如蛋白质和DNA等的微生物成分[76]。从环保的角度来说，过氧化氢的使用不存在问题，因为它降解之后产生的是水和氧气。过氧化氢在溶液中相对较稳定，但很多产品都包含稳定剂以防止过氧化氢分解。过氧化氢对包括病毒、细菌、酵母菌甚至细菌孢子等的多种微生物都具有抗菌活性[113]。它对革兰氏阳性菌的抗菌效果比革兰氏阴性菌更强。细菌产生的过氧化氢酶或超氧化物歧化酶可以对细菌提供部分的保护作用。

过氧化氢在牙髓治疗中的使用是基于其抗菌和清洁特性。在微生物学研究中，30%的过氧化氢（过氧化氢溶液）被建议作为机械清洁后牙齿表面消毒的第一步使用，以防止来自牙齿表面的污染[114]。过氧化氢作用于牙齿上的有机物，比其他消毒剂（例如碘）更有效。过氧化氢早期被广泛用于清洁牙髓腔内的血液和残留组织。它也被用于根管冲洗，但缺乏支持过氧化氢作为根管冲洗液有效性的证据。相反，Siqueira等[115]报道称过氧化氢和次氯酸钠的结合使用对离体牙感染根管内粪肠球菌的作用不优于单独使用次氯酸钠。Heling和Chandler[116]发现，过氧化氢和氯己定在感染牙本质的消毒中具有很强的协同作用：两种药物的低浓度组合比单独使用这两种药物或其他药物对牙本质的灭菌效果要好得多[116]。随后Steinberg等[117]也报道了氯己定和过氧化氢的协同作用模式。在近期的一项研究中，10%的过氧化氢被用作猴牙齿冲洗程序的一部分[118]。尽管细菌数量大幅减少，但该研究表明很难完全清除猴牙齿感染根管内的细菌[118]。Al-Ali等[119]最近也报道，过氧化氢和次氯酸钠交替使用可有效去除根管内的软组织。

尽管过氧化氢用于牙髓治疗的历史悠久，但支持其在根管内使用的证据却很少。但它仍是牙齿表面消毒常规程序的一部分。此外，过氧化氢与氯己定的协同作用在深层牙本质消毒中处仍有待临床评估。

四、葡萄糖酸氯己定

葡萄糖酸氯己定（后简称“氯己定”）因其出色的抗菌活性被广泛用于消毒[120-122]。它在牙髓治疗中作为冲洗液和根管内封药越来越受欢迎。与次氯酸钠不同，氯己定没有难闻的气味，不会刺激根尖周组织，也不会引起患者衣服的局部漂白。它在牙髓治疗中的抗菌效果已有充分的报道。但是它缺乏组织溶解的能力，这也是次氯酸钠广泛使用的重要原因（图21-11）。

氯己定可能是抗菌产品中使用最广泛抗菌剂。它可以渗透到细胞壁或外膜（革兰氏阴性菌）中，并攻击细菌细胞质和酵母菌的内质膜。在高浓度下，氯己定会引起细胞内成分的凝结[76]。由于其抗菌作用，持久性（长期持续作用）以及与其他药物相比相对较低的毒性，氯己定在牙科领域中已被使用了较长一段时间。然而，氯己定的活性取决于环境的pH，并且在存在有机物的情况下其活性也会大大降低[122]。

氯己定对革兰氏阳性菌、革兰氏阴性菌和酵母菌都有效，但对革兰氏阴性菌的作用比对革兰氏阳性菌弱[123-125]。分枝杆菌和细菌芽孢对氯己定具有抗药性[120,121]。因此，氯己定不适合像次氯酸钠一样用于椅旁的牙胶尖灭菌[126,127]。研究表明氯己定和次氯酸钠在牙胶尖消毒中具有相似的良好性能，但这些研究并未测试细菌孢子[128]。氯己定对病毒不是很有效，它的活性仅限于对带有脂质被膜的病毒[129]。氯己定对直接接触的人体细胞具有毒性。一项对人牙周膜细胞进行荧光分析的研究表明，0.4%的次氯酸钠和0.1%的氯己定在细胞毒性方面没有差异[98]。过去几年中关于氯己定在牙髓治疗中使用的潜在益处已广泛研究。有几项研究对比了次氯酸钠和氯己定对感染根管的抗菌效果。

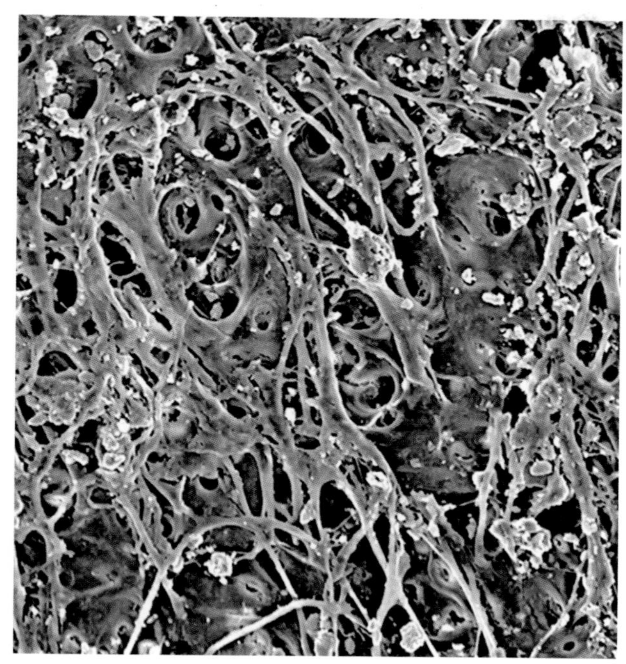

图 21-11　氯己定无任何组织溶解活性，仅用氯己定冲洗后，组织碎片和前牙本质均保留在了根管内

虽然许多研究表明氯己定和次氯酸钠的抗菌效果几乎没有差异[116,130-132]，但它们的作用模式存在重要差异。通过在牙本质块内混合根管内细菌，有研究采用扫描电子显微镜和培养的方法评估了15分钟冲洗对实验生物膜的影响[133]。经扫描电镜观察证明，6%的次氯酸钠是唯一能彻底杀死并清除所有细菌的冲洗液。2%的氯己定在杀菌方面具有同样的效果，并且所有样本在氯己定处理后均未检测到细菌生长。然而，研究观察到这两种冲洗液对生物膜的结构表现出不同的影响；6%的次氯酸盐完全清除了生物膜，而氯己定溶液对生物膜没有影响[133]。尽管两者都杀死了细菌，但结果表明，由于氯己定冲洗后生物膜仍保留在根管内，当它与周围有活力的根尖周组织有接触时，它仍可能会继续展现其抗原潜能。此外，这种残留的有机组织可能会对根管永久充填的密封质量产生不良影响。

一些研究报道了次氯酸盐和氯己定在杀死根管内某些微生物方面的差异。一项体外研究表明，氯己定和次氯酸钠对肠球菌的杀伤力存在差异。5.25%的次氯酸钠在30秒内杀死了粪肠球菌，但较低浓度的次氯酸盐（4.0%至0.5%）需要5~30分钟才能完全杀死细菌[84]。该研究还显示，0.2%~2%的氯己定可在30秒甚至更短时间内杀死所有测试浓度中的粪肠球菌。此结果随后得到了另外两项使用粪肠球菌和金黄色葡萄球菌作为测试微生物的研究的支持[83,134]。然而，在次氯酸钠的有效性方面，这些研究的结果和其他研究相矛盾[52,85]。

一些研究测试了凝胶形式的氯己定对根管内细菌的抗菌活性。Vianna等[83]发现，与对应浓度的液体相比，凝胶形式的氯己定杀死粪肠球菌需要更长的时间。Oliveira等人[135]报道，2%的氯己定凝胶和5.25%的次氯酸钠显示出了优异的抗粪肠球菌活性。当稀释至1.5%的溶液时，次氯酸钠最初减少了粪肠球菌的数量，但是在接下来的7天中细菌数量却增长至与对照组相当的水平。

使用生物膜和激光共聚焦扫描显微镜结合细菌活力染色方法的新研究在一定程度上与许多之前的研究结果相矛盾。Stojicic等人[62]报道，对胶原蛋白包被的羟基磷灰石片上生长3周的多菌种口腔厌氧生物膜，氯己定的效力明显低于1%和2%的次氯酸钠。牙本质小管感染的研究表明，氯己定在杀死牙本质内的粪肠球菌方面与1%和2%的次氯酸钠效力相当，但明显低于6%的次氯酸钠[57]。在羟基磷灰石片上的"开放式"生物膜模型中，生物膜的渗透动力学以及其与局部化学物质的相互作用可能与牙本质小管生物膜不同，在牙本质小管生物膜中，细菌通过离心作用进入牙本质小管。

氯己定的抗真菌作用已在多项研究中得到证实[82,136-138]。在一项测试各种牙髓消毒剂有效性的研究中，发现与单独使用更有效的成分相比，组合的消毒剂对抗真菌的效果相同或更差[82]。据报道，氯己定和过氧化氢存在一个有趣的但尚未完全理解的协同作用[116]。使用牙本质块模型的体外研究表明，这两种药物对牙本质小管中的粪肠球菌感染具有很强的协同作用。Steinberg等人[117]进行的补充性体外实验表明，氯己定和过氧化氢的组合可完全清除粪肠球菌，且其浓度明显低于单独使用这些化合物时所需要的浓度。氯己定作为一种膜活性剂，可能会使细菌的细胞膜对过氧化氢更具渗透性，从而更容易渗透到细胞中，对细胞内细胞器造成损害[117]。尽管在根管冲洗中很少将次氯酸钠和过氧化氢一起使用，在牙本质块模型中尚未在它们之间检测到这种协同作用[116]。但氯己定-过氧化氢的协同作用也已在一项抗牙菌斑漱口液的研究中得到证实[139]。迄今为止，尚无关于组合使用氯己定和过氧化氢进行临床治疗的公开研究。氯己定和过氧化脲的组合已经证明其具有相加的细胞毒性作用[140]，但尚无氯己定和过氧化氢的相应实验。与氯己定和过氧化氢的相加或协同作用的结果相反，Stojicic等人[141]报道了低浓度的氯己定-过氧化氢对浮游和生物膜状态下的几种粪肠球菌菌株和混合菌斑的组合抗菌效果较差。氯己定-过氧化氢的作用比EDTA-过氧化氢和氯己定-EDTA组合的作用弱。

最近在许多研究中讨论了存在于根管中的物质对根管冲洗液的抗菌活性的抑制作用[52-54]。Haapasalo等人[52]在一项体外研究中表明，在存在牙本质的情况下，氯己定的作用会降低或延迟。在这同一课题组的后续研究中，Portenier等人[53]检测到高浓度（18%，v/w）的牛血清白蛋白降低了氯己定的抗菌活性。因此，在临床情况下，富含蛋白质的炎性渗出物可能对氯己定的疗效产生负面影响。后续的一项研究表明，有机牙本质基质和热灭活的微生物细胞是氯己定活性的有效抑制剂[54]。在 Sassone 等人[142]的研究中，将氯己定与低浓度（0.5%，v/w）白蛋白一起孵育，未检测到氯己定活性受到抑制。人血清中白蛋白浓度约为 2%~3%，总蛋白质浓度约为 7%[143]。

尽管存在一些缺点，但有证据表明，2% 的氯己定葡萄糖酸溶液（液体或凝胶）可以作为根管冲洗的替代选择。有趣的是，Ng 等人[144]在一项前瞻性临床研究中报道，除次氯酸钠外不使用氯己定对牙髓治疗的预后有积极影响。另外，我们应该记住，在牙髓治疗中使用氯己定的大多数研究是使用体外和离体模型以及革兰氏阳性测试菌（主要是粪肠球菌）进行的。不能排除实验设计对氯己定作为根管抗菌剂的有效性给出了一个过于积极和偏颇的描述的可能性。仍需要更多的研究来确定在各种牙髓治疗中的最佳根管冲洗方案。氯己定目前以水基溶液，凝胶（和纤维素羟乙基醚）以及与表面活性剂的液体混合物形式出售。未来研究中各种氯己定制剂将在体内建立各种氯己定组合的相对效力。由于氯己定缺乏次氯酸钠的组织溶解活性，因此人们一直在努力通过将两种溶液结合使用来获得两者的综合效益，从而简化临床工作。但是，氯己定和次氯酸钠不互溶，并且会形成棕橙色的沉淀（图 21-12）。尽管上述沉淀物和液相的抗微生物和其他特性尚未得到彻底检查，但沉淀仍阻碍了混合物的临床使用。Marchesan 等人[145]表明，沉淀物可溶于 0.1mol/L 的乙酸，但溶液的棕橙色仍然存在。原子吸收分光光度法表明沉淀物中含有铁，这可能是造成上述颜色的原因。

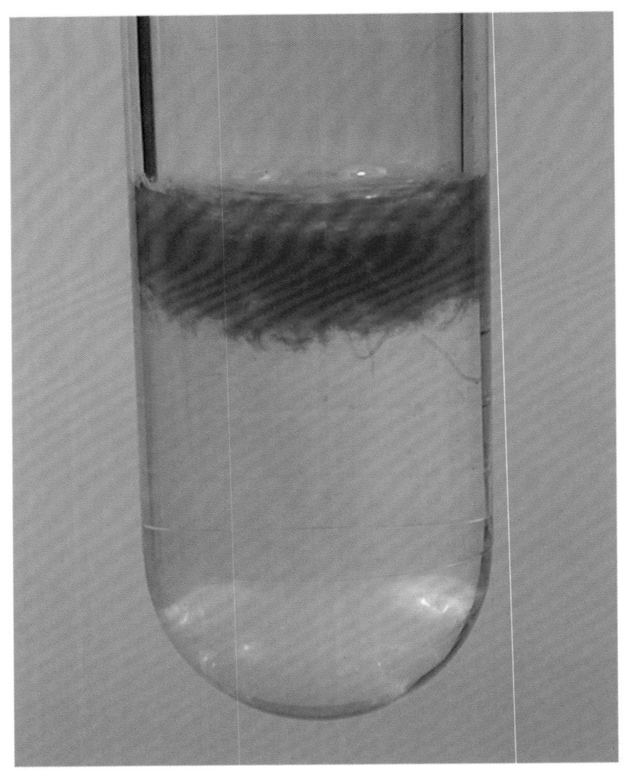

图 21-12 当氯己定和次氯酸钠混合在一起时，立即形成棕橙色沉淀物。淀物中可能含有有毒物质，例如对氯苯胺

五、碘 - 碘化钾

碘化合物是仍在广泛使用的最古老的消毒剂之一。它们以其在物品表面，皮肤和手术领域上的使用而闻名。碘的反应性低于次氯酸盐中的氯。但是它作用迅速并具有杀细菌（包括结核分枝杆菌），杀真菌，杀病毒甚至杀孢子活性[146]。分子形式的碘是活性抗菌成分[146]。碘在水溶液中的稳定性差促使了碘伏（“碘载体”）的发展：聚维酮 - 碘和泊洛沙姆 - 碘。碘伏是碘与逐渐释放出碘的增溶剂的复合物[146]。与酒精碘溶液（酊剂）相比，碘伏对某些酵母菌和细菌孢子的抗微生物活性较低。碘迅速渗透到微生物中，并通过攻击细胞的蛋白质，核苷酸和其他关键分子而导致细胞死亡[146,147]。

碘 - 碘化钾已成功用于牙齿表面消毒[114]。碘化钾用于在水中溶解碘，但碘才具有抗微生物活性，而碘化钾对微生物无活性。

2.5% 的次氯酸钠和 10% 的碘对操作区域（牙齿，橡皮障和橡皮障夹）消毒的有效性已通过细菌培养和聚合酶链式反应进行了比较[148]。操作区用 30% 过氧化氢和 10% 的碘或 2.5% 的次氯酸钠处理。在两组中从各个部位的可培养细菌的回收中均未发现明显差异。但是，碘处理后（45%）比次氯酸钠处理后（13%）从牙齿表面检测到细菌 DNA 的频率更高[148]。

Molander 等人[149]认为在用氢氧化钙药物治疗之前使用 5% 碘 - 碘化钾冲洗对总体抗菌效果没有影响。但是，碘 - 碘化钾可能会降低粪肠球菌耐药的发生频率。Peciuliene 等人[90]研究了碘冲洗对 20 颗曾行根管充填且存在根尖周炎的牙齿的效果。结果表明，在常规化学机械预备根管后使用时，碘 - 碘化钾会增加细菌培养阴性根管的数量。

在根管中，碘化合物会与多种物质接触，如牙本质和各种蛋白质等。碘 - 碘化钾与坏死根管中的化学环境相互作用的研究表明，牙本质可以减少甚至消除 0.2%/0.4% 碘 - 碘化钾对粪肠球菌的作用[52,53]。但是纯羟基磷灰石或牛血清白蛋白对碘 - 碘化钾的抗菌活性几乎没有影响。Portenier 等人[54]证明了牙本质基质（主要是牙本质胶原蛋白）以及热灭活的粪肠球菌和白色念珠菌的可抑制碘 - 碘化钾的抗菌活性。这些研究表明，碘化合物的失活是阐明获得无菌根管困难原因的一个因素。有一项研究将体外多菌种生物膜暴露于不同消毒剂 3 分钟，结果发现 0.6% 的碘 - 碘化钾对生物膜的抑制作用与 2% 氯己定一样，且比 1% 次氯酸钠弱[62]。

第四节　根管冲洗的组合产品

近年来，几种用于根管冲洗的新产品已经推出，这些新产品中都包含一种以上的有效成分[63]。这种发展的目的显然是希望使根管冲洗更有效并能节省时间。组合产品面临的挑战是许多物质之间的相互作用可能会削弱甚至消除一种或两种物质的活性，一些相互作用可能导致有毒副产物的形成。最常用的两种根管冲洗剂，次氯酸钠和EDTA，如果不降低活性，则不能将它们合并使用[150]。

一、含抗生素的冲洗液：MTAD和Tetraclean

MTAD（一种四环素异构体、酸和清洁剂的混合物）是用于根管冲洗的组合产品[151,152]。Tetraclean是另一个与MTAD相似或相近的组合产品[153]。MTAD因含有柠檬酸而具有较低的pH（2.15），次氯酸钠冲洗后可以去玷污层，并且其具有抗菌活性。引入MTAD的研究者建议在机械预备时用1.3%次氯酸钠冲洗，然后再使用MTAD去除玷污层[152]。然而，1.3%的次氯酸钠可能不足以完全清洁根管器械不能达到的部分。Beltz等人[154]发现MTAD可溶解牙本质，而有机牙髓组织则不受其影响。此外，Zhang等人[155]发现MTAD的细胞毒性比丁香酚、3%过氧化氢、氢氧化钙糊剂、5.25%次氯酸钠和EDTA弱，但比2.63%次氯酸钠具有更强的细胞毒性。

MTAD含有高浓度的强力霉素（四环素）。Shabahang等人[156]以及Shabahang和Torabinejad[157]研究了MTAD对被全唾液或粪肠球菌所污染的拔除人牙根管的作用，并报告了其良好的抗菌活性。Portenier等人[47]发现，MTAD可以在不到5分钟的时间内杀死体外的浮游粪肠球菌。在另一项离体研究中，Kho和Baumgartner[158]比较了次氯酸钠/EDTA和次氯酸钠/MTAD在感染了4周粪肠球菌的拔除牙根中的抗菌效果，经过化学机械预备和冲洗后，将牙根在液氮中粉碎，并对活菌计数。结果表明两种冲洗方式之间没有差异。Stojicic等人[159]报道，QMiX和1%的次氯酸钠在5秒内杀死了所有浮游粪肠球菌和粪肠球菌生物膜，而2%氯己定和MTAD在30秒无法杀死所有菌斑内细菌，一些粪肠球菌甚至在暴露3分钟后仍存活。以上同样的作者使用口腔多菌种厌氧生物膜发现，QMiX和2%次氯酸钠杀死的生物膜细菌比1%次氯酸钠、2%氯己定和MTAD多12倍。迄今为止，关于Tetraclean的抗菌效果只有很少的报道表明其对生物膜的良好效果[160,161]。

二、SmearClear，SmearOff，QMiX

SmearClear，SmearOff和QMiX都是基于EDTA产生的产品，可去除玷污层。它们还含有其他活性物质，以改变产品的表面张力（以促进牙本质表面的润湿性）或增加抗菌作用[63]。制造商没有详细透露所添加物质的确切组成和浓度。向EDTA产品添加抗菌活性物质的一个原因是避免在去除玷污层后需要再次使用次氯酸钠。研究表明，如果在EDTA或柠檬酸作用后，再用次氯酸钠冲洗根管，将导致根管壁牙本质的侵蚀（图21-8）[99]。到目前为止，还没有同行评审发表的关于SmearOff的文章。

几项研究已将SmearClear与17%EDTA的玷污层去除功效进行了比较，但尚未对其抗菌活性进行研究[162,163]。QMiX是这3个产品中研究最广泛的。它在去除玷污层上的功效已被证明等于或优于17%EDTA[159,164,165]，而牙本质微硬度的研究表明，与17%EDTA或2.25%的对乙酸相比，QMiX降低的牙本质微硬度更低[166]。Chandrasekhar等人[167]发现QMiX对大鼠皮下组织的毒性比3%次氯酸钠、2%氯己定和17%EDTA小。据Alkahtani等人[168]报道，尽管次氯酸钠和QMiX均对人骨髓间充质干细胞有毒性，但QMiX的毒性比次氯酸钠小。QMiX含有少量的氯己定，如果QMiX和次氯酸钠有意或无意地混合在根管中，这可能会形成对氯苯胺引起人们的担忧。然而，据Kolosowski等人[169]报道，在先后用次氯酸钠和氯己定冲洗的牙本质小管中形成了含有对氯苯胺的沉淀物，而先后用次氯酸钠，盐水和QMiX冲洗的牙本质小管中未检测到沉淀物或对氯苯胺。Arslan等人[170]将次氯酸钠与氯己定或QMiX混合，根据核磁共振技术检测发现，在氯己定和次氯酸钠的混合物中存在对氯苯胺，但是QMiX和次氯酸钠的混合物未导致对氯苯胺的形成。另有研究表明，在使用QMiX之后，树脂基密封剂，如AH +（Thermaseal）对牙本质的润湿性比EDTA最终冲洗更好，并且对Biodentine或MTA与牙本质的结合没有影响[171,172]。在另一项研究中，上述同一位作者表明QMiX不会削弱用自粘接树脂粘接剂粘接的玻璃纤维桩与根牙本质的粘接强度[173]。

三、电化学活性水

在过去的几年中，几种用于提高根管消毒的有效性的新技术已经得到推行。越来越多的人将注意力集中在臭氧的使用、低能量激光的光活化消毒、电化学活性水和电流上[174-178]。一项基于离体模型的比较研究证明，3%次氯酸钠清除粪肠球菌比电化学活性水更有效[175]。Nagayoshi等人[177]报道，在用超声冲洗标本时，臭氧水和2.5%的次氯酸钠杀死粪肠球菌的效果相当。但是，次氯酸钠在肉汤培养液和生物膜中杀死粪肠球菌的效力优于臭氧水[179]。Estrela等人[180]发现在被粪肠球菌感染60天的牙根模型中无法使用任何方法杀灭所有细菌，包括臭氧化水，气态臭氧，2.5%次氯酸钠和2%氯己定。以上许多的新方法为根管消毒提供了生物学手段，然而到目前为止，还未有证据证明这些方法在消除根管感染方面的抗菌效果能优于或甚至等同于现有的方法。

第五节 根尖段根管的冲洗

尽管根管预备和冲洗设备已经取得了巨大的技术进步，数十年的研究已反复证明了我们能够将根管冲洗液送达到根尖段根管中的巨大成功（图 21-13）。仍有研究表明，尽管使用了根管锉，牙根段的牙本质，尤其是在根管的根尖 4mm 处，仍在很大程度上不受器械影响[181]。在平衡力法预备根管后，下切牙的椭圆形根管中未预备到的凹槽处最多可占牙齿的 65%[182]，而在已使用镍钛锉机械性清理后的下颌磨牙远中根的根尖 4mm 处，仍有 65.2%~74.4% 的地方未被预备[181]。当前使用的机用和手用器械的缺点在于它们不能适应复杂根管系统的解剖形态。对根管形态的研究表明，根管很少是圆锥形或是笔直的，根管内有侧枝根管、根尖三角区、鳍状根管、网状根管以及管间吻合[183]。在诊断为根尖周炎的牙齿中，在根尖 1/3 的以上结构处具有根管内生物膜[184]。计算流体动力学模型已证明传统冲洗针在根管模型中放置位置理想或变化的情况下，至少能对模拟的侧枝根管进行部分冲洗[185]。因此，将根管内冲洗液输送到旋转器械无法执行其功能的地方变得更加重要，而根管器械的作用已从清理根管（已被证明是成功的）转移为冲洗液创造根尖通路的条件之一[186]。

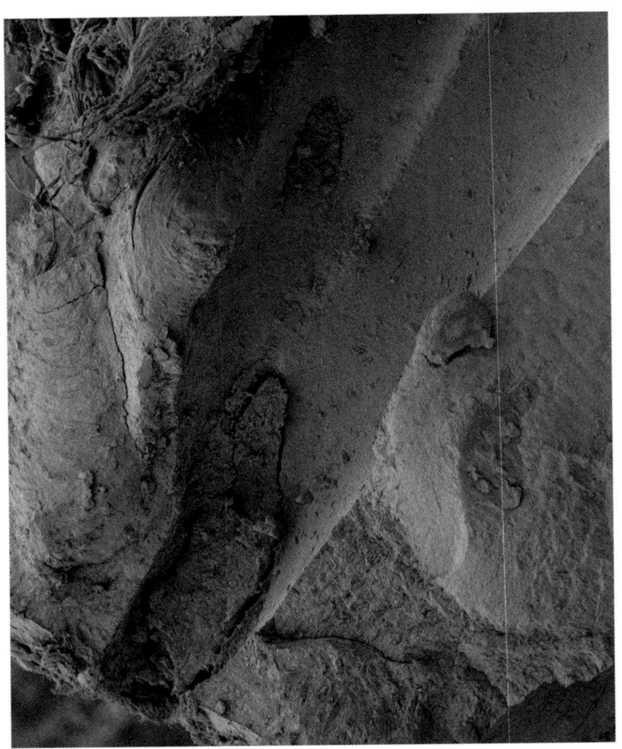

图 21-13 根管预备完毕且用次氯酸钠和 EDTA 大量冲洗后，根尖段根管的扫描电镜图。预备过程中产生并压实到根尖段根管中的牙本质碎屑没有通过冲洗溶解或去除

一、根尖段根管冲洗的流体动力学及冲洗效率的影响因素

当代的根管冲洗研究已经仔细考察了与冲洗效率相关的变量，但是与前几十年不同，这些研究使用了新颖的实验模型。Hsieh 等人使用热成像分析记录了拔除牙根管冲洗过程中的流体分布[187]。他们发现，在将根管预备为 ISO 尺寸 30（0.3mm）时，应将规格 27 号的针头放置在距根尖 3mm 处，才能实现成功的冲洗。当将针尖放置在距根尖 6mm 处时，只有将根管预备到至少 ISO 尺寸 50 号（0.5mm）时，才能成功进行冲洗，这表明针尖距根尖的放置位置和较大的根管预备尺寸可以改善冲洗效果。另一项研究对接种到根管中的发光细菌进行了实时成像，并证明了根管冲洗会受针尖放置深度影响。作者在冲洗前后均对发光细菌进行了成像，发现当将针头放置在距工作长度 1mm 处时，相比于在距工作长度 5mm 处时，细菌显著减少[188]。相同的技术也证明了增加的根管的弯曲度会对冲洗效果产生负面影响[189]。Huang 等人的一项研究[190]对影响清除拔除牙齿中染色的胶原生物分子膜的不同因素的重要性进行了排名。胶原生物分子膜的厚度近似于细菌生物膜的厚度，且他们在冲洗之前和之后都对覆盖有染色胶原的根管表面的百分比进行了定量。作者发现，按照优先级从高到低的顺序，针尖的放置深度，根管预备后的根尖大小和锥度，以及动态或静态冲洗技术的使用是去除根管中胶原蛋白膜的影响因素[190]。在基于软光刻的模型中使用微粒图像测速技术进行的实时流体运动分析也证实了，与常规的注射器冲洗方法相比，动态冲洗技术（例如连续超声辅助冲洗）可在根尖 1/3 段明显减少的生物膜和获得更有效的液体流动效应[191]。

Park 等人[66]在一项研究中检查了超出针尖范围的冲洗液清除效率（图 21-14），该研究制备了塑料根管模型并用染料填充了根管，进而使用各种设计的针头从根管中冲洗掉染料，且针头保持在距工作长度 3mm 处。作者以 1~15mL/min 的精确流速输送冲洗液并测量从针尖末端清除的染料长度。从 1mL/min 开始，从针尖末端清除的染料长度随流速而增加，但是在高于 4mL/min 的冲洗流速下，无论针尖设计和针头大小如何，染料清除长度都达到了稳定水平（图 21-15）[66]。在高于 4mL/min 的冲洗流速下，无论针头设计如何，超出针尖范围的染料清除长度都在 2~3mm 之间，这导致了相似的染料清除范围。计算流体动力学和分析模型已确认存在一个停滞面，如超出此停滞面，冲洗液将不能从针尖渗出（图 21-16）[192]。一项计算流体动力学研究发现，无论使用何种冲洗流速，即包括 15mL/min 的极高流速，针尖范围以外的冲洗液替换极限都为 1~1.5mm[67]。经计算流体动力学分析显示，增加的根管锥度和根尖预备尺寸可改善冲洗液替换[193,194]。Boutsioukis 等人[195]通过计算流体动力学分析研究针头放置的深度时发现，无论针头在根管中的位置如何，一个 30G 口径的封闭式端侧通气针均可实现针头末端 1~1.5mm 的冲洗液替换。因此，极有可能不需要非常高的冲洗流量也能实现最大程度的冲洗液交替。

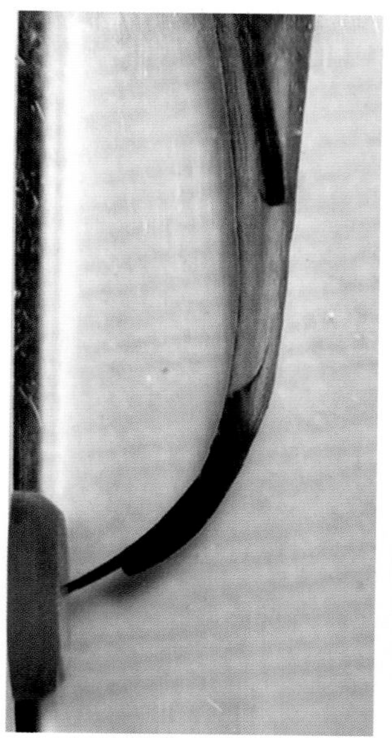
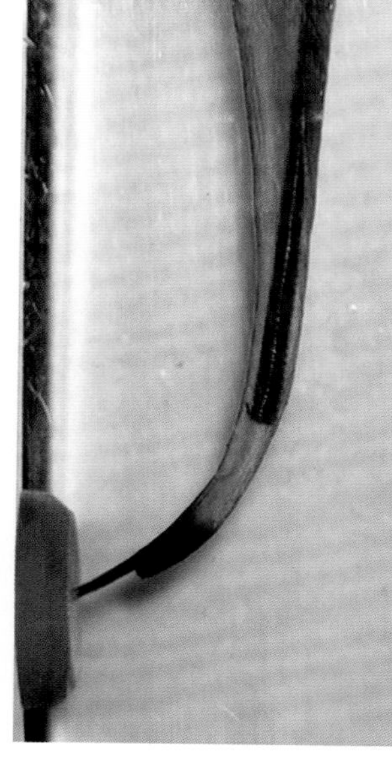

图 21-14　冲洗清洁度是指冲洗过程中冲洗液渗透到针尖范围之外的区域的长度。尽管偶尔有相反的说法，但当使用具有侧面通气孔（"安全针尖"）或使用开放式针头时，冲洗液渗透的位置确实比针尖的位置长。然而，清洁区域通常为 1~3mm，并且在超过约 5mL/min 的流速时也不再会更长

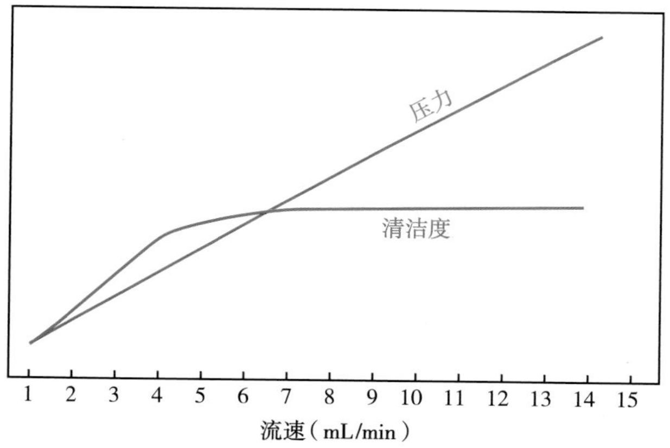

图 21-15　对冲洗液流速、根尖清洁区域和对根尖的冲洗压力的研究表明，当流速增加至 5mL/min 时，超出针尖范围的清洁度会增加。清洁区域的深度并没有在更高的流速下继续增长。然而，由冲洗引起的压力却随着流速的增加以线性方式持续增长[66]。

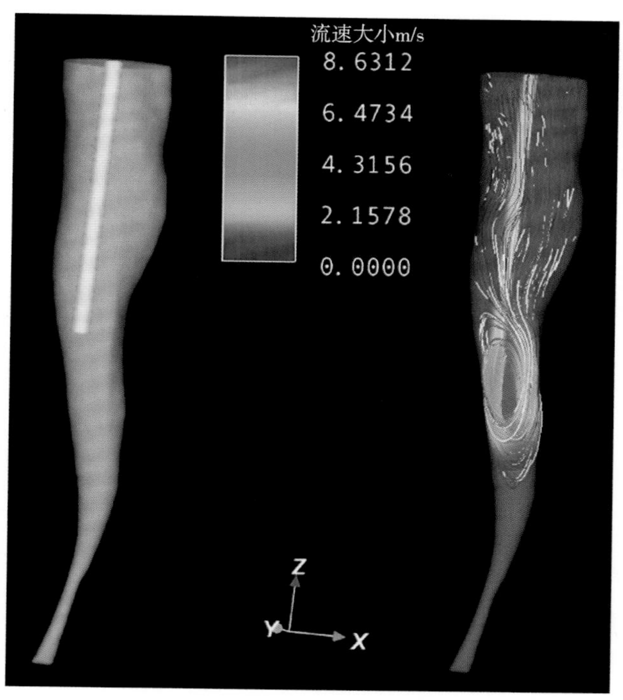

图 21-16　基于真实尖牙的显微 CT 扫描，构建的尖牙根管中冲洗液的流体动力学虚拟模型。此复杂的数学模型可预测超出针尖的冲洗液流量范围、在各个部位的流速以及冲洗液引起的根管壁切应力

二、根尖压力测量；正压和负压

根据建议，无论使用正压还是负压方法，都应将冲洗针放置在距工作长度约 1mm 处或至少在根管的根尖 1/3 处，以实现有效的冲洗。因此了解使用特定的冲洗参数（例如不同的流量）时会产生什么样的根尖压力是非常有意义的。可用的计算流体动力学研究很难进行根尖压力比较，因为这些研究使用了不同的模拟冲洗流速、一系列模拟针头设计以及不同的根管预备尺寸。此外，他们所使用的软件算法可能会有所不同。当仅比较相似的针头时，一组使用 15.6mL/min 的流速，在距工作长度 3mm 处时由倾斜的针尖产生的根尖压力约为 18kPa（135mmHg）[196]，但另一组使用 15.6mL/min 的冲洗流速仅测得 1.707kPa（13mmHg）[68]。如果将一个封闭式端侧通气针在距工作长度 3mm 处产生的根尖压力进行比较，则一组使用 15.6mL/min 的冲洗流速时根尖压力为 10kPa（75mmHg）[196]，而另一组使用 6mL/min 的流速却仅测得根尖压力为 0.256kPa（2mmHg）[68]。这些压力相差几个数量级。侧面通气针的旋转方向也会影响冲洗液在根管内的流动方式和根尖压力[185]。

目前尚还无法将已知的根尖压力与参考点相对应，也无法知道什么压力可能导致次氯酸钠挤出根尖，但知道人体平均毛细血管压力是 25mmHg 或 3.3kPa 可能会对了解根尖压力有些意义[197]。Khan 等人[70]认为低至 5.88mmHg（人体中心静脉压）的冲洗压力可能是安全冲洗的上限。

Park 等人[66]使用一种新颖的方法测量了体外牙齿模型的根尖部位在正负压冲洗过程中产生的压力，研究了流速和针头设计对其产生的影响。他们将下颌磨牙的近中颊根根管预备后放入与压力传感器相连的腔室中，通过数字蠕动泵以 1~15mL/min 的流速经不同尺寸和设计的冲洗针进行冲洗，证明了在正压冲洗时，随着流速增加，根尖压力也增加（图 21-15）。高冲洗流速下的根尖压比低流速下高出几倍。具有闭合端部和（或）侧面气孔的针头设计比端部钝性开放的针头产生的根尖压力明显更低。相反，在根尖负压冲洗过程中测得的根尖压力显示，使用任何设计的针头且均放置在距工作长度 1mm 处，也不会产生正压，这证实了这种冲洗方法对患者的安全性[66]。将这一发现与之前提到的对针尖范围以外的染料清除评估的研究相结合，可以证明使用端部钝性开放的针尖进行负压冲洗期间，应该是有效且安全的。

据报道，负压冲洗解决了正压冲洗相关的局限性，例如难以向根尖 1/3 段输送和补充冲洗液，以及在靠近根尖和根尖孔放置针头尝试向根尖输送和补充冲洗液时可能发生的安全问题。几项研究已经报道了 EndoVac 冲洗系统清除碎屑的能力比传统的注射器冲洗大得多。一些研究称，在 3mm 水平的碎屑清除效果没有差异，但在 1mm 水平的碎屑清除效果有显著差异[198,199]。另有一项研究报道，使用 EndoVac 在距离根尖 1.5mm 和 3.5mm 处的根管碎屑比常规注射器冲洗相比要少得多[200]。与注射器冲洗和辅助声波搅拌技术相比，使用 EndoVac 系统冲洗的抗菌功效与这些技术相当，且都在减少细菌方面非常有效[201,202]。根尖负压在获得死髓牙中细菌培养阴性根管的能力方面至少可与常规冲洗相当[203]。一项研究还报告了 EndoVac 系统优越的抗菌功效[204]，但这些差异可以归因于冲洗后细菌采样的差异。

根尖负压用于冲洗的主要好处是，即使针尖放置在非常接近根尖的情况下，也可以防止根尖的冲洗液挤出。这已在多项研究中得到证实，并以多种不同方式进行了验证。其中一项研究收集了冲洗过程中从牙根尖挤出的冲洗液，并与其他技术，例如手动冲洗或超声波震荡对比，EndoVac Microcanula 和 Macrocanula 即使放置在工作长度也根本不会挤出任何冲洗液[205]。根尖负压冲洗的一个扩展功能是以保证冲洗液不挤出但仍能在整个工作长度内输送冲洗液。据一个课题组报道，使用 EndoVac 的患者术后疼痛的发生率显著低于使用正压注射器冲洗的患者[206]。

第六节 促进根管清理和消毒的物理方法

一、注射针冲洗

常规使用注射器和针头的正压冲洗是冲洗根管的最常见方法[63]。1~5mL 的小型注射器比 10mL 及更高的大型注射器更容易操作且能更好地控制冲洗液流量。为避免意外事故，应将针头与注射器的卢尔锁连接视为强制性操作。尽管对于最佳的针头设计尚无明确共识，但首选的针头类型和尺寸应是 30G 口径，端部封闭侧面有通气孔的针头（图 21-17）。许多制造商通常会提供一个圆形的针头，尽管根管有轻微的弯曲和不规则管壁，但仍有助于针在管中的平滑滑动。在严重弯曲的根管中，带有非金属尖端的针头可更好地进入根管（图 21-18）。EndoVac 系统可以不断冲洗根管系统并清除碎屑（图 21-19）。

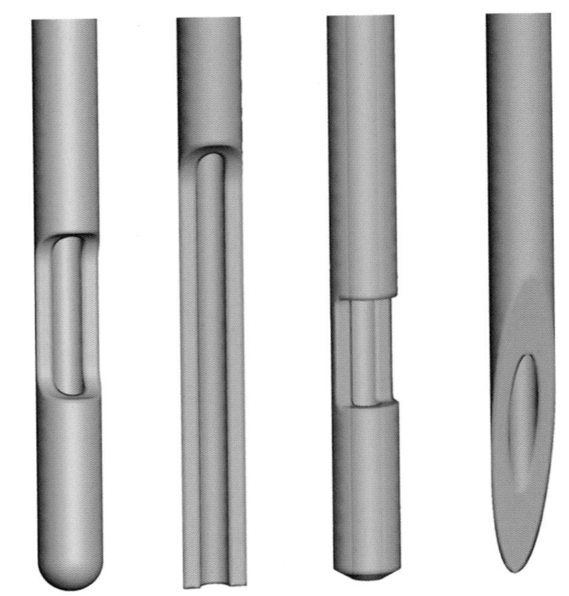

图 21-17 4 种不同的针头设计，是由基于真实和虚拟针头的计算机网格模型生成的。从左到右：侧面通气口（“安全针尖”）、带槽口、侧面通气口端部开口、倾斜口

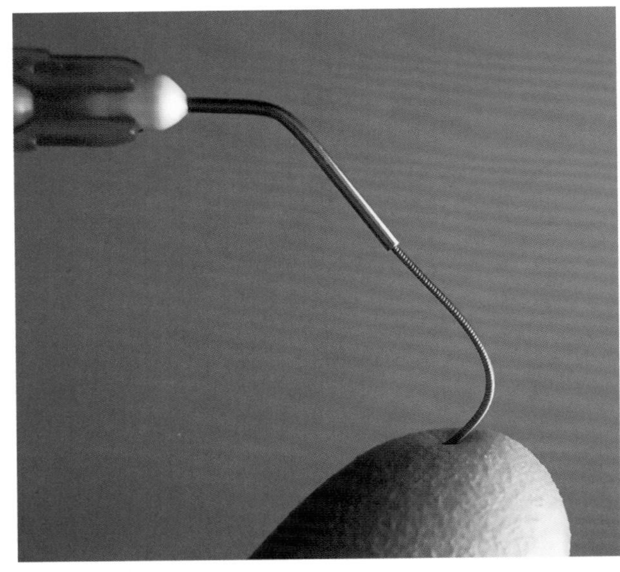

图 21-18 Flexi-Glide 针具有非金属的柔性尖端，可以到达重度弯曲的根管的根尖

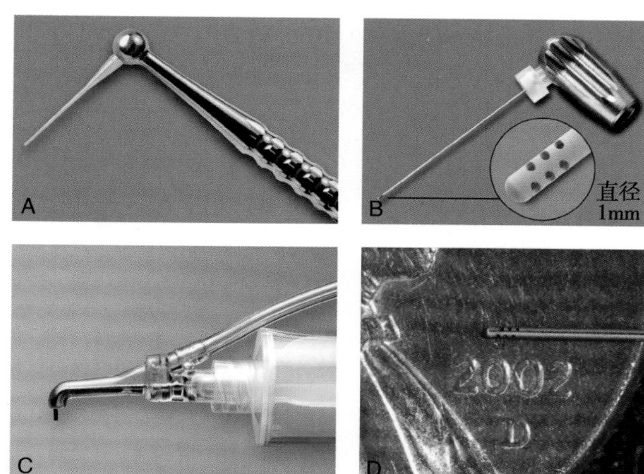

图 21-19　EndoVac 系统

A. 在根管预备至 #35/0.04 时，Macrocanula 不断排出碎屑和冲洗液　**B.** Microcanula 直径为 0.32mm，可在整个工作长度内进行持续冲洗　**C.** Master Delivery Tip 不断向髓室供应冲洗液　**D.** Micro 与美分的相对大小（Courtesy of Dr. John Schoeffel, Dana Point, California.）

我们需要了解，注射器针头冲洗不能保证冲洗液流到根管系统的所有区域。实际上，粗心的冲洗可能会使大面积的根管无法被冲洗到。

二、声波设备

声波设备通过振动传递机械能。牙髓治疗中最著名的声波设备应该是 EndoActivator，它在特定的手柄上可安装不同大小的薄塑料尖端[205, 207-210]。髓腔和根管中充满冲洗液，塑料尖端放置在接近工作长度的位置，以"激活"溶液。事实上，"激活"是指用振动尖端对溶液进行机械搅拌。3 速声波马达可提供 6 000 次和 10 000 次每分钟的两种振动选项。由于塑料尖端比牙本质软，因此不会形成玷污层。一些比较不同冲洗方法的研究表明，使用 EndoActivator 使根管清洁得到一些改善，而其他研究则没有报道这种差异[205, 207-210]。简而言之，EndoActivator 是一种易于使用，安全的根管冲洗设备。

三、超声清洁

超声波可用于多种工作，包括完成备洞，去除髓石，定位根管口，打开钙化根管，去除分离器械，放置粘接剂和根管充填材料以及在外科手术过程中进行根管倒预备[211]。在根管治疗中，使用超声波能量清洁根管并促进消毒已有很长的历史。超声波和手用器械技术的相对有效性已经在许多早期研究中进行了评估[211-215]。这些研究中大多数得出的结论是，与单独用手用器械冲洗相比，超声波与冲洗剂一起使用可以更好地清洁根管系统。冲洗剂的空化和声流有助于其最大程度地发挥生物化学活性[216]。对振荡超声锉的水动力响应的物理机制分析表明，超声锉的稳固而短暂的空化，稳定的流化和空化声流都有助于清洁根管[217]。但是，也有人认为使用带有锉刀的传统超声波设备进行的空化作用距离锉刀的距离可能不会超过几微米。

几种不同的方法和标准已被用于研究超声对根管清洁度的影响，其中包括了细菌学，组织学和显微技术[218-222]。旨在研究超声去除玷污层能力的一些文章显示出相矛盾的结果。实际上这并不奇怪，因为众所周知，玷污层主要通过单一化学方法或适当的激光处理来去除[223, 224]。这些文章还揭示了，为了有效地工作，超声锉必须在根管中自由移动而不与根管壁接触[225]。

特别难以清洁的区域有管间吻合，根管峡和鳍状根管等（图 21-20）。多项研究表明，超声预备对于根管和根管峡的最佳清洁至关重要[224, 226-228]。超声也比手用器械能更有效地消灭根管中的细菌[228-230]。但是，并非所有研究都支持这一发现[231]。他们提出，对于清洁的有效性，根管的解剖结构比超声更重要[232]。

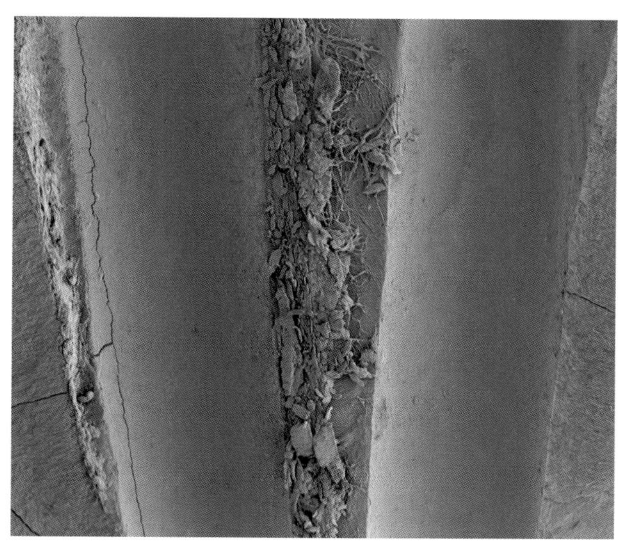

图 21-20　两个交汇的根管之间的根管峡区的扫描电子显微镜图像。根管预备将牙本质碎屑和有机物（纤维）塞入了根管峡区。注射器超过 10 分钟的长时间冲洗无法清除碎屑

超声波能量的直接杀菌作用似乎是非常有限的[233, 234]。与冲洗液一起使用时，超声波才可以发挥其抗菌作用，这可能是通过空化和声流的物理机制来实现的。也有可能是超声波能帮助冲洗液渗透到复杂的根管系统中，而普通的冲洗不容易到达这些区域。

在一系列有关根管形状（锥度）和器械设计影响的研究中，Lee 等人[235]用模拟的塑料根管模型证明了根管的直径和锥度会影响超声冲洗去除人工放置的牙本质碎屑的有效性。超声冲洗后，#20/0.04 号锥度组的碎屑量明显高

于 #20/0.06 号组和 #20/0.08 号组的碎屑量。此外，Van der Sluis 等人[236]用人离体牙模型的牙根发现了一种趋势，即超声冲洗在从具有更大锥度的模拟根管中去除人工放置的牙本质碎屑方面更为有效。

一项离体研究发现，在去除模拟的非机械预备和不规则的宽、直根管中的人造牙本质碎屑方面，超声冲洗比注射器冲洗更有效[235]。在另一项研究中，用 2% 的次氯酸钠进行被动超声冲洗比从注射器中输送 2% 的次氯酸钠或水作为冲洗液能更有效地从人工根管中去除氢氧化钙糊剂[237]。

超声波器械也可能对根管尺寸产生影响，并且在某些情况下会引起不必要的并发症，例如根管的拉直，穿孔以及将感染性物质挤出到根尖之外[225,238-243]。用非活髓的牙齿进行的组织细菌学研究表明，在超声仪器处理后，在根尖区域和牙本质小管中压紧了碎屑和细菌[242]。一项研究发现，与标准预备法相比，步进法预备显示出更多的牙本质挤压，而冠向下法和超声技术检测到的挤压最少[241]。有趣的是，Van der Sluis 等人[236]认为，在超声波冲洗过程中，一根光滑的钢丝与 15 号 K 锉一样有效，可从树脂块中模拟的牙根管凹槽中去除人工放置的牙本质碎屑。这表明使用具有光滑，非活性表面的超声头意味着发生根管预备并发症的可能性较小。使用微计算机断层扫描技术的研究已经检测了超声活化从鳍状根管和根管峡中去除被机用锉压紧的牙本质碎屑的有效性[244]，结果表明，只有部分但不是全部的碎屑可以被清除。根据这一结果，其他有关从磨牙根管中去除氢氧化钙糊剂的研究表明，声波或超声波以及大量的冲洗均无法从根管中去除所有残留的氢氧化钙[245-248]。

超声波冲洗一般是作为被动超声波冲洗，即“PUI”，进行的。将髓室和根管中充满冲洗液，然后将超声波探头放入到根管中并启动。一种新的超声波冲洗模型，EndoUltra（图 21-21），具有 40kHz 的高频，而不是通常的 20~30kHz。现代的一些超声设备结合了连续的超声波将冲洗液不断导入根管的功能。这些设备具有空心的针状尖端，可让冲洗剂流入髓室或冠 / 中根管，同时进行超声振动[249-252]。ProUltra PiezoFlow（图 21-22）冲洗系统是基于俄亥俄州大学原型研究的商用设备之一。这些研究表明，在清洁通常难以触及的区域（如鳍状根管和根管峡）时，上述原型的效果良好 / 优异[249-252]。

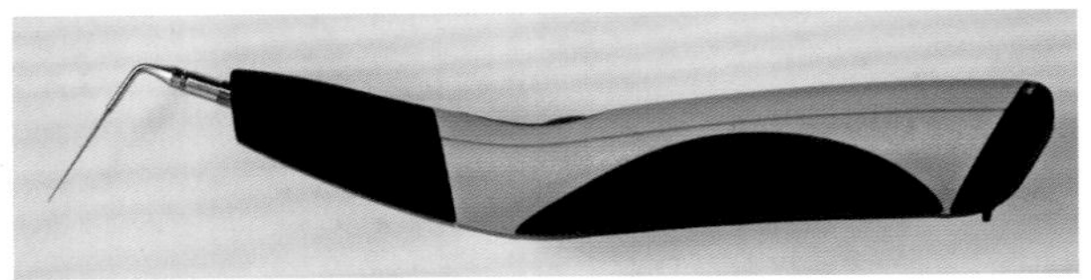

图 21-21 EndoUltra 高频单元（40KHz），用于被动超声冲洗

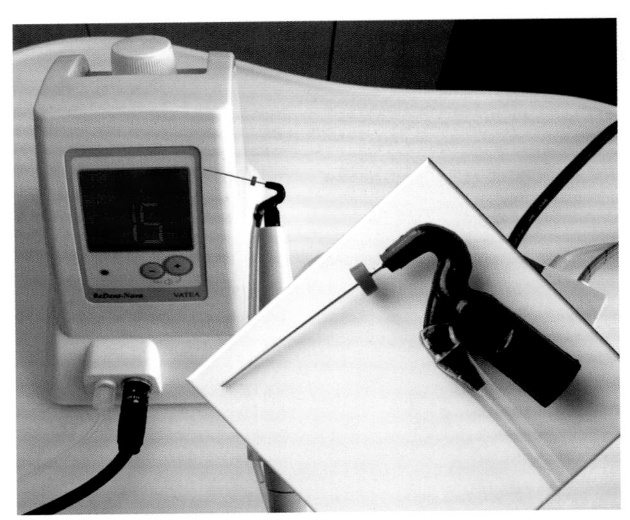

图 21-22 ProUltra PiezoFlow 主动超声冲洗系统，用于根管冲洗。冲洗液通过空心针流入冠部 / 中部根管，同时针被超声激活

四、激光

多年来，不同的激光在根管微生物根除方面的潜力一直是人们关注的焦点。然而，早期的比较研究表明，激光在根管中的抗菌效果不如次氯酸钠冲洗[253-255]。Gutknecht 等人[256]发现了 Ho：YAG 激光在体外感染了粪肠球菌的根管上具有出色的抗菌效果，消除了 99.98% 的细菌。然而，Le Goff 等人[257]用二氧化碳激光却只能减少 85% 的细菌，与使用 3% 次氯酸钠进行冲洗相比，显然要少得多。与激光治疗的主流结果相反，Kesler 等人[258]指出，使用二氧化碳激光微探针耦合到附着在输送纤维上的特殊手柄上，就可以获得完全无菌的根管。在随后的研究中，Schoop 等人[259]指出，激光的效果取决于所施加的输出功率，并且取决于不同细菌。获得完全无菌的根管似乎仍然是激光治疗的挑战[260,261]。另一个重要方面是激光对玷污层的影响，这也可能有助于对根管进行有效消毒。最近，一种使用激光激活冲洗的新技术被推广。光子诱导光声流使用铒 2940 激光脉冲极低能量的光，从而在整个根管系统中产生光声冲击波，而无需扩大根管（图 21-23）[262,263]。特殊设计的锥形和剥离式尖端使用极短的激光能量和高峰值功率来产生压力波，使冲洗液流过整个根管系统。与其他传统的手用和超声系统不同，PIPS 尖端仅需放置在髓室中，而不放置在根管中。其产生的效果是组织碎屑的被动回流，它在清洁根管系统时由根部从冠状向上排出。

Mathew 等人[33]使用 3 种不同的设备比较了冲洗带来的抗菌作用。据他们报道，与常规针头冲洗、PIPS 和 EndoActivator 组相比，二极管激光组在使用最少仪器和实验根管的情况下显示出更好的抗菌效果和最少的存活细菌。PIPS 和 EndoActivator 比传统的针头冲洗更有效[33]。Pedulla 等人[262]和 Zhu 等人[264]在离体研究中报告了 PIPS 和次氯

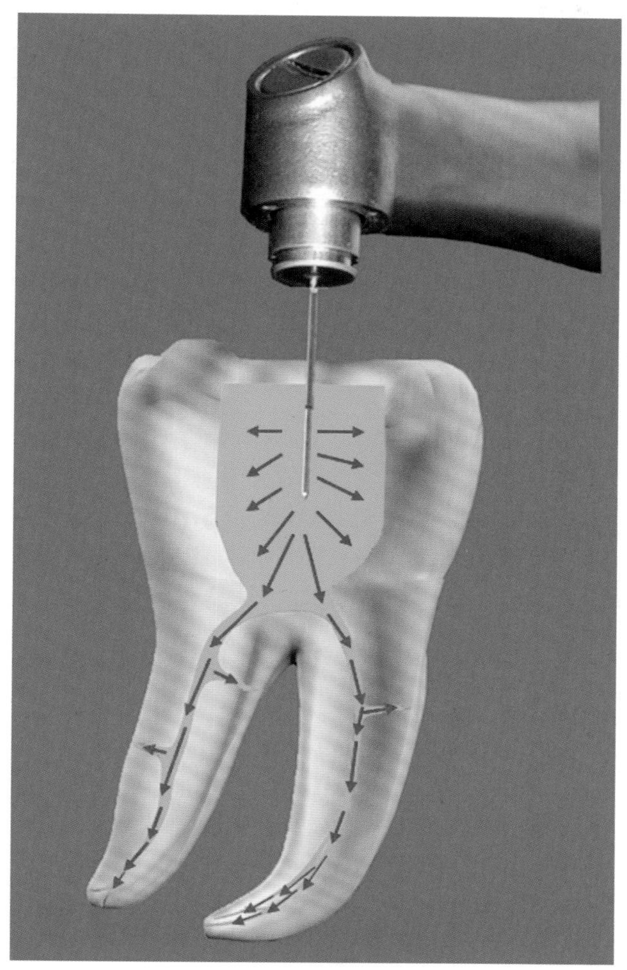

图 21-23　光子诱导光声流（PIPS™）使用铒 2 940 激光脉冲极低能量的光，从而在整个根管系统中产生光声冲击波

酸钠对根管微生物的抗菌作用没有差异，该研究仅将 PIPS 与次氯酸钠进行了比较。然而，与单独使用 6% 次氯酸钠相比，Al Shahrani 等人[265]的研究结果显示，PIPS+6% 次氯酸钠对抗根管中的粪肠球菌生物膜的效果更好。

Arslan 等人[209]发现，与从人工直根管的沟槽中进行针头冲洗、声波冲洗和超声波冲洗相比，PIPS 在去除氢氧化钙方面更具优势。据 Olivi 等人[266]报道，PIPS 似乎在增强牙髓治疗中常用冲洗剂的效果方面是有效的。Lloyd 等人[267]检测了使用标准针头冲洗法或 PIPS 冲洗法去除牙本质碎屑的情况，他们发现，使用 PIPS 进行的冲洗增加的体积，且清除的根管系统中的碎屑，是针头冲洗的 2.6 倍。Guneser 等人[268]比较了以上几种方法的组织溶解效果，他们发现 5.25% 次氯酸钠和铒：YAG 激光溶解的牙髓组织比相同浓度单独的次氯酸钠约多 50%，而 PIPS 和次氯酸钠比单独的次氯酸钠多溶解 20% 牙髓组织。

五、清理根管的广谱声能

一种声波能量远远超出超声波范围的新设备，GentleWave 的溶解软组织的能力最近已经过测试，且其与包括超声波在内的其他冲洗形式也已进行了比较[34]。该设备包括一个中央单元，高压泵从该中央单元将高速脱气的冲洗液输送到一个特殊的手柄（图 21-24），手柄的尖端置于牙齿的髓室中。冲洗液的水流撞击尖端，并以雾的形式扩散到根管系统（图 21-25）。制造商称该效果基于广谱声能、空化以及化学反应。冲洗液通过覆盖在开髓口上的手柄上的几个小孔被吸回，并在整个根管系统中产生稳定的负压。关于其组织溶解的研究表明，即使使用水也可以溶解有机组织，使用 2% 次氯酸钠和超声冲洗都能溶解[34]。因为水不会溶解软组织，这可能表明存在空化现象。总体而言，该研究表明使用上述设备软组织溶解比使用 6% 次氯酸钠和超声的常规冲洗快 8 倍。另一项研究表明，GentleWave 是唯一能够从磨牙根管中完全除去氢氧化钙的系统，而使用或不使用超声波的注射针头冲洗法总是会在根管（尤其是在根尖 1/3 处）中残留一些氢氧化钙[269]。

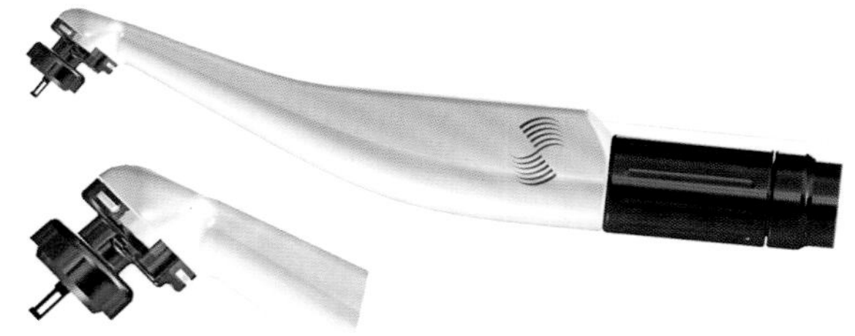

图 21-24　GentleWave 机头将"高速"冲洗液输送到髓室中，并从那里扩散到根管系统中

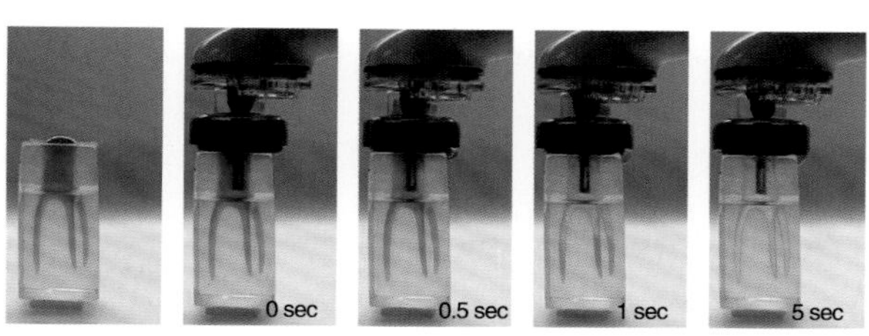

图 21-25　通过 GentleWave 系统在磨牙根管中交换有色液体的演示。在几秒钟之内，所有根管的冲洗液都得到了更新。此牙齿模型是基于真牙的显微 CT 图像构建的

第七节　诊间根管内封药

对于有炎症但未坏死的活髓牙治疗，由于微生物学原因不需要进行根管内封药。但是，如果时间不允许一次就诊完成治疗，则通常建议在两次就诊之间用抗菌药物，例如氢氧化钙填充根管，以保持根管无菌直到永久充填根管。然而，目前还没有研究比较拔髓后根管空置或充满抗菌药物时的细菌学状况。

在牙髓坏死和根尖周炎的治疗中，根管内封药的作用

问题变得更加紧要和复杂。文献中有大量证据表明，在首次诊疗完成化学机械预备根管后，许多（即使不是大多数）根管中也含有活的微生物[12-14, 27, 86, 90, 270-273]。因此，多种根管内封药已被用于在每次诊疗之间完成对根管的消毒。除杀死微生物外，根管内封药还可能具有其他有益功能。氢氧化钙可中和细菌脂多糖的生物活性，并使坏死组织在下次诊疗时更容易受到次氯酸钠的增溶作用的影响[274, 275]。使用根管内封药的另一益处可能是其用于治疗的总时间更长从而获得了更彻底的清洁。另一方面，一些诊治也可能增加无菌并发症的风险，例如，临时填充物漏出和患者依从性差[276]。

几项研究表明，如果在充填时仍有活菌残留在根管系统中，则根尖周炎再治疗的预后较差[9-11]。然而，其他研究结果却与这些结果相矛盾，他们认为在细菌培养阳性和阴性的充填根管之间[12]，或在一次和两次诊治完成的治疗之间，愈合方面没有显著差异[12, 13]。他们还提出“根管内采样技术存在限制其预测价值的缺陷”[277]。使用具有抗微生物活性的牙胶进行永久性的高质量根管充填，可以有效地密封和包埋根管内的残留微生物，并防止其作用于根尖周组织。由于根管填充材料[74, 278]的抗微生物活性和其导致的微生物的营养物质缺乏，可能会持续杀死微生物。但是，某些抗菌根管填充材料也可能具有细胞毒性。对单次就诊与多次就诊根管治疗的系统评价并未发现这两种策略在愈合方面有太大差异[279, 280]。

一、氢氧化钙[$Ca(OH)_2$]

氢氧化钙在牙髓治疗中具有特殊的历史地位。在各种牙髓和根尖周疾病的预防和治疗中使用氢氧化钙的适应证很多。除牙髓感染外，在牙外伤和牙根吸收的治疗中氢氧化钙也在被广泛使用。20 世纪 70 年代和 80 年代在瑞典于默奥大学进行的经典研究促使了氢氧化钙作为根尖周炎中的根管消毒药的广泛使用。BystrÖm 等人[10]报道，氢氧化钙是一种有效的根管内药物，经过 4 周的治疗，使 35 个根管中有 34 个细菌完全消失。SjÖgren 等人[281]也发现了诊间使用氢氧化钙的有效性，他们证明了用氢氧化钙进行 7 天的封药即消除了根管中的所有细菌。但是这些开创性研究却受到了其他研究的挑战，他们报告说在根管中使用超过一个星期的氢氧化钙仍将残留牙齿的 7% 至 35% 的菌群[28, 282-284]。Kvist 等人[285]比较了使用 10 分钟的碘冲洗根管的单次诊疗和诊间氢氧化钙封药的两次诊疗这两种牙髓治疗程序的抗菌效果。29% 的接受单次诊疗的牙齿中和 36% 的接受两次诊疗的牙齿中检出了残留微生物，两组之间在统计学上没有显著差异。Sathorn 等人[14]在系统评价里得出结论，氢氧化钙对减少根管微生物的作用很小。

Zerella 等人[58]比较了与水或 2% 氯己定混合的氢氧化钙的体内抗菌活性。纯氢氧化钙可以对 20 颗牙齿中的 12 个进行完全消毒，而氢氧化钙 - 氯己定糊剂可以对 20 颗牙齿中的 16 个进行消毒。然而由于样本量小，差异在统计学上不显著。Siqueira 等人[286]检测了在患根尖周炎的根管中使用机械预备根管和用 0.12% 氯己定溶液冲洗，以及根管内用氢氧化钙 - 氯己定（0.12%）混合物封药 7 天，两种方法的细菌减少情况。完成化学机械预备后，13 例中的 7 例仍显示出细菌生长，而在用氢氧化钙 - 氯己定处理后，13 颗牙齿中只有 1 颗牙齿的细菌培养呈阳性。

Vivacqua-Gomes 等人[55]在离体模型中研究了在根管内使用氢氧化钙封药的好处。他们将前磨牙用粪肠球菌感染 60 天，并使用旋转器械对根管进行了预备，接着按照五种不同的方案，无论是单次就诊还是多次就诊，对根管进行了冲洗、诊间封药和根管充填。在根管充填后 60 天去除根管充填物并取样，获得第 2 个细菌学样本。在氯己定凝胶冲洗和充填的单次就诊方案下，在 15 颗牙齿中有 3 颗（20%）检出了细菌。而在氯己定冲洗并氢氧化钙封药 14 天然后用牙胶尖及根管封闭剂行根管充填的方案下，15 颗牙齿中有 4 颗（25%）发现有细菌。根管冲洗后、根充之前空置根管一个星期，或仅用盐水代替氯己定冲洗，或不用根管封闭剂进行根管充填的情况下，在根管充填 60 天后 40% 至 100% 的牙齿中均发现细菌。由于实验样本小，此实验无法得出更进一步的结论，但这些结果与其他的研究发现一致表明诊间氢氧化钙封药可能不会增加治疗的抗菌效果。并且，该结果强调了不空置根管的重要性（没有封药，没有充填），以及根管封闭剂在抗感染中的作用。

氢氧化钙是较早治疗年轻恒牙根尖孔未闭合和粗大根管首选材料。牙根发育和根尖诱导成形是长达一到两年的氢氧化钙治疗的长期目标[287, 288]。然而，有报道称由于氢氧化钙长期存在于根管中会导致根部牙本质变薄弱[289, 290]，且 MTA 和其他生物陶瓷材料的引入，导致对年轻恒牙根尖孔未闭合的治疗策略发生了明显变化[290, 291]。但是，近期对三种氢氧化钙制剂的长期作用的研究发现，氢氧化钙治疗 6 个月后与对照组相比，未发现根牙本质有任何减弱[292]。需要更多详细信息，请参见第二十八章。

近年来的一些研究将目光集中在一个熟悉的临床挑战上，即根充之前难以从根管中去除氢氧化钙[247, 293, 294]。注射针冲洗，声波活化乃至超声冲洗均已证明对完全清除根管中的氢氧化钙效果不佳。然而，一种激光系统，PIPS，已发现比用超声波从人工直根管中的凹槽中冲洗去除的氢氧化钙要多得多[209]。并且据报道，基于广谱声能的 GentleWave 可以从磨牙根管中完全去除氢氧化钙（图 21-26）[269]。

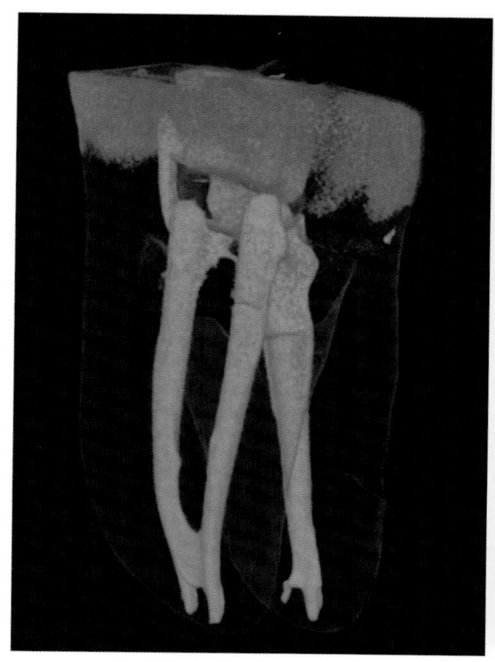
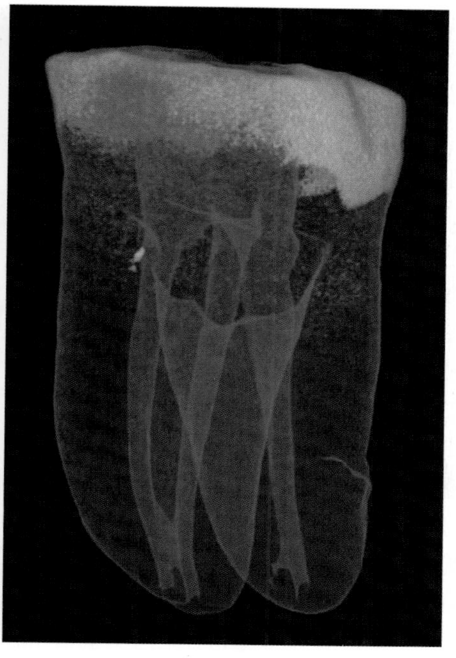

图 21-26　下颌磨牙的显微 CT 扫描图像。左：充满氢氧化钙糊剂的根管　右：使用 GentleWave 多声波冲洗去除氢氧化钙后扫描的同一颗牙齿。

二、葡萄糖酸氯己定

在根管预备过程中或预备后，氯己定已被许多人用作根管冲洗的方法，但氯己定也能被用作几次就诊之间的根管内封药[294, 295]。氯己定作为消毒剂，其作为凝胶形式或与氢氧化钙混合使用作为根管内封药的有效性越来越受到人们的关注。目前我们所获得的信息主要基于体外和离体实验，比较了几种根管内封药消除牙本质感染的有效性。Siren 等人[295]使用牛牙本质块模型研究发现，与纯氢氧化钙相比，与氯己定混合的氢氧化钙在消毒粪肠球菌感染的牙本质上更有效。Ercan 等人[294]报道，在消除粪肠球菌感染根牙本质感染或与白色念珠菌共同孵育 7、15、30 天的根牙本质感染方面，2% 的氯己定凝胶比混合的 2% 的氯己定和氢氧化钙和或单独的氢氧化钙明显更有效。同样的，据报道单独的使用 2% 氯己定凝胶可在 1、2、7 和 15 天后完全抑制粪肠球菌在根管中的生长，而氢氧化钙在所有实验时间点均有助于某些微生物的生长[56]。然而有趣的是，在这项研究中，氯己定凝胶和氢氧化钙的组合杀死了 1 天和 2 天样品中的所有细菌，但未能确保 7 天和 15 天的样品无菌。一项对患有慢性根尖周炎的牙齿进行的临床研究评估了使用氢氧化钙、2% 氯己定凝胶以及二者的组合进行的根管内封药的抗菌功效[59]。他们在用上述药物临时充填根管之前和之后的 7 天采集细菌样品，并发现单独的氯己定和氢氧化钙以及它们的混合物均表现良好，并且在抗菌效力方面未检测到统计学上的差异。Saatchi 等人[296]发表了关于氯己定和氢氧化钙组合使用的系统综述，并得出结论，将氯己定与氢氧化钙混合（译者注：原文中为将氯己定与氯己定混合，此处改正）使用，并不能提高其作为根管内封药在体外对抗粪肠球菌的作用。

三、其他诊间封药

（一）含抗生素的根管内封药

在整个牙髓治疗的历史中，在一些特定的时间人们对局部使用抗生素作为根管消毒的临时性封药的兴趣不断增长[297-304]。但是，局部使用的抗生素仍尚未成为根管消毒和根除感染的确定部分。抗生素无法控制牙髓感染的原因有很多。许多已有的抗生素仅具有抑菌作用，这可能不是治疗牙髓感染的好方法。通常抑菌抗生素可在不杀死微生物的情况下阻止微生物的生长，使宿主防御系统有可能应对感染。然而，由于血液循环不足，在坏死的根管中没有宿主防御。因此，这种抗生素在根管中的抗菌作用只可能是暂时的。另一方面，某些抑菌抗生素以高浓度使用时可能具有杀菌作用，通常局部使用抗生素就是这种情况。但是，有关此方面的信息很少，目前尚无直接证据表明可在根管中使用抑菌抗生素，尽管有一项研究表明与单独使用氢氧化钙相比，将红霉素与氢氧化钙混合使用可提高对粪肠球菌的有效性[305]。

对于杀菌抗生素，应用于根管中的潜在问题可能是根管中微生物的代谢和生理状态。当微生物细胞处于活跃的生长期时，许多杀菌抗生素效果才最好，而坏死的根管中因只有有限的养分所以情况并非如此。总的来说，有关根管内抗生素对根管感染控制的有效性的具体信息是有限的。在再生性牙髓治疗中，抗生素混合物已用于治疗具有未成熟的根尖孔和根尖周炎的牙齿[306,307]。据目前的研究，根尖段根管中状态良好的牙髓细胞的血液循环可能是获得良好结果的关键因素。未来的研究将知道这种方法是否可以扩展到有封闭性根尖孔的牙齿的根尖性牙周炎的治疗中。

（二）酚类化合物

酚类化学物质，如苯酚、甲醛甲酚、醋酸间甲酚酯、对氯苯酚（单对氯苯酚）、樟脑酚和樟脑对氯苯酚在牙髓治疗中作为局部使用的根管消毒剂已有很长的历史。它们通过湿棉球（蒸汽作用）用于髓室，或者使用各种浓度的酚化合物将整个根管充满[10,308-315]。使用酚类化合物进行根管消毒的基本原理是它们过去作为一般消毒剂的作用。但是，除了有效性外，对安全性的重视已导致其一般用途的急剧下降。同样在牙髓治疗中，苯酚基消毒剂的毒性和可能的致突变性也已经引起了关注[311,316-319]。有几项研究证明其具有细胞毒性[316,320,321]，但是其他研究表明，用于牙髓治疗的各种酚类化合物具有遗传毒性的风险很小[317-319]。酚类化合物抗菌效果的比较研究未能显示出一种优于另一种的优势。此外，BystrÖm 等人[10]报道，当用作 4 周的局部根管内药物时，氢氧化钙的抗菌潜力优于樟脑对氯苯酚。几项研究表明，根管中的樟脑对氯苯酚活性相对较快丧失，尽管他们结果有所不同[313,322]。考虑到酚类化合物的益处以及已证明的和潜在的弱点，我们可以预见，它们很快将被其他生物消毒剂所取代。

（三）当前的冲洗建议

根据越来越多的研究证据，当前对常规正压针头冲洗方案的建议是建议使用小号针头，例如 30 号针头，侧面通气或端部封闭式设计，并将针头以非约束性的方式插入距工作长度 1~3mm 或至少在根尖 1/3 处[68,154,196]。为了避免过高的根尖压力，并在针尖范围以外获得最大的冲洗液更替，应该使用 4mL/min 到 6mL/min 的冲洗液流速，且不会牺牲冲洗效果。如果使用开放式针头，则距根尖孔 / 工作长度的安全距离约为 3mm[66]。负压冲洗具有出色的安全性，并能很好地清洁根尖段根管。建议使用各种物理能手段促进冲洗。应该强调的是，如果没有适当的根尖预备机械预备出足够的尺寸，则不能有效冲洗根尖段根管。

结束语

冲洗仍然是根管治疗的重要组成部分。清除根管有机物和碎屑，以及根除生物膜，是成功治疗的关键因素。尽管大量研究表明难以彻底清洁和消毒根管，但引入新策略和各种新能源来增强现有材料的作用，有望在这一领域带来令人振奋的未来。

（程磊 译　范兵 审校）

参考文献

1. Spångberg LZ, Haapasalo M. Rationale and efficacy of root canal medicaments and filling materials with emphasis on treatment outcome. *Endod Topics.* 2002;2:35–58.
2. Haapasalo M, Udnæs T, Endal U. Persistent, recurrent and acquired infection of the root canal system post-treatment. *Endod Topics.* 2003;6:29–56.
3. Haapasalo M, Endal U, Zandi H, Coil J. Eradication of endodontic infection by instrumentation and irrigation solutions. *Endod Topics.* 2005;10:72–102.
4. Stashenko P, Yu SM, Wang CY. Kinetics of immune cell and bone resorptive responses to endodontic infections. *J Endod.* 1992;18:422–426.
5. Naidorf IJ. Inflammation and infection of pulp and periapical tissues. *Oral Surg Oral Med Oral Pathol.* 1972;34:486–497.
6. Block RM, Bushell A, Rodrigues H, Langeland K. A histopathologic, histobacteriologic, and radiographic study of periapical endodontic surgical specimens. *Oral Surg Oral Med Oral Pathol.* 1976;42:656–678.
7. Haapasalo M, Qian W, Shen Y. Irrigation: beyond the smear layer. *Endod Topics.* 2013;27:35–53.
8. Sjögren U, Figdor D, Persson S, Sundqvist G. Influence of infection at the time of root filling on the outcome of endodontic treatment of teeth with apical periodontitis. *Int Endod J.* 1997;30:297–306.
9. Engström B. The significance of enterococci in root canal treatment. *Odontol Revy.* 1964;15:87–106.
10. Byström A, Claesson R, Sundqvist G. The antibacterial effect of camphorated paramonochlorophenol, camphorated phenol and calcium hydroxide in the treatment of infected root canals. *Endod Dent Traumatol.* 1985;1:170–175.
11. Katebzadeh N, Sigurdsson A, Trope M. Radiographic evaluation of periapical healing after obturation of infected root canals: an *in vivo* study. *Int Endod J.* 2000;33:60–66.
12. Peters LB, Wesselink PR. Periapical healing of endodontically treated teeth in one and two visits obturated in the presence or absence of detectable microorganisms. *Int Endod J.* 2002;35:660–667.
13. Weiger R, Rosendahl R, Löst C. Influence of calcium hydroxide intracanal dressings on the prognosis of teeth with endodontically induced periapical lesions. *Int Endod J.* 2000;33:219–226.
14. Sathorn C, Parashos P, Messer H. Antibacterial efficacy of calcium hydroxide intracanal dressing: a systematic review and meta-analysis. *Int Endod J.* 2007;40:2–10.
15. Haapasalo M, Shen Y, Ricucci D. Reasons for persistent and emerging post-treatment endodontic disease. *Endod Topics.* 2011;18:31–50.
16. Sübay RK, Cox CF, Kaya H, et al. Human pulp reaction to dentine bonded amalgam restorations: a histologic study. *J Dent.* 2000;28:327–332.
17. Kakehashi S, Stanley HR, Fitzgerald RJ. The effects of surgical exposures of dental pulps in germfree and conventional laboratory rats. *J South Calif Dent Assoc.* 1966;34:449–451.
18. Bergenholtz G. Micro-organisms from necrotic pulp of traumatized teeth. *Odontol Revy.* 1974;25:347–358.
19. Sundqvist G. Bacteriological Studies of Necrotic Dental Pulps. *Umeå University Odontological Dissertation No. 7.* Umeå, Sweden: University of Umeå; 1976.
20. Nair PN. On the causes of persistent apical periodontitis: a review. *Int Endod J.* 2006;39:249–281.
21. Nair PN. Pathogenesis of apical periodontitis and the causes of endodontic failures. *Crit Rev Oral Biol Med.* 2004;15:348–381.
22. Friedman S. Treatment outcome and prognosis of endodontic therapy. In: Ørstavik D, Pitt Ford TR, editors. *Essential Endodontics.* Osney Mead, Oxford: Blackwell Science Ltd; 1998. pp. 367–391.
23. Shetty K, Garcia J, Leigh J. Success of root canal therapy in HIV-positive patients. *Gen Dent.* 2006;54:397–402.
24. Taschieri S, Del Fabbro M, Testori T, et al. Endodontic surgery with ultrasonic retrotips: one-year follow-up. *Oral Surg Oral Med Oral Pathol Oral Radiol Endod.* 2005;100:380–387.
25. Ørstavik D, Pitt Ford TR. *Essential Endodontology: Prevention and Treatment of Apical Periodontitis.* 2nd ed. Oxford, UK: Blackwell Science; 1998.

26. Byström A, Sundqvist G. Bacteriologic evaluation of the efficacy of mechanical root canal instrumentation in endodontic therapy. *Scand J Dent Res.* 1981;89:321–328.
27. Byström A, Sundqvist G. The antibacterial action of sodium hypochlorite and EDTA in 60 cases of endodontic therapy. *Int Endod J.* 1985;18:35–40.
28. Ørstavik D, Kerekes K, Molven O. Effects of extensive apical reaming and calcium hydroxide dressing on bacterial infection during treatment of apical periodontitis: a pilot study. *Int Endod J.* 1991;24:1–7.
29. Cvek M, Nord CE, Hollender L. Antimicrobial effect of root canal debridement in teeth with immature root. A clinical and microbiologic study. *Odontol Revy.* 1976;27:1–10.
30. Dalton BC, Ørstavik D, Phillips C, et al. Bacterial reduction with nickel-titanium rotary instrumentation. *J Endod.* 1998;24:763–767.
31. Siqueira JF Jr, Lima KC, Magalhaes FA, et al. Mechanical reduction of the bacterial population in the root canal by three instrumentation techniques. *J Endod.* 1999;25:332–335.
32. Pataky L, Ivanyi I, Grigar A, Fazekas A. Antimicrobial efficacy of various root canal preparation techniques: an *in vitro* comparative study. *J Endod.* 2002;28:603–605.
33. Mathew J, Emil J, Paulaian B, et al. Viability and antibacterial efficacy of four root canal disinfection techniques evaluated using confocal laser scanning microscopy. *J Conserv Dent.* 2014;17:444–448.
34. Haapasalo M, Wang Z, Shen Y, et al. Tissue dissolution by a novel multisonic ultracleaning system and sodium hypochlorite. *J Endod.* 2014;40:1178–1181.
35. Shen Y, Gao Y, Lin J, et al. Methods and models to study irrigation. *Endod Topics.* 2013;27:3–34.
36. Baquero F. European standards for antibiotic susceptibility testing: towards a theoretical consensus. *Eur J Clin Microbiol Infect Dis.* 1990;9:492–495.
37. Kronvall G, Ringertz S. Antibiotic disk diffusion testing revisited. Single strain regression analysis. Review article. *APMIS.* 1991;99:295–306.
38. Oakes AR, Badger R, Grove DI. Comparison of direct and standardized testing of infected urine for antimicrobial susceptibilities by disk diffusion. *J Clin Microbiol.* 1994;32:40–45.
39. Dowzicky MJ, Nadler HL, Sheikh W. Comparison of sensititre broth microdilution and agar dilution susceptibility testing techniques for meropenem to determine accuracy, reproducibility, and predictive values. *J Clin Microbiol.* 1994;32:2204–2207.
40. Espinel-Ingroff A, Chaturvedi V, Fothergill A, Rinaldi MG. Optimal testing conditions for determining MICs and minimum fungicidal concentrations of new and established antifungal agents for uncommon molds: NCCLS collaborative study. *J Clin Microbiol.* 2002;40:3776–3781.
41. Dubreuil L, Houcke I, Singer E. Susceptibility testing of anaerobic bacteria: evaluation of the redesigned (Version 96) bioMerieux ATB ANA device. *J Clin Microbiol.* 1999;37:1824–1828.
42. Citron DM, Ostovari MI, Karlsson A, Goldstein EJ. Evaluation of the E test for susceptibility testing of anaerobic bacteria. *J Clin Microbiol.* 1991;29:2197–2203.
43. Letournel-Glomaud C, Houssaye S, Milhaiha L, Ghnassia JC. E-test antibiotics susceptibility of strict anaerobic bacteria. *Anaerobe.* 2003;9:281–284.
44. Gomes BP, Jacinto RC, Montagner F, et al. Analysis of the antimicrobial susceptibility of anaerobic bacteria isolated from endodontic infections in Brazil during a period of nine years. *J Endod.* 2011;37:1058–1062.
45. Skucaite N, Peciuliene V, Vitkauskiene A, Machiulskiene V. Susceptibility of endodontic pathogens to antibiotics in patients with symptomatic apical periodontitis. *J Endod.* 2010;36:1611–1616.
46. Wang Z, Shen Y, Haapasalo M. The effect of smear layer against disinfection protocols on *Enterococcus faecalis*–infected dentin. *J Endod.* 2013;39:1395–1400.
47. Portenier I, Waltimo T, Ørstavik D, Haapasalo M. Killing of *Enterococcus faecalis* by MTAD and chlorhexidine digluconate with or without cetrimide in the presence or absence of dentine powder or BSA. *J Endod.* 2006;32:138–141.
48. Radcliffe CE, Potouridou L, Qureshi R, et al. Antimicrobial activity of varying concentrations of sodium hypochlorite on the endodontic microorganisms *Actinomyces israelii, A. naeslundii, Candida albicans* and *Enterococcus faecalis*. *Int Endod J.* 2004;37:438–446.
49. Zamany A, Spångberg LS. An effective method of inactivating chlorhexidine. *Oral Surg Oral Med Oral Pathol Oral Radiol Endod.* 2002;93:617–620.
50. Haapasalo M, Ørstavik D. *In vitro* infection and disinfection of dentinal tubules. *J Dent Res.* 1987;66:1375–1379.
51. Ørstavik D, Haapasalo M. Disinfection by endodontic irrigants and dressings of experimentally infected dentinal tubules. *Endod Dent Traumatol.* 1990;6:142–149.
52. Haapasalo HK, Siren EK, Waltimo TM, et al. Inactivation of local root canal medicaments by dentine: an *in vitro* study. *Int Endod J.* 2000;33:126–131.
53. Portenier I, Haapasalo H, Rye A, et al. Inactivation of root canal medicaments by dentine, hydroxylapatite and bovine serum albumin. *Int Endod J.* 2001;34:184–188.
54. Portenier I, Haapasalo H, Ørstavik D, et al. Inactivation of the antibacterial activity of iodine potassium iodide and chlorhexidine digluconate against *Enterococcus faecalis* by dentin, dentin matrix, type-I collagen, and heat-killed microbial whole cells. *J Endod.* 2002;28:634–637.
55. Vivacqua-Gomes N, Gurgel-Filho ED, Gomes BP, et al. Recovery of *Enterococcus faecalis* after single- or multiple-visit root canal treatments carried out in infected teeth *ex vivo*. *Int Endod J.* 2005;38:697–704.
56. Gomes BP, Souza SF, Ferraz CC, et al. Effectiveness of 2% chlorhexidine gel and calcium hydroxide against *Enterococcus faecalis* in bovine root dentine *in vitro*. *Int Endod J.* 2003;36:267–275.
57. Ma J, Wang Z, Shen Y, Haapasalo M. A new noninvasive model to study the effectiveness of dentin disinfection using confocal laser scanning microscopy. *J Endod.* 2011;37:1380–1385.
58. Zerella JA, Fouad AF, Spångberg LS. Effectiveness of a calcium hydroxide and chlorhexidine digluconate mixture as disinfectant during retreatment of failed endodontic cases. *Oral Surg Oral Med Oral Pathol Oral Radiol Endod.* 2005;100:756–761.
59. Manzur A, Gonzalez AM, Pozos A, et al. Bacterial quantification in teeth with apical periodontitis related to instrumentation and different intracanal medications: a randomized clinical trial. *J Endod.* 2007;33:114–118.
60. Shen Y, Qian W, Chung C, et al. Evaluation of the effect of two chlorhexidine preparations on biofilm bacteria *in vitro*: a three-dimensional quantitative analysis. *J Endod.* 2009;35:981–985.
61. Shen Y, Stojicic S, Haapasalo M. Bacterial viability in starved and revitalized biofilms: comparison of viability staining and direct culture. *J Endod.* 2010;36:1820–1823.
62. Stojicic S, Shen Y, Haapasalo M. The effect of the source of biofilm bacteria, the level of biofilm maturation, and the type of disinfecting agent on the susceptibility of biofilm bacteria to antibacterial agents. *J Endod.* 2013;39:473–477.
63. Haapasalo M, Shen Y, Qian W, Gao Y. Irrigation in endodontics. *Dent Clin North Am.* 2010;54:291–312.
64. Hülsmann M, Rödig T, Nordmeyer S. Complications during root canal irrigation. *Endod Topics.* 2009;16:27–63.
65. Zhu WC, Gyamfi J, Niu LN, et al. Anatomy of sodium hypochlorite accidents involving facial ecchymosis - a review. *J Dent.* 2013;41:935–948.
66. Park E, Shen Y, Haapasalo M. Apical pressure and extent of irrigant flow beyond the needle tip during positive pressure irrigation in an *in vitro* root canal model. *J Endod.* 2013;39:511–515.
67. Boutsioukis C, Lambrianidis T, Kastrinakis E. Irrigant flow within a prepared root canal using various flow rates: a Computational Fluid Dynamics study. *Int Endod J.* 2009;42:144–155.
68. Shen Y, Gao Y, Qian W, et al. Three-dimensional numerical simulation of root canal irrigant flow with different irrigation needles. *J Endod.* 2010;36:884–889.
69. Boutsioukis C, Kastrinakis E, Lambrianidis T, et al. Formation and removal of apical vapor lock during syringe irrigation: a combined experimental and Computational Fluid Dynamics approach. *Int Endod J.* 2014;47:191–201.
70. Khan S, Niu LN, Eid AA, et al. Periapical pressures developed by nonbinding irrigation needles at various irrigation delivery rates. *J Endod.* 2013;39:529–533.
71. Psimma Z, Boutsioukis C, Vasiliadis L, Kastrinakis E. A new method for real-time quantification of irrigant extrusion during root canal irrigation *ex vivo*. *Int Endod J.* 2013;46:619–631.
72. Boutsioukis C, Psimma Z, van der Sluis LW. Factors affecting irrigant extrusion during root canal irrigation: a systematic review. *Int Endod J.* 2013;46:599–618.
73. Boutsioukis C, Psimma Z, Kastrinakis E. The effect of flow rate and agitation technique on irrigant extrusion *ex vivo*. *Int Endod*

J. 2014;47:487–496.
74. Saleh IM, Ruyter IE, Haapasalo M, Ørstavik D. Survival of *Enterococcus faecalis* in infected dentinal tubules after root canal filling with different root canal sealers *in vitro*. *Int Endod J.* 2004;37:193–198.
75. Hulsmann M, Hahn W. Complications during root canal irrigation: literature review and case reports. *Int Endod J.* 2000;33:186–193.
76. Mcdonnell G, Russell D. Antiseptics and disinfectants: activity, action, and resistance. *Clin Microbiol Rev.* 1999;12:147–179.
77. Barrette WC Jr, Hannum DM, Wheeler WD, Hurst JK. General mechanism for the bacterial toxicity of hypochlorous acid: abolition of ATP production. *Biochemistry.* 1989;28:9172–9178.
78. McKenna SM, Davies KJA. The inhibition of bacterial growth by hypochlorous acid. *Biochem J.* 1988;254:685–692.
79. Zehnder M, Kosicki D, Luder H, et al. Tissue-dissolving capacity and antibacterial effect of buffered and unbuffered hypochlorite solutions. *Oral Surg Oral Med Oral Pathol Oral Radiol Endod.* 2002;94:756–762.
80. Mercade M, Duran-Sindreu F, Kuttler S, et al. Antimicrobial efficacy of 4.2% sodium hypochlorite adjusted to pH 12, 7.5, and 6.5 in infected human root canals. *Oral Surg Oral Med Oral Pathol Oral Radiol Endod.* 2009;107:295–298.
81. Kuroiwa K, Nakayama H, Kuwahara T, et al. Augmenting effect of acetic acid for acidification on bactericidal activity of hypochlorite solution. *Lett Appl Microbiol.* 2003;36:46–49.
82. Waltimo TM, Ørstavik D, Siren EK, Haapasalo MP. *In vitro* susceptibility of *Candida albicans* to four disinfectants and their combinations. *Int Endod J.* 1999;32:421–429.
83. Vianna ME, Gomes BP, Berber VB, et al. *In vitro* evaluation of the antimicrobial activity of chlorhexidine and sodium hypochlorite. *Oral Surg Oral Med Oral Pathol Oral Radiol Endod.* 2004;97:79–84.
84. Gomes BP, Ferraz CC, Vianna ME, et al. *In vitro* antimicrobial activity of several concentrations of sodium hypochlorite and chlorhexidine gluconate in the elimination of *Enterococcus faecalis.* *Int Endod J.* 2001;34:424–428.
85. Portenier I, Waltimo T, Ørstavik D, Haapasalo M. The susceptibility of starved, stationary phase, and growing cells of *Enterococcus faecalis* to endodontic medicaments. *J Endod.* 2005;31:380–386.
86. Byström A, Sundqvist G. Bacteriologic evaluation of the effect of 0.5 percent sodium hypochlorite in endodontic therapy. *Oral Surg Oral Med Oral Pathol Oral Radiol Endod.* 1983;55:307–312.
87. Siqueira JF Jr, Rocas IN, Santos SR, et al. Efficacy of instrumentation techniques and irrigation regimens in reducing the bacterial population within root canals. *J Endod.* 2002;28:181–184.
88. Zou L, Shen Y, Li W, Haapasalo M. Penetration of sodium hypochlorite into dentin. *J Endod.* 2010;36:793–796.
89. Du T, Wang Z, Shen Y, et al. The effect of long-term exposure to endodontic disinfecting solutions on young and old *Enterococcus faecalis* biofilms in dentin canals. *J Endod.* 2014;40:509–514.
90. Peciuliene V, Reynaud A, Balciuniene I, Haapasalo M. Isolation of yeasts and enteric bacteria in root-filled teeth with chronic apical periodontitis. *Int Endod J.* 2001;34:429–434.
91. Stojicic S, Zivkovic S, Qian W, et al. Tissue dissolution by sodium hypochlorite: effect of concentration, temperature, agitation and surfactant. *J Endod.* 2010;36:1558–1562.
92. Gordon TM, Damato D, Christner P. Solvent effect of various dilutions of sodium hypochlorite on vital and necrotic tissue. *J Endod.* 1981;7:466–469.
93. Baumgartner JC, Cuenin PR. Efficacy of several concentrations of sodium hypochlorite for root canal irrigation. *J Endod.* 1992;18:605–612.
94. Nair PN, Henry S, Cano V, Vera J. Microbial status of apical root canal system of human mandibular first molars with primary apical periodontitis after "one-visit" endodontic treatment. *Oral Surg Oral Med Oral Pathol Oral Radiol Endod.* 2005;99:231–252.
95. Spångberg L, Engström B, Langeland K. Biologic effects of dental materials. 3. Toxicity and antimicrobial effect of endodontic antiseptics *in vitro*. *Oral Surg Oral Med Oral Pathol.* 1973;36:856–871.
96. McComb D, Smith DC, Beagrie GS. The results of *in vivo* endodontic chemomechanical instrumentation: a scanning electron microscopic study. *J Br Endod Soc.* 1976;9:11–18.
97. Pashley EL, Birdsong NL, Bowman K, Pashley DH. Cytotoxic effects of NaOCl on vital tissue. *J Endod.* 1985;11:525–528.
98. Chang YC, Huang FM, Tai KW, Chou MY. The effect of sodium hypochlorite and chlorhexidine on cultured human periodontal ligament cells. *Oral Surg Oral Med Oral Pathol Oral Radiol Endod.* 2001;92:446–450.
99. Qian W, Shen Y, Haapasalo M. Quantitative analysis of the effect of irrigant solution sequences on dentin erosion. *J Endod.* 2011;37:1437–1441.
100. Tatsuta CT, Morgan LA, Baumgartner JC, Adey JD. Effect of calcium hydroxide and four irrigation regimens on instrumented and uninstrumented canal wall topography. *J Endod.* 1999;25:93–98.
101. Niu W, Yoshioka T, Kobayashi C, Suda H. A scanning electron microscopic study of dentinal erosion by final irrigation with EDTA and NaOCl solutions. *Int Endod J.* 2002;35:934–939.
102. Czonstkowsky M, Wilson EG, Holstein FA. The smear layer in endodontics. *Dent Clin North Am.* 1990;34:13–25.
103. Baumgartner JC, Mader CL. A scanning electron microscopic evaluation of four root canal irrigation regimens. *J Endod.* 1987;13:147–157.
104. Loel DA. Use of acid cleanser in endodontic therapy. *J Am Dent Assoc.* 1975;90:148–151.
105. Baumgartner JC, Brown CM, Mader CL, et al. A scanning electron microscopic evaluation of root canal debridement using saline, sodium hypochlorite, and citric acid. *J Endod.* 1984;10:525–531.
106. Gutmann JL, Saunders WP, Nguyen L, et al. Ultrasonic root end preparation. Part 1. SEM analysis. *Int Endod J.* 1994;27:318–324.
107. Yamaguchi M, Yoshida K, Suzuki R, Nakamura H. Root canal irrigation with citric acid solution. *J Endod.* 1996;22:27–29.
108. Liolios E, Economides N, Parissis-Messimeris S, Boutsioukis A. The effectiveness of three irrigating solutions on root canal cleaning after hand and mechanical preparation. *Int Endod J.* 1997;30:51–57.
109. Di Lenarda R, Cadenaro M, Sbaizero O. Effectiveness of 1 mol L^{-1} citric acid and 15% EDTA irrigation on smear layer removal. *Int Endod J.* 2000;33:46–52.
110. Scelza MF, Teixeira AM, Scelza P. Decalcifying effect of EDTA-T, 10% citric acid, and 17% EDTA on root canal dentin. *Oral Surg Oral Med Oral Pathol Oral Radiol Endod.* 2003;95:234–236.
111. Machado-Silveiro LF, Gonzalez-Lopez S, Gonzalez-Rodriguez MP. Decalcification of root canal dentine by citric acid, EDTA and sodium citrate. *Int Endod J.* 2004;37:365–369.
112. Takeda FH, Harashima T, Kimura Y, Matsumoto K. A comparative study of the removal of smear layer by three endodontic irrigants and two types of laser. *Int Endod J.* 1999;32:32–39.
113. Block SS. Peroxygen compounds. In: Block SS, editor. *Disinfection, Sterilization, and Preservation.* 4th ed. Philadelphia, PA: Lea & Febiger; 1991. pp. 167–181.
114. Möller AJ. Microbiological examination of root canals and periapical tissues of human teeth methodological studies. *Odontol Tidskr.* 1966;74:1–380. [Thesis]
115. Siqueira JF Jr, Machado AG, Silveira RM, et al. Evaluation of the effectiveness of sodium hypochlorite used with three irrigation methods in the elimination of *Enterococcus faecalis* from the root canal, in vitro. *Int Endod J.* 1997;30:279–282.
116. Heling I, Chandler NP. Antimicrobial effect of irrigant combinations within dentinal tubules. *Int Endod J.* 1998;31:8–14.
117. Steinberg D, Heling I, Daniel I, Ginsburg I. Antibacterial synergistic effect of chlorhexidine and hydrogen peroxide against *Streptococcus sobrinus*, *Streptococcus faecalis* and *Staphylococcus aureus*. *J Oral Rehabil.* 1999;26:151–156.
118. Möller AJ, Fabricius L, Dahlen G, et al. Apical periodontitis development and bacterial response to endodontic treatment. Experimental root canal infections in monkeys with selected bacterial strains. *Eur J Oral Sci.* 2004;112:207–215.
119. Al-Ali M, Sathorn C, Parashos P. Root canal debridement efficacy of different final irrigation protocols. *Int Endod J.* 2012;45:898–906.
120. Russell AD. Activity of biocides against mycobacteria. *J Appl Bacteriol Symp.* 1996;81(Suppl):87S–101S.
121. Shaker LA, Dancer BN, Russell AD, Furr JR. Emergence and development of chlorhexidine resistance during sporulation of *Bacillus subtilis* 168. *FEMS Microbiol Lett.* 1988;51:73–76.
122. Russell AD, Day MJ. Antibacterial activity of chlorhexidine. *J Hosp Infect.* 1993;25:229–238.
123. Davies GE, Francis J, Martin AR, et al. 1:6-Di-4'-

chlorophenyldiguanidohexane (hibitane); laboratory investigation of a new antibacterial agent of high potency. *Br J Pharmacol Chemother.* 1954;9:192–196.
124. Hennessey TS. Some antibacterial properties of chlorhexidine. *J Periodontal Res.* 1973;12(Suppl):61–67.
125. Emilson CG. Susceptibility of various microorganisms to chlorhexidine. *Scand J Dent Res.* 1977;85:255–265.
126. Siqueira JF Jr, da Silva CH, Cerqueira M das D, et al. Effectiveness of four chemical solutions in eliminating *Bacillus subtilis* spores on gutta-percha cones. *Endod Dent Traumatol.* 1998;14:124–126.
127. Gomes BP, Vianna ME, Matsumoto CU, et al. Disinfection of gutta-percha cones with chlorhexidine and sodium hypochlorite. *Oral Surg Oral Med Oral Pathol Oral Radiol Endod.* 2005;100:512–517.
128. Royal MJ, Williamson AE, Drake DR. Comparison of 5.25% sodium hypochlorite, MTAD, and 2% chlorhexidine in the rapid disinfection of polycaprolactone-based root canal filling material. *J Endod.* 2007;33:42–44.
129. Park JB, Park NH. Effect of chlorhexidine on the *in vitro* and *in vivo* herpes simplex virus infection. *Oral Surg Oral Med Oral Pathol.* 1989;67:149–153.
130. Vahdaty A, Pitt Ford TR, Wilson RF. Efficacy of chlorhexidine in disinfecting dentinal tubules *in vitro*. *Endod Dent Traumatol.* 1993;9:243–248.
131. Buck RA, Eleazer PD, Staat RH, Scheetz JP. Effectiveness of three endodontic irrigants at various tubular depths in human dentin. *J Endod.* 2001;27:206–208.
132. Jeansonne MJ, White RR. A comparison of 2.0% chlorhexidine gluconate and 5.25% sodium hypochlorite as antimicrobial endodontic irrigants. *J Endod.* 1994;20:276–278.
133. Clegg MS, Vertucci FJ, Walker C, et al. The effect of exposure to irrigant solutions on apical dentin biofilms *in vitro*. *J Endod.* 2006;32:434–437.
134. Oncag O, Hosgor M, Hilmioglu S, et al. Comparison of antibacterial and toxic effects of various root canal irrigants. *Int Endod J.* 2003;36:423–432.
135. Oliveira DP, Barbizam JV, Trope M, Teixeira FB. *In vitro* antibacterial efficacy of endodontic irrigants against *Enterococcus faecalis*. *Oral Surg Oral Med Oral Pathol Oral Radiol Endod.* 2007;103:702–706.
136. Barkvoll P, Attramadal A. Effect of nystatin and chlorhexidine digluconate on *Candida albicans*. *Oral Surg Oral Med Oral Pathol.* 1989;67:279–281.
137. Hamers AD, Shay K, Hahn BL, Sohnle PG. Use of a microtiter plate assay to detect the rate of killing of adherent *Candida albicans* by antifungal agents. *Oral Surg Oral Med Oral Pathol Oral Radiol Endod.* 1996;81:44–49.
138. Hiom SJ, Furr JR, Russell AD, Dickinson JR. Effects of chlorhexidine diacetate on *Candida albicans*, *C. glabrata* and *Saccharomyces cerevisiae*. *J Appl Bacteriol.* 1992; 72:335–340.
139. Dona BL, Grundemann LJ, Steinfort J, et al. The inhibitory effect of combining chlorhexidine and hydrogen peroxide on 3-day plaque accumulation. *J Clin Periodontol.* 1998;25:879–883.
140. Babich H, Wurzburger BJ, Rubin YL, et al. An *in vitro* study on the cytotoxicity of chlorhexidine digluconate to human gingival cells. *Cell Biol Toxicol.* 1995;11:79–88.
141. Stojicic S, Amorin H, Shen Y, Haapasalo M. *Ex vivo* killing of *Enterococcus faecalis* and mixed plaque bacteria in planktonic and biofilm culture by modified photoactivated disinfection. *Int Endod J.* 2013;46:649–659.
142. Sassone LM, Fidel R, Fidel S, et al. The influence of organic load on the antimicrobial activity of different concentrations of NaOCl and chlorhexidine *in vitro*. *Int Endod J.* 2003;36:848–852.
143. Hoefs JC. Serum protein concentration and portal pressure determine the ascitic fluid protein concentration in patients with chronic liver disease. *J Lab Clin Med.* 1983;102:260–273.
144. Ng YL, Mann V, Gulabivala K. A prospective study of the factors affecting outcomes of nonsurgical root canal treatment: part 1: periapical health. *Int Endod J.* 2011;44:583–609.
145. Marchesan MA, Pasternak B Jr, Afonso MM, et al. Chemical analysis of the flocculate formed by the association of sodium hypochlorite and chlorhexidine. *Oral Surg Oral Med Oral Pathol Oral Radiol Endod.* 2007;103:e103–e105.
146. Gottardi W. Iodine and iodine compounds. In: Block SS, editor. *Disinfection, Sterilization, and Preservation.* 4th ed. Philadelphia, PA: Lea & Febiger; 1991. pp. 152–166.
147. Chang SL. Modern concept of disinfection. *J Sanit Eng Div Proc ASCE.* 1971;97:689.
148. Ng YL, Spratt D, Sriskantharajah S, Gulabivala K. Evaluation of protocols for field decontamination before bacterial sampling of root canals for contemporary microbiology techniques. *J Endod.* 2003;29:317–320.
149. Molander A, Reit C, Dahlen G. The antimicrobial effect of calcium hydroxide in root canals pretreated with 5% iodine potassium iodide. *Endod Dent Traumatol.* 1999;15:205–209.
150. Zehnder M. Root canal irrigants. *J Endod.* 2006;32:389–398.
151. Torabinejad M, Khademi AA, Babagoli J, et al. A new solution for the removal of the smear layer. *J Endod.* 2003;29:170–175.
152. Torabinejad M, Cho Y, Khademi AA, et al. The effect of various concentrations of sodium hypochlorite on the ability of MTAD to remove the smear layer. *J Endod.* 2003;29:233–239.
153. Giardino L, Ambu E, Becce C, et al. Surface tension comparison of four common root canal irrigants and two new irrigants containing antibiotic. *J Endod.* 2006;32:1091–1093.
154. Beltz RE, Torabinejad M, Pouresmail M. Quantitative analysis of the solubilizing action of MTAD, sodium hypochlorite, and EDTA on bovine pulp and dentin. *J Endod.* 2003;29:334–337.
155. Zhang W, Torabinejad M, Li Y. Evaluation of cytotoxicity of MTAD using the MTT-tetrazolium method. *J Endod.* 2003;29:654–657.
156. Shabahang S, Pouresmail M, Torabinejad M. *In vitro* antimicrobial efficacy of MTAD and sodium. *J Endod.* 2003;29:450–452.
157. Shabahang S, Torabinejad M. Effect of MTAD on *Enterococcus faecalis*-contaminated root canals of extracted human teeth. *J Endod.* 2003;29:576–579.
158. Kho P, Baumgartner JC. A comparison of the antimicrobial efficacy of NaOCl/Biopure MTAD versus NaOCl/EDTA against *Enterococcus faecalis*. *J Endod.* 2006;32:652–655.
159. Stojicic S, Shen Y, Qian W, et al. Antibacterial and smear layer removal ability of a novel irrigant, QMiX. *Int Endod J.* 2012;45:363–371.
160. Pappen F, Shen Y, Qian W, et al. *In vitro* antibacterial action of Tetraclean, MTAD and five experimental irrigation solutions. *Int Endod J.* 2010;43:528–535.
161. Mohammadi Z, Giardino L, Mombeinipour A. Antibacterial substantivity of a new antibiotic-based endodontic irrigation solution. *Aust Endod J.* 2012;38:26–30.
162. Khedmat S, Shokouhinejad N. Comparison of the efficacy of three chelating agents in smear layer removal. *J Endod.* 2008;34:599–602.
163. Andrabi SM, Kumar A, Mishra SK, et al. Effect of manual dynamic activation on smear layer removal efficacy of ethylenediaminetetraacetic acid and SmearClear: an *in vitro* scanning electron microscopic study. *Aust Endod J.* 2013;39:131–136.
164. Dai L, Khechen K, Khan S, et al. The effect of QMix, an experimental antibacterial root canal irrigant, on removal of canal wall smear layer and debris. *J Endod.* 2011;37:80–84.
165. Eliot C, Hatton JF, Stewart GP, et al. The effect of the irrigant QMix on removal of canal wall smear layer: an *ex vivo* study. *Odontology.* 2014;102:232–240.
166. Das A, Kottoor J, Mathew J, et al. Dentine microhardness changes following conventional and alternate irrigation regimens: an *in vitro* study. *J Conserv Dent.* 2014;17:546–549.
167. Chandrasekhar V, Amulya V, Rani VS, et al. Evaluation of biocompatibility of a new root canal irrigant QMix™ 2 in 1—An *in vivo* study. *J Conserv Dent.* 2013;16:36–40.
168. Alkahtani A, Alkahtany SM, Mahmood A, et al. Cytotoxicity of QMix™ endodontic irrigating solution on human bone marrow mesenchymal stem cells. *BMC Oral Health.* 2014;14:27.
169. Kolosowski KP, Sodhi RN, Kishen A, Basrani BR. Qualitative analysis of precipitate formation on the surface and in the tubules of dentin irrigated with sodium hypochlorite and a final rinse of chlorhexidine or QMiX. *J Endod.* 2014;40:2036–2040.
170. Arslan H, Uygun AD, Keskin A, et al. Evaluation of orange-brown precipitate formed in root canals after irrigation with chlorhexidine and QMix and spectroscopic analysis of precipitates produced by a mixture of chlorhexidine/NaOCl and QMix/NaOCl. *Int Endod J.* 2015;48:1199–1203. doi:10.1111/iej.12427.
171. Ballal NV, Tweeny A, Khechen K, et al. Wettability of root canal sealers on intraradicular dentine treated with different irrigating solutions. *J Dent.* 2013;41:556–560.
172. Elnaghy AM. Influence of QMix irrigant on the micropush-out bond strength of biodentine and white mineral trioxide aggre-

gate. *J Adhes Dent.* 2014;16:277–283.
173. Elnaghy AM. Effect of QMix irrigant on bond strength of glass fibre posts to root dentine. *Int Endod J.* 2014;47:280–289.
174. Lee MT, Bird PS, Walsh LJ. Photo-activated disinfection of the root canal: a new role for lasers in endodontics. *Aust Endod J.* 2004;30:93–98.
175. Gulabivala K, Stock CJ, Lewsey JD, et al. Effectiveness of electrochemically activated water as an irrigant in an infected tooth model. *Int Endod J.* 2004;37:624–631.
176. Solovyeva AM, Dummer PM. Cleaning effectiveness of root canal irrigation with electrochemically activated anolyte and catholyte solutions: a pilot study. *Int Endod J.* 2000;33:494–504.
177. Nagayoshi M, Kitamura C, Fukuizumi T, et al. Antimicrobial effect of ozonated water on bacteria invading dentinal tubules. *J Endod.* 2004;30:778–781.
178. Millar BJ, Hodson N. Assessment of the safety of two ozone delivery devices. *J Dent.* 2007;35:195–200.
179. Hems RS, Gulabivala K, Ng YL, et al. An in vitro evaluation of the ability of ozone to kill a strain of Enterococcus faecalis. *Int Endod J.* 2005;38:22–29.
180. Estrela C, Estrela CR, Decurcio DA, et al. Antimicrobial efficacy of ozonated water, gaseous ozone, sodium hypochlorite and chlorhexidine in infected human root canals. *Int Endod J.* 2007;40:85–93.
181. Paqué F, Balmer M, Attin T, Peters OA. Preparation of oval-shaped root canals in mandibular molars using nickel-titanium rotary instruments: a micro-computed tomography study. *J Endod.* 2010;36:703–707.
182. Wesselink P. A primary observation on the preparation and obturation of oval canals. *Int Endod J.* 2001;34:137–141.
183. Hess W, Zürcher E, Dolamore WH. *The Anatomy of the Root-Canals of the Teeth of the Permanent Dentition.* London, UK: J. Bale, Sons & Danielsson, Ltd., UK; 1925.
184. Ricucci D, Siqueira JF. Biofilms and apical periodontitis: study of prevalence and association with clinical and histopathologic findings. *J Endod.* 2010;36:1277–1288.
185. Wang R, Shen Y, Ma J, et al. Evaluation of the effect of needle position on irrigant flow in the C-shaped root canal using a computational fluid dynamics model. *J Endod.* 2015;41:931–936.
186. Gulabivala K, Patel B, Evans G, Ng YL. Effects of mechanical and chemical procedures on root canal surfaces. *Endod Topics.* 2005;10:103–122.
187. Hsieh YD, Gau CH, Kung Wu SF, et al. Dynamic recording of irrigating fluid distribution in root canals using thermal image analysis. *Int Endod J.* 2007;40:11–17.
188. Sedgley CM, Nagel AC, Hall D, Applegate B. Influence of irrigant needle depth in removing bioluminescent bacteria inoculated into instrumented root canals using real-time imaging *in vitro. Int Endod J.* 2005;38:97–104.
189. Nguy D, Sedgley C. The influence of canal curvature on the mechanical efficacy of root canal irrigation *in vitro* using real-time imaging of bioluminescent bacteria. *J Endod.* 2006;32:1077–1080.
190. Huang TY, Gulabivala K, Ng Y-L. A bio-molecular film *ex-vivo* model to evaluate the influence of canal dimensions and irrigation variables on the efficacy of irrigation. *Int Endod J.* 2007;41:60–71.
191. Layton G, Wu WI, Selvaganapathy PR, et al. Fluid dynamics and biofilm removal generated by syringe-delivered and 2 ultrasonic-assisted irrigation methods: a novel experimental approach. *J Endod.* 2015;41:884–889.
192. Gulabivala K, Ng YL, Gilbertson M, Eames I. The fluid mechanics of root canal irrigation. *Physiol Meas.* 2010;31:R49–R84.
193. Boutsioukis C, Gogos C, Verhaagen B, et al. The effect of root canal taper on the irrigant flow: evaluation using an unsteady Computational Fluid Dynamics model. *Int Endod J.* 2010;43:909–916.
194. Boutsioukis C, Gogos C, Verhaagen B, et al. The effect of apical preparation size on irrigant flow in root canals evaluated using an unsteady Computational Fluid Dynamics model. *Int Endod J.* 2010;43:8748–8781.
195. Boutsioukis C, Lambrianidis T, Verhaagen B, et al. The effect of needle-insertion depth on the irrigant flow in the root canal: evaluation using an unsteady computational fluid dynamics model. *J Endod.* 2010;36:1664–1668.
196. Boutsioukis C, Verhaagen B, Versluis M, et al. Evaluation of irrigant flow in the root canal using different needle types by an unsteady computational fluid dynamics model. *J Endod.* 2010;36:875–879.
197. Hall JE, Hall JE, Guyton AC. *Guyton & Hall Physiology Review.* 2nd ed. Philadelphia, PA: Elsevier Saunders; 2006.
198. Nielsen BA, Craig Baumgartner J. Comparison of the EndoVac system to needle irrigation of root canals. *J Endod.* 2007;33:611–615.
199. Siu C, Baumgartner JC. Comparison of the debridement efficacy of the EndoVac irrigation system and conventional needle root canal irrigation *in vivo. J Endod.* 2010;36:1782–1785.
200. Shin SJ, Kim HK, Jung IY, et al. Comparison of the cleaning efficacy of a new apical negative pressure irrigating system with conventional irrigation needles in the root canals. *Oral Surg Oral Med Oral Pathol Oral Radiol Endod.* 2010;109:479–484.
201. Miller TA, Baumgartner JC. Comparison of the antimicrobial efficacy of irrigation using the EndoVac to endodontic needle delivery. *J Endod.* 2010;36:509–511.
202. Brito PRR, Souza LC, Machado de Oliveira JC, et al. Comparison of the effectiveness of three irrigation techniques in reducing intracanal *Enterococcus faecalis* populations: an in vitro study. *J Endod.* 2009;35:1422–1427.
203. Pawar R, Alqaied A, Safavi K, et al. Influence of an apical negative pressure irrigation system on bacterial elimination during endodontic therapy: a prospective randomized clinical study. *J Endod.* 2012;38:1177–1181.
204. Hockett JL, Dommisch JK, Johnson JD, Cohenca N. Antimicrobial efficacy of two irrigation techniques in tapered and nontapered canal preparations: an *in vitro* study. *J Endod.* 2008;34:1374–1377.
205. Desai P, Himel V. Comparative safety of various intracanal irrigation systems. *J Endod.* 2009;35:545–549.
206. Gondim E, Setzer FC, Carmo Dos CB, Kim S. Postoperative pain after the application of two different irrigation devices in a prospective randomized clinical trial. *J Endod.* 2010;36:1295–1301.
207. Uroz-Torres D, González-Rodríguez MP, Ferrer-Luque CM. Effectiveness of the EndoActivator System in removing the smear layer after root canal instrumentation. *J Endod.* 2010;36:308–311.
208. Caron G, Nham K, Bronnec F, Machtou P. Effectiveness of different final irrigant activation protocols on smear layer removal in curved canals. *J Endod.* 2010;36:1361–1366.
209. Arslan H, Akcay M, Capar ID, et al. An *in vitro* comparison of irrigation using photon-initiated photoacoustic streaming, ultrasonic, sonic and needle techniques in removing calcium hydroxide. *Int Endod J.* 2015;48:246–251.
210. Akman M, Akbulut MB, Aydınbelge HA, Belli S. Comparison of different irrigation activation regimens and conventional irrigation techniques for the removal of modified triple antibiotic paste from root canals. *J Endod.* 2015;41:720–724.
211. Plotino G, Pameijer CH, Grande NM, Somma F. Ultrasonics in endodontics: a review of the literature. *J Endod.* 2007;33:81–95.
212. Martin H. Ultrasonic disinfection of the root canal. *Oral Surg Oral Med Oral Pathol.* 1976;42:92–99.
213. Cunningham W, Martin H, Forrest W. Evaluation of root canal debridement by the endosonic ultrasonic synergistic system. *Oral Surg Oral Med Oral Pathol.* 1982;53:401–404.
214. Cunningham W, Martin H. A scanning electron microscope evaluation of root canal debridement with the endosonic ultrasonic synergistic system. *Oral Surg Oral Med Oral Pathol.* 1982;53:527–531.
215. Cunningham W, Martin H, Pelleu G, Stoops D. A comparison of antimicrobial effectiveness of endosonic and hand root canal therapy. *Oral Surg Oral Med Oral Pathol Oral Radiol Endod.* 1982;54:238–241.
216. Martin H, Cunningham W. Endosonics- the ultrasonic synergistic system of endodontics. *Endod Dent Traumatol.* 1985;1:201–206.
217. Roy RA, Ahmad M, Crum LA. Physical mechanisms governing the hydrodynamic response of an oscillating ultrasonic file. *Int Endod J.* 1994;27:197–207.
218. Reynolds MA, Madison S, Walton RE, et al. An *in vitro* histological comparison of the step-back, sonic, and ultrasonic instrumentation techniques in small, curved root canals. *J Endod.* 1987;13:307–314.
219. Heard F, Walton RE. Scanning electron microscope study comparing four root canal preparation techniques in small curved canals. *Int Endod J.* 1997;30:323–331.
220. Lumley PJ, Walmsley AD, Walton RE, Rippin JW. Cleaning

of oval canals using ultrasonic or sonic instrumentation. *J Endod.* 1993;19:453–457.
221. Cheung GS, Stock CJ. *In vitro* cleaning ability of root canal irrigants with and without endosonics. *Int Endod J.* 1993;26:334–343.
222. Hülsmann M, Rümmelin C, Schäfers F. Root canal cleanliness after preparation with different endodontic handpieces and hand instruments: a comparative SEM investigation. *J Endod.* 1997;23:301–306.
223. Cameron JA. Factors affecting the clinical efficiency of ultrasonic endodontics: a scanning electron microscopy study. *Int Endod J.* 1995;28:47–53.
224. Cameron JA. The choice of irrigant during hand instrumentation and ultrasonic irrigation of the root canal: a scanning electron microscope study. *Aust Dent J.* 1995;40:85–90.
225. Lumley PJ, Walmsley AD, Walton RE, Rippin JW. Effect of precurving endosonic files on the amount of debris and smear layer remaining in curved root canals. *J Endod.* 1992;18:616–619.
226. Goodman A, Reader A, Beck M, et al. An *in vitro* comparison of the efficacy of the step-back technique versus a stepback ultrasonic technique in human mandibular molars. *J Endod.* 1985;11:249–256.
227. Archer R, Reader A, Nist R, et al. An in vivo evaluation of the efficacy of ultrasound after stepback preparation in mandibular molars. *J Endod.* 1992;18:549–552.
228. Sjögren U, Sundqvist G. Bacteriologic evaluation of ultrasonic root canal instrumentation. *Oral Surg Oral Med Oral Pathol.* 1987;63:366–370.
229. Spoleti P, Siragusa M, Spoleti MJ. Bacteriological evaluation of passive ultrasonic activation. *J Endod.* 2002;29:12–14.
230. Sabins RA, Johnson JD, Hellstein JW. A comparison of the cleaning efficacy of short term sonic and ultrasonic passive irrigation after hand instrumentation in molar root canals. *J Endod.* 2003;29:674–678.
231. DeNunzio MS, Hicks ML, Pelleu GB Jr,et al. Bacteriological comparison of ultrasonic and hand instrumentation of root canals in dogs. *J Endod.* 1989;15:290–293.
232. Biffi JC, Rodrigues HH. Ultrasound in endodontics: a quantitative and histological assessment using human teeth. *Endod Dent Traumatol.* 1989;5:55–62.
233. Ahmad M. Effect of ultrasonic instrumentation on Bacteroides intermedius. *Endod Dent Traumatol.* 1989;5:83–86.
234. Ahmad M, Pitt Ford TR, Crum LA, Wilson RF. Effectiveness of ultrasonic files in the disruption of root canal bacteria. *Oral Surg Oral Med Oral Pathol Oral Radiol Endod.* 1990;70:328–332.
235. Lee SJ, Wu MK, Wesselink PR. The effectiveness of syringe irrigation and ultrasonics to remove debris from simulated irregularities within prepared root canal walls. *Int Endod J.* 2004;37:672–678.
236. Van der Sluis LW, Wu MK, Wesselink PR. A comparison between a smooth wire and a K-file in removing artificially placed dentine debris from root canals in resin blocks during ultrasonic irrigation. *Int Endod J.* 2005;38:593–596.
237. Van der Sluis LW, Wu MK, Wesselink PR. The evaluation of removal of calcium hydroxide paste from an artificial standardized groove in the apical root canal using different irrigation methodologies. *Int Endod J.* 2007;40:52–57.
238. Calhoun G, Montgomery S. The effects of four instrumentation techniques on root canal shape. *J Endod.* 1988;14:273–277.
239. Schulz-Bongert U, Weine FS, Schulz-Bongert J. Preparation of curved canals using a combined hand-filing, ultrasonic technique. *Compend Contin Ed Dent.* 1995;16:272–274.
240. McCann JT, Keller DL, LaBounty GL. Remaining dentin/cementum thickness after hand or ultrasonic instrumentation. *J Endod.* 1990;16:109–113.
241. McKendry DJ. Comparison of balanced forces, endosonic, and step-back filing instrumentation techniques: quantification of extruded apical debris. *J Endod.* 1990;16:24–27.
242. Rodrigues HH, Biffi JC. A histobacteriological assessment of nonvitgal teeth after ultrasonic root canal instrumentation. *Endod Dent Traumatol.* 1989;5:182–187.
243. Vansan LP, Pecora JD, Costa WF, et al. Effects of various irrigating solutions on the cleaning of the root canal with ultrasonic instrumentation. *Braz Dent J.* 1990;1:37–44.
244. Paqué F, Boessler C, Zehnder M. Accumulated hard tissue debris levels in mesial roots of mandibular molars after sequential irrigation steps. *Int Endod J.* 2011;44:148–153.
245. Kenee DM, Allemang JD, Johnson JD, et al. A quantitative assessment of efficacy of various calcium hydroxide removal techniques. *J Endod.* 2006;32:563–565.
246. Taşdemir T, Celik D, Er K, et al. Efficacy of several techniques for the removal of calcium hydroxide medicament from root canals. *Int Endod J.* 2011;44:505–509.
247. Silva LJ, Pessoa OF, Teixeira MB, et al. Micro-CT evaluation of calcium hydroxide removal through passive ultrasonic irrigation associated with or without an additional instrument. *Int Endod J.* 2015;48:768–773. doi:10.1111/iej.12374.
248. Ma JZ, Shen Y, Al-Ashaw AJ, et al. Micro-computed tomography evaluation of the removal of calcium hydroxide medicament from C-shaped root canals of mandibular second molars. *Int Endod J.* 2015;48:333–341.
249. Burleson A, Nusstein J, Reader A, Beck M. The *in vivo* evaluation of hand/rotary/ultrasound instrumentation in necrotic, human mandibular molars. *J Endod.* 2007;33:782–787.
250. Carver K, Nusstein J, Reader A, Beck M. *In vivo* antibacterial efficacy of ultrasound after hand and rotary instrumentation in human mandibular molars. *J Endod.* 2007;33:1038–1043.
251. Howard RK, Kirkpatrick TC, Rutledge RE, Yaccino JM. Comparison of debris removal with three different irrigation techniques. *J Endod.* 2011;37:1301–1305.
252. Malentacca A, Uccioli U, Zangari D, et al. Efficacy and safety of various active irrigation devices when used with either positive or negative pressure: an *in vitro* study. *J Endod.* 2012;38:1622–1626.
253. Fegan SE, Steiman HR. Comparative evaluation of the antibacterial effects of intracanal Nd:YAG laser irradiation: an *in vitro* study. *J Endod.* 1995;21:415–417.
254. Moshonov J, Ørstavik D, Yamauchi S, et al. Nd:YAG laser irradiation in root canal disinfection. *Endod Dent Traumatol.* 1995;11:220–224.
255. Blum JY, Michailesco P, Abadie MJ. An evaluation of the bactericidal effect of the Nd:YAP laser. *J Endod.* 1997;23:583–585.
256. Gutknecht N, Nuebler-Moritz M, Burghardt SF, Lampert F. The efficiency of root canal disinfection using a holmium: yttrium-aluminum-garnet laser *in vitro*. *J Clin Laser Med Surg.* 1997;15:75–78.
257. Le Goff A, Dautel-Morazin A, Guigand M, et al. An evaluation of the CO_2 laser for endodontic disinfection. *J Endod.* 1999;25:105–108.
258. Kesler G, Koren R, Kesler A, et al. Histological changes induced by CO_2 laser microprobe specially designed for root canal sterilization: *in vivo* study. *J Clin Laser Med Surg.* 1998;16:263–267.
259. Schoop U, Moritz A, Kluger W, et al. The Er:YAG laser in endodontics: results of an *in vitro* study. *Lasers Surg Med.* 2002;30:360–364.
260. Piccolomini R, D'Arcangelo C, D'Ercole S, et al. Bacteriologic evaluation of the effect of Nd:YAG laser irradiation in experimental infected root canals. *J Endod.* 2002;28:276–278.
261. Mehl A, Folwaczny M, Haffner C, Hickel R. Bactericidal effects of 2.94 microns Er:YAG-laser radiation in dental root canals. *J Endod.* 1999;25:490–493.
262. Pedullà E, Genovese C, Campagna E, et al. Decontamination efficacy of photon-initiated photoacoustic streaming (PIPS) of irrigants using low-energy laser settings: an *ex vivo* study. *Int Endod J.* 2012;45:865–870.
263. DiVito E, Lloyd A. ER:YAG laser for 3-dimensional debridement of canal systems: use of photon-induced photoacoustic streaming. *Dent Today.* 2012;31:122,124–127.
264. Zhu X, Yin X, Chang JW, et al. Comparison of the antibacterial effect and smear layer removal using photon-initiated photoacoustic streaming aided irrigation versus a conventional irrigation in single-rooted canals: an *in vitro* study. *Photomed Laser Surg.* 2013;31:371–377.
265. Al Shahrani M, DiVito E, Hughes CV, et al. Enhanced removal of *Enterococcus faecalis* biofilms in the root canal using sodium hypochlorite plus photon-induced photoacoustic streaming: an *in vitro* study. *Photomed Laser Surg.* 2014;32:260–266.
266. Olivi G, DiVito E, Peters O, et al. Disinfection efficacy of photon-induced photoacoustic streaming on root canals infected with *Enterococcus faecalis*: an *ex vivo* study. *J Am Dent Assoc.* 2014;145:843–848.
267. Lloyd A, Uhles JP, Clement DJ, Garcia-Godoy F. Elimination of intracanal tissue and debris through a novel laser-activated system assessed using high-resolution micro-computed tomography: a pilot study. *J Endod.* 2014;40:584–587.
268. Guneser MB, Arslan D, Usumez A. Tissue dissolution ability of

sodium hypochlorite activated by photon-initiated photoacoustic streaming technique. *J Endod.* 2015;41:729–732.
269. Ma J, Shen Y, Yang Y, et al. *In vitro* study of calcium hydroxide removal from mandibular molar root canals. *J Endod.* 2015;41:553–558.
270. Chugal NM, Clive JM, Spångberg LS. A prognostic model for assessment of the outcome of endodontic treatment: effect of biologic and diagnostic variables. *Oral Surg Oral Med Oral Pathol Oral Radiol Endod.* 2001;91:342–352.
271. Coldero LG, McHugh S, Mackenzie D, Saunders WP. Reduction in intracanal bacteria during root canal preparation with and without apical enlargement. *Int Endod J.* 2002;35:437–446.
272. Rollison S, Barnett F, Stevens RH. Efficacy of bacterial removal from instrumented root canals *in vitro* related to instrumentation technique and size. *Oral Surg Oral Med Oral Pathol Oral Radiol Endod.* 2002;94:366–371.
273. Card SJ, Sigurdsson A, Ørstavik D, Trope M. The effectiveness of increased apical enlargement in reducing intracanal bacteria. *J Endod.* 2002;28:779–783.
274. Safavi KE, Nichols FC. Effect of calcium hydroxide on bacterial lipopolysaccharide. *J Endod.* 1993;19:76–78.
275. Tanomaru JM, Leonardo MR, Tanomaru Filho M, et al. Effect of different irrigation solutions and calcium hydroxide on bacterial LPS. *Int Endod J.* 2003;36:733–739.
276. Siren EK, Haapasalo MP, Ranta K, et al. Microbiological findings and clinical treatment procedures in endodontic cases selected for microbiological investigation. *Int Endod J.* 1997;30:91–95.
277. Sathorn C, Parashos P, Messer HH. How useful is root canal culturing in predicting treatment outcome? *J Endod.* 2007;33:220–225.
278. Ørstavik D. Antibacterial properties of endodontic materials. *Int Endod J.* 1988;21:161–169.
279. Su Y, Wang C, Ye L. Healing rate and post-obturation pain of single- versus multiple-visit endodontic treatment for infected root canals: a systematic review. *J Endod.* 2011;37:125–132.
280. Sathorn C, Parashos P, Messer HH. Effectiveness of single- versus multiple-visit endodontic treatment of teeth with apical periodontitis: a systematic review and meta-analysis. *Int Endod J.* 2005;38:347–355.
281. Sjögren U, Figdor D, Spångberg L, Sundqvist G. The antimicrobial effect of calcium hydroxide as a short term intracanal dressing. *Int Endod J.* 1991;24:119–125.
282. Reit C, Molander A, Dahlen G. The diagnostic accuracy of microbiologic root canal sampling and the influence of antimicrobial dressings. *Endod Dent Traumatol.* 1999;15:278–283.
283. Shuping GB, Ørstavik D, Sigurdsson A, Trope M. Reduction of intracanal bacteria using nickel-titanium rotary instrumentation and various medications. *J Endod.* 2000;26:751–755.
284. Peters LB, Van Winkelhoff AJ, Buijs JF, Wesselink PR. Effects of instrumentation, irrigation and dressing with calcium hydroxide on infection in pulpless teeth with periapical bone lesions. *Int Endod J.* 2002;35:13–21.
285. Kvist T, Molander A, Dahlen G, Reit C. Microbiological evaluation of one- and two-visit endodontic treatment of teeth with apical periodontitis: a randomized, clinical trial. *J Endod.* 2004;30:572–576.
286. Siqueira JF Jr, Paiva SS, Rocas IN. Reduction in the cultivable bacterial populations in infected root canals by a chlorhexidine based antimicrobial protocol. *J Endod.* 2007;33:541–547.
287. Saad AY. Calcium hydroxide and apexogenesis. *Oral Surg Oral Med Oral Pathol.* 1988;66:499–501.
288. Morfis AS, Siskos G. Apexification with the use of calcium hydroxide: a clinical study. *J Clin Pediatr Dent.* 1991;16:13–19.
289. Rosenberg B, Murray PE, Namerow K. The effect of calcium hydroxide root filling on dentin fracture strength. *Dent Traumatol.* 2007;23:26–29.
290. Bakland LK, Andreasen JO. Will mineral trioxide aggregate replace calcium hydroxide in treating pulpal and periodontal healing complications subsequent to dental trauma? A review. *Dent Traumatol.* 2012;28:25–32.
291. El-Meligy OA, Avery DR. Comparison of apexification with mineral trioxide aggregate and calcium hydroxide. *Pediatr Dent.* 2006;28:248–253.
292. Hawkins JJ, Torabinejad M, Li Y, Retamozo B. Effect of three calcium hydroxide formulations on fracture resistance of dentin over time. *Dent Traumatol.* 2015;31:380–384. doi:10.1111/edt.12175.
293. Wiseman A, Cox TC, Paranjpe A, et al. Efficacy of sonic and ultrasonic activation for removal of calcium hydroxide from mesial canals of mandibular molars: a microtomographic study. *J Endod.* 2011;37:235–238.
294. Ercan E, Dalli M, Dulgergil CT. *In vitro* assessment of the effectiveness of chlorhexidine gel and calcium hydroxide paste with chlorhexidine against *Enterococcus faecalis* and *Candida albicans. Oral Surg Oral Med Oral Pathol Oral Radiol Endod.* 2006;102:27–31.
295. Siren EK, Haapasalo MP, Waltimo TM, Ørstavik D. *In vitro* antibacterial effect of calcium hydroxide combined with chlorhexidine or iodine potassium iodide on *Enterococcus faecalis. Eur J Oral Sci.* 2004;112:326–331.
296. Saatchi M, Shokraneh A, Navaei H, et al. Antibacterial effect of calcium hydroxide combined with chlorhexidine on Enterococcus faecalis: a systematic review and meta-analysis. *J Appl Oral Sci.* 2014;22:356–365.
297. Grossman LI. Polyantibiotic treatment of pulpless teeth. *J Am Dent Assoc.* 1951;43:265–278.
298. Bender IB, Seltzer S. Combination of antibiotics and fungicides used in treatment of the infected pulpless tooth. *J Am Dent Assoc.* 1952;45:293–300.
299. Rubbo SD, Reich J, Dixson S. The use of a combination of neomycin, bacitracin, and polymyxin in endodontia. *Oral Surg.* 1958;11:878–896.
300. Baker GR, Mitchell DF. Topical antibiotic treatment of infected dental pulps of monkeys. *J Dent Res.* 1969;48:351–355.
301. Hoshino E, Iwaku M, Sato M, et al. Bactericidal efficacy of metronidazole against bacteria of human carious dentin *in vivo. Caries Res.* 1989;23:78–80.
302. Hoshino E, Kurihara-Ando N, Sato I, et al. *In-vitro* antibacterial susceptibility of bacteria taken from infected root dentine to a mixture of ciprofloxacin, metronidazole and minocycline. *Int Endod J.* 1996;29:125–130.
303. Sato I, Ando-Kurihara N, Kota K, et al. Sterilization of infected root-canal dentine by topical application of a mixture of ciprofloxacin, metronidazole and minocycline *in situ. Int Endod J.* 1996;29:118–124.
304. Molander A, Reit C, Dahlen G. Microbiological evaluation of clindamycin as a root canal dressing in teeth with apical periodontitis. *Int Endod J.* 1990;23:113–118.
305. Molander A, Dahlen G. Evaluation of the antibacterial potential of tetracycline or erythromycin mixed with calcium hydroxide as intracanal dressing against *Enterococcus faecalis in vivo. Oral Surg Oral Med Oral Pathol Oral Radiol Endod.* 2003;96:744–750.
306. Banchs F, Trope M. Revascularization of immature permanent teeth with apical periodontitis: new treatment protocol? *J Endod.* 2004;30:196–200.
307. Windley WIII, Teixeira F, Levin L, et al. Disinfection of immature teeth with a triple antibiotic paste. *J Endod.* 2005;31:439–443.
308. Harrison JW, Madonia JV. Antimicrobial effectiveness of parachlorophenol. *Oral Surg Oral Med Oral Pathol.* 1970;30:267–275.
309. Harrison JW, Madonia JV. The toxicity of parachlorophenol. *Oral Surg Oral Med Oral Pathol.* 1971;32:90–99.
310. Taylor GN, Madonia JV, Wood NK, Heuer MA. *In vivo* autoradiographic study of relative penetrating abilities of aqueous 2% parachlorophenol and camphorated 35% parachlorophenol. *J Endod.* 1976;2:81–86.
311. Fager FK, Messer HH. Systemic distribution of camphorated monochlorophenol from cotton pellets sealed in pulp chambers. *J Endod.* 1986;12:225–230.
312. Koontongkaew S, Silapichit R, Thaweboon B. Clinical and laboratory assessments of camphorated monochlorophenol in endodontic therapy. *Oral Surg Oral Med Oral Pathol.* 1988;65:757–762.
313. Alencar AH, Leonardo MR, Silva LA, et al. Determination of the p-monochlorophenol residue in the calcium hydroxide + P-monochlorophenol combination used as an intracanal dressing in pulpless teeth of dogs with induced chronic periapical lesion. *J Endod.* 1997;23:522–524.
314. Siqueira JF Jr, Rocas IN, Favieri A, et al. Incidence of postoperative pain after intracanal procedures based on an antimicrobial strategy. *J Endod.* 2002;28:457–460.
315. Ferrari PH, Cai S, Bombana AC. Effect of endodontic procedures on enterococci, enteric bacteria and yeasts in primary endodontic infections. *Int Endod J.* 2005;38:372–380.

316. Messer HH, Feigal RJ. A comparison of the antibacterial and cytotoxic effects of parachlorophenol. *J Dent Res.* 1985;64:818–821.
317. Ribeiro DA, Marques ME, Salvadori DM. Antimicrobial endodontic compounds do not modulate alkylation-induced genotoxicity and oxidative stress *in vitro. Oral Surg Oral Med Oral Pathol Oral Radiol Endod.* 2006;102:32–36.
318. Hagiwara M, Watanabe E, Barrett JC, Tsutsui T. Assessment of genotoxicity of 14 chemical agents used in dental practice: ability to induce chromosome aberrations in Syrian hamster embryo cells. *Mutat Res.* 2006;603:111–120.
319. Ribeiro DA, Scolastici C, De Lima PL, et al. Genotoxicity of antimicrobial endodontic compounds by single cell gel (comet) assay in Chinese hamster ovary (CHO) cells. *Oral Surg Oral Med Oral Pathol Oral Radiol Endod.* 2005;99:637–640.
320. Breault LG, Schuster GS, Billman MA, et al. The effects of intracanal medicaments, fillers, and sealers on the attachment of human gingival fibroblasts to an exposed dentin surface free of a smear layer. *J Periodontol.* 1995;66:545–551.
321. Chang YC, Tai KW, Chou LS, Chou MY. Effects of camphorated parachlorophenol on human periodontal ligament cells *in vitro. J Endod.* 1999;25:779–781.
322. Messer HH, Chen RS. The duration of effectiveness of root canal medicaments. *J Endod.* 1984;10:240–245.

第二十二章 根管充填

Arnaldo Castellucci

根管治疗的最终目标是将清理、成形和消毒后的根管系统进行三维充填，以隔绝根管与口腔或根尖周组织的交通，防止再感染的发生。根管充填材料应当严密而持久地封闭根管系统，消灭死腔。不完善的根管充填常常导致根管治疗的失败[1-3]。

第一节 根管充填的生物学考虑

1931 年，Rickert 和 Dixon[4]提出了“空管”理论。即通过将中空的钢针或铂针注射针头植入动物体内，发现针管空心端出现炎症反应，而植入实心无孔材料时则无炎症反应发生[4]，由此推断人体器官内的空腔容易被组织液充满，这些滞留的组织液降解所形成的产物可引发周围组织的炎症反应。2 年后，Coolidge[5]通过对根管充填不完善病例进行回顾性研究，认为细菌可通过引菌作用到达未充填或根管充填不良区域，并在此繁殖，导致炎症的产生。引菌作用是指受损或病变组织由于防御反应的降低，不能有效清除进入组织局部的血液循环来源细菌的现象。多年来，这一观点一直是根管充填必须到达根尖的理论基础。反之，细菌则会通过引菌作用迅速定植于根管充填不良的死腔，进而阻止或延缓根尖周病损的愈合。

但随后某些研究提出了相反的观点[6-10]。发现将树脂模拟根管植入动物体内，开放的根尖孔周围并未产生炎症反应，反而有纤维组织的长入和骨组织的形成[9]。特别是在较大的根尖孔处更容易产生骨沉积[9]。Delivanis 等[11]通过动物模型，亦未能证实充满组织液的空腔和牙髓摘除后的根管存在引菌作用。上述研究表明体内空腔未必一定伴随炎症的产生和组织的破坏，相反也存在生理修复的可能（图 22-1）[7,8]。

众所周知，血源性细菌可选择性地定植于慢性炎症组织中[12-17]。即当组织局部存在炎症和部分坏死时，容易受到血源性微生物的侵袭。例如，外伤牙容易出现牙髓的细菌性感染。由此可见，引菌作用发生的先决条件是血管的存在。当局部组织不存在血液循环时，则无引菌作用发生。

虽然清理成形后的根管系统必须严密充填以防止再感染的发生。然而，在根管治疗过程中很难将根管中的所有感染牙髓组织完全清除，并将根管系统彻底无菌化[18-23]（图 22-2）。多数情况下，是将根管系统进行消毒处理。详见第三章，“牙髓根尖周病的细菌性与非细菌性病因”，和第二十一章，“根管冲洗剂和根管内封药”。

根管治疗后根管系统内残留的微生物主要位于牙本质小管中[24]。坏死牙髓组织残留和渗入根管的组织液为其提供所需营养。根管系统严密充填后，这些残留的微生物将被封闭于根管系统中，丧失营养来源，进而无法生长繁殖[25-29]（图 22-3）。

SjÖgren 等[30]研究了根管内残留细菌对根尖周炎患牙根管治疗疗效的影响，认为根管治疗成功的关键在于将细菌包埋于根管系统内。与 Morse 的研究结果一致[31]，Moawad[32]证实根管严密充填后的第 5 天，被充填物包裹的细菌失去其活力。Peters 等[29]认为没有充分证据支持牙本质小管内的细菌必须采用特殊方式进行消毒处理，例如氢氧化钙或碘仿制剂。这些残留的细菌经过根管治疗后通常会丧失活性，或者少量细菌难以导致或维持持久的炎

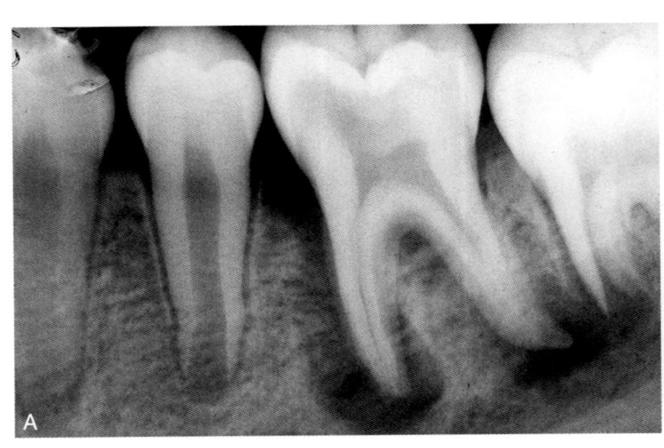

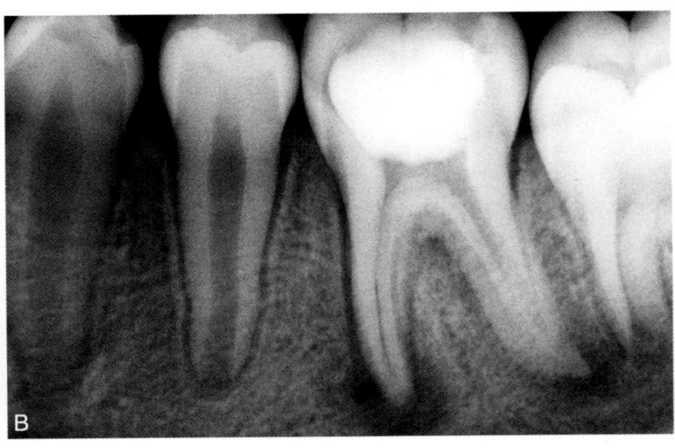

图 22-1 A. 左侧下颌第一磨牙术前 X 线片 **B.** 清理预备四根管，Cresatin 根管内封药。由于年轻患者的疏忽，未能按时复查。2 个月后复诊，X 线片显示虽然未行根管充填，根尖暗影部分消退

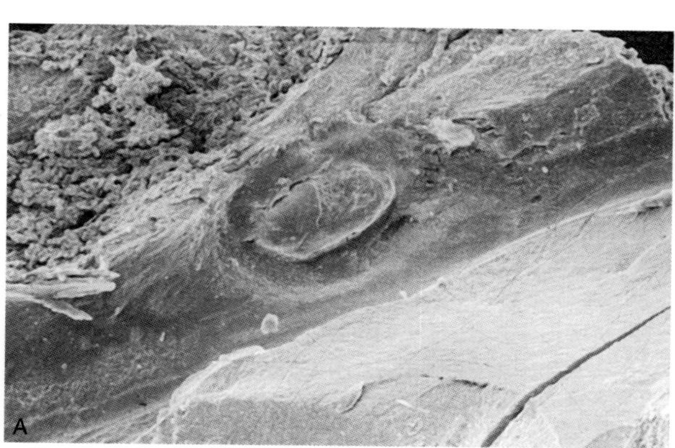
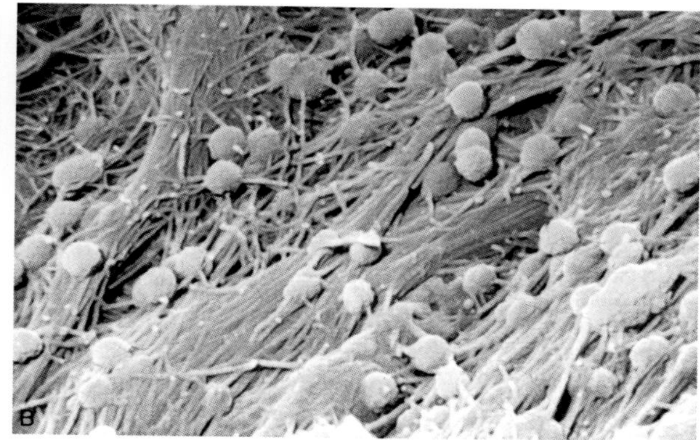

图 22-2　A. 下颌切牙根管预备后根尖 1/3 扫描电镜图，注意距离根尖孔数毫米处，附着于根管内壁的钙化物（放大倍数 ×60）**B.** A 图局部放大后，可见钙化物根方的残留牙髓组织。由于钙化物的阻挡，根管预备器械无法对其进行清理（放大倍数 ×4 000）

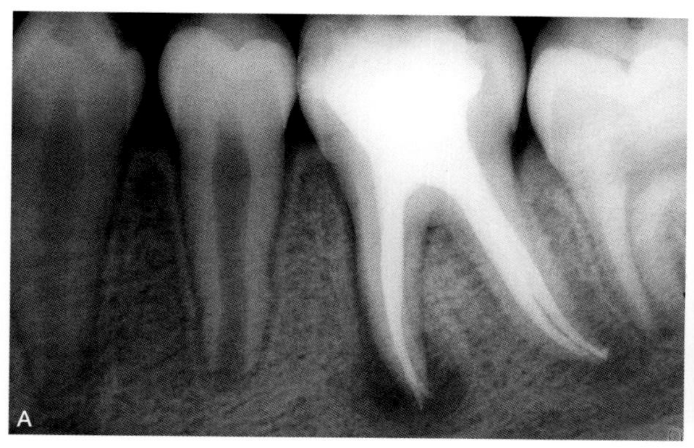
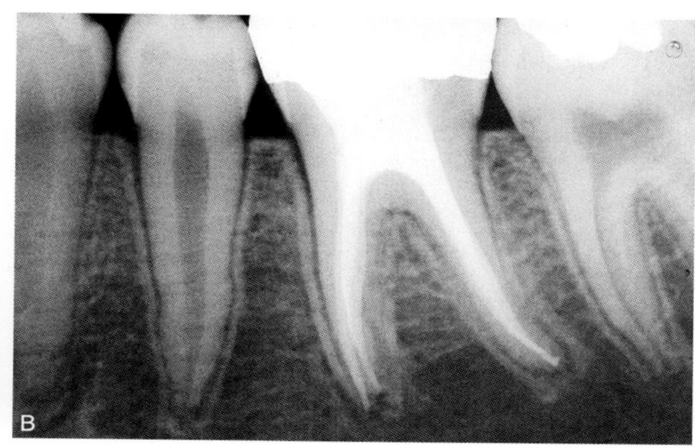

图 22-3　A. 图 22-1 病例根管充填后 X 线片　**B.** 2 年后复查，显示根尖周病损愈合

症[33-35]。体内研究亦证实，在营养缺乏的情况下，牙本质小管内的大多数细菌会在 24 小时内死亡[36]。

完善的根管充填要求同时防止根尖微渗漏和保证冠方封闭。尽管图 22-1 显示了未行根管充填患牙根尖周病损的愈合趋势。但是如果无法保证良好的冠方封闭，根管系统终将会再感染，并出现根尖周病损的扩大。

根管的机械化学预备和牙胶尖充填将残留细菌封闭在无营养来源的根管系统中，使之丧失生长繁殖进而致病的条件。如前所述，牙本质小管内的大多数细菌在营养缺乏下的 24 小时内死亡[36]。尽管牙胶尖中的氧化锌成分使其具备一定的抑菌能力[37]，但其抑菌作用非常有限。因此，牙胶尖和根管封闭剂必须在根管有效清理成形和消毒之后才能用于根管充填。

第二节　根管充填的时机

根管系统经过清理成形，满足以下要求时可以进行根管充填：①患牙无疼痛和任何不适；②根管无渗出；③根管可以彻底干燥；④根管无异味；⑤暂封材料完整。

根管内细菌培养阴性曾经是根管充填的指征之一。但实际上只有当根管内存在细菌所需底物时，细菌才能生长，反之细菌则无法繁殖。因此，目前根管内细菌取样和培养已不作为根管充填前的常规检测手段[27]，其结果亦并不能作为评定治疗成功与否的标准。尽管如此，关于根管充填前是否应当进行细菌学检查学者们仍持不同观点[27]，研发一种可靠而快速的椅旁细菌培养方法仍将有利于根管充填治疗。

第三节　根管充填的根尖区范围

一、牙本质 - 牙骨质界

1929 年，Grove[38]提出牙本质 - 牙骨质界即根尖缩窄处，是根管充填的止点。牙本质 - 牙骨质界作为根管内牙髓组织和根管外牙周组织的分界，牙髓组织终于此，而牙周组织由此开始。超过此点，根管内壁不再由牙本质，而是由牙骨质覆盖。理论上，根尖缩窄处形成的天然屏障，能够有效防止充填材料进入根尖周组织。

另一方面，Coolidge[39]则认为牙本质 - 牙骨质界存在明显的变异，通常界限不清，或位于根管内壁的不同水平面，甚至有时位于牙根外表面[40]，因此并不能作为根管充填止点的可靠标志（图 22-4）。Skillen[41]强调在组织学上很难将牙髓组织和牙周膜划分开来。如图 22-5 所示，根尖孔外的血管神经束经过根尖缩窄处进入根管后，其特征并未发生改变。即组织学上无法判断根管内牙髓组织和根管外牙周组织的交界点。与 Coolidge 观点一致，Orban[42]认为从临床操作角度，牙本质 - 牙骨质界的判定存在很大的偶然性，因此无法将其作为根管充填的可靠范围。另外，通过手感法来定位牙本质 - 牙骨质界亦存在很多误区。例如，根尖最狭窄处有时是由于根管腔本身的结构狭窄（图 22-6）或距离根尖孔不同程度的根管内钙化引起的（图 22-7）。

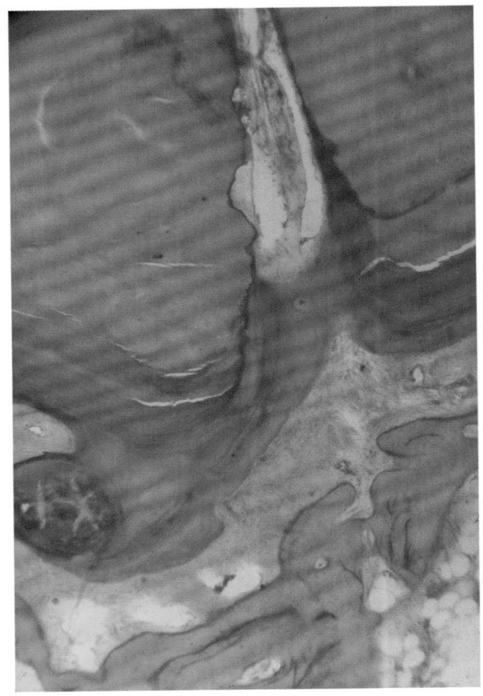

图 22-4 牙本质 - 牙骨质界在组织学上很难界定

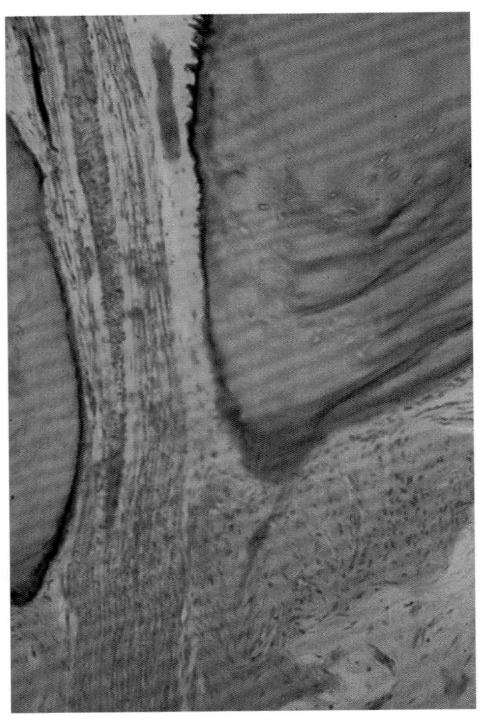

图 22-5 根尖孔外的血管神经束经过根尖缩窄进入根管后，其特征并未发生改变

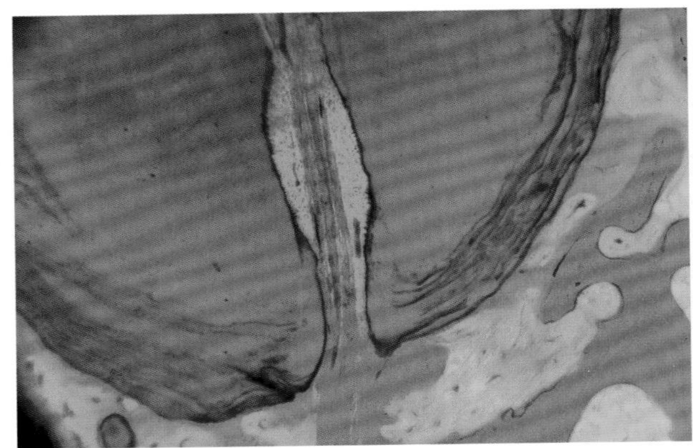

图 22-6 根尖缩窄处是由根管腔本身的结构狭窄造成的，而非牙本质 - 牙骨质界

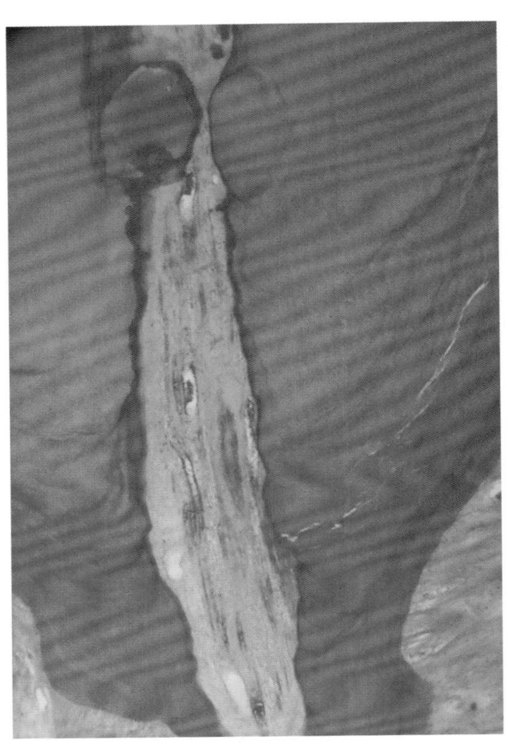

图 22-7 根尖缩窄处由距离牙本质 - 牙骨质界较远处的根管内钙化物导致

Ricucci 和 Langeland[43]建议根管预备和充填的根尖参考点应当是“根尖止点”，而非影像学根管终点、牙本质 - 牙骨质界或距离影像学根尖 1mm 处。但这一位置并不恒定，临床操作中很难准确判定，其最远可距离解剖学根尖 3.8mm[44]。因此，Ricucci 和 Langeland 建议根管预备和充填应当终止于器械探查到的狭窄处（图 22-8）[43]。有些学者[45,46]认为现代根管治疗中，根管预备应短于影像学根尖 1mm 的标准过于武断，并不可取。“1 毫米”技术可能导致根管预备短于根管实际长度，无法完全清除根管内感染坏死物质，进而引起根管治疗的失败。Schilder[47]则认为将根管三维充填至距影像学根管终点 0.5~1mm 处，可视为根管完善充填的标准，能够保证根管治疗的成功。

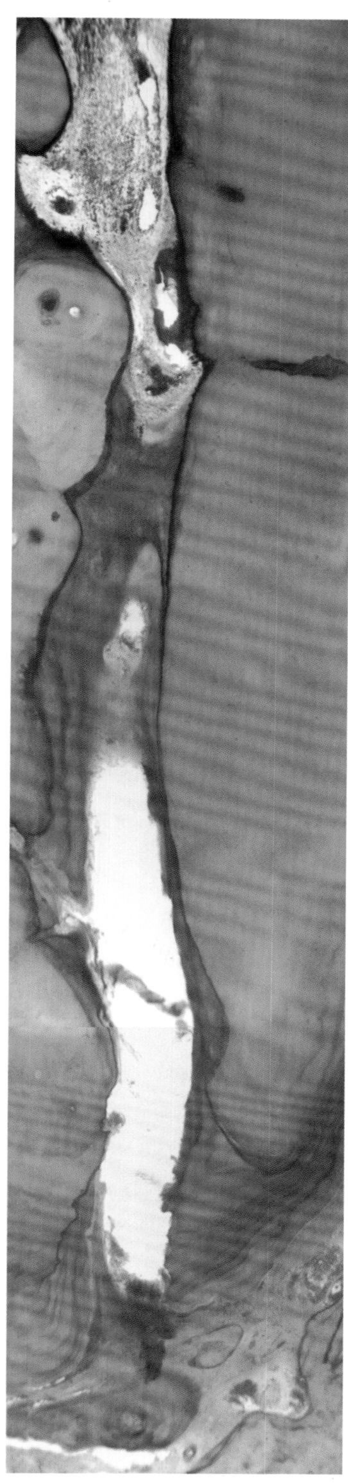

图 22-8　根管内钙化物造成根尖孔冠方的狭窄，根管预备和充填止于“根尖止点”，意味着短于根管长度至少 7mm。根管内钙化物阻碍根管预备器械向根方清理，因此并未达到真正的工作长度

为了充分理解文献中提及的各种不同甚至相互矛盾的观点，需要对以下概念加以严格区分。影像学根管终点指的是在 X 线照片上确认的根管内预备器械恰好到达牙根外表面的位置。这不应与解剖学根尖和影像学根尖相混淆，分别指牙根外形的末端和 X 线照片上显示的牙根末端位置。并且影像学根管终点并不总是与影像学根尖相一致（图 22-9），因此影像学根尖亦不能作为根管实际工作长度的根尖参考点。生理性根尖孔指的是牙本质 - 牙骨质界，大多数情况下与根尖缩窄处相对应。解剖性根尖孔则是指根管在牙根尖端表面的开口（图 22-10）。

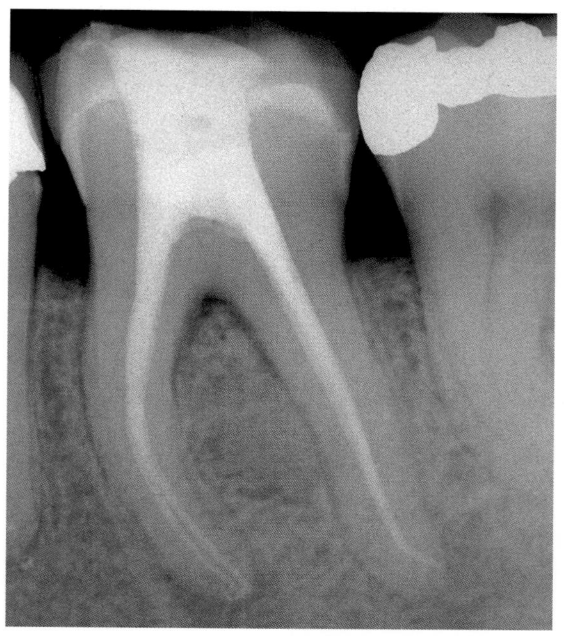

图 22-9　下颌磨牙根管充填后 X 线片，远中根管根尖孔与影像学根尖不一致

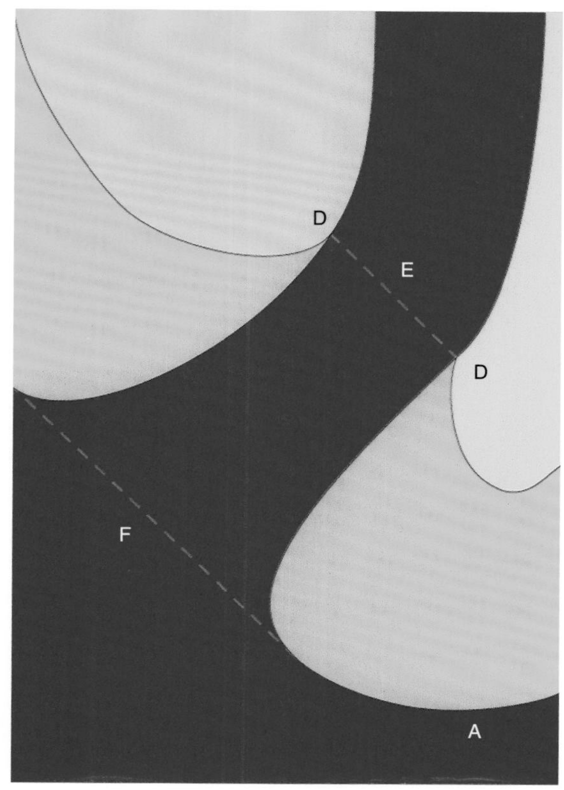

图 22-10　根尖区模式图（A）解剖学根尖　（F）影像学根尖　（D）牙本质 - 牙骨质界　（E）生理性根尖孔

二、影像学根管终点

有些学者推荐根管充填必须达到影像学根管终点，从而最大程度地保证整个根管系统的封闭性，即使有时会导致充填材料超出根尖孔数毫米。另一方面，某些重度弯曲根管融合于距离解剖学根尖数毫米处，其位置在X线片上并不可见。这种情况下，应避免将根管充填至影像学根管终点，否则会导致充填材料的大量超填。同时，充填至距离影像学根尖0.5~1mm也应当避免，同样会导致材料超填入根尖周组织（图22-11）。因此，作者建议除了参考X线片，可以同时采用"电子学根尖"作为根管充填的根尖参考点。

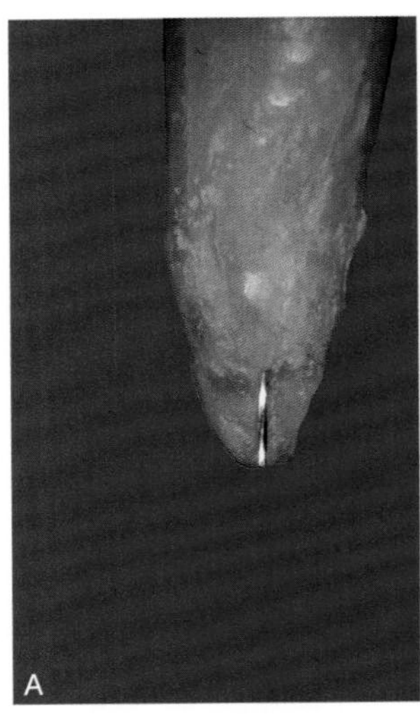
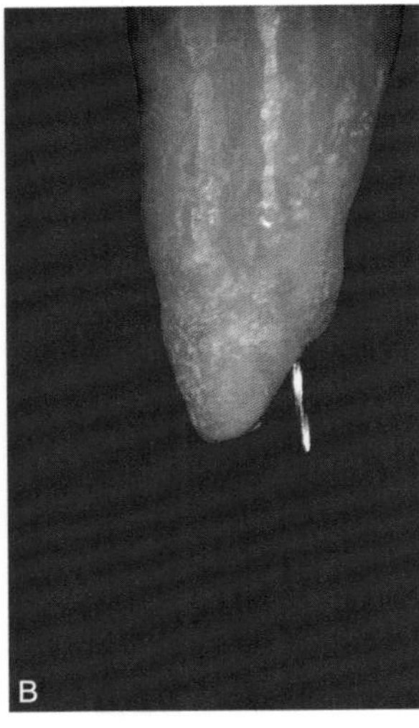

图22-11　下颌前磨牙根尖孔开口于牙根颊侧，在二维X线片上不可见　**A.** 颊面观显示根尖孔和解剖学根尖之间的距离　**B.** 近中面观。这一典型病例显示以"电子学根尖"为参考点进行根管预备和充填的重要性。短于影像学根尖0.5~1mm将会导致材料的超填

少量的超填和欠填很难完全避免。如图22-12所示，以影像学根管终点为标准的成功根管治疗病例依然取决于根管系统良好的预备、消毒和严密的三维充填。

SjÖgren等[30]将伴有慢性根尖周炎的感染根管清理后进行细菌培养，探讨细菌检出率对根尖周病变愈合的影响。发现根管充填前细菌培养结果阴性的病例，无论存在少量的超填或欠填，均可获得很高的成功率。而细菌培养结果阳性的病例，只有当恰填或少量超填时才有较高的成功率，推测与残留细菌被封闭在根管系统内有关。根管内检出细菌包括厌氧消化链球菌、内氏放线菌、核梭杆菌和粪肠球菌。由此，我们可以得出以下结论：由于无法将根管系统彻底无菌化，获得临床治疗成功的最大保证是将复杂的根管系统，包括主根管、侧支根管、副根管及各种根管不规则区进行严密的充填，即使这意味着可能会有少量充填材料的超填。Peters等[49]的研究也认为，根管充填时细菌培养结果阳性并不会对治疗结果产生影响。

总之，影像学根尖和影像学根管终点的概念必须严格加以区分。显而易见，对于解剖性根尖孔位于牙根近中或远中侧方的弯曲根管，其根管长度与影像学根尖并无直接相关性。因此，在这种情况下，根管预备和充填距离影像学根尖0.5~1mm的说法毫无依据可言。此时应当以影像学根管终点为参考点。而当解剖性根尖孔位于牙根颊侧或舌侧时，在X线片上根尖孔无法识别。此时根管预备和充填应当以"电子学根尖"为参考，最终结果将会显示"影像学欠充"。

目前电子根尖定位仪的准确度极高。电子根尖定位仪指示的是根管终点，即根尖孔的位置，而非牙本质-牙骨质界或根尖缩窄处。由于临床病例中大约有50%的根管是直根管，因此我们可以断言，大约有50%的概率"电子学根尖"和影像学根尖相一致。在另外50%的弯曲根管中，约有40%的根管弯曲位于近中或远中侧方，其影像学根管终点在X线照片上可见。而其余10%的根管弯曲位于颊侧或舌侧，这些病例只能通过电子根尖定位仪来确定根管终点，并最终在X线照片上显示"影像学欠充"[48]。

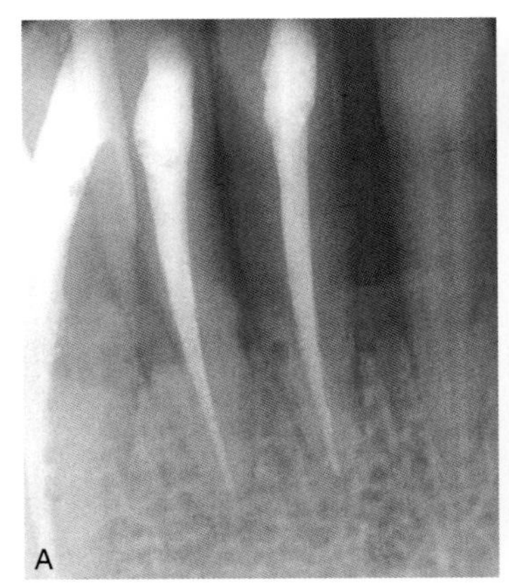
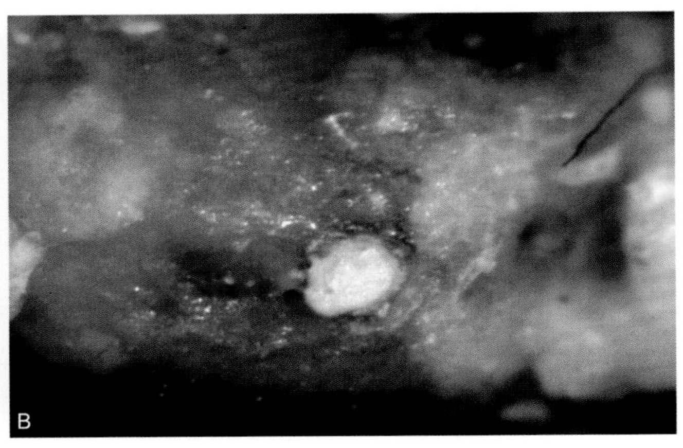

图22-12　**A.** 下颌切牙根管充填后X线片，根管充填至影像学根尖　**B.** 8年后，中切牙由于牙周疾病被拔除，体视显微镜下可见根尖孔处牙胶尖未超填（放大倍数 ×64）

三、超充和超填

欠填指三维方向上充填物不致密，例如长而宽大的根管充填物短于工作长度，或仅有水门汀充填并含有多量空隙。超填指充填物三维封闭根管，同时伴多余材料超出根尖孔。超填和超充有很大区别。前者根管系统严密封闭，且充填材料超出根尖孔。后者尽管充填材料超出根尖孔，但根尖孔未完全封闭，因此根管系统未严密三维充填（图 22-13）。

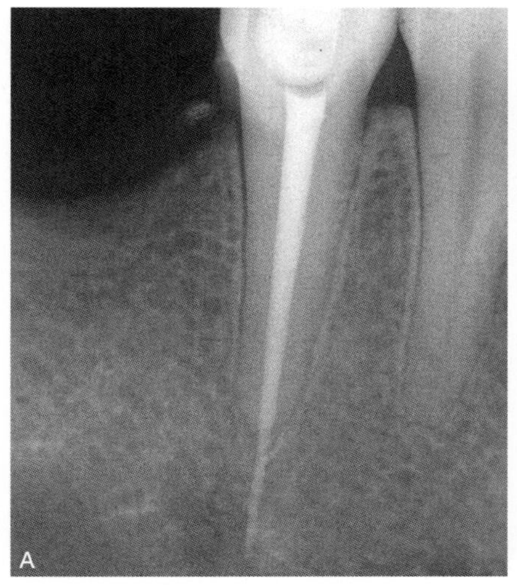

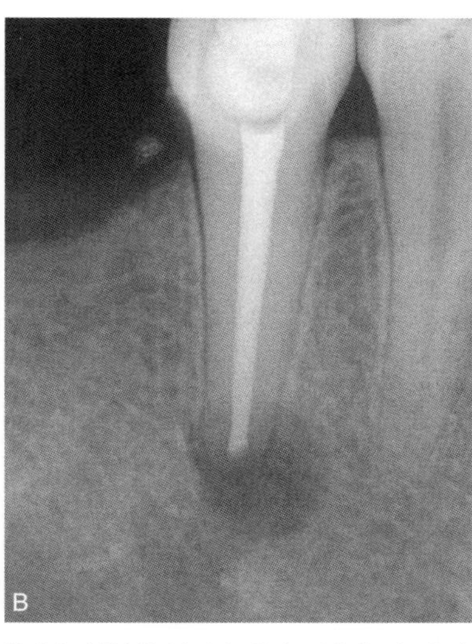

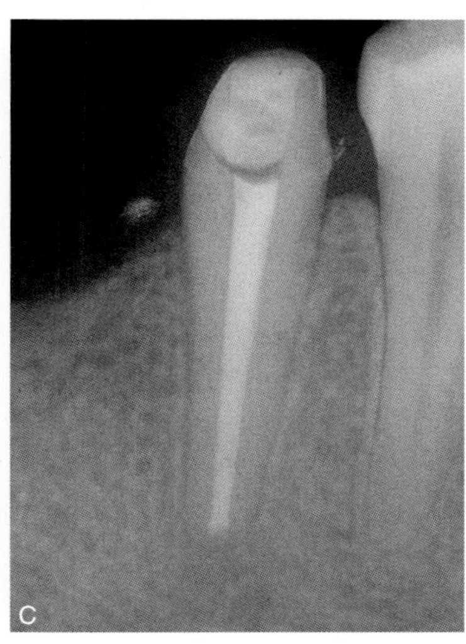

图 22-13　超充材料未严密封闭根管系统或累及某些解剖结构导致患者出现症状时，应当采取手术方案去除根尖孔外的充填材料。此例病例中，牙胶尖超充进入颏神经，患者出现感觉异常

A. 术前 X 线片　**B.** 根尖外科手术后即刻 X 线片，术中采用压电超声波工作尖，避免高速手机造成神经束的进一步损伤。术后两周，患者感觉恢复正常　**C.** 2 年后复查 X 线片，患者无不适症状，感觉正常

Ingel[49]认为超填仍然可以获得很高的成功率。Weine[50]证实根尖周组织对牙胶尖有良好的耐受性，罕有治疗失败病例与超填有关。在 X 线片上，大多数超填物周围组织并无明显异常（图 22-14）。甚至在某些病例中，超填物被部分吸收，导致其与根尖孔之间出现分离（图 22-15）。可见，根管治疗失败的主要原因仍然是不彻底的根管清理和不完善的根尖封闭[51-54]，超填并不是其中的决定性因素[30, 55, 56, 57]。

与 Schilder[59]在人类标本中观察到的结果一致，Deemer 和 Tsaknis[57]以及 Tavares 等[58]学者通过动物实验在组织学上也证实了牙胶尖能够被周围组织良好耐受。Gutierrez 等[60]发现组织内的牙胶尖可被组织液降解，随后被吞噬细胞吞噬。Bergenholtz 等[61]认为在超填病例中，牙胶尖本身并不是治疗失败的直接原因。体外细胞培养[62]和体内动物实验中[63, 64]，牙胶尖均显示出良好的生物相容性。近期影像学研究显示，超填材料不会导致慢性炎症的产生，反而最终会被根尖周组织清除[55, 65-70]。超填病例中，影响根尖周病损愈合的相关因素仍需进一步研究。

Yusuf[66]对根尖肉芽肿病例的根尖周组织进行病理切片，发现 33% 的病例镜下可见异物，包括牙本质牙骨质碎片、银汞合金以及其他根管充填材料。其中，牙本质和牙骨质碎片常常导致急性炎症的产生，而银汞合金和其他根管充填材料通常与纤维组织反应有关。因此，对于彻底清理和严密充填后的根管，尽管并不推荐少量超填，亦不推荐采用手术方法取出超填物，除非有明显治疗失败的证据（图 22-16~ 图 22-23）。

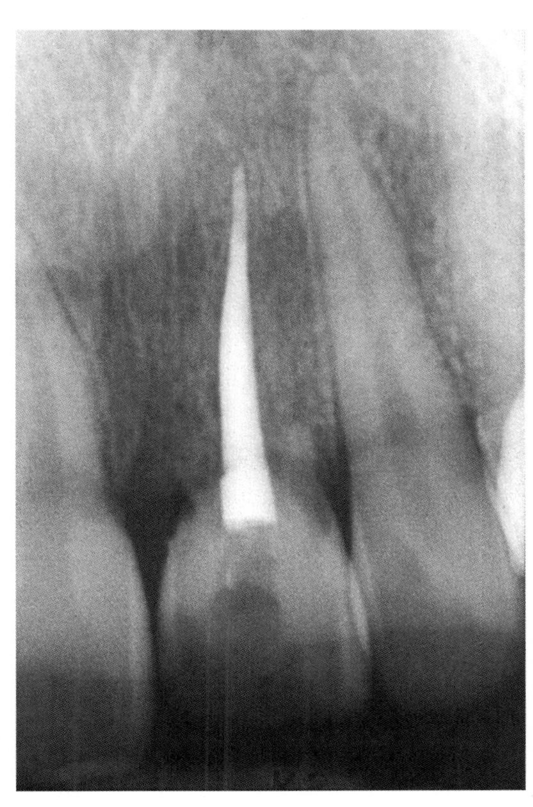

图 22-14　左侧上颌中切牙撕脱伤后即刻再植 3 年。牙根发生替代性吸收。X 线片显示牙胶尖与周围骨组织直接接触，无明显炎症反应

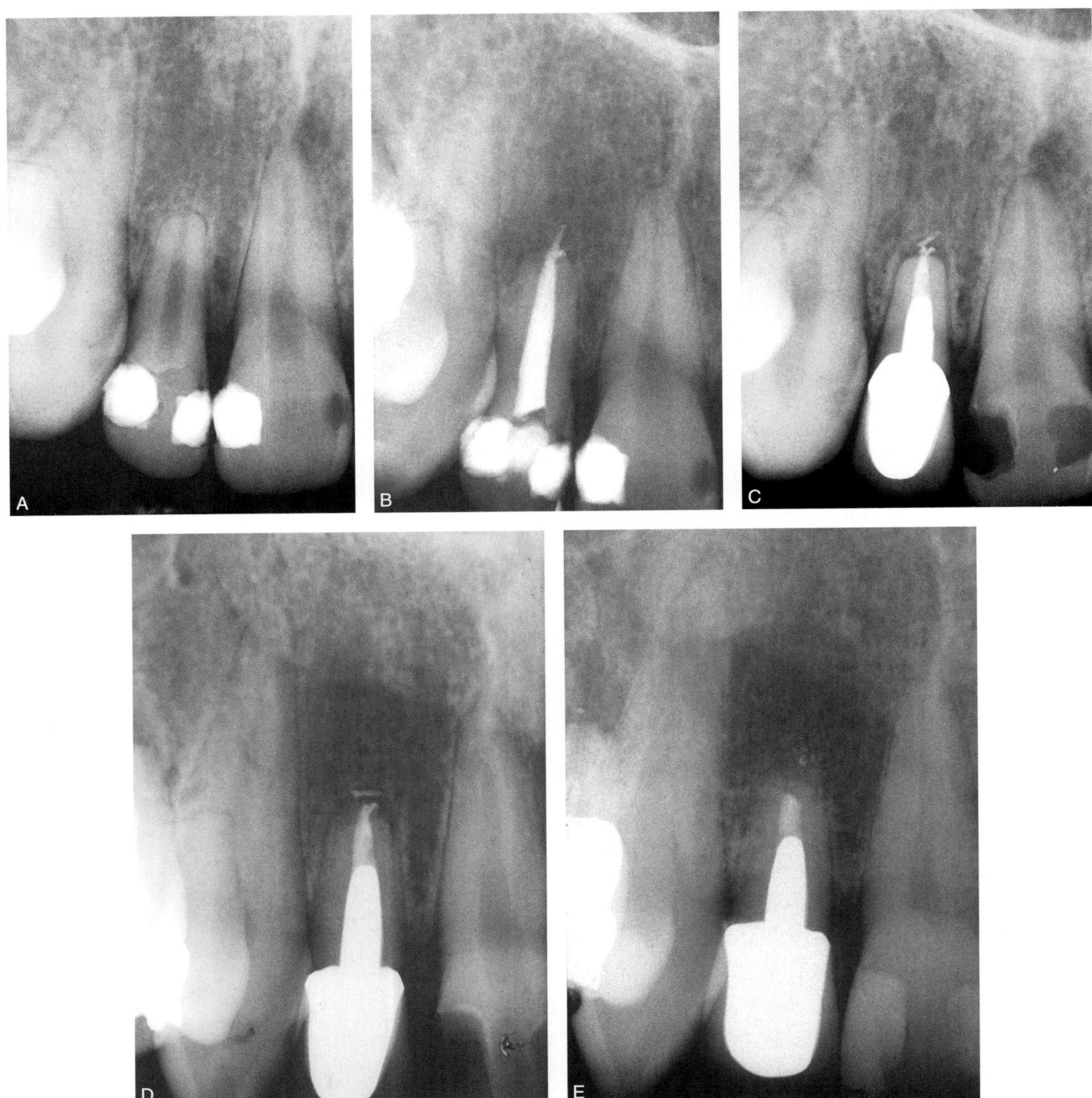

图 22-15 伴有牙根吸收的右侧上颌侧切牙根管治疗

A. 术前 X 线片 **B.** 根管充填后 X 线片。牙胶尖在根尖区无回拉阻力，导致超填 2~3mm **C.** 根管充填后 1 年，超填物在根尖孔处似乎被切断 **D.** 根管充填后 2 年，牙胶尖尖端水平向地位于根尖上方 **E.** 3、4 年后复查，证实在严密三维充填的根管中，超填并非根尖手术的指征，或根管治疗失败的原因

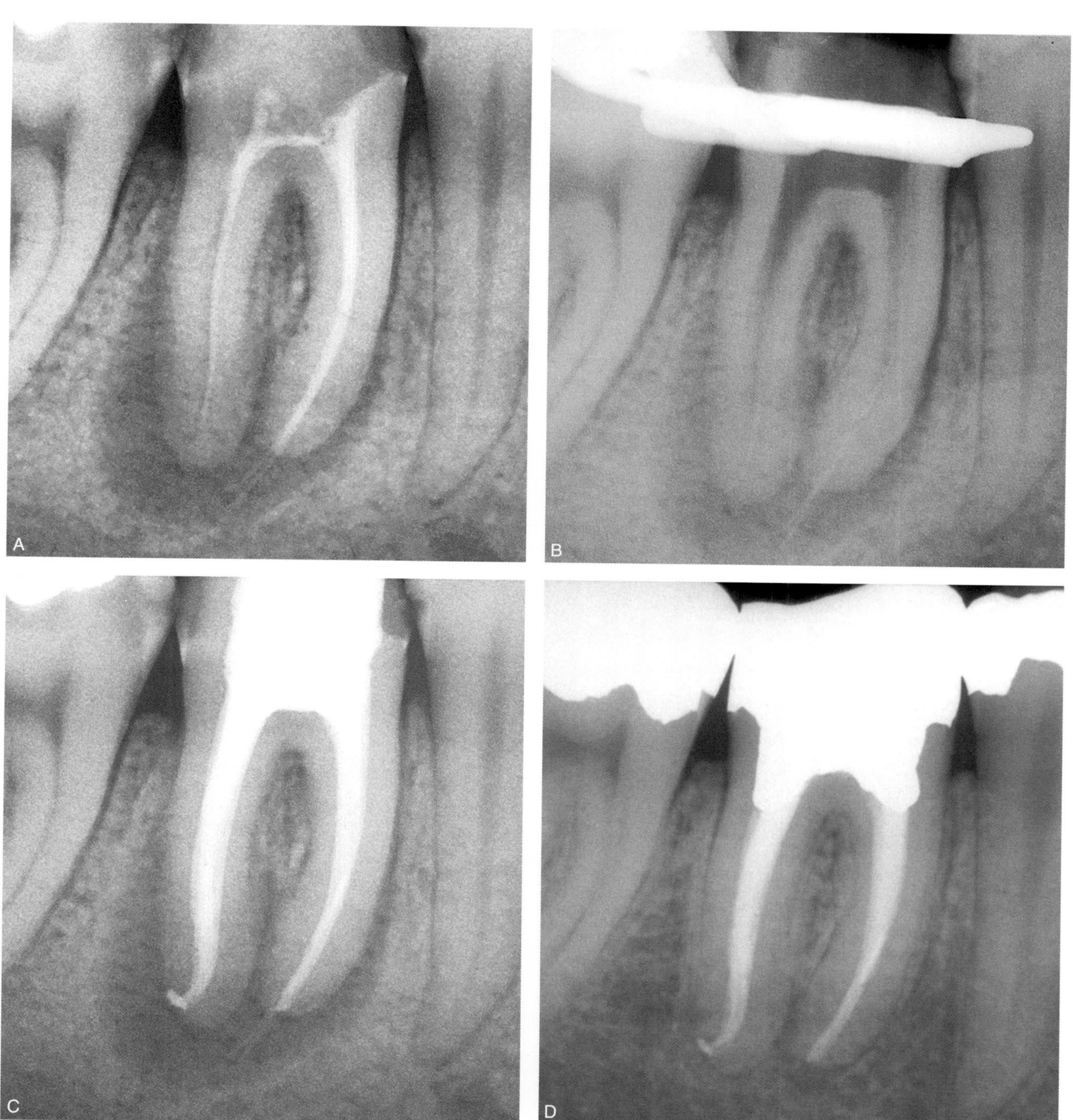

图 22-16 **A.** 术前 X 线片显示右侧下颌第一磨牙根管治疗不完善。远中根管欠填，近中根管牙胶尖超充 **B.** 术中 X 线片显示通过根管再治疗无法取出超充牙胶尖 **C.** 根管充填后 X 线片显示超充的两段牙胶尖仍位于根尖周病损区 **D.** 3 年后复查 X 线片。根尖周病损愈合，超充牙胶尖消失。根尖周病损极有可能由根管内感染物造成的，而非超充牙胶尖的异物反应

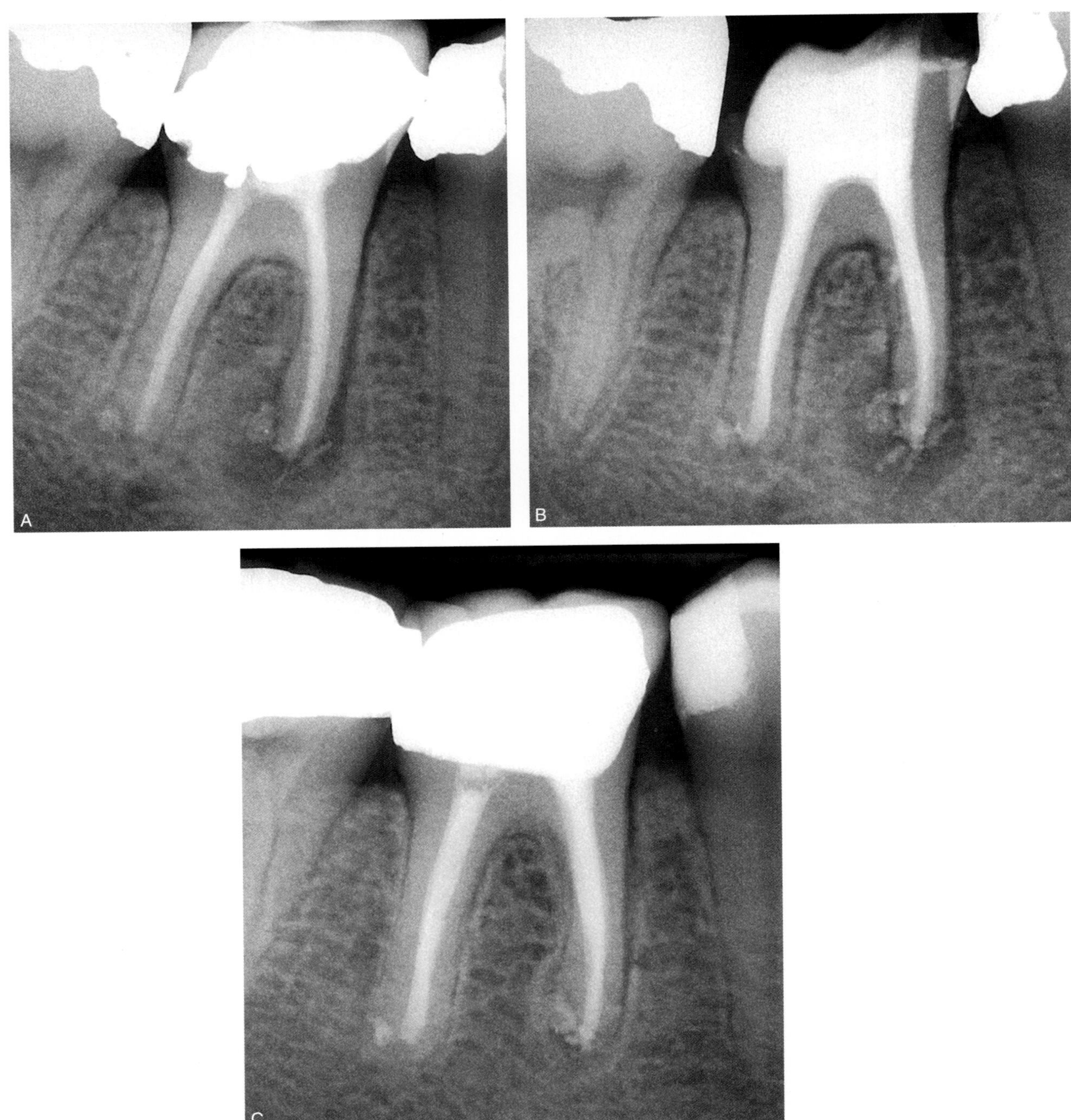

图 22-17　A. 术前X线片显示右侧下颌第一磨牙根管治疗不完善。近中根管根尖暗影，暗影内可见充填材料（根管封闭剂或牙胶尖）　**B.** 根管充填后X线片。根管再治疗过程中，发现遗漏的远中舌侧根管和近中中间根管，分别有独立的根尖孔　**C.** 7年后复查X线片，显示根尖周病损消失，超填材料吸收。同样，根尖周病损极有可能由根管内感染物造成，而非超填牙胶尖的异物反应

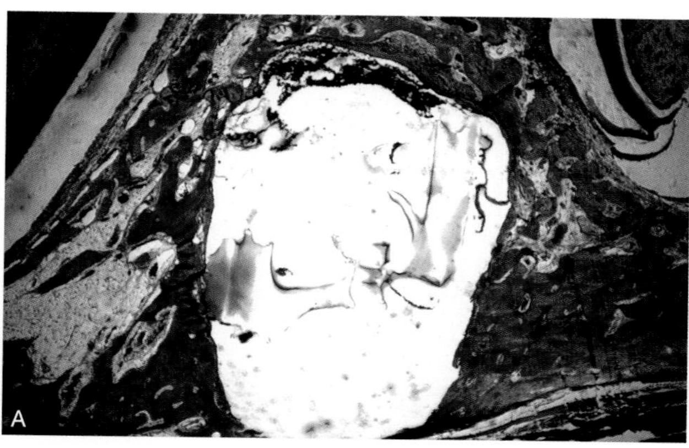

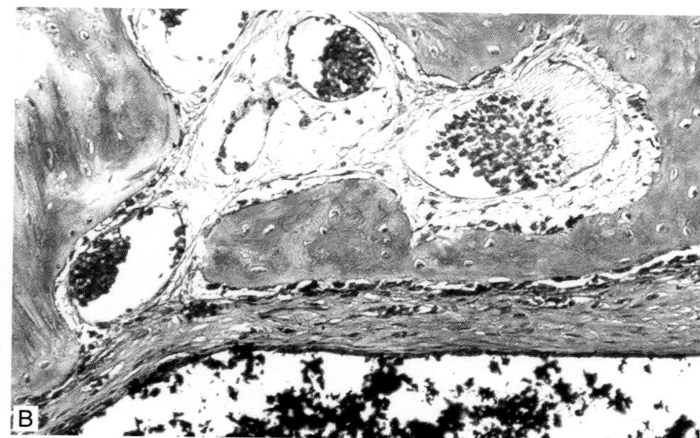

图 22-18　根管封闭剂植入骨组织后第 4 周

A. 正常骨髓组织（放大倍数 ×5；Masson's Trichrome 染色）　**B.** 根管封闭剂和骨组织之间的纤维结缔组织层，未见炎症细胞浸润。骨组织内含有大量骨细胞，周围成骨细胞聚集（放大倍数 ×25；Masson's Trichrome 染色）（Courtesy of Dr. Wilhelm-Joseph Pertot, Paris, France.）

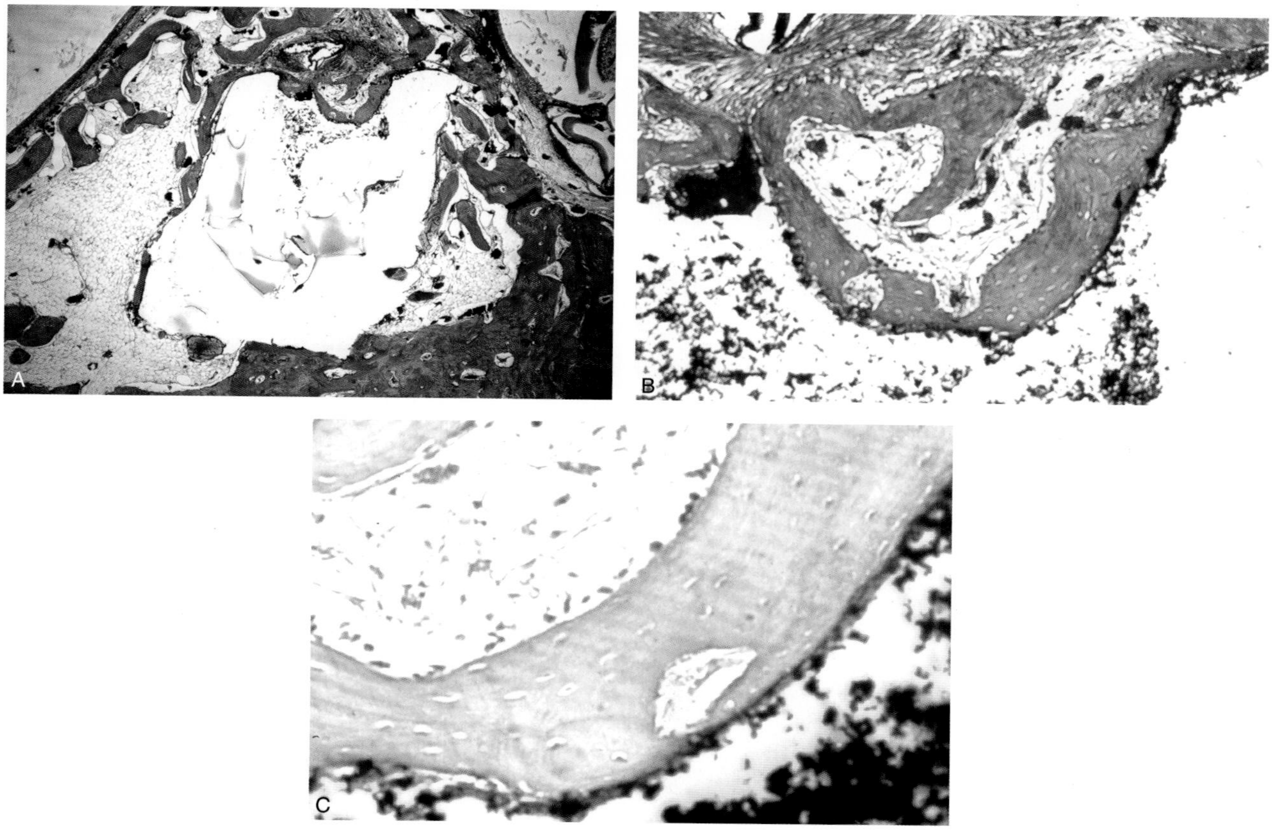

图 22-19　根管封闭剂植入骨组织后第 12 周

A. 根管封闭剂周围新骨形成（放大倍数 ×5；Masson's Trichrome 染色）　**B.** 与根管封闭剂直接接触的新生骨组织内无纤维组织插入和炎症细胞浸润（放大倍数 ×10；Masson's Trichrome 染色）　**C.** 新生骨组织结构正常，内含大量骨细胞和骨髓组织（放大倍数 ×50；HE 染色）（Courtesy of Dr. Wilhelm-Joseph Pertot, Paris, France.）

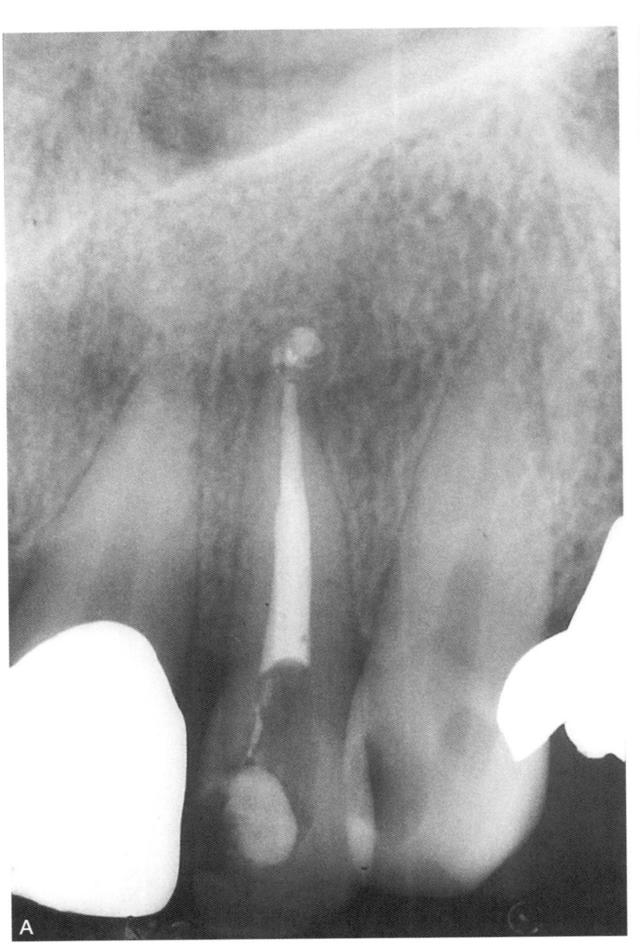

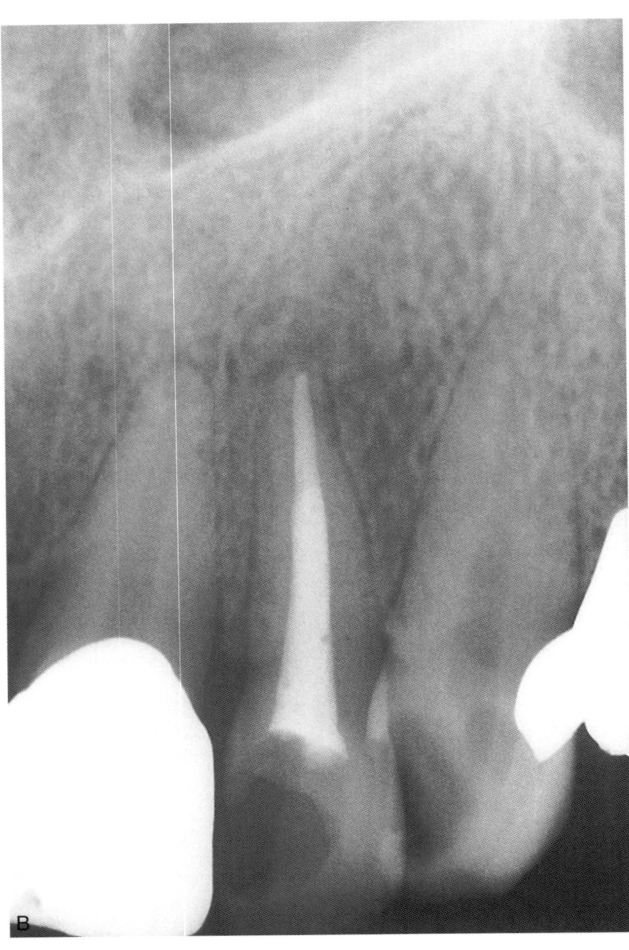

图 22-20 **A.** 左侧上颌侧切牙根管充填后 X 线片。根管封闭剂超填 **B.** 7 个月后复查，X 线片显示超填材料消失

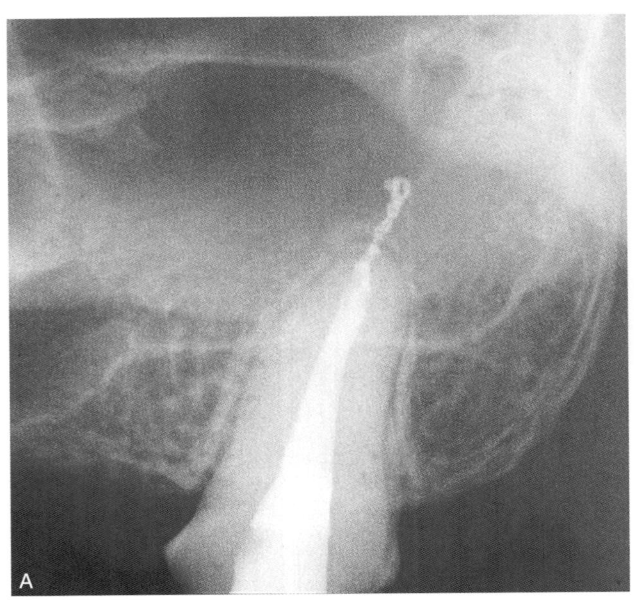

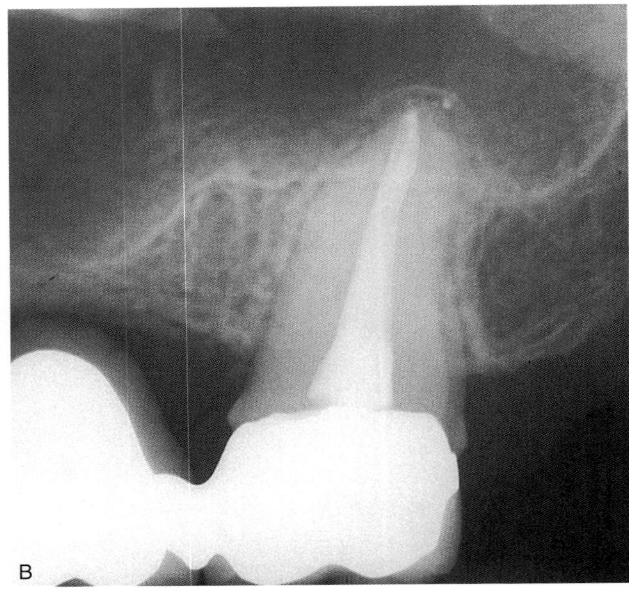

图 22-21 **A.** 左侧上颌第二磨牙根管充填后 X 线片显示超填 **B.** 8 个月后复查，X 线片显示超填材料消失

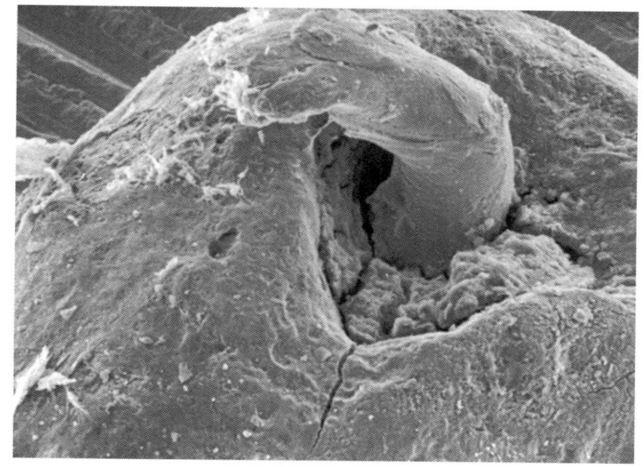

图 22-22　根尖孔破坏导致的牙胶尖超填，扫描电镜图。牙胶尖虽然被封闭剂包绕，但并未封闭根尖孔

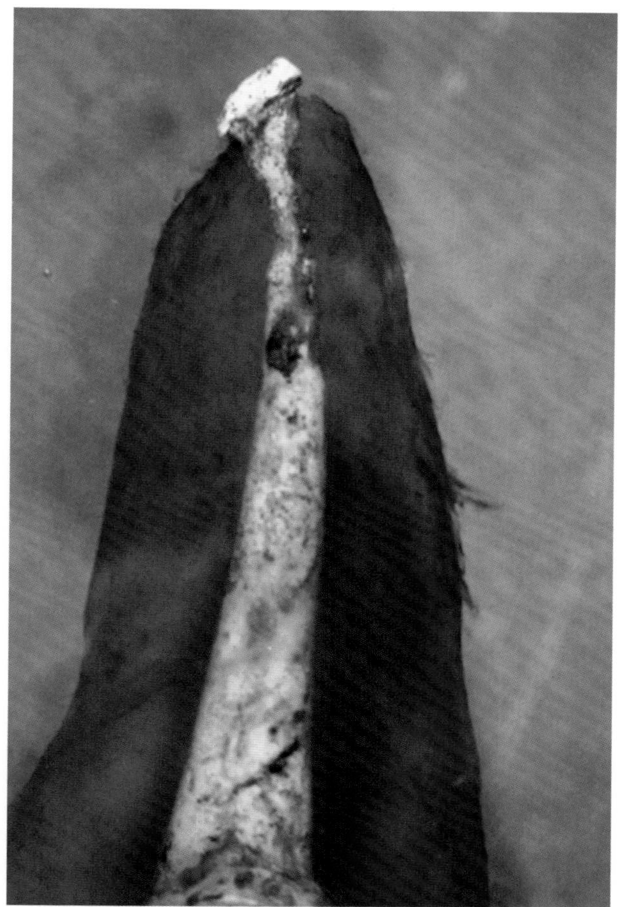

图 22-23　上颌侧切牙根管预备不当，导致根尖孔破坏，充填物从泪滴状根尖孔超充。完善的根尖封闭变得异常困难

第四节　理想根管充填材料的性能要求

用于根管充填的材料众多。正如 1958 年 Grossman[71]所提及，恐怕人体内没有哪一个空腔能像根管一样，曾被各种各样的材料充填。

理想根管充填材料的性能曾被多次描述[72-76]。根据West[3]，理想材料必须具备以下特征：①与根管壁完全适合；②充填后不收缩；③长期不可吸收；④无刺激性；⑤具有抑菌作用，或至少不利于细菌生长；⑥不使牙变色；⑦置入根管时呈半固态，置入后可固化；⑧能够封闭根管侧壁和根尖孔；⑨无透水性；⑩X 线阻射；⑪无菌，或易于消毒；⑫易于从根管内去除；⑬易于操作；⑭可黏附于根管壁；⑮热的不良导体；⑯充填后略有膨胀；⑰能够在合适的时间内固化。

总体来说，根管充填材料可分为根管糊剂和水门汀、固体材料以及半固体材料[77]。

第五节　根管糊剂和水门汀

封闭剂是一类与固体或半固体根管充填核心材料一起使用的自硬化水门汀。各种根管封闭剂均存在不同程度的可吸收性[78]，因此一般不推荐单独用作根管充填[79]。某些特定的水门汀材料充填入根管后会固化成坚固的硬块，因此有时临床医生会选择不用任何其他核心材料，而单独用其充填整个根管。根管糊剂，例如碘仿糊剂和氢氧化钙，也曾被用于根管充填。然而，与封闭剂和水门汀不同的是，根管糊剂置入根管后不会硬固，且容易吸收。因此，不能作为永久性充填材料。

能够完全使用一种固体或半固体核心材料进行根管充填当然最好，然而实际上并不可行。因为在根管壁和核心充填材料之间总会存在一些无法被完全填满的空隙。封闭剂则可以充填这些空隙，并增加核心材料与根管壁之间的黏附力。因此封闭剂在根管充填过程中是必不可少的。

理想的封闭剂应具备以下特征：①易于操作，工作时间长；②粉剂颗粒应非常细，易于和液剂混合；③混合时黏稠，凝固后与根管壁之间有很好的黏性；④生物相容性好；⑤凝固时略有膨胀；⑥惰性材料；⑦物理性能稳定（凝固后不收缩）；⑧不可吸收；⑨不溶于组织液；⑩X 线阻射；⑪不使牙变色；⑫具有抑菌性；⑬必要时，使用普通溶剂容易去除；⑭不引起根尖周组织免疫反应[80-82]；⑮无致畸性和致癌性[83,84]。

根据其命名，封闭剂的作用是用来改善根管充填核心材料的封闭性[85]。其用量应尽量少，涂在根管壁上形成大约几微米厚的薄膜即可。

一、氧化锌基封闭剂

以氧化锌为主要成分的根管封闭剂有多种[86]，最常见的包括 Grossman's 封闭剂，Roth's 801 封闭剂和 Rickert's 封闭剂。

Grossman's 封闭剂由粉剂和液剂组成。粉剂包含氧化锌、松香氢化物树脂、次碳酸铋、硫酸钡和无水硼酸钠，液剂成分是丁香油[87]。Roth's 801 封闭剂与 Grossman's 封闭剂成分类似，除了以亚硝酸铋代替次碳酸铋。

Rickert's 封闭剂满足了 Grossman 提出的对理想封闭剂的绝大部分要求，在临床中已应用多年。但由于加入了银以增加 X 线阻射性，容易导致牙变色[88]。Rickert's 封闭剂最初的商品化产品为 Kerr's Pulp Canal Sealer。这一配方固化时间短，特别是在湿热环境下[88]。为了解决这一问题，Kerr 随后对其进行了改良，推出 Pulp Canal Sealer EWT，其固化时间大大延长。

为了改善 Pulp Canal Sealer 导致牙变色的缺点，Kerr 公司以硫酸钡为阻射剂研制了双糊剂系统 Tubuli-Seal。Tubuli-Seal 双组分易于混合，但依然存在固化时间短的缺点[88]。

二、树脂基封闭剂

AH26 是以六亚甲基四胺为催化剂的双酚环氧树脂封闭剂，由粉剂和液剂组成，固化过程中有少量甲醛短暂释放[86]。其改良产品 AH Plus 和 ThermaSeal Plus 也属于环氧树脂封闭剂，但无甲醛释放[89]。另外，与 AH26 不同，AH Plus 和 ThermaSeal Plus 是双糊剂系统。工作时间和固化时间分别为 4h 和 8h。

树脂基封闭剂 Russian Red[90]在东欧、亚洲和环太平洋地区的某些国家中曾被用作永久性充填材料。Russian Red 是一种酚醛树脂[91]，有毒性，且无有效的溶解剂，从根管中去除异常困难，常常导致根管再治疗无法进行。因此，根管充填时应避免采用此类封闭剂[92]。

三、多聚甲醛类封闭剂

目前含有多聚甲醛的封闭剂，包括 N-2，Rocanal 和 Endomethasone，已不推荐使用，特别是作为唯一的根管充填材料单独使用时。此类封闭剂含多聚甲醛，具有很强的细胞毒性[93-106]。由于多项研究证实了其潜在的毒性[99,108-110]，1974 年美国牙科协会牙科治疗委员会[107]将此类封闭剂归类为“不可接受”制剂。

四、药物类封闭剂

药物类封闭剂有多种，大多含有碘仿[111]或氢氧化钙[88]。没有证据表明此类封闭剂可作为永久性根管封闭材料，临床操作中亦无任何优势。

五、三氧化矿物聚合物（mineral trioxide aggregate，MTA）

MTA（图 22-24）具备了理想封闭剂的许多特征，目前被广泛应用于机械性和龋源性露髓[112,113]、医源性穿孔[114-117]、开放性根尖[118-120]、吸收性根尖和根尖倒充填[121-123]。MTA 具有良好的生物相容性[124-126]，不会对纤维细胞和成骨细胞造成损伤；可提供良好的封闭性；能够促进组织愈合和骨形成。另外，在直接盖髓术中可促进牙本质钙化桥的形成。其粉末由氧化三钙、氧化硅、氧化铋、硅酸三钙和铝酸三钙构成，通过水合作用形成一种 pH 为 12.5 的胶质状凝聚体，约 3~4h 凝固成坚硬的屏障。研究显示，其封闭性和生物相容性均优于其他同类材料[121,127-131]。

MTA 区别于目前已知其他根管充填材料最大的特点是它的亲水性。MTA 只有在潮湿的环境下才能很好地完成固化反应，湿度对其物理性能和封闭性都有很大影响[112]。然而，血液的存在与否对其封闭效果似乎并无影响[129]。

如图 22-25 所示，对于某些根尖区广泛吸收和根尖孔粗大的病例，采用传统根管充填核心材料往往无法获得良好的根尖封闭。此时 MTA 由于其良好的封闭性和生物相容性，展现出无可替代的优越性。

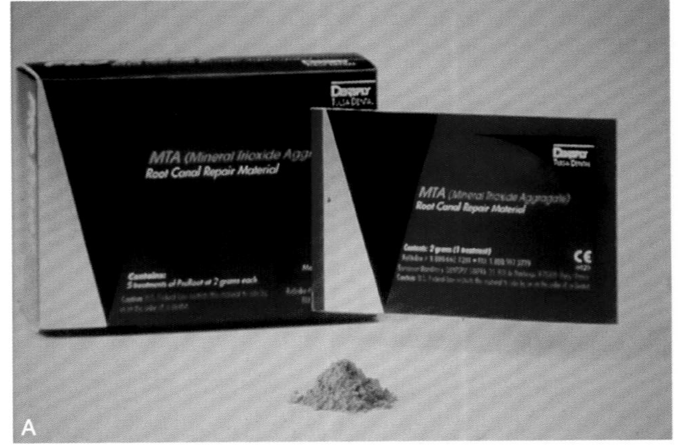

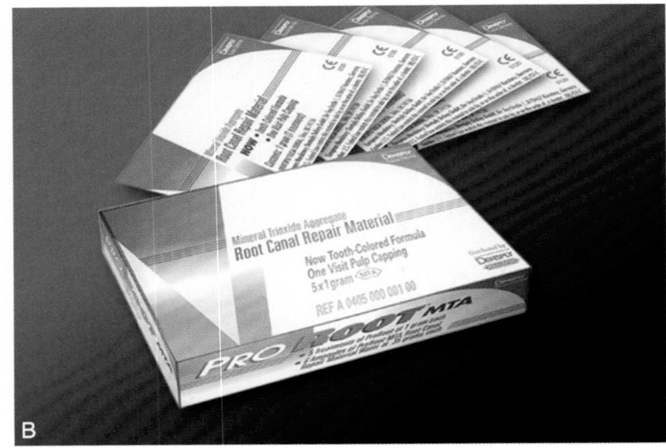

图 22-24 A. 灰色 ProRoot MTA B. 白色 ProRoot MTA（Dentsply Tulsa Dental Specialty，Tulsa，Oklahoma，U.S.A.）

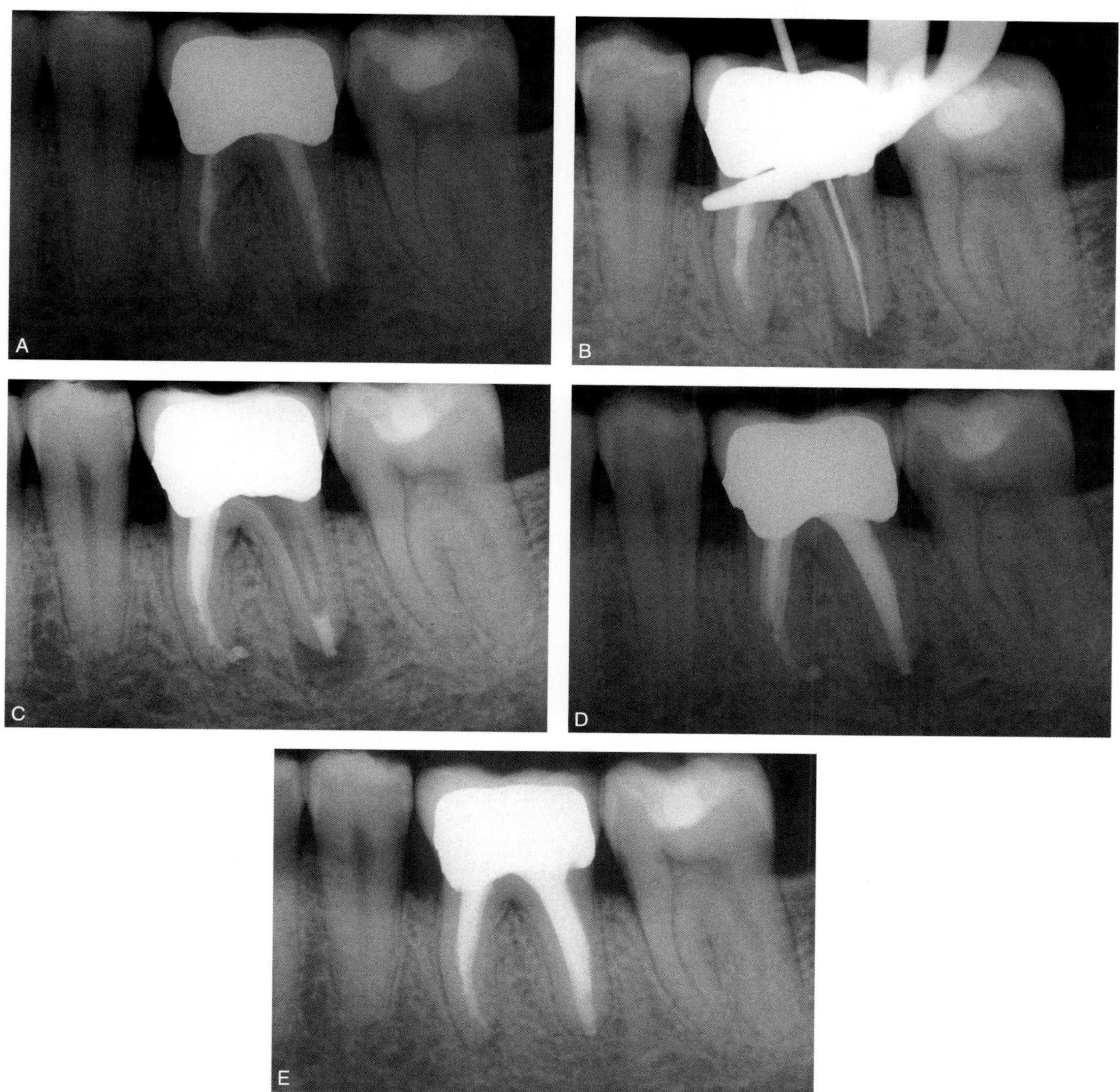

图 22-25　MTA 在左侧下颌第一磨牙根管再治疗中的应用

A. 术前 X 线片　**B.** 远中根管试尖片。根尖孔直径大于 #50 根管锉尖端直径　**C.** 根尖区放置 3mm 灰色 MTA　**D.** 根管充填后 X 线片，可见 3mm MTA 根尖屏障　**E.** 1 年后复查 X 线片显示根尖周病损愈合

第六节　根管充填的固体材料

虽然银尖在现代根管治疗中早已被淘汰，但它曾是应用最为广泛的根管充填固体材料。目前在临床中仍然能够遇到银尖充填后的根管再治疗病例，因此在这里有必要对其进行简要的描述。

基于一种比牙胶尖更加坚硬的材料更易到达根管工作长度的设想，1933 年 Jasper[132] 提出采用银尖进行根管充填的方法。并建议在弯曲狭窄的根管中首选此类材料。然而，由于银尖易于操作，且不需要过度预备根管，导致了临床中诸多的误用和滥用，进而产生了大量根管治疗失败的病例。究其原因，主要是充填时根管未彻底清理成形，而在 X 线片上由于银尖的高阻射性显示出根管充填良好的影像。另外，银尖无法充满根管内所有的空间，渗漏以及由此引起的腐蚀和细胞毒性银盐是导致治疗失败的另一原因[133-137]。银尖主要有如下缺点。

1. 不能良好地适应根管解剖形态，因而无法进行完善的根管充填（图 22-26），甚至有时根管主要由封闭剂充填。

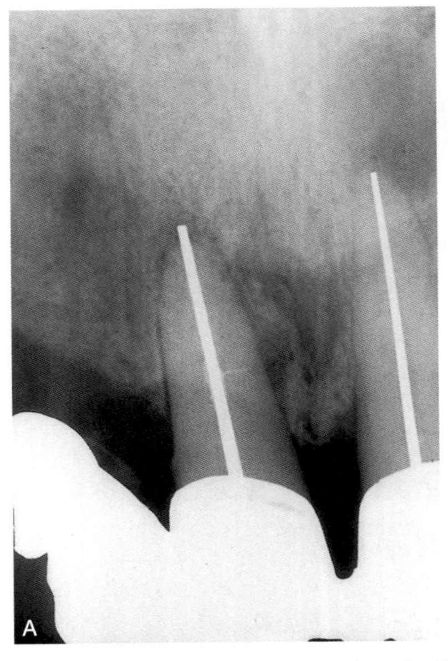

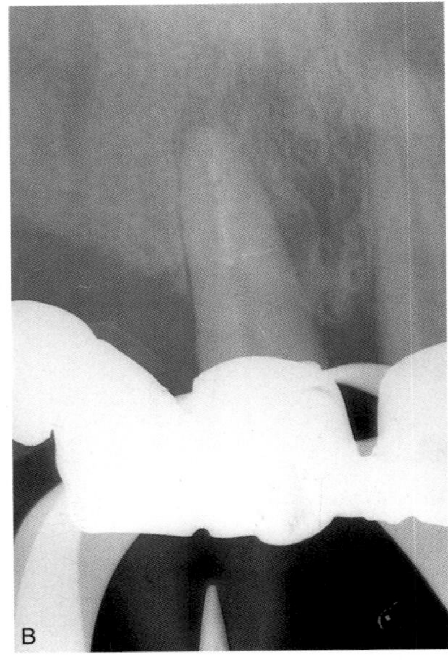

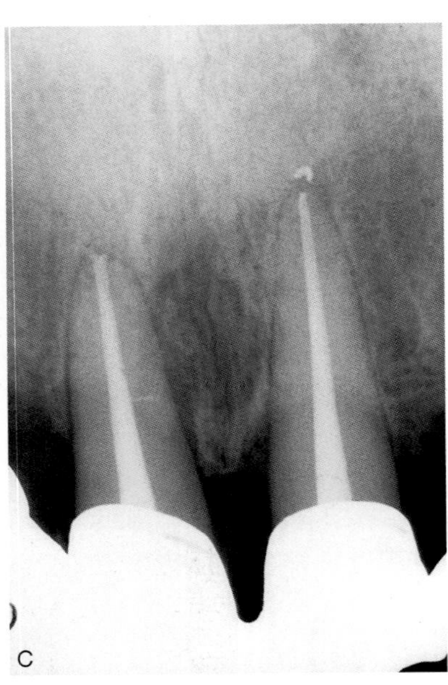

图 22-26 **A.** 双侧上颌中切牙银尖充填，均伴有根尖暗影。值得注意的是，右侧上颌中切牙根管中段一细小的侧支根管由封闭剂部分充填 **B.** 去除银尖 **C.** 3 年后，双侧上颌中切牙根尖周病损愈合。右侧上颌中切牙根管侧方病损未完全消退，可能与侧支根管内部分残留感染充填材料有关

2. 根管形态通常不规则，呈偏心或椭圆形，且根尖孔并非像银尖一样是圆形的[59,138]，因此银尖仅能从两点接触到根管壁，无法封闭根尖孔，从而导致根管治疗的失败（图 22-27）。

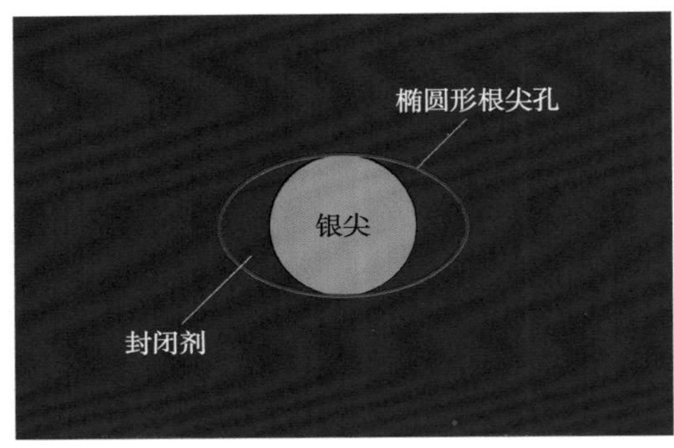

图 22-27 银尖和椭圆形根尖孔关系示意图

3. 当银尖充填至根尖孔处或超充时[135]（图 22-28），随着周围封闭剂的吸收，银尖与组织液发生交通。氧化作用导致金属的腐蚀和分解[134,139,140]，形成含有硫和氯化物的细胞毒性副产物[133]。另外，冠部不良修复体是导致金属腐蚀分解的另一原因。

多数病例中，冠方多余的银尖在根管口处或于根管内被截断，这将导致根管再治疗异常困难，甚至无法操作。

由于银尖硬度高，用于根管治疗唯一的优势是容易置入弯曲狭窄的根管。然而，随着新的牙胶充填技术的出现和在狭窄根管中的成功应用，银尖充填的比例大大下降。时至今日，银尖充填已被淘汰。半固体材料由于具有更好的适应性和更加可预测的临床效果，已完全取代了银尖[141]。

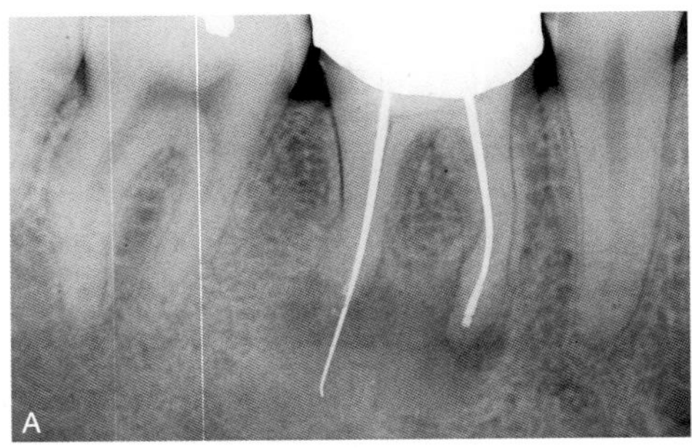

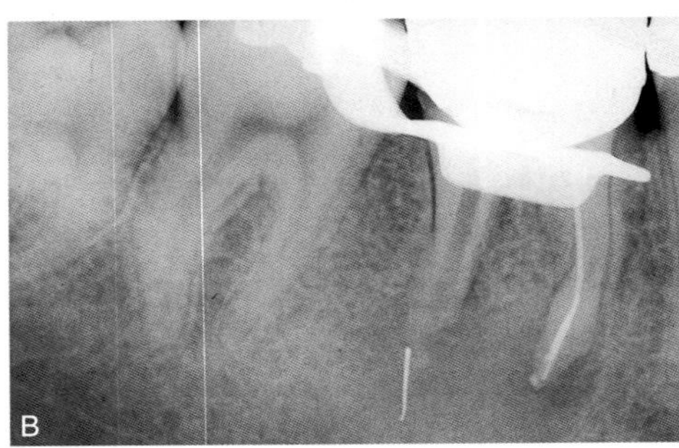

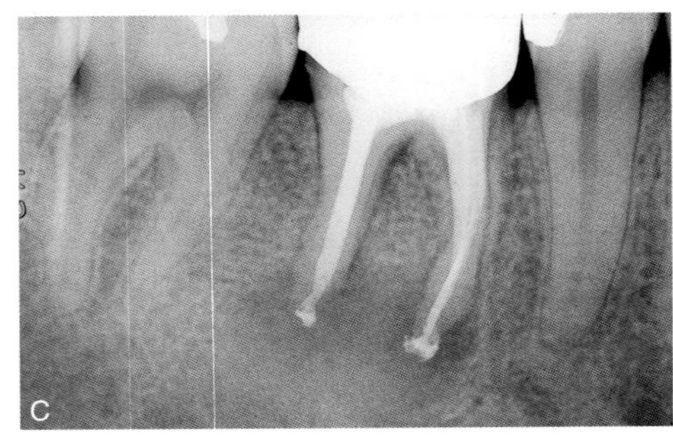

图 22-28 银尖大量超充，由于腐蚀作用，银尖于根尖孔水平分离 **A.** 术前 X 线片 **B.** 去除远中根管内银尖，但超出根尖孔的部分无法取出。随后患者出现根尖周脓肿，并通过口内黏膜途径排脓 **C.** 根管充填后 1 周 X 线片显示，根尖孔外折断的银尖已随脓性渗出物排出

第七节　根管充填的半固体材料

牙胶是目前使用最为广泛的根管充填半固体材料。它来源于一种分布于马来西亚、婆罗洲、印度尼西亚、南非和巴西的热带山榄科植物[142]。牙胶成功应用于根管治疗已有超过百年的历史。虽然不是最完美的根管充填材料[143, 144]，但仍然是目前大多数根管充填病例的主流选择材料。在寻找到更理想的充填材料之前，唯一问题是如何更好地利用它[40]。

商品化的牙胶尖由18%~22%牙胶、59%~76%氧化锌、1%~4%蜡及树脂和1%~18%重金属硫酸盐组成[86]。虽然牙胶不是其中的主要成分，但起到了基质的作用。氧化锌和蜡以及树脂则分别起到了填料和增塑剂的作用。重金属硫酸盐，例如硫酸钡使材料具有X线阻射性，能够通过影像学识别[86]。

牙胶的优势如下。

1. 具有可压缩性，能够很好地适应根管壁的形态。事实上牙胶内部分子并不具备可压缩性。牙胶受热时发生软化，从而被紧压贴合至根管壁。另外，充填的压力可以消除材料内部存在的可能空隙[145]。

2. 牙胶凝固后体积稳定。只有在下列两种情况下，牙胶会出现体积的收缩。一是在使用化学溶剂，例如氯仿软化牙胶时，随着溶剂的挥发，牙胶出现体积收缩。另外是在加热等物理软化过程中，随着牙胶的冷却，也会出现体积收缩。因此，为了防止根管内空隙的产生，充填时应避免采用牙胶的化学软化法。采用物理软化方法时，应当配合垂直加压充填技术，以弥补牙胶在冷却过程中产生的体积变化。

3. 虽然主要由氧化锌构成，牙胶尖仍然有很低的溶解性。如图22-15所示，在牙胶尖超填的病例中，数年后发现有部分吸收的现象。

4. 牙胶具有良好的组织相容性[57]。在所有的牙科材料中，牙胶或许是惰性最强的一种[138]。

5. 由于含有氧化锌成分，牙胶具备轻微的抗菌性能。

6. 牙胶插入根管时呈半固态，易于操作。受热后软化，在垂直加压器的压力下可适应不同的根管形态。无论是根尖方向，还是根管侧壁，都能实现根管系统的三维充填。

7. 由于含有硫酸盐成分（通常是硫酸钡），牙胶具有X线阻射性，容易通过影像学识别。

8. 易消毒。在5%~6%次氯酸钠中浸泡60s足以灭活革兰氏阳性菌和革兰氏阴性菌，甚至是抗药性最强的枯草芽孢杆菌[146, 147]。

9. 根管再治疗时易于从根管内去除，方法包括使用各种溶剂，例如氯仿、氯乙烯、桉树和改性白色松节油等[148-150]。详见第二十三章，“根管再治疗及其问题处理”。

10. 牙胶是热的不良导体，受热后可保证在根尖区达到最佳的可塑性。

11. 牙胶受热时体积略有膨胀，这有利于更加严密地封闭根管。如前所述，牙胶在冷却过程中会出现体积收缩。因此，在使用任何加热方法充填根管时，必须配合垂直加压技术，以补偿温度导致的体积变化[151]。在一项关于牙胶的热机械性能研究中，Schilder等[145]发现牙胶在根管充填过程中被压实，而不是压缩。机械加压过程中体积的减少是由牙胶的硬固和材料内部空隙的塌陷造成的。

牙胶的缺点如下。

1. 缺乏足够的硬度，特别是小尺寸牙胶尖，当根管内存在台阶时，可能无法越过台阶而放置到位。

2. 与根管壁牙本质之间没有粘接作用。为了克服这一缺点，根管充填时必须同时使用根管封闭剂。

牙胶尖必须在阴凉干燥处储存，否则随着储存时间的延长，牙胶尖会变脆。

市售牙胶尖分为ISO标准牙胶尖（国际标准化组织）和非标准牙胶尖。标准牙胶尖与ISO标准根管预备器械型号一致。编号为25~140号，尖端直径及锥度（0.02）与同一型号的根管预备器械相同。标准牙胶尖主要用于侧方加压充填，通常根据主尖锉的大小选择主牙胶尖的型号。在侧方加压充填技术中牙胶尖的标准化非常重要（图22-29）。

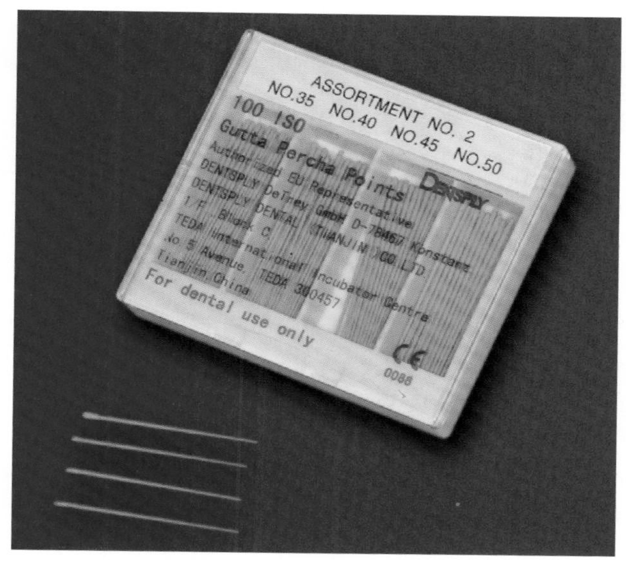

图22-29　ISO标准牙胶尖，用于侧方加压充填

与标准牙胶尖相比，非标准牙胶尖外形更加呈圆锥形，末端尖细。与标准牙胶尖以数字编号进行区分不同，非标准牙胶尖的型号分为：超细、细-细、细、中细、细中、中等、中大、大和超大。非标准牙胶尖锥度较大，与大锥度根管预备器械预备后的根管形态更加适应，因此主要用于垂直加压充填技术（图22-30）。

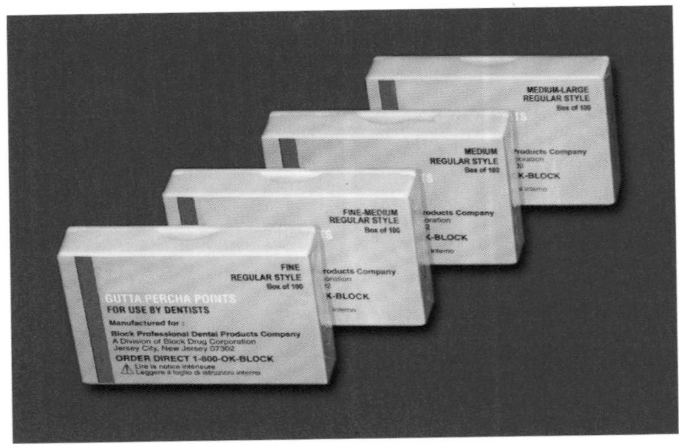

图 22-30　非标准牙胶尖，用于热牙胶垂直加压充填

目前众多新型机用旋转器械相继问世，包括连续旋转和往复式旋转镍钛器械，例如 GTX Rotary、ProTaper Universal、WaveOne 和 ProTaper Next 等（图 22-31）。每个镍钛旋转系统均有与之相匹配的牙胶尖。

热塑充填技术中采用的牙胶呈棒状或颗粒状，置于加热设备中，例如 Obtura 和 B&L Beta 2（图 22-32），或采用预包装套管或子弹，例如 Ultrafil、Calamus 和 Elements（图 22-33）。载核充填技术中使用的载核牙胶尖由塑料载体核心或交联牙胶载体核心及其表面的牙胶涂层组成。

不推荐使用含有碘仿[111,152]、氢氧化钙[153]或氯己定[154]的药物类牙胶尖。本章亦不做讨论。

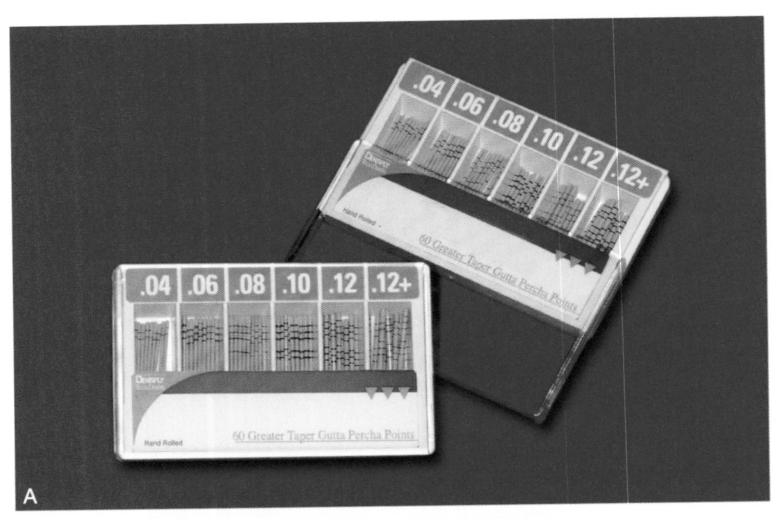

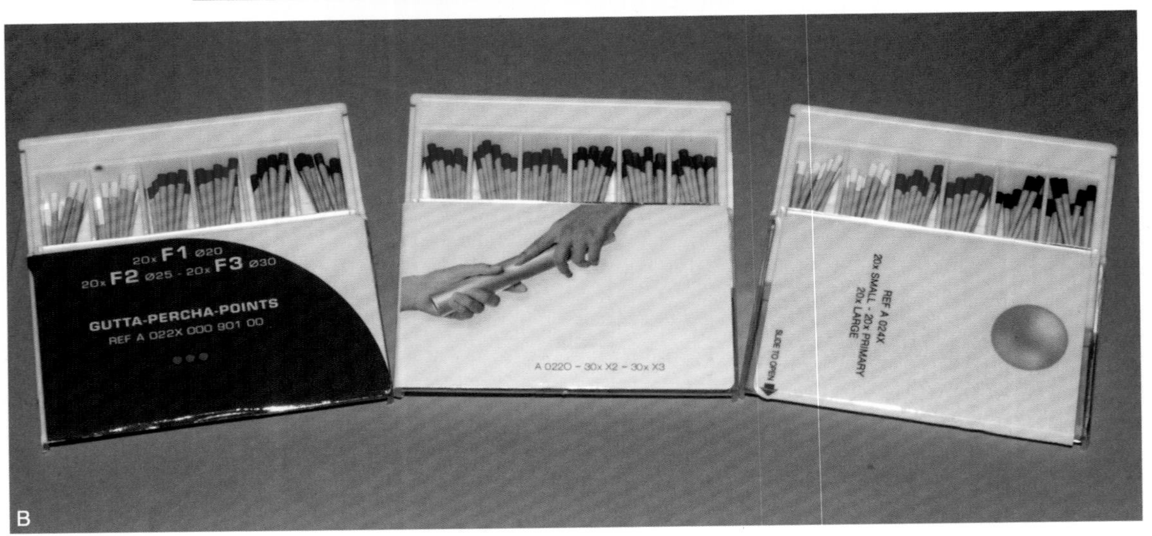

图 22-31　**A.** GT 牙胶尖用于热牙胶垂直加压充填和连续波充填技术。牙胶尖具有不同锥度，与 GT 镍钛旋转系统相匹配　**B.** 与连续旋转镍钛系统 ProTaper Universal 和 ProTaper Next，或往复式旋转镍钛系统 WaveOne 相匹配的牙胶尖

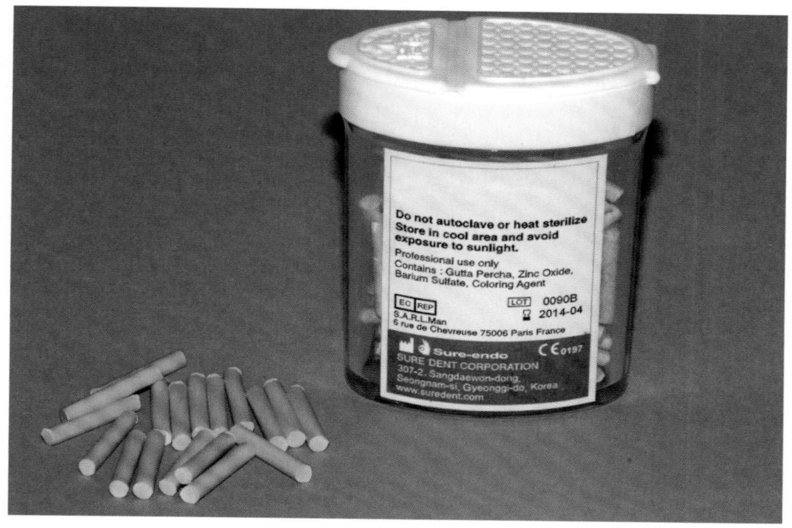

图 22-32　用于 Beta 2 B&L 设备的牙胶颗粒

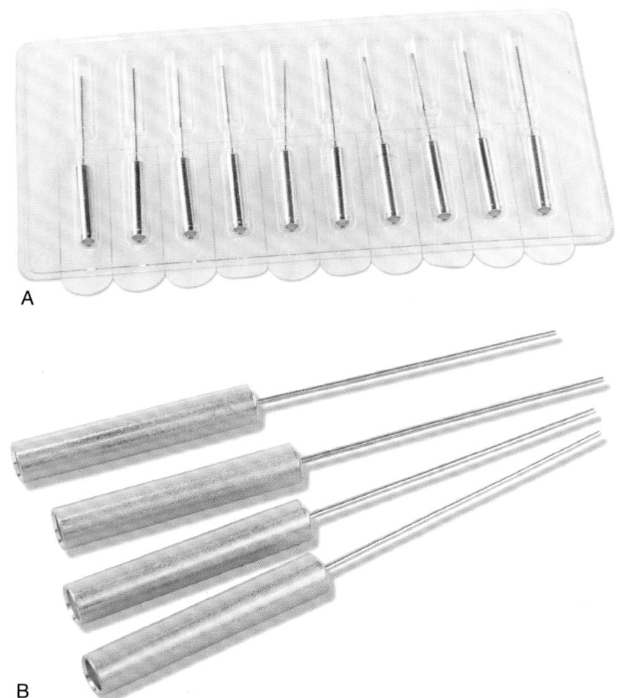

图 22-33　用于 Calamus 设备的预包装牙胶套管

第八节　应用牙胶的根管充填技术

目前应用牙胶的根管充填技术主要包括侧方加压充填技术和垂直加压充填技术。多年来，围绕这两种充填方法的争议持续不断。但这基本上都是人为造成的[155,156]。因为从原则上讲，并不存在绝对的侧方或垂直加压充填[155]。另外，预备后的根管有明显的锥度，软化的牙胶在垂直加压充填过程中，会自动产生侧向力。这符合基本的物理学定律，并不需要操作者通过充填器械额外施加侧向压力[156]。我们可以从“冷压”和“热压”的角度，而不是侧方或垂直向力上讨论哪种技术更优。

一、热牙胶垂直加压充填

不同的根管充填技术适用于不同的临床病例，因此很多牙体牙髓科医生倾向于同时掌握多种技术[21,155]。Weine在讨论应用牙胶的多种充填技术时，强调垂直加压充填技术尤其适用于某些特定情况[138]，例如标准主牙胶尖无法到达根尖区；根管内存在台阶、穿孔、内吸收或明显侧支根管；以及重度弯曲根管等情况。可见，当其他充填方法可能导致治疗失败时，垂直加压充填技术增大了操作者成功的机会。

1967 年 Schilder[40]提出的热牙胶垂直加压充填技术，通过将受热软化的牙胶垂直加压充填入预备后具有明显锥度的根管，一方面大大简化了临床操作，另一方面同时实现了简单根管和复杂根管的最有效充填[157]。

（一）充填用器械和设备

垂直加压充填技术中使用的加压器械与银汞合金充填器非常类似。略有不同的是，用于垂直加压的器械更长更窄，称之为垂直加压器或垂直充填器（图 22-34）。其工作端每间隔 5mm 有锯齿状标记，用来指示进入根管的深度，以防器械末端接触到根管壁。双头设计的垂直加压器非常实用，其中一端为镍钛材质，尖端直径较小，柔韧性好；另一端为不锈钢材质，尖端直径较大，质地坚硬。例如 Obtura Spartan 公司的双头垂直加压器，有 3 种型号，不锈钢端直径分别为 0.80mm、1.00mm 和 1.20mm，镍钛端直径分别为 0.40mm、0.50mm 和 0.60mm。B&L 公司的双头垂直加压器，有四种型号，不锈钢端直径分别为 0.70mm、0.80mm、1.00mm 和 1.20mm，镍钛端直径分别为 0.35mm、0.40mm、0.50mm 和 0.60mm（图 22-35）。

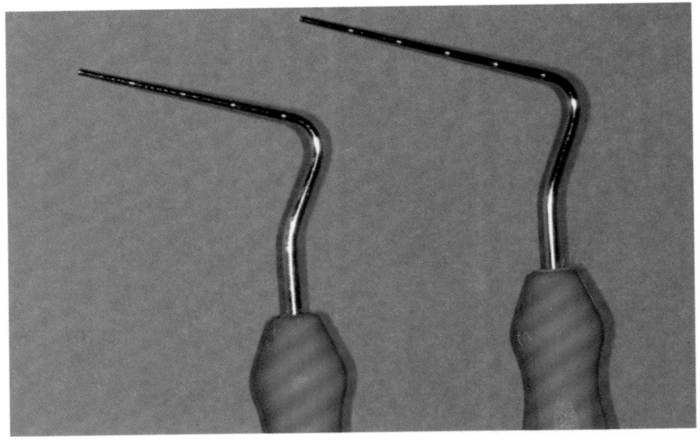

图 22-34　用于牙根长度≤25mm 的后牙区垂直加压器（左侧）。用于牙根长度为 30mm 的前牙区垂直加压器（右侧）

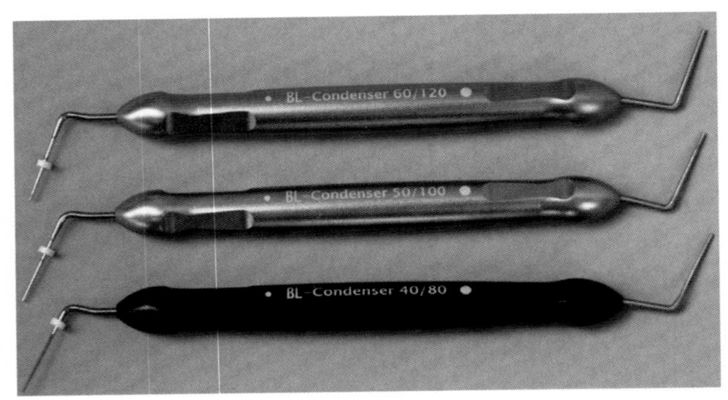

图 22-35　B&L 双头垂直加压器，常用的三种型号

垂直加压充填技术中使用的另一设备是“携热器”，用来将热能传递至根管内的牙胶尖。目前有多种市售携热器，例如 Touch'n Heat、Elements、Calamus 和新型无绳产品 Alpha 2（图 22-36）。这些携热器均配有不同尖端直径和不同锥度的多种型号工作尖。

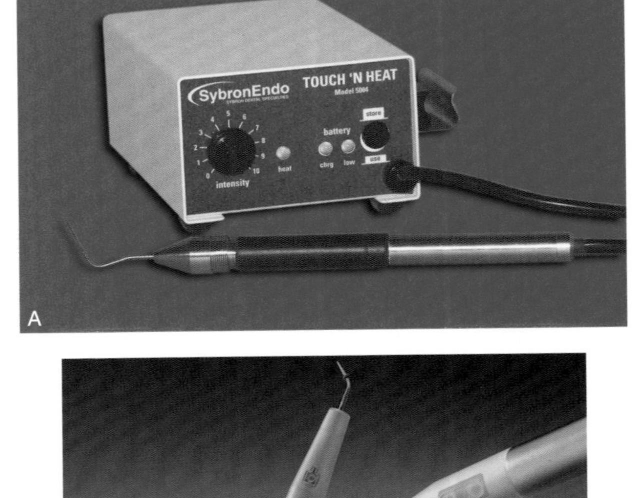

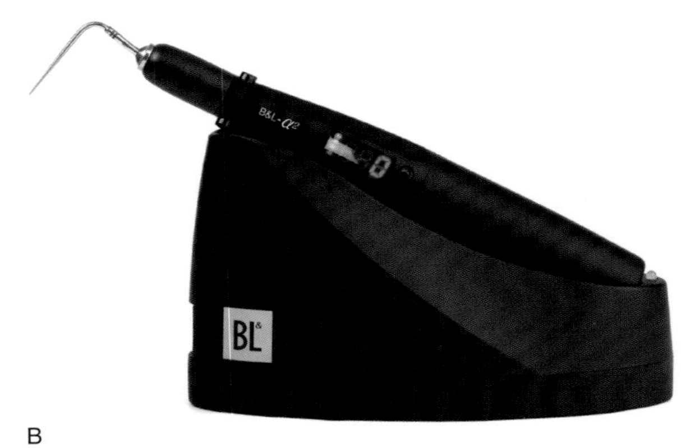

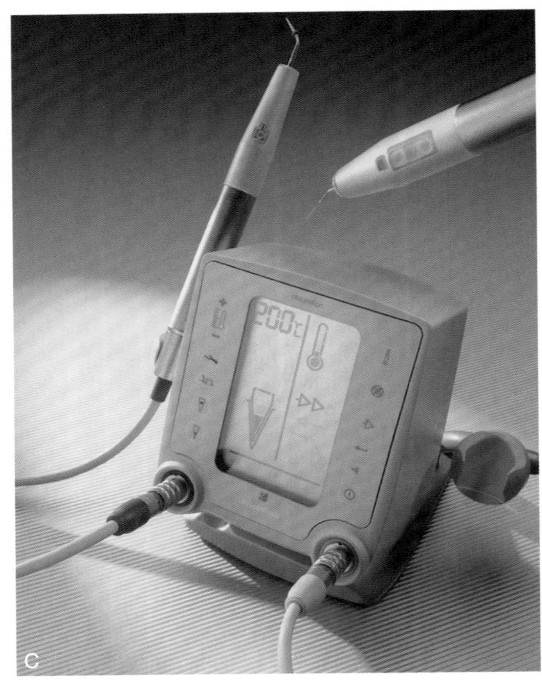

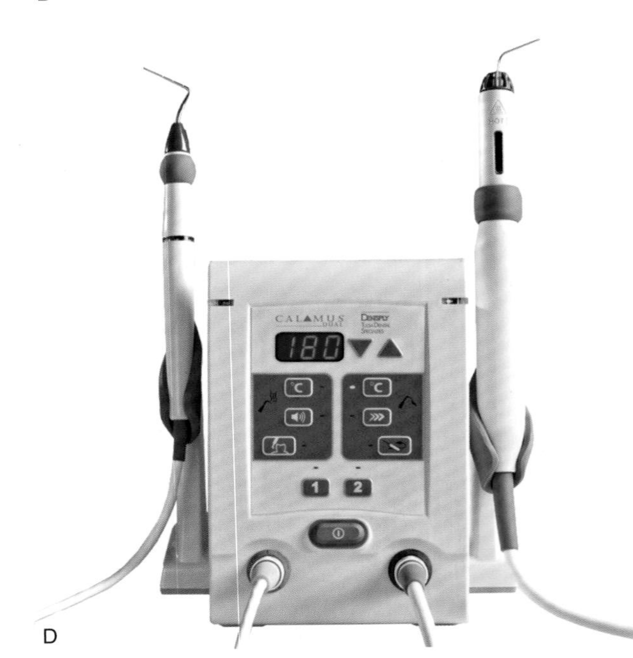

图 22-36　**A.** “Touch'n Heat” 携热器　**B.** “Alpha 2” 携热器　**C.** Elements 充填设备　**D.** Calamus

（二）牙胶尖

垂直加压充填技术中使用的牙胶尖与标准牙胶尖化学成分相同，但锥度更大。因此在使用垂直加压器工作端进行根尖向加压时，可提供更多的牙胶量。在 Schilder 最开始推荐的垂直加压充填技术中，最常用的牙胶尖型号为细、细中、中等和中大号。而现今许多机用镍钛预备系统都配备了与其预备器械相匹配的牙胶尖（图 22-31）。

（三）封闭剂

为了增加牙胶与根管壁之间的适合性，垂直加压充填技术中需要使用最少量的封闭剂。理想的封闭剂应当能够在根管壁表面弥散成数微米的薄膜[156,158]。具备惰性、生物相容性、无收缩性和不可吸收性特点的市售封闭剂，均可用于垂直充填加压技术。

Weiner 和 Schilder[159]发现封闭剂的固化时间、可吸收性和收缩性之间存在一定的相关性。固化时间越长，可吸收性和收缩性越大。受此相关因素影响最小的封闭剂包括固化时间较短的 Pulp Canal Sealer（图 22-37A），和工作时间较长而易于操作的 Pulp Canal Sealer E.W.T.（图 22-37B）。这两种封闭剂均基于 1931 年 Rickert 的配方，具体如下[160]。

粉剂 /%	银	24.74
	氧化锌	34
	碘化麝香草酚	10.55
	油性树脂	30.71
液剂 /%	丁香油酚	78
	加拿大树胶	22

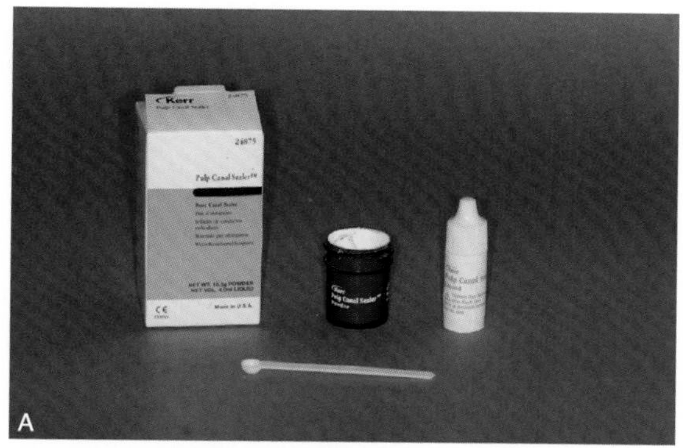

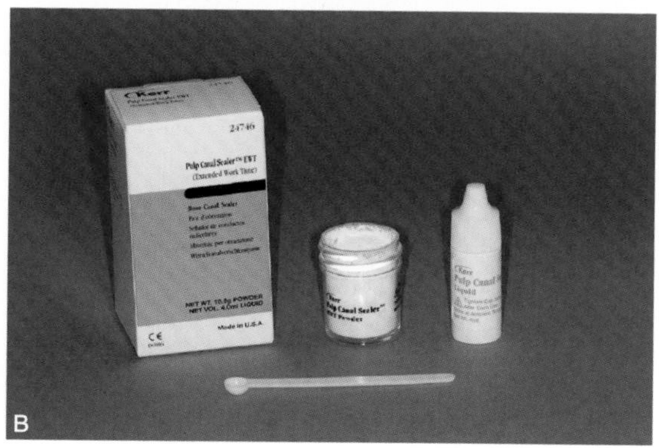

图 22-37　根管封闭剂 Pulp Canal Sealer（A）和 Pulp Canal Sealer EWT（B）非常适用于 Schilder 技术

（四）充填步骤

1. 试尖　如果使用羽状牙胶尖，需根据根尖孔的大小将牙胶尖尖端稍做修剪（图 22-38），并拍摄试尖片。牙胶尖应当能够到达根管工作长度，且在根尖区有固位（即回拉阻力）。在 X 线片上确认试尖合适后，将牙胶尖尖端再次修剪，使之略短于根管工作长度（图 22-39）。

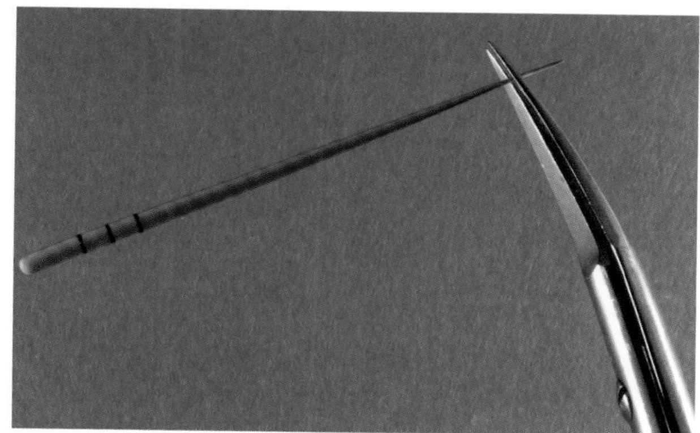

图 22-38　从包装中取出的羽状牙胶尖尖端应稍做修剪

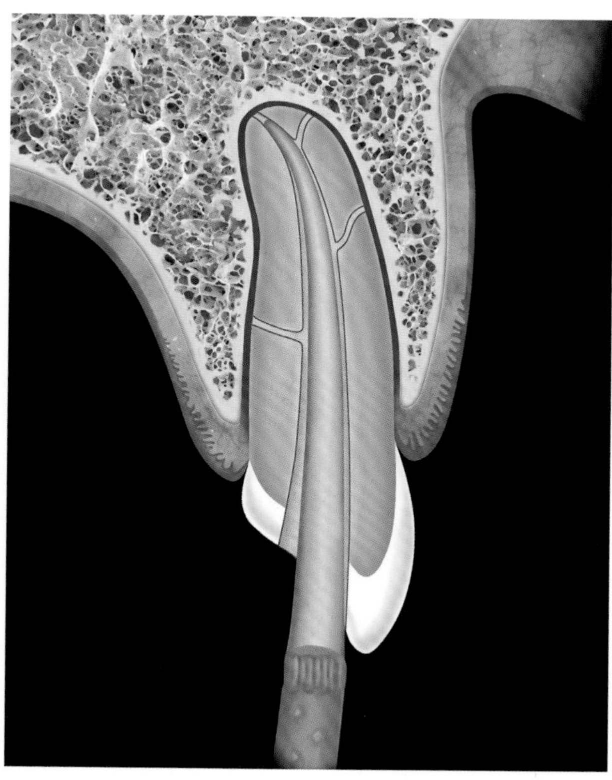

图 22-39　牙胶尖应略短于工作长度。参照参考点，用镊子在牙胶尖相应部位夹一压痕

根据 Schilder 提出的根管清理成形目标中的第二条原则[161]，预备后的根管根尖区横截面直径从冠方向根方应逐步递减。因此，修剪后的牙胶尖尖端直径最终略大于根尖孔直径。在垂直加压过程中，牙胶尖会向根尖方向移动，进入直径更小的根尖区。牙胶尖形变后，形成良好的根尖封

闭和可控的根尖区充填。反之，如果不作修剪，在垂直向力的作用下牙胶尖会超出根尖孔，直至其横截面直径等于或大于根尖孔直径。

推荐使用牙胶尖测量尺（图 22-40）和小剪刀进行牙胶尖尖端的修剪。参照参考点，用镊子在牙胶尖相应部位夹一压痕，标记工作长度。牙胶尖的修剪量应以工作长度下能够顺畅进入根管并有回拉阻力为标准。拍摄试尖片。然后将牙胶尖的尖端再次修剪，使之略短于最后一支根管预备器械所示的工作长度（图 22-41），通过 X 线片再次确认。

当采用 GTX Rotary Files、ProTaper Universal、ProTaperNext 和 WaveOne 等镍钛系统进行根管预备时，试尖会容易很多。医生根据根管预备的锥度选择合适的牙胶尖（图 22-30，图 22-31）。然而，试尖遵循的基本原则与使用羽状牙胶尖是完全相同的：即牙胶尖必须有明显的回拉阻力，适合于略短于工作长度处，垂直加压后牙胶尖可到达根尖孔处，并能够保证良好的根尖封闭。

2. 预试垂直加压器　必须预先试合垂直加压器，以确定在不接触根管壁的情况下垂直加压器能够进入根管的深度。这项技术的关键是保证垂直加压器与软化牙胶之间形成最大的接触面，并垂直向加压[162]。如图 22-42 所示，选用的第一支垂直加压器的型号必须足够大，例如 Maillefer #10 或 B&L 蓝色垂直加压器，用于根管冠 1/3 加压充填。如果垂直加压器自带橡皮止标，那么橡皮止标应安放于垂直加压器恰好接触到根管壁之前（图 22-42A）。随后选择型号较小的第 2 支垂直加压器用于根中 1/3 的加压充填，例如 Maillefer #9 或 B&L 黄色垂直加压器，同样以橡皮止标为参考（图 22-42B）。最后，选用的第 3 支垂直加压器更细，例如 Maillefer #8、81/2 或 B&L 黑色垂直加压器，用于根尖 1/3 的加压充填。充填范围为距离根尖孔 5mm 处（图 22-42C）。整个充填过程中，垂直加压器不应接触到根管壁，否则产生的楔力可能会对根管壁造成破坏，进而导致根裂或根折的发生。

3. 封闭剂的准备　Pulp Canal Sealer EWT 是一种适用于垂直加压充填技术的优良根管封闭剂，由粉剂和液剂组成，使用时必须严格按照生产商的操作说明进行调拌。Casanova[163]的研究显示增加粉液比例可降低 Pulp Canal Sealer EWT 的溶解度和可吸收性，而不影响其流动性和成膜厚度。据此，建议按照操作说明，在玻璃板上预先准备两滴液剂和相应的粉剂（图 22-43）。将至少 2/3 的粉剂溶于一滴液剂，调拌获得均一、乳状的混合物。调制良好的封闭剂非常黏稠，用调拌刀可拉起至少 10cm 的长度（图 22-44）。玻璃板上剩余的粉剂用于垂直加压器在加压过程中蘸取使用，以防止垂直加压器与软化牙胶粘连，减少牙胶尖被带出根管的风险。第 2 滴液剂则留作封闭剂混合后过于黏稠时备用。

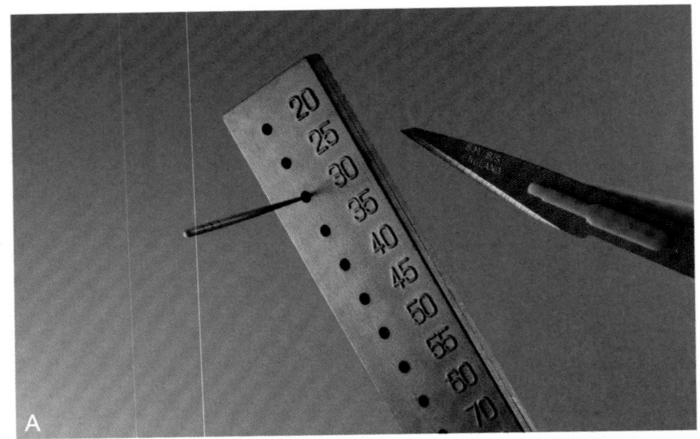

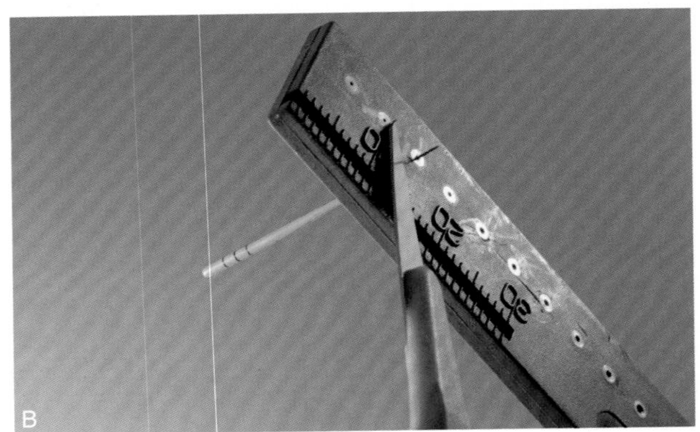

图 22-40　用牙胶尖测量尺进行牙胶尖尖端的修剪，牙胶尖测量尺可方便地将牙胶尖修剪至需要的尺寸

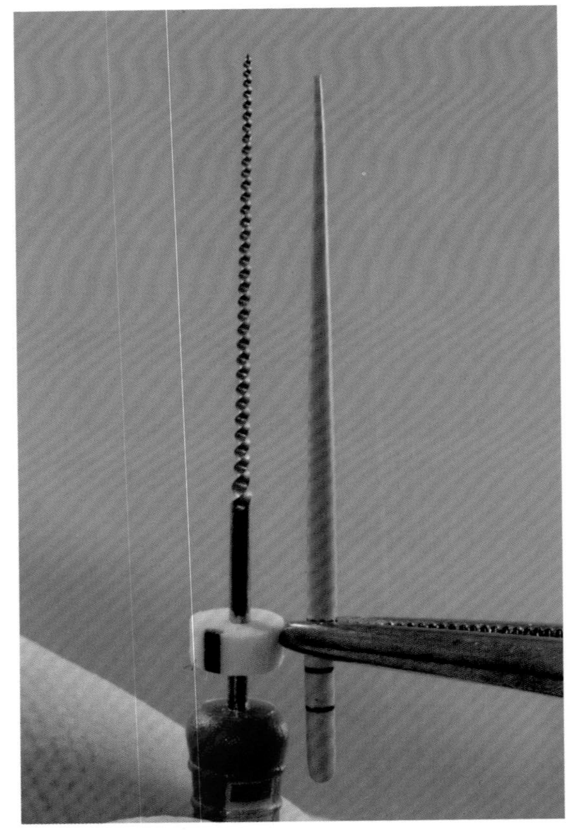

图 22-41　将牙胶尖与根管预备器械相比，提示修剪后的牙胶尖略短于工作长度

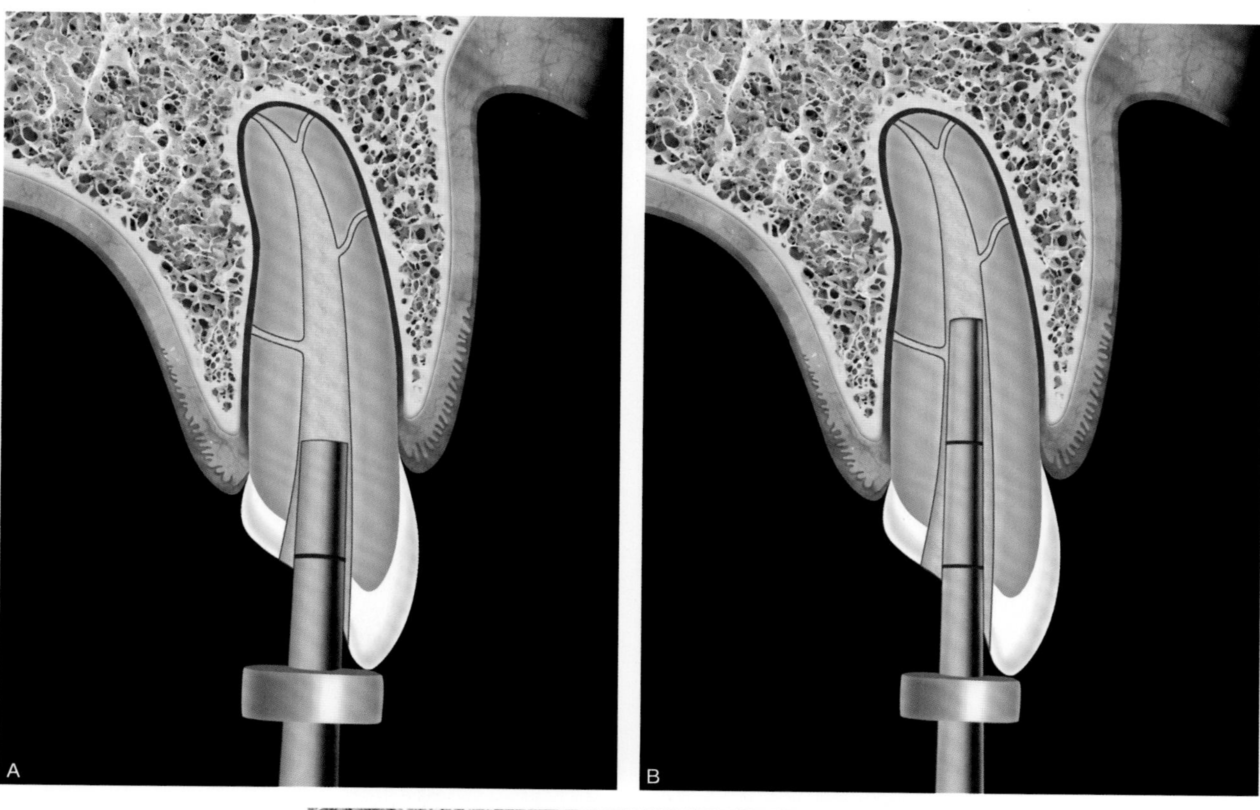

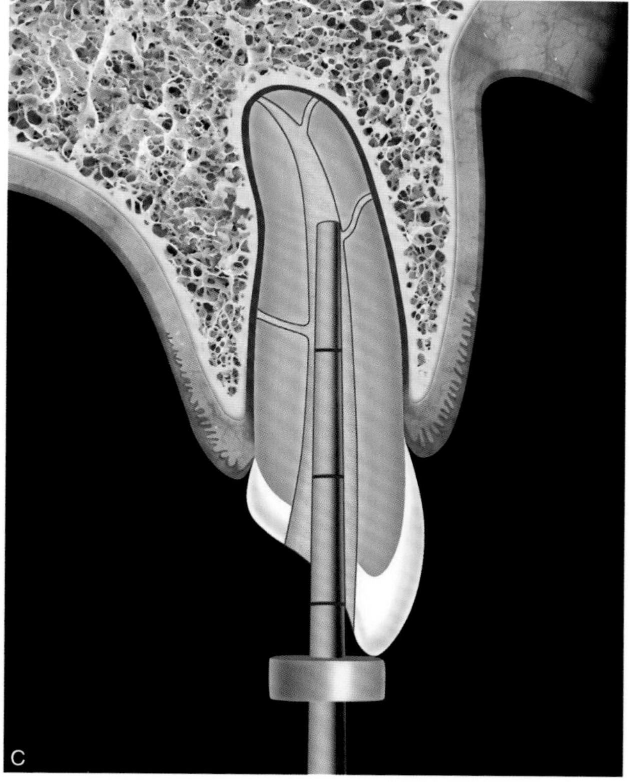

图 22-42　A. 根管冠 1/3 预试第一支垂直加压器，橡皮止标安放于垂直加压器恰好接触到根管壁之前　**B.** 根管中 1/3 预试第二支垂直加压器　**C.** 预试最小号垂直加压器，可到达距根尖孔约 5mm 处

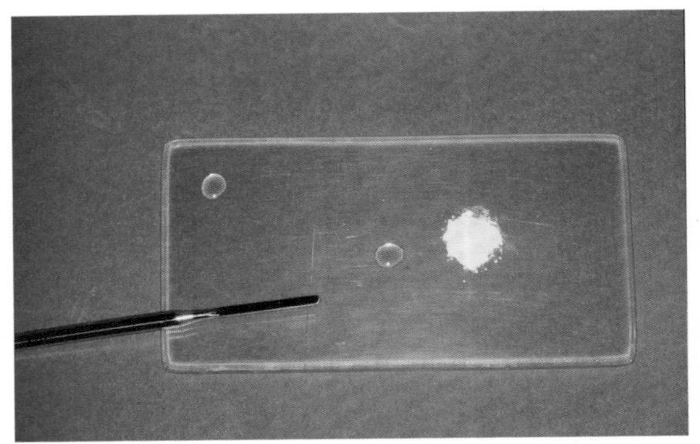

图 22-43 在无菌玻璃板上准备两滴液剂（一滴留作备用）和相应的粉剂，调拌使之达到所需的黏稠度

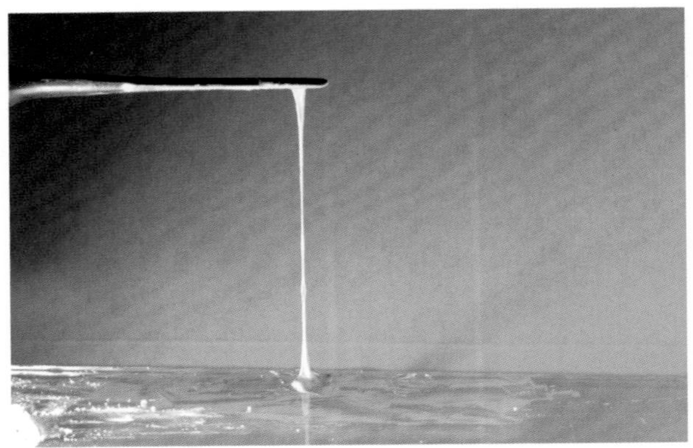

图 22-44 调制良好的封闭剂不应呈“滴状”，可拉起至少 8~10cm 的长度

4. 封闭剂和主尖的放置 将试好的主尖浸泡于乙醇中，无菌纱布擦干。与根管壁接触的部分蘸取一薄层封闭剂（图 22-45）。从根管口处轻推，使主尖缓慢滑入根管，直至压痕所示的工作长度平齐于参考点。通过将主尖缓慢而小心地插入根管，使得空气和尖部多余的封闭剂从侧方和冠方排出，在不施加额外压力的情况下，有效防止封闭剂进入根尖周组织。

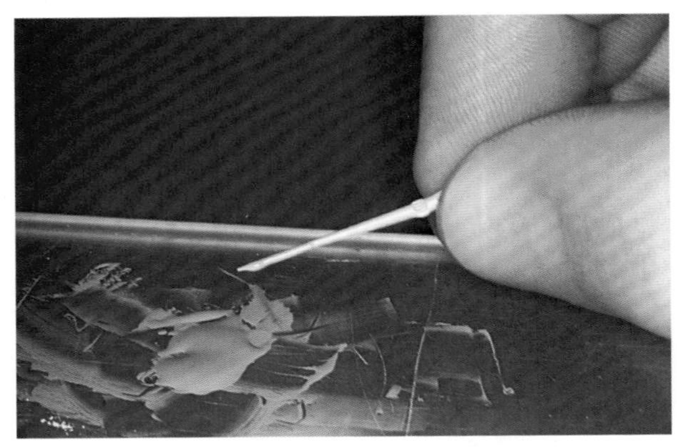

图 22-45 与根管壁接触的主尖表面覆盖一薄层封闭剂

如果根管冠 1/3 呈明显的椭圆形，应在主尖旁侧插入一根副尖（图 22-46）。这样做的目的不是为了进行侧方加压充填，而是增加牙胶量，便于垂直加压。

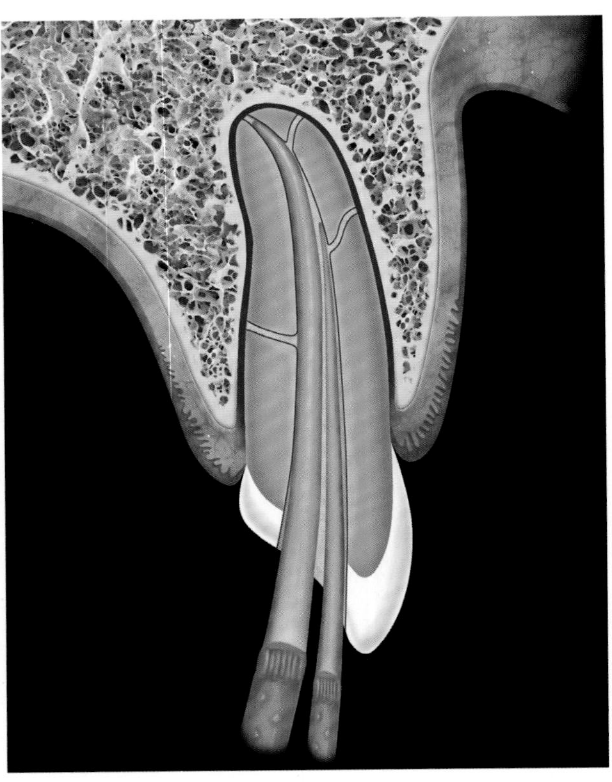

图 22-46 宽大或椭圆形的根管，在主尖旁侧插入一根或数根副尖，以增加用于垂直加压的牙胶量

5. 根向加压 首先用携热器去除根管口外多余牙胶（图 22-47）。用预试好的第一支最大号的垂直加压器将软化的牙胶向根尖方向加压（垂直加压器末端预先蘸取少量封闭剂粉剂，防止与根管内具有黏性的牙胶和封闭剂产生粘连）（图 22-48）。随后，携热器插入根管，根向加热 3~4mm（勿接触根管壁）（图 22-49）[162]。携热器到达位置后，停止加热。随后将其从根管内移除，并随之去除多余的牙胶（图 22-50）。通过这种方式，携热器周围和根尖向约 3~4mm 的牙胶被加热软化。由于牙胶是热的不良导体，深部牙胶将不会被加热[164]。

去除携热器表面残留的牙胶，擦净携热器（图 22-51）。再次使用第 1 支垂直加压器垂直加压，使软化牙胶向根尖方向移动（图 22-52）。然后，第 2 次插入携热器，继续根向加热 3~4mm。随后移除携热器和多余牙胶（图 22-53）。使用第 2 支垂直加压器从垂直向和侧向加压软化牙胶。反复操作，直至最小号垂直加压器到达距离工作长度 5mm 处（图 22-54~ 图 22-57）。

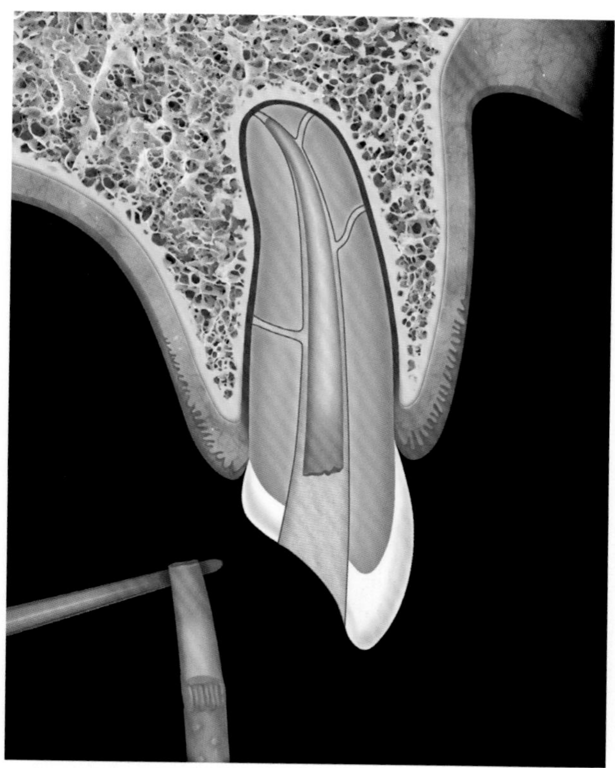

图 22-47　去除髓腔内多余牙胶

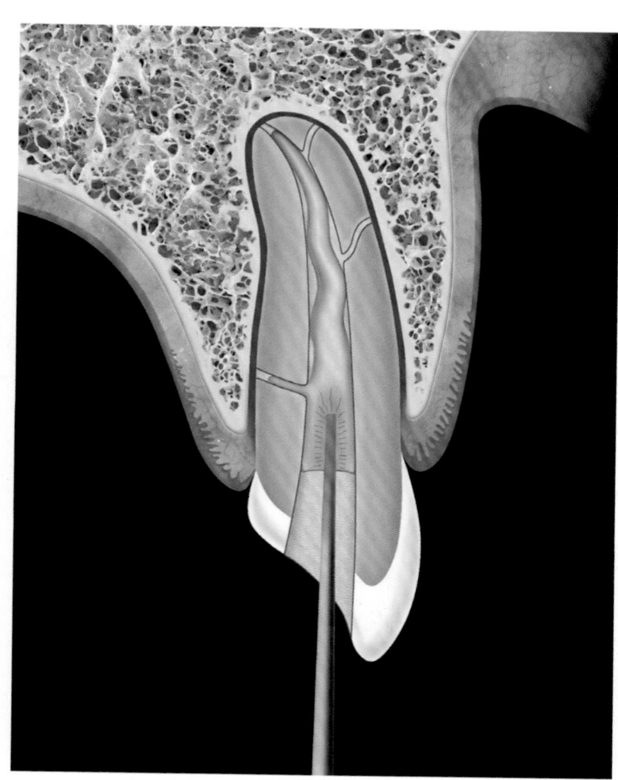

图 22-49　携热器插入牙胶尖中心

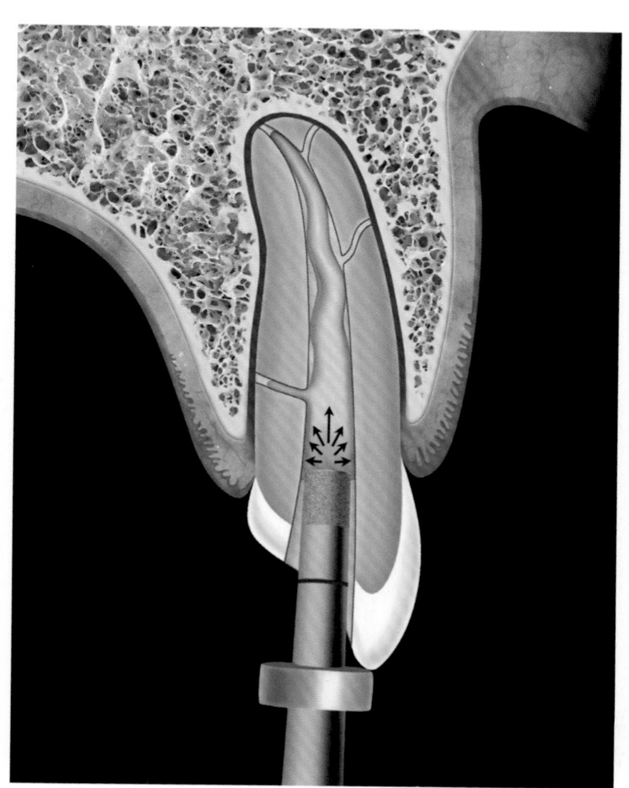

图 22-48　第 1 支垂直加压器将软化牙胶向根方垂直加压。垂直加压器末端蘸取少量封闭剂粉剂，以防止与根管内牙胶粘连

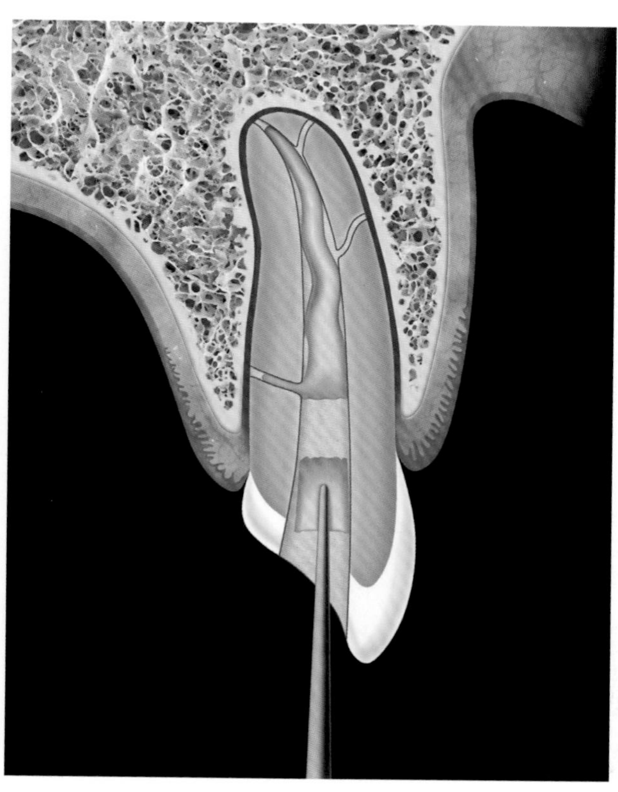

图 22-50　携热器根向加热，并去除根管内多余牙胶

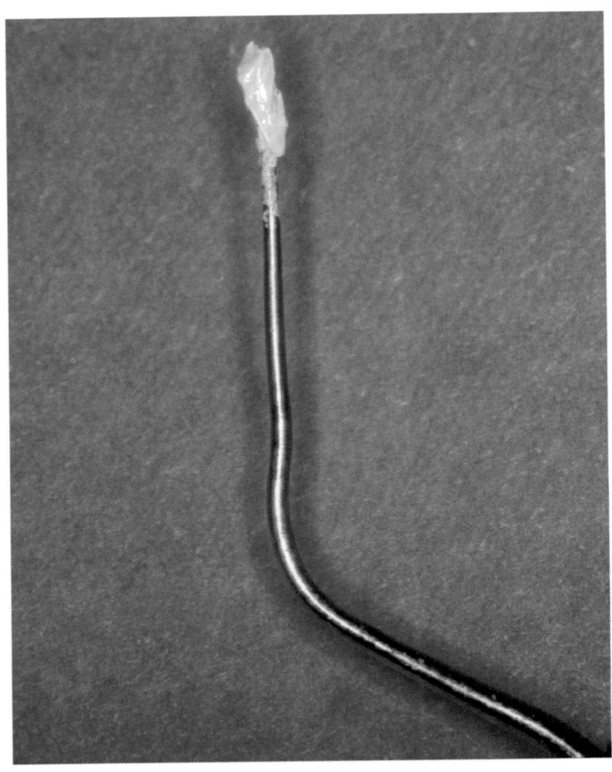

图 22-51 移除携热器工作尖及其表面包裹的冷却牙胶。通过这种方式，实现逐步根向加压

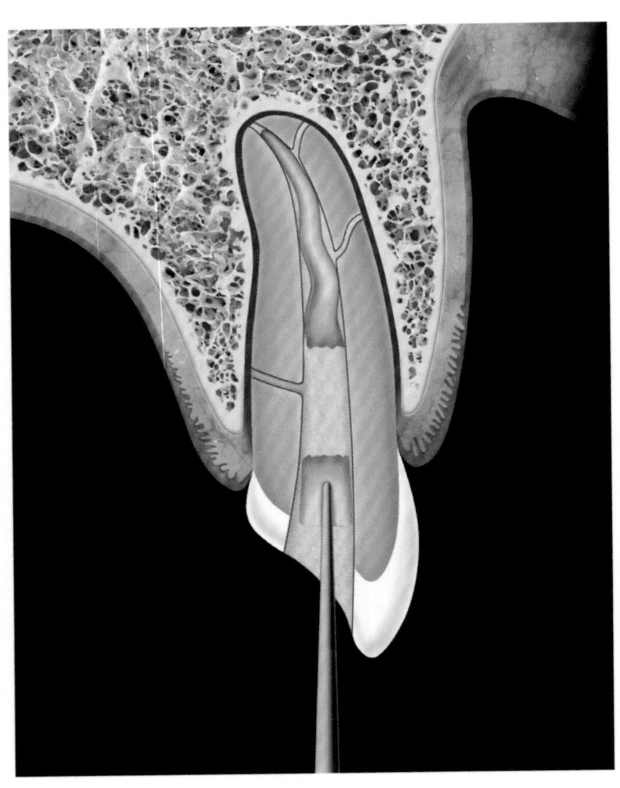

图 22-53 第 2 次插入携热器，继续沿牙胶尖中心根向加热 3~4mm。携热器到达位置后，立即停止加热。待工作尖冷却后，再次从根管内去除一小段牙胶

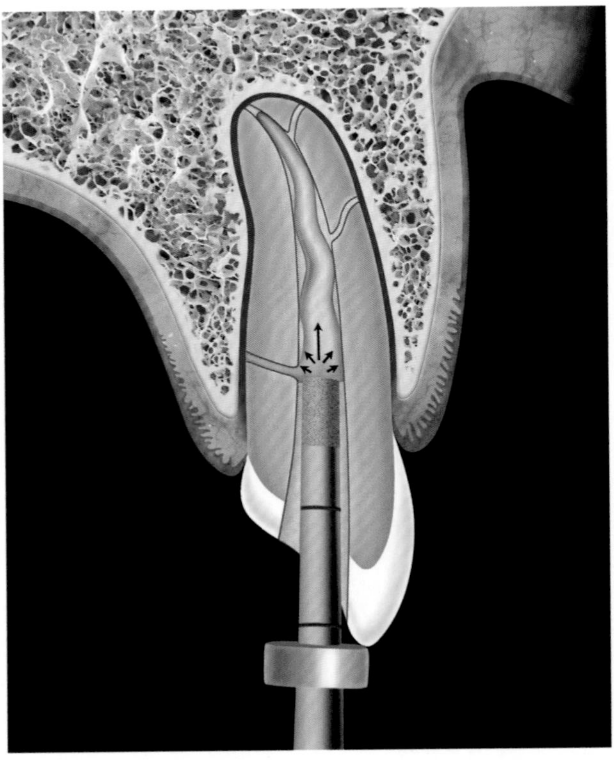

图 22-52 再次使用第 1 支垂直加压器进行根管冠 1/3 部分的垂直加压。一旦橡皮止标到达参考点，应选择更小一号的垂直加压器

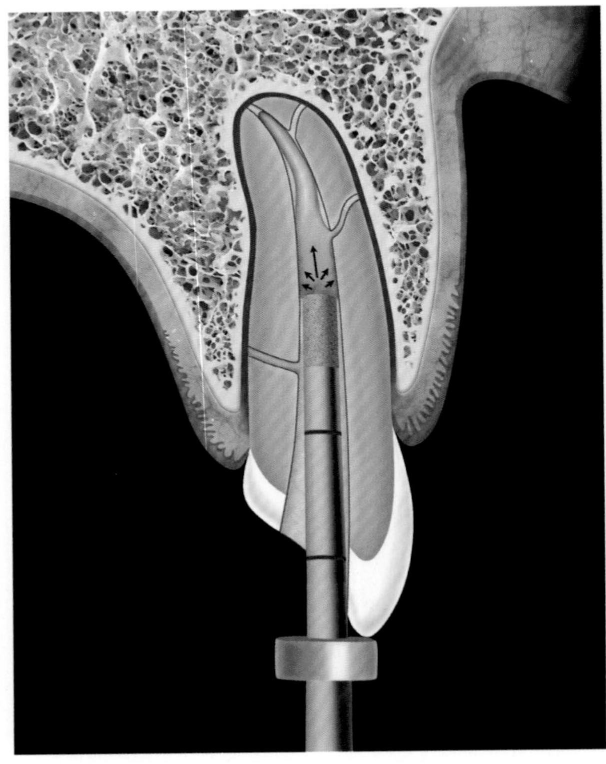

图 22-54 第二支垂直加压器垂直加压至参考点

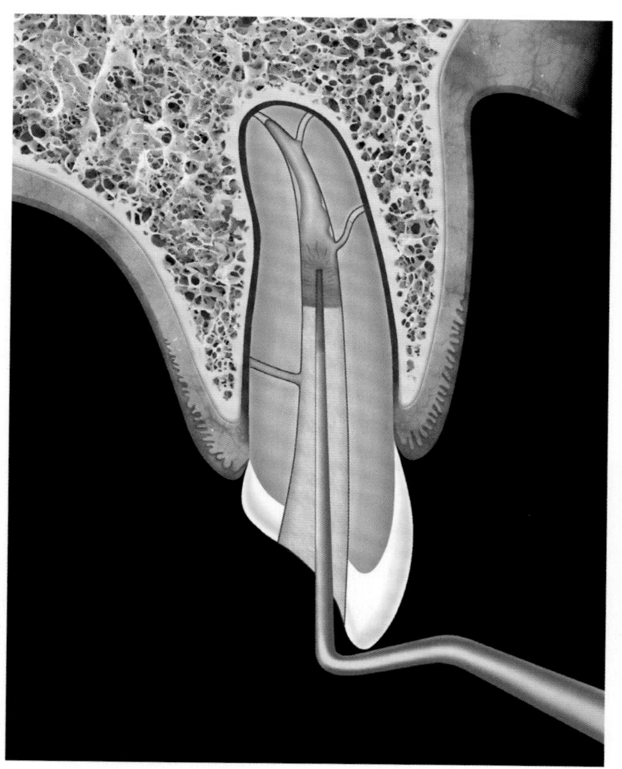

图 22-55　再次插入携热器，加热根尖 1/3 段牙胶

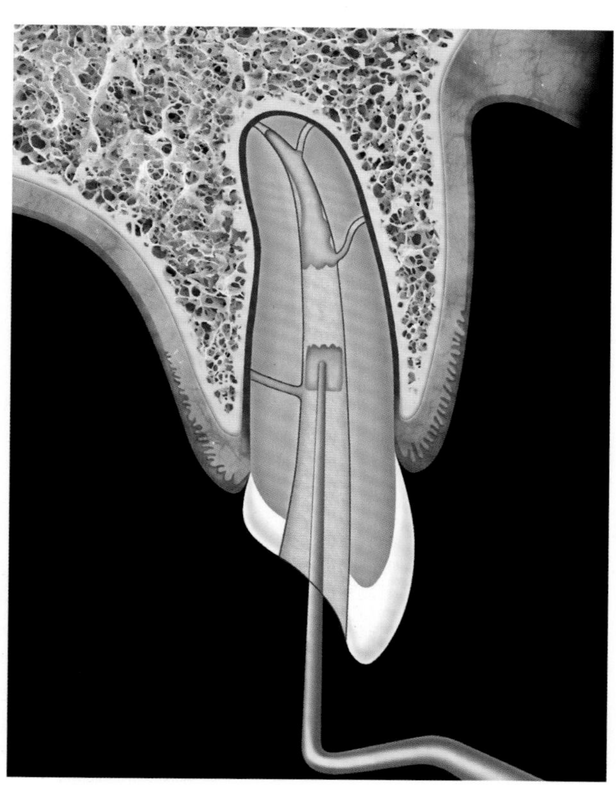

图 22-56　再次去除一小段牙胶，选择最小号垂直加压器

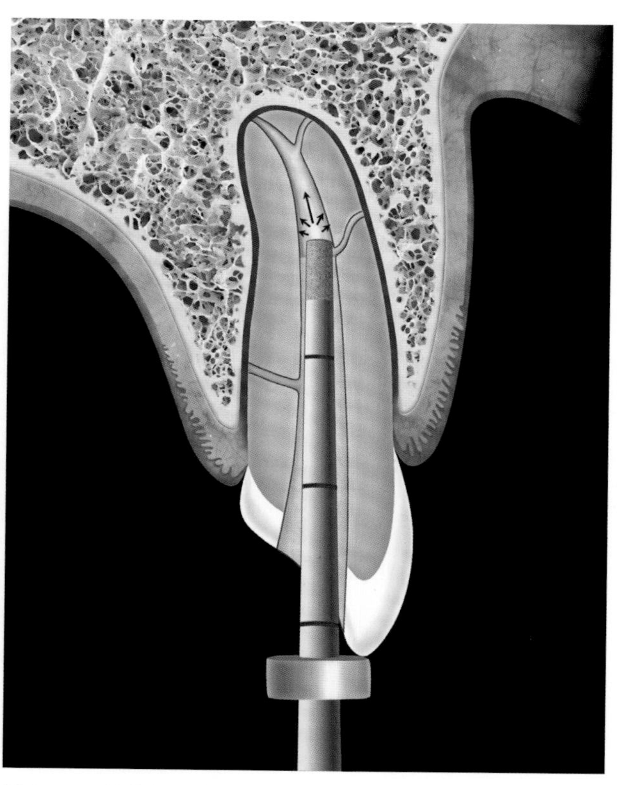

图 22-57　最小号垂直加压器垂直加压，到达距离根管终点约 5mm 处

携热器和垂直加压器反复交替使用会产生以下效应[156]。

根管充填过程中，由于充填压力施加于一个"封闭"的空间，内部会有明显静水压的产生。在根管的冠方，垂直加压器与软化牙胶之间形成最大接触面，加压后使得冠方牙胶与根管壁直接接触，而根尖区牙胶由于回拉阻力，得以封闭根尖孔。由此，压力可在封闭的空间内消散。以一种真正的冠 - 根向"压力波"的方式，根管内静水压使封闭剂和软化牙胶充满根管内所有空间。随着"压力波"逐步向根方推进，根管冠 1/3、根管中 1/3 和根尖 1/3 的侧支根管以及根尖 delta 区依次被充填。而侧方加压充填过程中，则无静水压产生。

垂直加压过程中，能够将牙胶逐步根向加压的原因具体如下。首先，在垂直加压过程中软化牙胶在锥形根管内会自动产生侧向力。这符合基本的物理学定律，操作者并不需要通过充填器械施加额外的侧向力[156]。其次，每次将携热器从根管内移除时，工作尖尖端会有多余的牙胶被同时带出。由此，"压力波"和垂直加压器可以逐步向根方推进，同时应逐渐选择更小型号的垂直加压器。

通过多次垂直加压，根尖区牙胶的温度最终高于体温。由于牙胶是热的不良导体，通过第一次和第二次垂直加压，根尖区的牙胶温度上升缓慢。如图 22-58 所示，经过数次垂直加压，在携热器和垂直加压器逐步到达距根尖 5mm 的过程中，根尖区牙胶温度逐渐上升。即使经过数次操作，升高的温度也不会对组织造成损伤。热电偶实验显示[165]，高于体温 3℃～7℃时，根尖区牙胶具有可塑性。并且在垂直加压过程中，根尖区牙胶温度不会超过体温 9℃[168]。停止加热后，牙胶逐渐冷却至体温，可有效防止超填入根尖周组织[165,166]。由此可见，由于根尖处的牙胶尖不会出现熔化的现象，垂直加压充填技术可以很好地控制根尖区的充填效果。

由于过度加热会增加根尖区牙胶的可塑性，进而导致超填发生率的增加[59]，因此应避免进一步垂直加压至距离根尖孔 2~3mm 处[167]。短于工作长度 5~6mm 足以获得有效的根尖封闭，良好的侧支根管和根尖 delta 区充填（图 22-59，图 22-60）。

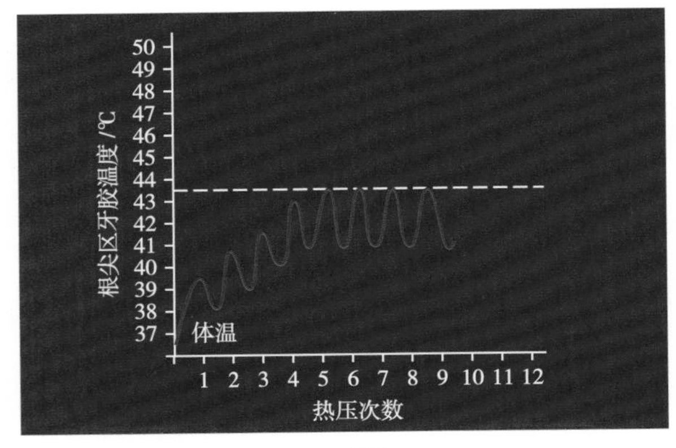

图 22-58 根尖区牙胶热分布图[168]

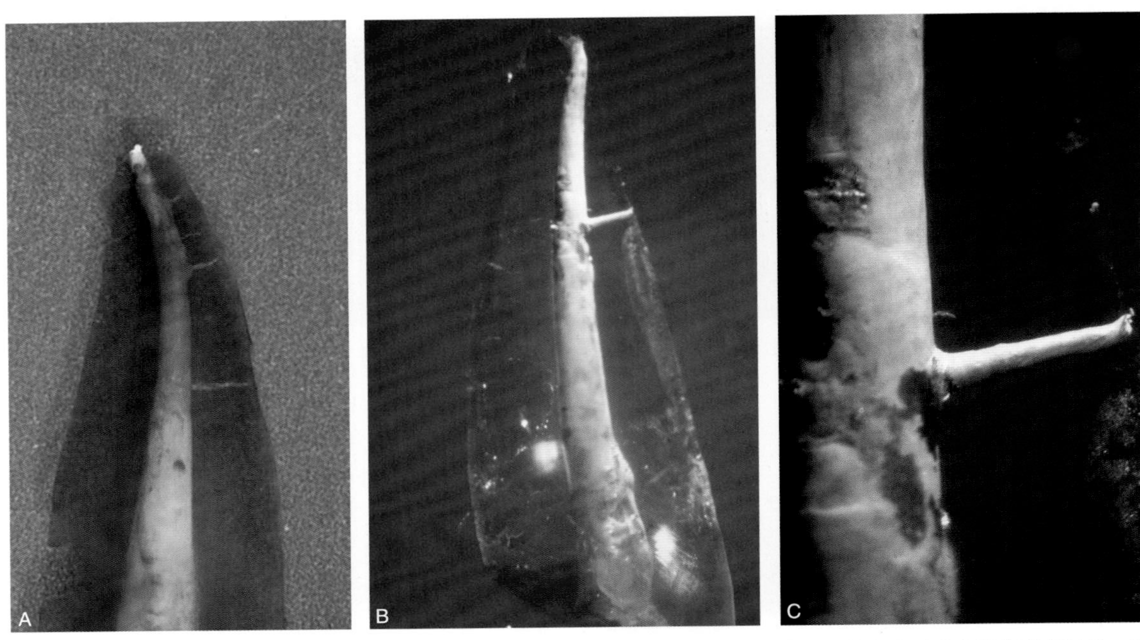

图 22-59 **A.** 根管治疗后的上颌中切牙由于牙周疾病被拔除。透明化处理后，四条侧支根管内的牙胶充填物清晰可见。此病例中，采用热牙胶垂直加压至距离根管终点 5mm 处 **B.** 离体上颌前磨牙根管治疗，并透明化处理。热牙胶垂直加压至距离根管终点 5mm 处，可见距离根尖孔约 4mm 处的侧支根管完全由牙胶充填 **C.** 图 22-59B 的高倍放大

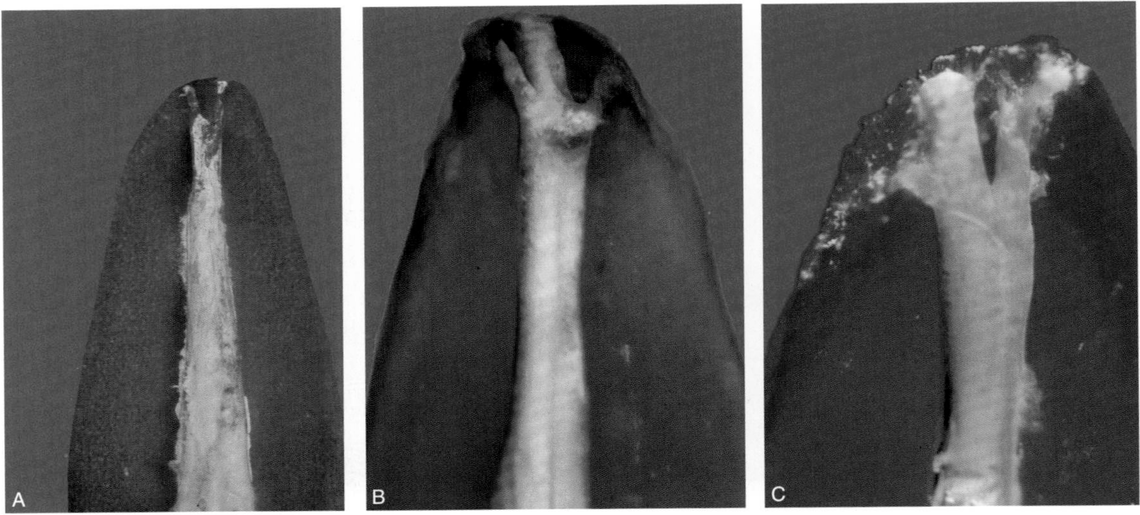

图 22-60 **A.** 热牙胶垂直加压至距离根管终点 5mm 处，可见牙胶和封闭剂充满细小的根尖分叉 **B、C.** 垂直加压至距离根管终点 5mm 处的其他病例，显示牙胶充填大部分根尖 delta 区

6. 回填　根向加压完成后，拍摄X线片检查牙胶是否充填到位以及充填物的致密情况（图22-61，图22-62）。根管中、上断的充填采用回填方式。可通过以下两种方法进行。

（1）将小段牙胶分次放入根管，依次加热后用合适的垂直加压器加压。

（2）使用热塑牙胶。

如果根向加压过程中根管壁有残留的牙胶和封闭剂，回填阶段牙胶将首先黏附至这些残留充填物，而不是与根尖段的牙胶融合，因此会在根管内留下空隙，进而影响根管充填的均一性（图22-63）[157]。

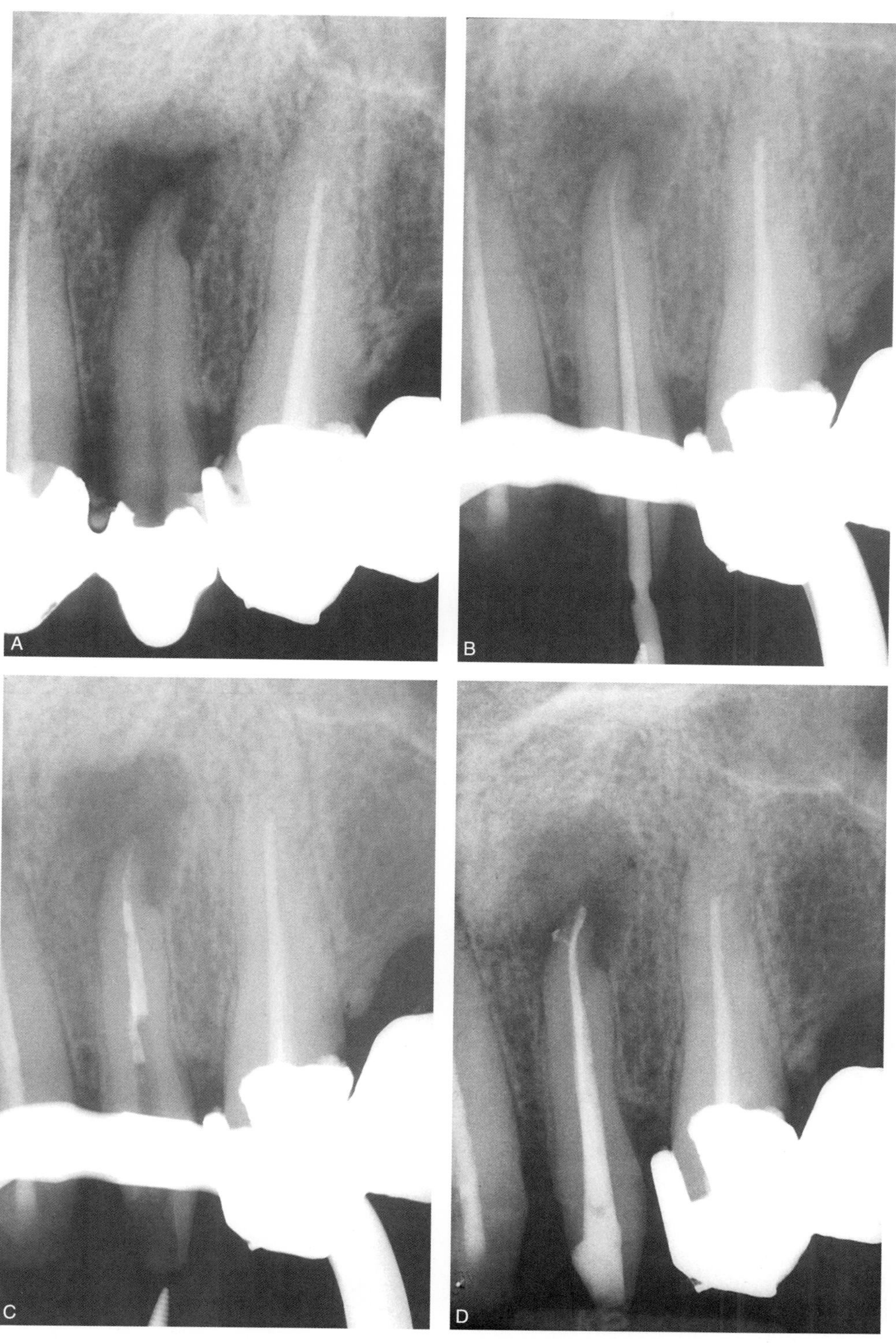

图22-61　**A.** 左侧上颌侧切牙术前X线片　**B.** 试尖片　**C.** 根向加压。垂直加压4mm后，牙胶尖似乎出现折叠。这是由于根尖区牙胶尖未被充分压实造成的，需要继续根向垂直加压，将根尖区牙胶压实　**D.** 根管充填后X线片显示充填物均一致密，且侧支根管被充填

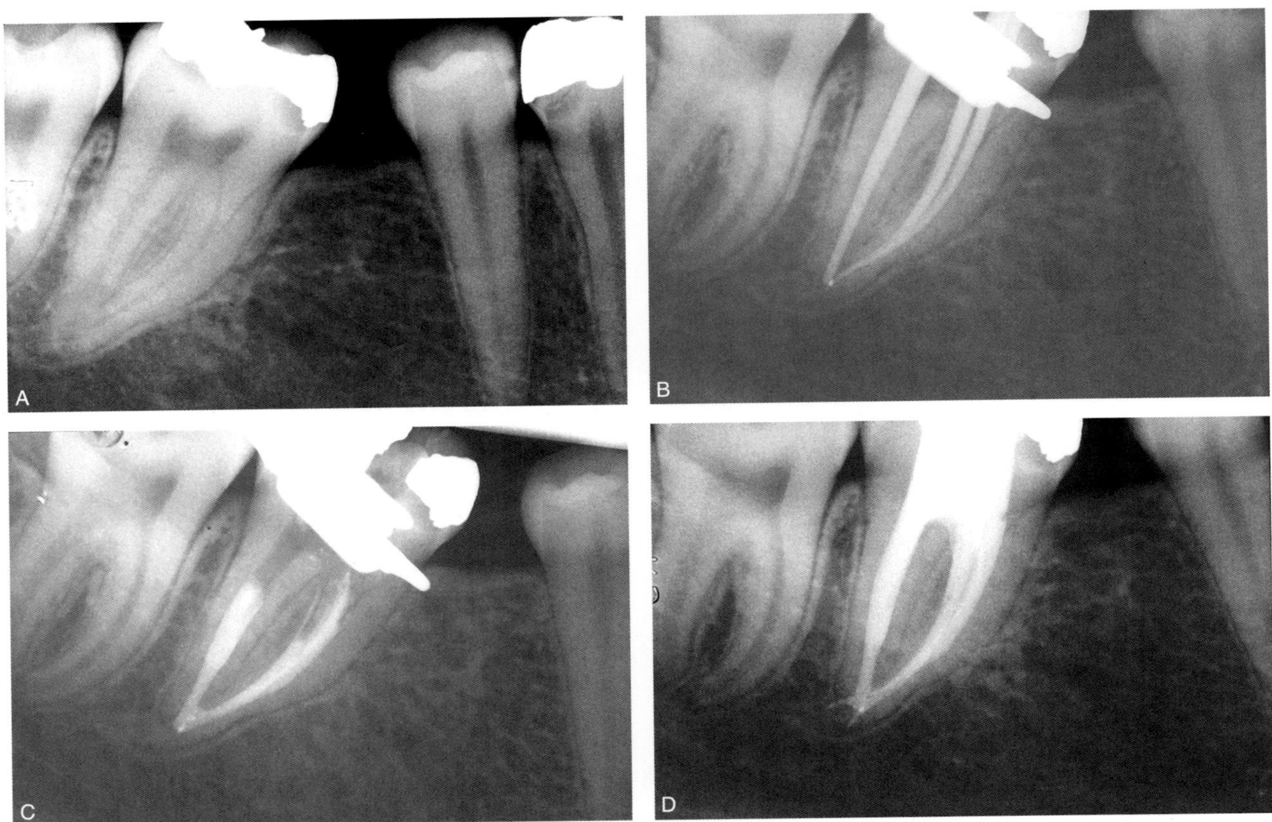

图 22-62　A. 右侧下颌第二磨牙术前 X 线片　**B.** 试尖片　**C.** 根向加压后 X 线片。显示充填物均一，稍欠填。需继续垂直加压至距离根管工作长度 5mm 处，并将根尖区牙胶压实　**D.** 根管充填后 X 线片显示根尖分叉被充填

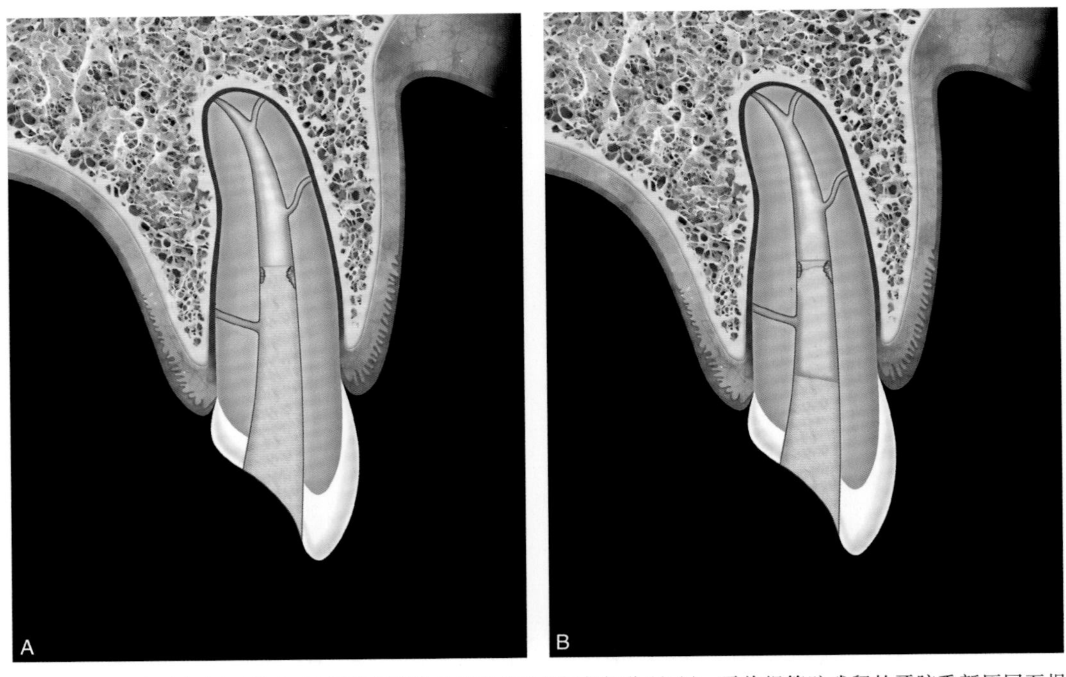

图 22-63　A. 根向加压过程中，根管壁有残留的牙胶（图中灰色部分所示）。需将根管壁残留的牙胶重新压回至根管中心　**B.** 残留牙胶导致回填后根管内空隙的产生

因修复需要桩道预备或根管内固位时，医生需要选择根管充填终止于根尖1/3垂直加压平面或是回填过程的任一平面。抑或将牙胶回填至根管口处，随后根据修复需要去除根管内部分牙胶。对于单根管后牙，由于垂直加压过程中根管冠1/3和中1/3的侧支根管已被充填，因此可以回填至根管内任一平面（图22-64）。而对于前牙根管，由于牙胶内的着色剂可透过牙颈部和牙冠部的牙体组织显色，影响美观。因此应回填至龈缘以下2mm，以避免牙变色的产生。对于多根牙，髓底多存在副根管，根管回填后，需要采用冠方封闭材料进行完善的髓腔封闭。否则有可能导致根分叉区病变的发生[160,168]。详见第三十六章，“牙髓-牙周的相互关系”。

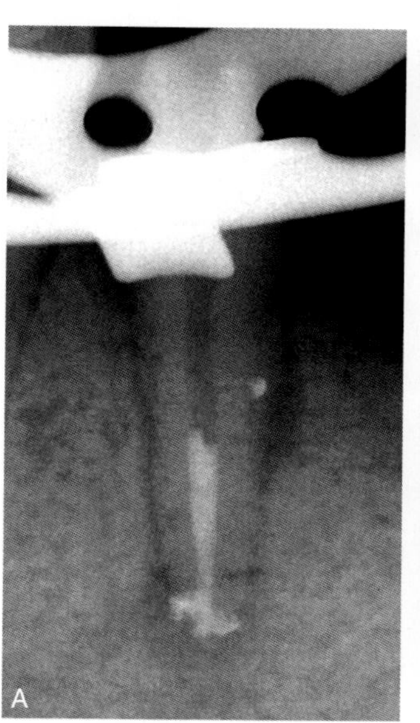

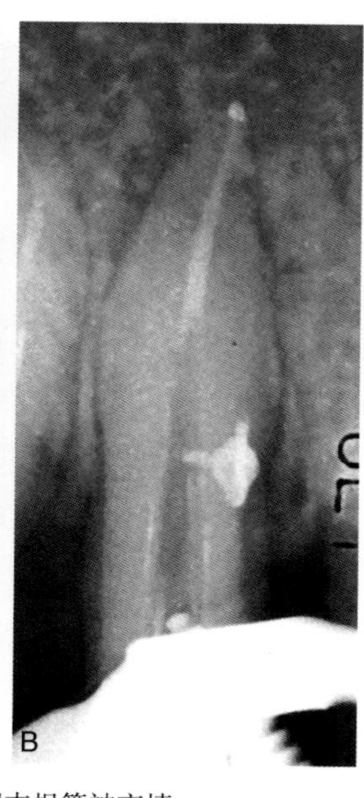

图22-64 A、B. 根向加压过程中，侧支根管被充填

7. 热塑牙胶回填 采用热塑牙胶充填系统，例如Obtura Ⅱ、Beta 2（图22-65）、Elements和Calamus（图22-36C&D），进行根管回填耗时短，效率高。此项技术通过将热塑牙胶充填系统的针头（通常是#23或#25）插入到根管中，轻柔而稳定地挤压牙胶枪扳机，使加热的牙胶注射入根管，从而实现对根管的充填。回填过程中，应注意感受注射入根管内牙胶产生的回推力，逐步推动牙胶枪向牙根冠方移动。首先根管内注入一小段牙胶，用相应型号的垂直加压器压实。然后再次注入牙胶并压实（图22-66）。通常需要连续注射3次以完成根管的回填。与单次注射法容易在根管内留下空隙相比[169]，多次注射法（3次或3次以上）可有效避免根管内气泡的产生，充填效果更好。

二、冷牙胶侧方加压充填

根管清理成形后，首先根据根管预备情况选择合适的主牙胶尖。由于标准牙胶尖锥度小，允许侧方加压器进入根尖段，因此常被用作侧方加压充填的主牙胶尖。主尖应当能够到达根管工作长度，并在根尖区有回拉阻力（图22-67）。根管冲洗，纸尖干燥后，放置主尖并通过X线片试尖。

选择合适的侧方加压器和副尖。侧方加压器应当能够到达距离工作长度1~2mm处。副尖应当与侧方加压器相匹配。与传统的D-11T长柄侧方加压器相比，带手柄的短柄侧方加压器触感更强，不会过度施力于牙根，目前在临床中更为常用[170-172]。另外，亦有镍钛合金侧方加压器。与不锈钢侧方加压器相比，镍钛合金侧方加压器具有柔韧性好[173]，不容易在根管壁产生应力集中[174]，且能够进入根管更深部位的特点[175,176]。如图22-68所示，侧方加压器的选择以能够到达距离工作长度1~2mm处，且不与根管壁相接触为标准。主尖就位后，侧方加压器沿主尖旁侧插入，应到达距离工作长度2mm处[177]。

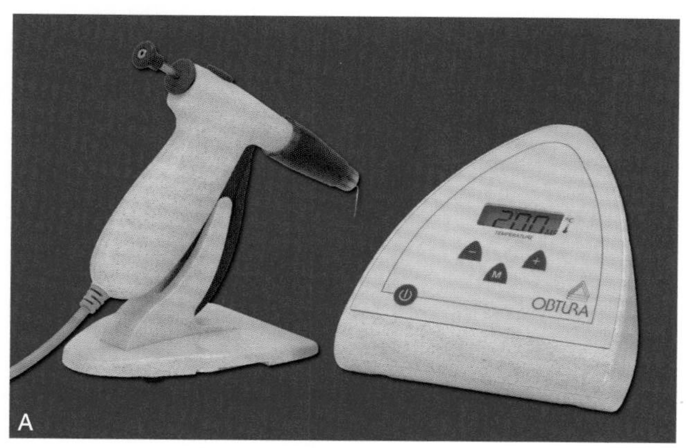

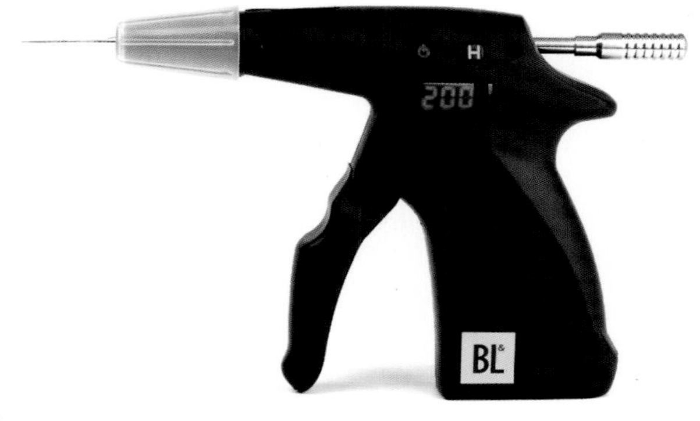

图22-65 A. Obtura Ⅱ **B.** Beta 2

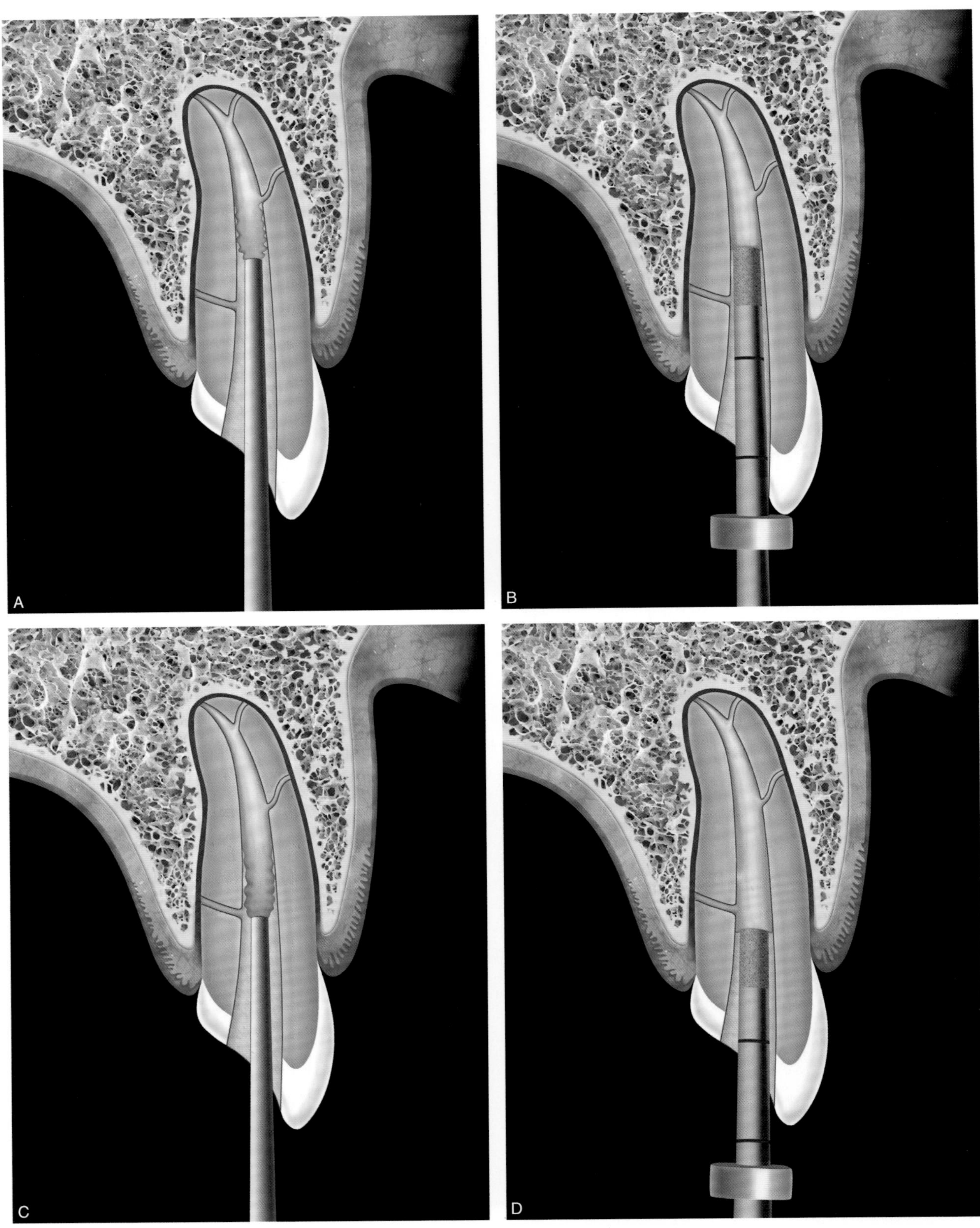

图 22-66 **A.** 热塑牙胶充填系统针头接触到根尖区牙胶，并将其加热。注入一小段牙胶，每次回填长度不超过 5mm **B.** 选用根向加压过程中用于根中段的垂直加压器，将牙胶压实 **C.** 再次注入牙胶，充填长度约 5mm **D.** 大号垂直加压器加压，完成根管充填

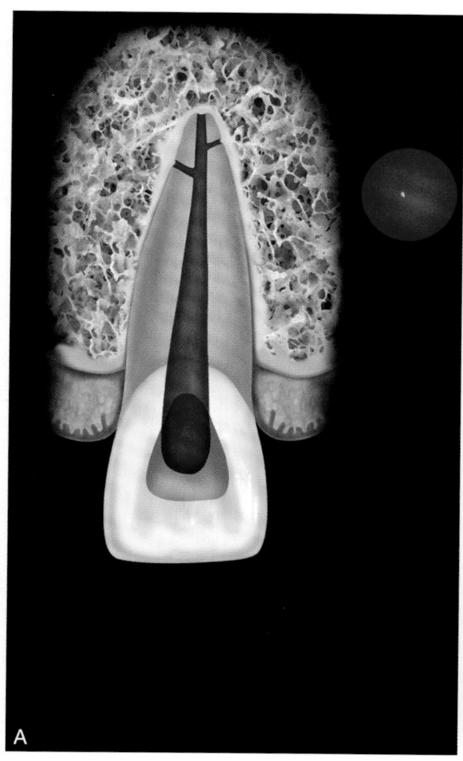

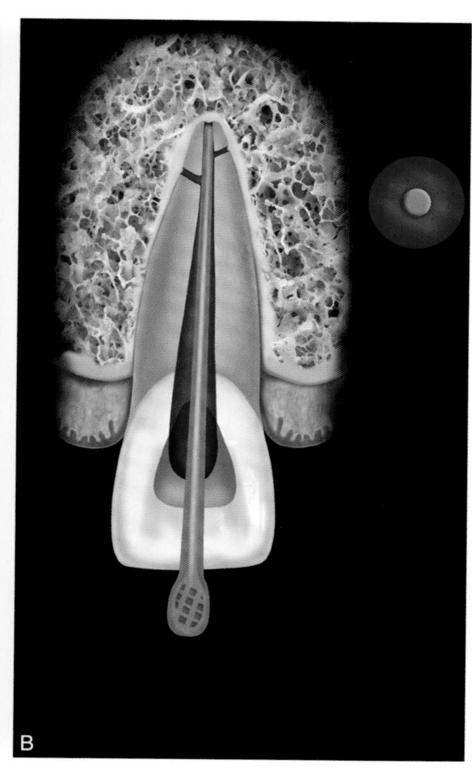

图 22-67　**A.** 根管预备完成后示意图　**B.** 试尖，牙胶尖仅在根尖区与根管壁相接触

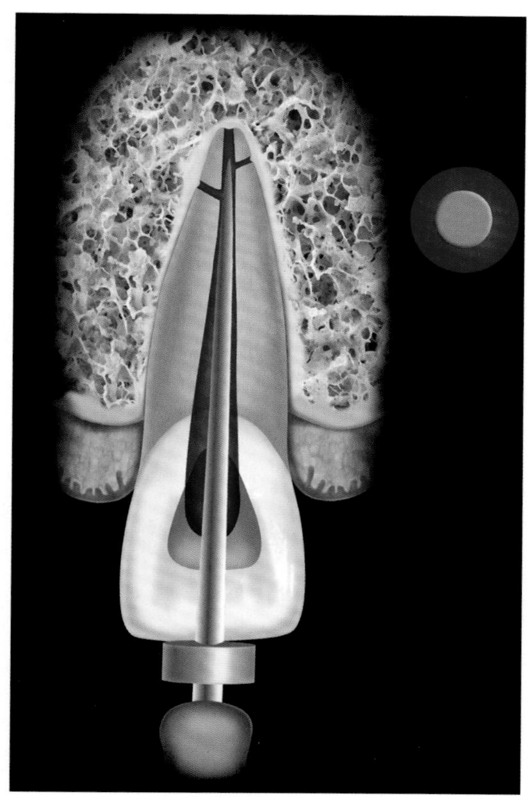

图 22-68　预试侧方加压器，应到达距工作长度 2mm 以内，且不与根管壁相接触。注意侧方加压器与根管壁之间的空隙

侧方加压充填技术的具体操作步骤如下。首先在根管内壁涂布一层封闭剂，将主尖缓慢插入使之到达根管工作长度。然后将选好的侧方加压器沿主尖和根管壁之间的空隙插入，至预定深度后旋转 180°[178]。主尖被侧向和一定程度的垂直向加压，为第一支副尖留出了足够的空间（图 22-69）。随后通过左右旋转的方式取出侧方加压器，准备插入副尖。通常根据侧方加压器的型号、根管的锥度以及主尖压紧后根管内剩余空间的大小选择合适的副尖。副尖插入时首先在副尖表面涂布少量封闭剂，然后插入根管至之前侧方加压器到达的深度（图 22-70）。再次用侧方加压器压紧（图 22-71）并逐步补充副尖。如此反复操作，直至侧方加压器只能插入根管口下方 2~3mm，即根管内无足够的空间放置侧方加压器或副尖时（图 22-72），完成侧方加压。由于牙胶具有不可压缩性，同时 1.5kg 的压力有可能导致根折的发生，因此侧方加压充填过程中不应使用过大的压力[179]。最后使用携热器将牙胶尖从根管口处切断，垂直加压器加压冠方牙胶。酒精棉球清理髓腔内残留的牙胶和封闭剂，完成根管充填。

侧方加压充填技术有如下缺点。

1. 由于采用的是冷牙胶，牙胶尖无法形成均一致密的团块。根管最终被大量挤压在一起的牙胶尖和其间或多或少的封闭剂充填[180]。充填的效果很大程度上取决于操作者的技术水平。

2. 与热牙胶垂直加压充填技术相比，侧方加压充填技术侧支根管充填率低。而且多数情况下，侧支根管被封闭剂，而不是牙胶充填[181]。

3. 侧方加压器应当能够到达距离工作长度 1~2mm 处[88]。侧方加压器使用不当，会对根管壁产生过大的侧向力，增加根折的风险[182]。详见第十四章，“牙根纵裂”。

4. 由于未采用加热的方法，根尖段的主尖不会发生明显的形变。因此，根尖封闭主要依赖于封闭剂的作用。

体外研究显示，与其他充填方式相比，冷牙胶侧方加压充填技术产生的体积渗漏更加明显[183,184]。染料渗透实验中，Gilhooly 等[185]发现与多相热牙胶充填相比，侧方加压充填根尖微渗漏明显增加。关于充填密度的实验显示，热牙胶垂直加压充填后根管内充填物的总重量和牙胶/封闭剂体积比均高于侧方加压充填[186]。

Gimlin 等的[182]研究显示侧方加压充填在根尖区产生的应力高于垂直加压充填。而当根尖区所受应力相同的情况下，垂直加压充填整个根管壁所受平均侧向力高于侧方加压充填。可见，侧方加压充填技术容易在侧方加压器尖端局部产生应力集中，而垂直加压充填技术中根管所受的侧向力沿根管壁均匀分布[181,182]。因此侧方加压充填技术使用不当时，更容易导致根折的发生（图 22-73）。

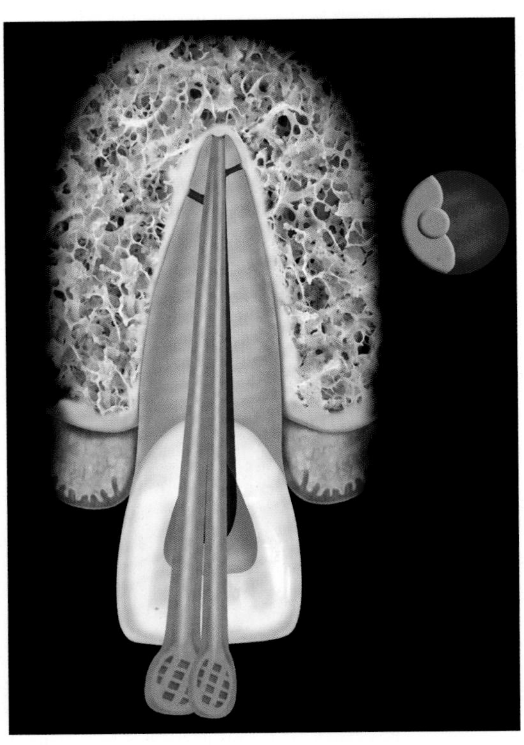

图 22-70 取出侧方加压器，将覆盖有一薄层封闭剂的副尖插入根管，到达之前侧方加压器进入的深度

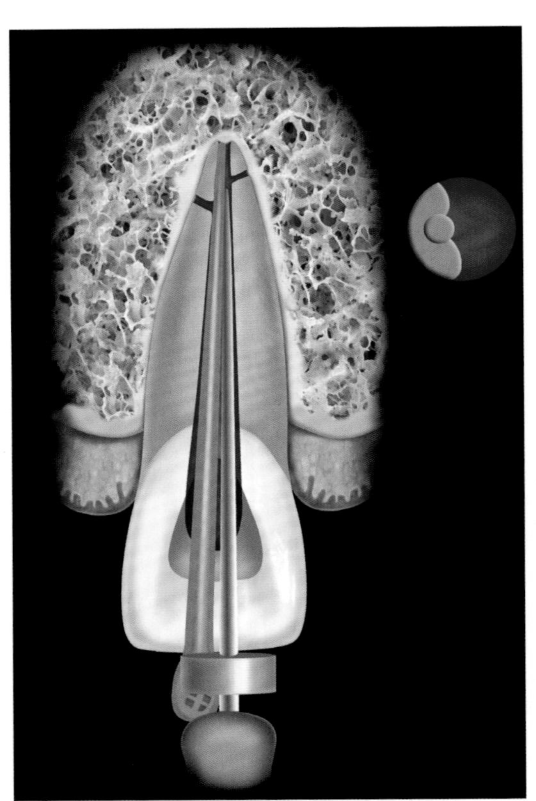

图 22-69 侧方加压器沿着主尖旁侧插入，到达根尖区预定深度

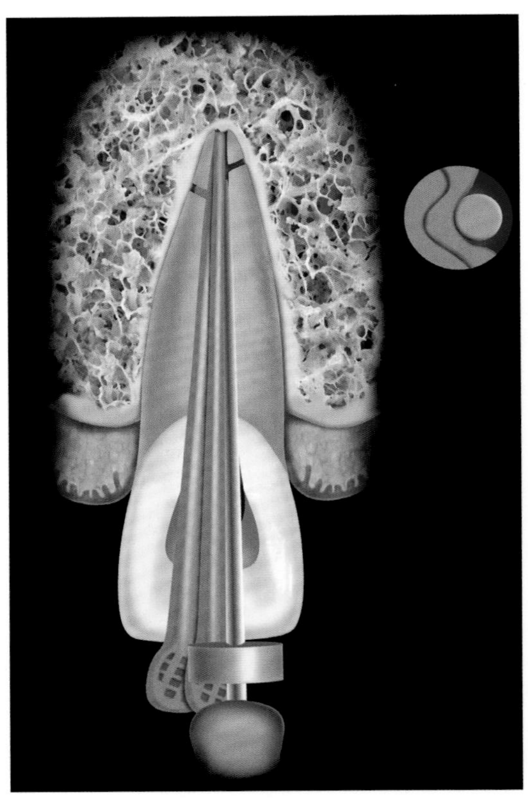

图 22-71 再次插入侧方加压器，为下一支副尖创造空间

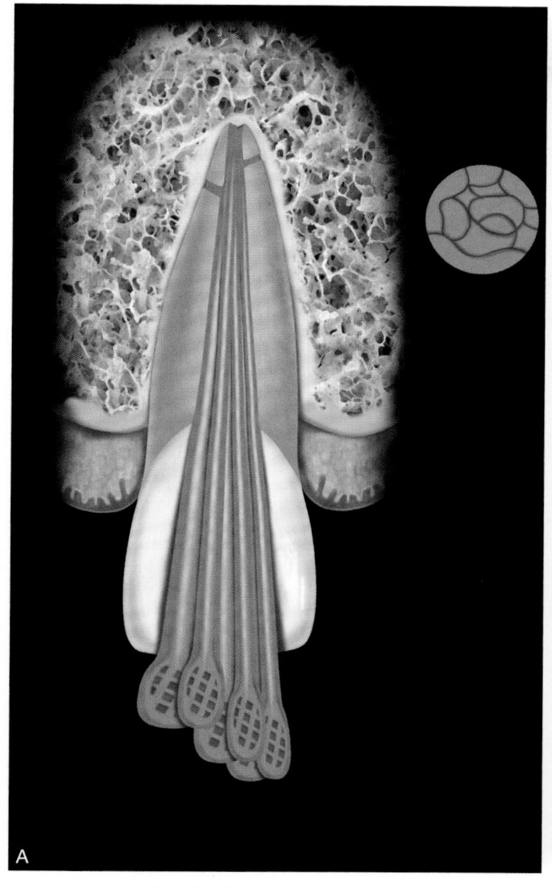

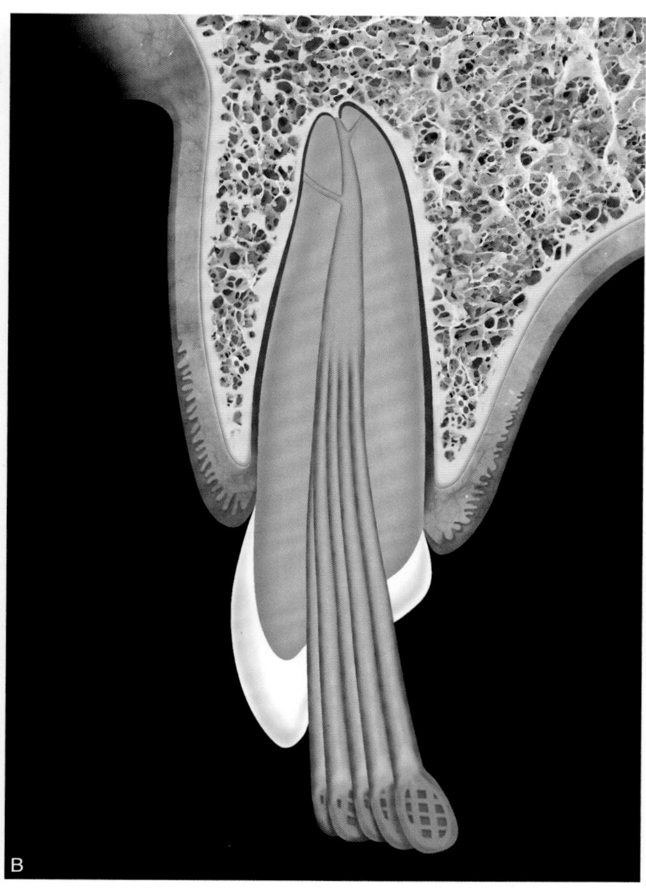

图 22-72　A. 反复操作，直至根管内无足够空间放置侧方加压器或副尖（颊面观）。至此，侧方加压充填完成　**B.** 根管充填后近中面观

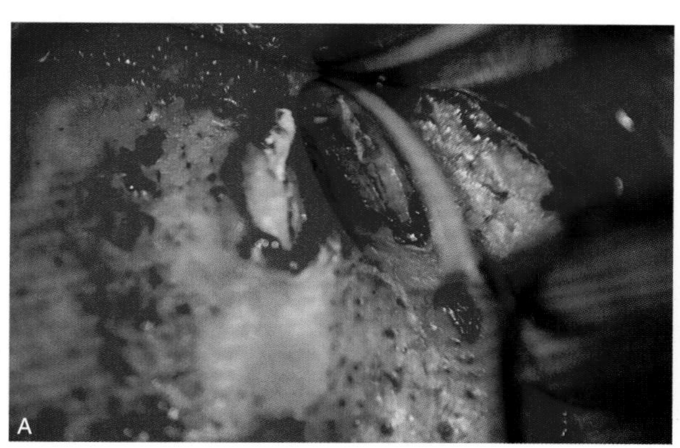

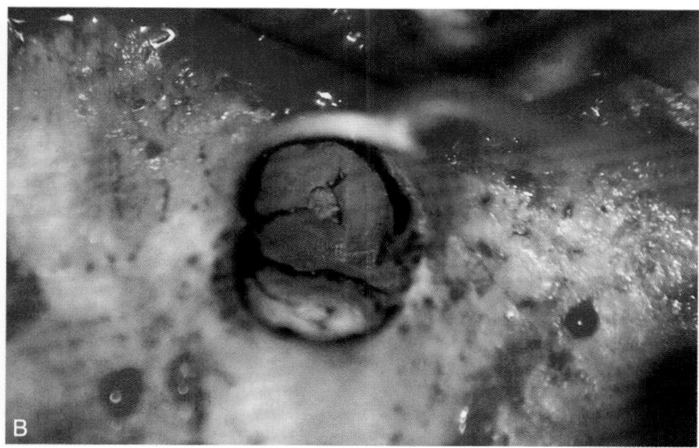

图 22-73　A. 上颌第一前磨牙行根尖外科手术，术中口内照。可见侧方加压充填过程中用力过大导致的根尖区牙根纵折　**B.** 去除根尖区断片后，牙根断面仍可见折裂纹（亚甲蓝染色）。冠方未探及牙周袋，证实折裂来源于根尖

尽管一项关于根尖周炎的研究显示，热牙胶垂直加压充填技术比冷牙胶侧方加压充填技术成功率高 10%[187]。但目前多数学者认为两者成功率并没有明显区别。详见第三十三章，“牙髓治疗的疗效”。

三、热塑牙胶充填技术

热塑牙胶充填技术最早由 Yee[188]、Torabinejad[183]和 Marlin[189]提出，是通过电加热仪将加热软化的牙胶注射入根管，从而实现根管充填的一种方法。热塑牙胶充填系统是一种枪式设备（图 22-65），将牙胶装载槽加热至预设温度后，操作者通过挤压扳机，推动活塞，将牙胶推向设备末端。牙胶最终通过预弯的银尖注射入根管。银尖预弯呈一定角度后，可适用于口腔内不同牙位和不同方向根管的操作。

此项技术同样需要配合使用根管封闭剂，封闭剂起到了润滑和保证良好根管封闭的作用[148, 190]。Yee 等[188]证实封闭剂可以减少根管内气泡的产生，保证充填物内部的致密性。另外，热塑牙胶充填技术除了能够保证良好的根尖封闭，也能实现侧支根管的充填。

研究发现与侧方加压充填、热牙胶垂直加压充填和Kloroperka等传统充填方法类似，热塑牙胶充填技术中牙胶和根管壁之间也具有良好的适应性[183]。但与其他3种充填方法相比，扫描电子显微镜下热塑牙胶充填技术在根尖区形成少量微小的狭长空隙，虽然这些空隙在X线片上并不可见。这可能与牙胶注射过程中少量空气滞留有关。Weller等[191]发现与Thermafil和侧方加压充填技术相比，热塑牙胶充填技术中牙胶和根管壁之间的适应性最佳。Marlin等[189]的研究结果显示此项技术缩短了临床工作时间，同时能保证良好的治疗效果。作者也同时强调了使用封闭剂的重要性，和应当避免将牙胶超填进入根尖周组织[192-194]。

由于从牙胶枪中注射出的牙胶已经加热软化，具有良好的可塑性。另外，操作者无法准确控制注射的压力和充填入根管的牙胶量。因此此项技术的缺点是无法准确控制根尖段的充填[195-197]。为了避免上述问题，根管预备成形过程中必须形成良好的“根充档”[198]，以防止充填物超填进入根尖周组织[199]。另外，为了防止欠填，牙胶枪银针距离根尖孔的距离不应少于4~6mm[200]。

热塑牙胶充填技术仅适用于以下无根管超填风险的情况下使用。

1. 用于垂直加压完成后，根管中上段的回填。

2. 用于根尖外科手术前，未完全疏通根管的充填（图22-74）。

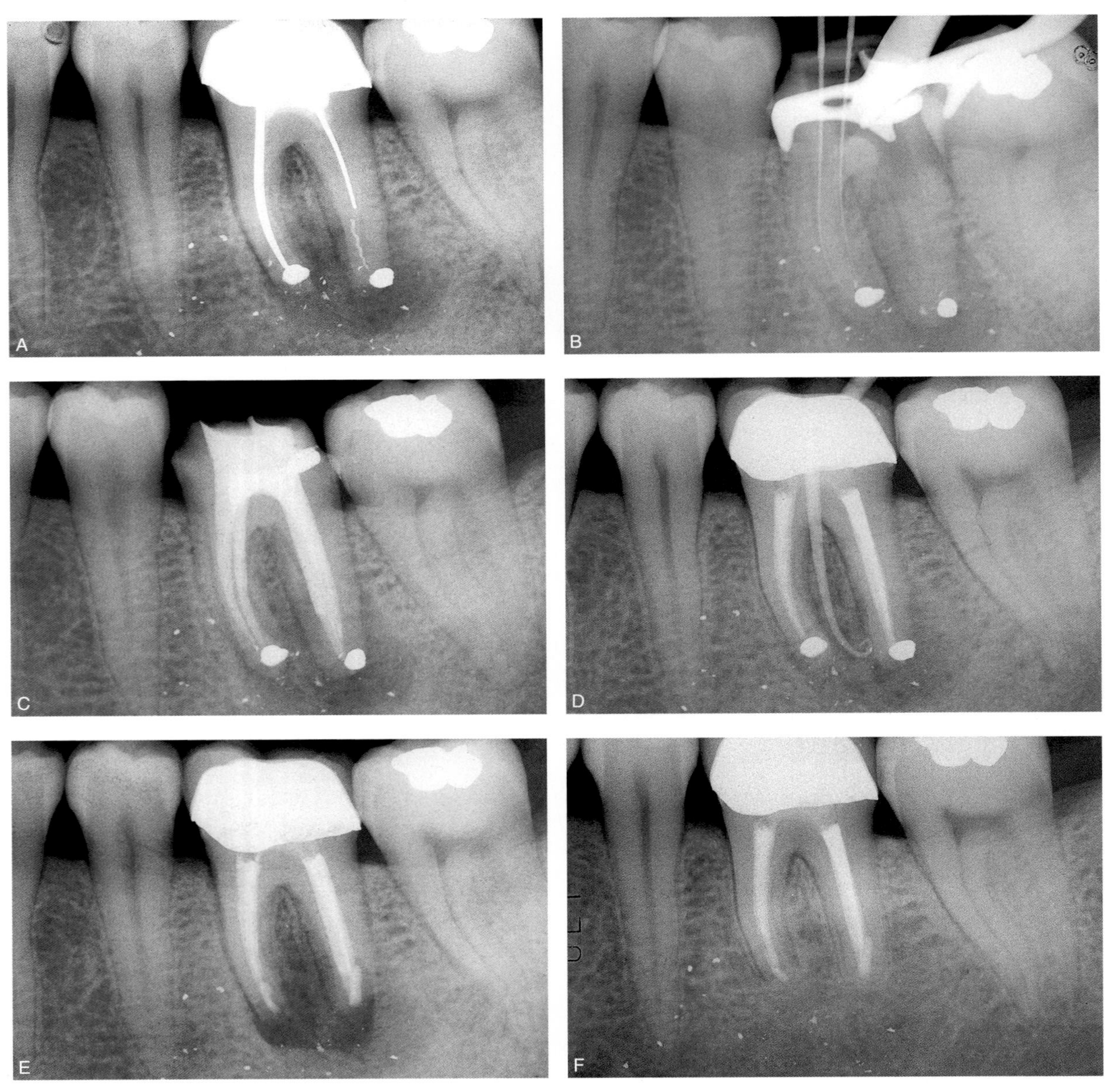

图22-74 **A.** 左侧下颌第一磨牙术前X线片。银尖充填，远中根管可见分离器械 **B.** 根管再治疗术中X线片，成功去除银尖和根管内分离器械 **C.** 根管充填后即刻X线片 **D.** 6个月复查X线片。出现瘘管，行根尖外科手术 **E.** 术后X线片 **F.** 术后2年复查X线片，显示根尖周骨愈合

3. 在某些未完全疏通的根管病例中，热塑牙胶充填技术可对未行疏通和清理的根管区域进行充填。很多情况下，避免了进一步的根尖外科手术或截根术[201]（图 22-75）。

4. 用于根尖诱导成形术后，牙根发育成熟和根尖孔闭合根管的充填（图 22-76）。

5. 用于 MTA 根尖屏障术后，根管冠方的充填[202]（图 22-77）。

6. 牙内吸收的患牙，根尖 1/3 段根管采用常规方法充填后，冠方根管的充填（图 22-78）。

7. 用于既往根管预备不当，牙胶尖无法在根尖形成良好的回拉阻力（图 22-79），以及根管解剖形态异常或根管内台阶形成等原因，导致传统牙胶尖就位困难的根管充填（图 22-80）。

8. 用于根尖 1/3 段根管存在根管穿孔的病例（图 22-81）。

9. 根尖外科手术中根尖倒充填之前，从根方进行的根管充填[203]（图 22-82）。

10. 用于某些根尖外科手术治疗失败病例的非手术再治疗（图 22-83）。

热塑牙胶充填技术的另一个局限性是从牙胶枪中注射入根管的牙胶温度高达 160℃。而在热牙胶垂直加压充填技术，例如 Schilder 热牙胶充填技术中，根管内加热软化的牙胶温度通常在 45~55℃之间[151,204]。

商品化的牙胶在 37℃条件下为 β 相牙胶，当加热至 42~49℃时，转变为 α 相。继续加热至 53~59℃时，进入无定形状态[205]。在冷却至 37~40℃的过程中，无定形牙胶结晶并再次转变为 β 相牙胶，同时伴随着体积的收缩。除非缓慢冷却，牙胶在此过程中无 α 相再次出现。临床操作中，根管内加热软化的牙胶通常快速冷却，出现体积收缩[204]。因此在牙胶的冷却过程中，必须同时采用垂直加压的方式来补偿其体积的收缩[151]。研究显示，由于根管内加热软化的牙胶可以快速冷却[209]，热牙胶充填技术不会对牙周组织造成损伤[198-208]。

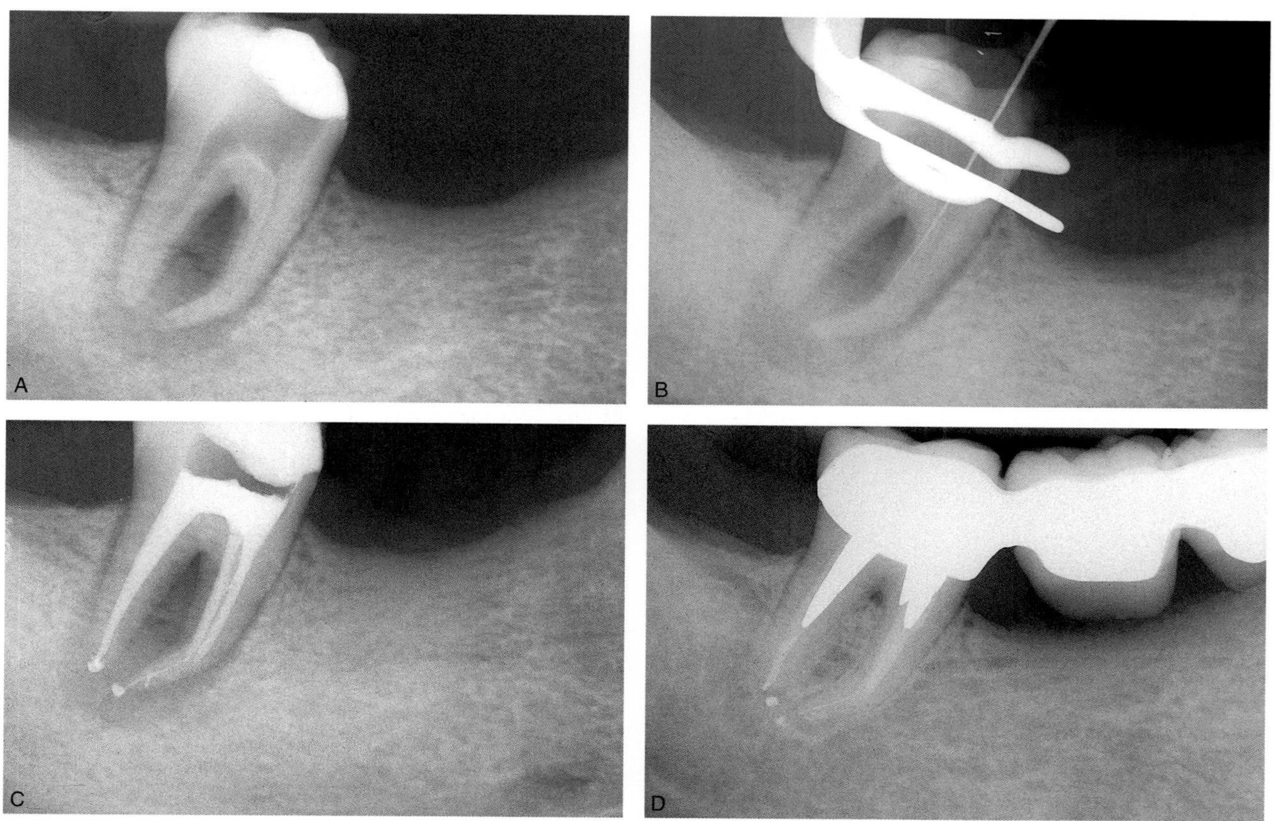

图 22-75　**A.** 右侧下颌第二磨牙术前 X 线片　**B.** 完成远中根管预备，近中根管弯曲处由于存在台阶，仅部分疏通　**C.** 根管充填后 X 线片。远中根管采用热牙胶垂直加压充填，近中根管采用热塑牙胶充填。注意近中根管未预备部分被牙胶充填　**D.** 3 年后复查 X 线片，显示治疗成功

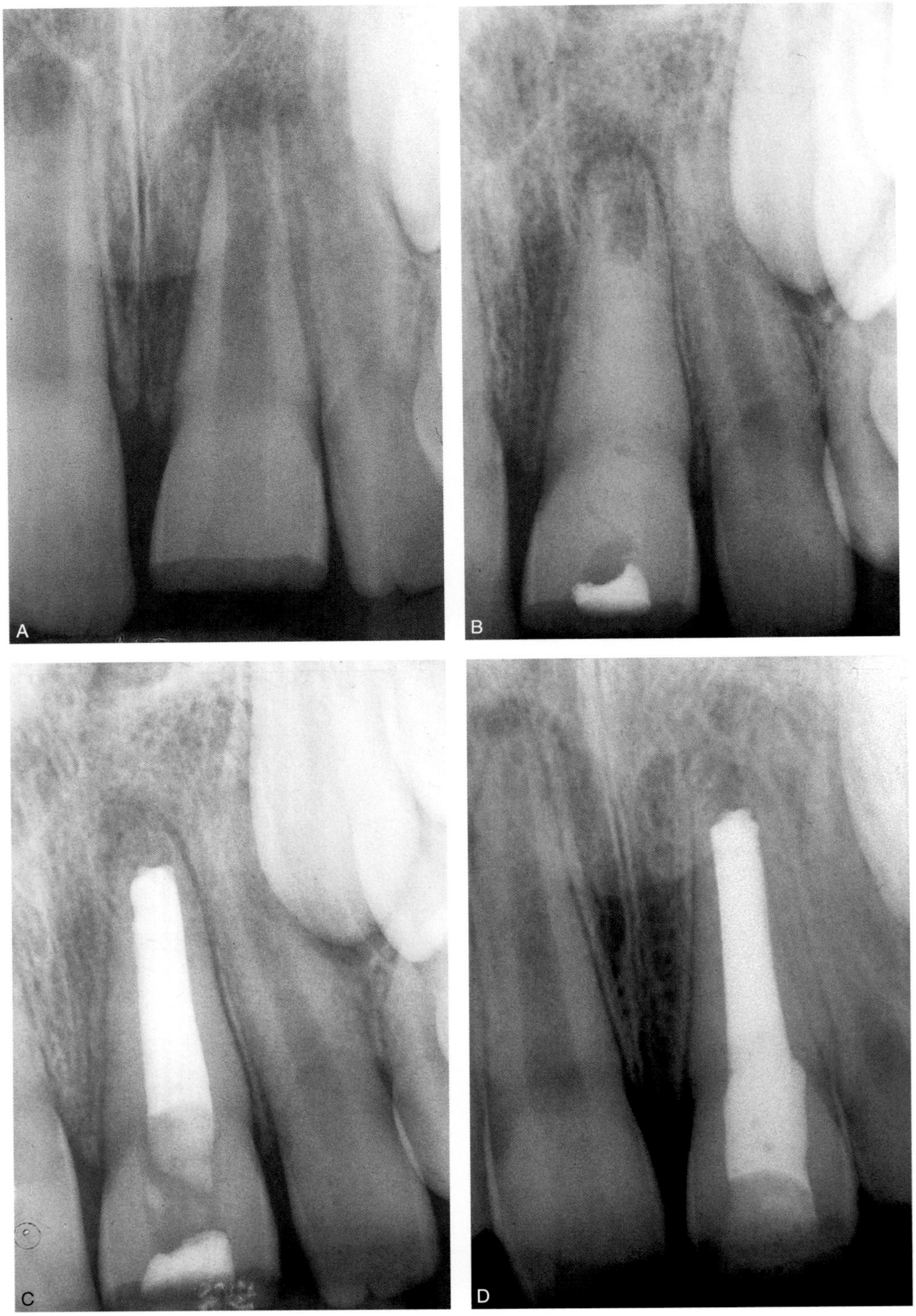

图 22-76　**A.** 患者 9 岁，左侧上颌中切牙牙髓坏死。术前 X 线片显示根尖未发育完成　**B.** 氢氧化钙治疗后 6 个月，复查 X 线片显示根尖屏障形成　**C.** 热塑牙胶充填后 X 线片　**D.** 2 年后复查 X 线片，显示治疗成功

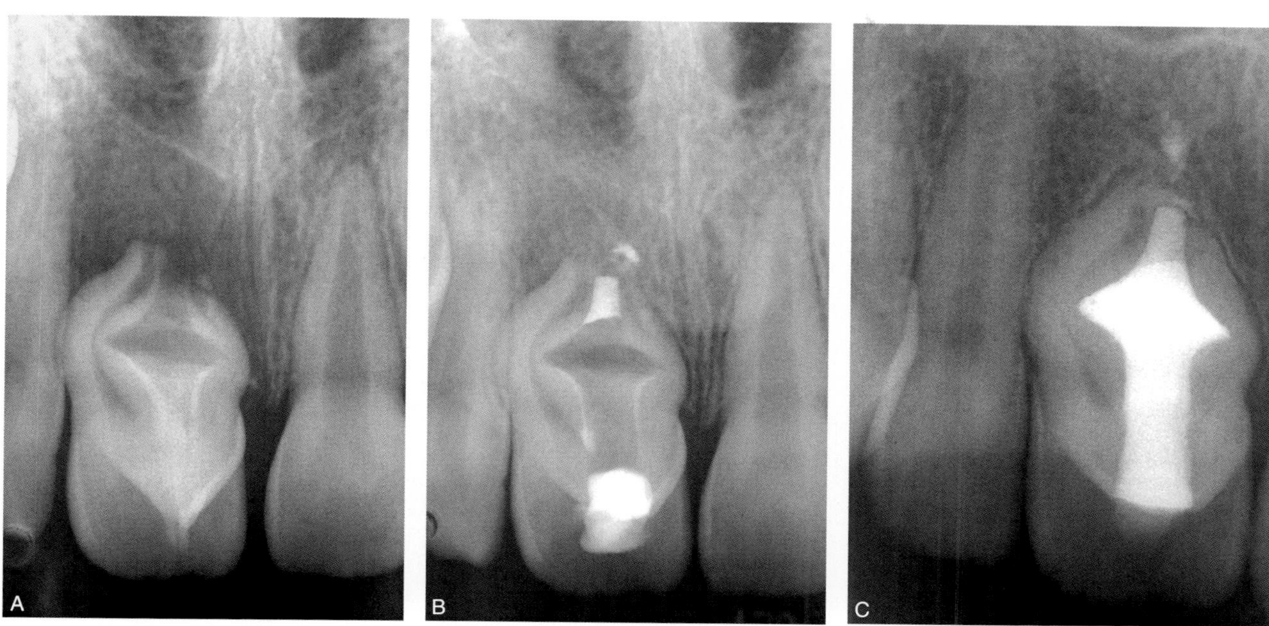

图 22-77　A. 右侧上颌中切牙术前 X 线片，显示根尖暗影、根管解剖变异和根尖孔开放　**B.** 根尖孔处放置 3mm MTA，形成根尖屏障　**C.** 2 年后复查，显示治疗成功

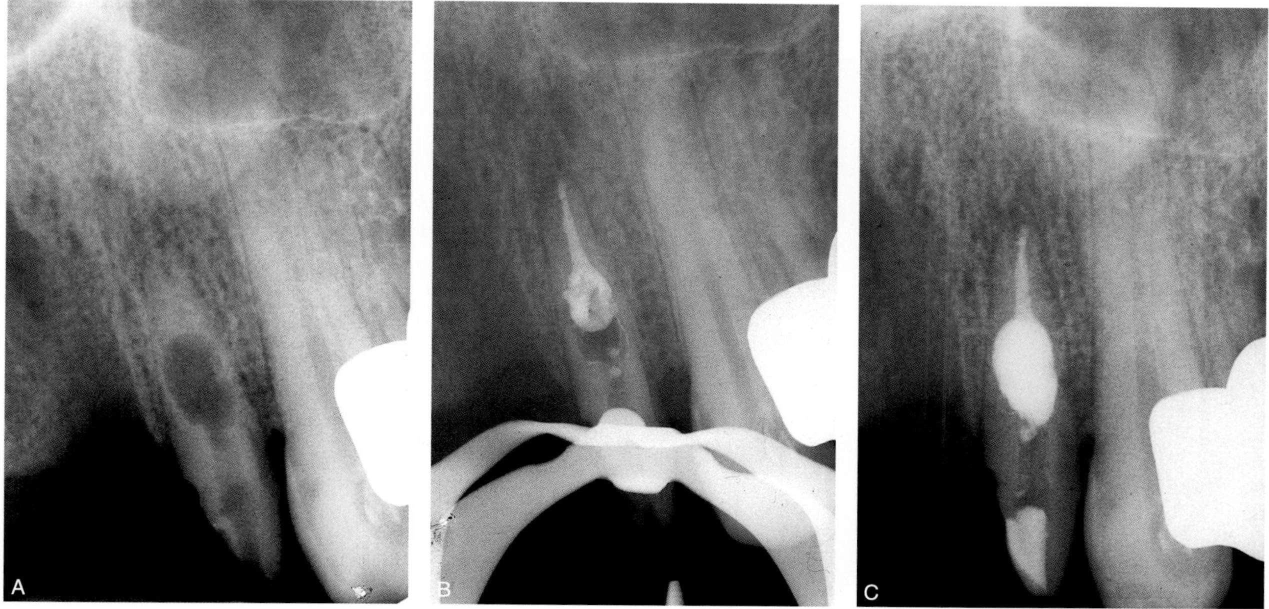

图 22-78　A. 左侧上颌侧切牙术前 X 线片，显示大范围牙根内吸收。此类病损一旦确诊，应立即干预，避免进一步进展　**B.** 根向加压完成后 X 线片　**C.** 根管充填后 X 线片。热塑牙胶充填牙根内吸收区

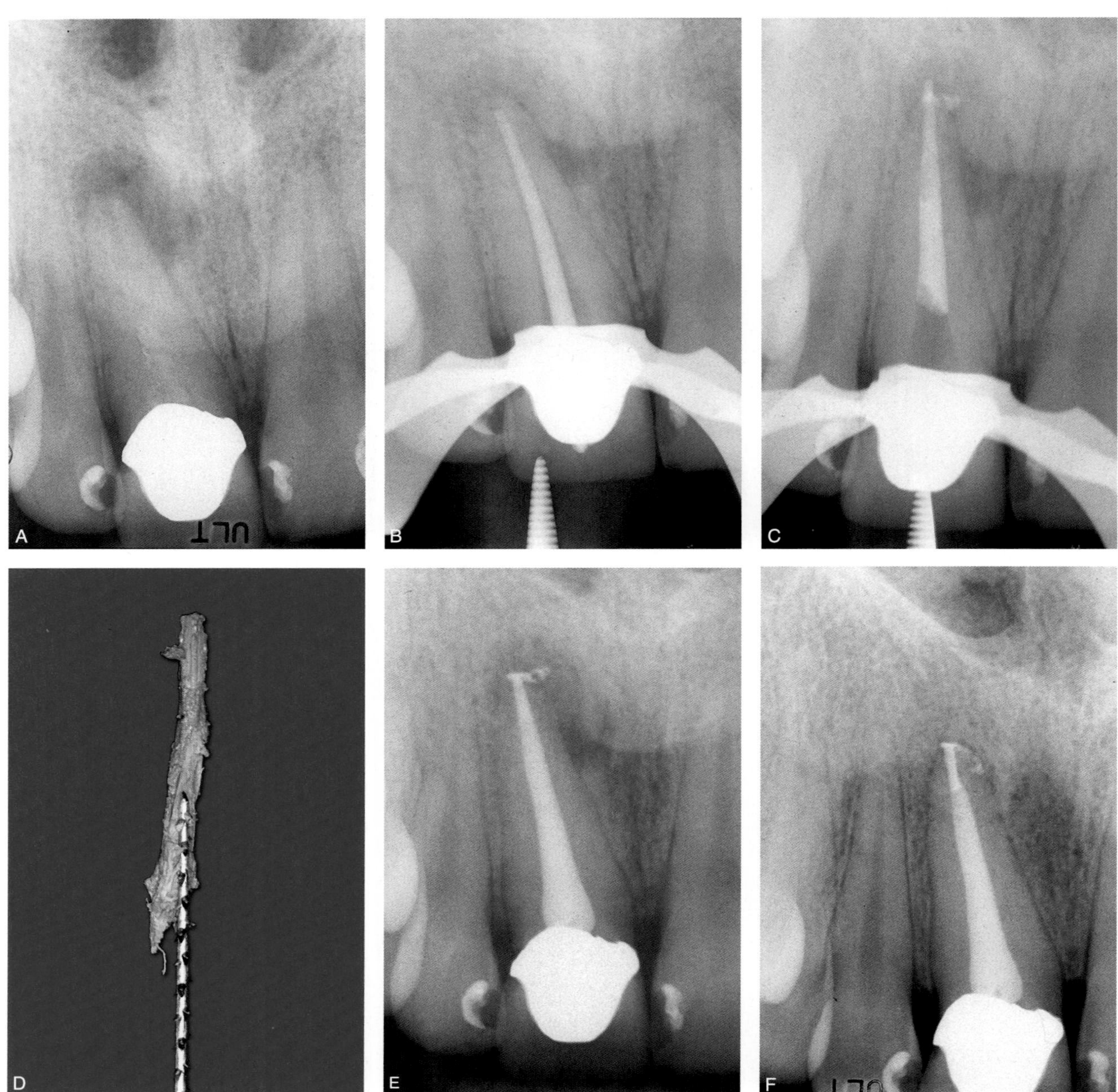

图 22-79 由于根管预备不当，主尖仅在根管中 1/3 形成回拉阻力，导致充填材料超出根尖孔。取出超充牙胶尖，采用 Obtura 牙胶枪分段充填根管

A. 术前 X 线片 **B.** 试尖片。临床检查，牙胶尖有回拉阻力 **C.** 牙胶尖显然在根中段形成回拉阻力 **D.** 用大号拔髓针取出超充牙胶尖 **E.** 根管充填后 X 线片。采用热塑牙胶分段充填根管 **F.** 2 年后复查 X 线片，显示治疗成功

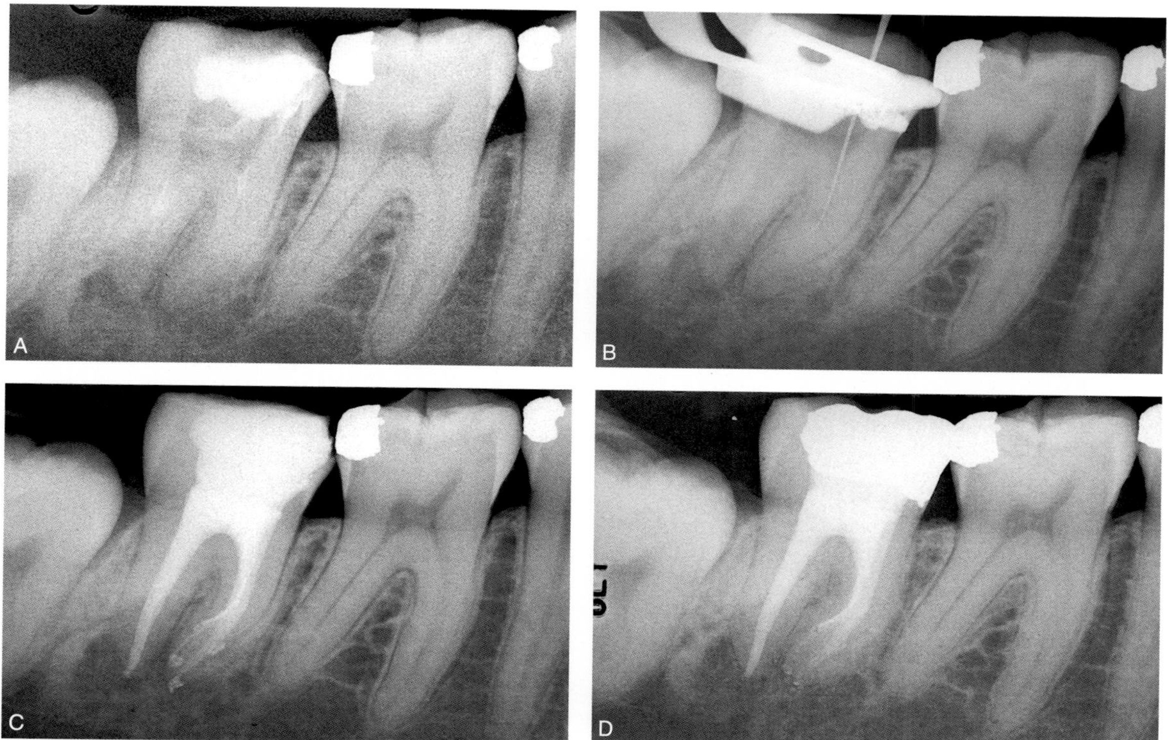

图 22-80　A. 右侧下颌第二磨牙术前 X 线片，提示需要根管再治疗　**B.** 近中舌侧根管呈 S 形弯曲。根尖区仅用 #08 和 #10 K 锉进行根管清理和预备　**C.** 根管充填后 X 线片。远中和近颊根管采用热牙胶垂直加压法充填，近中舌侧根管采用热塑牙胶充填　**D.** 3 年后复查 X 线片，显示治疗成功

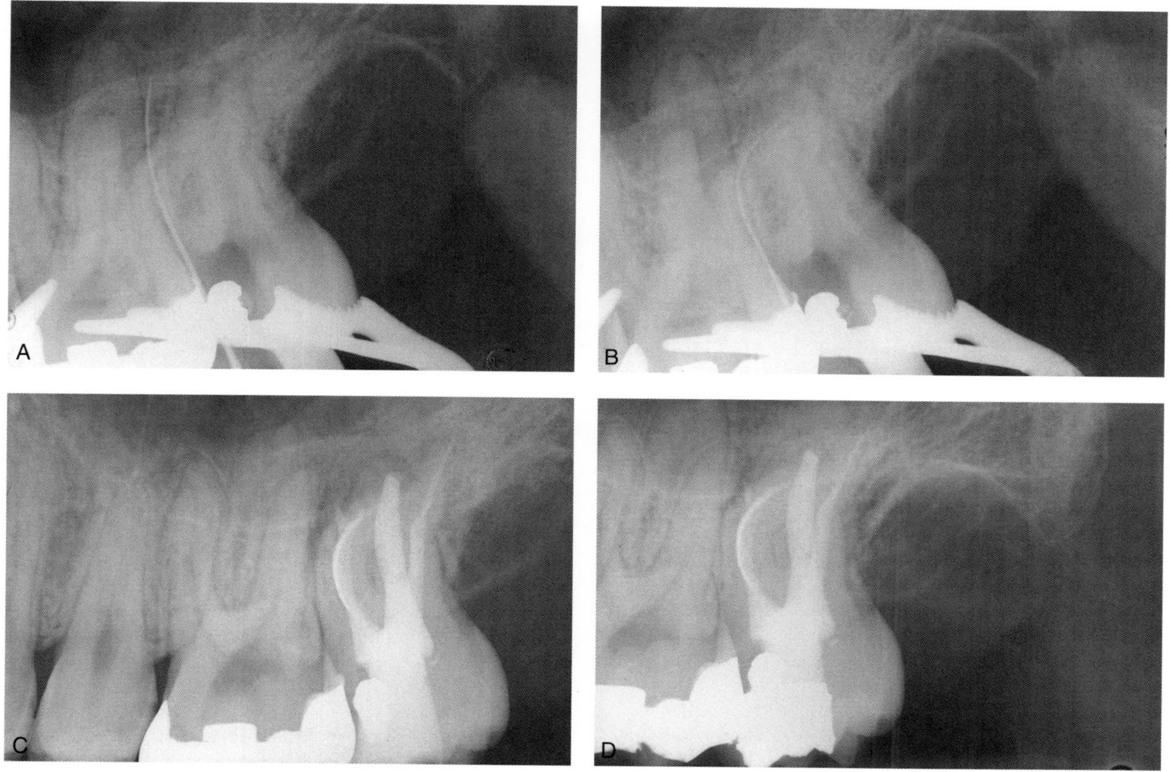

图 22-81　A. #20 K 锉显示根管穿孔　**B.** #8 K 锉定位根管原始通路。完成根管清理和根管预备　**C.** 根管充填后 X 线片。热塑牙胶充填根管，穿孔处形成类似侧支根管的影像　**D.** 1 年后复查 X 线片，显示治疗成功

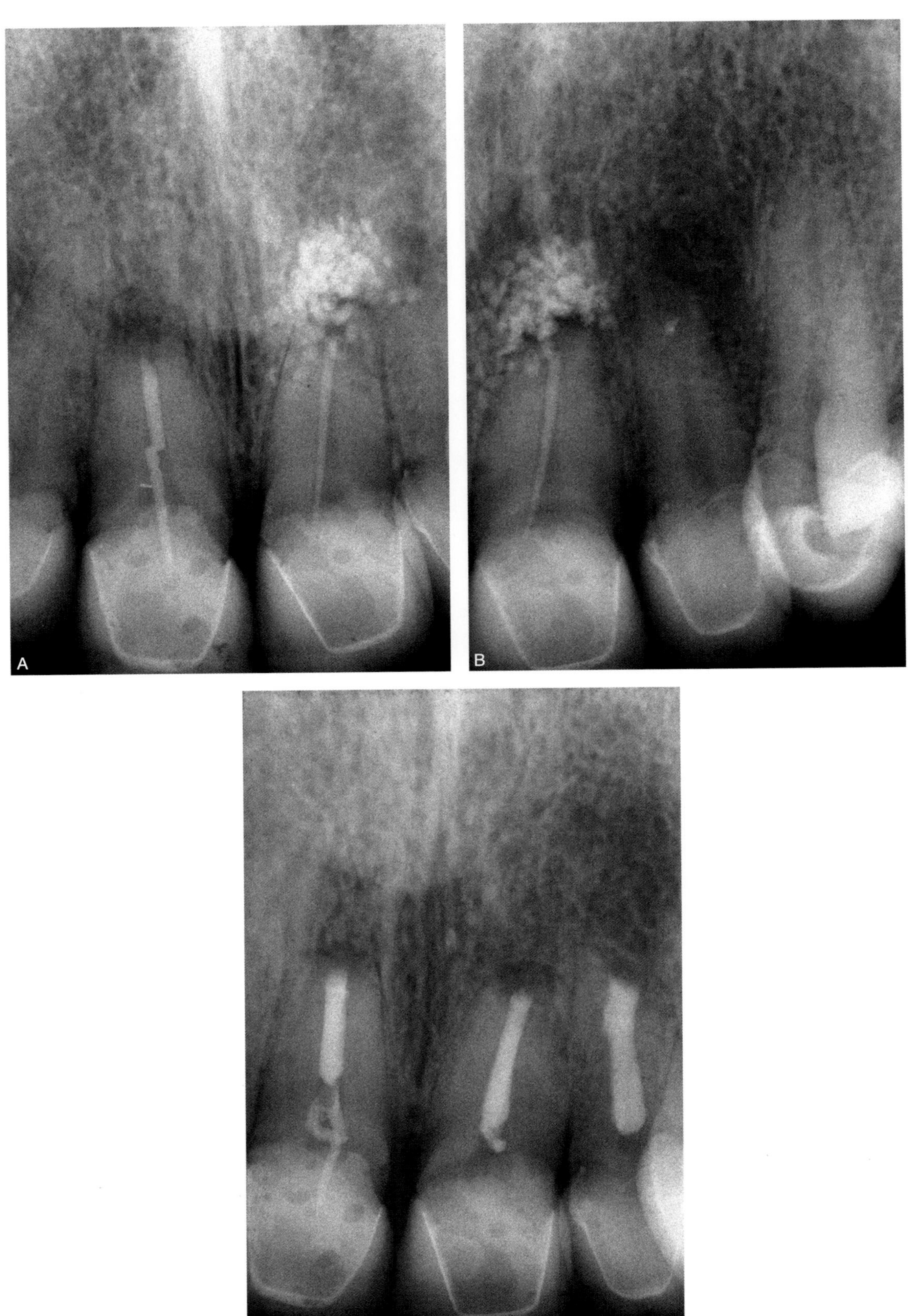

图 22-82　A、B. 双侧上颌中切牙和左侧侧切牙术前 X 线片。行根尖外科手术治疗。MTA 根尖倒充填之前，采用热塑牙胶充填根管　**C.** 术后 7 个月复查 X 线片

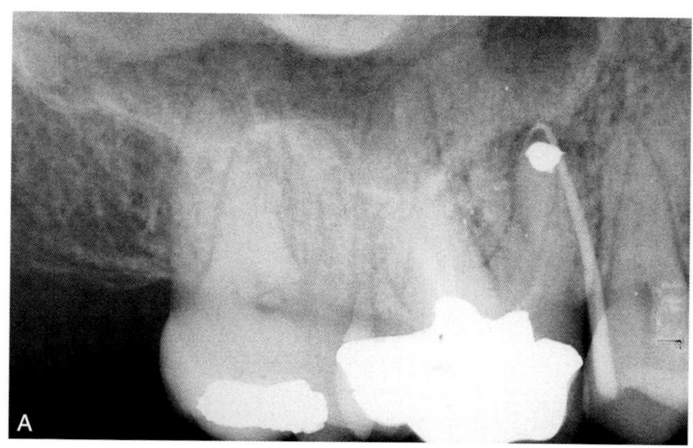

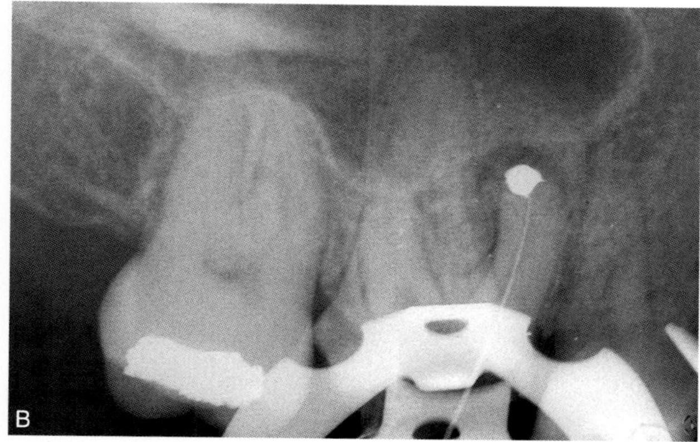

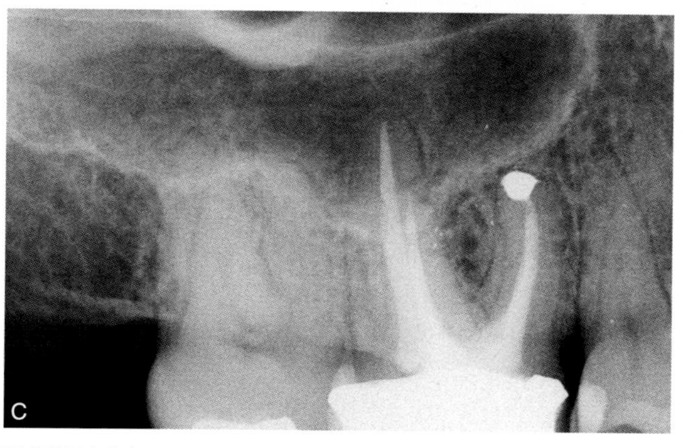

图 22-83　根尖外科手术失败病例的根管再治疗

A. 右侧上颌第一磨牙术前 X 线片。牙胶尖示踪显示瘘管来源于根尖　**B.** 术中 X 线片。热塑牙胶充填 MB-1 和 MB-2 根管。之前的银汞合金倒充填物作为根尖止点，小心操作，避免将充填物推出根尖孔　**C.** 2 年后复查 X 线片，显示治疗成功

如前所述，热塑牙胶充填技术中根管壁和牙胶之间会有空隙的产生。为了避免这种现象，操作者应采用被动充填方式，即注射入根管的牙胶产生轻柔的回推力，缓慢推动牙胶枪向牙根冠方移动。反之，如果牙胶枪向冠方移动过快，充填过程中则容易有空隙产生。根管内空隙产生的另外一个原因是牙胶没有充分加热，可塑性差。为了避免充填过程中根管内空气残留和空隙的产生，应注意以下几点：

1. 充填前，在口外预先挤出银针内少许低温牙胶。注射时，牙胶直接来自于加热腔，因而温度要高于银针内牙胶温度。

2. 银针插入根管后，温度会有少许下降。需等待数秒，银针再次加热后，再行牙胶注射。

3. 为了保证充分的填压，推荐每次注射的牙胶量不超过 5mm。

第一个商品化的高温热塑牙胶系统是 Obtura 系统。最近，另外一款无绳产品 B&L Beta 2 面市。B&L Beta 2 更易操作，可快速升温至预设温度。银针有 3 种不同型号：20G、23G 和 25G，可旋转定位至任意方向，而不会折断。与 Obtura 系统相同，B&L Beta 2 采用棒状牙胶，温度范围为 150~230℃。此外，类似于 Obtura 系统，B&L Beta 2 可与 Resilon 颗粒配合使用。加热软化 Resilon 时通常需要较低的温度。

目前其他市售高温热塑牙胶充填系统还包括 Elements 系统（图 22-65C）和 Calamus 系统（图 22-65D）。这两个系统均采用预装牙胶子弹，通过按压设备手柄按钮注射牙胶。作者认为，与 Obtura 或 B&L Beta 2 采用注射银针相比，上述系统有如下缺点。

1. 与棒状牙胶相比，预装牙胶子弹价格昂贵。

2. 操作者需要将扳机从牙胶子弹中电动推出，插入新的牙胶子弹，等待设备重启后方可使用，因此更加耗时。

Michanowicz 等[210]在 1984 年提出了一种低温热塑牙胶充填系统，是目前商品化 Ultrafil 低温热塑牙胶充填系统（图 22-84）的雏形。该系统由注射器（类似于韧带内麻醉注射器）、加热器和预装牙胶套管针组成。其中采用的牙胶与其他市售牙胶不同，石蜡含量较高，因此熔点更低。其加热器的温度设定为 70℃。较低的熔点导致牙胶加压相对困难。

Michanowicz[211]指出，与侧方加压充填技术相比，此项技术可以更成功地应用于根管冠 1/3 和中 1/3 的充填。但实际上，与高温热塑牙胶系统 Obtura 或 B&L 开机后一分钟即可使用，与可持续加热牙胶不同，低温热塑牙胶充填系

统需将牙胶加热 15 分钟[199]。牙胶套管针从加热器移除后操作时间大约只有一分钟,之后牙胶冷却无流动性。需再次加热数分钟,方可继续使用。另外,牙胶套管针在加热器中的总加热时间不能超过 4h。

Ultrafil 系统采用的是附带 22G 针头的预装牙胶套管,Ultrafil 牙胶为 α 相,加热至 70℃ ~90℃后使用。研究显示,Ultrafil 系统传导至牙周韧带的温度低于可能导致组织损伤的水平[212]。

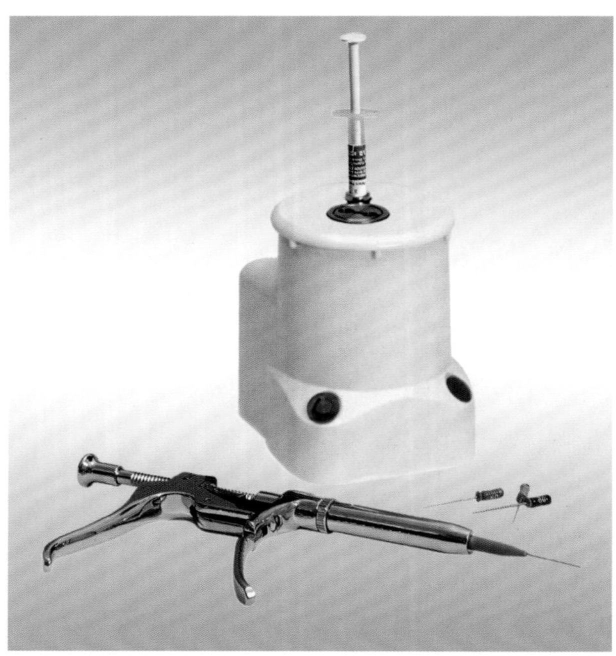

图 22-84 Ultrafil 注射器

四、牙胶机械热压技术

牙胶机械热压技术最早由 McSpadden 在 1979 年提出。此项技术中,引入了一种新的充填器械—McSpadden 加压器。其外观类似于反向 H 锉,刃部设计朝向器械尖端而非轴向。根管充填时,首先将 McSpadden 加压器安装于 1∶1 反角手机上,然后以 20 000r/min 的速度使其在根管内旋转。利用摩擦产热将根管内的牙胶软化,同时刃部将牙胶推向根尖,从而实现对根管系统的严密充填[213-217]。

随后 McSpadden 对此技术进行了改良。将 McSpadden 加压器改为镍钛合金材质,设计有不同直径和锥度大小。并配备有一种特殊的预包装低熔点(或超低熔点)“α 相”牙胶套管。根管充填时需要同时使用 MicroSeal 主牙胶尖与预包装“α 相”牙胶。首先将套管内的“α 相”牙胶在 MicroSeal 加热器中加热软化,包裹至镍钛加压器表面。然后镍钛加压器以 1 000~4 000r/min 的速度(低于 McSpadden 加压器速度)旋转进入根管,将携带的“α 相”牙胶置于主牙胶尖旁侧。镍钛加压器旋转过程中摩擦产热,将主牙胶尖加热软化,并推向根尖。镍钛加压器在旋转过程中同时产生离心力,可对牙胶进行侧向加压充填[218]。因此,此项技术从垂直向和侧向实现了根管系统的三维充填。

综上,此项技术具有如下显著特点[205, 219-221]。

1. 牙胶熔点较低。
2. 充填材料的工作时间长。
3. 牙胶冷却过程中收缩较小。
4. 牙胶的高流动性使其能够更好地适应复杂的根管系统[222]。

五、载核牙胶充填技术

Thermafil 充填技术最早由 W. B. Johnson 于 1978 年提出[223]。早期的 Thermafil 充填体为不锈钢 K 锉表面均匀覆盖一层牙胶。充填体加热后,置入涂布封闭剂的根管,于根管口水平切断。因此,根管由不锈钢器械及其周围包绕的牙胶和封闭剂充填。这一设计存在的问题是,常常导致根管再治疗、桩道预备和根尖外科手术无法进行。为了改善这一缺陷,随后对 Thermafil 充填体进行了改良,用一种同时具有生物相容性和 X 线阻射性的塑料载核替代了不锈钢 K 锉。并在塑料载核上设计有凹槽,增加了载体的柔韧性,同时方便了根管再治疗。

经典的 Thermafil 充填体有 17 种型号,尖端直径范围为 0.20~1.40mm,锥度为 0.04~0.05。随后根据根尖直径大小和根管锥度的不同,出现了多种设计的载核牙胶充填体[224]。另外各个镍钛根管预备系统也引入了不同的载核牙胶充填体,例如 GT 和 GTX 充填体,与 GT 或 GTX 镍钛器械配套使用,ProTaper 充填体与 ProTaper Universal 镍钛器械配套使用。此外,还有 WaveOne 充填体及其他同类产品。

最近一种新型的载核充填体 GuttaCore 以交联牙胶为载核替代了原有的塑料载核。交联牙胶与其周围的充填牙胶能够紧密黏附,从而消除了传统载核与牙胶之间的空隙,并可有效防止牙胶从载核上脱落。目前 GuttaCore 充填体可与 ProTaper Next 和 ProTaper Gold 镍钛预备器械配套使用。

(一)Thermafil 牙胶

Thermafil 牙胶覆盖载核的长度大约为 16mm,并超出其尖端约 1mm。Thermafil 牙胶在固态下坚硬而易碎。加热后,变得有光泽,并略有膨胀,具有优异的黏附性和流动性[225, 226]。由于 Thermafil 牙胶的这些特点,特别是它的低黏度,与传统 β 相牙胶相比,被认为更接近 α 相牙胶,即在固态下具有一定的弹性和延展性,一旦热塑,黏性增强,黏附性降低[219, 221]。然而,对于 Thermafil 牙胶的熔点分析实验显示,其熔化温度为 56℃,比 α 相牙胶所需的熔化温度 70℃低 14℃[219, 221]。而且 Thermafil 牙胶热塑后 90s 会重新凝固，恢复最初的脆性和硬度。重新加热，其物理性能将不会再次发生改变。因此，Thermafil 牙胶似乎并不具有 α 相牙胶的立体异构晶体结构，但具备其特有的物理特性[224]。另外，Thermafil 牙胶黏度低，具有很好的牙本质小管穿透能力（图 22-85）[226]。虽然目前牙胶充填牙本质小管的临床意义尚未被证实，但可能起到了阻止微生物及其副产物再次进入根管，并提高根管封闭性的作用[227]。其具体作用有待进一步研究。

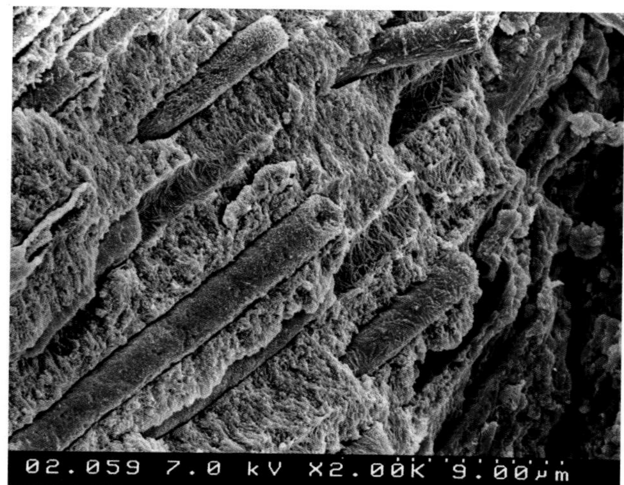

图 22-85　离体牙 Thermafil 充填（未使用封闭剂），扫描电镜分析（×1 000）。明显可见 Thermafil 牙胶进入牙本质小管

（二）根管尺寸核校器

选择合适型号的 Thermafil 充填体的最佳方法是将牙胶从塑料载核表面去除，检查塑料载核在根管内的适合性。应选择比工作长度短 1mm 的塑料载核，并进行 X 线检查。然而，在使用 GuttaCore 系统时，不可能如此操作。因为牙胶载核紧密地附着于周围的充填牙胶上，无法将其移除。这种情况下，应采用根管尺寸核校器进行辅助选择。核校器为镍钛合金器械，类似于手动 Profile 镍钛锉，具有非切割尖端和导平面[224]。

（三）加热炉

Thermaprep 加热炉可在数秒内同时热塑两个 Thermafil 充填体（图 22-86）。将充填体插入 Thermaprep 加热炉，选择相应的“直径”选项，启动加热程序。数秒内，完成牙胶加热。从加热炉中取出充填体后，操作者应通过检查牙胶外观是否有光泽、有黏性和略有膨胀来判断能否用于根管充填。如果不符合上述要求，应再次加热[224]。

在一项根管充填过程中内部产生楔入效应的实验中，Blum 等[228]发现与侧方加压充填、热牙胶垂直加压充填和 System B 技术相比，Thermafil 充填技术对根管壁产生的充填压力最小。Dulak[229]和 Goldberg 等[230]对不同充填方法封闭侧支根管的能力进行了比较，发现 Thermafil 充填技术明显优于冷牙胶侧方加压充填、侧方热压充填和 Obtura 充填技术，而与热牙胶垂直加压充填和 System B 技术效果相当。

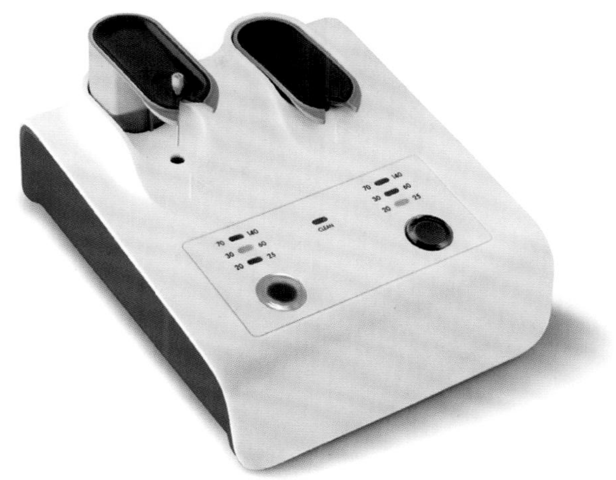

图 22-86　Thermaprep 加热炉

牙胶、封闭剂、载核和根管壁之间的相互关系一直是 Thermafil 充填技术中众多“形态学”研究关注的焦点[191,231-238]。研究结果显示，Thermafil 技术具有良好的根管壁适应能力，可与 Obtura Ⅱ注射技术相媲美，并明显优于侧向加压充填技术[191]。冠方微渗漏的实验表明，短期内 Thermafil 充填技术冠方封闭性明显优于冷牙胶侧方加压充填技术。4 个月后，这两种技术之间无明显差异[239-241]。与上述结果一致，其他的相关性研究亦显示 Thermafil 充填技术冠方封闭性优于侧方加压充填，而与垂直加压充填效果相当（图 22-87）[214,242]。

关于 Thermafil 充填技术产生的根尖微渗漏，应注意以下几点。

1. 尽管 Thermafil 牙胶具有无可比拟的优良特性，充填过程中仍需配合使用封闭剂，否则会导致微渗漏的明显增加[224]。封闭剂具有以下双重作用：①润滑作用，并辅助牙胶流动，避免充填过程中牙胶黏附于根管壁；②补偿牙胶的冷却收缩[191,243,244]。

2. Thermafil 充填技术的根尖封闭性优于侧方加压充填技术[238,245-251]。

3. Thermafil 充填技术的根尖封闭性与热牙胶垂直加压充填和 System B 技术效果相当，三者之间无显著性差异[252-254]。

4. 加热后的 Thermafil 载核牙胶传导至牙周膜和牙槽骨的温度处于机体可以耐受的安全范围之内，不会造成组织损伤[255,256]。

Thermafil 充填技术尤其适用于弯曲狭窄根管的充填。此类病例采用其他方法充填时，侧方加压器、携热器工作尖或垂直加压器往往无法到达根尖 1/3 区。此外，Thermafil

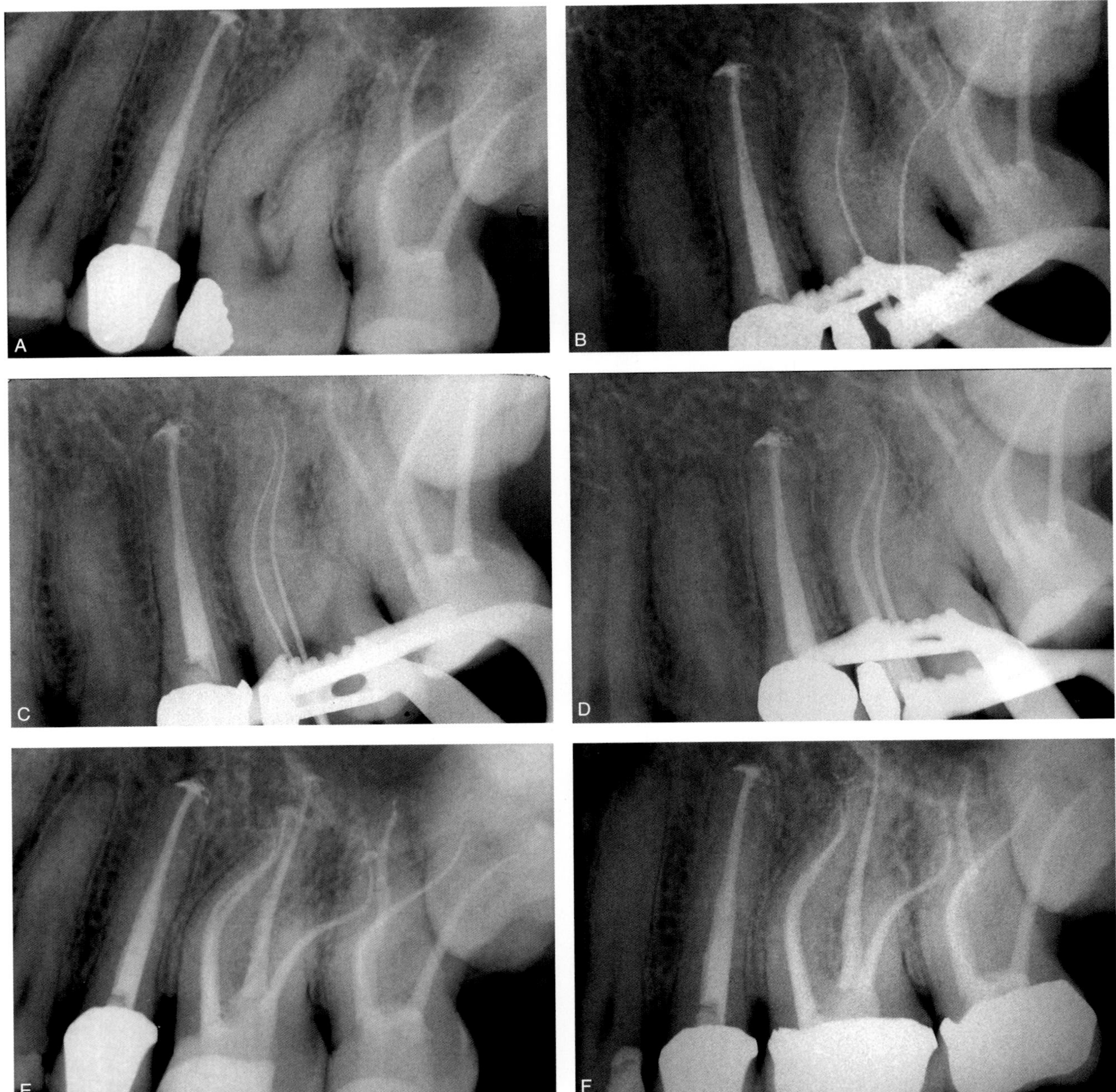

图 22-87 **A.** 左侧上颌第一磨牙术前 X 线片。第二磨牙已行 Thermafil 充填 **B.** MB-1 和 DB 根管试尖片 **C.** MB-1 和 MB-2 根管试尖片 **D.** MB-1 和 MB-2 根管置入塑料载核 Thermafil 充填体 **E.** 根管充填后 X 线片 **F.** 2 年后复查 X 线片，显示治疗成功

充填技术不适用于粗大且短小的根管、开放根尖、根中或根尖 1/3 存在根管分叉、牙内吸收和某些解剖变异的根管例如 C 形根管的充填。

六、System B 技术

1996 年，Buchanan 在 Schilder 垂直加压充填技术的基础上，提出了 System B 技术，也称为连续波充填技术[257]。与 Schilder 技术采用携热器和多支垂直加压器进行根管分段充填不同，System B 技术采用单支带有锥度的热压尖完成根向加压。由于预备后的根管具有明显的锥度，携热器工作尖在垂直加压过程中会产生楔入效应，因此 Schilder 技术在根管内产生的静水压高于 System B 技术。

Pommel 和 Camps[254]采用体外实验研究了此项技术的根尖微渗漏情况。发现在防止根尖微渗漏方面，System B 与垂直加压充填和 Thermafil 充填技术同样有效。根管充填后 1 个月，System B、Thermafil 和垂直加压充填方法产生的根尖微渗漏均低于侧方加压充填和单尖充填法。Jacobson 等[258]评价了 System B、Obtura Ⅱ和侧方加压充填技术的冠方微渗漏情况。结果显示侧方加压充填比 System B 和 Obtura Ⅱ充填技术法更容易发生冠方细菌渗漏。

Goldberg 等[259]采用模拟根管，发现 Ultrafil、Thermafil 和 System B 联合 Obtura Ⅱ 3 种充填技术侧支根管充填率均高于混合技术、Obtura Ⅱ或侧方加压充填技术，且差异具有显著性。

Romero 等[260]研究了根管充填过程中传导至牙周膜的热量。发现采用可控的热源，例如 System B 进行连续波充填时，牙周膜升高的温度可忽略不计。Guess 等[261]采用连续波充填技术研究 System B 热压尖加压深度对牙胶的根管壁适应性的影响，发现热压尖距离工作长度 3~4.5mm 时可获得最佳效果。

Lee 等[262]定量比较了冷牙胶侧方加压充填和连续波充填技术中根管内充填牙胶的密度。认为与冷牙胶侧方加压充填相比，采用 System B 进行连续波充填可以获得更多的充填牙胶重量和充填牙胶密度。

Galvao Barbosa 等[263]比较了 Schilder 技术和 System B 技术对不同类型副根管的充填情况。发现 System B 技术根尖分歧和根尖 delta 区充填率均高于 Schilder 技术。两种技术在其他类型副根管，包括侧支根管、网状根管、管尖峡区等的充填率上无显著性差异。针对不同方向的副根管，两者均在舌、颊、远舌和远颊向充填率最高。

七、牙胶的化学软化技术

牙胶的化学软化技术最早由 Callahan 和 Johnston 在 20 世纪初提出[264, 265]，是通过使用氯仿牙胶封闭剂使牙胶化学软化从而进行根管充填的一种方法。此项技术至今仍在使用。氯仿牙胶封闭剂通过将牙胶颗粒溶于氯仿，形成一种与牙胶颜色相同的混合物，配合牙胶尖用于根管的充填。氯仿溶剂充填技术容易产生牙胶的体积收缩，因而微渗漏明显。另外，体积的收缩使得牙胶从根管壁分离，导致根管内空隙的产生[266]。

此项技术有以下缺点。

1. 氯仿挥发导致材料明显的体积收缩，影响根尖远期封闭性[267]。如果根管仅为氯仿牙胶封闭剂充填，氯仿挥发后材料会出现 2/3 的体积丧失[268]。

2. 氯仿有组织毒性[110]。需谨慎操作，避免超填。美国食品和药物管理局研究显示，氯仿具有潜在的致癌性[269, 270]。据此，美国牙科协会牙科治疗委员会将氯仿从牙科治疗药物中摒弃。氯仿可以用桉树中提取的有机溶剂桉油醇代替[271]。桉油醇的组织毒性远低于氯仿，在医学上被用作消肿剂和皮肤营养剂[21]。另外，桉油醇还具有抗菌和抗炎作用[272]。

八、侧方热压充填技术

此项技术由 Martin 于 1987 年提出[273]，通过使用一种特殊的电加热侧压器，侧方加压的同时将热量传导至牙胶尖（图 22-88）。传统的侧方加压充填技术基于施加于根管内的压力可将牙胶尖分层压紧的原理，Endotec 系统则允许牙胶尖之间相互融合形成致密均一的团块[274-276]，并减少了充填过程中根管壁的受力[277]。

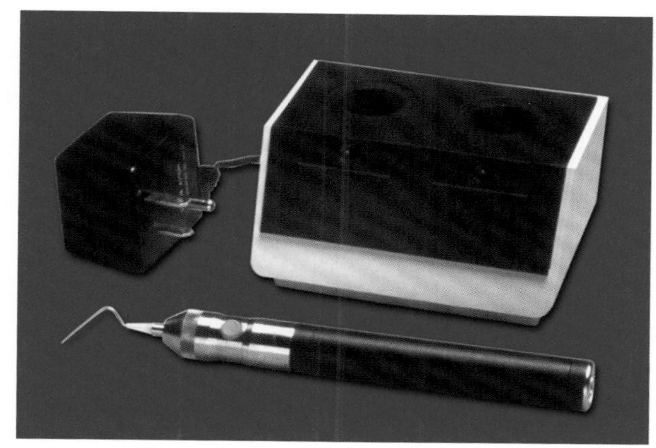

图 22-88　Endotec 设备

Endotec 技术操作简单易行[278]。但截至目前，关于此项技术的研究较少。Kersten[279]发现 Endotec 可明显改善侧方加压充填的效果。Luccy[280]、Castelli[281]和 Guldener 等[282]学者也证实了此项技术的有效性。

Endotec 设备改进后的升级产品 Endotec Ⅱ具有更多的临床优势[283]。电阻器被放置在手柄主体内，从而降低了热压尖的成本。同时提高了加热元件的温度，确保牙胶能够被适当地加热软化。Endotec Ⅱ热压尖可高压灭菌，更换方便，并可提供 90° ~180° 之间的任意角度，便于放入根管。另外，通过将两节 AA 电池插入手柄，Endotec Ⅱ不需要反复充电。Endotec Ⅱ系统有着显著的技术改进，在可预见地加热软化牙胶的同时，实现了垂直向和侧向根管加压充填。

九、热振动加压充填技术

最近一种可以同时进行侧方加热和垂直向加压的设备 EndoTwinn 面世（图 22-89）。EndoTwinn 集加热和声波振动作用于一体。与 Endotec 类似，EndoTwinn 是一种手持、自给式、可装载热压尖的携热装置。声波振动起到协同作用，可增强 EndoTwinn 热压尖的加压充填效果[284]。

EndoTwinn 系统由一个可充电无绳手机和数个热压尖（用于牙胶尖的软化、切断和加压充填）组成。热压尖分为标准系列，包含 F、FM、ML 和 L 型号，尖端直径均为 0.5mm，和可预弯的超软系列。此外，还配套有尖端直径为 0.3mm、锥度为 0.04 的热压尖，用于弯曲狭窄根管，和“勺子”样热压尖用于塑料载核的切断。

EndoTwinn 热压尖可在有振动和无振动两种模式下工作。一般认为，低频振动和热压使牙胶具有更好的流动性，

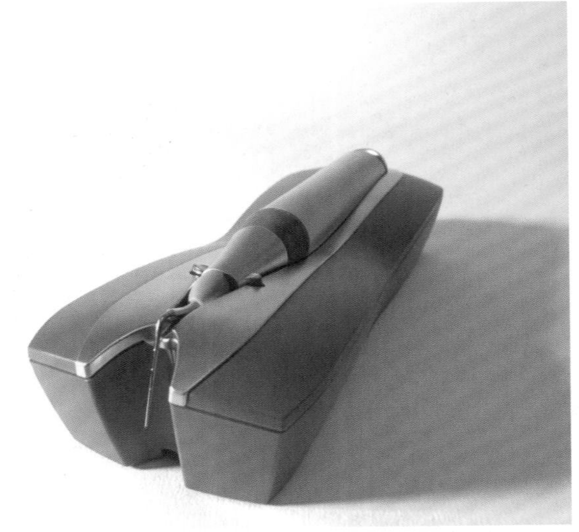
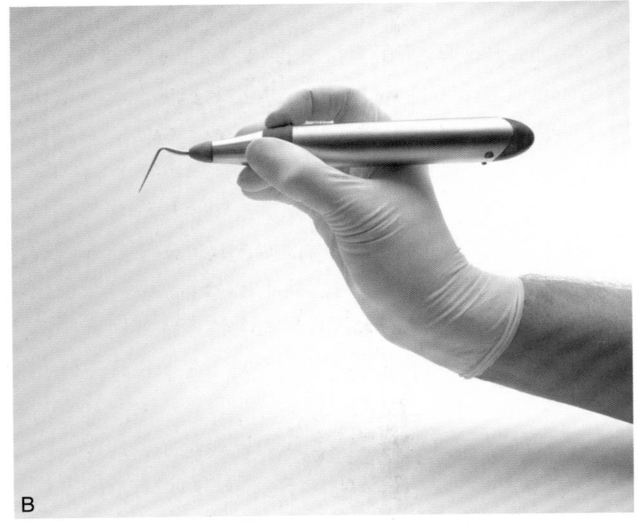

图 22-89 A. EndoTwinn 系统 **B.** ndoTwinn 手机

充填效果更好。研究显示，振动结合热压的工作模式可提高根管内，特别是狭窄根管内牙胶的充填比例[285-287]。

为了进一步改进和完善 EndoTwinn 系统，2007 年 DownPak 系统面世。DownPak 系统提供了不同的温度设置，并可选择振动开关模式[288]。不同的温度设置适用于不同的充填材料，例如 Resilon 所需的加热温度要低于牙胶。DownPak 同样为无绳设计，重量轻，手柄上有符合人体工程学的平衡手持抓手，且开关和按键更加容易触及，操作方便[284]。

十、一体化树脂充填

Resilon 为树脂类固体充填材料，根管充填时与树脂类封闭剂 Epiphany 或 RealSeal 配合使用。采用 Resilon 充填根管时，需要去除根管壁玷污层，同时使用自酸蚀处剂处理根管壁。封闭剂进入牙本质小管后，通过形成树脂突与根管壁牙本质及核心充填材料 Resilon 紧密粘接，组成坚固的一体化结构 “mono-block” [289]。一体化树脂充填材料可以很好地封闭解剖变异根管，特别是同时配合热牙胶充填技术时。

Resilon 以聚己内酯为主要有机组分，并含有双功能甲基丙烯酸树脂、生物活性玻璃和 X 线阻射填料[86]。Resilon 主尖为 ISO 标准尺寸，配合使用不同尺寸的副尖，可进行侧方加压充填和热牙胶垂直加压充填。另外，配套有 Resilon 颗粒，用于热塑充填技术[91]。

RealSeal 充填尖类似于牙胶尖，适用于目前所有的充填技术，包括热牙胶垂直加压充填、冷牙胶侧方加压充填和侧方 / 垂直加压结合技术。RealSeal 充填尖弹性好。包装分为套装和单组件，包括不同尖端直径、锥度分别为 0.02、0.04 和 0.06 的主尖，和型号从 x- 细至大号的副尖。RealSeal 颗粒则可用于 Obtura 或 B&L Beta 2 充填系统。临床医生在使用这项新技术时，只需在牙胶充填技术的基础上增加两个步骤，去除根管壁玷污层和自酸蚀剂预处理。另外，与牙胶充填技术的不同是，采用热塑充填方法时 RealSeal 的加热软化温度更低[289]。同样，RealSeal 充填后的根管也可以进行根管再治疗。

牙胶具有无毒、良好的生物相容性、热塑性和可再治疗等优良性能，一直是根管充填的首选材料。然而，单纯使用牙胶并不能阻止冠方微渗漏，并且牙胶与根管壁之间没有粘接作用[289-293]。材料的冠方封闭性是根管治疗成功的关键因素之一[294,295]。Shipper 等的研究显示，与牙胶相比，Resilon 材料的冠方微渗漏更小[296]。Stratton[297]和 Von Fraunhofer[298]的研究显示与牙胶 /AH Plus 封闭剂相比，Resilon/Epiphany 封闭剂产生的冠方和根尖微渗漏均较低。

如图 22-90 所示，采用 RealSeal 充填根管时，去除玷污层后，充填材料与牙本质小管之间能够建立粘接，形成由封闭剂和树脂核心材料构成的一体化结构[289]。

根管预备不可避免地导致根管壁牙本质一定程度的丧失。过度预备则有可能引起牙根强度的降低和根折的发生。与牙胶充填不能增强牙根强度不同的是，RealSeal 被认为在一定程度上有可能起到强化牙根的作用。Teixeira 通过体外实验发现，无论采用侧方加压充填还是垂直加压充填，RealSeal 充填组均比牙胶 /AH26 封闭剂充填组平均断裂载荷高（P=0.037），得出 RealSeal 能够增强牙根抗折能力的结论[299]。而另一项研究比较了干燥条件下和水中储存 1 个月后 Resilon 与牙胶充填组的粘接强度和硬度，发现两者的粘接强度和弹性模量均相对较低，认为 Resilon 与牙胶充填均不具备足够的硬度用来增强根管治疗后牙根的强度[300]。

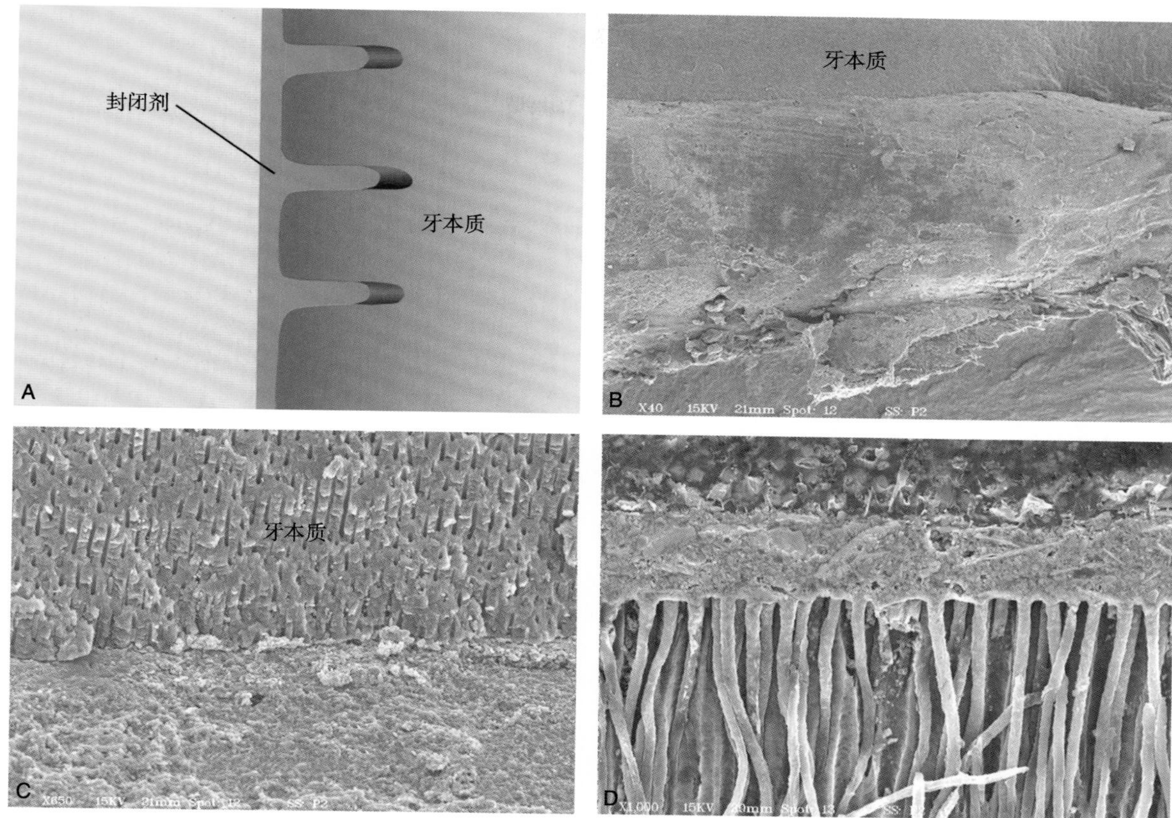

图 22-90　**A.** Resilon 封闭剂渗入牙本质小管，与 Resilon 充填尖形成树脂一体化结构　**B.** Resilon 一体化结构（×40）　**C.** Resilon 一体化结构（×650）　**D.** 封闭剂树脂突和 Resilon（×1 000）（Courtesy of Drs. Rich Mounce and Gary Glassman, Toronto, Canada, U.S.A.）

（许庆安　于飞　译　范兵　审校）

参考文献

1. Dow PR, Ingle JI. Isotope determination of root canal failure. *Oral Surg Oral Med Oral Pathol*. 1955;8:1100–1104.
2. Ingle JI. *Endodontics*. 3rd ed. Philadelphia, PA: Lea and Febiger; 1985.
3. West JD. The relationship between the three-dimensional endodontic seal and endodontic failures. Thesis, Boston University, 1975.
4. Rickert UG, Dixon CM Jr. The controlling of root surgery. In: *Transaction of the eight International Dental Congress*. Paris: Federation Dentaire International; 1931:15–22.
5. Coolidge ED. The status of pulpless teeth as interpreted by tissue tolerance and repair following root canal therapy. *J Am Dent Assoc*. 1933;20:2216–2228.
6. Selye H. Diaphragms for analizing the development of connective tissue. *Nature*. 1959;184:701–703.
7. Makkes P, Thoden Van Velzen SK, Wesselink PR, De Greeve PCM. Polyethylene tubes as a model for the root canal. *Oral Surg Oral Med Oral Pathol*. 1977;44:293–300.
8. Torneck CD. Reaction of rat connective tissue to polyethylene tube implant. Part I. *Oral Surg Oral Med Oral Pathol*. 1966;21:379–387.
9. Davis SM, Joseph WS, Bucher JF. Periapical and intracanal healing following incomplete root canal fillings in dogs. *Oral Surg Oral Med Oral Pathol*. 1971;31:662–675.
10. Hodosh M, Povar M, Shklar G. Plastic tooth implants with root channels and osseous bridges. *Oral Surg Oral Med Oral Pathol*. 1967;24:831–836.
11. Delivanis PD, Snowden RB, Doyle RJ. Localization of blood-borne bacteria in instrumented unfilled root canals. *Oral Surg Oral Med Oral Pathol*. 1981;52:430–432.
12. Allard U, Nord CE, Sjöberg L, Strömberg T. Experimental infections with Staphilococcus aureus, Streptococcus sanguis, Pseudomonas aeruginosa and Bacteroides fragilis in the jaws of dogs. *Oral Surg Oral Med Oral Pathol*. 1979;48:454–462.
13. Burke GW, Jr., Knighton HT. The localization of microorganisms in inflamed dental pulps of rats following bacteremia. *J Dent Res*. 1960;39:205–214.
14. Gier RE, Mitchell DF. Anachoretic effect of pulpitis. *J Dent Res*. 1968;47:564–570.
15. Morse DR. Immunologic aspects of pulpal-periapical diseases. A review. *Oral Surg Oral Med Oral Pathol*. 1977;43:436–451.
16. Morse DR Hoffman H. The presence of coliforms in root canals: preliminary findings. *Israel J Dent Med*. 1972;21:79–84.
17. Smith L, Toppe GD. Experimental pulpitis in rats. *J Dent Res*. 1962;41:17–22.
18. Bolanos O. *Scanning Electron Microscopic Study of the Efficacy of Various Irrigating Solutions and Instrumentation Techniques* [Thesis]. University of Minnesota; 1976.
19. Bystrom A, Sundquist G. Bacteriologic evaluation of the efficacy of mechanical root canal instrumentation in endodontic therapy. *Scand J Dent Res*. 1981;89:321–328.
20. Bystrom A, Claesson R, Sundquist G. The anti-bacterial effect of camphorated paramonochlorophenol, camphorated phenol and calcium hydroxide in the treatment of infected root canals. *Endod Dent Traumatol*. 1985;1:170–175.
21. Johnson WT, Gutmann JL. Obturation of the clean and shaped root canal system. In: Cohen S, Hargreaves KM, editors. *Pathways of the Pulp*. 9th ed. St. Louis, MO: The CV Mosby Company; 2006. pp. 358–399.
22. Tucker J, Mizrahi S, Seltzer S. Scanning electron microscopic study of the efficacy of various irrigating solutions. *J Endod*. 1976;2:71–78.
23. Walton R. Histologic evaluation of different methods of enlarging the pulp canal space. *J Endod*. 1976;2:304–311.

24. Schilder H. Canal debridement and disinfection. In: Cohen S, Burns RC, editors. *Pathways of the Pulp*. 2nd ed. St. Louis, MO: The CV Mosby Company; 1980:115.
25. Andreasen JO, Rud J. A histobacteriologic study of dental and periapical structures after endodontic surgery. *Int J Oral Surg*. 1972;1:272–281.
26. Barker BCW, Lockett BC. Concerning the fate of Bacteria following the filling of infected root canals. *Aust Dent J*. 1972;17:98–105.
27. Morse DR. The endodontic culture technique: an impractical and unnecessary procedure. *Dent Clin North Am*. 1971;15:793–806.
28. Morse DR. Endodontic microbiology in the 1970s. *Int End J*. 1981;14:69–79.
29. Peters LB, Wesselink PR, Moorer WR. The fate and role of bacteria left in root dentinal tubules. *Int Endod J*. 1995;28:95–99.
30. Sjögren V, Figdor D, Persson S, Sundquist G. Influence of infection at the time of root filling on the outcome of endodontic treatment of teeth with apical periodontitis. *Int Endod J*. 1997;30:297–306.
31. Morse DR. Microbiology and pharmacology. In Cohen S, Burns RC, editors. *Pathways of the Pulp*. 3rd ed. St. Louis: MO: The CV Mosby Company; 1984:415.
32. Moawad E. *The Viability of Bacteria in Sealed Root Canal* [Thesis]. University of Minnesota; 1970.
33. Oliet, S. Single-visit endodontics: a clinical study. *J Endod*. 1983;9:147–152.
34. Pekruhn RB. The incidence of failure following single-visit endodontic therapy. *J Endod*. 1986;12:68–72.
35. Soltanoff W. A comparative study of the single-visit and the multiple-visit endodontic procedure. *J Endod*. 1978;4:278–281.
36. Ørstavik D, Haapasalo M. Disinfection by endodontic irrigants and dressing of experimentally infected dentinal tubules. *Endod Dent Traumatol*. 1990;6:142–149.
37. Grove CJ. A simple standardized technic for filling root canal to dentino-cemental junction with perfect fitting impermeable materials. *J Am Dent Assoc*. 1929;16:1594–1600.
38. Moorer WR, Genet JM. Evidence for antibacterial activity of endodontic gutta-percha cones. *Oral Surg*. 1982;53:503.
39. Coolidge ED. Anatomy of the root apex in relation to treatment problems. *J Am Dent Assoc*. 1929;16:1456–1465.
40. Schilder H. Filling root canals in three dimensions. *Dent Clin North Am*. 1967:723–744.
41. Skillen WG. Why root canal should be filled to the dentino-cemental junction. *J Am Dent Assoc*. 1930;16:2082.
42. Orban B. Why root canal should be filled to the dentino-cemental junction. *J Am Dent Assoc*. 1930;16:1086–1087.
43. Ricucci D, Langeland K. Apical limit of root canal instrumentation and obturation, part 2. A histological study. *Int Endod J*. 1998;31:394–409.
44. Gutierrez JH, Aguayo P. Apical foraminal openings in human teeth. Number and location. *Oral Surg Oral Med Oral Pathol Oral radiol Endod*. 1995;79:769–777.
45. Blasković-Subat V, Maricić B, Sutalo J. Asymmetry of the root canal foramen. *Int Endod J*. 1992;25:158–164.
46. Olson AK, Goerig AC, Catavaio RE, Luciano J. The ability of the radiograph to determine the location of the apical foramen. *Int Endod J*. 1991;24:28–35.
47. Schilder H. *Corso di Endodonzia Avanzata*. Firenze: ISINAGO; 1987.
48. Castellucci A, Falchetta M, Sinigaglia F. La determinazione radiografica della sede del forame apicale. *G It Endo*. 1993;3:114–122.
49. Ingle JI. Root canal obturation. *J Am Dent Assoc*. 1956;53:47–55.
50. Weine FS. *Endodontic Therapy*. 3rd ed. St. Louis, MO: The CV Mosby Company; 1982.
51. Lin LM, Skribner JE, Gaengler P. Factors associated with endodontic treatment failures. *J Endod*. 1992;18:625–627.
52. Fukushima H, Yamamoto K, Hirohata K, et al. Localization and identification of root canal bacteria in clinically asymptomatic periapical pathosis. *J Endod*. 1990;16:534–538.
53. Lin LM, Pascon EA, Skribner J, Gaengler P, Langeland K. Clinical, radiographic, and histologic study of endodontic treatment failures. *Oral Surg Oral Med Oral Pathol*. 1991;71:603–611.
54. Nair PNR, Sjögren U, Krey G, Kahnberg KE, Sundqvist G. Intraradicular bacteria and fungi in root-filled, asymptomatic human teeth with therapy-resistant periapical lesions: a long-term light and electron microscopic follow-up study. *J Endod*. 1990;16:580–588.
55. Halse A, Molven O. Overextended gutta-percha and kloropercha N-o root canal filling. Radiographic findings after 10–17 years. *Acta Odontol Scand*. 1987;45:171–177.
56. Sjögren U, Hagglund B, Sundqvist G, Wing K. Factors affecting the long-term results of endodontic treatment. *J Endod*. 1990;16:498–504.
57. Deemer JP, Tsaknis PJ. The effects of overfilled polyethylene tube intraosseous implants in rats. *Oral Surg Oral Med Oral Pathol*. 1979;48:358–373.
58. Tavares T, Soares IJ, Silveira NL. Reaction of rat subcutaneous tissue to implants of gutta-percha for endodontic use. *Endod Dent Traumatol*. 1994;10:174–178.
59. Schilder H. *Advanced course in Endodontics*. Boston, MA: Boston University School of Graduate Dentistry; 1978.
60. Gutierrez HH, Gigoux C, Escobar F. Histologic reactions to root canal fillings. *Oral Surg Oral Med Oral Pathol*. 1969;28:557–566.
61. Bergenholtz G, Lekholm U, Milthon R, Engstrom B. Influence of apical overinstrumentation and overfilling on retreated root canals. *J Endod*. 1979;5:310–314.
62. Spångberg L. Biological effects of root canal filling materials. Toxic effect in vitro of root canal filling materials on HeLa cells and human skin fibroblasts. *Odontol Revy*. 1969;20:427–436.
63. Feldmann G, Nyborg H. Tissue reactions to filling materials. Comparison between gutta-percha and silver amalgam implanted in rabbit. *Odontol Revy*. 1962;13:1–14.
64. Spångberg L. Biological effects of root canal filling materials. Reaction of bony tissue to implanted root canal filling material in Guinea pigs. *Odontol Tidskr*. 1969;77:133–159.
65. Augsburger RA, Peters DD. Radiographic evaluation of extruded obturation materials. *J Endod*. 1990;16:492–497.
66. Yusuf H. The significance of the presence of foreign material periapically as a cause of failure of root treatment. *Oral Surg Oral Med Oral Pathol*. 1982;54:566–574.
67. Pertot WJ, Camps J, Remusat M, Proust JP. In vivo comparison of the biocompatibility of two root canal sealers implanted into the mandibular bone of rabbits. *Oral Surg Oral Med Oral Pathol*. 1992;73:613–620.
68. Lindqvist L, Otteskog P. Eugenol liberation from dental materials and effect on human diploid fibroblast cells. *Scand J Dent Res*. 1981;89:552–556.
69. Meryon SD, Jakerman, KJ. The effects in vitro of zinc released from dental restorative materials. *Int Endod J*. 1985;18:191–198.
70. Meryon SD, Johnson SG, Smith AJ. Eugenol release and the cytotoxicity of different zinc oxide-eugenol combinations. *J Dent Res*. 1988;16:66–70.
71. Grossman LI. Some observations on root canal filling materials. In: Grossman LI, editor. *Trans of the 2nd Inter Conf of Endo*. Philadelphia, PA: University of Pennsylvania; 1958.
72. Coolidge ED. A discussion of clinical results of root canal treatment and filling. *Dental Cosmos*. 1927;69:1280–1288.
73. Grossman LI. *Endodontic Practice*. 7th ed. Philadelphia, PA: Lea and Febiger; 1970.
74. Mosinger WJC. The filling of root canals. *Brit Dent J*. 1942;72:81.
75. Rickert UG. The management of pulpless teeth from both the clinical and laboratory standpoint. *Dental Cosmos*. 1925;67:635–642.
76. Schilder H. *Endodontic Therapy. Current Therapy in Dentistry*. St. Louis, MO: The CV Mosby Company; 1964;2:84.
77. Ørstavik D. Physical properties of root canal sealer: measurement of flow, working time and compressive strenght. *Int Endod J*. 1983;16:99–107.
78. Langeland K. Root canal sealants and pastes. *Dent Clin North Am*. 1974;18:309–327.
79. Antoniazzi J, Mjör I, Nigaard-Ostby B. Assessment of the sealing properties of root canal filling materials. *Odont Tidskr*. 1968;76:261–271.
80. Block RM, Lewis RD, Sheats JB, Burke SH. Antibody formation to dog pulp tissue altered by N2-type paste within the root canal. *J Endod*. 1977;8:309–316.
81. Block RM, Sheats JB, Lewis RD, Fawley J. Cell-mediated immune response to dog pulp tissue altered by N2 paste within the root canal. *Oral Surg Oral Med Oral Pathol*. 1978;45:131–142.
82. Torabinejad M, Kettering JD, Bakland LK. Evaluation of systemic immunological reactions to A-H 26 root canal sealer. *J Endod*. 1979;5:196–200.
83. Harnden DG. Tests for carcinogenicity and mutagenicity. *Int*

Endod J. 1981;14:35–40.
84. Lewis BB, Chestner SB. Formaldehyde in dentistry: a review of the mutagenic and carcinogenic potential. *J Am Dent Assoc.* 1981;103:429–434.
85. Malagnino VA, De Luca M, Altieri P, Goracci G. L'uso del cemento nella condensazione laterale della guttaperca. *RIS.* 1990;59:5–10.
86. Johnson JD. Root canal filling materials. In: Ingle JI, Bakland L, Baumgartner JC, editors. *Ingle's Endodontics.* 6th ed. Hamilton, Ontario: BC Decker Inc; 2008:1019–1052.
87. Grossman I. *Endodontic Practice.* 10th ed. Philadelphia, PA: Lea and Febiger; 1982:297.
88. Ingle JI, Newton CW, West JD. Obturation of the radicular space. In: Ingle JI, Bakland LK editors. *Endodontics.* 5th ed. Hamilton, London: BC Decker, Inc.; 2002. pp. 571–668.
89. Spångberg L, Barbosa SV, Lavigne GD. AH 26 releases formaldehyde. *J Endod.* 1993;19:596–598.
90. Schwandt N, Gound TG. Resourcin-formaldehyde resin "Russian Red" endodontic therapy. *J Endod.* 2003;29:435–437.
91. Ørstavik D. Materials used for root canal obturation: technical, biological and clinical testing. *Endod Topics.* 2005;12:25–38.
92. Huang FM, Tai K-W, Chou M-Y, Chang Y-C. Citotoxicity of resin, zinc oxide-eugenol, and calcium hydroxyde-based root canal sealers on human periodontal ligament cells and permanent V79 cells. *Int Endod J.* 2002;35:153–158.
93. Antrim D. Evaluation of the citotoxicity of root canal sealing agents on tissue culture cells in vitro: Grossman's sealer, N2 (Permanent), Rickert's sealer, and cavit. *J Endod.* 1976;2:111–116.
94. Brothman P. A comparative study of the vertical and lateral condensation of gutta-percha. *J Endod.* 1981;7:27–30.
95. Cohler CM, Newton CW, Patterson SS, Kafrawy AH. Studies of Sargenti's technique of endodontic treatment: short term response in monkeys. *J Endod.* 1980;6:473–478.
96. Feldmann G, Nyborg H, Conrado CA. Tissue reactions to root filling materials. 3. A comparison between implants of the root filling material N2 and silver in the jaws of rabbits. *Odontol Rev.* 1967;18:387–393.
97. Gregory WB, Brown BW, Goodman A. Paraformaldehyde-containing pastes in endodontic therapy. *JNC Dent Soc.* 1974;16–17.
98. Grossman LI. Paresthesia from N-2: report of a case. *Oral Surg Oral Med Oral Pathol.* 1978;46:700–1.
99. Harndt R, Kaul A. Untersuchungen uber den verleib des bleies in wurzelkanalfullmaterial N-2. *Dtsch Zahnarztl Z.* 1973;25:580–591.
100. Langeland K, Guttuso J, Langeland LK, Tobon G. Methods in the study of biologic responses to endodontic materials. Tissue response to N2. *Oral Surg Oral Med Oral Pathol.* 1969;27:522–542.
101. Montgomery S. Paresthesia following endodontic treatment. *J Endod.* 1976;2:345–347.
102. Newton CW, Patterson SS, Kafrawy AH. Studies of Sargenti's technique of endodontic treatment: six month and one-year responses. *J Endod.* 1980;6:509–517.
103. Pitt Ford TR. Tissue reactions to two root canal sealers containing formaldehyde. *Oral Surg Oral Med Oral Pathol.* 1985;60:661–665.
104. Rapport H, Lilly GE, Kapsimalis P. Toxicity of endodontic filling materials. *Oral Surg Oral Med Oal Pathol.* 1964;18:785–802.
105. Rowe AHR. A histologic study of the healing of pulp remnants under N-2 root canal sealer. *Br Dent J.* 1964;117:27–30.
106. Snyder DE, Seltzer S, Moodnik R. Effect of N-2 in experimental endodontic therapy. *Oral Surg Oral Med Oral Pathol.* 1966;21:635–656.
107. American Dental Association, Council On Dental Therapeutics. *Accepted Dental Therapeutics.* Chicago: Council on Dental Therapeutics of the American Dental Association; 1973–1974:35.
108. Brewer DL. Histology of apical tissue reaction to overfill. Sargenti formula vs. gutta-percha-Grossman. *J Calif Dent Assoc.* 1975;3:58–61.
109. Langeland K. Is N-2 an acceptable method of treatment? In: Grossman LI, editor. *Transactions, Fifth International Conference on Endodontics.* Philadelphia, PA: University of Pennsylvania; 1973.
110. Spångberg L, Langeland K. Biologic effects of dental materials. I. Toxicity of root canal filling materials on HeLa cells in vitro. *Oral Surg Oral Med Oral Pathol.* 1973;35:402–414.
111. Martin H, Martin TR. Iodoform gutta-percha: MGP a new endodontic paradigm. *Dent Today.* 1999;18:76–81.
112. Torabinejad M, Hong CU, McDonald F, Pitt Ford TR. Physical and chemical properties of a new root-end filling material. *J Endod.* 1995;21:349–353.
113. Bakland LK. Management of traumatically injured pulps in immature teeth using MTA. *J Calif Dent Assoc.* 2000;855–858.
114. Lee SJ, Monsef M, Torabinejad M. Sealing ability of a mineral trioxide aggregate for repair of lateral root perforations. *J Endod.* 1993;19:541–544.
115. Pitt Ford TR, Torabinejad M, Hong CU, Kariyawasam SP. Use of mineral trioxide aggregate for repair of furcal perforations. *Oral Surg Oral Med Oral Pathol Oral Radiol Endod.* 1995;79:756–763.
116. Nakata TT, Bae KS, Baumgartner JC. Perforation repair comparing mineral trioxide aggregate and amalgam using an anaerobic bacterial leakage model. *J Endod.* 1998;24:184–186.
117. Main C, Mirzayan N, Shabahang S, Torabinejad M. Repair of root perforations using mineral trioxide aggregate: a long term study. *J Endod.* 2004;30:80–83.
118. Torabinejad M, Chivian N. Clinical applications of mineral trioxide aggregate. *J Endod.* 1999;25:197–205.
119. Shabahang S, Torabinejad M. Treatment of teeth with open apices using mineral trioxide aggregate. *Pract Periodontics Aesthet Dent.* 2000;12:315–320.
120. Hayashi M, Shimizu A, Ebisu S. MTA for Obturation of mandibular central incisor with open apices: case report. *J Endod.* 2004;30:120–122.
121. Torabinejad M, Watson TF, Pitt Ford TR. The sealing ability of a mineral trioxide aggregate as a retrograde root filling material. *J Endod.* 1993;19:591–595.
122. Torabinejad M, Hong CU, Lee SJ, et al. Investigation of mineral trioxide aggregate for root end filling in dogs. *J Endod.* 1995;21:603–608.
123. Torabinejad M, Pitt Ford TR, McKendry DJ, et al. Histologic assessment of MTA as a root end filling in monkeys. *J Endod.* 1997;23:225–228.
124. Koh ET, McDonald F, Pitt Ford TR, Torabinejad M. Cellular response to mineral trioxide aggregate. *J Endod.* 1998;24:543–547.
125. Koh ET, Torabinejad M, Pitt Ford TR, Brady K. Mineral trioxide aggregate stimulates a biological response in human osteoblasts. *J Biomed Mater Res.* 1997;37:432–439.
126. Pitt Ford TR, Torabinejad M, Abedi HR, Bakland LK, Kariyawasam SP. Mineral trioxide aggregate as a pulp capping material. *J Am Dent Assoc.* 1996;127:1491–1494.
127. Bates CF, Carnes DL, Del Rio CE. Longitudinal sealing ability of mineral trioxide aggregate as a root end filling material. *J Endod.* 1996;22:575–578.
128. Nakata TT, Bae KS, Baumgartner JC. Perforation repair comparing mineral trioxide aggregate and amalgam. *J Endod.* 1998;24:184–186.
129. Torabinejad M, Higa RK, McKendry DJ, Pitt Ford TR. Dye leakage of four root-end filling materials: effects of blood contamination. *J Endod.* 1994;20:159–163.
130. Torabinejad M, Hong CU, Pitt Ford TR, Kettering JD. Cytotoxicity of four root end filling materials. *J Endod.* 1995;21:489–492.
131. Torabinejad M, Rastegar AF, Kettering JD, Pitt Ford TR. Bacterial leakage of mineral trioxide aggregate as a root end filling material. *J Endod.* 1995;21:109–112.
132. Jasper EA. Adaptation and tissue tolerance of silver point canal fillings. *J Dent Res.* 1941;4:355–358.
133. Seltzer S, Green DB, Weiner N, DeRensis F. A Scanning EM examination of silver cones removed from endodontically treated teeth. *Oral Surg Oral Med Oral Pathol.* 1972;33:589–605.
134. Brady JM, Del Rio CE. Corrosion in endodontic silver cones in humans: a scanning electron microscope and x-ray microprobe study. *J Endod.* 1975;1:205–210.
135. Goldberg F. Relationship between corroded silver points and endodontic failure. *J Endod.* 1981;7:224–227.
136. Gutierrez JH, Villena F, Gigoux C, Mujica F. Microscope and scanning electron microscope examination of silver points corrosion caused by endodontic materials. *J Endod.* 1982;8:301–311.
137. Kehoe JC. Intracanal corrosion of a silver cone producing localized argyria. *J Endod.* 1984;10:199–201.
138. Weine FS. *Endodontic Therapy.* 3rd ed. St. Louis, MO: The CV Mosby Company; 1982.

139. Zielke DR, Brady JM, Del Rio CE. Corrosion of silver cones in bone: a scanning electron microscope and microprobe analysis. *J Endod.* 1975;1:356–360.
140. Harris WE. Disintegration of two silver points. *J Endod.* 1981;7:426–429.
141. Eramo S, Lolito M, Arcelli L, Negri PL. Coni d'argento al M.E.S.. *Doctor Os.* 1992;4:57–64.
142. Wolfson EM, Seltzer S. Reaction of rat connective tissue to some gutta-percha formulations. *J Endod.* 1975;1:395–402.
143. Corneo EJ. Parliamo di endodonzia. Editoriale. Elle/Bi Dental Materials. Anno IX, 1988;3:5.
144. Corneo EJ. L'otturazione del canale radicolare. *Odontostomatologia & Implantoprotesi.* 1989;3:90–96.
145. Schilder H, Goodman A, Aldrich WI. The thermo-mechanical properties of gutta-percha. I. The compressibility of gutta-percha. *Oral Surg Oral Med Oral Pathol.* 1974;37:946–953.
146. Senia ES, Marraro RV, Mitchell JL, Lewis AG, Thomas L. Rapid sterilization of gutta-percha cones with 5.25% sodium hypoclorite. *J Endod.* 1975;1:136–140.
147. Siqueira JF, Jr, Pereira Da Silva CHF, Cerqueira MDO, Lopes HP, De Uzeda M. Effectiveness of four chemical solutions in eliminating *Bacillus Subtilis* spores on gutta-percha cones. *Endod Dent Traumatol.* 1998;14:124–126.
148. Hunter KR, Doblecki W, Pelleu G. Halothane and eucalyptol as alternatives to chloroform for softening gutta-percha. *J Endod.* 1991;17:310–311.
149. Kaplowitz GJ. Evaluation of gutta-percha solvents. *J Endod.* 1990;16:539–540.
150. Ladley RW, Campbell AD, Hicks ML, Li SH. Effectiveness of halothane used with ultrasonic or hand instrumentation to remove gutta-percha from the root canal. *J Endod.* 1991;17:221–224.
151. Schilder H, Goodman A, Aldrich WI. The thermo-mechanical properties of gutta-percha. Part V. Volume changes in bulk gutta-percha as a function of temperature and its relationship to molecular phase transformation. *Oral Surg Oral Med Oral Pathol.* 1985;59:285–296.
152. Chogle S, Mickel AK, Huffaker SK, Neibaur B. An in vitro assessment of iodoform gutta-percha. *J Endod.* 2005;31:814–816.
153. Holland R, Murata SS, Dezan E, Garlipp O. Apical leakage after root canal filling with an experimental calcium hydroxide gutta-percha point. *J Endod.* 1996;22:71–73.
154. Lin S, Levin L, Weiss EI, et al.: In vitro antibacterial efficacy of a new chlorhexidine slow-release device. *Quint Int.* 2006;37:391–394.
155. Frank AL, Simon JHS, Abou-Rass M, Glick DH. *Clinical and Surgical Endodontics: Concepts in Practice.* Philadelphia, PA: J.B. Lippincott; 1983:71.
156. Schilder H. Vertical compaction of warm gutta-percha. In: Gerstein H, editor. *Techniques in Clinical Endodontics.* Philadelphia, PA: WB Saunders Company; 1983:76–98.
157. Schilder H. Guttaperca calda. *Attualità Dentale III.* 1987;19:12–31.
158. Vogel G, Carrassi A, Abati S. Comparazione di tre differenti tecniche di otturazione endocanalare. Studio con il microscopio elettronico a scansione. *Mondo Odontostomatologico.* 1984;6:13–19.
159. Weiner BH, Schilder H. A comparative study of important phisical properties of various root canal sealers. *Oral Surg Oral Med Oral Pathol.* 1971;32:768–777.
160. Lavagnoli G. Otturazione del canale radicolare. In: Pecchioni A, editor. *Endodonzia. Manuale di Tecnica Operativa.* 4th ed. Milano: I.C.A.; 1986.
161. Schilder H. Canal debridement and disinfection. In Cohen S, Burns RC, eds. *Pathways of the Pulp.* 2nd ed. St. Louis, MO: The CV Mosby Company; 1980.
162. Ruddle JC. Three-dimensional obturation of the root canal system. *Dent Today.* 1992;11:28, 30–33, 39.
163. Casanova F. *Understanding of some Clinically Significant Physical Properties of Kerr Sealer Through Investigation* [Thesis]. Boston University; 1975.
164. Goodman A, Schilder H, Aldrich W. The thermo-mechanical properties of gutta-percha. Part IV. A thermal profile of the warm gutta-percha packing procedure. *Oral Surg Oral Med Oral Pathol.* 1981;51:544–551.
165. Goodman A. *Thermo-Mechanical Properties of Gutta-Percha* [Thesis]. Boston University; 1973.
166. Blum JY, Parahy E, Machtou P. Warm vertical compaction sequences in relation to gutta-percha temperature. *J Endod.* 1997;23:307–311.
167. Berutti E, Fariba AA. La condensazione verticale della gutta-perca. *Il Dentista Moderno.* 1985;8:1539–1544.
168. Berutti E, Marini R. L'importanza di una corretta otturazione tridimensionale della camera pulpare nella terapia endodontica. *Pratica Odontoiatrica.* 1987;4:16–25.
169. Veis A, Beltes P, Liolios E. Sealing ability of thermoplasticized gutta-percha in root canal obturation using a sectional vs. a single-phase technique. *Endod Dent Traumatol.* 1989;5:87–91.
170. Dang DA, Walton RE. Vertical root fracture and root distortion effect of spreader design. *J Endod.* 1989;15:294–301.
171. Lertchirakarn V, Palamara JE, Messere HH. Load and strain during lateral condensation and vertical root fracture. *J Endod.* 1999;25:99–104.
172. Lertchirakarn V, Palamara JE, Messere HH. Patterns of vertical root fracture: factor affecting stress distribution in the root canal. *J Endod.* 2003;29:523–528.
173. Berry KA, Loushine RJ, Primack PD, Runyan DA. Nickel-titanium versus stainless-steel finger spreaders in curved canals. *J Endod.* 1998;24:752–754.
174. Dwan JJ, Glickman GN. 2-D photoelastic stress analysis of NiTi and stainless steel finger spreaders during lateral compaction. *J Endod.* 1995;21(Abstr):221.
175. Joyce AP, Loushine RJ, West LA, Runyan DA, Cameron SM. Photoelastic comparison of stress induced by using stainless-steel versus nickel-titanium spreaders in vitro. *J Endod.* 1998;24:714–715.
176. Schmidt KJ, Walker TL, Johnson JD, Nicoll BK. Comparison of nickel-titanium and stainless-steel spreaders penetration and accessory cone fit in curved canals. *J Endod.* 2000;26:42–44.
177. Allison DA, Michelich RJ, Walton RE. The influence of master cone adaptation on the quality of the apical seal. *J Endod.* 1981;7:61–65.
178. Gutmann JL, Hovland EJ. Problems in root canal Obturation. In: Gutmann JL, Dumsha TC, Lovdahl PE, Hovland EJ, editors. *Problem Solving in Endodontics.* 3rd ed. St Louis, MO; Mosby; 1997.
179. Johnson WT, Kulid JC. Obturation of the cleaned and shaped root canal system. In: *Cohen's Pathways of the Pulp.* 10th ed. St Louis, MO: Mosby Elsevier; 2011:349–388.
180. Brothman P. A comparative study of the vertical and lateral condensation of gutta-percha. *J Endod.* 1981;7:27–30.
181. Reader CM, Van T Himel, Germain L, Hoen MM. Effect of three obturation techniques on the filling of lateral canals and the main canal. *J Endod.* 1993;19:404–408.
182. Gimlin DR, Parr CH, Aguirre-Ramirez G. A comparison of stresses produced during lateral and vertical condensation using engeneering models. *J Endod.* 1986;12:235–241.
183. Torabinejad M, Skobe Z, Trombly PL, et al. Scanning electron microscopic study of root canal obturation using thermoplastic gutta-percha. *J Endod.* 1978;4:245–250.
184. Eldeeb ME, Zucker KJ, Messer H. Apical leakage in relation to radiographic density of gutta-percha using different obturation techniques. *J Endod.* 1985;11:25–29.
185. Gilhooly RM, Hayes SJ, Bryant ST, Dummer PM. Comparison of lateral condensation and warm multiphase gutta-percha technique for obturating curved root canals. *Int Endod J.* 2000;33:415–420.
186. Lea CS, Apicella MJ, Mines P, Yancich PP, Parker MH. Comparison of the obturation density of cold lateral compaction versus warm vertical compaction using the continuous wave of condensation technique. *J Endod.* 2005;31:37–39.
187. Farzaneh M, Abitbol S, Lawrence HP, Friedman S. Treatment outcomes in endodontics—the Toronto study. Part II: initial treatment. *J Endod.* 2004;30:302–309.
188. Yee FS, Marlin J, Krakow AA, Gron P. Three dimensional obturation of the root canal using injection-molded, thermoplasticized dental gutta-percha. *J Endod.* 1977;3:168–174.
189. Marlin J, Krakow AA, Desilets RP, Gron P. Clinical use of injection-molded thermoplasticized gutta-percha for obturation of the root canal system: a preliminary report. *J Endod.* 1981;7:277–281.
190. Bradshaw GB, Hall A, Edmuns DH. The sealing ability of injection-molded thermoplasticized gutta-percha. *Int Endod J.* 1989;22:17–20.
191. Weller RN, Kimbrough WF, Anderson RW. A comparison of thermoplatsic obturation techniques: adaptation to the canal walls. *J Endod.* 1997;23:703–706.

192. Castellucci A, Gambarini G. Otturazione canalare con il sistema Obtura: valutazioni sperimentali. *G It Endo*. 1992;6:188–193.
193. Evans JT, Simon JHS. Evaluation of the apical seal produced by injected thermoplasticized gutta-percha in the absence of smear layer and root canal sealer. *J Endod*. 1986;12:100–107.
194. Skinner RL, Himel VT. The sealing ability of injection-molded thermoplasticized gutta-percha with and without the use of sealers. *J Endod*. 1987;13:315–317.
195. Garcia-Casares A. *A Dye Infusion Study of the Apical Seal of the Injection-Molded Thermoplasticized Gutta Percha Technique* [Thesis]. Boston University; 1985.
196. Mann SR, McWalter GM. Evaluation of apical seal and placement control in straight and curved canals obturated by laterally condensed and thermoplasticized gutta-percha. *J Endod*. 1987;13:10–17.
197. Ritchie GM, Anderson DM, Sakumura JS. Apical extrusion of thermoplasticized gutta-percha used as a root canal filling. *J Endod*. 1988;14:128–132.
198. George JW, Michanowicz AE, Michanowicz JP. A method of canal preparation to control apical extrusion of low-temperature thermoplasticized gutta-percha. *J Endod*. 1987;13:18–23.
199. Gatot A, Peist M, Mozes M. Endodontic overextension produced by injected thermoplasticized gutta-percha. *J Endod*. 1989;15:273–274.
200. Lambrianidis T, Veis A, Zervas P, Molyvdas I. Apical placement of needle tip with an injection-thermoplasticized gutta-percha technique for root canal obturation. *Endod Dent Traumatol*. 1990;6:56–59.
201. Castellucci A, Gambarini G. Obturation of iatrogenically damaged root canals with injectable thermoplasticized gutta-percha: a case report. *Int Endod J*. 1995;28:108–110.
202. Castellucci A. The apical barrier technique in a "dens in dente". *Dent Today*. 2005;24:78, 80, 82.
203. Flath RK, Hicks ML. Retrograde instrumentation and obturation with new devices. *J Endod*. 1987;13:546–549.
204. Gutmann JL, Creel DC, Bowles WH. Evaluation of heat transfer during root canal obturation with thermoplasticized gutta-percha. Part I. In vitro heat levels during extrusion. *J Endod*. 1987;13:378–383.
205. Schilder H, Goodman A, Aldrich WI. The thermo-mechanical properties of gutta-percha. Part III. The determination of phase transition temperatures for gutta-percha. *Oral Surg Oral Med Oral Pathol*. 1974;38:109–114.
206. Gutmann JL, Rakusin H. Perspectives on root canal obturation with thermoplasticized injectable gutta-percha. *Int Endod J*. 1987;20:261–270.
207. Gutmann JL, Rakusin H, Powe R, Bowles WH. Evaluation of heat transfer during root canal obturation with thermoplasticized gutta-percha. Part II. In vivo response to heat levels generated. *J Endod*. 1987;13:441–448.
208. Weller RN, Koch KA. In vitro radicular temperatures produced by injectable thermoplasticized gutta-percha. *Int Endod J*. 1995;28:86–90.
209. Donley DL, Weller RN, Kulild JC, Jurcak JJ. In vitro intracanal temperatures produced by low- and high-temperature thermoplasticized injectable gutta-percha. *J Endod*. 1991;17:307–309.
210. Michanowicz A, Czonstkowsky M. Sealing properties of an injection-thermoplasticized low-temperature (70°C) gutta-percha: a preliminary study. *J Endod*. 1984;10:563–566.
211. Michanowicz AE, Czonstkowsky M, Piesco NP. Low-temperature (70°C) injection gutta-percha: a scanning electron microscopic investigation. *J Endod*. 1986;12:64–67.
212. Lipski M. Root surface temperature rises in vitro during root canal obturation using hybrid and Microseal techniques. *J Endod*. 2005;31:297–300.
213. Benner MD, Peters DD, Growner M, Bernier WE. Evaluation of a new thermoplastic gutta-percha obturation technique using 45Ca. *J Endod*. 1981;7:500–508.
214. Chaisrisookumporn S, Rabinowitz JL. Evaluation of ionic leakage of lateral condensation and McSpadden method by autoradiography. *J Endod*. 1982;8:493–496.
215. Harris G, Dickey DJ, Lemon RL, Luebke RG. Apical seal: McSpadden vs lateral condensation. *J Endod*. 1982;8:273–276.
216. Kerekes K, Rowe AHR. Thermomechanical compaction of gutta-percha root filling. *Int Endod J*. 1982;15:27–35.
217. O'Neil KJ, Pittis DL, Harrington GW. Evalutation of the apical seal produced by the McSpadden Compactor and by lateral condensation with a chloroform-softened primary cone. *J Endod*. 1983;9:190–197.
218. Maggiore F. MicroSeal system and modified technique. *Dent Clin North Am*. 2004;48:217–264.
219. Cantatore G, Malagnino VA, Lupoli G. Résonance magnétique nucléaire (1 H-RMN et 13 C-RMN) de différentes types de gutta-percha. *Rev Fr Endod*. 1993;12:9–19.
220. Leeper HM, Schlezinger W. Gutta II, interconversion of alpha and beta forms. *J Poly Soc* 1953;2:307–23.
221. Malagnino VA, Cantatore G, Lupoli G. Analyse chimique quantitative, point de fusion et temps de plasticisation de différents types de guttapercha. *Rev Fr Endod*. 1994;6:136–140.
222. Malagnino VA, Passariello P, Gallottini L. Analisi della tecnica di otturazione canalare con guttaperca Multi Phase secondo McSpadden. *G It Endod*. 1997;1:23–31.
223. Johnson WB. A new gutta-percha filling technique. *J Endod*. 1978;4:184–188.
224. Cantatore G, Johnson WB. The thermafil system. In: Castellucci A, editor. *Endodontics*. Florence: Il Tridente; 2005. pp. 702–727.
225. Cantatore G, Lupoli G, Menghini A. Analisi al SEM di varie guttaperche dentali. *Attualità Dentale*. 1993;26:18–28.
226. Cantatore G, Malagnino VA, Giannini P. Gutta-perca Thermafil: analisi delle capacità sigillanti. *Dental Cadmos*. 1995;11:38–47.
227. Pasqualini D, Beccio R, Calabrese N, Cantatore G, Berutti E. Valutazione in vitro della qualità del sigillo apicale in guttaperca fornito da differenti misure di otturatori Thermafil. *G It Endod*. 2005;19:242–246.
228. Blum JY, Machtou P, Micallef JP. Analysis of forces developed during obturations. Wedging effect: Part II. *J Endod*. 1998;24:223–228.
229. Dulac KA, Nielsen CJ, Tomazic TJ, Ferrillo PJ Jr, Hatton JF. Comparison of the obturation of lateral canals by six techniques. *J Endod*. 1999;25:376–380.
230. Goldberg F, Artaza LP, De Silvio A. Effectiveness of different obturation techniques in the filling of simulated lateral canals. *J Endod*. 2001;27:362–364.
231. Alacam T, Omurlu H, Gorgul G, Yilmaz T. Comparison of the sealing efficacies of two obturation techniques in curved root canals instrumented with and without ultrasonic irrigation. *J Nihon Univ Sch Dent*. 1994;36:112–116.
232. Becker TA, Donnelly JC. Thermafil obturation: a literature review. *Gen Dent*. 1997;45:46–55.
233. Cantatore G. Thermafil versus System B. *Endod Pract*. 2001;4:30–39.
234. Goracci C, Cantatore G, Maviglia P. Sistema Thermafil nelle otturazioni canalari: analisi sperimentale. *Dental Cadmos*. 1993;4:11–38.
235. Gutmann J, Saunders WP, Saunders EM, Nguyen L. An assessment of the plastic Thermafil obturation technique. Part 1. Radiographic evaluation of adaptation and placement. *Int Endod J*. 1993;26:173–178.
236. Juhlin JJ, Walton RE, Dovgan JS. Adaptation of thermafil components to canal walls. *J Endod*. 1993;19:130–135.
237. Lares C, Eldeeb ME. The sealing ability of the Thermafil obturation technique. *J Endod*. 1990;16:474–479.
238. Leung SF, Gulabivala K. An in-vitro evaluation of the influence of canal curvature on the sealing ability of Thermafil. *Int Endod J*. 1994;27:190–196.
239. Saunders WP, Saunders EM, Guttman JL, Guttman ML. An assessment of the plastic Thermafil obturation technique. Part 3. The effect of post space preparation on the apical seal. *Int Endod J*. 1993;26:184–189.
240. Saunders WP, Saunders EM. Influence of smear layer on the coronal leakage of Thermafil and laterally condensed gutta-percha root fillings with a glass ionomer sealer. *J Endod*. 1994;20:155–158.
241. Taylor JK, Jeansonne BG, Lemon RR. Coronal leakage: effects of smear layer, obturation technique, and sealer. *J Endo*. 1997;23:508–512.
242. Gilbert SD, Witherspoon DE, Berry CW. Coronal leakage following three obturation techniques. *Int Endod J*. 2001;34:293–299.
243. Hata G, Kawazoe S, Toda, T, Weine FS. Sealing ability of thermoplasticized gutta-percha fill techniques as assessed by a new method of determining apical leakage. *J Endod*. 1995;21:167–172.
244. Lee CQ, Cobb CM, Robinson SJ, LaMartina T, Vo T. In vitro evaluation of the Thermafil technique with and without gutta

percha coating. *Gen Dent*. 1998;46:378–381.
245. Timpawat S, Sripanaratanakul S. Apical sealing ability of glass ionomer sealer with and without smear layer. *J Endod*. 1998;24:343–345.
246. Dalat DM, Spångberg LS. Comparison of apical leakage in root canals obturated with various gutta percha techniques using a dye vacuum. *Oral Surg Oral Med Oral Pathol Oral Radiol Endod*. 1994;20:315–319.
247. Dummer PM, Kelly T, Meghji A, Sheikh I, Vanitchai JT. An in vitro study of the quality of root fillings in teeth obturated by lateral condensation of gutta-percha or Thermafil obturators. *Int Endod J*. 1993;26:99–105.
248. Dummer PM, Lyle L, Rawle J, Kennedy JK. A laboratory study of root fillings in teeth obturated by lateral condensation of gutta-percha or Thermafil obturators. *Int Endod J*. 1994;27:32–38.
249. Gulabivala K, Holt R, Long B. An in vitro comparison of thermoplasticised gutta-percha obturation techniques with cold lateral condensation. *Endod Dent Traumatol*. 1998;14:262–269.
250. Haikel Y, Freymann M, Fanti V, Claisse A, Poumier F, Watson M. Apical microleakage of radiolabeled lysozyme over time in three techniques of root canal obturation. *J Endod*. 2000;26:148–152.
251. Pathomvanich S, Edmunds DH. The sealing ability of Thermafil obturators assessed by four different microleakage techniques. *Int Endod J*. 1996;29:327–334.
252. Bhambhani SM, Sprechman K. Microleakage comparison of thermafil versus vertical condensation using two different sealers. *Oral Surg Oral Med Oral Pathol*. 1994;78:105–108.
253. Fan B, Wu MK, Wesselink PR. Leakage along warm gutta-percha fillings in the apical canals of curved roots. *Endod Dent Traumatol*. 2000;16:29–33.
254. Pommel L, Camps J. In vitro apical leakage of system B compared with other filling techniques. *J Endod*. 2001;27:449–451.
255. Lipski M. Root surface temperature rises in vitro during root canal obturation with thermoplasticized gutta-percha on a carrier or by injection. *J Endod*. 2004;30:441–443.
256. Lipski M. In vitro infrared thermographic assessment of root surface temperatures generated by high-temperature thermoplasticized injectable gutta-percha obturation technique. *J Endod*. 2006;32:438–441.
257. Buchanan S. The continuous wave of obturation technique: centered condensation of warm gutta-percha in 12 seconds. *Dent Today*. 1996;1:60–2, 64–67.
258. Jacobson HLJ, Xia T, Baumgartner CJ, Marshall JG, Beeler WJ. Microbial leakage evaluation of the continuous wave of condensation. *J Endod*. 2002;28:269–271.
259. Goldberg F, Artaza LP, De Silvio A. Effectiveness of different obturation techniques in the filling of simulated lateral canals. *J Endod*. 2001;27:362–364.
260. Romero AD, Green DB, Wucherpfennig AL. Heat transfer to the periodontal ligament during root obturation procedures using an in vitro model. *J Endod*. 2000;26:85–87.
261. Guess GM, Edwards KR, Yang ML, Iqbal MK, Kim S. Analysis of continuous-wave obturation using a single-cone and hybrid technique. *J Endod*. 2003;29:509–512.
262. Lea CS, Apicella MJ, Mines P, Yancich PP, Parker MH. Comparison of the obturation density of cold lateral compaction versus warm vertical compaction using the continuous wave of condensation technique. *J Endod*. 2005;31:37–40.
263. Barbosa FOG, Gusman H, Pimenta De Araujo MC. A comparative study on the frequency, location, and direction of accessory canals filled with the hydraulic vertical condensation and continuous wave of condensation techniques. *J Endod*. 2009;35:397–400.
264. Callahan JR. Resin solution for the sealing of the dentinal tubuli and as an adjuvant in the filling of root canals. *J Allied Dent Soc*. 1914;9:53–63.
265. Johnston HB. The principle of diffusion applied to the Callahan method of pulp canal filling. *Dent Summ* 1927;43:743–752.
266. Beyer-Olsen EM, Ørstavik D, Eriksen EH. Radiographic voids and leakage along root fillings in vitro. *Int Endod J*. 1983;16:51–58.
267. Wong M, Peters DD, Lorton L, Bernier, WE. Comparison of gutta-percha filling techniques: three chloroform-gutta percha filling techniques, part II. *J Endod*. 1982;8:4–9.
268. Marlin J, Schilder H. Physical properties of gutta-percha when subjected to heat and vertical condensation. *Oral Surg Oral Med Oral Pathol*. 1973;36:872–879.
269. Food and Drug Administration: Memorandum to state drug officials. U.S. Government Printing Office. Washington DC; 1976.
270. U.S. Department of health and human services, public health service. Fourth annual report on carcinogens. PB 1985;85:134663.
271. Morse DR, Wilcko JM. Gutta percha-Eucapercha: a new look to an old tecnique. *Gen Dent*. 1978;26:58–64.
272. Morse DR, Wilcko JM, Pullon PA, Furst ML, Passo SA. A comparative tissue toxicity evaluation of the liquid components of gutta-percha root canal sealers. *J Endod*. 1981;7:545–550.
273. Martin H. *Caulk Endotec, Thermal Endodontic Condenser System. The Warm Lateral condensation Technique. Clinical Manual*. Milford: Dentsply International Inc.; 1987:1.
274. Caulk Endotec. *The Warm Lateral Condensation Technique Clinical manual*. Milford, DE: The L.D. Caulk Division; 1986.
275. Liewehr FR, Kulild JC, Primack PD. Obturation of a C-shaped canal using an improved method of warm lateral condensation. *J Endod*. 1993;19:474–477.
276. Liewehr FR, Kulild JC, Primack PD. Improved density of gutta-percha after warm lateral condensation. *J Endod*. 1993;19:489–491.
277. Martin H, Fischer E. Photoelastic stress comparison of warm (Endotec) versus cold lateral condensation techniques. *Oral Surg Oral Med Oral Pathol*. 1990;70:325–327.
278. Bonanini M, Brenna F, Ferrari P, et al. Valutazione allo stereomicroscopio di tre tecniche di otturazione endocanalare. *Attualità Dentale (VI)*. 1990;28/29:20–28.
279. Kersten HW. Evaluation of three thermoplasticized gutta-percha filling techniques using a leakage model in vitro. *Int Endod J*. 1988;21:353–360.
280. Luccy CT, Weller RN, Kulild JC. An evaluation of the apical seal produced by lateral and warm lateral condensation techniques. *J Endod*. 1990;16:170–172.
281. Castelli WA, Caffesse RG, Pameijer CH, Diaz-Perez R, Farquhar J. Periodontium response to a root canal condensing device (Endotec). *Oral Surg Oral Med Oral Pathol*. 1991;71:333–337.
282. Guldener PHA. La preparazione e l'otturazione del canale radicolare. Metodi superati, metodi validi e metodi recenti. *Elle/Bi Den Mater*. 1989;9:22–38.
283. Martin H. Thermal endodontic condensers: the warm lateral condensation technique. *Dent Today*. 2000;19:58–60, 62–63.
284. Cohen S, Berman LH, Martin G. The DownPak device obturation with heat and vibration. *Endo Tribune*. 2008;3:1–7.
285. Kulid J, Lee C, Dryden J, Collins J, Feil P. A comparison of five gutta-percha obturation techniques to replicate canal defects. *Oral Surg Oral Med Oral Pathol Oral Radiol Endod*. 2007;103:28–32.
286. Wu M, Van Der Sluis L, Wesselink P. An in vitro comparison of the apical filling quality of the root canal of the mesial root of the lower molar filled with the System B device and the Endo-Twinn using the continuous wave of gutta-percha technique. [ACTA clinical study, data on file, Amsterdam, The Netherlands, 2004]. *Endo Tribune*. 2008;3:1–7.
287. Pagavino G, Giachetti L, Nieri M, Giuliani V, Scaminaci Russo D. The percentage of gutta-percha-filled area in simulated curved canals when filled using Endo-Twinn, a new heat device source. *Int Endod J*. 2006;39:610–615.
288. Cohen S, Berman LH. Obturation with heat and vibration: the Down-Pak device. *Gen Dent*. 2008;36:194–196.
289. Mounce R, Glassman G. Adhesive endodontics: resilon. In: Castellucci A, editor. *Endodontics*. Florence: Il Tridente; 2005. pp. 632–638.
290. Barrieshi KM, Walton RE, Johnson WT, Drake DR. Coronal leakage of mixed anaerobic bacteria after obturation and post space preparation. *Oral Surg Oral Med Oral Pathol Oral Radiol Endod*. 1997;84:310–314.
291. Chailertvanitkul P, Saunders WP, Saunders EM, MacKenzie D. An evaluation of microbial coronal leakage in the restored pulp chamber of root canal treated multirooted teeth. *Int Endod J*. 1997;30:318–322.
292. Saunders WP, Saunders EM. Assessment of leakage in the restored pulp chamber of Endodontically treated multirooted teeth. *Int Endod J*. 1990;23:28–33.
293. Torabinejad M, Ung B, Kettering JD. In vitro bacterial penetration of coronally unsealed Endodontically treated teeth. *J Endod*. 1990;16:566–569.
294. Ray HA, Trope M. Periapical status of Endodontically treated teeth in relation to the technical quality of the root filling and the

coronal restoration. *Int Endod J.* 1995;28:12–18.
295. Swartz DB, Skidmore AE, Griffin JA. Twenty years of Endodontic success and failure. *J Endod.* 1983;9:198–202.
296. Shipper G, Ørstavik D, Teixeira FB, Trope, M. An evaluation of microbial leakage in roots filled with a thermoplastic synthetic polymer based root canal filling material (Resilon). *J Endod.* 2004;30:342–347.
297. Stratton RK, Apicella MJ, Mines P. A fluid filtration comparison of gutta-percha versus Resilon, a new soft resin endodontic obturation system. *J Endod.* 2006;32:642–645.
298. Von Fraunhofer JA, Kurtzman GM, Norby CE. Resin-based sealing of root canals in endodontic therapy. *Gen Dent.* 2006;54:243–246.
299. Teixeira FB, Teixeira EC, Thompson JY, Trope M. Fracture resistance of roots endodontically treated with a new resin filling material. *J Am Dent Assoc.* 2004;135:646–652.
300. Williams C, Loushine RJ, Weller RN et al. A comparison of cohesive strength and stiffness of Resilon and gutta-percha. *J Endod.* 2006;32:553–555.

第二十三章　根管再治疗及其问题处理

Pierre Machtou, Clifford J. Ruddle

第一节　概述

一些大学研究机构或专家学者对牙髓病治疗的长期预后进行评估发现：治疗的成功率高达 90%~95%[1]。如果我们假定治疗的成功率在 90% 以上，那么失败率就是 10%。当前，在美国每年根管治疗的数量超过 5 000 万个[2]，10% 的失败率意味着每年有 500 万个失败的案例。由此我们推断在过去的 30~40 年间，牙髓治疗失败的牙齿数量是巨大的，可能达到了数千万个[3]。

Figdor 经过评估发现牙髓治疗失败的病例数量在澳大利亚和瑞士也是巨大的[4]。学者们对于不同国家的横断面研究发现，当根管治疗是由全科医生实施时，根管治疗的失败率很高，这些病例当中 30%~65% 都存在根尖周炎[5]（图 23-1）。还有学者对于世界上数个国家的 33 个横断面研究进行系统性回顾和 meta 分析发现，在 28 881 个经根管治疗的患牙当中根尖周炎的发生率是 36%[6]。因此根管治疗失败的病例行再治疗的需求很大。

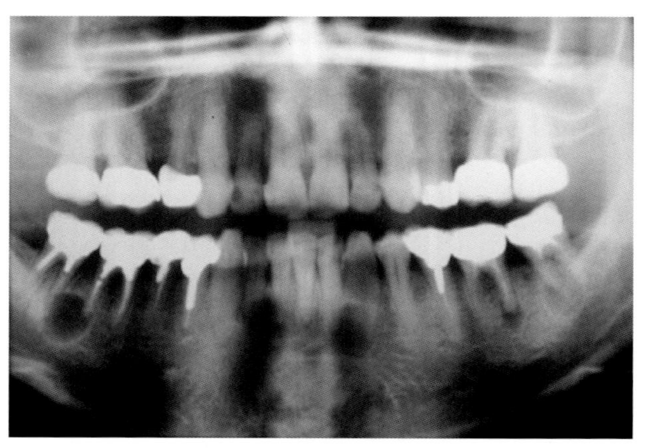

图 23-1　在行常规的根管治疗的病例当中根管治疗的失败率很高

一、再治疗的定义

由美国牙髓病协会出版的牙髓病术语列表[7]中将“再治疗（修订版）定义如下：从牙齿中去除根管充填材料，再次进行根管清理、成形和充填。”这个定义似乎有些过于简单和局限，因为在许多情况下，再治疗时根管中没有充填材料需要去除，例如根管治疗失败是由于首次治疗时根管遗漏造成的。通常，首诊医生没有意识到或者无法定位一个或多个根管导致了患牙根管遗漏需要行再治疗，或者治疗过程中遇到棘手问题需要将患者转诊至专科医生处行再治疗时，这种情况下再治疗的定义就会稍显不足。所以我们需要综合各种情况给再治疗下一个更精确的定义。

Carr[8]将根管再治疗定义为一个修订过程，患牙以前试图进行彻底治疗，现在需要进一步治疗来确保根管治疗的成功率。很显然，“修订”代替了再治疗，是为了对牙医在初次治疗时所犯错误的一种保护。但是“修订”是不合适的，因为再治疗针对的是首次治疗所存在的问题而进行的，而不像是做一个可选择的面部整形手术，随着年龄的增加，就需要进行周期性的修整。

二、再治疗与首次治疗的区别

对于治疗最终目的来说，再治疗与首次治疗之间没有区别。两种情况都是通过对根管系统的成形，3D 清理、充填以及封闭来清除根管内的微生物（图 23-2）。

如果在简单和复杂根管的首次治疗中，所有的根管都是通畅的，一些疑难的根管也已经被经验丰富的医生攻克，那么我们要对他们心怀感恩。然而，我们在再治疗过程中经常会发现根管在首次治疗后通畅性会丧失或者出现严重的并发症。而且，大多数牙齿在再治疗前已经进行了修复治疗，这就使得再治疗更加复杂化。阻塞根管的根部障碍主要来自于不同类型的充填材料，桩核以及分离器械（图 23-3）。除此之外，其他较难的根部挑战包括阻塞、台阶、根管偏移以及穿孔。认识到如此多的再治疗的难题，Schilder[9]在 1986 年提出了新的定义，“根管再治疗”，来强调根管再治疗的复杂性和独特性，他预测将来的牙髓病治疗主要会集中在根管治疗失败病例的再治疗。

三、根管再治疗的决策

根管治疗失败的诊断通常是以临床症状以及影像学检查为基础的。然而，根尖周炎的患牙在首次治疗时很少有临床症状。因此，牙髓源性的根尖病变经常在常规的影像学检查中被发现。但根尖周病变并不是根管再治疗的充分理由。让人惊奇的是即使疼痛症状是存在的[11]，也仅有 39% 的根尖周病变病例进行了根管再治疗[10]。大量的研

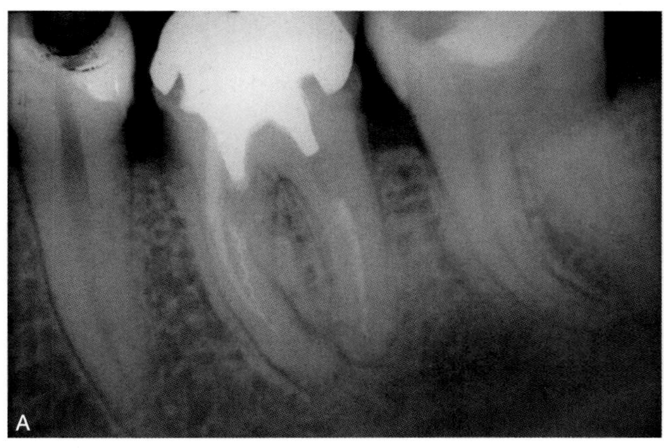

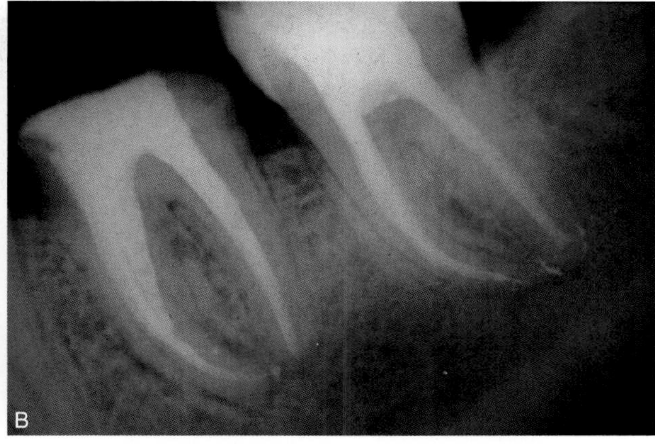

图 23-2 A. 需要做再治疗的下颌第一磨牙。与下颌第二磨牙相比，有冠方和根管内的充填物 **B.** 术后 X 线片显示 2 颗牙的治疗均已完成

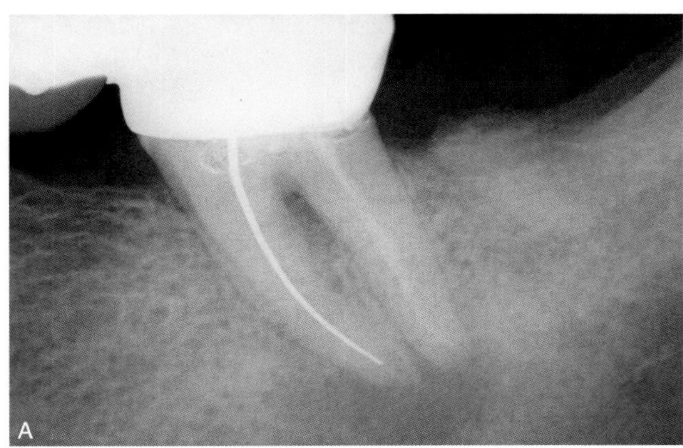

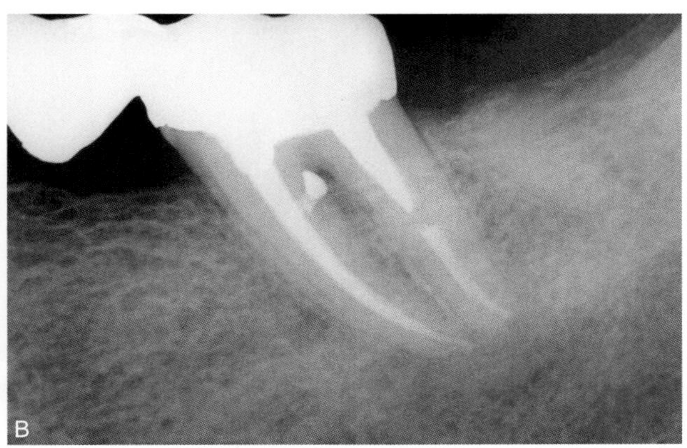

图 23-3 A. 左侧下颌第二磨牙的 X 线片显示不良的冠桥修复体，根管内充填了银尖和糊剂，根分叉和根尖周组织出现感染 **B.** 根管再治疗 10 年后随访证实了根管三维充填和良好修复体的重要性

究表明，根尖周组织变化的影像学判读是比较主观的，医生们对于是否行根管再治疗的意见也不统一[10-14]。例如，当全科牙医和来自不同专业的专科牙医通过同一个 X 线片评估牙齿的根尖周健康状态时，他们的意见也是不完全相同的[15]。进而，当同一个 X 线片经过 6~8 个月后经同样的医生进行再评估时，大概 20% 的医生会和之前的看法不一样[16]。

这些分歧会受到各种因素和变化的影响，包括检查者所接受的训练和自身的经验，观察片子的状态以及影像学系统的设置和类型。相似的判读结果也会出现在数字化 X 线片中[17]。同时与牙科显微镜在牙髓病学领域的应用一样，锥形束 CT（CBCT）的重要性也在不断增加。CBCT 是一种辅助诊断性工具，可以提供三维影像，具有低辐射剂量和良好的分辨率的特点，有助于牙髓病治疗计划的制订。临床医生可通过轴向和冠向切片发现隐藏的尖周病损、牙根弯曲、遗漏根管，以及识别牙根吸收、穿孔以及垂直性根裂的位点及程度[18]（图 23-4）。

（一）患牙评估模型

对于执业者来说术前决策是一项艰巨的任务，他们可能面临 30 种不同的临床情况，连同不同类型的封闭剂及桩核，不同牙髓源性的缺损大小及位置（图 23-5）。多种因素会影响术前决策包括特征性变异[19]，风险评估[20]，临床证据[12,14,21]，认知因素[20]以及治疗计划的制订[22]。

为了阐释牙科医生进行根管再治疗的决策，Kvist 和他的团队发明了患牙评估模型[23]。在这个模型中，根尖周健康和根尖周病变没有作为两种不同的状态。根尖周状态被视为一种从根尖周无缺损（健康良好）到形成大的缺损（健康不佳）的连续健康状态。然而根尖周状态不应该依赖于牙科医生的主观判断，而应该基于客观的标准，包括临床和影像学表现，再治疗的风险和获益。然而，再治疗术前决策事实上也受很多与疾病不相关的因素影响，包括技术挑战的成功率，潜在的疼痛以及花费等（图 23-6）。

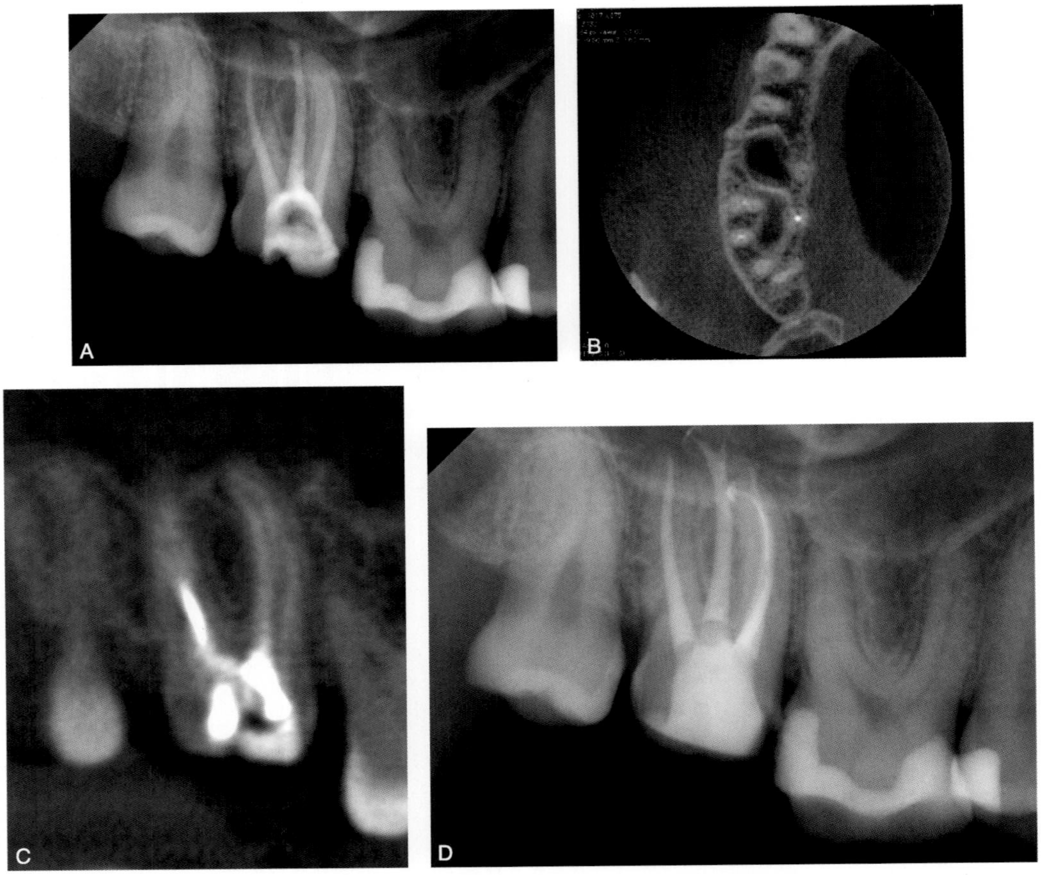

图 23-4 A. 患者因右侧第二磨牙根管治疗后持续性疼痛而转诊。临床和影像学检查结果一致 B. CBCT 的轴面图显示 MB-2 根管的遗漏 C. 冠状面显示存在与未充填 MB-2 相关的近颊根的根尖周病变 D. 再治疗的术后片

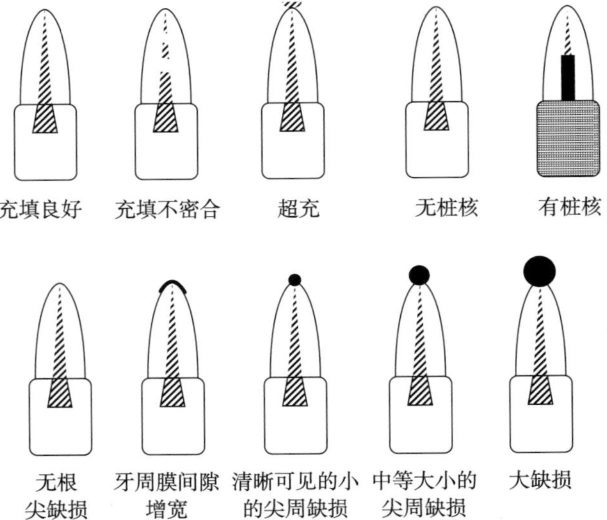

图 23-5 临床上患牙的不同情况使得再治疗的决策有难度(Reprinted with permission from Kvist et al[23].)

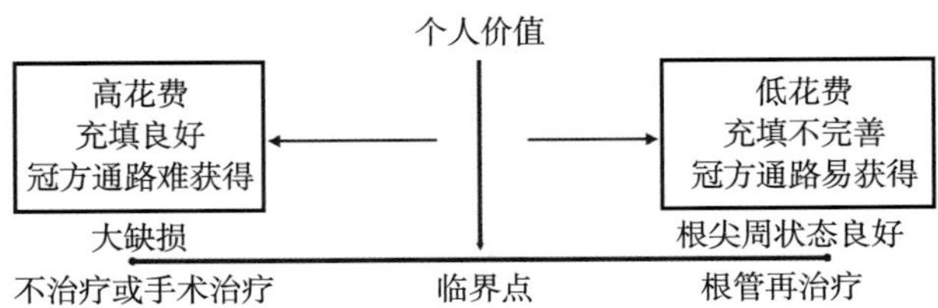

图 23-6 患牙评估模型理念(Reprinted with permission from Reit and Gröndahl[13].)

我们在牙科医生中发现了两种主要趋势。第一种趋势是当根尖存在缺损时，尤其是缺损较大时，医生们趋向于再治疗。然而，再治疗的决策经常会因个人价值观而改变。例如，来自3所大学的研究生使用"再治疗倾向评分表（RPS）"通过量化缺损的大小来决定什么时候进行再治疗。在评分表中，0.0代表大的缺损，而1.0代表没有缺损。有意思的是，学生们普遍认为缺损大小为0.3时应该行根管再治疗（图23-7）[23]。当我们对牙髓专科医生进行相同的评估时出现了相似的研究结果，他们与初学者具有相同的行为方式[24,25]。

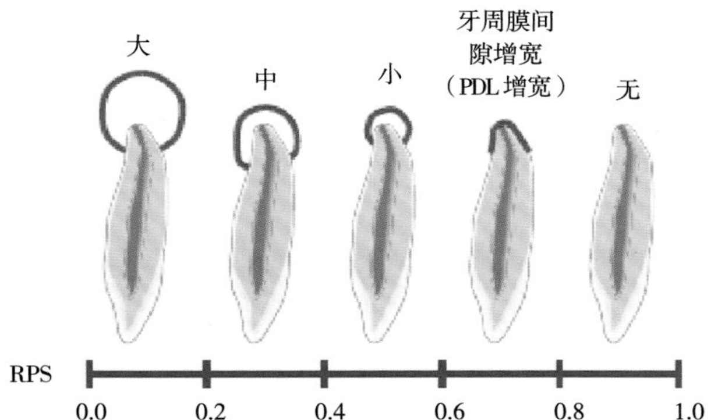

图23-7　再治疗倾向评分表（RPS）。我们让临床医生对5种根尖周缺损类型进行评估，选择一种类型作为再治疗的临界点，所得的均数评分值非常接近中等大小缺损的评分值（RPS=0.38）。（Adapted from Kvist and Reit[24] and reprinted from Ingle's Endodontics 6th ed., Chapter 31: Treatment of non healing endodontic therapy and management of mishaps.Hamilton, ON: BC Decker; 2008: 1091.）

（二）术前评估决策分析

从分析学的角度来说，RPS可被构架为一棵决策树，用以阐明各种各样的临床决策并提供分析思考的基本原理，以便做出正确的决策[13]。而且此方法提供了不同的治疗选择，可以方便患者参与到治疗计划的制订中。

再治疗决策制订过程可以看作是3"D"过程[21,26,27]。

1. 决定根管治疗的牙齿是否失败　对于根尖周的缺损我们往往会遇到两种情况。

第一种情况是相应的牙齿在首次治疗时有技术缺陷，但没有临床体征或症状或者治疗失败的影像学证据。没有发现缺损并不总是代表根管系统中没有微生物[28]。当微生物处于休眠状态时，宿主的免疫和根管内的刺激物处于相对平衡的状态。这种微妙的平衡会被微生物菌落或者宿主的防御状态改变而打破，或者当冠部缺损时，微生物会通过冠部的微渗漏引起根管再感染。如果冠部封闭良好或者冠部的修复体不需要被替换时，推荐进行影像学和临床监测。Van Nieuwenhuisen，Aouar和D'Hoore的一项研究显示[29]，仅仅2.8%的病例在6年的等待观察期出现了并发症。另一方面，如果修复体出现问题，这些病例可能会有潜在失败的可能性[30]，牙医们需要慎重考虑是否需要再治疗（图23-8）[31]。然而，这些再治疗的病例也有6%出现了失败[32]，主要是因为过度预备和超充导致（图23-9）。

第二种情况，患者也是无症状的，但有根尖周组织缺损。在这种情况下，我们需要考虑的问题是如果没有进行其他干预，这些缺损是否能愈合。如果医生能获悉首次治疗的时间和方法，那么下一步就是评估根管充填的质量。通常，当充填质量良好时，根尖周愈合的时间应该在1年之内，但也有些缺损需要10年甚至更长时间愈合[33,34]。大家的共识是大部分根尖周缺损会在4年之内愈合[30]。我们需要注意的是首次根管治疗在1年之内根管内再次出现感染时，根尖周组织感染往往进展迅速[35]。在这种情况下，愈合是不可能的，应当考虑再治疗。极少数情况下，小的根尖透射影是由于机体对一些根充材料毒性刺激的一种反应。重要的是，我们要在影像学上辨别看似充填完好的糊剂超充与未充填的侧枝以及垂直向的超充的区别。在充填良好的根管系统中，毒素会随着时间和缺损的修复而减少。当缺损与最近数月前的治疗有关系时我们应当慎重考虑根管充填的质量[36]。

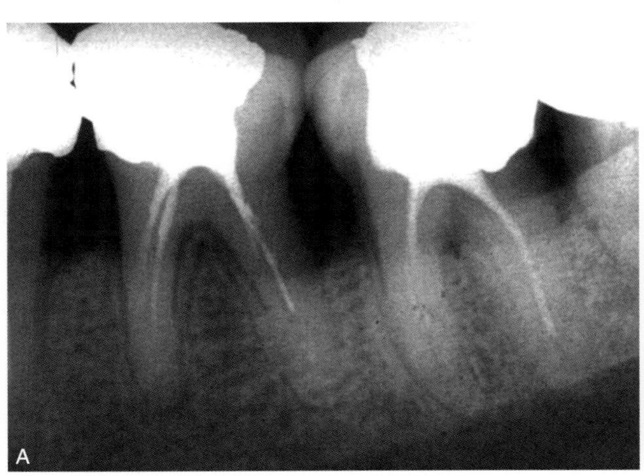

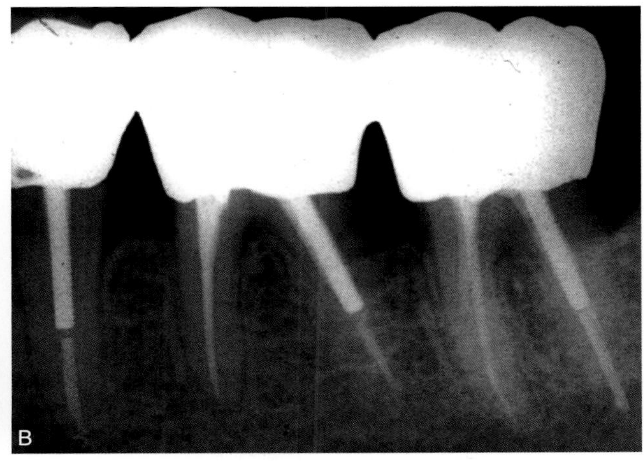

图23-8　**A.** 当涉及尖周和修复的复杂治疗时，充填封闭不完善的患牙需要做再治疗　**B.** 根管再治疗以及修复治疗12年后的回访X线片

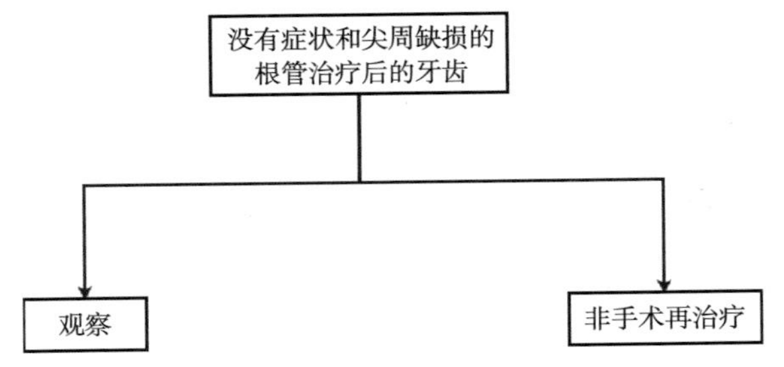

图 23-9 决策树：无症状和根尖周缺损的牙齿

2. 决定治疗 当牙齿出现影像学透射影后，我们应该首先考虑是否为牙髓源性，做进一步的鉴别诊断是很必要的。组织学研究显示 95% 的病例中都存在肉芽肿性炎症或者囊肿[37]。这些炎症反应通常都是持续性根尖感染[28,38,39]或者额外根管感染[40,41]所导致的。另外，有些患者是无症状的但根尖也会出现透射影，这是炎症愈合过程中产生的疤痕组织所导致的[37,42]。

我们必须综合评估和考量根管再治疗所带来的好处及风险。目前，除了冠心病[44]，系统性疾病与根尖周缺损之间关系的证据是很少的[43]。同样，当对静止性根尖周炎再治疗时，很少有研究评估炎症突然加重的风险。据 Eriksen 报道，静止性根尖周炎每年自发性加重的概率小于 5%[45]。相反，当实施再治疗后无症状患者静止性根尖周炎的加重概率达到了 20%~40%[46,47]。其中可能的原因是再治疗使得根管中原有的微生物菌群组成发生了变化[39]。

这就说明再治疗本身也存在一些风险，例如，当拆除桩或者冠时，剩余牙体组织会比较薄弱容易导致根折的发生；还有因为过度预备导致的医源性损伤如根管壁变薄或穿孔[30]。当患者自述根管治疗后的牙齿出现症状时，X 线片检查是不能明确诊断的，需要使用 CBCT。相比于角度合适的根尖片，CBCT 能提供三维影像和更多的诊断信息（图 23-10）[18]。

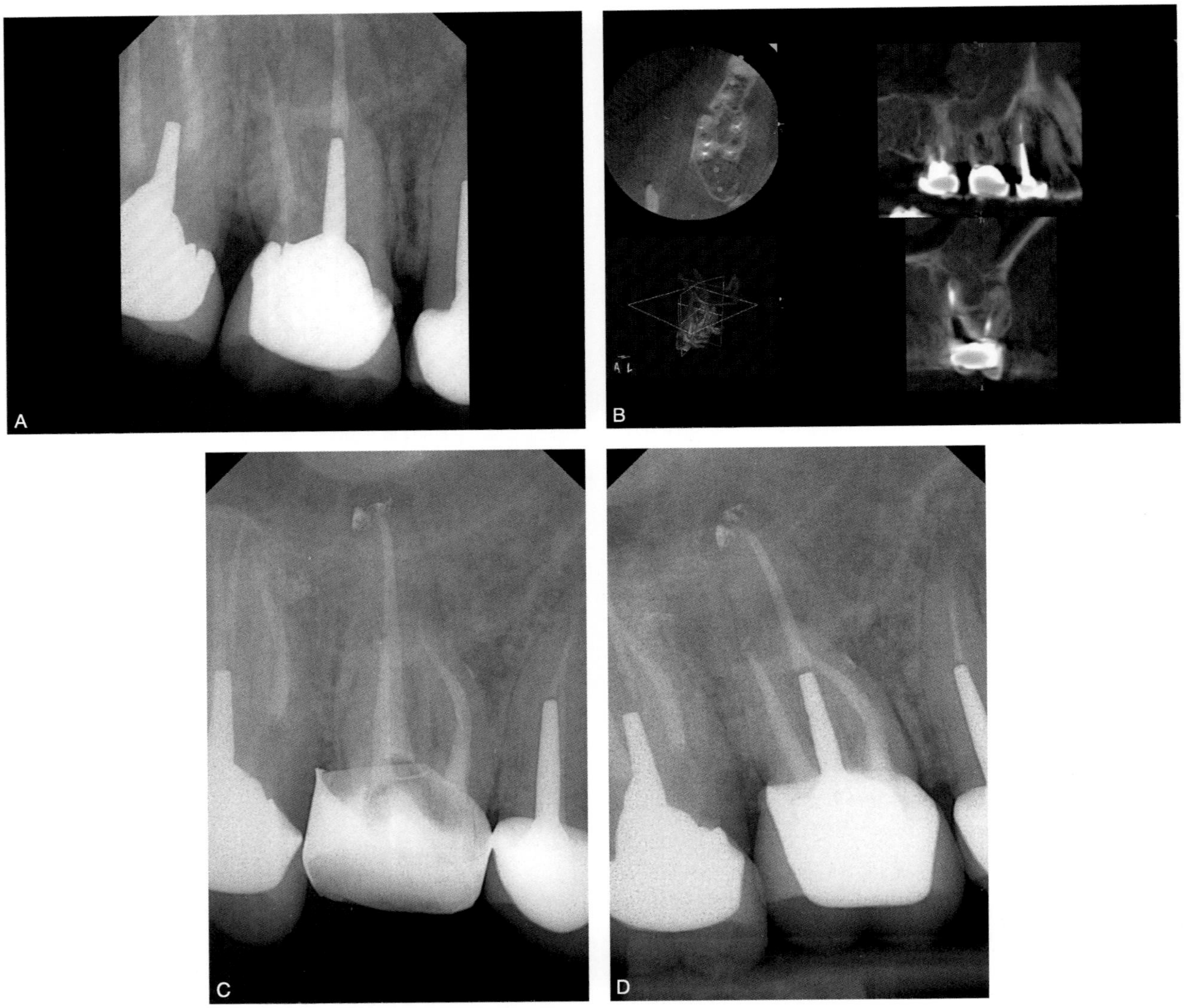

图 23-10 **A.** 患者主诉右侧第一磨牙疼痛。临床和 X 线片检查未发现明显病症 **B.** CBCT 冠状位发现近颊根和腭根分别有两个根尖周缺损区 **C.** 再治疗术后 X 线片以及三维充填 **D.** 疼痛缓解，2 周后佩戴新的修复体

3. 决定采取哪种治疗方式　要依据当时的情况决定，有 3 种治疗选择需要考虑：拔除、根管再治疗或者手术再治疗（图 23-11）。

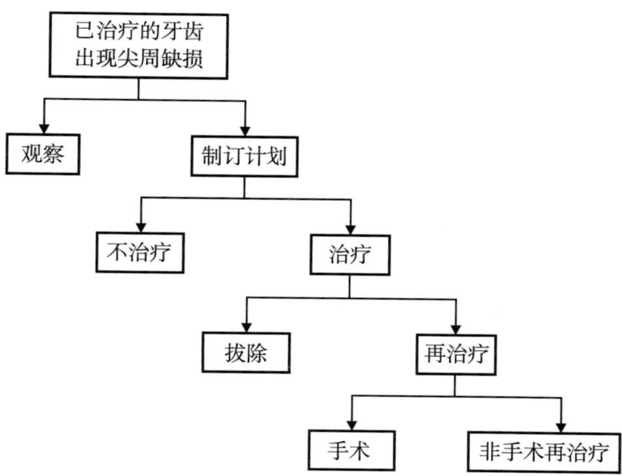

图 23-11　治疗决定树：有尖周缺损的患牙治疗选择

正如前面所述，已经做完修复治疗的许多牙齿是需要做根管再治疗的。如果患牙需要做根管再治疗，那么在再治疗前我们需要对剩余牙体组织结构进行评估，因为足够的牙颈部结构是获得再次可靠修复治疗的保证[48]。当没有足够的牙体组织结构时，牙冠和牙周组织的比例失调，患牙是需要拔除的，医生需要制定新的治疗计划。根管再治疗的指针之一就是 X 线片显示根管封闭不佳。因此再治疗的目标是改善首次治疗的充填质量（图 23-12）。当根尖通路是畅通的，根管系统能被很好地成形、消毒和充填，根管再治疗与首次根管治疗的成功率是相当的[49]。如果以上的这些目标无法达到时，患牙就需要进行手术。

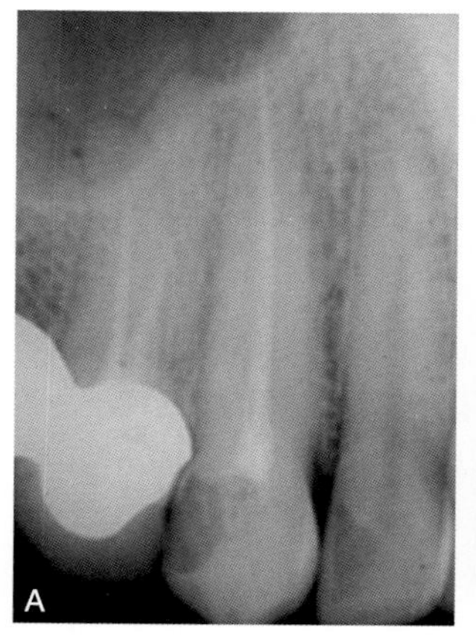

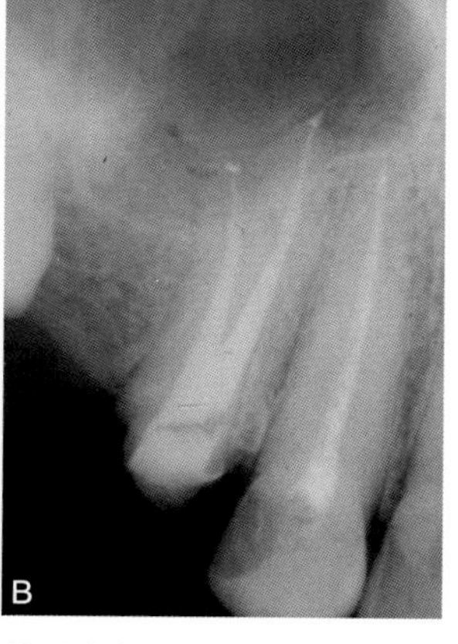

图 23-12　**A.** 冠方封闭不严需行根管再治疗　**B.** 牙齿再治疗

当 X 线片上显示根尖区出现医源性破坏，冠方入路困难，再治疗涉及复杂的或者长期夹板修复，首次根管治疗充填完善但患牙有症状时，可以考虑手术治疗。经过多年的随访比较根管再治疗与手术治疗的预后，我们发现手术治疗的成功率更低[30]。另外，当非手术再治疗已经彻底清理成形并经行了根管充填，再行手术治疗后，手术治疗的成功率就会增加。值得庆幸的是，由于医疗器械的发展，现代手术治疗的优势也已开始凸显。这些优势包括牙科显微镜，超声工作尖以及生物相容性良好的倒充填材料[50-52]。值得注意的是，我们通过 1 年的临床观察发现，手术再治疗比非手术再治疗的根尖愈合速度要快。但 4 年以后，两者的预后相当[53]。然而，现有的手术通路和技术从根管系统中移除有害充填物的能力是有限的。

患者的意愿

提出治疗方案的优缺点对于患者参与到治疗计划的决定中至关重要。我们要用通俗易懂的语言告知患者全部信息，使得患者可以积极主动参与治疗计划的决定。

为了做出最好的决定，Reit[26]提供给大家一些简单的原则可供遵循。

（1）第一原则：根管治疗后根尖任何持久性的缺损必须进行再治疗。

（2）第二原则：如果存在以下情况，持久性的缺损不必做再治疗：①患者不选择再治疗；②再治疗风险大于优势；③总花费超出了可预测的范围。

不同的患者对于根尖周病的治疗选择变化较大。一些患者担心感染长期存在很容易接受再治疗的建议。而无症状的患者更少关心慢性缺损，权衡利弊，可能最终决定什么都不做。但即使与医生的意见相反，患者也有优先决定权。

四、临床治疗过程及既往材料的拆除序列

牙髓病治疗过程是策略和技巧的综合体现，尤其是遇到再治疗时。首先，临床医生必须明白引起失败的原因，然后通过提问，根据自己的判断和经验告知患者最佳的成功方案。重要的是临床医生必须通过自己的技术保障每一个再治疗都能获得长期的成功率。这个过程可分为三大步骤：分析、计划以及实施。

再治疗之前，总体目标和局部目标必须一致。总体目标包括技术指标和病理指征。第一大目标是改善治疗的质量和避免任何感染。第二大目标是控制消除感染。局部目标涉及拆除冠方修复体，建立冠方通道，处理无保留价值的折片，识别所有的根管口或根管，移除以前的充填材料，移除桩核，去除折断器械，修补医源性穿孔和根尖偏移等。如果方法得当，会有助于根管成形进而有利于后期的根管 3D 消毒和充填。这就是非手术再治疗的精髓。

本文的作者通过调查发现每个国家的牙髓病学讲授和实践的方式都是不一样的，例如，在一些国家，医生们更喜欢在根管治疗后的牙齿中放置桩，而在其他一些国家，更喜欢以充填材料建立桩核。因此，再治疗的顺序会根据每个患者临床检查和影像学诊断做出调整。例如当没有桩时，发现遗漏根管或者移除根管充填物就可以获得再治疗的冠

方通道。因此,序列化再治疗以及选用哪种治疗方式要根据患者的具体情况,冠方修复体拆除后的影像学以及临床检查来决定。

第二节 冠方入路的获取

根尖周炎可能由于根管内分离器械和感染导致的病原微生物持续存在所引发。然而不良修复体导致的冠方微渗漏也可能引起继发性感染;这是迟发性治疗失败的一个原因[54-55]。因此,在对失败病例进行再治疗之前,应当系统性地去除银汞充填物和不良修复体。这使得临床医生能够彻底清理潜在的继发龋,评价剩余牙冠结构的保存价值,并可能发现牙体组织的隐裂。再治疗的下一步则是进行新的临时修复,通常使用玻璃离子水门汀,配合铜或正畸带环,或是预成冠进行缺失牙体组织的重建(图 23-13)。再治疗前的预处理是不可或缺的步骤,是保证后续治疗中无菌状态的先决条件。更多细节参见第十九章“治疗准备”。

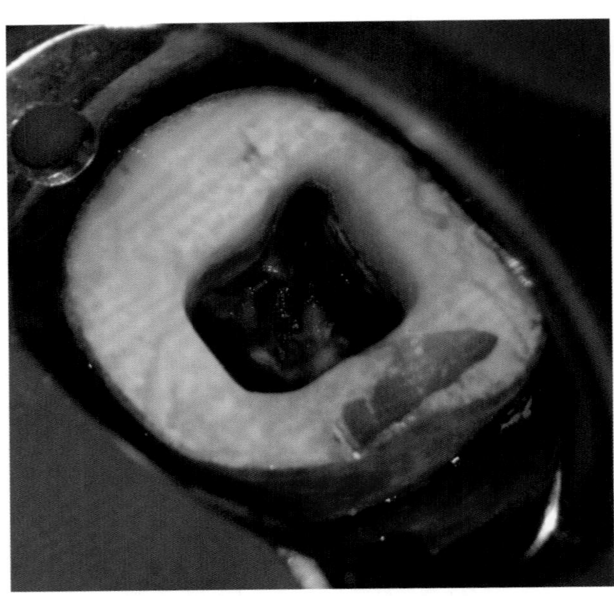

图 23-13 使用铜制带环来重建缺损的牙齿结构,形成一个四壁的开髓洞形

多数需要再治疗的患牙已进行了冠修复,有时为桩冠修复。对医生来说明智的做法是去除髓腔内所有的修复体以便于探查被水门汀、复合树脂或金属材料遮蔽的根管口[56]。有时,当冠修复体功能良好,边缘密合且美观时,或是患牙为多单位固定桥修复体的基牙时,可以在冠修复体上打孔进入髓腔(图 23-14)。然而,当冠修复体与牙根长轴排列方向不一致时,重新建立入路应当十分谨慎,以避免引起不必要的牙体组织破坏或穿孔。当建立入路可能损坏冠修复体,或修复体被认为不理想时,应当对其进行拆除。在通过金属修复体建立入路时,应当对轴壁进行侧向扩展,以消除干扰,保证后续成型器械使用时无障碍。对入路洞型的设计应当使其能够防止金属充填物等碎屑落入根管内,进而导致不可逆的根管阻塞。由于其自身重量影响,金属碎屑不会悬浮在根管冲洗液内[56]。

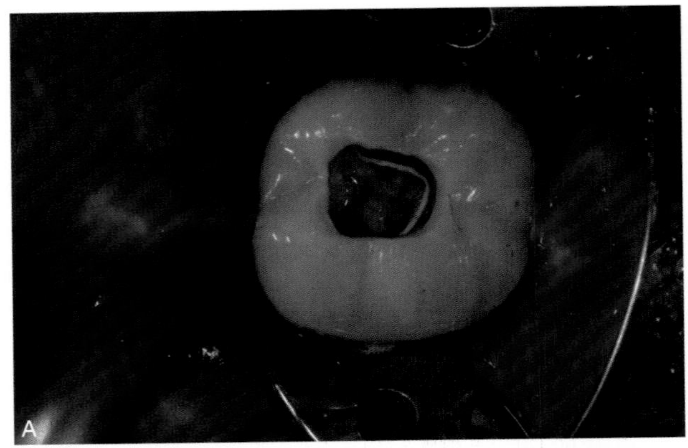

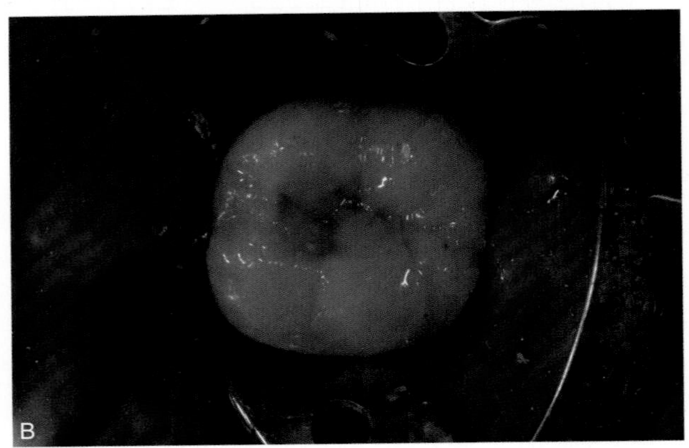

图 23-14 **A.** 在边缘密合且美观的冠修复体上进行开髓 **B.** 根管再治疗后,使用复合树脂修复牙冠

一、去除修复体的影响因素

当医生具备了修复重建牙科学所包含的概念,材料和技术的相关知识以及鉴别能力时,修复体的去除效率能够得到显著的提高。修复体的安全去除取决于5个必要因素。

1. 预备类型 修复体的预备在牙体组织的保存方面存在差异,取决于所覆盖的牙齿表面区域,高度,直径和轴壁的锥度。

2. 修复体设计和强度 修复体的设计和最终强度取决于它的物理性能,材料厚度,以及技师的能力和技术。

3. 修复材料 修复体的组成从不同的金属到牙色修复材料有很多种类,例如瓷。必须了解这些材料的特性与拆除过程中所需应力的关系。

4. 粘接剂 通常,氧化锌丁香油水门汀,聚羧酸锌水门汀,磷酸硅水门汀,磷酸锌水门汀,玻璃离子水门汀,树脂改良型玻璃离子,粘接树脂的粘接固位力依次由弱到强。可见,设计及固位形预备良好的修复体,且配合使用新一代的粘接材料时，对其进行拆除更为困难，因此有时拆除并不是明智的选择。

5. 拆除器械　安全且成功的拆除修复体需要掌握多种器械的选择和使用方法。临床医生需要明确并熟悉每一种器械的安全应用，有效性，局限性和成本。

如果可能，临床医生应当与最初进行治疗的医生进行商讨，获取完整的病史，随后与患者进行讨论以明确完全拆除修复体的利与弊。

二、拆除牙冠的方法

牙冠的拆除有三种方式：破坏性拆除，微小破坏性拆除，保存性拆除。

（一）破坏性拆除

破坏性拆除是指使用钨钢车针（金属穿通钻）切割贯穿牙冠。在冠修复体表面从颈部边缘开始制备一窄缝，向轴面延伸，最终到达殆面中央。将超声器械置于窄缝中使粘接剂分裂。随后，使用破冠挺（图 23-15）或 Christensen Crown Remover 使部分冠修复体弯曲松动。这种方法效果可预测且安全，并且还可对拆除的冠修复体进行重衬作为临时修复体（图 23-16）。此外，破坏性拆除也是去除多单位固定桥的一种极佳的方法，可对每一个基牙进行独立操作。对于单根牙，制备的窄缝应同时延伸至颊面和腭面（图 23-16）。

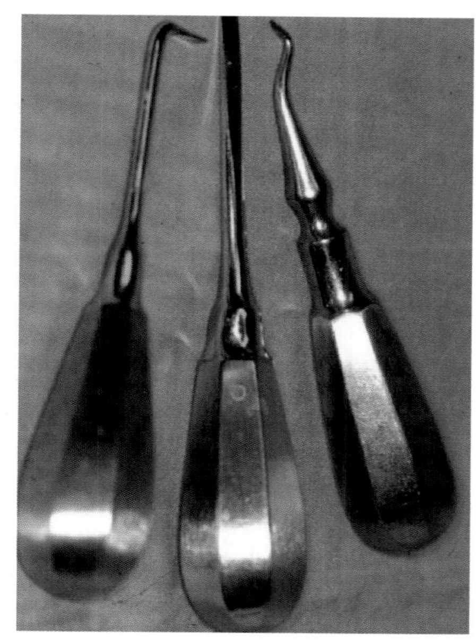

图 23-15　拆冠用的不同类型的破冠挺

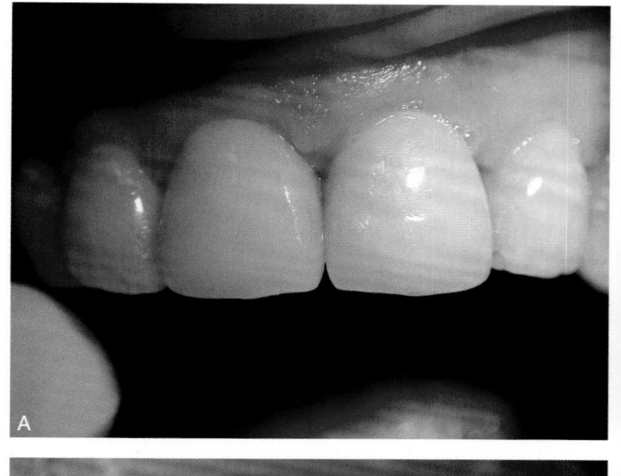

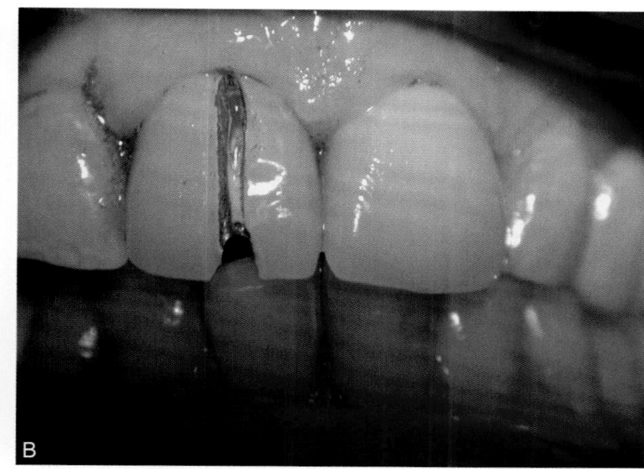

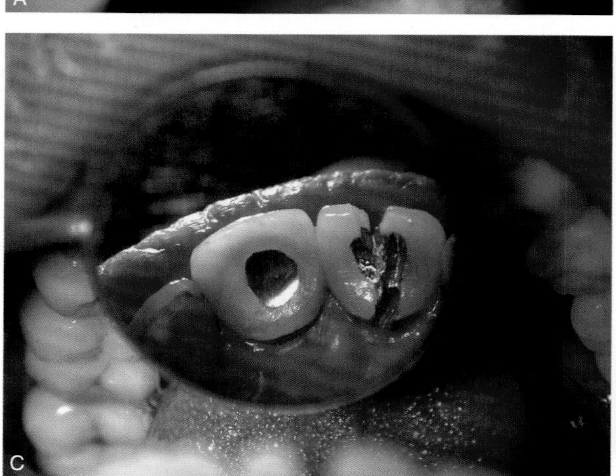

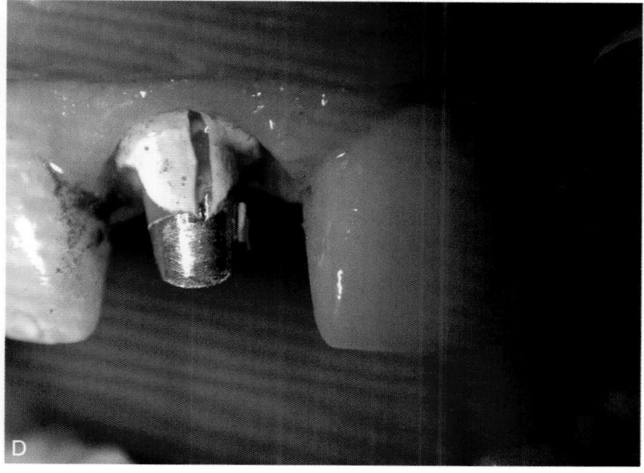

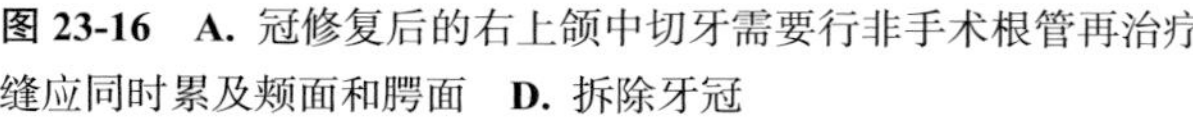

图 23-16　**A.** 冠修复后的右上颌中切牙需要行非手术根管再治疗　**B.** 从牙颈部开始沿着牙齿的结构，在颊面制备一条窄缝　**C.** 窄缝应同时累及颊面和腭面　**D.** 拆除牙冠

（二）微小破坏性拆除

微小破坏性拆除是使用一种微小的侵袭方法，仅需较小的力即可拆除修复体。以下列举了部分用于微小破坏性拆除的器械。

WAMKeys：该系统操作简便，能够安全的去除大部分金属和/或瓷的冠修复体及短的固定桥。基础套件包含3支手柄较窄的器械，其远中末端为不同尺寸的凸轮（图23-17）。使用方法分为三步。首先，使用破冠车针在牙冠颊面中央制备一水平向的窄缝，或是在修复体殆面中央沟处制备深约1mm的窄缝。对于金属烤瓷冠，可以使用016的金刚砂球钻（*Komet*）制备一个穿透瓷层到达下方金属基底冠的V类洞，同时采用水冷却保护瓷层（图23-18A）。其次，使用破冠车针切割穿透金属基底冠，制备一条延伸至殆面中央的沟槽（图23-18B）。最后，选择合适尺寸的WamKey，插入沟槽内轻轻旋转，沿冠修复体长轴方向将其撬起（图23-18C，图23-18D）[56]。

Metalift：Metalift（图23-19A）被设计用来对嵌体，高嵌体，3/4冠，全冠和固定桥进行安全的微小破坏性拆除，以确保如有需要时能够重复使用这些修复体。套件所包含的完成拆除所需的所有器械如下：第一，对于烤瓷冠或固定桥，使用圆柱形金刚砂车针精确的去除瓷层，暴露下方金属（图23-19B）。第二，借助放大设备，使用小的碳钢球钻制备一个深达金属固体结构内的定位孔（图23-19C）。第三，使用麻花钻在金属内制备一个精确的通道，使其与后面第五步所用的Metalift器械尺寸完全相符（图23-19D）。第四，仔细的去除金属底部一侧的基底材料，注意不要破坏通道并避免将Metalift器械旋入牙体结构内。第五，将Metalift器械旋转穿过金属层，当其远端与牙体组织接触后，继续旋转以提起牙冠（图23-19E，图23-19F）。

The Kline Crown Remover 和Higa Bridge Remover的操作原理相同。

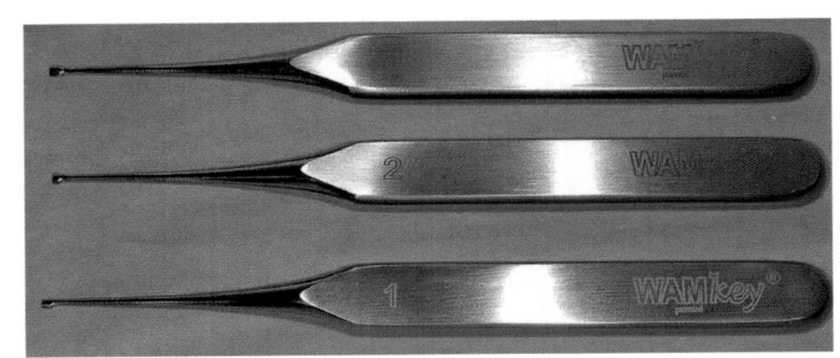

图23-17 WamKeys

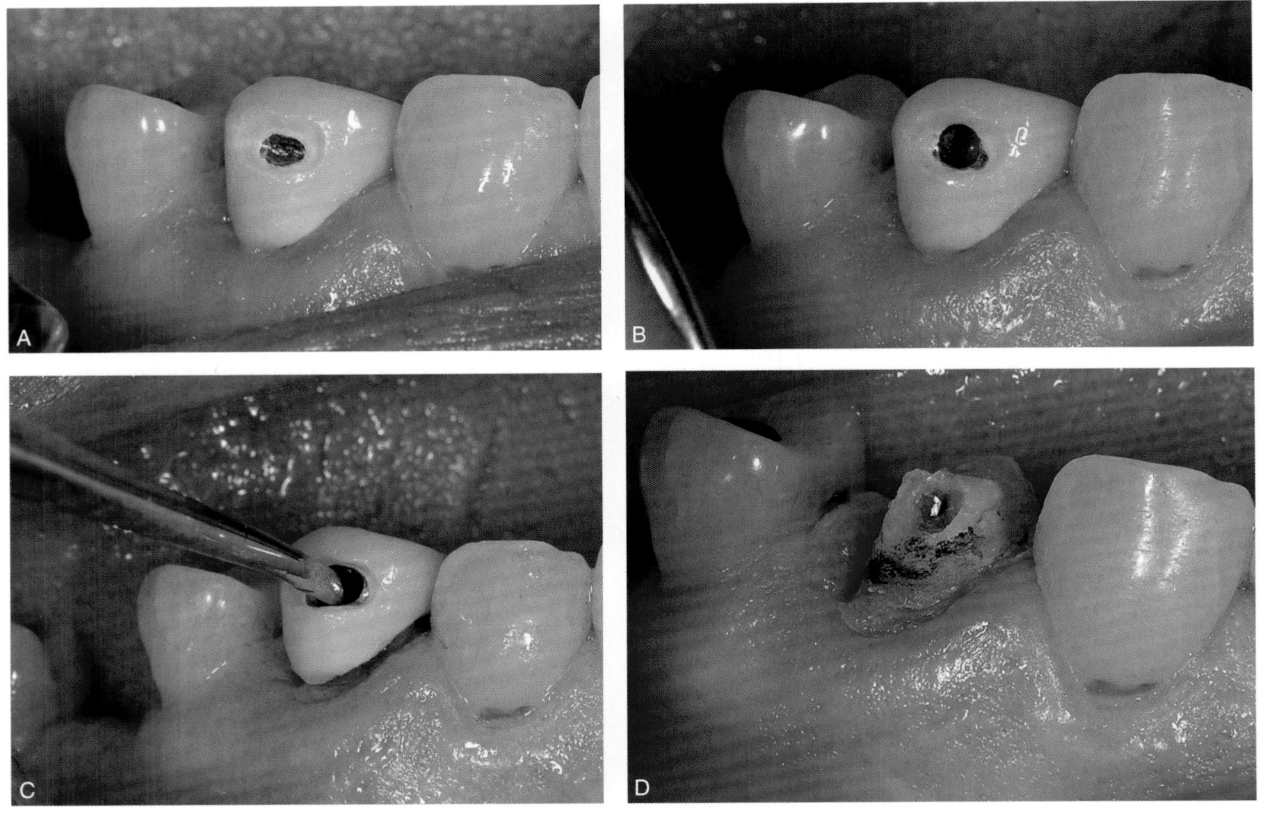

图23-18 **A.** 使用金刚砂球钻制备一个穿透瓷层到达下方金属基底冠的V类洞，同时采用水冷却保护瓷层 **B.** 使用破冠车针穿透金属基底冠制备一条沟槽，延伸至殆面中央 **C.** 将WamKey插入沟槽内轻轻旋转以撬起冠修复体 **D.** 不需要将WamKey侵入核内

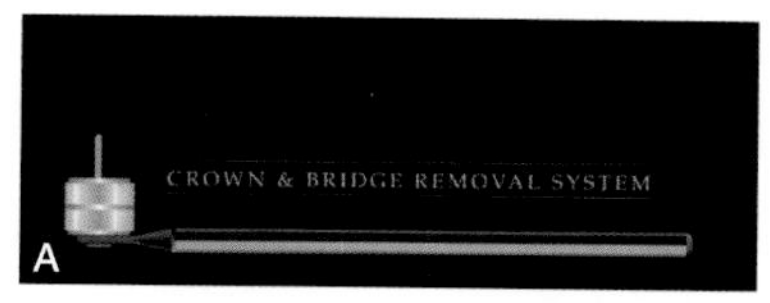

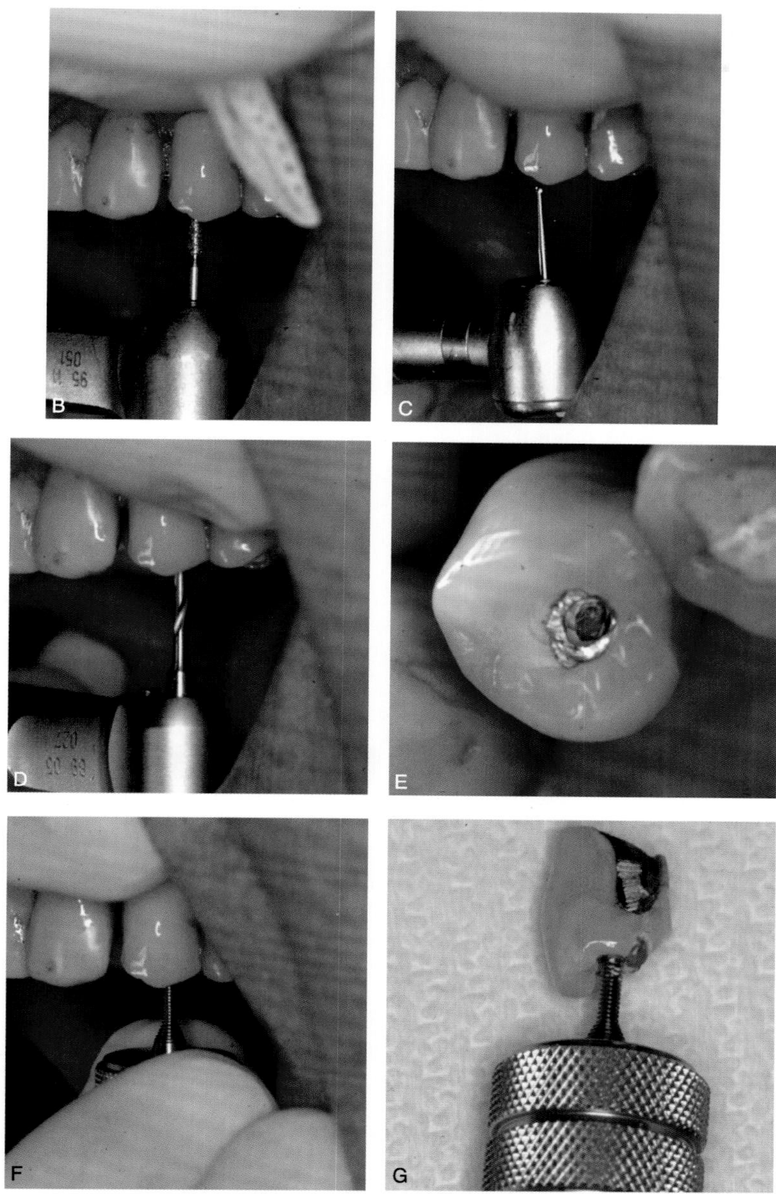

图 23-19　A. Metalift　**B.** 使用圆柱形金刚砂车针去除瓷层，暴露下方金属　**C.** 使用小球钻制备一个深达牙齿结构内的定位孔　**D.** 使用麻花钻制备一个与 Metalift 器械匹配的精确通道　**E.** 在使用 Metalift 器械前制备的通道　**F.** Metalift 器械穿过金属层与牙体组织接触　**G.** 拆除牙冠

（三）保存性拆除

保存性拆除包括使用敲击器械和相关技术[57]。这种方法是通过分解粘接剂来实现修复体的安全有效的拆除。保存性拆除使用手用的光滑锤头或气动拆冠器。这些器械的尖端能够抓持住牙冠颊舌面的颈部边缘，传导一系列可控的冲击从而使修复体松动。然而，这些冲击可能造成损害性极大的力，进而导致牙冠或牙根折裂。因此，作者不建议常规使用此方法。这种类型的拆冠器械包括手用的光滑锤头和 Crown-A-Matic。

另一方面，应当特别注意Coronaflex。Coronaflex（图23-20）是拆除固定桥修复体的十分简便有效的技术。这种拆除方法提倡沿轴向进行牵拉，从而减轻了对修复体的破坏。拆除过程简单，快速，安全，患者感受舒适。Coronaflex 利用压缩空气使器械尖端产生超短脉冲，从而使粘接剂碎裂。推荐的使用方法即所谓的“降落伞技术”。将金属丝穿过两个或两个以上的外展隙环绕固定桥，另一端与金属杆相连。随后将气动机头的尖端与金属杆对接，在启动后，通过传递一系列的微脉冲使粘接剂碎裂，从而使固定桥沿其自身就位轴方向脱落。同样对于牙周健康，稳固的牙齿，使用降落伞技术也能够方便地将铸造桩核完整拆除[56]。

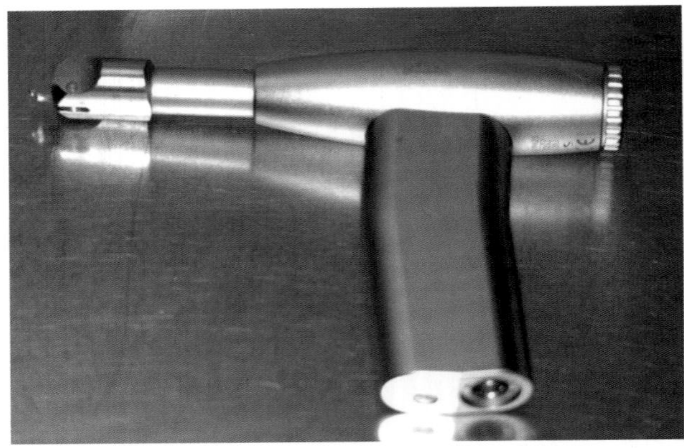

图 23-20　Coronaflex

手用器械不足以拆除粘接固定修复体，它们最适合用来拆除临时修复体[57]，如 K.Y.Pliers，Wynman Crown Gripper 和 Trident Crown Placer-Remover。

第三节　桩核的拆除

临床医生经常会遇到根管治疗后且已行桩修复的患牙。往往，当根管治疗失败时，需要拆除固位桩以便于进行成功的非手术再治疗。此外，有时根管治疗可能是成功的，但由于新修复体设计，力学，或美学的改进需要去除原有的固位桩。长久以来，已有许多技术被用来拆除固位桩和其他根管内较大阻塞物[58-60]。

一、拆除桩核的影响因素

桩核的成功拆除受许多因素的影响，如术者的判断，接受的训练，经验，以及对最佳的技术方法的运用[3]。此外，临床医生应充分掌握牙齿解剖的相关知识，熟悉每一类牙齿的典型解剖变异[61]。例如，了解牙齿的形态是至关重要的，包括长度，直径，每一个牙根的弯曲度，以及可能存在的外周凹陷的深度。通过获得 3 张拍摄角度良好的术前 X 线片，能够更好地了解这些信息。X 线片还能帮助临床医生观察固位桩的长度，直径和方向，以及判断其是否延伸至髓腔内[62]。

固位桩的类型和所用的粘接剂也会影响固位桩的拆除[63,64]。固位桩可以分为平行与锥形，主动与非主动，金属与非金属几类（图 23-21）[65,66]。使用磷酸锌等经典的

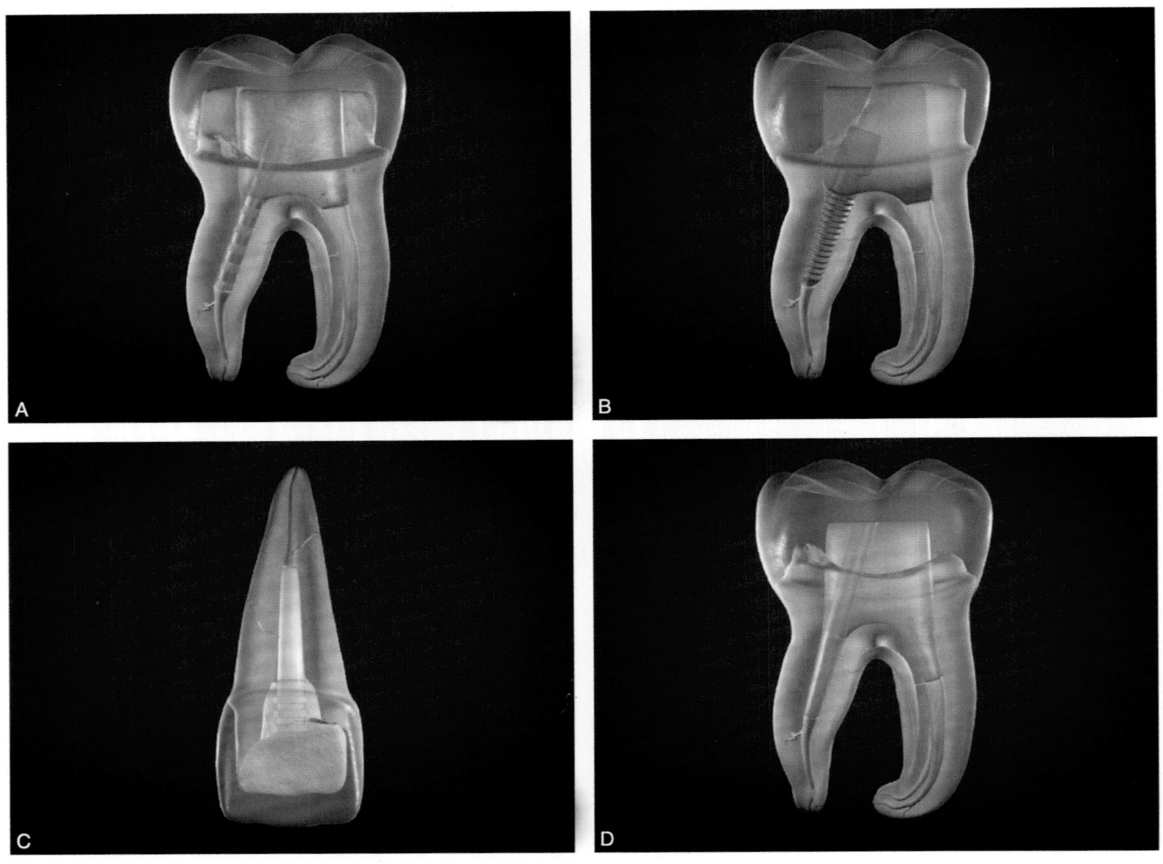

图 23-21　**A.** 平行桩　**B.** 螺纹桩　**C.** 复合桩　**D.** 铸造金桩 / 核

粘接剂进行粘接的固位桩通常能够拆除；然而使用复合树脂或玻璃离子等材料进行根管内粘接的固位桩往往难以拆除[67]。此外，口腔内的可操作空间，存在的修复体，以及固位桩的冠方大部分位于牙槽嵴顶以上或是以下，这也是影响固位桩拆除的重要因素（图 23-22）。通常，固位桩的拆除难度从前牙向后牙逐渐增大。当多根牙包含多个固位桩，且它们在冠方通过单个或多个锁扣联结在一起时，拆桩的难度明显增大（图 23-23）。

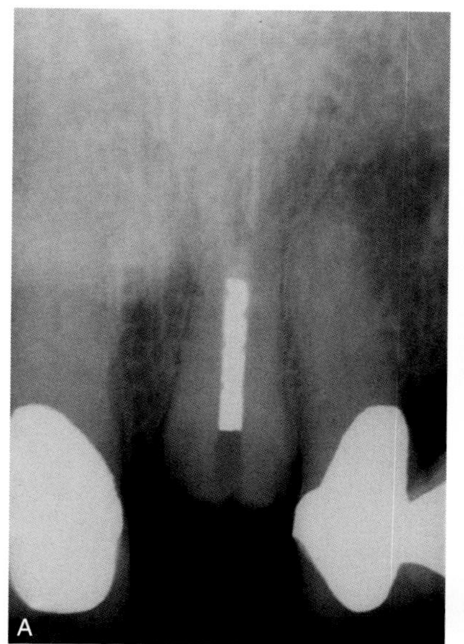

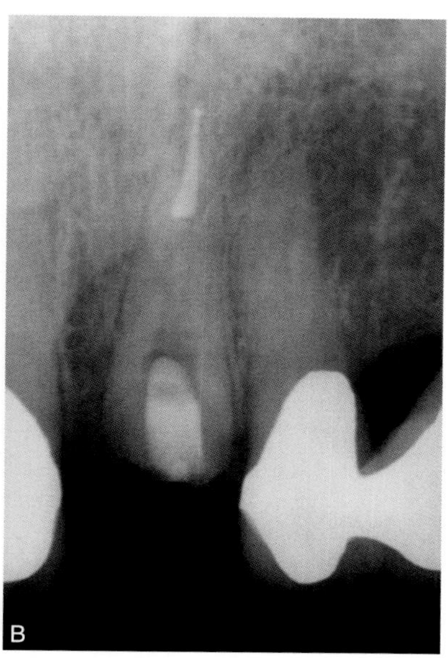

图 23-22　A. 上颌中切牙术前 X 线片显示固位桩在牙槽嵴顶下方折断；这一病例强调了治疗计划制定的重要性　**B.** 拆除固位桩，根管再治疗及桩道预备后的 X 线片，后续拟行冠延长和修复治疗

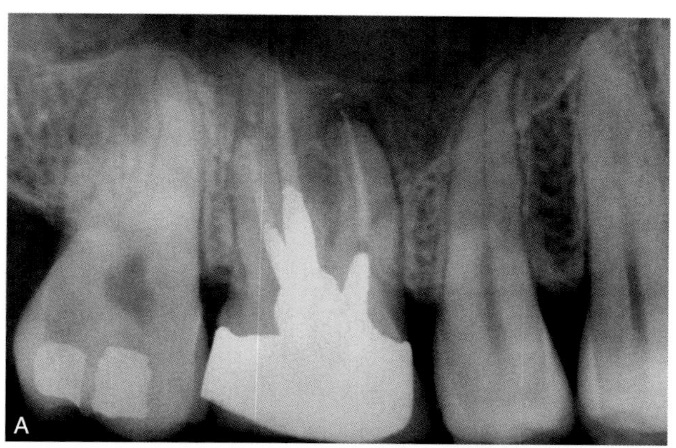

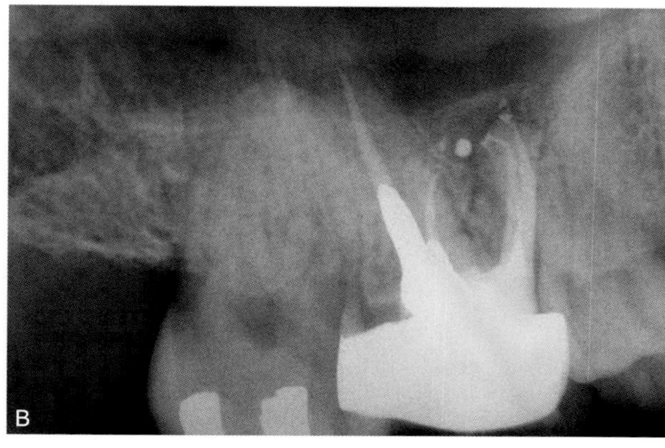

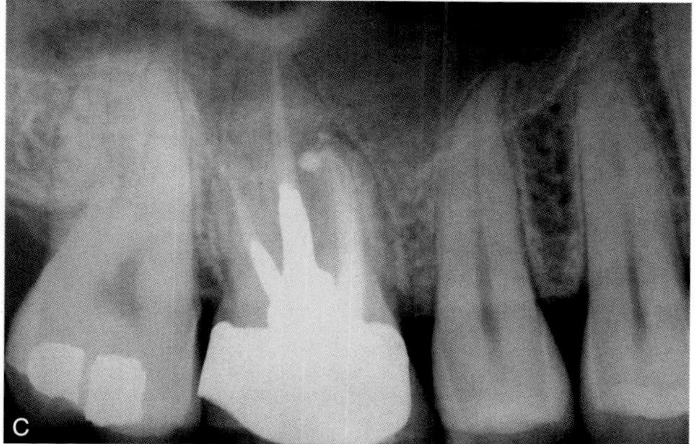

图 23-23　A. 上颌第一磨牙术前 X 线片示近颊根根管治疗失败。注意三根铸造桩在髓腔内连接在一起　**B.** 远中角度投照 X 线片检验近颊根再治疗效果。注意 MB-2 根管的探查与治疗　**C.** 2 年后复查 X 线片显示近颊根骨愈合良好

临床医生在对需要拆除固位桩的患牙进行评估时，应首先权衡风险与获益[68,69]。例如，在X线片上，钛或钛合金桩的相对阻射率可能与牙胶非常相似，或完全相同。这种情况下，临床医生在考虑进行非手术再治疗时，需要熟悉这些非金属固位桩的影像学特性[70]。再治疗过程中的任何步骤，从根充物的去除，到后续的根管成形和充填，均可导致牙根结构薄弱，穿孔，或折裂。有时，对于根管治疗失败的病例选择手术方法解决可能更为明智。然而，由于缺乏对医生进行目前最好最先进的固位桩拆除技术的培训，因此手术治疗不应该被过度使用。

二、超声去除预成桩及其相连接的树脂核或银汞核

该操作的目的是利用高速长柄硬质合金车针仔细的去除修复材料，注意不能损坏固位桩突出的顶部。当存在复合桩核时，金属固位桩与充填材料的颜色差别使得该过程易于操作。在暴露了固位桩头部以后，需要使用细小的超声工作尖，roUltra（图23-24），或ET20仔细去除残余的修复材料和粘固剂。随后，在水冷却的条件下，使用专用的超声工作尖震动固位桩直至将其拆除（图23-25）。超声工作尖应与固位桩保持紧密接触，以确保能量传递最大化，促进粘固剂/粘接失败。当存在银汞充填物时，务必使高速车针从外围开始向桩所在的位置进行操作，以确保不损伤固位桩。对于螺纹桩，应当使超声工作尖围绕其进行逆时针旋转以进行拆除。

必须认识到超声能量的副产物是热量[71-73]。当使用超声进行较长时间操作和拆除较大的导热性金属桩时，应当频繁用水冲洗术区以减少热量积聚，避免对牙周附着组织产生危险的热量传导。经验表明，在去除了外周所有修复材料后，大部分固位桩能够在大约10分钟内安全的成功拆除[3,73]。然而对于有些固位桩，即使依据“10分钟法则”使用超声也无法将其拆除。这时，临床医生需要一种安全而有效的备选方法来分离固位桩[3,74,75]。

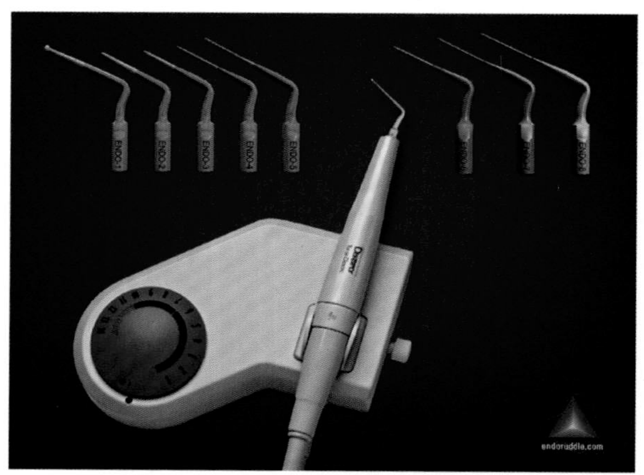

图23-24 ProUltra ENDO 1-5超声器械具备有研磨作用的氮化锆涂层，能够提高效率，精确性和临床可操作性。而钛制的ProUltra ENDO-6，7，8长度更长，直径更小，常用于操作空间受限时

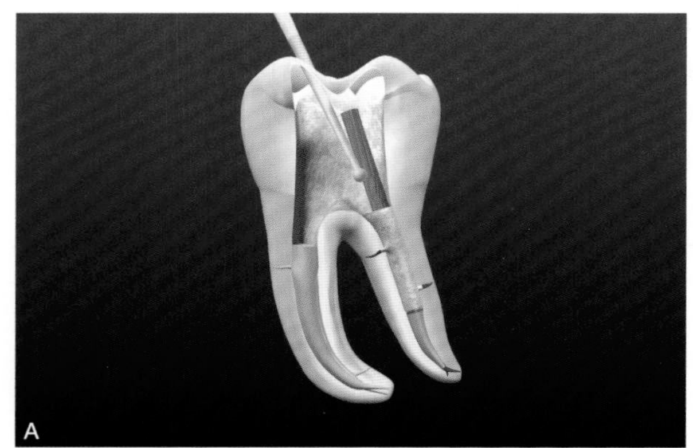

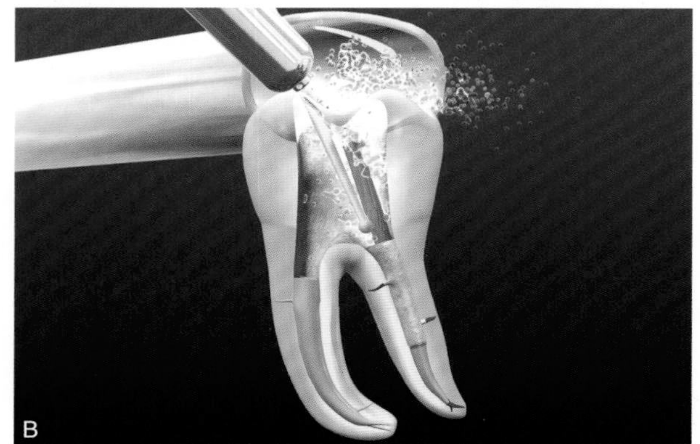

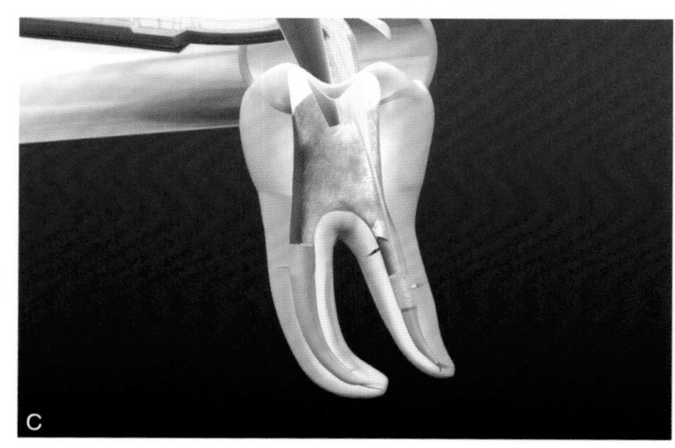

图23-25 A. 使用ProUltra ENDO-1在暴露的固位桩各个表面进行强力的震动 **B.** 使用外部水源降低温度并消除热传导的示意图 **C.** 拆除固位桩后，使用超声器械粉碎根管内的粘固剂，并使用White Mac Tip将碎屑吹出来

为了安全起见，应遵守以下预防措施。

（1）仔细阅读术前X线片，评估固位桩与牙周组织之间根管壁的厚度。如果厚度小于1mm，则牙周附着组织过热的风险会急剧增大。

（2）建议间断性使用超声，每次中断1至2分钟。

（3）建议在固位桩头部间歇性使用冰喷雾（Endo Ice）。事实上，持续性的喷水不足以对固位桩根尖端进行冷却。如果超声无法拆除固位桩，应使用机械拆桩器械。

Rotosonics是另一种震动拆桩的方法。这是一种松动和拆除完全暴露的固位桩或螺纹桩的简便方法。常规工作尖Roto-Pro车针是一种高速的，摩擦夹持车针，它的6个

表面由6个边相连，当其旋转一周时，边缘可产生6次震动。当器械以200 000r/min速度旋转时，能够产生每分钟120万次震动，或每秒钟20 000次。这种器械为拆除固位桩和螺纹桩提供了一种较为便宜的方法。使用时，保持车针与固位桩紧密接触并围绕桩逆时针旋转。临床工作中，Rotosonics为拆除螺纹桩或使用较为传统的粘固剂，如磷酸锌粘接的固位桩提供了一种技术含量较低的方法。

三、纤维桩的拆除

通常，纤维桩是与复合物修复材料联合使用。首先，使用高速手机配合钨钢车针去除复合物和纤维桩突出的头部。需要注意的是，应当将纤维桩磨除至根管口下方。当到达髓室底时，应使用超声工作尖代替车针仔细去除残余的材料。对于纤维桩，目的是通过加热的方式破坏纤维之间的粘接。使用细小的超声工作尖或新款Gonon套装所含的尖头车针在纤维桩的中央制备定位孔，随后在直视的条件下使用同一超声工作尖钻至纤维桩的中段以使其碎裂，此过程不需要水冷却。纤维的排列方向有助于工作尖在启动后保持合适的方向。最后在低功率状态下，使用超声工作尖以轻轻刷动切削的方式去除根管壁上黏附的纤维。此外，还可以使用Unicore钻拆除纤维桩，转速为15 000r/min。从柄部有白色条纹的小号钻（0.6mm）开始使用，然后换成黄色条纹的钻（0.8mm），如有需要可继续依次使用红色，蓝色，绿色尺寸的钻，直到纤维桩被完全拆除。应避免使用由瓷和锆制成的固位桩，因为它们难以拆除，且有导热危险，事实上几乎不可能拆除[65]。

四、金属铸造桩的拆除

通常，金属铸造核与铸造桩联合使用，对于含有铸造桩和核的单根牙，可以采用以下两种技术。

1. 当牙周组织健康时，可使用上述的Coronaflex。

2. 使用破冠车针切削铸造核，且不能损伤牙根结构。从外周开始围绕预估的桩的位置进行切削。目标是仅保留圆柱形的部分核作为铸造桩的延伸。随后，使用超声和/或拆桩系统来拆除铸造桩（见纤维桩的机械拆除部分）。

当多根牙髓腔内存在嵌体核时，可能有单个或多个锁扣连接。这种情况下，应将核分解成与桩同等数量的块数。对于非常坚硬的铸造核，如镍铬制成的核，应当特别小心以确保车针沿着牙体结构切削，不能损伤髓室底。由于切削过程中大量震动的传导，使得没有桩的那部分核通常能够快速去除（图23-26）[56]。此时，能够清楚地区分桩的头部与核的剩余部分，可使用超声和/或拆桩系统拆除铸造桩。

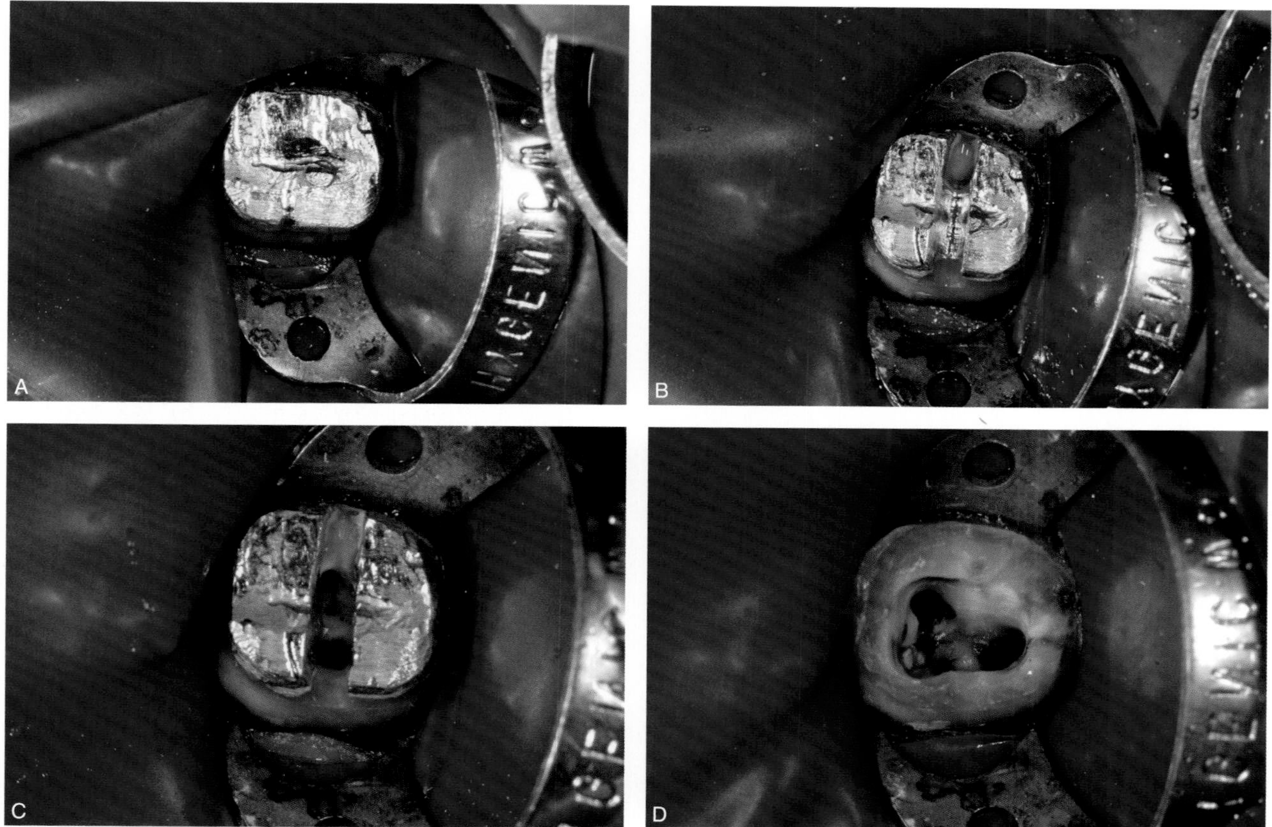

图23-26 **A.** 由镍铬铸造核及两个铸造桩修复的下颌第一磨牙 **B.** 沿着牙齿的结构制备一个颊舌向的沟槽以将铸造核分为两部分 **C.** 应当特别注意不要损伤髓室底 **D.** 由钻磨过程及超声能量共同产生的振动传导使得固位桩易于拆除

五、拆除桩的机械方法选择

许多不同的器械被设计出来用于桩的机械拆除[58,60]。然而，某些器械的成功率并不高，例如 Masserann kit，Post Puller，因其常常需要磨除额外的牙体组织，可能造成台阶、穿孔甚至根折。Gonon Post Remover System 相比 Masserann 和 Post Puller 侵入性小，安全[68]，成功率高[75,76]，然而遗憾的是在北美地区仅有少数临床医生使用它。Post Removal System（PRS）是一种以螺旋原理工作的类似器械：对牙体组织施加一个力作为支点，同时对固位桩施加牵引力，从而产生足够的杠杆作用来克服粘接力。这两种系统用于拆除锥形或平行桩，铸造桩和螺纹桩均有较好的预期。以下分别对这两种技术进行描述。

（一）Gonon 桩拆除系统

近来，Gonon 套件的多种优势已被再次提出。他提供了数量更少，尺寸更佳的器械，且能够消毒。其中包含两个有颜色编码的环钻及对应尺寸的管状螺母。管状螺母能够反向旋转从而将锯齿桩和螺纹桩旋出。拔除钳的喙部较薄且较短，利于在狭窄的咬合间隙就位。套件还包含了 3 种尺寸的硅胶垫圈和 1 个纤维桩套装（图 23-27）。

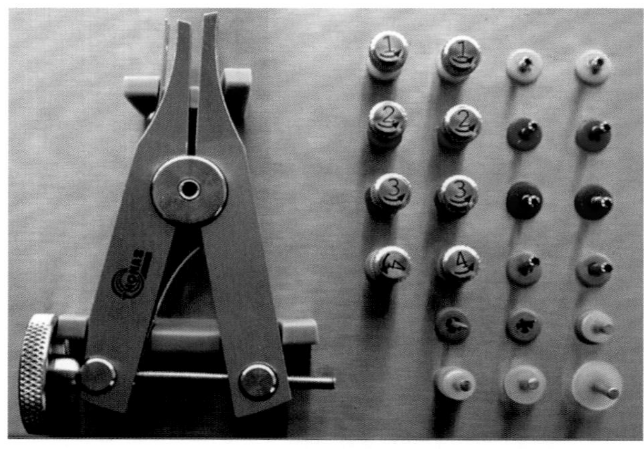

图 23-27 Gonon Universal 拆桩系统。注意有颜色编码的，相匹配的环钻和螺母。管状螺母上的箭头指示反向旋转安装

Gonon 拆桩技术如下。

1. 拆除冠修复体后，去除外周的核材料以暴露固位桩头部。

2. 为了利于环钻居中，使用专用车针将固位桩头部磨尖。

3. 使用最大号的高强度环钻向下钻磨，估测暴露出的固位桩头部的尺寸及能与之完全匹配的管状螺母。这个管状螺母能够沿桩的头部向下旋转，提供良好的抓持力。将桩的头部钻磨的越接近圆柱状，环钻的工作效率越高。使用高扭矩的手柄配合短喙马达，以 15 000~20 000r/min 的转速沿固位桩头部向下钻磨 2~3mm。

4. 在将螺母手动拧在固位桩上之前，按正确的顺序将 3 个垫圈安装在其柄部。在固位桩被拔出时，这些垫圈能够将力分散至牙根表面。首先将平面的金属垫圈插在管状螺母上，其次将凹形垫圈朝牙根方向插在螺母顶部，最后将硅胶垫圈就位，作为缓冲垫。

5. 将拔除钳与管状螺母连接，通过转动螺帽扩张钳子的喙部。通常，这一过程及其产生的力能够使固位桩与牙根分离（图 23-28）。若旋转螺帽时感觉阻力过大，可以先将螺帽逆时针旋转 1~2mm，随后继续顺时针旋转，此方法能够有效减小阻力。此外，可以在旋塞上间接使用超声器械来帮助破坏粘接[73]。一项关于根折发生率与固位桩拆除方法的研究显示，桩的拆除过程预期良好，且根折的发生率极低：在 1 600 例拆桩的病例中占 0.06%[68]。这一数据略高于另一项澳大利亚和新西兰的牙髓病医生进行的调查研究，其结果为 0.002%[60]。

固位桩被拆除后，其根尖方向的根管内可能有部分粘固剂残留。在根管内视野良好的情况下，使用超声工作尖能够轻松地将其去除。

（二）桩拆除系统

桩拆除系统（PRS）被设计用来机械性拆除不同种类的固位桩或根管内其他横断面直径等于或大于 0.6mm 的阻塞物[3,77]。PRS 套件包含拔除钳，1 支破冠车针，5 个不同内径的环钻，5 个内径为 0.6~1.6mm 的管状螺母，1 支转钜杆，管垫片，以及橡胶缓冲垫（图 23-29）。在使用 PRS 之前，需要制备直线通路且确保髓腔内固位桩周围完全可视。

破冠车针被用来磨除冠方大部分的固位桩（图 23-30A）。固位桩头部“凸起”能够有效引导后续器械在桩上的就位。随后，在固位桩头部滴一或两滴螯合剂作为润滑剂，以利于固位桩的机械拆除，如 RC Prep，Glyde 或 ProLube。为了保证对固位桩的环形切削，应选择与桩匹配的最大环钻。闩锁式环钻应配合低速，高扭矩的机头，以大约 15 000r/min 的转速顺时针旋转工作。另外，环钻应以“啄”的运动方式进行钻磨，以保持转速及固位桩头部的冷却，避免发生牙本质硬化而更难切削。利用环钻将暴露出的固位桩冠方大部分切削 2~3mm（图 23-30B）。如果所选择的环钻是被动就位的，应选择小一号的环钻以确保合适的环形切削。有时，如铸造桩 / 核之类的固位桩的冠方结构需要使用破冠车针或金刚砂车针向下进行钻磨，以形成一个相对的圆柱形。随后，可以使用环钻在固位桩上切削出一个精确的圆形横截面。

通常，切削固位桩所用的环钻决定了后续对应尺寸管状螺母的选择。选择尺寸合适的保护性橡胶垫圈并将其插在螺母的远中末端。在拆桩过程中，垫圈能够起到缓冲作用，使负荷均匀分散从而保护患牙。将管状螺母抵在切削后的固位桩头部，沿逆时针方向手动旋转形成螺纹凹槽

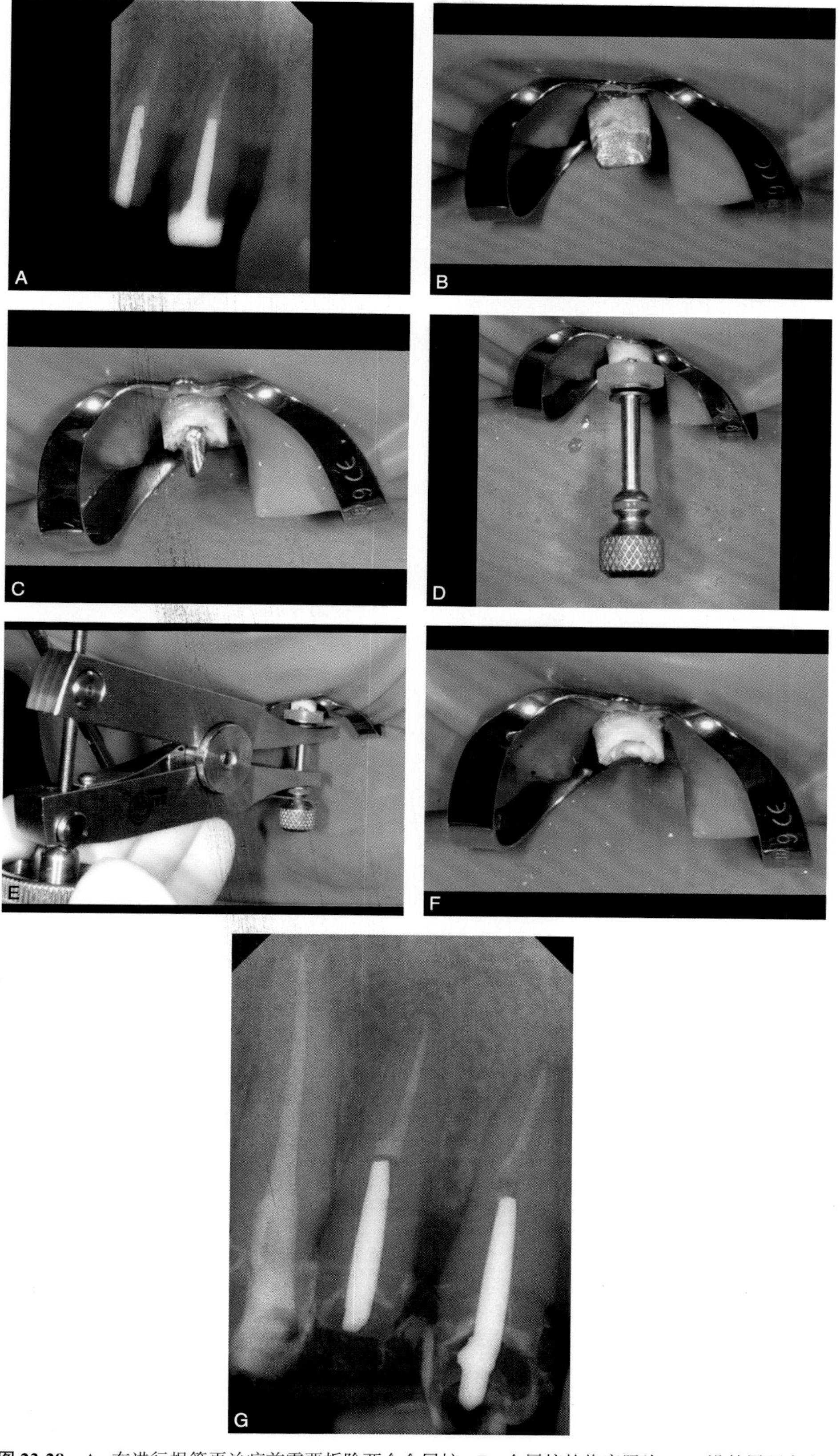

图 23-28　**A.** 在进行根管再治疗前需要拆除两个金属桩　**B.** 金属核的临床照片　**C.** 沿外周预先去除部分核材料，随后将桩的头部磨尖以利于环钻居中　**D.** 带有 3 个垫圈的管状旋塞能够在固位桩上形成螺纹　**E.** 将拔除钳与管状旋塞相连　**F.** 将固位桩从牙根上拆除　**G.** 患牙完成根管再治疗并进行临时修复后的 X 线片

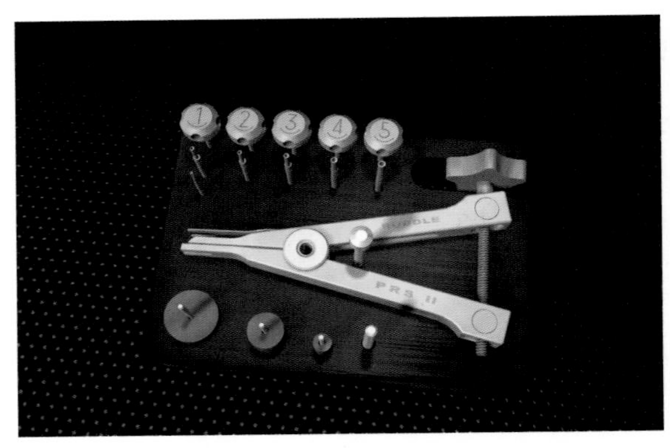

图 23-29 Post Removal System 套件被设计用来通过机械性连接以拆除不同类型的固位桩

(图 23-30C)。通过稳定的根尖向压力及 1/4 周的逆时针运动通常能够使螺母安全的向下移动并与固位桩连接。螺母被拧入的深度至少为 1mm,若能够达到最大 3mm 则更为理想。应当注意的是不能将螺母在纤维桩上套入过深,由于它的内部最大深度为 4mm。当螺母的底部抵在纤维桩的头部时,可能导致螺纹被破坏,损伤螺母的侧壁,或切断位于其腔内的根管阻塞物。当管状螺母与固位桩严密连接后,将保护性橡胶垫圈下调至患牙的咬合面(图 23-30D)。

随后,选择固位桩拆除钳并将其钳口部固定在管状螺母上。使用一只手抓稳器械,另一只手的手指顺时针转动旋钮使钳口部张开。当钳口开始缓慢张开时,旋钮处压力会增大。医生应反复确认被压紧的橡胶垫圈能够良好地保护患牙。此外,在使用这种拆桩方法时,医生应通过目测确认固位桩是沿着根管长轴方向安全的退出。如果转动旋钮变得越来越困难,医生应当暂停几秒钟再开始,和/或使用间接超声技术来震动与固位桩相连的管状螺母(图 23-30E)。将 PRS 与间接超声技术联合使用能够促进固位桩的脱位,有助于旋钮的进一步转动和固位桩的成功拆除(图 23-30F)[3]。

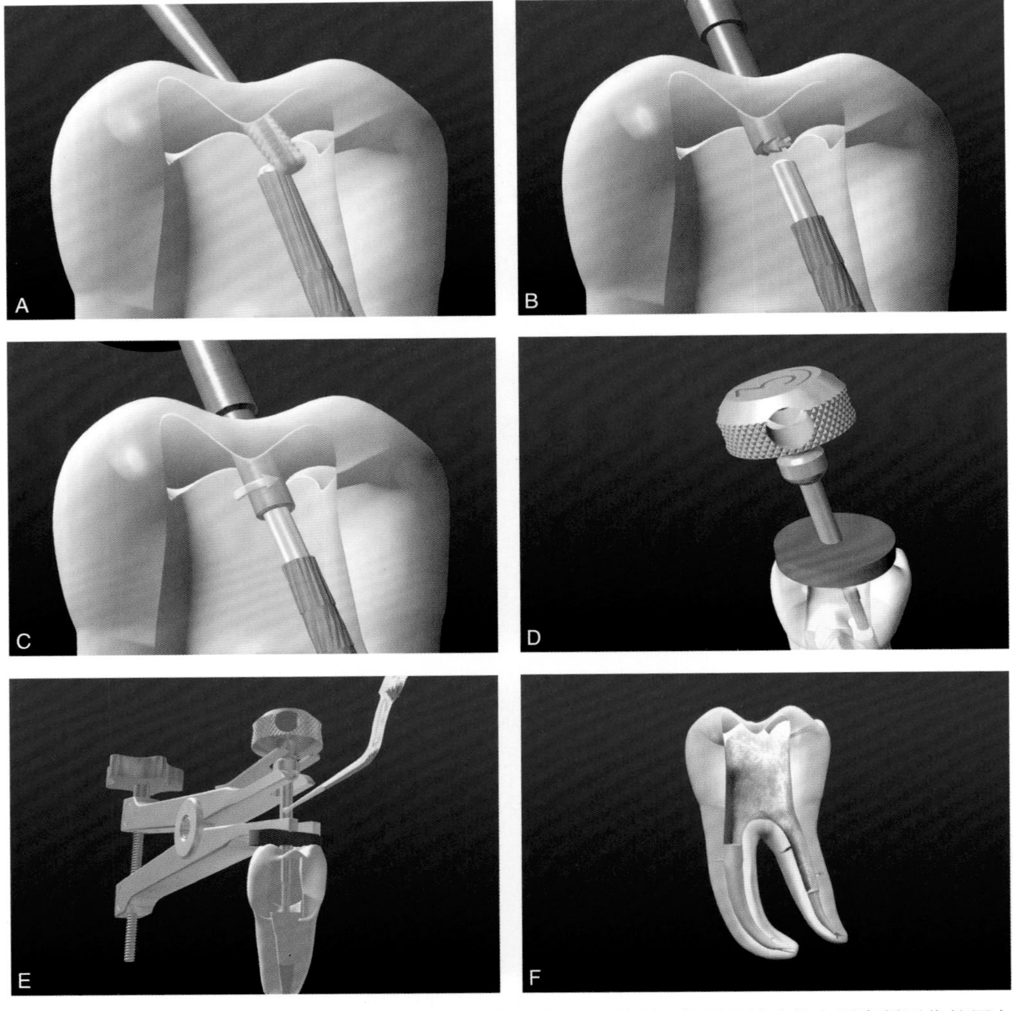

图 23-30 **A.** 使用破冠车针有效的暴露固位桩头部的凸起 **B.** 使用 3 号环钻精确的向下磨削固位桩冠方 3mm **C.** 逆时针旋转管状螺母以形成螺纹凹槽,并向下移动与固位桩紧密连接 **D.** 当螺母与固位桩牢固连接后,将橡胶垫圈置于咬合面上以保护患牙 **E.** 安装并启动 PRS 拔除钳。注意可以将 ProUltra ENDO-1 抵在与固位桩相连的旋塞处,有利于协同促进拆除作用 **F.** 拆除固位桩。随后应当考虑牙胶去除方案的选择

因此当使用超声技术不成功时，PRS 为临床医生提供了一种重要且安全的拆桩方法。临床医生还会遇到需要拆除的主动啮合螺纹桩。PRS 则是为解决这种情况而特别设计的，这是由于每一个管状螺母均是以逆时针方向进行旋转。如前所述，将固位桩的头部进行磨削，并将管状螺母拧紧。在拆除螺纹桩时，严禁使用拔除钳。通常，临床医生通过手指的力量，使固位桩逆时针旋转退出根管。如果固位桩十分牢固，可以使用超声器械在螺母上进行震动，如有需要，还可将扭力杆插入柄部以增大杠杆效应。

（三）Masserann 套装

当固位桩在根管深处发生折裂时，可以考虑使用 Masserann 套装来保存牙根结构（图 23-31）[56]。该套装提供了多种尺寸的，由低碳钢制成的环钻，可以选择与桩道相匹配来使用。将环钻安装在芯轴上进行逆时针旋转，从而在固位桩的上半部分周围制备一圈窄的沟槽。在此过程中，需要及时清理环钻上的牙本质碎屑。随后，将小号的环钻置于固位桩断端周围进行逆时针旋转，尽可能到达所制备沟槽的深度。由低碳钢制成的环钻在根向移动的过程中随时会发生形变，当环钻与固位桩之间的摩擦力大于桩的固位力时，即可将其拆除。这种方法较为费时，临床医生在使用时应权衡利弊。

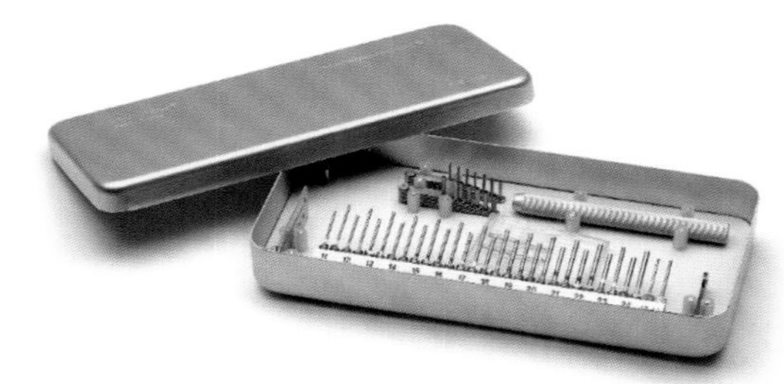

图 23-31　Masserann 套装

第四节　遗漏根管的处理

牙髓治疗的失败有很多原因，但只有遗漏根管造成的失败才具有统计学上的研究意义。遗漏根管里存在牙髓组织，有时还有微生物以及与其相关的刺激物，这些最终会导致牙髓源性的组织缺损区以及引起患者的临床症状（图 23-32）[76-81]。从过去到现在，外科治疗的目的就是利用理想的倒充填材料直接封闭根尖，从而将根管系统内的生物刺激物永久封闭（图 23-33）[82, 83]。尽管这种临床方案已实施很多年，但治疗结果并不像非手术再治疗那样具有可预测性。牙髓治疗的预后与根管系统的清理、成形及严密的充填息息相关（图 23-34）[84-85]。

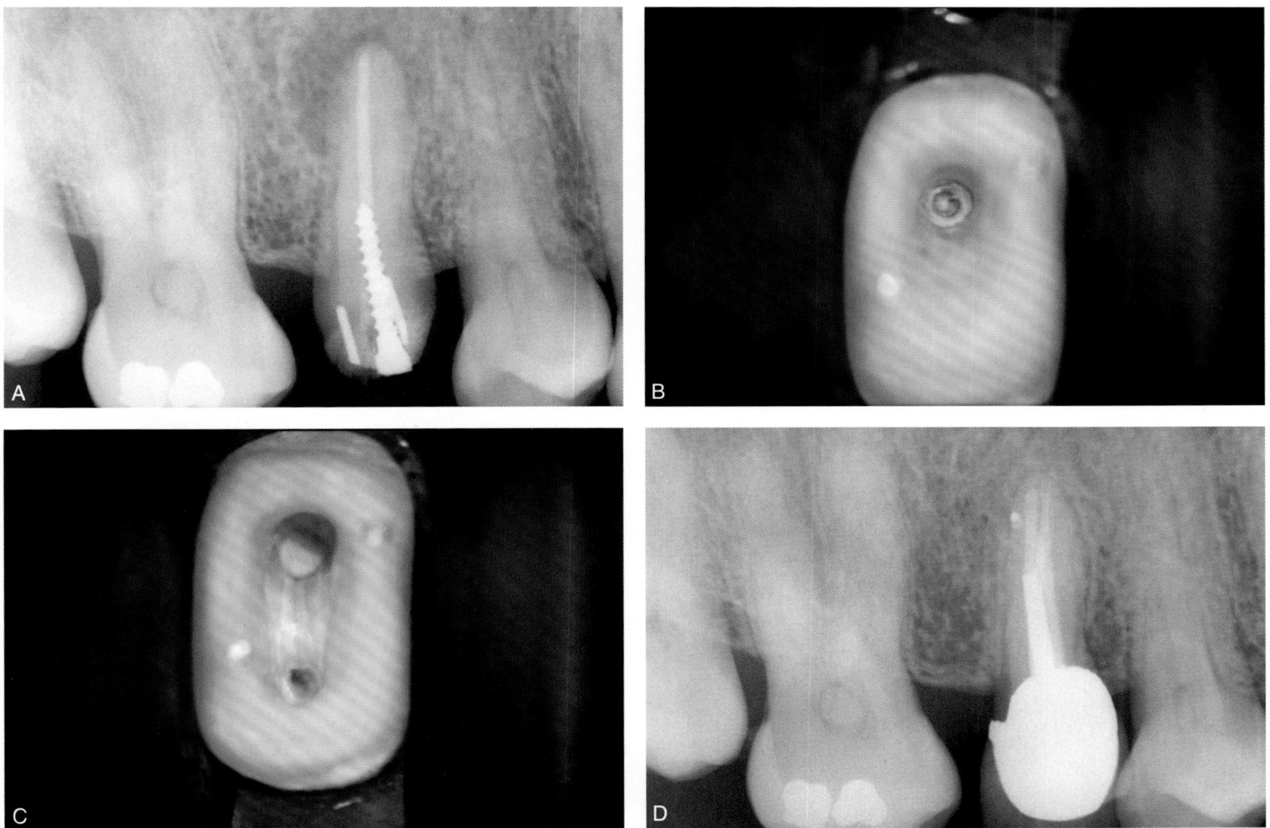

图 23-32　**A.** 右侧上颌第二前磨牙 X 线片示多个固位钉、一个桩核修复体、不完善的牙髓治疗以及不对称的病变　**B.** 12 倍放大口内片显示从颊根内取出桩修复体，牙胶内可见来自螺纹桩的纹路，并证实遗漏了腭侧根管　**C.** 12 倍放大口内片显示完整的开髓孔并定位腭侧根管口 / 根管　**D.** 10 年随访 X 线片示良好的骨愈合。这个病例展示了 3D 牙髓治疗以及精心设计和严密修复的重要性

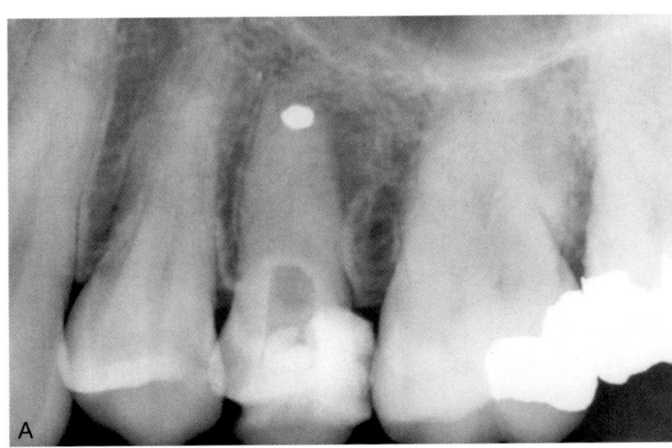

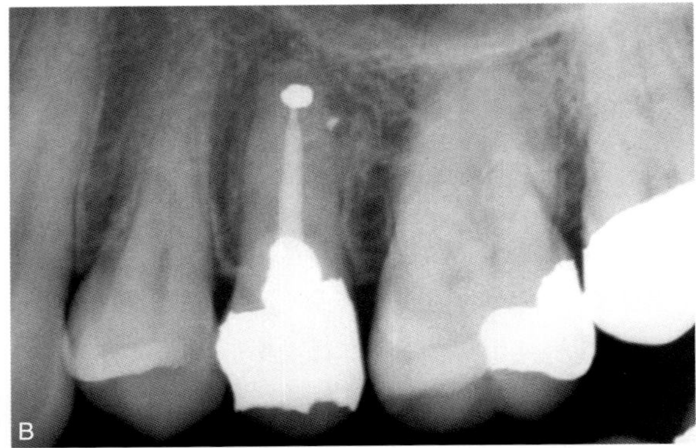

图 23-33 **A.** 上颌前磨牙术前 X 线片示治疗失败，牙根侧方存在牙髓源性的病损。有根管“钙化”及手术史 **B.** 1 年随访 X 线片示骨愈合，证明非手术再治疗的重要性

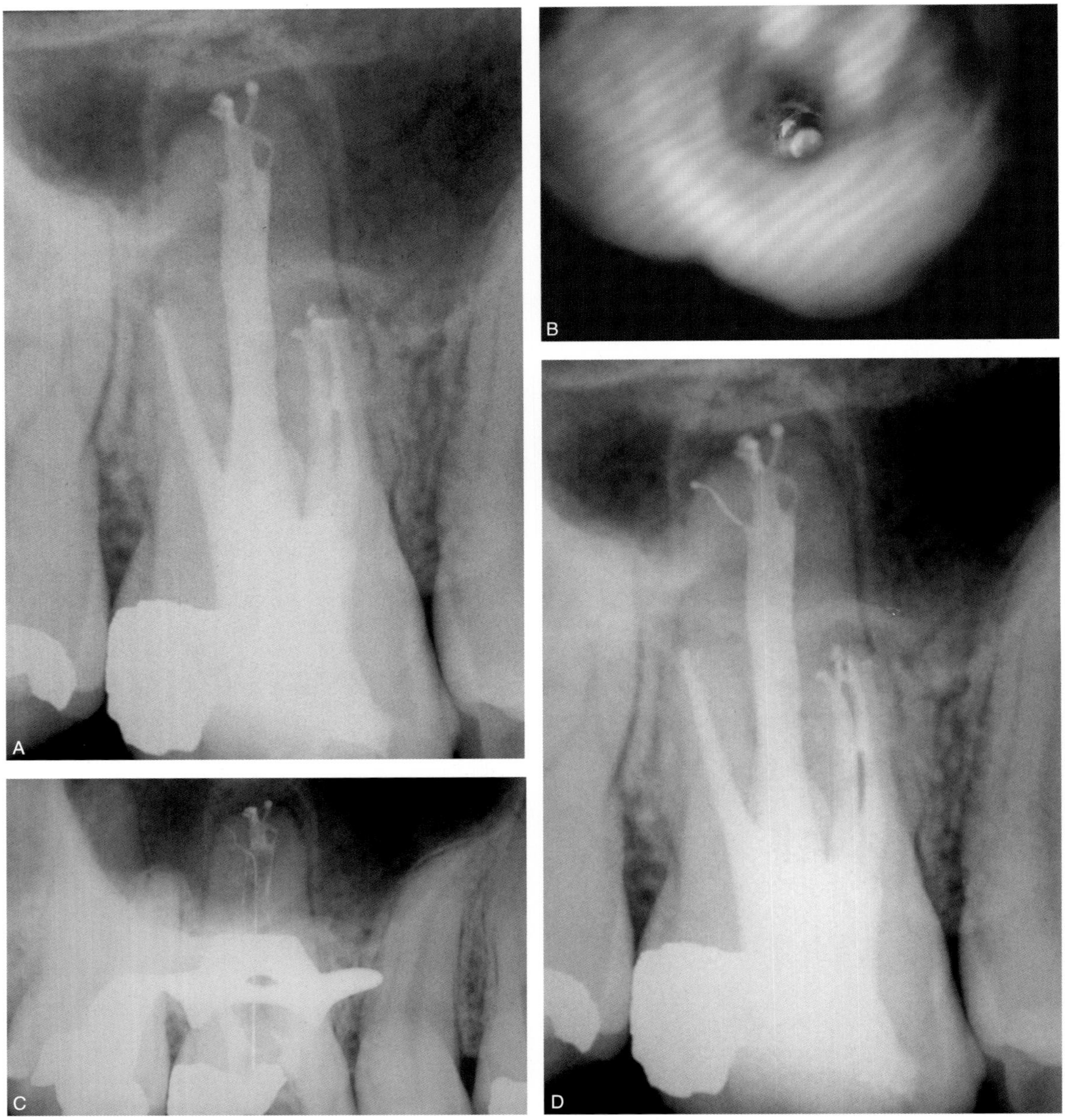

图 23-34 **A.** 右侧上颌第一磨牙 X 线片示腭根治疗失败 **B.** 观察腭根根尖 1/3 显示碎屑进入了侧支根管 **C.** 测长片示 10 号锉通过该分叉到达根尖孔 **D.** 术后 X 线片显示了再治疗的疗效

一、根管解剖

以下几组牙齿的牙根通常具有额外根管系统[86,87]。

1. 上颌中切牙有时可能包含一个或多个根管[88,89]。

2. 上颌第一前磨牙有时会有三根管，包括近颊根管（MB），远颊根管（DB）和腭侧根管[90]。

3. 上颌第二前磨牙牙根颊舌径较宽，根管口的形状通常为带状，临床医生应对其深部的牙根分叉或者根尖分歧进行预判[91]。

4. 上颌第一磨牙90%以上的近颊根有两个根管，而这两个根管通常在管间峡区会有融合[92]。据文献报道，大约有40%概率两个根管系统会在根尖处合并为一个根尖孔；大约60%的概率两个根管是分开的且有独立的根尖孔。在没有显微镜的情况下这种根管系统的检出率高于75%，借助显微镜时可高达90%[93,94]。

5. 上颌第二磨牙应怀疑近颊根有第二根管MB-2[93]。一些上颌磨牙的近颊根存在特异的解剖结构；若发现纵沟则可能存在第三根管。

6. 下颌中切牙颊舌径较宽，舌侧第二根管的发生率约45%[95]。开髓时应在舌隆凸处向舌侧扩展，以探查可能存在的额外根管。

7. 下颌前磨牙根管系统通常较为复杂。解剖变异包括根管口偏移，根管深处分叉、管间交通支以及多根尖孔[96]。

8. 下颌第一磨牙和第二磨牙通常存在明显变异[59,86]，有些甚至被认为是“正常解剖结构”。医生需要检查近中牙根的MB和近舌根（ML）根管口之间的纵沟，因为很可能存在的第三根管[97,98]。远中牙根通常较宽大，且含有额外根管，根管清理成形后可能会沿其工作长度分离或融合。然而，远颊和远舌根管系统复杂程度是很常见的，而深部分叉出现多根尖孔的也不少见。

9. 磨牙C形根给牙髓治疗带来挑战。通常有融合根、深髓室，且根分叉朝向舌侧。医生需要熟悉这种异常的根管解剖，并充分了解其影像学特征，以及在不同人群中的发生率[99]。

二、设备器械和技术

各种理念，设备器械和技术均可用于查找遗漏根管。最重要的有以下几项。

1. 熟悉解剖结构　所有牙医都可以通过复习Walter Hess以往的作品或最先进的可视化μCT图片来学习重要的牙体解剖结构。熟悉、理解并评估根管系统的解剖可以影响牙髓病治疗的预后。更多细节请参见第1章“牙齿及其根管系统的解剖结构与形态”。

2. 影像学分析　这是分析评估牙髓治疗失败的重要参考指标[100,101]。良好角度的根尖片X线投照包括正投、偏近中和偏远中投照。这种技术通常可以显示出患牙的三维形态。经过牙髓治疗的患牙，无论采用何种拍摄角度，X线片示充填材料应位于牙根的中央。如果充填材料偏离牙体长轴的中心位置，临床医生应该高度怀疑有遗漏根管的存在（图23-32）[102]。数字化影像提供的各种软件可显著提高影像学诊断，以识别隐藏的、钙化的或未治疗的根管。当然，CBCT技术也体现出影像学诊断的一大进步，有利于识别解剖异常、钙化或之前遗漏的根管[18]。更多细节请参见第九章“影像学成像设备和技术”。

3. 视野　放大镜、头戴灯和透射照明设备可提高视野清晰度。牙科手术显微镜可提供充足的光线和放大倍率，为医生提供了良好的视野和操控感，使医生更有信心识别或寻找额外根管（图23-34）[102]。手术显微镜的放大倍率通常约为2.5~20倍。放大倍数与照明协同作用可提高手术视野。手术长柄车针可使机头远离咬合面，以提高并改善直视下和车针附近的视野。

4. 开髓洞型　预备开髓洞型并做适当的扩展，形成一个咬合面大髓室底小的洞型，髓室底的大小要以能区分出根管口为准。使用坚硬的探针探查管间峡区和/或发育沟，看是否能找到“卡针感”（图23-35）。通常，开髓洞型的预备应以术者可通过口镜观察患牙的各个角度，并在无需移动口镜的情况下看到所有根管口为准。最重要的是轴壁应外敞、平滑，可提供到达根管口的直线通路。

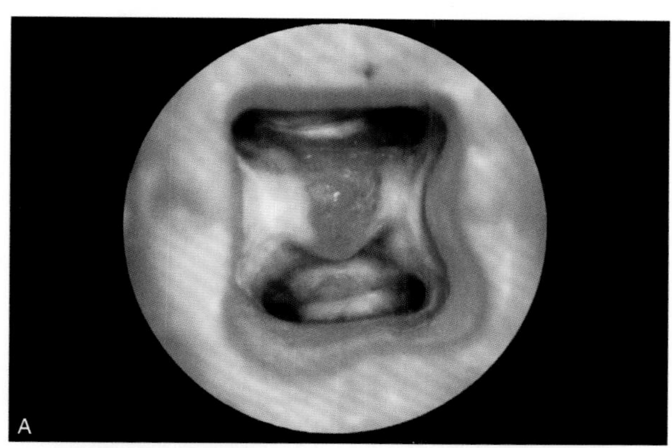

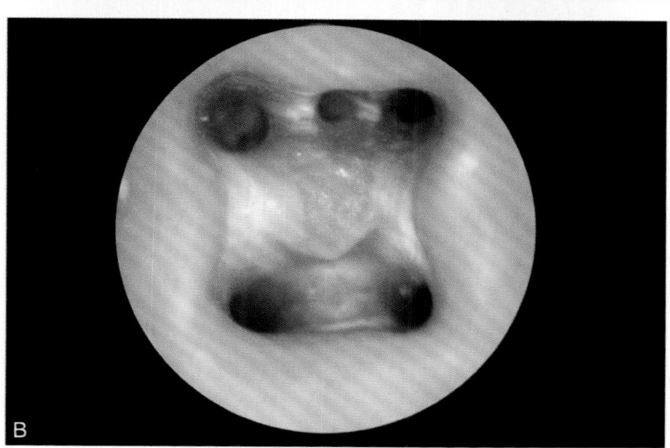

图23-35　A. 下颌第一磨牙开髓后可见4个明显的根管口　**B.** 口内片示近中第三根管口，表明探查近颊根与近舌根管间峡区的重要性

5. 压电式超声设备 压电式超声设备在探查和识别遗漏根管方面提供了突破性的进展(图 23-36)。我们应该充分认识到当超声设备被设计、制造并调制成特殊电机时,其展现出的极佳性能。压电发电机和超声波仪器协同传递能量,可完成多种临床治疗过程[103]。超声系统最重要的特点是消除了传统机头笨重的、会阻碍视野的头部。特殊超声仪器的工作端比最小的球钻机头小 10 倍,并且它们的磨砂涂层使其在探查遗漏根管时可精确地磨除牙本质(图 23-24)。

6. 长柄 K 锉 这是一种安装在符合人体工程学偏位手柄上的柔韧性良好的不锈钢手动器械。长柄 K 锉切割刃的长度有限,一般有 0.04 和 0.06 两个锥度,抗拉强度的增强使其更易于定位、疏通,并完成根管的初步扩大。在治疗通路有限的复杂患牙时,这种器械提供了通畅的视野(图 23-37)。

7. 各种染料 例如亚甲基蓝,可注入患牙的髓室以辅助诊断。用水充分冲洗髓室,干燥后观察。根管口、鳍部、管间峡区很快会吸收染料,绘制出解剖“路标”。这种技术可以辅助识别和治疗遗漏根管并提高诊断率,包括发现牙折。

8. 次氯酸钠(NaOCl) 有助于诊断遗漏或隐藏的根管。这种方法被称为“香槟测试[8]”。完成根管清理和成形后,在开髓窝洞内充满 NaOCl,观察溶液是否向咬合面发出气泡。阳性“气泡”反应表明次氯酸钠与遗漏根管内的残留组织发生了反应,或在已预备的根管中有残留的螯合剂[56]。

9. 透视法 在橡皮障上方或下方放置光纤棒,引导光线由颊侧向舌侧。有时可通过关闭头戴灯或显微镜的光源,多角度观察来提高诊断。

10. 探查力度 手持的牙髓探针应具备坚固、尖锐且耐用的尖端。稳定的探查力度可安全扎穿薄弱的继发牙本质层,以暴露隐藏、退化以及钙化的根管。

11. 白线测试 通常牙本质层在髓室底会形成纵沟。使用有磨砂涂层或微切割的超声器械进一步磨除这些牙本质层,更有助于快速识别额外根管。使用超声器械治疗坏死患牙的过程中,牙本质碎屑会侵入解剖结构,例如管间峡区,形成可见的白线。可遵循白线测试形成的路线图辅助诊断,如识别 MB2 根管口 / 根管。

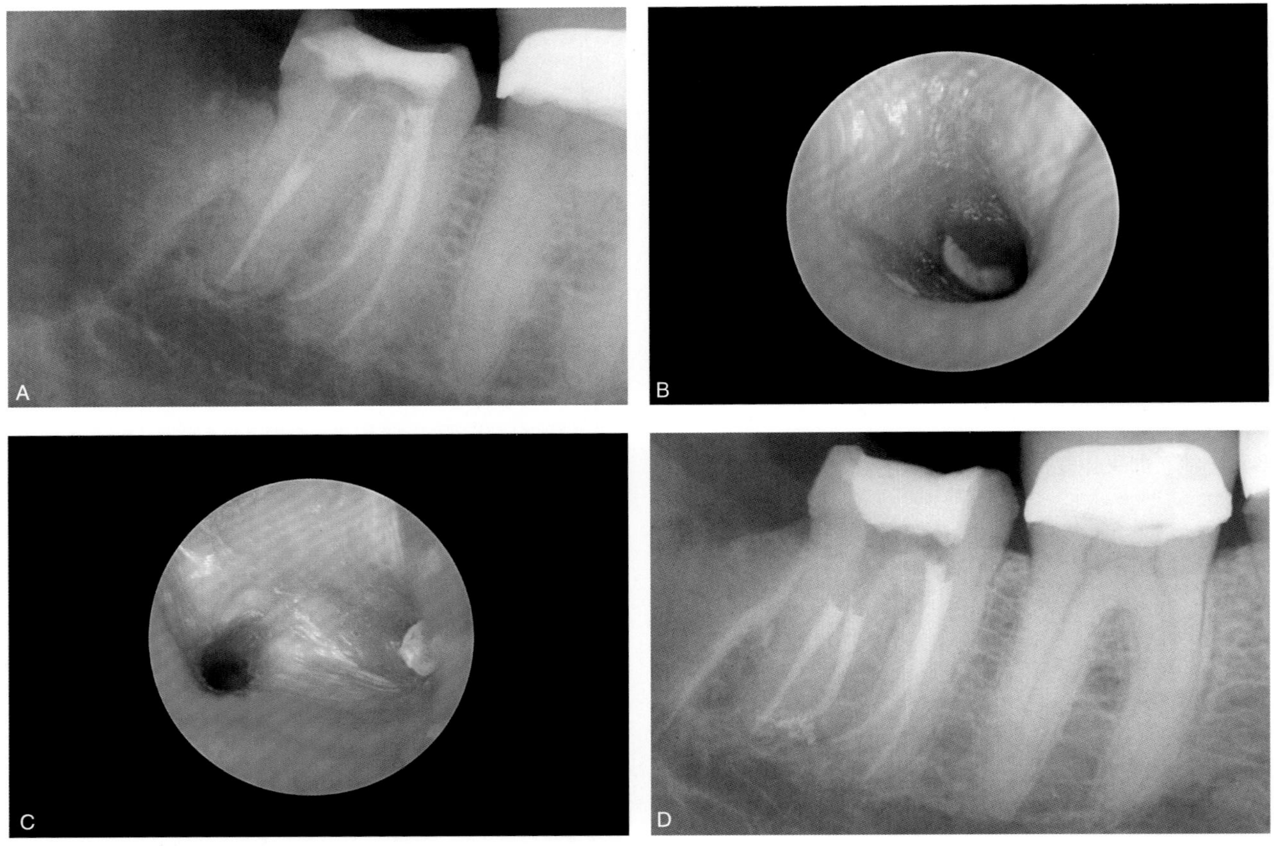

图 23-36 **A.** 右侧下颌第二磨牙 X 线片示 3 个根管已进行根管治疗。远中根的充填材料没有位于中央 **B.** 进入居中的远中根管口后可见根充材料位于鳍部以下 **C.** 口内片示建立了远舌根管口的直线通路,可见已治疗的远颊根管内深处的牙胶 **D.** 术后 X 线片示已充填远舌根管

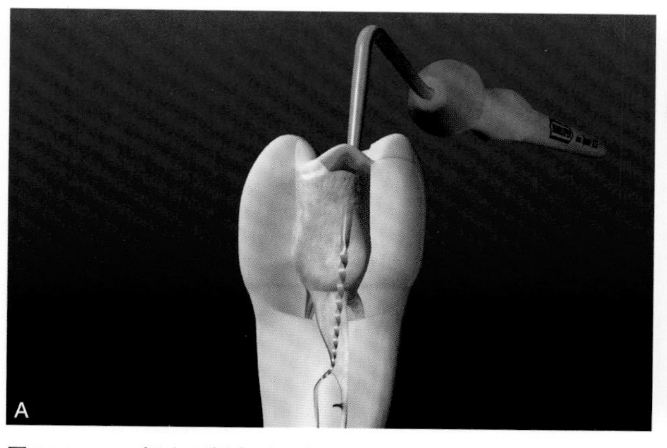

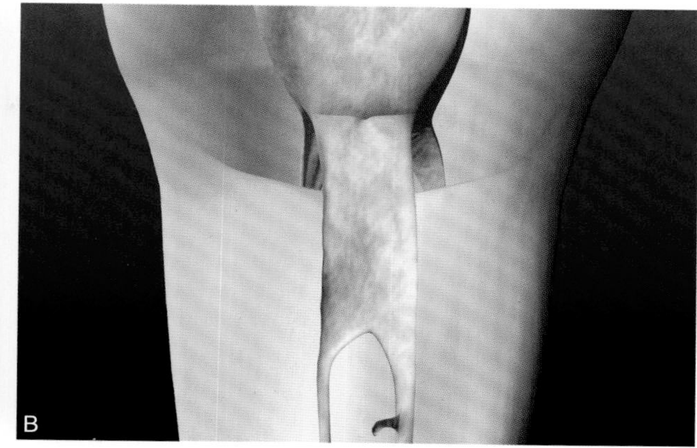

图 23-37　A. 探查下颌磨牙远中根示意图。长柄 K 锉的偏移手柄提供了通畅的视野，可用于初步疏通通路受限的区域　**B.** 长柄 K 锉去除了牙本质三角，建立了进入远中第二根管的直线通路

12. 红线测试　在活髓患牙中，血液经常进入管间峡区。血液像染料一样被根管口、管间峡区吸收，形成路线图，辅助识别潜在的解剖结构。这称为红线测试。

13. 拆除修复体　去除全覆盖型的修复体后，医生可在基牙预备体上进行直视化操作。拆除冠方修复体有助于器械安全地进入髓腔和识别既定根管口。

14. 牙周探查是另一种定位根管的重要方法。探查龈沟有助于发现临床牙冠长轴与其牙根之间关系的相关重要信息。

15. 对称性是一项重要的视觉检测，有利于寻找其他根管口 / 根管，或确认是否准确识别所有根管。对称性原则是指，若任何牙根仅包含一个根管，则无论其解剖结构如何，根管口应位于其牙根管腔外表面的中央[104]。

16. 通过颜色识别解剖结构：通常情况下，多根管患牙的髓室底上深色的纵沟可以引导定位其他根管口。此外，患牙钙化时，根管口常比其周围的牙本质颜色更深。

上颌磨牙持续性根尖周炎通常是由于遗漏了 MB-2 根管。一旦发现，遗漏的根管通常可进行完善的三维清理、成形和充填。如果怀疑存在遗漏根管但无法确认，应转诊至牙髓病专科医生处，以避免出现进一步的并发症。因上述问题考虑行外科手术时应慎重；但有时为了挽救牙齿，手术或许是必要的。

第五节　根管通路的建立

一、根管充填材料的去除

一旦冠方的障碍被去除，根管内的主要障碍根管充填物需要在疏通未充填的根管之前去除（图 23-38）。从根尖到首次放置的充填材料之间可能会遇到例如阻塞，台阶，折断器械，根尖偏移以及穿孔等问题。手术显微镜的照明和放大系统，专用的超声工作尖，MTA，生物陶瓷水门汀的出现使得再治疗的成功率大大提高，许多过去无法治疗的患牙也得到了良好的治疗。

根管系统的充填材料很大程度上是既往知识水平、现代学派的思考以及个人治疗理念的综合反映。在根管系统中可见 4 种常见充填材料：牙胶、固核载体充填物、银尖以及糊剂类充填物。除此之外，新的充填材料也被推荐用来充填根管，如树脂为主的充填材料可以用与去除牙胶相同的方法去除。通常情况下，我们有必要去除充填材料来获得根管再治疗的成功或者有利于桩核等修复材料的放置。有效去除充填材料需要将过去的方法和现在的新技术适时结合起来。

二、牙胶的去除

牙胶的去除难度根据根管的长度，横截面的直径以及根管的弯曲度是有差别的。无论使用什么技术，牙胶最好从根管中一步步去除以避免最终的根管阻塞风险以及冲洗剂无法到达根尖的潜在危害。我们将根管分为三部分，牙胶依次从根管的冠方 1/3、根中 1/3、根尖 1/3 被去除。如果根管粗大且较直，有时只需使用一种器械采取一种模式即可去除（图 23-39）。对于其他的根管，可能会采用很多种牙胶去除的方法。技术包括旋转器械去除法，超声去除法，加热去除法，手用锉法伴化学溶解去除法以及纸尖伴化学溶解去除法[105]。在这些选择当中，针对具体病例牙胶最好的去除方法是以术前 X 线片，临床再次进入髓腔评估根管口直径为参考的。当然，一般采取的都是联合法，最终实现安全、有效、完全从根管系统中去除牙胶和封闭剂的效果。

（一）旋转器械去除法

旋转器械去除法是去除首次根管治疗后根管内牙胶的最有效的方法（图 23-40）。第一步是精确评估以前的充填

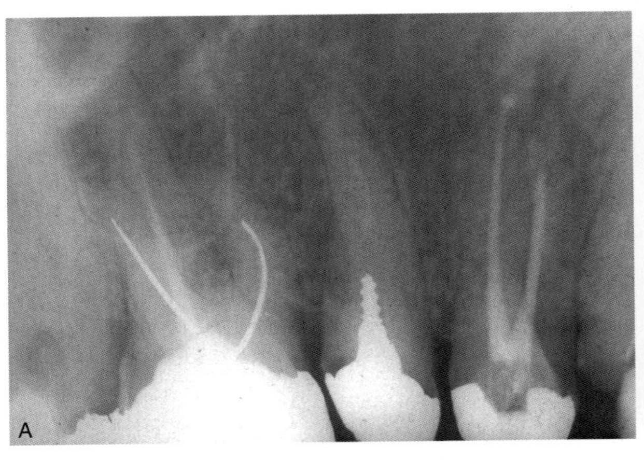

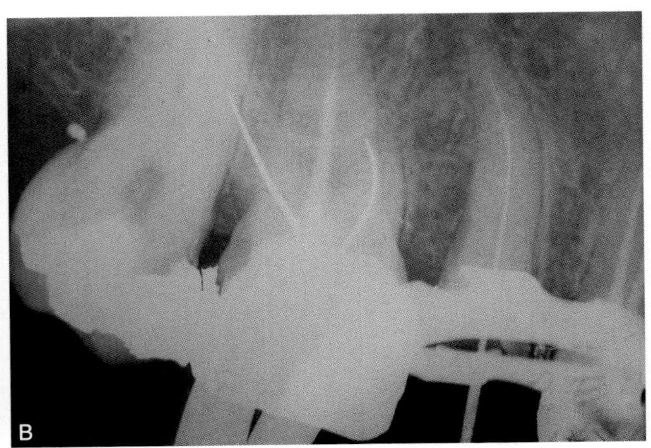

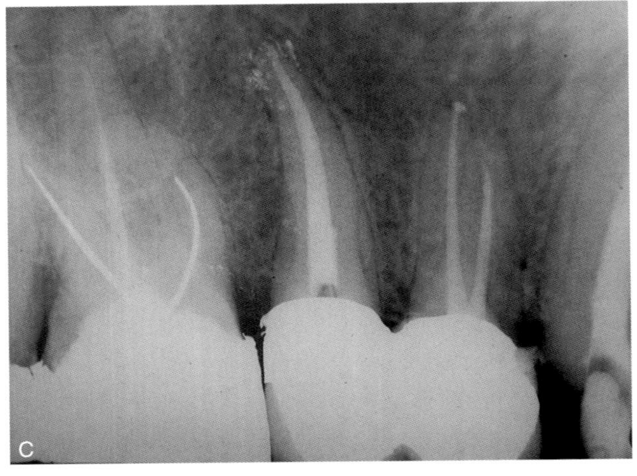

图 23-38　A. 上颌第一前磨牙需要放置冠方修复体前行根管再治疗　**B.** 疏通根管　**C.** 术后 X 线片显示充填材料进入了侧支根管和根尖分叉

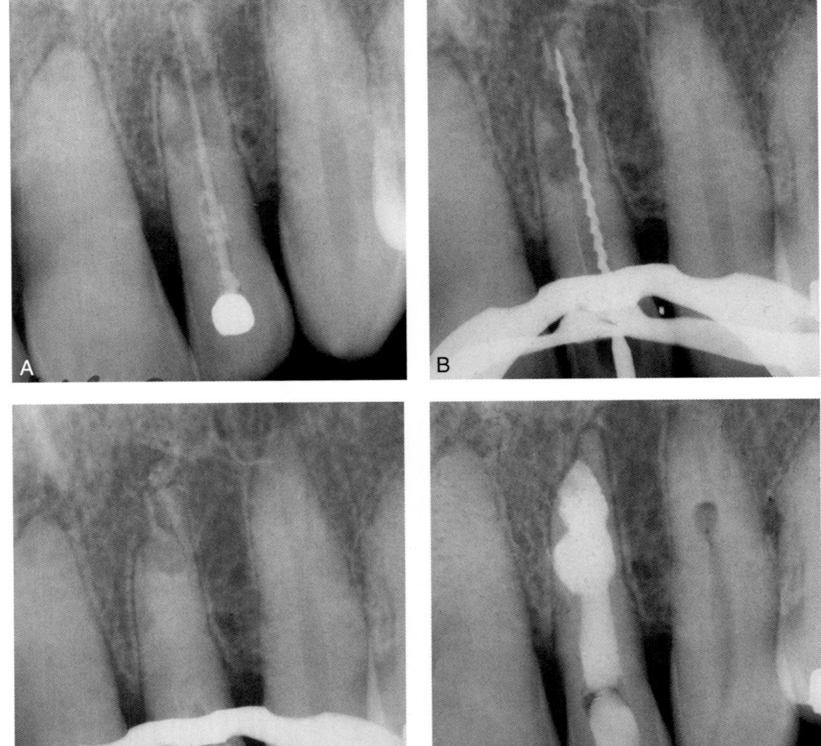

图 23-39　A. X 线片显示侧切牙根管封闭较差，主牙胶尖悬浮在根管中。在根管根尖和近中部位存在大范围的内吸收　**B.** 在大而直的根管中，使用 H 锉一次性可将单个主牙胶带出　**C.** 氢氧化钙根管封药 3 个月　**D.** 根管充填的术后 X 线片显示根充预后良好，在穿孔区域出现了新的牙周韧带附着

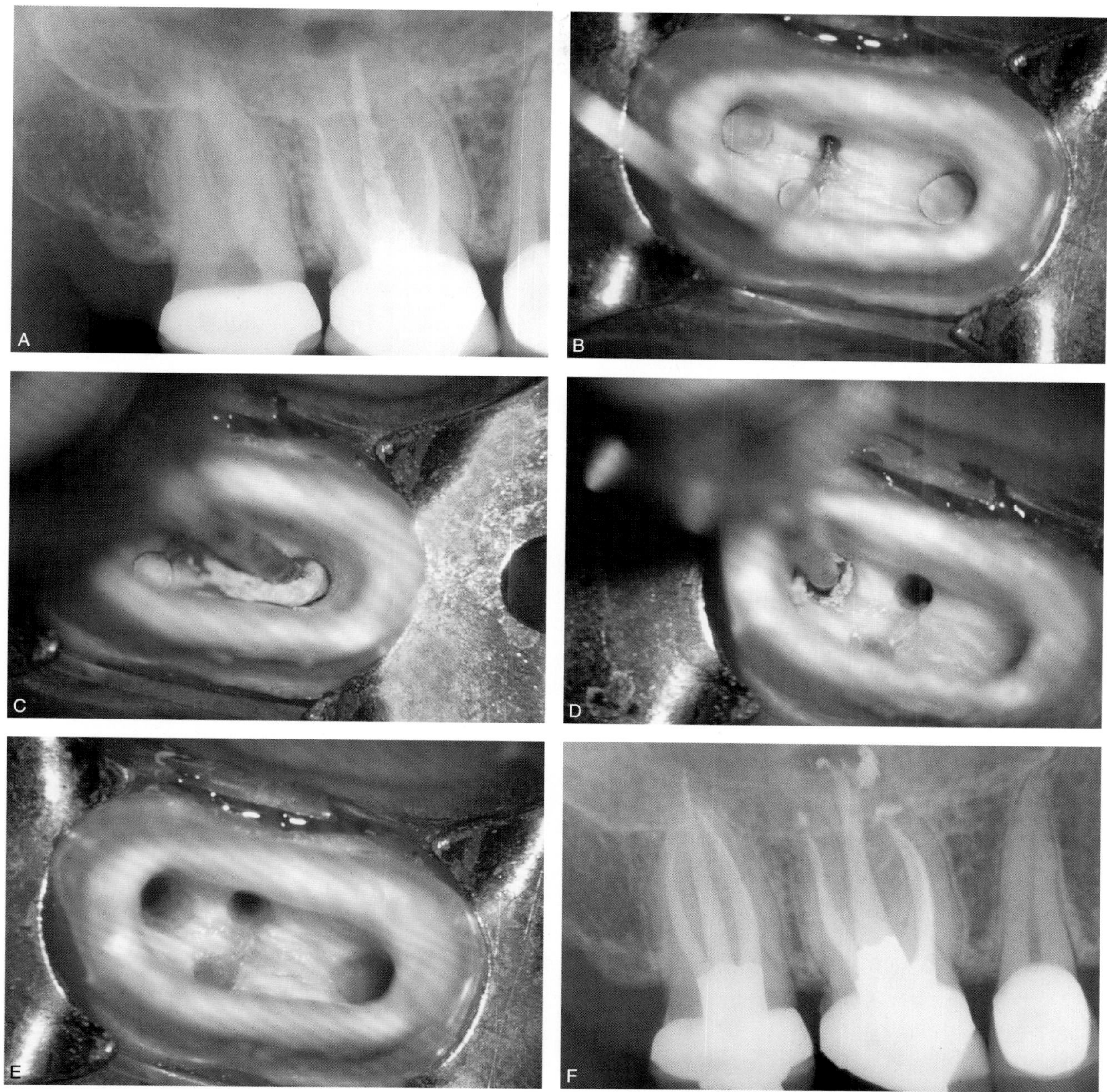

图 23-40　**A.** X 线片显示右侧上颌第一磨牙根管治疗失败，欠填且有遗漏根管　**B.** 去除冠部修复体，建立直线通路，15 倍显微镜下发现 MB-2 根管口　**C.** 15 倍显微镜下使用 0.06 锥度的镍钛旋转器械去除腭根牙胶　**D.** 使用小号 0.06 锥度的镍钛旋转器械去除近颊根牙胶　**E.** 常规方法预备髓室底和根管口　**F.** 术后 X 线片体现了非手术再治疗的价值，提高了根管治疗的质量

水平。ProTaper 再治疗系统是由 3 支镍钛器械组成的新型系统，D1、D2、D3 的长度分别为 16mm、18mm、22mm，直径 / 锥度分别为 30/0.09，25/0.08，20/0.07（图 23-41）。使用旋转器械在去除预备过根管中的牙胶时应当十分谨慎，可采用被动旋转的方式。当去除牙胶时，应当将根管分为上中下 3 部分，选择 2 到 3 种大小合适的旋转器械以被动旋转的方式逐渐深入各个部分。

机械性的软化去除牙胶，旋转器械的速度一般在 800 到 1 200r/min。最终转速的选择是以器械软化并有效去除冠部牙胶的摩檫力为依据，而摩檫力与器械沟纹的设计息息相关。良好的拍片角度有助于精确评估首次根管充填质量，使用旋转器械去除牙胶时，应采用短啄的方式逐步去除根管内牙胶，并随时将器械从根管内移除并检查器械尖端沟纹内是否有牙胶碎屑。初步清除根管内牙胶后采用上下拂刷法有助于清除根管内残留牙胶。如果 X 线片上显示没有残余充填材料，最好再继续使用不锈钢 K 锉进一步清理。

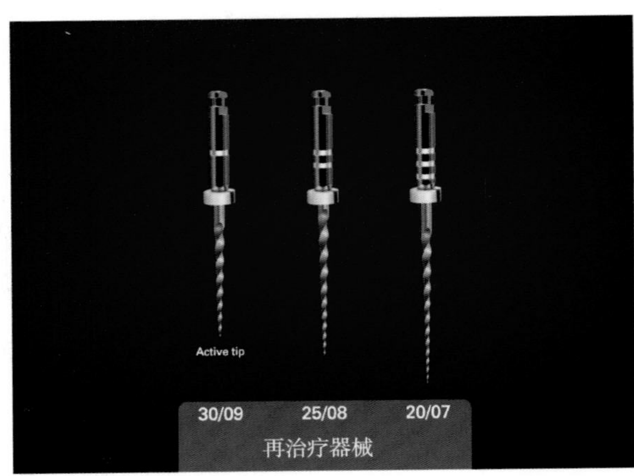

图 23-41 ProTaper 再治疗套装

（二）加热去除法

电携热器可以用来加热软化和去除牙胶。携热器的横截面直径限制了其进入已充填根管以及弯曲段的能力。但是在粗大的根管中，这种方法是十分有效的。当器械加热到红热状态时将其插入冠方的牙胶中，停止加热待到器械自然冷却后，其工作端会“咬住”牙胶，即牙胶会裹在器械周围被带出来。不断重复此过程直到无法取出牙胶为止。

（三）锉法伴化学溶解去除法

锉法伴化学溶解去除法对于细小、弯曲以及充填密实的根管中牙胶的去除是最佳选择。首先我们使用电携热器或者 ProTaper 再治疗套装中的 D1 去除冠部牙胶建立引导孔，在已建立好的引导孔中滴入 2 到 3 滴氯仿。目前氯仿仍然是化学软化牙胶试剂中较好的选择[106-109]。我们倡导使用序列技术去除充填材料。21mm 长的 H 锉进一步深入根管去除软化的牙胶。提倡使用较短的器械因为其刚度大且不易弯曲。H 锉不用深入到根尖部位，只需要在此部位采用侧刷法去除残余牙胶，重复此方法并不断向根尖推进，直到锉的刀刃部不再有牙胶残留。这种循序渐进的方法可以预防针头将化学软化的牙胶推出根尖孔。一旦锉法伴化学溶解去除牙胶法已经完成，临床医生仍需要注意残留的根管封闭剂以及遗留在其余不规则根管系统中的牙胶[105]。虹吸和根管再治疗器械预备技术可以解决此问题。

（四）纸尖伴化学溶解去除法

牙胶和大部分封闭剂在氯仿中是能混溶的，一旦成为溶液就可以使用大小合适的纸尖吸收并去除。用纸尖干燥已溶解的牙胶混合物是牙胶去除的最后一步，被称为虹吸作用[3]。虹吸作用在移除根管系统的鳍部、根尖部以及根管解剖变异中的剩余牙胶是十分重要的。在此项技术中，使用氯仿溶解牙胶，纸尖吸收并去除溶液。纸尖通过虹吸作用将已成形根管中的溶解材料吸出。化学冲刷和虹吸作用可以更有效地从根管中清除牙胶和封闭剂（图 23-42D）。只要还有牙胶被带出，我们就需要不断重复此过程。另外，EndoActivator 也是有效去除根管壁上残留封闭剂的辅助设备。在使用 EndoActivator 之前，溶剂充满了髓腔，合适的聚合物尖端强烈地激活溶剂，创造出湍流效应，提高了清洁能力，然后纸尖被用来吸收溶解的充填材料。

即使当从根管取出的纸尖是干净的、干燥的，临床医生也应当假设根管内还有剩余的牙胶和糊剂。这时，髓腔中应该再次充满氯仿，产生更多的冲刷和真空效应。冲洗管放置在根管口以下，溶剂被动地重复冲洗然后吹打。这种交替方法称为冲洗再吹打法，可以形成强烈的反复振荡涡流，进而有效去除根管充填材料。氯仿虹吸过程后，根管需要用 70% 的异丙醇进一步虹吸以提高残余软化牙胶的清除率（图 23-42D）。以这种方式移除所有的残余根充材料后，在接下来的根管清理和成形过程中有助于提高次氯酸钠的消毒作用。

三、载核牙胶的去除

载核根充材料以前是金属或者根管锉样的，在过去的数年期间，它们被换成了容易去除的塑料制品。最近，经过交联的载核牙胶已经替代了塑料制品，使得再治疗更加容易[110]。尽管金属载核已经不再使用，但我们在临床也偶尔会碰到，它比银尖较难去除，因为它的切割刃部会嵌入根管侧壁的牙本质。

我们要仔细获取冠方通路，完全暴露载核周围，选择合适的钳子，然后去除载核。如果可能的话，可以用钳子测试载核的紧密性。这种情况下，有利于去除固定在硬化牙胶中的载核。基于以上观点，我们采用以下技术来去除载核：

1. 仅仅当载核和根管壁之间有足够的空间时，旋转器械能有效地从根管中钻出塑料载核。将 ProTaper 再治疗锉 D2 置于载核的沟槽部位，以 800r/min 的转速，施加轻微的压力去除载核。摩擦产生的热量溶解了牙胶有助于锉向根方运动。由于锉的大锥度，锉会位于塑料载核与牙本质壁之间，使得载核从冠部游离（图 23-42）。

2. 另一种方法是将携热器沿着载核放置在根管中，产生的热量融化冠部牙胶，然后立即将 H 锉放入软化的牙胶中，嵌入载核将其带出。

3. 使用溶剂移除塑料载核也很有效。氯仿化学软化牙胶后，H 锉深入牙胶中，逐步破坏载核并使其松散，最终移除载核。

4. 锉移除系统也可在特定的情况下移除载核。如果载核是金属材质或者有切割刃嵌入了侧壁牙本质，这种方法也能移除载核。

如果以上任何一项努力都能成功，载核将从根管中被移除，根管进行再治疗。如果还有残余牙胶，采用任何一种牙胶移除策略并进一步结合化学冲刷以及纸尖虹吸作用均可以将其去除。

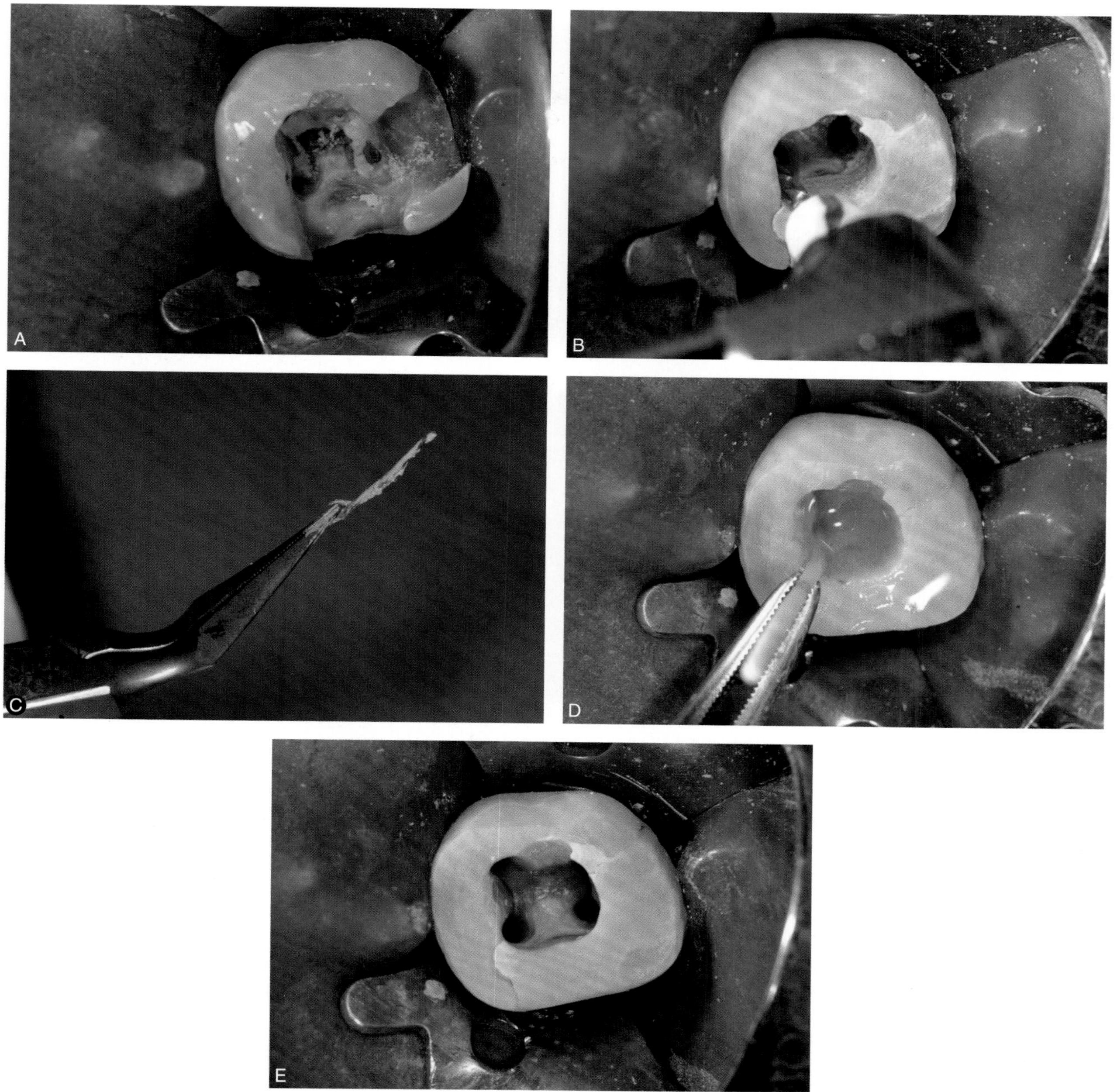

图 23-42 **A.** 去除冠方充填物后，在下颌磨牙各个根管中清晰可见塑料载核 **B.** 髓腔预备以及冠方通路敞开后，ProTaper 再治疗锉被用来移除近舌根管中的塑料载核 **C.** Stieglitz 夹钳夹住被移除的塑料载核 **D.** 虹吸过程，牙髓腔充满了溶剂，纸尖吸取残余的封闭剂 **E.** 根管充填前髓腔和根管已被清理干净

四、糊剂的去除

目前，临床有不同种类的糊剂，其化学组成也存在差异。起初，糊剂充填法被用于无法负担常规根管治疗的患者，这种改良的治疗方法被认为是相比于拔牙而言较为仁慈的方法。遗憾的是，无数个病例是失败的，使用这种"魔法"糊剂是为了弥补去除感染组织以及根管预备过程中冲洗消毒不彻底的缺陷（图 23-43）。

当再治疗评估糊剂时，对于临床来说最有用的是了解糊剂的种类，糊剂可以分为软的、可渗透的、可去除且相对硬的、不可渗透的以及有时无法去除的[111-113]。通常，在美国使用的糊剂是软的，可去除的。在俄罗斯使用的糊剂是白色的，东欧是红褐色的，太平洋地区的糊剂因其硬如砖块，去除面临很大的挑战。然而，最重要的是我们要清楚，由于使用时的放置方法，根管中糊剂最密实的地方在冠方，越往根方材料逐渐变得松散（图 23-44）。除此之外，再治疗病例中糊剂充填的根管经常会带来"惊喜"，例如临床医生经常会遇到钙化，吸收，炎症急性发作等，需要我们提前预判和交流。

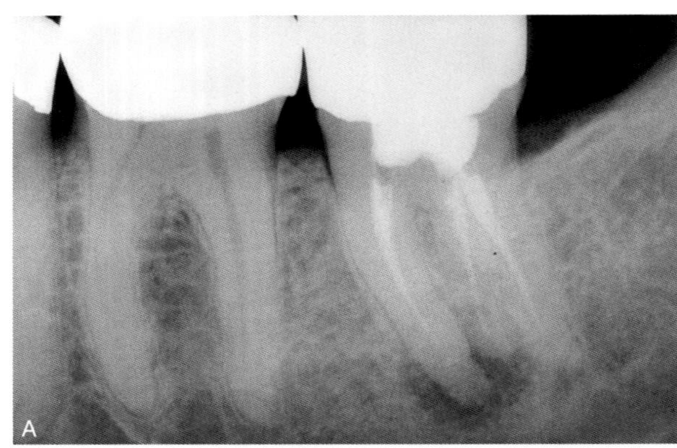

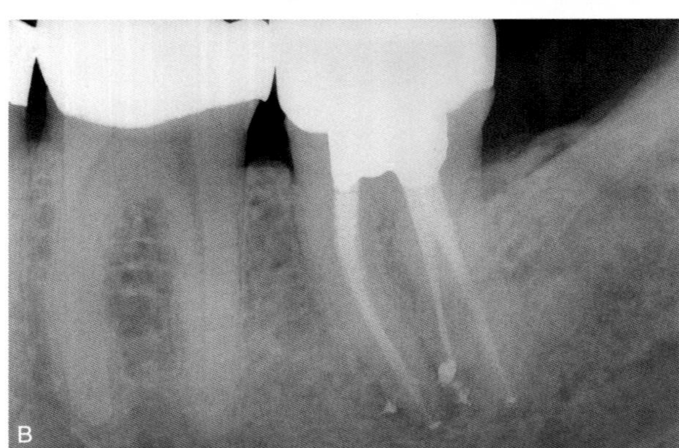

图 23-43　**A.** 左侧下颌第二磨牙糊剂根充后根管治疗失败，行根管再治疗前的术前 X 线片。需注意额外的远舌根管　**B.** 5 年后随访的 X 线片显示患牙有多个牙根且骨愈合良好

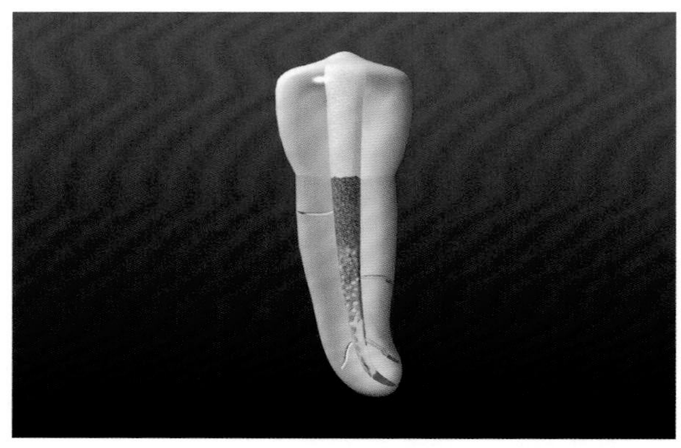

图 23-44　示意图显示糊剂充填物的密度会随着牙根的长度增加而减少

（一）溶剂伴手用锉去除法

溶剂如 Endosolv "E" 或 DMS Ⅳ 对化学试剂可溶的和坚硬的糊剂十分有效[113]。"R" 是设计用来去除树脂类糊剂的，而 "E" 和 "DMS Ⅳ" 是用来去除丁香酚类糊剂的（图 23-45）。对于可溶性糊剂，髓室底首先用超声工作尖来清理，然后用溶剂灌满整个髓腔和根管。DG16 探针探查根管口并使溶剂接触到糊剂。如果能达到良好接触，溶剂的清除效率是值得肯定的。这项技术与前文提到的牙胶去除法相似（见锉法伴化学溶解去除法）。以根管的体积为基础，21mm 长的 H 锉被用来逐步深入去除充填材料。溶剂也需要常规更新。

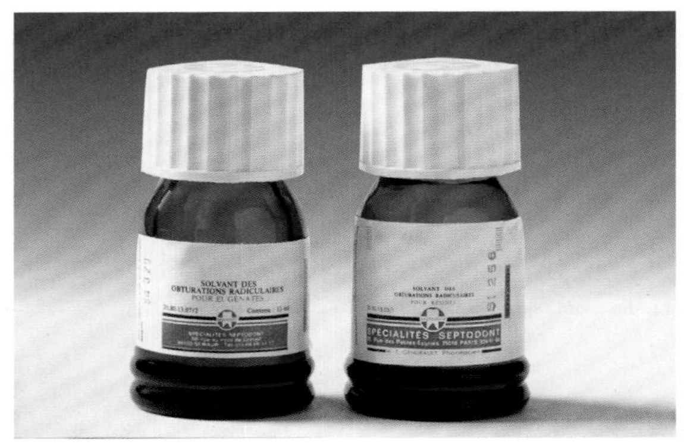

图 23-45　Endosolv "E" 是一种丁香酚类的糊剂溶剂，而 Endosolv "R" 是一种树脂类的糊剂溶剂

对于坚硬的糊剂如环氧树脂、酚醛树脂、玻璃离子、磷酸锌，没有有效的溶剂可以溶解它们[112,113]。在再治疗过程中，用试剂浸湿纸尖和棉球有助于收缩糊剂类充填材料并有助于去除它们[113]。最好的移除它们的方法是使用超声。

（二）超声去除法

超声联合显微镜可以很好的将根管中较直部分的糊剂移除[114,115]。尤其是 ProUltra ENDO-3，4，和 5 二氮化锆包被的超声器械可以深入到根管口以下移除硬如砖块的树脂类糊剂（图 23-46）。在移除根尖弯曲部分的糊剂时，小号锉必须首先用来疏通根尖区域的根管。一旦形成导向孔，合适预弯锉可以连接到特别设计的连接器上，此连接器可通过超声手柄激活。

（三）加热去除法

特殊的树脂糊剂可加热软化，需要去除时，可选择合适的携热器。

（四）旋转器械去除法

不锈钢 0.02 锥度的手用锉可以用来疏通糊剂充填物，这些锉能形成一个导向孔使得镍钛旋转器械顺着导向孔有效的去除冠部的毒性充填材料，过程如下。

1. 拍摄角度良好的术前 X 线片，精确评估首次充填的根尖止点。

2. 使用溶剂，手用锉，Protaper 再治疗锉 D1 形成导向孔。

3. 使用再治疗锉 D2，D3，以 500r/min 转速，以快速 "啄" 的方式不断向根尖深入探查并疏通根管。

4. 如果遇到阻力，换用手用不锈钢 K 锉。

使用尖端有切削能力的镍钛旋转锉逐步深入糊剂内部，这种方法是危险的，但有时很有效果。

（五）根充物残屑的手用清除器械

去除充填糊剂并成形根管后，仍然会有残留的糊剂存在于根管的不规则区域。手用清除器械被主要设计用来清除根管系统中的残留糊剂。符合人体工效学设计的偏移手柄，有 0.2 和 0.3 的 D0 直径，0.02 锥度，16mm H 锉类的有效切割刃（图 23-47）。

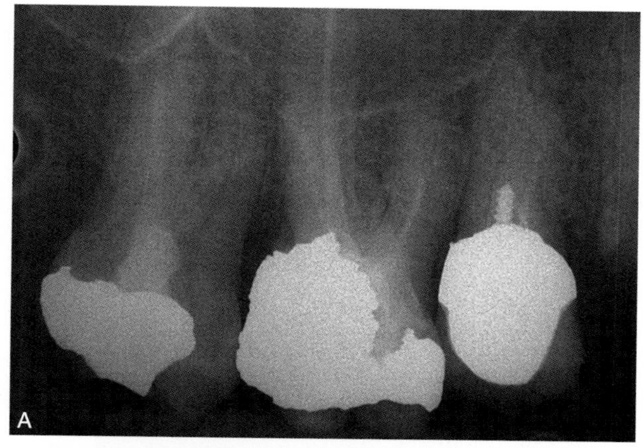

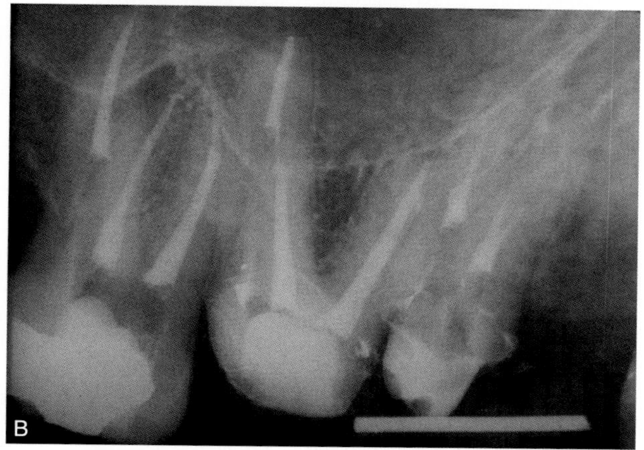

图 23-46　A. 上颌前磨牙和磨牙是用树脂类的糊剂充填的，需要行再治疗　**B.** 超声工作尖被用来去除根管较直部分的坚硬的树脂糊剂。前磨牙的颊侧根管出现了偏移，这种情况下，终止去除糊剂并进行了根管充填

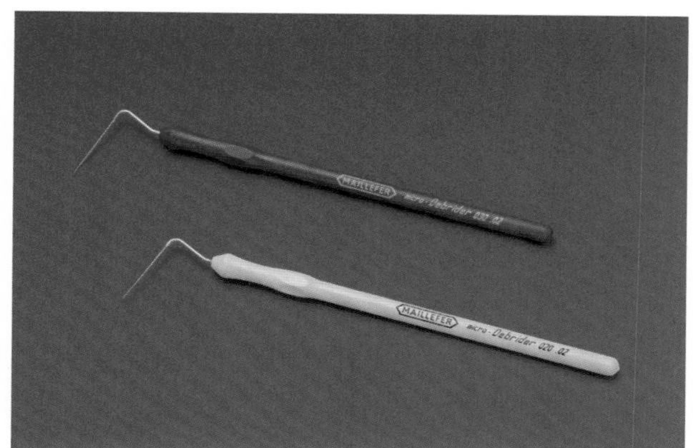

图 23-47　手用清除器械有偏移手柄可以提高可视率，16mm 的有效 H 锉类的切割刃被用来清除位于根管系统不规则区域的残余根充材料

（六）溶剂和纸尖

糊剂去除后，用溶剂化学冲刷，联合纸尖的虹吸作用，是进一步从根管系统中的不规则区域移除残留糊剂的重要方法。

五、银尖的去除

去除充填失败的银尖是相对容易的，这是因为慢性微渗漏，分解以及细菌感染使得封闭剂减少进而在根管侧方留下了空隙。在选择去除银尖的技术前，需要重新评估根管预备和充填质量。一般来说，在距根尖 2~3mm 应平行于根管走向预备，且应敞开冠方直到根尖区域。当临床医生评估银尖充填失败时，应意识到银尖是与牙长轴平行的，应将冠方的根管成形，并利用银尖与根管空间不匹配来进行根管再治疗[116]。现已开发出很多用来移除银尖的技术，主要是因为银尖在根管中的长度、直径、位置存在差异[3, 117-119]。已确定的移除技术是为了取出在未成形根管中欠填的银尖。其他的技术是为了移除横截面较大的银尖，其大小接近较小的根管桩。还有一些是有必要取出折断桩核或者进入根管深部的银尖。

（一）银尖冠方的暴露

通常，银尖的头部位于髓腔，被包埋在水门汀、树脂或者银汞核中。冠方暴露前需要制订详细的计划，小心操作以避免意外缩短银尖（图 23-48）。冠方的初始空间是用高速手术切割工具获得，用超声进一步去除髓腔中的修复材料以扩大银尖暴露的范围。

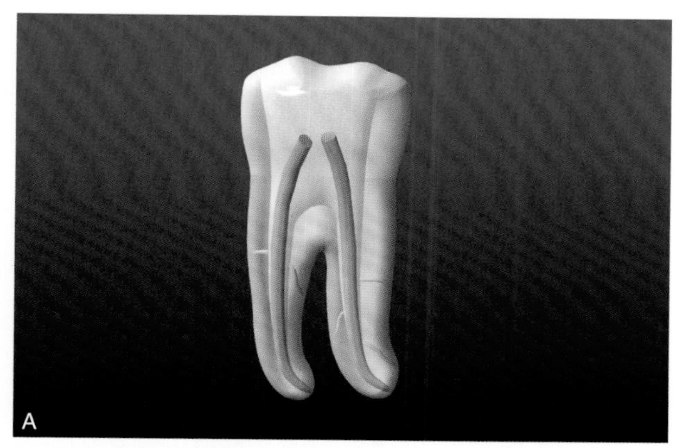

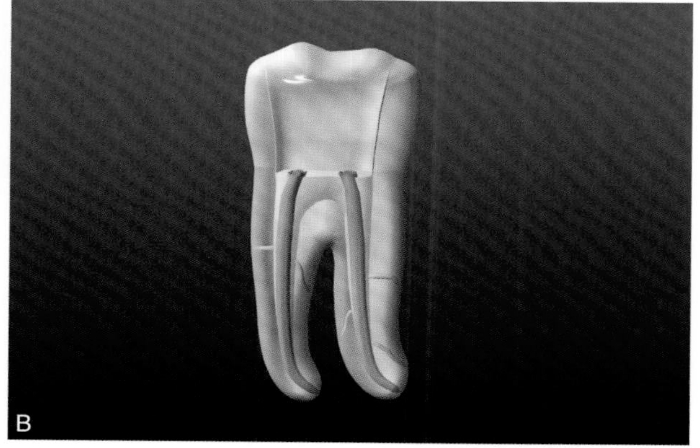

图 23-48　A. 下颌磨牙示意图示银尖通常包埋在各种修复材料中的　**B.** 当再次进入髓腔时操作不慎就会使银尖头部意外缩短

（二）钳取

银尖冠方在髓腔中完全暴露后，我们需要选择合适的提取工具。为了选择最佳提取方法，可以先用抓手确定银尖相对密实程度。牙医们经常在提取时会犯一些错误，徒劳的切削缩短银尖的头部，使得进一步提取变得困难。当抓住银尖时，不能试图直接将其从根管中拔出，需要利用钳子的转动以及杠杆作用，以修复材料或者牙齿为支点提高取出率（图 23-49）[3]。

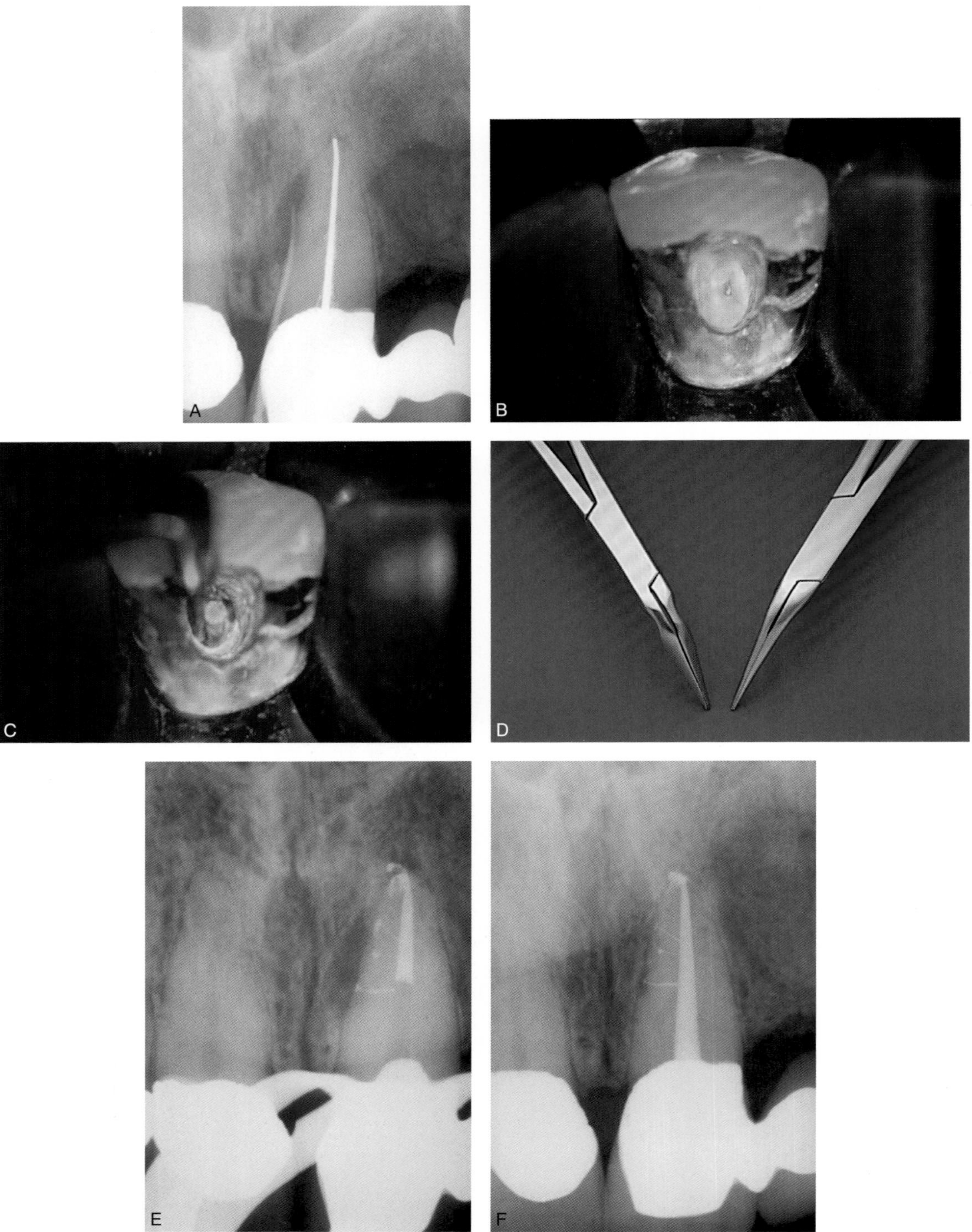

图 23-49 **A.** 术前 X 线片显示作为固定桥基牙的上颌中切牙根管治疗失败。牙胶尖示踪显示窦道来源于根尖侧方骨质缺损，根管充填不密合，轻度超填 **B.** 显微镜放大 15 倍显示腭侧根管口，修复材料包裹着冠方大部分银尖 **C.** 显微镜放大 15 倍显示 ProUltra ENDO-3 超声工作尖去除银尖周围修复材料 **D.** 图片左侧显示 Stieglitz 钳可以移除根管内的障碍物，右侧显示改良后的 Stieglitz 钳，其尖端更细长更易移除障碍物 **E.** 术中 X 线片，拍摄于携热器烫断冠方牙胶垂直加压后，显示根尖和侧支根管充盈。需要注意的是对于大部分冠方的侧支根管，热熔牙胶是位于根尖的 **F.** 5 年随访 X 线片显示三维根管充填，根尖愈合良好

（三）间接超声去除法

当银尖在根管口以下，根管空间受限时，选择合适的超声器械很重要。这些超声器械拥有平行的侧壁，工作尖更长，直径更小。我们要根据进入的深度和根管的直径选择超声工作尖。超声器械可以在阻塞物周围环切，破除水门汀，尽可能安全地暴露银尖。需要注意的是超声器械不能直接作用于银尖，因为银尖很软很容易在机械力下被快速切削。一旦银尖周围的材料去除，超声的能量就要直接转移到提取钳上，协同性作用以促进银尖取出率的提高。这种间接超声去除法有助于沿着银尖转移能量，破除根管深部的充填材料，提高移除率。

（四）锉、溶剂和螯合剂联合去除法

如果钳取法或者间接超声去除法不能成功取出银尖，临床医生应该立即停止此项技术，这时应该考虑银尖位于根管系统中的横截面是不规则的。银尖和不规则根管的差异使得临床医生可以借助溶剂和10号或者15号不锈钢K锉来取出银尖。将溶剂充满髓腔，K锉沿着银尖的侧壁破坏水门汀，使得银尖松动进而被移除。在预备不充分的根管中，螯合剂有时比溶剂更好用，他们可以使器械沿着银尖侧壁滑入根管。这时，将15号K锉插入超声手柄，放置在银尖的侧方，用小幅度上下运动的方式，配合大量水使得银尖浮出根管（图23-50）[56]。如果在银尖和根管壁间存在大量的空间，可以考虑使用20、25、30号H锉。“H锉提取技术”有力促进了提取效率，因为它的刃部螺纹是斜角的，可以楔住银尖，有助于任何合金软银尖的去除（图23-51）。

（五）微套管去除法的选用

目前有几种微套管去除法，老办法和新办法都有，都是用来去除根管内障碍物，比如银尖。然而在大多数病例中，这些微套管方法通常会过度去除牙本质且被证实是无效的。对于临床医生来说，当考虑使用微套管技术时，关键点不是考虑器械的内部直径，更重要的是其外部直径，它决定了进入根管的深度。以下代表了各种微套管移除技术和方法。

1. 套索和锚　选择一个合适的套管，线穿过套管，在一端弯曲成环状后穿回。此环可以套住暴露在冠方的障碍物，当成功套住后，推套管向根尖方向，同时将线向冠方拉，形成一个拉力环路[119]。尽管有文献报道此方法，但其已被其他更可行的方法替代。

2. 套管和胶　Cancellier提取套装包括4种不同大小的微套管，外部直径变化范围为：0.5mm，0.6mm，0.7mm，0.8mm。超声器械主要用来去除银尖周围的充填材料，暴露冠方3mm。微套管主要是确定其内部直径能适合冠方暴露的充填物直径。合适的微套管通过自固化树脂核粘接在充填物上，例如Core Paste[3,8]。Cancellier微套管在逐步进入后牙根管中时是有安全范围的。这种移除方法对于银尖的去除是很有效的，不会损害器械的凹槽。当去除松动的分离器械有困难时也可以使用此方法。需要注意的是不要使用太多的树脂，容易堵塞根管。

3. 阀门和螺纹　桩移除系统套装（PRS）包含五个微套管阀门。最小的阀门能被用来形成螺纹，机械嵌入任何充填物的冠方部位，只要充填物的直径大于0.6mm即可[3]。这些微套管阀门包含反向螺纹，可通过逆时针旋转钳住充填物。因为根管内的空间有限，这个系统主要用来钳住髓腔内的充填物（图23-29）。

4. Masserann　Masserann套装代表了一种用来去除折断器械的历史悠久的方法[120]。已有40年的历史，性能良好，卡抱力强。其最小的管状提取器外径为1.2mm和1.5mm，这也保障了在前牙较粗根管中的安全使用。

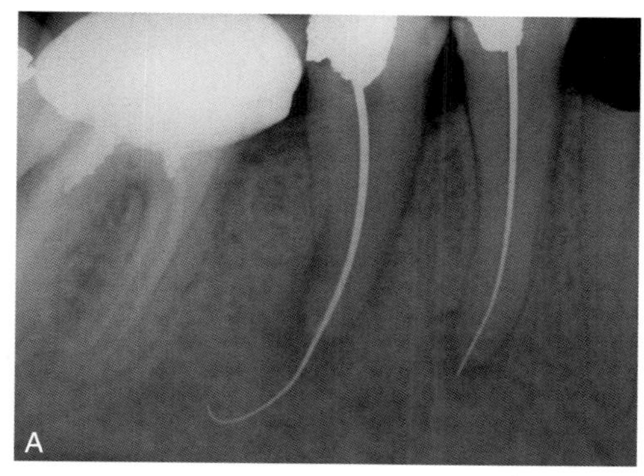

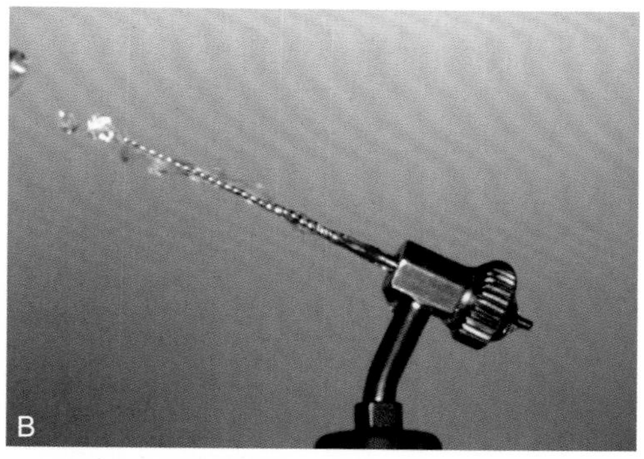

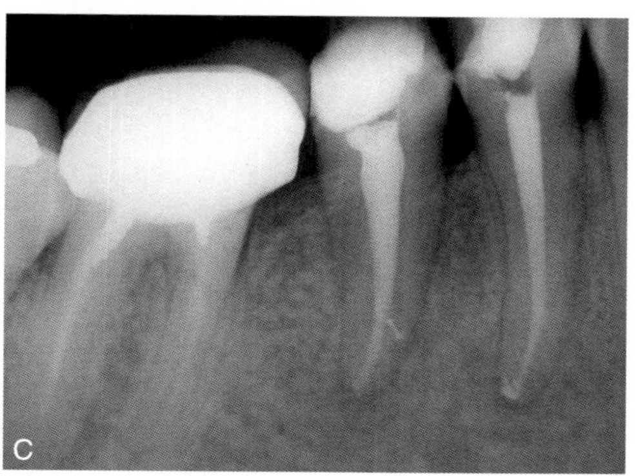

图23-50　**A.** 术前X线片显示用银尖充填的下颌前磨牙根管治疗失败　**B.** 超声锉和不锈钢K锉被安装在ENAC手柄上　**C.** 1年后X线片回访显示根尖完全愈合，令人失望的是牙齿未行冠修复

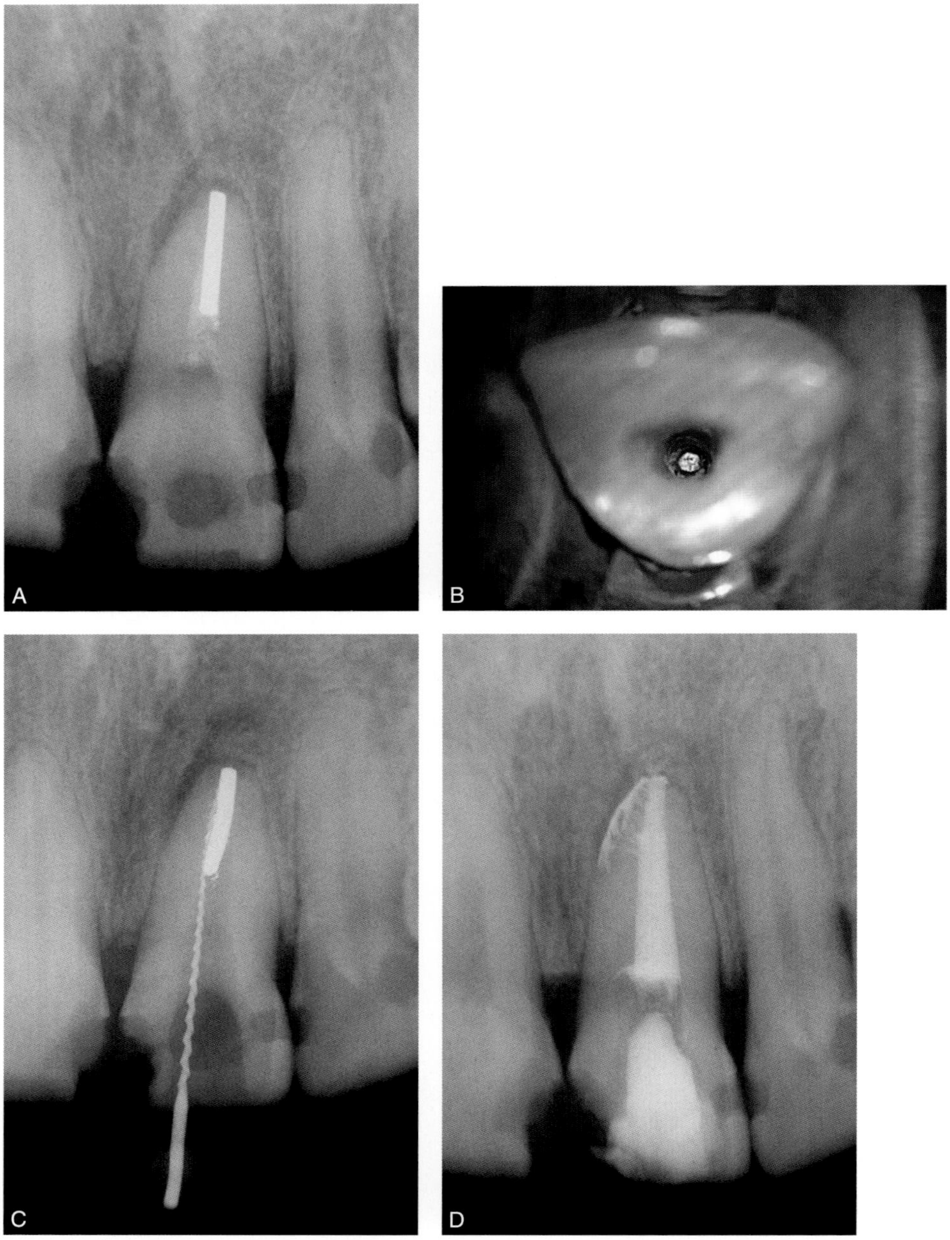

图 23-51 A. 术前 X 线片示左侧中切牙根管治疗失败，注意银尖的横截面以及不对称的根尖缺损 **B.** 口内照显示暴露的银尖位置较深 **C.** 测工作长度 X 线片示 35 号 H 锉通过旁路进入根尖 **D.** 术后 X 线片示充填良好，可见根尖充填帽以及侧支根管充盈

5. 脊柱穿刺针法 脊柱穿刺针连同其内置金属塞或者 H 锉，是另外一个去除折断器械的方法[3]。这种移除方法涉及定制尺寸正确的微套管，可以使微套管放置在超声法暴露的充填物头部。临床相关的微套管的尺寸分别为 19，21 和 23 号注射器针头大小，相应的外部直径分别接近 1mm，0.8mm 和 0.6mm。由于其良好的嵌入能力，可以选择更小直径的 H 锉插入微套管的冠部[3,77]。H 锉深入套管全长直至其紧紧的楔入在充填物和微套管的内腔内（图 23-52）。然而由于锉的制作标准为 ISO 标准，在 16mm 的切割刃端其锥度直径增加 0.32mm，锉的锥度经常限制其通过较小直径的平行套管。这种情况下，必须通过将脊柱穿刺针的内置金属塞插入阻塞物侧方形成楔力。这种方法在从粗大根管中移除充填填物时十分有效。

6. Endo 提取器 /Meisinger Meitrac Endo 提取器系统和最近发明的 Meisinger Meitrac 系统对于银尖或者折断器械能获得强大机械楔力。Endo 提取系统是 Jacob Chuck 样装置，内有 3 个短器械。选择一个合适的提取器后，环部逆时针转动打开开关。提取器被仔细的放置在银尖的头

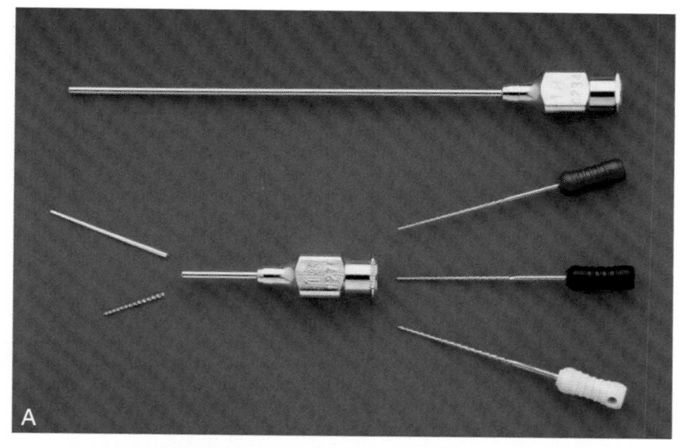

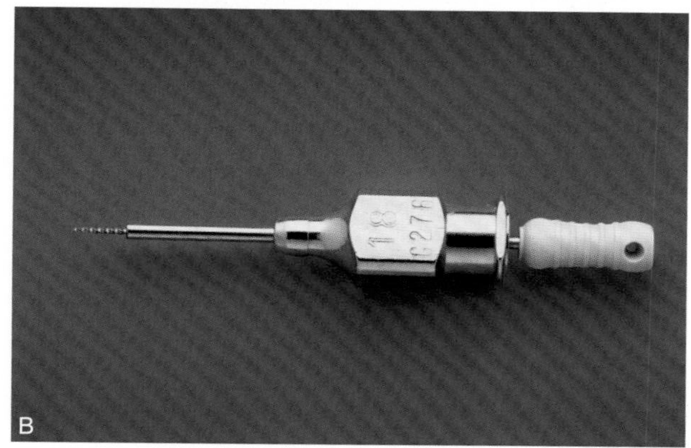

图 23-52　A. 图片展示脊柱穿刺针的全长（STN）。STN 被缩短并放置在冠部暴露的物体上。H 锉通过 STN 的近端钳住阻塞物　**B.** STN 的安装。一个 45 号 H 锉钳住了分离器械

部，环部再顺时针转动，抓住头部（图 23-53）。间接超声法进一步用来震动针头加速提取过程[56]。Meitrac 系统在一本商业杂志中被报道可以在难以接近的根管区域移除折断器械。但是最小的 MeitracI 型环钻和提取器外部直径接近 1.5mm，这个直径限制了这些器械在粗大根管冠部的使用。

7. 锉移除系统　锉移除系统（FRS）对于根管内的阻塞物如银尖，载核或者折断器械提供了另外一种机械去除方法（图 23-54）。FRS 系统是当超声法失败时，可以用来移除位于根管较直部分或者部分弯曲部分的折断器械[3,77]。这个器械的使用方法将会在下一个章节中讨论。

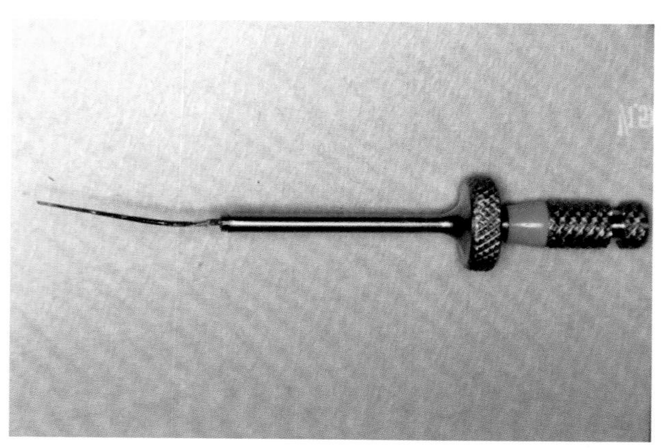

图 23-53　Roydent Endo 提取系统

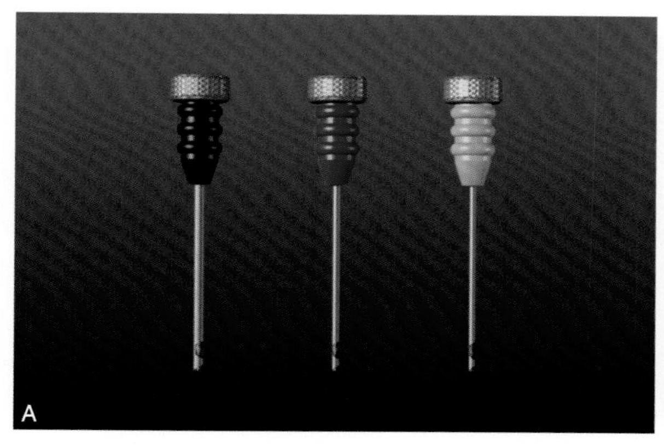

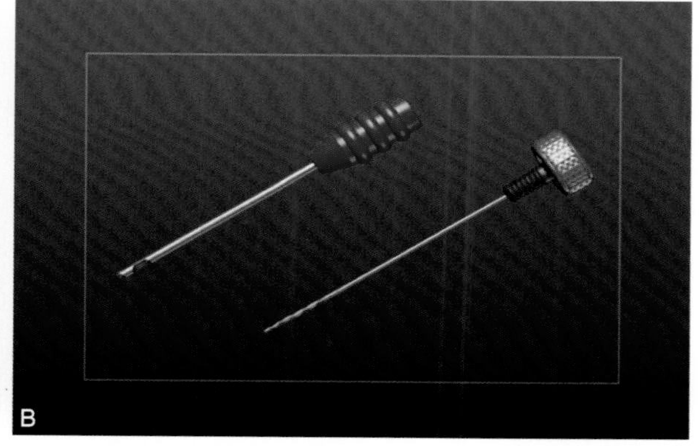

图 23-54　A. 器械取出系统（FRS）是一组用于移除损坏的器械或其他根管内阻塞物的装置　**B.** 每个仪器包括一个微管和一个内部螺钉，用于机械接合和移除根管内的阻塞物

第六节　分离器械的取出

每个做过牙髓治疗的临床医生都经历过各种各样的心情，从兴奋满满到经历器械折断的沮丧。在根管预备过程中，器械折断的可能性一直存在。当器械折断发生时，会立即引起操作者的不安，焦虑和绝望[121]。事实上，器械断离会使操作者很沮丧，这种情况通常被称为“断针”或“器械分离”。

许多临床医生将“断离器械”等同于“分离器械”，但这个术语也适用于折断的银尖、螺旋充填器、GG 钻、部分携热器头或任何其他阻塞根管的器械[122,123]。不幸的是，随着旋转镍钛锉的出现，器械分离的现象不断增加，导致其发生的原因也已被分析报道[124,125]。很多文献中也报道了从根管中取出或不取出分离器械患牙的预后情况[83,126,127]。这些年来，人们提出了各种处理器械分离的

方法[128-130]。

今天，由于手术视野、超声器械以及微套管提取方法的技术进步，分离器械通常都可以从根管中被移除[77,131]。尤其是牙科手术显微镜越来越多被用于临床，使得临床医生能够看到大多数分离器械的头部断面[132]。显微镜的使用印证了那句古老的格言"能看到就能做到"。显微镜和超声器械的结合推动了微创超声技术的发展，极大地提高了取出分离器械的安全性和有效性[3,133,134]。

一、影响分离器械取出的因素

我们应该充分认识和了解影响分离器械取出的因素[135,136]。根管内阻塞物的直径、长度和位置会影响非手术根管再治疗的入路和分离器械的移除。此外，是否能安全移除分离器械是由根管的解剖特点决定的，包括根管的直径，长度和弯曲度。重要的是，能否安全移除分离器械受牙根形态的限制，包括牙本质的环周直径、厚度和外部凹陷的深度[137,138]。一般来说，如果阻塞物总长度的 1/3 可以暴露出来，它通常可以被移除。位于根管直线通路的器械通常可以被移除。当分离器械有一部分嵌入根管的弯曲部位时，尽管取出比较困难，但是如果可以建立到达其冠部的直线通路，也可以被取出(图 23-55)[3,134]。如果分离器械位于弯曲部位的根尖，这种情况下冠方通路往往无法建立，那么器械取出的可能性就很小。当患者有症状或体征时，我们往往需要采用根尖外科手术取出分离器械或者直接拔除患牙。有时，根管中建立旁路也能达到治疗的目的(图 23-56)。

此外，造成阻塞的器械类型是我们另一个需要考虑的重要因素。一般来说，不锈钢器械往往更容易被去除，因为其在去除过程中不会进一步断裂。镍钛器械可能会再次断裂，在超声波作用下被推入根管更深处，我们猜测可能原因是热量积聚的结果[8]。术者的学识、平时的训练以及选择有效的技术和方法的能力是影响成功取出分离器械的重要因素。需要注意的是没有一种去除方法能总是达到我们的预期。成功地取出分离器械常常需要术者的耐心，毅力和创造力。然而，除非我们能建立冠方通路直视下看到阻塞物的头部，否则我们无法将其取出。

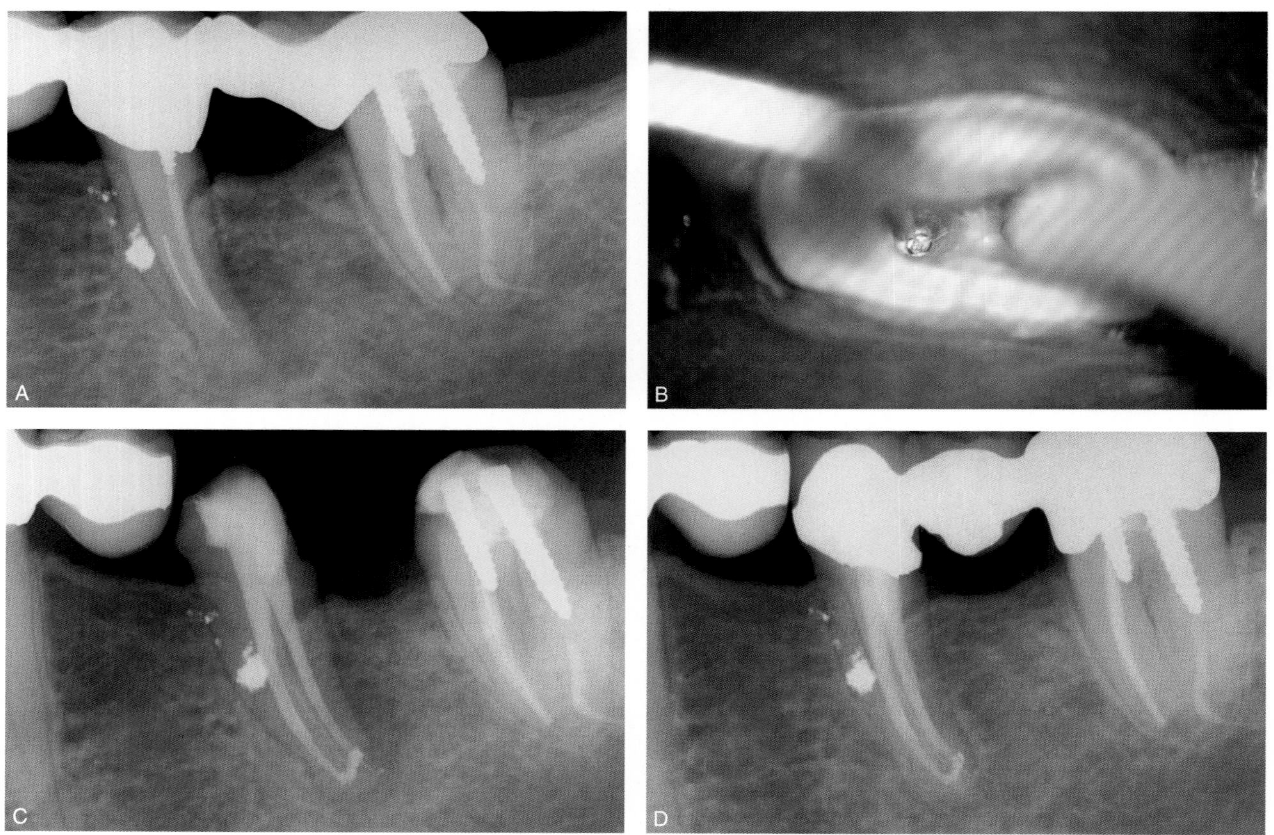

图 23-55 **A.** 下颌第一磨牙根管治疗失败。根管内存在一个短的螺纹桩，一段分离器械，还有半切术留下的一些银汞合金碎片 **B.** 照片显示冠桥已去除，桩被取出，超声器械正在环切分离器械的周围牙本质 **C.** 术后 X 线片显示根管再治疗是成功的。请注意近颊和近舌根管之间的近中中根管 **D.** 8 年后随访的 X 线片显示再治疗后良好的三维充填以及尖周愈合新的冠桥修复体

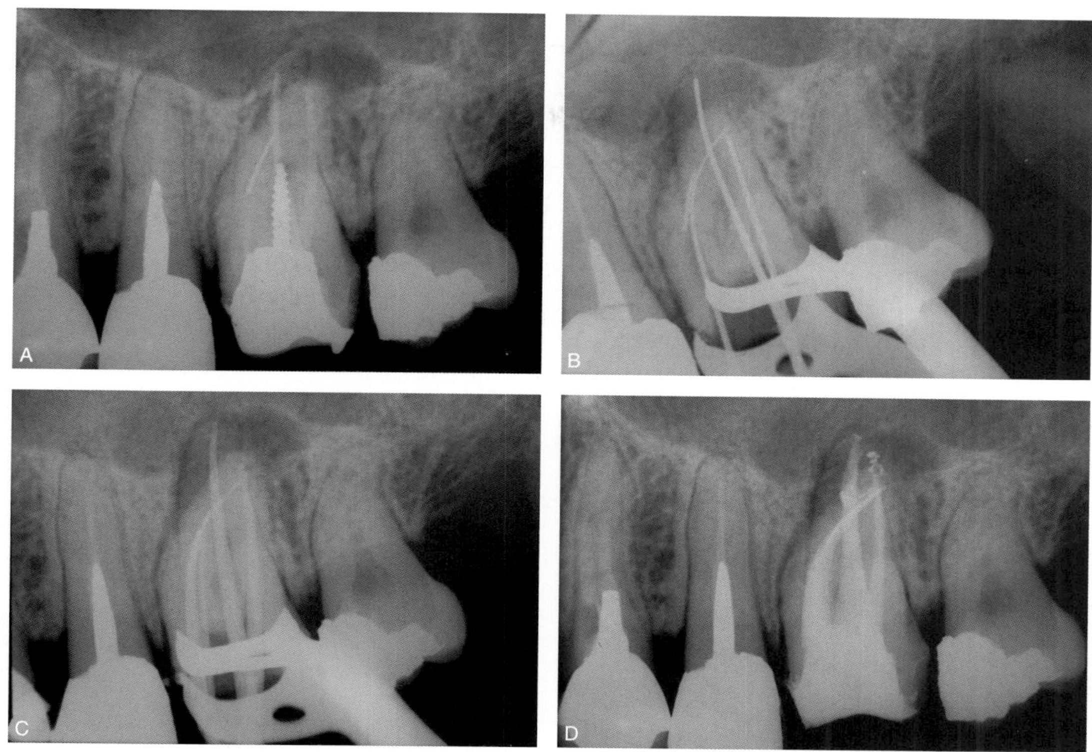

图 23-56　A. 第一磨牙的术前 X 线片显示一个分离器械位于近中根的弯曲处　**B.** 在根方入路到达折断器械的头部后，使用小号手用器械建立旁路　**C.** 在根管清理成形过程中，冲洗液将折断器械带出根管。正位 X 线片显示折断器械已被移除　**D.** 术后 X 线片显示根充已完成

二、根管冠方和根方通路的建立

在开始取出分离器械之前，临床医生应仔细观察术前不同角度的 X 线片。冠方通路的建立是取出分离器械的第一步，使用高速手机，夹钳，长柄机钻建立通向所有根管口的直线通路，尤其注意敞开接近折断器械位置的根管的轴壁以利于在根管口下方微超声技术的实施。

成功取出折断器械的第二步是建立根方通路。然而，在开始建立根方通路前，复习一些概念对于指导我们临床工作是很有帮助的。除少数病例外，绝大多数牙齿的总长度在 19~25mm。大多数临床牙冠约 10mm，牙根长度约 9~15mm。如果将牙根分为冠方、根中和根尖 1/3，那么每 1/3 的长度在 3~5mm。大家通常的疑惑是，在不造成医源性损伤的前提下，根管预备到何种程度能达到最佳的敞开？答案是在一个更长、更窄、更弯曲的牙根中预备出一种具有典型特征的形状。在这种情况下，如果一个 20 号的锉能顺利到达根管全长，器械每增大一号距根尖后退 0.5mm，且能顺利离开根尖孔，那么根尖 1/3 的锥度将达到 10%。在这种情况下，距离根尖孔冠方 4mm 的根管直径为 0.6mm，相当于 60 号锉的直径。这个类比是有用的，当根管中有分离器械时，可以帮助指导医生在根尖 1/3 和冠方 2/3 的区域根管预备的尺寸[139]。

临床经验表明，大多数器械分离发生在器械末端 D3，D4，或 D5 的位置。器械最常在距尖端 3~5mm 处断裂，因为这个区域通常直径最小，弯曲度最大或者易于断裂。如果器械在工作长度处断裂，器械头部的位置一般位于根中和根尖 1/3 交界处。一般来说，根向直线通路的建立是通过根管冠方 2/3 到达折断器械的断面[3, 140]。

我们可以采用多种不同的方法将根管冠方开敞至根管内阻塞处。经验表明创建一个安全根向入路的方法是，首先使用手用锉，从小号到大号，从冠方向阻塞处深入。手用器械创造足够的空间以保证机用镍钛器械或者 GG 钻的安全使用。1 到 4 号的 GG 钻最常用于多根牙，最大直径分别为 0.50，0.70，0.90 和 1.10mm。GG 钻用于建立根向入路并形成一个通向障碍物的均匀的漏斗形锥体。其在 750r/min 的速度下更安全，更重要的是，配合提拉动作可创建一个锥状结构以最大限度地提高可视度[3]。GG 钻在根管中有序切割形成了一个在根管口处直径最大，在阻塞物处直径最小的光滑漏斗形。一般来说，我们应该在根管的直线通路部分使用 GG 钻 GG-1 或 GG-2 可以预备至分离器械的头部。我们在使用 GG 钻时应当小心谨慎地接近阻塞物，注意提拉切削根管外侧壁，避免过多切削根分叉处的薄弱区。我们应该谨慎定位远离根分叉的冠方 1/3 的位置以最大限度保留剩余牙本质，偏中轴预备以优化根方的直线通路[3, 140, 141]。在多根牙中 GG-3 比 GG-2 适用的距离更短，GG-4 被限制在根管口下不超过一个钻头的深度。需要注意的是，在没有折断器械堵塞在根管中时，根方通路的预备应遵循根管原有的形态在冠方预敞并形成一个理想的预备形。

三、器械断端平台的建立

当根管进行良好的成形后，微超声技术是用来取出折断器械的首选方法。有时，当超声器械进入已经扩大的根管时，其激活的尖端没有足够的空间进入折断器械的侧方进行环钻。如果需要更多的侧方空间，我们可以修整 GG 钻的钻头以形成一个环形的断端平台[3,8]。

我们选择 GG 钻的标准是其最大的横截面要略大于折断器械的头部。我们改良 GG 钻时应垂直于 GG 钻的长轴在其横截面最大处将其截断（图 23-57）。

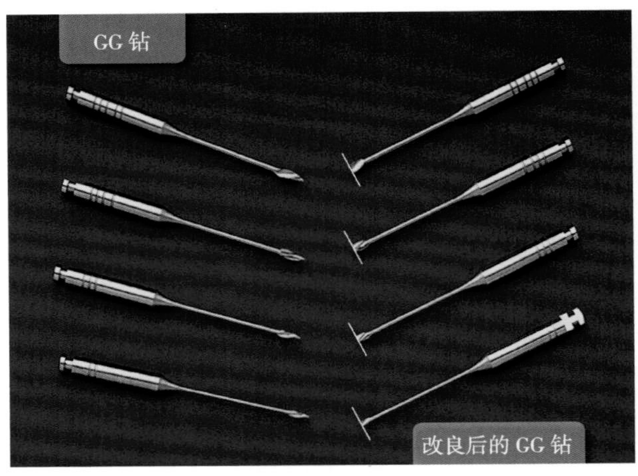

图 23-57　图中展示了各种型号的 GG 钻以及改良后的 GG 钻

这个改良的 GG 钻以 300r/min 的速度旋转进入预扩大的根管，直到它轻轻地接触到阻塞物的头部。这个临床步骤有助于创造出一个小的断端平台以利于超声仪器的就位。如果我们建立了良好的冠方和根方直线通路，联合显微镜的放大和照明装置，我们就能在直视下看到折断器械的断端。为了达到良好的视野，我们应该在超声器械进入根管前进行大量的冲洗和彻底的干燥。

四、根管内折断器械的取出方法

已有的报道中人们采用了各种器械、技术和方法取出根管内的阻塞物，比如分离器械[134,136]。然而许多文献中的提取技术并没有体现显微镜的优势。今天，只要能建立安全到达折断器械断端的直线通路，我们就可以在显微镜的照明装置下直视看到折断器械[3,134,140]。最重要的是，显微镜联合超声或者微套管技术能实现预期的安全取出分离器械的目标[3,140]。

（一）超声法

我们在进行任何根向移除技术之前，最好把棉球放在其他暴露的根管口上，以防止折断器械再次进入另一个根管。第一种方法是利用压电超声技术和特定的超声器械来去除折断器械（图 23-24）。超声波发生器应该提供广泛的功率范围，在较低的范围内提供精确的调节，以及提高电反馈来调节振幅和安全的尖端移动。理想情况下，超声器械的手柄应该有一个反角设计来保证其进入口内所有区域的入路，在器械和现有锥度的根管中能平行于侧壁以建立直视通道，其非侵蚀性的涂层，如氮化锆可以在环切的过程中精确的去除牙本质。此外，还应选择了一个尺寸合适的超声工作尖，其长度可达到折断器械，其直径可以适应已成形的根管并提供一个直视通道。

超声器械的尖端应紧密接触阻塞物并在低功率下被激活（图 23-58A）。

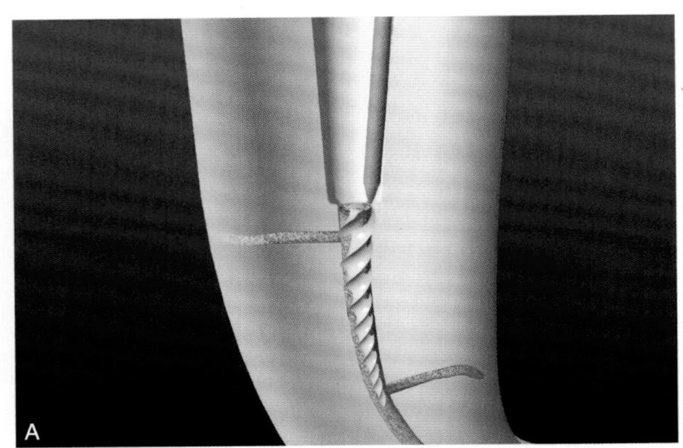

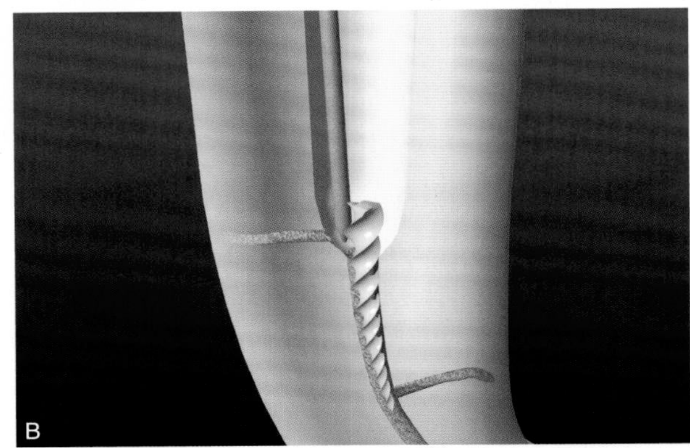

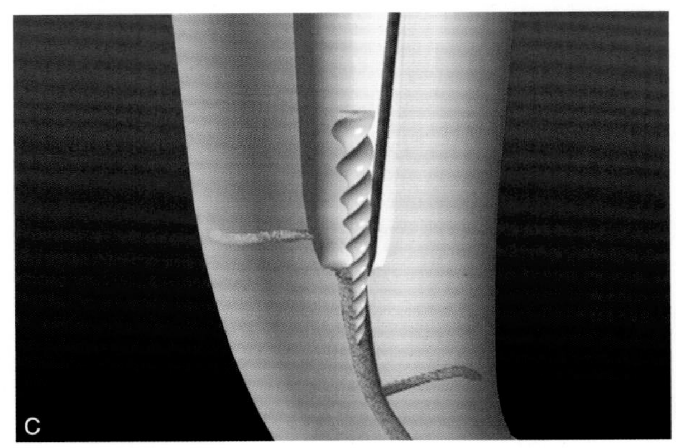

图 23-58　**A.** 示意图展示了冠方和根方入路的重要性，断端平台的建立以及超声器械位于分离器械的侧方　**B.** 超声仪器保持与分离器械的接触，精确地磨削牙本质，并且渐进式暴露器械的断面　**C.** 选用长度较长、直径较小的钛合金器械来保存更多的牙本质并成功地取出分离器械

临床医师应始终以最低的功率设定工作，以便有效和安全地完成临床任务。当超声器械在根管口以下工作时，需保持干燥，以便临床医生使用过程中获得较好的视野。为了保持视野清晰，牙医助手可以采用 Stropko 三通接头，配合合适的鲁尔锁头，准确直接的引导连续的气流和爆裂的牙本质粉尘排出。作为折断器械取出的推荐技术，微声波技术并不能产生足够的热量而损伤邻近组织。

超声器械应该轻柔地沿着折断器械逆时针旋转，除非此器械是左旋螺纹，那么旋转方向就应该是顺时针。超声通过环切精确地去除牙本质，暴露阻塞物断端数毫米的空间（图 23-58B）。通常，在超声使用期间，障碍物开始松动，脱离，然后旋转。将超声头楔入锉和根管壁之间振动会使锉突然跳出根管。当折断器械位于根管的深处且超声器械由于根管形态或者空间限制无法实施操作时，我们要选择一个更长更细的表面经过研磨的超声头来确保器械的安全取出。如果牙根过长，或者空间限制更大，就应选择适当大小的钛合金器械。钛合金器械可以提供平稳的切削效果，在根管深处钻孔时可以提高安全性（图 23-58C）。如果我们权衡利弊后发现超声环切效果不佳时，我们应该及时终止此项操作。在这种情况下，我们应该采用手动方式使用注射器锋利切割端进一步暴露折断器械的断端[142]。在阻塞物断端暴露 2~3mm，或者其总长度的大约 1/3 后，通常会产生预期的效果。图 23-59 展示了使用显微超声技术取出折断器械的临床步骤。

有时，临床医生建立了通畅的冠方和根方通道，暴露了分离器械断端，超声环切分离器械周围牙本质，仍然不能将器械从根管中松解或者去除。而且由于视野受限以及解剖限制，超声不能继续环切器械周围牙本质。在这种情况下，可以使用小号手用锉蘸取水性或者黏性螯合剂建立部分或全部旁

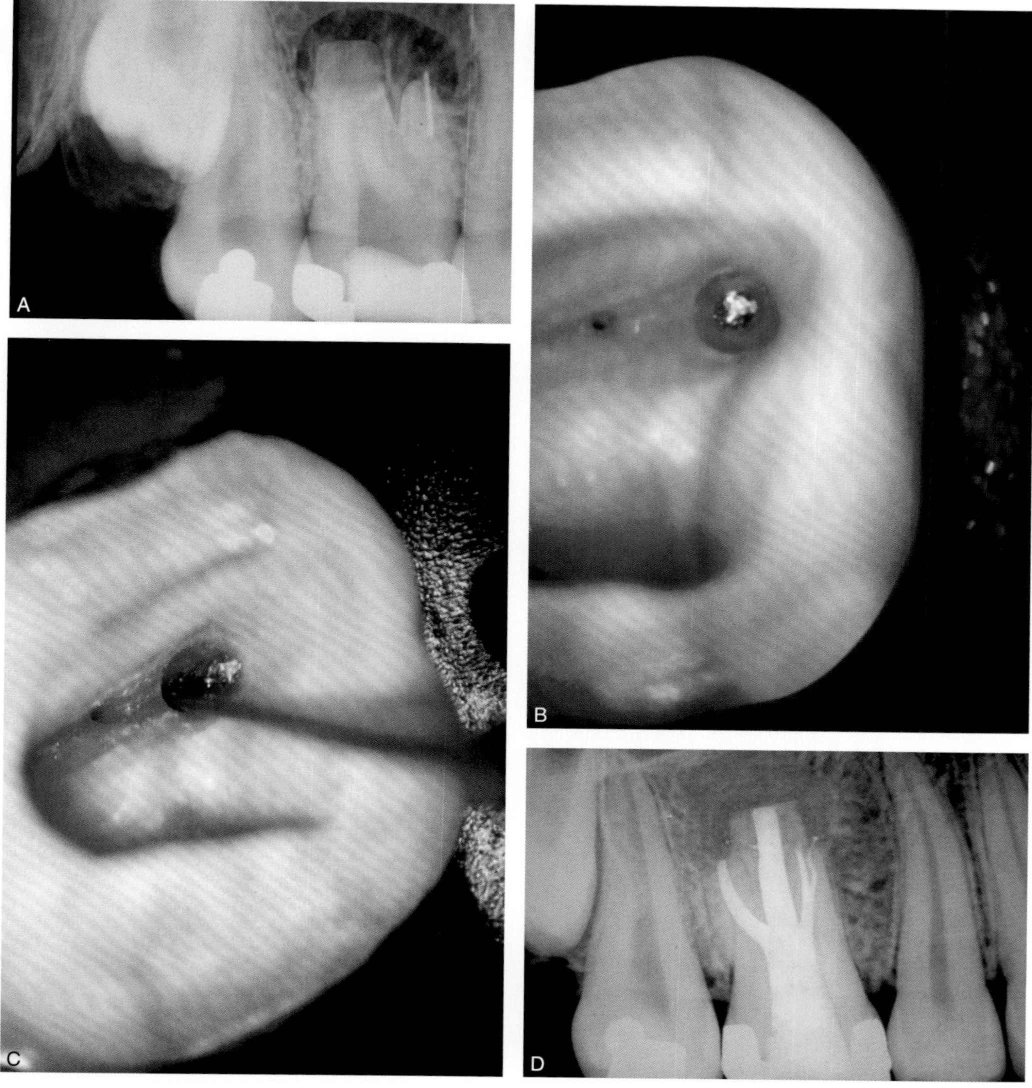

图 23-59　**A.** 偏角投射 X 线片显示上颌第一磨牙有一个分离器械，可能存在 MB-2 根管以及以前手术切除的根尖断面　**B.** 照片显示了髓腔入路，MB-2 根管口，分离器械和有利于超声取出分离器械的环形断端平台　**C.** 图片显示器械已松动，超声头可以在冠方撬动器械　**D.** 随访的 X 线片显示根尖周组织有初期愈合的迹象。根尖屏障封闭远颊根和腭根，以促进炎症控制和完善三维充填

路，以期通过荡洗能去除折断器械。即使这些烦琐的移除方法均不成功，我们也沿着折断器械的全长建立了部分空隙。为了最大程度获取成功，不锈钢锉的手柄可以被移除，锉的杆部直接装入锉的适配器中（图 23-60）。适配器穿过超声手柄，手柄与 0.02 锥度的手用锉相匹配。必要时小号不锈钢 K 锉可预弯，使用低功率的超声震动移除折断器械。这项技术有时适用于管壁较薄的根管或者折断器械位于根尖弯曲的部分[143]。

移除折断器械的另一个临床挑战是折断的镍钛器械部分位于根管弯曲部位。在这种情况下，即使已经使用超声进行了环切，镍钛器械的头部仍会位于根管的外侧壁。即便器械已经松动，冠部敞开的根管与器械头部之间的角度经常会阻碍器械的移除。这种情况下最好使用微套管移除方法（图 23-61）[3,77,140]。

（二）套管 FRS 的选用

在上一节涉及的"银尖移除法"中，我们已经介绍了几种微套管，可以机械嵌入根管内的阻塞物。锉移除系统（FRS）在取出根管深部折断器械方面是一项重大突破[3,77]。FRS 是由各种大小的微套管以及能深入到根管深部大小合适的嵌入楔子所组成。（图 23-62）。当超声取分离器械失败时，可以选用 FRS 取出嵌入根管中较直部分或者部分位于根管弯曲部分的分离器械。黑色器械外部直径为 1.0mm，主要用来取根管冠 1/3 的分离器械，而红色和黄色器械外部直径分别为 0.8mm 和 0.6mm，可以置于狭小根管较深的部位。整套器械是由颜色不同的微套管和螺纹楔组成（图 23-62B）。每个套管有小的塑料手柄，在放置套管时可以提高术野的可视化，侧方开窗提高了机械力，45℃倾斜端可以楔住分离器械的头部。每个螺纹楔子都有滚花手柄，实心圆柱体可以换成 0.02 锥度的 K 锉，有利于楔住阻塞物。

对于任何一种处理技术来说，必须建立直线的冠方和根方通道，且要能在直视下看到断离器械的头部。正如前文所述，临床医生需要利用超声暴露分离器械头部四周的 2~3mm。然而超声仅仅能环切并去除位于根管直线通路部分的阻塞物周围的牙本质。因此我们的目标是仅仅暴露分

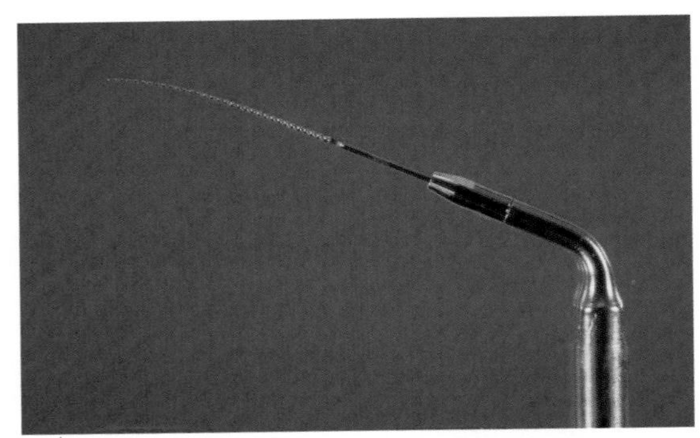

图 23-60　图片显示当根管锉的手柄被移除后，它可以快速的放入超声适配器中

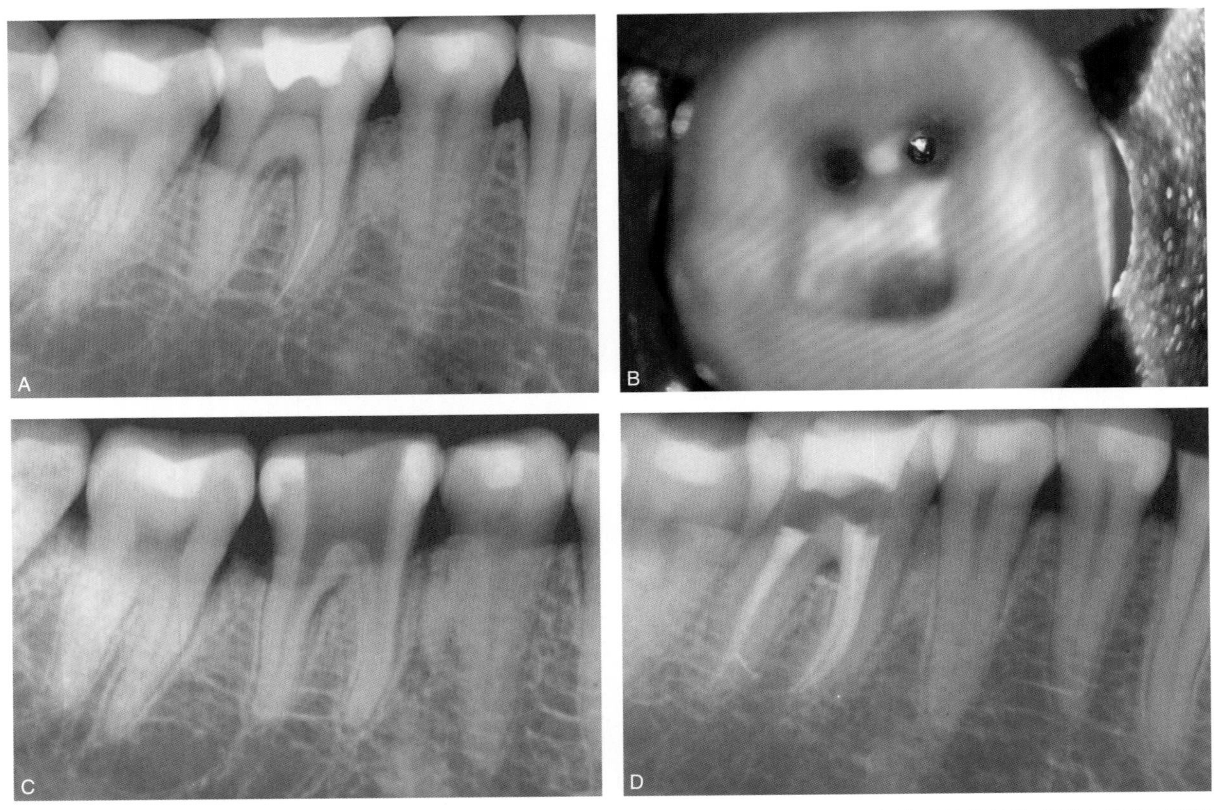

图 23-61　**A.** 左侧下颌第一磨牙术前 X 线片示根管中有一分离器械位于近中根根尖 1/3　**B.** 冠方通路预备后，超声去除分离器械头部周围牙本质后可见镍钛器械的头部毫无意外的位于根管外侧壁　**C.** X 线片显示直线通路的建立以及断离器械的取出　**D.** 术后片示根充良好，可见远中根的根尖分歧已被充填

离器械断端 2~3mm，或者分离器械全长的 1/3（图 23-63A）。

FRS 微套管可以沿着扩大根管被动滑向分离器械并楔住分离器械。正如我们前文所述，在弯曲根管中，镍钛分离器械的头部一般位于根管的外侧壁。在这种情况下，微套管头部有斜面的一端深入到根管外侧壁楔住分离器械的头部使其进入微套管（图 23-63B）。一旦微套管定位成功，需要将其旋转 180° 使得锉的头部进入邻近的侧方开窗处。同样颜色的螺纹楔被插入并向微套管的深部滑入直到接触到阻塞物。通过逆时针转动螺纹楔住阻塞物。轻度的旋转有助于楔紧阻塞物的头部（图 23-63C）。如果选用的螺纹楔不能强有力的卡住阻塞物，就需要选用其他颜色的楔子并成功移除阻塞物。如果结合后，阻塞物就能通过旋转微套管并逆时针转动螺纹楔移除（图 23-63）。旋转方向是逆时针的，但是要与阻塞物的螺纹设计相适应。当逆时针旋转遇到困难时，可以反向顺时针旋转 3° ~5°，将有助于器械与阻塞物的结合，再逆时针旋转直到楔住阻塞物。多次往复运动将使提取过程加速。配合超声器械的辅助将有助于此过程的成功实施。如果微套管不能置于分离器械之上，例如器械头部位于边窗内，这种情况下，微套管的斜面要减少甚至去除来获得更好的机械性能。图 23-64 为使用 FRS 的临床病例。

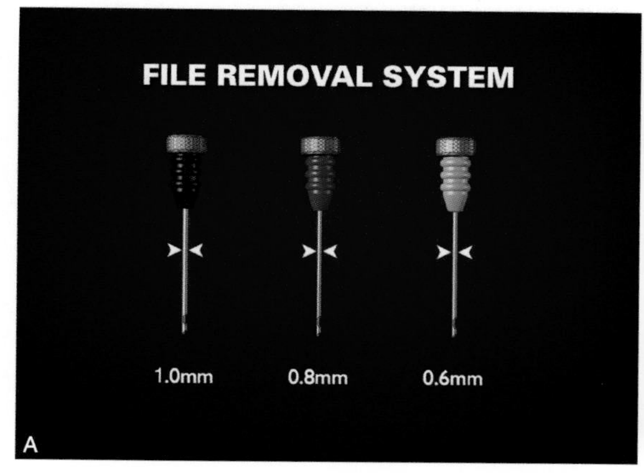

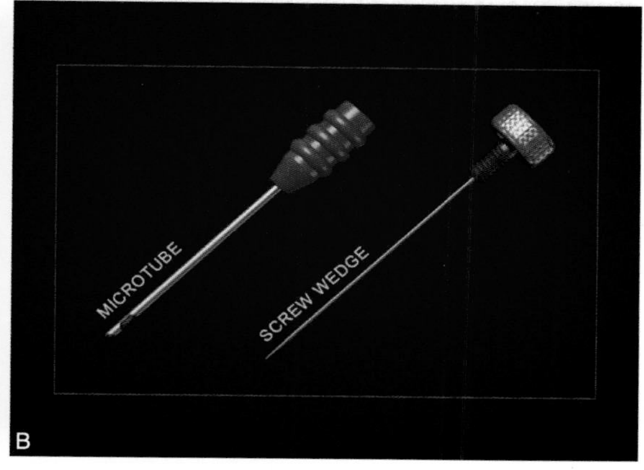

图 23-62 **A.** 器械移除系统（iRS）是一套移除根管分离器械或其他阻塞物的套装 **B.** 每套 iRS 都是由微套管和螺纹楔组成，螺纹楔主要用来移除根管内的阻塞物

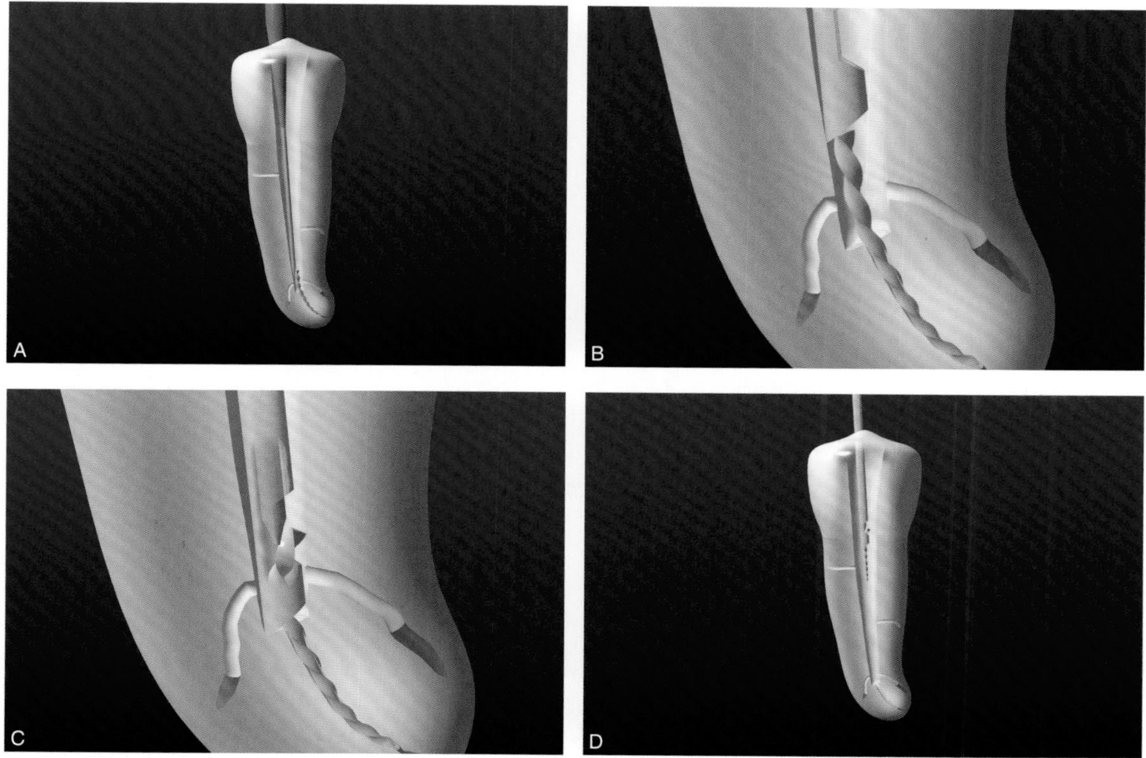

图 23-63 **A.** 示意图表明 ProUltra ENDO-8 钛超声工作尖可沿着分离器械周围环切 **B.** 当超声无法成功取出分离器械时，iRS 微套管的尖端斜面可以套住器械头部 **C.** 螺纹楔逆时针旋转结合分离器械，使锉的头部位于边窗 **D.** iRS 能形成强大的卡抱力，松开并移除分离器械

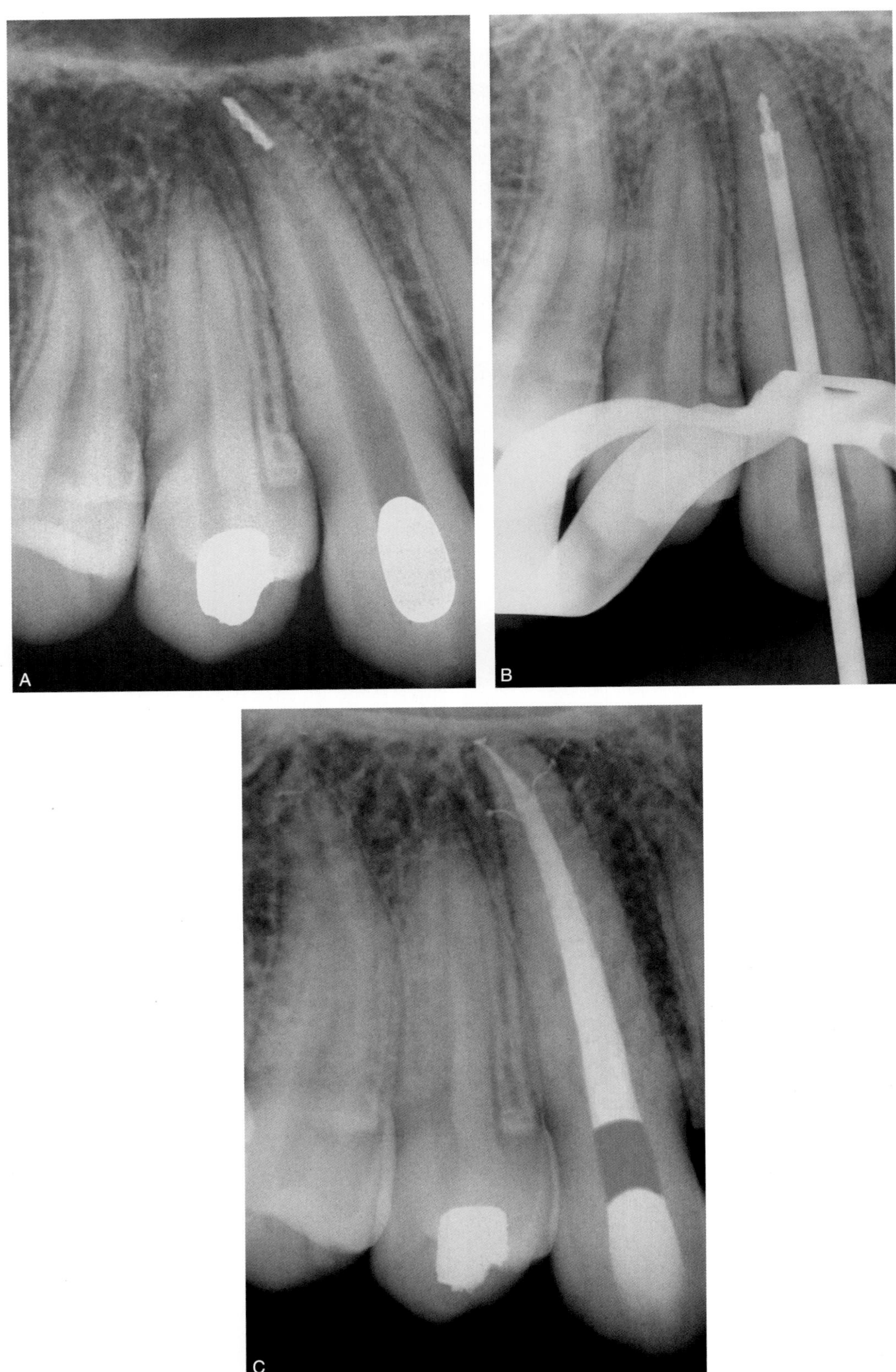

图 23-64 A. 上颌尖牙术前 X 线片显示根尖 1/3 折断器械 **B.** 术中 X 线片示 21G iRS 成功结合了折断器械，并将其头部部分嵌入套管中 **C.** 术后 X 线片示再治疗根充密实，可见 3 个根尖充盈

（三）Endo Rescue 套装 4601 的使用

Endo Rescue 套装是近期发明用来提取分离器械的[144]。套装由 5 部分组成：没有切割端的圆柱形的钻头，2 个短的 GG 钻（GG-3 和 GG-4），专用的中心钻以及环钻。中心钻有相同的外直径，与 GG-3 相同（0.9mm），有凹槽的尖端是为了检查断端并保持预备居中（图 23-65）。环钻与 GG-3 和中心钻具有相同直径（0.9mm）。环钻的内腔长度为 5mm，直径 0.5mm。环钻是逆时针旋转的。

使用圆柱形钻头创造建立断离器械的直线通路后，再用 GG-3 到达器械的头部。中心钻以 300r/min 用外刃钻孔，围绕折断锉切割牙本质。相应的环钻以 300r/min 或者手动逆时针转动，在分离器械的头部周围切割出 2mm 长的细沟。环行切割产生的牙本质碎片反过来会在环钻的内壁和折断器械之间产生阻塞。成功后，分离器械在环钻中被拉出。如果不成功，我们可以考虑使用微套管技术，选择与环钻外部直径一样的微套管。这种微套管可以被安装在断面上，套管内充满自凝树脂核材料，然后放回根管内器械断面上，一旦树脂凝固，微套管逆时针旋转取出分离器械（图 23-66）。拍摄 X 线片确定器械被取出。

当使用微套管技术时，务必使用纯酒精干燥根管。微套管内腔充满适量的树脂。当根管壁较薄时，使用超声工作尖磨除部分镍钛锉尖端，有助于旁路的建立（图 23-67）[145]。

五、根管内器械分离的预防

器械分离的关键在于预防。遵循正确的理念，在根管预备过程中使用安全的预备方法将大大降低器械分离的发生率[3,141]。疏通和成形器械只用一次有助于预防器械分离的发生。每个病例完成后丢弃所有的器械将减少器械的折断，节省临床时间以及预防焦虑。但是器械偶尔也会出现折断，医生就需要考虑治疗方案的选择[146]。权衡利弊，有些分离器械是不能取出或者建立旁路的。但是“失误并不代表失败”，在这些情况下，根管应当被清理到折断器械的断端并进行封闭。这种病例应该长期回访（图 23-68），如果存在临床症状或者影像学病变[56]，手术或者拔除是最好的选择。

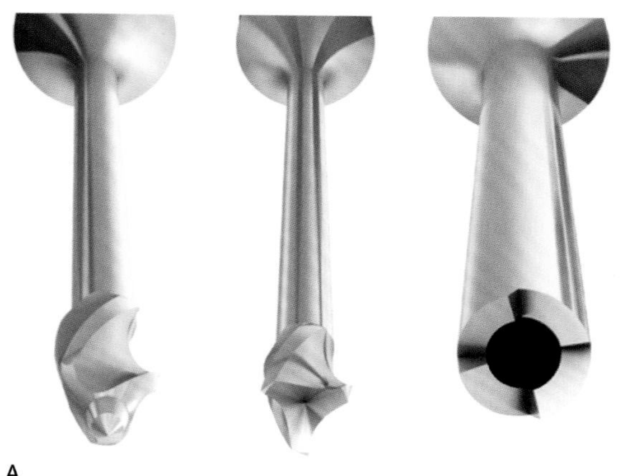

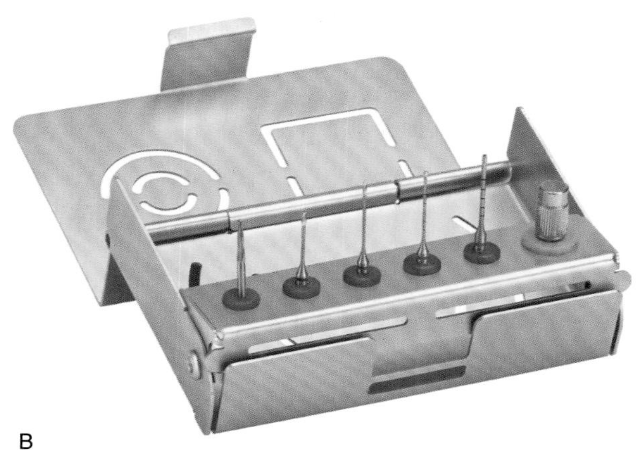

图 23-65　A. Endo Rescue 套装的主要组成部分，由三大部分组成，3 号 GG 钻（直径 0.9mm），中心钻以及环钻，其外部直径均相同，环钻的内部直径 0.5mm，注意中心钻的凹槽　**B.** 全部套装

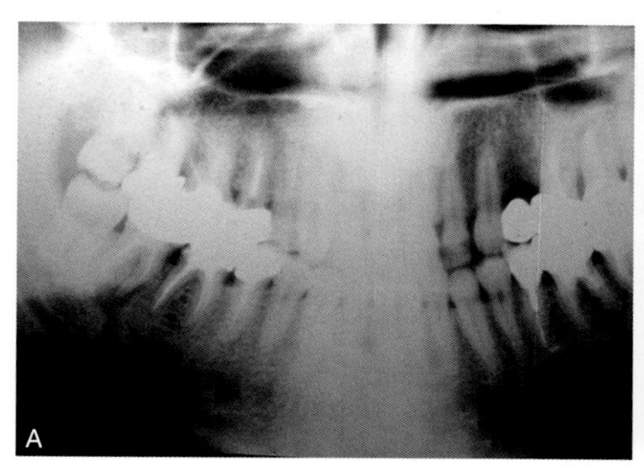

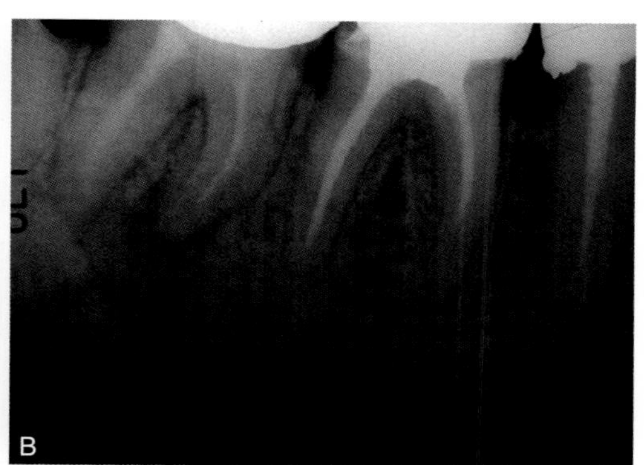

图 23-66　A. 右侧下颌第二磨牙的急性根尖脓肿，患者自感半个下颌麻木，全景片显示根尖透射影与下颌神经邻接　**B.** 术前 X 线片显示一螺旋输送器位于近中根弯曲处

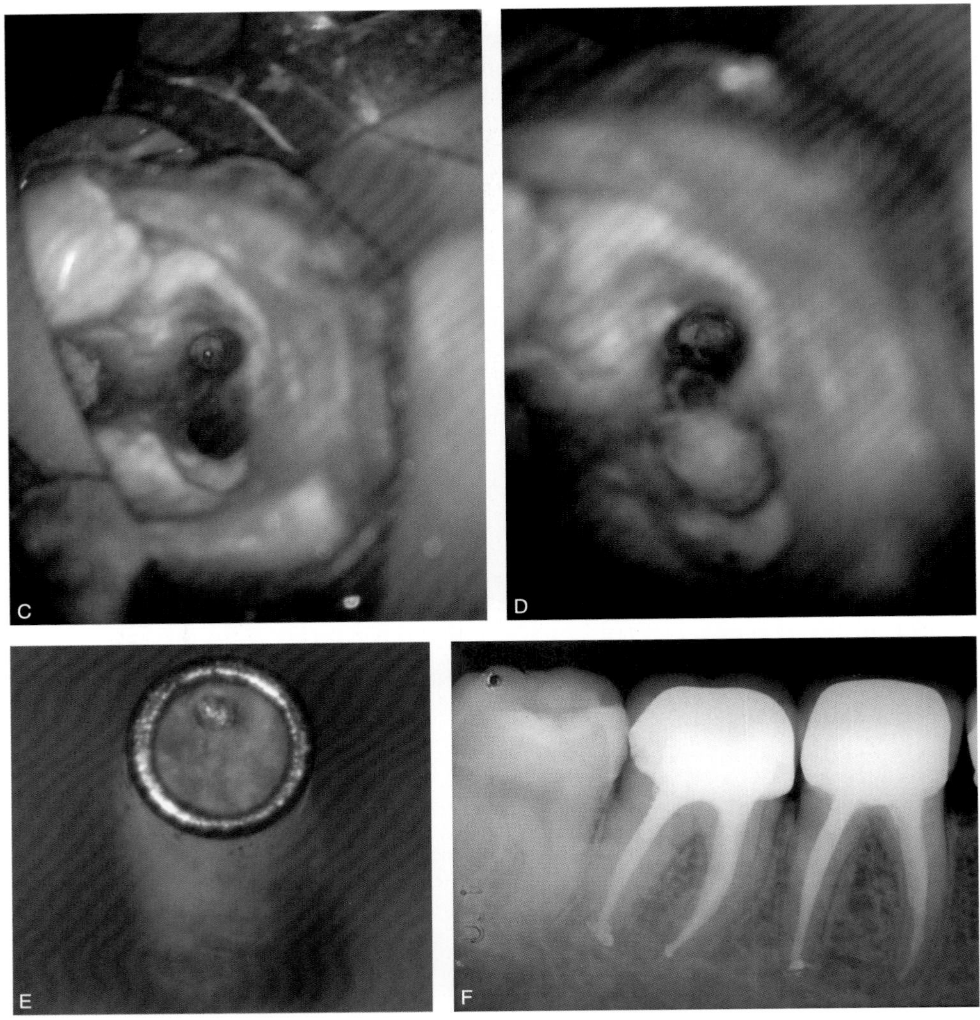

图 23-66（续） **C.** 使用 Endo Rescue Kit 中的专用钻和环钻切割牙本质使得折断器械位于根管中心 **D.** 微套管技术移除分离器械，进行根管的清理和成形。1 周后感觉异常消失，进行根管充填 **E.** 分离器械包埋在树脂中 **F.** 1 年后 X 线片随访显示根尖周缺损的完全愈合

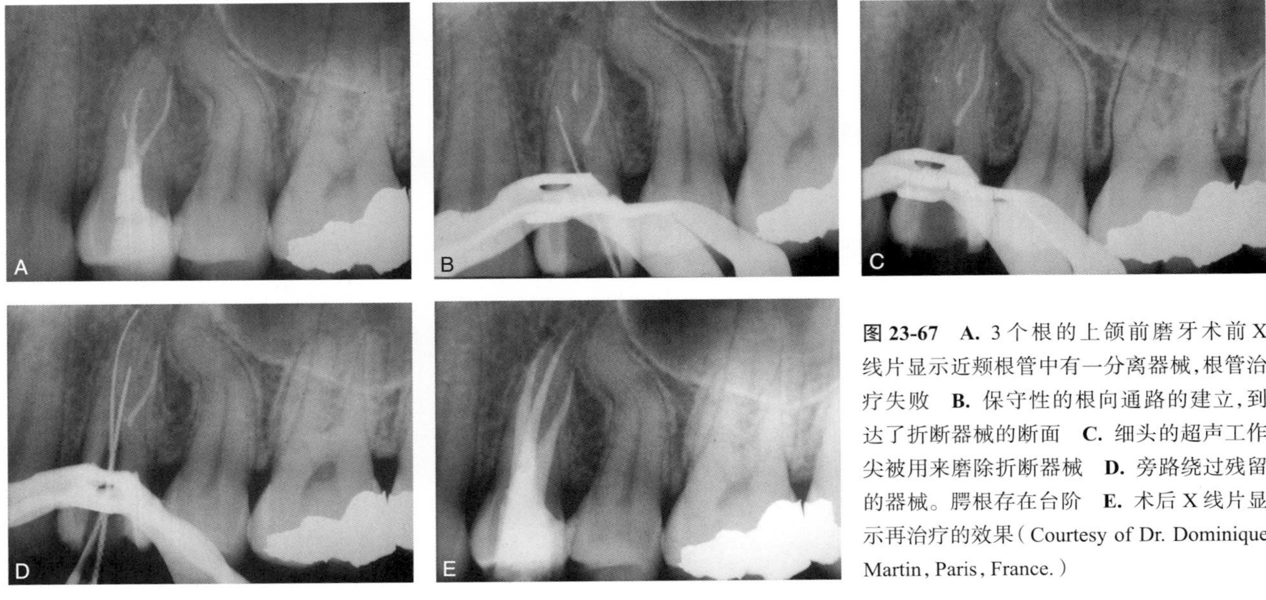

图 23-67 **A.** 3 个根的上颌前磨牙术前 X 线片显示近颊根管中有一分离器械，根管治疗失败 **B.** 保守性的根向通路的建立，到达了折断器械的断面 **C.** 细头的超声工作尖被用来磨除折断器械 **D.** 旁路绕过残留的器械。腭根存在台阶 **E.** 术后 X 线片显示再治疗的效果（Courtesy of Dr. Dominique Martin，Paris，France.）

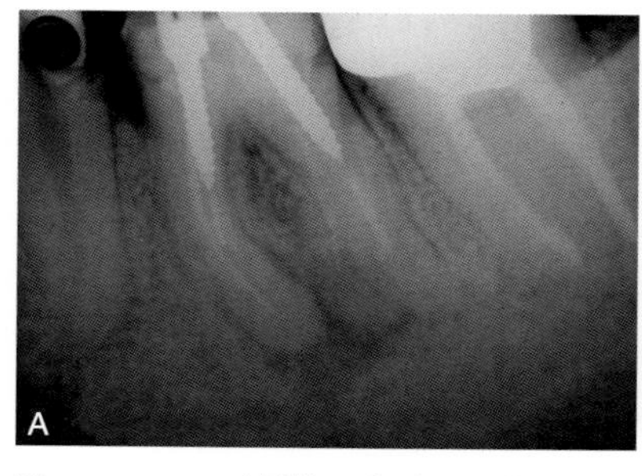

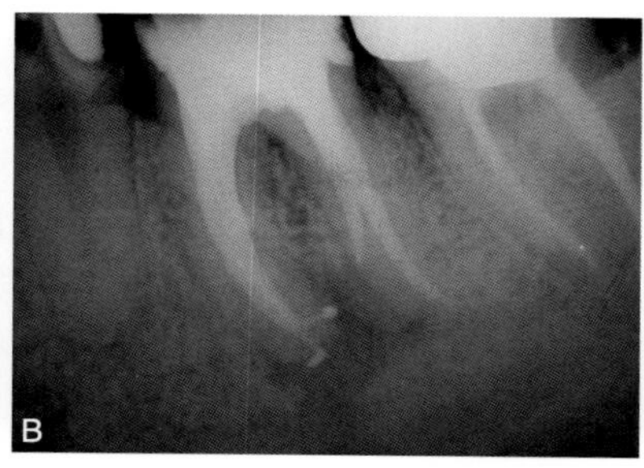

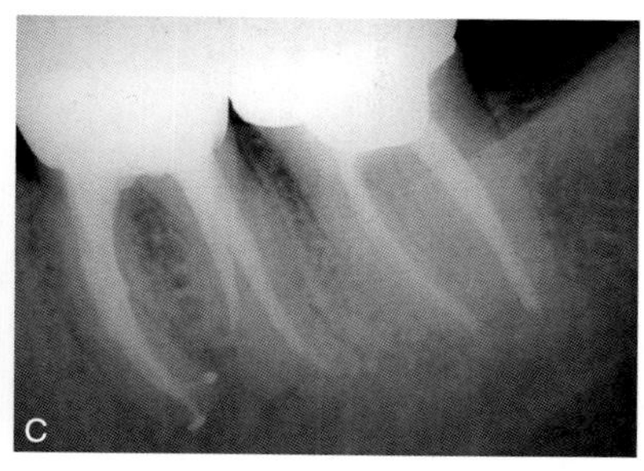

图 23-68　**A.** 下颌第一磨牙的根管再治疗，术前 X 线片显示牙根内有两个大的螺纹桩，远中根第二根管内有折断器械　**B.** 折断器械被移除，但无法疏通到根尖只能继续等待观察疗效　**C.** 尽管不是很理想的根充效果，但 1 年后的 X 线片随访显示炎症在持续愈合

第七节　根管阻塞、台阶及根尖偏移的处理

了解根管成形和清理的生物学和机械学目标是至关重要的[139, 147]。未遵守这些目标将增加治疗的失败率，并容易出现不必要的并发症，例如根管阻塞、台阶、根尖偏移，甚至穿孔形成。令人遗憾的是，这些医源性事件在临床中时有发生（图 23-69）。在疏通阻塞根管、绕过台阶、或处理根尖偏移的方法中，最容易被忽视且避而不谈的或许就是医生的决心、毅力以及耐心。

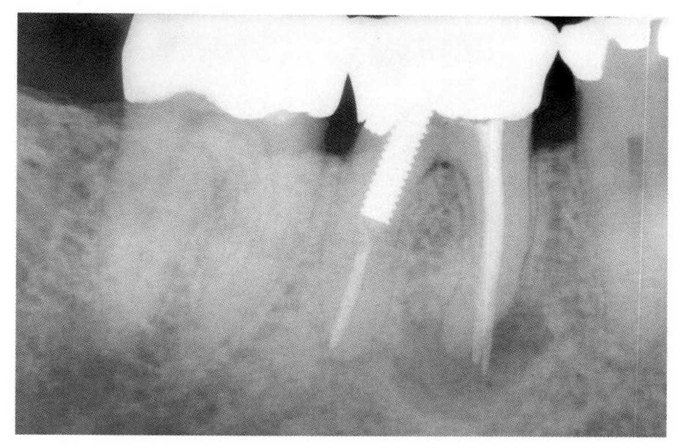

图 23-69　右下颌第一磨牙术前 X 线片显示了各种修复性和牙髓性问题

一、根管阻塞的处置

处理阻塞根管和 / 或台阶时，通常选择能够达到工作长度的最短的锉。较短的器械硬度较高，医生的手指更靠近器械的尖端，可以增强手感。根管通常比其所在的牙根更弯曲。通常，我们使用一系列（#0.06/0.08/0.10）21mm 长的不锈钢锉疏通阻塞根管。重要的是，阻塞根管全长要充满次氯酸钠或润滑剂，如 Glyde，ProLube，或 RC Prep。第一步，我们需要准确地定位阻塞位置，然后先预备阻塞物冠方的根管。这个过程中，应注意避免接触阻塞物。预弯 #0.06/0.08 K 锉的尖端，它可以通过预先扩大的根管并达到阻塞物的弯曲处。推荐使用 C 锉，它采用特殊的热硬化工艺，具有很高的抗弯曲性，通常一个无菌包装袋内含有 6 支器械。将预弯的锉置于阻塞物处，使用单次往复运动结合轻微的根向施压，然后立即将锉从根管内取出[148]。这样做的目的是利用锉的尖端使阻塞物崩裂。使用 1.0 mLNaClO 冲洗根管并重复 3 次，然后丢弃该锉。因为往复运动会使锉的尖端变钝，所以需要及时更换新锉并预弯。新的锉可以确保尖端的锋利，这对于成功是必不可少的。使用足够的锉，以同样的手法和扩锉方式继续上述动作，直到有一些轻微的触感。在使用 #0.06 K 锉后，我们通常选择和使用 #0.08 C 锉来进一步扩大根管。在某些临床病例中，疏通一个阻塞的根管可能需要多达十几支锉。一旦根管被疏通，锉就可以以滑动的方式反复来精修扩大根管直到建立根管顺滑通路。当遇到阻塞根管时，医生需要坚持不懈，只要有耐心就能得到回报（图 23-70）。

如果经过大约 2~3 分钟的努力都没有进展，就将次氯酸钠从根管系统中清除，然后使用半流体的螯合剂，如 RC Prep，Glyde，或 ProLube。当螯合剂开始作用至根管深部后，再使用上述同样的方法预备根管。

有时在一些临床病例中，当我们依照上述方法努力尝试后，锉依然没有向根尖方有任何进展，也无法探查到生理性根管的通路，那么接下来就需要对治疗计划进行深思熟虑[56]。如果患者确实没有症状、药物作用也没有掩盖症状，并且牙周组织健康、没有牙髓源性的缺损，就可以仅预备至阻塞物水平处。需要告知患者治疗结果并不理想，需要定期回访，必要时还可能需要进行根尖外科手术。如果阻塞的根管无法疏通且有临床症状，牙周组织破坏吸收，和 / 或存在牙髓源性的病损时，我们需要三维严密充填根管，并同时拍摄术后片确认糊剂和充填材料的长度。无论充填效果如何，都需要告知患者定期随访的重要性，以及后期的处理措施，包括手术、意向再植或者拔除。

二、根管壁台阶的处置

根管的内部穿孔被称之为“台阶”，通常是由于医生在预备弯曲根管并未达到工作长度时造成（图 23-71A）。使用上述疏通阻塞根管的处置办法可以成功的绕过大多数台阶。一旦锉的尖端到达台阶的根方，我们应该使锉保持在原有位置，采取小幅度上下提拉的方式扩锉根管。当锉可以自由移动时，逐步加大提拉幅度，从而减少台阶，并确定是否还存在其他的不规则根管区域。如果锉可以顺滑的移动，顺时针旋转后退出，这个动作可将不锈钢锉的根尖 1/3 拉直，可以更有效的扩锉根管，有利于减小或消除台阶，尤其是弯曲根管壁的外侧壁。整个过程要保持根管工作长度不变，确保更精细的预备根尖孔并使其维持实际的大小。绕过台阶之后，尝试使用 10 号锉建立通路。轻柔地使用 0.02 锥度 #10 锉穿过根尖孔 1mm，扩展其直径至 0.12mm，再使用 #15 锉。

使用 ProTaper 镍钛手用锉有利于处理根管壁台阶，这种大锥度的镍钛锉主要优势在于其锥度比传统的 0.02 锥度锉大 3~6 倍。当预弯的镍钛手用锉置于根管内，其预弯的尖端可以成功的绕过台阶，较大的锥度通常可以消除或降低台阶，并最大程度的减少锉的使用量。一旦绕过台阶、疏通了根管并建立了通路后即可将镍钛锉退出根管。而这个过程一般至少需要疏通至 15 号，必要时甚至 20 号，以建立一个畅通无阻且安全的通路，使得镍钛器械的尖端可以被动的顺畅通过。镍钛器械的尖端必须预弯才可以通过台阶，推荐使用鸟嘴钳进行预弯 Bird Beak Pliers（图 23-71B）。用

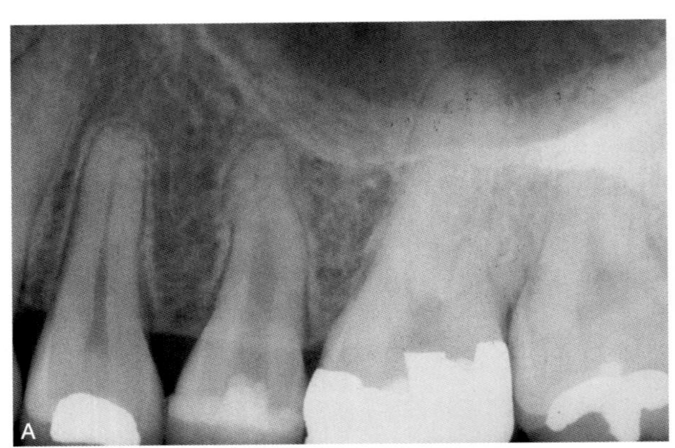

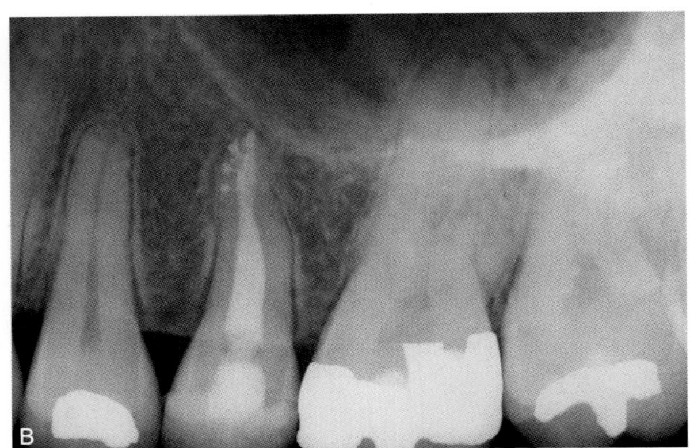

图 23-70 A. 左上颌第二前磨牙术前 X 线片示已开髓且已扩大根管的冠方 2/3 **B.** 术后片显示了原始根管阻塞的病因。注意，根尖处的 4 个分叉

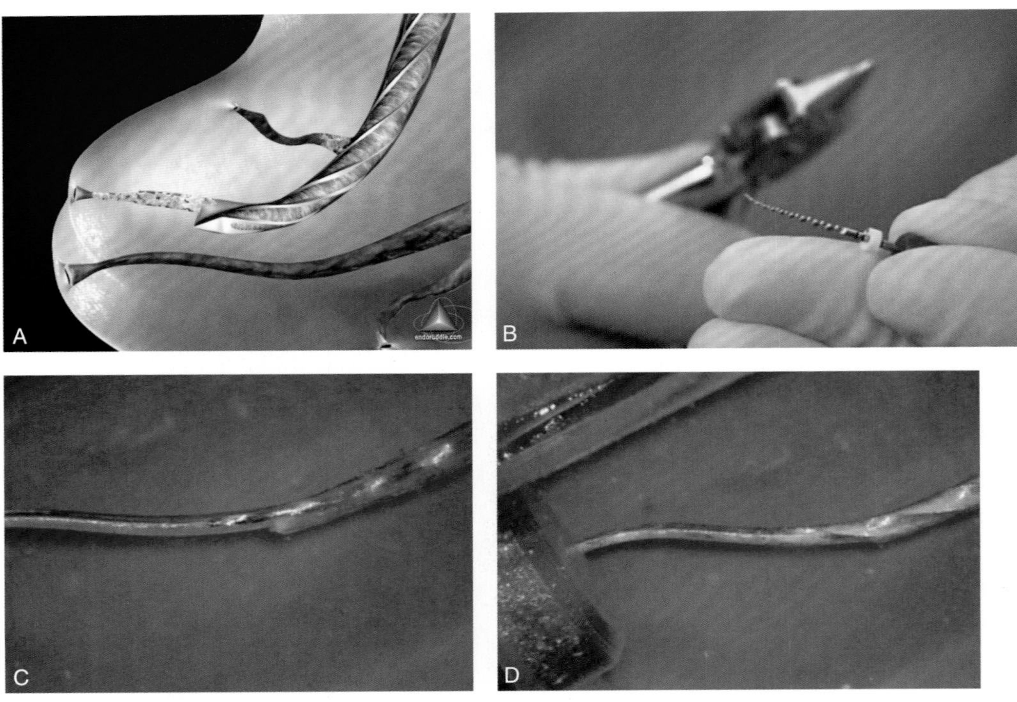

图 23-71 A. 根管弯曲时若用力将锉压至工作长度会形成根管壁台阶 **B.** 图片示如何使用鸟嘴钳预弯手用 ProTaper 镍钛锉 **C.** 塑料模块示预弯的手用 ProTaper S1 锉位于台阶根方 **D.** 在塑料模块中，预弯的手用 ProTaper S2 消除了台阶并达到工作长度

夹钳的峡口安全地钳住镍钛锉的工作末端，将其半径拉至180°~270°。镍钛具有形状记忆，应尽量将其弯至最大程度，这样一来当夹钳松开器械时才能在其根尖端形成理想的曲度。手用镍钛器械上的橡胶制动片有导向标识，可指示预弯锉的工作末端的方向，这样就可以直接绕过台阶到达根尖端（图 23-71C）。ProTaper 成形锉称之为 S1 和 S2，或许可以先在根管的安全区域内使用直到完全达到工作长度（图 23-71D）。然后使用 #10 手用锉滑入根管来检查台阶是否减少或消除。无论结果如何，根管都至少需要进一步扩大至 ProTaper F1，最终符合达到 ProTaper 终末成形的标准[149,150]。图 23-72 展示了一个处理根管壁台阶的病例。

医生必须依据术前 X 线片来决定是否需要进一步根管成形来消除台阶或者就此终止操作，以免一味地盲目尝试导致牙根薄弱或者穿孔。不是所有的台阶都可以或者应该被去除。医生必须要权衡风险与疗效，尽最大努力保留牙本质。根管清理成形的五个操作目标应该作为每个临床医生的行动指南[139,141,147]。

当台阶位于根管中段时，通常牙胶的锥度或许比较匹配。当根尖 1/3 的台阶无法去除时，便很难挑选合适的主牙胶尖。这种情况下需要修整主牙胶尖，使其尖端直径与锉的 D0 直径相等，且长度合适。然后预估根管的弯曲程度，将牙胶进行相应的预弯，再将其根部置于盛有 70% 异丙醇的药盘中。数秒后取出主尖，医生能观察到牙胶尖明显变硬。接着在主尖的顶部做一导向用的缺口，以确定工作长度和牙胶预弯的方向。在根管充填时，使用这种方法极便于主牙胶尖的放置。

三、根尖偏移的处置

根管的生理性根尖孔因医生操作不当移行至牙根外表面新的位置，称之为根尖孔偏移[151]。这是由于进一步使用较大号及较硬的锉预备根管，导致根尖孔被破坏、拉开或呈泪滴状[151,152]。一旦出现偏移，根管将出现根尖结构的倒置，无法提供维持牙胶的抗力形态。这会导致充填不良，因为垂直向过度扩大的病例内部往往欠填[3,77,153]。通常根尖偏移可分为三类，每种类型都需要特殊的治疗方法。

（一）Ⅰ型 轻度偏移

第一类根尖偏移表现为根尖孔的生理性位置出现微小的偏移，导致根尖孔在牙根外表面的医源性偏移（图 23-73A）。这种情况下，医生试图创造正常的根尖结构时，需权衡风险和疗效。冠部到根尖孔的成形需要进一步去除牙本质，可能会削弱牙根结构或者造成根管侧壁带状穿孔。如果剩余的牙本质能够被大量的保留，并在根尖孔上段进行成形，这种医源性的病例可以继续被三维清理、成形、充填（图 23-73B-D）[3]。而遗憾的是，许多根尖孔偏移较大的根管无法通过Ⅰ型偏移的处置方法来治疗，还需要进行进一步治疗。

（二）Ⅱ型 中度偏移

第Ⅱ类根尖偏移表现为根尖孔的生理性位置出现中度偏移，使得牙根外表面出现一个较大的医源性根尖孔（图 23-74）。因此，根管根尖 1/3 相对于第Ⅰ类偏移表现为进一步的反向结构。这种情况下，根管内部往往都是潮湿的，若尝试过多的冠方成形可能会导致牙根结构薄弱和/或穿孔。在治疗这些根管时，必须选择一个屏障来控制出血，并为后续的充填提供一个止点[3]。

第Ⅱ类根尖偏移可选择三氧矿化物聚合体（MTA）（图 23-75A）作为根尖屏障[154,155]。MTA 在处理牙根修复方面有其独特的优势，可用于异常根尖结构的充填如年轻恒牙的粗大根尖孔和Ⅱ类根尖偏移等。此外，MTA 也可用于非手术及手术修补穿孔，或作为外科的根尖充填材料。因为牙骨质可以在这种不可吸收且有阻射性的材料上生长，形成正常的牙周膜附着[156]。虽然干燥的环境有利于视野的控制，但当存在少量水分时 MTA 的充填并不会受到影响，通常在 4~6 个小时内即可固化，从而形成与当代使用材料性能相当或者优于它们的更好的密封效果[156]。

MTA 使用方便，将粉末与局麻药液或无菌水混合成膏

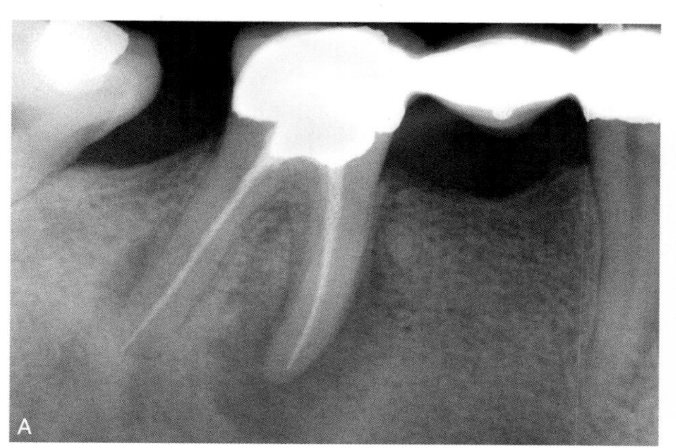

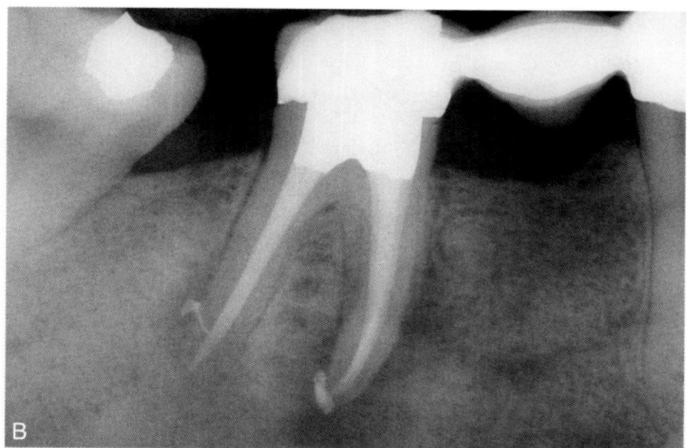

图 23-72　A. 术前 X 线片示下颌磨牙牙髓治疗的失败，已行固定桥修复。注意髓室内可见银汞合金，近中牙似乎存在台阶　**B.** 术后 X 线片示处理台阶后顺应根管弯曲度行根管充填

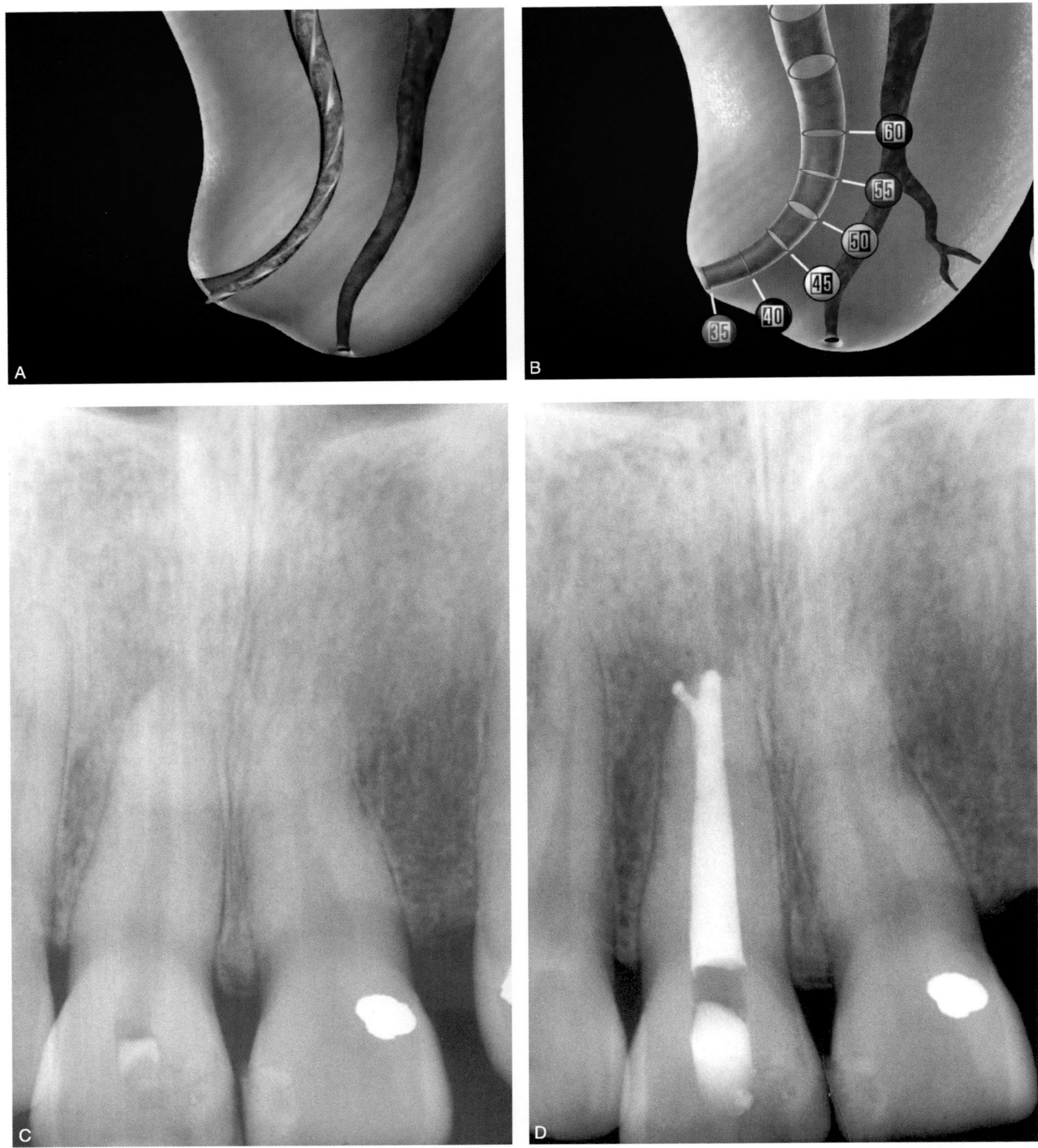

图 23-73　**A.** 示意图展示了第Ⅰ类根尖偏移。注意，根尖孔有轻度移位　**B.** 第Ⅰ类根尖偏移的处置为直接于根尖孔上方进行根管成形　**C.** 术前X线片时上颌中切牙已开髓、过度预备，且根管表现为根尖结构倒置　**D.** 术后片示第Ⅰ类根尖偏移的治疗。成形后根管为牙胶提供了抗力形

状。无纤维纱布吸取多余的水分以达到其理想的黏度[77]。可使用任意一种MTA输送器将一小块MTA拾起并输送至预备好的根管内（图23-75B、C）。通常，这种装置可将MTA置于已进行良好成形的任何后牙根管中1/3处。然后，使用定制的非标准牙胶尖作为柔性加压器，轻轻地将MTA夯实并沿根管向下直至接近工作长度。牙胶尖尖端应修剪成适当的直径，以有效地对MTA进行加压[3,77]。这种有弹性的牙胶尖加压器可在弯曲根管内移动MTA，使其进入根管缺损区。

有时，当MTA被压入狭窄的根管当中时，材料可能会失水且无法移动。使用修整过尖部且有弹性的牙胶加压器压实材料，往往会从MTA中挤出水分。在这些情况下，应对MTA补水，以使其可继续下移，与任何的根管缺损区形态相匹配。向根管中滴入一或两滴水即可完成补液。然后将#10或#15手用锉轻柔的插入MTA内，以1~2mm短距离敲击MTA使材料重新水化，使其可以轻松移动以适

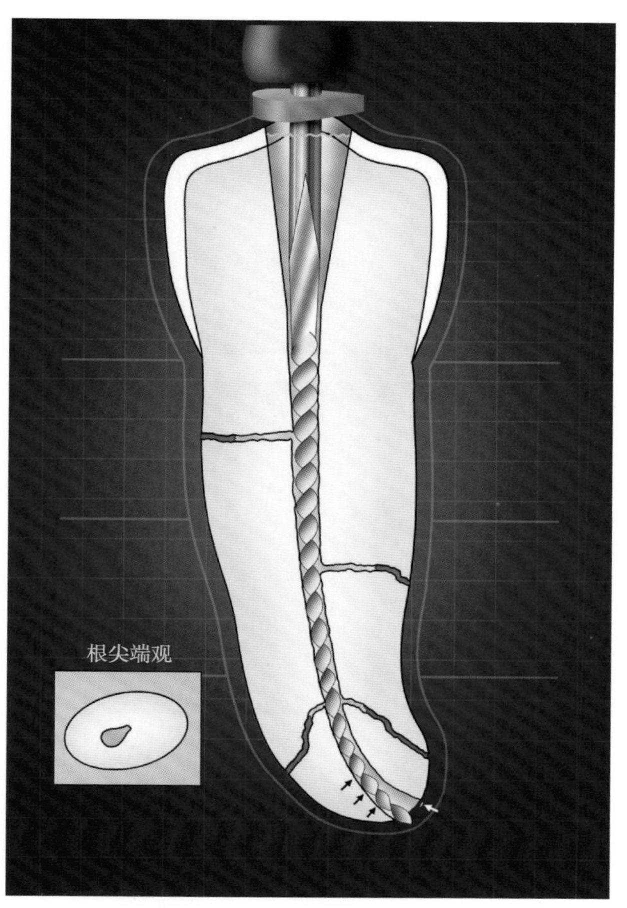

图 23-74　示意图展示了第Ⅱ类根尖偏移。注意根尖孔有中度移位

应根管形态。此时如果水分过多，只需用纸尖将其吸干即可。在任何缺损或距根尖 3~4mm 以内，需压满 3~5mm 的 MTA，这一点至关重要。

当通过 X 线片确认有足够量的 MTA 放置在适当位置时，可以使用声波 EndoActivator 系统将其振动并移入缺损内，且达到工作长度。如前所述，EndoActivator 机头可驱动具有高弹性、无切割力的高分子工作尖，提供了 3 种不同尺寸的工作尖以适应不同的 D0 直径和锥度。需根据根管长度、直径以及牙根缺损的位置来选择工作尖。工作尖应设置在最低功率下振动，其放置的位置切勿小于距根尖 2~3mm。声波 EndoActivator 振动能量将产生一系列的波状运动，从而促使 MTA 下移、适应根管侧壁的形态，并控制其朝根尖周组织移动并轻轻地抵靠根尖周组织。在进行后续步骤之前，应通过 X 线片确认在根管的根尖 1/3 处有 4~5mm 的区域为 MTA 的致密影。

MTA 需要水分来驱动水泥固化变硬。根管表面存留的液体，将满足位于根尖处的 MTA 对湿度的需求。但是，还需要将一个潮湿的小棉球置于根管内 MTA 的冠方。暂封患牙后即可结束本次治疗。随后复诊时，去除暂封料并取出湿棉球。用尖锐的探针探查 MTA 水泥以确定其硬度。通常，材料硬化，医生即可在屏障上进行充填。如果材料较软，则应将其去除，冲洗、干燥该区域后再加入新的 MTA 混合物。再次复诊时，应该存在一个坚硬的屏障，它将为根管充填提供一个止点。图 23-76 展示了处理第Ⅱ类根尖偏移的临床步骤。

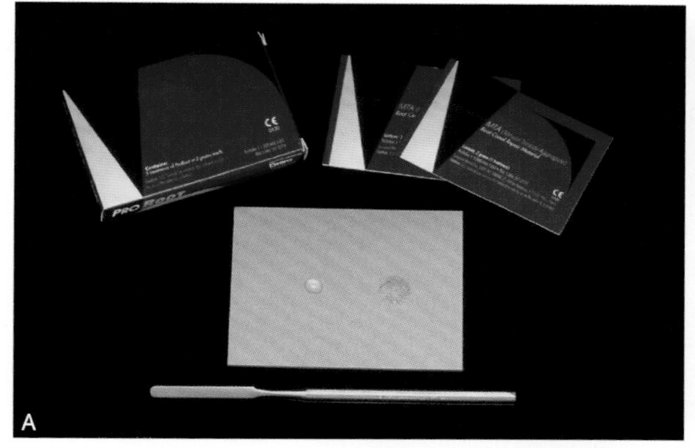

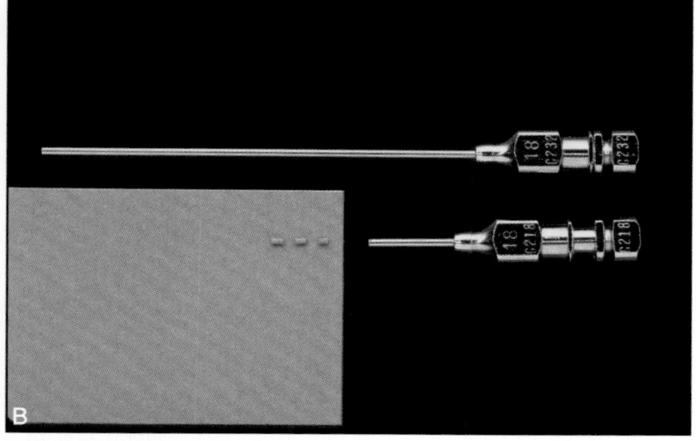

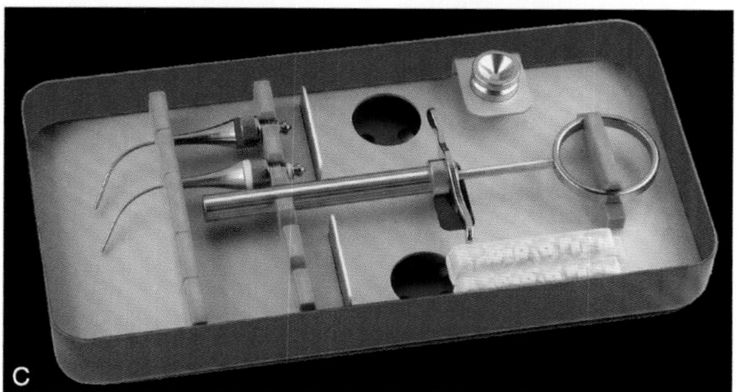

图 23-75　**A.** ProRoot 或 MTA 的粉末包装，与无菌水混合至膏状　**B.** 一个标准长度为 18G 或 20G 的脊柱穿刺针头，修短至合适长度后可携带 MTA　**C.** MAP 系统

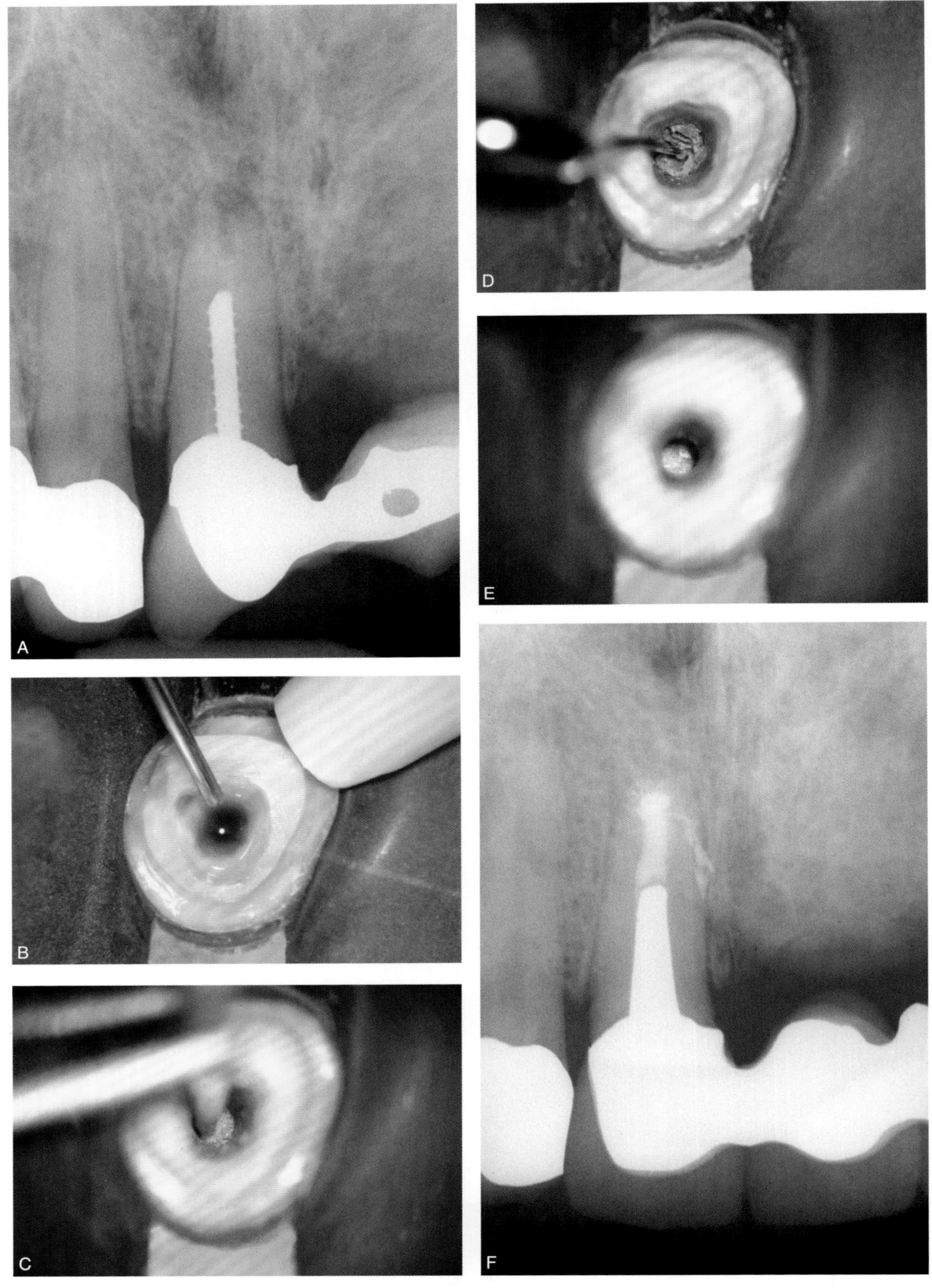

图 23-76 A. 右上颌中切牙术前 X 线片示已行固定桥修复，可见桩修复体，根管内空虚，根尖结构倒置 **B.** 8 倍放大图片示已拆除桩修复体。根管清理成形后可见根尖孔 **C.** 图片示用牙胶尖作为有弹性的加压器于根尖 1/3 压实 MTA **D.** ProUltra ENDO-5 超声器械震荡 MTA 至根管的根尖 1/3 **E.** 图片示复诊时 MTA 已硬固 **F.** 6 年后随访 X 线片示新的固定桥、桩修复体，非手术根管治疗的结果以及良好的骨愈合

(三) Ⅲ型 重度偏移

第Ⅲ类根尖偏移表现根尖孔的生理性位置出现重度偏移，导致在牙根外表面出现严重的医源性穿孔。(图 23-77)。这种情况下，根管的末端残缺不全，以至于通常无法使用屏障技术，因此，无法进行三维充填。如果我们要修复第Ⅲ类根尖偏移，则需要在后续的手术中尽可能封闭根管(图 23-78)。无法通过手术治疗的严重根尖偏移的患牙则建议拔除。

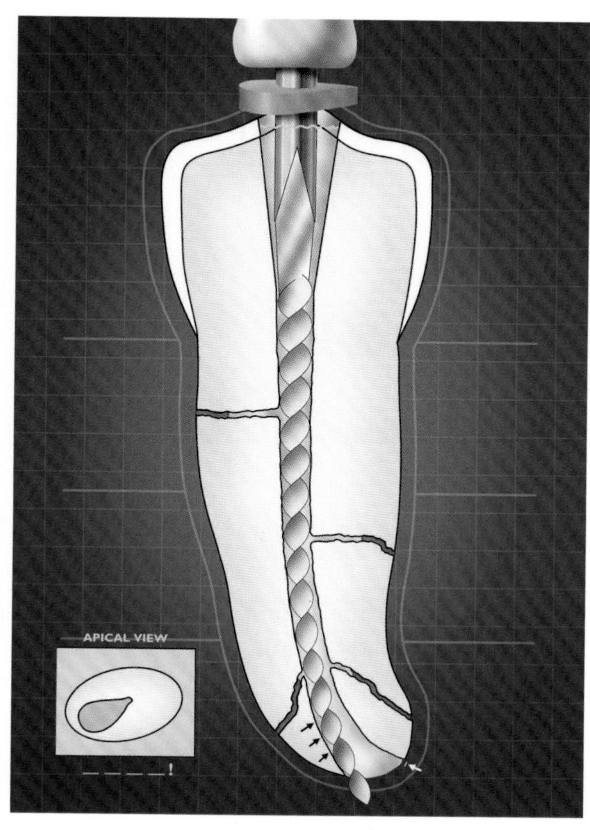

图 23-77　展示了第Ⅲ类根尖偏移。注意，根尖孔重度移位，远离原始根尖孔位置

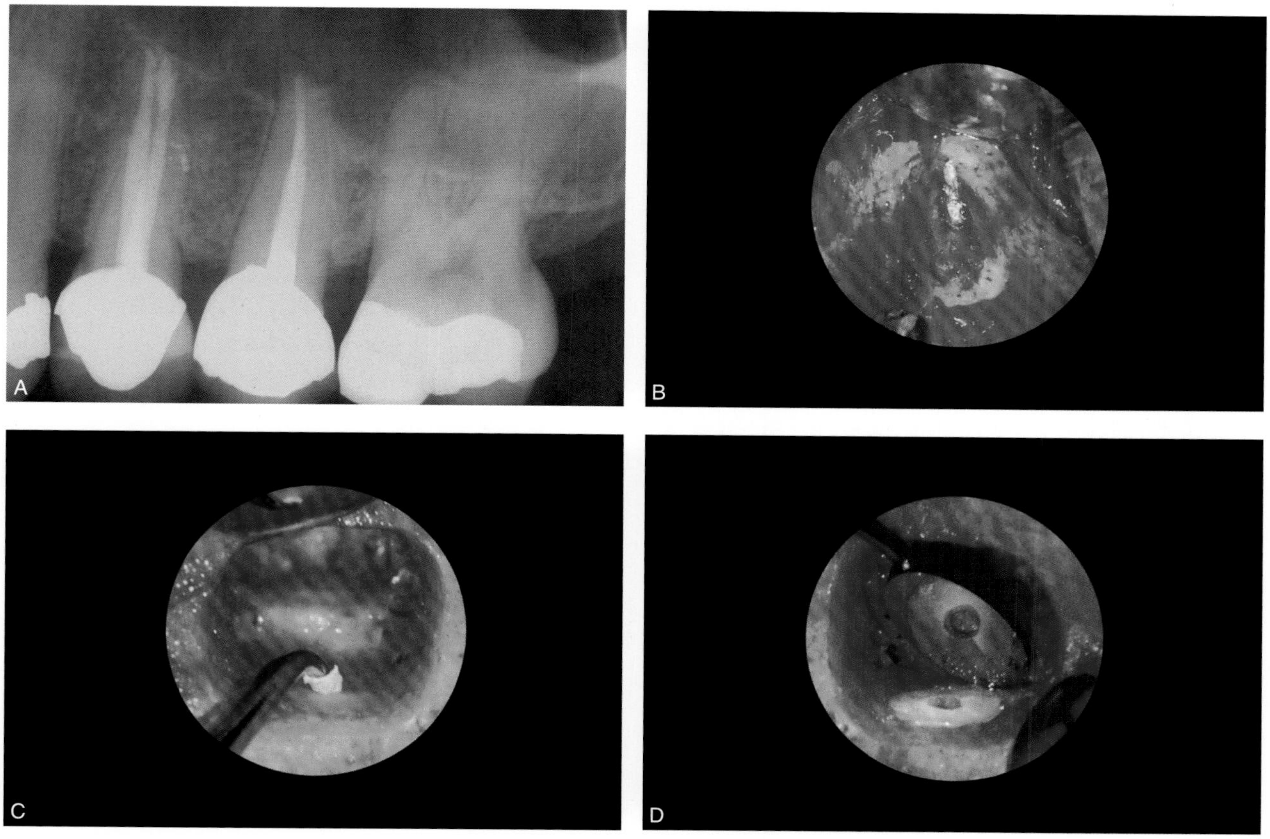

图 23-78　**A.** 左上颌第一前磨牙术前 X 线片。注意，已充填的颊侧根管并不符合根管机械清理预备的目标　**B.** 翻瓣后 12 倍放大的术中片示牙胶超出根尖孔，且根尖孔偏移　**C.** 12 倍放大的术中片示去骨、根尖切除、颊侧根管超声倒预备　**D.** 通过升级版蓝宝石显微口镜拍摄的 12 倍放大术中片显示已完成颊侧根尖倒预备

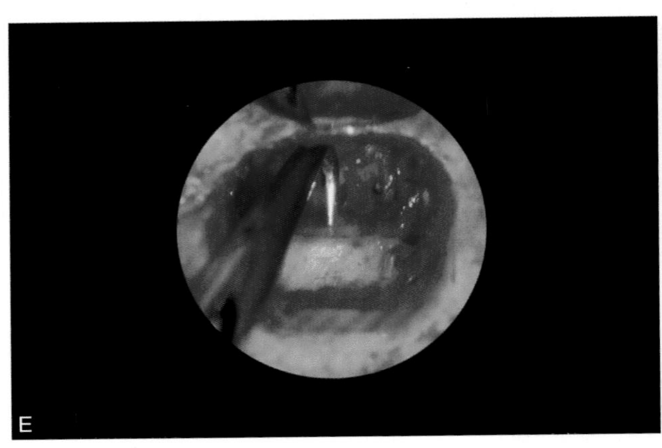

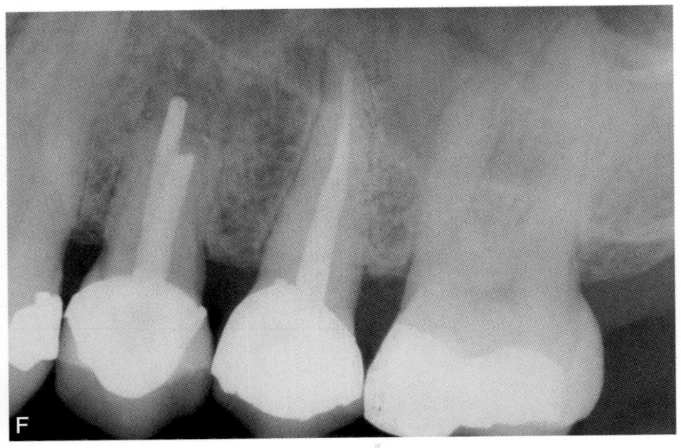

图 23-78 （续）
E. 舌侧根管超声根尖倒预备 **F.** 4 年随访 X 线片示根管的根尖倒充填物以及良好的骨愈合

第八节 髓腔壁穿孔

穿孔是病理性或医源性因素造成的根管系统与根周组织之间的异常通道。穿孔的常见原因为吸收性缺损、龋齿或在牙髓治疗术中和术后发生医源性事故。无论何种病因，穿孔都会侵入牙周支持组织，起初引发炎症和附着丧失，最终可能会严重影响牙齿的预后。位于牙槽嵴顶或以下的穿孔对于牙髓治疗的预后会产生不利影响。这需要多学科会诊决定是否拔除患牙，抑或尝试进行非手术再治疗、手术矫正或两者兼而有之。

一、影响穿孔修补的因素评估

评估穿孔的患牙时，有许多必须单独或综合考量的因素来指导临床医生选择合适的治疗方法。医生在治疗时必须先从 4 个方面识别穿孔，了解每个因素对治疗方法的选择及预后的影响[3]，即穿孔的水平，位置，大小以及成功处置的可能性。我们可以利用显微镜，纸尖，电子根尖定位仪和合适的阻射性造影剂对其进行评定[3,77]。这 4 个方面始终交叉在一起，增加了治疗的难度。

穿孔的水平：穿孔可位于牙根的冠部、中部和根尖 1/3。根分叉穿孔与冠 1/3 穿孔相似。在此水平位置的穿孔会侵犯龈沟内上皮附着，相对于根尖部穿孔的治疗会更具挑战。一般来说，穿孔越靠近根尖，越有利于预后。

穿孔的位置：牙根的颊侧、舌侧、近中和远中常会发生环形穿孔。如果选择非手术治疗，这个位置的穿孔并不是很难处理，但如果考虑进行手术治疗时，这个位置的穿孔可能会阻碍手术的入路。

穿孔的大小：穿孔的大小直接影响医生能否建立有效的根管封闭。环形的穿孔区域可以用数学方式描述为 πr^2。因此，任一车针或器械产生的双倍大小的穿孔需增加 4 倍的封闭面积。由于穿孔发生的性质，许多穿孔呈卵形，显然这就需要更大的有效密封面积。

穿孔的时间：无论病因如何，均应尽快修复穿孔以防止牙周产生牙周的附着丧失或者龈沟损伤。慢性的穿孔会导致龈沟附着的丧失，增加治疗的难度，潜在增加手术矫正及引导组织再生术的可能性[157-159]。

（一）牙周情况

已穿孔的患牙必须定期进行牙周检查。具体来说，需要医生进行仔细的龈沟内探查[160,161]。如果牙周组织完好无损，那么治疗的时机就很重要，最理想的处理方法是直接行非手术治疗修补缺损。然而如果牙周损伤伴附着丧失，应进行多学科会诊以制订治疗计划，包括正畸科、牙周科、牙体科和修复科，指导治疗的顺序和商讨预后。这种情况下，需要决定采取非手术治疗还是手术治疗，有时我们会发现可能需要联合治疗才能挽救牙齿。有时候拔除或许是明智的选择，可考虑行固定桥或种植体修复。

（二）美学评估

前牙区的穿孔肯定会影响美学效果。唇线高的患者在美学上可能会因软组织缺损而影响美学效果，例如龈裂、牙龈退缩，或切牙牙冠 - 牙龈的尺寸与邻牙不匹配[162,163]。重要的是，在此区域必须谨慎选择牙色修复材料，应从市面上可买到的最好的牙科粘接材料中挑选出美学性能最好的材料[164]。因为某些传统的修复材料会导致牙齿变色、软组织着色并严重破坏美学效果。

（三）手术视野

放大镜、头戴灯和透射照明设备有助于获得清晰视野，是处理穿孔时重要的辅助工具。但是，牙科手术显微镜已经成为手术视野的标准，可以在非手术治疗时更直观地修复穿孔缺损，从而降低了手术的必要性及其可能涉及的风险[3,77]。

二、治疗步骤

当根管尚未充分预备即出现穿孔时，应在进行最终的牙髓治疗前修复缺损。修补穿孔可以使医生控制根管内出血、防止冲洗液溢出根管系统、方便根管充填。然而，任何已经穿孔的根管都应进行完善扩大和成形，必要时还应该将根管扩展到缺损区来增强视野。修复穿孔时，屏障和修复材料的使用可能会无意中堵塞根管，因此保留生理性根管的通路很重要。可以放置一节牙胶或胶原蛋白栓在缺损的根尖方向，以预防穿孔修补过程中根管堵塞。我们在某些牙髓治疗失败的病例中可观察到穿孔，根管内原有的充填材料可以先占据根管的通路，先进行穿孔修复再进行根管再治疗。但是，按此顺序治疗时，我们必须谨慎行事，在随后的去除原充填物、根管预备及充填过程中，切勿破坏修补穿孔的材料。

三、修补穿孔的材料

（一）止血剂

重新进入髓腔时许多穿孔处的缺损处区会大量出血。因此，医生需要熟悉一些止血剂和止血材料[165]。干燥的环境可为放置修复材料时创造一清晰的术野。氢氧化钙是一种久经考验的材料，可被动注射入根管中，液压移动到所需位置，并可在根管/缺损中保留4~5分钟或更长时间。我们再使用次氯酸钠将氢氧化钙从术区冲洗干净。如此过程重复2~3次，通常出血即可得到控制。当医生无法止血时，氢氧化钙可留置于根管中，直到下次复诊[166]。其他通过不同机制来止血的材料也得到了大家的关注，包括胶原蛋白，硫酸钙，冻干骨，以及三氧矿化物聚合体（MTA）[159, 165, 167]。当然还有其他止血剂，但我们通常因其成本，可操作性以及其他副作用不予选择[168]。我们需要注意的一些非常好的止血剂，如硫酸铁，凝结后可能会促进细菌生长，影响患牙及修复材料交接处的密封，并危及预后[169]。

（二）屏障材料

医生在尝试修补穿孔时面临的两个主要挑战是止血和修补材料的可控放置。屏障有助于建立“干燥环境”，并为压实修补材料提供一个内部的支撑[3]。通常，屏障分为可吸收的和不可吸收的；但是，必须指出的是，我们所使用的修补材料经常会影响屏障材料的选择。

1. 可吸收的屏障材料　为了成功处理穿孔，患牙内的出血必须予以控制。理想情况下，止血是通过非手术方法将可吸收的屏障材料经开髓洞、穿过缺损区置入三壁骨缺损处。可吸收的屏障材料应置于骨组织内，而不是患牙中。屏障材料应与根分叉或其表面的解剖结构相适应。尽管存在多种可吸收的屏障材料，但胶原蛋白和硫酸钙材料因有众多的研究支持、易于操作和已展现出的良好的临床效果，被认为的最好的屏障材料。

（1）胶原蛋白材料，例如CollaCote，具有优良的操作性能，可完全止血。[165]CollaCote具有良好的生物相容性可支持新组织生长，可在10~14天内吸收，且不移位[158, 167]。根据缺损及开髓口的大小，将CollaCote切成适当的尺寸，然后将其置入开髓洞中。材料逐渐通过患牙进入骨缺损区，直到在牙根的缺损表面形成坚固的屏障。止血通常在两到五分钟内完成。胶原蛋白屏障已与银汞合金、超级EBA和其他非粘接修复材料一起被广泛使用[169]。如果考虑使用粘接性牙科材料，则不能使用CollaCote，因为它会吸收水分并污染修复体。

（2）硫酸钙，例如Capset，可作为屏障和止血材料应用于穿孔修补[159, 169, 170]。硫酸钙一旦固化可机械性堵塞血管，形成填塞效应。Capset具有良好的生物相容性，不会加速炎症进展，并可在2~4周内生理性吸收。可利用微管输送系统将这种材料通过患牙注射入骨缺损处，硫酸钙可充填骨缺损和一部分内部的牙根缺损。硫酸钙凝固迅速，可使用超声器械使其沙化流至牙根外表面。当应用湿粘接时，可选择硫酸钙作为屏障材料[164, 170, 171]。我们需要注意的是在准备使用牙科粘接材料时需冲洗穿孔缺损中的污染物。

2. 不可吸收的屏障材料：硅酸钙基质材料

（1）三氧化物聚合体（MTA），可见灰色和白色两类，具有优良的组织生物相容性，即可作为不可吸收的屏障材料，亦可作为修补穿孔的材料（图23-75A）[172]。MTA临床用途广泛，在修补牙根缺损方面取得了卓越突破[173-175]。当存在潜在水液污染或操作通路的阻挡、视野受限时，可选择MTA作为屏障材料。此外，MTA可以作为单独的根部修补材料，还可作为其他材料的屏障使用。关于MTA的混合及使用在之前的章节内已有讨论，详情见“根尖偏移的处置”。

（2）Biodentine[176, 177]是一种新型硅酸钙基质的水门汀，最初是作为牙本质的替代品（图23-79）。它是一种合成的纳米粒子材料，用途广泛，可替代损坏的冠部及根部牙本质。其化学成分与MTA不同，因为它不含石膏，而且水分少。Biodentine兼具MTA的生物相容性及许多其他理想的特性。这些特性包括可诱导硬组织形成的生物活性、良好的操作性能、与牙本质可自粘接、不收缩以及更好的抗菌作用。

此外，Biodentine的凝固时间较MTA大大缩短（12~15分钟）。在牙髓治疗中，使用Biodentine的适应证与MTA相同；即盖髓术、部分牙髓切断术、乳牙牙髓切断术、根尖屏障术、穿孔修补以及根尖外科手术。

（三）修复材料

成功修补穿孔的关键是对修复材料的选择，需易于操作、不可吸收、具有良好的生物相容性、美学效果以及封闭性。常用的修复材料包括历史悠久但越来越不受欢迎的银汞合金、SuperEba树脂水门汀，可粘接树脂修复材料、磷酸钙水门汀、MTA和Biodentine[175-180]。修复材料的选择取决于可达缺损的通路、控制水分的能力和美学因素。

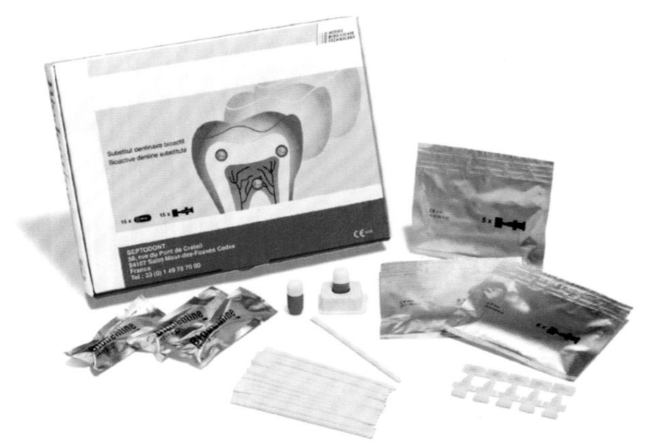

图23-79 Biodentin产品

四、修补穿孔的技术

选择修补穿孔的屏障及修复材料时，应基于健全的研究、判断、经验、实操、美学效果、易于处理，以及特殊材料在特定的临床环境中所表现出的优缺点。本节介绍修补穿孔所需的设备、材料和技术。

（一）冠1/3和根分叉部位髓腔壁穿孔的处置

冠1/3与根分叉穿孔的主要区别是牙根缺损的形状。根据其发生位置的特点，根分叉底部的机械性穿孔一般是圆形的，而那些发生于牙根侧壁的是卵圆形的。处置这些穿孔时，医生必须先隔离穿孔部位。通常，如果是机械性穿孔且刚刚发生，它没有被感染，因此是干净的。在这种情况下，如果可以止血，应立即修复缺损。但如果是慢性穿孔且存在微渗漏，则需在修复前先清理并预备穿孔。超声器械因其理想的几何形状和涂层是预备穿孔部位的最佳选择，并可提供良好的视野。正确预备缺损后，即可根据以下美学因素选择合适的屏障和修复材料。

（1）冠1/3的穿孔需考虑美学因素，通常应用硫酸钙作为屏障与牙科粘接材料联合使用[171]。

（2）历史上，当不考虑美学因素时，可使用银汞合金和近期的SuperEBA用于修复冠1/3的穿孔。目前，MTA因其多项理想的特性，正在迅速发展成为冠1/3非美学修复的首选材料。Biodentine是MTA的良好替代品。

修补穿孔后，患牙即可三维清理成形，如果尚未完成则应暂封根管（图23-80）。

（二）根中1/3根管壁穿孔的处置

根中1/3的医源性穿孔通常是由根管锉、GG钻、大号桩道的方向错误导致。根据发生的性质，这些缺损通常为卵圆形，意味着需要进行较大面积的封闭。根中1/3或带状穿孔与冠1/3的穿孔具有相同的操作性因素，除非医生正在处理的缺损位置更深且更远离殆面。为了成功的治疗这些更位于根方的穿孔，必须要考虑的因素包括止血、开髓、应用显微预备技术，以及在复杂环境中选择最佳材料。当处置更深处、位于根管侧壁的缺损时，如果存在或可制备安全的直线通路，可增强视野。在某些情况下，在对牙齿结构完整性不造成不可逆损害情况下，建立直线通路几乎不可能，因此需要间接修复技术。过度根管预备导致的继发穿孔通常是无菌的，因此无需显微预备进一步修正。然而，失败的牙髓治疗病例与微渗漏和细菌侵入有关，需使用超声器械清理预备缺损，为修补做准备。

当根中1/3的穿孔缺损较小时，若可有效止血并且干燥根管，穿孔即可在三维充填过程中有效封闭和修补。但是，如果缺损较大、有液体干扰，和/或无法彻底干燥根管，则在进行三维充填之前先修补穿孔。在开始修补穿孔之前，我们应尽可能完善预备根管。如前所述，预备过的根管有助于建立缺损处的通路，并最大程度地减少后期修补缺损需使用的器械。应在修补穿孔前将任意方便取出的材料置于根管内、缺损的根方，以避免在修补过程中阻塞髓腔。

在这些牙齿中，由于难以建立通路、可见度有限，以及无法控制环境中的水分，我们可以选择MTA作为修复/屏障材料。MTA被混合后送入术区，按照本章前文讨论过的方法进行操作。复诊时，MTA已结固，医生即可继续进行所需的治疗（图23-81）。Biodentine亦可治疗类似病例（图23-82）。

（三）根尖1/3根管壁穿孔的处置

位于根尖1/3的穿孔，主要是由于根管成形时医源性因素造成。根管阻塞和台阶会导致深处的穿孔，通常由于冲洗不彻底、预备不恰当以及根管的通畅性无法维持导致。根尖1/3的穿孔会在非手术治疗过程中意外发生且令人沮丧。最常见的是，根尖1/3的根管壁穿孔，其根管内既有阻塞又有台阶。认识到这类穿孔的病因后，可通过根尖切除术及根尖封闭术进行外科手术修整。但是，通常最好先尝试非手术再治疗以改善现有的牙髓治疗，需注意识别并治疗可能存在的遗漏根管。

医生应尝试疏通生理性根尖孔，其概念、器械及操作技术前文已有讨论，详情见“根管阻塞的处置”以及“根管壁台阶的处置”。在这种情况下，锉的尖端会有卡针感，可注意到手柄的震颤，器械将开始沿实际的根管疏通。锉应轻柔的疏通生理性根管、建立通路、为后续锥度逐步变大的器械奠定基础。接下来需预弯大号锉，然后插入穿孔根方，无需到达工作长度。这种“占位锉”可保留原始根管的通路，并防止在随后的修补过程中阻塞根管。

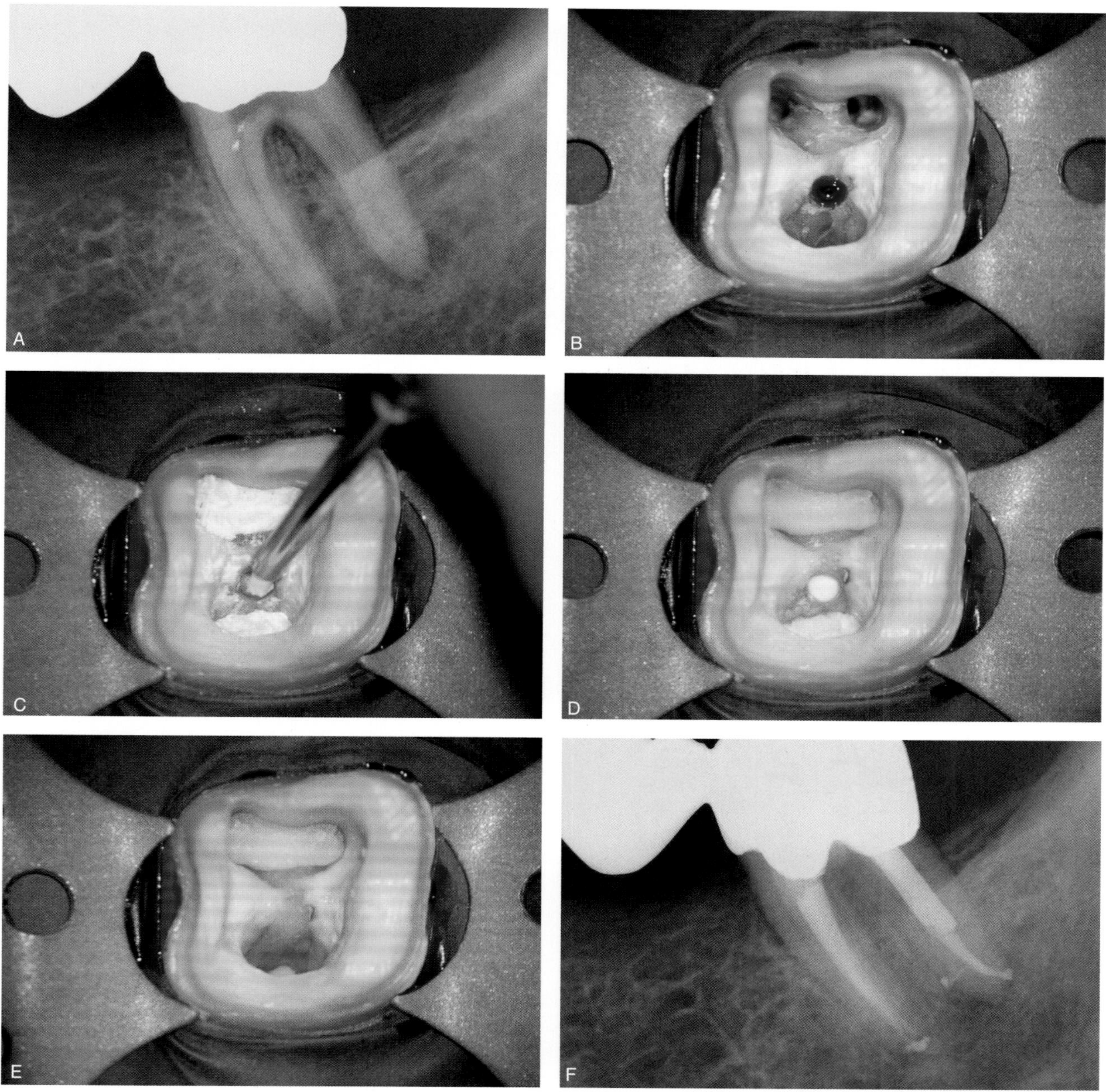

图 23-80　A. 左下颌第二磨牙术前片示已行牙髓治疗并行固定桥修复。之前的开髓可能造成了髓室底穿孔　**B.** 图片示根管口和髓室底根分叉穿孔　**C.** 使用 Collacote 覆盖根管口，将硫酸钙通过脊柱穿刺针置于穿孔处　**D.** 根分叉的处置。可吸收屏障置于窝洞外的牙根表面　**E.** 使用双固化复合树脂修复材料修补穿孔　**F.** 5 年随访 X 线片示新的固定桥修复体，根分叉和根尖处的骨愈合

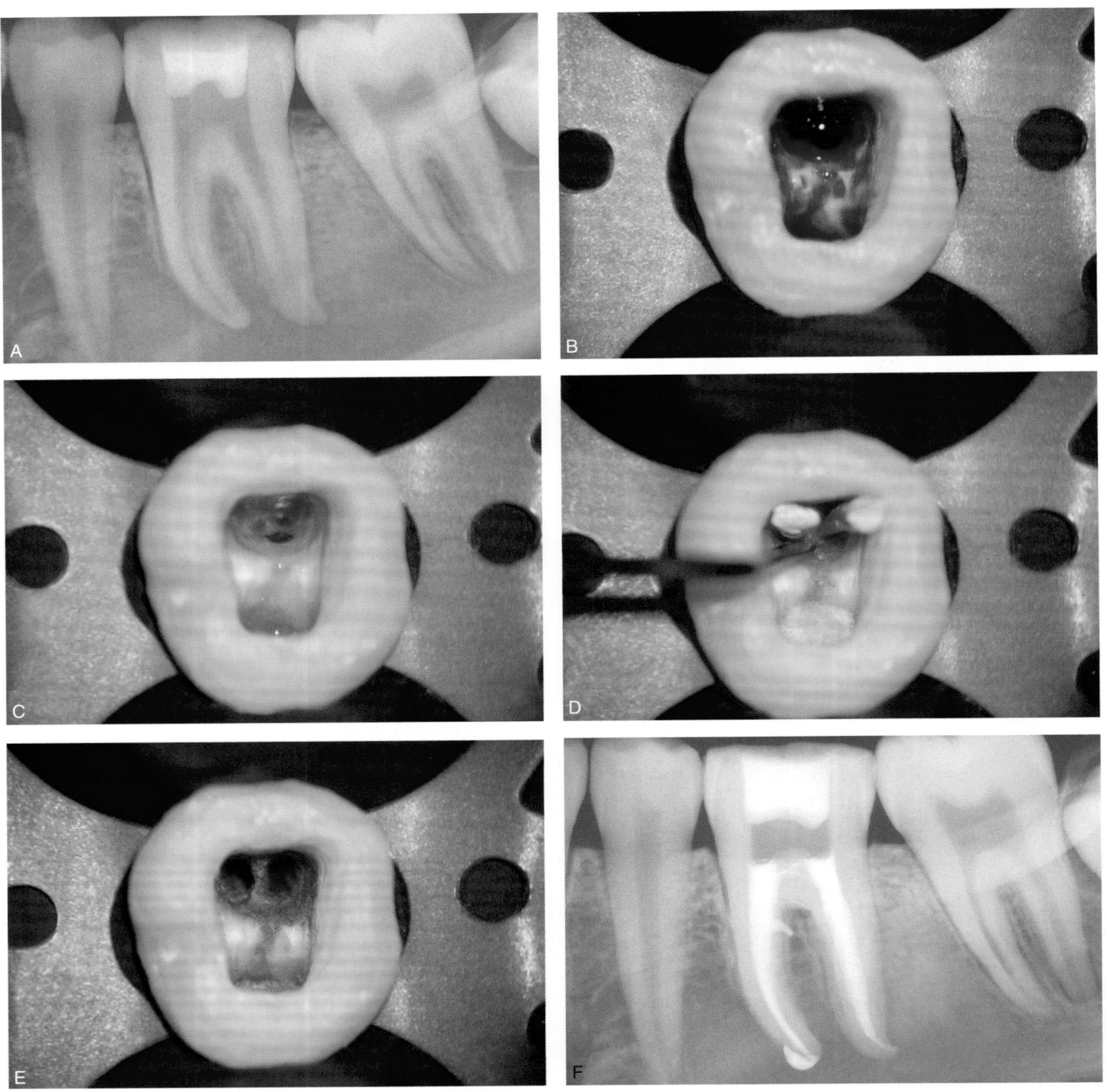

图 23-81　A. 左下颌第一磨牙术前 X 线片示已行牙髓治疗。注意到近中根管已过度扩大　**B.** 口内片示重新开髓后可见近中根大量出血　**C.** 图片示止血后可见带状穿孔位置　**D.** 近颊 / 近舌根管内置牙胶尖避免根管阻塞。震荡 MTA 置穿孔缺损处　**E.** 复诊时，取出牙胶尖，修补穿孔并准备充填根管　**F.** 术后 X 线片示患牙已暂封，4 根管均已充填，可见根尖 1/3 解剖结构

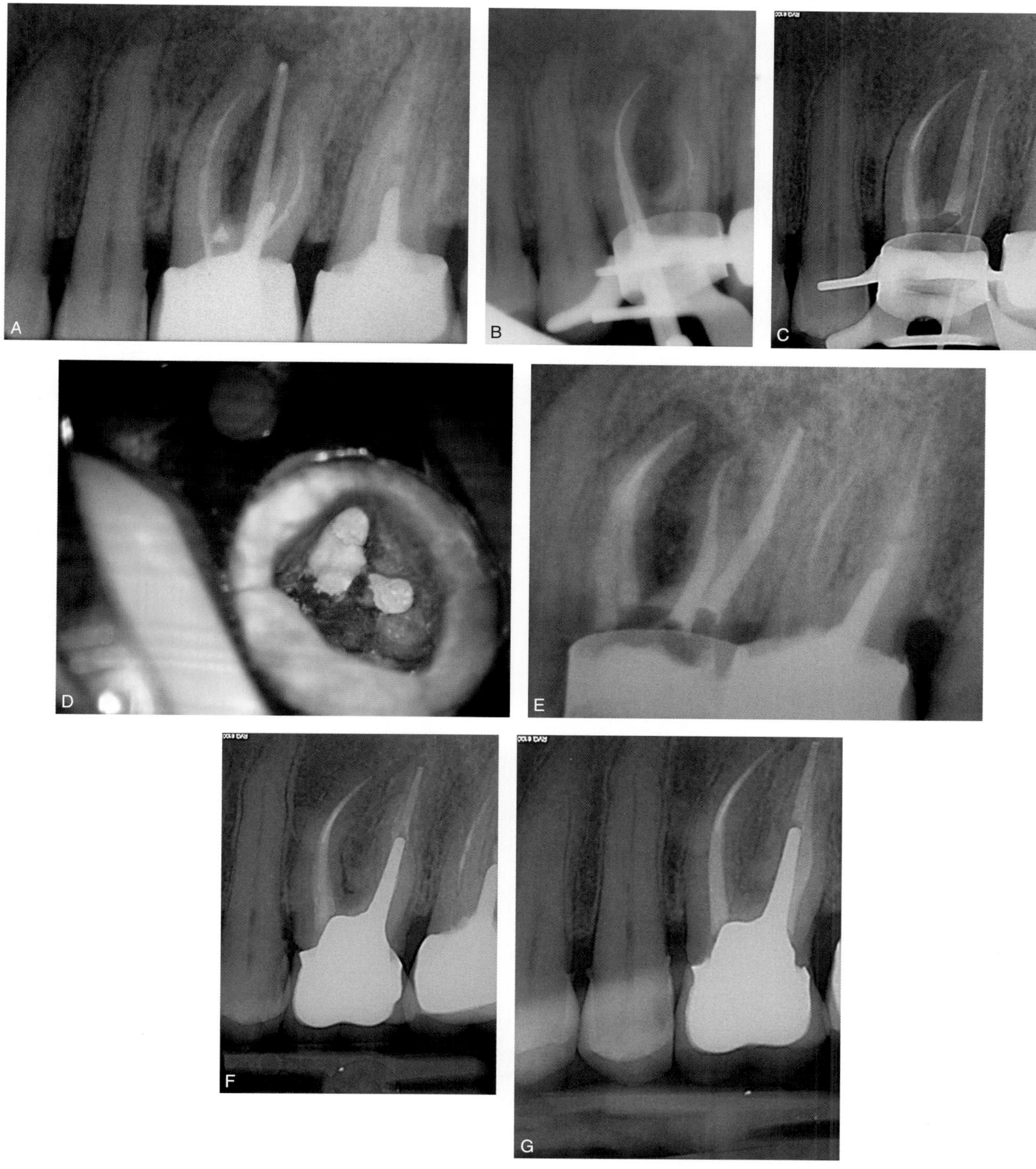

图 23-82　A. 左下颌第一磨牙术前 X 线片示牙根内部大面积病变，伴窦道。近颊根管口下内侧根管壁存在 2mm 穿孔　**B.** MB-1 和 MB-2 根管成形后，将牙胶尖作为成形器，放置 Biodentine 以修补缺损。注意远颊根管内有器械分离　**C.** Biodentine 固化后取出牙胶尖，充填近中根管。取出远颊根管内分离器后进行疏通。注意 Biodentine 较牙胶的阻射性低　**D.** 髓室图片示穿孔已修补　**E.** 术后 X 线片示已完成治疗　**F.** 1 年随访 X 线片示牙根内部病变已愈合　**G.** 2 年随访 X 线片示病变完全愈合且根分叉区域有新的牙周膜形成

MTA 是修复深部穿孔的首选材料，尤其是在无法干燥的环境下和无法建立操作通路的情况下。放置 MTA 的方法如前所述。为避免占位锉在大量 MTA 硬化时被结固，用 Stieglitz 钳镊住器械并上下 1~2mm 短距离移动。占位锉松动后将其切断，使其冠方大部分位于殆面以下。应拍 X 线片确认 MTA 的位置和修补的质量。将湿棉球置于髓室并接触 MTA，暂封患牙，预约复诊。复诊时移除占位锉，如果 MTA 已硬固，大量冲洗并轻柔地完成根管预备，选择合适的主牙胶尖，并三维充填根管。这些病例在行永久性修复前，暂时性修复并定期回访尤为重要。

图 23-83 示处置根尖 1/3 穿孔的临床步骤。同样重要的是要承认并非所有的穿孔都可以非手术的方式治疗，即使是最熟练的从业者最好的技术。某些情况下仍需手术治疗或拔除（图 23-84）。

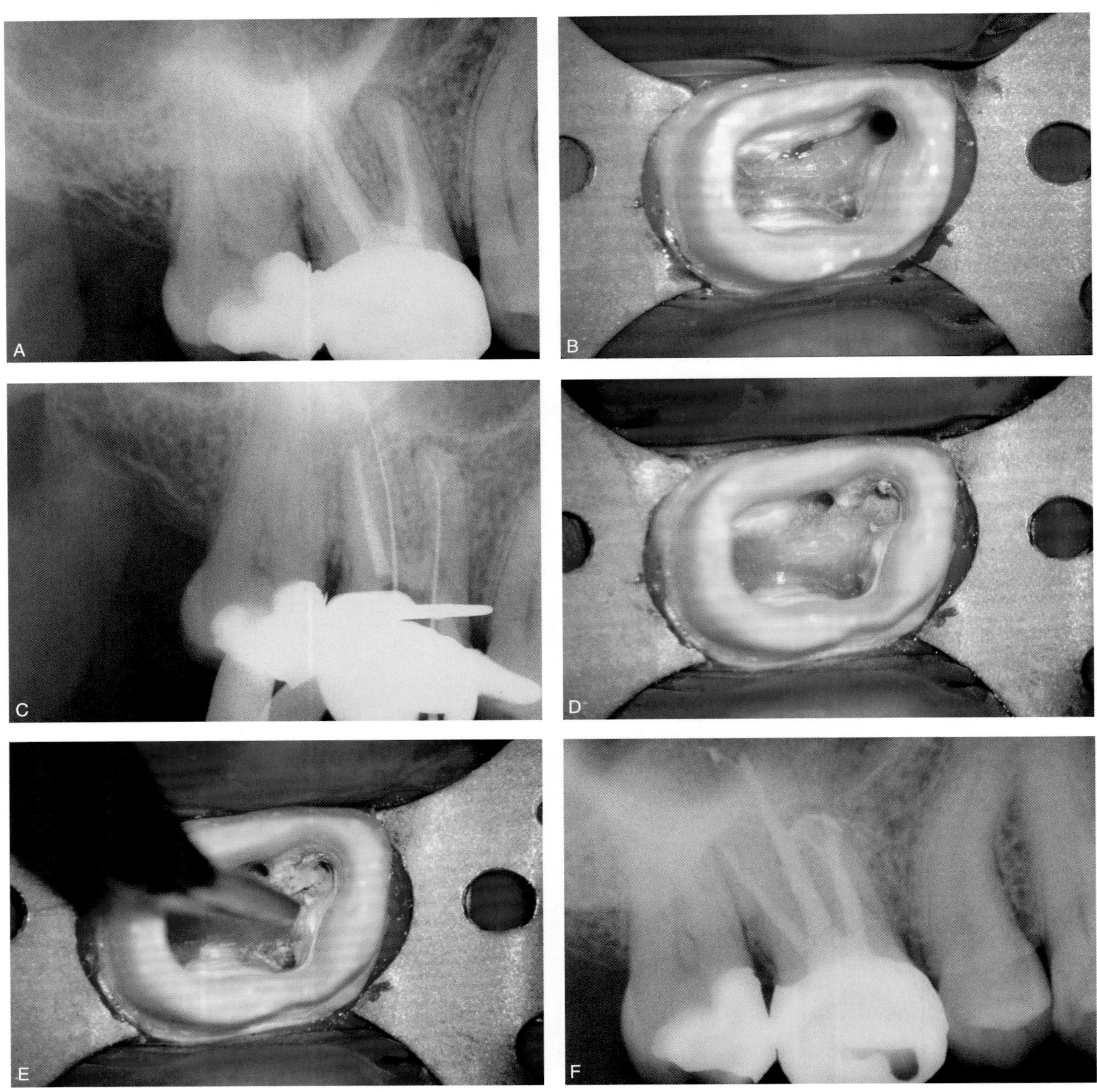

图 23-83 **A.** 右上颌第一磨牙术前 X 线片示失败的牙髓治疗。注意到近颊根根尖 1/3 穿孔 **B.** 口内片示拆除全冠修复体后 MB-1 根管口，MB-2 根管内可见出血 **C.** MB-2 根管用 10# 锉疏通至根尖 **D.** MB-2 根管预备，MB-1 根管内置占位锉，断面位于咬合面以下，使用 MTA 修补穿孔 **E.** 复诊时 MTA 已结固。将占位锉从 MB1 根管中去除 **F.** 术后 X 线片示已治疗 MB-1 和 MB-2 根管，穿孔已修补，并处理了 DB 和腭侧根管的阻塞 / 台阶

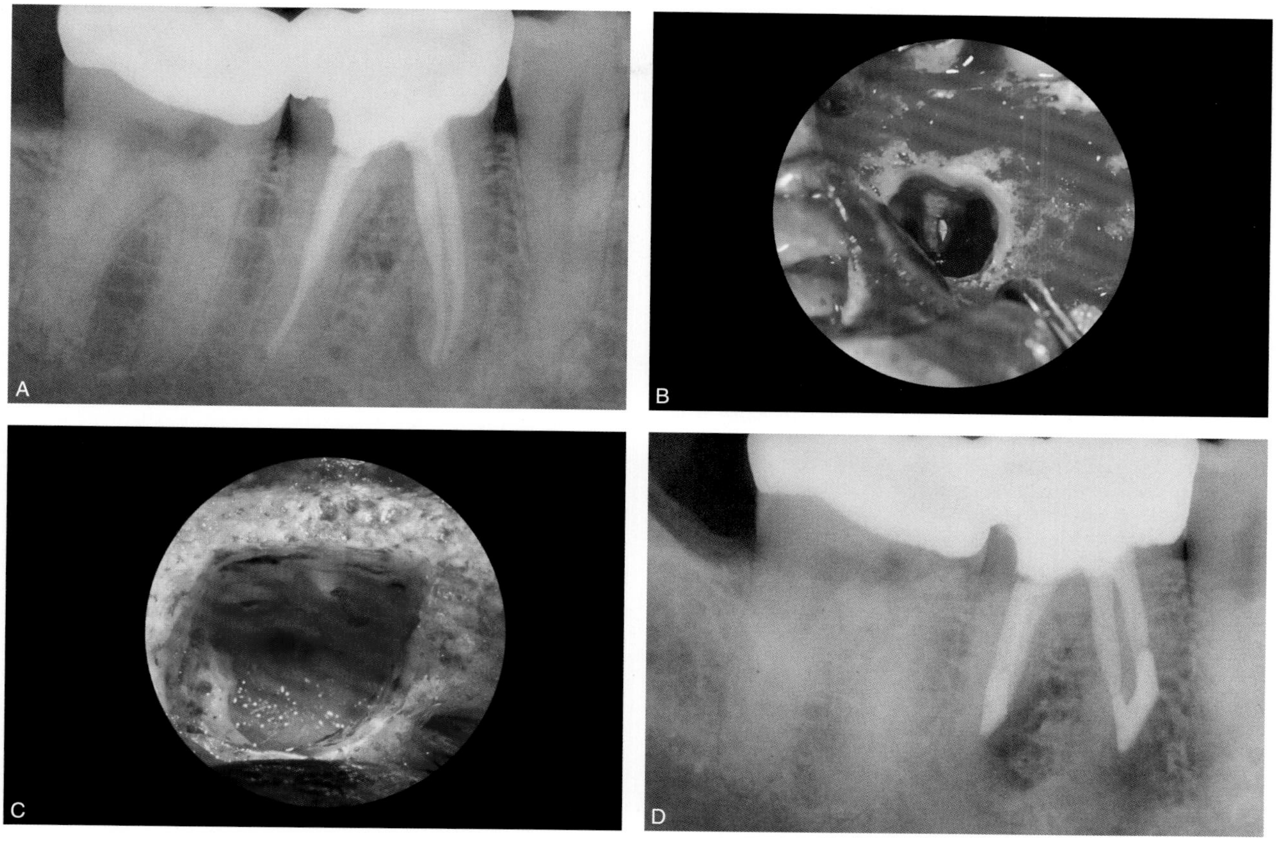

图 23-84　A. 右下颌第一磨牙术前 X 线片示失败的牙髓治疗。这种角度的 X 线片不能反映失败的原因　**B.** 口内片示牙胶超出近中根的颊侧面　**C.** 行根尖切除术并倒预备。注意 MB 和 ML 根尖孔之间峡区的处理　**D.** 术后 X 线片展示手术效果

第九节　展望

如这一章所介绍，现有多种技术来处置牙髓治疗失败的患牙，直接行根管再治疗是为了改善先前的治疗（图 23-85）。然而并不是所有失败的病例都可以通过非手术的再治疗而取得成功。医生需要权衡利弊并意识到，有时对患者来说转诊、手术或拔除患牙可能才是最好的选择。牙髓治疗的未来是可观的，在未来的几年里，对初次治疗和再治疗的需求会显著增长。这一增长归功于受过良好培训的全科牙医和专科牙医，以及技术的进步和大家普遍认为天然牙是最好的种植牙。根管消毒方法的新进展将使我们的学科减少无论是器械预备还是非器械预备的所有内容[181-183]。正确的牙髓治疗是牙齿修复和重建的基石。

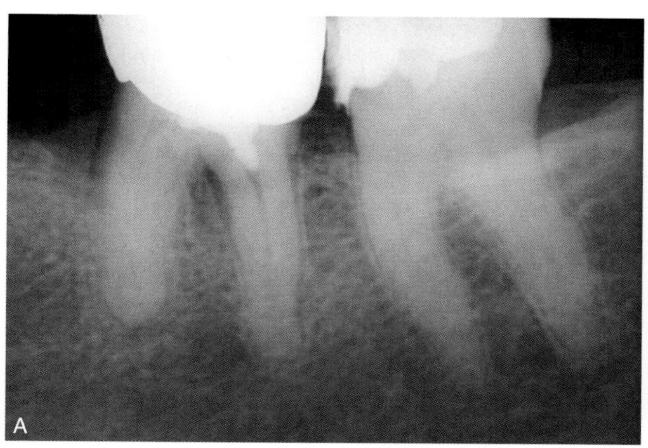

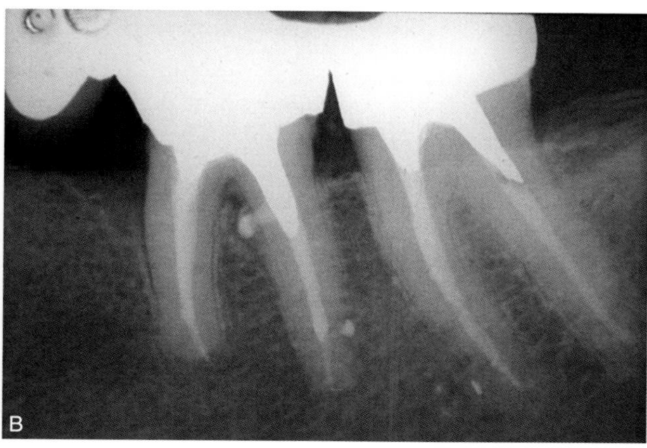

图 23-85　A. 左下第一磨牙行全口修复前计划进行再治疗　**B.** 5 年随访 X 线片示根分叉区域的愈合情况

（余擘　王玮 译　范兵 审校）

参考文献

1. Ricucci D, Russo J, Rutberg M, et al. A prospective cohort study of endodontic treatments of 1,369 root canals: results after 5 years. *Oral Surg Oral Med Oral Pathol Oral Radiol Endod*. 2011;112:825–842.
2. Endodontic trends reflect changes in care provided. *Dent Produc Report*. 1996;30:94–98.
3. Ruddle CJ. Nonsurgical endodontic retreatment. In: Cohen S, Burns RC, editors. *Pathways of the Pulp*. 8th ed. St Louis, MO: Mosby Inc; 2002. pp. 875–929.
4. Figdor D. *Microbial Aetiology of Endodontic Treatment Failure & Pathogenic Properties of Selected Species*. University Odontological Dissertations. Umea, Sweden: Umea University; 2002. pp. 1–35.
5. Moreno JO, Alves FRF, Gonçalves LS, et al. Periradicular status and quality of root canal fillings and coronal restorations in an urban Colombian population. *J Endod*. 2013;39:600–604.
6. Pak JG, Fayazi S, White SN. Prevalence of periapical radiolucency and root canal treatment: a systematic review of cross-sectional studies. *J Endod*. 2012;38:1170–1176.
7. AAE. *Glossary of Endodontic Terms*. 8th ed. Chicago, IL: American Association of Endodontists; 2012. p. 45.
8. Carr GB. Retreatment. In: Cohen S, Burns RC, editors. *Pathways of the Pulp*. 7th ed. St Louis, MO: Mosby Inc; 1998. pp. 791–834.
9. Schilder H. Editorial: retreatodontics. *J Endod*. 1986;12:1.
10. Reit C, Gröndahl HG. Endodontic retreatment decision making among a group of general practitioners. *Scand J Dent Res*. 1988;96:112–117.
11. Hülsmann M. Retreatment decision making by a group of general practitioners in Germany. *Int Endod J*. 1994;27:125–132.
12. Smith JW, Crisp JP, Torney DL. A survey: controversies in endodontic treatment and retreatment. *J Endod*. 1981;7:477–483.
13. Reit C, Gröndahl HG. Management of periapical lesions in endodontically treated teeth: a study on clinical decision making. *Swed Dent J*. 1984;8:1–7.
14. Aryanpour S, Van Nieuwenhuysen JP, D'Hoore W. Endodontic retreatment decisions: no consensus. *Int Endod J*. 2000;33:208–218.
15. Goldman M, Pearson AH, Darzenta N. Endodontic success-who's reading the radiograph? *Oral Surg Oral Med Oral Pathol*. 1972;33:432–437.
16. Goldman M, Pearson AH, Darzenta N. Reliability of radiographic interpretation. *Oral Surg Oral Med Oral Pathol*. 1974;38:287–293.
17. Tewary S, Luzzo J, Hartwell GE. Endodontic radiography: who is reading the digital radiograph? *J Endod*. 2011;37:919–921.
18. AAE. *Endodontics: Cone Beam Computed Tomography in Endodontics. American Association of Endodontists: Colleagues for excellence*. Chicago, IL: AAE; Summer 2011.
19. Reit C, Hollender L. Radiographic evaluation of endodontic therapy and the influence of observer variation. *Scand J Dent Res*. 1983;91:205–212.
20. Reit C, Gröndahl HG, Engström B. Endodontic treatment decisions: a study of the clinical decision-making process. *Endod Dent Traumatol*. 1985;1:102–107.
21. Reit C, Gröndahl HG. Endodontic decision-making under uncertainty: a decision analytic approach to management of periapical lesions in endodontically treated teeth. *Endod Dent Traumatol*. 1987;3:15–20.
22. Petersson K, Lewin B, Håkansson J, et al. Endodontic status and suggested treatment in a population requiring substantial dental care. *Endod Dent Traumatol*. 1989;5:153–158.
23. Kvist T, Reit C, Esposito M, et al. Prescribing endodontic retreatment: towards a theory of dentist behaviour. *Int Endod J*. 1994;27:285–290.
24. Kvist T, Reit C. The perceived benefit of endodontic retreatment. *Int Endod J*. 2002;35:359–365.
25. Kvist T. Endodontic retreatment. Aspects of decision making and clinical outcome. *Swed Dent J*. 2001;(suppl 144):19–20.
26. Reit C. Endodontic decision making. *Textbook of Endodontology*. 2nd ed. Oxford, UK: Wiley-Blackwell; 2010. pp. 301–313.
27. Chong BS, Whitworth JM, Wilson NHF. Managing Endodontic Failures in Practice. *QuintEssentials of Dental practice-Endodontics*. London, UK: Quintessence Publishing Co. Ltd; 2004. pp. 1–150.
28. Molander A, Reit C, Dahlén G, Kvist T. Microbiological status of root-filled teeth with apical periodontitis. *Int Endod J*. 1998;31:1–7.
29. Van Nieuwenhuysen JP, Aouar M, D'Hoore W. Retreatment or radiographic monitoring in endodontics. *Int Endod J*. 1994;27:75–81.
30. Friedman S. Treatment outcome and prognosis of endodontic therapy. In Ørstavik D, Pitt Ford TR, editors. *Essential Endodontology*. Oxford, UK: Blackwell Science; 1998. pp. 367–391.
31. European Society of Endodontology. Quality qguidelines for endodontic treatment: consensus report of the European Society of Endodontology. *Int Endod J*. 2006;39:921–930.
32. Bergenholtz G, Lekholm U, Milthon R, et al. Retreatment of endodontic fillings. *Scand J Dent Res*. 1979;87:217–224.
33. Strindberg LZ. The dependence of the results of pulp therapy on certain factors. *Thesis Acta Odontol Scand*. 1956;14(suppl 21):1–175.
34. Fristad I, Molven O, Halse A. Nonsurgically retreated root filled teeth - radiographic findings after 20–27 years. *Int Endod J*. 2004;37:12–18.
35. Ørstavik D. Time course and risk analyses of the development and healing of chronic apical periodontitis in man. *Int Endod J*. 1996;29:150–155.
36. Molven O, Halse A, Fristad I, MacDonald-Jankowski D. Periapical changes following root canal treatment observed 20–27 years postoperatively. *Int Endod J*. 2002;35:784–790.
37. Spatafore CM, Griffin JA, Keyes GG, et al. Periapical biopsy report: an analysis over a 10-year period. *J Endod*. 1990;16:239–241.
38. Nair PN, Sjögren U, Krey G, et al. Intraradicular bacteria and fungi in root-filled, asymptomatic human teeth with therapy-resistant periapical lesions: a longterm light and electron microscopic follow-up study. *J Endod*. 1990;16:580–588.
39. Sundqvist G, Figdor D, Persson S, Sjögren U. Microbiologic analysis of teeth with failed endodontic treatment and the outcome of conservative re-treatment. *Oral Surg Oral Med Oral Pathol Oral Radiol Endod*. 1998;85:86–93.
40. Sunde PT, Olsen I, Lind PO, Tronstad L. Extraradicular infection: a methodological study. *Endod Dent Traumatol*. 2000;16:84–90.
41. Tronstad L, Barnett F, Riso K, Slots J. Extraradicular endodontic infections. *Endod Dent Traumatol*. 1987;3:86–90.
42. Nair PN, Sjögren U, Figdor D, Sundqvist G. Persistent periapical radiolucencies of root filled human teeth, failed endodontic treatments, and periapical scars. *Oral Surg Oral Med Oral Pathol Oral Radiol Endod*. 1999;87:617–627.
43. Skaug N, Bakken V. Systemic complications of endodontic infections. *Textbook of Endodontology*. 2nd ed. Oxford, UK: Wiley-Blackwell; 2010. pp. 128–139.
44. Joshipura KJ, Pitiphat W, Hung HC, et al. Pulpal inflammation and incidence of coronary heart disease. *J Endod*. 2006;32:99–103.
45. Eriksen H. Epidemiology of apical periodontitis. In: Ørstavik D, Pitt Ford TR, editors. *Essential Endodontology*. Oxford, UK: Blackwell Science; 1998. pp. 179–191.
46. Genet JM, Wesselink PR, Thoden van Velzen SK. The incidence of preoperative and postoperative pain in endodontic therapy. *Int Endod J*. 1986;19:221–229.
47. Trope M. Relationship of intracanal medicaments to endodontic flare-ups. *Endod Dent Traumatol*. 1990;6:226–229.
48. Akkayan B. An in vitro study evaluating the effect of ferrule length on fracture resistance of endodontically treated teeth restored with fiber-reinforced and zirconia dowel systems. *J Prosthet Dent*. 2004;92:155–162.
49. Gorni FG, Gagliani MM. The outcome of endodontic retreatment: a 2-year follow-up. *J Endod*. 2004;30:1–4.
50. Von Arx T. Apical surgery: a review of current techniques and outcome. *Saudi Dent J*. 2011;23:9–15.
51. Setzer FC, Shah SB, Kohli MR, et al. Outcome of endodontic surgery: a meta-analysis of the literature- part 1: comparison of traditional root-end surgery and endodontic microsurgery. *J Endod*. 2010;36:1757–1765.
52. Setzer FC, Kohli MR, Shah SB, et al. Outcome of endodontic

surgery: a meta-analysis of the literature- part 2: comparison of endodontic microsurgical techniques with and without the use of higher magnification. *J Endod*. 2012;38:1–10.

53. Kvist T, Reit C. Results of endodontic retreatment: a randomised clinical study comparing surgical and non surgical procedures. *J Endod*. 1999;25:814–817.
54. Saunders WP, Saunders EM. Coronal leakage as a cause of failure in root-canal therapy: a review. *Endod Dent Traumatol*. 1994;10:105–108.
55. Ricucci D, Siqueira JF Jr. Recurrent apical periodontitis and late endodontic treatment failure related to coronal leakage: a case report. *J Endod*. 2011;37:1171–1175.
56. Machtou P, Reit C. Non-surgical retreatment in *Textbook of Endodontology*. 2nd ed. Oxford, UK: Wiley-Blackwell; 2010. pp. 335–347.
57. Parreira FR, O'Connor RP, Hutter JW. Cast prosthesis removal using ultrasonics and a thermoplastic resin adhesive. *J Endod*. 1994;20:141–143.
58. Stamos DE, Gutmann JL. Survey of endodontic retreatment methods used to remove intraradicular posts. *J Endod*. 1993;19:366–369.
59. Dixon, EB, Kaczkowski PJ, Nicholls JI, Harrington GW. Comparison of two ultrasonic instruments for post removal. *J Endod*. 2002;28:111–115.
60. Castrisos T, Abbott PV. A survey of methods used for post removal in specialist endodontic practice. *Int Endod J*. 2002;35:172–180.
61. Hess W, Zürcher E. *The Anatomy of the Root Canals of the Teeth of the Permanent and Deciduous Dentitions*. New York, NY: William Wood & Co; 1925.
62. Smith BJ. Removal of fractured posts using ultrasonic vibration: an in vivo study. *J Endod*. 2001;27:632–634.
63. Yoshida T, Gomyo S, Itoh T, et al. An experimental study of the removal of cemented dowel-retained cast cores by ultrasonic vibration. *J Endod*. 1997;23:239–241.
64. Bergeron BE, Murchison DF, Schindler WG, Walker WA III. Effect of ultrasonic vibration and various sealer and cement combinations on titanium post removal. *J Endod*. 2001;27:13–17.
65. Schwartz RS, Robbins JW. Post placement and restoration of endodontically treated teeth: a literature review. *J Endod*. 2004;30:289–301.
66. Gluskin AH, Ruddle CJ, Zinman EJ. Thermal injury through intraradicular heat transfer using ultrasonic devices. *J Am Dent Assoc*. 2005;136:1286–1289.
67. Gomes APM, Kubo CH, Santos RAB, et al. The influence of ultrasound on the retention of cast posts cemented with different agents. *Int Endod J*. 2001;34:93–99.
68. Abbott PV. Incidence of root fractures and methods used for post removal. *Int Endod J*. 2002;35:63–67.
69. Altshul JH, Marshall G, Morgan LA, Baumgartner JC. Comparison of dentinal crack incidence and of post removal time resulting from post removal by ultrasonic or mechanical force. *J Endod*. 1997;23:683–686.
70. Kleier DJ, Shibilski K, Averbach RE. Radiographic appearance of titanium posts in endodontically treated teeth. *J Endod*. 1999;25:128–131.
71. Gluskin AH, Ruddle CJ, Zinman EJ. Thermal injury through intraradicular heat transfer using ultrasonic devices. *J Am Dent Assoc*. 2005;136:1286–1289.
72. Satterthwaite JD, Stokes AN, Frankel NT. Potential for temperature change during application of ultrasonic vibration to intraradicular posts. *Eur J Prosth Restor Dent*. 2003;11:51–56.
73. Romero AD, Green DB, Wucherpfennig AL. Heat transfer to the periodontal ligament during root obturation procedures using an in vitro model. *J Endod*. 2000;26:85–87.
74. Masserann J. The extraction of posts broken deeply in the roots. *Acta Odont Stomatol*. 1966;75:329–342.
75. Machtou P, Sarfati P, Cohen AG. Post removal prior to retreatment. *J Endod*. 1989;15:552–554.
76. Barkhordar RA, Stewart GG. The potential of periodontal pocket formation associated with untreated accessory root canals. *Oral Surg Oral Med Oral Pathol*. 1990;70:769–772.
77. Ruddle CJ. *Ruddle on Retreatment, 4-part DVD Series; James Lowe Productions/Studio 2050, Producers*. Santa Barbara, CA: Advanced Endodontics; 2004.
78. Hess JC, Culieras MJ, Lamiable N. A scanning electron microscope investigation of principal and accessory foramina on the root surfaces of human teeth: thoughts about endodontic pathology and therapeutics. *J Endod*. 1983;9:275–281.
79. DeDeus QD. Frequency, location and direction of the accessory canals. *J Endod*. 1975;1:361–366.
80. Witherspoon DE, Small JC, Regan JD. Missed canals systems are the most likely basis for endodontic retreatment. *Tex Dent J*. 2013;130:127–139.
81. Nair PN. On the causes of persistent apical periodontitis: a review. *Int Endod J*. 2006;39:249–281.
82. Carr GB. Surgical endodontics. In: Cohen S, Burns RC, editors. *Pathways of the Pulp*. 6th ed. St. Louis, MO: Mosby Inc.; 1994. pp. 531–566.
83. Ruddle CJ. Surgical endodontic retreatment. *J Calif Dent Assoc*. 1991;19:61–67.
84. Scianamblo MJ. Endodontic failures: the retreatment of previously endodontically treated teeth. *Rev Odont Stomatol*. 1988;17:409–423.
85. Ruddle CJ. Three-dimensional obturation: the rationale and application of warm gutta percha with vertical condensation. In: Cohen S, Burns RC, editors. *Pathways of the Pulp*. 6th ed. St. Louis, MO: Mosby Inc.; 1994. pp. 243–247.
86. Burns RC, Herbranson EJ. Tooth morphology and cavity preparations. In: Cohen S, Burns RC, editors. *Pathways of the Pulp*. 7th ed. St. Louis, MO: Mosby Inc.; 1998. pp. 150–202.
87. Brown WP, Herbranson EJ. *3D Interactive Tooth Atlas, Version 4.0*. Portola Valley, CA: Brown and Herbranson Imaging; 2005. Available at: www.toothatlas.com
88. Girsch WJ, McClammy TV. Microscopic removal of dens invaginatus. *J Endod*. 2002; 28:336–339.
89. Mangani F, Ruddle CJ. Endodontic treatment of a "very particular" maxillary central incisor. *J Endod*. 1994;20:560–561.
90. Kartal N, Ozcelik O, Cimilli H. Root canal morphology of maxillary premolars. *J Endod*. 1998;24:417–419.
91. Vertucci F, Seelig A, Gillis R. Root canal morphology of human maxillary second premolar. *Oral Surg Oral Med Oral Pathol*. 1974;38:456–464.
92. Weller RN, Niemczyk SP, Kim S. Incidence and position of the canal isthmus. Part I. Mesiobuccal root of the maxillary first molar. *J Endod*. 1995;21:380–383.
93. Stropko JJ. Canal morphology of maxillary molars: clinical observations of canal configurations. *J Endod*. 1999;25:446–450.
94. Ruddle CJ. MB^2 root canal systems in maxillary first molars. *Dent Today*. 1995;14:38, 40–41.
95. Madeira MC, Hetem S. Incidence of bifurcations in mandibular incisors. *Oral Surg Oral Med Oral Pathol*. 1973;36:589–591.
96. Vertucci FJ. Root canal morphology of mandibular premolars. *J Am Dent Assoc*. 1978;97:47–50.
97. Nosrat A, Deschenes RJ, Tordik PA, et al. Middle mesial canals in mandibular molars: incidence and related factors. *J Endod*. 2015;41:28–32.
98. Azim AA, Deutsch AS, Solomon CS. Prevalence of middle mesial canals in mandibular molars after guided troughing under high magnification: an in vivo investigation. *J Endod*. 2015;41:164–168.
99. Melton DC, Krall KV, Fuller MW. Anatomical and histological features of C-shaped canals in mandibular second molars. *J Endod*. 1991;17:384–388.
100. Pineda F, Kuttler Y. Mesiodistal and buccolingual roentgenographic investigation of 7275 root canals. *Oral Surg Oral Med Oral Pathol*. 1972;33:101–110.
101. Kersten HW, Wesselink PR, Thoden van Velzen SK. The diagnostic reliability of the buccal radiograph after root canal filling. *Int Endod J*. 1987;20:20–24.
102. Carr GB, Murgel CAF. The use of the operating microscope in endodontics. *Dent Clin North Am*. 2010;54:191–214.
103. Plotino G, Pameijer CH, Grande NM, et al. Ultrasonics in endodontics: a review. *J Endod*. 2007;33:81–95.
104. Krasner P, Rankow HJ. Anatomy of the pulp chamber foor. *J Endod*. 2004;30:5–16.
105. Wilcox LR, Krell KV, Madison S, Rittman B. Endodontic

retreatment: evaluation of gutta-percha and sealer removal and canal reinstrumentation. *J Endod*. 1987;13:453–457.
106. Tamse A, Unger U, Metzger Z, Rosenberg M. Gutta-percha solvents- a comparative study. *J Endod*. 1986;12:337–339.
107. Barbosa SV, Burkard DH, Spangberg LS. Cytotoxic effects of gutta percha solvents. *J Endod*. 1994;20:6–8.
108. Kaplowitz GJ. Evaluation of gutta percha solvents. *J Endod*. 1990;16:539–540.
109. Wilcox LR. Endodontic retreatment with halothane versus chloroform solvent. *J Endod*. 1995;21:305–307.
110. Gutmann JL. The future of root canal obturation. *Dent Today*. 2011;19:35.
111. Bertrand MF, Pellegrino JC, Rocca JP, et al. Removal of thermafil root canal filling material. *J Endod*. 1997;23:54–57.
112. Cohen AG. *The Efficiency of Solvents Used in the Retreatment of Paste-filled Root Canals (Thesis)*. Boston, MA: Boston University; 1986. pp. 1–100.
113. Machtou P, Friedman S. Advances in endodontic retreatment. *Alpha Omegan (scientific issue)*. 1997;90:47–55.
114. Krell KV, Neo J. The use of ultrasonic endodontic instrumentation in the retreatment of paste-filled endodontic teeth. *Oral Surg Oral Med Oral Pathol*. 1985;60:100–102.
115. Jeng HW, ElDeeb ME. Removal of hard paste fillings from the root canal by ultrasonic instrumentation. *J Endod*. 1987;13:295–298.
116. Weine FS, Rice RT. Handling previously treated silver point cases: removal, retreatment, and tooth retention. *Compend Contin Educ Dent*. 1986;7:652, 654–656, 658.
117. Goon WWY. Managing the obstructed root canal space: rationale and techniques. *J Calif Dent Assoc*. 1991;19:51–57.
118. Glick DH, Frank AL. Removal of silver points and fractured posts by ultrasonics *J Prosth Dent*. 1986;55:212–215.
119. Roig-Greene JL. The retrieval of foreign objects from root canals: a simple aid. *J Endod*. 1983;9:394–397.
120. Masserann J. The extraction of instruments broken in the radicular canal: a new technique. *Actualités Odont Stomatol*. 1959;47:265–274.
121. Frank AL. The dilemma of the fractured instrument. *J Endod*. 1983;9:515–516.
122. Fors UGH, Berg JO. A method for the removal of broken endodontic instruments from root canals. *J Endod*. 1983;9:156–159.
123. Chenail BL, Teplitsky PE. Orthograde ultrasonic retrieval of root canal obstructions. *J Endod*. 1987;13:186–190.
124. Berutti E, Chiandussi G, Gaviglio I, Ibba A. Comparative analysis of torsional and bending stresses in two mathematical models of nickel-titanium rotary instruments: protaper versus profile. *J Endod*. 2003;29:15–19.
125. Wong R, Cho F. Microscopic management of procedural errors. In: *Microscopes in Endodontic. Dent Clin North Am*. 1997;41:455–479.
126. Gorni FGM, Gagliani MM. The outcome of endodontic retreatment- a 2-year follow-up. *J Endod*. 2004;30:1–4.
127. Crump MC, Natkin E. Relationship of broken root canal instruments to endodontic case prognosis: a clinical investigation. *J Am Dent Assoc*. 1970;80:1341–1347.
128. Suter B. A new method for retrieving silver points and separated instruments from root canals. *J Endod*. 1998;24:446–448.
129. Nagai O, Tani N, Kayaba Y, et al. Ultrasonic removal of broken instruments in root canals. *Int Endod J*. 1986;19:298–304.
130. Hulsmann M. Removal of fractured instruments using a combined automated/ultrasonic technique. *J Endod*. 1994;20:144–146.
131. Baumgartner C. Advanced endodontics: ruddle on retreatment. *J Endod*. 2002;28:413.
132. Mines P, Loushine RJ, West LA, et al. Use of the microscope in endodontics: a report based on a questionnaire. *J Endod*. 1999;25:755–758.
133. Ward JR, Parashos P, Messer HH. Evaluation of an ultrasonic technique to remove fractured rotary nickel-titanium endodontic instruments from root canals: an experimental study. *J Endod*. 2003;29:756–763.
134. Ward JR, Parashos P, Messer HH. Evaluation of an ultrasonic technique to remove fractured rotary nickel-titanium endodontic instruments from root canals: clinical cases. *J Endod*. 2003;29:764–767.
135. Ruddle CJ. Broken instrument removal. *Endod Pract*. 2003;6:13–22.
136. Hulsmann M, Schinkel I. Influence of several factors on the success or failure of removal of fractured instruments from the root canal. *Endod Dent Traumatol*. 1999;15:252–258.
137. Peters OA, Laib A, Rüegsegger P, et al. Three dimensional analysis of root canal geometry using high resolution computed tomography. *J Dent Res*. 2000;79:1405–1409.
138. Rhodes JS, Pitt Ford TR, Lynch PJ, et al. Micro-computed tomography: a new tool for experimental endodontology. *Int Endod J*. 1999;32:165–170.
139. Ruddle CJ. Cleaning and shaping root canal systems. In: Cohen S, Burns RC, editors. *Pathways of the Pulp*. 8th ed. St. Louis, MO: Mosby, 2002. pp. 231–291.
140. Gorni FGM. The removal of broken instruments. *Endod Pract*. 2001;4:21–26.
141. Ruddle CJ. *Ruddle on Clean Shape Pack, 2-part Video Series/DVD, Studio 2050, Producer*. Santa Barbara, CA: Advanced Endodontics; 2002.
142. Eleazer PD, O'Connor RP. Innovative uses for hypodermic needles in endodontics. *J Endod*. 1999;25:190–191.
143. D'Arcangelo C, Varvara G, De Fazio P. Broken instrument removal- two cases. *J Endod*. 2000;26:368–370.
144. Martin D, Machtou P. Instrument fracture removal revisited. *Roots*. 2014;10:10–18.
145. Nehme WB. Elimination of intracanal metallic obstructions by abrasion using an operational microscope and ultrasonics. *J Endod*. 2001;27:365–367.
146. Kvist T, Reit C. Results of endodontic retreatment: a randomized clinical study comparing surgical and nonsurgical procedures. *J Endod*. 1999;25:814–817.
147. Ruddle CJ. The ProTaper technique. *Endo Topics*. 2005;10:187–190.
148. West JD. The endodontic glidepath: secret to rotary safety. *Dent Today*. 2010;29:86–93.
149. Ruddle CJ. Finishing the apical one-third. *Endod Prac*. 2002;5:15–26.
150. Schilder H. Cleaning and shaping the root canal system. *Dent Clin North Am*. 1974;18:269–296.
151. Schilder H. Canal debridement and disinfection. In Cohen S and Burns RC: *Pathways of the Pulp*. 1st ed. St. Louis, MO: Mosby Co.; 1976. pp. 111–133.
152. Briseno BM, Sonnabend E. The influence of different root canal instruments on root canal preparation: an in vitro study. *Int Endod J*. 1991;23:15–23.
153. Schilder H. Filling root canals in three dimensions. *Dent Clin North Am*. 1967;5:723–744.
154. Torabinejad M, Parirokh M. Mineral trioxide aggregate: a comprehensive litterature review- part II : leakage and biocompatibility investigations. *J Endod*. 2010;36:190–202.
155. Parirokh M, Torabinejad M. Mineral trioxide aggregate: a comprehensive litterature review- part III: clinical applications, drawbacks and mechanism of action. *J Endod*. 2010;36:400–413.
156. Torabinejad M, Watson TF, Pitt Ford TR. The sealing ability of a minral trioxide aggregate as a retrograde root filling material. *J Endod*. 1993;19:591–595.
157. Kim S. Principles of endodontic microsurgery. In: *Microscopes in Endodontics. Dent Clin North Am*. 1997;41:481–497.
158. Blumenthal N. The use of collagen membranes for guided tissue regeneration. *Compend Contin Ed Dent*. 1992;13:214–218.
159. Sottosanti J. Calcium sulfate: a biodegradable and biocompatible barrier for guided tissue regeneration. *Compend Contin Ed Dent*. 1992;13:226–234.
160. Simon JHS, Glick DH, Frank AL. The relationship of endodontic-periodontic lesions. *J Periodontol*. 1972;43:202–208.
161. Hiatt WH. Pulpal periodontal disease. *J Periodontol*. 1977;48:598–609.
162. Kois JC. The restorative-periodontal interface: biological parameters, *Periodontol 2000*. 1996;11:29–38.
163. Shanelec DA, Tibbetts LS. A perspective on the future of periodontal microsurgery. *Periodontol 2000*. 1996;11:58–64.
164. Albers H. F. *Tooth-Colored Restoratives, Principles and Techniques*. 9th ed. Hamilton, Ontario: BC Decker Inc.; 2002. pp. 183–202, 237–270.

165. Kim S, Rethnam S. Hemostasis in endodontic microsurgery. In: *Microscopes in Endodontics. Dent Clin North Am.* 1997;41:499–511.
166. Hammerstrom LE, Blomlof LB, Feiglin B, Lindskog SF. Effect of calcium hydroxide treatment on periodontal repair and root resorption. *Endod Dent Traumatol.* 1986;2:184–189.
167. Arens DE, Torabinejad M. Repair of furcal perforations with mineral trioxide aggregate. *Oral Surg Oral Med Oral Pathol Oral Radiol Endod.* 1996;82:84–88.
168. Lemon RR, Steele PJ, Jeansonne BG. Ferric sulfate hemostasis: effect on osseous wound healing. Part I: left in situ for maximum exposure. *J Endod.* 1993;19:170–173.
169. Pecora G, Baek S, Rethnam S, Kim S. Barrier membrane techniques in endodontic microsurgery. In: *Microscopes in Endodontics. Dent Clin North Am.* 1997;41:585–602.
170. Alhadainy HA, Abdalla AI. Artificial floor technique used for the repair of furcation perforations: a microleakage study. *J Endod.* 1998;24:33–35.
171. Himel VT, Alhadainy HA. Effect of dentin preparation and acid etching on the sealing ability of glass ionomer and composite resin when used to repair furcation perforations over plaster of Paris barriers. *J Endod.* 1995;21:142–145.
172. Koh ET, McDonald F, Pitt Ford TR, et al. Cellular response to mineral trioxide aggregate. *J Endod.* 1998;24:543–547.
173. Lee SJ, Monsef M, Torabinejad M. The sealing ability of a mineral trioxide aggregate for repair of lateral root perforations. *J Endod.* 1993;19:541–544.
174. Pitt Ford TR, Torabinejad M, McKendry DJ, et al. Use of mineral trioxide aggregate for repair of furcal perforations. *Oral Surg Oral Med Oral Pathol Oral Radiol Endod.* 1995;79:756–763.
175. Roberts HW, Toth JM, Berzins DW, et al. Mineral trioxide aggregate material use in endodontic treatment: a review of the literature. *Dent Mater.* 2008;24:149–164.
176. Rajasekharan S, Martens LC, Cauwels RG, et al. Biodentine™ material characteristics and clinical applications: a review of the literature. *Eur Arch Paediatr Dent.* 2014;15:147–158.
177. Utneja S, Nawal RR, Talwar S, et al. Current perspectives of bioceramic technology in endodontics: calcium enriched mixture cement- review of its composition, properties and applications. *Restor Dent Endod.* 2015;40:1–13.
178. Nakata TT, Bae KS, Baumgartner JC. Perforation repair comparing mineral trioxide aggregate and amalgam using an anaerobic bacterial leakage model. *J Endod.* 1998;24:184–186.
179. Moloney LG, Feik SA, Ellender G. Sealing ability of three materials used to repair lateral root perforations. *J Endod.* 1993;19:59–62.
180. Chau JY, Hutter JW, Mork TO, et al. An in vitro study of furcation perforation repair using calcium phosphate cement. *J Endod.* 1997;23:588–592.
181. Lloyd A, Uhles JP, Clement DJ, et al. Elimination of intra canal tissue and debris through a nover laser-activated system assessed using high-resolution micro-computed tomography: a pilot study. *J Endod.* 2014;40:584–587.
182. Shrestha A, Kishen A. Antibiofilm efficacy of photosensitizer-functionalized bioactive nanoparticles on multispecies biofilm. *J Endod.* 2014;40:1604–1610.
183. Haapasalo M, Wang Z, Shen Y, et al. Tissue dissolution by a novel multisonic ultracleaning system and sodium hypochlorite. *J Endod.* 2014;40:1178–1181.FIGURE 23-83 *(Continued on facing page)*

第二十四章 根管外科

Mahmoud Torabinejad, Mohammad Sabeti, Gerald N. Glickman

当诊断准确且术中技术细节把握到位时，首次根管治疗具有较高的成功率（图 24-1）。多个大样本研究显示只要操作过程规范，非手术根管治疗的患牙存留率可达 90%以上[1-3]。Lazarski 等[1]在美国随访了 44 613 例根管治疗的患牙，报道称治疗后 3.5 年功能性患牙存留率为 94%。Salehrabi 和 Rotstein[2]在美国收集了 1 100 000 例患者资料，发现术后 8 年的患牙存留率为 97%。在一个系统性回顾中，Torabinejad 等[4]指出首次根管治疗的患牙术后 6 年存留率可达 97%。在另一个系统性回顾中，Iqbal 和 Kim[5]比较了根管治疗后进行修复治疗的患牙与种植后修复患牙二者的存留率，也发现首次根管治疗的患牙存留率很高。首次非手术根管治疗失败后，可选择非手术根管再治疗和手术治疗（图 24-2，图 24-3）。若两种方案均不可行，不管是否有牙齿替代方案，都考虑拔除患牙。有研究指出首次根管治疗失败后进行非手术再治疗的成功率为 77%~89%[6-8]。然而，某些情况只能通过手术治疗（根管外科）保留患牙，否则须拔除患牙。

根管外科是一个精细的治疗过程，不仅包括根尖截除和根尖倒充填。根管外科的目的是封闭根管系统的所有出口，清除感染根尖周组织的微生物和其他抗原物质，为根尖周组织的完全愈合提供合适环境，最终保留天然牙列。过去的 20 年间，根管外科领域发生了巨大改变。通过手术显微镜、超声工作尖和新型根尖倒充填材料的使用，牙体牙髓病科医师利用根管外科技术保留了很多原本需要被拔除的患牙[9]。

本章节将介绍根管外科的发展历程、根管外科的适应证和禁忌证、切开引流和根尖手术的步骤，以及矫形手术，例如截根术、牙半切术、牙根拔除术、分牙术、牙再植术、牙移植术，以及这些治疗的预后。

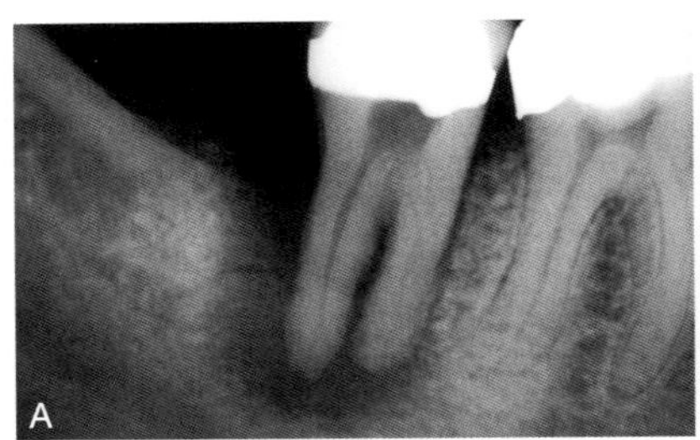
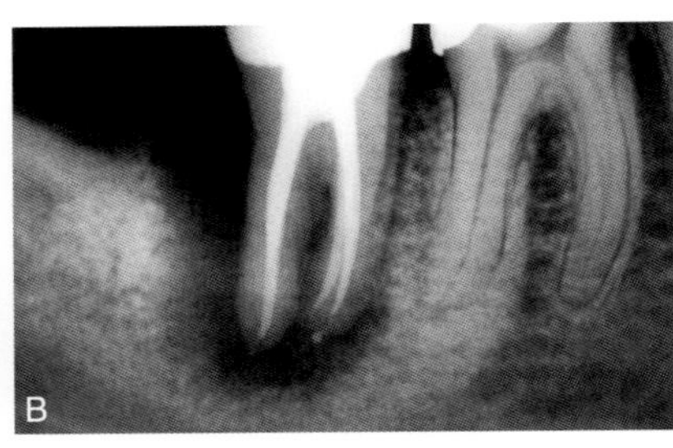
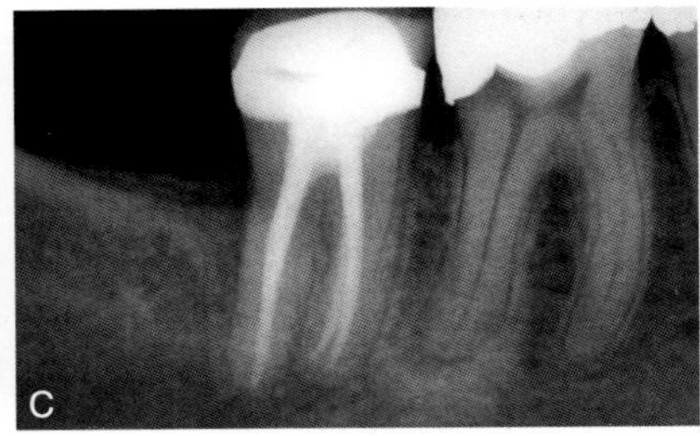

图 24-1 **A.** 牙髓坏死伴有大范围根尖周炎的无症状下颌第二磨牙的术前根尖片 **B.** 术后即刻根尖片 **C.** 根管治疗术后 2 年根尖片显示根尖周病变已完全愈合（Courtesy of Dr. David Steiner, Gig Harbor, Washington, U.S.A.）

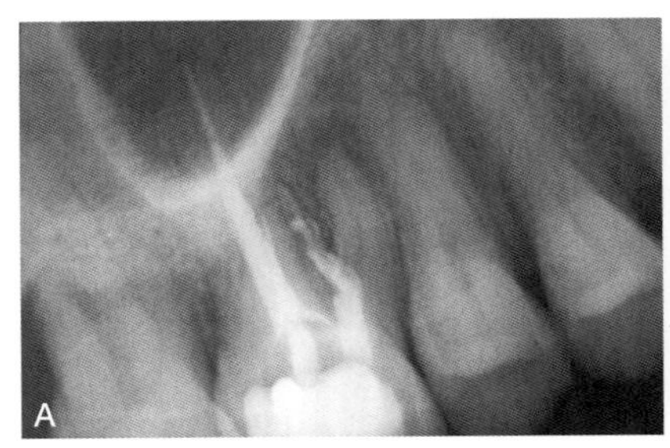
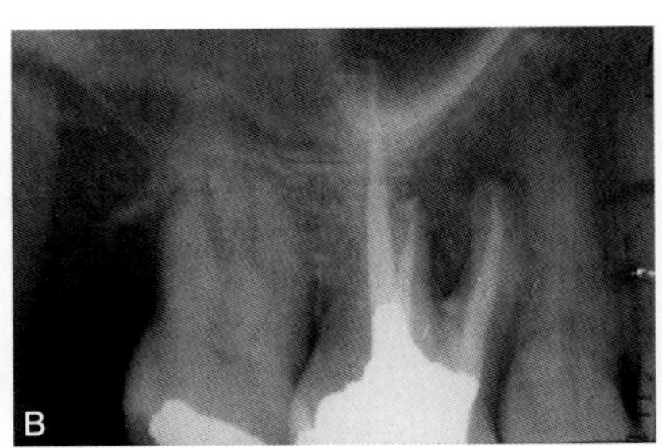
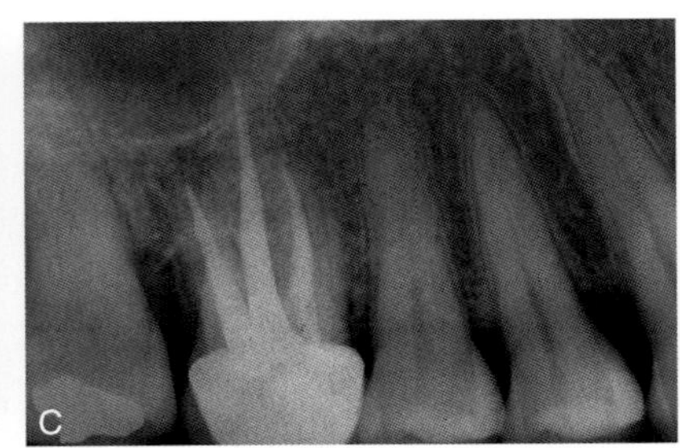

图 24-2 **A.** 在上颌第一磨牙部分钙化的髓腔探查 MB 根管的过程中出现根分叉穿孔并导致充填材料被推出到根尖周组织。利用根尖定位仪或偏移投照的根尖片可明确此术中并发症 **B.** 进行根管再治疗并利用 MTA 修补穿孔 **C.** 术后 3 年根尖片显示修复区周围已无病变（Courtesy of Dr. George Bogen, Los Angeles, California, U.S.A.）

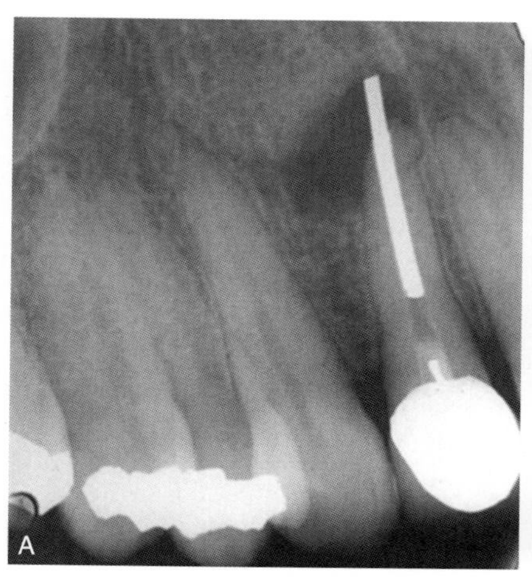

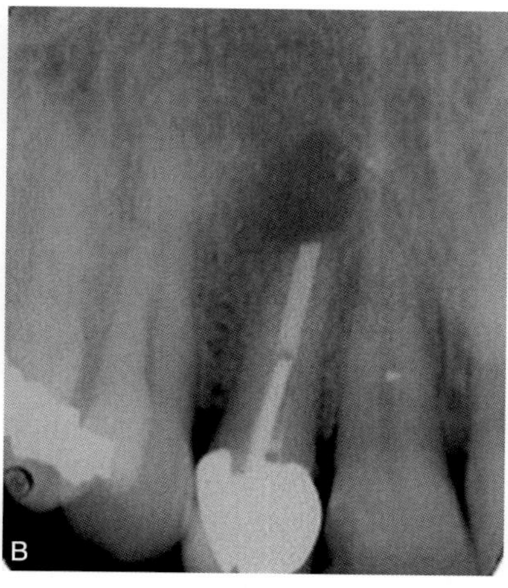

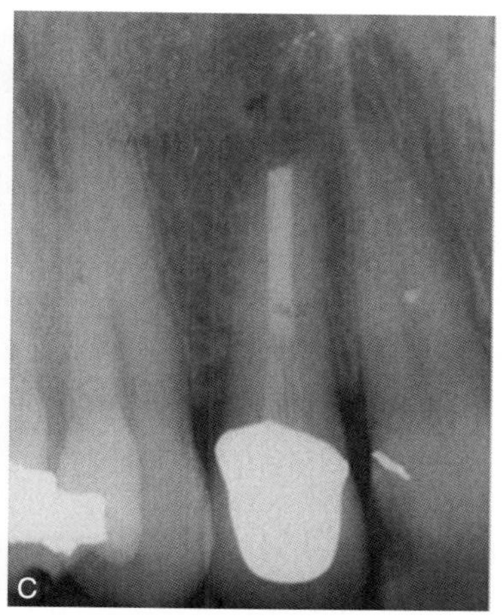

图 24-3　A. 右上颌切牙根尖片显示根尖周大范围透射影，见超填的银尖以及不完善的冠部封闭　**B.** 行非手术根管再治疗后，通过手术方式利用 MTA 进行根管充填　**C.** 术后 3 年根尖片显示根尖周病损已完全愈合（Courtesy of Dr. Christopher Sechrist, Redlands, California, U.S.A.）

第一节　根管外科概貌

一、根管外科的发展历程

根管外科有较长的发展历程（表 24-1）。最早记载的根管外科操作是 11 世纪由 Abu al-Qasim al-Zahrawi 进行的牙再植术[10]。Hunter[11]后来对牙再植术进行了探讨并强调成功的牙再植需要保留牙周膜韧带。多个报道指出第一例牙根切除术是于 1871 年由 C.S.Smith[12]实施的。然而，另有记载与此矛盾，认为早于 Smith 一个世纪之前已有人进行根尖切除术。例如，Berdmore[13]在 18 世纪中叶实施了根尖切除术。

G.V.Black 于 1886 年建议可通过裂钻截除牙根尖以保留患牙[14]。在美国牙科协会的年会上，Rhein[15]建议对慢性根尖脓肿的患牙，应去除脓肿后进行根管充填。Ottolengui[16]于 1892 年建议根管充填之后应该进行根尖切除术。

从 1900 年至 1939 年是局灶感染理论盛行的时代，很多有牙髓病或根尖周病的患牙被拔掉。William Hunter 在演讲中提到"败血症和防腐剂在医学中的影响"并支持局灶感染理论。由于当时外科治疗在临床上取得了较好的效果，局灶感染理论并没有对欧洲的根管外科造成很大影响。Partsch[17,18]于 1890 年发表两篇文章，介绍了通过半月形切口（Partsch 切口）进行根尖切除术。根管外科技术，尤其是磨牙外科手术在欧洲得到了发展与实践，并有相关报道发表。Neumann[19]于 1915 年讨论了下颌磨牙外科手术的理论和临床技术，他为根尖手术提供了很多解剖学细节，他所介绍的一种在附着龈里设计的手术瓣和 Oschenbein 和 Luebke 提出的瓣是相似的。Hofer[20]在 1936 年发表的综述中讨论了手术瓣的设计。

表 24-1　历史上与根管外科相关的报道示例（1884-1998）

作者	年份	所介绍的技术
Farrar	1884	截根术
Black	1886	根尖切除术
Rhein	1890	截根术
Schamberg	1906	瓣的设计
Koch	1909	瘘管
Buckley	1914	瓣的设计
Lucas	1916	银汞作为根尖倒充填材料
Fawn	1927	根管外科失败的原因
Coolidge	1930	切除牙根表面的牙骨质形成
Hill	1931	切除牙根表面的牙骨质形成
Maxmen	1959	根尖手术的范围
Leubke 等	1964	根管外科的适应证
Arens 等	1981	文中介绍
Gutmann 和 Harrison	1991	文中介绍
Bellizzi 和 Loushine	1991	文中介绍
Arens 等	1998	文中介绍

1936 年，Peter[21]出版了一本关于根管外科的教材，可称为当代根管外科的序曲。该书对相关文献进行了回顾，详细记载根管外科的历史发展，概述根管外科的适应证，介绍后牙手术瓣的设计。Peter[21]讨论了下牙槽神经管与下颌磨牙牙根之间的位置关系，以及上颌窦与上颌牙根尖的位置关系。根尖切除和根尖预备的不同技术在此时也得到了发展。Von Hippel[22]在 1914 年介绍了纵向凹槽式的根尖预备。Rudd[23]推荐使用固位槽，Matsura[24]随后在当代根管外科中引入了此概念。

截根术从 19 世纪开始实施。在一项为期 10 年的评估截根术成功率的研究中，Langer[25]介绍了使用截根术保留伴有根分叉病变的多根牙的方法。Bauer[26,27]和 Kronfeld[28]建议将组织学表现作为评判根尖切除术成功与否的依据。1930 年，Cavina[29]将 Bauer 的组织学发现引入临床操作中。同一时期，Gottlieb[30]和 Steinhardt[31]讨论了根尖周组织的愈合方式，并在一份组织学报告中提供了牙骨质和牙周膜韧带再生的证据。Hartzel 建议在根尖切除前进行根管充填以提供“无菌”的根管环境[32]。

Grossman[33]在一篇文章中讨论了多种当时可用的根管外科技术，例如牙半切术、交通支切除术（截根术、牙根切除术）、根管内种植术、牙再植术、牙移植术和种植术[33]。Grossman 认为移植牙因吸收会在 2~3 年内脱落。然而，随着学科的发展以及理解的加深，移植牙在牙列中保留的可能性越来越大。Grossman 在 1966 年讨论了牙再植术的适应证，包括牙齿复杂的解剖结构、根充材料超填，或是根尖手术无法解决的穿孔修复[34]。

自 1964 年起，牙髓病学在美国被认定为一门专业学科，由此很多高等院校都设立了相应的培训项目。根管外科的章节成为牙髓病学课本中不可分割的部分。根管外科的多个方面，如适应证、禁忌证、麻醉、瓣的设计、根尖切除和倒预备，根尖倒充填材料和治疗效果将在本章节介绍。

当代第一本涉及根管外科的牙髓病学教材由 Arens、Adams 和 DeCastro[35]于 1998 年出版，之后又陆续有其他教材[36-39]。

20 世纪下半叶，根管外科技术的科学研究、临床应用和理论的发展，奠定了 21 世纪根管外科的理论和实践基础。然而，根管外科是动态发展的，亟须继续进行科学研究；须持续评估并改良“显微根管外科”的概念、技术和材料，并着重关注临床效果的长期评估，以便更好地理解手术创口愈合的分子基础[40]。

根管外科过程包括瘘管手术（切开引流术、骨密质环钻术和开窗减压术）、根尖手术和矫形手术（穿孔修补术、通过截根术治疗牙周组织缺损、牙半切术和牙根拔除术、分牙术），以及牙再植术和牙移植术。

二、切开引流

切开引流的目的是将软组织肿胀部位的渗出液和脓液排出。引流切口的目的是排出软组织肿胀部位的炎性渗出液和脓液，并减压。该操作不仅可缓解患者疼痛，还能加快病损恢复。

（一）适应证

对于牙髓来源的急性根尖脓肿，最佳的治疗方法是通过患牙建立引流通道（图 24-4）。若不能通过患牙建立足够的引流，则尝试通过软组织切口进行引流。当患牙的根尖与脓肿之间是分离、不相通时，仅通过软组织进行引流而不通过患牙建立引流。当肿胀有波动感时，通过软组织引流是最有效的（图 24-5）。

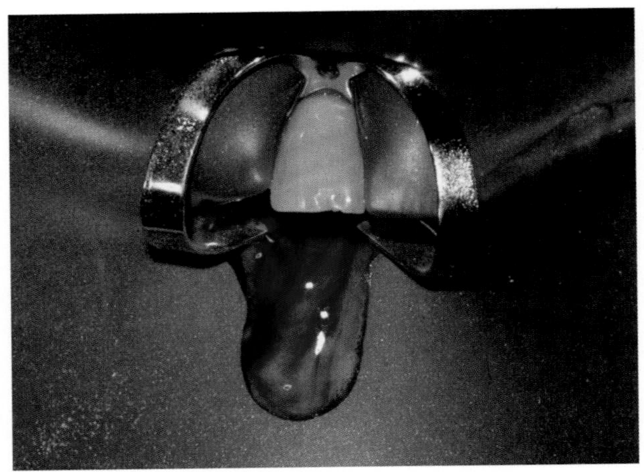

图 24-4 建立引流通道是处理急性根尖周脓肿的第一步

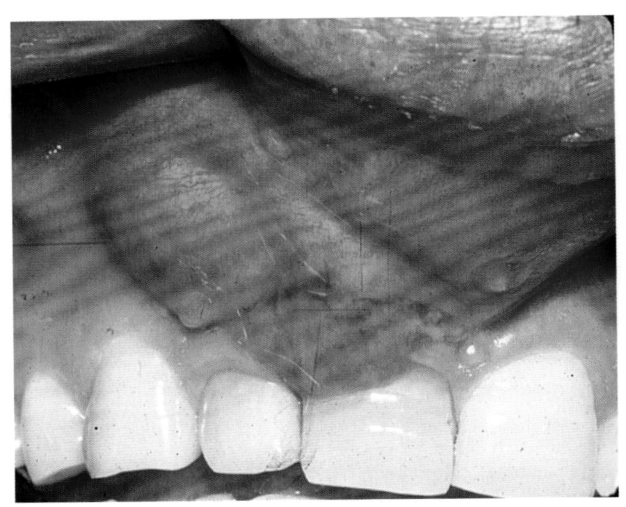

图 24-5 急性根尖脓肿患牙的波动性肿胀

有波动感的肿胀是含有液体的团块，向其施压时会产生波浪似的感觉。切开有波动感的肿胀可马上排出脓液并缓解疼痛。若肿胀没有波动感或者是坚实的，切开引流只能引流血液和浆液。对无波动感的肿胀进行切开引流可通过减少刺激和增加局部循环来减压并促进愈合。

（二）禁忌证

切开引流的禁忌证很少。对于有出血性疾病的患者，操作时需特别谨慎。这些患者需进行血液学筛查。对邻近颏孔、上颌窦、切牙孔和下牙槽神经管等解剖标志的根尖脓肿进行切开引流时要特别小心。

（三）操作步骤

1. 麻醉　当根尖存在严重炎症和肿胀时，难以获得理想的麻醉效果。对于浸润麻醉困难且疼痛的部分病例，应尝试采用下颌后区阻滞麻醉、用于下颌前牙的双侧颏孔阻滞麻醉、用于上颌后牙的上牙槽后神经阻滞麻醉、用于上颌前牙区的眶下阻滞麻醉等局部阻滞麻醉技术。

表面麻醉后，应在远离肿胀中心处以较小的压力缓慢注射麻醉药物。接着在先前麻醉的组织中继续注射，逐渐靠近肿胀中心。采用该技术可改善麻醉效果，不会使患者极度疼痛或不适。

表面麻醉剂氯乙烷被证实可以减轻急性根尖脓肿注射麻药、切开和引流时的疼痛[41]。使氯乙烷溶液从远处流向肿胀表面，使液体在组织表面挥发。数秒后，用药部位的组织变白且麻木，术者可进行麻醉、切开和引流。若这样仍不能达到理想的麻醉，笑气 - 氧气镇静或静脉内镇静可作为辅助方法以提高麻醉效果，使患者舒适。

2. 切开　充分麻醉之后，在肿胀的最高点用 11 号手术刀垂直切开（图 24-6A、B）。垂直切口应一刀切穿牙周组织直达骨面。若肿胀有波动感，通常能马上建立引流。引流液首先是脓液，接着是血液。如果肿胀没有波动感，只能引流出血液。

3. 引流　切开之后，可在切口线处放置一小止血钳以扩大引流通道。也可用橡皮障布剪裁一段引流条缝到切口处以维持引流（图 24-6C）。引流条应在术后 2~3 天去除。

三、根尖手术

根尖手术的目的是阻止根管系统内刺激物进入根尖周组织。通过暴露根尖或部分根尖，使用具有生物相容性的材料封闭根尖出口，从而促使根尖周组织再生。

【适应证】

在过去的 20 年里，根尖手术的适应证发生了很大改变[40]，尤其在处理非手术根管治疗失败的病例上体现得更为明显。对于根管治疗失败的病例，只要可能，首选非手术根管再治疗。术前进行全面且细致的计划非常重要。术者和助手须经过系统的训练，且所有必要的器械、设备和供应品都应在手术室内准备就绪。手术的每一个步骤都要认真安排和分析。要预见到可能的并发症，并明确在术前计划中。全面的手术准备还包括与患者进行良好的术前沟通。患者必须理解为什么要进行手术及手术以外的其他可行治疗方式。患者要被告知手术的预后和手术过程中的风险，以及术后的短期反应，如疼痛、肿胀、变色和感染。术前必须要签知情同意书。

根尖手术的适应证包括无法从冠部开口进行彻底清理、成形和充填的复杂根管系统、有症状的病例、无法取出的根管充填材料、术中意外和探查性手术。

1. 解剖复杂的根管系统　根管系统的复杂性包括不规则的根管解剖形态，如重度弯曲、解剖形态复杂和根管钙化（图 24-7）。

2. 无法取出的充填材料　大部分充填材料可通过牙齿冠部的开口取出。然而对于部分患牙，取出根管充填材料或根管桩可能危害到整个牙齿（图 24-8）。为了取出所有根管充填材料而不惜削弱牙根的强度是非手术根管再治疗的禁忌证。

3. 患牙持续存在症状　根管治疗可缓解大部分患者的疼痛和症状。然而，在清理成形或根管充填之后仍有症状的部分患牙，是手术再治疗的适应证（图 24-9）。

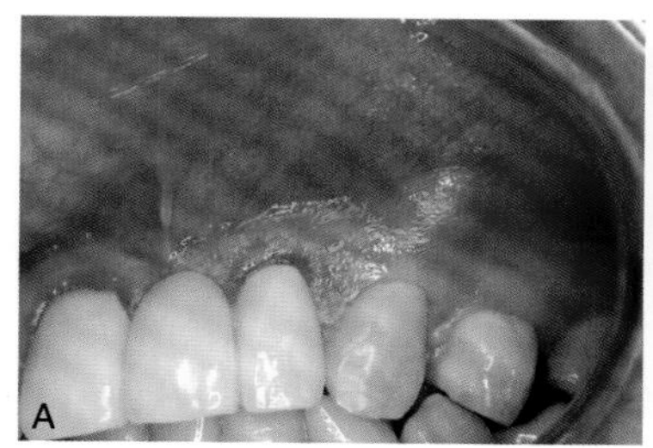

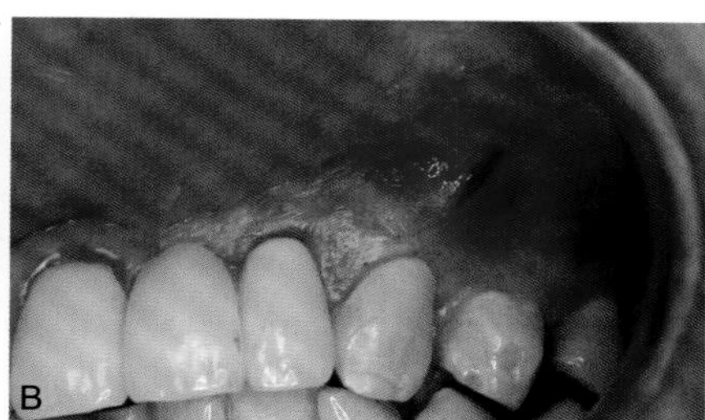

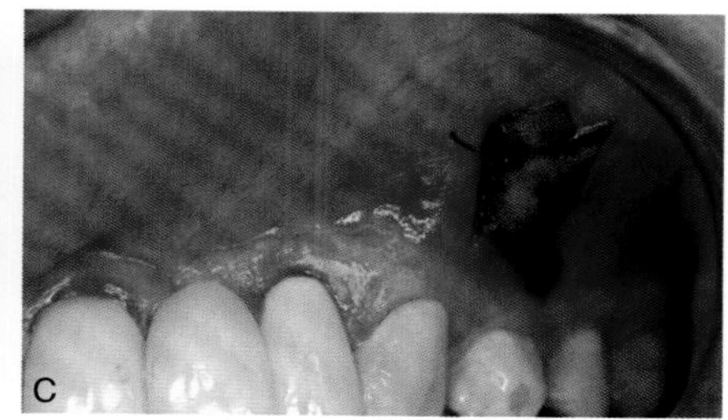

图 24-6　A. 左上颌尖牙急性脓肿引起的波动性肿胀　**B.** 垂直切口　**C.** 将引流条缝扎在切口处可在切开引流术后数天维持引流通道

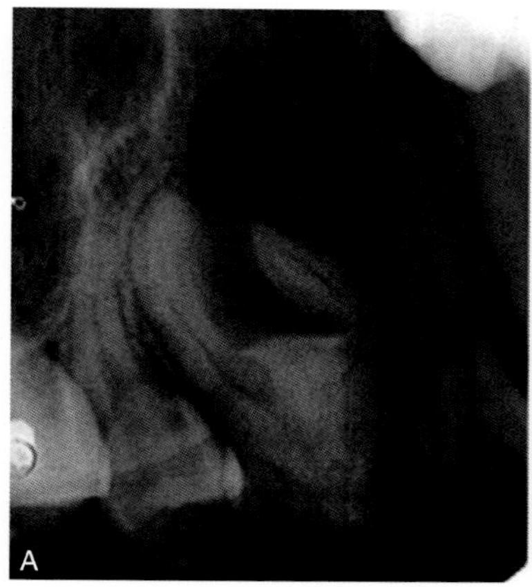

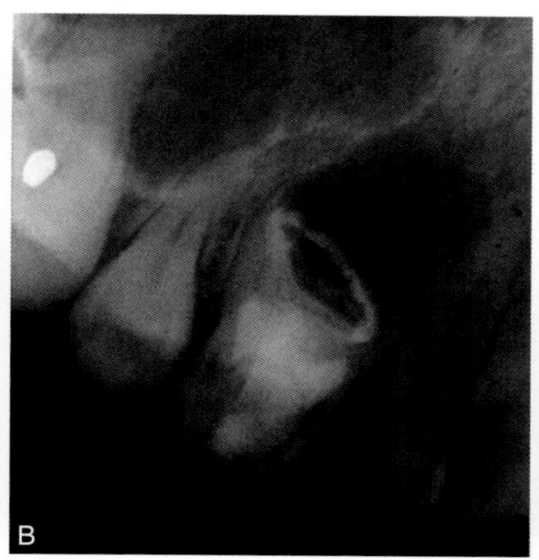

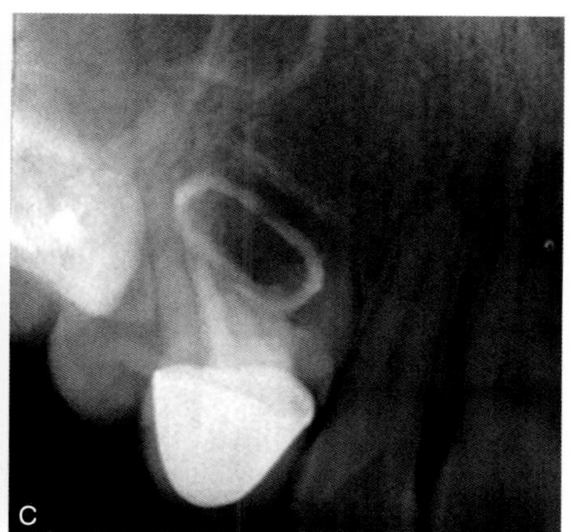

图 24-7　A. 右上颌尖牙的术前 X 线片显示存在牙内陷　**B.** 因为无法进行非手术根管治疗且存在患牙的发育异常及大面积病损，故实施了根尖手术　**C.** 术后 20 个月 X 线片显示尖牙的病损完全愈合

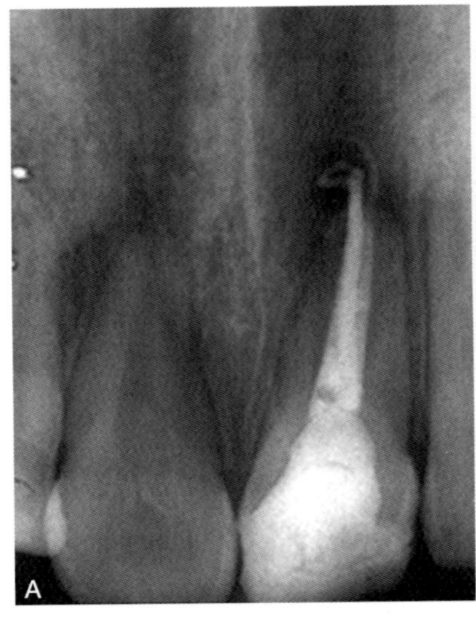

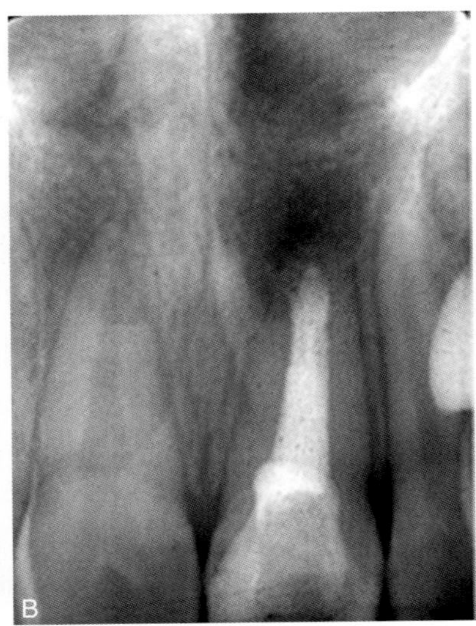

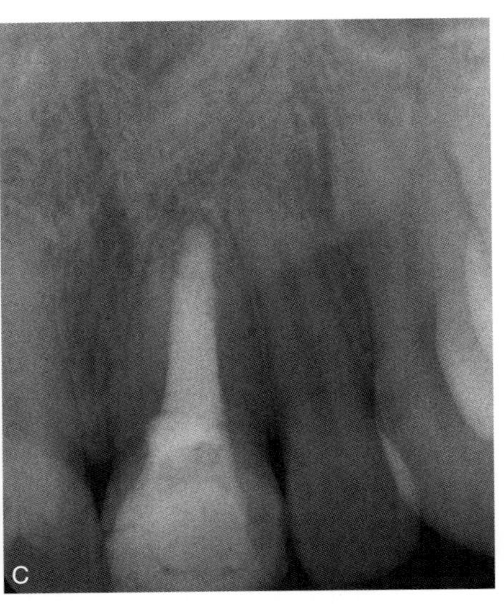

图 24-8 **A.** 上颌中切牙的术前片显示部分牙胶超填到骨组织里 **B.** 由于患者自觉不适及疼痛，对该患牙进行了根尖手术 **C.** 术后 9 年的 X 线片显示病损已完全愈合

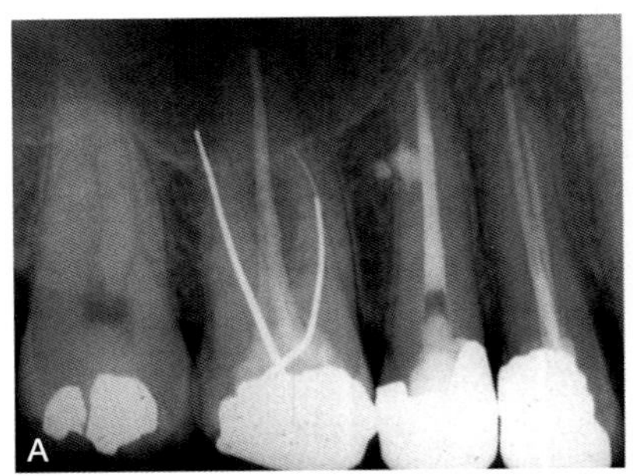

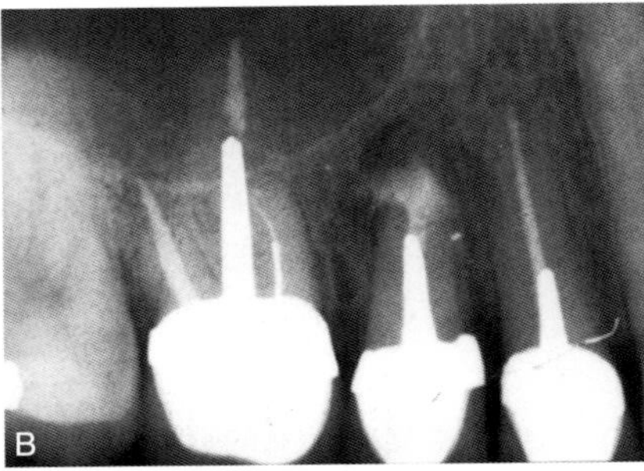

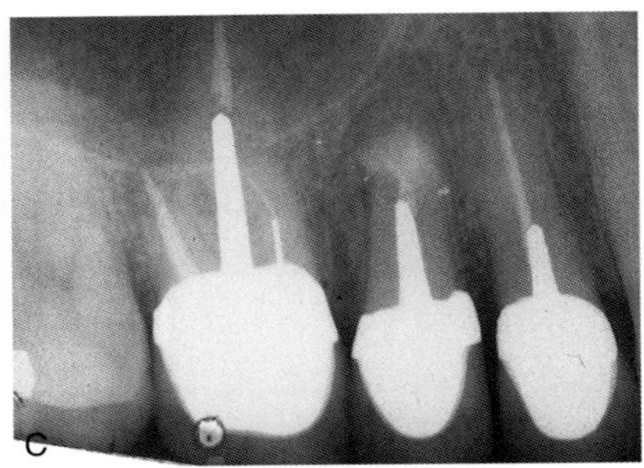

图 24-9 **A.** 上颌第二前磨牙的术前片显示牙胶的存在和根管封闭剂超填到根尖周组织 **B.** 由于患者有不适和疼痛，对该患牙进行了根尖手术 **C.** 9 个月后复查 X 线片显示病损完全愈合（Courtesy of Dr. Ahmad Fahid, Beverly Hills, California, U.S.A.）

4. 根管治疗的操作意外 与口腔医学其他复杂学科类似，进行根管治疗可能会遇到一些不可预见的挑战，统称为操作意外。这些操作意外包括牙根穿孔、台阶形成、器械分离、根管欠填或超填。大部分操作意外可通过非手术方式矫正，请参考本书第二十三章。当非手术再治疗不可行时，则考虑根尖手术来保留这些患牙（图 24-10）。

四、探查性手术

研究表明大部分根尖周病变是由于根管系统的感染引起[42]。然而，某些根尖周组织的低密度影像不是根管感染引起的。采取探查性手术可明确病变的原因（图 24-11）。

【禁忌证】根尖手术的禁忌证很少。包括：①系统性疾病；②过度手术；③解剖因素；④根管治疗失败原因不明[37]。

1. 系统性疾病 对于患有血液疾病、晚期疾病、无法控制的糖尿病、严重的心脏病和免疫功能低下的患者，都是根尖手术的禁忌证。本书第三十一章对这部分内容有更详细的介绍。

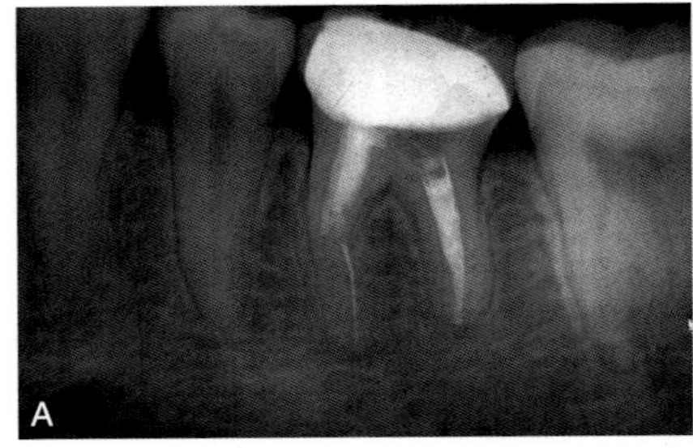

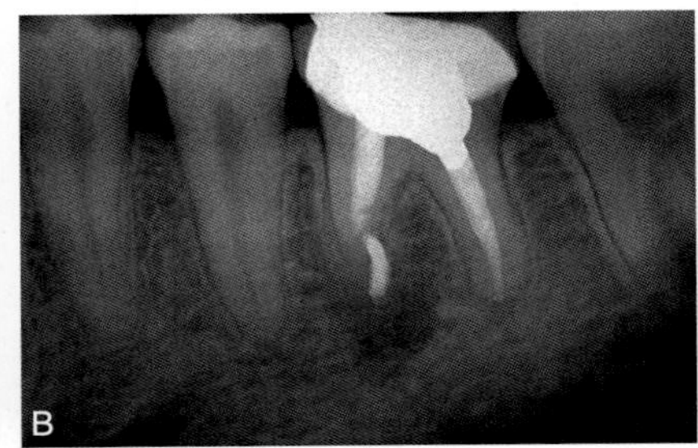

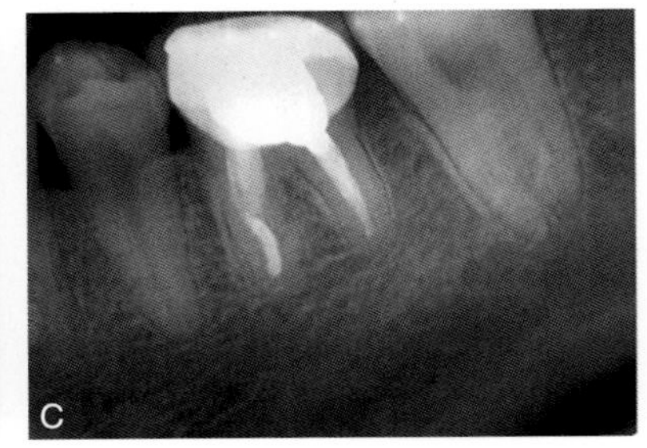

图 24-10 **A.** 镍钛锉在下颌第一磨牙的近颊根管内发生折断 **B.** 由于患者有不适，进行了手术取出分离的器械。利用 MTA 进行根尖封闭 **C.** 32 个月后复查 X 线片显示病损完全愈合

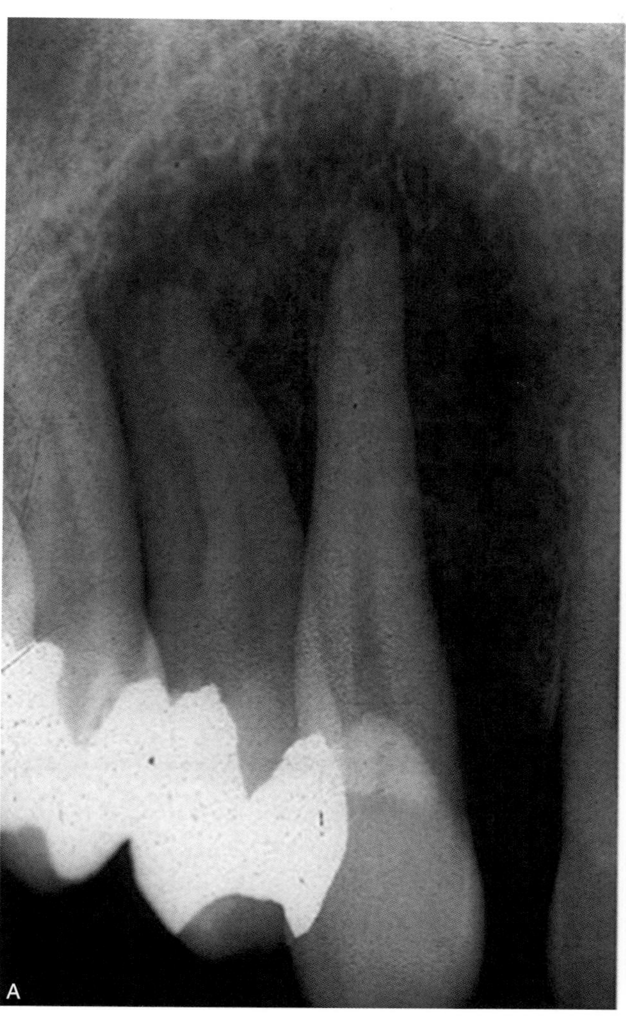
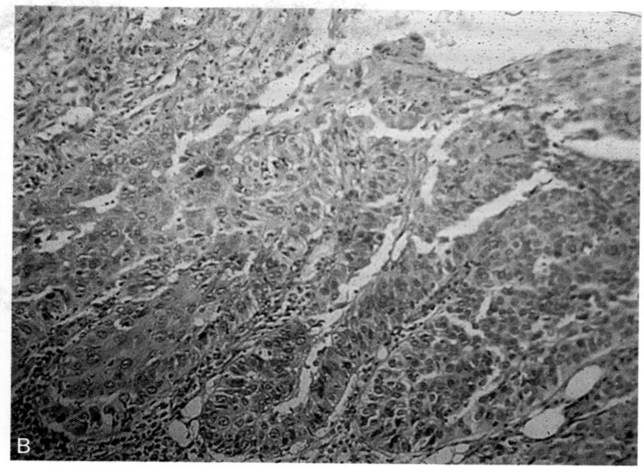
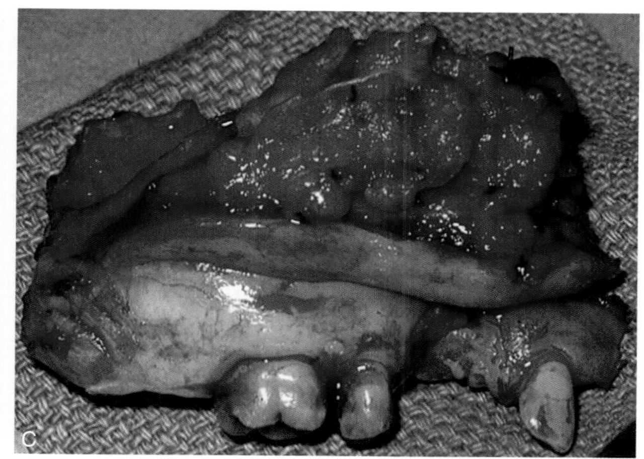

图 24-11　**A.** 非牙髓来源的根尖周低密度影像　**B.** 牙髓对电活力测试的反应正常。对病变组织进行病理检查发现是癌组织　**C.** 对上颌骨完整切除以挽救患者生命

2. 过度手术　当可以选择非手术方法且成功可能性较大时，不应进行根尖手术。对于可以进行非手术治疗的病例滥用根尖手术是不道德且是禁忌的（图 24-12）。一篇系统回顾比较了根管外科手术和非手术治疗的效果，在初期的 2~4 年，根管外科手术的成功率更高，但术后 4~6 年的成功率却是非手术治疗更高[7]。此结果证实了这样一个结论：在尝试根尖手术前，应首先考虑非手术治疗的可能性。

3. 解剖因素　在根管外科手术过程中要注意重要的解剖结构，包括腭大孔、下颌神经管、颏孔、鼻底、上颌窦和其他会影响视野和手术入口的解剖结构[40]。在上颌切牙的手术过程中，不常累及鼻底，除非切牙牙根较长，或根尖周病损向上扩大侵袭鼻底骨组织。腭大孔（图 24-13）最常位于上颌第二磨牙和第三磨牙之间，从腭龈边缘向腭中线方向大概 1cm 的位置。因为较少对上颌第二或第三磨牙的腭根进行根尖手术，所以腭大孔及其中的结构一般不会给手术带来困难。

对上颌后牙区的患牙进行根尖手术的过程中都有可能穿通上颌窦。Eberhardt 等[43]对 12 个尸检样本和 38 个患者进行计算机断层扫描，发现上颌第二磨牙近颊根的根尖最接近上颌窦底（平均距离为 0.83mm），而上颌第一前磨牙颊根的根尖距离最远（平均距离为 7.05mm）。上颌第二前磨牙牙根的根尖和上颌第一磨牙近颊根和远颊根的根尖距离上颌窦底约为 2.8mm。

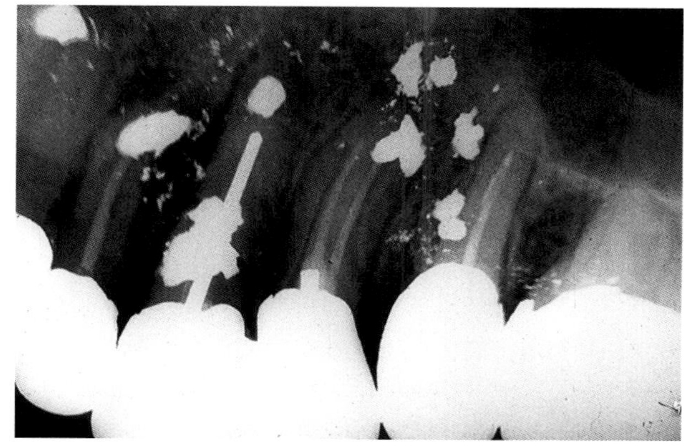

图 24-12　过度进行根尖手术是不道德的，并且是禁忌证之一

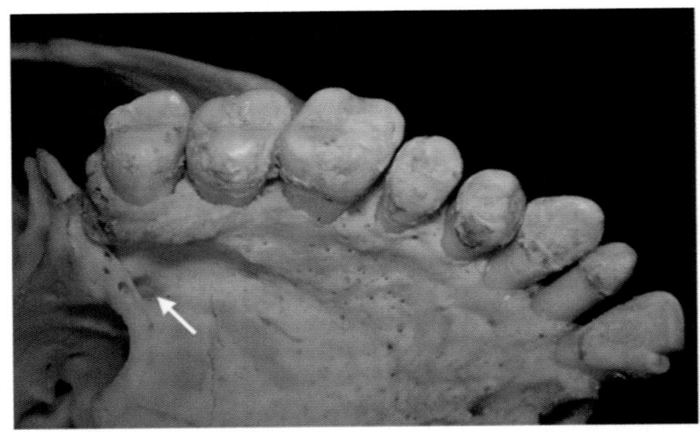

图 24-13 腭大孔开口（箭头所指）。血管神经束经过腭后区

Ericson 等[44]的临床研究发现，在 276 名患者进行的 314 次上颌尖牙、前磨牙和磨牙的根尖手术中，41 次手术发生了口窦交通（13%）。上颌窦穿通不影响愈合，是否发生上颌窦穿通对手术的成功率没有影响。Rud J. 和 Rud V.[45]对 200 例上颌第一磨牙的根尖手术进行临床研究，发现上颌窦穿通的发生率为 50%，在发生上颌窦穿通的病例中，只有 2 例发展为术后上颌窦炎。

对还没有穿破骨密质板的根尖周病损进行手术时，术者要清楚到达根尖的平均骨厚度。

Jin 等[46]通过对 66 名亚洲患者的 1 806 个患牙进行计算机断层扫描检测，计算了除第三磨牙外的各组牙的牙根从根尖到颊侧或腭侧骨密质板的平均距离。结果显示根尖到颊侧骨密质板平均距离最大的是下颌第二磨牙的远中根，平均距离是 8.51mm。他们通过两个研究发现根尖最接近颊侧骨密质板的是上颌尖牙（平均距离是 1.64mm）和上颌第一前磨牙的颊根（平均距离是 1.63mm）。

对下颌前磨牙或磨牙进行根尖手术时，不仅要了解根尖的位置及其与颊侧骨密质板的距离，还需注意根尖与下颌神经管的关系。下颌第二磨牙的远中根与颊侧骨密质板的距离最远，随着牙齿在牙弓中的位置越靠前，根尖距离颊侧骨密质板的距离越来越近[46,47]。下颌神经管的走向呈 S 形，从下颌第二磨牙远中根根尖的颊侧下方向第二磨牙近中根和下颌第一磨牙牙根的根尖舌侧下方移行。接着下颌神经管又回到下颌第二前磨牙根尖下偏颊侧[48]。Denio 等[49]发现下颌第二磨牙的根尖（平均距离 3.7mm）和下颌第二前磨牙的根尖（平均距离 4.7mm）最靠近下颌神经管，而下颌第一磨牙的近中根根尖距离下颌神经管最远（平均距离为 6.9mm）。Littner 等[48]的报道也发现相似的结果。

多位学者对颏孔的解剖和位置进行研究。颏孔可位于下颌前磨牙的根尖和下颌第一磨牙近中根根尖之间的任何位置。Tebo 和 Telford[50,51]研究了 100 名患者的下颌骨，发现颏孔最常见的位置是下颌第二前磨牙的根尖处（图 24-14）。在另一个研究中[52]，学者对 75 个干燥的下颌骨进行分析，也发现下颌第二前磨牙的根尖处是颏孔最常见的位置。研究者通过对 105 具尸体标本进行研究发现，颏孔最常见的位置在下颌第一前磨牙和第二前磨牙的根尖之间[53]。而另一个研究[54]通过对 1 000 张全景片进行分析，发现 70% 的颏孔位于两个下颌前磨牙之间。由此可见，颏孔的位置在不同的个体变异很大。

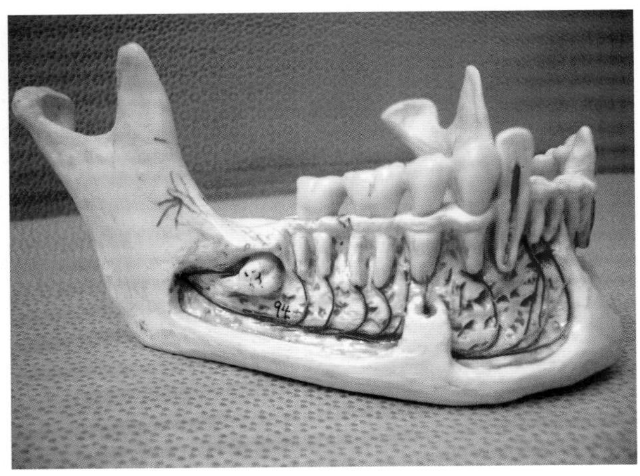

图 24-14 颏孔常位于下颌第二前磨牙的根尖下方

Phillips 等[52]对 75 个干燥下颌骨标本进行根尖片和全景片拍摄，比较实际测量、根尖片测量和全景片测量颏孔的大小。颏孔的实测距离平均宽度为 4.6mm，平均高度为 3.4mm。在根尖片上测量的颏孔较小，平均宽度为 2.6mm，高度为 2.3mm。在全景片上测量的颏孔比根尖片稍大（平均宽度 2.9mm，平均高度 2.5mm）。在 75 个干燥样本中，2/3 的颏孔出口呈向后向上的方向。

对含有两个或两个以上根管的牙根进行根尖手术时，术者要留意根管之间是否存在峡区。Weller 等[55]研究了含有两个根管的上颌第一磨牙近颊根，发现峡区最常发生于根尖的 3~5mm，在距根尖 4mm 水平，峡区的发生率为 100%，因此他们首次提出要注意根管外科手术中峡区的处理。Von Arx[56]通过比较近期的临床研究发现上颌第一磨牙近颊根根尖 3~4mm 的截块中，峡区的发现率为 76%。Mannocci 等[57]对下颌第一磨牙的近中根进行计算机断层扫描研究，发现 85% 的牙根出现峡区。此结果与 von Arx 的另一个临床根管外科研究的结果[56]很接近，在该研究中，峡区发现率为 83%，下颌第一磨牙远中根出现两个根管时，峡区的发生率为 36%[56]。

某些与神经血管束太靠近的下颌后牙也是根尖手术的禁忌证，处理这些病例需要谨慎和熟练的手术技巧（图 24-15）。下颌磨牙相邻的外斜嵴太厚，或根尖与下颌管毗邻均会影响手术入路，这些情况可考虑其他手术方式，如牙再植术、牙移植术或者拔除患牙。

4. 根管治疗失败原因不明　通过根尖手术处理不明原因的非手术根管治疗失败病例是禁忌证之一。

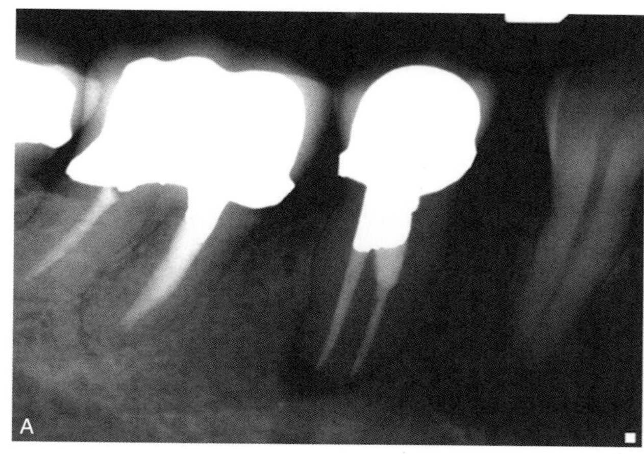

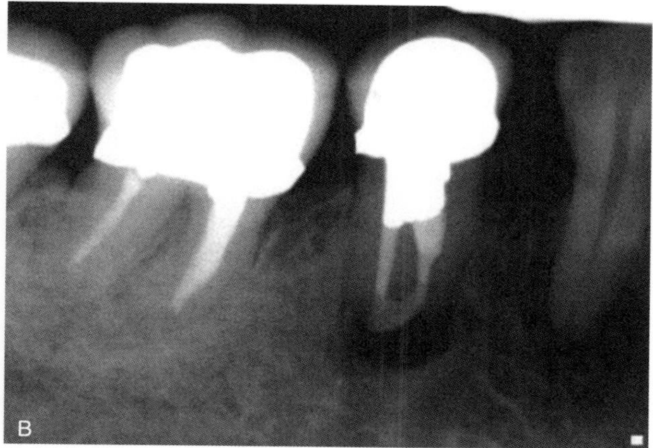

图 24-15　A. 下颌第一前磨牙的根尖与血管神经束毗邻可认为是根尖手术的禁忌证　**B.** 进行根管外科手术时需要小心谨慎和技术熟练（Courtesy of Dr. Tory Silvestrin, Loma Linda, California, U.S.A.）

五、根管外科新进展

在近二十年间，根尖手术的技术、器械和材料有较多发展[58]，包括增强的放大和照明设备、超声工作尖、显微器械和新型根尖倒充填材料。增强的放大和照明设备大大提高了术者进行根管外科手术的效率和可预见性。在根管外科手术中使用放大设备促使根管外科器械的小型化（图 24-16）。以 MTA 为代表的生物相容性良好的根尖倒充填材料有更好的封闭性，这使根尖手术的可预见性大大提高。锥形束 CT（CBCT）为根尖手术提供三维的高分辨率图像。CBCT 的使用避免了周围解剖结构的重叠影像，可获得更准确的诊断、制定更精确的手术方法[59]。这些进展提高了根尖手术的艺术与科学，并提高了利用根尖手术保留天然牙的可行性与可预见性。

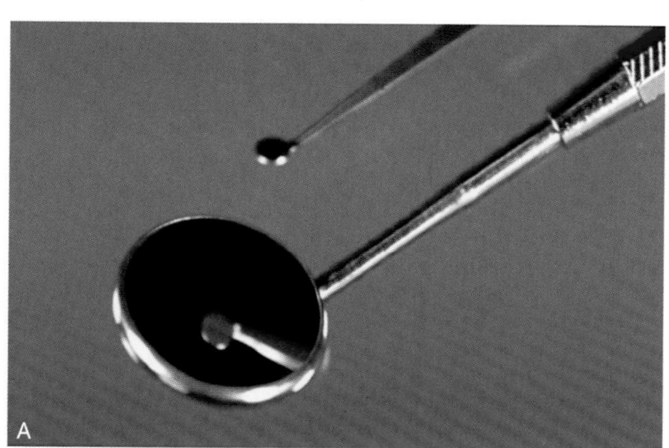

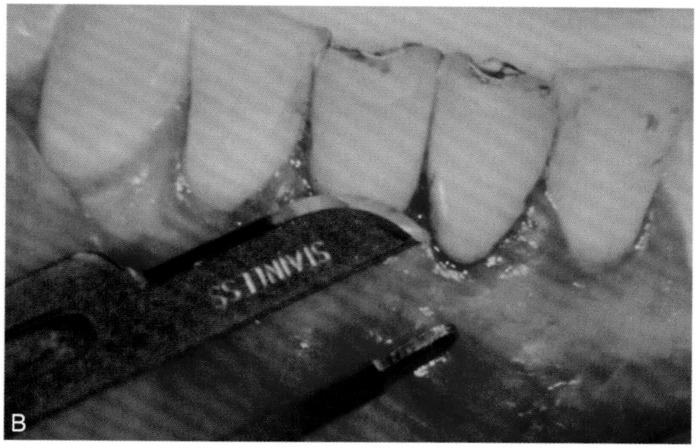

图 24-16　A. 标准口镜与显微口镜的对比　**B.** 15C 手术刀和用于显微根尖手术的显微手术刀

第二节　根尖手术操作步骤

根尖手术的步骤包括麻醉、止血、瓣的设计、切开和翻瓣、根尖暴露、根尖周搔刮、根尖截除、根尖倒预备、根尖倒充填、瓣复位和缝合、术后护理和指导，以及缝线拆除与评估。

一、麻醉

在根尖手术过程中进行局部麻醉主要有三个目的，包括：①使患者感到完全舒适；②手术过程中止血；③术后延长疼痛的控制。要达到良好的局部麻醉效果并建立有效的止血，有赖于局部麻醉药物的选择和血管收缩剂的合理使用，同时采用恰当的注射技术与合适的注射速率，以及必要的补充注射。正确地使用含有血管收缩剂的局部麻药不但可使患者感到舒适，还能提高术者进行根尖手术的效率[45]。更详细的内容请见本书第十八章。

（一）根管外科的局部麻醉

根据药物的化学结构，局部麻药可分为酯类和酰胺类。酯类麻醉药包括普鲁卡因、丁卡因、丙氧卡因和氯普鲁卡因。酰胺类麻醉药包括利多卡因、甲哌卡因、丙胺卡因和依替卡因。利多卡因是目前最常用的局部麻药，原因包括：①快速起效；②麻醉效果好；③麻醉作用长；④低毒性和低抗原性；⑤扩散速率快；⑥可以和不同浓度的血管收缩剂搭配使用。

（二）血管收缩剂的选择

在局部麻药中添加血管收缩剂的种类和浓度对术区的麻醉时长和止血效果都有影响。在牙科可以使用的血管收缩剂包括肾上腺素、左旋异肾上腺素和去甲肾上腺素[60]。因为使用去甲肾上腺素会引起明显的组织缺血，在根管外科不能使用去甲肾上腺素来止血[60]。肾上腺素是牙科麻醉中最有效且最常使用的血管收缩剂[61]。用 1.8mL 含有 1∶100 000 肾上腺素的 2% 利多卡因进行浸润麻醉，可使血浆的肾上腺素浓度提高三倍而不会或仅有轻微全身性心血管效应。含有肾上腺素的局部麻药对心脏的影响很小，因此对于心血管疾病稳定的患者，可安全使用。

一个随机双盲临床对照研究指出，含有 1∶100 000 肾上腺素的局部麻醉药与含有 1∶200 000 肾上腺素的局部麻药相比，止血效果更好[62]。Buckley 等证实对进行牙周手术的患者使用含有 1∶50 000 肾上腺素的利多卡因比使用含有 1∶100 000 肾上腺素的 2% 利多卡因在止血方面的作用提高 50%[63]。在手术区域建议使用含有 1∶50 000 肾上腺素的局部麻药进行浸润麻醉。临床研究表明注射含有 1∶50 000 肾上腺素的局部麻药会产生短暂性心动过速，一般会在 4 分钟内恢复正常[64]。

（三）局部麻醉中血管收缩剂的全身作用

为了获得持久的止血效果，含有高浓度血管收缩剂（例如 1∶50 000 肾上腺素）的局部麻醉药被越来越多地使用（图 24-17），由此人们开始担忧血管收缩剂对全身循环系统的影响[58, 65, 66]。虽然在手术过程中使用肾上腺素引起的脉搏和血压变化等全身效应很小，但有研究明确表明使用大剂量肾上腺素，会提高血浆中的肾上腺素水平[66]。实际上所有肾上腺素相关的不良反应都与剂量相关[58]。心血管效应通常较轻微且短暂，大部分患者能够耐受，除外患有严重心血管疾病的患者或接受过心血管手术的患者。对于大部分根尖手术的患者建议使用含有 1∶50 000 肾上腺素的 2% 利多卡因进行局部麻醉[58]。麻药和血管收缩剂的选择须基于患者的身体状况和术者的选择。对于有中度到重度系统疾病的患者，建议术前咨询其内科医生。内科医生的建议要以文书的形式加入患者的病历中。

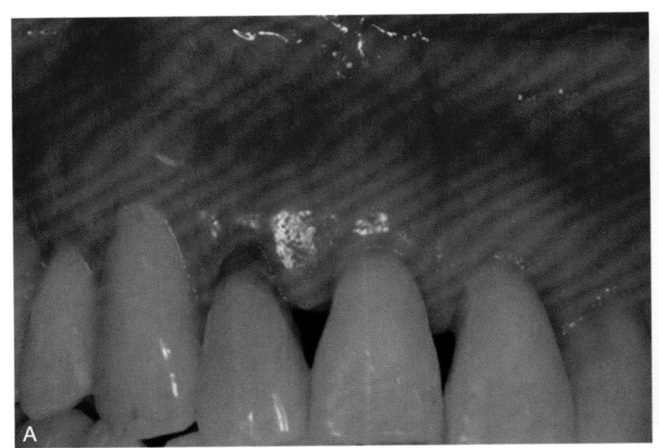

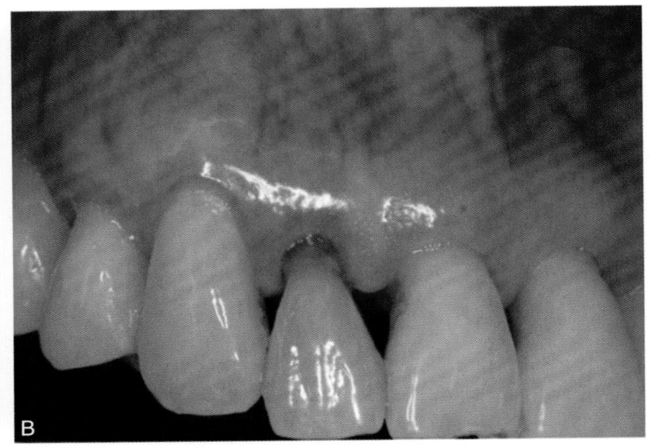

图 24-17 **A.** 注射局部麻药之前的牙龈组织 **B.** 注射含有 1∶50 000 肾上腺素的麻药后的牙龈组织

二、瓣的设计，软组织提升和组织牵拉

计划进行根尖手术时，必须全面熟悉头颈部解剖结构，这有助于避免在根管外科手术过程中发生意想不到的并发症。熟知软组织和骨性解剖标志能帮助术者降低术后并发症的风险。根尖片、全景片和 CBCT 可提供重要硬组织结构的信息。然而，软组织的细节不能通过传统的 X 线片看到。Serman[67]对下牙槽神经管的走行路径进行了描述，当下牙槽神经管从两个颏孔中穿出时，术者须特别注意。Naitoh 等[68]利用 CBCT 分析发现副颏孔在人群中的发生率为 7%。对上颌牙进行根尖手术时需要考虑的解剖因素较少。然而，如果采用从腭侧进入的方式，则必须注意腭大孔的位置，因为腭大动脉和神经都经过腭大孔。要避免切断腭大动脉，否则可能会危及生命。Tomaszewska[69]对腭大神经管的走行路径进行形态计量分析，并对腭大神经管的解剖进行了系统回顾，结果发现腭大孔有四种不同的开口方向：下 - 前 - 内侧（82.1%），下 - 前 - 外侧（4.0%），前侧（7.6%）和纵行（5.3%）。Yu 等[70]利用外科显微镜研究不同牙位牙齿的釉牙骨质界到腭大动脉分支的距离，发现尖牙是 9.04 ± 2.93mm，第一前磨牙是 11.12 ± 1.89mm，第二前磨牙是 13.51 ± 2.08mm，第一磨牙是 13.76 ± 2.86mm，第二磨牙是 13.91 ± 2.20mm。

颌骨上肌肉的附着可能会影响手术翻瓣。如果附着水平很靠近根尖或牙根很长，很难完全翻瓣。浅的前庭也可能增加翻瓣难度而限制手术入路[71]。在根尖手术前要预测到这些问题并提前做好准备。

在切开之前，术者要对根尖病损的大小和位置、需要暴露的牙齿数目进行临床评估和影像学评估。切开之后及翻瓣过程中，要遵循几个重要原则以获得最好的愈合效果并减少术后并发症。切开和翻瓣的过程可使用手术显微镜，以提高对软组织的操作性[72]。手术显微镜可为术者提供更好的照明和放大的图像，有助于根尖手术的进行[72]。

在根管外科手术过程中影响黏骨膜愈合的因素包括瓣的设计、组织的处理、伤口的关闭和术后护理。下面列出手术中瓣的设计和翻瓣过程中哪些应该做和哪些不应该做。

1. 不能将切口设计在骨质缺损上　第一次关闭创口的缝线应尽可能在健康的骨组织上[71-73]。切口线与骨质缺损应有 5mm 的距离[74]。

2. 不能将切口设计在牙根隆起处　切开前，牙根隆起及隆起之间的沟可通过视诊或触诊发现[73]。

3. 不能在牵拉瓣的过程中损伤瓣　瓣在牵拉过程中有滑脱的可能，要避免使用牵拉器夹紧瓣。要避免对瓣造成不必要的损伤以减少术后并发症。使用边缘尖锐的器械可能会损伤瓣内的血管床[71, 75]。

4. 缝合创口时要使瓣被动或无张力　大的瓣要达到无张力[76]。根尖手术过程中要保持软组织湿润。手术中不能使软组织脱水。干燥的瓣可能会收缩[77]。切开前要评估软组织的形态、微笑线和牙周组织。

5. 切开软组织前要评估硬组织的结构　尽量一刀切透软组织达到预期的深度。切口的边缘应连续，切口应与组织表面垂直。确保缝线的结不在切口线上，以免影响愈合。

（一）瓣的设计

瓣的设计是根尖手术最重要的步骤之一。根尖手术可采用不同的瓣设计。正确选择瓣的类型对手术结果有重要影响。翻瓣的主要目的是为手术创造入路，同时要考虑软组织的美观性。术者要通过手术区域的临床观察和影像学分析来确定病损的大小、涉及的牙位和创口的关闭方式。如果病损累及的牙齿不止一个或出现更大的病损，要设计相应大小的瓣。小的瓣会增加翻瓣的难度，从而使瓣更易受损而延迟愈合。大的瓣愈合效果和小的瓣是一样的。

大的瓣比小的瓣更可取，因大的瓣可避免对瓣的过度牵拉和损伤，为手术部位提供更大的入路和视野。根尖手术一般要求垂直的切口。垂直切口可为手术提供更好的入路和视野。垂直切口应设计在线角处，而龈乳头应包括在瓣里以利于创口关闭。

美学是目前的根管外科手术瓣设计时应着重考量的一部分。所有治疗计划必须有充分的科学依据证明可获得良好效果。有学者对近期牙髓治疗相关的文献进行回顾发现，学术界对不同种类瓣的设计对应的适应证和禁忌证存在着不同的观点。过去设计不同的瓣是为了获得手术入路，但这些设计较少考虑美观问题，尤其对上前牙区域这些对美观有较大影响的部位。牙槽嵴骨的丧失和牙龈退缩对牙龈健康和美观均有害（图 24-18）。研究表明翻起全厚瓣后，牙槽嵴顶高度平均吸收 0.5~0.62mm[78-82]。Harrison 和 Jurosky[77] 以及 Chindia 和 Valdehaug[83] 发现龈沟内切口和龈缘下切口的愈合没有明显差异。由于 Chindia 和 Valdehaug[83] 测量了术前临床附着水平而未报道术后临床附着水平，只提供龈袋深度的变化，因此他们的研究结果值得怀疑。这两个研究和 Kramper 等[84] 的研究结果很不相同，他们对三种常用的瓣设计进行了临床和病理评估，发现龈沟内切口在术后两天没有上皮关闭，术后 156 天依然有持续的炎症[84]，他们还发现使用龈沟内切口牙槽骨约有 0.5~1mm 的吸收。Grung[82] 也发现翻起全厚黏骨膜瓣的 3 个月后，牙龈平均退缩 0.5mm。

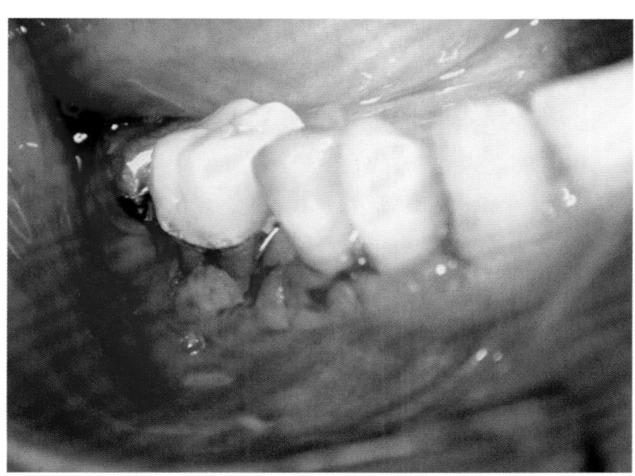

图 24-18　根尖手术后出现严重的牙槽嵴顶吸收和牙龈退缩

目前用于根尖手术的技术已在模仿牙周瓣手术和伤口愈合的结果。开展根管外科手术时使用这些证据可能会有误导作用。从主要目的而言，根管外科手术的伤口愈合不同于牙周手术的伤口愈合。当有足够的附着龈和角化黏膜存在时，可使用 Luebke-Ochsenbein 瓣设计（图 24-19）。然而，在附着龈不足够、角化牙龈不多、牙根短、病损大、瘘管在水平切口冠方或有系带等解剖障碍时，不能使用 Luebke-Ochsenbein 瓣设计。这种设计的切口可能会跨过骨切除后的骨缺损区域，而导致预后不确定。另外，这种

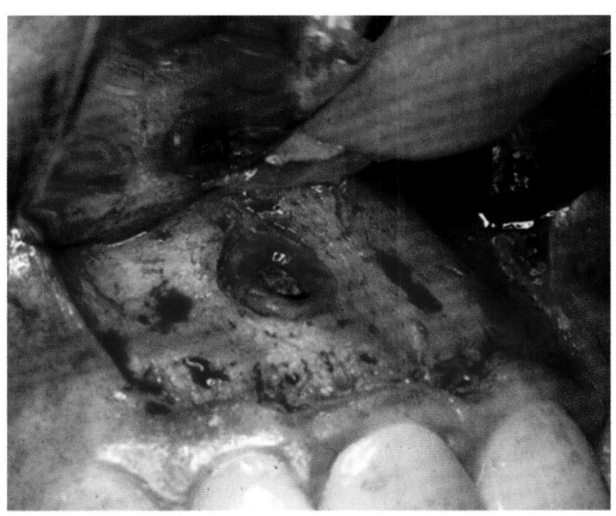

图 24-19　Ochenbein-Luebke 瓣用来防止出现美学问题。这种瓣从附着龈切开，加上两个垂直的辅助切口达到患牙的根尖位置

设计的瓣在水平切口和垂直切口交接处有锐角，可能会导致软组织坏死和瘢痕形成。在根尖手术考虑瓣设计时应考虑以下因素。

（1）组织的生物类型。

（2）唇线的位置。

（3）是否有修复体，冠的边缘，是否有桥体。

（4）手术部位的入路。

（5）黏膜牙龈的考虑，例如牙龈退缩、开裂或开窗。

（6）牙周考量。

（7）软组织的厚度。

（8）前庭的深度，肌肉附着和系带的位置。

（9）病损的位置和范围。

（10）手术涉及的牙齿数目。

（11）患牙或牙根的长度。

（12）与重要结构的邻接关系。

评估瓣设计的一个重要因素是判断组织的生物类型（图 24-20）。对于薄型牙龈（薄的牙周三角和龈乳头）和厚型牙龈（方形的牙齿以及厚且平的牙周组织和宽的龈乳头）的瓣设计是不同的。牙齿的形态、牙槽嵴顶的高度和牙间乳头这些特点都会影响牙龈的形态。Tarnow 等[85]描述了牙槽嵴顶高度和牙间邻接点的关系，他们检查了 288 位患者的龈乳头，发现如果牙齿邻接点与牙槽嵴顶的距离为 5mm 或更小时，龈乳头通常会占满牙间三角的空间。如果距离是 6mm 和 7mm，分别只有 56% 和 27% 患者的龈乳头可占满牙间三角[85]。Velvart 等警告在翻瓣过程中，如果涉及的龈乳头是薄、窄且高，这些龈乳头可能会出现供血不足而增加坏死的风险，进而导致愈合后龈乳头高度的降低[86]。一个设计良好的瓣应具备以下特点：①术者容易操作。②术者容易翻瓣。③为病损提供足够入路。④不影响美观。⑤不减少瓣或剩余牙龈边缘或龈乳头的血供。⑥不涉及重要解剖结构。

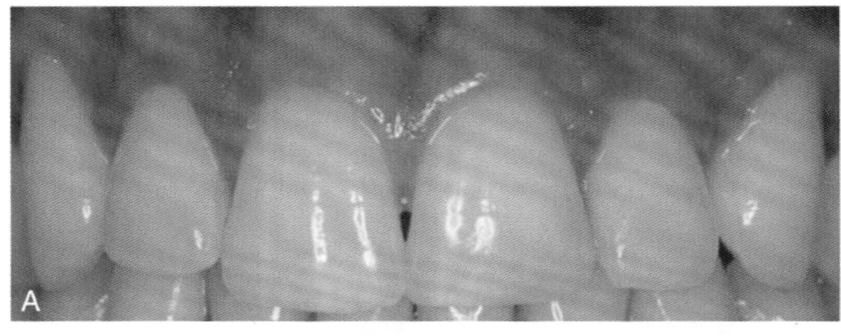

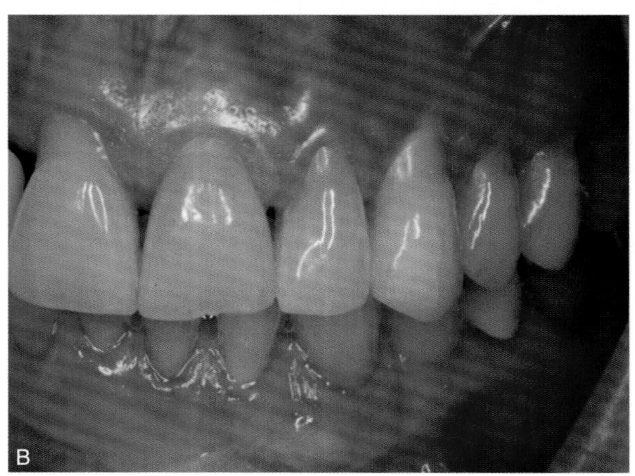

图 24-20 **A.** 薄型（薄的牙周三角和龈乳头） **B.** 厚型（方形的牙齿，厚且平的牙周组织和宽的龈乳头）

（二）瓣的类型

根管外科手术使用的软组织瓣可分为全黏骨膜瓣和龈缘下瓣。

1. 全黏骨膜瓣　全黏骨膜瓣要求把骨密质板上的整个软组织翻起来。这种瓣通常有一个水平切口和一到两个垂直切口（图 24-21）。水平切口是龈沟内切口，需要切割术区并分离颊侧和舌侧龈乳头以防止形成两个龈乳头。水平切口最大的缺点是可能会引起牙龈沿牙龈嵴的轻微收缩而导致退缩[73]。

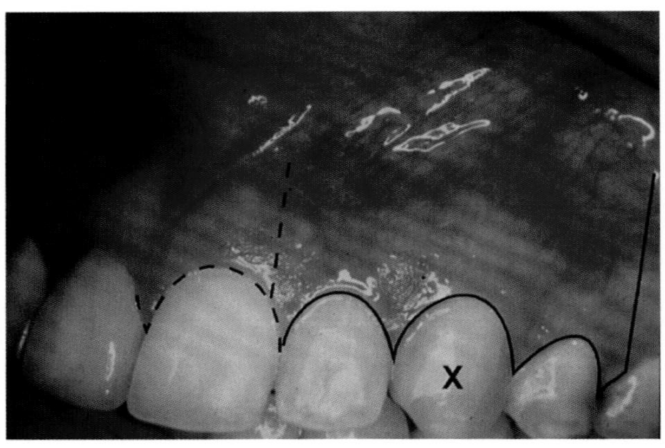

图 24-21 全黏骨膜瓣一般有一个水平切口及一到两个垂直切口。垂直切口应设计在距患牙根尖至少一个牙位的位置

这些瓣的垂直切口设计在牙根隆起之间。垂直切口不能放在牙根隆起上，因为这些位置的黏膜很薄。全黏骨膜瓣的主要优点是保留了瓣内的骨膜上血管，因此可保留瓣的血供。根据垂直切口的数目和角度，全黏骨膜瓣又分为三类：三角形全黏骨膜瓣、矩形全黏骨膜瓣和梯形全黏骨膜瓣。

三角瓣有一个垂直松弛切口和一个水平切口（图 24-22）。这种瓣可提供较好的入路和视野，不会在骨性缺损上切割，出血倾向不大。三角瓣的优势在于最低限度降低损伤血管的风险，使游离瓣的血供较充足[58]。切口较小则术后并发症较少发生。三角瓣容易操作，能充分暴露牙根冠 1/3 和中 1/3 的区域[87]。

三角瓣的一个缺点是不能充分暴露牙根的根尖 1/3。如果出现这种情况，则需要在瓣的近中和远中同时进行延伸以暴露更大的区域。由于龈乳头完全与骨板分离[87]和组织的收缩[86]，使用三角瓣发生牙龈退缩的风险很高，这是龈沟瓣的主要缺点。Moiseiwitsch[53]批评该行业中术者回避下颌前磨牙区根尖周手术的行为，他指出对位于颏孔后的牙齿，传统的术式是将三角瓣的垂直切口放在尖牙的近中线角，这样颏神经就会局限在瓣内，也可为手术提供充足的入路，他建议将垂直切口放在术区的远中，这样一方面可以有充足的入路，另一方面不会牵拉颏孔里的血管神经。这种方法带来的其中一种并发症是降低了该区域软组织的血供。另一方面，Kim[39]建议在进行下颌第一磨牙的根尖手术时，将垂直切口放在第一前磨牙的近中，可避开颏孔和附着于第二前磨牙的肌肉，这些肌肉若被损伤则影响愈合效果。

矩形瓣在前牙区域有优势（尤其当牙根很长时），并且能比三角瓣提供更好的入路（图 24-23）[39]。由于垂直切口与大血管平行，矩形瓣很少会切断血供。这类瓣对于患牙牙根很长而前庭很浅的患者可提供更好的入路，视野也有改善[87]。因为目前支持使用梯形瓣的证据不足，且梯形的斜切口比平行切口切断更多血管，因此Kim[39]不同意增宽瓣基部的梯形瓣设计。Mormann 和Ciancio[88]指出当瓣长度和基底长度之比大于 2∶1 时会影响血液循环。

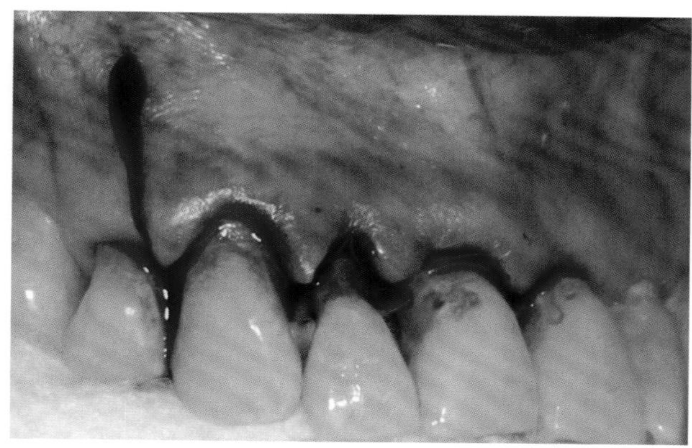

图 24-22　三角全黏骨膜瓣，有一个垂直松弛切口和一个水平切口。垂直切口选择在距离右侧切牙根尖一个牙位的位置

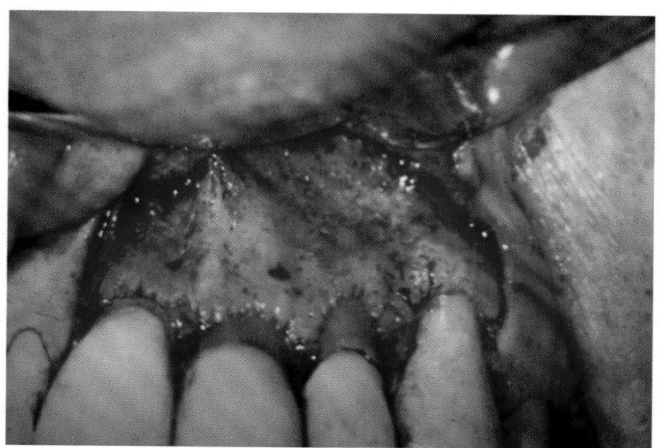

图 24-23　根尖手术中被翻起的矩形全黏骨膜瓣，暴露出上颌中切牙和侧切牙的长牙根

2. 局限黏骨膜瓣（龈缘下瓣）　水平和垂直切口都在龈边缘下的瓣（局限黏骨膜瓣），不包含龈边缘和龈乳头。这些瓣的水平切口位于附着龈，垂直切口位于牙槽黏膜和附着龈（图 24-19）。这种设计需保留 2~3mm 附着龈，以防止膜龈并发症并获得良好的创口关闭。

Ochsenbein 和 Luebke 在 1974 年提出该设计，通常在有牙冠和修复桥的情况下使用。此瓣在距膜龈联合 1mm和龈沟底根向 2mm 的附着龈里设计一个扇贝形切口，再加两个垂直松弛切口，从而为根尖提供足够的入路。将切口放在附着龈有利于该区域的血供，也有利于创口快速愈合[89]。这种设计可使龈缘接受来自牙槽嵴骨和舌侧龈乳头的血供。由于牙冠周围的附着龈没有切开，牙龈退缩的风险降低[73,87]。扇贝形的设计可使创口边缘准确复位。这种设计适用于有陶瓷修复体的美学区域，可减小术后软组织的收缩，通常能够达到美学要求。

这种瓣的缺点是要求水平切口冠向至少有 2mm 附着龈[90]，并且要求有健康的牙周组织和足够的骨支撑。如果牙周袋过深或附着龈不足，采用这种瓣设计可能会导致开裂或开窗等并发症。另外，这种设计无法暴露附着龈底部的牙根表面，还常会产生非预期瘢痕（图 24-24）[91]。

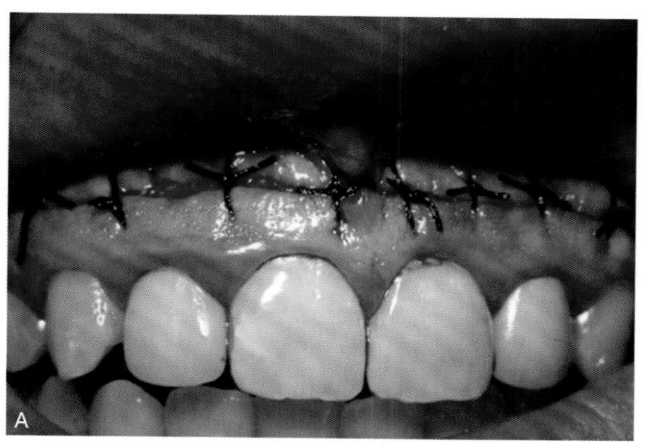

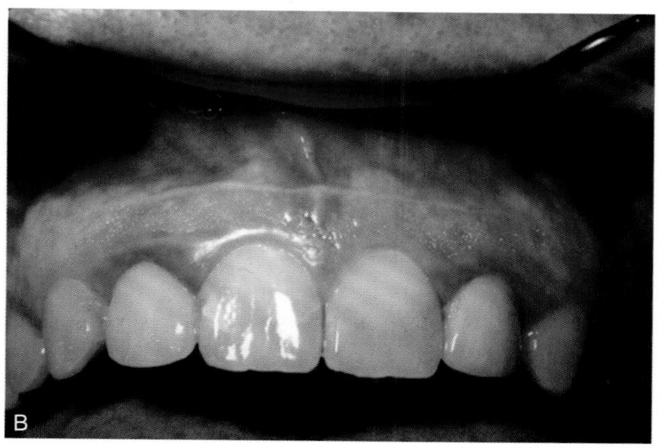

图 24-24　**A.** 缝合后的 Ochsenbein-Luebke 瓣　**B.** 术后 3 个月瘢痕形成

Vreeland 和 Tidwell[92]提出了这种瓣设计的变异形式，将瓣的前 2mm 改为中厚瓣，到达骨面后为全厚瓣。这种技术允许创口边缘的对位没那么准确[92]，但其并发症和之前的瓣设计是一样的。

为防止龈缘下瓣产生瘢痕，Velvart[89]提出了龈乳头基部切口（图 24-25），他指出在手术过程中保留完整龈乳头对功能、发音和美观很关键。Velvart[89]称将切口放在冠边缘时牙龈退缩的风险很高，在他的报道中，术后一个月龈乳头的平均高度为 0.05 ± 0.39mm，术后 3 个月，使用龈乳头基部切口时未发现牙龈退缩。与此相对，旁边牙齿的龈乳头进行了龈沟内切口，术后龈乳头退缩 1.25mm。

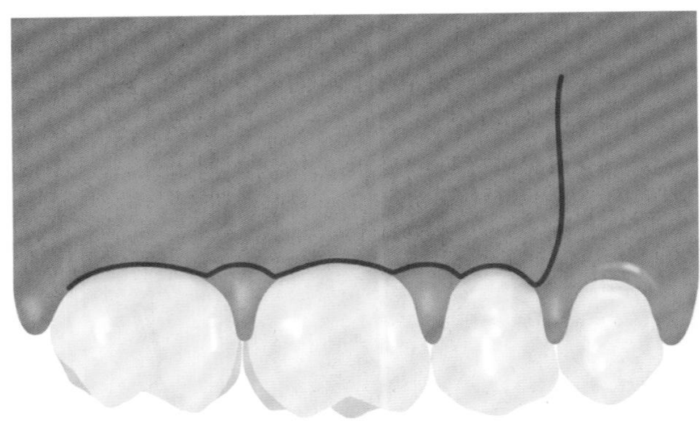

图 24-25 采用龈缘下瓣来保留龈乳头和防止牙龈退缩

Velvart[89]建议使用这种瓣时，须对软组织进行无创性操作。该技术包括龈乳头基部的两个切口：一个浅切口，深 1.5mm，穿过上皮和结缔组织，第二个切口指向牙槽嵴骨。这种方法可防止瓣的冠方部分变薄，对愈合很重要。Velvart[89]指出龈乳头基部切口不但可防止退缩，引起的疤痕也小。Von Arx 等[93, 94]表明与龈乳头基部切口和龈缘下切口相比，龈沟内切口会明显降低龈乳头高度。Sargolzaie 等[95]通过随机对照试验表明，在术后 1 个月时，全厚瓣比龈乳头基部切口引起更大的龈缘高度降低。然而，这两种方法在探诊出血、附着丧失、探诊深度或牙龈指数都没有统计学差异。

Sabeti 等[96]介绍了一种改良的龈乳头水平切口以保留龈乳头并改善根尖手术后的美观性（图 24-26）。这种技术的目的是设计一种能体现软组织保存、修复和重建重要性的根管外科手术瓣。这种技术利用显微手术刀片在龈乳头对应釉牙骨质界的水平以直角做水平的乳头状切口，向近中、远中分别延伸到手术牙以外的两个牙位，在龈乳头形成对接接头。随后将乳头状切口连接在一起，手术中在所有累及牙齿的唇侧以沟内方式延长切口（图 24-26）。根据需要的入口大小，在瓣的线角处有一个袋状设计或一到两个垂直切口（图 24-26）。垂直切口要放在牙齿最远的线角处（近远中最远处）以便可利用邻近没有被切到的龈乳头进行缝合（图 24-26）。这种切口一般向手术牙的近中和远中延伸两个牙位，这样可有充足的入路和视野。显微手术刀以 45° 倾斜的角度作垂直切口，通过结缔组织贴合结缔组织、上皮贴合上皮的愈合防止产生瘢痕[97]。

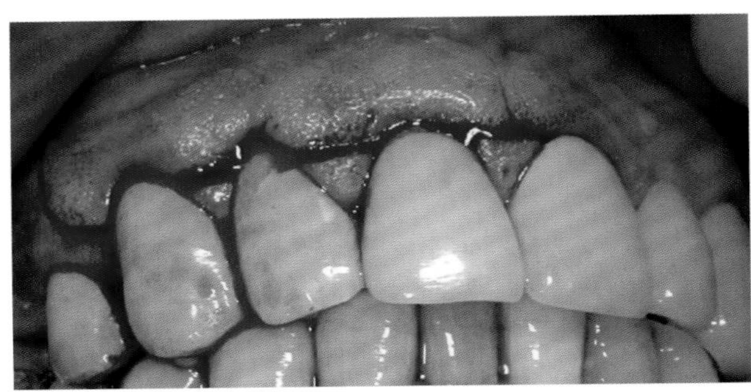

图 24-26 改良的龈缘下瓣以保存龈乳头并改善根尖手术后的美观性

垂直切口需制备成 C 形（弯曲），并至少延伸到骨性缺损边缘根方 4mm 处。然后切口水平向缺损处延伸 2~3mm（回切），以防止疤痕形成。C 形垂直切口由冠部的水平切口、中部的内弯切口和黏膜内的根尖部回切切口组成。C 形切口的优势在于比直的垂直切口提供更大的手术入路，瓣复位时有更好的灵活性，水平切口部分使关闭瓣时有更好的适应性。因为增加了切口的长度而降低了张力，内弯和回切部分使瓣有灵活性。使用钝性分离术，从牙颈部和周边可用的骨小心翻起黏骨膜瓣以暴露缺损的骨缘。

改良水平乳头状切口的优点如下[98]。

（1）这种切口保留了龈乳头并尽可能少地切割牙龈边缘。

（2）由于减少了切断血管，可能会改善创口愈合。

（3）防止或减少瘢痕的形成。由于瓣的灵活性，提供更好的入路和视野。

（4）切开和翻瓣的难度不大。

（5）瓣容易复位且复位准确。

（6）由于牙龈边缘很少被切割，可更舒适地清理创口，患者的依从性提高，更能维护口腔卫生。实现牙根的覆盖。

（三）瓣提高和翻开

瓣提高指的是从牙槽骨表面分离软组织（牙龈、黏膜和骨膜）的过程。这个过程应该在水平切口和垂直切口交界处根方几毫米处的垂直切口开始。应选择能够轻柔地将骨膜和其表面组织从骨密质板分离的骨膜剥离器（图 24-27）（图 24-28A）。一旦这些组织从骨密质板分离，并且骨膜剥离器能够插入到它们和骨之间，就将骨膜剥离器转向冠方。这使边缘牙龈和牙间牙龈可在不直接施加分离作用力的情况下与下面的骨组织和相对的切口边缘分离。这种允许所有的直接翻瓣力作用于骨膜和骨骼的技术称为“底部提升”[71]。

底部提升要将整个水平切口范围的附着龈（边缘龈和牙间龈）与底部的骨组织分离（图 24-28B）。翻起这些组织之后，继续向根方进行翻瓣，从骨密质翻起牙槽黏膜以及下层骨膜，直到手术的区域获得足够的手术入路。一旦完全翻起瓣，骨密质外露的表面通常会出现小的出血组织标记（图 24-28C），特别是牙根间凹陷的区域，这些组织标记的出血会在几分钟后停止，不应该损伤或清除。研究表明这些出血组织标记是皮质剩下的骨膜组织，对组织愈合及瓣再贴附到骨密质上可能起到非常重要的作用。

瓣牵拉指的是将软组织翻起固定的过程。正确的瓣牵拉有赖于瓣切口的恰当延伸和恰当翻起黏骨膜。为根尖周和牙根组织提供视野和操作的入路非常关键。组织牵拉器必须始终轻柔且稳定地紧贴骨密质。这样组织牵拉器就成为被翻起软组织的被动机械屏障。如果疏忽地将牵拉器压在软组织瓣的基部，将会造成牙槽黏膜的损伤，可能会导致愈合延迟并增加术后并发症的风险。

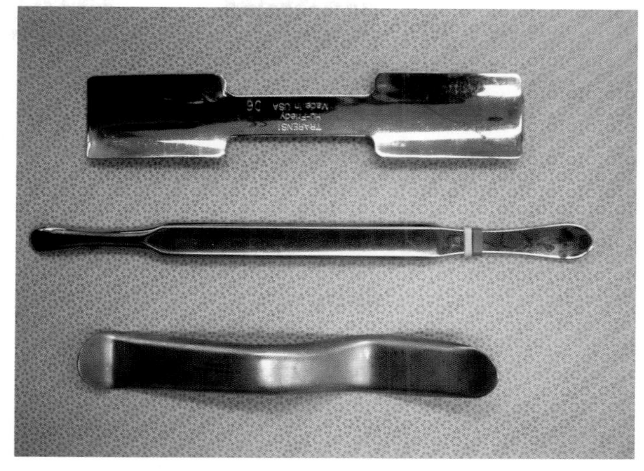

图 24-27　牙髓病学的组织牵引器示例（上面——Arens 组织牵引器；中间——Seldin 牵引器；下面——明尼苏达州大学牵引器）

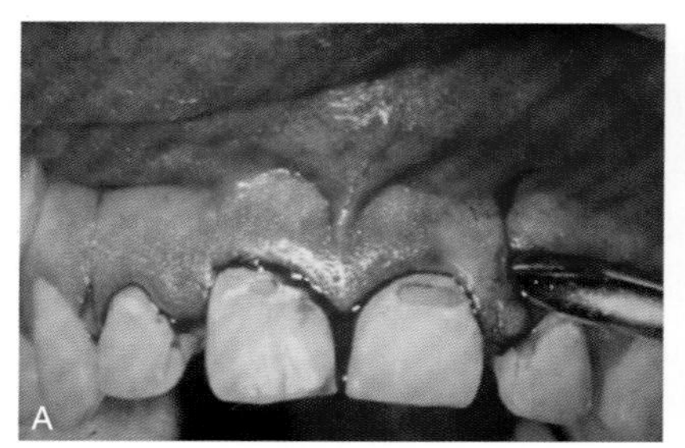

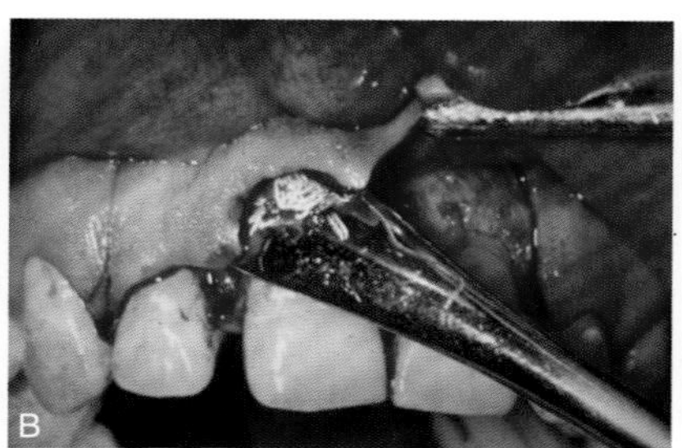

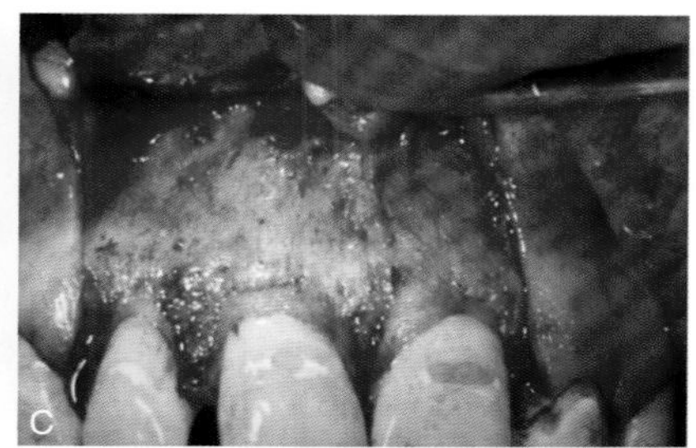

图 24-28　**A.** 起初的瓣提升　**B.** 部分翻起的瓣　**C.** 完全翻起的瓣

选择大小、形状合适的牵拉器（图 24-27）对于减少软组织损伤是很重要的。如果牵拉器太大，可能会损伤周围的组织。如果牵拉器太小，瓣组织会从牵拉器中滑落从而影响术者的视野，这样不但会增加软组织的损伤，还会延长手术的时间。根尖手术一个公认的原则是瓣被牵拉的时间越长，术后并发症的发生率越高。由于牵拉瓣的过程可能会影响瓣组织的血供，因此这是一个合乎逻辑的结论。随着手术时间的推移，这将导致组织缺氧和酸中毒，延迟伤口的愈合[71]。

不管牵拉的时间长短，瓣的骨膜表面需频繁使用生理盐水冲洗（0.9% 氯化钠）。由于水的渗透压比组织液低，因此应当选用生理盐水而非水进行冲洗。没有必要冲洗瓣表面，因为表面的复层鳞状上皮可防止其脱水。局限黏骨膜瓣比全黏骨膜瓣更容易脱水，可能需要更频繁的冲洗。

三、局部止血剂

根管外科手术过程中局部止血是成功的关键，主要通过麻药中的肾上腺素来实现。手术过程中局部使用止血剂，有助于控制小血管的出血。目前有很多止血剂被推荐在根尖手术中使用，它们的作用机制、止血能力以及对愈合的影响各有不同，但都是通过诱导血块形成辅助凝血[65]。根尖手术中最常使用的止血剂包括：骨蜡、肾上腺素棉球、硫酸铁、硫酸钙、胶原材料、Surgicel、Gelfoam、氯化铝和 HemCon。

（一）骨蜡

1892 年骨蜡被 Horsley 用作止血剂。它是不可吸收的材料，主要由 88% 高纯度蜂蜡和 12% 棕榈酸异丙酯组成，其中，棕榈酸异丙酯发挥软化和调节剂作用[99]。骨蜡作为止血剂，是通过紧贴骨面而发挥机械填塞的作用，但并不影响血凝块的形成机制[58]。

使用骨蜡进行止血时，通常将材料加压填塞整个骨腔，然后小心去除过量的骨蜡，仅暴露根尖。根尖倒充填之后，骨蜡要完全清除干净[58]。研究指出，骨腔中残余骨蜡会引起持续的炎症、异物反应、瘘管形成和愈合延缓[100-104]。因此，如果存在其他替代方法，不推荐使用骨蜡[38,65,101,105]。

（二）肾上腺素棉球

根尖手术过程中建议使用血管收缩素作为局部止血药。很多医生在根尖手术过程中使用肾上腺素作为主要的止血剂[38,58]。将肾上腺素棉球放到骨腔之前，要将根尖周的肉芽组织去除使肾上腺素与骨直接接触。使用肾上腺素棉球加压处理同时具有化学和物理止血的作用，止血效果较好[58]。目前，含有盐酸外消旋肾上腺素的棉球已经商品化（图 24-29）。每个棉球平均含有 0.55mg 盐酸外消旋肾上腺素，在根尖手术通常能发挥较好的止血效果[106]。然而，使用含有肾

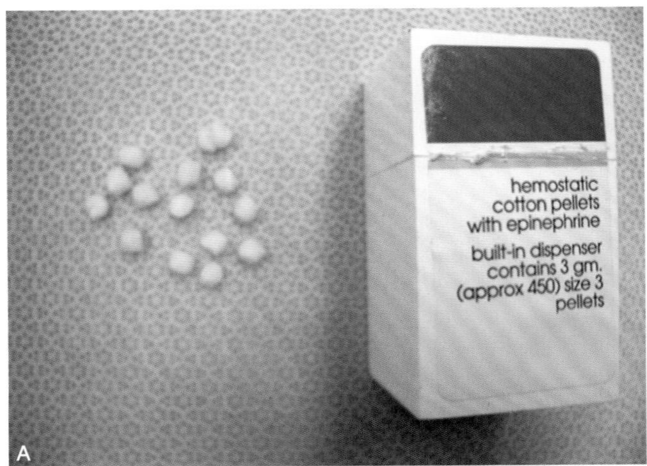

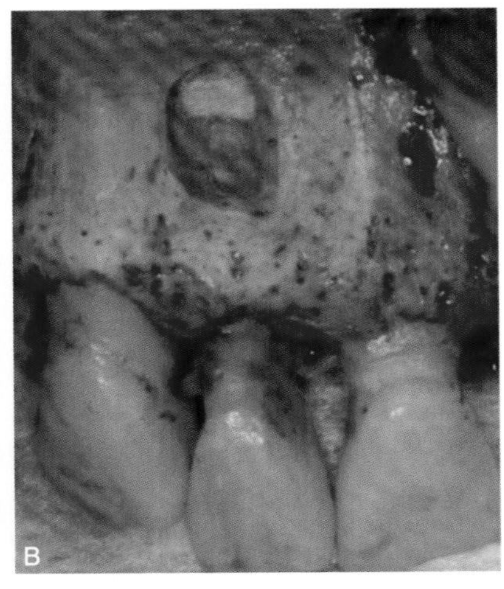

图 24-29 A. 含有盐酸外消旋肾上腺素的棉球已经商品化 **B.** 局部使用这些棉球有局部止血的作用

上腺素的棉球进行局部止血有两个潜在问题：①系统的心血管效应；②在创口内可能会残留棉球的纤维。

由于骨松质有很多血管特别是大量毛细血管分布，根尖手术过程中直接在骨松质表面使用肾上腺素可能会引起明显的心血管改变[107]。Wood 等[108]比较了骨内注射和浸润注射后患者的心率。注射后两分钟，骨内注射的患者心率明显提高[108]。Besner 指出在根尖手术过程中，使用一个含有 1.15mg 盐酸肾上腺素的 Racellet 棉球，患者的脉搏没有改变[65]。Vickers 等[106]将 3#Racellet 棉球放在 39 位患者的骨腔中 2~4 分钟，测量他们的血压和脉搏变化，结果显示，与生理盐水棉球对照组相比，3#Racellet 棉球没有引起明显的心血管改变[106]。Vy 等[109]也同样证实，根尖手术过程中使用含有 2.25% 外消旋肾上腺素的 CollaCote 胶原止血，对患者血压和脉搏的影响很少甚至无影响。Kim 和 Kartchman 称局部使用肾上腺素，可收缩局部血管，但基本没有全身作用[58]。根据目前的文献资料，使用含肾上腺素的棉球对全身心血管的作用很小。

然而，根尖手术中使用含有肾上腺素的棉球导致棉纤维的残留是一个关键问题[37,110]。Gutmann 和 Harrison[37]表示在术区留下的疏松棉纤维可能会嵌入到根尖倒预备窝洞和倒充填材料之间，影响根尖封闭。他们也指出手术区的棉纤维可能会成为异物，延缓创口的愈合。为解决这个问题，根尖手术中使用的每一个棉球都要清点，在关闭创口之前要轻轻地搔刮骨腔以去除埋在骨里的棉纤维[105]。骨腔里的残留棉纤维可通过用浸泡 10 滴 2.25% 外消旋肾上腺素的 CollaCote 和棉球清除[109]。

（三）硫酸铁

硫酸铁是一种化学物质，在 1875 年首次被用作止血剂，称为 Monsel 溶液（20% 硫酸铁）[58]，它的 pH 为 0.8~1.6，可引起组织坏死[101]。硫酸铁会引起血浆蛋白的凝集并封堵血管的开口，若硫酸铁接触活体组织，将即刻引起活体组织颜色改变。由于硫酸铁的低 pH，细胞毒性很强，使用时必须非常小心。建议使用之后要完全清除产生的血凝块[58,111]。

Lemon 等利用兔下颌骨骨缺损模型，发现残留硫酸铁会对骨愈合有明显的副作用：影响愈合，引起异物反应，还有可能形成脓肿（图 24-30A）[112]。利用同样的模型进行后续的研究，手术区在硫酸铁作用 5 分钟后进行搔刮，用生理盐水冲洗，这种情况下作者发现实验组和对照组在愈合上没有显著性差异（图 24-30B）[111]。因此，只要将术区的凝血块完全清除，使用硫酸铁作为局部止血剂是安全的[58,101,111,112]。

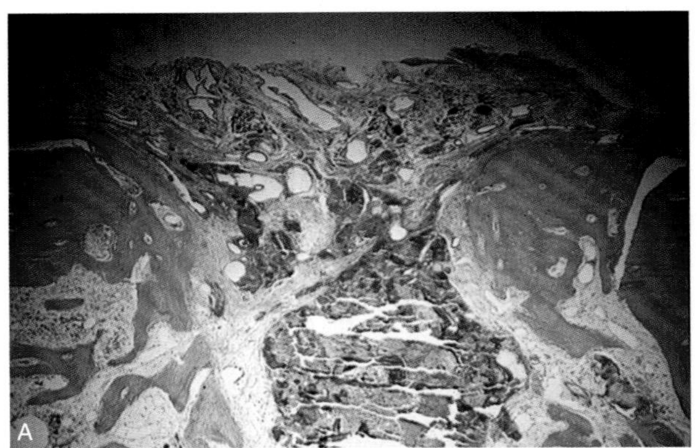

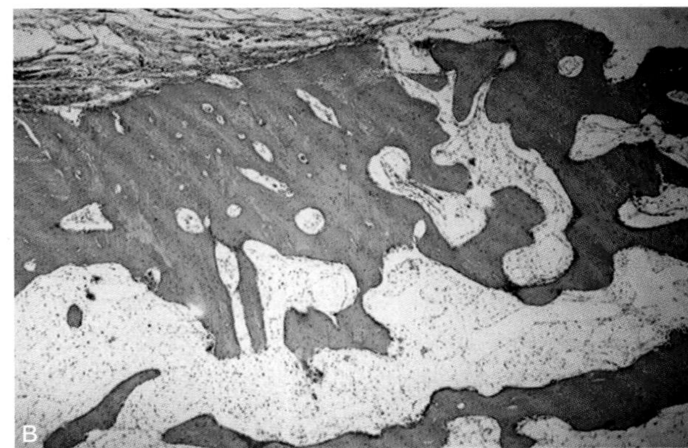

图 24-30 A. 当硫酸铁残留于兔的下颌骨时，可见愈合受阻、异物反应和脓肿形成[111] **B.** 术区在硫酸铁作用后，进行搔刮和生理盐水冲洗，没有观察到副作用[112]

（四）硫酸钙

硫酸钙，也被称为巴黎石膏，从18世纪后期就作为替代骨移植材料用于填补骨缺损[105]。在口腔科硫酸钙最早是用来填充大范围的手术骨缺损、作为屏障材料用于引导组织再生术或用来修复根分叉病损[65]。目前，在根尖手术过程中硫酸钙被推荐作为止血材料使用，通过发挥物理屏障作用填塞血管通道[58,113]。它是一种可吸收的材料，将其放在骨腔后，用湿棉球向骨腔壁压实硫酸钙，将硫酸钙挖走即可暴露根尖[65,113,114]。完成根尖倒充填之后，剩余的硫酸钙可以清除或者留在骨腔内。

（五）胶原材料

用于手术止血的胶原来源于牛，可制作成薄片和海绵垫的形式[65]。研究显示在胶原存在的情况下，骨修复能顺利进行，不存在异物反应或者感染[115]。有研究比较了几种止血剂对鼠周围神经功能的作用，发现在骨蜡、明胶海绵、Surgicel和胶原中，牛的胶原是最合适的止血剂[116]。

（六）Surgicel

Surgicel是一种类似手术纱布的材料，通过再生α纤维素氧化（氧化纤维素）制得[100,101]。最初作为物理屏障，与血液接触之后变成粘性物质充当人工的血凝块[100,101,105]。有学者通过动物实验对比了3种不同的止血剂（即骨蜡、Surgicel和Gelfoam）的骨反应，如果留在术区，Surgicel会延缓愈合速率，引起最严重的炎症反应[100]。这是由于Surgicel很难完全清除，残留的小碎片会导致术区炎症反应的延长和异物反应的发生[100]。

（七）Gelfoam

Gelfoam是一种明胶海绵，不溶于水、可吸收的生物材料[58,100,101]。它通过促进血小板的分解和随后的凝血活酶、凝血酶的释放来激活内源性的凝血途径[58,100,101]。Ibarrola等比较了鼠胫骨对骨蜡、Surgicel和Gelfoam的组织学反应[100]。120天后的实验结果显示，Gelfoam通常能够完全吸收，并且骨缺损愈合良好。

（八）氯化铝

Expasyl是一种含有氯化铝和高岭土的糊剂，被建议在取模之前和戴入修复体之前，用来收缩牙龈以确保边缘龈的分开和龈沟的干燥[117,118]。多个研究表明，氯化铝会引起组织的炎症反应[119,120]。Von Arx等[117]利用兔的颅骨模型进行根尖手术，比较了3种止血剂，骨蜡、Expasyl和硫酸铁（Stasis）。Expasyl比Stasis的止血效果更好。Expasyl联合Stasis是控制骨缺损出血最有效的材料。然而，在同一个研究中，氯化铝显示了异物反应，术后3周和12周观察到局部有巨噬细胞和炎症细胞的浸润。和对照部位相比，新骨的形成不多并有延迟。为防止这种反应的发生，目前建议在根尖手术中使用氯化铝止血后，要用球钻搔刮和清洁骨腔，使用生理盐水冲洗术区后再关闭术区[117]。

（九）HemCon

HemCon牙科辅料最近被推荐用作局部止血剂。这个材料不但能止血，还有抗菌的性能，这是它与其他止血剂相比的优点[121]。它是由冻干的壳聚糖和霉菌制成的高正电性海绵样材料，可与带负电的血红细胞结合。因此，它能够形成黏性凝块促进止血。

四、去骨

去骨的定义是指在手术部位切除覆盖在牙根末端表面的骨密质和骨松质（图24-31）。进入骨腔的位置和大小的确定是根尖手术的一个要点，在骨腔中要进行根尖切除、根尖倒预备和根尖倒充填。完善的影像学检查对根管治疗的每一个方面都至关重要[122]。根尖周的影像学资料对诊断根尖周病损的范围以及与重要解剖结构的位置关系提供的信息有限。因此，需要使用CBCT来确定根尖周病损的位置和大小、病损与重要结构的关系、骨密质板的厚度[69,70]。

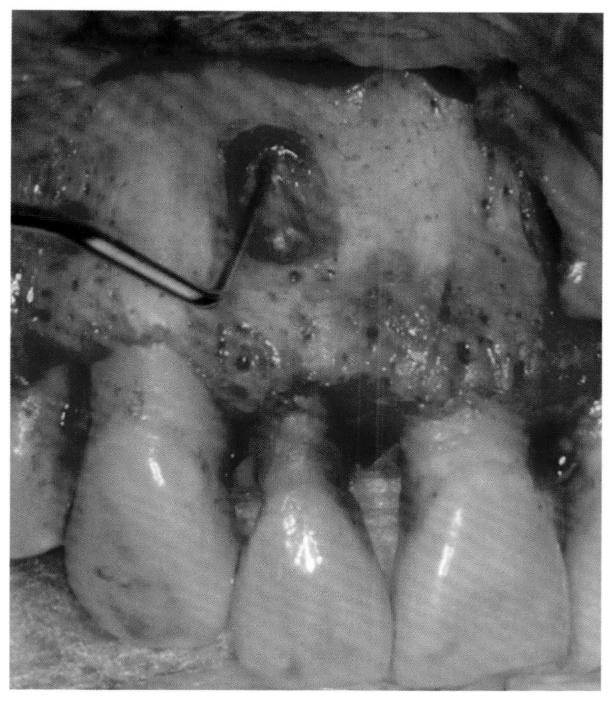

图24-31　右上颌侧切牙的根尖手术进行了完整的去骨术

合适的去骨可为进入病损的根尖周区域提供入路。为了避免手术中或者手术后的机械损伤并防止不必要的并发症，操作者必须要对解剖和骨生理有全面的了解。由于骨是活组织，去骨时一定要轻柔且高效，尽量少产热。去骨过程中产热与钻的大小、设计、切割速度、去骨的量、切割时的压力、冲洗以及对产生碎屑的吸取有关[123-133]。

（一）热效应、车针类型和转速

因为术中使用了血管收缩剂，进入骨的血液减少，去骨过程中产生的热量会对本已脆弱的骨造成不可逆的损伤。Eriksson 等[123]报道对骨造成不可逆损伤的温度阈值是 44~47℃,并持续 1 分钟。去骨过程中,必须使用生理盐水冷却液来降低组织的温度。另一个影响去骨过程中产热的因素是去除骨的方法。Matthews 和 Hirsch[124]利用尸体进行研究,分析分次钻磨和连续钻磨的效果。结果发现分次钻磨可有效降低温度并减少产生的碎屑[124]。因此,去骨应分次轻柔地钻磨,并用大量生理盐水冲洗以达到最大的切削效率和最小的产热。

另一个影响去骨的因素是钻的转速。关于钻磨速度、轴向钻磨力和加压速率与钻骨温度的关系有大量的研究,但至今未达成共识[125]。Vaughan 和 Peyton[126]发现备洞过程中转速越大,温度就会越高。然而,Matthew 和 Hirsh[124]的研究结果与之相反,他们发现钻速在 345r/min 到 2 900r/min 之间时,转速的提高并没有显著提高温度。Nam 等[127]发现提高转速(600r/min 和 1 200r/min)或者加大钻磨的力度(500g 和 1 000g)会影响骨组织温度。

20 世纪 60 年代一些病理研究比较了高、低速手机对骨组织的影响,结果显示使用高速手机对骨组织的损伤很小或者无损伤。尽管不同的文献报道手机对骨组织的影响并不一致,但手机在术中应用导致面部的皮下气肿确实有病例报道,说明在手术过程中使用高速牙科手机可能存在致命的风险[128]。钻头的形状和类型、钻机的规格,例如钻磨的角度和清除碎屑的角度都对切削效率和产热有影响。Kalidindi[129]发现温度随钻直径的增大以指数上升,导致整体的摩擦和产热增加。

在钻磨过程中,清除碎屑角度或钻头侧面清除材料的角度至关重要,因为这可能导致摩擦热[129]。有文章提示清除角度为 15°时切削效率更高并且产热更少[130]。Moss[131]和 Boyne[132]比较了不同的钻针类型和形状,发现 6 号和 8 号球钻比裂钻或者金刚砂钻切削的表面更加平滑,炎症反应小而且愈合时间更短。Moss 报道 6 号球钻比裂钻造成的组织坏死范围更小[131]。根据 Calderwood 等[133]的研究,金刚砂钻在切削骨方面的效果最差,会引起愈合延迟。

(二)去骨尺寸

对于根尖手术去骨的大小一直存在着争议。Boyne[132]检查了 9 位患者 21 处前牙区的根尖周病损,这些病损至少有一边骨密质板是完整的。将病损分为两组:5~8mm 和 9~12mm。结果发现与大面积缺损相比,小缺损有完全的骨再生,而大的缺损有疝伴纤维组织形成。Hjorting-Hansen 和 Andreason[134]在实验狗身上进行了类似的研究,他们发现当病损大小为 5mm 或以下并且有一边骨密质板完整时,病损能够完全愈合。然而,当两边的骨密质板都去除后,则会出现愈合不完全,伴有纤维组织形成。这些结果提示小面积缺损更容易完全愈合。目前的显微根尖手术与传统的根尖手术相比,术者可以尽量少地去骨。Rubinstein 和 Kim 称小面积病损比大面积病损愈合速度更快[135]。

(三)去骨步骤

去骨通常使用尖锐的球钻,直到能够定位根尖(图 24-32)。建议使用轻刷的动作来去骨。CBCT 对根尖定位、判断牙根倾斜度、了解骨板厚度和根尖周病损的大小和范围是非常有帮助的。当病损穿通颊侧或舌侧的骨密质板,只有一层薄的骨覆盖在牙根上,或者存在骨开窗,去骨较容易进行。然而,对于骨密质板完整的病例,去骨的过程会比较复杂,需要去除完整的骨密质板以暴露根尖的位置。

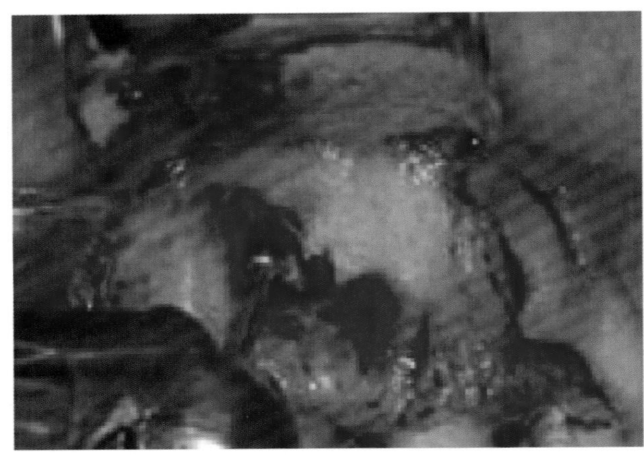

图 24-32 高速涡轮手机和尖锐的球钻用来去骨。这个过程要持续用无菌水冲洗

放置 X 线阻射的物体在去骨的区域有助于定位牙根。牙根通常是黄色且颜色较深,探诊不会出血,触诊光滑且较硬,周围有牙周膜[136]。利用手术显微镜和 1% 亚甲基蓝染液可以帮助区分骨组织和牙根。

五、根尖区的处理

(一)根尖周搔刮

根尖周搔刮的目的是去除根尖周围的病理性软组织(图 24-33)。这个过程可为术区提供合适的入路和清晰的视野。将根尖周病损去除可减少出血,并为病理学检查提供活检样品。根尖周的病理软组织应该用合适的挖器小心剥离,在显微镜下检查确保骨腔已经清理干净,没有组织残留。注射局部麻药有助于病损的去除,减少后续操作中的疼痛和不适[137,138]。如果软组织病损累及了 Schneiderian 膜,要小心去除病损,避免穿通和穿孔[139]。在保证手术结果成功的前提下,不要求必须要完全去除病损。

适合用于去除病理性软组织的器械包括 Lucas86 骨刮匙、Columbia11/12 牙周刮匙和 13/14 牙周刮匙。需要保留部分软组织作为活检样本。

(二)根尖切除

根尖切除的目的是去除解剖变异、纠正操作失误、评估并建立根尖封闭、减少根尖开窗。根尖切除包括将根尖部分制备成斜面(图 24-34)。根尖切除去除了未处理的根尖部分,使术者能够判断治疗失败的原因。根尖切除还能平

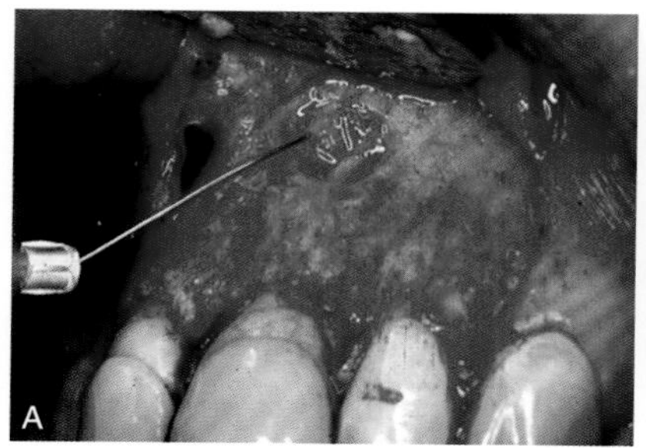
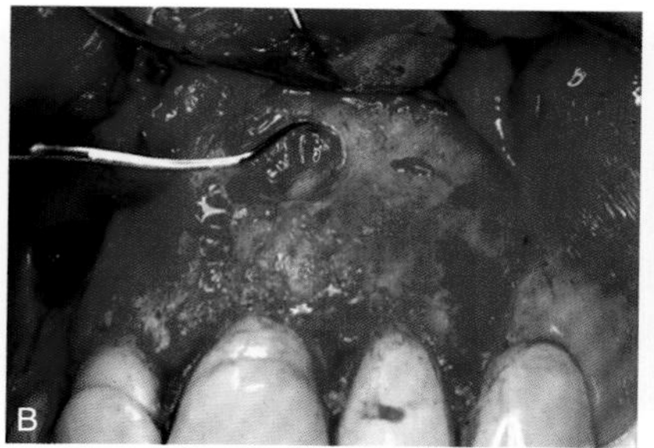
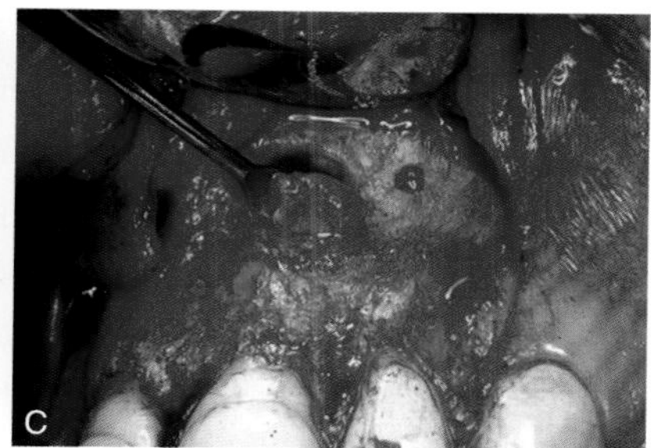

图 24-33　A. 对根尖周病损注射局部麻药　**B.** 用探针剥离病损　**C.** 用挖器去除根尖周病损

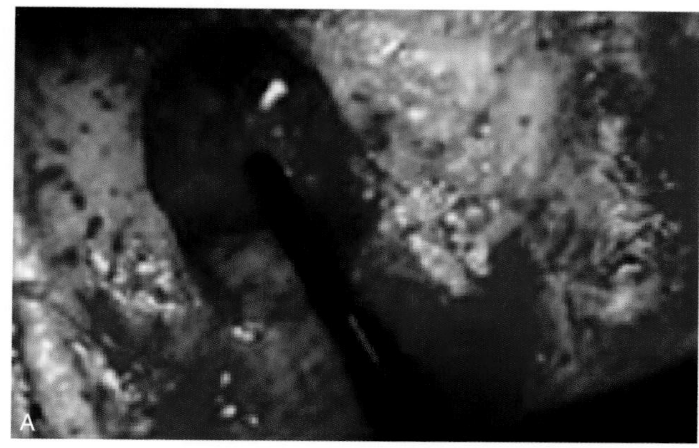
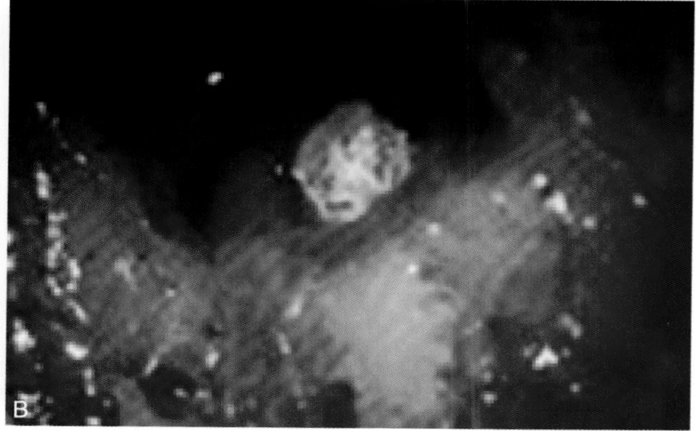

图 24-34　A. 用裂钻和高速手机进行根尖切除，同时用大量的无菌水冲洗　**B.** 要切除整个根尖，便于检查

整根尖区，使术者能够在根尖进行倒预备窝洞并放置根尖倒充填材料。

对于根尖手术中根尖切除量至今还没有达成共识。Gilheany 等[140]建议至少切除根尖 2mm 以减少细菌的渗漏。Morfis 等[141]通过研究根尖解剖结构，发现牙齿根尖区域都有副孔的存在。Kim 和 Kratchman[58]建议至少切除根尖 3mm，因为这部分包括 98% 的根尖分歧和 93% 侧支根管。不建议根尖去除量大于 3mm，以保存足够的牙根长度（7~9mm），有利于牙齿的强度和稳定性[58]。

根尖切除另一个重要的因素是根尖斜面的角度。进行显微根尖手术的一个主要优点是保证视野清晰的前提下减少根尖斜面的角度。在传统的技术中，使用大的手术器械需要 45°~60° 的根尖斜面。Kim 和 Kratchman[58]认为这个预备角度会敞开很多牙本质小管，导致不必要的颊侧骨丧失，削弱牙根强度。目前利用显微根尖手术技术，他们建议根尖切除的时候只需要很小的根尖斜面角度，甚至不需要倾斜[58]。

根尖切除之后分析牙根外形的解剖结构是很关键的。根据 Kim 和 Kratchman 的报道[58]，这是显微根尖手术最重要的一个步骤，对手术成功很关键。Carr[142]认为手术失败的病例是由于遗漏的舌侧根管或者是峡区清理不彻底。在显微镜下利用亚甲基蓝染液观察牙根的形状和轮廓，并识别峡区可以避免这种失误。根尖完全切除之后，在高倍镜下可以观察到各种裂纹、根管异常、遗漏根管或峡区[143]。

（三）根尖洞形预备

传统的根尖倒预备是利用微型涡轮手机和旋转车针进行的。这种技术有很多缺点，例如入路困难（尤其是当操作空间不足时）、有牙根穿孔的风险、根尖倒预备的深度不足而导致不能放置足够的根尖倒充填材料。另外，感染的峡区无法清理和充填[144]。1957 年 Richman 首次在牙髓病学领域引入了超声器械。自此之后，Carr 介绍了向后形的超声工作尖设计[142]。使用显微超声工作尖进行根尖倒预备是根尖手术的重大进步。目前使用超声工作尖已经是根尖手术的标准流程。

多个研究报道了超声工作尖相对于传统器械的优越性。根尖手术中用于根尖倒预备的显微超声工作尖有多种设计（图 24-35）[145]。Wuchenich 等[146]利用尸体进行研究，通过扫描电镜比较了显微超声工作尖和传统的钻进行根尖倒预备后的洞形。结果发现显微超声工作尖预备的洞壁比钻预备的更加平整、干净（图 24-36）。在另一个扫描电镜的研究中，Gorman 等[147]报道了利用显微超声工作尖预备的根尖窝洞相对于传统的钻预备的根尖窝洞，有更少的玷污层。有学者对 399 位患者进行了一项前瞻性随机对照治疗研究，发现利用显微超声工作尖进行根尖倒预备的手术成功率为 80.5%。而使用传统根尖倒预备，成功率则降到 70.9%[148]。这个临床研究表明使用显微超声工作尖可制备更深且干净的根尖洞形，彻底清除不规则解剖结构中的病损组织，获得更好的手术疗效[148]。

然而，尽管显微超声工作尖有很多优点，但它也可能会引发牙根裂纹和根尖微渗漏[149]。Layton 等[150]通过体外研究发现，利用显微超声工作尖进行倒预备后的根尖，与只进行根尖切除后的根尖相比，微裂纹明显增加。因此，建议采用低功率以减少微裂纹的产生。与这些研究结果相反，Gray 等[151]利用尸体进行研究，发现使用显微超声工作尖进行倒预备并没有明显增加根尖微裂纹。这种差异可能是由于尸体的牙齿有牙周膜会吸收超声工作尖倒预备过程中的震动。

多数研究采用的是不锈钢显微超声工作尖进行根尖倒预备。最近，市面上推出了有金刚砂涂层的超声工作尖，称这些超声工作尖切削得更快、效率更高，并可减少与牙齿的接触时间。虽然利用显微超声工作尖进行根尖倒预备可能会产生牙根微裂纹，但是尚无文献报道这些微裂纹的出现与根尖手术成功率相关。因此，显微超声技术的优点超过了出现牙根微裂纹所带来的潜在临床风险[148]。

目前，多种超声工作尖都可以适应术区入路。使用时，将超声工作尖放置在根尖，与牙根长轴平行。利用显微超声工作尖向根管方向预备Ⅰ类洞形，预备的深度至少达3mm（图 24-37）。复杂的牙根解剖结构可能需要其他类型的预备洞形。显微超声工作尖在控制方向上有优势，易于使用，并使预备的深度均匀[152]。另外，显微超声工作尖的预备洞形更小，对于峡区的预备更加容易，更容易顺应根管的方向。因此，显微超声工作尖比钻更好地清理牙根表面，减轻操作者的疲劳[151, 152]。

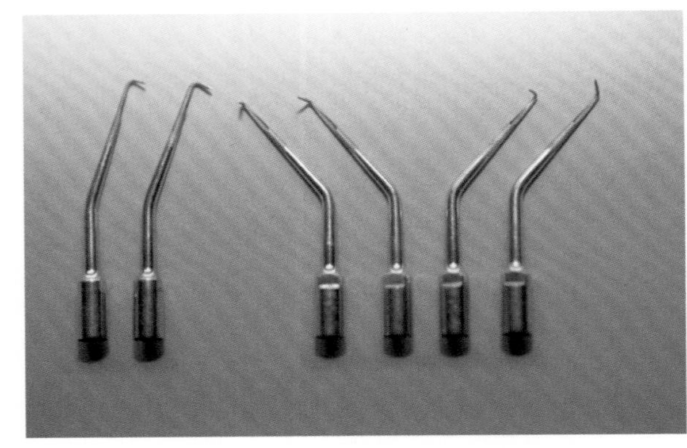

图 24-35 目前多种显微超声工作尖可用于根尖倒预备，不同的工作尖有不同的特点，可用于不同的牙根

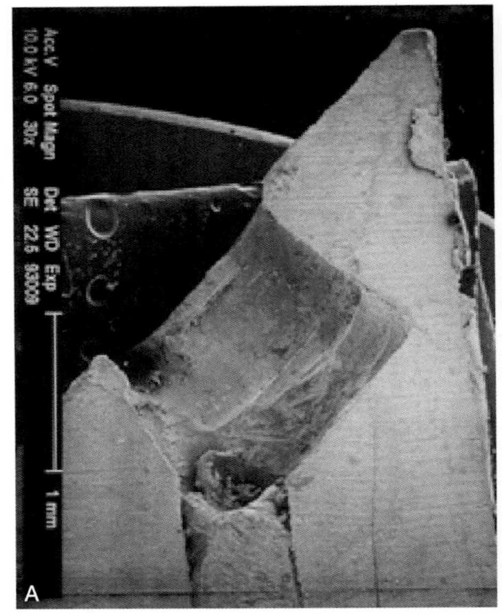

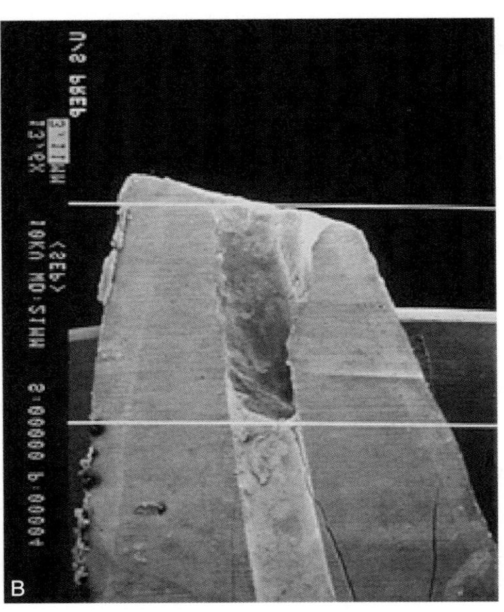

图 24-36 **A.** 扫描电镜显示利用车针预备的根尖洞形 **B.** 扫描电镜显示利用显微超声工作尖预备的根尖洞形

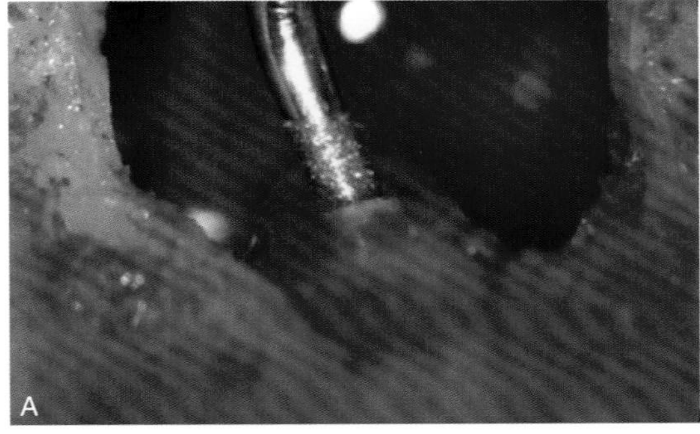

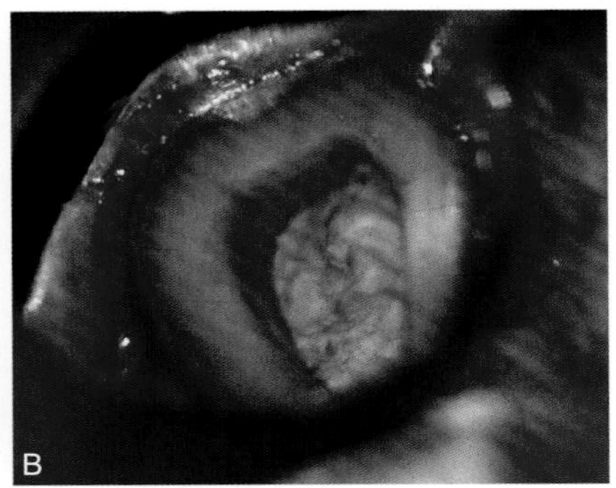

图 24-37 **A.** 使用显微超声工作尖预备根尖洞形 **B.** 使用显微超声工作尖进行Ⅰ类洞的预备，预备深度为 3mm

（四）根尖倒充填材料

根尖倒充填的目的是在根管和根尖周组织之间建立封闭。理想的根尖倒充填材料应该具备以下性能：①防止细菌及其产物渗漏到根尖周组织；②无毒；③无致癌性；④生物相容性；⑤不能溶于组织液中；⑥性能稳定；⑦固化不受潮湿的环境影响；⑧使用方便；⑨阻射性；⑩不使牙齿染色；⑪生物诱导性（促进牙骨质形成）[153]。很多材料被用作根尖倒充填材料，包括牙胶、银汞、聚羧酸水门汀、磷酸锌水门汀、氧化锌丁香油糊剂、IRM 水门汀、EBA 水门汀、Cavit、玻璃离子、复合树脂、金箔和金叶、银尖、氰基丙烯酸酯、聚 HEMA 水凝胶、Diaket 根管封闭剂、钛钉和聚四氟乙烯[37]。根尖倒充填材料的适用性通过了微渗漏、边缘适应性、细胞毒性、实验动物及临床试验的检测。虽然有很多材料可以选择，但是没有一种材料能够达到理想根尖倒充填材料的所有要求。

1993 年，美国 Loma Linda 大学 Torabinejad 等开发了一种新型的根尖倒充填材料三氧化矿物凝聚体（MTA）。MTA 的主要成分包括硅酸三钙、铝酸三钙、氧化三钙和氧化硅[154]。学者对 MTA 的微渗漏（染料渗透、流体过滤和细胞渗漏）、边缘适应性（SEM）和生物相容性（细胞毒性、组织植入和体内动物病理分析）进行广泛的研究。研究发现 MTA 的封闭性能比 Super-EBA 更好，且不会因为血液的污染而受到影响[155]。它的边缘适应性比银汞、IRM 或者 Super-EBA 都要好[156]。MTA 与银汞、IRM 和 Super-EBA 相比，细胞毒性更低[40]。MTA 固化后的 pH 为 12.5，固化时间是 3 小时 45 分钟，固化时间比银汞、IRM 和 Super-EBA 长更多。报道称 MTA 固化后的即刻压缩强度是 40MPa，低于银汞、IRM 和 Super-EBA，但是 21 天后压缩强度上升到 70MPa，此时与银汞、IRM 和 Super-EBA 相当[154]。与其他根尖倒充填材料不能耐受潮湿不同，MTA 的固化需要潮湿的环境。MTA 粉体的水化作用导致其变成胶体凝胶，进而固化成质硬的结构[157]。多个研究提示，MTA 的溶解性很低或者不溶解。然而有一项长达 78 天的研究显示，MTA 的溶解性逐渐增大[158]。对于 MTA 的抗菌性能，虽然结果不一，有报道提示 MTA 对一些兼性细菌的抗菌作用有限[159]。研究人员通过动物实验对比了 MTA 和其他常用根尖倒充填材料，发现使用 MTA 组炎症反应更小，愈合更好。进一步的病理切片表明 MTA 倒充填的根尖表面有牙骨质的再生[160,161]，而其他常用的根尖倒充填材料没有观察到这种现象（图 24-38）。近期临床研究表明使用 MTA 时，比其他常用的根尖倒充填材料有更好的临床效果[95,162]（图 24-39）。

（五）根尖倒充填材料的放置

根尖倒充填材料的放置方法根据材料种类的不同而不同。氧化锌丁香油水门汀（IRM 和 Super-EBA）最好是调拌为厚黏土状稠度，填入小圆锥体内，然后转移到刮匙的背面、塑料工具的尖端或者 Hollenback 雕刻器上，最后再放置到根尖预备好的窝洞内。

MTA 在物理性能上和其他材料有很大区别，是一种独特的根尖倒充填材料，由非常细腻、灰色的粉末与无菌液体（例如生理盐水或者局部麻药）在玻璃板上混合而得。它不能调拌成像 IRM 或者 Super-EBA 类似的黏土样稠度，因为添加越多的粉末，混合物就会变得越干燥和易碎。相反，如果混合物太湿，流动性太大难成形，操作比较困难。在放置 MTA 的时候术区必须保持干燥，关闭创口之前对术区进行冲洗时要注意不要把倒充填材料冲走。MTA 的固化时间是 2.5~3 小时。正确混合后的 MTA 应该是没有多余水分，结实而不易碎。可以用不同的器械将 MTA 输送到根尖的窝洞内。

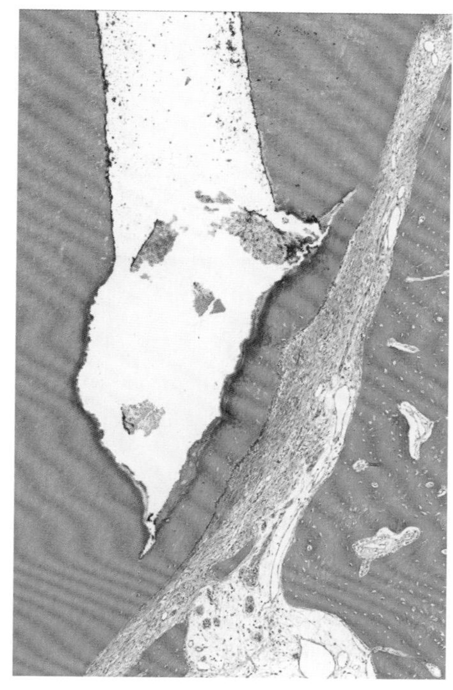

图 24-38　在狗体内利用 MTA 进行根尖倒充填，观察到根尖组织的完全再生，包括在 MTA 周围形成了含有细胞的牙骨质

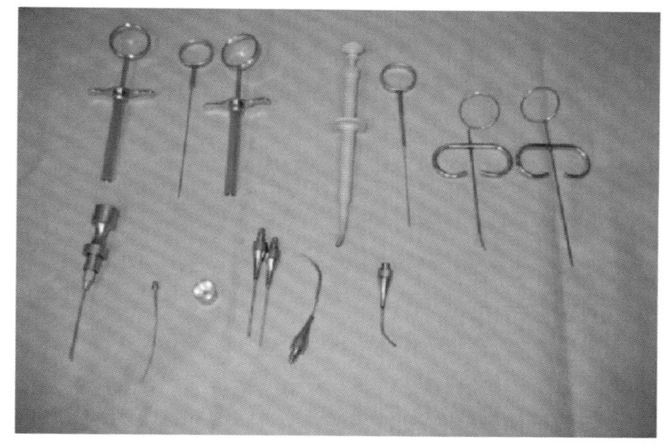

图 24-39　不同的 MTA 输送器

六、关闭创口

创口关闭前,需要检查根尖倒充填情况、去除多余充填材料与外科填料,拍摄一个根尖片评估根尖倒充填材料的放置情况、是否有牙根碎片或者多余的根尖倒充填材料。而在瓣复位之前,应彻底检查皮瓣的底面和黏骨膜与牙槽骨之间的皱褶深部,以清除可能存在的任何碎屑或异物。根尖手术的最后步骤是创口的关闭和软组织的固定。

(一)瓣复位和压迫

翻起的黏骨膜瓣应该轻柔地复位到原来的位置,切口线尽量关闭严密。瓣的设计会影响复位的难易程度,全黏骨膜瓣与局限黏骨膜瓣相比,复位时阻力更少。缝合前,应利用无菌生理盐水湿润的手术纱布,在瓣组织上施加轻柔但稳定的压力 2~3 分钟(腭部组织加压 5 分钟)(图 24-40)。缝合前和缝合后的组织压迫,不仅增加了切开血管内的凝血,而且可以拉近创口边缘,尤其是解剖性伤口。这样会降低在瓣和牙槽骨之间形成凝血块的可能性,而存在血凝块会延缓愈合。除了复位和压迫,有多种因素会促进、干扰或者延迟创口愈合[163]。

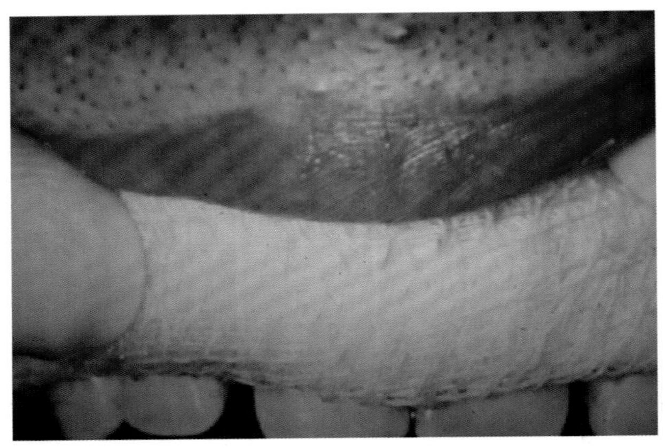

图 24-40 缝合后用大块生理盐水润湿的棉纱压迫瓣

(二)愈合

创口的关闭是根尖手术最后一步,但这个过程和其他步骤同样重要。术者必须在创口愈合方面有很好的科学理论和技术水平,对术后疗效有清楚的预估。软组织管理是临床医生技能的关键部分,不但能确保根尖手术的成功,也能得到美学效果。

不同类型的创口愈合速率不同。Selvig 和 Torabinejad[164]利用猫比较了瓣手术后的创口愈合。他们报道游离龈区域愈合最快(7 天),而附着龈(14 天)和牙槽黏膜(28 天)的愈合时间比较长。如果某些区域的愈合比其他地方更快,则提示可能会发生并发症。他们的研究还解释了为什么牙槽黏膜更常发生继发性开裂和愈合延迟。

当瓣下的薄凝血块被平行的纤维替代并随之出现胶原黏附的时候,就可以去除缝线。这个过程需要 2~4 天。在第 3 天时,切口表面会覆盖 2~3 层细胞。因此,理论上可以拆除缝线最早的时间是术后 4 天[164]。

(三)缝合

缝合过程中皮瓣设计和软组织处理是预后非常重要的因素。缝合后,唇和舌的活动应该不能影响软组织瓣维持在复位的位置上(图 24-41)。放置缝线的目的是重新缝合伤口边缘,并将皮瓣准确地固定在所需的位置上。该过程应确保一期愈合,即形成一层很少移动或没有移动的薄纤维蛋白凝块。

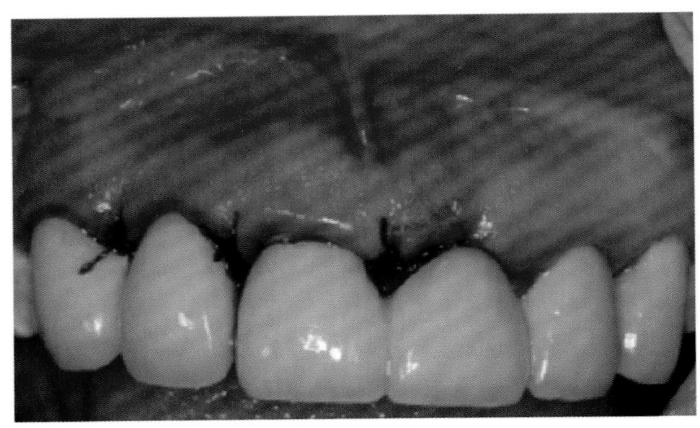

图 24-41 缝合后牵拉嘴唇,软组织瓣维持合适的形态和位置

缝合用来辅助初始附着。当血凝块被胶原纤维替代后就可以拆除缝线。如果保留缝线的时间太长,缝线周围的上皮套可以在 3 天内形成,7 天内会被全部包裹起来[165]。缝线不应与愈合组织结合,而应促进初期纤维贴附。

理想的缝合应该促进切口愈合,抑制细菌产生,减少组织异物反应,并在不再需要时溶解。缝线有多种材料,最常用的是合成纤维(尼龙、聚酯、聚乳酸、和聚乙醇酸)、胶原、肠子和丝绸。缝线分为可吸收缝线和不可吸收缝线,根据制造商的最小直径分类为不同尺寸,此外根据物理设计分类则可分为单丝、复丝、扭曲线或编织线。

由于两个标准的存在,缝线大小的分类比较复杂,这两个标准是美国药典(USP)和欧洲药典(EP)。USP 大小由两个用连字符分隔的阿拉伯数字(其中一个是 0)指定(3-0, 4-0, 5-0 等)。第一个数字越大,缝线的直径就越小。EP 系统用一个代表制造商最小直径公差的数字(单位为毫米)来表示缝线的大小(1=0.10 毫米, 1.5=0.15 毫米等)。

很多学者建议使用单丝缝线。单丝缝线光滑的表面减少了炎症反应并抑制组织黏附到缝线上。复丝缝线会产生一种吸力作用,组织可黏附到上面,还会使有害的细菌侵入缝线[166, 167]。不推荐使用丝绸缝线,因为它们会聚集菌斑并使细菌快速定植[168]。

七、缝合技术

很多缝合技术都可以达到闭合和稳定口腔黏骨膜瓣的目的,这是评价缝合技术的指标。一些学者比较了连续缝合和间断缝合技术的效果，结果发现间断缝合技术与连续缝合技术相比能提供更好的瓣适应性。因此，根管外科手术中推荐使用且最常使用的缝合技术是间断缝合[169,170]。

缝合是一种固定机制，不应牵拉或拉伸组织。缝合伤口太紧会影响血液循环，增加缝合处在肿胀时撕裂的机会。

缝合之前要先控制出血，防止在瓣下形成血肿。血肿会妨碍瓣直接就位到骨上，还会作为细菌生长的培养基。最能促使手术创口快速愈合的缝合技术依次是：单次间断缝合、间断环（牙间）、垂直褥式缝合和单垂吊缝合。

（一）单次间断缝合

单次间断缝合主要用于全黏骨膜瓣的垂直松弛切口和局限黏骨膜瓣的水平切口的关闭和稳定（图 24-42）。第一针进针应该穿通独立的（可移动的）组织。进针点应该在颊侧或者唇侧，并且距离切口边缘 2~3mm 以保证足够的组织减少缝线撕裂。然后缝针进入到依附（不能移动的）组织黏骨膜下方，从距离切口边缘 2~3mm 的地方穿通黏骨膜。为了完成缝合，需要提起骨面上附着的黏骨膜以方便进针。重要的一点是，缝线须穿通骨膜确保软组织的对位缝合，否则缝合线很可能会从脆弱的附着牙龈中脱落。

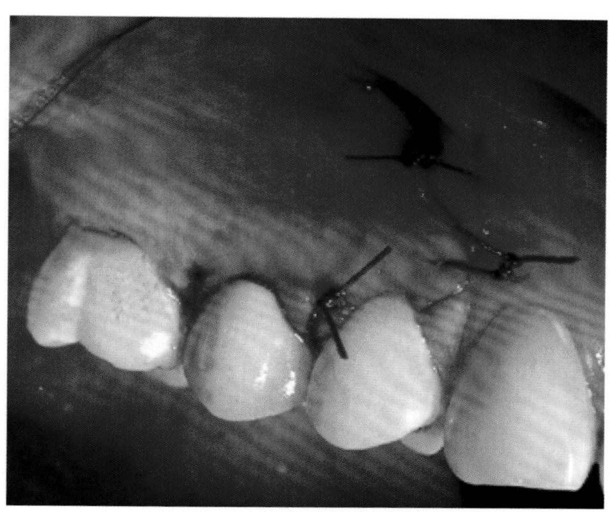

图 24-42 利用单次间断缝合关闭和稳定上颌第二前磨牙全黏骨膜瓣的水平和垂直切口

缝针穿过切口两侧的黏骨膜后，应将缝线从组织中抽出，直到缝线末端距离组织面大约 1~2 英寸。缝线应该用一个牢固的结系好，外科结最有效，不容易滑脱。外科结应该用双圈或缝线的长端（与缝针相连的一端）绕在持针器上打结。然后用持针器夹住缝线的短端并将其滑下，完成手术结的前半部分。调整组织张力后，重复相同的过程完成后半部分，将缝线以与第一个结相反的方向环绕在持针器上，形成类似方结的外科结。缝线结会聚集食物、菌斑和细菌，直接放置在切口上会导致局部感染和愈合延迟。因此，缝线结应放在切口侧方。

（二）间断环（牙间）缝合

间断环或牙间缝合主要用于固定和稳定全黏骨膜瓣的水平部分。缝针从龈乳头的颊侧或者唇侧进针，然后穿通舌侧的龈乳头，穿过牙间隙绕回。缝线结打在附着龈的颊侧或者唇侧表面。使用这种技术，易碎的牙间组织很容易产生炎症并延缓愈合，导致外层的牙龈上皮丧失，最后龈乳头变矮或者形成双龈乳头。

间断环缝合技术的一种改良方法如下：缝针穿过颊侧和舌侧龈乳头后，缝线从牙齿邻接点上方穿过，再打外科结。这种改良消除了牙间隙内的缝线，从而降低组织术后感染的风险。对于全黏骨膜瓣的水平部分包含有全冠修复体的临床情况，这样的改良可以使黏骨膜瓣的复位稍微偏向切端或者咬合方向。通过对接触点上方的缝线稍加一点张力就可以实现，这样可能会弥补因为龈沟内切口引发的牙龈高度丧失。

（三）垂直褥式缝合

垂直褥式缝合技术的优点是缝针或缝线不需要穿过切口处的组织（图 24-43）。缝针从距离切口线根方一定距离处进入，从翻起的黏骨膜内穿出。缝线穿过牙间隙到达牙齿的舌侧，从另一边牙间隙回到颊侧或唇侧。接着，缝针进入并穿出翻起的黏骨膜瓣，穿过牙间隙到牙齿的舌侧后，再次穿过另一侧牙间隙，在颊侧打外科结。这种缝合技术可使翻起的组织复位到比原来稍微偏向切端或咬合端的位置，以弥补牙龈高度丧失。

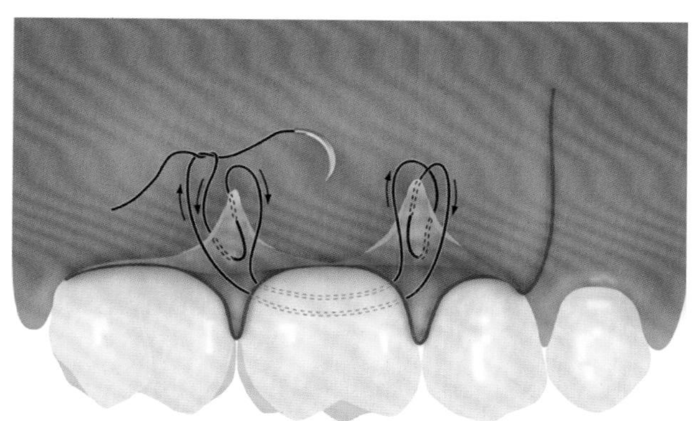

图 24-43 垂直褥式缝合避免穿过切口处伤口组织，在冠方支持牙间龈乳头

（四）单垂吊缝合

单垂吊缝合与垂直褥式缝合相似（图 24-42）。缝针穿过瓣的附着龈部分后，穿过牙间隙但不穿通舌侧软组织。接着，缝针到达牙齿的舌侧，穿过另一边的牙间隙，绕到瓣的切端或咬合边缘。最后，缝针从颊侧或唇侧穿过瓣的附着龈部分，穿过牙间隙回去，绕过牙齿的舌侧，穿过另一边牙间隙，绕过瓣边缘，打外科结（图 24-44A、B）。这种缝合技术对于将瓣向切端或咬合端复位是非常有效的。因为舌侧锚定的是牙齿舌侧面而不是易碎的舌侧组织，可在瓣上施加一定张力调整瓣边缘的高度。

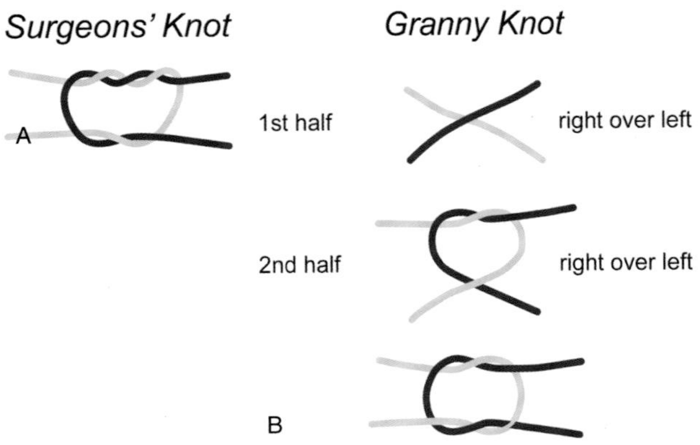

图 24-44 A. 外科结是一个改良的方结，其中第一个防脱结是双结，双结可以防止滑脱，尤其是那些有张力的瓣 B. 打完一个结接着按照相同的次序打第二个结（两股完全扭转）就是 Granny 结。Granny 结会导致结滑动，安全性不如外科结

八、术后护理和指导

所有进行根尖手术的患者都应接受口头和书面的术后护理和指导。医师应告知患者存在术后肿胀和不适的可能性。为减少术后肿胀和不适，术后数小时内，患者应在手术部位对应的面部用一定压力进行冰敷（冰敷 20 分钟，休息 5 分钟）。术后疼痛的缓解应使用布洛芬等温和的止痛药。根尖手术后会有少量渗血，为减少轻微出血，患者应在手术区域放置湿润的纱布垫，并用手指按压 15 分钟。医师应提醒患者不要提起嘴唇或检查手术部位，这可能会使缝线松脱和解开。术后 24 小时之后患者可在餐后用温盐水漱口，轻柔刷牙。建议多喝水，多吃富含蛋白质的软性食物。吸烟的患者至少在术后 3 天内不能吸烟。如果出现大量出血、疼痛、肿胀或者发热，应马上与手术医生联系。术后 3~7 天之后可以拆线。

九、愈合

根尖手术中涉及软、硬组织。根据所涉及的位置和步骤，手术过程中会产生：切口、解剖和 / 或切除的伤口。

（一）软组织愈合

软组织的愈合包括凝血、炎症、上皮化、结缔组织愈合以及组织的成熟和重塑[77]。凝血过程中的主要事件是纤维蛋白原转化为纤维蛋白。血凝块的形成应该局限在切口的软组织边缘。软组织创口和下层硬组织之间形成的血凝块应该尽量薄和少。在软组织瓣上用湿纱布向下面的硬组织加压，通常可防止厚的血凝块形成。不能形成血凝块则会导致血液渗进创口部位，引起伤口愈合延迟。术后的急性和慢性炎症反应是愈合过程的一部分[77]。

软组织的愈合包括在软组织切口的边缘和下面的结缔组织之间形成上皮桥。表面上皮细胞迁移到纤维蛋白表面，直到它们与伤口边缘对应的细胞接触，形成上皮桥。上皮层下及与下层硬组织接触的结缔组织含有其他部位结缔组织富含的所有正常成分。随着愈合的进行，炎症细胞的数量会减少而结缔组织会逐渐成熟[77, 98]。

（二）硬组织愈合

Harrison 和 Jurosky 在猴身上研究了骨性伤口的愈合[171]。他们的结果显示硬组织的愈合是从内膜细胞增殖到伤口的血凝块开始的。术后 12~14 天，手术部位可观察到编织骨的形成。愈合的过程从里到外，直到成熟板层骨的形成结束。

第三节 根管外科的疗效

Mead 等搜索（电子搜索和手动搜索）了 1970 年至今有关根尖手术成功率或失败率的文献，并对这些证据的等级进行了划分。搜索找到了 79 个临床研究，发现 7 个为低级别 RCT 报道（LOE-2）、4 个列队研究（LOE-4）以及 12 个病例对照研究（LOE-3）。另外 56 个研究被归类为 LOE-4 病例系列。他们报道称大多数常被引用的“成功与失败”的研究是病例系列。Rubinstein 和 Kim[173]在一个前瞻性研究中利用显微镜进行根尖手术，一年后的愈合率是 96.8%，5~7 年的随访成功率为 91.5%[174]。Maddalone 和 Gagliani[175]研究了使用显微根尖手术技术和超声根尖倒预备进行根尖手术的结果，也报道了很高的手术成功率。Torabinejad 和 Rubenstein[9]在 2004 年讨论了根管外科手术的重要进展、显微根尖手术以及新型根尖倒充填材料的影响，这些因素在保存牙齿方面发挥着重要的作用，否则这些牙齿只能被拔除。Sechrist 等[176]研究了用 MTA 进行根尖倒充填的 25 名患者根尖手术的成功率，发现 95% 的患牙能够行使功能并没有症状。2006 年 Kim 和 Kratchman[58]讨论了现代显微根尖手术的优点，例如容易区别牙根和牙槽骨，术者可以小范围去骨，更好地控制出血，对于术者更符合人体工学。作者在文章中表明：“根据目前已经发表的研究，他们相信进行显微根尖手术并用 MTA 进行根尖倒充填，是一种有预见性的保存牙齿的方法。”

Torabinejad 等[7]在 2009 年的一篇系统回顾中比较了非手术治疗和根尖手术治疗的临床和影像学结果。结果显示传统根尖手术在术后 2~4 年的成功率（77.8%）明显高于非手术再治疗（70.9%；$P<0.05$）。相反，术后 4~6 年，非手术再治疗的成功率（83.0%）明显比根尖手术（71.8%；$P<0.05$）高。

Seltzer 等[177]在一篇 meta 分析中比较了传统根尖手术和目前的显微根尖手术及材料，发现显微根尖手术的成功率为 94%，而传统根尖手术的成功率是 59%。新近的一个系统回顾中，Torabinejad 等将利用显微根尖手术保留患牙，与使用单一种植体进行牙齿置换做了比较[178]。结果显示进行显微根尖手术治疗的患牙，2~4 年的存留率是 94%，

4~6 年的存留率是 88%。以上结果表明显微根尖手术治疗后的牙齿随着时间的推移，失牙率较低（表 24-2）。不仅如此，根管外科的疗效因为手术显微镜和 MTA 等新型根尖倒充填材料的使用而明显提高。

表 24-2　显微根尖手术后 2~4 年及 4~6 年的患牙存留率[178]

作者（年份）	存留率 /%
Chong 等（2003）	95
Taschieri 等（2008）	94
Taschieri 等（2008）	93
Taschieri 等（2011）	91
Overall%（2~4 年）	94
Von Arex 等（2012）	87
Overall%（4~6 年）	88

第四节　矫形手术

矫形手术被定义为：修复由于治疗失误或病理过程在根或根分叉区出现的缺损所需的手术。这些缺损在牙根上，而不在根尖部位，通过非手术的方式无法处理。当牙周袋与位于牙根上 1/2 的缺损相关时，需翻起黏骨膜，以确保牙根缺损的恰当修复和牙周缺损的矫正。根分叉病变常通过非手术方法修复，但如果存在牙周组织因素，只能通过手术的方式矫正。需要处理的治疗失误包括但不限于：复杂根管在寻找髓腔入口的过程中、定位根管的过程中和根管预备的过程中出现穿孔，或者在预备桩道的过程中钻的方向不正确而导致穿孔。可引起这些缺损的病理过程包括：龋病、牙周病损、外吸收、穿通的内吸收。外伤性损伤导致的牙根折裂可能需要外科手段来处理，以保留剩余的牙根或根冠结构组合。

矫形手术包括根尖手术，通过翻瓣取得入路，修复牙根和牙周缺损。当多根牙的整个牙根被切除，并且剩余牙冠被重新成形才能矫正缺损时，牙根切除或牙 - 牙根切除也是可行的。

在下颌磨牙中，可能需要进行半切术，以去除缺损牙侧的整个牙冠和牙根。当所有其他非手术和手术方式已经尝试并且失败或被认为不可能进行时，才考虑牙齿再植或移植手术作为治疗选择。对于这些病例，先拔除患牙，修复缺损，再将牙齿就位到原来的牙槽窝内。

一、穿孔修复

对多根牙进行开髓、桩道预备的过程中，或患牙本身大面积龋损、伴有牙吸收时，可能会出现髓室底的穿孔。最容易发生根分叉穿孔的多根牙是上颌和下颌磨牙。当牙齿的这些区域出现穿孔时，首先考虑的修复方法是以非手术的方式从牙齿内部进行（图 24-45）。只有当非手术修复不可行或者进行非手术处理失败后，才考虑矫形手术。需要进行手术的时候，翻起颊侧的黏骨膜瓣，对根分叉区域的骨缺损进行搔刮，去除病变组织并修补穿孔部位。

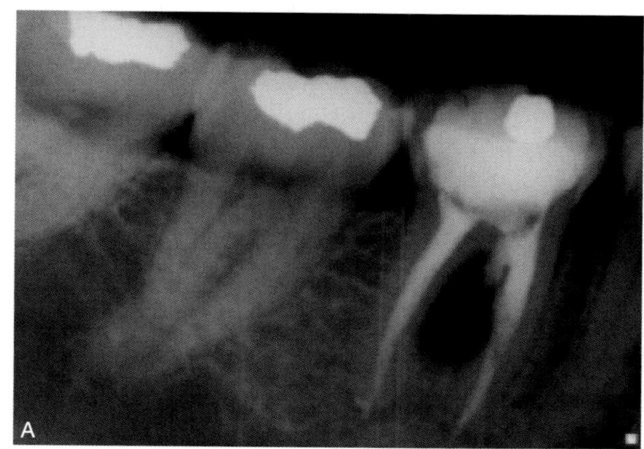

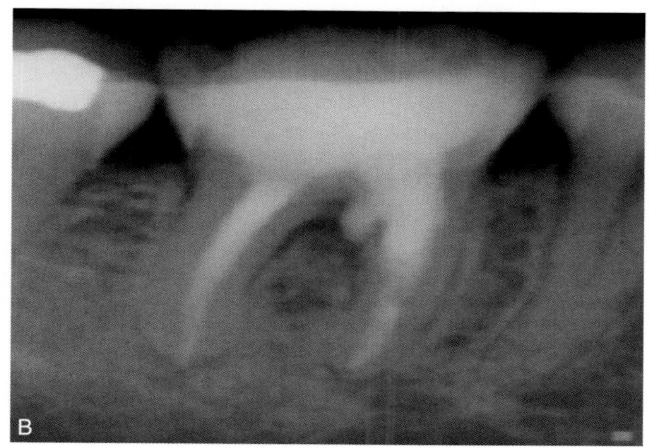

图 24-45　A. 在根管清理成形过程中发生的带状穿孔，从牙齿内部用 MTA 进行修复　**B.** 术后 9 个月拍摄根尖片，显示修复区域没有病变（Courtesy of Dr. Albert Goerig, Olympia, Washington, U.S.A.）

Dean 等[179]通过动物实验，报道了利用手术方式修复穿孔的成功率。他们发现用脱矿冻干骨修复缺损区，并用牙周膜片覆盖骨窗时，骨组织愈合率为 75%~100%。对于穿孔经修复后的组别，使骨缺损区血液充盈，再在骨窗表面覆盖牙周膜片，骨组织愈合率为 92%~100%。如果仅修复穿孔，而没有血液充盈和牙周膜片的覆盖，骨组织愈合率仅为 52%~70%。在剩下的 3 个实验组中，对骨缺损的处理分别为血液充盈、牙周膜片覆盖和脱矿冻干骨的充填，但不对穿孔进行修复。这 3 组的骨组织愈合率为 0%~15%。这些结果表明，穿孔的修复和缺损的封闭是骨组织愈合所必需的。

在牙根颈 1/3 发生的带状穿孔最常发生于下颌磨牙近中根和上颌磨牙近颊根的远中面（图 24-46A）。这些病例的首选治疗方案是非手术修复。如果必须采取手术治疗时，需要在颊侧骨建立一个骨窗，为穿孔修复提供入路和视野（图 24-46B~D）。对于很多病例而言，手术修复是非常困难的，去骨面积可能很大，从而导致牙周组织缺损。如果非手术或者手术方式都不可行，其他可能的治疗方法包括牙根截除、牙半切、牙再植及拔除进行桥体或种植修复。

如果根面龋或颈部牙根吸收导致牙根颈部的外吸收，治疗手段可能与同一区域穿孔修复的治疗方式不一样。如果龋损或者吸收的病损没有穿通根管壁，首选手术治疗。局限的包绕软组织瓣通常就足以显示、清洁和修复受影响的区域。如果缺损位于涉及美观的区域，可以选用复合树脂或者玻璃离子进行修复。如果不需要考虑美观因素，应该首选 MTA 进行修复。这些颈部缺损通常伴有牙周袋，因此还需要进行冠延长或者垂直牙根牵引，以便正确地修复和清理。

牙根中部的穿孔通常是由于桩道预备的过程中钻的方向错误或者根管壁太薄。如果可以，应该马上从根管内对缺损进行封闭（图 24-47），和其他区域进行手术修复的步骤是一致的。如果有骨密质覆盖在牙根中部修复部位的冠方表面，那么引起慢性牙周病的机会降低。位于根尖 1/3 的穿孔通过手术治疗，将根尖到穿孔部位的根尖段切除即可，如有必要可进行根尖倒充填。

根尖至颈部的牙根外吸收病变的处理原则取决于缺损是否与髓腔相通。没有与牙髓腔相通的病损要通过手术的方式处理，从而阻止主动吸收的过程。牙根发生吸收的位置是决定手术修复能否成功的关键。如果病损位于牙根的远中或者舌侧，不能通过手术的方式直视并修复。这种情况下，牙再植、截根术或者牙半切除术可能是保存患牙的最后选择。否则，只能考虑拔除患牙。

利用手术的方式处理牙根外吸收病损时，要翻起全厚黏骨膜瓣，扩大病损部位的骨窗使病损可视，搔刮后用 MTA 进行修补。如果缺损冠方的牙根表面没有骨覆盖，在

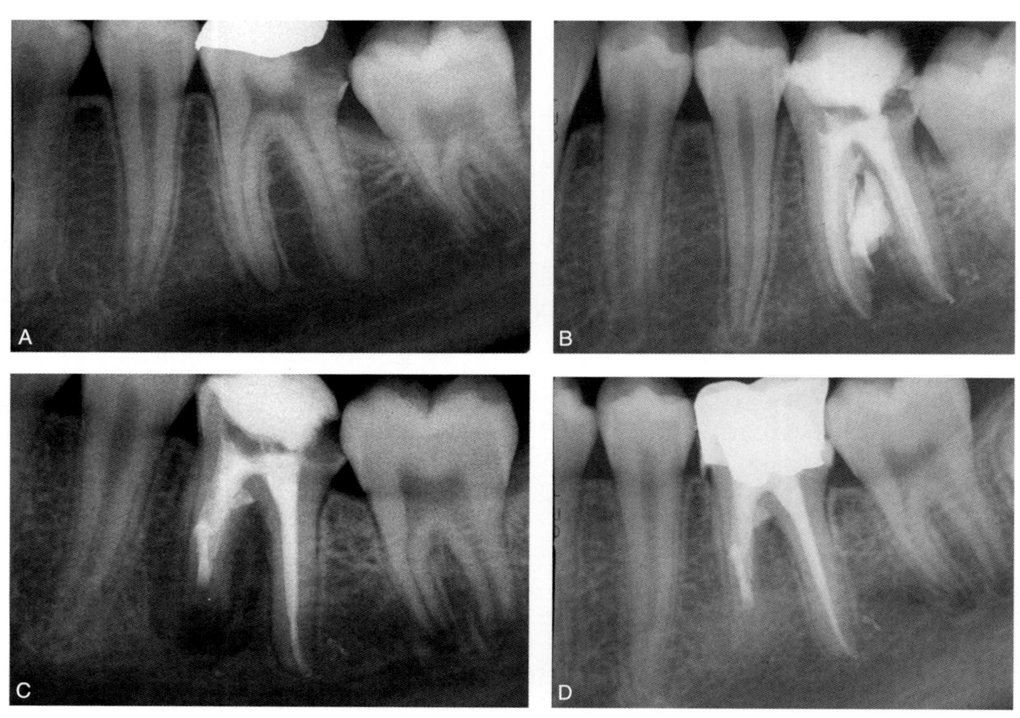

图 24-46　**A.** 下颌第一磨牙的术前根尖片，显示近中根的远中壁薄　**B.** 在根管清理和成形中发生了严重的带状穿孔，根管充填材料被推出到根尖周组织　**C.** 利用 MTA 进行穿孔的修复　**D.** 术后 1 年的根尖片显示修复部位的愈合

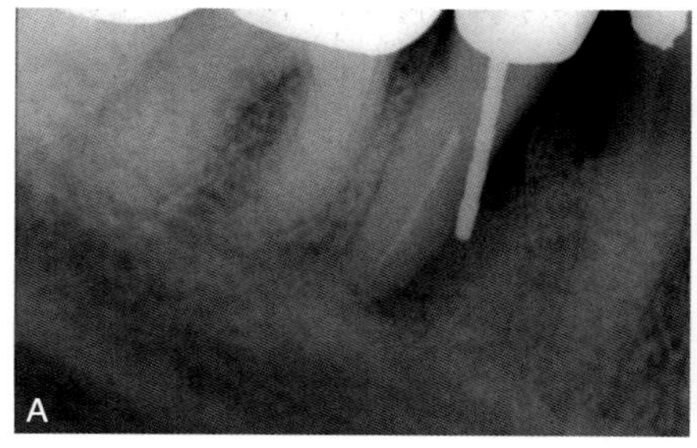

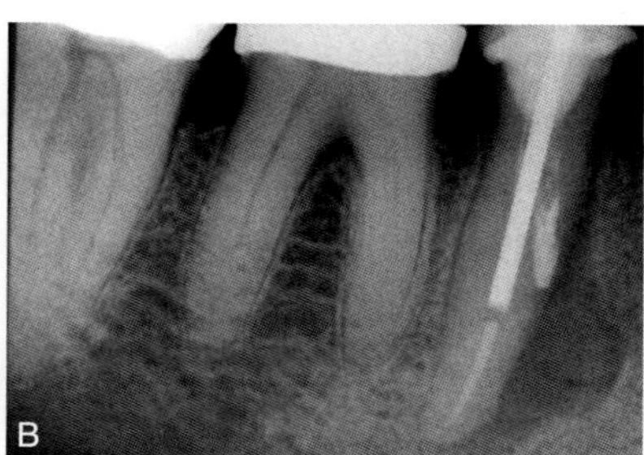

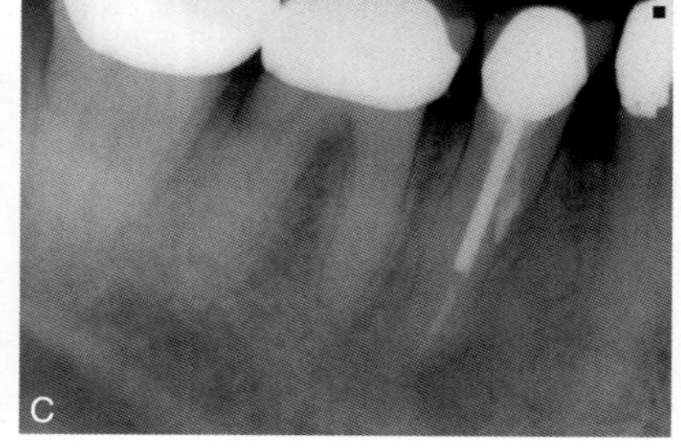

图 24-47　**A.** 偏离根管的桩穿通牙根并引起骨缺损　**B.** 利用 MTA 从根管内部和外部进行了修复　**C.** 3 年后骨缺损完全恢复（Courtesy of Dr. N. Chivian，West Orange，New Jersey，U.S.A.）

进行矫形手术的同时还要进行牙周再生手术。

当牙根外吸收与根管相通，或者牙根内吸收与牙根外表面相通时，需要采用非手术与手术相结合的方法进行治疗。对于这两种情况，第一步都是对根管系统进行清理成形，放置氢氧化钙。复诊时，去除氢氧化钙，干燥根管，穿孔部位到根尖的根管段用合适的充填材料进行填充。穿孔的外部用基质 / 屏障材料进行修补，再从内部修复穿孔。如果不能干燥根管，无法进行根管充填，或外吸收活跃，就必须采用联合治疗的方式。

联合治疗的步骤如下：翻起黏骨膜软组织瓣、搔刮牙根表面的病变缺损区、干燥根管、充填穿孔部位到根尖的根管段、用合适的修复材料修补牙根表面及根管内的穿孔。另有学者建议：先将一根合适的牙胶尖置入根管里，不使用根管封闭剂。先修补外部的缺损，待修补材料固化后，取出牙胶尖，进行根管充填。这种技术的潜在风险是进行根管充填时的压力会导致根管外部的修补材料移位。缝合组织瓣后，根管的入口用临时材料封闭。软组织愈合后，可在复诊时完成其他非手术治疗。如果在牙根外表面有广泛骨丧失，则需进行牙周再生手术。如果病损范围太大导致无法保留牙根，则考虑上面提到的其中一种替代治疗方法。

二、截根术

截根术是指对多根牙的一个或多个牙根进行切除（图 24-48），通常针对上、下颌磨牙。

适应证：牙周炎导致牙根严重骨丧失、根管内发生器械折断无法进行治疗、穿孔、龋损、吸收、牙根纵裂和钙化根管。

禁忌证：剩余牙根没有足够的骨支撑和融合牙根。

操作要点：水平切开并翻起龈沟内瓣（不用垂直向松弛切口），将牙根与冠部分开。整个过程应保持牙冠完整，截根的切面应逐渐向颊侧过渡，以便形成良好的解剖轮廓利于清洁。

三、牙半切除术

牙半切除术是利用手术的方法将多根牙分为两个部分（图 24-49）。适用于下颌磨牙，但上颌磨牙也可进行此操作。半切术的适应证和禁忌证与牙根切除术相似。操作要点：下颌磨牙从根分叉处沿着颊舌向分开牙齿。上颌磨牙从根分叉处沿着近远中向分开牙齿。翻起龈沟内瓣，不做垂直松弛切口，从牙冠垂直切开直到根分叉处。这样可以将牙齿完全分成两个部分。无法保存的牙根及其冠部可被去除（图 24-49）。

四、分牙术

分牙术通常适用于下颌磨牙，将根分叉区域有严重骨丧失或破坏的磨牙变成两个前磨牙（图 24-50）。

适应证：下颌磨牙在根分叉区出现了不可修复的穿孔、牙周脓肿导致的根分叉病变，颊舌面的颈部龋损或深达根分叉的折裂。

禁忌证：根分叉位置低、冠部无法修复、牙根的骨支持不足及融合根。操作要点：在颊侧或舌侧翻起龈沟内瓣，不做垂直松弛切口，用裂钻从冠部垂直切开直到根分叉，将牙根完全分开，修复之后形如两个相似的前磨牙。

五、预后

截根术、牙半切除术、分牙术的预后因牙齿的不同情况而不同。如果操作正确，且对患牙进行了恰当的修复，那么影响成功率的主要因素是患者的口腔卫生。患者必须有意愿并且能够保持口腔卫生，防止菌斑的聚集，否则会导致治疗失败。

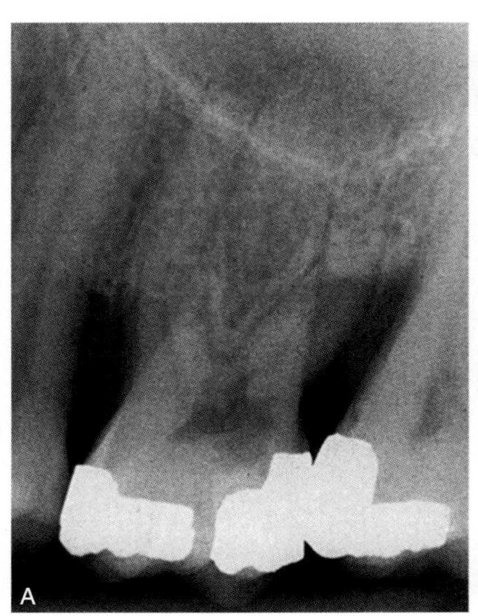

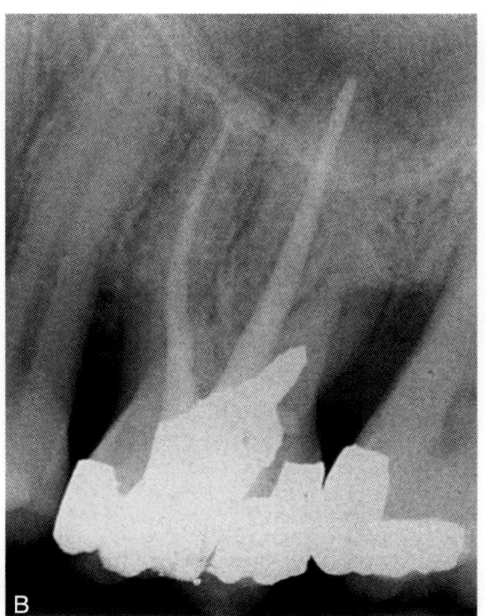

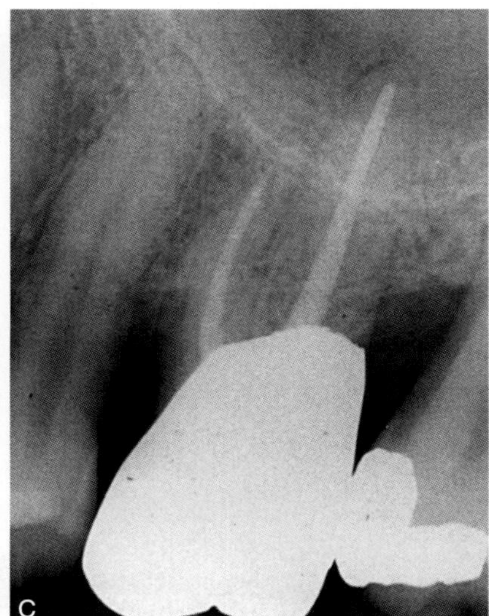

图 24-48　**A.** 上颌第一磨牙的远颊根周围可见严重的骨缺损　**B.** 根管治疗后，制作银汞核，延伸到远颊根管内 4mm　**C.** 切除远颊根后制作全冠

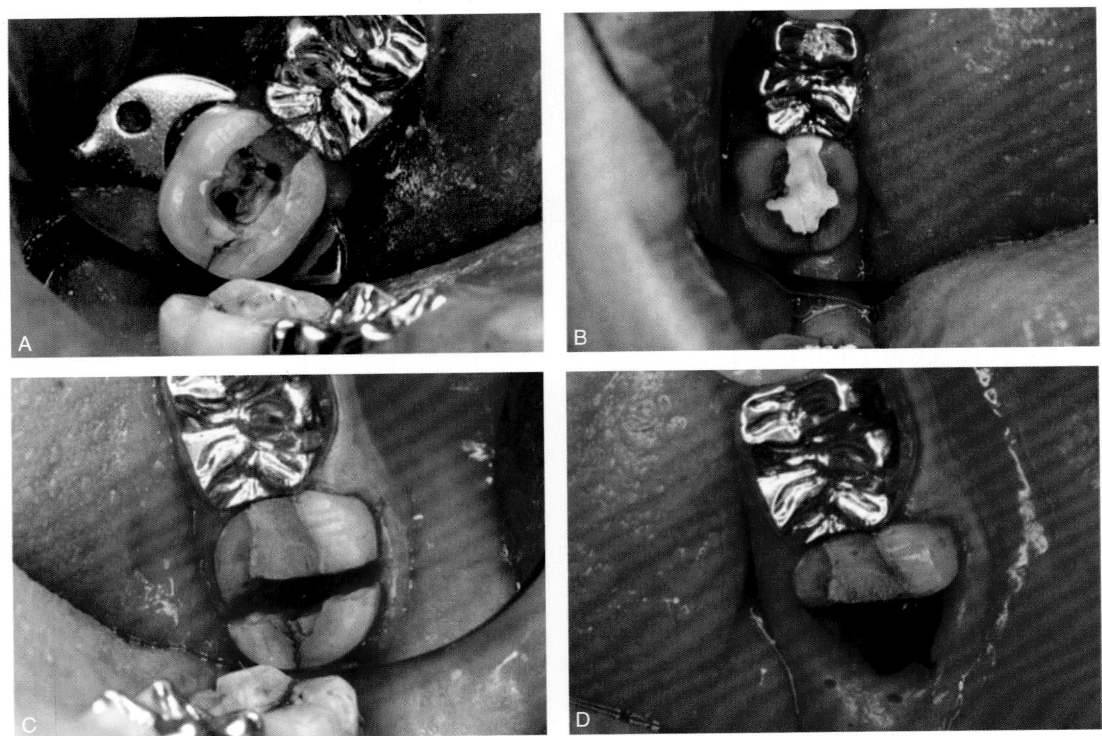

图 24-49 **A.** 下颌第二磨牙在远中边缘嵴的裂纹延伸至牙根中部 **B.** 放置银汞核 **C.** 完成半切术，准备拔除远中牙根 **D.** 保留牙齿的近中部分，形成前磨牙，作为对颌牙的咬合止点防止对颌磨牙的伸长

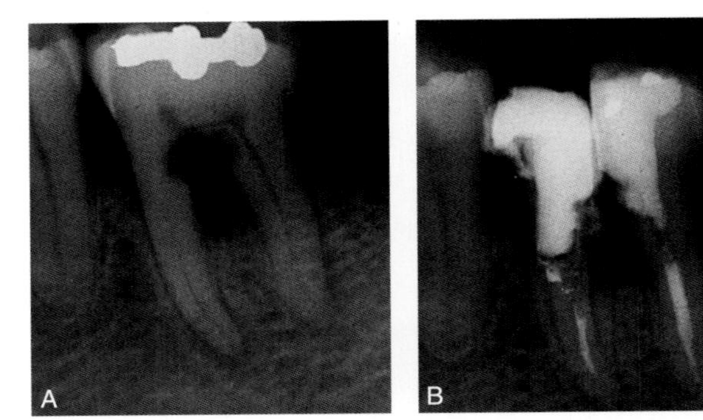

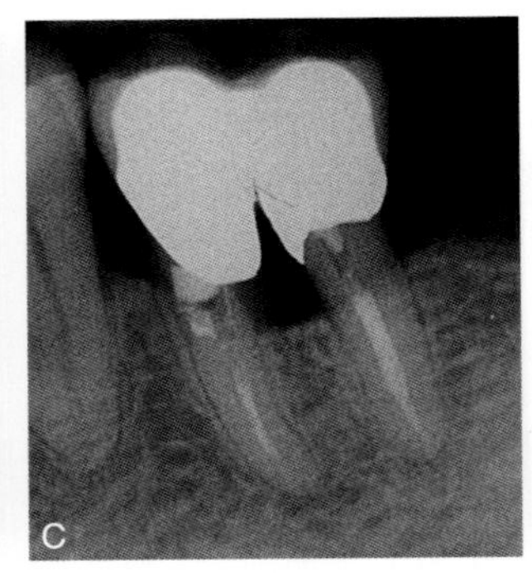

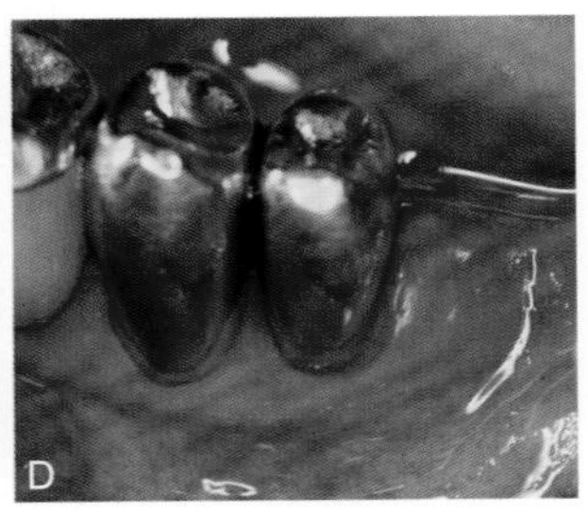

图 24-50 **A.** 下颌第一磨牙的根分叉龋损以及根分叉区的骨质缺失。两个牙根都有足够的骨支撑 **B.** 根管治疗后，用车针将牙齿分开 **C.** 用金属烤瓷冠对两个牙根进行修复 **D.** 30 个月后复查见牙龈反应良好，未探及缺损

第五节 牙再植和牙移植

一、牙再植

牙再植术包括患牙的拔除、在体外修复缺损、将牙齿重新植到牙槽窝内（图 24-51）[181]。牙再植的适应证是由于患者的全身状况、患牙邻近颏孔或下颌神经管等解剖结构、牙槽骨很薄等导致不能进行根尖手术。如果操作恰当，牙再植术可获得高成功率。Torabinejad 等比较了再植牙和种植牙的存留率[180]。结果表明意向牙再植的加权平均存留率为 88%（95% *CI* 81%~94%）。这些患牙发生牙根吸收的概率是 11%，更详细的内容请参阅第二十五章。

二、牙移植

牙移植是指将萌出、埋伏或阻生的牙齿拔除，移植到同一个体内另一个牙的拔除部位或手术准备好的接受部位（图 24-52）[181]。牙移植适用于不可保留或缺失的牙齿[182-184]。

禁忌证：移植牙严重折断、骨支持不足、拔除困难或不

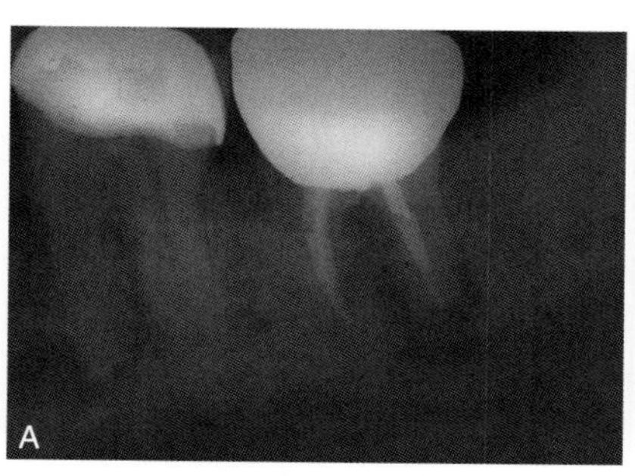

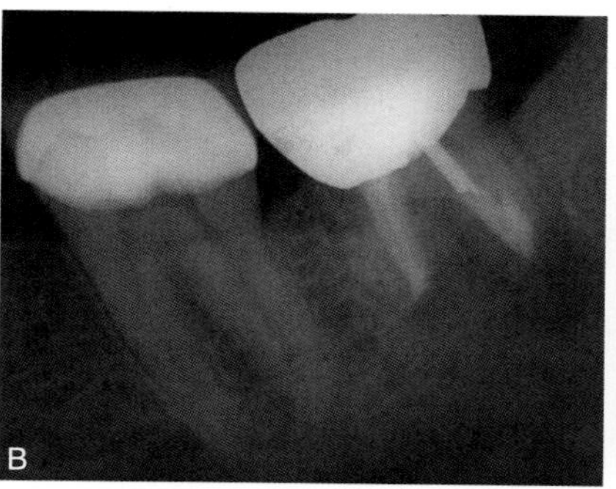

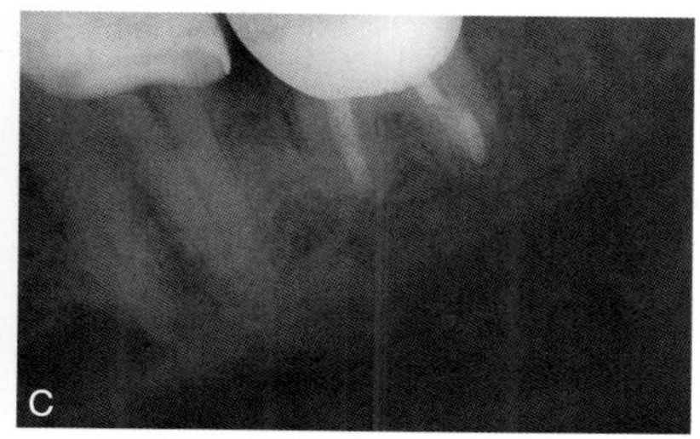

图 24-51　A. 下颌第二磨牙根尖周炎的术前根尖片　**B.** 进行牙再植后的即刻术后根尖片　**C.** 术后两年的根尖片显示根尖周病损完全愈合

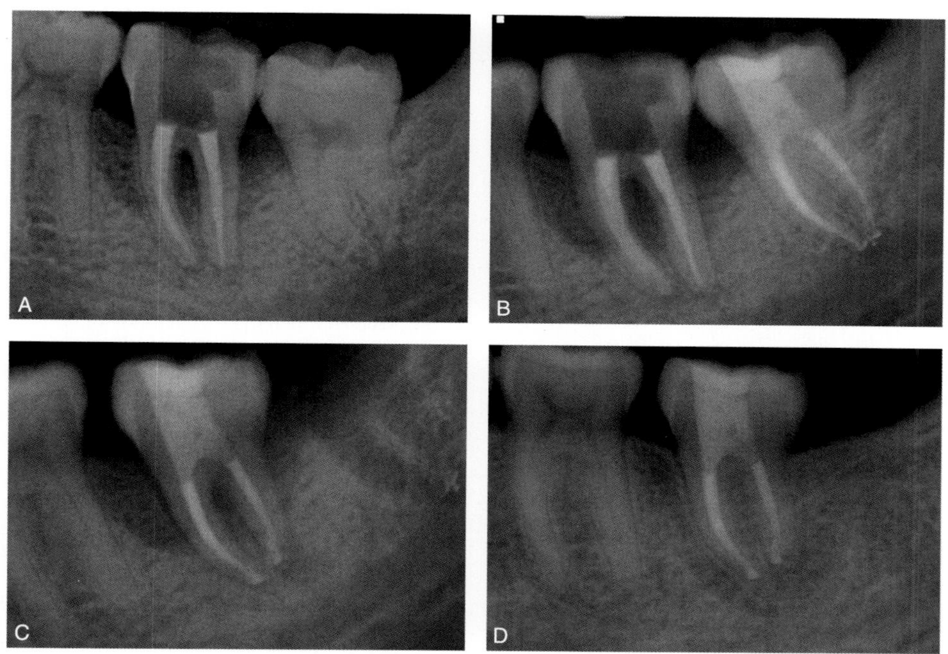

图 24-52　A. 下颌第二磨牙根尖周炎合并严重骨缺损的术前根尖片　**B.** 第三磨牙完成根管治疗后的术后根尖片　**C.** 将自体的第三磨牙植入到第二磨牙的牙槽窝内　**D.** 46 个月后复诊，根尖片显示根尖周病损完全愈合

适合放到拔除的部位。操作要点：首先，拔除无法修复的牙齿并处理牙槽窝后，非损伤性地拔出新牙齿，将对牙周组织的损伤降到最低。接着在体外对移植牙进行根尖切除，并进行根尖倒预备、倒充填。随后，将牙齿移植到新的牙槽窝内。在操作过程中，牙齿必须保存在湿润的纱布中防止脱水以及牙周膜坏死。如果适应证选择恰当且操作正确，自体牙移植预后好[184]。牙根黏连和牙根吸收是导致治疗失败最常见的原因。Torabinejad 等[181]比较了移植牙和种植牙的存留率[181]。Meta 分析显示自体移植牙的加权平均生存率为 89%（95% *CI* 81%~94%）。

具体内容可参阅 Torabinejad 和 Rubinstein 的文章[185]，以及 Rubinstein、Fayad 和 Torabinejad 的文章[186]。

（林正梅　译　范兵　审校）

参考文献

1. Lazarski MP, Walker WA 3rd, Flores CM, et al. Epidemiological evaluation of the outcomes of nonsurgical root canal treatment in a large cohort of insured dental patients. *J Endod.* 2001;27:791–796.
2. Salehrabi R, Rotstein I. Endodontic treatment outcomes in a large patient population in the USA: an epidemiological study. *J Endod.* 2004;30:846–850.
3. Chen S, Chueh L, Hsiao CK, et al. An epidemiologic study of tooth retention after nonsurgical endodontic treatment in a large population in Taiwan. *J Endod.* 2007;33:226–229.
4. Torabinejad M, Anderson P, Bader J, et al. The outcomes of endodontic treatment, single implant, fixed partial denture and no tooth replacement: a systematic review. *J Prosthet Dent.* 2007;98:285–311.
5. Iqbal MK, Kim S. For teeth requiring endodontic therapy, what are the differences in the outcomes of restored endodontically treated teeth compared to implant-supported restorations? *Int J Oral Maxillofac Implants.* 2007;22(suppl):96–116.

6. Salehrabi R, Rotstein I. Epidemiological evaluation of the outcomes of orthograde endodontic retreatment. *J Endod.* 2010;36:790–792.
7. Torabinejad M, Corr R, Handysides R, et al. Outcomes of nonsurgical retreatment and endodontic surgery: a systematic review. *J Endod.* 2009;35:930–937.
8. Ng YL, Mann V, Gulabivala K. Outcome of secondary root canal treatment: a systematic review of the literature. *Int Endod J.* 2008;41:1026–1046.
9. Rubinstein R, Torabinejad M. Contemporary endodontic surgery. *J Calif Dent Assoc.* 2004;32:485–492.
10. Weinberger BW. *Introduction to the History of Dentistry.* St Louis, MO: Mosby. Co; 1948. pp. 1:205.
11. Hunter J. *A Practical Treatise on the Disease of the Teeth; Intended as a Supplement to the Natural History of Those Parts.* London, UK: J. Johnson; 1778. p. 16.
12. Smith CS. Alveolar abscess. *Am J Dent Sci.* 1871;5(3rd series):289–300.
13. Berdmore T. *A Treatise on the Disorders and Deformities on the Teeth and Gums.* London, UK: White, Dodsley, Becket & Hondt; 1768. pp. 96–97.
14. Black GV. Amputation of the roots of teeth. In: Litch WF, editor. *The American System of Dentistry.* Philadelphia, PA: Lea Brothers; 1886. pp. 990–992.
15. Rhein ML. Amputation of roots as a radical cure in chronic alveolar abscess. *Dent Cosmos.* 1890;32:904–905.
16. Ottolengui R. Methods of filling teeth. *Dent Cosmos.* 1892;34:807–823.
17. Partsch C. Dritter bericht der Poliklinik fur Zahn und Mundkrankheiten des zahnarztlichen Institus der Konigl Universitat Breslau. *Dtsch Monatsschr Zahnheilkd.* 1896;14:486–499.
18. Partsch C. Ueber Wurzelresection. *Dtsch Monatssche Zahnheilkd.* 1899;16:80–86.
19. Neumann R. *Die Wurzelspitzenresektion an den unteren Molaren.* Berlin, Germany: Hermann Meusser; 1915.
20. Hofer O. Wurzelspitzenresektion und Zystenoperationen. *Z stomatol.* 1935;32:513–533.
21. Peter K. Die Wurzelspitzenresektion der Molaren. Leipzig, Germany: Herman Meusser; 1936.
22. Von Hippel R. Zur Technik der Granulomoperation. *Disch Monatsschr Zahnheilkd.* 1914;32:255–265.
23. Rudd AF. Slitsmethoden ved retrograk rotfylling. *Nor Tannlaegeforen Tid.* 1950;60:471–479.
24. Matsura SJ. A simplified root end filling technique. *J Mich St Dent Assoc.* 1962;44:40–41.
25. Langer B, Stein SD, Wagenberg B. An evaluation of root resections: a ten year study. *J Periodontol.* 1981;52:719–722.
26. Bauer W. Histologische Befnde an Zahnen nach Wurzelspitzenamputation. *Z Stomatol.* 1992;20:601–606.
27. Bauer W. Mikroskopische Befunde an Zahnen und para-dentien nach experimenteller Wurzelspitzenamputation unter besonderer. Berucksichtigung der bedeutung funktioneller Auawirkungen. *Z Stomatol.* 1925;23:122–135.
28. Kronfeld R. Zur frage der wurzelspitzenamputation. *Z Stomatol.* 1928;26:1105–1122.
29. Cavina C. L'amputazione degli apici delle radici dentali. *La Stomatol.* 1930;28:721–753.
30. Gottlieb B. Histological examination of a united tooth fracture. *Dent Items Int.* 1926;48:877–895.
31. Steinhardt G. Pathological anatomische Befunde nach Wurzelspitzenamputation und Wurzelfrakturen beim Menschen. *DZW.* 1933;23:541–546.
32. Hartzell TB. Root tip amputation and external drainage for dental abscesses. *Trans Nat Dent Assoc.* 1908;207–208.
33. Grossman LI. Endodontics: a peep into the past and present. *Oral Surg Oral Med Oral Pathol.* 1974;37:599–608.
34. Grossman LI. Intentional replantation of teeth. *J Am Dent Assoc.* 1966;72:1111–1118.
35. Arens DE, Adams WR, DeCastro, RA. *Endodontic Surgery.* Philadelphia, PA: Harper & Row Publishers; 1981.
36. Bellizzi R, Loushine R. *Clinical Atlas of Endodontic Surgery.* Chicago, IL: Quintessence Publishing; 1991.
37. Gutmann JL, Harrison JW. *Surgical Endodontics.* St. Louis, MO: Ishiyaku EuroAmerica; 1994.
38. Arens DE, Torabinejad M, Chivian N, et al. *Practical Lessons in Endodontic Surgery.* Chicago, IL: Quintessence Publishing Company; 1998.
39. Kim S. *Color Atlas of Microsurgery in Endodontics.* Philadelphia, PA: WB Saunders Company; 2001.
40. Glickman GN, Hartwell GR. Endodontic surgery. In: Ingle JI, Bakland LK, Baumgartner JC, editors. *Ingle's Endodontics.* 6th ed. Hamilton, Ontario: BC Decker Inc; 2008. pp. 1233–1294.
41. Siskin M. Surgical techniques applicable to endodontics. *Dent Clin North Am.* 1967;10:745–769.
42. Spatafore CM, Griffin JA Jr, Keyes GG, et al. Periapical biopsy report: an analysis of over a 10-year period. *J Endod.* 1990;16:239–241.
43. Eberhardt JA, Torabinejad M, Christiansen EL. A computed tomographic study of the distances between the maxillary sinus floor and the apicies of the maxillary posterior teeth. *Oral Surg Oral Med Oral Pathol Oral Radiol Endod.* 1992;73:345–346.
44. Ericson S, Finne K, Persson G. Results of apicoectomy of maxillary canines, premolars and molars with special reference to oroantral communication as a prognostic factor. *Int J Oral Surg.* 1974;3:386–393.
45. Rud J, Rud V. Surgical endodontics of upper molars: relation to the maxillary sinus and operation in acute state of infection. *J Endod.* 1998;24:260–261.
46. Jin G-C, Kim K-D, Roh B-D, et al. Buccal bone plate thickness of the Asian people. *J Endod.* 2005;31:430–434.
47. Frankle KT, Seibel W, Dumsha TC. An anatomical study of the position of the mesial roots of mandibular molars. *J Endod.* 1990;16:480–485.
48. Littner MM, Kaffe I, Tamse A, Dicapua P. Relationship between the apicies of the lower molars and the mandibular canal—A radiographic study. *Oral Surg Oral Med Oral Pathol.* 1986;62:595–602.
49. Denio D, Torabinejad M, Bakland LK. The anatomical relationship of the mandibular canal to its surrounding structures in mature mandibles. *J Endod.* 1992;18:161–165.
50. Tebo HG, Telford IR. An analysis of the relative positions of the mental foramen. *Anat Record.* 1950;107:61–66.
51. Tebo HG. Variations in the position of the mental foramen. *Dent Items Interest.* 1951;73:52–53.
52. Phillips JL, Weller RN, Kulild JC. The mental foramen: part III. Size and position on panoramic radiographs. *J Endod.* 1992;18:383–386.
53. Moiseiwitsch JRD. Avoiding the mental foramen during periapical surgery. *J Endod.* 1995;21:340–342.
54. Fishel D, Buchner A, Hershkowith A, Kaffe I. Roentgenologic study of the mental foramen. *Oral Surg Oral Med Oral Pathol.* 1976;41:682–686.
55. Weller RN, Niemczyk SP, Kim S. Incidence and position of the canal isthmus. Part1. Mesiobuccal root of the maxillary first molar. *J Endod.* 1995;21:380–383.
56. von Arx T. Frequency and type of canal isthmuses in first molars detected by endoscopic inspection during periradicular surgery. *Int Endod J.* 2005;38:160–168.
57. Mannocci F, Peru M, Sherriff M, et al. The isthmuses of the mesial root of mandibular molars: a micro-computed tomographic study. *Int Endod J.* 2005;38:558–563.
58. Kim S, Kratchman S. Modern endodontic surgery concepts and practice: a review. *J Endod.* 2006;32:601–623.
59. Cotton TP, Geisler TM, Holden DT, et al. Endodontic applications of cone-beam volumetric tomography. *J Endod.* 2007;33:1121–1132.
60. Malamed SF. *Handbook of Local Anesthesia.* 6th ed. St. Louis, MO: Mosby; 2012.
61. Davenport RE, Porcelli RJ, Iacono VJ, et al. Effects of anesthetics containing epinephrine on catecholamine levels during periodontal surgery. *J Periodontol.* 1990;61:553–558.
62. Crout RJ, Koraido G, Moore PA. A clinical trial of long-acting local anesthetics for periodontal surgery. *Anesth Prog.* 1990;37:194–198.
63. Buckley JA, Ciancio SG, McMullen JA. Efficacy of epinephrine concentration in local anesthesia during periodontal surgery. *J Periodontol.* 1984;55:653–657.
64. Besner E. Systemic effects of racemic epinephrine when applied to the bone cavity during periapical surgery. *Va Dent J.* 1972;49:9–12.
65. Gutmann JL. Parameters of achieving quality anesthesia and hemostasis in surgical endodontics. *Anesth Pain Control Dent.* 1993;2:223–226.

66. Troullos ES, Goldstein DS, Hargreaves KM, Dionne RA. Plasma epinephrine levels and cardiovascular response to high administered doses of epinephrine contained in local anesthesia. *Anesth Prog*. 1987;34:10–13.
67. Serman NJ. The mandibular incisive foramen. *J Anat*. 1989;167:195–198.
68. Naitoh M, Hiraiwa Y, Aimiya H, et al. Accessory mental foramen assessment using cone-beam computed tomography. *Oral Surg Oral Med Oral Pathol Oral Radiol Endod*. 2009;107:289–294.
69. Tomaszewska, IM, Kmiotek EK, Pena IZ, et al. Computed tomography morphometric analysis of the greater palatine canal: a study of 1,500 head CT scans and a systematic review of literature. *Anat Sci Int*. 2015;90:287–297.
70. Yu SK, Lee MH, Park BS, et al. Topographical relationship of the greater palatine artery and the palatal spine. Significance for periodontal surgery. *J Clin Periodontol*. 2014;41:908–913.
71. Gutmann JL, Harrison JW. Posterior endodontic surgery: anatomical considerations and clinical techniques. *Int Endod J*. 1985;18:8–34.
72. Kim S. Principles of endodontic microsurgery. *Dent Clin North Am*. 1997;41:481–497.
73. Velvart P, Peters CI. Soft tissue management in endodontic surgery. *J Endod*. 2005;31:4–16.
74. Hooley JR. *A Self Instructional Guide to Oral Surgery in General Dentistry*. Seattle: Stoma Press Inc.; 1980.
75. Cutright DE, Hunsuck EE. Microcirculation of the perioral regions of the Macaca Rhesus. *Oral Surg Oral Med Oral Pathol*. 1970;29:776–785.
76. Pini Prato G, Pagliaro U, Baldi C, et al. Coronally advanced flap procedure for root coverage. Flap with tension versus flap without tension: a randomized controlled clinical study. *J Peridontol*. 2000;71:188–201.
77. Harrison JW, Jurosky KA. Wound healing in the tissues of the periodontium following periapical surgery. I. The incisional wound. *J Endod*. 1991;17:425–435.
78. Tavtigian R. The height of the facial radicular alveolar crest following apically positioned flap operations. *J Periodontol*. 1970;41:412–418.
79. Donnenfeld OW, Marks RM, Glickman I. The apically repositioned flap clinical study. *J Periodontol*. 1964;35:381–387.
80. Wood DL, Hoag PM, Donnenfeld OW, et al. Alveolar crest reduction following full and partial thickness flaps. *J Periodontol*. 1972;43:141–144.
81. Felts C, McKenzie W. *Determination of Bone Loss with Periodontal Surgical Procedure [thesis]*. Atlanta, GA: Emory University; 1962.
82. Grung B. Healing of gingival mucoperiosteal flap after marginal incision in apicoectomy procedure. *Int J Oral Surg*. 1973;2: 20–25.
83. Chindia ML, Valdehaug J. Periodontal status following trapezoidal and semilunar flaps in apicoectomy. *East Afric Med J*. 1995;72:564–567.
84. Kramper BJ, Kaminski EJ, Osetek EM, et al. A comparison study of the wound healing of three types of flap design used in periapical surgery. *J Endod*. 1984;10:17–25.
85. Tarnow DP, Magner AW, Fletcher P. The effect of the distance from the contact point to the crest of bone on the presence or absence of the interproximal dental papilla. *J Periodontol*. 1992;63:995–996.
86. Velvart P, Ebner-Zimmerman U, Pierre Ebner J. Papilla healing following sulcular full thickness flap in endodontic surgery. *Oral Surg Oral Med Oral Pathol Radiol Endod*. 2004;98:365–369.
87. Grandi C, Pacifici L. The ratio in choosing access flap for surgical endodontics: a review. *Oral Implantol (Rome)*. 2009;2: 37–52.
88. Mormann W, Ciancio SG. Blood supply of human gingiva following periodontal surgery. A fluorescein angiographic study. *J Periodontol*. 1977;48:681–692.
89. Velvart P. Papilla base incision: a new approach to recession-free healing of the interdental papilla after endodontic surgery. *Int Endod J*. 2002;35:453–460.
90. Lang NP, Loe H. The relationship between the width of keratinized gingiva and gingival health. *J Periodontol*. 1972;43:623–627.
91. Schoeffel GJ. Apicoectomy and retroseal procedures for anterior teeth. *Dent Clin North Am*. 1994;38:301–324.
92. Vreeland DL, Tidwell E. Flap design for surgical endodontics. *Oral Surg Oral Med Oral Pathol*. 1982;54:461–465.
93. Von Arx T, Vinzens-Majaniemi T, Bürgin W, et al. Changes of periodontal parameters following apical surgery: a prospective clinical study of three incision techniques. *Int Endod J*. 2007;40:959–969.
94. Von Arx T, Hanni S, Jensen SS. 5-year results comparing mineral trioxide aggregate and adhesive resin composite for root-end sealing in apical surgery. *J Endod*. 2014;40:1077–1081.
95. Sargolzaie N, Forghani M, Langaroodi AJ, et al. Evaluation of periodontal indices following use of two incision techniques in apical surgery. *J Dent Mater Tech*. 2013;2:77–81.
96. Sabeti M, Caffesse R, Simon J. Flap design in endodontics. *Endod Practice*. 2002;5:23–25.
97. Kon S, Caffesse R, Castelli W, et al. Vertical releasing incision for flap design: clinical and histological study in monkeys. *Int J Perio Rest Dent*. 1984;1:49–57.
98. Harrison JW, Jurosky KA. Wound healing in the tissues of the periodontium following periradicular surgery. 2. The dissectional wound. *J Endod*. 1991;17:544–552.
99. Horsley V. Antiseptic wax. *Brit Med J*. 1892;1:1165.
100. Ibarrola JL, Bjorenson JE, Austin BP, et al. Osseous reactions to three hemostatic agents. *J Endod*. 1985;11:75–83.
101. Witherspoon DE, Gutmann JL. Haemostasis in periapical surgery. *Int Endod J*. 1996;29:135–149.
102. Aurelio J, Chenail B, Gerstein H. Foreign-body reaction to bone wax. *Oral Surg Oral Med Oral Pathol*. 1984;58:98–100.
103. Solheim E, Pinholt EM, Bang G, et al. Effect of local hemostatics on bone induction in rats: a comparative study of bone wax, fibrin-collagen paste and bioerodible polyorthoester with and without gentamicin. *J Biomed Mat Res*. 1992;26:791–800.
104. Finn MD, Schow SR, Schneiderman ED. Osseous regeneration in the presence of four common hemostatic agents. *J Oral Maxillofac Surg*. 1992;50:608–612.
105. Hargreaves KM, Cohen S. *Cohen's Pathways of the Pulp*. 10th ed. St. Louis, MO: Mosby Elsevier; 2011. pp. 720–776.
106. Vickers FJ, Baumgartner JC, Marshall G. Hemostatic efficacy and cardiovascular effects of agents used during endodontic surgery. *J Endod*. 2002;28:322–323.
107. Jang Y, Kim E. Cardiovascular effect of epinephrine in endodontic microsurgery: a review. *Restor Dent Endod*. 2013;38:187–193.
108. Wood M, Reader A, Nusstein J, et al. Comparison of intraosseous and infiltration injections for venous lidocaine blood concentrations and heart rate changes after injection of 2% lidocaine with 1:100,000 epinephrine. *J Endod*. 2005;31:435–438.
109. Vy CH, Baumgartner JC, Marshall JG. Cardiovascular effects and efficacy of a hemostatic agent in periapical surgery. *J Endod*. 2004;30:379–383.
110. Kalbermatten DF, Kalbermatten NT, Hertel R. Cotton induced pseudotumor of the femur. *Skeletal Radiol*. 2001;30:415–417.
111. Lemon RR, Steele PJ, Jeansonne BG. Ferric sulfate hemostasis: effect on osseous wound healing. I. Left in situ for maximum exposure. *J Endod*. 1993;19:170–173.
112. Jeasonne BG, Boggs WS, Lemon RR. Ferric sulfate hemostasis: effect on osseous wound healing. II. With curettage and irrigation. *J Endod*. 1993;19:174–176.
113. Pecora G, Adreana S, Margarone JE, et al. Bone regeneration with a calcium sulfate barrier. *Oral Surg Oral Med Oral Pathol Oral Radiol Endod*. 1997;84:424–429.
114. Kim S, Rethnam S. Hemostasis in endodontic microsurgery. *Dent Clin North Am*. 1997;41:499–511.
115. Haasch GC, Gerstein H, Austin BP. Effect of two hemostatic agents on osseous healing. *J Endod*. 1989;15:310–314.
116. Hunt LM, Benoit PW. Evaluation of microcrystalline collagen preparation in extraction wounds. *J Oral Surg*. 1976;34:407–414.
117. Von Arx T, Jensen SS, Hanni S, et al. Haemostatic agents used in periapical surgery: an experimental study of their efficacy and tissue reactions. *Int Endod J*. 2006;39:800–808.
118. Shannon A. Expanded clinical uses of a novel tissue-retraction material. *Compen Contin Ed Dent*. 2002;23:3–6; quiz 18.
119. Abdel Gabbar F, Aboulazm SF. Comparative study on gingival retraction using mechanochemical procedure and pulsed Nd:YAG laser irradiation. *Egypt Dent J*. 1995;41:1001–1006.
120. Barr RJ, Alpern KS, Jay S. Histiocytic reaction associated with topical aluminum chloride (Drysol reaction). *J Dermatol Surg Oncol*. 1993;19:1017–1021.
121. Azargoon H, Williams BJ, Solomon ES, et al. Assessment of hemostatic efficacy and osseous wound healing using HemCon dental dressing. *J Endod*. 2011;37:807–811.

122. Johnson BR, Fayad MI, Witherspoon DE, et al. *Pathways of the Pulp*. 10th ed. St Louis, MO: CV Mosby; 2011. pp. 720–776.
123. Eriksson AR, Albrektsson T. Temperature threshold levels for heat-induced bone tissue injury: a vital-microscopic study in the rabbit. *J Prosthet Dent*. 1983;50:101–107.
124. Matthews LS, Hirsch C. Temperatures measured in human cortical bone when drilling. *J Bone Joint Surg Am*. 1972;54:297–308.
125. Pandey RK, Panda SS. Drilling of bone: a comprehensive review. *J Clin Orthop Trauma*. 2013;4:15–30.
126. Vaughan RC, Peyton FA. The influence of rotational speed on temperature rise during cavity preparation. *J Dent Res*. 1951;30:737–744.
127. Nam OH, Yu WJ, Choi MY, Kyung KH. Monitoring of bone temperature during osseous preparation for orthodontic micro-screw implants: effect of motor speed and pressure. *Key Enj Mater*. 2006;321–323, 1044–1047.
128. Falomo OO. Surgical emphysema following root canal therapy: report of a case. *Oral Surg Oral Med Oral Pathol*. 1984;58:101–102.
129. Kalidindi V. Optimization of Drill Design and Coolant Systems During Dental Implant Surgery [Thesis]. Lexington, KY: University of Kentucky; 2004.
130. Farmworth GH, Burton JA. Optimization of drill geometry for orthopaedic surgery. *Int Mach Tool Des and Res Conf 15th Proc*. 1974;227–233.
131. Moss RW. Histopathological reaction of bone to surgical cutting. *Oral Surg*. 1964;17:405–414.
132. Boyne PJ. Histologic response of bone to sectioning by high-speed rotary instruments. *J Dent Res*. 1966;45:270–276.
133. Calderwood RC, Hess SS, Davis JR, et al. A comparison of the healing rate of bone after the production of defects by various rotary instruments. *J Dent Res*. 1964;43:207–216.
134. Hjorting-Hansen E, Andreasen JO. Incomplete bone healing of experimental cavities in dog mandibles. *Br J Oral Surg*. 1971;9:33–40.
135. Rubinstein RA, Kim S. Short-term observation of the results of endodontic surgery with the use of a surgical operating microscope and Super-EBA as root-end filling material. *J Endod*. 1999;25:43–48.
136. Barnes IE. Surgical Endodontics. *A Colour Manual*. Lancaster, England: MTP Press; 1984.
137. Torabinejad M, Johnson B. Endodontic surgery. In: Torabinejad M, Walton RE, Fouad, AF, editors. *Endodontics: Principles and Practice*. 5th ed. St. Louis, MO: Saunders, an imprint of Elsevier, Inc; 2014. pp. 376–396.
138. Morrow SG, Rubinstein AR. Ingle JI, et al. *Ingle's Endodontics*. 5th ed. Hamilton, Ontario: BC Decker; 2002; pp. 669–745.
139. Tataryn RW, Torabinejad M, Boyne PJ. Healing potential of osteotomies of the nasal sinus in the dog. *Oral Surg Oral Med Oral Pathol*. 1997;84:196–202.
140. Gilheany PA, Figdor D, Tyas MJ. Apical dentin permeability and microleakage associated with root end resection and retrograde filling. *J Endod*. 1994;20:22–26.
141. Morfis A, Sylaras SN, Georgopoulou M, et al. Study of the apices of human permanent teeth with the use of a scanning electron microscope. *Oral Surg Oral Med Oral Pathol*. 1994;77:172–176.
142. Carr GB. Ultrasonic root end preparation. *Dent Clin North Am*. 1997;41:541–544.
143. Kratchman SI. Endodontic microsurgery. *Compend Contin Ed Dent*. 2007;28:324–331.
144. Kim S, Pecora G, Rubinstein R. Comparison of traditional and microsurgery in endodontics. In: Kim S, Pecora G, Rubinstein R, editors. *Color Atlas of Microsurgery in Endodontics*. Philadelphia, PA: W.B. Saunders; 2001. pp. 5–11.
145. Carr GB. Microscope in endodontics. *J Calif Dent Assoc*. 1992;20:55–61.
146. Wuchenich G, Meadows D, Torabinejad M. A comparison between two root end preparation techniques in human cadavers. *J Endod*. 1994;20:279–282.
147. Gorman MC, Steiman HR, Gartner AH. Scanning electron microscopic evaluation of root-end preparations. *J Endod*. 1995;21:113–117.
148. De Lange JD, Putters T, Baas EM, Van Ingen, JM. Ultrasonic root-end preparation in apical surgery: a prospective randomized study. *Oral Surg Oral Med Oral Pathol Oral Radiol Endod*. 2007;104:841–845.
149. Saunders WP, Saunders M, Gutmann JL. Ultrasonic root end preparation: part 2-microleakage of EBA root end fillings. *Int Endod J*. 1994;27:325–329.
150. Layton CA, Marshall G, Morgan I, Baumgartner C. Evaluation of cracks associated with ultrasonic root end preparations. *J Endod*. 1996;22:157–160.
151. Gray JG, Hatton J, Holtzmann DJ, et al. Quality of root end preparations using ultrasonic and rotary instrumentations in cadavers. *J Endod*. 2000;26:281–283.
152. Morgan L, Marshall J. A scanning electronic microscope study of in vivo ultrasonic root end preparation. *J Endod*. 1999;25:567–570.
153. Gartner AH, Dorn SO. Advances in endodontic surgery. *Dent Clin North Am*. 1992;36:357–378.
154. Torabinejad M, Hong CU, Pitt Ford TR. Physical properties of a new root end filling material. *J Endod*. 1995;21:349–353.
155. Torabinejad M, Higa RK, McKendry DJ, Pitt Ford TR. Dye leakage of four root-end filling materials: effects of blood contamination. *J Endod*. 1994;20:159–163.
156. Torabinejad M, Wilder Smith P, Pitt Ford TR. Comparative investigation of marginal adaptation of Mineral Trioxide Aggregate and other commonly used root end filling materials. *J Endod*. 1995;21:295–299.
157. Parirokh M, Torabinejad M. Mineral trioxide aggregate: a comprehensive literature review- part I: chemical, physical, and antibacterial properties. *J Endod*. 2010;36:16–27.
158. Fridland M, Rosado R. MTA solubility: a long term study. *J Endod*. 2005;31:376–379.
159. Torabinejad M, Hong CU, Ford TR Pitt, Kettering JD. Antibacterial effects of some root end filling materials. *J Endod*. 1995;21:403–406.
160. Torabinejad M, Pitt Ford T, McKendry D, et al. Histologic assessment of mineral trioxide aggregate as a root-end filling in monkeys. *J Endod*. 1997;23:225–228.
161. Torabinejad M, Hong CU, Lee SJ, et al. Investigation of mineral trioxide aggregate for root-end filling in dogs. *J Endod*. 1995;21:603–608.
162. Tsesis I, Rosen E, Taschieri S, et al. Outcomes of surgical endodontic treatment performed by a modern technique: an updated meta-analysis of the literature. *J Endod*. 2013;39:332–339.
163. Janis JE, Harrison B. Wound healing: part I. Basic science. *Plast Reconstr Surg*. 2014;133:e199–e207.
164. Selvig KA, Torabinejad M. Wound healing after mucoperiosteal surgery in the cat. *J Endod*. 1996;22:507–515.
165. Selvig K, Biagiotti GR, Leknes KN, Vikesjo UM. Oral tissue reactions to suture materials. *Int J Periodont Restor Dent*. 1998;18:474–487.
166. Lilly GE. Reaction of oral tissues to suture materials. *Oral Surg Oral Med Oral Pathol*. 1968;26:128–133.
167. Lilly GE, Armstrong JH, Salem JE, Cutcher JL. Reaction of oral tissues to suture materials: part II. *Oral Surg Oral Med Oral Pathol*. 1968;26:592–599.
168. Michaelides P, Wilson S. A comparison of papillary retention versus full-thickness flaps with internal mattress sutures in anterior periodontal surgery. *Int J Periodont Restor Dent*. 1996;16:388–397.
169. Nelson EH, Junakoshi E, O'Leary TJ. A comparison of the continuous and interrupted suturing technique. *J Periodontol*. 1977;48:273–281.
170. Ramfjord SP, Nissle RR. The modified Widman flap. *J Periodontol*. 1974;45:601–607.
171. Harrison J, Jurosky K. Wound healing in the tissues of the periodontium following periapical surgery. III. The osseous incisional wound. *J Endod*. 1992;18:76–81.
172. Mead C, Javidan-Nejad S, Mego M, et al. Levels of evidence for the outcome of endodontic surgery. *J Endod*. 2005;31:19–24.
173. Rubinstein R, Kim S. Short-term observation of the results of endodontic surgery with the use of a surgical operation microscope and Super-EBA as root-end filling material. *J Endod*. 1999;25:43–48.
174. Rubinstein R, Kim S. Long-term follow-up of cases considered healed one year after apical microsurgery. *J Endod*. 2002;28:378–383.
175. Maddalone M, Gagliani M. Periapical endodontic surgery a 3-year follow-up study. *Int Endod J*. 2003;36:193–198.
176. Sechrist C. *The Outcome of MTA as a Root End Filling Material: A Long Term Evaluation* [Thesis]. CA: Loma Linda University;

2005.
177. Setzer FC, Kohli MR, Shah SB, et al. Outcome of endodontic surgery: a Meta-analysis of the Literature—Part 2: comparison of endodontic microsurgical techniques with and without use of higher magnification. *J Endod.* 2010;36:1757–1765.
178. Torabinejad M, Landaez M, Milan M, et al. Tooth retention through endodontic microsurgery or tooth replacement using single implants: a systematic review of treatment outcomes. *J Endod.* 2015;41:1–10.
179. Dean JW, Lenox RA, Lucas FL, et al. Evaluation of a combined surgical repair and guided tissue regeneration technique to treat recent root canal perforations. *J Endod.* 1997;23:525–532.
180. Torabinejad M, Dinsbach N, Turman M, et al. Survival of intentionally replanted teeth and implant-supported single crowns: a systematic review of treatment outcomes. *J Endod.* 2015;41: 992–998. In press.
181. American Association of Endodontists. *An Annotated Glossary of Terms Used in Endodontics.* 8th ed. Chicago, IL: American Association of Endodontists; 2015.
182. Miller HM. Transplantation: a case report. *J Am Dent Assoc.* 1950;40:237.
183. Tsukiboshi M. Autogenous tooth transplantation: a reevaluation. *Int J Periodont Restor Dent.* 1993;13:120–149.
184. Andreasen JO, Paulsen HU, Yu Z, et al. A long-term study of 370 autotransplanted premolars. Part II. Tooth survival and pulp healing subsequent to transplantation. *Eur J Orthod.* 1990;12: 14–24.
185. Torabinejad M, Rubinstein R. *The Art and Science of Contemporary Surgical Endodontics*, 1st ed. Chicago, IL: Quintessence Publishing Company; 2017.
186. Rubinstein R, Fayad M, Torabinejad M. Chapter 20 in *Apical Micro Surgery: Principles and Practice*, 6th ed. St. Louis, MO: Saunders, an imprint of Elsevier, Inc.

第二十五章　牙意向性再植

Stephen P. Niemczyk

手术显微镜(surgical operating microscope, SOM)的出现预示着根尖手术进入新的时代,随着超声根尖倒预备器械的发明和具有良好生物相容性倒充填材料的出现,三者结合使根尖手术得到了前所未有的复兴。研究证明[1,2],与几十年前使用传统器械和方法的手术方式相比,新技术精细的操作使大多数病例获得了更好的预后,明显地提高了手术的成功率[3],根尖手术已经变得没有那么令人生畏。然而,下列这些情形对根尖手术而言仍然是禁忌或需要谨慎考虑的:①解剖学因素,例如牙根的位置和角度、局部骨密质的厚度以及牙齿在牙弓中的位置,如果这些解剖学因素妨碍了根尖手术的入路和视野,勉强进行根尖手术将对根尖的处理造成不利影响。②患者自身存在某些疾病,根尖手术本身或医源性诱导有可能加剧患者的病情,在这种情况下,不推荐选择手术方式治疗。③患者的生理或心理状况,尽管是局部的手术,但可能某些患者的生理或心理状况都不能接受长时间的手术过程。在这些临床情况下,意向性再植为患者提供了一种可选择的治疗方案。

在古代玛雅和埃及文化中可以找到关于牙齿夹板和装饰的记载;但最早的记录要追溯到10世纪,一个著名的阿拉伯外科医生阿布·哈斯木(Abul Kasim)[西方称阿尔布卡西(Albucasis)]详细地描述了拔牙和牙再植的操作过程,他的专著《方法》(*Al-Tasrif*英译为 *The Method*),后来被翻译成拉丁文 *De chirurgia*,使他成为第一位著名的口腔外科医生[4]。几百年后,著名的法国牙医皮埃尔·福查德(Pierre Fuchard)完成了他的史诗般的专著《外科牙医学》(*Le chirurgie dentist*; *ou*, *traite des dents*, 英译为: *The Surgeon-Dentist*; *or*, *Treatise on the Teeth*),书中描述了牙齿的再植和异体移植[5],其中对操作过程的描述富有想象力并具有创新性。托马斯·伯德莫尔(Thomas Berdmore)[6]主张先将患牙拔出,然后用铅或黄金充填牙齿上的龋洞,再将牙齿重新插入牙槽窝。英国理发师兼外科医生约翰·亨特(John Hunter)[7]则建议将牙齿煮沸,以去除牙齿上的疾病。这位现代外科学之父也是收集"嫩牙"(来自年轻个体的尚未发育成熟的牙齿)的倡导者,以此为他的成年患者提供移植牙来源,在他手术时通常都有几个"提供者"在场,他可能会连续从不同的提供者身上拔除牙齿,直到找到一颗适合植入受植者拔牙窝里的牙齿为止,尽管他的尝试往往失败,但从现代医学的角度来看,他的直觉和见解是有预见性的。

近2个世纪后,对牙周韧带(PDL)在再附着中的功能评价可能是对牙再植所进行的更为科学的验证。Fredel和Scheff[8,9]在犬的体内进行了研究,他们指出在有牙周膜(他们称为骨膜)的根面因受到牙周膜的保护而不会发生吸收过程,他们推测牙周膜对牙根与牙槽骨重新建立联系是必不可少的。1955年,Hammer[10]的报告指出,有生命力的牙周膜有助于再植牙齿的再附着和再融合,"当再植过程在技术上完美无瑕地完成时,预计牙齿的平均使用寿命为10年"。尽管有这些报道,由于骨性粘连和牙根吸收的高发生率,该手术仍然被认为是具有创伤副作用的[11],应作为最后的治疗选择[12,13]。牙齿拔出过程中造成的牙齿折裂和因离体操作导致的组织脱水是牙意向性再植最主要的并发症,现在通过新技术的应用和技术改进已经明显降低了它们的发生率。

简言之,牙意向性再植可以被认为是一种"可控的牙脱位",施加在牙齿上的力,无论是大小还是方向,都得到了更精确的控制,并且创造了一个可保持牙周膜活力的口外环境。虽然人体内过程的证据水平主要由病例报告组成[14-16],然而动物体内的对照研究结果提示了在牙拔除和再植过程中硬组织和软组织的因果关系[17,18],因此在制订治疗方案时,病例报告、动物研究和其他文献回顾性研究的结果具有指导意义。认真选择病例、严格遵守改良的处理和再植方案将最大限度地减少牙意向性再植最常见的并发症,如牙折和牙根吸收。最后,与传统的显微内镜手术一样,牙意向性再植不能替代对感染根管系统的清理,如果对感染根管没有采取有效的清创和充填来减少致病因素,根尖周病变可能不能愈合或愈合延迟[19]。如果没有完成常规的牙髓治疗,或者没有通过再治疗改善根管内的感染情况,在这些情况下进行手术成功率会明显降低[20-23]。

第一节　适应证与禁忌证:观念的转变

几位研究者[12,24,25]提出了牙意向性再植的技术指南,其中的大部分适应证也适用于当时更传统的外科矫正。

适应证

1. 牙髓治疗不成功并且牙髓再治疗不可行。

2. 由于钙化或弯曲,不能完全疏通根管,或不能对根管进行充分的清理和严密充填。

3. 根管内有分离的器械或其他医源性异物(图25-1)。

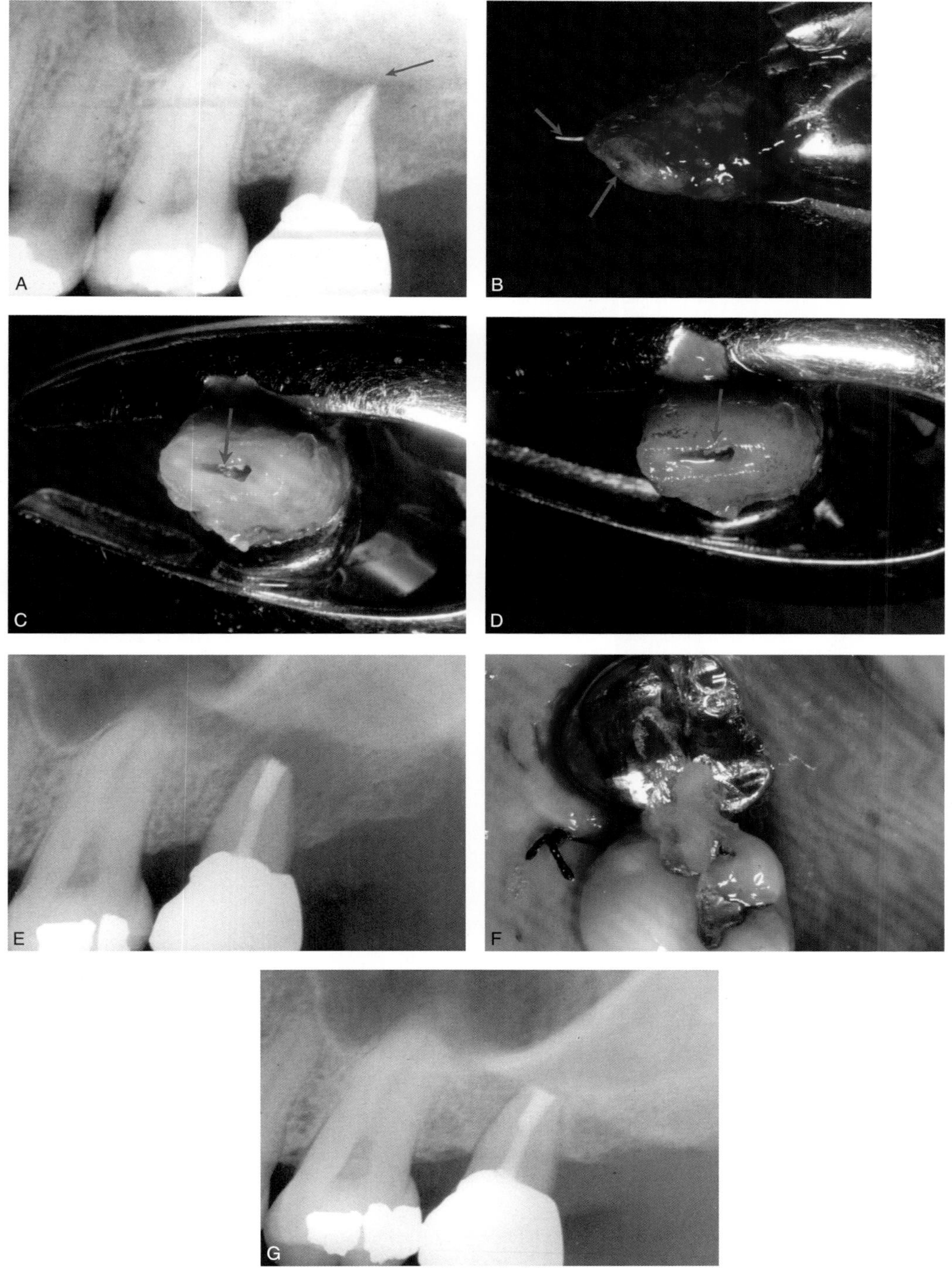

图 25-1 左上颌第二磨牙根管阻塞行牙意向性再植

A. 术前 X 线片：钛固核载体热牙胶充填根管，钛载体不能取出，X 线片显示充填材料有轻微超充（箭头示），根尖周围有大面积的透射影 **B.** 拔牙钳夹持着刚拔出的牙齿：注意超充的牙胶尖和钛载体从根尖孔（箭头示）穿出 **C.** 根尖切除后的末端：牙胶已经从载体周围移除，暴露出两根管之间的一个大的峡部。这种"带状"结构始于牙髓室，一直延续到根尖孔（箭头处） **D.** 根尖倒预备：用一个小的金刚砂圆钻（#1）在根管间隙中切断钛载体（箭头示），常规的碳钢钻会在钛载体上引起过度的振动，可能导致牙齿的隐裂 **E.** 牙齿再植后即刻 **F.** 牙齿固定：在相邻牙的边缘嵴之间酸蚀、复合树脂夹板固定。近中侧牙乳头用 4-0 丝线缝合。14 天后拆除夹板 **G.** 4 年后复诊 X 光片显示根尖暗影完全愈合，牙齿无异常症状，功能正常

4. 存在不能轻易移除的大型桩 / 核或其他人工异物。
5. 医源性穿孔或牙根吸收侵犯到根管。
6. 牙根未发育完成或根尖孔敞开，常规的充填方法会导致充填物大量超充。
7. 乳牙缺失，意向性牙再植用于间隙保持（图 25-2）。
8. 根折。如果视诊没有发现根折，可以将牙齿原位回植。

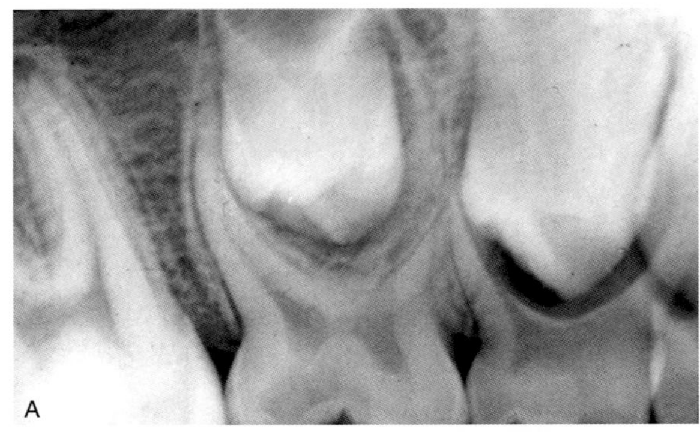

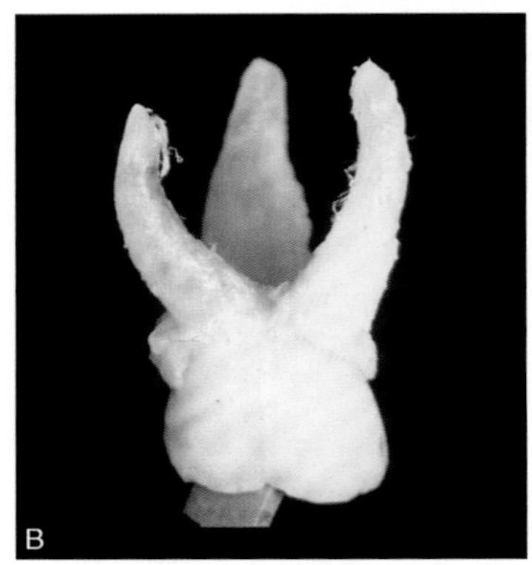

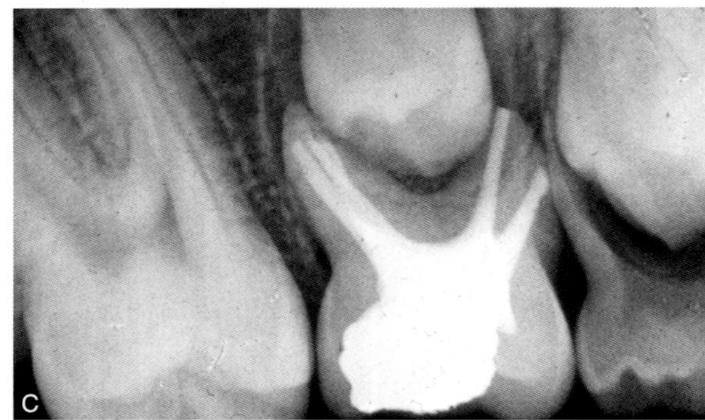

图 25-2 为保持间隙而进行的右侧上颌第二乳磨牙意向性再植
A. 大面积龋损已累及牙髓，牙齿需要为发育中的继任恒牙保持间隙。患者不能配合常规的修复治疗 **B.** 切除牙根弯曲的根尖端以便于再植，牙髓腔和根管用氧化锌丁香油水门汀充填，牙齿将植入牙槽窝 **C.** 牙已经重新植入，牙根吸收正常发生，对将替换的乳牙而言充填到根管系统中的材料都应该可以被吸收（Courtesy of Dr. Israel B. Bender，Philadelphia，PA，U.S.A.）

9. 根周存在大面积疏松组织，无法进行牙根切除。

10. 解剖结构上的限制和紧邻重要结构，这种情况包括根尖邻近下牙槽神经管或上颌窦，以及颌骨的结构妨碍手术进路。

11. 患者拒绝体内手术干预。

其中的几项与外科手术的适应证是重叠的，至于选择哪一种方法常取决于术者的技术能力，治疗的效果，以及患者的意愿。

禁忌证

1. 患牙有牙周病并有明显松动和/或根分叉受累。

2. 唇颊侧骨或骨间隔缺失。

3. 牙根弯曲估计在拔牙过程中会发生根折。

显微镜和根尖手术专用器械的应用极大地扩展了根尖手术适应证的范围，因此，在考虑采取体内外科手术治疗时，适应证的范围也更加明晰[26]，其中两项数十年不变。

1. 第二、第三磨牙的根尖手术。尤其是下颌磨牙，根尖常常更偏向舌侧，需要进行更深和更广泛的去骨才能显露根尖。

2. 解剖结构妨碍手术入路，尤其是骨性的限制。下颌骨的外斜线和上颌骨的颧突（图 25-3）妨碍手术操作而无法实施手术，对腭穹窿较浅的患者，从腭侧进入根尖如果误判则有可能发生血管意外（损伤血管而导致出血过多）。

3. 通过药物得到控制的系统性疾病的患者不能安全地耐受因误诊而导致的长时间或体内的治疗，这对那些有心血管疾病或肺部损害的患者尤为重要。

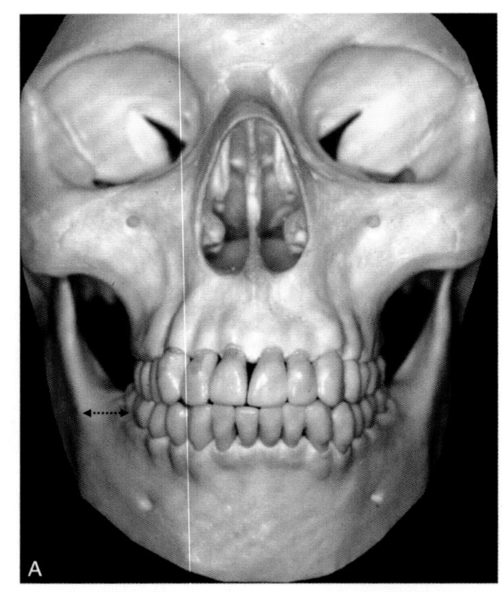

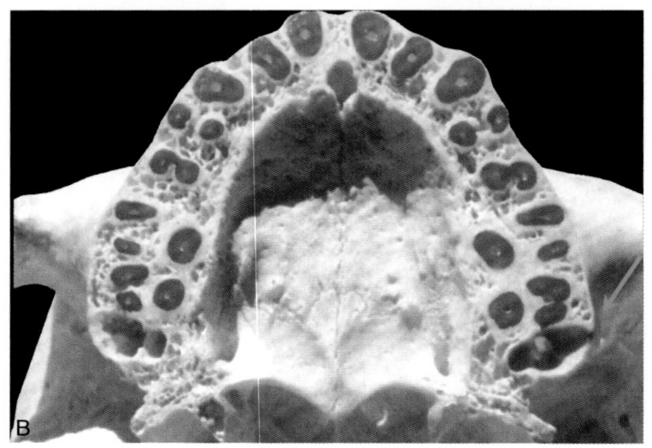

图 25-3 A、B. 重叠的骨解剖结构可阻碍手术到达根尖末端的路径：从第一磨牙远中根到第三磨牙，下颌骨的外斜线明显地增加了颊侧骨密质板的厚度，这不仅显著增加了到达根尖所需要去骨的范围，为了切除根尖牙钻的长度也必须增加（黑色箭头）。对上颌第二磨牙和第三磨牙，存在颧弓的颧突和软组织的限制（绿色箭头），对颊部手术入口提出了相当大的挑战

4. 患者依从性差，拒绝常规的外科治疗。

5. 有神经损伤的风险或有神经损伤的表现（感觉异常）。

从患者的角度和外科医生的术前评估来看，这些条件为治疗的可行性和安全性设定了界限。同样地，有关确切禁忌证的实用指南应该包括。

1. 严重的牙周病变。牙齿有超过Ⅱ度的松动度和/或有垂直松动。

2. 在平牙槽骨或其下方有临床上可探及的大面积龋坏。

3. 骨密质/骨间隔的广泛丧失。

4. 困难或不能行非手术拔牙。

牙槽骨和其他支持/附着结构的保持对牙意向性再植术的成功至关重要。慢性牙周炎导致的软组织损害可能会抑制牙齿再附着到牙槽窝，如果牙冠延长或开窗拔牙继发硬组织水平降低，拔牙后将失去关键的支撑，再植的牙齿可能需要更复杂的修复体才能确保固位。

第二节　病例选择与器械准备

一、病例选择

对拟行意向性再植术牙齿的牙根解剖进行严格的评估，以确保从牙槽窝顺利拔出牙齿而不产生可能导致部分或完全根折的明显应力，这一点是至关重要的，是该治疗方法最复杂的过程，也是知情同意必须告知的重要信息。最初的评估是通过变换几个角度拍摄 X 线片进行的，但二维图像呈现的信息有限，更精准的评估方法是通过锥形束计算机断层扫描（CBCT）完成[27,28]，不仅可以更精确地测量根部的长度和宽度，而且牙根弯曲的角度和方向都可以立即呈现和观察。

"虚拟拔牙"可以对如何用力和牙拔出的方向进行规划，并能预估从牙槽窝中有效且成功地拔出牙根可能存在的障碍（图 25-4）。制订拔牙方案时需要考虑的因素包括。

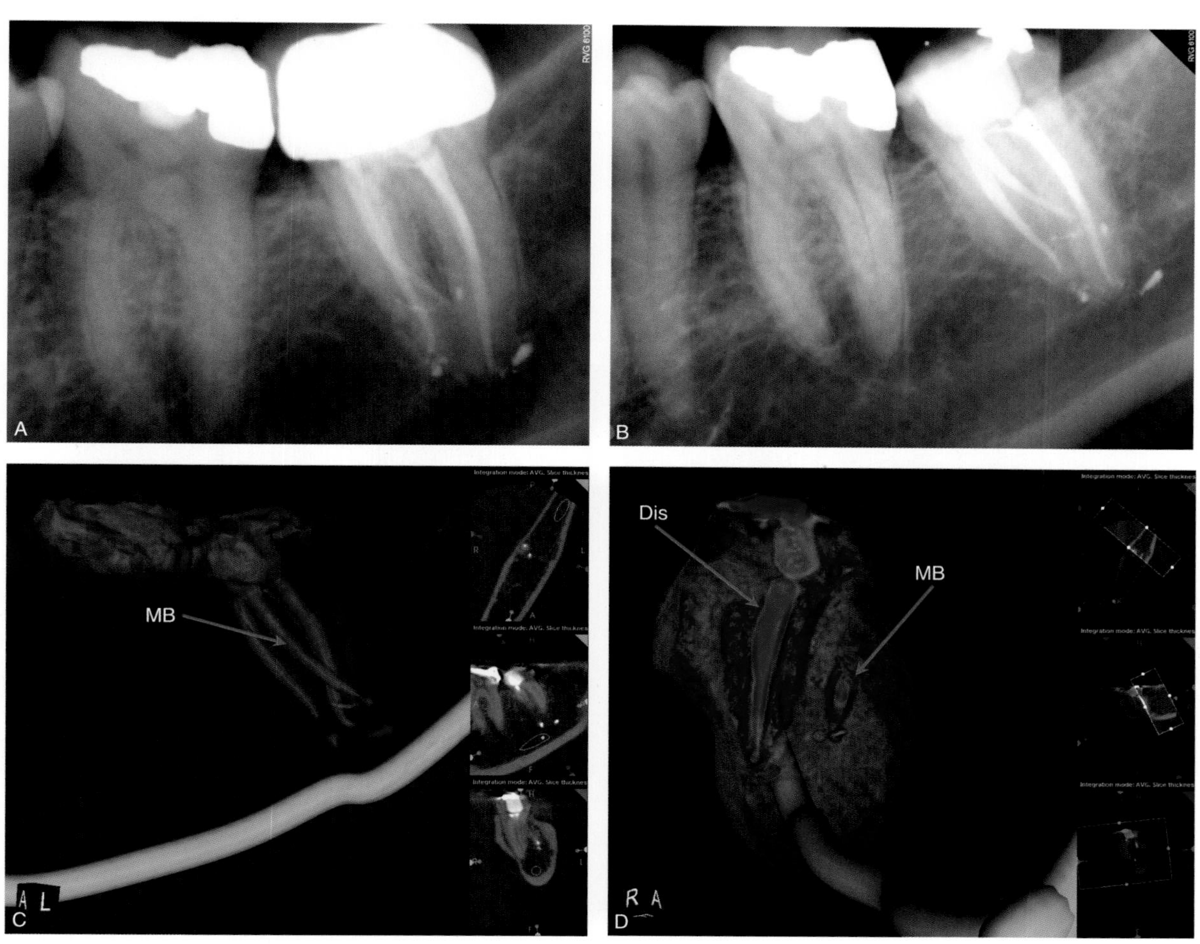

图 25-4　本病例是常规 X 线片无法精确评估临床情况的实例，患者主诉牙髓治疗完成即开始出现咬合敏感，临床检查没有发现深牙周袋及垂直折裂，叩诊和触诊结果在正常范围内

A. 2011 年术后 X 线片检查显示，左下颌第二磨牙根尖部有几处少量的封闭剂超出根尖　**B.** 2014 年患者接受冠修复前的 X 线片显示，超出的材料未被吸收　**C.** 近中颊根（MB）是一个独立的牙根，比主牙根更偏向远中颊侧。没有明显的根尖病变，但有少量的充填材料超出根尖，不在下牙槽神经管内。通常情况下可以通过搔刮清除异物，但该病例测量到达远中根尖的骨厚度达 11.5mm（近半英寸）　**D.** 由于 MB 牙根位于去骨范围的中心位置（位于骨密质板表面下方 5.5mm 处），这使去骨过程变得更为复杂：在牙意向性再植过程中要充分评估到达超充材料部位的难度，但非典型的牙根解剖对完整拔出牙齿提出了相当大的挑战，这需要在知情同意期间给予充分评估和告知

1. 牙根的长度和宽度　牙根越长，开始脱位运动和断开牙周膜所需的力就越大。对于颊舌径比近中远径宽的牙根形态也是如此。术后牙根表面最容易吸收的区域是受脱位运动影响的凸面[29]，尽量减少这些部位的受力是减少术后并发症的关键。相反，细长的牙根在拔牙的脱位过程中更容易根折。

2. 牙根弯曲程度　虽然没有笔直的牙根，但如果牙根轻度弯曲，即便是多根牙，如果牙根都向同一个方向弯曲，则可以从一个方向把牙齿从牙槽窝中拔出。如果牙根弯曲过大或突然弯曲（图 25-5），则有可能在最弯曲的部位发生牙根折断，多根牙在这种情况下发生牙根折断的概率更大，在牙根分叉较大的牙齿，尤其是上颌磨牙，这种情况会阻碍安全拔牙。融合形态的牙根存在类似的情况，但如果牙根间没有牙槽骨则不会造成困难。即使牙根之间有骨的存在，就面积而言，它也是相对较小的骨量，在拔牙过程中，它可能会自发断裂，并与牙齿一起拔除而不会造成不良后果。

3. 根尖周病变和松动度　患牙有一定程度的松动度似乎是有利条件，但是，如果牙齿松动是由于牙周损害造成的骨密质缺失，则无法考虑再植。根尖周的病变组织通常会附着在牙根上一并被拔出，在这种情况下没必要做根尖搔刮。沿着牙根表面的放射线暗影，尤其是伴有深的、值得注意的探诊深度时，则要高度怀疑垂直根裂，应在拔牙后进行仔细检查以排除垂直根裂的存在。

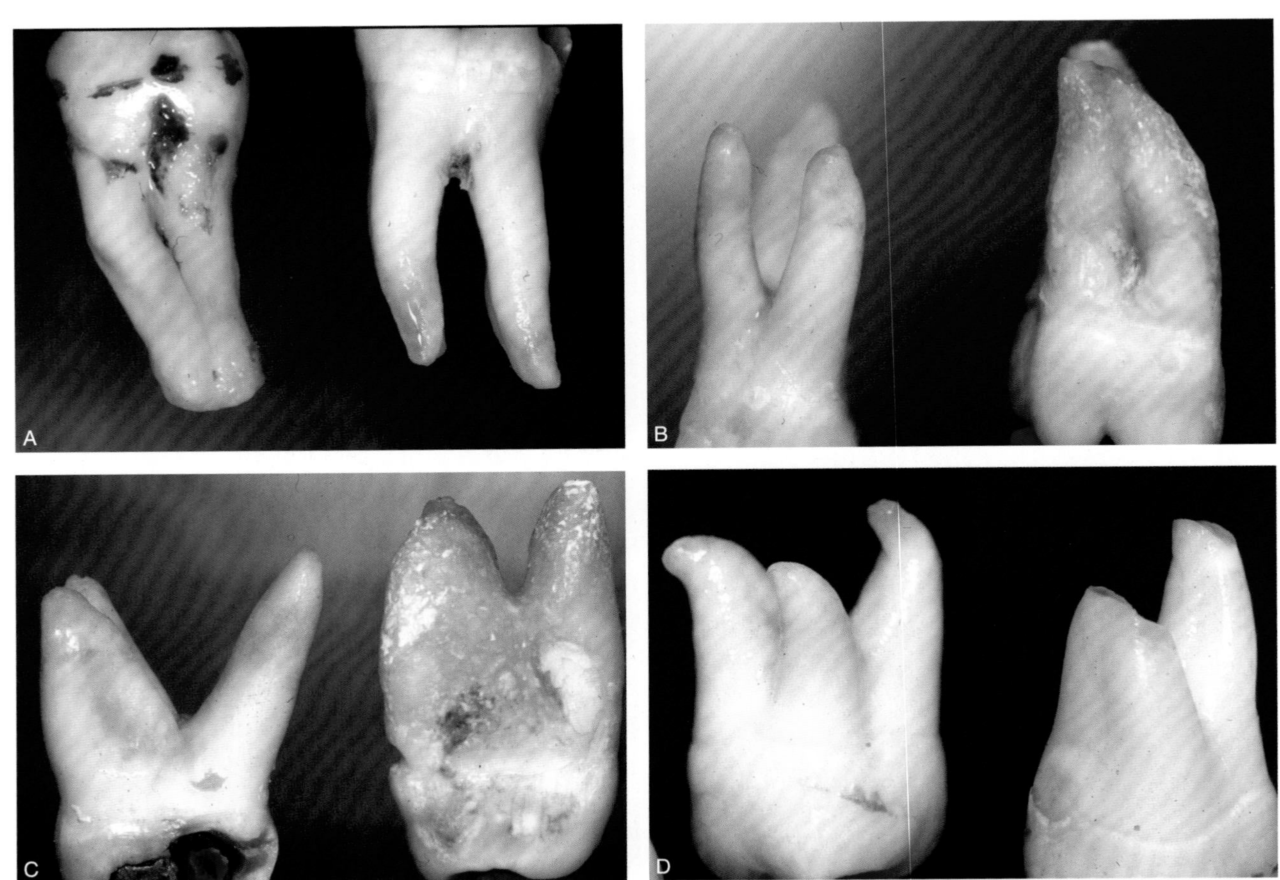

图 25-5　牙根的形态和弯曲度对拔牙的成功与否有着重要的影响

A、B. 当牙根出现融合时（如图 A 左边的牙齿，图 B 右边的牙齿），拔牙术相对简单。牙根表面的内陷和凹陷有利于牙再植和抗脱位。要注意一个例外的情况是牙根的部分融合，即牙根在根尖部融合，但是分叉处牙根完全分开，在这样的情况下，如果有一定量的骨头穿过分叉处，在不将两个牙根切开的情况下完整拔除一般是不可能的　**C.** 当牙根弯曲度较小，并且牙根都向同一方向弯曲时，牙齿可以沿着适当的方向拔除。但是，如果牙根分叉较大（见左边的牙齿），则可能发生牙根或骨密质板折断（裂），或两者同时折断（裂）　**D.** 当牙根末端严重弯曲时，根折常发生在弯曲处，根折的位置常常与计划根尖切除的水平一致（见右侧牙齿），折断的根尖和根尖周的病理组织都必须被小心地从牙槽窝中完全去除，如果有残留，则可能会导致持续的根尖周炎和再植的牙齿不能完全就位。多根牙齿的术后固定通常不是主要的问题，融合形态牙根的牙齿对术后固定的影响也不大

二、器械

牙意向性再植术所需的器械简单易得(图 25-6,图 25-7)。

1. 牙储存器皿　当牙齿从牙槽窝中取出后,将其浸入含有组织培养液的盘中。盘子的深度应足以容纳持有牙齿的钳子,不需要太大,够用就可以,以免笨拙。不锈钢敞口容器可满足强度、实用以及无菌的要求。

2. 无气流高速手机 Impact Air　Impact Air 高速手机仅有液流,驱动的涡轮气流在手机的背面排出,这样可以在对容器液面下的牙根进行根尖切除时产生最小喷溅。其他制造商也有类似配置的机头,如果满足上述标准,它们同样适用。

3. 拔牙钳　2003 年之前,型号与牙位相对应的传统拔牙钳一直是拔牙的唯一工具。2003 年引入的新式微创拔牙钳 Physics Forceps(图 25-7),在拔牙时几乎没有创伤。它采用一流的杠杆力学原理,一个钳口作为保险支点,另一个作为提升臂。一旦正确定位,将牙齿从牙槽窝中拔出 2~3mm 所需的力最小,然后用不同的转移钳将牙齿从牙槽窝取出。如果操作得当,牙周韧带的损伤最小,而且骨密质板完好。

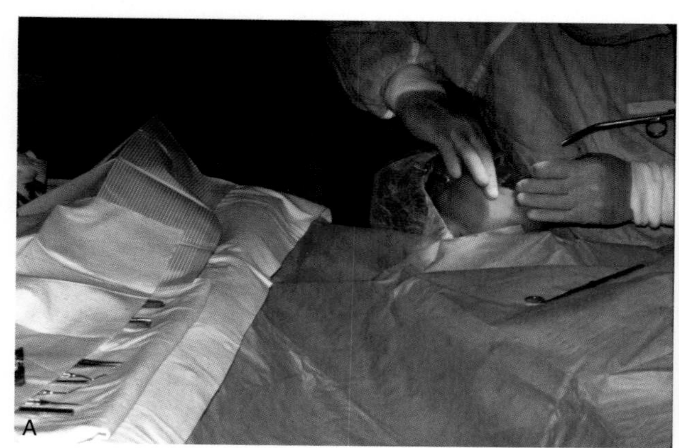

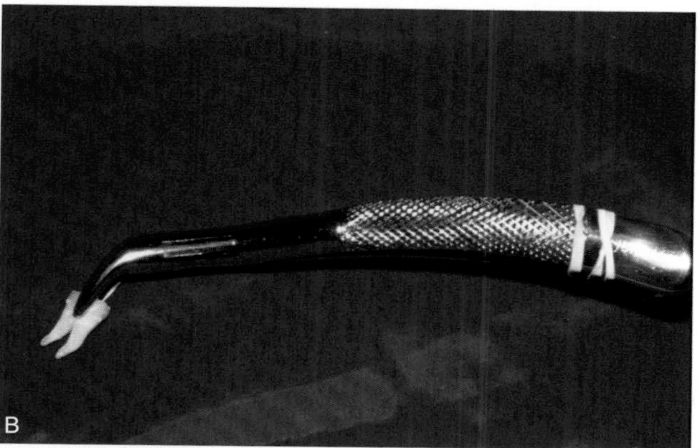

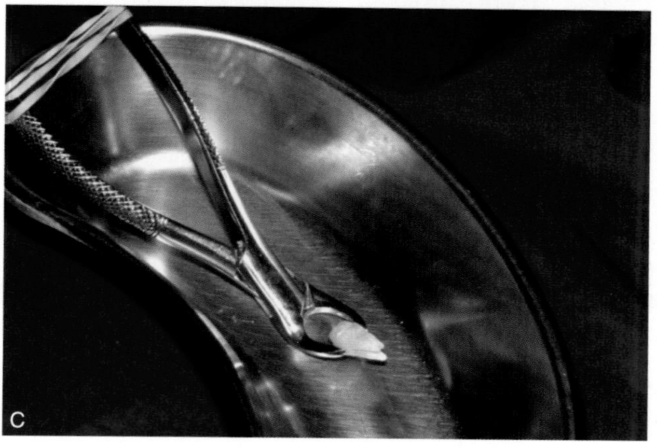

图 25-6　牙意向性再植的手术准备

A. 从颌骨拔牙部位一侧到相邻手术台的整个移动区域都要保证无菌,这是为了保证当牙齿在转移过程中从钳子中或是操作台上脱落时,可以掉落在无菌的表面　**B.** 一旦牙齿松动到足以从牙槽窝中脱位时,用转移钳(型号根据牙位决定)小心地将牙齿从牙槽窝中拔除。钳喙只接触到附着组织的冠方,用一条无菌的结扎带环绕手柄,使其可以对牙冠施加轻微的闭合压力,这种临时模仿止血器的装置可以让钳子固定牙齿,而无需临床医生一直用手握着钳子固定　**C.** 将持有牙齿的钳子放入装有 HBSS 溶液的容器中,将牙齿完全浸没在液体中,一旦安全放入溶液中,可以调整牙齿在钳喙中的位置,以便操作。为了术者的舒适和方便,也可以对容器的放置进行调整并稍微倾斜,然后用无菌巾将容器稳定在这个新的位置

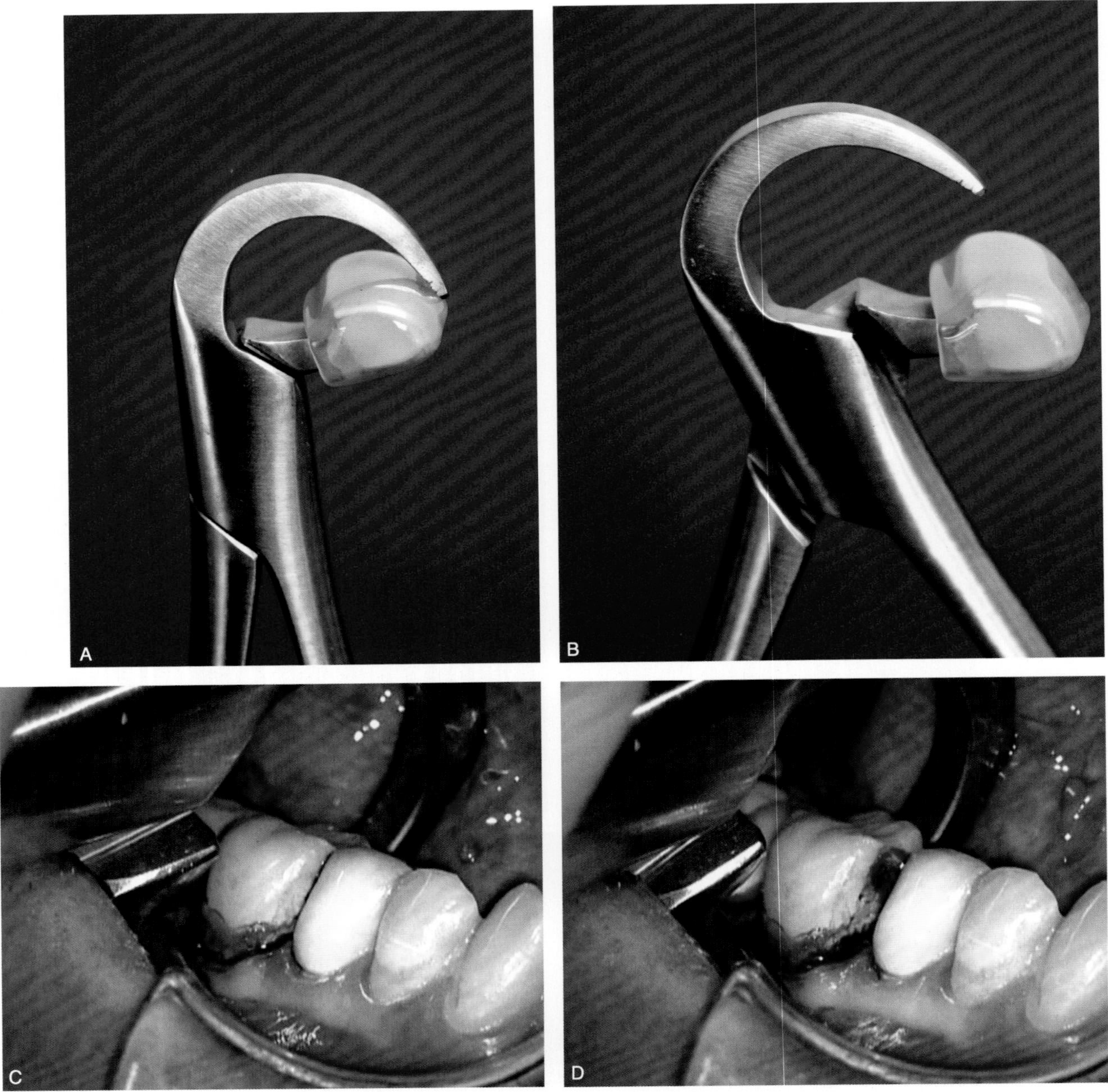

图 25-7 Physics 钳针对牙齿在颌骨中的位置而设计了专门的型号和用途。该器械采用一流杠杆力学原理，支点位于作用力（手柄）和载荷（牙齿表面）之间

A. Physics 钳的外观 **B.** 支点或缓冲器，套一次性硅胶保险护板。当向一个方向施力时，钳喙向相反的方向施加牵引力，拔出牙齿 **C.** 临床上，缓冲器放置在待拔牙齿的膜龈联合处，通过关闭手柄，钳喙在牙齿另一侧牙周附着的上方，然后，将钳子的手柄转动几度直到感觉到阻力，停止转动，保持压力不变，很快，牙周膜纤维开始分离，从龈沟处会有少量出血 **D.** 增加手柄旋转角度，直到牙齿在牙槽中移动 1~3mm，松开钳子，牙齿可以从牙槽窝脱位放入容器中

第三节 改良意向性再植术的操作步骤

任何再植，无论是意向性再植还是创伤后再植，其关键在于维持牙根表面牙周膜细胞的活力，脱离牙槽窝持续的时间、牙齿在体外保存或转移的方式对这些细胞的保护和再生都至关重要[30]。如果牙周膜因脱水而变干燥，或储存在不正确的环境中使细胞结构变形，则极可能出现骨粘连和牙根吸收[31-34]。传统观念认为可以用等渗盐水[35-37]湿润牙根表面或用等渗盐水湿纱布包裹拔出的牙齿，其基本原理是生理盐水的渗透压与牙周韧带细胞的渗透压相当，同时也防止牙根表面暴露在干燥的空气中。然而，由于生理盐水缺乏营养，它无法维持牙周成纤维细胞的健康代谢[38]，长时间保存使细胞活力显著降低[39]。基于上述原

因，建议尽快完成体外手术操作程序，5~10 分钟内将牙齿复位到牙槽窝内。除非手术人员对操作过程有特定要求，否则时间因素可能成为导致手术失败的原因，并使手术者和患者都感到焦虑。

1983 年，一项动物研究[40]比较了将保存在牛奶或唾液中猴的牙齿进行再植后的吸收情况，结果发现在牛奶中保存长达 6 小时的牙齿显示出与即刻再植的牙齿相似的愈合模式（很少或没有骨粘连或吸收）[41]，该研究团队的这一发现和他们之前的研究结果，激发了本章作者对意向性再植术中研究生理盐水替代品的热情，作者尝试了几种实验室组织培养液，选择了带有酚红指示剂的无菌 Hank's 平衡盐溶液（HBSS），该溶液含有维持细胞存活的基本营养物质，包括 D- 葡萄糖、氯化钙和无水硫酸镁。它拥有理想的 pH（7.4）和渗透压（280mOsm/kg），并且可以维持这种保存补给环境长达 24 小时[42-44]，（注：酚红指示剂用于提示溶液中营养的耗尽；但较短的操作时间内用不到这一特性，因此不含酚红的 HBSS 是首选方案）。将拔出的牙齿持续浸泡在该溶液中保证了安全充足的口外治疗时间，可以对牙根表面进行更仔细的检查甚至更精确的诊断和根尖治疗。在临床教学环境中，这种“时间缓冲”使临床医生能够仔细地完成操作并提高技能。

对传统牙意向性再植术的技术改进是在私人诊所里进行的，其结果在 1993 年作为显微外科课程内容的一部分首次公布，随后于 1994 年在费城的一次国际专业会议上发表[45]。此后，有数十篇文章和病例报告报道了将这种组织培养液用于牙意向性再植，并获得了显著的成功。后续的研究将 HBSS 溶液与其他用于保存和转移的介质进行了比较，证实了其在生物相容性、成本和可用性方面所具有的优势[46-48]。下面这一部分将详细介绍使用 HBSS 溶液的新方案。

该技术包括 6 个阶段（图 25-8）。

1. 术前处理。

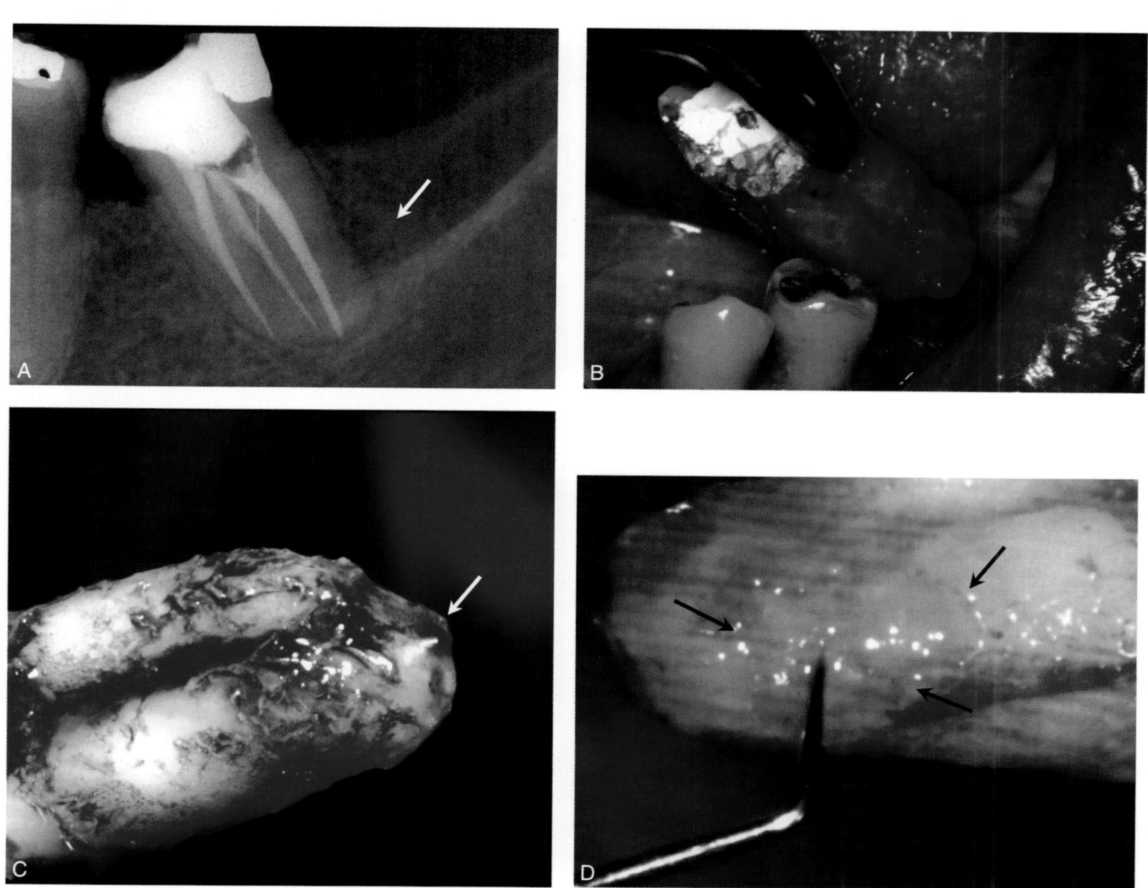

图 25-8　左下颌第一磨牙意向性再植步骤说明

A. 术前 X 线片检查，注意远中根远中侧的病变（箭头所示），表明可能存在侧支根管　**B.** 将牙齿从牙槽窝中拔出，并转移到盛有 HBSS 溶液的敞口容器中。用生理盐水冲洗牙槽窝，在牙槽窝表面放置海绵　**C.** 仔细检查牙根的每个根面，注意是否有根折、侧支根管、损害或其他异常情况。可以看到推出的牙胶尖从根尖病变处突出（箭头所示）。在上述及随后的所有观察和操作中，都应将牙根保持在溶液中　**D.** 低倍视野下所见，显示远中根的远中侧面有一个较大的侧支根管。注意牙周韧带从根管开口（探尖端所指除）附近退缩

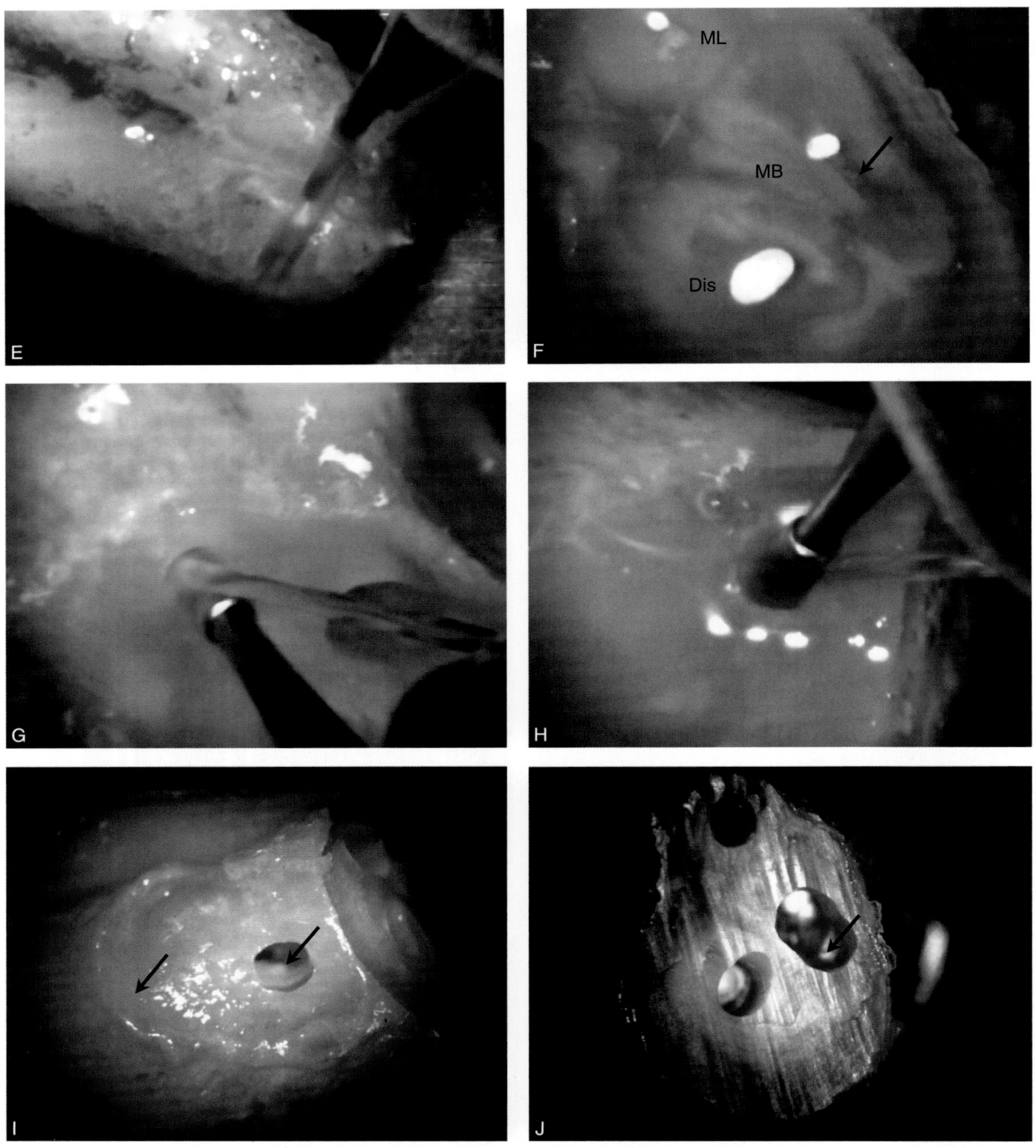

图 25-8 （续）

E. 调整牙齿的位置使牙根处于水平状态并完全浸没在 HBSS 溶液液面下，根尖切除是在液面之下进行。根尖切除量与常规的手术方案一致 **F.** 高倍视野显示切除的牙根表面呈 "C" 形解剖结构，有一个峡部从近中颊根管向远中根方向延伸。近中颊根管的根尖倒预备需要包含这个峡部和与远中根管相连的任何区域 **G.** 使用 #330 钻针预备近中舌根管，远中和近中颊根管已经预备完成；在液流后可见对近中颊根管的预备。所有预备的深度均为 3mm 并与根管的走向一致 **H.** 侧支根管的预备，用 #330 钻针预备。预备深度同为 3mm，以根管的长轴为中心，注意根切断断表面是牙周韧带和牙骨质缺乏的区域 **I.** 在低倍视野下观察侧支根管与主根管根尖倒预备的关系。注意牙周膜形成的 "光晕" 及具有提示作用的侧支根管内的牙胶 **J.** 高倍视野显示近中颊和远中根管所预备的窝洞相邻。在预备深度下，可见两者之间以及与侧支根管之间相通

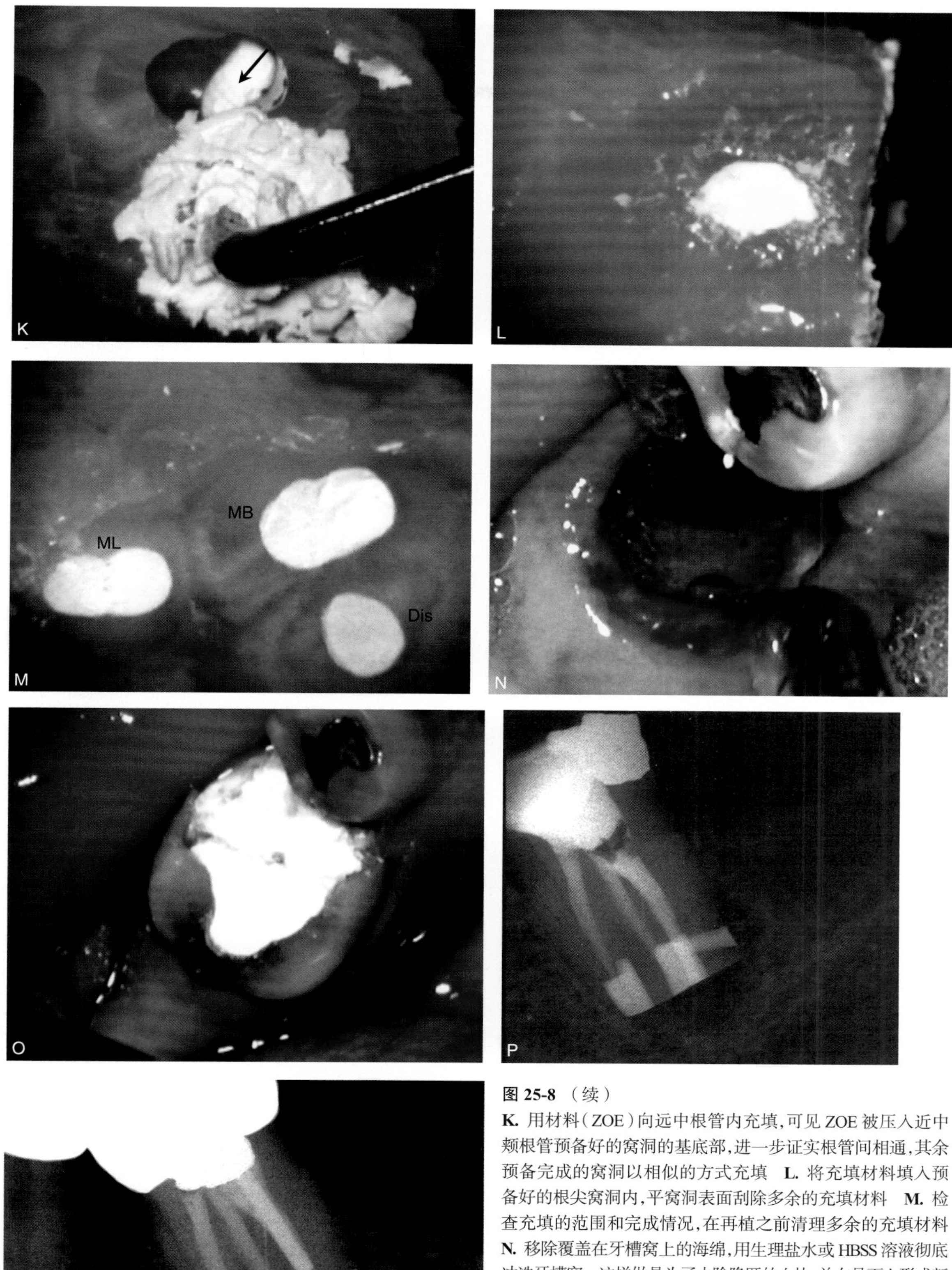

图 25-8 （续）

K. 用材料（ZOE）向远中根管内充填，可见 ZOE 被压入近中颊根管预备好的窝洞的基底部，进一步证实根管间相通，其余预备完成的窝洞以相似的方式充填　**L.** 将充填材料填入预备好的根尖窝洞内，平窝洞表面刮除多余的充填材料　**M.** 检查充填的范围和完成情况，在再植之前清理多余的充填材料　**N.** 移除覆盖在牙槽窝上的海绵，用生理盐水或 HBSS 溶液彻底冲洗牙槽窝。这样做是为了去除隐匿的血块，并在骨面上形成新鲜的出血表面。在牙齿植入之前，用含氯己定的棉球消毒周围的牙龈组织　**O.** 植入牙齿，轻轻地复位牙齿颈部周围的软组织。X 线片检查确认牙齿的位置，如果没有问题，用夹板固定牙齿（如果需要的话）并检查咬合情况　**P.** 术后即刻 X 线片检查。X 线片显示的透射区域与根尖切除的间隙和侧方病变相对应　**Q.** 术后 9 年复查　X 线片检查显示完全愈合，牙齿无症状，功能正常

2. 麻醉。
3. 牙拔出。
4. 牙根评估。
5. 根尖切除 / 根尖充填。
6. 再植。

一、术前处理

依据患者的用药史来决定术前抗生素的预防性使用,特别是当患者有心血管疾病或植体问题时。最新的推荐和指南可以从美国心脏协会(AHA)和美国骨科医学协会(AAOM)的网站上获得。术后常规不需要使用抗生素,除非放置了其他植入物来加强对再植后的支持,或者在拔牙过程中,牙槽窝内根尖周病灶扩散,在这种情况下,可能会导致短暂的菌血症,可谨慎使用抗生素 3~5 天。

非甾体抗炎药(NSAIDs)和 / 或镇痛药,如果不是禁忌证,建议在手术前使用,与长效局麻药配合使用。已证实术前使用这些药物能最大限度地减少炎症反应并增加患者的舒适度[49-51]。

从术前 24 小时开始一直到术后 14 天持续用 0.12% 葡萄糖酸氯己定溶液漱口,能最大程度地减少来自再植牙和邻牙龈沟内菌斑所造成的微生物污染[52]。因为在确认形成再附着前患者不能在手术区域内刷牙或使用牙线,氯己定漱口有助于增强局部口腔卫生护理。

"防范诉讼"或对治疗过程的知情同意应包含所有需要告知的内容,并将这些内容写入术前的医疗文书中,要特别强调拔牙过程中可能出现牙折、术后再附着 / 吸收等并发症。根据作者的经验,大多数患者会拒绝常规的体内手术治疗,而是选择拔牙。在这种情况下,如果患者已经接受了缺牙的可能,医生就会为其拔除患牙。如果拔出的牙齿没有发生牙折,根尖周病的病因可以确定,外科医生则进行必要的根尖处理并重新植入牙齿。这样的过程可解释为外伤导致牙齿意外脱落,脱落牙再植成功的必然结果。当拔牙的力量得到很好的控制,同时牙齿没有受到微生物的污染和干燥的影响,减少了术后发生再吸收的可能,这时选择这样的治疗是合理的。相反,如果牙根确实存在无法诊断的不可恢复的情况(如,广泛的根折),可以安全地将牙齿拔掉,并适当采取牙槽窝位点保存。在这种情况下,几乎所有的患者都会默许并决定再给这颗牙"多一次机会"。

二、麻醉

麻醉的给药途径应与标准的手术方案一致,即阻滞或局部浸润,但也有例外,即牙周膜内注射。将针尖放置在牙根表面可能会对牙骨质细胞层造成物理破坏,而牙骨质细胞层本来就容易因拔牙的作用力而吸收[29]。局部加压的注射作用将引起微循环的暂时中断,对受影响的组织产生潜在的损伤,尤其是牙周膜[53],相反,一种骨内注射方式值得考虑。根据制造商关于穿刺针头的位置和旋转速度的说明,一个安瓿(1.8mL)的量就足以达到预期的麻醉效果[54],在选择该给药途径的麻醉方式时应小心谨慎,因为会产生短暂的全身反应(心动过速,心肺反应),这是由于骨内注射所产生的骨内反应和骨的微循环所造成的影响,对预计有可能发生全身反应的患者应禁止使用大剂量含有高浓度血管收缩剂的麻醉剂。

麻醉剂的选择也与外科的标准方案相似,推荐使用作用持续时间长的麻醉剂。已经证实,使用长效麻醉剂(布比卡因、马卡因),加上术前使用非甾体抗炎药 / 镇痛药,通过延迟患者外周感觉的恢复可显著减少术后不适的发生率[55,56]。

最后,在等待开始注射药物的时候,是"声音麻醉"的机会:概述手术步骤,重申可能发生根折的并发症,但更重要的是,要确认患者对 IR 的选择和对手术的信心。在实际的体外操作过程中,患者正坐着观看屏幕,显微镜下的图像会出现在视频监视器上,通常情况下,患者会问一些关于他们正在看到的关于图像的问题,暂时忘记了屏幕上显示的是他们自己的牙齿。如果发生牙折,他们可以马上直接观察到。如果正在进行牙根修复,他们会对手术的精细和有条不紊的操作予以赞赏。对于患者来说,这确实是一种独特的"忘我"的体验!

三、牙拔出

嘱患者斜倚于无菌区域,无菌区域从拔牙部位一直延伸到手术台或手术推车。这是为了确保牙齿在从患者口中到敞口容器的转移过程中,万一牙齿从钳嘴中掉落,它是掉在一个无菌的表面上,可以拾起来继续操作而不受影响。用氯己定擦拭消毒拔牙区域周围的组织,并吸走多余的氯己定。使用小刀片或锋利的骨膜剥离器环绕牙颈部切断牙槽嵴顶冠方的牙龈附着,牙龈组织被仔细分离到龈沟深部,牙钳的喙部应与牙冠的颊(面)/ 舌(腭)面相适合,时刻注意使喙部远离牙骨质表面,牙钳型号的选择取决于牙齿的类型、位置和牙冠剩余的牙体组织,牙钳的位置应限制在釉牙骨质界处,或者在其边缘略向根方超出一点,以确保冠 - 根尖双向的安全,从而防止用力使牙齿脱位时压碎牙骨质,然后用牙钳轻柔地施加颊舌向运动力,慢慢扩大牙槽窝,让牙周膜纤维在窝内分离。所有的努力都是为了避免不适当的力量,因此应禁止快速的、过于剧烈的摇动。

龈沟内的小量渗血以及牙钳活动的阻力降低,是牙齿即将从牙槽窝分离的信号,暂停拔牙过程,然后换一个牙钳钳住牙齿,将牙齿从牙槽窝里取出并转移到容器里。用无菌的绳带缠绕钳柄,结扎的张力使钳子获得类似于止血钳的固定夹持效果,对牙齿产生温和而持久的夹持作用,使外科医生在进行根尖操作时,不必用手来维持这种力量,从而减少了他们的疲劳。新的钳子将牙齿从牙槽窝中取出,然后将其浸入已经装有HBSS溶液的容器中。生理盐水冲洗牙槽窝，用外科手术显微镜检查，如确定清理干净，牙槽窝开口处用纱布压住覆盖，让患者放松并闭嘴休息。

最近拔牙改用Physics Forceps，它是一种不同类型的牙钳，在使用它拔牙时不需要往复的脱位运动，相反，它的运动更类似于将牙齿向上提升，在牙周膜纤维疲劳分离后将牙齿从牙槽窝中拔出，只需要提升1~2mm的高度（图25-7C、D），在图中介绍了转移钳的喙，也描述了如何将牙齿转移到容器中。

如果牙齿有全冠修复体，那么在拔牙的过程中全冠很有可能会脱落，如果剩余有足够的冠核结构，那么手术医生可以根据冠脱落后的牙齿结构重新调整钳喙的位置并继续拔牙过程。但是，如果牙冠只是平齐龈水平，龈上几乎没有牙体组织存在，则手术医生必须重新评估附着水平以上剩余牙齿结构的可用性。如果有足够的空间放置钳喙，而不损伤到附着和牙骨质，那么可以谨慎地继续进行拔牙。当没有足够剩余的牙齿结构，或者牙根在牙槽嵴顶下断裂，只有使用根挺或骨膜刀才有可能拔除牙齿，而这些器械的使用是绝对禁止的，因为它们会对牙骨质和牙周膜造成刮擦或破碎性损伤，术后几乎都会发生吸收反应。这种特殊情况应在知情同意中详细说明，双方应对下一步的措施达成共识（即，取出和再植，拔除和放置骨种植体，或其他治疗方案）。

由于牙根的结构或多次再治疗使牙根削弱而很难避免并发症的发生，一种新的方法可以为这类病例提供解决方案[57]，首选Physics Forceps器械进行拔牙。在使用Physics Forceps拔牙之前[58,59]，如果确定牙齿存在某一项明显的风险（复杂的牙根结构、厚骨密质板和大面积的核修复），则需要进行2~3周的术前正畸牵引，牵引组中没有拔牙失败的报告，术后25个月的存活率为98.1%。尽管牵引组与非牵引组相比较在拔牙所需时间上没有显著差异，但临床印象是，牵引后的牙齿比预期设想的更容易拔出，特别重要的一点是，牵引组的牙齿中没有观察到有吸收的迹象，而在未经牵引的123颗牙齿中有10颗表现出有吸收病变的迹象。这些作者提出，拔牙术前牵引可以增加牙齿周围牙周膜的量，这为牙根表面提供了阻止牙根吸收的保护成分。这个理论是基于Hayashis[60]的观察和他在原位移植方面的研究结果。

四、牙根评估及根尖处理

一旦牙齿被浸泡在含有HBSS溶液的容器中，就可以进行检查牙槽窝是否有骨折或病理改变。局部的或“青枝”型的牙槽骨骨密质骨折，甚至它脱垂到牙槽窝内，只要它可以在再植前重新复位，都不必担心。完全骨折，尤其是如果影响术后固定，应予以去除，以减少自然排除的风险。在这些情况下，如果在再植后将牙齿用刚性夹板固定，则可以考虑进行植骨。

根尖的病变组织通常会附着在根尖上，并跟随牙齿的拔出一起带出，偶尔会有一小团的组织留在牙槽窝深处。如果它不能通过温和的外科吸引力吸出，它也不干扰牙齿的再植，那么可以让它原位保留。据报道，对牙槽窝和牙根表面进行损伤性搔刮会引发牙根吸收，在对牙槽窝进行任何操作时都这应考虑到这一后果[33,61]。在拔牙术中出现任何根尖断片时，同样可以使用这一规则，如果根尖断片是可活动的，并且很容易用小型器械取出或分离出来，则需要去除。相反地，如果它牢固地附着在牙槽窝上，并且在X线片上显示小于3mm，就可以将它留在牙槽窝内，以便之后进行重塑和吸收。一旦完成牙槽窝的检查，应该用生理盐水冲洗并用湿的盐水纱球覆盖。然后，嘱咐患者轻咬纱球保持不动，调整椅位至舒服的位置。

将拔出的牙齿完全浸入HBSS溶液中，在手术显微镜下检查牙齿表面，注意有无任何折裂、侧支根管或来自根管的其他出口（POE），用Addison钳清除附着在牙根表面的病变组织，如果检查没有折裂，则开始按计划进行根尖切除（RER），可以重新调整牙齿在钳喙中的位置，使钳喙仅仅与牙冠接触，并在使用高速手机进行根尖切除时能使牙齿固定不动。对被选定的牙根进行根尖切除，这一步骤的全过程牙根都是浸入在HBSS溶液中完成，这可能需要手术医生的手指甚至整只手都置于容器中，以确保有一个稳固的手指支点。容器可以用手术巾固定，一端支撑起来，为手术者提供一个更舒适的操作位置，并借助手术显微镜进行精细操作。如果计划对多个牙根进行根尖切除，那么切除的角度可能会有所不同，也需要随之改变钳子在容器里的位置，甚至需要重新调整牙齿在钳喙里的位置。

钻针的选择是基于快速切割和无堵塞的刃部设计，直的或有锥度的外科长的碳钢裂钻都是可选的器械。金刚砂钻针，不论砂的粗细，切除后的断面在根尖倒充填（REF）时都会形成一个粗糙的表面，这可能会给根尖倒充填（REF）的完成造成清理上的问题。任何球钻都会在切割表面产生波纹效果，除非球钻的直径超过切除牙根表面的宽度。

一旦牙根浸入溶液并适当地保存于液面之下，则可以进行根尖1~3mm的切除，切除的角度与被切牙根的长轴成直角，切除的量应根据显微外科手术方案和临床判断确定，例外的情况是，严重的弯曲如果对再植的顺利进行造成阻碍，则无论多长都应切除，以消除阻碍。在切除过程中只用裂钻的尖端切割，每一次切割都比前一次略深。当以这种方式进行时，与钻针相接触的牙本质界面将被充分冷却，最大程度地减少因过热烧焦组织的情况发生，HBSS溶液也可以形成液流通过手机尖端到达旋转的钻针上，在一个封闭的输送系统中是很容易形成这样的液流的，因为液体是在一个移动的加压腔中，HBSS溶液完全通过牙科综合治疗台上的手机水路，在手术过程中不断地向切除位点输送新鲜的液体。

一旦完成所有的根尖切除，可以用指示染色剂（亚甲蓝）对切除表面进行染色，并检查和发现根管、峡部或折裂的位置和范围。如果是表浅折裂，可以通过切除去除，一直到达与正常的交界处。如果无折裂，则重新调整牙齿在钳喙上的位置，准备进行根尖倒预备（REP）。

用一个倒锥形或梨形的碳钢钻针进行根尖倒预备是最有效的。根据显微外科手术方案操作，沿根管长轴预备3~4mm深的窝洞，根管的所有腔隙，包括峡部，都应该预备到同样的深度。重新调整牙齿的位置，使根切断面正好处于在容器内液体表面之下，并朝向显微镜，在这个方向上，进行倒预备的手机移动像一台钻床，垂直运动的深度得到精确控制。

文献[14, 28, 62]报道了超声根尖倒预备（USREP）工作尖的使用，但在小而窄的牙根上进行预备时应非常小心。早期关于这些器械安全性和有效性的研究，报道了在离体牙上进行USREP后出现微裂和裂痕的发生率[63, 64]，而在人体标本[65]及临床手术患者[66]体内，采用对预备后的根尖断面进行原位印模的方法，进行USREP后出现微裂和裂痕发生率的研究，通过对印模复制模型进行观察，没有发现有裂纹的出现，推测是由于牙周膜缓冲了超声振动，削弱了通过根尖末端传递的振动力。而当使用USREP工作尖进行意向性再植的倒预备时，术者实际上是在重现体外的研究环境，体外的环境条件使微裂的发生率增加。当用碳钢钻针进行根尖倒预备时[64]，没有发现有微裂现象的发生，同时，用碳钢钻针进行根尖倒预备可在1分钟内完成，而用USREP工作尖进行倒预备则需几分钟的时间。

在低倍和高倍手术显微镜下，检查倒预备的范围和深度，如果结果满意，用带有微针头的Stropko冲洗器，使用HBSS溶液冲洗并干燥，再次强调，整个牙齿只有根切断面高于HBSS溶液液面。

文献中关于根尖倒充填材料的选择有很大差异，大多数多用途的修复材料都适用于根尖手术：IRM[67]，ZOE[26]，Super EBA水门汀[14, 68]，牙本质粘接剂[69-71]，Spherical[72-74]或无锌的[36, 75]银汞合金，富钙混合物（CEM）[76, 77]，无机三氧化物聚合物（MTA）[57, 58]，或玻璃离子[78, 79]。选择通常是基于是否可获得、易于调拌和放置，以及再植期间的生物相容性和稳定性。充填后在短时间内固化的材料更容易完成操作，而且不容易流失，但不像如MTA这些生物陶瓷类的倒充填材料那样具有良好的生物相容性。

MTA用于牙意向性再植的缺点是难于转移到窝洞里，固化时间长（4~6小时），缺乏抗流失（冲刷）能力。解决的办法是使用一些能方便将材料转移到术区位点的器械，如MAPS或Dovgan传输器。MTA对潮湿敏感，所以牙根的切除断面必须高于HBSS溶液液面水平，以防止液体流入和MTA过早浸泡在液体中。一旦MTA充填完成，可用Stropko冲洗器产生的气流温和吹干MTA的材料表面，这样做可以在MTA的表面形成有效的“皮肤”，对深部的材料形成薄薄的保护屏障。然后将牙齿完全浸入溶液中，保持5分钟不受干扰，使MTA可以在水化环境中进一步固化。

如果选择耐湿性材料，预备的窝洞如上所述进行干燥，但由于材料是亲水的，因此窝洞中轻度湿润或有少量液体影响不大。倒充填材料的放置、填压和完成与常规根尖手术的步骤相同。无论使用何种材料，都要将多余的根尖倒充填材料从窝洞表面去除，并在手术显微镜下对拔出的牙齿进行最后的检查。

五、再植

在再植之前，再次检查牙槽窝内是否有牙槽骨骨折碎片及其他可能污染术区的异物。用无菌盐水或HBSS冲洗，清理任何隐藏的血凝块，并用氯己定擦拭周围的软组织表面。清理血凝块是因为它们会增加术后牙根发生骨性粘连的发生率[80]，而冲洗则创造了新鲜的出血表面。再次检查转移钳中患牙的安全性，以确认其被稳定夹持，然后从容器中取出牙齿立即植回牙槽窝内。通过温和的根向压力可以将牙齿恢复到原来的位置和深度，如果植入过程中遇到阻力，将牙齿重新放回容器中，并再次检查牙槽窝，以确定阻碍所在。一旦牙齿完全在牙槽窝中就位，轻轻按压骨密质板复位，使其与牙根表面贴合（如果它们在拔牙过程中出现移位或被撑开），并将一块小纱球置于患牙咬合面，嘱患者轻咬数分钟，然后拍一张X线片，以确认牙齿在牙槽窝中完全就位，如果术者对牙齿复位满意，则用氯己定再次擦拭患牙及其周围组织，并评估再植术后需要夹板固定的必要性。

术后牙齿是否需要固定可以根据以下几个因素决定：牙根长度、骨间隔缺乏或丧失、再植后患牙活动度过大，以及对术后患者依从性的考量[81-84]。夹板材料的选择应该允许牙齿有轻度的生理动度，因为这已经被证明有助于牙周组织的重组和愈合[85, 86]。如果固定过于僵硬，会增加根面重塑的可能性，而导致替代性吸收（骨粘连）[75, 87, 88]。

对再植牙的固定可以用单根缝线跨过牙冠的咬合面进行十字交叉缝合固定[89]，也可以采用复合树脂夹板加0.7mm的正畸钢丝增强固定[90]（图25-9），根据牙齿的动度来选择所需要的夹板的刚性程度，最常用的方法是使用少量的光固化复合材料（无论是否增强）跨越近中间隙与稳定的邻牙相连[91-93]，夹板就位后，检查咬合，去除所有干扰。尤其要注意的是，如果怀疑有磨牙、紧咬、夜磨牙或其他不良习惯时，可以在周围牙齿上找到磨损面或磨耗的证据，如果有这些表现，但没有进行相应的处理，它们所产生的非正常的咬合应力可以抑制再植牙的牙周再附着，或者完全阻止再附着。

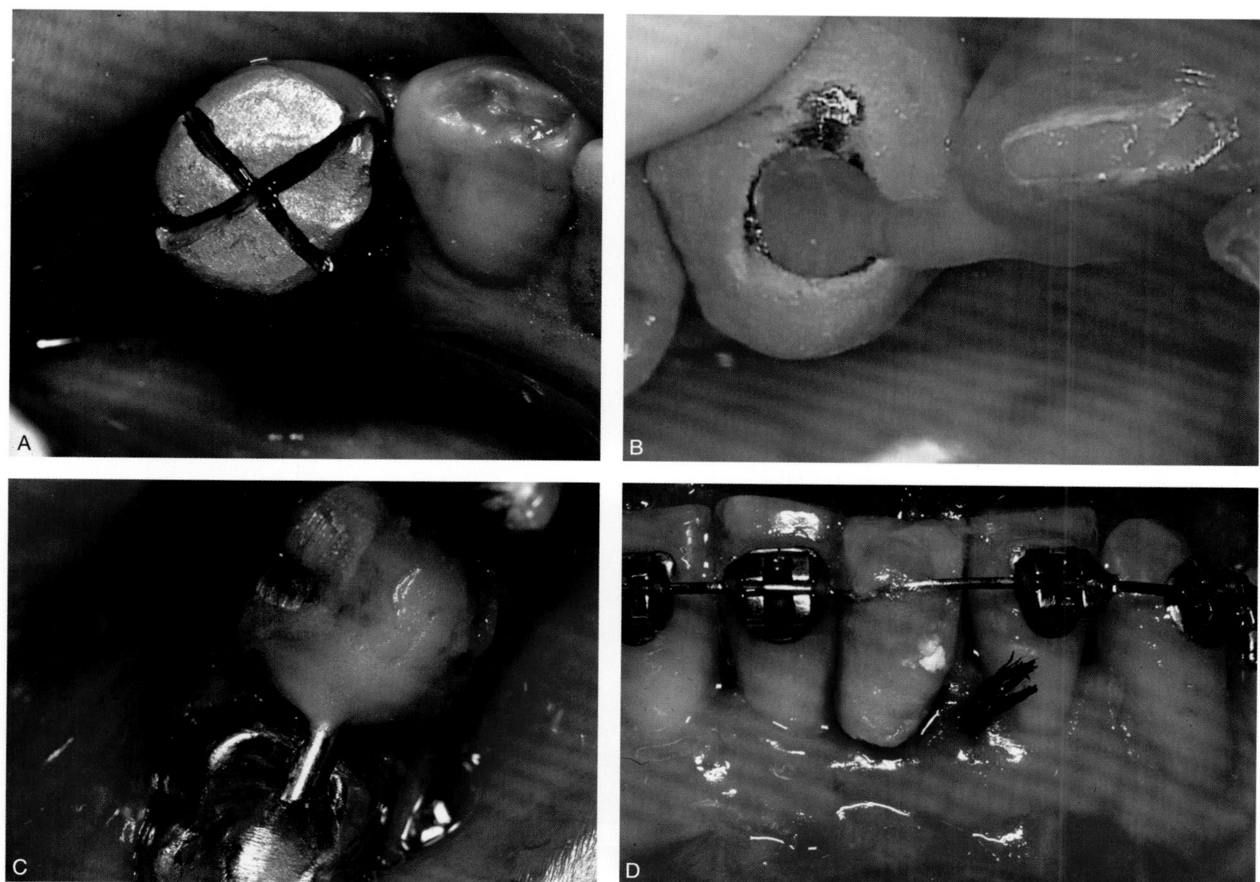

图 25-9　意向性再植牙的固定

A. 根据需要稳定的程度，术后固定可简单的用缝线环绕牙齿或在咬合面上十字交叉缝合固定　**B.** 当需要更坚固的固定时，可在两个相邻牙的边缘嵴之间进行酸蚀，采用复合树脂固定。在完全移除夹板之前，切断连接，确定牙齿的动度　**C.** 如果有牙槽骨骨折，再植牙的固定要保证有更长的固定时间　**D.** 如果牙弓上已经有夹板，如正畸的弓丝，可以用自固化的丙烯酸树脂将牙齿暂时固定到弓丝上

夹板固定持续的时间依据预制夹板的支撑和环境而异。然而，一般来说，患牙在 7~14 天后就已经足够稳定，这时，就可以拆除夹板[67,81,94,95]。如果只是用复合树脂简单粘接固定，可以先用一个小钻针将复合树脂断开，如果患牙是稳固的，则去除剩余的材料，如果牙齿仍有轻度的松动，可以在切开的间隙处再用复合树脂粘接起来，重新恢复夹板固定。

术后需知与常规术后护理相似。

1. 进软食（不吃瓜子或硬 / 黏性的食物），直到夹板被拆除，如果可以的话，尽量使用对侧咀嚼。

2. 在夹板固定的区域，避免刷牙或用牙线清洁，直到取出夹板。取而代之的是用普通的淡盐水轻轻冲洗夹板固定的区域，以清除食物残渣。

3. 使用氯己定每天含漱两次，直到去除夹板。

4. 术后给予非甾体抗炎药 / 止痛药 2~4 天，如果给予抗生素，则按医嘱使用。

5. 避免剧烈运动或可能引起血压升高的事情。血压升高会引起局部搏动，如果血压高到一定程度，还会导致沟内或周围组织出血，如果不加控制将出现瘀斑。

6. 作为一种舒缓措施，可轻柔地外用冷敷；避免热敷。

嘱咐患者 7 日内复诊，重新评估牙齿的位置和夹板固定情况。除了充当夹板的缝合线外，其他的缝合线都应在本次就诊时拆除。第 14 日患者再次复诊，进行夹板评估，若无异常，可去除夹板。一旦确定形成再附着，可嘱咐患者恢复正常的口腔卫生措施，在附着成熟之前（通常 3~4 个月），在再植牙上不要做任何冠和桥，也不要做任何选择性的牙周操作，如洁牙、根面平整或牙周刮治。术者制定术后随访计划，一般为从治疗之日起在 6 个月和 1 年时随访，随访时进行临床和放射学检查，评估牙周和根尖周的愈合情况，记录愈合或异常 / 延迟 / 不消失的症状和体征。虽然传统的 X 线片可初步显示根尖周愈合的进展情况，但 CBCT 检查在评估和观察病变的变化方面可能会更准确[96,98]。

第四节　并发症

牙意向性再植的并发症可发生在术中或术后。术中并发症通常缘于技术原因，可能是用力过大或用力不当，器械的使用不当或不正确，或对牙根解剖的误判所造成，最终的结果往往是根折，严重程度取决于牙齿剩余的部分是否可留用，如前所述，这是术前在与患者讨论手术方案时应常规涉及的内容之一，在知情同意书中应列出备用治疗方案，如果在手术过程中确实出现了并发症，术前的讨论有助于简化实施备选治疗方案的决策程序。如果牙齿剩余的部分没有受损，并且体积大小具有保留修复的价值，那么改良方式的再植可以按计划进行。一例根折挽救性的治疗结果如图 25-10 所示。

无再附着和牙根吸收是术后最常见的两个并发症，除了夹板无法固定再植牙外，还有证据支持吸烟，特别是尼古丁，可以抑制或阻止人类牙龈成纤维细胞（HGE）的再附着。最近的一项研究表明，高浓度的尼古丁和可替宁对 HGF 细胞的黏附和增殖有不良影响[99]。如果这些细胞及其它们的功能机制是牙意向性再植获得成功所必需的，那么重度吸烟患者就是 IR 治疗的禁忌，这在有 3 个牙根的牙齿（如，上颌磨牙）中尤其明显，尼古丁烟流会对大量待重新附着的表面区域产生不利影响。根据经验推测，这可能是成功与失败对比条形图（图 25-11）中所示的导致失败的原因。

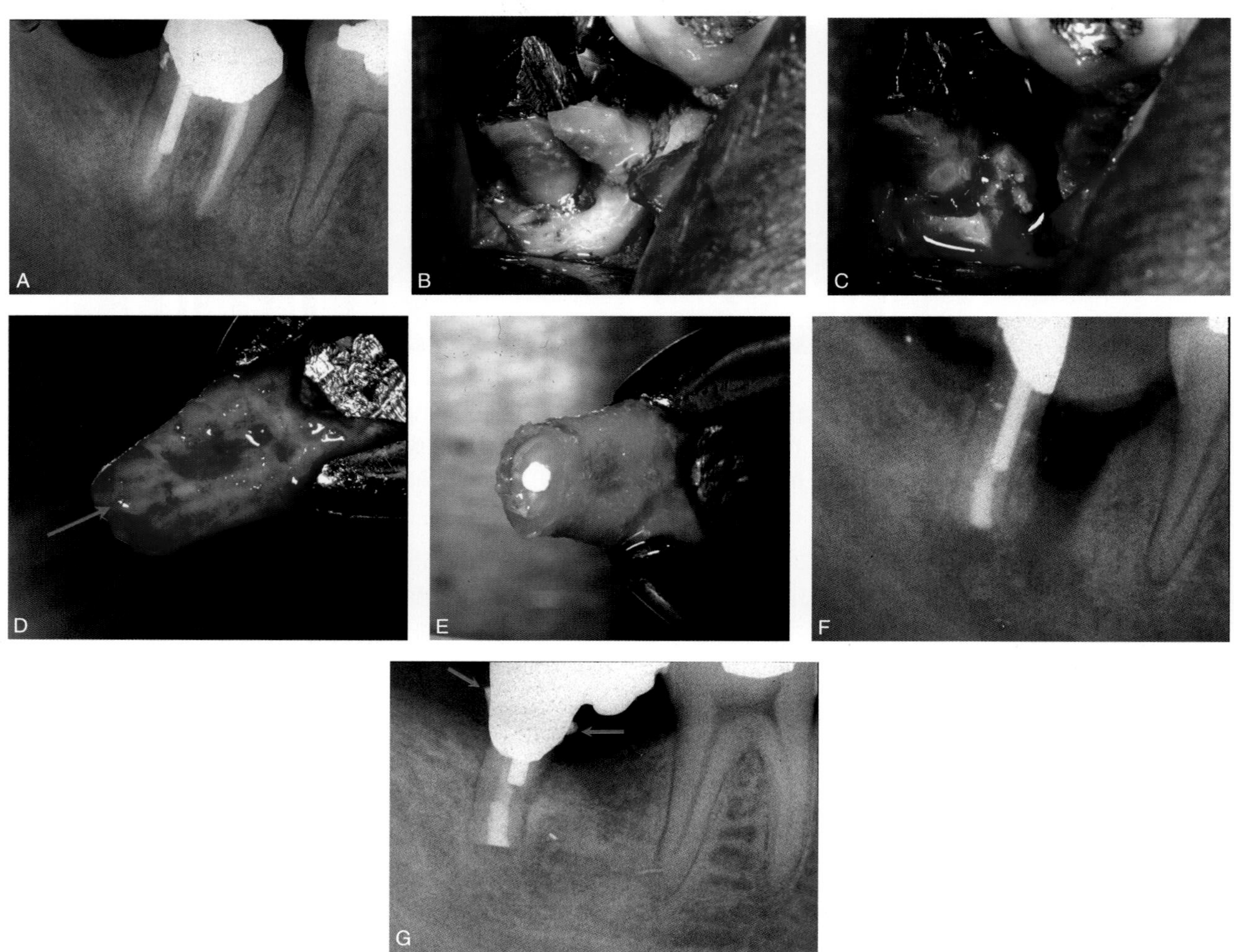

图 25-10　右下颌第二磨牙根折的姑息治疗

A. 术前 X 线片。注意远中根管中粗大的桩，牙根形成汇聚，以及两根的根尖周区域。患牙冠部有大块的银汞合金充填和临时冠修复　**B.** 在拔牙过程中，牙根的近中部分断裂，经根分叉处行牙半切术。近远中牙根的汇聚很可能是导致牙齿不能完整拔除及牙根断裂的原因　**C.** 无创拔除近中根，尽可能避免累及颊侧骨密质板　**D.** 根尖切除术之前的远中根根尖。注意附着在根部的小病变（箭头处）；它将与根尖一起被去除　**E.** 根尖切除后的远中根根尖，根尖倒充填（Super EBA）已经完成　**F.** 术后即刻 X 线片。远中牙根已重新植入，重新制作临时冠并暂时粘固于牙根上。用正畸粘结树脂将临时冠与相邻第一磨牙的舌侧相连，以达到固定目的。在制作（临时冠）的过程中，在暴露的近中侧牙槽窝上放置一条小的聚酯薄膜带，以防止丙烯酸树脂进入牙槽窝　**G.** 术后 8 年 X 线片。尽管嵌体微型桥的基牙冠部上出现沉积物（箭头处），但病变区域愈合，牙周探诊深度正常

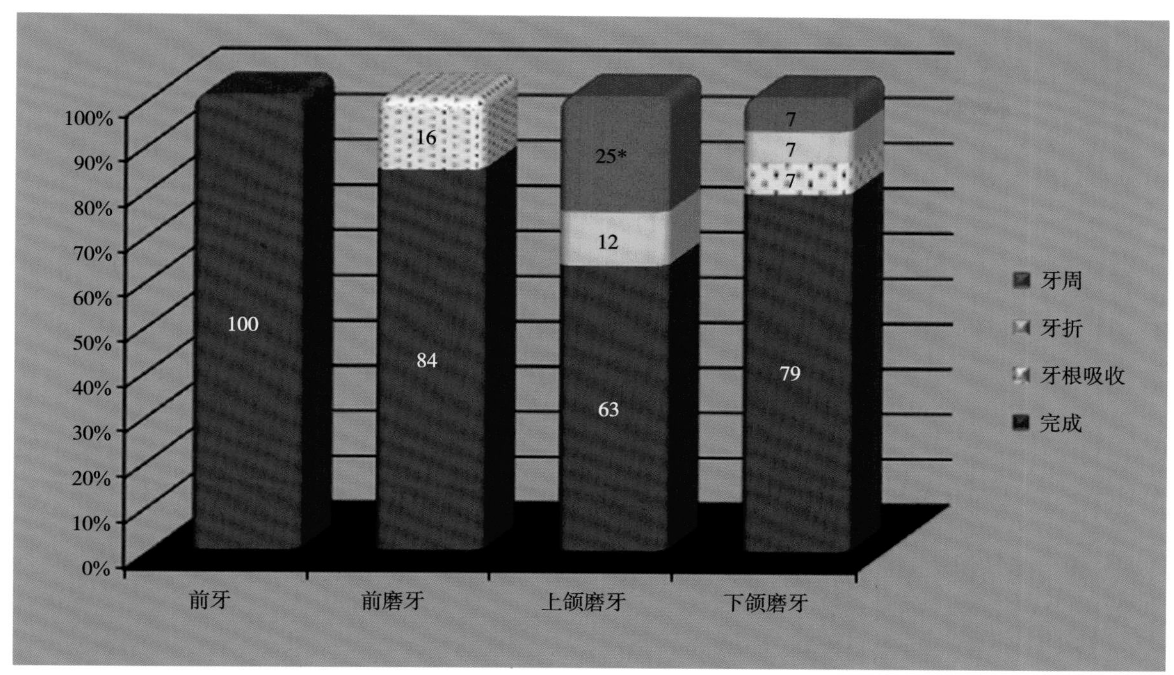

图 25-11　条形图显示不同牙位意向性再植的成功率和并发症的发生率　术后牙根吸收的发生与过度搔刮牙槽窝相一致。牙折组代表牙齿的一部分折裂，剩余部分被重新植入。在牙周类别组（退缩、附着水平降低、再附着受损）中，上颌磨牙的百分比包含一个星号。在这些患者中，有相当一部分（66%）是中度到重度吸烟者；吸烟影响牙周愈合，可能是导致并发症的因素

牙根吸收通常是由牙周膜或牙骨质发生改变而引起，这些改变可以是对坏死的牙髓组织和感染的反应，也可以是因附着体微结构受到物理破坏所致。正如前面所讨论的，通过再治疗解决初次根管治疗的不足对成功的治疗结果有积极的作用[20,21,23,100]，这个手术过程无论是在在体内（常规手术）还是在体外（IR）进行，都可以解决原根管治疗的不足。将来自根管内病因（坏死内容物、微生物感染）的影响降至最低，理论上可以降低因根管内感染而继发炎性牙根吸收（IRR）的可能性。其余要考虑的因素是牙周膜和牙槽骨的活性和结构的完整性。微创拔牙方法[101]、尽可能避免与牙根表面接触[29,102]以及与将牙齿保存在 HBSS 溶液中[46]都有利于保护根面组织的完整性。

牙槽窝的健康状态和处理方式对牙根吸收产生的影响可能不明显。在动物模型中[103]，改变对牙槽窝的处理方式，可使牙根吸收在程度上（更大）和发生时间上（更早）出现显著差异。隐匿血凝块的存在[80,104]或牙槽窝受损或被污染[61]，也将导致再植牙的牙根表面发生吸收级联反应，因此，不应过度搔刮牙槽窝，轻柔仔细地冲洗牙槽窝，用外科吸引器小心地上下抽吸，通常足以清理所有拔牙后残留的感染组织。在重新植入牙齿之前，应用生理盐水或 HBSS 彻底冲洗牙槽窝，这将确保任何积聚的血液被排出，并创造一个新鲜的、出血的表面，当根尖搔刮太过用力时，可能会导致牙根吸收。

为了延迟或预防牙根吸收的发生，已经进行了引导细胞再附着的动物研究和人体试验，采用了在牙根表面应用氟化物[105]，全身和局部类固醇给药[106,107]，局部阿仑膦酸钠（双磷酸盐）[108]和牙釉质基质衍生物（EMD）[109-111]等方法，其中最后一种（EMD）最可能具备临床应用前景。一种商品化的 EMD 制剂 Emdogain 专为牙周组织再生而研发，可以单独使用，也可以与其他引导骨或组织再生的材料结合使用。产品为凝胶形式，含有一种来自于猪胚胎釉质的釉质基质蛋白，溶于灭菌的海藻酸丙二醇酯水溶液中[112]。这些蛋白在再附着的过程中被整合到无细胞牙骨质基质中，并与 Sharpey 纤维在牙根表面附着的位置一致[113,114]，表明局部使用 Emdogain 可能会刺激牙周再附着。然而，这种情况发生的确切机制仍不清楚。

Lyngstadaas 等人[115]认为釉原蛋白是 EMD 的主要成分，它与细胞相互作用，诱导信号分子释放，继而启动再生过程。再植牙支持组织的愈合依赖于各种细胞活动，如各种牙周细胞（成牙骨质细胞、成骨细胞和牙周韧带细胞）的迁移、再附着、增殖和分化。EMD 在体外似乎能很好地协调这一过程，刺激成骨细胞、内皮细胞和上皮细胞的迁移和增殖[116]。尽管需要进行更多的对照研究，但最近的一项 Meta 分析的结论是[117]，在牙周膜细胞存在的情况下，使用 EMD 可促进正常的牙周愈合（与没有牙周膜相比），大大降低炎症或替代吸收的发生率。

第五节　其他问题的患牙意向性再植

一、重度牙周病患牙的延迟再植

前面提到的牙意向性再植手术的禁忌症之一是牙周组织的健康和稳定性受到损害，该禁忌证对根面和/或牙槽窝所设定的条件保持不变。在有明显的牙周病和骨丧失的情况下，不太可能发生自发性再附着。然而，在某些情况下，保留天然牙齿比拔牙更可取，尤其是在考虑修复体修复时。已经证明，在牙齿脱落后，仅在第1年局部牙槽骨的体量就减少了25%，在拔牙后的3年内宽度减少了40%~60%[118,119]，牙槽窝的扩增和位点保存可以减少但不能指望消除这些后遗症。被拔出的牙齿，经过适当的预备和固定，就可以作为“生物空间保持者”，保存骨量和功能，即使牙根最终被吸收，这种替代性吸收也会使牙槽骨高度增加，并为可摘义齿或种植支持的修复体提供更有利的修复条件。这一过程被称为“延迟意向性再植”（DIR）[120]，它基于两个条件：充分清理牙根表面（菌斑、结石、坏死牙周膜、感染牙骨质）和延迟再植入牙槽窝。

Lindskog等人[121]主张去除坏死的牙周膜，在再植时如果保留了病变的牙周膜，就会发生根表面的再吸收。这些作者的结论是，化学清创和牙周韧带组织的清理使得剩余的牙骨质不易受到碎屑侵蚀和替代性吸收，其他研究人员也报道了这一结果，6个月后再评估，X线片没有发现明显的吸收或骨粘连表现[122]。在延迟意向性再植中，用超声波洁治器温和的清理拔出牙齿的牙根表面，然后用细金刚砂钻抛光，随后将牙齿置入地塞米松强化培养基中于4℃储存10~14天。再植之前，先进行根尖超声预备，再用合适的倒充填材料充填（本研究中使用了Super EBA）。

刮除牙槽窝中的所有肉芽组织，用盐水冲洗牙槽窝以清理所有碎片，并形成血凝块。允许牙槽窝不受干扰情况下部分愈合，持续两周时间。拔牙后10~14天，牙槽窝内开始形成编织骨[123,124]。这将作为再生组织的支架，为再植牙的牙根提供一些根尖支持。在这一阶段，牙槽从炎症期（拔牙后3~7天）过渡到愈合期，此时编织骨形成和血管形成逐渐活跃。

2周后，切开牙槽窝的冠方，在局部麻醉下再植储存的牙齿。使用树脂钢丝夹板进行初始固定，调整咬合以消除所有干扰。患者口服抗生素3天，并指示用0.12%氯己定含漱2周。7天后用盐水冲洗再植牙部位，1个月复诊时去除夹板，抛光暴露的牙齿表面，拍摄X线片检查再附着情况。

一项研究[120]报告了21个月随访的成功率为66%。结果显示，再植牙齿周围的骨量增加（45%），X线片检查没有发现有吸收。在另一个类似的研究中[125]，牙根采用化学清理，牙齿在口外仅停留短暂时间即被再植，这些结果令人鼓舞，骨量的增加较少（16%），但这些牙齿在研究期间一直被用夹板固定长达6个月，这可能无法代表真实的临床结果，有趣的是这一结果被推断为是由于使用了与再植牙牙根大小相匹配的水冷却式种植钻来预备牙槽窝的结果。准备好牙槽窝，将处理完成的牙齿植入牙槽窝，就位后低于咬合平面，用夹板固定再植牙3至6个月，骨移植在牙再植时进行[126]或在3个月复诊时进行[127]。

二、扭转牙的正位再植

有许多报道称，孩子的牙齿脱位后，他们的父母会很快地将脱位牙复位，在复位过程中他们将牙齿转了180°，这种情况仅需要将牙齿调整到正常位置，只要细胞存活，牙齿再附着不会发生后遗症，因为牙根各个面上都有牙周膜的存在。这种现象已经用于冠根折的治疗[128,129]，治疗时将牙齿拔除，再放到更适合修复的位置。类似的情况见图25-12，传统的外科手术方法需要去除更多的骨组织，为了牙冠修复的目的对牙齿进行正畸复位。

三、牙根替代性吸收的阻断

替代性吸收的发生可能是牙齿创伤的结果。对成年患者而言，骨骼发育已经完全成熟，咬合关系已经建立，修复体的选择更加多样。但对儿童和青少年患者，替代性牙根吸收的进程更为快速，有可能对受影响区域牙槽骨的生长产生深远的影响。如果牙齿保持低于咬合平面，萌出停止会影响功能和语音，如果将牙齿拔除，由此产生的骨缺陷可能很难用传统的骨增量方法进行矫正。传统上，对这些骨粘连牙齿的治疗方法是自体移植（通常是尖牙或前磨牙）或去牙冠，或者在这两种方法之间选一个折中的办法[130]。

一旦诊断为骨粘连，或呈现低位咬合，使用Periotest进行微创拔牙，切除牙根的吸收区域。从冠方预备根管桩道，使用标准的根管桩预备钻预备，水门汀粘固钛桩。桩的长度接近牙齿的原始长度，外观类似于1960年代初至1975年采用的牙髓种植装置，只是在根尖处没有延伸得那样长。冲洗牙齿并用无菌纱布干燥，再植前将釉基质蛋白涂在所有暴露的牙根表面。牙齿用生理性夹板固定10~14天，按制定的时间表进行复诊随访，追踪愈合情况和监测吸收是否复发。一项为期六年的调查报告显示，小范围骨粘连的治疗预后良好[109]，但有更广泛吸收复发的倾向，用更传统的方式，如自体移植[131]或去冠的方法处理[132]能得到更好的治疗效果。

四、穿孔修补

如果常规显微外科的方法无法到达穿孔位置[133]，或周围结构存在不可接受的风险[77]，这些都是将牙拔出在体外修复或调整治疗方案的指征。

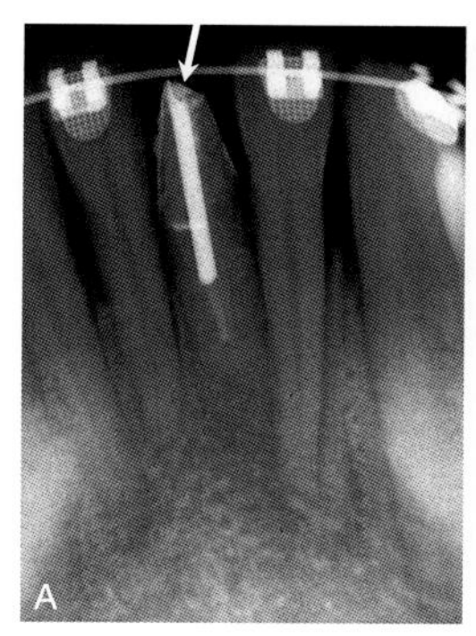
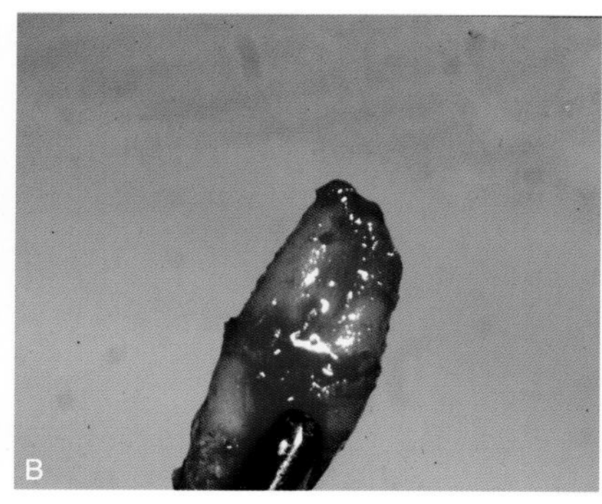
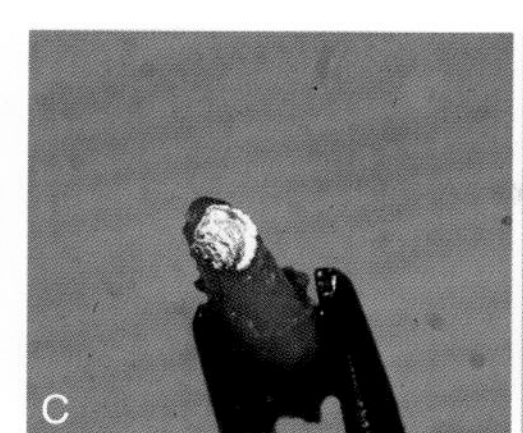
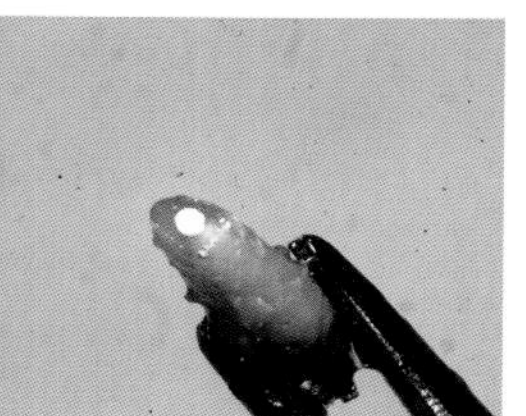
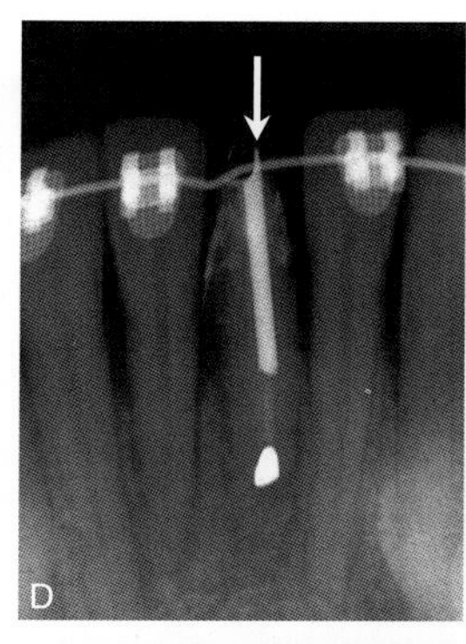
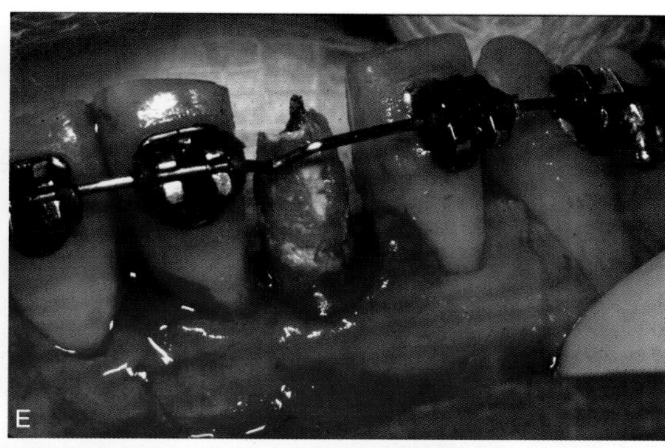
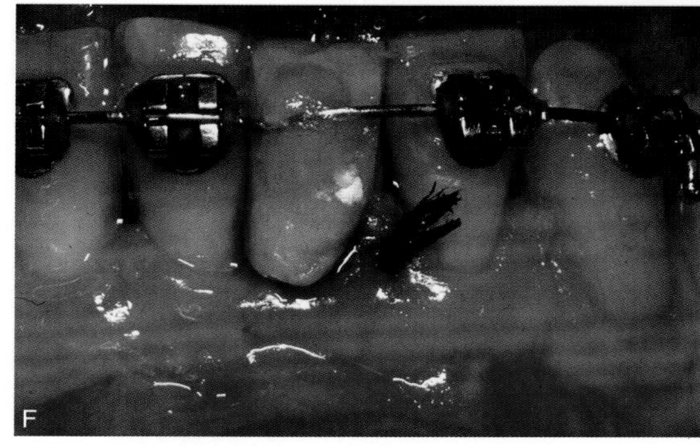
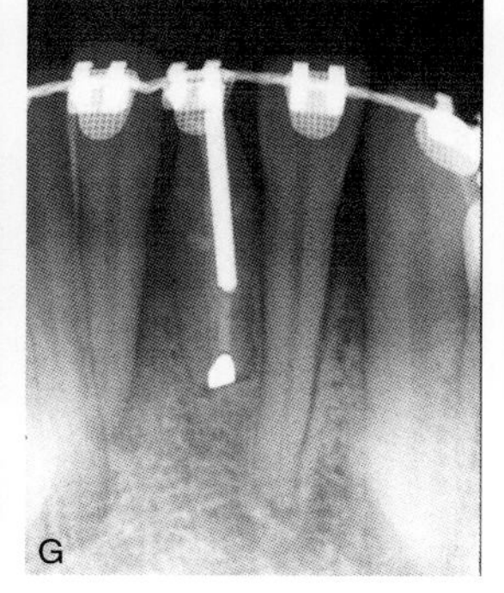
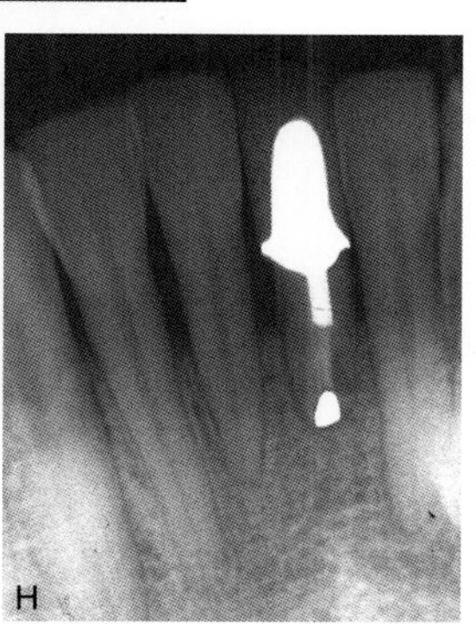

图 25-12　左侧下颌中切牙意向性再植

A. 术前 X 线片显示一个粗大的根管桩，由原手术形成的根斜面，和根尖周透射影。牙齿正在进行正畸移动以旋转牙齿，矫正牙根近中和远中邻面的问题。（注：桩的斜面面向远中）**B.** 拔除根的临床所见。病变被去除，根部显露出原根尖切除术的斜面 **C.** 修整根尖，尽可能保留牙根长度，并用 #330 碳钢钻针制备 2mm 深度，倒充填，修整使充填材料与根切表面齐平 **D.** 将牙根回植并旋转 180°，注意桩的斜面已经变成面向近中，与相邻的牙根之间出现空隙 **E.** 牙旋转 180° 再植后的临床照片。重新弯制弓丝以适应临时牙冠新的方向 **F.** 临时冠向后粘固，为牙齿 180° 旋转的结果。牙冠用丙烯酸树脂固定在弓丝上，并用 4-0 丝线间断缝合固定远中龈乳头 **G.** 术后即刻 X 线片检查显示临时冠修复的再植牙就位情况，保持夹板固定牙齿 4 周，8 周后重新预备牙齿以适应新的方位。软、硬组织愈合，无并发症 **H.** 17 年复诊 X 线照片显示完全愈合，牙齿无症状，功能良好

五、患者拒绝治疗时的另一种选择

一些患者接受过多次非外科牙髓治疗，或许其中的某一颗牙齿接受了外科治疗，这些患者有可能拒绝接受第二次手术治疗，这种情况不常有，但提供了一个完美的机会，建议患者接受牙意向性再植替代拔牙（患者希望保留牙齿，但不愿接受另一侵入性过程）。在一份病例报告[73]中概述了这样的一个例子，该报告详细描述了下颌第二磨牙的牙髓治疗过程，该磨牙怀疑为 C 形根管解剖结构并有持续的症状。

六、上颌窦炎累及的患牙

继发于牙髓感染的上颌窦并发症并不罕见，其治疗通常与正确的诊断和根管治疗相一致。在一份病例报告中[89]，患者在根管治疗后 8 个月一直有持续疼痛的症状，CT 检查发现与牙齿相关的上颌窦阻塞。手术开始时是在体内进行，因怀疑牙齿垂直性折裂而将牙齿拔出，经仔细检查，发现“折裂”是牙根缺损，因此建议患者行牙意向性再植。当把牙齿拔出时，观察到脓性分泌物。再植前，轻刮牙槽窝和受累的上颌窦膜，并用生理盐水冲洗，根尖倒预备，

用银汞合金严密充填，牙齿再植后用3-0丝线缝合固定。愈合过程顺利，患者自觉舒适，术后两年复查无症状。

七、感觉异常的患牙

感觉异常是由神经痉挛引起的经典感觉反应，被定义为“由神经损伤引起的烧灼感或刺痛感或部分麻木”[134]，下牙槽神经损伤可由多种原因引起，既有疾病原因引起的，也有医源性所致。最常见的牙髓源性是器械超预备、根管药物刺激、根管充填材料超充和根尖外科手术[135]。

感觉异常的发生机制是器械超预备所造成的直接机械干扰，所使用或应用的化学品的神经毒性效应，以及外来异物插入到神经管所造成的压力性水肿[136]。当发生器械超预备/充填材料超填时，必须采取措施尽快从神经管的附近取出超充的材料并减轻水肿，延迟减压和取出超充的材料会抑制或阻止神经感觉和功能的恢复，图25-13展示了一个典型的案例。患者接受了常规治疗，近中根管预备不足，而远中根管超预备，患者在第一次就诊后出现轻度感觉异常，在最终充填完成后发展为感觉迟钝，并在牙髓治疗完

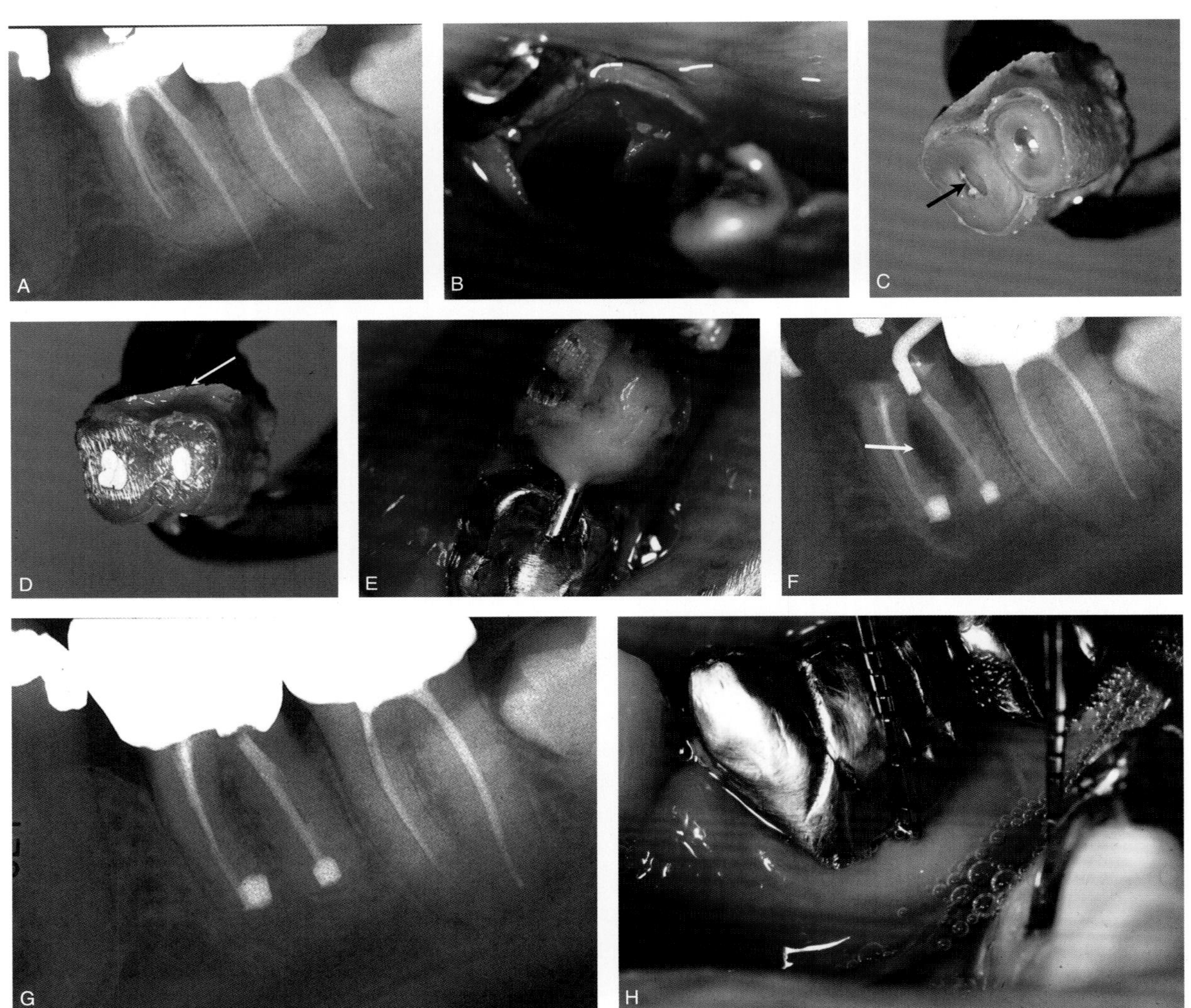

图 25-13 对根管治疗后感觉迟钝的左下第一磨牙进行牙意向性再植

A. 术前X线片：显示远中根超预备/超充，近中根欠充/根管阻塞，该患者自根管治疗完成后出现感觉迟钝，根尖可能与下牙槽神经管接触（X线片显示），常规的根尖外科手术风险很大，可能会导致永久的神经功能缺失 **B.** 拔牙时，听到“啪”的一声，牙齿被完整拔出，没有发现根折，检查牙槽窝发现是颊侧骨板从根分叉处折裂，并附着在牙齿的表面一起被拔出，因此舌侧骨板将作为牙齿植入的参照点 **C.** 完成根尖切除和倒预备，注意近中根根切断面上MB与ML根管之间的狭区（箭头所示） **D.** 近中和远中根倒预备窝洞用氧化锌丁香油水门汀充填，颊侧骨板（箭头所指）妨碍牙齿回植，需要去除，牙齿需要用刚性夹板固定 **E.** 牙齿已经再植，正畸弓丝被安全的固定在可操作的空间，并弯曲以使弓丝与相邻的第二磨牙的近中边缘嵴平齐，这可以防止牙齿颊向脱位，舌侧骨板防止牙齿从牙槽窝的合向移位 **F.** 再植后即刻X线片：牙齿在牙槽窝里位置正确，并低于𬌗平面，夹板固定4~5周，注意根分叉区域的放射透射影是由于颊侧骨板缺损所致（箭头所示） **G.** 8年复查X线片：根分叉处骨重建，第一和第二磨牙已经冠修复，感觉迟钝在3周内消失，在6个月内感觉恢复正常，尽管第二磨牙的牙髓治疗不完美，但患者无症状 **H.** 术后8年随访患者颊侧牙龈沟的探诊深度：在根分叉处为1.5mm，这里为颊侧骨板丧失的位置，表明骨板已经再生

成后一直持续了3周。由于邻近下牙槽神经管,已经存在神经损伤的症状,根尖手术是禁忌的。提议患者做牙意向性再植,向患者解释了可能会发生的并发症,患者选择进行手术。手术完成后,出现了轻微的并发症,她的感觉障碍在3周内就消失了。3个月后,所有症状消失,并且在随后的复诊中一直无症状。

小结

改良IR技术的临床经验用下面这两个图概括(图25-11,图25-14),毫无疑问,选择该技术治疗的牙齿绝大多数是下颌磨牙,对发表文献中的病例报告进行的调查显示,绝大多数是这个牙位,厚的骨板加上复杂的根尖结构使原位手术极具挑战,只要拔出牙齿不发生意外,就可以在直视下直接对根尖进行操作,由此增加治疗的成功率。

除了上颌磨牙,所观察到的长期成功率可以与传统显微外科手术相媲美,上颌磨牙低成功率的原因可能是多因素的,更精细的牙根解剖,牙根分叉更分开,和复杂的分叉结构,所有这些因素对无创拔牙和顺利再附着造成了障碍,在还没有一种可更准确预测安全拔牙的方法进入临床前,术前进行精确的三维检查可以使拔牙更具有计划性,也可以排除有拔牙风险的牙齿。

对临床上需要拔牙的患者,IR技术已经成为临床上有效的可选治疗方案。在体内难以实施传统的手术,或如果进行体内手术,患者将面临不可接受的风险,在这些情况下,IR技术作为可选择的延伸的治疗措施,使患者得以保存自己的天然牙齿。

按照下列提供的原则,IR可以获得良好的预后。

1. 应避免对牙根表面,或牙槽窝的挤压或刮触。
2. 暴露的牙根表面应一直用HBSS溶液保持湿润。
3. 术后的牙根应该有支持以增强再附着。
4. 必须加强术后软食和卫生指导并严格遵守。

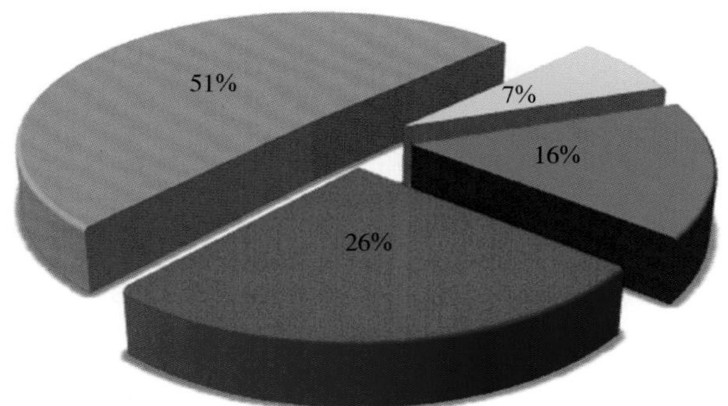

图25-14　牙意向性再植的牙位分布图
实施该治疗的牙齿大多数为下颌第二磨牙,上颌第二磨牙和第三磨牙约占受治疗牙齿的25%

(陈文霞 译　范兵 审校)

参考文献

1. Tsesis I, Faivishevsky V, Kfir A, Rosen E. Outcome of surgical endodontic treatment performed by a modern technique: a meta-analysis of literature. *J Endod.* 2009;35:1505–1511.
2. Setzer FC, Shah SB, Kohli MR, Karabucak B, Kim S. Outcome of endodontic surgery: a meta-analysis of the literature- part 1: comparison of traditional root-end surgery and endodontic microsurgery. *J Endod.* 2010;36:1757–1765.
3. Rapp EL, Brown CE, Jr., Newton CW. An analysis of success and failure of apicoectomies. *J Endod.* 1991;17:508–512.
4. Ring ME. *Dentistry: An Illustrated History.* New York, St. Louis: Abrams; C.V. Mosby; 1985. p. 66.
5. Fauchard P. *Le Chirurgien Dentist; Ou, Traité Des Dents.* 2nd ed. Paris: Chez Pierre-Jean Mariette; 1746. pp. 375–376.
6. Berdmore T. *Treatise on the Disorders and Deformities of the Teeth and the Gums.* London: White, Dodsley, Beckett and deHondt; 1768. pp. 96–97.
7. Hunter J. The Natural History of Human Teeth: explaining their structure, use, formation, growth and diseases. In: Johnson J, editor. No. 72. St. Pauls Church-Yard, London, UK; 1778. pp. 126–128.
8. Fredel l. De la greffe dentaire. *Rev Arch Suisse d'Odontol.* 1887;1:201–218.
9. Scheff J. Die Replantation der Zahne. *Ost Vjschr Zahnheilkd.* 1890;2:181–278.
10. Hammer H. Replantation and implantation of teeth. *Int Dent J.* 1955;5:439–457.
11. Grossman LI. *Root Canal Therapy.* Vol 3rd. Philadelphia: Lea and Febiger; 1950. pp. 317.
12. Grossman LI. Intentional replantation of teeth. *J Am Dent Assoc.* 1966;72:1111–1118.
13. Weine FS. The case against intentional replantation. *J Am Dent Assoc.* 1980;100:664–668.
14. Cotter MR, Panzarino J. Intentional replantation: a case report. *J Endod.* 2006;32:579–582.
15. Rosenberg ES, Rossman LE, Sandler AB. Intentional replantation: a case report. *J Endod.* 1980;6:610–613.
16. Leonard IJ. Intentional replantation: a case report. *CDS Rev.* 1978;71:21–24.
17. Loe H, Waerhaug J. Experimental replantation of teeth in dogs and monkeys. *Arch Oral Bio.* 1961;3:176–184.
18. Sherman P, Jr. Intentional replantation of teeth in dogs and monkeys. *J Dent Res.* 1968;47:1066–1071.
19. Chandra RV, Bhat KM. Twenty-year follow-up of an unconventional intentional replantation. *J Can Dent Assoc Sep.* 2006;72:639–642.
20. Emmertsen E, Andreasen JO. Replantation of extracted molars. A radiographic and histological study. *Acta Odontol Scand.* 1966;24:327–346.
21. Rud J, Andreasen JO. A study of failures after endodontic surgery by radiographic, histologic and stereomicroscopic methods. *Int J Oral Surg.* 1972;1:311–328.
22. Bergenholtz G, Lekholm U, Milthon R, et al. Retreatment of endodontic fillings. *Scand J Dent Res.* 1979;87:217–224.
23. Danin J, Stromberg T, Forsgren H, Linder LE, Ramskold LO. Clinical management of nonhealing periradicular pathosis. Surgery versus endodontic retreatment. *Oral Surg Oral Med Oral Pathol Oral Radiol Endod.* 1996;82:213–217.
24. Bender IB, Rossman LE. Intentional replantation of endodontically treated teeth. *Oral Surg, Oral Med, Oral Pathol.* 1993;76:623–630.
25. Dryden JA. Intentional replantation. *Compend Contin Ed Dent.* 1989;10:23–28.

26. Niemczyk SP. Re-inventing intentional replantation: a modification of the technique. *Pract Proced Aesthet Dent.* 2001;13:433–439; quiz 440.
27. Kabashima H, Mizobe K, Sakai T, et al. The usefulness of three-dimensional imaging for prognostication in cases of intentional tooth replantation. *J Oral Sci.* 2012;54:355–358.
28. Shin Y, Kim Y, Roh BD. Maxillary first molar with an O-shaped root morphology: report of a case. *Int J Oral Sci.* 2013;5:242–244.
29. Andreasen JO. Relationship between cell damage in the periodontal ligament after replantation and subsequent development of root resorption. A time-related study in monkeys. *Acta Odontol Scand.* 1981;39:15–25.
30. Andreasen JO, Borum MK, Jacobsen HL, Andreasen FM. Replantation of 400 avulsed permanent incisors. 4. Factors related to periodontal ligament healing. *Endod Dental Traumatol.* 1995;11:76–89.
31. Cvek M, Granath LE, Hollender L. Treatment of non-vital permanent incisors with calcium hydroxide. 3. Variation of occurrence of ankylosis of reimplanted teeth with duration of extra-alveolar period and storage environment. *Odont Revy.* 1974;25:43–56.
32. Andreasen JO, Kristerson L. The effect of limited drying or removal of the periodontal ligament. Periodontal healing after replantation of mature permanent incisors in monkeys. *Acta Odontol Scand.* 1981;39:1–13.
33. Hammarstrom L, Pierce A, Blomlof L, Feiglin B, Lindskog S. Tooth avulsion and replantation—a review. *Endod Dent Traumatol.* 1986;2:1–8.
34. Lindskog S, Blomlof L. Influence of osmolality and composition of some storage media on human periodontal ligament cells. *Acta Odontol Scand.* 1982;40:435–441.
35. Grossman LI. Intentional replantation. *J Am Dent Assoc* 1980;101:11–2.
36. Nosonowitz DM, Stanley HR. Intentional replantation to prevent predictable endodontic failures. *Oral Surg, Oral Med, Oral Pathol.* 1984;57:423–432.
37. Guy SC, Goerig AC. Intentional replantation: technique and rationale. *Quint Int Dent Dig.* 1984;15:595–603.
38. Lauer HC, Muller J, Gross J, Horster MF. The effect of storage media on the proliferation of periodontal ligament fibroblasts. *J Periodontol.* 1987;58:481–485.
39. Alacam T, Gorgul G, Omurlu H, Can M. Lactate dehydrogenase activity in periodontal ligament cells stored in different transport media. *Oral Surg Oral Med Oral Pathol Oral Radiol Endod.* 1996;82:321–323.
40. Blomlof L, Lindskog S, Andersson L, Hedstrom KG, Hammarstrom L. Storage of experimentally avulsed teeth in milk prior to replantation. *J Dent Res.* 1983;62:912–916.
41. Blomlof L, Lindskog S, Hammarstrom L. Periodontal healing of exarticulated monkey teeth stored in milk or saliva. *Scand J Dent Res.* 1981;89:251–259.
42. Sigalas E, Regan JD, Kramer PR, Witherspoon DE, Opperman LA. Survival of human periodontal ligament cells in media proposed for transport of avulsed teeth. *Dent Traumatol.* 2004;20:21–28.
43. Souza BD, Luckemeyer DD, Felippe WT, Simoes CM, Felippe MC. Effect of temperature and storage media on human periodontal ligament fibroblast viability. *Dent Traumatol.* 2010;26:271–275.
44. de Souza BD, Bortoluzzi EA, da Silveira Teixeira C, et al. Effect of HBSS storage time on human periodontal ligament fibroblast viability. *Dent Traumatol.* 2010;26:481–483.
45. Niemczyk SP. "Intentional Replantation: An Alternative to Periapical Surgery." Paper presented at: 10th Annual Louis I. Grossman International Conference on Endodontics; October 29th-31st, 1994; Philadelphia, PA.
46. Hiltz J, Trope M. Vitality of human lip fibroblasts in milk, Hanks balanced salt solution and Viaspan storage media. *Endod Dent Traumatol.* 1991;7:69–72.
47. Poi WR, Sonoda CK, Martins CM, et al. Storage media for avulsed teeth: a literature review. *Braz Dent J.* 2013;24:437–445.
48. Udoye CI, Jafarzadeh H, Abbott PV. Transport media for avulsed teeth: a review. *Aust Endod J.* 2012;38:129–136.
49. Jackson DL, Moore PA, Hargreaves KM. Preoperative nonsteroidal anti-inflammatory medication for the prevention of postoperative dental pain. *J Am Dent Assoc.* 1989;119: 641–647.
50. Garcia B, Larrazabal C, Penarrocha M, Penarrocha M. Pain and swelling in periapical surgery. A literature update. *Med Oral Patol Oral Cir Bucal.* 2008;13:E726-E729.
51. Dionne RA. Suppression of dental pain by the preoperative administration of flurbiprofen. *Am J Med.* 1986;80:41–49.
52. Loe H, Schiott CR. The effect of mouthrinses and topical application of chlorhexidine on the development of dental plaque and gingivitis in man. *J Periodont Res.* 1970; 5:79–83.
53. Kim S. Ligamental injection: a physiological explanation of its efficacy. *J Endod.* 1986;12:486-491.
54. Bigby J, Reader A, Nusstein J, Beck M, Weaver J. Articaine for supplemental intraosseous anesthesia in patients with irreversible pulpitis. *J Endod.* 2006;32:1044–1047.
55. Gordon SM, Dionne RA, Brahim J, Jabir F, Dubner R. Blockade of peripheral neuronal barrage reduces postoperative pain. *Pain.* 1997;70:209–215.
56. Hargreaves KM, Khan A. *Surgical Preparation: Anesthesia and Hemostasis.* Copenhagen, Denmark: Blackwell Munksgaard; 2005. p. 37.
57. Choi YH, Bae JH, Kim YK, et al. Clinical outcome of intentional replantation with preoperative orthodontic extrusion: a retrospective study. *Int Endod J.* 2014;47:1168–1176.
58. Choi YH BJ, Kim YK. Atraumatic safe extraction for intentional replantation. *J Korean Dent Assoc.* 2010;48:531–537.
59. Choi YH BJ. Clinical evaluation of a new extraction method for intentional replantation. *J Korean Acad Conserv Dent.* 2011;36:211–218.
60. Hayashi H. *Ortho-Transplantation.* Seoul, Korea: Narae Publishing, Co.; 2006. pp. 8–15.
61. Trope M, Hupp JG, Mesaros SV. The role of the socket in the periodontal healing of replanted dogs' teeth stored in ViaSpan for extended periods. *Endod Dent Traumatol.* 1997;13:171–175.
62. Ozer SY, Unlu G, Deger Y. Diagnosis and treatment of endodontically treated teeth with vertical root fracture: three case reports with two-year follow-up. *J Endod.* 2011;37:97–102.
63. Beling KL, Marshall JG, Morgan LA, Baumgartner JC. Evaluation for cracks associated with ultrasonic root-end preparation of gutta-percha filled canals. *J Endod.* 1997;23:323–326.
64. Abedi HR, Van Mierlo BL, Wilder-Smith P, Torabinejad M. Effects of ultrasonic root-end cavity preparation on the root apex. *Oral Surg Oral Med Oral Pathol Oral Radiol Endod.* 1995;80:207–213.
65. Calzonetti KJ, Iwanowski T, Komorowski R, Friedman S. Ultrasonic root end cavity preparation assessed by an in situ impression technique. *Oral Surg Oral Med Oral Pathol Oral Radiol Endod.* 1998;85:210–215.
66. Morgan LA, Marshall JG. A scanning electron microscopic study of in vivo ultrasonic root-end preparations. *J Endod.* 1999;25:567–570.
67. Dryden JA, Arens DE. Intentional replantation. A viable alternative for selected cases. *Dent Clin North Am.* 1994;38:325–353.

68. Ward J. Intentional replantation of a lower premolar. *Aust Endod J.* 2004;30:99–102.
69. Rud J, Munksgaard EC, Andreasen JO, Rud V, Asmussen E. Retrograde root filling with composite and a dentin-bonding agent. 1. *Endod Dent Traumatol.* 1991;7:118–125.
70. Rud J, Rud V, Munksgaard EC. Retrograde root filling with dentin-bonded modified resin composite. *J Endod.* 1996;22:477–480.
71. Rud J, Rud V, Munksgaard EC. Long-term evaluation of retrograde root filling with dentin-bonded resin composite. *J Endod.* 1996;22:90–93.
72. Kaufman AY. Intentional replantation of a maxillary molar. A 4-year follow-up. *Oral Surg, Oral Med, Oral Pathol.* 1982;54:686–688.
73. Benenati FW. Intentional replantation of a mandibular second molar with long-term follow-up: report of a case. *Dent Traumatol.* 2003;19:233–236.
74. Herrera H, Leonardo MR, Herrera H, Miralda L, Bezerra da Silva RA. Intentional replantation of a mandibular molar: case report and 14-year follow-up. *Oral Surg Oral Med Oral Pathol Oral Radiol Endod.* 2006;102:e85–e87.
75. Lu DP. Intentional replantation of periodontally involved and endodontically mistreated tooth. *Oral Surg, Oral Med, Oral Path.* 1986;61:508–513.
76. Asgary S, Alim Marvasti L, Kolahdouzan A. Indications and case series of intentional replantation of teeth. *Iran Endod J.* 2014;9:71–78.
77. Moradi Majd N, Arvin A, Darvish A, Aflaki S, Homayouni H. Treatment of necrotic calcified tooth using intentional replantation procedure. *Case Rep Dent.* 2014;2014:793892.
78. Subay RK, Subay MO, Balkaya CM. Intentional replantation of a mandibular canine with multiple iatrogenic endodontic complications. *Oral Health Dent Manag.* 2014;13:811–814.
79. Kim DS, Shin DR, Choi GW, et al. Management of complicated crown-root fractures using intentional replantation: two case reports. *Dent Traumatol.* 2013;29:334–337.
80. Matsson L, Klinge B, Hallstrom H. Effect on periodontal healing of saline irrigation of the tooth socket before replantation. *Endod Dent Traumatol.* 1987;3:64–67.
81. Peer M. Intentional replantation—a 'last resort' treatment or a conventional treatment procedure? nine case reports. *Dent Traumatol.* 2004;20:48–55.
82. Koenig KH, Nguyen NT, Barkhordar RA. Intentional replantation: a report of 192 cases. *Gen Dent.* 1988;36:327–331.
83. Kehoe JC. Splinting and replantation after traumatic avulsion. *J Am Dent Assoc.* 1986;112:224–230.
84. Wallace JA, Vergona K. Epithelial rests' function in replantation: is splinting necessary in replantation? *Oral Surg, Oral Med, Oral Pathol.* 1990;70:644–649.
85. Jantarat J. Intentional replantation. *Aust Endod J.* 1998; 24:78–80.
86. Shintani S, Tsuji M, Toyosawa S, Ooshima T. Intentional replantation of an immature permanent lower incisor because of a refractory peri-apical lesion: case report and 5-year follow-up. *Int J Paediatr Dent.* 2004;14:218–222.
87. Massler M. Tooth replantation. *Dent Clin North Am.* 1974;18:445–452.
88. Kristerson L, Andreasen JO. The effect of splinting upon periodontal and pulpal healing after autotransplantation of mature and immature permanent incisors in monkeys. *Int J Oral Surg.* 1983;12:239–249.
89. Penarrocha M, Garcia B, Marti E, Palop M, von Arx T. Intentional replantation for the management of maxillary sinusitis. *Int Endod J.* 2007;40:891–899.
90. Poi WR, Sonoda CK, Salineiro SL, Martin SC. Treatment of root perforation by intentional reimplantation: a case report. *Endod Dent Traumatol.* 1999;15:132–134.
91. Demiralp B, Nohutcu RM, Tepe DI, Eratalay K. Intentional replantation for periodontally involved hopeless teeth. *Dent Traumatol.* 2003;19:45–51.
92. Tozum TF, Keceli HG, Serper A, Tuncel B. Intentional replantation for a periodontally involved hopeless incisor by using autologous platelet-rich plasma. *Oral Surg Oral Med Oral Pathol Oral Radiol Endod.* 2006;101:e119–e124.
93. Wang Z, Heffernan M, Vann WF, Jr. Management of a complicated crown-root fracture in a young permanent incisor using intentional replantation. *Dent Traumatol.* 2008;24:100–103.
94. Hinckfuss SE, Messer LB. Splinting duration and periodontal outcomes for replanted avulsed teeth: a systematic review. *Dent Traumatol.* 2009;25:150–157.
95. von Arx T. Splinting of traumatized teeth with focus on adhesive techniques. *J Calif Dent Assoc.* 2005;33:409–414.
96. Wu MK, Shemesh H, Wesselink PR. Limitations of previously published systematic reviews evaluating the outcome of endodontic treatment. *Int Endod J.* 2009;42:656–666.
97. Patel S, Dawood A, Mannocci F, Wilson R, Pitt Ford T. Detection of periapical bone defects in human jaws using cone beam computed tomography and intraoral radiography. *Int Endod J.* 2009;42:507–515.
98. Estrela C, Bueno MR, Leles CR, Azevedo B, Azevedo JR. Accuracy of cone beam computed tomography and panoramic and periapical radiography for detection of apical periodontitis. *J Endod.* 2008;34:273–279.
99. Esfahrood ZR, Zamanian A, Torshabi M, Abrishami M. The effect of nicotine and cotinine on human gingival fibroblasts attachment to root surfaces. *J Basic Clin Physiol Pharmacol.* 2015;1:1–5.
100. Rud J, Andreasen JO, Jensen JE. A follow-up study of 1,000 cases treated by endodontic surgery. *Int J Oral Surg.* 1972;1:215–228.
101. Oikarinen KS, Stoltze K, Andreasen JO. Influence of conventional forceps extraction and extraction with an extrusion instrument on cementoblast loss and external root resorption of replanted monkey incisors. *J Periodont Res.* 1996;31:337–344.
102. Van Hassel HJ, Oswald RJ, Harrington GW. Replantation 2. The role of the periodontal ligament. *J Endod.* 1980;6:506–508.
103. Oswald RJ, Harrington GW, Van Hassel HJ. Replantation 1. The role of the socket. *J Endod.* 1980;6:479–484.
104. Andreasen JO. The effect of removal of the coagulum in the alveolus before replantation upon periodontal and pulpal healing of mature permanent incisors in monkeys. *Int J Oral Surg.* 1980;9:458–461.
105. Barbakow FH, Cleaton-Jones PE, Austin JC, Vieira E. Healing of replanted teeth following typical treatment with fluoride solutions and systemic admission of thyrocalcitonin: a histometric analysis. *J Endod.* 1981;7:302–308.
106. Sae-Lim V, Metzger Z, Trope M. Local dexamethasone improves periodontal healing of replanted dogs' teeth. *Endod Dent Traumatol.* 1998;14:232–236.
107. Kum KY, Kwon OT, Spangberg LS, et al. Effect of dexamethasone on root resorption after delayed replantation of rat tooth. *J Endod.* 2003;29:810–813.
108. Lustosa-Pereira A, Garcia RB, de Moraes IG, et al. Evaluation of the topical effect of alendronate on the root surface of extracted and replanted teeth. Microscopic analysis on rats' teeth. *Dent Traumatol.* 2006;22:30–35.
109. Filippi A, Pohl Y, von Arx T. Treatment of replacement resorption by intentional replantation, resection of the ankylosed sites, and Emdogain–results of a 6-year survey. *Dent Traumatol.* 2006;22:307–311.

110. Flores MT, Andreasen JO, Bakland LK, et al. Guidelines for the evaluation and management of traumatic dental injuries. *Dent Traumatol.* 2001;17:193–198.
111. Ferreira MM, Filomena BM, Lina C, Barbara O, Palmeirao CE. The effect of Emdogain gel on periodontal regeneration in autogenous transplanted dog's teeth. *Indian J Dent Res.* 2014;25:589–593.
112. Heijl L, Heden G, Svardstrom G, Ostgren A. Enamel matrix derivative (EMDOGAIN) in the treatment of intrabony periodontal defects. *J Clin Periodontol.* 1997;24:705–714.
113. Hammarstrom L. Enamel matrix, cementum development and regeneration. *J Clin Periodontol.* 1997;24:658–668.
114. Lindskog S, Blomlof L, Hammarstrom L. Repair of periodontal tissues in vivo and in vitro. *J Clin Periodontol.* 1983;10:188–205.
115. Lyngstadaas SP, Lundberg E, Ekdahl H, Andersson C, Gestrelius S. Autocrine growth factors in human periodontal ligament cells cultured on enamel matrix derivative. *J Clin Periodontol.* 2001;28:181–188.
116. Qu Z, Laky M, Ulm C, et al. Effect of Emdogain on proliferation and migration of different periodontal tissue-associated cells. *Oral Surg Oral Med Oral Pathol Oral Radiol Endod.* 2010;109:924–931.
117. Kim SG, Ryu SI. Enamel matrix derivative for replanted teeth in animal models: a systematic review and meta-analysis. *Restor Dent Endod.* 2013;38:194–203.
118. Carlsson GE, Thilander H, Hedegard B. Histologic changes in the upper alveolar process after extractions with or without insertion of an immediate full denture. *Acta Odontol Scand.* 1967;25:21–43.
119. Pietrokovski J, Massler M. Alveolar ridge resorption following tooth extraction. *J Prosthet Dent.* 1967;17:21–27.
120. Lee EU, Lim HC, Lee JS, et al. Delayed intentional replantation of periodontally hopeless teeth: a retrospective study. *J Periodontal Implant Sci.* 2014;44:13–19.
121. Lindskog S, Pierce AM, Blomlof L, Hammarstrom L. The role of the necrotic periodontal membrane in cementum resorption and ankylosis. *Endod Dent Traumatol.* 1985;1:96–101.
122. Mahajan SK, Sidhu SS. Periodontal ligament, extra-oral period and use of fluorides in replantation of teeth. *Indian J Med Res.* 1982;75:441–445.
123. Cardaropoli G, Araujo M, Hayacibara R, Sukekava F, Lindhe J. Healing of extraction sockets and surgically produced–augmented and non-augmented–defects in the alveolar ridge. An experimental study in the dog. *J Clin Periodontol.* 2005;32:435–440.
124. Cardaropoli G, Araujo M, Lindhe J. Dynamics of bone tissue formation in tooth extraction sites. An experimental study in dogs. *J Clin Periodontol.* 2003;30:809–818.
125. Baltacioglu E, Tasdemir T, Yuva P, Celik D, Sukuroglu E. Intentional replantation of periodontally hopeless teeth using a combination of enamel matrix derivative and demineralized freeze-dried bone allograft. *Int J Periodont Restor Dent.* 2011;31:75–81.
126. Elgendya EA, Shoukhebab MY, Abo-Shadyb T, Fahlb BNE. Re-implantation of hopeless tooth due to periodontal disease by using implant surgical drilling: case report study. *Tanta Dent J.* 2013;10:112–115.
127. Nagappa G, Aspalli S, Devanoorkar A, Shetty S, Parab P. Intentional replantation of periodontally compromised hopeless tooth. *J Indian Soc Periodontol.* 2013;17:665–669.
128. Kawai K, Masaka N. Vertical root fracture treated by bonding fragments and rotational replantation. *Dent Traumatol.* 2002;18:42–45.
129. Fariniuk LF, Ferreira EL, Soresini GC, Cavali AE, Baratto Filho F. Intentional replantation with 180 degrees rotation of a crown-root fracture: a case report. *Dent Traumatol.* 2003;19:321–325.
130. Filippi A, Pohl Y, von Arx T. Treatment of replacement resorption with Emdogain- preliminary results after 10 months. *Dent Traumatol.* 2001;17:134–138.
131. Ebeleseder KA, Friehs S, Ruda C, et al. A study of replanted permanent teeth in different age groups. *Endod Dent Traumatol.* 1998;14:274–278.
132. Filippi A, Pohl Y, von Arx T. Decoronation of an ankylosed tooth for preservation of alveolar bone prior to implant placement. *Dent Traumatol.* 2001;17:93–95.
133. Tang PM, Chan CP, Huang SK, Huang CC. Intentional replantation for iatrogenic perforation of the furcation: a case report. *Quint Int.* 1996;27:691–696.
134. Scolozzi P, Lombardi T, Jaques B. Successful inferior alveolar nerve decompression for dysesthesia following endodontic treatment: report of 4 cases treated by mandibular sagittal osteotomy. *Oral Surg Oral Med Oral Pathol Oral Radiol Endod.* 2004;97:625–631.
135. Yatsuhashi T, Nakagawa K, Matsumoto M, et al. Inferior alveolar nerve paresthesia relieved by microscopic endodontic treatment. *Bull Tokyo Dent Coll.* 2003;44:209–212.
136. Tsesis I, Taschieri S, Rosen E, Corbella S, Del Fabbro M. Treatment of paraesthesia following root canal treatment by intentional tooth replantation: a review of the literature and a case report. *Indian J Dent Res.* 2014;25:231–235.

第二十六章　解剖变异牙的牙髓治疗

Ilan Rotstein, Eduardo Llamosas, Kyung-Soo Choi

解剖变异的患牙在牙髓病诊断、病例选择、治疗和预后评估时可能会给临床医生带来挑战。虽然这些变异并不常见，但也绝非罕见。

牙的解剖变异可根据变异的大小、形状、数量、结构或生长变化进行分类[1,2]。形状的变异在牙髓病诊疗中最为常见，许多这样的病例在牙髓治疗中取得了长期的成功，患牙得以保留。

本章主要讨论在牙髓病诊疗中最常见的形态变异。有关常见和不常见的牙根解剖和形态学的详细信息，见第一章"牙和根管系统的解剖和形态"。

第一节　双生牙和融合牙

一、定义

双生牙是由单个牙胚异常分裂而引起的一种变异。融合牙是由两个或两个以上单独发育的牙胚融合而成[3,4]。

经牙本质融合或结合在一起的牙被称为双生牙、融合牙、结合牙、连接牙、孪生牙、合生牙、双融牙、邻融牙、联合牙、分裂牙、镜像双生牙或双生复合牙[5-8]。

二、特征

临床上很难区分双生牙与融合牙，前者通常有两个完全或部分分开的牙冠，但只有单个牙根和一个根管[9]。融合牙可能有多个根管系统。

通常牙弓中牙的总数可以提供诊断线索。一般来说，如果牙弓缺失了牙，则理所当然地认为患牙为融合牙[10-12]。但是如果融合了额外牙（图 26-1），此诊断方法不准确。

Mader[7]提出了一个"双牙原则"来区分双生牙与融合牙，如果变异计为两颗牙，并且牙数正常，则建议为融合牙；如果变异计为两颗牙，但存在一颗额外的牙，则建议是双生牙或正常牙与额外牙之间的融合牙。然而在成人牙列中，由于两者临床上的相似性，可能无法绝对地准确区分双生牙与融合牙。此外，区分两者对牙髓治疗的临床意义不是很大[13,14]，因为只要认识到这些变异就足以指导治疗方案的制订[15]。

双生牙和融合牙表现为具有颊舌向沟裂的双冠或切缘，且沟裂与颊舌表面上清晰的垂直沟槽相连续[16]，这使两牙之间呈现出具有不同程度结合的两个或多个分离结构[5]。这种结合可发生在冠部或根部，有时也可同时发生。这取决于变异发生时牙的发育阶段[7]。影像学上可见具有共同髓腔的单个宽根[4]。

融合牙通常存在牙本质之间的结合。若完全融合，它可能有单一的髓室和根管；也可能是髓室相通，而根管分开。另一方面，融合牙可以具有不相通的髓室和根管。但是在整个融合牙中，牙本质是不均匀的。拥有共同髓室的根管系统之间可以存在牙本质间质，它非常类似于不规则的继发性牙本质，并含有许多血管通道，称为血管牙本质[16]。

三、病因

双生牙和融合牙发生的病因尚未完全清楚，可能涉及外胚层和中胚层的发育异常[6]。有几种理论试图解释它们的形成，一种理论认为融合纯粹是偶然发生的[17,18]。而另一些学者认为，牙胚之间的接触是由作用在牙胚上的机械力或压力引起，从而导致中间组织的坏死[16]；这使得两个或两个以上相邻牙的成釉器和牙乳头发生融合。如果融合发生在钙化开始之前，则会出现完全融合；如果发生在钙化之后，则可能是部分融合。其他一些理论认为遗传易感性、营养因素和局部代谢干扰也是致病因素[19-21]。

四、患病率

双生牙和融合牙的患病率在乳牙列为 0.5%~2.5% 之间[22,23]。在恒牙列的患病率估计在 0.1%~1% 之间[5,24,25]。它们主要发生在切牙和尖牙，上颌和下颌之间[25]以及男性和女性之间的分布无明显差异[8]。后牙比前牙少见（图 26-2）[25]。双侧发生罕见，在恒牙不超过 0.6%[26]。

五、临床意义

这类变异牙外表看起来较宽，通常在牙冠之间有一个独特的沟槽，这会影响患牙的美观和导致牙弓间距的改变，如牙间隙、近端接触丧失、牙拥挤、甚至与邻牙间的食物嵌塞[27]。随后可能会出现错𬌗畸形和功能障碍[7]。当沟槽较深时，牙菌斑容易积聚，使患牙更易患龋病和牙周病[28]。

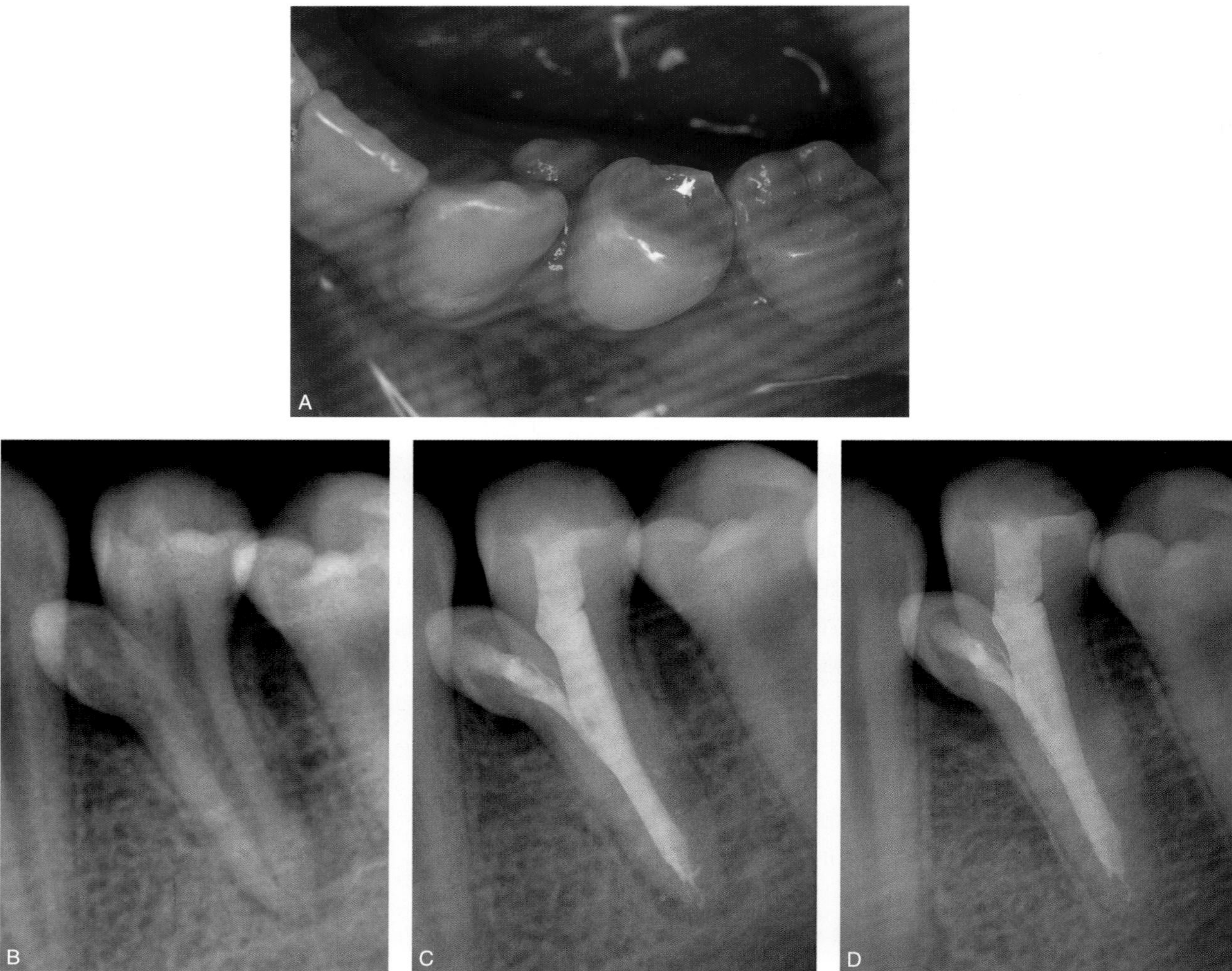

图 26-1 15 岁男性患者下颌第一前磨牙与额外牙融合

A. 口内照示额外牙位于前磨牙的近中舌侧 **B.** 术前 X 线片示融合牙有共同的根管系统，根尖周暗影明显，牙髓活力测验阴性 **C.** 术后即刻 X 线片 **D.** 4 年回访，根尖周暗影消失（Courtesy of Dr. Fernando Goldberg, Buenos Aires, Argentina.）

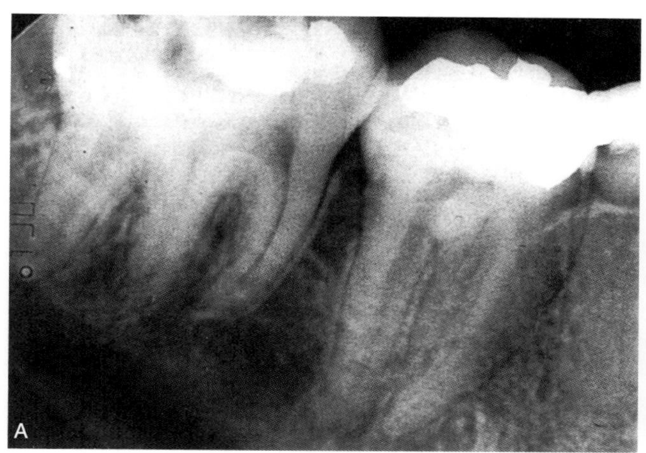
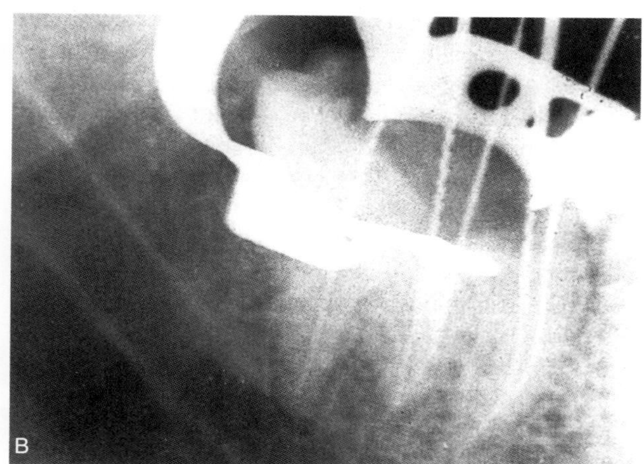
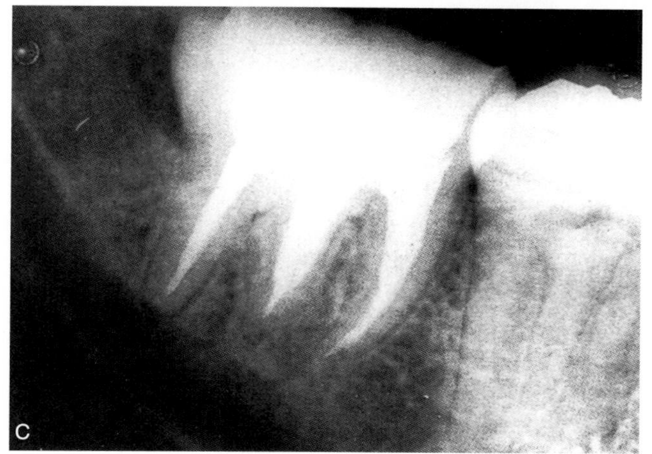

图 26-2 25 岁男性患者右下颌第二磨牙融合，右侧放射痛达耳部，患牙叩诊敏感，周围黏膜轻微发红

A. 术前 X 线片 **B.** 确定工作长度，5 支根管器械插入 5 个独立的根管中。髓室底近中 2 个根管口，中间 2 个根管口，远中 1 个根管口 **C.** 牙胶和封闭剂行根管充填后即刻 X 线片（Courtesy of Dr. Ilan Rotstein, Los Angles, CA, U.S.A.Adapted with permission from Rotstein et al.[31]）

治疗方案包括拔牙、外形改建、牙冠减径或牙半切除[3,21]。由于髓室之间的牙本质可能含有伸入的细微牙髓，当切割患牙或减小牙冠时可能会导致牙髓暴露，所以常规需要行牙髓治疗[14,29]。

在牙髓治疗开始之前，仔细的临床检查和全面的影像学分析是评估患牙复杂的内部解剖和牙根形态的必要条件，CBCT 可能更有帮助[30]。

当对双生牙或融合牙进行根管治疗时，即便在临床上没有发现髓室或根管之间的交通，根管都应该被视为一个整体系统[31]，但分开制备髓腔入口是必需的。髓室之间的相互交通是双生牙或融合牙的一个常见特征[15,32,33]，仔细检查髓室和去除覆盖的牙本质将有助于根管的定位和治疗[31]。

第二节 弯曲牙

一、定义

弯曲牙（拉丁语：dilacero= 撕毁）是指已形成的牙根或牙冠弯曲呈角形或呈急弯状[1,2]。当弯曲牙唇向弯曲时称为“蝎子牙”，当不止一个弯曲时称为“刺刀牙”[34]。

二、特征

弯曲牙的特征是牙长轴突然偏离[34]，可以发生在牙的任何部分，且弯向任何方向[35]（图 26-3）。它在萌出和未萌

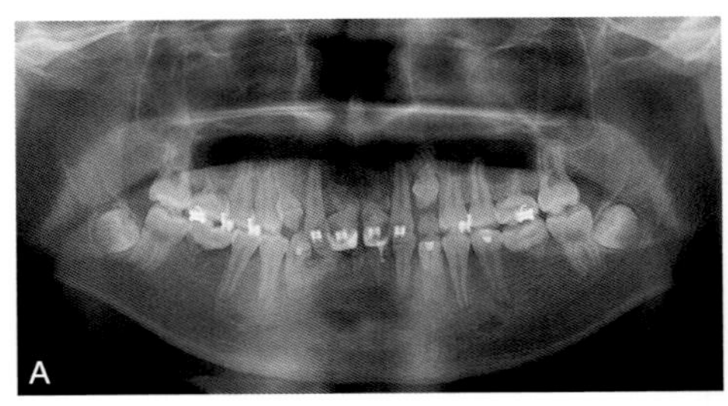
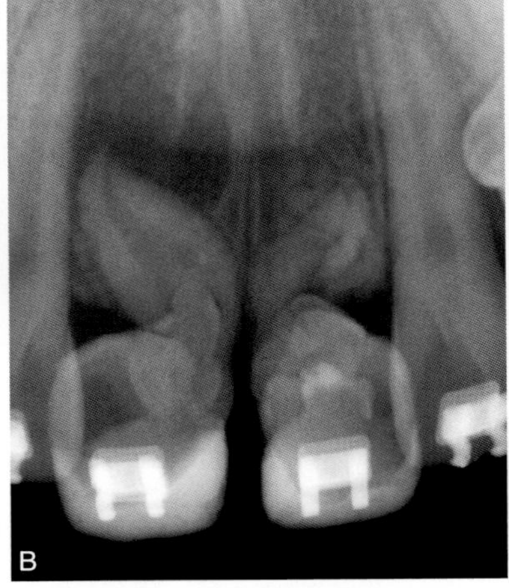
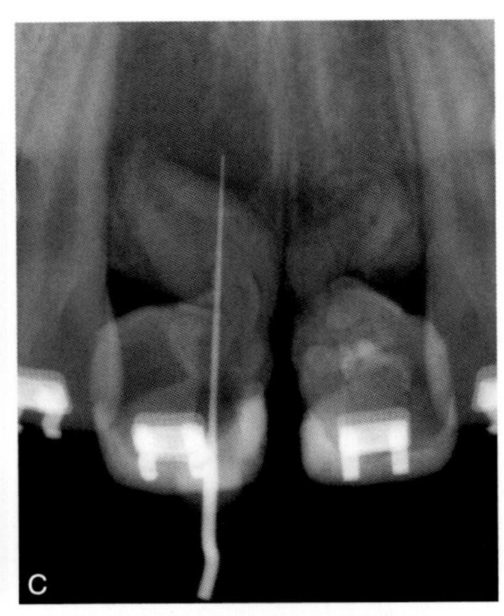
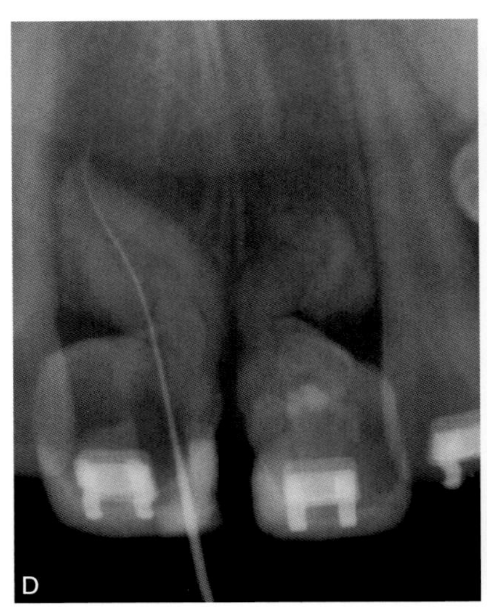
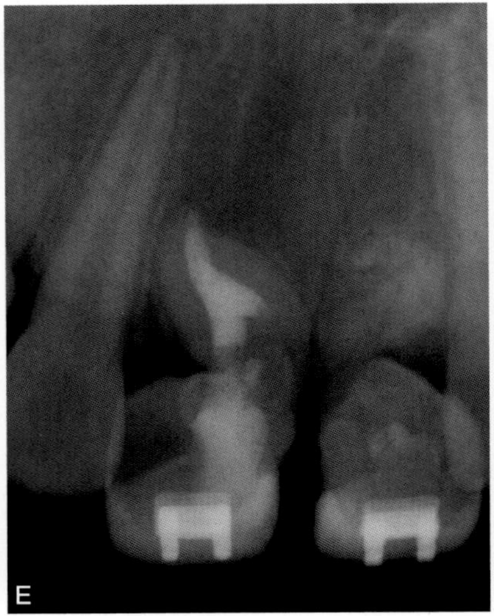
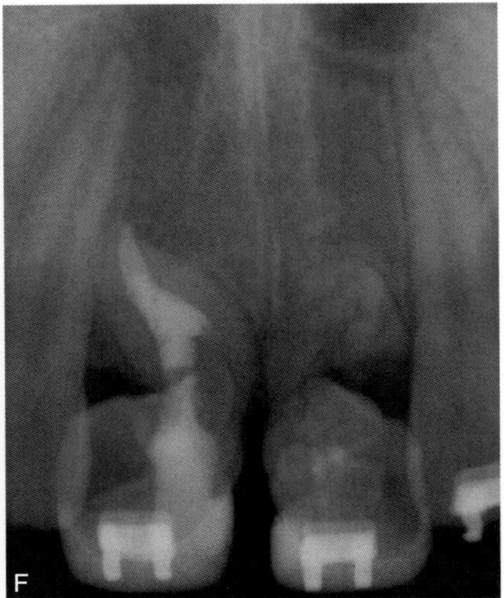

图 26-3 12 岁男性患者右上颌中切牙弯曲牙的牙髓治疗。患牙Ⅱ度松动，颊黏膜肿胀，有窦道，根尖周暗影，患牙之前由转诊牙医治疗，腭侧窝洞见暂封材料

A. 全景片示多处牙异常。病史显示患者在出生后 4 个月曾患脑膜炎，6 个月曾患硬脑膜下气肿且行头部手术治疗和 1 年的抗惊厥药物治疗 **B.** 术前 X 线片示患牙根尖周有较大暗影 **C.** 转诊牙医所拍 X 线片。插锉片见牙根颈部有一穿孔。转诊牙医在探查根管入路时发生了穿孔 **D.** 穿孔的部位用 MTA 和树脂改良型玻璃离子修复后准确找到根管通路。根管清理和成形后，氢氧化钙糊剂封药 4 个月 **E.** 术后 X 线片。牙胶尖和封闭剂充填根管，光固化复合树脂修复冠部 **F.** 术后 3 个月复查片。根尖周暗影消失，患牙无任何症状

（Courtesy of Dr. S-Y Kim，Seoul，Korea.Adapted with permission from Byun C et al.[36]）

出的牙中都可以看到，可能与乳牙滞留有关，或者与根尖区唇侧外板的穿孔有关[37]。

由于牙根和牙冠的长轴不齐，弯曲牙可能会异位萌出，也可能不萌出[34]。弯曲越靠近根尖部且弯曲越轻，患牙自然萌出的机会就越大[38]。

冠部弯曲可以通过肉眼观察到，但是根部弯曲需要影像学检查[39]。从影像学来说，如果牙根弯向近中或远中，那么弯曲就容易显示；如果弯向唇侧或舌侧，则看不到弯曲严重的程度。如果牙根弯向唇侧，有可能出现中间有黑点的圆形阻射区，这显示的是根尖孔[37]。这种影像常被称为靶心或靶子[40]。

牙根弯曲部位的牙周膜间隙可以表现为放射光晕。弯曲部位的阻射率似乎大于牙根的其余部分，这是因为牙体结构的厚度增加所致[37,41]。拍摄不同角度的 X 线片有助于诊断[42]。

三、病因

有学者认为，弯曲牙的原因是在牙发育过程中，机械损伤干扰了钙化部分和非钙化部分之间的关系[43,44]。这一假说认为，乳牙的急性机械损伤可能导致恒牙胚的钙化部分移位，以致与恒牙胚剩余的非钙化部分形成一个角度[45,46]。另有作者认为，外伤可能导致牙本质形成的不平衡，引发 Hertwig 上皮根鞘在某些区域产生牙本质的速率显著降低[47]。然而，损伤可能不是唯一的病因。在一些乳

牙外伤病例报告中，后继恒牙牙根的形成尚未开始[48]。

在没有外伤史的患者中也有弯曲牙的报道[39,49]。下颌第三磨牙弯曲牙的高患病率表明，牙胚的异位发育和缺乏空间可能起重要作用，而不是外伤。

其他一些可能导致弯曲牙的因素包括疤痕形成、牙胚发育异常、面裂、感染、囊肿、肿瘤、乳牙过早拔除、乳牙粘连、遗传因素以及上颌窦骨密质、下颌管或鼻腔等解剖结构异常[37]。某些综合征和发育障碍，如史密斯 - 马盖尼斯综合征、埃勒斯 - 当洛斯综合征、阿克森费尔德 - 里格尔综合征和先天性鱼鳞病，也有报道[48]。

四、患病率

弯曲牙可见于恒牙列和乳牙列中，但后者的患病率要低得多[45,50,51]。根尖部弯曲比冠部弯曲更常见[37]（图 26-4）。

根尖部弯曲的患病率取决于其确切的定义。文献报道的范围很大，从 1.8% 到 98% 不等[42,52]。定义牙根弯曲的标准不同可以解释文献中患病率的巨大差异。当使用与牙长轴成 20° 或更小偏离作为标准时，上颌侧切牙牙根弯曲的患病率为 98%[52]；然而当以 90° 或更大角度为标准时，患病率下降到 7% 以下[39,49]。

牙根弯曲常见于切牙、尖牙和前磨牙的根尖 1/3 处，在第一磨牙和第二磨牙的根中 1/3 处，以及在第三磨牙的根颈 1/3 处[49]。

五、临床意义

需要根管治疗的弯曲牙可能会给临床医生带来一定的困难[53]。在开始根管治疗前牙根弯曲的诊断对预防潜在的并发症非常重要。应拍摄不同角度的术前 X 线片，以认识弯曲牙的多平面特性。CBCT 可以明确诊断，有助于识别传统的 2D 根尖片无法完全识别的弯曲[54,55]。

为保证根管器械的安全使用，必须建立髓腔入口的直线通路。为了使器械能够自由移动，需要去除足够的牙体结构。使用探查锉将提供有关弯曲程度和方向的重要信息。建议大量冲洗和反复回锉[37,56]。使用旋转器械应非常小心。

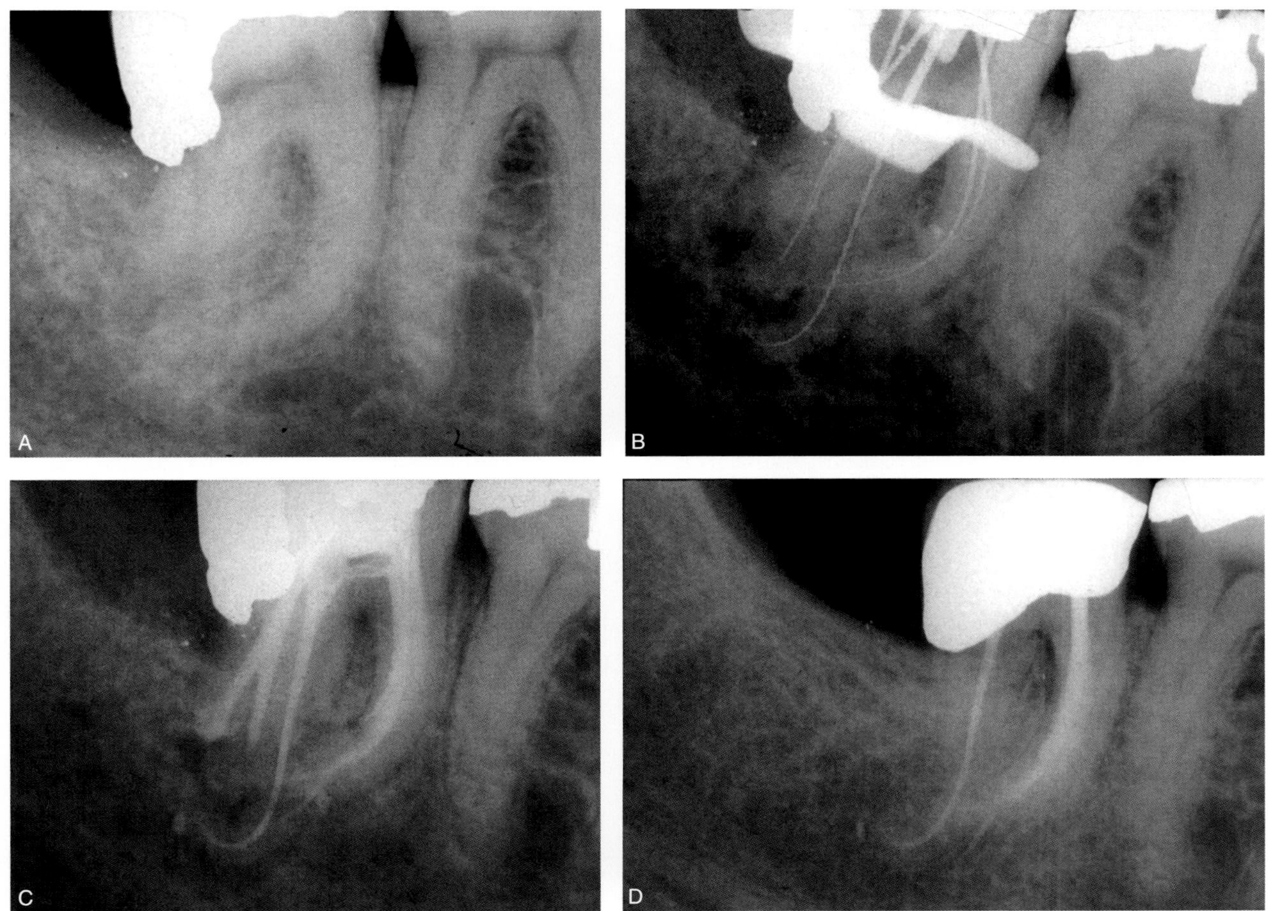

图 26-4 38 岁男性患者牙根严重弯曲的下颌第二磨牙的牙髓治疗，患者主诉冷刺激持续疼痛，叩诊疼痛

A. 术前 X 线片 **B.** 确定工作长度插锉片见 5 个独立的根管和严重弯曲的牙根 **C.** 术后即刻 X 线片 **D.** 11 年前复查 X 线片。由于牙周袋的加深，2 年前切除了远颊根 / 舌根复合体。现在无症状，患牙稳定，功能恢复（Courtesy of Dr. Stephen P.Niemczyk, Broomall, PA.）

第三节　牙内陷

一、定义

牙内陷是一种发育畸形，表现为类似于“牙中牙”的外观。很多术语被用来描述此异常，如牙中牙、膨胀复合牙瘤、孕状牙瘤、内陷牙瘤、牙包体和牙包牙[1，2]。但是，牙内陷被认为是更准确的术语，因为它描述了该类牙异常更广泛的变化范围[57，58]。

二、特征

牙内陷表现为牙冠、牙根或两者的多种形态变化（图 26-5~ 图 26-7）。牙冠的形状可表现为正常外观[59]、过大或分裂的舌隆突、发育不全外观[60]、深达根尖孔的实质性凹陷[61]。其他的牙冠畸形包括钉状（Tsurumachi 2004）、桶状[62]、圆锥状[63]以及唇舌径增大[64]。

牙内陷通常在常规 X 线检查中被发现[65]，可以是对称或不对称的，也可以是单侧或双侧出现[66-69]的。X 线片可以检测到凹陷的形状，从狭窄的裂隙到指向牙髓主体的撕开环状[69，70]。内陷可表现为一个放射状的囊袋，周围环绕着与牙釉质密度相等的阻射边界，从牙冠向根管延伸[41]。内陷可以与牙髓（假根管）完全分离，表现为一个很深的牙釉质裂隙，开口通向牙周膜。在这种情况下，尽管根尖周有与假根管相关的放射性病损，但牙髓活力测验可以正常。

虽然牙内陷的分类有多种[66，71，72]，但最常用的是 Oehlers 提出的分类[57]，即根据陷入的深度和与根尖组织或牙周膜的交通情况分为 3 型。Ⅰ型：牙釉质轻微内陷，仅发生在牙冠，而不超过釉牙骨质界。Ⅱ型：牙釉质内陷延伸到牙根，超出釉牙骨质界，仍是一个盲囊而没接触到牙周膜或根尖周组织。Ⅲ型：内陷贯穿整个牙根，开口于根尖或牙周区域，与牙髓没有直接的联系。内陷可能完全或部分被一层薄薄的牙釉质或牙骨质覆盖。

三、病因

牙内陷的病因虽然仍存争议[60，65，66]，但其主要机制可能是在牙发育过程中成釉器在钙化期前进入牙乳头所致[66]。而 Rushton[73]推测，牙内陷可能是由于部分内釉上皮细胞快速、侵袭性地增殖侵入牙乳头所致。Kronfeld[74]

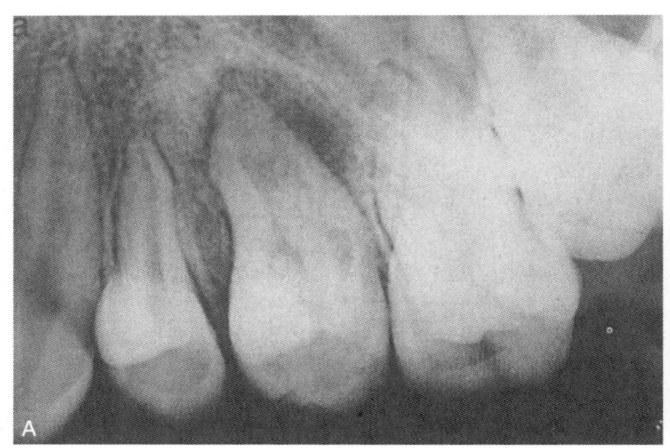

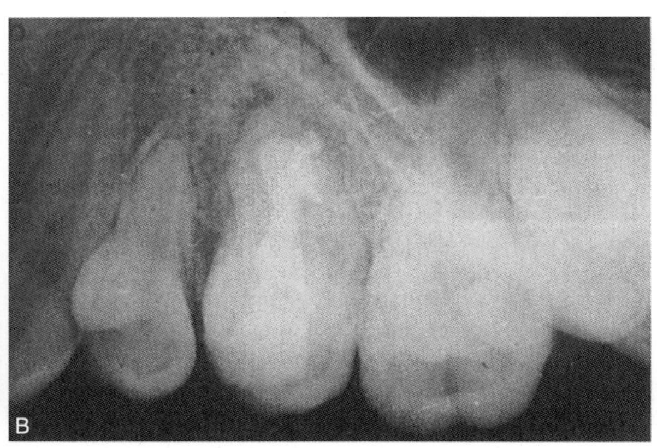

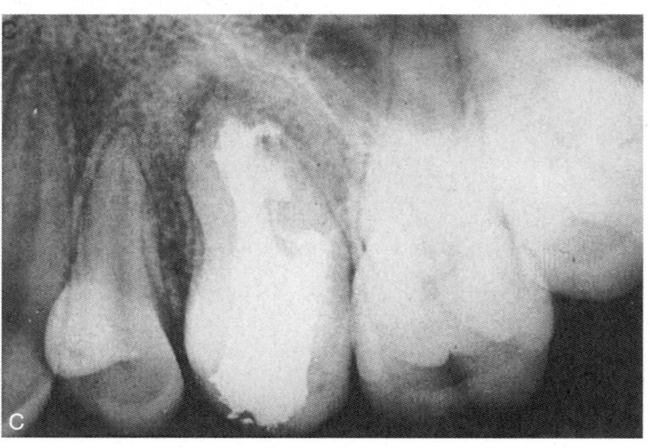

图 26-5　14 岁女性患者上颌第二前磨牙牙内陷的牙髓治疗，牙髓活力测验为阴性

A. 术前 X 线片示根尖周大面积暗影　**B.** 氢氧化钙诱导根尖闭合术后 6 个月，根尖周暗影明显缩小，患者无症状　**C.** 术后 X 线片，用热牙胶和封闭剂充填复杂的根管系统，冠方修复（Courtesy of Dr. Ilan Rotstein，Los Angles，California.Adapted with permission from Rotstein et al.[88]）

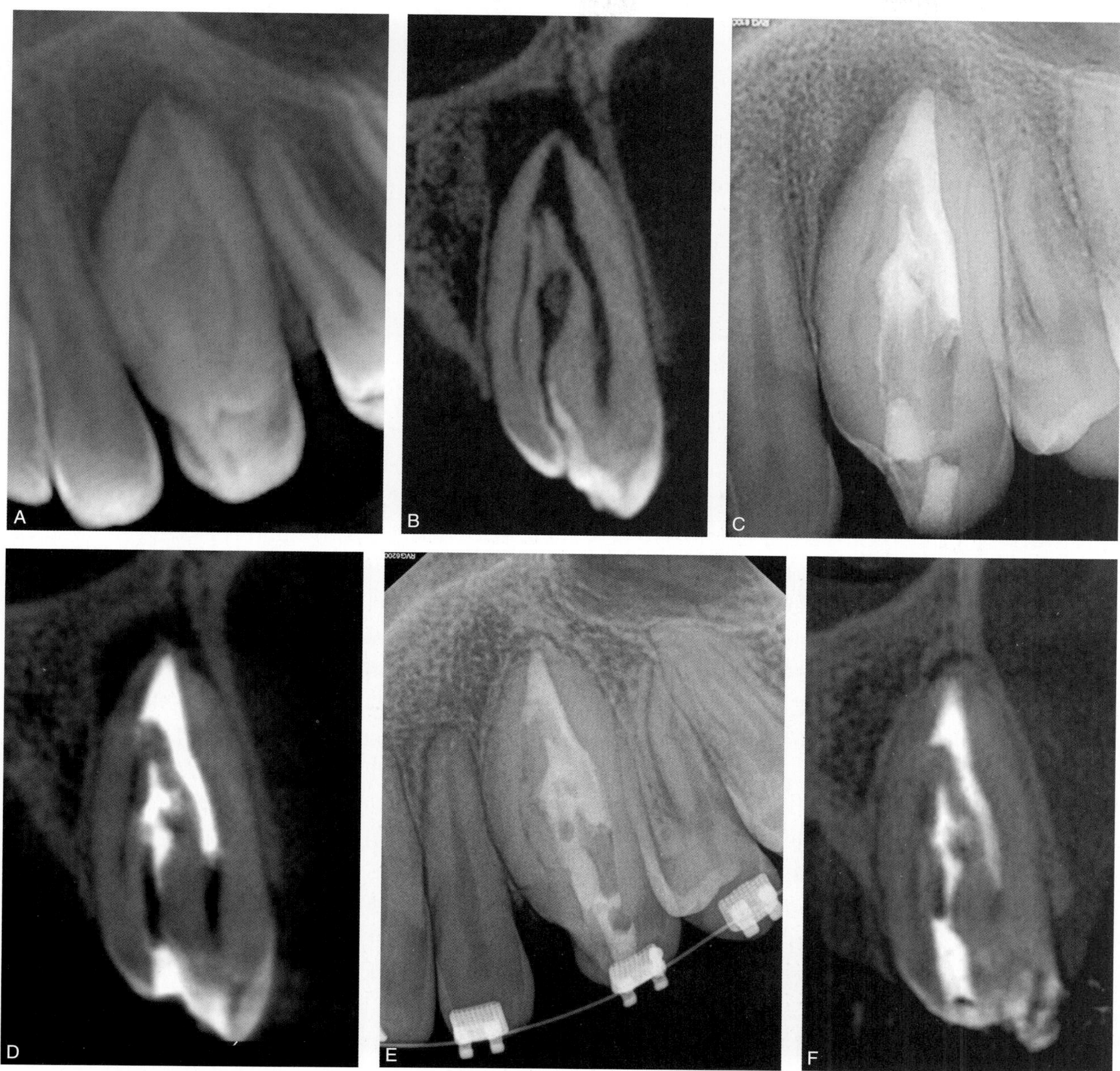

图 26-6　14 岁男性患者左上尖牙牙内陷，2 个月前外伤，患牙叩诊疼痛，局部肿胀，牙髓活力测验阴性

A. 术前 X 线片示左上尖牙根尖周暗影　**B.** CBCT 矢状位采用 CS 9300 拍摄，体积为 90μm 体素（Carestream Health，Rochester New York）。注意：患牙为Ⅱ型牙内陷，有一个根尖孔且与根尖周病相关，所以对其进行了牙髓治疗　**C、D.** 术后即刻 X 线片和 CBCT 矢状位影像　**E、F.** 28 个月的随访 X 线片和 CBCT 矢状位影像示骨愈合。患者无症状，正畸治疗也很顺利（Courtesy of Dr. Jose-Maria Malfaz，Valladolid，Spain.）

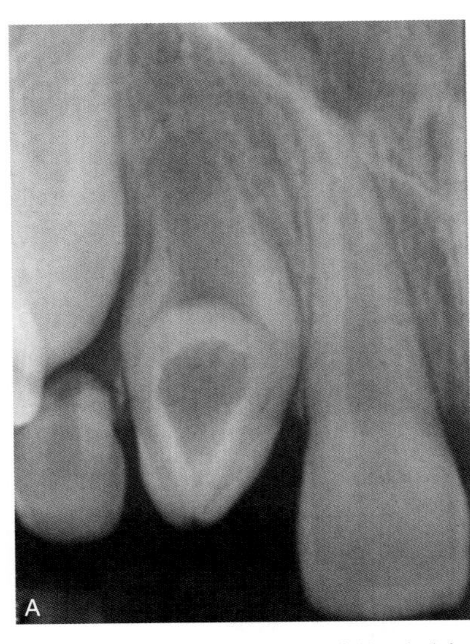

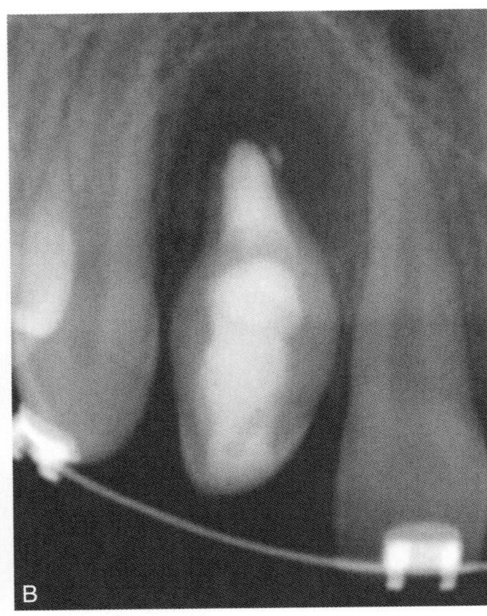

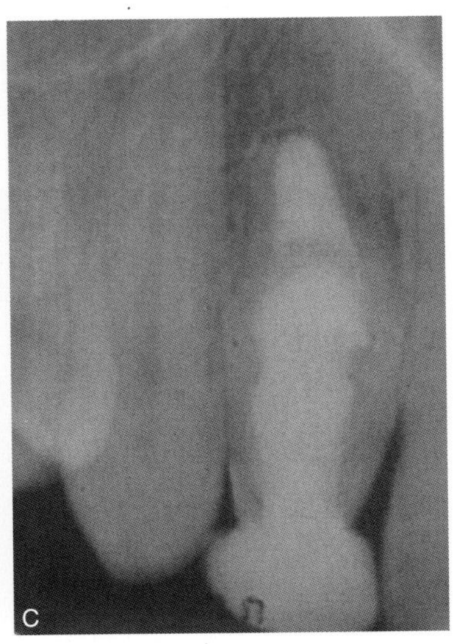

图 26-7 9 岁男性患者左侧上颌切牙牙内陷，有症状且坏死牙髓
A. 3 年前根管治疗拍摄的术前根尖片 **B.** 12 岁时的术后 X 线片示根尖较大暗影，用 MTA 封闭，复合树脂修复 **C.** 11 年后回访，根尖暗影消失（Courtesy of Dr. Mark Olesen，North Vancouver，BC，Canada.）

则认为牙内陷是由于发育迟缓所致，或内质上皮的局灶性生长衰竭，而周围上皮继续正常增生并吞噬静止区。此外 Atkinso[75]认为牙内陷是外力作用的结果，是由于邻近牙胚发育过程中的生长压力导致成釉器变形。其他的外部影响因素有外伤、感染等[1,2]。

牙内陷也与某些遗传疾病有关[65,68,76,77]。其他牙异常如过小牙和牙发育不全也与牙内陷有关。因此，遗传因素在牙内陷的发生中可能具有一定作用。

四、患病率

牙内陷在恒牙列的患病率从 0.17%[78]到 26.1%[42]不等，它在乳牙列中更为常见。恒牙列中上颌侧切牙最常见[79,80]。Kirzioglu 和 Ceyhanso[80]的调查表明，上颌侧切牙最容易患牙内陷（62%），其次是上颌中切牙（35%）和上颌尖牙（3%），偶尔可能会影响到前磨牙[81]。后牙很少累及[82-84]。

根据 Oehlers 分类，Ⅰ型最常见[60]。据 Kirzioglu 和 Ceyhan[80]报道，Ⅰ型所占比例为 94%，Ⅱ型为 3%，Ⅲ型为 3%。Colak 等[78]发现 73% 的病例为Ⅰ型，20% 为Ⅱ型，7% 为Ⅲ型。

五、临床意义

牙内陷的主要临床问题是微生物和刺激物可通过内陷区进入牙髓。内陷的牙本质仅被一层薄薄的牙釉质覆盖，且牙本质可能含有活的结缔组织[85,86]，或与牙髓相通的细小根管[57,73,74]。这种牙本质可能是低矿化的或结构不规则[72,85,87]。

牙釉质衬里的结构和厚度会有所不同[75,87]。内陷可能含有牙乳头或牙周结缔组织的残余物，这些组织坏死后会形成一个营养丰富的环境，有利于口腔微生物的生长繁殖[74,86]。

牙内陷患牙可能在萌出后较短时间内发生牙髓病变，这种风险是由于其固有的解剖特征所致，无论是在宏观还是微观层面上都有利于微生物的感染[65]。早期诊断和预防性治疗措施可以减少以后牙髓治疗的需求[60]。Rotstein 等[88]建议在尚未出现牙髓病变时，可通过修复材料早期封闭内陷。使用亚甲基蓝染料、高倍放大和强光照明可以帮助识别内陷入口。当临床上观察不到入口，但影像学上可见轻微的牙内陷时，应使用窝沟封闭剂或流动树脂来封闭凹陷。

X 线片上可见未萌出的内陷牙，在它萌出后应尽快进行预防性治疗。当怀疑为牙内陷时，应拍摄不同角度的 X 线片[58]。CBCT 有助于牙内陷的诊断和准确地呈现其解剖特点[89]。

当有根尖周病变但主管内牙髓健康时，应尽量保存牙髓活力。在这种情况下，内陷部分可与根管分开治疗[58]。当牙髓坏死时，需要对整个根管系统进行治疗。偶尔也可以分开地治疗根管和内陷[90-96]。当根管与内陷区相通时，应注意内陷区可能会削弱牙结构或破坏根尖狭窄，因此在牙髓治疗中应尽量保持内陷区和根管的独立[58]。然而，由于根管与内陷区距离很近，常常需要同时治疗。

牙内陷的根管系统体积大且不规则，给根管的清理和成形带来了困难。在化学机械预备中全程使用超声冲洗可能很有帮助[65]。保守治疗失败时应考虑手术治疗[88]。

第四节　畸形中央尖

一、定义

畸形中央尖是一种发育畸形，表现为结节、隆凸、突起、赘生物、挤出物或牙表面的隆突[96,97]。它也被称为间质尖、结节状前磨牙、Leong 前磨牙、轴状赘突、外突牙瘤、殆面釉珠、殆面异常结节和额外牙尖[98,99]。然而，如今术语“畸形中央尖”被广泛使用，是因为突起可以包含牙釉质以及牙本质和牙髓[100,101]。

通常，当结节出现在前牙的舌面时，从舌隆凸或釉牙骨质界突起，称之为畸形舌侧尖[102,103]。然而畸形舌侧尖也可能出现在前牙的唇侧[104,105]。

畸形中央尖和畸形舌侧尖在解剖上基本相同。畸形舌侧尖是畸形中央尖的同类，具有相似的发育、形态和组织学特征[96,106]。

二、特征

畸形中央尖隆起的结节在前磨牙的殆面上常呈水滴状、乳头状或大小不等的尖锥状或圆柱状。它多位于颊尖和舌尖之间的颊三角嵴上或中央沟内[107]，在殆面从中央沟到颊尖斜面上的任何部位[6]。

后牙结节的平均宽度为 2mm，最长可达 3.5mm[97,108]。虽然畸形中央尖结节的大小和形状变化多样，但牙冠的其余部分为正常解剖形态[97,107]。结节通常含有伸入的牙髓或牙髓衍生组织，周围有牙本质和牙釉质[100,101]。与畸形中央尖相对应的变异是牙内陷[109]。

当结节出现在前牙时（畸形舌侧尖），凸起可能是一个明显的舌隆凸或一个轮廓清晰的副尖，可延伸到切牙边缘以外，形成一个 T 形或 Y 形的牙冠轮廓[102,104,110]。前牙结节平均宽 3.5mm，长 6.0mm[111]。畸形舌侧尖构成了深的发育沟裂或凹槽，这些容易积聚牙菌斑，对龋病易感[103]。

三、病因

畸形中央尖的确切病因尚不完全清楚，这种异常被认为是由于内釉上皮细胞向外折叠增殖进入成釉器的星状网层，或是由于牙乳头间充质外周细胞短暂局灶性增生所致[101,103]。它被认为是牙板高度活跃的一种变异[112,113]。

有人认为常染色体显性和染色体 X 连锁性状都可能起作用[106]，也有人认为是外伤对发育中的牙蕾施加了局部压力所致[97,110]。因此，畸形中央尖的病因可能是多因素的，既有遗传因素，也有环境因素，最后导致了牙板高度活跃[113,114]。

四、患病率

畸形中央尖主要发生在具有蒙古人遗传特征的人群中，如中国人、泰国人、马来西亚人、日本人、印度人、爱斯基摩人和菲律宾人，患病率从 0.5% 到 4.3% 不等[96,97]。在非裔美国人和白种人中也有散在病例发生[115,116]。

畸形中央尖常双侧发生，但无性别差异[96,107]。后牙中前磨牙是最常见，下颌前磨牙的患病率往往高于上颌前磨牙[100]。

畸形舌侧尖的患病率在 0.06% 到 7.7%，这种巨大的差别可能是由于缺乏统一的分类标准所致[104,117,118]。

畸形舌侧尖主要见于恒牙列，男性比女性高两倍或更高[104,113]。它们最常见于上颌侧切牙，其次是中切牙，尖牙影响最小[98,119]。虽然畸形舌侧尖不与某一特定综合征有关，但在鲁宾斯坦 - 泰比综合征、莫尔综合征、斯特奇 - 韦伯综合征、色素缺乏性色素失调症、埃利伟氏综合征、黑色素过少症和阿拉基综合征患者中有报道[104]。它还与钉状侧切牙、未萌出的恒尖牙和埋伏的正中额外牙有关[110]。

五、临床意义

由于畸形中央尖高出殆面，对殆牙创伤性殆干扰可能在牙萌出后发生[97]。有时在牙根完全形成之前[96]，创伤性殆使结节异常磨损或断裂，导致牙髓炎症和坏死（图 26-8）。在这些病例中，龋病通常不是牙髓损伤的主要原因[109]。

在临床和影像学检查中及早，甚至在患牙萌出之前发现这种异常十分重要，以便采取合适的预防措施[96,97,106]。预防牙髓损伤有几种方法。Levitan 和 Himel[97]建议降低对颌牙的殆面，以消除凸起引起的殆创伤，然后局部应用氟化物，以增加牙釉质羟基磷灰石对酸的抵抗力。随后在结节及其周围表面分层充填流动树脂，以预防结节折断[97]。对于根尖发育成熟的患牙，应每隔 6 个月检查一次咬合情况（对于未发育成熟的患牙，应每隔 3~4 个月检查一次），并及时调整治疗方案。一旦 X 线片证实牙髓明显退化，应降低结节至正常殆面水平。暴露的牙本质可用光固化微填料混合树脂进行保护[97]。

当患者殆力较大时，可在橡皮障隔离下无菌磨除凸起，随后进行间接或直接盖髓（或部分活髓切断术）并放置修复材料[120,121]。牙髓表层轻轻地去除 2mm，盖髓材料放置在剩余的牙髓组织上，以促进钙化桥的形成和牙根的持续发育[97]。

过去的治疗方法是建议对结节进行“点磨法”或“选择性磨除”以促进修复性牙本质的形成[99,122]。然而这种方法并不总是很可靠，因为磨除结节尖端只会刺激修复性牙本质的少量沉积，增加了暴露结节下牙髓的风险[100]。只有在没有髓腔伸入结节的情况下才可能成功[96]。

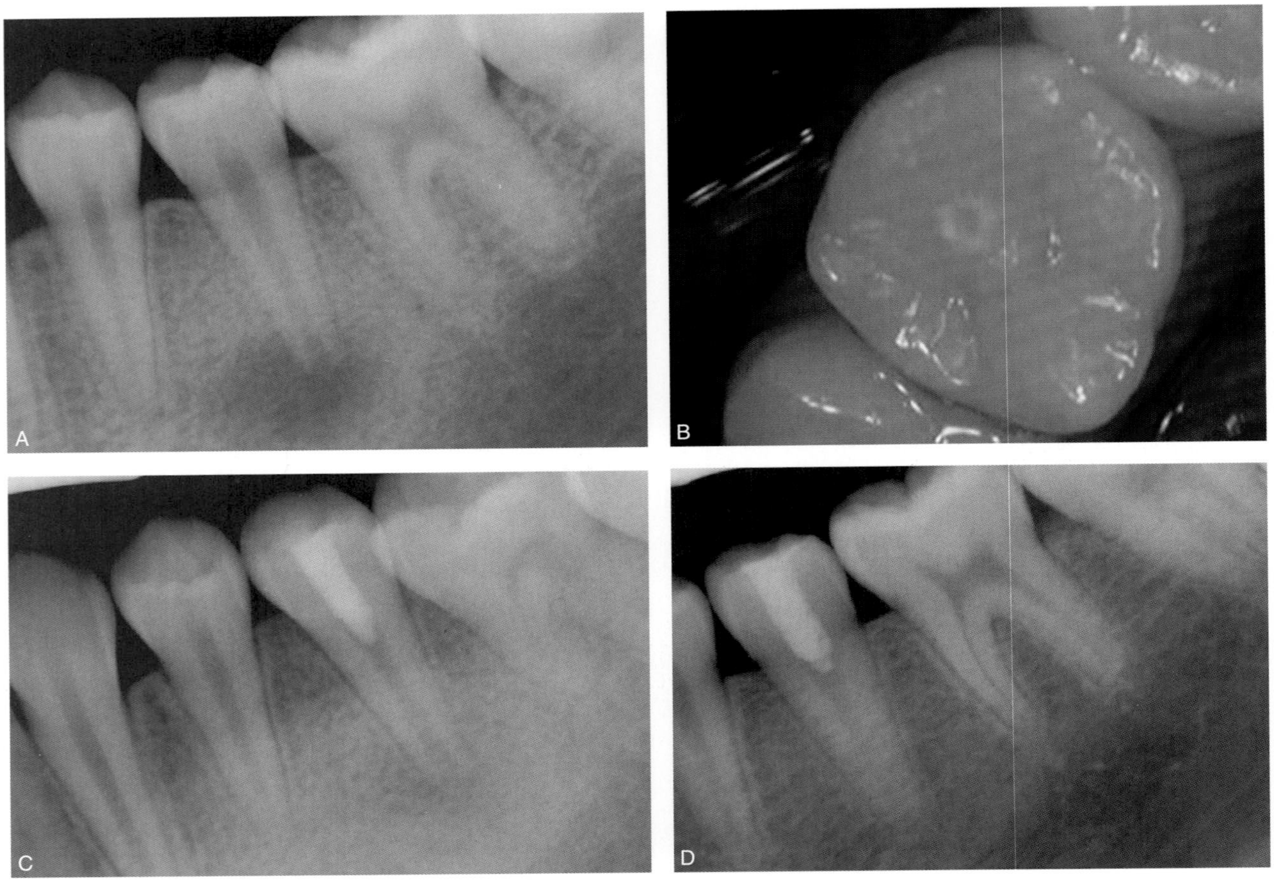

A

B

C

D

图 26-8 12 岁男性患者下颌第二前磨牙畸形中央尖，主诉为左侧咬合时疼痛，牙髓活力测验阴性
A. 术前 X 线片示患牙根尖周暗影 **B.** 口内照示𬌗面突起折裂。这种情况会引起牙髓刺激，常在幼年时致牙髓坏死。使用三联抗生素糊剂进行牙髓再生治疗（更详细的操作程序，请参阅第二十九章“牙髓再生”） **C.** 术后即刻 X 线片 **D.** 18 个月回访示骨愈合迹象。注意腔髓变窄。患者无症状，牙髓活力测验呈阳性（Courtesy of Dr. Rajiv G.Patel，Flower Mound，TX.）

当牙髓坏死后，年轻患牙的牙髓治疗变得更为复杂，一些学者甚至建议拔牙[109]。常规根管治疗可以在形成根尖屏障后进行[123-126]。然而，受影响的患牙可能仍有薄而脆弱的牙本质壁，容易断裂。此外，在决定年轻恒牙的治疗方案之前，应评估牙根剩余长度，患牙排列情况和整个牙弓的长度[127]。牙髓再生技术可用于促使牙根继续发育[128]。

第五节 牛牙症

一、定义

牛牙症一词源于拉丁语和希腊语（“*tauro*”=“公牛”，“*odus*”=“牙”）。1 个多世纪前，该词第一次被用于描述那些反刍动物尤其是公牛的磨牙[129]。

二、特征

牛牙症是一种牙形态的解剖变异，主要特征是髓室顶到髓室底的垂直高度增加[1,2]。髓腔根向移位、牙根短小、出现较明显的根分叉甚至 3 个根分叉（图 26-9，图 26-10）。从解剖上来说，牛牙症牙冠外形正常，但由于在釉牙骨质界水平缺乏较明显的颈部缩窄，使得牙根为矩状。

三、病因

牛牙症是由于 Hartwig 上皮根鞘在一定水平部位内陷失败所致，通常出现在没有任何系统性疾病的健康人中[130]。然而也可能与一些常染色体遗传性疾病有关，如阿佩尔综合征、阿克森费尔德 - 里格尔综合征、基底细胞痣、外胚层发育不良、耳牙发育不良、毛发 - 牙 - 骨综合征，以及染色体相关疾病如克林菲尔特综合征和唐氏综合征[131]。因此，患者牛牙症的明确诊断有时也有助于这些特定的系统性疾病的早期发现。

牛牙症根据疾病的严重程度可分为 3 种类型：轻度、中度和重度。重度牛牙症的髓腔可以异常增大，几乎可达根尖[130,132]。

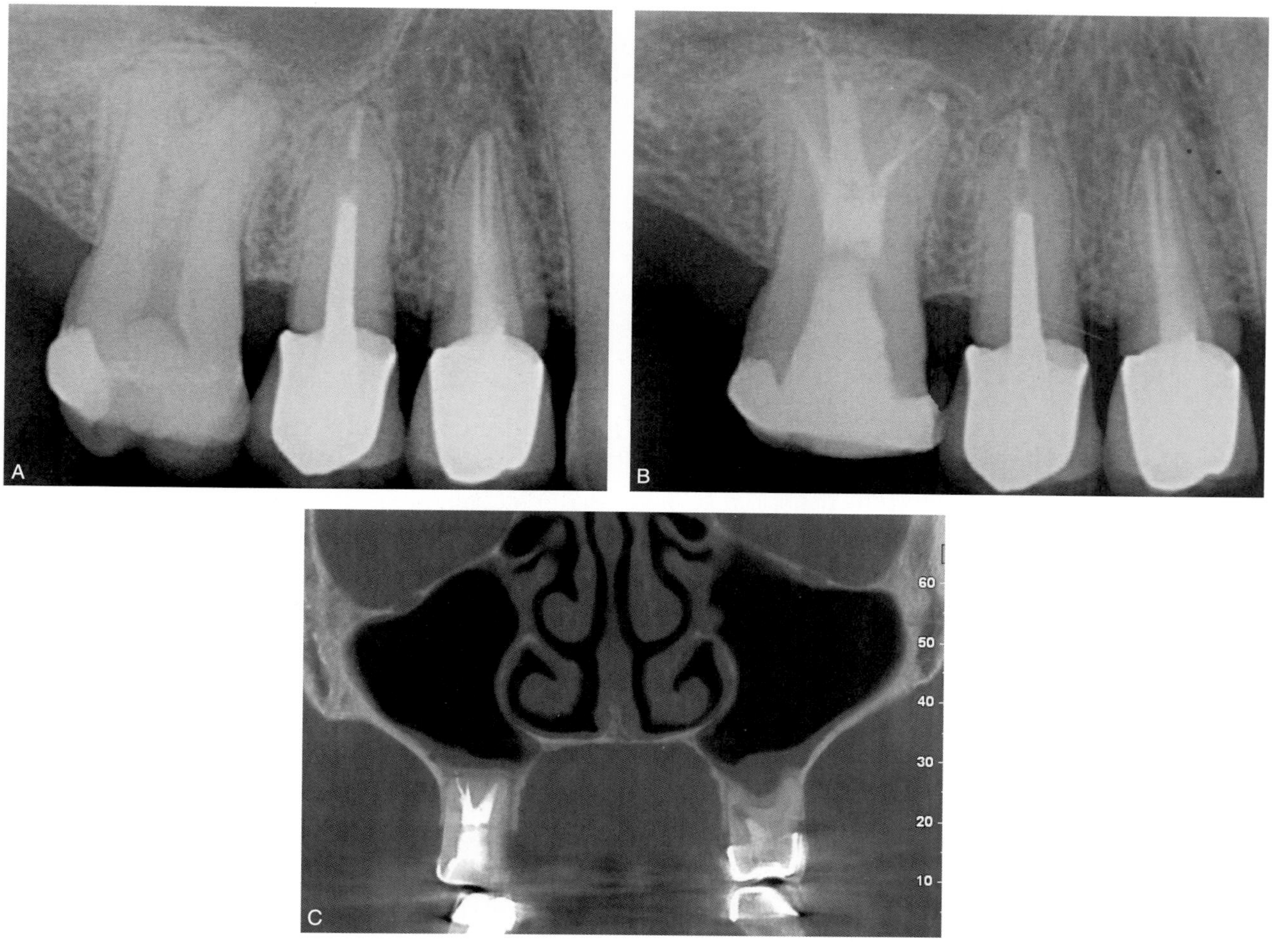

图 26-9 55 岁男性患者上颌第一磨牙牛牙症(重型),患牙疼痛和慢性窦道

A. 术前 X 线片 **B.** 根管治疗术后即刻 X 线片 **C.** CBCT(Newtom)显示复杂的解剖结构(Courtesy of Dr. Jean-Yves Cochet, Paris, France.)

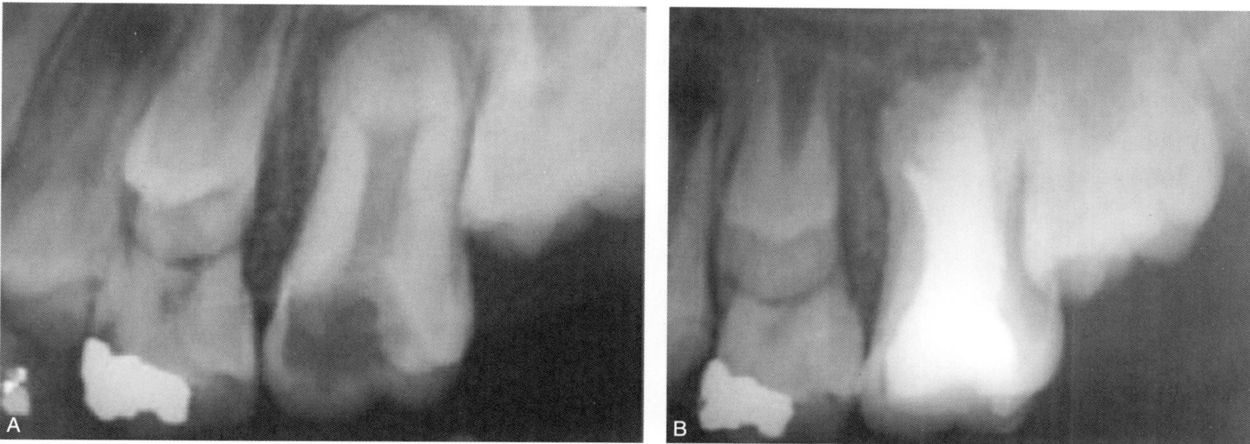

图 26-10 10 岁男性患者的上颌第一磨牙牛牙症(重型),疼痛且根尖颊侧肿胀

A. 术前 X 线片 **B.** 热牙胶根管充填术后片,患者无临床症状(Courtesy of Dr. Lourdes Lanzagorta Rebollo, Instituto de Endo-Meta-Endodoncia, México.)

四、患病率

牛牙症的发病率从0.1%[61]到48%不等[133]，这种明显的差异可能是使用了不同的主观诊断标准。生物学计量方法如牛牙症指数[134]或者其他指数[135,136]有助于客观诊断这种变异。

牛牙症可发生于乳牙和恒牙，可单侧发生或者双侧发生，也可同时发生于四个象限中的任何几颗牙[137,139]。磨牙发生率最高，且从第一磨牙到第三磨牙发病率逐渐增高[138]。牛牙症发病率没有明显的性别差异[140]，但有调查表明，它在中国女性具有较高的发病率[141]。

五、临床意义

牛牙症在髓腔大小、外形和构造以及根管口位置上存在明显的变异，因此在根管口的识别和根管系统的疏通、预备以及充填上或许面临挑战。由于髓腔和根管系统解剖的异常，细心探查根管口之间所有的沟槽十分重要。因为可单独观察每个根管的形态，CBCT将有助于牛牙症的诊断和治疗[142]。

因为髓室含有大量牙髓组织，有些病例在建立冠部通道中可能会遭遇大量出血，这应与根管穿孔相鉴别。去除颈部牙本质时应细心，尤其是重型牛牙症患牙，因为其颈部牙本质结构更薄[143]。

牛牙症牙根短小，根管预备过程中只有根管锉的尖端部分起作用，这使得根管治疗的时间延长[144]。次氯酸钠超声冲洗根管系统有利于完全去除牙髓组织。

牛牙症患牙的根管治疗可以很成功[130,139,145]。当对牛牙症进行根管治疗时，术者应清楚牛牙症根管系统的复杂解剖结构。遵循根管治疗原则，在显微镜下识别根管口、彻底的根管预备和冲洗以及整个根管系统的严密充填对根管治疗的成功都很重要。

有学者认为牛牙症患牙只有一小部分嵌入牙槽骨，从而影响了患牙的稳固性。因此，这种牙作为义齿基牙或者正畸支抗可能不是很理想[146,147]。由于增大、延长的髓室和短小的牙根，也不推荐在牛牙症患牙中使用桩[148]。

从牙周和外科的角度来看，根分叉根尖向位移提示对于由牙周袋或牙龈退缩导致附着丧失的治疗具有更好的预后，因为病变涉及根分叉区域的面积更小。相应来说，如果患牙附着更少，拔牙也会更容易些。这对于意向性再植病例来说是有益的。

第六节 C形根管

一、定义

C形根管这种解剖变异是指患牙部分根管或全部根管之间通过连续的峡区相交通，并且在横断面上呈现为字母"C"的形态（图26-11）。

二、特征

C形根管通常见于融合牙根，在根表面可见纵向凹槽。该凹槽可位于牙根的颊侧或者舌侧，或颊舌侧都有[149]。这种变异牙髓室底的位置通常较低，呈现异常的解剖形态[150]。根管口通常为单个连续的条带状外形，但从整个牙根长度来看，根管形态在不同断面很少相同。主根管通常以180°或者更大的弧形相连，而不是几个分离的根管口。这种弧形结构可起始于髓室的近中舌侧线角或近中颊侧线角，沿着整个颊侧或舌侧伸展，终止于髓室的远中面[151,152]。

根管形态从根管口到根尖，不同水平变化明显[153,154]。根管系统的主要解剖特点是各个根管之间存在片状或网状交通结构。

Melton等[155]基于牙根横断面的形态提出了分类方法。CⅠ型：根管口呈连续C形；CⅡ型：根管口呈分号样，C形外观被牙本质颊舌向分离，使得远中根管独立于C形之外；CⅢ型：有2个或者更多的独立根管。Fan等[150]提出了一种改良的分类，增加了两个类型。CⅣ型：横断面呈单个圆形或椭圆形外观；CⅤ型：接近根尖没有管腔。

三、病因

C形根管的主要原因是Hartwig上皮根鞘在牙根的舌侧或颊侧融合失败[156-168]。而随着牙骨质的逐渐沉积，可能会导致融合根的形成。

四、患病率

C形根管并不罕见，发病率从2.7%到44.5%不等[152,159]，种族差异是其重要的因素。这种特别的变异多见于亚洲人[156]。总的来说，C形根管最常见于下颌第二磨牙（图26-11，图26-12），且对侧牙同时发生的概率超过70%[162]。下颌第二前磨牙是第二好发牙位，发病率从14%到18%不等[163,164]。

然而C形根管也可以发生于其他的牙，如下颌第一磨牙[165,166]、上颌第一磨牙[167,169]、上颌第三磨牙[170]和下颌第三磨牙[171]，甚至是上颌侧切牙[172]。

五、临床意义

对C形根管的诊断和治疗应十分谨慎。从影像学来讲，根管内放置治疗器械可能表现为根分叉穿孔。拍摄多个不同角度的偏移投照X线片[157]或CBCT影像[173]更有利于C形根管的识别。

一些影像学表现有助于术者在开髓之前诊断C形根管。Simon[174]提出如下建议：①牙根通常呈现为圆锥状，好似一个牙根及一个根分叉。这与邻近磨牙相反（尤其是第一磨牙），它们通常有两个明显的牙根和正常的根分叉。

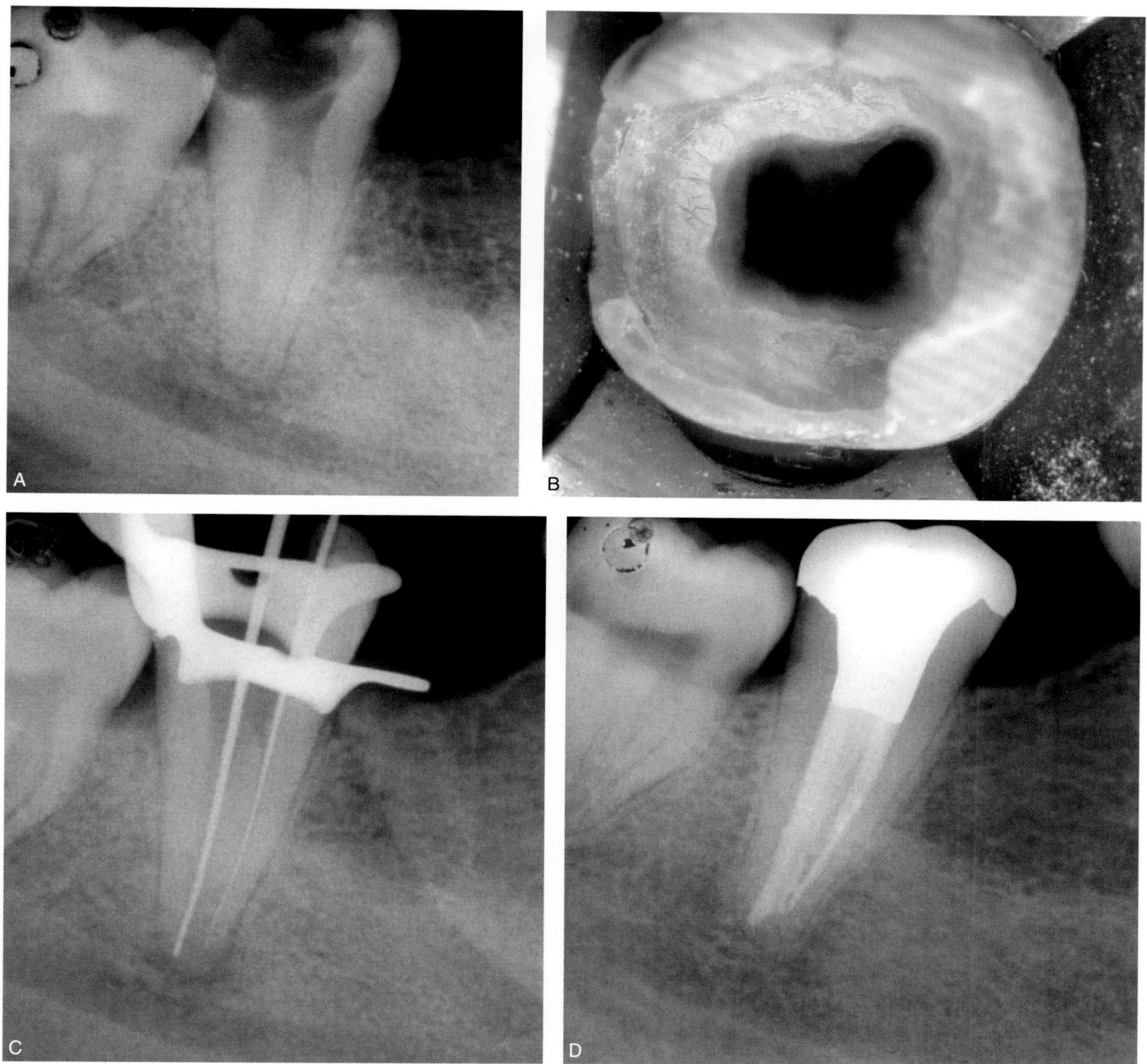

图 26-11 25 岁男性患者下颌第二磨牙 C 形根管伴牙髓坏死的根管治疗

A. 术前 X 线片示根尖周暗影 **B.** 临床开髓后见独立的近中舌侧根管和近中颊侧根管与远中根管联通的 C 形结构 **C.** 确定工作长度 **D.** 3 年回访，根尖暗影消失，患者无症状，患牙功能良好（Courtesy of Dr. Domenico Ricucci, Cetraro, Italy.Adapted with permission from Ricucci et al.[147]）

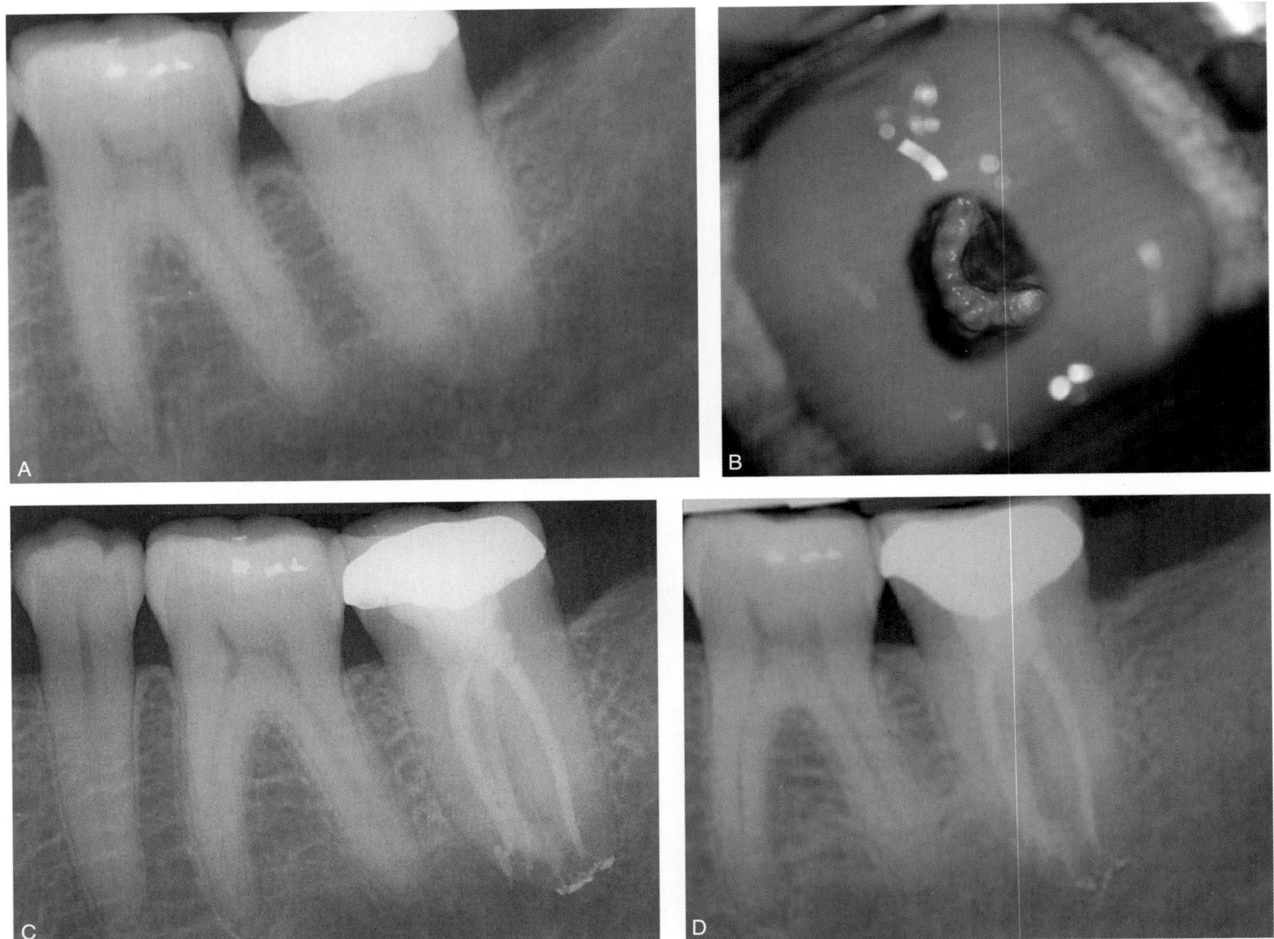

图 26-12　40 岁女性患者下颌第二磨牙 C 形根管，牙髓活力测验阴性
A. 术前 X 线片　**B.** 根管充填后髓底的临床观察　**C.** 术后即刻 X 线片，注意近中根管向根分叉区移动，这是一种典型的现象　**D.** 术后 1 年回访。患者无临床症状，患牙功能良好（Courtesy of Dr. Rajiv G.Patel，Flower Mound，TX.）

②髓室比邻近磨牙的长。③髓腔根尖向模糊不清。X 线片上通常看不见髓室底，极少或没有根分叉影像。④根尖区牙周间隙模糊不清或难以分辨。根尖 1/3 段看不到根管形态，也看不清根尖孔开口。

由于 C 形根管存在复杂的片状交通支和峡区，彻底的清理十分困难[149, 155, 175]。因为根分叉可能出现在从根管口到根尖的任何部位，所以用小号预弯的根管锉在手术显微镜下进行细心的探查很有帮助[153]。

根管的清理需要大量的超声冲洗[176, 177]。根管机械预备时应遵循根管的形态，因为深的凹槽和薄的根管峡部容易发生穿孔[159]。简单的根管扩大都可能导致穿孔、带状穿孔或两者同时发生[174]。

根管充填也需要一些新的技术。热牙胶充填技术要优于冷牙胶侧方加压技术，因为软化的牙胶和封闭剂可以更好地适应这种异常的根管形态[178-180]。

C 形根管患牙需要进行桩或核修复时要特别谨慎。根管壁与牙外表面之间的牙本质较薄，近中根管的颊侧和舌侧壁通常较为狭窄[181]。

当我们遵循了合理的生物学治疗原则，C 形根管患牙的根管治疗应该有与其他患牙一样的预后[174]。

第七节　额外牙根及额外根管

一、定义

额外牙根或额外根管是指超过统计学平均值的牙根或根管，它们在人类牙列中的出现变化多样[182]。通常来说，额外牙根或额外根管的命名源于它们与主牙根或主根管相关的位置（例如，近中中根管，近颊根管 /MB-2）。但有时它们的命名又很特殊（例如，远舌根，近颊根，远中额外根）[183，184]。在上颌磨牙中，远中额外根被用于描述位于远中的额外牙根，位于远中腭侧的称为远腭根、近中腭侧的称为近腭根[185，186]。在上颌前磨牙中，之所以提出“荒谬的”一词是因为它们与邻近的上颌磨牙相似[187，188]。

二、特征

额外牙根或额外根管的特征不一[189]。额外牙根分叉的外部轮廓比正常牙根解剖复杂得多[190-192]。一个额外的牙尖（副磨牙结节）或明显突出的远中或远舌小结，伴有颈部的突出，可能表明额外牙根的存在。从影像学上来说，如果牙根近远中宽度与牙冠等宽或宽于牙冠，通常表明牙根数目存在变异[193-195]。

牙尖数目的增多并不总代表牙根或根管数目的增多[196，197]，但一个额外牙根却总是伴有牙尖或根管数目的增多[192]。

三、病因

这类变异的确切病因尚未完全清楚。对于畸形额外根的形成，它可能与牙形成过程中的外部因素有关，也可能属于隔代遗传（性状在几代缺失以后重新出现）。在变形牙根病例中，种族遗传因素影响着一个特定基因的显性表达，导致更加明显的表型出现[192，198]。

四、患病率

额外牙根或额外根管可见于任何牙位（图 26-13），但更多见于磨牙（图 26-14）和前磨牙（图 26-15）。下颌第一磨牙额外根的出现通常与特定的种族相关[199-205]。在欧洲人和非洲人中该病患病率不足 5%[197，204]，而在蒙古族人中患病率可高于 40%[199]。由于在人群中的高患病率，下颌第一磨牙的这种解剖结构被认为是正常的形态变化[192]。这种变异也倾向于双侧发生，其发生率在 50%~69%[192，204]。

额外根管（图 26-16）可见于所有的下颌磨牙，但最常见于第一磨牙，最少见于第二磨牙[202]；在男性和女性中的患病率相似[206-208]。远舌根比近颊根更为常见[192]。

上颌磨牙四牙根的患病率在 0.4%~1.4%[209，210]。上颌磨牙远颊根双根管的患病率在 1.9%~9.5%[211-213]，上颌磨牙近颊根三根管或更多根管的患病率在 1.3%~2.4%[214]。上颌磨牙额外牙根或根管的发生尚未见明显的牙位差异。

下颌磨牙近中中根管的患病率可高达 36%[215]，其中 20% 有独立的根尖孔[216]。

下颌第一前磨牙双牙根的患病率是 1.8%，三牙根患病率是 0.2%，四牙根患病率小于 0.1%[182]；而三根管的患病率在 0.4%~5%。上颌前磨牙三牙根的患病率小于 2%[217]。

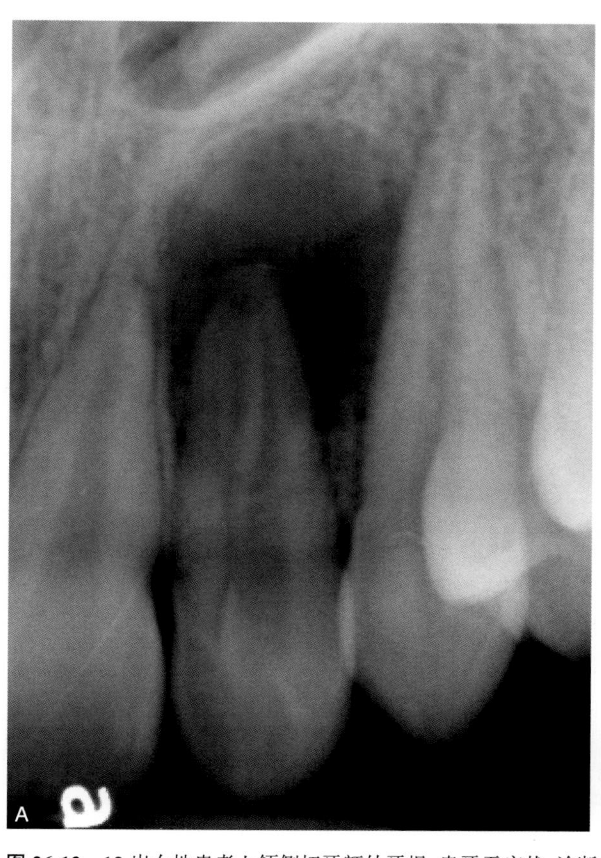

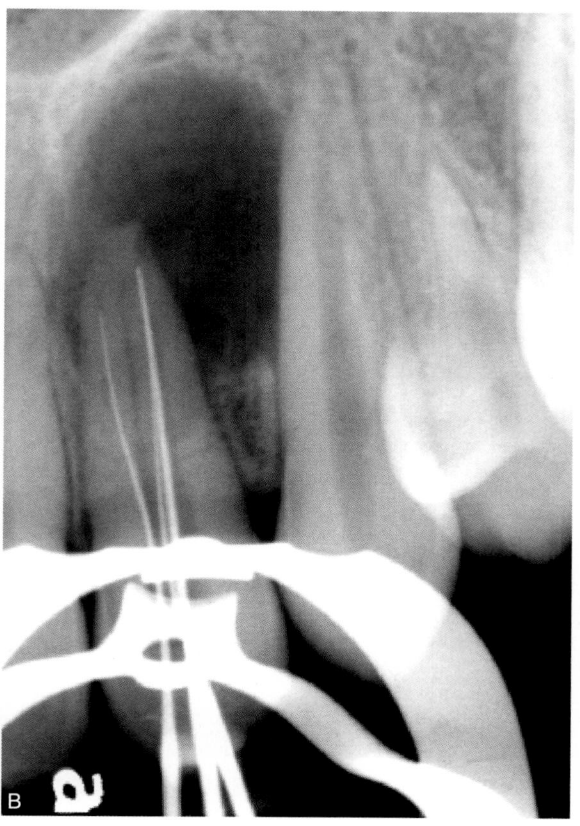

图 26-13　12 岁女性患者上颌侧切牙额外牙根，患牙无症状，诊断为牙髓坏死

A. 术前 X 线片示较大的根尖暗影　**B.** 确定工作长度片示双牙根并伴有根尖吸收

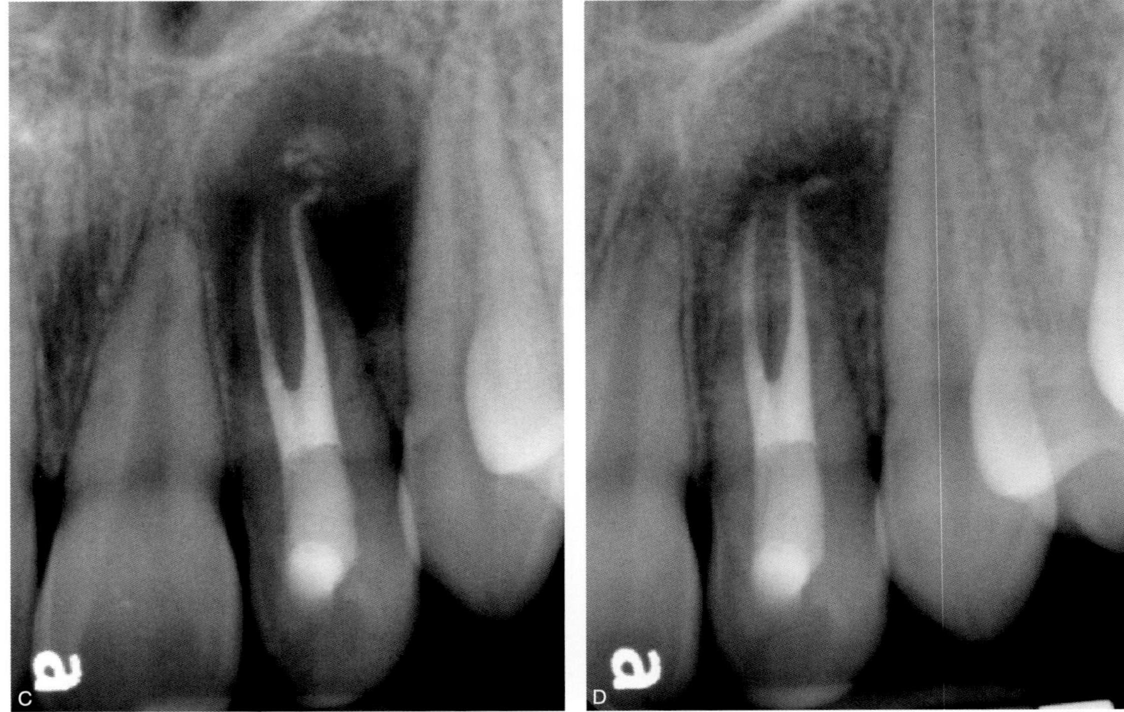

图 26-13 （续）

C. 术后片示根管 MTA 充填和复合树脂修复，糊剂轻微超出根尖孔 **D.** 术后 6 个月回访，根尖暗影缩小（Courtesy of Dr. George Bogen, Los Angeles, CA.）

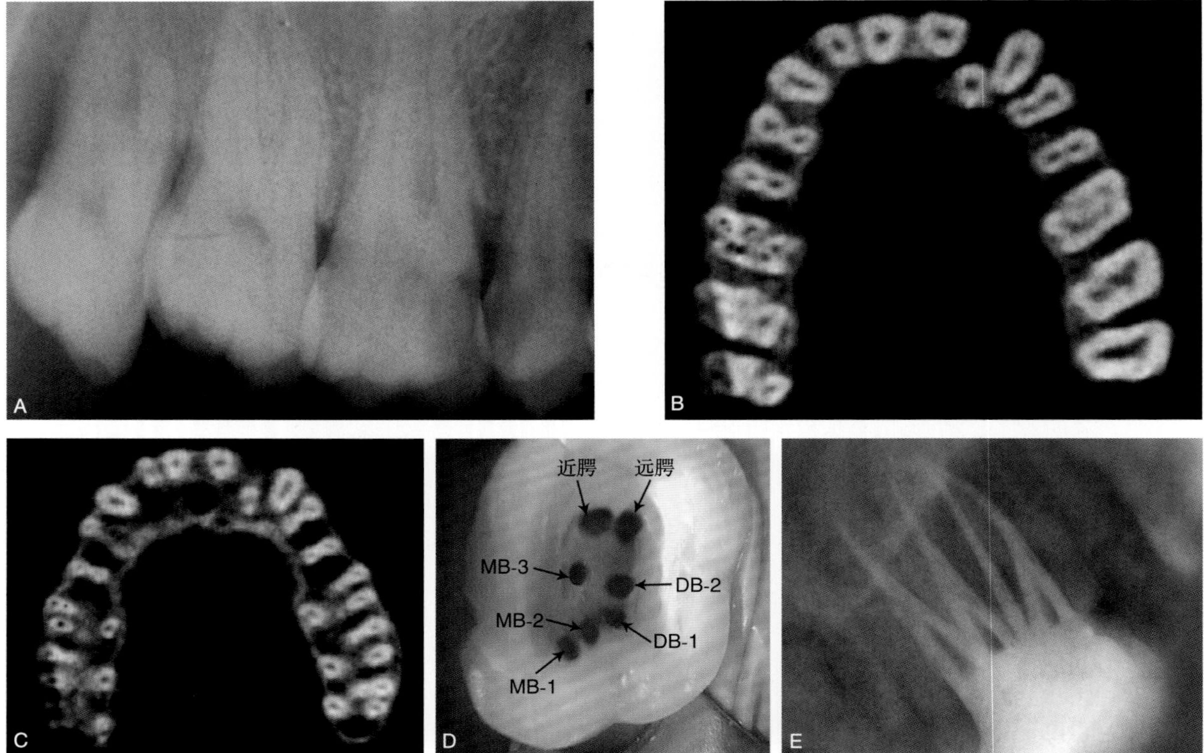

图 26-14 37 岁男性患者右上第一磨牙额外根管，患牙热刺激痛，咀嚼痛

A. 术前 X 线片 **B.** CBCT 轴位片在牙颈部水平见 7 个根管口 **C.** CBCT 轴位片在根尖水平可见 4 个独立根管，意味着部分根管发生了融合 **D.** 口内照髓室底可见 7 个根管口 **E.** 术后 X 线片，牙胶和 AH Plus 根管充填，复合树脂修复（Courtesy of Dr. Jojo Kottoor, Tamil Nadu, India.Adapted with permission from Kottoor et al.[196]）

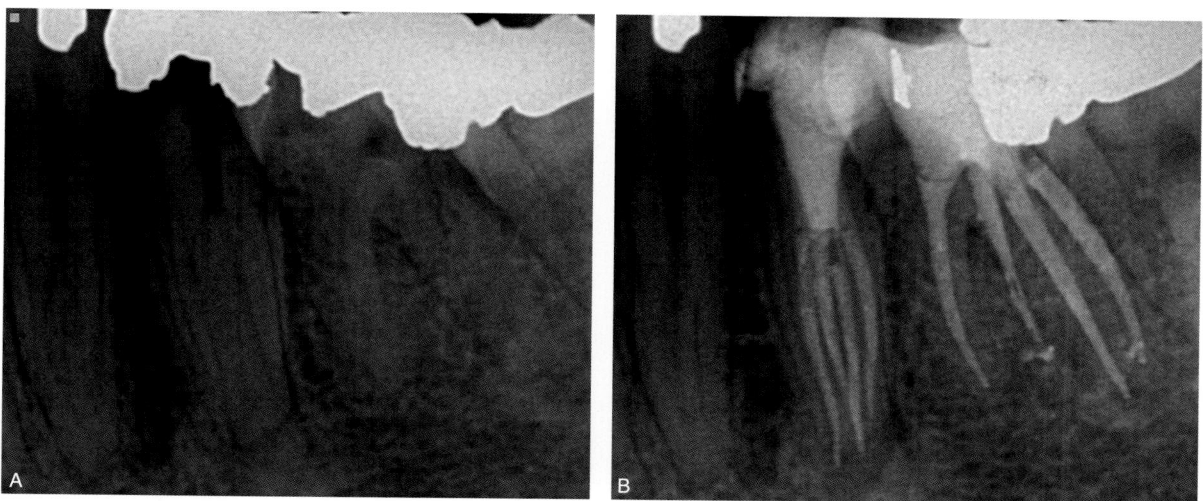

图 26-15　21 岁女性患者下颌第二前磨牙额外根管，诊断为不可复性牙髓炎，有症状根尖周炎

A. 术前 X 线片　**B.** 术后即刻 X 线片示 4 根管，分布为颊侧 1 个、舌侧 1 个和中间 2 个（近中、远中各 1 个）（Courtesy of Dr. Taoheed O.Johnson，Advanced Endodontics Program，University of Southern California，Los Angeles，CA.）

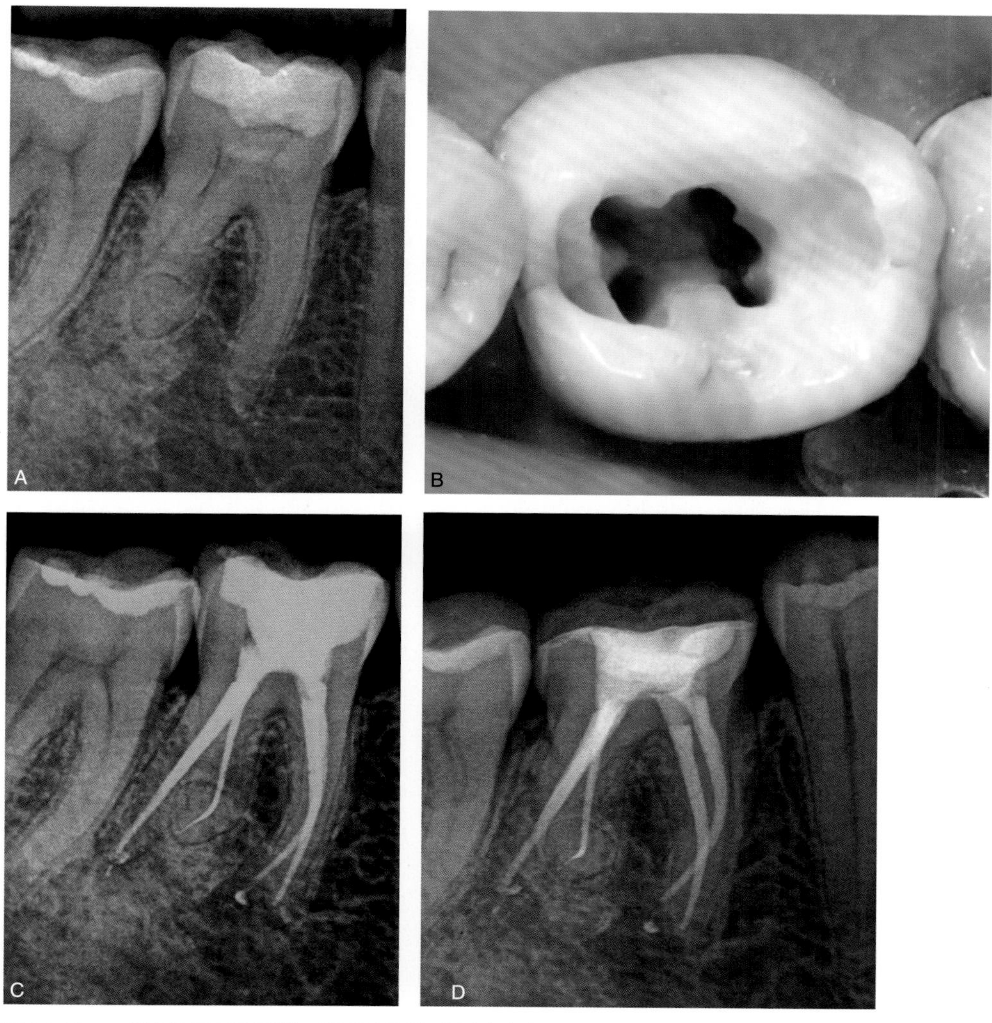

图 26-16　52 岁女性患者下颌第一磨牙远舌根，患牙自发痛

A. 术前 X 线片示额外牙根　**B.** 开髓口内照示 2 个近中根管口和 3 个远中根管口　**C.** 术后即刻 X 线片　**D.** 术后 1 年回访 X 线片，无临床症状，患牙功能良好（Courtesy of Dr. Francesc Abella，Barcelona，Spain. Adapted with permission from Abella，et al.[219]）

五、临床意义

为了避免根管治疗过程中发生并发症或者遗漏根管，额外牙根或根管的确诊至关重要[218]。远舌根通常与远颊根位于同一颊舌平面，这会导致两牙根在术前二维X线片上的影像重叠[192,219]。术前X线片上一些特定的标志如牙根或根管外形不清晰，通常代表着额外牙根的存在。拍摄不同角度的X线片也有助于额外根管的诊断。然而，多次X线片并不能保证在根管治疗前识别所有的这类变异[204]。CBCT对于部分病例来说十分有用[219]。

使用牙周探针探查牙冠和牙颈部形态有助于鉴定额外牙根[192,198]。此外，根管口的位置也可为额外根管提供线索。例如，远舌根的根管口通常位于远中主根的远中舌侧[204,218]。下颌磨牙近中中根管通常距近中颊根管更近些[216,220]。为了更好地定位和进入额外根管，有必要改进髓腔入口和去除牙本质领[192,213,218,221]。手术显微镜和超声是识别和定位额外根管口的良好辅助手段[219]。

额外牙根和额外根管接受常规根管治疗即可。根管系统复杂性的全面了解、术者的临床技巧和每次更多的操作时间，将有助于这些解剖变异牙的根管治疗。

（彭彬 译 梁景平 审校）

参考文献

1. Schafer WG, Hine MK, Levy WM. *A Textbook of Oral Pathology*. 4th ed. Philadelphia, PA: Saunders; 1983. pp. 37–69.
2. Rajendran R. Developmental disturbances of oral and paraoral structures. In: Rajendran R, Sivapathasundharam B, editors. *Shafer's Textbook of Oral Pathology*. 7th ed. New Delhi, India: Elsevier; 2012. pp. 53–89.
3. Velasco LF, de Aroujo FB, Ferreira ES, Velasco LE. Esthetic and functional treatment of a fused permanent tooth: a case report. *Quint Int*. 1997;28:677–680.
4. Garattini G, Crozzoli P, Brenna F. Bilateral dental fusion of the upper central incisors: a multidisciplinary approach. *J Esthet Dent*. 1999;11:149–154.
5. Brook AH, Winter GB. Double teeth. A retrospective study of 'geminated' and 'fused' teeth in children. *Br Dent J*. 1970;129:123–130.
6. Grover PS, Lorton L. Gemination and twinning in the permanent dentition. *Oral Surg Oral Med Oral Pathol*. 1985;59:313–318.
7. Mader CL. Fusion of teeth. *J Am Dent Assoc*. 1979;98:62–64.
8. Yuen SW, Chan JC, Wei SH. Double primary teeth and their relationship with the permanent successors: a radiographic study of 376 cases. *Pediatr Dent*. 1987;9:42–48.
9. Alvarez I, Creath CJ. Radiographic considerations for supernumerary tooth extraction: report of case. *ASDC J Dent Child*. 1995;62:141–144.
10. Milazzo A, Alexander SA. Fusion, gemination, oligodontia, and taurodontism. *J Pedodont*. 1982;6:194–199.
11. Camm JH, Wood AJ. Gemination, fusion and supernumerary tooth in the primary dentition: report of case. *ASCD J Dent Child*. 1989;56:60–61.
12. Mahendra L, Govindarajan S, Jayanandan M, et al. Complete bilateral gemination of maxillary incisors with separate root canals. *Case Rep Dent*. 2014;2014:425343.
13. Weinstein T, Rosano G, Del Fabbro M, Taschieri S. Endodontic treatment of a geminated maxillary second molar using en endoscope as magnification device. *Int Endod J*. 2010;43:443–450.
14. Kim E, Jou YT. A supernumerary tooth fused to the facial surface of a maxillary permanent central incisor: case report. *J Endod*. 2000;26:45–48.
15. Holcomb JQ, Pitts DL. Endodontic treatment of an anomalous mandibular molar. *J Endod*. 1985;11:87–89.
16. O'Reilly PM. A structural and ultrastructural study of a fused tooth. *J Endod*. 1989;15:442–446.
17. Lyroudia K, Mikrogeorgis G, Nikopoulos N, et al. Computerized 3-D reconstruction of two "double teeth". *Endod Dent Traumatol*. 1997;13:218–222.
18. Spouge JD. *Oral Pathology*. St. Louis, MO: C.V. Mosby Co; 1973. p. 134.
19. Moody E, Montgomery B. Hereditary tendencies in tooth formation. *J Am Dent Assoc*. 1934;21:1774–1776.
20. Knudsen PA. Malformation of upper incisors in mouse embryos with exencephaly induced by typan blue. *Acta Odontol Scand*. 1966;24:647–675.
21. Cetinbas T, Halil S, Akcam MO, et al. Hemisection of a fused tooth. *Oral Surg Oral Med Oral Pathol Oral Radiol Endod*. 2007;104:e120-e124.
22. Blaney TD, Hartwell GR, Bellizzi R. Endodontic management of a fused tooth: a case report. *J Endod*. 1982;8:227–230.
23. Boyne PJ. Gemination: report of two cases. *J Am Dent Assoc*. 1955;50:194.
24. Hamasha AA, Al-Khateeb T. Prevalence of fused and geminated teeth in Jordanian adults. *Quint Int*. 2004;35:556–559.
25. Levitas TC. Gemination, fusion, twinning and concrescence. *ASCD J Dent Child*. 1965;32:93–100.
26. Duncan WK, Helpin ML. Bilateral fusion and gemination: a literature analysis and case report. *Oral Surg Oral Med Oral Pathol*. 1987;64:82–87.
27. Hülsmann M, Bahr R, Grohmann U. Hemisection and vital treatment of a fused tooth -literature review and case report. *Endod Dent Traumatol*. 1997;13:253–258.
28. Turkaslan S, Gokce HS, Dalkiz M. Esthetic rehabilitation of bilateral geminated teeth: a case report. *Eur J Dent*. 2007;1:188–191.
29. O'Reilly PM. Structural and radiographic evaluation of four cases of tooth fusion. *Aust Dent J*. 1990;35:226–229.
30. James EP, Johns DA, Johnson K, Maroli RK. Management of geminated maxillary lateral incisor using cone beam computed tomography as a diagnostic tool. *J Conserv Dent*. 2014;17:293–296.
31. Rotstein I, Moshonov J, Cohenca N. Endodontic therapy for a fused mandibular molar. *Endod Dent Traumatol*. 1997;13:149–151.
32. Friedman S, Stabholz A, Rotstein I. Endodontic management of molars with developmental anomalies. *Int Endod J*. 1986;19:267–276.
33. Rome WJ. Endodontic therapy involving an unusual case of gemination. *J Endod*. 1984;10:546–548.
34. Neto JV, Cost SDP, Estrela C. Orthodontic-surgical-endodontic management of unerupted maxillary central incisor with distoangular root dilaceation. *J Endod*. 2010; 36:755–759.
35. Zilberman Y, Fuks A, Ben Bassat Y, et al. Effects of trauma to primary incisors on root development of their permanent successors. *Paediatr Dent*. 1986;8:290–293.
36. Byun C, Kim C, Cho S, et al. Endodontic treatment of an anomalous anterior tooth with the aid of a three-dimensional printed physical tooth model. *J Endod*. 2015;41:961–965.
37. Jafarzadeh H, Abbott PV. Dilaceration: review of an endodontic challenge. *J Endod*. 2007;33:1025–1030.
38. Mattison GD, Bernstein ML, Fischer JW. Lateral root dilacerations: a multi-disciplinary approach to treatment. *Endod Dent Traumatol*. 1987;3:135–140.
39. Hamasha AA, Al-Khateeb T, Darwazeh A. Prevalence of dilacerations in Jordanian adults. *Int Endod J*. 2002;35:910–912.
40. Mathumani T, Rajasekaran M, Veerabahu M, Indra R. Interdisciplinary management of impacted maxillary central incisor with dilacerated crown. *J Endod*. 2011;37:269–271.
41. White SC, Pharoah MJ. Dental anomalies. In: White SC, Pharoah MJ, editors. *Oral Radiology: Principles and Interpretation*. 4th ed. St Louis, MO: Mosby; 2000. pp. 313–314.
42. Thongudomporn U, Freer TJ. Prevalence of dental anomalies in orthodontic patients. *Aust Dent J*. 1998;43:395–398.
43. Kearns HP. Dilacerated incisors and congenitally displaced incisors: three case reports. *Dent Update*. 1988;25:339–342.
44. Maragakis MG. Crown dilacerations of permanent incisors following trauma to their primary predecessors. *J Clin Pediatr Dent*. 1995;20:49–52.
45. Kilpatrick NM, Hardman PJ, Welbury RR. Dilaceration of a primary tooth. *Int J Paediatr Dent*. 1991;1:151–153.

46. Smith DM, Winter GB. Root dilacerations of maxillary incisors. *Br Dent J.* 1981;150:125–127.
47. Becker A. *The Orthodontic Treatment of Impacted Teeth.* 3rd ed. Oxford, UK: Wiley Blackwell; 2012.
48. Topouzelis N, Tsaousoglou P, Pisoka V, Zouloumis L. Dilaceration of maxillary central incisor: a literature review. *Dent Traumatol.* 2010;26:427–433.
49. Malcic A, Jukic S, Brovic V, et al. Prevalence of root dilacerations in adult dental patietns in Croatia. *Oral Surg Oral Med Oral Pathol Oral Radiol Endod.* 2006;102:104–109.
50. Bimstein E. Root dilacerations and stunting in two unerupted primary incisors. *ASDC J Dent Child.* 1989;45:223–225.
51. Yeung KH, Cheung RC, Tsang MM. Compound odontoma associated with an unerupted and dilacerated maxillary central incisor in a young patient. *Int J Paediatr Dent.* 2003;13:208–212.
52. Chohayeb AA. Dilaceration of permanent upper lateral incisors: frequency direction and endodontic treatment implications. *Oral Surg Oral Med Oral Pathol.* 1983;55:19–20.
53. Resenberg P, Frisbie JC. Case selection and treatment planning. In: Hargreaves KM, Cohen S, editors. *Pathways of the Pulp.* 10th ed. St. Louis, MO: Mosby; 2011. p. 82.
54. Sharma S, Grover S, Sharma V, et al. Endodontic and esthetic management of a dilacerated maxillary central incisor having two root canals using cone beam computed tomography as a diagnostic aid. *Case Rep in Dent.* 2014;2014:861942.
55. Agnihotri A, Marwah N, Dutta S. Dilacerated unerupted central incisors: a case report. *J Indian Soc Pedod Prevent Dent.* 2006;24:152–154.
56. Peters OV, Peters CI. Cleaning and shaping of the root canal system. In: Hargreaves KM, Cohen S, editors. *Pathways of the Pulp.* 10th ed. St. Louis, MO: Mosby; 2011. pp. 283–340.
57. Oehlers FA. Dens invaginatus. I. Variations of the invagination process and associated anterior crown forms. *Oral Surg Oral Med Oral Pathol.* 1957;10:1204–1218.
58. Bishop K, Alani A. Dens invaginatus. Part 2: clinical, radiographic features and management options. *Int Endod J.* 2008;41:1137–1154.
59. Tarjan I, Rozsa N. Endodontic treatment of immature tooth with dens invaginatus: a case report. *Int J Paediatr Dent.* 1999;9:53–56.
60. Alani A, Bishop K. Dens invaginatus. Part 1: classification, prevalence, and aetiology. *Int Endod J.* 2008;41:1123–1136.
61. Pindborg JJ. *Pathology of the Dental Hard Tissue.* Copenhagen, Denmark: Munksgaard; 1970. p. 44.
62. Tsurumachi T. Endodontic treatment of an invaginated maxillary lateral incisor with a periradicular lesion and a healthy pulp. *Int Endod J.* 2004;37:717–723.
63. Sauveur G, Roth F, Sobel M, Boucher Y. Surgical treatment of a periradicular lesion on an invaginated maxillary lateral (dens in dente). *Int Endod J.* 1997;30:145–149.
64. de Sousa SM, Bramante CM. Dens invaginatus: treatment choice. *Endod Dent Traumatol.* 1998;14:152–158.
65. Hülsmann M. Dens invaginatus: aetiology, classification, prevalence, diagnosis, and treatment considerations. *Int Endod J.* 1997;30:79–90.
66. Hallett GE. Incidence, nature, and clinical significance of palatal invaginatus in the maxillary incisor teeth. *Proc Royal Soc Med.* 1953;46:491–499.
67. Swanson WF, McCarthy FM. Bilateral dens in dente. *J Dent Res.* 1947;26:167–171.
68. Grahnen H, Lindahl B, Omnell K. Dens invaginatus I. A clinical roentgenological and genetical study of permanent upper lateral incisors. *Odont Revy.* 1959;10:115–137.
69. Parnell AG, Wilcox JD. Frequency of palatal invagination in permanent maxillary anterior teeth. *ASDC J Dent Child.* 1978;45:392–395.
70. Gotoh T, Kawahara K, Imai K, et al. Clinical and radiographic study of dens invaginatus. *Oral Surg Oral Med Oral Pathol.* 1979;48:88–91.
71. Ulmansky M, Hermel J. Double dens in dente in a single tooth. *Oral Surg Oral Med Oral Pathol.* 1964;17:92–97.
72. Vincent-Townend J. Dens invaginatus. *J Dent.* 1974;2:234–238.
73. Rushton MA. Invaginated teeth (dens in dente): contents of the invagination. *Oral Surg Oral Med Oral Pathol.* 1958;11:1378–1387.
74. Kronfeld R. Dens in dente. *J Dent Res.* 1934;14:49–66.
75. Atkinson SR. The permanent maxillary lateral incisor. *Am J Orthodont.* 1943;29:685–698.
76. Casamassimo PS, Nowak AJ, Ettingber RL, Schlenker DJ. An unusual triad: microdontia, taurodontia, and dens invaginatus. *Oral Surg Oral Med Oral Pathol.* 1978;45:107–112.
77. Hosey MT, Bedi R. Multiple dens invaginatus in two brothers. *Endod Dent Traumatol.* 1996;12:44–47.
78. Colak H, Tan E, Aylikci BU, et al. Radiographic study of the prevalence of dens invaginatus in a sample of set of Turkish dental patients. *J Clin Imag Sci.* 2012;2:34–39.
79. Bimstein E, Shteyer A. Dilated type of dens invaginatus in the permanent dentition: reports of a case and review of the literature. *ASDC J Dent Child.* 1976;43:410–413.
80. Kirzioglu Z, Ceyhan D. The prevalence of anterior teeth with dens invaginatus in the western mediterranean region of Turkey. *Int Endod J.* 2009;42:727–734.
81. Rotstein I, Stabholz A, Friedman S. Endodontic therapy for dens invaginatus in a maxillary second premolar. *Oral Surg Oral Med Oral Pathol.* 1987;63:237–240.
82. Conklin WW. Bilateral dens invaginatus in the mandibular incisor region. *Oral Surg Oral Med Oral Pathol.* 1978;45:905–908.
83. Lee AM, Bedi R, O'Donnell D. Bilateral double dens invaginatus of maxillary incisors in a young Chinese girl. *Aust Dent J.* 1998;33:310–312.
84. Hamasha AA, Al-Omanri OD. Prevalence of dens invaginatus in Jordanian adults. *Int Endod J.* 2004;37:307–310.
85. Omnell KA, Swanbeck G, Lindahl B. Dens invaginatus II. A mircoradiographical, histological and micro x-ray diffraction study. *Acta Odontol Scand.* 1960;18:303–330.
86. Piatelli A, Trisi P. Dens invaginatus: a histological study of undermineralized material. *Endod Dent Traumatol.* 1993;9:191–195.
87. Beynon AD. Developing dens invaginatus (dens in dente). A quantitative microradiographic study and a reconsideration of the histogenesis of this condition. *Br Dent J.* 1982;153:255–260.
88. Rotstein I, Stabholz A, Heling I, Friedman S. Clinical considerations in the treatment of dens invaginatus. *Endod Dent Traumatol.* 1987;3:249–254.
89. Capar ID, Ertas H, Arslan H, Tarim Ertas E. A retrospective comparative study of cone-beam computed tomography versus rendered panoramic images in identifying the presence, types, and characteristics of dens invaginatus in a Turkish population. *J Endod.* 2015;41:473–478.
90. Cole GM, Taintor JF, James GA. Endodontic therapy of a dilated dens invaginatus. *J Endod.* 1978;4:88–90.
91. Zillich RM, Ash JL, Corcoran JF. Maxillary lateral incisor with two roots and dens formation: a case report. *J Endod.* 1983;9:143–144.
92. Eldeeb ME. Nonsurgical endodontic therapy of a dens invaginatus. *J Endod.* 1984;10:107–109.
93. Greenfield RS, Cambruzzi JV. Complexities of endodontic treatment of maxillary lateral incisors with anomalous root formation. *Oral Surg Oral Med Oral Pathol.* 1986;62:82–88.
94. Mangani F, Ruddle CJ. Endodontic treatment of a 'very particular' maxillary central incisor. *J Endod.* 1994;20:560–561.
95. Khabbaz MG, Konstantaki MN, Sykaras SN. Dens invaginatus in a mandibular lateral incisor. *Int Endod J.* 1995;28:303–305.
96. Uyeno DS, Lugo A. Dens evaginatus: a review. *ASDC J Dent Child.* 1996;63:328–332.
97. Levitan ME, Himel VT. Dens evaginatus: literature review, pathophysiology, and comprehensive treatment regimen. *J Endod.* 2006;32:1–9.
98. Dankner E, Harari D, Rotstein I. Dens evaginatus of anterior teeth literature review and radiographic survey of 15,000 teeth. *Oral Surg Oral Med Oral Pathol Oral Radiol Endod.* 1996;81:472–476.
99. Dankner E, Harari D, Rotstein I. Conservative treatment of dens evaginatus of anterior teeth. *Endod Dent Traumatol.* 1996;12:206–208.
100. Oehlers FA, Lee KW, Lee EC. Dens evaginatus (evaginated odontome): its structure and response to external stimuli. *Dent Pract Dent Rec.* 1967;17:239–244.
101. Reichart PA, Metah D, Sukasem M. Morphologic findings in dens evaginatus. *Int J Oral Surg.* 1982;11:59–63.
102. Mellor JK, Ripa LW. Talon cusp: a clinically significant anomaly. *Oral Surg Oral Med Oral Pathol.* 1970;29:225–228.
103. Hattab FN, Yassin OM, Al-Nimri KS. Talon cusp-clinical significance and management: case reports. *Quint Int.* 1995;26:115–120.
104. Hattab FN. Double talon cups on supernumerary tooth fused to maxillary central incisor: review of literature and report of case. *J Clin Exper Dent.* 2014;6:e400-e407.

105. Bhat S, Gogineni SB, Shetty SR, Fazil KA. Talon cusp variations: 2 case reports. *Gen Dent*. 2015;63:58–60.
106. Stewart RE, Dixon GH, Graber RB. Dens evaginatus (tuberculated cusps): genetic and treatment considerations. *Oral Surg Oral Med Oral Pathol*. 1978;46;831–836.
107. Merrill RG. Occlusal anomalous tubercles on premolars in Alaskan Eskimos and Indians. *Oral Surg Oral Med Oral Pathol*. 1964;17:484–496.
108. Priddy W, Carter H, Auzins J. Dens evaginatus- an anomaly of clinical significance. *J Endod*. 1976;2:51–52.
109. Senia ES, Regezi JA. Dens evaginatus in the etiology of bilateral periapical pathologic involvement in caries-free premolars. Abbreviated case report. *Oral Surg Oral Med Oral Pathol*. 1974;38:465–468.
110. Davis PJ, Brook AH. The presentation of talon cusp: diagnosis, clinical features, associations and possible aetiology. *Brit Dent J*. 1986;160:84–88.
111. Hattab FN, Yassin O, Al-Nimri KS. Talon cusp in permanent dentition associated with other dental anomalies: review of literature and reports of seven. *ASCD J Dent Child*. 1996;63:368–376.
112. Rantanen AV. Talon cusp. *Oral Surg Oral Med Oral Pathol*. 1971;32:398–400.
113. Lee CK, King NM, Lo EC, Cho SY. Talon cusp in the primary dentition: literature review and report of three rare cases. *J Clin Pediatr Dent*. 2006;30:299–305.
114. Balcioglu HA, Keklikoglu N, Gulseren K. Talon cusp: a morphological dental anomaly. *Roman J Morphol Embryol*. 2011;52:179–181.
115. Palmer ME. Case reports of evaginated odontomes in Caucasians. *Oral Surg Oral Med Oral Pathol*. 1973;35:772–778.
116. Pearlman J, Curzon ME. An evaginated odontoma in an American Negro: report of case. *J Am Dent Assoc*. 1977;95:570–572.
117. Sedano HO, Carreon Freyre I, Garza de la Garza ML, et al. Clinical orodental abnormalities in Mexican children. *Oral Surg Oral Med Oral Pathol*. 1989;68:300–311.
118. Chawla HS, Tewari A, Gopalakrishnan NS. Talon cusp-a prevalence study. *J Indian Soc Pedod Prevent Dent*. 1983;1:28–34.
119. Mallineni SK, Panampally GK, Chen Y, Tian T. Mandibular talon cusps: a systematic review and data analysis. *J Clin Exper Dent*. 2014;6:e408-e413.
120. Young SL. Prophylactic treatment of dens evaginatus. *J Dent Child*. 1974;41:289–292.
121. Koh ET, Pitt Ford TR, Kariyawasam P, et al. Prophylactic treatment of dens evaginatus using mineral trioxide aggregate. *J Endod*. 2001;27:540–542.
122. Chen RS. Conservative management of dens evaginatus. *J Endod*. 1984;10:253–257.
123. Frank AL. Therapy for the divergent pulpless tooth by continued apical formation. *J Am Dent Assoc*. 1966;72:87–93.
124. Heithersay GS. Calcium hydroxide in the treatment of pulpless teeth with associated pathology. *J Brit Endodo Soc*. 1975;8:74–93.
125. Torabinejad M, Chivian N. Clinical application of mineral trioxide aggregate. *J Endod*. 1999;25:197–205.
126. Shabahang S, Torabinejad M. Treatment of teeth with open apices using mineral trioxide aggregate. *Pract Perio Aesth Dent*. 2000;12:315–320.
127. Su HL. Dens evaginatus: report of case of continued root development after $Ca(OH)_2$ apexification. *ASDC J Dent Child*. 1992;59:285–288.
128. Banchs F, Trope M. Revascularization of immature permanent teeth with apical periodontitis: new treatment protocol? *J Endod*. 2004;30:196–200.
129. Keith A. Problems relating to the teeth of the earlier forms of prehistoric man. *J Royal Soc Med*. 1913;6:103–124.
130. Parolia A, Khosia M, Kundabala M. Endodontic management of hypo-, meso- and hypertaurodontism: case reports. *Aust Endod J*. 2012;38:36–41.
131. Ghom AG, Mhaske S. *Textbook of Oral Pathology*. 2nd ed. New Delhi, India: Jaypee Brothers Medical Publishers; 2013. p. 107.
132. Shaw JC. Taurodont teeth in South African races. *J Anatom*. 1928;62:476–498.
133. Sarr M, Toure B, Kane AW, et al. Taurodontism and the pyramidal tooth at the level of the molar. Prevalence in the Senegalese population 15 to 19 years of age. *Odonto-Stomatol Tropic*. 2000;23:31–34.
134. Keene HJ. A morphologic and biometric study of taurodontism in a contemporary population. *Am J Phys Anthropol*. 1966;25:208–209.
135. Blumberg JE, Hylander WL, Goepp RA. Taurodontism: a biometric study. *Am J Phys Anthropol*. 1971;34:243–255.
136. Shifman A, Buchner A. Prevalence of taurodontism found in radiographic dental examination of 1,200 young adult Israeli patients. *Commun Dent Oral Epidemiol*. 1978;6:200–203.
137. Jafarzadeh H, Azarpazhooh A, Mayhall JT. Taurodontism: a review of the condition and endodontic treatment challenges. *Int Endod J*. 2008;21:375–388.
138. Chaparro González NT, Leidenz JS, González Molina EM, Padilla Olmedillo JR. Multiple bilateral taurodontism. A case report. *J Endod*. 2010;36:1905–1907.
139. Simsek N, Keles A, Ocak MS. Endodontic treatment of hypertaurodontisms with multiple bilateral taurodontism. *J Conserv Dent*. 2013;16:477–479.
140. Darwazeh AM, Hamasha AA, Pillai K. Prevalance of taurodontism in Jordanian dental patients. *Dentomax Radiol*. 1998;27:163–165.
141. MacDonald-Jankowski DS, Li TT. Taurodontism in a young adult in Chinese population. *Dentomax Radiol*. 1993;22:140–144.
142. Marques-da-Silva B, Baratto-Filho F, Abuabara A, et al. Multiple taurodontism: the challenge of endodontic treatment. *J Oral Sci*. 2010;52:653–658.
143. Radwan A, Kim SG. Treatment of hypertaurodontic maxillary second molar in a patient with 10 taurodonts: a case report. *J Endod*. 2014;40:140–144.
144. Bharti R, Chandra A, Tikku AP, Wadhwani KK. Taurodontism an endodontic challenge: a case report. *J Oral Sci*. 2009;51:471–474.
145. Jayashankara C, Shivanna AK, Sridhara K, Kumar PS. Taurodontisms: a dental rarity. *J Oral Maxillofac Pathol*. 2013;17:478.
146. Durr DP, Campos CA, Ayers CS. Clinical significance of taurodontism. *J Am Dent Assoc*. 1980;100:378–381.
147. Ricucci D, Pascon EA, Langeland K. Long-term follow up on C-shaped mandibular molars. *J Endod*. 1996;22:185–187.
148. Tsesis I, Shifman A, Kaufman AY. Taurodontism: an endodontic challenge. Report of a case. *J Endod*. 2003;29:353–355.
149. Min Y, Bing F, Cheung GSP, et al. C-shaped canal system in mandibular second molars part III: the morphology of the pulp chamber floor. *J Endod*. 2006;32:1155–1159.
150. Fan B, Cheung GSP, Fan M, et al. C-shaped canal system in mandibular second molars: part I - anatomical features. *J Endod*. 2004;30:899–903.
151. Cooke HG, Cox FL. C-shaped canal configurations in mandibular molars. *J Am Dent Assoc*. 1970;99:836–839.
152. Weine FS. The C-shaped mandibular second molar: incidence and other considerations. Members of the Arizona Endodontic Association. *J Endod*. 1998;24:372–375.
153. Fan B, Min Y, Lu G, et al. Negotiation of C-shaped canal systems in mandibular second molars. *J Endod*. 2009;35:1003–1008.
154. Amoroso-Silva AP, Ordinola-Zapata R, Hungaro Duarte MA, et al. Micro-computed tomographic analysis of mandibular second molars with C-shaped root canals. *J Endod*. 2015;41:890–895.
155. Melton DC, Krell KV, Fuller MW. Anatomical and histological features of C-shaped canals in mandibular second molars. *J Endod*. 1991;17:384–388.
156. Manning SA. Root canal anatomy of mandibular second molars. Part II. C-shaped canals. *Int Endod J*. 1990;23:40–45.
157. Jafarzadeh H, Wu YN. The C-shaped root canal configuration: a review. *J Endod*. 2007;33:517–523.
158. Fernandez M, de Ataide I, Wagle R. C-shaped root canal configuration: a review of literature. *J Conserv Dent*. 2014;17:312–319.
159. Jin GC, Lee SJ, Roh BD. Anatomical study of C-shaped canals in mandibular second molars by analysis of computed tomography. *J Endod*. 2006;32:10–13.
160. Yang ZP, Yang SF, Lin YC, et al. C-shaped root canals in mandibular second molars in a Chinese population. *Endod Dent Traumatol*. 1988;4:160–163.
161. Walker RT. Root form and canal anatomy of mandibular second molars in a southern Chinese population. *J Endod*. 1988;14:325–329.
162. Sabala CL, Benenati FW, Neas BR. Bilateral root or root canal aberrations in a dental school patient population. *J Endod*. 1994;20:38–42.
163. Baisden MK, Kulild JC, Weller RN. Root canal configuration of the mandibular first premolar. *J Endod*. 1992;18:505–508.
164. Lu TY, Yang SF, Pai SF. Complicated root canal morphology of

mandibular first premolar in a Chinese population using the cross section method. *J Endod.* 2006;32:932–936.
165. Barnett F. Mandibular molar with C-shaped canal. *Endod Dent Traumatol.* 1986;2:79–81.
166. Bolger WL, Schindler WG. A mandibular first molar with a C-shaped root configuration. *J Endod.* 1998;14:515–519.
167. Newton CW, McDonald S. A C-shaped canal configuration in a maxillary first molar. *J Endod.* 1984;10:397–399.
168. Dankner E, Friedman S, Stabholz A. Bilateral C-shape configuration in maxillary first molars. *J Endod.* 1990;16:601–603.
169. Yilmaz Z, Tuncel B, Serper A, Calt S. C-shaped root canal in a maxillary first molar: a case report. *Int Endod J.* 2006;39:162–166.
170. Sidow SJ, West LA, Liewehr FR, Loushine RJ. Root canal morphology of human maxillary and mandibular third molars. *J Endod.* 2000;26:675–678.
171. Gulabivala K, Opasanon A, Ng YL, Alavi A. Root and canal morphology of Thai mandibular molars. *Int Endod J.* 2002;35:56–62.
172. Boveda C, Fajardo M, Millan B. Root canal treatment of an invaginated maxillary lateral incisor with a C-shaped canal. *Quint Int.* 1999;30:707–711.
173. Sinanoglu A, Helvacioglu-Yigit D. Analysis of C-shaped canals by panoramic radiography and cone-beam computed tomography: root-type specificity by longitudinal distribution. *J Endod.* 2014;40:917–921.
174. Simon JH. 1993. C-chaped canals: diagnosis and treatment. *Gen Dent.* 1993;41:482–485.
175. Seo MS, Park DS. C-shaped root canals of mandibular second molars in a Korean population: clinical observation and in vitro analysis. *Int Endod J.* 2004;37:139–144.
176. Gutarts R, Nusstein J, Reader A, Mike Beck M. In vivo debridement efficacy of ultrasonic irrigation following hand-rotary instrumentation in human mandibular molars. *J Endod.* 2005;31:166–170.
177. van der Sluis LWM, Versluis M, Wu MK, Wesselink PR. Passive ultrasonic irrigation of the root Canal: a review of the literature. *Int Endod J.* 2007;40:415–426.
178. Gu L, Kim JR, Ling J, et al. Review of contemporary irrigant agitation techniques and devices. *J Endod.* 2009;35:791–804.
179. Walid N. The use of two pluggers for the obturation of an uncommon C-shaped canal. *J Endod.* 2000;26:422–424.
180. Soo WKM, Thong YL, Gutmann JL. A comparison of four gutta-percha filling techniques in simulated C-shaped canals. *Int Endod J.* 2014;12:1–11.
181. Chai W, Thong Y. Cross-sectional morphology and minimum canal wall widths in C-shaped roots of mandibular molars. *J Endod.* 2004;30:509–512.
182. Cleghorn BM, Christie WH, Dong CC. The root and root canal morphology of the human mandibular second premolar: a literature review. *J Endod.* 2007;33:1031–1037.
183. Carlsen O, Alexandersen V. Radix entomolaris: identification and morphology. *Scand J Dent Res.* 1990;98:363–373.
184. Carlsen O, Alexandersen V. Radix paramolaris in permanent mandibular molars: identification and morphology. *Scand J Dent Res.* 1991;99:189–195.
185. Carlsen O, Alexandersen V. Radix paramolaris and radix distomolaris in Danish permanent maxillary molars. *Octa Odontol Scand.* 1999;57:283–289.
186. Carlsen O, Alexandersen V. Radix mesiolingualis and radix distolingualis in a collection of permanent maxillary molars. *Octa Odontol Scand.* 2000;58:229–236.
187. Maibaum WW. Endodontic treatment of a ridiculous maxillary premolar: a case report. *Gen Dent.* 1989;37:340–341.
188. Goon WWY. The ridiculous maxillary premolars: recognition, diagnosis and case report of surgical intervention. *Northwest Dent.* 1993;72:31–33.
189. Slowey RR. Radiographic aids in the detection of extra root canals. *Oral Surg Oral Med Oral Pathol.* 1974;37:762–772.
190. Gu Y, Lu Q, Wang H, et al. Root canal morphology of permanent three-rooted mandibular first molars: part I - pulp floor and root canal system. *J Endod.* 2010;36:990–994.
191. Gu Y, Lu Q, Wang P, Ni L. Root canal morphology of permanent three-rooted mandibular first molars: part II-measurement of root canal curvatures. *J Endod.* 2010;36:1341–1346.
192. Calberson FL, De Moor RJ, Deroose CA. The radix entomolaris and paramolaris: clinical approach in endodontics. *J Endod.* 2007;33:58–63.
193. Miyoshi S, Fujiwara J, Tsuji Y, et al. Bifurcated root canals and crown diameter. *J Dent Res.* 1977;56:1425.
194. Sieraski SM, Taylor GT, Kohn RA. Identification and endodontic management of three-canalled maxillary premolars. *J Endod.* 1985;15:29–32.
195. Rodig T, Hülsmann M. Diagnosis and root canal treatments of a mandibular second premolar with three root canals. *Int Endod J.* 2003;36:912–919.
196. Kottoor J, Velmurugan N, Sudha R, Hemamalathi S. Maxillary first molar with seven root canals diagnosed with cone-beam computed tomography scanning: a case report. *J Endod.* 2010;36:915–921.
197. Sperber GH, Moreau JL. Study of the number of roots and canals in Senegalese first permanent mandibular molars. *Int Endod J.* 1998;31:117–122.
198. Agarwal M, Trivedi H, Mathur M, et al. The radix entomolaris and radix paramolaris: an endodontic challenge. *J Contemp Dent Pract.* 2014;15:496–499.
199. Turner CG. Three-rooted mandibular first permanent molars and the question of American Indian origins. *Am J Phys Anthropol.* 1971;34:229–241.
200. Curzon ME. Miscegenation and the prevalence of three-rooted mandibular first molars in the Baffin Eskimo. *Commun Dent Oral Epidemiol.* 1974;2:130–131.
201. Reichart PA, Metah D. Three-rooted permanent mandibular first molars in the Thai. *Commun Dent Oral Epidemiol.* 1981;9:191–192.
202. Ferraz JA, Pecora JD. Three-rooted mandibular molars in patients of Mongolian, Caucasian and Negro origin. *Braz Dent J.* 1993;3:113–117.
203. Tu MG, Tsai CC, Jou MJ, et al. Prevalence of three-rooted mandibular first molars among Taiwanese individuals. *J Endod.* 2007;33:1163–1166.
204. Souza-Flamini LE, Leoni GB, Chaves JF, et al. The radix entomolaris and paramolaris: a micro-computed tomographic study of 3-rooted mandibular first molars. *J Endod.* 2014;40:1616–1621.
205. de Souza-Freitas JA, Lopes ES, Casati-Alvares L. Anatomic variations of lower first permanent molar roots in two ethnic groups. *Oral Surg Oral Med Oral Pathol.* 1971;31:274–278.
206. Wang Y, Zheng QH, Zhou XD, et al. Evaluation of the root and canal morphology of mandibular first permanent molars in a western Chinese population by cone-beam computed tomography. *J Endod.* 2010;36:1786–1789.
207. Kim SY, Kim SB, Woo J, Kim Y. Morphology of mandibular first molars analyzed by cone-beam computed tomography in a Korean population: variations in the number of roots and canals. *J Endod.* 2013;39:1516–1521.
208. Shemesh A, Levin A, Katzenll V, et al. Prevalence of 3- and 4-rooted first and second mandibular molars in the Israeli population. *J Endod.* 2015;41:338–342.
209. Libfeld H, Rotstein I. Incidence of four-rooted maxillary second molars: literature review and radiographic surveys of 1200 teeth. *J Endod.* 1989;15:129–131.
210. Peikoff MD, Christie WH, Fogel HM. The maxillary second molar: variations in the numbers of roots and canals. *Int Endod J.* 1996;29:365–369.
211. Pineda F, Kuttler Y. Mesiodistal and buccolingual roentgenographic investigation of 7275 roots canals. *Oral Surg Oral Med Oral Pathol.* 1972;33:101–110.
212. Thomas RP, Moule AJ, Bryant R. Root canal morphology of maxillary permanent first molar teeth at various ages. *Int Endod J.* 1993;26:257–267.
213. Alavi AM, Opasanon A, Ng YL, Gulabivala K. Root and canal morphology of Thai maxillary molars. *Int Endod J.* 2002;35:478–485.
214. Ahmad IA, Al-Jadaa A. Three root canals in the mesiobuccal root of maxillary molars: case reports and literature review. *J Endod.* 2014;40:2087–2094.
215. Harris SP, Bowles WR, Fok A, McClananhan SB. An anatomic investigation of the mandibular first molar using micro-computed tomography. *J Endod.* 2013;39:1374–1378.
216. Nosrat A, Deschene RJ, Tordik PA, et al. Middle mesial canals in mandibular molars: incidence and related factors. *J Endod.* 2015;41:28–32.
217. Barros DB, Guerreiro JM, Tanomaru-Filho M. Root canal treatment of three-rooted maxillary second premolars: report of four cases. *Aust Endod J.* 2009;35:73–77.
218. De Moor RJ, Deroose CA, Calberson FL. The radix entomolaris

in mandibular first molars: an endodontic challenge. *Int Endod J.* 2004;37:789–799.

219. Abella F, Mercade M, Duran-Sindreu F, Roig M. Managing severe curvature of radix entomolaris: three-dimensional analysis with cone-beam computed tomography. *Int Endod J.* 2011;44:876–885.

220. Pomeranz HH, Eidelman DL, Goldberg MG. Treatment considerations of middle mesial canal of mandibular first and second molars. *J Endod.* 1981;7:565–568.

221. Ricucci D. Three independent canals in the mesial root of a mandibular first molar. *Endod Dent Traumatol.* 1997;13:47–49.

第二十七章　活髓保存治疗

George Bogen, Nicholas P. Chandler

活髓保存治疗是指当牙解剖异常、龋病、创伤或修复操作导致牙髓组织受到损伤时，以保护、保存和维持健康牙髓活力为目的的一种治疗方法。治疗主要针对根尖孔尚未发育完成的年轻恒牙及其他患牙，目标是促进牙髓损伤后修复性硬组织屏障形成，维持牙的功能。

本章将阐述直接盖髓术和牙髓切断术的进展。随着新型生物活性盖髓材料的引入，以及能够有效控制微生物感染临床方案的提出，人们对这两种治疗方法有了新的认识。当残留在牙髓中的微生物及其毒性产物有效清除后，基于恒牙牙髓组织的自我修复潜能，临床上主要关注的是如何保存恒牙的牙髓活力[1,2]。

过去二十年中，随着生物活性材料的引入，活髓保存治疗取得了显著的发展[3]。自 18 世纪 Pierre Fauchard 首次提出间接盖髓以来，临床医生意识到牙髓组织具有促进细胞重组和钙化桥形成的固有自我修复能力[4]。Phillip Pfaff 将金箔放置在暴露牙髓表面以促进牙髓愈合，这可能是第一个有记录的直接盖髓病例[5]。从现代牙科学早期开始，为改进牙髓保存的方法，研究人员一直致力于深化对牙髓生理学、牙髓微生物学和龋病发展的认识。通过不断探索，随着能有效促进修复性牙本质形成，保护牙髓免受微生物损伤的生理介质和引导性生物活性材料的发现，临床上对活髓保存治疗的认识亦得到了切实的提高。

以往长期观察发现，对龋病引起的牙髓暴露进行直接盖髓通常预后欠佳。对于这些病例，由于传统治疗和盖髓材料不能为牙髓细胞聚集、分化和硬组织形成提供有利环境，依然推荐使用如牙髓切断术或牙髓摘除术等侵入性的治疗方案[6-8]。此外，鉴于牙髓活力检测手段较局限、对牙髓生理特征的认知有限、患者症状易受主观感受影响、临床上无法快速检测炎性介质等原因，治疗前常常难以确定牙髓的组织状态[9]。目前在了解引起牙髓不可复性病变炎症机制的基础上，通过谨慎选择合适的临床病例，可以判断出可能获得良好预后的患牙。

活髓保存治疗面临的挑战主要有两点：有效的盖髓剂或牙髓切断覆盖材料及简易可靠的操作技术。无机三氧化物聚合物（Mineral Trioxide Aggregate，MTA）和其他钙硅基类水门汀（Calcium Silicate-based Cements，CSCs）材料的应用为治疗可复性牙髓炎提供了新的模式。一直以来的观念认为对龋源性露髓行直接盖髓治疗，远期疗效难以预测，因此龋源性露髓被列为直接盖髓术的禁忌证，但上述新材料的出现改变了这一观念。此外，活髓保存治疗的成功很大程度上取决于患者的年龄、牙髓的体积、微生物感染的程度、盖髓材料和修复体的封闭效果。而且，通过多种方式明确牙髓状态，进行精确的鉴别诊断以选择合适的病例，对于远期预后至关重要。美国儿童牙科学会建议[10]“患牙表现为短暂的激发痛，去除刺激、服用镇痛剂或刷牙症状可缓解，无不可复性牙髓炎表现，则符合可复性牙髓炎临床诊断，患牙可以行活髓保存治疗”。

对于年轻患者，治疗前常难以精确评估其牙髓状态，但被诊断为可复性牙髓炎的患牙一般会获得良好预后。来自患者主观多变的负面反馈并不意味着盖髓术或牙髓切断术不能成功开展。此外，治疗前牙髓活力冷测试表现为疼痛不适，或去龋过程中牙髓直接暴露，并不能认为患牙预后不佳或者需要改为侵入性的治疗方案。

第一节　活髓保存治疗的生物学基础

一、生活牙髓

牙髓是一种特殊的高度血管化的组织，位于由牙本质、牙骨质和牙釉质组成的坚硬腔体内[11]。这些硬组织为牙髓组织提供机械支持，保护其免受口腔微生物的侵袭[12]。牙髓组织的主要功能是形成牙本质、形成钙化屏障、营养、本体感觉及免疫防御等。当牙受到各种生理性或病理性刺激，牙髓组织会促使继发性牙本质、第三期牙本质和管周牙本质[13]等的形成以保护其不受损伤，因此维持健康牙髓组织的活力对牙功能的长期保存至关重要。

组织学上牙髓组织自内向外可分为 4 层，分别是含有较多血管神经的固有牙髓层、多细胞层、乏细胞层和牙髓外围的成牙本质细胞层。牙髓中的主要细胞包括未分化间充质干细胞、成纤维细胞、成牙本质细胞、巨噬细胞和其他免疫活性细胞。成牙本质细胞位于牙髓周围，呈单层排列，其细胞顶端有一细长的突起伸入牙本质小管中，甚至到达釉牙本质界[14-16]。更多详细内容，请参见本书第二章“牙髓牙本质复合体结构和功能”。

如果牙体硬组织受到损伤导致牙髓被微生物侵袭，牙髓组织会发生炎症反应，造成牙髓坏死和感染等进一步的病理变化[17,18]。循环系统中的免疫活性细胞可抵御微生物刺激，功能性的本体感受器和压力感受器可以防止过重的𬌗力负担。

当龋源性微生物感染健康牙髓组织时，成牙本质细胞和循环免疫细胞共同作用，发挥固有免疫和获得性免疫[19]作用。固有免疫始于龋损前沿的牙本质小管，含有免疫球蛋白和血清蛋白的牙本质小管液向外流动，减缓了产酸的革兰氏阳性菌细菌抗原的扩散。成牙本质细胞还可表达Toll样受体，刺激IL-1，8，12，TNF-α、TGF-β、IFN-γ 等促炎细胞因子和补体系统的分泌。

当细菌进一步向深层侵袭时，血管活性神经肽被释放，血管通透性和牙髓内血流供应增加[20]。参与这一过程的固有免疫细胞包括淋巴细胞、树突状细胞、单核细胞和巨噬细胞。神经肽浓度增加和神经新生是神经源性炎症的特征，可暂时性升高间质内压力，引起牙髓炎疼痛反应。持续性感染可引起获得性免疫反应，表现为水肿加重、髓腔内压升高、组织破坏和细胞死亡，最终导致牙髓坏死。成牙本质细胞通过合成矿化基质（反应性牙本质，牙本质小管减少的硬组织）也参与了获得性免疫反应。由于龋病进展过程中微生物所处的位置特殊，细菌在与牙髓直接接触之前，不会被吞噬作用所中和（杀死）（图27-1）[21]。有研究认为，细菌定殖灶（坏死灶）的出现是牙髓炎症从可复性向不可复性转变的组织学改变。

当牙髓组织因龋源性暴露或外伤受到的损伤予妥善处理后，其愈合机制和正常结缔组织的愈合相似。凝血、炎症、增殖、改建是愈合过程中的4个连续阶段[22]。牙髓损伤即刻，暴露部位附近组织出现外渗的红细胞、炎性细胞和潜在的坏死组织。当血液凝固和纤维蛋白原渗出时，中性粒细胞在牙髓急性反应期占主导地位。在创伤和细菌代谢产物刺激下，免疫活性细胞释放促炎细胞因子改变血管通透性。趋化因子/激活剂分子可与细胞黏附分子相互作用，形成黏附级联反应，从而促进白细胞与内皮细胞之间的

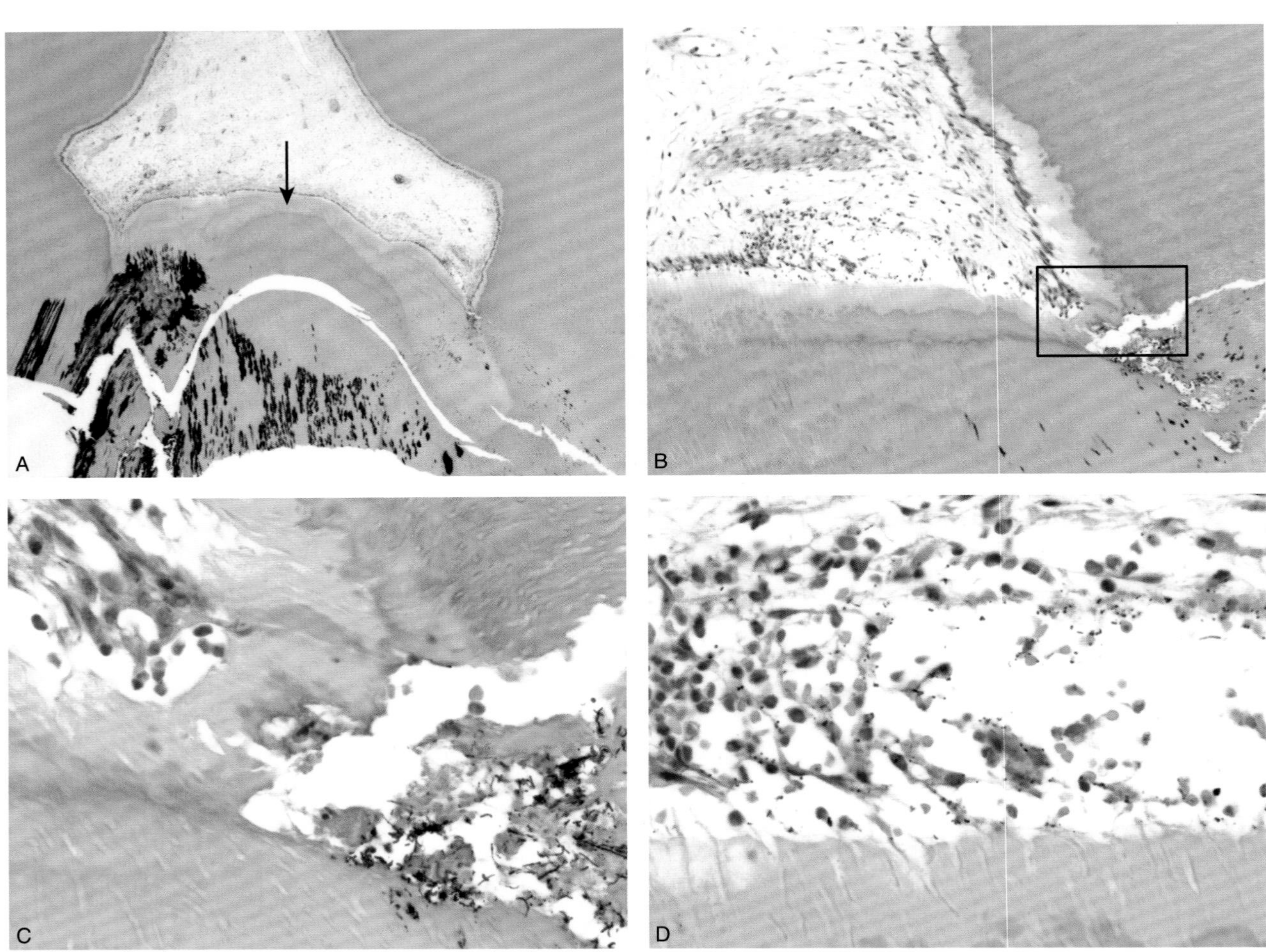

图27-1 上颌第三磨牙，伴发临床症状，临床诊断为不可复性牙髓炎

A. 光学显微镜下显示𬌗面深龋洞和细菌侵入（沿牙体长轴切片）。注：髓室顶（箭头）存在大量的反应性（第三期）牙本质，近中髓角（右侧）出现一小范围空洞区域，其余牙髓组织外观相对正常。牙本质龋中的空隙是由于处理样本时软化牙本质分离造成的（放大倍数 ×16） **B.** A图右侧髓角的放大观（×100） **C.** B图方框区域临近髓角的龋坏组织高倍镜观，显示炎症细胞浸润和细菌侵入（×400） **D.** 高倍镜下观察髓角中的空洞区域，散在的细菌被活跃的炎症吞噬细胞包围（Taylor改良Brown-Brenn革兰氏法细菌染色，×400）（Courtesy of Dr. Domenico Ricucci，Cetraro，Italy.）

黏附，实现炎性细胞的迁移[23]由于牙髓组织具有强大的免疫防御功能，应尽可能保存暴露牙髓的活力并促进其修复，以维持牙的长期存留。

二、修复性牙本质桥形成

形成修复性硬组织屏障是活髓保存治疗的目标。由于牙髓直接暴露，原始成牙本质细胞缺失，从牙髓中募集来的细胞形成硬组织屏障，修复牙髓 - 牙本质的缺损。这些成牙本质样细胞理论上来自血管周细胞、骨髓干细胞或牙髓干细胞[24,25]。由于缺乏更好的术语，长期以来这些硬组织被称为第三期修复性牙本质，或描述为原始成牙本质细胞坏死后的修复性“牙本质发生”。然而，对修复性硬组织桥行组织学检查发现，氢氧化钙（calcium hydroxide，CH）直接盖髓术后，CH 附近最初的细胞反应造成了牙髓坏死，并刺激形态类似于成纤维细胞的细胞形成牙本质样硬组织桥。

近期一项研究对 96 颗人类离体牙进行了组织学切片观察[26]，结果发现有深龋及大面积修复体但未露髓的患牙，其形成的修复性硬组织内存在与继发性牙本质小管相连续的小管，和第三期（反应性）牙本质一致。这种第三期牙本质对应的原始成牙本质细胞扁平，呈单层栅栏样排列。相反，组织学检查显示龋源性露髓行直接盖髓的牙齿其原始成牙本质细胞缺失，牙髓暴露处存在不规则的和无小管结构的钙化组织，有时可发现残留坏死组织和盖髓材料嵌入。这些营养不良性钙化桥与胶原纤维及临近的牙髓成纤维细胞有关（图 27-2）。

电子显微镜图像显示牙髓愈合过程中牙本质桥的初始钙化特征是牙髓断面和形成的细胞之间存在大量细胞外基质囊泡[27]。囊泡内含有针状晶体和嗜锇物质，在囊泡膜消失后堆积形成钙化前沿。与其他组织中的生理性和病理性矿化类似，晶体中钙离子和磷酸根离子的积累表明这些晶体于钙化过程中产生。术后 1 个月可在牙髓断面观察到钙化桥形成。然而，修复性硬组织中的可能会出现隧道形缺陷、活跃的牙髓炎症细胞、操作产生的碎屑和细菌微渗漏等牙髓愈合缺陷，这主要与所使用的盖髓材料有关[28]。而修复性硬组织桥的矿化可能更依赖于细胞外基质的作用，而非盖髓剂或牙髓切断术所用的材料[29-31]。

反应性牙本质（第三期牙本质）可能只在龋坏进展前沿和间接盖髓术等原始成牙本质细胞保留的情况下形成。在直接盖髓术和牙髓切断术中，原始成牙本质细胞缺失后形成的硬组织屏障是由与牙髓成纤维细胞相似的细胞产生的。组织学上，创伤后产生的硬组织是类牙本质，而不是真正的牙本质。目前，对牙髓修复机制的新认识并没有改变促进牙髓愈合、保护和维持健康牙髓活力的治疗目标，还需要进一步研究，以阐明硬组织形成及生理性牙本质再生相关的生物活性分子、生长因子和细胞机制。

三、生成修复性硬组织桥的技术

间接盖髓术、直接盖髓术、部分和全部牙髓切断术是恒牙最常用的活髓保存治疗方法。

（一）直接盖髓术

直接盖髓术是“一种将生物活性材料直接放置在机械性或外伤性露髓的断面，封闭暴露的牙髓组织，促进‘修复性牙本质’形成和保存牙髓活力的治疗方法”[32]。去腐、牙体预备或外伤导致的牙髓暴露均是直接盖髓术的适应证。但有急性炎症表现并长期暴露于口腔中的牙髓组织可能不宜进行直接盖髓。龋源性露髓的直接盖髓术将在本章治疗建议中进行详细描述（图 27-3）。

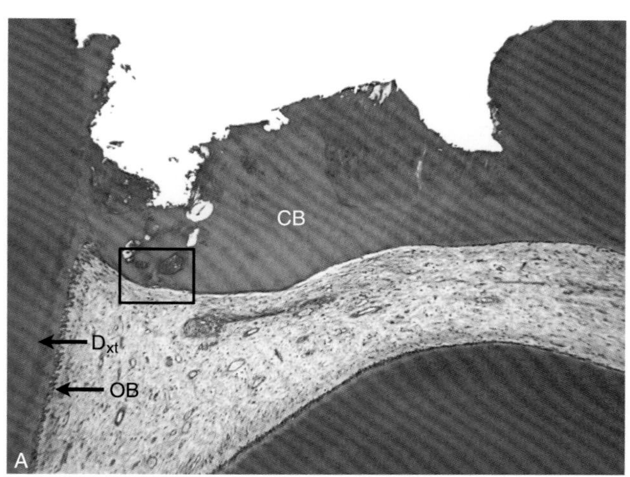

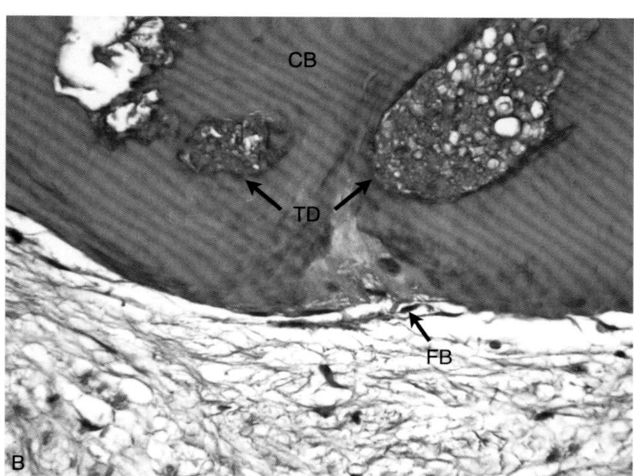

图 27-2 下颌第三磨牙，经氢氧化钙直接盖髓 2 年 4 个月后拔除

A. 光学显微镜下显示钙化屏障（钙化桥）形成（CB），牙本质和前期牙本质（D）下方成牙本质细胞（OB）栅栏样排列。注：修复性牙本质桥（盖髓区域）下方缺乏成牙本质细胞（放大倍数 ×50） **B.** A 图方框区域的高倍镜观，钙化屏障内（CB）缺乏牙本质小管，其所含隧道形缺陷（TD）内可见坏死组织碎片。注：此处无成牙本质细胞层，可见胶原纤维及散在的成纤维细胞（FB）（HE 染色，×400）（Courtesy of Dr. Domenico Ricucci，Cetraro，Italy.）

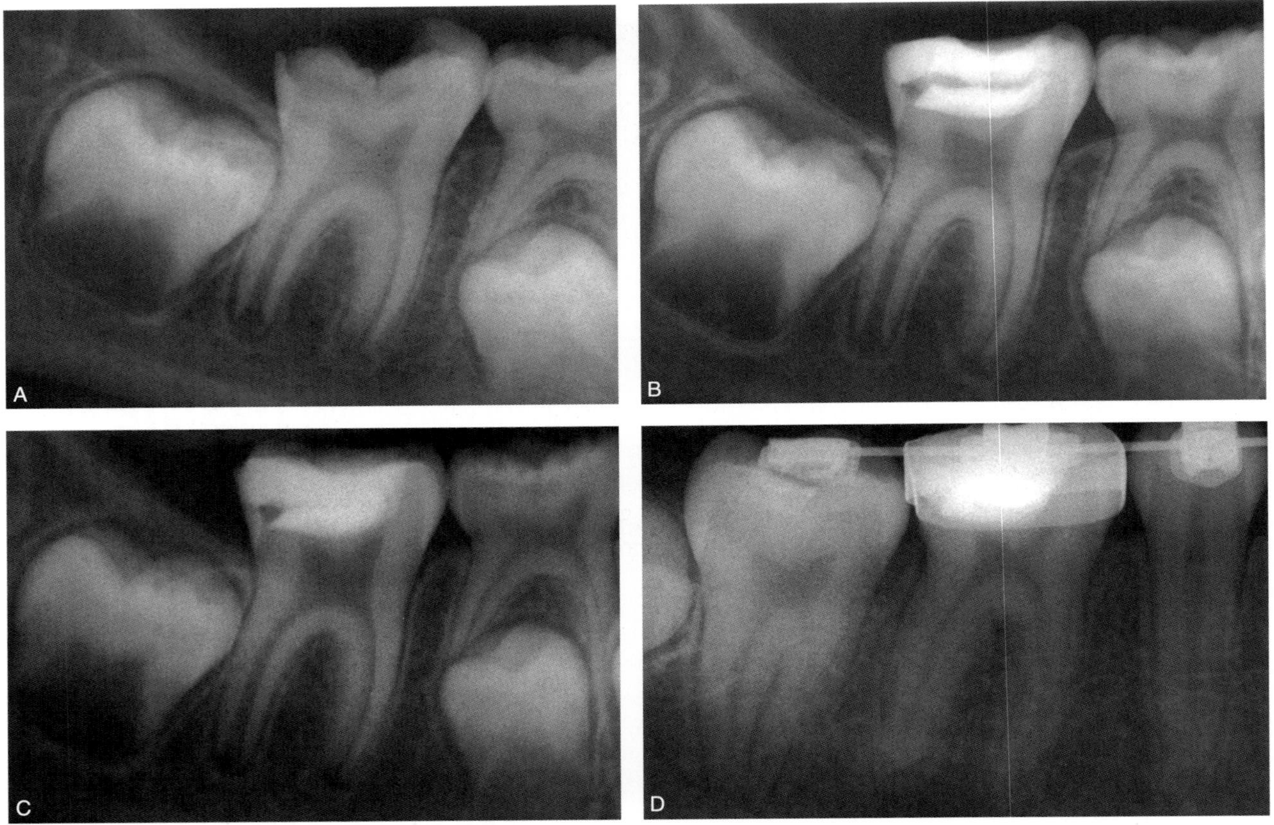

图 27-3　A. 7 岁女患儿，下颌第一磨牙深龋伴疼痛症状，临床检查发现 46 深龋洞，X 线片示 46 根尖孔敞开　**B、C.** 46 行两步法 MTA 直接盖髓和牙体粘接修复　**D.** 7 年后随访，患者正在进行正畸治疗，46 牙髓活力冷测试反应正常，X 线片示 46 根尖孔发育完成（Reproduced with permission from Bogen and Chandler.[2]）

（二）间接盖髓术

间接盖髓术是"一种为防止年轻恒牙穿髓，将盖髓材料覆盖在保留的薄层龋坏牙本质表面以保存牙髓活力的治疗方法"[32]。尽管多年来一直存在争议，但对无症状且影像学未提示病变的患牙使用这种技术可取得良好的治疗效果[33, 34]。

采用各种技术保守性的清除深龋患牙的龋坏组织，避免牙髓直接暴露，由于保存了原发性成牙本质细胞，患牙有很大的修复潜力[35, 36]。一步法或两步法（逐步法）间接盖髓术采用的材料包括氢氧化钙、氧化锌丁香油酚（ZOE）或钙硅基类水门汀（CSCs）。临床操作（一步法或两步法）的主要难点在于确定去腐的程度。此外还应考虑再矿化过程中，充填材料下方由于近髓软化牙本质干燥后体积收缩形成的空腔，静止状态的龋损重新开始快速进展或牙体修复失败等并发症[37]。间接盖髓术近年来已得到改进，是治疗年轻恒牙的有效手段（图 27-4）[38-40]。

（三）牙髓切断术

牙髓切断术是"一种去除冠髓以保留剩余根髓活力的治疗方法，可用来暂时缓解疼痛或像 Cvek 活髓切断术一样作为一种紧急的治疗措施[32]"，是一种更具侵入性的治疗手段。

传统牙髓切断术在髓室底或牙骨质牙釉质交界处将整个冠髓去除，并在根管口或剩余的根髓组织上放置可使牙髓组织防腐且具有不同毒性的盖髓材料，如硫酸铁、苯酚、木馏油、戊二醛、聚羧酸盐水门汀、ZOE、氢氧化钙和甲醛等[41]。研究表明治疗的短期成功率较高，但通常只适用于乳牙，恒牙不推荐用此方法。更多详细信息请参见第三十八章"儿童的牙髓治疗"。然而，近期研究表明，对有不可逆性牙髓炎表现的成熟恒牙，进行部分和全部牙髓切断也能获得良好的治疗效果[42]。

尽管甲醛甲酚广泛应用于年轻恒牙的牙髓切断术中，但该材料具有明显的缺点[43, 44]。数据显示其具有潜在的全身毒性，且更容易引发灵长类动物的牙体内吸收[45]。此外，由于甲醛甲酚下方的牙髓发生了变化，常规的根管治疗很难进行[46]。近期研究推荐 MTA 和其他 CSCs 作为乳牙和年轻恒牙中甲醛甲酚的替代品（图 27-5）[47-50]。

（四）部分牙髓切断术

部分牙髓切断术（Cvek 牙髓切断术）是"一种去除小部分冠髓，保留剩余冠髓和根髓组织活力的治疗方法[32]"，需要去除炎症牙髓和坏死组织暴露出健康的冠髓组织[51]。其与直接盖髓术类似，区别在于剩余牙髓组织的范围和体积有所不同（图 27-6）。

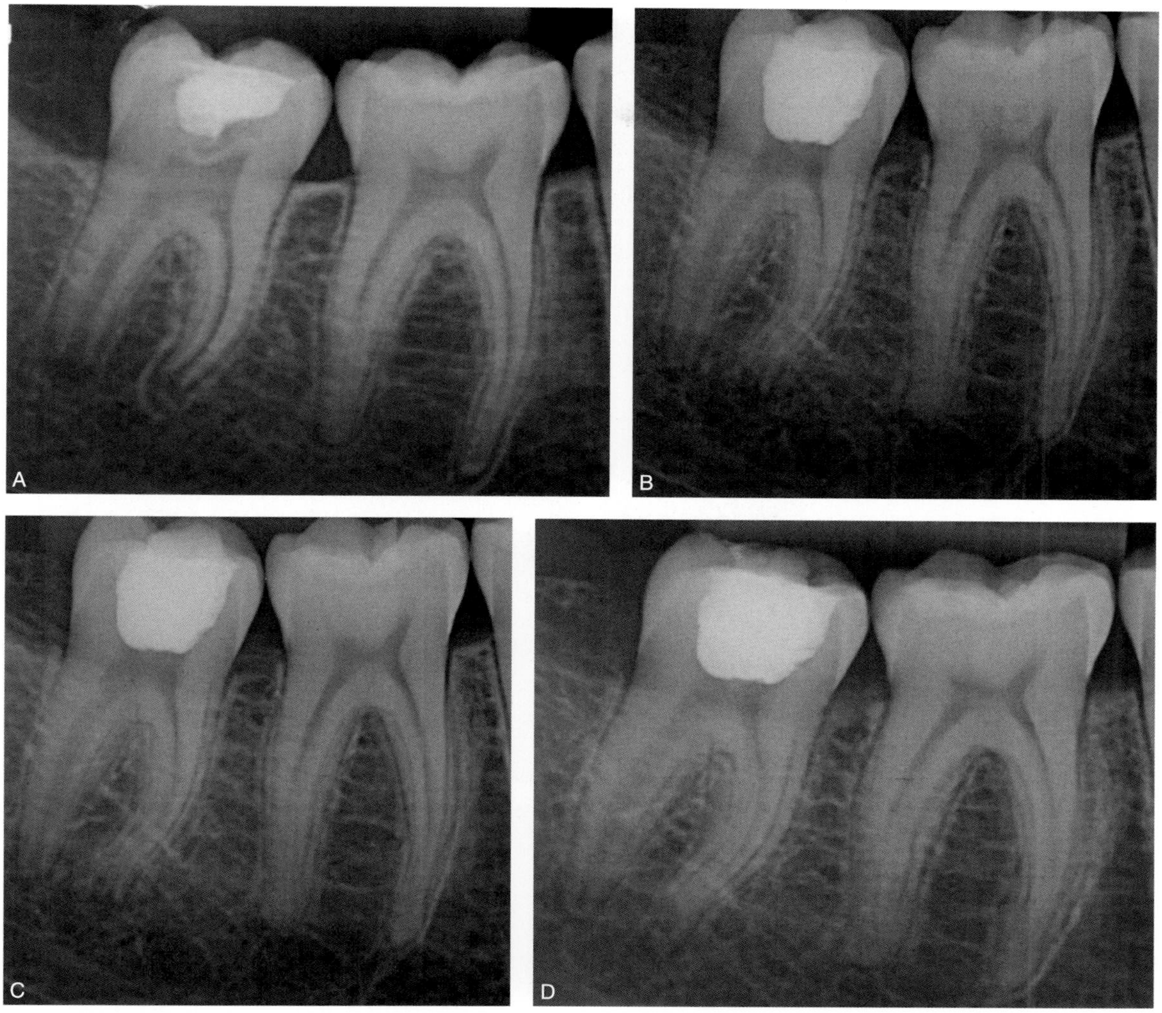

图 27-4 13 岁男患儿，右下颌第二磨牙行间接盖髓治疗

A. 47 第一步间接盖髓术后 4 个月，保留了深龋近髓 1/4 处的牙本质 **B.** 采用分步法去尽 47 腐质后树脂充填 **C.** 1 年后随访的影像学表现 **D.** 2 年后随访，47 牙髓活力正常，X 线片示 47 根尖孔发育完成，硬骨板清晰（©Dr. Lars Bjørndal 2015.All rights reserved.）

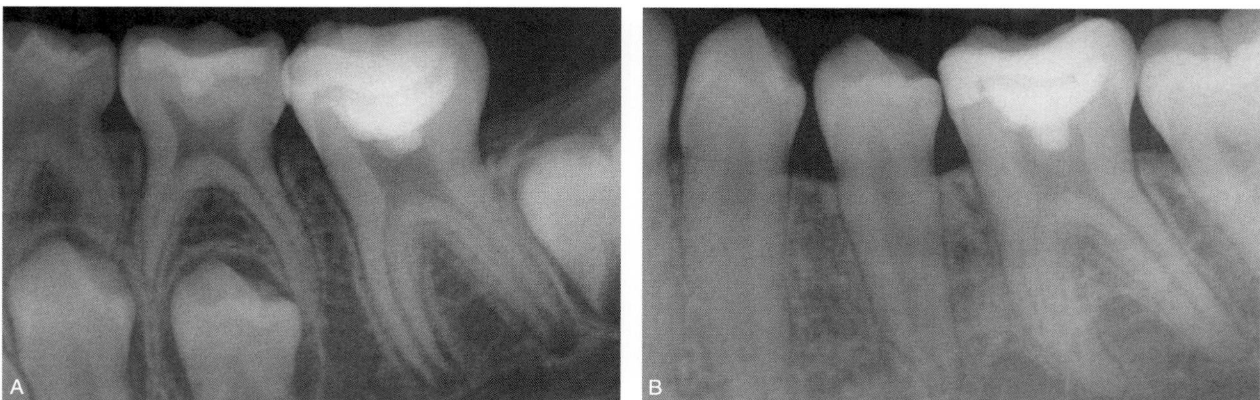

图 27-5 9.5 岁女患儿，左下颌第一磨牙牙釉质发育不良伴发大面积龋坏

A. 36 行 MTA 部分牙髓切断术和复合树脂粘接修复 **B.** 7 年后随访，X 线片示 36 根尖发育完成（Courtesy Dr. Jonathan Lo，Long Beach，CA.）

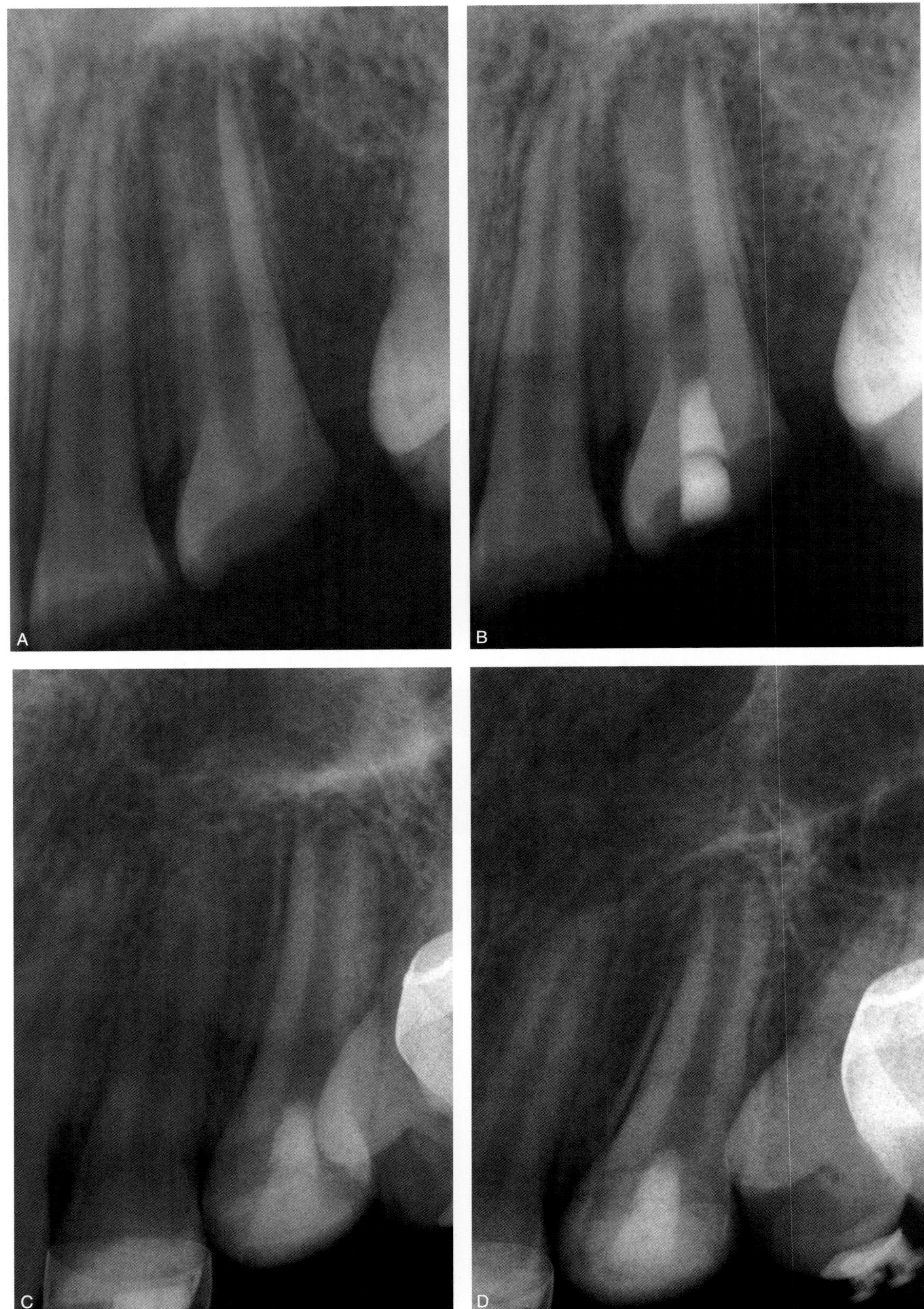

图 27-6　12 岁患儿右上颌尖牙冠折 24 小时就诊

A. X 线片示 13 根尖孔敞开　**B.** 5.25%NaClO 止血，行 13MTA 部分牙髓切断术（Cvek）　**C、D.** 6 个月和 1 年随访，13 牙髓活力冷测试反应正常，X 线片示 13 根尖孔逐渐闭合（Reproduced with permission from Bogen and Chandler.[2]）

四、活髓保存治疗的适应证

剩余牙髓组织表现为可复性炎症时，采用活髓保存治疗可以诱导修复性硬组织屏障的形成，保护牙髓免于进一步的微生物入侵。因此，为长期保存牙髓活力，建议对深龋、机械露髓或外伤的牙齿行直接盖髓术。临床上应根据影像学检查、牙髓活力测试、患者病史和临床检查等形成初步诊断，评估是否适用直接盖髓术和牙髓切断术，并判断其可能的预后。活髓保存治疗的主要目的是维持牙髓活力，推迟更具损伤性的根管治疗和修复治疗。研究发现，行常规根管治疗（RCT）、桩核置入和牙尖覆盖或全覆盖修复的患牙，其长期存活率远低于活髓患牙[52-57]。此外，经过根管治疗和全冠修复的患牙更容易发生根折、继发龋及其他牙菌斑相关的并发症[58-60]。

第二节　活髓保存治疗的材料

数十年来，研究者们为找到理想的生物相容性和生物活性兼备的盖髓剂，对多种材料展开了研究，包括氢氧化钙复合物[61-66]、磷酸锌水门汀、聚羧酸盐水门汀、氧化锌、磷酸钙、四环素钙螯合物、磷酸钙陶瓷、抗生素和生长因子混合物、生物玻璃、釉原蛋白、氰基丙烯酸酯、羟基磷灰石、树脂改性玻璃离子、亲水性树脂、MTA 和其他钙硅基类水门汀（CSCs）[67-78]、Ledermix（盐酸去甲环素和曲安奈德）、二甲基异山梨醇、甘草次酸 / 抗生素混合物和硝酸钾等[79]。

消除龋损进展的先进手段包括激光技术、臭氧技术及使用生物活性材料激活牙髓防御功能等手段[80-82]。恒牙直接盖髓术的回顾性研究显示，因操作技术和盖髓材料不同，治疗效果多变，5~10 年成功率为 30%~85%[61-66]。

理想的盖髓材料应具有以下特性[83]：无菌、诱导硬组织形成、保持牙髓活力、释放氟化物以防止继发龋、具有杀菌或抑菌作用、对牙本质和修复材料有粘接性、可抵抗修复体安置及使用过程中的作用力、X 线阻射性能、严密的抗菌封闭性能等。

一、氢氧化钙

长期以来，氢氧化钙（CH）一直被认为是活髓保存治疗的“标准”材料。其性能良好，但治疗成功率随着观察期延长而降低[63-66]。强碱性赋予其良好的杀菌性能，且能增强牙髓组织的反应，进而刺激牙髓行使防御和修复功能[70]。然而氢氧化钙具有细胞毒性、会引起牙髓细胞凋亡、与牙本质边缘适应性差、不能稳定刺激修复性硬组织形成等缺点[84-87]。修复体下方的 CH 还可能被降解和吸收，并引发乳牙吸收，破坏银汞合金硬固时的界面[88-90]。同样的，采用粘接树脂修复时，牙本质界面处亦可能有间隙形成[91]。此外，CH 下方形成的硬组织桥内存在隧道形缺陷，作为盖髓剂无法提供长期严密封闭，容易引起微渗漏[84,90]。修复体下方 CH 的不稳定性、崩解及硬组织桥内的缺陷为微生物向脆弱的牙髓组织渗透和激活循环免疫反应提供了通道，进一步会引起对牙髓的刺激，造成牙髓钙化和潜在的根管堵塞（图 27-7）。

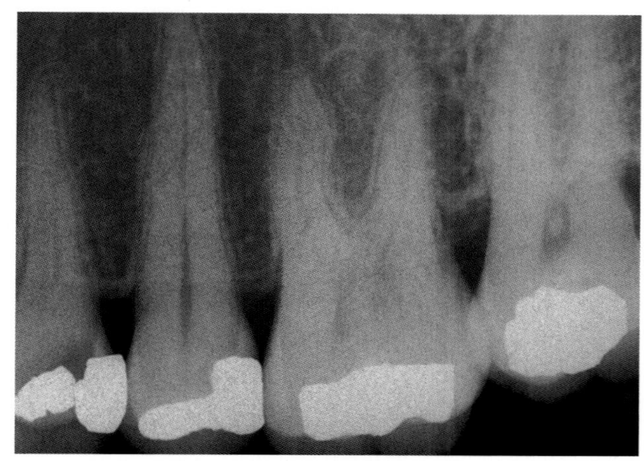

图 27-7　46 岁女性患者，左上颌后牙牙髓活力冷测试迟缓性痛。第二磨牙 10 年前采用硬质氢氧化钙进行直接盖髓。X 线片示 27 可见营养不良性钙化和大块髓石

二、粘接性树脂和树脂改性玻璃离子

20 世纪 80 年代初期，日本的研究人员首次将亲水性树脂应用于直接盖髓[92-94]。采用灵长类动物模型开展基于 ISO 标准的初步研究显示其治疗结果良好[95-99]。实验中将多种树脂直接覆盖在暴露的牙髓表面，从组织学上评估患牙的牙髓反应、微生物存留和修复性硬组织形成的情况等，发现树脂具有良好的生物相容性并能刺激修复性钙化桥的形成。然而，尽管在灵长类动物中观察到了良好的疗效，这些材料在人类受试者中的转化应用却没有得到类似的效果[100-104]。当在临床研究中采用粘接性树脂直接盖髓时，人牙髓组织出现不良组织学反应，组织学切片显示其细胞相容性差，特征是单核细胞炎性浸润，粘接树脂各层之间存在多形核中性粒细胞、巨噬细胞、多核巨细胞和血液渗出，未见钙化组织形成[100,101,104,105]。

两项针对人类受试者的临床研究比较了亲水性树脂或树脂改性玻璃离子水门汀直接盖髓的情况[106,107]。其中一项的组织学结果表明，Clearfil Liner Bond 2 和 Vitrebond 起初引发了中度至重度的炎性细胞反应，300 天后未能刺激修复性硬组织桥形成。其他非人类的实验也证实，使用亲水性树脂不确定是否能促进修复性硬组织的形成，且微生物可能会污染钙化桥。之后的一项研究检测了灵长类动物中“第三期牙本质”桥形成相关的细菌污染程度，发现采用

复合树脂、树脂改性玻璃离子和 CH 盖髓的样本中，污染率分别为 18.6%、22.2% 和 47.0%[108]。

这些研究表明，有些盖髓材料既不能促进牙髓有效愈合，也不能为硬组织桥形成和微生物消除提供良好的环境[109, 110]。但是，某些情况下如果细菌微渗漏得到很好控制且成功完成亲水性树脂盖髓时，牙髓可能会被修复（图 27-8）。近年的研究将粘接性树脂系统与生长因子和硬组织促进剂相结合，以促进修复和愈合[111, 112]。

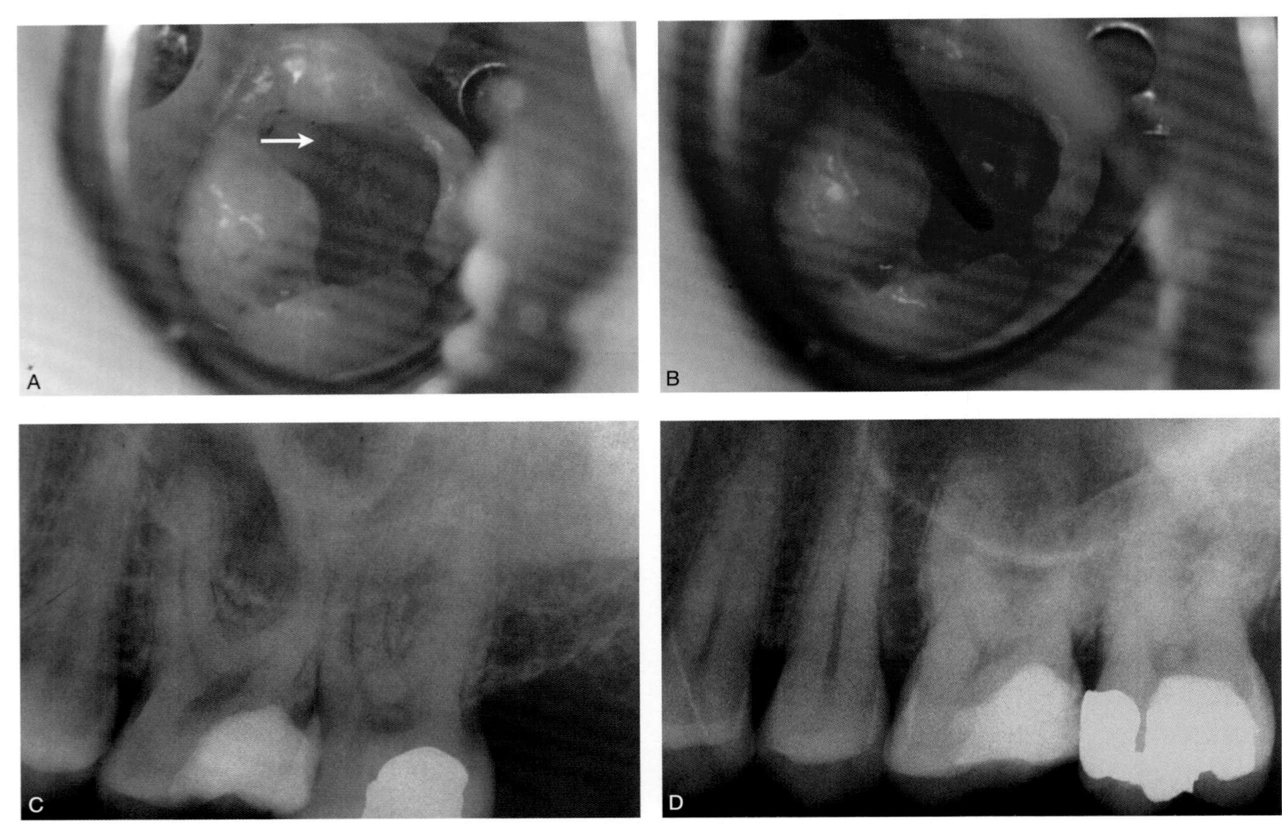

图 27-8 16 岁女性患者，左上颌第一磨牙诊断为深龋伴可复性牙髓炎
A. 龋齿检测剂染色示 26 牙髓暴露 0.5mm（箭头） **B.** NaClO 止血后亲水性树脂直接盖髓 **C.** 两年后随访，X 线片示 26 修复性牙本质桥形成 **D.** 15 年 6 个月后随访，患牙无临床症状，26 牙髓活力冷测试反应正常。注：左上颌第二磨牙 8 年前行氢氧化钙间接盖髓术，X 线片示 27 髓腔中见髓石

三、无机三氧化物聚合物

无机三氧化物聚合物（Mineral Trioxide Aggregate，MTA）是第一个钙硅基类水门汀（CSC），20 世纪 90 年代初用于根管修补[113]。这种生物活性 CSCs 的最初成分包括硅酸三钙、铝酸三钙、氧化三钙，氧化硅和其他矿物氧化物[114]。自引入临床起，原水门汀 ProRoot MTA 的成分已经发生了变化，硅酸二钙代替了硅酸三钙，并添加了四钙铝铁氧体、脱水硫酸钙和氧化铋，其中氧化铋增加了材料的阻射性[115]。后续推出了白色 MTA（WMTA），目的是解决铁素体还原导致的美学问题，其临床性能与原始灰色 MTA 相比没有明显变化[115-118]。然而 WMTA 导致的染色仍然是一个不良特性，推荐采用新方法克服这一缺点[119]。

MTA 良好的理化特性使其成为乳牙和恒牙进行部分或完全牙髓切断术及直接盖髓术的优良材料[120-122]。硅酸盐水门汀结构上与 MTA 相似，具有 MTA 的优越性能，包括在有血液和水分的情况下也可以硬固[123]。硬固后的 MTA 具有严密的边缘封闭性且不会被吸收。在钙离子和组织液存在的情况下，MTA 可与牙本质反应形成结构类似于羟基磷灰石的界面层[124, 125]。MTA 的其他特性还包括缓慢释放钙离子、小粒径和 pH 值持续呈碱性[126]。在细胞水平上，MTA 刺激细胞因子释放，诱导牙髓细胞增生，并促进硬组织形成[127, 128]。钙离子缓释和强碱性（pH=12.5）可能有助于减少去腐后残留的微生物。

碱性磷酸盐存在的情况下，MTA 和其他 CSCs 固化时在牙本质小管内形成晶体，可包埋和中和致龋微生物[129]。高 pH 还能促进牙本质中生长因子的释放，有助于钙化桥的形成[127, 130]。灵长类和犬类模型的研究发现 MTA 直接盖髓具有强大的促进钙化屏障形成的能力[74, 131-134]。近 20 年来使用 MTA 行部分或全部牙髓切断术和直接盖髓术的临床研究均显示出良好的短期和长期疗效[135-141]。这些研究结果证实 MTA 能够提供生物相容性良好、无毒和抗菌的环境，且其表面形态有利于细胞附着和增殖[142]。MTA 在牙本质界面固化形成羟基磷灰石时释放的可溶性成分，可能会促进转化生长因子 β（TGF-ß1）、肾上腺髓质素等生长因子和其他生物活性分子释放[143]。牙本质细胞外蛋白水平在 MTA 的刺激下也会升高，并在钙化修复机制被激活后硬组织桥的形成中达到最高。

近期有研究对 MTA 和氢氧化钙直接盖髓的效果进行了比较，结果显示 MTA 在促进修复和维持牙髓活力方面具有明显的生物学优势[140, 141]。一项使用两步法对诊断为可复性牙髓炎的恒牙行 MTA 直接盖髓的研究发现，在平均 3.94 年的观察期内，49 颗牙中的 48 颗（97.96%）无主观症状且牙髓活力冷测试反应正常，预后良好，10.6%（5/49）的病例可见牙髓钙化，所有根尖孔开放的年轻恒牙（15/15）均表现为完全根尖孔闭合（牙根发育）[144]。

一项临床随机试验对 376 颗恒牙行 MTA 或 CH 直接盖髓的效果进行了长达两年的评估，结果显示 CH 两年的失败率为 31.5%，MTA 为 19.7%，证实 MTA 临床疗效更佳[140]。另一项队列对比研究检查了 229 颗牙，比较 2~10 年 MTA 与 CH 直接盖髓的效果，并使用 logistic 回归和方程式 logit 模型进行分析，结果显示 MTA 组 80.5% 的牙显示出更好的长期效果，而 CH 组的比例仅为 59%[141]。

MTA 直接盖髓的良好疗效归因于其固有的生物活性和生物诱导特性[145]。pH 持续保持碱性赋予固化 MTA 优良的抗菌特性，通过联合使用次氯酸钠（NaClO），有助于消除去龋和露髓后残留在牙本质 / 牙髓界面的大多数残留微生物。MTA 具有吸湿性，在潮湿环境下可硬固，因此与血液或组织液的直接接触不会显著影响其固化性能。此外，由于 MTA 粒径小且能与牙本质紧密结合，有效阻碍了微渗漏和细菌生长[125, 129]。钙离子的缓慢释放可刺激牙髓生长因子和信号传导分子（如 TGF-β、IL-1α，IL-β 和 MCSF 等）的分泌，从而促进了硬组织形成[143, 146]。固化后 MTA 的表面纹理和抗压强度保证其可以和粘接性修复体形成紧密的化学结合，以及承受较大殆力负担时发生最小程度的压缩变形。

四、钙硅基类水门汀

自 MTA 推出以来，出现了多种可用于牙髓治疗和活髓保存治疗的 CSCs[78, 147-150]。这些新型水门汀的主要成分是硅酸二钙和硅酸三钙，与 MTA 和硅酸盐水门汀相同。由于遇水可发生硬固，硅酸钙化合物水合后即刻获得强度，研究表明这些聚合物可上调成血管因子、转录因子、牙髓成纤维细胞及干细胞的表达。CSCs 还具有生物诱导能力，在引起较小炎症反应的同时促进细胞增殖、分化、诱导硬组织屏障形成。尽管新型 CSCs 应用于人体的临床研究较少，但已显示出适用于盖髓术和牙髓切断术的优良特性[151-155]。

初步研究显示超过 25 种 MTA 类材料均具有同等的利于活髓保存治疗的理化性能和生物诱导特性。这些 CSCs 通常被称为生物陶瓷材料，包括 MTA Angelus，MTA BIO 和 MTA Branco；Biodentine；BioAggregate 和 iRoot BP Plus；Calcium Enriched Mixture（CEM）；EndocemMTA 和 Endosequence 根管修复材料。最近推出的吸湿性硅酸盐水门汀还包括 RetroMTA 和 OrthoMTA；Gray MTA Plus；MTA plus；Tech Biosealer Endo 和 Micromega MTA。其他钙硅基类化合物正在进行实验室和临床研究，以证实其安全性和有效性[151]。

MTA-Angelus 由 75% 的硅酸盐水门汀和 25% 的氧化铋组成，在活髓保存治疗中具有应用潜力。其配方中去除了硫酸钙，凝固时间缩短至 10min，特别适合用于一次法盖髓术或牙髓切断术[156]。其晶体结构及作为盖髓材料诱导产生硬组织桥的组织学形态与灰色和白色的 ProRoot MTA[155, 157, 158]类似，应用于乳牙牙髓切断术[159]和非龋性露髓患牙的直接盖髓术时疗效显著[158]。

Biodentine 亦具有较短的凝固时间（10min），良好的生物活性有利于应用于牙髓切断术、间接盖髓术和直接盖髓术。这一材料不会改变人成纤维细胞的细胞分化，Ames' 致突变测试显示没有遗传毒性和细胞毒性作用[160-162]。扫描电镜观察发现 Biodentine 在牙本质界面的封闭能力与 MTA 相似[163]。用来行盖髓术或牙髓切断术时，该化合物具有牙髓组织相容性，可诱导成纤维细胞（成牙本质细胞样）募集，刺激形成与 MTA 相当的钙化桥[134, 164, 165]。

BioAggregate 是另一种能够刺激硬组织桥形成的具有生物活性的 CSCs 水门汀。与 MTA 相似，BioAggregate 可在体内促进成骨细胞矿化，抑制破骨细胞分化和炎症性骨吸收[166-168]。接触人牙髓细胞时，MTA 和 BioAggregate 细胞相容性良好，均可促进细胞黏附、迁移和附着[169, 170]。BioAggregate、Biodentine 和 MTA 也可通过促进成牙本质细胞样细胞的分化和结节的形成来刺激硬组织的形成。这些良好的特性使得新型 CSCs 适用于再生牙髓治疗及活髓保存治疗（图 27-9）。更多详细信息，请参见第二十九章“再生牙髓学”。

Endosequence 牙根修复材料在牙髓外科手术中显示出低细胞毒性、特殊的生物活性和良好的愈合性能，是一种富有潜力的盖髓剂和牙髓切断术药物[171-173]。用于活髓保存治疗时，CEM 水门汀也具有很好的生物活性和显著的疗效[174]。一项为期 5 年的多中心随机临床试验发现，采用 CEM 对诊断为不可逆性牙髓炎的恒磨牙行牙髓切断术预后与常规根管治疗相近[42]。此研究结果对全球经济困难地区患者治疗方案的抉择可能会产生重大影响。随着研究的扩展和材料的不断更新，新型 CSCs 应用于活髓保存治疗和再生牙髓治疗的进程将进一步加快。

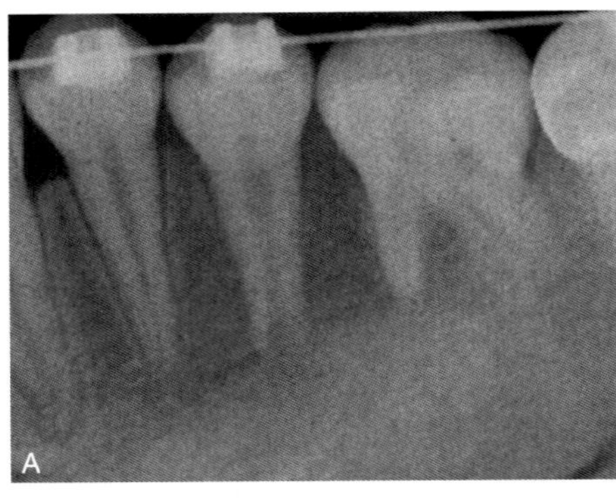

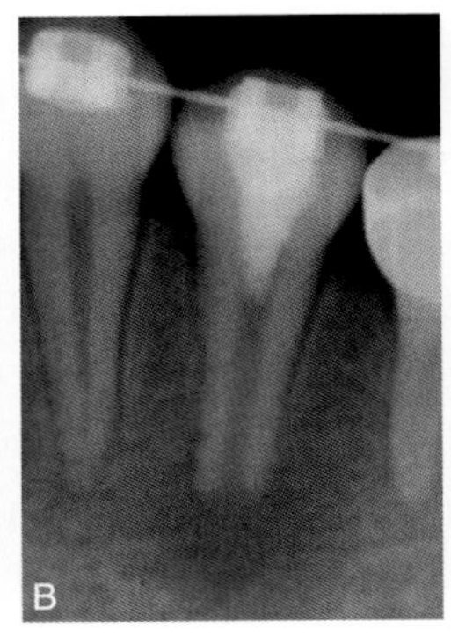

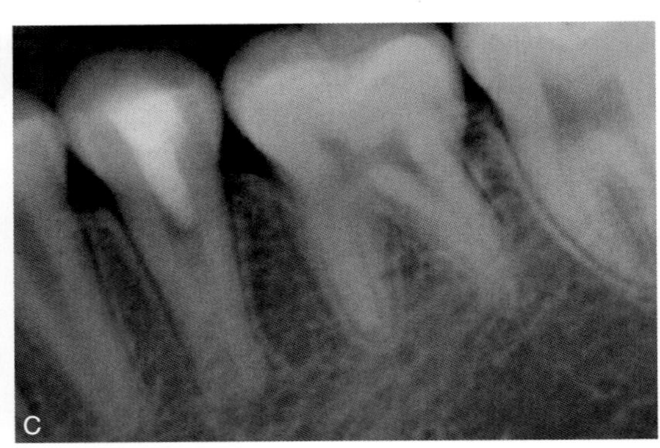

图 27-9 15 岁患者正畸治疗期间出现左下颌第二前磨牙急性根尖周脓肿症状，临床检查发现 35 畸形中央尖伴牙髓坏死
A. 术前 X 线片示 35 根尖孔敞开，根尖低密度影像 **B.** 使用 1% NaClO 和氢氧化钙行 35 根管消毒后诱导形成血凝块，放置 BioAggregate，复合树脂充填 **C.** 2 年后随访，X 线片示 35 牙根变长，根管壁增厚，根尖孔闭合

第三节 治疗成功的诊断标准

对于患有严重龋病的年轻恒牙，治疗时应尽量保留剩余的和可识别的健康组织。冠髓组织可以全部保存、部分切断或切断到髓室底部只保留根髓组织，从而保证开放的根尖孔持续发育和根尖成熟（牙根发育）。在外伤可能导致牙发育中断的情况下，治疗的主要目标应该是诱导牙根发育、保护牙髓并维持其活力[175-177]。更多详细信息，请参见第二十八章“根尖未发育成熟牙的治疗”。

治疗开始前，必须仔细评估患者的所有相关信息。活髓保存的关键是依据病史、影像学证据、结合牙髓活力测试（冷测）和叩诊检查对患牙进行正确的鉴别诊断。临床评估应包括牙动度、牙周探查结果和是否存在局部肿胀或窦道等。同时应仔细观察根尖片和殆翼片，评估是否有龋齿、根尖周疾病、内吸收 / 外吸收、根分叉投射影及外伤或原有充填物所致的牙髓钙化等情况的发生。

若临床和影像学评估未发现疾病，必须考虑患者主观症状。大部分深龋患者通常对冷热刺激及某些酸性或甜味食物敏感。但是，对牙髓活力冷测试的主观反应可能会不一致，短暂的持续性痛（1~2s）并不是牙髓不可复性炎症的信号。尤其对于年轻恒牙，此测试的结果通常是不可靠的[178,179]。此外，叩诊疼痛通常与不可复牙髓炎有关。因此对诊断为不可复性牙髓炎根尖孔开放的患牙，建议使用 MTA 或其他 CSCs 联合牙髓摘除术或牙髓再生治疗促进根端封闭（牙根发育）[177,180,181]（图 27-10）。更多详细信息，请参见第二十八章。

相较于曾有修复体或外伤史的牙，龋坏患牙自我修复和形成钙化桥或第三期牙本质的概率更高[182,183]。对于计划进行全牙尖覆盖修复或以往有大面积修复体的成熟恒牙，可能不适于行直接盖髓术。因为，虽然从技术角度来看，殆面牙髓暴露后行全冠预后较好，但受 MTA 和其他 CSCs 的操作性能限制，轴侧壁露髓点在临床上极难处理。因此，考虑到在垂直髓室壁上放置材料的技术难度，建议在成熟恒牙中选择进行常规 RCT 以获得可靠的预后。

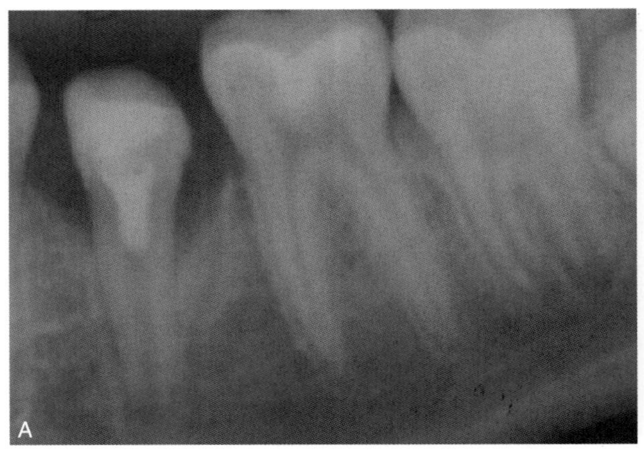

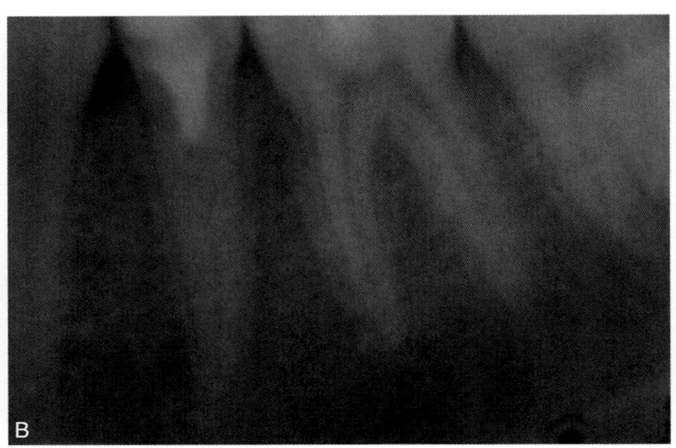

图 27-10 **A.** 11 岁女性患者，发育不良的左下颌第二前磨牙深龋露髓后行冠髓切除、NaClO 止血、MTA 5mm 充填、玻璃离子垫底及复合树脂充填修复 **B.** 2.5 年随访，X 线片示 35 牙根发育完成

活髓保存治疗方案的选择应基于剩余牙体组织的结构。对于患有严重龋病、大范围冠部缺损或需行全牙尖覆盖修复的年轻患者，建议用牙髓切断术而不是直接盖髓术。对于猖獗性龋患者，同样建议行牙髓切断术而不是直接盖髓术，因为此类患者继发龋的发病率较高[184-186]。然而，如果年轻患者的所有第一磨牙均被诊断为龋齿导致的可复性牙髓炎，直接盖髓术仍然是首选的治疗方案。虽然活髓保存治疗的成功率随着患者年龄的增加而降低[64，186]，临床上部分年长患者诊断为可复性牙髓炎患牙也可治疗成功（图 27-11）。

将露髓处放大观察并评估出血情况后，需再次确认初步诊断。如果牙髓组织不出血则极有可能已经坏死，必须去除直至出血断面。止血后，可以用高速金刚砂球钻行部分或小范围牙髓切断术，把 MTA 或 CSCs 直接放置在牙髓断面和周围牙本质上。如果 5.25%~8%NaClO 接触处理 10~15min 后牙髓断面出血仍无法控制，则必须将诊断改为不可复性牙髓炎，建议行牙髓切断术或牙髓摘除术。活髓保存治疗方案的选择取决于哪种类型治疗方式最有利于患者，最有利于牙的长期存留以保证最佳预后（图 27-12）。

因牙片中显示的牙髓体积比实际小，临床实践中可能会出现意外露髓和实际露髓范围较大的情况[187]。然而，普遍认为露髓大小对直接盖髓的结果没有明显的影响[188]。有些医生错误地认为牙髓暴露范围较大时预后较差，并可能在临床决策中考虑牙髓暴露的大小。一项研究发现，在没有使用标尺或事先校准的情况下，临床医生评估模拟露髓孔大小（0.5~0.9mm）时，平均高估约 26%[189]。此外，不同性别和种族群体之间的牙髓直径也存在显著差异[190]。

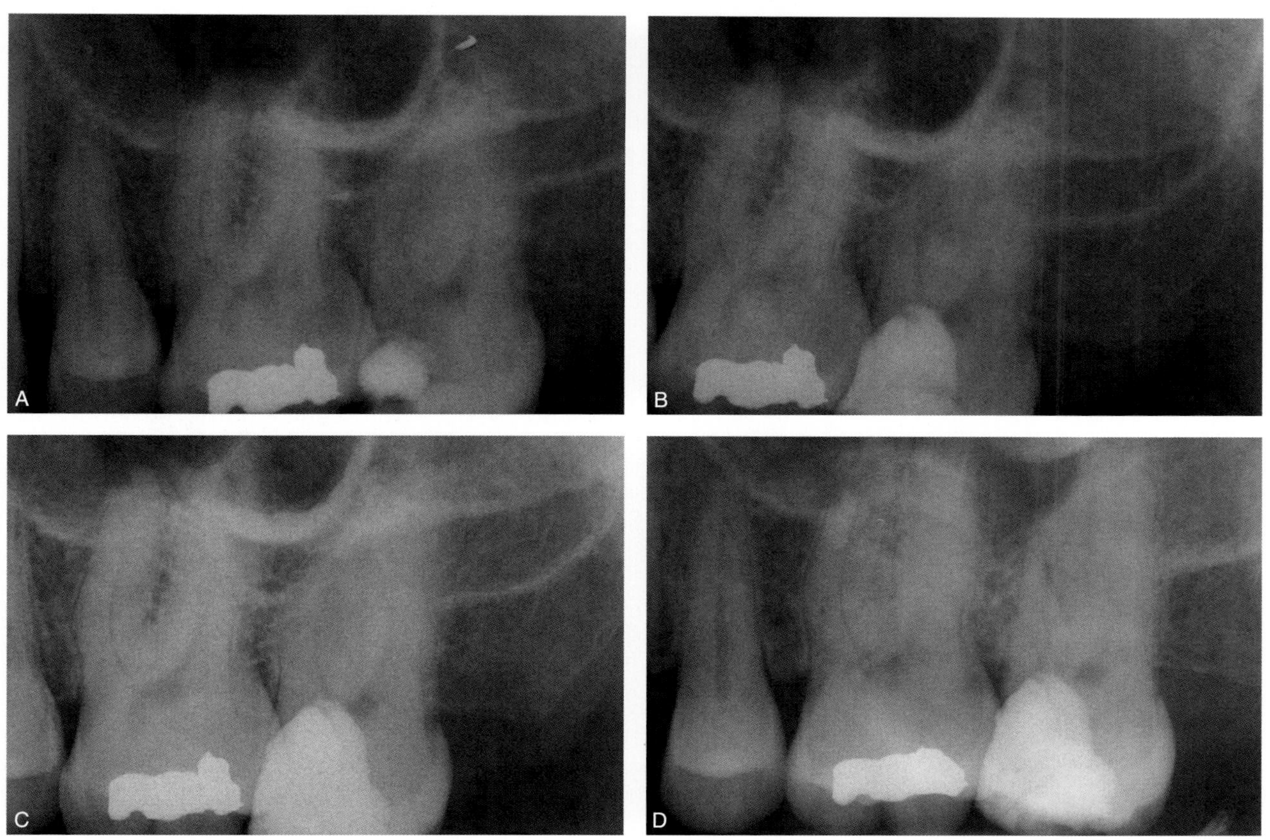

图 27-11 48 岁男性患者，左上颌第二磨牙深龋无症状

A. 术前 X 线片示 27 近中充填物下方大面积低密度影，牙髓钙化 **B.** 27 去腐后，露髓孔 1.0mm，行 MTA 直接盖髓，放置小湿棉球，Photocore 临时充填 **C、D.** 27 行粘接性复合树脂修复后 1 年、3 年随访，患者无临床症状，27 牙髓活力冷测试反应正常

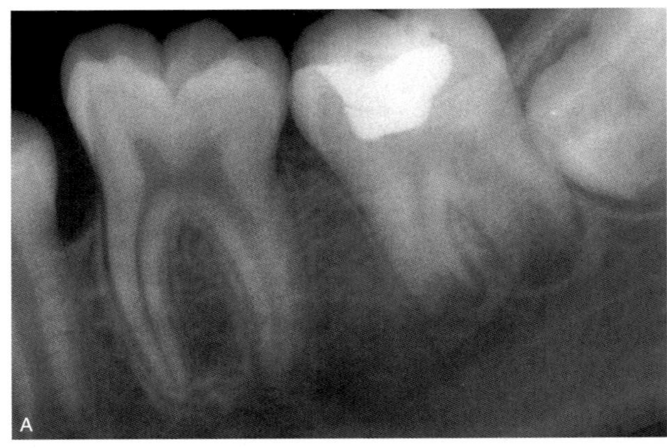

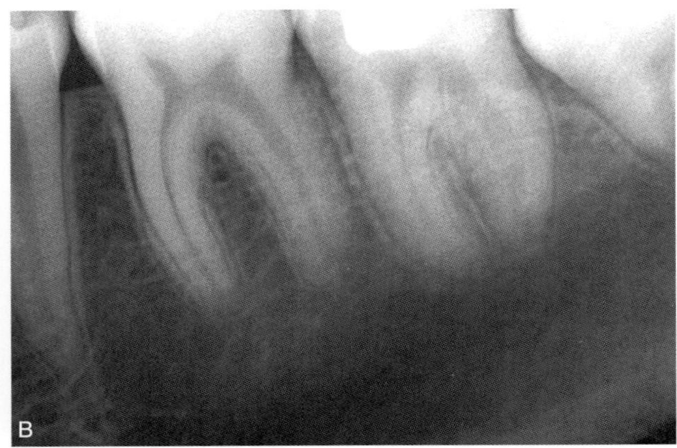

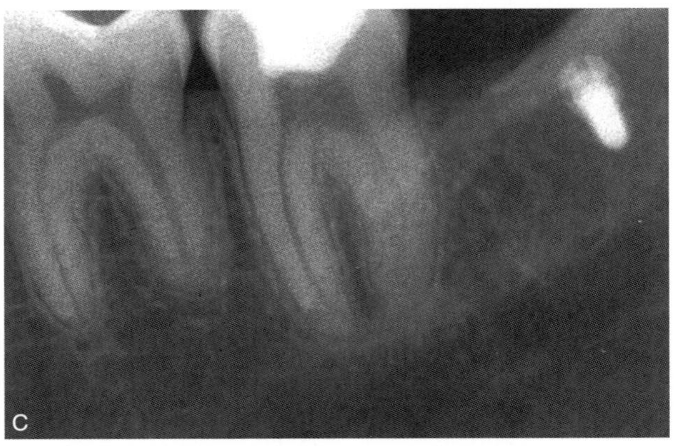

图 27-12　A. 9 岁男性患者，下颌第二磨牙行两步法 MTA 直接盖髓和树脂粘接修复　**B.** 4.5 年后随访，X 线片示 37 牙根发育成熟　**C.** 10 年后随访，X 线片示 37 牙根发育完成，第三磨牙处见 3 年前颌骨骨折后植入的钛螺钉影像

第四节　活髓保存治疗的临床操作

一、去除龋坏

借助光学放大仪器和龋齿检测剂，橡皮障隔离下彻底清除龋坏，是保证直接盖髓术和牙髓切断术获得良好预后的重要前提。20 世纪 70 年代中期，人们对龋病的发生过程有了新的认识，一种客观去除感染龋损外层组织的技术被发现。这一技术采用龋齿检测剂，保留了可再矿化的龋损内层，从而保留了对于维护和保留牙髓活力至关重要的牙体组织[191, 192]。龋坏牙本质的染色过程基于以下原理：产酸革兰氏阳性细菌的主要副产物乳酸先分解羟基磷灰石，龋损外层的胶原蛋白崩塌，但是内层的结合胶原蛋白得到保留，这一层中胶原分子间交联仍然完整[193, 194]。如果能对龋损这两个不同的层次进行选择性染色和仔细去除，并且采用粘接性复合树脂系统封闭龋洞，则可以实现正常的牙体修复和活髓保存。

侵入牙本质最深处的细菌在牙髓 / 牙本质界面产生促炎介质。通过去除外层的坏死性牙本质并保留内层可再矿化的牙本质，可以最大程度减少对牙髓的刺激。再矿化过程发生在钙离子和磷酸根离子存在的情况下，其可阻塞牙本质小管，并形成白磷钙石晶体。这种再矿化过程是在钙离子和磷酸盐离子堵塞小管的情况下形成白磷钙石晶体时发生的。龋损内层牙本质再矿化的现象已在灵长类和犬类动物模型中得到了证实[195, 196]。粘接性复合树脂修复不需要预备固位形，可保留更多的牙体结构，减少了对牙髓的创伤。保守性客观性去龋不损伤下方未染色的受龋影响牙本质，有利于牙髓活力保存。此外，采用龋齿检测剂使操作者可以使用牙科手术显微镜（dental operating microscope，DOM）辨认感染的牙本质，从而保证了治疗结果[197-200]。

龋齿检测剂的功效一直存在争议，因为未染色的牙本质中可能存在残留产酸细菌，而未感染的牙本质亦可能被染色[197, 201, 202]。原子力显微镜（atomic force microscopy）和横断数字显微照相术（transverse digital microradiography）检测显示染色严重的龋坏牙本质内仍含有矿化的组织，可能值得保留[203]。龋齿检测剂的这些缺点可以作为支持间接盖髓术的有力论据。然而龋齿检测剂在直接盖髓过程中体现出明显优势，它减少了遗留活跃龋损组织未被检测到的可能性，并可在 DOM 下更有效地指导龋坏去除。

二、牙髓止血

目前已有多种抗菌材料和止血剂用于活髓保存治疗中，包括硫酸铁、Tubulicid 与 Concepsis 等消毒剂、肾上腺素、不同浓度的过氧化氢（H_2O_2）和次氯酸钠（NaClO）。最常用的方法是用盐水或无菌水湿棉球直接压迫露髓点，控制牙髓出血。激光和电刀在止血方面的功效有限[204]。NaClO 作为常规根管治疗中常用的抗菌冲洗药物，自 20 世纪 50 年代末以来已作为一种有效的止血剂被推广应用于直接盖髓和牙髓切断术[205,206]。

与其他药物相比，NaClO 溶液用于活髓保存治疗有几个优势。它有助于纤维蛋白和血凝块的化学富集、清除生物膜和牙本质碎屑、消毒窝洞界面、去除暴露部位的受损细胞及良好的止血效果[204,207,208]。浓度为 5.25%~8.0% 的 NaClO 主要影响外周的牙髓细胞，不会损害其下方的牙髓组织[188,209]。尽管 NaClO 表现出很强的组织溶解能力，但对牙髓组织的反应相对温和[210]。而其用于烧伤患者护理时，湿敷浓度超过 0.025% 即对伤口愈合有害[210]。

一项具有里程碑意义的研究证明了止血对活髓保存治疗的重要性。该研究使用快凝 CH 直接覆盖于因龋露髓的牙髓组织[188]，操作中使用了龋齿检测剂，用 10%NaClO 完成止血，2 年成功率为 81.8%。统计分析表明，对温度测试和叩诊的反应、牙髓暴露的大小、患者的年龄和牙的类型对成功率的影响很小，而露髓点的止血能力是良好治疗效果的首要变量和指标，这一结果突出了使用有效药物彻底止血对于盖髓术和牙髓切断术预后的相关性和重要影响。

在炎症牙髓中，IgA、IgG、IgM、前列腺素 E2 和弹性蛋白酶等炎症介质的含量增加[211]，引起髓腔内压力增高，从而影响牙髓止血效果。观察数据显示，如果不能在 10~15min 内止血，则应将诊断修改为不可复性牙髓炎，转行牙髓切断术或牙髓摘除术。

一项动物实验针对 NaClO 对牙髓组织的影响进行研究。研究者在 Beagle 犬的牙上制备了深度为 2mm 的窝洞，用 5.25% NaClO 冲洗，之后对暴露的牙髓组织进行组织学观察。结果显示 Cavit 密封窝洞后 1 周和 4 周后牙髓中均没有检测到炎症细胞，说明 5.25% 未稀释的 NaClO 溶液不会对牙髓造成损伤[212]。此外，灵长类动物的牙用粘接树脂行直接盖髓时，不同浓度 NaClO 溶液也不会对其产生不利影响[207,208]。

一项临床实验以乳牙为研究对象，患牙牙髓暴露后用 1.25%NaClO 止血 60s，采用 CH 或粘接性材料行直接盖髓术，随后进行为期 24 个月的临床和放射学检查[213]。结果显示，排除已脱落乳牙后成功率为 93%，说明 NaClO 作为止血剂不会影响生物修复和后续钙化屏障形成。这一发现在另一研究中也得到证实，该研究对 IRM 盖髓 / 不锈钢牙冠修复的乳牙进行牙髓切断术，比较了硫酸铁或 NaClO 的处理效果。结果显示一年后 NaClO 组留存率为 100%，影像学成功率为 79%，优于硫酸铁组[214]。因其止血效能显著，$FeSO_4$ 可代替甲醛甲酚用于乳牙牙髓切断术。但是由于硫酸铁干扰树脂的粘接强度，因此在计划进行粘接性修复时不建议使用[215]。

一项临床研究采用人类第三磨牙为研究对象，2.5% NaClO 止血后使用 CH 或自酸蚀粘接系统盖髓，并在 30 天和 90 天后行组织学检查[216]。研究发现，CH 的生物学性能优于粘接性树脂，且使用 NaClO 止血不会影响牙髓的修复功能。CH 直接盖髓 90 天后组织学检查显示，0.9% 的盐水、5.25% 的 NaClO 及 2% 的氯己定均不会影响健康牙髓组织的愈合[217]。另有实验在探讨影响龋损区直接盖髓成功因素时显示，使用 10% 的 NaClO 对保持牙髓活力和牙髓修复能力没有明显的影响[188]。因此推荐直接盖髓时使用浓度为 5.25%~8.0% 的 NaClO，这是实现有效止血相对安全且实用的方法（图 27-13）[213,214,216-218]。

另一种有效的止血剂是 MTAD。这种溶液由清洁剂（吐温 80）、四环素异构体（多西环素）和酸（柠檬酸）的混合而成，是一种在根管治疗和再治疗时用于去除玷污层的抗菌剂和冲洗液[219]。它具有许多良好的特性，可替代 EDTA 与 NaClO 联合使用，还可清洁牙本质 / 牙髓组织界面，而不影响牙本质的弯曲强度和弹性模量，且对某些粪肠球菌菌株也具有显著的抗菌作用[220-224]。

治疗建议

（一）两步法直接盖髓

使用 MTA 行两步法直接盖髓的推荐步骤。

1. 患牙牙髓正常或为可复性牙髓炎是直接盖髓治疗的前提。局部麻醉后橡皮障隔离患牙，如有需要可用 Oraseal 或类似产品进一步封闭橡皮障，氯己定溶液或 NaClO 消毒牙冠。建议使用 DOM 对治疗区域进行照明和放大，金刚砂或碳化钨车针去除已破坏的牙釉质，挖匙去除软龋。

2. 吹干牙本质，龋齿检测剂染色 10s，冲洗并干燥，用低速碳化钨球钻和挖匙去除龋坏组织，直到很少（浅粉红色）或没有明显的染色牙本质。重复以上步骤 5~7 次，直到没有染色或只有浅粉红色着色牙本质为止。

3. 若去腐过程中发生牙髓暴露，可将沾有 5.25%~8% NaClO 的棉球放置在牙髓断面 20~60s 控制出血，并在露髓点附近继续小心地进行染色和去龋，直到染色几乎不可见。很少染色或没有染色的修复性牙本质区域不应去除。

4. 去尽龋坏组织后，露髓处通常会有一定程度的出血，将沾有 5.25%~8% NaClO 的棉球直接放置在露髓处 5~10min。达到止血效果后，冲洗并吹干。若牙髓没有暴露，仍建议使用 NaClO 清洁牙本质 5min。若在 10~15min 内未达到止血效果，则将诊断更改为不可复性牙髓炎，采取更具侵入性的治疗方法。相反，若牙髓暴露后出血不明显，则该组织很可能坏死，必须使用高速金刚砂球钻进行小范围、部分或全部牙髓切断术或牙髓摘除术。若去腐的过程中去除了整个髓室顶或轴向壁，则必须考虑行牙髓切断术。

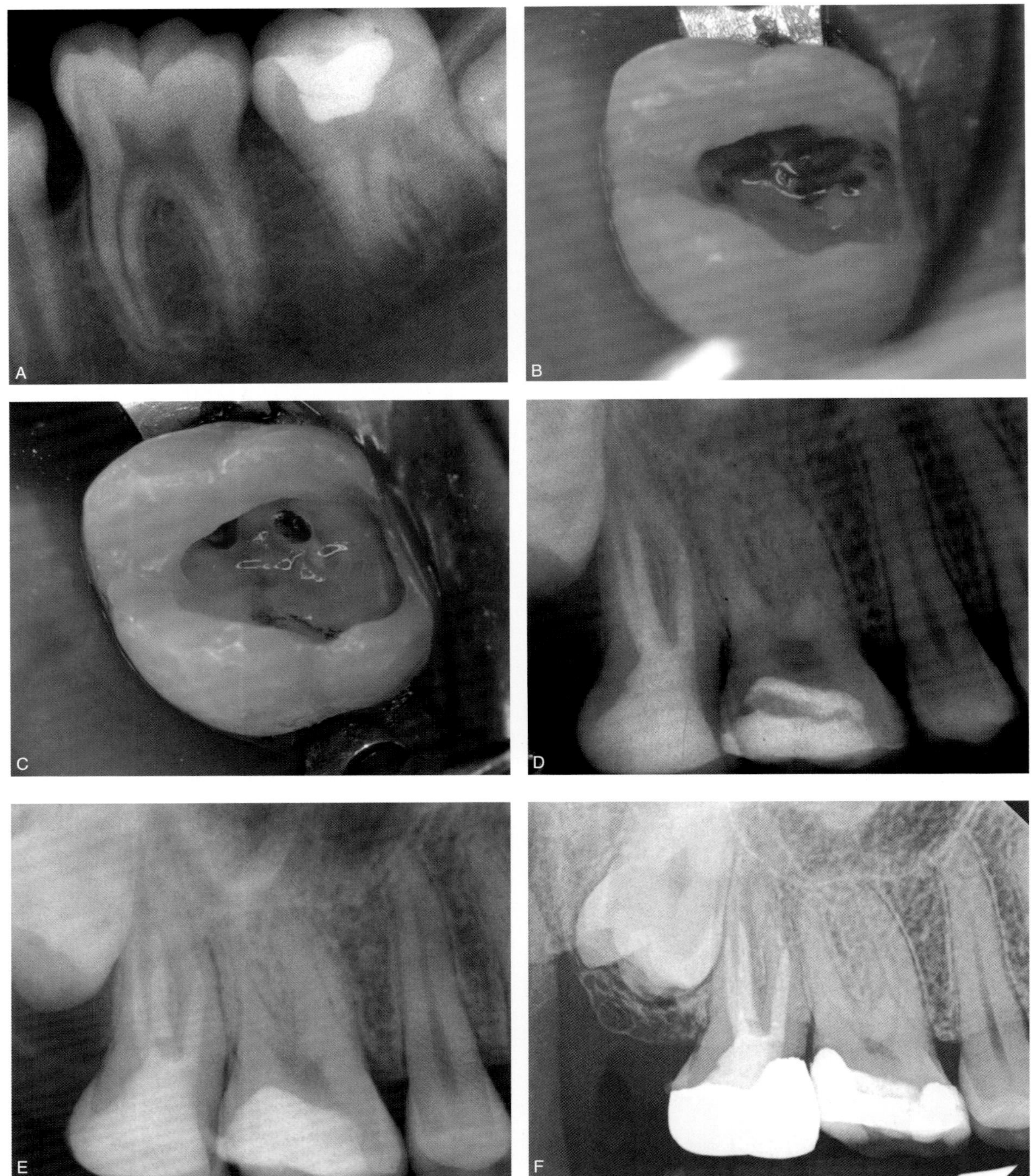

图 27-13 **A.** 14 岁女性患者，上颌第一磨牙龋齿伴有疼痛等临床症状（译者注：该 X 线片供图错误） **B.** 16 去除龋损后见 3 个露髓点伴出血 **C.** 5.25% NaClO 处理 5min，16 露髓点无明显渗血 **D.** 于 16 整个髓室顶和周围的牙本质上放置 MTA，湿棉球和 Photocore 临时充填 **E.** 粘接性复合树脂材料修复 16 冠部缺损 **F.** 17 年后随访，患牙无症状，二氧化碳牙髓活力冷测试反应在正常范围内，行二次树脂修复

5. 将 MTA 或 CSC 与水混合（3∶1，MTA∶H_2O），使其具有湿沙样稠度。手动器械（Glick 器械或挖匙）或 MTA 输送器将水门汀直接放在裸露的牙髓和周围的牙本质上。用一个小的湿棉球（如果水门汀混合物太湿，则用干燥的棉球）轻轻压紧材料，厚度至少应为 1.5mm。MTA 意外推入髓室不会对预后产生负面影响。用探针尖取湿润的小棉球（2~3mm）清洁 MTA 周围约 1.5mm 以上的牙本质和牙釉质，为之后的粘接修复留出足够的空间，以达到有效封闭。

6. 用一个自制的 1~2mm 厚的扁平湿润棉球或小纱布

覆盖整个MTA区域，若该区域是包括轴壁在内的Ⅱ类洞形，则应分两部分放置棉球或小纱布。如果患者可在4小时内返回，则可放置大块的棉球或纱布，同时告知患者在此期间不要进食或咀嚼，否则可能会导致缓慢凝固的水门汀脱落。

7. 为便于复诊时去除，放置棉球后最好采用无粘接性的复合材料进行牢固的暂封。同时为保证后续树脂修复的粘接力和强度，应避免使用IRM或ZOE等含有丁香酚的暂封物，除非最终选择银汞合金作为充填材料[225]。

8. MTA或CSC放置5~10天后复诊，询问患牙有无术后敏感、咀嚼不适或疼痛等，对患牙进行牙髓活力冷测试，以确认牙髓活力是否正常。局部麻醉后隔离患牙，在持续水冷却下，用高速金刚砂或碳化钨车针去除临时材料。用挖匙或类似的手动工具去除棉球、纱布及内嵌的棉纤维。建议使用高倍放大系统（DOM），检查MTA或CSC是否硬化，然后进行粘接性（自酸蚀）复合树脂充填。

9. 牙体修复后检查并调整咬合。6周后复查，评估患牙主观症状和对牙髓活力冷测试的反应。如反应无异常，可在6个月和12个月时复查患牙主观症状、牙髓活力测试和影像学表现。如果患者依从性良好，则应每年评估其牙髓状态。

（二）一步法直接盖髓术[115]

根据MTA制造者的建议，直接盖髓术也可一次就诊完成。某些情况下，年轻恒牙的治疗可能会很困难，尤其是那些由于治疗或行为问题需要在镇静作用下开展治疗的患牙。如果行一步法直接盖髓术，建议采取以下步骤。

1. 橡皮障隔离患牙，水流持续冷却下使用高速车针完成窝洞轮廓预备。

2. 低速球钻或手动器械去除龋坏牙体组织。

3. 2.6%~5%的NaClO溶液冲洗窝洞及露髓处，严重出血可用NaClO浸泡的棉球止血。

4. 根据说明书准备ProRoot MTA。

5. 使用小球形或类似器械在露髓点放置少量MTA。

6. 干燥的棉球去除多余的水分。

7. 用少量Dyract Flow流动性复合体（或类似的光固化树脂、玻璃离子垫底材料）覆盖MTA材料，根据说明书进行光固化。

8. 用34%~37%的磷酸凝胶酸蚀窝洞侧壁15s，彻底冲洗。

9. 轻轻干燥窝洞，保持牙本质湿润而非潮湿，涂布Prime和Bond NT或类似的粘接剂，根据说明书进行光固化。

10. 用TPH Spectrum复合树脂或类似树脂材料完成修复。

11. 每6个月评估一次牙髓活力，每3~6个月根据需要拍摄根尖片进行复查。

建议在牙科显微镜（DOM）辅助使用龋齿检测染料的情况下完成去腐（步骤2）。将MTA放置在露髓点后（步骤5），需在周边牙本质上放置厚度超过1.5mm的MTA，以确保中和细菌。另外，使用新推出的固化快的CSC产品时，必须遵循制造商的使用建议。通常辅助使用龋齿检测剂在DOM下去龋，采用NaClO控制出血等措施可保障良好的治疗效果。然而指导手册和说明书中这些辅助程序常常被临床医生所忽视。

三、牙体修复

盖髓/牙髓切断术后牙髓活力的长期存留以及牙功能的正常发挥很大程度上依赖于最终修复体的质量和封闭效果。修复体周围的细菌微渗漏与牙髓的炎症程度直接相关，其发生率因所用材料不同而存在差异[226]。研究发现，如果微渗漏得到了有效控制或消除，受损牙髓将有可能愈合和存活[227-229]。有观点认为，未充填和开放的窝洞预备，其对牙髓的危害甚至小于存在微渗漏的修复体[230]。因此，对于每个病例，必须仔细选择合适的修复材料，辅以高水平的操作技能，以达到防止微渗漏的最佳密封效果。由于粘接性修复材料操作的技术敏感性高，因此必须遵循操作指南，将特定的复合树脂材料与所推荐的相应粘接剂匹配使用[231]。

年轻恒牙修复的选择包括全覆盖修复体、复合树脂以及粘接性或非粘接性银汞充填。保守的牙体修复治疗可以最大程度地保留剩余的健康牙体组织，从而提高牙髓存活率[194]。临床治疗中应避免在剩余牙齿结构足够的年轻恒牙上放置不锈钢冠。患者的年龄、窝洞预备的大小和深度及修复材料的选择都是影响牙髓组织修复机制的因素[232]。

银汞合金是一种价格低廉、操作简单的充填材料，但存在美学效果差、对医护人员有健康隐患等缺点[233-236]。采用银汞合金修复牙体缺损也常伴发冠折或牙尖折断，特别当修复体未行牙尖保护时折断的发生率更高[237, 238]。因银汞合金（28~60GPa）和牙本质（12~18GPa）弹性模量存在巨大差异，银汞合金修复体可能会增加结构受损的年轻恒牙冠折和根折的风险[239-241]。此外，银汞合金不能提供良好的封闭性，无法防止微渗漏和细菌污染[242, 243]。研究发现，银汞合金与粘接树脂或树脂改性玻璃离子衬底剂相结合，可降低微渗漏的发生率[227, 244, 245]。随着材料的改进及对患牙隔离技术的认可，复合树脂材料的留存率逐步提高[246-249]，尽管银汞合金是一种长期可靠的充填材料，由于技术的进步，银汞合金的使用明显减少，临床治疗正在向粘接性修复转变。

四、术后随访

活髓保存治疗中，对成功率的准确判断依赖于临床随访和影像学评估。相比治疗后出现不可复性炎症或根尖周炎的患牙，无症状病例患者的依从性通常更差。由于复诊时可以发现继发龋、修复失败、口腔卫生差或其他需要注意的情况，因此活髓保存治疗后的随访有益于患者并会产生长远的影响。但是部分患者和监护人缺乏基本的口腔健康知识，没有采取预防措施，无法理解后续复诊的重要性，从而降低了复诊率[250, 251]。合适的随访评估基于每 6 个月 1 次的常规口腔预防保健，但这种做法最近受到了质疑[252]。建议复诊方案应基于患者需要，将患龋指数、牙周状态、临床症状、年轻患者的颅面发育等因素考虑在内，设定个性化的最优随访频率[253]。

一项采用 CH 进行直接盖髓术的研究发现，初步判定牙髓活力的充足时间为术后 3 个月，而确定牙髓长期存活的时间为术后 21~24 个月[188]。两步法盖髓（本章前面已介绍）使临床医生有机会在 5~10 天后检查初次治疗后的牙髓状况。如果第二次就诊时预后良好，可将下一次随访安排在 6 周、6 个月及 12 个月之后[144]。

促使牙根发育是年轻恒牙活髓保存治疗的基本目的。直接盖髓术或牙髓切断术治疗后，影像学检查确认年轻恒牙根端封闭是治疗成功最可靠的指标。应用 MTA 或其他 CSCs，无论是进行直接盖髓术还是牙髓切断术，患牙根尖的生理性发育和形成都可以按恒定的速度平稳进行（图 27-14）[136, 137, 254-256]。

按时间顺序观察并与未处理的对侧牙齿进行影像学比较时发现，活髓牙发育的自然顺序应该遵循一个既有的模式[257]。因此在同一时间段与对侧牙的发育相比较是评估活髓保存治疗是否成功的有效方法。以往对于牙髓坏死及根尖周病变的患牙，通常采用 CH 治疗以刺激根尖屏障形成和根尖封闭[258]，而根尖屏障完全形成可能需要 5~20 个月不等的时间[259]。

MTA 和其他 CSCs 材料现已广泛代替 CH 用于直接盖髓术、间接盖髓术及牙髓切断术，并有望在同一时间段促进根尖发育成熟[260]。在无菌环境中，牙髓和周围组织具有很强的再生能力[231, 261, 262]。近期应用的先进的生物活性材料可有效促进牙髓的修复和愈合，对保护和维持健康牙髓活力做出了实质性的贡献，切实提高了临床上对活髓保存治疗的认知。

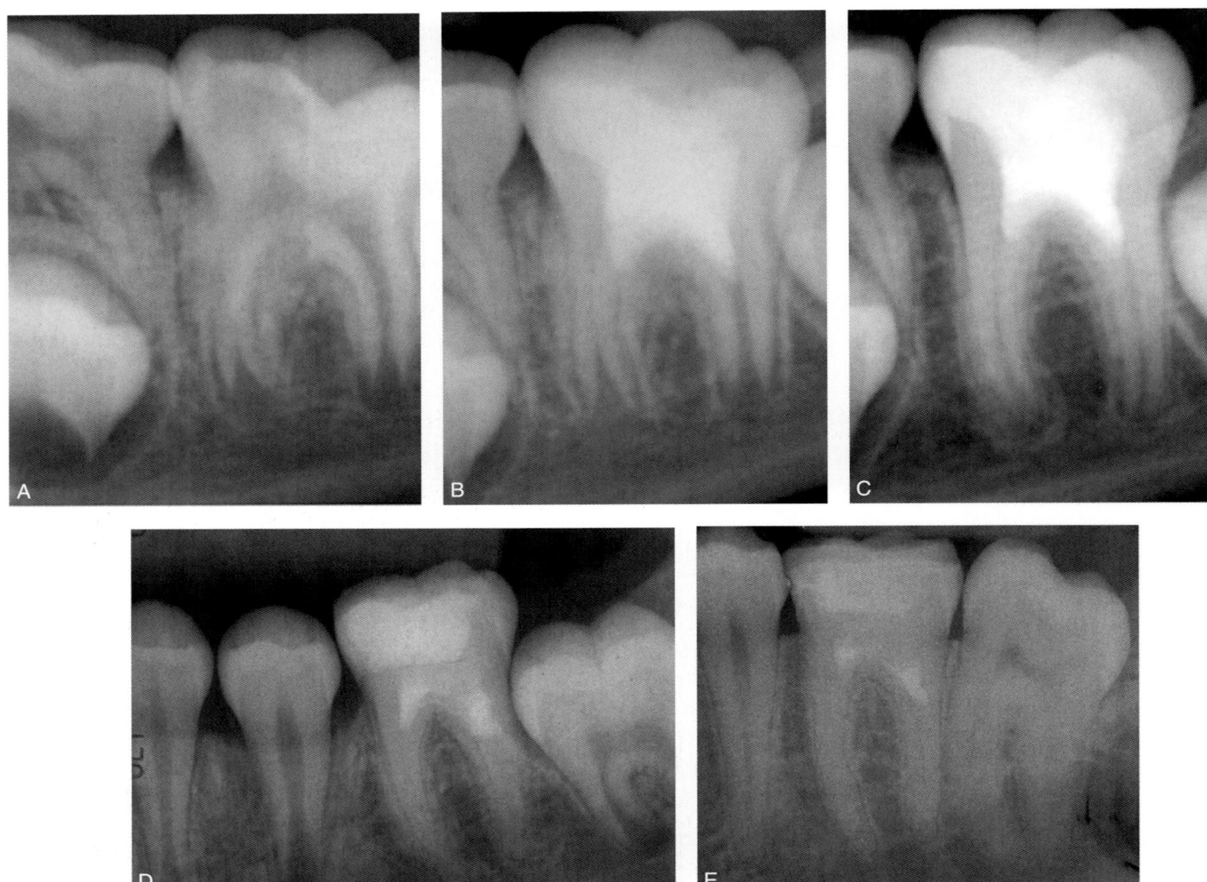

图 27-14 7 岁患者，左下颌第一磨牙畸形中央尖伴中度至重度疼痛

A. 术前 X 线片显示 36 根尖孔开放，临床检查发现冠部大面积缺损伴牙髓息肉 **B.** 36 行 MTA 完全牙髓切断术，窝洞用玻璃离子和粘接性复合树脂封闭 **C.** 15 个月后随访，X 线片显示 36 牙根持续发育、根尖闭合 **D.** 5 年后随访，X 线片显示 36 根部发育完成 **E.** 12 年随访，患者无症状，患牙功能正常。注：患牙未行牙尖覆盖修复（Courtesy of Dr. Mark Olesen, North Vancouver, BC, Canada.）

（凌均棨 亓益品 张月娇 译 梁景平 审校）

参考文献

1. Kakehashi S, Stanley HR, Fitzgerald RT. The effects of surgical exposures of dental pulps in germ-free and conventional laboratory rats. *Oral Surg Oral Med Oral Pathol.* 1965;20:340–349.
2. Bogen G, Chandler NP. Pulp preservation in immature permanent teeth. *Endod Topics.* 2012;23:131–152.
3. Rutherford B, Fitzgerald M. A new biological approach to vital pulp therapy. *Crit Rev Oral Biol Med.* 1995;6:218–229.
4. Gutman JL. History of endodontics. In: Ingle J, Bakland LK, Baumgartner JC, editors. *Endodontics.* 6th ed. Hamilton, Ontario: BC Decker Inc; 2008. pp. 46–51.
5. Glass RL, Zander HA. Pulp healing. *J Dent Res.* 1949;28:97–107.
6. Tronstad L, Mjör IA. Capping of the inflamed pulp. *Oral Surg Oral Med Oral Pathol.* 1972;34:477–485.
7. Langeland K. Management of the inflamed pulp associated with deep carious lesion. *J Endod.* 1981;7:169–181.
8. Frisk F, Kvist T, Axelsson S, et al. Pulp exposures in adults-choice of treatment among Swedish dentists. *Swed Dent J.* 2013;37:153–160.
9. Hørsted P, Søndergaard B, Thylstrup A, et al. A retrospective study of direct pulp capping with calcium hydroxide compounds. *Endod Dent Traumatol.* 1985;1:29–34.
10. American Academy of Pediatric Dentistry Clinical Affairs Committee-Pulp Therapy Subcommittee: American Academy of Pediatric Dentistry Council on Clinical Affairs. Guideline on pulp therapy for primary and young permanent teeth. *Pediatr Dent.* 2005;27:130–134.
11. Yu C, Abbott PV. An overview of the dental pulp: its functions and responses to injury. *Aust Dent J.* 2007;52:S4-S16.
12. Leeson TS, Leeson CR, Paparo AA. *The Digestive System. Atlas of Histology.* Philadelphia, PA: WB Saunders Co; 1988. pp. 401–408.
13. Stockton LW. Vital pulp capping: a worthwhile procedure. *J Dent Assoc.* 1999;65:328–331.
14. Ten Cate AR. Dentin-pulp complex. In: Ten Cate, AR, editor. *Oral Histology.* 4th ed. St. Louis, MO: Mosby Inc; 1994. pp. 169–217.
15. Yamada T, Nakamura K, Iwaku M, Fusayama T. The extent of the odontoblast process in normal and carious human dentin. *J Dent Res.* 1983;62:798–802.
16. Grötz KA, Duschner H, Reichert TE, et al. Histotomography of the ododontoblast processes at the dentine-enamel junction of permanent healthy human teeth in the confocal laser scanning microscope. *Clin Oral Invest.* 1998;2:21–25.
17. Brännström M, Lind PO. Pulpal response to early dental caries. *J Dent Res.* 1965;44:1045–1050.
18. Bjørndal L, Darvann T, Thylstrup A. A quantitative light microscopic study of the odontoblast and subodontoblastic reactions to active and arrested enamel caries without cavitation. *Caries Res.* 1998;32:59–69.
19. Hahn CL, Liewehr FR. Innate immune responses of the dental pulp to caries. *J Endod.* 2007;33:643–651.
20. Hahn CL, Liewehr FR. Relationships between caries bacteria, host responses, and clinical signs and symptoms of pulpitis. *J Endod.* 2007;33:213–219.
21. Hahn CL, Liewehr FR. Update on the adaptive immune responses of the dental pulp. *J Endod.* 2007;33:773–781.
22. Gottrup F, Andreasen JO. Wound healing subsequent to injury. In: JO Andreasen, FM Andreasen, editors. *Textbook and Color Atlas of Traumatic Injuries to Teeth.* Copenhagen, Denmark: Munksgaard; 1994. pp. 13–76.
23. Albelda SM, Smith CW, Ward PA. Adhesion molecules and inflammatory injury. *FASEB J.* 1994;8:504–512.
24. Tziafas D. Basic mechanisms of cytodifferentiation and dentinogenesis during dental pulp repair. *Int J Dev Biol.* 1995;39:281–290.
25. Sloan AJ, Smith AJ. Stem cells and the dental pulp: potential roles in dentine regeneration and repair. *Oral Dis.* 2007;13:151–157.
26. Ricucci D, Loghin S, Lin LM, et al. Is hard tissue formation in the dental pulp after the death of the primary odontoblasts a regenerative or a reparative process? *J Dent.* 2014;42:1156–1170.
27. Hayashi Y. Ultrastructure of initial calcification in wound healing following pulpotomy. *J Oral Pathol.* 1982;11:174–180.
28. Kitasako Y, Murray PE, Tagami J, Smith AJ. Histomorphometric analysis of dentinal bridge formation and pulpal inflammation. *Quint Int.* 2002;33:600–608.
29. Oguntebi BR, Heaven T, Clark AE, Pink FE. Quantitative assessment of dentin bridge formation following pulp-capping in miniature swine. *J Endod.* 1995;21:79–82.
30. Inoue H, Muneyuki H, Izumi T, et al. Electron microscopic study on nerve terminals during dentin bridge formation after pulpotomy in dog teeth. *J Endod.* 1997;23:569–571.
31. Kitasako Y, Shibata S, Arakawa M, Smith AJ. A light and transmission microscopic study of mechanically exposed monkey pulps: dynamics of fiber elements during early dentin bridge formation. *Oral Surg Oral Med Oral Pathol Oral Radiol Endod.* 2000;89:224–230.
32. AAE. *Glossary of Endodontic Terms.* 8th ed. Chicago, IL: American Association of Endodontics; 2012.
33. Marchi JJ, de Araujo FB, Fröner AM, et al. Indirect pulp capping in the primary dentition: a 4 year follow-up study. *J Clin Pediatr Dent.* 2006;31:68–71.
34. Mass E, Zilberman U, Fuks AB. Partial pulpotomy: another treatment option for cariously exposed permanent molars. *J Dent Child.* 1995;62:342–345.
35. Jordan RE, Suzuki M. Conservative treatment of deep carious lesions. *J Canad Dent Assoc.* 1971;37:337–342.
36. Bjørndal L, Demant S, Dabelsteen S. Depth and activity of carious lesions as indicators for the regenerative potential of dental pulp after intervention. *J Endod.* 2014;40(suppl): S76–S81.
37. Bjørndal L, LarsenT, Thylstrup A. A clinical and microbiological study of deep carious lesions during stepwise excavation using long treatment intervals. *Caries Res.* 1997;31:411–417.
38. Bjørndal L, Reit C, Bruun G, et al. Treatment of deep caries lesions in adults: randomized clinical trials comparing stepwise vs. direct complete excavation, and direct pulp capping vs. partial pulpotomy. *Eur J Oral Sci.* 2010;118:290–297.
39. Petrou MA, Alhamoui FA, Welk A, et al. A randomized clinical trial on the use of medical Portland cement, MTA and calcium hydroxide in indirect pulp treatment. *Clin Oral Investig.* 2014;18:1383–1389.
40. Hashem D, Mannocci F, Patel S, et al. Clinical and radiographic assessment of the efficacy of calcium silicate indirect pulp capping: a randomized controlled clinical trial. *J Dent Res.* 2015;94:562–568.
41. Ørstavik D, Pitt Ford TR. *Essential Endodontology: Prevention and Treatment of Apical Periodontitis.* Oxford, UK: Blackwell Science; 1998. pp. 315–319.
42. Asgary S, Eghbal MJ, Fazlyab M, et al. Five-year results of vital pulp therapy in permanent molars with irreversible pulpitis: a non-inferiority multicenter randomized clinical trial. *Clin Oral Investig.* 2015;19:335–341.
43. Rothman MS. Formocresol pulpotomy: a practical procedure for permanent teeth. *Gen Dent.* 1977;25:39–41.
44. Lewis B. The obsolescence of formocresol. *J Calif Dent Assoc.* 2010;38:102–107.
45. Fuks AB, Bimstein E, Bruchim A. Radiographic and histologic evaluation of the effect of two concentrations of formocresol on pulpotomized primary and young permanent teeth in monkeys. *Pediatr Dent.* 1983;5:9-13.
46. Rölling I, Hasselgren G, Tronstad L. Morphologic and enzyme histochemical observations on the pulp of human primary molars 3 to 5 years after formocresol treatment. *Oral Surg Oral Med Oral Pathol.* 1976;42:518–528.
47. Holan G, Eidelman E, Fuks AB. Long-term evaluation of pulpotomy in primary molars using mineral trioxide aggregate or formocresol. *Pediatr Dent.* 2005;27:129–136.
48. Caicedo R, Abbott PV, Alongi DJ, Alarcon MY. Clinical, radiographic and histological analysis of the effects of mineral trioxide aggregate used in direct pulp capping and pulpotomies of primary teeth. *Aust Dent J.* 2006;51:297–305.
49. Alqaderi HE, Al-Mutawa SA, Qudeimat MA. MTA pulpotomy as an alternative to root canal treatment in children's permanent teeth in a dental public health setting. *J Dent.* 2014;42:1390–1395.
50. Olatosi OO, Sote EO, Orenuga OO. Effect of mineral trioxide aggregate and formocresol pulpotomy on vital primary teeth: a clinical and radiographic study. *Niger J Clin Pract.* 2015;18:292–296.
51. Cvek M. A clinical report on partial pulpotomy and capping with calcium hydroxide in permanent incisors with complicated root

fractures. *J Endod*. 1978;4:232–237.
52. Mentink AG, Meeuwissen R, Käyser AF, Mulder J. Survival rate and failure characteristics of the all metal post and core restoration. *J Oral Rehabil*. 1993;20:455–461.
53. Caplan DJ, Kolker J, Rivera EM, Walton RE. Relationship between number of proximal contacts and survival of root treated teeth. *Int Endod J*. 2002;35:193–199.
54. Caplan DJ, Cai J, Yin G, White BA. Root canal filled versus non-root canal filled teeth: a retrospective comparison of survival times. *J Public Health Dent*. 2005;65:90–96.
55. Wegner PK, Freitag S, Kern M. Survival rate of endodontically treated teeth with posts after prosthetic restoration. *J Endod*. 2006;32:928–931.
56. De Backer H, Van Maele G, Decock V, van den Berghe L. Long-term survival of complete crowns, fixed dental prostheses, and cantilever prostheses with post and cores on root-canal treated teeth. *Int J Prosthodont*. 2007;20:229–234.
57. Yoshino K, Ito K, Kuroda M, Sugihara N. Prevalence of vertical root fracture as the reason for tooth extraction in dental clinics. Clin Oral Investig 2014;19:1405–9.
58. Randow K, Glantz PO. On cantilever loading of vital and non-vital teeth. An experimental clinical study. *Acta Odontol Scand*. 1986;44:271–277.
59. Merdad K, Sonbul H, Bukhary S, et al. Caries susceptibility of endodontically versus nonendodontically treated teeth. *J Endod*. 2011;37:139–142.
60. Haueisen H, Gärtner K, Kaiser L, et al. Vertical root fracture: prevalence, etiology, and diagnosis. *Quint Int*. 2013;44:467–474.
61. Haskell EW, Stanley HR, Chellemi J, Stringfellow H. Direct pulp capping treatment: a long-term follow-up. *J Am Dent Assoc*. 1978;97:607–612.
62. Baume LJ, Holz J. Long term clinical assessment of direct pulp capping. *Int Dent J*. 1981;31:251–260.
63. Barthel CR, Rosenkranz B, Leuenberg A, Roulet JF. Pulp capping of carious exposures treatment outcome after 5 and 10 years: a retrospective study. *J Endod*. 2000;26:525–528.
64. Auschill TM, Arweiler NB, Hellwig E, et al. Success rate of direct pulp capping with calcium hydroxide. *Schweiz Monatsschr Zahnmed*. 2003;113:946–952.
65. Dammaschke T, Leidinger J, Schäfer E. Long-term evaluation of direct pulp capping–treatment outcomes over an average period of 6.1 years. *Clin Oral Investig*. 2010;14:559–567.
66. Willershausen B, Willershausen I, Ross A, et al. Retrospective study on direct pulp capping with calcium hydroxide. *Quint Int*. 2011;42:165–171.
67. Beagrie GS, Main JH, Smith DC, Walshaw PR. Polycarboxylate cement as a pulp capping agent. *Dent J*. 1974;40:378–383.
68. Sveen OB. Pulp capping of primary teeth with zinc oxide eugenol. *Odontol Tidskr*. 1969;77:427–436.
69. Bhaskar SN, Beasley JD, Ward JP, Cutright DE. Human pulp capping with isobutyl cyanoacrylate. *J Dent Res*. 1972;51:58–61.
70. Heller AL, Koenigs JF, Brilliant JD, et al. Direct pulp capping of permanent teeth in primates using a resorbable form of tricalcium phosphate ceramic. *J Endod*. 1975;1:95–101.
71. Kashiwada T, Takagi M. New restoration and direct pulp capping systems using adhesive composite resin. *Bull Tokyo Med Dent Univ*. 1991;38:45–52.
72. Higashi T, Okamoto H. Influence of particle size of hydroxyapatite as a capping agent on cell proliferation of cultured fibroblasts. *J Endod*. 1996;22:236–239.
73. Yoshimine Y, Maeda K. Histologic evaluation of tetracalcium phosphate-based cement as a direct pulp-capping agent. *Oral Surg Oral Med Oral Pathol Oral Radiol Endod*. 1995;79:351–358.
74. Pitt Ford TR, Torabinejad M, Abedi HR, et al. Using mineral trioxide aggregate as a pulp-capping material. *J Am Dent Assoc*. 1996;127:1491–1494.
75. Stanley HR, Clark AE, Pameijer CH, Louw NP. Pulp capping with a modified bioglass formula (#A68–modified). *Am J Dent*. 2001;14:227–232.
76. Olsson H, Davies JR, Holst KE, et al. Dental pulp capping: effect of Emdogain Gel on experimentally exposed human pulps. *Int Endod J*. 2005;38:186–194.
77. Zhang W, Walboomers XF, Jansen JA. The formation of tertiary dentin after pulp capping with a calcium phosphate cement, loaded with PLGA microparticles containing TGF-beta1. *J Biomed Mater Res*. 2008;85:439–444.
78. Prati C, Gandolfi MG. Calcium silicate bioactive cements: Biological perspectives and clinical applications. *Dent Mater*. 2015;31:351–70.
79. Miyashita H, Worthington HV, Qualtrough A, Plasschaert A. Pulp management for caries in adults: maintaining pulp vitality. *Cochrane Database Syst Rev*. 2007;18:CD004484.
80. Moritz A, Schoop U, Goharkhay K, et al. The CO_2 laser as an aid in direct pulp capping. *J Endod*. 1998;24:248–251.
81. Goldberg M, Six N, Decup F, et al. Bioactive molecules and the future of pulp therapy. *Am J Dent*. 2003;16:66–76.
82. Johansson E, van Dijken JW, Karlsson L, et al. Treatment effect of ozone and fluoride varnish application on occlusal caries in primary molars: a 12–month study. *Clin Oral Investig*. 2014;18:1785–1792.
83. Cohen BD, Combe EC. Development of new adhesive pulp capping materials. *Dent Update*. 1994;21:57–62.
84. Cox CF, Sübay RK, Ostro E, et al. Tunnel defects in dentin bridges: their formation following direct pulp capping. *Oper Dent*. 1996;21:4-11.
85. Schröder U. Effect of calcium hydroxide-containing pulp capping agents on pulp cell migration, proliferation, and differentiation. *J Dent Res*. 1985;66:1166–1174.
86. Andelin WE, Shabahang S, Wright K, Torabinejad M. Identification of hard tissue after experimental pulp capping using dentin sialoprotein (DSP) as a marker. *J Endod*. 2003;29:646–650.
87. Goldberg M, Lasfargues JJ, Legrand JM. Clinical testing of dental materials- histological considerations. *J Dent*. 1994;22:S25–S28.
88. Via W. Evaluation of deciduous molars by treated pulpotomy and calcium hydroxide. *J Am Dent Assoc*. 1955;50:34–43.
89. Barnes IM, Kidd EA. Disappearing Dycal. *Br Dent J*. 1979;147:111.
90. Cox CF, Suzuki S. Re-evaluating pulp protection: calcium hydroxide liners vs. cohesive hybridization. *J Am Dent Assoc*. 1994;125:823–831.
91. Goracci G, Mori G. Scaning electron microscopic evaluation of resin-dentin and calcium hydroxide dentin-interface with resin composite restorations. *Quint Int*. 1996;27:129–135.
92. Inokoshi S, Iwaku M, Fusayama T. Pulpal response to a new adhesive resin material. *J Dent Res*. 1982;61:1014–1019.
93. Yamani T, Yamashita A, Takeshita N, Nagai N. Histopathological evaluation of the effects of a new dental adhesive resin on dog dental pulps. *J Japan Prosth Soc*. 1986;30:671–678.
94. Matsuura T, Katsumata T, Matsuura T, et al. Histopathological study of pulpal irritation of dental adhesive resin. Part 1. Panavia EX. *Nihon Hotetsu Shika Gakkai Zasshi*. 1987;31:104–115.
95. Tarmin B, Hafez AA, Cox CF. Pulpal response to a resin-modified glass-ionomer material on nonexposed and exposed monkey pulps. *Quint Int*. 1998;29:535–542.
96. Cox CF, Hafez AA, Akimoto N, et al. Biocompatibility of primer, adhesive and resin composite systems on non-exposed and exposed pulps of non-human primate teeth. *Am J Dent*. 1998;11:S55–S63.
97. Akimoto N, Momoi Y, Kohno A, et al. Biocompatibility of Clearfil Liner Bond 2 and Clearfil AP-X system on nonexposed and exposed primate teeth. *Quint Int*. 1998;29:177–188.
98. Tarim B, Hafez AA, Suzuki SH, et al. Biocompatibility of Optibond and XR-Bond adhesive systems in nonhuman primate teeth. *Int J Periodont Restor Dent*. 1998;18:86–99.
99. Tarim B, Hafez AA, Suzuki SH, et al. Biocompatability of compomer restorative systems on nonexposed dental pulps of primate teeth. *Oper Dent*. 1997;22:149–158.
100. Gwinnett J, Tay FR. Early and intermediate time response of the dental pulp to an acid etch technique *in vivo*. *Am J Dent*. 1997;10:S35–S44.
101. Hebling J, Giro EMA, deSouza Costa CA. Biocompatibility of an adhesive system applied to exposed human dental pulp. *J Endod*. 1999;25:676–682.
102. Mjör IA. Pulp-dentin biology in restorative dentistry. Part 7: the exposed pulp. *Quint Int*. 2002;33:113–135.
103. Hörsted-Bindslev P, Vilkinis V, Sidlauskas A. Direct capping of human pulps with a dentin bonding system or with calcium hydroxide cement. *Oral Surg Oral Med Oral Pathol Oral Radiol Endod*. 2003;96:591–600.
104. Accorinte Mde L, Loguercio AD, Reis A, et al. Adverse effects of human pulps after direct pulp capping with different components from a total-etch, three-step adhesive system. *Dent Mater*.

2005;21:599–607.
105. Silva GA, Gava E, Lanza LD, et al. Subclinical failures of direct pulp capping of human teeth by using a dentin bonding system. *J Endod.* 2013;39:182–189.
106. do Nascimento ABL, Fontana UF, Teixeira HM, de Souza Costa CA. Biocompatibility of a resin-modified glass-ionomer cement applied as pulp capping in human teeth. *Am J Dent.* 2000;13:28–34.
107. de Souza Costa CA, Lopes do Nascimento AB, Teixeira HM, et al. Response of human pulps capped with a self-etching adhesive system. *Dent Mater.* 2001;17:230–240.
108. Murray PE, Hafez AA, Smith AJ, Cox CF. Hierarchy of pulp capping and repair activities responsible for dentin bridge formation. *Am J Dent.* 2002;15:236–243.
109. Murray PE, Garcia-Godoy CF F. The incidence of pulp healing defects with direct capping materials. *Am J Dent.* 2006;19:171–177.
110. Olsson H, Petersson K, Rohlin M. Formation of a hard tissue barrier after pulp capping in humans. A systematic review. *Int Endod J.* 2006;39:429–442.
111. Kato C, Suzuki M, Shinkai K, et al. Histopathological and immunohistochemical study on the effects of a direct pulp capping experimentally developed adhesive resin system containing reparative dentin-promoting agents. *Dent Mater.* 2011;30:583–597.
112. Taira Y, Shinkai K, Suzuki M, et al. Direct pulp capping effect with experimentally developed adhesive resin systems containing reparative dentin-promoting agents on rat pulp: mixed amounts of additives and their effect on wound healing. *Odontology.* 2011;99:135–147.
113. Lee SJ, Monsef M, Torabinejad M. The sealing ability of a mineral trioxide aggregate for repair of lateral root perforations. *J Endod.* 1993;19:541–544.
114. Torabinejad M, Hong CU, McDonald F, et al. Physical and chemical properties of a new root-end filling material. *J Endod.* 1995;21:349–353.
115. Dentsply Tulsa Dental. *ProRoot MTA* (Product Literature0029). Tulsa, OK: Dentsply Tulsa Dental; 2015.
116. Holland R, de Souza V, Nery MJ, et al. Reaction of rat connective tissue to implanted dentin tubes filled with a white mineral trioxide aggregate. *Braz Dent J.* 2002;13:23–26.
117. Ferris DM, Baumgartner JC. Perforation repair comparing two types of mineral trioxide aggregate. *J Endod.* 2004;30:422–424.
118. Menezes R, Bramante CM, Letra A, et al. Histologic evaluation of pulpotomies in dog using two types of mineral trioxide aggregate and regular and white Portland cements as wound dressings. *Oral Surg Oral Med Oral Pathol Oral Radiol Endod.* 2004;98:376–379.
119. Marciano MA, Costa RM, Camilleri J, et al. Assessment of color stability of white mineral trioxide aggregate angelus and bismuth oxide in contact with tooth structure. *J Endod.* 2014;40:1235–1240.
120. Schmitt D, Lee J, Bogen G. Multifaceted use of ProRoot MTA root canal repair material. *Pediatr Dent.* 2001;23:326–330.
121. Torabinejad M, Chivian N. Clinical applications of mineral trioxide aggregate. *J Endod.* 1999;25:197–205.
122. Parirokh M, Torabinejad M. Mineral trioxide aggregate: a comprehensive literature review–part I: chemical, physical, and antibacterial properties. *J Endod.* 2010;36:16–27.
123. Torabinejad M, Higa RK, McKendry DJ, Pitt Ford TR. Dye leakage of four root-end filling materials: effects of blood contamination. *J Endod.* 1994;20:159–163.
124. Torabinejad M, Smith PW, Kettering JD, Pitt Ford TR. Comparative investigation of marginal adaptation of mineral trioxide aggregate and other commonly used root-end filling materials. *J Endod.* 1995;21:295–299.
125. Sarkar NK, Caicedo R, Ritwik P, et al. Physiochemical basis of the biologic properties of mineral trioxide aggregate. *J Endod.* 2005;31:97–100.
126. Moghaddame-Jafari S, Mantellini MG, Botero M, et al. Effect of ProRoot MTA on pulp cell apoptosis and proliferation *In Vitro. J Endod.* 2005;31:387–391.
127. Koh ET, Pitt Ford TR, Torabinejad M, McDonald F. Mineral trioxide aggregate stimulates cytokine production in human osteoblasts. *J Bone Min Res.* 1995;10:S406.
128. Andelin WE, Shabahang S, Wright K, Torabinejad M. Identification of hard tissue after experimental pulp capping using dentin sialoprotein (DSP) as a marker. *J Endod.* 2003;29:646–650.
129. Yoo JS, Chang SW, Oh SR, et al. Bacterial entombment by intratubular mineralization following orthograde mineral trioxide aggregate obturation: a scanning electron microscopy study. *Int J Oral Sci.* 2014;6:227–232.
130. Tziafas D, Pantelidou O, Alvanou A, et al. The dentinogenic effect of mineral trioxide aggregate (MTA) in short-term capping experiments. *Int Endod J.* 2002;35:245–254.
131. Junn DJ. *Quantitative Assessment of Dentin Bridge Formation Following Pulp-Capping with Mineral Trioxide Aggregate* [Thesis]. Loma Linda, CA: Loma Linda University; 2000.
132. Faraco IM Jr, Holland R. Response of the pulp of dogs to capping with mineral trioxide aggregate or a calcium hydroxide cement. *Dent Traumatol.* 2001;17:163–166.
133. Luotonen N, Kuntsi-Vaattovaara H, Sarkiala-Kessel E, et al. Vital pulp therapy in dogs: 190 cases (2001–2011). *J Am Vet Med Assoc.* 2014;244:449–459.
134. De Rossi A, Silva LA, Gatón-Hernández P, et al. Comparison of pulpal responses to pulpotomy and pulp capping with biodentine and mineral trioxide aggregate in dogs. *J Endod.* 2014;40:1362–1369.
135. Aeinehchi M, Eslami B, Ghanabriha M, Saffar AS. Mineral trioxide aggregate (MTA) and calcium hydroxide as pulp capping agents in human teeth: a preliminary report. *Int Endod J.* 2003;36:225–231.
136. Witherspoon DE, Small JC, Harris GZ. Mineral trioxide aggregate pulpotomies: a case series outcome assessment. *J Am Dent Assoc.* 2006;137:610–618.
137. Barrieshi-Nusair KM, Qudeimat MA. A prospective clinical study of mineral trioxide aggregate for partial pulpotomy in cariously exposed permanent teeth. *J Endod.* 2006;32:731–735.
138. Iwamoto CE, Adachi E, Pameijer CH, et al. Clinical and histological evaluation of white ProRoot MTA in direct pulp capping. *Am J Dent.* 2006;19:85–90.
139. Farsi N, Alamoudi N, Balto K, Mushayt A. Clinical assessment of mineral trioxide aggregate (MTA) as direct pulp capping in young permanent teeth. *J Clin Pediatr Dent.* 2006;31:72–76.
140. Hilton TJ, Ferracane JL, Mancl L; Northwest Practice-based Research Collaborative in Evidence-based Dentistry (NWP). Comparison of CaOH with MTA for direct pulp capping: a PBRN randomized clinical trial. *J Dent Res.* 2013;92(suppl):16S-22S.
141. Mente J, Hufnagel S, Leo M, et al. Treatment outcome of mineral trioxide aggregate or calcium hydroxide direct pulp capping: long-term results. *J Endod.* 2014;40:1746–1751.
142. Tomson PL, Grover LM, Lumley PJ, et al. Dissolution of bioactive dentine matrix components by mineral trioxide aggregate. *J Dent.* 2007;35:636–642.
143. Torabinejad M, Parirokh M. Mineral trioxide aggregate: a comprehensive literature review–part II: leakage and biocompatibility investigations. *J Endod.* 2010;36:190–202.
144. Bogen G, Kim JS, Bakland LK. Direct pulp capping with mineral trioxide aggregate: an observational study. *J Am Dent Assoc.* 2008;139:305–315.
145. Cho SY, Seo DG, Lee SJ, et al. Prognostic factors for clinical outcomes according to time after direct pulp capping. *J Endod.* 2013;39:327–331.
146. Parirokh M, Torabinejad M. Mineral trioxide aggregate: a comprehensive literature review–part III: clinical applications, drawbacks, and mechanism of action. *J Endod.* 2010;36:400–413.
147. Darvell BW, Wu RC. "MTA"- a hydraulic silicate cement: review update and setting reaction. *Dent Mater.* 2011;27:407–422.
148. Gandolfi MG, Ciapetti G, Taddei P, et al. Apatite formation on bioactive calcium-silicate cements for dentistry affects surface topography and human marrow stromal cells proliferation. *Dent Mater.* 2010;26:974–992.
149. Laurent P, Camps J, De Méo M, et al. Induction of specific cell responses to a Ca(3)SiO(5)-based posterior restorative material. *Dent Mater.* 2008;24:1486–1494.
150. Niu LN, Jiao K, Wang TD, et al. A review of the bioactivity of hydraulic calcium silicate cements. *J Dent.* 2014;42:517–533.
151. Chen CC, Ho CC, David Chen CH, Ding SJ. Physicochemical properties of calcium silicate cements for endodontic treatment. *J Endod.* 2009;35:1288–1291.
152. Tran XV, Gorin C, Willig C, et al. Effect of a calcium-silicate-based restorative cement on pulp repair. *J Dent Res.* 2012;91:1166–1171.
153. Guven Y, Tuna EB, Dincol ME, Aktoren O. X-ray diffraction analysis of MTA-Plus, MTA-Angelus and DiaRoot BioAggregate. *Eur J Dent.* 2014;8:211–215.

154. Poggio C, Arciola CR, Beltrami R, et al. Cytocompatibility and antibacterial properties of capping materials. *Sci World J.* 2014;2014:181945.
155. Song M, Kang M, Kim HC, Kim E. A randomized controlled study of the use of ProRoot mineral trioxide aggregate and Endocem as direct pulp capping materials. *J Endod.* 2015;4:11–15.
156. Bortoluzzi EA, Broon NJ, Bramante CM, et al. Sealing ability of MTA and radiopaque Portland cement with or without calcium chloride for root-end filling. *J Endod.* 2006;32:897–900.
157. Koulaouzidou EA, Economides N, Beltes P, et al. In vitro evaluation of the cytotoxicity of ProRoot MTA and MTA Angelus. *J Oral Sci.* 2008;50:397–402.
158. Accorinte MLR, Loguercio AD, Reis A, et al. Evaluation of two mineral trioxide aggregate compounds as pulp-capping agents in human teeth. *Int Endod J.* 2009;42:122–128.
159. Celik B, Ataç AS, Cehreli ZC, Uysal S. A randomized trial of mineral trioxide aggregate cements in primary tooth pulpotomies. *J Dent Child.* 2013;80:126–132.
160. Laurent P, Camps J, About I. Biodentine(TM) induces TGF-1 release from human pulp cells and early dental pulp mineralization. *Int Endod J.* 2012;45:439–448.
161. Nowicka A, Lipski M, Parafiniuk M, et al. Response of human dental pulp capped with biodentine and mineral trioxide aggregate. *J Endod.* 2013;39:743–747.
162. Luo Z, Li D, Kohli MR, et al. Effect of Biodentine™ on the proliferation, migration and adhesion of human dental pulp stem cells. *J Dent.* 2014;42:490–497.
163. Déjou J, Raskin A, Colombani J, et al. Physical, chemical and mechanical behavior of a new material for direct posterior fillings. *Eur Cell Mater.* 2005;10(suppl 4):22. (Abstr.)
164. Zanini M, Sautier JM, Berdal A, Simon S. Biodentine induces immortalized murine pulp cell differentiation into odontoblast-like cells and stimulates biomineralization. *J Endod.* 2012;38:1220–1226.
165. Shayegan A, Jurysta C, Atash R, et al. Biodentine used as a pulp-capping agent in primary pig teeth. *Pediatr Dent.* 2012;34:e202–e208.
166. Yuan Z, Peng B, Jiang H, et al. Effect of Bioaggregate on mineral-associated gene expression in osteoblast cells. *J Endod.* 2010;36:1145–1148.
167. Chang SW, Lee SY, Kum KY, Kim EC. Effects of ProRoot MTA, Bioaggregate, and Micromega MTA on odontoblastic differentiation in human dental pulp cells. *J Endod.* 2014;40:113–118.
168. Jung JY, Woo SM, Lee BN, et al. Effect of Biodentine and Bioaggregate on odontoblastic differentiation via mitogen-activated protein kinase pathway in human dental pulp cells. *Int Endod J.* 2015;48:177–184.
169. Zhang S, Yang X, Fan M. BioAggregate and iRoot BP Plus optimize the proliferation and mineralization ability of human dental pulp cells. *Int Endod J.* 2013;46:923–929.
170. Zhu L, Yang J, Zhang J, Peng B. A comparative study of BioAggregate and ProRoot MTA on adhesion, migration, and attachment of human dental pulp cells. *J Endod.* 2014;40:1118–1123.
171. Hirschman WR, Wheater MA, Bringas JS, et al. Cytotoxicity comparison of three current direct pulp-capping agents with a new bioceramic root repair putty. *J Endod.* 2012;38:385–388.
172. Shokouhinejad N, Nekoofar MH, Razmi H, et al. Bioactivity of EndoSequence root repair material and Bioaggregate. *Int Endod J.* 2012;45:1127–1134.
173. Shinbori N, Grama AM, Patel Y, et al. Clinical Outcome of Endodontic Microsurgery That Uses EndoSequence BC Root Repair Material as the Root-end Filling Material. J Endod 2015;41:607–12.
174. Utneja S, Nawal RR, Talwar S, Verma M. Current perspectives of bio-ceramic technology in endodontics: calcium enriched mixture cement—review of its composition, properties and applications. *Restor Dent Endod.* 2015;40:1–13.
175. Gutmann JL, Heaton JF. Management of the open (immature) apex. 1. Vital teeth. *Int Endod J.* 1981;14:166–172.
176. Fuks AB. Pulp therapy for the primary and young permanent dentitions. *Dent Clin North Am.* 2000;44:571–596.
177. Shabahang S, Torabinejad M. Treatment of teeth with open apices using mineral trioxide aggregate. *Pract Periodont Aesthet Dent.* 2000;12:315–320.
178. Fulling HJ, Andreasen JO. Influence of maturation status and tooth type of permanent teeth upon electrometric and thermal pulp testing. *Scand J Dent Res.* 1976;84:286–290.
179. Karibe H, Ohide Y, Kohno H, et al. Study on thermal pulp testing of immature permanent teeth. *Shigaku.* 1989;77:1006–1013.
180. Simon S, Smith AJ. Regenerative endodontics. *Br Dent J.* 2014;216(E13):1-4.
181. Bansal R, Jain A, Mittal S. Current overview on challenges in regenerative endodontics. *J Conserv Dent.* 2015;18:1-6.
182. Abou-Rass M. The stressed pulp condition: an endodontic-restorative diagnostic concept. *J Prosthet Dent.* 1982;48:264–267.
183. Mjör IA. Pulp-dentin biology in restorative dentistry. Part 5: clinical management and tissue changes associated with wear and trauma. *Quint Int.* 2001;32:771–788.
184. Brambilla E, Garcia-Godoy F, Strohmenger L. Principles of diagnosis and treatment of high-caries-risk subjects. *Dent Clin North Am.* 2000;44:507–540.
185. Tinanoff N, Douglass JM. Clinical decision making for caries management in children. *Pediatr Dent.* 2002;24:386–392.
186. McDonald R, Avery D, Dean J. Treatment of deep caries, vital pulp exposure and pulpless teeth. In: Dean J, Avery A, McDonald R, editors. *Dentistry for the Child and Adolescent.* 9th ed. Marland Heights, MO: Mosby/Elsevier; 2011. pp. 343–365.
187. Chandler NP, Pitt Ford TR, Monteith BD. Pulp size in molars: underestimation on radiographs. *J Oral Rehabil.* 2004;31:764–769.
188. Matsuo T, Nakanishi T, Shimizu H, Ebisu S. A clinical study of direct pulp capping applied to carious-exposed pulps. *J Endod.* 1996;22:551–556.
189. Gracia TB. Accuracy of size estimations by dentists of simulated pulp exposures and cavity preparations. MDS (Endodontics) Research Report. *University of Otago*, New Zealand; 2006.
190. Chandler NP, Pitt Ford TR, Monteith BD. Coronal pulp size in molars: a study of bitewing radiographs. *Int Endod J.* 2003;36:757–763.
191. Fusayama T, Okuse K, Hosoda H. Relationship between hardness, discoloration, and microbial invasion in carious dentin. *J Dent Res.* 1966;45:1033–1046.
192. Fusayama T, Kurosaki N. Structure and removal of carious dentin. *Int Dent J.* 1972;22:401–411.
193. Sato Y, Fusayama T. Removal of dentin guided by Fuchsin staining. *J Dent Res.* 1976;55:678–683.
194. Fusayama T. *A Simple Pain-free Adhesive Restorative System by Minimal Reduction and Total Etching.* St. Louis, MO: Ishiyaku EuroAmerica Publishing; 1993. pp. 6-72.
195. Kato S, Fusayama T. Recalcification of artificially decalcified dentin *in vivo*. *J Dent Res.* 1970;49:1060–1067.
196. Tatsumi T. Physiological remineralization of artificially decalcified monkey dentin under adhesive composite resin. *J Stom Soc Jpn.* 1989;56:47–74.
197. Kidd EA, Joyston-Bechal S, Beighton D. The use of a caries detector dye during cavity preparation: a microbiological assessment. *Br Dent J.* 1993;174:245–248.
198. Lennon AM, Attin T, Buchalla W. Quantity of remaining bacteria and cavity size after excavation with FACE, caries detector dye and conventional excavation *in vitro*. *Oper Dent.* 2007;32:236–241.
199. Zacharia MA, Munshi AK. Microbiological assessment of dentin stained with a caries detector dye. *J Clin Pediatr Dent.* 1995;19:111–115.
200. Yazici AR, Baseren M, Gokalp S. The in vitro performance of laser fluorescence and caries-detector dye for detecting residual carious dentin during tooth preparation. *Quint Int.* 2005;36:417–422.
201. Anderson MH, Loesche WJ, Charbeneau GT. Bacteriologic study of a basic fuchsin caries-disclosing dye. *J Prosthet Dent.* 1985;54:51–55.
202. Iwami Y, Hayashi N, Yamamoto H, et al. Evaluating the objectivity of caries removal with a caries detector dye using color evaluation and PCR. *J Dent.* 2007;35:749–754.
203. Pugach MK, Strother J, Darling CL, et al. Dentin caries zones: mineral, structure, and properties. *J Dent Res.* 2009;88:71–76.
204. Garcia-Godoy F, Murray PE. Systemic evaluation of various haemostatic agents following local application prior to direct pulp capping. *Braz J Oral Sci.* 2005;4:791–797.
205. Hirota K. A study on the partial pulp removal (pulpotomy) using four different tissue solvents. *J Jpn Stomatol Soc.* 1959;26:1588–1603.
206. Sudo C. A study on partial pulp removal (pulpotomy) using NaOCl (sodium hypochlorite). *J Jpn Stomatol Soc.* 1959;26:1012–1024.

207. Cox CF, Hafez AA, Akimoto N, et al. Biocompatibility of primer, adhesive and resin composite systems on non-exposed and exposed pulps of non-human primate teeth. *Am J Dent.* 1998;11:S55–S63.
208. Hafez AA, Cox CF, Tarim B, et al. An in vivo evaluation of hemorrhage control using sodium hypochlorite and direct capping with a one-or two-component adhesive system in exposed nonhuman primate pulps. *Quint Int.* 2002;33:261–272.
209. Rosenfeld EF, James GA, Burch BS. Vital pulp tissue response to sodium hypochlorite. *J Endod.* 1978;4:140–146.
210. Heggers JP, Sazy JA, Stenberg BD, et al. Bactericidal and wound-healing properties of sodium hypochlorite solutions: the 1991 Lindberg Award. *J Burn Care Rehabil.* 1991;12:420–424.
211. Nakanishi T, Matsuo T, Ebishu S. Quantitative analysis of immunoglobulins and inflammatory factors in human pulpal blood from exposed pulps. *J Endod.* 1995;21:131–136.
212. Tang HM, Nordbö H, Bakland LK. Pulpal response to prolonged dentinal exposure to sodium hypochlorite. *Int Endod J.* 2000;33:505–508.
213. Demir T, Cehreli ZC. Clinical and radiographic evaluation of adhesive pulp capping in primary molars following hemostasis with 1.25% sodium hypochlorite: 2-year results. *Am J Dent.* 2007;20:182–188.
214. Vargas KG, Packham B, Lowman D. Preliminary evaluation of sodium hypochlorite for pulpotomies in primary molars. *Pediatr Dent.* 2006;28:511–517.
215. Salama FS. Influence of zinc-oxide eugenol, formocresol, and ferric sulfate on bond strength of dentin adhesives to primary teeth. *J Contemp Dent Pract.* 2005;6:14–21.
216. Elias RV, Demarco FF, Tarquinio SB, Piva E. Pulp responses to the application of a self-etching adhesive in human pulps after controlling bleeding with sodium hypochlorite. *Quint Int.* 2007;38:67–77.
217. Silva AF, Tarquinio SBC, Demarco FF, et al. The influence of haemostatic agents on healing of healthy human dental pulp tissue capped with calcium hydroxide. *Int Endod J.* 2006;39:309–316.
218. Akcay M, Sari S. The effect of sodium hypochlorite application on the success of calcium hydroxide and mineral trioxide aggregate pulpotomies in primary teeth. *Pediatr Dent.* 2014;36:316–321.
219. Torabinejad M, Cho Y, Khademi AA, et al. The effect of various concentrations of sodium hypochlorite on the ability of MTAD to remove the smear layer. *J Endod.* 2003;29:233–239.
220. Machnick TK, Torabinejad M, Munoz CA, Shabahang S. Effect of MTAD on flexural strength and modulus of elasticity of dentin. *J Endod.* 2003;29:747–750.
221. Torabinejad M, Shabahang S, Aprecio RM, Kettering JD. The antimicrobial effect of MTAD: an in vitro investigation. *J Endod.* 2003;29:400–403.
222. Shabahang S, Torabinejad M. Effect of MTAD on *Enterococcus faecalis*-contaminated root canals of extracted human teeth. *J Endod.* 2003;29:576–579.
223. Kamberi B, Bajrami D, Stavileci M, et al. The antibacterial efficacy of biopure MTAD in root canal contaminated with enterococcus faecalis. *ISRN Dent.* 2012;2012:390526.
224. Tulsani SG, Chikkanarasaiah N, Bethur S. An in vivo comparison of antimicrobial efficacy of sodium hypochlorite and Biopure MTAD™ against Enterococcus faecalis in primary teeth: a qPCR study. *J Clin Pediatr Dent.* 2014;39:30–34.
225. al-Wazzan KA, al-Harbi AA, Hammad IA. The effect of eugenol-containing temporary cement on the bond strength of two resin composite core materials to dentin. *J Prosth.* 1997;6:37–42.
226. Murray PE, Hafez AA, Smith AJ, Cox CF. Bacterial microleakage and pulp inflammation associated with various restorative materials. *Dent Mater.* 2002;18:470–478.
227. Bergenholtz G, Cox CF. Loesche WJ, Syed SA. Bacterial leakage around dental restorations: its effect on the dental pulp. *J Oral Pathol.* 1982;11:439–450.
228. Cox CF, Keall CL, Keall HJ, et al. Biocompatibitity of surface-sealed dental materials against exposed dental pulps. *J Prosth Dent.* 1987;57:1-8.
229. Pashley DH, Pashley EL, Carvalho RM, Tay FR. The effects of dentin permeability on restorative dentistry. *Dent Clin North Am.* 2002;46:211–245.
230. Sasafuchi Y, Otsuki M, Inokoshi S, Tagami J. The effects on pulp tissue of microleakage in resin composite restorations. *J Med Dent Sci.* 1999;46:155–164.
231. Murray PE, Smith AJ. Saving pulps–a biological basis. An overview. *Prim Dent Care.* 2002;9:21–26.
232. Murray PE, About I, Lumley PJ, et al. Postoperative pulpal and repair responses. *J Am Dent Assoc.* 2000;131:321–329.
233. DeRouen TA, Martin MD, Leroux BG, et al. Neurobehavioral effects of dental amalgam in children: a randomized clinical trial. *J Am Dent Assoc.* 2006;295:1784–1792.
234. Martin MD, Woods JS. The safety of dental amalgam in children. *Expert Opin Drug Saf.* 2006;5:773–781.
235. Homme KG, Kern JK, Haley BE, et al. New science challenges old notion that mercury dental amalgam is safe. *Biometals.* 2014;27:19–24.
236. Woods JS, Heyer NJ, Russo JE, et al. Genetic polymorphisms affecting susceptibility to mercury neurotoxicity in children: summary findings from the Casa Pia Children's Amalgam clinical trial. *Neurotoxicology.* 2014;44:288–302.
237. Van Nieuwenhuysen JP, D'Hoore W, Carvalho J, Qvist V. Long-term evaluation of extensive restorations in permanent teeth. *J Dent.* 2003;31:395–405.
238. Wahl MJ, Schmitt MM, Overton DA, Gordon MK. Prevalence of cusp fractures in teeth restored with amalgam and with resin-based composite. *J Am Dent Assoc.* 2004;135:1127–1132.
239. Bryant RW, Mahler DB. Modulus of elasticity in bending composites and amalgams. *J Prosthet Dent.* 1986;56:243–248.
240. O'Brien WJ. *Dental Materials and Their Selection.* 2nd ed. Chicago, IL: Quintessence Publishing Inc.; 1997. pp. 347–351.
241. Powers JM, Sakaguchi RL, editors. *Craig's Restorative Materials.* 12th ed. St Louis, MO: Mosby/Elsevier; 2006. pp. 60–61.
242. Akerboom HB, Advokatt JG, Van Amerongen WE, Borgmeijer PJ. Long-term evaluation of rerestoration of amalgam restorations. *Commun Dent Oral Epidemiol.* 1993;21:45–48.
243. Forss H, Widström E. The post-amalgam era: a selection of materials and their longevity in primary and young permanent dentitions. *Int J Paediatr Dent.* 2003;13:158–164.
244. Marchiori S, Baratieri LN, de Andrada MA, et al. The use of liners under amalgam restorations: an in vitro study on marginal leakage. *Quint Int.* 1998;29:637–642.
245. Luz MA deC, Ciaramicoli-Rodrigues MT, Garone Netto N, De Lima ACP. Long-term clinical evaluation of fracture and pulp injury following glass-ionomer cement or composite resin applied as a base filling in teeth restored with amalgam. *J Oral Rehabil.* 2001;28:634–639.
246. Roberts JF, Attari N, Sherriff M. The survival of resin modified glass ionomer and stainless steel crown restorations in primary molars, placed in a specialist paediatric practice. *Br Dent J.* 2005;198:427–431.
247. Soncini JA, Maserejian NN, Tachtenberg F, et al. The longevity of amalgam versus compomer/composite restorations in posterior primary and permanent teeth: findings from the New England Children's Amalgam Trial. *J Am Dent Assoc.* 2007;138:763–772.
248. van Dijken JW, Pallesen U. A randomized 10–year prospective follow-up of Class II nanohybrid and conventional hybrid resin composite restorations. *J Adhes Dent.* 2014;16:585–692.
249. Lempel E, Tóth Á, Fábián T, et al. Retrospective evaluation of posterior direct composite restorations: 10–year findings. *Dent Mater.* 2015;31:115–122.
250. Jamieson WJ, Vargas K. Recall rates and caries experience of patients undergoing general anesthesia for dental treatment. *Pediatr Dent.* 2007;29:253–257.
251. Primosch RE, Balsewich CM, Thomas CW. Outcomes assessment an intervention strategy to improve parental compliance to follow-up evaluations after treatment of early childhood caries using general anesthesia in a Medicaid population. *ASDC J Dent Child.* 2001;68:102–108.
252. Mettes D. Insufficient evidence to support or refute the need for 6-monthly dental check-ups. *What is the optimal recall frequency between dental checks? Evid Based Dent.* 2005;6:62–63.
253. Nikiforuk G. Optimal recall intervals in child dental care. *J Canad Dent Assoc.* 1997;63:618–624.
254. Weisleder R, Benitez CR. Maturogenesis: is it a new concept? *J Endod.* 2003;29:776–778.
255. Patel R, Cohenca N. Maturogenesis of a cariously exposed immature permanent tooth using MTA for direct pulp capping: a case report. *Dent Traumatol.* 2006;22:328–333.
256. Mente J, Leo M, Panagidis D, et al. Treatment outcome of mineral trioxide aggregate in open apex teeth. *J Endod.* 2013;39:20–26.

257. Ballesio I, Marchetti E, Mummolo S, Marzo G. Radiographic appearance of apical closure in apexification: follow-up after 7-13 years. *Eur J Paediatr Dent*. 2006;7:29–34.
258. Frank AL. Therapy for the divergent pulpless tooth by continued apical formation. *J Am Dent Assoc*. 1966;72:87–93.
259. Sheehy EC, Roberts GJ. Use of calcium hydroxide for apical barrier formation and healing in non-vital immature permanent teeth: a review. *Br Dent J*. 1997;183:241–246.
260. El-Meligy OAS, Avery DR. Comparison of mineral trioxide aggregate and calcium hydroxide as pulpotomy agents in young permanent teeth (apexogenesis). *Pediatr Dent*. 2006;28:399–404.
261. Chueh LH, Huang GT. Immature teeth with periradicular periodontitis or abscess undergoing apexogenesis: a paradigm shift. *J Endod*. 2006;32:1205–1213.
262. Shabahang S. Treatment options: apexogenesis and apexification. *J Endod*. 2013;39(suppl 3):S26–S29.

第二十八章 根尖未发育成熟牙的治疗

Shahrokh Shabahang

第一节 根尖发育的生物学基础

一、根尖及根管充填的止点

Grove 于 1930 年提出根管应充填至牙本质牙骨质界（cemento-dentinal junction，CDJ），根据他的观察，牙本质牙骨质界与根尖孔的平均距离为 0.5~0.75mm（图 28-1）[1]。1958 年，Kutttler 进一步论证牙本质牙骨质界是根管充填的理想止点，并指出应尽量避免超填，原因是牙髓摘除后，残留于根尖末端根管内壁的牙骨质区域尚有余留的牙周膜，后者能够分化形成新的牙骨质，而超填的材料作为异物，将妨碍新生牙骨质的沉积[2]。Moodnik 从根尖及根尖周组织的临床意义出发，指出根尖应被视为具有发育、生长和修复能力，并处于动态变化中的组织[3]。

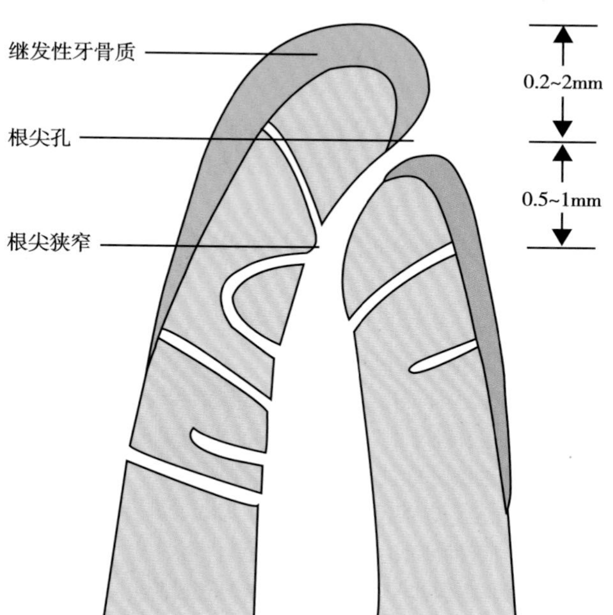

图 28-1 根尖解剖结构示意图，根尖孔通常位于根尖的冠方，开口于根尖侧方

二、根尖的发育

掌握牙发育的理论对于根尖未发育成熟牙的处理至关重要，是正确诊断，制定合理治疗计划，以及研发新材料、新技术的基础[3-7]。详见第二章"牙髓牙本质复合体的结构和功能"。

牙发育过程中，内釉上皮和外釉上皮相连形成颈环，启动牙根的发育[5]。内釉和外釉上皮在顶端颈环处开始增生，呈双层上皮结构，称为赫特威氏上皮根鞘（Hertwig's epithelial root sheath，HERS）。上皮根鞘的作用类似于内釉上皮，是细胞分化的始动因素，刺激成牙本质细胞的分化和根部牙本质的形成[7]。上皮根鞘位于发育牙根的末端（图 28-2），其内层细胞包绕髓腔，具有促进牙根生长及根尖孔闭合的功能[8]，同时决定牙根的数目、大小、形状以及釉牙骨质界的位置[5]。上皮根鞘发生断裂后，牙囊的间充质细胞沿裂隙长入并与新生牙本质表面接触，分化为成牙骨质细胞，形成牙骨质。多数情况下，牙根发育完成后，仍有大量上皮根鞘的断裂碎片残留于牙周组织中，形成马拉瑟上皮剩余（epithelial cell rests of Malassez，ECRM）。

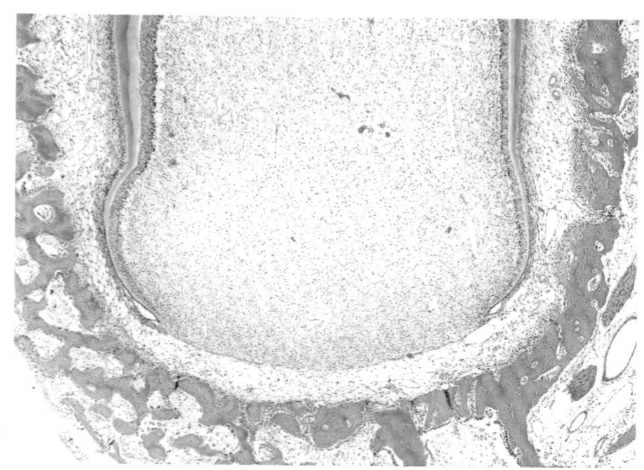

图 28-2 显微镜下见未发育成熟的根尖及其周围组织的形态，内釉上皮和外釉上皮结合形成上皮根鞘

6~14 岁期间发生的颌面部外伤可能改变或阻断牙根的发育[8]。通常而言，牙外伤可致成牙本质细胞功能中止或亢进，后者将导致牙髓钙化（图 28-3）。若上皮根鞘完全受损，牙根长度将不会增加，由已分化的成牙本质细胞和成牙骨质细胞形成硬组织，封闭根尖。尽管上皮根鞘决定牙根和根尖的外形，若牙根发育完成之前牙髓丧失活力，牙根则无法继续发育[9]。

（一）骨与牙本质

骨由矿化组织、胶原及其他有机组织（包括生长因子）等组成。生长因子具有成骨活性，可自脱钙骨中提取[10]。新骨形成的机制包括：①骨生成，成骨细胞从移植物内转移

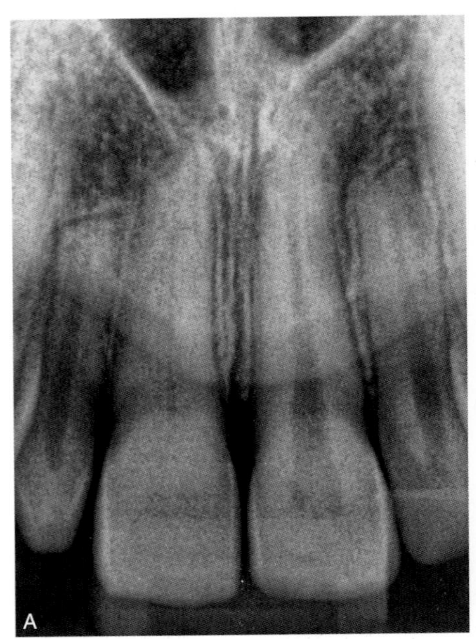

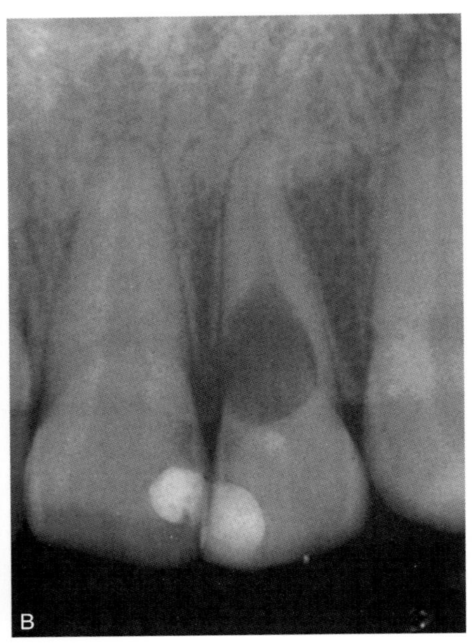

图 28-3 外伤致髓腔钙化和根管内吸收各一例
A. 右上颌中切牙持续性创伤致根管内修复性牙本质沉积，形成弥散性钙化 **B.** 左上颌中切牙外伤后破牙细胞功能活跃，引起大范围内吸收

到新的解剖部位；②骨传导，爬行替代或骨长入；③骨诱导，刺激间充质细胞分化为成骨细胞，生成新骨[11]。

经盐酸处理的灭活脱钙骨植入非骨组织中，能刺激宿主细胞产生一过性的（transient）炎症反应并分化形成新骨[12]。骨祖细胞的分化由局部微环境中细胞代谢周期的改变而引发。软骨祖细胞产生软骨，随后血管化，继而诱导局部骨形成。祖细胞产生骨还是软骨取决于微环境或局部因素。动物实验显示将脱钙的同种异体骨基质植入犬的牙周骨缺损区域，增强骨的形成[13]。Inoue 等将脱矿牙本质和骨基质植入大鼠体内，发现肌肉组织中的植入物诱导软骨形成的速度最快且生成量最多，而在牙周膜中诱导速度最慢且生成量最少[14]。

Smith 等将牙本质基质植入雪貂的暴露牙髓，14 天后牙髓牙本质界面观察到大量新生的细胞外基质，其他区域未见反应性牙本质的沉积，说明牙本质基质只能引起局部反应，在缺乏蛋白植入的情况下，不能诱导损伤牙髓局部形成反应性牙本质[15]。

（二）骨形成蛋白

骨形成蛋白（bone morphogenetic proteins，BMPs）可根据分子活性区域的一级氨基酸序列分为不同亚群。BMP-2 和 BMP-4 具有高度同源性，在半胱氨酸区域约为 92% 的一致性，构成一个亚群[10]。BMP-5、BMP-6、BMP-7（成骨蛋白 -1，OP-1）和 BMP-8（成骨蛋白 -2，OP-2）构成另一亚群，约为 75% 的氨基酸具有同源性；这两个亚群通过近 60% 的氨基酸同源性相互关联[16]。BMP-3 则为一独立亚群。BMP 还包含一个生长和分化因子（growth and differentiation factors，GDF）亚群[16]。大多数已被克隆的 BMP 分子与转化生长因子 -β（transforming growth factor-β，TGF-β）超家族成员具有相似的结构[17]。转化生长因子 -β 为二硫键连接的二聚体，在胚胎发生和组织修复过程中参与间充质细胞的迁移、增殖和分化[18,19]。

为研究 BMP 对修复性牙本质形成的影响，有学者将 3mg 粗制 BMP 植入幼犬的牙髓断面，对照组植入犬血清白蛋白，观察到牙髓反应分为 4 个阶段。

第一阶段（免疫反应）：第 1 周，BMP 引起细胞介导的免疫反应。

第二阶段（增殖反应）：第 1~2 周，BMP 基本吸收，可见梭形间充质细胞迁移和增殖。

第三阶段（骨样牙本质形成）：第 2~4 周，髓腔的部分区域，尤其是邻近牙本质和植入物下方，可见成牙本质细胞和 / 或破牙细胞分化，形成骨样牙本质。

第四阶段（管样牙本质形成）：第 4~8 周，成牙本质细胞分化形成管样牙本质。而在含血清白蛋白植入物的对照牙中，牙髓组织的修复反应较实验组显著延迟。

基于以上结果，作者认为 BMP 具有盖髓剂的理想性能，能被完全吸收，在牙髓断面诱导形成大量的修复性牙本质且不影响根髓的健康[20]。

Lianjia 等将 200μg BMP 植入成年犬前磨牙的牙髓断面，对照组植入等量的氢氧化钙，结果显示在牙齿发育的钟状期，内釉细胞、外釉细胞以及分化的成牙本质细胞均对 BMP 单克隆抗体呈阳性反应[21]。3H- 胸苷酸掺入实验和碱性磷酸酶活性检测证实 BMP 不仅刺激牙髓细胞增殖，同时促进其成牙本质向分化。1 周后，BMP 盖髓组的全部牙髓样本呈轻微炎症反应，第 2 周牙髓炎症消退，自第 3 周开始牙本质沉积，可见完整的牙本质桥及矿化迹象。而对照组中，直到第 4 周仍仅有少许骨样牙本质形成，未见牙本质桥。

OP-1 可募集单核巨噬细胞并刺激间充质细胞增殖、分化为成骨细胞，导致异位成骨[22]。在成釉器的蕾状期和帽状期阶段，釉结中可检测到 *bmp-2* 和 *bmp-7* 基因转录本。Postlewaite 等通过体外实验对比重组人 OP-1（recombinant human OP-1，rhOP-1）和重组人 TGF-β1（recombinant human TGF-β1，rhTGF-β1）对成纤维细胞迁移及其表型的影响，结果表明，虽然 rhOP-1 和 rhTGF-β1 均为中性粒细胞、单核细胞和成纤维细胞的趋化因子，但只有 rhTGF-β1 对成纤维细胞的表型及功能产生调节作用，促进细胞增殖和胶原合成；rhOP-1 既不影响成纤维细胞的有丝分裂率，也未能促进胶原和透明质酸的合成，而后者在软组织修复中可能起重要作用；rhOP-1 和 rhTGF-β1 均不能刺激前列腺素 E2 的产生[23]。

研究者将负载不同量 OP-1 的 25mg 大鼠胶原载体植入动物体内，以碱性磷酸酶活性和植入物中钙含量作为成骨的生化指标（植入物的钙含量与骨形成总量成正比），组织学检测其成骨活性[24]。结果显示，单纯载体植入物未能诱导新骨形成，含 OP-1 的载体植入物以剂量依赖性方式诱导软骨内成骨，并可见骨髓造血细胞募集现象。另一组织学研究也显示，将 5~10ng 的 hOP-1 复合于 25mg 基质载体植入大鼠体内，能够剂量依赖性诱导软骨内成骨[22]；当基质载体中蛋白浓度为 1μg/25mg（即 rhOP-1 的活性峰值水平），植入物的成骨活性比完整的脱矿骨基质高 4 倍。

OP-1 还被应用于猴牙槽窝内的钛种植体研究，证实其能诱导种植体周围骨形成。Rutherford 等将牛蛋白制剂复合于猴骨胶原载体，3 周内 OP-1 组的部分钛表面观察到新骨沉积，而无 OP-1 的对照组未见骨生成；与牙槽窝内仅填塞胶原基质或无填充物的对照组相比，填塞 OP-1 的牙槽窝内可见明显的新骨形成[25]。

一项与氢氧化钙的对照研究中，根据盖髓材料的不同将成年猴的前磨牙分为 4 组：实验组采用含 1.5mg、3.0mg 和 6.0mg OP-1 的胶原载体，对照组采用可固化型氢氧化钙制剂 Dycal，第三组只用胶原载体，第四组不用任何材料[26]。盖髓后 6 周处死动物，对样本进行组织学检查。hOP-1 胶原载体组的全部样本均有修复性牙本质形成，以 6.0mg 组最为显著，在 6 周的愈合期内，hOP-1 胶原载体材料并未完全被矿化组织替代，尚存留于盖髓部位；氢氧化钙盖髓组的 5 个牙髓组织样本中，3 个可见不完整的牙本质桥；胶原载体和空白对照组中未见牙本质桥的形成。实验组牙髓呈正常组织学表现，有完整的成牙本质细胞层，说明矿化的纤维结缔组织逐渐取代 hOP-1 胶原载体；而氢氧化钙组牙髓组织内散在牙本质桥，其表面可见氢氧化钙。另一方面，有学者持不同意见，如 Andelin 等的研究认为是异位成骨，并非诱导形成牙本质（图 28-4）[27]；Sampath 将 OP-1 植入大鼠皮下，同样观察到异位成骨[24]。

Shabahang 等 1999 年对比研究 OP-1 和氢氧化钙诱导根尖形成的能力，将未发育成熟的犬前磨牙髓腔接种细菌后，建立根尖周炎动物模型，次氯酸钠冲洗根管，氢氧化钙封药 1 周以消毒根管，随后根管内分别充填氢氧化钙、含 OP-1 的胶原载体、胶原载体或 MTA[28,29]。第 12 周实验结束时，OP-1 组与氢氧化钙组的结果相似，每组 13 个牙根中，5 个牙根的根尖形成完整的钙化屏障，其余 8 个根尖呈喇叭口状，OP-1 组钙化屏障的平均厚度显著大于氢氧化钙组（图 28-5）；而单纯胶原载体组的 11 个可评估样本中均无钙化屏障形成（图 28-6）。以上结果提示两种可能，一是胶原载体可能抑制根尖形成，二是仅通过根管消毒可能达不到诱导根尖闭合的作用，需要活性物质共同诱导根尖闭合。

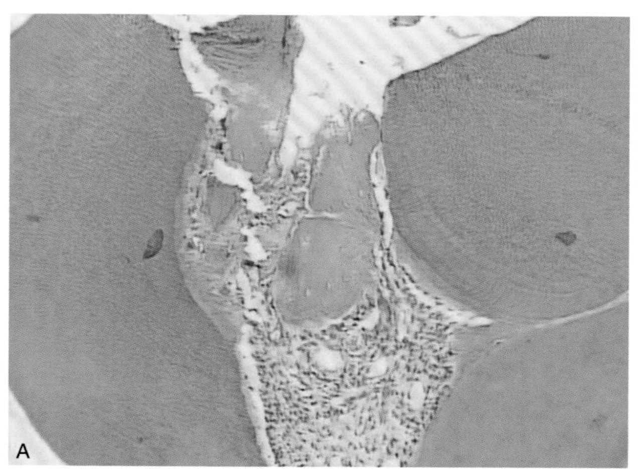

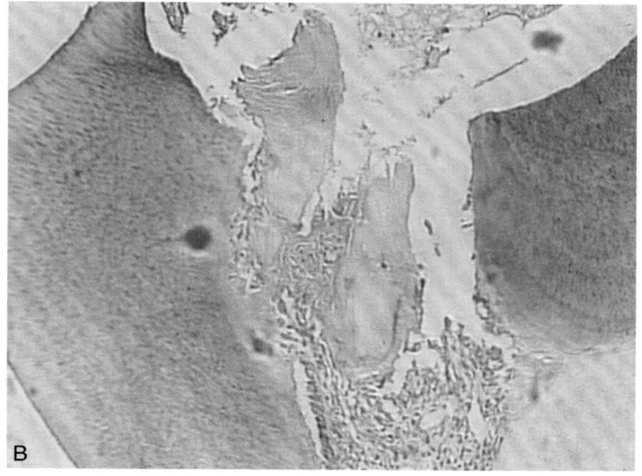

图 28-4　显微镜下见大鼠磨牙 OP-1 盖髓后髓室内异位成骨

A. HE 染色，可见骨样结构及骨陷窝　**B.** 抗牙本质涎蛋白（DSP）抗体免疫组化染色，牙本质呈强阳性，异位骨呈弱阳性，牙本质着色强度约为骨的 200 倍

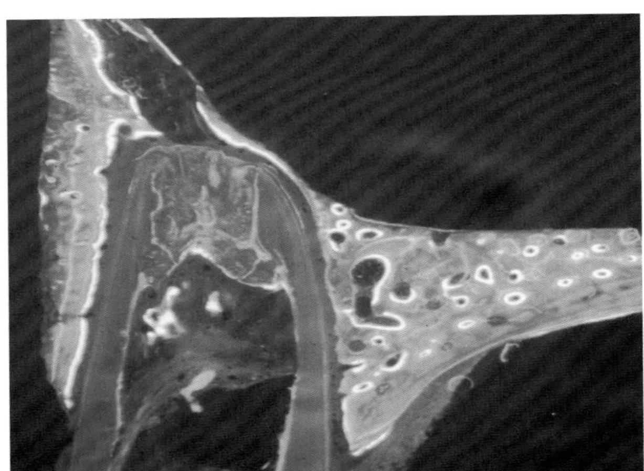

图 28-5 荧光显微镜下见 OP-1 诱导后未成熟牙的根尖区形成厚且连续的矿化组织层

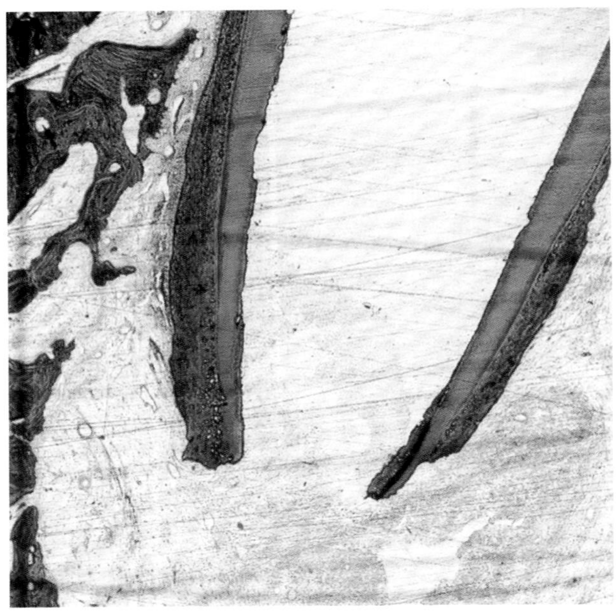

图 28-6 Masson 染色显示单纯植入胶原载体的未成熟牙根尖未闭合，牙骨质覆盖于牙本质壁的内、外表面

在诱导根尖形成的过程中，间充质细胞分化为成牙本质细胞和成牙骨质细胞，产生牙本质和牙骨质。该过程需要正确的信号转导，以确保多能干细胞分化为目标细胞，形成特定组织。

第二节 临床管理

一、诊断和病例选择

对于根尖未完全形成的活髓牙，应尽量保存牙髓活力，促使牙根继续发育[9]。成牙本质细胞是牙髓中唯一形成牙本质的细胞，牙髓活力的丧失不仅使根尖发育终止，整个根管牙本质壁的增厚也被阻断，当牙受到外伤时，因牙颈部根管壁薄弱，极易发生牙折（图 28-7）。

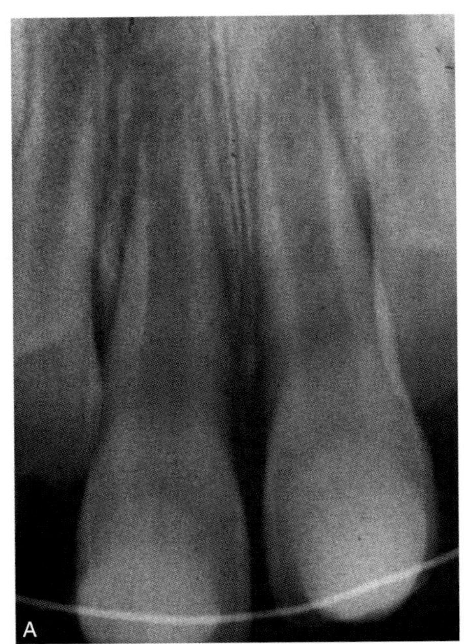

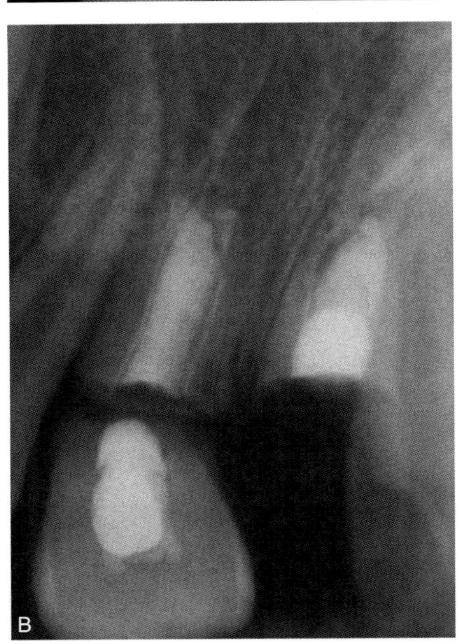

图 28-7 上颌中切牙外伤的 X 线片资料

A. 上颌中切牙外伤后固定 **B.** 18 个月随访，行根尖诱导成形术的上颌中切牙均发生颈部根折

去髓治疗仅适于牙髓发生不可逆炎症或坏死的患牙。由于年轻恒牙牙髓较少受到激惹或接受修复治疗，牙髓体积大且细胞成分丰富，受外伤后恢复的概率更高。Cvek 等报道年轻恒牙冠折露髓后 7 天牙髓仍能保持活力，牙髓炎症局限于露髓处根方 2mm 的范围内[30]。

对于根尖未发育成熟牙，准确的诊断是制订合理治疗方案的前提，为此，需要仔细评估牙髓的状态。影像学检查用于评估牙根的发育程度以及有无根尖周病变。临床评估包括病史采集和临床检查，由于儿童患者语言表达和理解能力的局限，医生准确解读儿童患者的牙髓活力测试结果面临一定的挑战[31-33]。此外，儿童患者描述症状的主观性和不可预测性，也会增加医生评估牙髓病理状态的难度[34]。根尖未发育成熟牙对牙髓活力测试的反应也不及成熟恒牙稳定或准确。对于这类患牙，最可靠的牙髓活力测试是冷测法[35,36]，电活力测试的准确性最低[37]。然而就根尖未发育成熟的外伤牙而言，上述基于牙髓神经的活力测试方法均不太准确，牙髓血流量的评估能为外伤牙的牙髓状态和预后提供更可靠的参考。Strobl 等采用激光多普勒测量不同类型牙外伤后牙髓血流量（pulpal blood flow，PBF）的变化[38]。他们发现，外伤牙拆除固定后即刻，侧向脱位牙和脱出性脱位牙的牙髓血流量无显著变化，而嵌入性脱位牙的牙髓血流量持续下降，最终发生牙髓坏死（图 28-8）。可见，由于嵌入性脱位的牙髓坏死率高，对这类外伤牙应及时进行根管治疗。激光多普勒测定牙髓血流量的潜在不足是可能受到牙龈组织血循环的干扰，推荐使用橡皮障排除牙龈的血流干扰，提高准确性[39]。

根尖未发育成熟的年轻恒牙的治疗决策参见流程图（图 28-9）。对于活髓牙，必须尽量保存活髓；若牙髓发生不可逆性炎症或坏死，视根尖发育程度采取根管治疗术或促使根尖闭合（root-end closure）的治疗技术。

牙髓活力检测是准确诊断牙髓状态的重要方法，牙根发育程度的评估则需通过影像学检查。常规二维根尖 X 线片存在较大的局限性，因其仅呈现牙根近远中向的二维影像，而在牙根发育过程中，根管的颊舌径通常大于近远中径（图 28-10）。因此，根尖片上显示根尖闭合的切牙，若从颊舌向观，根尖可能尚未闭合。若根尖片显示牙根的根

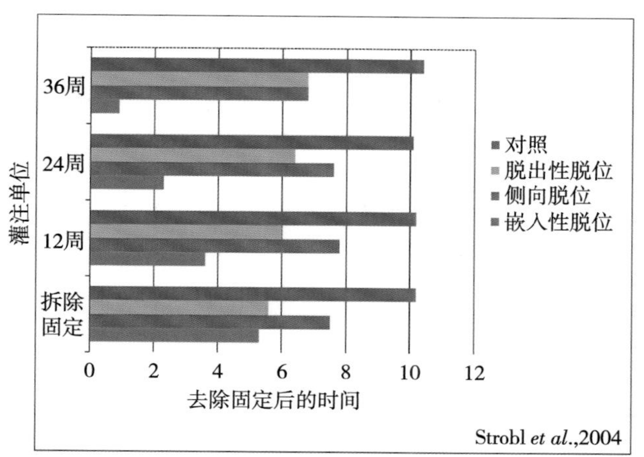

图 28-8　Strobl 等的研究数据显示，嵌入性脱位对牙造成的损害最大。侧向脱位和脱出性脱位的牙髓血流量变化最小，嵌入性脱位导致牙髓血流量急剧下降[38]。

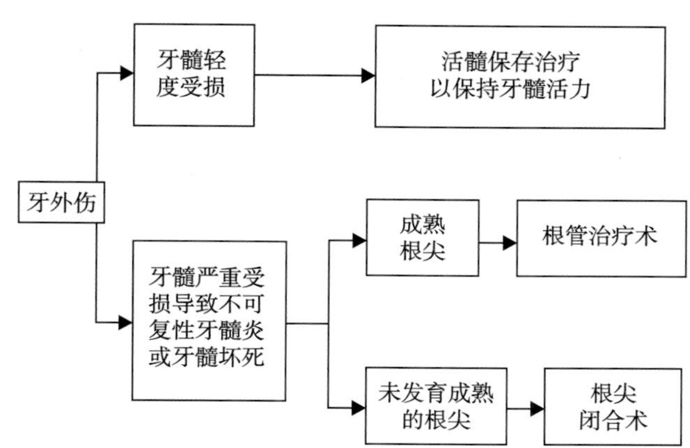

图 28-9　年轻恒牙外伤累及牙髓的治疗决策流程图

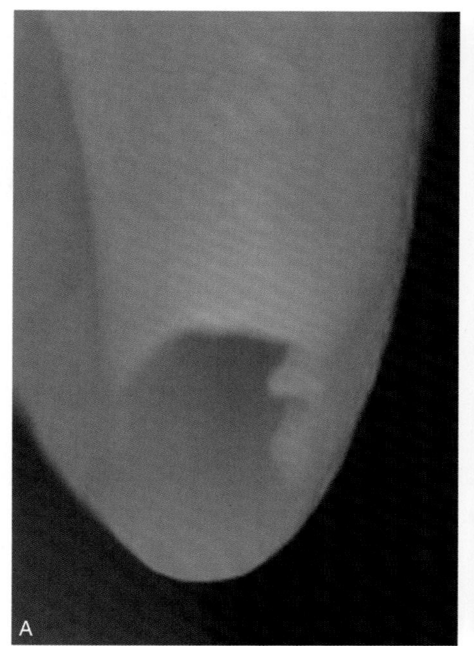

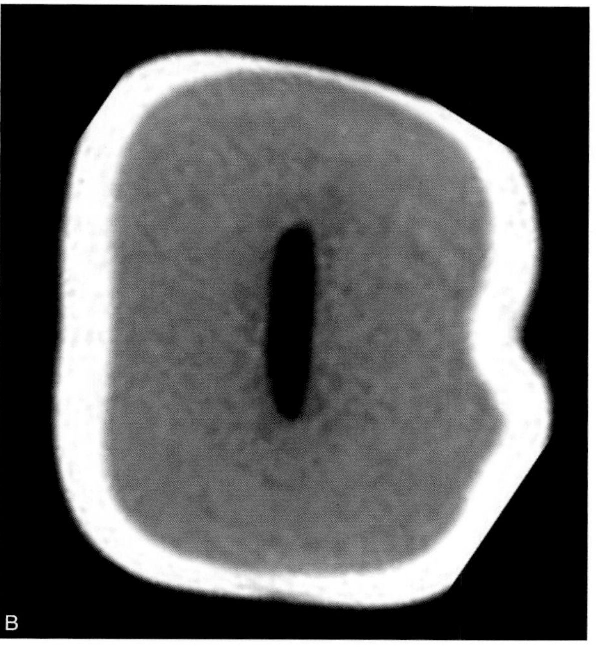

图 28-10　未发育成熟牙的根尖颊舌径大于近远中径

A. 根尖未发育成熟的磨牙（Courtesy of Dr. Mahmoud Torabinejad，Loma Linda，CA，U.S.A.）**B.** 电子显微镜下可见根尖的颊舌径明显大于近远中径

管壁在近远中向呈平行状，其颊舌向可能为发散状，根管腔更大；若显示牙根的根管壁在近远中向呈汇聚状，其颊舌向根管壁可能相互平行，根管腔也更大。这种发育模式可能引起临床医师对根管形态的误判，因为颊舌侧根管壁在牙根发育过程中最后汇聚于根尖，所以X线片显示根管壁汇聚的牙根，其颊舌向根管壁可能为发散状[40]。如今，三维成像的CT技术能够更完整准确地显示牙根解剖形态[41]，图28-11显示一例根尖敞开的前磨牙的三维影像。

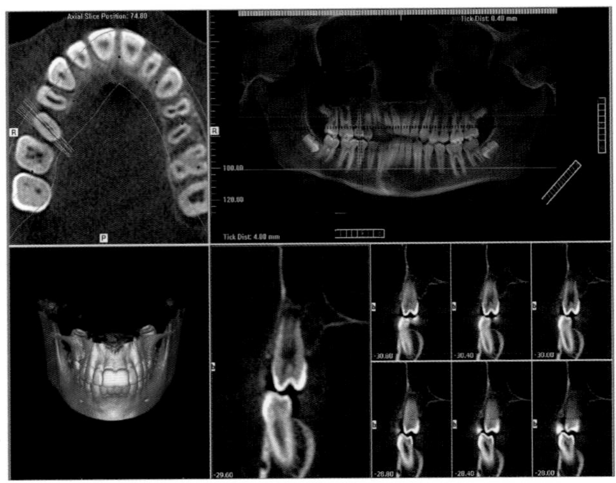

图28-11　上颌第二前磨牙CBCT图像清晰显示开放的根尖（Courtesy of Dr. Mahmoud Torabinejad, Loma Linda, CA, U.S.A.）

二、感染控制

年轻恒牙的根尖孔呈喇叭口状，根管壁薄且脆弱，为根管治疗提出特殊的挑战（图28-12）。为最大程度地保留根部牙本质，应主要通过化学清创来达到去除残留牙髓和消毒根管的目的。由于根管粗大、管壁薄，机械预备程度应控制到最小化。此外，这类患牙在根管治疗过程中难以测得准确的工作长度，而准确的工作长度是进行有效的根管清理、避免过度预备和超填的重要保证。根管充填材料超填会损伤根尖周组织，包括残留的上皮根鞘。年轻恒牙或根尖孔开放的患牙使用电子根尖定位仪的测量结果不准确，推荐影像学方法确定工作长度（图28-13）[42,43]。

次氯酸钠和氢氧化钙具有组织溶解和抗菌性能[44-53]。次氯酸钠活性强、起效快，在化学机械预备过程中即可发挥药物作用；氢氧化钙则需较长的作用时间，通常将其封于根管内一段时间，以消毒根管并溶解和清除残留牙髓[29,50]。尽管如此，次氯酸钠和氢氧化钙均不能实现对根管系统的彻底消毒[53-56]。此外，次氯酸钠受热、光照或暴露于空气中易灭活[57,58]，因此使用新鲜配制的溶液最为有效[59]。

次氯酸钠和氢氧化钙在根管内作用时间过长也会损伤

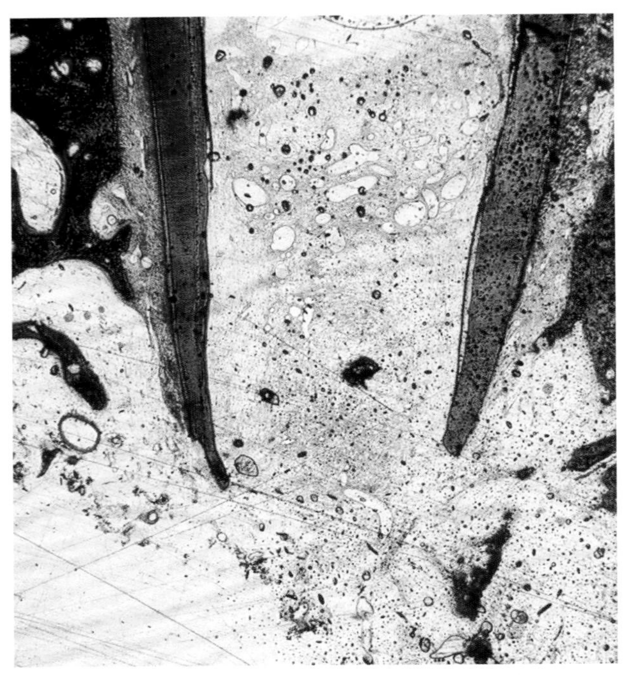

图28-12　根尖未发育成熟牙的Masson染色磨片，显示薄而脆弱的根部牙本质

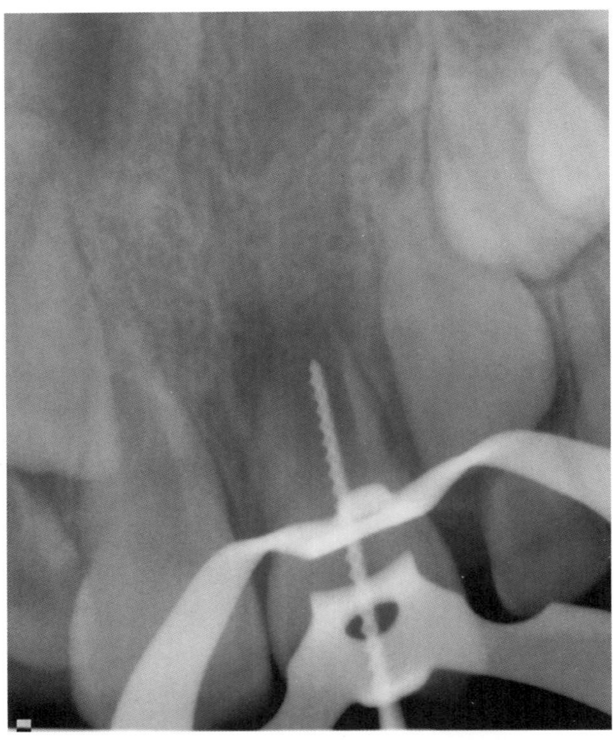

图28-13　根尖孔开放的左上中切牙诊断丝片，患牙根管内插入根管锉，拍摄X线片确定工作长度

牙本质结构。Machnick等研究发现，次氯酸钠作用超过20分钟，牙本质结构发生改变，导致根部牙本质抗力下降[60]。同样，氢氧化钙作用超过1个月，也会引起牙本质结构改变，增加根折的风险[61-68]。这一特性对于颈部根管壁薄弱

的年轻恒牙而言，影响尤为严重。

由于存在以上不足，学者们致力于寻找更为安全有效的根管冲洗和消毒药物。使用抗生素进行根管消毒已不是一个新的概念。Ball 在 1964 年已使用抗生素软膏进行根管消毒[69]。Das 在根管清创后封入盐酸土霉素软膏消毒根管，成功诱导根尖闭合[70]。

近年来，抗生素类的根管消毒制剂再度引起关注。BioPure MTAD 于 2003 年面世，用于根管终冲洗以去除玷污层并消毒根管。Torabinejad 等通过系列研究[53, 54, 71-73]证实与次氯酸钠和其他常用根管冲洗剂相比，由多西环素、柠檬酸和洗涤剂混合而成的 BioPure MTAD 具有明显的优势，包括去除玷污层（图 28-14）而不损伤牙本质[71, 72]，对根管内耐药菌株具杀菌抑菌性[53, 54]，以及对牙本质具有高度亲和力[73]。

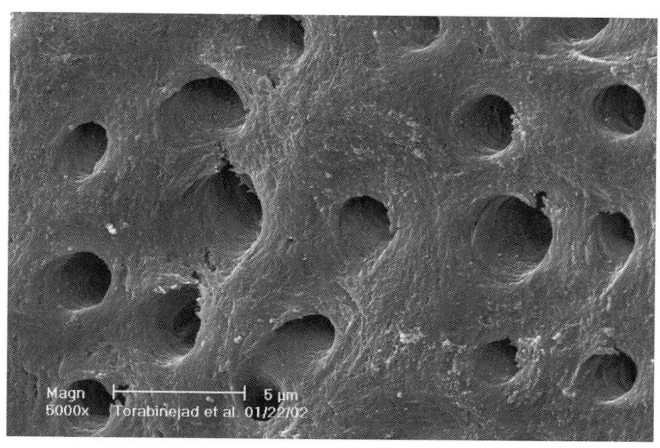

图 28-14　BioPure MTAD 处理的根部牙本质扫描电镜图。玷污层完全去除，牙本质结构完整，牙本质小管开放，无碎屑残留

Iwaya 等于 2001 年报道双联抗生素糊剂对牙髓坏死伴严重根尖周炎的一例前磨牙进行根管消毒的效果[74]。2004 年，Banchs 和 Trope 报道类似的一个病例，并建议使用甲硝唑、环丙沙星和米诺环素组成的三联抗生素糊剂消毒根管[75]。关于三联抗生素糊剂消毒根管的有效性之前已为体外研究所证实[76, 77]。动物实验显示，与 1.25% 次氯酸钠溶液应用于化学机械预备相比，三联抗生素糊剂的根管消毒效果更好[78]。三联抗生素糊剂的缺点是长时间使用后，其中的米诺环素会导致牙齿变色。因此有学者建议以不含米诺环素的双联抗生素取而代之[79, 80]。

在根尖诱导过程中，根管消毒药物对根尖周活细胞（包括根尖牙乳头干细胞）的潜在影响是药物选择的另一重要因素。有研究显示与氢氧化钙相比，双联和三联抗生素糊剂显著降低根尖周活细胞的存活率[81]。另一类似研究也发现，2% 氯己定不利于根尖牙乳头干细胞的存活，次氯酸钠和 EDTA 则无不良影响[82]。

残留于根管内的细菌会持续激惹根尖周组织，阻碍根尖的发育和闭合。因此，无论何种治疗方法，对感染根管的彻底消毒始终是诱导根尖闭合的关键。

第三节　治疗技术

一、根尖诱导成形术（apexification）

对于根尖未发育成熟的年轻恒牙，根管系统内明显炎症甚至坏死的牙髓组织应予以清理[5]。然而，丧失牙髓活力的年轻恒牙，根管壁往往薄而脆弱，难以充分清理和严密充填[83]。因此，应通过根尖诱导成形术使根尖闭合后再行根管治疗。

Torneck 等诱导幼狝猴根尖未完全形成的切牙牙髓损伤，研究损伤和感染对牙髓的影响[84]。第 14 天观察到根尖周透射影；第 28 天，残存的根尖段牙髓中可见不同程度的炎性细胞浸润；第 95 天，可见管样牙本质、细胞样牙本质和牙骨质沿根管内壁沉积，使根尖闭合和牙根形成。以上结果提示即使牙髓和根尖周存在明显病变，部分牙髓包括其外周的成牙本质细胞层，仍可能保持活力并行使功能。

一些研究者认为，清除根管内坏死组织及控制感染可恢复死髓牙根尖的继续发育。Das 于 1980 年报道了一例 12 岁儿童，其上颌中切牙外伤 2 年后就诊，在对患牙进行根管清理、次氯酸钠冲洗以及盐酸土霉素软膏封药 2 个月后，患牙临床症状消失，同时牙根继续发育[70]。

Cameron 报道的两个根尖闭合的病例中，使用超声激活的次氯酸钠冲洗以及氢氧化钙封药进行根管清创，作者总结控制感染是促使根尖闭合的关键[85]。

Lieberman 和 Trowbridge 报道了一例死髓牙根尖自行闭合的病例[86]。这名 11 岁患者的双侧上颌中切牙四年前曾受外伤，未接受任何治疗，就诊时为死髓牙，影像学检查显示双侧上颌中切牙根管粗大、根尖孔闭合伴根尖周病变。患牙因严重错殆致难以修复而被拔除，组织学检查发现拔除患牙根尖的矿化组织由无小管结构的牙本质和牙骨质构成。作者认为，促使根尖闭合的硬组织源于牙髓炎症并最终坏死后、根尖区残留的活组织。

根尖诱导成形术所采用的方法和药物众多，包括三氯酚和福尔马林[87]，抗生素糊剂[69]，磷酸三钙和氢氧化钙[88]。其中，氢氧化钙可与多种药物或液体调配成糊剂，如樟脑对氯酚（CMCP）[83, 84, 89-91]、碘仿[92]、水[93, 94]、局麻药液、等渗盐溶液、甘油和其他溶液等[40, 95-98]。

Ham 等评估血凝块对牙根未发育完成的无髓牙根尖闭合的影响[91]，研究人员对 3 只幼猴的 17 颗牙齿开髓后涂布唾液，然后用磷酸锌水门汀封闭，影像学检查证实患牙发生根尖周病变后，对其行根管预备及 CMCP 和木馏油消毒。其后 8 颗牙齿的根管内封入氢氧化钙和 CMCP 的混合物，另外 9 颗牙齿的根管内诱导形成血凝块，冠方充填牙胶和封闭剂。结果显示两组牙齿均未形成完整的硬组织桥以封闭根尖。

Nevins 报道一例 8 岁男童的上颌侧切牙外伤后嵌入性脱位，患牙对热食、叩诊和扪诊敏感，牙髓无活力，根尖未完全形成[99]。采用胶原 - 磷酸钙凝胶对患牙行根尖诱导成形术后 6 个月，X 线片显示牙根继续发育，与未受伤的对侧同名牙无明显差异。后续研究中，Nevins 总结认为胶原 - 磷酸钙凝胶为硬组织的形成提供了合适的介质[100]。然而，Citrome 等的动物实验结果并不支持上述结论，他们观察到胶原 - 磷酸钙凝胶组的 2 只 5 月龄幼犬前磨牙均有明显炎症病变，未见根尖发育或牙骨质新生的迹象；相反，氢氧化钙治疗的 7 颗牙齿中，5 颗没有炎症，且所有牙齿都可见根尖发育和牙骨质沉积，组织学检测证实形成的硬组织桥由牙骨质或无定形钙化物构成[97]。

无论与何种药物或材料配伍，氢氧化钙被公认为根尖诱导成形术的首选材料。大量研究表明氢氧化钙能够成功诱导根尖闭合或形成硬组织屏障，从而为根管内牙胶和封闭剂的充填提供支撑。1966 年，Frank 推荐根管内封入高稠度的氢氧化钙和 CMCP 糊剂，每隔 3~6 个月定期随访，直到根尖闭合，并建议通过根管器械探查和影像学检查以确认钙化屏障的形成（图 28-15）[83]。他还指出，治疗效果具有个体差异，可能有如下转归：①根尖封闭，根管腔缩小；②根尖封闭，根管腔无变化；③X 线片未见牙根继续发育或根尖形成，但根管内探测有明显止点，有条件进行根管充填；④X 线片可见根尖冠方的根管内形成钙化屏障。

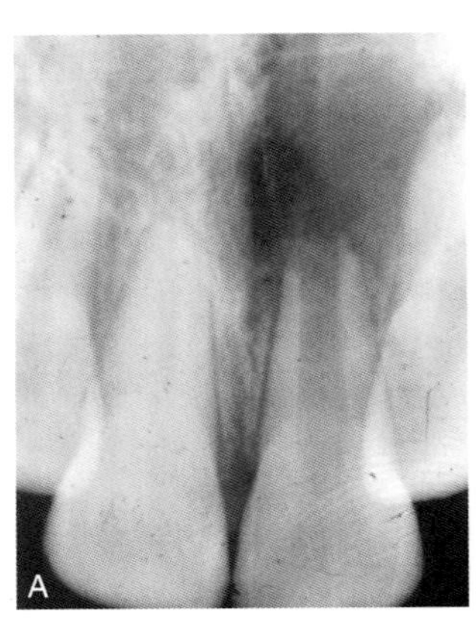

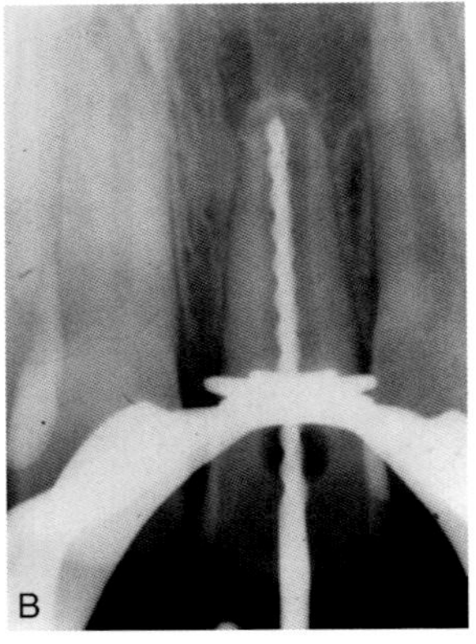

图 28-15 8 岁患儿上颌左侧中切牙外伤 1 例

A. 治疗前 X 线片示左上中切牙根尖敞开伴大面积根尖周病变，根管内氢氧化钙封药 6 个月，期间换药 2~3 次 **B.** 随访 X 线片示根尖屏障形成，根管器械可探及钙化屏障（Courtesy of Dr. Leif K. Bakland, Loma Linda, CA, U.S.A.）

Feiglin 对氢氧化钙诱导成形术的转归分类如下：①骨样牙骨质或骨样牙本质构成钙化桥，封闭根尖；②牙根继续发育，形成正常根尖；③根尖的生活组织促使牙根继续发育，根管继续形成或有钙化桥，根尖继续形成和矿化；④牙萌出过程中根尖分离[101]。

Dylewski 选取幼恒河猴切牙，人为扩大根尖孔，建立根尖敞开模型，组织学评估氢氧化钙 -CMCP 糊剂的效果[89]。3 颗对照牙行常规根管预备和充填，实验组的切牙均超出根尖 1~5mm 进行根管预备，以破坏上皮隔（epithelium diaphram）。结果发现实验组的牙根未继续发育，根尖区修复反应表现为结缔组织增殖、分化，骨样牙本质形成，推测根尖的钙化组织并非通过成牙本质活动形成的典型牙本质，而是源于根尖区结缔组织的增殖。所有牙齿切片中均未观察到上皮根鞘的存在，亦未发现完全闭合的牙根末端。

Harrison 和 Rakusin 对氢氧化钙诱导的上颌中切牙行组织学检查，根尖处可见无小管结构的细胞性牙骨质（图 28-16）[102]。Torneck 等报道的第 4 篇系列研究中，研究者对根尖未发育成熟的猴恒牙髓腔开放 39~196 天，造成根管感染并诱发根尖周病变后，清理成形根管结合生理盐水冲洗，其后根管封内入高稠度的氢氧化钙 -CMCP 糊剂，实验结束时进行影像学检查[84]。结果显示根管腔缩小，牙根长度增加。同时，钙化组织沉积形成硬组织桥，封闭根尖孔，硬组织桥由骨样牙本质、管样牙本质以及牙骨质或骨构成（图 28-16）。尽管缺少对照牙，作者认为就牙髓实验性损伤、根尖未发育成熟的切牙而言，氢氧化钙类糊剂进行根管封药，能够加速根尖发育和根尖孔闭合。

Heithersay 报道了一系列氢氧化钙诱导成形术病例，他所用的药物是甲基纤维素为载体的 Pulpdent 糊剂，病例随访 14~75 个月[95]。影像学结果显示，根尖继续发育的病例均伴随根管的钙化缩窄，然而并不一定形成根尖屏障。

Calasept 是另一种商品化的预混型氢氧化钙糊剂（主要成分为氢氧化钙、氯化钙、氯化钠、碳酸氢钠、氯化钾和无菌水）。Ghose 等追踪报道了 43 例 8~12 岁儿童的中切牙，这些患牙冠折露髓 1 个月至 3 年不等，治疗前牙髓均已坏死、牙根发育未完成[103]。经 Calasept 封药治疗后，临床和影像学检查显示 51 颗患牙中有 49 颗形成根尖屏障，用时 3~10 个月不等。

Leonardo 等以犬为实验动物，对比研究 Calan 和 Calasept 两种商品化的氢氧化钙糊剂[104]。观察 187 天后，他们发现这两种糊剂均能诱导矿化组织的形成，封闭犬牙根尖。他们还发现，虽然根尖周组织存在炎症的状态下也能诱导根尖闭合，但是严重的炎症会妨碍硬组织的形成。

氢氧化钙的作用原理

氢氧化钙是根尖发育形成术（apexogenesis）和根尖诱导成形术的常用药物。在成年大鼠背侧皮下植入氢氧化钙小球，大多数植入物周围发生软组织内的异位成骨，最早于植入后 10 天可见。而其他 11 种植入材料中，仅 3 种有钙化迹象，表明氢氧化钙更易诱导成骨[105]。氢氧化钙的高 pH 激活碱性磷酸酶活性，高钙浓度增加钙依赖性焦磷酸酶活性，后者在矿化过程中具有重要作用[106]。

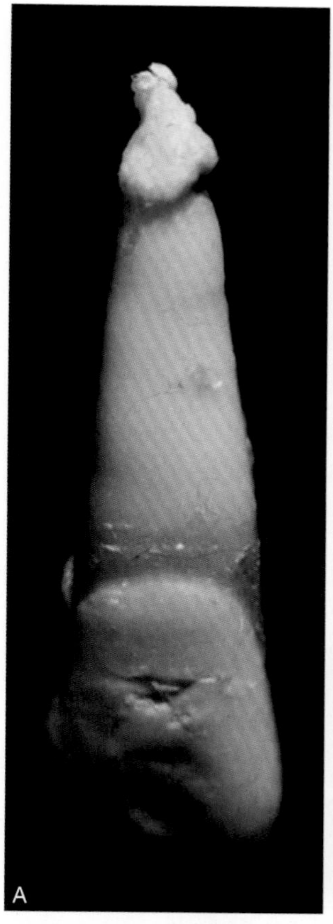

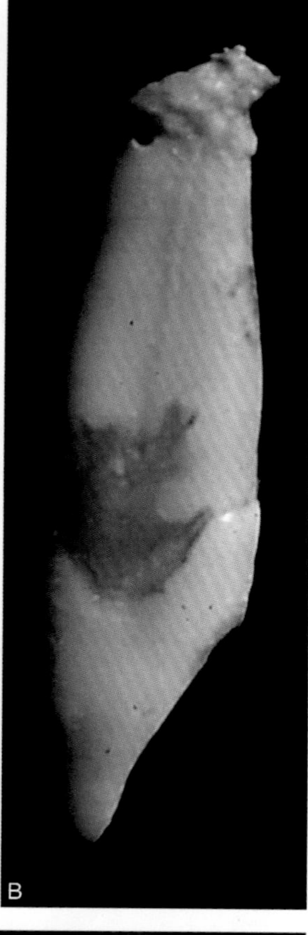

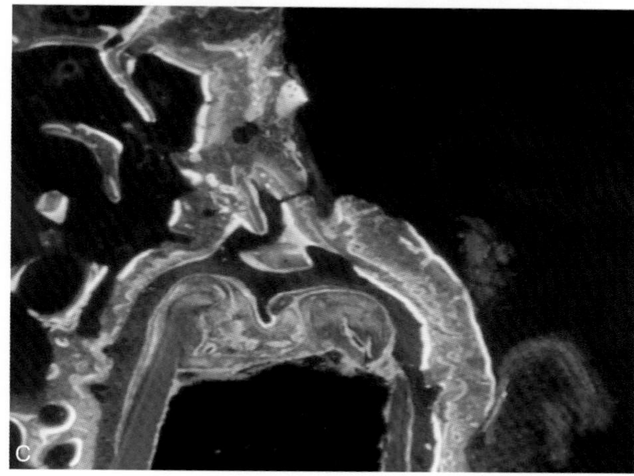

图 28-16 根尖诱导成形术后根尖硬组织屏障通常是牙本质、牙骨质和骨组织构成的不规则物

A. 上颌中切牙唇面观，显示根尖不规则的硬组织屏障 **B.** 侧面观 **C.** 荧光显微镜下见硬组织屏障由各种矿化组织混杂而成（Courtesy of Dr. Leif K. Bakland, Loma Linda, CA U.S.A.）

pH 的影响

Tronstad 等利用猴切牙研究氢氧化钙对未发育完成的牙根以及牙周组织的影响[107]。研究者诱导牙髓坏死后，分别对两组实验牙（再植牙组和非再植牙组）行根管预备，其后封入林格氏液（Ringer's solution）调和的氢氧化钙糊剂，观察 4 周，记录牙周膜、牙骨质、牙本质（分为 4 个区）和根管内的 pH 变化。结果表明，牙根未发育完成牙的 pH 在正常生理范围内，而牙根发育完成牙的 pH 介于 10~12.2。对照牙的 pH 为 6.4~7.0。另一项动物实验中，Javalet 等通过比较氢氧化钙（pH=11.8）和氯化钙（pH=4.4）两种材料，评价氢氧化钙中氢氧根离子在诱导根尖闭合中的作用[108]。研究者对牙根未发育完成的猴切牙接种金黄色葡萄球菌，诱发根尖周病变，3 和 6 个月时各处死 3 只动物。结果发现，3 个月时仅氢氧化钙组有根尖闭合的迹象，6 个月时所有氢氧化钙治疗牙的根尖均有不同程度的闭合。相比之下，氯化钙治疗组中，仅 2 个牙的根尖部分闭合，另 2 个没有硬组织形成的迹象。研究表明，相较于外源性钙离子的存在，氢氧化钙的 pH 在诱导根尖闭合中起主导作用。

当根管内充填氢氧化钙时，根管内 pH 明显改变，但根周的 pH 是否发生变化尚存争议。部分研究显示，根管内氢氧化钙对根周组织的 pH 没有明显影响[109, 110]，而其他研究则报道牙根外表面的 pH 升高[111]。将氢氧化钙糊剂封入离体牙根管中，在牙根表面制备陷窝检测 pH，发现 pH 于第 3 天迅速升高，其后维持在 10 左右，直到 120 天的观察期结束[111]。这些结果能否在体内实验中得到验证，又或机体是否对 pH 的升高产生生理性缓冲仍有待探究。

钙离子的影响

有学者认为氢氧化钙的作用也与其高钙离子浓度相关。为证实这一假设，研究者用含有放射性标记的氢氧化钙糊剂覆盖于暴露的犬牙髓断面，检测钙离子是否从氢氧化钙中扩散到牙本质桥或牙髓组织，每克氢氧化钙粉末含 120μCi 放射性氯化钙，研究者在新生的牙本质中未检测到放射性离子[112]。该研究发表后 30 年，Kawakami 等再次利用放射性标记追踪植入大鼠皮下的氢氧化钙糊剂的轨迹[113]。研究人员将 ^{45}Ca 标记的氢氧化钙与未标记的氢氧化钙类糊剂混合后，植入大鼠腹部皮下结缔组织，每只大鼠的皮下植入物均为 500mg，其中含 1 000μCi Ca，分别于术后 7 天及 13 天处死动物。结果显示动物骨组织中放射性标记呈阳性，电子显微镜证实阳性物质为钙盐，推测其来源于植入物。采用全身显微放射自显影技术追踪 ^{45}Ca 的运动轨迹，发现毛细血管中含有 ^{45}Ca，作者由此得出结论，即植入物中的钙离子通过血液循环进入骨骼组织。以上实验阐明了钙离子在体内的迁移，但并未证明钙离子会引起组织的矿化或骨化。

疗效

关于氢氧化钙诱导根尖闭合所需的时间及疗效已有较多文献报道。Heithersay 评估了以甲基纤维素为载体的氢氧化钙糊剂对 21 例患者的治疗效果，随访 14~75 个月，影像学检查发现牙根继续发育的全部病例根尖段根管均细小，然而，并非每个治疗牙都形成根尖屏障[95]。51 颗牙根未发育完全的恒中切牙，冠折露髓 1 个月到 3 年不等，牙髓均已坏死，经 Calasept 封药诱导后，临床和影像学检查结果表明 49 颗牙形成根尖屏障，历时 3~10 个月[103]。

Morfis 和 Siskos 将氢氧化钙粉剂和局麻药液调和成糊剂，治疗 12 名 8~40 岁患者的 34 颗患牙，其中 6 例牙根继续发育，3 例牙根继续发育并形成根尖钙化桥，21 例仅形成根尖钙化桥，4 例牙根无变化[114]。Lee 等对 7~10 岁儿童的 32 颗恒切牙行氢氧化钙诱导成形术，评估根尖闭合所需的时间，患牙均系外伤引起的牙髓坏死，部分存在根尖周透射影，根尖闭合的平均时间为 10~14 周[115]。一项回顾性研究报道，牙髓坏死的年轻恒切牙经氢氧化钙诱导后，所有患牙的根尖均在一年内闭合，但具体时间有所差异，其中：①年龄较大儿童的患牙根尖孔直径小于年龄较小儿童的患牙，根尖闭合所需时间更短；②牙髓坏死但无根尖周感染的患牙，其牙根发育和根尖闭合比合并根尖周感染的患牙所需时间更短。

Dominguez-Reyes 等报道 26 颗牙髓坏死的年轻恒切牙经氢氧化钙诱导后，均形成良好的根尖闭合，平均治疗时间略长于 12 个月，其中 23 颗牙封药 3~4 次；同时该研究提示术前有无主观症状或根尖周病变对治疗效果无影响[117]。2010 年发表的一项研究对 6~13 岁儿童、28 例牙髓坏死的年轻恒切牙进行治疗，患牙均形成根尖闭合，平均时间 8.6 个月（3.24~13.96 个月）；治疗完成后随访 2 年，根管再感染率为 7.1%，表明严密的冠方封闭是确保远期成功率的重要因素之一[118]。

虽然上述研究显示氢氧化钙诱导成形术具有良好疗效，但其远期疗效存在不确定性。由于根管内长时间封入氢氧化钙，根尖诱导成形术存在以下不足：①根尖闭合所需时间不确定；②需多次就诊更换氢氧化钙糊剂；③存在冠方渗漏及根管再感染的风险；④根尖形成的屏障组织类型各异；⑤患者如不能按约复诊，拖延治疗，则可能发生冠折。

根尖屏障的形成可能需时 3 个月到 2 年不等[83, 119, 120]，期间患者需要多次复诊以更换氢氧化钙封药[121-127]。目前，对于换封氢氧化钙的时间间隔及其对根尖屏障形成的速度和质量的影响，仍未达成共识，学者们的意见包括每月 1 次，每 3 个月 1 次，每 6~8 个月 1 次，或不更换氢氧化钙糊剂[120, 124, 125, 128, 129]。

冠方渗漏和根管再感染是否影响根尖诱导成形术的疗效，目前尚未明确。一些研究指出感染根管所需的治疗时间更长[130, 131]；另一些研究报道，无论根管内有无细菌感染，疗效无统计学差异[103, 119, 122, 126]。

氢氧化钙诱导成形术后，根尖钙化桥的类型和质量较难预判，产生的钙化屏障可能是未覆盖整个根尖的不完整的钙化桥[132]。受二维图像的制约，根尖 X 线片上看似完整的钙化桥，若从另一个角度观察可能并不完整。根尖诱导形成的钙化桥是一种细菌可渗透的多孔结构[116]。此外，该多孔结构本身也可能包含残余的坏死组织，继而导致根尖周持续的激惹和炎症[88]。

牙本质与氢氧化钙的长时间接触还有另一潜在的问题。根尖诱导成形术后患牙发生颈部根折的易感性曾被归因于牙本质壁过薄，然而研究已证实，根管内长期封入氢氧化钙（通常是根尖诱导成形所需的时间）会对根部牙本质的结构完整性造成不良影响，削弱牙本质的结构，并显著降低其抗折能力[61-68]。

二、根尖屏障术（apical barriers）

氢氧化钙根尖诱导成形术治疗周期长，复诊次数多，疗效受患者依从性的影响较大。此外，反复就诊可能为患者的日常安排带来不便，居住地迁移的患者或有牙科恐惧症的儿童难以按约复诊换药，这些因素均可能导致病例的失访（图 28-17）。因此，有必要寻求疗程短、疗效确切的替代治疗方案。

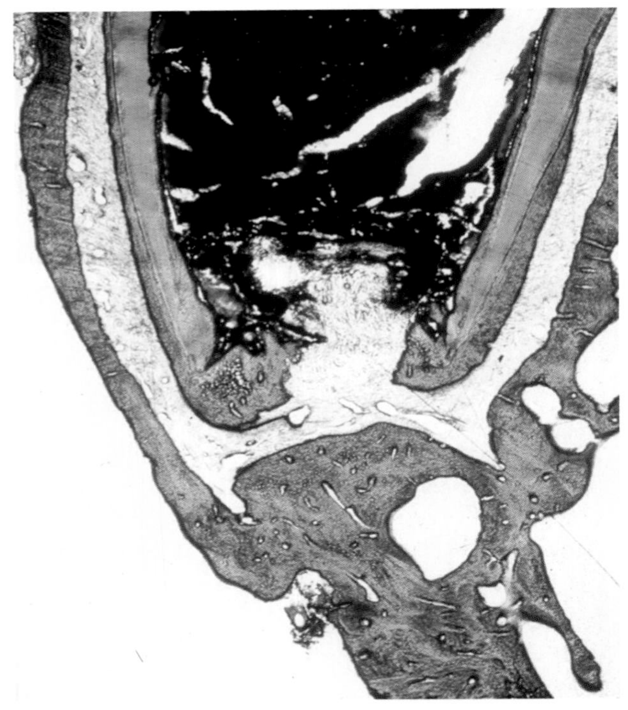

图 28-17　Masson 染色显示根管内氢氧化钙封药 3 个月，根尖仍呈开放状态

Kuttler 在根管末端填充牙本质碎片（dentine shavings），经临床和影像学检查证实可以加快根尖周组织的再生[2]。用氢氧化钙制备根尖屏障（apical plug）后，根尖微渗漏程度明显低于未填充的对照牙[133]。Pitts 等对猫的尖牙根管过度预备后模拟敞开的根尖，组织学比较分别由氢氧化钙和牙本质碎片制备的两种根尖屏障，发现两者均能防止根管超填，其中牙本质组形成钙化组织屏障更快，大多数样本历时 1 个月，而氢氧化钙组多为 3 个月[134]。

采用氢氧化钙 -CMCP 糊剂行根尖诱导成形术，患者需多次就诊，且易发生超填。使用磷酸三钙制备根尖屏障，患者仅需单次就诊，且具有良好的屏障作用，能有效防止超填[135]。原因在于磷酸三钙粒径较大，抗压性能较强，根管充填材料不易被挤出根尖。

Brandell 等用猴的切牙为研究对象，用 #50 K 锉预备根管至超出影像学根尖 0.5mm 水平，模拟根尖敞开，设 3 个实验组，每组根管的根尖 2mm 分别填塞脱矿牙本质（有机成分）、羟基磷灰石（牙本质无机成分的替代物）或牙本质碎片（dentine chip）；另设一组根管内未放置任何材料的阴性对照，评估 3 种材料封闭根尖的效果[136]。3 个月后处死 4 只动物，共计 24 个样本，其中仅 1 例（放置脱矿牙本质）根尖完全闭合。6 个月后，脱矿牙本质组所有样本的根尖均未完全闭合；羟基磷灰石组的 6 个样本中，4 个根尖完全闭合；牙本质碎片组的 6 个样本中，3 个根尖完全闭合。据此作者认为牙本质中的有机成分不能有效诱导根尖区硬组织的形成。

三氧化矿物凝聚体（Mineral trioxide aggregate，MTA）是另一种根尖屏障材料，主要成分包括硅酸三钙、铝酸三钙、氧化三钙和氧化硅。MTA 粉末由细小的亲水性颗粒组成，通过水合作用（hydration）硬固，固化时间约为 3 小时[137]。电子探针微区分析（electron probe microanalysis）显示钙离子和磷离子是粉末中的主要离子。染料渗透实验和细菌渗漏实验表明，MTA 的微渗漏显著小于银汞合金和 Super EBA[138, 139]。Ames 试验检测材料的致突变性和细胞毒性，发现 MTA 不会导致更高的逆转录率[140]，固化后 MTA 的毒性显著低于固化的银汞合金、复合树脂、Super EBA 或 IRM（图 28-18）[141]。MTA 作为根尖倒充填和根管壁穿孔修补材料[142, 143]，其显著优势是与根尖周组织接触后，诱导形成牙骨质[142]，牙骨质层作为生物屏障，可增强对微生物渗入根尖周组织的抵抗能力。与氢氧化钙类似，混合后的 MTA 也具有高 pH（据报道为 10.2，3 小时后升至 12.5）[137]，这可能是其诱导硬组织形成的机制之一。

MTA 作为屏障材料应用于根尖未发育成熟的死髓牙治疗，取得了良好的疗效。1999 年，Shabahang 等比较 MTA 根尖屏障术、氢氧化钙诱导成形术和成骨蛋白 Ⅰ 诱导成形术的疗效，发现 MTA 诱导根尖硬组织形成的效果显著，根尖区形成连续的牙骨质条带（图 28-19）[28]，与其他学者的研究结果一致。有两例患牙的 MTA 被推出根尖，其中一例推出的 MTA 被新生的牙骨质包绕（图 28-20），这些新生牙骨质层起到生物屏障的作用，能够进一步促进根尖周组织的愈合。

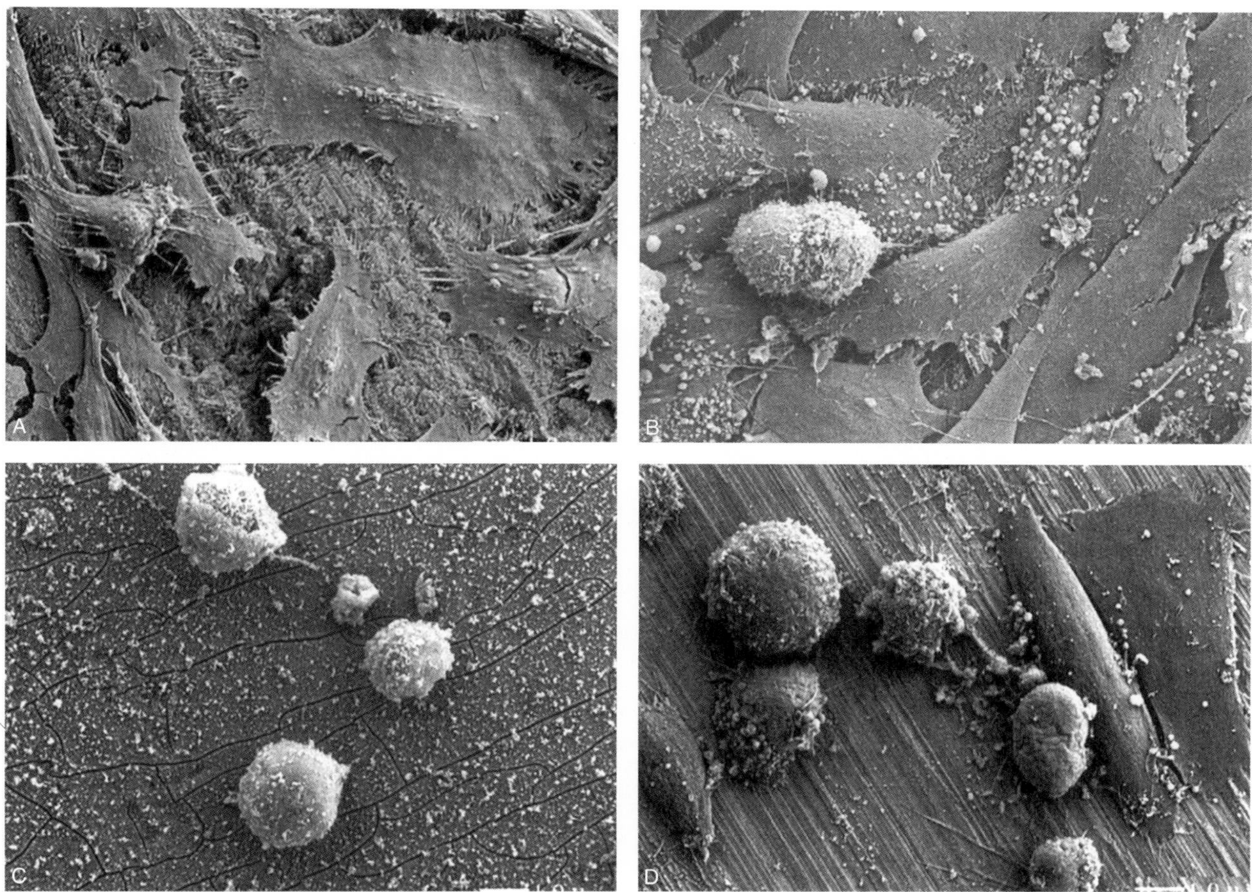

图 28-18　扫描电镜下细胞在不同材料表面的生长状态

MTA（A）和复合树脂（B）表面细胞伸展和生长良好，银汞合金（C）和 IRM（D）表面细胞生长较差

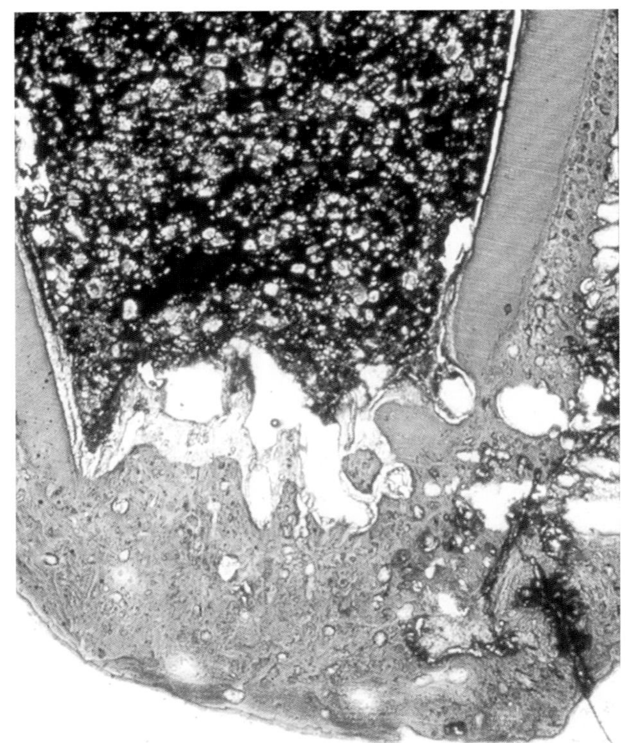

图 28-19 牙磨片 Masson 染色显示未发育成熟的恒牙 MTA 屏障术后，根尖牙骨质沉积，呈较厚的条带状

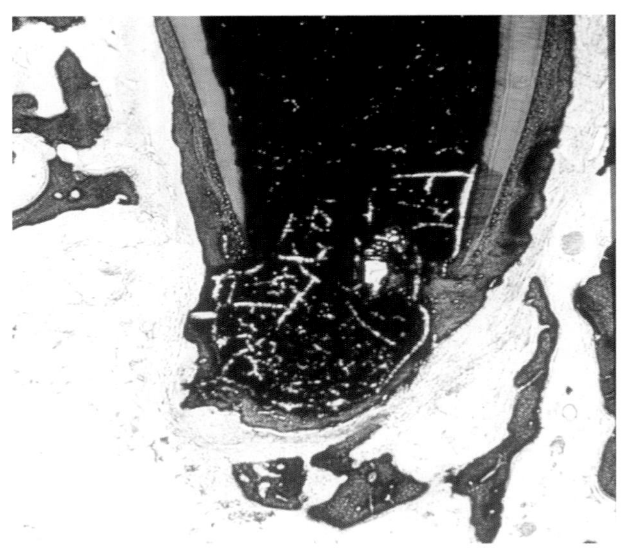

图 28-20 推出根尖的 MTA 被完整的牙骨质条带包绕

Ham 等利用猴的根尖未发育成熟的死髓牙，比较 MTA 根尖屏障术和氢氧化钙诱导成形术的疗效，发现 MTA 处理的牙齿炎症轻微并有大量硬组织形成[144]。在狗模型中，研究人员评估了放置 MTA 屏障之前是否需要在根管内封入氢氧化钙糊剂。他们发现 MTA 能够促进根尖的形成和根尖周组织的愈合，放置屏障材料之前不一定需要氢氧化钙糊剂进行根管消毒；反而，氢氧化钙的使用增加了 MTA 被推出根尖、以及在根管外形成钙化屏障的概率[145]。另有学者持相反意见，他们认为氢氧化钙封药 1 周能够提高 MTA 根尖屏障的边缘适应性[146]，其原因可能是氢氧化钙分解了根管壁表面残留的牙髓组织或有机成分，使 MTA 对牙本质有更好的适应性。Hachmeister 等建立根尖开放的标准化体外模型，检测细菌渗漏，发现与 MTA 本身的材料特性相比，放置 MTA 的技术操作对细菌渗漏程度的影响更大[147]。

（一）操作要点

根管预备完成后，将不同号码的垂直加压器插入根管内试合，其中最小号的垂直加压器应能较宽松地到达距工作长度约 0.5mm 处。使用 MTA 输送器将少量 MTA 送入根管中下段（图 28-21），然后用预先选好的垂直加压器轻推 MTA，亦可将超声尖轻触加压器的金属工作端，借助间接超声震动将 MTA 推送至根尖区域[148-151]，通常无需使用基质材料来防止 MTA 超填。为便于操作，MTA 需调制成适当的湿度，以少量多次、轻柔加压的方式充填。

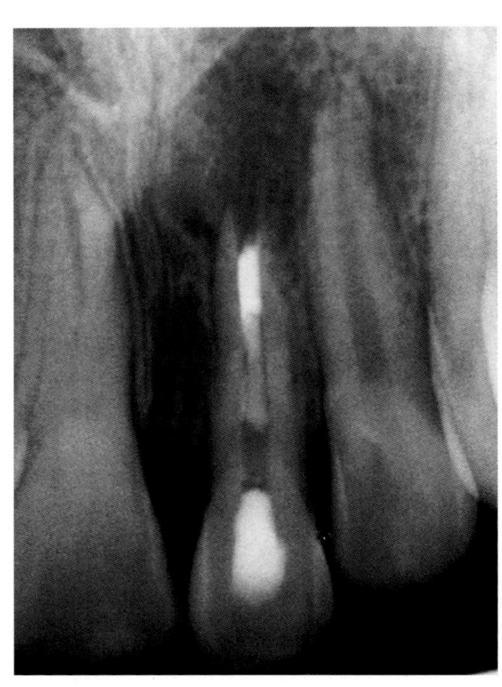

图 28-21 左侧上颌切牙 MTA 根尖屏障的制备，分次将 MTA 放置到根管中下段，使用垂直加压器轻推至根尖区域，必要时可联合应用超声（Courtesy of Dr. Douglas H. Snider，Chico，CA，U.S.A.）

将适量的 MTA 充填至工作长度并拍摄 X 线片确认后，用湿纸尖去除根管上中段多余的材料。MTA 屏障的厚度应为 3~5mm（图 28-22），方能有效防止根尖微渗漏的发生[148, 150-152, 153-156]。多数情况下，MTA 的冠方可以充填到接近釉牙骨质界。如果根管较长，可以使用牙胶和根管封闭剂来充填根管上段，这种情况下，需增加一次复诊以待根管内的 MTA 材料硬固，然后进行常规根管充填和桩道制备，将桩核材料延伸到根管冠 1/3 有助于增强患牙的抗折性能[153]。

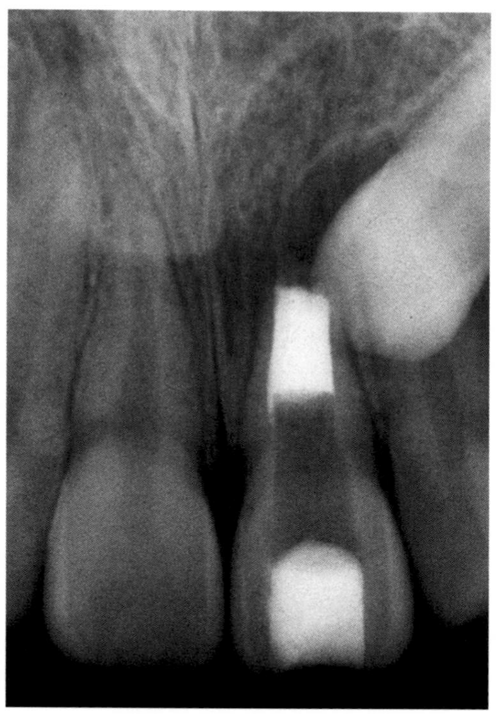

图 28-22　左侧上颌中切牙 MTA 根尖屏障一例，屏障厚度约 3~5mm（Courtesy of Dr. Marshall E. Gomes，Lodi，CA，U.S.A.）

（二）疗效

1999 年 Shababang 等首次在动物实验中表明 MTA 适用于根尖屏障术[28]，其后多项临床病例报道 MTA 屏障术对根尖未发育成熟死髓牙的成功治疗[157-165]，包括一例氢氧化钙诱导失败的病例[166]。

Pace 等采用 MTA 屏障术治疗 11 例根尖未发育成熟的患牙，每颗患牙经氢氧化钙封药 1~2 周后，根尖区制备 3~5mm 厚的 MTA 屏障，2 年随访显示 10 例患牙完全愈合，1 例患牙不完全愈合，表明 MTA 根尖屏障术具有良好的临床疗效[167]。另一项病例报道中，5 例根尖未发育成熟的死髓牙经氢氧化钙根管消毒 1~6 周后，制备 MTA 根尖屏障，2 年随访显示 4 例患牙符合临床和影像学的愈合指征，而 MTA 超填的病例未愈合[168]。可见，MTA 超出根尖 2mm 以上可能阻碍根尖愈合及牙骨质生成（图 28-23）。

Sarris 等的临床研究中纳入平均年龄 11.7 岁的儿童 15 名、共 17 颗患牙，均为根尖未发育成熟的死髓牙[169]。对患牙行根管预备及氢氧化钙消毒 1 周后，制备 3~4mm 厚的 MTA 根尖屏障。1 周后复诊，热牙胶充填根管上中段。17 颗治疗牙中，13 颗根尖 MTA 屏障合乎标准。随访 6~16 个月（平均随访 12.53 个月），临床成功率为 94.1%，影像学成功率为 76.5%。最末一次随访中，影像学评估显示不确定愈合率为 17.6%。

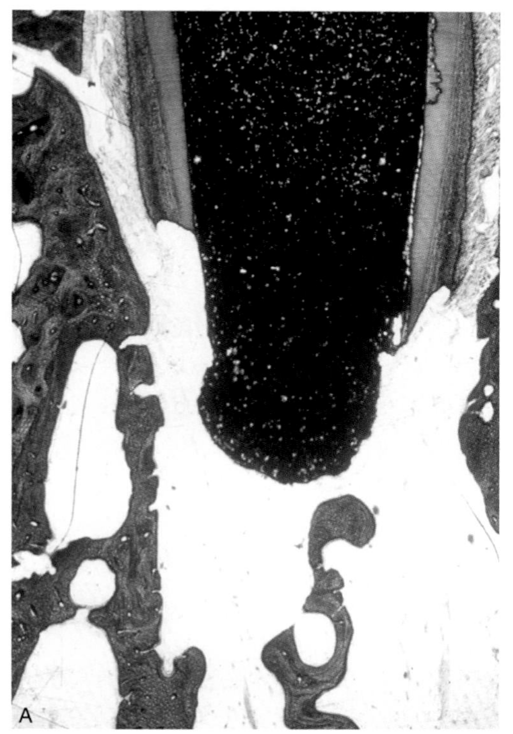

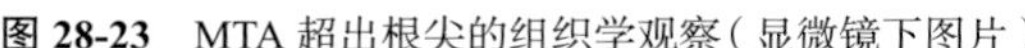

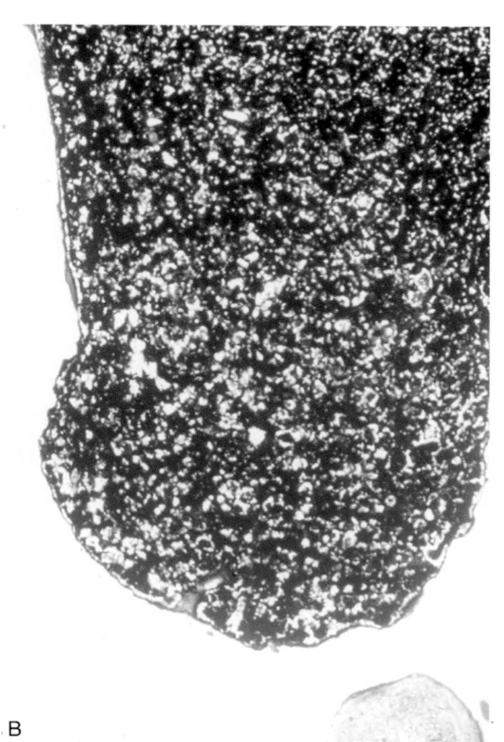

图 28-23　MTA 超出根尖的组织学观察（显微镜下图片）
A. MTA 超填物周围未见牙骨质形成（低倍放大）　**B.** 超填的 MTA 被薄层连续的牙骨质包绕（同一视野的高倍放大）

在一项回顾性研究中，研究人员纳入 19 名患者、共计 20 颗根尖开放的患牙[150]。根管内封入氢氧化钙至少 1 周后，放置 4mm 厚的 MTA 根尖屏障。在所评估的 20 颗患牙中，16 颗患牙属于根尖未发育成熟的年轻恒牙。随访 12~44 个月（平均 26.7 个月），将根尖周指数评分 1 分或 2 分且无临床症状或异常体征的患牙评定为愈合，愈合率 93.75%。

Nayar 等对 38 颗根尖未发育成熟的恒牙行 MTA 屏障术，12 个月随访显示临床和影像学成功率达 100%，术前有无根尖周透射影对疗效无影响，指出 MTA 屏障术治疗根尖未发育成熟的恒牙疗效确凿[170]。1 年后，Annamalai 和 Mungara 再次证实了这一论断。在他们的报告中，MTA 屏障术治疗的 30 颗患牙经过 12 个月的随访，均评定为临床和影像学成功，其中 86.6% 的病例根尖完全闭合，30% 的病例牙根继续发育[171]。Moore 等纳入 21 名平均年龄 10 岁的儿童，共计 22 颗根尖未发育成熟的死髓恒切牙，氢氧化钙封药后，使用白色 MTA（white MTA）制备根尖屏障，平均随访 23.4 个月[172]，临床和影像学成功率为 95.5%，但有 22.7% 的切牙出现牙冠变色。

自 MTA 面世以来，已有大量 MTA 根尖屏障术的临床病例报道。有两项研究纳入较大的样本量，其中一项是前瞻性研究，纳入 50 名患者、共计 57 颗根尖开放的患牙，一次就诊完成 MTA 根尖屏障术，未进行根管封药，其中 43 位患者随访至少 12 个月，根据根尖周指数评分，愈合率为 81%。作者总结 MTA 根尖屏障术可单次就诊完成，疗效稳定，可替代氢氧化钙诱导成形术应用于根尖开放患牙的治疗[173]。另一项回顾性分析纳入 116 位患者、共计 144 颗患牙（其中年轻恒牙 119 颗），所有患牙均于 1999—2006 年之间，在同一牙髓专科诊所完成治疗[174]。52 颗患牙经氢氧化钙封药 3 周后放置 MTA，另 92 颗患牙单次就诊完成治疗。随访 78 颗患牙，回访率 54%（单次就诊病例约占 60%，两次就诊病例约占 40%），平均随访 19.4 个月。结果显示单次就诊组的治愈率 93.5%，两次就诊组的治愈率 90.5%。119 颗年轻恒牙中，45 颗行氢氧化钙封药、两次就诊完成治疗，74 颗未行氢氧化钙封药、单次就诊完成治疗，共计随访 68 颗患牙（单次就诊病例约占 60%，两次就诊病例约占 40%），年轻恒牙回访率 57%。在随访 1 年及以上的 74 颗患牙中，单次就诊组治愈率 96.5%，两次就诊组治愈率 89%，每个治疗组中均只有 1 例根尖周未愈合。两次就诊的病例中，有 4 名患者在氢氧化钙封药后未按时复诊，当他们复诊时，患牙已无法保留[174]。

另有研究直接比较了 MTA 根尖屏障术与氢氧化钙诱导成形术的疗效。El-Meligy 和 Avery 报道的自身对照试验（armed study）中纳入 15 名儿童，每名儿童至少有 2 颗牙髓坏死且根尖敞开的年轻恒牙，每颗牙随机行氢氧化钙诱导成形术或 MTA 根尖屏障术治疗[175]。在 12 个月的随访中，氢氧化钙组中 2 颗牙炎症复发，MTA 组的治疗牙全部愈合，临床和影像学检查显示根尖闭合。Pradhan 等同年开展的对照研究评估了氢氧化钙诱导成形术和 MTA 根尖屏障术的疗效以及达到根尖闭合所需的时长[176]。研究者将 20 颗牙髓坏死、根尖敞开的上颌恒切牙随机分为两组，MTA 组的患牙经氢氧化钙消毒根管 7 天后，在根管尖 1/3 区放置 MTA 屏障；氢氧化钙组的患牙根管内放置氢氧化钙，直到形成明显的根尖屏障。两组患牙的根管中上段均予以牙胶和根管封闭剂充填。结果显示，两组病例的根尖周愈合率无显著差异，但是愈合时间差异明显，传统的氢氧化钙诱导成形术为 7 ± 2.5 个月，MTA 根尖屏障术为 0.75 ± 0.5 个月。根尖屏障术治疗时间的显著缩短既减少医生的椅旁操作时间，又为患者提供了便利。

一份系统评价和 meta 分析表明氢氧化钙诱导成形术和 MTA 根尖屏障术的治疗成功率相似[177]。前述 El-Meligy 和 Avery、以及 Pradhan 等的两项研究中，两种方法的治疗成功率亦无统计学差异[175,176]。尽管如此，随访结束时 MTA 组的成功率达 100%，而氢氧化钙组为 92%[177]。

现有证据表明根尖屏障术是治疗根尖未发育成熟恒牙的可靠方法，可替代传统的氢氧化钙诱导成形术。根尖屏障术的优点包括成功率高，治疗时间短，复诊次数少。MTA 类屏障材料具有良好的封闭性、生物相容性和可预见性，屏障硬固后即可进行根管充填。组织学研究显示 MTA 能诱导根周组织中新生牙骨质和骨组织沉积于材料表面，形成生物封闭层，证实 MTA 卓越的生物相容性。

根尖屏障术另一突出优势是减少药物的使用和作用时间，最大程度避免药物对牙本质结构的潜在不利影响。次氯酸钠和氢氧化钙除抗菌活性外，还具有组织溶解性，后者有利于清除残留牙髓。然而，长时间的药物作用可能造成牙本质有机成分的溶解和结构完整性的破坏，进而削弱患牙抗力，成为根尖未发育成熟牙接受根尖诱导成形术后，易发生颈部根折的促进因素。

患者通常希望就诊次数越少越好，尤其是年轻患者；儿童通常惧怕甚至抗拒多次就诊的牙科治疗。因此，最大程度减少复诊次数的治疗技术有助于改善医患双方的治疗体验，同时亦降低了患者未能按约复诊对患牙预后及可修复性的不利影响[86]。

根尖屏障术治疗根尖未发育成熟牙，尽管具有如上所述的优势，但也存在不足，其中最为关键的是屏障术只能达到封闭根尖的效果。然而，有根尖诱导成形术治疗史的年轻恒牙，其牙折往往发生于颈部而非根尖，主要原因是颈部牙本质壁薄，加之根管内长时间封药改变了牙本质结构。根尖屏障术避免了长时间氢氧化钙封药引起的问题，但由于缺乏生活牙髓，牙根并不能继续发育，根管壁薄、抗力差，受到创伤时仍然易于发生折裂。另一个潜在的缺点是根管内放置 MTA 可能导致牙体变色，尤其是前牙。为此，根尖放置 4~5mm 厚的 MTA 屏障后，对于较短的牙根，剩余的根管腔推荐复合树脂粘接充填。如果牙根较长，则可用牙胶和封闭剂充填根管中上段后树脂粘接修复牙体，为增强牙体抗力，可将复合树脂充填至釉牙骨质界的根方水平[178, 179]。

近年来，牙髓血运重建术和牙髓再生技术为外伤或龋源性牙髓病变的年轻恒牙提供了更完善的治疗方案。重建局部血液循环或诱导牙髓再生的优势在于通过重塑局部微环境，调节局部免疫反应，消除根管内感染，从而促使牙根继续发育。治疗成功的要素包括：恰当的根管消毒、严密的冠部封闭以控制感染；精确的信号转导以诱导干细胞分化形成新生牙髓组织，而非不必要的异位组织（如骨组织）；合适的支架系统以释放信号蛋白，同时充当引导组织再生的屏障，防止骨组织异位生长进入根管（图 28-24）。随着支架材料的逐渐降解，信号蛋白时序性释放，诱导干细胞向特定细胞分化并最终实现组织再生。详细内容请参见第 29 章“牙髓再生”。

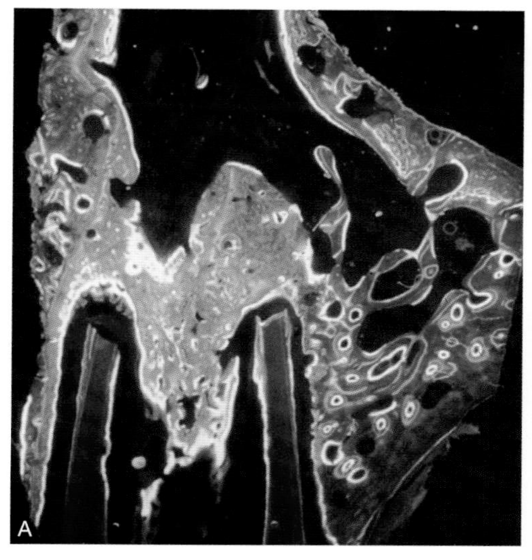

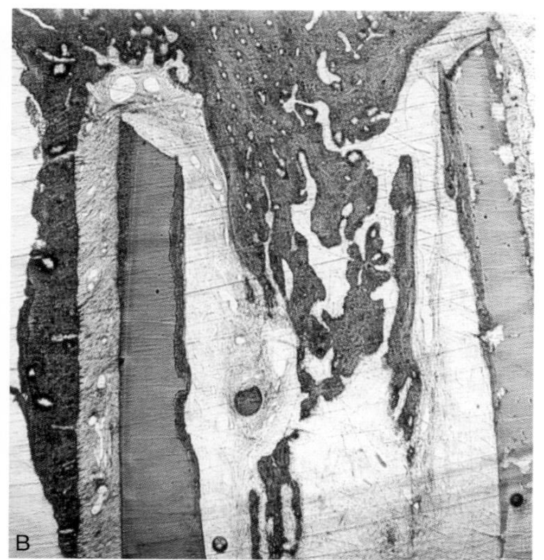

图 28-24　根尖未发育成熟的年轻恒牙牙髓血运重建术一例
A. 免疫荧光染色显示沉积于根部牙本质内表面和骨组织表面的新生牙骨质表达四环素荧光　**B.** Masson 染色显示骨组织长入根管腔

（韦曦 译　梁景平 审校）

参考文献

1. Grove CJ. Why root-canals should be filled to the dentinocemental junction. *J Am Dent Assoc*. 1930;17:293–296.
2. Kuttler Y. A precision and biologic root canal filling technique. *J Am Dent Assoc*. 1958;56:38–50.
3. Moodnik R. Clinical correlations of the development of the root apex and surrounding structures. *Oral Surg*. 1963;16:600–607.
4. Seltzer S, Bender IB. The development of the dentin and the dental pulp. *In: The Dental Pulp*. 3rd ed. Philadelphia, PA: J.B. Lippincott Company; 1990. pp. 1–40.
5. Seltzer S. The root apex. In: Seltzer S, Krasner P, editors. *Endodontology*. 2nd ed. Philadelphia, PA: Lea & Febiger; 1988. pp. 1–30.
6. Sato E, Kameyama Y, Maeda H, et al. Retardation of mouse odontoblast differentiation by heparin *in vitro*. *Acta Oral Biol*. 1993;38:145–150.
7. Torneck CD, Torabinejad M. Biology of the dental pulp and periradicular tissues. In: Walton RE, Torabinejad M, editors. *Principles and Practice of Endodontics*. 2nd ed. Philadelphia, PA: Saunders; 1996. pp. 6–28.
8. Torneck CD. Effects and clinical significance of trauma to the developing permanent dentition. *Dent Clin North Am*. 1982;26:481–503.
9. Goldman M. Root-end closure techniques including apexification. *Dent Clin North Am*. 1974;18:297–308.
10. Wozney JM. The bone morphogenetic protein family an osteogenesis. *Mol Reprod Dev*. 1992;32:160–167.
11. Miller TA, Ishida K, Kobayashi M, et al. The induction of bone by an osteogenic protein and the conduction of bone by porous hydroxyapatite: a laboratory study in the rabbit. *Plast Reconstr Surg*. 1991;87:87–95.
12. Urist M. Bone: formation by autoinduction. *Science*. 1965; 150:893–899.
13. Narang R, Wells H. Bone induction in experimental periodontal bony defects in dogs with decalcified allogeneic bone matrix grafts. *Oral Surg*. 1972;33:306–313.
14. Inoue T, Deporter DA, Melcher AH. Induction of chondrogenesis in muscle skin, bone marrow, and periodontal ligament by demineralized dentin and bone matrix *in vivo* and *in vitro*. *J Dent Res*. 1986;65:12–22.
15. Smith AJ, Tobias RS, Cassidy N, et al. Odontoblast stimulation in ferrets by dentin matrix components. *Archs Oral Biol*. 1994;39:13–22.
16. Li SW, Sieron AL, Fertala A, et al. The C-proteinase that processes procollagens to fibrillary collagens is identical to the protein previously identified as bone morphogenetic protein-1. *Proc Natl Acad Sci*. 1996;93:5127–5130.
17. Elima K. Osteoinductive proteins. *Annals Med*. 1993;25:395–402.
18. Goldring Mb, Goldring SR. Skeletal tissue response to cytokines. *Clin Orthaped Rela Res*. 1990;258:245–278.
19. Griffith DL, Keck PC, Sampath TK, et al. Three-dimensional structure of recombinant human osteogenic protein 1: structural paradigm for the transforming growth factor beta superfamily. *Proc Natl Acad Sci*. 1996;93:878–883.
20. Nakashima M. The induction of reparative dentine in the amputated dental pulp of the dog by bone morphogenetic protein. *Archs Oral Biol*. 1990;35:493–497.
21. Lianjia Y, Yuhao G, White FH. Bovine bone morphogenetic protein-induced dentinogenesis. *Clin Ortho Rel Res*. 1993; 295:305–312.

22. Sampath TK, Maliakal JC, Hauschka PV, et al. Recombinant human osteogenic protein-1 (hOP-1) induces new bone formation in vivo with a specific activity comparable with natural bovine osteogenic protein and stimulates osteoblast proliferation and differentiation *in vitro*. *J Biol Chem.* 1992;267:20352–20362.
23. Postlethwaite AE, Raghow R, Stricklin G, et al. Osteogenic Protein-1, a bone morphogenic protein member of the TGF-β superfamily, shares chemotactic but not fibrogenic properties with TGF-β. *J Cell Phys.* 1994;161:562–570.
24. Sampath TK, Coughlin JE, Whetstone RM, et al. Bovine osteogenic protein is composed of dimers of OP-1 and BMP-2A, two members of the transforming growth factor-beta superfamily. *J Biol Chem.* 1990;265:13198–13205.
25. Rutherford RB, Sampath TK, Rueger DC, et al. Use of bovine osteogenic protein to promote rapic osseointegration of endosseous dental implants. *Int J Oral Max Impl.* 1992;7:297–301.
26. Rutherford RB, Wahle J, Tucker M, et al. Induction of reparative dentine formation in monkeys by recombinant human osteogenic protein-1. *Archs Oral Biol.* 1993;38:571–576.
27. Andelin WE, Shabahang S, Wright K, et al. Identification of hard tissue after experimental pulp capping using dentin sialoprotein (DSP) as a marker. *J Endod.* 2003;29:646–650.
28. Shabahang S, Torabinejad M, Boyne PP, et al. A comparative study of root-end induction using osteogenic protein-1, calcium hydroxide, and mineral trioxide aggregate in dogs. *J Endod.* 1999;25:1–5.
29. Sjögren U, Figdor D, Spångberg L, et al. The antimicrobial effect of calcium hydroxide as a short-term intracanal dressing. *Int End J.* 1991;24:119–125.
30. Cvek M, Cleaton-Jones PE, Austin JC, et al. Pulp reactions to exposure after experimental crown fractures or grinding in adult monkeys. *J Endod.* 1982;8:391–397.
31. Pinkham JR. Linguistic maturity as a determinant of child patient behavior in the dental office. *J Dent Child.* 1997;64:322–326.
32. Toole RJ, Lindsay SJ, Johnstone S, et al. An investigation of language used by children to describe discomfort during dental pulp-testing. *Int J Ped Dent.* 2000;10:221–228.
33. Harman K, Lindsay S, Adewami A, et al. An investigation of language used by children to describe discomfort expected and experienced during dental treatment. *Int J Ped Dent.* 2005;15:319–326.
34. Camp JH. Diagnosis dilemmas in vital pulp therapy: treatment for the toothache is changing, especially in young, immature teeth. *J Endod.* 2008;34(suppl 7):S6–12.
35. Fulling HJ, Andreasen JO. Influence of maturation status and tooth type of permanent teeth upon electrometric and thermal pulp testing. *Scand J Dent Res.* 1976;84:286–290.
36. Fuss, Z, Trowbridge H, Bender IB, et al. Assessment of reliability of electrical and thermal pulp testing agents. *J Endod.* 1986;12:301–305.
37. Klein H. Pulp responses to an electric pulp stimulator in the developing permanent anterior dentition. *J Dent Child.* 1978;45:199–202.
38. Strobl H, Haas M, Norer B, et al. Evaluation of pulpal blood flow after tooth splinting of luxated permanent maxillary incisors. *Dent Traumatol.* 2004;20:36–41.
39. Polat S, Er K, Akpinar KE, et al. The sources of laser Doppler blood-flow signals recorded from vital and root canal treated teeth. *Arch Oral Biol.* 2004;49:53–57.
40. Camp JH. Pedodontic endodontic treatment. In: Cohen S, Burns RC, editors. *Pathways of the Pulp*. St. Louis, MO: Mosby; 1980. pp. 622–656.
41. Patel S. The use of cone beam computed tomography in the conservative management of dens invaginatus: a case report. *Int End J.* 2010;43:707–713.
42. Hulsmann M, Pieper K. Use of an electronic apex locator in the treatment of teeth with incomplete root formation. *Endod Dent Traumatol.* 1989;5:238–241.
43. Shabahang S, Goon WW, Gluskin AH. An in vivo evaluation of Root ZX electronic apex locator. *J Endod.* 1996; 221:616–618.
44. The SD. The solvent action of sodium hypochlorite on fixed and unfixed necrotic tissue. *Oral Surg Oral Med Oral Pathol.* 1979;47:558–561.
45. Cunningham WT, Balekjian AY. Effect of temperature on collagen-dissolving ability of sodium hypochlorite endodontic irrigant. *Oral Surg Oral Med Oral Pathol.* 1980;49:175–177.
46. Cunningham WT, Joseph SW. Effect of temperature on the bactericidal action of sodium hypochlorite endodontic irrigant. *Oral Surg Oral Med Oral Pathol.* 1980;50:569–571.
47. Morgan RW, Carnes, Jr, DL, Montgomery S. The solvent effects of calcium hydroxide irrigating solution on bovine pulp tissue. *J Endod.* 1991;17:165–168.
48. Baumgartner JC, Cuenin PR. Efficacy of several concentrations of sodium hypochlorite for root canal irrigation. *J Endod.* 1992;18:605–612.
49. Yang SF, Rivera EM, Baumgardner KR, et al. Anaerobic tissue-dissolving abilities of calcium hydroxide and sodium hypochlorite. *J Endod.* 1995;21:613–616.
50. Turkun M, Cengiz T. The effects of sodium hypochlorite and calcium hydroxide on tissue dissolution and root canal cleanliness. *Int Endod J.* 1997;30:335–342.
51. Wadachi R, Araki K, Suda H. Effect of calcium hydroxide on the dissolution of soft tissue on the root canal wall. *J Endod.* 1998:24:326–330.
52. Gomes BP, Ferraz CC, Vianna ME, et al. In vitro antimicrobial activity of several concentrations of sodium hypochlorite and chlorhexidine gluconate in the elimination of *Enterococcus faecalis*. *Int Endod J.* 2001;34:424–428.
53. Shabahang S, Torabinejad M. Effect of MTAD on *Enterococcus* faecalis-contaminated root canals of extracted human teeth. *J Endod.* 2003;29:576–579.
54. Shabahang, S, Pouresmail M, Torabinejad M. *In vitro* antimicrobial efficacy of MTAD and sodium hypochlorite. *J Endod.* 2003;29:450–452.
55. Waltimo T, Trope M, Haapasalo M, et al. Clinical efficacy of treatment procedures in endodontic infection control and one year follow-up of periapical healing. *J Endod.* 2005;31:863–866.
56. Siqueira, Jr. JF, Rocas IN. Clinical implications and microbiology of bacterial persistence after treatment procedures. *J Endod.* 2008;34:1291–1301 (e1293).
57. Gerhardt DE, Williams HN. Factors affecting the stability of sodium hypochlorite solutions used to disinfect dental impressions. *Quint Int.* 1991;22:587–591.
58. Clarkson RM, Moule AJ, Podlich HM. The shelf-life of sodium hypochlorite irrigating solutions. *Aust Dent J.* 2001;46:269–276.
59. Johnson BR, Remeikis NA. Effective shelf-life of prepared sodium hypochlorite solution. *J Endod.* 1993;19:40–43.
60. Machnick TK, Torabinejad M, Munoz CA, et al. Effect of MTAD on flexural strength and modulus of elasticity of dentin. *J Endod.* 2003;29:747–750.
61. Andreasen JO, Farik B, Munksgaard EC. Long-term calcium hydroxide as a root canal dressing may increase risk of root fracture. *Dent Traumatol.* 2002;18:134–137.
62. Andreasen JO, Munksgaard EC, Bakland LK. Comparison of fracture resistance in root canals of immature sheep teeth after filling with calcium hydroxide or MTA. *Dent Traumatol.* 2006;22:154–156.
63. White JD, Lacefield WR, Chavers LS, et al. The effect of three commonly used endodontic materials on the strength and hardness of root dentin. *J Endod.* 2002;28:828–830.
64. Doyon GE, Dumsha T, von Fraunhofer JA. Fracture resistance of human root dentin exposed to intracanal calcium hydroxide. *J Endod.* 2005;31:895–897.
65. Rosenberg B, Murray PE, Namerow K. The effect of calcium hydroxide root filling on dentin fracture strength. *Dent Traumatol.* 2007;23:26–29.
66. Hatibovic-Kofman S, Raimundo L, Zheng L, et al. Fracture resistance and histological findings of immature teeth treated with mineral trioxide aggregate. *Dent Traumatol.* 2008;24:272–276.
67. Tuna EB, Dincol ME, Gençay K, et al. Fracture resistance of immature teeth filled with BioAggregate, mineral trioxide aggregate and calcium hydroxide. *Dent Traumatol.* 2011;27:174–178.
68. Bakland LK, Andreasen JO. Will mineral trioxide aggregate replace calcium hydroxide in treating pulpal and periodontal healing complications subsequent to dental trauma? A review. *Dent Traumatol.* 2012;28:25–32.
69. Ball J. Apical root formation in a non-vital immature permanent incisor. *Brit Dent J.* 1964;116:166–167.
70. Das S. Apexification in a nonvital tooth by control of infection. *J Am Dent Assoc.* 1980;100:880–881.
71. Torabinejad M, Cho Y, Khademi AA, et al. The effect of various concentrations of sodium hypochlorite on the ability of MTAD to remove the smear layer. *J Endod.* 2003;29:233–239.
72. Torabinejad M, Khademi AA, Babagoli J, et al. A new solution

for the removal of the smear layer. *J Endod.* 2003;29:170–175.
73. Beltz RE, Torabinejad M, Pouresmail M. Quantitative analysis of the solubilizing action of MTAD, sodium hypochlorite, and EDTA on bovine pulp and dentin. *J Endod.* 2003;29:334–337.
74. Iwaya SI, Ikawa M, Kubota M. Revascularization of an immature permanent tooth with apical periodontitis and sinus tract. *Dent Traumatol.* 2001;17:185–187.
75. Banchs F, Trope M. Revascularization of immature permanent teeth with apical periodontitis: new treatment protocol. *J Endod.* 2004;30:196–200.
76. Hoshino E, Kurihara-Ando N, Sato I, et al. In-vitro antibacterial susceptibility of bacteria taken from infected root dentine to a mixture of ciprofloxacin, metronidazole and minocycline. *Int Endod J.* 1996;29:125–130.
77. Sato I, Ando-Kurihara N, Kota K, et al. Sterilization of infected root-canal dentine by topical application of a mixture of ciprofloxacin, metronidazole and minocycline in situ. *Int Endod J.* 1996;29:118–124.
78. Windley W, III, Teixeira, F, Levin L, et al. Disinfection of immature teeth with a triple antibiotic paste. *J Endod.* 2005;31:439–443.
79. Kim JH, Kim Y, Shin SJ, et al. Tooth discoloration of immature permanent incisor associated with triple antibiotic therapy: a case report. *J Endod.* 2010;36:1086–1091.
80. Nosrat A, Homayounfar N, Oloomi K. Drawbacks and unfavorable outcomes of regenerative endodontic treatments of necrotic immature teeth: a literature review and report of a case. *J Endod.* 2012;38:1428–1434.
81. Ruparel NB, Teixeira FB, Ferraz CC, et al. Direct effect of intracanal medicaments on survival of stem cells of the apical papilla. *J Endod.* 2012;38:1372–1375.
82. Trevino EG, Patwardhan AN, Henry MA, et al. Effect of irrigants on the survival of human stem cells of the apical papilla in a platelet-rich plasma scaffold in human root tips. *J Endod.* 2011;37:1109–1115.
83. Frank AL. Therapy for the divergent pulpless tooth by continued apical formation. *J Am Dent Assoc.* 1966;72:87–93.
84. Torneck CD, Smith JS, Grindall P. Biologic effects of endodontic procedures on developing incisor teeth. IV. Effect of debridement procedures and calcium hydroxide-camphorated parachlorophenol paste in the treatment of experimentally induced pulp and periapical disease. *Oral Surg Oral Med Oral Pathol.* 1973;35:541–554.
85. Cameron JA. The use of sodium hypochlorite activated by ultrasound for the debridement of infected, immature root canals. *J Endod.* 1986;12:550–554.
86. Lieberman J, Trowbridge H. Apical closure of nonvital permanent incisor teeth where no treatment was performed: case report. *J Endod.* 1983;9:257–260.
87. Cooke C, Rowbotham JC. Root canal therapy in nonvital teeth with open apices. *Br Dent J.* 1960;108:147–150.
88. Koenigs JF Heller AL, Brilliant JD, et al. Induced apical closure of permanent teeth in adult primates using a resorbable form of tricalcium phosphate ceramic. *J Endod.* 1975;1:102–106.
89. Dylewski JJ. Apical closure of nonvital teeth. *Oral Surg.* 1971;32:82–89.
90. Steiner J, Van Hassel H. Experimental root apexification in primates. *Oral Surg.* 1971;31:409–415.
91. Ham JW, Patterson SS, Mitchell DF. Induced apical closure of immature pulpless teeth in monkeys. *Oral Surg.* 1972;33:438–449.
92. Holland R de Souza V, Russo Mde C. Healing progress after root canal therapy in immature human teeth. *Rev Fac Odont Aracatuba.* 1973;2:269–279.
93. Binnie WH, Rowe AHR. A histological study of the periapical tissues of incompletely formed pulpless teeth filled with calcium hydroxide. *J Dent Res.* 1973;52:1110–1116.
94. Wechsler SM, Fishelberg G, Opderbeck WR, et al. Apexification: a valuable and effective clinical procedure. *Gen Dent.* 1978;26:40–43.
95. Heithersay GS. Stimulation of root formation in incompletely developed pulpless teeth. *Oral Surg Oral Med Path.* 1970;29:620–630.
96. Vojinovic O, Srnié E. Induction of apical formation by the use of calcium hydroxide and iodoform-chlumsky paste in the endodontic treatment of immature teeth. *J Br Endod Soc.* 1975;16–22.
97. Citrome GP, Kaminski EJ, Heuer MA. A comparative study of tooth apexification in the dog. *J Endod.* 1979;5:290–297.
98. Webber RT, Schwiebert KA, Cathey GM. A technique for placement of calcium hydroxide in the root canal system. *J Am Dent Assoc.* 1981;103:417–421.
99. Nevins A, Wrobel W, Valachovic R, et al. Hard tissue induction into pulpless open-apex teeth using collagen-calcium phosphate gel. *J Endod.* 1977;3:431–433.
100. Nevins A, Finkelstein F, Laporta R, et al. Induction of hard tissue into pulpless open-apex teeth using collagen-calcium phosphate gel. *J Endod.* 1978;4:76–81.
101. Feiglin B. Differences in apex formation during apexification with calcium hydroxide paste. *Endod Dent Traumatol.* 1985;1:195–199.
102. Harrison J, Rakusin H. Intracanal cementosis following induced apical closure. *Endod Dent Traumatol.* 1985;1:242–245.
103. Ghose LJ, Baghdady VS, Hikmat YM. Apexification of immature apices of pulpless permanent anterior teeth with calcium hydroxide. *J Endod.* 1987;13:285–290.
104. Leonardo MR, da Silva LA, Leonardo Rde T, et al. Histological evaluation of therapy using a calcium hydroxide dressing for teeth with incompletely formed apices and periapical lesions. *J Endod.* 1993;19:348–352.
105. Mitchell D, Shankwalker B. Osteogenic potential of calcium hydroxide and other materials in soft tissue and bone wounds. *J Dent Res.* 1958;37:1157–1163.
106. Foreman PC, Barnes IE. Review of calcium hydroxide. *Int Endod J.* 1990;23:283–297.
107. Tronstad L, Andreasen JO, Hasselgren G, et al. pH changes in dental tissues after root canal filling with calcium hydroxide. *J Endod.* 1981;7:17–21.
108. Javalet J, Torabinejad M, Bakland LK. Comparison of two pH levels for the induction of apical barriers in immature teeth of monkeys. *J Endod.* 1985;11:375–378.
109. McCormick JE, Weine FS, Maggio JD. Tissue pH of developing periapical lesions in dogs. *J Endod.* 1983;9:47–51.
110. Fuss Z, Szajkis S, Tagger M. Tubular permeability to calcium hydroxide and to bleaching agents. *J Endod.* 1989;15:362–364.
111. Esberard RM, Carnes Jr. DL, del Rio CE. Changes in pH at the dentin surface in roots obturated with calcium hydroxide pastes. *J Endod.* 1996;22:402–405.
112. Sciaky I, Pisnati S. Localization of calcium placed over amputated pulps in dog teeth. *J Dent Res.* 1960;39:1128–1132.
113. Kawakami T, Nakamura C, Hasegawa H, et al. Fate of ^{45}Ca-labeled calcium hydroxide in a root canal filling paste embedded in rat subcutaneous tissues. *J Endod.* 1987;13:220–223.
114. Morfis AS, Siskos G. Apexification with the use of calcium hydroxide: a clinical study. *J Clin Ped Dent.* 1991;16:13–19.
115. Lee LW, Hsiao SH, Chang CC, et al. Duration for apical barrier formation in necrotic immature permanent incisors treated with calcium hydroxide apexification using ultrasonic or hand filing. *J Form Med Assoc.* 2010;109:596–602.
116. Walia T, Chawla HS, Gauba K. Management of wide open apices in non-vital permanent teeth with $Ca(OH)_2$ paste. *J Clin Ped Dent.* 2000;25:51–56.
117. Dominguez Reyes A, Munoz Munoz L, Aznar Martín T. Study of calcium hydroxide apexification in 26 young permanent incisors. *Dental Traumatol.* 2005;21:141–145.
118. Mendoza AM, Reina ES, García-Godoy F. Evolution of apical formation on immature necrotic permanent teeth. *Am J Dent.* 2010;23:269–274.
119. Finucane D, Kinirons MJ. Non-vital immature permanent incisors: factors that may influence treatment outcome. *Endod Dent Traumatol.* 1999;15:273–277.
120. Kinirons MJ, Srinivasan V, Welbury RR, et al. A study in two centres of variations in the time of apical barrier detection and barrier position in nonvital immature permanent incisors. *Int J Paed Dent.* 2001;11:447–451.
121. Webber RT. Apexogenesis versus apexification. *Dent Clin N Am.* 1984;28:669–697.
122. Yates JA. Barrier formation time in non-vital teeth with open apices. *Int Endod J.* 1988;21:313–319.
123. Morse DR, Yesilsoy C, O'Larnic J, et al. Management of teeth with open apexes and necrotic pulps: representative cases. *Compend Contin Ed Dent.* 1990;11:558–562.
124. Sheehy EC, Roberts GJ. Use of calcium hydroxide for apical barrier formation and healing in non-vital immature permanent teeth: a review. *Brit Dent J.* 1997;183:241–246.
125. Abbott PV. Apexification with calcium hydroxide - when should the dressing be changed? The case for regular dressing changes. *Aust Endod J.* 1998;24:27–32.

126. Mackie IC. UK National Clinical Guidelines in Paediatric Dentistry. Management and root canal treatment of non-vital immature permanent incisor teeth. *Int J Paed Dent.* 1998;8:289–293.
127. Mackie IC, Hill FJ. A clinical guide to the endodontic treatment of non-vital immature permanent teeth. *Br Dent J.* 1999; 186:54–58.
128. Chosack A, Sela J, Cleaton-Jones P. A histological and quantitative histomorphometric study of apexification of nonvital permanent incisors of vervet monkeys after repeated root filling with a calcium hydroxide paste. *Endod Dent Traumatol.* 1997;13:211–217.
129. Felippe MCS, Felippe WT, Marques MM, et al. The effect of the renewal of calcium hydroxide paste on the apexification and periapical healing of teeth with incomplete root formation. *Int Endod J.* 2005;38:436–442.
130. Cvek M. Treatment of non-vital permanent incisors with calcium hydroxide. I. Follow-up of periapical repair and apical closure of immature roots. *Odontol Rev.* 1972;23:27–44.
131. Kleier DJ, Barr ES. A study of endodontically apexified teeth. *Endod Dent Traumatol.* 1991;7:112–117.
132. Torneck CD, Smith J. Biologic effects of endodontic procedures on developing incisor teeth. I. Effect of partial and total pulp removal. *Oral Surg Oral Med Oral Pathol.* 1970;30:258–266.
133. Weisenseel Jr. JA, Hicks, ML, Pelleu Jr. GB. Calcium hydroxide as an apical barrier. *J Endod.* 1987;13:1-5.
134. Pitts DL, Jones JE, Oswald RJ. A histological comparison of calcium hydroxide plugs and dentin plugs used for the control of gutta-percha root canal filling material. *J Endod.* 1984;10:283–293.
135. Coviello J, Brilliant JD. A preliminary clinical study on the use of tricalcium phosphate as an apical barrier. *J Endod.* 1979;5:6-13.
136. Brandell DW, Torabinejad M, Bakland LK, et al. Demineralized dentin, hydroxylapatite and dentin chips as apical plugs. *Endod Dent Traumatol.* 1986;2:210–214.
137. Torabinejad M, Hong CU, McDonald F, et al. Physical and chemical properties of a new root-end filling material. *J Endod.* 1995;21:349–353.
138. Torabinejad M, Higa RK, McKendry DJ, et al. Dye leakage of four root end filling materials: effects of blood contamination. *J Endod.* 1994;20:159–163.
139. Torabinejad M, Rastegar AF, Kettering JD, et al. Bacterial leakage of mineral trioxide aggregate as a root-end filling material. *J Endod.* 1995;21:109–112.
140. Kettering JD, Torabinejad M. Investigation of mutagenicity of mineral trioxide aggregate and other commonly used root-end filling materials. *J Endod.* 1995;21:537–539.
141. Torabinejad M, Hong CU, Pitt Ford TR, et al. Cytotoxicity of four root end filling materials. *J Endod.* 1995;21:489–492.
142. Torabinejad M, Hong CU, Lee SJ, et al. Investigation of mineral trioxide aggregate for root-end filling in dogs. *J Endod.* 1995;21:1-6.
143. Lee SJ, Monsef M, Torabinejad M. Sealing ability of a mineral trioxide aggregate for repair of lateral root perforations. *J Endod.* 1993;19:541–544.
144. Ham KA, Witherspoon DE, Gutmann JL, et al. Preliminary evaluation of BMP-2 expression and histological characteristics during apexification with calcium hydroxide and mineral trioxide aggregate. *J Endod.* 2005;31:275–279.
145. Felippe WT, Felippe MCS, Rocha MJ. The effect of mineral trioxide aggregate on the apexification and periapical healing of teeth with incomplete root formation. *Int Endod J.* 2006;39:2-9.
146. Bidar M, Disfani R, Gharagozloo S, et al. Medication with calcium hydroxide improved marginal adaptation of mineral trioxide aggregate apical barrier. *J Endod.* 2010;36:1679–1682.
147. Hachmeister DR, Schindler WG, Walker WA, 3rd, et al. The sealing ability and retention characteristics of mineral trioxide aggregate in a model of apexification. *J Endod.* 2002;28:386–390.
148. Matt GD, Thorpe JR, Strother JM, et al. Comparative study of white and gray mineral trioxide aggregate (MTA) simulating a one- or two-step apical barrier technique. *J Endod.* 2004;30:876–879.
149. Yeung P, Liewehr FR, Moon PC. A quantitative comparison of the fill density of MTA produced by two placement techniques. *J Endod.* 2006;32:456–459.
150. Holden DT, Schwartz SA, Kirkpatrick TC, et al. Clinical outcomes of artificial root-end barriers with mineral trioxide aggregate in teeth with immature apices. *J Endod.* 2008;34:812–817.
151. Kim US, Shin SJ, Chang SW, et al. In vitro evaluation of bacterial leakage resistance of an ultrasonically placed mineral trioxide aggregate orthograde apical plug in teeth with wide open apexes: a preliminary study. *Oral Surg Oral Med Oral Pathol Oral Radiol Endod.* 2009;107:e52–e56.
152. de Leimburg ML, Angeretti A, Ceruti P, et al. MTA obturation of pulpless teeth with open apices: bacterial leakage as detected by polymerase chain reaction assay. *J Endod.* 2004;30:883–886.
153. Lawley GR, Schindler WG, Walker WA 3rd, et al. Evaluation of ultrasonically placed MTA and fracture resistance with intracanal composite resin in a model of apexification. *J Endod.* 2004;30:167–172.
154. Al-Kahtani A, Shostad S, Schifferle R, et al. In-vitro evaluation of microleakage of an orthograde apical plug of mineral trioxide aggregate in permanent teeth with simulated immature apices. *J Endod* 2005;31:117–119.
155. Martin RL, Monticelli F, Brackett WW, et al. Sealing properties of mineral trioxide aggregate orthograde apical plugs and root fillings in an in vitro apexification model. *J Endod.* 2007;33:272–275.
156. Lolayekar N, Bhat SS, Hegde S. Sealing ability of ProRoot MTA and MTA-Angelus simulating a one-step apical barrier technique - an in vitro study. *J Clin Ped Dent.* 2009;33:305–310.
157. Torabinejad M, Chivian N. Clinical applications of mineral trioxide aggregate. *J Endod.* 1999;25:197–205.
158. Shabahang S, Torabinejad M. Treatment of teeth with open apices using mineral trioxide aggregate. *PPAD.* 2000;12:315–320.
159. Witherspoon DE, Ham K. One-visit apexification: technique for inducing root-end barrier formation in apical closures. *PPAD.* 2001;13:455–460.
160. Bishop BG, Woollard GW. Modern endodontic therapy for an incompletely developed tooth. *Gen Dent.* 2002;50:252–256.
161. Giuliani V, Baccetti T, Pace R, et al. The use of MTA in teeth with necrotic pulps and open apices. *Dent Traumatol.* 2002;18:217–221.
162. Levenstein H. Obturating teeth with wide open apices using mineral trioxide aggregate: a case report. *S Afr Dent J.* 2002;57:270–273.
163. Lynn EA, Einbender S. The use of mineral trioxide aggregate to create an apical stop in previously traumatized adult tooth with blunderbuss canal. Case report. *NY Dent J.* 2003;69:30–32.
164. Steinig TH, Regan JD, Gutmann JL. The use and predictable placement of Mineral Trioxide Aggregate in one-visit apexification cases. *Aust Endod J.* 2003;29:34–42.
165. Hayashi M, Shimizu A, Ebisu S. MTA for obturation of mandibular central incisors with open apices: case report. *J Endod.* 2004;30:120–122.
166. Maroto M, Barberia E, Planells P, et al. Treatment of a non-vital immature incisor with mineral trioxide aggregate (MTA). *Dent Traumatol.* 2003;19:165–169.
167. Pace R, Giuliani V, Pini Prato L, et al. Apical plug technique using mineral trioxide aggregate: results from a case series. *Int Endod J.* 2007;40:478–484.
168. Erdem AP, Sepet E. Mineral trioxide aggregate for obturation of maxillary central incisors with necrotic pulp and open apices. *Dent Traumatol.* 2008;24:e38–e41.
169. Sarris S, Tahmassebi JF, Duggal MS, et al. A clinical evaluation of mineral trioxide aggregate for root-end closure of non-vital immature permanent incisors in children- a pilot study. *Dent Traumatol.* 2008;24:79–85.
170. Nayar S, Bishop K, Alani A. A report on the clinical and radiographic outcomes of 38 cases of apexification with mineral trioxide aggregate. *Eur J Pros Rest Dent.* 2009;17:150–156.
171. Annamalai S, Mungara J. Efficacy of mineral trioxide aggregate as an apical plug in non-vital young permanent teeth: preliminary results. *J Clin Ped Dent.* 2010;35:149–155.
172. Moore A, Howley MF, O'Connell AC. Treatment of open apex teeth using two types of white mineral trioxide aggregate after initial dressing with calcium hydroxide in children. *Dent Traumatol.* 2011;27:166–173.
173. Simon S, Rilliard F, Berdal A, et al. The use of mineral trioxide aggregate in one-visit apexification treatment: a prospective study. *Int End J.* 2007;40:186–197.
174. Witherspoon DE, Small JC, Regan JD, et al. Retrospective analysis of open apex teeth obturated with mineral trioxide aggregate. *J Endod.* 2008;34:1171–1176.
175. El-Meligy OAS, Avery DR. Comparison of apexification with mineral trioxide aggregate and calcium hydroxide. *Ped Dent.*

2006;28:248–253.
176. Pradhan DP, Chawla HS, Gauba K, et al. Comparative evaluation of endodontic management of teeth with unformed apices with mineral trioxide aggregate and calcium hydroxide. *J Dent Child.* 2006;73:79–85.
177. Chala S, Abouqal R, Rida S. Apexification of immature teeth with calcium hydroxide or mineral trioxide aggregate: systematic review and meta-analysis. *Oral Surg Oral Med Oral Path Oral Radiol Endod.* 2011;112:e36–e42.
178. Rabie G, Trope M, Garcia C, et al. Strengthening and restoration of immature teeth with an acid-etch resin technique. *Endod Dent Traumatol.* 1985;1:246–256.
179. Katebzadeh N, Dalton BC, Trope M. Strengthening immature teeth during and after apexification. *J Endod.* 1998;24:256–259.

第二十九章　牙髓再生治疗

Anibal R. Diogenes, Anthony J. Smith

第一节　概述

再生的概念

器官或生物体再生的概念可追溯至古希腊时期[1-3]，而悠久的再生医学史是该领域发展的坚实基础。最近几十年人类基因组计划、干细胞生物学、组织工程和生物技术等领域的迅猛发展促进了再生医学时代的到来及其临床转化。

历史沿革

口腔医学在再生医学的发展过程中发挥了重要作用，如 1687 年 Charles Allen 最早尝试牙移植[4]，1756 年 Pfaff 首次开展盖髓术等[5]。目前在牙髓病临床治疗中，氢氧化钙[6]、三氧化矿物凝聚体[7]及硅酸三钙[8]等同类产品的广泛应用，表明了以生物学原理为基础的再生治疗的重要性。而最新的牙髓再生研究认为应该将干细胞和其他生物学领域的研究进展[9]应用于牙髓再生临床治疗中。另一方面，亦可从现有的多种牙髓组织再生治疗策略中对其生物学原理进行探究。

本章主要探讨牙髓再生治疗的生物学原理、研究进展及面临的挑战。

一、牙髓再生治疗的生物学原理

牙髓组织中成牙本质细胞与其他细胞关系密切，成牙本质细胞的胞外基质在调控牙髓牙本质复合体结构与功能中发挥重要作用。过去通常认为成牙本质细胞的功能主要在于合成 / 分泌以及形成牙本质[10]，但近年来成牙本质细胞在环境感知、天然免疫防御方面的作用亦日益明确[11,12]。因此，成牙本质细胞活性不仅在牙本质形成，而且在牙髓牙本质复合体稳态的维持以及对外界刺激的应对等方面均发挥重要作用。

牙髓病治疗的目标为探究有效的生物学方法以阻止龋损的进展从而保存活髓，以往所采用的盖髓术正是这一方法的实践，并为其发展奠定了基础，随着对牙髓 - 牙本质生物学特性的进一步认识，这种以生物学为基础的牙髓病治疗方法取得了较大进展，既包括简单利用其本身的生物活性诱导修复再生，也包括利用组织工程实现部分或全牙髓再生[13]。

组织工程学（tissue engineering）是一门工程学和生命科学相结合[14]，应用组织生长发育的原理，研究开发用于修复、维持或改善组织结构、功能的生物替代物的一门交叉学科[15]。因此，要实现牙髓的修复和再生以及牙髓活性的维持和改善，需要了解正常和损伤（感染、创伤等）状态下牙髓牙本质复合体中细胞及其细胞外基质的生物学特征以及其信号分子调控网络。就牙髓再生而言，牙髓及其邻近组织中最为重要的细胞是干细胞群和祖细胞群。

（一）口腔干细胞和祖细胞

胚胎发育过程中，颅神经嵴细胞向第一鳃弓间充质迁移，产生外胚间充质细胞，形成牙乳头和牙囊等各种细胞群。细胞谱系示踪技术证实成牙本质细胞来源于颅神经嵴细胞[16]。在牙发育的钟状期，未分化牙乳头的外周细胞最后一次分裂后，受基底膜形态影响，最接近基底膜的子代细胞最终分化为成牙本质细胞，而其他子细胞形成成牙本质细胞层下方的 Höhl 多细胞层。因此，当牙发育完成时，牙髓组织的多细胞层和其他部位均存在未分化细胞。

在成熟的牙髓组织中，这些未分化细胞形成多种干细胞群，具有间充质干细胞样特征，表达特定的细胞表面标志物，具有多向分化潜能，并参与损伤后细胞更新和组织修复。尽管多种组织器官中均报道有此类细胞的存在，但仅在骨髓中证实具有特征性 MSCs 微环境（niche）。目前尚不能确定牙髓中 MSCs 全部来源于颅神经嵴，因为有研究发现牙髓中央区部分细胞为非神经嵴来源[16]。另外，已有细胞谱系示踪研究表明 MSCs 为牙内和牙外双重来源[17]。

目前有文献报道了多重分化潜能 MSCs 的最低鉴定标准，主要根据局部组织微环境和生长条件、细胞表面标志物及分化潜能[18]。这些不同 MSCs 细胞群之间细胞特性的细微差异对于组织形态发生和细胞多向分化的影响仍不明确。但是，有研究发现细胞表面表达 CD271（p75NTR）或神经生长因子受体（nerve growth factor receptor，NGFR）与维持 MSCs 未分化状态相关[19]，因此其可作为筛选神经嵴来源细胞的表面标志物[20,21]。

目前从乳牙和恒牙中均可成功分离出 MSCs 样干细胞，而最早发现的是牙髓干细胞（Dental pulp stem cells，DPSCs）[22]。与骨髓基质细胞（Bone marrow stromal cells，BMSCs）不同，多数 DPSCs 表达周细胞标记物 3G5[23]，可反映其血管周围组织微环境。已经确定的 DPSCs 表面标志物有 STRO-1、CD29、CD44、CD73、CD90、CD105、CD146、

CD166 和 CD271 等[24]。

近来，有研究报道了新的一类干细胞即根尖乳头干细胞（stem cells from the root apical papilla，SCAP）。研究表明，在小型猪体内模型试验中，移植的 SCAPs 和牙周膜干细胞（periodontal ligament stem cells，PDLSCs）可再生出牙根 - 牙周组织复合体，并行烤瓷冠修复[25]。将 SCAPs 应用于年轻恒牙的牙髓再生具有较大的应用前景，因为 SCAPs 可从患者自体第三磨牙中分离获得，解决了干细胞来源问题。在临床治疗中应始终优先考虑应用自体细胞，避免出现免疫排斥。

人脱落乳牙干细胞可以无创分离，是更有价值的潜在干细胞来源[26]。与 DPSCs 相比，SHED 具有更高的增殖率，且在形态发生信号诱导下，能够分化为功能性成牙本质细胞样细胞[27]，并且已经被应用于组织工程牙髓再生[28]。

牙囊前体细胞的研究表明，尽管可以在体外诱导形成矿化结节，但体内移植并不能形成牙骨质或骨[29]。

多种不同牙源性干细胞 / 祖细胞的发现和应用促进了牙髓再生的发展[30]（图 29-1）。进一步研究每个细胞群体的特征并与其他来源间充质干细胞进行对比[31]，将有助于未来临床应用。目前仍不能生产足量符合药品生产质量管理规范[32]的牙髓干细胞，但将其应用于临床再生具有巨大发展前景[33]。

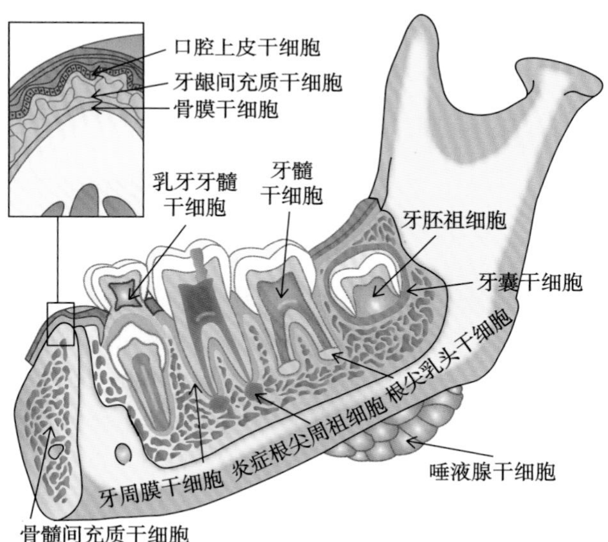

图 29-1　示意图显示出生后口腔中干细胞的潜在来源，包括牙胚组细胞（TGPCs）、牙囊干细胞（DFSCs）、唾液腺干细胞（SGSCs）、根尖乳头干细胞（SCAP）、牙髓干细胞（DPSCs）、炎症根尖周祖细胞（iPACs）、乳牙牙髓干细胞（SHED）、牙周膜干细胞（PDLSCs）、骨髓间充质干细胞（BMSCs）、口腔上皮干细胞（OESCs）、牙龈间充质干细胞（GMSCs）以及骨膜干细胞（PSCs）

（二）牙髓再生的信号分子系统

牙发育是复杂有序的上皮 - 间充质相互作用的过程，即使未分化的干细胞在正确的解剖位置上形成牙齿形态。这一过程的调节是通过各种信号分子（转录因子、生长因子和多种蛋白质）和位置信号的协同调控而实现[13,34]。

尽管对牙发育中信号分子的认识为制定牙髓再生治疗策略提供了理论基础，但在牙形成后的修复再生过程中，由于缺乏上皮信号网络系统及其生理调控，因此需进一步明确牙修复再生阶段，与牙发育不同的信号网络系统。尤其需要明确的是以下信号网络系统，包括调节大量（细胞分裂）募集（趋化 / 细胞归巢）干细胞或祖细胞；终末分化诱导成牙本质细胞样细胞（替代坏死的成牙本质细胞）；上调成牙本质细胞样细胞合成 / 分泌活性（以及反应性牙本质形成中成牙本质细胞的活性），以及完成修复后的下调，以避免髓腔闭塞；在损伤部位诱导成血管，有利于牙本质形成。在三期牙本质形成过程中，这些信号系统亦参与其中。其中修复性牙本质形成是由于高活性龋导致牙髓暴露，其下方原成牙本质细胞坏死，干细胞募集分化为成牙本质细胞样细胞，进而合成分泌胞外基质，形成牙本质桥。而反应性牙本质则是慢性龋损导致其下方原成牙本质细胞上调而分泌形成[35]。

龋病是牙髓病的主要病因，因此研究这一病理过程中牙髓的自我修复与再生相关分子机制，将为牙髓再生治疗策略的制定提供思路。在龋病中，菌斑代谢产物（特别是有机酸）引起牙本质脱矿以及基质降解。牙本质基质成分包括主要成分胶原，和多种非胶原蛋白（non-collagenous protein，NCP）及其混合物[10,36]。NCPs 多为酸可溶性，在龋脱矿后释放，可沿牙本质小管扩散至牙髓，而不溶性的或未完全从基质释放的 NCPs，也可在损伤部位与牙髓细胞接触，产生相互作用。已有研究表明，牙本质 NCPs 的可溶性混合物具有牙髓 - 牙本质再生的信号调节作用[37]，而更为复杂的 NCPs 混合物中单个分子的信号调节作用值得进一步研究。除了牙本质特异性或广泛存在的 NCPs 能形成不同而复杂的混合物外，牙本质特异性 NCPs 本身也较为复杂，包括生长因子和细胞因子等，如 TGF-β 超家族、血管生成相关因子、神经营养相关因子等[38-43]。目前只明确了部分牙本质特异性 NCPs 的生物活性[44]，未来尚需进一步探讨更多 NCPs 的作用。

尽管对于 NCPs 在牙本质基质形成中生物活性作用的研究取得了较大进展，但对再生过程具有潜在作用的其他生物活性分子仍需进一步探究。重要的是，这些生物活性分子位于矿化的牙本质基质中并受到保护。因此，这些分子通常一直位于矿化牙本质中，而仅在牙本质受损后，从部分或完全溶解的矿化牙本质中得以释放。然而，为了达到治疗目的，也可借助冲洗液、根管 / 窝洞内药物和各种修复材料等针对性地释放其中一些分子[45-50]。由于牙髓细胞具有生物活性，因此在牙髓中也存在这些生物活性分子[51]。但是，牙髓组织中生物活性分子的代谢更快，在牙髓中存在的时间较短，甚至一些生长因子的半衰期只有几分钟，因此在牙髓再生中,这些生物活性分子只能依赖于牙髓细胞的不断分泌才能持续存在。

在牙髓牙本质复合体再生中,对于成牙本质细胞样细胞及其他细胞募集、定向分化相关特定生物活性分子的研究较多。目前比较清楚的是在一些信号传递过程中,信号分子网络参与其中。还发现几个不同分子有时可能发挥相同作用,但尚不清楚这是由于信号的冗余,还是由于未发现信号间细微差异。研究表明许多牙本质和牙髓基质蛋白包括生长因子、细胞因子和基质分子均可促进牙髓细胞迁移[38,44,52,53]。因此,在牙髓再生过程中,这些分子在细胞募集中可能发挥重要作用。

成牙本质细胞样细胞分化信号通路可能与生理性牙齿发育过程中原发性成牙本质细胞的终末分化相似,这一过程涉及多种生长因子,其中对 TGF-β 超家族分子的研究较为深入[13,54,55]。成牙本质细胞样细胞的鉴定通常根据成牙本质细胞特征基因(或其蛋白产物)的表达和管状基质的分泌。一般认为,调控成牙本质细胞样细胞的合成和分泌功能的信号通路与成牙本质细胞不同,如在修复性牙本质形成过程中形成的管状结构。调节成牙本质细胞分泌活性对维持正常牙髓腔/根管形态至关重要。而在反应性三期牙本质生成过程中成牙本质细胞上调也起到重要作用。研究发现,TGF-β1 参与了成牙本质细胞分泌相关的信号转导[56-58],p38-MAPK 通路在三期牙本质生成中也介导了细胞分泌相关的信号转导[59-60],表明 p38 通路可能是牙髓再生治疗中调控成牙本质细胞样细胞分泌活性的潜在靶点。而牙髓再生中血管再生的信号通路可能是由牙本质基质释放的血管再生相关的生长因子和蛋白分子实施调控[28,40,61]。

二、微生物和炎症对牙髓再生微环境的影响

微生物及其代谢产物随着龋损不断进展侵入牙本质基质,并激发其下方牙髓组织产生细胞反应。最初,牙髓反应是由于微生物代谢产物扩散至牙髓组织;随着微生物及其代谢产物不断增加,牙髓组织内可见微生物,并导致牙髓组织防御反应加剧。位于牙髓表层的成牙本质细胞除了具有合成和分泌基质的作用外,同时在环境感知和防御中也发挥重要作用[11,62-65]。成牙本质细胞的主突起有利于牙本质细胞和牙本质基质间的相互作用,另外,成牙本质细胞侧突起分支所形成的广泛网络进一步加强了成牙本质细胞所处位置的重要性[66]。

成牙本质细胞受到微生物刺激后,通过自分泌和旁分泌功能释放抗菌肽、各种细胞因子和趋化因子发挥防御功能[62,64-66]。但是成牙本质细胞的防御反应可能会由于疾病的进展和牙髓组织再生而减弱,例如三期牙本质形成因慢性进展的龋损所致,而非侵袭性快速进展的龋损[67-69]。防御反应的启动是通过细胞表面的模式识别受体(pattern recognition receptor, PRR)[70]家族中 Toll 样受体(toll-like receptor, TLRs)识别微生物及其产物的病原体相关分子模式(pathogen-associated molecular patterns, PAMPs)。TLR 家族有 11 个成员,成牙本质细胞和牙髓成纤维细胞表达 TLR1-6 和 TLR9。通过这些受体识别多种口腔微生物 PAMPs[63,71-73],发挥感知和防御功能。牙髓组织也可通过 NLR(nucleotide oligomerization domain like receptors, NLRs)家族中核苷酸结合寡聚化结构域蛋白 1(nucleotide-binding oligomerization domain 1, NOD1)和蛋白 2(NOD2)受体识别口腔微生物[74-76],或通过家族中的核苷酸结合寡聚化结构域样受体蛋白 3(NLR protein3, NLRP3)[77]组装成的多蛋白"炎症小体"[78],共同识别微生物及组织危险信号。通过这些不同方式的微生物识别后,可激活牙髓组织内多个细胞内信号转导通路,包括核转录因子-κB(nuclear factor-kappa B, NF-κB)、p38 MAPK 激酶和 Jun 氨基末端激酶(JNK)等通路[62,63,71-73,76,79,80]。这些信号通路激活后介导炎症介质释放至胞外基质[74,75],有利于免疫细胞募集,从而增强防御反应[81,82]。众多免疫细胞、信号分子和防御反应之间存在着复杂的相互作用,对于这种相互作用的理解有待进一步深入。

(一)牙髓疾病进展中的微环境调节

对于龋病而言,直接微生物刺激及间接炎症/免疫反应导致的牙髓微环境变化,为牙髓再生创造条件。然而,何种微环境有利于牙髓再生目前存在争议,这是由于微生物感染程度,炎症反应强度,以及研究这些影响的实验模型等均存在差异。

有关炎症对牙髓干细胞分化和再生影响的报道不一致[83-85]。从人炎症牙髓中分离培养的牙髓干(祖)细胞在体内动物模型中的再生能力[83]及体外实验中特征标志物表达均与健康牙髓来源的干(祖)细胞十分相似[83,84]。但是,体外模型牙髓干细胞中加 TNF-α 模拟炎症环境,发现抑制干细胞分化,而加 LPS 却促进牙髓干细胞再生[86-88]。这些结果的不一致正是由于所采用的细胞实验模型不同。体外培养的细胞所处的生长环境与体内环境差异大,体外培养既无组织胞外基质/细胞微环境,也无法模拟炎症牙髓组织中微生物感染和炎症反应的复杂环境。

这些局限性在体外细胞培养模型中普遍存在,因此对细胞微环境的模拟需要在实验模型的重现性,变量控制和可行性等方面进行平衡。大多数对于牙髓再生体内研究所采用的体外实验模型同样缺少持续微生物感染和炎症环境,故再生过程会因此而不同。因而在临床转化应用中需辩证理解牙髓再生的研究进展。

微生物和炎症除了对细胞产生作用,还可作用于牙髓组织中各种活性分子,导致其部分或完全降解,从而影响这些分子的功能活性。尽管通常分子降解可能会抑制细胞功

能，但对下述情况却有所不同。例如通过酸和酶降解的牙髓和牙本质细胞外基质（extra-cellular matrix，ECM）成分反而可增强细胞的趋化活性，有助于选择性募集参与修复过程的干/始祖细胞[38]。因此为了了解牙髓损伤后出现的细胞信号分子的重要性，需要进一步研究牙髓和牙本质ECM部分降解产物对牙髓再生的作用。

（二）炎症及免疫反应与牙髓再生的相互作用

1. 牙髓干细胞对免疫细胞的作用　间充质干细胞可调节多种免疫细胞的增殖和功能[89]。牙髓干细胞同样具备免疫调节特性[90-93]。关于免疫调节特性激活的认识仍不足，但有研究表明TLR激动剂参与其中。通常TLRs通过识别微生物PAMP而被激活，但是也可被宿主来源的配体（例如热休克蛋白，纤连蛋白和纤维蛋白原）或合成的激动剂分子所激活[94]，从而表明细胞对环境感知的多样性和复杂性。炎症/免疫反应与再生之间存在复杂的相互作用，尤其在疾病早期进展阶段和之后的疾病恢复阶段，低水平细胞因子的刺激可调节这些相互作用[95]。例如，细胞因子TNF-α可激活p38-MAPK信号通路[96]，该信号通路可能是调控第三期牙本质形成的关键[59-60]。

2. 免疫细胞对牙髓干细胞的作用　低水平免疫细胞来源的细胞因子和活性氧（reactive oxygen species，ROS）能够促进牙源性干细胞的分化和矿化[97,98]。研究表明低水平的炎症可促进组织再生，而较高水平的炎症则会抑制组织再生。在生物学中这种双相剂量效应普遍存在，称之为毒物兴奋效应（hormesis）[99]。在口腔疾病进展过程中这种双相剂量效应与其临床和组织学表现也密切相关[67-69]。越来越多的研究表明炎症与再生之间存在相互作用，进一步表明牙髓再生的临床转化面临挑战[12]。

三、牙髓再生策略

再生牙髓病学的生物学策略是基于组织正常发育和组织工程的相关因素：细胞、胞外基质/细胞支架和信号分子。已有多种针对这些要素的牙髓再生方案，通常可分为无细胞与有细胞牙髓再生方案。

（一）无细胞牙髓再生方案

细胞合成和分泌基质成分是机体组织形成的基础。然而，当组织出现范围局限的细胞坏死，无需直接移植细胞至受损区域，亦可实现组织再生。天然组织损伤愈合反应可诱导干细胞或祖细胞募集至损伤部位，从而促进损伤愈合。细胞谱系研究表明，牙髓损伤后募集的细胞可来源于固有组织或其他组织。直接盖髓术后可形成牙本质桥，其中募集的干/祖细胞分化为成牙本质细胞样细胞，形成修复性牙本质。因此，无细胞牙髓再生方案避免了细胞移植的一些潜在问题，包括生产足够数量达到临床质量标准的细胞，以及免疫排斥反应。无细胞牙髓再生方案的制定是基于构建有利组织再生的环境并提供细胞信号，主要通过优化细胞外基质或细胞支架。组织再生所需的细胞信号分子既可直接应用组织重组、合成或组织来源的生物活性分子，也可以通过化学处理的方法，释放牙本质基质中沉积的生物活性分子。

近来再生牙髓病学中针对牙髓坏死的年轻恒牙所采用的再生策略，是无细胞牙髓再生方案较好的示例。通过诱导根尖部位的干细胞迁移进入无菌的根管系统而实现牙髓再生[100]（具体的治疗程序详见本章第六节）。迁移的细胞来自于根尖周组织出血所释放的细胞。含有细胞的血凝块也可作为纤维支架，促进组织再生。另外临床上也可采用富血小板血浆（platelet-rich plasma，PRP）或富血小板纤维蛋白（platelet-rich fibrin，PRF）作为支架材料植入根管内[101,102]。这两种天然支架包含各种趋化因子，可募集未分化的间充质干细胞[103]。

（二）有细胞牙髓再生方案

有细胞牙髓再生策略包括向组织损伤部位植入细胞以促进组织再生。用于植入的细胞需符合最高药品生产质量管理规范（good manufacturing practice，GMP），理想的细胞来源为自体细胞，最大程度地降低免疫排斥的风险。因为对于植入细胞的要求和处理需要必备的临床设施，因此这一方案的实施面临诸多挑战，在目前的牙髓治疗中仅可在医院中进行。除了细胞的直接植入，有细胞牙髓再生还涉及信号分子的应用或局部释放，以及细胞基质/支架的应用。

第二节　牙髓再生的转化研究

牙髓-牙本质复合体是一种具有复杂形态和组成的组织。相比体内其他组织，具有高度特异性。包括含有精确感受外界刺激的神经末梢，丰富的毛细血管网和具有高度特异性的细胞，如具有多向分化潜能的成牙本质细胞和成纤维细胞。如上所述，这些类型的细胞都积极参与到组织修复和再生的过程中。但对于感染根管中微环境的认识，目前还知之甚少。

转化医学是一门以优化并实践临床诊疗程序、提高公共卫生水平为长远目标，将基础医学研究与患者为中心的临床研究实践进行多向整合的学科。为了推动再生牙髓病学进一步发展，需要多学科共同参与以打通实验室与临床研究之间的关键双向通道。转化医学研究日益增多，旨在提高对相关生物学过程的理解和认识，为未来再生牙髓病学临床转化奠定基础。牙髓病学研究领域已取得很多重要进展，极大改善和提高了活髓保存和非活髓保存治疗方法和水平。转化研究通常需要建立模型来模拟临床环境中的重要特性和变化，常用的研究模型包括体外细胞培养模型、离体组织培养模型和体内动物模型等。

一、体外细胞培养模型

组织工程是干细胞、生长因子和支架材料三要素的相互结合。再生牙髓病学中，组织工程三要素必须与一系列复杂的分子信号相互作用，如黏附分子、局部生长因子、抗原、残余微生物衍生分子及炎症介质等。通常这些复杂的相互作用需要通过体外实验进行检测和评估。

（一）间充质干细胞的应用

再生牙髓病学研究中，多种间充质干细胞应用其中，包括牙髓干细胞（DPSCs）[22]、人脱落乳牙干细胞（SHEDs）[26]和根尖牙乳头干细胞（SCAP）[25,104]等。此外，混合细胞群[105]如培养的牙髓细胞也被应用，即为包含间充质干细胞的异源性细胞群。

（二）间充质干细胞的鉴定

虽然对于所谓"真正"间充质干细胞特性的认识仍存在较大争议，不同来源的间充质干细胞通常通过细胞表面标记物如分化抗原簇分子（cluster differentiation molecules，CD）进行鉴定[106]，而仅靠分化抗原簇分子的表达难以确定细胞来源。但是，为了在细胞治疗中发挥这些细胞的应用潜能，必须建立鉴定干细胞的基本标准。2009 年，国际细胞治疗协会间充质干细胞治疗分会制订了间充质干细胞特征的鉴定标准：贴壁生长，表达 CD73、CD90 和 CD105，而不表达 CD45、CD34、CD14/CD11b、CD79α/CD19 和 HLA-DR，具有培养分化为脂肪细胞、软骨细胞和骨细胞的潜能[18]。

（三）体外细胞培养模型的不足

如上所述，将体外细胞模型研究成果直接向临床转化时需要注意的是体外培养干细胞缺乏决定干细胞命运的环境相关因子，如黏附分子和生长因子。研究者采用在不同体外环境中培养干细胞，从而模拟体内生理条件、减少体外实验的不足。

二、离体组织培养模型

仅通过干细胞、合适的支架材料以及各种生长因子等三要素的结合应用，尽可能模拟牙再生的条件非常困难。然而每年数百万颗被拔出的牙齿可为整个牙（如全牙培养模型）或部分牙（如牙切片器官培养模型）培养提供条件。另外也可收集动物组织进行体外培养，以获得与机体更为相似的实验条件。

（一）全牙培养模型

Tecles 等[107]进行了人全牙体外培养，用于检测 MTA 或氢氧化钙直接盖髓后牙髓组织中干细胞的作用。研究发现，培养全牙 21 天后，增殖的牙髓干 / 祖细胞募集到损伤部位（牙髓暴露盖髓处），在露髓处形成矿化基质，与临床上直接盖髓术后形成的矿化牙本质桥类似。

这一全牙培养模型的优势在于可以在微环境中研究细胞作用，其微环境具有良好的支架（黏附分子）、生长因子以及大量细胞间的相互作用，尽管这种细胞作用的研究尚缺乏体内整个机体的系统影响。其后研究人员使用该模型证实 Biodentin 也可与 MTA 一样，诱导形成矿化屏障，这一过程至少部分是通过邻近牙髓细胞释放 TGF-β1 所介导[108]。

体外培养模型也会变得越来越复杂，包括部分下颌骨培养模型，以保存牙齿天然微环境并避免拔牙造成额外创伤[109]。这种体外培养模型可以更好地研究牙齿的再生潜能和根尖周组织中细胞和生长因子的相互作用。亦有助于评估免疫反应和微生物对牙髓和根尖周组织修复与再生的影响[110,111]。

（二）牙切片器官培养模型

另外还有牙切片器官培养模型，可为牙切片（如牙髓腔的水平切片）[28]或经过预备的离体牙牙根[112]。将具有良好支架材料的干细胞加至"牙本质培养环境"中，可以在体外评估其相互作用，这一模型的建立对于研究用不同的冲洗剂或药物处理的牙本质对干细胞命运的影响至关重要[49,112-114]。研究发现，如根管牙本质经过 6% 次氯酸钠或 2% 氯己定预处理，那么混合在富血小板血浆（PRP）中的根尖牙乳头干细胞（SCAP）难以存活，但如果用 17% 乙二胺四乙酸（EDTA）[112]进行预处理则细胞可保持良好的生物活性。另一项应用牙切片模型的研究发现，6% 次氯酸钠预处理根管牙本质将抑制人脱落乳牙干细胞成牙向分化，而应用 17%EDTA 则可增加成牙向分化因子的表达[114]。这些研究均表明牙切片器官培养模型对研究临床相关问题具有重要价值。

三、体内动物模型

组织再生动物模型的应用是从体外细胞培养和离体组织培养模型研究干细胞、生长因子和支架材料相互作用及其机制的自然过渡。动物模型可采用动物自身牙列作为再生模型[25]，或将合适支架材料接种干细胞"构建"的人牙植入动物体内[50,115]。

（一）免疫缺陷小鼠模型

在免疫缺陷中，重度免疫缺陷（SCID）小鼠是一种 T 细胞和 B 细胞功能缺陷小鼠。这种小鼠接受同种异体移植或异种移植后无排异风险或排异风险极低，因而将其作为植入人牙[53]和人干细胞[116]的宿主动物而被广泛应用。将未发育成熟的第三磨牙拔除后植入到 SCID 小鼠背部皮下，牙齿继续发育，形成牙本质，无排斥或免疫原性反应[117]。将接种人脱落乳牙干细胞（SHED）牙片牙切片 / 支架植入 SCID 小鼠皮下，定期注射四环素，32 天后形成牙髓样组织，其中细胞表达牙源性标记物如牙本质涎磷蛋白（DSPP）和牙本质基质蛋白 1（DMP-1）[118]。并且，通过四环素染色在共聚焦显微镜下可见新生的管样牙本质[118]（图 29-2），

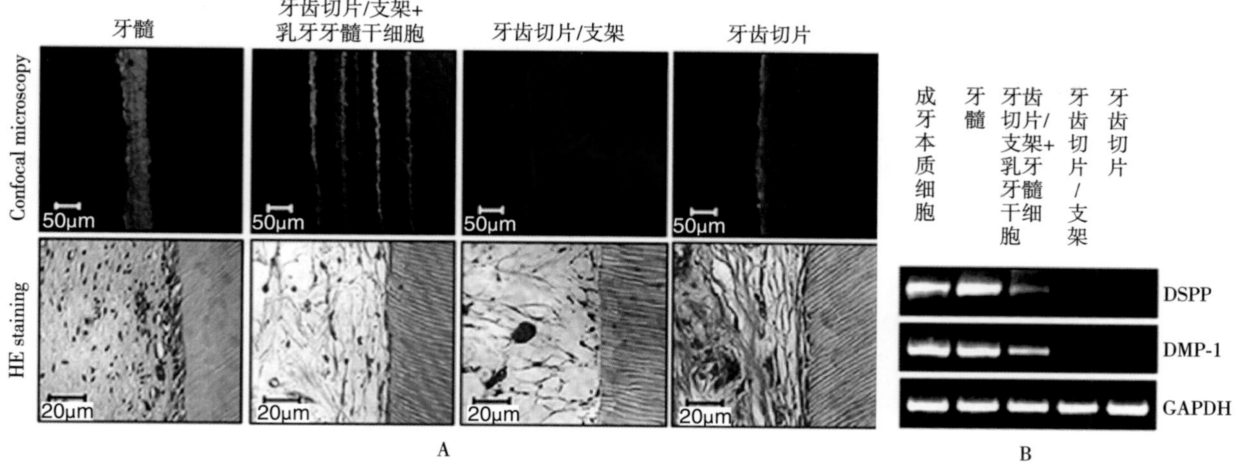

图 29-2 乳牙牙髓干细胞分化为成牙本质细胞，可在体内生成新的管样牙本质。阳性对照组为从新鲜拔除人第三磨牙中获得的成牙本质细胞

A. 乳牙牙髓干细胞植入 SCID 小鼠皮下 32 天后取出，共聚焦显微镜观察（上），苏木精 - 伊红染色观察（下） **B.** 乳牙牙髓干细胞植入 SCID 小鼠皮下 32 天后取出，PCR 分析

因此，使用 SCID 小鼠作为宿主或“活体生物反应器”可直接评价有效的牙髓再生组织工程实施方案。

（二）大动物模型

在再生牙髓病学研究的动物模型中，还有一种检测过程和技术的转化模型。这种过程性实验通常使用大型实验动物，例如狗[119-123]、小型猪[25]和雪貂，它们能够更好地模拟临床应用的条件和过程。在犬牙上行牙髓血运重建术，发现根尖周炎炎症愈合，牙根继续发育[119, 120, 123]。然而，此过程中形成的软组织与天然牙髓组织不同，而形成的矿化组织类似于牙骨质或骨样组织。值得注意的是这些发现与人牙髓血运重建的治疗结果高度相似（本章节后面将讨论）。这种高度相关性表明大动物模型对于治疗方案的改进非常有效和重要，这些治疗方案可能成为牙髓再生治疗新的治疗手段。

第三节　治疗方法的演变

牙髓损伤在青少年颅骨发育混合牙列期具有较高风险。恒牙萌出到口腔中时，牙根发育尚未完成。一旦牙萌出，即暴露在含有微生物的新的环境中，且易受外伤。从牙开始萌出[124]到牙根完全发育成熟大约 3 年。牙外伤是未发育成熟牙牙髓坏死的主要原因，其次是牙发育异常（如畸形中央尖）[125]。年轻恒牙牙外伤相对常见，约累及 30% 儿童[126]。尽管牙髓具有较完备的防御系统，包括特异性树突状细胞[127]、成牙本质细胞[65]、成纤维细胞[65]、神经元[128]和血管动静脉（A / V）分流机制[129]等，但牙髓损伤后仍会出现微生物感染和 / 或局部缺血。如牙髓液化坏死则会导致未成熟牙牙根停止发育，牙本质壁变薄变脆，根尖孔呈敞开的“喇叭口”状。有关牙外伤的治疗原则详见第十二章。

几十年来，这类疾病治疗的预后无法预测。牙缺失对于正处在颅骨发育期的患者将会产生严重后果，包括：影响上、下颌骨发育，阻碍发音、呼吸和咀嚼，同时会对年轻患者产生不良的社会心理影响[130, 131]。这是由于未成年人是种植牙的非适应人群，而直到成年后（通常是大于 18 岁）才能进行种植治疗。

一、传统的根管治疗术

近年来，年轻恒牙牙髓坏死的临床治疗通常采用去除感染的传统理念，使用惰性材料（如牙胶）封闭根管系统，防止微生物再感染。但是，从生物学方面而言，由于粗大的年轻恒牙根管微生物负载高，因此这种治疗方法存在一定的弊端。此外，年轻恒牙较发育成熟的恒牙微生物渗入牙本质小管更深，因而难以彻底清除感染[132]。传统根管治疗是通过化学机械预备方法去除根管内的游离微生物和附着于感染牙本质表面的菌斑生物膜。但由于年轻恒牙根管直径比多数预备器械粗大，因而传统机械清除牙本质的方法具有一定的风险，对于牙本质壁薄易折断的根管则不建议使用机械预备。此外，由于年轻恒牙根管粗大，根尖区呈倒锥形（尖端较宽），缺乏根尖狭窄，这对于严密的根管充填，从而达到严密封闭，防止微生物的再进入是个挑战。

二、根尖诱导成形术

1966 年，美国学者 Frank 首先开展根尖诱导成形术，发现年轻恒牙根管预备消毒放置氢氧化钙后，根尖处可形成钙化屏障[133]。多项研究也表明，使用氢氧化钙数月后，炎症消退，根尖钙化屏障形成（根尖诱导成形），预后较好[134-136]。这种天然钙化屏障的形成取决于感染和炎症过程的控制[137]，因此，当医生采用这种治疗方法时，通常使用氢氧化钙进行根管内封药，直至症状消失，根尖屏障形成，这一过程可长达 18 个月[137]。但有研究显示，牙抗折力随着时间增加而降低[138]，封药时间超过 3 个月，抗折力则显著降低[139]。研究表明使用氢氧化钙进行根尖诱导成形术的牙确实牙折率高，留存率低[140,141]。

1993 年，三氧化矿物凝聚物（mineral trioxide aggregate，MTA）的引入解决了牙髓病治疗中一些棘手的问题，例如根穿孔修补术、盖髓术和根尖诱导成形术[7,142]。MTA 不仅具有良好的生物相容性，而且在与组织直接接触处诱导矿化组织“再生”。用狗进行的实验也证实 MTA 确实可诱导钙化屏障形成，表明 MTA 可用于骨诱导的人工屏障或“根尖塞”形成[143]。此外，MTA 诱导骨组织再生的多项研究进一步加速了 MTA 在根尖诱导成形术中的应用。使用 MTA 封闭根尖孔带来了年轻恒牙牙髓坏死治疗方法的革新，患者可一次就诊或多次短期就诊，其成功率均较高，且不必担心材料超填[144-146]。MTA 封闭根尖孔既可缓解症状，又可避免因长期使用氢氧化钙所致的牙抗折力降低，但它却无法促进牙根继续发育和重建牙髓功能（本章稍后讨论）。

三、牙髓再生治疗

2001 年牙髓再生治疗的病例报告证实，在治疗过程中使用甲硝唑和环丙沙星的根管内抗生素糊剂（后称双抗糊剂）后，患牙牙根继续发育，牙髓活力测试有反应（图 29-3）[147]。随后的另一篇重要病例报告表明使用三联抗生素糊剂作为根管内药物具有相似的结果（图 29-4）[148]。值得一提的是，Nygaard-Ostby 博士[149]多年前关于血凝块在感染牙髓愈合过程中作用的创新性研究构建了此类治疗方法的生物学基础和原理。研究发现，将根尖血引入消毒根管内，可见活髓组织形成。这些研究纳入的牙齿均为牙根已形成的成熟恒牙，却没有考虑通过根管消毒构建有利于细胞，包括干细胞（当时未被鉴定）生长的环境。

尽管如此，该研究仍取得了重要进展，包括：①炎症的消退与根尖孔的扩大和过度预备有关；②牙髓坏死所导致的体征和症状得到缓解；③X 线片显示根尖孔闭合；④根管内长入结缔组织，沿根管壁沉积不同的矿化组织，在新生组织内含矿化组织“岛”。尽管后续的研究使这一创新性发现得到了进一步发展，但直到 20 世纪初才出现现代牙髓再生治疗的浪潮，而此前的数十年以生物学为基础的牙髓再生治疗却未能成为优先治疗的方法。

第四节 牙髓再生治疗操作的临床特点

自 2001 年迄今，科学杂志已发表 200 多例牙髓再生治疗相关病例报告[125,150]。尽管病例所采用的临床治疗方案差异较大，但在病例选择、抗感染策略、诱导根尖出血和修复方式上较为一致。尽管这些多为病例报告的文献提供了实时治疗方法的记录，而治疗效果却不甚明确，但这些治疗方法为研究人员进一步发展 REPs 提供了重要反馈。因此，下面将重点阐述多数 REPs 病例的一些关键点。

一、病例选择

（一）牙外伤

在已发表的病例报告中，因年轻恒牙外伤而行牙髓再生治疗的病例约占 49%[125]。这个结果并不意外，因为其与儿童牙外伤高发病率一致，可达 35%[126]，尤其是 7~15 岁儿童[151,152]，其恒牙牙根尚未发育成熟。约 50% 的外伤牙同时诊断为牙髓坏死[153]，而严重损伤如嵌入性脱位、撕脱牙[154,155]以及联合损伤等所造成的牙髓坏死比例更高[156-158]。因此，再生牙髓学病例报告及回顾性和前瞻性研究中所报道的牙外伤导致的牙髓坏死发病率高可能因这些损伤的发生

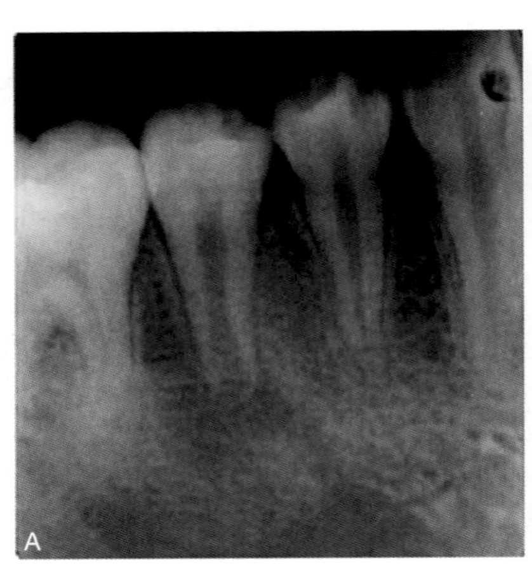

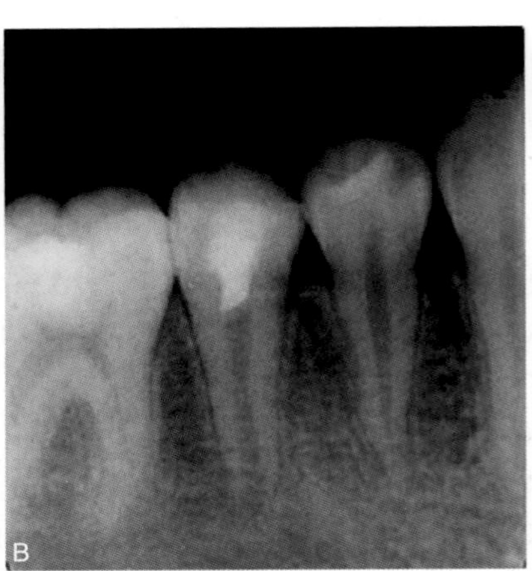

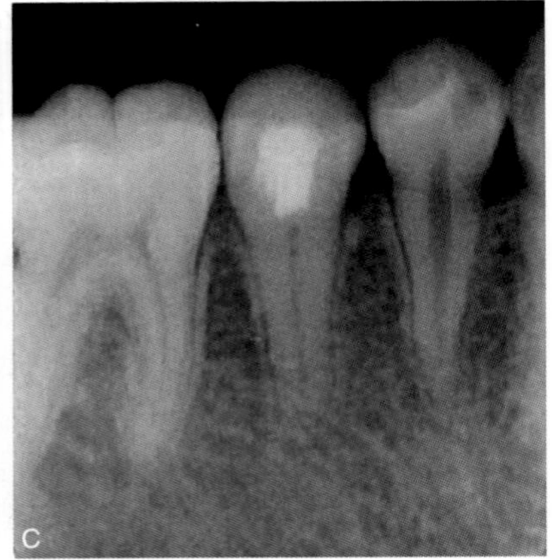

图 29-3 使用抗生素糊剂联合牙髓再生治疗的病例，使用双重抗生素糊剂（环丙沙星和甲硝唑）作为髓腔内药物
A. 年轻恒牙下颌第二前磨牙被诊断为牙髓坏死和急性根尖周脓肿 **B.** 经过 5 个月的随访，发现根尖暗影完全消失，冠状钙化桥形成，牙本质壁增厚 **C.** 30 个月的随访显示根部发育完成，根尖闭合，根部结构增厚伸长

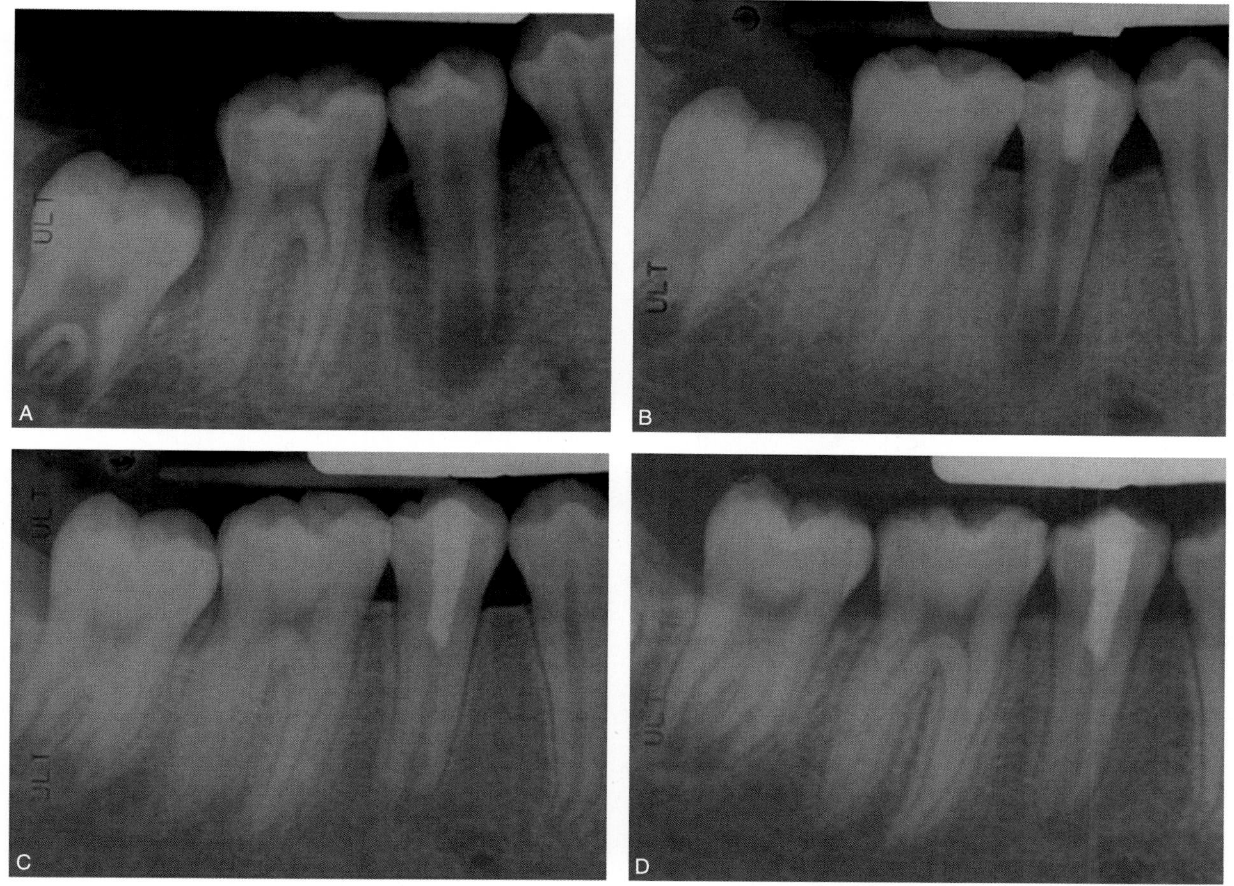

图 29-4　一名 11 岁的男性患者下颌第二前磨牙被诊断为牙髓坏死和慢性根尖周脓肿。根管内封三联抗生素糊剂（米诺环素，环丙沙星和甲硝唑），之后通过牙髓再生治疗（血运重建）治疗牙齿。随访期间患者无症状，牙齿对牙髓电活力测试和冷敏感性测试均反应良好　**A.** 术前 X 线片显示较大的根尖周透射影和未闭合根尖孔　**B.** 术后 26 个月 X 线片显示出愈合的迹象　**C.** 接下来 12 个月的随访表明放射线透射影完全消失，牙根持续发育　**D.** 18 个月的随访显示牙根继续发育

率高而存在偏倚。中重度的年轻恒牙牙外伤可能损伤上皮根鞘（Hertwig's epithelial root sheath，HERS），上皮根鞘是引导牙根形成和成熟的关键，主要是通过诱导间充质干细胞的增殖和分化[159]。然而，发病原因对牙髓再生治疗预后的影响尚不明确（例如外伤与畸形中央尖相比），这是由于目前相关临床研究的样本量较小、无法进行预后指标的统计学分析，从而导致对此治疗预后的预测分歧较大（后文讨论）。

（二）牙发育异常

牙发育异常是导致年轻恒牙牙髓坏死的第二个主要病因。在所有病例报告中，畸形中央尖是牙髓坏死最常见的病因，占所有病例报告的 33%，此次是牙内陷（占 3%）[125]。畸形中央尖表现为一个额外的尖，一般位于下颌前磨牙的𬌗面中央窝处（较多见）、上颌前牙的唇面或舌面处（较少见）。畸形中央尖的发病率约为 6%，在特定族群则更高[160, 161]。尽管这种牙发育异常的发病率相对较低，但其常伴有牙釉质 - 牙本质结节的折裂或磨损，从而导致牙髓直接暴露于口腔环境中，对于年轻恒牙易发生牙髓坏死。

（三）根尖孔及牙根发育情况

多数[162]已发表牙髓再生的病例报道了根尖孔未闭年轻恒牙的预后[125]。这些牙再植后“血运重建”的可能性更大。其临床预后与牙根发育成熟阶段及根尖孔闭合与否密切相关，影像学上，如根尖孔直径至少 1mm 则治疗效果更佳[163]。虽然牙髓再生组织形成过程与牙再植中无菌牙髓的血运重建过程区别较大，但两者均通过血管生成和新生血管从根尖孔进入根管得以实现[164, 165]。这可能是因为根尖孔宽大的年轻恒牙较成熟恒牙根管具有更好的血液循环，从而显著影响牙髓再生的治疗效果[166]。

值得关注的是，牙根发育阶段和根尖孔直径大小对治疗预后的影响尚未证实。近期有研究表明根尖孔直径约为 0.3mm 的牙中可形成血管化组织，这与完全发育成熟的恒牙根尖孔直径接近[167, 168]。总之，目前大多数牙髓再生病例选择的是年轻恒牙，但可取得良好预后的最小临床根尖孔直径范围尚不明确。最新的一项动物研究和病例报告置疑了这一先入为主的观点即根尖孔直径大于 1mm 是取得牙髓再生较好预后的必要条件[162, 167]。

二、临床操作要点

目前发表的牙髓再生病例200余例。而这些病例所采用临床操作步骤存在明显差异，主要是因为最早期的病例报告的操作步骤是基于临床经验，而之后的病例报告则更多的是基于牙髓再生策略的转化研究。美国牙髓病医师协会（AAE）成立了专委会旨在长期定期评估临床和转化研究以有助于形成再生牙髓病学的临床共识和指南。

尽管这些病例报告治疗方案存在差异，但也具有一些共同之处。大多数病例在治疗中尽量少使用或不使用器械预备，而是使用大量次氯酸钠冲洗以去除根管感染和碎屑。几乎所有病例都进行了根管封药，仅一篇报告未使用[169]。通常在最后一次复诊时再次进行根管冲洗、干燥、机械刺激引导根尖出血，将血液引入根管内。

（一）根管内血凝块形成

有些病例报告未采用引导根尖出血的方法，而是用富血小板血浆（platelet rich plasma，PRP）[102]或富血小板纤维蛋白（platelet rich fibrin，PRF）[170]进行替代。将根尖血引入根管内是治疗中的一个重要步骤，这是因为该步骤能使得大量未分化的MSCs迁移至根管系统内[100]，而血凝块可作为支架。PRF和PRP也可作为支架材料，并提供趋化因子以促进根管系统中间充质干细胞的募集[171]。

（二）盖髓材料的选择

发表病例中另一个重要步骤是在冠部放置具有生物活性的“冠部塞”，多采用促矿化牙科材料，如MTA或Biodentine。这些材料可促进MSCs向成牙本质细胞样细胞分化，并增强其增殖能力[8,107,108,172]。同时，还可对封闭髓腔的修复材料提供“安全区”屏障，而这些修复材料通常对干细胞存活和分化具有毒性作用。有趣的是，部分REPs病例未使用促矿化材料也可获得较好的临床预后[150]。因此，具有生物活性的冠部封闭材料对促进根管全长中MSCs增殖分化的作用尚不明确。但是，在一些病例中，在材料下方即刻可见钙化屏障，表明这些材料至少可诱导生物性冠部封闭的形成。

三、临床面临的挑战

（一）临床设备局限性

REPs所采用的临床技术面临诸多挑战。多数年轻恒牙的根管直径远大于大号根管预备器械的直径，这将带来根管预备的技术难题。此外，对年轻恒牙进行机械预备将进一步削弱本已脆薄的牙本质壁[140]。正是基于这些问题，多数病例未进行机械预备。但是，失败病例中发现了细菌生物膜[173]。尽管临床医生可利用次氯酸钠的消毒和组织溶解特性进行根管清洗，随后进行根管内封药。但耐药细菌生物膜作为一个“贮菌库”可导致持续微生物感染并影响治疗结果。因此，应该采用较谨慎方法，用根管预备器械（如H锉）沿根管壁轻轻提拉，清除细菌生物膜而不大量切削牙本质。在使用超声冲洗时，要保证器械尖端位于影像学根尖止点2mm以上的位置，防止直接损伤根尖组织。初诊时17%EDTA进行终末冲洗约2分钟以敞开牙本质小管，从而使根管内封药获得更好的消毒效果。同时，EDTA冲洗也有助于释放和暴露牙本质内源性生物活性信号分子，促进组织再生（图29-5）。

（二）牙齿变色

许多牙髓再生病例会产生牙齿变色问题[174,175]。造成牙齿变色可能有3个原因，最常见的是根管内使用含有四环素类药物（如米诺环素）的三联抗生素糊剂（米诺环素，环丙沙星和甲硝唑）[176]。抗生素联合应用会导致严重的牙齿着色[177]，但可通过使用粘接剂封闭冠部牙本质小管或者氢氧化钙封药进行预防[177-180]。第2个牙齿变色的原因是因为近期牙髓再生推荐的操作方法即引导根尖血液进入根管内所致。常见于牙外伤，当血液进入牙本质小管，可引起冠部变色[181]。可多数发表病例却建议尽可能让血液充盈整个髓腔，而非低于CEJ。因为将生物活性材料（如MTA或Biodentine）放置在CEJ处会阻碍牙根发育，影响牙颈部抗折能力[182-183]。这种高于CEJ的血液造成的冠部变色可以通过使用牙本质粘接剂封闭髓腔的牙本质小管进行预防。第3个牙齿变色可能原因是MTA作为“冠部塞”的应用，即使是白色MTA也可能造成严重的牙体变色[184-187]。在美学区域使用其他材料如硅酸三钙（如Biodentine）等可预防该副作用的产生[188-189]。此外，使用牙本质粘接剂封闭髓腔牙本质小管也可将冠部封闭材料引起牙齿变色的可能性降至最低[176,190]。因此，应该先用无菌棉球和暂封材料（如Cavit）暂封根管口，继而酸蚀髓腔，涂布粘接剂，再行根管内封药，从而尽量减少以上3种原因（药物、出血、修复材料）所导致的牙齿变色。

（三）血运重建

根管内血量充盈不足是牙髓再生治疗面临的另一个难题。首先，临床医生在第二次复诊局麻时应禁止使用含血管收缩剂麻药，以免无法将足够的血液引入根管。不含肾上腺素的甲哌卡因是一种可选择的无血管收缩剂的局麻药，与大多数具有强血管扩张作用的局麻药不同，其本身就有适度的血管收缩作用[191,192]。相反，利多卡因是一种有效的血管扩张剂[193]。不含肾上腺素的利多卡因由于在体循环中吸收率高，无法产生持久的麻醉效果[194]。因此，不含肾上腺素的利多卡因在引导根尖出血的前几分钟使用，可能有利于产生充足的根尖血液进入根管内。如果出血不足未达到合适水平（高于CEJ）（图29-6），尽管不理想，但临床医生可将冠部封闭生物活性材料向根方放置。此外，也可如前述，如引导根尖出血失败，可使用PRP或PRF替代。但这些生物活性支架材料的获取较复杂，需要对年轻患者进行静脉采血后再行实验室制备[101,170,195,196]。

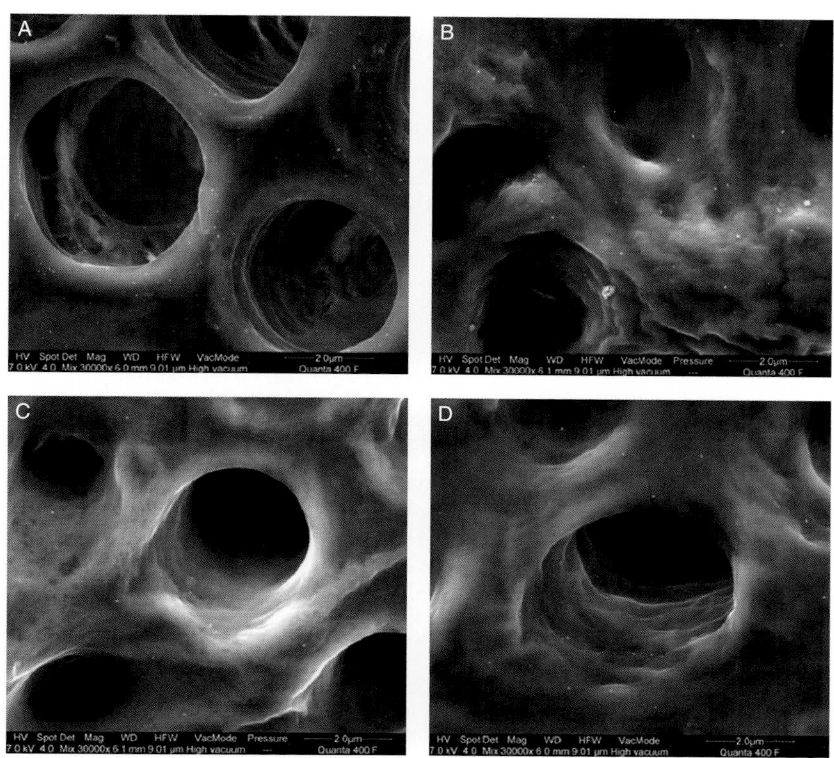

图 29-5　EDTA 处理（10%、pH 7、10 分钟）后，牙本质上的金纳米颗粒标记，图中分布的点表示抗体结合后的金纳米颗粒，表明生长因子暴露在牙本质表面

A. 胶原蛋白　**B.** TGF-β1　**C.** FGF-2　**D.** VECF

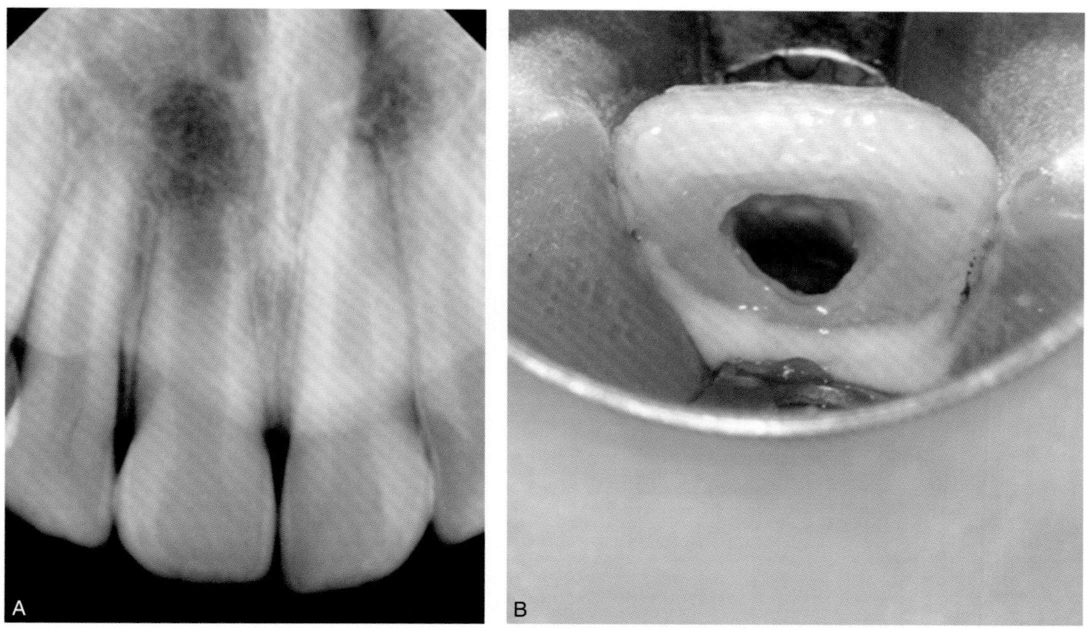

图 29-6　一名 12 岁女性患者右上颌中切牙因两年前发生的侧向脱位损伤而出现牙髓坏死和急性根尖周脓肿

A. 术前 X 线片显示牙根壁薄且根尖孔未闭合。进行牙髓再生治疗，封氢氧化钙 1 个月。复诊时患者无疼痛，肿胀或窦道　**B.** 通过根尖孔引起髓腔内出血的尝试均未成功，血液仅流到根尖的 1/3

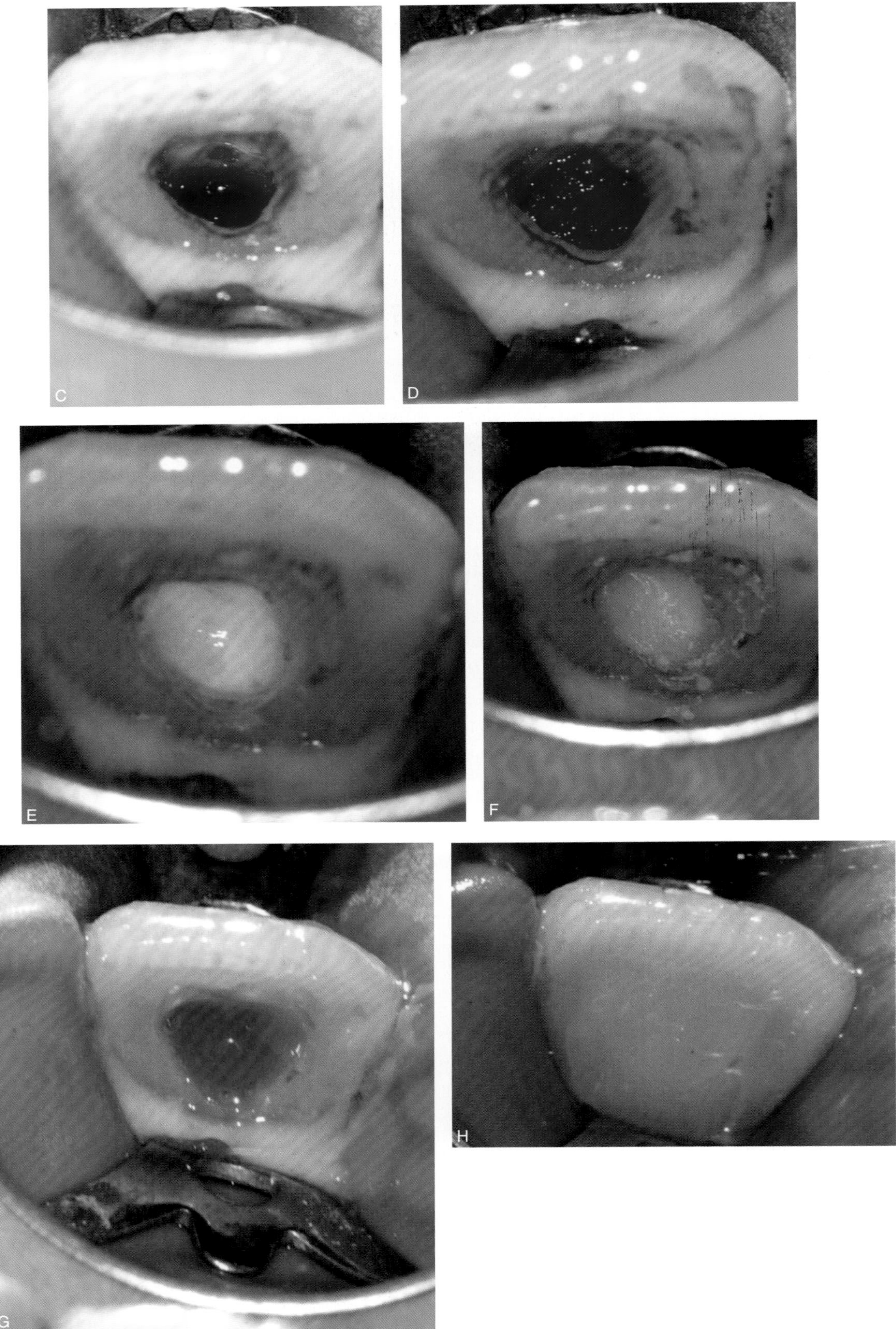

图 29-6 （续）

C. 2% 不含肾上腺素的利多卡因（1mL）颊侧浸润麻醉注射，5 分钟后尝试向髓腔内再次引流　**D.** 将 Collaplug（Zimmer Dental Inc. 美国）放置在血凝块上　**E.** 放置 3mm 厚的 Biodentin（Septodont，法国）　**F.** 放置 2 毫米的 Fuji IX　**G.** 35% 的磷酸酸蚀　**H.** 复合树脂粘接修复

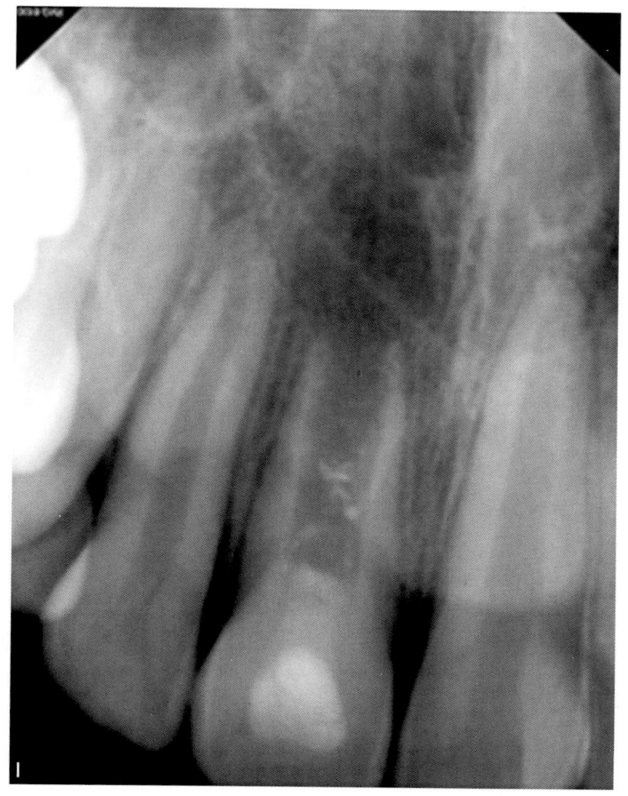

图 29-6 （续）
I. 术后 X 线片

四、临床操作示例

近年来，再生牙髓病学在生物学基础研究方面取得了实质性的进展，为阐述临床结果提供了理论基础，如牙根继续发育的影像学表现和牙髓活力测试反应等[125]。这些对于转化医学研究非常重要，特别强调牙髓再生治疗需要使用与传统非手术牙髓治疗方法完全不同的消毒过程。必须选择能够产生最佳抗菌效果浓度的化学药物，同时创造有利于干细胞生存、增殖和分化的微环境。结合临床和转化科学结果综合考虑，推荐操作步骤如下所述，但操作方法会随着牙髓再生领域的不断发展而演变。

（一）初诊治疗步骤

1. 患者术前沟通，告知预后风险、其他治疗方法以及不治疗的后果。

2. 局部麻药注射（2% 利多卡因 + 肾上腺素），橡皮障隔离术区。

3. 开髓，根管探查，确定工作长度。

4. 1.5%NaClO（20mL/ 根管，5min）缓慢冲洗根管，然后将冲洗液从根管内吸出。

5. 纸尖干燥，无菌棉球 + 薄层临时充填材料暂封至 CEJ，如 Cavit 或 IRM，酸蚀，预处理，粘接剂粘接。

6. 去除暂封材料和无菌棉球，17%EDTA（2min 内冲洗 10mL）冲洗。根管干燥后放置氢氧化钙或浓度不超过 1mg/mL 的联合抗生素于根管系统内。

7. 临时冠部封闭。

（二）复诊治疗步骤（初诊治疗后 2~4 周）

1. 临床检查，以确保没有触痛或叩痛。如发现有持续性不适、窦道或肿胀等症状，再次进行初诊治疗时的操作步骤。此时可选择使用三联抗生素（每种不超过 100μg/mL）。

2. 使用 3% 甲哌卡因（不含肾上腺素）局部麻醉后，橡皮障隔离术区。

3. 打开根管口，17%EDTA（20mL/ 根管，5min）根管冲洗去除根管内药物。

4. 纸尖干燥，不含血管收缩剂的 2% 利多卡因局部浸润麻醉根尖区域，促进血管扩张，增强局部麻醉效果。

5. 预弯的 #25 K 锉在根尖孔外 2mm 旋转即可引导出血，使根尖血液充满根管，出血量需达到 CEJ 平面的髓腔上方。

6. 血凝块形成后，在作为根管内基质的血凝块上方小心放置适量的 Collaplug TM，也可放置 3mm 的 MTA 或 Biodentine 替代。

7. 在 MTA 上方充填 3~4mm 玻璃离子，光照 40 秒。

8. 玻璃离子上方行加强型复合树脂粘接修复。

9. 患者应分别在治疗后 3 个月，6 个月复诊，之后每年随访，随访 4 年。

第五节 牙髓再生治疗的疗效

前言

临床成功的定义在整个牙髓病学发展过程中一直存在争议。其治疗成功通常是通过症状消失、严格影像学标准以及无可培养微生物进行评估。目前，广泛认可的传统非手术根管治疗成功标准为牙髓炎和根尖周炎治疗后无临床症状及影像学表现无异常。

牙髓再生术较传统的根管治疗而言，是一种非常新的治疗方式，其疗效评估确切标准尚无文献报道。直接将牙髓再生术疗效与根尖诱导成形术相比是不妥的。牙髓再生术的疗效超出预期，甚至在某些病例超出根尖周炎治愈这个主要目标。相较于传统的治疗方法，牙髓再生治疗（regenerative endodontic procedures，REPs）预后的预期更高，因为其术后影像学显示牙根可继续发育，牙齿留存率更高并且牙髓活力测试阳性。而临床实践中，需要从多个层面对牙髓再生术疗效进行评估。应集中在以下三个层面：基于患者的疗效评估，基于术者的疗效评估和基于科学研究的疗效评估。

一、基于患者的疗效评估

简而言之，评估体系第一层面即金字塔底部直接关系到患者健康（图 29-7）。治疗效果评估应该与患者对疾病治疗的预期保持一致[197-201]。2010 年，美国成立以患者为中心预后评估研究机构（PCORI），并通过了患者保护和平价医疗法案[202, 203]。该法案强调在对治疗有效性进行比较分析时，以患者为中心进行疗效评估的必要性，这些治疗措施确能给患者带来明显临床效果。

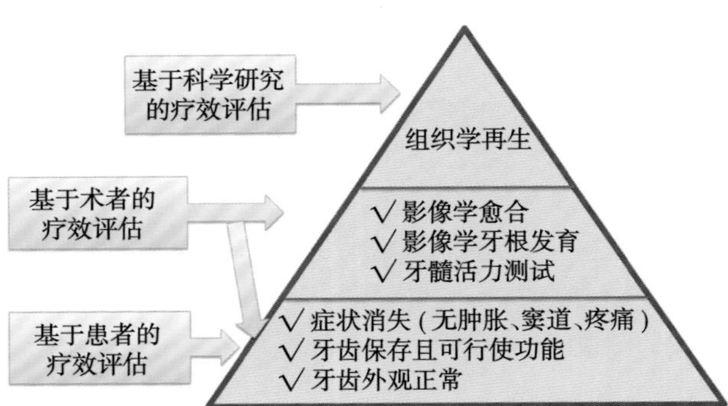

图 29-7 必须以系统的方式评估牙髓再生治疗，对于患者，临床医生和科学家而言，不同水平的结果具有不同的含义。但是改善患者健康和生活质量仍是这些治疗的目标和基础

传统医学临床研究侧重于特异性的评估指标，例如采用生物标志物和其他替代指标来评估疗效。这种对于治疗效果的评估方法非常重要，因为这是由临床医生 - 科学家建立的系列标准和具体参数，有利于机制的探索。然而，这种方法趋向于类推疗效结果，而难以明确其对个体患者治疗的影响。例如，C 反应蛋白和血管细胞黏附分子 -1（VCAM-1）的水平是用于评估动脉粥样硬化和心绞痛的生物学指标[204-206]。这些标志物可作为替代指标评估动脉粥样硬化和心绞痛的治疗效果，但是未体现患者的基本症状，比如剧烈胸痛（心绞痛）和心肌梗死是否得以缓解。

在牙髓病治疗中，影像学标准常被用作临床成功的评价方法[207-209]。这种方法“愈合”的标准为症状减轻和影像学检查无异常。对于这种评估方法，尽管患者中重度疼痛减轻但根尖周低密度影未消失，仍认为治疗失败。这种传统方法在很大程度上忽略了患者的整体利益。对患者而言，治疗能缓解症状，并保存患牙及恢复功能即可。因此，患者、临床医生和科学家对治疗效果的预期不一致。这些预期并非相互排斥，而是相互协同，因为其与治疗的不同方面有关，对这些治疗预期的追求是牙髓病治疗发展源泉和动力。最后，患者应有权决定治疗效果，即向临床医生和研究人员反馈治疗后是否有效。这种疗效评估方法会使患者恢复健康，并受益于新治疗方法开发。

牙髓再生治疗作为一种新的治疗方法，应与长期建立的传统年轻恒牙牙髓治疗方法——根尖诱导成形术进行比较[125, 133]。临床医生解决的首要问题是促进疾病组织愈合和恢复患者健康（基于患者的疗效评估）。因此，主要的治疗目标必须是去除根尖周炎，保存患牙及恢复其功能。总之，患者和其监护人（针对年轻患者）最关注的治疗效果是患牙无痛并可长期使用（存活）。

牙髓再生治疗是治疗年轻恒牙牙髓坏死的替代疗法[9]。因此，直接将牙髓再生治疗和根尖诱导成形术进行比较十分必要。2012 年的一项回顾性研究直接比较了这两种治疗方式的预后[141]。这项研究非常重要，首次对两种治疗方法制定了标准治疗方案。实验分 3 组，其中两组分别使用氢氧化钙（*n*=22）和矿物三氧化物凝聚物（mineral trioxide aggregate，MTA）（*n*=19）进行根尖诱导成形术，将这两组与另一组牙髓再生治疗（*n*=22）进行比较。牙髓再生治疗组治愈率 100%（无疼痛、肿胀和窦道），MTA 根尖诱导组 95%，氢氧化钙根尖诱导组 77%。另一项未采用标准治疗方案的回顾性研究发现，牙髓再生治疗后 79% 患者愈合，根尖诱导成形术后 100% 的患者恢复，但无统计学显著性差异。一项前瞻性研究则发现 MTA 根尖诱导成形术和牙髓再生治疗均可促进 100% 患者愈合[210-211]。通过系列研究和回顾性患者队列研究可发现更多成功病例。尽管这些研究中病因，纳入和排除标准等存在差异，但研究结果表明采用两种方法，平均 90% 的患者临床症状消失。

以患者为中心的疗效评估另一个重要的标准是保存患牙。对患者而言，理想的治疗效果就是延长无症状患牙的使用寿命。年轻恒牙保存尤为重要，因为患牙在牙齿早期发育阶段进行过治疗，需在患者一生维持正常功能。一项回顾性研究表明 140 万青少年患者行传统根管治疗后，97% 的患牙提高了 8 年存留率[212]。遗憾的是，行根尖诱导成形术或牙髓再生治疗的年轻恒牙远期存留率尚不清楚。一项回顾性研究比较了行牙髓再生治疗、根尖诱导成形术（采用氢氧化钙或 MTA 进行根尖封闭）的患牙存活率。18 个月后，牙髓再生治疗组存留率（100%）显著高于使用氢氧化钙组（77%），但与 MTA 组（95%）无显著性差异[141]。这些研究结果与之前的报道一致，即长期使用氢氧化钙使牙变薄弱，脆性增加而致牙折[138, 140]。有研究表明，对于颅颌面正在发育的年轻患者，行牙髓再生治疗后可阻止病变发展，保存患牙（图 29-8），预后较其他患者更好。需要进一步研究牙齿长期保存的影响因素，探讨合适的样本量和

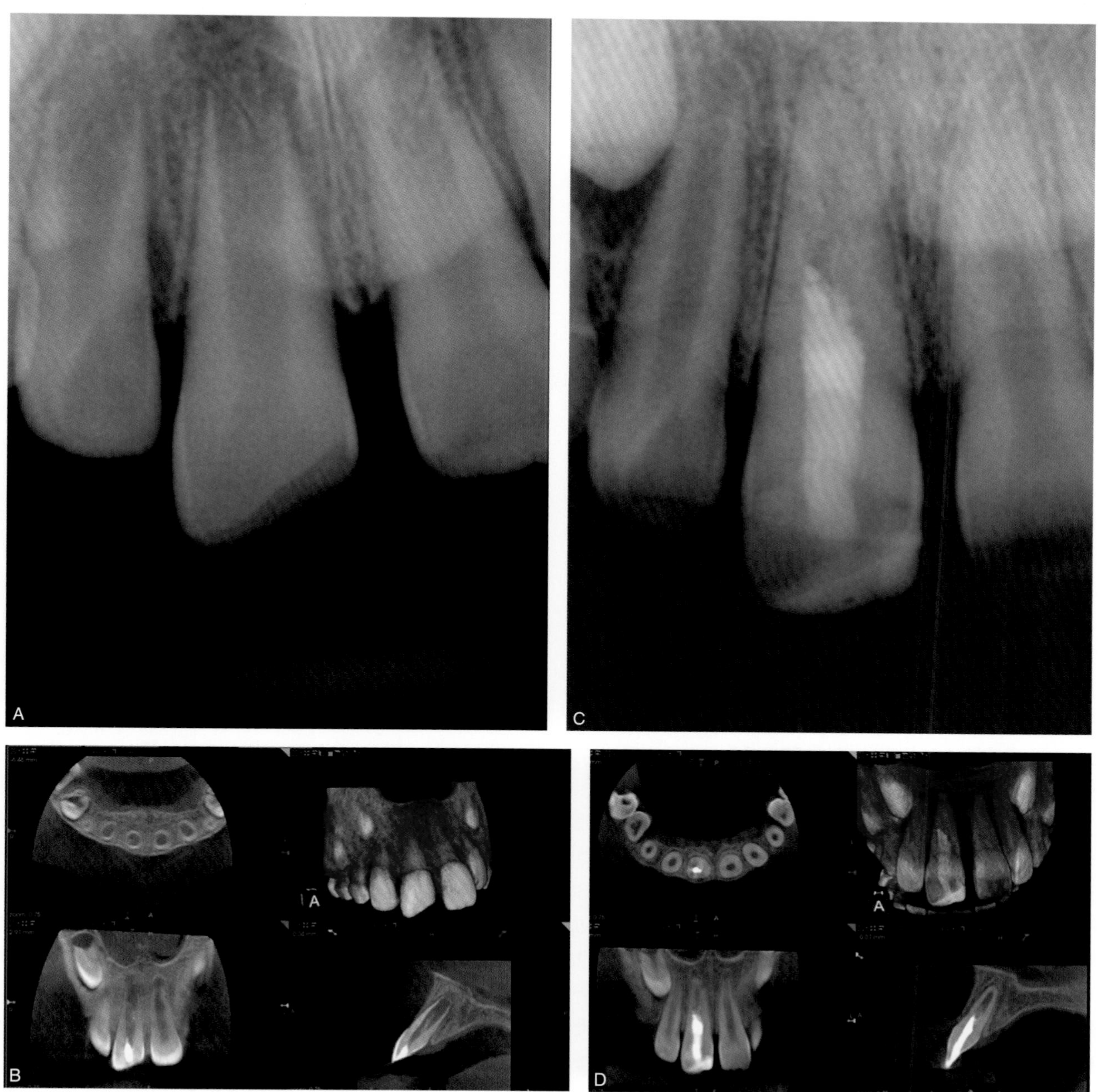

图 29-8 一名 9 岁男孩的上颌侧切牙和中切牙不全脱位，并且右中切牙不完全冠折

A. 患者右上颌中切牙出现急性根尖周脓肿，并伴有牙髓坏死。术前 X 线片上显示牙本质壁薄弱，根尖孔未闭合 **B.** 使用牙髓再生治疗，通过使用双抗生素糊剂作为根管内药物并结合切开引流（血运重建 / 牙髓再生），在最后一次就诊时，患者无症状，口腔内肿胀已解决，采用了有限体积的锥形束 CT（LV-CBCT）来显示未成熟牙根的三维视图。取出根管内药物，并用 17%EDTA 冲洗根管，干燥，然后通过使用根管预备器械刺穿根尖组织引起出血至根管内，在釉牙骨质界（CEJ）下方放置 MTA 作为冠部屏障，然后使用玻璃离子垫底后复合修复 **C.** 1 年后随访，牙齿对电活力测试（EPT）有反应，影像学显示牙根显著发育 **D.** 有限体积锥形束 CT（LV-CBCT）上显示根尖闭合，牙根发育

随访时间。

二、基于术者的疗效评估

除了评估患者对治疗的满意度之外，临床医生还会通过牙根发育情况和牙髓活力测试来进一步评估治疗效果。有许多病例报道了牙髓再生治疗后，年轻恒牙牙根继续发育的情况[125]。有报道证实了牙髓再生治疗可以促进牙根发育。但是，有一篇直接对比根尖诱导成形术（n=40）和牙髓再生治疗（n=48）预后的回顾性研究[213]。这项研究使用了一种数字图像校正方法，该方法通过比较非标准化的X线片，发现使用氢氧化钙或三联抗生素糊剂进行根管封药可明显增加根管壁的厚度和长度，更重要的是这项研究建立了牙根长度无偏倚客观量化方法[214]。Jeeruphan等人的回顾性研究[141]采用了类似的评价方法，结果显示与MTA（6.1%）或氢氧化钙（0.4%）根尖诱导成形术相比，血运重建治疗的牙根增长了14.9%。同时与MTA（0.0%）或氢氧化钙（1.52%）根尖诱导成形术相比，血运重建治疗（28.2%）的根宽度增加比例明显更多。

在前瞻性随机临床试验中通过比较牙髓再生治疗与MTA根尖诱导成形术可找到更多血运重建促进牙根继续发育的证据[211]。再生治疗组牙根厚度平均增加12%，根尖直径（根尖闭合）减少50%，而MTA根尖诱导组在随访的18个月内无明显变化。有趣的是，最近的一项回顾性研究报告说，牙根发育的影像学表现具有高度可变性和不可预测性，甚至发现是否行MTA诱导根尖形成术并无统计学差异[210]。这种差异可能是由于纳入的病例多为牙外伤导致的牙髓坏死，并且纳入的样本数量相对较少。总体而言，定量分析提供的循证医学证据表明，牙髓再生治疗在大多数情况下呈现牙根继续发育的影像学表现。但在某些情况，比如细菌生物膜或抗原的持久刺激、病因的性质、治疗延误，以及根管消毒剂使用不当等，可能对创造有利于再生的微环境产生影响。

恢复牙髓感受外界刺激的能力也是牙髓再生治疗的目标之一。许多研究已表明神经支配对于牙髓组织防御和维持稳态的重要性[215-218]。牙髓中的初级传入神经可以感知微生物抗原，参与由微生物引起的炎症过程[219, 220]。通过释放具有血管活性的神经肽来调节免疫反应，这些神经肽可促进免疫细胞募集和血管形成[221]。另外，据报道三叉神经神经元可促进成牙本质细胞分化和牙本质形成[222]。此外，初级传入神经纤维可通过促进牙髓牙本质复合体中细胞分化，包括成牙本质细胞分化，参与牙形成的过程[223]。因此，除了伤害感受，牙髓神经支配是具有诸多功能的牙髓牙本质复合体的重要组成部分。重建牙髓“正常”伤害感受功能是牙髓-牙本质复合体功能再生的重要标准之一。

已发表的牙髓再生病例中约50%观察到牙髓活力测试阳性[125]。牙髓再生治疗后，牙髓伤害感受功能的恢复可能是由于根尖周的初级传入游离神经末梢长入新形成的牙髓组织，此过程称为轴突延伸。牙髓伤害感受器的分布主要取决于器官发生过程中三叉神经节感觉神经元轴突在新生组织中的靶向延伸[224, 225]。而且需要特定的化学信号介导轴突定向生长至新形成的组织中。有研究发现神经生长因子（nerve growth factor, NGF），神经胶质来源的神经营养因子和脑源性神经营养因子（brain-derived neurotrophic factor, BDNF）直接参与牙髓神经支配[226-231]。最近的一项研究表明，根尖牙乳头干细胞（stem cells of the apical papilla, SCAP）可以释放出促进轴突生长和靶向延伸的神经营养蛋白。BDNF单克隆抗体可完全阻断此过程，表明其对募集相邻的游离神经末梢至关重要[116]。有趣的是，犬牙髓干细胞（dental pulp stem cells, DPSCs）自体移植牙髓再生研究实现了完整的牙髓再生，包括神经支配[122]。DPSCs相较于脂肪和骨髓MSCs，BDNF高表达[232]。总之，以上研究支持这一假设即牙髓再生治疗中，进入根管内的MSCs可能对于通过成体轴突靶向延伸的特定机制募集根尖周初级传入纤维十分重要。

仅凭存在神经支配这一点无法解释牙髓对电活力测试或冷测的反应。同样，流体力学理论也不能解释牙髓对冷刺激的反应，因为在牙髓再生的病例中，其冠部（髓室顶）缺少受神经支配的牙本质。相反，有神经支配的组织却与修复材料（例如玻璃离子或复合树脂）下方的冠方封闭材料（MTA或其他材料）密切接触。冷刺激反应可能与三叉神经节神经元中的冷敏通道表达有关，如瞬时受体电位锚蛋白1和瞬时受体电位阳离子通道M8[233-236]。这些阳离子渗透通道在三叉神经元的游离神经末梢（包括牙髓中的神经末梢）中表达，并分别在低于17℃和26℃的环境下发生构象变化，从而发生神经元细胞的阳离子流入和膜去极化[237]。而其作为冷感受器的功能可能是再生的牙髓样组织能感受冷刺激相关机制的理论基础。另一方面，牙髓电活力测试则绕过了游离神经末梢中特定通道的激活，而非选择性地激活了累及整个外周神经纤维长度的电压门控钠通道[238, 239]。

总而言之，临床医生通常采用已制定的标准对牙髓再生治疗“成功”进行评估，如牙根继续发育的影像学表现和牙髓活力测试反应等。这些标准对患者而言意义不清，因为大多数患者或监护人仅期望牙齿无痛且功能正常。尽管如此，对于临床医生而言则增加了有价值的信息，以确定是否需要进一步的干预。重要的是，这项以术者为中心的疗效评估体系不适用于根尖诱导成形术，因为根尖诱导成形术后无牙根继续发育和牙髓活力反应。

三、基于科学研究的疗效评估

对牙髓再生治疗后因再次外伤和牙折而被拔出的患牙进行组织学处理，结果发现新形成的组织与天然牙髓组织并不相似[240-242]。这是基于科学研究疗效评估的最好例子，因为这样的结果具有重要科学价值，但并不影响牙髓再生治疗的治愈率和牙根继续发育。基于科学研究的疗效评估可能是该领域向前发展的最强动力，因为研究人员主要致力于干细胞、支架材料、生长因子和炎症之间复杂的相互作用，为了实现理想的目标即完整牙髓组织学再生或牙髓-牙本质复合体形成。

某男性患者，9 岁，右下第一磨牙根尖孔未闭合，诊断为牙髓坏死，行血运重建术进行治疗，治疗过程包括根管内消毒，三联抗生素糊剂根管内封药，远中根行根管内引血，近中根管行 PRP 支架植入。术后 2 年患者无症状，临床检查和影像学检查均显示治疗成功。但之后患牙由于缺乏足够的牙尖覆盖出现牙斜折。对拔除患牙进行组织学观察发现，根管内充满有活力的结缔组织，但其中有多个异位矿化病灶，覆盖于根管壁表面的矿化组织类似于有细胞和无细胞牙骨质[242]（图 29-9，图 29-10）。

在根折前，这一病例报道表明临床治疗成功，新组织形成未受明显影响。同样，也表明严格意义上的牙髓再生（新牙本质和成牙本质细胞样细胞的形成）并未实现。相反，该病例的组织学结果提示表现为“引导组织再生”。因此，虽然基于患者和术者的预后评估结果一致，但与基于科学研究的组织学再生预后评估结果不同。

对于这些临床成功病例所再生的组织性质的意义仍然未知。牙髓再生在活髓上已成功实现，称之为直接盖髓术。新型生物材料（例如 MTA 和 Biodentine）能更多诱导祖细胞和干细胞的增殖和分化，极大提高直接盖髓术的临床治疗效果。在一项较大的临床随机对照研究中，有 35 名全科牙医参与。患者随机采用氢氧化钙（n=181）或 MTA（n=195）进行直接盖髓[243]。结果表明，MTA 治疗成功率（81.3%）显著高于氢氧化钙（69.5%）。研究还发现新一代生物材料，如 MTA 或 Biodentine，可直接或间接诱导牙髓干细胞和祖细胞募集并分化为成牙本质细胞样细胞[8, 108, 172]。然而，直接盖髓术所形成的矿化桥的组织学检查结果表明，所形成的矿化组织与管状牙本质并不类似。

成牙本质细胞在损伤后形成的三期牙本质（反应性牙本质）通常是管状结构，类似于原发性牙本质和继发性牙本质。而“成牙本质细胞样”细胞形成的修复性牙本质则表现出多种形态，可为管状或无管状，甚至是细胞包埋在基

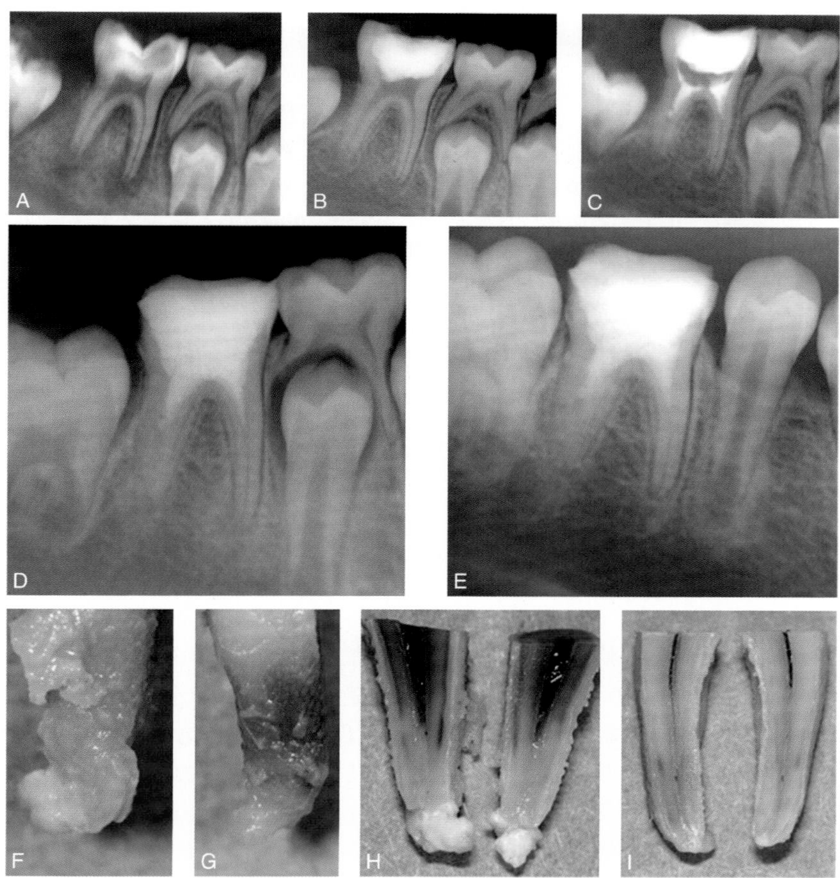

图 29-9　血运重建 / 牙髓再生治疗 9 岁男孩下颌第一磨牙

A. 术前 X 线片　**B.** 三联抗生素治疗 5 个月后拍摄的 X 线片　**C.** 血运重建 / 牙髓再生术后 X 线片　**D.** 14 个月的随访 X 线片　**E.** 根折 25 个月后摄片　**F、G.** 拔牙后远中和近中根的照片　**H、I.** 远中和近中根不规则分成两部分

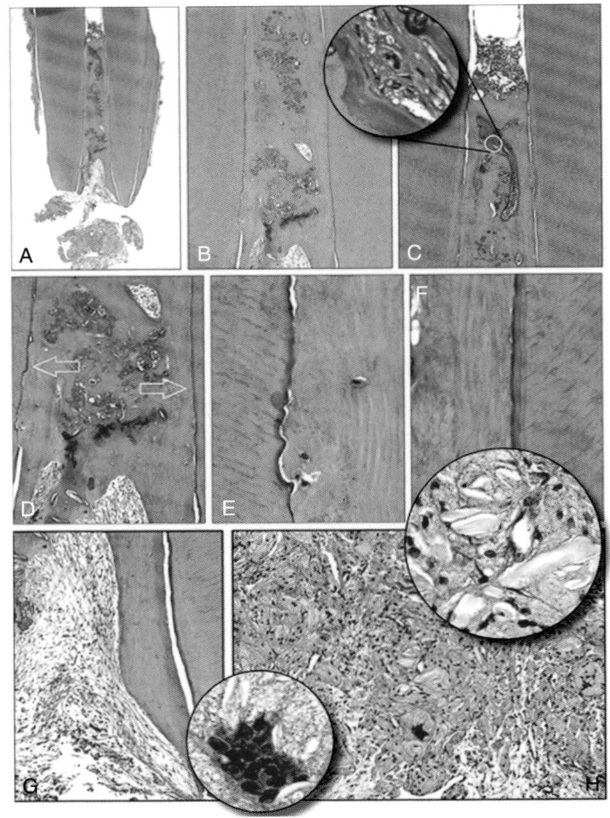

图 29-10 血运重建/牙髓再生治疗磨牙(图 29-9)远中根的组织学切片

A. 根管中段部分(苏木精-伊红染色;×16) **B.** A 图中根尖部分放大图 **C.** 图 A 中根管上段放大图。矿化组织向冠部延伸,存在牙本质碎片(×50;插图 ×400) **D.** B 中根尖部分放大图(×100) **E.** D 中用左箭头指示的根管壁区域高倍视野。在新形成的矿化组织中几乎看不到类牙骨质细胞或骨细胞(×400) **F.** D 中右箭头指示的根管壁区域高倍视野。在该区域中看不到任何细胞(×400) **G.** A 中根管口放大图(×100) **H.** 根尖周软组织的放大图(×100;上插图 ×400;下插图 ×1 000)

质内的"骨样牙本质"结构[244]。重要的是,成牙本质细胞样细胞虽然不具有成牙本质细胞的形态学外观,但同样表达成牙本质细胞标记物(例如 DSP、DMP-1 和 NeuN)[245,246]。因此,在直接盖髓术后所形成的生物封闭(钙化屏障或矿化桥)可能并不是真正的组织再生,而应该被视为"引导组织修复"。尽管如此,此类生物封闭的形成可以维持牙髓活力和正常生理功能,成功率较高[247]。

外界刺激作用下,存活的成牙本质细胞所形成的三期牙本质(反应性牙本质)通常是管状结构,与一期牙本质和二期牙本质相似。而由募集的"成牙本质细胞样"细胞所形成的三期牙本质则表现多样,从规则管状结构到无管状形态,以及快速形成时矿化组织形成细胞陷入基质内,称之为"骨样牙本质"[244]。值得一提的是,尽管成牙本质细胞样细胞与成牙本质细胞的形态不同,却表达已知的成牙本质细胞标记物(例如 DSP、DMP-1 和 NeuN)[245,246]。因此,在直接盖髓术后所形成的理想生物封闭(钙化屏障或矿化桥)可能并非真正的组织再生,而是"引导组织修复"。尽管如此,这一屏障组织的形成能较成功地维持牙髓活力和生理状态[247]。

总而言之,越来越多的证据表明,当前采用的牙髓再生治疗(例如,血运重建和牙髓再生)重建的牙髓组织与天然牙髓组织不完全一样。组织学研究发现,新生的结缔组织存在血管化和神经支配,并且显示出牙髓样组织的某些特征。然而根管内异位钙化以及沿根管壁的牙骨质样矿化组织沉积则表明,目前的牙髓再生治疗方法无法调控干细胞分化的时空特异性和谱系特异性。而临床上尚无法实现理想牙本质形成,即牙本质下方为成牙本质细胞样细胞排列。尽管所形成的非理想牙髓组织很大程度上给患者带来较好的治疗效果,但是为实现真正生理性牙髓组织再生,仍需攀登复杂的生物学基础顶峰,加强对组织修复和再生的认识。更重要的是,部分研究进展已进行临床转化,优化原有的及新的牙髓再生治疗方法,如细胞归巢策略和细胞移植等。

四、挑战和展望

(一)牙髓状态的判断

保存活髓应该付诸更大的努力。理想情况下,在使用生物活性材料盖髓和最终冠修复之前,临床医生应能够判断所需去除的炎症牙髓组织范围。然而,目前临床医生只能通过患者的主观感受或直接观察牙髓出血情况来判断牙髓状态,从而选择行活髓切断术(盖髓)或牙髓摘除术(根管治疗)。虽然目前活髓保存治疗主要应用于根尖孔未发育成熟的年轻恒牙,然而近期较多研究发现成熟恒牙牙髓也具有修复和再生的能力,因此活髓保存治疗也应推广到成熟恒牙的治疗中[248]。

在一项多中心随机对照临床试验中,随访 407 名患有不可复性牙髓炎患者[249],约一半患者进行根管治疗,其余患者行活髓保存治疗,即使用富钙混合物(calcium-enriched mixture, CEM)行冠髓切断术或直接盖髓术。结果表明,活髓保存术后不良反应发生率较根管治疗术高,但为期 6 个月的临床和影像学随访结果显示活髓保存成功率也相对更高[249]。在另一项随机临床试验中,对 413 颗诊断为不可复性牙髓炎的磨牙行活髓切断术,随机分为 MTA 盖髓组以及 CEM 盖髓组。1 年的跟踪随访发现 MTA 盖髓组成功率高达 95%,CEM 盖髓组成功率为 92%[250]。这些研究表明,活髓保存治疗不仅可消除患牙症状,且可保存有活力和功能的牙髓-牙本质复合体。理想情况下,应将生物标志物作为椅旁诊断指标,判断剩余牙髓是否处于"不可复"状态,或是否仍有再生潜能。技术的发展将为临床医生提供强有力的指导,即使面对已存在自发痛和冷刺激持续敏感等症状的患者仍能尽量保存未被感染的健康牙髓。

（二）细胞归巢技术的运用

使用牙髓血运重建及牙髓再生治疗牙髓坏死的年轻恒牙时，大量未分化的干细胞被募集至消毒根管中[100]。但这些细胞所处环境缺乏足够的血液供应。但已经有文献证实，这些细胞能够在低氧环境下生存，并释放各种生长因子和神经营养因子，有助于血管和神经的再生[251,252]。然而，当这些细胞持续处于低氧张力，有限营养供给以及气体交换的环境中，将导致细胞出现死亡以及分化障碍[253,254]。但若细胞在不断募集至根管内的同时有血管生成，则可避免出现细胞供血不足的情况。

间充质干细胞具有较强迁移能力，并根据趋化因子的浓度梯度发生迁移，该过程称为干细胞归巢[38,44,52,255]。年轻恒牙根尖周组织有着丰富的干细胞来源，如根尖周病损（如炎症根尖周始祖细胞）、根尖牙乳头（SCAP）、牙槽骨（骨髓间充质干细胞）以及牙周膜。多项研究表明，如果提供合适的化学因子和支架材料，这些干细胞可被募集至根管系统中。许多研究已经证明了这种治疗策略有效[38,256-260]。用于牙髓治疗的新型细胞归巢系统应包含可注射支架材料，且支架材料应包含趋化因子、血管生成因子，并在根管内缓释，从而实现干细胞募集与血管再生同时发生；或者使用水凝胶包载的缓释脱矿剂处理髓室壁，从而释放牙本质基质中的内源性趋化因子以及血管生成因子。

小结

在过去的十年，牙髓再生学得到了快速发展，包括干细胞生物学以及内源性以及外源性生长因子和形态发生因子对牙髓修复和再生潜力的影响的认识。同时，这样一个新兴领域也吸引了大量科研人员以及临床医生投身其中，他们通过多学科交叉的研究方式在牙髓组织工程学中取得了重大突破。

实践证明，目前临床使用的牙髓再生治疗对于年轻恒牙牙髓坏死，以及牙髓损伤患牙的活髓保存等均为十分重要的治疗手段。尽管目前该技术临床成功率较高，但组织学研究提示，术后愈合过程更接近于“引导组织修复”，而不是真正意义上的生理性牙髓组织再生。因此仍需开展大量研究，以充分发挥牙髓组织的再生潜力。然而在这个过程中仍存在一系列问题尚待解决，如缺乏临床预后相关的组织学诊断标志物来优化病例选择；对牙髓再生时炎症微环境中相关分子信号通路及其相互作用认识不足；同时，还应更好地理解和应用组织再生中炎症早期以及炎症消退期低水平的细胞因子刺激与再生之间的相互作用。对这些领域的深入研究为牙髓再生学的发展和临床转化提供了重要条件。未来牙髓再生治疗的发展方向和目标是使用含有化学因子的可注射支架材料，促进内源性干细胞的募集、增殖、分化重新充满根管，重建功能性再生的牙髓 - 牙本质复合体。牙髓病学正处于蓬勃发展的新阶段，牙髓再生的研究将有助于促进以专业为本，以患者为核心的治疗方法的出现。

（张旗　译　梁景平　审校）

参考文献

1. Meyer U. The history of tissue engineering and regenerative medicine in perspective. In: Handschel J, Wiesmann H, Meyer TF, editors. *Fundamentals of Tissue Engineering and Regenerative Medicine.* Berlin: Springer; 2009. pp. 5–12.
2. Polykandriotis E, Popescu LM, Horch RE. Regenerative medicine: then and now—an update of recent history into future possibilities. *J Cell Mol Med.* 2010;14:2350–2358.
3. Maienschein J. Regenerative medicine's historical roots in regeneration, transplantation, and translation. *Dev Biol.* 2011;358:278–284.
4. Cruse WP, Bellizzi R. A historic review of endodontics, 1689–1963, part 1. *J Endod.* 1980;6:495–499.
5. Dammaschke T. The history of direct pulp capping. *J Hist Dent.* 2008;56:9–23.
6. Hermann BW. [On the reaction of the dental pulp to vital amputation and calxyl capping]. *Dtsch Zahnaztl Z.* 1952;7:1446.
7. Torabinejad M, Chivian N. Clinical applications of mineral trioxide aggregate. *J Endod.* 1999;25:197–205.
8. Zanini M, Sautier JM, Berdal A, Simon S. Biodentine induces immortalized murine pulp cell differentiation into odontoblast-like cells and stimulates biomineralization. *J Endod.* 2012;38:1220–1226.
9. Murray PE, Garcia-Godoy F, Hargreaves KM. Regenerative endodontics: a review of current status and a call for action. *J Endod.* 2007;33:377–390.
10. Goldberg M, Smith AJ. Cells and extracellular matrices of dentin and pulp: a biological basis for repair and tissue engineering. *Crit Rev Oral Biol Med.* 2004;15:13–27.
11. Cooper PR, Takahashi Y, Graham LW, et al. Inflammation-regeneration interplay in the dentine-pulp complex. *J Dent.* 2010;38:687–697.
12. Cooper PR, Holder MJ, Smith AJ. Inflammation and regeneration in the dentin-pulp complex: a double-edged sword. *J Endod.* 2014;40:S46–S51.
13. Smith AJ, Sharpe PT. Biological tooth replacement and repair. In: Lanza R, Langer R, Vacanti J, editors. *Principles of Tissue Engineering.* 4th ed. San Diego, CA: Academic Press; 2014. pp. 405–418.
14. Langer R, Vacanti JP. Tissue engineering. *Science.* 1993;260:920–926.
15. MacArthur BD, Oreffo RO. Bridging the gap. *Nature.* 2005;433:19.
16. Chai Y, Jiang X, Ito Y, et al. Fate of the mammalian cranial neural crest during tooth and mandibular morphogenesis. *Development.* 2000;127:1671–1679.
17. Feng J, Mantesso A, De Bari C, et al. Dual origin of mesenchymal stem cells contributing to organ growth and repair. *Proc Natl Acad Sci U.S.A.* 2011;108:6503–6508.
18. Dominici M, Le Blanc K, Mueller I, et al. Minimal criteria for defining multipotent mesenchymal stromal cells. The International Society for Cellular Therapy position statement. *Cytotherapy.* 2006;8:315–317.
19. Mikami Y, Ishii Y, Watanabe N, et al. CD271/p75(NTR) inhibits the differentiation of mesenchymal stem cells into osteogenic, adipogenic, chondrogenic, and myogenic lineages. *Stem Cells Dev.* 2011;20:901–913.

20. Deng MJ, Jin Y, Shi JN, et al. Multilineage differentiation of ectomesenchymal cells isolated from the first branchial arch. *Tissue Eng.* 2004;10:1597–1606.
21. Zhang J, Duan X, Zhang H, et al. Isolation of neural crest-derived stem cells from rat embryonic mandibular processes. *Biol Cell.* 2006;98:567–575.
22. Gronthos S, Mankani M, Brahim J, et al. Postnatal human dental pulp stem cells (DPSCs) *in vitro* and *in vivo*. *Proc Natl Acad Sci U.S.A.* 2000;97:13625–13630.
23. Shi S, Gronthos S. Perivascular niche of postnatal mesenchymal stem cells in human bone marrow and dental pulp. *J Bone Miner Res.* 2003;18:696–704.
24. Kawashima N. Characterisation of dental pulp stem cells: a new horizon for tissue regeneration? *Arch Oral Biol.* 2012;57:1439–1458.
25. Sonoyama W, Liu Y, Fang D, et al. Mesenchymal stem cell-mediated functional tooth regeneration in swine. *PloS One.* 2006;1:e79.
26. Miura M, Gronthos S, Zhao M, et al. SHED: stem cells from human exfoliated deciduous teeth. *Proc Natl Acad Sci U.S.A.* 2003;100:5807–5812.
27. Sakai VT, Zhang Z, Dong Z, et al. SHED differentiate into functional odontoblasts and endothelium. *J Dent Res.* 2010;89:791–796.
28. Cordeiro MM, Dong Z, Kaneko T, et al. Dental pulp tissue engineering with stem cells from exfoliated deciduous teeth. *J Endod.* 2008;34:962–969.
29. Morsczeck C, Gotz W, Schierholz J, et al. Isolation of precursor cells (PCs) from human dental follicle of wisdom teeth. *Matrix Biol.* 2005;24:155–165.
30. Hargreaves KM., Diogenes, A., Teixeira FB. Treatment options: biological basis of regenerative endodontic procedures. *J Endod.* 2013;39:S30–S43.
31. Huang GT, Gronthos S, Shi S. Mesenchymal stem cells derived from dental tissues vs. those from other sources: their biology and role in regenerative medicine. *J Dent Res.* 2009;88:792–806.
32. Nakashima M, Iohara K. Mobilized dental pulp stem cells for pulp regeneration: initiation of clinical trial. *J Endod.* 2014;40:S26–S32.
33. Hargreaves KM, Diogenes A, Teixeira FB. Paradigm lost: a perspective on the design and interpretation of regenerative endodontic research. *J Endod.* 2014;40:S65–S69.
34. Jernvall J, Thesleff I. Reiterative signaling and patterning during mammalian tooth morphogenesis. *Mech Dev.* 200;92:19–29.
35. Smith AJ, Cassidy N, Perry H, et al. Reactionary dentinogenesis. *Int J Dev Biol.* 1995;39:273–280.
36. Park ES, Cho HS, Kwon TG, et al. Proteomics analysis of human dentin reveals distinct protein expression profiles. *J Proteome Res.* 2009;8:1338–1346.
37. Smith AJ, Tobias RS, Plant CG, et al. *In vivo* morphogenetic activity of dentine matrix proteins. *J Biol Buccale.* 1990;18:123–129.
38. Smith JG, Smith AJ, Shelton RM, Cooper PR. Recruitment of dental pulp cells by dentine and pulp extracellular matrix components. *Exp Cell Res.* 2012;318:2397–2406.
39. Finkelman RD, Mohan S, Jennings JC, et al. Quantitation of growth factors IGF-I, SGF/IGF-II, and TGF-beta in human dentin. *J Bone Miner Res.* 1990;5:717–723.
40. Roberts-Clark DJ, Smith AJ. Angiogenic growth factors in human dentine matrix. *Arch Oral Biol.* 2000;45:1013–1016.
41. Cassidy N, Fahey M, Prime SS, Smith AJ. Comparative analysis of transforming growth factor-beta isoforms 1-3 in human and rabbit dentine matrices. *Arch Oral Biol.* 1997;42:219–223.
42. Musson DS, McLachlan JL, Sloan AJ, et al. Adrenomedullin is expressed during rodent dental tissue development and promotes cell growth and mineralization. *Biol Cell.* 2010;102:145–157.
43. Tomson PL, Lumley PJ, Alexander MY, et al. Hepatocyte growth factor is sequestered in dentine matrix and promotes regeneration-associated events in dental pulp cells. *Cytokine.* 2013;61:622–629.
44. Suzuki T, Lee CH, Chen M, et al. Induced migration of dental pulp stem cells for *in vivo* pulp regeneration. *J Dent Res.* 2011;90:1013–1018.
45. Zhao S, Sloan AJ, Murray PE, et al. Ultrastructural localisation of TGF-beta exposure in dentine by chemical treatment. *Histochem J.* 2000;32:489–494.
46. Graham L, Cooper PR, Cassidy N, et al. The effect of calcium hydroxide on solubilisation of bio-active dentine matrix components. *Biomaterials.* 2006;27:2865–2873.
47. Tomson PL, Grover LM, Lumley PJ, et al. Dissolution of bio-active dentine matrix components by mineral trioxide aggregate. *J Dent.* 2007;35:636–642.
48. Murray P, Pocock N. Regenerating dentistry: the new realm of stem cells. *Todays FDA.* 2008;20:35–36.
49. Diogenes AR, Ruparel NB, Teixeira FB, Hargreaves KM. Translational science in disinfection for regenerative endodontics. *J Endod.* 2014;40:S52–S57.
50. Galler KM, Buchalla W, Hiller KA, et al. Influence of root canal disinfectants on growth factor release from dentin. *J Endod.* 2015;41:363–368.
51. Chmilewsky F, Jeanneau C, Dejou J, About I. Sources of dentin-pulp regeneration signals and their modulation by the local microenvironment. *J Endod.* 2014;40:S19–S25.
52. Howard C, Murray PE, Namerow KN. Dental pulp stem cell migration. *J Endod.* 2010;36:1963–1966.
53. Kim JY, Xin X, Moioli EK, et al. Regeneration of dental-pulp-like tissue by chemotaxis-induced cell homing. *Tissue Eng Part A.* 2010;16:3023–3031.
54. Ruch JV, Lesot H, Begue-Kirn C. Odontoblast differentiation. *Int J Dev Biol.* 1995;39:51–68.
55. Smith AJ, Lesot H. Induction and regulation of crown dentinogenesis: embryonic events as a template for dental tissue repair? *Crit Rev Oral Biol Med.* 2001;12:425–437.
56. Sloan AJ, Rutherford RB, Smith AJ. Stimulation of the rat dentine-pulp complex by bone morphogenetic protein-7 *in vitro*. *Arch Oral Biol.* 2000;45:173–177.
57. Li Y, Lu X, Sun X, et al. Odontoblast-like cell differentiation and dentin formation induced with TGF-beta1. *Arch Oral Biol.* 2011;56:1221–1229.
58. Melin M, Joffre-Romeas A, Farges JC, et al. Effects of TGFbeta1 on dental pulp cells in cultured human tooth slices. *J Dent Res.* 2000;79:1689–1696.
59. Simon S, Smith AJ, Berdal A, et al. The MAP kinase pathway is involved in odontoblast stimulation via p38 phosphorylation. *J Endod.* 2010;36:256–259.
60. Simon S, Smith AJ, Lumley PJ, et al. Molecular characterization of young and mature odontoblasts. *Bone.* 2009;45:693–703.
61. Zhang R, Cooper PR, Smith G, et al. Angiogenic activity of dentin matrix components. *J Endod.* 2011;37:26–30.
62. Veerayutthwilai O, Byers MR, Pham TT, et al. Differential regulation of immune responses by odontoblasts. *Oral Microbiol Immunol.* 2007;22:5–13.
63. Farges JC, Keller JF, Carrouel F, et al. Odontoblasts in the dental pulp immune response. *J Exp Zool B Mol Dev Evol.* 2009;312B:425–436.
64. Horst OV, Horst JA, Samudrala R, Dale BA. Caries induced cytokine network in the odontoblast layer of human teeth. *BMC Immunol.* 2011;12:9.
65. Staquet MJ, Durand SH, Colomb E, et al. Different roles of odontoblasts and fibroblasts in immunity. *J Dent Res.*

2008;87:256–261.

66. Lu Y, Xie Y, Zhang S, et al. DMP1-targeted Cre expression in odontoblasts and osteocytes. *J Dent Res.* 2007;86:320–325.
67. Bjorndal L, Darvann T, Thylstrup A. A quantitative light microscopic study of the odontoblast and subodontoblastic reactions to active and arrested enamel caries without cavitation. *Caries Res.* 1998;32:59–69.
68. Bjorndal L, Darvann T. A light microscopic study of odontoblastic and non-odontoblastic cells involved in tertiary dentinogenesis in well-defined cavitated carious lesions. *Caries Res.* 1999;33:50–60.
69. Bjorndal L. Presence or absence of tertiary dentinogenesis in relation to caries progression. *Adv Dent Res.* 2001;15:80–83.
70. Medzhitov R. Toll-like receptors and innate immunity. *Nat Rev Immunol.* 2001;1:135–145.
71. Chang J, Zhang C, Tani-Ishii N, et al. NF-kappaB activation in human dental pulp stem cells by TNF and LPS. *J Dent Res.* 2005;84:994–998.
72. Zampetaki A, Xiao Q, Zeng L, et al. TLR4 expression in mouse embryonic stem cells and in stem cell-derived vascular cells is regulated by epigenetic modifications. *Biochem Biophys Res Commun.* 2006;347:89–99.
73. Pevsner-Fischer M, Morad V, Cohen-Sfady M, et al. Toll-like receptors and their ligands control mesenchymal stem cell functions. *Blood.* 2007;109:1422–1432.
74. Hirao K, Yumoto H, Takahashi K, et al. Roles of TLR2, TLR4, NOD2, and NOD1 in pulp fibroblasts. *J Dent Res.* 2009;88:762–767.
75. Lin ZM, Song Z, Qin W, et al. Expression of nucleotide-binding oligomerization domain 2 in normal human dental pulp cells and dental pulp tissues. *J Endod.* 2009;35:838–842.
76. Lee YY, Chan CH, Hung SL, et al. Up-regulation of nucleotide-binding oligomerization domain 1 in inflamed human dental pulp. *J Endod.* 2011;37:1370–1375.
77. Song Z, Lin Z, He F, et al. NLRP3 is expressed in human dental pulp cells and tissues. *J Endod.* 2012;38:1592–1597.
78. Yang CS, Shin DM, Jo EK. The role of NLR-related protein 3 inflammasome in host defense and inflammatory diseases. *Int Neurourol J.* 2012;16:2–12.
79. Farges JC, Carrouel F, Keller JF, et al. Cytokine production by human odontoblast-like cells upon Toll-like receptor-2 engagement. *Immunobiology.* 2011;216:513–517.
80. Staquet MJ, Carrouel F, Keller JF, et al. Pattern-recognition receptors in pulp defense. *Adv Dent Res.* 2011;23:296–301.
81. Akira S, Hirano T, Taga T, Kishimoto T. Biology of multifunctional cytokines: IL 6 and related molecules (IL 1 and TNF). *FASEB J.* 1990;4:2860–2867.
82. Kupper TS, Horowitz M, Birchall N, et al. Hematopoietic, lymphopoietic, and proinflammatory cytokines produced by human and murine keratinocytes. *Ann NY Acad Sci.* 1988;548:262–270.
83. Alongi DJ, Yamaza T, Song Y, et al. Stem/progenitor cells from inflamed human dental pulp retain tissue regeneration potential. *Regen Med.* 2010;5:617–631.
84. Pereira LO, Rubini MR, Silva JR, et al. Comparison of stem cell properties of cells isolated from normal and inflamed dental pulps. *Int Endod J.* 2012;45:1080–1090.
85. Boyle M, Chun C, Strojny C, et al. Chronic inflammation and angiogenic signaling axis impairs differentiation of dental-pulp stem cells. *PLoS One.* 2014;9:e113419.
86. Li D, Fu L, Zhang Y, et al. The effects of LPS on adhesion and migration of human dental pulp stem cells *in vitro*. *J Dent.* 2014;42:1327–1334.
87. He W, Wang Z, Luo Z, et al. LPS promote the odontoblastic differentiation of human dental pulp stem cells via MAPK signaling pathway. *J Cell Physiol.* 2015;230:554–561.
88. He W, Wang Z, Zhou Z, et al. Lipopolysaccharide enhances Wnt5a expression through toll-like receptor 4, myeloid differentiating factor 88, phosphatidylinositol 3-OH kinase/AKT and nuclear factor kappa B pathways in human dental pulp stem cells. *J Endod.* 2014;40:69–75.
89. Le Blanc K, Ringden O. Mesenchymal stem cells: properties and role in clinical bone marrow transplantation. *Curr Opin Immunol.* 2006;18:586–591.
90. Wada N, Menicanin D, Shi S, et al. Immunomodulatory properties of human periodontal ligament stem cells. *J Cell Physiol.* 2009;219:667–676.
91. Ding G, Liu Y, An Y, et al. Suppression of T cell proliferation by root apical papilla stem cells *in vitro*. *Cells Tiss Org.* 2010;191:357–364.
92. Tang R, Ding G. Swine dental pulp stem cells inhibit T-cell proliferation. *Transplant Proc.* 2011;43:3955–3959.
93. Tomic S, Djokic J, Vasilijic S, et al. Immunomodulatory properties of mesenchymal stem cells derived from dental pulp and dental follicle are susceptible to activation by toll-like receptor agonists. *Stem Cells Dev.* 2011;20:695–708.
94. Gnjatic S, Sawhney NB, Bhardwaj N. Toll-like receptor agonists: are they good adjuvants? *Cancer J.* 2010;16:382–391.
95. Goldberg M, Farges JC, Lacerda-Pinheiro S, et al. Inflammatory and immunological aspects of dental pulp repair. *Pharmacol Res.* 2008;58:137–147.
96. Paula-Silva FW, Ghosh A, Silva LA, Kapila YL. TNF-alpha promotes an odontoblastic phenotype in dental pulp cells. *J Dent Res.* 2009;88:339–344.
97. Lee DH, Lim BS, Lee YK, Yang HC. Effects of hydrogen peroxide (H_2O_2) on alkaline phosphatase activity and matrix mineralization of odontoblast and osteoblast cell lines. *Cell Biol Toxicol.* 2006;22:39–46.
98. Saito K, Nakatomi M, Ida-Yonemochi H, et al. The expression of GM-CSF and osteopontin in immunocompetent cells precedes the odontoblast differentiation following allogenic tooth transplantation in mice. *J Histochem Cytochem.* 2011;59:518–529.
99. Huang YY, Sharma SK, Carroll J, Hamblin MR. Biphasic dose response in low level light therapy- an update. *Dose Response.* 2011;9:602–618.
100. Lovelace TW, Henry MA, Hargreaves KM, Diogenes A. Evaluation of the delivery of mesenchymal stem cells into the root canal space of necrotic immature teeth after clinical regenerative endodontic procedure. *J Endod.* 2011;37:133–138.
101. Jadhav G, Shah N, Logani A. Revascularization with and without platelet-rich plasma in nonvital, immature, anterior teeth: a pilot clinical study. *J Endod.* 2012;38:1581–1587.
102. Torabinejad M, Turman M. Revitalization of tooth with necrotic pulp and open apex by using platelet-rich plasma: a case report. *J Endod.* 2011;37:265–268.
103. Anitua E, Tejero R, Alkhraisat MH, Orive G. Platelet-rich plasma to improve the bio-functionality of biomaterials. *BioDrugs.* 2013;27:97–111.
104. Sonoyama W, Liu Y, Yamaza T, et al. Characterization of the apical papilla and its residing stem cells from human immature permanent teeth: a pilot study. *J Endod.* 2008;34:166–171.
105. Huang GT, Shagramanova K, Chan SW. Formation of odontoblast-like cells from cultured human dental pulp cells on dentin *in vitro*. *J Endod.* 2006;32:1066–1073.
106. Huang GT, Gronthos S, Shi S. Mesenchymal stem cells derived from dental tissues vs. those from other sources: their biology and role in regenerative medicine. *J Dent Res.* 2009;88:792–806.
107. Tecles O, Laurent P, Aubut V, About I. Human tooth culture: a study model for reparative dentinogenesis and direct pulp capping materials biocompatibility. *J Biomed Matr Res.*

2008;85:180–187.
108. Laurent P, Camps J, About I. Biodentine(TM) induces TGF-beta1 release from human pulp cells and early dental pulp mineralization. *Int Endod J.* 2012;45:439–448.
109. Sloan AJ, Lynch CD. Dental tissue repair: novel models for tissue regeneration strategies. *Open Dent J.* 2012;6:214–219.
110. Roberts JL, Maillard JY, Waddington RJ, et al. Development of an *ex vivo* coculture system to model pulpal infection by Streptococcus anginosus group bacteria. *J Endod.* 2013;39:49–56.
111. Smith EL, Locke M, Waddington RJ, Sloan AJ. An *ex vivo* rodent mandible culture model for bone repair. *Tissue Eng.* 2010;16:1287–1296.
112. Trevino EG, Patwardhan AN, Henry MA, et al. Effect of irrigants on the survival of human stem cells of the apical papilla in a platelet-rich plasma scaffold in human root tips. *J Endod.* 2011;37:1109–1115.
113. Martin DE, De Almeida JF, Henry MA, et al. Concentration-dependent effect of sodium hypochlorite on stem cells of apical papilla survival and differentiation. *J Endod.* 2014;40:51–55.
114. Casagrande L, Demarco FF, Zhang Z, et al. Dentin-derived BMP-2 and odontoblast differentiation. *J Dent Res.* 2010;89:603–608.
115. Demarco FF, Casagrande L, Zhang Z, et al. Effects of morphogen and scaffold porogen on the differentiation of dental pulp stem cells. *J Endod.* 2010;36:1805–1811.
116. de Almeida JF, Chen P, Henry MA, Diogenes A. Stem cells of the apical papilla regulate trigeminal neurite outgrowth and targeting through a BDNF-dependent mechanism. *Tissue Eng.* 2014;20:3089–3100.
117. Isogawa N, Terashima T, Nakano Y, et al. The induction of enamel and dentin complexes by subcutaneous implantation of reconstructed human and murine tooth germ elements. *Arch Histol Cytol.* 2004;67:65–77.
118. Sakai VT, Zhang Z, Dong Z, et al. SHED differentiate into functional odontoblasts and endothelium. *J Dent Res.* 2010;89:791–796.
119. Yamauchi N, Yamauchi S, Nagaoka H, et al. Tissue engineering strategies for immature teeth with apical periodontitis. *J Endod.* 2011;37:390–397.
120. Yamauchi N, Nagaoka H, Yamauchi S, et al. Immunohistological characterization of newly formed tissues after regenerative procedure in immature dog teeth. *J Endod.* 2011;37:1636–1641.
121. Yamada Y, Ueda M, Naiki T, et al. Autogenous injectable bone for regeneration with mesenchymal stem cells and platelet-rich plasma: tissue-engineered bone regeneration. *Tissue Eng.* 2004;10:955–964.
122. Iohara K, Imabayashi K, Ishizaka R, et al. Complete pulp regeneration after pulpectomy by transplantation of CD105+ stem cells with stromal cell-derived factor-1. *Tissue Eng.* 2011;17:1911–1920.
123. da Silva LA, Nelson-Filho P, da Silva RA, et al. Revascularization and periapical repair after endodontic treatment using apical negative pressure irrigation versus conventional irrigation plus triantibiotic intracanal dressing in dogs' teeth with apical periodontitis. *Oral Surg Oral Med Oral Pathol Oral Radiol Endod.* 2010;109:779–787.
124. Moorrees CF, Fanning EA, Hunt EE, Jr. Age variation of formation stages for ten permanent teeth. *J Dent Res.* 1963;42:1490–1502.
125. Diogenes A, Henry MA, Teixeira FB, Hargreaves KM. An update on clinical regenerative endodontics. *Endod Topics.* 2013;28:2–23.
126. Andreasen JO, Ravn JJ. Epidemiology of traumatic dental injuries to primary and permanent teeth in a Danish population sample. *Int J Oral Surg.* 1972;1:235–239.
127. Okiji T, Kawashima N, Kosaka T, et al. An immunohistochemical study of the distribution of immunocompetent cells, especially macrophages and Ia antigen-expressing cells of heterogeneous populations, in normal rat molar pulp. *J Dent Res.* 1992;71:1196–1202.
128. Wadachi R, Hargreaves KM. Trigeminal nociceptors express TLR-4 and CD14: a mechanism for pain due to infection. *J Dent Res.* 2006;85:49–53.
129. Dahl E, Major IA. The fine structure of the vessels in the human dental pulp. *Acta Odontol Scand.* 1973;31:223–230.
130. Judd PL, Casas MJ. Psychosocial perceptions of premature tooth loss in children. *Ont Dent.* 1995;72:16–18, 20, 22–23.
131. Thelen DS, Trovik TA, Bardsen A. Impact of traumatic dental injuries with unmet treatment need on daily life among Albanian adolescents: a case-control study. *Dent Traumatol.* 2011;27:88–94.
132. Kakoli P, Nandakumar R, Romberg E, et al. The effect of age on bacterial penetration of radicular dentin. *J Endod.* 2009;35:78–81.
133. Frank AL. Therapy for the divergent pulpless tooth by continued apical formation. *J Am Dent Assoc.* 1966;72:87–93.
134. Abbott PV. Apexification with calcium hydroxide- when should the dressing be changed? The case for regular dressing changes. *Aust Endod J.* 1998;24:27–32.
135. Sheehy EC, Roberts GJ. Use of calcium hydroxide for apical barrier formation and healing in non-vital immature permanent teeth: a review. *Br Dent J.* 1997;183:241–246.
136. Finucane D, Kinirons MJ. Non-vital immature permanent incisors: factors that may influence treatment outcome. *Endod Dent Traumatol.* 1999;15:273–277.
137. Kleier DJ, Barr ES. A study of endodontically apexified teeth. *Endod Dent Traumatol.* 1991;7:112–117.
138. Andreasen JO, Farik B, Munksgaard EC. Long-term calcium hydroxide as a root canal dressing may increase risk of root fracture. *Dent Traumatol.* 2002;18:134–137.
139. Yassen GH, Platt JA. The effect of nonsetting calcium hydroxide on root fracture and mechanical properties of radicular dentine: a systematic review. *Int Endod J.* 2013;46:112–118.
140. Cvek M. Prognosis of luxated non-vital maxillary incisors treated with calcium hydroxide and filled with gutta-percha. A retrospective clinical study. *Endod Dent Traumatol.* 1992;8:45–55.
141. Jeeruphan T, Jantarat J, Yanpiset K, et al. Mahidol study 1: comparison of radiographic and survival outcomes of immature teeth treated with either regenerative endodontic or apexification methods: a retrospective study. *J Endod.* 2012;38:1330–1336.
142. Schwartz RS, Mauger M, Clement DJ, Walker WA, 3rd. Mineral trioxide aggregate: a new material for endodontics. *J Am Dent Assoc.* 1999;130:967–975.
143. Felippe WT, Felippe MC, Rocha MJ. The effect of mineral trioxide aggregate on the apexification and periapical healing of teeth with incomplete root formation. *Int Endod J.* 2006;39:2–9.
144. Simon S, Rilliard F, Berdal A, Machtou P. The use of mineral trioxide aggregate in one-visit apexification treatment: a prospective study. *Int Endod J.* 2007;40:186–197.
145. Holden DT, Schwartz SA, Kirkpatrick TC, Schindler WG. Clinical outcomes of artificial root-end barriers with mineral trioxide aggregate in teeth with immature apices. *J Endod.* 2008;34:812–817.
146. Witherspoon DE, Ham K. One-visit apexification: technique for inducing root-end barrier formation in apical closures. *Pract Proced Aesthet Dent.* 2001;13:455–460; quiz 62.
147. Iwaya S-i, Ikawa M, Kubota M. Revascularization of an

immature permanent tooth with apical periodontitis and sinus tract. *Dental Traumatol.* 2001;17:185–187.
148. Banchs F, Trope M. Revascularization of immature permanent teeth with apical periodontitis: new treatment protocol? *J Endod.* 2004;30:196–200.
149. Nyggard-Ostby B. The role of the blood clot in endodontictherapy: an experimental histological study. *Acta Odontol Scand.* 1961;79:333–349.
150. Kontakiotis EG, Filippatos CG, Tzanetakis GN, Agrafioti A. Regenerative endodontic therapy: a data analysis of clinical protocols. *J Endod.* 2015;41:146–154.
151. Forsberg CM, Tedestam G. Traumatic injuries to teeth in Swedish children living in an urban area. *Swed Dent J.* 1990;4:115–122.
152. Forsberg CM, Tedestam G. Etiological and predisposing factors related to traumatic injuries to permanent teeth. *Swed Dent J.* 1993;17:183–190.
153. Robertson A, Andreasen FM, Bergenholtz G, et al. Incidence of pulp necrosis subsequent to pulp canal obliteration from trauma of permanent incisors. *J Endod.* 1996;22:557–560.
154. Andreasen JO, Borum MK, Jacobsen HL, Andreasen FM. Replantation of 400 avulsed permanent incisors. 2. Factors related to pulpal healing. *Endod Dent Traumatol.* 1995;11:59–68.
155. Andreasen JO, Bakland LK, Andreasen FM. Traumatic intrusion of permanent teeth. Part 3. A clinical study of the effect of treatment variables such as treatment delay, method of repositioning, type of splint, length of splinting and antibiotics on 140 teeth. *Dent Traumatol.* 2006;22:99–111.
156. Lauridsen E, Hermann NV, Gerds TA, et al. Combination injuries 3. The risk of pulp necrosis in permanent teeth with extrusion or lateral luxation and concomitant crown fractures without pulp exposure. *Dent Traumatol.* 2012;28:379–385.
157. Lauridsen E, Hermann NV, Gerds TA, et al. Combination injuries 1. The risk of pulp necrosis in permanent teeth with concussion injuries and concomitant crown fractures. *Dent Traumatol.* 2012;28:364–370.
158. Lauridsen E, Hermann NV, Gerds TA, et al. Combination injuries 2. The risk of pulp necrosis in permanent teeth with subluxation injuries and concomitant crown fractures. *Dent Traumatol.* 2012;28:371–378.
159. Xu L, Tang L, Jin F, et al. The apical region of developing tooth root constitutes a complex and maintains the ability to generate root and periodontium-like tissues. *J Periodontal Res.* 2009;44:275–282.
160. Yip WK. The prevalence of dens evaginatus. *Oral Surg Oral Med Oral Pathol.* 1974;38:80–87.
161. Temilola DO, Folayan MO, Fatusi O, et al. The prevalence, pattern and clinical presentation of developmental dental hard-tissue anomalies in children with primary and mix dentition from Ile-Ife, Nigeria. *BMC Oral Health.* 2014;14:125.
162. Paryani K, Kim SG. Regenerative endodontic treatment of permanent teeth after completion of root development: a report of 2 cases. *J Endod.* 2013;39:929–934.
163. Kling M, Cvek M, Mejare I. Rate and predictability of pulp revascularization in therapeutically reimplanted permanent incisors. *Endod Dent Traumatol.* 1986;2:83–89.
164. Skoglund A. Vascular changes in replanted and autotransplanted apicoectomized mature teeth of dogs. *Int J Oral Surg.* 1981;10:100–110.
165. Skoglund A, Tronstad L, Wallenius K. A microangiographic study of vascular changes in replanted and autotransplanted teeth of young dogs. *Oral Surg Oral Med Oral Pathol.* 1978;45:17–28.
166. Takahashi K, Kishi Y, Kim S. A scanning electron microscope study of the blood vessels of dog pulp using corrosion resin casts. *J Endod.* 1982;8:131–135.
167. Laureys WG, Cuvelier CA, Dermaut LR, De Pauw GA. The critical apical diameter to obtain regeneration of the pulp tissue after tooth transplantation, replantation, or regenerative endodontic treatment. *J Endod.* 2013;39:759–763.
168. Green EN. Microscopic investigation of root canal diameters. *J Am Dent Assoc.* 1958;57:636–644.
169. Shin SY, Albert JS, Mortman RE. One step pulp revascularization treatment of an immature permanent tooth with chronic apical abscess: a case report. *Int Endod J.* 2009;42:1118–1126.
170. Shivashankar VY, Johns DA, Vidyanath S, Kumar MR. Platelet Rich Fibrin in the revitalization of tooth with necrotic pulp and open apex. *J Conserv Dent.* 2012;15:395–398.
171. Mendonca-Caridad J, Lopez PJ, Fayos FV, Miery G. A novel approach to human cranial tissue regeneration and frontal sinus obliteration with an autogenous platelet-rich/fibrin-rich composite matrix: 10 patients with a 6-10 year follow-up. *J Tissue Eng Regen Med.* 2013;7:491–500.
172. Zhao X, He W, Song Z, et al. Mineral trioxide aggregate promotes odontoblastic differentiation via mitogen-activated protein kinase pathway in human dental pulp stem cells. *Molec Biol Reports.* 2012;39:215–220.
173. Lin LM, Shimizu E, Gibbs JL, et al. Histologic and histobacteriologic observations of failed revascularization/revitalization therapy: a case report. *J Endod.* 2014;40:291–295.
174. Petrino JA, Boda KK, Shambarger S, et al. Challenges in regenerative endodontics: a case series. *J Endod.* 2010;36:536–541.
175. Nosrat A, Homayounfar N, Oloomi K. Drawbacks and unfavorable outcomes of regenerative endodontic treatments of necrotic immature teeth: a literature review and report of a case. *J Endod.* 2012;38:1428–1434.
176. Kim JH, Kim Y, Shin SJ, et al. Tooth discoloration of immature permanent incisor associated with triple antibiotic therapy: a case report. *J Endod.* 2010;36:1086–1091.
177. Lenherr P, Allgayer N, Weiger R, et al. Tooth discoloration induced by endodontic materials: a laboratory study. *Int Endod J.* 2012;45:942–949.
178. Nagata JY, Gomes BP, Rocha Lima TF, et al. Traumatized immature teeth treated with 2 protocols of pulp revascularization. *J Endod.* 2014;40:606–612.
179. Soares Ade J, Lins FF, Nagata JY, et al. Pulp revascularization after root canal decontamination with calcium hydroxide and 2% chlorhexidine gel. *J Endod.* 2013;39:417–420.
180. Cehreli ZC, Isbitiren B, Sara S, Erbas G. Regenerative endodontic treatment (revascularization) of immature necrotic molars medicated with calcium hydroxide: a case series. *J Endod.* 2011;37:1327–1330.
181. Marin PD, Bartold PM, Heithersay GS. Tooth discoloration by blood: an *in vitro* histochemical study. *Endod Dent Traumatol.* 1997;13:132–138.
182. Staninec M, Marshall GW, Hilton JF, et al. Ultimate tensile strength of dentin: Evidence for a damage mechanics approach to dentin failure. *J Biomed Mater Res.* 2002;63:342–345.
183. Ichim I, Kuzmanovic DV, Love RM. A finite element analysis of ferrule design on restoration resistance and distribution of stress within a root. *Int Endod J.* 2006;39:443–452.
184. Berger T, Baratz AZ, Gutmann JL. *In vitro* investigations into the etiology of mineral trioxide tooth staining. *J Conserv Dent.* 2014;17:526–530.
185. Felman D, Parashos P. Coronal tooth discoloration and white mineral trioxide aggregate. *J Endod.* 2013;39:484–487.
186. Krastl G, Allgayer N, Lenherr P, et al. Tooth discoloration induced by endodontic materials: a literature review. *Dent Traumatol.* 2013;29:2–7.
187. Bortoluzzi EA, Araujo GS, Guerreiro Tanomaru JM, Tanomaru-Filho M. Marginal gingiva discoloration by gray MTA: a case report. *J Endod.* 2007;33:325–327.

188. Keskin C, Demiryurek EO, Ozyurek T. Color stabilities of calcium silicate-based materials in contact with different irrigation solutions. *J Endod.* 2015;41:409–411.
189. Camilleri J. Staining potential of Neo MTA Plus, MTA Plus, and Biodentine used for pulpotomy procedures. *J Endod.* 2015;41:1139–1145.
190. Akbari M, Rouhani A, Samiee S, Jafarzadeh H. Effect of dentin bonding agent on the prevention of tooth discoloration produced by mineral trioxide aggregate. *Int J Dent.* 2012;2012:563203.
191. Willatts DG, Reynolds F. Comparison of the vasoactivity of amide and ester local anaesthetics. An intradermal study. *Br J Anaesth.* 1985;57:1006–1011.
192. Kalman S, Linderfalk C, Wardell K, et al. Differential effect on vasodilatation and pain after intradermal capsaicin in humans during decay of intravenous regional anesthesia with mepivacaine. *Reg Anesth Pain Med.* 1998;23:402–408.
193. Newton DJ, McLeod GA, Khan F, Belch JJ. Mechanisms influencing the vasoactive effects of lidocaine in human skin. *Anaesthesia.* 2007;62:146–150.
194. Haas DA. An update on local anesthetics in dentistry. *J Can Dent Assoc.* 2002;68:546–551.
195. Jadhav GR, Shah D, Raghvendra SS. Autologus platelet Rich Fibrin aided revascularization of an immature, non-vital permanent tooth with apical periodontitis: a case report. *J Nat Sci Biol Med.* 2015;6:224–225.
196. Keswani D, Pandey RK. Revascularization of an immature tooth with a necrotic pulp using platelet-rich fibrin: a case report. *Int Endod J.* 2013;46:1096–1104.
197. Bender IB, Seltzer S, Soltanoff W. Endodontic success- a reappraisal of criteria. II. *Oral Surg Oral Med Oral Pathol.* 1966;22:790–802.
198. Bender IB, Seltzer S, Soltanoff W. Endodontic success- a reappraisal of criteria. *I. Oral Surg Oral Med Oral Pathol.* 1966;22:780–789.
199. Bystrom A, Happonen RP, Sjogren U, Sundqvist G. Healing of periapical lesions of pulpless teeth after endodontic treatment with controlled asepsis. *Endod Dent Traumatol.* 1987;3:58–63.
200. Friedman S, Abitbol S, Lawrence HP. Treatment outcome in endodontics: the Toronto study. Phase 1: initial treatment. *J Endod.* 2003;29:787–793.
201. Ng YL, Mann V, Gulabivala K. Tooth survival following non-surgical root canal treatment: a systematic review of the literature. *Int Endod J.* 2010;43:171–189.
202. Fleurence R, Selby JV, Odom-Walker K, et al. How the patient-centered outcomes research institute is engaging patients and others in shaping its research agenda. *Health Aff (Millwood).* 2013;32:393–400.
203. McKinney M. "Time is of the essence." PCORI moves to implement comparative effectiveness research, funding. *Mod Healthc.* 2012;42:12–13.
204. Fichtlscherer S, Heeschen C, Zeiher AM. Inflammatory markers and coronary artery disease. *Curr Opin Pharmacol.* 2004;4:124–131.
205. Heeschen C, Hamm CW, Bruemmer J, Simoons ML. Predictive value of C-reactive protein and troponin T in patients with unstable angina: a comparative analysis. Chimeric c7E3 antiplatelet therapy in unstable angina refractory to standard treatment trial. *J Am Coll Cardiol.* 2000;35:1535–1542.
206. Ley K, Huo Y. VCAM-1 is critical in atherosclerosis. *J Clin Invest.* 2001;107:1209–1210.
207. Delano EO, Ludlow JB, Orstavik D, et al. Comparison between PAI and quantitative digital radiographic assessment of apical healing after endodontic treatment. *Oral Surg Oral Med Oral Pathol Oral Radiol Endod.* 2001;92:108–115.
208. Orstavik D, Farrants G, Wahl T, Kerekes K. Image analysis of endodontic radiographs: digital subtraction and quantitative densitometry. *Endod Dent Traumatol.* 1990;6:6-11.
209. Kojima K, Inamoto K, Nagamatsu K, et al. Success rate of endodontic treatment of teeth with vital and nonvital pulps. A meta-analysis. *Oral Surg Oral Med Oral Pathol Oral Radiol Endod.* 2004;97:95–99.
210. Alobaid AS, Cortes LM, Lo J, et al. Radiographic and clinical outcomes of the treatment of immature permanent teeth by revascularization or apexification: a pilot retrospective cohort study. *J Endod.* 2014;40:1063–1070.
211. Nagy MM, Tawfik HE, Hashem AA, Abu-Seida AM. Regenerative potential of immature permanent teeth with necrotic pulps after different regenerative protocols. *J Endod.* 2014;40:192–198.
212. Salehrabi R, Rotstein I. Endodontic treatment outcomes in a large patient population in the U.S.A: an epidemiological study. *J Endod.* 2004;30:846–850.
213. Bose R, Nummikoski P, Hargreaves K. A retrospective evaluation of radiographic outcomes in immature teeth with necrotic root canal systems treated with regenerative endodontic procedures. *J Endod.* 2009;35:1343–1349.
214. Flake NM, Gibbs JL, Diogenes A, et al. A standardized novel method to measure radiographic root changes after endodontic therapy in immature teeth. *J Endod.* 2014;40:46–50.
215. Byers MR. Development of sensory innervation in dentin. *J Comp Neurol.* 1980;191:413–427.
216. Byers MR. Effects of inflammation on dental sensory nerves and vice versa. *Proc Finn Dent Soc.* 1992;88(suppl 1):499–506.
217. Byers MR, Narhi MV. Dental injury models: experimental tools for understanding neuroinflammatory interactions and polymodal nociceptor functions. *Crit Rev Oral Biol Med.* 1999;10:4–39.
218. Kvinnsland I, Heyeraas KJ, Byers MR. Regeneration of calcitonin gene-related peptide immunoreactive nerves in replanted rat molars and their supporting tissues. *Arch Oral Biol.* 1991;36:815–826.
219. Diogenes A, Ferraz CC, Akopian AN, et al. LPS sensitizes TRPV1 via activation of TLR4 in trigeminal sensory neurons. *J Dent Res.* 2011;90:759–764.
220. Ferraz CC, Henry MA, Hargreaves KM, Diogenes A. Lipopolysaccharide from Porphyromonas gingivalis sensitizes capsaicin-sensitive nociceptors. *J Endod.* 2011;37:45–48.
221. Byers MR, Taylor PE. Effect of sensory denervation on the response of rat molar pulp to exposure injury. *J Dent Res.* 1993;72:613–618.
222. Kubota K, Yonaga T, Hosaka K, et al. Experimental morphological studies on the functional role of the pulpal nerves in dentinogenesis. *Anat Anz.* 1985;158:323–336.
223. Kaukua N, Shahidi MK, Konstantinidou C, et al. Glial origin of mesenchymal stem cells in a tooth model system. *Nature.* 2014;513:551–554.
224. Fried K, Lillesaar C, Sime W, et al. Target finding of pain nerve fibers: neural growth mechanisms in the tooth pulp. *Physiol Behav.* 2007;92:40–45.
225. Mosconi T, Snider WD, Jacquin MF. Neurotrophin receptor expression in retrogradely labeled trigeminal nociceptors–comparisons with spinal nociceptors. *Somatosens Mot Res.* 2001;18:312–321.
226. Naftel JP, Shamssoolari A, Thueson RK. Immunoassay evidence for a role of nerve growth factor in development of dental innervation. *Proc Finn Dent Soc.* 1992;88(suppl 1):543–549.
227. Nosrat I, Seiger A, Olson L, Nosrat CA. Expression patterns of neurotrophic factor mRNAs in developing human teeth. *Cell Tissue Res.* 2002;310:177–187.
228. Nosrat CA, Fried K, Ebendal T, Olson L. NGF, BDNF,

NT3, NT4 and GDNF in tooth development. *Eur J Oral Sci.* 1998;106(suppl 1):94–99.

229. Nosrat CA, Fried K, Lindskog S, Olson L. Cellular expression of neurotrophin mRNAs during tooth development. *Cell Tissue Res.* 1997;290:569–580.
230. Fried K, Risling M. Nerve growth factor receptor-like immunoreactivity in primary and permanent canine tooth pulps of the cat. *Cell Tissue Res.* 1991;264:321–328.
231. Lillesaar C, Arenas E, Hildebrand C, Fried K. Responses of rat trigeminal neurones to dental pulp cells or fibroblasts overexpressing neurotrophic factors *in vitro*. *Neuroscience.* 2003;119:443–451.
232. Ishizaka R, Hayashi Y, Iohara K, et al. Stimulation of angiogenesis, neurogenesis and regeneration by side population cells from dental pulp. *Biomaterials.* 2013;34:1888–1897.
233. Egbuniwe O, Grover S, Duggal AK, et al. TRPA1 and TRPV4 activation in human odontoblasts stimulates ATP release. *J Dent Res.* 2014;93:911–917.
234. Haas ET, Rowland K, Gautam M. Tooth injury increases expression of the cold sensitive TRP channel TRPA1 in trigeminal neurons. *Arch Oral Biol.* 2011;56:1604–1609.
235. Diogenes A, Akopian AN, Hargreaves KM. NGF up-regulates TRPA1: implications for orofacial pain. *J Dent Res.* 2007;86:550–555.
236. Alvarado LT, Perry GM, Hargreaves KM, Henry MA. TRPM8 Axonal expression is decreased in painful human teeth with irreversible pulpitis and cold hyperalgesia. *J Endod.* 2007;33:1167–1171.
237. Caterina MJ. Transient receptor potential ion channels as participants in thermosensation and thermoregulation. *Am J Physiol Regul Integr Comp Physiol.* 2007;292:R64–R76.
238. Henry MA, Luo S, Foley BD, et al. Sodium channel expression and localization at demyelinated sites in painful human dental pulp. *J Pain.* 2009;10:750–758.
239. Henry MA, Hargreaves KM. Peripheral mechanisms of odontogenic pain. *Dent Clin North Am.* 2007;51:19–44.
240. Becerra P, Ricucci D, Loghin S, et al. Histologic study of a human immature permanent premolar with chronic apical abscess after revascularization/revitalization. *J Endod.* 2014;40:133–139.
241. Shimizu E, Ricucci D, Albert J, et al. Clinical, radiographic, and histological observation of a human immature permanent tooth with chronic apical abscess after revitalization treatment. *J Endod.* 2013;39:1078–1083.
242. Martin G, Ricucci D, Gibbs JL, Lin LM. Histological findings of revascularized/revitalized immature permanent molar with apical periodontitis using platelet-rich plasma. *J Endod.* 2013;39:138–144.
243. Hilton TJ, Ferracane JL, Mancl L, Northwest practice-based research collaborative in evidence-based D. comparison of CaOH with MTA for direct pulp capping: a PBRN randomized clinical trial. *J Dent Res.* 2013;92:16S–22S.
244. Yamamura T. Differentiation of pulpal cells and inductive influences of various matrices with reference to pulpal wound healing. *J Dent Res.* 1985;64(Special Issue):530–540.
245. Fransson H, Petersson K, Davies JR. Dentine sialoprotein and collagen I expression after experimental pulp capping in humans using emdogain gel. *Int Endod J.* 2011;44:259–267.
246. About I, Mitsiadis TA. Molecular aspects of tooth pathogenesis and repair: *in vivo* and *in vitro* models. *Adv Dent Res.* 2001;15:59–62.
247. Mejare I, Cvek M. Partial pulpotomy in young permanent teeth with deep carious lesions. *Endod Dent Traumatol.* 1993;9:238–242.
248. Simon S, Perard M, Zanini M, et al. Should pulp chamber pulpotomy be seen as a permanent treatment? Some preliminary thoughts. *Int Endod J.* 2013;46:79–87.
249. Asgary S, Eghbal MJ. A clinical trial of pulpotomy vs. root canal therapy of mature molars. *J Dent Res.* 2010;89:1080–1085.
250. Asgary S, Eghbal MJ. Treatment outcomes of pulpotomy in permanent molars with irreversible pulpitis using biomaterials: a multi-center randomized controlled trial. *Acta Odontol Scand.* 2013;71:130–136.
251. Aranha AM, Zhang Z, Neiva KG, et al. Hypoxia enhances the angiogenic potential of human dental pulp cells. *J Endod.* 2010;36:1633–1637.
252. Vanacker J, Viswanath A, De Berdt P, et al. Hypoxia modulates the differentiation potential of stem cells of the apical papilla. *J Endod.* 2014;40:1410–1418.
253. Agata H, Kagami H, Watanabe N, Ueda M. Effect of ischemic culture conditions on the survival and differentiation of porcine dental pulp-derived cells. *Differentiation.* 2008;76:981–993.
254. Iida K, Takeda-Kawaguchi T, Tezuka Y, et al. Hypoxia enhances colony formation and proliferation but inhibits differentiation of human dental pulp cells. *Arch Oral Biol.* 2010;55:648–654.
255. Ponte AL, Marais E, Gallay N, et al. The *in vitro* migration capacity of human bone marrow mesenchymal stem cells: comparison of chemokine and growth factor chemotactic activities. *Stem Cells.* 2007;25:1737–1745.
256. Murakami M, Horibe H, Iohara K, et al. The use of granulocyte-colony stimulating factor induced mobilization for isolation of dental pulp stem cells with high regenerative potential. *Biomaterials.* 2013;34:9036–9047.
257. Iohara K, Murakami M, Takeuchi N, et al. A novel combinatorial therapy with pulp stem cells and granulocyte colony-stimulating factor for total pulp regeneration. *Stem Cells Transl Med.* 2013;2:521–533.
258. Ishizaka R, Iohara K, Murakami M, et al. Regeneration of dental pulp following pulpectomy by fractionated stem/progenitor cells from bone marrow and adipose tissue. *Biomater.* 2012;33:2109–2118.
259. Iohara K, Imabayashi K, Ishizaka R, et al. Complete pulp regeneration after pulpectomy by transplantation of CD105+ stem cells with stromal cell-derived factor-1. *Tissue Eng.* 2011;17:1911–1920.
260. Iohara K, Nakashima M, Ito M, et al. Dentin regeneration by dental pulp stem cell therapy with recombinant human bone morphogenetic protein 2. *J Dent Res.* 2004;83:590–595.

第三十章　牙髓源性根尖脓肿及蜂窝织炎、囊肿和诊间急症的治疗

J. Craig Baumgartner, Paul A. Rosenberg

牙髓感染是病原微生物入侵牙髓组织后产生的炎症性疾病。分子学研究表明，牙髓感染是由多种微生物共同作用的结果[1-3]，已检测到的微生物包括细菌、螺旋体、真菌和病毒[4-7]，这些微生物群落各不相同。目前仍有许多微生物尚未被培养出来，也未能使用已有的抗菌药物进行敏感性测试。因此，为提供最佳的临床处置和药物辅助治疗方案，我们需要了解牙髓感染的本质和多样性，从而获得良好的预后[8,9]。

根尖周脓肿和蜂窝织炎是由于微生物侵入根尖周组织所致，根尖周组织感染的严重程度与致病微生物的毒力和宿主抵抗力相关。脓肿是在组织内或有限空间内的局限性脓液聚积[10]，脓液来源于蓄积的脓性渗出物，由微生物及其代谢产物、中性粒细胞、液化坏死细胞及细胞内容物组成。蜂窝织炎是一种在结缔组织和筋膜层面扩散的有症状的水肿性炎症反应，通常与侵袭性微生物感染和伴随的结缔组织崩解有关[10]。通过穿刺针吸或切开引流往往可以发现蜂窝织炎相关的脓液所在[11]。临床上，蜂窝织炎和脓肿应视为一个连续的感染 - 炎症过程。细菌一旦侵入根尖周组织，即使是全身健康状况良好的患者最终也会出现临床症状和体征。患者可能有局部组织肿胀、轻至重度疼痛。当感染和炎症加剧并进一步向周围组织扩散时，患者甚至出现全身症状和体征，如寒战、发热、淋巴结肿大、恶心和头痛等。病灶牙通常表现为咬合痛、叩痛，甚至扪诊疼痛。X 线检查，患牙根尖周影像可有或无异常表现。感染物质通过患牙髓腔扩散至根尖周组织，继而至头颈部的筋膜间隙。通过对患牙感染根管系统的彻底清创或者拔除患牙，引流炎症物质以降低肿胀组织的生物负载，这些均为合宜的治疗方法。对于蜂窝织炎、进行性肿胀以及有全身感染症状和体征的患者建议辅以全身药物治疗。

感染如果沿筋膜间隙扩散可能会危及生命。头颈部的解剖结构间存在一些潜在的间隙，可被感染和炎症累及。头颈部的筋膜间隙可分为若干个解剖组[12]。与下颌感染有关的解剖间隙是下颌颊前庭。当肿胀发生于下颌骨后部时，该间隙位于骨外板与颊肌之间；发生于前部时，则位于骨外板与颏肌之间。下颌前牙感染可引起颏间隙或颏下间隙肿胀（图 30-1）。颏间隙位于颏肌和颈阔肌之间。颏下间隙位于下颌舌骨肌和颈阔肌之间。下颌前牙的感染还可导致位于口底和其下方下颌舌骨肌之间的舌下间隙肿胀。下颌下间隙（图 30-2）位于下颌舌骨肌和颈阔肌之间，感染通常来源于下颌后牙。路德维希咽峡炎（Ludwig's angina）是一种包括颏下、舌下和下颌下间隙的多间隙感染。该蜂窝织炎进一步蔓延，可累及咽和颈部，造成气道阻塞。

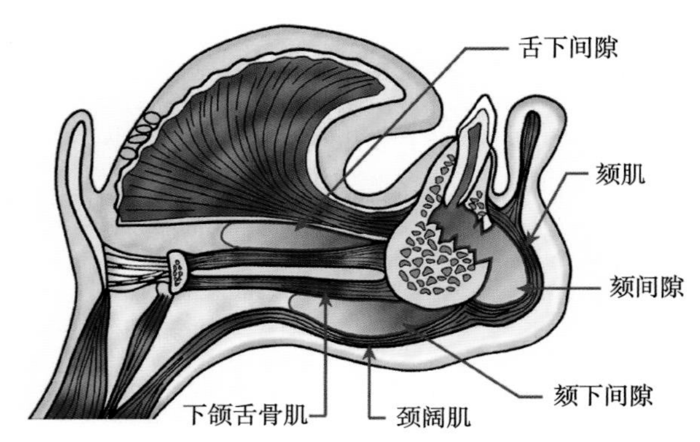

图 30-1　颏间隙，颏下间隙，舌下间隙（Courtesy of William J. Girsch, Salem, OR, U.S.A.）

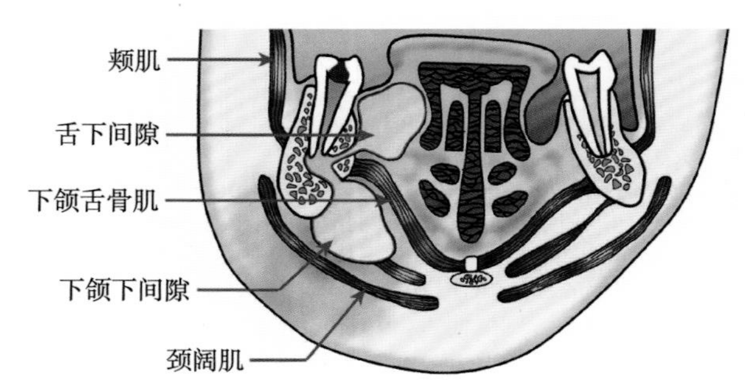

图 30-2　下颌下间隙，舌下间隙（Courtesy of William J. Girsch, Salem, OR.）

涉及面部侧方肿胀的解剖间隙包括上颌颊前庭，位于上颌骨骨外板和颊肌上端附着之间，与上颌后牙感染有关。颊间隙（图 30-3）是指位于颊肌外侧面与覆盖颊部皮肤之间的间隙，感染来源为上颌或下颌后牙。咬肌下间隙位于下颌升支外侧面和咬肌之间，感染通常来源于下颌第三磨

牙。颞深间隙位于颅骨外侧面与颞肌内侧面之间，颞浅间隙位于颞肌与颞深筋膜之间。

咽部和颈部的解剖间隙包括翼下颌间隙（图 30-3），位于翼内肌的外侧面和下颌支的内侧面之间，通常与下颌第二或第三磨牙的感染有关。双侧咽旁间隙位于翼内肌内侧面与咽上缩肌之间，上缘是颅底，下缘是舌骨。颈动脉间隙内包含颈动脉、颈内静脉和迷走神经。咽后间隙（图 30-4）位于咽上缩肌后方，延伸至纵隔。气管前间隙围绕气管，从甲状软骨延伸至主动脉弓水平。食管后间隙从颅底延伸至后纵隔。危险间隙（图 30-4）也从颅底延伸到后纵隔。椎前间隙围绕脊柱。

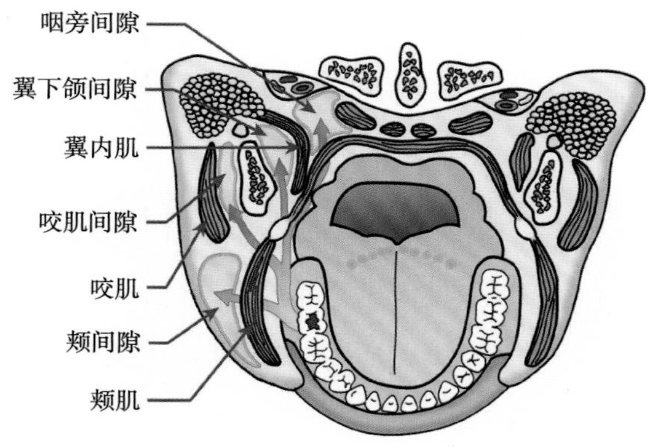

图 30-3　颊间隙，咬肌下间隙，翼下颌间隙，咽旁间隙（Courtesy of William J. Girsch, Salem, OR.）

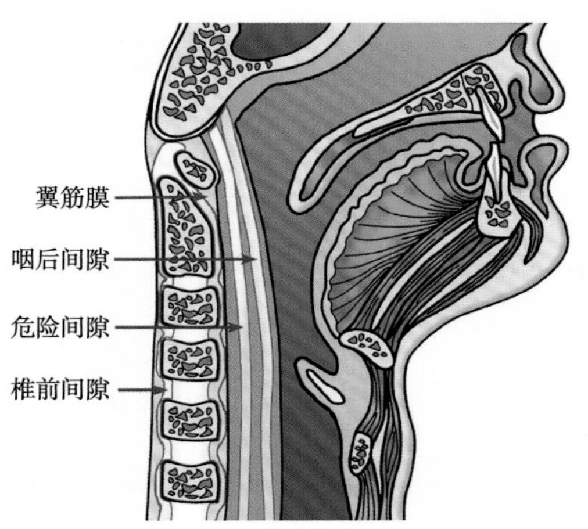

图 30-4　气管前间隙，椎前间隙，危险间隙（Courtesy of William J. Girsch, Salem, OR.）

腭部、上唇根部、眶下（尖牙）间隙和眶周间隙与面中部肿胀有关。腭部的感染来源于上颌牙，上颌中切牙的根尖在口轮匝肌附着处上方，鼻底肿胀是其感染的典型表现。眶下间隙（图 30-5）位于提口角肌和提上唇肌之间，感染通常源于上颌尖牙或第一前磨牙。眶周间隙位于眼轮匝肌的深处，因颊间隙或眶下间隙感染扩散而累及。需要特别注意的是，面中部的感染可能会导致海绵窦血栓形成。如果炎症及由此引起的水肿导致血液回流至海绵窦，感染的栓子进入血循环危及生命。

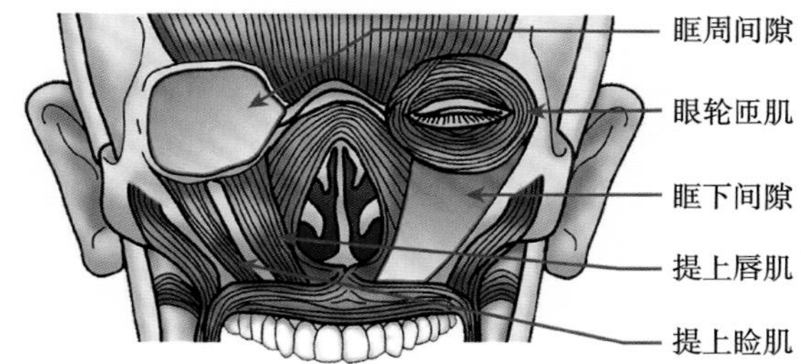

图 30-5　眶周和尖牙间隙（Courtesy of William J. Girsch, Salem, OR.）

第一节　牙髓源性根尖脓肿及蜂窝织炎的治疗

准确诊断并及时清除感染源对于成功治疗牙髓源性的感染至关重要。牙髓源性感染物质和炎症介质可以通过牙齿、软组织或牙槽骨的途径建立引流，引流的外科手段包括切开引流术、针吸引流术和环钻术 3 种方式。对全身健康的患者来说，将根管系统进行机械和化学预备，以及对肿胀组织的引流可有效缓解患者的症状和体征。外科拔牙术也是一种清除感染源的有效治疗方法。清理根管系统后，如果患者根尖周组织肿胀仍不缓解，应考虑切开引流；通过开髓孔的引流方式有时不能显著减轻患者的自发痛、叩痛及组织肿胀程度，需服用一定的止痛药（图 30-6）[13]。

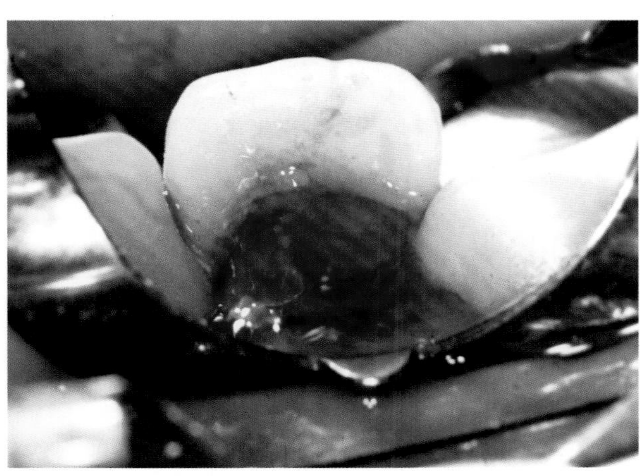

图 30-6　通过髓腔开放引流脓液（Courtesy of J. Craig Baumgartner, Kailua, HI, U.S.A.）

一、切开引流术

必须强调清除感染源以及引流的重要性，有效的治疗需要清除感染源并引流积液。由脓肿或蜂窝织炎造成的组织肿胀，引流可以有效降低感染微生物及其代谢产物、肿胀相关炎性介质的数量。脓液和炎症渗出物的引流还可以有效改善局部微循环，并使最低抑菌浓度的抗生素进入炎症部位。对蜂窝织炎引起的肿胀部位进行切开或穿刺引流时，切口提供了脓液排出的通道，蓄积的脓液释放后，有效防止脓肿或蜂窝织炎的进一步扩散。切开引流时通常采用神经阻滞麻醉，必要时辅以局部浸润麻醉。

为了获得充分有效的引流，应在波动感最明显的部位切开至骨膜，然后用骨膜分离器或止血钳进行钝性分离，充分引流蓄积的渗出液和炎性物质。范围较大的肿胀切开后，应放置引流物并缝合固定（图 30-7）。引流物可以使用橡皮障布、彭罗斯氏（Penrose）引流管或毛细引流管（图 30-8），后者呈棱纹状，较无棱纹的引流装置能够更稳定地置于组织处，对乳胶过敏者应选用非乳胶材料进行引流。将引流物缝合固定并确保切口开放，有利于持续引流，嘱患者定期复查随访评估。使用加温的冲洗液进行口内冲洗有助于促进引流。当患者的临床症状和体征改善时，通常可以在 1~2 天内移除引流物，对严重或持续性感染患者应及时会诊和转诊。

二、针吸引流术

针吸引流术是利用负压原理使用注射器等将液体从腔隙中吸出的技术，是一种外科活检手术，抽吸物可以用于检测可疑病变区域内渗出物、囊液或血液以及容积信息。穿刺针吸获取的样本可通过细菌培养或分子学方法进行微生物分离和鉴定（图 30-9）[3, 14-16]。此外，样本还可用于免疫组化分析（图 30-9）。1995 年，Simon 等[17]报道了将针吸

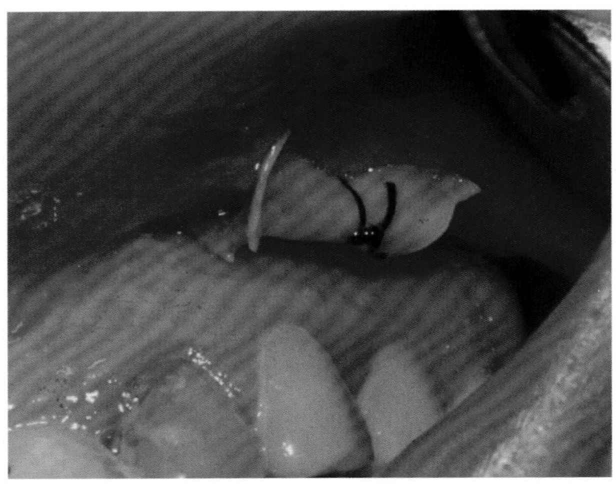

图 30-7 放置引流条并缝合固定（Courtesy of J. Craig Baumgartner, Kailua, HI, U.S.A.）

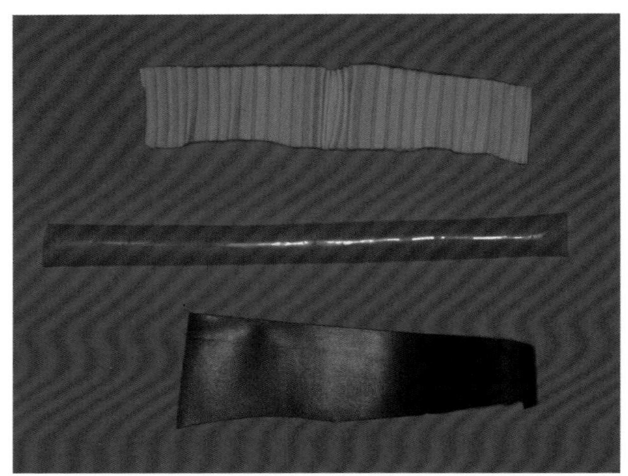

图 30-8 上：毛细管式引流管；中：彭罗斯氏引流管；下：橡皮障布引流条（Courtesy of J. Craig Baumgartner, Kailua, HI, U.S.A.）

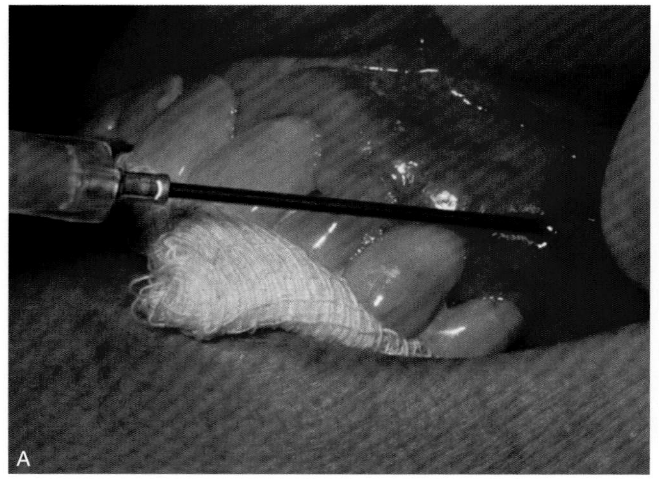

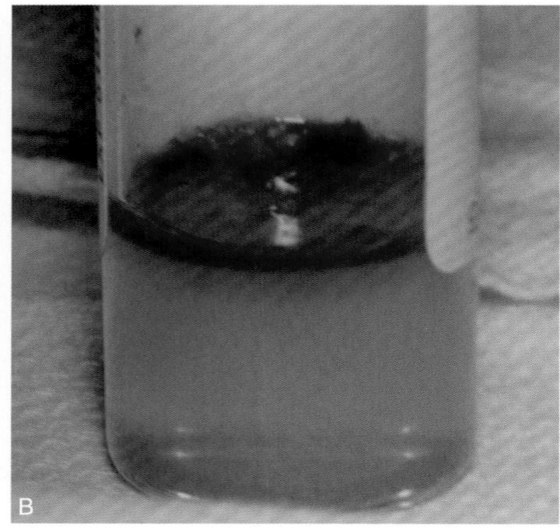

图 30-9 从脓肿或蜂窝织炎组织中抽吸渗出液

A. 针吸活检 **B.** 将穿刺抽吸样本注入有塞的厌氧运输瓶（Courtesy of J. Craig Baumgartner, Kailua, HI, U.S.A.）

引流术作为切开引流的替代技术应用于临床，治疗口内肿胀。对肿胀区域局部麻醉后，使用18号针头注射器抽吸肿胀区域内容物。与切开引流术相比，针吸引流术的临床优点包括减少瘢痕、评估抽吸液的容积和性质，并可进行细菌培养和药敏实验，以及术后无须取引流物。

三、牙髓治疗中抗生素的应用

感染根管系统经过机械预备和化学冲洗后，通过根管引流及脓肿部位切开引流，可有效降低生物负载，使全身健康患者的病损区域迅速开始修复过程。因此，绝大多数牙髓源性的感染都可通过完善的根管治疗使病变治愈而无须使用抗生素，全身应用抗生素并不能替代有效的牙髓治疗。对于有症状的牙髓炎和根尖周炎、有可引流的窦道、牙源性局限性肿胀或根管外科手术后的全身健康患者，不建议使用抗生素[18-23]。当出现全身感染的症状和体征，或者感染呈进行性、持续性扩散时，除局部完善根管治疗外，可结合抗生素作为全身辅助治疗，发热（体温高于37.8℃）、不适、蜂窝织炎、不明原因的张口受限和进行性肿胀等都是全身受累和感染扩散的症状和体征。

不需要辅助抗生素治疗的情况
疼痛，不伴有感染的症状和体征
伴有疼痛的不可逆性的牙髓炎
伴有疼痛的根尖周炎
牙髓坏死伴有根尖区透射影
伴有窦道的患牙（慢性根尖脓肿）
局部肿胀有波动感

抗生素辅助治疗的适应证（抗菌药物治疗）
全身
发热 >37.8℃
不适
淋巴结肿大
张口受限
进行性感染
肿胀增大
蜂窝织炎
骨髓炎
持续性感染

在上述情况下，应局部清除根管内感染的微生物和引流蓄积的脓性渗出物，并联合辅以全身抗生素治疗。严重的牙髓源性感染者应每日密切随访观察，一旦去除感染源，患者状况通常会迅速好转。由于缺乏良好的血运循环，全身应用抗生素对感染根管内的微生物效果不佳。同样，由于循环不足以及药物扩散梯度的因素，最低抑菌浓度的抗生素可能无法到达有脓肿和炎症渗出的解剖间隙，进而不能有效发挥杀菌作用。脓液主要由中性粒细胞、细胞碎片、细菌及其代谢产物、酶和水肿组织液组成，经组织切开，充分引流脓性渗出物后，可有效改善炎症区的血运循环。同时引流也提供了清除炎症物质的途径，多数情况下有助于阻止蜂窝织炎的进一步扩散。

在经验性选择抗菌药物时，应首先了解与牙髓感染密切相关的细菌及其药物敏感性[8,15,23-30]。仍有许多牙髓感染的微生物尚未被培养出来，且未进行抗生素的药敏试验。临床医生必须熟知抗生素的使用方法，并告知患者服用的疗效、可能的副作用以及不遵医嘱服用带来的严重后果。抗生素服用的负荷剂量对于提供有效杀菌效果的血药浓度水平至关重要。待主要的临床症状和体征缓解后，抗生素通常应再服用2~3天。在局部清除感染源并辅助全身抗生素治疗后，患者的病情通常在24~48小时内明显改善。抗生素治疗一般需要开具7天的处方量。

对于非青霉素过敏患者，青霉素是首选抗生素，然而多达10%的人群对青霉素过敏，因此追溯详细的药物过敏史至关重要。对牙源性感染的兼性厌氧菌和专性厌氧菌，青霉素VK（青霉素V钾）具有有效的抗菌活性[8,15,25,27,28]。口服青霉素VK的负荷剂量为1 000mg，之后每4~6小时口服500mg。

阿莫西林也是治疗牙髓源性感染的抗生素。阿莫西林抗菌谱广，对于感染根管中尚未培养出来的细菌以及与常规根管感染无关的细菌，均有杀灭作用，因此可用于治疗牙髓源性感染[8,15,23,25-28]。临床医生必须决定是否需要使用青霉素VK以外的广谱抗生素。阿莫西林吸收迅速并能维持稳定的血药浓度水平，推荐作为伴有系统性疾病患者的预防性用药。牙髓源性感染患者，口服阿莫西林的常用负荷剂量为1 000mg，之后每8小时服用500mg或每12小时服用875mg。如前所述，对于牙髓源性感染，一旦局部经过牙髓治疗或拔除患牙去除感染源后，7天的抗生素处方量通常是足够的。

克拉维酸是一种*β*-内酰胺酶的竞争性抑制剂。当克拉维酸与阿莫西林（奥格门汀™，阿莫西林克拉维酸钾片，是一种复方制剂）联合使用时，药敏试验显示对感染牙髓中分离培养的细菌有明显抑菌优势，尤其适用于免疫缺陷患者[8,15,23,25-28]。通常口服阿莫西林克拉维酸钾片的负荷剂量为1 000mg，之后每8小时服用500mg或每12小时服用875mg。

克林霉素对根管感染相关的兼性和专性厌氧菌都非常有效，服用后分布于全身尤其骨骼中，其浓度接近血药浓度。研究证明青霉素和克林霉素治疗牙源性感染均有良好效果[8,15,23,25,27]。克林霉素即使在胃内有食物的情况下也能迅速被吸收。严重牙髓感染的成人患者，口服克林霉素负荷剂量为600mg，之后每6小时服用300mg。

红霉素以前是青霉素过敏患者的候选抗菌药物，但它对牙髓感染相关的厌氧菌无效。与红霉素一样，克拉霉素和阿奇霉素亦属于大环内酯类药物，抗菌谱广，对引起牙髓源性感染的兼性厌氧菌和专性厌氧菌均有抗菌活性[8,15]，但抗菌效果优于红霉素，引起的胃肠道不适反应也比红霉素小。但近期一项基于丹麦人群的研究报道，服用克拉霉素比那些因相同感染而服用青霉素V的患者发生心源性死亡的风险更高[31]。克拉霉素口服的负荷剂量为500mg，之后每12小时服用250mg。阿奇霉素口服的负荷剂量为500mg，之后每24小时服用250mg。

甲硝唑是一种对寄生虫和厌氧菌有抗菌活性的硝基咪唑类药物，但对兼性厌氧菌无效[8,15,32]。单独服用青霉素无效时，与甲硝唑联合使用是一种有效的抗菌药物方案[32]。通常口服甲硝唑的负荷剂量为1 000mg，之后每6小时服用500mg。治疗无效时，建议咨询专科医生。

通常不建议将头孢菌素用于牙髓感染的治疗。第一代头孢菌素对牙髓感染相关的厌氧菌没有活性。第二代头孢菌素对厌氧菌有一定疗效，但与青霉素类药物可能存在交叉过敏反应。

当上述抗生素存在服用禁忌时，偶尔可使用多西环素，但许多菌株已经对四环素类药物产生抗药性。

环丙沙星是一种喹诺酮类抗生素，通常对感染根管中分离培养的厌氧菌无效。但对于持续性感染患者，细菌培养和药敏试验证明有易感微生物时，可以考虑使用环丙沙星。

四、伴有系统性疾病患者的预防性抗生素应用

对伴有系统性疾病的患者行牙髓治疗时，应当预防性使用抗生素。美国心脏协会（American Heart Association，AHA）和美国骨科医师学会（American Academy of Orthopaedic Surgeons，AAOS）制订了预防性使用抗生素的指南[33,34]，为医师的临床用药提供了指导，但其并不作为治疗标准或替代临床判断的标准。心脏病患者遵循规范的治疗流程，术后心内膜炎的发生率很低。合理的预防性使用抗生素应首先评估潜在的疾病引起心内膜炎的可能性和菌血症的高风险性，以及预防性使用抗生素的不良反应和成本效益比。预防性使用抗生素可以防止术后感染、并发症、转移性菌血症以及避免因“医疗不作为”被起诉。经常开具抗生素进行预防性治疗，猜测可能有防止因医疗事故索赔的嫌疑[35]。

很多抗生素只对分裂增殖活跃的细菌有效，这很难解释抗生素是如何杀死血液中的细菌。有研究推测，抗生素可能是通过干扰细菌的组织黏附以及抑制细菌黏附后的生长活性来减少转移性感染[36]。预防性使用抗生素的原则是，患者应在行侵入性诊疗操作之前使用，使抗生素必须先进入血液系统。如果患者未按规定服用抗生素，应重新安排就诊时间或在服用抗生素1小时后再进行治疗。然而也有数据表明，在菌血症发生2小时后服用抗生素仍然有效[36]。

根管治疗过程中菌血症的发生率较低，但根管系统的感染微生物被推出根尖孔外，可能会造成一过性菌血症[37-41]。此外，在诊疗过程中诸如安装橡皮障夹或其他引起出血的操作也可能导致菌血症，须小心谨慎。伴有系统性疾病的口腔疾病患者有高感染风险，应按照美国心脏协会的指南或者咨询患者的内科医生后服用抗生素[35]。通常认为阿莫西林、氨苄西林和青霉素V对α溶血性链球菌均有效；然而，应首选阿莫西林，因为它可以更好地被胃肠道吸收以及提供更高、更持续的血药浓度[35]。对患有心内膜炎相关的心脏病患者，尤其是中、高风险级别的心内膜炎患者，常规牙髓治疗与根管外科手术都建议预防性使用抗生素[35]。在牙髓治疗中，当器械有可能超出根尖孔外或者行根尖外科手术的操作时，推荐预防性使用抗生素；而单纯根管内的操作、桩及冠修复，则不需要服用抗生素[35]。但从临床实际操作的角度来看，很难判定在根管预备时器械是否超出了根尖孔。牙周韧带局部麻醉推荐预防性使用抗生素，非牙周韧带局部麻醉则不需要[35]。

美国牙医协会（American Dental Association，ADA）和美国骨科医师学会首次联合发布了关节置换术患者预防性使用抗生素的指南[33,34]，该类患者的口腔疾病治疗以及抗生素使用方案与心内膜炎患者相同。对于关节置换术后2年内的所有患者、免疫缺陷/免疫抑制以及伴发其他疾病的患者，可能增加血源性全关节感染的潜在风险，详见第三十一章。

五、微生物样本的采集

对于根管感染的辅助性抗生素治疗，我们通常都是在根管感染常见细菌感染的基础上依据经验有针对性选择抗生素。但有时细菌培养可以提供更有价值的信息，有利于选择更恰当的抗生素治疗方案。例如，对于免疫缺陷/免疫抑制（无免疫能力）的患者，或是伴随菌血症后高感染风险的患者（如感染性心内膜炎病史的患者），都需要细菌培养。因为这些患者感染通常与口腔感染相关的细菌无关。此外，一个全身健康患者在接受牙髓治疗或根管外科手术后，如果出现持续或渐进性加重的症状，也考虑预防性使用抗生素。若采集根管内无杂菌污染的微生物样本时，首先使用橡皮障隔离患牙，用次氯酸钠或其他消毒剂对牙齿表面和橡皮障进行消毒，使用灭菌车针和器械进行开髓以便开放根管系统。在根管微生物采样结束之前，严禁根管内冲洗。依据根管内渗出物的黏度，用无菌纸尖取样或用无菌的18~25号注射器抽吸取样。将载有抽吸物的注射器或将取样物置于含有预还原培养基的转移器皿中，送至微生

物实验室。对干燥的根管取样时，可用无菌注射器将预还原的细菌转移培养基注入根管，然后用无菌根管器械刮擦根管内壁的碎屑，取样后置于培养基形成悬液。

在切开引流之前，应使用穿刺针吸技术自软组织肿胀区采集微生物样本，以避免"口腔正常菌群"污染（图 30-8）。一旦患者达到深度麻醉时，干燥黏膜表面后用碘伏拭子或类似试剂进行消毒，然后使用 16~20 号无菌穿刺针吸取渗出液。将吸取物样本按上述方法（图 30-9），采集样本后的无菌拭子迅速置于预还原型的培养基中，送至实验室。

与实验室人员充分沟通后，对微生物样本进行革兰氏染色以确定优势菌。培养结果具体标明分离出的优势致病微生物，而不应仅仅鉴定为"口腔正常菌群"。通过对分离培养出的优势致病微生物的鉴定，针对性选择抗生素来控制根管内感染。对于持续性感染，可通过药敏试验确定哪些抗生素对耐药微生物分离菌株最有效。目前，使用传统的细菌培养方法鉴定厌氧菌一般需要 1~2 周的时间，而有些实验室可通过采用分子学方法可快速检测和鉴定已知的机会致病菌。

六、皮质骨环钻引流术

皮质骨环钻引流术（Cortical trephination）是通过在牙槽骨皮质骨或根尖孔区进行环状钻孔，引流、释放蓄积于组织内炎性渗出液的一种外科手术方法[10]。对于不伴有明显口内、外组织肿胀的牙髓源性剧烈疼痛，以及因桩、根管内有充填材料或根管内台阶，无法通过正向疏通根管引流减压的患者，可行皮质骨环钻引流术。皮质骨环钻引流术的主要步骤包括暴露皮质骨、骨上钻孔开窗、建立穿通松质骨抵达根尖的引流通道[42-47]。若皮质骨较薄，可使用牙科器械如侧方加压器直接穿透黏膜和皮质骨到达根尖，无须切开环钻（图 30-10）。一些研究表明，对于根尖周剧烈疼痛但不伴有肿胀的患者，皮质骨环钻引流术可显著缓解症状[43, 44, 48-50]。Henry 和 Fraser[44] 建议当通过根管途径引流不畅、不切实际或者不可能实施时，皮质骨环钻引流术可有效缓解严重的牙髓源性根尖周疼痛，步骤依次为沿沟内切开全厚黏骨膜瓣直达牙槽骨、使用外科高速球钻穿通骨壁、暴露受累的根尖脓肿区、安置引流管并缝合固定。

然而其他的一些研究发现，采用环钻术并没有像预测的那样，能够有效缓解根尖周病变的疼痛[45-47]。有研究显示，对伴有根尖周病变的有症状牙髓坏死患者常规使用环钻术，并不能缓解疼痛或肿胀症状[47]。另外一篇关于牙急性根尖周炎的应急处理的系统性文献综述回顾指出，常规的皮质骨环钻引流术并无明显优势[50]。尽管没有进一步的证据证明可以常规使用外科环钻术，但却有实例证明它也可以作为一种有效的治疗方法，如严重的牙髓源性根尖周疼痛不伴肿胀的患者，环钻术可有效缓解症状。

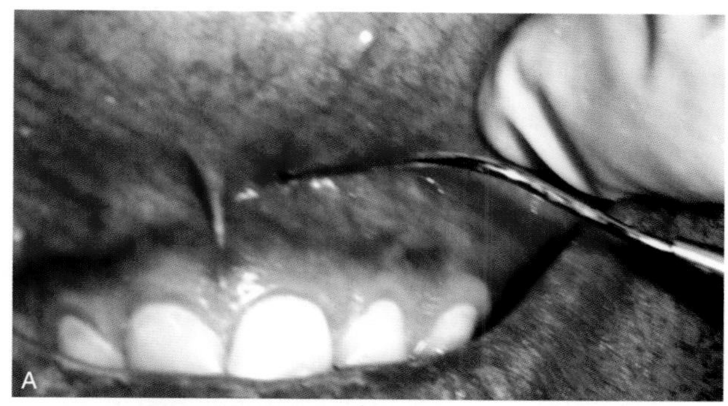

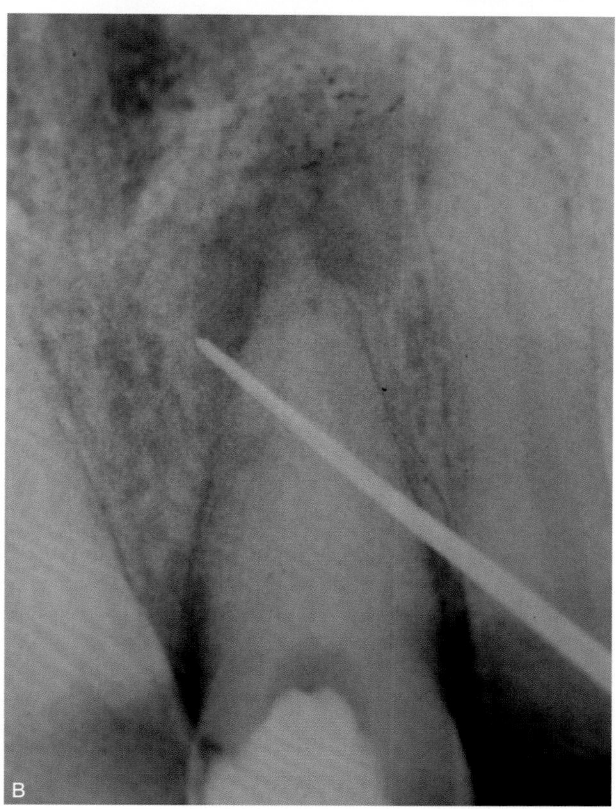

图 30-10　皮质骨较薄时，经口腔器械引流，无须使用环钻切开
A. 用 #3 侧压器穿透黏膜和皮质骨　**B.** 影像学图像显示 #3 侧压器工作尖位于根尖区（Courtesy of J. Craig Baumgartner, Kailua, HI, U.S.A.）

七、减压术：针吸与冲洗

"减压术"（decompression）和"造袋术"（marsupialization）这两个术语经常互换。减压术是指使用外科手术方法在囊性病变区开窗后暴露囊壁组织，插入引流管或其他类型的引流物，通过引流囊液使组织减压，促进病变愈合[10]。某些慢性根尖周病变没有明显的临床表现，但病变范围逐渐扩大造成严重的骨质缺损的情况并不罕见。若不及时诊断和治疗，根尖周病变很可能发展为自身长期存在的实质性病变，侵蚀周围骨支持组织，累及多颗邻牙、邻近窦腔、神经血管及鼻腔。影像学上超过 200mm^2 的骨缺损极有可能是囊性病变[51]。有些根尖囊肿持续发展成为独立的病损，仅给予常规的非手术根管治疗不能使缺损的根尖骨组织愈合[52,53]。当根管治疗技术无法促进某些患牙的根尖病变愈合时，建议采用根管外科手术治疗。根管外科手术中，去除广泛性骨组织病变区的同时，可能会导致根尖周血管和神经组织结构的意外损伤，形成软组织缺损以及邻近解剖结构的破坏。而减压术是一种相对保守的治疗方法，旨在破坏病灶囊壁组织的完整性，通过降低其内部渗透压使病变范围逐渐缩小，促进骨组织再生，从而避免外科手术摘除（图 30-11，图 30-12）。

1982 年，Suzuki[54]建议使用冲洗术治疗颌骨囊肿。该

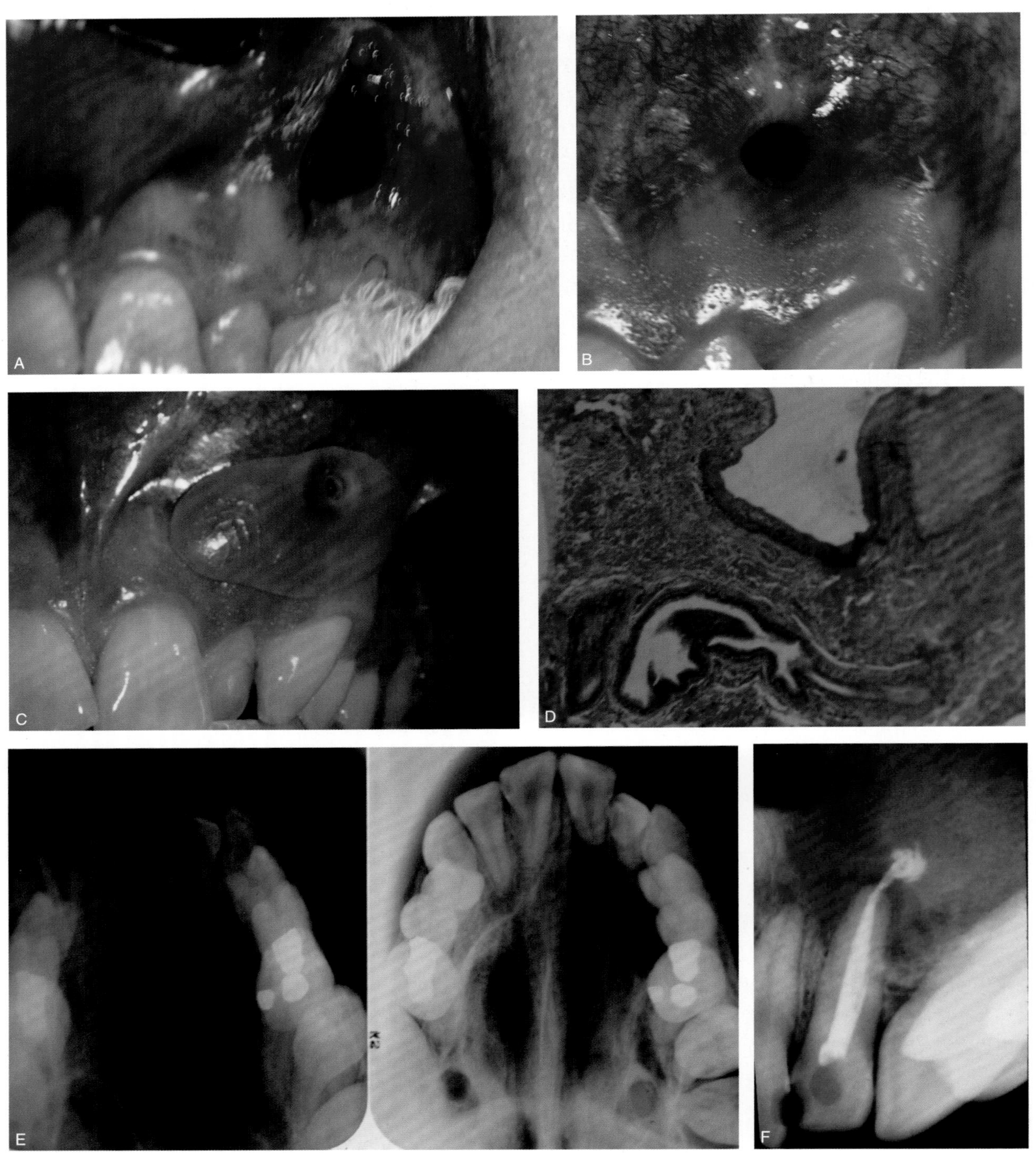

图 30-11 减压术流程

A. 手术开窗，暴露囊肿 **B.** 开窗术后切口愈合的临床观 **C.** 丙烯酸酯闭塞器固定 **D.** 开窗处取样后病理检查符合根尖囊肿 **E.** 影像学显示腭部骨缺损情况（左侧）和减压术 3 个月后骨再生情况（右侧） **F.** 左上侧切牙减压术 3 个月后行根管充填影像（Courtesy of J. Craig Baumgartner, Kailua, HI, U.S.A.）

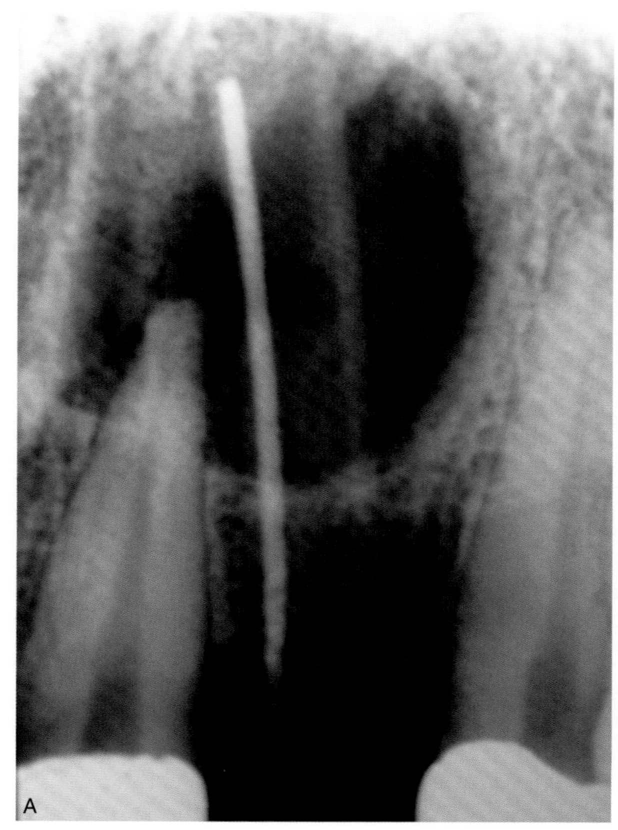
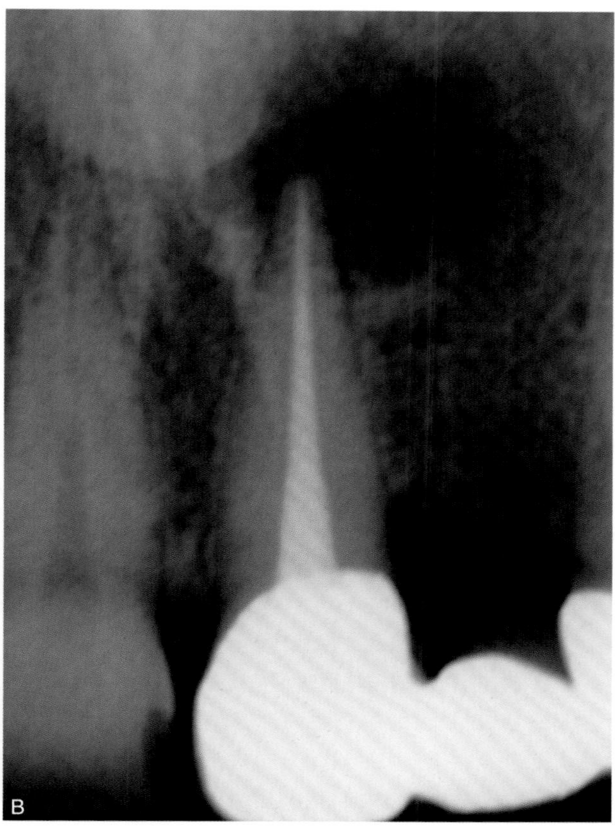
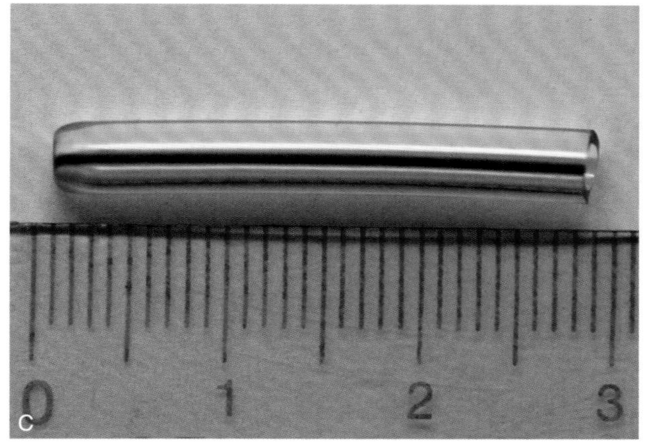

图 30-12　囊肿减压术

A. 20mm 的鼻胃管置于囊肿内的影像学图像，留置 1 周　**B.** 根管治疗后 6 个月随访的影像学图像　**C.** 标尺测量使用的引流管长度
（Courtesy of J. Craig Baumgartner, Kailua, HI, U.S.A.）

研究选取 36 例囊肿，每周对其进行囊内冲洗，持续数月甚至数年。冲洗液包括林格氏液、葡萄糖和抗生素。从囊肿中吸出的囊液可进行电解质、无机物、蛋白质和脂质的定量分析[55]。定期的冲洗最终可以使囊肿的容积和尺寸缩小，从而有效地治疗了颌骨囊性病变[54]。对于较大的囊肿，可使用丙烯酸酯减压管、闭塞器或者延伸至病损区的引流管进行减压[56-60]。丙烯酸酯减压管或引流管通常会在囊肿内留置数月以便于定期冲洗。Neaverth 和 Berg 描述了几个大的囊肿减压的病例，疗程持续数周至 1 年以上[59]。该方法是用一种不透射管引流与水冲洗相结合。一旦有证据表明囊性病变已愈合，即可移除引流管。

Wong 以病例的形式描述了一种外科治疗技术[61]。经切开翻瓣后、外科开窗术后取部分组织进行活检，而大部分骨质缺损区病变维持原样，给予充分的引流及生理盐水冲洗，最后缝合。这种方法有效促进了病损区的愈合，并且避免了潜在并发症的发生。1997 年，Rees[62]综述并突出强调了使用根管治疗联合减压术治疗大的上颌骨囊肿，文中描述该技术使用的引流管由手术吸引管制成，这也是目前口腔相关文献中公认的治疗流程。图 30-12 显示了留置一周的减压引流管的影像学图像及临床外观。置管 1 周后行根管充填，随访半年的影像学图像显示根尖周病变有骨组织修复。

Enislidis 及同事[63]对 20 例患者减压术后的队列研究结果或许更好的诠释了减压术的有效性。作者认为该技术具有操作简便、活检确诊、复发率低、并发症少等优点。Loushine[64]对减压引流管留置两天后即取出的患者分别在第 3、6 和 12 个月随访观察，显示出进行性骨修复。August 等[65]也报道了使用减压术治疗牙源性角化囊肿（Odontogenic keratocyst，OKC），将改良的儿科鼻导管留置于 14 例牙源性角化囊肿中引流，每天用氯己定冲洗两次，置管平均持续时间 8.4 个月。待实施囊肿切除术时，其中 9 例不再呈现牙源性角化囊肿的组织病理学特征，64% 的患者上皮细胞去分化表现和细胞角蛋白 10 阴性表达。

Mejia 等[66]报道了一系列使用 Endo-eze 真空系统进行根管治疗的病例。该技术产生的根管真空效应能有效去除病变区大量的渗出液和炎性液体。也许是高渗透压液体的排出及骨缺损衬里的破坏促进了病变的后期愈合。

Hoen 等[67]报道的病例系列中应用一次性穿刺针来针吸减压结合生理盐水冲洗治疗根管治疗后未能修复的骨缺损，获得了成功。因此，他们建议用这种方法替代根管外科手术。患者深度麻醉后黏膜消毒，然后用 16~18 号针头注射器抽吸囊肿内容物。对常规抽吸的数毫升黏性物样本立即送检，进行需氧和厌氧培养、革兰氏染色和免疫球蛋白定量分析。显示免疫球蛋白 G（IgG）水平在所有送检标本中均显著升高，这一结果与囊液 IgG 高于正常水平的结论相符[55]。也有相似的研究证明，囊肿组的白蛋白和球蛋白含量明显高于肉芽肿组[68]。Hoen 等在所有抽吸物中均未发现或培养出细菌。1 年后随访，患者无任何临床症状，影像学检查有明显的骨组织愈合表现。因此明确的鉴别诊断以及适时再评估患者的症状和体征，以确定是否需要进一步的续行治疗至关重要[67]。

针吸术的另一个用途是可以穿刺针吸获得活检样本。August 等[65]认为，针吸活检术是鉴别颌骨良、恶性病变的有效方法。该技术将安装有 23/25 号针头的 10mL 注射器抽取 1mL/2mL 空气后插入病变部位，依靠负压吸力，经数次快速抽吸以获得细胞学病检样本，然后将样本置于载玻片上进行涂片以备镜检。该学者还提出，由于针吸引流术操作简便，沟通快捷且复发率低，适合门诊治疗，因此可作为临床医生选择的诊断工具[65]。一项对 218 例头颈部肿瘤患者的针吸活检术准确性的回顾性分析显示[69]，该技术可作为头颈部肿瘤的一种有效的确诊方法，但需要与熟悉针吸活检的病理学专家配合。

第二节 牙髓治疗中的诊间急症

一、诊间急症的发生

诊间急症是指在初次或续行根管治疗期间，无症状牙髓炎或根尖周炎患牙的急性加重表现[10]。具有相近全身状况和口腔疾病的患者，即使牙位相似，采用相同治疗技术，预后也不尽相同。一些患者在治疗期间可能始终没有症状，另一些则可能发生诊间急症。这些对治疗的不同反应可能无律可循，也可能会得出牙髓治疗和诊间急症存在因果关系的错误结论，因为某些诊间急症是医源性因素引起的，有些则不是。无论肿胀与否，由中度发展至重度的诊间疼痛是少见却极具挑战性的问题。与诊间急症相关的重度疼痛和肿胀等临床表现，是基于细胞学水平的复杂病理改变。越来越多的证据表明，诊间急症是诸多复杂因素共同作用的结果。这些因素包括机械、微生物、化学、免疫、性别以及心理因素。此外，极其复杂的根尖周炎症调控是患者对牙髓治疗反应的另一因素[70-75]。

（一）发生率

Meta 分析是一种对可合并的多项独立研究结果进行整合的统计方法。其得出的综合结果通过增加样本量及提高统计效能，从而对一种治疗效果获得更精确的评估。而同质性好的单个研究之间，结果相似与否是纳入 Meta 分析的一个关键问题[76]。

一项 Meta 分析研究回顾了 1966 年起至 2007 年 5 月在牙科杂志上以英文发表的所有有关诊间急症发生率的文献，其中只有六项研究符合纳入标准，包括前瞻性病例和临床试验资料分析。一项 982 例患者的研究中，诊间急症的发生率为 8.4%[74]，但由于实验设计不同，无法对这些研究进行直接比较；然而，在超过 15 项涉及 6 600 多名患者的一系列研究中，术前疼痛或机械痛觉超敏（定义为机械性痛阈降低或叩诊敏感）是术后疼痛的阳性预测指征[77]。

（二）诱发条件

治疗前有根尖周脓肿、急性根尖周炎、术前疼痛和肿胀等症状，是诊间急症的诱发条件[74,78]。研究表明，无根尖周病变或有窦道的根尖周病变者，诊间急症发生率最低[78]。我们有理由推断，由于窦道建立了引流的途径，从而避免了根尖周区的组织压力增高。

最近的一项前瞻性临床研究评估了由同一位牙髓病专家进行的 500 例一次性根管治疗的患者[79]，建立了牙髓治疗后疼痛的预测模型。这项研究确定了术后疼痛的发生率、程度、持续时间和可能诱因。考虑的诱因包括患者的年龄、性别、全身状况、牙位、根管数量、牙髓活力、术前疼痛、根尖周透射影、急性炎症治疗史以及与对殆牙的咬合接触情况。

该预测模型结果显示，当患牙为非磨牙（P=0.003）、根尖周有透射影（P=0.003）、术前无疼痛史（P=0.006）、有急诊牙髓治疗史（P=0.045）以及无咬合接触（P<0.0001）时，牙髓治疗后疼痛的发生率显著降低。随着年龄增加（P=0.09）及发生于下颌牙（P=0.045）者，中、重度诊间疼痛的发生率更高。疼痛持续2天以上的概率，随年龄增长而增加（P=0.1）；而男性（P=0.007）或有根尖周透射影者（P=0.1）则概率降低。该研究结果还表明，牙髓治疗后疼痛发生率降低的最重要因素是无咬合接触。根据预测分析，治疗前曾经有疼痛史的磨牙、无根尖周透射影、与对颌牙有咬合接触的患牙，最可能发生牙髓治疗后疼痛。反之，如果发生于切牙、尖牙或前磨牙、术前无疼痛和咬合、且有根尖周透射影，则术后疼痛的概率值为0.07[79]。这些研究结论有助于我们在术前评判诊间急症的发生。

已有研究阐述了引起术后疼痛和诊间急症的相关因素。如前所述，15多项大样本的研究表明，术前疼痛或机械性痛觉超敏是术后疼痛的重要预测指标[80]。诊间急症的病因是多因素的，取决于宿主的免疫反应、感染程度和机体损伤之间的相互作用，而主要的致病因素为病原微生物[76]。

还有一些可能引起患者疼痛的易感因素，包括遗传、性别和焦虑。通过对这些非口腔因素的进一步探讨，可充分认识它们在疼痛中发挥的重要作用。尽管仅凭任何单一因素不能预测术后是否发生疼痛及其严重程度，但一个敏锐的临床医生应该意识到术前疼痛史或机械性痛觉超敏是术后疼痛的预警信号。机械性痛觉超敏的迹象一旦出现，提示应采取预防术后疼痛的措施，包括预防性服用镇痛药物及证实存在机械性痛觉超敏时给予降殆。

二、发生诊间急症的影响因素

（一）调殆的作用

许多临床研究已经评估了调殆对预防疼痛的临床意义，但由于具体的研究目的、方法、纳入和排除标准不同，很难对诸多实验结果进行比较。一项临床研究调查了对以下问题的回答："是否有特定的临床指标表明患者需要降低咬合？能否建立一套完善的临床资料数据，可以表明调殆后疼痛明显改善？"[81]该研究假设，可能有特定的术前指征作为根管治疗中降低咬合的重要指标，且具有统计学意义。与以往的研究不同，该研究没有把所有牙髓病例放在同一个组里，而且充分考虑了临床变量的重要性。这些评估的临床变量包括牙髓活力、术前疼痛、叩痛、根尖周透射影、窦道、肿胀以及是否有磨牙症史。该研究的目的是评估患牙调殆后相应临床指标的变化，并对因调殆而缓解疼痛的相应临床指标进行了有效的统计学分析。在这项对117例不可逆性牙髓炎患者的调殆对术后疼痛缓解的研究中，调殆组疼痛缓解者所占比例（80%）是未调殆组的两倍多[81]。

降殆的临床效果

当出现下列任何一项或多项指征时，降殆可预防术后疼痛。

1. 叩诊敏感或不适。
2. 活髓牙。
3. 有疼痛史。
4. 根尖周无透射影。

即使以上引起疼痛的所有因素都存在，降殆后不会发生术后疼痛，推测这可能由于降低了牙周膜的咬合应力所致（图30-13）[81]。

还有一些关于降殆的研究得出了不同的结论[82,84]，可能由于不同研究的纳入、排除标准以及采用方法不同，例如一项研究对咬合"轻度"疼痛的牙齿作为纳入标准，而排除了对咬合"重度"疼痛的牙齿[84]。

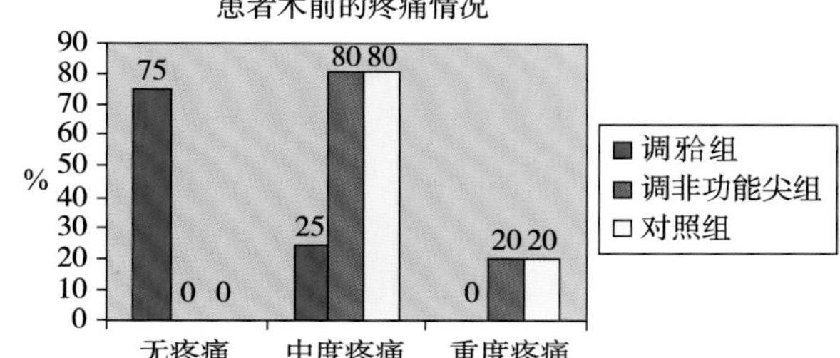

图30-13　调殆对疼痛的影响（Courtesy of Paul A. Rosenberg, NY, U.S.A.）

（二）个体差异的表现

遗传因素是口腔医生需要考虑的又一个全新而有趣的变量。对于某些患者来说，遗传可能是引起疼痛、愈合不良和脓肿形成等各种并发症的促进因素。由于遗传因素对牙髓病的作用极其复杂，因此相关理论研究尚处于发展的早期阶段。近年来，越来越多的文献报道遗传因素在牙髓病的症状和预后中发挥着重要作用。遗传因素可能在根尖周病变的愈合、疼痛和脓肿形成方面起到重要的作用。研究结果表明，与致炎调节因子IL-1β（宿主反应的关键调节因子）相关的特定标记物可能促进根尖周病变的发生[85]。也有研究认为遗传因素与牙槽脓肿的发生有关[86,87]。这些初步的研究表明，患者疼痛和治疗预后是一个复杂的多因素作用的结果。随着研究的不断深入，更多数据的汇集有助于我们更好地识别那些痛阈较低和愈合能力较差的患者[88]。

1. 性别对诊间急症疼痛的反应差异　尽管某一个体的社会性别的识别主要受其生理性别的影响，但生理性别（sex）和社会性别（gender）是不能互换的两个术语。生理性别是基于生物学的差异（性染色体，性征），社会性别则基于社会属性和认同。如果按照解剖生理特征（性染色体和性征）对研究对象进行分类时，则将该研究描述为

"生理性别差异"（sex differences）是恰当的。相反，如果使用男性气质/女性气质或者其他用于形容社会性别的衡量标准来描述研究对象，则使用"社会性别差异"（gender differences）一词是恰当的[89]。

在过去的10~15年的临床和实验研究中，越来越多的证据显示，患者对疼痛的反应存在着显著的性别差异，表现出女性对很多临床疼痛易感的概率更高。一篇综述也全面总结了目前的流行病调查和实验室研究数据，证明疼痛存在性别差异。性别差异导致疼痛的原因很多，其中包括脑神经化学中的激素和遗传学因素。此外，一些高发病率的慢性疼痛综合征（包括慢性疲劳综合征、纤维肌痛综合症、间质性膀胱炎和颞下颌关节紊乱）的患者，寻求治疗者中超过80%是女性，显示了较高的发病率[89]。

2. 牙髓活力对诊间急症的影响　临床医生可以将诊间急症分为活髓牙和死髓牙的病例。活髓牙被认为仍然能使感觉或疼痛脉冲传导到高级中枢神经系统，但这并不意味着牙髓组织是健康的。尽管牙髓活力测试显示有活力，事实上可能已经包含着急性炎症、慢性炎症以及坏死组织的牙髓动态混合体。然而，只要牙髓活力测试（温度或电活力测试）有反应，就认为是活髓牙。因此临床医生治疗活髓牙时面临的挑战是需将牙髓神经组织完整拔除，而不是将牙髓绞碎甚至推出根尖孔，加剧根尖周组织的炎症反应。

如果我们认为活髓牙的主要目的是处理炎症组织，那么死髓牙所面临的挑战则是去除感染组织，其实质是面临微生物学的挑战。口腔医生必须避免将微生物和坏死组织碎屑推出根尖孔外，否则由此产生的炎症/免疫反应是造成死髓牙诊间急性肿胀和疼痛的根本原因。即便临床医生精心操作，器械预备或根管冲洗时也可能将细菌和坏死组织不经意地推出至根尖周组织，造成死髓牙的诊间急症。如前所述，将坏死组织碎屑推出根尖孔并不是造成诊间急症的唯一因素，越来越多的证据表明，遗传和其他生物学因素对加剧病情也可能起着关键作用。

（三）根管再治疗患者的诊间急症

大多数研究表明，再治疗病例诊间急症的发生率明显高于常规治疗者（图30-14）[74,75]。一项研究显示，伴有根尖周病的再治疗患牙诊间急症的发生率高达13.6%[78]。我们有理由推测，再治疗病例通常在治疗技术上难度较大，易将牙胶、溶剂和其他碎屑，甚至微生物推出根尖周组织，这也可能是根管预备导致术后疼痛的主要原因之一[90-92]。再治疗病例通常与持续性或继发性根管感染有关，这些感染通常由顽固性微生物引起，比原发性感染相比更难根除[72,92,93]。但也有些研究显示，诊间急症与根管再治疗无关[75]。

（四）根管工作长度对诊间急症的影响

根尖区是与根管清理、消毒和充填有关的最重要的解剖区域[72,94]。过度预备根尖区可导致术后疼痛，因此应注意避免[75]。累及根尖周病变的死髓牙，尤其根管治疗后的持续性根尖周病变者，可能面临更大的生物学挑战[75]。这些情况下，微生物通常定植于与根尖周组织密切相关的根尖孔、副孔区及附近[72,95-97]。因此，准确的工作长度对感染患牙的治疗格外重要[72,98]。工作长度不准确、根管预备不足/过度预备都有可能导致患牙预后不良。过度预备可能导致根管内感染的碎屑推入根尖周组织，引起严重的炎症反应及疼痛。预备不足则会使细菌微生物及其代谢产物残留在根尖孔附近，随后进入根尖周组织内[72,99]，且预备不足可能会打破微生物间的平衡，从而导致先前被抑制的菌种过度增长[100]。如果这些细菌毒力较强或达到足够的数量，将促进根尖周组织的破坏，加剧病变恶化。另外，由于根管清创不彻底导致的局部环境变化，有可能激活毒力基因[73]。宿主抵抗力或微生物毒力的改变可能使无症状的患牙出现症状[73]。然而，临床研究尚未证明预备不足与诊间急症之间有相关性[75,101,102]。

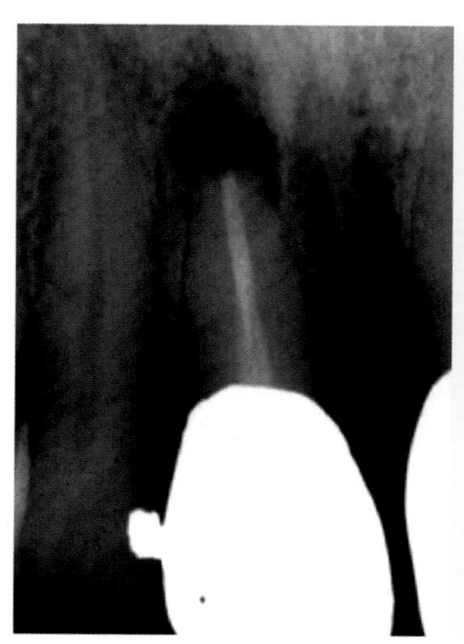
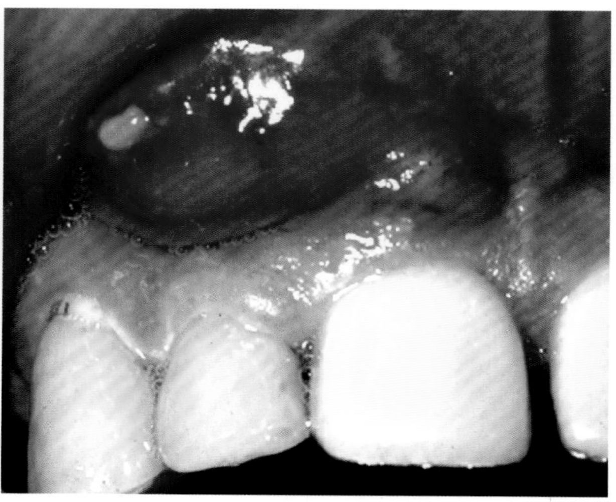

图 30-14　根管再治疗后诊间急症的肿胀表现（Courtesy of Paul A. Rosenberg, NY, U.S.A.）

（五）根管充填对诊间急症的影响

超填，尤其是当大量根管充填材料在根尖孔被挤出时，将导致术后疼痛。超填的根充物包括将过多的封闭剂及细胞毒性成分挤入根尖周组织，造成组织损伤和炎症[72]。

一项关于根管充填后一周随访观察的研究表明，超填患牙发生疼痛和叩诊敏感的概率比恰填者明显增加[103]。另外，根管预备后充填时机的选择可能是影响诊间急症的另一重要因素。对尚处于根尖周急性炎症期的患牙行根管充填后，极易加重术后疼痛。因此应延迟根管充填，直至患牙无明显不适，再行后续治疗。另外，通过降低刺激根尖周区外周末梢疼痛感受器的组织因子含量，或者减少对敏化的疼痛感受器的机械刺激（例如调𬌗），可以缓解疼痛。因此，对伴有根尖周膜病损的患牙延缓根管充填，可以避免对敏化的疼痛感受器的进一步刺激[104]。

三、诊间急症的预防策略

由于不同个体对疼痛的敏感性、感知和耐受性的差异，不同患者对牙髓治疗的疼痛反应不同，其它因素还包括遗传、焦虑程度和性别差异。由于诸多因素与牙髓治疗的诊间急症有关，因此有效的预防疼痛策略也必须从多方面考虑[105-108]。

（一）缓解焦虑

由于病变的愈合速度以及医院就诊时长的不同所导致的高压力、焦虑或悲观情绪，都可能会导致预后不良。200多项研究表明，预先的行为干预可以减轻术前、术后焦虑，进而缓解术后疼痛的程度。使用止痛药也可提高患者治疗的依从性，改善心肺功能指标，从而加速康复进程[109]。一项具有里程碑意义的研究显示[110]，充分的术前沟通和交流，包括有关治疗的相关内容和可能出现的不适症状，可以使术后吗啡的用量减半，并缩短住院的时间。此外，还为患者提供了松弛疗法的指导，其中包括告知患者牙髓治疗的主要步骤。深度口腔麻醉和一些预防性止痛技术也是重要的缓解焦虑的方法，因此口腔医生应确保患者将预防性止痛作为首要考虑因素。另一研究也强调，与对照组相比，给患者频繁讲解治疗的过程以及治疗中可能的感觉，对减轻患者的焦虑以及疼痛程度似乎有显著影响[111]。

（二）药物应用策略

1. 抗生素　牙髓病患者常常在没有合理的生物学依据时被推荐使用抗生素[112,113]。一项循证基础的综述研究对根管治疗后疼痛的患者不建议全身预防性使用抗生素[114]。如前所述，对全身健康且仅有局限的牙髓感染患者，不建议使用抗生素。如果感染扩散、宿主抵抗力降低，不能对细菌微生物做出免疫应答，或患者伴有系统性疾病联合牙髓感染，两者可能彼此促进，使患者全身处于更高风险时，则应考虑全身性抗生素治疗[114]。

2. 非甾体抗炎药和对乙酰氨基酚　非甾体抗炎药（Nonsteroidal anti-inflammatory drugs，NSAIDs）已证明是治疗牙髓和根尖周疼痛的有效药物[104,115]。然而，由于非甾体抗炎药的肾毒性以及与多种降压药的相互作用，已知对非甾体抗炎药或阿司匹林过敏的患者，推荐使用对乙酰氨基酚缓解根管治疗后疼痛。对于有溃疡、溃疡性结肠炎、哮喘和高血压病的患者，也应该考虑使用对乙酰氨基酚。研究表明术前使用非甾体抗炎药或对乙酰氨基酚可有效减轻术后疼痛[73,116]。治疗不可逆性牙髓炎前使用非甾体抗炎药，可明显降低牙髓组织中的炎性介质——前列腺素 E_2（Prostaglandin E_2，PGE_2）的水平[73,117]。

目前，有学者推荐联合使用布洛芬和对乙酰氨基酚（扑热息痛）来避免使用阿片类药物产生的副作用，已有充分的证据证明该联合用药可治疗中、重度疼痛。一项临床研究采用了随机双盲设计，安慰剂作对照组，单剂量对比了口腔3个位点的疼痛指标[118]，旨在比较不同镇痛药物组合的疗效和耐药性，其中包括布洛芬/对乙酰氨基酚（扑热息痛）的新型单片剂量组合，用于治疗拔除至少3颗阻生磨牙（其中2颗是下颌磨牙）后的中、重度术后疼痛。

该研究通过以下分组方案，比较了几种止痛药物的疗效。

- 安慰剂组2片
- 复方止痛片 Panadeine Extra（每片含对乙酰氨基酚500mg/可待因15mg）2片
- 复方止痛片 Nurofen Plus（每片含布洛芬200mg/可待因12.8mg）2片
- 含布洛芬200mg/对乙酰氨基酚500mg的复方止痛片1片，安慰剂1片
- 含布洛芬200mg/对乙酰氨基酚500mg的复方止痛片2片

最终研究结果显示止痛效果从最佳到最差的五种方案是。

- 含布洛芬200mg/对乙酰氨基酚500mg的复方止痛片2片
- 含布洛芬200mg/对乙酰氨基酚500mg的复方止痛片1片
- 含布洛芬200mg/可待因12.8mg的复方止痛片2片
- 含对乙酰氨基酚500mg/可待因15mg的复方止痛片2片
- 安慰剂组

本研究发现，服用含布洛芬200mg/对乙酰氨基酚500mg的复方止痛片1片或2片比含布洛芬/可待因或对乙酰氨基酚/可待因的复方止痛片2片，止痛效果更好。与其他几种用药方案相比，服用含布洛芬200mg/对乙酰氨基酚500mg的复方止痛片2片的患者疼痛缓解峰值更高，且止痛持续时间更久（$P<0.033$）。可待因可引起如恶心或

呕吐等多种不良反应，研究中发现服用含布洛芬 200mg/ 对乙酰氨基酚 500mg 的复方止痛片 1 片或 2 片，其不良反应报告率也低于含有可待因的复方止痛片[118]。

布洛芬和对乙酰氨基酚（Combining ibuprofen with acetaminophen，APAP）联合用药为口腔医生提供了一个治疗中度急性术后疼痛的新策略。与含有阿片类镇痛药组合药物相比，这种组合用药可以提供更好的镇痛作用，且不良反应少。多年来，学者们一直推荐将两种具有不同作用机制或作用位点的镇痛药联合使用，如将外周作用与中枢作用的镇痛药联合使用。同时服用含有阿片类和外周作用的镇痛药比单独服用其中一种镇痛药更能缓解疼痛。

建议牙髓病患者"按时"服用镇痛药，而不是"按需"服用[116]。患者应在治疗前或治疗后立即服用非甾体抗炎药或对乙酰氨基酚。如果待疼痛发作时才服药，疼痛通常在服药后 1 个多小时才会缓解。已有研究表明，嘱咐患者在最初几天按时服用镇痛药可以维持更稳定的血药浓度，镇痛效果更持久[117]。布洛芬和对乙酰氨基酚联合使用对牙齿止痛有明显叠加作用[104, 116, 119-121]，必要时可加服阿片类药物。

3. 长效局麻药物　使用长效局麻药（如布比卡因）可延长常规麻醉药物的止痛时间[122, 123]。麻醉剂通过阻断无髓鞘 C 纤维痛觉感受器的活化，降低了中枢神经敏感化的可能性[104]。长效局麻药可在阻滞麻醉后提供长达 8~10 小时的麻醉效果，甚至 48 小时后仍有止痛效果[104, 123]。使用长效局麻药是一种基于生物学基础的有效缓解术后疼痛的方法[104]，而根管治疗本身有望遵循无痛的理念。

四、牙髓治疗中诊间急症的处理

牙髓病诊间急症处理后的续行治疗方法的选择取决于其生物学基础。例如，临床医生必须确定诊间急症是否主要由医源性感染引起，如在死髓牙患者治疗时，根管长度测量不准确、超填或基于微生物原因的感染。

诱因的确定及针对性的治疗措施

通常采取的治疗都是针对病因设计的，如死髓牙没有得到完善的根管预备，则必须先对其进行充分的机械预备和化学冲洗，以清除由微生物因素引起的感染。过度预备引起的疼痛，通常靠镇痛的方法解决；根管预备不足时，需要准确测量后根管再预备，同时服用镇痛药。除非有明显的肿胀扩散，否则不必辅助使用抗生素。确定疼痛的发作史是自发性还是由特定刺激引起很重要，例如有急性根尖周炎病史的患牙，治疗中未降殆，可能就是术后疼痛的因素之一[81]。然而，出现牙齿邻间区域肿胀、压痛和跳痛的主诉症状则可能与牙周疾病有关，须进一步探查以明确诊断。如果根管工作长度的测量不准确，或者预备时无法保持稳定的工作长度，医生必须考虑根管可能预备过度或不足，须重新确定工作长度，保持根尖孔通畅，并在预备过程中对根管进行大量的冲洗，以便彻底清创。根管内残留的牙髓组织、微生物及其代谢产物、被推出根尖孔外的碎屑都可能是导致术后疼痛的主要因素[124]。诊间急症如脓肿及蜂窝织炎的处理，如前所述。

（申静 译　梁景平 审校）

参考文献

1. Chugal N, Wang JK, Wang R, et al. Molecular characterization of the microbial flora residing at the apical portion of infected root canals of human teeth. *J Endod*. 2011;37:1359–1364.
2. Saber M, Schwarzberg K, Alonatizan F, Kelley S, Sedgbizadeb P. Bacterial flora of dental periapical lesions analyzed by Pyrosequencing. *J Endod*. 2012;38:1484–1488.
3. Siqueira JF, Jr., Alves FR, Rocas IN. Pyrosequencing analysis of the apical root canal microbiota. *J Endod*. 2011;37:1499–1503.
4. Baumgartner JC, Khemaleelakul S, Xia T. Identification of spirochetes (treponemes) in endodontic infections. *J Endod*. 2003;29:794–797.
5. Baumgartner JC, Watts CM, Xia T. Occurrence of *Candida albicans* in infections of endodontic origin. *J Endod*. 2000;26:695–698.
6. Chen V, Chen Y, Li H, et al. Herpesviruses in abscesses and cellulitis of endodontic origin. *J Endod*. 2009;35:182–188.
7. Li H, Chen V, Chen Y, Baumgartner JC, Machida CA. Herpesviruses in endodontic pathoses: association of epstein-barr virus with irreversible pulpitis and apical periodontitis. *J Endod*. 2009;35:23–29.
8. Baumgartner JC. Antibiotics and the treatment of endodontic infections. *Endodontics: Colleagues for Excellence Newsletter.* 2006 (Summer):1–6. Chicago, IL: American Association of Endodontists.
9. Baumgartner JC, Smith JR. Systemic antibiotics in endodontic infections. In: *Endodontic Microbiology*. A. Fouad, ed. Hoboken, NJ: Wiley-Blackwell; 2007. pp. 225–242.
10. Eleazar P, Glickman G, McClanahan S, Webb T, Justman B, eds. *Glossary of Endodontic Terms*, 9th ed. Chicago, IL: American Association of Endodontists; 2012. website: http://www.nxt-book.com/nxtbooks/aae/endodonticglossary2016/. Accessed June 3, 2016.
11. AAOMS Surgical update antibiotic therapy. *Am Assoc Oral Maxillofaci Surg*; 1992 (Spring).
12. Hohl TH, Whitacre RJ, Hooley JR, Williams B. *A Self Instructional Guide: Diagnosis and Treatment of Odontogenic Infections*. Seattle, WA: Stoma Press, Inc; 1983.
13. Nusstein JM, Reader A, Beck M. Effect of drainage upon access on postoperative endodontic pain and swelling in symptomatic necrotic teeth. *J Endod*. 2002;28:584–588.
14. Baumgartner JC, Xia T. Antibiotic susceptibility of bacteria associated with endodontic abscesses. *J Endod*. 2003;29:44–47.
15. Khemaleelakul S, Baumgartner JC, Pruksakorn S. Identification of bacteria in acute endodontic infections and their antimicrobial susceptibility. *Oral Surg Oral Med Oral Pathol Oral Radiol Endod*. 2002;94:746–755.
16. Vengerfeldt Vea. Highly diverse microbiota in dental root canals cases of apical periodontitis. *J Endod*. 2014;40:1778–1783.
17. Simon JHS, Warden JC, Bascom LK. Needle aspiration: an alternative to incision and drainage. *Gen Dent*. 1995;1:42–45.
18. Fouad AF, Rivera EM, Walton RE. Penicillin as a supplement in resolving the localized acute apical abscess. *Oral Surg Oral Med Oral Pathol Oral Radiol Endod*. 1996;81:590–595.
19. Henry M, Reader A, Beck M. Effect of penicillin on postoperative endodontic pain and swelling in symptomatic necrotic teeth. *J Endod*. 2001;27:117–123.
20. Lindeboom JAH, Frenken JWFH, Valkenburg P, van den Akker HP. The role of preoperative prophylactic antibiotic administration in periapical endodontic surgery: a randomized, prospective double-blind placebo-controlled study. *Int Endod J*. 2005;38:877–881.
21. Nagle D, Reader A, Beck M, Weaver J. Effect of systemic penicillin on pain in untreated irreversible pulpitis. *Oral Surg Oral Med Oral Pathol Oral Radiol Endod*. 2000;90:636–640.
22. Pickenpaugh L, Reader A, Beck M, Meyers WJ, Peterson LJ.

Effect of Prophylactic amoxicillin on endodontic flare-up in asymptomatic, necrotic teeth. *J Endod.* 2001;27:53–56.
23. Siqueira JF Jr, ed. *Treatment of Endodontic Infections.* Berlin, Germany: Quintessence; 2011.
24. Baker PT, Evans RT, Slots J, Genco RJ. Antibiotic susceptibility of anaerobic bacteria from the human oral cavity. *J Dent Res.* 1985;64:1233–1244.
25. Gilmore WC, Jacobus NV, Gorbach SL, Doku HC. A prospective double-blind evaluation of penicillin versus clindamycin in the treatment of odontogenic infections. *J Oral Maxillofac Surg.* 1988;46:1065–1070.
26. Jacinto RC, Gomes BP, Ferraz CC, Zaia AA, Filho FJ. Microbiological analysis of infected root canals. *Oral Microbiol Immunol.* 2003;18:285–292.
27. Ranta H, Haapasalo M, Kontiainen S, Kerosuo E, Valtonen V. Bacteriology of odontogenic apical periodontitis and effect of penicillin treatment. *Scan J Infect Dis.* 1988;20:187–192.
28. Vigil GV, Wayman BE, Dazey SE, Fowler CB, Bradley DV, Jr. Identification and antibiotic sensitivity of bacteria isolated from periapical lesions. *J Endod.* 1997;23:110–114.
29. Gomes B, Jacinto R, Montagner F, Sousa E, Ferraz C. Analysis of antimicrobial susceptibility of anaerobic bacteria isolated from endodontic infections in Brazil. *J Endod.* 2011;37:1058–1062.
30. Skucaite N, Peciuliene V, Vitkauskiene A, Machiulskiene V. Susceptibility of endodontic pathogens to antibiotics in patients with symptomatic periodontitis. *J Endod.* 2010;36:1611–1614.
31. Svanstrom H, Pasternak B, Hviid A. Use of clarithromycin and roxithromycin and the risk of cardiac death. *BMJ.* 2014;349:4930.
32. Hardman JG, Limbird LE, Molinoff PB, Ruddon RW, Gilman AG, eds. *Goodman and Gilman's The Pharmacological Basis of Therapeutics.* 10th ed. New York, NY: McGraw-Hill; 2005.
33. Aminoshariae A, Kulid J. Premedication of patients undergoing dental procedures causing bacteremia after total joint arthroplasty. *J Endod.* 2010;36:974–977.
34. Wilson W, Taubert KA, Gewitz M, et al. Prevention of infective endocarditis: guidelines from the American Heart Association. *J Am Dent Assoc.* 2007;138:739–760.
35. Pallasch TJ. Antibiotic prophylaxis. *Endod Topics.* 2003;4:46–59.
36. Morellion P, Francioli P, Overholser D, et al. Mechanisms of successful amoxicillin prophylaxis of experimental endocarditis due to *Streptococcus intermedius. J Infect Dis.* 1986;154:801–807.
37. Baumgartner JC, Heggers JP, Harrison JW. The incidence of bacteremia related to endodontic procedures. I. Nonsurgical endodontics. *J Endod.* 1976;2:135.
38. Baumgartner JC, Heggers JP, Harrison JW. Incidence of bacteremias related to endodontic procedures. II. Surgical endodontics. *J Endod.* 1977;3:399–404.
39. Bender IB, Seltzer S, Yermish M. The incidence of bacteremia in endodontic manipulation. *Oral Surg.* 1960;13:353–360.
40. Debelian GF, Olsen I, Tronstad L. Bacteremia in conjunction with endodontic therapy. *Endod Dent Traumatol.* 1995;11:142–149.
41. Savarrio L, Mackenzie D, Riggio M, Saunders WP, Bagg J. Detection of bacteraemias during non-surgical root canal treatment. *J Dent.* 2005;33:293–303.
42. Bence R. Trephination technique. *J Am Dent Assoc.* 1980;6:657–658.
43. Elliott JA, Holcomb JB. Evaluation of a minimally traumatic alveolar trephination procedure to avoid pain. *J Endod.* 1988;14:405–407.
44. Henry BM, Fraser JG. Trephination for acute pain management. *J Endod.* 2003;29:144–146.
45. Houck V, Reader A, Beck M, Nist R, Weaver J. Effect of trephination on postoperative pain and swelling in symptomatic necrotic teeth. *Oral Surg Oral Med Oral Pathol Oral Radiol Endod.* 2000;90:507–513.
46. Moos HL, Bramwell JD, Roahen JO. A comparison of pulpectomy alone versus pulpectomy with trephination for the relief of pain. *J Endod.* 1996;22:422–425.
47. Nist E, Reader A, Beck M. Effect of apical trephination on postoperative pain and swelling in symptomatic necrotic teeth. *J Endod.* 2001;27:415–420.
48. Chestner SB, Selman AJ, Friedman J, Heyman RA. Apical fenestration: solution to recalcitrant pain in root canal therapy. *J Am Dent Assoc.* 1968;77:846–848.
49. Peters DD. Evaluation of prophylactic alveolar trephination to avoid pain. *J Endod.* 1980;6:518–526.
50. Sutherland S, Matthews DC. Emergency management of acute apical periodontitis in the permanent dentition: a systematic review of the literature. *J Can Dent Assoc.* 2003;69:160.
51. Natkin E, Oswald RJ, Carnes LI. The relationship of lesion size to diagnosis, incidence, and treatment of periapical cysts and granulomas. *Oral Surg Oral Med Oral Pathol.* 1984;51:82–94.
52. Nair PNR. New perspectives on radicular cysts: do they heal? *Int Endod J.* 1998;31:155–160.
53. Simon JHS. Incidence of periapical cysts in relation to the root canal. *J Endod.* 1980;6:845–848.
54. Suzuki M. Treatment of jaw cysts with an irrigational method. On the significance of the method and the progress of cysts. *Int J Oral Surg.* 1982;11:217–225.
55. Toller PA, Holborow EJ. Immunoglobulins and immunoglobulin-containing cells in cysts of the jaws. *Lancet.* 1969;2:178–181.
56. Freedland JB. Conservative reduction of large periapical lesions. *Oral Surg Oral Med Oral Pathol.* 1970;29:455–464.
57. Gunraj MN. Decompression of a large periapical lesion utilizing an improved drainage device. *J Endod.* 1990;16:140–143.
58. Harris WE. Conservative treatment of a large radicular cyst: report of case. *J Am Dent Assoc.* 1971;82:1390–1394.
59. Neaverth EJ, Burg HA. Decompression of large periapical cystic lesions. *J Endod.* 1982;8:175–182.
60. Samuels HS. Marsupialization: Effective management of large maxillary cysts. *Oral Surg.* 1965;20:676–683.
61. Wong M. Surgical fenestration of large periapical lesions. *J Endod.* 1991;17:516–521.
62. Rees JS. Conservative management of a large maxillary cyst. *Int Endod J.* 1997;30:64–67.
63. Enislidis G, Fock N, Sulzbacher I, Evers R. Conservative treatment of large cystic lesions of the mandible: a prospective study of the effect of decompression. *Br J Oral Maxillofac Surg.* 2004;42:546–550.
64. Loushine RJ, Weller RN, Bellizzi R, Kulild JC. A 2–day decompression: a case report of a maxillary first molar. *J Endod.* 1991;17:85–87.
65. August M, Gaquin W, Ferraro N, Kaban L. Fine-needle aspiration biopsy of intraosseous jaw lesions. *J Oral Maxillofac Surg.* 1999;57:1282–1286.
66. Mejia JL, Donado JE, Basrani B. Active nonsurgical decompression of large periapical lesions-3 case reports. *J Can Dent Assoc.* 2004;70:691–694.
67. Hoen MM, LaBounty GL, Strittmatter EJ. Conservative treatment of persistent periradicular lesions using aspiration and irrigation. *J Endod.* 1990;16:182–187.
68. Morse DR, Patnik JW, Schacterle GR. Electrophoretic differentiation of radicular cysts and granulomas. *Oral Surg.* 1973;35:249–264.
69. Fulciniti F, Califano L, Zupe A, Vetrani A. Accuracy of fine needle aspiration biopsy in head and neck tumors. *J Oral Maxillofac Surg.* 1997;55:1094–1097.
70. Goodman LS. *Goodman and Gilman's pharmacological basis of therapeutics.* 10th ed. New York, NY: McGraw-Hill; 2001:2148.
71. Imura N, Auolo ML. Factors associated with endodontic flare-ups; A prospective study. *Int Endod J.* 1995;28:261–265.
72. Siqueira JF. Reaction of periradicular tissues to root canal treatment. *Endod Topics.* 2005;10:261–265.
73. Siqueira JF, Jr., Barnett F. Interappointment pain: mechanisms, diagnosis, and treatment. *Endod Topics.* 2004;7:93–109.
74. Torabinejad M, Kettering JD, McGraw JC, et al. Factors associated with endodontic interappointment emergencies of teeth with necrotic pulps. *J Endod.* 1988;14:261–266.
75. Walton R, Fouad A. Endodontic interappointment flare-ups: a prospective study of incidence and related factors. *J Endod.* 1992;18:172–177.
76. Tsesis I, Faivishevsky V, Fuss Z, Zukerman O. Flare-ups after endodontic treatment: a meta-analysis of literature. *J Endod.* 2008;34:1177–1181.
77. Keiser K, Byrne, BE. Chapter 19: Endodontic pharmacology. In: Hargreaves KM, Keiser K, eds. *Cohen's Pathways of the Pulp.* St. Louis, MO: Elsevier; 2011:676–679.
78. Trope M. Flare-up rate of single-visit endodontics. *Int Endod J.* 1991;24:24–27.
79. Arias A. Predictive models of pain following root canal treatment: a prospective clinical study. *Int Endod J.* 2013;46:784–793.
80. Caviedes-Bucheli J, Azuero-Holguin MM, Correa-Ortiz JA, et al. Effect of experimentally induced occlusal trauma on substance

p expression in human dental pulp and periodontal ligament. *J Endod*. 2011;37:627–630.
81. Rosenberg PA, Babick PJ, Schertzer L, Leung A. The effect of occlusal reduction on pain after endodontic instrumentation. *J Endod*. 1998;24:492–496.
82. Creech J. Effect of occlusal reduction on endodontic pain. *J Am Dent Assoc*. 1984;109:64–67.
83. Jostes JL, Holland GR. The effect of occlusal reduction after canal preparation on patient comfort. *J Endod*. 1984;10:34–37.
84. Parirokh M. Effect of occlusal reduction on postoperative pain in teeth with irreversible pulpitis and mild tenderness to percussion. *J Endod*. 2013;39:1–5.
85. Morsani J. Genetic susceptibility to persistent apical periodontitis. *J Endod*. 2011;37:455–459.
86. de Sa A. Association of CD14, IL1B, IL10, and TNFA functional gene polymorphisms with symptomatic dental abscesses. *Int Endod J*. 2007;40:563–572.
87. Menezes-Silva R, Khaliq S, Deeley K, Letra A, Vieira AR. Genetic susceptibility to periapical disease: conditional contribution of MMP2 and MMP3 genes to the development of periapical lesions and healing response. *J Endod*. 2012;38:604–607.
88. Muralidharan S, Smith M. Pain, analgesia and genetics. *J Pharm Pharmacol*. 2011;63:1387–1400.
89. Greenspan J. Studying sex and gender differences in pain and analgesia: a consensus report. *Pain*. 2007;132(Suppl 1):1–10.
90. Bystrom A, Sundqvist G. Bacteriologic evaluation of the effect of 0.5 percent sodium hypochlorite in endodontic therapy. *Oral Surg*. 1983;55:307–312.
91. Seltzer S, Naidorf IJ. Flare-ups in endodontics: I. Etiological factors. *J Endod*. 1985;11:472–428.
92. Siqueira JF, Jr. Aetiology of root canal treatment failure: why well-treated teeth can fail. *Int Endod J*. 2001;34:1–10.
93. Sundqvist G, Figdor D. Life as an endodontic pathogen. *Endod Topics*. 2003;6:3–28.
94. Simon J. The apex: how critical is it? *Gen Dent*. 1994;42:330–334.
95. Fukushima H, Yamamoto K, Hirohata K, Sagawa H, Leung KP, Walker CB. Localization and identification of root canal bacteria in clinically asymptomatic periapical pathosis. *J Endod*. 1990;16:534–538.
96. Nair PNR, Sjogren U, Krey G, Kahnberg KE, Sundqvist G. Intraradicular bacteria and fungi in root-filled, asymptomatic human teeth with therapy-resistant periapical lesions: a long-term light and electron microscopic follow-up study. *J Endod*. 1990;16:580–587.
97. Siqueira J, Lopes H. Bacteria on the apical root surfaces of untreated teeth with periradicular lesions. *Int Endod J*. 2001;34:216–220.
98. Molven O. The apical level of root fillings. *Acta Odont Scand*. 1976;34:89–105.
99. Siqueira JF, Jr. Endodontic infections: concepts, paradigms, and perspectives. *Oral Surg Oral Med Oral Pathol Oral Radiol Endod*. 2002;94:281–293.
100. Sundqvist G. Ecology of the root canal flora. *J Endod*. 1992;18:427–430.
101. Balaban FS, Skidmore AE, Griffin JA. Acute exacerbations following initial treatment of necrotic pulps. *J Endod*. 1984;10:78–81.
102. Eleazer PD, Eleazer KR. Flare-up rate in pulpally necrotic molars in one-visit versus two-visit endodontic treatment. *J Endod*. 1998;24:614–616.
103. Gesi A, Hakeberg M, Warfvinge J, Bergenholtz G. Incidence of periapical lesions and clinical symptoms after pulpectomy - A clinical and radiographic evaluation of 1– versus 2–session treatment. *Oral Surg Oral Med Oral Pathol Oral Radiol Endod*. 2006;101:379–388.
104. Hargreaves KM, Goodis HE, Seltzer S. Pharmacologic control of dental pain. In: Hargreaves KM, Goodis H, eds. *Seltzer and Bender's Dental Pulp*. Chicago: Quintessence Publications; 2002:205–21.
105. Anderson D, Pennebaker J. Pain and pleasure: alternative interpretations for identical stimulation. *Eur J Soc Psychol*. 1980;10:207–212.
106. Eli I. *The multidisciplinary nature of pain in textbook of endodontology*. Malden, MA: Blackwell Munksgaard: Oxford; 2003:277–289.
107. Nakai Yea. Effectiveness of local anesthesia in pediatric dental practice. *J Am Dent Assoc*. 2000;131:1699–1705.
108. Torabinejad M, Cymerman JJ, Frankson M, et al. Effectiveness of various medications on postoperative pain following complete instrumentation. *J Endod*. 1994;20:345–354.
109. Carr D, Goudas L. Acute pain. *Lancet*. 1999;353:2051–2058.
110. Egbert L. Reduction of postoperative pain by encouragement and Instruction. *N Engl J Med*. 1964;270:825–827.
111. Wardle J. Psychological management of anxiety and pain during dental treatment. *J Psychosom Res*. 1983;27:399–402.
112. Whitten B. Current trends in endodontic treatment. *J Am Dent Assoc*. 1996;127:1333–1341.
113. Yingling NM, Byrne BE, Hartwell GR. Antibiotic use by members of the American Association of Endodontists in the year 2000: report of a national survey. *J Endod*. 2002;28:396–404.
114. Fouad AF. Are antibiotics effective for endodontic pain? *Endod Topics*. 2002;3:52–66.
115. Holstein A, Hargreaves KM, Niederman R. Evaluation of NSAIDs for treating post-endodontic pain. *Endod Topics*. 2002;3:3–13.
116. Keiser K, Hargreaves K. Building effective strategies for the management of endodontic pain. *Endod Topics*. 2002;3:93–105.
117. Morse DR, Koren LZ, Esposito JV, et al. Asymptomatic teeth with necrotic pulps and associated periapical radiolucencies: relationship of flare-ups to endodontic instrumentation, antibiotic usage and stress in three separate practices at three different time periods Part 1 thru 5. *Int J Psycholo*. 1986;33:5–87.
118. Daniels SE, Goulder MA, Aspley S, Reader S. A randomised, five-parallel-group, placebo-controlled trial comparing the efficacy and tolerability of analgesic combinations including a novel single-tablet combination of ibuprofen/paracetamol for postoperative dental pain. *Pain*. 2011;152:632–642.
119. Breivik E, Barkvoll P, Skovlund E. Combining diclofenac with acetaminophen or acetaminophen-codeine after oral surgery. *Clin Pharmacol Ther*. 1999;66:625–635.
120. Cooper S. The relative efficacy of ibuprofen in dental pain. *Comp Contin Ed Dent*. 1986;7:578–588.
121. Wright C. Ibuprofen and acetaminophen kinetics when taken concurrently. *Clin Pharmacol Ther*. 1983;34:707–710.
122. Gordon S. Blockade of peripheral neuronal barrage reduces postoperative pain. *Pain*. 1997;70:209–215.
123. Crout R, Koraido G, Moore P. A clinical trial of long-acting local anesthetics for periodontal surgery. *Anesth Prog*. 1990;37:194–198.
124. Siqueira JF, Jr. Microbial causes of endodontic flare-ups. *Int Endod J*. 2003;36:453–463.

第三十一章　对伴复杂全身状况的牙髓病患者的管理和就诊指导

Bradford R. Johnson, Joel B. Epstein

对日益增多的伴复杂全身状况的牙髓病患者的评估和管理，是当今牙科专科医师面临的挑战之一。过去的50年中，老年患者不仅平均寿命显著增加，很可能配戴部分义齿，而且可能伴有复杂全身状况，同时需要服用大量的药物[1]。25%左右的65~74岁患者，及35%左右的75岁及以上的患者，机体状况处于ASA Ⅲ类或Ⅳ类[2]。既有意愿保护天然牙列，又有经济条件的老龄化人群，推动了伴有复杂全身状况的牙髓病患者对根管治疗的需求。就诊于牙科专科医师的患者中，即使是典型的年轻患者，有大约50%的健康史调查表中发现至少一项问题[1,3]。复杂全身状况通常是转诊给牙科专科医师的指征[4,5]，牙髓病医师应做好准备，准确评估患者的复杂全身状况，确定是否需要调整常规治疗方案，并确定需要诊断和处理的口腔和全身系统状况。

本章概述了如何根据已知的全身状况调整治疗方案，以确保在牙科急症中进行安全的牙髓治疗。这些方案并不能替代对于特殊病例的临床判断，或对于需要咨询医学专家的病例。在本章中，伴复杂全身状况的患者，定义为任何需要调整常规治疗程序的患者。

第一节　就医史及与患者的访谈

“在对患者缺乏了解的情况下，绝对不要实施医疗行为”(源自William Osler爵士)。

完整的病史和患者访谈有非常重要的价值。在治疗前发现患者存在需要对治疗方案进行调整的全身状况，可以避免严重的治疗并发症。大约25%~30%在牙科诊所治疗的患者中，至少有一种与牙科治疗潜在相关的医学疾病，尽管并非所有这些疾病都需要进行治疗方案的调整[6,7]。由于未能认识到已知的危险因素并相应地调整治疗方法，导致的不良后果是患者索赔成功的主要因素[8]。心血管疾病、药物过敏、糖尿病以及对使用血管收缩剂安全性的担忧是转诊专科医师的一些最常见的原因[1,9,10]。这与牙科诊所最常见的医疗急症分析一致：心绞痛、低血糖、局部麻醉剂不良反应和癫痫发作[11]。

标准健康史调查表应涵盖所有常见的疾病(已治疗和未治疗)，手术史、住院史、药物史和过敏史。尽管许多标准表格很容易获得，通常也很方便及容易填写，但这些表格中的大多数并不能明确地确定牙科治疗的风险。更多有用的医疗风险评估模型正在开发中，本章稍后将对其进行简要讨论。书面健康史调查表应附有患者访谈，以帮助减少假阳性和假阴性结果，并进一步探寻阳性结果[12]。临床医生应与患者一起检查任何的阳性结果，并确定患者对治疗建议的依从程度。例如，与拒绝服用处方药或服药不规律的患者相比，高血压控制良好的依从性患者风险相对较低。由于多种原因，在健康史中患者自己提供的信息可靠性不太理想。患者可能只是单纯忘记了填报重要的医疗信息，一些患者也有可能是考虑到隐私或不了解该信息与牙科治疗的关系，因此会故意省略相关信息[13,14]。

一、药物过敏史

服用药物和过敏的情况应与病史中反映的全身状况一致，并可以提醒临床医生未列出的全身状况以及潜在的药物相互作用。相关的全身状况和系统性疾病的严重程度通常可以通过仔细分析患者服用药物的清单来确定[15]。

草药、膳食补充剂、维生素和其他非处方(OTC)药物可能会导致牙科治疗中的并发症，尽管患者在最初的评估中常常没有报告使用这些物品[16]。在最近一次对手术患者的调查中，大约1/3的患者报告使用了非处方药，这种药物可能会抑制凝血或与麻醉剂发生相互作用[17]。特别是银杏、生姜、大蒜、人参、白芍和维生素E都能抑制血小板聚集，并增加出血的风险[18]。一些属非处方药的减肥产品中的成分，可以增强肾上腺素的作用，增加心脏压力。最明显的例子是麻黄，已经被美国食品和药物管理局命令从美国市场上撤除。

二、既往牙科治疗史

对所有患者的标准筛查问题，应涵盖关于既往牙科治疗的任何情况。这种提问的方式有几个重要的作用。首先，它允许患者讨论任何既往牙科治疗的负面经历，以及可能存在的与治疗建议相关的焦虑。有报道称，患者普遍反映了一个情况，尤其是在根管治疗中，难以获得良好的局部麻醉效果。这就提供了一个对患者表示关切的机会，并讨论如何计划以避免重蹈覆辙。其次，对牙科材料或药物的潜在不良反应也会反映出这个问题。最后，由于这个问题的设计在一定程度上有助于与患者建立融洽的关系，因此它可以作为一个很好的引导，引出其他重要但更为敏感的问题（例如，口服避孕药，艾滋病病史）。

三、体检 - 生命体征

除了必须的健康史调查表和患者访谈外，在牙科治疗前，还应尽可能记录患者的生命体征（血压、心率、呼吸频率、体温、身高和体重）。尤其是血压、心率和呼吸频率为所有患者提供了必要的风险评估的基础信息。体温可以常规记录，但在感染、全身不适或中毒表现时需特别标识。身高和体重通常可以从患者或监护人处获得，这一信息对于确定儿童和老年患者的适当药物剂量和评估体重的不明变化特别重要。

目前在大多数牙科诊所中，常规的医学检验不是标准操作流程，但最近在牙科学校中进行的一项多中心研究发现，83% 的研究参与者有一个或多个异常的检验结果，并且在他们的医疗病史中没有相关的疾病解释[19]。该研究表明，许多患者可能并不知道自己目前的全身状况。

四、对牙科治疗的耐受性

患者对牙科治疗的耐受性取决于治疗计划、完成治疗所需的时间、身体健康状况和心理因素。对牙科治疗耐受的预期，会增加原本健康的成年人的心率和肾上腺素的内源性分泌[20,21]。事实上，即使是对常规牙科检查的预期也会导致一些患者血压升高[22]。虽然在局部麻醉前、龈下刮治和拔牙期间观察到了更显著的变化[23]，大多数患者的心率和血压的变化都在正常生理范围内。由于没有各种牙科治疗压力的耐受水平分布的具体指南，因此临床判断对于确定是否应采用降低压力的治疗方案至关重要。凭借额外的培训和经验，牙科专科医师有望在更短的时间内提供治疗，并且应比全科医师能更好地处理并发症。

牙髓治疗通常被认为是一种高压力的牙科治疗，特别是在没有牙髓治疗经历的患者中，或者在以前有负面牙髓治疗经历的患者中。对许多人来说，对治疗的看法往往不同于现实，目前大多数的牙髓治疗是微创的，相对舒适有效，并且由于操作熟练，大多数患者都具有很好的耐受性。一项研究测量了各种牙科治疗患者的唾液皮质醇水平，根管治疗与常规牙科检查、预防或修复治疗没有区别，仅拔牙导致了唾液皮质醇显著增加[24]。牙髓外科治疗、急性疼痛、自述牙科焦虑或既往治疗困难，以及冗长的治疗过程都将增加压力耐受水平[23,25,26]。如果除了严重的系统性疾病外，还存在上述任何情况，则应考虑调整治疗方案，包括制定减压方案。

五、身体健康状况

美国麻醉师协会（ASA）健康分类系统是最广泛使用的评估身体健康状况的系统，有助于确定在进行牙科或医学治疗之前进行医疗咨询和治疗调整的潜在需求（表 31-1）。

一般而言，ASA Ⅰ级代表不需要任何治疗调整的健康患者。ASA Ⅱ级患者表现为全身性疾病控制良好，尽管可能需要减轻压力，但通常不需要进行明显的治疗调整。ASA Ⅲ级或以上的患者几乎总是需要医疗咨询以及治疗调整。另一方面，ASA 分类系统有些明显的局限性，应仅用作确定术前和术后风险的一般指南。即使是经验丰富的麻醉师，在病例分类上也存在意见分歧[27,28]。此外，单独使用 ASA 系统不能很好地预测手术风险[29]。许多学者提出了一个医疗风险评估程序，可以更加明确地关注与牙科治疗特别相关的全身状况[2,6,29,30]。临床医生可能会考虑健康史调查表和口头问询，这些问题主要集中在全身状况上，一旦明确会将其提升到 ASA Ⅱ级或更高水平状态。也就是说，对健康史问卷中的任何一个肯定回答，都自动将患者至少分类为 ASA Ⅱ级，并且有必要进一步检查以确定系统性疾病的程度。de Jong 等[12,30,31]已经开发并验证了一个由大约 30 个问题组成的患者问卷，用于评估牙科治疗的风险。

表 31-1 美国麻醉师协会（ASA）健康分类系统和治疗调整

ASA 健康分类	描述	治疗调整（McCarthy and Malamed，1979）
ASA Ⅰ	正常健康患者	无（减轻压力如所示）
ASA Ⅱ	轻度系统性疾病患者	可能减轻压力并根据需要进行其他调整
ASA Ⅲ	有严重系统性疾病的患者，其活动受到限制，但不丧失能力	优先考虑可能的严格调整，减轻压力和医疗咨询
ASA Ⅳ	有持续威胁生命的丧失能力的系统性疾病患者	在诊室提供最低限度的急症护理（可能仅包括药物治疗）；对有压力的患者行选择性住院治疗；敦促进行医疗咨询
ASA Ⅴ	预计无法在手术中存活的垂死患者	院内治疗仅限于生命支持，例如气道和出血管理
ASA Ⅵ	已宣布脑死亡的患者，其器官正被切除作为供体使用	不适用

六、临床医学的咨询和转诊

转诊进行医疗咨询的患者，约有1/3的咨询结果对治疗提出了一些调整建议[9]。可以通过电话或信件形式进行咨询，每种方法都有其优缺点。电话交谈能即刻发现其他有用的信息，但是缺乏医生的书面来信增加了潜在的误解风险，并且从法医学的角度来看，电话交谈属于等级水平较低的文件资料。所有医疗咨询对话的内容均应记录在患者的记录中，并在可能的情况下，也应要求提供内科医师的详细说明建议的信函。信件提供了医生之间沟通的更为正式的文档资料。另外需要考虑的是当前的安全标准，用于保护基于HIPPA安全规则建立的以电子形式（例如电子邮件）传输的某些健康信息。如果通过这种方式交换患者的健康信息，则目前需要对电子邮件进行加密。

当进行医疗咨询时，临床医生应具体而简明。应确定所讨论的患者的全身状况，并应描述牙科治疗计划的性质（例如，对治疗的简要说明、麻醉剂的类型、出血的可能性、预计的治疗时间长短）。牙科医生应特别询问内科医生，患者的全身状况是否需要对常规治疗方案进行任何调整，如果需要，建议进行哪些调整。由于提供安全治疗的最终责任在于牙医，因此在治疗之前，应与内科医生解决有关治疗调整建议的任何顾虑。也可以从具有口腔或全身系统疾病（例如免疫抑制或癌症患者）专业知识和经验的牙科专家那里获得咨询。在这种情况下，建议使用上述的文件资料记录。

第二节　需做治疗调整的患者评估

一、多维风险评估模型（MD-RAM）

全身系统性疾病会导致应对压力的储备能力丧失[15]。患者应对压力的能力与全身系统性疾病的程度直接相关。牙科治疗风险评估的主要组成部分包括：身体健康状况，情绪或心理状况以及牙科治疗计划的类型[32]。Lapointe等提出了一个二维风险评估模型，该模型将疾病的严重程度和治疗过程引起的压力联系起来[15]。但是，该模型仅以两种特定的全身状况为例（缺血性心脏病和慢性阻塞性肺疾病），并未明确将患者的焦虑视为变量。牙科焦虑症会增加交感神经活动，对某些患者可能会引发医疗急症[33]。

我们提出了一种新的模型，即多维风险评估模型（图31-1，表31-2），该模型将风险评估的3个主要方面纳入了统一的方法中，用于评估与牙科门诊患者治疗相关的围手术期风险。在此模型中，牙科患者被分配到以下3个领域中，每个领域1-4分：身体健康状况（使用ASA分类系统）；治疗的压力（治疗的类型，完成治疗的时间长度以及临床医生的专业知识）（表31-3）；心理状态（自我报告的牙科焦虑）（表31-4）。

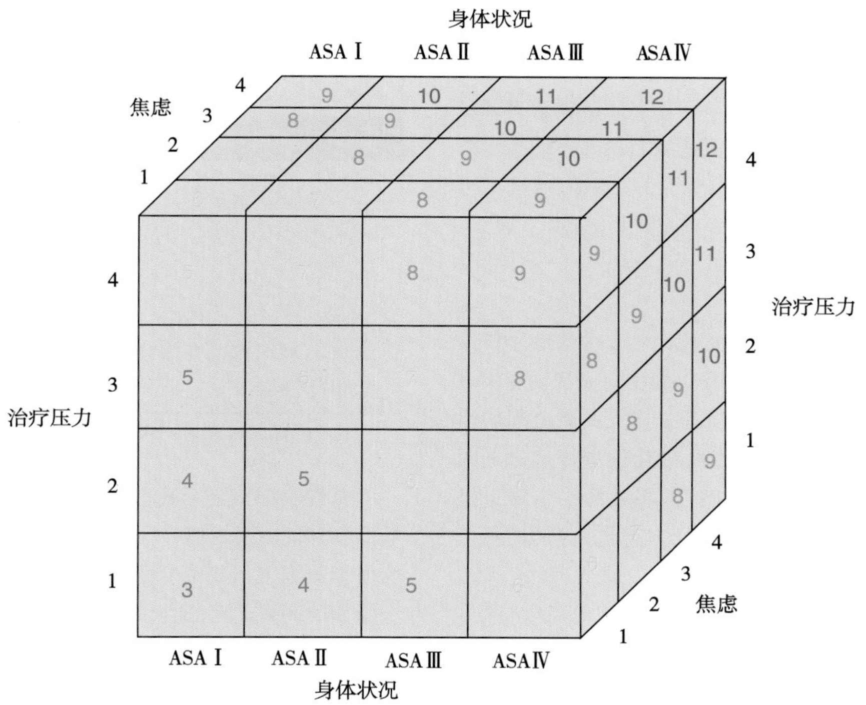

图31-1　多维风险评估模型（MD-RAM）（2015年1月）

表 31-2 多维风险评估模型（MD-RAM）计分说明

MID-RAM 计分	说明
3-5	通常不建议调整治疗方案
6-7	可能需要医疗咨询和治疗调整
8-9	经常接受医疗咨询，可能改变治疗方案
10-12	强烈建议进行医疗咨询；可能需要在医院或配备专门设备的门诊中进行治疗

表 31-3 治疗压力的评估

治疗压力量表	举例 *
1	义齿调整；无创口腔检查；X 线片
2	需要局部麻醉的治疗；龈下刮治术；简单修复治疗；简单根管治疗
3	急性疼痛和 / 或严重感染的患者；拔牙；根管外科；牙周手术
4	骨损伤；创伤手术

* 如果治疗时间较长，临床医生应考虑分值上升的可能，分值上升或下降取决于临床医生的经验。（Adapted in part from Lapoint et al.[15]）

表 31-4 行为量表：患者对牙科焦虑症的自我报告

牙科焦虑量表	语言描述
1	无焦虑
2	轻度焦虑
3	中度焦虑
4	重度焦虑

与任何模型一样，输出信息只能与输入信息一致。该模型可以为患者评估提供一般指导，并不旨在囊括所有内容或替代特定病例的临床判断。其主要目的是帮助临床医生确定在牙科治疗之前是否需要进行治疗调整，通常是减压方案。针对具体疾病的建议将在本章稍后讨论。

二、心血管疾病

在美国，心脏病是主要的死亡原因[34]，这就对牙科诊所的患者安全管理提出了挑战。根尖周炎与冠状动脉疾病之间可能存在联系已被提及，尽管尚未建立两者之间的因果关系[35,36]。牙周疾病和动脉粥样硬化性血管疾病之间的关联也已被讨论过，但也没有确定因果关系[37]。最近报道了系统性他汀类药物（最常用的处方药之一）的使用与髓室钙化之间的正相关关联[38]。

（一）高血压

高血压是牙科诊所可能会遇到的最常见的疾病之一。高血压患者通常被定义为接受高血压治疗的患者，或平均收缩压（SBP）大于或等于 140mmHg 和（或）平均舒张压（DBP）大于或等于 90mmHg 的患者。根据这一定义，美国约 31% 的成年人患有高血压，其中约一半未得到治疗，只有 1/4 的人接受了成功的高血压治疗[39]。由于高血压通常是无症状的，因此大约 1/3 的高血压患者没有意识到自己的病情[40]。即使是 55~65 岁血压正常的患者，在 80~85 岁时也有将近 90% 的风险患高血压[41]。未经治疗或治疗不当的高血压患者发生急性并发症（如心肌梗死和脑卒中）和高血压慢性并发症的风险显著增加。

对牙科医生的临床意义是显而易见的，因为所有成年牙科患者中至少有 15% 患有未经治疗或未得到充分治疗的高血压。在牙科治疗之前，初始血压测量是一个必要的筛查方法。此外，对所有随访患者至少每年测量一次血压，以及对计划进行侵入性牙科治疗患者适合每次治疗期间测量血压。

美国血压预防、检测、评估和治疗联合委员会第八次报告（JNC 8，2013）[42]最近对血压管理指南进行了修订（表 31-5）。从临床实践的角度来看，血压控制良好或收缩压低于 160mmHg，舒张压低于 100mmHg 的患者能耐受所有常规牙科治疗[43]，有充分的证据证明，将血压保持在正常范围内是有益的，因此转诊到患者的内科医生处进行评估是适当的。收缩压在 160~180mmHg 之间或舒张压在 100~110mmHg 之间的患者也应该能够耐受大多数牙科治疗，而不会显著增加围手术期心血管并发症的风险，然而，在治疗前应仔细考虑计划治疗的复杂性和压力，并注意考虑减压方案[44]。尽管缺乏明确的指南来确定牙科治疗的临界点（急症或常规），但普遍认为收缩压大于 180mmHg 和 / 或舒张压大于 110mmHg 的患者应在牙科治疗之前转诊接受医疗咨询和治疗，仅考虑对疼痛或急性感染进行应急处理[44]。收缩压高于 210mmHg 和 / 或舒张压高于 120mmHg 的患者应转诊进行急诊医学评估。

表 31-5 2014 年高血压管理指南第八次美国联合委员会报告

年龄	血压目标
≥60 岁	收缩压 <150mmHg 舒张压 <90mmHg
<60 岁 （或患有糖尿病或慢性肾病的任何年龄）	收缩压 <140mmHg 舒张压 <90mmHg

（Adapted from James PA, et al.[42]）

血管收缩剂通常用于牙科治疗，包括牙髓治疗，作为局部麻醉剂的组成部分，并经常作为根尖周手术的止血剂。含血管收缩剂的局部麻醉剂，最常见的是含 1 : 100 000 肾上腺素的利多卡因，是根管治疗的常用麻醉剂，尽管许多非手术治疗可以使用不含血管收缩剂的局部麻醉剂[45]。当使用血管收缩剂时，由于 α-1 受体刺激的可能性降低，肾上腺素比左旋肾上腺素更合适[46]。与非手术根管治疗相比，手术治疗通常需要更多量的含血管收缩剂的局部麻醉剂。尤其是患有晚期心血管疾病的患者、老年患者和服用某些药物（例如单胺氧化酶抑制剂和非选择性 β 受体阻滞剂）的患者，可能对含有血管收缩剂的局部麻醉剂的耐受性降低。由于含血管收缩剂的局部麻醉剂在根尖周手术中有助于获得足够的止血效果和清晰的手术视野，因此使用不含血管收缩剂的麻醉剂可能很难进行手术[47]。

在心血管疾病患者中，使用含血管收缩剂的局部麻醉剂存在一定争议，以前的 JNC 7 报告中已经讨论过了，但在目前的 JNC 8 指南中未对此进行讨论。虽然总的目标应该是尽量减少在心血管疾病患者中使用血管收缩剂，但当使用含血管收缩剂的局部麻醉剂时，麻醉深度和持续时间的增加是支持使用血管收缩剂的一个重要论据。良好的疼痛控制是牙髓治疗的一个重要组成部分，因为与疼痛相关的压力可以刺激大量内源性儿茶酚胺的释放。

不同种类的压力可使内源性肾上腺素的释放增加，超过基线值 20~40 倍[48]。对接受拔牙或其他口腔外科小手术患者进行的 6 项研究结果显示，收缩压和舒张压分别平均增加 11.7mmHg 和 3.3mmHg，心率增加 4.7 次 / 分。在这些治疗中使用含有肾上腺素的局麻药，会使收缩压额外增加相对较小的幅度，为 4mmHg，增加心率 6 次 / 分[49]。注射时需要谨慎回抽，并使用满足标准规格的针头以便于注射过程中的回抽，以最大程度地减少血管内注射的情况发生。大多数学者认为，0.036mg 的肾上腺素（约 2 支含 1：100 000 肾上腺素的局部麻醉剂）对于患有心血管疾病的患者应该是安全的，除了那些患有严重疾病或其他特定危险因素的患者，以及收缩压需要紧急治疗的患者[44, 49, 50]。对于患有以下心血管疾病的患者，应避免使用或格外谨慎使用含血管收缩剂的局部麻醉剂：重度高血压或高血压控制不良，难控制的心律不齐，过去 1 个月内发生心肌梗死，过去 6 个月内发生脑卒中，过去 3 个月内进行冠状动脉搭桥术以及无法控制的充血性心力衰竭。

当对患有心血管疾病的患者选择骨内（IO）注射局部麻醉剂时，血管收缩剂的一般作用可以忽略。骨内注射最常被作为针对牙齿麻醉效果不佳的补充麻醉技术。尽管使用利多卡因和 1：100 000 肾上腺素进行骨内注射的患者，大约 2/3 会发生心率的短暂升高，但在注射后 4 分钟内心率会恢复到接近基线[51]。接受 3% 甲哌卡因溶液骨内注射的患者中，未发现心率增加。尽管在研究中，无论哪组均未发现血压有明显变化，但作者建议对伴有任何降低肾上腺素耐受性的全身状况的患者，以不含血管收缩剂的 3% 的甲哌卡因进行骨内注射。

尽管大多数专家都同意，在患有严重心血管疾病的患者中，应避免使用含肾上腺素的排龈线[44, 49]，使用外消旋肾上腺素浸渍小球改善根尖周手术中的止血效果也存在一些不确定性[47, 52]。在两项临床研究中，将含肾上腺素小球（棉或胶原蛋白）置于骨腔中以改善根尖手术中的止血效果时，血压或心率均无明显变化[53, 54]。如果健康的患者足以耐受含 1：100 000 肾上腺素的 2~3 支局部麻醉药，那么在根尖手术期间，正确使用含肾上腺素浸渍的小球不会产生任何不良影响。无论如何，对于患有严重心血管疾病的患者，应考虑使用其他可供选择的局部止血剂。

（二）缺血性心脏病

当冠状动脉粥样硬化性心脏病发展到足以产生症状的程度时，称为缺血性心脏病。缺血性心脏病在普通人群中相对常见，尤其是随着年龄的增长，通常表现为心绞痛或心力衰竭[55]。大多数情况下，冠状动脉疾病（动脉粥样硬化）引起的心肌血流灌注减少是导致心力衰竭的根本原因，高血压是导致心力衰竭的常见因素。充血性心力衰竭和心脏扩大是由于心肌受损功能减弱所致。

胸痛继发于缺血性心脏病，当心肌的需氧量超过供氧量时会发生。短暂性疼痛（称为心绞痛）通常被描述为胸中部疼痛、挤压感或紧绷感。心绞痛通常是由于体力活动或压力而诱发，可能放射到手臂或下巴，并可能以面部或牙齿疼痛的形式出现。牙科治疗引起的恐惧和焦虑可能是某些患者心绞痛的诱发因素[55]。对于牙医而言，特别重要的发现是，约 6% 心肌梗死患者的口腔颌面部疼痛可能是心脏缺血的唯一症状。患者的双侧与单侧口腔颌面疼痛的比率为 6：1[56, 57]。

舌下含服或其他形式服用硝酸盐是心绞痛的标准治疗方法，可迅速缓解症状。牙科约诊应始终告知患者随身携带抗心绞痛药物。如果口服硝酸盐并中断治疗减少压力，也不能缓解症状，则应怀疑心肌梗死（MI），应立即开展应急处理。由于心绞痛通常是一过性的，因此，进行性疼痛或休息时疼痛的患者被认为患有不稳定型心绞痛，在手术期会出现严重的心肌梗死（MI）风险[58]。这些患者通常被分类为 ASA Ⅳ。可以通过休息或服药来控制，且持续时间、频率或严重程度随时间相对不变的胸痛被称为稳定型心绞痛，与不稳定型心绞痛相比，预后较好，风险水平较低，通常被分类为 ASA Ⅱ或 ASA Ⅲ。

与其他手术治疗相比，大多数牙科和口腔外科手术被认为风险相对较低[59, 60]。但是，即使是相对较低的治疗压力，严重的心脏疾病史也是手术风险的主要预测指标。近期心肌梗死（1 个月内）、不稳定型心绞痛、既往心肌梗死史伴有明显的后遗症损害、失代偿性充血性心力衰竭、严重的心律不齐和严重的瓣膜疾病均被视为术前心血管风险增加的主要预测因素，这些患者通常被归为 ASA Ⅳ。稳定型心绞痛既往有心肌梗死史（超过 1 个月）且心肌损害后遗症极小、代偿性充血性心力衰竭或糖尿病的患者应被视为中等风险，通常将其分类为 ASA Ⅱ或 ASA Ⅲ[59]。多种危险因素的存在增加了手术期间的总体风险[61]。即使有近期心肌梗死史或不稳定型心绞痛病史的患者，也应能够耐受局部麻醉下的常规牙科治疗，尽管需要进行医疗咨询，并且建议在监护下进行清醒镇静[60,62]。

缺血性心脏病患者治疗调整的注意事项应包括：上午约诊、短期约诊、口服抗焦虑药或一氧化二氮/氧气吸入镇静、有限制地使用血管收缩剂（如前所述）、适当的疼痛控制（在牙科约诊期间和之后）、半坐位治疗及可能的心脏监护[63]。口服短效苯二氮卓类药物（例如三唑仑或氯羟安定）或一氧化二氮吸入镇静，可以缓解牙科治疗所产生的压力，并提高局部麻醉的效果[33]。临床医生必须了解医疗需求和法律要求，包括特殊培训、治疗许可以及对焦虑症患者进入清醒镇静状态时进行监护。如果需要清醒镇静，最好由受过训练的麻醉/镇静师和另一名牙科护理员进行。

（三）心脏杂音和瓣膜疾病

瓣膜疾病患者在牙科治疗方面有两个主要考虑因素：感染性心内膜炎的潜在风险和抗凝治疗患者出血过多的风险[55]。本章稍后将讨论处理抗凝治疗患者的注意事项。大多数心脏瓣膜异常会影响主动脉瓣或二尖瓣，并可能导致血液湍流或血流的部分阻塞（狭窄）或瓣膜功能不全（返流）。心脏杂音很常见，可能是良性的，或提示下述主要疾病，例如退行性瓣膜疾病（例如主动脉瓣狭窄）、风湿性心脏病、先天性瓣膜病变、人工瓣膜、心房纤颤或充血性心力衰竭[64]。其他会增加患者感染性心内膜炎风险的情况包括：系统性红斑狼疮（SLE）和某些用于减轻体重的药物（右芬氟拉明和芬氟拉明-苯丁胺）[64,65]。牙科治疗需要评估心脏病的类型，瓣膜感染的风险以及牙科治疗产生的菌血症的风险。

当前的预防感染性心内膜炎的指南于2007年发布，与以前美国心脏协会发布的指南相比具有重大意义[66]。例如，对于有二尖瓣脱垂（有或没有返流）、风湿性心脏病、二尖瓣瓣膜疾病、主动脉瓣狭窄和某些先天性心脏病病史的患者，不再建议预防性使用抗生素。现在仅建议，对感染性心内膜炎不良反应风险最高的瓣膜疾病患者进行抗生素预防。对于高风险类别的患者，建议对涉及牙龈组织，或牙根尖区域，或口腔黏膜穿孔处理的牙科治疗采取抗生素预防措施。对于所有其他患有瓣膜疾病的患者，常规预防性使用抗生素的风险大于潜在的益处[66]。

图31-2和图31-3列出了被认为是感染性心内膜炎风险最高的特殊的心脏瓣膜异常和牙科治疗。一般而言，与非手术根管治疗有关的治疗，例如局部麻醉剂注射、放置橡皮障以及在根管系统中器械预备时，不会使患者面临感染性心内膜炎的重大风险[67]。当根管器械未伸入根尖周组织时，菌血症的发生率和程度很低，几乎所有细菌都在10分钟内从血液中清除[68,69]。根管预备超出根尖，韧带内注射和骨内注射以及根尖周手术，均有可能产生较高风险的暂时菌血症。在这些情况下，建议对高风险疾病类别的患者预防性应用抗生素。感染性心内膜炎很少与牙科治疗直接相关，因此推荐的抗生素治疗方案的疗效值得推敲[66,70-74]。表31-6列出了目前用于抗生素预防选择的方案和药物。这些指南应被视为目前指导临床治疗决策的最佳依据；然而，在英国最近的一项研究表明，在2008年新标准被广泛采用之后，感染性心内膜炎的病例有所增加[75]。在高危和低危人群中均有发现，尽管增加的数量在统计学上是显著的，但是绝对病例数仍然非常低，作者提示，两者之间的因果关系尚未确定。

根据Lessard等[64]的报道，有些心脏杂音明显的患者可能会出现呼吸困难、疲劳以及躺在牙椅上出现呼吸困难。因此，需要在更为直立的体位上进行牙科治疗[64]。报道中还建议，由于影响通气量，某些患者可能不宜使用橡皮障；但是，当给患者提供持续不断的通气时，也可以通过小心地使用橡皮障来克服这一问题。不使用橡皮障被认为是低于根管治疗标准的，如果橡皮障不能使用，拔牙可能是这些患者的唯一选择。

（四）抗凝治疗和出血性疾病

对抗凝治疗患者的处理取决于抗凝剂的类型、抗凝治疗的原因以及治疗计划的种类。通常将华法林（Coumadin-DuPont Pharmaceuticals，威明顿，特拉华，美国）作为抗凝剂处方，用于治疗或预防血栓栓塞。这类抗凝剂通过阻止凝血酶原和其他凝血因子的形成而发挥作用。国际标准化比率（INR）值是衡量凝血酶原时间（PT）的公认标准。INR的理想治疗范围通常在2.0~3.5之间，具体取决于下面所述的抗凝治疗的适应证。

预防性应用抗生素建议

来源于感染性心内膜炎不良后果的最高风险
- 人工心脏瓣膜
- 既往感染性心内膜炎史
- 先天性心脏病（CHD）*
  - 未修复的紫绀型先天性心脏病，包括姑息性分流管和导管
  - 完全修复的先天性心脏缺陷，在手术后的最初6个月内，无论是通过手术还是导管放置修复材料或装置
  - 已修复的先天性心脏病，在修补物或修复装置的部位或邻近部位有残留缺损
- 发生心脏瓣膜病的心脏移植受体

*不建议对其他类型的先天性心脏病预防性使用抗生素

图31-2 来源于感染性心内膜炎风险分层的预防性应用抗生素建议（Adapted from：Wilson W，et al.[66]）

仅针对感染性心内膜炎不良后果风险最高的患者推荐预防性应用抗生素（图31-7）：
所有涉及处理牙龈组织或牙齿的根尖区域或口腔黏膜穿孔的牙科治疗（不包括通过未感染组织进行的常规局部麻醉剂注射）

图31-3 牙科治疗的风险（Adapted from：Wilson W，et al.[66]）

表 31-6　牙科治疗的抗生素预防
（有方案均为单剂量治疗前 30~60 分钟给予）

标准口服方案	成人：2.0g 阿莫西林 儿童：50mg/kg
对青霉素过敏的患者或目前正在服用青霉素类抗生素的患者的替代口服方案	成人： 2.0g 头孢氨苄或等效剂量其他第一或第二代头孢菌素 * 或 600mg 克林霉素 或 500mg 阿奇霉素或克拉霉素 儿童： 50mg/kg 头孢氨苄或等效剂量其他第一或第二代头孢菌素 * 或 20mg/kg 克林霉素 或 15mg/kg 阿奇霉素或克拉霉素
无法服用口服药物的患者	成人： 2.0g 氨苄西林肌肉注射或静脉内注射 或 1.0g 头孢唑啉或头孢曲松肌肉注射或静脉内注射 * 儿童： 50mg/kg 氨苄西林肌肉注射或静脉内注射 或 50mg/kg 头孢唑啉或头孢曲松肌肉注射或静脉内注射 *
对青霉素过敏且无法口服药物的患者的替代肌肉注射 / 静脉内注射方案	成人： 1.0g 头孢唑啉或头孢曲松肌肉注射或静脉内注射 * 或 儿童： 50mg/kg 头孢唑啉或头孢曲松肌肉注射或静脉内注射 * 或 20mg/kg 克林霉素术前 30 分钟内肌肉注射或静脉内注射

* 对青霉素过敏的患者应谨慎使用头孢菌素，因为对青霉素过敏的患者中约有 5%~15% 会表现出与头孢菌素的交叉反应，尤其是第一代和第二代头孢菌素。（Adapted from：Wilson W，et al.[66]）

对于 INR 值在正常治疗范围内的患者，可以安全地施行有限的口腔外科治疗，限定为拔牙钳简单拔除 1~3 颗牙齿[76-78]。非手术根管治疗通常不需要调整抗凝治疗，重要的是要确定患者的 INR 在治疗范围内，尤其是在需要神经阻滞注射的情况下。即使对于 INR 保持在良好治疗范围内的患者，在根尖手术中的止血也可能是更大的挑战。理想的根尖手术所需的清晰视野，在进行抗凝治疗的患者中通常不可能获得。需要咨询患者的内科医生，以帮助制定适当的治疗计划。一些患者可能能够耐受在手术治疗前 2 天中断华法林治疗，以使 INR 下降。在一项前瞻性队列研究中，Russo 等[79]报道，华法林在手术前 2 天停药不会引起出血问题和血栓栓塞情况。研究发现，INR 低于 2.0（临界值）的平均时间为 28 小时，并且 90% 的患者在 7 天内恢复了 INR 治疗期望值。但是，这种对策可能会使某些患者发生更高的血栓栓塞风险，因此在这种情况下，不建议停用抗凝治疗。

一般而言，接受华法林抗凝治疗的患者在口腔手术期间或之后，经适当的局部措施控制出血，出现大出血的风险很小[80,81]。Jeske 和 Suchko[82]在为美国牙科协会科学事务委员会和科学部准备的综述中建议，在进行包括外科手术在内的牙科治疗之前，不要常规中止抗凝治疗。无论选择哪种处理方法，均强烈建议在手术当天咨询患者的内科医生，及进行 INR 测试。在特殊情况下，可以考虑患者住院和肝素转化治疗，患者、内科医师和手术医生必须仔细权衡潜在风险与预期结果和获益。使用低分子量肝素（LMWHs）是一种可能的替代方法，患者可以自行服药。某些患者需要保持较高抗凝水平，但希望降低与传统肝素转化治疗相关的成本和时间，这是一种可行的替代方法。

除人工心脏瓣膜患者外，在大多数抗凝治疗适应证中，一类新型的口服抗凝药物（NOAC）已被接受作为华法林的替代药物[83]。此类药物包括：阿哌沙班（Eliquis™）、达比格拉坦（Pradaxa™）、艾多沙班（Lixiana™）和利伐沙班（Xarelto™）。与华法林相比，NOAC 与食物和其他药物的相互作用较少，因此无须常规血液化学监测。该类别药物中，利伐沙班通过抑制 X 因子向 Xa 因子的转化来延长 PT，半衰期为 8~12 小时。不幸的是，PT 测试不是评价手术过程中抗凝水平和出血风险的可靠指标。尽管接受较小的牙科治疗（例如拔牙或根管治疗）的患者可能不需要中断 NOAC 治疗，但目前尚无支持依据。因此，建议进行医疗咨询，患者的内科医生可能建议在手术前 1~2 天停用 NOAC 药物[84]。

小剂量阿司匹林通过不可逆地抑制血小板聚集而增加出血时间。非手术性根管治疗无需调整任何治疗方法。但是，外科手术需要评估阿司匹林治疗的原因和必要性。常见的做法是，建议患者在口腔外科手术前，停止服用阿司匹林治疗 7~10 天[85]。在低剂量治疗水平下（<100mg/ 天），阿司匹林可能增加出血时间，并可能使手术复杂化。但是，Ardekian[85]得出结论，口腔手术前不应停止小剂量阿司匹林治疗（<100mg/ 天），且出血可以通过局部措施控制。高剂量的治疗，可能会在手术期间或之后带来更大的出血风险。尽管接受阿司匹林治疗的患者，在术中或术后出血的风险可能不高，但根尖周手术需考虑由于渗血造成的视野

清晰程度。建议咨询患者的内科医生或经验丰富的牙科专家，以确定阿司匹林治疗的病因，并在计划手术前权衡停用阿司匹林的风险和益处。必要时可以在不中断阿司匹林治疗的情况下进行根尖周手术，但手术过程中的视野清晰度可能会受到影响，且预后可能会相应降低[47]。

非甾体抗炎药（NSAIDs）也具有抗血小板作用，但与阿司匹林不同，停药后这种作用是可逆的，血小板活性应在药物大约 3 个半衰期内恢复正常。其他常用的抗血小板药物包括双嘧达莫、噻氯匹定、氯吡格雷、阿昔单抗、整合素、提拉非班和拉米非班。大量饮酒、肝病和某些药物会增加服用抗血小板药物的患者围手术期出血的风险。建议在手术和实验室检查前进行医学咨询以确定血小板计数和功能（血小板功能分析仪 PFA-100 和 Ivy 法测定出血时间 BT）。一些草药和膳食补充剂也可能影响出血风险。

已知 COX-2 选择性抑制剂会增加静脉血栓栓塞和主要冠状动脉的风险[86,87]。即使是布洛芬，一种 COX-1 抑制剂，为治疗牙痛最常用的非甾体抗炎药，增加了主要冠状动脉的风险，但不是大血管的风险[87]。

患有遗传性或获得性出血性疾病的患者，在根尖周手术期间和之后也有大量出血的风险，并且可能有局部麻醉剂注射的风险，特别是在神经阻滞麻醉注射时。过去或现在酗酒或滥用药物而导致的肝功能受损，也可能导致患者在手术中出血过多。对于血小板减少、血友病和血管性假血友病（von Willebrand 病）等严重出血性疾病的患者，在牙科治疗之前，通常需要咨询血液科医生。在进行牙科治疗之前，可能需要补充缺乏的凝血因子或输注血小板[88]，尤其是在需要进行下牙槽神经阻滞麻醉或计划进行手术治疗的情况下。如果进行局部浸润麻醉的非手术根管治疗，则无须补充[89]。但是，必须与患者的血液科医生协商后才能做此决定。

（五）心律失常和心脏起搏器

心律失常是一类异质性疾病，定义为在正常心率或心律中的任何紊乱。心律失常是冲动产生异常、冲动传导异常或两者兼而有之的结果，程度从无害到危及生命[55]。在普通的牙科患者中，心律不齐的总体患病率约为 17%，其中超过 4% 的患者表现为严重的、可能危及生命的心律失常[90]。虽然心律失常在正常健康成人中并不少见，但在牙科治疗之前，应仔细评估潜在心血管疾病、全身疾病或药物引起心律失常的可能性。与牙齿治疗相关的焦虑症可能在易感患者中诱发心律失常。此外，在局部麻醉的口腔手术过程中，心血管疾病患者更容易出现心律失常[91]。服用地高辛治疗房颤或充血性心力衰竭的患者，在口腔手术过程中尤其容易出现心律失常[92]。

药物通常是治疗心律失常的第一道防线，尽管其中许多药物的安全治疗范围很窄（如地高辛），必须仔细监测。手术、心脏复律和心脏起搏器也可用于治疗心律失常。房颤患者使用抗凝剂治疗是很常见的（通常是华法林或本章前面讨论的 NOAC 药物管理）。心律失常史通常在病史中有表述。除病史外，脉搏不规则、脉搏异常快或慢、晕厥、心悸、头晕、心绞痛或呼吸困难的患者，应在牙科治疗之前转诊给内科医生进行评估。一旦确定了心律失常的性质和病情的稳定性，大多数牙科治疗可以使用在缺血性心脏病讨论中所列的减压治疗方案安全地进行。与通常一样，临床医生和工作人员应该做好准备，以便在必要时处理医疗紧急情况。

对于植入了心脏起搏器或心脏复律器 / 除颤器的患者，某些牙科设备产生的电干扰是一个潜在的问题。特别是根管治疗中使用根尖定位仪（EAL）和牙髓电活力测试仪（EPT）时。EAL 和 EPT 的制造商警告不要在心脏起搏器患者中使用这些设备。然而，目前的心脏起搏器已很好地屏蔽了外部电场，电干扰的可能性很小[93-97]。最近的临床研究支持了先前的体外研究和一个病例报告，认为 EAL 和 EPT 设备在有心脏起搏器和心脏复律器 / 除颤器的患者中使用是安全的[98,99]。需注意的是，在一项研究中使用 EPT 设备时，应用了黏膜唇夹来形成回路，而不是常见临床操作中，让患者用手握住 EPT 棒[98]。如果选择在有心脏起搏器的患者上使用 EPT 设备，建议使用唇夹技术，因为使用患者的手来形成回路的做法，可能让电流通过离起搏器更近的人体部位。这种技术的安全性尚未经过检验。

（六）心脏衰竭

心脏衰竭（HF）也称为充血性心脏衰竭（CHF），在老龄化人群中越来越常见，代表了其他常见心血管疾病的终末期，例如冠心病、高血压、心肌病、瓣膜性心脏病和心肌梗死[100]。心脏衰竭可能涉及一个或两个心室，会导致心脏不能有效地泵血。心脏衰竭患者通常表现出应对压力（包括牙科治疗）明显的储备能力不足，并且由于经常服用多种药物，可能会引起药物的相互作用。

控制良好的心衰患者可耐受常规牙科治疗，只要对治疗进行一些细微的调整，类似于对缺血性心脏病患者的建议。此外，应适当考虑和控制潜在的原因（冠心病、高血压、瓣膜病等）和药物。中期至晚期心脏衰竭的患者可能因为存在肺水肿，而需要更直立的坐姿。在这些情况下，控制不良的心脏衰竭可能会出现呼吸急促和周围性水肿。临床医生在调整座椅位置时，应警惕体位性低血压。失代偿的晚期心脏衰竭患者在牙科治疗之前，需要进行医学咨询，同时应避免使用血管收缩剂。这些患者可能需要在特殊护理机构或医院的门诊进行治疗。纽约心脏病协会（NYHA）已开发出一种适用于心脏衰竭的分类系统，该系统可用于协助评估牙科治疗的风险（表 31-7）。

表 31-7　纽约心脏病协会关于充血性心脏衰竭患者牙科治疗注意事项的分类系统

心脏协会 CHF 分类	体征和症状	牙科管理注意事项
一级	体力活动无限制；正常体力活动时无呼吸困难、疲劳或心悸	应能耐受常规牙科治疗；根据需要制定减压方案
二级	体力活动轻微受限；休息时舒适，但可能会在普通体力活动中出现疲劳、心悸和呼吸困难	应能耐受常规的牙科治疗；根据需要制定减压方案；可能的医疗咨询
三级	活动明显受限；休息舒适，但轻微活动就会出现症状	医疗咨询；考虑在医院牙科门诊或类似机构进行治疗；避免使用血管收缩剂
四级	休息时就有症状；任何体力活动都会加剧症状	医疗咨询；仅保守治疗；医院牙科门诊治疗；避免使用血管收缩剂

（Adapted from：Little JW，et al.[32]）

三、糖尿病

糖尿病（DM）是一种复杂的代谢紊乱疾病，其特征是碳水化合物、脂肪和蛋白质代谢异常，这是由于胰岛素缺乏（Ⅰ型）或靶组织对其细胞代谢作用的抵抗（Ⅱ型）而引起的。高血糖是糖尿病最重要的临床代谢异常，是糖尿病诊断的基础。慢性高血糖与眼、肾、心血管、脑血管和周围神经系统并发症有关。糖尿病的定义是空腹血糖水平高于125mg/dL，而正常空腹血糖水平低于110mg/dL。空腹血糖水平大于110mg/dL但小于126mg/dL的患者，表现为正常和糖尿病之间的过渡状态，被认为有糖耐量受损[101]。在这阶段对患者的鉴别，可以更早地进行预防性干预，并可能延缓或阻止糖尿病的进展。

糖化血红蛋白（HbA1c）被认为一种更准确的糖尿病检测方法，因为它可以衡量过去3个月的平均血糖水平。正常HbAlc低于5.7%；糖尿病前期为5.7%~6.4%；糖尿病为6.5%或更高。大多数糖尿病患者HbAlc的目标值是低于7%。

在美国，约有2 600万儿童和成人患有糖尿病，占人口的8.3%，1/3以上的人不知道自己患有糖尿病[102]。在美国，肥胖病的流行预计会导致糖尿病患病率的上升。

在追问病史时，临床医生应了解糖尿病的主要症状，例如多饮、多尿、多食、体重减轻和虚弱，应转诊给内科医生进行诊断和治疗[102]。在糖尿病患者中，临床医生应该确定病情的控制程度。牙科约诊时，应考虑到营养一致的重要性，避免约诊与进食重叠或妨碍进食。

低血糖的症状可以是轻度的，如焦虑、出汗、心动过速，也可以是严重的，如精神状态改变、癫痫发作和昏迷。严重低血糖发作是医疗急症，应立即口服15g碳水化合物，如6盎司橙汁、3~4茶匙食糖、5颗Life Savers糖果或3片葡萄糖或右旋糖片。如果患者不能配合或吞咽，可以皮下或肌肉注射1mg胰高血糖素。胰高血糖素的副作用包括恶心、呕吐和头痛。

众所周知，唾液分泌不足、牙龈炎、牙周炎和牙周骨缺失与糖尿病有关，尤其是在控制不佳的情况下[103,104]。术后感染的风险，控制良好的糖尿病患者不会高于非糖尿病患者[105]。因此，在控制良好的糖尿病患者中，外科手术不需要预防性使用抗生素。然而，当控制不良的糖尿病患者需要手术时，由于糖尿病患者中性粒细胞功能的改变，应考虑预防性使用抗生素。手术也可能会增加胰岛素抵抗，从而使糖尿病患者在术后出现高血糖症。在这些情况下，应考虑术前使用抗生素[106]。此外，牙槽骨手术后牙槽骨愈合延迟，应怀疑是否存在骨髓炎，立即安排手术会诊。口腔并发症可能包括口干、念珠菌病感染风险增加，尤其使用了抗生素之后。诊断口腔颌面部疼痛和牙齿疼痛时，应考虑到糖尿病性神经病变引起口腔症状的可能性。最后，糖尿病患者可能会出现全身性并发症，在牙科治疗前应考虑到每一种并发症。

四、肺部疾病

（一）哮喘

哮喘是一种慢性炎症性呼吸系统疾病，由于细支气管组织高反应性和炎症，反复发作胸闷、咳嗽、呼吸困难和喘息。过敏原、上呼吸道感染、遗传和环境因素、某些药物以及高度情绪化的状态（如焦虑、压力和紧张），可能会引起明显的发作。

牙髓专科医生应详细了解病史，以确定疾病的严重性和稳定性。指导患者每次就诊时带上吸入器（支气管扩张剂），并在出现哮喘发作早期体征或症状时告知牙髓专科医生。在牙科治疗期间，哮喘急性发作最可能的时间是在局部麻醉剂注射期间和注射后即刻，以及刺激性治疗，如牙髓摘除术[107]。因为压力可能是哮喘发作的诱发因素，所以镇静是有益处的。虽然一氧化二氮可用于轻中度哮喘患者，但由于其可能引起气道刺激，因此在重度哮喘患者中禁用[108]。或者，可以用小剂量的短效苯二氮卓类药物作为治疗前口服用药。在服用茶碱的患者中，应避免使用大环内酯类抗生素，因为有可能增加茶碱的毒性。此外，需要注意的是，阿司匹林和其他非甾体抗炎药可能在一部分的患者中引起哮喘发作[109]。

（二）慢性阻塞性肺疾病

慢性阻塞性肺疾病（COPD）是指以肺部气流的慢性不可逆阻塞为特征的肺部疾病，是美国第四常见的死亡原因[110]。COPD最常见的3种类型是慢性支气管炎、肺气肿和支气管哮喘。患有肺部疾病的患者通常表现为以下一种或多种症状：咳嗽、呼吸困难、咳痰、咯血、喘息或胸痛[111]。患者应置于半仰卧位。由于使用橡皮障可能会引起气道狭窄的感觉，因此可以考虑小心使用橡皮障和采用加湿的低流量氧气，通常为每分钟 2~3 升。重度 COPD 患者不应使用一氧化二氮。

（三）结核

结核（TB）是一种传染性疾病，通常在咳嗽、打喷嚏或说话时，通过含有结核杆菌的空气飞沫传播。TB 的特征性病变是结节，是由巨噬细胞和淋巴细胞不断进入感染部位形成的肉芽肿[112]。在肺中，结核性肉芽肿常伴有组织坏死，由于其外观粗大，称为干酪样坏死。感染确定后，有症状的个体会有肺部的表现，通常局限于肺中下部的边缘[112]，然而再次复发最常见于肺尖[113]。口腔结核感染罕见，发生于 0.05%~5% 的结核病患者中，当出现病变时，通常表现为舌背溃疡、裂纹或肿胀[114]。尽管美国结核病的发病率在下降，但包括牙髓病医生及其他工作人员在内的卫生保健工作者感染该疾病的风险仍然很高。

牙髓病医师有必要对诊室工作人员进行结核病预防教育，认识结核病的症状和口腔表现，以保护工作人员和其他患者免受感染。应获得患者完整的病史，对已确诊或疑似活动性肺结核患者，任何牙科治疗都应推迟，直到患者接受了抗结核治疗且随后证明无感染。

在确定患者已得到充分治疗，且没有疾病活动性的体征或症状后，常规的牙科治疗是适合的，在治疗接受抗结核治疗的患者时，临床医生应注意潜在的药物相互作用。在服用利福平和异烟肼等药物的患者中，应避免使用乙酰氨基酚，因为这可能导致肝损伤。服用链霉素的患者不推荐使用阿司匹林，因为会增加耳毒性和前庭失调的风险[115]。此外，链霉素还可引起面部感觉异常和全血细胞减少症。

五、脑血管意外

（一）脑卒中

脑血管意外（CVA）或称脑卒中，亚分类为缺血性损伤，继发于血栓形成或栓塞，或出血，通常指动脉出血。缺乏血液流动导致大脑局部缺氧和葡萄糖缺乏。牙髓病医生应该知道如何在诊室中识别脑卒中患者。用于早期识别脑卒中的一个有用的助记符是：F.A.S.T.。

F= 面部：请患者微笑。脸的一侧会下垂吗？

A= 手臂：请患者抬起双臂。一只手臂会向下垂吗？

S= 语言：请患者重复一个简单的短语。他的讲话含糊不清或奇怪吗？

T= 时间：如果您观察到这些现象中的任何一个，请致电急诊。

无论采用何种治疗方法，治疗前都应检查患者的血压，以确定患者有无血压升高，且在压力下是否可能有脑卒中的风险。口齿不清、身体部分区域失去运动控制、单侧面部下垂、单侧视觉改变和单侧严重头痛，都是脑卒中或短暂性脑缺血发作（TIA）的潜在征兆。如果发生任何此类情况，应检查患者的生命体征，将其置于仰卧位，对生命体征进行监测，并立即进行急救措施，及时启动治疗。有脑卒中病史的患者可能会因吞咽异常，而发生误吸的危险，因此应将其置于半仰卧位，小心且始终应用橡皮障。脑卒中后的患者可能需要口服抗凝剂，因此如果计划进行手术治疗，牙髓病医生应联系内科医生，以确定血栓栓塞的风险是否超过术后止血的益处（请参阅抗凝剂治疗和出血障碍章节）。牙髓病医生还应注意，脑卒中后的患者可能会出现情绪问题，包括愤怒和沮丧以及行为不当的情况。

（二）癫痫发作

癫痫发作是最常见的神经系统疾病之一，可表现为病因不明的单独发作，或需长期治疗的症状。癫痫是大脑功能一种暂时性不自主的紊乱，导致中枢神经系统中神经元同步、过度、异常的放电[116]。表现形式可以是运动障碍、感觉改变或患者意识水平的改变。癫痫分为部分性发作和全面性发作两大类。大多数癫痫患者有良好的控制能力，能够接受常规牙科护理。

牙髓病医生应注意患者的癫痫药物，因为许多抗生素是禁用的。如果在牙科诊所癫痫发作，应立即停止治疗，并将所有器械从口腔中取出。患者应仰卧，平躺着地。应立即开始基本的生命支持，包括打开气道，测量心率和血压等生命体征，及联系急诊医疗服务。

一般认为，脑积水分流术（脑室 - 腹膜和房室）的患者经侵入性牙科治疗后，发生分流感染的风险很低[117]，因此，对抗生素预防性使用的必要性缺乏共识。美国心脏协会的一个专家小组指出，在非瓣膜心血管装置（包括脑积水分流术）患者接受牙科治疗之前，一般不建议进行抗生素预防[118]。然而，如果治疗涉及脓肿的切开和引流，则建议使用抗生素预防。一项研究发现，儿童口腔牙医可能更关注分流感染中的链球菌微生物，而神经外科医生更关注葡萄球菌微生物[119]。因为葡萄球菌微生物是大多数分流感染的原因，两组中的大多数都建议用青霉素预防，尽管还有更合适的抗生素[118,119]。（请参阅本章“假关节和其他假体”中的讨论。）建议咨询患者的神经外科医生，并密切关注预防指南的变化。

六、肾脏疾病与透析

慢性肾功能衰竭是一种缓慢进展的疾病，其特征是肾小球滤过率（GFR）的不可逆降低。这种疾病的进展始于无症状的肾功能下降，最终导致终末期肾脏疾病（ESRD）。在整个功能下降过程中，多个系统均受到影响，与肾功能不全直接相关。除非患者接受透析或肾脏移植，否则 ESRD 可能致命（请参阅本节：关于肾脏移植的实体器官移植）。

透析治疗可采取血液透析（占 90%）[120]，或腹膜透析的形式。该治疗通过半渗透膜上的扩散和渗透去除了液体和废物，使电解质和酸碱平衡。

临床医生必须了解 ESRD 患者的类型，透析治疗天数，以及合并疾病，例如高血压和/或糖尿病。血液透析期间，对血小板的机械性损伤和抗凝剂（如肝素）的使用，可能会增加肾病患者的出血倾向。虽然建议在非透析日（通常是透析后一天）进行牙科治疗[121]，但牙髓病医生应意识到血小板功能异常，可能会在治疗过程中导致更大的出血风险。此外，ESRD 患者需要积极治疗牙源性感染。有学者建议血液透析患者接受有创性牙科治疗时，预防性使用抗生素[122-124]，另有学者建议，接受导致黏膜出血的治疗时，所有血液透析患者均应预防性使用抗生素，以防止血管通路感染、菌血症和感染心内膜炎[123]。然而，美国心脏协会专家小组的科学声明，不建议在牙科治疗前，对这类患者进行常规抗生素预防，除非是涉及脓肿切开和引流的病例[118]。大多数血管转移感染与金黄色葡萄球菌有关[118]。

由于钙、磷和维生素 D 代谢异常，在疾病晚期可能会发生肾性骨营养不良和继发性甲状旁腺功能亢进。这种临床表现可能会增加手术过程中颌骨骨折的风险。

由于许多药物是通过肾脏代谢的，肾脏给药应通过延长给药间隔，和/或改变所需药物的剂量，来延长药物的半衰期。尤其应针对肾脏调整抗生素药物剂量。由于肾毒性作用，肾功能不全的患者应避免使用非甾体抗炎药，但当患者患有 ESRD 时不再需要避免使用非甾体抗炎药。

七、口腔癌

口咽癌包括多种恶性疾病。90% 以上的口腔癌是鳞状细胞癌，9% 是唾液腺肿瘤、肉瘤和淋巴瘤，其余 1% 是起源于身体其他部位的转移性癌症[125]。2015 年，美国癌症协会预计有 39 500 例口腔和口咽癌新发病例，7 800 人死于该病[126]。许多危险因素与口咽癌的病因有关，包括烟草、过量酒精、紫外线照射、免疫抑制和病毒，特别是人乳头状瘤病毒（16 型）。

口腔癌有多种外观，包括白色或红色斑块、外生肿块、溃疡、颗粒状隆起病变、黏膜下肿块或多种病变混合在一起。口咽癌的治疗包括手术、放疗和化疗，以及目前正在研究的靶向治疗和免疫治疗[127]。目前口咽癌多采用综合治疗，以提高生存率。

那些易于手术治疗且不影响口腔的癌症，几乎不需要调整治疗计划。另一方面，口咽癌的治疗和并发症可能会引起口腔的显著变化。在癌症治疗之前，必须消除所有炎症和潜在感染源。只要有可能，在高剂量放射治疗区域内的，不可修复的牙齿和牙周长期预后差的牙齿（即预计不会在患者一生中保留）最好在放射治疗 2 周前拔除。有症状的死髓牙，至少在开始头颈部放疗或化疗 1 周之前进行牙髓治疗。无症状牙齿的治疗，即使有根尖周病变，也可推迟，特别是治疗仅限于根管治疗时。在高剂量辐射场中的牙齿，可以考虑拔牙。许多癌症患者留置导管，容易感染。尽管有争议，疾病预防控制中心并不建议在有创性牙科治疗前进行常规抗生素预防[128]。如果患者正在接受化疗，牙髓病医生应熟悉患者的白细胞计数（WBC）和血小板状态，并可咨询内科医生和/或有经验的口腔护理专家。如果中性粒细胞计数大于 1 000 个/mm^3，血小板大于 50 000 个/mm^3，则可以进行牙髓治疗。放射后骨坏死（PRON）是由放射线引起的颌骨变化，可发生在暴露于高剂量放射线的骨骼中，其特征是无症状或疼痛性骨暴露。减少骨坏死风险的治疗方案中，牙髓治疗优于拔牙。进行专业的非创伤性手术治疗时，应采用不含或含低浓度肾上腺素的局麻药，预防性使用抗生素，并且在愈合周期内应用抗生素。[129]

八、骨吸收抑制剂诱导的颌骨坏死（ARONJ）

双膦酸盐是一种抑制骨吸收的药物，常用于癌症治疗，并且可以与癌症化疗（如多发性骨髓瘤和转移性骨癌、乳腺癌和前列腺癌）和癌症高钾血症的治疗结合使用。也可用于预防和治疗骨质减少症、骨质疏松症和 Paget 骨病。最近的报道表明，双膦酸盐（如帕米膦酸、唑来膦酸）会增加上颌骨和下颌骨的骨坏死风险，可以是自发性的，也可以继发于牙科手术或口腔创伤后[130-134]。

ARONJ，以前被称为双膦酸盐相关骨坏死（BON）疾病，目前认识到，一些非双膦酸盐抗皮质药物也会增加颌骨坏死的风险（如地诺单抗）[135]。虽然其作用机制尚不完全清楚，但抑制破骨细胞骨吸收和骨重建、抑制血管生成以及感染和/或炎症的存在可能有助于 ARONJ 的发展[132, 136]。因为应用静脉制剂的患者似乎有更高的 ARONJ 的风险[137]，显示存在剂量反应关系。服用此类抗吸收药物治疗非癌症相关症状适应证的患者中，发生 ARONJ 的最高风险估计约为 0.10%[135, 136]。有创性牙科治疗（如拔牙）后发生 ARONJ 的风险估计约为 0.5%[136, 138]。同时具有静脉注射双膦酸盐和癌症病史的患者，患 ARONJ 的风险明显更高。虽然没有数据可以客观地评估各种侵入性牙科治疗的相对风险，但可以合理地假设，任何需要骨暴露和骨操作的治疗（例如植体植入、牙髓和牙周手术）都有增加的骨坏死风险，预计治疗范围越广泛带来的风险越高[133, 136]。不幸的是，先前有人认为血清中 C-末端交联端肽（CTX）水平可能是判断患者患 ARONJ 风险较高的有用指标，但最近的研究并未证实或支持这一观点[135, 136]。

尽管建议采用微创手术，但目前尚无科学数据支持针对 ARONJ 风险患者的任何具体治疗方案[133]。在有创性牙科治疗前后几个月停用双膦酸盐治疗是合理的，但是目前还缺乏支持这种方法的研究，并且该药物一旦给药，就在骨中存在多年。地诺单抗可能在骨中作用是可逆的，目前正在研究中。在开始使用抗吸收剂之前，应进行积极的预防性治疗，包括口腔卫生、龋齿控制和拔除长期预后不良的牙齿。对于服用过双膦酸盐或地诺单抗的高危患者，对高危患者的预防性护理对于降低发生 ARONJ 的风险非常重要。

应当考虑采用非手术牙髓治疗方法，否则将导致拔牙。有广泛龋损的牙齿可以采用非手术牙髓治疗，随后进行牙冠切除，修复类似于制备覆盖义齿基牙[139]。另一种累及牙髓牙齿的非修复治疗方法是，缓慢（4~6 周）的正畸牵引牙根（图 31-4A~E）。对于罹患 ARONJ 风险较高的患者，应尽可能避免外科手术，包括牙髓外科手术。经 FDA 批准用于骨质疏松症治疗的骨合成代谢药物 Teriparide，被认为可能是 ARONJ 的一种治疗方法，但证据水平仅为病例报告，需要通过更大规模的对照研究来进行验证[140]。有一病例系列报告建议用己酮可可碱和维生素 E 来治疗坏死[141]。牙髓治疗的知情同意应包括与患者讨论风险、益处和替代治疗方案。

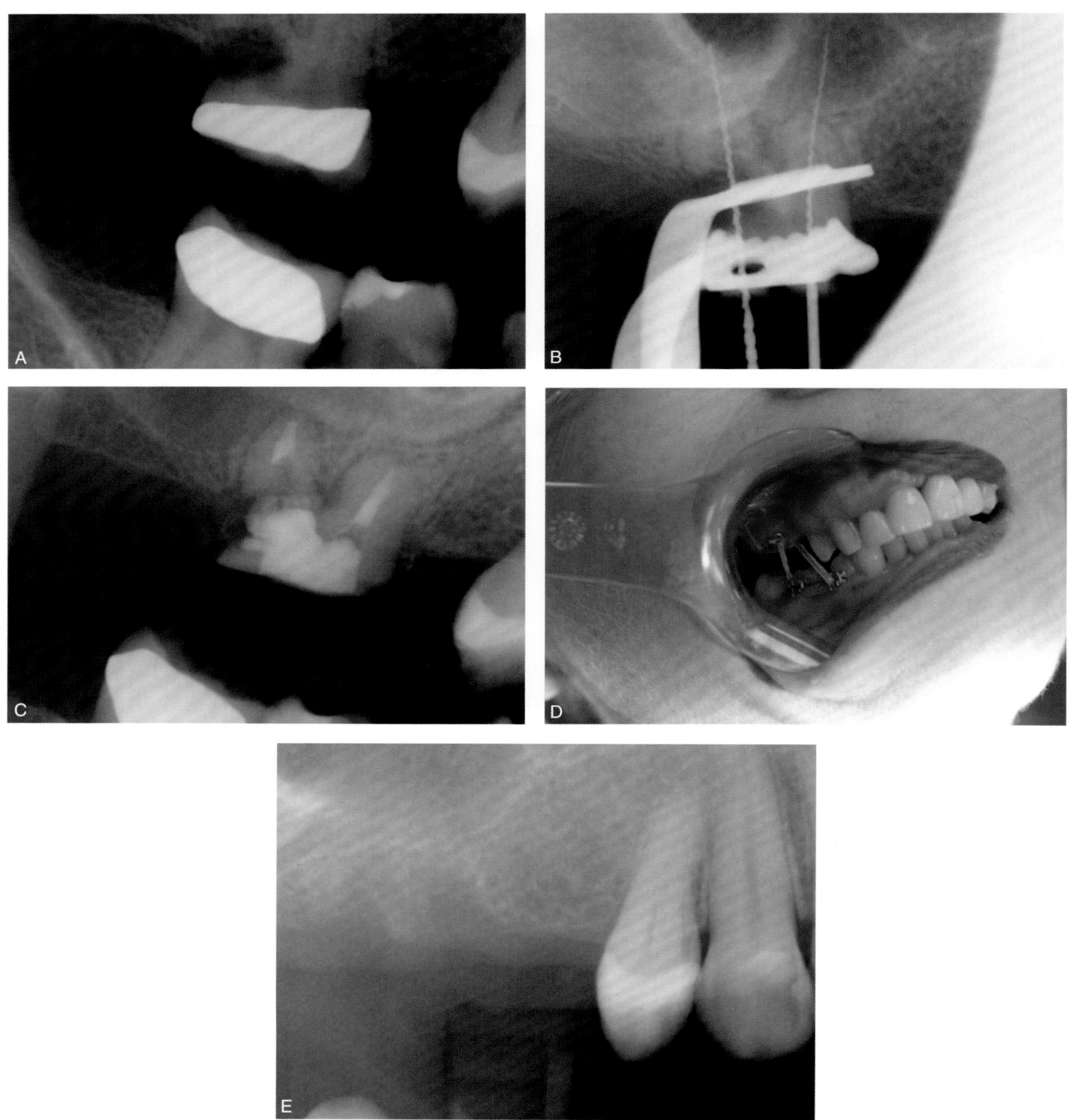

图 31-4 正畸牵引（拔牙），患牙有症状，不可修复，患者最近静脉注射双膦酸盐史
A. 术前 X 线咬合片 **B.** 工作长度 X 线片 **C.** 术后即刻 X 线片 **D.** 非创伤性牵引 3 个月后 **E.** 牙齿已非创伤拔除（Case courtesy of Dr. Robert Lee.）

九、骨髓和实体器官移植

（一）造血干细胞移植

造血干细胞移植（HSCT）可用于血液系统恶性肿瘤、非血液系统恶性肿瘤和一些非恶性疾病患者。患者可以接受自体（本人）或异体（非自体）移植，每种移植都有其优缺点。其目的是治疗骨髓疾病或增强对骨髓有破坏作用的治疗方法的疗效，通过输注先前储存的自体造血干细胞或来自匹配供体的相关或不相关造血干细胞来“救助”患者。移植前，患者应接受彻底的牙科检查和治疗，以便在HSCT之前获得充分的愈合[127]。牙髓治疗应至少在癌症治疗开始前10天完成。预后不良的牙齿应拔除，以10天窗口期为指导。对于中性粒细胞减少（<1 000个/mm^3）的患者，建议预防性使用抗生素。

在大剂量化疗/HSCT期间和之后，应采取积极的口腔卫生措施。许多口腔并发症可能会发生，包括黏膜炎、移植物抗宿主疾病、感染，味觉改变和出血。在进行充分的免疫重建之前，患者不应恢复常规的牙科治疗，包括洁治和抛光；通常在移植后至少1年才能进行。在使用高速旋转切割器械时，碎片和细菌的气雾化会使患者面临吸入性肺炎的风险；另外，牙科治疗引起的菌血症可导致严重后果。如果在移植后1年内有必要进行治疗，牙髓病医生必须咨询肿瘤科医生和/或专家/有经验的牙科医生，以确定适当的治疗方法。

（二）实体器官移植

实体器官移植中，重要的是减少免疫抑制的移植受者的感染风险[142]。移植前，患者应根除牙齿疾病，包括必要的牙髓治疗，以消除任何潜在的感染源，并推迟任何选择性治疗。当然，牙髓病医生应考虑需要进行移植的基本条件。在移植后即刻，可能需要进行牙科急症治疗。在此阶段，患者会受到高度的免疫抑制以防止器官排斥，因此对于侵入性治疗，建议使用预防性抗生素AHA方案以及术后抗生素。

如果患者发生移植排斥反应，牙科护理应仅限于急症护理，直到再次达到稳定。移植后患者病情稳定，可在咨询患者的移植团队后进行牙科治疗。有关预防性抗生素的术后指南尚未制定，建议可参照AHA指南[142]。最后，牙髓病医生应意识到，移植后的受者很可能会接受免疫抑制剂治疗，应确定免疫抑制剂的剂量和对牙科护理计划的潜在影响。

十、假关节和其他假体

对于假关节患者，在牙科治疗前建议抗生素预防的做法受到质疑，基于高质量的循证医学评论，现已不再建议使用[143,144]。目前的最佳证据支持以下建议：“一般来说，对于假关节植入的患者，在牙科治疗前不建议使用预防性抗生素来预防假关节感染。”[144]

已经确定了发生假关节感染的几个危险因素，并确定这些因素与牙科治疗无关。危险因素包括：术后伤口引流、血肿或尿路感染，以及先前进行的有关关节手术、糖尿病或免疫功能低下状态。常规抗生素预防的潜在风险，包括过敏反应的风险、抗生素耐药性的增加和机会性感染，被认为弊大于利。与以往一样，应将临床判断和患者的知情视为临床决策过程的一部分。如果有必要与患者的骨科医师进行会诊，则讨论应基于最新的循证指南。抗生素预防不适用于有针、板、螺钉和阴茎或乳房植入物的牙科患者。存在全关节置换或其他外科植入假体的患者若出现急性口腔颌面部感染，应与其他患者一样积极治疗，以消除感染源，并应根据牙科感染的需要给予适当的抗生素，但这与假体感染的风险无关。

十一、妊娠

妊娠期间几乎没有治疗禁忌，但是应谨慎考虑药物的使用。只要遵循正常的安全预防措施，必要的诊断程序（如适当的X线片）是没有禁忌证的。如果龋齿是疼痛或感染的根源，则无论患者处于妊娠的哪个时期，都应提供侵入性治疗，例如牙髓治疗[145]。择期牙科治疗通常在妊娠中期进行，此时妊娠趋于成熟。虽然有些药物可能对胎儿有害，但通常都有安全的替代品。

利多卡因和丙胺卡因局麻药具有FDA B类评级，因此应作为孕妇使用的首选药物。担心使用含有肾上腺素的局部麻醉剂是一个常见的误解。含有肾上腺素的局部麻醉剂能增加麻醉深度和持续时间，并减少利多卡因的任何潜在的全身效应，在妊娠期间应用相对安全[146]。此外，唯一替代局部麻醉剂和血管收缩剂的常用药物是3%甲哌卡因，是FDA C类药物。如果需要使用抗生素，许多常用的一线抗生素选择被FDA列为妊娠风险的B类（如阿莫西林、阿奇霉素、头孢氨苄、克林霉素和青霉素）[146]。孕妇可能更容易受到感染[147]，部分原因可能是由于生理变化以及药代动力学的改变。

十二、人类免疫缺陷病毒（HIV）感染

HIV是一种经血液传播的逆转录病毒感染，主要以亲密性接触和肠胃外途径通过血液和体液传播。感染后，病毒的逆转录酶可使病毒将DNA整合到受感染细胞的基因组中，并利用受感染细胞的核糖体和蛋白质合成进行复制。最初，随着抗病毒抗体的产生，发生免疫血清转化，随后$CD4^+$淋巴细胞显著减少。

在HIV感染和AIDS的进展中，最有效的治疗方法是联合应用抗病毒药物，称为高效抗逆转录病毒疗法（HAART），可显著提高HIV感染者的生命和生活质量。在对HIV感染者进行初步评估后，应联系患者的内科医生，

以确定 $CD4^+$ 计数和病毒载量，以及肝肾功能的基线。确保对 HIV 阳性患者提供全面的牙科护理是安全和可行的。除非患者血小板计数减少（<50 000 个 /mL）或中性粒细胞计数 <1 000 个 /mL，否则不建议对不可逆的治疗或手术治疗进行调整，此时患者可能需要预防性使用抗生素。禁止常规使用抗生素。

HIV 阳性患者牙髓坏死伴慢性根尖周炎的牙齿经根管治疗后，治愈的成功率与未感染患者基本相同[148,149]。牙髓病医生应检查患者的口腔组织，因为与 HIV 相关的口腔疾病可鉴别出不知道已经感染 HIV 的患者，与 HIV 相关的口腔疾病亦可用于 HIV 的分期和分类，抑或表示已经发展成为艾滋病。经手术治疗的牙齿不会延迟愈合。抗生素仅在临床感染和中性粒细胞减少症患者中使用。

十三、镰状细胞性贫血

约 400 名非裔美国人中就有 1 名患有镰状细胞性贫血（SCA），某些中西部非洲国家人口的 30% 罹患该病。在牙髓治疗中，临床上关注的内容包括，血管闭塞性疼痛发作和细菌感染的可能性[150]。由于 SCA 患者可能被认为免疫功能低下，感染可能引发镰状细胞危象，因此这些患者通常需要积极治疗感染，包括全身使用抗生素[150]。

该疾病的血管闭塞可导致组织和骨坏死以及原本完整和健康牙齿的牙髓坏死[151]。一项最近的临床研究发现，与非 SCA 对照组相比，临床上 SCA 患者完整恒牙出现牙髓坏死要高出 8.33 倍[152]。由于无症状牙髓坏死的牙齿可能会受到感染，因此 SCA 患者需要仔细评估牙髓状况。在出现急性症状和感染之前，需要对无症状牙髓坏死牙齿进行非手术根管治疗。

尽管大多数儿童牙科主任和儿童血液科医生建议侵入性治疗（如拔牙或其他外科手术）应用抗生素，但是对于 SCA 患者的预防性抗生素的价值仍缺乏共识[153]。

因为 SCA 通常已经损害了微血管，对于非手术治疗，建议使用无血管收缩剂或含血管收缩剂最少的局部麻醉药。

骨髓炎在 SCA 患者中更为常见[150]，对于 SCA 患者，应仔细考虑牙髓外科手术的风险 / 收益比。

十四、肝脏疾病

终末期慢性肝病（肝硬化）是肝细胞损伤和坏死，导致纤维化和结节再生的结果。肝硬化可能在很长一段时间内没有症状，在全身症状出现之前都可能无法确诊。最终，慢性肝病会影响多个身体系统。有关肝移植前患者的更多信息，请参阅本章前面的实体器官移植小节。

对肝移植前患者进行任何手术，都可能会由于血小板减少或肝脏凝血因子合成减少而导致严重出血的风险。术前评估应包括全血细胞计数、血小板计数、凝血酶原时间（PT）或国际标准化比率（INR）以及部分凝血活酶时间（PTT），以确保凝血系统完善。

肝硬化患者对感染的易感性增加。牙源性感染应积极治疗，可能需要增加适当的抗生素治疗。只有当患者有自发性细菌性腹膜炎（SBP）、腹水（腹腔积液）、出现应用预防性抗生素的另外一种医学指征、或如果 SBP 发展会使患者的病情急剧恶化的情况下，才建议在牙科治疗前进行抗生素预防。当终末期肝病患者需要预防性使用抗生素时，建议在牙科治疗前 1 小时，口服 2.0g 阿莫西林和 500mg 甲硝唑，或在手术前 1 小时静脉注射 2.0g 氨苄西林和 500mg 甲硝唑[154]。最后，在终末期肝病患者中，牙科常用药物的药代动力学会发生改变。如需根据肝功能不全、额外用药和药物代谢部位的情况，改变药物剂量，则应咨询患者的内科医师或经验丰富的牙科专家，或转诊至医院。

十五、肾上腺抑制和长期应用类固醇

肾上腺皮质产生盐皮质激素，例如醛固酮和糖皮质激素，以及对于维持体液量很重要的皮质醇。肾上腺皮质功能不全的原因，主要是 Addison 病、自身免疫性疾病，或继发于下丘脑或垂体疾病，或服用外源性皮质类固醇［30mg/d 或更多，相当于皮质醇等效量 5 天以上（约 5mg 泼尼松）］引起的。通常建议在手术前和手术后补充类固醇，以防止长期每日接受类固醇治疗的患者发生肾上腺危象。然而，在牙科治疗期间或之后出现肾上腺危象非常罕见，大多数患者不需要补充类固醇[155]。如果小型外科手术（如常规的牙髓手术）需要补充糖皮质激素，则在手术当天，糖皮质激素目标量约为 25mg 氢化可的松当量（5mg 泼尼松）。如果要进行中等风险的手术，在手术当天和术后 1 天，糖皮质激素的目标量大约是每天相当于 50~75mg 氢化可的松的剂量。

非手术牙科治疗，包括非手术根管治疗，通常不需要补充；但是，应根据具体情况进行核查，并考虑预期的治疗压力和患者对牙科治疗的耐受性[155]。根据经验，最近停止使用外源皮质类固醇超过 5 天的患者应等待 2 周，然后再进行外科手术。隔日服用类固醇的患者可不需要补充类固醇，对于那些需要长期使用类固醇的患者来说，这通常是治疗的目标。控制疼痛和感染可以降低肾上腺危象的风险。

十六、过敏

近年来，过敏和与过敏有关疾病的发病率显著增加[156]。大约 15%~20% 的牙科患者在病史调查表中报告某种形式的过敏反应，大约 5% 的患者报告对一种或多种药物过敏[157]。实际上，过敏是病史问卷中唯一最常见的阳性发现[2]。幸运的是，除了乳胶和某些抗生素外，大多数报告的过敏都是针对牙科治疗中不常用的物品。即便如此，在根管治疗中使用的许多材料仍有可能引起过敏反应。病史调查表是筛选过敏原的第一步，应始终以直接询问患者对何种药物或物质的过敏反应史作为补充。真正的过敏反应有以下一种或多种特征：皮疹、肿胀、荨麻疹、咽喉 / 胸口发紧、呼吸急促、鼻漏和结膜炎。

Ⅰ型（即刻或过敏性，IgE 介导的）和Ⅳ型（延迟，细胞介导的）是最有可能因接触用于牙髓治疗的材料而发生两种类型的超敏反应。Ⅰ型超敏反应需要以前接触过敏原，并且可能在以前一次或多次接触过敏原之后发生。这种反应发生在接触过敏原后不久，可迅速发展为危及生命的超敏反应。与体液免疫系统（抗体）介导的Ⅰ型反应相反，Ⅳ型超敏反应通常在接触后 48~72 小时出现，并由 T 淋巴细胞介导。接触性皮炎是经典的Ⅳ型反应。当用于牙髓治疗的材料与根尖周组织接触（有意或无意）时，有可能发生延迟的Ⅳ型超敏反应。表 31-8 汇总了牙髓治疗中常用的各种材料的潜在过敏性。

表 31-8　常用牙髓治疗材料的潜在过敏性

类别	材料	潜在过敏性
屏障	天然乳胶	+
	乙烯基（聚氯乙烯）	–*
	腈（丙烯腈和丁二烯）	–*
	聚氯丁二烯（氯丁橡胶）	–*
冲洗液	次氯酸钠（0.5%~5.25%）	+
	过氧化氢（3%~30%）	–
	氯己定（0.2%~2%）	+
	碘化钾（2%~5%）	+
	乙二胺四乙酸（EDTA）（10%~17%）	–
	柠檬酸（10%~50%）	–
	MTAD（四环素、柠檬酸和洗涤剂的混合物）	?
根管内药物	酚类	+
	醛类	+
	氢氧化钙	–
	含碘糊剂	+
封闭剂和充填材料	氧化锌丁香油酚材料（各种封闭剂和临时充填材料）	+
	环氧树脂	+
	玻璃离子	–
	复合树脂	?
	无机三氧化物聚合物（MTA）	–
	钙螯合物 / 聚乙烯树脂	–
	牙胶（反式 1，4- 异戊二烯聚合物）	?

（Adapted in part from：Hensten A，Jacobsen N.[193] and Zehnder M.[184]）.（obtain permission）

（一）对局部麻醉剂过敏

真正对酰胺类局部麻醉剂过敏的Ⅰ型超敏反应极为罕见。尽管如此，病史报告有局部麻醉剂过敏反应史的患者，在进行治疗之前需要进行彻底的评估（假设根管治疗需要局部麻醉剂），因为已经报告了有真实的过敏反应[158-167]。探究过敏时最常见的报道，可能是局部麻醉剂注射后出现心动过速、晕厥或全身不适。这种反应几乎可以肯定是代表一种心理反应，而不是真正的过敏反应[166，168]。注射过程中的仔细回吸，有助于防止血管内注射的意外，以及随后的毒性增加和潜在的不良反应。

在一项前瞻性研究中，5 018 名接受局部麻醉的牙科患者记录了 25 例（0.5%）不良反应。其中 22 例轻度反应，可快速逆转，本质上被认为是心理反应。最初，只有 2 例被认为可能有过敏反应，而在启发性激发试验后，这 2 例亦被排除在外。在另一项对 236 名患者注射局部麻醉剂后出现不良反应的研究中，皮内注射含有肾上腺素和防腐剂的局部麻醉剂后，所有患者均呈阴性反应[169]。

含肾上腺素的局部麻醉剂中的亚硫酸盐防腐剂，以及从瓶塞释放到麻醉溶液中的乳胶过敏原，都是过敏反应的潜在原因。虽然，与亚硫酸盐防腐剂的反应很少见[169]，但对局部麻醉剂中使用防腐剂的过敏反应已有报道[170-172]。由于防腐剂仅用于含有血管收缩剂的局部麻醉剂中，因此使用不含血管收缩剂和防腐剂的麻醉剂（如 3% 甲哌卡因），可消除这种潜在来源的过敏反应风险。局部麻醉药剂包含两种可能渗入麻醉溶液的乳胶过敏原的来源 - 橡胶塞和隔膜。有文献综述发现，没有病例报告或对照研究表明，牙科局部麻醉药剂中的乳胶可能导致过敏反应[173]。但是，这篇综述发现了几例过敏反应的病例报告，这些过敏反应归因于在其他药物瓶塞和静脉输液管中发现的微量乳胶。尽管没有强有力的证据支持，已知乳胶过敏的患者避免使用局部麻醉剂，专家建议使用玻璃密封小瓶中的局部麻醉剂，以避免接触到乳胶过敏原的任何潜在风险[167]。如果可以确定局部麻醉药剂中的隔膜和塞子为非乳胶材料，则无须担心过敏问题。

还应注意的是，已确认对一种酰胺类局部麻醉剂有过敏反应，并不一定意味着对所有酰胺类局部麻醉剂过敏，且通常可以在测试后找到现成的替代品[162，166]。实际上，对转诊进行过敏测试的患者应提供至少两种不同的局部麻醉药的药剂盒，以便过敏专科医生可以使用与牙科治疗相同的药液进行测试[174]。对所有常用局部麻醉剂过敏的患者，可以选择的方法包括镇静、全身麻醉、电子麻醉[166，175]及注射苯海拉明。1% 苯海拉明与 1∶100 000 肾上腺素的溶液可以由药剂师当场配制，用于浸润或下颌阻滞麻醉注射。每次注射的最大剂量应限制在 50mg 以内。

（二）对乳胶过敏

在牙科诊所使用的许多可能引起过敏反应的材料中，最常见的是天然乳胶（NRL）[176]。关于 NRL 过敏反应的报告始于 1987 年，当时已普遍采用了防护措施，包括在几乎所有医疗和牙科治疗中使用乳胶手套[177，178]。Ⅳ型超敏反应是最常见的类型，与处理NRL使用的各种化学药品有关。对NRL而言，可能更严重的是Ⅰ型过敏，是对NRL中发现的蛋白质的反应。大约6%的普通人群对NRL具有Ⅰ型超敏反应，而医护人员中该比例则增加到17%[179]。对NRL的Ⅰ型超敏反应中，荨麻疹是最常见的初始反应[177]。

有多次外科手术史（尤其是脊柱裂）或特应性（多种过敏）史的患者以及医护人员对NRL过敏的风险均增加。某些食物过敏（例如鳄梨和香蕉）会增加乳胶过敏的风险。考虑到牙科诊所接触到NRL有多种潜在来源（例如橡皮障材料、手套、局部麻醉药筒、口腔橡胶器具、橡胶管甚至某些血压计袖带），对NRL有过敏史的患者需要进行特殊的治疗调整。此外，治疗已知或怀疑对NRL过敏的患者，临床医生应准备好在必要时提供急性过敏反应的初始治疗。

建议咨询患者的初级保健内科医生或过敏症专科医生，以帮助评估风险程度、以前的反应和治疗，以及可能使用的皮质类固醇药物。应考虑牙科诊所所有潜在的NRL过敏来源。现在可以从商业渠道获得非乳胶材质的手套和橡皮障材料，并且这些产品可以很容易代替含有NRL的产品。由于乳胶过敏原可以通过接触乳胶手套和其他来源的粉末而转移，谨慎的做法是将过敏患者安排在一天的第一个，以减少与环境表面、衣物和室内空气中残留的乳胶过敏原接触的机会[180]。NRL过敏患者与牙胶发生交叉反应的可能性尚未得到证实，但应注意避免任何充填材料超出根管之外。此外，如前所述，应考虑对局部麻醉药筒塞或隔膜中的乳胶过敏原的潜在反应。

（三）对抗生素和镇痛药过敏

对青霉素过敏是最常见的药物过敏之一，约占人口的5%~10%[157]。尽管许多报道的过敏反应无法得到证实，除非患者愿意接受试验以排除对青霉素的过敏，否则最安全的做法是假设过敏是真的，并选择其他抗生素。在对青霉素过敏的情况下，应假定患者对合成青霉素也过敏。此外，头孢菌素显示出交叉反应性，但仅在约5%~10%的青霉素过敏患者中出现[157]。克林霉素是青霉素的合适替代品，可用于治疗牙髓感染和预防细菌性心内膜炎[67,181]。

非甾体抗炎药是治疗牙髓病相关疼痛的首选药物，大多数患者耐受性良好。但是，对于哮喘和/或已知对阿司匹林过敏或敏感的患者，开具非甾体抗炎药时应谨慎。尽管对阿片类镇痛药过敏确实会发生，对可待因过敏的报道通常与胃肠道副作用有关，而不是真正的过敏。如果患者的病史提示出现与胃肠道不适相关的不良反应（包括恶心，呕吐或便秘），则可以考虑使用合成麻醉药或联合止痛药来代替。

（四）对冲洗液过敏

次氯酸钠溶液的浓度在0.5%~6.0%之间，是目前牙髓治疗中最常用的根管消毒剂和冲洗液[182-184]。次氯酸钠具有出色的组织溶解性和抗微生物特性，但也表现出与浓度相关的组织毒性。虽然用作根管冲洗液时，对次氯酸钠的过敏反应和/或过敏症很少见，但已有几例报道[183,185,186]。有研究表明某些患者可能会因接触家庭漂白产品而致敏[183]。次氯酸钠的替代品包括：无菌生理盐水或水、氯己定（0.2%~2%）、碘化钾（2%~5%）、过氧化氢（3%）、乙二胺四乙酸（EDTA 10%~17%）、柠檬酸（10%）和最近推出的MTAD[184,187-190]。在这些替代品中，碘化钾和氯己定也有可能引起过敏反应。最近的一篇综述对这些冲洗液的相对优缺点进行了概述[184]。

（五）对根管内药物、粘固剂和充填材料过敏

众所周知，诸如甲醛甲酚、甲醛、丁香酚、樟脑酚和醋酸间甲酚酯等根管内药物，都是潜在的过敏原[191,192]。这些根管治疗药物在目前的牙髓治疗中并不经常使用。氢氧化钙糊剂常用于诊间封药，不会引起过敏。含有氧化锌和丁香酚（ZnOE）的临时充填材料可能会引起过敏反应，并且与仅限于根管内使用的材料不同，它们可能会与黏膜组织接触[193]。

ZnOE是一种潜在的过敏原，是许多根管封闭剂和两种常用的根管倒充填材料的常见成分。有证据证明含有甲醛或多聚甲醛的封闭剂常常会引起严重的过敏反应，特别是超出根尖以外时[194-197]。树脂类封闭剂也有可能刺激引起过敏反应[191]，尽管这种情况很少见。对ZnOE或树脂类封闭剂的任何成分过敏的患者，氢氧化钙类封闭剂或玻璃离子封闭剂可能是理想的替代选择。通常应该仔细阅读成分表，因为市场上至少有一种氢氧化钙封闭剂含有大量的ZnOE成分。

在长期临床研究中，牙本质粘接树脂型根尖倒充填材料显示出良好的生物相容性，没有因过敏反应导致治疗失败的依据[198-200]。但是，树脂充填材料的选择很重要，因为已知某些树脂在固化时会释放甲醛。无机三氧化物聚合物（MTA）和新型的生物陶瓷材料用于根尖倒充填、根尖诱导成形、穿孔修复和盖髓，已显示出良好的生物相容性，并且没有潜在的致敏性[201-203]。

尽管有病例报道怀疑对天然乳胶（NRL）过敏的患者对牙胶有过敏反应[204,205]，但不能排除该反应是由于根管治疗中使用的另一种材料引起的可能性。实际上，牙胶和NRL之间的交叉反应性尚未得到证实。此外，牙胶通常局限在根管的空间内，因此不应具有引发免疫反应的潜力。用于根管治疗的牙胶含有其他成分，如硫酸钡、氧化锌、蜡和着色剂，因此应考虑这些材料中任何一种成分的潜在过敏性，尤其是在充填材料超充的情况下。如果患者多发性过敏（特应性）及怀疑对牙胶的任何成分过敏，建议咨询患者的内科医生。

如果不能确定达到安全使用标准的充填材料，一种替代方法是用MTA或生物陶瓷材料充填根管。但MTA的固化时间相对较长（约4个小时），一旦发生最终硬化，就很难通过传统方法去除充填材料，并且只有在大而直的根

管中才比较容易操作。该技术具有技术敏感性，尤其是在较小的根管中，应由经验丰富的临床医生进行治疗。

（孙喆 译　凌均棨 审校）

参考文献

1. Peacock ME, Carson RE. Frequency of self-reported medical conditions in periodontal patients. *J Periodontol.* 1995;66:1004–1007.
2. Smeets EC, de Jong KJ, Abraham-Inpijn L. Detecting the medically compromised patient in dentistry by means of the medical risk-related history. A survey of 29,424 dental patients in The Netherlands. *Prev Med.* 1998;27:530–535.
3. Kaufman DW, Kelly JP, Rosenberg L, et al. Recent patterns of medication use in the ambulatory adult population of the United States: the Slone survey. *J Am Med Assoc.* 2002;287:337–344.
4. Dietz GC Sr, Dietz GC Jr. The endodontist and the general dentist. *Dent Clin North Am.* 1992;36:459–471.
5. American Association of Endodontists. AAE Endodontic Case Difficulty Assessment Form and Guidelines. Chicago, IL: American Association of Endodontists; 2005.
6. Chandler-Gutierrez L, Martinez-Sahuquillo A, Bullon-Fernandez P. Evaluation of medical risk in dental practice through using the EMRRH questionnaire. *Med Oral.* 2004;9:309–320.
7. Fenlon MR, McCartan BE. Medical status of patients attending a primary care dental practice in Ireland. *J Ir Dent Assoc.* 1991;37:75–77.
8. Drinnan AJ. Medical conditions of importance in dental practice. *Int Dent J.* 1990;40:206–210.
9. Jainkittivong A, Yeh CK, Guest GF, Cottone JA. Evaluation of medical consultations in a predoctoral dental clinic. *Oral Surg Oral Med Oral Pathol Oral Radiol Endod.* 1995;80:409–413.
10. Absi EG, Satterthwaite J, Shepherd JP, Thomas DW. The appropriateness of referral of medically compromised dental patients to hospital. *Br J Oral Maxillofac Surg.* 1997;35:133–136.
11. Chapman PJ. Medical emergencies in dental practice and choice of emergency drugs and equipment: a survey of Australian dentists. *Aust Dent J.* 1997;42:103–108.
12. de Jong KJ, Abraham-Inpijn L, Vinckier F, Declerck D. The validity of a medical risk-related history for dental patients in Belgium. *Int Dent J.* 1997;47:16–20.
13. Fenlon MR, McCartan BE. Validity of a patient self-completed health questionnaire in a primary care dental practice. *Commun Dent Oral Epidemiol.* 1992;20:130–132.
14. McDaniel TF, Miller D, Jones R, Davis M. Assessing patient willingness to reveal health history information. *J Am Dent Assoc.* 1995;126:375–379.
15. Lapointe HJ, Armstrong JE, Larocque B. A clinical decision making framework for the medically compromised patient: ischemic heart disease and chronic obstructive pulmonary disease. *J Can Dent Assoc.* 1997;63:510–512, 515–516.
16. Norred CL, Brinker F. Potential coagulation effects of preoperative complementary and alternative medicines. *Altern Ther Health Med.* 2001;7:58–67.
17. Norred CL. Complementary and alternative medicine use by surgical patients. *AORN J.* 2002;76:1013–1021.
18. Chang LK, Whitaker DC. The impact of herbal medicines on dermatologic surgery. *Dermatol Surg.* 2001;27:759–763.
19. Miller CS, Westgate PM. Implications of medical screening of patients arriving for dental treatment. *J Am Dent Assoc.* 2014;145:1027–1035.
20. Beck FM, Weaver JM 2nd. Blood pressure and heart rate responses to anticipated high-stress dental treatment. *J Dent Res.* 1981;60:26–29.
21. Palmer-Bouva C, Oosting J, deVries R, Abraham-Inpijn L. Stress in elective dental treatment: epinephrine, norepinephrine, the VAS, and CDAS in four different procedures. *Gen Dent.* 1998;46:356–360.
22. Brand HS, Gortzak RA, Abraham-Inpijn L. Anxiety and heart rate correlation prior to dental checkup. *Int Dent J.* 1995;45:347–351.
23. Brand HS. Cardiovascular responses in patients and dentists during dental treatment. *Int Dent J.* 1999;49:60–66.
24. Miller CS, Dembo JB, Falace DA, Kaplan AL. Salivary cortisol response to dental treatment of varying stress. *Oral Surg Oral Med Oral Pathol Oral Radiol Endod.* 1995;79:436–441.
25. Brand HS. Anxiety and cortisol excretion correlate prior to dental treatment. *Int Dent J.* 1999;49:330–336.
26. Georgelin-Gurgel M, Diemer F, Nicolas E, Hennequin M. Surgical and nonsurgical endodontic treatment-induced stress. *J Endod.* 2009;35:19–22.
27. Owens WD, Felts JA, Spitznagel EL Jr. ASA physical status classifications: a study of consistency of ratings. *Anesthesiology.* 1978;49:239–243.
28. Haynes SR, Lawler PG. An assessment of the consistency of ASA physical status classification allocation. *Anaesthesia.* 1995;50:195–199.
29. Goodchild J, Glick M. A different approach to medical risk assessment. *Endod Topics.* 2003;4:1–8.
30. de Jong KJ, Oosting J, Abraham-Inpijn L. Medical risk classification of dental patients in The Netherlands. *J Public Health Dent.* 1993;53:219–222.
31. de Jong KJ, Borgmeijer-Hoelen A, Abraham-Inpijn L. Validity of a risk-related patient-administered medical questionnaire for dental patients. *Oral Surg Oral Med Oral Pathol Oral Radiol Endod.* 1991;72:527–533.
32. Little JW, Falace DA, Miller CS, Rhodus NL. *Little and Falace's Dental Management of the Medically Compromised Patient.* 8th ed. St. Louis, MO: Elsevier Mosby; 2013. pp. 2–18.
33. Feck AS, Goodchild JH. The use of anxiolytic medications to supplement local anesthesia in the anxious patient. *Compend Contin Ed Dent.* 2005;26:183–186, 188, 190; quiz 191, 209.
34. Centers for Disease Control and Prevention. Health, United States, 2015 - Table 19. Accessed May 27, 2016: http://www.cdc.gov/nchs/hus/contents2015.htm#018.
35. Caplan DJ, Chasen JB, Krall EA, et al. Lesions of endodontic origin and risk of coronary heart disease. *J Dent Res.* 2006;85:996–1000.
36. Costa TH, de Figueriredo Neto JA, De Oliveira AE, et al. Association between chronic apical periodontitis and coronary artery disease. *J Endod.* 2014;40:164–167.
37. Lockhardt PB, Bolger AF, Papapanou PN, et al. Periodontal disease and atherosclerotic vascular disease: does the evidence support an independent association? A scientific statement from the American Heart Association. *Circulation.* 2012;125:2520–2544.
38. Pettiette MT, Zhong S, Moretti AJ, Khan AA. Potential correlation between statins and pulp chamber calcification. *J Endod.* 2013;39:1119–1123.
39. Center for Disease Control and Prevention (CDC). Vital signs: awareness and treatment of uncontrolled hypertension among adults—United States, 2003-2010. *MMWR Morb Mortal Wkly Rep.* 2012;61:703–709.
40. Little JW. The impact on dentistry of recent advances in the management of hypertension. *Oral Surg Oral Med Oral Pathol Oral Radiol Endod.* 2000;90:591–599.
41. Glick M. The new blood pressure guidelines: a digest. *J Am Dent Assoc.* 2004;135:585–586.
42. James PA, Oparil S, Carter BL, et al. 2014 Evidence-based guidelines for the management of high blood pressure in adults. Report from the Panel Members Appointed to the Eighth Joint National

Committee (JNC 8). *J Am Med Assoc.* 2014;311:507–520.
43. Muzyka BC, Glick M. The hypertensive dental patient. *J Am Dent Assoc.* 1997;128:1109–1120.
44. Herman WW, Konzelman JL Jr., Prisant LM. New national guidelines on hypertension: a summary for dentistry. *J Am Dent Assoc.* 2004;135:576–584; quiz 653–654.
45. Reader A, Nusstein JM, Walton RE. Local anesthesia. In: Torabinejad M, Walton RE, Fouad AF, editors. *Endodontics Principles and Practice.* 5th ed. St. Louis, MO: Elsevier Saunders; 2015. p. 145.
46. Little JW, Falace DA, Miller CS, Rhodus NL. *Little and Falace's Dental Management of the Medically Compromised Patient.* 8th ed. St. Louis, MO: Elsevier Mosby; 2013. pp. 37–50.
47. Johnson BR, Fayad MI, Witherspoon DE. Periradicular surgery. In: Hargreaves KM, Cohen S, Berman LH, editors. *Cohen's Pathways of the Pulp.* 10th ed. St. Louis, MO: Mosby Elsevier; 2011. pp. 720–776.
48. Perusse R, Goulet JP, Turcotte JY. Contraindications to vasoconstrictors in dentistry: Part I. Cardiovascular diseases. *Oral Surg Oral Med Oral Pathol Oral Radiol Endod.* 1992;74:679–686.
49. Bader JD, Bonito AJ, Shugars DA. A systematic review of cardiovascular effects of epinephrine on hypertensive dental patients. *Oral Surg Oral Med Oral Pathol Oral Radiol Endod.* 2002;93:647–653.
50. Yagiela JA. Injectable and topical local anesthetics. In: Ciancio SG, editor. *ADA Guide to Dental Therapeutics.* 3rd ed. Chicago: American Dental Association; 2003. pp. 1–16.
51. Replogle K, Reader A, Nist R, et al. Cardiovascular effects of intraosseous injections of 2 percent lidocaine with 1:100,000 epinephrine and 3 percent mepivacaine. *J Am Dent Assoc.* 1999;130:649–657.
52. Kim S, Rethnam S. Hemostasis in endodontic microsurgery. *Dent Clin North Am.* 1997;41:499–511.
53. Vickers FJ, Baumgartner JC, Marshall G. Hemostatic efficacy and cardiovascular effects of agents used during endodontic surgery. *J Endod.* 2002;28:322–323.
54. Vy CH, Baumgartner JC, Marshall JG. Cardiovascular effects and efficacy of a hemostatic agent in periradicular surgery. *J Endod.* 2004;30:379–383.
55. Jowett NI, Cabot LB. Patients with cardiac disease: considerations for the dental practitioner. *Br Dent J.* 2000;189:297–302.
56. Kreiner M, Okeson JP, Michelis V, et al. Cranio-facial pain as the sole symptom of cardiac ischemia: a prospective multicenter study. *J Am Dent Assoc.* 2007;138:74–79.
57. Jalali N, Vilke GM, Korenevsky M, et al. The tooth, the whole tooth, and nothing but the tooth: can dental pain ever be the sole presenting symptom of a myocardial infarction? A systematic review. *J Emerg Med.* 2014;46:865–872.
58. Little JW, Falace DA, Miller CS, Rhodus NL. *Little and Falace's Dental Management of the Medically Compromised Patient.* 8th ed. St. Louis, MO: Elsevier Mosby; 2013. p. 61.
59. Eagle KA, Brundage BH, Chaitman BR, et al. Guidelines for perioperative cardiovascular evaluation for noncardiac surgery. Report of the American College of Cardiology/American Heart Association Task Force on Practice Guidelines (Committee on Perioperative Cardiovascular Evaluation for Noncardiac Surgery). *J Am Coll Cardiol.* 1996;27:910–948.
60. Cintron G, Medina R, Reyes AA, Lyman G. Cardiovascular effects and safety of dental anesthesia and dental interventions in patients with recent uncomplicated myocardial infarction. *Arch Intern Med.* 1986;146:2203–2204.
61. Eagle KA, Froehlich JB. Reducing cardiovascular risk in patients undergoing noncardiac surgery. *N Engl J Med.* 1996;335:1761–1763.
62. Niwa H, Sato Y, Matsuura H. Safety of dental treatment in patients with previously diagnosed acute myocardial infarction or unstable angina pectoris. *Oral Surg Oral Med Oral Pathol Oral Radiol Endod.* 2000;89:35–41.
63. Little JW, Falace DA, Miller CS, Rhodus NL. *Little and Falace's Dental Management of the Medically Compromised Patient.* 8th ed. St. Louis, MO: Elsevier Mosby; 2013. pp. 51–66.
64. Lessard E, Glick M, Ahmed S, Saric M. The patient with a heart murmur: evaluation, assessment and dental considerations. *J Am Dent Assoc.* 2005;136:347–356; quiz 380–1.
65. Connolly HM, Crary JL, McGoon MD, et al. Valvular heart disease associated with fenfluramine-phentermine. *N Engl J Med.* 1997;337:581–588.
66. Wilson W, Taubert KA, Gewitz M, et al. Prevention of infective endocarditis: guidelines from the American Heart Association: the Quality of Research Interdisciplinary Working Group. *J Am Dent Assoc.* 2007;138:739–745, 747–760.
67. Dajani AS, Taubert KA, Wilson W, et al. Prevention of bacterial endocarditis: recommendations by the American Heart Association. *J Am Dent Assoc.* 1997;128:1142–1151.
68. Heimdahl A, Hall G, Hedberg M, et al. Detection and quantitation by lysis-filtration of bacteremia after different oral surgical procedures. *J Clin Microbiol.* 1990;28:2205–2209.
69. Bender IB, Naidorf IJ, Garvey GJ. Bacterial endocarditis: a consideration for physician and dentist. *J Am Dent Assoc.* 1984;109;415–420.
70. Strom BL, Abrutyn E, Berlin JA, et al. Dental and cardiac risk factors for infective endocarditis. A population-based, case-control study. *Ann Intern Med.* 1998;129:761–769.
71. Morris AM, Webb GD. Antibiotics before dental procedures for endocarditis prophylaxis: back to the future. *Heart.* 2001;86:3–4.
72. Delahaye F, De Gevigney G. Should we give antibiotic prophylaxis against infective endocarditis in all cardiac patients, whatever the type of dental treatment? *Heart.* 2001;85:9–10.
73. Epstein JB. Infective endocarditis and dentistry: outcome-based research. *J Can Dent Assoc.* 1999;65:95–96.
74. Pallasch TJ. Antibiotic prophylaxis. *Endod Topics.* 2003;4:46–59.
75. Dayer MJ, Jones S, Prendergast B, et al. Incidence of infective endocarditis in England, 2000-13: a secular trend, interrupted time-series analysis. *Lancet.* 2015;385:1219–1228.
76. Scully C, Wolff A. Oral surgery in patients on anticoagulant therapy. *Oral Surg Oral Med Oral Pathol Oral Radiol Endod.* 2002;94:57–64.
77. Cannon PD, Dharmar VT. Minor oral surgical procedures in patients on oral anticoagulants: a controlled study. *Aust Dent J.* 2003;48:115–118.
78. Jafri SM. Periprocedural thromboprophylaxis in patients receiving chronic anticoagulation therapy. *Am Heart J.* 2004;147:3–15.
79. Russo G, Corso LD, Biasiolo A, et al. Simple and safe method to prepare patients with prosthetic heart valves for surgical dental procedures. *Clin Appl Thromb Hemost.* 2000;6:90–93.
80. Campbell JH, Alvarado F, Murray RA. Anticoagulation and minor oral surgery: should the anticoagulation regimen be altered? *J Oral Maxillofac Surg.* 2000;58:131–135; discussion 135–136.
81. Wahl MJ. Dental surgery in anticoagulated patients. *Arch Intern Med.* 1998;158:1610–1616.
82. Jeske AH, Suchko GD. Lack of a scientific basis for routine discontinuation of oral anticoagulation therapy before dental treatment. *J Am Dent Assoc.* 2003;134:1492–1497.
83. Know Your NOACs. Medscape. Sep 29, 2014. www.medscape.com. Accessed October 2, 2014.
84. New/Novel Oral Anticoagulants (NOACS). Peri-operative management. 2015 Thrombosis Canada. Version 2015Jan02. thrombosiscanada.ca. Accessed February 2, 2015.
85. Ardekian L, Gaspar R, Peled M, et al. Does low-dose aspirin therapy complicate oral surgical procedures? *J Am Dent Assoc.* 2000;131:331–335.

86. Ungprasert P, Srivali N, Wijarnpreecha K, et al. Non-steroidal anti-inflammatory drugs and risk of venous thromboembolis: a systematic review and meta-analysis. *Rheumatology.* 2015;54:736–742
87. Coxib and traditional NSAID Trialists' (CNT) Collaboration, Bhala N, Emberson J, et al. Vascular and upper gastrointestinal effects of non-steroidal anti-inflammatory drugs: meta-analyses of individual participant data from randomised trials. *Lancet.* 2013;382:769–779.
88. Gomez-Moreno G, Cutando-Soriano A, Arana C, Scully C. Hereditary blood coagulation disorders: management and dental treatment. *J Dent Res.* 2005;84:978–985.
89. Brewer AK, Roebuck EM, Donachie M, et al. The dental management of adult patients with haemophilia and other congenital bleeding disorders. *Haemophilia.* 2003;9:673–677.
90. Little JW, Falace DA, Miller CS, Rhodus NL. *Little and Falace's Dental Management of the Medically Compromised Patient.* 8th ed. St. Louis, MO: Elsevier Mosby; 2013. p. 67.
91. Campbell RL, Langston WG, Ross GA. A comparison of cardiac rate-pressure product and pressure-rate quotient with Holter monitoring in patients with hypertension and cardiovascular disease: a follow-up report. *Oral Surg Oral Med Oral Pathol Oral Radiol Endod.* 1997;84:125–128.
92. Blinder D, Shemesh J, Taicher S. Electrocardiographic changes in cardiac patients undergoing dental extractions under local anesthesia. *J Oral Maxillofac Surg.* 1996;54:162–165; discussion 165–166.
93. Garofalo RR, Ede EN, Dorn SO, Kuttler S. Effect of electronic apex locators on cardiac pacemaker function. *J Endod.* 2002;28:831–833.
94. Beach CW, Bramwell JD, Hutter JW. Use of an electronic apex locator on a cardiac pacemaker patient. *J Endod.* 1996;22:182–184.
95. Roedig JJ, Shah J, elayi CS, Miller CS. Interference of cardiac pacemaker and implantable cardioverter-defibrillator activity during electronic dental device use. *J Am Dent Assoc.* 2010;141:521–526.
96. Baddour LM, Epstein AE, Erickson CC, et al. A summary of the update on cardiovascular implantable electronic device infections and their management: a scientific statement from the American Heart Association. *J Am Dent Assoc.* 2011;142:159–165.
97. Idzahi K, de Cock CC, Shemesh H, Brand HS. Interference of electronic apex locators with implantable cardioverter defibrillators. *J Endod.* 2014;40:277–280.
98. Wilson BL, Broberg C, Baumgartner JC, et al. Safety of electronic apex locators and pulp testers in patients with implanted cardiac pacemakers or cardioverter/defibrillators. *J Endod.* 2006; 32:847–852.
99. Elayi CS, Lusher S, Meeks Nyquist JL, et al. Interference between dental electrical devices and pacemakers of defibrillators: results from a prospective clinical study. *J Am Dent Assoc.* 2015;146:121–128.
100. Little JW, Falace DA, Miller CS, Rhodus NL. *Little and Falace's Dental Management of the Medically Compromised Patient.* 8th ed. St. Louis, MO: Elsevier Mosby; 2013. pp. 81–92.
101. Lalla RV, D'Ambrosio JA. Dental management considerations for the patient with diabetes mellitus. *J Am Dent Assoc.* 2001;132:1425–1432.
102. Little JW, Falace DA, Miller CS, Rhodus NL. *Little and Falace's Dental Management of the Medically Compromised Patient.* 8th ed. St. Louis, MO: Elsevier Mosby; 2013. pp. 219–239.
103. Grossi SG. Treatment of periodontal disease and control of diabetes: an assessment of the evidence and need for future research. *Ann Periodontol.* 2001;6:138–145.
104. Taylor GW, Burt BA, Becker MP, et al. Non-insulin dependent diabetes mellitus and alveolar bone loss progression over 2 years. *J Periodontol.* 1998;69:76–83.
105. McKenna SJ. Dental management of patients with diabetes. *Dent Clin North Am.* 2006;50:591–606.
106. Clark R. The hyperglycemic response to different types of surgery and anaesthesia. *Br J Anaesth.* 1970;42:45–53.
107. Steinbacher DM, Glick M. The dental patient with asthma. An update and oral health considerations. *J Am Dent Assoc.* 2001;132:1229–1239.
108. Malamed SF. Asthma. In: *Medical Emergencies in the Dental Office.* 7th ed. St. Louis, MO: Elsevier Mosby; 2015. pp. 214–231.
109. Kacso G, Terezhalmy GT. Acetylsalicylic acid and acetaminophen. *Dent Clin North Am.* 1994;38:633–644.
110. Centers for Disease Control and Prevention (CDC). Annual smoking-attributable mortality, years of potential life lost, and productivity losses—United States, 1997–2001. *MMWR Morb Mortal Weekly Rep.* 2005;54:625–628.
111. Bricker SL, Langlais RP, Miller CS. In: *Oral Diagnosis, Oral Medicine, and Treatment Planning.* 2nd ed. Haminton, Canada: BC Decker; 2002. pp. 165–191.
112. Milburn HJ. Primary tuberculosis. *Curr Opin Pulm Med.* 2001;7:133–141.
113. Maartens G. Advances in adult pulmonary tuberculosis. *Curr Opin Pulm Med.* 2002;8:173–177.
114. Mignogna MD, Muzio LL, Favia G, et al. Oral tuberculosis: a clinical evaluation of 42 cases. *Oral Dis.* 2000;6:25–30.
115. Little JW, Falace DA, Miller CS, Rhodus NL. *Little and Falace's Dental Management of the Medically Compromised Patient.* 8th ed. St. Louis, MO: Elsevier Mosby; 2013. p. 115.
116. Brodie MJ, French JA. Management of epilepsy in adolescents and adults. *Lancet.* 2000;356:323–329.
117. De Morais Gallarreta FW, Bernadotti FLP, De Freitas AC, et al. Characteristics of individuals with hydrocephalus and their dental care needs. *Spec Care Dent.* 2010;30:72–76.
118. Baddour LM, Bettmann MA, Bolger AF, et al. Nonvalvular cardiovascular device-related infections. AHA scientific statement. *Circulation.* 2003;108:2015–2031.
119. Acs G, Cozzi E. Antibiotic prophylaxis for patients with hydrocephalus shunts: a survey of pediatric dentistry and neurosurgery program directors. *Pediatr Dent.* 1992;14:246–250.
120. Kerr AR. Update on renal disease for the dental practitioner. *Oral Surg Oral Med Oral Pathol Oral Radiol Endod.* 2001;92:9–16.
121. Proctor R, Kumar N, Stein A, et al. Oral and dental aspects of chronic renal failure. *J Dent Res.* 2005;84:199–208.
122. Manton SL, Midda M. Renal failure and the dental patient: a cautionary tale. *Br Dent J.* 1986;160:388–390.
123. Naylor GD, Hall EH, Terezhalmy GT. The patient with chronic renal failure who is undergoing dialysis or renal transplantation: another consideration for antimicrobial prophylaxis. *Oral Surg Oral Med Oral Pathol.* 1988;65:116–121.
124. De Rossi SS, Glick M. Dental considerations for the patient with renal disease receiving hemodialysis. *J Am Dent Assoc.* 1996;127:211–219.
125. Rhodus NL. Oral cancer: leukoplakia and squamous cell carcinoma. *Dent Clin North Am.* 2005;49:143–165.
126. www.cancer.org/cancer/oralcavityandoropharyngealcancer; Accessed February 16, 2015.
127. Epstein JB, Thariat J, Bensadoun RJ, et al. Oral complications of cancer and cancer therapy: from cancer treatment to survivorship. *CA Cancer J Clin.* 2012;62:400–422.
128. O'Grady NP, Alexander M, Dellinger EP, et al. Guidelines for the prevention of intravascular catheter-related infections. Centers for Disease Control and Prevention. *MMWR Recomm Rep.* 2002;51(RR-10):1–29.
129. Maxymiw WG, Wood RE, Liu FF. Postradiation dental extractions without hyperbaric oxygen. *Oral Surg Oral Med Oral Pathol Oral Radiol Endod.* 1991;72:270–274.

130. Marx RE. Pamidronate (Aredia) and zoledronate (Zometa) induced avascular necrosis of the jaws: a growing epidemic. *J Oral Maxillofac Surg.* 2003;61:1115–1117.
131. Migliorati CA. Bisphosphanates and oral cavity avascular bone necrosis. *J Clin Oncol.* 2003;21:4253–4254.
132. Migliorati CA, Schubert MM, Peterson DE, Seneda LM. Bisphosphonate-associated osteonecrosis of mandibular and maxillary bone: an emerging oral complication of supportive cancer therapy. *Cancer.* 2005;104:83–93.
133. Migliorati CA, Casiglia J, Epstein J, et al. Managing the care of patients with bisphosphonate-associated osteonecrosis: an American Academy of Oral Medicine position paper. *J Am Dent Assoc.* 2005;136:1658–1668.
134. Ruggiero SL, Mehrotra B, Rosenberg TJ, Engroff SL. Osteonecrosis of the jaws associated with the use of bisphosphonates: a review of 63 cases. *J Oral Maxillofac Surg.* 2004;62:527–534.
135. Hellstein JW, Adler RA, Edwards B, et al. Managing the care of patients receiving antiresorptive therapy for prevention of and treatment of osteoporosis. Executive summary of recommendations from the American Dental Association Council on Scientific Affairs. *J Am Dent Assoc.* 2011;142:1243–1251.
136. American Association of Oral and Maxillofacial Surgeons-Position Paper. Medication-Related Osteonecrosis of the Jaw- 2014 Update. http://www.aaoms.org/images/uploads/pdfs/mronj_position_paper.pdf.
137. Woo SB, Hellstein JW, Kalmar JR. Narrative [corrected] review: bisphosphonates and osteonecrosis of the jaws. *Ann Intern Med.* 2006;144:753–761.
138. Grbic JT, Black DM, Lyles KW, et al. The incidence of osteonecrosis of the jaw in patients receiving 5 milligrams of zoledronic acid: data from the health outcomes and reduced incidence with zoledronic acid once yearly clinical trials program. *J Am Dent Assoc.* 2010;141:1365–1370.
139. American Association of Endodontists. Endodontic implications of bisphosphonate associated osteonecrosis of the jaws. AAE Position Paper, 2010. www.aae.org. Accessed March 17, 2015.
140. Subramanian G, Cohen HV, Quek SY. A model for the pathogenesis of bisphosphonate-associated osteonecrosis of the jaw and teriparatide's potential role in its resolution. *Oral Surg Oral Med Oral Pathol Oral Radiol Endod.* 2011;112:744–753.
141. Epstein MS, Wicknick FW, Epstein JB, et al. Management of bisphosphonate-associated osteonecrosis: pentoxifylline and tocopherol in addition to antimicrobial therapy. An initial case series. *Oral Surg Oral Med Oral Pathol Oral Radiol Endod.* 2010;110:593–596.
142. Guggenheimer J, Eghtesad B, Stock DJ. Dental management of the (solid) organ transplant patient. *Oral Surg Oral Med Oral Pathol Oral Radiol Endod.* 2003;95:383–389.
143. Soliecito TP, Abt E, Lockhardt PB, et al. The use of prophylactic antibiotics prior to dental procedures in patients with prosthetic joints. Evidence-based clinical practice guideline for dental practitioners: a report of the American Dental Association Council on Scientific Affairs. *J Am Dent Assoc.* 2015;146:11–16.
144. Livingston HM, Dellinger TM, Holder R. Considerations in the management of the pregnant patient. *Spec Care Dentist.* 1998;18:183–188.
145. Donaldson M, Goodchild JH. Pregnancy, breast-feeding and drugs used in dentistry. *J Am Dent Assoc.* 2012;143:858–871.
146. Silver R, Peltier M, Branch D. The immunology of pregnancy. In: Creasy R, Resnik R, Iams J, editors. *Maternal-Fetal Medicine: Principles and Practice.* Philadelphia, PA: W.B. Saunders; 2004. pp. 89–110.
147. Suchina JA, Levine D, Flaitz CM, et al. Retrospective clinical and radiologic evaluation of nonsurgical endodontic treatment in human immunodeficiency virus (HIV) infection. *J Contemp Dent Pract.* 2006;7:1–8.
148. Quesnell BT, Alves M, Hawkinson RW, et al. The effect of human immunodeficiency virus on endodontic treatment outcome. *J Endod.* 2005;31:633–636.
149. Kelleher M, Bishop K, Briggs P. Oral complications associated with sickle cell anemia: a review and case report. *Oral Surg Oral Med Oral Pathol Oral Radiol Endod.* 1996;82:225–228.
150. Andrews CH, England MC Jr., Kemp WB. Sickle cell anemia: an etiological factor in pulpal necrosis. *J Endod.* 1983;9:249–252.
151. Costa CP, Thomaz EB, Souza Sde F. Association between sickle cell anemia and pulp necrosis. *J Endod.* 2013;39:177–181.
152. Tate AR, Norris CK, Minniti CP. Antibiotic prophylaxis for children with sickle cell disease: a survey of pediatric dentistry residency program directors and pediatric hematologists. *Pediatr Dent.* 2006;28:332–335.
153. Douglas LR, Douglass JB, Sieck JO, Smith PJ. Oral management of the patient with end-stage liver disease and the liver transplant patient. *Oral Surg Oral Med Oral Pathol Oral Radiol Endod.* 1998;86:55–64.
154. Miller CS, Little JW, Falace DA. Supplemental corticosteroids for dental patients with adrenal insufficiency: reconsideration of the problem. *J Am Dent Assoc.* 2001;132:1570–1579; quiz 1596–1597.
155. Kay AB. Allergy and allergic diseases. First of two parts. *N Engl J Med.* 2001;344:30–37.
156. Little JW, Falace DA, Miller CS, Rhodus NL. *Little and Falace's Dental Management of the Medically Compromised Patient.* 8th ed. St. Louis, MO: Elsevier Mosby; 2013. pp. 304–319.
157. Baluga JC, Casamayou R, Carozzi E, et al. Allergy to local anaesthetics in dentistry. Myth or reality? *Allergol Immunopathol (Madr).* 2002;30:14–19.
158. El-Qutob D, Morales C, Pelaez A. Allergic reaction caused by articaine. *Allergol Immunopathol (Madr).* 2005;33:115–116.
159. Finder RL, Moore PA. Adverse drug reactions to local anesthesia. *Dent Clin North Am.* 2002;46:747–757.
160. Brown RS, Paluvoi S, Choksi S, et al. Evaluating a dental patient for local anesthesia allergy. *Compend Contin Ed Dent.* 2002;23:125–128, 131–132, 134 passim; quiz 140.
161. Malanin K, Kalimo K. Hypersensitivity to the local anesthetic articaine hydrochloride. *Anesth Prog.* 1995;42:144–145.
162. Bosco DA, Haas DA, Young ER, Harrop KL. An anaphylactoid reaction following local anesthesia: a case report. *Anesth Pain Control Dent.* 1993;2:87–93.
163. MacColl S, Young ER. An allergic reaction following injection of local anesthetic: a case report. *J Can Dent Assoc.* 1989;55:981–984.
164. Ravindranathan N. Allergic reaction to lignocaine. A case report. *Brit Dent J.* 1975;138:101–102.
165. Ball IA. Allergic reactions to lignocaine. *Brit Dent J.* 1999;186:224–226.
166. Seng GF, Kraus K, Cartwright G, et al. Confirmed allergic reactions to amide local anesthetics. *Gen Dent.* 1996;44:52–54.
167. Rood JP. Adverse reaction to dental local anaesthetic injection-'allergy' is not the cause. *Br Dent J.* 2000;189:380–384.
168. Berkun Y, Ben-Zvi A, Levy Y, et al. Evaluation of adverse reactions to local anesthetics: experience with 236 patients. *Ann Allergy Asthma Immunol.* 2003;91:342–345.
169. Campbell JR, Maestrello CL, Campbell RL. Allergic response to metabisulfite in lidocaine anesthetic solution. *Anesth Prog.* 2001;48:21–26.
170. Schwartz HJ, Sher TH. Bisulfite sensitivity manifesting as allergy to local dental anesthesia. *J Allergy Clin Immunol.* 1985;75:525–527.
171. Seng GF, Gay BJ. Dangers of sulfites in dental local anesthetic

solutions: warning and recommendations. *J Am Dent Assoc.* 1986;113:769–770.

172. Shojaei AR, Haas DA. Local anesthetic cartridges and latex allergy: a literature review. *J Can Dent Assoc.* 2002;68:622–626.
173. Malamed SF, Quinn CL. Electronic dental anesthesia in a patient with suspected allergy to local anesthetics: report of case. *J Am Dent Assoc.* 1988;116:53–55.
174. Scully C, Ng Y-L, Gulabivala K. Systemic complications due to endodontic manipulations. *Endod Topics.* 2003;4:60–68.
175. Huber MA, Terezhalmy GT. Adverse reactions to latex products: preventive and therapeutic strategies. *J Contemp Dent Pract.* 2006;7:97–106.
176. Hamann CP, DePaola LG, Rodgers PA. Occupation-related allergies in dentistry. *J Am Dent Assoc.* 2005;136:500–510.
177. Clarke A. The provision of dental care for patients with natural rubber latex allergy: are patients able to obtain safe care? *Br Dent J.* 2004;197:749–752; discussion 746.
178. Kosti E, Lambrianidis T. Endodontic treatment in cases of allergic reaction to rubber dam. *J Endod.* 2002;28:787–789.
179. Baumgartner JC, Xia T. Antibiotic susceptibility of bacteria associated with endodontic abscesses. *J Endod.* 2003;29:44–47.
180. Johnson BR, Remeikis NA. Effective shelf-life of prepared sodium hypochlorite solution. *J Endod.* 1993;19:40–43.
181. Kaufman AY, Keila S. Hypersensitivity to sodium hypochlorite. *J Endod.* 1989;15:224–226.
182. Zehnder M. Root canal irrigants. *J Endod.* 2006;32:389–398.
183. Caliskan MK, Turkun M, Alper S. Allergy to sodium hypochlorite during root canal therapy: a case report. *Int Endod Journal.* 1994;27:163–167.
184. Dandakis C, Lambrianidis T, Boura P. Immunologic evaluation of dental patient with history of hypersensitivity reaction to sodium hypochlorite. *Endod Dent Traumatol.* 2000;16:184–187.
185. Torabinejad M, Khademi AA, Babagoli J, et al. A new solution for the removal of the smear layer. *J Endod.* 2003;29:170–175.
186. Shabahang S, Pouresmail M, Torabinejad M. In vitro antimicrobial efficacy of MTAD and sodium hypochlorite. *J Endod.* 2003;29:450–452.
187. Beltz RE, Torabinejad M, Pouresmail M. Quantitative analysis of the solubilizing action of MTAD, sodium hypochlorite, and EDTA on bovine pulp and dentin. *J Endod.* 2003;29:334–337.
188. Vianna ME, Gomes BP, Berber VB, et al. In vitro evaluation of the antimicrobial activity of chlorhexidine and sodium hypochlorite. *Oral Oral Surg Oral Med Oral Pathol Oral Radiol Endod.* 2004;97:79–84.
189. Hensten A, Jacobsen N. Allergic reactions in endodontic practice. *Endod Topics.* 2005;12:44–51.
190. Gawkrodger DJ. Investigation of reactions to dental materials. *Br J Dermatol.* 2005;153:479–485.
191. Hensten-Pettersen A, Jacobsen N. Perceived side effects of biomaterials in prosthetic dentistry. *J Prosthet Dent.* 1991;65:138–144.
192. Forman GH, Ord RA. Allergic endodontic angio-oedema in response to periapical endomethasone. *Brit Dent J.* 1986;160:348–350.
193. Kunisada M, Adachi A, Asano H, Horikawa T. Anaphylaxis due to formaldehyde released from root-canal disinfectant. *Contact Dermatitis.* 2002;47:215–218.
194. Haikel Y, Braun JJ, Zana H, et al. Anaphylactic shock during endodontic treatment due to allergy to formaldehyde in a root canal sealant. *J Endod.* 2000;26:529–531.
195. Braun JJ, Zana H, Purohit A, et al. Anaphylactic reactions to formaldehyde in root canal sealant after endodontic treatment: four cases of anaphylactic shock and three of generalized urticaria. *Allergy.* 2003;58:1210–1215.
196. Rud J, Rud V, Munksgaard EC. Long-term evaluation of retrograde root filling with dentin-bonded resin composite. *J Endod.* 1996;22:90–93.
197. Rud J, Rud V, Munksgaard EC. Periapical healing of mandibular molars after root-end sealing with dentine-bonded composite. *Int Endod J.* 2001;34:285–292.
198. Andreasen JO, Munksgaard EC, Fredebo L, Rud J. Periodontal tissue regeneration including cementogenesis adjacent to dentin-bonded retrograde composite fillings in humans. *J Endod.* 1993;19:151–153.
199. Torabinejad M, Chivian N. Clinical applications of mineral trioxide aggregate. *J Endod.* 1999;25:197–205.
200. Torabinejad M, Hong CU, Pitt Ford TR, Kaiyawasam SP. Tissue reaction to implanted super-EBA and mineral trioxide aggregate in the mandible of guinea pigs: a preliminary report. *J Endod.* 1995;21:569–571.
201. Koh ET, McDonald F, Pitt Ford TR, Torabinejad M. Cellular response to mineral trioxide aggregate. *J Endod.* 1998;24:543–547.
202. Gazelius B, Olgart L, Wrangsjo K. Unexpected symptoms to root filling with gutta-percha. A case report. *Int Endod J.* 1986;19:202–204.
203. Boxer MB, Grammer LC, Orfan N. Gutta-percha allergy in a health care worker with latex allergy. *J Allergy Clin Immunol.* 1994;93:943–944.
204. Costa GE, Johnson JD, Hamilton RG. Cross-Reactivity studies of gutta-percha, gutta-balata, and natural rubber latex (Hevea brasiliensis). *J Endod.* 2001;27:584–587.
205. Hamann C, Rodgers PA, Alenius H, et al. Cross-reactivity between gutta-percha and natural rubber latex: assumptions vs. reality. *J Am Dent Assoc.* 2002;133:1357–1367.

第三十二章　药物的相互作用和实验室检查

S. Craig Rhodes, Paul D. Eleazer

第一节　概述

本章讨论了药物与药物之间、食品与药物之间、草药/食物性药物与药物之间以及维生素与矿物质/药物之间的相互作用。虽然牙医不必治疗每位患者，但他们不能因为患者自身不利条件（例如医疗状况）拒绝治疗（有关更多详细信息，参见第三十一章）。因此需要重视药物相互作用的危险性，从而为服用多种药物的患者制订合理的治疗方案。

本章中药物相互作用的相关内容来自药理学家的研究，他们考虑相互作用的可能性，以及反应的严重程度，以达到具有临床意义的水平。一些罕见的和严重的不良反应也包括在内[1]。随着研究的深入，会发现一些新的反应。在线资源将不断更新信息[2,3]。

药理学原理和病史记录可以帮助临床医生确定个别患者的可能风险。药物相互作用可分为药代动力学和药效动力学。药代动力学反应包括吸收、分布、代谢或排泄的速率或程度的变化。药效学药物相互作用涉及药物血浆水平不变的情况下患者反应的改变。

止泻的花王果胶（高岭土和果胶）是药代动力学吸收的例子，它会减少四环素类抗生素的吸收。肾上腺素和β-受体阻滞剂药物在白蛋白上竞争相同的结合位点是药物分布的药代动力学相互作用的一个例子。代谢型的药代动力学相互作用包括大环内酯类抗生素与诸如西咪替丁等药物竞争肝酶的分解途径。药物清除反应包括氨甲蝶呤和非甾体抗炎药（non-steroidal anti-inflammatory drugs, NSAID）竞争肾脏清除作用。

乙醇和苯二氮䓬联合使用增加中枢神经系统（central nervous system, CNS）的镇静作用，与单独给药相比，两种药物的血浆水平无明显差异。属于药效学反应。

与患者交流可以提供有关药物反应或相互作用的有价值的线索。当参照大量患者的药物反应来绘制药物作用时，该图几乎始终是钟形曲线，这意味着一些患者夸大药物的不良反应，而有些患者几乎没有效果。大多数人都有预期的反应。如果患者有对药物过度反应或反应不足的病史，临床医生应该警惕类似的反应。同一类药物的相互作用可能类似，但可能也有例外。病史记录的第二个主要考虑因素是患者报告可能不准确。有些患者试图推迟发病年龄，否认相关的医学问题。而且，患者可能会忘记服用的药物或剂量的重要细节。此外，许多不熟悉医学的人士可能没有意识到告知医生其所有慢性疾病和服用特定药物的重要性。

一些学者认为，一般的药物不如品牌药有效，尤其是对于某些类别的药物。例如有些药物的肠衣不完善，因而不能保护药物免受酸性胃内容物的不良影响[4]。最近的一项研究表明，用于儿童严重先天性甲状腺功能减退症的品牌药和通用左旋甲状腺素之间缺乏生物等效性。与品牌药相比，仿制药的生产中没有FDA药代动力学标准[5]。

谨慎的从业者应观察新药的药物相互作用报告，在有足够的时间阐明所有反应之前，对这些药物的处方持谨慎态度。尽管在出售该药物之前已经进行了实验室试验、动物试验和人体试验，但是药物的相互作用通常是在药物进入市场后才被发现的。例如非阿片类药物酮咯酸（托拉多），它对治疗后牙痛非常有效，在发现与胃出血和肾病相关联之前已被广泛使用。最终导致此种口服药暂时退出市场[6]。酮咯酸目前用于短期治疗（成年患者 <5 天）需要阿片类镇痛的中重度急性疼痛。

牙医是幸运的，很少需要长期用药。用药时间相对较短，可以最大程度地减少药物相互作用和副作用，即使如此，一些药物的相互作用仍会迅速发生，长期服药产生相互作用和副作用的可能性更大。

对于许多药物相互作用，最终结果只是对一种或两种药物反应的改变。这种改变可能是增加或降低药效。有时，联合用药会导致意外的相互作用。当服用钙通道阻滞剂地尔硫䓬（恬尔心）的患者服用苯二氮䓬类药物时，会出现明显药效增强。该联合用药几乎不会改变地尔硫䓬的作用，但苯二氮䓬镇静作用迅速增加，因为钙通道阻滞剂降低了苯二氮䓬的代谢分解。有研究显示苯二氮䓬类药物随时间变化的曲线下面积几乎是原来的3倍[7]。

个体差异对药物相互作用影响较大。受影响最大的是老年人，他们的新陈代谢系统不够健全。患有慢性全身性疾病的人以及服用多种药物的人更可能发生药物相互作用。服用草药的患者和非常规饮食的患者更可能发生药物反应。

有些患者因为没有受到药物相互作用的严重影响，可能不会告知医生。即使是善于观察的患者，每个人每一次都发生严重的药物相互作用的几率也可能非常低。这种不一致的效果可能会让医生在看到患者没有问题的情况下放心用药。即使对于特定的个人，用过的药物也不能保证安全。

表 32-1~ 表 32-12 列出了牙医担心的最严重的药物反应。茶碱的治疗剂量和毒性水平相差很小。随着全球的国际化，从一个国家市场上撤下的药物很容易流入另一个国家。因此我们需要知道药物的海外商品名称以及通用标签。非镇静性抗组胺药阿司咪唑和特非那定如果与大环内酯类抗生素合用会引起威胁生命的尖端扭转性心律失常。

全身应用肾上腺素会增加焦虑症并引起心动过速，从而对没有药物相互作用的患者产生不利影响。将局麻药局限在局部区域可以最大程度地减少药物相互作用的可能性。但是，Lipp 等人用标记的肾上腺素进行实验，发现局部注射回抽无血的麻药注入血管发生率为 22%[8]。临床医生注射麻醉剂时不能因回抽无血而产生错误的安全感。避免全身相互作用的最佳方法是缓慢注射。必须观察患者是否有全身注射肾上腺素的迹象，例如面色苍白、心动过速和焦虑。有关更多详细信息，参见第十八章。

口服抗生素的药效降低已引起社会广泛关注。研究已证实牙医常用的抗菌药物不太可能导致口服避孕药失效。唑酮类抗真菌Ⅰ类药物（如酮康唑）可能会降低激素类避孕药的疗效。抗结核药物利福平也可能降低激素避孕药的疗效。然而，临床医生建议对使用抗生素的育龄女性患者采用替代避孕方法。因为避孕药与某些抗生素合用并非 100% 有效避孕。

非处方药的药物相互作用应引起牙医的关注。草药以及维生素和矿物质补充剂也会引起药物相互作用。许多患者认为这些非处方药是无害的膳食补充剂，因此未在用药史中提及。最近的研究表明许多药物与草药和补充剂之间具有相互作用。

牙医通常使用抗菌药物、止痛药和局部麻醉药。抗菌药物治疗了许多疾病。第二次世界大战后，第一个真正的抗生素青霉素被牙医广泛使用。此后许多患者服用了抗生素，因此也发现许多药物的相互作用。

在青霉素之后出现了四环素。随着青霉素的广泛使用，对其进行了结构调整以应对新出现的抗生素耐药性问题。在四环素类药物后出现了大环内酯类抗生素红霉素。一段时间以来，红霉素在牙医中广受欢迎，主要是因为它避免了青霉素过敏的风险，且耐药性相对有限。尽管尚未出现严重的过敏问题，但细菌耐药性和严重的药物相互作用限制了红霉素及其同类药物克拉霉素和阿奇霉素的使用。

目前已知的许多与大环内酯相互作用的药物，由于它们之间有共同的代谢途径，所以可以延缓新陈代谢。一种或两种药物大剂量应用可导致严重的心律失常，甚至危及生命。即使是抗心律失常药物也可能在大环内酯类药物的作用下引起心律失常。值得注意的是，联合用药可以引起不可预见的反应，这意味着给某个人开了一定剂量的某种药物，没有出现不良反应，不能保证之后的相同的用药不会出现不良反应。

当大环内酯类药物与他汀类药物（通常用于降低胆固醇）联合使用时，可能发生严重的肌肉萎缩。这些药物抑制 HMG-CoA 还原酶，它是产生低密度胆固醇的关键酶。单用此类药物可能出现的首个症状之一是肌肉疼痛，但当与大环内酯类抗生素合用时肌肉疼痛更容易发生，因为大环内酯类抗生素通过它们共同的肝脏代谢途径增加了药物浓度。症状可能几天后才出现。肌肉损伤导致肌酐磷酸激酶水平升高，通常被用来证实这种潜在的非常严重的药物相互作用。

麦角衍生物，如麦角胺，可减轻血管性头痛，并可与大环内酯类抗生素相互作用，诱导血管痉挛引起的周围缺血。并不是所有的患者对这种药物相互作用的逆转治疗都有反应，这成为一个非常严重的潜在问题。

大环内酯类药物另一类经典的相互作用是降低代谢途径。为了达到治疗水平，茶碱经常被注射到接近毒性阈值。当与红霉素合用时，消除率降低可能会将支气管扩张剂的浓度推向危险区域。显然，患者的治疗剂量越高，风险越大。早期研究表明阿奇霉素可能有类似的作用，而克拉霉素（在一项对 5 名患者的研究中）对茶碱的药物治疗没有影响[9,10]。

表 32-1 所示为大环内酯类抗生素与药物的严重的、可能的反应。牙医在开大环内酯类药物时，需要警惕药物的相互作用。

表 32-2 列出了牙医常用的甲硝唑的潜在反应。这些药物的抗菌谱包括专性厌氧菌，然而一些微生物出现了耐药性。临床医生常将这种 DNA 阻滞剂与青霉素或头孢菌素类抗菌药一起使用。研究表明，大多数根管感染包含多种微生物，其中有许多兼性微生物[11]。根管感染培养的微生物敏感性结果分析表明，单纯使用甲硝唑治疗根管感染是无效的[12]。

与所有抗生素类似，甲硝唑与所有抗凝药物均有不良反应。通过杀死正常的肠道菌群，维生素 K 的产生减少，从而改变正常的促进凝血的维生素和防止凝血的抗凝剂之间的平衡，结果是更容易发生出血问题。甲硝唑对凝血平衡有重要作用，它通过直接抑制华法林（香豆素）的代谢进一步增加出血倾向[13]。

同样值得注意的是甲硝唑与乙醇的相互作用，就像与双硫仑（安塔布司）的相互作用一样，导致许多患者恶心和呕吐。临床医生应提醒患者在服用甲硝唑时避免使用乙醇，并在之后的 1 天内避免乙醇，确保无不良药物相互作用。另一个甲硝唑的药物相互作用是与安替布司合用后，服用甲硝唑的患者出现急性精神病反应。

表 32-1 大环内酯类抗生素与药物的潜在反应相互作用

快速反应	延迟反应
非常明显的反应	
确定的反应	确定的反应
▲卡马西平（毒性）	▲西沙必利（心律失常加剧）
	▲地高辛（毒性）
可能的反应	可能的反应
麦角蛋白衍生物（周围缺血）	▲抗凝血剂（出血）
	▲"HMG-COA 还原酶抑制剂"（肌病）（横纹肌溶解）
	▲匹莫齐特抗精神病药（心脏毒性）
	可疑的反应
	▲抗心律失常药（心律失常）
	▲依普利酮（高钾血症）（心律失常）
	葡萄柚 = ▲吸收（毒性）
	某些喹诺酮类药物 =（心律失常）
	维拉帕米，▲大环内酯（心脏毒性）
不太明显的反应	
	确定的反应
	▲茶碱（毒性）
	▲皮质类固醇（可能的毒性）
	▲环孢素 =（肾毒性；神经毒性）
	可能的反应
	利福平（▼抗菌 / ▲肠道作用）
可疑的反应	可疑的反应
▲苯二氮䓬类（镇静作用）	他克莫司（▲他克莫司毒性）
	瑞格列奈（▼血糖）

* 大环内酯类药物与许多其他药物共享肝脏代谢途径，通常导致新陈代谢延迟，药物水平降低

▼药物作用可能减弱

▲药物作用可能增强

表 32-2 甲硝唑和所有药物

快速反应	延迟反应
非常明显的反应	▲抗凝血剂（出血）
不太明显的反应	可疑的反应
可疑的反应	巴比妥酸盐加速甲硝唑的代谢（▼抗菌）
乙醇（戒酒硫反应）	戒酒硫（急性精神病）

* 这种抗生素能降低华法林的代谢，与乙醇或双硫氧嘧啶（抗滥用）合用也可引起恶心，但反应不一

▼药物作用可能减弱

▲药物作用可能增强

除了可能致命的过敏反应，青霉素类抗生素和头孢菌素类抗生素相对没有严重的药物相互作用（表 32-3）。青霉素对常见的牙髓来源的病原体非常有效[12]。大多数头孢菌素对根管感染中的厌氧菌无效。在青霉素和头孢菌素之间存在不同程度的交叉过敏性，这取决于头孢菌素的特定化学结构。

表 32-3 青霉素和所有药物

延迟反应
可疑的反应
四环素（杀菌剂）
甲氨蝶呤（毒性）
不太明显的反应
可疑的反应
别嘌呤醇（吸收）
食物（减少吸收）
受体阻滞剂（▼抗高血压 + 抗心绞痛作用）
华法林（▲出血）
非肠道青霉素灭活氨基糖苷
氨基糖苷 + 头孢菌素（增加肾毒性）

▼药物作用可能减弱

▲药物作用可能增强

甲氨蝶呤是某些癌症和难治性关节炎患者的强效抗代谢物，与青霉素、万古霉素、甲氧苄啶、四环素或磺胺类药物联合使用可导致严重毒性，包括肾功能衰竭、骨髓抑制、中性粒细胞减少、血小板减少和皮肤溃疡。目前尚无头孢菌素引起这种药物相互作用的报道。甲硝唑也可与 NSAIDs 相互作用，导致甲氨蝶呤清除减少而引起严重的毒性反应。

喹诺酮类抗生素有可能与几种药物发生严重的相互作用（表 32-4）。与大环内酯类药物一样，喹诺酮类药物在许多其他药物存在的情况下可导致严重的心律问题。大环内酯 - 喹诺酮类药物的相互作用可导致致死性心律失常。大环内酯类或喹诺酮类药物加西沙必利（丙磺舒）可能中断心脏内正常的神经冲动传导，从而危及生命。喹诺酮类药物的另一个问题是与茶碱的相互作用，共同的代谢途径导致茶碱浓度增加到有毒水平。尽管这两种药物的分子结构有很大的不同，但它们还是有相似之处。

香豆素合用喹诺酮可能导致心律问题[14]。所有服用抗凝剂的患者都会出现出血，因为抗凝剂会杀死产生维生素 K 的菌群，而维生素 K 是一种促进凝血的天然物质。缺乏这种平衡意味着患者的凝血需要更长的时间。当健康人服用抗生素时，维生素 K 的减少不会引起凝血参数的明显变化。牙医应该与内科医生一起评估凝血测试结果，如出血时间和国际标准化比值（International Normalized Ratio，INR）。

四环素类药物因其抗胶原酶的作用和对牙周病原菌的有效性而在牙医中重新得到重视，这些病原菌许多与牙髓

表 32-4　喹诺酮类抗生素和所有药物

快速反应	延迟反应
非常明显的反应	可能的反应
	抗凝血剂▲出血
	可疑的反应
	严重心律失常与吩噻嗪
	西沙比利（胃药）
	大环内酯物抗生素
	三环类抗抑郁药
	齐拉西酮（抗精神病药）
	抗心律不齐药
不太明显的反应	可疑的反应
抗酸剂，▼喹诺酮类吸收	环孢霉素，肾毒性
可能的反应	茶碱▲中毒
硫酸铝 =▼喹诺酮类吸收	
重金属盐 =▼喹诺酮类吸收	
可疑的反应	
司维拉姆 =▼喹诺酮类吸收	
替扎尼定 =▼替扎尼定代谢（毒性）	
食物 =▼喹诺酮类吸收	

▼药物作用可能减弱
▲药物作用可能增强

疾病有关。这两个优点都可以用于牙髓治疗。虽然与四环素相互作用的药物有很多，但这些反应往往不一致，很少危及生命（表 32-5）。地高辛 - 四环素相互作用可能是最严重的。在一小部分人群中，肠道菌群代谢了大部分地高辛，这意味着需要相当高的剂量才能达到药效。四环素可引起显著的微生物菌群变化，使地高辛吸收增加，达到中毒水平。如上所述，大环内酯与地高辛以不同的方式相互作用，抑制地高辛的肾排泄，也达到潜在的毒性水平，这种危害在停止大环内酯摄入后可持续数天。

虽然不使用抗生素治疗根管疾病是件好事，但不切实际。治疗感染患者的医生需要不断学习药物之间的相互作用的新进展，任何抗生素都有可能与其他药物相互作用。

止痛药也有类似的情况。当然，现代牙髓治疗技术和“不”伤害根管附近组织的要求有助于减少对止痛药的需求。然而，术后疼痛仍然是一些根管治疗后的并发症。许多牙医证实 NSAIDs 是有效的止痛药。大多数医生发现 NSAIDs 和可待因或氢可酮一样有效，但长期使用 NSAIDs 可导致胃和肾脏问题，特别是老年人，也有少数情况与短期使用有关。

表 32-5　四环素和所有药物

延迟反应
可疑的反应
青霉素（杀菌剂）
地高辛，▲ dig
不太明显的反应
可疑的反应
活性炭，吸收
重金属盐 = 螯合
视黄醇类物质导致原发性颅内高压的风险

▼药物作用可能减弱
▲药物作用可能增强

与 NSAIDs 相关的严重药物相互作用相对较少（表 32-6）。NSAIDs 增强了香豆素的作用。临床 NSAIDs 小剂量应用，限制了这种相互作用的临床表现。另一方面，NSAIDs 与甲氨蝶呤相互作用有严重的后果，导致肾功能衰竭。大剂量甲氨蝶呤（通常用于抗肿瘤治疗）更可能发生这种反应，而用于治疗对其他药效较弱的药物无效的类风湿关节炎时，一般不会出现这一药物反应。

表 32-6　非甾体抗炎药（非甾体抗炎药）和所有药物

延迟反应
非常显著的反应
无
可能的反应
抗凝剂▲出血
可疑反应
甲氨蝶呤▲甲氨蝶呤（→毒性）
稍微不太明显的反应
可能的反应
β - 受体阻滞剂 =▼高血压效应
可疑反应
氨基糖苷类药物▲抗生素作用
能源锂（→锂毒性）▲
选择性 5- 羟色胺再摄取抑制，▲胃肠道出血

▼药品的作用可能会减弱
▲药物的作用可能会增强

服用 β 受体阻断剂的患者在服用 NSAIDs 时可能出现高血压。舒林达克（克林瑞）没有引起这种反应的倾向[15]。

使用 NSAIDs 可引起锂中毒。锂代谢的降低并没有导致健康人群出现临床问题[16]。

NSAIDs 和常用的抗抑郁药会产生不良的相互作用，后者通过选择性 5- 羟色胺再摄取抑制（SSRI）药物在大脑突触中发挥作用，就像作用于突触的类似药物一样，药物作用增加了胃肠道出血，SSRI 药物单独使用也出现了这个问题。

尽管仪器设备和治疗理念的不断更新，但对于牙医来说，麻醉性止痛药仍然常用。其中哌替啶可能带来最严重的潜在的相互作用，甚至导致死亡。但现在发生很少，因为医生几乎不使用单胺氧化酶抑制剂。其他反应也列于表 32-7。

术中疼痛的控制是患者判断其牙髓治疗者水平的标准。就像评判能否顺利降落飞机一样，患者也会根据医生控制疼痛的能力来评判医生。

表 32-7 麻醉剂和所有药物

即刻反应	延迟反应
非常显著的反应	
哌替啶和 MAO 抑制剂	
稍微不太明显的反应	
哌替啶 + 吩噻嗪	
可疑反应	可疑反应
巴比妥酸盐	哌替啶 + 利托纳韦

注意：服用单胺氧化酶抑制剂（MAO）的患者服用哌替啶会导致死亡

* 大多数反应是由中枢神经系统的附加效应引起的

局麻药存在麻醉剂本身和血管收缩剂两种不同的药物相互作用。肾上腺素代谢非常迅速，因此任何新药的相互作用对临床医生来说都会迅速显现出来（表 32-8）。血管收缩剂一次给药无效，5 分钟后可以再次给药，与麻醉剂相似，因为两者都不是血管内注射的。抗生素药物的毒性则不同。

表 32-8 含肾上腺素的局麻药及所有药物

即刻反应
既定反应
可疑反应
呋喃唑酮（呋喃酮）抗生素→高血压
稍微不太明显的反应
既定反应
三环类抗抑郁药→高血压
可疑反应
萝芙木生物碱 - 高血压
甲基多巴→高血压
胍乙啶→高血压

肾上腺素代谢很快，所以延迟反应不会发生

通过注射和观察患者的反应来将风险降到最低

服用 β - 受体阻滞剂、呋喃唑酮（呋喃酮）、三环类抗抑郁剂、甲基多巴以及抗高血压药物胍乙啶和劳乌尔菲亚生物碱的患者都有高血压病史。β - 受体阻滞剂的相互作用可能是最严重的，建议术前测量血压，为患者建立血压基准。此外需注意，即使回抽无血，也可能注射至血管内[8]。

麻醉剂本身不会引起严重的药物相互作用（表 32-9）。麻醉剂的问题在于重复注射会导致过量，因为与代谢非常迅速的血管收缩剂不同，麻醉剂代谢需要几个小时。尤其要注意儿童[17]。

β - 受体阻滞剂能与利多卡因相互作用，低剂量即可达到毒性范围，这种药物相互作用主要通过抑制肝脏代谢酶而发生[18]。

西咪替丁也会增加利多卡因的水平，可能是通过对肝酶的同样作用。当然，并不是每次联合用药都会发生[19]。对其他组胺 H2 拮抗剂的研究没有显示出这种相互作用。

苯二氮䓬类反应是典型的药物 - 药物效应增强的反应之一。可从较小的剂量开始，比如半片，通过患者自己的反应来确定。蛋白酶抑制剂反应会引起严重的镇静和呼吸抑制。如表 32-10 所示，没有药物与苯二氮䓬类药物相互作用被列为非常重要的类别。

表 32-9 局麻药与所有药物的快速反应

稍微不太明显的反应
既定反应
β - 受体阻滞剂（→ LIDO 毒性）
组胺 H2 拮抗剂（西咪替丁）（→ LIDO 毒性）
疑似反应
琥珀酰胆碱，▲琥珀酰胆碱半衰期

▼药物作用可能减弱

▲药物作用可能增加

表 32-10 苯二氮类药物 * 和所有药物

即刻反应	延迟反应
稍微不太明显的反应	
既定反应	疑似反应
乙醇	卡马西平
唑类抗真菌药物	美丹非尼
非核苷类逆转录酶抑制剂	
	蛋白酶抑制
	金丝桃草
	大环内酯类抗生素
	利福平
可能的反应	
地尔硫䓬	
食物	

在大多数反应中，苯二氮䓬类药物的作用增强，但利福平使其作用减弱。一般情况下，需要滴定剂量

表 32-11 列出了可与香豆素（华法林）相互作用的牙医可能使用的药物。这份详尽的清单要求牙医慎重考虑，并提醒患者注意出血迹象。值得注意的是，快速反应类别是空的，这表明短期使用带来的潜在危害较小。

表 32-11　牙科医生开的可能与华法林抗凝剂相互作用的药物

延迟反应
非常显著的反应
既定反应
磺胺类药物,出血
甲硝唑,出血
维生素 E,出血
阿司匹林(ASA,出血)
可能的反应
非甾体抗炎药(NSAIDs)/环氧合酶 2= 出血
喹诺酮类药物 = 出血
大环内酯类 = 出血
稍微不太明显的反应
既定反应
疑似反应
对乙酰氨基酚 = ▲维生素 K,因此▼出血
卡马西平,出血
维生素 K= ▼出血(251)
氯吡格雷 = ▲出血(146)

大多数药物的相互作用会导致泰诺、泰格列托、利福平和维生素出血增加。泰诺反应显然不一致,如果报道,每周超过 6 剂维生素 K 会逆转华法林的作用。然而,目前还没有波立维的解毒剂

▼药物的作用可能会减弱

▲药物作用可能会增强

第二节　药物与人体摄入物质的相互作用

一、药物与膳食补充剂的相互作用

美国食品药品管理局(Food and Drug Administration,FDA)将膳食补充剂定义为一种拟摄入的产品,其中含有一种"膳食成分",目的是为膳食增加更多的营养价值。这些"膳食成分"可能包括但不限于维生素、矿物质、草药或其他植物性成分。这些补充剂可以各种形式获得,例如片剂、胶囊、泡腾片、凝胶、液体或粉末[20]。

随着人类寿命的延长以及糖尿病和肥胖症等常见疾病的增加,服用药物的数量增加,膳食补充剂的使用也会同样增加。许多患者不愿透露他们对膳食补充剂的使用,除非特别要求提供此类信息。这些补充剂中的许多成分都有可能与患者摄入的一些处方药产生不良反应。一项研究发现,45% 的草药补充剂使用者至少接触过一种潜在的药物 - 草药相互作用[21]。所有牙医都有义务询问患者有关膳食补充剂的使用情况,包括名称、剂量、用法与剂型等。了解患者的医生是否推荐了补充剂,以及针对哪些特定的健康状况服用补充剂也是很有帮助的。

二、药物与食物和草本植物的相互作用

甘草是一种原产于印度、南欧和亚洲部分地区的豆科植物的根。它通常用作烟草和糖果食品的调味剂。它的药用用途包括消炎、抗病毒、抗菌和升压作用。甘草中的主要活性成分是甘草酸苷,它可以改变皮质类固醇的水平,从而增加或减少药物水平[22]。其机制是通过干扰酶 11-β- 羟基类固醇脱氢酶来抑制皮质醇转化为可的松[23]。总体效果可能类似于醛固酮增多症,在服用高剂量类固醇的患者中,相互作用可能更为严重。

葡萄柚汁介导的药物相互作用是由于参与药物Ⅰ相代谢的细胞色素 P450 酶(特别是 CYP3A4)受到不可逆转的抑制而发生的。结果可能会对高浓度的药物造成损害,即使在没有其他药物的情况下也是如此。这种作用与典型的发现相矛盾,即食物与药物结合会减少吸收,或者至少会减缓药物的吸收。

橙汁,特别是加钙的橙汁,可以降低氟喹诺酮(环丙沙星)和左旋喹诺酮(左氧氟沙星)的水平。橙汁和苹果汁都被证明能抑制有机阴离子转运多肽 2B1(OATP2B1),这是一种与药物口服吸收有关的摄取转运体,尤其是非索非那定[24]。

乳制品都含有重金属离子钙,会阻碍四环素(地美环素、四环素、多西环素和米诺环素)的吸收。多西环素是四环素家族中与重金属离子结合的过程中受影响最小的,这个过程称为螯合作用[25]。乳制品和补充剂中的钙也可能会影响氟化物的吸收。因此,应建议患者在服用这些药物前至少 1 小时或服用后 2 小时内避免摄入乳制品。

酒精在本章前面已经讨论过了,这里做一个简短的回顾[26]。也许是因为它在患者中经常被使用或滥用,所以酒精有时被认为是一种食物。一般来说,它的相互作用可以增加作用于中枢神经系统的药物的效果。它可以延缓胃排空,因此可以延缓几乎任何口服药物的吸收。它与甲硝唑在双硫仑类反应中特异性地相互作用,引起恶心和呕吐。所有上述反应都与剂量有关,因此临床医生应该提醒患者。与对乙酰氨基酚的相互作用是不同的,而且可能致命。长期滥用乙醇会诱导代谢对乙酰氨基酚的 CYP450 酶,导致对乙酰氨基酚的快速代谢,随之产生大量肝毒性对乙酰氨基酚代谢物,即 NAPQI(N- 乙酰基 -P- 苯醌亚胺)。

阿拉伯茶是一种产自东非、阿拉伯地区南部的刺激性植物,经过咀嚼可以减轻疲劳和食欲。它已经作为兴奋剂进口到美国和其他国家。这种欣快感是由于类似安非他明的一种拟交感神经胺 - 卡西酮引起的。通过烟雾吸食可以增加浓度引起幻觉[27]。

阿拉伯茶会降低阿莫西林及其同源物氨苄西林的吸收,导致持续的感染。研究表明咀嚼 2 小时后药物浓度降

低最多[28]。长期使用阿拉伯茶会导致心律不齐、高血压和缺血性心肌病。因此，建议对此类患者尽量使用最小量的拟交感神经药物[29]。

银杏叶，通常用作记忆增强剂，与水杨酸盐和NSAIDs相互作用，增加出血。其机制是通过降低血小板聚集，从而降低凝血功能。

卡瓦是南太平洋地区的多年生灌木，可作为茶喝，也可以制成药丸或液体。用于缓解压力并产生欣快感。目前报道有一例严重的药物相互作用引起的昏迷。虽然反应发生在与阿普唑仑联合使用时，但专家预计这种危险可能会扩展到整个苯二氮䓬家族[30]。基于对肝毒性的担忧，自2002年以来，卡瓦已在多个国家被限制或禁用[31]。

圣约翰草（St. John'swort，SJW）（贯叶连翘）是欧洲本土的多年生草本植物，是美国治疗抑郁症和相关精神疾病的主要辅助和替代药物[32]，它有可能导致几种药物相互作用。其中主要的药物是细胞色素P450（3A4、2C19、2E1）和肠道P-糖蛋白底物。SJW会诱发红霉素、泼尼松、四环素、苯二氮类、克拉霉素、华法林、环孢素、他汀类和克林霉素等药物的代谢，从而导致这些药物总体药效降低[33]。此外，当SJW与抗抑郁剂选择性5-羟色胺再摄取抑制剂（SSRIs）或脑内5-羟色胺受体激动剂一起服用时，也可能导致5-羟色胺综合征[34]。

月见草（Oenothera biennis）是原产于美洲的草本开花植物。它通常以油的形式作为治疗类风湿关节炎、经前综合征和湿疹的药物上市，尽管这些说法缺乏科学依据。它的种子中含有多酚，具有抗氧化特性。它通过抑制变形链球菌的生长和葡糖基转移酶的活性而具有抗龋作用[35]。它还具有抗炎活性[36]。月见草油与水杨酸酯和NSAIDs相互作用，有可能产生额外的抗凝作用。

缬草（Valeriana officinal）是一种多年生开花植物，原产于欧洲和亚洲部分地区，现已引入北美。通常制作成胶囊，常被用作镇静剂或抗焦虑剂。与SJW的药物相互作用一样，缬草对参与药物Ⅰ相代谢的细胞色素P450酶的活性有影响。缬草与苯二氮䓬类药物、阿片类药物、抗组胺药和其他镇静催眠药如扎来普隆和唑吡坦的相互作用可导致额外的治疗和不良反应（增加镇静作用）[33]（表32-12）。

三、药物与维生素和矿物质补充物的相互作用

适当的饮食提供了健康成人所需的所有维生素和矿物质。然而维生素和矿物质的购买量仍在不断增加。2010年，美国退休人员协会（Amercian Association of Retired Persons，AARP）和国家补充和替代医学中心（National Center for Complementary and Alternative Medicine，NCCAM）进行了一次电话调查，旨在评估与医疗保健提供者讨论补充和替代药物（Complementary and Alternative Medicine，CAM）的情况[37]。调查显示50岁以上的成年人中47%的人在过去12个月内使用过CAM，53%的人在一生中的某个时候使用过CAM。在CAM用户中，近70%的人承认没有与他们的医疗保健提供者讨论过他们的补充剂的使用。为了能够准确地评估药物相互作用的可能性，牙医询问他们的患者使用CAMs的情况是很重要的。

过量使用含锌的义齿粘接剂会导致铜缺乏，进而导致感觉异常、步态和平衡问题以及贫血等症状[38]。环丙沙星的吸收在锌的存在下也会减少，四环素也是如此。这种必需的重金属添加剂在多种维生素制剂中很常见。相互作用的最终结果是将抗生素水平降低了25%~40%[39,40]。

维生素D可诱导细胞色素P450（CYP3A4），导致底物药物（咪达唑仑、红霉素、酮康唑、伊曲康唑、三唑仑、克拉霉素和红霉素）的有效性降低。

维生素E可以与抗凝和抗血小板药物（水杨酸盐、氯吡格雷、肝素、低分子量肝素、华法林和NSAIDs）相互作用，通过抑制血小板聚集来增加出血。服用量为800单位/天或更多时，它也有可能拮抗维生素K依赖性凝血因子的作用。与上述维生素D类似，维生素E还存在增加CYP3A4底物药物代谢的风险[41]。

过量摄入维生素K可降低华法林的抗凝作用[41]。

表32-12 口腔科医生指定的可与草药相互作用的药物

意义等级	
1	阿莫西林＋阿拉伯茶→▼阿莫西林
1	ASA或非甾体抗炎药＋银杏→增加通过减少血小板聚集而出血
1	苯二氮类＋Kava→▲苯二氮䓬类水平（镇静）
2	皮质类固醇＋甘草→▲皮质类固醇
1	环丙沙星＋含补充钙剂的橙汁→▲环丙沙星▼抗生素吸收
1	对乙酰氨基酚＋乙醇→肝毒性代谢产物
1	大环内酯类抗生素＋葡萄柚→▲大环内酯类药物吸收（毒性）
1	四环素＋锌→▲四环素▼抗菌吸收
2	四环素＋乳制品▼由于螯合四环素
1	左氧氟沙星＋橙汁（原味或与Ca^{2+}一起使用）→▼左氧氟沙星

显著性水平1=不应将草药合并使用
显著性水平2=可以连续使用草药
▼药物作用可能会减弱
▲药物作用可能增加

四、药物与减肥药的相互作用

随着儿童和成人肥胖率不断上升，许多人开始服用减

肥药，这是因为他们改变生活方式的努力是不够的。用于治疗肥胖的药物有可能与牙科常用药物相互作用。

奥利司他（Orlistat）能抑制高达 30% 的膳食脂肪的吸收。它有可能增强华法林的抗凝作用。应仔细监测患者的 INR，以确保其在可接受的范围内（2.0~3.5）[42]。

芬特明（Phentermine）作为一种苯丙胺衍生物，有可能增强对牙科局部麻醉剂肾上腺素和左旋肾上腺素的拟交感神经反应，导致血压升高和心脏毒性增加，尤其是在已患有心脏病的患者中[43]。同样的警告也适用于服用芬特明托吡酯复合丸的患者。这种联合用药也有可能对拟交感神经药物或苯二氮卓类药物产生影响[44]。

苯二甲嗪（Phendimetrazine）、安非拉酮和苄非他明也是具有类似于苯丙胺性质的拟交感胺。它们同样有可能改变多巴胺、5- 羟色胺或去甲肾上腺素对中枢神经系统的影响。当患者使用这些药物时，应采取同样的心脏和血压预防措施，特别是对于那些有心血管疾病的患者[42]。

第三节　实验室检查在牙髓病学中的潜在重要性

实验室检查通常对牙医是有帮助的。此类实验室检查的列表并不详尽，而且牙医不应该局限于以下列出的检查。由于不熟悉流程或感觉到患者的抗拒，牙医在安排实验室检查时可能会感到不舒服。

最近的一项调查评估了患者在牙科诊室中对椅旁医疗筛查的态度[45]。调查结果显示，大多数受访者愿意让牙医筛查心脏病、高血压、糖尿病、艾滋病毒和肝炎。转诊给内科医生是合适的，但牙医没有理由因为患者需要实验室检查而产生畏难情绪。

牙医往往第一个发现系统性疾病。口腔组织通常是最先受到影响的。此外，许多患者并不定期去看医生，或者许多患者只是得到了关于疾病引起口腔细微变化的粗略信息。白血病、细菌性心内膜炎、各种癌症和许多其他疾病首先是在牙科诊室被怀疑。对任何牙医来说，安排患者进行实验室检查确认或排除怀疑都是完全合适的。每个牙医都应该善用细菌培养和药敏试验，以确定感染的原因和最可能有效的抗菌剂。

通常，牙医会要求患者填写病史调查表。在提供咨询、检查和治疗以及进行体格检查之前，牙医应该在和患者的交流期间对结果进行审查。为了获得所需的所有必要信息从而制定适当的风险评估[46]，通常采用基于美国麻醉师协会（the American Society of Anesthesiologists，ASA）开发的分类系统将患者的身体状况分为不同类别[47]。当牙医不确定患者身体状况类别的准确分类和 / 或患者的预期风险程度时，通常需要与患者的内科医生进行医疗咨询。

当患者不知道自己的健康状况，不愿在牙科诊室内提供这些信息，或者出于隐私和 / 或费用的考虑，未如实告知医疗状况时，推荐方案可能会出现问题。不知道自己的健康状况的患者可能从牙科诊所的实验室检查中受益最大。最近的一项研究为牙科诊室内的患者提供了医疗筛查检查，以观察实验室检查结果与患者自我报告的医疗健康状况之间的关系[48]。研究发现 83% 的参与者有一个或多个异常的检测结果，并且在他们的病史中没有报告相关的健康状况。结果表明，许多患者将受益于牙科诊室内的筛查。

口腔专业一直在推动预防工作中发挥主导作用。在过去的十年里，随着医疗改革在美国的迅速发展，人们对预防的关注再次受到重视，从事不同的专业和学科初级保健的医疗从业者整合到了一起。《平价医疗法案》中包括一些建议，旨在将医疗保健的重点从传统的疾病治疗转向更符合患者整体健康的体系。牙科专业的扩展，包括对患者未确诊疾病进行医学检查，是对以往强调预防性保健的合理延伸。随着时间的推移，这可能在控制心血管疾病和糖尿病等慢性疾病的发病率方面发挥着重要的作用。

心血管疾病（Cardiovascular disease，CVD）和糖尿病（diabetes mellitus，DM）是重要的公共卫生问题，在牙科诊室中很容易完成对这些疾病的风险评估。对于心血管疾病，目前广泛使用基于 Framingham 的风险评分[49]。该算法可以评估患者在未来 10 年内患冠心病的风险。在评估冠心病的风险时，可以使用 1 年内的血压、高密度和低密度脂蛋白、甘油三酯和体重指数等结果。糖尿病筛查试验包括血红蛋白 A1c（HbA1c）、随机血糖、体重指数、尿糖和葡萄糖激发试验。

其他筛选试验，包括肝功能试验，如天冬氨酸转氨酶（AST）、血细胞比容、血红蛋白、单纯疱疹病毒（HSV）、全血细胞计数（CBC）、尿液分析和标准血液化学分析，也已用于先前在牙科诊室中进行的研究[48,50]。

炎症性疾病可能与口腔的慢性感染有关，可导致血沉（erythrocyte sedimentation rate，ESR）升高。从细胞失衡到炎症系统评估，以及凝血因子，血液检验可能有助于鉴别血液病。大多数典型的血友病患者在早期就被诊断出来，可以为牙医提供重要的信息。每一位牙医都应该意识到患者凝血功能改变所带来的风险。最新确定的风险评估研究表明，降低抗凝血参数的死亡率和发病率。牙医应该习惯于解读这些检验结果，以确定患者是否适合进行外科手术。

凝血酶原时间（prothrombin time，PT）测试已经被 INR 所取代，INR 使用标准凝血时间的百分比表示结果。这一检测评估了外源性凝血机制。正常水平下 INR 为 1，当 INR<3.5 时可以进行小的牙槽骨手术，局部止血方法就

足够了。除小手术外，还应考虑调整抗凝或住院治疗。

部分凝血激活酶时间（thromboplastin time，PTT）测试确定了包括血浆中凝血因子在内的内在凝血途径的功能。

出血时间，即标准伤口凝结所需的分钟数，有助于诊断对牙科医生有重要意义的迟发问题，如血管性血友病，这种遗传性缺陷导致其内在凝血因子Ⅷ降低。此外，出血时间确定了血小板系统的紊乱，包括水杨酸盐或NSAIDs引起的紊乱。

CBC检验可计数血小板、红细胞和白细胞，并可以证实或排除许多可疑的发现。由于血管系统的充血，红细胞增多，真性红细胞增多，临床上可表现为牙龈变暗。白细胞数量的增加可以表现为牙龈出血，这在许多白血病中都可以看到。镰状细胞性贫血引起的瘀点可以通过偶尔出现的阻塞口腔毛细血管形成的特征性红细胞来诊断。

虽然将意外接触血源性病原体的患者和工作人员交给接受过此类风险咨询培训的人比较容易，但怀疑有这种疾病时，牙医应对此类感染源进行检测。

有不明原因的颌骨低阻射区的患者可能需要检查某些疾病。例如，多发性骨髓瘤患者的尿液中会有异常抗体本-周氏蛋白的升高。甲状旁腺功能亢进导致颌骨密度降低的患者会出现血钙升高，血磷降低。尿钙水平可能降低，尿磷含量增加，甲状旁腺功能亢进时血清碱性磷酸酶（ALP）升高，但不如Paget's病明显。

过敏会使许多人生活质量降低。这可能是由食物过敏引起的营养失衡，导致口腔组织外观的变化。致敏原可能包括常用的牙科材料，如镍或丁香酚，从而影响患者的治疗效果。怀疑有这种问题的牙医可将患者转诊给过敏专科医生进行皮肤或其他检查，然后帮助患者处理牙科方面的问题。

总结

由于研究不足，人们对药物相互作用的认识有限。此外，动物研究的成果可能无法直接转移到人类身上。动物不能有效地表达情绪变化，而且动物和人类之间存在一些代谢差异。

敏锐的临床医生应该向患者解释可能出现的不良反应，以便他们能观察不良反应。本章介绍了可能非常严重和（或）很可能发生的药物反应，还有一些没有介绍到的药物相互作用。要通过Medwatch项目向FDA报告可疑的药物相互作用[51]。FDA定期将新发现的、严重的药物相互作用的信息发送给注册有牙医执业执照的执业医师。牙医应将可疑的药物相互作用报告给其所在国家的相关管理部门。此外，读者应该记住，随着药物相互作用报告的更新，有关信息是不断变化的。

（王静 译 凌均棨 审校）

参考文献

1. Tatro DS, editor. *Facts and Comparisons, Drug Interaction Facts*. St. Louis, MO: Wolters Kluwer Health Inc; 2015. pp. 1–2350. factsandcomparisons.custhelp.com/app/answers/detail/a_id/515/~/how-do-i-cite-or-reference-facts-and-comparisons-products%3F.
2. Lexi-Comp, Inc. http://www.lexi.com. Accessed January 7, 2015.
3. Epocrates, Inc. http://www.epocrates.com Accessed January 7, 2015.
4. Agyilirah GA, Banker GS. Polymers for enteric coating applications. In: Tarcha PJ, editor. *Polymers for Controlled Drug Delivery*. Cleveland, OH: CRC Press; 1990. pp. 39–66.
5. Carswell JM, Gordon JH, Popovsky E, et al. Generic and brand name l-thyroxine are not bioequivalent for children with severe congenital hypothyroidism. *J Clin Endocrinol Metab*. 2013;98:610–617.
6. Frick DM, Cooper JW, Wade WE, et al. Updating the Beers criteria for potentially inappropriate medication use in older adults. *Arch Intern Med*. 2003;163:2716–2724.
7. Bachman JT, Olkkola KT, ArankoK, et al. Dose of midazolam should be reduced during diltiazem and verapamil treatments. *Br J Clin Pharmacol*. 1994;37:221–225.
8. Lipp M, Dick W, Daublander M, et al. Exogenous and endogenous plasma levels of epinephrine during dental treatment under local anesthesia. *Reg Anesth*. 1993;18:6–12.
9. Pollak TP, Slayter KL. Reduced serum theophylline concentrations after discontinuation of azithromycin: evidence for an unusual interaction. *Pharmacotherapy*. 1997;17:827–829.
10. Gillum GJ, Israel DS, Scott RB, et al. Effect of combination therapy with ciprofloxacin and clarithromycin on theophylline pharmacokinetics in healthy volunteers. *Antimicrob Agents Chemother*. 1996;40:1715–1716.
11. Munson MA, Pitt-Ford T, Chong B, et al. Molecular and cultural analysis of microflora associated with endodontic infections. *J Dent Res*. 2002;81:761–766.
12. Baumgartner JC, Xia T. Antibiotic susceptibility of bacteria associated with endodontic abscesses. *J Endod*. 2002;29:44–47.
13. Yacobi A, Lai C, Levy G. Pharmacokinetic and pharmacodynamic studies of acute interaction between warfarin enantiomers and metronidazole in rats. *J Pharmacol Exp Ther*. 1984;231:72–79.
14. Linville T, Matani D. Norfloxacin and warfarin. *Ann Intern Med*. 1989;110:751–752.
15. Pope JE, Anderson JJ, Felson DT. A meta-analysis of the effects of non-steroidal anti-inflammatory drugs on blood pressure. *Arch Intern Med*. 1993;153:477–484.
16. Levin GM, Grum C, Eisele G. Effect of over-the-counter dosages of naproxen sodium and acetaminophen on plasma lithium concentrations in normal volunteers. *J Clin Psychopharmacol*. 1998;18:237–240.
17. Dalton SO, Johansen C, Mellemkjaer L, et al. Use of selective serotonin reuptake inhibitors and risk of upper gastrointestinal tract bleeding. *Arch Intern Med*. 2003;163:59–64.
18. Bax NDS, AlAsady LD, Deacon CS, et al. Inhibition of drug metabolism by beta-adrenoceptor antagonists. *Drugs*. 1983;26(Suppl 2):121–126.
19. Jackson JE, Bentley JB, Glass SJ, et al. Effects of histamine-2 receptor blockade on lidocaine kinetics. *Clin Pharmacol Ther*. 1985;37:544–548.
20. http://www.fda.gov/AboutFDA/Transparency/Basics/ucm195635.htm Accessed December 9, 2014.
21. Marliere LDP, Ribeiro AQ, Brandao MGL, et al. Herbal drug use by elderly people: results from a domiciliary survey in Belo Horizonte (MG), Brazil. *Revista Brasileira de Farmacognosia*. 2008;18:754–760.

22. Homma M, Oka A, Ikeshima K, et al. Different effects of traditional Chinese medicines containing similar herbal constituents on prednisolone pharamacokinetics. *J Pharm Pharmacol.* 1995;47:687–692.
23. Touyz LZ. Liquorice health check, oro-dental implications, and a case report. *Case Rep in Med.* 2009;2009:170735.
24. Shirasaka Y, Shichiri, Murata Y, et al. Long-lasting inhibitory effect of apple and orange juices, but not grapefruit juice, on OATP2B1–mediated drug absorption. *Drug Metab and Dispos.* 2013;41:615–621.
25. Matilla MJ, Neuvonen PJ, Gothoni G, Hackman CR. Interference of iron preparations and milk with the absorption of tetracyclines. Excerpta Medica International Congress Series No. 254. *Toxocological Problems of Drug Combinations.* 1971:128–133.
26. Tatro DS, editor. Facts and comparisons, drug interactions facts, Herbal supplements and food. St. Louis, MO: Wolters Kluwer Health; 2006. 14db-16ya.
27. Patel NB. Mechanism of action of cathinone: the active ingredient of khat (Catha edulis). *East Afr Med J.* 2000;77:329–332.
28. Attef OA, Ali AA, Ali HM. Effect of khat chewing on the bioavailability of ampicillin and amoxicillin. *J Antimicrob Chemother.* 1997;39:523–525.
29. Bamgbade OA. The perioperative implications of khat use. *Eur J Anaesthesiol.* 2008;25:170–172.
30. Almeida JC, Grimsley EW. Coma from the health food store: interaction between kava and alprazolam. *Ann Intern Med.* 1996;125:940–941.
31. Clouatre DL. Kava kava: examining new reports of toxicity. *Toxicol Lett.* 2004; 150:85–96.
32. Davis MA, Feldman SR, Taylor SL. Use of St. John's Wort in potentially dangerous combinations. *J Alt and Complem Med.* 2014;20:578–579.
33. Donaldson M, Touger-Decker R. Dietary supplement interactions with medications used commonly in dentistry. *J Am Dent Assoc.* 2013;144:787–794.
34. Borrelli F, Izzo AA. Herb-drug interactions with St. John's Wort (*Hypericum perforatum*): an update on clinical observations. *AAPS J.* 2009;11:710–727.
35. Matusmoto-Nakano M, Nagayama K, Kitagori H, et al. Inhibitory effects of *oenothera biennis* (Evening Primrose) seed extract on *streptococcus mutans* and *S. mutans*-induced dental caries in rats. *Caries Res.* 2011;45:56–63.
36. Singh R, Trivedi P, Bawankule DU, et al. HILIC quantification of oentheralanosterol A and B from *Oenthera biennis* and their suppression of IL-6 and TNF-alpha expression in mouse macrophages. *J Ethnopharmacol.* 2012;141:357–362.
37. Complementary and Alternative Medicine: What People Aged 50 and Older Discuss With Their Health Care Providers. http://www.aarp.org/health/alternative-medicine/info-04–2011/complementary-alternative-medicine-nccam.html. Accessed January 25, 2015.
38. Doherty K, Connor M, Cruickshank R. Zinc-containing denture adhesive: a potential source of excess zinc resulting in copper deficiency myelopathy. *Br Dent J.* 2011;210:523–525.
39. Polk RE, Healy DP, Sahai J, et al. Effect of ferrous sulfate and multivitamins with zinc on absorption of ciprofloxacin in normal volunteers. *Antimicrob Agents Chemother.* 1989;33:1841–1844.
40. Penttilä O, Hurme H, Neuvonen PJ. Effect of zinc sulfate on the absorption of tetracycline and doxycycline in man. *Eur J Clin Pharmacol.* 1975;9:131–134.
41. Donaldson M, Touger-Decker R. Vitamin and mineral supplements. Friend or foe when combined with medications. *J Am Dent Assoc.* 2014;145:1153–1158.
42. Donaldson M, Goodchild JH, Ziegler J. Dental considerations for patients taking weight-loss medications. *J Am Dent Assoc.* 2014;145:70–74.
43. Becker DE. Basic and clinical pharmacology of autonomic drugs. *Anesth prog.* 2012;59:59–68.
44. Derosa G, Maffioli P. Anti-obesity drugs: a review about their effects and their safety. *Expert Opin Drug Saf.* 2012;11:459–471.
45. Greenberg BL, Kantor ML, Jiang SS, Glick M. Patient's attitudes toward screening for medical conditions in a dental setting. *J Pub Hlth Dent.* 2012;72:28–35.
46. Malamed SF. Knowing your patients. *J Am Dent Assoc.* 2010;141(Suppl 1):3S–7S.
47. https://www.asahq.org/resources/clinical-information/asa-physical-status-classification-system. Accessed January 26, 2015.
48. Miller CS, Westgate PM. Implications of medical screenings of patients arriving for dental treatment. *J Am Dent Assoc.* 2014;145:1027–1035.
49. Grundy SM, Pasternak R, Greenland P, et al. Assessment of cardiovascular risk by use of multiple-risk-factor assessment equations: a statement for health professionals from the American Heart Association and the American College of Cardiology. *Circulation.* 1999;100:1481–1492.
50. Thompson KS, Yonke ML, Rapley JW, et al. Relationship between a self-reported health questionnaire and laboratory tests at initial office visits. *J Periodontol.* 1999;70:1153–1157.
51. www.fda.gov/Safety/MedWatch/HowToReport. Accessed January 26, 2015.

第三十三章　牙髓治疗的疗效

Kishor Gulabivala, Yuan-Ling Ng

第一节　评价牙髓治疗效果的历史背景

医学的发展一直以主流的哲学和专家共识为指导。20世纪初，因为担心不完善的根管治疗会导致致命的口腔败血症，拔除了大量无髓患牙。1940年以前局灶性感染理论统治的大约50年间，许多牙科院校的牙髓病学学科几乎消失了[1]。

牙髓病学重新出现，归功于欧洲和美国一些勤奋的私人执业牙医，他们精心记录了做过的治疗及其疗效，证明了控制感染的成效。因为这些贡献，1952年牙髓病学在美国终于恢复了专科地位。

随着整体健康状况的改善，西方人口的寿命大幅延长，人口生存率和患牙存留率有所提高，医疗保健的成本也随之大幅增加，开始重新评价社会经济负担的变化。因此，疾病治疗过程的成效管理受到密切关注，重点关注成本、效益和疗效，开启了循证医学和循证牙科学时代。但个别研究的结论不足以给大样本的治疗效果提供证据，需要尝试汇总多中心的疗效数据来获得更为确切的证据，也需要对不同类型和不同质量的数据的测量方法进行标准化，使获得的证据更有意义。

在过去20年中重新审视“局灶性感染时代”，没有对牙髓病学理论产生威胁，而是促进建立一个更好的证据基础来判断其对全身健康的影响。这一阶段牙髓病学面临的威胁不是来自疾病和治疗本身，而是来自治疗计划决策中面临的经济成本压力，这些决策围绕着应该“保留患牙”还是拔除后种植修复的问题。循证医学在保留可挽救的患牙中发挥了重要作用[2,3]。

在撰写本文时，对于可预见能修复的患牙，治疗计划坚定地支持保留患牙，而不是拔除后种植。在制订保留患牙的治疗计划中，临床医生发挥至关重要、具有影响力的作用。牙髓病医生不应降格为机械地进行治疗的“根管治疗专家”这一从属角色。因此，牙髓病医生必须有良好的理论基础来支撑临床决策，同时还要有制订全面治疗计划的技能。

疾病及其治疗的类型

牙髓治疗旨在治疗由炎症和感染引起的牙髓疾病，这些炎症和感染通常由牙髓组织开始，通过神经 - 血管通路发展到根尖周组织。因为牙骨质的自身特性，炎症和感染无法穿过它传播。

早期牙髓炎或者已经确诊为牙髓炎，但炎症局限，大部分牙髓组织是健康状态未被感染累及时，可以进行活髓保存治疗。与身体其他部位不同，牙髓特定的神经血管机制能够缓冲牙髓炎症扩散，防止牙髓发生“自绞窄”（self-strangulation）。晚期的牙髓炎若即将累及根尖组织，则可能需要根管治疗。如果牙髓坏死，感染已经导致根尖炎症，就需要根管治疗来清除根管内的持续性感染，某些天然或医源性原因无法到达根尖解剖部位，则需要进行根尖手术。采用适当的技术手段进行根管治疗后仍存在持续性根尖周炎症，可能需要行根管再治疗或根尖手术。

最近，一种称为牙髓或结缔组织“新生合成”的“再生性牙髓治疗”（也被称为“牙髓再生”或“牙髓血运重建”），被用于治疗牙髓坏死和根尖周炎导致牙根发育停滞的年轻恒牙。“牙髓治疗”是一个集合名词和非特定的术语，治疗不同严重程度的牙髓组织或根尖周疾病的手段都可以称为“牙髓治疗”。

牙髓治疗包括以下方法。

1. 活髓保存治疗（间接盖髓术，直接盖髓术，牙髓切断术）。
2. 非手术根管治疗。
3. 根尖手术。
4. 根管再治疗。
5. 手术再治疗。
6. 再生性牙髓治疗。

根管治疗理想的疗效是控制感染、减少炎症、再生性的愈合；有时也会是修复性愈合。治疗中涉及的组织都隐藏在坚硬的患牙结构或牙龈黏膜覆盖的牙槽骨中，不能直视，因此，必须使用替代性措施来评价是否存在炎症及其疗效。由于慢性炎症的测量评价与临床表现之间缺乏直接的相关性，成像方法对此类组织的灵敏度不佳，使得疗效评价过程更加复杂。

第二节　疗效评价的内容和目的

若非伴有急性加重表现，慢性炎症通常没有临床症状。由于牙髓和根尖周组织隐蔽不能直视，临床检查这些组织的慢性炎症非常具有挑战性，需要采用间接或相关的替代方法。这个过程要求临床医生对各种检查所得的信息进行综合甄别，判断病变是否愈合。

广义上讲，疗效评价包括任何可持续测量的、可预期的治疗结果。根据这个定义，根管系统预备的形状、微生物负荷的减少和根充的质量都可以作为疗效评价的指标。然而，疾病（或炎症）的预防和治疗的疗效，还是要靠最终的临床指标来评价。

和其他医学领域一样，牙髓治疗的疗效可以从四个方面进行评价。第一是物理/生理学方面，与牙髓或根尖周健康/疾病、疼痛和功能的存在与否有关；第二是评价患牙的寿命或存留率；第三是经济学方面，评价直接和间接成本；而第四是评价心理方面，包括对口腔健康相关生活质量（oral health related quality of life，OHRQoL）和美学方面的认知。

对疗效的评价可以确定治疗措施的有效性，结合治疗方案的特点，确定影响治疗效果的具体因素，帮助评价治疗的预后。

一、治疗流程的有效性

治疗流程必须是有效的，才能作为一种选择推荐给患者，这必须成为知情同意过程的一部分，在这个过程中，风险、利益和潜在的预后都要清楚地告知患者。疗效的大数据和共识指南能够使患者和医生消除疑虑，对治疗程序的有效性和可预测性建立信心。然而，大数据也并不总是能让患者安心，因为这个数据是一个平均值，代表医生的平均水平，意味着为患者进行治疗的牙髓病医生的经验、技能和疗效，至少要符合医生群体的平均值或在平均值以上，才能取得和大数据一样的疗效。在现代牙髓治疗领域，私人执业牙医越来越多，将这些医生的病例的疗效进行观察记录，不断充实疗效的信息数据库是很有必要的。

医生个人的数据能够为患者对疗效的预期提供更为精确的参考，这些数据也有助于完善医生自己的技术和知识，以进一步提高治疗的疗效，最终提高行业的整体水平[4]。

二、疗效的影响因素

汇集同质数据能够评价对结果产生主要影响的因素并对其进行优先排序。通过这种方式，治疗方案可以逐步改进，以便达到技术性能、临床疗效和生物效应的完美结合，从而获得最可预测和最有利的结果。对疗效的影响因素（微生物群、免疫和愈合反应、干预、宿主、术者）的评价，可以说是促进转化医学假设、改善疗效最有力的驱动力。权衡各个因素的相对重要性，有助于确定发挥关键作用的生物学因素和临床因素，以及如何在技术和临床上更好地管理这些因素。

三、预后判断

在牙髓病学中，对患牙本身的预后判断（预测治疗可能的疗效）并不先进，一定程度上要基于影响牙髓治疗效果的因素来判断。疗效及其生物学相关性仍然有待进一步阐明。此外，患牙的整体预后取决于3个方面的预后的总和，包括牙髓、牙周和冠部修复。每个因素都包含一组相关因素，这些因素将影响整体预后。最后，必须从全局的角度考虑患牙，诸如它在牙弓中的位置，以及对动态咬合和整体牙列功能的贡献。

与药物治疗作为干预手段的随机对照试验（RCTs）相比，分析影响根管治疗疗效的因素更为复杂。药物有明确的处方、标准化的剂量和特定的时间来影响血液或靶组织在限定时间内的浓度。治疗数据记录也仅限于符合处方要求，对血液或组织水平采取的检查和最终的疗效评价。

与此形成鲜明对比的是，无论治疗方案是否标准化，手术治疗在实施过程中都存在很大的差异，这取决于每个操作者对治疗方案的理解和执行程度。而且，外科手术方案通常是多步骤的、连续的程序，每一步都依赖于前一步的功效，进一步增加了它的复杂性和多样性。因此，描述和准确记录标准化流程中的任何变化都是一个挑战，因为必须记录许多方面和步骤的细节。接下来的挑战就是，如何证明收集这种复杂数据符合准确性要求。此外，从分析的角度来看，不仅要考虑单个步骤（因素）的影响，整个过程中各个步骤之间的相互作用的影响也很重要。理论上精心设计和执行的随机对照试验（RCTs）可以控制这些问题，但与招募和失访相关的潜在偏倚不可避免，特别是小规模的随机对照试验，使用严格的受试者筛选标准可能会限制结果的普遍性。此外，术前因素和一些治疗步骤的影响不能随机化，只能在观察性研究中进行。因此，精心设计的随机对照试验和基于人群的观察性研究可以作为互补，以确保临床试验的结果能够对普通人群切实有用。即使有如此全面的观察试验结果的数据可用，预估特定情况下个体的预后也具有挑战性。

临床上，评价预后有两种不同的方法：①运用启发式原则，直观判断主导因素的影响；②将综合数据用数学的方法输入算法模型来预估疗效。还有一种更复杂的方法是使用数学建模来计算迭代对系统内变化的影响，目前没有足够的证据支持这种复杂的方法。

四、治疗方案远期疗效的评价

创建合适的数据库对疗效及其影响因素进行评价，能够为牙髓治疗的远期疗效评价奠定基础。牙髓治疗方案要与其他专业的治疗方案相竞争，因此，该学科的生存需要治疗过程的有效性、功效、实用性、可预见性和成本效益相结合，综合考量。循证医学的疗效需要相关数据来支持，实现这一目标需要多中心团队勤奋和认真的投入。对如此强大的数据进行汇总分析，最终才能得到对治疗程序的正确见解。对这一问题的生物学见解也在不断发展，我们有可能从基本原理、必要的技术和临床技能中获得新的治疗方案，并将这些方案推广给临床医师。

第三节 牙髓治疗的疗效评价方法

一、活髓保存治疗的疗效评价

活髓保存治疗技术用于保存大面积龋坏或外伤性/机械性露髓患牙健康的活髓组织。这种技术包括：①一步或两步（分步）法去腐后，将盖髓剂覆盖在接近牙髓的牙本质表面的间接盖髓术；②用盖髓剂直接覆盖于牙髓暴露处的直接盖髓术；③切除炎症牙髓组织，将盖髓剂覆盖于牙髓断面的牙髓切断术。更多细节，详见第二十七章。

疗效评价手段包括：①临床成功（牙髓活力测试阳性；无疼痛、软组织肿胀、窦道、根尖周透射影或病理性牙根吸收）；②患者满意度；③不良事件（疼痛、肿胀、牙折）；④拔除。尽管没有提供具体的随访策略，2006年欧洲牙髓病学会质量指南建议“在不超过6个月的时间内进行初步评价，随后进行定期复查随访”，并提出了活髓保存治疗疗效评价为成功的标准：①牙髓敏感性试验正常；②没有疼痛或其他临床症状；③影像学检查牙本质桥形成；④影像学检查年轻恒牙牙根继续形成；⑤临床及影像学检查未发生牙根内吸收和根尖周病变。2009年美国儿童牙科学制订的乳牙和年轻恒牙牙髓治疗指南提出了以下标准：①患牙仍有活力；②无治疗后敏感、疼痛或肿胀等症状或体征；③牙髓康复、修复性牙本质形成；④影像学检查未发生牙根内外吸收、根尖周透射影、异常钙化或其他病理性改变；⑤牙根未发育完成的患牙，牙根继续发育，根尖形成。已发表的牙髓治疗疗效的临床研究中，采用的标准存在很大差异，采用上述所有标准的研究很少。影像学复查随访的持续时间和频率有很大差异，有的是治疗后1个月、3个月复查；也有的是6~12周初次复查评价，6个月和12个月复查。后面这种随访周期被广泛接受，因为早期和短期的复查中，影像学检查是相对不必要的影像学检查，弊大于利。10年的随访发现，在某些病例中，可能是由于牙髓的初始状态很难判断，牙髓炎症和潜在的疾病可能缓慢蔓延，导致成功率下降，有必要延长随访期。

二、非手术根管（再）治疗的疗效评价

根管治疗可以预防和治疗根尖周病。鉴于根尖周病是微生物群及其产物与宿主防御系统相互作用的结果，预防或治疗实质是预防或终止这种相互作用。

在多数情况下，治疗前没有根尖周病变意味着根尖部没有微生物定植，根尖部仍然是生活的、健康的牙髓。化学机械预备的目的是去除坏死的、炎症的或者健康的牙髓组织，以防止根尖感染；因此，首先要无菌操作。只要能有效地无菌地去除牙髓组织，治疗流程的技术细节可能无关紧要。常规的影像学检查发现，无菌操作下无论采取何种临床操作流程，都有很高的概率（90%~99%）能够维持根尖健康[5]。

对于已经发生根尖周病变的患牙，治疗的主要目的是去除已经形成的微生物膜，以终止根尖周的宿主反应。根尖周病变越大，难度越大，因为相关的感染更多样[6]，更难彻底清除[7]。为实现清除感染这一目标，将应用多种方法（步骤）。

根管治疗的愈合过程尚未被深入研究，理想的愈合结果是根尖末端再生和形成牙骨质，使根管系统与根尖周隔离，但这种结果并不一定发生。最常见的是根尖感染清除不完全，炎症区域缩小，但未彻底清除[8]。根管治疗结束后，微生物-宿主的相互作用持续进行。根尖区域的感染残留是正常的，根管治疗流程和根充材料对其有不同程度的影响[9]。

检测根管治疗过程中化学机械预备有效性的临时措施是细菌培养试验，但临床实践中已经不再使用。根管治疗的即刻疗效评价是评价根管充填的质量以及根尖周病变的临床症状和体征是否消失[10,11]。根管治疗的最终疗效评价是临床症状和体征消失，根尖周病变愈合，因为根管治疗的目的就是治愈根尖周的疾病[12]。根尖周病愈合的临床评价是没有感染和炎症的症状和体征，例如，无明显的自发痛、咬合痛、叩痛、相关软组织的扪痛，无肿胀、窦道，影像学表现根尖周病变缩小，最终，根尖周膜厚度完全恢复正常。影像学证据显示大多数根尖周病变在1年内愈合[13,14]，但实际上愈合可能需要4年或更长的时间[15]。一项10年的纵向随访研究[16]发现，14例术前根尖周膜增宽的病例中，只有少数病例（28%，4/14）远期预后不佳。

没有根尖周病的症状和体征，但影像学检查根尖周透射影仍存在，提示纤维结缔组织修复或存在持续的慢性炎症。后一种情况，需要通过时间来判断或急性发作时才能确定，而前一种情况应该一直没有症状。有些患者在寒冷潮湿的天气里会有不适感，这与身体其他部位（通常是关节）的伤疤带来的不适感是一个道理。

患牙寿命的测量包括根管充填物的存留和患牙的存留。"功能保留"这个词汇是由 Friedman 和 Mor[17]提出的，是指在没有症状和体征的情况下保留患牙，而不考虑病变的影像学表现。"功能性"一词应更具体地涵盖患牙的实用性，例如，一些患者可能会抱怨，尽管患牙没有感染或炎症的特异性症状和体征，因为总"感觉"它很脆弱，无法使用，就不属于"功能保留"。

健康的现代定义包含了包括心理健康在内的更广泛的评价范围。在一般医学领域开发出来的评价手段，也适合应用在牙科领域，如，与口腔健康相关生活质量方面的手段。目前尚没有确切的工具用以衡量牙髓治疗中的这些方面。到目前为止发表的研究主要参照口腔健康影响概况（oral health impact profile，OHIP）这一版本。

根管治疗牙的根尖周状态一般是通过常规的二维放射影像来评价的。但解剖结构的重叠会导致这类影像的敏感度较低，尤其是在口腔的后部。数字成像技术使图像处理成为可能，包括数字减影的放射成像技术、密度度量分析、灰度值校正以及亮度和对比度的处理，但这些技术并没有解决二维影像的主要缺陷。详情请参阅第九章。

锥形束计算机断层扫描（CBCT）是一种三维成像技术，只需要常规计算机断层扫描有效剂量的 8%，可以克服组织层和结构重叠的问题。研究发现，对于动物模型中较小的骨缺损，CBCT 的检测更为精准。另有一些使用化学或机械方法在猪或人的颌骨中模拟不同大小和形状的骨缺损的研究，也证明 CBCT 具有较高的灵敏度。使用常规放射成像技术得到的临床疗效的数据的有效性尚不确切，但因为 CBCT 需要较高的辐射剂量（2~3 倍），并不推荐"常规使用"。CBCT 更为灵敏，用它来评价根尖周病变的愈合，可能会得出较低的愈合率和更长的愈合时间的结论。

许多研究判断根尖周愈合成功与否，需同时满足影像学标准和临床标准。但是做不做临床检查评价，成功率并没有[18]或仅有非常小的差异（1%）[13]。有一小部分病例，尽管影像学检查已经完全愈合，仍有持续的临床症状[19]。

Strindberg 对牙髓治疗疗效的影像学和临床标准[15]已被广泛采用或改编。成功的定义是没有症状和影像学上根尖周膜结构正常，或超充材料周围的根尖周膜略增宽。失败的定义是有症状，影像学上根尖周透射区缩小，不变或增大；或者有新的透射区出现。Friedman 和 Mor[17]更倾向于使用"治愈（healed）""好转（healing）"和"不愈合（diseased）"等词，而不是容易使患者感到困惑的"成功"和"失败"。"治愈"对应于 Strindberg 所定义的"成功"[15]，而"好转"对应于 Bender 等人定义的"成功"[10,11]。

根尖周愈合过程需要较长时间，长时间的复查随访中召回率也有所下降，人们开始将成功的标准设定为部分愈合（病变缩小），而不是完全愈合。将成功的标准设定为"根尖周围透射区缩小"是一种"宽松的"或"宽大的"测量方法[17]；同时，将成功的阈值设定为"完全愈合"被描述为一种"严格的"[12]或"严厉的"测量方法[17]。这两个标准的使用频率在以前的研究中是相似的；使用"严格的"标准得到的预期成功率常常会低于使用"宽松的"标准得到的预期成功率；二者有 4%~48% 的差异[5,12]。

一些研究中使用了 5 级标准的根尖周指数（PAI）来评价根尖周状态[20,21]。这些研究只报道了根尖周指数的平均分数是增加还是减少，成功病例的比例，但这种方法得到的数据不能和其他那些将疗效数据分开记录的研究结果进行直接比较。将分数分为"健康"（PAI 1 或 2）和"患病"（PAI 3~5）两组[22]，可以解决这个问题。这种评价系统是有争议的，因为 PAI 指数为 2 表示牙周膜增宽，实际上牙周膜增宽也可能是一种持续的病变的早期表现。

三、根尖手术的疗效评价

在一小部分根尖周炎的病例中，单纯的非手术根管治疗无法治愈不能到达感染部位以及非微生物病因的根尖周病变。微生物可能持续存在于根管内、根尖解剖结构中或根尖牙本质小管中；或持续存在于根管外、牙根表面或根尖周病变中。在这种情况下，可能需要进行根尖手术。

根尖手术的疗效和非手术根管治疗一样，也通过临床和影像学的标准进行评价。但手术治疗根尖周愈合的影像学标准不同于非手术根管治疗[23,24]。完全愈合定义为：①根尖区根尖周膜的厚度正常，硬骨板连续，或在根尖区的根尖周膜厚度略有增加（不超过病变未累及部位根周膜厚度的 2 倍），或根充物附近的硬骨板有微小缺损（$<1mm^2$）；②有缺陷的完全骨性愈合，根尖周围的牙槽骨密度低于病变未累及的部位，或者根尖周膜宽度消失。不完全愈合（瘢痕组织愈合）的定义为：①根尖透射区缩小或没有改变；②牙槽骨中存在孤立的瘢痕组织。特征包括：①透射区中的骨小梁结构；②边界清楚但边缘不规则的透射区；③不对称的根尖透射区；④透射区和根周膜之间呈角形相连。牙周附着丧失造成的龈缘退缩，是衡量根尖手术疗效的另一个因素。

第四节　活髓保存治疗的疗效

本章节讨论的活髓保存治疗，包括牙髓暴露风险高的龋坏患牙和外伤或龋坏导致牙髓已经暴露的患牙的治疗。

一、间接盖髓术（一步法与分步法）

对于严重龋坏的患牙，最保守的处理方法是采用一步法或两步（分步）法去腐后，行间接盖髓术。一般认为牙髓暴露的患牙疗效较差，为降低牙髓暴露的风险，建议采用分步法去腐。在恒牙深龋的3个随机对照试验中，比较了“一步法”或“分步法”的临床疗效[25-28]。与一步法相比，分步法的牙髓暴露率较低，获得远期临床成功的机会较大[25,26]（表33-1）。Maltz等人[27,28]的结论相反：他们认为分步法的远期临床成功率较低，归因于患者没有按计划和步骤完成治疗。使用健康-经济模型对一名15岁患者的一颗深龋磨牙进行模拟治疗，比较“一步法”和“分步法”的成本效益，结果显示“一步法”可以获得更低的远期成本和更长的患牙寿命以及更好的牙髓活力[29]。

Meta分析表33-1中所列的研究数据显示，采用一步法间接盖髓的加权合并成功率为81.7%（95% *CI*：72.7%~90.6%），与分步法相近81.9%（95% *CI*：72.1%~91.7%）。

大多数研究中氢氧化钙是首选的牙髓表面的盖髓材料，氧化锌/丁香油水门汀是首选的垫底材料。最近，树脂改性玻璃离子也被用作垫底材料，但垫底材料的类型并没有影响疗效（表33-1）。患者的年龄、术前是否有疼痛、去腐时是否有牙髓暴露是更为重要的预后影响因素。

二、直接盖髓术

直接盖髓术用于外伤性露髓、机械性露髓和龋源性露髓的治疗。大多数研究，排除具有不可逆性牙髓炎和根尖周炎症状和体征的患牙后，对直接盖髓术应用于恒牙的临床疗效进行了探讨（表33-2）。据报道，用生理盐水、次氯酸钠和氯己定冲洗暴露的牙髓可以达到止血的目的，氢氧化钙糊剂和无机三氧化物聚合物（mineral trioxide aggregate，MTA）是常用的盖髓材料（表33-2）。

对表33-2中列出的研究数据进行Meta分析，加权合并成功率为70.1%（95% CI：59.9%-80.2%）。患者的年龄和性别，牙位及类型，牙髓暴露的类型、大小及其位置，修复体的类型、大小和质量对成功没有显著影响。虽然尚无个别研究系统地比较牙根未形成和牙根已形成患牙直接盖髓的疗效，但对来自不同研究的数据汇总后间接比较[30]发现，前者的成功病例显著多于后者。

盖髓材料的类型是另一个重要的预后影响因素，随机对照试验[31]和系统综述[30]都发现MTA优于氢氧化钙。

三、牙髓切断术

尽管对切断牙髓范围的定义各不相同，早期关于牙髓部分切断术疗效的研究只包括外伤性露髓的患牙，最近的研究也包括了排除自发或剧烈疼痛以及根尖周病的症状和体征的龋源性露髓的患牙（表33-3）。另一部分研究评价了全冠髓切除术（去除冠髓，保留根髓）应用于龋源性露髓患牙的疗效（表33-4）。生理盐水冲洗是首选的止血方法，氢氧化钙或MTA是首选的盖髓材料（表33-3）。

对表33-3和表33-4中列出的研究数据进行Meta分析后发现，牙髓部分切断术的加权合并成功率为79.3%（95% CI：66.7%-91.8%），全冠髓切除术的加权合并成功率为82.4%（95% CI：69.3%-95.4%）。

除了盖髓材料外，尚未对牙髓切断术的预后有潜在影响的因素系统地探讨。随机对照试验显示，与氢氧化钙相比，MTA在部分[32]或全部[33]牙髓切断术中疗效相似。

四、活髓保存治疗的预后因素小结

活髓保存治疗是应指南标准的指导下进行，采用最佳的冠方封闭，在龋源性、机械性或外伤性露髓的治疗中取得了乐观的远期疗效。活髓保存治疗成功的最重要的因素有：初始的健康牙髓；去净感染的软硬组织；精准的操作技术，避免损伤剩余牙体组织；避免最终修复体边缘有微渗漏。很难判断残余牙髓的健康状况，因为这是一个主观评价的问题，且依赖于牙髓诊断的经验。判断牙髓状态，露髓时牙髓出血的程度是比术前临床症状和体征更可靠的依据。出血持续10分钟以上，即使用次氯酸钠溶液冲洗后也仍然出血，表明残留的牙髓仍有严重的炎症，此时完整的牙髓切除术是更有效的治疗方法。去除感染的组织是一个主观经验的问题，可以借助各种染料的帮助。最后一个因素是正确选择修复材料和适当操作防止微渗漏。

患者的年龄和健康状况、牙髓暴露的大小和性质（龋源性或外伤），以及暴露于口腔环境的时间（最长48小时）等因素本身并不影响活髓保存治疗的疗效。

表 33-1 恒牙间接盖髓的临床 / 影像学疗效研究

研究	研究设计	间接盖髓类型	患牙数量	成功率 /%	年龄 / 岁	治疗前状态	盖髓材料	成功标准	治疗后随访时间	备注
More 1967	病例系列	分步法	8	100	11~18	龋坏 活髓 根尖病变	第一次就诊：氧化锌丁香酚（ZOE） 第二次就诊：氢氧化钙 / 银汞	活髓 / 无症状 / 完整的牙周膜	6~36 个月	
Jordan 等．1971（in Hayashi 等．2011）和 1978	病例系列	一步法	243	97.1	8~37	深龋 无牙髓炎	氢氧化钙，氢氧化钙 +crestatin，或 ZOE/ZOE+ 银汞	活髓 / 无症状 / 完整的牙周膜	未提及	24 颗患牙随访 11 年，11 颗仍为无病变的活髓
Sawusch 1982（in Hayashi 等．2011）	CCT	分步法	48	100	14 或更小	深龋 无牙髓炎	CH（Dycal 和改良 Dycal）/ZOE 或 $ZnPO_4$	临床成功	6 个月	
Fitzgerald 和 Heys 1991	病例系列	一步法	46	84.8	20~60	深龋 活髓	氢氧化钙（Dycal 和 Life）	无症状	1 年	
Nagamine 1993（in Hayashi 等．2011）	CCT	分步法	23	91.3	17~46	深龋 无牙髓炎	含鞣酸的聚羧酸锌水门汀和液压暂封材料 / 玻璃离子水门汀（GIC）	活髓	3 个月	
Leksell 1996	RCT	分步法	57	82.5	6~16	未提及	氢氧化钙 /ZOE 之后氢氧化钙 /GIC	无症状 / 完整的 PDL	1 年 ~11 年（平均 43 个月）	47/57 未暴露；氢氧化钙封药时间对暴露未见显著影响
		一步法	70	60.0						47/70 未暴露
Bjorndal 和 Thystrup 1998	病例系列	分步法	94	92.6	未提及	深龋	氢氧化钙 / 暂封	无穿孔，无症状	1 年	88/94 未暴露
Bjorndal 等．2010	RCT	分步法	143	74.1	29（25~38）	深龋 仅有激发痛 活髓	氢氧化钙 /GIC	活髓 / 完整的牙周膜	1 年	分步法优于一步法 术前疼痛和年长的患者成功率下降
		一步法	149	62.4						
Gruythuysen 等．2010	病例系列	一步法	34	97.1	18 岁以下	龋坏（>2/3） 无自发痛和持续性疼痛 无根尖病变	GIC	存留 / 无症状 / 完整的牙周膜 / 无吸收	3 年	
Maltz 等．2011	病例系列	一步法	26	61.5		活髓 深龋	氢氧化钙 /ZOE 之后复合树脂	活髓	10 年	
Maltz 等．2012a 和 b	RCT（多中心）	一步法	112	99.1（18 个月） 91.7（3 年）	6 岁及以上	活髓 龋坏（>1/2） 无自发痛和持续性疼痛 无根尖病变	GIC/ 银汞或复合树脂	活髓 / 完整的牙周膜	18 个月，3 年（临床和影像学疗效）	无论治疗后随访时间的长短，一步法间接盖髓的成功率显著高于分步法
		分步法	101	86.1（18 个月） 69.3（3 年）			氢氧化钙 /ZOE 之后 GIC/ 银汞或复合树脂	活髓 / 完整的牙周膜		分步法的成功率低主要是由于患者未复诊完成治疗

表 33-2 恒牙直接盖髓的临床 / 影像学疗效研究

研究	研究设计	患牙数量	成功率 /%	年龄 / 岁	治疗前状态	止血方法	盖髓材料	垫底 / 充填材料	成功标准	治疗后随访时间	备注
Weiss 1966	病例系列	160	88.0	16~67	未提及	未提及	氢氧化钙+crestatin	ZOE	活髓 / 无症状 / 完整的牙周膜	3 年	
Shovelton 等 . 1971	RCT	154（一步法）	74.7	15~44	龋坏或外伤露髓 无症状 磨牙 / 前磨牙	生理盐水	皮质类固醇＋抗生素，甘草次酸＋抗生素，ZOE，或氢氧化钙	ZOE/ 银汞	活髓 / 无症状 / 完整的牙周膜	24 个月	不同盖髓材料的成功率无显著性差异
		53（两步法）	64.7								
Haskell 等 . 1978	病例系列	133	88.0	8~74	龋坏露髓 无症状	未提及	氢氧化钙或青霉素	ZOE	活髓 / 无症状 / 完整的牙周膜	>5 年	存留 5~22 年，成功率不受年龄和患牙类型的影响
Gillien 和 Schuman 1985	病例系列	17	76.4	6~9	龋坏露髓	未提及	氢氧化钙	垫底材料未提及 银汞或全冠	无症状 / 完整的牙周膜	6~12 个月	
Horsted 等 . 1985	病例系列	510	95.1	未提及	机械露髓或去腐露髓 无根尖病变 无疼痛	2% 氯亚明或 0.2% 氯己定（CHX）	氢氧化钙	ZOE	活髓 / 无症状 / 完整的牙周膜	5 年	牙髓暴露方式和患牙类型无明显影响 年龄越大，存留率越低
Fitzgerald 和 Heys 1991	病例系列	8	75.0	20~60	活髓 去腐露髓	无菌棉球	氢氧化钙	$ZnPO_4$/ 银汞或复合树脂	无症状	12 个月	
Matsuo 等 . 1996	病例系列	44	81.2	20~69	龋坏露髓 无剧烈疼痛	10% NaClO 和 3% H_2O_2	氢氧化钙	ZOE/GIC	活髓 / 无症状 / 完整的牙周膜	3 年	
Santucci 1999	病例系列	29	51.7	未提及	龋坏露髓或去腐露髓 冷刺激和甜刺激敏感，无其他疼痛	未提及	氢氧化钙	复合树脂或铸金修复体	无症状	4.5 年	
Barthel 等 . 2000	病例系列	123	23.6	10~70	龋坏露髓	3% H_2O_2	氢氧化钙 / $ZnPO_4$ 或其他材料	未提及	活髓 / 无症状 / 完整的牙周膜	5~10 年	年龄、患牙类型、暴露部位无明显影响；即刻永久性修复的成功率显著高于非永久性修复

续表

研究	研究设计	患牙数量	成功率/%	年龄/岁	治疗前状态	止血方法	盖髓材料	垫底/充填材料	成功标准	治疗后随访时间	备注
Farsi 等 . 2006	病例系列	30	93.3	9~12	龋坏露髓（0.25~2.5mm） 可复性牙髓炎	生理盐水	MTA	ZOE/ 复合树脂	活髓 / 无症状 / 完整的牙周膜 / 牙根继续形成	2 年	
Bogen 等 . 2008	病例系列	49	98.0	7~45	龋坏（>2/3） 无自发痛和持续性疼痛 无根尖病变	5.25%/6% NaClO	MTA	复合树脂	活髓 / 牙本质桥形成 / 无症状 / 牙根继续形成 / 完整的牙周膜	1~9 年	
Bjorndal 等 . 2010	RCT	22	31.8	25~38	去腐露髓 仅有激发痛	生理盐水	氢氧化钙	GIC	活髓 / 完整的牙周膜	1 年	
Mente 等 . 2010	病例系列	122	70.5	8~78	龋坏或机械露髓	0.12% CHX	MTA 或氢氧化钙	GIC/ 复合树脂或全冠	活髓 / 无临床及影像学根尖周病变的证据	12~18 个月	使用MTA盖髓和即刻永久修复，成功率显著增高 年龄、性别、牙位和患牙类型、露髓的位置和类型；修复类型、大小和质量均无显著影响
Miles 等 . 2010	病例系列	51	45.1	21~85	龋坏露髓	2.5% NaClO	MTA	GIC/ 复合树脂或银汞	活髓 / 无症状 / 完整的牙周膜	12~27 个月	
Hilton 等 . 2013	RCT	126	64.3	9~90	龋坏、外伤或机械露髓	5.25% NaClO	氢氧化钙	GIC	活 / 完整的牙周膜 / 无吸收 / 不需要拔除或根管治疗	2 年	MTA 的成功率明显高于氢氧化钙 患者、牙医、患牙、牙髓暴露、盖髓的特点对结果无显著影响
		144	80.6	8~89			MTA				

表 33-3 恒牙部分牙髓切断术的临床 / 影像学疗效研究

作者	患牙数量	成功率 / %	年龄 / 岁	治疗前状态	露髓孔大小	止血方法	盖髓材料	垫底 / 充填材料	成功标准	治疗后随访时间	备注
Cvek 1978	60	96.7	未提及	外伤露髓 活髓 创面出血	0.5~4.0mm	生理盐水	第一次就诊：不沉淀的氢氧化钙 第二次就诊：沉淀的氢氧化钙	第一次就诊：ZOE 第二次就诊：复合树脂	EPT/ 无症状 / 完整的牙周膜 / 牙根继续形成 / 硬组织桥	14~60 个月	暴露部位的大小、暴露时间和牙根成熟程度不影响结果
Baratieri 等 . 1989	26	100	12~44	龋坏或去腐露髓 牙髓出血，无牙髓变性指征	未提及	氢氧化钙溶液	氢氧化钙粉末，硬固的氢氧化钙水门汀	氧化锌水门汀	无症状 / 活髓	1~2 年	
Fuks 等 . 1993	44	79.5	未提及	外伤露髓 活髓	未提及	生理盐水	氢氧化钙	ZOE	无症状 / 牙本质桥形成 / 牙根继续形成 / 活髓	0.5~4 年	
Mass 和 Zilberman 等 . 1993	35	91.4	7.5~25	创面出血 磨牙 深龋 无症状 无根尖病变	直径小于 1~2mm 2~3mm 深	生理盐水	氢氧化钙	ZOE/ 银汞或全冠	无症状 / 完整的牙周膜 / 牙根继续形成	1~2 年	
Mejare 和 Cvek 1993	31（两步法） 6（一步法）	93.5 66.7	未提及	龋坏露髓 无症状 无根尖病变	N/A	生理盐水	氢氧化钙	ZOE	无症状 / 完整的牙周膜 / 牙根继续形成	24~140 个月	
Barrieshi-Nusair 和 Qudeimat 2006	28	75.0	7.2~13.1	龋坏露髓 磨牙 可复性牙髓炎 无根尖病变	2~4mm 深	生理盐水	MTA	GIC/ 银汞或全冠	活髓 / 无症状 / 完整的牙周膜 / 牙根继续形成	1~2 年	
Qudeimat 等 . 2007*	23	91.3	6.8~13.3	龋坏露髓 磨牙	2mm~4mm 深		氢氧化钙	GIC/ 银汞或全冠	无症状和体征 / 完整的牙周膜 / 牙根继续形成	24.5~45.6 个月	氢氧化钙与 MTA 的疗效没有显著的差异
	28	92.9					MTA				
Bjorndal 等 . 2010*	29	34.5	25~38	深龋 仅有激发痛 活髓 去腐露髓	未提及	生理盐水	氢氧化钙	GIC	活髓 / 完整的牙周膜	1 年	

Qudeimat 等（2007）是一项比较氢氧化钙和 MTA 作为盖髓材料的随机对照试验。

Bierndal 等（2010）是一项随机对照研究，比较了未露髓患牙一步法和分步法两种方法间接盖髓的疗效，以及去腐露髓患牙直接盖髓术和部分牙髓切断术两种方法的疗效。

表 33-4 恒牙全部牙髓切断术的临床 / 影像学疗效研究

作者	患牙数量	成功率 /%	年龄 / 岁	治疗前状态	止血方法	盖髓材料	垫底 / 充填材料	成功标准	治疗后随访时间	备注
Masterson 1966	30	83.3	6~39	未提及	未提及	氢氧化钙	未提及	活髓 / 无症状	1~70 个月	
Russo 等 . 1982	30	93.3	9~28	龋坏露髓 无根尖病变	未提及	氢氧化钙	未提及	完整的 PDL	8 周	
Santini 1983	373	51.4	未提及	龋坏露髓或接近露髓 有症状	无菌棉球	氢氧化钙或氢氧化钙 +ledermix	ZOE	活髓 / 牙本质桥形成 / 无症状	6 个月	性别和药物没有显著影响；较差的愈合与年龄小于 7.5 岁有关
Caliskan 1993	24	91.7	10~22	增生性牙髓炎	生理盐水	氢氧化钙	ZOE/ 银汞或复合树脂	活髓 / 无症状 / 牙本质桥形成 / 完整的牙周膜	1~4 年	
Caliskan 1995	26	92.3	10~24	龋坏露髓 无症状 无根尖病变	生理盐水	氢氧化钙	ZOE	无症状 / 牙本质桥形成 / 牙根继续形成 / 活髓	16~72 个月	
Waly 1995	20	90.0		龋坏露髓 磨牙		氢氧化钙~戊二醛氢氧化钙	未提及	未提及	5 年	
Teizeira 等 . 2001	41	82.9	6~16	深龋或露髓 伴或不伴根尖病变	未提及	氢氧化钙	GIC	活髓 / 无症状 / 牙本质桥形成 / 完整的牙周膜	24~32 周	
DeRosa 2006	26	65.4		未提及		氢氧化钙	银汞	无症状	14~88 个月	
El Meligy 和 Avery 2006	15	86.7	6~12	龋坏或外伤露髓 根尖未形成 无根尖病变	生理盐水	氢氧化钙	ZOE/ 银汞或复合树脂	无症状 / 完整的牙周膜 / 无吸收 / 牙根继续形成	1 年	
Witherspoon 等 . 2006	19	79.0	7~16	龋坏或外伤露髓 不可复性牙髓炎	6% NaClO	MTA	未提及	活髓 / 无症状 / 完整的牙周膜 / 牙根继续形成	1 年	
Asgary 和 Ehsani 2009	12	100	14~62	龋坏 不可复性牙髓炎	生理盐水	NEC	永久充填	无症状 / 完整的牙周膜	13~20 个月	

注：除 El Meligy 和 Avery（2006）为比较氢氧化钙和 MTA 作为盖髓材料的随机对照试验外，所有研究均为病例系列。

第五节 非手术根管治疗的疗效

虽然研究的质量和范围并不总能达到最高水准，非手术根管治疗与牙髓病学的其他领域相比，疗效研究的数量和程度更全面，视野也更深、更广。因此，下面的总结比前几节更详细。

对影响初次根管治疗疗效的因素进行系统的回顾和Meta分析显示，根尖周健康的患牙影像学完全愈合的平均成功率为83%（图33-1）；根尖周病变患牙根管治疗，完全愈合的平均成功率则降低到72%（图33-2）。

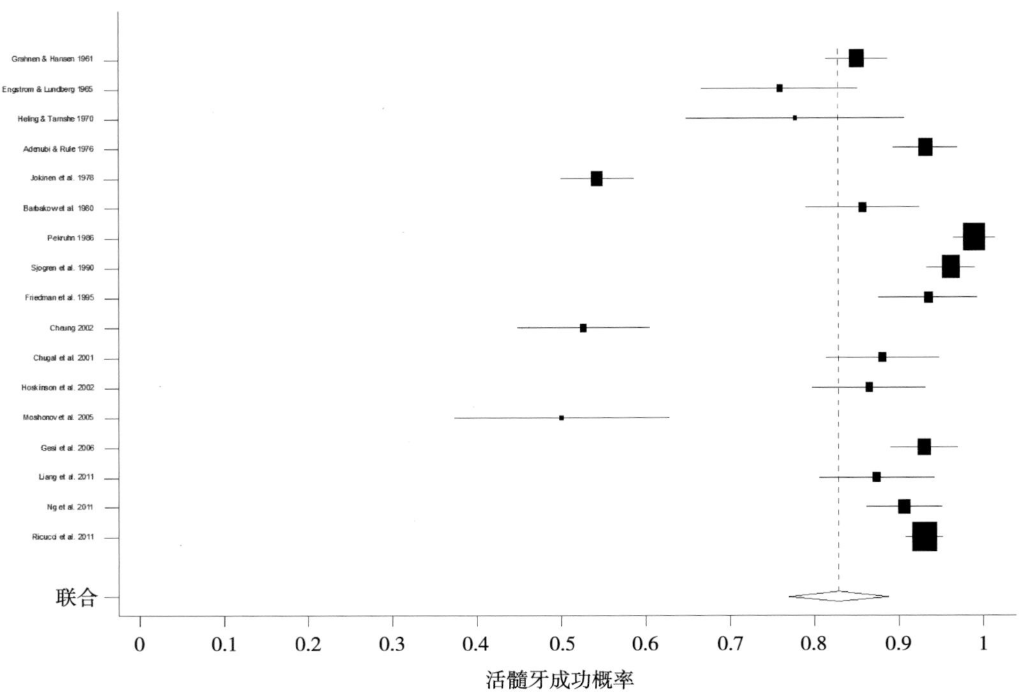

图 33-1 森林图显示了活髓牙进行根管治疗后，维持根尖周健康状态的概率的合并研究和个体研究（合并概率=0.83；95%CI：0.77-0.89）

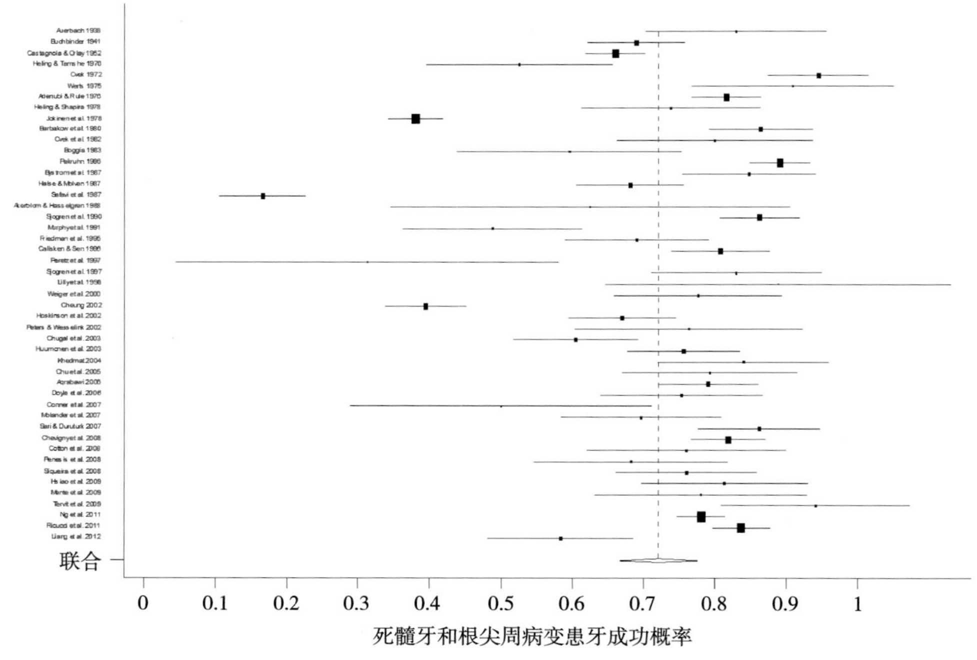

图 33-2 森林图显示了死髓牙和根尖周有透射影的患牙根管治疗后，根尖周完全愈合的概率的合并研究和个体研究（合并概率=0.72；95%CI：0.67~0.78）

一、影响根管治疗后根尖周组织健康状态或愈合的因素

根管治疗后维持根尖周的健康状态，或治愈根尖周病变的影响因素大致分为：患者因素（年龄、性别、健康状况、患牙解剖、术前牙髓和根尖周的状态），根管治疗操作因素（操作的特点、根管成形 / 扩大、冲洗、封药、微生物培养实验和根管充填）和冠部修复因素。一些因素对成功率有深远的影响，而另一些因素的影响可以忽略不计。患者相关因素中疾病性质（根尖周的状态）是最重要的影响因素，而大多数治疗相关因素本身仅具有微弱的影响；但是根管治疗距根尖止点的距离对疗效影响非常大。此外，术后牙体修复的质量也对疗效产生了深远的影响。

（一）患者因素

患者的年龄和性别对疗效始终没有显著影响，而一些特定的健康状况（糖尿病、先天免疫应答低下）有显著影响。然而，以患者总体健康为特征的宿主免疫反应对疗效的影响证据薄弱。最新证据表明，以参与根尖周病变愈合的各种基因多态性为特征的宿主反应可能对疗效有影响。在一项前瞻性研究中，采用聚类分析同一患者的多颗患牙，结果发现在统计学上显著聚类，这也支持了宿主反应对维持根尖周健康状态或根尖周病变愈合的重要性[13]。

认为单根牙的根管解剖结构简单，应该得到更好的、更可预测的疗效，是不正确的。在考虑了根尖周病潜在的混杂影响后，人们发现患牙的类型对成功率的影响并不大。这似乎是违背直觉的，但可以由逻辑推理来解释，根尖解剖可能比冠方的根管系统更为复杂，因此对疗效影响更大[14]。

根管治疗成功与否最主要的负面影响因素是根尖周病变存在与否（图 33-3）以及病变的大小［术前较大的根尖透射区（>5mm）与较小的根尖透射区（<5mm）的合并 OR 值 =2.2；95%CI：1.3-3.7］[5,13]；在分析任何其他因素对疗效的影响时，必须考虑到是否有根尖周病变及病变大小这些因素。根尖周病变与根尖解剖内的感染密切相关，已经形成根尖周病变的患牙，治疗成功率的变化是显而易见的。这表明，一旦根尖的复杂结构被感染，彻底清除感染的难度将大大增加。

大面积根尖周病变对疗效有负面影响的合理的生物学解释，即根尖周病变较大的患牙微生物的多样性（物种数量及其相对丰度）更复杂[6]。感染更有可能在那些术前就有大量微生物的根管中持续存在[7]。较大的病变可能意味着根管感染的时间较长，在复杂的根管系统中，这些感染可能已经深入到牙本质小管和侧副根管中[34]，而机械和化学预备操作难以到达这些部位。较大的病变也可能意味着囊性病变[35]。最后，宿主反应也起一定作用，因为病变越大，患者对残余感染的反应越差[8]。

大多数其他术前因素（疼痛、叩痛、软组织扪痛、肿胀、窦道、牙髓源性的牙周探诊缺陷、牙根吸收）实际上是根尖周病的不同临床表现。因此，它们可以作为替代测量指标

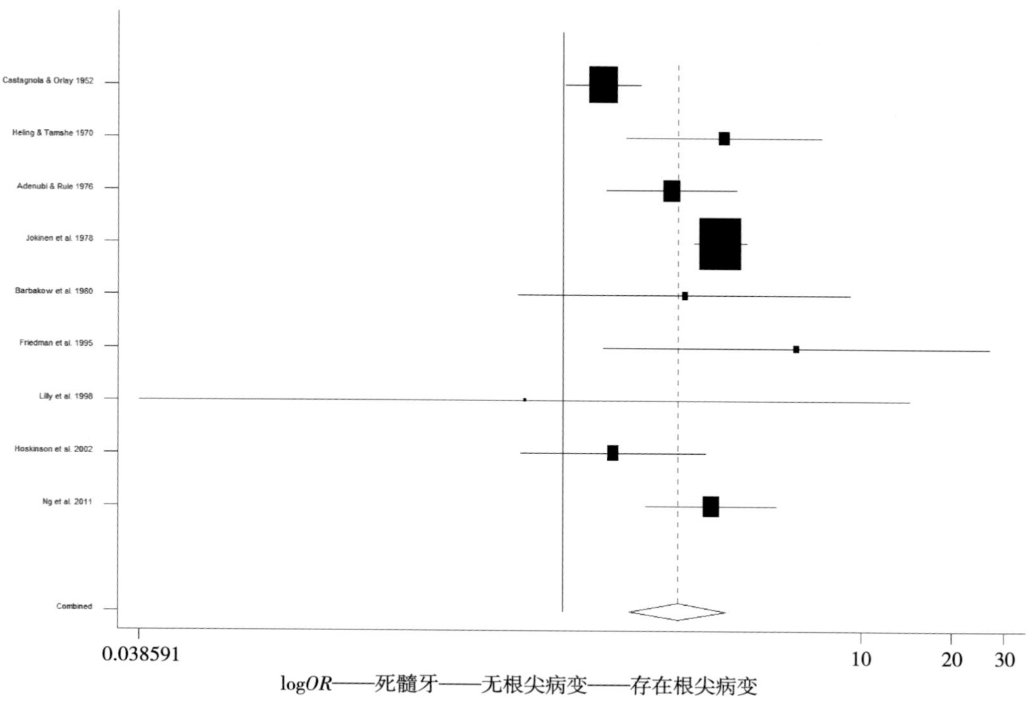

图 33-3　森林图显示了术前没有根尖周透射影的死髓牙和存在根尖周透射影的死髓牙进行根管治疗后，根尖周完全愈合的合并研究和个体研究的比值比（*OR*）（合并 *OR*=2.4；95%*CI*：1.7~3.5）

对“根尖周病变存在与否和病变大小”进行补充，在连续的时间范围内用以评价根尖周疾病的“严重程度”对疗效的影响。其中，只有术前疼痛、窦道、肿胀和根尖吸收是降低根管治疗成功率的预后影响因素。

无论是急性还是慢性，窦道和肿胀对根尖周病变愈合的负面影响与根尖周组织中的化脓和微生物增殖有关；微生物使宿主组织不堪重负。它们降低成功率的确切机制尚不清楚，但反映了宿主 - 微生物相互作用的本质。在临床上，牙髓源性的窦道（口腔内和口腔外）在适当的牙髓治疗后是可以愈合的。

（二）根管治疗操作因素

还没有针对术者的资质和技术对疗效影响的研究，但系统的回顾发现，不同教育和培训背景的临床医生（本科生、全科牙医、研究生和专家）都能参与治疗[12]。这使得结果数据的划分呈现出明显的趋势，即好的疗效与术者丰富的经验和接受的培训相关。专业技术似乎在疗效中起重要的作用。然而，缺乏合适的工具或方法来客观地量化术者的技能，因为这是认知、技术和临床技能的复杂集合。技术进步对疗效的作用必须与操作者对生物问题的全面了解相平衡，更重要的是，与所实施的操作的动机和完整性相平衡。

在缺乏关于牙科橡皮障对根管治疗疗效影响的系统性数据的情况下，橡皮障在现代根管治疗中的应用就已被广泛接受，实为一个惊喜。一项关于根管再治疗的研究[36]比较了橡皮障与棉卷隔湿对疗效的影响，发现前者的成功率显著高于后者。另一项观察性研究报道了在放置橡皮障后进行根管桩粘固的患牙的成功率比不使用橡皮障隔离明显更高[37]。使用橡皮障的主要理由是基于患者的安全以及患者吸入根管器械所涉及的医疗法律问题。

放大和照明在根管治疗中发挥作用，但系统性回顾未能找到支持这一观点的客观证据[38]。一项前瞻性研究[13]发现，这个因素对疗效的影响并不显著。在上颌磨牙中，使用显微镜有时可能有助于定位近颊第二根管（MB-2）（64%），但这仅对近中颊根有根尖周病变时的成功率有微小影响[13]。显微镜的真正好处只能通过随机对照试验来验证，但现有的证据未发现其对根尖感染控制的关键步骤有显著影响。

1. 机械预备　在根管预备过程中，可以使用各种不同切割设计、根尖直径、锥度和材料的器械，将根管系统机械预备成明确的大小和锥度。大量的实验室研究证实了这些器械的性质、效率和实用性，但它们在进行根管扩大的临床应用中对疗效的影响，只出现在两个非随机的前瞻性研究中[13,39]。在前一项研究[13]中，NiTi 器械（手用或机用旋转）与不锈钢器械相比，成功率更高，这是因为对根管锉的触觉技能训练往往都是先着重使用不锈钢锉来培养触觉敏感性和一致性。只有具备了这一能力的高资历的学员才能使用 NiTi 器械。更重要的是，这些高年资学员更有可能对根管治疗的生物学原理有更好的理解。高年级学生获得和维持根尖通畅以及避免操作失误的能力更好。而在特定筛选的病例中，本科生使用 NiTi 器械进行的初级根管治疗似乎能达到和高年级学生相同的疗效[40]。在根管治疗的疗效方面，生物学的理解比单纯技术技巧的提高更为重要，因为观察发现，通过培训镍钛器械和单牙胶充填技术提高根充质量并没有相应地使根尖状态得到改善[39]。

欧洲牙髓病学会（European Society of Endodontology，ESE）指南提出一个关键原则，根管清创必须达到根管系统的末端；关于末端有不同的表述，“根尖狭窄”或“距影像学顶点 0.5~2mm”或“牙骨质 - 牙本质交界处”。正因如此，根管阻塞或无法疏通的患牙疗效欠佳[13,15,41]。Ng 等[13]报道，当根管无法疏通时，根尖周的愈合呈 2 倍下降。可以推测，根管不通畅可能是由于第三期牙本质、重度弯曲分支和根尖细小神经丛或牙本质 / 有机物碎屑引起的阻塞造成。

在缺乏确切证据的情况下，关于根尖预备最佳尺寸的争论仍是热点问题；之前也有文章回顾了相关的体外和临床研究的结果[42]。到目前为止，已有 6 项临床疗效的研究考虑了这一问题，系统地研究了根管预备的根尖尺寸对疗效的影响[13,15,18,43-45]。一项随机对照试验提出根尖扩大到比初尖锉大 3 个号就足够了[45]，最终大小的平均值为 ISO 30。而另 3 篇观察性研究[13,15,18]，虽然不是主要设计来研究根尖大小对疗效的影响，却发现这个因素对疗效的影响没有统计学意义。然而，他们都报告了相同的负相关趋势，即随着根尖预备直径和宽度的增加，治疗的成功率下降。

据推测，根管预备成更大的根尖尺寸可能会影响疗效，因为会产生更多的根尖牙本质碎屑，在缺乏足够的冲洗的情况下，会阻塞感染的根尖孔。持续产生的牙本质碎屑，缺乏足够的冲洗而形成所谓的“牙本质泥浆”，可能最终造成堵塞。缺乏耐心的牙科医生和牙髓病专科医生或新手可能总是想强迫器械达到工作长度，从而导致根尖偏移、根管拉直和穿孔等操作失误。对于初始根管较为粗大却失败率很高的病例，需要另一种机制来解释。未成熟的牙根的清创挑战有所不同，根管的形状使得根管的主要部分不适合使用传统的器械来清洁，也许能够在根管内使用刷子作为清洁工具更合适。因此，上述研究的结果与前面所提到的认为根尖制备量越大，微生物清除效果越好这一观点不一致[46-48]。

根尖预备的尺寸问题应与根尖预备的锥度问题一并考虑。关于根管锥度对根管治疗疗效的影响也缺乏直接证据。ESE 指南只建议从冠方预备到根尖应该是锥形的，而没有规定任何特定的锥度。有 3 项研究分析了根管预备锥度对根管初次治疗和再治疗疗效的影响，但没有任何一项研究将重点放在这一因素上[13,18,49]。Smith 等[49]使用宽松的疗效评价标准，发现“宽锥度”（flared）预备与“窄锥度”（conical）预备相比，成功率显著提高；但没有报告锥度的精确程度，也没有控制混淆因素的影响。相比之下，Hoskinson 等[18]和 Ng 等[13]使用严格的疗效评价标准并没有发现小锥度（0.05）和大锥度（0.10）根管预备的疗效有显著差异。在逐步后退法中对不锈钢器械的标准化使用可能会产生 0.05（后退 1mm）或 0.10（后退 0.5mm）的锥度，当然，对这类仪器的非标准化使用可能会产生各种不同的锥度。Ng 等[13]也比较了这两个（0.05 和 0.10）锥度和 0.02、0.04、0.06 和 0.08 锥度（一般采用非 ISO、大锥度、镍钛器械等进行预备）的疗效，发现锥度对疗效无显著影响。但他们特别提出，研究没有进行随机化，因此根管预备锥度对疗效的影响的结果可能会受到根管的初始大小、器械的类型和操作人员的经验的干扰。

通过三角分析法对根管预备锥度对疗效影响的现有数据进行分析，结果表明，根据目前的最佳证据，没有必要为了实现根尖愈合而过度扩大根管。一个根尖预备尺寸为 ISO 30 的根管，无论是使用不锈钢器械预备成 0.05 锥度的，还是使用镍钛器械预备成 0.06 锥度的，只要有充分的冲洗，对于大多数根管来说都是足够的。根据现有的证据，很难准确地定义是什么生物学和流体力学机制支撑着这种理论。尽管大量的实验室研究[50]探索了根管尺寸与冲洗或根充的动力学之间的相互作用，但真正使根尖周愈合的物理、化学或生物机制仍不清楚。可能与流体动力学家[50]和（微）生物学家[51]的合作才能最终得出一个更清晰的结论。

根管预备过程中的操作失误包括：根管堵塞、台阶形成、根尖拉开和偏移、根管弯曲拉直、髓腔或根管壁穿孔或器械分离等。其中，根管形状变化的影响（台阶形成、根尖拉开和偏移）尚无专门的研究和报道，而根管堵塞在前面已经探索过。

在治疗中发生医源性穿孔显著降低根尖周愈合的可能性[13,41,52-55]。这些研究没有进一步分析影响穿孔患牙预后的具体因素，如穿孔发生到修补的时间、穿孔的位置和大小，以及穿孔是否严密封闭。一项专门评价 MTA 修复根管壁穿孔疗效的观察性研究[56]显示，穿孔尺寸较大或存在于根分叉区域，成功率明显降低。使用 MTA 作为穿孔修补材料可以提高这些病例的疗效，归因于其生物相容性和有效的封闭性。

研究发现，排除病因干扰，治疗过程中发生器械分离显著降低成功率[13,15]，但这些研究中器械分离的发生率较低（0.5%~0.9%）。一项病例对照研究[57]显示，病变累及根尖周的患牙，无论保留分离器械还是取出分离器械，由牙髓专科医生治疗的成功率仅存在较小的差异，且无统计学意义。发生器械分离时根管清创所在的阶段可能对疗效有影响。分离器械所在的位置和是否成功绕过器械对疗效没有影响。然而，在本科生的病例中，取出分离器械对疗效有积极的影响[58]。

2. 冲洗　在临床实践研究和综述中，不同的化学制剂单独或以不同的组合作为根管治疗的冲洗液。它们包括水、生理盐水、局部麻醉剂、次氯酸钠（NaClO）、碘酒、氯亚明、硫酸、EDTA、过氧化氢、有机酸、过氧化脲和[5]。无论是初次根管治疗还是根管再治疗，大多数研究使用次氯酸钠作为冲洗液[5]。更多的细节，见第二十一章。

一项前瞻性研究系统地研究了冲洗液对根管再治疗成功率的影响。虽然不是随机对照试验，但关于冲洗液的作用提出了新发现。更高浓度的次氯酸钠溶液（5% 与 2.5% 相比）对疗效的影响微乎其微，但配合使用其他特定的冲洗液对疗效有显著影响[13]。使用更高浓度次氯酸钠溶液不能促进根尖周愈合，这项观察性的研究与以往的临床/微生物学研究结果一致[59,60]。用 0.5%~5.0% 次氯酸钠溶液进行冲洗，浓度本身似乎没有增加患牙细菌培养阴性结果[59]或根尖周愈合[60]的比例。碘酒和次氯酸钠都可以释放卤元素，攻击常见细菌的关键蛋白质组，而额外使用 10% 的聚维酮碘用于冲洗，也没有像预想的那样，对疗效产生附加影响。然而，额外使用 0.2% 的氯己定溶液进行冲洗会显著降低治疗的成功率[13]。这一发现与早期关于氯己定溶液与次氯酸钠溶液进行比较的研究结论完全相反，早期报道中在体内抗菌作用方面，二者效果相同或氯己定溶液更优[61,62]。

数年前建议在次氯酸钠冲洗后使用氯己定作为终末冲洗液[63]，基于以下几个理由：它与根管壁牙本质的亲和性，相对较低的毒性和广谱的功效。直到最近，次氯酸钠和氯己定溶液交替冲洗引起了强烈关注，因为他们相互作用的产物，含对氯苯胺的不溶性沉淀物具有细胞毒性和致癌性。除了两种溶液中杀灭微生物的活性部分相互消耗外，沉淀物还可能对根尖周组织造成持续性的刺激，并阻塞牙本质小管和侧支根管，这可能是使用氯己定作为附加冲洗液时成功率较低的原因。

Ng 等[13]通过影像学观察发现，附加使用 EDTA 对改善根管治疗后根尖周愈合有深远影响（OR=1.6；95%CI：1.1-2.1）。次氯酸钠和 EDTA 的协同效应与细菌负荷下降相关[64]，与根尖周的愈合未见相关性。Sunqvist 团队[65]的根管消毒方案，分层抽样病例的远期疗效（2 年）并不支持他们的微生物学发现。考虑到他们的研究设计的复杂性（临床和微生物学逻辑），样本量被限制在每组 11~15 颗患牙，限制了他们的疗效数据。两种消毒剂的协同效应归因于 EDTA 螯合钠盐的性质，Zehnder[66]做了相关研究的综述。EDTA 溶液通过软化根管表面的牙本质，能够辅助疏通狭窄或钙化的根管，有助于清除未经机械预备的根管解剖部位被压实的牙本质碎屑。还能通过打开牙本质小管和去除器械预备后根管壁表面的玷污层，促进次氯酸钠溶液渗透到牙本质深层，最后辅助分离或破坏附着在根管壁上的生物膜[67]。

虽然体外试验已经反复证实了冲洗搅动（手动或机械）有利于冲洗液的渗透和冲刷，最近的一项随机对照试验[68]却未能证实超声震动次氯酸钠冲洗液对根尖周愈合有显著影响。但他们的样本量很小（每组41~43人），而且治疗后的随访时间少于两年。

3. 封药　以往的疗效研究使用了各种不同的根管药物在诊间封药，没有对其进行标准化。封药主要包括氢氧化钙、木馏油和碘溶液。目前还没有单独观察封药对疗效影响的研究。

基于对氢氧化钙和氯己定的混合物对粪肠球菌更有效这一推测，有研究对二者混合根管封药进行了测试。

4. 根充前根管内微生物培养结果　很久以前，只有细菌培养试验结果为阴性时，才能进行根管充填完成根管治疗，因为要确认根管系统是无菌的。然而没有进行微生物取样的根管治疗也有可预见的良好的预后，临床上这种做法就不再使用。抽样程序是冗长的、困难的、不准确的、需要实验室支持的、低效益/成本比的。但根充前，细菌培养结果阴性可使治疗成功率增加两倍（合并OR=2.1；95%CI：1.5-2.9）。一项大样本的研究[69]彻底结束了细菌培养实验时代。然而，他们的研究也发现，当根尖周病变患牙细菌培养呈阴性时，成功率有10%的差异。当根尖周病变患牙细菌培养呈阳性时，疗效欠佳。

许多研究从定性和定量两方面评价了根管治疗不同阶段对根管内微环境的影响（表33-5）。一些研究仅仅报道了阳性的培养试验，而另一些研究则在治疗不同阶段之前和之后确定并量化了根管内的微生物群。

“机械预备”的治疗步骤对微生物群的影响是在仅使用水或生理盐水作为冲洗液下进行测试的。研究表明，加权合并平均31%（范围为0~79%）的病例中培养结果为阴性。当使用次氯酸钠（浓度范围0.5%~5.0%）冲洗对“机械预备”步骤作为补充时，清创后立即进行细菌培养，结果阴性的频率增加至加权合并平均52%（范围为13%~95%）（表33-5）。

大多数研究报告根管系统在诊间未使用活性抗菌封药的患牙，预约复诊时培养结果发生反转。反转的原因可能是残留的微生物或菌群的再生，或窝洞封药周围微渗漏导致的再污染。当根管内积极使用抗微生物的诊间封药时，在随后的观察中，平均有71%的病例出现阴性培养结果（范围为25%~100%）（表33-5）。

表33-5　评价根管治疗步骤对细菌培养检测影响的研究总结

研究	年份	样本量	细菌检测阳性样本的百分比		
			基线	预备 ± 冲洗后	复诊（封药后）
Auerbach	1953	60颗牙	93%	氯化苏打水（双效）：22%	—
Ingle和Zeldow	1958	89颗牙	73%	H_2O：70% 一些初始阴性治疗后转变成阳性	—
Stewart等	1961	77颗牙	100%	0.5%NaClO+Gly-oxide：2% 0.5%NaClO+3%H_2O_2：9%	未封药： 0.5%NaClO+Gly-oxide：34% 0.5%NaClO+3%H_2O_2：39%
Nicholls	1962	155颗牙	100%	碱性氯亚明：53% H_2O_2 & 2%NaClO：50% H_2O & 2%NaClO：71%	—
Grahnén和Krasse	1963	97颗牙	77%	NaCl：72% Biocept：66% Nebacin：36% 一些初始阴性治疗后转变成阳性	未封药： NaCl：47% Biocept：47% Nebacin：18%
Engström	1964	223颗牙 初次治疗或再治疗	60%	Biocept或碘伏，附加使用酒精、氯仿和0.5%NaClO：无数据	10%IKI中含5%I_2：第2次就诊：43%；第3次就诊：22%；第4次就诊：8%；第5次就诊：第6次就诊：2%；第7次就诊：16%

续表

研究	年份	样本量	细菌检测阳性样本的百分比		
			基线	预备 ± 冲洗后	复诊（封药后）
Olgart	1969	207 颗牙	72%	H_2O_2 & 0.5%NaClO 或 H_2O_2 & 1%NaClO：43%	未封药：34%
Bence 等	1973	33 颗牙	100%	冲洗前： 第一支锉：93%；使用 #3 扩大后：14%；使用 #4 扩大后：11%；使用 #5 扩大后：21%；（32% 的器械培养结果阳性，与型号无关） 5.25%NaClO： 培养 48 小时：4% 的牙本质，10% 的 pp 样本 培养 5 天：8% 的牙本质，26% 的 pp 样本	未封药： 冲洗后 8% 的牙本质，12% 的 pp 样本结果阴性
Akpata	1976	20 颗离体牙	100%	NaCl：65%	38%CMCP：20% 当 pp 样本阴性时，压碎的患牙培养结果阴性；当 pp 样本阳性时，压碎的患牙培养结果阳性或阴性
Cvek 等	1976	108 颗牙	NaCl 组：53% 0.5%NaClO 组：63% 5%NaClO 组：79%	NaCl：83% 0.5%NaClO：59% 5%NaClO：68%	—
Byström 和 Sundqvist	1981	15 颗牙	100%	生理盐水：100%	未封药：47%（第 5 次就诊）当初始细菌负荷量高时，难以清除
Byström 和 Sundqvist	1983	15 颗牙	100%	0.5%NaClO：87%	未封药：20%（第 5 次就诊）
Byström 和 Sundqvist	1985	60 颗牙	100%	0.5%NaClO：无数据 5%NaClO：无数据 5%NaClO+15%EDTA：无数据	未封药 0.5%NaClO：60%（第 2 次就诊）；40%（第 3 次就诊） 5%NaClO：50%（第 2 次就诊）；30%（第 3 次就诊） 5%NaClO+15%EDTA：55%（第 2 次就诊）；15%（第 3 次就诊）
Byström 等	1985	65 颗牙	100%	0.5%NaClO：无数据 5%NaClO：无数据	氢氧化钙：0%（1 个月），12.9%（2~4 天） CP/CMCP（2 周）：33.3%
Koontongkaew 等	1988	15 颗牙	100%	3% H_2O_2/5.25%NaClO：无数据	CMCP：封药 1 天：40%；3 天：20%；7 天：10% 未封药：1 天后：60%；3~7 天后：20%

续表

研究	年份	样本量	细菌检测阳性样本的百分比		
			基线	预备 ± 冲洗后	复诊(封药后)
Reit 和 Dahlén	1988	35 颗牙	91%	0.5%NaClO：无数据	氢氧化钙：14 天后：23% 21 天后：26%
Molander 等	1990	25 颗牙	96%	0.04% 碘酒：无数据	克林霉素：14 天后：16%； 21 天后：24%
Sjögren 等	1991	30 颗牙	100%	0.5%NaClO：50%	氢氧化钙封药 10 分钟： 1 周后：50% 7 天：0%(1~5 周后不再封药仍为 0%)
Ørstavik 等	1991	23 颗牙	96%	NaCl 冲洗 预备到 #20~25：87% 预备到 #35~80：无数据	氢氧化钙：34% #35/40：40% >#40：25%
Yared 和 Bou Dagher	1994	60 颗牙	100%	1%NaClO： 预备到 #25：73% 预备到 #40：23%	氢氧化钙：0%
Gomes 等	1996	42 个根管 初次治疗(n=5) 再治疗(n=27)	95%	2.5%NaClO：无数据	空根管(7~10 天)：73%
Sjögren 等	1997	55 颗牙(单根管)	100%	0.5%NaClO：40%	—
Dalton 等	1998	46 颗牙	100%	NaCl+NiTi 锉：68% NaCl+K 锉：75%	—
Reit 等	1999	50 颗牙	84%	预备到 #35:(弯曲根管)73% 或预备到 #50:(直根管)0.5% NaClO：无数据	5%IKI(5~7 天)：44% 空根管(7 天)：44%
Peciuliene 等	2000	25 颗牙	80%	2.5%NaClO & 17%EDTA： 无数据	所封药物不明：28%
Shuping 等	2000	42 颗牙	98%	1.25%NaClO：38%	氢氧化钙：8%
Lana 等	2001	31 颗牙	87%	2.5%NaClO：无数据	氢氧化钙：13%
Peciuliene 等	2001	40 颗牙	83%	2.5%NaClO & 17%EDTA： 30%	氢氧化钙(10~14 天)：25% 10%IKI 中含 2%I_2(10 分钟)：5%
Peters 等	2002	42 颗牙	预备到 #20：100%	预备到 #35，2%NaClO：23%	氢氧化钙(4 周)：71%； 进一步冲洗：43%
Card 等	2002	40 颗下颌牙 / 根管	95%	1%NaClO Profile 预备(0.04 锥度)：尖牙 & 前磨牙 0/13，近颊根管 5/27 进一步机械预备至 57.5~65：磨牙近颊根管 3/27 近颊根管和近舌根有交通的根管中只有 1/16 使用 Profile 预备后结果阳性	无数据

续表

研究	年份	样本量	细菌检测阳性样本的百分比		
			基线	预备 ± 冲洗后	复诊（封药后）
Kvist 等	2004	96 颗牙	98%	0.5%NaClO：63%	氢氧化钙（7 天）：36% IPI（10 分钟）：29%
Chu 等	2006	88 个根管	99%	0.5%NaClO：无数据	氢氧化钙，Septomixine forte 或 ledermix：36% 牙髓暴露、患牙类型、急性或慢性、病变大小和封药类型无显著影响
Siqueira 等	2007a	11 颗牙（单根）	100%	2.5%NaClO：55%	氢氧化钙 /CPMC：9%
Siqueira 等	2007b	11 颗牙（单根）	100%	2.5%NaClO：45%	氢氧化钙：18%
Vianna 等	2007	24 颗牙（单根）	100%	生理盐水 +2%CHX 凝胶：33%	2%CHX、氢氧化钙或混合物：54% 封药类型无显著影响
Wang 等	2007	43 个根管	91%	生理盐水 +2%CHX 凝胶：8%	2%CHX+ 氢氧化钙：8% 根尖预备大小（#40 和 #60）无显著影响
Markvart 等	2012	24 颗牙	88%	2.5%NaClO：63%	17%EDTA 冲洗，5%IKI 封药 10 分钟：50% 小锥度预备（#60）：67% 大锥度预备（#25~30）：33%
Xavier 等	2013	48 颗牙（单根）	100%	1%NaClO：75% 2%CHX：75%	氢氧化钙：75%

注：NaClO= 次氯酸钠；CH= 氢氧化钙；CP= 樟脑酚；CMCP= 樟脑对氯酚；Gly-oxide=10% 过氧化脲；IKI= 碘 - 碘化钾；PP= 纸尖样本

5. 持续存在的微生物类型　根管充填之前根管内可培养出的微生物包括：肠球菌、链球菌、葡萄球菌、乳酸杆菌、韦荣球菌、假单胞菌、梭形杆菌和酵母菌。

关于个别菌种与治疗失败之间有无关系尚无一致结论。细菌培养阳性的病例的总失败率为 31%，其中肠球菌属感染的患牙总失败率为 55%，链球菌属感染的患牙总失败率为 90%[70]。在另一项研究中，对 54 颗无症状的根尖周病患牙进行完善的根管治疗，总成功率为 74%，但对于有粪肠球菌感染的患牙成功率仅为 66%[71]。这些关联不能被视为因果关系，但微生物多样性和治疗结果之间的关系需要进一步的探索。根充前未检出微生物感染的患牙的治疗成功率达 80%，而在根充前检出微生物的患牙治疗成功率仅为 33%。

一项猴子的研究模型中[72]使用了 4 或 5 种菌株感染根管，以检测清创和充填对治疗效果的影响。当根管进行机械及化学清创术后发现有细菌残留时，79% 的患牙根尖周病变不能愈合，而未发现细菌残留的患牙仅 28% 的根尖周病变未愈合。相对于单一菌种，多菌种的感染与病变不愈合相关性更大。当机械化学清创术后根管内未检测到细菌时，其病变的愈合与根管充填的质量无关；相反，当在根管系统中检测到细菌时，不完善的根管充填更可能导致根尖周病变的不愈合。在去除根充物后根管内能检测到细菌的病例中，有 97% 的病变未愈合，而在去除根充物后未检测到细菌的病例中，这一比例为 18%。这项研究强调了为达到根尖周组织愈合的最佳条件，在进行永久根充前将细菌减少到检测限值以下的重要性，也强调了当存在残余细菌感染时，根管充填确实起了重要作用。

不管用什么技术来获得根管的细菌培养样本，治疗过程中的培养结果是阴性，对治疗结果的影响是有积极作用的。尚未确定与治疗失败相关的特定菌种，但是从阳性培养物中总能分离出来的一些菌种，可能是治疗失败的原因。如果未来能够提供快速、可靠、价格合理的残留微生物的椅旁检测技术，将是有利的。但是综合考虑影响根管治疗效果的其他因素也很重要。

6. 根管充填

（1）根充材料及技术：根管充填材料、根管封闭剂和根管充填技术之间的相互关系，使根管充填材料和技术对治疗效果影响的研究复杂化。在以往的治疗效果研究中，最常用的核心根管充填材料是牙胶结合各种类型的根管封闭剂或者是氯仿软化的牙胶（氯仿牙胶）[5]。所使用的根管封闭剂可分为氧化锌丁香油类、玻璃离子类和树脂类[5]。目前尚无证据表明根管充填材料的性质和充填技术对治疗结果有显著影响。

（2）根尖部根管充填的位置：在许多术中因素中，对根尖部根管充填的研究是最多也是最完善的，大概是因为它可以回顾性地提供一个易于测量的结果。在以往的研究中，根尖部的充填质量被分为三类进行统计分析：①充填物距影像学的根尖 2mm 以上（欠填）；②充填物距影像学的根尖 0~2mm（恰填）；③充填物超出影像学上的根尖（超填）[5]。不管根尖周状况如何，根尖部的充填质量对治疗成功率都有显著影响[5, 13]。恰填的成功率最高（合并成功率 =0.81；95%CI：0.76-0.86），其次是欠填（合并成功率 = 0.76；95%CI：0.71-0.82），而超填的成功率最低（合并成功率 =0.66；95%CI：0.56-0.75）。

以前大多数的回顾性研究无法区分根尖部预备和根尖部充填对疗效的影响，但伦敦伊士曼的研究[13]能够将这两个因素的影响分开，并发现它们都能独立地显著地影响根尖周组织的愈合。这两个因素又确实相互关联，因为通常情况下，根管充填的范围与根管预备的范围是一致的。因此，单一评价“根尖部充填程度”时包含了根管清理和充填两部分的信息。但有种情况例外，根管预备过程中预备器械或冲洗剂超出了根尖孔，而根管充填未超出根尖孔。

将冲洗剂、药物或充填材料从根尖孔挤压到根尖周组织，由于异物反应可能导致愈合延迟甚至治疗失败。超充牙胶中被滑石粉污染的镁和硅可以引起异物反应，导致治疗失败[73]。一项动物研究表明，豚鼠皮下植入的大块牙胶完全被包裹在胶原囊中，但牙胶的细颗粒会引起严重的局部组织反应[74]。以前的研究数据支持超充的大段牙胶会影响根尖周愈合的推断[5, 13]。这种差异可能是由于超充的牙胶在临床上受到微生物污染所致。

一些牙髓病专科医生认为“封闭剂膨胀”溢出主根尖孔和侧 / 副根管的影像学证据值得借鉴，具有“便于实践”的价值，他们认为这个“迹象”可作为根管系统清理程度的替代指标，并坚信后期根尖周会愈合，尽管可能是延迟愈合。已发表的关于将封闭剂挤出根尖周组织的影响的证据是相互矛盾的。Friedman 等[75-77]发现，玻璃离子封闭剂被挤出显著降低了成功率。与此相反，Ng 等[13]报道，将氧化锌丁香油类的封闭剂挤出根尖孔没有显著影响根尖周组织愈合。这种差异可能是由于封闭剂类型和随访时间的不同造成的。由于封闭剂基本组分的阻射特性和影像学方法检测微量痕迹的灵敏度不足，使封闭剂存在或吸收的影像学评价变得复杂[13]。理论上，在某些情况下，被挤出去的封闭剂在影像学上消失可能仅是由于具有阻射特性的添加剂硫酸钡的吸收，或者被其附近的巨噬细胞吞噬所致。

挤出根尖孔的玻璃离子类、氧化锌丁香油类、硅酮类的封闭剂或 Endomethasone，在 1 年后发现没有被根尖周组织吸收，而 3 年后仍可检测到根尖孔外的氢氧化钙类封闭剂的痕迹[78]。后一项研究是对乳磨牙进行的治疗，只用 Sealapex 封闭根管，而未用牙胶。随着随访时间的延长，发现有 69% 的病例中推出根尖孔的氧化锌丁香油类封闭剂[79]在 4 年后被完全吸收，45% 的病例中推出根尖孔的树脂类封闭剂[78]在 5 年后被完全吸收。Ng 等[13]对推出根尖孔的牙胶和氧化锌丁香油类封闭剂的效果之间的差异给出了两种解释：封闭剂有抗菌性，可以杀死残留的微生物，而与牙胶相比，它也更容易溶解和被宿主细胞清除。

（3）根管充填的质量：另一个在回顾性研究中被广泛研究的充填参数是影像学上可评价的“根充质量”。严密充填根管系统的目的是防止残余细菌或新入侵的微生物造成的再污染，这些都可以通过“严密”封闭管腔，消除根管壁与材料本体之间的空隙来预防。因为良好的根管充填建立在完善的根管预备基础之上，因此根充质量只能和根管充填技术一样作为衡量整个根管治疗质量的替代指标。

据最近的一项系统综述报告[5]，在以前的研究中，没有很好地判定根管充填质量的标准。不满意的根管充填被定义为“封闭不严密”、“根尖封闭不良”或“影像学表现出空隙”。尽管判断根管充填质量的标准尚不充分，但通过影像学判断，完善的根充使根尖周组织愈合的成功率明显高于不完善的根充（合并 OR=3.9；95%CI=2.5-6.2）[5]。

7. 诊间急症　有关诊间急症或诊间疼痛的发病机理尚不清楚，一些关于机制的假说认为化学因素、物理因素、微生物因素以及心理因素都有可能导致预备后疼痛和肿胀的发生。尽管“诊间急症”尚未在根尖周愈合中特别报道过，但有两个研究[41, 43]发现诊间急症的发作与根尖周的愈合无明显相关性，而伦敦伊士曼的研究[13]发现 15% 的病例在机械化学清创后发生疼痛或肿胀，根尖周愈合的成功率明显降低，推测是由于根管预备过程中将污染物推出根尖孔而引起了“急性发作”。这些物质可能引起异物反应或短暂的根外感染，导致一些治疗的失败。另外，急性症状也可能是由于初诊时机械化学清创不彻底造成的，导致了根管内微生态的改变，利于毒性更强的微生物生长，从而导致预备后疼痛，以及随后的治疗失败。在这些案例中，治疗失败的确切生物学机制仍不清楚，需要进一步研究。

8. 治疗次数　治疗次数对根尖周组织愈合的影响是存在于专科医生和全科牙医之间的一个持续争议的话题。全科医师基于成本效益和商业意识主张单次治疗，而学者和专科医师主张基于生物学原理的多次治疗。多次治疗的主要依据是一次清创不能完全有效地清除所有附着的微生物膜[8]，残留的微生物可能会繁殖并重新附着在根管系统中[59,65]，因此就诊间隔期间，在根管内封入长效缓释抗菌剂，能够杀灭或抑制残留微生物的生长能力，并借此机会观测根充前根尖周组织的反应。氢氧化钙由于具有溶解有机物、杀灭微生物、灭活毒性产物以及不易溶于水的特性，多年来一直作为根管封药。然而，它的抗菌能力最近受到密切关注，也有人认为氢氧化钙不适合用于达到这一目的[80]。这个争论需要强有力的临床证据来最终解决，所有已发表的随机对照试验均未发现治疗次数对疗效的显著影响，但它们都缺乏统计学依据[81-84]。

关于应该单次还是多次治疗的争论还在继续，争论双方都给出了各自的依据，这个问题只能通过有准确记录的大型随机对照试验（目前尚未实现）来解决，因为在非随机研究中，"治疗次数"因素层面下未记录的混杂因素（操作者技能、生物或技术复杂性和患者依从性）会对结果造成偏倚。不管争论如何，根管充填之前都应该遵循长期以来的临床准则：即根充前根管无渗出物、无脓液、无气味和无症状。

（三）根管治疗后冠部修复因素

1. 修复体质量和类型的影响　根管充填后进行冠部修复是根管治疗患牙的最后一步处理，对疗效有重要影响。与冠部修复不良的患牙相比，良好的冠部修复的患牙根尖周组织愈合得更好（OR=3.3；95%CI：1.1-10.3）[5]。"满意的冠部修复"被定义为：①修复体边缘密合；②无边缘变色；③无继发龋坏；④无脱粘接（decementation）[18,85]。

考虑到冠部修复的作用之一是防止术后根管再感染，当桩核完整时，Hoskinson[18]和Ricucci[85]给出的"冠部修复不良"的标准不能推断冠部渗漏。因此，为了更有效地描述明显的和潜在的冠部渗漏，伦敦伊斯曼研究[13]对不良修复体采用了不同的分类和定义，这两组不良修复体被定义为：①根充物暴露明显；②边缘缺陷和脱粘接导致的潜在渗漏。可能正是这种评价策略明确了冠部修复因素对根管治疗结果具有极重要影响（OR=10.7；95%CI：3.7-31.5）。

有一些研究对根管治疗后冠部修复的类型进行了比较，包括：永久修复与暂时修复[13,55,75]；冠修复与塑性修复（plastic restoration）[13,41,55,75]；是否使用根管桩[13,75]；是否作为基牙[13,41]。一些研究[55,75]认为永久修复的患牙比暂时修复的患牙有更高的成功率，而另外一些研究则不这么认为[13,86]。永久修复的类型对治疗结果无显著影响[13,41,55,75]。

正确的做法是在不能进行永久或暂时修复的情况下，在根充物上用玻璃离子（GIC）或氧化锌丁香酚水门汀进行一层"亚封闭"。一项前瞻性研究[13]用GIC或IRM水门汀衬在牙胶与桩核之间，以提供额外的冠部抗菌封闭，结果显示这样操作对治疗成功没有积极的影响，只反映这是一个良好的冠方封闭。

总之，在根管治疗后进行良好的冠部修复以防止微生物再感染是有利的。因此，提供高质量的冠部修复，无论是哪种类型，都应被视为根管治疗程序中继根充术后的最后一步重要操作。

2. 治疗后患牙用于修复体基牙的影响　修复体／牙复合体承受的机械应力是咬合模式下单颗患牙行使的功能。静态咬合和动态咬合的负荷模式取决于患牙是否作为独立单位还是基牙（固定桥／义齿）参与，以及它们是否具有承担或引导接触的作用。例如，牙弓末端的最后一颗牙作为固定桥和义齿的基牙可能会承担不利的负载，这些基牙由于疲劳而产生裂纹和劈裂，因此成功率较低。这在将根管治疗后作为独立单位修复和作为基牙修复的患牙的功能比较中已经得到了证实[41]。

（四）影响根尖周组织愈合的因素小结

1. 对根管治疗后显著影响根尖周组织愈合的因素有。

（1）根尖周病变的存在与否和病变大小。

（2）根尖区的通畅程度（根尖通畅能显著提高2倍的成功率）[13]。

（3）根尖区的机械化学预备与影像学根尖的关系。

（4）术中微生物标本及培养试验结果。

（5）医源性穿孔（如果存在，成功率降低30%）[13]。

（6）由根充的影像学表现判断根管治疗的质量。

（7）术后冠部修复的质量。

2. 下列因素对根管治疗疗效的影响很小。

（1）患者年龄。

（2）患者性别。

（3）患牙形态类型。

（4）特定的根管治疗方案或技术（预备、冲洗和充填材料及技术）。

在20世纪，机械和化学预备技术的改进并未增加根管治疗和再治疗的成功率（图33-4）。这可能是因为目前可用的技术无法清除根尖区解剖结构中的感染，从而导致残余感染物、根管充填材料和宿主防御之间的相互作用持续存在，而这种持续的作用可能对最终结果起着决定性的作用。

所有对根管治疗后根尖周组织愈合有重要影响的因素在某种程度上都与根管感染有关。因此，通过了解根管感染的本质尤其是根尖区的感染、治疗微生物群的方式及其与宿主相互作用的性质，可以进一步改善根管治疗的疗效。

二、根管治疗后影响牙存留的因素

一项系统性综述和Meta分析显示术后2年根管治疗后患牙的存留率为93%，但是术后10年患牙存留率降低到88%（图33-5）。造成患牙丧失的常见原因是由于牙髓源性问题导致的拔除、冠／根折、修复失败[87,88]。与根尖周愈合的相关研究一致，影响患牙存留的预后因素可分为患者因素，术中因素和修复因素。

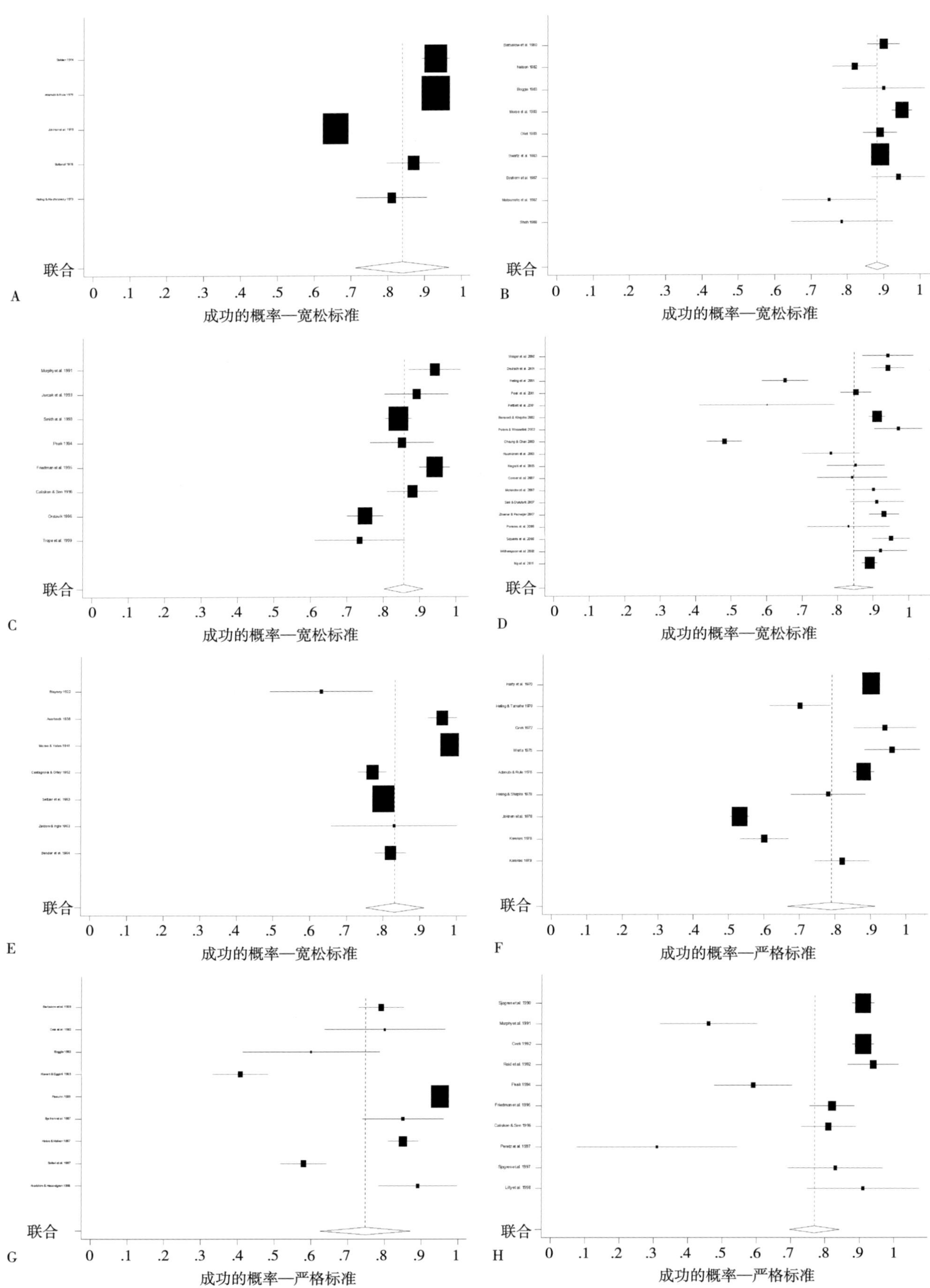

图 33-4　A~J 森林图通过“出版年代”和“成功标准”显示了“根管治疗的患牙根尖周愈合的概率”的合并研究和个别研究

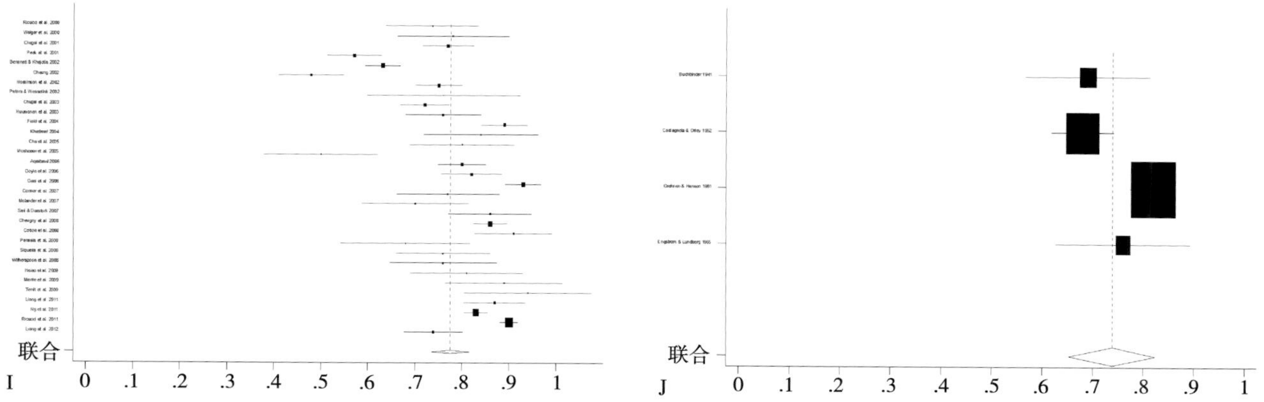

I 联合
成功的概率—严格标准

J 联合
成功的概率—严格标准

图 33-4（续）

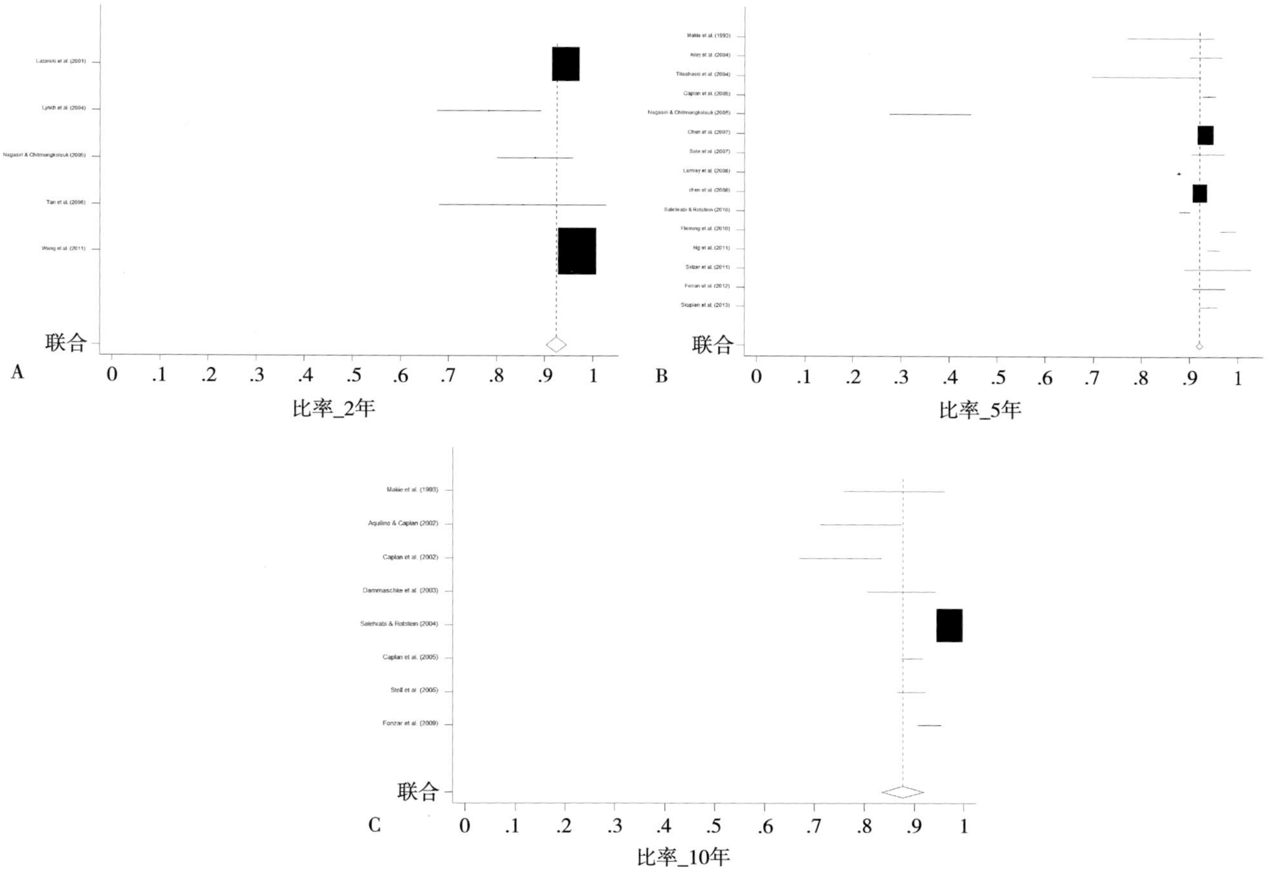

A 联合
比率_2年

B 联合
比率_5年

C 联合
比率_10年

图 33-5　森林图显示了根管治疗的患牙存留率的合并研究和个别研究

A. 2 年存留率（合并概率 =0.93；95%CI：0.90-0.95）**B.** 5 年存留率（合并概率 =0.92；95%CI：0.91-0.93）；**C.** 10 年存留率（合并概率 =0.88；95%CI：0.84-0.92）

（一）患者因素

1. 全身情况　Ng 等[88]发现糖尿病患者或接受全身甾类激素治疗的患者在根管治疗后有更高的拔牙概率。糖尿病对患牙存留率的不良影响与 Mindiola 等学者的报道一致[89]，关于甾类激素治疗的影响尚未见报道。糖尿病患者更容易罹患牙周病[90]，或根管治疗成功率更低，这可能是患牙拔除的原因。但是，报道显示超过 50% 的患牙拔除是由于持续疼痛，这可能是由于糖尿病患者存在神经性疼痛，一种使人虚弱的疼痛性糖尿病并发症[91,92]，更有趣且值得注意的是这类慢性疼痛通常要使用全身甾类激素来控制[93-95]。

2. 患牙形态和位置　不同类型患牙对于劈裂的易感性不同,牙劈裂是常见的治疗后牙丧失的原因。Ng 等[87]发现牙类型对牙存留有重要影响,非磨牙较磨牙具有更高的存留率(合并 OR=1.4;95%CI:1.1-1.6),上颌前磨牙和下颌磨牙的拔除概率更高,牙劈裂是最常见原因。这一观察结果与先前报道的上颌前磨牙与下颌磨牙牙劈裂发生率的结果一致。这些结果没有探究裂纹的开始时间或进展,它仅仅是失败的决定因素,裂纹/劈裂也可能在根管治疗之前就存在。

“邻接关系”(合并 OR=2.6;95%CI:1.8-3.7)和“牙位于牙弓末端”这两个因素显著影响了患牙的存留[87,88],但主要与磨牙关系密切。大多数由于劈裂被拔除的都是牙弓末端的患牙或是单侧或双侧缺失邻牙的患牙[88]。

这是由于咬合力分布异常以及牙弓末端的患牙和缺失一侧或两侧邻牙的患牙承受了较大的非轴向应力所致。其他可能导致较高失牙率的原因是:①因缺乏美学价值,牙弓末端的牙根管治疗失败更容易被接受;②由于牙弓末端患牙操作困难,临床医生未能提供进一步的治疗。由此可见,对根管治疗后只有单侧邻牙或无邻接牙的患牙及再治疗后位于牙弓末端的患牙进行冠部修复设计时,确保咬合力的合理分布非常重要。

3. 治疗前患牙的状态　是否存在术前根尖周病变(影响牙髓治疗成功与否的最重要预后因素)对患牙存留没有显著影响[88]。而术前牙髓源性的牙周探诊缺损(probing defects)、术前疼痛、术前窦道的存在会降低患牙存留率[88]。仅存在根尖周低密度透射影不是医生和患者进行积极治疗的充分原因,这与之前报道的结果一致。术前疼痛对患牙术后的存留有负面影响,这强调了准确诊断疼痛的重要性。在某些情况下,疼痛可能是非牙髓源性的,因此在治疗后疼痛仍会持续存在[19]。在另一些情况下,由于周围或中枢神经敏感,牙髓来源的术前疼痛在治疗后也可能持续存在。因此对于术前疼痛的患者进行有效的诊断和治疗是至关重要的。

术前牙颈部吸收和穿孔会显著降低患牙的存留率[88],这一结果是可以预料的,因为这类病例更可能发生牙折和因微渗漏导致的再感染。当再感染发生后,医生往往更倾向于建议拔除患牙,因为他们认为这类患牙预后的远期效果不佳。

(二)根管治疗操作因素

在所有术中因素中,“没有使用橡皮障”[96,97]“没有进行根尖疏通”[88]“牙胶超充”[88]都会降低患牙存留率。后两种原因导致拔除患牙可能是由于牙髓问题持续存在,同时也是根尖周愈合的预后影响因素。在牙髓感染持续存在的情况下,如果无法达到根管末端清洁的治疗目标,医生和患者可能会选择尽早拔除患牙。

(三)冠部修复因素

尽管放置良好的树脂核对根尖周愈合有利,但使用牙冠或铸造修复体保护患牙对根尖周愈合的成功率并没有影响。相反,牙冠或铸造修复体可以显著提高牙存留率(合并 *OR*=3.5;95%*CI*:2.6~4.7)[87,88,98]。这表明使用冠或铸造修复体有助于预防牙劈裂,同时良好的核修复体可以防止治疗后再感染的发生。但这些研究都没有评价患牙的形态类型、治疗后患牙缺损的范围以及最终修复类型之间的关系。

根据实验室研究[99]和临床研究发现[100],边缘嵴(近中或远中)薄弱的后牙以及因咬合力过大形成磨损面的后牙,需要进行覆盖牙尖的修复以达到良好的效果。修复设计时应该尽可能多地保留牙体组织,这意味着所谓的非美学但技术敏感性强的部分贴面、嵌体和部分冠,是根管治疗后患牙的冠部修复的最佳选择。前牙缺失的牙体组织可以用粘接修复材料替代,只有当剩余牙体组织不足时才使用冠修复。随着牙科粘接技术的发展,全冠可能用来替换已破损的旧的冠部修复体,同时更为保守的牙尖覆盖的修复体将会用于根管治疗后的患牙。

使用铸造桩核修复体时会降低患牙存留率[87,88]。有研究推测桩的存在对于前牙和后牙的影响不同,因为它们承担的咬合力大小及方向不同。据报道,被拔除的铸造桩核修复的患牙中切牙和尖牙仅占 12%[88]。因此,前磨牙和磨牙尤其应避免使用这种修复方式,对缺乏足够牙体组织的前磨牙或磨牙应考虑其他替代的治疗方案。相反,一项随机对照试验显示[101]不管剩余冠部牙体组织如何,纤维桩固位显著提高了根管治疗后独立金属烤瓷冠修复的前磨牙的存留率,牙本质四个壁都存在的患牙除外。

Ng 等[88]观察到作为义齿基牙的患牙存留率较低,但是他们的样本中,作为基牙的牙(n=94)的数量太少,无统计学意义。原因同以前的研究,可能是基牙承受的咬合力过大或是不合理的咬合力分布所致。

(四)根管治疗后影响患牙存留的因素小结

显著提高根管治疗后患牙存留率的因素。

1. 非磨牙。
2. 近中和远中都有邻牙。
3. 未位于牙弓远中末端。
4. 治疗后使用铸造修复体的牙(磨牙)。
5. 不需要铸造桩核支持和固位修复的牙。
6. 不用做固定修复基牙的牙。
7. 术前无牙周病变、疼痛、窦道或穿孔。
8. 治疗期间根尖通畅,无根管充填物超填。

三、根管治疗对生活质量的影响

根管治疗对患者口腔健康相关生活质量的影响已通过“口腔健康影响概况”(Oral Health Impact Profile-14,OHIP-14)短表格或其修订版(OHIP-17)进行评价。无论患者群体的文化背景和使用的评价手段如何,根管治疗的积极影响是显而易见的。正如所预期的一样,疼痛、心理不适(感觉紧张)和焦虑(难以放松)是治疗后改善最多的方面。

第六节　非手术再治疗的疗效

当初次根管治疗不能解决根尖周疾病、特别是在初次治疗存在技术缺陷的情况下，应首先考虑使用传统的根管再治疗的方法。这需要去除以前的根管充填材料和出于修复原因放置的任何其他材料。可能的情况下需要纠正所有的医源性错误，原有材料必须全部移除，以确保将抗菌剂输送到根管全部的牙本质表面。与初次治疗相比，根管再治疗的根尖周愈合率较低，原因是：①阻塞了去除根尖感染的通道；②存在潜在的抵抗力更强的微生物。

一系列研究结果显示，根尖周炎再治疗的平均成功率（治愈）为 66%，较初次治疗的成功率降低了 6%（图 33-6）[13, 102]。综述中夸大了显微根尖手术和传统方法之间的区别[107]。

作者未发表的 Meta 分析[112]，按随访时间分层，在术后两年完全愈合的概率：术后 6 个月为 51%（95%*CI*：42%~60%）；术后 12 个月为 68%（95%*CI*：73%~73%）；术后 24 个月为 76%（95%*CI*：67%~84%）；术后 48 个月为 74%（95%*CI*：52%~95%）；超过术后 48 个月为 74%（95%*CI*：66%~82%）。因此，建议对根尖手术病例的随访期至少为 2 年，延长到 4 年更好。

根尖手术的潜在预后因素可分为与患者因素、手术治疗因素和修复因素。

以前关于患者年龄和性别对根尖手术效果影响的报道无一致性结论。对汇总数据的 Meta 分析和本章节作者的数据显示这一因素的影响很小[112]。大多数研究将他们的手术病例局限在健康患者身上，只有两项研究包括健康和患有系统性疾病的患者，发现健康状况对手术疗效没有显著影响[112, 113]。吸烟习惯对成年人干细胞的再生潜力有负面影响[114]，对根尖手术疗效没有显著影响[113, 115, 116]。

20 世纪 90 年代早期发表的大多数根尖手术的研究病例都局限于单根前牙，2000 年以后才得到大量后牙的研究数据。由于能够更好地建立手术通路，前牙（与后牙相比）[115, 117, 118]和上颌牙（与下颌牙相比）[119]的成功率相对更高。上颌侧切牙例外，常是瘢痕组织愈合[23, 120]，这种愈合结果归因于根尖常向腭侧弯曲，使根尖周的病变范围更容易穿破腭侧骨皮质，最终导致术后的“穿通状”缺陷。但是这些研究结果并不一致，对已公开发表的资料进行 Meta 分析，发现患牙类型对根尖手术结果无明显影响。

术前根尖周病变的程度和性质可能对根尖手术的疗效有重要影响，包括临床表现（肿胀、窦道、疼痛）、影像学表现（根尖周透射区的大小）、骨缺损的程度和活检组织的组织病理学诊断。术前根尖周透射影（或骨缺损）的范围对根尖手术的结果有显著的负面影响。可能因为较大的根尖周病变组织更难完全清除，完全的骨修复需要更长的时间；当颊侧骨板和腭侧骨板穿通时，次级愈合（纤维组织修复）的可能性也更大。相比之下，根管再治疗与初次根管治疗患牙的手术疗效相似[88]。

影响根管再治疗后根尖周愈合和患牙存留的因素与影响根管治疗的因素相同。再治疗病例特有的潜在预后因素中，对疗效有显著影响的主要因素是再治疗过程中清除或绕过已存在的根充材料或分离器械的能力，因为这将

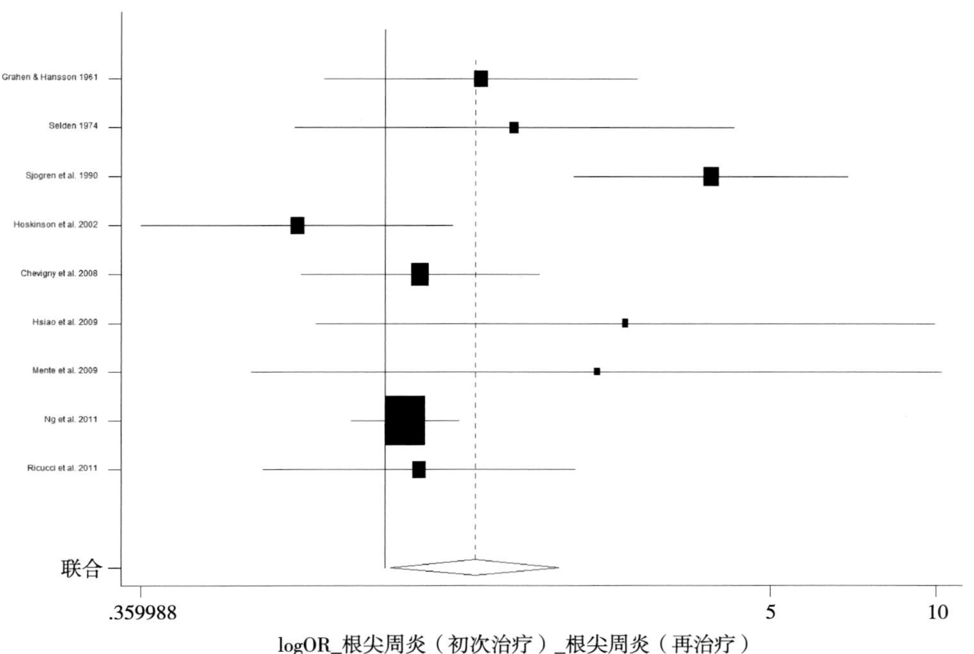

图 33-6　森林图显示了“术前根尖周低密度透射影患牙根管初次治疗和再治疗后根尖周愈合”的合并研究和个体研究的比值比。（合并 *OR*=1.5；95%*CI*：1.2~2.1）

直接影响能否获得根尖区的通畅[13]。更多细节见第二十三章。

第七节 根尖手术的疗效

一、根尖手术和倒充填后影响根尖周组织健康或愈合的因素

对于涉及根尖倒充填的根尖手术的预后影响因素，已经发表了许多相关综述[38, 103-111]。这些数据的收集主要存在两个问题：一是治疗后的随访时间不受控制，二是采用的影像学标准比较“宽松”。本文作者[112]利用表 33-6 中列出的研究数据进行了一项 Meta 分析（该论文目前尚未发表），结果显示根尖倒充填后在影像学上达到完全愈合的根尖手术的加权合并成功率为 67.5%（95%*CI*：62.9%~72.0%）（图 33-7）。图 33-7 中的森林图显示，在近些年的研究中根尖手术的成功率较高。该结果与一项针对根尖手术前瞻性研究的 Meta 分析结果相一致，合并成功率高达 92%（95%*CI*：86%~95%），该 Meta 分析是对采用所谓的“现代”技术（使用放大设备，采用近似垂直牙体长轴的根尖切除，超声器械根尖倒预备及现代根尖倒充填技术）进行的根尖手术得到的结果进行分析[109, 110]。Setzer 等[107]的研究也显示采用显微根尖手术的合并成功率（94%；95% *CI*：89%~98%）比传统根尖手术（59%；95% *CI*：55%~63%）更高，与上述结果一致。然而，包括后一项 Meta 分析的研究在内，这些研究在设计、病例选择、随访时间和术前非手术去除小面积根尖病变组织等方面存在差异，后者在去除根尖病损时可能通过扩大开窗区以获得通路，从而更彻底地清除病变组织。

表 33-6 根尖手术后根尖周愈合的调查研究

作者	设计	检查	X 线片类型	影像学成功标准	样本大小			治疗后时间 / 月
					患者	牙	牙根	
Harty 等 . 1970	回顾性研究	C&R	Pa	其他		169		6~60
Nordendram 1970	前瞻性研究	C&R	Pa	Rud 等 . 1972	66	66		6~24
Rud 等 . 1972	前瞻性研究	R	Pa	Rud 等 . 1972		237		12~180
Finne 等 . 1977	前瞻性研究	C&R	Pa	Persson 1973	156	218		36
Hirsch 等 . 1979	前瞻性研究	C&R	Pa	Rud 等 . 1972	467	467		6~36
loannides 和 Borstlap 1983	回顾性研究	C&R	Pa	其他	50	50	45	6~60
Allen 等 . 1989	回顾性研究	C&R	Pa	Rud 等 . 1972		175		12~60
Amagasa 等 . 1989	前瞻性研究	C&R	Pa	其他	42	64		12~90
Dorn 和 Gartner 1990	回顾性研究	R	Pa	其他		488		6~120
Grung 等 . 1990	前瞻性研究	C&R	Pa	Rud 等 . 1972		161		12~96
Lustmann 等 . 1991	回顾性研究	C&R	Pa	Rud 等 . 1972			123	6~96
Rapp 等 . 1991	回顾性研究	R	Pa	Rud 等 . 1972	331	226		6~24
Rud 等 . 1991	回顾性研究	C&R	Pa	Rud 等 . 1972	388	388		12
Waikakul 等 . 1991	前瞻性研究	C&R	Pa	其他	34	62		6~24
Pantschev 等 . 1994	前瞻性研究	C&R	Pa	Persson 1973	79	103		36
Jesselen 等 . 1995	前瞻性研究	C&R	Pa	其他	67	82		12~60
Rud 等 . 1996	前瞻性研究	R	Pa	Rud 等 . 1972			347	12~48
Sumi 等 . 1996	回顾性研究	C&R	Pa	其他	86	157		6~36
Jansson 等 . 1997	回顾性研究	C&R	Pa	其他	59	59		11~16
Testori 等 . 1999	回顾性研究	R	Pa	Rud 等 . 1972	130	181	302	12~72
Von Arx 和 Kurt 1999	前瞻性研究	C&R	Pa	Von Arx 和 Kurt 1999	38	43		12
Zuolo 等 . 2000	前瞻性研究	C&R	Pa	Molven 等 . 1987	106	102		12~48
Pecora 等 . 2001	随机对照研究	R	Pa	Rud 等 . 1972	20	20		6
Penarrocha 等 . 2001	回顾性研究	R	Pa	Von Arx 和 Kurt 1999	30	31	71	12
Rahbaran 等 . 2001	回顾性研究	C&R	Pa	其他	154	154		48~108

续表

作者	设计	检查	X 线片类型	影像学成功标准	样本大小			治疗后时间 / 月
					患者	牙	牙根	
Rud 等 . 2001	前瞻性研究	C&R	Pa	Rud 等 . 1972		520	834	6~150
Von Arx 等 . 2001	前瞻性研究	C&R	Pa	其他	24	25	39	12
Jensen 等 . 2002	随机对照研究	C&R	Pa	Rud 等 . 1972		122		
Rubinstein 和 Kim 2002	前瞻性研究	C&R	Pa	Rud 等 . 1972	52	59	59	68
Tobon 等 . 2002	随机对照研究	R	Pa	Rud 等 . 1972	25	26		12
Vallecillo 等 . 2002	前瞻性研究	R	Pa	其他	29	29		12
Chong 等 . 2003	随机对照研究	C&R	Pa	Molven 等 . 1987	86	86		12~24
Schwartz-Arad 等 . 2003	前瞻性研究	R	Pa	其他	101	122		6~45
Platt 等 . 2004	随机对照研究	C&R	Pa	Molven 等 . 1987	28	34		12
Gagliani 等 . 2005	前瞻性研究	C&R	Pa	Rud 等 . 1972	164	168	231	60
Lindeboom 等 . 2005	随机对照研究	C&R	Pa	Rud 等 . 1972	100	100		12
Marti-Bowen 等 . 2005	回顾性研究	C&R	DPT	Von Arx 和 Kurt 1999	52	71	95	6~12
Taschieri 等 . 2005	前瞻性研究	C&R	Pa	Rud 等 . 1972	32	46		12
Tsesis 等 . 2006	回顾性研究	C&R	Pa	Rud 等 . 1972	71	88		6~48
Marin-Botero 等 . 2006	随机对照研究	C&R	Pa	Rud 等 . 1972	30	30		12
Taschieri 等 . 2006	随机对照研究	C&R	Pa	Molven 等 . 1987	53	71		12
De Lange 等 . 2007	随机对照研究	C&R	Pa	Rud 等 . 1972	290	290		12
Leco-Berrocal 等 . 2007	前瞻性研究	R	Pa & DPT	其他	45	45		6~24
Penarrocha 等 . 2007	前瞻性研究	C&R	Pa	Von Arx 和 Kurt 1999	235	333	384	6~144
Taschieri 等 . 2007a	前瞻性研究	C&R	Pa	Molven 等 . 1987	17	27		12
Taschieri 等 . 2007b	前瞻性研究	C&R	Pa	Molven 等 . 1987	41	59		12
Taschieri 等 . 2007c	前瞻性研究	C&R	Pa	Molven 等 . 1987	28	28		12
Von Arx 等 . 2007	前瞻性研究	C&R	Pa	Rud 等 . 1972	200	177		12
Walivaara 等 . 2007	前瞻性研究	C&R	Pa	Rud 等 . 1972	54	55		12
Garcia 等 . 2008	前瞻性研究	C&R	DPT	Von Arx 和 Kurt 1999	92	106	129	6~12
Kim 等 . 2008	前瞻性研究	C&R	Pa	Molven 等 . 1987		148		24
Penarrocha 等 . 2008	前瞻性研究	C&R	DPT	Von Arx 和 Kurt 1999	278	278		12
Taschieri 等 . 2008b	前瞻性研究	C&R	Pa	Molven 等 . 1987	27	31		12
Taschieri 等 . 2008a	随机对照研究	C&R	Pa	Molven 等 . 1987	61	100		25
Christiansen 等 . 2009	随机对照研究	C&R	Pa	Molven 等 . 1987		25		12
Dominiak 等 . 2009	回顾性研究	C&R	Pa	其他	106	106		12
Ortega-Sanchez 等 . 2009	回顾性研究	C&R	DPT	Von Arx 和 Kurt 1999	30	30	37	
Pantschev 等 . 2009	回顾性研究	C&R	Pa	其他		147		12
Waalivaara 等 . 2009	随机对照研究	C&R	Pa	Molven 等 . 1987	131	147		12
Barone 等 . 2010	前瞻性研究	C&R	Pa	PAI		129		48~120
Garcia-Mira 等 . 2010	回顾性研究	C&R	DPT	Von Arx 和 Kurt 1999	75	87		12
Taschieri 等 . 2010	回顾性研究	C&R	Pa	Molven 等 . 1987	76	112		48
Goyal 等 . 2011	随机对照研究	C&R	Pa	Rud 等 . 1972	25	25		12

续表

作者	设计	检查	X 线片类型	影像学成功标准	样本大小			治疗后时间 / 月
					患者	牙	牙根	
Song 等 . 2011a	回顾性研究	C&R	Pa	Molven 等 . 1987		441		3~12
Song 等 . 2011b	前瞻性研究	C&R	Pa	Molven 等 . 1987	42	42		12
Taschieri 等 . 2011	回顾性研究	C&R	Pa	Molven 等 . 1987	33	43		12~48
Waalivaara 等 . 2011	随机对照研究	C&R	Pa	Molven 等 . 1987	153	194		12~21
Penarrocha 等 . 2012	前瞻性研究	C&R	DPT	Von Arx 和 Kurt 1999	23	31		12~19
Song 和 Kim 2012	随机对照研究	C&R	Pa	Molven 等 . 1987	192	192		12
Von Arx 等 . 2012	前瞻性研究	C&R	Pa	Rud 等 . 1972		170		12~60
Kreisler 等 . 2013	前瞻性研究	C&R	Pa	Rud 等 . 1972	255	281		6~12
Penarrocha 等 . 2013	回顾性研究	C&R	Pa & DPT	Von Arx 和 Kurt	96	139		6~12
Song 等 . 2013a	前瞻性研究	C&R	Pa	Molven 等 . 1987		344		12~120
Song 等 . 2013b	前瞻性研究	C&R	Pa	Molven 等 . 1987		135		12~84
Taschieri 等 . 2013	回顾性研究	C&R	Pa	Molven 等 . 1987		86		6~12
Villa-Machado 等 . 2013	回顾性研究	C&R	Pa	PAI	154	171		12~192
Li 等 . 2014	回顾性研究	C&R	Pa	Molven 等 . 1987	82	101		48
Song 等 . 2014	回顾性研究	C&R	Pa	Rud 等 . 1972		115		12~96

注：RCT= 随机对照试验；C= 临床；R= 影像学；Pa= 根尖周；DPT= 数字全景片；PAI= 根尖周指数

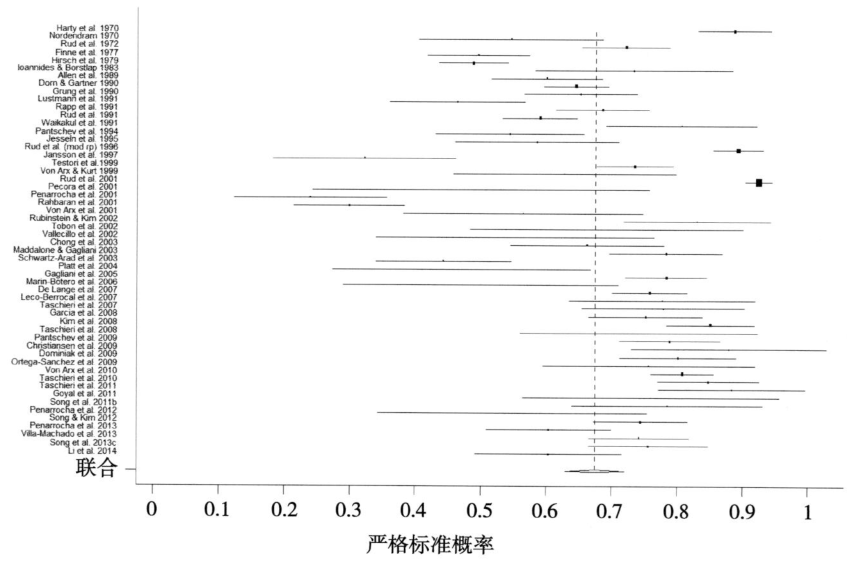

图 33-7 森林图显示“根尖手术后根尖周完全愈合概率”的合并研究和个别研究

骨缺损沿根面裂开扩展是骨缺损范围的进一步发展，称为“根尖 - 牙槽骨嵴缘型骨缺损(apical-marginal defect)”。正常情况下，牙根由结缔组织附着于上层黏膜。如果这些软组织在翻瓣过程中被分离，则愈合时结合上皮可能沿着骨缺损的牙根表面向根尖迁移，并进入根尖周骨缺损区[121]，这在影像学上表现为不完全愈合或瘢痕愈合。据报道，这种类型的愈合结果通常在“根尖 - 牙槽骨嵴缘型骨缺损”的患牙上出现[116, 122]。有人提出这种附着可能更易于将牙周边缘的炎症扩散至根尖区[108]，尽管牙周专业相关文献不同意这个观点[123]。

手术前存在肿胀、窦道或主观症状是影响预后的重要因素[116, 124]，据推测，这些临床表现说明疾病处于(亚)急性期并且可能存在“根外感染”,很难被彻底清除[111]。

在根尖手术过程中进行常规活检明确诊断已成为现代根尖手术中公认的诊断标准。组织病理学诊断结果通常是“根尖肉芽肿”或“根尖囊肿”[125],这两种病理本质都是对根内或根外感染的炎症反应。一旦病理组织被摘除并控制了感染源,病变组织的性质并不影响术后的愈合[112,125-127]。

初次治疗的质量(包括根管充填和冠部修复)、非手术再治疗以及根尖手术病史都会影响手术疗效。良好的冠部修复是进行根尖手术的前提条件。作者回顾的文献中只有26%(n=21/81)的研究提供了有关修复状态的资料[112],其中只有一项研究明确指出术前冠部修复质量对手术疗效有显著影响[128]。

充分的消毒和良好的根管封闭是根尖手术的先决条件[129]。但是,手术的关键指征之一就是无法到达根尖区导致根管系统感染控制失败。因此,对这一因素的研究可能会受到潜在混杂因素的限制。许多使用多变量回归模型控制混杂因素的研究表明,术前根管充填的密度[112,128]或长度[112,113,130]对手术疗效没有显著影响。相反,多伦多的研究报告[131,132]指出即使调整了潜在的混杂因素,与术前欠填或超填的患牙相比,恰填与术后疾病持续存在也有相关性。但是值得注意的是,在该研究中有14%的病例未进行根尖倒充填。可以推测,只要对根尖区进行倒预备和倒充填,先前存在的根尖部分的充填质量对手术预后没有影响。进一步论证,在技术和条件允许的情况下,可以使用适当长度的锉或超声器械,结合适当的牙胶充填技术从根尖区进行治疗[133](参见第三十四章及图 34-14,图 34-15)。

由于残留的根内感染、新发生的根内感染、通过冠方渗漏或者根裂形成的感染,残留的根外感染的存在,即使以最佳标准进行根尖手术仍可能出现持续性的根尖周病变。因此,采用不同策略或方法进行重复手术治疗易导致相同的失败,这也解释了此类病例报告持续预后较差的原因[111,112,134]。

(一)手术操作因素

自20世纪90年代以来,先进技术的应用对手术疗效的影响得到了广泛的研究,包括增强放大和照明的效果,使用显微手术器械和技术以及根尖倒充填材料的影响。

使用手术显微镜对手术部位进行放大和照明,可以更好地观察根尖周组织、骨缺损区和牙根表面,有助于更有效地对骨缺损和根尖区进行操作。对两项观察性研究的数据[113,118]进行的 Meta 分析[112]显示,放大效果与根尖手术的成功率显著相关。对放大类型(放大镜,手术显微镜或内窥镜)进行比较的 Meta 分析[38,103,110]显示,其对根尖手术效果没有显著影响,但 Tsesis 等[109]最新的 Meta 分析结果表明与使用放大镜相比,使用手术显微镜或内窥镜可以显著提高疗效,但是,当对根尖充填材料分层分析时,观察结果不成立。

现代根尖手术方法还包括:使用后排气式空气转子手机进行去骨和根尖切除、最小倾斜角的根尖切除术,根尖超声倒预备以及现代根尖倒充填材料。

去骨对根尖手术疗效的影响尚未见报道。一项 Meta 分析[112]显示,使用气动转子式或气动马达式手机手术的成功率没有明显差异。由于术区开窗大小与去骨前病损的范围显著相关,这限制了对该影响因素的研究[112,132,135],因此去骨量对手术的影响尚不能确定。

与大角度倾斜切除根尖、车针进行根尖倒预备的传统手术方法相比,现代根尖手术采用与牙体长轴最小夹角的根尖切除和超声倒预备(传统方法深度为 3mm),后者具有更高的成功率[107,112,113,118,119,136],这主要归因于可靠的预估和更有效的根尖处理(掌握了根尖部根管的复杂性,根尖倒预备和根尖倒充填)。

其他现代的根尖处理技术包括逆向根管治疗和“贯通的”手术方法(同一治疗过程中结合正向根管治疗和根尖手术),后一种方法的适应证是当渗入根管系统中的感染不能通过非手术治疗方法控制。最近一项未发表的研究[112]显示,分别基于严格和宽松的标准进行评价,将得到不同的结果,逆向根管治疗的成功率最高(59%,88%),其次是常规的超声倒预备法(53%,80%),然后是贯通双向治疗(48%,74%)。

关于倒预备和倒充填技术的文献揭示,20 世纪 90 年代中期之前的根尖手术只涉及根尖切除,没有任何形式的倒预备或倒充填。采用传统的根尖充填技术进行根尖手术时,良好的根管充填效果对愈合没有意义[120,135,137-140]。相反一项随机对照试验显示,根尖切除术后使用“光滑”的牙胶正向充填根管,术后 1 年治愈率为 52%(宽松标准),明显低于根尖倒预备后使用 MTA 充填的患牙的术后 1 年治愈率(97%),可见缺少根尖充填步骤是根尖手术失败的最常见原因之一[141,142]。

倒充填材料种类[112]包括:银汞合金、超级乙氧基苯甲酸、氧化锌丁香酚基中间修复材料、牙胶、复合树脂、玻璃离子水门汀(GIC)。在观察性研究中发现,对根尖倒充填材料的研究可能会受到根尖处理方法的影响。例如,银汞合金主要用于传统的根尖洞型(Ⅰ类洞)。流动树脂与牙本质粘接剂联合使用时[143],为了增加粘接面积,专门采用碟形的倒预备洞型,使聚合收缩的方向朝向牙本质表面而不是远离洞壁。一项随机对照试验显示,采用流动树脂的术后根尖周病变愈合率(73%)明显高于采用玻璃离子水门汀 GIC(31%)[144]。而一些比较现代根尖倒充填材料的随机对照试验发现,不同根尖倒充填材料对根尖手术的成功率没有显著差异,比如:MTA(92%,92%)[145,146]与 IRM(86%,87%)比较[145,146];MTA(96%)与 super-EBA(93%)比较[147];IRM(91%)与 super-EBA(82%)比较[148];IRM(85%)与牙胶加 AH plus 封闭剂(90%)比较[149]。值得注意的是,除了一例研究之外[145],上述所有试验都仅随访了

1 年,而且对根尖周愈合的疗效判定标准也比较宽松。作者的 Meta 分析[112]收集了来自观察性研究和随机对照试验的所有数据,与上述结果一致。与 IRM 或 super-EBA 相比,使用银汞合金作为根尖倒充填材料的手术成功率要低得多,而使用 MTA,super-EBA,IRM 或复合树脂作为倒充填材料时,手术成功率没有显著差异。

在以前的多数研究中都提到了止血剂的使用,包括使用肾上腺素浸润的棉球、含肾上腺素的局麻药饱和棉球、硫酸铁、骨蜡、凝血酶、硫酸钙、明胶海绵、氧化纤维素或牛胶原蛋白。Wang 等[131]发现它们的使用对根尖周的愈合没有显著影响,而止血剂的类型对根尖手术疗效的影响尚未见报道。

对于“穿通型”骨缺损(颊侧和腭侧骨皮质丧失)的病例,提倡使用引导组织再生技术,术中建议使用膜和(或)移植材料,但关于其好处的报道并无一致性结论。作者的 Meta 分析[112]也未显示此类方法对根尖周愈合结果有显著影响。

(二)术后因素

仅有两项研究分析了术后因素(如术后症状和体征)对手术疗效的影响[112, 135]。Rud 等[135]报道皮瓣下的血性渗出物或术后出现的脓肿与根尖周愈合未见明显相关。而另一项研究[112]显示,在拆除缝线时,患牙若有叩痛会显著降低根尖周的最终愈合概率。

术后预防性使用抗生素可以预防伤口感染,但是一项随机对照试验[146]和一项观察性研究的 Meta 分析[111]均得出结论:抗生素没有任何好处。

与非手术根管治疗影响因素的文献不同,目前只有少数研究涉及冠部修复质量对手术疗效的影响,术后进行永久性修复或在随访时具有良好的冠部修复体的患牙都具有更好的手术疗效。

(三)术后根尖周组织愈合的影响因素小结

根据作者的 Meta 分析[112],对于术前根尖周有低密度透射影、根尖手术中进行过根尖倒预备和倒充填的患牙的预后,有重要影响的因素有以下几点。

(1)根尖周病损范围:小面积(≤5mm)与大面积(>5mm)相比(RR=1.2;95%CI:1.1~1.3);

(2)根尖周病变累及一侧骨板与累及两侧骨板相比(RR=1.2;95%CI:1.0~1.5);

(3)初次手术与再次手术相比(RR=1.2;95%CI:1.1~1.3);

(4)术中使用放大设备与不使用放大设备相比(RR=1.5;95%CI:1.3~1.8);

(5)根尖切除术采用最小角度切除与采用大倾斜角切除相比(RR=1.3;95%CI:1.2~1.4);

(6)根尖倒预备中使用超声工作尖与使用普通车针相比(RR=1.3;95%CI:1.2~1.4);

(7)倒充填材料使用无机三氧化物聚合物(MTA),超级乙氧基苯甲酸水门汀(EBA)或中间修复材料(IRM)与使用银汞合金相比。使用 MTA 的手术疗效与 Super-EBA(RR=1.0;95%CI:0.99~1.1)或 IRM(RR=1.1;95%CI:0.98~1.1)相似,但 SuperEBA 和 IRM 比银汞合金具有明显高的成功率(RR=1.2;95%CI:1.1~1.3)。

个别研究认为术前存在症状和/或体征(RR=1.2;95%CI:1.1~1.3)[113]、牙周健康状态(RR=2.1;95%CI:1.1~3.8)[130]和冠部修复质量(RR=1.6;95%CI:1.2~2.1)[113]也是影响根尖手术预后的重要因素。

对手术再治疗效果[112]无明显影响的因素有以下几点。

(1)患者年龄;

(2)患者性别;

(3)患者的全身健康状况;

(4)患牙类型;

(5)影像学显示的术前根充质量;

(6)根尖周病变的组织病理学诊断(囊肿或肉芽肿)。

根尖手术后的牙周附着水平是一项评价预后的软组织指标。不少研究已经比较了不同软组织切口技术(累及或不累及邻间龈乳头的龈沟内切口、龈缘下切口、龈乳头基部切口)对手术的影响[150-153]。所有结论均认为通过采用避让邻间隙龈乳头反射的皮瓣切口设计可获得最小的牙龈退缩。

根尖手术疗效的提高归功于现代手术技术以及临床医生对生物学的更深认识[107, 111]。此外更重要的是,严格的病例选择可排除潜在的失败病例,从而提高手术的成功率。

二、根尖手术和倒充填后影响患牙存留的因素

与非手术根管治疗不同,在撰写本文时,有一项研究[154]调查了根尖手术后患牙存留的评价结果。据报道,初次手术的患牙生存时间的中位数为 92 个月(95%CI:41~143),而再次手术的患牙生存时间的中位数为 39 个月(95%CI:6~72)[154]。失败的情况包括拔牙以及治疗后出现临床和影像学上的根尖周病变。

三、根尖手术对生活质量的影响

根尖手术对患者生活质量的影响仅通过一份调查问卷进行评价,问卷包括三个方面:生理功能(咀嚼、说话、睡眠、日常生活和工作)、生理疼痛和其他身体症状(肿胀、出血、恶心、味觉减退、呼吸不良)[155]。结果发现,龈乳头基部切口的皮瓣设计在术后第一周内对身体疼痛和其他症状的影响较小。有其他两项研究[156, 157]也探讨了手术对身体疼痛的影响,均认为术后疼痛持续时间相对较短,疼痛峰值常出现在术后第 3~5 小时,随着时间的推移,疼痛强度逐渐降低,尚未发现对疼痛影响明显的因素。

结论

用于维持牙髓活力及预防和治疗根尖周病的治疗方法取得了良好的疗效。在评价和设计治疗方案时，应考虑疗效数据和潜在的预后因素。尽管大多数重要的预后因素超出了临床医生的控制范围，但只要按照指导标准进行规范操作，个别病例仍可实现最佳预后。

从卫生经济学的角度来看，传统的根管治疗是一种非常经济有效的治疗方法，可以作为主要干预手段延长根尖周病变患牙的寿命[2,3]。如果根管治疗失败了，非手术再治疗和手术再治疗也比用修复体替代患牙更经济有效[2,3]。最终必须根据当地文化、专业知识、治疗倾向和资金来源，来评价疗效评价是否存在偏倚。

（孙静华　李红 译　凌均棨 审校）

参考文献

1. Gulabivala K, Ng Y. Endodontology. In: Wilson N, editor. *Clinical Dental Medicine 2020*. New Malden, Surrey: Quintessence Publishing Co. Ltd.; 2009. pp. 147–182.
2. Pennington MW, Vernazza CR, Shackley P, et al. Evaluation of the cost-effectiveness of root canal treatment using conventional approaches versus replacement with an implant. *Int Endod J.* 2009;42:874–883.
3. Kim SG, Solomon C. Cost-effectiveness of endodontic molar retreatment compared with fixed partial dentures and single-tooth implant alternatives. *J Endod.* 2011;37:321–325.
4. Chambers D. Outcomes-based practice: how outcomes-based practices get better. *Dent Econom.* 2001;3:34–36.
5. Ng Y-L, Mann V, Rahbaran S, Lewsey J, Gulabivala K. Outcome of primary root canal treatment: systematic review of the literature- Part 2. Influence of clinical factors. *Int Endod J.* 2008;41:6–31.
6. Sundqvist G. *Bacteriological studies of necrotic dental pulps*. Department of Oral Microbiology, University of Umeå; 1976. [Thesis]
7. Bystrom A, Sundqvist G. Bacteriologic evaluation of the efficacy of mechanical root canal instrumentation in endodontic therapy. *Scan J Dent Res.* 1981;89:321–328.
8. Nair PNR, Henry S, Cano V, Vera J. Microbial status of apical root canal system of human mandibular first molars with primary apical periodontitis after "one-visit" endodontic treatment. *Oral Surg Oral Med Oral Pathol Oral Radiol Endod.* 2005;99:231–252.
9. Matsumiya S, Kitamura M. Histo-pathological and histo-bacteriological studies of the relation between the condition of sterilization of the interior of the root canal and the healing process of periapical tissues in experimentally infected root canal treatment. *Bull Tokyo Dent Coll.* 1960;1:1–19.
10. Bender IB, Seltzer S, Soltanof W. Endodontic success—a reappraisal of criteria. 2. *Oral Surg.* 1966;22:790–802.
11. Bender IB, Seltzer S, Soltanof W. Endodontic success—a reappraisal of criteria. I. *Oral Surg.* 1966;22:780–789.
12. Ng Y-L, Mann V, Rahbaran S, Lewsey J, Gulabivala K. Outcome of primary root canal treatment: systematic review of the literature—Part 1. Effects of study characteristics on probability of success. *Int Endod J.* 2007;40:921–939.
13. Ng Y-L, Mann V, Gulabivala K. A prospective study of the factors affecting outcomes of nonsurgical root canal treatment: part 1: periapical health. *Int Endod J.* 2011;44:583–609.
14. Azim AA, Griggs JA, Huang GT. The Tennessee study: factors affecting treatment outcome and healing time following nonsurgical root canal treatment. *Int Endod J.* 2016 Jan;49(1):6–16.
15. Strindberg LZ. The dependence of the results of pulp therapy on certain factors: an analytic study based on radiographic and clinical follow-up examinations. *Acta Odontol Scand.* 1956;14(Suppl 21):1–175.
16. Halse A, Molven O. Increased width of the apical periodontal membrane space in endodontically treated teeth may represent favourable healing. *Int Endod J.* 2004;37:552–560.
17. Friedman S, Mor C. The success of endodontic therapy—healing and functionality. *J Calif Dent Assoc.* 2004;32:493–503.
18. Hoskinson SE, Ng YL, Hoskinson AE, Moles DR, Gulabivala K. A retrospective comparison of outcome of root canal treatment using two different protocols. *Oral Surg Oral Med Oral Pathol Oral Radiol Endod.* 2002;93:705–715.
19. Polycarpou N, Ng YL, Canavan D, Moles DR, Gulabivala K. Prevalence of persistent pain after endodontic treatment and factors affecting its occurrence in cases with complete radiographic healing. *Int Endod J.* 2005;38:169–178.
20. Orstavik D, Horsted-Bindslev P. A comparison of endodontic treatment results at two dental schools. *Int Endod J.* 1993;26:348–354.
21. Orstavik D. Time-course and risk analyses of the development and healing of chronic apical periodontitis in man. *Int Endod J.* 1996;29:150–155.
22. Orstavik D, Kerekes K, Eriksen HM. Clinical performance of three endodontic sealers. *Endod Dent Traumatol.* 1987;3:178–186.
23. Rud J, Andreasen JO. A study of failures after endodontic surgery by radiographic, histologic and stereomicroscopic methods. *Int Endod J.* 1972;1:311–328.
24. Molven O, Halse A, Grung B. Observer strategy and the radiographic classification of healing after endodontic surgery. *Int J Oral Maxillofac Surg.* 1987;16:432–429.
25. Leksell E, Ridell K, Cvek M, Mejare I. Pulp exposure after stepwise versus direct complete excavation of deep carious lesions in young posterior permanent teeth. *Endod Dent Traumatol.* 1996;12:192–196.
26. Bjorndal L, Reit C, Bruun G, et al. Treatment of deep caries lesions in adults: randomized clinical trials comparing stepwise vs. direct complete excavation, and direct pulp capping vs. partial pulpotomy. *Eur J Oral Sci.* 2010;118:290–297.
27. Maltz M, Garcia R, Jardim JJ, et al. Randomized trial of partial vs. stepwise caries removal: 3–year follow-up. *J Dent Res.* 2012;91:1026–1031.
28. Maltz M, Henz SL, de Oliveira EF, Jardim JJ. Conventional caries removal and sealed caries in permanent teeth: a microbiological evaluation. *J Dent.* 2012;40:776–782.
29. Schwendicke F, Stolpe M, Meyer-Lueckel H, Paris S, Dorfer CE. Cost-effectiveness of one- and two-step incomplete and complete excavations. *J Dent Res.* 2013;92:880–887.
30. Aguilar P, Linsuwanont P. Vital pulp therapy in vital permanent teeth with cariously exposed pulp: a systematic review. *J Endod* 2011;37:581–587.
31. Hilton TJ, Ferracane JL, Mancl L, Northwest Practice-based Research Collaborative in Evidence-based D. Comparison of CaOH with MTA for direct pulp capping: a PBRN randomized clinical trial. *J Dent Res.* 2013;92(Suppl 7):16S-22S.
32. Qudeimat MA, Barrieshi-Nusair KM, Owais AI. Calcium hydroxide vs mineral trioxide aggregates for partial pulpotomy of permanent molars with deep caries. *Eur Arch Paediatr Dent.* 2007;8:99–104.

33. El-Meligy OA, Avery DR. Comparison of mineral trioxide aggregate and calcium hydroxide as pulpotomy agents in young permanent teeth (apexogenesis). *Pediatr Dent.* 2006;28:399–404.
34. Shovelton D. The presence and distribution of microorganisms within non-vital teeth. *Br Dent J.* 1964;117:101–107.
35. Nair PN. On the causes of persistent apical periodontitis: a review. *Int Endod J.* 2006;39:249–281.
36. Van Nieuwenhuysen JP, Aouar M, D'Hoore W. Retreatment or radiographic monitoring in endodontics. *Int Endod J.* 1994;27:75–81.
37. Goldfein J, Speirs C, Finkelman M, Amato R. Rubber dam use during post placement influences the success of root canal-treated teeth. *J Endod.* 2013;39:1481–1484.
38. Del Fabbro M, Taschieri S, Lodi G, Banfi G, Weinstein RL. Magnification devices for endodontic therapy. *Cochrane Data System Rev* 2009:CD005969.
39. Koch M, Wolf E, Tegelberg A, Petersson K. Effect of education intervention on the quality and long-term outcomes of root canal treatment in general practice. *Int Endod J.* 2014;doi:10.1111/iej.12367.
40. Pettiette MT, Delano EO, Trope M. Evaluation of success rate of endodontic treatment performed by students with stainless-steel K-files and nickel-titanium hand files. *J Endod.* 2001;27:124–127.
41. Sjogren U, Hagglund B, Sundqvist G, Wing K. Factors affecting the long-term results of endodontic treatment. *J Endod.* 1990;16:498–504.
42. Baugh D, Wallace J. The role of apical instrumentation in root canal treatment: a review of the literature. *J Endod.* 2005;31:333–340.
43. Kerekes K, Tronstad L. Long-term results of endodontic treatment performed with a standardized technique. *J Endod.* 1979;5:83–90.
44. Souza RA, Dantas JC, Brandao PM, et al. Apical third enlargement of the root canal and its relationship with the repair of periapical lesions. *Eur J Dent.* 2012;6:385–388.
45. Saini HR, Tewari S, Sangwan P, Duhan J, Gupta A. Effect of different apical preparation sizes on outcome of primary endodontic treatment: a randomized controlled trial. *J Endod.* 2012;38:1309–1315.
46. Parris J, Wilcox L, Walton R. Effectiveness of apical clearing: histological and radiographical evaluation. *J Endod.* 1994;20:219–224.
47. Card SJ, Sigurdsson A, Orstavik D, Trope M. The effectiveness of increased apical enlargement in reducing intracanal bacteria. *J Endod.* 2002;28:779–783.
48. Rollison S, Barnett F, Stevens RH. Efficacy of bacterial removal from instrumented root canals in vitro related to instrumentation technique and size. *Oral Surg Oral Med Oral Pathol Oral Radiol Endod.* 2002;94:366–371.
49. Smith CS, Setchell DJ, Harty FJ. Factors influencing the success of conventional root canal therapy—a five-year retrospective study. *Int Endod J.* 1993;26:321–333.
50. Gulabivala K, Ng YL, Gilbertson M, Eames I. The fluid mechanics of root canal irrigation. *Physiol Measur.* 2010;31:R49–R84.
51. Gulabivala K. *Species richness of gram-positive coccoid morphotypes isolated from untreated and treated root canals of teeth associated with periapical disease.* University of London, 2004.
52. Cvek M, Granath L, Lundberg M. Failures and healing in endodontically treated non-vital anterior teeth with posttraumatically reduced pulpal lumen. *Acta Odontol Scand.* 1982;40:223–228.
53. Imura N, Pinheiro ET, Gomes BP, et al. The outcome of endodontic treatment: a retrospective study of 2000 cases performed by a specialist. *J Endod.* 2007;33:1278–1282.
54. Marquis VL, Dao T, Farzaneh M, Abitbol S, Friedman S. Treatment outcome in endodontics: the Toronto Study. Phase III: initial treatment. *J Endod.* 2006;32:299–306.
55. de Chevigny C, Dao TT, Basrani BR, et al. Treatment outcome in endodontics: the Toronto study—phase 4: initial treatment. *J Endod.* 2008;34:258–263.
56. Mente J, Hage N, Pfefferle T, et al. Treatment outcome of mineral trioxide aggregate: repair of root perforations. *J Endod.* 2010;36:208–213.
57. Spili P, Parashos P, Messer HH. The impact of instrument fracture on outcome of endodontic treatment. *J Endod.* 2005;31:845–850.
58. Ungerechts C, Bardsen A, Fristad I. Instrument fracture in root canals—where, why, when and what? A study from a student clinic. *Int Endod J.* 2014;47:183–190.
59. Bystrom A, Sundqvist G. The antibacterial action of sodium hypochlorite and EDTA in 60 cases of endodontic therapy. *Int Endod J.* 1985;18:35–40.
60. Cvek M, Hollender L, Nord CE. Treatment of non-vital permanent incisors with calcium hydroxide. VI. A clinical, microbiological and radiological evaluation of treatment in one sitting of teeth with mature or immature root. *Odontol Revy.* 1976;27:93–108.
61. Siqueira JF, Jr., Rocas IN, Paiva SS, et al. Bacteriologic investigation of the effects of sodium hypochlorite and chlorhexidine during the endodontic treatment of teeth with apical periodontitis. *Oral Surg Oral Med Oral Pathol Oral Radiol Endod.* 2007;104:122–130.
62. Wang CS, Arnold RR, Trope M, Teixeira FB. Clinical efficiency of 2% chlorhexidine gel in reducing intracanal bacteria. *J Endod.* 2007;33:1283–1289.
63. Kuruvilla JR, Kamath MP. Antimicrobial activity of 2.5% sodium hypochlorite and 0.2% chlorhexidine gluconate separately and combined, as endodontic irrigants. *J Endod.* 1998;24:472–476.
64. Bystrom A, Claesson R, Sundqvist G. The antibacterial effect of camphorated paramonochlorophenol, camphorated phenol and calcium hydroxide in the treatment of infected root canals. *Endod Dent Traumatol.* 1985;1:170–175.
65. Byström A. *Evaluation of endodontic treatment of teeth with apical periodontitis.* Department of Endodontics and Oral Microbiology, University of Umeå, 1986.
66. Zehnder M. Root canal irrigants. *J Endod.* 2006;32:389–398.
67. Gulabivala K, Patel B, Evans G, Ng YL. Effects of mechanical and chemical procedures on root canal surfaces. *Endod Topics.* 2005;10:103–122.
68. Liang YH, Jiang LM, Jiang L, et al. Radiographic healing after a root canal treatment performed in single-rooted teeth with and without ultrasonic activation of the irrigant: a randomized controlled trial. *J Endod.* 2013;39:1218–1225.
69. Seltzer S, Bender IB, Turkenkopf S. Factors affecting successful repair after root canal therapy. *J Am Dent Assoc.* 1963;67:651–662.
70. Frostell G. Clinical significance of the root canal culture. Paper presented at: Transactions of Third International Conference on Endodontics, 1963.
71. Sundqvist G, Figdor D, Persson S, Sjogren U. Microbiologic analysis of teeth with failed endodontic treatment and the outcome of conservative re-treatment. *Oral Surg Oral Med Oral Pathol Oral Radiol Endod.* 1998;85:86–93.
72. Fabricius L, Dahlen G, Sundqvist G, Happonen RP, Moller AJ. Influence of residual bacteria on periapical tissue healing after chemomechanical treatment and root fill-

ing of experimentally infected monkey teeth. *Eur J Oral Sci.* 2006;114:278–285.
73. Nair PN, Sjogren U, Krey G, Sundqvist G. Therapy-resistant foreign body giant cell granuloma at the periapex of a root-filled human tooth. *J Endod.* 1990;16:589–595.
74. Sjogren U, Sundqvist G, Nair PN. Tissue reaction to gutta-percha particles of various sizes when implanted subcutaneously in guinea pigs. *Eur J Oral Sci.* 1995;103:313–321.
75. Friedman S, Lost C, Zarrabian M, Trope M. Evaluation of success and failure after endodontic therapy using a glass ionomer cement sealer. *J Endod.* 1995;21:384–390.
76. Huumonen S, Lenander-Lumikari M, Sigurdsson A, Orstavik D. Healing of apical periodontitis after endodontic treatment: a comparison between a silicone-based and a zinc oxide-eugenol-based sealer. *Int Endod J.* 2003;36:296–301.
77. Boggia R. A single-visit treatment of septic root canals using periapically extruded endomethasone. *Br Dent J.* 1983;155:300–305.
78. Sari S, Okte Z. Success rate of Sealapex in root canal treatment for primary teeth: 3–year follow-up. *Oral Surg Oral Med Oral Pathol Oral Radiol Endod.* 2008;105:e93–e96.
79. Augsburger RA, Peters DD. Radiographic evaluation of extruded obturation materials. *J Endod.* 1990;16:492–497.
80. Sathorn C, Parashos P, Messer H. Antibacterial efficacy of calcium hydroxide intracanal dressing: a systematic review and meta-analysis. *Int Endod J.* 2007;40:2–10.
81. Sathorn C, Parashos P, Messer HH. Effectiveness of single-versus multiple-visit endodontic treatment of teeth with apical periodontitis: a systematic review and meta-analysis. *Int Endod J.* 2005;38:347–355.
82. Figini L, Lodi G, Gorni F, Gagliani M. Single versus multiple visits for endodontic treatment of permanent teeth: a Cochrane systematic review. *J Endod.* 2008;34:1041–1047.
83. Figini L, Lodi G, Gorni F, Gagliani M. Single versus multiple visits for endodontic treatment of permanent teeth. *Cochrane Data Sys Rev.* 2007:CD005296.
84. Su Y, Wang C, Ye L. Healing rate and post-obturation pain of single- versus multiple-visit endodontic treatment for infected root canals: a systematic review. *J Endod.* 2011;37:125–132.
85. Ricucci D, Russo J, Rutberg M, Burleson JA, Spangberg LS. A prospective cohort study of endodontic treatments of 1,369 root canals: results after 5 years. *Oral Surg Oral Med Oral Pathol Oral Radiol Endod.* 2011;112:825–842.
86. Chugal NM, Clive JM, Spangberg LS. Endodontic treatment outcome: effect of the permanent restoration. *Oral Surg Oral Med Oral Pathol Oral Radiol Endod.* 2007;104:576–582.
87. Ng Y-L, Mann V, Gulabivala K. Tooth survival following non-surgical root canal treatment: a systematic review of the literature. *Int Endod J.* 2010;43:171–189.
88. Ng Y-L, Mann V, Gulabivala K. A prospective study of the factors affecting outcomes of non-surgical root canal treatment: part 2: tooth survival. *Int Endod J.* 2011;44:610–625.
89. Mindiola MJ, Mickel AK, Sami C, et al. Endodontic treatment in an American Indian population: a 10–year retrospective study. *J Endod.* 2006;32:828–832.
90. Genco RJ, Loe H. The role of systemic conditions and disorders in periodontal disease. *Periodontol 2000.* 1993;2:98–116.
91. Fouad AF, Burleson J. The effect of diabetes mellitus on endodontic treatment outcome: data from an electronic patient record. *J Am Dent Assoc.* 2003;134:43–51; quiz 117–8.
92. Edwards JL, Vincent AM, Cheng HT, Feldman EL. Diabetic neuropathy: mechanisms to management. *Pharmacol Therap.* 2008;120:1–34.
93. DePalma MJ, Slipman CW. Evidence-informed management of chronic low back pain with epidural steroid injections. *Spine J.* 2008;8:45–55.
94. Colman I, Friedman BW, Brown MD, et al. Parenteral dexamethasone for acute severe migraine headache: meta--analysis of randomised controlled trials for preventing recurrence. *BMJ.* 2008;336:1359–1361.
95. Kalichman L, Hunter DJ. Diagnosis and conservative management of degenerative lumbar spondylolisthesis. *Eur Spine J.* 2008;17:327–335.
96. Reit C, Grondahl HG. Endodontic retreatment decision making among a group of general practitioners. *Scan J Dent Res.* 1988;96:112–117.
97. Lin PY, Huang SH, Chang HJ, Chi LY. The effect of rubber dam usage on the survival rate of teeth receiving initial root canal treatment: a nationwide population-based study. *J Endod.* 2014;40:1733–1737.
98. Landys Boren D, Jonasson P, Kvist T. Long-term survival of endodontically treated teeth at a public dental specialist clinic. *J Endod.* 2015;41:176–181.
99. Reeh ES, Messer HH, Douglas WH. Reduction in tooth stiffness as a result of endodontic and restorative procedures. *J Endod.* 1989;15:512–516.
100. Nagasiri R, Chitmongkolsuk S. Long-term survival of endodontically treated molars without crown coverage: a retrospective cohort study. *J Prosth Dent.* 2005;93:164–170.
101. Ferrari M, Vichi A, Fadda GM, et al. A randomized controlled trial of endodontically treated and restored premolars. *J Dent Res.* 2012;91(Suppl 7):72S-78S.
102. Ng Y-L, Mann V, Gulabivala K. Outcome of secondary root canal treatment: a systematic review of the literature. *Int Endod J.* 2008;41:1026–1046.
103. Del Fabbro M, Taschieri S. Endodontic therapy using magnification devices: a systematic review. *J Dent.* 2010;38:269–275.
104. Del Fabbro M, Taschieri S, Testori T, et al. Surgical versus non-surgical endodontic re-treatment for periradicular lesions. *Cochrane Db Syst Rev.* 2007;3:CD005511.
105. Niederman R, Theodosopoulou JN. A systematic review of in vivo retrograde obturation materials. *Int Endod J.* 2003;36:577–585.
106. Setzer FC, Kohli MR, Shah SB, Karabucak B, Kim S. Outcome of endodontic surgery: a meta-analysis of the literature—Part 2: comparison of endodontic microsurgical techniques with and without the use of higher magnification. *J Endod.* 2012;38:1–10.
107. Setzer FC, Shah SB, Kohli MR, Karabucak B, Kim S. Outcome of endodontic surgery: a meta-analysis of the literature—Part 1: comparison of traditional root-end surgery and endodontic microsurgery. *J Endod.* 2010;36:1757–1765.
108. Tsesis I, Rosen E, Tamse A, Taschieri S, Del Fabbro M. Effect of guided tissue regeneration on the outcome of surgical endodontic treatment: a systematic review and meta-analysis. *J Endod.* 2011;37:1039–1045.
109. Tsesis I, Rosen E, Taschieri S, Telishevsky Strauss Y, Ceresoli V, Del Fabbro M. Outcomes of surgical endodontic treatment performed by a modern technique: an updated meta-analysis of the literature. *J Endod.* 2013;39:332–339.
110. Tsesis I, Taivishevsky V, Kfir A, Rosen E. Outcome of surgical endodontic treatment performed by a modern technique: a meta-analysis of literature. *J Endod.* 2009;35:1505–1511.
111. Von Arx T, Peñarrocha M, Jensen S. Prognostic factors in apical surgery with root-end filling: a meta-analysis. *J Endod.* 2010;36:957–973.
112. Mehta D, Gulabivala K, Ng Y-L. A systematice review and prospective study investigating the clinical outcpmes and prognostic factors of root-end surgery in teeth with persistent periapical disease following non-surgical root

canal treatment: University College London (Unpublished work), 2014.
113. Villa-Machado PA, Botero-Ramírez X, Tobón-Arroyave SI. Retrospective follow-up assessment of prognostic variables associated with the outcome of periradicular surgery. *Int Endod J.* 2013;46:1063–1076.
114. Ng TK, Huang L, Cao D, et al. Cigarette smoking hinders human periodontal ligament-derived stem cell proliferation, migration and differentiation potentials. *Sci Rep.* 2015;5:7828.
115. von Arx T, Jensen SS, Hanni S, Friedman S. Five-year longitudinal assessment of the prognosis of apical microsurgery. *J Endod.* 2012;38:570–579.
116. Kreisler M, Gockel R, Aubell-Falkenberg S, et al. Clinical outcome in periradicular surgery: effect of patient—and tooth-related factors—a multicenter study. *Quint Inter.* 2013;44:53–60.
117. Song M, Jung IY, Lee SJ, Lee CY, Kim E. Prognostic factors for clinical outcomes in endodontic microsurgery: a retrospective study. *J Endod.* 2011;37:927–933.
118. Tsesis I, Rosen E, Schwartz-Arad D, Fuss Z. Retrospective evaluation of surgical endodontic treatment: traditional versus modern technique. *J Endod.* 2006;32:412–416.
119. Testori T, Capelli M, Milani S, Weinstein RL. Success and failure in periradicular surgery: a longitudinal retrospective analysis. *Oral Surg Oral Med Oral Pathol Oral Radiol Endod.* 1999;87:493–498.
120. Grung B, Molven O, Halse A. Periapical surgery in a Norwegian county hospital: follow-up findings of 477 teeth. *J Endod.* 1990;16:411–417.
121. Andreasen JO, Rud J. Modes of healing histologically after endodontic surgery in 70 cases. *Int J Oral Surg.* 1972;1:148–160.
122. Song M, Kim SG, Shin SJ, Kim HC, Kim E. The influence of bone tissue deficiency on the outcome of endodontic microsurgery: a prospective study. *J Endod.* 2013;39:1341–1345.
123. Beaumont RH, O'Leary TJ, Kafrawy AH. Relative resistance of long junctional epithelial adhesions and connective tissue attachments to plaque-induced inflammation. *J Periodontol.* 1984;55:213–223.
124. von Arx T, Jensen SS, Hanni S. Clinical and radiographic assessment of various predictors for healing outcome 1 year after periapical surgery. *J Endod.* 2007;33:123–128.
125. Hirsch JM, Ahlstrom U, Henrikson PA, Heyden G, Peterson LE. Periapical surgery. *Int J Oral Surg.* 1979;8:173–185.
126. Zuolo ML, Ferreira MO, Gutmann JL. Prognosis in periradicular surgery: a clinical prospective study. *Int Endod J.* 2000;33:91–98.
127. Li J, Jin XQ. [Management of a dens in dente by apical surgery: a case report]. *Shan J Stomatol.* 2010;19:558–560.
128. Rahbaran S, Gilthorpe MS, Harrison SD, Gulabivala K. Comparison of clinical outcome of periapical surgery in endodontic and oral surgery units of a teaching dental hospital: a retrospective study. *Oral Surg Oral Med Oral Pathol Oral Radiol Endod.* 2001;91:700–709.
129. Maltz M. Does incomplete caries removal increase restoration failure? *J Dent Res.* 2011;90:541, author reply 542.
130. Song M, Kim SG, Lee SJ, Kim B, Kim E. Prognostic factors of clinical outcomes in endodontic microsurgery: a prospective study. *J Endod.* 2013;39:1491–1497.
131. Wang N, Knight K, Dao T, Friedman S. Treatment outcome in endodontics-The Toronto Study. Phases I and II: apical surgery. *J Endod.* 2004;30:751–761.
132. Barone C, Dao TT, Basrani BB, Wang N, Friedman S. Treatment outcome in endodontics: The Toronto Study-Phases 3, 4, and 5: apical surgery. *J Endod.* 2010;36:28–35.
133. Reit C, Hirsch J. Surgical endodontic retreatment. *Int Endod J.* 1986;19:107–112.
134. Peterson J, Gutmann JL. The outcome of endodontic resurgery: a systematic review. *Int Endod J.* 2001;34:169–175.
135. Rud J, Andreasen JO, Jensen JF. A multivariate analysis of the influence of various factors upon healing after endodontic surgery. *Int J Oral Surg.* 1972;1:258–271.
136. de Lange J, Putters T, Baas EM, van Ingen JM. Ultrasonic root-end preparation in apical surgery: a prospective randomized study. *Oral Surg Oral Med Oral Pathol Oral Radiol Endod.* 2007;104:841–845.
137. Nordenram A. Biobond for retrograde root filling in apicoectomy. *Scand J Dent Res.* 1970;78:251–255.
138. Harty FJ, Parkins BJ, Wengraf AM. The success rate of apicectomy. A retrospective study of 1,016 cases. *Br Dent J.* 1970;129:407–413.
139. Rapp EL, Brown CE, Jr., Newton CW. An analysis of success and failure of apicoectomies. *J Endod.* 1991;17:508–512.
140. August DS. Long-term, postsurgical results on teeth with periapical radiolucencies. *J Endod.* 1996;22:380–383.
141. Christiansen R, Kirkevang LL, Horsted-Bindslev P, Wenzel A. Randomized clinical trial of root-end resection followed by root-end filling with mineral trioxide aggregate or smoothing of the orthograde gutta-percha root filling—1-year follow-up. *Int Endod J.* 2009;42:105–114.
142. Song M, Shin SJ, Kim E. Outcomes of endodontic micro-resurgery: a prospective clinical study. *J Endod.* 2011;37:316–320.
143. Rud J, Munksgaard EC, Andreasen JO, Rud V. Retrograde root filling with composite and a dentin-bonding agent. 2. *Endod Dent Traumatol.* 1991;7:126–131.
144. Jensen SS, Nattestad A, Egdo P, et al. A prospective, randomized, comparative clinical study of resin composite and glass ionomer cement for retrograde root filling. *Clin Oral Invest.* 2002;6:236–243.
145. Chong BS, Pitt Ford TR, Hudson MB. A prospective clinical study of Mineral Trioxide Aggregate and IRM when used as root-end filling materials in endodontic surgery. *Int Endod J.* 2003;36:520–526.
146. Lindeboom JA, Frenken JW, Kroon FH, Akker HP. A comparative prospective randomized clinical study of MTA and IRM as root-end filling materials in single-rooted teeth in endodontic surgery. *Oral Surg Oral Med Oral Pathol Oral Radiol Endod.* 2005;100:495–500.
147. Song M, Kim E. A prospective randomized controlled study of mineral trioxide aggregate and super ethoxy-benzoic acid as root-end filling materials in endodontic microsurgery. *J Endod.* 2012;38:875–879.
148. Wälivaara D, Abrahamsson P, Fogelin M, Isaksson S. Super-EBA and IRM as root-end fillings in periapical surgery with ultrasonic preparation: a prospective randomized clinical study of 206 consecutive teeth. *Oral Surg Oral Med Oral Pathol Oral Radiol Endod.* 2011;112:258–263.
149. Wälivaara DÅ, Abrahamsson P, Sämfors KA, Isaksson S. Periapical surgery using ultrasonic preparation and thermoplasticized gutta-percha with AH Plus sealer or IRM as retrograde root-end fillings in 160 consecutive teeth: a prospective randomized clinical study. *Oral Surg Oral Med Oral Pathol Oral Radiol Endod.* 2009;108:784–789.
150. Kreisler M, Gockel R, Schmidt I, Kuhl S, d'Hoedt B. Clinical evaluation of a modified marginal sulcular incision technique in endodontic surgery. *Oral Surg Oral Med Oral Pathol Oral Radiol Endod.* 2009;108:e22–e28.
151. Velvart P, Ebner-Zimmermann U, Ebner JP. Comparison of long-term papilla healing following sulcular full thickness flap and papilla base flap in endodontic surgery. *Int Endod J.*

2004;37:687–693.

152. Velvart P, Ebner-Zimmermann U, Ebner JP. Comparison of papilla healing following sulcular full-thickness flap and papilla base flap in endodontic surgery. *Int Endod J.* 2003;36:653–659.

153. Velvart P. Papilla base incision: a new approach to recession-free healing of the interdental papilla after endodontic surgery. *Int Endod J.* 2002;35:453–460.

154. Wang Q, Cheung GS, Ng RP. Survival of surgical endodontic treatment performed in a dental teaching hospital: a cohort study. *Int Endod J.* 2004;37:764–775.

155. Del Fabbro M, Taschieri S, Weinstein R. Quality of life after microscopic periradicular surgery using two different incision techniques: a randomized clinical study. *Int Endod J.* 2009;42:360–367.

156. Chong BS, Pitt Ford TR. Postoperative pain after root-end resection and filling. *Oral Surg Oral Med Oral Pathol Oral Radiol Endod.* 2005;100:762–766.

157. Christiansen R, Kirkevang LL, Horsted-Bindslev P, Wenzel A. Patient discomfort following periapical surgery. *Oral Surg Oral Med Oral Pathol Oral Radiol Endod.* 2008;105:245–250.

第三十四章　牙髓治疗远期疗效的获得

Fernando Goldberg

本章强调牙髓治疗在保存天然牙进而维护或恢复口腔健康方面的重要作用。

第一节　概述

为了获得牙髓治疗的成功，前面的章节描述了实施完善牙髓治疗的规范流程。除其他程序外，牙髓治疗的方法包括牙髓摘除术、死髓牙治疗、根管再治疗和根尖手术。这些治疗的成功率从80%到95%不等，与临床病例中解剖、病理因素以及术者完成操作的技术有关。鉴于此成功率，牙髓治疗通常是优于拔牙和种植的选择[1]。保留患牙意味着能够保存牙周组织，进而保持根尖周正常骨质（图34-1）。

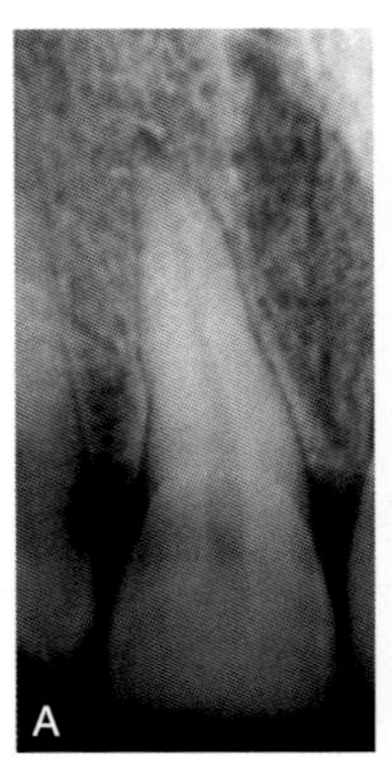

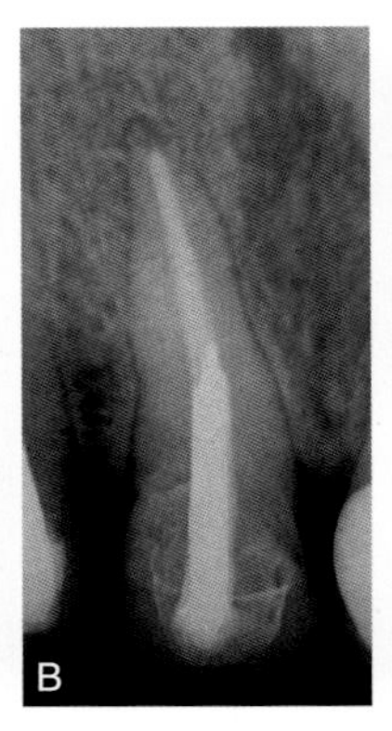

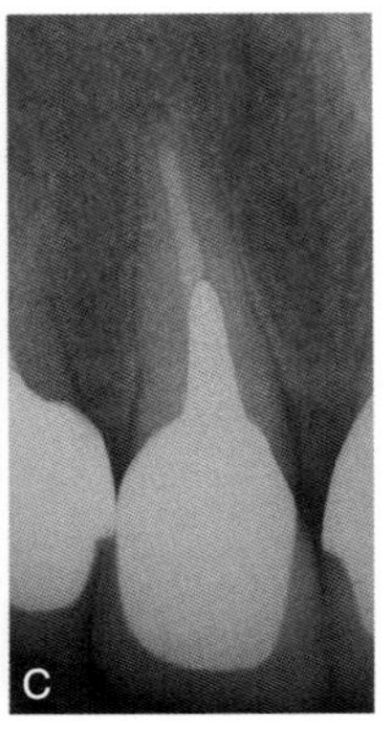

图34-1　32岁女性患者上颌中切牙非手术牙髓治疗的长期随访
A. 术前X线片显示上颌中切牙根尖周透射影，牙髓活力测试结果阴性　**B.** 术后X线片　**C.** 术后31年随访X线片显示上颌中切牙根尖周区和嵴顶区的骨质正常

由于种植体是外源性结构，缺乏牙周膜，最多能够维持周围骨质，不能诱导牙槽嵴顶新骨生成。因此，将每年骨丧失量正常作为评价种植成功的标准之一。牙髓治疗不存在这种情况。牙髓治疗的目的是完全去除根管系统的病变物质，进行三维封闭，恢复牙周组织健康。

有效的牙髓治疗→健康的牙周组织→正常的根尖周骨质

通常情况下，除了非常特殊的病例，当牙髓治疗满足成功根管治疗的所有要求时，最终结果将是维持或恢复牙骨质、牙周膜、皮质骨或硬骨板和牙槽骨等牙周组织的健康。

让牙科行业重新认识保存天然牙齿的重要性是必要的。2011年在美国进行的一项调查，结果令人沮丧，结果显示，与种植牙相比，牙科医生目前对牙髓治疗可能相对缺乏信心[2]。

一、牙髓治疗远期成功的概念

牙髓治疗的成功取决于各个方面，例如临床表现、影像学表现和患者情况。

（一）临床表现

主观上不存在任何类型的疼痛。客观上不存在局部或广泛的肿胀、牙齿松动、牙龈或皮肤窦道。

（二）影像学表现

影像学检查示牙周膜间隙宽度正常，牙槽骨硬骨板连续，骨松质恢复，无牙根吸收。

为了进行校准，Ørstavik等[3]建议使用五类序数等级（PAI，根尖周指数）对牙髓治疗结果进行影像学评估。分值1和2对应健康或正常的根尖周状态，分值3、4和5反映该区域的不同变化。

当今先进的成像技术，例如锥形束计算机断层扫描（CBCT），是重要的诊断辅助工具。在许多病例中，相比传统根尖片，CBCT可以更准确地呈现根尖周状态[4-8]。

（三）患者情况

牙髓治疗的目的是恢复患者的口腔健康、功能和美观。Friedman和Mor[9,10]认为"成功"和"失败"这两个术语含义不清，建议使用"痊愈""愈合（进展中）"或"未愈合"这三个术语。"痊愈"表示临床和影像学表现正常，"愈合"表示临床表现正常、根尖周透射影减小。作者将"未愈合"定义为根尖周透射影出现或持续存在而临床表现正常，或者影像学表现正常但临床体征或症状存在。他们还将"功能保存"定义为临床表现正常，伴或不伴有根尖周透射影的存在。

根据美国牙髓病医师协会的建议[10]，牙髓治疗的远期疗效可分为3种。

痊愈——患牙具有功能，无临床症状伴有极小或不伴根尖周影像学病变。

未愈合——患牙无功能，临床症状存在，伴或不伴根尖周影像学病变。

愈合——患牙具有功能，无临床症状，伴有根尖周影像学病变，或患牙存在临床症状伴有或不伴有根尖周影像学病变，但是不影响患牙行使功能。从这点上来说，功能牙是指经过治疗后在牙列中能达到预期目的的患牙或牙根。

Gutmann 等学者[11]建议牙髓治疗远期疗效的临床及影像学随访评估分为三类：可接受、不确定及不可接受，第四类对应着可接受的临床功能恢复。牙髓治疗术后，通常需要 4 年的谨慎观察期，以评估根尖周健康状态、临床及影像学表现，并确定最佳方案[11]。

常规影像学检查呈现的是三维物体的二维图像，因此不具有完整性，往往会妨碍术前和术后的准确诊断。其中也包括相邻解剖结构影像重叠的影响。此外，无炎性反应的未钙化纤维性瘢痕组织的形成，可能与大的根尖周病变的修复机制有关[12,13]。

必须记住，影像学解读仅仅是提供支持性数据，应始终以全面的临床评估为依据。必须使患者意识到牙髓治疗后远期疗效观察的重要性，并预约定期随访。

二、临床评价指标和患牙的处置建议

下列各种情况可以采取的临床方案如下。

（一）痊愈

没有临床症状和/或影像学征象表明根尖周组织恢复。建议定期监测冠方修复情况（图 34-2）。

（二）愈合

在这种情况下，必须使患者意识到需要定期进行临床和影像学检查（每 6 个月至 1 年）（图 34-3）。随访期间，必

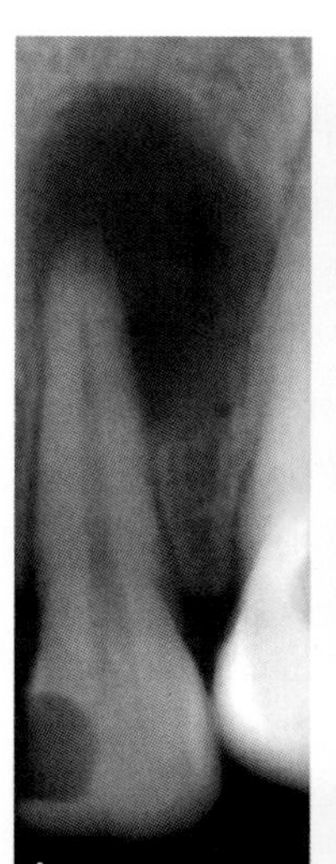

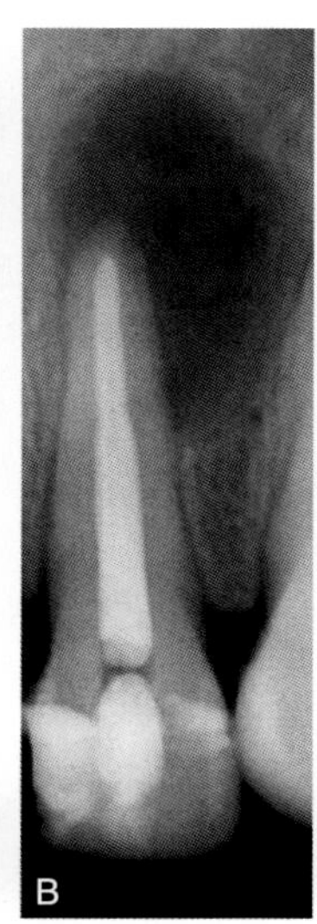

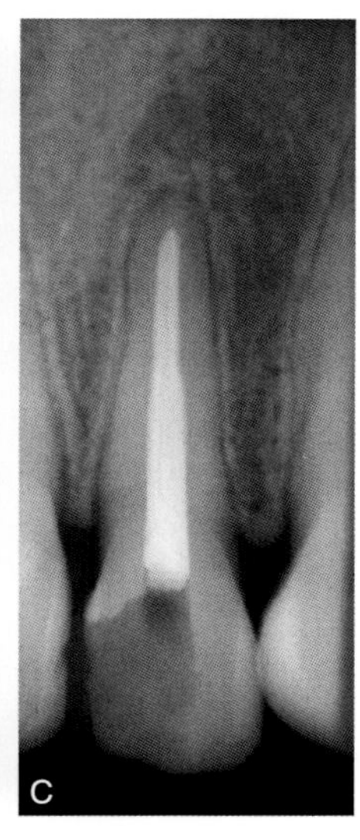

图 34-2　43 岁女性患者上颌侧切牙大范围根尖周病变愈合
A. 术前 X 线片显示上颌侧切牙根尖周大范围透射影，牙髓活力测试结果为阴性　**B.** 术后即刻 X 线片　**C.** 术后 4 年随访 X 线片显示上颌侧切牙根尖周透射影消失

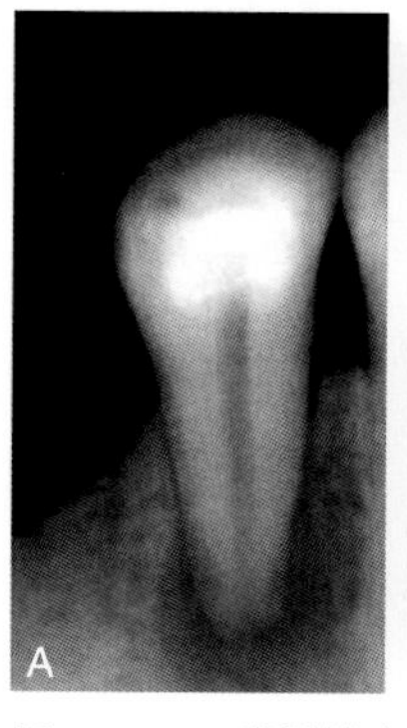

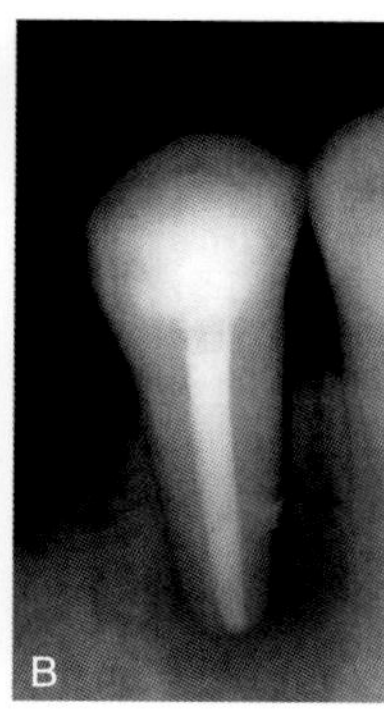

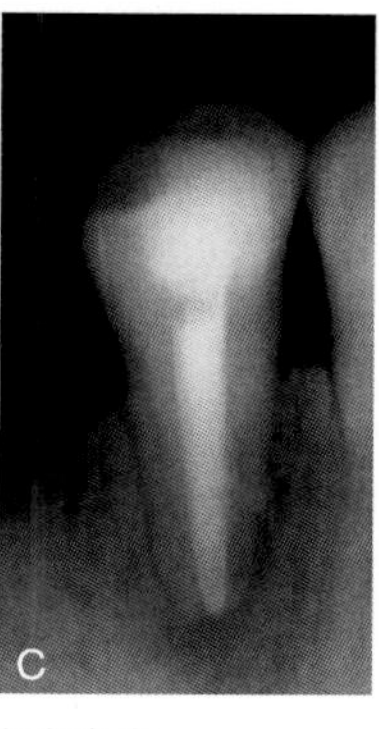

图 34-3　55 岁男性患者下颌前磨牙根尖周病变愈合中
A. 术前 X 线片显示下颌前磨牙根尖周大面积透射影，牙髓活力测试结果为阴性　**B.** 术后即刻 X 线片，下颌前磨牙封闭剂从侧支根管溢出　**C.** 术后 1 年随访 X 线片显示下颌前磨牙根尖周透射影明显缩小

须监测冠方修复情况，以确保冠方封闭和预防可能发生的折裂。

（三）未愈合

如果影像学上诊断出持续或进展性的根尖周透射影，并伴有主观临床症状（激发或自发性疼痛）或客观症状（局部或弥漫性肿胀，牙龈或皮肤窦道），则根据局部和全身因素，建议患者进行非手术或手术的再治疗或拔牙（图 34-4）。

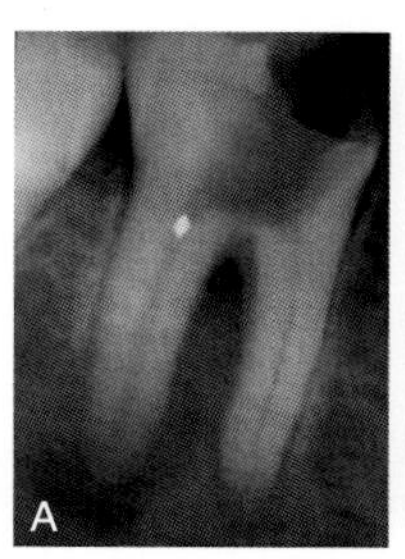

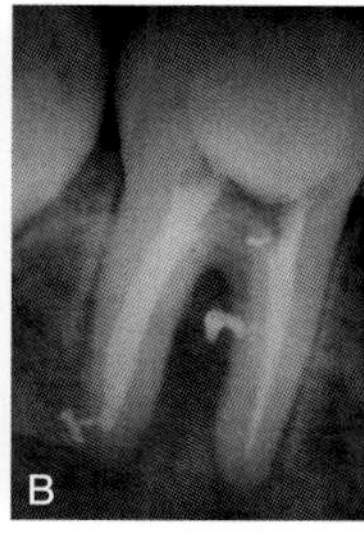

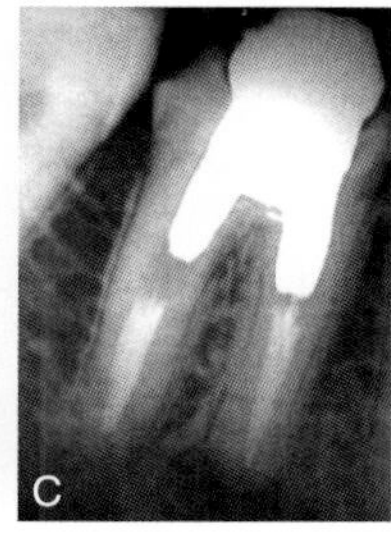

图 34-4　28 岁男性下颌第一磨牙的根周病变治疗失败
A. 术前 X 线片显示下颌第一磨牙根尖周透射影累及近远中根和根分叉区，髓腔暴露于口腔　**B.** 术后即刻 X 线片，下颌第一磨牙多余封闭剂从侧支根管溢出，进入根分叉区　**C.** 术后 5 年随访 X 线片显示下颌第一磨牙根分叉和远中根的透射影显著减小，但是近中根的根尖周透射影没有明显消退

（四）功能性保存

经过详细的临床和影像学检查后，应告知患者患牙预后的不确定性，并就定期检查牙齿的意愿给予适当的建议。例如，可能有拔牙后并发症的患者、老年患者、解剖位置或功能缺陷的患者，可采用义齿和种植体替换，或者建议拔牙。当有疑问和需求时，计算机断层扫描可能有助于更全面的评估，从而更准确地预测治疗效果。

所有病例都应进行鉴别诊断，以明确疾病的病因是牙源性（例如，根管内感染）、非牙源性（例如，非牙源性的相邻组织疾病）还是复合因素（例如，牙髓牙周联

合病变)。详细内容请参见第三、第八、第十七和第三十六章。

三、牙髓治疗成功的影响因素

这些因素可以分为牙髓治疗过程本身因素、患者自身因素和术者因素。关于牙髓治疗因素,必须考虑治疗的所有阶段,从正确的诊断和治疗计划开始,然后有效地实施所有治疗流程,包括对治疗患牙的美观和功能恢复,最后通过长期的术后观察确认修复效果。

治疗期间,术者必须克服患牙的解剖复杂性带来的挑战,这可能会影响疗效(图 34-5)。详见第二十六章。同样的,当前疾病的严重程度将成为评估预后和决定采取措施的关键因素。在全身因素中,必须考虑患者(宿主)的生物学反应。对于牙科医生而言,术者牙髓治疗经验对分析预后至关重要。

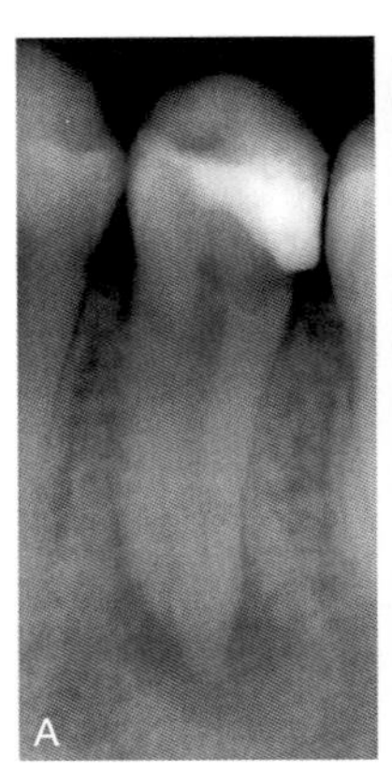

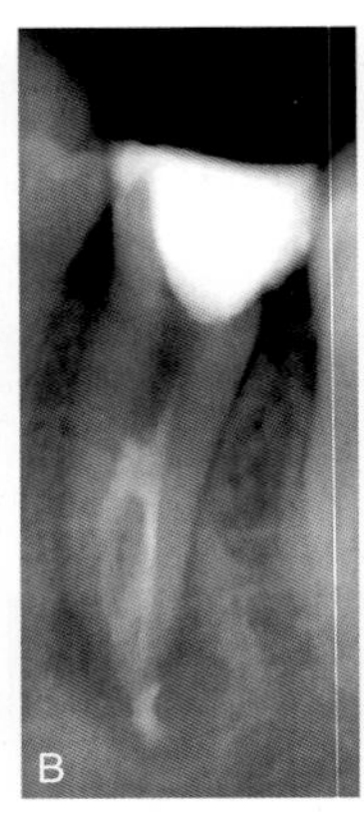

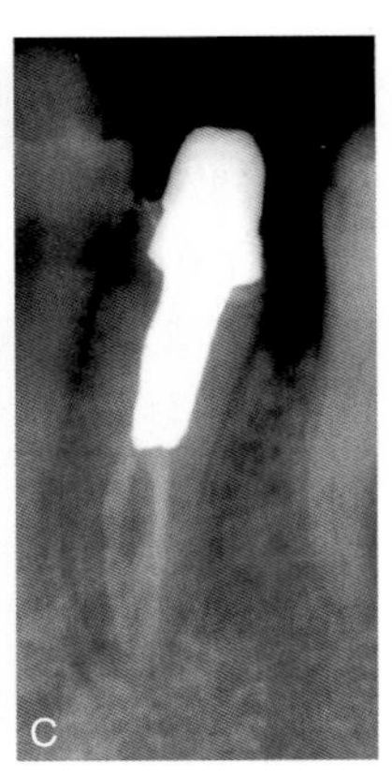

图 34-5 具有复杂牙根解剖结构并伴有症状的下颌前磨牙牙髓治疗

A. 术前 X 线片显示下颌前磨牙根尖周透射影,伴有牙髓坏死 **B.** 术后即刻 X 线照片显示下颌前磨牙三分叉根管系统的充填 **C.** 术后 3 年随访 X 线片显示下颌前磨牙根尖周透射影消失

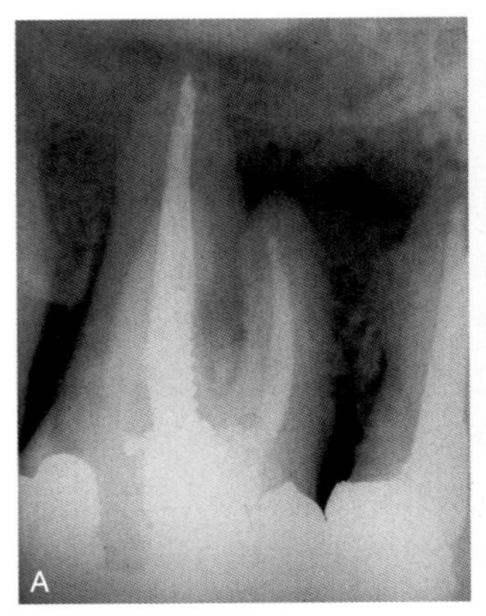

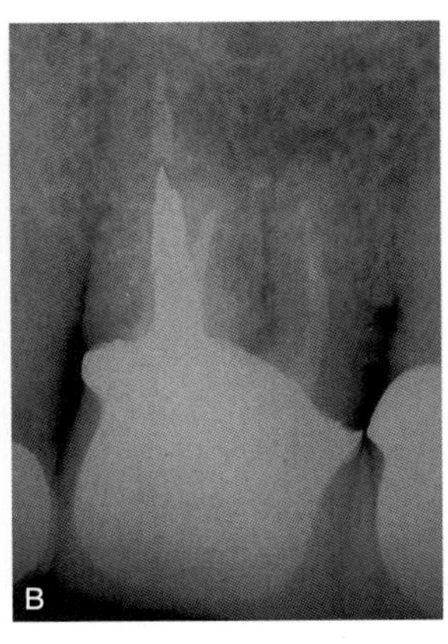

图 34-6 28 岁男性上颌第一磨牙非手术牙髓治疗的长期随访

A. 术后即刻 X 线片显示上颌第一磨牙近颊根根尖周透射影 **B.** 术后 35 年 X 线片显示上颌第一磨牙透射影明显减小,提示根尖瘢痕可能形成

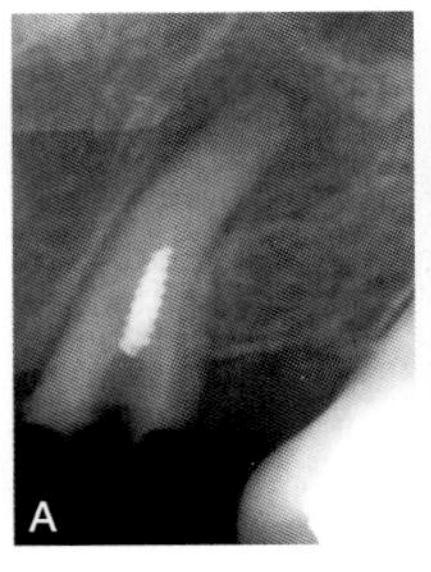

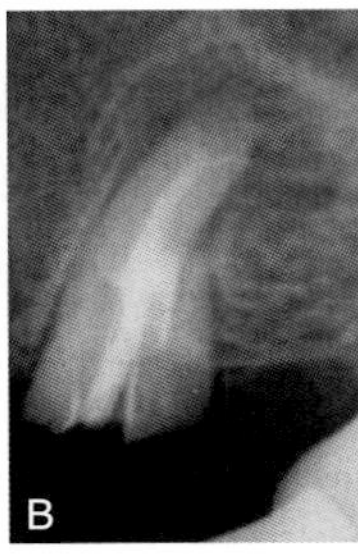

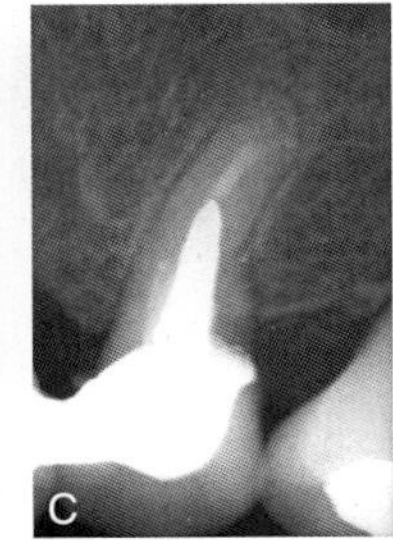

图 34-7 根尖周病变愈合。30 岁女性上颌第二磨牙非手术牙髓再治疗的长期随访,患者在修复体折裂后寻求治疗

A. 术前 X 线片显示上颌第二磨牙大范围根尖周透射区,牙髓治疗不完善,螺纹桩分离 **B.** 术后即刻 X 线片,上颌第二磨牙溢出的封闭剂显示出复杂的根尖解剖结构 **C.** 术后 11 年的随访 X 线片显示上颌第二磨牙根尖周透射影消失,牙齿无症状并且充当了固定义齿的基牙

第二节 长期疗效观察

在临床外科中,成功的外科手术并不能总是保证疾病的治愈。牙髓治疗也是如此,适当的治疗并不总是意味着长期的成功。因此,拍摄术后即刻 X 线片并不意味着治疗的结束。治疗成功建立在长期术后观察之上。

影像学检查可以揭示出三种不同结果:治疗失败,根尖周病变消退(骨质恢复到原有状态)或根尖周透射区形成"瘢痕"(根尖周透射影部分残留)(图 34-4,图 34-6,图 34-7)。后者指在某些情况下根尖周透射区范围广泛,进行牙髓治疗后透射区范围减小。但是,无症状的根尖周透射区可能会持续存在[12,13]。这种情况需要更长时间的临床和影像学观察。

一、患牙术后即刻疼痛与远期疗效的关系

当牙髓治疗完成后,临床医生应当对患者随访观察,因为接下来的几天患者可能出现自发性疼痛症状。常见的咀嚼不适和叩痛也会持续数日[14]。可以为患者开止痛药物和抗炎药物处方。当牙髓坏死时,伴有或不伴有根尖周病变,疼痛反应都可能会更加剧烈,还可能伴有局限或弥漫性的肿胀。如果出现急性症状,建议除止痛药和抗炎药外开具适当的抗生素[15,16]。详见第三十章。

如果进行了恰当的牙髓治疗,患者症状会在几天内消失。有极少数病例,尽管进行了恰当的治疗,但疼痛症状仍可能会持续较长的时间而不伴有任何可见的影像学改变[17]。通常,避免术后即刻反应是可取的,尽管它对治疗的长期预后没有影响。由于牙髓治疗本质上是外科手术,因此可能引起一系列术后炎症反应的症状。

二、根管治疗远期疗效的评价

（一）活髓牙

患牙必须进行牙髓摘除术时，炎症过程通常仅影响牙髓，没有影像学证据表明根尖周累及。在这种情况下，牙髓治疗包括去除牙髓组织，清理和成形根管系统，然后进行充填。恰当的牙髓治疗维持了根尖周组织的健康，因此根尖周组织长期的影像学图像与术后即刻图像相似。许多医生单次完成这种治疗。活髓牙牙髓摘除术的成功率大于 94%（图 34-8）[18-20]。

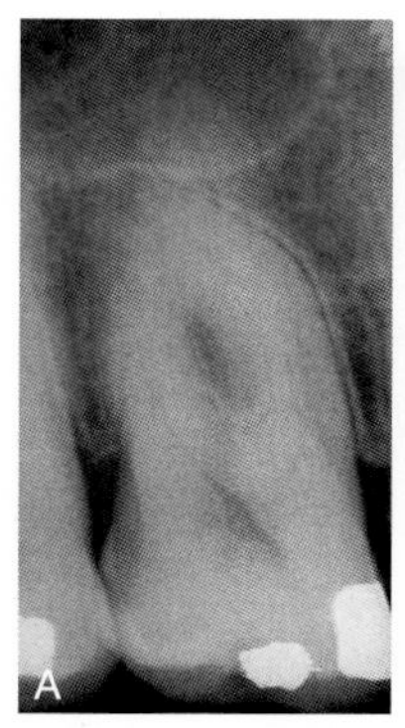
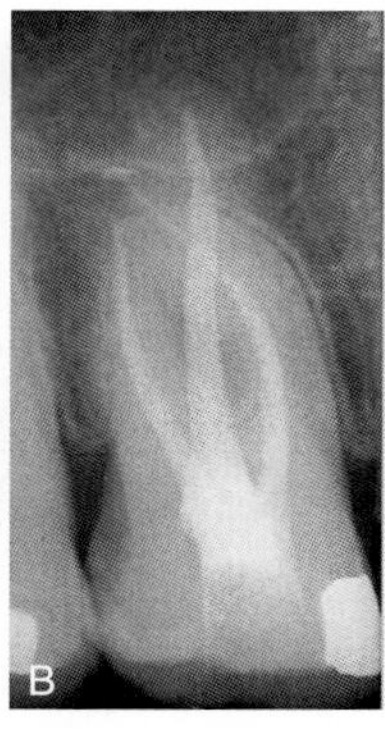
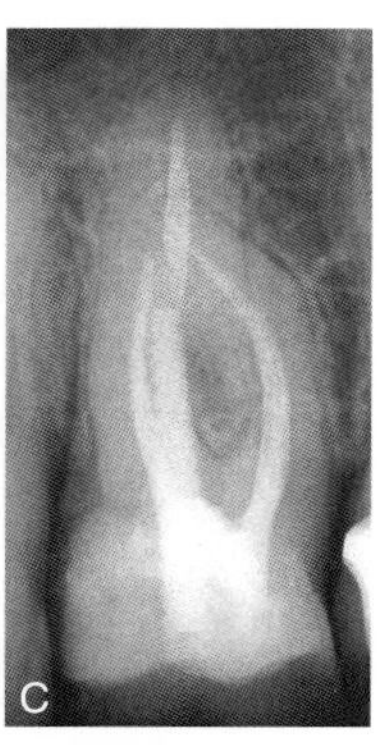

图 34-8　上颌第一磨牙非手术牙髓治疗，患者有牙髓炎的急性临床症状

A. 术前 X 线片　**B.** 术后即刻 X 线片　**C.** 术后 5 年随访 X 线片，上颌第一磨牙没有症状并且恢复功能

（二）牙髓坏死牙

在涉及坏死牙髓的牙髓治疗中，消毒是充填前最重要的附加步骤。在这种情况下，微生物存在于根管系统中，并可能通过牙本质小管渗透深入牙本质中。因此治疗过程必须更加彻底。牙髓治疗可能需要不止一次就诊，两次就诊之间需要根管内封药。

影像学检查发现，病变可能累及或不累及根尖周区域。这种病例的治疗可以基于患牙是否伴有根尖周炎。

1. 牙髓坏死牙不伴根尖周炎　文献报道此类病例的长期成功率在 86% 至 95% 之间[18-22]。结果取决于多种因素：解剖难度、术者（学生、毕业生和专科医生）、术中的挑战和长期观察时间（图 34-9）。

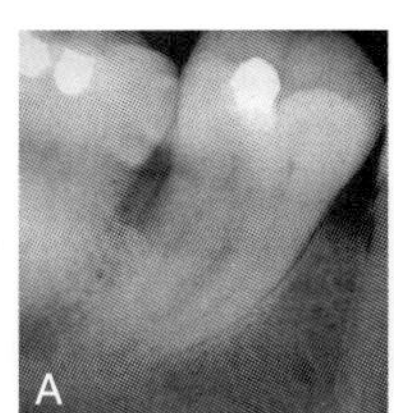
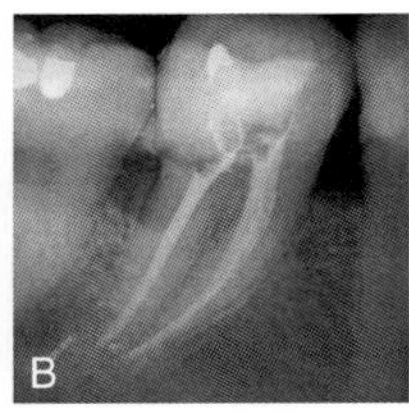
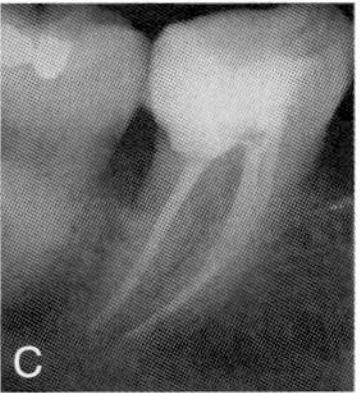

图 34-9　32 岁男性下颌第二磨牙牙髓坏死后的非手术牙髓治疗

A. 术前 X 线片显示下颌第二磨牙远中及殆面冠部修复体　**B.** 术后即刻 X 线片　**C.** 术后 5 年随访 X 线片显示下颌第二磨牙根尖周组织的正常影像学表现

2. 牙髓坏死牙伴根尖周炎　根尖周炎是指 X 线片显示围绕根尖或位于侧面的局限或弥散性透射影。这意味着通过根尖孔或侧枝根管孔，根管系统炎症已经扩展至根尖周组织。这种情况下，牙髓治疗的成功率在 80% 至 86% 之间（图 34-10）[18, 20-23]。

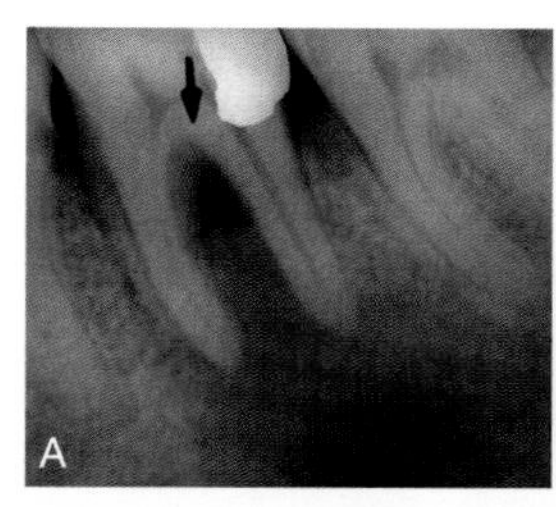
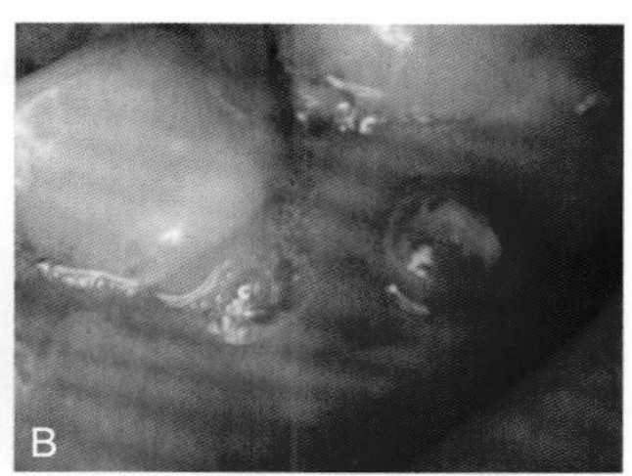
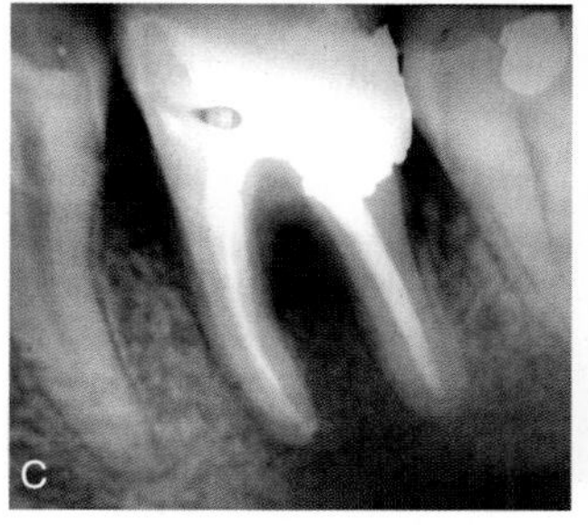
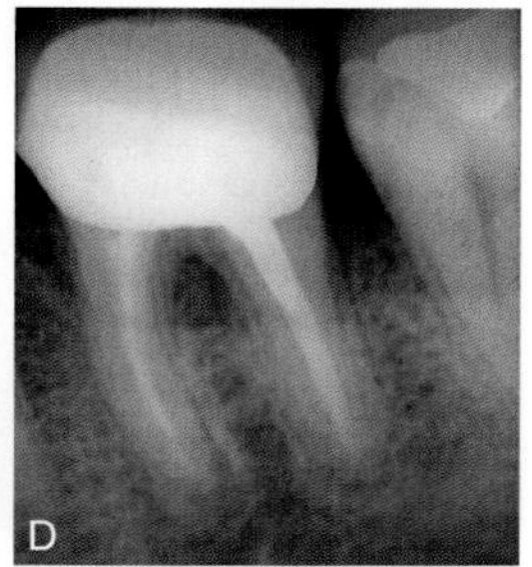

图 34-10　56 岁男性下颌第一磨牙非手术牙髓治疗

A. 术前 X 线片显示下颌第一磨牙大范围根尖周透射影延伸至根分叉区（箭头所示），牙髓活力测试为阴性　**B.** 临床照片显示与下颌第一磨牙相关的窦道　**C.** 术后即刻 X 线片　**D.** 术后 10 年的随访 X 线片显示下颌第一磨牙根尖周透射影消失，患者无症状，患牙恢复功能

长期成功率与治疗次数之间的关系存在争议[24-27]。通常，可以假设如果治疗得当，两种方法之间没有显著差异[28-34]。采用多次法进行牙髓治疗的医生通过使用根管抗菌药物进行诊间封药来增强消毒效果。在特定情况下，根管内出血、持续的根管内渗出、严重的术前疼痛和其他急性临床症状，建议使用根管内封药，多次就诊为佳。

不同年龄和性别的患者，成功率相似[23, 35]。但是，在根尖发育不成熟的年轻患者发生的牙髓坏死，伴或不伴有根尖周炎的病例中，目前的治疗方法可能会有所不同，包括根尖诱导成形术和牙髓再生。对此类病例的长期疗效评估需要长期密切监测和随访。

综上所述，活髓牙和不伴有根尖周炎的牙髓坏死牙的治疗预后相似，并且优于伴有根尖周炎的牙髓坏死牙治疗预后。

（三）非手术再治疗（根管再治疗）

在根管再治疗流程中，关键是彻底清除之前的充填材料，以便能够对根管系统进行再次清理、成形、消毒和充填。

研究表明在牙髓诊疗中根管再治疗有增加的趋势[36, 37]。

不幸的是，与根管再治疗相比，现在许多全科医生更倾向于选择拔牙和种植[2]。不同国家关于治疗程序的众多出版物指出，牙髓治疗失败的原因通常是全科医生进行牙髓治疗的质量欠佳[38-43]。据报道，根管再治疗的成功率从62%到95%不等（图34-11）[9,18,20,23,44-48]。如此大跨度数据与以下因素有关：临床病例的解剖难度、根尖周病变的大小和类型、初次治疗的操作流程、术后观察时限、术者技术水平及研究中缺乏校准。

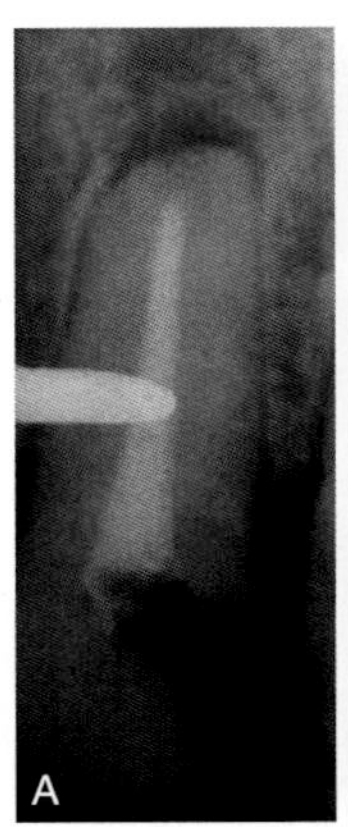
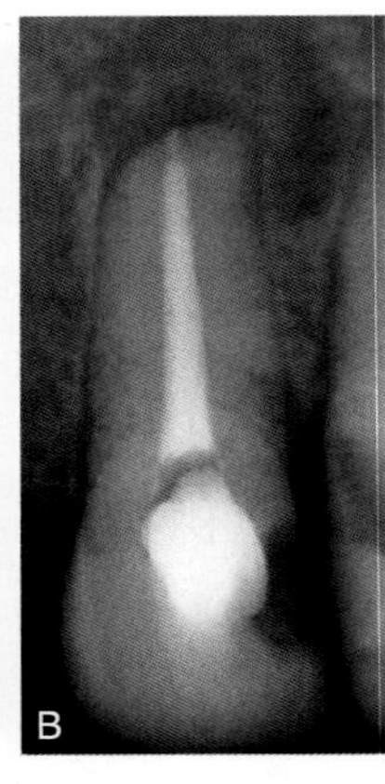
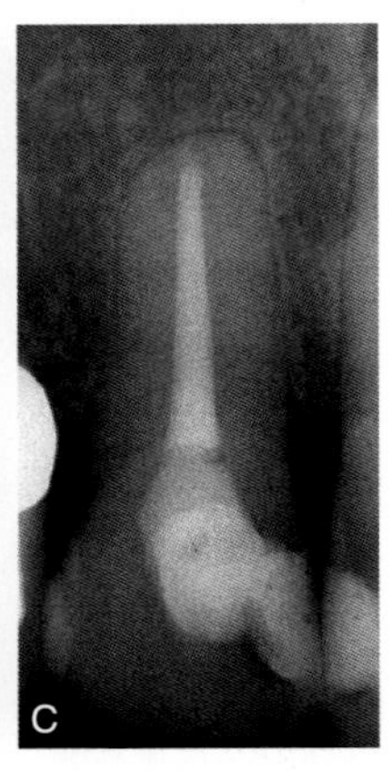

图 34-11 28岁女性上颌侧切牙非手术牙髓再治疗，患牙有叩痛
A. 术前X线片显示与上颌侧切牙相关的根尖周透射影，冠方充填物缺失，髓室开放暴露于口腔 **B.** 术后即刻X线片 **C.** 术后17年的随访X线片显示上颌侧切牙根尖周透射影消失，整个随访期间牙齿无症状

有根尖周病变患牙的再治疗成功率比没有根尖周病变患牙的低13%至20%[18,23,47,48]。Gorni和Gagliani[49]的研究表明，如果之前的治疗没有改变患牙形貌，再治疗成功率为86.8%，如果患牙解剖结构发生改变，成功率为47%。这清楚地表明，再治疗的预后不仅与疾病的存在有关，而且与先前术者行为引起的根管改变有关（堵塞、器械分离、穿孔、偏移和其他并发症）。

一般而言，如果可能，再治疗时应该到达根尖孔并去除主要充填物，从而可以对根管进行适当的清理、成形及再充填，其结果与牙髓坏死患牙初次治疗的疗效相似。

三、牙根的完整性与牙髓外科

（一）牙根完整性

在进行牙髓治疗之前，根据影像学诊断观察要治疗牙齿的牙根完整性非常重要。这一步骤对遭受了外伤的牙齿尤为重要。与牙周组织相通的内吸收以及外吸收的存在可能影响预后（图34-12）。某些情况下，由于吸收太小或位于颊侧、舌侧或腭侧牙根表面上，与根部影像重叠，在X线片上看不到牙根吸收[50]。这两种情况下预后是不确定的，取决于吸收的位置、程度和速度，偶尔需要手术治疗。详情参见第十五章。

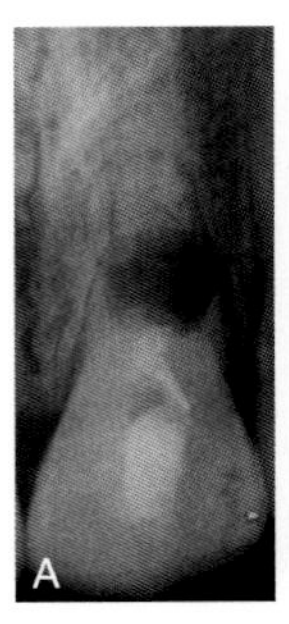
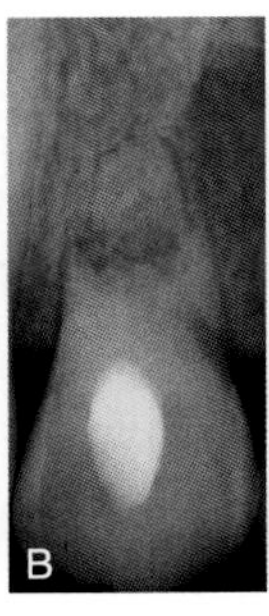
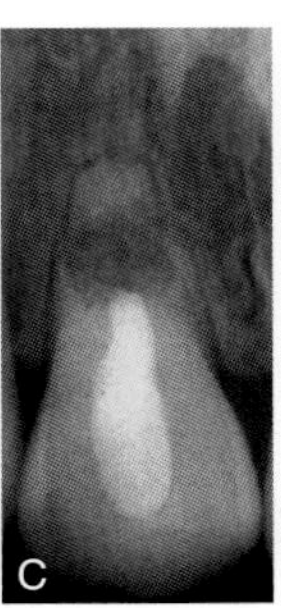
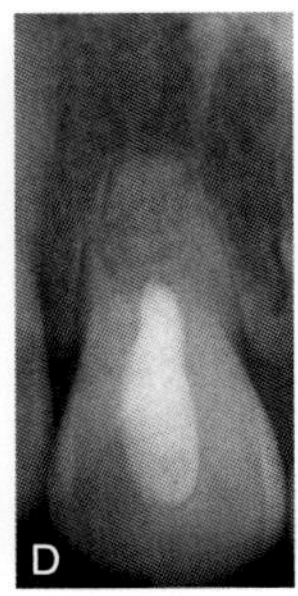

图 34-12 18岁男性上颌中切牙外伤的非手术牙髓再治疗。检查发现牙齿松动、咬合痛
A. 术前X线片显示上颌中切牙根中份的大面积透射影，大范围牙根缺损 **B.** X线片显示上颌中切牙氢氧化钙根管封药到位 **C.** 术后即刻X线片，牙胶和封闭剂充填上颌中切牙根管 **D.** 术后3年随访X线片显示上颌中切牙透射影消失，牙齿无症状，松动度恢复正常

考虑到牙根完整性，牙根穿孔是另一项临床治疗难点。使用增强照明、放大设备和具有良好封闭性能的合适材料，例如无机三氧化聚合物（MTA），有利于增加良好预后的可能性（图34-13）[51,52]。

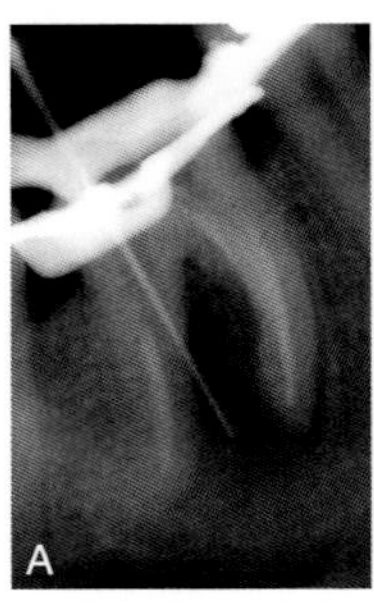
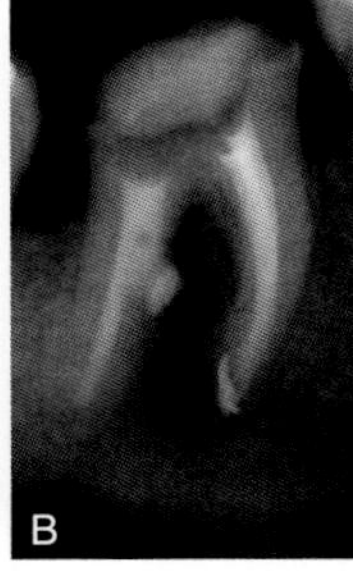
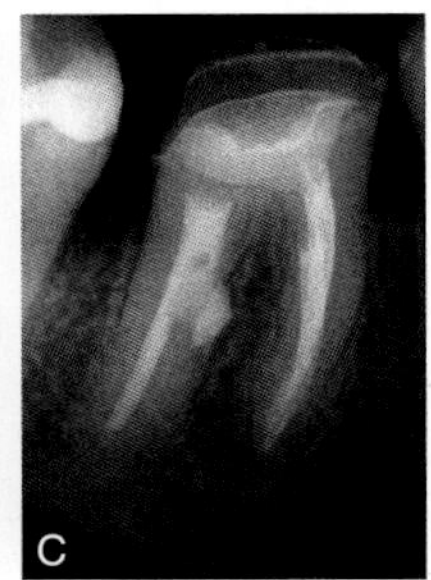

图 34-13 38岁女性下颌第一磨牙穿孔的非手术牙髓再治疗
A. 术前X线片显示下颌第一磨牙大范围根间透射影，牙髓治疗器械影像提示桩放置不当引起的远中根穿孔部位 **B.** 术后即刻X线片，下颌第一磨牙完成牙髓再治疗，使用无机三氧化聚合物（MTA）封闭穿孔 **C.** 术后3年随访X线片显示下颌第一磨牙透射影消失，患牙无临床症状

评估预后时，必须考虑穿孔的位置、大小、来源以及发生到治疗的间隔时间。重度污染的大面积穿孔易产生不良预后，通常需要手术治疗。

（二）牙髓外科

牙髓手术不是传统意义上的口腔手术，而是通过外科组织瓣进行的牙髓治疗[53]。在某些临床情况下，根尖周手术是一种治疗选择。可能的指征包括再治疗失败、囊性病变、根中或根尖1/3的穿孔、难以或无法去除的分离器械和由于钙化或阻塞而无法疏通的根管（图34-14）。

近年来，材料和技术的发展促成了牙髓外科手术的高成功率[54-58]。详见第二十四章。从这个意义上讲，倒预备和充填整个未治疗的根管，增加了治疗成功的概率，因为它在一定程度上满足了清理和完全封闭感染髓腔的要求，阻断了根管和牙周膜之间连通[59,60]（图34-15）。

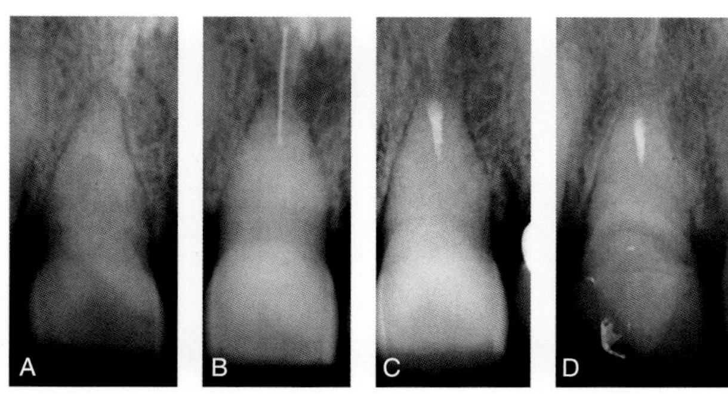

图 34-14　42 岁女性上颌中切牙牙髓外科治疗，患者诉牙齿自发痛
A. 术前 X 线片显示上颌中切牙钙化的根管系统　**B.** 术中 X 线片，上颌中切牙根管倒预备疏通部分　**C.** 术后即刻 X 线片显示热塑牙胶和封闭剂对上颌中切牙根管进行倒充填　**D.** 18 年随访显示上颌中切牙根周组织正常

第三节　功能性保存及其影响因素

如前所述，非手术和手术牙髓治疗及再治疗的成功率约为 85%。如果从功能保留或存活的角度考虑成功的概念，成功率上升到 90% 以上[35, 42, 48, 60-63]。

一、长期观察的时间

评估牙髓治疗效果所需的长期术后观察时间存在较大争议。一般认为，最短可接受时间至少为 4 至 5 年[22, 28, 45, 60, 64]。增加术后观察时间提高了初次牙髓治疗和非手术牙髓再治疗的成功率（图 34-16）[46, 60, 65]。如果牙髓治疗后的观察期间，牙齿无症状且根尖周透射影减小，应继续进行更长时间的观察。

二、超填对患牙长期预后的影响

超填可能发生在非手术牙髓治疗或再治疗的充填过程中。在这种情况下，封闭剂可能会从侧方（通过侧枝根管孔）或根尖（通过根尖孔）超出（图 34-17 和图 34-18）。超填还可能产生在 X 线片上难以识别出的封闭剂细小颗粒，其可能被误认为正常根尖周骨质[23, 66-68]。

在预备和充填过程中，污染的牙本质碎屑与坏死的有机组织有时会超出根尖孔，在 X 线片上不可见。它们与超出的封闭剂一起构成超填部分。超填封闭剂导致的许多反应实际上可能是 X 线片无法识别的溢出污染物引起的。

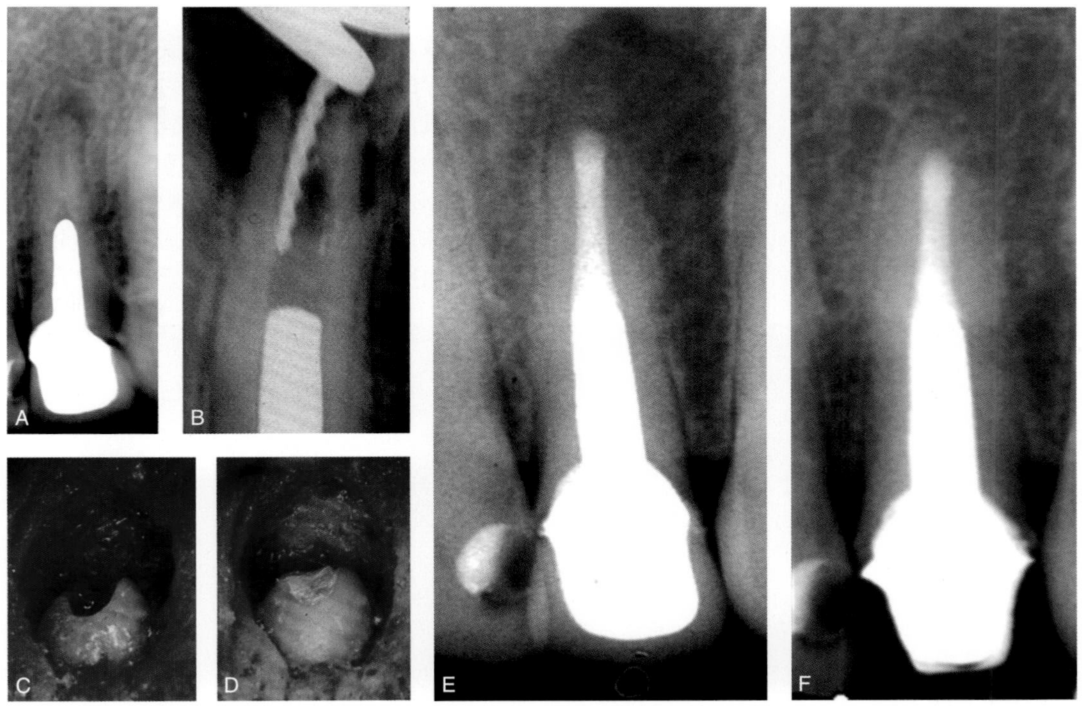

图 34-15　38 岁女性上颌侧切牙牙髓外科再治疗
A. 术前 X 线片显示上颌侧切牙根尖周透射影，较大的桩和冠修复，没有证据表明剩余的根管空间治疗过。患者诉与该牙相关的间歇性症状。治疗决定将桩保留原位，颊侧翻瓣，从根尖方向进入剩余的根管空间　**B.** X 线片显示从上颌侧切牙根尖插入的牙髓器械　**C.** 上颌侧切牙根管预备后临床照片　**D.** 热塑牙胶和封闭剂倒充填上颌侧切牙根管后的临床照片　**E.** 术后即刻 X 线片，上颌侧切牙根管倒充填至桩水平　**F.** 术后 17 年随访 X 线片显示上颌侧切牙根尖周透射影消失，患者无症状

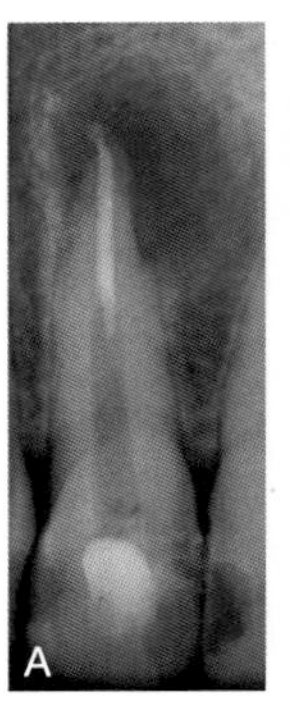

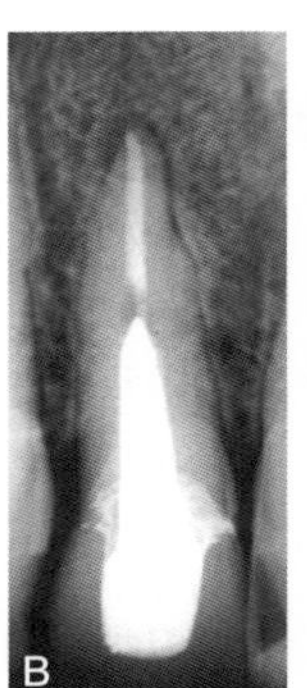

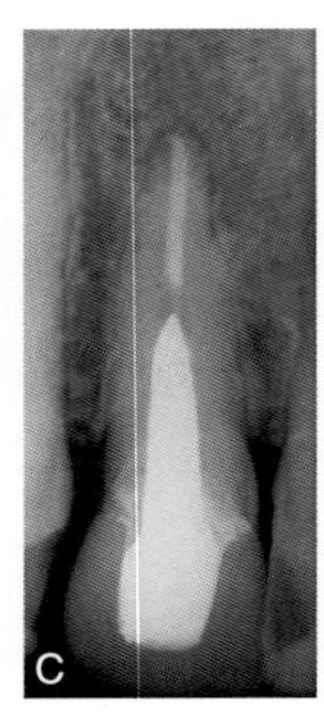

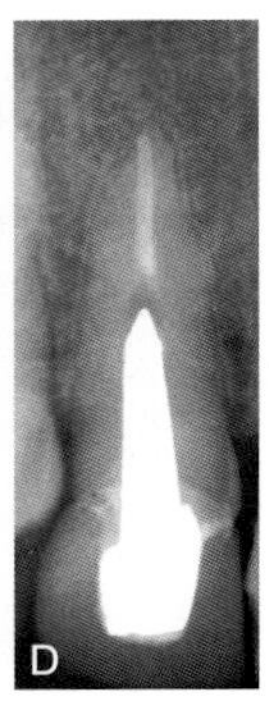

图 34-16 32 岁女性上颌侧切牙的牙髓治疗，该患者表现出严重的放射痛

A. 术后即刻 X 线片显示上颌侧切牙根尖周透射影 **B.** 术后 6 年随访 X 线片显示上颌侧切牙根尖周透射影明显缩小，但没有完全消失。患者无症状 **C.** 10 年随访 X 线片显示上颌侧切牙根尖周透射影进一步缩小，患者仍无症状 **D.** 25 年随访 X 线片显示上颌侧切牙根尖周透射影已完全消失

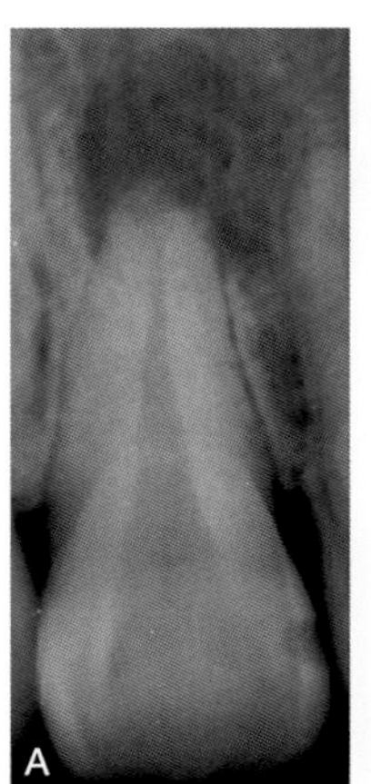

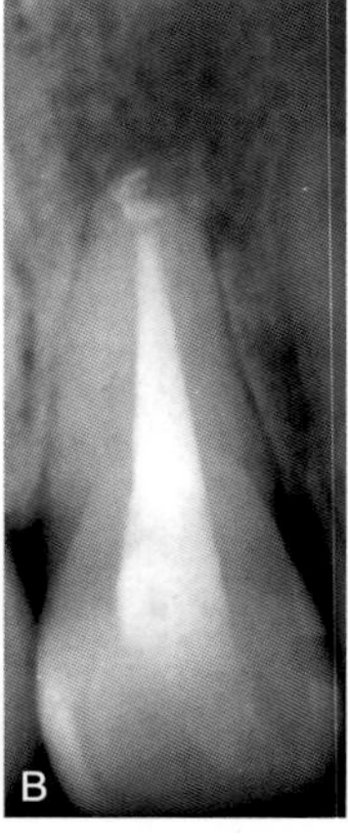

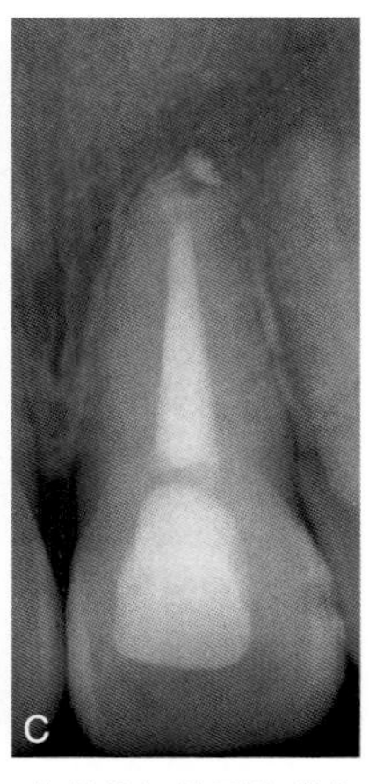

图 34-17 25 岁女性上颌中切牙的牙髓治疗，患者几年前牙齿外伤

A. 术前 X 线片显示上颌中切牙根尖周透射影和根尖吸收 **B.** 术后即刻 X 线片 **C.** 17 年后随访 X 线片，仍然可以观察到上颌中切牙根充糊剂残留，根尖周透射影消失，牙齿恢复功能

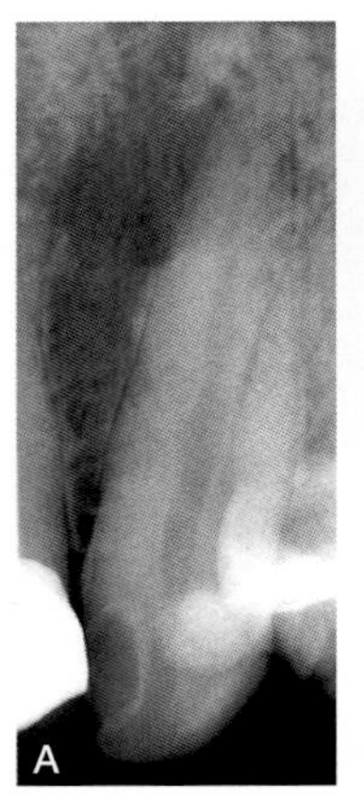

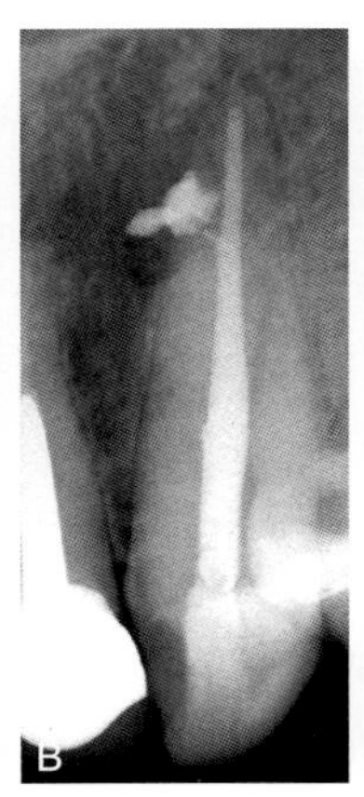

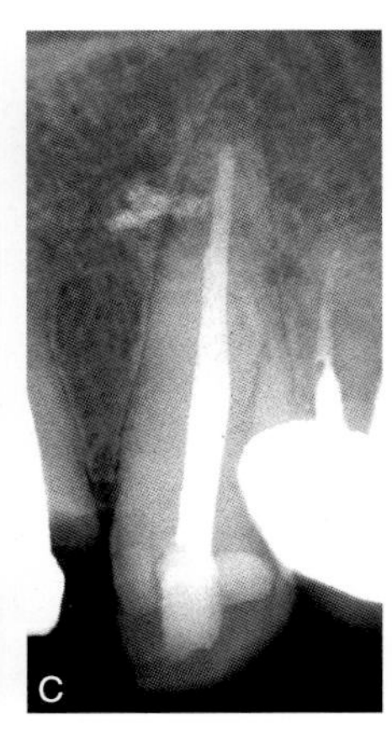

图 34-18 42 岁男性的上颌尖牙髓治疗

A. 术前 X 线片显示上颌尖牙根中和根尖 1/3 之间的侧方透射影，牙髓活力测试为阴性 **B.** 术后即刻 X 线片，上颌尖牙封闭剂从侧支根管溢出 **C.** 12 年随访 X 线片，上颌尖牙侧方透射影已经消失，仍然可以观察到残留的封闭剂，患者无症状，牙齿恢复功能

超填与牙髓治疗长期预后之间的关系存在争议。有些人认为它会降低长期成功率，但另一些人认为它没有影响[18,21,23,46,47,65,67-70]。超填材料的溢出量、类型、生物相容性和宿主对材料的反应是重要的考虑因素。在超填量较少且使用常规封闭剂的情况下，愈合可能会延迟但不会损伤功能（图 34-19）[46,65,70]。

在某些情况下，超填的材料随着时间流逝可能会被完全再吸收，而其他情况下，它也可能保留在组织中而不影响长期治疗的成功。同样，在再治疗期间，牙胶的碎屑可以通过根尖孔超出到根尖周组织引起异物反应，也可能不引起任何不良反应，一段时间后重新吸收（图 34-20）。在这些情况下，必须延长临床和影像学观察时间，以评估要采用的最终临床方法。对于严重的超填，最终疗效较为不确定，可能需要通过手术去除超填的材料。

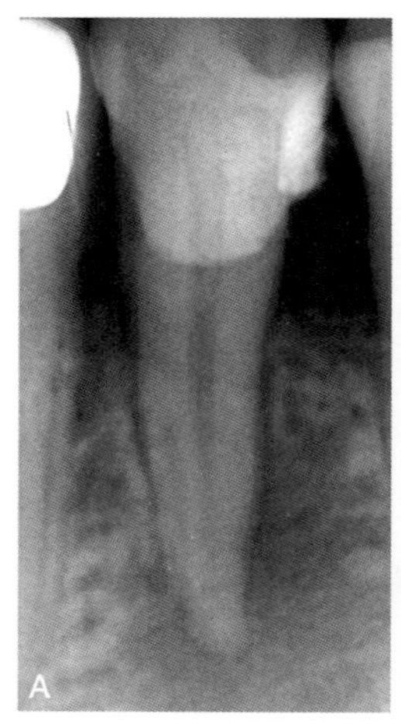

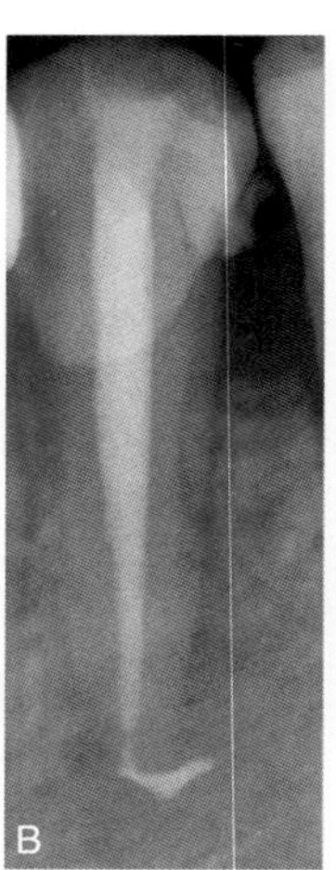

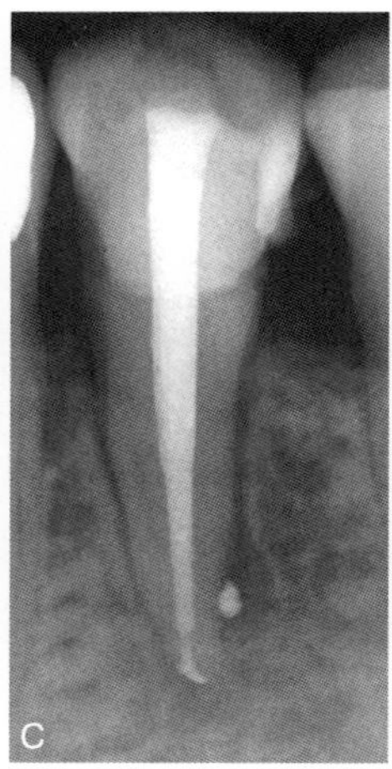

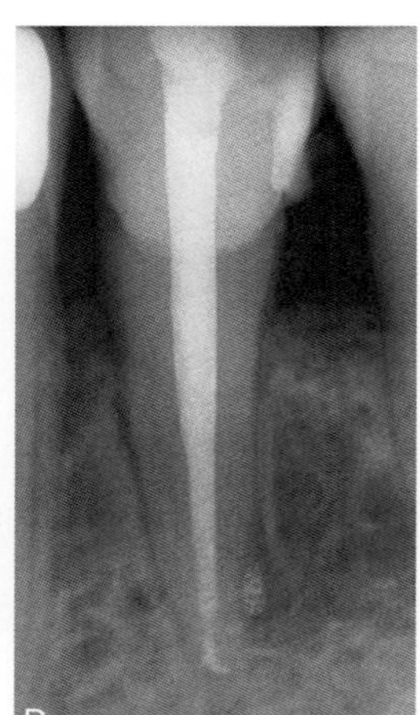

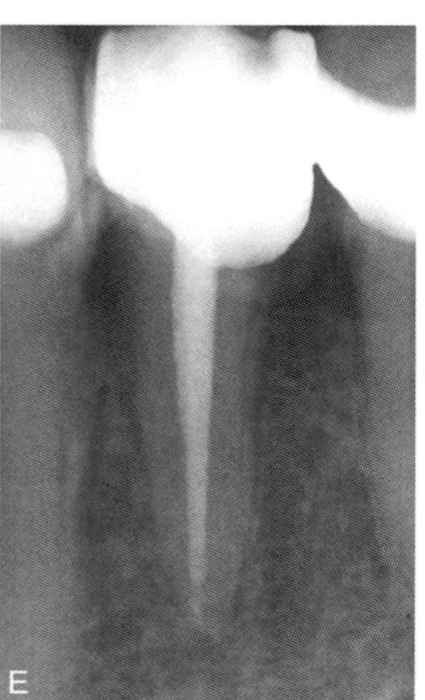

图 34-19 41 岁男性下颌第一前磨牙的牙髓治疗，患者诉严重牙痛

A. 术前 X 线片显示下颌第一前磨牙大范围根尖周透射影，牙髓活力测试为阴性 **B.** 术后即刻 X 线片 **C.** 6 个月的随访显示，下颌第一前磨牙根尖周透射影明显减小，持续透射影包围的残余封闭剂仍然很明显 **D.** 两年的随访 X 线片，下颌第一前磨牙根尖周透射影明显进一步缩小，溢出封闭剂不明显 **E.** 11 年的随访 X 线片，下颌第一前磨牙根尖周透射影消失，溢出封闭剂已经分解，患者无症状，牙齿恢复功能

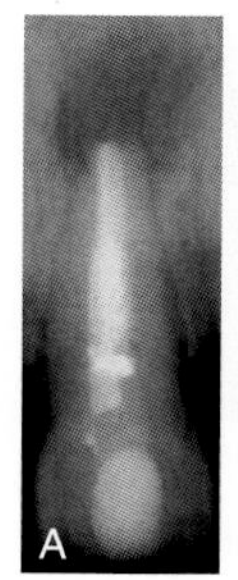

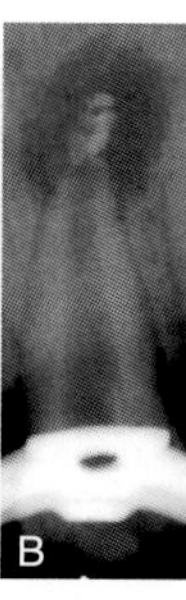

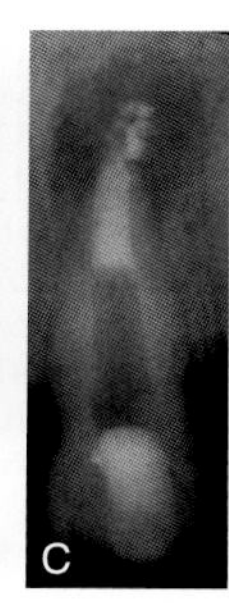

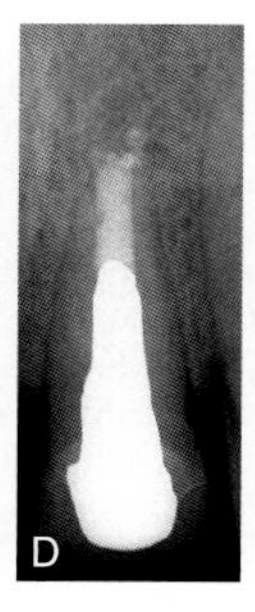

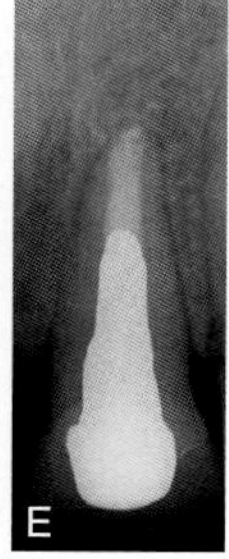

图 34-20　28 岁男性的上颌中切牙的牙髓再治疗，患者有童年期牙外伤史

A. 术前 X 线片显示上颌中切牙根尖周透射影，患者无症状　**B.** 上颌中切牙去除原根充物后的 X 线片，根尖区可见充填材料的残留物　**C.** 术后即刻 X 线片，上颌中切牙根管的根尖段充填了 MTA　**D.** 6 个月的随访 X 线片显示上颌中切牙根尖周透射影和超填材料的量明显减小　**E.** 10 年的随访 X 线片，上颌中切牙根尖周透射影消失，溢出的封闭剂几乎完全再吸收

三、牙髓治疗失败的原因

某些病例中，尽管诊断和治疗程序正确，非手术牙髓治疗或再治疗仍可能失败。持续性根周炎症的存在可能是由于微生物或非微生物原因。前者包括操作过程中根管内感染清除不充分、根管外感染以及修复不完善造成的冠方渗漏[13,21,40,41,43,68,70-79]。后者包括根尖周病变中的胆固醇晶体沉积、真性囊肿以及各种超出至根尖区的材料引起的异物反应[13,70,79-82]。同样地，X 线片上不可见的根裂或根折、广泛的牙根吸收和严重的牙髓牙周联合病变也可能是失败的原因。

根管系统感染物不能有效清除通常是以下原因：解剖复杂性造成不易通达，根管清理、消毒和充填不足，术中并发症以及遗漏根管。在这种情况下，一旦明确失败原因，首选非手术或手术再治疗。

牙髓治疗后选择拔牙更可能是由于牙周或修复的原因，而非根管治疗失败[83]。

鉴别诊断十分重要，因为 X 线片上显示的一些解剖结构和病理状态可能会与牙根区关联，因而误诊为牙髓来源[84]。这种情况下，计算机断层扫描是一种有用的诊断工具。

牙髓治疗过程中必须避免不必要的牙体组织去除，以防止治疗牙齿可能发生的折裂。牙髓治疗成功变为牙齿治疗失败。评估牙髓治疗预后时要考虑的重要因素是冠部重建。随着时间推移出现的冠方渗漏是牙髓治疗失败的原因之一。尽管冠方封闭的作用尚有争议，但满意的修复无疑是功能和美学成功的保证[21,23,41,85,86]。因此，必须尽快进行永久修复，以增强牙齿抗力和防止微生物入侵。

最后，当考虑牙髓治疗失败的原因时，不能忽略患者的全身情况。牙髓治疗预后需要考虑患者没有控制的糖尿病或严重的免疫缺陷性疾病[60]。

（陈黎明 译　凌均棨 审校）

参考文献

1. Setzer FC, Kim S. Comparison of long-term survival of implants and endodontically treated teeth. *J Dent Res*. 2014;93:19–26.
2. Stockhausen R, Aseltine R, Matthews JG, Kaufman B. The perceived prognosis of endodontic treatment and implant therapy among dental practitioners. *Oral Surg Oral Med Oral Pathol Oral Radiol Endod*. 2011;e42–e47.
3. Ørstavik D, Kerekes K, Eriksen HM. The periapical index: a scoring system for radiographic assessment of apical periodontitis. *Endod Dent Traumatol*. 1986;2:20–34.
4. Estrela C, Bueno MR, Azevedo BC, et al. A new periapical index based on cone beam computed tomography *J Endod*. 2008;34:1325–1331.
5. de Paula-Silva FWG, Wu M-K, Leonardo MR, et al. Accuracy of periapical radiography and cone-beam computed tomography scans in diagnosing apical periodontitis using histopathological findings as a gold standard. *J Endod*. 2009;35:1009–1012.
6. Liang Y-H, Li G, Wesselink PR, Wu MK. Endodontic outcome predictors identified with periapical radiographs and cone-beam computed tomography scans. *J Endod*. 2011;37:326–331.
7. Kaya S, Yavuz I, Uysal I, Akkuş Z. Measuring bone density in healing periapical lesions by using cone beam computed tomography: a clinical investigation. *J Endod*. 2012;38:28–31.
8. Tsai P, Torabinejad M, Rice D, Azevedo B. Accuracy of cone-beam computed tomography and periapical radiography in detecting small periapical lesions. *J Endod*. 2012;38:965–970.
9. Friedman S, Mor C. The success of endodontic therapy—healing and functionality. *J Calif Dent Assoc*. 2004;32:493–503.
10. American Association of Endodontists. Communiqué. Approved definition of endodontic outcomes. XXIX Aug/Sept 2005.
11. Gutmann JL, Dumsha TC, Lovdahl PE. *Problem Solving in Endodontics. Prevention, Identification and Management*. 4th ed. St Louis, MO: Elsevier Mosby; 2006. p. 1.
12. Molven O, Halse A, Grung B. Incomplete healing (scar tissue) after periapical surgery—radiographic findings 8 to 12 years after treatment. *J Endod*. 1996;22:264–268.
13. Nair PNR. On the causes of persistent apical periodontitis: a review. *Int Endod J*. 2006;39:249–281.
14. Ng Y-L, Glennon JP, Setchell DJ, Gulabivala K. Prevalence of and factors affecting post-obturation pain in patients undergoing root canal treatment. *Int Endod J*. 2004;37:381–391.
15. Sathorn C, Parashos P, Messer H. The prevalence of postoperative pain and flare-up in single- and multiple-visit endodontic treatment: a systematic review. *Int Endod J*. 2008;41:91–99.
16. Tsesis I, Faivishevsky V, Fuss Z, Zukerman O. Flare-ups after endodontic treatment: a meta-analysis of literature. *J Endod*. 2008;34:1177–1181.
17. Polycarpou N, Ng Y-L, Canavan D, et al. Prevalence of persistent pain after endodontic treatment and factors affecting its occurrence in cases with complete radiographic healing. *Int Endod J*. 2005;38:169–178.
18. Sjögren U, Hägglund B, Sundqvist G, Wing K. Factors affecting the long-term results of endodontic treatment. *J Endod*. 1990;16:498–504.
19. Friedman S, Abitbol S, Lawrence HP. Treatment outcome in endodontics: the Toronto study. Phase 1: initial treatment. *J Endod*. 2003;29:787–793.
20. Imura N, Pinheiro ET, Gomes BP, et al. The outcome of endodontic treatment: a retrospective study of 2000 cases performed by a specialist. *J Endod*. 2007;33:1278–1282.
21. Swartz DB, Skidmore AE, Griffin Jr JA. Twenty years of endodontic success and failure. *J Endod*. 1983;9:198–202.
22. Marquis VL, Dao T, Farzaneh M, et al. Treatment outcome in endodontics: the Toronto study. Phase III: initial treatment. *J Endod*. 2006;32:299–306.
23. Ng Y-L, Mann V, Gulabilava K. A prospective study of the factors affecting outcomes of nonsurgical root canal treatment: part 1: periapical health. *Int Endod J*. 2011;44:583–609.
24. Trope M, Delano EO, Ørstavik D. Endodontic treatment of teeth with apical periodontitis: single vs. multivisit treatment. *J Endod*. 1999;25:345–350.

25. Nair PNR, Henry S, Cano V, Vera J. Microbial status of apical root canal system of human mandibular first molars with primary apical periodontitis after "one-visit" endodontic treatment. *Oral Surg Oral Med Oral Pathol Oral Radiol Endod*. 2005;99:231–252.
26. Sathorn C, Parashos P, Messer HH. Effectiveness of single-versus multiple-visit endodontic treatment of teeth with apical periodontitis: a systematic review and meta-analysis. *Int Endod J*. 2005;38:347–355.
27. Vera J, Siqueira Jr JF, Ricucci D, et al. One- versus two-visit endodontic treatment of teeth with apical periodontitis: a histobacteriologic study. *J Endod*. 2012;38:1040–1052.
28. Weiger R, Rosendahl R, Löst C. Influence of calcium hydroxide intracanal dressings on the prognosis of teeth with endodontically induced periapical lesions. *Int Endod J*. 2000;33:219–226.
29. Peters LB, Wesselink PR. Periapical healing of endodontically treated teeth in one and two visits obturated in the presence or absence of detectable microorganisms. *Int Endod J*. 2002;35:660–667.
30. Kvist T, Molander A, Dahlén G, Reit C. Microbiological evaluation of one- and two-visit endodontic treatment of teeth with apical periodontitis: a randomized, clinical trial. *J Endod*. 2004;30:572–576.
31. Molander A, Warfvinge J, Reit C, Kvist T. Clinical and radiographic evaluation of one- and two-visit endodontic treatment of asymptomatic necrotic teeth with apical periodontitis: a randomized clinical trial. *J Endod*. 2007;33:1145–1148.
32. Penesis VA, Fitzgerald PI, Fayad MI, et al. Outcome of one-visit and two-visit endodontic treatment of necrotic teeth with apical periodontitis: a randomized controlled trial with one-year evaluation. *J Endod*. 2008;34:251–257.
33. Figini L, Lodi G, Gorni F, Gagliani M. Single versus multiple visits for endodontic treatment of permanent teeth: a Cochrane systematic review. *J Endod*. 2008;34:1041–1047.
34. Paredes-Vieyra J, Jimenez Enriquez FJ. Success rate of single- versus two-visit root canal treatment of teeth with apical periodontitis: a randomized controlled trial. *J Endod*. 2012;38:1164–1169.
35. Benenati FW, Khajotia SS. A radiographic recall evaluation of 894 endodontic cases treated in a dental school setting. *J Endod*. 2002;28:391–395.
36. Abbott PV. Analysis of a referral-based endodontic practice: Part 2. Treatment provided. *J Endod*. 1994;20:253–257.
37. Pruskin E, Hilú RE, Mellado AS. Análisis de los tratamientos endodónticos realizados en la clínica asistencial y de capacitación. *Rev Asoc Odontol Argent*. 1999;87:30–33.
38. Cantarini C, Massone EJ, Goldberg F, et al. Evaluación radiográfica de 600 tratamientos endodónticos efectuados en el período 1983–1993. *Rev Asoc Odontol Argent*. 1996;84:256–259.
39. Weiger R, Hitzler S, Hermle G, Löst C. Periapical status, quality of root canal fillings and estimated endodontic treatment needs in an urban German population. *Endod Dent Traumatol*. 1997;13:69–74.
40. Siqueira JF Jr, Roças IN, Alves FRF, Campos LC. Periradicular status related to the quality of coronal restorations and root canal fillings in a Brazilian population. *Oral Surg Oral Med Oral Pathol Oral Radiol Endod*. 2005;100:369–374.
41. Tavares PBL, Bonte E, Boukpessi T, et al. Prevalence of apical periodontitis in root canal-treated teeth from an urban French population: influence of the quality of root canal fillings and coronal restorations. *J Endod*. 2009;35:810–813.
42. Pak JG, Fayazi S, White SN. Prevalence of periapical radiolucency and root canal treatment: a systematic review of cross-sectional studies. *J Endod*. 2012;38:1170–1176.
43. Moreno JO, Alves FRF, Gonçalves LS, et al. Periradicular status and quality of root canal fillings and coronal restorations in an urban Colombian population. *J Endod*. 2013;39:600–604.
44. Allen RK, Newton CW, Brown Jr CE. A statistical analysis of surgical and nonsurgical endodontic retreatment cases. *J Endod*. 1989;15:261–266.
45. Sundqvist G, Figdor D, Persson S, Sjögren U Microbiologic analysis of teeth with failed endodontic treatment and the outcome of conservative re-treatment. *Oral Surg Oral Med Oral Pathol Oral Radiol Endod*. 1998;85:86–93.
46. Fristad I, Molven O, Halse A. Nonsurgically retreated root-filled teeth-radiographic findings after 20–27 years. *Int Endod J*. 2004;37:12–8.
47. Farzaneh M, Abitbol S, Friedman S. Treatment outcome in endodontics: the Toronto study. Phases I and II: orthograde retreatment. *J Endod*. 2004;30:627–633.
48. de Chevigny C, Dao TT, Basrani BR, et al. Treatment outcome in endodontics: the Toronto study-phases 3 and 4; orthograde retreatment. *J Endod*. 2008;34:131–137.
49. Gorni FGM, Gagliani MM. The outcome of endodontic retreatment: a 2-yr follow-up. *J Endod*. 2004;30:1–5.
50. Goldberg F, De Silvio A, Dreyer C. Radiographic assessment of simulated external root resorption cavities in maxillary incisors. *Endod Dent Traumatol*. 1998;14:133–136.
51. Bogen G, Kuttler S. Mineral trioxide aggregate obturation: a review and case series. *J Endod*. 2009;35:777–790.
52. Mente J, Leo M, Panagidis D, et al. Treatment outcome of mineral trioxide aggregate: repair of root perforations—Long-term results. *J Endod*. 2014;40:790–796.
53. American Association of Endodontics. *Endodontics, Colleagues for Excellence. Advances in Endodontic Surgery.* Spring/Summer 2003.
54. Tsesis I, Rosen E, Schwartz-Arad D, Fuss Z. Retrospective evaluation of surgical endodontic treatment: traditional versus modern technique. *J Endod*. 2006;32:412–416.
55. Kim S, Kratchman S. Modern endodontic surgery concepts and practice: a review. *J Endod*. 2006;32:601–623.
56. Setzer FC, Shah SB, Kohli MR, et al. Outcome of endodontic surgery: a meta-analysis of the literature—Part 1: comparison of traditional root-end surgery and endodontic microsurgery. *J Endod*. 2010;36:1757–1765.
57. American Association of Endodontics. Endodontics. Colleagues for Excellence. Contemporary endodontic microsurgery: procedural advancements and treatment planning considerations. Fall 2010.
58. Song M, Kim E. A prospective randomized controlled study of mineral trioxide aggregate and super ethoxy-benzoic acid as root-end filling materials in endodontic microsurgery. *J Endod*. 2012;38:875–879.
59. Goldberg F, Torres MD, Bottero C. Thermoplasticized gutta-percha in endodontic surgical procedures. *Endod Dent Traumatol*. 1990;6:109–113.
60. Fridman S. Treatment outcome: the potential for healing and retained function. In: *Ingle's Endodontics*. 6th ed. Hamilton, ON: BC Decker Inc; 2008. pp.1162–1232.
61. Lazarski MP, Walker WA, Flores CM, et al. Epidemiological evaluation of the outcomes of nonsurgical root canal treatment in a large cohort of insured dental patients. *J Endod*. 2001;27:791–796.
62. Chen SC, Chueh LH, Hsiao CK, et al. An epidemiologic study of tooth retention after nonsurgical endodontic treatment in a large population in Taiwan. *J Endod*. 2007;33:226–229.
63. Salehrabi R, Rotstein I. Epidemiologic evaluation of the outcomes of orthograde endodontic retreatment. *J Endod*. 2010;36:790–792.
64. Field JW, Gutmann JL, Solomon ES, Rakusin H. A clinical radiographic retrospective assessment of the success rate of single-visit root canal treatment. *Int Endod J*. 2004;37:70–82.
65. Molven O, Halse A, Fristad I, MacDonald-Jankowski D. Periapical changes following root-canal treatment observed 20–27 years postoperatively. *Int Endod J*. 2002;35:784–790.
66. Soares I, Goldberg F, Massone EJ, Soares IM. Periapical tissue response to two calcium hydroxide-containing endodontic sealers. *J Endod*. 1990;16:166–169.
67. Nair PNR, Sjögren U, Krey G, Sundqvist G. Therapy-resistant foreign body giant cell granuloma at the periapex of a root-filled human tooth. *J Endod*. 1990;16:589–595.
68. Lin LM, Skribner JE, Gaengler P. Factors associated with endodontic treatment failures. *J Endod*. 1992;18:625–627.
69. Ricucci D, Langeland K. Apical limit of root canal instrumentation and obturation, part 2. A histological study. *Int Endod J*. 1998;31:394–409.
70. Siqueira JF Jr. Aetiology of root canal treatment failure: why well-treated teeth can fail. *Int Endod J*. 2001;34:1–10.
71. Tronstad L, Barnett F, Cervone F. Periapical bacterial plaque in teeth refractory to endodontic treatment. *Endod Dent Traumatol*. 1990;6:73–77.
72. Wang J, Jiang Y, Chen W, et al. Bacterial flora and extraradicular biofilm associated with apical segment of teeth with post-

treatment apical periodontitis. *J Endod*. 2012;38:954–959.
73. Torabinejad M, Ung B, Kettering JD. In vitro bacterial penetration of coronally unsealed endodontically treated teeth. *J Endod*. 1990;16:566–569.
74. Magura ME, Kafrawy AH, Brown CE Jr, Newton CW. Human saliva coronal microleakage in obturated root canals: an in vitro study. *J Endod*. 1991;17:324–331.
75. Saunders WP, Saunders EM. Coronal leakage as a cause of failure in root-canal therapy: a review. *Endod Dent Traumatol*. 1994;10:105–108.
76. Ray HA, Trope M. Periapical status of endodontically treated teeth in relation to the technical quality of the root filling and the coronal restoration. *Int Endod J*. 1995;28:12–18.
77. Ricucci D, Bergenholtz G. Bacterial status in root-filled teeth exposed to the oral environment by loss of restoration and fracture or caries—a histobacteriological study of treated cases. *Int Endod J*. 2003;36:787–802.
78. Weine FS, Fayad MI. Long-term evaluation of endodontically treated teeth with improper restorations. *Endod Practice*. 2007;10:23–27.
79. Ricucci D, Siqueira Jr JF, Bate AL, Pitt Ford TR. Histologic investigation of root canal-treated teeth with apical periodontitis: a retrospective study from twenty-four patients. *J Endod*. 2009;35:493–502.
80. Siqueira JF Jr. Endodontic infections: concepts, paradigms, and perspectives. *Oral Surg Oral Med Oral Pathol Oral Radiol Endod*. 2002;94:281–293.
81. Siqueira JF Jr, Rôças IN. Clinical implications and microbiology of bacterial persistence after treatment procedures. *J Endod*. 2008;34:1291–1301.
82. Wang N, Knight K, Dao T, Friedman S. Treatment outcome in endodontics—the Toronto study. Phases I and II: apical surgery. *J Endod*. 2004;30:751–761.
83. Vire DE. Failure of endodontically treated teeth: classification and evaluation. *J Endod*. 1991;17:338–342.
84. Corrêa Pontes FS, Paiva Fonseca F, Souza de Jesus A, et al. Nonendodontic lesions misdiagnosed as apical periodontitis lesions: series of case reports and review of literature. *J Endod*. 2014;40:16–27.
85. Heling I, Gorfil C, Slutzky H, et al. Endodontic failure caused by inadequate restorative procedures: review and treatment recommendations. *J Prosthet Dent*. 2002;87:674–678.
86. Gillen BM, Looney SW, Gu LS, et al. Impact of the quality of coronal restoration versus the quality of root canal fillings on success of root canal treatment: a systematic review and meta-analysis. *J Endod*. 2011;37:895–902.

第三篇　与牙髓病学相关的牙科诊治问题

第三十五章　现代根管治疗术后冠方修复

Nadim Z. Baba, Charles J. Goodacre

关于死髓牙修复方式的报道已经有 200 多年的历史。1747 年，Pierre Fauchard[1]报道了一种利用上颌前牙牙根进行单颗牙和多颗牙修复的方法（图 35-1）。根管桩是由金或银制成，用一种叫作“乳香脂”的热软化粘接剂固定于根管内[1,2]。Fauchard 证实了利用这种技术修复的长效性：“用根管桩和金丝固定的牙齿和人工假牙比其他所有的修复方式修复的假牙都牢固”。这些假牙有时能够持续使用 15~20 年甚至更长的时间。而普通的线和丝固定的假牙则不能使用这么长时间[1]。

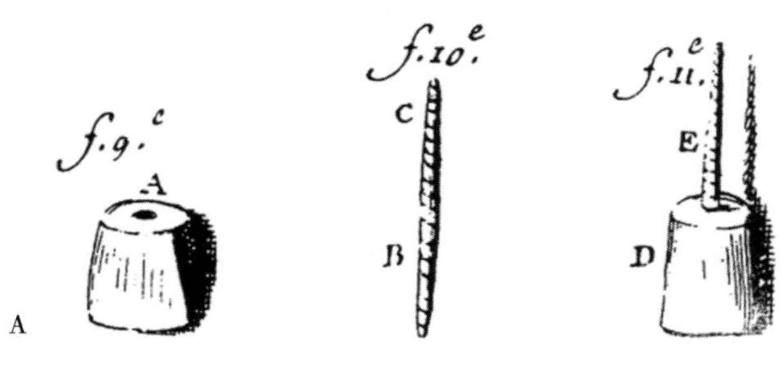

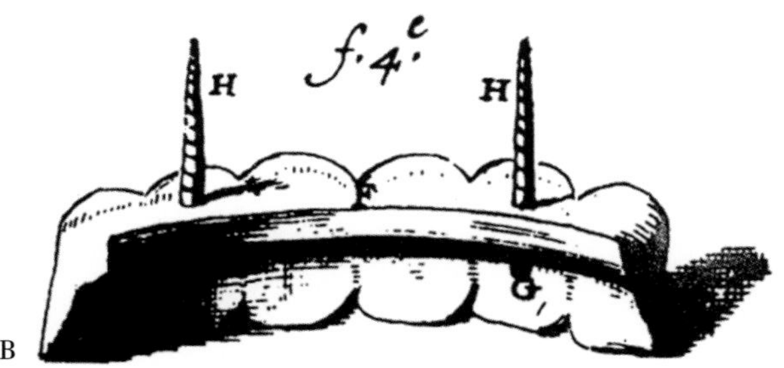

图 35-1　早期尝试进行单单元修复或多单元修复
A. “桩核冠”由冠、桩和连接桥体组成　**B.** 6 单元的前牙固定式部分假牙“桩”加在侧切牙，尖牙采用悬臂式。牙冠是由多种材料制成。人类、河马、海马和牛的牙齿以及象牙和牛的腿骨都被用来制作牙冠。桩通常是由贵金属制成，用热的黏性“乳香”固定在牙冠和根管内，乳香是由树胶、紫胶、松节油和白色的珊瑚粉制成

用于替换牙冠的物体通常由骨、象牙、动物牙齿和天然牙齿组成。这些天然物质的使用逐渐减少，慢慢被瓷材料所替代。一根枢轴（今天称为桩）被用来将人工瓷冠固定于根管中，这种桩冠组合被称为“桩核冠”。18 世纪早期，巴黎的一位著名牙医 Dubois de Chemant[2]对桩核瓷冠修复进行了报道。人工的桩核冠固定于天然牙的牙根中成为了当时最普遍使用的替代人工牙的方法。Chapin Harris 于 1839 年在《牙科艺术》中将这种修复方式称为“最适合使用的方法”[3]。

在美国，早期的桩冠使用的是风干的木头（白胡桃木）桩[4]。桩被固定于全瓷牙冠的内部，并进入根管内。潮湿会使木头膨胀，从而将桩固定于根管内[2]。令人惊讶的是，Prothero 报道曾经去除了两个成功使用了 18 年的置于中切牙中的木质桩。随后，桩主要使用木材 / 金属的复合物以及更加耐用的全金属进行制作。金属桩通过多种方式进行固位，例如螺纹、销、表面粗糙化以及弹簧设计提供机械弹力固位[2]。

遗憾的是早期的医生并不懂得如何利用充分的粘接，而粘接能够提高桩的固位，减少由于金属桩在根管内的移动造成的根管磨损。桩冠的最佳病例之一出现在 1849 年约翰 · 托姆斯爵士撰写的《牙科生理学和外科学》一书中（图 35-2）[5]。托姆斯所描述的桩长度和直径与当今制作桩的原则非常一致。

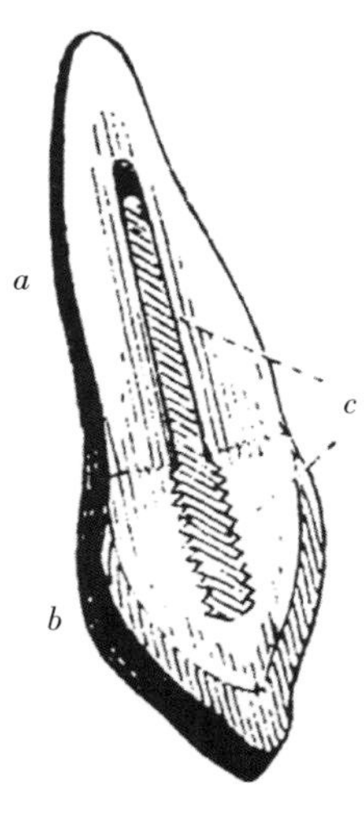

图 35-2　在 19 世纪中期的牙医理解并被教授的是现在使用的桩长度和直径的选择原则

这些牙科先驱者们所做的牙髓治疗只包含了清理、成形和封闭根管。在空的根管中频繁使用木桩导致患牙反复出现肿胀和疼痛，然而木桩确实可以让所谓的“病态体液”排出，桩或根管上的凹槽提供了根尖周组织来源持续性化脓的排脓通道[1]。

虽然现在使用的许多修复技术在19世纪和20世纪早期就已经开始使用，但直到几年后医生才认识到忽视了适当牙髓治疗的重要性。今天，牙髓和修复治疗都有了显著的进步，新的材料和技术已经发展，大量的科学知识可以用来作为临床治疗决策的基础。

本章介绍常用的修复牙髓治疗后牙齿的方法，并回答常见的相关问题。只要有可能，答案和讨论都将得到科学证据的支持。有争议性的结果将提供全面的可供了解的现有证据。

一、根管治疗后的牙冠修复的考量

一项回顾性研究[6]比较了1 273颗牙髓治疗后的前牙和后牙1~25年的临床治疗成功率、牙髓治疗后进行修复（高嵌体、部分或者全冠金属冠、金属烤瓷冠）和未进行修复的患牙的远期疗效。在前牙中，全覆盖冠修复并不能提高牙髓治疗后患牙的成功率，该结果支持使用保守修复方法或最小化方法进行前牙修复，例如使用复合树脂全酸蚀法修复牙体完整仅有开髓孔的前牙。牙髓治疗后前牙的全冠修复仅适用于存在以下情况时：前牙的牙体结构由于大块和/或多块冠部修复材料导致抗力减弱，或者前牙需要进行明显的形状/颜色改变，并且这些改变不能通过漂白、树脂粘接或瓷贴面进行。Scurria团队[7]收集了45个州30家保险公司关于654名全科牙医对牙髓治疗后前牙修复方案选择的数据。数据表明：67%的牙髓治疗后的前牙没有进行牙冠的修复，支持了牙髓治疗后前牙不进行冠修复亦可得到令人满意的修复效果的理念。

研究比较了经过牙髓治疗后的后牙（有/无冠修复），结果表明牙尖覆盖的全冠修复上下颌磨牙和前磨牙极大地提高了临床治疗成功率[6]。Vire[8]进行的一项研究回顾了116颗治疗失败拔除的经过牙髓治疗后的牙齿，有冠修复的比没有冠修复的使用时间更长。牙髓治疗后是否进行全冠修复与该患牙的保存率密切相关。根管治疗后的牙齿进行全冠修复的平均保存时间为87个月，而不进行全冠修复的仅为50个月。如果牙齿长期保存是主要目标，那么牙髓治疗后进行冠修复能极大提高牙齿的保存率（图35-3）[9]。Aquilino团队[9]报道了牙髓治疗后的患牙进行全冠修复的保存率比未进行冠修复的高6倍。因此，牙髓治疗后且有对殆牙的后牙应该使用覆盖牙尖的修复体，从而承担殆面咬合力以免牙尖崩折。

Salehrabi团队[10]在一个患者群体中进行了流行病学调查，85%拔除的患牙中有3%是经过非手术牙髓治疗后未进行全冠修复的。一项前瞻性研究中，Ng研究团队[11]评估了影响非手术根管治疗成功率的因素，发现牙髓治疗后的患牙未进行冠修复的保存率远低于进行冠修复的患牙。一项系统性回顾的研究中，Stavropolou团队[12]报道了牙髓治疗后的患牙进行冠修复的保存率远高于未进行冠修复的患牙。根据之前探讨的保险公司数据[7]表明：37%~40%的经过牙髓治疗的后牙由医生进行充填但未进行冠修复，这种未进行覆盖牙尖的冠修复方法不利于患牙的远期预后。

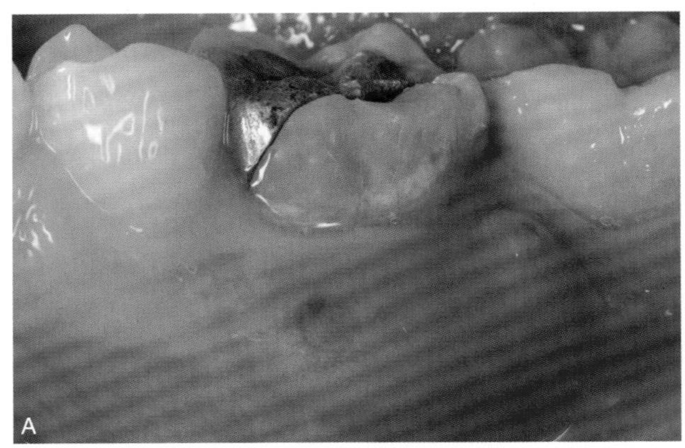

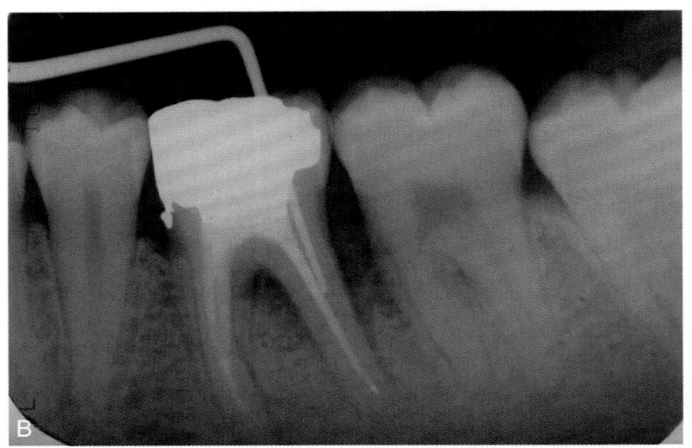

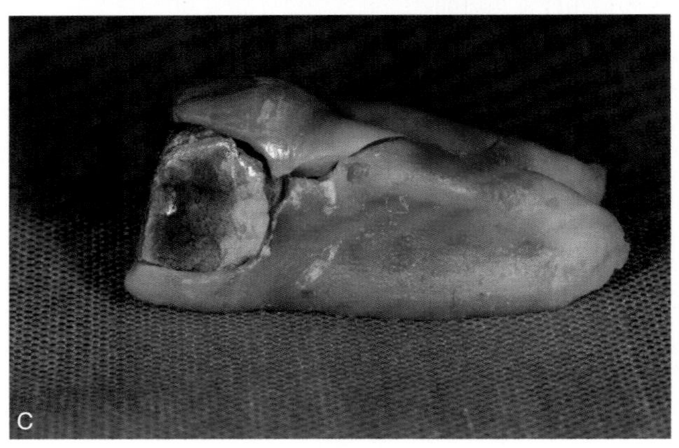

图35-3 **A.** 1颗没有全冠修复的牙髓治疗后的左下颌第一磨牙颊侧观，可见窦道 **B.** 术前X线片可见深、独立而狭窄的牙周袋 **C.** 拔除的牙齿显示折裂线延伸到两个牙根（Reprinted with permission from Baba NZ.[331]）

然而，有些后牙（不多于40%）没有足够的咬合间隙，或者咬合形态异常无法进行冠修复（例如下颌第一前磨牙的舌尖发育不良），当这些牙齿牙冠完好或者仅有较小的充填体（小的近中或远中充填体），可以不进行全冠修复而仅充填开髓孔[13]。然而大量牙体组织丧失的患牙经过牙髓治疗后未进行全冠修复，远期保存率较低。在最近的一项回顾性研究中，Federowicz 团队[14]对比了牙髓治疗后患牙传统充填和全冠修复的效果，结论是没有证据支持或者反驳牙髓治疗后的患牙全冠修复比简单的充填有更好的疗效，然而需要更多的临床数据评估经过牙髓治疗后大面积树脂充填同时存在重度磨损、咬合力过大或者咬合不良习惯等问题的牙齿的远期保存率。

与上述建议相反，Manocci 团队[15]进行了一项为期 3 年的临床研究，评估了牙髓治疗后的前磨牙桩核树脂充填后，进行和未进行全冠修复。发现两者的成功率相近。在一项回顾性队列研究中，Nagasiri 团队[16]指出当牙髓治疗后的牙齿除保守的开髓入路外剩余牙体组织完好，可以通过复合树脂直接修复成功保存。他们发现没有牙尖覆盖的牙齿 5 年保存率为 36%。

多个临床固定义齿（这些固定义齿多为长桥和单端桥）研究表明，经过牙髓治疗后的牙齿作为基牙比活髓牙更容易导致修复失败，失败的主要原因是牙折。这项研究数据[17-21]支持了牙髓治疗后的患牙更易折裂的说法，当其需要作为基牙进行大范围的固定修复治疗时，需要合理设计修复体以减少冠折或者根折。

出于对美学修复的高要求、牙体保存的原则以及覆盖全牙尖的优势，一些临床医生选择使用嵌体冠修复[22-24]。这种修复体由高嵌体或冠与桩核组成一个整体，后者嵌入窝洞预备后的髓腔中。牙髓治疗后的患牙不进行堆核而直接使用由纳米陶瓷制备的嵌体冠是一种较好的选择[25,26]。研究者们发现用嵌体冠修复的牙齿比用桩、树脂核、陶瓷冠修复的牙齿更耐用。

Gutmann[27]回顾并综述了一些文献，这些文献说明了牙齿经过根管治疗后的情况。文献提供的相关信息有助于理解全冠修复对于预防后牙折裂的重要性。牙髓治疗后的狗牙比活髓牙湿度降低了 9%[28]。此外，研究发现脱水增加了牙齿的硬度，降低了牙齿的柔韧性。然而，脱水本身并不是引起牙本质物理性质改变的原因[29]。另一项研究对比了[23]牙髓治疗后的牙齿以及对侧同名牙，结果发现两颗相对应牙齿的含水量在统计学上无显著差异[30]。一些 15~20 年甚至更长时间前做过根管治疗的牙齿，其含水量也无明显降低。研究表明脱水本身并不能解释牙本质物理性能改变的原因[29]。此外，随着增龄性变化，更多管周牙本质的形成减少了牙齿中含有水分的有机物的含量。

研究表明牙髓治疗使牙齿的硬度降低了 5%，这主要是由于开髓入路造成的牙齿结构破坏[31]。Tidmarsh[32]报道了完整结构的牙齿受咬合力后可承受的形变量以及咬合力去除后牙齿的弹性恢复量。文中报道了在牙齿预备过程中牙齿结构的磨除与承受咬合力形变之间的直接关系[33]。牙髓治疗后牙齿的抗剪切力强度和韧性明显低于正常的牙本质[34]。Rivera 团队[35]报道了经过牙髓治疗后的牙齿由于更多的不成熟（较弱的）胶原分子间的交联，更易发生牙本质折裂。在最新的一项研究中发现使用磷酸锌材料粘接桩的牙齿随着时间的延长其胶原纤维逐步降解，细菌和酸蚀同样也能引起酸性的脱矿[36]。

全牙尖覆盖的修复体被证明能够提高牙髓治疗后的后牙临床保存率。因此，牙髓治疗后的后牙，与对颌牙有咬合接触并且咬合力较大的情况下，应当进行冠修复。由于全冠并不能提高前牙的临床治疗成功率，因此全冠修复应用于前牙仅限于其他较保守的修复方法不能充分达到美观和功能要求的情况下（图 35-4）。

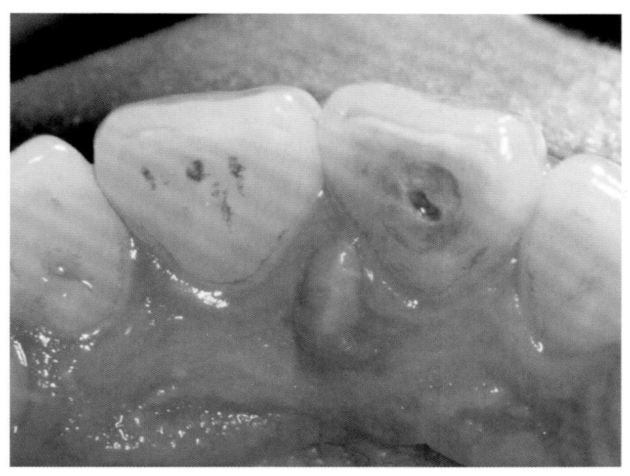

图 35-4　牙髓治疗前受外伤的牙齿。根管治疗和美白后，利用树脂粘接修复开髓孔是唯一需要的修复治疗，因为全冠修复并不能提高牙髓治疗后前牙的长期保存率。只有当通过保守的治疗不能满足美学和功能需要时，才需要进行全冠修复

二、加桩对无髓患牙远期临床预后或强度的影响

（一）实验室研究资料

几乎所有通过机械试验机加力的实验室研究[37-47]都表明对牙髓治疗后的牙齿放置桩核既不能提高牙齿的抗折强度，也不能降低牙齿的抗折强度。Lovdahl 和 Nicholls[37]发现经过牙髓治疗后的上颌中切牙除了开髓孔外牙冠完好无损的情况下，比使用铸造桩核或钉固位银汞合金修复的上颌中切牙抗折力更强；Lu[38]发现加桩并不能增加完整的牙髓治疗后的中切牙的抗折力；Pontius[39]发现不加桩的上颌中切牙比桩和冠修复的中切牙承受的咬合力更大；Gluskin[40]发现天然牙冠完整的下颌切牙比有桩核修复的下颌切牙抵抗横向合力的能力更强；McDonald[41]发现下颌切牙加桩或不加桩对于抗折无显著差异；Eshelman 和 Sayegh[42]将桩加在拔除的狗侧切牙上进行试验，得出了类似的结论；Guzy 和 Nicholls[43]证明了在除了开髓孔外、其

他牙体结构完整的牙髓治疗后牙齿中，加桩并没有明显增强抗力；Leary 团队[44]测量了不同长度的桩进入牙髓治疗后牙齿的挠曲强度，发现牙齿有 / 无桩强度没有显著区别；Trope 团队[45]证明了与仅有一个开髓孔相比较，桩道的预备削弱了牙髓治疗后患牙的抗力。

Hunter 团队[46]利用光弹应力分析确定桩核可以增强牙齿的抗力，证明了在牙髓治疗过程中，磨除牙齿内部结构的同时牙齿所承受的应力同比例增加；还证明了最小的根管内桩并不会从实质上削弱牙齿的抗力，但是当根管过度扩大时，桩可以提高牙齿的抗力。因此，如果由于去除龋坏组织或器械过度预备造成根管壁过薄，桩可能潜在地增强了牙齿的抗力。

一项研究采用二维有限元法分析无髓牙中桩对于牙本质应力的作用[47]，发现当沿着牙长轴垂直加力时，一根桩最大可减少牙本质所承受应力的 20%。然而，当桩修复的牙齿受到与切缘成 45° 的咀嚼和创伤力时，一根桩对于减少牙本质所承受应力的作用极小（3%~8%）。并且研究者认为由于前牙受角力的作用，桩核的抗力效果更值得怀疑。

（二）临床研究资料

Sorenson 和 Martinoff[48]评估了牙髓治疗后的牙齿有或无桩核修复的疗效，其中一部分牙齿进行了单冠修复，而另一部分被作为固定义齿的基牙或可摘局部义齿的基牙。桩核显著降低了单冠义齿修复的临床成功率，提高了作为可摘局部义齿基牙的临床成功率，对作为固定局部义齿基牙的临床成功率影响不大。Eckerbom 团队[49]检查了 200 名患者的 X 线片，并在 5~7 年后复查患者的 X 线片以确定根尖周炎的患病率，该研究评估了 636 颗牙髓治疗后的患牙，其中加桩的有 378 颗，没有加桩的有 258 颗。在这两项评估中，牙髓治疗后加桩的患牙根尖周炎的患病率明显高于未加桩的患牙。Morfis[50]评估了 460 颗牙髓治疗后牙根纵裂的发生率，其中加桩的有 266 颗，结果发现治疗至少 3 年后 17 颗患牙发生根折，其中 9 颗患牙加桩，其余 8 颗患牙未加桩。在多组临床研究数据的分析中，Goodacre[51]发现加桩后 3% 的患牙发生折裂，这些临床检查没有能够提出明确的数据支持桩核能够加强牙髓治疗后患牙的抗力或者提高这些患牙的远期预后。

（三）加桩的目的

临床和实验室数据都证明加桩并不能加强牙齿的抗力，加桩的主要目的是对核起固位的作用，从而为最终的冠或义齿提供适当的支撑。Hussey[52]指出 24% 的全科医生认为加桩可以增加牙齿的抗力。1994 年的一项调查（来自 1 066 名牙科从业者和教育工作者）发现了一些有趣的现象：10% 的受访牙医认为每颗经过牙髓治疗的患牙都需要加桩；50 岁以上牙医中 62% 认为加桩可以加强牙齿的抗力，而 41 岁以下的牙医中仅有 41% 相信这个理念。39% 的兼职教师、41% 的全职教师和 56% 的非教师从业人员认为加桩可以增加牙齿的抗力[53]。

（四）结论

实验室和临床数据都未能为加桩可以增加牙髓治疗后患牙抗力这个理念提供明确的支持。因此，加桩的目的主要是为核提供固位。

三、桩核的临床失败率

一些研究提供了一定时间内桩核修复失败的临床数量[54-66]（表 35-1），这个数量除以放置的桩和核的总数得出失败率的百分比。从 10 项研究（平均每项研究时间为 6 年）统计出桩核修复的平均失败率为 9%，失败率从 7%~14% 不等。

表 35-1 桩核的临床失败率

第一作者	研究时间	临床失败率 /%
Turner, 1982*	5 年	9（6/66）
Sorenson, 1984	1~25 年	9（36/420）
Bergman, 1989*	6 年	9（9/96）
Weine, 1991*	10 年或更长	7（9/138）
Hatzikyriakos, 1992*	3 年	11（17/154）
Mentink, 1993*	1~10 年（平均 4.8）	8（39/516）
Wallerstedt, 1984*	4~10 年（平均 7.8）	14（8/56）
Torbjörner, 1995	4~5 年	9（72/788）
Balkenhol, 2006	1~9 年	7（50/802）
Valderhaug, 1997	1~25 年	10（40/397）
Salvi, 2007	2~11 年	6（19/308）
平均值 §	8 年	9（292/3 433）

* 用于计算平均研究时间

§ 数值来源于所有研究资料数值的平均数

一个关于 11 项研究具体细节的综述深入评估了每项研究时间的长度和桩、核的数量，结果发现 66 颗桩核修复的牙齿 5 年后有 6 颗失败，失败率为 9%[54]；另一项研究发现 154 颗加桩修复的牙齿，3 年后 17 颗失败，失败率达 11%[45]；有 3 项研究中发现加桩修复的牙齿失败率为 9%[56-58]；另外两项研究报道了治疗 9 年后桩核修复的失败率为 7%[59, 65]。一项回顾性研究指出由高年资的医生进行了 516 颗牙齿桩核修复，其中 39 颗失败，失败率为 8%[60]；而另一项研究指出由牙科学生进行的 56 颗牙齿桩核修复中 8 颗失败，失败率达 14%[61]。一项研究报道了 397 颗桩核修复的牙齿，25 年后有 40 颗失败，失败率为 10%[64]。一项最新的研究报道 308 颗牙齿由专科医生进行桩核修复，其中失败 19 颗，失败率为 6%[66]。

从 9 项研究中的数据中可以呈现或计算出 Kaplain-Meier 保存率的统计数据（一定时期内的保存率）[62]（表 35-2），平均随访 5.2~10 年，保存率为 78%~99%。从下列数据中计算出的每年失败率范围为 1.56%[47]~4.3%[63]。

综合 11 项研究数据（平均研究时间为 8 年），桩核修复的临床平均失败率为 9%（6%~14%）。

表 35-2　桩核的 Kaplan-Meier 保存率（%）资料

第一作者	研究时长	临床保存率 /%
Robert, 1970	平均 5.2 年	78
Wallerstedt, 1984	4~10 年之间	86
Sorenson, 1985	1~25 年之间	90
Weine, 1991*	10 年或更长	99
Hatzikyriakos, 1992*	3 年	92
Mentink, 1993	1~10 年（平均 4.8）	82
Creugers, 1993（Meta 分析）	6 年	81（螺纹桩） 91（铸造桩）
Balkenhol, 2006	1~9 年之间（平均 2.1 年）	89
Valderhaug, 1997	1~25 年	80

* 用于计算平均研究长度的研究
§ 用于平均所有研究的数值进行的计算

四、常见失败的桩核类型

8 项研究指出桩松动是桩核修复失败最常见的原因（图 35-5）[54, 55, 57, 58, 60, 65-68]。Turner[54]报道了 100 例桩核冠修复失败的病例，指出桩松动是最常见的失败原因，100 例中有 59 例都是由于桩松动造成的失败，其次是 42 例根尖周脓肿，19 例龋病，10 例根折和 6 例桩折。Turner 的另一项研究[67]报道了 52 个桩核冠修复进行了 5 年回顾性研究，其中 6 例桩松动，是最常见的原因。Lewis 和 Smith[68]报道了治疗 4 年后 67 颗桩核冠修复失败的病例，其中 47 例为桩松动，8 例为根折，7 例为龋坏，4 例为桩弯曲或折断。Bergman 的团队[57]发现治疗 5 年后 96 例桩冠修复牙齿，8 例失败病例中 6 例为桩松动，2 例为根折。Hatzikyriakos 的团队[55]报道了治疗 3 年后 154 例桩核冠修复牙齿，其中 5 例发生桩松动、5 例冠松动、4 例根折、3 例龋坏。Mentink[60]评估了 1~10 年间（平均研究时间为 4.8 年）516 颗桩核冠修复的牙齿，其中 30 例发生桩松动，9 例根折。Torbjörner 的团队[58]报道了桩核冠修复最常见的 3 种失败原因：固位丧失、根折和桩折，他们并没有报道生物相关性失败原因。桩核冠修复中固位丧失是最常见的失败原因，72 例桩核修复失败病例中 45 例是由于固位丧失造成的。根折（图 35-6）是第二个常见的失败原因，然后是桩折。Balkenhol 的团队[65]报道了 10 年间 802 例桩核修复的牙齿，其中失败病例中 39 例为桩松动，8 例为根纵裂，6 例为根横折。

在两项研究中列出了除了固位丧失以外的其他最常见的失败因素[56, 59]。Sorenson 和 Martinoff[56]评估了 420 例桩核冠修复牙齿中的 36 例失败病例，其中 8 例为可修复性牙折，12 例为不可修复性牙折，13 例为固位力丧失，3 例为牙根穿孔。Weine 的团队[59]发现治疗 10 年及更长时间的 138 例桩核修复的牙齿，9 例失败病例中 3 例由修复失败引起，2 例为牙髓治疗失败引起，2 例为牙周病变引起，2 例由根折引起。没有病例是由固位丧失引起。

4 项研究提供了牙折发生率的数据，但是并没有关于桩松动的数据。Linde[69]报道了 42 例牙齿中 3 例发生折裂，Ross[70]报道了 86 例桩修复牙齿中无根折，Morfis[50]报道了 266 例牙齿中 10 例根折，Wallerstedt[61]报道了 56 例中 2 例为根折。

当将这些研究的平均数据进行综合分析后，固位丧失和牙折（按照发生顺序）是桩核修复最常见的两类失败原因。5%（2 980 例中 144 例）的桩修复失败是由于桩丧失

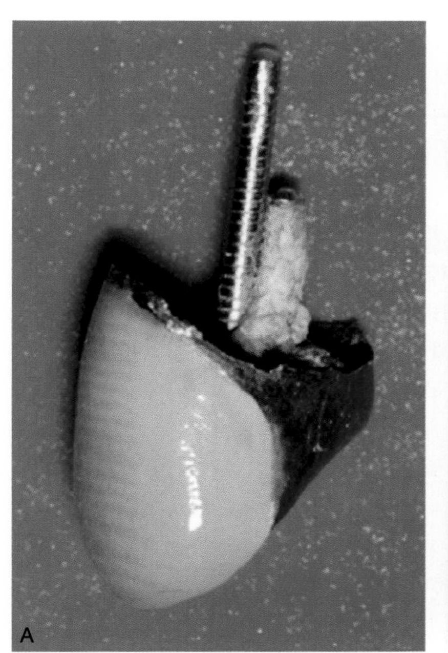

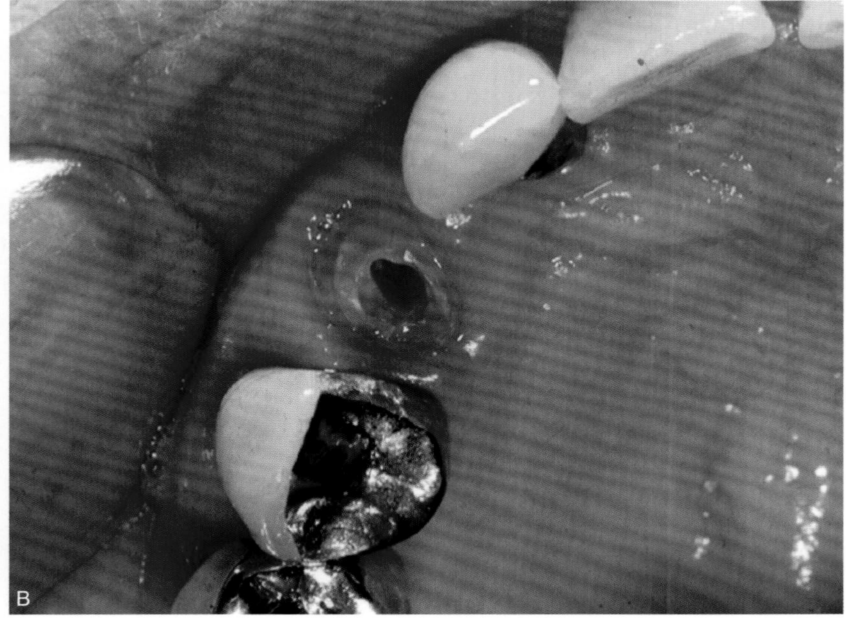

图 35-5　上颌尖牙修复几年后桩核冠松动
A. 桩 / 核和冠脱落　**B.** 临床照片显示：用于冠固位的牙颈部结构保留的很少

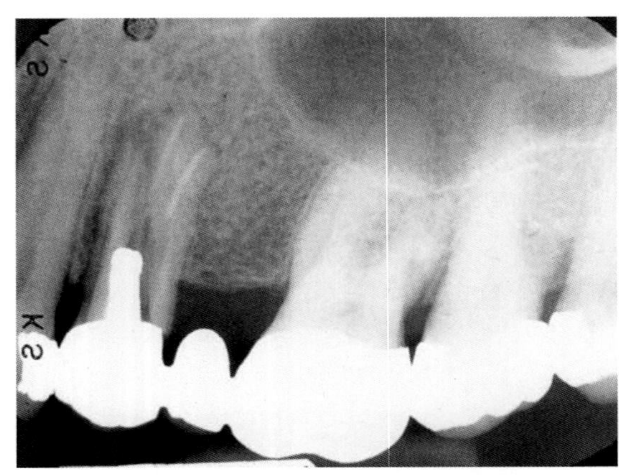

图 35-6 上颌第一前磨牙根折，X 线片显示根管桩直径过大、长度不足，这两个问题在根折时常见

了固位（表 35-3），2%（3 827 例中 82 例）桩修复失败是由于牙折造成（表 35-4）。

由此可见，固位丧失和牙折是桩核修复失败最常见的两个原因。

五、桩固位力的强度

（一）实验室研究资料

许多实验室研究比较了不同桩设计的保存率。螺纹桩能够提供最强的固位力，其次是粘接的平行桩。锥形牙本质桩的固位力最差。粘接的锯齿平行桩比粘接的光滑平行桩的固位力更强。这些实验室数据将在下面进一步讨论。

（二）临床研究资料

有一些实验室研究得到了临床支持。Torbjörner 团队[58]报道了锥形桩（7%）比平行桩（4%）更易脱位。Sorenson 和 Martinoff[56]证明了 4% 的锥形桩修复因固位力丧失而失败，而 1% 的平行桩因固位力丧失而失败。Turner[67]指出临床上锥形桩松动的概率高于平行桩。Lewis 和 Smith[68]也证明了光滑的锥形桩比平行桩的固位力更易丧失。Bergman 的团队[57]和 Mentink 的团队[60]仅评估了锥形桩，两项研究都指出锥形桩由于固位丧失导致的失败率为

表 35-3 桩核临床固位丧失相关的数据

第一作者	研究时长	桩松动的比例 /%	桩类型	桩松动导致修复失败率 /%
Turner, 1982	5 年	9（6/66）	似乎是锥形	*
Turner, 1982	1~5 年或更长	*	锥形	59（59/100）
Sorensen, 1984	1~25 年之间	3（13/420）	锥形和平行	36（13/36）
Lewis, 1988	4 年	*	螺纹、锥形和平行	70（47/67）
Bergman, 1989	6 年	6（6/96）	锥形	67（6/9）
Weine, 1991	10 年或更长	0（0/138）	锥形	0（0/9）
Hatzikyriakos, 1992	3 年	3（5/154）	螺纹、锥形和平行	29（5/17）
Mentink, 1993	1~10 年（平均 4.8）	6（30/516）	锥形	77（30/39）
Torbjörner, 1995	4~5 年	6（45/788）	锥形和平行	63（45/72）
Balkenhol, 2006	1~9 年（平均 2.1）	5（39/802）	锥形	43（39/90）
平均值 §		5（144/2 980）		56（244/439）

* 文章中未提供数据

§ 通过所有研究数据的平均值进行计算

表 35-4 桩核修复相关临床牙折的数据

第一作者	研究时长	桩修复牙齿的折断率 /%	桩类型	牙折导致的失败率 /%
Turner, 1982	5 年	0（0/66）	似乎是锥形	*
Turner, 1982	1~5 年或更长	*	锥形、平行和螺纹	10（10/100）
Sorensen, 1984	1~25 年之间	3（13/420）	锥形、平行和螺纹	33（12/36）
Linde, 1984	2~10 年（平均 5 年 8 个月）	7（3/42）	螺纹	38（3/8）
Lewis, 1988	4 年	*	螺纹、锥形和平行	12（8/67）
Bergman, 1989	6 年	3（3/96）	锥形	33（3/9）
Ross, 1980	5 年或更长	0（0/86）	锥形、平行和螺纹	0（0/96）
Morfis, 1990	至少 3 年	4（10/266）	锥形和平行	*
Weine, 1991	10 年或更长	1（2/138）	锥形	50（2/4）
Hatzikyriakos, 1992	3 年	3（4/154）	螺纹、锥形和平行	3（4/17）
Mentink, 1993	1~10 年（平均 4.8）	2（9/516）	锥形	23（9/39）

续表

第一作者	研究时长	桩修复牙齿的折断率 /%	桩类型	牙折导致的失败率 /%
Wallerstedt, 1984	4~10 年（平均 7.8）	4（2/56）	螺纹	25（2/8）
Torbjörner, 1995	4~5 年	3（21/788）	锥形和平行	29（21/72）
Balkenhol, 2006	1~9 年（平均 2.1）	2（14/802）	锥形	15（14/90）
Valderhaug, 1997	1~25 年（平均 2.1）	1（2/397）	锥形	5（2/40）
平均值 §		5（144/2 980）		16（90/576）

* 文章中未提供数据

§ 通过所有研究数据的平均值进行计算

6%，高于 Torbjörner 团队[58]和 Sorenson 和 Martinoff[56]研究的平行桩失败率。

Weine 的团队[59]报道一项对比研究结果：他们发现铸造锥形桩没有因固位丧失而导致的临床失败病例。Hatzikyriakos 的团队[55]研究了锥形螺纹桩、水平粘接桩和锥形粘接桩。唯一从牙根中松动脱落的是平行粘接桩。

（三）结论

实验室研究证明锥形桩的固位力最差，螺纹桩的固位力最强。临床数据支持了实验室研究结果。

六、桩的形状与根折的关系

（一）实验室研究资料

通过光弹应力分析，Henry[71]证明了螺纹桩产生了不理想的应力（图 35-7）。另一项研究使用附着在牙根上的应变计，比较了 4 个平行的侧面螺纹柱和一个平行的侧面无螺纹柱[70]。其中 2 个螺纹桩产生的应力最大，而另外 2 个螺纹桩产生的应力与无螺纹的桩相当。Standlee 团队[72]用光弹应力分析法证明了锥形螺纹桩产生的应力最大。当 3 种类型的螺纹桩在拔除的离体牙中进行比较时，Deutsch 团队[73]发现与平行桩相比，锥形螺纹桩可能造成根折的概率增加了 20 倍。

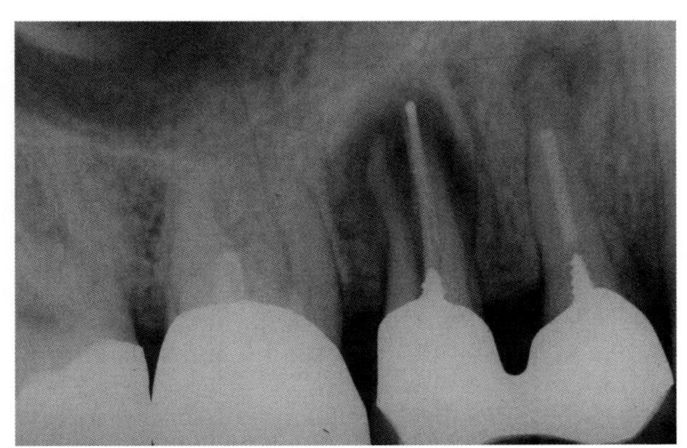

图 35-7　X 线片示螺纹桩可能造成第二前磨牙根折

分离式的螺纹桩的实验室测试提供了不同的结果，但是更多的研究团队得出结论是分离式螺纹桩并不能降低产生的应力。Thorsteinsson 团队[74]证明了分离式的螺纹桩在承受压力时并不能降低应力的集中。另一项研究发现与其他类型的螺纹桩相比，分离式的螺纹桩能产生就位应力[75]。在模拟功能性承载压力试验时，分离式的螺纹桩比其他类型的螺纹桩产生更大的应力集中[76-78]。Rolf 团队[79]发现分离式的螺纹桩产生的应力与一种螺纹桩相当，比第三种螺纹桩的应力小。Ross 团队[70]证明了与其他两种螺纹桩相比较，分离式螺纹桩对根管产生的应力更小，而与第三类型的螺纹桩和非螺纹桩相比，产生的应力相当。另一个团队[80]证明与刚性螺纹桩相比，分离式螺纹桩减少了在粘接过程中产生的应力。多个光弹应力分析研究指出粘接桩产生的应力比螺纹桩小[71,72,79]。

当平行粘接桩与锥形粘接桩相比较时，光弹应力分析结果更支持使用平行桩。Henry[71]发现使用平行桩应力更能够均匀的分布于根管内，有限元分析[81,82]得出相似的结果。另外 2 项光弹应力分析[74,77]得出的结论是平行桩的应力集中于根尖处，而锥形桩的应力集中于桩核连接处。同样使用光弹应力分析，Assif 团队[83]发现锥形桩的应力分布在釉质牙骨质交界处和根尖处之间，而平行桩的应力集中于根尖处。

当使用拔除的离体牙对比平行桩和锥形桩时，并不支持之前那些使用平行桩的结论。Sorenson 和 Engelman[84]证明与平行桩相比较，锥形桩更容易造成牙折，但是锥形桩造成牙折所需的负荷明显高于平行桩。Lu[38]也使用拔除的离体牙进行研究，发现预制的平行桩和铸造桩核相比，折裂的位置没有明显差别。Assif 团队[85]研究了进行平行桩或者锥形桩全冠修复的离体牙，加压力直至根折从而测定抗力。结果两种桩之间未发现明显差异，桩的设计并不会影响抗折强度。

在分析桩的应力分布时，锥形桩对牙本质产生的应力最小，因此应当考虑应用于根管壁较薄、几乎穿孔或穿孔修复后的牙齿[77]。

（二）临床研究资料

多项临床研究提供了不同桩与根折发生率的相关数据。其中一些研究提供了不同类型桩之间的比较，而其他一些研究仅仅评估了一种类型的桩。结合各项研究中关于每种类型桩导致根折的所有数据，可以发现一些有趣的趋势（表 35-5）。5 项研究[50,56,61,69,86]提供了根折与螺纹桩相关性的数据。4 项研究[50,56,58,86]提供了根折与平行桩相关性的数据，9 项研究[50,56-59,60,64,65,86]提供了根折与锥形

表 35-5 桩的形状与牙折的关系

临床数据：研究牙折导致桩核失败的百分比 /%		
螺纹桩（第一作者）	平行桩（第一作者）	锥形桩（第一作者）
40（2/5）（Sorensen）	0（0/170）（Sorensen）	7（18/245）（Sorensen）
0（0/10）（Ross）	2（5/332）（Torbjörner）	4（16/456）（Torbjörner）
4（2/56）（Wallerstedt）	0（0/39）（Ross）	1（2/138）（Weine）
7（3/42）（Linde）	3（4/146）（Morfis）	2（9/516）（Mentink）
7（4/56）（Morfis）		3（3/96）（Bergman）
		0（0/38）（Ross）
		3（2/64）（Morfis）
		2（14/802）（Balkenhol）
		1（2/397）（Valderhaug）
平均值*：7（11/169）	平均值*：1（9/687）	平均值*：2（66/2 752）

*Calculation made by averaging numeric data from all studies.

桩相关性的数据。如果将 5 项研究中评估螺纹桩造成根折的总数除以螺纹桩的总数，这个百分比值可以代表 5 项研究中与螺纹桩相关的根折的平均发生率。按照同样的计算方法，平行桩和锥形桩也能计算出类似的数据，从而比较 3 种类型桩造成根折的发生率。

综合 5 项关于螺纹桩的研究发现螺纹桩造成根折的平均率为 7%（169 例螺纹桩修复牙 11 例根折）。综合 4 项关于平行桩的研究发现平行桩造成的根折平均率为 1%（687 例平行桩修复牙 9 例根折）。综合 7 项关于锥形桩的研究发现锥形桩造成的根折平均率为 2%（2 752 例锥形桩修复牙 66 例根折）。这些综合性研究支持了之前利用光弹应力分析得到的实验室数据，表明螺纹桩发生根折率最高，而平行桩发生根折率最低。在一项临床研究中，Creugers 团队[62]计算出粘接铸造桩核的远期保存率为 91%，而螺纹桩树脂核的远期保存率为 81%。

虽然从每一种类型的桩的所有研究的综合数据表现出一定的趋势，但是对个别研究（在同一个研究中比较了多种类型的桩）的分析产生的结论性结果较少。一项关于螺纹桩和粘接桩的研究表明螺纹桩修复比铸造粘接桩更容易脱落[49]。在其他 3 项螺纹桩和粘接桩比较中，根折率没有明显差别[50, 55, 86]。除了比较螺纹桩和粘接桩外，4 项临床研究比较了平行桩和锥形桩的牙折发生率。2 项通过回顾牙科图表记录的研究比较了平行桩和锥形桩，发现锥形桩的失败率高于平行桩，并且锥形桩的失败更为严重[56, 58]。另外两项临床研究证明锥形桩和平行桩之间没有差异[58, 86]。Hatzikynakos 团队[55]发现修复 3 年后 47 例平行桩和 44 例锥形桩之间没有差异。Ross[86]评估了修复了至少 5 年的 86 例牙齿，38 例锥形桩和 39 例平行桩修复之间根折发生率无差异。

遗憾的是在同一项研究中比较不同类型的桩修复临床研究很少。此外，一些因素也可能影响了现有研究的结果。其中两项研究比较了多种类型桩的保存时间（10~25 年），锥形桩的使用时间可能比平行桩的使用时间长的多（由于后来将平行桩引入牙科市场）[56, 58]。在这些研究中，没有准确报道任何一种桩的平均使用时间。此外，这两项研究都是基于对患者记录的回顾（而不是临床检查），并取决于牙科图表记录关于桩是否失败、何时失败和失败的原因方面的准确性。影响许多临床研究结果的另一个因素是桩的长度，如在 Sorenson 和 Martinoff 的研究[56]中 44% 锥形桩的长度是牙冠切端到颈部 / 咬合面到颈部长度的一半（或不到一半），而只有 4% 的平行桩是这样短的长度。因此实验室研究数据表明桩越短牙齿所承受的应力越大，245 例锥形桩中有 18 例发生了牙折，而 170 例平行桩中没有发生牙折，桩的长度差异可能直接影响到研究的结果。

（三）结论

当评估桩的类型和根折之间的相关性时，实验室数据显示所有类型的螺纹桩造成根折的可能性大。当使用光弹应力分析比较锥形桩和平行桩时，结果更支持使用平行桩。然而当对拔除的离体牙进行机械加力试验、比较锥形桩和平行桩引起根折的类型时，结果各不相同。

当综合评估多个临床研究的数据时，与锥形桩（2%）和平行桩（1%）相比较，螺纹桩最容易造成根折（7%）。与综合数据相比，对于个别临床研究分析产生的结论性结果较少。更多的对比性临床研究将是很有帮助的，包括那些尚未在对比研究中评估的不同设计的桩。

七、桩的适宜长度

关于桩的长度的一系列推荐如下。

1. 桩的长度应等于冠的切缘到颈部或咬合面到颈部的长度[87-94]。
2. 桩的长度应当长于冠[95]。
3. 桩的长度应为冠长的 1/3[96]。
4. 桩的长度应为根长的 1/2[97, 98]。
5. 桩的长度应为根长的 2/3[99-103]。
6. 桩的长度应为根长的 4/5[104]。
7. 桩应在牙槽嵴顶和根尖的中点位置[105-107]。
8. 在不影响根尖封闭的情况下，桩应当尽量长[7]。

对于科学数据的回顾为区分不同的标准提供了基础，虽然短桩从来没有被提倡过，但是在 X 线检查中经常被观察到（图 35-8，图 35-9）。Grieve 和 McAndrew[108] 发现在

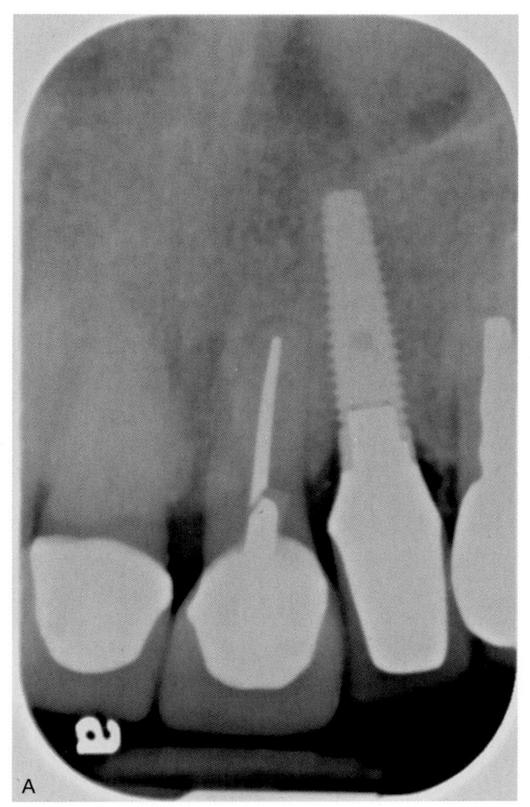

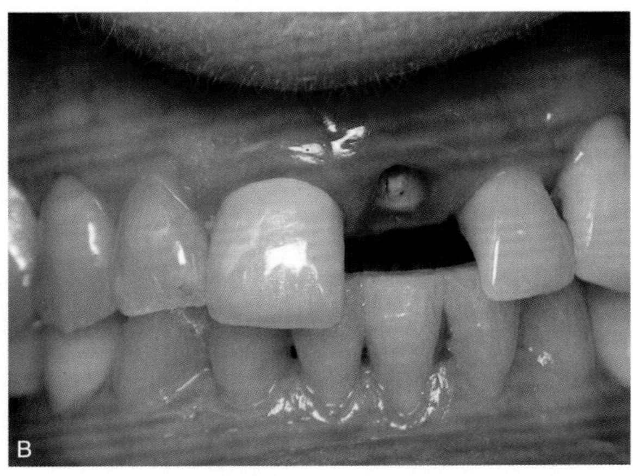

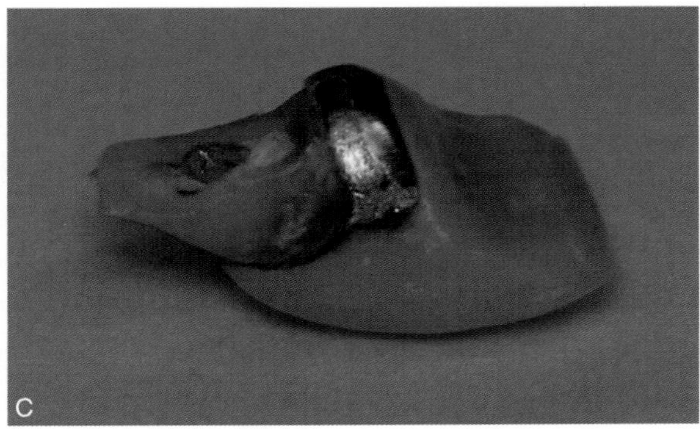

图 35-8　**A.** 上颌中切牙支持骨减少　**B.** 牙齿承受的应力导致根折　**C.** 折断的牙冠显示折裂线在桩的尖端(Reprinted with permission from Baba NZ.[331])

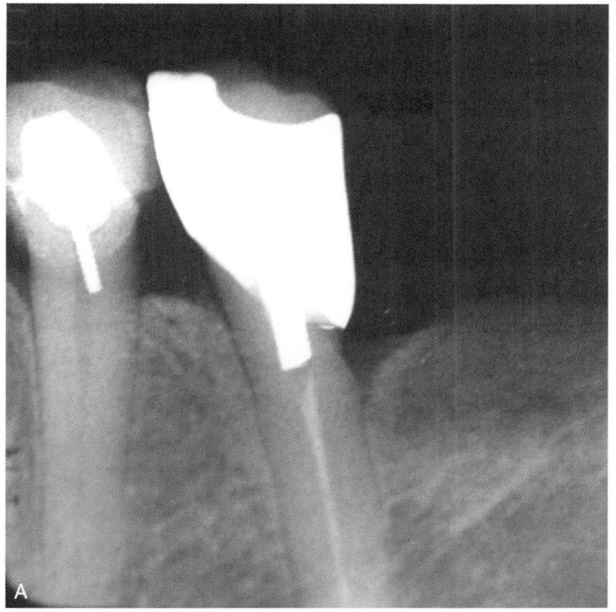

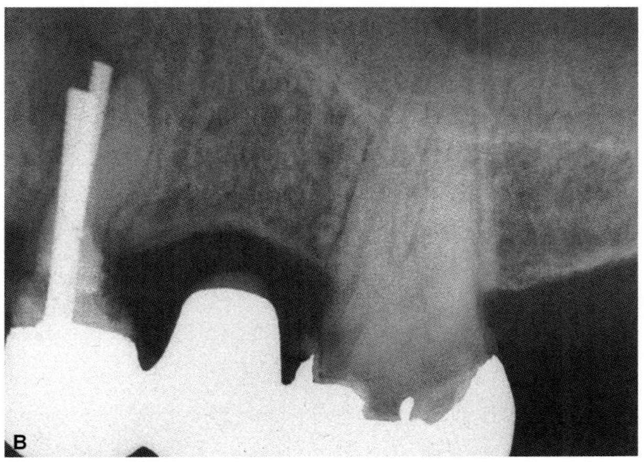

图 35-9　**A.** 第二前磨牙短桩修复的影像学表现,桩核缺乏足够的固位力导致冠修复松动　**B.** 左侧上颌前磨牙长桩修复的影像学表现,桩的大小不足导致牙根穿孔(Figure 9B reprinted with permission from Baba NZ.[331])

327 例桩修复的牙齿中仅有 34% 桩的长度与牙冠的切端到颈部的长度相同。在一项 200 例牙髓治疗后牙齿的临床研究中,Ross[86]发现 14% 桩的长度达到甚至超过根长的 2/3,49% 桩的长度达到或者短于根长的 1/3。217 颗桩修复牙齿的 X 线片研究发现仅有 5% 的桩长度达到根长的 2/3~3/4[109]。一项 52 例桩修复牙齿的回顾性临床研究中,Turner[54]在保留根尖 3mm 牙胶封闭的前提下,比较了桩可达到的最长长度。松动的桩长度只达到了理想长度的 59%,只有 37% 的桩比建议的最小长度长。9mm 被认为是桩的理想长度,短桩与更高的根管应力相关,更容易造成根折[46,75,77,81,82]。

Sorensen 和 Martinoff[56]证明了当桩的长度等于或者大于冠长时,临床成功率显著提高。根据 Johnson 和 Sakumura[110]的研究,桩的长度达到或者超过根长的 3/4 时比桩长达到根长的 1/2 或者与冠长相当时，增加了 30% 的固位力。Leary 的团队[111]证明桩长度达到根长的至少 3/4 时具有最大的刚性和引起最小的牙根弯曲。

这个数据表明桩的长度应该为根长的 3/4。然而，有趣的是按照这个标准，根长平均、长或短的牙齿使用牙根长度的 2/3 到 3/4 的桩时，桩的长度接近推荐的进入根长的范围，不可能保留不小于 5mm 牙胶而不影响根尖封闭。当桩的长度达到根长的一半时，平均长度牙根的根尖封闭较少受到影响[112]。然而，当桩的长度达到根长的 2/3 时，很多平均长度或者长度较短的牙根剩余根尖牙胶量小于理想的牙胶封闭量。Shillingburg 团队[113]指出如果桩长等于临床冠长会导致桩侵犯根尖封闭所需的 4mm“安全区”。

Abou-Rass 团队[114]根据 150 颗离体牙进行后牙桩预备时牙根侧方穿孔的发生率，提出了上下颌磨牙桩长度的指南，确定磨牙桩的长度从根尖到根管口不应超过 7mm。

当牙齿的骨支持减少时，应力急剧增加，并集中在靠近根尖的牙本质上[115]。最近的一项有限元模型研究建立了桩长与牙槽骨水平之间的关系[116]。为了集中于牙本质和桩上的应力最小化，桩应延伸到骨内 4mm 以上。

桩的合理长度临床指南如下。

1. 当修复长牙根的牙齿时，桩的长度达到根长的近 3/4。

2. 当修复平均根长的牙齿时，桩的长度应达到保留根尖 5mm 的牙胶的位置，并延伸至牙胶处（图 35-10）。

3. 只要有可能，桩应当向牙槽嵴顶下延伸至少 4mm，以减少牙本质应力。

4. 磨牙的桩从髓室底到根尖方向不得超过 7mm（图 35-11）。

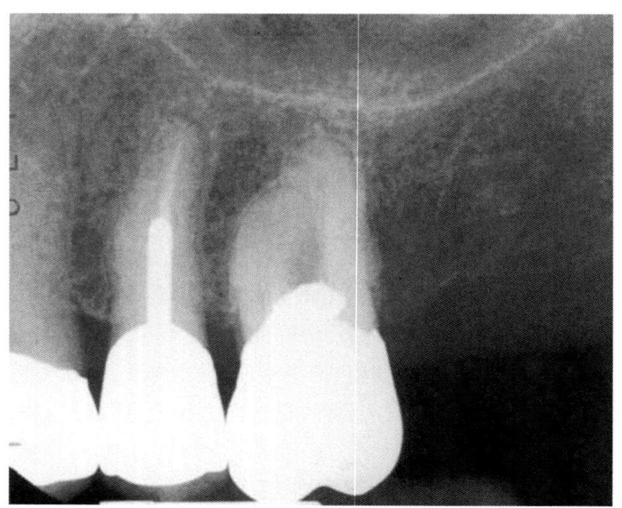

图 35-10 上颌前磨牙内的桩延伸到牙胶处，根尖保留了 5mm 的牙胶

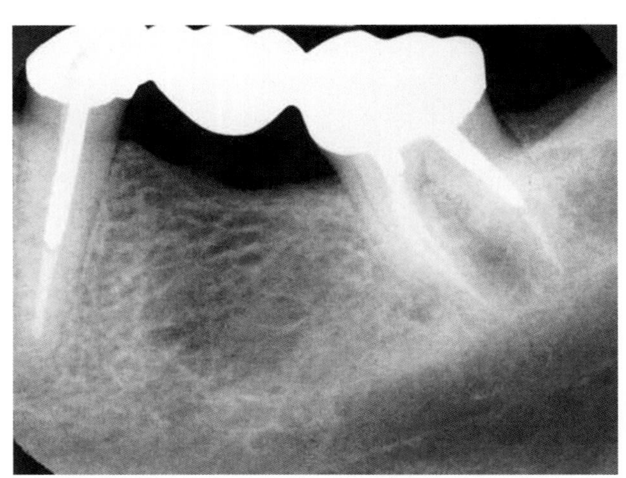

图 35-11 下颌磨牙远中根中的桩达到 7mm 的最大长度

八、为确保根尖封闭，根尖区应保留的牙胶长度

研究结果显示[117]：当保留根尖 4mm 的牙胶时，89 例牙齿样本中仅有 1 个出现渗漏，而当仅保留根尖 2mm 牙胶时，88 例牙齿样本中 32 个出现渗漏。两项研究[118,119]发现当保留根尖 4mm 的牙胶时没有发生渗漏，另外两项研究[117,120]发现当保留根尖 4mm 的牙胶时极少发生渗漏。Portell 团队[121]发现当保留根尖 3mm 的牙胶时大多数样本发生渗漏。当比较保留根尖 3mm、5mm 和 7mm 牙胶的渗漏时，Mattison 团队[122]发现每一种封闭长度之间都有显著差异，提出至少保留 5mm 的牙胶以封闭根尖孔。Nixon 团队[123]通过根尖染色法比较了保留根尖 3mm、4mm、5mm、6mm 和 7mm 牙胶的封闭性能，最大的渗漏发生在保留根尖 3mm 组，与其他组比较有显著性差异，还发现保留根尖 6mm 的牙胶可以显著减少渗漏。Raiden 和 Gendelman[124]用磷酸锌粘固剂将不锈钢桩粘接入根管中，保留根尖 1mm、2mm、3mm 和 4mm 的牙胶，用被动染色系统检测了根尖渗漏的情况，结论显示：保留 4mm 牙胶封闭根尖的渗漏率为 0。Kvist[125]团队通过影像学检查了 852 例临床牙髓治疗后的牙齿，424 例牙齿进行了桩修复，其中根管内剩余根充材料小于 3mm 的牙齿，根尖周透射影像概率明显增高。使用压力驱动示踪分析，Wu 团队[126]和 Abramovitz 团队[127]发现与原始全长根管充填相比，根尖封闭 4mm 或 5mm 防止渗漏的能力较差。同样的，Metzger 团队[128]使用压力驱动的放射性示踪剂分析比较了根尖保留 3mm、5mm、7mm 和 9mm 牙胶的封闭效果，结论是封闭性能与根管内剩余充填物的长度呈正相关，与 3mm、5mm 和 7mm 的牙胶封闭相比较，原始的全长根管充填物具有更好的封闭性。

由于仅保留 2~3mm 牙胶进行根尖封闭的渗漏率较高（图 35-12），根尖部应当至少保留 4~5mm 的牙胶以保

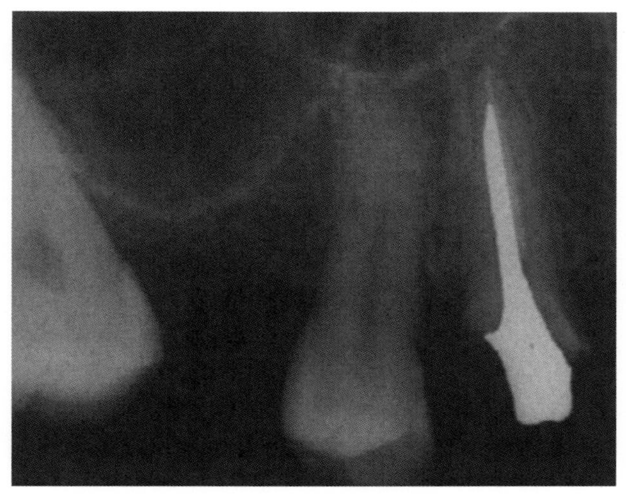

图 35-12　上颌第一前磨牙铸造桩核修复仅保留了 2mm 牙胶进行根尖封闭，增加了失败风险

证根尖封闭。虽然研究指出 4mm 牙胶能够产生足够的封闭性，但是精确到 4mm 处停止是困难的，并且 X 射线角度误差可能导致根尖封闭小于 4mm。因此根尖部应当至少保留 5mm 的牙胶。由桩核以及上方的冠可补偿封闭效果（图 35-11）。

九、桩的直径对固位和牙折的影响

关于桩的直径和固位力之间关系的研究尚无明确结论。有 2 项研究[113，129]证明随着桩直径的增加，桩的固位力增强，而另外 3 项研究[130，121，131]发现桩的固位力与直径的变化没有显著性差异。Krupp 团队[132]指出桩的长度是影响其固位力的首要因素，而桩的直径是次要因素。

关于桩的直径与牙齿承受应力之间则存在比较明确的关系。Mattison[133]发现桩的直径增加，牙齿所承受的应力增加。Trabert 研究团队[134]测量了拔除的上颌中切牙在桩的直径增大时所能承受的应力，发现随着桩直径增大，牙齿的抗折能力下降（图 35-13）。Deutsch 团队[73]证明了桩的直径每减少 1mm，牙根的抗折能力增加 6 倍。然而 2 项有限元分析研究[80，82]没有发现直径较大的桩产生更大的应力。

关于桩直径与固位力相关性的实验室研究的结果不同，但根折和桩的直径大之间存在着明确的关系。

十、桩的直径和牙根旁穿的关系

在与桩直径相关指南的文献回顾中，Lloyd 和 Palik[135]指出桩道预备有 3 种不同的理念：一个研究团队提倡利用最窄的直径来制作一个一定长度的桩（保守主义）；另一个研究团队建议桩的直径预备不超过根直径的 1/3（比例主义）；第 3 个研究团队建议桩的周围保留下至少 1mm 的完好牙本质（保存主义）。

基于根直径 1/3 比例的理念，3 项研究测量了拔除牙

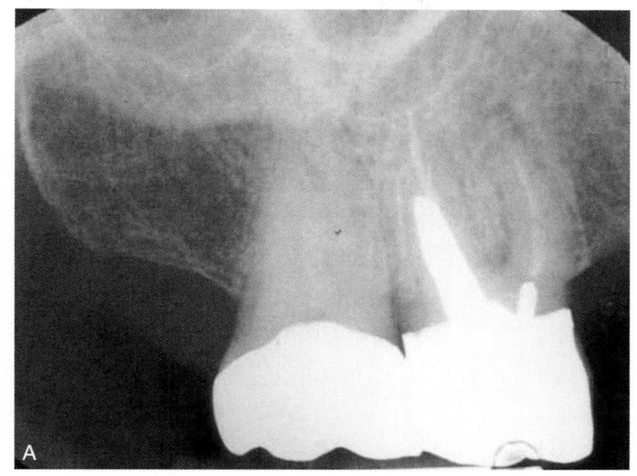

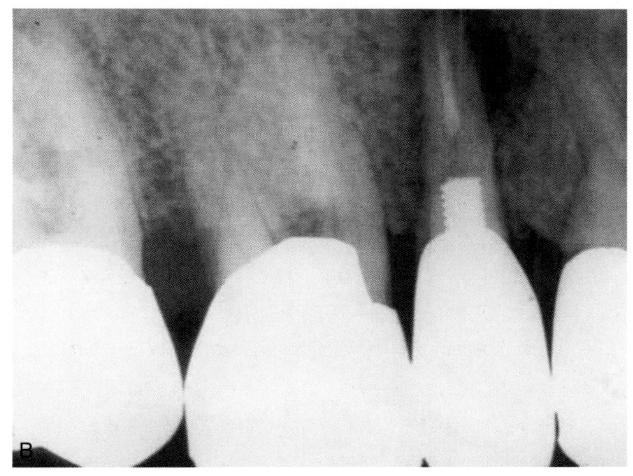

图 35-13　桩的直径过大

A. 上颌磨牙腭根大直径桩　**B.** 大直径螺纹桩导致上颌第二前磨牙根折，牙槽骨的影像学表现为典型的根折——一种泪滴状的弥漫性边界的缺损

齿的牙根直径，提出了桩的直径不能超过根直径 1/3 的比例[113，114，136]。Tilk 团队[136]检测了 1 500 个牙根，测量了除上颌第一磨牙腭根测量的颊舌径外，其他牙齿根尖部、中部、颈部三部分的最小近远中径。基于 95% 可信区间，桩的宽度不能超过根管宽度的 1/3，并且建议桩的宽度：小型牙齿：0.6~0.7mm，如下颌切牙；大直径根的牙齿：1.0mm，如上颌中切牙和上颌第一磨牙的腭根；剩余类型的牙齿：0.8~0.9mm。

Shillingburg 团队[113]测量了 700 个牙根的直径，以确定将牙根侧穿风险降至最低的桩的直径。基于不超过近远中根宽度的 1/3，推荐桩的直径：下颌切牙 0.7mm；上颌中切牙或其他更大牙根的牙齿：1.7mm~ 建议的最大宽度；桩尖部直径：比该点的牙根直径至少小 1.5mm；根管中段桩的直径：比该点牙根直径小 2.0mm。

一项研究使用不同的器械对 150 颗拔除的上下颌磨牙进行桩道预备，记录穿孔发生率[114]。该作者证明了下颌磨牙的近中根和上颌磨牙的颊根不宜进行桩道预备，因

为这两类根管在根分叉处发生侧穿的风险较大。对于主根管（下颌磨牙的远中根和上颌磨牙的腭根），由于有穿孔的风险，根管内（髓室底至根尖）桩的长度不应超过 7mm。考虑使用的器械尺寸，得出的结论是桩道预备使用 2 号的 P 钻较为安全，而使用 3 号和 4 号或者更大的 P 钻时，根管穿孔风险较大。

Raiden 团队[137]137 评估了使用几种直径的器械（0.7、0.9、1.1、1.3、1.5 和 1.7mm）进行上颌第一前磨牙桩道预备后能够保留至少 1mm 的根管壁厚度，结果发现对于单根管的上颌第一前磨牙来说，由于单根管位于牙根中心区域，牙根近远中向的发育抑制限制了牙齿结构的数量，因此器械直径必须小（0.7mm 或更小）。然而当是双根管时，根管位于牙根颊舌部较厚的区域，器械直径可以大到 1.1mm。

结论：桩道预备的器械直径应该与牙根尺寸相关联，以避免桩直径过大导致牙根侧穿（图 35-14）。安全的器械直径为小的牙齿如下颌切牙使用直径为 0.6~0.7mm 的器械，直径大的牙根如上颌中切牙使用 1~1.2mm 的器械。磨牙桩的长度超过 7mm 增加了穿孔的可能，因此应尽可能避免长度超过 7mm 并使用恰当直径的器械。

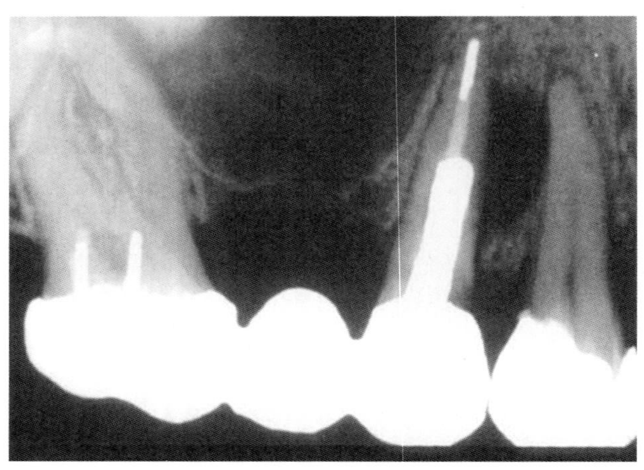

图 35-14 桩的直径过大导致上颌第二前磨牙近中根面凹陷处穿孔，明显的边界和圆形的透射缺损，说明是牙根穿孔的特征

十一、根管治疗后桩道预备的时机

一些研究显示立即进行桩道预备对根管充填材料渗漏的影响无差异[118, 138, 120, 139]。Bourgeois 和 Lemon[138]发现当保留根尖区 4mm 的牙胶时，立即进行桩道预备和 1 周后进行桩道预备无差异。Zmener[120]发现 5 分钟后和 48 小时候去除牙胶进行桩道预备，染色剂的渗入无差异，同时测试了 2 种根尖封闭剂的封闭效果并且根尖区保留 4mm 牙胶。当使用冷牙胶侧方加压充填法时，Madison 和 Zakariasen[118]发现立即去除牙胶和 48 小时后去除牙胶染色剂的渗入也无差异。使用氯仿牙胶充填法时，Schnell[139]发现立即去除牙胶和不去除牙胶之间无差异；相反 Dickey 团队[140]发现立即去除牙胶产生了明显的较大根尖区渗漏。

Kwan 和 Harrington[141]对比了使用携热器械和旋转器械立即去除牙胶的影响，结果显示对照组与使用携热器械和旋转锉立即去除牙胶之间无显著差异。

Karapanou 团队[142]对比研究了立即和延迟去除两种根尖封闭剂（氧化锌丁香油类封闭剂和树脂类封闭剂）的区别，结果发现对于树脂类根尖封闭剂而言，立即和延迟去除之间无差异，但对于氧化锌丁香油类封闭剂延迟去除会产生明显的较大根尖区渗漏。Abramovitz 团队[127]对比研究了使用携热器械立即去除牙胶和使用 GG 钻延迟去除牙胶（两周后）的区别，发现两种方法之间无差异。

Portell 团队[143]发现当根尖区仅保留 3mm 牙胶时，延迟去除牙胶（2 周后）比立即去除牙胶能引起明显的更大渗漏；Fan 团队[144]也发现延迟去除牙胶产生的渗漏更大；Solano 团队[145]比较了热牙胶垂直加压充填配合 AH Plus 根尖封闭剂，即刻和 1 周后进行桩道预备产生的根尖区渗漏差异很小。

结论：根管治疗术后，可以立即安全去除充分压实的牙胶，进行桩道预备。

十二、去除牙胶器械的合理选择

桩道预备时提倡使用三种方法去除牙胶：化学法（桉树油、松节油和氯仿）、加热法（电或加热的器械）和机械法（GG 钻和扩孔钻等）。因为一些特殊因素（微渗漏，不能控制去除牙胶量），不使用化学法去除牙胶进行桩道预备[122, 138]。因此一般常规使用加热法、机械法或两者联合去除牙胶进行桩道预备。

多个研究显示对比使用加热器械和旋转器械去除牙胶引起的根尖区渗漏，两种方法间无差异[117, 122, 146]。

Suchina 和 Ludington[146]、Mattison 团队[122]发现使用加热器械和 GG 钻去除牙胶对根尖区渗漏的影响无差异。Camp 和 Todd[117]的研究显示使用扩孔钻、GG 钻和加热器械去除牙胶对根尖区渗漏的影响也无差异。

Hiltner 团队[147]对比了携热器械和两种旋转器械（GOX 钻和扩孔钻）去除牙胶对根尖区封闭性的影响，结果发现各组件染色剂的渗入无显著差异；但 Haddix 团队[148]的研究结果却相反，他们发现使用加热器械去除牙胶比使用 GPC 器械或 GG 钻产生的根尖区渗漏更小。

DeCleen[149]发现合适的去除牙胶的方法是先用加热器械，再用小的 GG 钻。

Abramovitz 团队[127]使用压力驱动放射性示踪剂试验发现加热器械和 GG 钻去除牙胶对根尖区渗漏的影响无差异。Balto 团队 150 对比了两种方法去除牙胶对根尖区渗漏的影响，结果发现使用 GG 钻去除牙胶产生的根尖区渗漏比使用加热器械小。

结论：当保留根尖区 5mm 牙胶时，使用旋转器械和手用加热器械均可用于安全去除充填密合的牙胶。

十三、桩道预备时取出根管内分离器械对根尖封闭的影响

根管治疗术后，经根管治疗的患牙根管内的任何部位均可能存在分离器械（锉和旋转器械等）。

桩道预备前努力取出分离器械会导致根尖区封闭的丧失、穿孔、台阶形成和（或）过度扩大根管。旁路通过还是取出分离器械取决于折断器械的类型和折断位置、根管解剖形态、分离器械的位置，需要牙髓病专科医生在牙科显微镜下进行确定。更多细节可参见第二十三章。

旁路通过折断器械似乎是最好的方法[150]。Hülsmann 和 Schinkel[151]报道体内研究发现：旁路通过根管内折断器械的总成功率为 68%，Ward 团队[152]报道的总成功率达到 73%。Suter 团队[153]使用牙科显微镜取出根管内分离器械的总成功为 87%。

结论：桩道预备过程中，如果根管内的分离器械不能取出，分离器械应该进行旁路通过或保留在根管内。

十四、取出部分银尖对根尖封闭的影响

在一项研究中发现，当用球钻去除根管内 5mm 银尖的 1mm 后所有样本均出现根尖区渗漏[120]。Neagley[119]发现使用扩孔钻去除银尖冠方的充填材料不会引起根尖区的渗漏，但当所有的充填材料和 1mm 的银尖被去除后，9 个样本中有 8 个出现染色剂完全渗入。

结论：桩道预备的过程中，去除部分银尖会引起根尖区渗漏。

十五、桩道预备后最佳的修复时机

（一）一体式临时修复体

已经得到公认的是：根管封闭不足和冠方修复不严密可能会导致唾液和微生物渗入根管引起根尖周病变[154-160]。

临时性修复体主要用于恢复患者的咬合功能和美观[150, 161-164]。

Demarchi 团队[161]发现一颗临时桩冠修复的患牙比永久预成桩核冠修复能产生明显的较大渗漏；当比较磷酸锌水门汀粘固的铸造桩核、树脂类粘接剂粘固的预成桩和复合树脂核、氧化锌丁香油水门汀粘固的临时桩核时，Fox 团队[162]也发现了类似的结果。

在 3 年的临床回顾性研究中，Lynch 团队[163]评估了 176 颗牙髓治疗后的牙齿，他们发现牙髓治疗后需要拔除的牙齿更常发生于临时性修复体修复的患牙。

根据这些结果，几个研究[150, 162]建议应尽可能早地粘固永久性的桩和修复体，以避免根管的再感染。同时为了减少渗漏，提高远期成功率，永久性修复体应该质量上乘[158, 165-168]。

（二）桩道口暂时充填

Balto 团队[150]对比了用于桩道预备后根管的不同暂封材料的渗漏情况，发现当长时间（30 天）保留时，被测试的临时修复体（Cavit，IRM，and Temp Bond）没有一个能防止冠方的渗漏。Safavi 团队[164]评估了牙髓治疗后的牙齿延迟永久冠方修复的预后，464 颗牙髓治疗后的牙齿进行影像学检查，结果发现与临时封闭（IRM or Cavit）修复体的冠方通道比，永久修复体（银汞合金、复合树脂、有或无桩核的最终修复）的成功率更高。

Torabinejad 团队[158]发现不良修复体 19 天内就能够导致根管系统的再感染。Ray 和 Trope[165]发现不良冠方修复体加上不良牙髓治疗导致牙髓治疗后牙齿失败率很高。

Iqbal 团队[166]的回顾性研究发现高质量的牙髓治疗加上良好的冠方修复能够提高牙髓治疗牙齿的成功率。Tronstad 团队[167]的研究也显示牙髓治疗的质量比冠方修复更重要。

（三）结论

牙髓治疗后，桩道预备和桩的粘接应该尽快进行：预成桩在同一天进行、需定制的桩核应该尽快完成。预备后的牙齿应该进行合适的暂时修复（良好的边缘封闭和咬合），永久性修复应该在尽可能短的时间内完成。

十六、颈箍（环形金属带）对牙齿结构的影响

已经发表的调查资料显示认为金属箍（环形金属带）能够增强牙齿抗折强度的调查对象比率提高了[53]。56% 的全科牙医、67% 的修复医生和 73% 的修复专科医生认为核金属箍提高了牙齿的抗折强度。为了验证这个概念，学者们进行了几项研究。一些文章显示金属箍是有益的，但其他的发现不能提高抗折强度。

分析试验设计的不同之处可以发现出现不确定这些结果的原因是：第一，一些研究测试的金属箍是铸造核的一部分（核金属箍）[169-173]，而其他研究评估的是覆盖在牙冠周围加强受试牙齿结构的金属箍的作用[174-187]，一个研究既评估了核金属箍又评估了冠金属箍[188]；第二，金属箍的形状也有区别，从而导致金属箍加固牙齿结构（有斜坡的牙齿表面和基牙预备过的相对平行的牙齿结构）不同；第三，金属箍包绕的牙齿结构的总数也不同。

研究资料显示作为核的一部分的金属箍对加强牙齿结构的效果不如环绕在牙齿表面的金属箍，在 6 个研究中有 4 个发现核金属箍是无效的[170, 171, 173, 188]，也有 2 个研究中的 1 个发现核金属箍有效，这个箍的形状是在牙齿结构上方的核有 2mm 的平行扩展而不是斜面[169]。在其他核金属箍有效的研究中，使用的是扭转力转而不是舌向成角度的力量[172]。在冠金属箍的研究中，大部分金属箍能有效提高牙齿的抗折强度，仅仅当金属箍的尺寸最小或有

斜坡时是无效的[174,188]。在这些研究的支持下，Rosen 和 Partida-Rivera[189]发现当容易引起根折的锥度螺纹桩扭入根管内时，使用 2mm 的金铸造肩领（不是桩核的一部分）防止根折非常有效。Assif 团队[190]发现当被 2mm 高的冠修复体覆盖时，平行桩、锥度桩和末端有锥度的平行桩对于引起根折无明显差异。Akkayan 团队[181]发现当颈箍宽度是 2mm 时，纤维加强桩和氧化锆桩之间无显著差异。

研究资料也支持一个观点：包裹的牙齿组织多的颈箍比包裹牙齿组织少的更有效。在桩核和牙冠颈箍的研究中发现当包裹的牙体组织较多时（核金属箍 2mm，冠金属箍 1~2mm），牙齿的抗折强度能够提高。Libman 和 Nicholls[174]发现 0.5~1mm 的冠金属箍是无效的，而 1.5~2mm 的冠金属箍是有效的。Isidor 团队[176]对比研究了无金属箍、1.25mm 和 2.55mm 的冠金属箍，发现冠金属箍宽度的增加能够提高导致样本失败所需的循环次数，从而得出结论再循环加载的环境下，对于增强牙齿的抗折强度而言，金属箍的宽度比桩的长度更重要。Zhi-Yue 和 Yu-Xing[180]当使用铸造桩核修复冠金属箍牙髓治疗后的牙齿时，2mm 宽的冠金属箍能有效增加抗折强度。Pereira 团队[187]对比研究了无金属箍和 1mm、2mm、3mm 宽的冠金属箍的作用，结果发现与 2mm 宽的冠金属箍相比，3mm 宽的能够明显提高牙髓治疗后牙齿的抗折强度。

如上引用的文献显示，牙本质肩领的预备形状对牙齿的抗折能力也有影响。当扭转力作用于牙齿上时，仅仅有斜面 / 斜坡的颈箍才能够有效提高牙齿的抗折能力。Tan 团队[183]对比研究了延伸到整个牙冠周围的统一为 2mm 的颈箍和不统一为 2mm 的颈箍（近远中面只有 0.5mm），统一宽度的颈箍比不统一宽度的颈箍更能显著提高牙齿抗折力。在一个体外研究中，Naumann 团队[184]通过模拟咀嚼的方法，评估了不完全冠颈箍保护的上颌根管治疗后牙齿抗折能力，结果发现最容易发生失败的部位是缺少冠颈圈的部位（唇侧、腭侧或邻接区域）。Ng 团队[185]研究了轴向力对根管治疗后的上颌前牙抗折强度的影响，他们发现在缺少 360° 完整的牙冠结构时，剩余牙冠组织的位置是决定牙髓治疗后牙齿抗折强度的重要因素。在腭侧的轴壁与 360° 的一样可有效防止牙折。

结论：关于颈箍防止牙折的有效性存在不同的观点。对于颈箍作为核的一部分和上方加强牙齿结构的冠创造的颈箍均进行了测试，大多数资料显示包裹牙齿的冠创造的颈箍比作为桩核一部分的颈箍更有效（图 35-15）。包裹的牙齿结构越多颈箍越有效，对于增强牙齿的抗折性，覆盖冠包含的牙齿结构的量比桩的长度更重要。基牙相对平行的预备比有斜面 / 斜坡预备形成的颈箍更有效。包绕牙齿一周 2mm 的颈箍比不均匀的颈箍更有效。

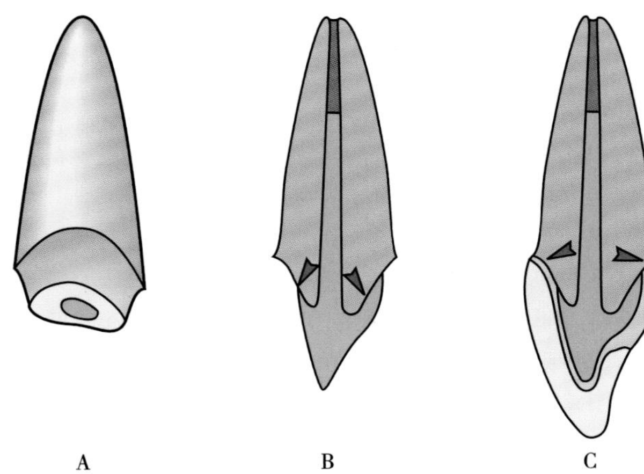

图 35-15 颈箍的类型

A. 桩核预备后的牙齿 **B.** 桩核粘接就位后，箭头示核是如何围绕牙齿创造了颈圈（通过减少剩余冠部牙齿的宽度形成核颈圈） **C.** 核的上方粘固了金属烤瓷冠，箭头显示冠包裹的牙齿颈部，建立了一个冠颈圈

十七、桩核修复技术

当需要用桩核固定牙髓治疗后牙齿的单冠或固定部分义齿时，在进行桩核的相关临床操作前需首先确定以下几点。

（一）桩的长度

由于根尖区应保留 5mm 的牙胶以确保根尖区良好的封闭性，因此除磨牙外，桩应该尽可能地延伸到距根尖 5mm 处。对于磨牙，桩应该置于主要的牙根中（上颌磨牙的腭根和下颌磨牙的远中根），并且从髓室底的根管口开始，根管内桩的长度不能超过 7mm（图 35-11），超过这个长度能导致根管壁侧穿或剩余根管壁非常薄。

（二）桩的直径

关于桩的直径常用的、适用于临床的参考是不超过根管直径的 1/3。可以确定的是当预备的桩道直径超过根管直径的 1/3，牙齿强度会成指数强度级的变弱。每增加 1mm（超过根管直径 1/3）会导致根折的可能性增加 6 倍[73]。根据 1 500 颗牙齿（每种牙 125 颗）根管直径的测量结果和参照桩的直径不超过根管直径的 1/3，理想的桩的直径应该是下颌切牙约为 0.6mm，上颌中切牙、上颌、下颌尖牙以及上颌第一磨牙的腭根约为 1.0mm[135]。其他牙齿推荐桩的直径为 0.8mm[135]。另一个关于 700 颗牙齿的研究推荐桩的直径范围从下颌切牙的 0.7mm 到最大的上颌中切牙 1.7mm[113]。

（三）患牙解剖结构的限制

完成牙髓治疗的医生能够更好地确定髓室的特点、根管解剖和根管充填的完成情况，在置入桩核前还需要评估：有没有牙本质裂纹及裂纹长度、确认根管是否因过度预备导致剩余牙本质厚度不超过 1mm 或者桩的直径大于根管直径的 1/3、剩余牙齿薄弱结构的位置和牙根弯曲的起点。

1. 牙本质裂纹　牙本质裂纹是进一步扩展可导致根折或牙齿丧失的薄弱区域。应该告知患者其牙齿有牙本质裂纹存在并用适当的图表记录裂纹的位置。明智的选择是避免置入桩，如果可能，应采用充填材料形成核。如果必须使用桩，桩应该被动地适应根管并且最终修复体应该完全包绕裂纹区域，并且尽量制作颈箍。

2. 根管治疗术后的剩余牙本质厚度　在标准和适当的牙髓治疗器械的作用下，牙齿可能剩余不到 1mm 的牙本质，这表明不应该为了加桩进行进一步的根管预备。遇到这些牙齿时，最佳的方案是制作适合现有根管形态的桩，而不是为了置入预成桩再额外预备根管，这些特点是使用铸造桩核的主要适应证之一。一个研究显示尖牙（上颌和下颌）、上颌中切牙和侧切牙、上颌第一磨牙的腭根在根管清理和成形后能够保留多于 1mm 的牙本质[191]。其他所有牙齿在牙髓治疗后的牙根剩余牙本质厚度均不足 1mm。为了实现桩的周围保留 1mm 厚度牙本质这一目标，用于单根管的上颌第一前磨牙桩的直径应该为或小于 0.7mm[137]。下颌前磨牙的卵圆形 / 带状根管内不能承受任何桩道预备，因为牙本质厚度不足 1mm[192]。在下颌磨牙的近中根和上颌磨牙的颊根内进行桩道预备会导致穿孔或剩余牙本质很薄，基于剩余牙本质的厚度，如可能的话这些牙根不推荐加桩。

3. 牙根的弯曲度　当牙根有弯曲时，应该限制桩的长度以便保存剩余牙本质，从而有助于防止根折或穿孔。牙根弯曲最常发生于根尖 5mm 的位置。因此如果保留根尖区 5mm 的牙胶，通常能够避过牙根的弯曲部分。如上文关于桩长度的讨论，由于牙根弯曲和存在发育抑制缺陷导致穿孔的可能，磨牙根管内桩的长度不应该超过 7mm。磨牙根经常发生弯曲，桩应该止于弯曲的起点。

（四）桩核的类型

1. 铸造桩　多年来，铸造桩核被认为是牙髓治疗后牙齿的标准修复方法，并且一直是由金属制成，金、银 - 钯合金和基底金属合金是最常用的金属材料。由于经济原因，基底金属合金被认为是可选择的高惰性金属，基底金属合金主要的缺点是可操作性（技工室和临床）、硬度和不稳定的化学结构[193]。基底金属合金降解释放的物质可能对患者有害[193-195]。银 - 钯合金可替代金和基底金属合金，具有相对简单的操作性并且具有很多和铸造金合金相似的性能[196]，但银 - 钯合金 - 的铸造性不如金基底合金[193, 197, 198]。

铸造桩核可使用直接或间接法进行制作，可以在口内使用丙烯酸树脂模型直接制作桩核[199-203]。通常使用预成塑料模型，将自凝塑料衬在里面直接制作适合桩道的桩核（图 35-16）。牙齿的冠方通常使用同一种树脂制作，牙齿内的核按照需要的外形制成波纹状。这种直接修复技术的唯一缺点是完成整个流程需要大量的椅旁时间。

作为替代方案，可以使用间接法制作铸造桩核[204-206]。但操作步骤需要按照规定的流程小心谨慎地进行操作，以确保成功。可以使用螺旋输送器械将印模材料输入到预备好的桩道近根尖部分。由于从口内取出时，这种细的注射聚合印模材料很容易被扭曲或者撕裂，因此需要加强型的印模材料。这种加强印模材料可用几种材料组成如胶钉和金属丝，当使用胶钉时一定要小心取出，以确保它不会因为置入弯曲根管内或者接触印模托盘而发生轻微变形，从而使它能够在发生变形时恢复到原始形状。如果是用弹簧钢制成的，使用部分安全别针可以非常好地防止弯曲，可弯曲的金属针当取出印模时会发生扭曲变形，因此推荐使用接触到牙胶的安全别针作为印模基底。印模从口内取出后，由于尖端有金属针，印模材料不会被拉伸。

为了让印模技术更简易，预制的精密塑料钉被引入临床[207, 208]。选择合适钉的直径后，使用相对应的钻预备桩道到恰当的长度，然后将钉插入预备好的根管内，注入印模材料后送到技工中心进行制作。铸造桩核的优点是如果需要牙髓再治疗，它很容易被取出[209-211]，此外，几个长期的临床研究也报道铸造桩核的成功率较高[60, 212]。

2. 预成桩　近年来，预成桩在临床上非常普及，并且具有多种多样的系统：两面平行或有锥度、表面光滑或锯齿状、被动式（粘接剂 / 粘接）或主动式（螺纹）或两者结合[213-215]。螺纹桩主要依赖于与牙齿融为一体——要么通过牙本质内的螺纹扭如牙根，要么通过螺纹“攻入”到牙本质中。这些桩大多是金属的，最近，为了响应牙色桩的需要，几种非金属桩如碳纤维环氧树脂桩、加强玻璃纤维（GFR）环氧树脂桩和超高强度聚乙烯纤维增强（PFR）桩开始应用于临床，早期资料显示它们可替代金属桩。

（1）碳纤维加强型树脂桩：碳纤维加强型（CFR）环氧树脂桩系统于 1988 年由法国的 Duret 和 Renaud 发明[216-218]，并于 19 世纪 90 年代早期首先引入欧洲。这种桩的基质材料是用平行于桩长轴的单向碳纤维加强的环氧树脂，这些纤维的直径为 8μm 且均匀地嵌入在环氧树脂基质里。按重量计算，这些纤维组成了 64% 的桩，并且在注射到树脂基质前会被拉紧以使桩的物理特性最大化（图 35-17）[216, 222, 223]。据报道这种桩能够吸收应力并将力量沿整个桩道分散[224]。大部分碳纤维是由聚丙烯腈在空气中加热到 200℃到 250℃然后在惰性气体中加热到 1 200℃制成的，这个过程去除了氢、氮和氧，保留了碳原子链并形成碳纤维[225]。

碳纤维加强桩具有抗疲劳强度高、抗张力强度高和弹性模量与牙本质相似的优点[219, 220-222, 226-229]。这种桩最初是射线可透的，然而现在的桩是阻射的。阻射性是通过在桩里加入硫酸钡和（或）硅酸盐实现的。Mannocci 团队[230]研究了 5 种不同类型纤维桩的阻射性发现仅仅碳纤维桩和 Snowposts 具有标准的阻射性。Finger 团队[231]对比研究了 7 种纤维加强型树脂桩和钛金属桩，结果发现与其他桩比，碳纤维加强桩具有合格的阻射性。

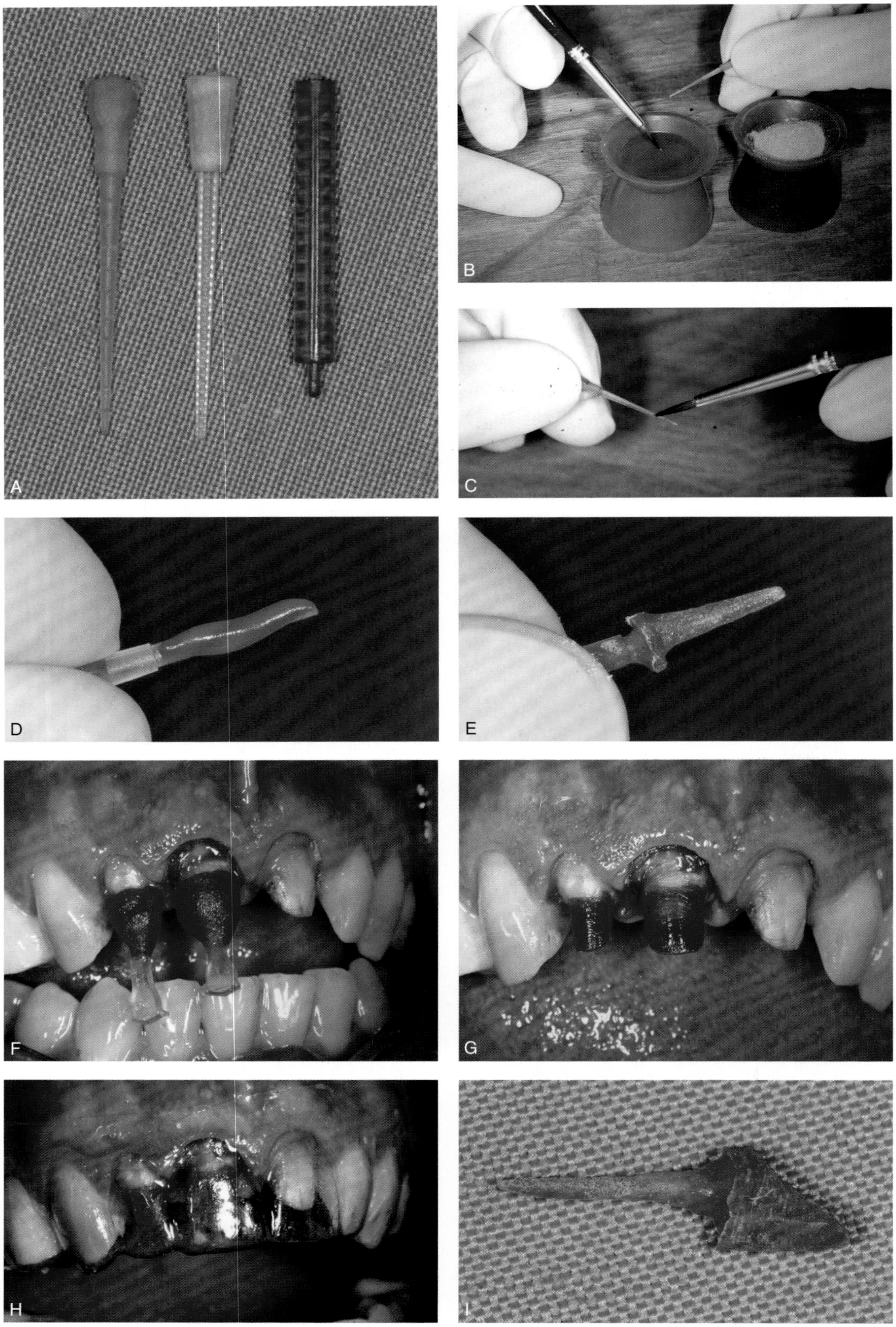

图 35-16 A. 预制塑料模型通常用于直接用丙烯酸树脂口内制作铸造桩核的直接技术方法 **B、C.** 用于制作塑料桩体的单体 **D.** 使用“珠刷”技术制作桩体的树脂 **E.** 从桩道中取出的聚合体，检查完整性及有无孔洞 **F.** 增加冠部树脂形成预期的核的尺寸 **G.** 使用高速金刚砂车针和喷水完成树脂冠预备 **H.** 使用从诊断蜡型真空制作的模具检查核的高度 **I.** 将桩核的树脂模型取出并送到技工厂制作和铸造（Figure 35-16 B to I reprinted with permission from Baba NZ.[331]）

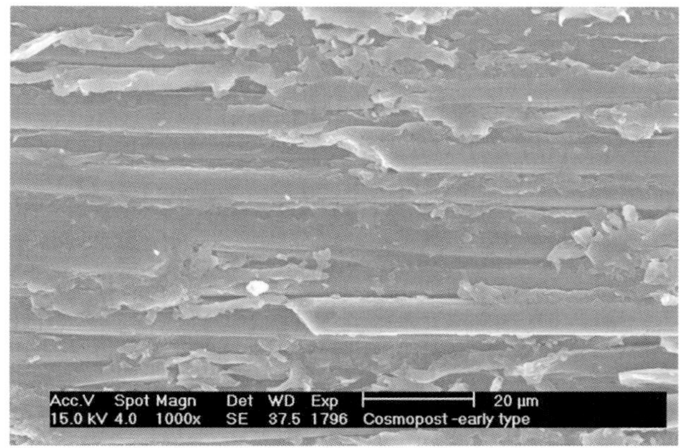

图 35-17　碳纤维加强型环氧树脂桩的表面结构（扫描电镜放大倍数：×1 000）

可用的碳纤维加强桩有不同的形状：具有锥状稳定平台的双圆柱形或者圆锥形（图 35-18），桩的表面结构可以是光滑的或齿状的。研究显示尽管光滑桩也能够很好地与牙本质粘接，但齿状的能够增强机械固位[228, 231, 232]。桩表面 5~10μm 的粗糙度能够提高与自凝粘接材料的机械粘接强度，细胞毒性试验显示桩也具有生物相容性[227, 233]。

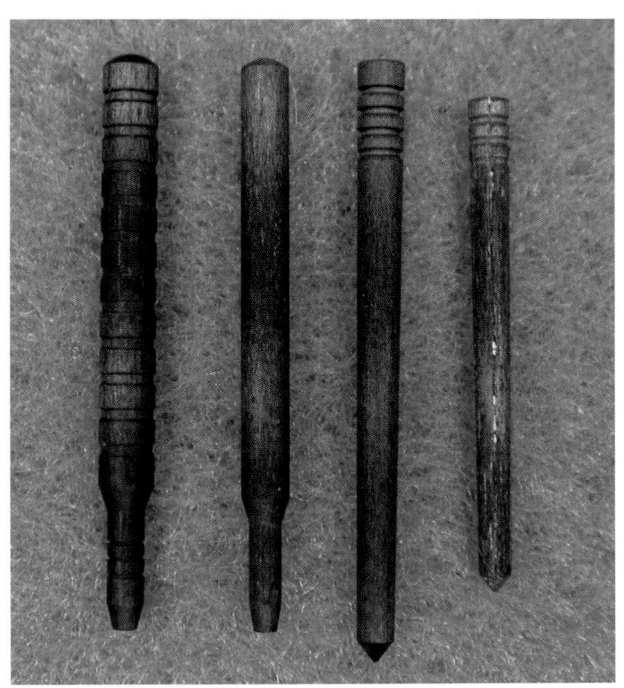

图 35-18　可用的碳纤维加强型环氧树脂桩的形状

几个研究显示碳纤维加强桩与金属桩比具有足够的物理学特性[223, 226, 234, 235]。Ferrari 团队[234]通过一个 4 年的回顾性研究发现全瓷桩核系统优于传统的铸造桩核系统。King、Setchell[226]及 Duret 团队[223]评估了碳纤维桩的物理性能（抗折强度和弹性模量），结果都发现碳纤维桩比预成金属桩强。

Sidoli 团队[236]的体外对比研究发现，与金属桩比碳纤维加强桩的强度较差。Purton 和 Love[237]及 Asmussen 团队[238]也得出了类似的结果。

Martinez-Insua 团队[239]研究了碳纤维加强桩和铸造桩修复后牙齿的抗折强度，发现铸造桩核的折裂阈值明显高。碳纤维加强桩的临床研究发现临床效果与传统铸造桩核不同[240]。然而需要注意的是这些研究的样本量都相对较小（27 颗牙）。

多个研究表明热循环加载后碳纤维加强桩的强度降低[241-244]，此外桩与口内液体的接触也降低了抗弯强度值[233-245]。两个研究的结果显示使用碳纤维加强桩、铸造桩核和金属桩修复下颌切牙时，断裂的方式和状态无显著差异[246, 247]。

多个体外研究报道碳纤维加强桩引起牙根折裂的失败较少，使用碳纤维加强桩修复失败对牙齿更有利的是剩余牙齿结构[181, 226, 236, 239, 248-252]。但是尽管碳纤维加强桩有这些优点，临床应用中有一个问题仍需确认，当牙髓治疗后牙齿的颈圈或缺如时使用碳纤维加强桩修复，牙齿的受力可引起桩弯曲导致整个核发生微位移，从而累及冠边缘的密封性，引起口腔内细菌和液体的微渗漏，结果会产生这些部位不易察觉的继发龋[252]。

碳纤维加强桩的短期临床研究显示有应用前景，但一些长期的研究发现失败率较高。Wennström[210]使用碳纤维加强桩修复了 173 颗牙齿，3~4 年后有 2 例失败。236 颗牙齿 2~3 年的短期回顾性研究报道没有失败病例[253]。Ferrari 团队[234]研究了 100 颗使用碳纤维加强桩修复平均 3.8 年的牙齿，报道的失败率为 3.2%。在 59 颗碳纤维加强桩的前瞻性研究中，Glazer 团队[254]发现桩没有折裂但是有 7.7% 的病例失败。另一个前瞻性研究[255]发现，1 304 颗碳纤维桩修复的牙齿 1~6 年后失败率为 3.2%，失败的主要原因是去除暂时冠时导致桩去粘接和根尖周病变。Hedlund 团队[256]研究了 65 颗碳纤维加强桩平均 2.3 年的临床效果，发现失败率为 3%。Segerström 团队[257]进行了 64 颗碳纤维加强桩的回顾性研究，发现平均 6.7 年后 50% 的桩脱落。

虽然碳纤维加强桩有断裂的可能，但是与金属桩相比它更易被取出，取出时推荐使用一次性取出工具套盒[258-262]。

（2）玻璃纤维加强型环氧树脂桩（GFR）：美学修复和全瓷冠修复的高要求引导了替代金属和碳纤维加强桩的各种牙色桩系统的发展。玻璃纤维加强型环氧树脂桩是由或二氧化硅纤维（白色或透明）制成的。玻璃纤维可由不同类型的玻璃制成：电器玻璃、高强度玻璃和石英纤维（图 35-19）[244, 263]，常用的纤维是二氧化硅基底的（50%~70% SiO_2），还有其他氧化物[264]。

GFR 桩有不同形状：圆柱形、柱锥形或圆锥形（图 35-20）。几种 GFR 装系统的体外评测发现平行 GFR 桩比锥形的固位好[265]。

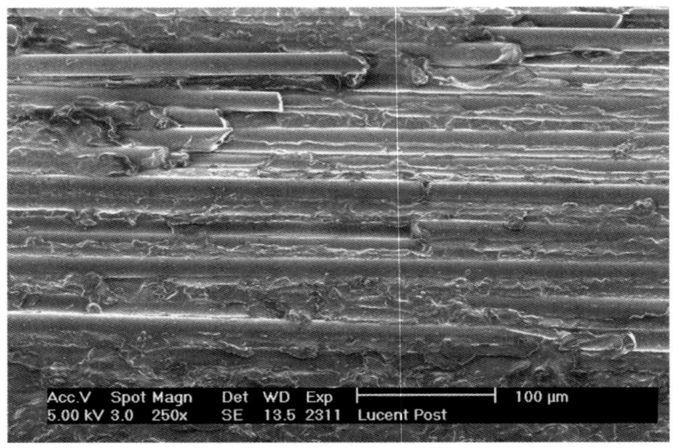

图 35-19 玻璃纤维加强型环氧树脂桩的表面结构(扫描电镜放大倍数：×1 000)

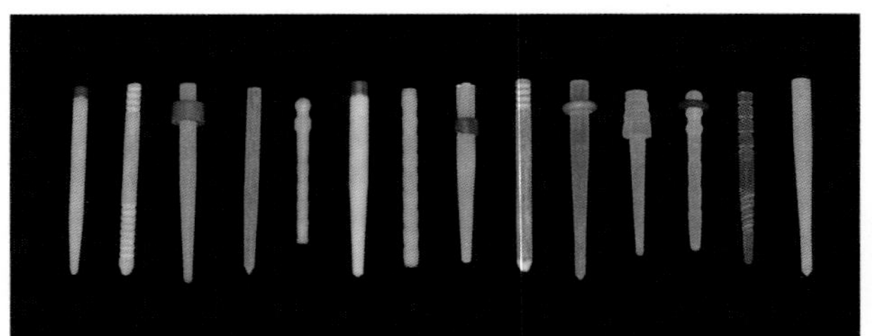

图 35-20 可用的玻璃纤维加强型环氧树脂桩的形状和外观(Reprinted with permission from Baba NZ.[331])

基质中的玻璃纤维成分在桩的强度起重要作用。Newman团队[243]对比了两种含不同比重玻璃纤维的 GFR 桩的抗折性能，发现桩的玻璃纤维含量越高，桩的强度越大。

据文献报道，GFR 桩比碳纤维加强桩具有高抗疲劳强度、高抗张强度和与牙本质更相近的弹性模量[229, 238, 266]。GFR 桩具有与碳纤维加强桩相似的强度，但硬度几乎是它的 2 倍[267]。

GFR 桩的抗弯曲强度与使用的玻璃纤维类型无关。Galhano 团队[229]评测了碳纤维、石英纤维和玻璃纤维桩的抗弯曲强度，发现由于环氧树脂的类型和比例是一样的，各种桩抗弯曲强度相似。Pfeiffer 团队[268]体外评测了 GFR桩、钛桩和氧化锆桩的抗屈强度，发现钛桩和氧化锆桩的抗屈强度明显高于 GFR 桩。

几个研究显示热循环加载后 GFR 桩的强度降低(约 40%)，此外与口内液体的接触(短期和长期)降低了桩的抗弯曲强度[241, 244, 269-271]。

两个研究显示复合树脂核材料和 GFR 桩的粘接抗张强度比成熟的钛桩小[272, 273]。其他研究显示 GFR 桩和复合树脂粘接材料间有很好地粘接性能[272, 274-276]。使用喷砂技术处理桩能提高桩核的粘接性能，使用过氧化氢和硅烷或氢氟酸和硅烷处理也具有相似的效果[277, 278]。疲劳加载期间 GFR 桩复合树脂核比铸造金桩核和钛桩复合树脂核固定冠的能力明显更强[182]。

与碳纤维加强桩类似，多个研究显示 GFR 桩引起根裂失败的可能性更少[243, 279-281]，这些研究中使用 CFR 桩修复失败的牙齿对剩余牙齿组织更有利。然而有研究讨论了颈圈的存在对获得高成功率有重要影响[181, 184, 185, 282]。Malferrari团队[281]使用 GFR 桩修复了 180 颗牙，30 个月后没有桩核或牙根断裂。Naumann 团队 283 发现平行 GFR 桩和锥形GFR 桩保存率是相似的[283]。

(3)聚乙烯纤维加强桩：聚乙烯纤维加强桩(PFR)是由超高分子量聚乙烯纤维编织带(Ribbond, Ribbond Inc, Seattle, Washington)制成的，他们不是传统意义上的桩核，它是将涂有牙本质粘接剂的聚乙烯编织纤维带填充到根管内，然后通过光照固化就位[284-286]。这种聚乙烯材料的三维结构归因于纱罗组织和三维结构的设计(图 35-21)，这些设计由大量的交叉节点组成，可阻止裂纹扩展并为复合树脂粘接剂提供机械固位。实验室对比了 PFR 桩和金属桩，发现使用纤维加强桩发生垂直根折的可能性较小。PFR桩中加入小尺寸的预成桩可增加桩核复合体的强度，但是PFR 桩的强度无法达到铸造金属桩核的水平[284]。

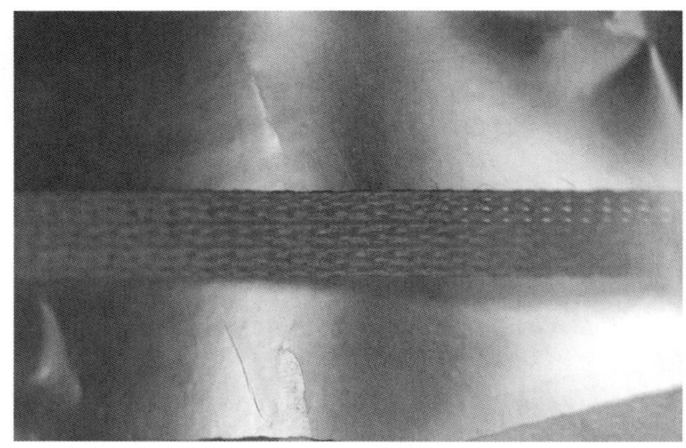

图 35-21 原始包装里的聚乙烯纤维加强桩的特写(Reprinted with permission from Baba NZ.[331])

与其他纤维加强型复合材料桩比较，PFR 桩也能够保护剩余牙齿组织[243]，这些归因于厂家不建议扩大根管，不去除根管内的倒凹和制作 1.5~2mm 的冠部颈圈。大体积的核材料和充分的牙本质粘接极大影响了 PFR 桩的平均加载失败值[243]。Eskitascioglu 团队[287]使用抗折强度试验和有限元分析评价了两种桩核系统，发现应力沿颊侧骨板集中在牙齿的颈部区域，PFR 桩中的应力最小，因此建议PFR 桩更适合用于根尖切除后牙齿的修复。

Newman 团队[243]对比了三种纤维加强复合材料桩系统对牙髓治疗后牙齿抗折强度的影响，发现置入窄根管中的 PFR 桩的效果比 GFR 桩更好，因此建议 PFR 桩制成根管的形状。

针对牙髓治疗后的牙齿的微渗漏因素，使用 PFR 桩进行修复比不锈钢和氧化锆桩更适合[288]。Usumez 团队[288]体外评估了 3 种美学粘接桩钉系统与传统钉系统的微渗漏，结果发现 PFR 桩和 GFR 桩产生的微渗漏比氧化锆桩小。

(4)氧化锆桩：临床上全瓷冠的应用促进厂家开发了

全瓷桩[289-292]，无金属桩避免了金属桩的光学特性导致的牙齿变色[293-296]。氧化锆桩是全瓷桩的一种，由具有一系列用途的惰性材料二氧化锆组成（ZrO_2）。它高抗折强度、高弯曲强度和优良的耐腐蚀性促使整形医生把它用于关节表面[297]。研究显示移植到动物体内的氧化锆样本很长时间后仍非常稳定，并且未发生明显的降解[297-301]。

氧化锆（多晶体四方锆，TZP）具有相位变换的特点。在水环境中，当温度在130℃到300℃时，氧化锆可以发生自然相位转换，从四方晶体变成单斜晶体从而发生低温降解。有报道显示由于相位转换产生了微裂纹，因此这种降解产生会导致氧化锆强度降低。为了抑制相位转换，在常温下加入一些氧化物（氧化镁、氧化钇或氧化钙）来完全或部分稳定氧化锆的四方相，这个机理称为相变增韧[292,298,302-304]。

用于牙科桩材料的氧化锆主要添加了3%摩尔的氧化钇（Y_2O_3），称为钇稳定多晶体四方锆（YTZP）[292,305]。YTZP是由致密的细颗粒结构组成（平均直径0.5μm），从而为桩提供了韧性和光滑的表面[303,305-307]。氧化锆桩的阻射性和生物相容性非常好，并具有很高的、类似不锈钢的抗弯曲强度和抗折强度。此外，这种桩可溶性很低并且不受冷热循环的影响[241]。这种桩可以做成圆锥形（图35-22）。

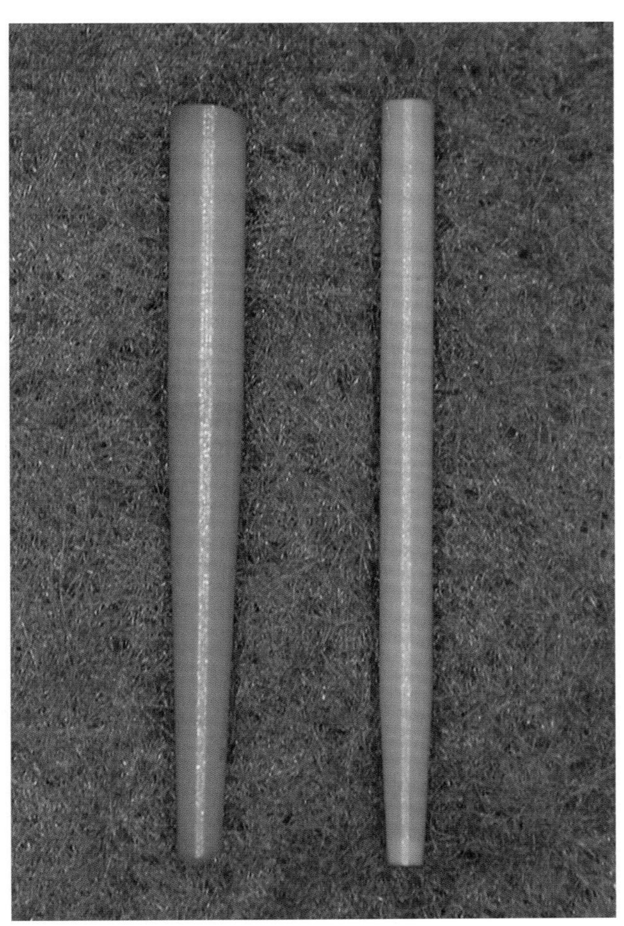

图35-22 可用的氧化锆桩的形状和外观

氧化锆桩无沟纹、锯齿或粗糙的光滑表面结构增强了机械固位（图35-23），此外氧化锆桩与复合树脂的粘接性较差，因此可能不能为易碎的全瓷冠提供很好的支撑[272,317-319]。Dietshi团队[318]发现由于桩的硬度较大，动态加载和热循环后氧化锆桩与牙本质的树脂粘接力也很弱。Mannoci团队[250]发现与纤维桩比，氧化锆桩的成功率明显较低。

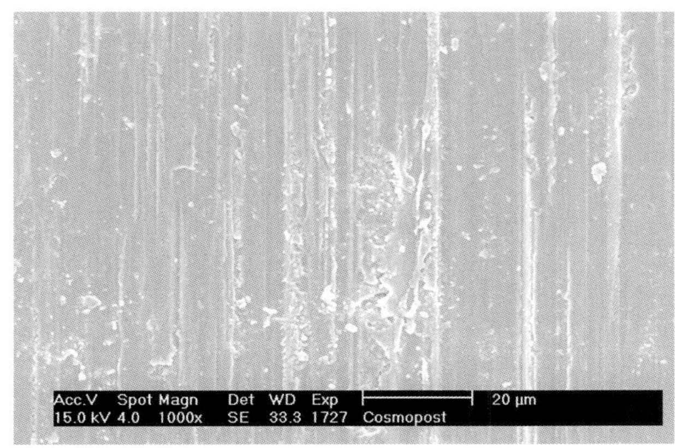

图35-23 氧化锆桩的表面结构（扫描电镜放大倍数：×1 000）

体外研究[272,275,319,320]显示未处理的氧化锆桩光滑的表面结构导致粘接剂-桩界面粘接失败大部分粘接剂存留在根管内而没有粘附在氧化锆桩上。Wegner和Kern[321]评估了复合树脂粘接剂对氧化锆桩的粘接强度，发现复合树脂粘接剂对氧化锆桩的长期粘接强度较低。几个研究发现酸蚀和硅烷偶联化处理氧化锆桩不能提高树脂与以氧化锆为基础的材料之间的粘接强度，因为这些桩里缺少或没有二氧化硅成分[321-324]。然而有研究发现：酸蚀和硅烷偶联化处理能够提高摩擦化学二氧化硅包被的氧化锆桩与复合树脂的粘接强度[325,326]。Oblak团队[327]对比研究了不同表面处理后的预成氧化锆桩的抗折强度，发现喷砂处理后桩的抗折强度明显高于金刚砂车针研磨后的桩。

建议使用热压力玻璃替代复合树脂作为桩的核心材料，这种方法能够提高全瓷桩和核的物理性能[212,310,311]。评价氧化锆桩的机械性能时发现这些桩很坚硬强壮，但没有塑性[238,309,310]。Pfeiffer团队[268]发现氧化锆桩与钛桩和GFR桩比具有明显的高抗弯强度[312,316]。

几个研究显示许多常用桩的抗折强度都比氧化锆桩高[249,308,328,329]，此外一旦氧化锆桩折断，其根管内的折断部分很难取出造成牙根无法修复[181,329]。Nothdurft团队[330]回顾性研究了30颗氧化锆桩的短期临床疗效，发现这些桩没有失败的迹象，然而需要注意这个结论可能是因为小样本量和随访时间较短导致的。

（五）多根牙加桩根管的选择

1. 前磨牙 当前磨牙需要进行桩核冠修复时，桩最好能置入上颌前磨牙的腭根和下颌根管最直的部分。如果需要可以在颊根内预备1~2mm的深度作为防旋转锁扣。

2. 磨牙 当磨牙需要进行桩核冠修复时，桩最好是能够置入牙本质厚度最大、根向压力最小的牙根内。上颌磨牙最合适的牙根（主要牙根）是腭根，下颌磨牙是远中根（图 35-24）。如可能的话，上颌磨牙的颊根和下颌磨牙的近中根应避免置入桩。如果必须使用除主要牙根外的其他牙根，桩的长度应该短（3~4mm），并且应该使用直径小的器械（不大于直径 1mm 的 2 号扩孔钻）。当下颌磨牙的近中根置入 7mm 长的桩时，75 颗试验牙齿中有 20 颗剩余牙本质很薄或者发生穿孔[101]。

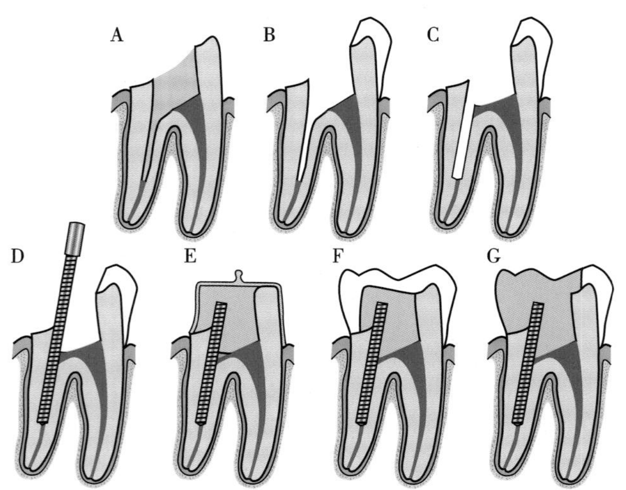

图 35-24 磨牙内植入帕拉桩和修复材料核

A. 根管治疗完成 **B.** 去除髓室内的暂封材料和远中根中的牙胶 **C.** 用钻进行桩道预备 **D.** 试桩 **E.** 截断和粘固桩，并制作修复材料核 **F.** 基牙预备，制取印模，粘固冠 **G.** 如果制作桩核和基牙预备之间延迟很长时间的，核应该作为暂时修复体恢复牙齿外形

（六）最终修复体类型

了解每个需要桩核修复的根管治疗后牙齿的最终修复方式——单冠或固位体（全金属、全瓷和金属瓷）非常重要。根据这些信息将牙齿降低到需要的高度，从而形成需要的冠 / 固位体的形状。

（七）牙冠预备

根管治疗后牙齿的修复需要牙髓病医生和负责冠方修复的医生团队共同努力，需要双向的沟通。如果能够共同协调，理想的制作桩核的第一步应该是根据最终修复体的类型（金属冠、金属瓷冠和全瓷冠）预备牙齿冠部（图 35-25），这一步能够帮助决定制作的桩核的结构。每一种修复体需要减少牙齿的量不同，牙齿预备的形式也有很大变化。通过第一步冠部牙齿结构的预备，可以评估出剩余牙本质和釉质的结构完整性。当剩余外部牙齿结构很薄且不具有足够的强度来承受从冠到牙齿传导的咬合力时，应该去除这些薄弱的结构变成核的一部分。这个过程可用于形成核的形态边缘，从而使核与周围牙齿结构融合，形成了预期的牙齿预备形状。

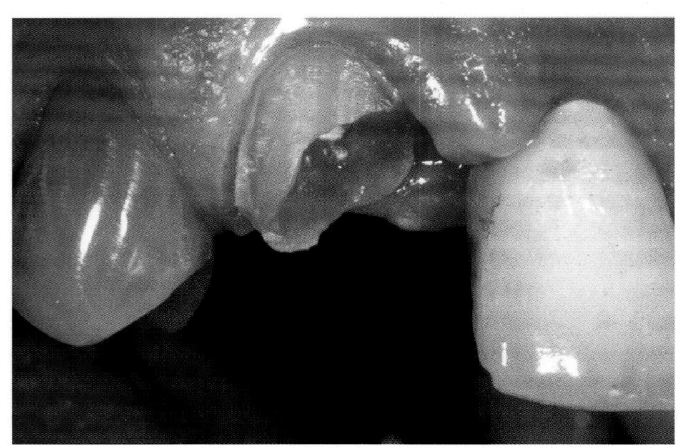

图 35-25 基牙冠预备，去除根管治疗后牙齿的原修复冠，牙齿还原到初始状态，便于评估剩余冠部组织的完整性

（八）髓腔预备

根管治疗后髓腔里的治疗材料（冠方通道的封闭材料和牙胶）应使用旋转器械去除（图 35-26）。如果使用预制桩粘入根管内、桩的周围制作修复材料核，髓腔内的倒凹应该保留以便于核固位。如果使用定制的铸造桩核，髓腔内的倒凹应该使用粘接剂或修复材料封闭或者磨除。如果通过牙齿预备去除倒凹减弱了牙齿结构，可选择封闭倒凹。

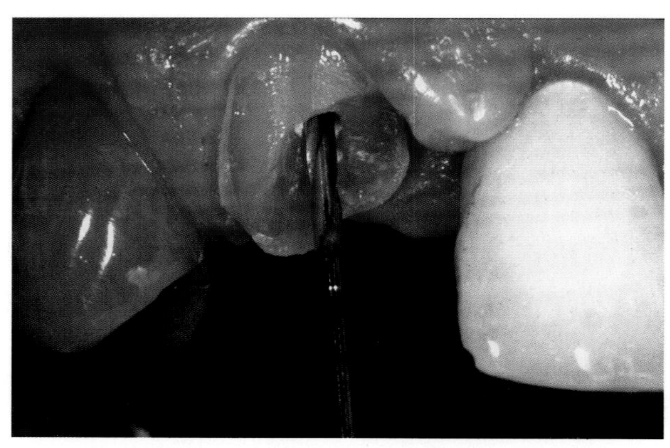

图 35-26 髓腔预备，使用旋转器械去除暂封材料

（九）根管预备

完成根管治疗的医生是理想的根管桩道预备者，他最了解根管的弯曲度以及哪些区域因为剩余牙本质较薄不应进行进一步的预备。因此将桩道预备作为根管治疗的延续是明智的。

如果没有把桩道预备作为根管治疗过程的一部分，就需要使用加热的牙髓治疗手用器械或慢速旋转器械如 GG 钻或 P 钻去除根管内的充填材料。如果使用加热的手用器械，应该使用橡皮障，避免器械滑落被患者吸入或吞入体内。

旋转器械的成功使用与首先使用小直径的器械（仅去除充填材料不去除牙本质）有关。使用这个小直径器械去除少量的根管内充填材料（1~2mm），接下来应该通过目测确保根管充填材料位于桩道预备的中心，然后逐渐去除根管内充填材料直至需要的长度（图 35-27）。可以使用牙周探针来确定桩道的长度，剩余牙胶长度的评估可以使用牙周探针的深度与根管治疗后 X 线片的标记进行比对，也可以拍摄一张预备好的桩道的 X 线片。桩道长度建立后，接下来需要使用逐渐递增的大号旋转器械或手用器械增加桩道的直径。

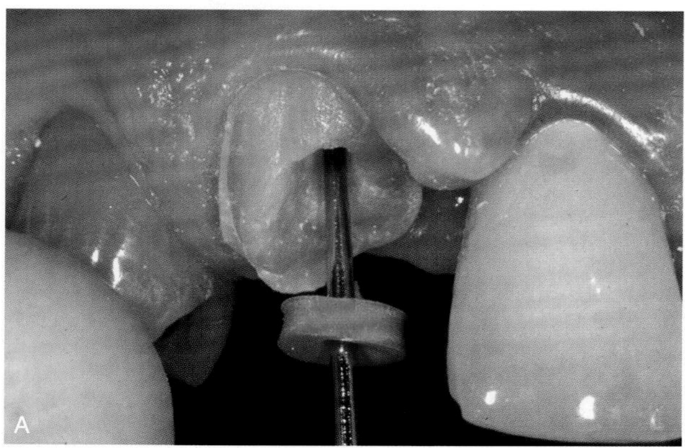

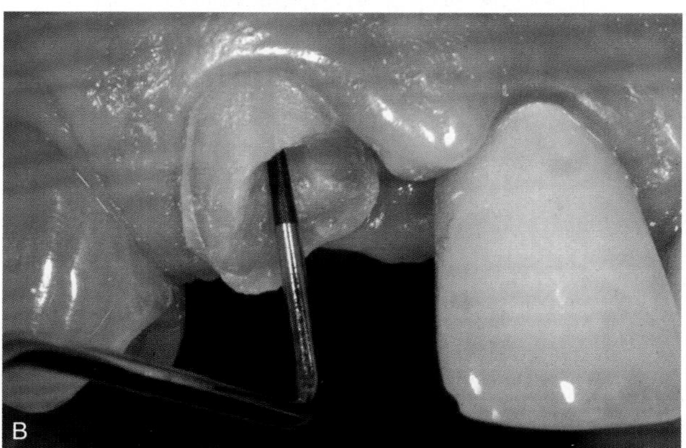

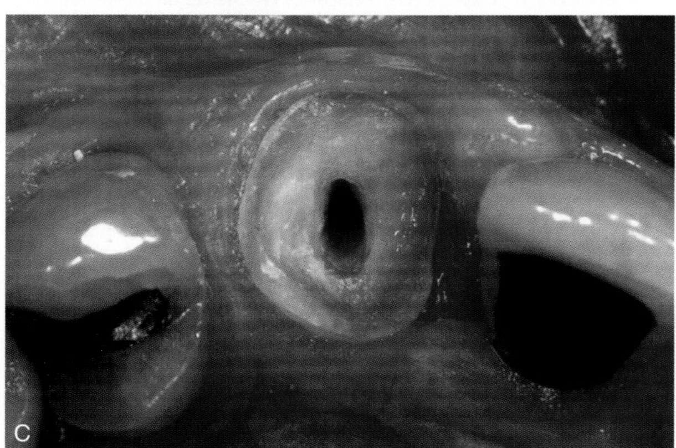

图 35-27 根管预备

A. 使用旋转器械预备桩道，注意器械上的橡皮圈用于确认桩道预备距根尖大概的距离 **B.** 使用牙周探针测量桩道的深度 **C.** 桩道预备完成

（吕海鹏 译 凌均棨 审校）

参考文献

1. Fauchard P. *The Surgeon Dentist.* 2nd Edition. Vol. II. Birmingham, Alabama, reprinted by the Classics of Dentistry Library; 1980. pp. 173–204.
2. Prothero JH. *Prosthetic Dentistry.* 2nd Ed. Chicago: Medico-Dental Publishing Co.; 1916. pp. 1116, 11521162.
3. Harris CA. *The Dental Art.* Baltimore: Armstrong and Berry; 1839. pp. 305–347.
4. Richardson J. *A Practical Treatise On Mechanical Dentistry.* Philadelphia: Lindsay and Blakiston; 1880. pp. 148–149, 152–153.
5. Tomes, J. *Dental Physiology and Surgery.* London: John W. Parker, West Strand; 1848. pp. 319–321.
6. Sorensen JA, Martinoff JT. Intracoronal reinforcement and coronal coverage: a study of endodontically treated teeth. *J Prosthet Dent.* 1984;51:780–784.
7. Scurria MS, Shugars DA, Hayden WJ, Felton DA. General dentists' patterns of restoring endodontically treated teeth. *J Am Dent Assoc.* 1995;126:775–779.
8. Vire DE. Failure of endodontically treated teeth: classification and evaluation. *J Endod* 1991;17:338–42.
9. Aquilino S, Caplan D. Relationship between crown placement and a survival of endodontically treated teeth. *J Prosthet Dent.* 2002;87:256–263.
10. Salehrabi R, Rotstein I. Endodontic treatment outcomes in a large patient population in the USA: and epidemiological study. *J Endod.* 2004;30:846–850.
11. Ng YL, Mann V, Gulabivala K. A prospective study of the factors affecting outcomes of non-surgical root canal treatment: part 2: tooth survival. *Int Endod J.* 2011;44:610–625.
12. Stavropoulou AF, Koidis PT. A systematic review of single crowns on endodontically treated teeth. *J Dent.* 2007;35:761–767.
13. Hansen EK, Asmussen E, Christiansen NC. In vivo fractures of endodontically treated posterior teeth restored with amalgam. *Endod Dent Traumatol.* 1990;6:49–55.
14. Fedorowicz Z, Carter B, de Souza RF, Chaves CA, Nasser M, Sequeira-Byron P. Single crown versus conventional fillings for the restoration of root filled teeth. Cochran Db Syst Rev 2012;5:CD 009109.
15. Mannocci F, Bertelli E, Sherriff M, Watson TF, Ford TR. Three-year clinical comparison of survival of endodontically treated restored with either full cast coverage or with direct composite restoration. *J Prosthet Dent.* 2002;88:297–301.
16. Nagasiri R, Chitmongkolsuk S. Long-term survival of endodontically treated molars without crown coverage: a retrospective cohort study. *J Prosthet Dent.* 2005;93:164–170.
17. Reuter JE, Brose MO. Failures in full crown retained dental bridges. *Br Dent J.* 1984;157:61–63.
18. Randow K, Glantz PO, Zöger B. Technical failures and some related clinical complications in extensive fixed prosthodontics: An epidemiological study of long-term clinical quality. *Acta Odontol Scand.* 1986;44:241–255.
19. Karlsson S. A clinical evaluation of fixed bridges, 10 years following insertion. *J Oral Rehab.* 1986;13:423–432.
20. Palmqvist S, Swartz B. Artificial crowns and fixed partial dentures 18 to 23 years after placement. *Int J Prosthodont.* 1993;6:279–285.
21. Sundh B, Ödman P. A study of fixed prosthodontics performed at a university clinic 18 years after insertion. *Int J Prosthodont.* 1997;10:513–519.
22. Magne P, Belser UC. Porcelain versus composite inlays/onlays: effects of mechanical loads on stress distribution, adhesion, and crown flexure. *Int J Periodont Restor Dent.* 2003;23:543–555.
23. Beier US, Kapferer I, Burtscher D, Giesinger JM, Dumfahrt H. Clinical performance of all-ceramic inlay and only restorations in posterior teeth. *Int J Prosthodont.* 2012;25:395–402.
24. Guess PC, Selz CF, Steinhart YN, Stampf S, Strub JR. Prospective clinical split-mouth study of pressed and CAD/CAM all-ceramic partial-coverage restorations: 7-year results. *Int J Prosthodont.* 2013;26:21–25.
25. Biacchi GR, Basting RT. Comparison of fracture strength of endocrowns and glass fiber post-retained conventional crowns. *Oper Dent.* 2012;37:130–136.

26. Dejak B, Młotkowski A. 3D-finite element analysis of molars restored with endocrowns and posts during masticatory simulation. *Dent Mater*. 2013;29:e309-e317.
27. Gutmann JL. The Dentin-root complex: anatomic and biologic considerations in restoring endodontically treated teeth. *J Prosthet Dent*. 1992;67:458–467.
28. Helfer AR, Melnick S, Schilder H. Determination of the moisture content of vital and pulpless teeth. *Oral Surg*. 1972;34:661–670.
29. Huang TJ, Schilder H, Nathanson D. Effects of moisture content and endodontic treatment on some mechanical properties of human dentin. *J Endod*. 1992;18:209–215.
30. Papa J, Cain C, Messer HH. Moisture content of vital vs endodontically treated teeth. *Endo Dent Traumatol*. 1994;10:91–93.
31. Reeh ES, Messer HH, Douglas WH. Reduction in tooth stiffness as a result of endodontic and restorative procedures. *J Endod*. 1989;15:512–516.
32. Tidmarsh BG. Restoration of endodontically treated posterior teeth. *J Endod*. 1976;2:374–375.
33. Grimaldi J. Measurement of the Lateral Deformation of the Tooth Crown under Axial Compressive Cuspal Loading. University of Otago, Dunedin, New Zealand, 1971. [Thesis]
34. Carter JM, Sorensen SE, Johnson RR, Teitelbaum RL, Levine MS. Punch shear testing of extracted vital and endodontically treated teeth. *J Biomech*. 1983;16:841–848.
35. Rivera E, Yamauchi G, Chandler G, Bergenholtz G. Dentin collagen cross-links of root-filled and normal teeth. *J Endod*. 1988;14(Abstr):195.
36. Ferrari M, Mason PN, Goracci C, Pashley DH, Tay FR. Collagen degradation in endodontically treated teeth after clinical function. J Dent Res. 2004;83:414–419.
37. Lovdahl PE, Nicholls JI. Pin-retained amalgam cores vs. Cast-gold dowel-cores. *J Prosthet Dent*. 1977;38:507–514.
38. Lu YC. A comparative study of fracture resistance of pulpless teeth. *Chin Dent J*. 1987;6:26–31.
39. Pontius O, Hutter JW. Survival rate and fracture strength of incisors restored with different post and core systems and endodontically treated incisors without coronoradicular reinforcement. *J Endod*. 2002;28:710–715.
40. Gluskin AH, Radke RA, Frost SL, Watanabe LG. The mandibular incisor: rethinking guidelines for post and core design. *J Endod*. 1995;21:33–37.
41. McDonald AV, King PA, Setchell DJ. In vitro study to compare impact fracture resistance of intact root-treated teeth. *Int Endod J*. 1990;23:304–312.
42. Eshelman EG Jr, Sayegh FS. Dowel materials and root fracture. *J Prosthet Dent*. 1983;50:342–344.
43. Guzy GE, Nicholls JI. In vitro comparison of intact endodontically treated teeth with and without endo-post reinforcement. *J Prosthet Dent*. 1979;42:39–44.
44. Leary JM, Aquilino SA, Svare CW. An evaluation of post length within the elastic limits of dentin. *J Prosthet Dent*. 1987;57:277–281.
45. Trope M, Maltz DO, Tronstad L. Resistance to fracture of restored endodontically treated teeth. *Endod Dent Traumatol*. 1985;1:108–111.
46. Hunter AJ, Feiglin B, Williams JF. Effects of post placement on endodontically treated teeth. *J Prosthet Dent*. 1989;62:166–172.
47. Ko CC, Chu CS, Chung KH, Lee MC. Effects of posts on dentin stress distribution in pulpless teeth. *J Prosthet Dent*. 1992;68:421–427.
48. Sorensen JA, Martinoff JT. Endodontically treated teeth as abutments. *J Prosthet Dent*. 1985;53:631–636.
49. Eckerbom M, Magnusson T, Martinsson T. Prevalence of apical periodontitis, crowned teeth and teeth with posts in a Swedish population. *Endodont Dent Traumatol*. 1991;7:214–220.
50. Morfis AS. Vertical root fractures. *Oral Surg Oral Med Oral Pathol*. 1990;69:631–635.
51. Goodacre CJ, Bernal G, Rungcharassaeng K, Kan JY. Clinical complications in fixed prosthodontics. *J Prosthet Dent*. 2003;90:31–41.
52. Hussey DL, Killough SA. A survey of general dental practitioners' approach to the restoration of root-filled teeth. *Int Endod J*. 1995;28:91–94.
53. Morgano SM, Hashem AF, Fotoohi K, Rose L. A nationwide survey of contemporary philosophies and techniques of restoring endodontically treated teeth. *J Prosthet Dent*. 1994;72:259–267.
54. Turner CH. The utilization of roots to carry post-retained crowns. *J Oral Rehab*. 1982;9:193–202.
55. Hatzikyriakos AH, Reisis GI, Tsingos N. A 3-year postoperative clinical evaluation of posts and cores beneath existing crowns. *J Prosthet Dent*. 1992;67:454–458.
56. Sorensen JA, Martinoff JF. Clinically significant factors in dowel design. *J Prosthet Dent*. 1984;52:28–35.
57. Bergman B, Lundquist P, Sjögren U, Sundquist G. Restorative and endodontic results after treatment with cast posts and cores. *J Prosthet Dent*. 1989;61:10–15.
58. Torbjörner A, Karlsson S, Ödman PA. Survival rate and failure characteristics for two post designs. *J Prosthet Dent*. 1995;73:439–444.
59. Weine FS, Wax AH, Wenckus CS. Retrospective study of tapered, smooth post systems in place for ten years or more. *J Endod*. 1991;17:293–297.
60. Mentink AG, Meeuwissen R, Käyser AF, Mulder J. Survival rate and failure characteristics of the all metal post and core restoration. *J Oral Rehabil*. 1993;20:455–461.
61. Wallerstedt D, Eliasson S, Sundström. A follow-up study of screw-post-retained amalgam crowns. *Swed Dent J*. 1984;8:165–170.
62. Creugers NH, Mentink AG, Käyser AF. An analysis of durability data on post and core restorations. *J Dent*. 1993;21:281–284.
63. Roberts DH. The failure of retainers in bridge prostheses. *Br Dent*. 1970;128:117–124.
64. Valderhaug A, Jokstad A, Ambjornsen E, Norheim PW. Assessment of the periapical and clinical status of crowned teeth over 25 years. *J Dent*. 1997;25:97–105.
65. Balkenhol M, Wöstmann B, Rein C, Ferger P. Survival time of cast post and cores: A 10-year retrospective study. *J Dent*. 2007;35:50–58.
66. Salvi GE, Siegrist Guldener BE, Amstad T, Joss A, Lang NP. Clinical evaluation of root filled teeth restored with or without post-and-core systems in a specialist practice setting. *Int Endod J*. 2007;40:209–215.
67. Turner CH. Post-retained crown failure: a survey. *Dent Update*. 1982;9:221–234.
68. Lewis R, Smith BG. A clinical survey of failed post retained crowns. *Br Dent J*. 1988;165:95–97.
69. Linde LÅ. The use of composites as core material in root-filled teeth. II. Clinical investigation. *Swed Dent J*. 1984;8:209–216.
70. Ross, IF. Fracture susceptibility of endodontically treated teeth. *J Endod*. 1980;6:560–565.
71. Henry PJ. Photoelastic analysis of post core restorations. *Aust Dent J*. 1977;22:157–159.
72. Ross RS, Nicholls JI, Harrington GW. A comparison of strains generated during placement of five endodontic posts. *J Endod*. 1991;17:450–456.
73. Standlee JP, Caputo AA, Holcomb JP. The dentatus screw: comparative stress analysis with other endodontic dowel designs. *J Oral Rehab*. 1982;9:23–33.
74. Deutsch AS, Musikant BL, Cavallari J, et al. Root fracture during insertion of prefabricated posts related to root size. *J Prosthet Dent*. 1985;53:786–789.
75. Thorsteinsson TS, Yaman P, Craig RG. Stress analyses of four prefabricated posts. *J Prosthet Dent*. 1992;67:30–33.
76. Standlee JP, Caputo AA. The retentive and stress distributing properties of split threaded endodontic dowels. *J Prosthet Dent*. 1992;68:436–442.
77. Standlee JP, Caputo AA, Holcomb J, Trabert KC. The retentive and stress-distributing properties of a threaded endodontic dowel. *J Prosthet Dent*. 1980;44:398–404.
78. Standlee JP, Caputo AA, Collard EW, Pollack MH. Analysis of stress distribution by endodontic posts. *Oral Surg Oral Med Oral Pathol*. 1972;33:952–960.
79. Caputo AA, Hokama SN. Stress and retention properties of a new threaded endodontic post. *Quint Int*. 1987;18:431–435.
80. Rolf KC, Parker MW, Pelleu GB. Stress analysis of five prefabricated endodontic dowel designs: A photoelastic study. *Oper Dent*. 1992;17:86–92.
81. Cohen BI, Musikant BL, Deutsch AS. Comparison of the photoelastic stress for a split-shank threaded post versus a threaded post. *J Prosthodont*. 1994;3:53–55.
82. Davy DT, Dilley GL, Krejci RF. Determination of stress patterns in root-filled teeth incorporating various dowel designs. *J Dent*

Res. 1981;60:1301–1310.
83. Peters MC, Poort HW, Farah JW, Craig RG. Stress analysis of a tooth restored with a post and core. *J Dent Res*. 1983;62:760–763.
84. Assif D, Oren E, Marshak BL, Aviv I. Photoelastic analysis of stress transfer by endodontically treated teeth to the supporting structure using different restorative techniques. *J Prosthet Dent*. 1989;61:535–543.
85. Sorensen JA, Engelman MJ. Effect of post adaptation on fracture resistance of endodontically treated teeth. *J Prosthet Dent*. 1990;64:419–424.
86. Assif D, Bitenski A, Pilo R, Oren E. Effect of post design on resistance to fracture of endodontically treated teeth with complete crowns. *J Prosthet Dent*. 1993;69:36–40.
87. Harper RH, Lund MR. Treatment of the pulpless tooth during post and core construction. *Oper Dent*. 1976;1:55–60.
88. Mondelli J, Piccino AC, Berbert A. An acrylic resin pattern for a cast dowel and core. *J Prosthet Dent*. 1971;25:413–417.
89. Pickard HM. Variants of the post crown. *Br Dent J*. 1964;117:517–526.
90. Blaukopf ER. Direct acrylic Davis Crown technic. *J Am Dent Assoc*. 1944;31:1270–1271.
91. Sheets CE. Dowel and core foundations. *J Prosthet Dent*. 1970;23:58–65.
92. Goldrich N. Construction of posts for teeth with existing restorations. *J Prosthet Dent*. 1970;23:173–176.
93. Rosen H. Operative procedures on mutilated endodontically treated teeth. *J Prosthet Dent*. 1961;11:973–986.
94. Rosenberg PA, Antonoff SJ. Gold posts. Common Problems in preparation and technique for fabrication. *NY St Dent J*. 1971;37:601–606.
95. Silverstein WH. Reinforcement of weakened pulpless teeth. *J Prosthet Dent*. 1964;14:372–381.
96. Dooley BS. Preparation and construction of post retention crowns for anterior teeth. *Aust Dent J*. 1967;12:544–550.
97. Baraban DJ. The restoration of pulpless teeth. *Dent Clin North Am*. 1967;633–653.
98. Jacoby WE. Practical technique for the fabrication of a direct pattern for a post core restoration. *J Prosthet Dent*. 1976;35:357–360.
99. Dewhirst RB, Fisher DW, Schillingburg HT. Dowel core fabrication. *J South Cal Dent Assoc*. 1969;37:444–449.
100. Hamilton AI. Porcelain dowel crowns. *J Prosthet Dent*. 1959;9:639–644.
101. Larato DC. Single unit cast post crown for pulpless anterior tooth roots. *J Prosthet Dent*. 1966;16:145–149.
102. Christy JM, Pipko DJ. Fabrication of a dual post veneer crown. *J Am Dent Assoc*. 1967;75:1419–1425.
103. Bartlett SO. Construction of detached core crowns for pulpless teeth in only two sittings. *J Am Dent Assoc*. 1968;77:843–845.
104. Burnell SC. Improved cast dowel and base for restoring endodontically treated teeth. *J Am Dent Assoc*. 1964;68:39–45.
105. Perel ML, Muroff FI. Clinical criteria for posts and cores. *J Prosthet Dent*. 1972;28:405–11.
106. Stern N, Hirshfeld Z. Principles of preparing endodontically treated teeth for dowel and core restorations. *J Prosthet Dent*. 1973;30:162–165.
107. Hirschfeld Z, Stern N. Post and Core- The biomechanical aspect. *Aust Dent J*. 1972;17:467–468.
108. Grieve AR, McAndrew R. A radiographic study of post-retained crowns in patients attending a dental hospital. *Br Dent J*. 1993;174:197–201.
109. Martin N, Jedynakiewicz N. A Radiographic Survey of Endodontic Post Lengths. *J Dent Res*. 1989(Abstr);68:919.
110. Johnson JK, Sakumura JS. Dowel form and tensile force. *J Prosthet Dent*. 1978;40:645–649.
111. Leary JM, Aquilino SA, Svare CW. An evaluation of post length within the elastic limits of dentin. *J Prosthet Dent*. 1987;57:277–281.
112. Zillich RM, Corcoran JF. Average maximum post lengths in endodontically treated teeth. *J Prosthet Dent*. 1984;52:489–491.
113. Shillingburg HT, Kessler JC, Wilson EL. Root dimensions and dowel size. *Calif Dent Assoc J*. 1982;10:43–49.
114. Abou-Rass M, Jann JM, Jobe D, Tsutsui F. Preparation of space for posting: effect on thickness of canal walls and incidence of perforation in molars. *J Am Dent Assoc*. 1982;104:834–837.
115. Reinhardt RA, Krejci RF, Pao Y, Stannard JG. Dentin stresses in post-reconstructed teeth with diminishing bone support. *J Dent Res*. 1983;62:1002–1008.
116. Buranadham S, Aquilino SA, Stanford CM. Relation between dowel extension and bone level in anterior teeth. *J Dent Res*. 1999;78(Abstr):222.
117. Camp LR, Todd MJ. The effect of dowel preparation on the apical seal of three common obturation techniques. *J Prosthet Dent*. 1983;50:664–666.
118. Madison S, Zakariasen KL. Linear and volumetric analysis of apical leakage in teeth prepared for posts. *J Endod*. 1984;10:422–427.
119. Neagley RL. The effect of dowel preparation on the apical seal of endodontically treated teeth. *Oral Surg Oral Med Oral Pathol*. 1969:28:739–745.
120. Portell FR, Bernier WE, Lorton L, Peters DD. The Effect of immediate versus delayed dowel space preparation on the integrity of the apical seal. *J Endod*. 1982;8:154–160.
121. Mattison GD, Delivanis PD, Thacker RW, Hassell KJ. Effect of post preparation on the apical seal. *J Prosthet Dent*. 1984;51:785–789.
122. Nixon C, Vertucci FJ, Swindle R. The effect of post space preparation on the apical seal of root canal obturated teeth. *Today's FDA*. 1991;3:1–6C.
123. Raiden GC, Gendelman H. Effect of dowel space preparation on the apical seal of root canal fillings. *Endod Dent Traumatol*. 1994;10:109–112.
124. Kvist T, Rydin E, Reit C. The relative frequency of periapical lesions in teeth with root canal-retained posts. *J Endod*. 1989;15:578–580.
125. Wu MK, Pehlivan Y, Kontakiotis EG, Wesselink PR. Microleakage along apical root fillings and cemented posts. *J Prosthet Dent*. 1998;79:264–269.
126. Abramovitz I, Tagger M, Tamse A, Metzger Z. The effect of immediate vs. delayed post space preparation on the apical seal of a root canal filling. A study in an increased-sensitivity pressure-driven system. *J Endod*. 2000;26:435–439.
127. Metzger Z, Abramovitz R, Abramovitz I, Tagger M. Correlation between remaining length of root canal filling after immediate post space preparation and coronal leakage. *J Endod*. 2000;26:724–728.
128. Turner CH, Willoughby AF. The retention of vented-cast dental posts. *J Dent*. 1985;13:267–270.
129. Standlee JP, Caputo AA, Hanson EC. Retention of Endodontic dowels: Effects of cement, dowel length, diameter, and design. *J Prosthet Dent*. 1978;39:401–405.
130. Kurer HG, Combe EC, Grant AA. Factors influencing the retention of dowels. *J Prosthet Dent*. 1977;38:515–525.
131. Hanson EC, Caputo AA. Cementing mediums and retentive characteristics of dowels. *J Prosthet Dent*. 1974;32:551–557.
132. Krupp JD, Caputo AA, Trabert KC, Standlee JP. Dowel retention with glass-ionomer cement. *J Prosthet Dent*. 1979;41:163–166.
133. Mattison GD. Photoelastic stress analysis of cast-gold endodontic posts. *J Prosthet Dent*. 1982;48:407–411.
134. Trabert KC, Caputo AA, Abou-Rass M. Tooth fracture-A comparison of endodontic and restorative treatments. *J Endod*. 1978;4:341–345.
135. Lloyd PM, Palik JF. The philosophies of dowel diameter preparation: a literature review. *J Prosthet Dent*. 1993;69:32–36.
136. Tilk MA, Lommel TJ, Gerstein H. A study of mandibular and maxillary root widths to determine dowel size. *J Endod*. 1979;5:79–82.
137. Raiden G, Costa L, Koss S, Hernández J, Aceñolaza V. Residual thickness of root in first maxillary premolars with post space preparation. *J Endod*. 1999;25:502–505.
138. Bourgeois RS, Lemon RR. Dowel space preparation and apical leakage. *J Endod*. 1981;7:66–69.
139. Zmener O. Effect of dowel preparation on the apical seal of endodontically treated teeth. *J Endod*. 1980;6:687–690.
140. Schnell FJ. Effect of immediate dowel space preparation on the apical seal of endodontically filled teeth. *Oral Surg Oral Med Oral Pathol*. 1978;45:470–474.
141. Dickey DJ, Harris GZ, Lemon RR, Luebke RG. Effect of post space preparation on apical seal using solvent techniques and peeso reamers. *J Endod*. 1982;8:351–354.
142. Kwan EH, Harrington GW. The effect of immediate post preparation on apical seal. *J Endod*. 1981;7:325–329.
143. Karapanou V, Vera J, Cabrera P, White RR, Goldman M. Effect

of immediate and delayed post preparation on apical dye leakage using two different sealers. *J Endod.* 1996;22:583–585.
144. Fan B, Wu MK, Wesselink PR. Coronal leakage along apical root fillings after immediate and delayed post space preparation. *Endod Dent Traumatol.* 1999;15:124–126.
145. Solano F, Hartwell G, Appelstein C. Comparison of apical seal leakage between immediate versus delayed post space preparation using AH Plus sealer. *J Endod.* 2005;31:752–754.
146. Suchina JA, Ludington JR. Dowel space preparation and the apical seal. *J Endod.* 1985;11:11–17.
147. Hiltner RS, Kulild JC, Weller RN. Effect of mechanical versus thermal removal of gutta-percha on the quality of the apical seal following post space preparation. *J Endod.* 1992;18:451–454.
148. Haddix JE, Mattison GD, Shulman CA, Pink, FE. Post preparation techniques and their effect on the apical seal. *J Prosthet Dent.* 1990;64:515–519.
149. DeCleen MJ. The relationship between the root canal filling and post space preparation. *Int Endod J.* 1993;26:53–58.
150. Balto H, Al-Nazhan S, Al-Mansour K, Al-Otaibi M, Siddiqu Y. Microbial leakage of Cavit, IRM, and Temp Bond in post-prepared root canals using two methods of gutta-percha removal: an in vivo study. *J Contemp Dent Pract.* 2005;6:53–61.
151. Hülsmann M, Schinkel I. Influence of several factors on the success or failure of removal of fractured instruments from the root canal. *Endod Dent Traumatol.* 1999;15:252–258.
152. Ward JR, Parashos P, Messer HH. Evaluation of an ultrasonic technique to remove fractured rotary nickel-titanium endodontic instruments from root canals: an experimental study. *J Endod.* 2003;29:756–763.
153. Suter B, Lussi A, Sequeria P. Probability of removing fractured instruments from root canals. *Int Endod J.* 2005;38:112–123.
154. Saunder WP, Saunders EM. Coronal leakage as a cause of failure in root-canal therapy: a review. *Endod Dent Traumatol.* 1994;10:105–108.
155. Heling I, Gorfil C, Slutzky H, et al. Endodontic failure caused by inadequate restorative procedures: review and treatment recommendations. *J Prosthet Dent.* 2002;87:674–648.
156. Trope M, Chow E, Nissan R. In vitro endotoxin penetration of coronally unsealed endodontically treated teeth. *Endod Dent Traumatol.* 1995;11:90–94.
157. Alves J, Walton R, Drake D. Coronal leakage: endotoxin penetration from mixed bacterial communities through obturated, post-prepared root canals. *J Endod.* 1998;24:587–591.
158. Torabinejad M, Ung B, Kettering JD. In vitro bacterial penetration of coronally unsealed endodontically treated teeth. *J Endod.* 1990;16:566–569.
159. Khayat A, Lee SJ, Torabinejad M. Human saliva penetration of coronally unsealed obturated root canals. *J Endod.* 1993;19:458–461.
160. Swanson K, Madison S. An evaluation of coronal microleakage in endodontically treated teeth. Part I. Time periods. *J Endod.* 1987;13:56–59.
161. Demarchi MG, Sato EF. Leakage of interim post and cores used during laboratory fabrication of custom posts. *J Endod.* 2002;28:328–329.
162. Fox K, Gutteridge DL. An in vitro study of coronal microleakage in root-canal-treated teeth restored by the post and core technique. *Int Endod J.* 1997;30:361–368.
163. Lynch CD, Burke FM, Ni Riordain R, Hannigan A. The influence of coronal restoration type on the survival of endodontically treated teeth. *Eur J Prosth Restor Dent.* 2004;12:171–176.
164. Safavi KE, Dowen WE, Langeland K. Influence of delayed coronal permanent restoration on endodontic prognosis. *Endod Dent Traumatol.* 1987;3:187–191.
165. Ray HA, Trope M. Periapical status of endodontically treated teeth in relation to the technical quality of the root filling and the coronal restoration. *Int Endod J.* 1995;28:12–18.
166. Iqbal MK, Johansson AA, Akeel RF, Bergenholtz A, Omar R. A retrospective analysis of factors associated with the periapical status of restored, endodontically treated teeth. *Int J Prosthodont.* 2003;16:31–38.
167. Tronstad L, Asblornsen K, Doving L, Pedersen I, Eriksen HM. Influence of coronal restorations on the periapical health of endodontically treated teeth. *Endod Dent Traumatol.* 2000;16:218–221.
168. Valderhaug J, Jokstad A, Ambj rnsen E, Norheim PW. Assessment of the periapical and clinical status of crowned teeth over 25 years. *J Dent.* 1997;25:97–105.
169. Barkhordar RA, Radke R, Abbasi J. Effect of metal collars on resistance of endodontically treated teeth to root fracture. *J Prosthet Dent.* 1989;61:676–678.
170. Tjan AH, Whang SB. Resistant to root fracture of dowel channels with various thicknesses of buccal dentin walls. *J Prosthet Dent.* 1985;53:496–500.
171. Loney RW, Kotowicz WE, McDowell GC. Three-dimensional photoelastic stress analysis of the ferrule effect in cast post and cores. *J Prosthet Dent.* 1990;63:506–512.
172. Hemmings KW, King PA, Setchell DJ. Resistance to torsional forces of various post and core designs. *J Prosthet Dent.* 1991;66:325–329.
173. Saupe WA, Gluskin AH, Radke RA Jr. A comparative study of fracture resistance between morphologic dowel and cores and a resin-reinforced dowel system in the intraradicular restoration of structurally compromised roots. *Quint Int.* 1996;27:483–491.
174. Libman WJ, Nicholls JI. Load fatigue of teeth restored with cast posts and cores and complete crowns. *Int J Prosthodont.* 1995;8:155–161.
175. Milot P, Stein RS. Root fracture in endodontically treated teeth related to post selection and crown design. *J Prosthet Dent.* 1992;68:428–435.
176. Isidor F, Brøndum K, Ravnholt G. The influence of post length and crown ferrule length on the resistance to cyclic loading of bovine teeth with prefabricated titanium posts. *Int J Prosth.* 1999;12:78–82.
177. Hoag EP, Dwyer TG. A comparative evaluation of three post and core techniques. *J Prosthet Dent.* 1982;47:177–181.
178. Gegauff AG. Effect of crown lengthening and ferrule placement on static load failure of cemented cast post-cores and crowns. *J Prosthet Dent.* 2000;84:169–179.
179. Mezzomo E, Massa F, Libera SD. Fracture resistance of teeth restored with two different post-and-core designs cemented with two different cements: an in vitro study. *Part I. Quint Int.* 2003;34:301–306.
180. Zhi-Yue L, Yu-Xing Z. Effects of post-core design and ferrule on fracture resistance of endodontically treated maxillary central incisors. *J Prosthet Dent.* 2003;89:368–373.
181. Akkayan B. An in vitro study evaluating the effect of ferrule length on fracture resistance of endodontically treated teeth restored with fiber-reinforced and zirconia dowel systems. *J Prosthet Dent.* 2004;92:155–162.
182. Goto Y, Nicholls JI, Phillips KM, Junge T. Fatigue resistance of endodontically treated teeth restored with three dowel-and-core systems. *J Prosthet Dent.* 2005;93:45–50.
183. Tan PLB, Aquilino SA, Gratton DG, et al. In vitro fracture resistance of endodontically treated central incisors with varying ferrule heights and configurations. *J Prosthet Dent.* 2005;93:331–336.
184. Naumann M, Preuss A, Rosentritt M. Effect of incomplete crown ferrules on load capacity of endodontically treated maxillary incisors restored with fiber posts, composite build-ups, and all ceramic crowns: An in vitro evaluation after chewing simulation. *Acta Odontol Scand.* 2006;64:31–36.
185. Ng CCH, Dumbrigue HB, Al-Bayat MI, Griggs JA, Wakefield CW. Influence of remaining coronal tooth structure location on the fracture resistance of restored endodontically treated anterior teeth. *J Prosthet Dent.* 2006;95:290–296.
186. Ichim I, Kuzmanovic DV, Love RM. A finite element analysis of the ferrule design on restoration resistance and distribution of stress within a root. *Int Endod J.* 2006;39:443–452.
187. Pereira JR, de Ornelas F, Conti PC, do Valle AL. Effect of a crown ferrule on the fracture resistance of endodontically treated teeth restored with prefabricated posts. *J Prosthet Dent.* 2006;95:50–54.
188. Sorensen JA, Engelman MJ. Ferrule design and fracture resistance of endodontically treated teeth. *J Prosthet Dent.* 1990;63:529–536.
189. Rosen H, Partida-Rivera M. Iatrogenic fracture of roots reinforced with a cervical collar. *Oper Dent.* 1986;11:46–50.
190. Assif D, Bitenski A, Pilo R, Oren E. Effect of post design on resistance to fracture of endodontically treated teeth with complete crowns. *J Prosthet Dent.* 1993;69:36–40.
191. Ouzounian ZS, Schilder H. Remaining dentin thickness after endodontic cleaning and shaping before post space preparation. *Oral Health.* 1991;81:13–15.
192. Pilo R, Tamse A. Residual dentin thickness in mandibular premolars prepared with Gates Glidden and ParaPost drills. *J Prosthet Dent.* 2000;83:617–623.

193. Bessing C. Alternatives to high noble dental casting gold alloys type 3. An in vitro study. *Swed Dent J*. 1988;53(Suppl 1):1–56.
194. Can G, Akpinar G, Can A. Effects of base-metal casting alloys on cytoskeletal filaments in cultured human fibroblasts. *Int J Prosthodont*. 2004;17:45–51.
195. Al-Hiyasat AS, Bashabsheh OM, Darmani H. An investigation of the cytotoxic effects of dental casting alloys. *Int J Prosth*. 2003;16:8–12.
196. Nitkin DA, Asgar K. Evaluation of alternative alloys to type III gold for use in fixed prosthodontics. *J Am Dent Assoc*. 1976;93:622–629.
197. Stokes AN, Hood JA. Influence of casting procedure on silver-palladium endodontic posts. *J Dent*. 1989;17:305–307.
198. Oilo G, Holland RI, Johansen OA. Porosities in dental silver-palladium casting alloy. *Acta Odontol Scand*. 1985;43:9–13.
199. Miller AW. Direct pattern technique for post and cores. *J Prosthet Dent*. 1978;40:392.
200. Gentile D. Direct dowels for endodontically treated teeth. *Dent Dig*. 1965;71:500–501.
201. Shadman H, Azermehr P. A direct technique for fabrication of posts and cores. *J Prosthet Dent*. 1975;34:463–466.
202. Aquilino SA, Jordan RD, Turner KA, Leary JM. Multiple cast post and cores for severely worn anterior teeth. *J Prosthet Dent*. 1986;55:430–433.
203. Bluche LR, Bluche PF, Morgano SM. Vacuum-formed matrix as a guide for fabrication of multiple direct patterns for cast post and cores. *J Prosthet Dent*. 1997;77:326–327.
204. Sabbak SA. Indirect fabrication of multiple post-and-core patterns with vinyl polysiloxane matrix. *J Prosthet Dent*. 2002;88:555–557.
205. Von Krammer R. A time-saving method for indirect fabrication of cast posts and cores. *J Prosthet Dent*. 1996;76:209–211.
206. Emtiaz S, Carames JM, Guimaraes N, Pragosa A, Soeiro F. Indirect impression technique for multiple cast dowel and cores facilitated with three putty indexes. *Pract Proced Aesthet Dent*. 2005;17:201–208.
207. Rosenstiel E. Impression technique for cast core preparations. *Br Dent J*. 1967;123:599–600.
208. Chiche GJ, Mikhail MG. Laminated single impression technique for cast posts and cores. *J Prosthet Dent*. 1985;53:325–328.
209. Williams VD, Bjorndal AM. The Masserann technique for the removal of fractures posts in endodontically treated teeth. *J Prosthet Dent*. 1983;49:46–48.
210. Warren SR, Gutmann JL. Simplified method for removing Intraradicular posts. *J Prosthet Dent*. 1979;42:353–356.
211. Machtou P, Sarfati P, Cohen AG. Post removal prior to retreatment. *J Endod*. 1989;15:552–554.
212. Butz F, Lennon AM, Heydecke G, Strub JR. Survival rate and fracture strength of endodontically treated maxillary incisors with moderate defects restored with different post-and-core systems: an in vitro study. *Int J Prosth*. 2001;14:58–64.
213. Kurer PF. The Kurer anchor system for the post crown restoration. *J Ont Dent Assoc*. 1968;45:57–97.
214. Baraban DJ. A simplified method for making post and core. *J Prosthet Dent*. 1970;24:287–297.
215. Musikant BL. A new prefabricated post and core system. *J Prosthet Dent*. 1984;52:631–634.
216. Duret B, Renaud M, Duret F. Un nouveau concept de reconstitution corono-radiculaire: Le Composipost (1). *Chir Dent Fr*. 1990;60:131–141.
217. Duret B, Renaud M, Duret F. Un nouveau concept de reconstitution corono-radiculaire: Le Composipost (2). *Chir Dent Fr*. 1990;60:69–77.
218. Duret B, Renaud M, Duret F. Intérêt des matériaux à structure unidirectionnelle dans les reconstitutions corono-radiculaires. *J Biomat dent*. 1992;7:45–57.
219. Rovatti L, Mason PN, Dallari A. New research on endodontic carbon-fiber posts. *Minerva Stomatol*. 1994;43:557–563.
220. Wennström J. The C-Post system. *Compend Contin Ed Dent*. 1996;20(Suppl):S80-S85.
221. Trushkowsky RD. Coronoradicular rehabilitation with a carbon-fiber post. *Compend Contin Ed Dent*. 1996;20(Suppl):S74-S79.
222. Viguie G, Malquarti G, Vincent B, Bourgeois D. Epoxy/carbon composite resins in dentistry: Mechanical properties related to fiber reinforcements. *J Prosthet Dent*. 1994;72:245–249.
223. Duret B, Duret F, Renaud M. Long-life physical property preservation and postendodontic rehabilitation with Composipost. *Compend Contin Ed Dent*. 1996;20(Suppl):S50-S60.
224. Dallari A, Rovatti L. Six years of in vitro/in vivo experience with Composipost. *Compend Contin Ed Dent*. 1996;20(Suppl):S57-S63.
225. Yazdanie N, Mahood M. Carbon fiber acrylic resin composite: An investigation of transverse strength. *J Prosthet Dent*. 1985;54:543–547.
226. King PA, Setchell DJ. An in vitro evaluation of a prototype CFRC prefabricated post developed for the restoration of pulpless teeth. *J Oral Rehabil*. 1990;17:599–609.
227. Malquarti G, Berruet RG, Bois D. Prosthetic use of carbon fiber-reinforced epoxy resin for esthetic crowns and fixed partial dentures. *J Prosthet Dent*. 1990;63:251–257.
228. Purton DE, Payne JA. Comparison of carbon fiber and stainless steel root canal posts. *Quint Int*. 1996;27:93–97.
229. Galhano GA, Valandro LF, de Melo RM, Scotti R, Bottino MA. Evaluation of the flexural strength of carbon fiber, quartz fiber, and glass fiber-based posts. *J Endod*. 2005;31:209–211.
230. Mannocci F, Sherriff M, Watson TF. Three-point bending test of fiber posts. *J Endod*. 2001;27:758–761.
231. Finger WJ, Ahlstrand WM. Fritz UB. Radiopacity of fiber-reinforced resin posts. *Am J Dent*. 2002;15:81–84.
232. Love RM, Purton DG. The effect of serrations on carbon fiber posts-retention within the root canal, core retention, and post rigidity. *Int J Prosthodont*. 1996;9:484–488.
233. Torbjörner A, Karlsson S, Syverud M, Hensten-Pettersen A. Carbon fiber reinforced root canal posts: Mechanical and cytotoxic properties. *Eur J Oral Sci*. 1996;104:605–611.
234. Ferrari M, Vichi A, Garcia-Godoy F. Clinical evaluation of fiber-reinforced epoxy resin posts and cast post and cores. *Am J Dent*. 2000;13(special issue):15B-18B.
235. Ottl P, Hahn L, Lauer H, Fay M. Fracture characteristics of carbon fibre, ceramic and non-palladium endodontic post systems at monotonously increasing loads. *J Oral Rehabil*. 2002;29:175–183.
236. Sidoli GE, King PA, Setchell DJ. An in vitro evaluation of carbon fiber-based post and core system. *J Prosthet Dent*. 1997;78:5–9.
237. Purton DG, Love RM. Rigidity and retention of carbon fiber versus stainless steel root canal posts. *Int J Endod*. 1996;29:262–265.
238. Asmussen E, Peutzfeldt A, Heitmann T. Stiffness, elastic limit, and strength of newer types of endodontic posts. *J Dent Res*. 1999;27:275–278.
239. Martinez-Insua A, da Silva L, Rilo B, Santana U. Comparison of the fracture resistance of pulpless teeth restored with a cast post and core or carbon-fiber post with a composite core. *J Prosthet Dent*. 1998;80:527–532.
240. King PA, Setchell DJ, Rees JS. Clinical evaluation of a carbon fiber reinforced endodontic post. *J Oral Rehabil*. 2003;30:785–789.
241. Drummond JL, Bapna MS. Static and cyclic loading of fiber-reinforced dental resin. *Dent Mater*. 2003;19:226–231.
242. Drummond JL, Toepke TR, King TJ. Thermal and cyclic loading of endodontic posts. *Eur J Oral Sci*. 1999;107:220–224.
243. Newman MP, Yaman P, Dennison J, Rafter M, Billy E. Fracture resistance of endodontically treated teeth restored with composite posts. *J Prosthet Dent*. 2003;89:360–367.
244. Lassila LV, Tanner J, Le Bell AM, Narva K, Vallittu PK. Flexural properties of fiber reinforced root canal posts. *Dent Mater*. 2004;20:29–36.
245. McDonald AV, King PA, Setchell DJ. In vitro study to compare impact fracture resistance of intact root-treated teeth. *Int Endod J*. 1990;23:304–312.
246. Raygot CG, Chai J, Jameson DL. Fracture resistance and primary failure mode of endodontically treated teeth restored with carbon fiber-reinforced resin post system in vitro. *Int J Prosth*. 2001;14:141–145.
247. Isidor F, Ödman P, Brøndum K. Intermittent Loading of teeth restored using prefabricated carbon fiber posts. *Int J Prosth*. 1996;9:131–136.
248. Dean JP, Jeansonne BG, Sarkar N. In vitro evaluation of a carbon fiber post. *J Endod*. 1998;24:807–810.
249. Cormier CJ, Burns DR, Moon P. In vitro comparison of fracture resistance and failure mode of fiber, ceramic, and conventional post systems at various stages of restoration. *J Prosthodont*. 2001;10:26–36.
250. Mannocci F, Ferrari M, Watson TF. Intermittent loading of teeth restored using quartz fiber, carbon-quartz fiber, and zirconium

dioxide ceramic root canal posts. *J Adhes Dent*. 1999;1:153–158.
251. Fokkinga WA, Kreulen CM, Vallittu PK, Creugers NH. A structured analysis of in vitro failure loads and failure modes of fiber, metal, and ceramic post-and-core systems. *Int J Prosth*. 2004;17:476–482.
252. Mannocci F, Qualtrough AJ, Worthington HV, Watson TF, Pitt Ford TR. Randomized clinical comparison of endodontically treated teeth restored with amalgam or with fiber posts and resin composite: five-year results. *Oper Dent*. 2005;30:9–15.
253. Fredriksson M, Astbäck J, Pamenius M, Arvidson K. A retrospective study of 236 patients with teeth restored by carbon fiber-reinforced epoxy resin posts. *J Prosthet Dent*. 1998;80:151–157.
254. Glazer B. Restoration of endodontically treated teeth with carbon fiber posts- a prospective study. *J Can Dent Assoc*. 2000;66:613–618.
255. Ferrari M, Vichi A, Mannocci F, Mason PN. Retrospective study of the clinical performance of fiber posts. *Am J Dent*. 2000;13(Special issue):9B-13B.
256. Hedlund SO, Johansson NG, Sjögren G. A retrospective study of pre-fabricated carbon fiber root canal posts. *J Oral Rehabil*. 2003;30:1036–1040.
257. Segerstrom S, Astback J, Ekstrand KD. A retrospective long term study of teeth restored with prefabricated carbon fiber reinforced epoxy resin posts. *Swed Dent J*. 2006;30:1–8.
258. Gesi A, Magnolfi S, Goracci C, Ferrari M. Comparison of two techniques for removing fiber posts. *J Endod*. 2003;29:580–582.
259. De Rijk WG. Removal of fiber posts from endodontically treated teeth. *Am J Dent*. 2000;13(Special issue):19B-21B.
260. Sakkal S. Carbon-fiber post removal technique. *Compend Contin Educ Dent*. 1996;20(Suppl):S86.
261. Peters SB, Canby FL, Miller DA. Removal of a carbon fiber post system. *J Endod*. 1996;22(Abstr):215.
262. Abbott PV. Incidence of root fractures and methods used for post removal. *Int Endod J*. 2002; 35:63–67.
263. Murphy J. *Reinforced plastics handbook*. Oxford: Elsevier; 1988.
264. Chawla KK. *Composite Materials: Science and Engineering*. 2nd ed. New York: Springer-Verlag; 1998.
265. Teixeira ECN, Teixeira FB, Piasick JR, Thompson JY. An in vitro assessment of prefabricated fiber post systems. *J Am Dent Assoc*. 2006;137:1006–1012.
266. Bae JM, Kim KN, Hattori M, Hasegawa K, Yoshinari M, Kawada E, Oda Y. The flexural properties of fiber-reinforced composite with light-polymerized polymer matrix. *Int J Prosth*. 2001;14:33–39.
267. Triolo PT, Trajtenberg C, Powers JM. Flexural properties and bond strength of an esthetic post. *J Dent Res*. 1999;78(Abstr):548.
268. Pfeiffer P, Schulz A, Nergiz I, Schmage P. Yield strength of zirconia and glass fibre-reinforced posts. *J Oral Rehabil*. 2006;33:70–74.
269. Vallittu P. Effect of 180-week water storage on the flexural properties of E-glass and silica fiber acrylic resin composite. *Int J Prost*. 2000;13:334–339.
270. Lassila LVJ, Nohrström T, Vallitu P. The influence of short-term water storage on the flexural properties of unidirectional glass fiber-reinforced composites. *Biomaterials*. 2002;23:2221–2229.
271. Grant T, Bradley W. In-situ observations in SEM of degradation of graphite/epoxy composite materials due to seawater immersion. *J Compos Mater*. 1995;29:852–867.
272. Al-Harbi F, Nathanson D. In vitro assessment of retention of four esthetic dowels to resin core foundation and teeth. *J Prosthet Dent*. 2003;90:547–555.
273. Coelho Santos G Jr, El-Mowafy O, Henrique Rubo J. Diametral tensile strength of a resin composite core with nonmetallic prefabricated posts: An in vitro study. *J Prosthet Dent*. 2004;91:335–341.
274. Le Bell AM, Lassila LVJ, Kangasniemi I, Vallittu PK. Bonding of fibre-reinforced composite post to root canal dentin. *J Dent*. 2005;33:533–539.
275. Hedlund SO, Johansson NG, Sjögren G. Retention of prefabricated and individually cast root canal posts in vitro. *Br Dent J*. 2003;195:155–158.
276. Balbosh A, Kern M. Effect of surface treatment on retention of glass-fiber endodontic posts. *J Prosthet Dent*. 2006;95:218–223.
277. Vano M, Goracci C, Monticelli F, Tognini F, et al. The adhesion between fiber posts and composite resin core: the evaluation of microtensile bond strength following various surface chemical treatments to posts. *Int Endod J*. 2006;39:31–39.
278. Monticelli F, Toledano M, Tay FR, Cury AH, Goracci C, Ferrari M. Post-surface conditioning improves interfacial adhesion in post/core restorations. *Dent Mater*. 2006;22:602–609.
279. Stricker EJ, Göhring TN. Influence of different posts and cores on marginal adaptation, fracture resistance, and fracture mode of composite resin crowns on human mandibular premolars. An in vitro study. *J Dent*. 2006;34:326–335.
280. Hu S, Osada T, Shimizu T, Warita K, Kawawa T. Resistance to cyclic fatigue and fracture of structurally compromised root restored with different post and core restorations. *Dent Mater J*. 2005;24:225–231.
281. Malferrari S, Monaco C, Scotti R. Clinical evaluation of teeth restored with quartz fiber-reinforced epoxy resin posts. *Int J Prosth*. 2003;16:39–44.
282. Naumann M, Preuss A, Frankenberger R. Reinforcement effect of adhesively luted fiber reinforced composite versus titanium posts. *Dent Mater*. 2007;23:138–144.
283. Naumann M, Blankenstein F, Dietrich T. Survival of glass fiber reinforced composite post restorations after 2 years-an observational clinical study. *J Dent*. 2005;33:305–312.
284. Sirimai S, Riis DN, Morgano SM. An in vitro study of the fracture resistance and the incidence of vertical root fracture of pulpless teeth restored with six post-and-core systems. *J Prosthet Dent*. 1999;81:262–269.
285. Deliperi S, Bardwell DN, Coiana C. Reconstruction of devital teeth using direct fiber-reinforced composite resins: A case report. *J Adhes Dent*. 2005;7:165–171.
286. Eskitascioglu G, Belli S. The use of bondable reinforcement fiber for post-and-core buildup in an endodontically treated tooth: a case report. *Quint Int*. 2002;33:549–551.
287. Eskitascioglu G, Belli S, Kalkan M. Evaluation of two post core systems using two different methods (fracture strength test and a finite element analysis). *J Endod*. 2002;28:629–633.
288. Usumez A, Cobankara FK, Ozturk N, Eskitascioglu G, Belli S. Microleakage of endodontically treated teeth with different dowel systems. *J Prosthet Dent*. 2004;92:163–169.
289. Meyenberg KH, Lüthy H, Schärer P. Zirconia posts: a new all-ceramic concept for non-vital abutment teeth. *J Esthet Dent*. 1995;7:73–80.
290. Zalkind M, Hochman N. Esthetic considerations in restoring endodontically treated teeth with posts and cores. *J Prosthet Dent*. 1998;79:702–705.
291. Zalkind M, Hochman N. Direct core buildup using a preformed crown and prefabricated zirconium oxide post. *J Prosthet Dent*. 1998;80:730–732.
292. Ahmad I. Yttrium-partially stabilized zirconium dioxide posts: an approach to restoring coronally compromised teeth. *Int J Periodont Restor Dent*. 1998;18:454–465.
293. Sorensen JA, Mito WT. Rationale and clinical technique for esthetic restoration of endodontically treated teeth with Cosmopost and IPS Empress post system. *QDT*. 1998;81–90.
294. Michalakis KX, Hirayama H, Sfolkos J, Sfolkos K. Light transmission of posts and cores used for the anterior esthetic region. *Int J Periodont Rest Dent*. 2004;24:462–469.
295. Carossa S, Lombardo S, Pera P, et al. Influence of posts and cores on light transmission through different all-ceramic crowns: spectrophotometric and clinical evaluation. *Int J Prosthodont*. 2001;14:9–14.
296. Ottl P, Hahn L, Lauer HCh, Fay M. Fracture characteristics of carbon fiber, ceramic and non-palladium endodontic post systems at monotonously increasing loads. *J Oral Rehabil*. 2002 Feb;29:175–183.
297. Cales B, Stefani Y, Lilley E. Long-term in vivo and in vitro aging of a zirconia ceramic used in orthopaedy. *J Biomed Mat Res*. 1994;28:619–624.
298. Christel P, Meunier A, Heller M, Torne JP, Peille CN. Mechanical properties and short-term in vivo evaluation of yttrium-oxide-partially-stabilized zirconia. *J Biomed Mater Res*. 1989;23:45–61.
299. Ichikawa Y, Akagawa Y, Nikai H, Tsuru H. Tissue compatibility and stability of a new zirconia ceramic in vivo. *J Prosthet Dent*. 1992;68:322–326.
300. Purton DG, Love RM, Chandler NP. Rigidity and retention of ceramic root canal posts. *Oper Dent*. 2000;25:223–227.
301. Drouin JM, Cales B, Chevalier J, Fantozzi G. Fatigue behavior of zirconia hip joint heads: experimental results and finite element analysis. *J Biomed Mat Res*. 1997;34:149–155.
302. Porter DL, Heuer AH. Mechanism of toughening partially stabi-

lized zirconia ceramics (PSZ). *J Am Ceram Soc.* 1977;60:183–184.

303. Gubta TK, Lange FF, Bechtold JH. Effect of stress-induced phase transformation on the metastable tetragonal phase. *J Mat Sci.* 1978;13:1464–1470.
304. Guazzato M, Albakry M, Ringer SP, Swain MV. Strength, fracture toughness and microstructure of a selection of all-ceramic materials. Part II. Zirconia-based dental ceramics. *Dent Mater.* 2004;20:449–456.
305. Schweiger M, Frank M, Rheinburger V, Holand W. New sintered glass-ceramics based on apatite and zirconia endosseous implant in initial bone healing. *J Prosthet Dent.* 1993;69:599–604.
306. Hulbert TK, Lange FF, Bechtold JH. Effect of stress-induced phase transformation on the metastable tetragonal phase. *J Mat Sci.* 1978;13:1464–1470.
307. Soares CJ, Mitsui FH, Neto FH, Marchi GM, Martins LR. Radiodensity evaluation of seven root post systems. *Am J Dent.* 2005;18:57–60.
308. Rosentritt M, Fürer C, Behr M, Lang R, Handel G. Comparison of in vitro fracture strength of metallic and tooth-coloured posts and cores. *J Oral Rehabil.* 2000;27:595–601.
309. Asmussen E, Peutzfeldt A, Heitmann T. Stiffness, elastic limit, and strength of newer types of endodontic posts. *J Dent.* 1999;27:275–278.
310. Taira M, Nomura Y, Wakasa K, Yamaki M, Matsui A. Studies on fracture toughness of dental ceramics. *J Oral Rehabil.* 1990;17:551–563.
311. Hochman N, Zalkind M. New all-ceramic indirect post-and-core system. *J Prosthet Dent.* 1999;81:625–629.
312. Dilmener FT, Sipahi C, Dalkiz M. Resistance of three new esthetic post-and-core systems to compressive loading. *J Prosthet Dent.* 2006;95:130–136.
313. Piconi C, Maccauro G. Zirconia as a ceramic biomaterial. *Biomaterials.* 1999;20:1–25.
314. Kakehashi Y, Luthy H, Naef R, Wohlwend A, Scharer P. A new all-ceramic post and core system: clinical, technical, and in vitro results. *Int J Periodont Restor Dent.* 1998;18:586–593.
315. Koutayas SO, Kern M. All-ceramic posts and cores: the state of the art. *Quint Int.* 1999;30:383–392.
316. Heydecke G, Butz F, Hussein A, Strub JR. Fracture strength after dynamic loading of endodontically treated teeth restored with different post-and-core systems. *J Prosthet Dent.* 2002;87:438–445.
317. Perdigao J, Geraldeli S, Lee IK. Push-out bond strength of tooth-colored posts bonded with different adhesive systems. *Am J Dent.* 2004;17:422–426.
318. Cohen BI, Pagnillo MK, Newman I, Musikant BL, Deutsch AS. Retention of core material supported by three post head designs. *J Prosthet Dent.* 2000;83:624–628.
319. Dietschi D, Romelli M, Goretti A. Adaptation of adhesive posts and cores to dentin after fatigue testing. *Int J Prosthodont.* 1997;10:498–507.
320. Baba NZ. The effect of eugenol and non-eugenol endodontic sealers on the retention of three prefabricated posts cemented with a resin composite cement. Boston University, 2000. [Thesis]
321. Gernhardt CR, Bekes K, Schaller HG. Short-term retentive values of zirconium oxide posts cemented with glass ionomer and resin cement: an in vitro study and a case report. *Quint Int.* 2005;36:593–601.
322. Wegner SM, Kern M. Long-term resin bond strength to zirconia ceramic. *J Adhes Dent.* 2000;2:139–147.
323. Madani M, Chu FCS, McDonald AV, Smales RJ. Effects of surface treatments on shear bond strengths between a resin cement and an alumina core. *J Prosthet Dent.* 2000;83:644–647.
324. Blixt M, Adamczak E, Linden L, Oden A, Arvidson K. Bonding to densely sintered alumina surfaces: effect of sandblasting and silica coating on shear bond strength of luting cements. *Int J Prosth.* 2000;13:221–226.
325. Özcan M, Alkumru HN, Gemalmaz D. The effect of the surface treatment on the shear bond strength of luting cement to glass-infiltrated alumina ceramic. *Int J Prosth.* 2001;14:335–339.
326. Matinlinna JP, Lassila LV, Ozcan M, Yli-Urpo A, Vallittu PK. An introduction to silanes and their clinical applications in dentistry. *Int J Prosthodont.* 2004;17:155–164.
327. Xible AA, de Jesus Tavares RR, de Araujo Cdos R, Bonachela WC. Effect of silica coating and silanization on flexural and composite-resin bond strength of zirconia posts: an in vitro study. *J Prosthet Dent.* 2006;95:224–229.
328. Oblak C, Jevnikar P, Kosmac T, Funduk N, Marion L. Fracture resistance and reliability of new zirconia posts. *J Prosthet Dent.* 2004;91:342–348.
329. Mitsui FH, Marchi GM, Pimenta LA, Ferraresi PM. In vitro study of fracture resistance of bovine roots using different Intraradicular post systems. *Quint Int.* 2004;35:612–616.
330. Akkayan B, Gülmez T. Resistance to fracture of endodontically treated teeth restored with different post systems. *J Prosthet Dent.* 2002;87:431–437.
331. Baba NZ. *Contemporary Restoration of Endodontically Treated Teeth: Evidence-Based Diagnosis and Treatment Planning.* Chicago, IL: Quintessence Publishing Co, Inc., 2012.

第三十六章　牙髓-牙周的相互关系

Ilan Rotstein, Borja Zabalegui, Khalid Al-Hezaimi

第一节　牙髓-牙周交通途径

了解牙髓疾病和牙周疾病之间的相互关系对正确的诊断、预后和治疗决策至关重要。牙髓组织和牙周组织密切相关，这些结构之间的交通途径往往决定了这些组织的疾病进展[1-4]。二者之间的主要交通途径是：①牙本质小管；②侧支根管、副根管；③根尖孔。

一、牙本质小管

如果牙骨质层不连续，牙髓和牙周组织之间可通过牙本质小管发生直接联系。这通常归因于发育缺陷、疾病进程或涉及牙根表面的外科手术，使得暴露于无牙骨质覆盖区域的牙本质小管，成为牙髓和牙周膜之间的交通途径（图36-1）。

从牙髓延伸到牙骨质-牙本质交界处的根尖区牙本质小管相对较直[4]。牙本质小管的直径范围从外周的1mm到牙髓附近的3mm不等[5]。牙本质小管管径随年龄的增长或对慢性低强度刺激的反应而减小，从而引起高度矿化的管周牙本质的沉积。牙本质小管的密度变化，从根冠部分的大约15 000/mm^{2}下降到根尖附近的8 000/mm^2。然而，在牙髓末端，数量增加到57 000/mm^2[5]。当牙骨质和牙釉质在釉牙骨质界处（CEJ）未汇合时，这些牙本质小管暴露在外，从而在牙髓和牙周膜之间形成了交通途径。颈部的牙本质过敏症是这种牙本质小管暴露的典型例子。

扫描电镜研究表明，约18%的牙齿在CEJ处有牙本质暴露[6]。前牙的发生率甚至更高，达到25%[6]。同一颗牙齿也可能有几种不同的CEJ特征，表现为一侧牙本质被牙骨质覆盖，而另一侧牙本质暴露[7]。

在牙髓或牙周疾病的病原菌发展过程中，以及龈下刮治和根面平整、外伤和化学引起的病理过程中，牙本质暴露起着重要作用[8-10]。

二、侧、副根管

在牙根部的任何部位都可以找到侧、副根管[11-16]（图36-2）。据统计，30%~40%牙齿有侧、副根管，大多位于根

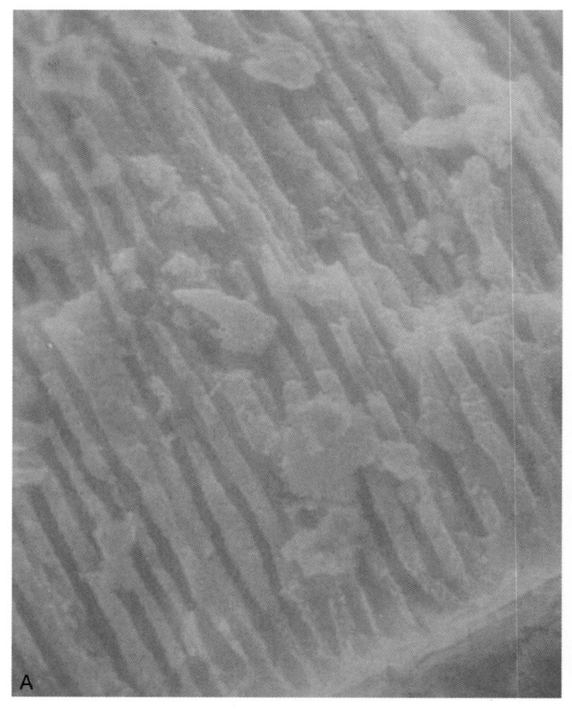

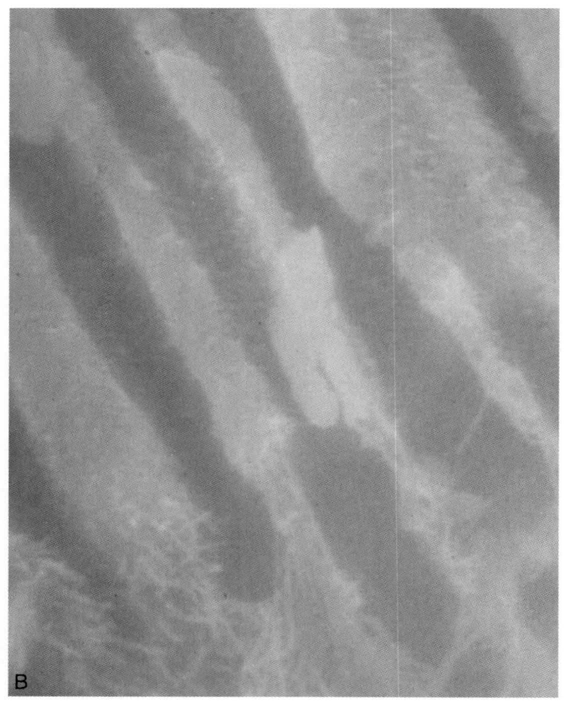

图36-1　A. 牙本质小管开放的扫描电镜照片　**B.** 高倍镜下显示缺乏成牙本质进程

尖 1/3[14]。De Deus[14]发现，17% 的受检牙齿在根尖 1/3 处有侧支根管，大约 9% 在根中 1/3 处，而在根冠 1/3 处不到 2%。而 Kirkham[15]报道，只有 2% 的侧支根管与牙周袋有关。

磨牙根分叉处的副根管也可能是牙髓和牙周组织之间的交通途径[12,16]。据报道，根分叉副根管发生率从 23%~76% 不等[13,14,16]。在活髓中，这些副根管包含结缔组织和连接牙髓和牙周组织循环系统的血管。然而，并不是所有副根管都从髓室延伸到根分叉底部[17]。Seltzer 等[18]认为牙髓炎症或坏死可在根尖周组织中引起炎症反应。侧、副根管的畅通是微生物及其有毒副产物以及其他刺激物从牙髓到牙周膜的潜在传播途径，反之亦然，导致相关受累组织的炎症过程（图 36-3）。

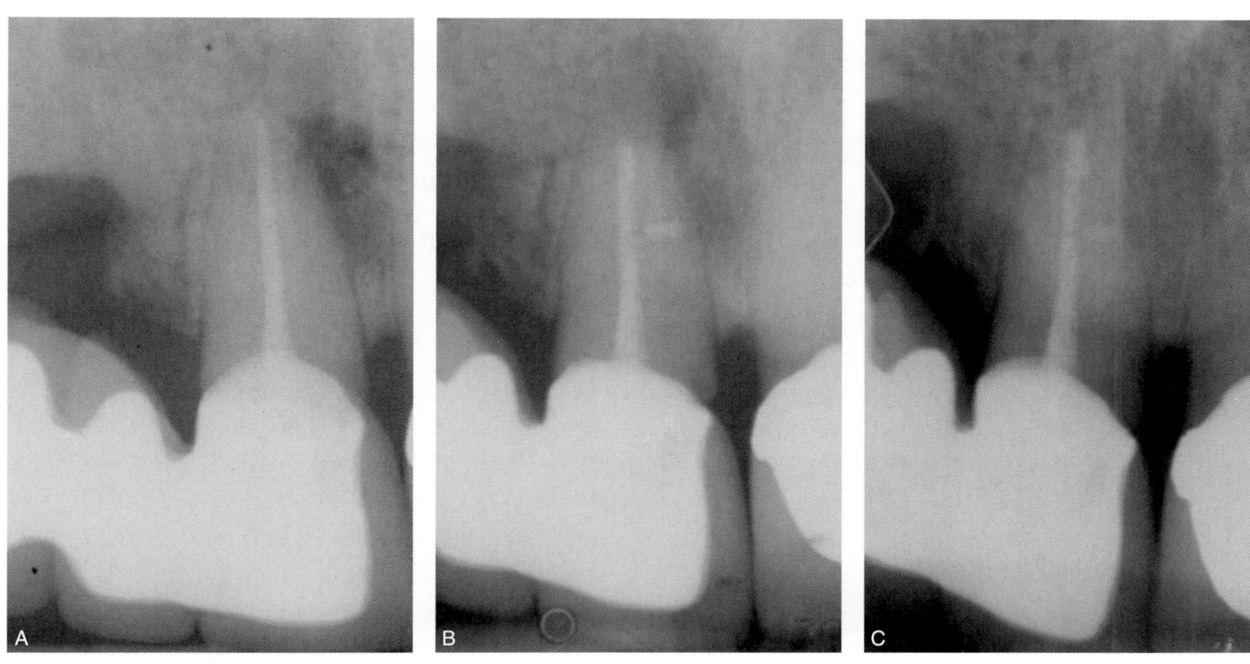

图 36-2　上颌中切牙非手术牙髓治疗，根尖侧方 X 线透射影

A. 术前 X 线片显示，既往根管治疗的近中侧方病变　**B.** 根管再治疗，热塑牙胶和封闭剂根管充填。注意侧支根管向病变处延伸　**C.** 1 年后随访显示愈合

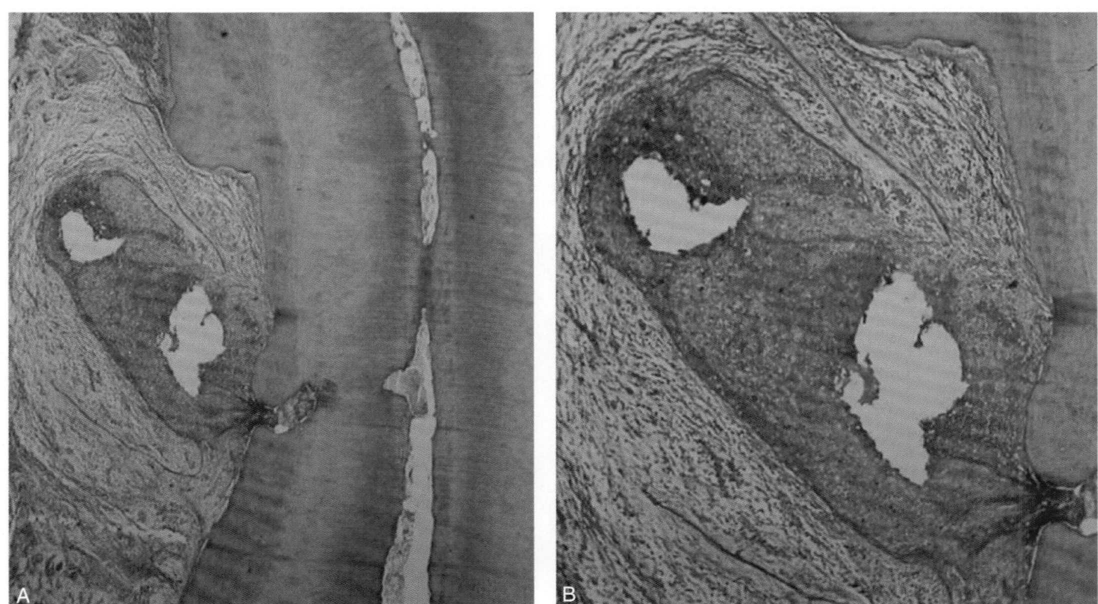

图 36-3　上颌侧切牙牙髓坏死，伴牙周膜侧方的炎症进程，用 Masson 三色染色的显微照片

A. 主根管、侧支根管以及牙周膜引起的炎症反应均很明显　**B.** 高倍镜下显示慢性炎症伴随上皮细胞增殖（Courtesy of Dr. James H.S. Simon，Los Angeles，CA，U.S.A.）

临床上，侧、副根管很难被发现。Pineda 和 Kuttler[19]报道，通过使用双透视 X 线片可以识别大约 30% 的侧支根管，而标准 X 线片只能识别 8%。此外，利用该方法还可以识别出磨牙根分叉区的副根管。临床上，只有极少数病例可以只在影像学分析的基础上，对侧、副根管进行预测识别。有几种临床辅助方法可有助于鉴别：①与牙髓坏死相关的弥散性侧方病变的 X 线照片；②影像学检查，在根部侧方表面上发现一个"缺口"，表明存在一个孔；③有根管充填材料或封闭剂通过根管口溢出以证明；④先进的成像技术。

三、根尖孔

根尖孔是牙髓和牙周组织之间的主要交通途径。来自感染牙髓的刺激物容易渗透通过根尖孔，导致根尖周病变。根尖孔同样也是刺激物从深牙周袋进入牙髓的入口。通常，此类刺激物会引起与骨和牙根吸收相关的局部炎症反应。因此，清除根管以及牙周组织的病原刺激物对于促进愈合至关重要[1,2,20,21]。

第二节　牙髓 - 牙周相互关系

一、牙髓通往牙周组织的联系

当牙髓被感染时，会引起根尖孔和 / 或侧、副根管开口处牙周膜的炎症反应。牙髓来源的炎性副产物会渗透到根尖，侧、副根管以及牙本质小管，在牙周组织中引发炎性血管反应。这些产物包括活病原体，如某些细菌菌株、真菌和病毒[22-30]以及一些非活病原体[31-34]。在某些情况下，牙髓疾病可能会刺激上皮细胞的生长，从而影响根尖周围组织的完整性[35,36]。牙髓炎症的结果，范围可从局限于牙周膜的轻微炎症，到牙周膜、牙槽骨及其周围骨质的广泛破坏。这种病变可能会导致局部或弥漫性肿胀，有时会累及牙龈附着。与牙髓坏死相关的病变可导致窦道形成，通过牙槽黏膜或附着龈引流。有时，也可通过患牙的牙龈沟或相邻牙齿的牙龈沟排出。大多数情况下，经过完善的根管治疗后，牙髓坏死引起的病变可以顺利解决，牙周组织的完整性得以重建[2,20,37]。

涉及根管治疗的某些步骤以及冲洗剂、根管内药物、封闭剂和充填材料有可能在牙周组织中引起炎症反应。但是，这些炎症反应通常是暂时性的，如果材料被限制在根管腔内，则很快就可以缓解。操作失误可发生由于附着破坏而引起的牙周缺损，例如髓室底穿孔或根尖到牙龈附着的牙根表面穿孔，带状穿孔或根管清理和成形过程中产生的根部穿孔。牙周病损也可由于牙根纵裂引起，与根管充填或修复过程中用力过大有关。

二、牙周组织通向牙髓的联系

牙周炎症对牙髓的影响更具争议性[18,38-52]。在临床上，牙髓组织通常不会受到牙周疾病的影响，除非牙周疾病暴露了根管和口腔环境之间的交通途径[11]。在这一阶段，病原体从口腔通过副根管进入牙髓可能引起局部炎症反应，随后牙髓坏死。另一方面，如果根尖孔的微血管保持完整，牙髓活力试验可能呈阳性。在洁治、刮治和牙周手术过程中，如果副根管被切断和 / 或向口腔环境开放，这些牙周治疗对牙髓的影响是相似的。即可能导致病原体入侵、继发炎症和牙髓坏死[47]。有研究指出，与牙周病有关的磨牙牙髓感染，可能通过副根管和牙本质小管扩散病原体而促进牙周炎的进展[50,51]。

第三节　牙周牙髓联合疾病的微生物病因

来自感染牙髓的活病原体包括细菌（图 36-4）、真菌（图 36-5）和病毒（图 36-6），这些病原体会导致根尖组织和牙周组织病变。因此，必须在牙髓治疗过程中予以清除。更多细节见第三章。

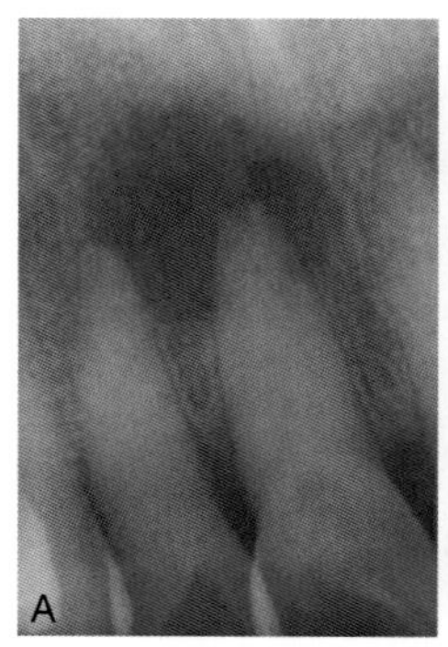

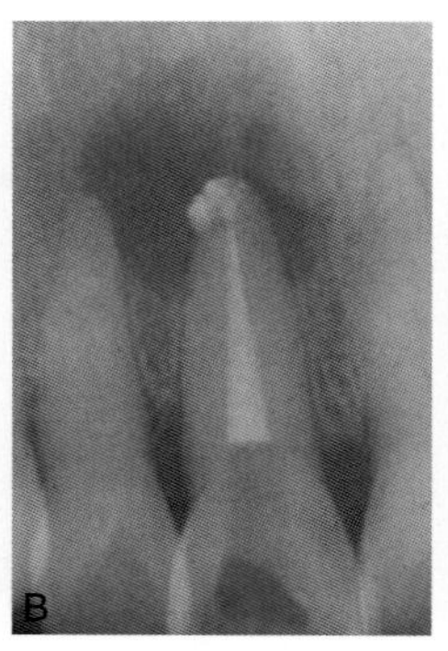

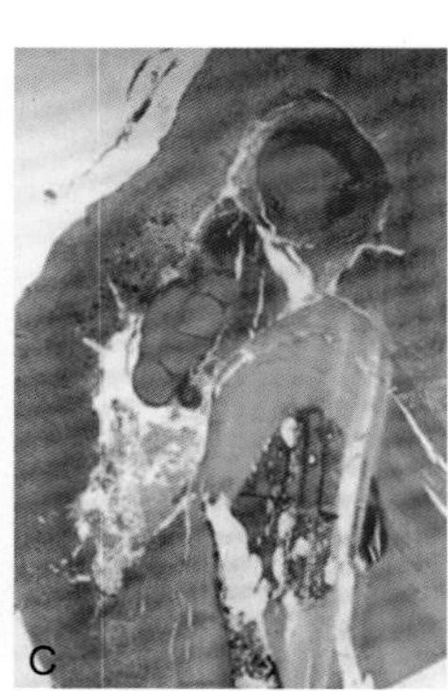

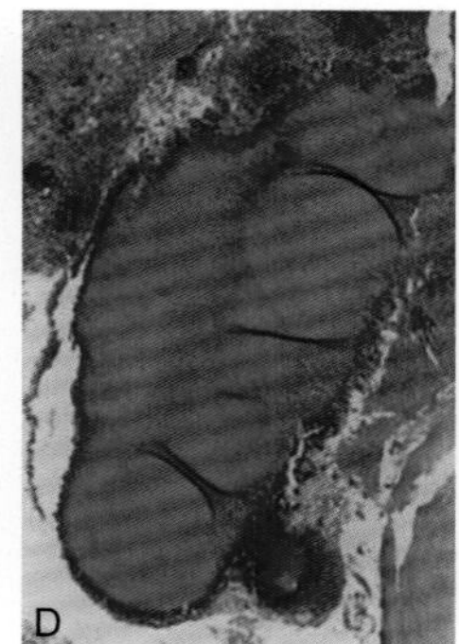

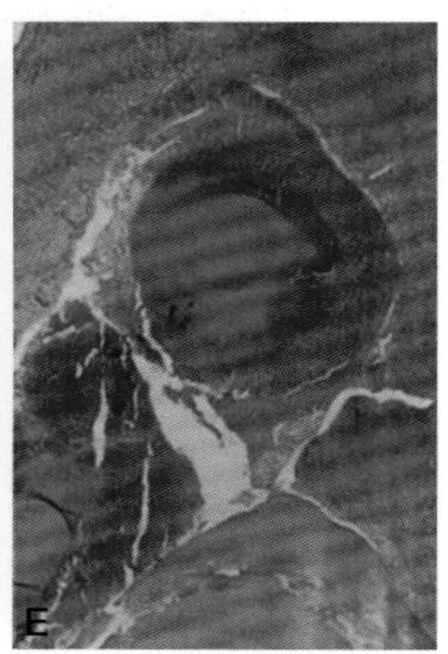

图 36-4　根尖放线菌感染，该病例表明细菌生长超过根尖孔，并且侵入根尖牙骨质和根尖周组织

A. 牙髓坏死的上颌中切牙 X 线片显示较大的根尖周病变　**B.** 进行了非手术牙髓治疗，但症状持续存在　**C.** 而后进行根尖手术，显微照片显示部分牙根存在附着病变　**D.** 病变腔中明显的放线菌菌落　**E.** 高倍镜下可见大量放线菌菌落

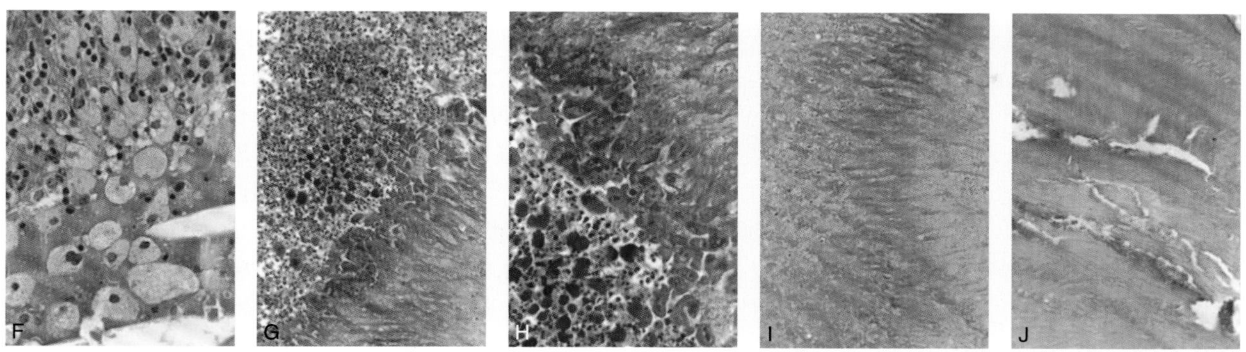

图 36-4（续）

F. 泡沫巨噬细胞攻击细菌　**G.** 大型菌落的边缘显示没有炎性细胞，炎性细胞无法穿透菌落　**H.** 高倍镜下的细菌菌落　**I.** 菌落中心没有炎性细胞　**J.** 根尖牙骨质内的活菌（Courtesy of Dr. James H.S. Simon, Los Angeles, CA, U.S.A.）

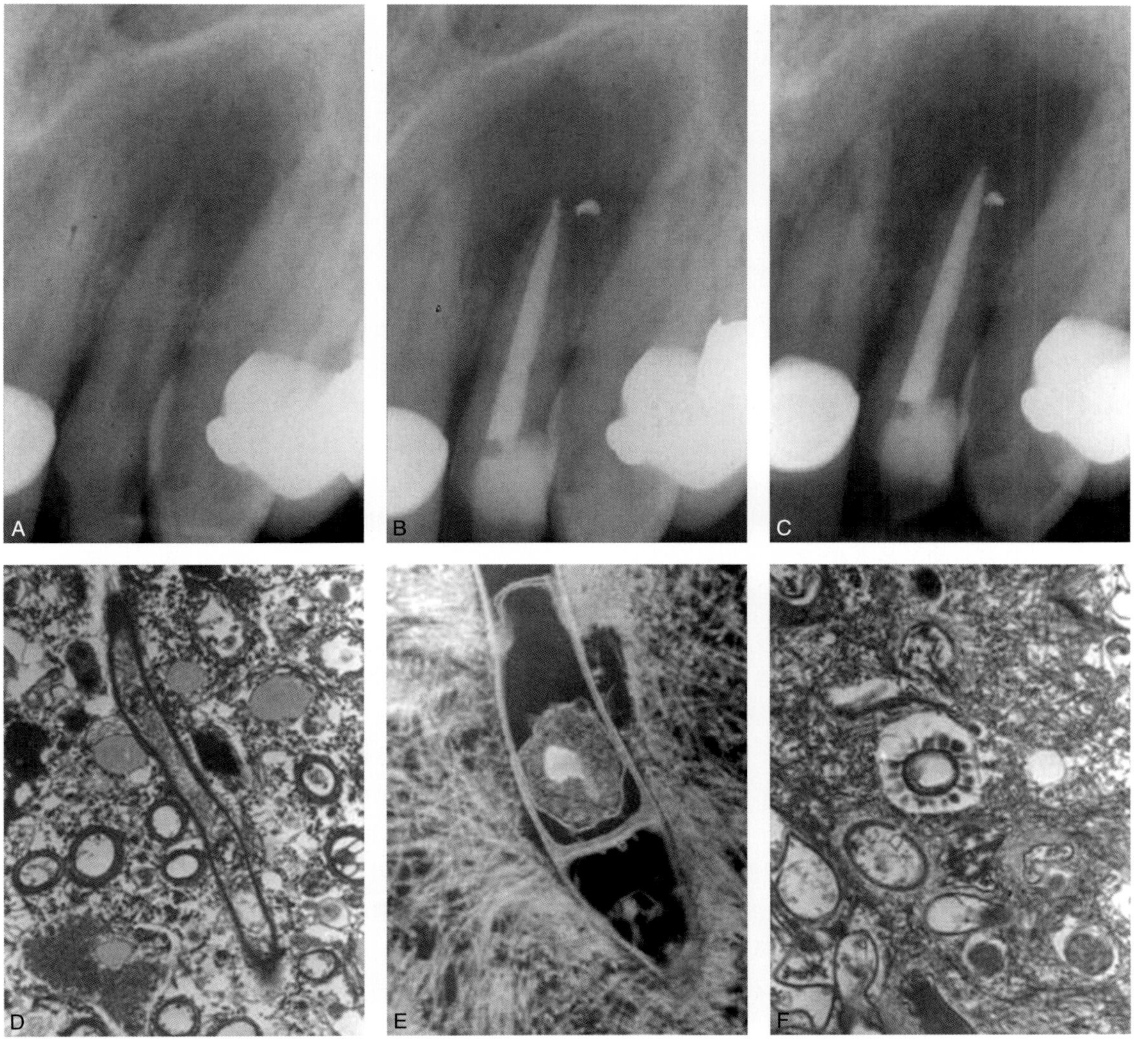

图 36-5　持续性根尖周病变中的真菌

A. 牙髓坏死的上颌侧切牙根尖周 X 线透射影　**B.** 非手术牙髓治疗后即刻 X 线片　**C.** 3 个月后随访，患者仍有症状，且根尖周透射影变大　**D.** 透射电子显微镜显示真菌的菌丝生长　**E.** 高倍镜下的菌丝显示细胞壁　**F.** 繁殖的真菌孢子（Courtesy of Dr. James H.S. Simon, Los Angeles, CA, U.S.A.）

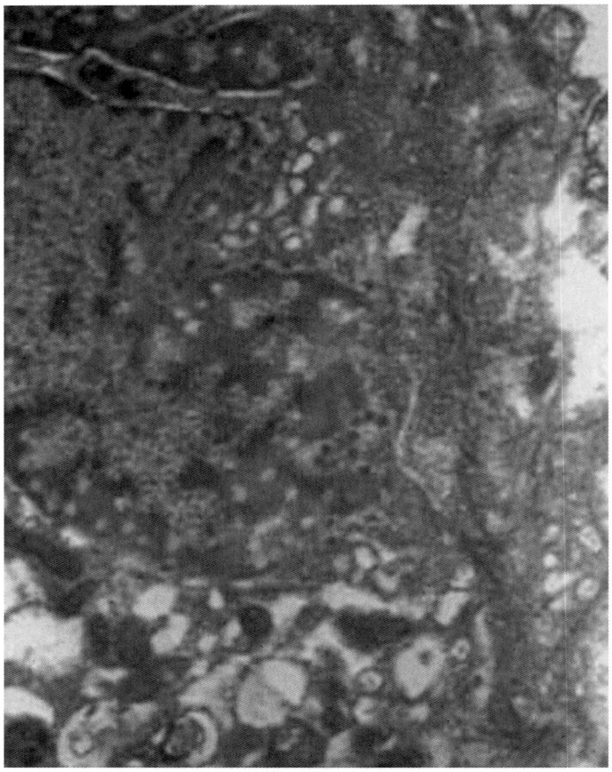

图 36-6　根尖周病变中巨噬细胞核的透射电镜照片，提示可能是病毒感染（Courtesy of Dr. James H.S. Simon, Los Angeles, CA, U.S.A.）

1. 细菌　细菌在牙髓和牙周疾病中起着至关重要的作用[28, 53-60]。当细菌侵入牙髓后，导致部分或全部牙髓坏死，从而累及根尖周组织，Kakehashi[53]证明了牙髓中微生物的存在与根尖周病之间的关系。正常大鼠的牙髓暴露于口腔环境中，随后出现牙髓坏死，根尖周炎症，形成病损和根分叉炎症。另一方面，当在无菌大鼠中进行相同的操作时，牙髓仍然保持活力并且没有相关的炎症，暴露部位被牙本质修复。该研究表明，没有微生物及其产物，暴露的牙髓不会发生根尖周病变。Moller[55]在猴子身上证实了这些发现。

蛋白水解细菌在根管菌群中占主导地位，随着时间的推移会变成更厌氧的微生物群[61, 62]。对同一牙齿相关的牙髓和牙周疾病中的牙周病原体具体特征[63]的研究表明，牙周病病原体与牙髓病病原体相似，牙髓 - 牙周相互关系是两种疾病的关键途径。

螺旋体与牙髓和牙周疾病均有关。螺旋体在龈下菌斑中比在根管中更常见。研究表明，牙周袋的龈下生物膜中存在种类多样的口腔螺旋体[64-66]，也有人认为，口腔螺旋体的存在或不存在可用于区分牙髓脓肿和牙周脓肿[23]。而目前，根管系统中螺旋体的存在已被充分记录，并已通过不同的鉴定技术得到证实[25, 26, 67, 68]。在根管中最常见的螺旋体种类是齿密螺旋体[69, 70]和嗜麦芽密螺旋体[71]。

L 型细菌也可能在牙髓疾病中起作用[72]。一些细菌菌株接触某些药物，特别是青霉素后，可以从形态学上转变成 L 型。L 型细菌可在几个中间 L 型过渡阶段进行转化。可以自发的，也可以通过周期性的诱导发生。在某些条件下，取决于宿主的抵抗力和细菌毒力，L 型恢复为原始的致病细菌型，可导致慢性根尖病变的急性加重[72]。

2. 真菌　真菌的存在和罹患牙髓感染已有充分的文献报道[29, 73-83]。这些真菌大多数是白色念珠菌[82, 83]。真菌也可定植于根管壁并侵入牙本质小管。其他种类的真菌，例如光滑念珠菌，假丝酵母菌，和海洋胶红酵母菌也已被检测到[82]。

影响真菌在根管内定植的因素还不完全清楚。有人提出，在牙髓治疗期间，根管内特定细菌菌株的减少可能会使真菌在剩余的低营养环境中过度生长[78, 84]。另一种可能是，由于在牙髓治疗中或根管预备后的过程中无菌观念不良，真菌可能从口腔进入根管。已经发现，大约 20% 的成人牙周炎患者也携带龈下真菌[85, 86]。在牙髓感染中，白色念珠菌是最常分离的菌种[87]。

已经证明，根管中真菌的存在与其在唾液中的存在直接相关[27]。这些发现进一步强调了无菌技术在牙髓和牙周治疗中的重要性，保持牙体硬组织的完整性，并尽快修复牙冠，使用密封良好的永久性修复，以防止再次感染。

3. 病毒　病毒也能在牙髓和牙周疾病的发病机理中起作用。在牙周病患者的龈沟液和牙龈活检中，经常能检测到单纯疱疹病毒[88]。约 65% 的牙周袋样本和约 85% 的牙龈组织样本中可观察到人巨细胞病毒。超过 40% 的牙周袋样本和大约 80% 的牙龈组织样本中观察到 EB Ⅰ型病毒[88]。已发现牙龈疱疹病毒与龈下卟啉单胞菌、福赛氏类杆菌、中间拟氏菌、黑色普氏菌、齿密螺旋体和伴放线聚集杆菌的增加有关，因此提示在牙周病原菌的过度生长中发挥作用[89]。

某些病毒也可能与牙髓疾病以及根尖周病有关，例如人巨细胞病毒和 EB 病毒[90]。活动性病毒感染可引起一系列细胞因子和趋化因子的产生，从而引起免疫抑制和组织破坏[91]。如在牙周病变中所见，疱疹病毒在根尖周炎性细胞中的激活，可能损害宿主防御机制并引起细菌过度生长。疱疹病毒介导的免疫抑制在根尖周感染中是有害的，因为宿主的抵抗因子已经受损且使原位结缔组织受到了影响[92]。在根尖周组织细胞中潜伏的疱疹病毒被激活，可以解释根尖周疾病的一些突发性症状发作。无疱疹病毒感染及病毒再激活，可能是某些根尖周病变长期保持临床稳定和无症状的原因[90]。然而，需要更多的研究来进一步阐明病毒感染与牙髓和 / 或牙周疾病之间的关系。

第四节　导致牙周牙髓联合疾病的临床因素

根尖周病也可能与非微生物因素有关[31-34, 93-94]。更多详情见第三章。临床上，以下因素可能在牙髓疾病的发生和发展中起重要作用。

一、牙髓治疗不充分

为提高成功率，必须对根管系统进行良好的清洁、成形和封闭[20,95-97]。牙髓治疗不充分通常会导致治疗失败[98]。牙髓治疗失败可通过再治疗或成功率高的根管外科进行治疗。近年来，由于手术显微镜的使用和新型设备器械的发展，再处理技术有了很大的提高。

二、冠方渗漏

冠方渗漏，是指微生物和其他刺激物向根管充填物渗漏或通过根管充填物渗漏。冠方渗漏是牙髓治疗失败的主要原因[99,100]。由于冠方修复体的延迟放置及冠方修复体和/或牙齿的折裂，根管可能受到微生物的污染[99]。有缺陷的修复体加上充分的根管充填，与不充分的根管充填加上适当的修复体相比，前者发生失败的可能性更高[98]。在一项体外研究中，发现在根管充填完成后，将多余的牙胶和封闭剂充填在髓室底上，并不能提供更好的根管封闭[100]。因此，建议去除过多的牙胶充填物，与根管口平齐，并用密封良好的修复材料保护髓室底。充分的冠部修复是防止冠方渗漏和根管治疗中微生物污染的主要屏障[98]。必须通过良好的根管充填和封闭良好的冠方修复体来保护根管系统。

三、外伤

牙齿外伤可能累及牙髓和牙周附着。牙外伤有不同类型，通常可分为牙釉质折断，冠折未累及牙髓，冠折累及牙髓，冠根折，根折，半脱位和完全脱位[101]。通过手术暴露剩余的牙齿结构是一种选择。更多细节见第十二章和第十三章。

四、牙根穿孔

牙根穿孔常引起临床并发症，导致牙周病变。牙根穿孔可能是由于广泛的龋损、吸收或在根管预备或桩道预备过程中操作不当引起的[102]。牙根穿孔的治疗预后取决于大小、位置、诊断和治疗时间、牙周损伤程度以及修复材料的封闭能力和生物相容性。已经认识到，治疗的成功主要取决于穿孔的即刻封闭和适当的感染控制。当牙根穿孔位于牙槽嵴附近时，可以翻瓣并用适当的充填材料修复缺损。较深的穿孔或位于根分叉的穿孔，即刻修复比感染后再修复的预后更好。许多材料被用来封闭根部穿孔。无机三氧化物聚合物（MTA）广泛用于封闭根部穿孔[102-104]。更多细节见第二十三章。

位于颈 1/3 的穿孔、牙根吸收和某些根折的另一种治疗方法是牙根正畸牵引[105-108]。该手术预后很好，复发率低。根据每个不同的病例，可以立即进行治疗，也可以在数周内进行。控制性牙根牵引的目的是调整软组织和牙槽骨，因此可用于纠正牙周受累牙齿的牙龈参差不齐和骨缺损[106]。它也用于无须修复的牙齿的治疗，以及作为冠延长的非手术性替代方法[107]。

五、发育畸形

根内陷或根面沟可导致牙周病无法治疗[108]（图 36-7）。这些裂沟通常始于上颌中切牙和侧切牙的中央窝，穿过舌隆突，并沿根面朝根尖向下延伸不同的距离。这种裂沟可能是牙胚试图形成另一牙根的结果。只要上皮附着保持完整，牙周组织就能保持健康。然而，一旦这种附着被破坏且裂沟被污染，就可以在裂沟整个长度上形成一个自己独立的骨下袋。这种类似裂沟的缺陷为微生物的积累提供了便利，也为牙周疾病的发展提供了一条途径，牙周疾病也会影响到牙髓。在放射影像学上，骨破坏的区域沿着裂沟的方向。

临床上，患者可能表现出牙周脓肿或各种无症状牙髓疾病。如果仅是牙周病，则可以通过视诊观察裂沟至牙龈边缘，并探查牙周袋的深度来进行诊断，而牙周袋通常呈管状，并局限于这一区域，这与普通的牙周病不符合。牙齿也会对牙髓活力测试有反应。如果这种情况也与牙髓疾病有关，则患者可能会在临床上出现任何的牙髓症状。在进行临床检查时，临床医生必须寻找裂沟，因为它可能已经被以前的开髓入口或开髓口充填的修复体所改变。X 线片上表

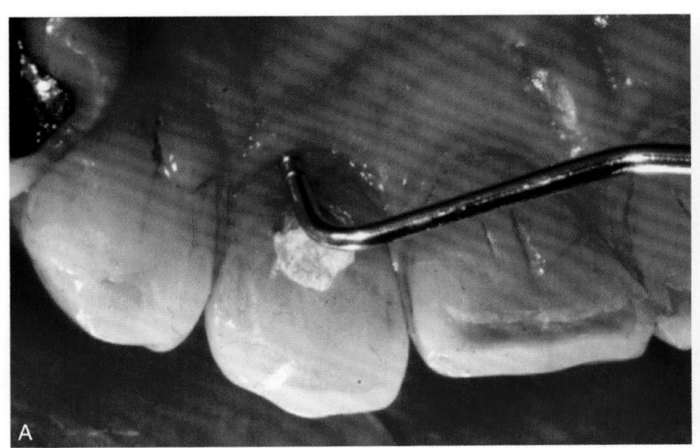

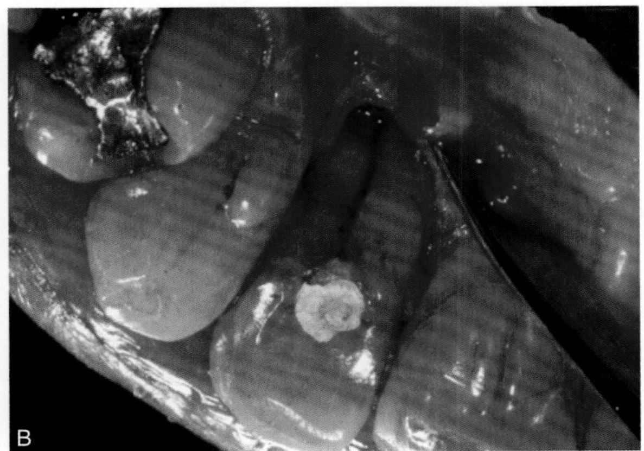

图 36-7　**A.** 与根内陷相关的舌侧深牙周袋探诊　**B.** 翻瓣显示根面沟的深度和长度

现为泪滴状区域，应立即引起怀疑。X线片上可能会显示发育性的裂沟，表现为黑色垂直线。这种情况必须与纵裂区别开来，纵裂可能会产生类似的影像学表现。

这些病例根管治疗的预后，取决于裂沟向根尖延伸的程度。根面沟是独立的骨下袋，因此刮治和根面平整是不够的。尽管疾病的急性症状可以在最初得到缓解，但慢性或急性炎症的来源必须通过外科手术途径根除。治疗包括磨除裂沟，放置骨替代物，以及软组织和下方骨组织的外科治疗[109-111]。如果不成功，由于预后不良，需要拔牙。

第五节 鉴别诊断

通过鉴别诊断，可以将牙髓-牙周疾病进行以下分类，从而得到正确的治疗：①原发性牙髓病，②原发性牙周病；③联合性疾病[1,2]。

联合性疾病包括：①原发性牙髓疾病继发牙周损害；②原发性牙周疾病继发牙髓感染；③双向共同发生的联合性病变。该分类基于这些病变的形成方式。通过了解发病机理，临床医生可以提供适当的治疗并更好地评估预后。

一、原发性牙髓病

慢性根尖脓肿可通过牙周膜冠向引流至龈沟。这种情况在临床上表现为，通过假性牙周袋引流的牙周脓肿表现。实际上，牙周袋是来源于牙髓的窦道，通过牙周膜区域开口。在没有牙周疾病的情况下，较深的孤立的牙周袋表明可能存在牙髓来源的病变。出于诊断目的，应将牙胶尖或其他追踪器械插入窦道并进行X线片检查。这将有助于确定病变的来源。

与牙周来源的牙周袋相比，牙髓来源的牙周袋通常非常狭窄。相类似的情况发生在从磨牙的根尖冠向引流到分叉区。可能发生从牙髓坏死的侧支根管引流到根分叉区域的情况。牙根纵裂或根裂最初的临床表现可能会与牙周疾病相类似，应鉴别排除。原发性牙髓病通常在根管治疗后即可治愈。一旦受感染的牙髓被去除，根管被清理、成形和封闭，延伸到牙龈沟或分叉区的窦道就会迅速愈合（图36-8~图36-10）。

二、原发性牙周病

这类疾病主要是由牙周病原菌引起的。在发病过程中，慢性边缘性牙周炎沿着牙根表面逐渐向根尖发展。在大多数情况下，临床牙髓活力测试显示反应正常（图36-11，图36-12）。经常有牙菌斑和牙石的堆积，且牙周袋更宽大。预后取决于牙周疾病发展的阶段和牙周治疗的疗效。临床医生还必须注意与牙根发育异常相关的牙周疾病的影像学表现（图36-13）。

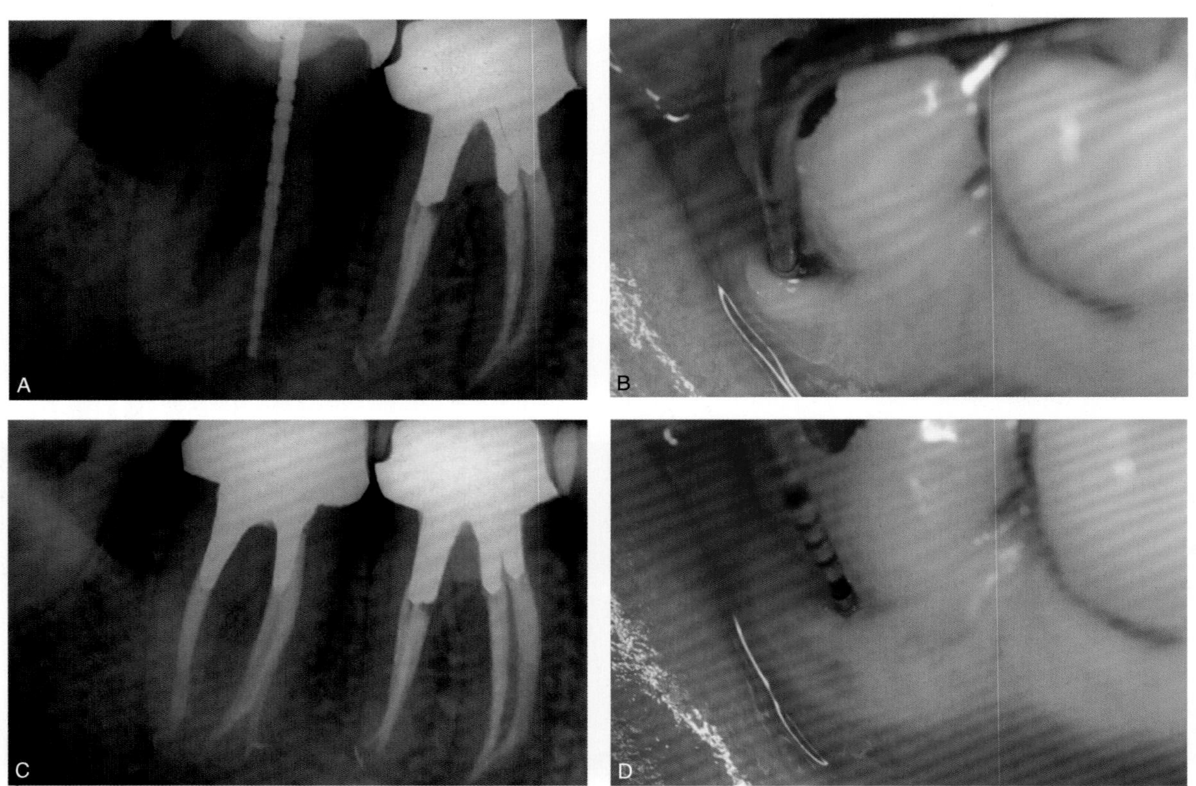

图36-8 伴牙髓坏死下颌第二磨牙的原发性牙髓病

A. 术前X线片显示，患牙根尖周透射影 **B.** 临床上颊侧可探及窄而深的牙周袋 **C.** 根管治疗1年后，根尖周透射影明显消失 **D.** 临床上颊侧牙周病损愈合，探诊深度正常（Courtesy of Dr. Jean-Yves Cochet, Paris, France.）

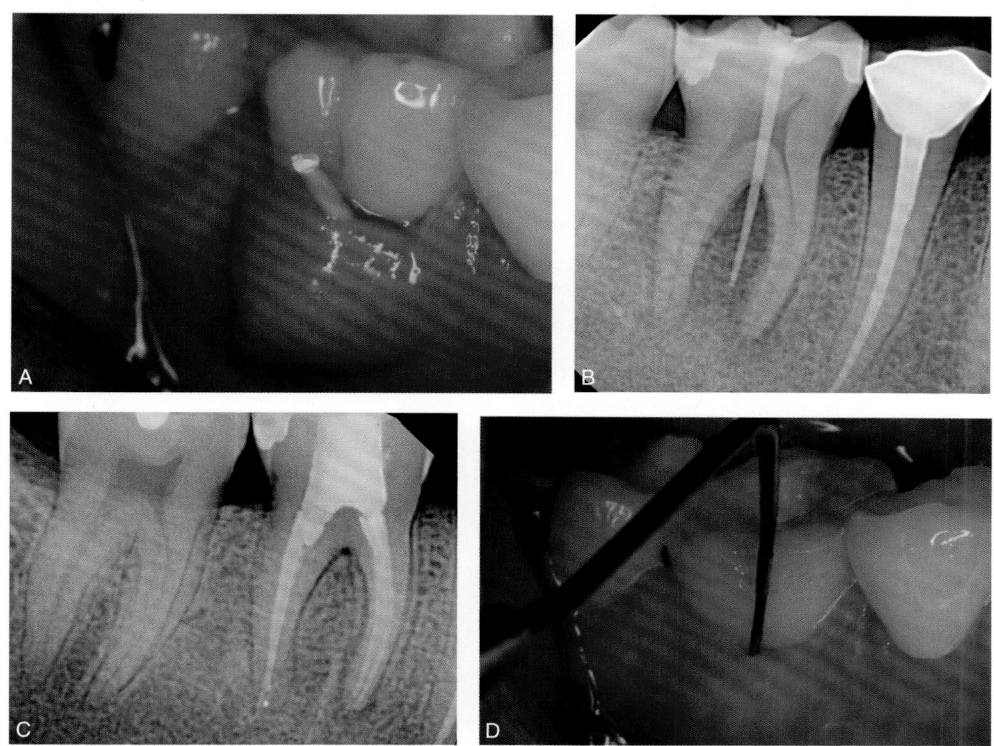

图 36-9　伴牙髓坏死下颌第一磨牙的原发性牙髓病

A. 患牙颊侧脓肿通过牙胶尖示踪　**B.** 根尖片显示近中根、远中根以及根分叉区透射影　**C.** 根管治疗后 4 个月，X 线片显示骨愈合明显　**D.** 临床上颊侧牙周病损愈合，探诊深度正常（Courtesy of Dr. Ziv Simon, Beverly Hills, CA, U.S.A.）

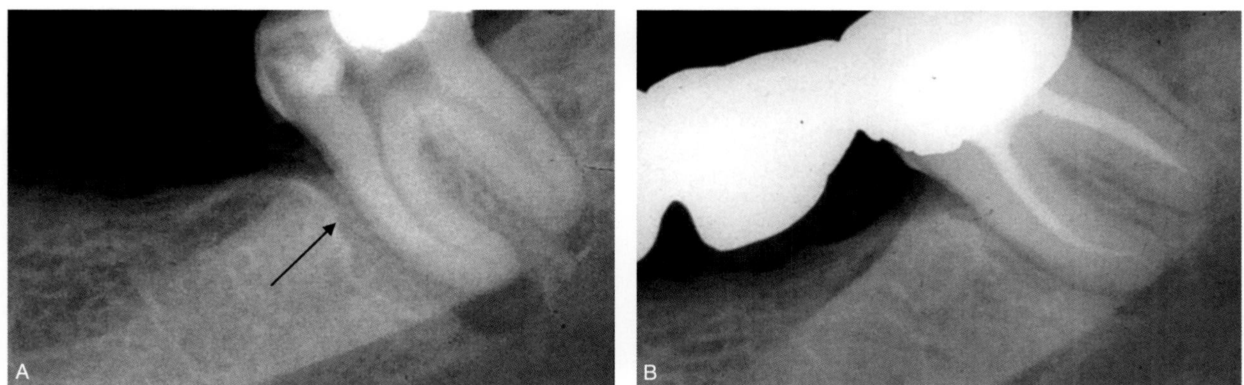

图 36-10　45 岁男性，下颌第二磨牙的原发性牙髓病

A. 术前 X 线片显示患牙冠部龋齿，根尖周透射影，沿近中根局部窄而长的透射影（箭头）。患牙有症状，牙髓活力测试为阴性，行根管治疗　**B.** 2 年后 X 线片显示患牙根尖周透射影消失，患者自觉舒适，牙齿用作修复义齿的基牙（Courtesy of Dr. Borja Zabalegui, Bilbao, Spain.）

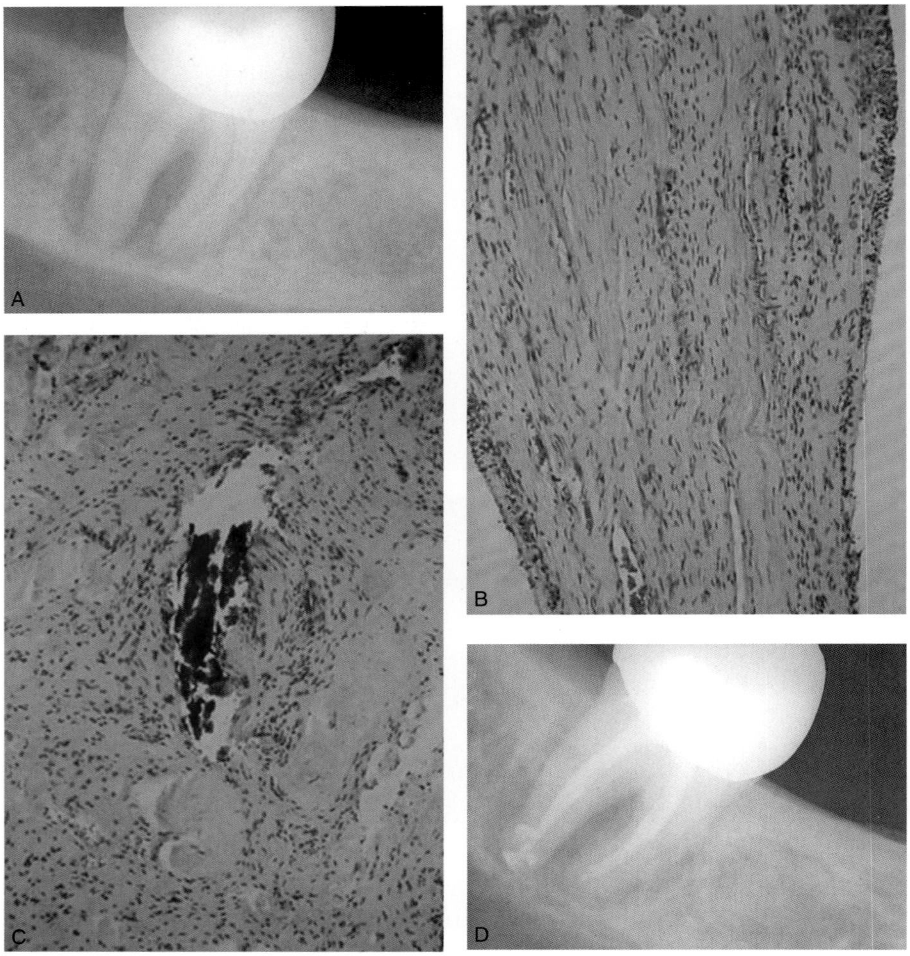

图 36-11 原发性牙周病的下颌第二磨牙疑似牙髓病变，该患者转诊至牙髓治疗

A. 术前 X 线片显示根尖透射影；但是牙髓活力测试有反应，转诊牙医坚持应进行牙髓治疗 **B.** 在治疗期间去除的牙髓组织的显微照片，注意牙髓外观正常 **C.** 高倍镜下显示正常的细胞成分以及微血管 **D.** 术后 X 线片，牙齿随后由于牙周疾病而脱落（Courtesy of Dr. James H.S. Simon，Los Angeles，CA，U.S.A.）

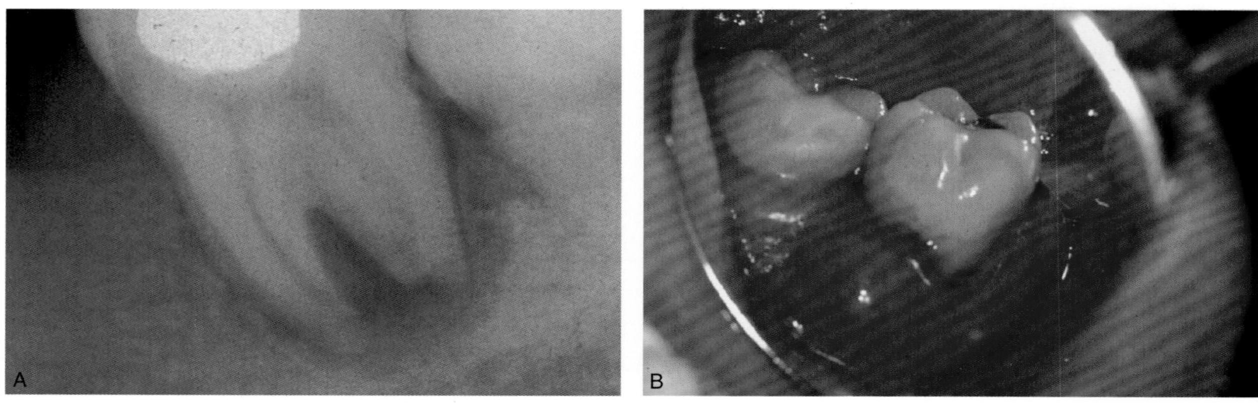

图 36-12 原发性牙周病的下颌第一磨牙疑似牙髓病变

A. X 线片显示患牙根尖周透射影和根尖吸收 **B**、**C.** 颊侧观和舌侧观，注意牙龈肿胀和牙周病的表现。另外，𬌗面充填物靠近髓室。尽管有临床照片和 X 线片，牙髓活力测试反应正常，表明透射影、吸收和牙龈肿胀是牙周来源的

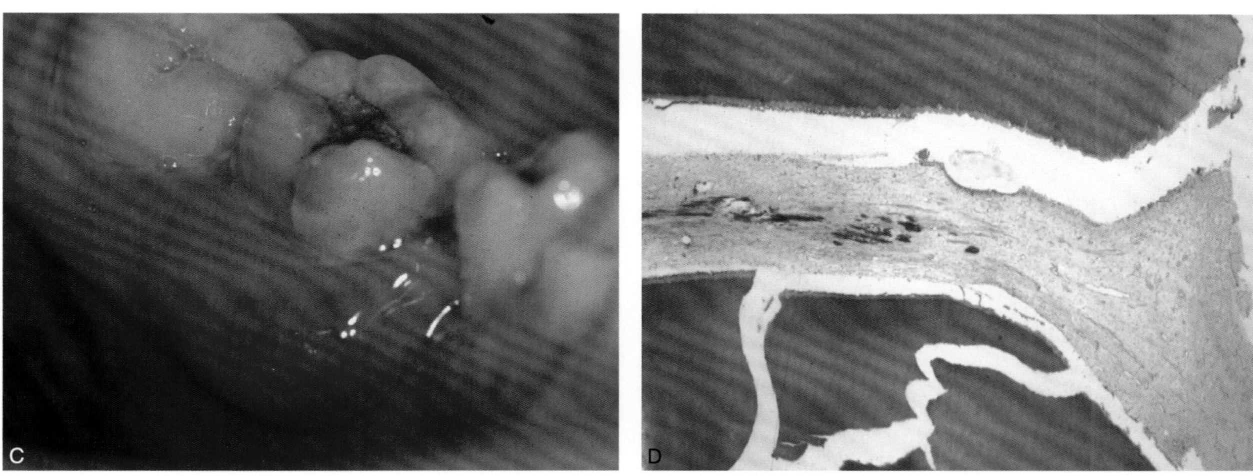

图 36-12（续）

D. HE 染色的显微照片显示髓室底和近中根管入口包含正常牙髓组织（原始放大倍数 ×40）

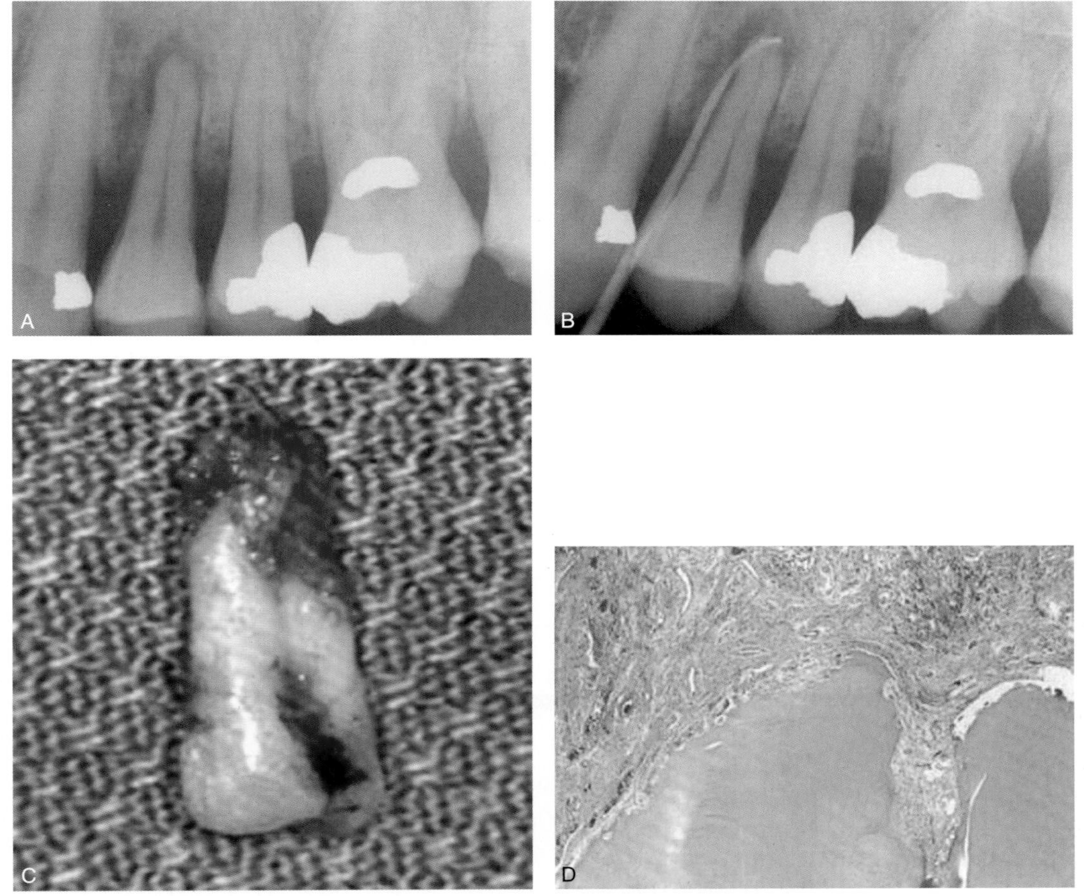

图 36-13 上颌第一前磨牙的原发性牙周病

A. X 线片显示牙槽骨吸收和根尖周病变。临床检查，在牙根的近中面发现一个深而窄的牙周袋。没有龋齿，牙髓活力测试反应正常 **B.** 牙胶尖示踪，X 线片显示牙周袋到根尖区域。决定拔除牙齿 **C.** 拔除的附带病变的牙齿的临床视图，注意一个深的近中根尖发育沟 **D.** 附带病变的根尖的显微照片

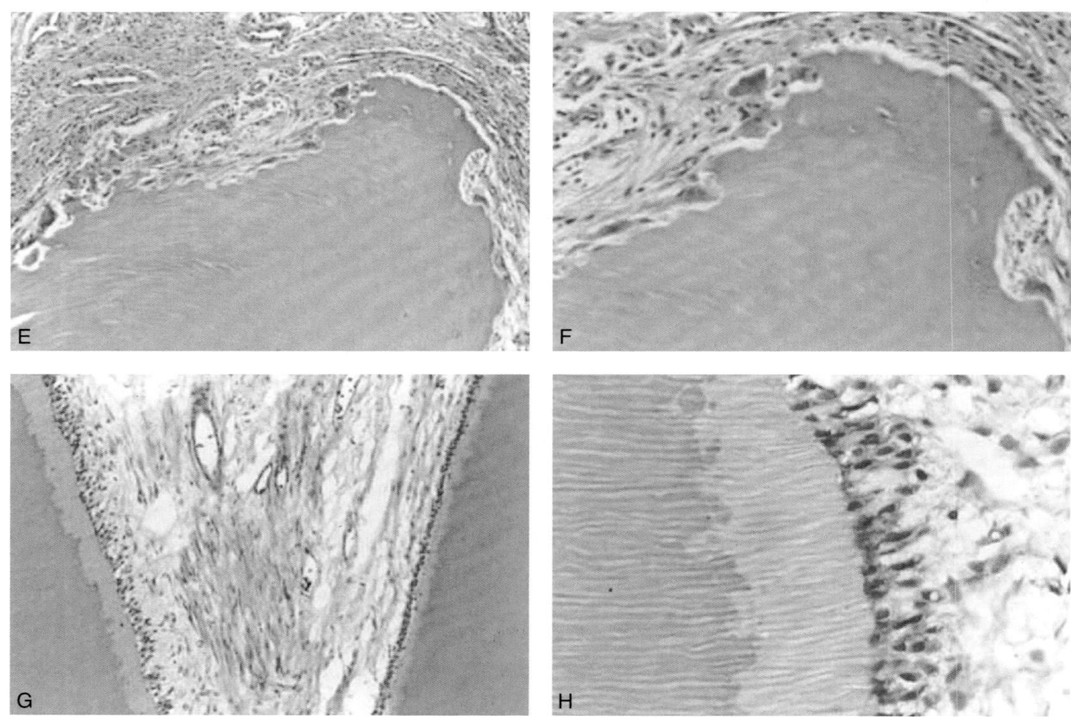

图 36-13（续）

E、F. 高倍镜显示炎性病变，牙骨质和牙本质吸收以及破骨细胞　**G、H.** 髓腔的组织学切片显示未发炎的牙髓、成牙本质细胞层和完整的前牙本质（Courtesy of Dr. James H.S. Simon，Los Angeles，CA，U.S.A.）

三、联合性疾病

（一）原发性牙髓疾病继发牙周损害

未经治疗的化脓性原发性牙髓疾病有时会继发边缘性牙周疾病。在这种情况下，边缘性牙周炎是由于在龈缘的窦道有牙菌斑形成而发展起来的。当牙菌斑或牙石存在时，牙齿的治疗和预后与仅患有原发性牙髓病的牙齿不同。牙齿现在同时需要牙髓治疗和牙周治疗。如果牙髓治疗是充分的，预后取决于边缘牙周损伤的严重程度和牙周治疗的疗效。仅仅牙髓治疗，只有部分病变会愈合达到继发性牙周病变水平（图 36-14）。

在根管治疗过程中，由于根部穿孔或在冠部修复过程中固位钉或桩放错了位置，也可能出现类似的临床表现。有时是急性症状，牙周脓肿的形成伴随疼痛、肿胀、化脓性渗出、牙周袋形成和牙齿松动。也可能出现更为慢性的临床表现，没有疼痛，伴有突然出现的牙周袋，牙周袋探查出血或脓液渗出。

根折也可与原发性牙髓疾病继发牙周损害相似（图 36-15）。这些可能在外伤、破坏性咀嚼习惯、咬合力过大或用大的桩修复的牙髓治疗牙齿中发生（图 36-16）。在这种情况下，可以发现局部深牙周袋和更严重的牙周脓肿症状。

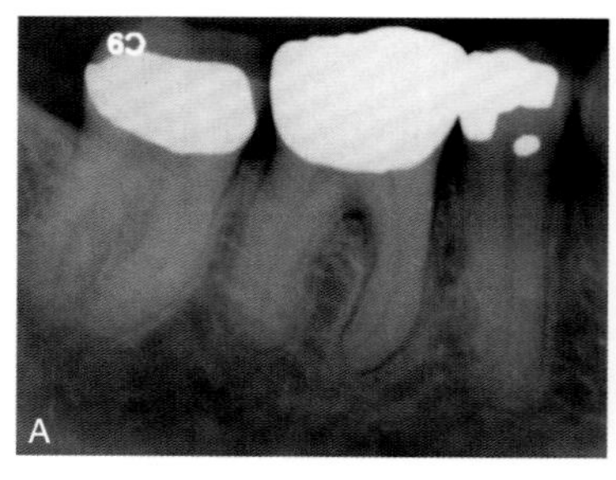

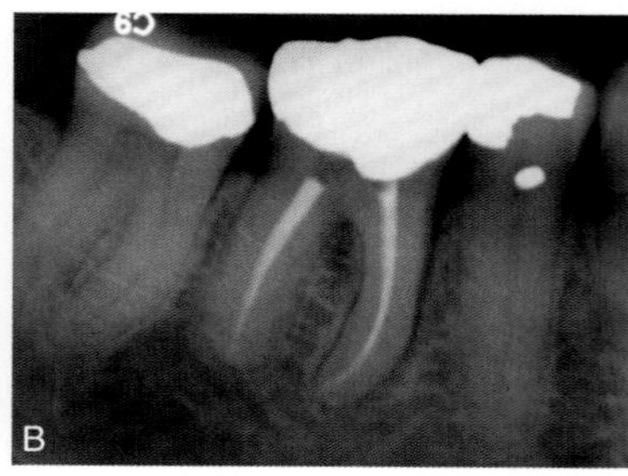

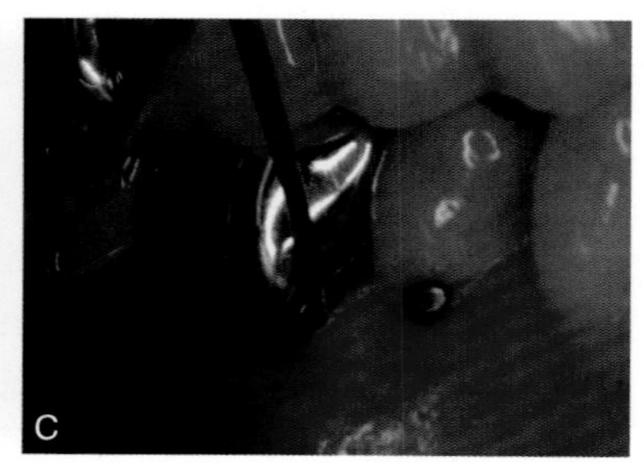

图 36-14　原发性牙髓疾病继发牙周损害

A. 右下颌第一磨牙的术前 X 线片表现，患牙有症状，牙髓活力测试为阴性，初步诊断为由牙髓坏死引起的根尖周炎　**B.** 根管治疗后，近中根仍有 7~9mm 的深牙周袋　**C.** 检查显示一个巨大的膜龈缺损，角化很少，无附着龈

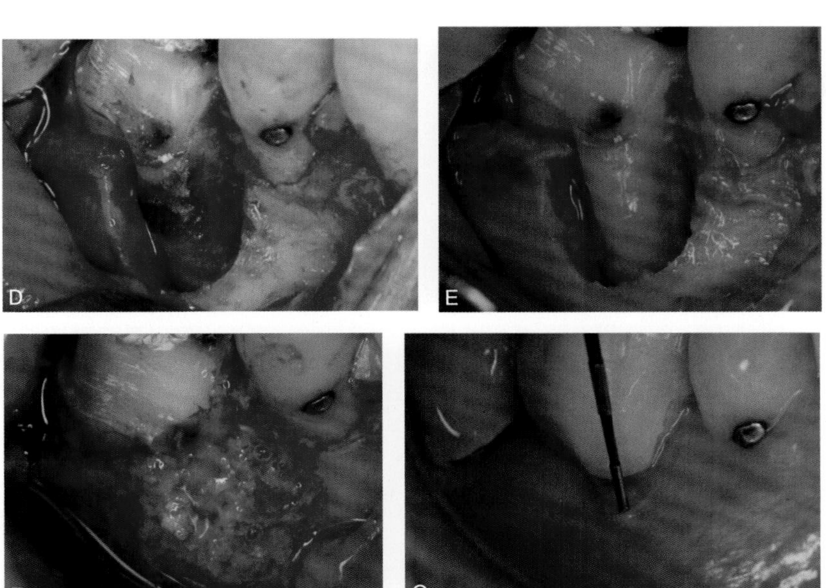

图 36-14（续）

D. 经探查，近中牙根牙槽骨吸收严重，大量牙石 **E.** 对牙根表面进行清创，清理骨缺损 **F.** 用骨移植材料和可吸收膜修复骨缺损 **G.** 两个月的随访显示缺损愈合良好（Courtesy of Dr. Ziv Simon，Beverly Hills，CA，U.S.A.）

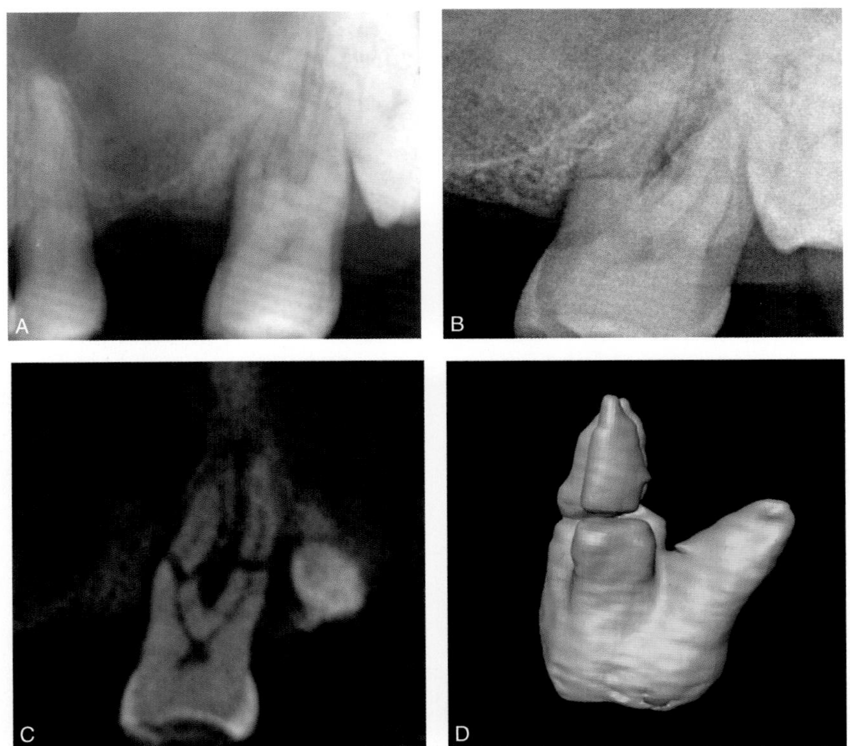

图 36-15 48岁男性，左上颌第二磨牙原发性牙髓病继发牙周损害

A. 术前X线片显示近颊根根尖透射影，牙齿对叩诊敏感，牙髓活力测试为阴性，无外伤史 **B.** 不同角度的术前X线片显示，近中根水平根折可能 **C.** CBCT（100体素；矢状面）显示2个颊根均存在水平根折 **D.** 三维重建分析（Amira Visage软件）显示两颊根的根折，而腭根完整（Courtesy of Dr. Borja Zabalequi，Bilbao，Spain.）

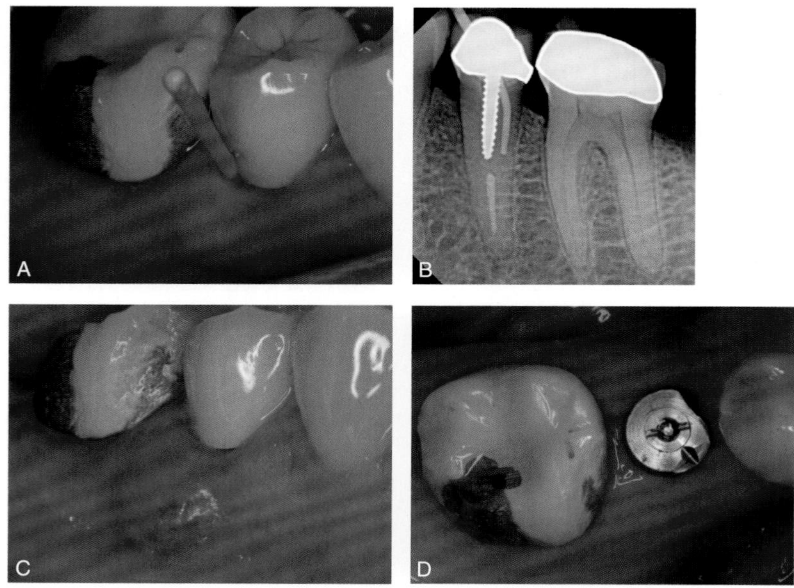

图 36-16 根部某些损害的并发症可与原发性牙髓病继发牙周损害的临床表现相似
A. 患者表现为一个局部的深牙周袋（用牙胶尖示踪）与经牙髓治疗的下颌第二前磨牙相关 **B.** 根尖片显示牙胶尖指向与一个螺纹桩相关的牙根区域 **C.** 继而在牙齿颊侧形成脓肿，导致颊侧骨板缺失 **D.** 手术探查证实了牙根纵裂，牙齿被拔除并植入种植体（Courtesy of Dr. Ziv Simon, Beverly Hills, CA, U.S.A.）

（二）原发性牙周疾病继发牙髓感染

牙周袋会持续发展，直到累及根尖组织。在这种情况下，因刺激物可通过侧支根管或根尖孔感染牙髓，而后牙髓坏死（图 36-17~ 图 36-19）。

单根牙通常预后较差。磨牙的预后可能更好，因为不是所有的根都可能遭受同样的支持组织的丧失。在某些情况下，牙根切除可以作为一种治疗选择。

来自牙周袋的微生物可能是根管感染的来源。已经证明，晚期牙周炎根管中存在的微生物与牙周袋中存在的微生物之间存在很强的相关性，表明这两种疾病可能都涉及相似的病原体[112, 113]。只要牙髓的神经血供保持完整，就有很好的存活前景。如果神经血供因牙周病而丧失，牙髓就会坏死[45]。

牙周病治疗的并发症也可导致继发性牙髓感染。通过刮治、洁治或手术翻瓣可将侧支根管和牙本质小管开放于口腔环境中。在这种情况下，通过刮匙可切断侧支根管内的血管，并在治疗期间将微生物引入该区域。这通常会导致牙髓炎症和坏死。

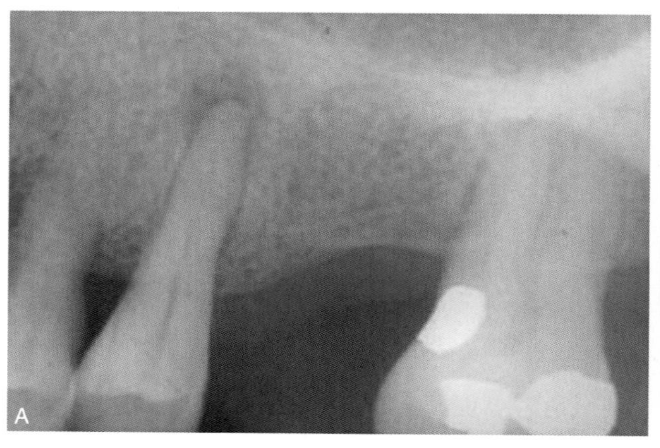

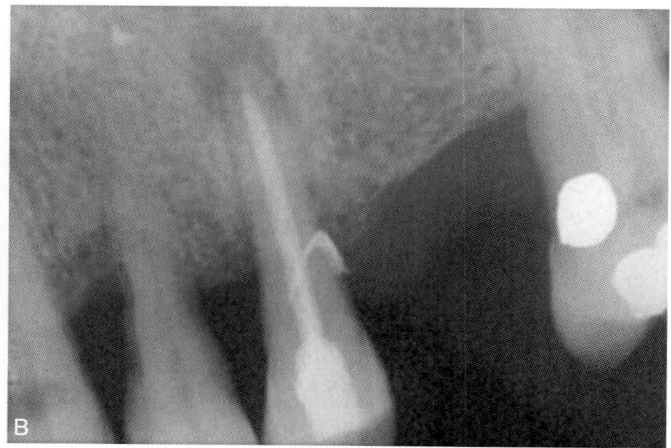

图 36-17 上颌前磨牙原发性牙周病继发牙髓感染
A. X 线片显示，牙槽骨吸收根长 1/3，根尖周散在透射影。牙冠完整，牙髓活力测试为阴性 **B.** 根管治疗后立即拍摄的 X 线片显示，由于牙槽骨吸收而暴露的侧支根管中有封闭剂

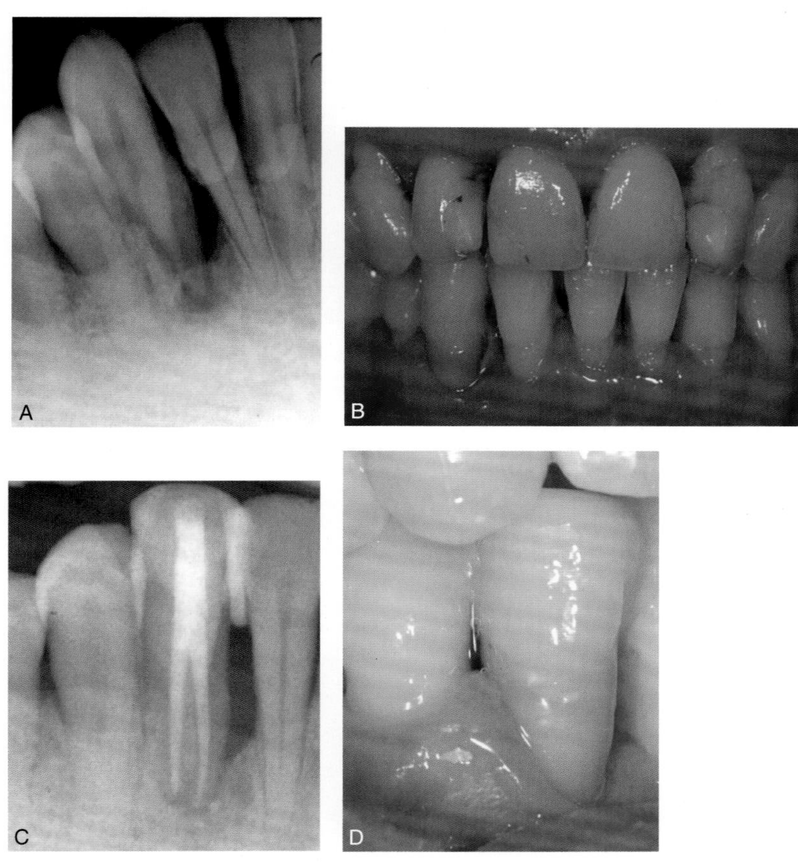

图 36-18　35 岁男性，下颌尖牙原发性牙周病继发牙髓感染

A. 术前 X 线片显示患牙广泛的根尖周透射影，牙齿松动，牙髓活力测试阴性　**B.** 临床表现为脓性分泌物从尖牙近中牙周缺损处溢出，牙髓治疗后进行牙周治疗　**C.** 7 年随访，与牙髓部分相关的透射影已经愈合，牙齿不松动，患者感到舒适。然而，由于原发性牙周病，牙周疾病仍然存在　**D.** 临床表现显示，脓性分泌问题已解决（Courtesy of Dr. Borja Zabalequi，Bilbao，Spain.）

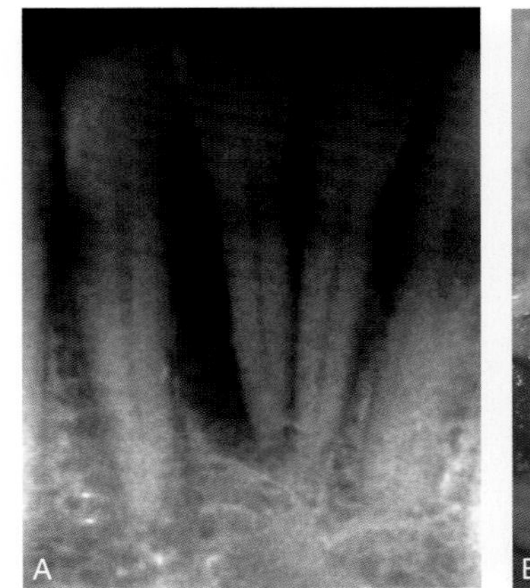

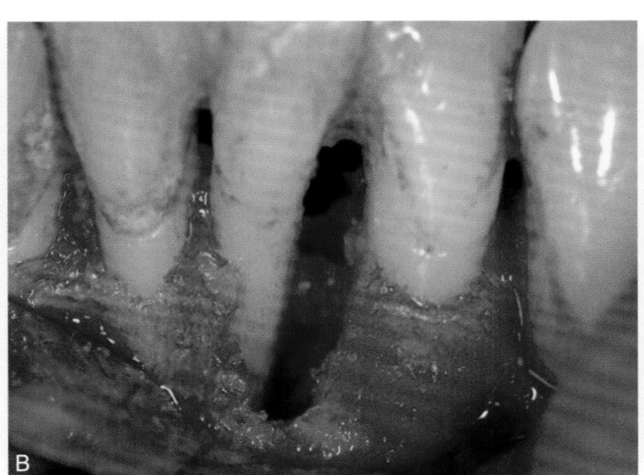

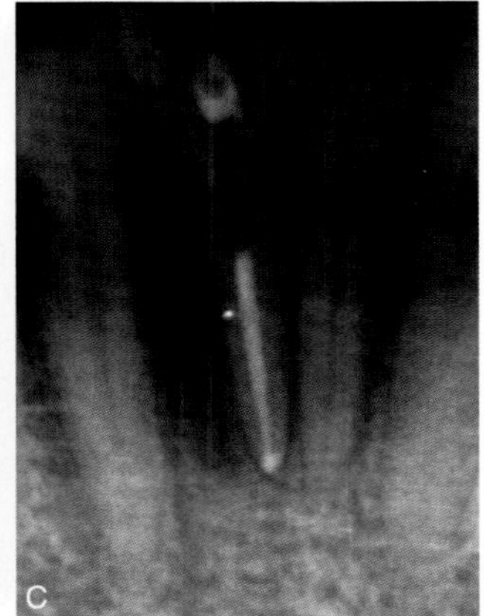

图 36-19　47 岁男性，下颌侧切牙原发性牙周病继发牙髓感染

A. 术前 X 线片显示患牙广泛的根尖周透射影，牙齿松动，牙髓活力测试阴性　**B.** 临床手术探查发现远中广泛的骨缺损，牙髓治疗后进行牙周再生治疗　**C.** 18 个月随访，X 线片显示透射影明显减小，牙齿不松动，患者感到舒适（Courtesy of Dr. Borja Zabalequi，Bilbao，Spain.）

（三）双向共同发生的联合性病变

双向共同发生的联合性病变很少发生。它们通常形成于牙髓疾病冠向进展与感染牙周袋根向进展的合并[1,2]。这种类型的病变的附着丧失程度很大，且单根牙的预后较差（图 36-20~ 图 36-22）。在大多数情况下，成功进行牙髓治疗后可望根尖周愈合。然而，牙周组织并不总是有良好的治疗反应，愈合将取决于病情的严重程度和牙周治疗的疗效。在这种情况下，组织再生治疗证明可能是有益的[114,115]。

双向共同发生的联合性病变的影像学表现类似于纵裂的牙齿。侵入牙髓腔导致牙髓坏死的折裂也可被视为双向共同发生的联合性病变，但治疗不易成功。通常，有必要对病变部位进行手术探查以明确诊断。

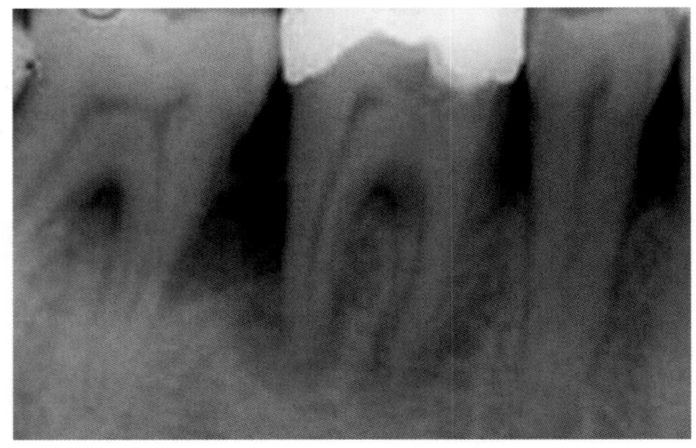

图 36-20 下颌第一磨牙双向共同发生的联合性病变。X 线片显示牙髓病和牙周病分开进展。患牙未经治疗，因此两个病变联合在一起

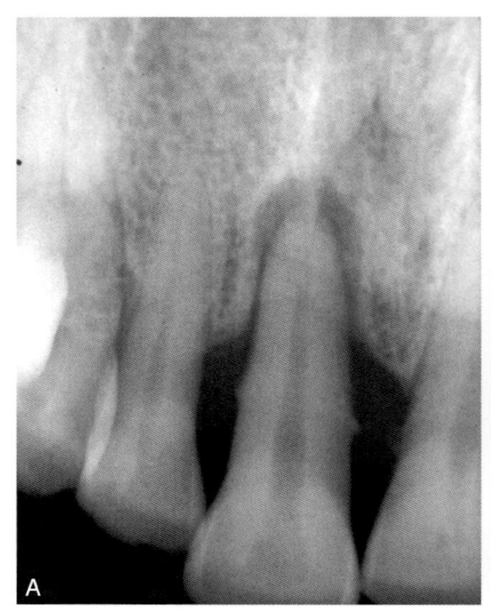

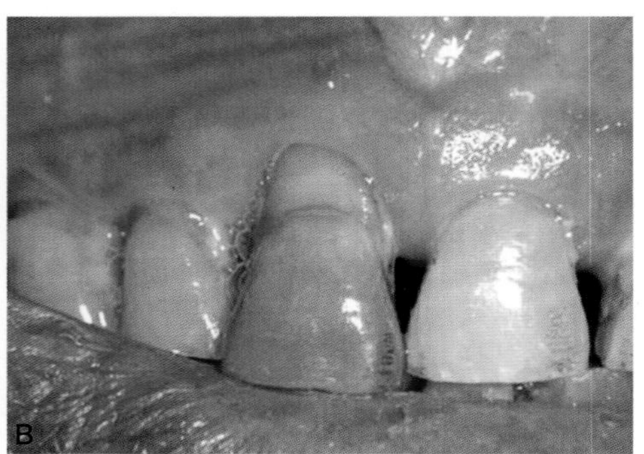

图 36-21 上颌中切牙双向共同发生的联合性病变

A. X 线片显示牙槽骨吸收根长 2/3，有牙石，根尖周散在的透射影 **B.** 临床检查发现，患牙牙冠变色，牙龈沟溢脓，牙髓活力测试为阴性

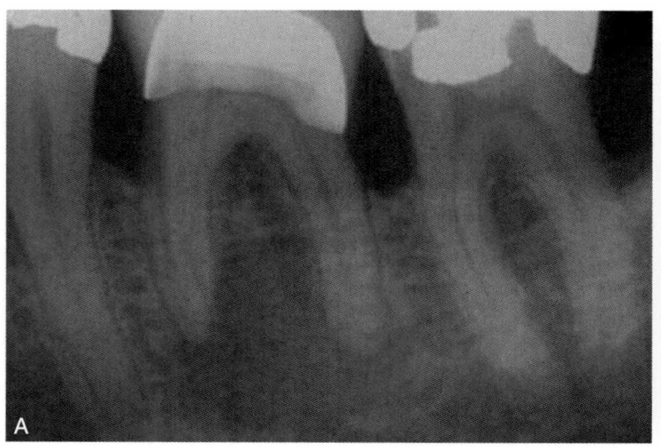

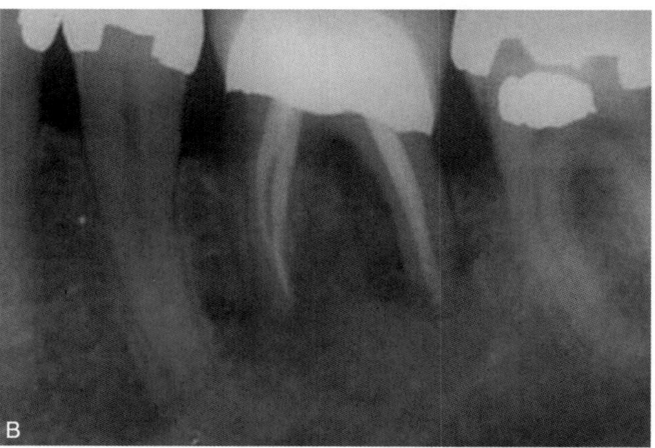

图 36-22 下颌第一磨牙双向共同发生的联合性病变

A. 术前 X 线片显示根尖周透射影，牙髓活力测试为阴性 **B.** 非手术牙髓治疗后的 X 线片

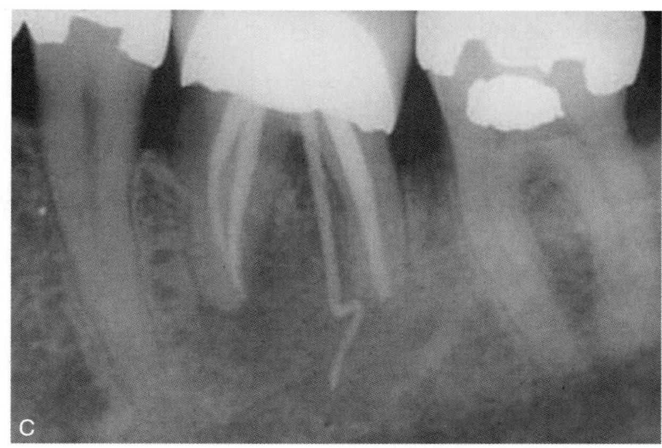

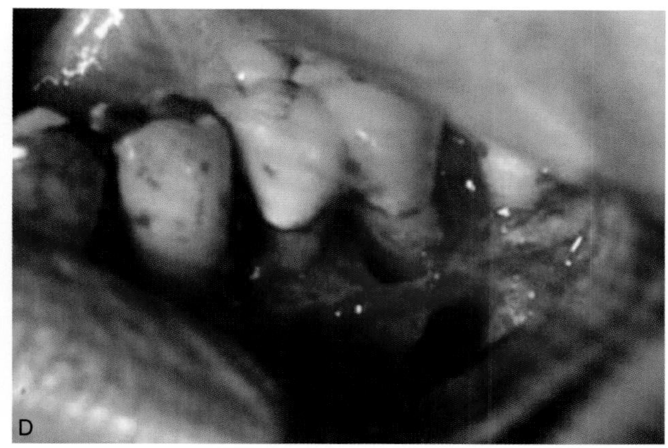

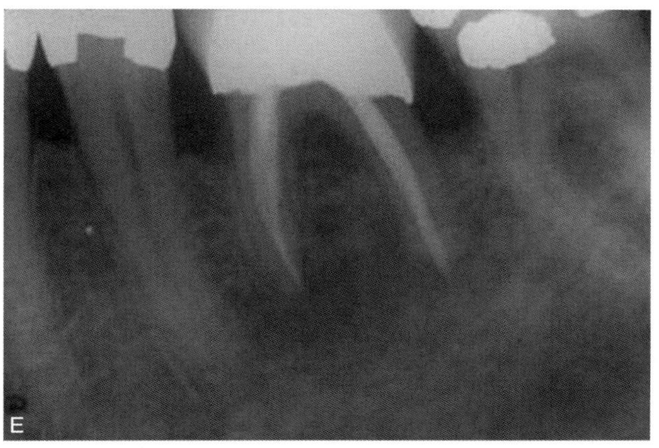

图 36-22（续）

C. 6 个月的随访，X 线片显示，无任何愈合迹象。在颊侧牙龈沟中插入牙胶尖示踪　**D.** 临床手术照片显示，牙根表面的治疗和根尖周病变的去除　**E.** 1 年随访，X 线片显示明显愈合

第六节　预后

疾病进程中病因学的正确诊断，无论是对牙髓病、牙周病还是联合病变的治疗及长期预后起决定作用。牙髓活力和牙周病的类型和程度是要考虑的主要因素。例如，经过适当的根管治疗后，牙髓坏死，有或无窦道的牙齿预后良好。然而，严重牙周病的患牙，根管治疗的预后取决于牙周治疗的成功与否。

原发性牙髓病仅需牙髓治疗。如果进行了适当的根管治疗，则预后良好。原发性牙周病只能通过牙周治疗。在这种情况下，预后取决于牙周疾病的严重程度和患者的组织反应。

原发性牙髓病继发牙周损害，应首先进行牙髓治疗。治疗结果应在 2~3 个月内评估，然后才考虑牙周治疗。这一系列的治疗可以为最初的组织愈合和更好的牙周状况评估留出足够的时间[116]。还降低了在愈合初期，由于微生物及其副产物进入而带来的潜在风险。在牙髓治疗期间，激进地处理牙周膜及其下方牙骨质，可能会对牙周愈合产生不利影响[117]。在大多数情况下，经过适当的牙髓治疗后，牙髓来源的病变会愈合，留下牙周部分可再做治疗。

原发性牙周疾病继发牙髓感染和双向共同发生的联合性病变需要同时考虑牙髓和牙周因素。两者的预后主要取决于牙周疾病的严重程度和牙周组织对治疗的反应。双向共同发生的联合性病变的预后通常更不好确定。联合性病变的预后主要取决于牙周治疗的成功与否。

（梁景平　译　樊明文　审校）

参考文献

1. Rotstein I, Simon JHS. The endodontic-periodontal continuum. In: Ingle JI, Bakland L, Baumgartner JC, eds. *Ingle's Endodontics*. 6th ed. BC Decker Inc; Shelton, CT, PMPH-U.S.A. 2008:638–659.
2. Rotstein I, Simon JHS. The endo-perio lesion: a critical appraisal of the disease condition. *Endod Topics*. 2006;13:34–56.
3. Heasman PA. An endodontic conundrum: the association between pulpal infection and periodontal disease. *Br Dent J*. 2014;216:275–279.
4. Rotstein I, Simon JH. Interrelationship of pulpal and periodontal disease. In: Hargreaves KH, Goodis HE, Tay FR, eds. *Seltzer and Bender's dental pulp*. 2nd ed. Hanover Park, IL: Quintessence; 2012:373–396.

5. Mjør IA, Nordahl I. The density and branching of dentinal tubules in human teeth. *Arch Oral Biol*. 1996;41:401–412.
6. Muller CJ, Van Wyk CW. The amelo-cemental junction. *J Dent Assoc S Africa*. 1984;39:799–803.
7. Schroeder HE, Scherle WF. Cemento-enamel junction-revisited. *J Periodont Res*. 1988;23:53–59.
8. Ehnevid H, Jansson L, Lindskog S, et al. Endodontic pathogens: propagation of infection through patent dentinal tubules in traumatized monkey teeth. *Endod Dent Traumatol*. 1995;11:229–234.
9. Rotstein I, Friedman S, Mor C, et al. Histological characterization of bleaching-induced external root resorption in dogs. *J Endod*. 1991;17:436–441.
10. Rotstein I, Torek Y, Misgav R. Effect of cementum defects on radicular penetration of 30% H_2O_2 during intracoronal bleaching. *J Endod*. 1991;17:230–233.
11. Rubach WC, Mitchell DF. Periodontal disease, accessory canals and pulp pathosis. *J Periodontol*. 1965;36:34–38.
12. Lowman JV, Burke RS, Pellea GB. Patent accessory canals: incidence in molar furcation region. *Oral Surg Oral Med Oral Pathol*. 1973;36:580–584.
13. Burch JG, Hulen S. A study of the presence of accessory foramina and the topography of molar furcations. *Oral Surg, Oral Med, Oral Pathol*. 1974;38:451–455.
14. De Deus QD. Frequency, location and direction of the lateral, secondary and accessory canals. *J Endod*. 1975;1:361–366.
15. Kirkham DB. The location and incidence of accessory pulpal canals in periodontal pockets. *J Am Dent Assoc*. 1975;91:353–356.
16. Gutmann JL. Prevalence, location, and patency of accessory canals in the furcation region of permanent molars. *J Periodontol*. 1978;49:21–26.
17. Goldberg F, Massone EJ, Soares I, Bittencourt AZ. Accessory orifices: anatomical relationship between the pulp chamber floor and the furcation. *J Endod*. 1987;13:176–181.
18. Seltzer S, Bender IB, Ziontz M. The interrelationship of pulp and periodontal disease. *Oral Surg*. 1963;16:1474–1490.
19. Pineda F, Kuttler Y. Mesiodistal and buccolingual roentgenographic investigation of 7,275 root canals. *Oral Surg*. 1972;33:101–110.
20. Abbott PV, Castro Salgado J. Strategies for the endodontic management of concurrent endodontic and periodontal diseases. *Aust Dent J*. 2009;54:S70-S85.
21. Aksel H, Serper A. A case series associated with different kinds of endo-perio lesions. *J Clin Exper Dent*. 2014;6:e91-e95.
22. Haapasalo M, Ranta H, Ranta K, Shah H. Black-pigmented Bacteroides spp. in human apical periodontitis. *Infec Immu-nol*. 1986;53:149–153.
23. Trope M. Tronstad L. Rosenberg ES, Listgarten M. Darkfield microscopy as a diagnostic aid in differentiating exudates from endodontic and periodontal abscesses. *J Endod*. 1988;14:35–38.
24. Jansson L, Ehnevid H, Blomlöf L, et al. Endodontic pathogens in periodontal disease augmentation. *J Clin Periodontol*. 1995;22:598–602.
25. Dahle UR, Tronstad L, Olsen I. Characterization of new periodontal and endodontic isolates of spirochetes. *Eur J Oral Sci*. 1996;104:41–47.
26. Jung IY, Choi BK, Kum KY, et al. Molecular epidemiology and association of putative pathogens in root canal infection. *J Endod*. 2000;26:599–604.
27. Egan MW, Spratt DA, Ng YL, et al. Prevalence of yeasts in saliva and root canals of teeth associated with apical periodontitis. *Int Endod J*. 2002;35:321–329.
28. Baumgartner JC. Microbiologic aspects of endodontic infections. *J Calif Dent Assoc*. 2004;32:459–468.
29. Siqueira JF, Sen BH. Fungi in endodontic infections. *Oral Surg Oral Med Oral Pathol Oral Radiol Endod*. 2004;97:632–641.
30. Nair PNR. Pathogenesis of apical periodontitis and the causes of endodontic failures. *Crit Rev Oral Biol Med*. 2004;15:348–381.
31. El-Labban NG. Electron microscopic investigation of hyaline bodies in odontogenic cysts. *J Oral Pathol*. 1979;8:81–93.
32. Nair PNR. Cholesterol as an aetiological agent in endodontic failures - a review. *Aust Endod J*. 1999;25:19–26.
33. Tagger E, Tagger M, Sarnat H. Russell bodies in the pulp of a primary tooth. *Oral Surg Oral Med Oral Pathol Oral Radiol Endod*. 2000;90:365–368.
34. Silver GK, Simon JHS. Charcot-Leyden crystals within a periapical lesion. *J Endod*. 2000;26:679–681.
35. Nair PNR, Pajarola G, Schroeder HE. Types and incidence of human periapical lesions obtained with extracted teeth. *Oral Surg Oral Med Oral Pathol Oral Radiol Endod*. 1996;8:93–102.
36. Simon JHS. Incidence of periapical cysts in relation to the root canal. *J Endod*. 1980;6:845–848.
37. Sjögren U, Hägglund B, Sundqvist G, Wing K. Factors affecting the long-term results of endodontic treatment. *J Endod*. 1990;16:498–504.
38. Bender IB, Seltzer S. The effect of periodontal disease on the pulp. *Oral Surg*. 1972;33:458–474.
39. Czarnecki RT, Schilder H. A histologic evaluation of the human pulp in teeth with varying degrees of periodontal disease. *J Endod*. 1979;5:242–253.
40. Torabinejad M, Kiger RD. Histologic evaluation of dental pulp tissue of a patient with periodontal disease. *Oral Surg Oral Med Oral Pathol*. 1985;59:198–200.
41. Gold SI, Moskow BS. Periodontal repair of periapical lesions: the borderland between pulpal and periodontal disease. *J Clin Periodontol*. 1987;14:251–256.
42. Adriaens PA, De Boever JA, Loesche WJ. Bacterial invasion in root cementum and radicular dentin of periodontally diseased teeth in humans. A reservoir of periodontopathic bacteria. *J Periodontol*. 1988;59:222–230.
43. Adriaens PA, Edwards CA, De Boever JA, Loesche WJ. Ultrastructual observations on bacterial invasion in cementum and radicular dentin of periodontally diseased human teeth. *J Periodontol*. 1988;59:493–503.
44. Wong R, Hirch RS, Clarke NG. Endodontic effects of root planning in humans. *Endod Dent Traumatol*. 1989;5:193–196.
45. Langeland K, Rodrigues H, Dowden W. Periodontal disease, bacteria, and pulpal histopathology. *Oral Surg*. 1974;37:257–270.
46. Mandi FA. Histological study of the pulp changes caused by periodontal disease. *J Br Endod Soc*. 1972;6:80.
47. Bergenholtz G, Lindhe J. Effect of experimentally induced marginal periodontitis and periodontal scaling on the dental pulp. *J Clin Periodontol*. 1978;5:59–73.
48. Blomlöf L, Lengheden A, Lindskog S. Endodontic infection and calcium hydroxide treatment. Effects on periodontal healing in mature and immature replanted monkey teeth. *J Clin Periodontol*. 1992;19:652–658.
49. Jansson L, Ehnevid J, Lindskog SF, Blomlöf LB. Radiographic attachment in periodontitis-prone teeth with endo-dontic infection. *J Periodontol*. 1993;64:947–953.
50. Jansson L, Ehnevid H, Lindskog S, Blomlöf L. The influence of endodontic infection on progression of marginal bone loss in periodontitis. *J Clin Periodontol*. 1995;22:729–734.
51. Jansson L, Ehnevid H. The influence of endodontic infection on periodontal status in mandibular molars. *J Periodontol*. 1998;69:1392–1396.
52. Miyashita H, Bergenholtz G, Gröndahl K. Impact of endodontic conditions on marginal bone loss. *J Periodontol*. 1998;69:158–164.
53. Kakehashi S, Stanley HR, Fitzgerald RJ. The effects of surgical exposures of dental pulps in germ-free and conventional laboratory rats. *Oral Surg*. 1965;18:340–349.
54. Korzen BH, Krakow AA, Green DB. Pulpal and periapical tissue responses in conventional and monoinfected gnoto-biotic rats. *Oral Surg Oral Med Oral Pathol*. 1974;37:783–802.
55. Möller AJ, Fabricius L, Dahlén G, et al. Influence on periapical tissues of indigenous oral bacteria and necrotic pulp tissue in monkeys. *Scand J Dent Res*. 1981;89:475–484.
56. Ranta K, Haapasalo M, Ranta H. Monoinfection of root canals with Pseudomonas aeruginosa. *Endod Dent Traumatol*. 1988;4:269–272.
57. Fouad AF, Walton RE, Rittman BR. Induced periapical lesions in ferret canines: histologic and radiographic evaluation. *Endod Dent Traumatol*. 1992;8:56–62.
58. Van Winkelhoff AJ, Boutaga K. Transmission of periodontal bacteria and models of infection. *J Clin Periodontol*. 2005;32(suppl 6): 16–27.
59. Curtis MA, Slaney JM, Aduse-Opoku J. Critical pathways in microbial virulence. *J Clin Periodont*. 2005;32 (suppl 6):28–38.
60. Vitkov L, Krautgartner WD, Hannig M. Bacterial internalization in periodontitis. *Oral Microbiol Immunol*. 2005;20:317–321.
61. Fabricius L, Dahlen G, Ohman A, Möller A. Predominant indigenous oral bacteria isolated from infected root canals after varied

times of closure. *Scand J Dent Res*. 1982;90:134–144.
62. Sundqvist G. Ecology of the root canal flora. *J Endod*. 1992;18:427–430.
63. Rupf S, Kannengiesser S, Merte K, et al. Comparison of profiles of key periodontal pathogens in the periodontium and endodontium. *Endod Dent Traumatol*. 2000;16:269–275.
64. Choi BK, Paster BJ, Dewhirst FE, Gobel UB. Diversity of cultivable and uncultivable oral spirochetes from a patient with severe destructive periodontitis. *Infect Immun*. 1994;62:1889–1895.
65. Dewhirst FE, Tamer MA, Ericson RE, et al. The diversity of periodontal spirochetes by 16S rRNA analysis. *Oral Micro-biol Immunol*. 2000;15:196–202.
66. Kasuga Y, Ishihara K, Okuda K. Significance of detection of Porphyromonas gingivalis, Bacteroides forsythus and Treponema denticola in periodontal pockets. *Bull Tokyo Dent Coll*. 2000;41:109–111.
67. Molven O, Olsen I, Kerekes K. Scanning electron microscopy of bacteria in the apical part of root canals in permanent teeth with periapical lesions. *Endod Dent Traumatol*. 1991;7:226–229.
68. Dahle UR, Tronstad L, Olsen I. Observation of an unusually large spirochete in endodontic infection. *Oral Microbiol Immunol*. 1993;8:251–253.
69. Siqueira JF Jr, Rocas IN, Souto R, et al. Checkboard DNA-DNA hybridization analysis of endodontic infections. *Oral Surg Oral Med Oral Pathol Oral Radiol Endod*. 2000;89:744–748.
70. Rocas IN, Siqueira JF Jr, Santos KR, Coelho AM. “Red complex” Bacteroides forsythus, Porphyromonas gingivalis, and Treponema denticola in endodontic infections: a molecular approach. *Oral Surg Oral Med Oral Pathol Oral Radiol Endod*. 2001;91:468–471.
71. Jung IY, Choi BK, Kum KY, et al. Identification of oral spirochetes at the species level and their association with other bacteria in endodontic infections. *Oral Surg Oral Med Oral Pathol Oral Radiol Endod*. 2001;92:329–334.
72. Simon JHS, Hemple PL, Rotstein I, Salter PK. The possible role of L-form bacteria in periapical disease. *Endodontology*. 1999;11:40–44.
73. Waltimo T, Haapasalo M, Zehnder M, Meyer J. Clinical aspects related to endodontic yeast infections. *Endod Topics*. 2005;8:1–12.
74. Wilson MI, Hall J. Incidence of yeasts in root canals. *J Brit Endod Soc*. 1968;2:56–59.
75. Sen BH, Piskin B, Demirci T. Observations of bacteria and fungi in infected root canals and dentinal tubules by SEM. *Endod Dent Traumatol*. 1995;11:6–9.
76. Nair PNR, Sjogren U, Krey G, et al. Intraradicular bacteria and fungi in root-filled, asymptomatic human teeth with therapy resistant periapical lesions: a long term light and electron microscopic follow-up study. *J Endod*. 1990;16:580–588.
77. Molander A, Reit C, Dahlen G, Kvist T. Microbiological status of root filled teeth with apical periodontitis. *Int Endod J*. 1998;31:1–7.
78. Sundqvist G, Figdor D, Persson S, Sjogren U. Microbiologic analysis of teeth with failed endodontic treatment and the outcome of conservative re-treatment. *Oral Surg Oral Med Oral Pathol Oral Radiol Endod*. 1998;85:86–93.
79. Peciuliene V, Reynaud AH, Balciuniene I, Haapasalo M. Isolation of yeasts and enteric bacteria in root-filled teeth with chronic apical periodontitis. *Int Endod J*. 2001;34:429–434.
80. Lomicali G, Sen BH, Camkaya H. Scanning electron microscopic observations of apical root surfaces of teeth with apical periodontitis. *Endod Dent Traumatol*. 1996;12:70–76.
81. Tronstad L, Barnett F, Riso K, Slots J. Extraradicular endodontic infections. *Endod Dent Traumatol*. 1987;3:86–90.
82. Waltimo TM, Siren EK, Torkko HL, et al. Fungi in therapy-resistant apical periodontitis. *Int Endod J*. 1997;30:96–101.
83. Baumgartner JC, Watts CM, Xia T. Occurrence of Candida albicans in infections of endodontic origin. *J Endod*. 2000;26:695–698.
84. Siren EK, Haapasalo MP, Ranta K, et al. Microbiological findings and clinical treatment procedures in endodontic cases selected for microbiological investigation. *Int Endod J*. 1997;30:91–95.
85. Slots J, Rams TE, Listgarten MA. Yeasts, enteric rods and pseudomonas in the subgingival flora of severe adult periodontitis. *Oral Microbiol Immunol*. 1988;3:47–52.
86. Dahlen G, Wikstrom M. Occurrence of enteric rods, staphylococci and Candida in subgingival samples. *Oral Microbiol Immunol*. 1995;10:42–46.
87. Hannula J, Saarela M, Alaluusua S, et al. Phenotypic and genotypic characterization of oral yeasts from Finland and the United States. *Oral Microbiol Immunol*. 1997;12:358–365.
88. Contreras A, Nowzari H, Slots J. Herpesviruses in periodontal pocket and gingival tissue specimens. *Oral Microbiol Immunol*. 2000;15:15–18.
89. Contreras A, Umeda M, Chen C, et al. Relationship between herpesviruses and adult periodontitis and perioodontopathic bacteria. *J Periodontol*. 1999;70:478–484.
90. Sabeti M, Simon JH, Nowzari H, Slots J. Cytomegalovirus and Epstein-Barr virus active infection in periapical lesions of teeth with intact crowns. *J Endod*. 2003;29:321–323.
91. Contreras A, Slots J. Herpesvirus in human periodontal disease. *J Periodontol Res*. 2000;35:3–16.
92. Marton LJ, Kiss C. Protective and destructive immune reactions in apical periodontitis. *Oral Microbiol Immunol*. 2000;15:139–150.
93. Nair PNR. New perspectives on radicular cysts: do they heal? *Int Endod J*. 1998;31:155–160.
94. Nair PNR, Sjogren U, Schumacher E, Sundqvist G. Radicular cyst affecting a root filled human tooth: a long-term post treatment follow-up. *Int Endod J*. 1993;26:225–233.
95. Lazarski MP, Walker WA, Flores CM, et al. Epidemiological evaluation of the outcomes of nonsurgical root canal treatment in a large cohort of insured dental patients. *J Endod*. 2001;27:791–796.
96. Salehrabi R, Rotstein I. Endodontic treatment outcomes in a large patient population in the USA: an epidemiologic study. *J Endod*. 2004;30:846–850.
97. Salehrabi R, Rotstein I. Epidemiologic evaluation of the outcomes of orthograde endodontic retreatment. *J Endod*. 2010;36:790–792.
98. Ray HA, Trope M. Periapical status of endodontically treated teeth in relation to the technical quality of the root filling and the coronal restoration. *Int Endod J*. 1995;28:12–18.
99. Saunders WP, Saunders EM. Coronal leakage as a cause of failure in root canal therapy: a review. *Endod Dent Traumatol*. 1994;10:105–108.
100. Saunders WP, Saunders EM. Assessment of leakage in the restored pulp chamber of endodontically treated multi-rooted teeth. *Int Endod J*. 1990;23:28–33.
101. Trope M. Endodontic considerations in dental trauma. In: Ingle JI, Bakland L, Baumgartner JC, eds. *Ingle's Endodontics*. 6th ed. BC Decker Inc; Shelton, CT, PMPH-U.S.A. 2008:1330–1357.
102. Torabinejad M, Johnson BR. Procedural accidents. In: Torabinejad M, Walton RE, Fouad AF, eds. *Endodontics Principles and Practice*. 5th ed. St. Louis, MI: Elsevier/Saunders; 2015:338–354.
103. Olivieri JG, Duran-Sindreu F, Mercadé M, Pérez N, Roig M. Treatment of a perforating inflammatory external root resorption with mineral trioxide aggregate and histologic examination after extraction. *J Endod*. 2012;38:1007–1011.
104. Katsamakis S, Slot DE, Van der Sluis LW, Van der Weijden F. Histological responses of the periodontium to MTA: a systematic review. *J Clin Periodontol*. 2013;40:334–344.
105. Simon JHS. Root extrusion- rationale and techniques. *Dent Clin North Am*. 1984;28:909–921.
106. Stevens BH, Levine RA. Forced eruption: a multidisciplinary approach for form, function, and biologic predictability. *Compend Contin Ed Dent*. 1998;19:994–998.
107. Emerich-Poplatek K, Sawicki L, Bodal M, Adamowitz-Klepalska B. Forced eruption after crown/root fracture with a simple and aesthetic method using the fractured crown. *Dent Traumatol*. 2005;21:165–169.
108. Simon JHS, Lythgoe JB, Torabinejad M. Clinical and histological evaluation of extruded endodontically treated teeth in dogs. *Oral Surg Oral Med Oral Pathol*. 1980;50:361–371.
109. Al-Hezaimi K, Naghshbandi J, Simon JHS, Rotstein I. Successful treatment of a radicular groove by intentional replantation and Emdogain therapy: four years follow-up. *Oral Surg Oral Med Oral Pathol Oral Radiol Endod*. 2009;107:e82–e85.
110. Gaund TG, Maze GI. Treatment options for the radicular lingual groove: a review and discussion. *Pract Periodontics Aesthet Dent*. 1998;10:369–375.
111. Hans MK, Srinivas RS, Shetty SB. Management of lateral incisor with palatal radicular groove. *Indian J Dent Res*. 2010;21:306–308.

112. Kipioti A, Nakou M, Legakis N, Mitsis F. Microbiological finding of infected root canals and adjacent periodontal pockets in teeth with advanced periodontitis. *Oral Surg Oral Med Oral Pathol*. 1984;58:213–220.
113. Kobayashi T, Hayashi A, Yoshikawa R, et al. The microbial flora from root canals and periodontal pockets of nonvital teeth associated with advanced periodontitis. *Int Endod J*. 1990;23:100–106.
114. Oh SL, Fouad AF, Park SH. Treatment strategy for guided tissue regeneration in combined endodontic-periodontal lesions: case report and review. *J Endod*. 2009;35:1331–1336.
115. Cortellinni P, Stalpers G, Mollo A, Tonetti MS. Periodontal regeneration versus extraction and prosthetic replacement of teeth severely compromised by attachment loss to the apex: 5-year results of an ongoing randomized clinical trial. *J Clin Periodontol*. 2011;38:915–924.
116. Chapple I, Lumley P. The periodontal-endodontic interface. *Dent Update*. 1999;26:331–336.
117. Blomlöf L, Lindskog S, Hammarström L. Influence of pulpal treatments on cell and tissue reactions in the marginal periodontium. *J Periodontol*. 1988;59:577–583.

第三十七章　老年患者的牙髓治疗

Thomas A. Levy, Jaydeep S. Talim, Ilan Rotstein

过去的几十年里，老年患者的数量一直在不断增长，预计未来会有更快的增长。人口老龄化是一个全球性的现象，对人类的生活、社会和经济有着深远的影响。2009 年，美国老年人口（65 岁及以上）达到 4 000 万，约占当年总人口的 15%[1]，预计到 2030 年，这一群体将达到 7 200 万[1]。美国人 2000 年—2010 年间的平均预期寿命，女性增长了 1.7 岁（达到 80.6 岁），男性增长了 2.1 岁（达到 78.6 岁）[2]。

在其他人口密集的国家中，例如中国和印度，也出现了类似的情况，中国 60 岁以上的人口数已达到 1.8 亿，预计 2020 年将达到 2.4 亿，2030 年会达到 3.6 亿[3]。估计到 2026 年[4]，印度 60 岁以上的居民人数将从 1 亿增加到 1.7 亿，80 岁以上的人口将增加 7 倍[5]。

随着人口老龄化，老年患者成为一个更加多样化的社会经济群体。认知障碍、多种慢性疾病和药物治疗增加了老年人群的异质性。因此，对老年人进行适当和成功的口腔卫生保健治疗，包括根管治疗时，必须考虑老年患者的机体、情感和心理状况。综上，重点是在口腔卫生保健服务中提供一种基于临床循证的根管治疗方法，使患者能够得到正确的管理，进而维持和 / 或改善口腔健康[6,7]。

老年患者在牙科经济中占据着越来越大的份额，一项对于未来 20 年的简单预测显示，老年患者将在口腔经济中占有重要地位。根据目前的就诊率和平均治疗支出，60 岁及以上的患者对于牙科总支出的贡献将从 2006 年的 23% 增加到 2018 年的 28%，到 2030 年将增加到 32%。在美国，老年人根管治疗的数量在稳定增长[8]。据估计，60 岁以上的老年人中，多达 62% 的人至少有一颗牙的根尖周炎源自牙髓[9]。因此，医生在进行根管治疗时将会看到越来越多的有着复杂医疗状况的患者，突出表现在老年患者由感染性、急性疾病更多地向慢性、退行性疾病转变[2]。老年患者根管治疗受限这一问题变得越来越突出。

本章主要讨论老年患者牙列的生理和病理变化、临床治疗考量和根管治疗的愈后。

第一节　增龄性的生理变化

一、牙

随着年龄增长，牙釉质、牙本质、牙骨质、牙髓组织会发生一些生理性和退行性变化。

（一）牙釉质

牙釉质是人体最坚硬的组织，含有 92% 的羟基磷灰石，6% 的水，2% 的有机物成分[10,11]。随年龄增长牙釉质会出现一系列的物理和化学变化。这些变化通常是由龋病、口腔习惯、磨耗、磨损、酸蚀症、牙外伤和牙科治疗引起的。由于釉柱间有机质的减少，釉质表面更容易受到损伤[12]，老年人釉质表面硬度降低近 12%[13]。这些分子结构水平的改变使得老年人的牙釉质变得更脆弱，有利于釉质裂纹和釉质微小折裂的形成[14]。

在临床上，这些裂纹的扩展可导致牙齿折裂，冠部裂纹中定植的微生物因冠方渗漏而导致根管治疗失败。

（二）牙本质

牙本质由 47% 的羟基磷灰石，30% 的有机物，23% 的水组成[10,11,15]。牙本质是人牙最大的结构组成部分。原发性牙本质在根尖孔闭合之前形成，而继发性牙本质在根尖闭合之后发生，后者在患者的一生中都可以观察到。

在上颌切牙，继发性牙本质主要发生在牙髓腔的舌侧壁，而在磨牙，继发性牙本质的形成主要发生在髓室底[16]。第三期牙本质是针对源自微生物、物理或化学因素的损伤而形成的，它既可以是由原来的成牙本质细胞形成的反应性牙本质，也可以是原始成牙本质样细胞死亡后由新分化的成牙本质细胞样细胞形成的修复性牙本质[17]。第三期牙本质小管数量少因而渗透性高。另一方面，硬化性牙本质矿化度高，渗透性低，对冷、热、甜、痛的敏感性降低[18]。

牙本质沉积通常在根管系统的冠方区域较为明显，即使是高龄患者，根管的深部区域仍然保持通畅。根尖区牙本质包含较少的牙本质小管，在根管封闭后可能仅有极少的区域有微生物滞留[19]。因此，良好的根管预备、冲洗和根管系统封闭将获得非常好的预后。

随着年龄的增长牙本质会发生一些结构性的变化。老年牙本质较年轻牙本质含水量少，其结构本身更容易产生裂纹[20]。随着年龄的增长，牙本质抗折裂的能力减小，促使其发生机械性变化，牙本质结构可能失去稳定[20]。

髓腔内的钙化或钙化变性可以是增龄、龋病、外伤或口腔治疗如盖髓术的结果[21]。钙化以游离、附着或嵌入的牙本质颗粒（牙本质样髓石）形式出现，或以无牙本质小管或乏牙本质小管结构的弥漫性（线性）钙化形式出现[22]。髓石多见于冠方牙髓中，而弥漫性钙化多见于根方牙髓中。

髓石通常是半透明的,髓石一旦去除,可以见到深色的髓室底和发育沟。作为牙髓治疗的一部分,必须清除髓石和钙化组织,因为坏死或退化的牙髓组织和微生物可能隐藏在钙化组织和牙本质之间的缝隙中。

某些治疗全身疾病的药物可能导致牙本质高度钙化和髓腔垂直高度的丧失。据报道,服用他汀类药物治疗高胆固醇症患者根管闭塞的发生率较高[23]。另一项使用前列环素(PGI2)治疗雷诺综合征患者的研究表明,患者的第三期牙本质形成增加,临床可能会看到牙齿颜色变暗。

(三)牙骨质

牙骨质的厚度从 10 到 75 岁增加了 3 倍[14],牙骨质最厚的部分位于根端。沿着牙根,牙骨质的厚度发生变化,其变化取决于根面牙骨质的退缩和磨损的程度[14]。年青恒牙的牙骨质厚度在 100~200μm,老年恒牙为 400~500μm[24,25]。牙骨质沉积导致解剖根尖与根尖孔之间的距离增加[26],以及放射学上的根尖与牙骨质 - 牙本质界(CDJ)的距离增加[17]。上述改变能产生工作长度不足的放射影像,从而影响工作长度的正确评估。在避免这类错误方面,电子根尖定位仪被证明是非常有益的。更多细节详见第十九章。

此外,根尖孔和侧副根管口的数量和大小可随着年龄的增长而减少和缩小,并由于钙化导致通过性降低[27]。这种现象对根管治疗结果的影响尚不完全清楚。

(四)牙髓

随着年龄的增长,髓腔体积缩小,神经血管成分减少[28-30]。这些变化降低了牙髓组织的细胞密度(更少的成纤维细胞、成牙本质细胞和抗原呈递细胞),导致牙髓纤维化并改变牙本质的生成量[31,32]。上述变化导致牙本质厚度增加,牙髓腔和根管系统的管腔持续缩小。这些变化取决于既往的龋病史,充填治疗和对牙齿的其他生理性和病理性激惹。一般来说,由于细胞增殖活性在生命早期达到顶峰后下降[33],牙髓细胞的数量随着年龄的增长而减少。然而,牙髓细胞的增殖可以很好地维持到成年,并持续到老年。

成牙本质细胞的功能活动与继发性及第三期牙本质的持续沉积贯穿一生。然而,这种活动随着年龄的增长而减少。牙髓细胞密度的降低可能降低修复性治疗后牙髓的修复能力,但牙本质厚度的增加可有助于牙髓的保护。

一项对 1~18 月龄 Wister 大鼠牙髓细胞功能活力的研究发现,成牙本质细胞和其下方细胞的密度随年龄的增长而显著降低。这种细胞密度的降低可能有助于解释随年龄增长继发性牙本质分泌减慢和牙髓修复能力下降。因此,在制订治疗计划时应考虑这一点,例如在盖髓术等过程中[34]。

衰老牙髓的组织化学研究表明增龄牙髓的代谢活动降低,成牙本质细胞层下方毛细血管减少,成牙本质细胞层变薄[35],牙髓内皮组织变得更薄[36]。Ikawa[37]用激光多普勒测量发现,随着年龄的增长,髓腔的血流明显减少。有趣的是,利用 RNA 芯片技术,基因表达也发生了变化,参与细胞凋亡的基因随着牙髓增龄变化表达增高[38]。

和牙髓血管类似,牙髓神经元的数量随着个体年龄的增长而减少。Bernick[28,29]的研究表明,年龄超过 40 岁的人,90% 的牙齿都有不同程度的髓腔钙化,导致神经传导闭塞。在此后的一项研究中,Bernick[30]确定在衰老过程中,源自根髓的渐进沉积的钙化团块导致冠方髓组织中的神经数量减少。

研究发现,有髓神经纤维的总量随着年龄的增长而减少,特别是 A-δ 纤维的减少,而 A-β 纤维保持不变[39]。A-δ 纤维的减少可能与对疼痛感觉的敏感性降低有关,原因是这些纤维传导速度很快[40]。此外,发现老年患者的髓腔体积减小,使得有髓神经鞘和无髓神经纤维均受到影响,导致误诊和不当的治疗[41]。小鼠的免疫组化研究结果也显示出与年龄相关的牙髓降钙素基因相关蛋白(CGRP)和 P 物质(SP)的显著减少[42],以及对牙髓刺激的敏感性的降低[43]。这些神经血管系统和细胞成分的变化可能是老年人牙髓不可复性牙髓炎典型症状尚未出现就出现牙髓崩解破坏的原因[43]。

退行性牙髓组织可作为牙髓钙化组织生长的中心。研究发现,93% 的老年人的牙齿都有龋齿、牙齿折裂或充填体边缘破坏[44],它们多数是在修复体去除前的临床和影像学检查中被发现的[44]。因此,应该在临床诊断、结构受损牙齿修复、盖髓术后反应等方面考虑这些因素。

据推测,牙髓动脉粥样硬化会影响牙髓血管和牙髓对损伤的反应。有趣的是,动脉粥样硬化不能被证明会发生在牙髓[45,46]。此外,头颈部放射治疗似乎不会影响牙髓微血管[47]。

二、相关的口腔组织

(一)根尖周骨组织

尚没有充分的资料说明根尖周骨组织独特的年龄相关变化及其对根管治疗的反应。一般来说,随着年龄的增长,骨形成逐渐减少,导致骨量显著减少[48]。在生理条件下,牙槽骨具有高度可塑性,它是通过成骨细胞和破骨细胞活性的平衡来保持的,其活动受甲状旁腺激素(PTH)、维生素代谢、降钙素、雌激素、钙和磷酸盐的血浆浓度、神经递质、生长因子和局部细胞因子的影响[49]。骨形成的减少可能是由于成骨细胞增殖前体的减少或骨基质蛋白的合成和分泌减少。成骨细胞的细胞外基质在骨代谢中起着重要作用,其功能障碍可能伴随衰老过程而发生[49]。

骨质疏松症是一种多因素的代谢性疾病,是困扰老年男女的主要疾病。最常见的结构改变是骨小梁的大小和数量减少,皮质区变薄,特别是在上颌骨的前部和下颌骨的后部。然而,在非手术和手术性根管治疗后,其骨愈合是否不同尚无定论。此外,治疗前和治疗后的放射学评估也没有记录到差异[50]。

（二）牙周膜

牙周膜（PDL）中的纤维和细胞含量随年龄增长而减少，结构变得更不规整[51]。老年个体PDL细胞的趋化和增殖率低于青年个体[49]。因此PDL不是获取未分化干细胞的理想来源。

临床上，牙龈组织因退缩、牙周病或牙周治疗而发生渐进性改变，可能暴露出侧支或副根管，成为微生物进入牙髓的入口[52]。

（三）唾液腺

随着年龄的增长，唾液腺的实体组织和基质也会发生结构性的变化，腺泡体积缩小，导管体积、脂肪和纤维组织以及唾液腺中的愈伤组织的形成增加[53]。老年人唾液IgA、粘蛋白、免疫系统和非免疫系统成分也减少，使他们更容易患龋病和口腔病变。

口干症、唾液腺功能低下或干口是老年人的常见症状，是患者的一类主要临床问题。65岁以上的患者中超过25%的人患有口干症[54]。1/3的口干症患者并未表现出真正的唾液流量减少，但却感到口干。只有相对较少的口干症患者有明确的病因，如放射治疗或舍格伦综合征。在大多数情况下，病因可能与年龄、疾病和某些药物有关[55]。干口漱口液（Biotene）已被证明对控制一些老年患者的口干症有效。癌症的放射治疗导致唾液流量显著减少，使患者容易发生口干、放射性龋齿和口腔真菌感染[56]。

各种药物与口干症相关的副作用，叠加上牙龈萎缩、牙根暴露、过度敏感、修复体渗漏、口腔卫生不良和根面龋，可能导致老年人对牙髓治疗的需求增加[57]。

（四）颞下颌关节

颞下颌关节（TMJ）具有独特的解剖和功能特点，使得它不同于人体其他关节。髁突重塑是一个生理过程，其目的是使其适应TMJ解剖结构以满足功能需求。虽然结构改变被认为与TMJ功能障碍有关，但造成这些改变的机制尚未完全阐明。该机制受到一些过程的影响，如骨重建、衰老和骨关节炎。颞下颌关节功能障碍（TMJD）是由与牙齿缺失、牙齿移位、牙齿脱落、磨牙症、垂直距离的丧失或关节炎相关的咬合改变引起的，可能会引起急性或慢性疼痛，影响患者的张口度和根管治疗期间的张口时间[58]。这可能会影响患牙，特别是影响后牙根管治疗的操作时间，限制根管治疗器械的使用。

虽然大多数牙痛是由于口腔内的疾病引起，如龋齿，创伤和牙周病[59]，但非典型性筋膜神经痛可能是由咀嚼肌引起的牵涉性疼痛。肌肉中炎症介质如细胞因子、类二十烷酸盐和神经肽的积聚会引起类似于牙髓性疼痛的慢性疼痛[60]。每一块受影响的肌肉都能将疼痛信号牵涉至特定的牙齿。特别是对老年患者，分别触诊每一块咀嚼肌有助于诊断。进行触诊时肌肉的疼痛加重，但在反复触摸或按摩后，疼痛会消退，详见第十七章。

第二节　机体的病理改变

一、系统性疾病

由于衰老、全身性疾病和长期服用处方药的累积效应，老年患者可能容易受到免疫抑制而感染。在诸如糖尿病、高血压、心血管疾病、癌症和病毒感染的影响下，感染的进程、程度、对治疗的反应和疾病的预后可能发生改变。

（一）糖尿病

文献记载，糖尿病对根尖周炎的影响具有以下特点：根尖周炎患病率较高，病变范围较大[61]，糖尿病患者根管治疗术后的肿胀2倍于（4.89%）非糖尿病患者（2.3%），且治疗成功率低[62]。术前存在根尖周炎的糖尿病患者，其根管治疗的成功率低于非糖尿病患者[62]。

血糖升高会有严重的病理后果。在持续性高血糖的患者中，蛋白质，包括胶原蛋白，变成不可逆的糖基化终产物（AGEs）。糖尿病患者对感染的反应发生改变，可能与AGEs的积累，以及与组织中糖基化终产物受体（RAGEs）的相互作用有关。该相互作用介导慢性细胞紊乱、功能障碍、并改变组织对感染的应答反应能力。在组织学上，血管通透性增加，促使内皮细胞和巨噬细胞上的黏附分子表达增强。

AGE-RAGE的相互作用导致不同的细胞受到影响。巨噬细胞释放促炎细胞因子和金属基质蛋白酶，中性粒细胞显示黏附、趋化和吞噬功能受损，而成纤维细胞表现出基质金属蛋白酶活性增加和胶原合成受损。这些因素可能导致对感染的过度和持续反应，以及修复反应减弱[63]。由于糖尿病导致的延迟愈合模式，免疫抑制患者的免疫过程再启动时间可能需要延长。

（二）高血压

据估计，美国有超过5 000万人患有高血压或正在服用抗高血压药物。在高血压患者的治疗中，缺乏依从性是一个主要问题。因此，临床医生在患者每次就诊时需要谨慎测量血压和其他生命体征。

是否给高血压或其他心血管疾病患者使用含有血管收缩剂的局部麻醉剂是医生共同关心的问题。血管收缩剂在牙科局部麻醉剂中的一个根本优势是延迟麻醉剂的吸收入血。血管收缩剂增加麻醉深度和持续时间，同时降低麻醉药物毒性反应的风险。另外，血管收缩剂提供局部止血作用。肾上腺素和左旋异肾上腺素是两种常用于牙科局部麻醉制剂的血管收缩剂，虽然它们对于心脏的效应略有不同，但它们在使用中的保护措施是相同的。更多细节详见第十八章和第三十一章。

如果患者患有严重的未经控制的高血压，可择期进行的牙科治疗应该推迟，在血压得到控制后再进行治疗。但如果需要牙科急诊治疗，临床医生可以选择使用一到两支带血管收缩剂的局麻药。该剂量的生理影响轻微同时还能延长麻醉时效。如果麻醉过快消失,患者因疼痛而产生的内源性肾上腺素将大于所用牙科麻醉药中肾上腺素的含量[64]。

另一个问题是局部麻醉剂与抗高血压药物,特别是肾上腺素受体阻滞剂之间可能存在不良反应。非选择性β-肾上腺素能药物,如普萘洛尔(心得安),不良反应的风险最大[64]。在这些患者中,注射含血管收缩剂的局部麻醉剂可能会产生明显的外周血管收缩,继而导致高血压风险升高,这是由于前期服用的药物会抑制代偿性的骨骼肌血管舒张所致。这种代偿性骨骼肌血管舒张通常起到平衡非用药患者外周血管收缩的作用。心脏选择性β受体阻滞剂(美托洛尔,阿替洛尔)的不良反应风险较小。更多有关信息,详见第十八章和第三十一章。

(三)心血管疾病

众所周知,心血管疾病(CVDs)起源于内皮细胞炎性功能紊乱,并受到吸烟、糖尿病、高血压和血脂异常等危险因素的影响。动脉粥样硬化的病理变化包括在主要血管内壁形成粥样斑块,导致心肌感染、中风甚至死亡。成熟的粥样斑块由淋巴细胞、巨噬细胞和细菌组成[65]。

慢性炎症在动脉粥样硬化的发病和发展中起关键作用,同时促进急性CVD的发生,如斑块破裂和冠状动脉血栓形成。长期感染和急性期反应的特点是C-反应蛋白(CRP)水平升高[66,67],CRP与许多炎症的全身效应有关,与CVD的风险增加有关。然而,有良好对照的同行评审研究却未能提供任何有关牙髓感染与CVD风险增加之间存在直接因果联系的结论[68,69]。

起搏器和植入式心律转复除颤器(ICDs)是调节心率和心律的设备,两种设备都易受电磁干扰,压电材料的仪器和电子根尖定位仪则对这些设备没有影响[70]。

(四)病毒感染

由水痘带状疱疹病毒(VZV)引起的带状疱疹在老年人中发病率较高[71]。童年患水痘后,病毒潜伏在背根神经节细胞内,可能再次活化发病。疱疹的病变具有自限性,通常沿支配神经途径播散。三叉神经带状疱疹患者可能出现牙髓疼痛但没有牙髓病的表现。有时病毒感染还可能沿着受影响神经的走向引起神经病理性疼痛,引起带状疱疹后神经痛,类似于牙源性疼痛[72]。极少数病例报告显示疱疹性病变后出现牙髓病变(牙髓炎、牙髓坏死或内吸收以及根尖周炎)[73]。因此,当没有局部刺激物存在时带状疱疹作为牙髓病变的潜在病因应始终排除。上述情况下,正确的方法应该是提高准确诊断的能力和管理基础疾病的能力,而不是牙髓治疗[74]。

(五)癌症

对接受癌症放疗和化疗的老年患者,忽视口腔保健会使他们因免疫抑制而更容易发生严重的口腔感染。在进行任何手术操作之前,必须进行术前用药和全身治疗的医学咨询以及中性粒细胞计数的实验室检查。放疗总剂量大于6 500cGy的患者,由于拔牙增加了骨坏死的风险[75],去掉牙冠进行根管治疗相对于拔牙更安全。用氟化物和人工唾液漱口进行预防性治疗,将减少与放射治疗相关的龋齿和机会性真菌感染。

(六)痴呆和帕金森病

运动障碍的特征是不自主的身体运动,如帕金森病[76]、肌张力障碍、雷特综合征和亨廷顿病。一些全身性运动障碍在口腔颌面部有局灶性表现,但文献中可获得的信息较少[77]。

临床上,这些患者在进行放射拍片、CBCT扫描或其他诊断过程中的不自主运动可能会使医生对放射结果的判读变得困难。因此术前对解剖和病理的放射学评估、工作长度的评估以及根管治疗后对根管充填以及愈合模式进行评估对医生来说可能一直是个挑战(图37-1)。

临床医生应学会适应在患者非自主的运动时使用旋转器械或使用放大设备,患者的持续运动可能会降低手术显微镜的使用效果。

有关全身合并症患者治疗的详细讨论,详见第三十一章。

二、药物

患有全身性疾病的老年患者通常服用各种药物,25%的心血管病住院患者服用6种甚至更多的处方药[78]。70岁以上的人90%常规服用处方药[79],其中1/3的人服用3种以上的药物[79]。根管治疗过程中必须注意避免并发症和可能出现的不必要的药物相互作用。通常情况下,患者不会提及他们的身体状况和服药情况(处方或非处方药),因为有些人认为这些与牙科治疗无关。因此,应详细询问患者或向其家庭成员了解服用处方药和非处方药的情况。

有几种药物可能会导致颌骨骨坏死。甲氨蝶呤,一种用于治疗慢性疾病,例如类风湿关节炎、克罗恩病、溃疡性结肠炎的免疫抑制剂和用于治疗多发性骨髓瘤、佩吉特病(Paget's病)、转移癌或骨质疏松症的双膦酸盐,使患者更容易发生颌骨骨坏死[80]。正如本章节前面所提及的,这些患者在允许拔牙或手术之前,选择非手术牙髓治疗(有些是在冠拆除术后)。

三、创伤

根据美国疾病控制与预防中心的数据,每年有数百万65岁及以上的老年人跌倒[81]。跌倒通常是由于虚弱、姿势不平衡、疲惫或昏厥。跌倒会导致中重度的损伤,如四肢骨折和头颈部外伤。65岁及以上的老年人中,每年有1/3的人会摔倒,但其中只有不到一半的人会通知他们的医疗服务提供者[82]。2013年,250万例非致死性跌倒的老年人进行了急诊治疗,其中有超过73.4万人住院[83]。如果患者在外伤后直接需要进行根管治疗,必须排除任何需要紧急处理的潜

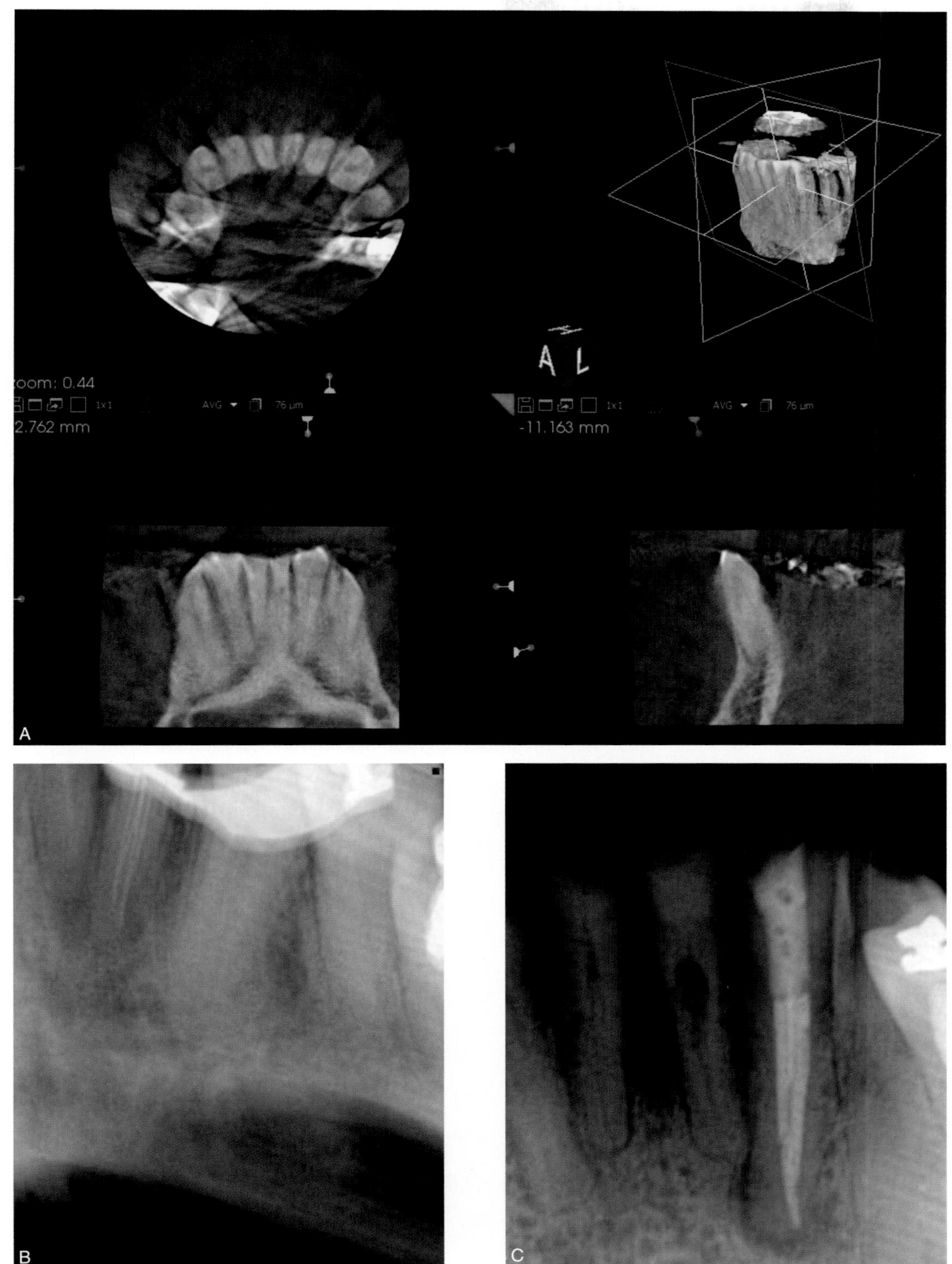

图 37-1　与患者不自主运动相关的放射图像扭曲变形
A. 一位 81 岁男性肌张力障碍患者的 CBCT 影像，注意进行 CBCT 分析时看到的运动伪影　**B.** 根管长度评估出现畸变
C. 下颌尖牙的术后根尖片显示由于患者的运动，根充物和冠方充填物中出现多处空虚

在颅脑损伤。老年人和年轻人牙外伤的处理方法是一样的。包括定期随访，监测牙髓状态，在根管系统发生过度钙化之前进行根管治疗，这些对患者和临床医生都是有益的。

有时，老年患者来牙科就诊时可能表现出牙髓坏死或牙齿变色，但没有报告任何外伤史。详细的病史询问往往会发现有几年前进行过全身麻醉和气管插管的病史。

牙外伤是气管插管的第二大常见并发症[84]。这种类型的创伤被称为静息性创伤[85]（图 37-2）。静息性创伤后，

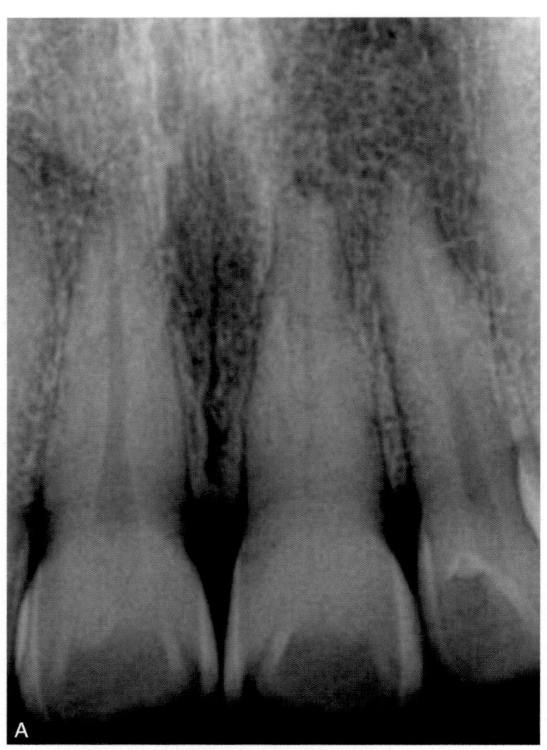

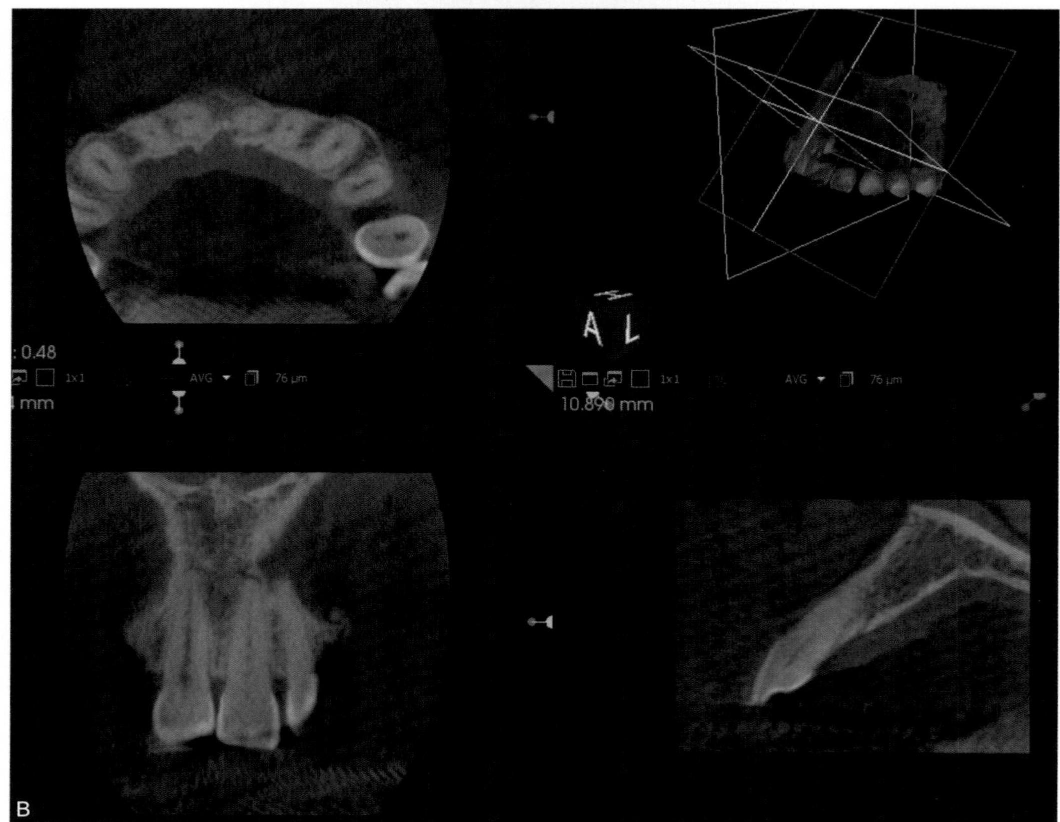

图 37-2 静止性创伤的患者

A. 71 岁女性无牙髓活力的左上颌中切牙 X 线片，髓腔间隙看起来消失。起初，患者没有报告任何牙外伤史。经过进一步的询问，患者回忆起 2 年前她在全身麻醉下做了手术 **B.** CBCT 显示有明显的根管影像（冠状位、轴向位和矢状位）

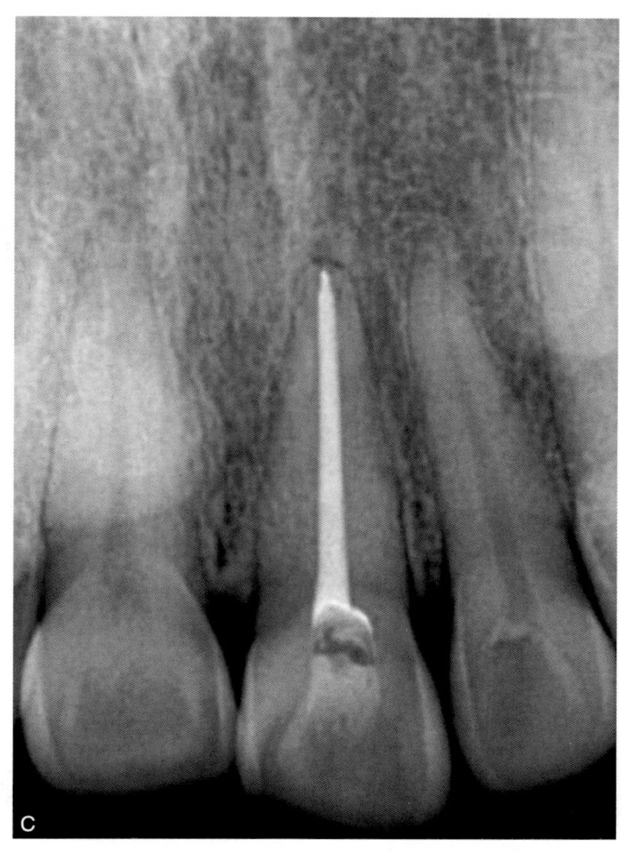

图 37-2（续）
C. 治疗后 X 线片，根管系统已预备和充填，随访无症状

牙齿通过继发性牙本质沉积导致根管闭锁和钙化变性愈合，或出现牙髓坏死，上述过程同时伴有炎症性吸收和 / 或替代性吸收[86]。虽然根管系统在根尖片上可能看起来是闭锁的，但在组织学上它可能并没有完全钙化，可以进行根管治疗[87]。

由于牙髓的愈合能力减退，盖髓术的预后较差[88]，冠折合并牙髓受累可选择根管治疗。在冠根折延伸至龈下的病例，老年患者可能不同意进行扩大范围的治疗，如冠延长术或正畸 - 外科联合牵引以建立牙本质肩领。

在根折的病例中，治疗可包括冠方复位和弹性夹板固定 12 周，以帮牙髓和牙周修复。但伴有持续存在的窦道或牙周缺损的病例，由于预后不良，需要拔除牙齿。

第三节　老年患者牙髓治疗的临床事项

一、老年患者根管治疗的疗效

根据流行病学的研究，年龄与根管治疗结果之间无相关性。根管治疗的疗效在老年患者和年轻患者中都是可以预测的[89]。此外，研究表明年轻人和老年人口腔组织的愈合模式相似，但老年人牙齿的愈合反应相对延迟[90]。愈合主要受损伤组织中血管的影响，而不是年龄本身[91]。

除了美国麻醉医师协会（ASA）认证的Ⅳ型或Ⅴ型患者需要紧急医疗护理外，老年人的根管治疗没有医学禁忌证。年龄本身似乎不影响根管治疗的结果或愈合[91-96]。对治疗结果的研究表明，术前根尖周炎的存在、根管充填的质量和程度、根管治疗后冠方修复的质量和方式是影响治疗结果的主要因素。然而，由于糖尿病[62]、免疫抑制或使用某些药物而导致愈合能力下降的患者可能会影响根尖周病变愈合的时间。

根管治疗的研究结果一致表明，非手术根管治疗的牙齿，生存率和保留率高于 90%[97,98]。因此，相对于牙拔除术或牙再植来说，根管治疗是一个很好的选择[99,100]。是否进行根管治疗应取决于患者的健康状况、预后和治疗的成本 - 效益比。

老年患者的治疗预后有时可能取决于其他因素，而不仅仅是长期的效果。有时一颗有美学考虑但修复可靠性存在问题的牙齿可能需要保留[101]，或者一颗无功能的牙齿可能需要保留，因为拔牙可能会导致危及健康的并发症（图 37-3）。

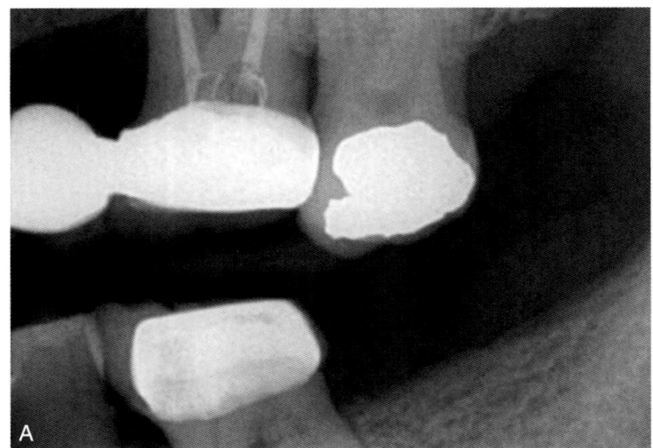

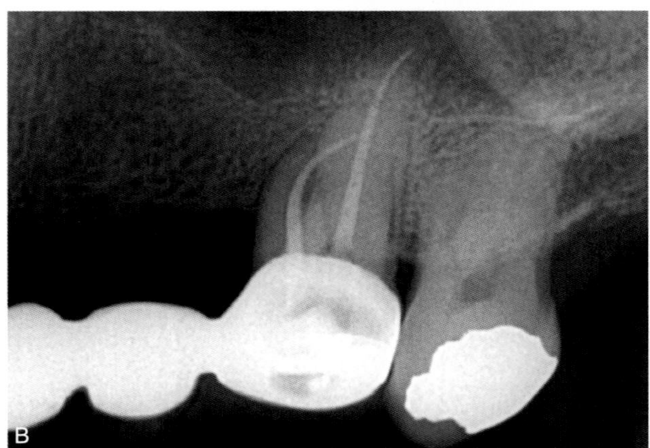

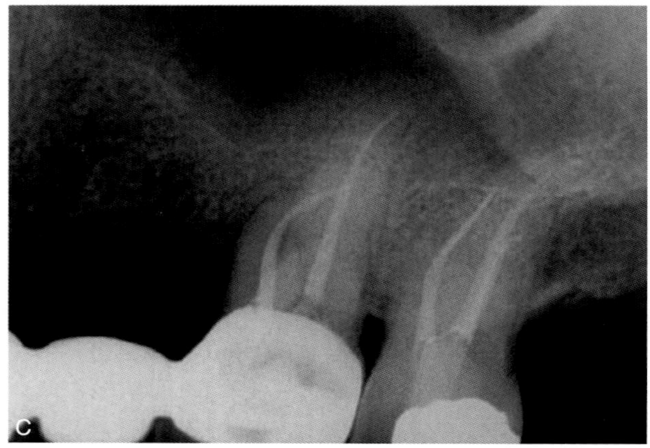

图 37-3 拔牙禁忌证

A. 83 岁男性，近期有心脏开放手术史，术前咬翼片显示过度萌出的左侧上牙颌第二磨牙。该牙虽然没有功能，但进行了根管治疗 **B.** 术前根尖片 **C.** 术后 X 线片，治疗后，患者无不适症状

二、老年患者就诊

（一）就诊的便利性

老年患者可能需要能够方便地进入诊所和诊室。他们中的某些人可能使用拐杖、轮椅或机动手推车等辅具。如果患者能够行走，进入诊所办公室需要一个坡道和/或一部电梯，候诊室、诊室和洗手间必须无障碍。老年患者从进入牙科诊室到治疗结束离开，都应该由诊所医务人员进行监护。与此同时，由于更多的老年患者到口腔诊所就诊有困难，可通过老年社区中心和移动口腔诊所得到牙科服务。

（二）就诊次数和间期

预约应根据患者的时间偏好来安排，通常预约到上午[102, 103]，但预约应该与患者的全身用药、用餐或其他医疗方案的时间互不影响。根据患者的身体条件和全身状况，就诊时间尽可能缩短。此外，只要有可能，复诊次数也应减少，因为许多老年患者在看牙时需要他人陪伴。

三、病史采集和检查

（一）系统病史

由于视觉，听觉和认知障碍，1996 健康保险流通与责任法案（HIPAA）规定家人、朋友或照护者可能需要在患者完成系统病史和牙科治疗史，以及描述主诉时进行协助。临床医生在开始任何牙科治疗前应充分回顾系统病史，评估是否需要会诊，了解术前用药，药物的相互作用。非处方药、天然物质、草药或顺势疗法的补充可能影响和改变凝血机制，特别是在根管手术期间，应该加以鉴别。更多细节见第八章。

（二）牙科治疗史

老年患者牙科病史的细节大多不完整，可能显示在不同地点接受不同牙医的治疗。医生应尽可能搜寻和回顾旧有的牙科治疗记录，同时尽可能多地收集信息。牙齿充填的次数、牙面修复体的时间、跌倒的病史、全麻下的手术史等都可能与诊断有关。致癌因素随着年龄的增长而累积，许多全身性疾病早期可在口腔清楚表现出前驱表现或症状[104]。

（三）诊断试验

由于肌张力降低，张口受限，以及外源性骨化病变的存在，在口腔内放置放射胶片和缺乏弹性的数字传感器可能会很困难。应该考虑在数字传感器边缘使用软泡沫材料或考虑使用更小的儿童用传感器。对咬翼片和多角度的根尖片进行仔细的术前评估将有助于规划根管入路，当牙冠的轴向倾斜度与牙根长轴倾斜度不一致时，医生应保持谨慎。凸度不足或凸度过大的牙冠必须进行修正，并确认关闭邻接点。有时，如果需要进行根管治疗的牙齿存在大的修复体和髓腔钙化，对侧同名牙的根尖片会有助于确定该牙的根管解剖。医生也可以通过评估以前的 X 线片，以确定随着时间的推移，第三期牙本质的位置和沉积。

通常情况下，在根管入路变得困难时，谨慎的做法是事先获得患者的许可，转诊去除冠修复体。医生可以考虑用 CBCT 进行分析，确定严重钙化和再治疗病例的风险收益比。

（四）鉴别诊断

鉴别诊断，主要是疼痛及其起源的鉴别诊断是制订成功治疗计划的关键。慢性或急性发作的骨关节炎比如 TMJD、非典型性面痛、神经炎和痛风、上颌窦炎、颌骨骨坏死和肿瘤等疾病可能掩盖老年人的牙源性疼痛或类似于老年人的牙源性疼痛（图 37-4）。在许多情况下，这些疾病会影响患者的身心健康，所以必须要了解和回复患者的抱怨。

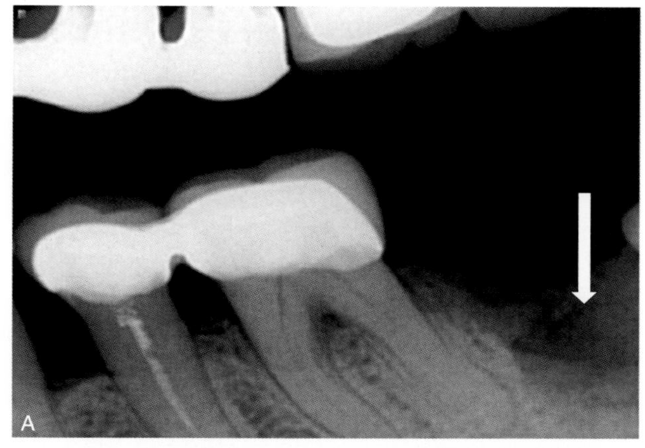

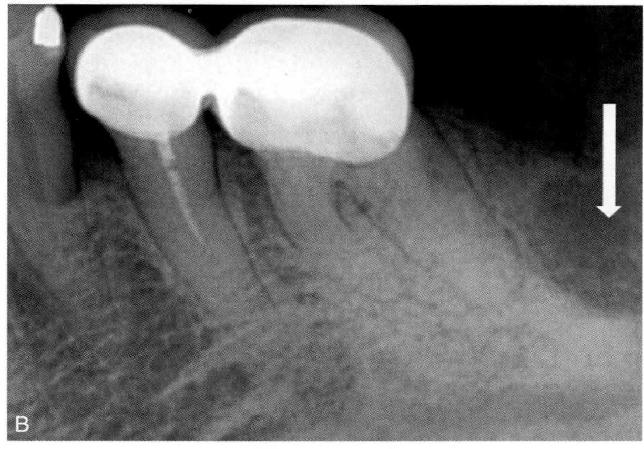

图 37-4　83 岁女性颌骨骨坏死患者牙髓样疼痛（ONJ），患者被转诊进行下颌左侧第一磨牙根管治疗。下颌左侧第一磨牙和第二前磨牙均无症状，牙髓试验反应正常。患者因下颌第二磨牙拔除后出现单侧放射性颌骨骨坏死而接受治疗

A. 术前咬翼片　**B.** 术前根尖片显示左下颌骨骨坏死区域

从青年到老年，外周和中枢神经系统痛觉传导通路的生理功能随年龄改变的证据是有限的。研究表明，老龄化的牙髓对疼痛刺激的反应能力发生了改变[28-30]。牙髓中的细胞减少、血管和神经束减少，神经密度明显降低。如前所述，随着年龄的增长，牙髓中的神经肽比如 CGRP 和 P 物质随之减少。钙化和牙髓体积的减少也会导致其对环境刺激或对诊断试验诱导刺激反应的减弱。因此，老年患者牙髓的坏死过程，可能无明显症状。更多细节，详见第八章和第十七章。

此外，相当数量的老年患者可能会在同一颗牙齿上进行多次修复，在这一过程中牙髓愈合能力下降，更容易发生牙髓坏死[105,106]。由于对刺激的反应降低，对一个有多个牙齿修复体的患者，确定有病变的牙齿是一项富有挑战性的工作。

四、术前准备

（一）病例选择

多数情况下根管治疗没有禁忌证。然而在某些情况下，病例选择应慎重考虑患者身体情况的限制。另一方面，可选择根管治疗作为替代性治疗。例如对放射治疗期间出现骨坏死的患者或双膦酸盐相关的颌骨骨坏死患者（BRONJ）。

修复性治疗中可以考虑对无症状的健康牙髓实施预防性根管治疗，比如覆盖义齿基牙或要对局限性牙周炎患牙进行截根术。

（二）患者的治疗体位与舒适性

老年患者在治疗过程中可能需要特殊的体位，他们应该舒适地坐靠于配备有可调节的头枕和备有枕头的牙椅上。由于骨关节炎或颈部和背部疾病等原因，一些患者可能难以平躺在牙椅上（图 37-5）。为了避免直立性低血压，在根管治疗结束时，应逐渐将患者从仰卧位复位。应使用咬合块来稳定下颌，特别是在肌肉强直的情况下，如帕金森病或肌张力障碍。在明亮的手术室和外科手术显微镜下要用深色眼镜保护老年患者的眼睛。此外，如果手术室内的温度太低，毯子也是必要的。

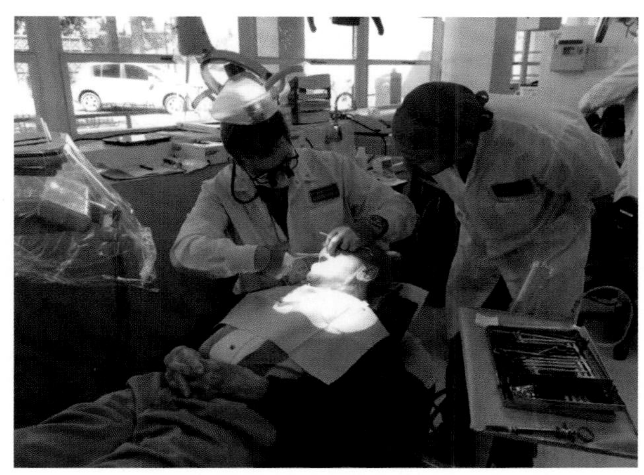

图 37-5　一位 81 岁的老年人正在以最低限度仰卧位的姿势接受根管治疗

在患者离开之前，要给他们时间来恢复精神和体力。应给予患者和陪护人口头和书面的指示，并再次强调保持口腔卫生和定期复查的重要性。

（三）麻醉

年纪较大的患者往往不那么焦虑，疼痛的阈值也更高，而且更倾向于选择较少的麻醉剂，尤其是在牙齿没有症状的情况下。在老年患者的常规牙髓治疗中，局部麻醉中使用血管收缩剂没有禁忌证。

在告知和教育患者可能会导致心率增加后，可将补充麻醉如颌骨内注射麻醉或牙周膜内注射麻醉作为最后的选择。在补充麻醉中可以建议使用无血管收缩剂的局麻剂，如 3% 甲哌卡因。更多细节，详见第十八章和第三十一章。

（四）患牙隔离

所有的根面龋和有缺陷的修复体都应该被去除，以评

估牙齿能否充填，并确定牙齿是否可以被保留。对于肌肉张力降低或开口受限的患者，放置橡皮障夹可能具有挑战性。通常情况下，在建立通路和定位根管口后可能需要放置橡皮障，此时要避免钳夹那些因有广泛的龋损或大面积修复体而显得脆弱的牙齿，特别是前牙。

老年患者在治疗期间可能需要经常休息，以方便呼吸或使用洗手间，在这段时间内，橡皮障可能需要被拆除。理想的方法是在局部使用棉花和暂时的修复材料封闭牙齿。有关牙齿隔离的更多细节，请参阅第十九章。

五、治疗操作

（一）髓腔进入

增强照明和使用放大技术将大大提高可见度，并有助于进入髓腔和根管。医生需要意识到，由于患者在牙椅上的位置变化，在操作中，牙冠或牙根的方向可能会发生变化。沿着牙骨质 - 牙釉质交界处（CEJ）“行走”牙周探针进行探查，并使用“入路预备法则”[107]，以提供一个系统的方法来定位根管口。

打开并进入钙化髓腔可在没有橡皮障的情况下进行，那样有助于观察髓腔并避免医源性操作失误（图 37-6）。

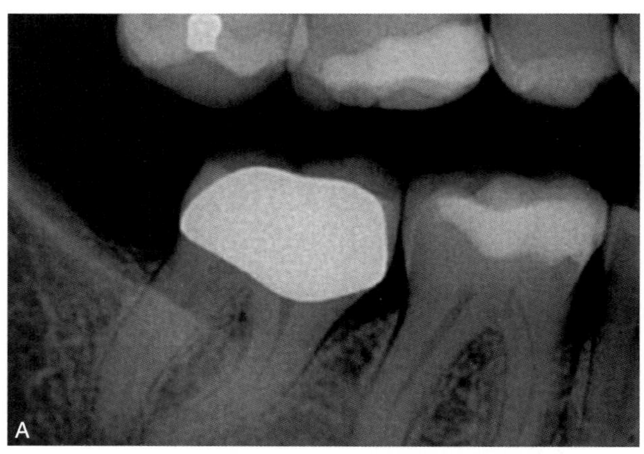

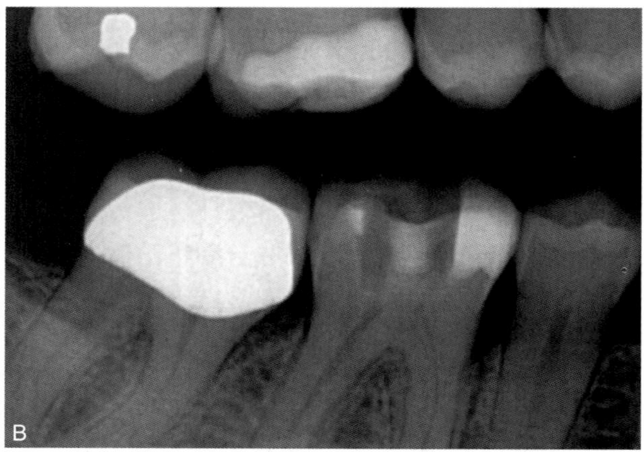

图 37-6　一位 69 岁的患者在放置橡皮障前的入路准备评估
A. 术前咬翼片显示左侧下颌第一磨牙，髓室部分消失　**B.** 术中不放置橡皮障的咬翼片用于定位

髓腔入路的方向应进行调整并通过视诊和放射学检查确认。传统预备进入髓腔时的“落空感”可能感觉不到，用牙髓探针仔细探查和测量咬合面到髓室顶之间的距离更有意义。在探查部位放置放射性阻射的标记物可以在咬翼片上给出关键信息（图 37-7），如热牙胶或氢氧化钙糊剂，通常需要修改或扩大髓腔通路以定位根管口，一旦根管口被定位，就应该放置橡皮障。如前所述，即使根管在放射学上显示钙化，组织学上也始终存在根管。如果根管无法定位，最好安排患者再次就诊或考虑其他治疗方案。

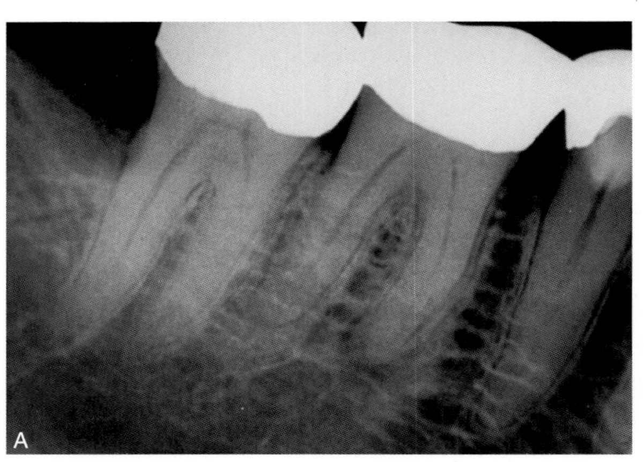

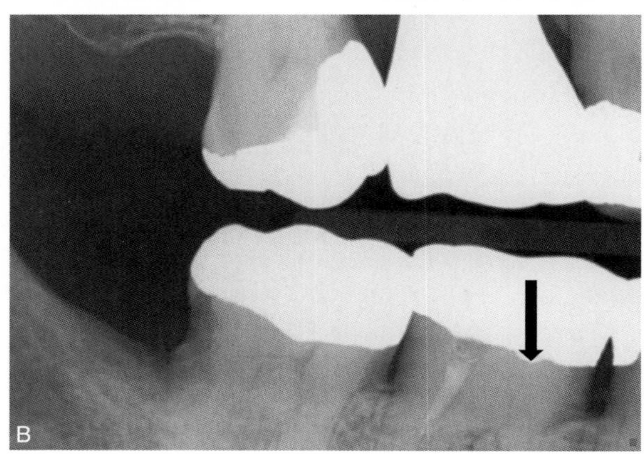

图 37-7　使用放射阻射示踪评估髓腔钙化牙齿的髓腔入路预备
A. 一位 73 岁男性患者的下颌右第一磨牙的术前影像学表现为全覆盖修复体和明显的髓室闭塞　**B.** 术中咬翼片，用射线阻射氢氧化钙显示入路方向

（二）根管工作长度测定

如前所述，随着年龄的增加，牙骨质的沉积可能改变根尖孔的定位[17,27]。重要的是应结合电子根尖定位仪和放射线片评估、手感、干 - 湿纸尖试验来确定工作长度。并不是在所有病例中都能获得根管的通畅。

（三）根管清理和成形

对于老年患者的根管清理和成形，没有特别的考虑。在建立根管滑行通路和确定工作长度后，可以使用标准流程完成根管的清理和成形。应注意的是，老年人根管管腔预期会更小，牙本质组织硬化程度会更严重。大量使用螯合剂，如乙二胺四乙酸（EDTA）和特定的根管锉，如“硬锉”（Brasseler）、C锉（Dentsply）和C+锉（Dentsply/Maillefer），可能会有助于疏通和建立根管滑行通路。一些旋转锉可能有助于根管疏通后的迅速扩大，如ProGliders（可变锥度）和PathFiles（0.02锥度）（Dentsply），但只有在为旋转锉建立了安全的根管滑行通路后才能使用。经常用次氯酸钠冲洗有助于软化和溶解纤维状牙髓组织，极大地促进根管清理和成形操作。

（四）根管充填

热牙胶垂直充填和冷侧压充填不需要特殊的改进。有关详细信息，请参阅第二十二章。当使用热压胶的垂直加压和回填技术时，临床医生应意识到老年患者可能没有足够的口内开口度，并且在充填过程中可能会有移动。有时，可以考虑采用不同的充填系统替代热牙胶系统，如固核载荷充填技术或单尖充填技术。

（五）冠方充填

老年患者的牙齿随着时间的推移，可能会进行多次充填或破坏。在这一点上，这些牙齿往往需要大面积的充填，如全覆盖修复或嵌体。修复时需要适当注意避免侵入性牙体预备操作，因为这些累积的因素可能会使得牙髓易于发生病变。

根管治疗后立即进行冠方封闭是非常重要的，以防止因冠方渗漏而导致治疗失败[108-110]。老年患者更容易罹患颈部龋或龈下根面龋，通常最终的修复可不延伸覆盖先前存在的龈下修复体。相对于技术敏感性强的复合树脂修复材料，易于操作和具有潜在释氟性能的玻璃离子或玻璃离子树脂复合体更容易被医生接受。更多详情，见第三十五章。

（六）根管再治疗

随着年龄的增长，牙髓再治疗的概率可能会增加，原因是冠方封闭破坏导致渗漏，继发龋，牙齿和修复体的折裂[111]。此外，在老年患者中，遗漏根管是更常见的失败原因。独立存在的热敏感症状通常表明有遗漏根管[112]。老年患者根管再治疗的适应证和注意事项与年轻患者相同。更多详情，见第二十三章。

（七）根尖手术

多数情况下，随着年龄的增长，解剖结构如上颌窦、下颌神经管、颏孔和切牙孔的位置可能由于多个牙齿的缺失和残留的牙槽嵴随时间的吸收而改变。在制订治疗计划的过程中应观察和考虑这些解剖位置的变化。

老年患者可能会服用处方抗凝剂或自行服用小剂量阿司匹林。详细的病史评估和问诊将提供有关对抗疗法、顺势疗法或植物抗凝剂的关键信息。研究表明，治疗期间不要停止抗凝治疗，根尖手术中使用局部止血剂控制出血[113]，术后必须告知患者可能存在瘀斑，这种上皮下的出血表现为紫红色，有自限性，在几周内恢复正常。

有时，由于牙周病，牙根吸收或牙冠磨耗，牙周和根尖手术可能需要结合起来，以获得足够的冠根比例和组织附着。

（侯铁舟 译 樊明文 审校）

参考文献

1. Ortman JM, Velkoff V, Hogan H. An aging nation: The older population in the United States. Population estimates and projections. U.S. Department of Commerce, Economics and Statistics Administration, U.S. Census Bureau. May 2014.
2. National Center for Health Statistics, Division of Vital Statistics at the Center for Disease Control and Prevention. 2014;63:1–63.
3. Wang F. Racing towards the Precipice. *China Economic Quarterly*. June 2012.
4. India's Aging Population. Population Reference Bureau. *Today's Research on Aging*. March 2012.
5. World Population Ageing 2013. United Nations Department of Economic and Social Affairs. Population Division. United Nations Publication, New York 2013.
6. Allen PF and Whitworth JM. Endodontic considerations in the elderly. *Gerodontology*. 2004;21:185–194.
7. Mulligan R, Vanderlinde MA. Treating the older adult dental patient: what are the issues of concern? *J Calif Dent Assoc*. 2009;37:804–810.
8. Goodis HE, Rossall JC, Kahn AJ. Endodontic status in older U.S. adults: report of a survey. *J Am Dent Assoc*. 2001;132:1525–1530.
9. Eriksen HM, Kirkevang LL, Peterson K. Endodontic epidemiology and treatment outcome: general considerations. *Endod Topics*. 2002;2:1–9.
10. Bowes JH, Murray MM. The chemical composition of teeth. II. The composition of human enamel and dentine. *Biochem J*. 1935;29:2721–2727.
11. Klaric E, Rakic M, Sever I, et al. Enamel and Dentin microhardness and chemical composition after experimental light-activated bleaching. *Oper Dent*. 2015;40:132–141.
12. Zheng J, Li Y, Shi MY, Zhang YF, Qian LM, Zhou ZR. Microtribological behavior of human tooth enamel and artificial hydroxyapatite. *Tribol Int*. 2013;63:177–185.
13. Park S, Quinn E, Romberg E, Arola D. On the brittleness of enamel and selected dental materials. *Dent Mater*. 2008;24:1477–1485.
14. Kunin AA, Evdokimova AY, Moiseeva NS. Age related differences of tooth enamel morphochemistry in health and dental caries. *EPMA J*. 2015;6:1–11.
15. Tjaderhane L, Carrilho MR, Breschi L, Tay FR, Pashley DH. Dentin basic structure and composition-an overview. *Endod Topics*. 2009;20:3–29.
16. Philippas GG, Appelbaum E. Age factor in secondary dentin formation. *J Dent Res*. 1966;45:778–789.
17. Kuttler Y. Microscopic investigation of root apexes. *J Am Dent Assoc*. 1955;50:544–552.
18. Stanley HR, Pereira JC, Spiegel E, Broom C, Schultz M. The detection and prevalence of reactive and physiologic sclerotic dentin, reparative dentin and dead tracts beneath various types of dental lesions according to tooth surface and age. *J Oral Pathol*. 1983;12:257–289.
19. Gomez PA, Cabrini RL. Anatomic variations of the root canal of the rat according to age. *Acta Odontol Latinoamer*. 2004;17:39–42.
20. Arola D, Reprogel RK. Effects of aging on mechanical behavior of human teeth. *Biomater*. 2005;26:4051–4061.
21. Foreman PC, Soames JV. Structure and composition of tubular and non-tubular deposits in root canal systems of human permanent teeth. *Int Endod J*. 1988;21:27–36.
22. Sayegh FS, Reed AJ: Calcification in the dental pulp. *Oral Surg Oral Med Oral Pathol*. 1968;25:873–882.
23. Pettiette MT, Zhong S, Moretti AJ, Khan AA. Potential correlation between statins and pulp chamber calcification. *J Endod*. 2013;39:1119–1123.
24. Limjeerajarus CN, Chanarattanubol T, Trongkij, Rujiwanichkul M, Pavasant P. Iloprost induces tertiary dentin formation. *J Endod*. 2014;40:1784–1790.

25. Zander H, Hurzeler B. Continuous cementum apposition. *J Dent Res*. 1958;37:1035–1044.
26. Stein TJ, Corcoran JF. Anatomy of the root apex and its histologic changes with age. *Oral Surg Oral Med Oral Pathol Oral Radiol Endod*. 1990;69:238–242.
27. Rubach WC, Mitchell DF. Periodontal disease, accessory canals and pulp pathosis. *J Periodontol*. 1965;36:34–38.
28. Bernick S. Age changes in the blood supply to human teeth. *J Dent Res*. 1967;46:544–550.
29. Bernick S. Effects of aging on the nerve supply to human teeth. *J Dent Res*. 1967;46:694–699.
30. Bernick S, Nedelman Cl. Effect of aging on human pulp. *J Endod*. 1975;3:88–94.
31. Simon S, Smith AJ, Lumley PJ, et al. The pulp healing process: from generation to regeneration. *Endod Topics*. 2012;26:41–56.
32. Stanley HR, Ranney RR. Age changes in the human dental pulp. I. The quality of collagen. *Oral Surg Oral Med Oral Pathol*. 1962;15:1396–1404.
33. Murray PE, Stanley HR, Mathews JB, Sloan AJ, Smith AJ. Age-related odontometric changes of human teeth. *Oral Surg Oral Med Oral Pathol Oral Radiol Endod*. 2002; 93:474–482.
34. Murray PE, Mathew JB, Sloan AJ, Smith AJ. Analysis of incisor pulp cell populations in Wistar rats of different ages. *Arch Oral Biol*. 2002;47:709–715.
35. Ma Q, Hu X, Yu P. Studies on aging enzyme activities of the human dental pulp blood vessels. *Chinese J Stomatol*. 1997;32:81–83.
36. Espina Al, Castellanos AV, Fereira JL. Age-related changes in blood capillary endothelium of human dental pulp: an ultrastructural study. *Int Endod J*. 2003;36:395–403.
37. Ikawa M, Komatsu H, Ikawa K, Mayanagi H, Shimauchi H. Age-related changes in human pulpal blood flow measured by laser Doppler flowmetry. *Dent Traumatol*. 2003;19:36–40.
38. Transai M, Sberna MT, Zizzari V, et al. Microarray evaluation of age-related changes in human dental pulp. *J Endod*. 2009;35:1211–1217.
39. Matysaik M, Dubois JP, Ducastelle T, Hemet J. Morphometric analysis of human pulp myelinated fibers during aging. *J Biol Buccale*. 1986;14:69–79. (French)
40. Matysaik M, Ducastelle T, Hemet J. Morphometric study of variations related to human aging in pulp unmyelinated and myelinated axons. *J Biol Buccale*. 1988;16:59–68. (French)
41. Ochoa J, Mair WG. The normal sural nerve in man. II. Changes in the axons and Schwann cells due to ageing. *Acta Neuropathol*. 1969;13:217–239.
42. Swift ML, Byers MR. Effects of ageing on response of nerve fibers to pulpal inflammation in rat molars analyzed by quantitative immunocytochemistry. *Arch Oral Biol*. 1992;37:901–912.
43. Hildebrand C, Fried K, Tuisku F, Johansson CS. Teeth and tooth nerves. *Prog Neurobiol*. 1995;45:165–222.
44. Abbott PV. Assessing restored teeth with pulp and periapical disease for presence of cracks, caries and marginal breakdown. *Aust Dent J*. 2004;49:33–39.
45. Krell KV, McMurtrey LG, Walton RE. Vasculature of the dental pulp of atherosclerotic monkey: light and electron microscopic findings. *J Endod*. 1994;20:469–473.
46. Maranhao de Moura AA, de Plava JG. Pulpal calcifications in patients with coronary atherosclerosis. *Endod Dent Traumatol*. 1987;3:307–309.
47. Faria KM, Brandao TB, Ribeiro AC, et al. Micromorphology of the dental pulp is highly preserved in cancer patients who underwent head and neck radiotherapy. *J Endod*. 2014;10:1553–1559.
48. Nedelman C, Bernick S. The significance of age changes in human alveolar mucosa and bone. *J Prosthet Dent*. 1978;39:495–501.
49. Hebling E, Mugayar L, Dias PV. Geriatric dentistry: a new specialty in Brazil. *Gerodontol*. 2007;24:177–180.
50. Bhatnagar S, Krishnamurthy V, Pagare SS. Diagnostic efficacy of panoramic radiography in detection of osteoporosis in postmenopausal women with low bone mineral density. *J Clin Imag Sci*. 2013;6:3:23–27.
51. Van der Velden U. Effects of age on the periodontium. *J Clin Periodontol*. 1984;11:281–294.
52. Lowman JV, Burke RS, Pellu GB. Patent accessory canals. Incidence in molar furcation region. *Oral Surg Oral Med Oral Pathol*. 1973;36;580–584.
53. Kim SK, Allen ED. Structural and functional changes in salivary glands during aging. *Microsc Res Tec*. 1994;28:243–253.
54. Nagler RM. Salivary Glands and the Aging Process: Mechanistic Aspects, Health-Status and Medicinal-Efficacy Monitoring. *Biogerontol*. 2004;5;223–233.
55. Ship JA, Pillemer Sr, Baum BJ. Xerostomia and the geriatric patient. *J Am Geriatr Soc*. 2002;50:535–543.
56. Navazesh M, Kumar SK. Xerostomia: prevalence, diagnosis and management. *Compend Contin Ed Dent*. 2009;30:326–328.
57. Delli K, Spijkervet FK, Kroese Fg, Bootsma H, Vissink A. Xerostomia. *Monogr Oral Sci*. 2014;24:109–125.
58. Badel T, Simunkovic SK, Marotti M, et al. Study of temporomandibular joint disorder in older patients by magnetic resonance imaging. *Gerodontology*. 2012;29:735–741.
59. Zakrzewska JM. Multi-dimensionality of chronic pain of the oral cavity and face. *J Headache Pain*. 2013;25:14–37.
60. Patel SB, Boros AL, Kumar SK. Atypical odontalgia-an update. *J Calif Dent Assoc*. 2012;40:739–747.
61. Armanda-Dias L, Breda J, Provenzano JC, et al. Development of periradicular lesions in normal and diabetic rats. *J App Oral Sci*. 2006;14:371–375.
62. Fouad AF, Burleson J. The effects of diabetes mellitus on endodontic treatment outcome: Data from an electronic patient record. *J Am Dent Assoc*. 2003;134:43–51.
63. Lalla E, Lamster IB, Drury S, Fu C, Schmidt AM. Hyperglycemia, glycoxidation and receptor for advanced glycation endproducts: potential mechanisms underlying diabetic complications, including diabetes-associated periodontitis. *Periodontol*. 2000;23:50–62.
64. Budenz AW. Local anesthetics and medically complex patients. *J Calif Dent Assoc*. 2000;28:611–619.
65. Dorn BR, Harris LJ, Wujick CT, Vertucci FJ, Progulske-Fox A. Invasion of vascular cells in vitro by Porphyromonas endodontalis. *Int. Endod J*. 2002;35:366–371.
66. Marton IJ, Kiss C, Balla G, Szabo T, Karmazsin L. Acute phase proteins in patients with chronic periapical granuloma before and after surgical treatment. *Oral Microbiol Immunol*. 1988;3:95–96.
67. Buttke TM, Shipper G, Delano EO, Trope M. C-reactive protein and serum amyloid A in canine model of chronic apical periodontitis. *J Endod*. 2005;31:728–732.
68. Cotti E, Dessi C, Piras A, Mercuro G. Can a chronic dental infection be considered a cause of cardiovascular disease? A review of the literature. *Int J Cardiol*. 2011;148:4–10.
69. Frisk F. Epidemiological aspect on apical periodontitis. Studies based on the prospective population study of women in Goteberg and the population study on oral health in Jonkoping, Sweden. Department of Endodontology/Oral Diagnosis Institute of Odontology, The Sahlgrenka Academy, Goteborg University, 2007.
70. Wilson BL, Broberg C, Baumgartner JC, Harris C, Kron J. Safety of electronic apex locators and pulp testers in patients with implanted cardiac pacemakers or cardioverter/defibrillators. *J Endod*. 2006;32:847–852.
71. Solomon CS, Coffiner MO, Chalfin HE. Herpes zoster revisited: implicated in root resorption. *J Endod*. 1986;12:210–213.
72. Fristad I, Bardsen A, Knudsen GC, Molven O. Prodromal herpes zoster-a diagnostic challenge in endodontics. *Int Endod J*. 2002;35:1012–1016.
73. Goon WW, Jacobsen PL. Prodromal odontalgia and multiple devitalized teeth caused by a herpes zoster infection of the trigeminal nerve: report of case. *J Am Dent Assoc*. 1988;116:500–504.
74. Sigurdsson A, Jacoway JR. Herpes zoster infection presenting in an acute pulpitis. *Oral Surg Oral Med Oral Pathol Oral Radiol Endod*. 1995;80:92–95.
75. Gutta R, Louis PJ. Bisphosphonates and osteonecrosis of the jaws: Science and rationale. *Oral Surg Oral Med Oral Pathol Oral Radiol Endod*. 2007;104:186–193.
76. Dirks SJ, Paunovich ED, Terezhalmy GT, Chiodo LK. The patient with Parkinson's disease. *Quint Int*. 2003;34:379–393.
77. Lobbezoo F, Naejie M. Dental implications of some common movement disorders: a concise review. *Arch of Oral Biol*. 2007;54:395–398.
78. Flaherty JH, Perry HM, Lynchard GS, Morley JE. Polypharmacy and hospitalization among older home care patients. *J Gerontol Biol Sci Med Sci*. 2000;55:554–559.
79. Qato DM, Alexander GC, Conti RM, et al. Use of prescription and over-the-counter medications and dietary supplements

among older adults in the United States. *J Am Med Assoc.* 2008;300:2867–2878.

80. Cotti E, Schirru E, Acquas E, Usai P. An overview on biological medications and their possible role in apical periodontitis. *J Endod.* 2014;40:1902–1911.
81. Tromp AM, Plujim SMF, Smit JH, et al. Fall-risk screening tests: a prospective study on predictors for falls in community-dwelling elderly. *J Clin Epidemiol.* 2001;54:837–844.
82. Stevens JA, Ballesteros MF, Mack KA, et al. Gender differences in seeking care for falls in the aged Medicare population. *Am J Prevent Med.* 2012;43:59–62.
83. Centers for Disease Control and Prevention National Center for injury Prevention and control. Web-based Injury Statistics Query and Reporting System (WISQARS). August 15, 2013.
84. Newland MC, Ellis SJ, Peters KR, et al. Dental injury associated with anesthesia: a report of 161,687 anesthetics given over 14 years. *J Clin Anesth.* 2007;19:339–345.
85. Simon JH, Lies J. Silent trauma. *Endod Dent Traumatol.* 1999;15:145–148.
86. Andreasen JO, Andreasen FM, Skeie A, Hjorting-Hansen E, Schwartz O. Effects of treatment delay upon pulp and periodontal healing of traumatic dental injuries. *Dent Traumatol.* 2002;18:116–128.
87. Kuyk JK, Walton RE. Comparison of the radiographic appearance of root canal size to its actual diameter. *J Endod.* 1990;16:528–533.
88. Andreasen FM, Andreasen Jo, Bayer T. Prognosis of root-fractured permanent incisors: Prediction of healing modalities. *Endod dent Traumatol.* 1989;5:11–22.
89. Swift ML, Wilcox LR. Age and endodontic prognoses. *J Dent Res.* 1989;68:142–149.
90. Engeland CG, Bosch JA, Cacioppo JT, Marucha PT. Mucosal wound healing: the roles of age and sex. *Arch Surg.* 2006;141:1193–1197.
91. Qualtrough AJ, Mannocci F. Endodontics and the older patient. *Dent Update.* 2011;38:559–562.
92. Friedman S. Prognosis of initial endodontic therapy. *Endod Topics.* 2002;2:59–88.
93. Friedman S. Considerations and concepts of case selection in the management of post-treatment endodontic disease (treatment failure). *Endod Topics.* 2002;1:54–78.
94. Friedman S. The prognosis and expected outcome of apical surgery. *Endod Topics.* 2005;11:219–262.
95. Ng Yl, Mann V, Rahbaran S, Lewsey J, Gulabivala K. Outcome of primary root canal treatment: systemic review of literature-Part 2. Influence of clinical factors. *Int Endod J.* 2008;41:6–31.
96. Ng YL and Gulabivala K. Outcome of non-surgical retreatment. *Endod Topics.* 2011;18:3–30.
97. Rotstein I, Salehrabhi R. Endodontic treatment outcome in a large patient population in the USA: an epidemiological study. *J Endod.* 2004;30:846–850.
98. Chen SC, Chueh LH, Hsiao CK, et al. An epidemiological study of tooth retention after nonsurgical endodontic treatment in a large population in Taiwan. *J Endod.* 2007;33:226–229.
99. Doyle SL Hodges JS, Pesun IJ, Baisden MK, Bowles WR. Factors affecting outcomes for single-tooth implants and endodontic restorations. *J Endod.* 2007;33:399–402.
100. Cohn SA. Treatment choices for negative outcomes with non-surgical root canal treatment: non-surgical retreatment vs. surgical retreatment vs. implants. *Endod Topics.* 2005;11:4–24.
101. Johnstone M, Parashos P. Endodontics and the ageing patient. *Aust Dent J.* 2015;60:20–27.
102. Lalla RV, D'Ambrosio JA. Dental management considerations for the patient with diabetes mellitus. *J Am Dent Assoc.* 2001;132:1425–1432
103. Jowett NI, Cabot LB. Patients with cardiac disease: considerations for the dental practitioner. *Br Dent J.* 2000;189:297–302
104. Crispin S, Ettinger R. The influence of systemic diseases on oral health care in older adults. *J Am Dent Assoc.* 2007;138:7–14
105. Patel S, Dawood A, Whaites E, et al. New dimensions in endodontic imaging: part 2. Cone beam computed tomography. *Int Endod J.* 2009;42:463–475
106. Abou-Rass M. The stressed pulp condition: an endodontic-restorative diagnostic concept. *J Prosthet Dent.* 1982;48:264–267
107. Krasner P and Rankow HJ. Anatomy of the pulp-chamber floor. *J Endod.* 2004;30:5–16
108. Saunders WP, Saunders EM. Coronal leakage as a cause of failure in root-canal therapy: a review. *Endod Dent Traumatol.* 1994;10:105–108
109. Schwartz RS, Robbins JW. Post placement and restoration of endodontically treated teeth: a literature review. *J Endod.* 2004;30:289–301
110. Mannocci F, Bhuva B, Stern S. Restoring teeth following root canal re-treatment. *Endo Topics.* 2011;19:25–52
111. Duncan HF, Chong BS. Removal of root filling materials. *Endod Topics.* 2011;19:33–57
112. Allen RK, Newton CW, Brown CE, Jr. A statistical analysis of surgical and non-surgical endodontic retreatment cases. *J Endod.* 1989;15:261–266
113. Wahl M. Myths of dental surgery in patients receiving anticoagulant therapy. *J Am Dent Assoc.* 2000;131:77–81.

第三十八章　儿童的牙髓治疗

Enrique Bimstein, Yaara Y. Berdan

第一节　概论

一、乳牙牙髓治疗的必要性

龋病是美国儿童最常见的慢性疾病，被称为静默的流行病，它可使儿童在学校、家庭中的活动和父母的工作受到影响，并常降低他们的生活质量（图 38-1）[1-3]。在过去几十年，尽管恒牙龋病有所减少，但乳牙的患龋率却一直处于恒定状态，在某些人群甚至略有上升[1]。

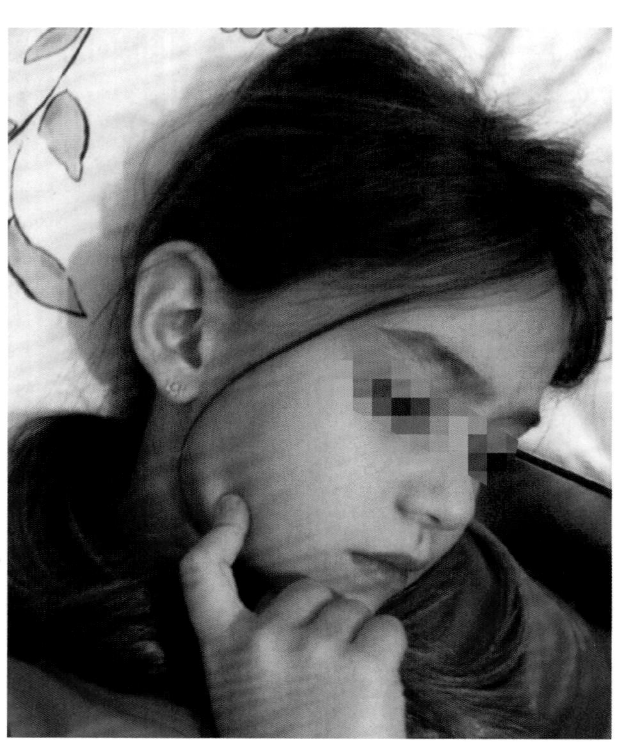

图 38-1　牙源性疼痛的儿童

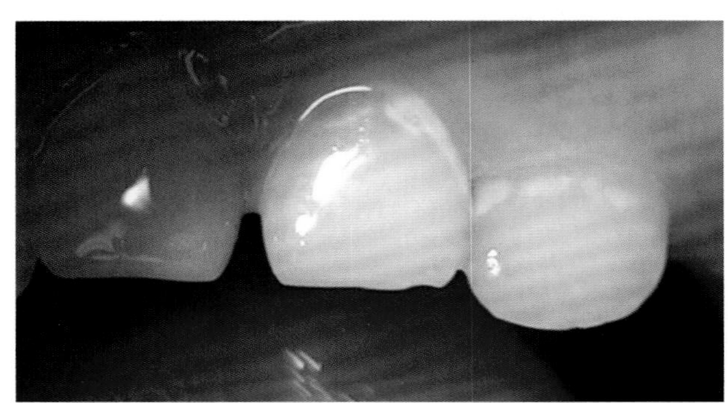

图 38-2　低龄儿童龋，可见牙冠颈 1/3 白垩色斑点样病损（Courtesy of Dr. Martin S. Rayman, San Rafael, CA, U.S.A.）

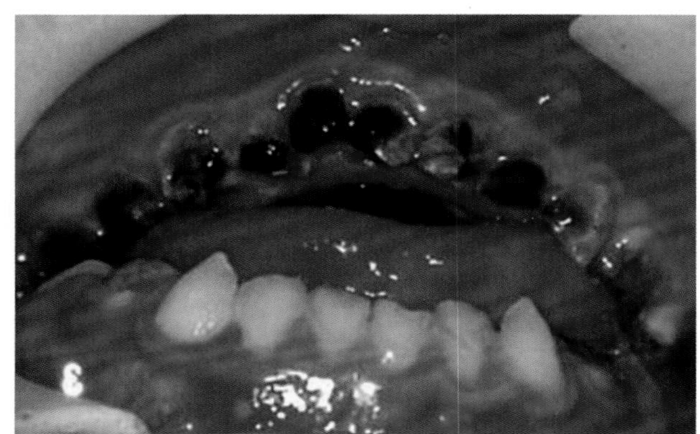

图 38-3　重度低龄儿童龋，可见牙冠大范围缺损，左上颌乳侧切牙根尖区龈脓肿

低龄儿童龋在乳牙萌出不久后即可发生（图 38-2），如若被忽视，龋坏可能迅速恶化，导致牙齿不可修复、牙髓炎症、最终牙髓坏死并对牙列造成持久的损害（图 38-3）[4]。

美国儿童牙科学会（The American Academy of Pediatric Dentistry, AAPD）指出，牙科保健是预防和消除颌面部疾病、感染和疼痛，恢复牙列形态和功能，矫正面部畸形或功能障碍所必需的医疗措施[5]。牙科忽视的定义是指不予处理的龋病、牙周病和其他口腔疾病，可能导致疼痛、感染、功能丧失（图 38-3）[2]，并在极端情况下可能危及儿童的生命（图 38-4）。近期一篇文章反映出牙科忽视已成为美国最令人关注的问题，该文章提供了 2008 年间因龋病、牙髓和根尖周病变、牙龈 / 牙周病变和口腔蜂窝织炎至医院急诊科（Emergency Department, ED）就诊患者（≤21 岁）的代表性数据[6]。共有 215 073 名儿童因牙科疾病至 ED 处理，其中 41% 的患者被诊断为牙髓病和根尖周病，3% 的患者被诊断为口腔脓肿 / 蜂窝组织炎。另一项有关三级医院儿科 ED 患者中牙科急诊的患病率、患病类型和治疗方式的研究表明，在 247 例非外伤性牙科急诊中，59% 是 5 岁以下的儿童，8% 需要住院进行静脉注射抗生素，82% 离院患儿需口服抗生素[7]。儿童口腔疾病的流行病学资料及现有数据可能因国家、地区而异，读者应查阅与自己国家相关的文献出版物以获取信息。

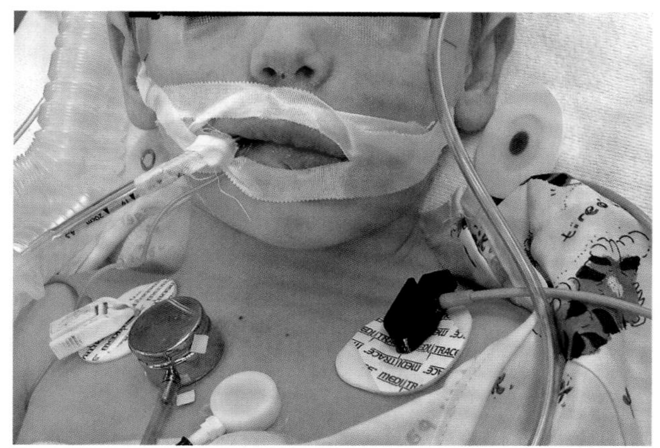

图 38-4　因乳牙脓肿而行全麻下急诊治疗的儿童，可见面部红肿和左眶下蜂窝织炎

乳牙与恒牙相比，体积更小，牙釉质和牙本质更薄，且髓角更大，因而比恒牙更易受龋病进展的影响（图 38-5）[8-10]。此外，乳牙对龋的易感性比恒牙高也与其钙的含量及钙磷比更低，水和有机物含量更高有关。相应地，由于乳牙矿化程度低，碳酸盐含量高，以及矿化组织的多孔结构，所以低龄儿童龋进展很快[11-13]。显然，干预或早期修复乳牙以避免牙髓炎症和感染是儿童牙科的基本工作。

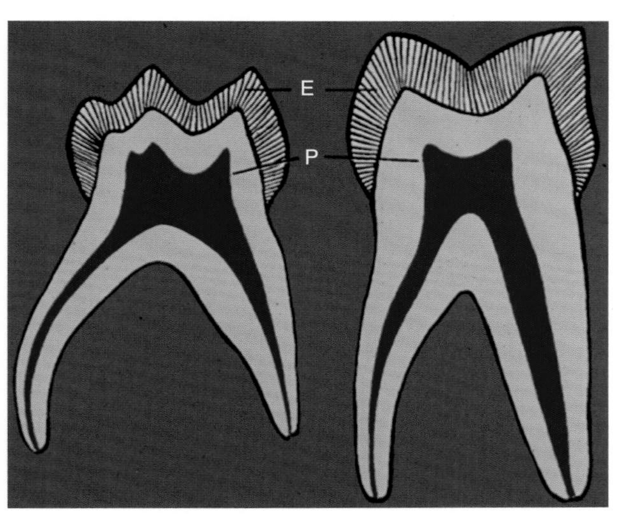

图 38-5　乳磨牙和恒磨牙对比，注意乳磨牙髓腔大，牙本质薄（E 代表釉质，P 代表牙髓）

乳牙的重要性尚未得到充分的认识。甚至有观点认为，乳牙迟早会脱落因而并不重要，也没必要通过牙髓治疗去保留。事实上，乳牙能让儿童吃坚硬的食物，有助于语言发育，并可为恒牙保留空间（图 38-6A、B）[8,14]。牙齿的外观还能增强儿童的自信心和自尊心。保持乳牙健康不仅有助于预防儿童疼痛和疾病，而且对他们的社交发展、审美、生活质量的提高，继承恒牙的发育和萌出，以及不良口腔习惯的预防都至关重要[8,14-17]。虽然间隙保持器可以成功地减少乳牙早失后错殆畸形的发生率和严重程度，但它们也

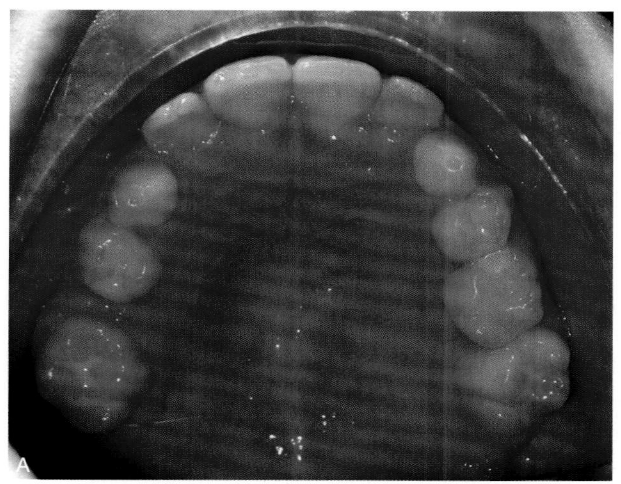

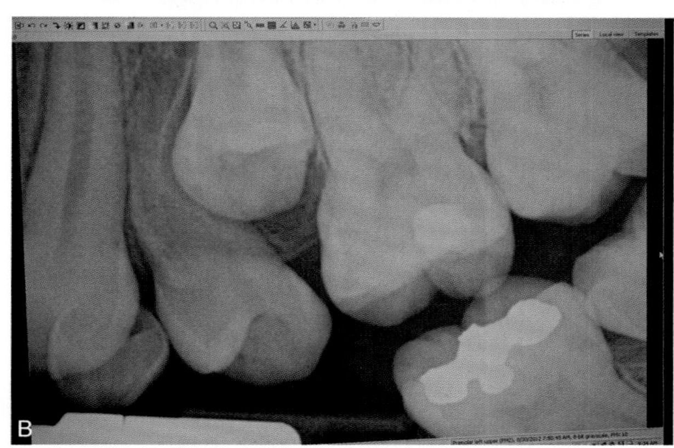

图 38-6　**A.** 一儿童混合牙列期临床照片：右上第二乳磨牙过早拔除，第一恒磨牙近中移位　**B.** 一青少年根尖片：左上第二乳磨牙过早拔除后，第一恒磨牙和第二恒磨牙近中移位，第一前磨牙远中移位，导致继承恒牙阻生（38-6A，courtesy of Dr. Shaul Yehezkel，Los Angeles，CA，U.S.A.）

存在并发症。与间隙保持器相关的副作用包括：①保持器移位、损坏和丢失；②菌斑堆积；③龋病；④损害或干扰继承恒牙萌出（图 38-7）；⑤非正常牙齿移动；⑥抑制牙槽骨生长；⑦软组织受累；⑧疼痛[18]。因此，累及牙髓的乳牙应通过适当的牙髓治疗尽可能保留[19]。

由于乳磨牙的重要作用和过早拔除的潜在危害，有时为了保留牙齿，保持间隙，即使对预后不良的乳磨牙进行治疗也有一定的意义。但这种决策需要权衡利弊，以维持乳牙的正常脱落和继承恒牙的发育、萌出不受影响。当乳磨牙必须拔除时，通常需要采用后牙间隙保持和咬合诱导作为替代方案，而当乳切牙的丧失发生在乳尖牙萌出之后则不会造成间隙丧失，但可能需要考虑美学问题[15,16]。

根据 AAPD 关于乳牙和年轻恒牙牙髓治疗指南，乳牙牙髓治疗的主要目的是保持牙齿及其支持组织的健康和完整[18]。乳牙可采取活髓保存（如盖髓术或牙髓切断术）或非活髓保存（如牙髓摘除术）治疗[18]。而准确评估牙髓状况，从而为每个病例选择最合适的治疗方法可能是治疗

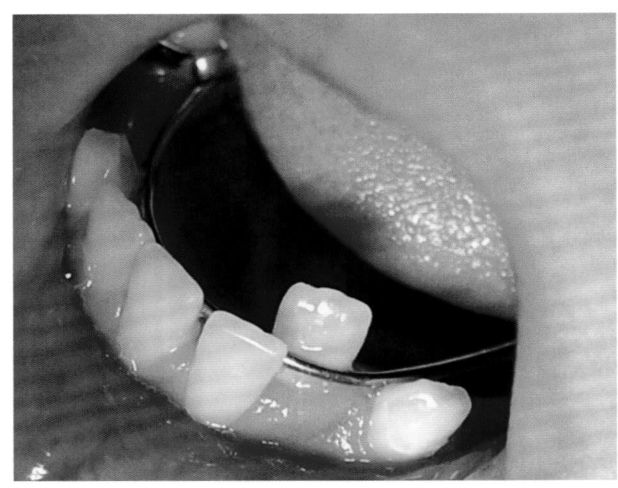

图 38-7 舌弓妨碍生理性排列，左下侧切牙异位萌出

过程中最具挑战的环节。本章介绍乳牙牙髓诊断以及选择相应牙髓治疗方法的最新信息，强调需要考虑每个病例的个体特征，以符合儿童的最佳利益。

二、乳牙牙髓治疗病例选择和术前评估

乳牙牙髓治疗应考虑儿童的系统病史和牙科治疗史，与当前症状/主诉部位相关的主观评价（由儿童和父母告知），临床和影像学检查的客观结果，每颗牙齿对儿童整体口腔发育和咬合的作用，炎症牙髓组织恢复的潜力，牙齿的可修复性，儿童的身心发育和行为，以及牙髓治疗的替代方法[18,19]。对炎症牙髓愈合潜力的认识，以及牙科材料和技术的改进，促进了乳牙牙髓治疗的发展和成功率的提高。龋损范围、牙髓受累程度和治疗方式的选择也是重要的影响因素[18,19]。

为了给儿童口腔患者提供最完善的牙科保健，需要考虑以下各种因素。

（一）牙列生长发育阶段

乳牙的“生命周期”包括其在牙槽骨内发育、萌出、牙根发育完成和牙根吸收及最终牙齿自然脱落。这个过程与继承恒牙的发育和萌出协调进行，否则在某些情况下会出现发育障碍[8,10,20-22]。因此，进行乳牙牙髓治疗时，应尽量避免干扰乳牙及其继承恒牙的正常发育和乳牙列到恒牙列的正常过渡。此外，治疗方式的选择必须考虑乳牙及其继承恒牙的发育阶段。表 38-1 总结了牙齿发育各阶段的平均年龄。但是，这些数据仅仅代表平均值，每个个体正常发育阶段的时间会有很大差异，因此需要对每个病例进行个性化评估[8,10,21]。必须全面评估牙齿在口腔中的“发育阶段”，而不是“年龄阶段”，以及乳牙牙根的吸收量，乳牙和继承恒牙之间的骨量和恒牙的发育程度。

表 38-1 乳牙列和恒牙列发育时间表

牙列	牙弓	牙齿	牙釉质发育完成	萌出	牙根完成	脱落
乳牙	上颌	中切牙	1.5 个月	7.5 个月	1 岁	7 岁
		侧切牙	2 个月	9 个月	2 岁	8 岁
		尖牙	9 个月	18 个月	3 岁	11 岁
		第一乳磨牙	6 个月	14 个月	2 岁	9 岁
		第二乳磨牙	11 个月	24 个月	3 岁	11 岁
	下颌	中切牙	2 个月	6 个月	1 岁	6 岁
		侧切牙	3 个月	7 个月	1 岁	7 岁
		尖牙	9 个月	16 个月	3 岁	10 岁
		第一乳磨牙	5 个月	12 个月	3 岁	9 岁
		第二乳磨牙	10 个月	20 个月	3 岁	10 岁
恒牙	上颌	中切牙	4~5 岁	7~8 岁	10 岁	NA
		侧切牙	4~5 岁	8~9 岁	11 岁	
		尖牙	6~7 岁	11~12 岁	13~15 岁	
		第一前磨牙	5~6 岁	10~11 岁	12~13 岁	
		第二前磨牙	6~7 岁	10~12 岁	12~14 岁	
		第一磨牙	2~3 岁	6~7 岁	9~10 岁	
		第二磨牙	7~8 岁	12~13 岁	14~16 岁	

续表

牙列	牙弓	牙齿	牙釉质发育完成	萌出	牙根完成	脱落
恒牙	下颌	中切牙	4~5 岁	6~7 岁	9 岁	NA
		侧切牙	4~5 岁	7~8 岁	10 岁	
		尖牙	6~7 岁	9~10 岁	12~14 岁	
		第一前磨牙	5~6 岁	10~12 岁	12~13 岁	
		第二前磨牙	6~7 岁	11~12 岁	13~14 岁	
		第一磨牙	2~3 岁	6~7 岁	9~10 岁	
		第二磨牙	7~8 岁	11~13 岁	14~15 岁	

（二）患儿对治疗的配合度

需使用先进的行为管理技术如药物镇静或全身麻醉时，应评估其风险和益处，优先选择非保守的治疗方法，以减少失败的可能性和所需的再治疗。例如，对于预后不确定的牙齿应该选择拔除而不是行牙髓切断术或牙髓摘除术。在特定情况下需要保留牙髓受累乳牙时，“附加技术”的风险和益处更应进行综合分析和判断。例如需防止第一恒磨牙萌出之前拔除第二乳磨牙造成间隙丧失的情况（图 38-6A、B），或者乳磨牙无继承恒牙的情况。

（三）乳牙的解剖形态

和恒牙相比，乳牙牙釉质和牙本质更薄、髓角更大，龋病、修复体和外伤冠折常常接近或累及牙髓（图 38-5，图 38-8）[8-10]，因此，必须熟悉乳牙的牙根解剖。乳前牙通常为粗大的单根管；乳磨牙多为 3 个根管：下颌磨牙近中根为两个根管，远中根为一个根管；上颌磨牙 3 个牙根通常各有一个根管，近颊根和远颊根有时出现双根管，一些研究也显示远颊根管和腭侧根管融合的发生率相当高[8-10,23]。

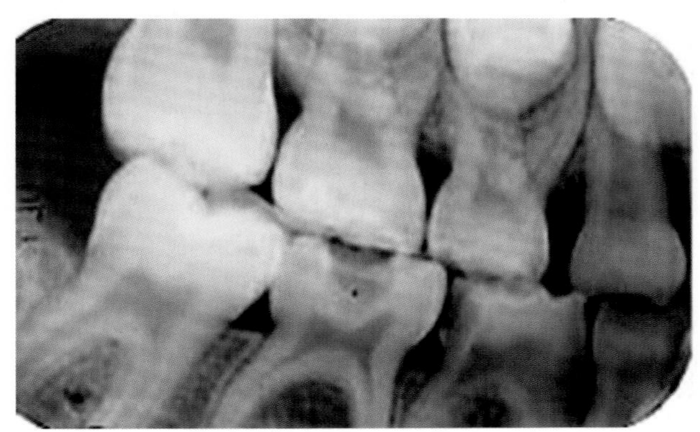

图 38-8 殆翼片显示两颗右下乳磨牙深龋近髓

刚萌出的牙齿根管解剖最简单。随着继发性牙本质的形成，根管系统逐渐变窄。据报道，乳牙牙根发育完成后即开始生理性吸收，根尖区根管系统随之发生变化[8,23]。由于乳牙要容纳发育中的继承前磨牙，所以乳磨牙牙根分叉比恒磨牙更大[8-10,23]（图 38-9A、B）。

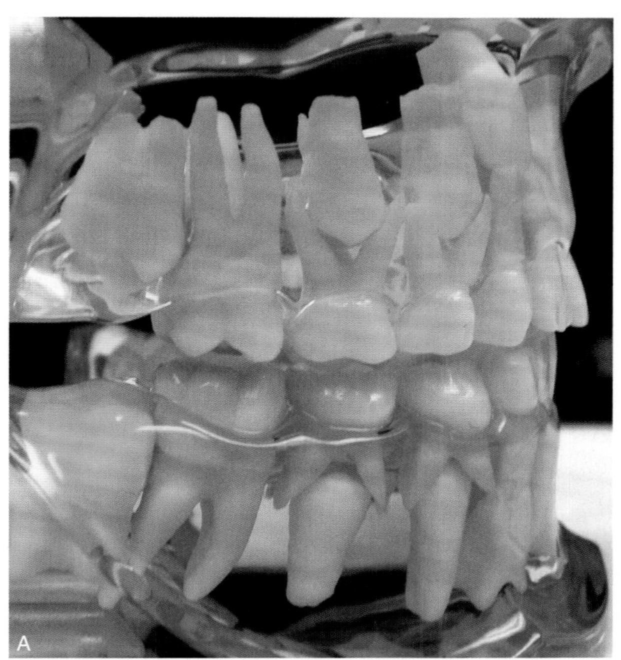

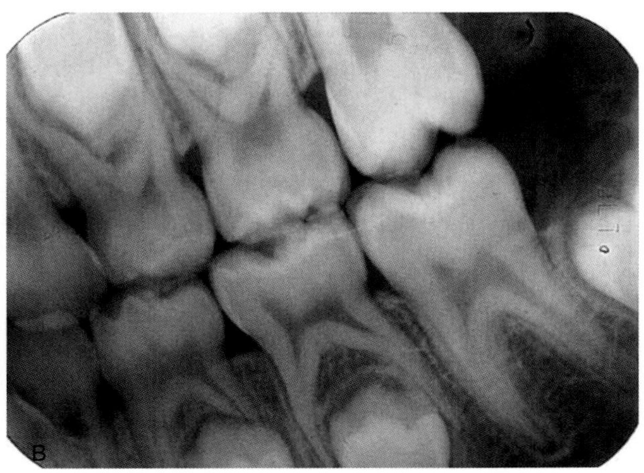

图 38-9 **A.** 透明模型展示已萌出乳牙和发育中继承恒牙之间的密切关系 **B.** 混合牙列殆翼片清楚显示乳牙和继承恒牙之间的密切关系

（四）患儿系统性疾病史

患儿的口腔评估和治疗之前应进行全身系统评估，因为在某些情况下，系统性疾病可能是牙髓受累乳牙选择最适治疗方案的主要影响因素[18]。每例经牙髓治疗的牙齿，尤其是患有系统性疾病的儿童，都应定期进行临床和影像学检查，检查是否有内吸收现象（盖髓术或牙髓切断术病例），或由于牙髓、根尖周和/或根分叉感染而导致的治疗失败。

当确定特定牙齿最佳治疗方案时，须考虑下列（但不限于）系统性疾病的存在和治疗情况。

1. 癌症及其治疗　患儿在化疗、骨髓移植和/或放疗的各阶段均需制定个性化的口腔/牙科治疗方案，既要考虑癌症及其治疗对全身系统的影响，又要考虑牙源性感染对全身健康的影响。免疫抑制儿童口腔感染引起败血症的风险很高，需选择拔牙等更彻底的治疗[24-27]。

基于这个原则，AAPD指南指出，尽管目前尚无研究阐述放/化疗前进行乳牙牙髓治疗的安全性问题，许多临床医生为了防止免疫抑制儿童残留的任何口腔感染，导致免疫抑制期间可能发生的牙髓/根尖/根分叉感染并危及生命[25]，而选择拔牙这种更为明确的治疗方法。另一方面，Halperson等人[24]近期的一项研究表明，对正在接受癌症治疗的儿童行牙髓切断术并未增加牙源性菌血症或系统性并发症的风险，且牙髓切断术的成功率在接受抗癌治疗儿童和健康儿童之间没有显著性差异。因此，他们建议重新评估AAPD指南，以治疗儿童肿瘤患者累及牙髓的龋齿[24]。但是，临床医生应了解，放疗患者的血供可能不足，导致感染和拔牙后修复机制受损，并有骨坏死的高风险[24]。对免疫抑制的患者，不推荐使用间隙保持器，这会增加他们间隙丧失的风险和恒牙萌出问题[24,27]。对于血友病患者，为了减少出血的风险，选择牙髓治疗可能比拔牙更恰当[25]。所有罹患慢性疾病的儿童在接受牙髓治疗之前，都应充分评估系统疾病的治疗、儿童的全身健康预后、牙髓治疗的预后以及受累牙齿的价值[24-27]。

2. 免疫抑制　患儿除了癌症之外，某些能增加感染亚急性细菌性心内膜炎可能性的疾病如肾炎、周期性或慢性中性粒细胞减少症，或者某些能减少粒细胞和多形核细胞计数的疾病，都不应进行牙髓治疗，以免造成急性感染[26]。

3. 先天性心脏病　对于先天性心脏病（Congenital Heart Disease，CHD）患者的牙髓治疗，AAPD没有给出相关建议。但澳大利亚儿童牙科学会的指南指出，这些患者禁忌行活髓切断术[28]。然而，这个建议是根据经验提出的，只是为了避免牙髓治疗失败对CHD患儿造成任何潜在的不良后果。值得注意的是，2013年的一项调查显示，AAPD成员对于患有不可逆性牙髓炎的CHD患者首选拔除患牙而非牙髓治疗[29]。

4. 糖尿病　一份病例报告显示，对于罹患糖尿病或免疫系统疾病的患儿，牙源性感染因可能导致酮症酸中毒[30]而非常危险。

（五）主诉和疼痛史

对儿童口腔疾病的主观评估应根据当前症状/主诉，通过询问患儿和父母而获取，包括部位、强度、持续时间、刺激因素、缓解因素和是否自发性[18]等。主观症状是确诊的重要因素，但患儿可能无法描述自己的症状，或者回忆疼痛史的能力有限，因此需要依靠父母来获得更准确的病史。此外，医生必须知道，临床上也常见牙髓已变性形成脓肿或发展成牙髓息肉，而儿童却没有任何不适症状的情况（图38-10A、B）[26]。

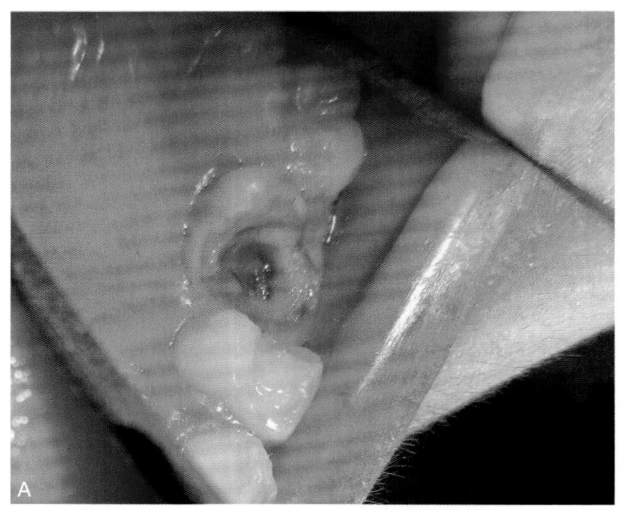

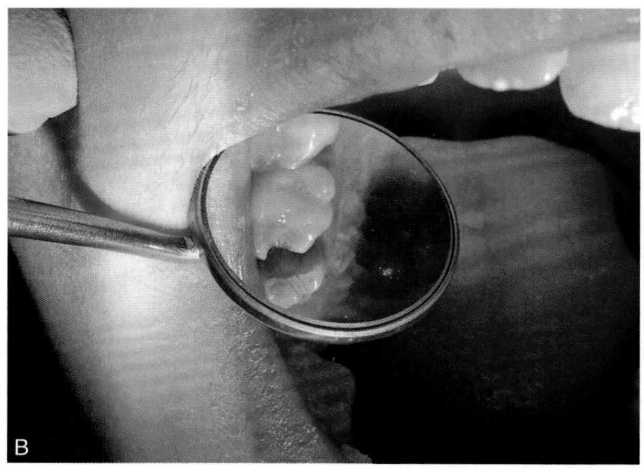

图38-10 **A.** 左上第二乳磨牙深龋伴牙髓暴露的临床照片（口镜下），儿童并没有任何疼痛 **B.** 右上第一乳磨牙深龋伴牙髓息肉的临床照片（口镜下），儿童并没有任何疼痛

有关牙髓的组织学炎症改变与疼痛史二者之间的相关性，信息尚不一致[31-36]。尽管一些研究并未证实两者之间有很强的相关性[31-35]，但大多数临床医生都认可当有外界刺激时疼痛，有害刺激去除后疼痛缓解，表明是可复性牙髓炎；有自发痛，搏动痛，去除刺激后疼痛持续一段时间，或者晚上疼痛无法入睡，则表明是不可复性牙髓炎[26,36]。在一项有趣的研究中，Guthrie等人[36]通过研究暴露牙髓的血象发现，自发性牙痛和波及至根管的广泛的牙髓退行

性变之间存在关联[36]。人们也普遍认为，有咬合痛和需要服用止痛药则表明牙髓炎症是不可复的[18,36]。但咬合痛也可因食物嵌塞进入邻面龋，导致毗邻的牙周组织慢性损伤而引起，牙齿修复后牙周损伤可愈合，无须进行牙髓治疗[37]。

（六）口腔外的临床检查

对患者口腔外状况的评估应从患儿进入诊室开始，在家长回顾病情时查看他 / 她的行为举止和不适程度。视诊和头颈部触诊用以确定是否存在肿胀和淋巴结肿大。牙源性感染很少扩散到根尖周间隙以外，但某些情况下感染可能通过骨骼、筋膜或肌肉屏障扩散到相邻的解剖区域[38]。

蜂窝织炎在儿童中发病率很高。儿童牙源性感染导致的全身症状和体征包括：发烧、全身乏力、心跳过速、脱水、眶周和眼眶蜂窝织炎（图 38-4）、路德维希心绞痛和颅内脓肿[39-42]。这些疾病有可能导致死亡，如 Deamonte Driver 的悲剧（《华盛顿邮报》2007 年 2 月 28 日报道），一名 12 岁男童死于牙源性脑部感染。对罹患慢性或急性系统性疾病的儿童，这些症状和体征更加危险，因此正确的治疗方案不是进行牙髓治疗，而是在适当的抗生素药物治疗后拔除患牙[26]。

（七）口腔内的检查

口腔内检查可以从儿童用手指指示他 / 她们疼痛的牙齿区域开始。由于主诉牙不一定是龋损最大的那颗牙，或者疼痛可能不是来源于牙齿（比如来自阿弗他溃疡），临床医师应注意避免误诊。可能与牙髓病变相关的体征包括口腔前庭区肿胀、牙龈脓肿和窦道（图 38-3，图 38-11）。

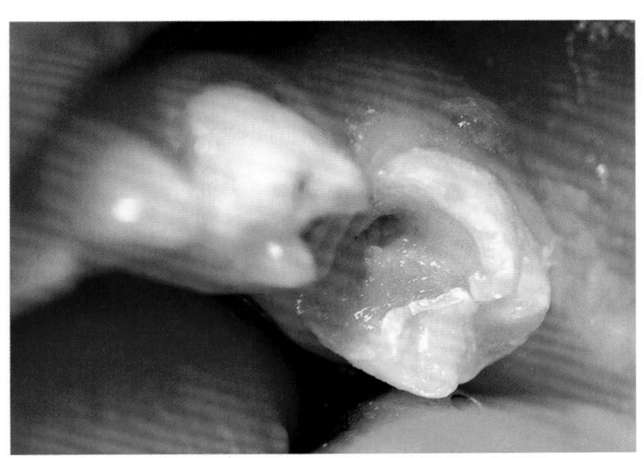

图 38-11　临床照片示左上颌第二乳磨牙深龋洞，牙髓暴露，颊侧龈脓肿

口腔内临床检查应包括是否有龋损、牙齿变色，触摸牙齿周围组织评估是否有不适、组织波动感、活动度（正常或活动度增加伴随疼痛），龈缘或窦道是否有渗出，附着龈或口腔黏膜是否肿胀[26]。乳牙有深龋并对叩诊或压力敏感表明可能存在某种程度的牙髓疾病，但还应考虑慢性或急性牙周病的可能性[18,37,43,44]。

由于儿童牙科涉及行为管理，可用手指代替口镜的背面敲击牙齿来进行“轻柔”叩诊[44]。最重要的是，在进行口腔内检查时，应始终对口腔双侧进行对比。

乳牙牙周脓肿不常见，但仍有可能发生，应通过临床和影像学检查与牙髓来源的脓肿进行鉴别。牙周脓肿可表现为脓液从龈沟引流，而没有明显的颊部肿胀，并且牙周脓肿可不产生根分叉区透射影（图 38-12A、B）[43]。

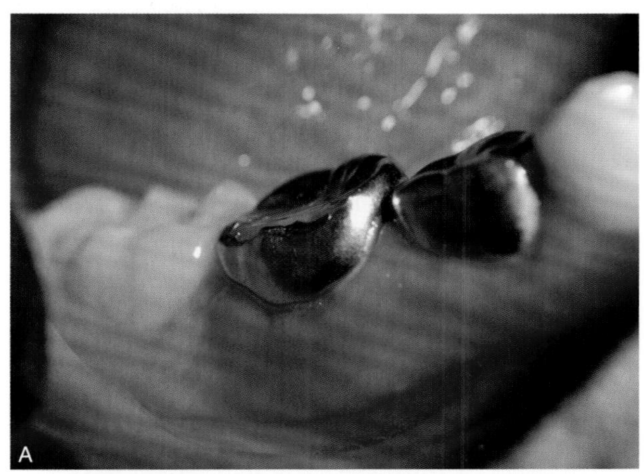

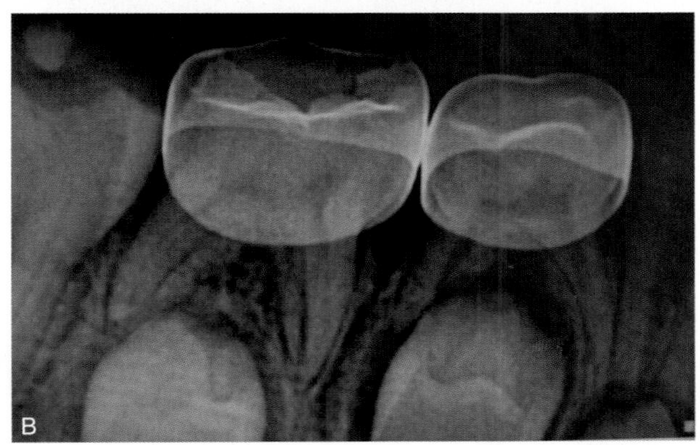

图 38-12　**A.** 临床照片示儿童右下第二乳磨牙，不锈钢全冠不密合致邻接处发生牙周脓肿。注意脓液在龈缘、全冠之间渗出，牙龈发炎　**B.** 右下第二乳磨牙根尖片未见骨病损表现

（八）影像学检查

口内 X 线片对于全面评估乳牙列的状况至关重要，能够提供许多特定的信息，包括龋损范围，大面积修复体与牙髓的距离，根尖周或根分叉区的透射影像，病理或生理性牙根吸收的程度，乳牙和继承恒牙之间的骨量，继承恒牙是否存在及其发育程度等。

乳牙牙髓炎症和坏死可能会导致前牙根尖周透射影（图 38-13）、乳磨牙根分叉区或根分叉合并根尖周透射影（图 38-14，图 38-15，图 38-16A、B）[18,26,44,45]、非典型牙根吸收（图 38-13）、以及某些情况下对继承恒牙造成的破坏（图 38-15，图 38-16A、B）。乳磨牙牙髓坏死通常在 X 线片上表现为根分叉区（图 38-14）而非根尖周影像学改变，这与乳磨牙髓室底多见副根管有关[45]。

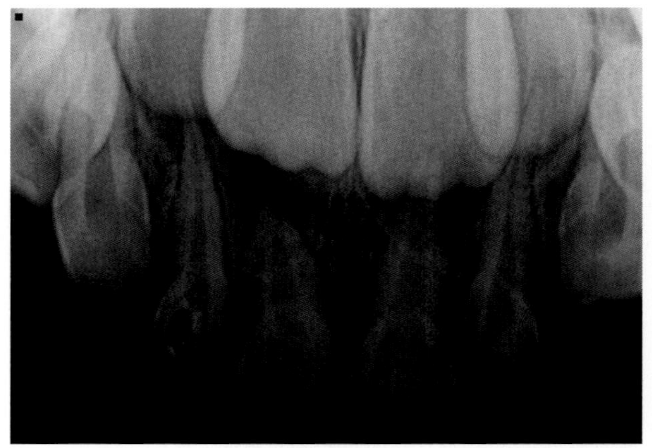

图 38-13　根尖片示右上乳中切牙根尖周透射影和非典型牙根吸收

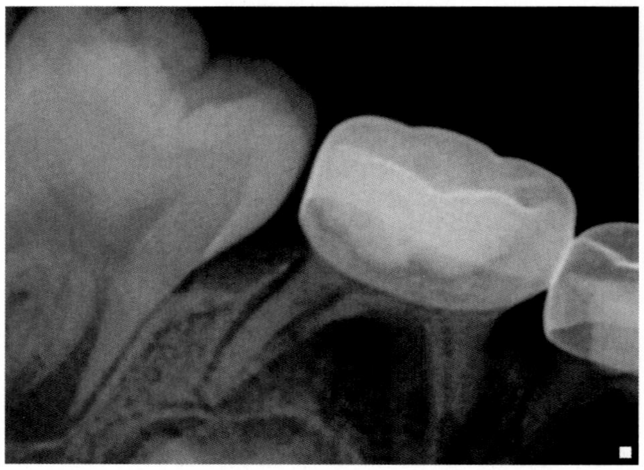

图 38-14　根尖片示右下第二乳磨牙不锈钢全冠修复后根分叉区透射影

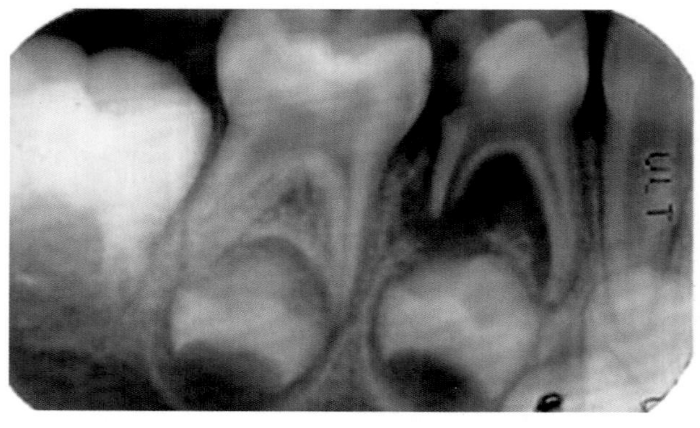

图 38-15　根尖片示右下第一乳磨牙根分叉区和根尖周透射影，可见透射影已波及包绕继承恒牙牙囊的密质骨

牙髓炎症可导致髓腔或根管内牙本质吸收（38-16A、B，图 38-17）[36]。乳牙的牙根壁薄，内吸收易造成牙根穿孔，继发牙槽骨吸收，因此必须拔除患牙，以防止对牙槽骨和继承恒牙的损伤（图 38-16A、B）[45,46]。乳牙牙髓炎症也可能导致牙本质增生，髓腔闭锁（图 38-17）。

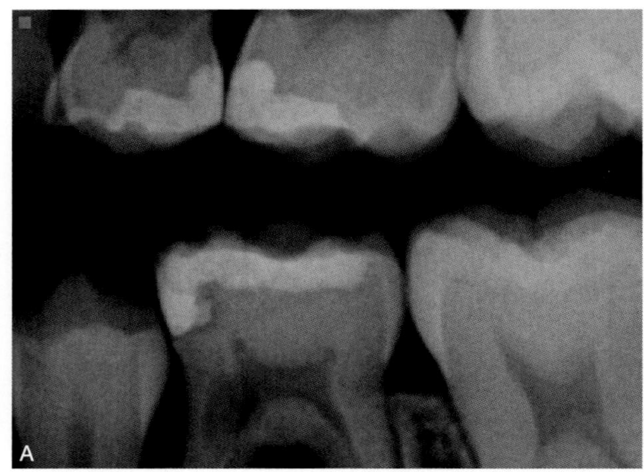

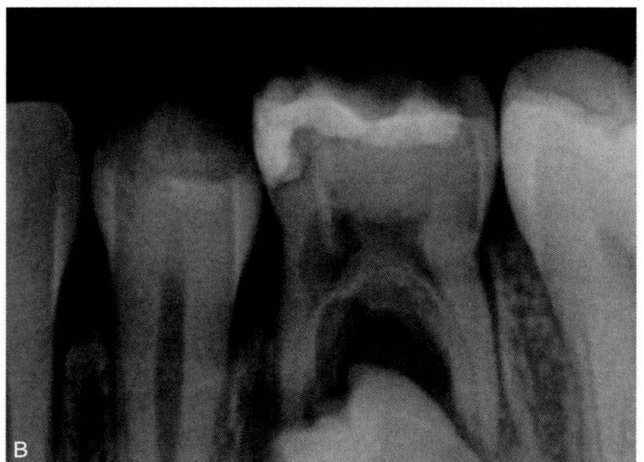

图 38-16　**A.** 殆翼片示左下第二乳磨牙内吸收和根分叉区透射影　**B.** 同一牙齿根尖片显示根分叉区大面积透射影和继承恒牙错位

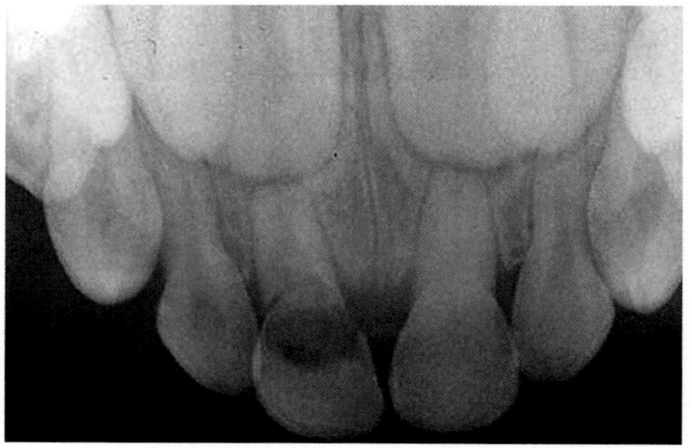

图 38-17　有外伤史的上颌乳前牙区根尖片，左上乳中切牙髓腔闭锁，右上乳中切牙大面积内吸收

（九）牙髓诊断性试验

温度测验和牙髓电活力测验很少用于乳牙。因为牙髓必须有足够数量的成熟神经元，这些测验才有效。而乳牙牙根完全发育后不久便开始生理性吸收，因此 A 型有髓神经轴突的神经支配不全，不能感受牙髓疼痛[47]。这与年轻前磨牙的研究结果相似：由于疼痛感受器数量少，对刺激反

应不敏感，在温度测验和电活力测验时更可能产生假阴性反应[47]。

乳牙的牙髓温度测验和电活力测验只能用于判断牙髓是否坏死，而不能反映牙髓炎症的程度。如果坏死牙髓液化，也可能出现阳性反应[18]。此外，儿童对测验的恐惧或不理解都可能导致评判结果出错[18]，如果测验引起患儿疼痛还可能引发依从性问题。因此，尽管有研究报道牙髓电活力测验对于判断乳牙牙髓状态是可靠的[48]，但仍不建议对乳牙进行牙髓诊断性试验。

为了消除牙髓电活力测验或温度测验对乳牙牙髓状况主观评判的不足，可采用脉搏血氧仪或激光多普勒血流计进行客观评估[49-52]。脉搏血氧仪通过估算动脉血红蛋白氧饱和度指示牙髓内血流是否存在[49]。一项对乳牙和年轻恒牙的研究表明，脉搏血氧仪适用于患者配合并且由于神经分布不完整导致温度测验或电活力测验有效性和可靠性降低的乳牙和年轻恒牙[50]。Munshi 等人[49]用脉搏血氧仪测量 10 颗无活力牙齿，结果均为 0，测量活髓年轻恒牙平均值为 98%，活髓乳牙平均值为 93%。以此得出结论，脉搏血氧仪能区分死髓牙和活髓牙[49]。尽管如此，牙科优化探针的缺乏和周围硬组织对牙髓的绝缘作用阻碍了脉搏血氧仪在临床牙科中的开展[49]。

一项研究采用激光多普勒血流测定法测量了 32 名 4~10 岁儿童的 119 颗乳切牙牙髓毛细血管中红细胞的流速。实验方法为：选取牙根至少存留 2/3 的乳切牙，患儿全身麻醉，在拔牙前后或牙髓摘除术前后，通过测量比较牙科流量计输出数据和心电图信号而获得结果[51]。此研究证实激光多普勒血流测定法是一种无创，无痛，直接，客观，可接受的乳切牙牙髓血流检测方法[51]。但是，激光多普勒血流测定法的可靠性和价格使得它在临床上的常规应用受到限制[52]。

（十）术中的进一步诊断

除了术前临床和影像学检查外，在治疗过程中还可以通过直接评估暴露的牙髓组织来判断牙髓状况。例如，在牙髓切断术的过程中，如果发现牙髓坏死，或者血液颜色深暗和 / 或大量出血并且术中无法止血，则表明需要进行牙髓摘除术或拔除患牙[26]。

准确的诊断是牙髓治疗成功的关键。临床医生应将患者的系统病史和口腔病史与临床检查和影像学检查结果相结合，以便对牙髓病变进行准确的诊断，从而提供最恰当的治疗。牙髓和根尖周的诊断不能仅取决于某一种诊断方法或某一段信息。对牙髓状态的错误判断可能会造成治疗不当、预后不佳；如果是乳牙列，可能会对发育中的牙列造成潜在的损害（图 38-15，图 38-16B，图 38-18）。

三、乳牙牙髓治疗的原则

牙髓治疗的主要目的是维持牙齿及其支持组织的完整和健康，对于乳牙列而言，还需要使乳牙正常脱落以及继承恒牙正常萌出[18,26,44]。乳牙牙本质牙髓复合体对龋病的反应与恒牙相似。牙髓受累的乳牙与恒牙的牙髓治疗方法也相似，包括直接或间接盖髓术、牙髓切断术和牙髓摘除术，取决于龋损范围，牙髓状况和牙齿的可修复性[18,26,44]。牙髓治疗的适应证、目的和方法取决于牙髓是否正常，炎症是否可复，或者是否坏死[18,26,44]。

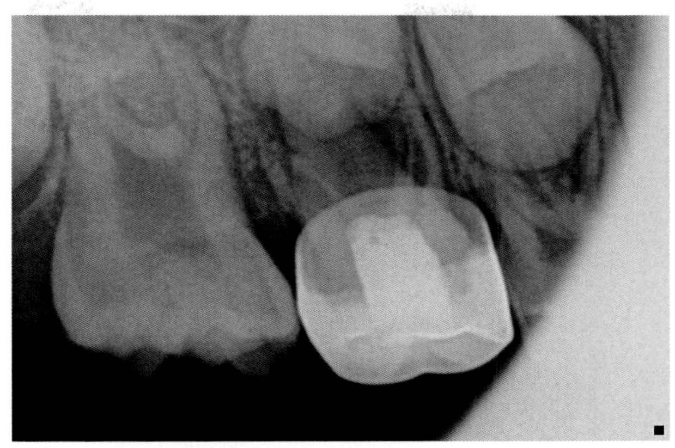

图 38-18　根尖片示右上第二乳磨牙内吸收以及牙髓切断术后根分叉区透射影，可见包绕继承恒牙牙冠的密质骨消失

龋损超过乳牙牙本质厚度的一半时会伴随各种程度的可复性牙髓炎症。牙髓治疗的目的应是保持受龋损或其他因素（如外伤）侵袭的牙髓的活力[53-55]。因此，对乳牙去龋应考虑采用非侵入性方法，以避免牙髓暴露，保持牙髓活力，促使牙髓愈合[53-57]。致龋细菌侵入牙本质小管，触发牙本质牙髓复合体的防御和修复机制，从而抑制病原体扩散，减少牙髓组织损伤。位于感染牙本质小管下方的成牙本质细胞分泌反应性牙本质，同时伴有免疫细胞侵入反应性胶原基质[58]。此过程可能会引起牙髓退化，但可一定程度上防止牙髓暴露（图 38-19）。若龋坏发展速度快，防御修复机制不足，牙髓最终仍可能会因龋坏而暴露（图 38-10A、B，图 38-11，图 38-15，图 38-20）。

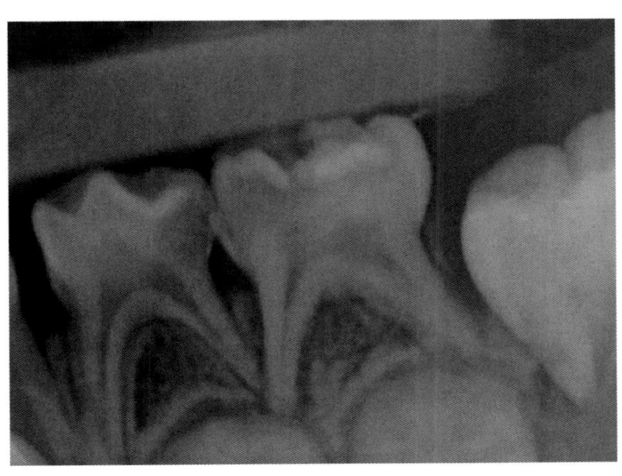

图 38-19　根尖片示左下乳磨牙深龋，可见第一乳磨牙牙髓远中部分因龋损的防御反应而发生退化

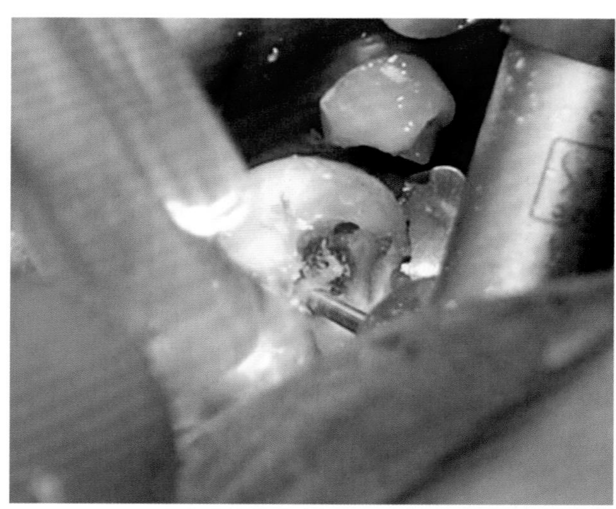

图 38-20 第二乳磨牙去龋，清楚显示龋源性牙髓暴露

活髓保存治疗是促进受累牙髓愈合，保持牙髓活力，并保护牙髓防止暴露的治疗方法。可以将其定义为任何使牙髓损伤最小化的修复性牙科治疗[18,59]。活髓保存治疗的目的是根除潜在的感染，维持牙齿处于静止状态，为继承恒牙保留间隙，并在恒牙先天缺失时保留乳牙[18,59]。只有牙髓的状态被准确地评估为正常或可复性炎症时，这些保存活髓的保守治疗方法才会有效[60]。当根髓被诊断为不可复性牙髓炎或牙髓坏死时，则需要对乳牙进行非活髓保存治疗[18,59]。

第二节 乳牙活髓保存治疗

一、乳牙活髓保存治疗常用材料

理想的活髓保存材料应具备以下性能：①抑制细菌生长；②诱导矿化；③严密封闭细菌；④防止长期细菌渗漏；⑤促进剩余牙髓组织恢复健康，同时促进牙本质生成[61]。某些材料或技术仅限于某一特定的牙髓治疗方法（例如，甲醛甲酚和硫酸亚铁仅限用于牙髓切断术），但有些材料可用于如间接或直接盖髓术、牙髓切断术等各种治疗方法。这些材料包括氢氧化钙［$Ca(OH)_2$］、三氧化矿物聚合体（Mineral Trioxide Aggregate，MTA）和Biodentine™，均用于活髓保存治疗。

（一）氢氧化钙［Calcium Hydroxide，$Ca(OH)_2$］

$Ca(OH)_2$是一种白色无味粉末，属于强碱类，于1921年被引入牙科专业，几十年来一直被认为是盖髓材料的“金标准”[62]，其主要作用来自解离后的Ca^{2+}和OH^-对活髓组织的作用。氢氧化钙的高pH使其具有抗菌活性，并通过促使第三期牙本质分泌而促进组织修复[63]。氢氧化钙的疗效也可能来自它从牙本质基质中摄取的生长因子。这些生长因子一旦被释放，可能在第三期牙本质形成过程中起到关键作用[64]。

尽管新研究和新材料不断出现，$Ca(OH)_2$仍被视为盖髓的金标准，但是氢氧化钙的缺点也日趋明显。氢氧化钙会随时间降解，抗压强度低，密封性能差[65]。应用氢氧化钙盖髓后，89%的牙本质桥中发现了多个隧道样缺损，41%的牙本质桥伴有牙髓反复发炎或坏死，并存在炎症细胞和染色细菌[66]。牙本质桥的隧道样缺损可作为细菌微渗漏的通道[67]，而微生物的微渗漏会阻碍类成牙本质细胞生成牙本质桥。

（二）玻璃离子水门汀（Glass Ionomer Cements，GICs）

玻璃离子水门汀（GICs）在20世纪70年代早期被引入牙科，主要由氧化铝、二氧化硅和聚烯酸组成，属于自固化材料。GICs能与牙体组织形成化学键，具有生物相容性，并能释放氟离子供牙釉质和牙本质摄取[68]。因其具有与牙体组织化学粘接的能力，可防止潜在的有毒物质通过牙本质扩散到牙髓。其良好的密封效果可抵抗微生物，并在接近但未直接接触牙髓时表现出良好的生物相容性[69]。

树脂改良型玻璃离子水门汀（resin-modified glass ionomer cement，RMGIC）如Vitremer（3M ESPE）和FujiII LC水门汀含有玻璃离子粉，并添加了光固化树脂成分。RMGIC不仅改善了物理性能，而且光聚合树脂组分大大减少了初始硬化时间。但由于未聚合单体的存在，RMGICs对牙髓的细胞毒性比传统GICs更强，所以不能直接应用于牙髓组织[70]。尚无临床证据表明RMGI（译者注：原文没有英文注释，少了C，应为树脂改良玻璃离子）能促进修复性牙本质生成。但Farooq等人[71]报道使用RMGI作为间接盖髓术的洞衬或垫底材料，其成功率93%超过4年[71]。

（三）三氧化矿物聚合体（mineral trioxide aggregate，MTA）

三氧化矿物聚合体（MTA）是一种细腻的亲水性粉末。它由硅酸三钙、铝酸三钙、氧化钙、硅酸盐氧化物和三氧化二铋组成[72]。研究分析灰色和白色ProRoot MTA成分最终表明，这两种材料成分和波特兰水门汀（Portland cement）类似，但添加了三氧化二铋，推测其作用是使材料具有阻射性[73]。每份ProRoot MTA都配备相当单位剂量的水，与水混合后，MTA通过形成$Ca(OH)_2$和硅酸盐水合物凝胶而硬化成坚硬团块[72]。

MTA最初用于封闭牙根和周围组织之间的交通[74]。多年来，进一步的研究导致其临床应用范围不断扩大[73]，并已用于乳牙和恒牙的活髓保存治疗[75]。MTA的优越性能包括：可以防止微渗漏，具有生物相容性，当与牙髓或根周组织接触时能促进原组织再生，且尚未发现使用后牙齿出现内吸收现象[73]。MTA混合后即刻pH为10.2，固化3小时后pH上升到12.5，这和氢氧化钙的pH相似。MTA不具溶解性，有助于达到良好的封闭效果且可防止细菌污染牙髓[76,77]。与氢氧化钙相比，MTA诱导形成牙本质桥的速度更快，完整性更好；牙髓炎症、充血和坏死更少，牙髓组织反应更好[78]。

由于MTA固化需要几个小时，生产厂家推荐在第二次就诊时放置最终修复体，以确保材料固化。第一次就诊时，将湿棉球放置于MTA上，并暂封牙齿。第二次就诊时，将棉球取出，MTA已充分硬化再进行永久修复。但是，如果一次就诊即可用最终粘接修复体覆盖MTA，尤其是在儿童牙科，对患者和牙医都更加便捷。Eid等人[79]发现，树脂改良型GIC可以在一次就诊过程中充填于新鲜调制的MTA之上，两种材料之间没有预期的不良反应。

一项体内研究比较MTA、医用波特兰水门汀和氢氧化钙三种材料，作为衬洞剂用于两步法间接盖髓术，保护恒牙和乳牙牙本质-牙髓复合体的临床和微生物学效果，结果显示三者之间没有差异[80]。该研究证实间接盖髓治疗的潜力以及封闭良好的修复体是治疗成功的基础。不过，MTA用于暴露牙髓的直接盖髓更有优势，生产厂家不提倡将其用于间接盖髓。

MTA最初是灰色的，可使牙齿染色而引发美观问题，因此2002年白色MTA（WMTA）问世。WMTA中氧化铁、氧化铝和氧化镁的含量较灰色MTA（GMTA）少，但WMTA仍然可能导致牙齿变色，这很可能是由于MTA与血液反应而引起[81,82]。目前对GMTA的研究较WMTA多，有报道指出GMTA可能比WMTA有更理想的生物学反应，但总体而言，现有的研究还不足。

（四）Biodentine

Biodentine是一种基于硅酸三钙的水门汀，于2009年作为牙本质替代材料进入市场，近年来因其具有良好的生物相容性和生物活性而深受欢迎[83]。Biodentine与MTA类似，在MTA水门汀配方的基础上配制而成，同时改善了MTA的一些性能，如物理性能和操作性能[83]。Biodentine由粉剂和液剂组成，当粉液混合时形成凝胶结构，初凝时间为9~12分钟，但最终固化需更长时间[83,84]。Biodentine可用于盖髓、根管穿孔修补、根尖诱导成形术和倒充填、也推荐用于乳牙牙髓切断术[59,83,85]。

大量研究表明，Biodentine具有优越的性能，包括良好的生物相容性、易于操作、不具溶解性和高抗压强度，同时无须牙本质表面处理即可获得良好的封闭[84,85]。当用Biodentine直接盖髓时，第三期牙本质成形良好，未见隧道样缺损及邻近牙髓炎症[86]。Biodentine与组织液接触后可在表面形成羟基磷灰石[84]，使其不溶于水且能保持体积稳定。尽管还需更多研究证实，但Biodentine作为一种生物相容性好、易于操作、固化时间短的产品有良好的临床应用前景[83]。

二、乳牙活髓保存治疗技术

（一）保护性洞衬（protective liner，PL）

PL是将一层很薄的可流动性材料，衬在深窝洞的髓壁，以覆盖完全去龋后暴露的牙本质小管（图38-21）。其作用是作为修复材料和牙髓之间的防御性屏障，最大程度地降低术后敏感，保持正常牙髓的活力，促进组织愈合和第三期牙本质形成，尽量减少微生物微渗漏[18,59]。虽然洞衬材料与牙髓组织没有直接接触，但这些材料应具有与直接盖髓材料相同的性能，能促进愈合、具有生物相容性、诱导牙本质形成、减少细菌渗漏以及抑制细菌生长[61]。因此，PL应该能封闭牙本质，防止微生物及其毒性产物污染牙髓[18]。临床医生可酌情选择$Ca(OH)_2$，牙本质粘接剂，或玻璃离子水门汀[18,59,62,87]作为PL材料，不应出现如过敏、疼痛或肿胀等不良术后临床症状或体征[18,59]。

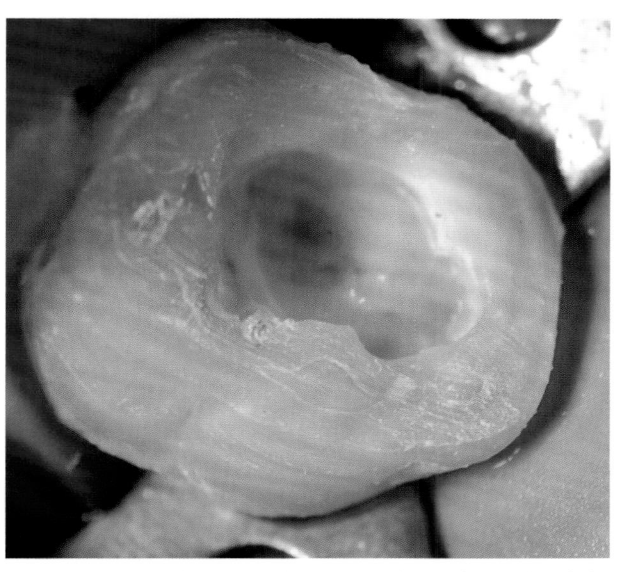

图38-21　左下颌第二乳磨牙完全去龋和窝洞预备后拟行不锈钢全冠修复，放置保护性洞衬前的临床照片

近期一篇关于护髓现代概念的综述指出，洞衬的主要功能并非通常认为的保护牙髓不受修复材料影响，而是保护牙髓防止微生物沿着牙齿修复体界面渗透[87]。其他研究也发现，洞衬存在与否对术后敏感或牙髓并发症没有影响[88,89]。虽然使用PL类似于间接盖髓术，但PL包括彻底去净龋坏组织，而间接盖髓术则不包括去除最深处的龋损[18,59]。

（二）间接盖髓术（Indirect Pulp Capping，IPC）

Bjørndal[19]曾在一篇文章中引用Dr.GV Black名言：牙髓暴露优于仅剩软化牙本质覆盖。多年来，彻底去净龋坏组织后修复牙齿一直是治疗乳牙龋病的标准方法[19]。但由于乳牙的解剖特征，这种做法很容易导致牙髓暴露[8-10]。Bjørndal也在同一文章中指出，基于避免牙髓暴露和促进牙髓愈合的理念，对同一临床情况的不同解读可能会导致完全不同的治疗方案[19]。

间接盖髓术（IPC），又称间接牙髓治疗，是为避免牙髓组织暴露而不去净龋坏牙本质，但用生物相容性材料和能提供良好封闭的粘接修复体治疗龋坏的过程（图38-22）[18,56,57,59]。

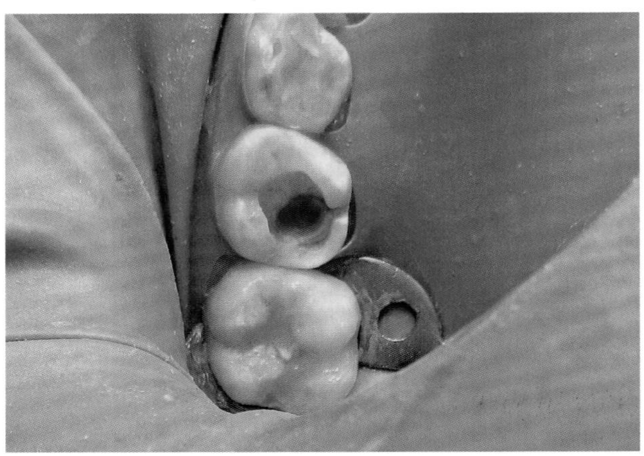

图 38-22 右上第二乳磨牙去除软化和感染牙本质，为防止牙髓暴露，保留部分着色脱矿的龋坏牙本质，将用生物相容性材料间接盖髓

IPC 的原理基于以下假设[18,56-59,90-92]：①龋病进展的决定因素并非牙本质中微生物的存在，而取决于牙齿表面生物膜的代谢活动。牙釉质和牙本质的脱矿是这种代谢活动的反映；②IPC 引起生物膜发生变化，使被封闭的龋损静止，从而促进牙髓的愈合和修复。Lin 和 Langeland[93]的研究表明，未发生牙髓暴露时，牙髓的修复能力非常好；但牙髓暴露后，其修复能力就存在争议且无法预测。此外，去龋露髓易导致感染牙本质碎屑进入牙髓，增加牙髓炎症和坏死的风险[94]（译者注：原文 In addition, the risk of displacing infected dentin chips into the pulp with total pulp excavation increases the risk of pulpal inflammatory breakdown 中 pulp 应该为 caries）。

龋坏牙本质由明显不同的两层组成，外层牙本质受到致龋菌高度感染，结构紊乱，没有任何机械性能，是不可逆的损害，建议将其完全去除。内层牙本质只部分脱矿，在严密封闭和完善充填后可再矿化，应尽量保留以免牙髓暴露[95-99]。近髓龋坏用生物相容性洞衬材料覆盖，如牙本质粘接剂，RMGIC，Ca（OH）$_2$，氧化锌丁香酚（ZOE），GIC，MTA 或 Biodentine[18,56,57,90-92]。临床上深龋不完全去净龋坏组织就是基于以上概念[95]。但无论何种情况，最重要的是沿着窝洞轴壁完全去除釉牙本质界处的龋坏，已证实这可提高修复体的完整性和边缘密封性[99]。

一篇关于 2008 年间牙髓保存治疗研究的系统综述指出，大部分研究使用氢氧化钙间接盖髓，但也发现其他材料与氢氧化钙同样有效，可减少致龋微生物，并促进再矿化[91]。由于 Ca（OH）$_2$ 溶解度高、封闭性差、强度低，使用时应在其上方覆盖 GIC 或增强型氧化锌丁香酚材料，以形成严密封闭，防止微渗漏[18]。目前，IPC 使用 GIC 比使用 Ca（OH）$_2$ 更广泛，因为 GIC 还具有抑制致龋微生物活性的优势[18]，及减少渗透和敏感的能力[100]。其他研究表明，保护性洞衬对于术后敏感或牙髓并发症并没有影响[88,89]。

在充填过程中，GIC 能够随着树脂渗透玷污层，并在酸蚀的牙本质中形成树脂突进入牙本质小管。IPC 促牙髓愈合的作用可使剩余的脱矿牙本质发生再矿化[101,102]。RMGIC 因其可同时作为垫底和修复材料，尤其在儿童牙科具有优势。与传统玻璃离子水门汀相比，它易于操作，机械性能强，作为 IPC 材料的成功率高[101]。为了了解不同 IPC 材料是否对剩余牙本质产生不同程度的再矿化，有研究比较 Ca（OH）$_2$、RMGIC、牙胶和自酸蚀底漆对乳磨牙 IPC 后牙本质的影响，结果发现无论使用何种保护性材料，IPC 后受累牙本质都有矿物质的增加[101-103]。

随着对龋病发病机制和牙髓反应的认识不断深入，我们有可能采用更加循证的方法来制定乳磨牙龋齿的治疗计划。近期一篇系统综述得出结论，对龋坏近髓的牙齿，不完全去净龋坏组织是有益的。与完全去净龋坏相比，可显著降低牙髓暴露和术后牙髓症状的风险[104]。2013 年更新了一篇 2006 年发表的关于完全去龋或者超保守去除龋坏组织的系统综述后得出结论，“目前的证据表明，无症状、活髓、龋坏的乳牙或恒牙，采用分步去龋和部分去龋，可降低牙髓暴露的风险”[105]。

对于分步去龋法，一直没有足够的证据来支持是否有必要再次进入窝洞进一步去龋。但是，对未再次进入窝洞去龋的牙齿进行研究并没有发现不良后果[105]。此外，研究发现，基于钙和磷的增加，剩余的牙本质发生了再矿化；牙齿严密封闭后，在牙本质深层几乎没有发现微生物；RMGICs 可同时作为垫底和修复材料，在临床、影像学、超微结构和微生物评估中均具有较高的成功率。这些发现表明，在 IPC 后没有必要为了去除残留的龋坏牙本质而重新钻开窝洞[56,100-102]。2007 年一项对于乳牙牙髓治疗的调查反映了对 IPC 成功率的认可[71,105-108]。该调查发现，与 1997 年的 70% 相比，使用或讲授间接盖髓术的美国牙科学校已达 83%[109]。此外，长期的研究已证明 IPC 比牙髓切断术有更高的成功率。因此，当牙髓诊断为正常或可复性牙髓炎时，IPC 是较好的选择[7,18,106,108]。

（三）非创伤性修复和过渡性治疗（atraumatic restorative technique and interim therapeutic restoration，ART and ITR）

IPC 的变化形式有非创伤性修复（ART）和过渡性治疗（ITR），分别是由世界卫生组织（WHO）和 AAPD 命名。ART 和 IRT 包括无麻醉下部分去龋和玻璃离子修复体充填[110,111]。WHO 已批准 ART 在缺少传统牙科保健的人群中作为预防和修复龋病的一种手段[110]。AAPD 建议当情况不允许进行传统的窝洞预备或修复体充填时，或者在充填最终修复体之前必须控制龋病时，使用 ITR 作为综合牙科保健的一部分[111]。

ART 报道的成功率取决于修复材料的种类，研究的随访时间，以及玻璃离子修复的部位和范围；一些研究显示其成功率为 57.1%~100%[112-114]。此外，ART 的成功还取决于新鲜调制的修复材料的抗菌特性，因此，ART 使用的修复材料需要有强力的抗致龋微生物和预防继发龋的作用[115]。研究证实，ART 治疗后牙本质的微硬度会随时间增加，但达不到健康牙本质的硬度[116,117]。最近的一项研究观察 GIC 作为洞衬，覆盖于未去龋的感染牙本质之后 60 天和 10~15 个月的效果，结果显示，60 天后牙本质已表现更优的组织结构，更少的细菌和再矿化的迹象[118]。该研究得出结论：①在感染的牙本质上覆盖洞衬材料不是龋坏静止发展的基础；②当窝洞完全封闭后，龋坏牙本质往往在 60 天内发生重组，但再矿化过程仍会持续较长时间。此外，研究者认为只要牙齿保持封闭没有受到其他微生物的污染，没有确凿的证据表明 ITR 后必须重新钻开窝洞清除残留龋坏。ITR 成功的指征应包括影像学上无病理性内吸收、外吸收或其他病理改变，且对继承恒牙没有损害[111,112]。

Hall 技术是治疗乳磨牙龋齿的一种保守替代疗法，由 Dr. Nora Hall 在 20 世纪 80 年代开发和应用[119]。这项有争议的非侵入性技术使用玻璃离子水门汀粘固不锈钢全冠（Stainless Steel Crowns，SSCs）来封闭乳磨牙龋损，而不需要局部麻醉，不需要去龋，也不需要预备牙冠。该项技术与传统 SSCs 修复技术（包括局部麻醉，去龋和牙冠预备）成功率相似[119]。

（四）直接盖髓术（Direct Pulp Capping，DPC）

直接盖髓术（DPC）是将材料直接覆盖于暴露的活髓上以封闭牙髓创口，从而促进修复性牙本质形成和保存牙髓活力的治疗方法[120]。在乳牙中，DPC 适用于小的机械性或外伤性露髓[18]。正确评估露髓孔的大小，牙髓的外观，以及出血量是诊断牙髓状态和决定治疗计划的依据，因此临床上术中判断是最重要的环节。龋源性露髓的牙齿牙髓活力不可能完全正常，且由于牙髓感染可能造成不可复性牙髓炎症，牙髓愈合潜力不足[121,122]。因此不建议对龋源性露髓患牙行 DPC（图 38-20）[18]。

盖髓材料的生物相容性是直接盖髓术的主要影响因素。材料与结缔组织直接接触，可能损伤牙髓细胞的活力。牙本质桥的形成可对牙髓提供自然保护，同时也是成牙本质细胞或类成牙本质细胞活性恢复的生物学标志[123]。氢氧化钙具有诱导矿化和抑制细菌生长的作用，因此成为所有其他盖髓材料对比的标准[123-125]。但是，氢氧化钙的碱性特征会造成与它接触的细胞死亡，形成对邻近活髓组织轻度刺激的坏死区，而引发炎症反应。在没有感染的情况下，牙髓最终形成一层硬组织屏障而愈合[125]。

尽管关于 MTA 和 Biodentine 生物相容性的研究还相当有限，但现有资料表明这两种材料比玻璃离子水门汀和氢氧化钙的毒性都低[83]。Biodentine 与牙髓直接接触时可通过增强牙髓干细胞的增殖、迁移和黏附能力而促进愈合，从而证实其生物相容性和生物活性[126]。此外，一项磨牙的临床和组织学研究表明 MTA 和 Biodentine 在盖髓术中具有相似的功效，可诱导完整的牙本质桥形成，极少或者不发生炎症[86]。

一项对乳磨牙直接盖髓之前使用不同溶液进行止血的研究，12 个月随访结果显示影像学成活率盐酸奥替尼啶为 100%，次氯酸钠为 94.7%，葡萄糖酸氯己定为 93.3%，生理盐水为 84.2%[127]。近期一项研究指出，使用硫酸钙或 $Ca(OH)_2$ 对乳磨牙直接盖髓，术后 12 个月随访的成功率约为 75%[128]。但也有研究指出，目前尚无关于乳牙 DPC 成功率的高质量长期研究，推荐乳牙 DPC 都是基于临床经验，而专家共识认为 DPC 在乳牙中成功率较低[129]。因此，DPC 在乳牙中的应用仅限于小的、医源性的、非龋源性露髓且在 1 或 2 年之内脱落的牙齿[129]。

MTA 用于乳牙直接盖髓术和牙髓切断术，临床、影像学和组织学分析显示具有良好的牙髓反应[130]。综上所述，乳牙 DPC 的成功率取决于临床治疗前、中、后的污染情况。通过将治疗限用于非龋源性露髓，使用抗菌剂止血，采用密封修复体预防微渗漏可以提高 DPC 成功率。DPC 禁用于龋源性露髓的乳磨牙[129]还因为由此导致的内吸收发生率高，对于龋源性露髓的活髓治疗，临床医生可考虑采用牙髓切断术（译者注：原文 The vital pulp treatments alternatives that the clinician may consider for a carious pulp exposure are either an indirect pulp capping or a pulpotomy. 中 indirect pulp capping 有误，此处删除）。

（五）活髓切断术（Vital Pulpotomy）

对于龋源性或机械性露髓的乳牙，如果露髓孔大于针孔，首选的治疗方法应是活髓切断术。这是因为大于针孔的医源性露髓和受感染的牙髓恢复能力非常有限，应选择将其清除[18,59,129]。其次，乳磨牙牙髓摘除术十分复杂，存在不可预见性，伴有的弯曲根管也可能难以完全清理、成形和充填（图 38-23）。第三，在不影响治疗质量的前提下，尽可能缩短儿童的就诊时间[18,59,129]也是选择治疗方式时要考虑的重要因素之一。当根髓诊断为不可复性牙髓炎或坏死时禁忌使用牙髓切断术，可考虑行牙髓摘除术或拔牙[18,59,129]。

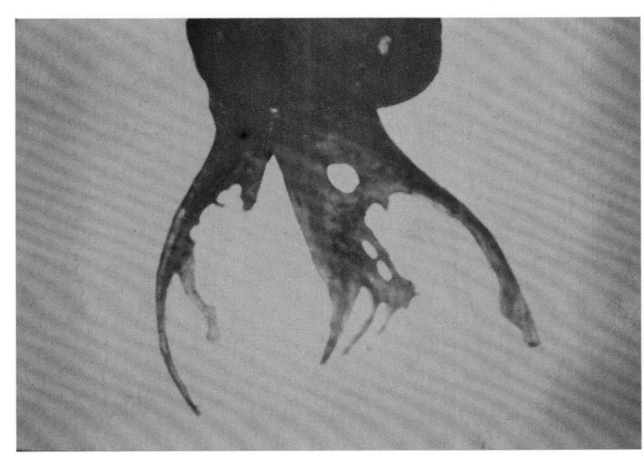

图 38-23　乳磨牙根管系统

乳牙牙髓切断术应使牙齿保持无症状状态（无敏感、疼痛或肿胀），并有健康的支持组织，既不对继承恒牙造成任何损害，也不干扰乳牙列向恒牙列过渡[18,129]。内吸收有时可能导致牙根穿孔而需拔除患牙[46]。但内吸收也可自行愈合或保持稳定，其进展取决于微生物对硬组织吸收部位的破骨细胞的刺激，没有刺激，内吸收就不会继续进展[131]。因此，应根据内吸收纵向监测的结果决定临床治疗方案。如果穿孔引起支持骨组织的丧失或临床体征有感染或发炎时，则需要拔除患牙。

据文献报道，有多种用于乳牙牙髓切断术的药物和方法，其中包括氢氧化钙、甲醛甲酚、戊二醛、电外科法、胶原蛋白、MTA、Biodentine、次氯酸钠、激光和电灼法[18,26,44,59,129]。可将上述任何一种药物或方法应用于根髓断面，然后髓腔内填充增强或非增强型氧化锌丁香酚或其他合适的垫底材料，最后对牙齿进行严密的修复[18,26,59,130,132,133]。研究表明，最终修复体对乳牙牙髓切断术成功率的影响，不锈钢全冠高于银汞合金修复体。因此，有学者建议，只有在预计2年内自然脱落的乳牙牙髓切断治疗后，才可以用单面洞银汞合金修复[18,132,133]。

1. 牙髓切断术方法（pulpotomy technique）　乳牙牙髓切断术多用于磨牙，但也可用于前牙。虽然恒牙可以采用部分冠髓切断术或颈部牙髓切断术[134-136]，但乳牙牙髓切断术需完全切断冠髓[18,59,132,133]。乳磨牙牙髓切断术首先要（在适当的麻醉和橡皮障隔离后）使用慢速的大圆钻，和/或用锋利的挖匙，去净龋坏组织。为了尽量减少龋坏牙本质对髓腔的污染，去龋应从釉牙本质界开始，止于窝洞中心（图38-24）。

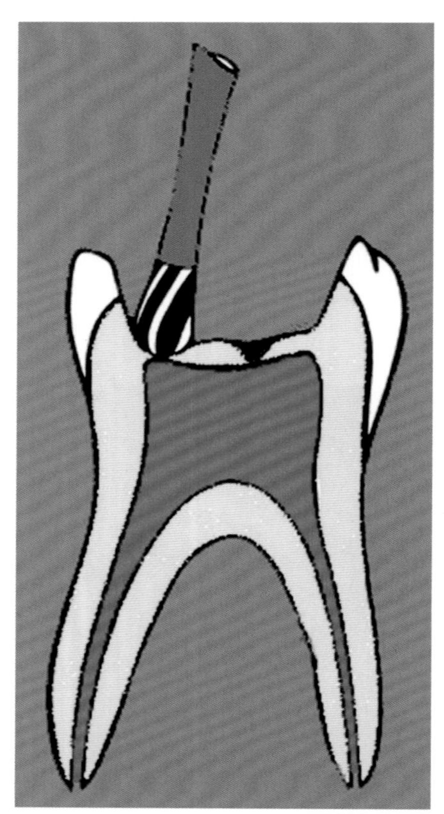

图 38-24　去除龋坏

当牙髓暴露时，用330-钨钢车针在有冷却水的高速涡轮机上揭开髓室顶，形成一个漏斗状通道通向根管口（图38-25）。髓室开口必须足够宽大以便于彻底切断冠髓，并从髓腔中完全取出牙髓组织（图38-25），否则牙本质悬突下方的牙髓组织突起可能会有大量出血，易导致把正常牙髓误诊为不可复性炎症牙髓[26]。通常用锋利的挖匙或无菌的大球钻完全切除牙髓组织，注意不要造成髓室底穿孔（图38-26）。因为乳磨牙髓室相对浅，易发生穿孔[26,137]。

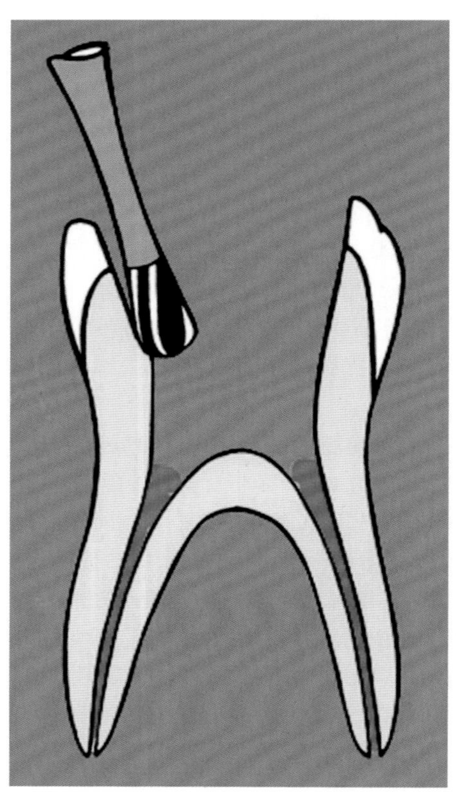

图 38-25　去除髓室顶

在开髓过程中和去除牙髓组织之后，临床医师必须根据牙髓组织的外观和连贯性以及出血量来评估牙髓状况。出血很少通常表明牙髓坏死；大量出血，或血液颜色很深，通常表明不可逆的牙髓炎症[36]。此外，对根管口牙髓断面的出血，要用干的或湿的（蘸取水、生理盐水、次氯酸钠或氯己定）棉球压迫几分钟止血（图38-27）。如果出血易于控制且牙髓断面看起来正常，则可认为根管内的牙髓组织正常或可愈合[26]。

2. 牙髓切断术药物（pharmacologic pulpotomies）　理想情况下，在乳牙牙髓切断术中，覆盖于根髓断面的药物应具有生物相容性。

（1）氢氧化钙：将氢氧化钙作为乳牙活髓切断术的盖髓药物，是基于其促进牙本质桥形成及可能促进根髓组织愈合的特性[137]。然而，研究表明情况并非如此。用氢氧化钙盖髓的乳牙中，约有2/3的牙齿由于病理性内吸收而失

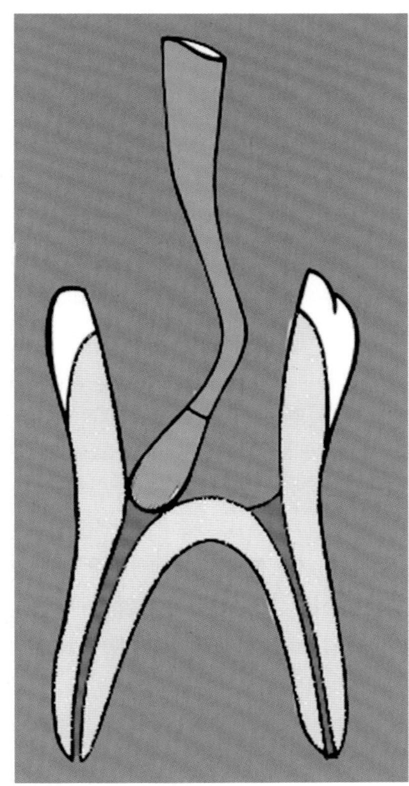

图 38-26　用挖匙去除冠髓

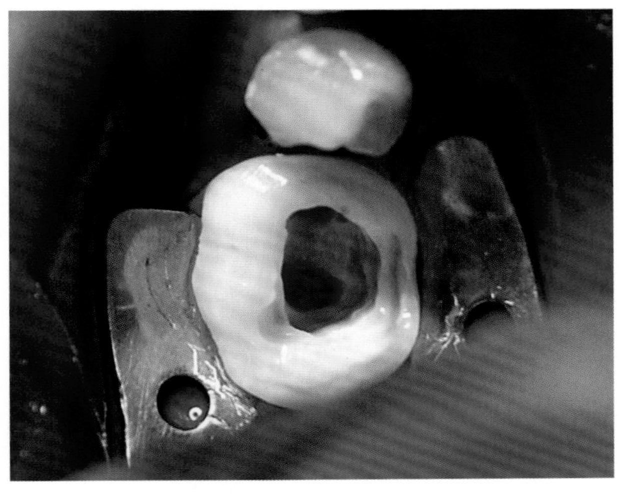

图 38-27　左下第二乳磨牙去除冠髓后的髓室底和牙髓断面。注意棉球止血后，牙髓断面呈现微红色

败，这与氢氧化钙对炎症牙髓没有显著效果和血管外血凝块的形成有关[138-140]。近期一篇综述和网络 Meta 分析证实了这一点，乳磨牙牙髓切断术后 18~24 个月，使用甲醛甲酚、硫酸亚铁和 MTA 的临床和影像学结果明显优于氢氧化钙和激光治疗[141]。

（2）甲醛甲酚：最早使用甲醛甲酚（Formocresol，FC）作为牙髓治疗药物的是 J.P.Buckley，他在 1904 年至 1906 年期间报告了使用福尔马林和甲酚的混合液治疗牙髓坏死[137]。随后，Dr. Sweet 提出了多次就诊的牙髓切断术，最后演变成现在的单次就诊的乳牙牙髓切断术[137]。最初的 Buckley 溶液是由 19% 的甲醛、35% 的三甲酚、15% 的甘油和 31% 的水组成的[137]。

尽管 FC 不能促进愈合，且释放的甲醛可能会沿牙髓扩散并固定（木乃伊式固定）邻近的牙髓组织[137]，但其用于乳磨牙牙髓切断术在临床上有非常成功的历史。Berger[142]应用单次就诊 FC 牙髓切断术，将等量的甲醛甲酚和丁香油酚混合调拌成氧化锌丁香酚水门汀覆盖于乳磨牙龋源性露髓的牙髓断面。这种治疗方法的影像学检查成功率为 97%，组织学检查成功率为 82%[142]。组织学检查在牙髓断面表层可观察到一层碎屑，其下方是固定区，由较暗的染色区域和细胞结构良好的压缩组织组成；在固定区以下，牙髓细胞增多，成牙本质细胞层保存良好；在根尖区域，细胞变化极小，有纤维结缔组织向内生长的趋势[142]。有学者宣称，应用甲醛甲酚后，根髓的冠 1/3 发生固定，中 1/3 发生慢性炎症，根 1/3 仍是活髓组织[137, 142]。

尽管据报道乳牙 FC 牙髓切断术的临床成功率很高（70%~97%），但组织学研究表明 FC 可能具有细胞毒性，可使牙髓失活，引起慢性炎症和组织坏死。此外，甲醛还可能从牙髓部位扩散进入体循环，对人体有潜在的致畸和致癌作用[143-146]。因此，有必要找到 FC 的替代药物用于牙髓切断术[144-148]。为了减少 FC 的有害影响，一些学者开始研究在牙髓断面上使用稀释的 FC 溶液，或减少 FC 的应用时间[149-156]。推荐使用 1∶5 稀释的 FC，因其有望达到和全浓度 FC 一样的细胞学反应并有相似的成功率。和全浓度 FC 相比，它能使受累细胞更快地恢复，是更安全的药物且具有更低的系统毒性[149-153]。将 3 份甘油和 1 份蒸馏水混合，然后将四份混合物加到 1 份 Buckley 甲醛甲酚原液中即可配制 1∶5 稀释浓度 FC[151-153]。然而，King 等人[154]的调查发现，422 名儿童牙医中 84% 使用甲醛甲酚进行牙髓切断术，其中只有 27% 使用稀释的甲醛甲酚溶液[154]。

研究表明，应用 FC1 分钟，其成功率可与应用 5 分钟 FC 稀释或全浓度的溶液相当。此外，虽然 1 分钟法有使乳牙过早脱落的趋势，但并不影响临床处置程序，也不会增加继承恒牙缺陷的发生率[155, 156]。尽管如此，由于 FC 对人体潜在的细胞毒性、致畸和致癌作用，人们仍在不断地寻找 FC 的替代物，由此产生了各种药物或非药物的替代方法，其中一些将在下文详述。

（3）戊二醛：戊二醛（Glutaraldehyde，GA）能杀灭细菌繁殖体和细菌芽孢，公认是一种优于甲醛制剂[18, 148, 157-161]的消毒剂。其特点是：①与蛋白质瞬间交联，使牙髓切断部位以下的牙髓组织保持正常；②挥发性小于甲醛甲酚；③更少引起根尖破坏和坏死；④无肉芽组织长入根尖；⑤更少引起营养不良性牙髓钙化；⑥更低的抗原性；⑦更低的毒性。其操作方法与 FC 类似，将 2% 的 GA 溶液放置在根髓断面 4~5 分钟。尽管 GA 似乎优于甲醛甲酚，但并未取代

FC[18,148,157-161]。

（4）硫酸亚铁：Fei 等人[140]指出，最初硫酸亚铁（FS）是作为止血剂，在对猴牙行牙髓切断术时，放置氢氧化钙之前所使用，并取得了预期效果。之后，FS 被独立用作牙髓切断术制剂[140]。当 FS 与血液接触时，形成铁离子 - 蛋白复合物，该复合物外膜可封闭血管达到止血效果，从而预防牙髓出血。因此，FS 避免了之前使用 $Ca(OH)_2$ 形成血凝块的问题，最大程度地减少了炎症和内吸收。然而，其是否能诱导继发性牙本质和牙本质桥形成，以获得良好的组织学结果，尚不确定[140,159-163]。据 Papagiannoulis[163]的报道，某些硫酸亚铁处理后的牙齿内吸收没有继续发展，甚至发生再矿化。硫酸亚铁牙髓切断术的步骤包括：去除冠髓组织，用毡头（或小棉球）将 FS 放置于牙髓断面，作用 15 秒（图 38-28A）。然后用水冲洗 FS，干燥后，评估牙髓断面的止血效果（图 38-28B）。最后用氧化锌丁香酚水门汀封闭髓腔，首选不锈钢全冠修复牙齿[26,59,160,162-164]。

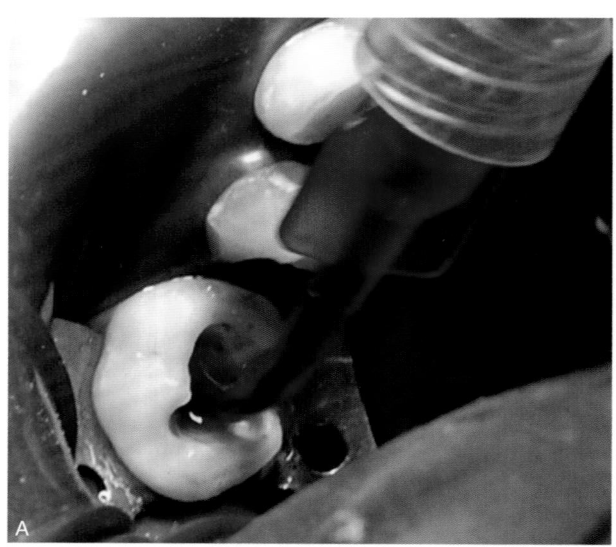

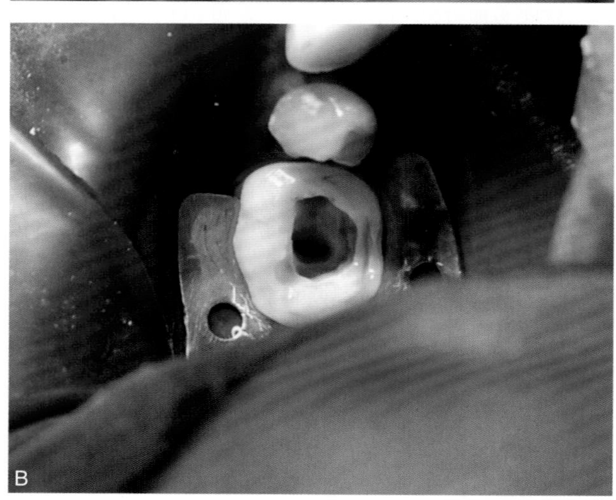

图 38-28 **A.** 使用毡头将硫酸亚铁放置于牙髓断面 **B.** 使用硫酸亚铁后，牙髓断面由红色变为棕色

（5）三氧化矿物聚合体（MTA）：MTA 牙髓切断术的步骤是：切断冠髓，将 MTA 粉与无菌水按 3∶1 粉水比，按照生产厂家说明调制成糊剂，覆盖在牙髓断面，随后用氧化锌丁香酚糊剂充填髓腔，最后首选不锈钢全冠修复牙齿[164]。之前的 MTA 临床操作指南要求放置湿棉球以使材料固化[165,166]，但目前的说明书明确要求，在牙齿修复之前须放置光固化树脂或玻璃离子洞衬覆盖 MTA 材料。虽然有研究显示在 MTA 固化之前充填玻璃离子没有任何不良影响[79]，但也有研究发现在 MTA 之上覆盖玻璃离子 15 分钟后，MTA 发生分解[166]。

与其他牙髓切断术盖髓材料相比，MTA 具有相似或更好的效果，已有建议将其作为甲醛甲酚的合适替代品[73,86,164,165,167-169]。一项 Meta 分析结果显示，乳磨牙牙髓切断术后 9~12 个月，临床和影像学检查结果显示，MTA 明显优于甲醛甲酚和氢氧化钙，而氢氧化钙的失败率高于甲醛甲酚和硫酸亚铁[141]。术后 18~24 个月，临床和影像学检查结果甲醛甲酚、硫酸亚铁和 MTA 明显优于氢氧化钙和激光治疗[141]。

MTA 的缺点是固化时间长、成本高。由于波特兰水门汀（PC）的成分与 MTA 相似（PC 与 MTA 的不同之处在于，PC 不含铋离子而含有钾离子，但两者具有相似的抗菌活性），因此，经环氧乙烷灭菌并与无菌水混合后，PC 可认为是牙髓治疗中 MTA 可能的替代品[170,171]。

至少已有 2 篇文章报道将 PC 作为儿童牙髓切断术的盖髓材料。Conti 等人[171]报道对一名 7 岁男童和一名 6 岁女童行 PC 牙髓切断术并获得成功。Sakai 等人[170]开展临床研究分别将 MTA 和 PC 作为盖髓材料对 30 例 5~9 岁儿童龋坏乳牙行牙髓切断术。术后 6 个月、12 个月、18 个月和 24 个月的临床和影像学检查结果显示所有牙髓切断术治疗均成功。两者之间唯一的统计学差异（$P<0.05$）是 PC 牙髓切断术组和 MTA 牙髓切断术组在术后 6 个月的影像学检查检测到矿化物开始沉积的比例分别为 100% 和 57.14%[170]。

PC 和 MTA 中因可能含有砷而受到关注。然而，文献回顾表明，PC 和 MTA 中的砷含量很低，因此不具致毒作用[172-174]。

一项对狗牙盖髓的研究显示，用白色或灰色 MTA 处理后 1 周可以观察到钙化桥形成[175]。另一项研究指出两者治疗效果无显著差异，未发现白色 MTA 比灰色 MTA 有更高的毒性，两种产品都具有生物相容性[176]。各项研究表明灰色和白色 MTA 均具有较高的临床和影像学成功率，但灰色 MTA 牙本质桥形成数量明显高于白色 MTA[175-177]。

（6）Biodentine：由于 FC 具有毒性以及致突变作用，MTA 的成本较高，于是一些学者尝试将 Biodentine 作为乳牙盖髓术和牙髓切断术的盖髓材料[83,86,178,179]。一项组织学研究评估了猪牙牙髓对 Biodentine 和 MTA 的反应，结果显示两种材料均具有生物活性，可促进硬组织再生，并且不会引起中度或重度牙髓炎症反应[179]。另一项对恒磨牙机械性露髓行盖髓术的研究表明，Biodentine 与 MTA 具有相似的功效[86]。Biodentine 牙髓切断术的临床操作与 MTA 牙髓切断术相同。

（7）次氯酸钠：次氯酸钠作为冲洗液已成功用于恒牙牙髓治疗。浓度较低时，它对暴露的牙髓组织有生物相容性，无刺激性，且具有止血作用。它能清除牙髓暴露部位的细菌、表浅的炎症组织和牙本质碎屑，同时保持深层健康的牙髓组织不受损[143,159,180-184]。

NaClO 牙髓切断术操作步骤包括去除冠髓、止血、3%NaClO 浸润棉球作用 30 秒、无菌生理盐水冲洗并用 ZOE 充填髓腔。该治疗方法的成功率与甲醛甲酚牙髓切断术相似[143,185,186]。

有研究评价次氯酸钠作为髓腔消毒剂，在氢氧化钙或者 MTA 盖髓之前，处理乳牙牙髓断面的情况[187-189]。一项研究结果显示，使用 NaClO 不影响氢氧化钙或 MTA 牙髓切断术的成功率[187]，而且无论使用何种消毒剂，MTA 效果都优于氢氧化钙，因此，乳牙牙髓切断术选择合适的盖髓药物比选择消毒剂更重要[187]。此外，其他研究表明 NaClO 牙髓切断术结果与 FC 相似[188]。将次氯酸钠作为抗菌剂在牙髓切断术盖髓之前应用，可以提高氢氧化钙牙髓切断术的成功率，12 个月的观察周期发现它和 MTA 牙髓切断术的成功率一样[189]。

（8）胶原蛋白：胶原蛋白可作为盖髓材料覆盖于牙髓断面，基于其具有以下性能[190-194]：①强有力的止血和聚集血小板的能力，可通过增强初始血凝块和纤维蛋白连接的形成，促进创口愈合；②作为成纤维细胞的趋化剂，通过纤维结构促进成纤维细胞的迁移和黏附，从而使细胞迁移至胶原膜与牙髓创面之间；③诱导矿物质形成，使羟基磷灰石晶体定向生长；④在牙科领域已证实可成功用于引导组织再生、牙根表面处理、止血和创口敷料；⑤免疫反应和毒性低、能促进细胞生长和附着、保持细胞内外环境稳定，以及可掺入抗生素的优势，使其成为具有前景的活髓治疗产品。

研究表明，在动物牙髓切断部位覆盖富含胶原蛋白的溶液（含有某些维生素、氨基酸和其他营养因子）可形成牙本质桥[190-191]。此外，使用纯胶原蛋白的一项研究证实，人类骨形成蛋白具有良好的性能可作为直接盖髓材料。但胶原蛋白基质本身并没有引发矿化，也没有形成牙本质桥，因此受创牙髓的保护性反应，不仅需要与具有生物相容性的非刺激性材料接触，还需某些刺激性化学因子参与[193]。近期一项前瞻性随机对照临床试验对 20 位 7~10 岁儿童的 40 颗牙齿进行了为期两年的研究[194]，将胶原蛋白颗粒与生理盐水混合成糊状，放入髓腔，用湿棉球压紧。结果证实胶原蛋白可用于覆盖牙髓切断术后的残余根髓，是一种很有前景的牙髓治疗药物替代品[194]。但在儿童牙髓切断术中使用胶原蛋白作为盖髓材料还需要更多的科学依据，所涉及的程序和费用也阻碍了其应用。

（六）非药物性牙髓切断术

乳牙非药物性牙髓切断术（不需要在根髓断面上放置盖髓剂）的特点应该是价格便宜、易于操作、具有抗菌作用、一次就诊高效完成，且临床和影像学检查成功率高。这些技术包括在根髓断面应用电外科 / 电灼、激光等。

1. 电灼法（electrofulguration） 电灼法，即使用电流对组织进行有控制的外科破坏。据报道，作为一种非药物性牙髓切断技术，它的临床和影像学成功率从 54.6% 至 100% 不等[195-200]。其操作方法为：从髓腔中去除牙髓并止血，将牙科手术电极置于根髓断面上方 1~2mm 处，产生 1 秒的电脉冲。为避免在牙齿的任何一个部位积聚热量，应按旋转顺序对每个牙髓断面依次进行。对一个根髓断面电灼处理后，将无菌棉球压在下一个即将进行电灼处理的根管口上，在下一次电灼前吸收所有血液和组织液[195,197]。每个牙髓断面电灼可至多重复 3 次，每次施加电流之间的冷却时间为 5 秒。正确操作结束后，牙髓断面呈现干燥和完全变黑的状态[195,197]。

对狗牙应用电灼法后评价其组织学效果的两项研究呈现相互矛盾的结果。一项研究指出，常规的甲醛甲酚牙髓切断术组织病理学结果优于电灼法[199]；而另一项研究表明，机械或电灼法切除冠髓的组织病理反应少于甲醛甲酚牙髓切断术[200]。对儿童应用电灼法牙髓切断术与应用 $Ca(OH)_2$、甲醛甲酚、硫酸亚铁或二极管激光牙髓切断术的临床研究结果也不一致。尽管如此，学者们总体上倾向认为电灼法牙髓切断术的成功率与其他技术相似，在应用电灼之后将 ZOE 或 $Ca(OH)_2$ 覆盖于牙髓断面上对成功率没有显著影响[196-198]。

2. 激光法（laser） 激光作为非药物止血方法应用于牙髓切断术具有促进愈合，刺激牙发育，并保留牙髓活力的潜力[201-208]。实际上，已有多项研究对 Nd：Yag 激光进行评价，均获得正向结果。低剂量激光治疗（low-level laser therapy，LLLT）已展示出控制出血，无须机械接触，刺激再生细胞促进组织愈合，减轻疼痛、消肿等抗炎作用的潜能[207,208]。从生物学角度看，LLLT 为靶细胞提供低能量密度，并刺激细胞膜或细胞器，产生积极的生物调节和生物刺激[207,208]。具体操作步骤为：将牙髓组织从髓腔取出，然后直接多次应用激光束，直到牙髓在根管口处烧灼从而完全止血。随后，用暂时性修复材料（intermediate restorative material，IRM）、氧化锌丁香酚[204,205]、或 MTA（激光 -MTA 技术）填充髓腔。MTA 需用 Vitrebond 覆盖，以形成坚固的基底防止未固化的 MTA 受到影响[203]。

（七）各种牙髓切断术材料和操作的成功率

确定乳牙牙髓切断术治疗成功的临床和影像学检查结果包括：无自发性疼痛，和 / 或无压痛 / 叩诊敏感，无肿胀，无窦道或病理性松动，无根分叉区或根尖周透射影，无牙周膜间隙增宽，无病理性内吸收或外吸收，以及乳牙正常脱落和继承恒牙正常萌出[18,26,59]。

回顾性与前瞻性研究表明，甲醛甲酚（FC）和硫酸亚铁（FS）有相同的临床和影像学检查成功率；临床成功率范围分别为84%至100%和89%至100%，射影像学检查成功率范围分别为73%至96%和74%至97%。NaClO牙髓切断术的成功率与其相似[143]。文献报道FS和FC乳牙牙髓切断术后两个最常见的病理现象是内吸收和根分叉区骨破坏。在使用NaClO的病例中，内吸收，根分叉区骨破坏和牙根外吸收等病理结果均有出现，其中许多治疗失败病例存在不止一种病理结果（图38-18，图38-29，图38-30）[143]。

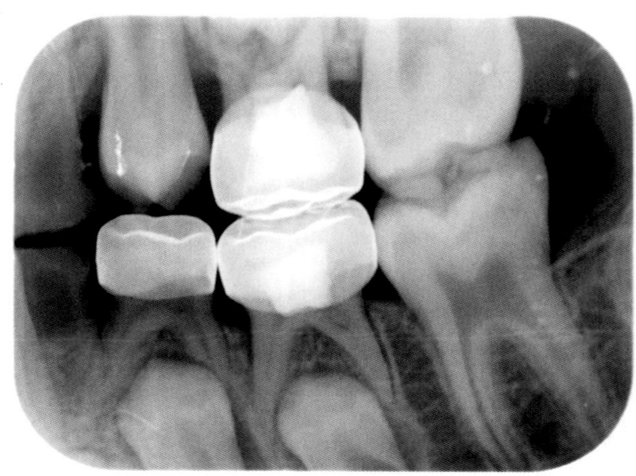

图38-29 左侧上下颌第二乳磨牙牙髓切断术后数月𬌗翼片。两颗乳磨牙根管影像消失，下颌第二乳磨牙远中根内吸收，部分钙化

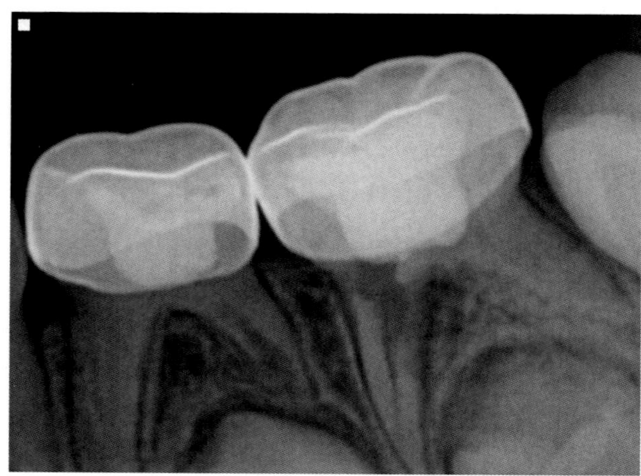

图38-30 左下乳磨牙牙髓切断术后随访根尖片。第二乳磨牙近中根显示内吸收。第一乳磨牙远中根显示非典型内吸收，可能与生理性吸收过程和/或牙髓炎症有关

许多研究试图评估各种牙髓切断术的成功率，但结果并不一致。一项系统回顾和网络Meta分析，从37篇关于甲醛甲酚、硫酸亚铁、氢氧化钙和MTA乳牙牙髓切断术成功率的文章中，选取其中22篇纳入最终研究，结果表明：①活髓切断术的成功率取决于材料本身的性能以及与剩余根髓组织的生物相容性；②激光治疗术后18~24个月，失败的可能性是甲醛甲酚，硫酸亚铁和MTA的2~3倍；③MTA治疗术后18~24个月的成功率高于氢氧化钙和激光治疗，术后9~12个月的成功率高于甲醛甲酚、氢氧化钙和激光治疗[141]。Sonmez等人[209]比较了4种乳牙牙髓切断术，两年后发现，甲酚甲酚的成功率为76%，硫酸亚铁为73.3%，$Ca(OH)_2$为46.1%，MTA为66.6%。

Biodentine是一种较新的材料，因此关于它用于乳牙活髓切断术的临床、影像学和组织学成功率的研究十分有限。尽管如此，现有的资料都显示其具有应用前景。一项研究对28例完整无龋的人上颌和下颌恒磨牙进行机械性露髓后，用Biodentine或MTA盖髓处理，六周后拔除牙齿，光学显微镜检查，结果显示大部分样本牙本质桥完全形成，没有炎症细胞反应[86]。一项比较NaClO和FC牙髓切断术的研究表明，术后3个月和6个月两种药物的临床成功率均为100%，12个月后NaClO的临床和影像学成功率分别为95%和87.5%，FC的临床和影像学成功率则均为95%[210]。

Durmus和Tanboga[211]比较了FC、FS和二极管激光牙髓切断术，结果发现术后12个月临床成功率分别为97%、95%和100%，影像学成功率分别为87%、79%和75%。考虑到影像学的成功率，在乳磨牙使用激光牙髓切断术可能无法取代甲醛甲酚或硫酸亚铁牙髓切断术[211]。另一方面，Yadav等人[198]在为期9个月的随访研究中得出了相反的结论，他们发现FS组的临床成功率为86.6%，而电灼组和二极管激光组的临床成功率为100%，3组的影像学检查成功率均为80%，而内吸收是最常见的失败原因[198]。一篇关于牙髓治疗的系统性综述指出，硫酸亚铁、电灼和甲醛甲酚牙髓切断术的成功率相似，MTA牙髓切断术的成功率非常高，灰色和白色配方的成功率分别为90%和100%[129]。

综上所述，目前没有明确和充分的证据来确定哪种牙髓切断术药物或技术最佳，但MTA或FS为首选。MTA的成本可能使其在某些国家无法应用于临床，因此大部分情况下可使用FS[129,212]。另外需要注意的是，出于安全考虑，FC在加拿大和荷兰已不再使用[212]。

（八）深部牙髓切断术

在临床上，有时完全去除冠髓后，仍很难控制牙髓断面的出血，这表明根髓（至少在其冠方部分）可能存在不可复性炎症。这时，可选择深部牙髓切断术（或部分牙髓摘除术）、牙髓摘除术或拔牙[18,26,59]。深部牙髓切断术是用一个小圆钻钻进根管约2~3mm，然后用水或生理盐水冲洗，如果能止血，则进行常规牙髓切断术。如果无法止血，则应进行牙髓摘除术或拔牙[18,26,59]。

第三节　乳牙非活髓保存的治疗

一、牙髓摘除术

乳牙牙髓摘除术（pulpectomy）的适应证为不可复性牙髓炎和/或牙髓坏死。当儿童的症状，临床表现或影像学检查结果可做出如上诊断时，即可行牙髓摘除术[18]。掌握乳牙根管系统形态有助于获得最佳的牙髓治疗。虽然乳牙牙髓在组织学上与恒牙牙髓相似，但其形态在许多方面与继承恒牙不同：乳磨牙牙根相对更长、更细，如下颌乳磨牙牙根近远中径，上颌乳磨牙近颊根和远颊根近远中径、腭根颊舌径都比继承恒牙更窄；乳磨牙的另一个特征是副根管的发生率高[8,10,213]。

实施局麻和橡皮障隔离之后，开髓进入髓腔。髓腔通路预备的主要目的是揭开髓室顶，去除所有冠髓，并定位所有根管，这需要临床医师全面了解根管的位置、大小、形态和变异。有研究发现，大多数乳牙根管治疗遇到的困难，是由于开髓不足造成的。过小的髓腔通路阻碍了器械进入根管系统，导致根管遗漏和机械预备不足[213,214]。无论上颌还是下颌，第一乳磨牙髓腔通路预备和根管定位均比第二乳磨牙更困难[214]。

根管清理和成形的目的是清除根管系统中所有牙髓组织、微生物及其毒性产物。传统根管预备通过手用锉来完成，但实验和临床证据表明，镍钛旋转器械可提高根管预备质量[215]。虽然最初不建议在乳磨牙中使用旋转器械[213]，但近期研究发现这种预备技术有很多优点，可用于乳磨牙根管成形。Barr 等人[216,217]首次提出在乳牙中使用旋转器械预备根管。其优点之一是减少了工作时间，有助于预防行为管理方面的问题[218,219]。此外，旋转器械设计上的固有锥度，可使预备后的根管呈光滑的漏斗状形态，使根充材料更易充填，提高临床成功率[220]。但是，使用旋转器械时，需注意乳磨牙牙根分叉大且根管十分弯曲[8-10]，不宜过度预备，以防因根管的牙本质壁薄而发生穿孔。

准确确定工作长度是治疗成功的必要条件，因为这可以确保对根管系统进行更彻底的化学机械清理而不伤害继承恒牙（图 38-31）。根管锉过度预备会使根尖孔过大，导致根管填充材料超填。乳牙确定工作长度的难度在于根尖区由于生理性吸收而发生了改变。X 线片和根尖定位仪都是目前确定工作长度可采用的方法[221,222]。使用根尖定位仪的优点是避免辐射，使无法耐受 X 线片的儿童避开影像学检查，并可减少对阅片的主观解读，尤其是对有吸收的复杂病例。

使用 X 线片法时，理想的根管工作长度应比影像学根尖短 1~2mm，若存在明显的牙根吸收表现，则需将工

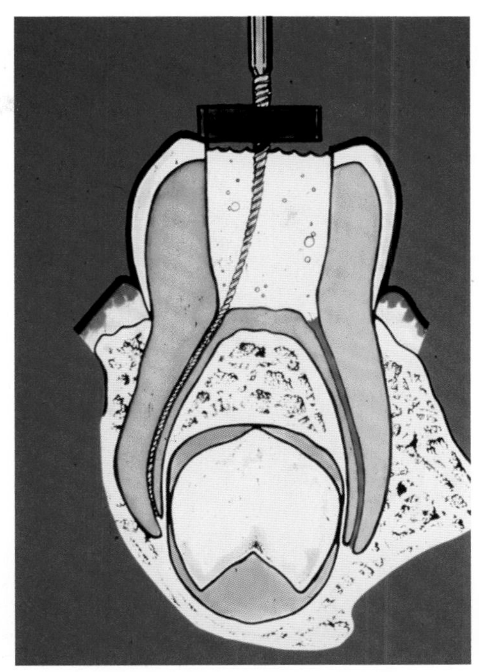

图 38-31　牙髓摘除治疗，根管锉进入根管（Courtesy of Dr. Albert C. Goerig, Olympia, WA, U.S.A.）

作长度再缩短 1~2mm。若去除牙髓组织后仍有出血，则表明可能发生牙根吸收，工作长度应比影像学根尖顶点短 2~3mm[213]。Kielbassa 等人[223]的体内研究得出如下结论：可将 Root ZX 根尖定位仪用于临床乳牙牙髓治疗，在没有牙根吸收的情况下其准确性更高；而存在牙根吸收时，工作长度可轻微缩减，缩减原则与使用 X 线片法相同[223]。

乳磨牙的根管治疗需要充分的根管冲洗，因为仅通过机械预备很难从复杂的根管系统中完全清除炎症和坏死的组织。与恒牙一样，乳牙的牙髓感染通常是多种微生物的混合感染，包括需氧、兼性和厌氧微生物[224]。用惰性溶液冲洗乳牙根管，不足以减少根管系统中的微生物数量，而次氯酸钠或氯己定等冲洗液可显著增强根管冲洗的效果。

次氯酸钠是最常用的根管冲洗液，可用于乳牙。因其对组织的刺激性强而不能超出根尖以外[18]。虽然 Goerig 和 Camp[213]推荐使用 5.25%NaClO（1983 年全效 NaClO 的浓度），但是 AAPD 推荐使用 1% 稀释的 NaClO[18]。次氯酸钠对活性组织和坏死组织均有溶解作用，详情见第二十一章。

氯己定是另一种用于根管冲洗的抗菌药物。它具有广谱抗菌作用，毒性低于次氯酸钠，因可与蛋白质结合而具有延长的活性。但是，氯己定不能溶解牙髓组织[225]。

乙二胺四乙酸（Ethylenediamine Tetraacetic Acid, EDTA）可去除玷污层，因而被推荐作为恒牙根管治疗的辅助剂[225]。但是 Tannure 等人[226]的研究显示，去除或保留玷污层对乳

牙牙髓摘除术疗效没有任何影响[226]。

理想的乳牙根充材料(图 38-32A~C)应具有抗菌性，可随牙根生理性吸收过程被吸收，对邻近牙胚无害，放射性阻射，易于放入根管，需要时易于取出，具有生物相容性，不会引起严重充填或欠填，也不会引发病理性牙根吸收或根分叉 / 根尖透射影[18, 26, 59]。适用于乳牙的根管充填材料包括 $Ca(OH)_2$，非增强型 ZOE，碘仿糊剂以及碘仿与其他材料的混合物[18, 26, 59]。此外，由去甲基氯四环素和曲安奈德组成的 Ledermix 也被认为可能成为一种用于乳牙的根管药物[59]。

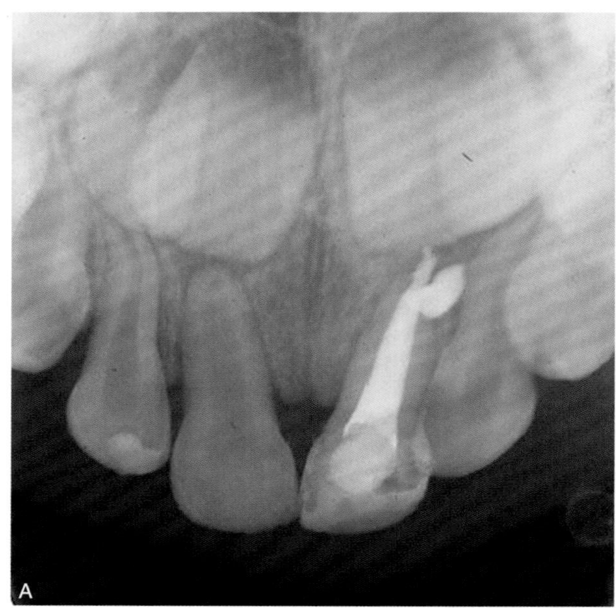

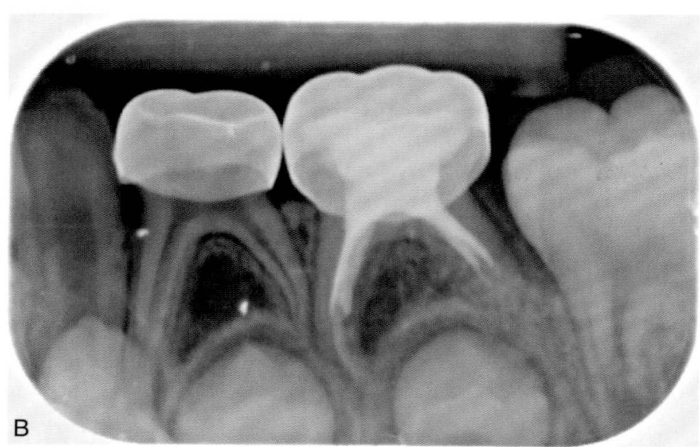

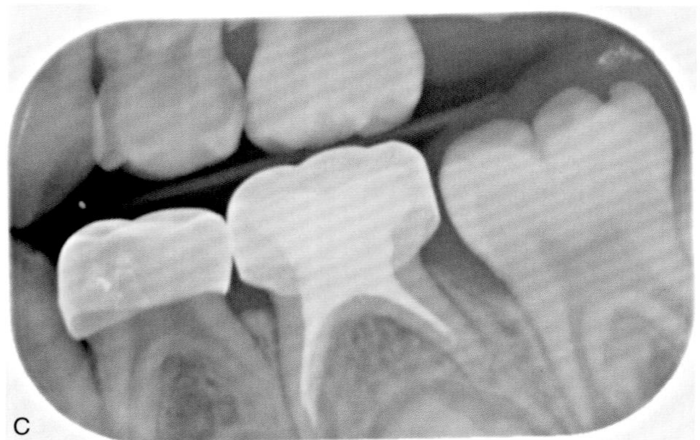

图 38-32 A. 上颌乳中切牙成功的根管治疗。注意通过窦道推出的根管充填材料 **B.** 左下第二乳磨牙根管治疗术后根尖片：远中根到近中根根分叉区透射影，根管充填材料的止点为解剖根尖 **C.** 左下第二乳磨牙根管治疗术后 6 个月根尖片：远中根到近中根根分叉区透射影消失(38-32A、B，courtesy of Dr. Moti Moskovitz，Jerusalem，Israel.)

1930 年，Sweet 首次将 ZOE 用作乳牙根管充填材料。当 ZOE 成为致密团块时，不能被吸收，可刺激根尖周组织，引起机体异物反应，还可能引发恒牙釉质缺损，并可在牙槽骨内存留多年[227-228]。一些研究和病例报告总结了各种乳牙根管充填材料的成功率。概括如下[226, 229-246]：①乳牙牙髓摘除术的成功率在 65%~100%；②术前牙根吸收的程度与治疗成功率呈反比关系；③由于影像学根尖与解剖学根尖不重合，建议将根管欠填；④根管欠填或恰填比根管超填趋向于有更高的成功率；⑤用 ZOE 充填根管，因其不能被吸收而可能改变继承恒牙的萌出路径(例如，前牙反𬌗或前磨牙异位萌出)；⑥用 ZOE 充填根管，磨牙和前牙的成功率相似；⑦碘仿糊剂可能会在根管内吸收，但临床和影像学检查结果成功率高；⑧碘仿糊剂的成功率高于 ZOE；⑨外伤后牙髓摘除术比龋源性牙髓摘除术成功率降低；⑩不同根充材料的成功率之间没有统计学差异，但认为 KRI 糊剂，Endoflas 或 Metapex 优于 ZOE；⑪SSCs 修复的牙齿成功率更高(除外一项研究，报道 GIC 修复的牙齿成功率为 100%，而 SSC 修复的牙齿成功率为 90.9%)；⑫术前有放射透射影的牙齿较无放射透射影的牙齿，成功率要低(分别为 90.1% 和 98%)；(译者注：原文 1)teeth that had a radiolucent area before treatment have a lower success rate than teeth that did not have it(98% and 90.1% respectively)中 98% 和 90.1% 两个数据写反了)。⑬根管治疗与异位萌出或前磨牙发育不全无相关性；⑭乳牙根管治疗后定期随访应包括根分叉和根尖周的影像学检查。

对根充材料放置方法的研究表明，使用机用螺旋输送器和手用器械旋转输送 ZOE 充填根管，根管治疗的质量或成功率没有显著性差异[234]。而 Vitapex 被装载于注射器中，根充时通过一次性注射头导入根管。任何一种乳牙根管充填材料若提示可超出根尖，则此材料应为可吸收，且对根尖周组织和恒牙胚无毒性[227, 229]。

虽然 ZOE 不可吸收，但碘仿糊剂会在 1 或 2 周内吸收，且没有证据表明其对继承恒牙有任何干扰[227, 229]。Holan 等人[235]比较了 ZOE 和碘仿糊剂(KRI 糊剂)，成功率分别为 65% 和 84%($P<0.05$)；超填引起的失败率 ZOE 为 59%，KRI 为 21%($P<0.02$)；欠填也得到类似结果：ZOE 的失败率为 17%，KRI 为 14%[235]。这些结果与之前的研究一致，表明基于碘仿的糊剂比 ZOE 有更好的临床功效。为了寻

找更好的乳牙根管充填糊剂，有研究对三联抗生素混合物（甲硝唑，环丙沙星和米诺环素）和 Vitapex 碘仿糊剂进行了比较。结果显示，两组术后 6 个月和 12 个月的临床成功率分别为 100% 和 96%，术后 6 个月的影像学成功率分别为 84% 和 80%，术后 12 个月的影像学成功率分别为 76% 和 56%[236]。

有文献报道了两次就诊的牙髓摘除术[233]；第一次就诊时，将坏死组织从髓腔中取出，然后放置甲醛甲酚浸润棉球，临时修复体封闭牙齿；1 或 2 周后第 2 次就诊时进行根管治疗。但是，基于儿童患者行为管理的考虑，应尽量减少再次进入牙齿进行相同的治疗。

二、病损牙髓的杀菌疗法

病损牙髓杀菌和组织修复疗法（lesion sterilization and tissue repair therapy，LSTR）是一种较新的生物疗法，它使用甲硝唑、环丙沙星和米诺环素（3Mix）三种抗菌药物的混合物对根管系统进行消毒[247]，适用于有牙根外吸收或内吸收，预后可能不佳的牙齿[248-250]。因其依靠化学而非机械方法消除微生物，因此是一种非器械根管治疗方法。与传统的牙髓摘除术相比，操作更简单，就诊时间更短[248-250]。LSTR 也适用于有生理性吸收的牙齿，因为这类牙齿正确的工作长度很难获得。如果病损能完全消毒，受损组织则有望得到修复[250]。

将每一种抗菌药物从肠溶衣中取出，在瓷研钵中磨成粉，然后分别存放在密封的瓷容器中保存于冰箱。治疗当天，将三种抗生素粉末（3-Mix）与丙二醇和聚乙二醇即刻混合制成抗生素糊剂，放入牙齿[248]。丙二醇可使抗生素渗透到牙本质中[251]。米诺环素可能导致牙齿和牙龈变黑，因此已被克林霉素取代。一些临床医生还在糊剂中添加碘仿以使其具有 X 线阻射性[249]。

临床操作步骤包括正确的麻醉、橡皮障隔离、开髓、清理髓室（而非根管）坏死组织。然后用球钻扩大根管口，以形成直径 1mm，深度 2mm 的容药空间。如有根管出血，可用 10% NaClO 进行控制。然后用 35% 磷酸清洁髓腔壁，冲洗，干燥，再把抗生素糊剂放入用球钻制备的容药空间和髓室底。用玻璃离子水门汀封闭髓腔入路，最后不锈钢全冠修复牙齿[249, 250]。治疗成功的指征为术后疼痛消失，肿胀 / 牙龈脓肿 / 窦道（如果存在的话）消失，骨愈合。近期 Burrus 等人[249]发表了 3 例 LSTR 成功的病例。

三、光动力疗法（photodynamic therapy，PAT）

抗菌光动力疗法（PAT）是一种可用于乳牙牙本质壁消毒的方法[252-254]，具有一定的应用前景。其原理是通过激光产生氧自由基以消灭顽固的微生物，这些活性氧自由基破坏细胞成分，导致细胞死亡，从而达到灭菌目的[252, 253]。PAT 可用作化学机械预备的辅助手段，其优势在于能有效杀灭耐药菌，而对治疗产生抗药性的可能性很小[254]。目前关于 PAT 在根管消毒中的使用和效果的临床资料很有限[255]，现有两篇对乳牙使用 PAT 的病例报告[252, 253]，但仍需进一步的临床研究以明确其对根管消毒的功效，特别是治疗存在耐药菌株的牙齿。根管充填完成后，用增强型 ZOE 充填髓室和髓腔通道，并永久修复牙齿。和恒牙一样，乳牙根管治疗的成功也依赖于良好的修复体封闭。

第四节　乳牙牙髓治疗后的其他处置

一、乳牙的修复

乳牙牙髓治疗后采用边缘密封的修复体进行牙体修复以防止微生物渗透至关重要。对于急诊牙髓切断术的病例，与采用永久修复体相比，采用临时修复体的牙齿失败率更高[256]，这证实了术后修复的重要性。乳牙牙髓切断术或牙髓摘除术后传统的做法是采用不锈钢全冠（SSCs）进行修复，与多面洞银汞合金（大部分龋源性露髓的乳牙就是这种情况）相比，SSCs 的使用寿命更长，因而再治疗的可能性更小[213, 257, 258]。尽管近期一篇 Cochrane 系统综述未能找到任何随机对照试验，用以比较不锈钢全冠和充填材料对严重缺损乳磨牙的修复效果，但较低水平的证据始终表明，不锈钢全冠修复的成功率更高[259]。因此，Cochrane 系统综述的作者得出如下结论：缺乏关于金属预成冠的研究不应被错误解读为其缺乏疗效[259]。但是，SSC 美学效果存在不足，对于有美学需求的患者，可选择与牙齿具有化学性粘接并释放氟化物的 GIC 和树脂修复体[260-263]。

二、牙髓治疗术后随访

只要适应证选择正确，乳牙牙髓治疗的成功率很高。但是，仍然存在并发症和治疗失败，其中一些还可能对乳牙列和正在发育的恒牙列造成严重后果（图 38-18，图 38-33~图 38-35）。潜在的并发症包括：继承恒牙错位萌出或萌出过迟、牙釉质发育缺陷、变色，炎症或形成根尖囊肿[264]。虽然未发现甲醛甲酚牙髓切断术对乳牙的寿命有显著影响[265]，但一项研究报告称，牙髓切断术后可能发生乳牙早失[152]。但这种关联尚不明确。

人类和动物实验研究表明，乳磨牙根分叉或根尖周的病理变化可能会影响继承前磨牙的牙冠发育，导致其发育不全[266-268]。而另一项研究显示，任何年龄实施乳磨牙牙髓切断术，对前磨牙牙釉质发育不全均没有显著影响[269]。

牙源性囊肿是甲醛甲酚牙髓切断术后的一种严重并发症[264, 270]，易发生于下颌尤其是第二乳磨牙下方[264]。其主要表现为大的、快速生长的囊肿引起颊侧膨隆，面部肿胀，疼痛，发热，有脓液排出和继承恒牙移位，大部分病例需要

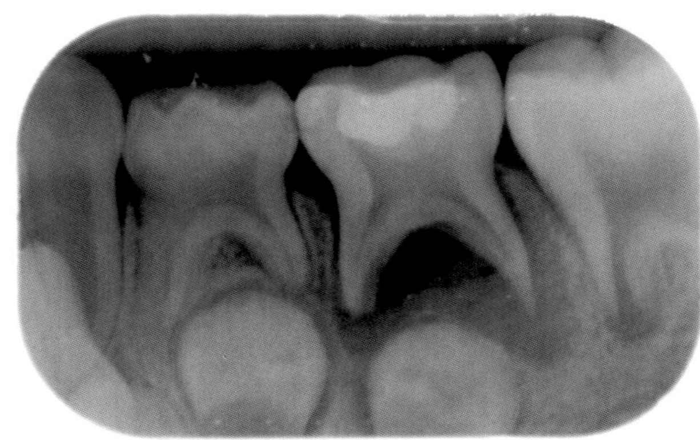

图 38-33 左下颌第二乳磨牙间接盖髓术失败根尖片。可见根分叉区和根尖区大面积透射影已累及包绕继承恒牙牙囊的密质骨

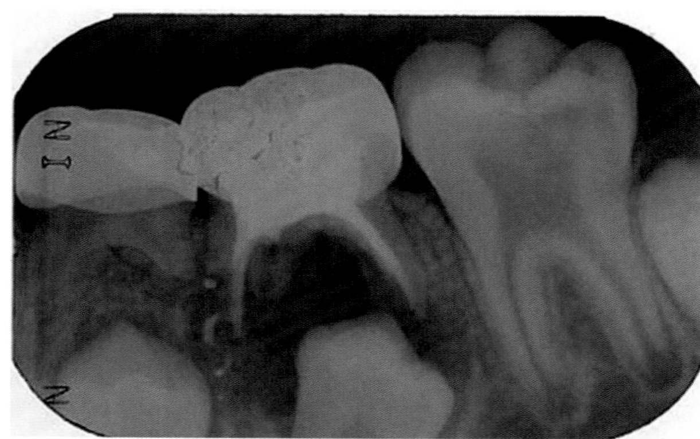

图 38-34 左下颌第二乳磨牙根管治疗失败随访根尖片。可见根分叉区和根尖区透射影及继承前磨牙移位(Courtesy of Dr. Moti Moskovitz, Jerusalem, Israel.)

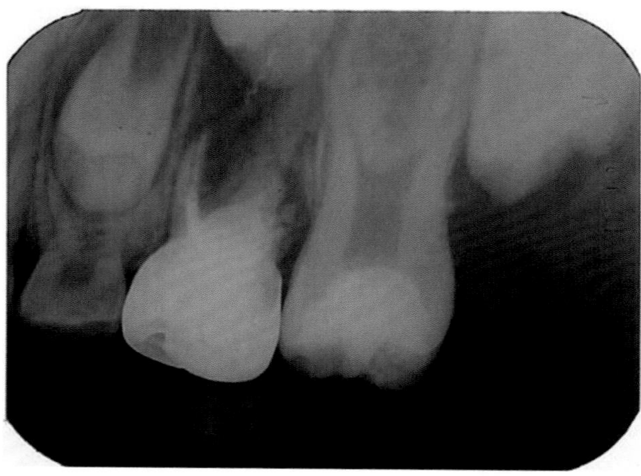

图 38-35 左上颌第二乳磨牙根管治疗失败随访根尖片。可见螺旋输送器分离引发的大面积根尖透射影位于继承恒牙冠方,导致恒牙萌出过迟(Courtesy of Dr. Moti Moskovitz, Jerusalem, Israel.)

通过正畸辅助治疗使恒牙萌出至正常位置。此外,炎性渗出物可能会扩散到未成熟的继承恒牙牙囊中,抑制其正常发育[271,272]。囊肿可发生于乳牙牙髓切断术后的任何时间:一项研究为发生于 5 个月到 3 年,平均 20 个月[271];另一项研究为发生于 1.5 年至 6 年,平均 3.5 年[264]。因此,乳牙牙髓切断术后需进行长期的临床和影像学随访,一旦发现透射病理改变则尽早拔除患牙。

三、乳牙漂白

牙着色常发生于乳牙外伤后。其他可能的原因还包括钙化、牙髓血肿或牙髓坏死等[273,274]。只要没有临床症状和影像学表现[275],或者不是出于美学需要[276],乳牙着色不需治疗。当需要治疗时,可采用的治疗方法有:复合树脂修复、透明成形冠、预制美学冠或漂白。

牙漂白分为诊室漂白和家庭漂白两种方式。使用过氧化氢、过氧化脲和过硼酸钠结合不同的热源和光源,或激光来完成[277-281]。诊室漂白或在牙科专业人士配发和监督下使用漂白产品的优点包括:①术前的专业检查,有助于确定着色原因及治疗相关的临床问题(例如,现有的修复体及副作用);②专业管理和软组织保护;③速见成效[281]。内漂白要求患者的依从性好,医生的技能高,且价格昂贵;外漂白简单易行,价格便宜[277]。

Brantley 等人[277]阐述了乳牙外伤后牙着色漂白的临床步骤:先制取患牙的藻酸盐印模,再用一种软的热塑材料定制无储层漂白托盘。常用的漂白剂为 10% 过氧化脲凝胶,水溶性且口感好,并已获美国牙科协会批准。漂白剂的使用时长和频率取决于牙着色的程度和治疗的实时效果。Brantley 等人[277]的方法是:前两周先在托盘中放入少量漂白剂(10% 过氧化脲),每天使用 1 小时,随后 2 周每 3 天整夜连续使用 1 次,可去除大部分着色而不引起如牙齿敏感或异常脱落等不良影响。

牙着色最常见的原因是外伤引起的牙髓出血[282]。根管治疗和次氯酸钠冲洗通常能解决着色问题,但有时牙着色仍会存在。如果影响美观,则可通过内漂白进行有效的治疗。过氧化氢是目前牙漂白材料中常用的一种活性成分,作用于牙釉质和牙本质中的色素,将复杂的分子转化为简单的(颜色较浅的)分子[283]。过硼酸钠是一种稳定的白色粉末,也常用作漂白剂。因其腐蚀性远小于过氧化氢,最初用于临时性约诊的漂白剂使用。目前的文献和临床研究支持将过硼酸钠与水混合漂白死髓牙[282,284,285]。研究表明,将过氧化氢与过硼酸钠混合使用[286]或将任何过硼酸钠混合物加热使用[284],牙根吸收的发生率更高。因此,应避免使用过氧化氢及加热任何过硼酸钠的混合物[281]。

乳牙根管充填使用的可吸收糊剂无法防止漂白剂渗入根管。漂白材料渗漏至根尖周组织可能导致牙根外吸收[280],因此,应在釉牙本质界下方充填 1 个至少 2mm 的密封塞(使用 MTA, GIC, RMGI),以防止渗漏[278]。这个密封塞应使过硼酸钠可置于颈缘以下至少 1mm,以确保牙颈部得到充分漂白[287]。乳牙因牙本质小管直径大而渗透性高,适于非活髓漂白。尽管关于乳牙非活髓牙漂白的研究不多,但已证实漂白安全有效[281],是改善牙着色美观问题的一个很好选择。

四、抗生素的使用

必要时使用抗生素，有益于口腔感染的治疗。常见细菌的耐药性由于医生开大处方和患者的不正当要求而普遍存在，因此，儿童抗生素的使用必须严格掌握适应证[288,289]。当牙齿感染局限于牙髓或邻近周围组织时，通常不需要抗生素治疗。然而，当儿童出现继发于牙源性感染的全身症状、发热或面部肿胀时，通常使用抗生素配合紧急牙科处置。青霉素仍然是首选药物，偶尔需要附加甲硝唑治疗厌氧菌[288,289]。

（潘乙怀　译　樊明文　审校）

参考文献

1. US Department of Health and Human Services. *Oral Health in America: A Report of the Surgeon General*. Rockville, Md: US Department of Health and Human Services. National Institute of Dental and Craniofacial Research, National Institutes of Health; 2000.
2. American Academy of Pediatric Dentistry. Definition of dental neglect. Reference manual. *Pediatr Dent*. 2014;36:13.
3. American Academy of Pediatric Dentistry. Policy on workforce issues and delivery of oral health care services in a dental home. *Reference manual*. 2014;36:26–30.
4. American Academy of Pediatric Dentistry. Guideline on infant health care. Reference manual. *Pediatr Dent*. 2014;36:141–145.
5. American Academy of Pediatric Dentistry. Policy on medically necessary care. Reference manual. *Pediatr Dent*. 2014;36:18–22.
6. Allareddy V, Nalliah RP, Haque M, et al. Hospital-based emergency department visits with dental conditions among children in the United States: nationwide epidemiological data. *Pediatr Dent*. 2014;36:393–399.
7. Oliva MG, Kenny DJ, Ratnapalan S. Nontraumatic dental complaints in a pediatric emergency department. *Pediatr Emerg Care*. 2008;24:757–760.
8. Finn AB. Morphology of the primary teeth. In: Finn SB, editor. *Clinical Pedodontics*. 3rd ed. Philadelphia, PA: WB Saunders; 1967. pp. 56–86.
9. Ash MM, Nelson SJ. Wheeler's Dental Anatomy, Physiology, and Occlusion. 8th edition. Philadelphia, PA: Elsevier; 2003. pp 45–46.
10. McDonald RE, Avery DR. Development and morphology of the primary teeth. In: *McDonald and Avery's Dentistry for the Child and Adolescent*. 9th ed. Maryland Heights, Missouri 64043: Mosby Elsevier; 2011. p. 41.
11. Mortimer KV. The relationship of deciduous enamel structure to dental disease. *Caries Res*. 1970;4:206–223.
12. Parisotto TM, Steiner-Oliveira C, Desouza-E-Silva CM, et al. Assessment of cavitated and active non-cavitated caries lesions in 3- to 4-year-old preschool children: A field study. *Int J Paediatr Dent*. 2012;22:92–99.
13. Parisotto TM, Santos MN, Rorigues LK, Costa LS. Behavior and progression of early carious lesions in early childhood: A 1-year follow-up study. *J Dent Child*. 2012;79:130–135.
14. Northway WM. The not-so-harmless maxillary primary first molar extraction. *J Am Dent Assoc*. 2000;131:1711–1720.
15. Bell RA, Dean JA, McDonald RE, Avery DR. Managing the developing occlusion. In: Dean JA, Avery DR, McDonald RE, editors. *Dentistry for the Child and Adolescent*. 9th ed. Missouri: Mosby Elsevier; 2011. pp. 550–613.
16. Holan G, Needleman HL. Premature loss of primary anterior teeth due to trauma- potential short- and long-term sequelae. *Dent Traumatol*. 2014;30:100–106.
17. American Academy of Pediatric Dentistry. Guideline on management of the developing dentition and occlusion in pediatric dentistry. Reference manual. *Pediatr Dent*. 2014;36:251–263.
18. American Academy of Pediatric Dentistry. Guideline on pulp therapy for primary and immature teeth. *Reference manual*. 2014;36:242–250.
19. Bjørndal L. The caries process and its effect on the pulp: The science is changing and so is our understanding. *Pediatr Dent*. 2008;30:192–196.
20. McDonald, Avery DR, Hartsfield JK. Acquired and developmental disturbances of the teeth and associated oral structures. *McDonald and Avery's Dentistry for the Child and Adolescent*. 9th ed. Maryland Heights, Missouri 64043: Mosby Elsevier; 2011. pp. 85–127.
21. McDonald, Avery DR, Dean JA. Eruption of the teeth: Local systemic and congenital factors that influence the process. In: *McDonald and Avery's Dentistry for the Child and Adolescent*. 9th ed. Maryland Heights, Missouri 64043: Mosby Elsevier; 2011. pp. 150–176.
22. Soskolne AW, Bimstein E. A histomorphological study of the shedding process of human deciduous teeth at various chronological ages. *Arch Oral Biol*. 1977;22:331–335.
23. Cleghorn BM, Boorberg NB, Christie WH. Primary human teeth and their root canal systems. *Endod Topics*. 2012;23:6–33.
24. Halperson E, Moss D, Tickotsky N, et al. Dental pulp therapy for primary teeth in children undergoing cancer therapy. *Pediatric Blood Cancer*. 2014:61:2297–2301
25. American Academy of Pediatric Dentistry (b). Dental management of pediatric patients receiving chemotherapy, hematopoietic cell transplantation, and/or radiation. Reference manual. *Pediatr Dent*. 2014;36:293–301.
26. McDonald RE, Avery DR, Dean JA. Treatment of deep caries, vital pulp exposure, and pulpless teeth. In: *McDonald and Avery's Dentistry for the Child and Adolescent*. 9th ed. Maryland Heights, Missouri 64043: Mosby Elsevier; 2011. pp. 343–365.
27. Kielbassa AM, Attin T, Schaller HG, Hellwig E. Endodontic therapy in a postradiated child: Review of the literature and report of a case. *Quintessence Int*. 1995;26:405–411.
28. Hallett KB, Alexander S, Wilson M, et al. Medically compromised children. In: Cameron AC, and Widmer RP, editors. *Handbook of Pediatric Dentistry*. 4th ed. Elsevier Health Sciences; 2013. pp 329–383.
29. Dunlop RM, Sanders BJ, Jones JE, et al. Pulp therapy in pediatric patients with congenital heart disease: Survey of American Academy of Pediatric Dentistry Members. *J Dent Child*. 2013;80:139–144.
30. Shahgoli S, Shapiro R, Best JE. A dentoalveolar abscess in a pediatric patient with ketoacidosis caused by occult diabetes mellitus: A case report. *Oral Surg Oral Med Oral Pathol Oral Radiol Endod*. 1999;88:164–166.
31. Stoner JE. Dental caries in deciduous molars: Report of a preliminary investigation in the radiological and, clinical and histological aspects. *Br Dent J*. 1967;1:130–134.
32. Tyldesley WR, Mumford JM. Dental pain and the histological condition of the pulp. *Dent Pract Dent Rec*. 1970;20:333–336.
33. Garfunkel A, Sela A, Ulmansky M. Dental pulp pathosis. *Oral Surg Oral Med Oral Pathol*. 1973;35:110–117.
34. Schröeder U. Agreement between clinical and histologic findings in chronic coronal pulpitis in primary teeth. *Scand J Dent Res*. 1977;85:583–587.
35. Mejàre IA, Axelsson S, Davidson T, et al. Diagnosis of the condition of the dental pulp: A systematic review. *Int Endod J*. 2012;45:597–613.
36. Guthrie TJ, McDonald RE, Mitchell DF. Dental pulp hemogram. *J Dent Res*. 1965;44:678–682.
37. Bimstein E. Frequency of alveolar bone loss adjacent to proximal caries in the primary molars and healing due to restoration of the teeth. *Pediatr Dent*.1992;14:30–33.
38. Mitchell CS, Nelson MD. Orofacial abscesses of odontogenic origin in the pediatric patient. Report of two cases. *Pediatr Radiol*. 1993;23:432–434.
39. Brook I. Bacteriology of intracranial abscess in children. *J Neurosurg*. 1981;54:484–488.
40. Kara A, Ozsurekci Y, Tekcicek M, et al. Length of hospital stay and management of facial cellulitis of odontogenic origin in children. *Pediatr Dent*. 2014;36:18E–22E.
41. Britt JC. Josephson GD, Gross CW. Ludwig's angina in the pediatric population: Report of a case and review of the literature. *Int J Pediatr Otorhinolaryngol*. 2000;52:79–87.
42. de Assiss-Costa MD, Soares santos G, Maciel J, et al.

Odontogenic infection causing orbital cellulitis in a pediatric patient. *J Craniofac Surg*. 2013;24:e526–e529.

43. Delima AJ, Sjödin BE, Tonetti MS, et al. Periodontal diseases in children, adolescents and young adults. In: Bimstein E, Needleman HL, Karimbux N, Van Dyke TE, editors. *Periodontal and Gingival Health and Diseases. Children, Adolescents, and Young Adults*. London, UK: Martin Dunitz Ltd; 2001. pp. 75–105.
44. Fuks AB. Pulp therapy for the primary dentition. In: Pinkham, Casamassimo PS, Fields HW, McTigue DJ. Nowack AJ, editors. *Pediatric Dentistry, Infancy through Adolescence*, 4th ed. St. Louis, Missouri: Elsevier Saunders; 2005. pp. 375–393.
45. Winter G.B. Abscess formation in connection with deciduous molar teeth. *Arch Oral Biol*. 1962;7:373–379.
46. Camp J. Diagnosis dilemmas in vital pulp therapy: Treatment for the toothache is changing, especially in young, immature teeth. *J Endod*. 2008;34:S6–S12.
47. Johnson D, Hurschbarger J, Rymer H. Quantitative assessment of neural development in human premolars. *Anat Rec*. 1983;205:421–429.
48. Hori A, Poureslami HR, Parirokh M, et al. The ability of pulp sensibility tests to evaluate the pulp status in primary teeth. *Int J Paediatr Dent*. 2011;21:441–445.
49. Munshi AK, Hedge AM, Radhakrishnan S. Pulse oximetry: A diagnostic instrument in pulpal vitality testing. *J Clin Pediatr Dent*. 2002;26:141–145.
50. Goho C. Pulse oximetry evaluation of vitality in primary and immature permanent teeth. *Pediatr Dent*. 1999;21:125-127.
51. Fratkin RD, Kenny DJ, Johnston DH. Evaluation of a laser Doppler flowmeter to assess blood flow in human primary incisor teeth. *Pediatr Dent*. 1999;21:53–56.
52. Jafarzadeh H: Laser Doppler flowmeter in endodontics: A review. *Int Endo J*. 2009;42:476–490.
53. Marchi JJ. Evidenced-based review of clinical studies on indirect pulp capping. *J Endod*. 2009;35:1147–1151.
54. Rayner J, Southam J. Pulp changes in deciduous teeth associated with deep carious dentine. *J Dent*. 1979;7:39–42.
55. Fox A, Heeley J. Histological study of pulps of human primary teeth. *Arch Oral Biol*. 1980;25:103–110.
56. Seale NS. Indirect pulp therapy: An alternative to pulpotomy in primary teeth. *Tex Dent J*. 2010;127:1175–1183.
57. Ribeiro CC, de Oliveira Lula EC, da Costa RC, Nunes AM. Rationale for the partial removal of carious tissue in primary teeth. *Pediatr Dent*. 2012;34:39–41.
58. Couve E, Osorio R, Schmachtenberg O. Reactionary dentinogenesis and neuroimmune response in dental caries. *J Dent Res*. 2014;93:788–793.
59. Casas MJ, Fuks AB. Pulp therapy in primary and young permanent teeth. In: Nowak AJ, Casamassimo PS, editors. *The Handbook of Pediatric Dentistry*, 4th ed. Chicago: American Academy of Pediatric Dentistry; 2011. pp. 90–98.
60. Seltzer S, Bender IB, Ziontz M. The dynamics of pulp inflammation: Correlations between diagnostic data and actual histological findings in the pulp. *Oral Surg Oral Med Oral Pathol*. 1963;16:846–871, 969–977.
61. Chen J, Jorden M. Materials for primary tooth pulp treatment: The present and the future. *Endod Topics*. 2012;23:41–49.
62. Baume L, Holz J. Long-term clinical assessment of direct pulp capping. *Int Dent J*. 1981;31:251–260.
63. Yoshiba K, Yoshiba N, Iwaku M. Histological observations of hard tissue barrier formation in amputated dental pulp capped with alpha-tricalcium phosphate containing calcium hydroxide. *Endod Dent Traumatol*. 1994;10:113–120.
64. Hebling J, Giro EM, Costa CA. Biocompatibility of an adhesive system applied to exposed human dental pulp. *J Endod*. 1999;25:676–682.
65. Cox CF, Suzuki S. Re-evaluating pulp protection: calcium hydroxide liners vs. cohesive hybridization. *J Am Dent Assoc*. 1994;125:823–831.
66. Bergenholtz G. Inflammatory response of the dental pulp to bacterial irritation. *J Endod*. 1981;7:100–104.
67. Cox CF, Bergenholtz G, Heys DR, et al. Pulp capping of dental pulp mechanically exposed to oral microflora: A 1-2 year observation of wound healing in the monkey. *J Oral Pathol*. 1985;14:156–168.
68. Croll TP, Nicholson JW. Glass ionomer cements in pediatric dentistry: Review of the literature. *Pediatr Dent*. 2002;24:423–429.
69. Hilton TJ. Cavity sealers, liners, and bases: Current philosophies and indications for use. *Oper Dent*. 1996;21:134–146.
70. Lan WH, Lan WC, Wang TM, et al. Cytotoxicity of conventional and modified glass ionomer cements. *Oper Dent*. 2003;28:251–259.
71. Farooq NS, Coll JA, Kuwabara A, Shelton P. Success rates of formocresol pulpotomy and indirect pulp therapy in the treatment of deep dentinal caries in primary teeth. *Pediatr Dent*. 2000;22:278–286.
72. Camilleri J, Montesin FE, Brady K, et al. The constitution of mineral trioxide aggregate. *Dent Mater*. 2005;21:297–303.
73. Srinivasan V, Warehouse P, Whitworth J. Mineral trioxide aggregate in paediatric dentistry. *Int J Paediatr Dent*. 2009;19:34–47.
74. Lee SJ, Monsef M, Torabinejad M. Sealing ability of a mineral trioxide aggregate for repair of lateral root perforations. *J Endod*. 1993;19:541–544.
75. Rao A, Rao A, Shenoy R. Mineral Trioxide Aggregate—A Review. *J Clin Pediatr Dent*. 2009;34:1–8.
76. Fridland M, Rosado R. MTA solubility: A long term study. *J Endod*. 2005;31:376–379.
77. Torabinejad M, Parirokh M. Mineral trioxide aggregate: A comprehensive literature review—Part II: Leakage and biocompatibility investigations. *J Endod*. 2010;36:190–202.
78. Aeinehchi M, Eslami B, Ghanbariha M, Saffar AS. Mineral trioxide aggregate (MTA) and calcium hydroxide as pulp-capping agents in human teeth: A preliminary report. *Int Endod J*. 2003;36:225–231.
79. Eid A, Komabayashi T, Watanabe E, et al. Characterization of the mineral trioxide aggregate–resin modified glass ionomer cement interface in different setting conditions. *J Endod*. 2012;38:1126–1129.
80. Petrou MA, Alhamoui FA, Welk A, et al. A randomized clinical trial on the use of medical Portland cement, MTA and calcium hydroxide in indirect pulp treatment. *Clin Oral Investig*. 2014;18:1383–1389.
81. Roberts HW, Toth JM, Berzins DW, Charlton DG. Mineral trioxide aggregate material use in endodontic treatment: A review of the literature. *Dent Mater*. 2008;24:149–164.
82. Felman E, Parashos P. Coronal tooth discoloration and white mineral trioxide aggregate. *J Endod*. 2013;39:484–487.
83. Malkondu Ö, Kazandağ MK, Kazazoğlu P. A review of Biodentine, a contemporary dentine replacement and repair material. *BioMed Res Int*. 2014;2014:160951.
84. Grech L, Mallia B, Camilleri J. Investigation of the physical properties of tricalcium silicate cement-based root-end filling materials. *Dent Mater*. 2013;29:e22–e28.
85. Laurent P, Camps J, De Meo, M, et al. Induction of specific cell responses to a Ca_3SiO_5-based posterior restorative material. *Dent Mater*. 2008;24:1486–1494.
86. Nowicka A, Lipski M, Parafinjuk M, et al. Response of human dental pulp capped with biodentine and mineral trioxide aggregate. *J Endod*. 2013;39:743–747.
87. Ritter AV, Swift EJ. Current restorative concepts of pulp protection. *Endod Topics*. 2003;5:41–48.
88. Strober B, Veitz-Keenan A, Barna JA, et al. Effectiveness of a resin-modified glass ionomer liner in reducing hypersensitivity in posterior restorations: A study from the practitioners engaged in applied research and learning network. *J Am Dent Assoc*. 2013;144:886–897.
89. Banomyong D, Messer H. Two-year clinical study on postoperative pulpal complications arising from the absence of a glass-ionomer lining in deep occlusal resin-composite restorations. *J Investig Clin Dent*. 2013;4:265–270.
90. Kidd EA. How 'clean' must a cavity be before restoration? *Caries Res*. 2004;38:305–313.
91. Hayashi M, Fujitani M, Yamaki C, Momoi Y. Ways of enhancing pulp preservation by stepwise excavation—A systematic review. *J Dent*. 2011;39:95–107.
92. Bjørndal L. Indirect pulp therapy and stepwise excavation. *J Endod*. 2008;34(suppl): S29–S33.
93. Lin L, Langeland K. Light and electron microscopic study of teeth with carious pulp exposures. *Oral Surg Oral Med Oral Pathol*. 1981;51:292–316.
94. Bergenholtz G, Spångberg L. Controversies in endodontics. *Crit Rev Oral Biol Med*. 2004;15:99–114.
95. Fusayama T. Two layers of carious dentin: Diagnosis and treatment. *Oper Dent*. 1979;4:63–70.

96. Wambier DS, Santos FA, Guedes-Pinto AC, et al. Ultrastructural and microbiological analysis of the dentin layers affected by caries lesions in primary molars treated by minimal intervention. *Pediatr Dent*. 2007;29:228–234.
97. Alves LS, Fontanella V, Damo AC, et al. Qualitative and quantitative radiographic assessment of sealed carious dentin: A 10-year prospective study. *Oral Surg Oral Med Oral Pathol Oral Radiol Endod*. 2010;109:135–141.
98. Peters MC, Bresciani E, Barata TJ, et al. In vivo dentin remineralization by calcium-phosphate cement. *J Dent Res*. 2010;89:286–291.
99. Thompson VT, Craig RG, Curro FA, Green WS, Ship JA. Treatment of deep carious lesions by complete excavation or partial removal: A critical review. *J Am Dent Assoc*. 2008;139:705–712.
100. Rusin RP, Agee K, Suchko M, Pashley DH. Effect of a new liner/base on human dentin permeability. *J Dent*. 2010;38:245–252.
101. Marchi JJ, Froner AM, Alves HL, et al. Analysis of primary tooth dentin after indirect pulp capping. *J Dent Child*. 2008;75:295–300.
102. Franzon R, Gomes M, Pitoni CM, et al. Dentin rehardening after indirect pulp treatment in primary teeth. *J Dent Child*. 2009;76:223–228.
103. Dalpian DM, Casagrande L, Franzon R, et al. Dentin microhardness of primary teeth undergoing partial carious removal. *J Clin Pediatr Dent*. 2012;36:363–367.
104. Schwendicke F, Dörfer CE, Paris S. Incomplete caries removal: A systematic review and meta-analysis. *J Dent Res*. 2013;92:306–314.
105. Ricketts D, Lamont T, Innes NP, et al. Operative caries management in adults and children. *Cochrane Database Syst Rev*. 2013;28:3:CD003808.
106. Falster CA, Araujo FB, Straffon LH, Nor JE. Indirect pulp treatment: In vivo outcomes of an adhesive resin system vs calcium hydroxide for protection of the dentin-pulp complex. *Pediatr Dent*. 2002;24:241–248.
107. Al-Zayer MA, Straffon LH, Feigal RJ, Welch KB. Indirect pulp treatment of primary posterior teeth: A retrospective study. *Pediatr Dent*. 2003;25:29–36.
108. Vij R, Coll JA, Shelton P, Farooq N. Caries control and other variables associated with success of primary molar vital pulp therapy. *Pediatr Dent*. 2004;26:214–220.
109. Dunston B, Coll JA. A survey of primary tooth pulp therapy as taught in US dental schools and practiced by diplomates of the American Board of Pediatric Dentistry. *Pediatr Dent*. 2008;30:42–48.
110. World Health Organization. Atraumatic restorative treatment. http://www.worlddentalrelief.com/book/chpt%2017%20using%20art%20in%20mission%20dentistry.pdf.
111. American Academy of Pediatric Dentistry. Policy on interim therapeutic restorations (ITR). Reference manual. *Pediatr Dent*. 2014;36:48–49.
112. Lopez N, Simpser-Rafalin S, Berthold P. Atraumatic restorative treatment for prevention and treatment of caries in an underserved community. *Am J Pub Health*. 2005;95:1338–1339.
113. Dülgergil CT, Soyman M, Civelek A. Atraumatic restorative treatment with resin-modified glass ionomer material: Short-term results of a pilot study. *Med Princ Pract*. 2005;14:277–280.
114. Ersin NK, Candan U, Aykut A, et al. A clinical evaluation of resin-based composite and glass ionomer cement restorations placed in primary teeth using the ART approach: Results at 24 months. *J Am Dent Assoc*. 2006;137:1529–1536.
115. Davidovich E, Weiss E, Fuks AB, Beyth N. Surface antibacterial properties of glass ionomer cements used in atraumatic restorative treatment. *J Am Dent Assoc*. 2007;138:1347–1352.
116. Santiago BM, Ventin DA, Primo LG, Barcelos R. Microhardness of dentine underlying ART restorations in primary molars: An in vivo pilot study. *Br Dent J*. 2005;23:103–106.
117. Marczuk-Kolada G, Waszkiel D, Luczaj-Cepowicz E, et al. The effect of glass ionomer cement Fuji IX on the hard tissues of teeth treated by sparing methods (ART and CMCR). *Adv Med Sci*. 2006;51:138–141.
118. Kuhn E, Chibinski AC, Reis A, Wambier DS. The role of glass ionomer cement on the remineralization of infected dentin: An in vivo study. *Pediatr Dent*. 2014;36:e118–e124.
119. Ludwig KH, Fontana M, Vinson LA, et al. The success of stainless steel crowns placed with the Hall technique: A retrospective study. *J Am Dent Assoc*. 2014;145:1248–1253.
120. American Association of Endodontics. Glossary of Endodontic Terms (revised 2012). www.aae.org.
121. Eidelman E, Ulmansky M, Michaeli, Y. Histopathology of the pulp in primary incisors with deep dentinal caries. *Pediatr Dent*. 1992;14:372–375.
122. Brannstrom M, Nordenvall KJ. Bacterial penetration, pulpal reaction and the inner surface of concise enamel bond. Composite fillings in etched and unetched cavities. *J Dent Res*. 1978;57:3–10.
123. Stanley HR, Pameijer CH. Dentistry's friend: Calcium hydroxide. *Oper Dent*. 1997;22:1–3.
124. Modena KC, Casas-Apayco LC, Atta MT, et al. Cytotoxicity and biocompatibility of direct and indirect pulp capping materials. *J Appl Oral Sci*. 2009;17:544–554.
125. Farhad A, Mohammadi Z. Calcium hydroxide, a review. *Int Dent J*. 2005;55:293–301.
126. Luo Z, Li D, Kohli MR, et al. Effect of Biodentine on the proliferation migration and adhesion of human dental pulp stem cells. *J Dent*. 2014;42:490–497.
127. Tuzuner T, Alacam A, Altunbas DA, et al. Clinical and radiographic outcomes of direct pulp capping therapy in primary molar teeth following haemostasis with various antiseptics: A randomized control trial. *Eur J Paediatr Dent*. 2012;13:289–292.
128. Ulusov AT, Bavrak B, Bodrumlu EH. Clinical and radiological evaluation of calcium sulfate as direct pulp capping material in primary teeth. *Eur J Paediatr Dent*. 2014;15:127–131.
129. Smail-Faugeron V, Courson F, Durieux P, et al. Pulp treatment for extensive decay in primary teeth. *Cochrane Database Syst Rev*. 2014;8:CD003220.
130. Caicedo R, Abbott PV, Alongi DJ, Alarcon MY. Clinical, radiographic and histological analysis of the effects of mineral trioxide aggregate used in direct pulp capping and pulpotomies of primary teeth. *Aust Dent J*. 2006;51:297–305.
131. Patel S, Ricucci D, Durak C, Tay F. Internal root resorption: A review. *J Endod*. 2010;36:1107–1121.
132. Holan G, Fuks AB, Ketlz N. Success rate of formocresol pulpotomy in primary molars restored with stainless steel chrome vs amalgam. *Pediatr Dent*. 2002;24:212–216.
133. Sonmez D, Duruturk L. Success rate of calcium hydroxide pulpotomy in primary molars restored with amalgam and stainless steel crowns. *Br Dent J*. 2010;208:e18.
134. Cvek M. A clinical report on partial pulpotomy and capping with calcium hydroxide in permanent incisors with complicated crown fracture. *J Endod*. 1978;4:232–237.
135. Mejàre I, Cvek M. Partial pulpotomy in young permanent teeth with deep carious lesions. *Endod Dent Traumatol*. 1993;9:238–242.
136. Masss E, Zilberman U. Long-term radiologic pulp evaluation after partial pulpotomy in young permanent molars. *Quintessence Int*. 2011;42:547–554.
137. Lewis TM, Law DB. Pulpal treatment of primary teeth. In: Finn SB. *Clinical Pedodontics*, 3rd ed. Philadelphia: WB Saunders; 1967. pp. 216–239.
138. Via W Jr. Evaluation of deciduous molars treated by pulpotomy and calcium hydroxide. *J Am Dent Assoc*. 1955;50:34–41.
139. Schroder U. Effect of extra-pulpal blood clot on healing following experimental pulpotomy and capping with calcium hydroxide. *Odont Revy*. 1973;24:257–268.
140. Fei AL, Udin RD, Johnson R. A clinical study of ferric sulfate as a pulpotomy agent in primary teeth. *Pediatr Dent*. 1991;13:327–332.
141. Lin PY, Chen HS, Wang YH, Tu YK. Primary molar pulpotomy: A systematic review and network meta-analysis. *J Dent*. 2014;42:1060–1077.
142. Berger JE. Pulp tissue reaction to formocresol and zinc oxide-eugenol. *ASDC J Dent Child*. 1965;32:13–28.
143. Vostatek SF, Kanells MJ, Weber-Gasparoni KW, Gregorsok RL. Sodium hypochlorite pulpotomies in primary teeth: A retrospective assessment. *Pediatr Dent*. 2011;33:327–332.
144. Myers DR, Shoaf HK, Dirksen TR, et al. Distribution of 14C-formaldehyde after pulpotomy with formocresol. *J Am Dent Assoc*. 1978;96:805–813.
145. Myers DR, Pashley DH, Whitford GM, McKinney RV. Tissue changes induced by the absorption of formocresol from pulpotomy sites in dogs. *Pediatr Dent*. 1983;5:6–8.
146. Pashley EL, Myers DR, Pashley DH, Whitford GM. Systemic

distribution of 14C-formaldehyde from formocresol-treated pulpotomy sites. *J Dent Res*. 1980;59:602–608.

147. Ranly DM, Horn D. Assessment of the systemic distribution and toxicity of formaldehyde following pulpotomy treatment: Part II. *ASDC J Dent Child*. 1987;54:40–44.
148. Feigal RJ, Messer HH. A critical look at glutaraldehyde. *Pediatr Dent*. 1990;12:69–71.
149. Straffon LH, Han SS. Effects of varying concentrations of formocresol on RNA synthesis of connective tissues in sponge implants. *Oral Surg Oral Med Oral Pathol*. 1970;29:915–925.
150. Loos PJ, Han SS. An enzyme histochemical study of the effect of various concentrations of formocresol on connective tissues. *Oral Surg Oral Med Oral Pathol*. 1971;31:571–585.
151. Morawa A, Straffon LH, Han SS, et al. Clinical evaluation of pulpotomies using diluted formocresol. *J Dent Child*. 1975;42:360–363.
152. Fuks A, Bimstein E. Clinical evaluation of diluted formocresol pulpotomies in primary teeth of school children. *Pediatr Dent*. 1981;3:321–324.
153. Fuks A, Bimstein E, Bruchim A. Radiographic and histologic evaluation of the effect of two concentrations of formocresol on pulpotomized primary and young permanent teeth in monkeys. *Pediatr Dent*. 1983;5:9–13.
154. King SR, McWhorter AG, Seale NS. Concentration of formocresol used by pediatric dentists in primary tooth pulpotomy. *Pediatr Dent*. 2002;24:157–159.
155. Kurji ZA, Sigal MJ, Andrews P, Titley K. A retrospective study of a modified 1-minute formocresol pulpotomy technique part 1: Clinical and radiographic findings. *Pediatr Dent*. 2011;33:131–138.
156. Kurji ZA, Sigal MJ, Andrews P, Titley K. A retrospective study of a modified 1-minute formocresol pulpotomy technique part 2: Effect on exfoliation times and successors. *Pediatr Dent*. 2011;33:139–143.
157. Fuks AB, Bimstein E, Michaeli Y. Glutaraldehyde as a pulp dressing after pulpotomy in primary teeth of baboon monkeys. *Pediatr Dent*. 1986;8:32–36.
158. Fuks A, Bimstein E, Guelman M, Klein H. Assessment of a 2% buffered glutaraldehyde solution as a pulp dressing in pulpotomized human primary teeth. *ASDC J Dent Child*. 1990;57:371–375.
159. Ranly DM, Garcia-Godoy F. Current and potential pulp therapies for primary and young permanent teeth. *J Dent*. 2000;28:153–161.
160. Havale R, Anegundi RT, Indushekar K, Sudha P. Clinical and radiographic evaluation of pulpotomies in primary molars with formocresol, glutaraldehyde and ferric sulphate. *Oral Health Dent Manage*. 2013;12:24–31.
161. Hill SD, Seale NS, Quintero EM, Guo IY. The effect of glutaraldehyde pulpotomy treatment on pulpal enzymes. *Pediatr Dent*. 1993;15:337–342.
162. Fuks AB, Eidelman E. Ferric sulfate and formocresol. *Pediatr Dent*. 2005;27:97.
163. Papagiannoulis L. Clinical studies on ferric sulphate as a pulpotomy medicament in primary teeth. *Eur J Paediatr Dent*. 2002;3:126–132.
164. Yildiz E, Tosun G. Evaluation of formocresol, calcium hydroxide, ferric sulfate, and MTA primary molar pulpotomies. *Eur J Dent*. 2014;8:234–240.
165. Parirokh M, Torabinejad M. Mineral Trioxide Aggregate: A comprehensive literature review—Part III: Clinical applications, drawbacks, and mechanism of action. *J Endod*. 2010;36:400–413.
166. Nandini S, Ballal S, Kandaswamy D. Influence of glass-ionomer cement on the interface and setting reaction of mineral trioxide aggregate when used as a furcal repair material using laser Raman spectroscopic analysis. *J Endod*. 2007;33:167–172.
167. Noorollahian H. Comparison of mineral trioxide aggregate and formocresol as pulp medicaments for pulpotomies in primary molars. *Br Dent J*. 2008;204:e20.
168. De Rossi A, Silva LA, Gatón-Hernández P, et al. Comparison of pulpal responses to pulpotomy and pulp capping with biodentine and mineral trioxide aggregate in dogs. *J Endod*. 2014;40:1362–1369.
169. Marghalani AA, Omar S, Chen JW. Clinical and radiographic success of mineral trioxide aggregate compared with formocresol as a pulpotomy treatment in primary molars: A systematic review and meta-analysis. *J Am Dent Assoc*. 2014;145:714–721.
170. Sakai VT, Moretti AB, Oliveira TM, et al. Pulpotomy of human primary molars with MTA and Portland cement: a randomized controlled trial. *Br Dent J*. 2009;207:e5.
171. Conti TR, Sakai VT, Fornretti APC, et al. Pulpotomies with Portland cement in human primary molars. *J Appl Oral Sci*. 2009;17:66–69.
172. de Franca TR, da Silva RJ, Sedycias de Queiroz M, Aguiar CM. Arsenic content in Portland cement: A literature review. *Indian J Dent Res*. 2010;21:591–595.
173. Chang SW, Baek SH, Yang HC, et al. Heavy metal analysis of ortho MTA and ProRoot MTA. *J Endod*. 2011;37:1673–1676.
174. Dorileo MC, Bandeca MC, Pedro FL, et al. Analysis of metal contents in Portland Type V and MTA-based cements. *ScientificWorldJournal*. 2014;2014:983728.
175. Parirokh M, Asgary S, Eghbal MJ, et al. A comparative study of white and grey mineral trioxide aggregate as pulp capping agents in dog's teeth. *Dent Traumatol*. 2005;21:150–154.
176. Al-Haj Ali SN, Al-Jundi SH, Ditto DJ. In vitro toxicity of grey MTA in comparison to white MTA on human periodontal ligament fibroblasts. *Eur Arch Paediatr Dent*. 2014;15:429–433.
177. Cardoso-Silva C, Barbería E, Maroto M, García-Godoy F. Clinical study of Mineral Trioxide Aggregate in primary molars. Comparison between Gray and White MTA--a long term follow-up (84 months). *J Dent*. 2011;39:187–193.
178. De Rossi A, Silva LA, Gatón-Hernández P, et al. Comparison of pulpal responses to pulpotomy and pulp capping with biodentine and mineral trioxide aggregate in dogs. *J Endod*. 2014;40:1362–1369.
179. Shayegan A, Jurysta C, Atash R. Biodentine used as a pulp-capping agent in primary pig teeth. *Pediatr Dent*. 2012;34:e202-e208.
180. Sudo C. A study on partial pulp removal (pulpotomy) using NaOCl (sodium hypochlorite). *J Jpn Stomatol Soc*. 1959;26:1012–1024.
181. Senia ES, Marshall FJ, Rosen S. The solvent action of sodium hypochlorite on pulp tissue of extracted teeth. *Oral Surg Oral Med Oral Pathol*. 1971;31:96–103.
182. Rosenfeld EF, James GA, Burch BS. Vital pulp tissue response to sodium hypochlorite. *J Endod*. 1978;4:140–146.
183. Tang HM, Nordbo H, Barkland LK. Pulpal response to prolonged dentinal exposure dentinal exposure to sodium hypochlorite. *Int Endod J*. 2000;33:505–508.
184. Hafez AA, Cox CF, Tarim B, et al. An in vivo evaluation of hemorrhage control using sodium hypochlorite and direct capping with a one- or two-component adhesive system in exposed nonhuman primate pulps. *Quintessence Int*. 2002;33:261–272.
185. Chompu-Inwai P, Cox C, Dasanayake A, et al. Sodium hypochlorite resin modified glass ionomer vital pulpotomy in primary teeth. *Pediatr Dent*. 2002;24(abstr):176.
186. Vargas KG, Packham B, Lowman D. Preliminary evaluation of sodium hypochlorite for pulpotomies in primary molars. *Pediatr Dent*. 2006;28:511–517.
187. Ackay M, Sari S, Duruturk L, Gunham O. Effects of sodium hypoclorite as disinfectant material previous to pulpotomies in primary teeth. *Clin Oral Investig*. 2015;19:803–11.
188. Ruby JD, Cox CF, Mitchell SC, et al. A randomized study of sodium hypochlorite versus formocresol pulpotomy in primary molar teeth. *Int J Paediatr Dent*. 2013;23:145–152.
189. Ackay M, Sari S. The effect of sodium hypochlorite application on the success of calcium hydroxide and mineral trioxide aggregate pulpotomies in primary teeth. *Pediatr Dent*. 2014;36:316–321.
190. Bimstein E, Shoshan S. Enhanced healing of tooth-pulp wounds in the dog by enriched collagen solution as a capping agent. *Arch Oral Biol*. 1981;26:97–101.
191. Fuks AB, Michaeli Y, Sofer-Saks B, Shoshan S. Enriched collagen solution as a pulp dressing in pulpotomized teeth in monkeys. *Pediatr Dent*. 1984;6:243–247.
192. Fuks AB, Jones PC, Michaeli Y, Bimstein E. Pulp response to collagen and glutaraldehyde in pulpotomized primary teeth of baboons. *Pediatr Dent*. 1991;13:142–150.
193. Rutherford RB, Wahle J, Tucker M, et al. Induction of reparative dentine formation in monkeys by recombinant human osteogenic protein-1. *Arch Oral Biol*. 1993;38:571–576.
194. Kakarla P1, Avula JS, Mellela GM, Bandi S, Anche S. Dental pulp response to collagen and pulpotec cement as pulpotomy agents in primary dentition: A histological study. *J Conserv Dent*. 2013;16:434–438.
195. Mack RB. Dean JA. Electrosurgical pulpotomy: A retrospective

human study. *ASDC J Dent Child*. 1993;60:107–114.
196. Fishman SA, Udin RD, Good DL, Rodef F. Success of electrofulguration pulpotomies covered by zinc oxide and eugenol or calcium hydroxide: A clinical study. *Pediatr Dent*. 1996;18:385–390.
197. Dean JA, Mack RB, Fulkerson BT, Sanders BJ. Comparison of electrosurgical and formocresol pulpotomy procedures in children. *Int J Paediatr Dent*. 2002;12:177–182.
198. Yadav P, Indushekar KR, Saraf BG, et al. Comparative evaluation of ferric sulfate, electrosurgical and diode laser on human primary molars pulpotomy: An "in vivo" study. *Laser Ther*. 2014;23:41–47.
199. Oztas N, Ulusu T, Oygür T, Cokpekin F. Comparison of electrosurgery and formocresol as pulpotomy techniques in dog primary teeth. *J Clin Pediatr Dent*. 1994;18:285–289.
200. El-Meligy O, Abdalla M, El-Baraway S, et al. Histological evaluation of electrosurgery and formocresol pulpotomy techniques in primary teeth in dogs. *J Clin Pediatr Dent*. 2001;26:81–85.
201. Wilkerson MK, Hill SD, Arcoria CJ. Effects of the argon laser on primary tooth pulpotomies in swine. *J Clin Laser Med Surg*. 1996;14:37–42.
202. Liu JF, Chen LR, Chao SY. Laser pulpotomy of primary teeth. *Pediatr Dent*. 1999;21:128–129.
203. Saltzman B, Sigal M, Clokie C, Rukavina J, Titley K, Kulkarni GV. Assessment of a novel alternative to conventional formocresol-zinc oxide eugenol pulpotomy for the treatment of pulpally involved human primary teeth: Diode laser-mineral trioxide aggregate pulpotomy. *Int J Pediatr Dent*. 2005;15:437–447.
204. Liu JF. Effects of Nd:Yag laser pulpotomy on human primary molars. *J Endod*. 2006;32:404–407.
205. Odabaş ME, Bodur H, Baruş E, Demir C. Clinical radiographic, and histopathologic evaluation of Nd:YAG laser pulpotomy on human primary teeth. *J Endod*. 2007;33:415–421.
206. DeCoster P, Rajasekharan S, Martens L. Laser-assisted pulpotomy in primary teeth: A systematic review. *Int J Paediatr Dent*. 2013;23:389–399.
207. Marques NCT, Neto NL, de Oliveira Rodini C, et al. Low-level laser therapy as an alternative for pulpotomy in human primary teeth. *Lasers Med Sci*. 2015;30:1815–1822.
208. Martens LC. Laser physics and a review of laser applications in dentistry for children. *Eur Arch Paediatr Dent*. 2011;12:61–67.
209. Sonmez D, Sari S, Cetinbaş T. A Comparison of four pulpotomy techniques in primary molars: A long-term follow-up. *J Endod*. 2008;34:950–955.
210. Al-Mutairi MA, Bawazir OA. Sodium hypochlorite versus formocresol in primary molars pulpotomies: A randomized clinical trial. *Eur J Paediatr Dent*. 2013;14:33–36.
211. Durmus B, Tanboga I. In vivo evaluation of the treatment outcome of pulpotomy in primary molars using diode laser, formocresol, and ferric sulfate. *Photomed Laser Surg*. 2014;32:289–295.
212. Nadin G, Goel BR, Yeung A, Glenny AM. Pulp treatment for extensive decay in primary teeth. *Cochrane Database Syst Rev*. 2003;1:CD003220.
213. Goerig AC, Camp JH. Root canal treatment in primary teeth: A review. *Pediatr Dent*. 1983;5:33–37.
214. Aminabadi NA, Farahani RM, Gajan EB. Study of root canal accessibility in human primary molars. *J Oral Sci*. 2008;50:69–74.
215. Peters OA. Current challenges and concepts in the preparation of root canal systems: A review. *J Endod*. 2004;30:559–567.
216. Barr ES, Kleier DJ, Barr NV. Use of nickel-titanium rotary files for root canal preparation in primary teeth. *Pediatr Dent*. 1999;21:453–454.
217. Barr ES, Kleier DJ, Barr NV. Use of nickel-titanium rotary files for root canal preparation in primary teeth. *Pediatr Dent*. 2000;22:77–78.
218. Silva LA, Leonardo MR, Nelson-Filho P, Tanomaru JM. Comparison of rotary and manual instrumentation techniques on cleaning capacity and instrumentation time in deciduous molars. *J Dent Child*. 2004;71:45–47.
219. Ochoa-Romero T, Mendez-Gonzalez V, Flores-Reyes H, Pozos-Guillen AJ. Comparison between rotary and manual techniques on duration of instrumentation and obturation times in primary teeth. *J Clin Pediatr Dent*. 2011;35:359–363.
220. Crespo S, Cortes O, Garcia C, Perez L. Comparison between rotary and manual instrumentation in primary teeth. *J Clin Pediatr Dent*. 2008;32:295–298.
221. Katz A, Mass E, Kaufman AY. Electronic apex locator: A useful tool for root canal treatment in the primary dentition. *ASDC J Dent Child*. 1996;63:414–417.
222. Ahmad IA, Pani SC. Accuracy of electronic apex locators in primary teeth: a meta-analysis. *Int Endod J*. 2015;48:298–307.
223. Kielbassa AM, Muller U, Munz I, Monting JS. Clinical evaluation of the measuring accuracy of ROOT ZX in primary teeth. *Oral Surg Oral Med Oral Pathol Oral Radiol Endod*. 2003;95:94–100.
224. Triches TC, de Figueiredo LC, Feres M, et al. Microbial profile of root canals of primary teeth with pulp necrosis and periradicular lesion. *J Dent Child (Chic)*. 2014;81:14–19.
225. Zehnder M. Root canal irrigants. *J Endod*. 2006:32:389–398.
226. Tannure PN, Azevedo CP, Barcelos R, et al. Long-term outcomes of primary tooth pulpectomy with and without smear layer removal: a randomized split-mouth clinical trial. *Pediatr Dent*. 2011;33:316–320.
227. Coll JA, Sadrian R. Predicting pulpectomy success and its relationship to exfoliation and succedaneous dentition. *Pediatr Dent*. 1996;18:57–63.
228. da Silva LA, Leonardo MR, Oliveira DS, et al. Histopathological evaluation of root canal filling materials for primary teeth. *Braz Dent J*. 2010;21:38–45.
229. Nurko C, Ranly DM, García-Godoy F, Lakshmyya KN. Resorption of a calcium hydroxide/iodoform paste (Vitapex) in root canal therapy for primary teeth: A case report. *Pediatr Dent*. 2000;22:517–520.
230. Primosch RE, Ahmadi A, Setzer B, Guelmann M. A retrospective assessment of zinc oxide-eugenol pulpectomies in vital maxillary primary incisors successfully restored with composite resin crowns. *Pediatr Dent*. 2005;27:470–477.
231. Barcelos R, Santos MP, Primo LG, et al. ZOE paste pulpectomies outcome in primary teeth: A systematic review. *J Clin Pediatr Dent*. 2011;35:241–248.
232. Rewal N, Thakur AS, Sachdev V, Mahajan N. Comparison of endoflas and zinc oxide eugenol as root canal filling materials in primary dentition. *J Indian Soc Pedod Prev Dent*. 2014;32:317–321.
233. Mortazavi M, Mesbahi M. Comparison of zinc oxide and eugenol, and Vitapex for root canal treatment of necrotic primary teeth. *Int J Paediatr Dent*. 2004;14:417–424.
234. Bawazir OA, Salama FS. Clinical evaluation of root canal obturation methods in primary teeth. *Pediatr Dent*. 2006;28:39–47.
235. Holan G, Fuks AB. A comparison of pulpectomies using ZOE and KRI paste in primary molars: A retrospective study. *Pediatr Dent*. 1993;15:403–407.
236. Nakornchai S, Banditsing P, Visetratana V. Clinical evaluation of 3Mix and Vitapex as treatment options for pulpally involved primary molars. *Int J Paediatr Dent*. 2010;20;214–221.
237. Fuks AB, Eidelman E, Pauker N. Root fillings with Endoflas in primary teeth: A retrospective study. *J Clin Pediatr Dent*. 2002;27:41–45.
238. Moskovitz M, Sammara E, Holan G. Success rate of root canal treatment in primary molars. *J Dent*. 2005;33:41–47.
239. Seale NS. Stainless steel crowns improve success rate of root canal treatment in primary teeth. *J Evid Based Dent Pract*. 2005;5:205–206.
240. Sari S, Okte Z. Success rate of Sealapex in root canal treatment for primary teeth: 3-year follow-up. *Oral Surg Oral Med Oral Pathol Oral Radiol Endod*. 2008;105:e93-e96.
241. Subramaniam P, Gilhotra K. Endoflas, zinc oxide eugenol and metapex as root canal filling materials in primary molars—A comparative clinical study. *J Clin Pediatr Dent*. 2011;35:365–369.
242. Moskovitz M, Yahav D, Tickotsky N, Holan G. Long-term follow up of root canal treated primary molars. *Int J Paediatr Dent*. 2010;20:207–213.
243. Ramar K, Mungara J. Clinical and radiographic evaluation of pulpectomies using three root canal filling materials: An in-vivo study. *J Indian Soc Pedod Prev Dent*. 2010;28:25–29.
244. Gupta S, Das G. Clinical and radiographic evaluation of zinc oxide eugenol and metapex in root canal treatment of primary teeth. *J Indian Soc Pedod Prev Dent*. 2011;29:222–228.
245. Pinto DN, de Sousa DL, Araújo RB, Moreira-Neto JJ. Eighteen-month clinical and radiographic evaluation of two root canal-filling materials in primary teeth with pulp necrosis secondary to trauma. *Dent Traumatol*. 2011;27:221–224.
246. Moskovitz M, Tickotsky N, Ashkar H, Holan G. Degree of root resorption after root canal treatment with iodoform-containing fill-

ing material in primary molars. *Quintessence Int*. 2012;43:361–368.
247. Sato T, Ando-Kurihara N, Kota K, et al. Sterilization of infected root canal dentine by topical application of a mixture of ciprofloxacin, metronidazole and minocycline in situ. *Int Endod J*. 1996;29:118–124.
248. Jaya AR, Praveen P, Anantharaj A, et al. In vivo evaluation of lesion sterilization and tissue repair in primary teeth pulp therapy using two antibiotic drug combinations. *J Clin Pediatr Dent*. 2012;37:189–191.
249. Burrus D, Barbeau L, Hodgson B. Treatment of abscessed primary molars utilizing lesion sterilization and tissue repair: Literature review and report of three cases. *Pediatr Dent*. 2014;36:240–244.
250. Takushige T, Cruz EV, Asgor Moral A, Hoshino E. Endodontic treatment of primary teeth using a combination of antibacterial drugs. *Int Endod J*. 2004;37:132–138.
251. Cruz EV, Kota K, Huque J, et al. Penetration of propylene glycol in to dentine. *Int Endo J*. 2002;35:330–336.
252. de Sant'Anna GR. Photodynamic therapy for the endodontic treatment of a traumatic primary tooth in a diabetic patient. *J Dent Res Dent Clin Dent Prospects*. 2014;8:56–60.
253. da Silva Barbosa P, Duarte DA, Leite MF, de Sant' Anna GR. Photodynamic therapy in pediatric dentistry. *Case Rep Dent*. 2014;2014:217172.
254. Garcez AS, Nunez SC, Hamblim MR, et al. Photodynamic therapy associated with conventional endodontic treatment in patients with antibiotic-resistant microflora: A preliminary report. *J Endod*. 2010;36:1463–1466.
255. Chrepa V, Kotsakis GA, Pagonis TC, Hargreaves KM. The effect of photodynamic therapy in root canal disinfection: A systematic review. *J Endod*. 2014;40:891–898.
256. Guelmann M, Fair J, Bimstein E. Permanent versus temporary restorations after emergency pulpotomies in primary molars. *Pediatr Dent*. 2005;27:478–481.
257. Dawson LR, Simon JF Jr, Taylor PP Use of amalgam and stainless steel restorations for primary molars. *ASDC J Dent Child*. 1981;48:420–422.
258. Mata AF, Bebermeyer RD. Stainless steel crowns versus amalgams in the primary dentition and decision-making in clinical practice. *Gen Dent*. 2006;54:347–350.
259. Innes NP, Ricketts DN, Evans DJ. Preformed metal crowns for decayed primary molar teeth. *Cochrane Database Syst Rev*. 2007;1:CD005512.
260. Garcia-Godoy F. Resin based composites and compomers in primary molars. *Dent Clin North Am*. 2000;44:541–570.
261. Guelmann M, Shapira J, Silva DR, Fuks AB. Esthetic restorative options for pulpotomized primary molars: A review of literature. *J Clin Pediatr Dent*. 2011;36:123–126.
262. Fishman R, Guelmann M, Bimstein E. Children's selection of posterior restorative materials. *J Clin Pediatr Dent*. 2006;31:1–4.
263. Atieh M. Stainless steel crown versus modified open-sandwich restorations for primary molars: A 2-year randomized clinical trial. *Int J Paediatr Dent*. 2008;18:325–332.
264. Lustig JP, Schwartz-Arad D, Shapira A. Odontogenic cysts related to pulpotomized deciduous molars: Clinical features and treatment outcome. *Oral Surg Oral Med Oral Pathol Oral Radiol Endod*. 1999;87:499–503.
265. van Amerongen WE, Mulder GR, Vingerling PA. Consequences of endodontic treatment in primary teeth. Part I: A clinical and radiographic study of the influence of formocresol pulpotomy on the life span of primary molars. *ASDC J Dent Child*. 1986;53:364–370.
266. Pruhs RJ, Olen GA, Sharma PS. Relationship between formocresol pulpotomies on primary teeth and enamel defects on their permanent successors. *J Am Dent Assoc*. 1977;94:698–700.
267. Messer LB, Cline JT, Korf NW. Long term effects of primary molar pulpotomies on succedaneous bicuspids. *J Dent Res*. 1980;59:116–123.
268. van Amerongen WE, Mulder GR, Vingerling PA. Consequences of endodontic treatment of primary teeth. Part II. A clinical investigation into the influence of formocresol pulpotomy on the permanent successor. *ASDC J Dent Child*. 1987;54:35–39.
269. Mulder GR, van Amerongen WE, Vingerling PA. Consequences of endodontic treatment of primary teeth. Part II. A clinical investigation into the influence of formocresol pulpotomy on the permanent successor. *ASDC J Dent Child*. 1987;54:35–39.
270. Asián-González E, Pereira-Maestre M, Conde-Fernández D, et al. Dentigerous cyst associated with a formocresol pulpotomized deciduous molar. *J Endod*. 2007;33:488–492.
271. Grundy GE, Adkins KF, Savage MW. Cysts associated with deciduous molars following pulp therapy. *Aust Dent J*. 1984;29:249–256.
272. Savage MW, van Amerongen WE, Mulder GR, Vingerling PA. Consequences of endodontic treatment of primary teeth. Part II. A clinical investigation into the influence of formocresol pulpotomy on the permanent successor. *ASDC J Dent Child*. 1987;54:35–39.
273. Croll TP, Pascon EA, Langeland K. Traumatically injured primary incisors: A clinical and histological study. *ASDC J Dent Child*. 1987;54:401–422.
274. Holan G. Development of clinical and radiographic signs associated with dark discolored primary incisors following traumatic injuries: A prospective controlled study. *Dent Traumatol*. 2004;20:276–287.
275. Holan G. Long-term effect of different treatment modalities for traumatized primary incisors presenting dark coronal discoloration with no other signs of injury. *Dent Traumatol*. 2006;22:14–17.
276. Holan G, Rahme MA, Ram D. Parents' attitude toward their children's appearance in the case of esthetic defects of the anterior primary teeth. *J Clin Pediatr Dent*. 2009;34:141–145.
277. Brantley DH, Barnes KP, Haywood VB. Bleaching primary teeth with 10% carbamide peroxide. *Pediatr Dent*. 2001;23:514–516.
278. Bussadori SK, Roth F, Guedes CC, et al. Bleaching non vital primary teeth: Case report. *J Clin Pediatr Dent*. 2006;30:179–182.
279. Gonjito IT, Navarro RS, Ciamponi AL, Zezell DM. Whitening techniques using the diode laser and halogen lamp in human devitalized primary teeth. *J Dent Child*. 2008;75:164–167.
280. Arikan V, Sari S, Sonmez H. Bleaching a devital primary tooth using sodium perborate with walking bleach technique: A case report. *Oral Surg Oral Med Oral Pathol Oral Radiol Endod*. 2009;107:e80-e84.
281. American Academy of Pediatric Dentistry. Policy on the use of dental bleaching for child and adolescent patients. Revised 2014. In: American Academy of Pediatric Dentistry Reference Manual. *Pediatr Dent*. 2014;36:72–74.
282. Rotstein I, Zalkind M, Mor C, et al. In vitro efficacy of sodium perborate preparations used for intracoronal bleaching of discolored non-vital teeth. *Endod Dent Traumatol*. 1991;7:177–180.
283. Haywood VB. History, safety and effectiveness of current bleaching techniques and applications of the nightguard vital bleaching technique. *Quintessence Int*. 1992;23:471–488.
284. Palo RM, Valera MC, Camargo SE, et al. Peroxide penetration from the pulp chamber to the external root surface after internal bleaching. *Am J Dent*. 2010;23:171–174.
285. Sharma DS, Sharma S, Natu SM, Chandra S. An in vitro evaluation of radicular penetration of hydrogen peroxide from bleaching agents during intra-coronal tooth bleaching with an insight of biologic response. *J Clin Pediatr Dent*. 2011;35:289–294.
286. Heithersay GS. Invasive cervical resorption: An analysis of potential predisposing factors. *Quintessence Int*. 1999;30:83–95.
287. Warren MA, Wong M, Ingram TA. An in vitro comparison of bleaching agents on the crowns and roots of discolored teeth. *J Endod*. 1990;16:463–467.
288. American Academy of Pediatric Dentistry. Guideline on use of antibiotic therapy for pediatric dental patients. *Reference manual*. 2014;36:284–286.
289. American Association of Endodontists. Colleagues for Excellence. Use and abuse of antibiotics. Winter 2012. www.aae.org/colleagues.

第三十九章　牙髓病学与正畸学在治疗计划制订及实施过程中的相互关系

James L. Gutmann, Vivian Manjarrés

第一节　牙髓治疗与口腔正畸治疗相互关系概述

一、牙外伤与正畸治疗关系研究现状

直至20世纪末，牙髓病学与正畸学之间的相互关系才开始受到人们的关注[1]。它们之间的联系主要集中于正畸牙移动（orthodontic tooth movement，OTM）期间的牙体损伤、吸收性缺陷以及牙髓变性或损伤。尽管在过去的百年中，已有大量文献证实了其间存在相互作用[2-4]，然而目前仍有文章声称它们之间并无相互影响，尤其是OTM不会导致牙损伤的产生[5,6]，这与20世纪30年代提出的陈旧观点极为相似[7]。本章将文献回顾结合临床经验和治疗效果观察，以及OTM期间常见的牙体和牙髓-牙周复合体疾病病例展示和分析，以此来阐明其间的相互关系。

首先，读者可以参考这篇综述中提及的两篇论据充分的文章，其中重点阐述了牙外伤、牙髓状态和OTM的相互作用以及从牙髓病学-正畸学角度制定治疗计划时所面临的挑战[8]。以上两篇文章为证实牙髓和正畸治疗存在相互联系提供了文献基础，同时有力反击了那些认为二者无关的论点。但遗憾的是，目前仍然缺乏关于探讨OTM期间牙髓-正畸之间相互作用复杂机制的高水平研究证据[8,9]。本章将讨论OTM过程中牙体和牙髓-牙周复合体中影响治疗计划和临床结果的关键问题，并依据上述文献对这些问题进行回答[8]。另外，我们还将对目前仍存在争议的问题及需进一步解释和评估的现有发现和临床发展趋势进行深入探讨。

全球有大量关于青少年患者外伤发生率的相关研究，但其中却缺乏牙外伤患者后期接受OTM治疗的数据及其治疗效果的资料。想要了解OTM术中及术后牙损伤的发生率，需要在OTM术前记录完整的牙科就诊史，必要时对患者进行详细询问，以确保掌握包括任何轻微牙外伤史在内的全部信息。特别是当怀疑患儿被虐待时，这种关注尤其必要，因为患儿父母常不愿如实告知医生，且患儿也常常因为害怕而不愿分享这些经历。对于身体遭受配偶虐待的患者也是如此。在制订OTM计划时易忽略患者遭受的虐待行为对牙齿的潜在伤害[17-19,43,44]。

确定成人人群牙外伤的发生率和患病率的研究十分重要，然而相关数据却很少[45]，尽管这些患者中不少后来寻求并最终接受了OTM治疗，我们对他们的牙外伤史却一无所知。

在过去的三四十年中，接受OTM的青少年和成年患者数量都有明显增加。较青少年而言，成人OTM的流行病学数据我们仍知之甚少。有文献表明成人寻求OTM的主要目的是改善外观、纠正牙齿拥挤或错位[46]或是配合牙周疾病治疗，从而通过OTM提高生活质量、维护自尊心并增强自信心[47,48]。但研究显示，某些类型OTM对成年人的效果可能不如青少年患者好，例如：埋伏尖牙的移位、牙槽骨的保留、OTM结束后牙龈黑三角的预防[49]。由于以往的研究均未探讨这些不佳的治疗效果是否同牙外伤及其他牙齿疾患如大面积的修复体、牙髓活力的改变、牙髓治疗及牙周疾病等相关[50]。因此，随着时间的推移，仍无法预知OTM并发症的发生率。

随着社会的发展及牙科医生专业知识的提升，全球范围内青少年人群牙外伤发病率已明确，并且对该人群牙外伤处理的关注度不断提升[10-44]。

虽然现在我们已经知悉青少年人群的牙外伤患病率，但却很少关注成人人群牙外伤的发病率和患病率。

通常而言，大多数成人牙齿在拟接受OTM治疗之前其牙髓可能已经历多次刺激或损伤，因此它们具有与青少年牙齿不同的病史和临床特点，这些刺激或损伤对牙髓造成的影响在OTM之前是否已经消除我们不得而知。

二、外伤牙的术前评估

目前仍极度缺乏对这一问题的相关研究。我们需要考虑以下相关重要问题，例如：是否应该对所有计划进行OTM的牙齿进行敏感性测试？对于曾接受治疗并可能存在问题的牙齿，仅拍摄全景片是否足够？正式开始OTM之前是否应咨询其他口腔专科医生？针对牙髓方面，Meeran[51]简要进行了总结，“应获取完整而详细的牙科病史，尤其要注意牙外伤史。通过影像学检查发现是否存在

髓腔钙化非常重要，因为在正畸治疗期间，髓腔钙化的牙发生不可逆性牙髓变性的风险较高。对于正畸治疗期间存在发生牙髓坏死风险因素（如埋伏牙，经历过龋坏、外伤和修复的牙，有髓腔钙化迹象的牙）的患者，医生应将治疗过程中牙髓损伤的风险告知患者，并在治疗前征得患者的知情同意。同时，在OTM过程中，必须根据牙齿受力的生理临界值，施加轻微的连续矫治力以移动牙齿。应格外小心，以确保预期的牙齿移动不会影响根尖的血供（例如，将根尖压向骨密质板）。对于正畸治疗期间出现的牙髓症状应及早发现并及时进行相应的治疗，切勿拖延”。与Meeran的观点一致，许多其他学者的研究也证实恒牙在OTM中可能受到影响[52-60]。

受过外伤的牙，在OTM期间更易发生牙根吸收。研究发现，在OTM前已有根吸收迹象的牙，无论是否经过牙髓治疗，在移动过程中都容易出现牙根吸收[1,5,61-65]。因此，开始OTM前对受过外伤的牙进行全面的评估是必不可少的。

全面详细采集患者牙科病史的重要性再怎么强调也不为过。当有外伤史尤其是受到过严重创伤的牙[64,66]接受OTM时，可能会加剧其吸收。有研究表明，64%的外伤牙在OTM之前会表现出牙根吸收的迹象[67]。同时，还应注意，在OTM期间，曾发生过脱落或移位的牙齿发生吸收的可能性更大。但对于牙根尚未发育成熟的嵌入性脱位，一时很难评估牙髓状态。一般建议进行3~4周正畸牵引，密切观察牙根吸收或牙髓坏死的临床及影像学体征或症状。另外，也可考虑手术复位[61]。在此类病例的评估和决策过程中，CBCT在与患者沟通和治疗方案选择中发挥尤为重要的作用，特别是对于由OTM引起的牙槽骨或牙根的轻微密度降低或潜在密度降低的患者[68]。

三、正畸治疗对牙的影响

（一）正畸治疗与牙吸收的关系

有过牙外伤史的年轻和成人患者都存在正畸过程中再次发生牙创伤的风险。同样，OTM也会增加牙根吸收的风险，尤其是在牙移动过程中遭受创伤，其发生牙根吸收的风险更高。

目前还鲜有前瞻性或回顾性研究能为此种情况提供循证临床指导。一般而言，口腔医生通常依靠临床经验来指导治疗，即通过患者的症状、体征和创伤程度来制定治疗计划。然而，那些有过牙外伤史的患者，特别是年轻人和从事体育运动的患者，往往面临再次牙创伤的风险，因而在整个OTM期间，牙根吸收的风险都可能增加。

（二）正畸治疗与牙髓变性的关系

在正畸治疗期间受到创伤的患牙（特别是发生牙周损伤时）通常表现出明显的牙髓变化，从牙髓血运的改变、纤维化、钙化[59]到根管完全闭锁（影像学检查）[60]直至牙髓坏死[69-72]。正畸压低之后受到创伤的牙齿，其牙髓变化尤为明显[70]。同样地，牙周严重损伤的患牙，在进行正畸伸长或压低移动时，患牙极易发生牙髓坏死[71,72]。这种情况下，若计划使用临时支抗装置（temporary anchorage devices，TAD）如微螺钉种植体（miniscrews）支抗来进行牙移位时，则需仔细评估。在放置TAD时，必须注意切勿引起牙齿的进一步创伤。

第二节　冠折患牙的处理

根据残留牙根的条件（特别是牙根长度和宽度）以及美观考虑，当牙冠折断端位于龈下时，可考虑行OTM治疗。

一、正畸牵引技术的应用

折裂位于龈下较深位置的冠折患牙大多无法修复，且可能出现牙周并发症（图39-2）。由于牙折位置较深且牙折线的冠方部分通常松动明显，故该类病例的治疗最为棘手[65]。根据牙折的位置，应立即进行固定以获得稳定性，并进行相应的根管治疗以保留牙齿[89]。无论根折发生于牙根何处，使用CBCT可有效确定根折线的确切位置及走向。此外，如果临床医生可通过牙周探诊探查到折断位置，则应拔除牙折线的冠方部分，再根据剩余牙根的情况确定相应治疗方案。因为如果折断位置可被牙周探诊探查到，则意味着折断处已发生唾液污染，两个断端间将无法正常愈合，且此时患牙牙髓极有可能已被细菌感染。一旦牙折冠方部分被去除，可通过正畸方法将根方部分向冠方移位，后期可视情况采取桩核冠[90]的修复方式保留根方断端[91-94]。然而，并不是所有的根方断端都可通过这样的方式得以保留，若残留的牙根长度及形状未能达到修复的标准，则需拔除。

二、手术治疗

此外，也可考虑手术复位患牙[61,95-99]。术中小心地将龈下残留的牙根向冠方稍移位，如有必要可将患牙适当旋转，以创造即刻修复的条件，并维持患牙在愈合期的稳定，则可减少甚至避免牙根吸收的风险[98]。对于根尖孔发育尚未完全的患牙，则需采用更为保守的正畸牵引方案，严禁手术复位[41,100]。研究发现，根尖孔未发育完全的牙在压低移动后，发生髓腔和根管钙化的风险是成熟恒牙的6倍，但其发生牙根吸收的风险较成熟恒牙低，这提示医生在对年轻恒牙进行OTM时需谨慎且缓慢。年轻恒牙中最常见的损伤后并发症包括：牙髓坏死（73.3%）、边缘性骨丧失（60%）、炎症性根吸收（40.9%）、髓腔和根管钙化（26.79%），以及替代性根吸收（20%）[99]。此外，对于年轻恒牙，当我们通过 OTM 对患牙进行冠向牵引，在其伸长期间及就位后的一段时间内，特别是在没有任何症状的情况下，牙髓测试是无法区分“健康牙髓”和“不健康牙髓”的。其次，根尖孔尚未发育完全的年轻恒牙在发生牙外伤后，其修复方式也与成熟恒牙有所不同，特别是存在髓腔闭锁、或其他根及冠部缺损的情况下[101]。

第三节 术前术中详细病史的采集

一、正确评估牙髓健康状态

成年患者经历牙外伤或其他疾患后，其牙髓的健康状况很难确定。我们时常使用“活髓”和“非活髓”，以及“可逆性”和“不可逆性”损伤等术语来描述牙髓状态，其实并不能准确地表述牙髓状态。

即使牙齿无临床症状和影像学改变，并且牙髓活力测试有反应，也并不意味着牙髓就一定是健康的。尤其是对于成年患者，在进行 OTM 之前以及实施期间，除了对牙髓活力进行检查之外，还应考虑慢性炎症和/或组织退变对牙髓状态的影响[8]。

全面的诊断和治疗计划的制定应考虑到以下几方面：牙髓状态（尤其是成年人），既往牙科治疗或外伤史，以及牙的外观。尽管临床医生希望能明确牙髓组织的生理状况，以及是否相对“健康”，但当前使用的临床测试方法都存在一定的缺陷和误差，因为只能通过刺激神经组织或血流来间接评估牙髓状态。因此，在尚无更为理想的新方法之前，对即将进行 OTM 的每个牙，都需同时行牙髓电活力和温度测试来评估牙髓的“敏感性”。

（一）牙髓电活力测试

临床医生可通过牙髓电活力测试法（electric pulp test，EPT）观察牙髓是否对电刺激存在反应，将坏死牙髓和有活力的牙髓区分开来。在进行 EPT 时，常使用诸如牙膏或凝胶类的介质来确保牙齿与测试仪尖端之间的电接触。理想情况下，应将测试仪的尖端置于前牙的切缘上[102]，或后牙的颊尖上[103]。但许多临床医生倾向于将测试仪的尖端放置在牙冠唇面或颊面中部，这可能会造成读数误差[104]。另外，EPT 仪器上的相对数值或读数并不代表牙髓的相对健康状况。由于 EPT 的电流输出功率是随读数呈指数而非线性增加，因此牙髓在测试仪高功率时可能出现反应，但不能认为牙髓是健康的。一般认为，EPT 对于牙髓活力的检测存在 20% 的假阴性或假阳性。EPT 的另一个局限性在于：对于根尖孔未闭的年轻恒牙，外伤后患牙以及明显髓腔冠方和/或线形钙化的牙齿，EPT 可能无反应，检测结果存在一定假阴性[8]。

（二）温度测试

温度测试（主要是冷测试）对判断牙髓的反应能力效果更好[105]。可以使用冰、氯乙烷晶体、二氧化碳喷雾或冷水进行该测试[106]。临床中，可将废弃的一次性麻醉针的塑料护套注水冰冻，制成冰条，用其进行冷测试。建议 1 次只检测 1 颗牙齿，并且保证每次检测都将冰条放置于每颗牙的同一位置。如果对牙髓反应判断不确定时，可以考虑对牙齿的每个暴露牙面进行检测。一般而言，即使是同一颗牙齿，检测的牙面不同，其反应也会有所不同。建议使用温度测试的一个重要原因是，在 OTM 之后使用冷测试评估牙髓状态比 EPT 更为可靠[54,107]。

（三）透照法

透照法可用于确定牙齿的透明度以及是否存在裂纹、缝隙或变色，这些迹象显示患牙之前可能存在牙髓病变。检查时应关注正畸治疗之前所有有疾患的牙齿，包括外伤牙、龋齿、有修复体的患牙等，建议使用彩色照片详细记录。若患牙存在变色[1]：如黄/棕蓝色，提示可能存在大量修复性牙本质形成；呈粉蓝色，提示可能存在牙髓血管损伤或牙内吸收[1,108]；而呈灰蓝色或浑浊的灰蓝色，则提示牙髓坏死。

（四）正畸治疗对牙髓活力的影响

鉴于成年患者常出现无症状牙髓损伤，因此在粘接[109,110]以及拆除托槽[111-114]时必须考虑到这一系列操作的产热，可能对牙齿产生潜在影响。研究表明，牙髓温度上升 5℃ ~17℃会导致严重的进行性牙髓坏死[115]。针对该问题，Baldissara 等[116]对年轻恒前磨牙进行了体内研究。结果显示牙髓温度升高 8.9℃ ~14.7℃，并不会造成病理性改变，表明热量对牙髓影响的决定性因素是热传导的速率，而不是绝对温度。并且，研究结果提示，短期内细胞对热的敏感性较低，热量对细胞的损伤似乎并不是导致牙髓坏死的主要因素。在另一项研究中 Baldissara 等[117]发现，当牙齿温度从 39.5℃升高到 50.4℃时，患者会感到疼痛。以往研究表明，采用光固化粘接托槽至牙齿时，升高的温度并不会超过对牙髓产生不可逆影响的临界值。而当拆除托槽时，温度可能会上升至临界值，因此须采用水冷却或精细车针以最大程度减少这种情况的发生。但是，在粘接及拆除托槽这两种情况下，以上研究获得的数据都无法反映成人患者接受正畸时的临床实际情况，因为成人牙齿在接受正畸之前可能已经历过外伤或其他疾患损伤，这些都可能对牙髓造成负面影响。因此这方面还需要更多的研究，以制订临床操作流程的实施标准。

临床检查时，应详细检查曾接受过盖髓治疗或复合树脂深层充填的患牙，关键是评估修复的深度、剩余牙本质厚度以及牙齿对温度测试的反应。如今临床上常采用大范围的复合树脂充填材料替代旧的银汞充填物，而有时部分完好的银汞充填物也被不负责任的拆除。然而，临床医师可能忽略了近髓树脂类材料导致牙髓损伤的可能性，其将长期威胁患牙牙髓的健康。虽只是经验之谈，但从临床观察而言，接受过盖髓治疗或复合树脂深层充填的患牙出现牙髓坏死、急性根尖周炎等症状的可能性更高。因此，对这类牙，在制订正畸移动方案时，应预见到可能出现的牙髓并发症。

二、CBCT 在正畸治疗中的应用

（一）在检查冠根折患牙中的应用

对有较高牙根吸收风险的患者进行 CBCT 检查有助于 OTM 计划的制订和实施。

在治疗决策与评估方面，CBCT 检查在患者沟通和治疗选择中起重要作用，特别是考虑到骨和牙根密度的变化以及 OTM 期间牙髓可能发生的潜在变化[63, 68, 69]（图 39-1）。然而，也有人对正畸治疗过程中使用 CBCT 心存顾虑，认为它不能代替传统影像检查[73]，有时使用定量数字减影放射技术是更好的选择[74]。

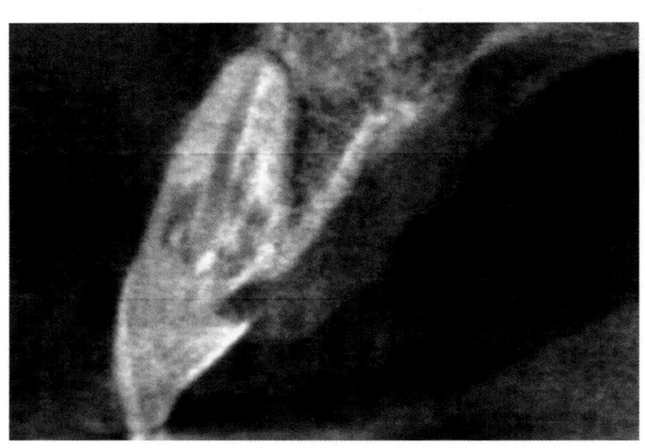

图 39-1　CBCT 图像可提供牙根完整性变化的详细信息，而整体影响在根尖片上可能并不明显。注意沿髓腔发生的外吸收，伴有舌隆突水平的牙冠腭侧缺损

文献证实牙根折处是可愈合的，且若无明显的替代性吸收或骨粘连，愈合后的牙是可进行正畸移动的。在这些病例中必须使用 CBCT 检查。

采用 CBCT 检查对判定牙折的具体位置和方向非常有效（图 39-2）[69, 75, 76]。现有的大量研究证明根尖和根中部的牙折可愈合，无论是否进行过牙髓治疗[77-80]。但无论愈合与否，这类牙势必会越来越常见，尤其是在成年正畸患者中，可能需要对这类牙齿进行移动。目前尚缺乏大量详细的证据来指导在这种临床情况下应如何选择治疗计划。然而，根据小样本研究或病例报告[81]，即使外伤时牙齿折裂严重且断端移位明显[82]，折断处已愈合的牙齿也可通过正畸移动。但为确保取得良好效果，治疗过程中应施加轻矫治力[83]并密切观察[84-86]。基于此，在初步诊断和后期随访评估中都需使用 CBCT 进行检查[68, 87]。这些病例在 OTM 结束后至少要随访评估 2 年以上，以观察牙髓反应和牙齿动度。但如果发生骨性粘连，将无法移动牙齿。关于对牙折患牙进行正畸移动的相关问题将在后面章节说明。毫无疑问，这类牙齿的牙髓都会遭受或多或少的损伤，有的牙齿对敏感测试反应不一，有的则是发生完全坏死或钙化，还有小部分出现牙内吸收现象[88]。

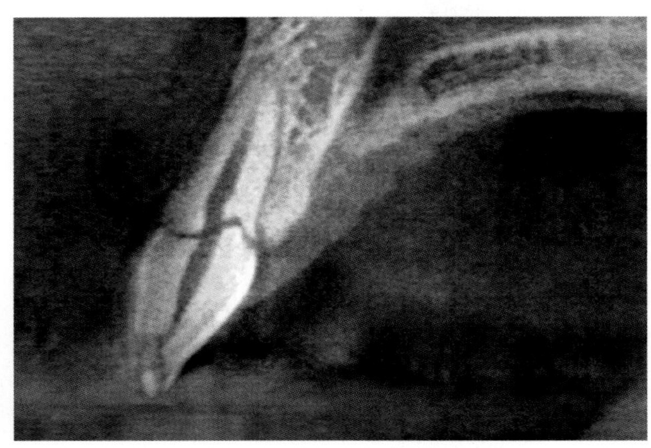

图 39-2　冠 1/3 牙折，CBCT 显示通过牙冠的曲折牙折线，CBCT 可增强对牙折真实性的判定。

（二）在检查牙根吸收中的应用

从二维影像中可能较难以判断是否存在牙根吸收，因为每单位体积牙齿必须有足够的矿化组织缺失才能从 X 线片上确认牙根吸收，而在这些情况下 CBCT 检查具有很强的优势。

虽然 CBCT 可能会使患者暴露在更大剂量的辐射下[73]，但基于对病情的总体评估，对在 OTM 期间存在牙根吸收高风险的正畸患者进行 CBCT 检查是十分必要的[176]。严重切牙牙根吸收常与上颌尖牙阻生有关，尤其是女性患者。严重近远中错位的尖牙其牙囊宽于 2mm，可紧靠相邻中切牙的根中 1/3，对其影响是显而易见的，而侧切牙则正常[189]。因此，牙髓医生也常面临着处理有或无症状的严重切牙吸收病例的挑战（图 39-3）。且如前所述，OTM 前切牙根部的吸收、阻生尖牙的拔除、牙根长度减少、冠根比下降和薄弱牙槽骨等，都是正畸治疗期间导致上颌切牙发生严重根吸收的高危因素[190]。因此，在拟定 OTM 治疗计划期间，对怀疑已存在牙根吸收的病例，应进行 CBCT 检查。

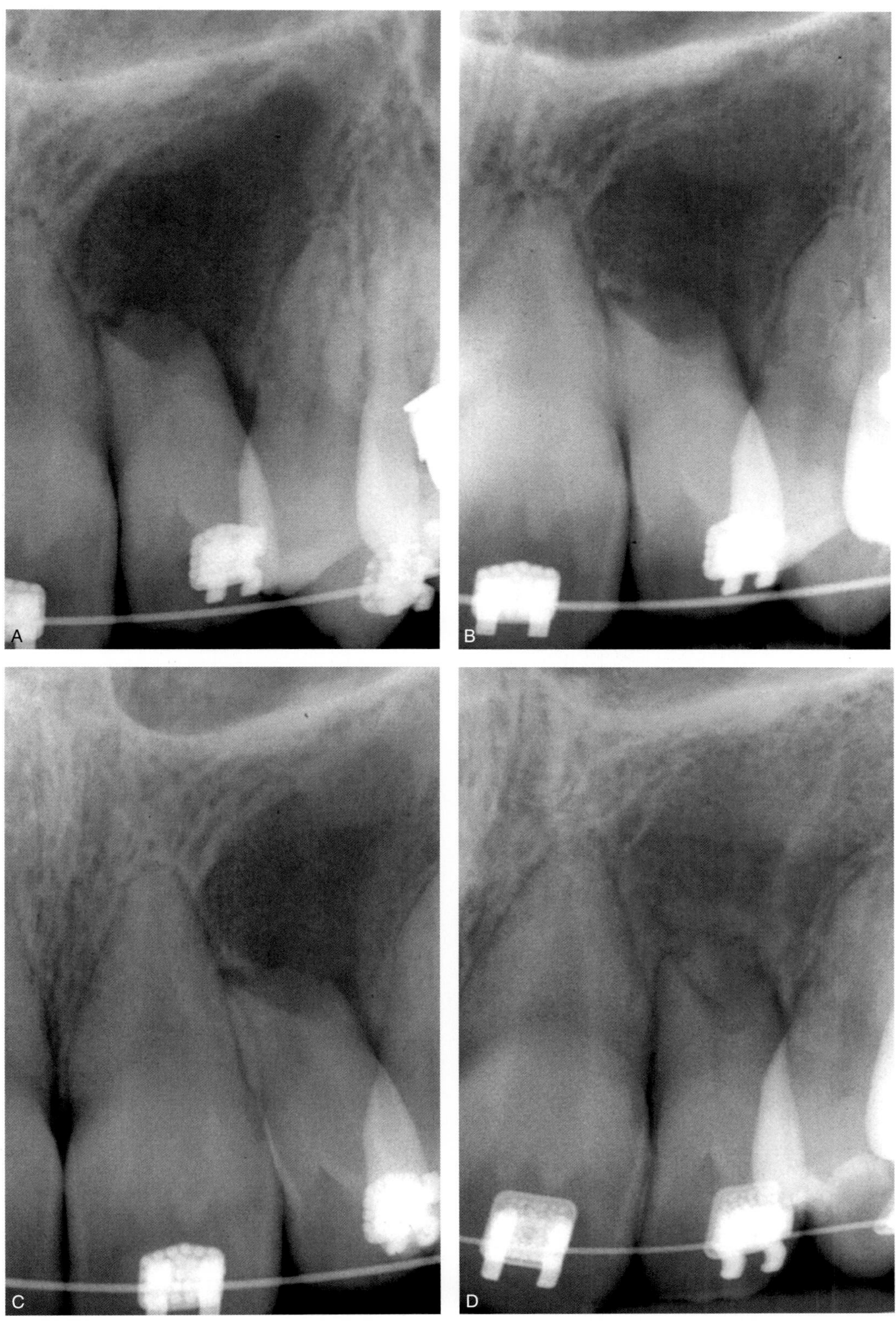

图 39-3　A. 在拔除阻生尖牙之后，牙髓医生面临的挑战是如何治疗已发生牙根吸收的侧切牙，通常推荐采用“等待和观察”的牙髓治疗方法　**B、C.** 3 个月和 6 个月随访，患牙无症状，牙冠仅有轻度变色　**D.** 1 年后随访，病区表现为完全骨性修复，牙髓医师采取的唯一干预措施是诊断、制定治疗方案和定期评估（Courtesy of Dr.Sonia Ferreyra，Cordobá，Argentina.）

第四节　牙髓治疗与正畸治疗的相互关系

一、正畸治疗中牙髓组织学及分子生物学的变化

OTM 可引起牙髓组织学和分子生物学的变化，其中一些可导致牙髓退行性变。

（一）影响因素

临床医生也许还尚未意识到 OTM 会对牙髓的生理状态产生某些不利的影响。但目前此领域的相关研究是支持这一观点的，并认为在正畸治疗计划中必须予以考虑[199]。以下两个因素会对此有影响：一是正畸治疗前牙髓的受损程度，二是正畸治疗中所施加的矫治力大小和类型。在前一种因素中，情况会因患者的年龄（青少年或成人）、有无外伤史、牙体缺损修复的范围、是否长期患牙周病等而有所不同。

（二）牙髓的代谢变化

正畸过程如移动牙齿过快，牙髓可能会发生变化或损伤[59, 60, 199]。这可能是因为根尖周组织及进入到牙髓内的血运发生变化所致。临床上观察，患牙可能对外界刺激的敏感性发生变化[120]。移动过程会对牙髓组织的代谢产生直接影响，尤其是对成熟恒牙的成牙本质细胞层，以及年轻恒牙的 Hertwig 上皮根鞘（随后章节将会介绍外伤对根尖诱导成形术患牙的影响）。临床常见的挑战，是通过外科或正畸的手段移动阻生尖牙时（图 39-4）对牙髓（可能是牙根和牙周组织）产生的影响[121, 122]。正畸过程中，尤其是压低情况下，牙髓的病理改变及其影响也会随矫治力的增大而成比例增加[59, 123]。

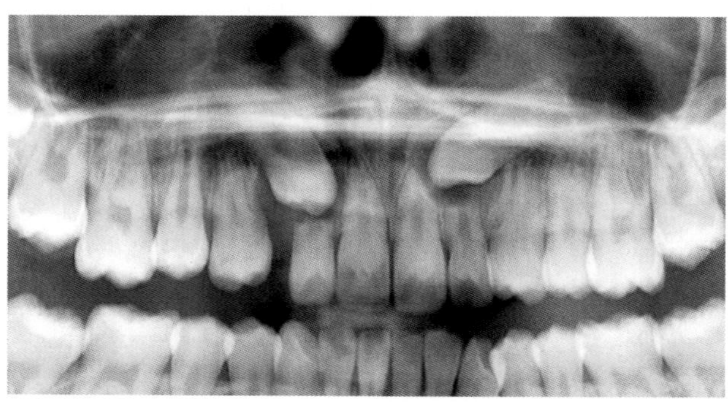

图 39-4　全景片显示由于尖牙阻生导致上颌侧切牙的牙根广泛受损。即使侧切牙可保留，其根管治疗难度也非常大。另外，左上颌中切牙髓腔钙化意味着牙髓变性（Courtesy of Dr.Kathleen Valencia, Weston, Florida, U.S.A.）

Oppenheim 在应用唇舌扩弓矫治器的临床病例中观察到严重的牙髓变性[124, 125]。这项技术用于牙根尖 1/3 的控根倾斜移动。因此，他推荐使用轻而间歇的矫治力，以减少牙齿组织损伤，并为可能的修复提供时间。Tschamer 观察到青春期晚期患者，佩戴矫治器后出现成牙本质细胞变性、牙髓细胞萎缩[126]。回顾文献，这些发现得到了众多研究的认可[127-131]。

（三）牙髓的成牙本质活动变化

研究结果揭示了正畸矫治力的生物效应与牙齿发育程度的联系，尤其是在牙髓的成牙本质活动中[132, 133]。这意味着根尖孔粗大的牙齿具有更高的牙本质形成能力，能减少矫治力的不良影响。Ooshita 指出，根尖孔开放或粗大的牙齿在牙移动过程中，其周围的牙周膜和牙槽骨活动加快[134]。Labart 等报道矫治力施加于正在萌出的大鼠切牙后，其牙髓氧代谢增高[135]。为了进一步阐明这些问题以及评估牙髓受损后的恢复能力，Unterseher 等分析了牙移动后经过 7 天休息期牙髓的氧代谢情况[136]。在第 1 周内，牙髓先出现氧代谢抑制然后又回升到正常水平。牙髓氧代谢水平与年龄呈负相关，与根尖孔大小呈正相关。

（四）牙髓的血管变化

1. 牙髓的血流变化　回顾文献，针对 OTM，人牙髓血管生成变化的研究有限。血管生成是指新生毛细血管通过血管形成过程，最终形成庞大的血管网结构[137]。Kvinnsland 等通过荧光显微镜观察到大鼠磨牙近中倾斜移动时牙髓血流量显著增加[138]。Nixon 等通过大鼠模型也发现，随着矫治力增大，牙髓血管发生显著性变化，伴有功能性牙髓血管数量明显增加[139]。但 Anstendig 和 Kronman 的研究结果与此相反，他们观察到施加矫治力后牙髓组织或血管变少[140]。

McDonald 和 Pitt Ford 发现牙齿移动过程中牙髓内的血流变化不是单纯减少，而是存在克服潜在组织灌注不良的动态变化[141]，Vandevska-Radunovic 等的研究也进一步证实了这些结果[142]。

Derringer 等发现正畸治疗开始 5 天后，移动的牙齿内有大量新生微血管出现[143]。这些发现，以及更多现有的研究，均证实牙髓内不但存在明显的血管生成现象，而且也存在促进微血管系统生长的血管生成因子[144, 145]。

2. 牙髓血管变化对成牙本质活动的影响　牙髓血管的变化和牙髓细胞代谢的改变通常会引起修复性牙本质在牙髓冠方和根方的沉积，同时伴随着矿化不良的增加[60, 119]。这种变化在某些情况下会导致髓腔完全闭锁[146]，甚至最终导致牙髓坏死。但这种情况在临床上并不多见，特别是青少年患者[128, 147-149]。除非牙髓在此之前受过损伤，否则大多数时候牙髓的变化是可逆的。Nixon 等发现大鼠牙齿移动高峰期，其前期牙本质厚度的增加与矫治力相关[139]。该实验中，牙髓在正畸移动前均是正常的，在髓腔中的任何位置也未发现前期牙本质的形成存在差异，这表明牙髓无法区分所施加力的具体位置。对于临床有重要指导意义的是 OTM 前的牙创伤史，以及 OTM 前和 OTM 期间影像学观察到的髓腔钙化[150]。对于不同程度髓腔钙化的牙齿，尤其是有大范围修复体或牙周病的患牙，对牙髓 EPT 有无反应

通常没有诊断价值。近期研究推荐使用牙髓温度测试或血氧测定法替代牙髓 EPT[54, 107, 151]。

（五）牙髓的神经反应变化

有研究评估了正畸牙齿移动过程中，牙髓神经的反应，以及特定神经介质的释放[152]。也有研究探讨根尖孔开放的人牙，经过短期或长期正畸移动后牙髓内轴突数量的变化[153]。研究首先在体内进行，随后将牙齿拔出，并进行光学和电子显微镜观察：虽然无髓轴突数量超过有髓轴突，但实验组牙齿（正畸移动组）和对照组牙齿（非移动组）两组之间在无髓轴突和有髓轴突的数量上并无显著性差异。因此，牙髓内轴突的数量变化似乎很小，且在保守的正畸牙齿移动中不会有进行性变化。这项研究推断保守正畸治疗不会对健康牙牙髓造成不可逆的损害。尽管如此，治疗过程中还是可能出现可逆性或不可逆性牙髓炎的症状，这些症状也许会被矫治力调整所引起的不适所掩盖。而且，牙髓测试并不能辨别出“健康牙髓”和“不健康牙髓”。但是，这并不能解释为什么对已经发生牙髓变性而无症状的牙齿而言，即使牙髓测试结果发生了变化但仍然不会产生临床症状。

（六）牙髓的神经介质传递的信号通路

牙齿移动过程中，疼痛信息传递主要通过神经肽通路，据称其可阻断疼痛纤维的放电，并抑制降钙素基因相关肽和 P 物质表达[154-160]。研究表明，神经肽在调节进入牙髓和牙周组织的血流方面起重要作用。尤其是正畸移动过程中，牙髓和根尖周组织中的 CGRP-IR 纤维出现强烈反应，这种反应在血管系统周围更加明显。牙齿移动过程中，进入组织的血流量增加会影响造血源性细胞（破骨细胞前体）的利用率，在局部因素刺激下，该细胞能分化成破骨细胞参与牙齿的吸收与重建过程[142, 161]。

（七）牙髓退行性变化的临床及影像学表现

在牙齿移动期间或移动后，当矫治力超过牙周组织和牙髓的生理限度范围，可出现明显的髓腔间隙消失的影像学改变，但这常被临床医生所忽视，直到出现其他明显的临床或影像学表现才会被发现，如随后的牙髓坏死所导致的临床牙冠变色。牙冠变色表明血红蛋白释放分解为铁血黄素（一种暗黄色的含铁色素），并渗透到牙本质小管中。此外，患者出现症状、根尖出现透射影或与邻牙表现相异（如髓腔内缺乏修复性牙本质形成）通常也意味着牙髓坏死[119]。Mousua 等通过对牙髓的组织学研究，证实牙齿移动或快速腭中缝扩弓会造成以下变化[162, 163]：牙齿移动会引起特定的牙髓变化，包括血管充血扩张伴循环障碍、成牙本质细胞变性、成纤维细胞增殖和基因表达改变、组织空泡化水肿致纤维化改变；采用大矫治力进行上颌扩弓则会出现可逆性的血管变化[163]。虽然有些学者认为这些变化是暂时的，但在正畸移动下，根尖发育完全的牙齿以及之前因外伤、龋病、修复体和牙周病导致牙髓受损的牙齿，更容易发展为不可逆的牙髓变性或坏死[163-166]。

二、不同牙髓状态对正畸治疗的影响

（一）牙髓变性及坏死对正畸中牙根吸收的影响

牙齿移动过快，可能发生牙髓损伤，并且病变主要集中在根尖区血管[54, 167, 168]。在临床上，患者可能会对各种刺激的反应有所改变[53, 131, 139, 169, 170]。根据牙齿移动的程度和性质，牙髓变性在整个正畸牙齿移动过程中都可能发生或延迟出现。由于牙本质形成增加，使得根管缩窄明显[53, 149, 158, 162]。此外，牙齿的快速移动可能促进牙髓来源的炎症介质释放（尤其是在发生炎症反应或处于退行性状态时）而加剧根尖吸收[171]。

1. 采取措施预防和辨别正畸过程中的牙根吸收　这种潜在的不良反应提示临床医生需采取以下措施，以预防或发现正畸移动过程中牙髓可能出现的问题。首先，需获得所有拟接受正畸治疗牙齿的牙髓反应基线。这个概念对于临床医生来说较为模糊，因为通常如果牙齿在“临床上”看起来没有问题，医生就会感觉该牙齿没有问题。如果在全景片上没有发现牙齿问题，情况也是如此。因此，任何治疗开始之前，拍摄全套的根尖片和咬翼片都是必不可少的。在某些病例中，如果怀疑特定区域存在病变，还可进一步行 CBCT 检查[63, 172-176]。此外，需详细记录患者既往牙科病史，对有牙外伤史（无论是严重的牙外伤史还是偶发性的牙外伤史）的成年人尤为必要。

其次，在牙齿移动过程中，需密切监测正畸矫治力。正畸结束后，应与治疗前收集的基线数据进行比较，应从临床检查和影像学上再次评估所有牙齿是否存在不良并发症的可能症状，并在所有的矫治器拆除后至少 1 年内密切随访。

接受 OTM 的牙，尤其是上颌侧切牙和前磨牙在治疗过程中可能会出现根尖和侧方的牙根吸收。

这种结果很容易给临床医生的诊断和治疗计划的制定带来问题（图 39-5~图 39-7）[177, 178]。通常，牙根吸收可能不仅限于发生在近远中面，如果发生于颊侧或舌 / 腭侧，除非每单位体积损失的矿物质超过 10% 或更高，否则无法通过根尖片辨别[179, 191]。

如果年轻患者的牙有外伤史或成年患者恒牙因长期多次刺激导致牙髓坏死或变性，那么这类牙在接受 OTM 时更有可能发生活跃性的牙根吸收。

如果在牙齿移动过程中牙髓失去活力或变性，则较可能发生活跃性牙根吸收[171]。因此，在正畸治疗前必须对所有牙齿状况进行评估，尤其是成年患者。这在计划压低的病例中尤为必要，因为压低力通常会对牙髓造成更为不利的影响[123, 192, 193]。但是，使用非甾体抗炎药可减少这种并发症的发生[193]。

应在正畸治疗开始之前，对所有可疑或明确诊断，需要行根管治疗的牙完成根管治疗；如正畸治疗开始后发生牙髓坏死或变性，需暂停正畸治疗，并在下一次正畸移动开始前完成根管治疗。此外，建议进行永久修复以确保冠方封闭[84]。

2. 正畸过程牙根吸收的其他分子生物学变化　如前所述，在OTM期间发生的显著组织重建可引起血管系统改建。除受到施加的机械力造成的细胞基因表达改变之外，在分子生物学水平上还会发生其他多种变化，如胞内和胞外基质重组可导致神经递质、细胞因子、生长因子、集落刺激因子及其代谢产物的合成和释放[177-179]。就牙齿和骨骼而言，正畸移动对儿童或青少年牙列的影响较小；但对于已有牙髓和牙周支持组织病变的成年人的影响却较大。虽然已有较多研究确定了一些小分子在牙齿移动期间或之后起作用，但对于如何将这些孤立的研究发现整合起来，并用以解释临床中牙髓变化的分子机制却知之甚少[143,144,180-186]。对于牙周组织而言，基质金属蛋白酶1和组织蛋白酶K，以类似于骨吸收的方式对胶原蛋白骨基质进行降解，在牙齿移动过程中调控牙根吸收[187,188]。

（二）根管治疗对正畸过程牙齿移动的影响

牙髓组织在根尖吸收的炎症过程中发挥重要作用，牙髓摘除可有效终止OTM期间可能发生的严重牙根进行性吸收，此法也同样适用于牙髓坏死或前期牙髓治疗失败的病例。

研究表明，矫治力会通过血管破裂和牙髓组织空泡化对牙髓产生影响[141,194]。进一步的研究推测，受损的牙髓

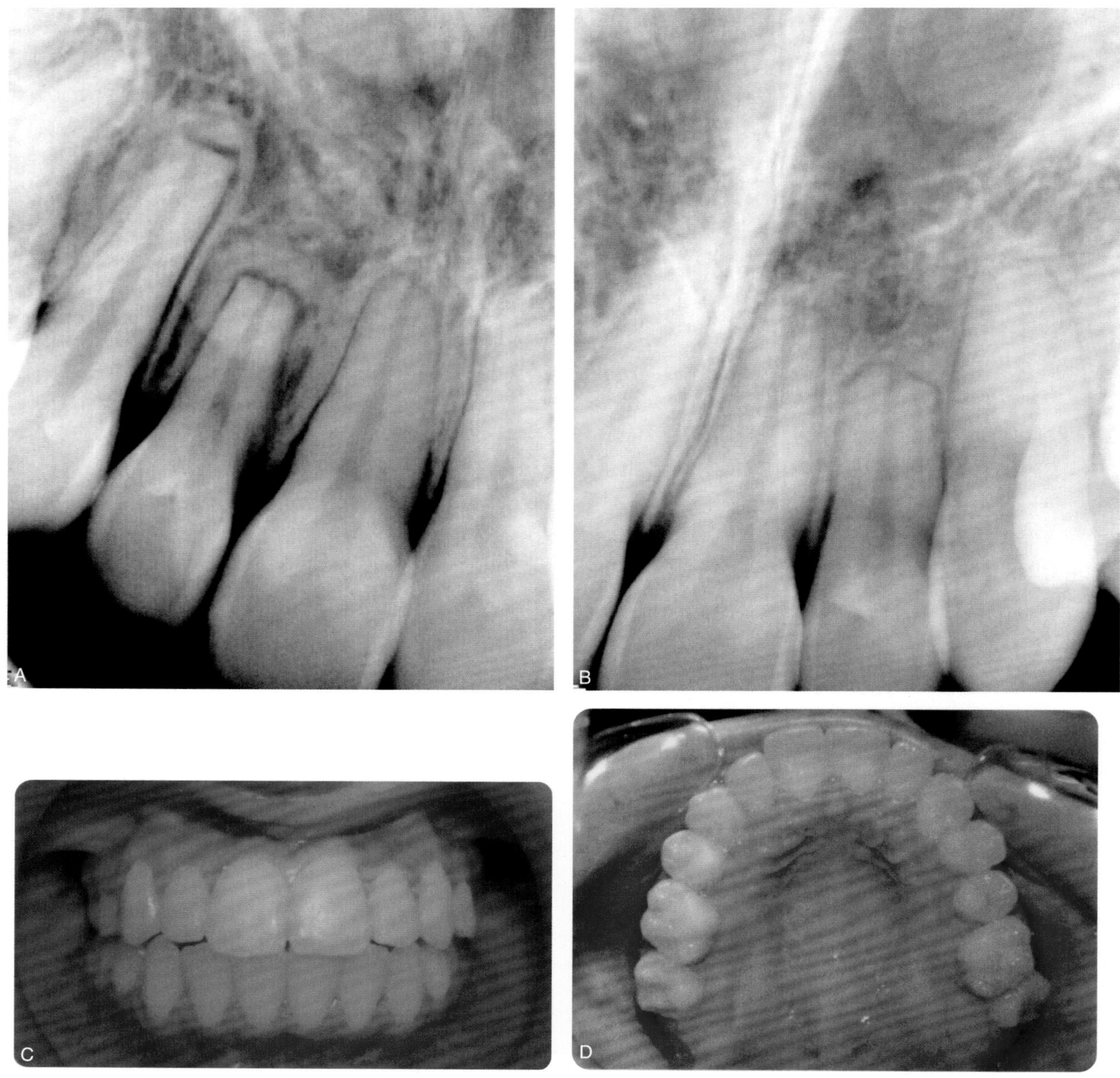

图39-5　A、B. 患者，女性，15岁，OTM治疗3年后的双侧上颌切牙根尖片。所有上颌切牙均可见明显的根吸收。值得注意的是钝化的根尖周围可见硬骨板密度及宽度的增加，以及两颗侧切牙冠髓出现钙化，均提示牙髓发生了退行性改变　**C、D.** 牙冠没有变色（Courtesy of Dr.Kathleen M.Valencia，Weston，Florida，U.S.A.）

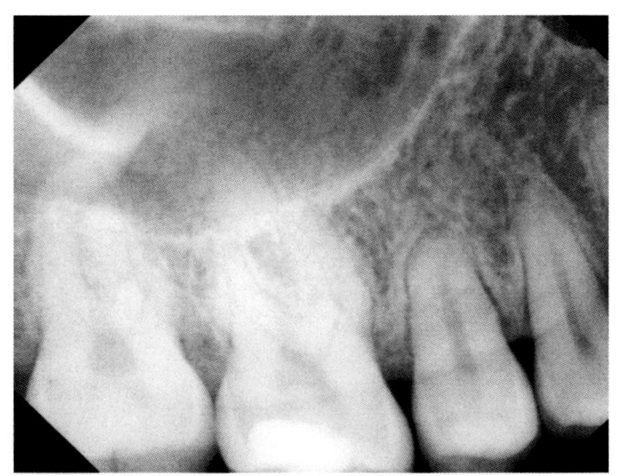

图 39-6　上颌前磨牙在 OTM 过程中常发生根尖吸收

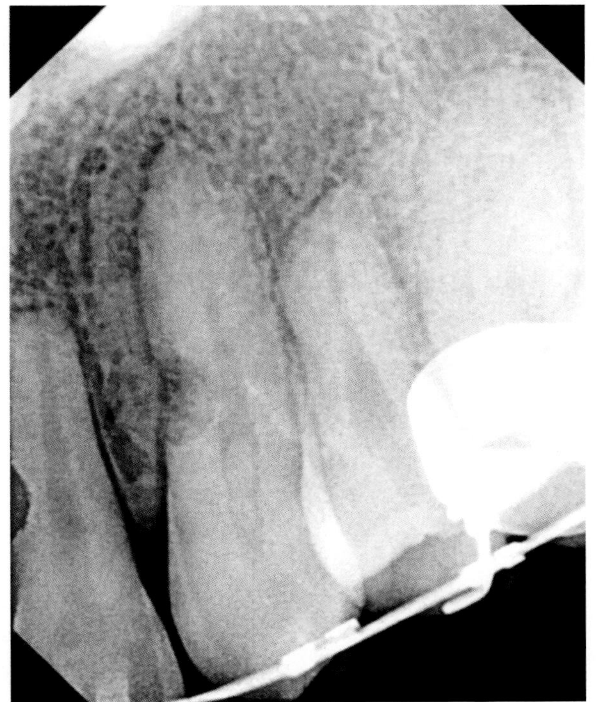

图 39-7　OTM 过程中也可能发生牙根侧方吸收

细胞可能分泌巨噬细胞集落刺激因子和核因子 kappa-B 受体活化因子配体，从而促进成牙本质细胞的生成和其破骨活动[195]。对于 OTM 期间发生的此类牙根活跃性吸收，建议使用牙髓摘除术作为首选治疗方法[195]。同样，对于需要在 OTM 前行根管再治疗的患牙，也是出于同样的考虑（图 39-8）。

接受过根管治疗但无外伤史的牙，能同正常活髓牙一样移动同样的距离，但如果 OTM 期间牙齿需要进行根管治疗呢？

以往的研究显示，从正畸治疗移动的距离来看，根管治疗牙与正常活髓牙并无差别[196, 197]。但这是在不存在其他可能阻止牙齿移动的因素的前提下，例如牙外伤后的替代性吸收（或骨性粘连）以及根充材料对根尖牙周膜的损伤等[198]。然而，OTM 期间确实存在根尖外吸收的风险。

临床面临的挑战是：OTM 期间如何处理需要进行根管治疗的牙齿。应首先进行根管扩大、成形、清理，氢氧化钙诊间封药[199]。诊间封药必须有效地封闭冠方开口处，以使用可粘接的复合树脂材料为佳，冠方封闭后即可继续行正畸移动。正畸治疗结束后再行根管充填，亦可先完成整个根管治疗过程和冠方封闭。对于根尖周炎患牙，应在炎症消除的第 10 天至第 2 周后继续正畸治疗，也可考虑短期使用非固醇类抗炎药物[193]。

如果在正畸牙齿移动过程中发现根管治疗失败（体征、症状），应改变治疗方案，使用氢氧化钙和氯己定或其他根管消毒药物对根管进行消毒，以尽量减少根管内常见微生物种群的定植[200-204]。

在 Steadman 的早期文献综述中，是否行根管治疗仍备受争议，因为其声称失去活力的牙根是外源物，会引起慢性刺激和牙根吸收[205]（这更像是病灶感染学说的历史遗留）。牙根吸收区的组织学切片显示了异物反应的典型细胞学改变。Steadman 认为牙根吸收不可控，导致牙齿预后不良。他甚至根据以往文献研究提出，牙根吸收将导致牙根粘连，因此该牙不能进行 OTM。Huettner 和 Young 则对 Steadman 的理论提出了质疑，他们分析了猴子在 OTM 后活髓牙和死髓牙（根管治疗后）的牙根结构[206]。上颌牙治疗后采用牙胶和 Kerr 根管封闭剂充填，下颌牙治疗后采用银尖和封闭剂充填。所有牙最初都为活髓，在无菌环境下进行根管治疗，并在根管治疗后"休息"3 周，使根尖牙周膜有足够的愈合时间得以恢复（并非现代指南中所要求的）。正畸治疗使用的是方丝弓固定矫治器，实验进行 6~8 周，之后处死动物，组织学检查显示无异物反应，并观察到活髓牙和死髓牙的牙根吸收程度相近。Wesis 也报道了同样的发现，即不同组间的牙根吸收量无明显差异[207]。Wickwire 等回顾了 6 个临床研究中的 45 位正畸患者病史，涉及 53 颗根管治疗牙和以下正畸治疗技术，即方丝弓矫治器技术、Begg 正畸技术、局部矫治技术，使用历史数据、头颅侧位片和适当的影像片对牙齿情况进行评估[208]。数据显示，经过根管治疗的牙与活髓牙一样容易移动，但影像学检查结果显示，根管治疗后的牙齿较对照组更易发生根吸收。

（三）根管治疗对正畸中牙根吸收的影响

在一项以猫为实验动物的体内研究中，Mattison 等发现，在矫治力作用下，经牙髓治疗的牙和活髓牙牙根吸收的发生率无显著性差异，Kindelan 的研究也得出了相同结果[5, 196]。

而 Spurrier 等比较了正畸治疗对根管治疗牙和活髓牙牙根吸收严重程度的影响[209]。通过对 43 例正畸治疗前均接受过一颗或多颗牙根管治疗的患者进行研究，发现 OTM 后均出现了牙根吸收的迹象。以对侧活髓切牙作为对照，研究结果显示活髓切牙牙根吸收的严重程度大于根管治疗后的切牙。男性患者活髓牙牙根吸收严重程度高于女性

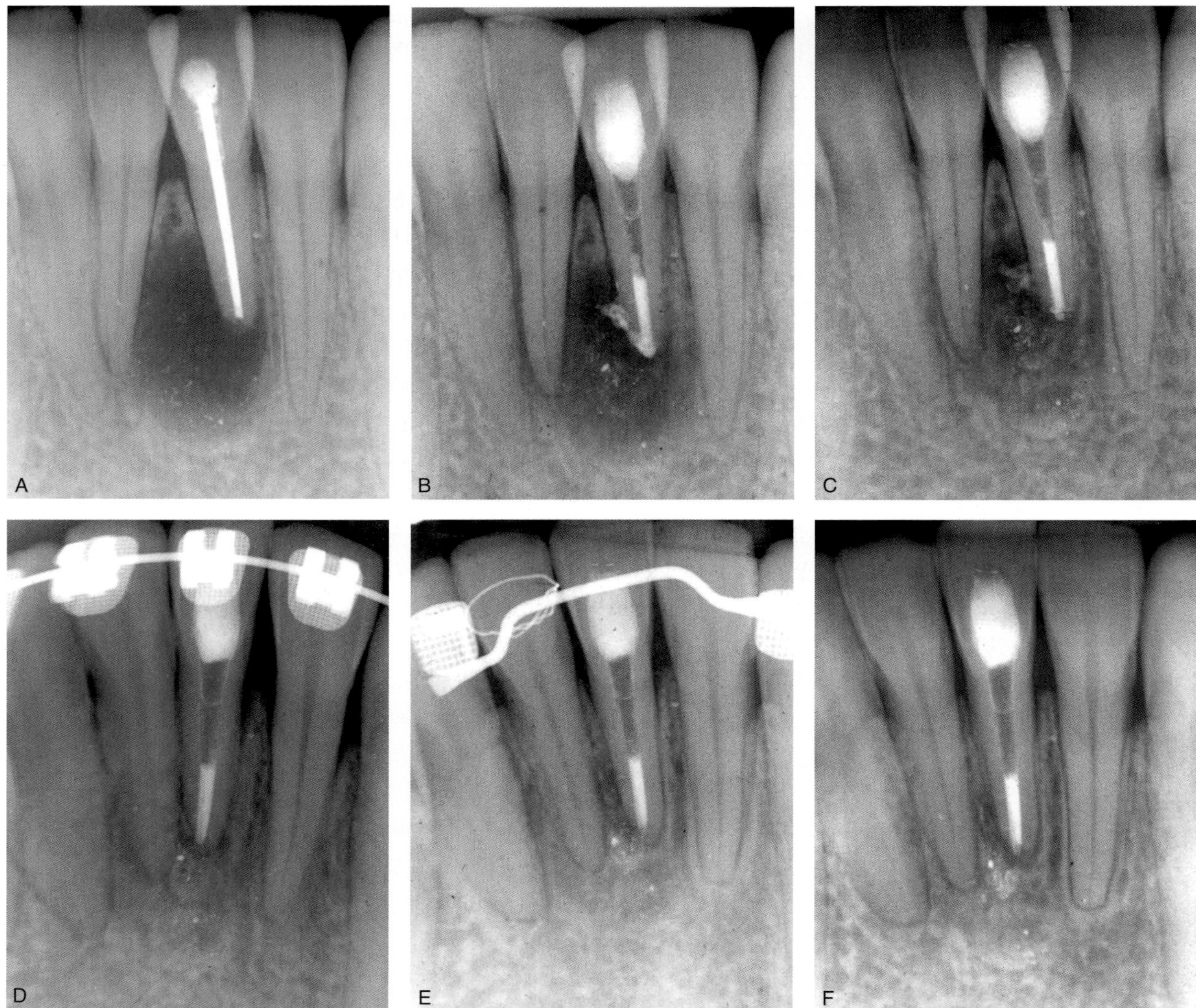

图 39-8 **A.** 患者男性，26 岁，牙列不齐。左下颌中切牙在根管治疗后仍有根尖囊肿，原计划在 OTM 前拔除，但患者希望尽可能保留该牙 **B.** 行根管再治疗 **C.** 6 个月复诊显示明显骨修复 **D.** 9 个月复诊，牙齿已移位至正常位置，伴有骨组织的进一步愈合 **E.** 1 年后复诊评估，用保持器维持牙齿位置 **F.** 1 年半复诊，牙齿稳固，患者无症状，但牙齿未完成恰当的冠方修复

患者。而根管治疗后的牙，其牙根吸收程度无性别差异。Remington 等在对英国学龄儿童的目标人群的研究中也报道了类似发现，尽管活髓牙和经根管治疗牙的牙根吸收发生率没有差异[210, 211]。

后续的研究使用雪貂动物模型，对正畸矫治力移动根管治疗牙的有效性和可能发生的牙根外吸收程度进行了评估[197]。根管充填和 OTM（使用正畸弹簧行牙齿移动）3 个月后，通过比较治疗前、后的石膏模型并通过及荧光显微镜下观察标记（普鲁辛红染料）的骨沉积物对牙齿的移动进行评估。当施加同等大小的矫治力时，根管充填牙与活髓牙移动的距离相同。正畸移动后，根管充填牙较正常活髓牙表现出更多的牙骨质丧失，但根尖片显示两者牙根长度无显著差异。根管充填牙的根表面较活髓牙出现更多吸收腔隙，但移动（接受正畸移动的）的根管充填牙和不移动（未接受正畸移动的）的根管充填牙相比，二者根表面吸收腔隙的发生率并无显著差异。这表明吸收腔隙的发生也许与牙髓无活力和根尖病变的存在有关，而与矫治力作用下的移动无关。其他研究也证实了这一观点[196]。Bende 团队则持有不同的观点，认为牙髓摘除后不再释放神经肽，可引起 CGRP-IR 纤维减少，以及根管治疗牙的牙根吸收量减少[171]。此观点也获得其他研究的支持，尤其是对冠折较深的断根进行磁力吸引辅助正畸伸长移动的研究[212-214]。以往的研究表明，即使牙周血管网络和轴突数量都在正常范围内，牙髓血流量和神经密度也可发生显著变化。但在 Bende 团队的研究中，则未观察到任何吸收。

Mirabella 和 Artun 对 36 位患者的 39 组牙（每组为根管治疗牙和其对侧未行根管治疗的牙）进行了研究，发现根管治疗牙的根吸收发生率明显较低[215]。与此相反，另一项研究表明，OTM 期间根管充填牙和对侧正常活髓牙相比，二者发生根吸收的数量和严重程度无明显差异[216]。该研究纳入的研究对象为平均年龄 32.7 ± 10.7 岁的成年患者（n=77），使用多重带环 / 托槽进行正畸移动至少 1 年。该领域的其他研究结果也相互矛盾，因此未来还需要更多高质量的循证医学研究证据。

（四）正畸治疗前根管治疗质量评价

临床上，与此相关的问题都应该在治疗计划制定期间予以解决。

1. 根管治疗质量的评价　潜在问题：所提供的根管治疗是否达到最高的技术水平，或已经完美？即从影像学或临床（症状或体征）来看，治疗质量是否确有保障？

解决方案：对已行根管治疗的每颗牙进行详尽彻底的检查，如有必要，应考虑转诊给牙髓病学专科医师。治疗后的牙齿不应在行使功能时出现不适症状，不应有根尖区或侧方的透射影，不应出现活动性吸收。根管充填物应致密（尤其是根尖 1/3 处无空隙）并止于根尖处。根管充填物的超充可能会在正畸移动过程中引起更严重的炎症反应。

2. 冠方封闭　潜在问题：冠方修复体的完整性，以及是否存在导致根管感染的冠方渗漏？

解决方案：临床检查修复体必须稳固且无明显缺损。同时，必须检查修复体边缘的密合性，以及是否有牙周疾病。拍摄高质量的根尖片和咬合片以进行冠方封闭性评估，若仍存疑虑则可行 CBCT 检查。

3. 根充材料的吸收　潜在问题：如果根管治疗牙在牙齿移动过程中出现吸收，其根管内充填的根充材料会发生什么变化？

解决方案：牙齿可能会发生吸收、脱落，一种情况是根充材料与牙齿一起脱落，另一种情况，根充材料也可能遗留在牙槽骨中。如果残留的根充材料是牙胶尖，则可能被纤维囊包裹。若出现窦道，则需将牙胶去除，而超充的根管封闭剂材料可能会在牙齿吸收和脱落后发生吸收。在一些病例中，如充填材料暴露后牙根吸收停止，则充填材料就会凸出于新的根尖孔外。在这种情况下，通常会在根尖靠近根充材料处形成新的牙周膜间隙和硬骨板；在另一些病例中，根尖吸收开始后可在根尖孔和根充材料周围产生透射影，随后可能会出现窦道或局部水肿，但牙齿也可一直保持无症状且功能正常。

4. 牙根吸收后的根尖封闭　潜在问题：如果发生牙根吸收，是否会改变根管系统的封闭性而致根管治疗失败？

解决方案：如果根管已行扩大、预备、清理、消毒和三维充填，且操作规范正确，那么无论根尖吸收程度如何，都可以保持完整的根尖封闭。但也存在其他可能性，即使根尖封闭在牙根吸收过程中可以保持完整，根管封闭的完整性也会受到冠方渗漏的影响。隐匿在牙本质小管内的坏死组织、细菌内毒素及细菌生物膜可不断刺激根尖周组织形成大范围和具破坏性的炎性根尖吸收。临床证据表明经过根管治疗的牙齿可出现根尖吸收，表现为部分牙根消失，在根尖周组织内可见根充材料，影像学显示存在正常牙周膜间隙和硬板，无病理性改变。

（五）根尖孔开放对正畸中牙齿移动的影响

从牙髓学的角度来看，微螺钉种植体植入位置不当引起的损伤可造成牙髓坏死，而微螺钉种植体支抗压低移动过度引起的严重根尖吸收可同时出现牙髓坏死和牙根损伤；牙髓 - 牙根损伤需要联合非外科治疗和根管外科治疗手段，牙根损伤则需要手术修复[227-230]。

正常根尖发育完成的牙齿，或通过根尖成形术达到根尖封闭的牙齿，都可以进行正畸移动。

关于正畸治疗对正进行根尖成形术患牙影响的文献较少。实际上，根尖成形术是一类促进牙根和根尖持续正常形成的治疗的总称[231]，适用于因外伤或龋坏而冠髓受损，且临床上判定其根中至根尖处存活的牙髓足以支持牙根继续发育的牙齿。牙髓暴露后，通常以氢氧化钙或三氧化矿物聚合物作为盖髓剂或活髓切断术中根髓截断面的覆盖材料进行盖髓[232-235]。因根尖孔宽大和血供充足，牙根通常能够正常形成。然而，在正畸移动中，移位的上皮根鞘可能会导致牙根解剖形态发育异常、根尖发育受阻甚至根鞘细胞死亡。尽管每个病例情况和治疗需求不同，但临床经验支持对这些牙进行正畸移动是安全的。

（六）根尖诱导成形术和牙髓血管再生术治疗根尖孔开放的感染患牙

只要无明显感染存在，根尖孔开放的死髓牙也可进行 OTM。但如果牙齿存在感染，则需考虑进行根尖诱导成形术或牙髓再生术治疗。

1. 根尖诱导成形术　由于年轻患者在牙齿不同发育阶段发生牙外伤的病例众多，此类问题十分重要。然而，关于此类病例的详细资料非常有限。已有的病例报告和经验均表明，进行根尖诱导成形术的牙齿在正畸移动过程中可形成硬组织屏障，而不是出现根尖吸收[236-238]。这些临床发现更倾向于支持 Ooshita 和 Hamersky 等人的理论，认为牙齿移动时会加速根尖周组织的生理活动，从而对根尖开放或根尖孔粗大的牙齿产生有益的影响[132]。在根尖诱导成形术中使用氢氧化钙对良好的转归有益，但目前临床采用的 MTA 一次性完成根尖诱导成形术，其对硬组织形成或根尖吸收的影响尚不清楚[239, 240]。我们已知的是，MTA 可以促进氢氧化钙及随后的钙磷化合物和羟基磷灰石形成，有助于牙体硬组织形成（图 39-9）[241-243]。然而，长期使用氢氧化钙封药会对牙本质强度产生影响[244]。近期的病例报告主要集中于应用富血小板血浆作为内部支架，然后放置 MTA 或硫酸钙生物陶瓷[245-248]。

根尖孔开放的牙齿常遭受多种（有时是不同类型）创伤。必须对每种特殊情况进行仔细评估后制定综合治疗计划，才能达成有效治疗。

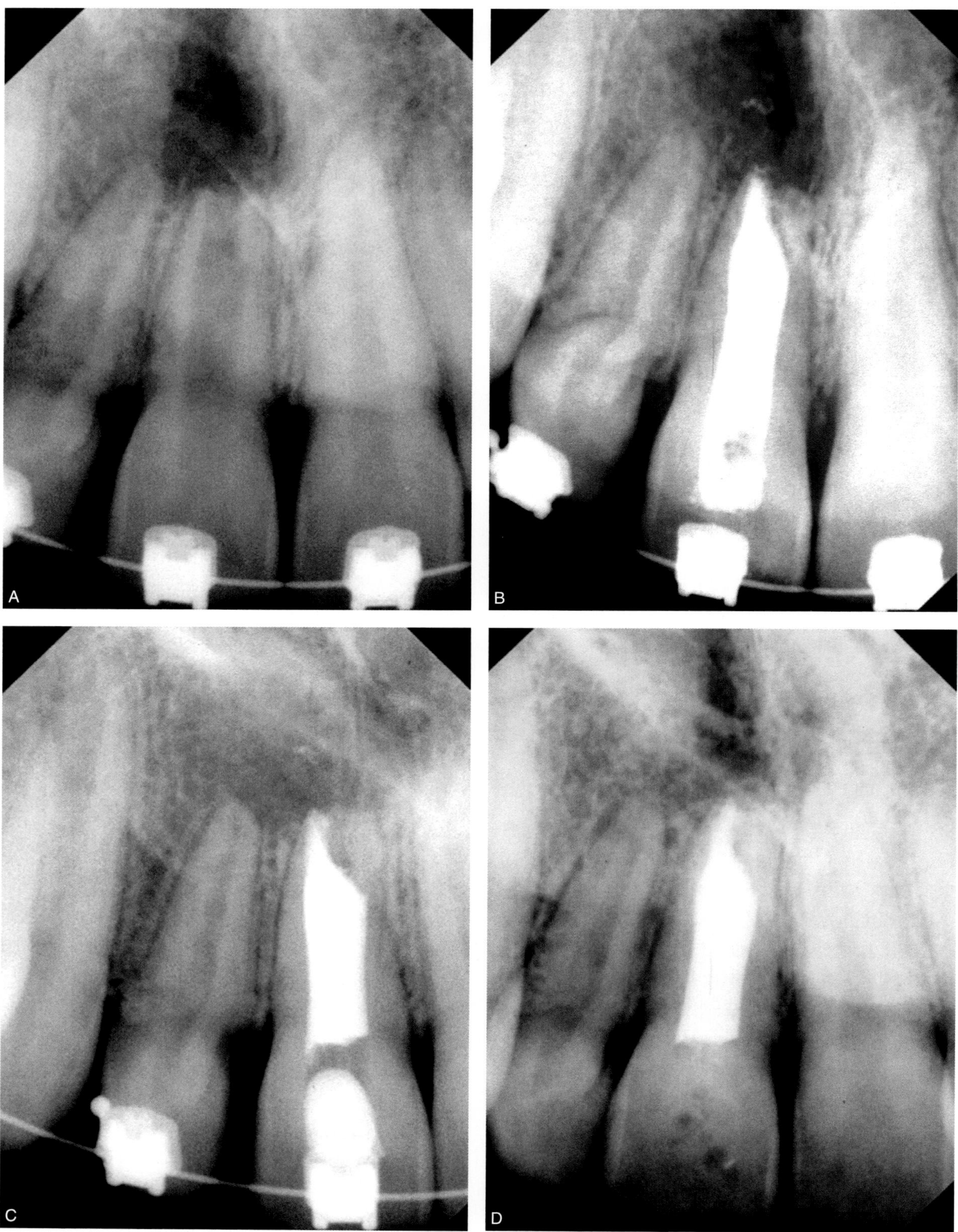

图 39-9　A. 右上中切牙 OTM 开始后根尖片。女性患者，18 岁，幼年有牙外伤史，OTM 前未拍摄根尖片，未行牙髓活力检查　**B.** 患牙经检查确定为牙髓坏死，进行根管成形、清理和消毒，根管内采用 MTA 完全充填。值得注意的是，根尖片显示根尖孔开口小，尽管原始根尖片显示牙根未完全发育　**C.** 半年后复诊，根尖片示部分骨修复　**D.** 1 年半后复诊，根尖愈合良好，患者无症状

2. 牙髓血管再生术 在牙髓坏死或根尖孔宽大、根尖未发育成熟的病例中采用牙髓再生或间充质组织再生的治疗方案，已衍生一些相关的新命名，如生物牙根工程、牙髓血管再生、再生牙髓治疗或再生治疗、再生支架和根尖牙乳头干细胞（stem cells from apical papilla，SCAP）[249-252]。

虽然目前仅获得相关病例报告或病例系列研究结果的支持，但研究者对这种治疗方案兴致盎然，称其为“根尖乳头中的隐藏宝藏”[251,253]。“宝藏”指的是根尖牙乳头干细胞在细胞类型方面的独特性，及其具有多向分化的潜能。例如，SCAP 具有分化成成牙本质细胞的能力。在适当条件下，SCAP 与其他来源于牙周韧带的具血管生成能力的细胞及牙周膜干细胞一起可真正再生缺损的组织[251]。尽管这项用于牙髓再生的治疗方法似乎很有前景，但并非所有研究都是阳性结果。Chen 等在病例系列研究中发现，牙髓坏死或根尖周炎 / 脓肿的年轻恒牙经过牙髓血管再生术后，其牙根并未总能同预期般继续发育，如根管壁增厚。年轻恒牙牙根能否继续发育取决于在根尖周炎 / 脓肿存在的环境中上皮根鞘是否存活，是否能恢复活力。行牙髓血管再生术的年轻恒牙，其根管内可能发生硬组织形成导致严重根管钙化（闭锁），这可能是根管内替代吸收的并发症，或根管内硬组织沉积与根尖牙骨质（粘连）的融合[254]。鉴于这种治疗方案效果的不确定性，目前暂无牙髓血管再生治疗牙行 OTM 的相关信息。

三、正畸治疗对牙髓状态的影响

（一）微螺钉种植体支抗对牙髓状态的影响

虽然目前微螺钉种植体和 TAD 广泛应用于压低或伸长牙齿，但也有导致牙髓损伤或牙根吸收的可能。这些装置的位置放置错误可造成牙髓或牙根受损。

正畸微螺钉种植体因其放置和取出简便，对患者依从性要求低，被广泛使用[217,218]。植入种植钉种植体可在牙槽骨内固定并为牙齿移动提供支抗，在腭部植入效果最佳。已有文献对微螺钉种植体疗效的优势和并发症进行详细阐述[219,220]，这些并发症包括对牙周膜、牙根、神经、血管、上颌窦和下颌神经管等相邻组织的损伤。动物实验研究显示，虽然微螺钉种植体所引起的牙髓和牙根损伤对牙齿预后的影响微乎其微，但微螺钉种植体周围组织仍会有炎症和感染存在[221]。当微螺钉种植体植入所引起的损伤局限在牙骨质表面，损伤能够及时愈合且对牙齿无不利影响[222,223]。然而，当微螺钉种植体植入牙根时，接近 80% 的病例都会失败，造成的缺损最终会以类骨样或骨样牙本质方式愈合[224,225]。微螺钉种植体的失败通常是由于在加载矫治力或无意植入牙根时，其无法保持锚定在牙槽骨中作为支抗使用[220]。在前一种情况下，骨密质的厚度在保持稳定性和力分布中起主要作用[226]。

从牙髓学的角度来看，微螺钉种植体植入位置不当引起的损伤，或微螺钉种植体支抗在过度压低移动中引起的广泛根尖吸收都可导致牙髓坏死；牙髓损伤需要联合非外科治疗和根管外科治疗手段，牙根损伤则需要手术修复[227-230]。

（二）正畸治疗对非手术牙髓治疗和牙髓治疗的影响

非外科牙髓治疗和牙髓外科治疗对 OTM 的潜在影响已受到广泛关注，需要更多的研究以明确。

牙髓治疗的重点主要是预防和处理 OTM 后的牙根吸收。许多文章都提出了应对这一挑战的临床方法和经验，请读者参考他们的观点，以更全面地评估当前的问题[255]。而近期一些研究则着眼于如何测定 OTM 后吸收的牙根的工作长度[256]。在模拟根尖吸收的模型上，牙根吸收缺陷不会影响根尖定位仪测量根管工作长度的准确性。

Baranowskvyi 最早报道了对进行过非手术和手术牙髓治疗牙齿的正畸移动效果[257]。研究中评估了经根管充填和根尖手术的尖牙在进行正畸压低后，其硬组织和软组织的愈合速率。对正畸移动 6 周后所取样本的组织学分析表明，接受过根管充填和根尖切除手术的患牙，其愈合彻底延缓。

此时在实验组手术缺损区未观察到任何骨再生迹象，或新生的牙周膜和牙骨质。而对照组则显示，组织完全愈合。实验组手术缺损区充满变性血凝块并有肉芽组织的形成与浸润（血管再生）。第 12 周的组织学观察结果表明，两组均有骨组织再生，对照组出现完全的牙周膜再生，实验组只出现近 2/3 的牙周膜再生。实验组根尖牙骨质仅完成 1/3 再生并出现轻度吸收。结果表明，牙髓外科治疗后矫治力的过早施加会明显延迟愈合进程，其具体原因被认为是牙齿松动及其对牙周支持组织的骨化影响。

虽无明确结论，Wickwire 等也报道了根尖切除术牙的正畸移动[208]。他们的研究中对 53 颗牙根接受过治疗的牙进行正畸移动，其中 4 颗牙曾接受根尖切除术。虽然观察发现牙根接受过治疗的牙在正畸移动过程中更易发生牙根吸收，但研究中未专门提及接受根尖切除术牙齿的情况。

尽管在临床上已有正畸治疗成功移动根管外科手术后牙齿的病例，但关于根管外科手术对正畸治疗影响的文献报道较少。需要考虑的因素有：根尖切除后暴露更多的牙本质小管而引起根尖吸收量更大、根尖充填材料可能引起炎症和持续性刺激，以及根尖充填材料的封闭情况。其他需要考虑的因素，包括在根切水平上根管充填的质量，根尖断面暴露的牙本质小管可能受到污染、可能残留细菌、内毒素和生物膜，以及骨开窗及骨开裂导致的局限性牙周炎[202,203]。在这些情况下，根管外科手术失败的主要原因被认为是无法彻底清理和封闭根管系统，以及术区牙周疾病的叠加[258,259]。据报道，在颊腭侧骨密质骨板明显缺失的情况下，根管外科手术的成功率很低[260,261]，这一现象近期促使了引导组织再生术的使用以改善手术效果[262-268]。这些问题都应在正畸治疗计划制定前予以考虑。

尽管研究资料有限，但近期 Stefopoulos 的一例病例报告显示 OTM 联合根尖手术的良好长期疗效[269]。经过 5 年随访，愈合可归类为不完全性愈合或瘢痕组织愈合。因此，如在 OTM 期间有必要施行根管外科手术，则应将正畸治疗推迟。如有可能，至少推迟到 6 个月以后，以利于牙齿的稳固及根尖周组织的充分愈合。此外，可考虑在手术过程中使用骨移植材料以稳定细胞外基质、促进术区骨化基质形成。

总而言之，对考虑使用 OTM 的年轻或成年患者所有牙齿进行全面评估至关重要。应详细记录病程，包括正畸诊断，以及制定治疗计划前或中的 X 线片和照片。在 OTM 期间应重新评估，并与初诊基线对比，发生的变化有助于判断牙髓是否发生变性或牙根是否存在吸收，这对有外伤史的牙尤为重要。尽可能预防牙髓 - 正畸可能存在的问题，对保留牙齿并发挥其正常功能至关重要。

（黄晓晶 译 樊明文 审校）

参考文献

1. Hamilton RS, Gutmann JL. Endodontic–orthodontic relationships: a review. *Int Endod J*. 1999;32:343–360.
2. Ottolengui R. The physiological and pathological resorption of tooth roots. *Dent Items Int*. 1914;36:332.
3. Ketcham AH. A preliminary report of an investigation of apical resorption of permanent teeth. *Int J Orthod Oral Surg Radiol*. 1927;13:97.
4. Ketcham AH. A progress report of an investigation of apical resorption of vital permanent teeth. *Int J Orthod Oral Surg Radiol*. 1929;15:310.
5. Kindelan SA, Day PF, Kindelan JD, et al. Dental trauma: an overview of its influence on the management of orthodontic treatment. Part 1. *J Orthod*. 2008;35:68–78.
6. Esteves T, Ramos AL, Pereira CM, Hidalgo MM. Orthodontic root resorption of endodontically treated teeth. *J Endod*. 2007;33:119–122.
7. Marshall JA. The classification, etiology, diagnosis, prognosis and treatment of radicular resorption of teeth. *Int J Orthod Dent Child*. 1934;20:731–749.
8. Gutmann JL. The interactive role of tooth trauma, pulpal status and orthodontic tooth movement: a focused review. *ENDO (London Engl)*. 2014;8:267–291.
9. Fields HW, Christensen JR. Orthodontic procedures after trauma. *J Endod*. 2013; 38:S78–S87.
10. Kaste LM, Gift HC, Bhat M, et al. Prevalence of incisor trauma in persons 6–50 years of age: United States, 1988–1991. *J Dent Res*. 1996;75 (Special issue):696–705.
11. O'Brien M. Children's Dental Health in the United Kingdom 1993. Office of Population Censuses and Surveys. Her Majesty's Stationery Office, London, 1994.
12. Andreasen JO, Ravn JJ. Epidemiology of traumatic dental injuries to primary and permanent teeth in a Danish population sample. *Int J Oral Surg*. 1972;1:235–239.
13. Stockwell AJ. Incidence of dental trauma in the Western Australian School Dental Service. *Community Dent Oral Epidemiol*. 1988;16:294–298.
14. Glendor U, Halling A, Andersson L, Eilert-Petersson E. Incidence of traumatic tooth injuries in children and adolescents in the county of Västmanland, Sweden. *Swed Dent J*. 1996;20:15–28.
15. Glendor U. On dental trauma in children and adolescents. Incidence, risk, treatment, time and costs. *Swed Dent J*. 2000;140(Suppl):1–52.
16. Glendor U. Aetiology and risk factors related to traumatic dental injuries—a review of the literature. *Dent Traumatol*. 2009;25:19–31.
17. Gutmann JL, Gutmann MSE. Cause, incidence and prevention of trauma to teeth. *Dent Clin North Am*. 1995;39:1–13.
18. Finkelhor D, Korbin J. Child abuse as an international issue. *Child Abuse Negl*. 1998;12:3–23.
19. Davis GR, Domoto PK, Levy RL. The dentist's roll in child abuse and neglect: issues, identification and management. *ASDC J Dent Child*. 1979;46:185–192.
20. Gassner R, Bösch R, Tuli T, et al. Prevalence of dental trauma in 6000 patients with facial injuries: implications for prevention. *Oral Surg Oral Med Oral Pathol Oral Radiol Endod*. 1999;87:27–33.
21. Goettems ML, Torriani DD, Hallal PC, et al. Dental trauma: prevalence and risk factors in schoolchildren. *Community Dent Oral Epidemiol*. 2014;42:581–590.
22. Warren M, Widmer R, Arora M, Hibbert S. After hours presentation of traumatic dental injuries to a major paediatric teaching hospital. *Aust Dent J*. 2014;59:172–179.
23. Unal M, Oznurhan F, Kapdan A, et al. Traumatic dental injuries in children. Experience of a hospital in the central Anatolia region of Turkey. *Eur J Paediatr Dent*. 2014;15:17–22.
24. Gerreth K, Gerreth P. Occurrence of oral trauma in young epileptic patients. *Eur J Paediatr Dent*. 2014;15:13–16.
25. Makeeva I, Sarapultseva M, Sarapultsev A. Prevalence of primary tooth traumatic injuries among children in a large industrial centre of Russian Federation. *Eur Arch Paediatr Dent*. 2014;15:341–345.
26. Murthy AK, Mallaiah P, Sanga R. Prevalence and associated factors of traumatic dental injuries among 5- to 16-year-old schoolchildren in Bangalore City, India. *Oral Health Prev Dent*. 2014;12:37–43.
27. Toprak ME, Tuna EB, Seymen F, Gençay K. Traumatic dental injuries in Turkish children, Istanbul. *Dent Traumatol*. 2014;30:280–284.
28. Filho PM, Jorge KO, Paiva PC, et al. The prevalence of dental trauma and its association with illicit drug use among adolescents. *Dent Traumatol*. 2014;30:122–127.
29. Aldrigui JM, Jabbar NS, Bonecker M, et al. Trends and associated factors in prevalence of dental trauma in Latin America and Caribbean: a systematic review and meta-analysis. *Community Dent Oral Epidemiol*. 2014;42:30–42.
30. Agrawal A, Bhatt N, Chaudhary H, et al. Prevalence of anterior teeth fracture among visually impaired individuals, India. *Indian J Dent Res*. 2013;24:664–668.
31. Yassen GH, Chin JR, Al-Rawi BA, et al. Traumatic injuries of permanent teeth among 6- to 12-year-old Iraqi children: a 4-year retrospective study. *J Dent Child (Chic)*. 2013;80:3–8.
32. Rajab LD, Baqain ZH, Ghazaleh SB, et al. Traumatic dental injuries among 12-year-old schoolchildren in Jordan: prevalence, risk factors and treatment need. *Oral Health Prev Dent*. 2013;11:105–112.
33. Murthy AK, Chandrakala B, Pramila M, Ranganath S. Dental trauma in children with disabilities in India: a comparative study. *Eur Arch Paediatr Dent*. 2013;14:221–225.
34. Damé-Teixeira N, Alves LS, Susin C, Maltz M. Traumatic dental injury among 12-year-old South Brazilian schoolchildren: prevalence, severity, and risk indicators. *Dent Traumatol*. 2013;29:52–58.
35. Francisco SS, Filho FJ, Pinheiro ET, et al. Prevalence of traumatic dental injuries and associated factors among Brazilian schoolchildren. *Oral Health Prev Dent*. 2013;11:31–38.
36. Tsilingaridis G, Malmgren B, Andreasen JO, Malmgren O. Intrusive luxation of 60 permanent incisors: a retrospective study of treatment and outcome. *Dent Traumatol*. 2012;28:416–422.
37. Martins VM, Sousa RV, Rocha ES, et al. Dental trauma among Brazilian schoolchildren: prevalence, treatment and associated factors. *Eur Arch Paediatr Dent*. 2012;13:232–237.
38. Kovacs M, Pacurar M, Petcu B, Bukhari C. Prevalence of traumatic dental injuries in children who attended two dental clinics in Targu Mures between 2003 and 2011. *Oral Health Dent Manag*. 2012;11:116–124.
39. Chen Z, Si Y, Gong Y, et al. Traumatic dental injuries among 8- to 12-year-old schoolchildren in Pinggu District, Beijing, China, during 2012. *Dent Traumatol*. 2014;30:385–390.
40. Kumar A, Bansal V, Veeresha KL, Sogi GM. Prevalence of traumatic dental injuries among 12- to 15-year-old schoolchildren in Ambala district, Haryana, India. *Oral Health Prev Dent*. 2011;9:301–305.
41. Stewart C, Dawson M, Phillips J, et al. A study of the manage-

ment of 55 traumatically intruded permanent incisor teeth in children. *Eur Arch Paediatr Dent*. 2009;10:25–28.
42. Ari-Demirkaya A, Masry MA, Erverdi N. Apical root resorption of maxillary first molars after intrusion with zygomatic skeletal anchorage. *Angle Orthod*. 2005;75:761–767.
43. Frasier LD, Kelly P, Al-Eissa M, Otterman GJ. International issues in abusive head trauma. *Pediatr Radiol*. 2014;44(Suppl 4):S647-S653.
44. Mathur S, Chopra R. Combating child abuse: the role of a dentist. *Oral Health Prev Dent*. 2013;11:243–250.
45. Lauridsen E, Hermann NV, Gerds TA, et al. Pattern of traumatic dental injuries in the permanent dentition among children, adolescents, and adults. *Dent Traumatol*. 2012;28:358–363.
46. Burgersdijk R, Truin GJ, Frankenmole F, et al. Malocclusion and orthodontic treatment need of 15–74-year-old Dutch adults. *Community Dent Oral Epidemiol*. 2006;19:64–67.
47. Lew KK. Attitudes and perceptions of adults towards orthodontic treatment in an Asian community. *Community Dent Oral Epidemiol*. 1993;21:31–35.
48. Sergl HG, Zentner A. Study of psychosocial aspects of adult orthodontic treatment. *Int J Adult Orthodon Orthognath Surg*. 1997;12:17–22.
49. Kurth JR, Kokich VG. Open gingival embrasures after orthodontic treatment in adults: prevalence and etiology. *Am J Orthod Dentofacial Orthop*. 2001;120:116–123.
50. Harris EF, Baker WC. Loss of root length and crestal bone height before and during treatment in adolescent and adult orthodontic patients. *Am J Orthod Dentofacial Orthop*. 1990;98:463–469.
51. Meeran NA. Iatrogenic possibilities of orthodontic treatment and modalities of prevention. *J Ortho Sci*. 2013;2:73–86.
52. Yamaguchi M, Kasai K. The effects of orthodontic mechanics on the dental pulp. *Seminars Orthod*. 2007;13:272–280.
53. Stenvik A, Mjör IA. Pulp and dentine reactions to experimental tooth intrusion: a histological study of the initial changes. *Am J Orthod*. 1970;57:370–385.
54. Cave SG, Freer TJ, Podlich HM. Pulp-test responses in orthodontic patients. *Aust Orthod J*. 2002;18:27–34.
55. Santamaria M, Jr., Milagres D, Stuani AS, et al. Initial changes in pulpal microvasculature during orthodontic tooth movement: a stereological study. *Eur J Orthod*. 2006;28:217–220.
56. Ramazanzadeh BA, Sahhafian AA, Mohtasham N, et al. Histological changes in human dental pulp following application of intrusive and extrusive orthodontic forces. *J Oral Sci*. 2009;51:109–115.
57. Jacobs SG. The treatment of traumatized permanent anterior teeth: case report and literature review. Part I-Management of intruded incisors. *Aust Orthod J*. 1995;13:213–218.
58. Unterscher RE, Nieberg LG, Weimer AD, Dyer JK. The response of human pulpal tissue after orthodontic force application. *Am J Orthod Dentofacial Orthop*. 1987;92:220–224.
59. Lazzaretti DN, Bortoluzzi GS, Pernandes LFT, et al. Histologic evaluation of human pulp tissue after orthodontic intrusion. *J Endod*. 2014;40:1537–1540.
60. Venkatesh S, Ajmera S, Ganeshkar SV. Volumetric pulp changes after orthodontic treatment determined by cone-beam computed tomography. *J Endod*. 2014;40:1758–1763.
61. Kugel B, Zeh D, Müssig E. Incisor trauma and the planning of orthodontic treatment. *J Orofac Orthop*. 2006;67:48–57.
62. Beck VJ, Stacknik S, Chandler NP, Farella M. Orthodontic tooth movement of traumatized or root-canal-treated teeth: a clinical review. *NZ Dent J*. 2013;109:6–11.
63. Patel S, Durack C, Abella F, et al. European Society of Endodontology position statement: the use of CBCT in Endodontics. *Int Endod J*. 2014;47:502–504.
64. Malmgren O, Goldson L, Hill C, et al. Root resorption after orthodontic treatment of traumatized teeth. *Am J Orthod*. 1982;82:489–491.
65. Day PF, Kindelan SA, Spencer JR, et al. Dental trauma: part 2. Managing poor prognosis anterior teeth- treatment options for the subsequent space in a growing patient. *J Orthod*. 2008;35:143–155.
66. Brin I, Tulloch JF, Koroluk L, et al. External apical root resorption in class II maloccousion: a retrospective review of 1- versus 2-phase treatment. *Am J Orthod Dentofacial Orthop*. 2003;124:151–156.
67. Levander EM, Malmgren O. Evaluation of the risk of root resorption during orthodontic treatment: a study of upper incisors. *Eur J Orthod*. 1988;10:30–38.
68. Hsu JT, Chang HW, Huang HL, et al. Bone density changes around teeth during orthodontic treatment. *Clin Oral Investig*. 2011;15:511–519.
69. Bauss O, Röhling J, Meyer K, et al. Pulp vitality in teeth suffering trauma during orthodontic therapy. *Angle Orthodont*. 2009;79:166–171.
70. Bauss O, Röhling J, Sadat-Khonsari R, et al. Influence of orthodontic intrusion on pulp vitality of previously traumatized maxillary permanent incisors. *Am J Orthod Dentofacial Orthop*. 2008;134:12–17.
71. Bauss O, Röhling J, Rahman A, et al. The effect of pulp obliteration on pulpal vitality of orthodontically intruded traumatized teeth. *J Endod*. 2008;34:417–420.
72. Bauss O, Schäfer W, Sadat-Khonsari R, Knösel M. Influence of orthodontic extrusion on pulpal vitality of traumatized maxillary incisors. *J Endod*. 2010;36:203–207.
73. Garib DG, Calil LR, Leal CR, Janson G. Is there a consensus for CBCT in Orthodontics? *Dent Press J Ortho*. 2014;19:136–149.
74. Sunku R, Roopesh R, Kancherla P, et al. Quantitative digital subtraction radiography in the assessment of external apical root resorption induced by orthodontic therapy: a retrospective study. *J Contemp Dent Pract*. 2011;12:422–428.
75. Fisekcioglu E, Dolekoglu S, Ilguy M, et al. In vitro detection of dental root fractures with cone beam computed tomography (CBCT). *Iran J Radiol*. 2014;11:e11485.
76. Avsever H, Gunduz K, Orhan K, et al. Comparison of intraoral radiography and cone-beam computed tomography for the detection of horizontal root fractures: an in vitro study. *Clin Oral Investig*. 2014;18:285–292.
77. Andreasen JO, Andreasen FM, Bayer T. Prognosis of root fractured permanent incisors—prediction of healing modalities. *Endod Dent Traumatol*. 1989:5:11–22.
78. Andreasen JO, Andreasen FM, Mejare I, et al. Healing of 400 intra-alveolar root fractures. 2. Effect of treatment factors such as treatment delay, repositioning, splinting type and period and antibiotics. *Dent Traumatol*. 1994;20:203–211.
79. Flores M, Andersson L, Andreasen JO, et al. Guidelines for the evaluation and management of traumatic dental injuries. I. Fractures and luxations of permanent teeth. *Dent Traumatol*. 2007;23:66–71.
80. Diaz SC, Ferreyra S, Gutmann JL. Healing of a horizontal root fracture with lateral luxation of the coronal fragment: a 3-year follow-up. *ENDO (London Engl)*. 2013;7:291–297.
81. Hovland EJ, Dumsha TC, Gutmann JL. Orthodontic movement a horizontal root fractured tooth. *Brit J Orthod*. 1983;10:32–33.
82. Zachrisson BU, Jacobsen I. Response to orthodontic movement of anterior teeth with root fracture. *Trans Eur Orthod Soc*. 1974;50:207–214.
83. Linge BO, Linge L. Apical root resorption in upper anterior teeth. *Eur J Orthod*. 1983;5:173–183.
84. Drysdale C, Gibbs SL, Pitt Ford TR. Orthodontic management of root-filled teeth. *Brit J Orthod*. 1994;23:255–260.
85. Atack NE. The orthodontic implications of traumatized upper incisor teeth. *Dent Update*. 1999;26:432–437.
86. Malmgrem O, Malmgrem B, Goldson L. Orthodontic management of the traumatized dentition. In: Andreasen JO, Andreasen FM, Andersson L, editors. *Textbook and Color Atlas of Traumatic Injuries of the Teeth*. 4th ed. Oxford, UK. Black Munksgaard; 2007.
87. Kamburoğlu K, İlker A, Gröndahl G. Effectiveness of limited cone-beam computed tomography in the detection of horizontal root fracture. *Dent Traumatol*. 2009;25:256–261.
88. Bastos JV, Goulart EM, de Souza Côrtes MI. Pulpal response to sensibility tests after traumatic dental injuries in permanent teeth. *Dent Traumatol*. 2014;30:188–192.
89. Cvek M, Mejare I, Andreasen JO. Healing and prognosis of teeth with intra-alveolar fractures involving the cervical part of the root. *Dent Traumatol*. 2002;18:57–65.
90. Heithersay GS. Combined endodontic-orthodontic treatment of transverse root fractures in the region of the alveolar crest. *Oral Surg Oral Med Oral Pathol*. 1973;36:404–415.
91. Kocadereli I, Taşman F, Güner SB. Combined endodontic-orthodontic and prosthodontic treatment of fractured teeth. Case report. *Aust Dent J*. 1998;43:28–31.

92. Anand PS, Ashok S, Nandakumar K, et al. Surgical exposure and crown lengthening for management of complicated fractures of maxillary anterior teeth. A case report. *NY State Dent J.* 2013;79:41–46.
93. Patil PG, Nimbalkar-Patil SP, Karandikar AB. Multidisciplinary treatment approach to restore deep horizontally fractured maxillary central incisor. *J Contemp Dent Pract.* 2014;15:112–115.
94. Sun YC, Li Y, Tong J, Gao P. An interdisciplinary approach to treat crown-root-fractured tooth. *Niger Med J.* 2013;54:274–277.
95. Tegsjö U, Valerius-Olsen H, Olgart K. Intra-alveolar transplantation of teeth with cervical root fractures. *Swed Dent J.* 1978;2:73–82.
96. Kahnberg K-E. Surgical extrusion of root-fractured teeth- a follow-up study of two surgical methods. *Endod Dent Traumatol.* 1985;4:85–89.
97. Gutmann JL, Harrison JW. *Surgical Endodontics.* Boston, MA: Blackwell; 1991.
98. Roeters J, Bressers JP. The combination of a surgical and adhesive restorative approach to treat a deep crown-root fracture: a case report. *Quint Int.* 2002;33:174–179.
99. Neto JJ, Gondim JO, de Carvalho FM, Giro EM. Longitudinal clinical and radiographic evaluation of severely intruded permanent incisors in a pediatric population. *Dent Traumatol.* 2009;25:510–514.
100. Wigan TI, Agnalt R, Jacobsen I. Intrusive luxation of permanent incisors in Norwegians aged 6–17 years: a retrospective study of treatment and outcomes. *Dent Traumatol* 2008;24:612–618.
101. Koyuturk AE, Malkoc S. Orthodontic extrusion of subgingivally fracture incisor before restoration. A case report: 3-years follow-up. *Dent Traumatol.* 2005;21:174–178.
102. Bender IB, Landau MA, Fonsecca S, et al. The optimum placement-site of the electrode in electric pulp testing of the 12 anterior teeth. *J Am Dent Assoc.* 1989;118:305–310.
103. Lin J, Chandler N, Purton D. Appropriate electrode placement site for electric pulp testing first molar teeth. *J Endod.* 2007;33:1296–1298.
104. Abbott PV. Classification, diagnosis and clinical manifestations of apical periodontitis. *Endod Topics.* 2002;8:36–54.
105. Petersson K, Söderström C, Kiani-Anaraki M, Evaluation of the ability of thermal and electrical tests to register pulp vitality. *Endod Dent Traumatol.* 1999;15:127–131.
106. Gutmann JL, Lovdahl PE. *Problem Solving in Endodontics.* 5th ed. Elsevier, St. Louis, MS; 2011.
107. Hall CJ, Freer TJ. The effects of early orthodontic force application on pulp test responses. *Aust Dent J.* 1998;43:359–361.
108. Silveira FF, Nunes E, Soares JA, et al. Double 'pink tooth' associated with extensive internal root resorption after orthodontic treatment: a case report. *Dent Traumatol.* 2009;25:e43–e47.
109. Uzel A, Buyukyilmaz T, Kayalioglu M, et al. Temperature rise during orthodontic bonding with various light-curing units—an in vitro study. *Angle Orthod.* 2006;76:330–334.
110. Yazici AR, Müftü A, Kugel G, et al. Comparison of temperature changes in the pulp chamber induced by various light curing units, in vitro. *Oper Dent.* 2006;31:261–265.
111. Vukovich ME, Wood DP, Daley TD. Heat generated by grinding during removal of ceramic brackets. *Am J Orthod Dentofacial Orthop.* 1991;99:505–512.
112. Dovgan JS, Walton RE, Bishara SE. Electrothermal debracketing: patient acceptance and effects on the dental pulp. *Am J Orthod Dentofacial Orthop.* 1995;108:249–255.
113. Uysal T, Eldiniz AU, Usumez S, et al. Thermal changes in the pulp chamber during different adhesive clean-up procedures. *Angle Orthod.* 2005;75:220–225.
114. Jonke E, Weiland F, Freudenthaler JW, et al. Heat generated by residual adhesive removal after debonding of brackets. *World J Orthod.* 2006;7:357–360.
115. Zach L, Cohen G. Pulp response to externally applied heat. *Oral Surg Oral Med Oral Pathol.* 1965;19:515–530.
116. Baldissara P, Catapano S, Scotti C. Clinical and histological evaluation of thermal injury thresholds in human teeth: a preliminary study. *J Oral Rehab.* 1997; 24:791–801.
117. Baldissara P, Bortolini S, Papale, G, et al. Heat-induced symptomatology in human teeth. An in-vitro study [Article in Italian]. *Minerva Stomatol.* 1998:47:373–380.
118. Whitworth JM, Myers PM, Smith J, et al. Endodontic complications after plastic restorations in general practice. *Int Endod J.* 2005;38:409–416.
119. Seltzer S, Bender IB. The Dental Pulp. 3rd ed. Philadelphia: PA; J. B. Lippincott Company, 1984. pp. 210–211.
120. Burnside RR, Sorenson FM, Buck DL. Electric vitality testing in orthodontic patients. *Angle Orthod.* 1974;44:213–217.
121. Ling KK, Ho CT, Kravchuk O, Olive RJ. Comparison of surgical and non-surgical methods of treating palatally impacted canines. I. Periodontal and pulpal outcomes. *Aust Orthod J.* 2007;23:1–7.
122. Bedoya MM, Park JH. A review of the diagnosis and management of impacted maxillary canines. *J Am Dent Assoc.* 2009;140:1485–1493.
123. Raiden G, Missana L, Santamaria de Torres E, et al. Pulpal response to intrusive orthodontic forces. *Acta Odontol Latinoam* 1998;11:49–54.
124. Oppenheim A. Biologic orthodontic therapy and reality. *Angle Orthod.* 1936;6:153.
125. Oppenheim A. Biologic orthodontic therapy and reality. *Angle Orthod.* 1937;7:58–59.
126. Tşchamer H. The histology of pulpal tissue after orthodontic treatment with activators during late adolescence. *Zahnarztliche Praxis.* 1974;25:530–531.
127. Skillen WG, Reitan K. Tissue changes following rotation of teeth in the dog. *Angle Orthod.* 1940;10:140–147.
128. Oppenheim A. Human tissue response to orthodontic intervention. *Am J Orthod Oral Surg.* 1942;28:263–301.
129. Aisenberg MS. The tissue and changes involved in orthodontic tooth movements. *Am J Orthod.* 1948;34:854–859.
130. Stenvick A, Mjör IA. Pulp and dentine reactions to experimental tooth intrusion. A histologic study of the initial changes. *Am J Orthod.* 1970;57:370–385.
131. Guevara MJ, McClugage SG Jr. Effects of intrusive forces upon the microvasculature of the dental pulp. *Angle Orthod.* 1980;50:129-134.
132. Taintor JF, Shalla C. Comparison of respiration rates in different zones of rat incisor pulp. *J Dent.* 1978;6:63–70.
133. Hamersky PA, Weimer A, Taintor JF. The effect of orthodontic force application on the pulpal tissue respiration rate in the human premolar. *Am J Orthod.* 1980;77:368–378.
134. Ooshita M. The metabolism of radioactive succinate in stressed tooth supporting tissue. *Bull Kanagawa Dent Coll.* 1975;3:1–11.
135. Labart WA, Taintor JF, Dyer JK, Weimer AD. The effect of orthodontic forces on pulp respiration in the rat incisor. *J Endod.* 1980;6:724–727.
136. Unterseher RE, Nieberg LG, Weimer AD, Kyer JK. The response of human pulp tissue after orthodontic force application. *Am J Orthod Dentofacial Orthop.* 1987;9:220–224.
137. Polverini PJ. The pathophysiology of angiogenesis. *Crit Rev Oral Biol Med.* 1995;6:230–247.
138. Kvinnsland S, Heyeraas KJ, Fjord ES. Effect of experimental tooth movement on periodontal and pulpal blood flow. Blood flow related to fluorescent microspheres. *Eur J Orthod.* 1989;11:200–205.
139. Nixon CE, Saviano JA, King GJ, Keeling SD. Histomorphometric study of dental pulp during orthodontic tooth movement. *J Endod.* 1993;19:13–16.
140. Anstendig HS, Kronman JH. A histological study of pulpal reaction to orthodontic tooth movement in dogs. *Angle Orthod.* 1972;42:50–55.
141. McDonald F, Pitt Ford TR. Blood flow changes in permanent maxillary canines during retraction. *Eur J Orthod.* 1994;16:1–9.
142. Vandevska-Radunovic V, Kvinnsland I, Kvinnsland S, Jonsson R. Immunocompetent cells in rat periodontal ligament and their recruitment incident to experimental orthodontic tooth movement. *Eur J Oral Sci.* 1997;105:36–44.
143. Derringer KA, Jaggers DC, Linden RWA. Angiogenesis in human dental pulp following orthodontic tooth movement. *J Dent Res.* 1996;75:1761–1766.
144. Derringer KA, Linden RW. Vascular endothelial growth factor, fibroblast growth factor 2, platelet derived growth factor and transforming growth factor beta released in human dental pulp following orthodontic force. *Arch Oral Biol.* 2004;49:631–641.
145. Roberts-Clark DJ, Smith AJ. Angiogenic growth factors in human dentine matrix. *Arch Oral Biol.* 2000;45:1013–1016.
146. Dougherty HL. The effect of mechanical forces upon the buc-

cal segments during orthodontic treatment. *Am J Orthod.* 1968;54:83–103.
147. Popp TW, Årtun J, Linge L. Pulpal response to orthodontic tooth movement in adolescents: a radiographic study. *Am J Orthod Dentofacial Orthop.* 1992;101:228–233.
148. Stuteville OH. Injuries caused by orthodontic forces and the ultimate results of these injuries. *Am J Orthod Oral Surg.* 1937;24:103.
149. Delivanis HP, Sauer GJR. Incidence of canal calcification in the orthodontic patient. *Am J Orthod.* 1982;82:58–61.
150. Rotstein I, Engel G. Conservative management of a combined endodontic-orthodontic lesion. *Endod Dent Traumatol.* 1991;7:266–269.
151. Gopikrishna V, Tinagupta K, Kandaswamy D. Comparison of electrical, thermal, and pulse oximetry methods for assessing pulp vitality in recently traumatized teeth. *J Endod.* 2007;33:531–535.
152. Vandevska-Radunovic V, Kvinnsland IH, Kvinnsland S. Effect of inferior alveolar nerve axotomy on periodontal and pulpal blood flow subsequent to experimental tooth movement in rats. *Acta Odontol Scand.* 1998;56:57–64.
153. Bunner M, Johnson D. Quantitative assessment of intrapulpal axon response to orthodontic movement. *Am J Orthod.* 1982;82:244–250.
154. Walker JA, Jr., Tanzer FS, Harris EF, et al. The enkephalin response in human tooth pulp to orthodontic force. *Am J Orthod Dentofacial Orthop.* 1987;92:9–16.
155. Robinson QC, Killmar JT, Desiderio DM, et al. Immunoreactive evidence of beta-endorphin and methionine-enkephalin-Arg-Gly-Leu in human tooth pulp. *Life Sci.* 1989;45:987–992.
156. Parris WG, Tanzer FS, Fridland GH, et al. Effects of orthodontic force on methionine enkephalin and substance P concentrations in human pulp tissue. *Am J Orthod Dentofacial Orthop.* 1989;95:479–489.
157. Tecco S, D'Attilio M, Tetè S, Festa F. Prevalence and type of pain during conventional and self-ligating orthodontic treatment. *Eur J Orthod.* 2009;31:380–384.
158. Kimberly CR, Byers MR. Inflammation of rat molar pulp and periodontium causes increased calcitonin gene-related peptide and axonal sprouting. *Anat Rec (Hoboken).* 1988;222:289–300.
159. Kvinnsland I, Kvinnsland S. Changes in CGRP immunoreactive nerve fibers during experimental tooth movement in rats. *Eur J Orthod.* 1990;12:320–329.
160. Nicolay OF, Davidovitch A, Shanfeld JL, Alley K. Substance P immunoreactivity in periodontal tissues during orthodontic tooth movement. *Bone Miner.* 1990;11:19–29.
161. Rygh P, Bowling K, Hovlandsdal L, Williams S. Activation of the vascular system: a main mediator of periodontal fiber remodeling in orthodontic tooth movement. *Am J Orthod.* 1986;89:453–468.
162. Mostafa YA, Iskander KG, El-Mangoury NH. Iatrogenic pulpal reactions to orthodontic extrusion. *Am J Orthod Dentofacial Orthop.* 1991;99:30–34.
163. Taşpinar F, Akgül N, Simşek G, et al. The histopathological investigation of pulpal tissue following heavy orthopaedic forces produced by rapid maxillary expansion. *J Int Med Res.* 2003;31:197–201.
164. Grünheid T, Morbach BA, Zenter A. Pulpal cellular reactions to experimental tooth movement in rats. *Oral Surg Oral Med Oral Pathol Oral Radiol Endod.* 2007;104:434–441.
165. Santamaria M, Jr., Milagres D, Iyomasa MM, et al. Initial pulp changes during orthodontic movement: histomorphological evaluation. *Braz Dent J.* 2007;18:34–39.
166. Årtun J, Urbye KS. The effect of orthodontic treatment on periodontal bone support in patients with advanced loss of marginal periodontium. *Am J Orthod Dentofacial Orthop.* 1988;93:143–148.
167. Vandevska-Radunovic V, Kristiansen AB, Heyeraas KJ, Kvinnsland S. Changes in blood circulation in teeth and supporting tissues incident to experimental tooth movement. *Eur J Orthod.* 1994;16:361–369.
168. Konno Y, Diamaruya T, Iikubo M, et al. Morphologic and hemodynamic analysis of dental pulp in dogs after molar extrusion with the skeletal anchorage system. *Am J Orthod Dentofacial Orthop.* 2007;132:199–207.
169. Butcher O, Taylor AC. The vascularity of the incisor pulp of the monkey and its alteration tooth movement. *J Dent Res* 1952;31:239–247.
170. Barwick PJ, Ramsay DS. Effect of brief intrusive force on human pulpal blood flow. *Am J Orthod Dentofacial Orthop.* 1995;110:273–279.
171. Bender IB, Byers MR, Mori K, et al. Periapical replacement resorption of permanent, vital, endodontically treated incisors after orthodontic movement: report of two cases. *J Endod.* 1997;23:768–773.
172. Cotton TP, Geisler TM, Holde, DT, et al. Endodontic applications of cone-beam volumetric tomography. *J Endod.* 2007;33:1121–1133.
173. Lofthag-Hansen S, Huumonen S, Gröndahl K, et al. Limited cone-beam CT and intraoral radiography for the diagnosis of periapical pathology. *Oral Surg Oral Med Oral Pathol Oral Radiol Endod.* 2007;103:114–119.
174. Patel S, Dawood A, Whaites E, et al. The potential applications of cone beam computed tomography in the management of endodontic problems. *Int Endod J.* 2007;4: 818–830.
175. Patel S, Dawood A, Wilson R, et al. The detection and management of root resorption lesions using intraoral radiography and cone beam computed tomography- an in vivo investigation. *Int Endod J.* 2009;42:831–838.
176. Estrela C, Bueno MR, Leles CR. Accuracy of cone beam computed tomography and panoramic and periapical radiology for detection of apical periodontitis. *J Endod.* 2008;34:273–279.
177. Masella RS, Meister M. Current concepts in the biology of orthodontic tooth movement. *Am J Orthod Dentofacial Orthop.* 2006;129:458–468.
178. Krishnan V, Davidovitch, Z. Cellular, molecular, and tissue-level reactions to orthodontic forces. *Am J Orthod Dentofacial Orthop.* 2006;129:469. e1-e32.
179. Krishnan V, Davidovitch Z. On a path to unfolding the biological mechanisms of orthodontic tooth movement. *J Dent Res.* 2009;88:597–608.
180. Perinetti G, Varvara G, Festa F, et al. Aspartate aminotransferase activity in pulp of orthodontically treated teeth. *Am J Orthod Dentofacial Orthop.* 2004;125:88–92.
181. Perinetti G, Varvara G, Salini L, et al. Alkaline phosphatase activity in dental pulp of orthodontically treated teeth. *Am J Orthod Dentofacial Orthop.* 2005;128:492–496.
182. Bletsa A, Berggren E, Brudvik P. Interleukin-1 alpha and tumor necrosis factor-alpha expression during the early phases of orthodontic tooth movement in rats. *Eur J Oral Sci.* 2006;14:423–429.
183. Götz W, Kunert D, Zhang D, et al. Insulin-like growth factor system components in the periodontium during tooth root resorption and early repair process in the rat. *Eur J Oral Sci.* 2006;114:318–327.
184. Shigehara S, Matsuzaka K, Inoue T. Morphohistological change and expression of HSP70, osteopontin and osteocalcin mRNAs in rat dental pulp cell with orthodontic tooth movement. *Bull Tokyo Dent Coll.* 2006;47:117–124.
185. Derringer K, Linden R. Epidermal growth factor released in human dental pulp following orthodontic force. *Eur J Orthod.* 2007;29:67–71.
186. Kojima T, Yamaguchi M, Kasai K. Substance P stimulates release of RANKL via COX-2 expression in human dental pulp cells. *Inflamm Res.* 2006;55:78–84.
187. Domon S, Shimokawa H, Matsumoto Y, et al. In situ hybridization for matrix metalloproteinase-1 and cathepsin K in rat root-resorbing tissue induced by tooth movement. *Arch Oral Biol.* 1999;44:907–915.
188. Ariffin SHZ, Yamamoto Z, Abidin IZZ, et al. Cellular and molecular changes in orthodontic tooth movement. *Sci World J.* 2011;11:1788–1803.
189. Chaushu S, Kaczor-Urbanowicz K, Zadurska M, Becker A. Predisposing factors for severe incisor root resorption associated with impacted maxillary canines. *Am J Orthod Dentofacial Orthop.* 2015;147:52–60.
190. Picanço GV, de Freitas KM, Cançado RH, et al. Predisposing factors to severe external root resorption associated to orthodontic treatment. *Dent Press J Orthod.* 2013;18:110–120.
191. Andreasen JO. Root fractures, luxation and avulsion injuries—diagnosis and management. In: Gutmann JL, Harrison JW, editors. *Proceedings of the International Conference on Oral Trauma.* Chicago, IL: American Association of Endodontists Endowment & Memorial Fund; 1986. pp. 79–92.

192. Sübay RK, Kaya H, Tarim B, et al. Response of human pulpal tissue to orthodontic extrusive applications. *J Endod.* 2001;27:508–511.
193. Villa PA, Oberti G, Moncada CA, et al. Pulp-dentine complex changes and root resorption during intrusive orthodontic tooth movement in patients prescribed nabumetone. *J Endod.* 2005;31:61–66.
194. Miura F. Effect of orthodontic force on blood circulation in periodontal membrane. In: Cook JT, editor. *Transactions of Third International Orthodintics Congress.* London: Granada Publishing Ltd; 1973. pp. 35–41.
195. Kaku M, Sumi H, Shikata H, et al. Effects of pulpectomy on the amount of root resorption during orthodontic tooth movement. *J Endod.* 2014;40:372–378.
196. Mattison GD, Delivanis H, Delivanis PD, et al. Orthodontic root resorption of vital and endodontically treated teeth. *J Endod.* 1984;10:354–358.
197. Mah R, Holland GR, Pehowich E. Periapical changes after orthodontic movement of root-filled ferret canines. *J Endod.* 1996;22:298–303.
198. Kristerson L, Andreasen JO. Influence of root development on periodontal and pulpal healing after replantation of incisors in monkeys. *Int J Oral Surg.* 1984;13:313–323.
199. de Souza RS, de Sousa V, Holland R, et al. Effect of calcium hydroxide-based materials on periapical tissue healing and orthodontic root resorption of endodontically treated teeth in dogs. *Dent Traumatol.* 2009;25:213–218.
200. Basrani B, Ghanem A, Tjäderhane L. Physical and chemical properties of chlorhexidine and calcium hydroxide-containing medications. *J Endod.* 2004;30:413–417.
201. Kontakiotis EG, Tsatsoulis IN, Papanakou SI, et al. Effect of 2% chlorhexidine gel mixed with calcium hydroxide as an intracanal medication on sealing ability of permanent root canal filling: a 6-month follow-up. *J Endod.* 2008;34:866–870.
202. Molander A, Reit C, Dahlén G, et al. Microbiological status of root-filled teeth with apical periodontitis. *Int Endod J.* 1998;31:1–7.
203. Ferreira FB, Ferreria AL, Gomes BP, et al. Resolution of persistent periapical infection by endodontic surgery. *Int Endod J.* 2004;37:61–69.
204. Gomes BP, Pinheiro ET, Jacinto RC, et al. Microbial analysis of canals of root filled teeth with periapical lesions using polymerase chain reaction. *J Endod.* 2008;34:537–540.
205. Steadman SR. Resume of the literature on root resorption. *Angle Orthod.* 1942;12:283–286.
206. Huettner RJ, Young RW. The movability of vital and devitalized teeth in the macaca rhesus monkey. *Oral Surg.* 1955;8:189–197.
207. Weiss SD. *Root Resorption During Orthodontic Therapy in Endodontically Treated Vital Teeth.* Masters thesis, University of Tennessee, Memphis, TN; 1969.
208. Wickwire NA, McNeil MH, Norton LA, et al. The effects of tooth movement upon endodontically treated teeth. *Angle Orthod.* 1974;44:235–242.
209. Spurrier SW, Hall SH, Joondeph DR, et al. A comparison of apical root resorption during orthodontic treatment in endodontically treated and vital teeth. *Am J Orthod Dentofacial Orthop.* 1990;97:130–134.
210. Remington DN, Joondeph DR, Artun J, et al. Longterm evaluation of root resorption occurring during orthodontic treatment. *Am J Orthod Dentofacial Orthop.* 1989;96:43–46.
211. Hunter ML, Hunter B, Kingdon A, et al. Traumatic injury to maxillary incisor teeth in a group of South Wales school children. *Endod Dent Traumatol.* 1990;6:260–264.
212. Parlange LM, Sims MR. A T.E.M. stereological analysis of blood vessels and nerves in marmoset periodontal ligament following endodontics and magnetic incisor extrusion. *Eur J Orthod.* 1993;15:33–44.
213. Bondemark L, Kurol J, Hallonsten A-L, et al. Attractive magnets for orthodontic extrusion of crown-root fractured teeth. *Am J Orthod Dentofacial Orthop.* 1997;112:187–193.
214. Mehl C, Wolfart S, Kern M. Orthodontic extrusion with magnets: a case report. *Quint Int.* 2008;39:371–379.
215. Mirabella AD, Årtun J. Prevalence and severity of apical root resorption of maxillary anterior teeth in adult orthodontic patients. *Eur J Orthod.* 1995;17:93–99.
216. Llamas-Carreras JM, Amarilla A, Solano E, et al. Study of external root resorption during orthodontic treatment in root filled teeth compared with their contralateral teeth with vital pulps. *Int Endod J.* 2010;43:654–662.
217. Papadopoulos MA, Tarawneh F. The use of miniscrew implants for temporary skeletal anchorage in orthodontics: a comprehensive review. *Oral Surg Oral Med Oral Pathol Oral Radiol Endod.* 2007;103:e6–e15.
218. Arcuri C, Muzzi F, Santini F, et al. Five years of experience using palatal mini-implants for orthodontic anchorage. *J Oral Maxillofac Surg.* 2007;65:2492–2497.
219. Kravitz ND, Kusnoto B. Risks and complications of orthodontic miniscrews. *Am J Ortho Dentofacial Orthop.* 2007;13(Suppl):543–551.
220. Papageorgiou SN, Zogakis IP, Papadopoulos MA. Failure rates and associated risk factors of orthodontic miniscrew implants: a meta-analysis. *Am J Orthod Dentofacial Orthop.* 2012;142:577–595(e7).
221. Renjen R, Maganzini AL, Rohrer MD, et al. Root and pulp response after intentional injury from miniscrew placement. *Am J Orthod Dentofacial Orthop.* 2009;136:708–714.
222. Brisceno CE, Rossouw PE, Carrillo R, et al. Healing of the roots and surrounding structures after intentional damage with miniscrew implants. *Am J Orthod Dentofacial Orthop.* 2009;135:292–301.
223. Ahmed V KS, Rooban T, Krishnaswamy NR, et al. Root damage and repair in patients with temporary skeletal anchorage devices. *Am J Orthod Dentofacial Orthop.* 2012;141:547–555.
224. Kang YG, Kim JY, Lee YJ, et al. Stability of mini-screws invading the dental roots and their impact on the paradental tissues in beagles. *Angle Orthod.* 2009;79:248–255.
225. Hembree M, Buschang PH, Carrillo R, et al. Effects of intentional damage of the roots and surrounding structures with miniscrew implants. *Am J Orthod Dentofacial Orthop.* 2009;135:280(e1–9); discussion 280–1.
226. Motoyoshi M, Inaba M, Ono A, et al. The effect of cortical bone thickness of orthodontic mini-implants and on the stress distribution in surrounding bone. *Int J Oral Maxillorfac Surg.* 2009;38:13–18.
227. Er K, Bayram M, Taşdemir T. Root canal treatment of a periradicular lesion caused by unintentional root damage after orthodontic miniscrew placement: a case report. *Int Endod J.* 2011;44:1170–1175.
228. Liou EJ, Chang PM. Apical root resorption in orthodontic patients with enmasse maxillary anterior anterior retraction and intrusion with miniscrews. *Am J Orthod Dentofacial Orthop.* 2010;137:207–212.
229. Lim G, Kim KD, Park W, et al. Endodontic and surgical treatment of root damage caused by orthodontic miniscrew placement. *J Endod.* 2013;39:1073–1077.
230. McCabe P, Kavanagh C. Root perforation associated with the use of a miniscrew implant used for orthodontic anchorage: a case report. *Int Endod J.* 2012;45:678–688.
231. Friedlander LT, Cullinan MP, Love RM. Dental stem cells and their potential role in apexogenesis and apexification. *Int Endod J.* 2009;42:955–962.
232. Roberts HW, Toth JM, Berzins DW, et al. Mineral trioxide aggregate material use in endodontic treatment: a review of the literature. *Dent Mater.* 2008;24:149–164.
233. Mente J, Leo M, Panagidis D, et al. Treatment outcome of mineral trioxide aggregate in open apex teeth. *J Endod* 2013;39:20–26.
234. Dammaschke T, Camp JL, Bogen G. MIT in vital pulp therapy. In: Torabinejad M, editor. *Mineral Trioxide Aggregate- Properties and Clinical Applications.* Ames, IA: Wiley Blackwell; 2014. pp. 71–110.
235. Duarte MAH, Bramante CM, De Deus G. Clinical applications. In: Camilleri J, editor. *Mineral Trioxide Aggregate in Dentistry.* Heildberg, Germany: Springer; 2014. pp. 103–129.
236. Anthony D. Apexification during active orthodontic movement. *J Endod.* 1986;12:419–421.
237. Steiner DE, West JD. Orthodontic-endodontic treatment planning of traumatized teeth. *Sem Orthod.* 1997;3:39–44.
238. Cogulu D, Han B, Yetkiner E, Ertuğrul F. Combined apexification and orthodontic extrusion of a hypoplastic permanent canine. *J Dent Child.* 2007;74:221–223.
239. Rafter M. Apexification: a review. *Dent Traumatol.* 2005;21:1–8.

240. Witherspoon DE, Small JC, Regan JD. Retrospective analysis of open apex teeth obturated with mineral trioxide aggregate. *J Endod*. 2008;34:1171–1176.
241. Reyes-Carmona JF, Felippe MS, Felippe WT. Biomineralization ability and interaction of mineral trioxide aggregate and white portland cement with dentin in a phosphate-containing fluid. *J Endod*. 2009;35:731–736.
242. Asgary S, Eghbal MJ, Parirokh M, Ghoddusi J. Effect of two storage solutions on surface topography of two root-end fillings. *Aust Endod J*. 2009;35:147–152.
243. Parirokh M, Torabinejad M. Mineral trioxide aggregate: a comprehensive literature review—Part III: clinical applications, drawbacks, and mechanism of action. *J Endod*. 2010;36:400–413.
244. Rosenberg B, Murray PE, Namerow K. The effect of calcium hydroxide root filling on dentin fracture strength. *Dent Traumatol*. 2007;23:26–29.
245. Kumar A, Yadav A, Shetty N. One-step apexification using platelet rich fibrin matrix and mineral trioxide aggregate apical barrier. *Indian J Dent Res*. 2014;25:809–812.
246. Khetarpal A, Chaudhry S, Talwar S, Verma M. Endodontic management of open apex using MTA and platelet-rich fibrin membrane barrier: a newer matrix concept. *J Clin Exp Dent*. 2013;5:e291–e294.
247. Khetarpal A, Chaudhary S, Talwar S, Verma M. Endodontic management of open apex using Biodentine as a novel apical matrix. *Indian J Dent Res*. 2014;25:513–516.
248. Nayak G, Hasan MF. Biodentine: a novel dentinal substitute for single visit apexification. *Restor Dent Endod*. 2014;39:120–125.
249. Huang GT. A paradigm shift in endodontic management of immature teeth: conservation of stem cells for regeneration. *J Dent*. 2008;36:379–386.
250. Bose R, Nummikoski P, Hargreaves K. A retrospective evaluation of radiographic outcomes in immature teeth with necrotic root canal systems treated with regenerative endodontic procedures. *J Endod*. 2009;35:1343–1349.
251. Tziafas D, Kodonas K. Differentiation potential of dental papilla, dental pulp, and apical papilla progenitor cells. *J Endod*. 2010;36:781–789.
252. Wigler R, Kaufman AY, Lin S, et al. Revascularization: a treatment for permanent teeth with necrotic pulp and incomplete root development. *J Endod*. 2013;39:319–326.
253. Huang GT, Sonoyama W, Liu Y, et al. The hidden treasure in apical papilla: the potential role in pulp/dentin regeneration and bioroot engineering. *J Endod*. 2008;34:645–651.
254. Chen MY, Chen KL, Chen CA, et al. Responses of immature permanent teeth with infected necrotic pulp tissue and apical periodontitis/abscess to revascularization procedures. *Int Endod J*. 2012;45:294–305.
255. Andreasen JO, Bakland LK. Pathologic tooth resorption. In: Ingle JI, Bakland LK, Baumgartner JC, editors. *Ingle's Endodontics 6*. Hamilton, ON: BC Decker Inc; 2008. pp. 1358–1382.
256. Angerame D, De Biasi M, Marigo L, et al. Influence of simulated apical resorption following orthodontic treatment on working length determination: an in vitro study. *Eur J Paediatr Dent*. 2014;15:288–292.
257. Baranowskyj GR. A histologic investigation of tissue response to an orthodontic intrusive force on a dog maxillary incisor with endodontic treatment and root resection. *Am J Orthod*. 1969;56:623–624.
258. Rud J, Andreasen JO. A study of failures after endodontic surgery by radiographic, histologic and stereomicroscopic methods. *Int J Oral Surg*. 1972;1:311–328.
259. Rud J, Andreasen JO, Möller Jensen JE. A multivariate analysis of the influence of various factors upon healing after endodontic surgery. *Int J Oral Surg*. 1972;1:258–271.
260. Hirsch J-M, Ahlstrom U, Henrikson P-A, et al. Periapical surgery. *Int J Oral Surg*. 1979;8:173–185.
261. Skoglund A, Persson G. A follow-up study of apicoectomized teeth with a total loss of the buccal bone plate. *Oral Surg Oral Med Oral Pathol*. 1985;59:78–81.
262. Pontoriero R, Celenza F, Jr., Ricci G, et al. Rapid extrusion with fiber resection: a combined orthodontic-periodontic treatment modality. *Int J Periodontics Restorative Dent*. 1987;5:30–43.
263. Pompa DG. Guided tissue repair of complete buccal dehiscences associated with periapical defects: a clinical retrospective study. *J Am Dent Assoc*. 1997;128:989–997.
264. Pecora G, Kim S, Cellite R, et al. The guided tissue regenerative principle in endodontic surgery: one-year postoperative results of large periapical lesions. *Int J Endod*. 1995;28:41–46.
265. Rankow HJ, Krasner PR. Endodontic application of guided tissue regeneration in endodontic surgery. *J Endod*. 1996;22:34–43.
266. Uchin RA. Use of bioresorbable guided tissue membrane as an adjunct to bony regeneration in cases requiring endodontic surgical intervention. *J Endod*. 1996;22:94–96.
267. Oh SL, Fouad AF, Park SH. Treatment strategy for guided tissue regeneration in combined endodontic-periodontal lesions: case report and review. *J Endod*. 2009;35:1331–1336.
268. Bernabé PF, Gomes-Filho JE, Cintra LT, et al. Histologic evaluation of the use of membrane, bone graft, and MTA in apical surgery. *Oral Surg Oral Med Oral Pathol Oral Radiol Endod*. 2010;109:309–314.
269. Stefopulos S, Kerezoudis NP, Gutmann JL. Response of periapical tissues following root-end surgery and orthodontic tooth movement: a case report. *ENDO (London Engl)*. 2014;8:207–211.

第四十章　牙变色与无髓牙的漂白

Ilan Rotstein

牙变色属于临床美学问题。患者经常为了改善牙的外观寻求矫正美容的治疗方法，尤其关注位于美学区的牙。对于活髓牙，通常是在牙冠外进行漂白；对于无髓牙，则常采取冠内漂白，或者采取其他不同的方法。本章将着重阐述无髓牙的漂白技术。

第一节　牙变色的病因

牙变色可以由混合在牙结构中的内源性着色物和附着在牙表面的外源性色素引起。病因可归咎于牙源性因素或者牙科治疗因素[1]（表 40-1）。明确牙变色的病因对于治疗决策和结果评估至关重要。

表 40-1　牙变色的病因

牙源性因素	牙科治疗因素
牙髓坏死	残髓
牙髓内出血	根管内封药
牙髓钙化变性	根管充填材料
年龄	修复材料
发育缺陷	
药物	

一、牙源性因素

（一）牙髓坏死

微生物、机械或化学刺激可能会导致牙髓组织坏死，分解产物渗透在牙本质小管中并且使周围牙本质变色。牙变色的程度直接取决于牙髓坏死的时间。变色复合物存在于髓室的时间越长，牙变色程度就越严重。这种类型的牙变色往往能通过冠内漂白方法成功纠正（图 40-1，图 40-2）。

（二）牙髓内出血

牙外伤通常导致牙髓内出血和红细胞溶解，以硫化铁为主的血红蛋白分解产物渗透到髓腔牙本质小管中，进而导致周围组织的变色。如果牙髓组织坏死，则变色不可逆转，并且通常随着时间逐渐加重；如果牙髓病变恢复，变色也许会随之发生逆转至牙原色。此类型的牙变色采取冠内漂白通常有效，患者的满意度也较高[2-5]（图 40-3，图 40-4）。

（三）钙化变性

钙化变性最常见于前牙，它是一种由创伤引起的牙髓反应，其特征是根管内硬组织快速沉积。在一些特定的牙创伤病例中，暂时的血供中断可伴随成牙本质细胞的死亡。

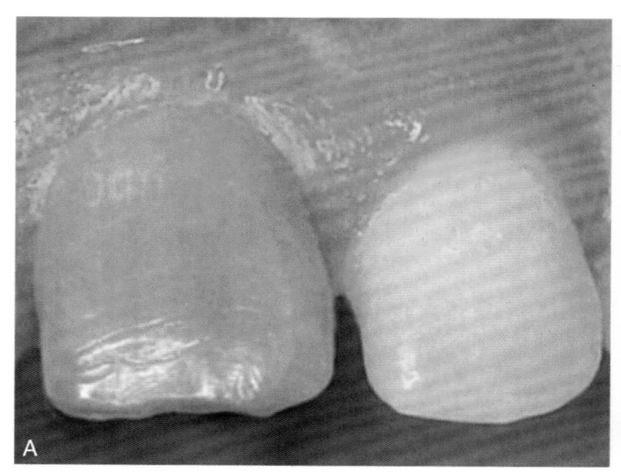

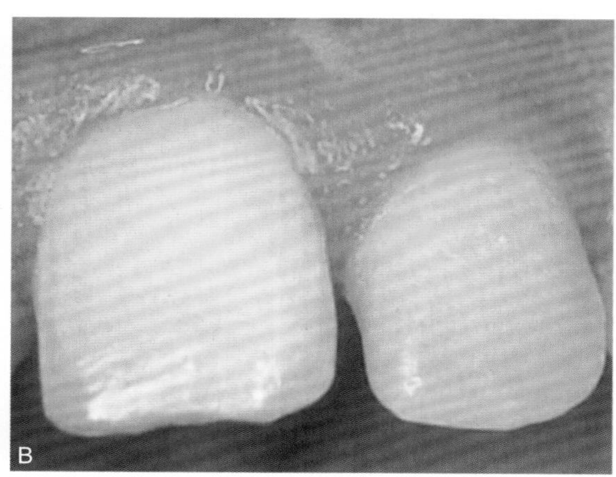

图 40-1　牙髓坏死引起的上颌中切牙变色

A. 漂白前牙色　**B.** 漂白后牙色，过硼酸钠和蒸馏水的混合物置入髓腔中，3 周 2 次，使牙色变亮至自然色

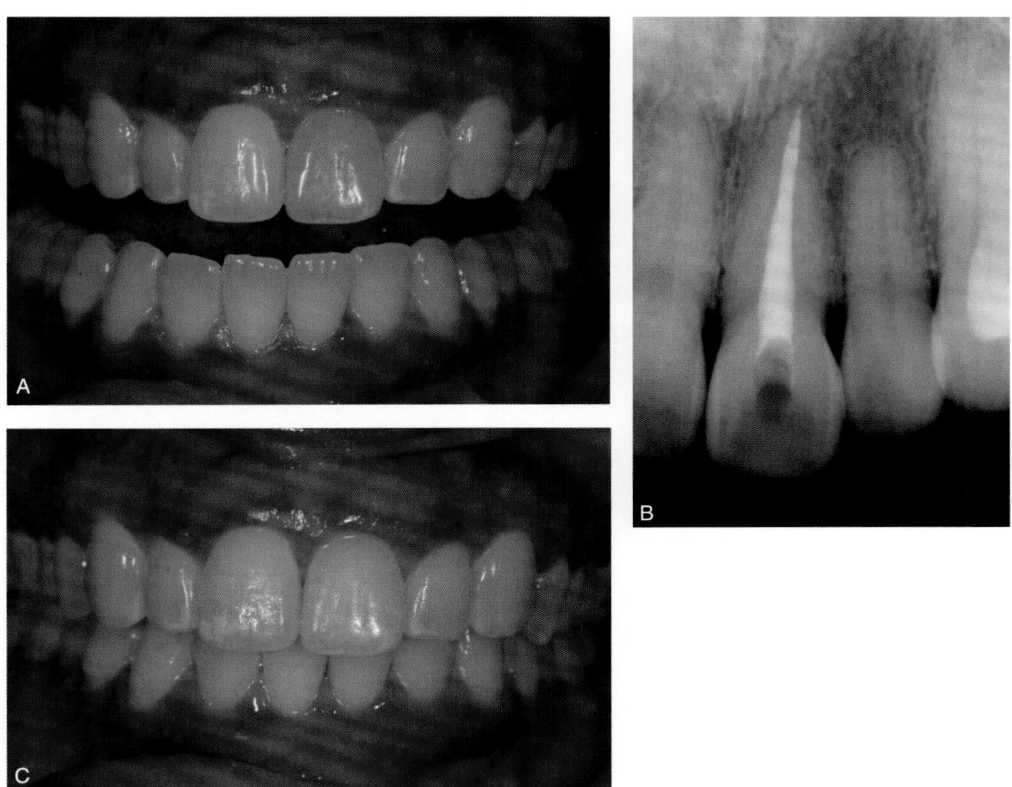

图 40-2　对 40 岁女性牙髓坏死引起的左上颌中切牙变色进行冠内漂白

A. 术前照　**B.** 变色牙根管治疗术后 X 线片　**C.** 过硼酸钠 4 周诊间漂白术后，患牙恢复了原来的色泽

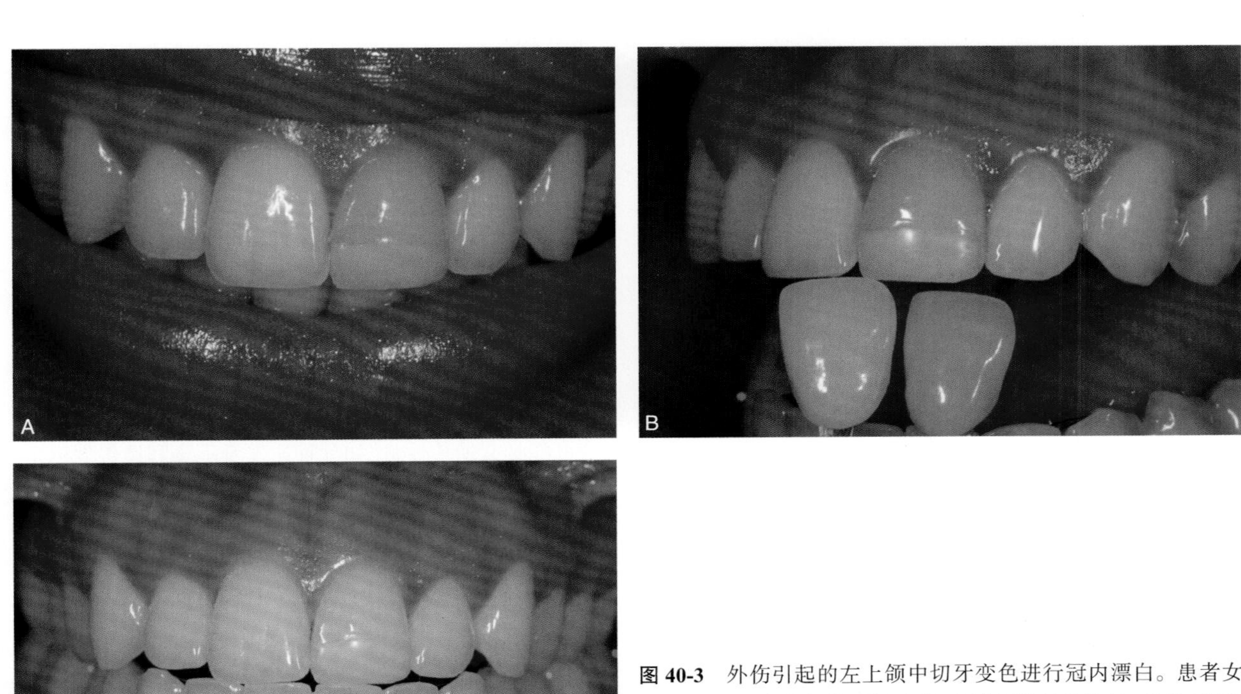

图 40-3　外伤引起的左上颌中切牙变色进行冠内漂白。患者女性，25 岁，13 年前部分冠折后进行复合树脂粘接修复，患牙已行根管治疗

A. 术前照显示变色牙冠与树脂颜色对比　**B.** 比色记录及制订治疗计划　**C.** 过硼酸钠 4 周诊间漂白术后，牙冠变色部分恢复至原始色泽，并与粘接树脂相匹配。粘接瓷贴面修复远期效果更好

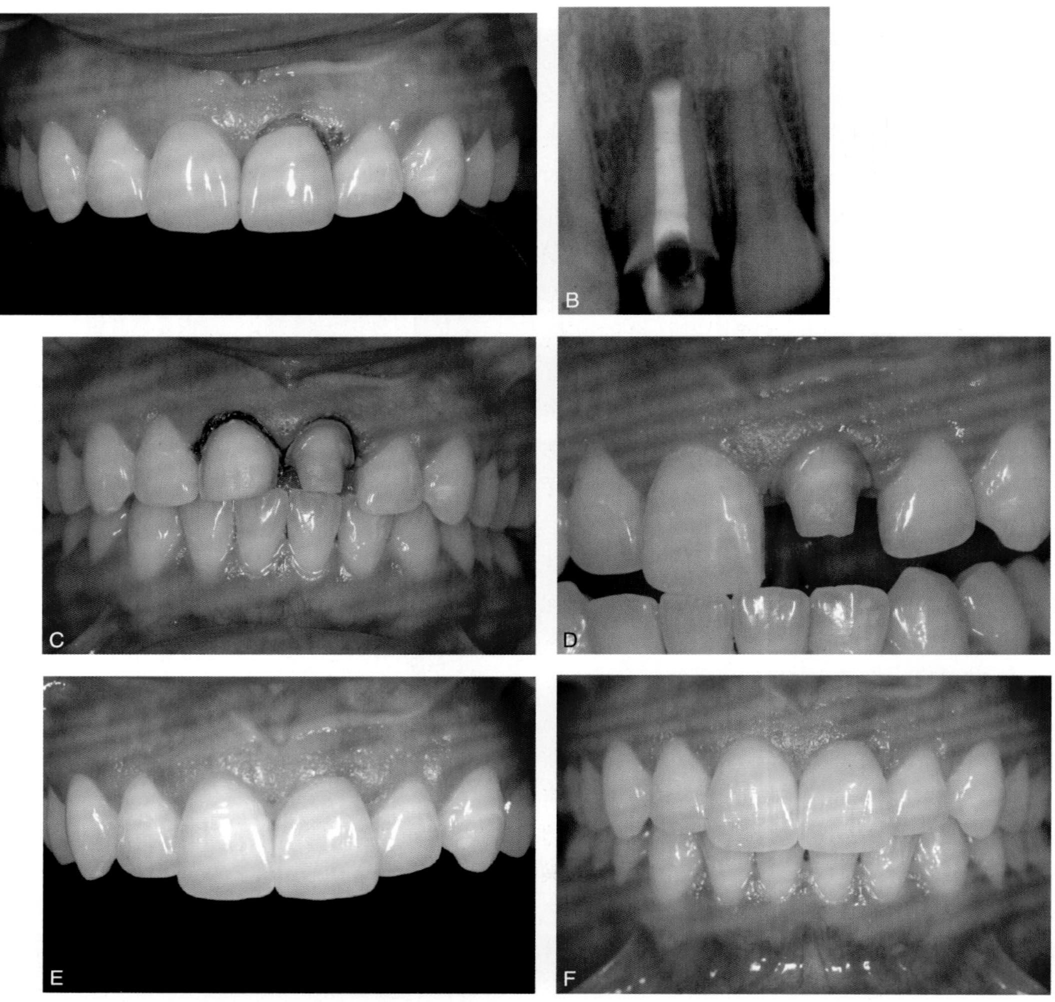

图 40-4 外伤引起的左上颌中切牙变色进行冠内漂白（患者女性，23 岁）
A. 牙变色透过瓷贴面修复体 **B.** 患牙的根尖片。该患者在 9 年前遭受外伤，患牙进行了根尖诱导成形术等治疗
C. 患牙进行全瓷冠牙体预备，邻牙进行瓷贴面牙体预备。注意，上颌左中切牙的牙本质变色与相邻的右中切牙对比
D. 进行过硼酸钠冠内漂白显著改善了变色 **E.** 患牙恢复了美观和功能 **F.** 临床美学区牙色显示协调一致

这些死亡细胞被未分化的间充质细胞取代，并快速形成修复性牙本质。最后，这些牙的牙冠透明度逐渐降低，出现淡黄色或黄褐色的变色。这些患牙通常需要根管治疗后进行冠内漂白。

（四）增龄性变色

牙的增龄性变色是一种生理性改变，由继发性牙本质形成、牙釉质变薄及牙体结构光学性能的变化导致。食物和饮料的着色物在牙外表面的堆积也会导致这种类型的牙变色，由于老年人的牙釉质及其下层的牙本质不可避免地存在隐裂、微裂纹及切端磨耗，所以这种类型的牙变色在老年人中更明显。除非有明显牙髓病变，否则这类牙变色不需要进行冠内漂白治疗。这种情况应该选择牙冠外的治疗方法。

（五）牙发育缺陷

牙变色也可能是由牙釉质和牙本质形成过程中发生的发育缺陷，即矿化不全或发育不全所导致。釉质矿化不全表现为牙面的褐色或白色区域，常见于患牙牙冠的颊面，釉质的表面形态完整。

牙釉质发育不全与牙釉质矿化不全的区别在于，前者牙釉质层有实质性缺损并且具有高渗透性。牙釉质发育不全可能具有遗传性，比如牙釉质发育不良和遗传性低磷血症引起的牙釉质发育不全；也可能是由感染、肿瘤或创伤之类的环境因素引起的牙釉质发育不全。其可能的机制为：在牙釉质形成的过程中，基质发生了改变并且矿化不良。这种有缺陷的牙釉质渗透性高，并且很轻易地被存在于口腔中的物质着色。此类牙变色的漂白治疗，疗效可能不会永久，持久度取决于牙釉质发育不全的严重程度、范围以及变色的性质。

氟牙症，又称氟斑牙，是牙釉质发育不全的一种，是由于牙在发育形成过程中过度的氟暴露，导致牙矿化结构缺陷，尤其是在牙釉质基质中更甚。随后发生牙着色，其严重程度一般取决于牙釉质发育不全的程度，而这一点与牙发育阶段氟的暴露量直接相关[6]。患牙并非在萌出的时候变色，但是其表面高渗透性会引起口腔中的外源性色素沉着。牙变色常双侧对称发生，表现为不同程度的间断性白色斑块、白垩或透明状区域、黄色或褐色变色，而重症表现为釉质表面的凹陷。轻中度的氟牙症常采用外漂白的方法，对于重度氟牙症的病例应该考虑修复治疗策略。

严重系统性疾病也可能引起牙变色。例如胎儿骨髓成红细胞增多症，是一种因血液中 Rh 因子不相容引起的疾病，多发生在胎儿或新生儿中。它会导致红细胞溶解，并且使含铁血黄素渗入到正在形成的牙本质中[7]。不过这种牙变色目前并不常见。牙形成过程中发生高烧，会引起相应形成时期的牙釉质发育不全，进而导致牙表面带状变色。卟啉症是一种代谢性疾病，可能会引起乳牙或恒牙淡红或褐色变色。珠蛋白生成障碍性贫血及镰状细胞性贫血会引起牙齿内部透蓝色、褐色或者绿色。牙釉质发育不良会引起黄色或褐色的变色。牙本质发育不全会引起紫褐色、淡黄色或灰色的变色。这些类型的牙变色通常不能采用漂白的方法治疗，而是首选修复治疗方式来纠正。

（六）药物引起的牙变色

牙形成过程中服用或摄入某些药物可能会导致牙釉质和牙本质严重变色[8-10]。四环素是在 20 世纪 50~60 年代广泛用于预防和治疗慢性阻塞性肺疾病，支原体、立克次氏体引发的感染的一种抗生素。这种药有时需要长期服用，在某些病例中可能需要服用数年，因此四环素是引起儿童牙变色的常见原因。虽然四环素不再作为长期服用的处方药，但牙医仍然遇到这样的患牙，即药物对牙外观造成的遗留损害。

根据四环素的种类、剂量、摄入持续时间和患者在给药时的年龄，变色牙的颜色可以是黄色、黄褐色、棕色、深灰色或蓝色。牙变色通常是双侧发生，并累及上下牙弓的多颗牙。四环素的沉积可能是连续的或是条纹状的，具体取决于药物摄入是连续的还是间断的（图 40-5）。

四环素引起牙变色的机理尚不完全清楚。一般认为四环素与钙结合，侵入牙釉质和牙本质的羟磷灰石晶体中，但大多存在于牙本质中。四环素着色牙暴露于紫外线时，会生成一种使牙变色的红紫色氧化副产物。儿童前牙通常会先变色，而暴露较少的后牙则变色缓慢。在成年人中，可观察到前牙的自然光漂白现象，特别在由于上唇长度不足而使牙齿过度暴露于阳光的人群中常见。

四环素导致的变色根据严重程度分为三类[11]。一级变色为浅黄色，浅棕色或浅灰色，均匀分布在整个冠上，无条纹状改变；二级变色程度较严重，仍不伴有条纹；三级变色非常严重，临床表现为牙冠呈现水平色素条纹。这种变色主要见于牙颈部区域。临床纠正四环素牙可能具有挑战性，对于轻度到中度的病例，长时间反复进行外漂白是有效的[12-14]；但是严重的病例，尤其是深灰色的病例，应通过修复的方法进行纠正。

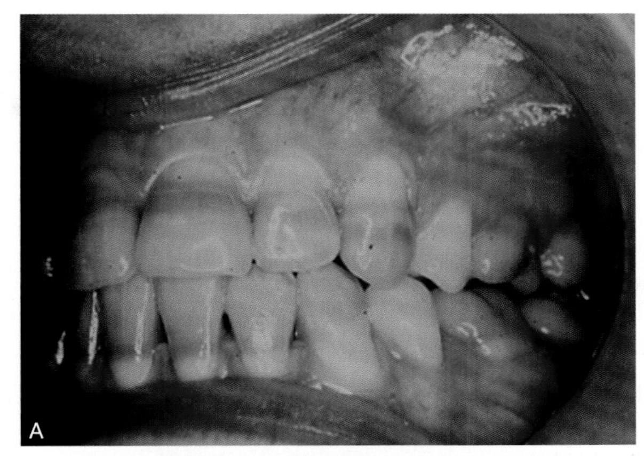

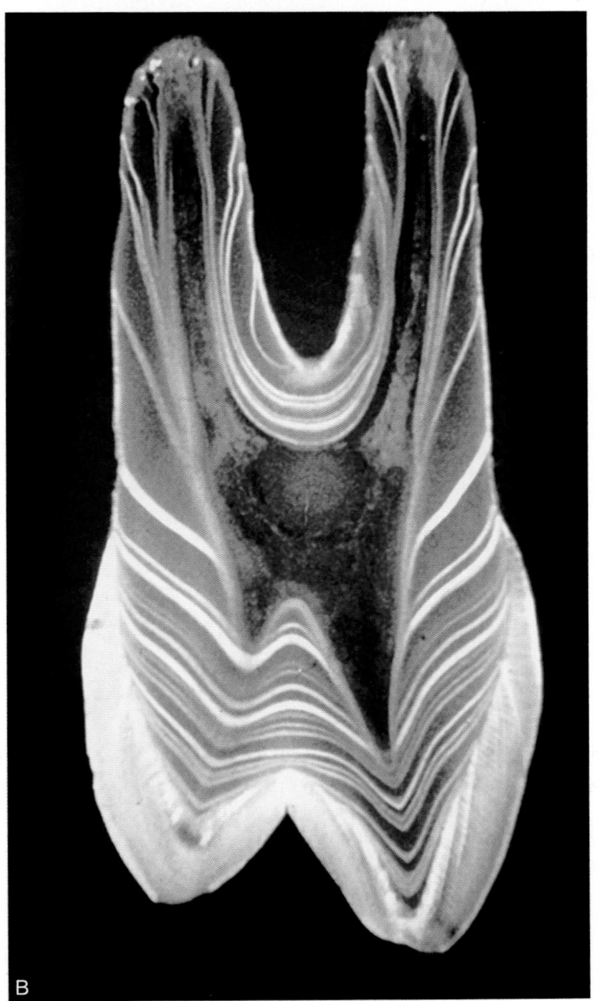

图 40-5　四环素引起的牙变色
A. 临床表现　**B.** 离体牙的荧光显微照片，显示由于开始和停止药物摄入而引起四环素沉积呈条纹状（Image 5B，courtesy of Dr.D.L.Meyers.，U.S.A.）

二、牙科治疗因素

某些牙科材料或不适当的操作技术可能导致牙变色；通常这些与牙科治疗因素相关的变色是可以预防的，应该尽量避免。

（一）残髓

残留在牙髓腔中的组织会逐渐分解，并可能导致变色。因此，髓角必须始终包括在开髓通路内，以确保去除残髓并防止后期根充糊剂滞留。通常冠内漂白对这些类型的牙变色是十分有效的。

（二）根管内封药

一些根管内使用药物可引起牙本质内部着色。密封在根管和髓腔中的酚类或碘仿类药物与牙本质是直接接触的，如果长期使用，会引起药物渗透和氧化。这些化合物有使牙本质逐渐变色的趋向。冠内漂白通常用于纠正此类牙变色问题。

（三）根管充填材料

根管充填材料是单颗牙变色的常见重要原因。髓腔中未清除完全的充填材料和糊剂，特别是那些包含金属成分的材料残留物，通常会导致牙颜色变深[15-19]。这种现象较容易预防，只需将所有材料去除到牙龈边缘以下的水平即可（图 40-6）。除了去除充填材料外，冠内漂白也是一种可选择的治疗方法。但是其预后效果取决于糊剂的类型和变色的持续时间。

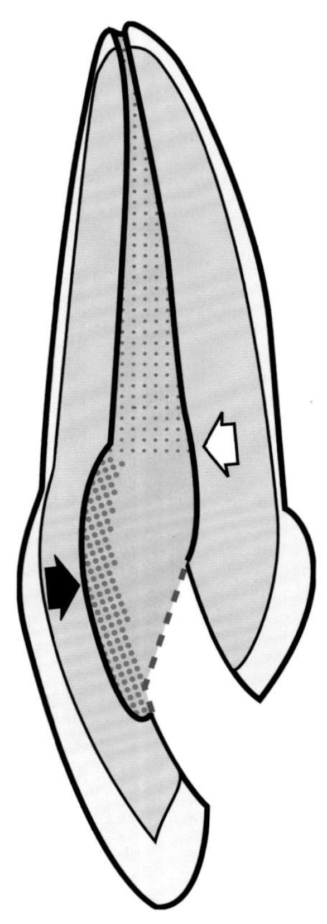

图 40-6 漂白前去除牙胶、封闭剂和牙本质
绿点区域表示牙胶填充物去除至附着龈以下水平（白色箭头），同时去除重度着色牙本质和髓角处的材料（黑色箭头）

（四）修复材料

1. 银汞合金 以往银汞合金经常用于修复前牙的舌面预备洞形或发育沟。银汞合金修复体除了固有的深金属色外，会随着时间的延长而降解，分解产物会导致牙变色。这种变色难以漂白，并且随着时间的推移往往会再次变色。对于笑线较宽的患者，前磨牙中的银汞合金修复也可能是个美学问题。有时牙冠的深色外观是因为透过牙结构看到银汞合金修复体颜色而导致。这种变色问题通常可以用美学修复体替换银汞合金而解决。

2. 固位钉和固位桩 有时使用金属钉和预成桩来加固前牙的复合树脂修复体。固位钉和桩放置不恰当可引起牙变色，这是因为可以透过复合材料或牙齿结构看到金属。在这种情况下，需要用白色水门汀覆盖固位钉或者去除金属并更换复合修复体。

3. 复合树脂 复合树脂修复体周围的微渗漏会引致外部着色。开放的边缘使色素进入修复体和牙结构之间的界面，并使修复体下面的牙本质变色；复合树脂也可能随着时间的推移而变色，进而影响牙冠的颜色。这些问题通常通过用密封良好的新复合材料替换旧的复合材料来解决。

第二节 牙漂白

漂白是一种利用氧化性化学物质的治疗方式，该物质改变了材料结构的光吸收和 / 或光反射性质，从而增加了其对白色的光感。使用过氧化物进行的诊室内牙漂白术，在牙科领域已经实践了一个多世纪。

一、漂白材料

牙齿漂白材料中的活性成分是过氧化物。尽管目前有多种漂白材料，但最常用的过氧化物是过硼酸钠，过氧化氢和过氧化脲。用于外漂白的材料主要包括过氧化氢和过氧化脲，而过硼酸钠则主要用于内漂白。

（一）过硼酸钠

过硼酸钠（$NaBO_3$）可以粉末形式或各种商品制剂获得。新鲜状态下，它含有约 95% 的过硼酸盐，相当于可用氧的 9.9%。过硼酸钠干燥状态稳定，但是，在酸、热空气或水的存在下，它会分解形成偏硼酸钠、H_2O_2 和新生氧。可以使用的过硼酸钠制剂有 3 种类型：一水合物、三水合物和四水合物。它们的氧含量决定了漂白效果[20]。常用的过硼酸钠制剂为碱性，其 pH 取决于释放出的 H_2O_2 的量和残留的偏硼酸钠的量[21]。过硼酸钠更易于控制，且比浓缩的 H_2O_2 更安全。因此，它应该是大多数内漂白技术的首选材料（图 40-7）。

（二）过氧化氢

过氧化氢（H_2O_2）的使用浓度范围为 3% 至 35%。高浓度的 H_2O_2 具有腐蚀性，接触时会灼伤组织。这些材料必须小心处理，避免在操作和漂白治疗过程中与组织接触。不推荐将 H_2O_2 用于无髓牙的常规内漂白。

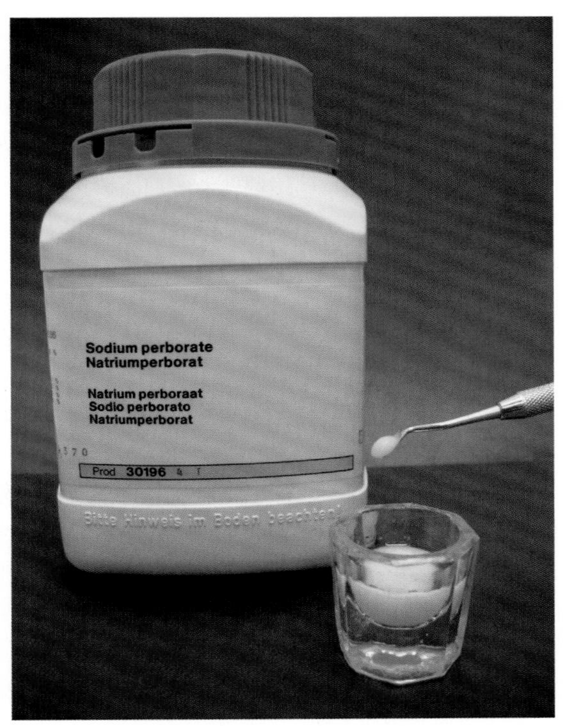

图 40-7　将过硼酸钠粉末和水混合至浓稠的湿沙

（三）过氧化脲

过氧化脲（$CH_6N_2O_3$），也称为尿素过氧化氢，以白色晶体形式或含有约 35%H_2O_2 的结晶粉末形式存在。它在水溶液中生成过氧化氢和尿素。过氧化脲通常使用的浓度范围为 10% 到 30%（约等于 3.5% 到 8.6% 的 H_2O_2）。某些病例偶尔会选择性使用更高的浓度。

含有过氧化脲的漂白制剂通常还包括甘油或丙二醇、锡酸钠、磷酸或柠檬酸以及调味剂。在某些制剂中，还添加了水溶性聚丙烯酸聚合物卡波姆（Carbopol）作为增稠剂。卡波姆还可以延长活性过氧化物的释放，并延长保质期。虽然过氧化脲主要用于外漂白，但是有成功病例报道，它可以单独或与其他制剂联合用于无髓牙的内漂白[19, 22, 23]。

二、漂白机制

牙漂白的确切机理尚未完全阐明，通常人们认为 H_2O_2 产生的自由基可能是导致漂白效果的原因，与纺织品和纸张漂白相类似。H_2O_2 在牙釉质和牙本质内扩散，产生自由基，与色素分子反应，破坏其双键。色素分子构型和/或大小的变化可能会导致其光学特性发生变化，从而导致人眼感知到较浅的颜色。该假设也有助于解释在漂白处理后不久常出现的色度反弹现象，这可能归因于双键的重新形成。除了化学作用外，其他可能的机制还包括清洁牙表面，在漂白过程中牙釉质暂时脱水以及牙釉质表面变化。

有许多因素可能影响漂白效果和随后的美学效果稳定性。这些因素包括：与患者相关的因素（例如年龄、性别和牙初始颜色），所用的漂白材料（例如过氧化物化合物的类型、过氧化物浓度和其他成分）以及使用方法（例如接触时间和使用频率）。

三、牙髓治疗牙的内漂白

经牙髓治疗的患牙可以成功进行内漂白，并获得长期的美学效果（图 40-8）。成功的效果主要取决于病因、正确的诊断和选择合适的漂白技术[1, 24, 25]（表 40-2）。对于经牙髓治疗的患牙最常用的漂白方法是“诊间漂白术”和热催化技术，诊间漂白术是优先选择的，因为它更安全，患者感觉更舒适，并且减少了椅旁治疗时间[26-29]。

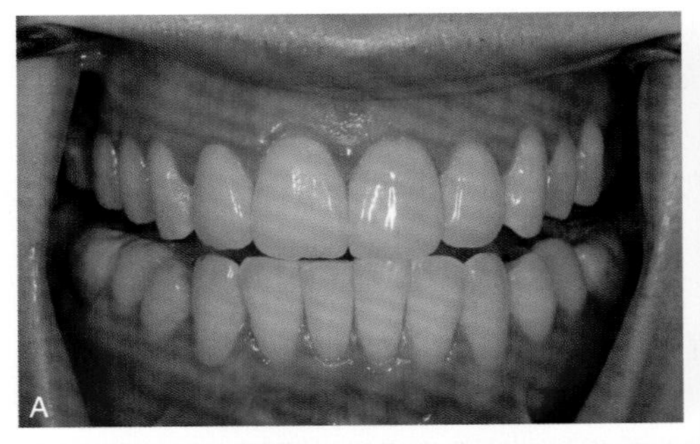
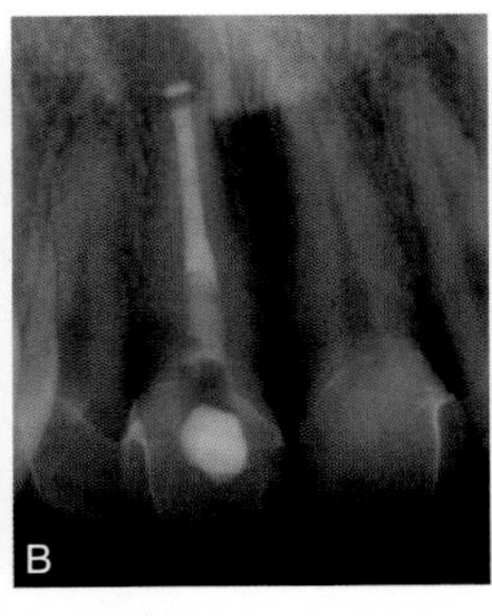
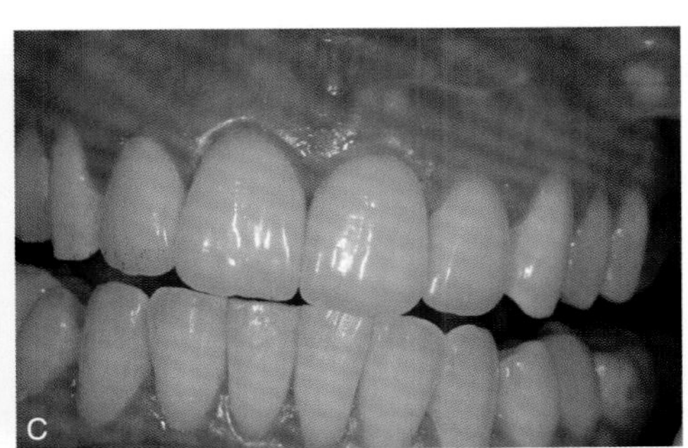
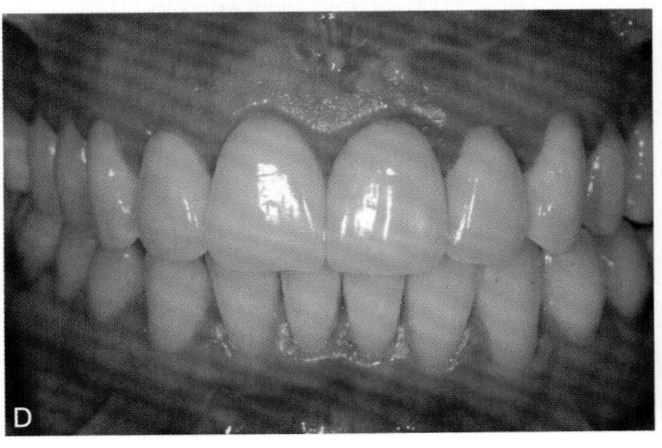
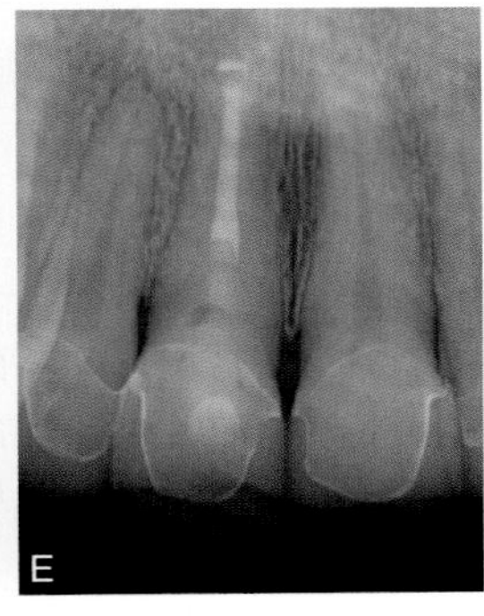

图 40-8　1 名 30 岁女性经牙髓治疗后的左上颌中切牙行内漂白

A. 变色透过瓷贴面修复体　**B.** 患牙的根尖片，患牙牙髓治疗完成后行内漂白，将过硼酸钠与水混合的糊剂密封在髓腔中　**C.** 诊间漂白改善了瓷贴面的颜色　**D.** 3 年随访照片，显示美学效果　**E.** 3 年随访 X 线片（Courtesy of Dr.Abdi. Sameni, Los Angeles, CA, U.S.A.）

表 40-2　对牙髓治疗后的牙齿进行漂白的适应证和禁忌证

适应证	禁忌证
髓腔来源的变色	牙釉质表层的变色
牙本质变色	釉质发育不全
不可用外漂白处理的变色	严重的牙本质丧失
	存在龋坏
	变色的复合树脂

（一）诊间漂白术

诊间漂白一词最早是由 Nutting 和 Poe[30] 提出的，指的是患者就诊之间进行的漂白治疗。自那时以来，该技术不断发展并经过了稍许改进，主要是淘汰使用高浓度过氧化氢溶液（30%H_2O_2）而使其成为一种非常流行且安全的技术[29,31,32]。对于所有需要内漂白的病例，都应首先尝试诊间漂白术。它包括以下步骤。

1. 告知患者　引起变色的可能原因、应遵循的治疗过程、预期的结果以及将来再变色的可能性。

2. 用放射线技术评估根尖周组织的状况和根管充填的质量　对牙髓治疗失败或可疑的根管充填病例，应在漂白之前进行再治疗。

3. 评估修复体的质量和颜色　如果有缺陷，则需要更换。牙变色通常是修复体渗漏或变色的结果。在这种情况下，清洁牙髓腔并更换有缺陷的修复体通常就足够了。

4. 使用比色板评估牙色　如果可能，在治疗开始时和整个治疗过程中拍摄临床照片，可以为将来的牙色对比提供参考。

5. 用橡皮障隔离患牙　橡皮障必须紧密贴合患牙颈缘，以防止漂白剂可能渗漏到牙龈组织上。为达到更好的隔离效果，可以使用邻间隙楔子和结扎线。

6. 从开髓洞形中去除所有修复材料　暴露牙本质，并修整髓腔通路。确保髓角及其他包含牙髓组织区域的清洁。

7. 清除所有材料至略低于唇侧龈缘的水平　蘸有橙色溶剂，氯仿或二甲苯的小棉球可用于完全溶解残留的根充糊剂。没有必要用磷酸酸蚀牙本质，而且这种方法可能并不会改善预后效果[33]。

8. 为了密封根管充填物，需要垫一层足够厚的、至少 2mm 厚的保护性白水门汀屏障，例如聚羧酸锌水门汀、磷酸锌水门汀、玻璃离子、诊间修复材料（IRM）、白色 MTA 或 Cavit。屏障的冠方高度应能够保护牙本质小管，并且与外部的上皮附着一致[34]。

9. 将过硼酸钠与惰性液体（例如水，盐水或麻醉剂溶液）混合至浓稠的湿沙，以制备诊间漂白糊剂。尽管过硼酸钠加 30%H_2O_2 混合物的漂白速度可能更快，但在大多数情况下，长期效果与仅使用过硼酸钠加水的效果相似，因此无须常规使用 30%H_2O_2[3,4,31,32]。用塑料器械将糊剂填满髓腔，用棉球捣实以除去多余的液体，这种操作也将糊剂压实并推进到髓腔的所有区域。

10. 去除髓角和牙龈区倒凹处多余的漂白糊剂，并直接将厚的密封良好的临时填充物（最好是 IRM）直接充填在糊剂上并且填进倒凹。为确保良好的密封，至少填入 3mm 厚的临时填充物。

11. 卸下橡皮障，并告知患者漂白剂起效缓慢，所以在几天内牙齿可能不会明显变亮。

12. 2 周后评估患者情况，如果需要，重复几次上述漂白过程[29,31]。重复治疗过程与第一次相似。

13. 如果初始漂白效果不理想，作为备选方案，可用逐渐增加浓度的 H_2O_2（3% 至 30%）替代水，与过硼酸钠混合，来增强诊间漂白作用。更多有效氧化剂可能会增强漂白效果，但鉴于这些腐蚀性更强的物质可能会渗透到牙本质小管中并损坏牙颈部牙周膜，所以这些方法不能常规使用。因此必须在上橡皮障之前，将周围的牙龈组织涂上保护霜，例如口腔胶或凡士林。

14. 在大多数情况下，经过 1 到 2 次处理后，牙变色会改善。如果经过 3 次尝试后仍无明显改善，请重新评估病例，做出正确诊断以明确变色的病因并制定治疗计划。

（二）热催化技术

该技术是指将氧化性化学物质（通常为 H_2O_2）放入牙髓腔，然后通过电加热装置或专门设计的灯进行加热[35]。使用这些加热装置时必须小心，以免牙体和周围组织过热。与连续加热相比，更提倡辅以间断性降温方式的治疗。此外，在治疗过程中应该用凡士林、口腔胶或可可脂保护周围的软组织，以避免热损伤。

热催化方法的潜在损害是由牙骨质和牙周膜受到刺激引起的颈部牙根外吸收（图 40-9）。这可能归因于氧化剂与加热的联合刺激[36,37]。因此，内漂白过程中施加高浓度的 H_2O_2 和加热的方法受到质疑，不应常规进行。

（三）紫外光氧化技术

该技术是在漂白牙的唇面使用紫外光（而不是漂白灯），将蘸有 H_2O_2 溶液的小棉球置于髓腔中，然后暴露于紫外光 2 分钟。据推测这会像热催化漂白技术一样诱发氧释放[38]。

四、内漂白潜在的副作用

（一）化学灼伤

高浓度的 H_2O_2 具有腐蚀性，会引起化学灼伤和牙龈剥脱。使用这种溶液时，应将 H_2O_2 的浓度应保持在较低的适用范围内，并始终用凡士林、口腔胶或可可脂保护软组织。而高浓度的 H_2O_2 不是内漂白常规选用的药物。

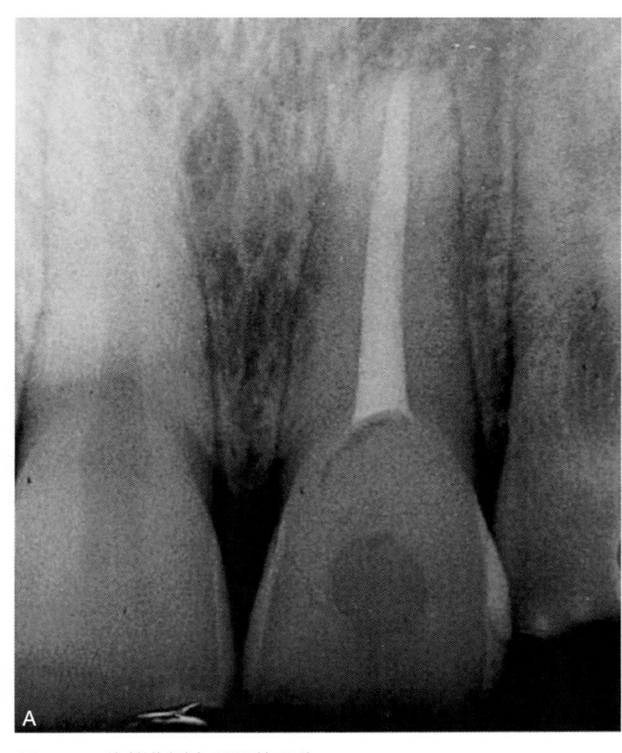

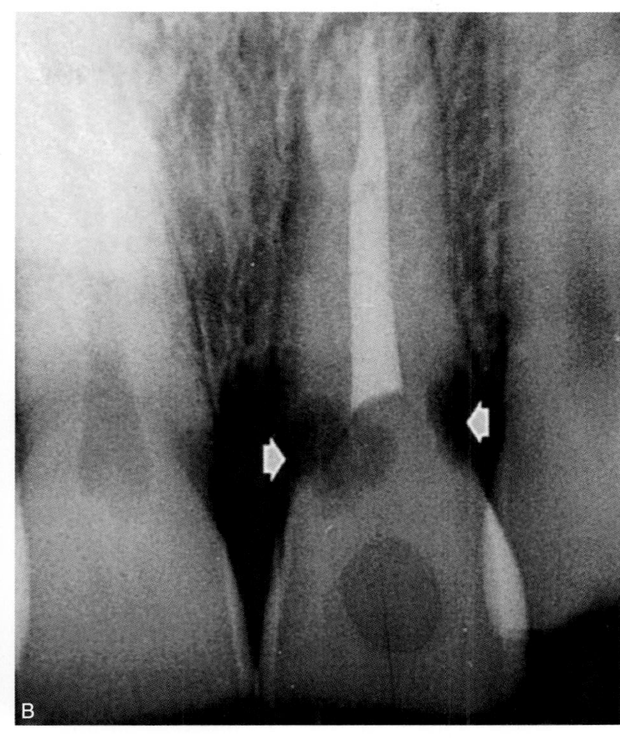

图 40-9　热催化漂白后根外吸收

A. 上颌中切牙因外伤而失活并在其后不久进行牙髓治疗后 9 年复查 X 线片　**B.** 漂白后 2 年拍摄的 X 线片，显示牙根吸收的迹象（箭头），漂白治疗使用高浓度的 H_2O_2 并加热（Reproduced with permission from Harrington GW, Natkin E.J Endod.1979；5：344-348.[44]）

（二）抑制树脂聚合和粘接强度

氧会抑制树脂聚合，因此，漂白牙结构中残留的 H_2O_2 对复合树脂与牙釉质和牙本质之间的粘接强度产生不利影响[39,40]。扫描电镜（SEM）检查显示漂白后树脂孔隙率增加[41]。当漂白牙需要即刻进行美学修复时，会带来临床问题。因此，建议在复合材料放置之前彻底去除残留的 H_2O_2。一项研究表明，催化酶处理 3 分钟可有效去除牙髓腔中的所有残留 H_2O_2[42]。

（三）牙根外吸收

临床报告[43-53]和组织学研究[36,37,54]表明，在一定条件下，内漂白可能会引起颈部牙根外吸收。这可能是高浓度氧化剂引起的，尤其是 30% 至 35% 的 H_2O_2。漂白对牙周膜或牙骨质损害的机制尚不完全清楚。据推测，刺激性化学物质会通过未保护的牙本质小管和牙骨质缺损进行扩散[55-57]。这会导致牙骨质坏死和牙周膜炎症，造成继发性牙根吸收。如果再施以热量[58]或存在细菌，则可能会加重这一过程[59]。外伤史和年龄可能是易感因素[43]（图 40-9）。

如果在漂白治疗过程中采取安全预防措施，则可以避免潜在的并发症。而且，对漂白病例的常规监测可及早发现任何不确定的结果，并降低发生潜在并发症的风险。

五、安全内漂白牙髓治疗牙的建议

1. 有效隔离患牙　内漂白应始终在牙科橡皮障隔离的情况下进行，使用邻间隙楔子和结扎线可能提供更好的保护。

2. 保护口腔黏膜　必须将防护霜（例如口腔胶，凡士林或可可脂）涂在周围的口腔黏膜上，以防止腐蚀性氧化剂对组织造成化学灼伤。动物研究表明，在漂白处理之前将过氧化氢酶应用于口腔组织完全可以防止相关的组织损伤[60]。

3. 确认根管充填完善　在漂白前，应始终通过临床和影像学检查来评估根充的质量。恰当的根管充填可确保被治疗牙整体上有更好的预后，它还为防止氧化剂对牙周膜和根尖周组织造成损害，提供了附加保障。

4. 在根管充填的冠方使用保护性屏障　因为漂白剂可能渗入牙胶和根管壁之间，通过牙本质小管，侧管或根尖到达牙周膜，所以保护性屏障对于防止漂白剂泄漏至关重要。漂白后根吸收的临床报告均未使用保护性屏障。可提供保护性屏障的材料有数种[61-62]。屏障厚度及其与釉牙骨质界的关系尤为重要[34,61]。理想的屏障应能够保护牙本质小管并与外部上皮附着一致（图 40-10）。

5. 避免酸蚀　有研究表明，在髓腔中对牙本质进行酸蚀以去除玷污层并打开牙本质小管，会促进氧化剂的渗透。但是没有证据证明这种处理是有益的[33]。在髓腔中使用腐蚀性化学物质可能导致牙周膜受到刺激，因此是不可取的。

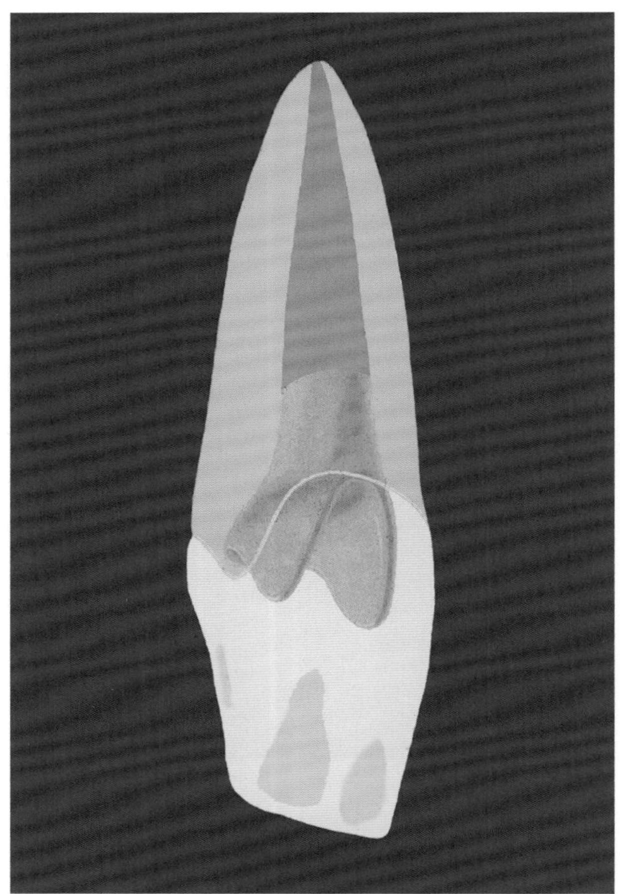

图 40-10 内漂白保护性屏障的示意图

屏障的形状与外部上皮附着的外形一致（Reproduced with permission from Steiner DR，West JD.J Endod。1994；20：304-306.[35]）

6. 避免使用强氧化剂 如果强氧化剂对漂白治疗不是必需的，则应避免使用强氧化剂的程序和技术。30% 至 35%H_2O_2 溶液，不论单独还是与其他试剂联合使用，都不宜常规用于内漂白。过硼酸钠性质温和且非常安全，通常不需要对软组织进行额外的保护[63,64]。常规氧化剂不需要过多暴露于髓腔和牙本质，只需要获得满意的临床疗效即可。

7. 避免高温 过多的热量可能会损害牙骨质和牙周膜以及牙本质和牙釉质，特别是与强氧化剂结合使用时[36,37]。尽管加热与颈部牙根外吸收之间尚未建立直接的相关性，但应在漂白过程中加以限制。

8. 定期复查 应经常对漂白牙进行临床和影像学检查。尽早发现异常情况，采取补救的治疗方法可以改善预后。

六、内漂白牙的修复

正确的牙体修复对于成功的长期漂白效果至关重要。舌侧修复体的微渗漏是个问题[65]，并且渗漏的修复体可能再次导致污染和牙变色。

应使用浅色、可光固化和酸蚀的复合树脂认真谨慎地修复牙髓腔和开髓洞。复合材料的放置应有一定深度，以密封窝洞并提供切端支持。推荐从唇面而不是舌面进行光固化，因为这种操作会导致复合树脂向轴壁的收缩，从而降低微渗漏率[66]。建议将白色水门汀放置在复合树脂修复体下方。完全用复合材料填充髓腔可能会导致半透明性丧失，并且在再次漂白过程中难以区分复合材料和牙体结构[67]。

变色的牙体结构可能会透过全瓷冠和贴面，从而影响最终的美学效果。因此在全瓷冠或贴面粘接之前进行内漂白是有利的（图 40-4）。

如前所述，漂白处理后残留的 H_2O_2 可能会对复合树脂的粘接强度产生不利影响[39]。因此，建议在漂白后至少等待 7 天，然后再用复合树脂修复患牙。最后一次就诊时，过氧化氢酶处理可以增强去除残留在开髓洞中过氧化物的效果，然而，这还需要进一步的临床研究[42]。也有学者建议，在最终修复体修复之前，于髓腔中充填氢氧化钙糊剂数周，以抵消由漂白剂引起的酸化作用，并防止牙根吸收；但是诊间漂白时不需要此步骤[21]。

（郭继华 译 樊明文 审校）

参考文献

1. Rotstein I, Walton RE. Bleaching discolored teeth. In: Torabinejad M, Walton RE, Fouad AF, editors. *Endodontics Principles and Practice*. 5th ed. St. Louis, MI: Elsevier/Saunders; 2015. p. 428.
2. Freccia WF, Peters DD, Lorton L, Bernier WE. An *in vitro* comparison of non-vital bleaching techniques in the discolored tooth. *J Endod*. 1982;8:70–77.
3. Rotstein I, Zalkind M, Mor C, et al. *In vitro* efficacy of sodium perborate preparations used for intracoronal bleaching of discolored non-vital teeth. *Endod Dent Traumatol*. 1991;7:177–180.
4. Rotstein I, Mor C, Friedman S. Prognosis of intracoronal bleaching with sodium perborate preparations *in vitro*: 1 year study. *J Endod*. 1993;19:10–12.
5. Gupta AK, Saxena P. Evaluation of patient satisfaction after non-vital bleaching in traumatized discolored intact anterior teeth. *Dent Traumatol*. 2014;30:396–399.
6. Driscoll WS, Horowitz HS, Meyers RJ, et al. Prevalence of dental caries and dental fluorosis in areas with optimal and above-optimal water fluoride concentrations. *J Am Dent Assoc*. 1983;107:42–47.
7. Atasu M, Genc A, Ercalik S. Enamel hypoplasia and essential staining of teeth from erythroblastosis fetalis. *J Clin Pediatr Dent*. 1998;22:249–252.
8. Lochary ME, Lockhart PB, Williams WT, Jr. Doxycycline and staining of permanent teeth. *Pediatr Infect Dis J*. 1998; 17:429–431.
9. Livingston HM, Dellinger TM. Intrinsic staining of teeth secondary to tetracycline. *Ann Pharmacother*. 1998;32:607.
10. Tredwin CJ, Scully C, Bagan-Sebastian JV. Drug-induced disorders of teeth. *J Dent Res*. 2005;84:596–602.
11. Jordan RE, Boskman L. Conservative vital bleaching treatment of discolored dentition. *Compend Contin Ed Dent*. 1984; 5:803–805.
12. Arens DE, Rich JJ, Healey HJ. A practical method of bleaching tetracycline-stained teeth. *Oral Surg Oral Med Oral Pathol Oral Radiol Endod*. 1972;34:812–817.
13. Seale N, Thrash W. Systematic assessment of color removal following vital bleaching of intrinsically stained teeth. *J Dent Res*. 1985;64:457–461.
14. Haywood VB, Leonard RH, Dickinson GL. Efficacy of six months nightguard vital bleaching of tetracycline-stained teeth. *J Esthet Dent*. 1997;9:13–19.

15. Van der Burgt TP, Plasschaert AJM. Bleaching of tooth discoloration caused by endodontic sealers. *J Endod.* 1986;12:231–234.
16. Parsons JR, Walton RE, Ricks-Williamson L. *In vitro* longitudinal assessment of coronal discoloration from endodontic sealers. *J Endod.* 2001;27:699–702.
17. Davis MC, Walton RE, Rivera EM. Sealer distribution in coronal dentin. *J Endod.* 2002;28:464–466.
18. El Sayed MA, Etemadi H. Coronal discoloration effect of three endodontic sealers: an in vitro spectrometric analysis. *J Conserv Dent.* 2013;16:347–351.
19. Feiz A, Barekatain B, Khalesi S, et al. Effect of several bleaching agents on teeth stained with a resin-based sealer. *Int Endod J.* 2014;47:3–9.
20. Weiger R, Kuhn A, Löst C. *In vitro* comparison of various types of sodium perborate used for intracoronal bleaching. *J Endod.* 1994;20:338–341.
21. Rotstein I, Friedman S. pH variation among materials used for intracoronal bleaching. *J Endod.* 1991;17:376–379.
22. Valera MC, Camargo CH, Carvalho CA, et al. Effectiveness of carbamide peroxide and sodium perborate in non-vital discolored teeth. *J Appl Oral Sci.* 2009;17:254–261.
23. Badole GP, Warhadpande MM, Bahadure RN, Badole SG. Aesthetic rehabilitation of discoloured nonvital anterior tooth with carbamide peroxide bleaching: case series. *J Clin Diagn Res.* 2013;7:3073–3076.
24. Abbott P, Heah SY. Internal bleaching of teeth: an analysis of 255 teeth. *Aust Dent J.* 2009;54:326–333.
25. Plotino G, Buono L, Grande NM, et al. Nonvital tooth bleaching: a review of the literature and clinical procedures. *J Endod.* 2008;34:394–407.
26. Spasser HF. A simple bleaching technique using sodium perborate. *NY State Dent J.* 1961;27:332–334.
27. Jimenez-Rubio A, Segura JJ. The effect of the bleaching agent sodium perborate on macrophage adhesion *in vitro*: implications in external cervical root resorption. *J Endod.* 1998; 24:229–232.
28. Asfora KK, Santos Mdo, Montes MA, de Castro CN. Evaluation of biocompatibility of sodium perborate and 30% hydrogen peroxide using the analysis of the adherence capacity and morphology of macrophages. *J Dent.* 2005;33:155–162.
29. Attin T, Paque´ F, Ajam F, Lennon AM. Review of the current status of tooth whitening with the walking bleach technique. *Int Endod J.* 2003;36:313–329.
30. Nutting EB, Poe GS. A new combination for bleaching teeth. *J South Calif Dent Assoc.* 1963;31:289–292.
31. Holmstrup G, Palm AM, Lambjerg-Hansen H. Bleaching of discoloured root-filled teeth. *Endod Dent Traumatol.* 1988; 4:197–201.
32. Ari H, Ungör M. In vitro comparison of different types of sodium perborate used for intracoronal bleaching of discoloured teeth. *Int Endod J.* 2002;35:433–436.
33. Casey LJ, Schindler WG, Murata SM, Burgess JO. The use of dentinal etching with Endodontic bleaching procedures. *J Endod.* 1989;15:535–538.
34. Steiner DR, West JD. A method to determine the location and shape of an intracoronal bleach barrier. *J Endod.* 1994;20:304–306.
35. Buchalla W, Attin T. External bleaching therapy with activation by heat, light or laser-a systemic review. *Dent Mater.* 2007;23:586–596.
36. Madison S, Walton RE. Cervical root resorption following bleaching of endodontically treated teeth. *J Endod.* 1990; 16:570–574.
37. Rotstein I, Friedman S, Mor C, et al. Histological characterization of bleaching-induced external root resorption in dogs. *J Endod.* 1991;17:436–441.
38. Lin LC, Pitts DL, Burgess LW. An investigation into the feasibility of photobleaching tetracycline-stained teeth. *J Endod.* 1988;14:293–299.
39. Titley KC, Torneck CD, Ruse ND, Krmec D. Adhesion of a resin composite to bleached and unbleached human enamel. *J Endod.* 1993;19:112–115.
40. Attin T, Hannig C, Weigand A, Attin R. Effect of bleaching on restorative materials and restorations—a systematic review. *Dent Mater.* 2004;20:852–861.
41. Titley KC, Torneck CD, Smith DC, et al. Scanning electron microscopy observations on the penetration and structure of resin tags in bleached and unbleached bovine enamel. *J Endod.* 1991;17:72–75.
42. Rotstein I. Role of catalase in the elimination of residual hydrogen peroxide following tooth bleaching. *J Endod.* 1993; 19:567–569.
43. Harrington GW, Natkin E. External resorption associated with bleaching of pulpless teeth. *J Endod.* 1979;5:344–348.
44. Lado EA, Stanley HR, Weisman MI. Cervical resorption in bleached teeth. *Oral Surg Oral Med Oral Pathol Oral Radiol Endod.* 1983;55:78–80.
45. Montgomery S. External cervical resorption after bleaching a pulpless tooth. *Oral Surg Oral Med Oral Pathol Oral Radiol Endod.* 1984;57:203–206.
46. Shearer GJ. External resorption associated with bleaching of a non-vital tooth. *Aust Endod Newslett.* 1984;10:16–18.
47. Cvek M, Lindvall AM. External root resorption following bleaching of pulpless teeth with oxygen peroxide. *Endod Dent Traumatol.* 1985;1:56–60.
48. Latcham NL. Postbleaching cervical resorption. *J Endod.* 1986; 12:262–264.
49. Goon WWY, Cohen S, Borer RF. External cervical root resorption following bleaching. *J Endod.* 1986;12:414–418.
50. Friedman S, Rotstein I, Libfeld H, et al. Incidence of external root resorption and esthetic results in 58 bleached pulpless teeth. *Endod Dent Traumatol.* 1988;4:23–26.
51. Gimlin DR, Schindler WG. The management of postbleaching cervical resorption. *J Endod.* 1990;16:292–297.
52. Al-Nazhan S. External root resorption after bleaching: a case report. *Oral Surg Oral Med Oral Pathol Oral Radiol Endod.* 1991;72:607–609.
53. Heithersay GS, Dahlstrom SW, Marin PD. Incidence of invasive cervical resorption in bleached root-filled teeth. *Aust Dent J.* 1994;39:82–87.
54. Heller D, Skriber J, Lin LM. Effect of intracoronal bleaching on external cervical root resorption. *J Endod.* 1992;18:145–148.
55. Rotstein I, Torek Y, Misgav R. Effect of cementum defects on radicular penetration of 30% H_2O_2 during intracoronal bleaching. *J Endod.* 1991;17:230–233.
56. Koulaouzidou E, Lambrianidis T, Beltes P, et al. Role of cementoenamel junction on the radicular penetration of 30% hydrogen peroxide during intracoronal bleaching *in vitro*. *Endod Dent Traumatol.* 1996;12:146–150.
57. Sharma DS, Sharma S, Natu SM, Chandra S. An in vitro evaluation of radicular penetration of hydrogen peroxide from bleaching agents during intra-coronal tooth bleaching with an insight of biologic response. *J Clin Pediatr Dent.* 2011; 35:289–294.
58. Rotstein I, Torek Y, Lewinstein I. Effect of bleaching time and temperature on the radicular penetration of hydrogen peroxide. *Endod Dent Traumatol.* 1991;7:196–198.
59. Heling I, Parson A, Rotstein I. Effect of bleaching agents on dentin permeability to *Streptococcus faecalis*. *J Endod.* 1995;21:540–542.
60. Rotstein I, Wesselink PR, Bab I. Catalase protection against hydrogen peroxide-induced injury in rat oral mucosa. *Oral Surg Oral Med Oral Pathol Oral Radiol Endod.* 1993;75:744–750.
61. Rotstein I, Zyskind D, Lewinstein I, Bamberger N. Effect of different protective base materials on hydrogen peroxide leakage during intracoronal bleaching *in vitro*. *J Endod.* 1992; 18:114–117.
62. Brito-Júnior M, Faria-e-Silva AL, Fonseca B, Camilo CC. Sealing ability of MTA used as cervical barrier in intracoronal bleaching. *Acta Odontol Latinoam.* 2009;22:118–122.
63. Palo RM, Valera MC, Camargo SE, et al. Peroxide penetration from the pulp chamber to the external root surface after internal bleaching. *Am J Dent.* 2010;23:171–174.
64. Madhu K, Hegde S, Mathew S, et al. Comparison of radicular peroxide leakage from four commonly used bleaching agents following intracoronal bleaching in endodontically treated teeth—an in vitro study. *J Int Oral Health.* 2013;5:49–55.
65. Wilcox LR, Diaz-Arnold A. Coronal microleakage of permanent lingual access restorations in endodontically treated anterior teeth. *J Endod.* 1989;15:584–587.
66. Lemon R. Bleaching and restoring endodontically treated teeth. *Curr Opin Dent.* 1991;1:754–759.
67. Freccia WF, Peters DD, Lorton L. An evaluation of various permanent restorative materials' effect on the shade of bleached teeth. *J Endod.* 1982;8:265–268.